W0069388

Forth/Henschler/Rummel/
Förstermann/Starke

Allgemeine und spezielle Pharmakologie und Toxikologie

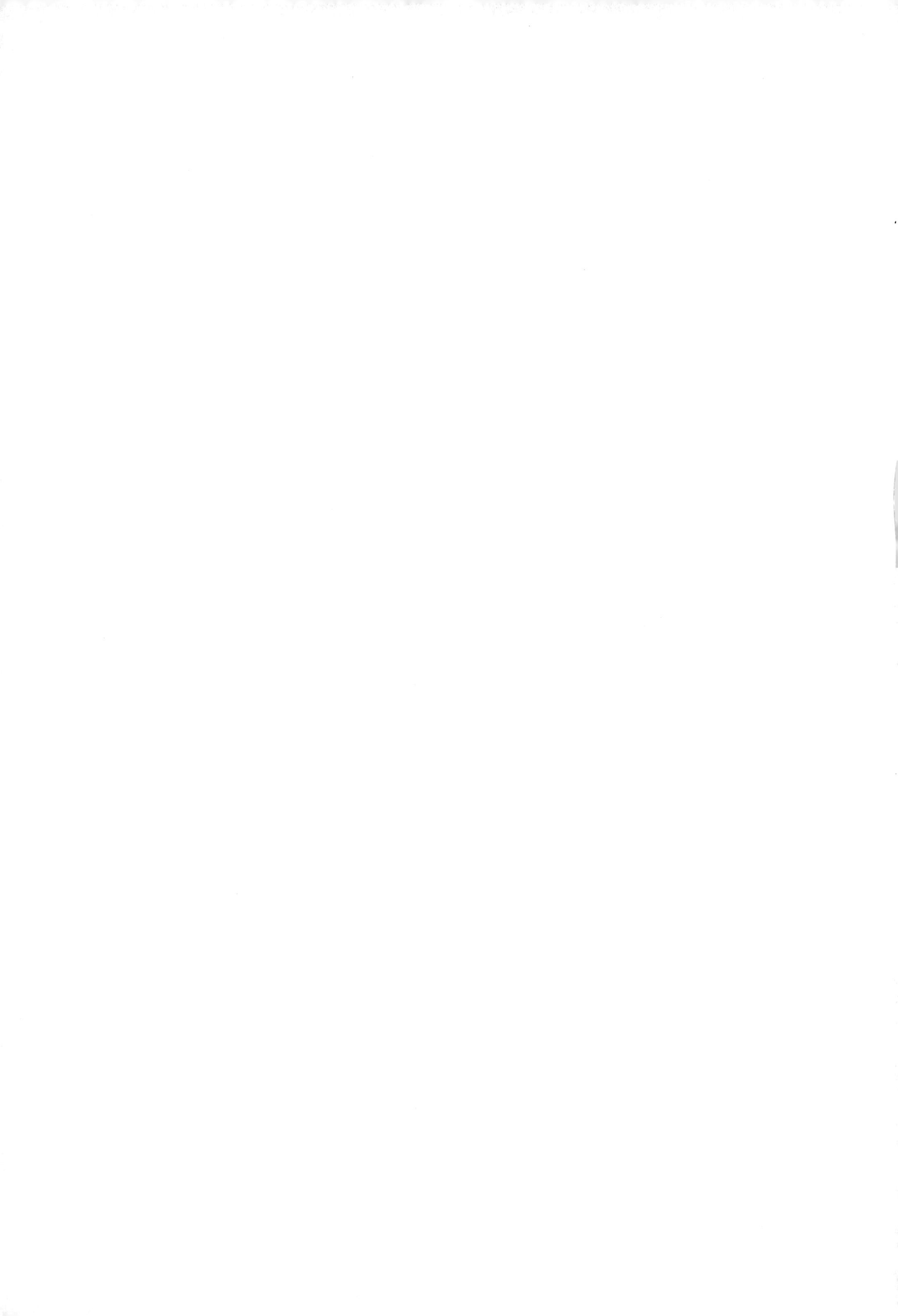

Forth/Henschler/Rummel/Förstermann/Starke

Allgemeine und spezielle Pharmakologie und Toxikologie

Herausgegeben von W. Forth, D. Henschler, W. Rummel, U. Förstermann und K. Starke

Für Studenten der Medizin, Veterinärmedizin, Pharmazie, Chemie und Biologie sowie für Ärzte, Tierärzte und Apotheker

8., völlig überarbeitete Auflage

URBAN & FISCHER
München · Jena

Zuschriften und Kritik an:
Urban & Fischer Verlag, Lektorat Medizinstudium, z.Hd. Johann Greilich, Karlstraße 45, 80333 München

Wichtiger Hinweis für den Benutzer
Die Erkenntnisse in der Medizin unterliegen laufendem Wandel durch Forschung und klinische Erfahrungen. Herausgeber und Autoren dieses Werkes haben große Sorgfalt darauf verwendet, daß die in diesem Werk gemachten therapeutischen Angaben (insbesondere hinsichtlich Indikation, Dosierung und unerwünschten Wirkungen) dem derzeitigen Wissensstand entsprechen. Das entbindet den Nutzer dieses Werkes aber nicht von der Verpflichtung, anhand der Beipackzettel zu verschreibender Präparate zu überprüfen, ob die dort gemachten Angaben von denen in diesem Buch abweichen und seine Verordnung in eigener Verantwortung zu treffen.

Die Deutsche Bibliothek · CIP-Einheitsaufnahme
Ein Titelsatz für diese Publikation ist bei
Der Deutschen Bibliothek erhältlich.

8., vollständig überarbeitete Auflage, Mai 2001

ISBN 3-437-42520-X

02 03 04 05 5 4 3 2 1

Programmleitung: Dr. med. Dorothea Hennessen
Lektorat: Dr. med. Marie Trendelenburg, Nathalie Blanck, Johann Greilich
Redaktion: Nathalie Blanck, Dr. med. J. Greifenhagen, Walburga Rempe-Baldin, Dr. med. Marie Trendelenburg, Dr. med. Jutta Welsch
Herstellung: Cornelia Reiter
Satz: abc.Mediaservice, Buchloe
Druck: Appl, Wemding
Bindung: Großbuchbinderei Monheim
Umschlaggestaltung: prepress ulm GmbH, Ulm
Gedruckt auf Terraprint, 70g

Aktuelle Informationen finden Sie im Internet unter der Adresse:
Urban & Fischer: http://www.urbanfischer.de

Vorwort zur 8. Auflage

Drei Darstellungsprinzipien kennzeichnen den „Forth/Henschler/Rummel" seit seiner 1. Auflage vor gut 25 Jahren und kennzeichnen auch die 8. Auflage.

Das erste Prinzip ist eine gründliche Erörterung der Allgemeinen Pharmakologie und Toxikologie, also jener allgemeinen Gesetze, nach denen sich Pharmaka im Körper bewegen und nach denen sie auf den Körper wirken. Die Kenntnis dieser allgemeinen Regeln erleichtert das Verständnis der Pharmakologie einzelner Substanzen ungemein.

Das zweite Prinzip ist die Synopsis von Physiologie, Pathophysiologie, Pharmakologie und klinischer Nutzung bei jeder Stoffgruppe. Die Arzneimittelentwicklung verdankt einer solchen synoptischen Sicht viele Erfolge. Der Student wird Stoffgruppe für Stoffgruppe und Therapieproblem für Therapieproblem von der vorklinischen Theorie zur klinischen Praxis geführt. Dem um Rationalität seines therapeutischen Handelns und Beratens bemühten Arzt und Apotheker kann die Synopsis Richtschnur sein.

Das dritte Prinzip ist eine ausführliche Behandlung der Toxikologie. Mit den anthropogenen Schadstoffen hat ihre Bedeutung über die Jahre zugenommen.

Sind diese Strukturmerkmale gleichgeblieben, so hat sich andererseits der Inhalt des Buches ständig verändert. Eine amerikanische Ärztezeitschrift verglich vor einigen Jahren die Zeitpunkte wissenschaftlicher Erkenntnisse über den Wert von Therapieverfahren mit den Zeitpunkten des Eingangs dieser Erkenntnisse in die Lehrbücher. Die Lehrbücher hinkten viele Jahre hinter den gesicherten Forschungsergebnissen her. Zum Beispiel fand sich noch zehn Jahre nach dem Nachweis, daß Plättchenaggregationshemmer dem Herzinfarkt vorbeugen, in den meisten Lehrbüchern kein Hinweis auf diese Prophylaxe.

Die Autoren und Herausgeber des Forth/Henschler/Rummel versuchen nach wie vor, den aktuellen Kenntnisstand wiederzugeben. Für die 8. Auflage sind besonders die Neufassung des Kapitels Allgemeine Pharmakologie und Toxikologie und die Neufassung des Kapitels Toxikologie zu nennen. Neue Autoren gewährleisten einen hohen Grad an Kompetenz für alle Themen.

Der arabische Arzt At-Tabari schrieb vor etwa 1200 Jahren: „Man soll in keinem Land wohnen, in dem es vier Dinge nicht gibt: eine gerechte Regierung, fließendes Wasser, brauchbare Heilmittel und einen gebildeten Arzt." Brauchbare Heilmittel: Dies Lehrbuch versucht, sie auszuwählen und mit ihren Leistungen und Gefahren zu beschreiben.

Dem neuen Verlag, Urban & Fischer, danken wir für die tatkräftige Bewältigung des umfangreichen Werks.

München, im Februar 2001

Wolfgang Forth
Dietrich Henschler
Walter Rummel
Ulrich Förstermann
Klaus Starke

Zur Einrichtung des Buches

Die Grundlagen der Pharmakotherapie sind jeweils bei den entsprechenden Stoffgruppen abgehandelt. Die Kennzeichnung dieser Abschnitte erfolgt durch blaue Randmarkierung bzw. durch blau gesetzte Überschriften; dieser Stoff ist für den zweiten klinischen Studienabschnitt von Bedeutung.

Vorwort zur 7. Auflage

„Professoren … können nicht alle von einem Alter sein; da aber die jüngeren eigentlich nur lehren, um zu lernen, und noch dazu, wenn sie gute Köpfe sind, dem Zeitalter voreilen, so erwerben sie ihre Bildung durchaus auf Unkosten der Zuhörer, weil diese nicht in dem unterrichtet werden, was sie eigentlich brauchen, sondern in dem, was der Lehrer für sich zu bearbeiten nötig findet. Unter den ältesten Professoren dagegen sind manche schon lange Zeit stationär: sie überliefern im ganzen nur fixe Ansichten und, was das einzelne betrifft, vieles, was die Zeit schon als unnütz und falsch verurteilt hat. Durch beides entsteht ein trauriger Konflikt, … welcher kaum durch die Lehrer des mittleren Alters … ins gleiche gebracht werden kann."

Diese Situationsbeschreibung aus der Erfahrung des Studenten J. W. Goethe (Dichtung und Wahrheit) veranschaulicht, welche für Studenten und für Professoren „mittleren Alters" hilfreiche Funktion ein Lehrbuch übernehmen kann. Diese Feststellung dürfte für alle Fächer gelten und selbst dann noch zutreffend bleiben, wenn sich herausstellen sollte, daß die Verhältnisse in den letzten 200 Jahren sich etwas geändert haben.

Einem Lehrbuch der Pharmakologie und Toxikologie könnte in Zukunft, wenn die geplante Approbationsordnung verwirklicht wird, eine noch wichtigere Rolle als bisher zufallen. Die Erkenntnisse über die Wirkungsweise von Arzneistoffen sollen nämlich dem Medizinstudenten bereits im Laufe der ersten vier Semester vermittelt werden, das heißt in einer Phase, in der er noch keinerlei Vorstellungen von den Krankheiten hat, die Gegenstand der Pharmakotherapie sind. Dann werden sich die in diesem Buch den meisten Kapiteln vorangestellten pathophysiologischen Einleitungen ganz besonders bewähren.

In späteren Studienabschnitten und während der praktischen Ausbildung bei der erstmaligen Konfrontation mit den verschiedensten Krankheitsbildern wird es immer wieder notwendig sein nachzulesen, um differentialtherapeutischen Überlegungen gewachsen zu sein. Zur Gewährleistung der pharmakotherapeutischen Sicherheit werden dann auch die theoretischen Grundlagen der Wechselwirkungen von Pharmaka aktuell. Napoleon's Forderung dürfte sonst in Frage stehen, der gesagt hat: »Je ne veux pas deux maladies, une faite par la nature et une par le docteur«. (Ich will nicht zwei Krankheiten, eine von der Natur gemacht und eine vom Doktor.)

Die Zunahme der Zahl neuer Autoren – Professoren „mittleren Alters" ist Ausdruck eines regenerativen Prozesses und gewährleistet eine möglichst hohe Kompetenz für die Aktualisierung des Lehrstoffes. Das hat auch an einigen Stellen eine Neustrukturierung des Lehrstoffes zur Folge. Die „Pharmakologie des kardiovaskulären Systems" wird zum Beispiel in zwei Teilen dargestellt: „Das Herz" (Kapitel 14) und „Die Blutgefäße" (Kapitel 15). Eine Darstellung der Pharmakotherapie des Hochdrucks schließt sich an – dem Grundprinzip des Buches folgend, den jeweiligen theoretischen Teil über die Wirkungsweise der Pharmaka zielgerichtet in enge, rationale Verbindung mit der jeweiligen pharmakotherapeutischen Anwendung zu bringen. Schließlich bestehen die therapeutischen Aktivitäten der meisten praktizierenden Ärzte zu über 80% aus Pharmakotherapie.

Die geschlossene Darstellung der Toxikologie haben wir beibehalten, weil sie uns ihrer wachsenden Bedeutung wegen nicht nur für Studenten der Medizin und der Pharmazie, sondern zum Beispiel auch für Lebensmittelchemiker und Ernährungswissenschaftler sowie für andere besonders an umwelttoxikologischen Fragen Interessierte erforderlich erscheint. Das Kapitel 32 „Wichtige Gifte und Vergiftungen" wurde deshalb gründlich überarbeitet und durch Aufnahme mehrerer neuer Abschnitte auf den aktuellen Stand dieses sich ständig ausweitenden Gebietes gebracht. Das gilt auch für Kapitel 1 „Allgemeine Pharmakologie" – insbesondere für die Pharmakodynamik – und für viele weitere Kapitel.

Der Wechsel zum Spektrum-Verlag ist reibungslos verlaufen. Sich in einer Verlagsgruppe wiederzufinden, der „Scientific American" und „Nature" angehören, stimmt zuversichtlich. Wir versprechen uns für die Zukunft eine weitere Ausnutzung moderner Darstellungstechniken, um einen möglichst hohen didaktischen Wirkungsgrad zu erreichen. Der Anfang hierzu wurde bei dieser Neuauflage gemacht. Dem Verlagsleiter, Herrn Dr. M. Weller, und seinem Team, Frau Dr. U. Loos, Frau S. Bartels, Frau R. Zimmerschied, Frau M. Handgrätinger und Frau E. Littmann sind wir für die ausgezeichnete Zusammenarbeit sehr dankbar.

Heidelberg, im Juni 1996

Wolfgang Forth
Dietrich Henschler
Walter Rummel
Klaus Starke

Vorwort zur 1. Auflage

Nach der neuen Approbationsordnung für Ärzte sind zur Vermittlung des Stoffes des Faches Pharmakologie und Toxikologie ein „Kurs der Allgemeinen Pharmakologie und Toxikologie", ein „Kurs der Speziellen Pharmakologie" sowie begleitende Vorlesungen und Seminare vorgesehen. Eine lückenlose Darstellung des Gebietes in Unterrichtsveranstaltungen läßt sich nicht verwirklichen und wäre aus didaktischen Gründen auch nicht wünschenswert. Der Student muß deshalb die Möglichkeit haben, sich das von ihm geforderte Wissen auch bei zeitweiliger Meidung des Hörsaales zu erwerben. Um mit diesem Buch die Voraussetzungen dafür zu schaffen, haben sich die Autoren bei der Abfassung ihres Kapitels an die Themen der Gegenstandskataloge gehalten.

Eine kurze Erläuterung der Gliederung des Buches soll gleichzeitig als Anleitung zu seiner Benutzung dienen.

1. Im ersten Teil („Allgemeine Pharmakologie") werden die für alle Pharmaka gültigen Gesetze bei der Wechselwirkung mit Organismen beschrieben. (Die hier benutzte Definition entspricht – abweichend von der Bezeichnungsweise der Approbationsordnung – dem internationalen Sprachgebrauch.) Die Kenntnis dieser Gesetzmäßigkeiten erleichtert das Verständnis der Pharmakologie der einzelnen im speziellen Teil beschriebenen Stoffgruppen. Die für den Arzt wichtigsten Gebiete der Toxikologie werden, sofern sie nicht schon Gegenstand anderer Kapitel sind, im Hinblick auf ihre rasch zunehmende Bedeutung im dritten Teil geschlossen dargestellt.

2. Die theoretischen Grundlagen der Pharmakotherapie, nach der Definition der neuen Approbationsordnung „Spezielle Pharmakologie" genannt, wurden absichtlich nicht abgetrennt, sondern jeweils im Rahmen der einzelnen Stoffgruppen-Kapitel abgehandelt. Die Erfahrung lehrt, daß die Erarbeitung des Wissens auf diesem Teilgebiet erleichtert wird, wenn der systematische Zusammenhang gewahrt bleibt. Die Kennzeichnung dieser Abschnitte durch rote Unterlegung ermöglicht es dem Studenten, der sich auf das Staatsexamen nach dem ersten klinischen Studienabschnitt vorbereitet, diesen Teil zunächst auszuklammern. (Die Auswahl der Beispiele für die Handelsnamen einer Substanz ist willkürlich. Sie bedeutet nicht, daß die genannten Präparate empfohlen werden.)

3. Eine kurze Abhandlung der pathophysiologischen Grundlagen wurde den Kapiteln vorangestellt, weil sie eine elementare Voraussetzung für das Verständnis der Arzneimittelwirkungen sind. Da der Kurs der Allgemeinen Pharmakologie und Toxikologie im ersten klinischen Studienjahr plaziert ist, fehlen dem Studenten oft noch die entsprechenden Kenntnisse.

4. Abbildungen und Tabellen enthalten einen großen Teil des Lehrstoffes. Die Illustrationen und ihre ausführlichen Untertexte sowie die tabellarischen Zusammenfassungen sind so angelegt, daß sie auch losgelöst vom Haupttext verständlich sind. Sie ermöglichen so eine konzentrierte Wiederholung des Stoffes, ohne daß der Leser in jedem Fall auf den laufenden Text zurückgreifen muß. Die sorgfältige graphische Gestaltung der größtenteils zweifarbigen Abbildungen soll die Übersicht und Verständlichkeit erhöhen.

Für die unermüdliche Hilfe bei der Anfertigung der Manuskripte sind Autoren und Herausgeber den zahlreichen beteiligten Damen sehr zu Dank verpflichtet. Dem Verlag gilt unser Dank für die großzügige Ausstattung des Buches. Besondere Anerkennung verdient Herr Dr. E. Hundt für seine sachverständige koordinative Tätigkeit und Herr D. Kneifel für die graphische Gestaltung des umfangreichen Bildmaterials.

Mannheim, im Juni 1975

Die Herausgeber

Die Autoren

Prof. Dr. Olaf Adam
Walther-Straub-Institut für Pharmakologie und Toxikologie
Ludwig-Maximilians-Universität München

Prof. Dr. Dr. Klaus Aktories
Institut für Pharmakologie und Toxikologie
Albert-Ludwigs-Universität Freiburg

Prof. Dr. Clemens Allgaier
Rudolf-Boehm-Institut für Pharmakologie und Toxikologie
Universität Leipzig

Prof. Dr. Rolf Bass
Bundesinstitut für Arzneimittel und Medizinprodukte
Bonn

Prof. Dr. Heinz Bönisch
Institut für Pharmakologie und Toxikologie
Rheinische Friedrich-Wilhelms-Universität Bonn

Prof. Dr. Horst P. Büch
Homburg-Schwarzenbach

Prof. Dr. Uta Büch
Homburg-Schwarzenbach

Prof. Dr. Wolfgang Dekant
Institut für Pharmakologie und Toxikologie
Bayerische Julius-Maximilians-Universität Würzburg

Prof. Dr. Martin Diener
Institut für Veterinärphysiologie
Justus-Liebig-Universität Giessen

Prof. Dr. Fritz-Michael Eichelbaum
Dr. Margarethe-Fischer-Bosch-Institut für klinische Pharmakologie
Stuttgart

Prof. Dr. Bernd Elsenhans
Walther-Straub-Institut für Pharmakologie und Toxikologie
Ludwig-Maximilians-Universität München

Prof. Dr. Thomas J. Feuerstein
Neurozentrum Universitätsklinikum Freiburg
Albert-Ludwigs-Universität Freiburg

Prof. Dr. Burckhard Fichtl
Walther-Straub-Institut für Pharmakologie und Toxikologie
Ludwig-Maximilians-Universität München

Prof. Dr. Ulrich Förstermann
Pharmakologisches Institut
Johannes-Gutenberg-Universität Mainz

Prof. Dr. Wolfgang Forth
München

Prof. Dr. Roland Gärtner
Medizinische Klinik
Ludwig-Maximilians-Universität München

Prof. Dr. Erika Glusa
Zentrum für Vaskuläre Biologie und Medizin
Friedrich-Schiller-Universität Jena, Erfurt

Prof. Dr. Manfred Göthert
Institut für Pharmakologie und Toxikologie
Rheinische Friedrich-Wilhelms-Universität Bonn

Prof. Dr. Wolfgang Gröbner
Krankenanstalten des Zollernalbkreises
Balingen

Prof. Dr. Ernst Habermann †
Klinische Pharmakologie
Justus-Liebig-Universität Giessen

Prof. Dr. Dr. Ekkehard Haen
Psychiatrische Universitätsklinik
Regensburg

Prof. Dr. Arnold Hasselblatt
Institut für Pharmakologie
Georg-August-Universität Göttingen

Prof. Dr. Hanfried Helmchen
Psychiatrische Klinik und Poliklinik
Freie Universität Berlin

Prof. Dr. Dietrich Henschler
Institut für Pharmakologie und Toxikologie
Bayerische Julius-Maximilians-Universität Würzburg

Prof. Dr. Franz Hofmann
Institut für Pharmakologie und Toxikologie
Technische Universität München

Prof. Dr. Peter Illes
Rudolf-Boehm-Institut für Pharmakologie und Toxikologie
Universität Leipzig

Prof. Dr. Volkhard Kaever
Institut für Pharmakologie
Medizinische Hochschule Hannover

Prof. Dr. Christiane Keller
Medizinische Poliklinik
Ludwig-Maximilians-Universität München

Prof. Dr. Heinz Kilbinger
Pharmakologisches Institut
Johannes-Gutenberg-Universität Mainz

Prof. Dr. Hartmut Lode
Krankenhaus Zehlendorf
Berlin

Prof. Dr. Uwe Panten
Institut für Pharmakologie und Toxikologie
Technische Universität Braunschweig

Prof. Dr. Bernhard A. Peskar
Institut für Experimentelle und Klinische Pharmakologie
Karl-Franzens-Universität Graz

PD Dr. Gerhard Pindur
Abteilung für Hämostaseologie und Transfusionsmedizin
Universität des Saarlandes Homburg

Prof. Dr. Klaus Resch
Institut für Pharmakologie
Medizinische Hochschule Hannover

Prof. Dr. Walter Rummel
Institut für Pharmakologie und Toxikologie
Universität des Saarlandes Homburg

Prof. Dr. Eberhard Schlicker
Institut für Pharmakologie und Toxikologie
Rheinische Friedrich-Wilhelms-Universität Bonn

Prof. Dr. Wolfgang Schütz
Pharmakologisches Institut
Universität Wien

Dr. med. Matthias Schwab
Dr. Margarethe-Fischer-Bosch-Institut für klinische Pharmakologie Stuttgart

Prof. Dr. Ruth Seeger
Werbach-Gamburg

Prof. Dr. Hans Martin Seitz
Institut für Medizinische Parasitologie
Rheinische Friedrich-Wilhelms-Universität Bonn

Prof. Dr. Hans-Günther Sonntag
Hygiene-Institut
Ruprecht-Karls-Universität Heidelberg

Prof. Dr. Ulrich Speck
Schering AG/Geschäftsbereich Pharma-Forschung
Berlin

Prof. Dr. Ralf Stahlmann
Institut für klinische Pharmakologie und Toxikologie
Freie Universität Berlin

Prof. Dr. Klaus Starke
Institut für Pharmakologie und Toxikologie
Albert-Ludwigs-Universität Freiburg

Prof. Dr. Klaus Turnheim
Pharmakologisches Institut
Universität Wien

Prof. Dr. Clemens Unger
Klinik für Tumorbiologie/Internistische Onkologie
Albert-Ludwigs-Universität Freiburg

Prof. Dr. Spyridon Vamvakas
The European Agency for the Evaluation of Medicinal Products
London

Prof. Dr. Ingeborg Walter-Sack
Klinische Pharmakologie
Ruprecht-Karls-Universität Heidelberg

Prof. Dr. Ernst Wenzel
Abteilung für Hämostaseologie und Transfusionsmedizin
Universität des Saarlandes Homburg

Prof. Dr. Siegfried Wolffram
Institut für Tierernährung
Christian-Albrechts-Universität Kiel

Prof. Dr. Günther Wolfram
Institut für Ernährungswissenschaften
Technische Universität Freising

Dr. Peter Wollenberg
Institut für Pharmakologie und Toxikologie
Universität des Saarlandes Homburg

Inhaltsverzeichnis

1 Allgemeine Pharmakologie und Toxikologie

Es treten uns hier sogleich zwei Fragen in den Weg, nämlich
1) inwiefern werden die Arzneimittel von dem Organismus verändert und
2) inwiefern wirken dieselben auf den Organismus verändernd ein.

Rudolf Buchheim: *Jonathan Pereira's Handbuch der Heilmittellehre (1846)*

1.1 Grundbegriffe

K. Starke, Freiburg i. Br.

1.1.1 Die Pharmakologie

Die Pharmakologie ist die Wissenschaft von den Wechselwirkungen zwischen Stoffen und Lebewesen.

Einen Stoff, insofern er mit Lebewesen wechselwirkt, nennt man Pharmakon (englisch meist „drug").

Die Pharmakologie betrachtet die Wechselwirkung von Stoffen und Lebewesen **zunächst wertneutral**, also unabhängig davon, ob die Wechselwirkung für das Lebewesen, in der Regel den Menschen, nützlich, belanglos oder schädlich ist. Entsprechend gilt das Wort „Pharmakon" für alle mit Lebewesen in Kontakt tretenden Stoffe, unabhängig von ihrer Nützlichkeit oder Schädlichkeit. In einem zweiten Schritt kann man aber **werten** und unterscheidet dann zwischen **Arzneiwirkungen** und **Schadwirkungen** sowie zwischen **Arzneistoffen** und **Giften**.

Die letztere Unterscheidung bildet allerdings die pharmakologische Wirklichkeit nicht getreu ab: Ein Arzneistoff kann auch schaden und ein gemeinhin als Gift bezeichneter Stoff zuweilen nützen (s. 1.1.2). Mit der Anwendung von Arzneistoffen beim Menschen beschäftigt sich die **Klinische Pharmakologie**. Sie prüft unter anderem neue Arzneistoffe auf die vom Gesetzgeber geforderte therapeutische Wirksamkeit. Sie hilft, für einen individuellen Patienten das richtige Arzneimittel in der richtigen Dosis auszusuchen. Schadwirkungen von Stoffen und praktische Konsequenzen daraus behandelt die **Toxikologie** (s. S. 985).

Nach der Definition der Pharmakologie sind Toxikologie und Klinische Pharmakologie Teile der Pharmakologie. Sie sind essentielle Teile. In ihnen gewinnt die Pharmakologie für das menschliche Leben unmittelbare Relevanz.

Einige weitere Unterscheidungen sind wichtig. Die **Spezielle** oder **Systematische Pharmakologie** betrachtet einzelne Pharmaka und versucht, ihre Wechselwirkungen mit Lebewesen möglichst vollständig zu beschreiben. Aus großen Serien solcher Untersuchungen leitet die **Allgemeine Pharmakologie** Gesetzmäßigkeiten ab, die für alle Pharmaka gelten. Sie liefert die Theorie der Pharmakologie. Kenntnis der Allgemeinen Pharmakologie erleichtert das Verständnis der Speziellen Pharmakologie. Warum Alkalisierung des Harns die renale Exkretion von Salicylsäure steigert, sollte man auf der Basis der Allgemeinen Pharmakologie verstehen; es in der Speziellen Pharmakologie auswendig zu lernen wäre unökonomisch.

Besonderen Aspekten widmen sich zum Beispiel die **Neuropharmakologie**, die **Psychopharmakologie**, die **Biochemische Pharmakologie**, die **Molekulare Pharmakologie** und die **Pharmakogenetik.**

Im Unterschied zur Pharmakologie ist die **Pharmazie** die Wissenschaft von den chemisch-physikalischen Eigenschaften der Arzneistoffe, von ihrer Gewinnung, ihrer Analytik und ihrer Verarbeitung zu Arzneiformen wie Tabletten und Salben (s. Kap. 1.5, S. 77), bei pflanzlichen Arzneistoffen auch von ihrer Biosynthese und von den pflanzlichen Spendern. Wo Arzneistoffe mit Lebewesen in Wechselwirkung treten, beginnt die Pharmakologie. Selbstverständlich bedürfen die beiden Wissenschaften einander, wenn es um die Anwendung von Arzneistoffen bei Mensch und Tier geht.

1.1.2 Pharmaka

Stoffe im Sinne der Pharmakologie, mit anderen Worten Pharmaka, können reine chemische Substanzen sein, aus der Natur gewonnen oder vom Menschen durch chemische Verfahren hergestellt. Sie können auch Gemische von Verbindungen sein, etwa Pflanzenteile und Pflanzenextrakte. Sie können körpereigen sein, wie Hormone und Gerinnungsfaktoren, oder normalerweise nicht im Körper vorhanden.

Nur die als Nahrungsmittel aufgenommenen Eiweiße, Fette und Kohlenhydrate sowie Immunseren und Impfstoffe bleiben meist außerhalb des von der Pharmakologie betrachteten Stoffkreises.

Wie oben dargestellt, führt eine Wertung der Pharmaka zur Unterscheidung von Arzneistoffen und Giften. **Arzneistoffe** sind Pharmaka, die (bei entprechender Dosierung) dem Menschen **nützen**, indem sie der Verhütung, Heilung, Linderung oder Erkennung von Krankheiten dienen[1]. **Gifte** sind Pharmaka, die (bei entsprechender Dosierung) dem Menschen **schaden**. Daß die Unterscheidung nicht scharf ist, wurde betont. Viele Pharmaka wirken je nach ihrer Dosis nützlich oder schädlich; zum Beispiel können 0,5 g Acetylsalicylsäure Schmerzen lindern, 20 g aber, auf einmal eingenommen, einen Menschen töten. Selbst bei angemessener Dosierung kann jeder Arzneistoff neben der erwünschten Wirkung auch Schadwirkungen auslösen.

Arzneistoffe, mit Hilfe der Pharmazeutischen Technologie in eine zur Anwendung beim Menschen geeignete Arzneiform wie Tabletten, Injektionslösungen oder Salben gebracht, werden als **Arzneimittel** bezeichnet. Den Verkehr mit Arzneimitteln regelt in Deutschland das **Arzneimittelgesetz** (s. Kap. 1.6, S. 82). Nur selten werden heute Arzneimittel noch für einen bestimmten Patienten ad hoc in der Apotheke zubereitet. Viel häufiger sind **Fertigarzneimittel**, im voraus hergestellt und in einer zur Abgabe an den Verbraucher bestimmten Verpackung in den Verkehr gebracht. Fertigarzneimittel bedürfen der **Zulassung** durch die zuständige Bundesbehörde, meist das Bundesinstitut für Arzneimittel und Medizinprodukte. Für die Zulassung müssen die **pharmazeutische Qualität** des Arzneimittels, seine **therapeutische Wirksamkeit** und seine **Freiheit von schädlichen Wirkungen**, die über ein nach den Erkenntnissen der medizinischen Wissenschaft vertretbares Maß hinausgehen, nachgewiesen werden. Homöopathische Fertigarzneimittel (s. Kap. 1.7, S. 92) bedürfen allerdings nicht der Zulassung, sondern nur einer „Registrierung", für die pharmazeutische Qualität und Freiheit von unvertretbaren Schadwirkungen genügen.

Chemisch definierte Arzneistoffe werden weltweit mit einem von der WHO festgelegten **Freinamen** (= generic name = international non-proprietary name = INN) bezeichnet. Diese Freinamen sollten bei allen wissenschaftlichen Erörterungen benützt werden. Die pharmazeutischen Unternehmen prägen oft gesetzlich geschützte Markennamen, meist durch ® (registered) gekennzeichnet. So ist Dolantin® der Markenname der Firma Hoechst für das Analgetikum, dessen Freiname Pethidin ist. Häufig kommen Arzneimittel, wenn der Patentschutz abgelaufen ist, unter ihrem Freinamen in den Handel, billiger als unter dem Markennamen des Erstvertreibers. Solche Arzneimittel nennt man **Generika**.

Den Weg vom Pharmakon zur Fertigarznei rekapituliert Abb. 1.1.

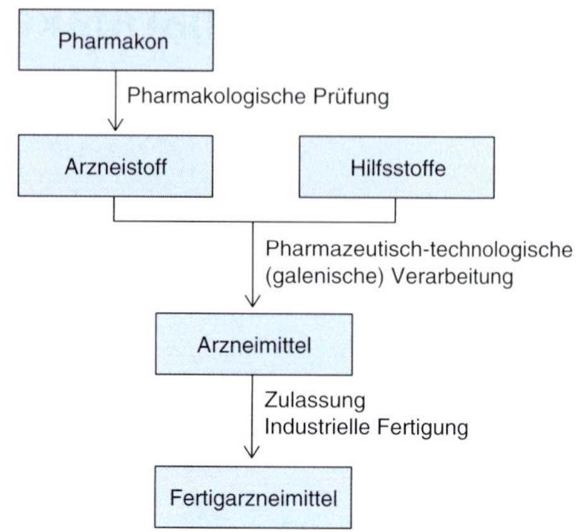

Abb. 1.1 Vom Pharmakon zum Fertigarzneimittel.

1.1.3 Wechselwirkungen

In zwei Richtungen gehen die Wechselwirkungen zwischen Stoffen und Lebewesen:

- Die Wirkungen des Pharmakons auf das Lebewesen faßt man unter dem Begriff **Pharmakodynamik** zusammen.
- Die Wirkungen des Lebewesens auf das Pharmakon faßt man unter dem Begriff **Pharmakokinetik** zusammen.

Schon Rudolf Buchheim, der die Pharmakologie zu einem selbständigen Fach machte (s. Abschnitt 1.1.4), hat diesen Doppelaspekt erkannt und in dem brillanten Satz formuliert, der das Motto des Kapitels bildet.

Abb. 1.2 zeigt den Doppelaspekt etwas konkreter und gibt eine Vorschau darauf, was in den nächsten Abschnitten des Kapitels Allgemeine Pharmakologie an Pharmakodynamik und Pharmakokinetik besprochen wird.

1.1.4 Perspektiven

Die Pharmakologie im heutigen Sinne entstand im 19. Jahrhundert parallel zur Physiologie, Physiologischen Chemie und Pathologie. Zum ersten Mal wollte man die Wechselwirkungen von Stoffen und Lebewesen als Ursachen-Wirkungs-Ketten verstehen und das Verstehen dem Menschen nutzbar machen.

Pioniere waren Friedrich Wilhelm Sertürner (1783 bis 1841), der in Paderborn und Einbeck aus dem Opium das Morphin isolierte und als den wirksamen Bestandteil erkannte, und François Magendie (1783 bis 1855), der in Paris zum Beispiel nachwies, daß die Angriffspunkte des Strychnins im Rückenmark liegen und daß Strychnin auf dem Blutweg dorthin gelangt. Sertürner war aber Apotheker und Magendie Physiologe. Eigentlicher Gründer der Pharmakologie als eines selbständigen Faches war Rudolf Buchheim (1820 bis 1879). Er richtete in Dorpat in Estland, dem heutigen Tartu, der Welt erstes Pharmakologisches Institut ein, in dem er mit seinen Doktoranden die Pharmakologie zahlreicher Substanzen tierexperimentell erforschte. Sein bedeutendster Doktorand war Oswald Schmiedeberg (1838–1921), der später 46 Jahre lang, von 1872 bis 1918, das Pharmakologische Institut der Universität

[1] Das Arzneimittelgesetz zählt zu den Arzneimitteln auch Stoffe oder Zubereitungen, die dazu bestimmt sind, „die Beschaffenheit, den Zustand oder die Funktionen des Körpers oder seelische Zustände zu beeinflussen" (§ 2 Abs. 1 Nr. 5). Die wertneutrale Formulierung ist mit dem Wort „Arznei" nur vereinbar, wenn eine „Beeinflussung" in Richtung Heilung, Linderung, Vorbeugung oder Krankheitserkennung gemeint ist. Tränengas ist kein Arzneimittel. Jedoch ist § 2 Abs. 1 Nr. 5 zur Rechtfertigung der Zulassung von Stoffen zur Tötung von Embryonen mißbraucht worden (s. S. 4).

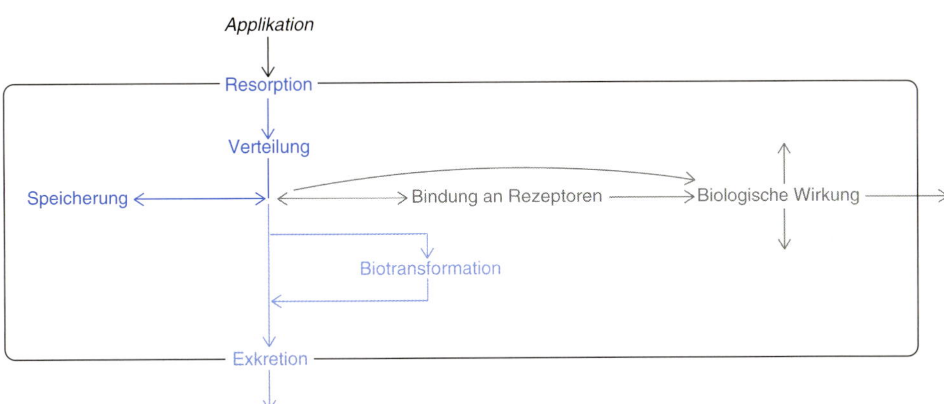

Abb. 1.2 Pharmakokinetik und Pharmakodynamik: eine Übersicht. Damit ein Stoff zum Pharmakon wird, muß er mit einem Lebewesen in Kontakt treten, sei es indem er auf die Körpergrenzflächen gelangt (zum Beispiel beim Schlucken einer Tablette auf das Epithel des Magen-Darm-Kanals), sei es indem er direkt ins Milieu intérieur gelangt (zum Beispiel durch intramuskuläre Injektion). Man bezeichnet das In-Kontakt-Bringen von Pharmakon und Lebewesen als **Applikation.** Mit der Applikation beginnen Pharmakokinetik und Pharmakodynamik.
Das Pharmakon tritt in der Regel in die Blutbahn ein: **Resorption.** Das Blut transportiert es in alle Gewebe: **Verteilung.** Dabei kann es sich in bestimmten Kompartimenten anreichern: **Speicherung.** Die Summe dieser Vorgänge, durch die das Pharmakon die ihm aufgrund seiner chemisch-physikalischen Eigenschaften zustehenden Räume im Körper erreicht, wird als **Invasion** bezeichnet (blau). Schon während der Invasion wird das Pharmakon auch wieder aus dem Körper beseitigt. Es kann unverändert ausgeschieden werden: **Exkretion.** Es kann chemisch verändert werden: **Biotransformation.** Die Summe der beiden Vorgänge wird als **Elimination** bezeichnet (hellblau). Durch alle diese Prozesse wirkt der Organismus auf das Pharmakon; sie alle gehören zur **Pharmakokinetik** (blau und hellblau; s. Kap. 1.3 und 1.4).
Mit der Verteilung gelangt das Pharmakon an die Orte seiner Wirkung. In der Regel wirken Pharmaka, indem sie sich primär an spezifische Makromoleküle binden, die die Wirkung vermitteln. Wir nennen diese Makromoleküle **Rezeptoren.** So ist das Makromolekül „β_2-Adrenozeptor" der Rezeptor, der die bronchospasmolytische Wirkung des Salbutamols vermittelt; das Makromolekül „Hämoglobin" ist der Rezeptor, der für die Giftwirkung des Kohlenmonoxids verantwortlich ist. Manchmal wirken Pharmaka auch **nicht über Rezeptoren.** So löst Mannit Diurese nicht durch Bindung an spezifische Makromoleküle aus, sondern indem es als polarer, tubulär nicht rückresorbierbarer Stoff im Tubuluslumen osmotisch Wasser festhält; konzentrierte Salzsäure zerstört das Gewebe durch unspezifische Denaturierung von Proteinen. Durch alle diese Prozesse wirkt das Pharmakon auf den Organismus; sie alle gehören zur **Pharmakodynamik** (grau; s. Kap. 1.2).
Nicht berücksichtigt sind in der Abbildung **lokale Wirkungen** am Ort der Applikation. Dabei kann Resorption, die zu Verteilung überall im Körper und damit zu **systemischen Wirkungen** führt, unerwünscht sein. Lokalanästhetika sind ein Beispiel.

Straßburg leitete. Er isolierte das Muscarin aus dem Fliegenpilz und beobachtete die Ähnlichkeit seiner Herzwirkung mit der Wirkung des Nervus vagus, isolierte das Digitoxin aus dem Fingerhut und entdeckte die Glucuronsäure und ihre Rolle als Kopplungspartner für Pharmaka. Schmiedeberg und der Internist Naunyn gründeten 1873 die erste, noch heute gedeihende pharmakologische Fachzeitschrift, das *Archiv für experimentelle Pathologie und Pharmakologie*, heute *Naunyn-Schmiedeberg's Archives of Pharmacology.* Mit Schmiedebergs etwa 120 Schülern aus 20 Ländern strahlte die Pharmakologie weltweit aus.

Die Pharmakologie hat mitgeholfen, unser Leben zu verlängern und freier von Schmerz und anderen Krankheitssymptomen zu machen. Von 1900 bis 1999 nahm die Lebenserwartung bei Frauen in Deutschland um 31 und bei Männern um 28 Jahre zu, bei weitem nicht nur, aber doch auch dank der Pharmakologie. Konkretes beeindruckt oft mehr als Zahlen. So sei in willkürlicher Auswahl daran erinnert, daß die Pharmakologie und Toxikologie, hätte sie damals schon auf dem Stand von heute existiert, länger hätte leben lassen:

- die vielen Menschen der Antike, die an Bleivergiftung zugrunde gingen, weil Blei bei der Nahrungsmittelbereitung und für Wasserleitungen verwendet wurde;
- die vielen Menschen, die sich im Mittelalter mit Mutterkorn-haltigem Getreide vergifteten;
- Kaiser Heinrich VII., der 1313 der Malaria zum Opfer fiel;
- Johann Wolfgang Goethes vier als Kinder verstorbene Geschwister (nur er und seine Schwester Cornelia erreichten das Erwachsenenalter);
- Jane Austen, die 1817 an der Addisonschen Krankheit starb (und wahrscheinlich wie kaum ein Schriftsteller sonst anderen Menschen Freude bereitet hat);
- Franz Schubert, den 1828 der Typhus hinwegraffte (wenn diese und die vorangehenden Paläo-Diagnosen stimmen);
- Franz Kafka, der 1923 der Tuberkulose erlag;
- Franklin Delano Roosevelt, der 1945 nach chronischem Bluthochdruck eine tödliche Hirnblutung erlitt.

Es sei daran erinnert, daß es ohne das pharmakologische Adjuvans der Narkose und Lokalanästhesie keine nennenswerte Chirurgie gäbe.

Ist das Ziel der ärztlichen Kunst ein langes, gesundes oder doch von Krankheit möglichst freies Leben, dann gibt es für die Pharmakologie noch viele ungelöste Probleme. Die Medizin sucht dringend neue Medikamente zum Beispiel für:

- die Infektionskrankheiten Malaria, chronische Hepatitis B und C, die HIV-Infektion, die Tuberkulose;
- Malignome;
- die Arteriosklerose (koronare Herzkrankheit, periphere arterielle Verschlußkrankheit, Zerebralsklerose);
- Immunopathien einschließlich der Abstoßungsreaktionen nach allogenen Transplantationen;
- chronisch-entzündliche Darmerkrankungen;
- metabolische Krankheiten;
- die neurodegenerativen Erkrankungen;
- psychiatrische Krankheiten einschließlich der Suchtkrankheiten.

Neue Wege der Arzneistoffsuche, neue Wege der pharmazeutischen Produktion und neue Therapieansätze wie die somatische Gentherapie mögen helfen, einige Ziele zu erreichen.

Die Angehörigen der Heilberufe können sich darüber freuen, daß es heute zahlreiche in kritisch-empirischer Prüfung für wirksam befundene Arzneistoffe gibt. Sie sollten andererseits wachsam beobachten, im Jahr 2000 mehr als je, in welche Richtung sich die Entwicklung und die Anwendung von Arzneistoffen bewegen. **Sie sollten ihr Teil dazu beitragen, daß Arzneien – Arzneien bleiben und nicht von Ignoranz, Hybris oder Menschenverachtung mißbraucht werden.** Daß solches Engagement nötig ist, sei durch zwei Gedanken belegt.

Der erste ist allgemeiner Art. Oben wurden zwei Teilziele ärztlicher Kunst genannt: das „lange" und das „gesunde oder doch von Krankheitsleid möglichst freie" Leben. Diese beiden Teilziele können in Konflikt geraten. Je länger das Leben, um so wahrscheinlicher das Siechtum. Die Angehörigen der Heilberufe werden mehr und mehr fragen müssen, ob nicht das zweite Teilziel, das gesündere Leben, höheren Rang hat als das erste, das längere, das verlängerte Leben.

Der zweite Gedanke ist spezieller Art. Die Pharmakologie, so erfolgreich im Vorbeugen, Lindern und Heilen, eröffnet auch Möglichkeiten der Manipulation von Menschen, Tieren und Pflanzen in einem Sinne, der denn doch, so scheint es, unserer Humanität zuwiderläuft. Eine hohe Laufgeschwindigkeit, durch Aktivierung von Testosteron- und Erythropoetin-Rezeptoren erreicht, ist nicht eine sportliche Leistung, sondern deren Parodie (s. S. 217). Befriedigungen, durch pharmakokinetisch geschickte Blockade des neuronalen Dopamin-Transporters hervorgerufen, sind nicht Freude oder Glück, sondern deren Perversion (s. S. 125). Breit, tief und fragwürdig greift in unser Leben jene Pharmakologie ein, die die Sexualität umgibt, stimulierend, vollzugsfördernd, konzeptionsverhindernd und am Ende oft tötend. Als dies geschrieben wurde, war gerade der Progesteronrezeptor-Antagonist Mifepriston in Deutschland zum Schwangerschaftsabbruch zugelassen worden, eine Chemikalie, ohne Zweifel geistreich ersonnen und vieltausendfach tierexperimentell erprobt. Aber sie dient in aller Regel **nicht** der Vorbeugung, Heilung oder Linderung einer Krankheit, sondern der Tötung eines Embryos, und ihre Zulassung ist mit dem Arzneimittelgesetz nicht redlich und reinlich in Einklang zu bringen (s. Fußnote S. 2). Man beobachtet heute vielfach die Aushöhlung der Regeln, die sich unsere Gesittung gegeben hat, durch stillschweigende Deformation oder einfach durch Mißachtung. Die Zulassung eines „Arzneimittels" zur Embryocidie ist dafür ein Beispiel.

Der Geist der Medicin ist leicht zu fassen;
Ihr durchstudirt die groß' und kleine Welt
Um es am Ende gehn zu lassen,
Wie's Gott gefällt.

Gewiß geht es am Ende so, wie es Gott oder der Natur gefällt. Jedoch hat es denen gefallen, die Menschen bemerkenswerte Pharmaka finden zu lassen, einige schlimm mißbrauchbar, viele aber wirksame und nebenwirkungsarme Arzneistoffe, höchst hilfreich bei bestimmungsgemäßem Gebrauch, uns viel Leid ersparend im Vergleich mit der Zeit vor etwas über 225 Jahren, als Goethe die Verse schrieb.

1.2 Wirkungen von Pharmaka auf den Organismus: Allgemeine Pharmakodynamik

F. Hofmann, München

Unter dem Begriff **Pharmakodynamik** werden die Wirkungen von Pharmaka auf den Organismus und ihre Wirkungsmechanismen zusammengefaßt. Pharmaka können sowohl auf den menschlichen Organismus als auch auf Fremdorganismen wie Bakterien, Viren, Pilze und Protozoen sowie Würmer und andere Parasiten wirken. Unabhängig vom Wirkort – menschlicher Organismus oder Fremdorganismus – beruhen Arzneimittelwirkungen auf den Gesetzen der Chemie und Physik, wobei die meisten Wirkungen **rezeptorvermittelt** sind.

1.2.1 Rezeptor-vermittelte und nicht-rezeptorvermittelte Pharmakawirkungen

Das klassische Rezeptorkonzept geht auf Paul Ehrlich (1854–1915) und John Newport Langley (1852–1926) zurück. Langley erklärte die Wirkung von Nicotin und Curare auf die quergestreifte Muskulatur mit ihrer Bindung an eine „receptive substance", die später als der Nicotinrezeptor der Muskelendplatte identifiziert wurde (s. S. 156, Kap. 3.3). Paul Ehrlich erklärte die Wirkung bakterieller Toxine auf Zellen mit einer Bindung an die „Seitenketten" physiologisch wichtiger Moleküle. Später postulierte er für Arzneistoffe eine Bindung an „Chemorezeptoren" und prägte 1913 den Satz „Corpora non agunt nisi fixata", „Substanzen wirken nicht, es sei denn, sie sind gebunden." Pharmakarezeptoren im weitesten Sinne können Enzyme, Hormon-, Neurotransmitter-, Wachstumsfaktor- und Cytokinrezeptoren, Transkriptionsfaktoren, liganden- und spannungsgesteuerte Ionenkanäle, Transporter, Strukturproteine, Lipide, mRNA und DNA sein. Tab. 1.1 gibt einen Überblick. Die Mehrzahl der in Tab. 1.1 aufgeführten Pharmaka wirkt durch Bindung an ein **spezifisches Protein** und beeinflußt dadurch eine physiologische Funktion (rezeptorvermittelte Pharmakonwirkungen). Häufig wird der Begriff „Rezeptor" jedoch einschränkend benutzt und umfaßt dann nur membranständige und cytosolische Hormon-, Neurotransmitter-, Wachstumsfaktor- und Cytokinrezeptoren. Einige **nicht-rezeptorvermittelte** Pharmakonwirkungen sind ebenfalls in Tab. 1.1 aufgeführt.

Tabelle 1.1: Rezeptorvermittelte und nicht-rezeptorvermittelte Pharmakawirkungen: Eine Auswahl

A: Rezeptorvermittelte Pharmakawirkungen

Rezeptortyp	Rezeptor	Pharmaka Agonist	Pharmaka Antagonist oder Blocker
Enzyme	Cholinesterase		Tacrin, Neostigmin, Sarin
	Monoaminoxidase		Moclobemid, Selegilin
	Phosphodiesterasen		Coffein, Theophyllin, Amrinon, Sildenafil
	Guanylylcyclase	NO, Nitrate	
	Cyclooxygenase		Acetylsalicylsäure, Diclofenac
	Na^+,K^+-ATPase		Digitalisglykoside
	H^+,K^+-ATPase		Omeprazol
	ACE (Angiotensin-Conversions-Enzym)		Captopril, Lisinopril
	HMG-CoA-Reduktase		Lovastatin
	Xanthinoxidase		Allopurinol
	Carboanhydrase		Acetazolamid
	Vitamin-K-Epoxid-Reduktase	Vitamin K[1]	Cumarine
	Testosteron-5α-Reduktase		Finasterid
	Dihydrofolatreduktasen Bakterien Malariaplasmodien Homo sapiens		 Trimethoprim Pyrimethamin Methotrexat
	Thymidylat-Synthase		5-Fluorouracil → FdUMP[2]
	Peptidoglykansynthetasen		Penicilline
	Gyrase		Ciprofloxacin
	Lanosteroldemethylase		Azole
	Cyclophiline – Calcineurin		Ciclosporin, Tacrolimus
	Cytochromoxidase		HCN (Blausäure)

Tabelle 1.1: Rezeptorvermittelte und nicht-rezeptorvermittelte Pharmakawirkungen: Eine Auswahl (Forts.)

A: Rezeptorvermittelte Pharmakawirkungen			
Rezeptortyp	**Rezeptor**	**Pharmaka** **Agonist**	**Antagonist oder Blocker**
Heptahelikale Neurotransmitter- und Hormonrezeptoren	Muscarinrezeptor	Muscarin	Atropin, Pirenzepin
	β-Adrenozeptor	Isoprenalin, Terbutalin	Propranolol, Metoprolol
	α-Adrenozeptor	Phenylephrin (α_1), Clonidin (α_2)	Prazosin (α_1), Yohimbin (α_2)
	Dopaminrezeptor	Dopamin, Bromocriptin	Haloperidol
	Opioidrezeptor (μ)	Morphin	Naloxon
	Histaminrezeptor	Histamin	Terfenadin (H_1), Ranitidin (H_2)
	5-HT_{1A}-Rezeptor	Buspiron	
	5-HT_{1D}-Rezeptor	Sumatriptan	
	P1-Rezeptor	Adenosin	Theophyllin, Coffein
	P2Y-Rezeptor	ATP, UTP, ADP	Clopidogrel ($P2Y_{ADP}$)
	Angiotensinrezeptoren (AT_1)	Angiotensin II	Losartan, Valsartan
Rezeptorproteinkinasen		Insulin	
		PDGF[3]	
		EGF[3]	Antikörper
		Cytokine, Erythropoetin	
Transkriptionsregulatoren	Glucocorticoidrezeptor	Dexamethason	
	Mineralocorticoidrezeptor	Fludrocortison	Spironolacton
	Östrogenrezeptor	Östrogene	Tamoxifen, Raloxifen
	Progesteronrezeptor	Gestagene	Mifepriston
	Testosteronrezeptor	Testosteron, Danazol	Flutamid
	Vitamin-D-Rezeptor	Calcitriol	
	Retinoidrezeptor	Retinoide	
	Thyroxinrezeptor	T_3	
	Peroxisom-Proliferation-aktivierter Rezeptor (PPAR)		
	PPARα	Fibrate	
	PPARγ	Troglitazon, Pioglitazon	
Ionenkanäle – spannungsgesteuert	Natriumkanal	Veratridin, Aconitin, Pyrethroide	Lidocain, Chinidin, Tetrodotoxin
	L-Typ-Calciumkanal		Nifedipin, Diltiazem, Verapamil
	T-Typ-Calciumkanal		Mibefradil, Antikonvulsiva

Tabelle 1.1: Rezeptorvermittelte und nicht-rezeptorvermittelte Pharmakawirkungen: Eine Auswahl (Forts.)

A: Rezeptorvermittelte Pharmakawirkungen			
Rezeptortyp	**Rezeptor**	**Pharmaka**	
		Agonist	**Antagonist oder Blocker**
– **ligandengesteuert**	Nicotinrezeptor		
	Muskeltyp	Nicotin	Curare, α-Bungarotoxin
	Neuronentyp	Nicotin	
	5-HT_3-Rezeptor		Ondansetron
	P2X-Rezeptor	ATP	Suramin
	$GABA_A$-Cl-Kanal	GABA	Bicucullin
	Benzodiazepin-Bindungsstelle	Diazepam	Flumazenil
	Glycin-Cl-Kanal	Glycin, Taurin	Strychnin
	ATP-Kaliumkanal	Diazoxid, Minoxidil	Sulfonylharnstoffe: Glibenclamid
Neurotransmitter-Transporter	Noradrenalin		Desipramin
	5-HT (= Serotonin)		Fluoxetin
	Dopamin		Cocain
	GABA		Tiagabin, Guvacin
Elektrolyttransporter	$Na^+,K^+,2Cl^-$-Symporter		Furosemid
	Na^+,Cl^--Symporter		Hydrochlorothiazid
	Harnsäureionenaustauscher		Benzbromaron
	Tubulärer Anionentransporter		Probenecid
Strukturproteine	Microtubuli		Colchicin, Paclitaxel
	Fibrinogenrezeptor (GPIIb/IIIa)		Lamifiban, Tirofiban Abciximab (Antikörper)
	Actin		*C. botulinum*-C2-Toxin
Andere Pharmakarezeptoren			
	Rezeptor	**Pharmaka**	
		funktionsverstärkend	**funktionsabschwächend**
	Hämoglobin		CO, p-Dimethylaminophenol
	Antithrombin III	Heparin	
	Thrombin		Hirudin
	Plasminogen	Gewebeplasminogenaktivator (t-PA)	
	Plasmin		Aprotinin, Tranexamsäure
	Exocytose-Proteine		*C. botulinum*-Neurotoxine
	Rho-GTPase		*C. botulinum*-C3-Toxin A

Tabelle 1.1: Rezeptorvermittelte und nicht-rezeptorvermittelte Pharmakawirkungen: Eine Auswahl (Forts.)

Andere Pharmakarezeptoren			
	Rezeptor	**Pharmaka**	
		funktionsverstärkend	**funktionsabschwächend**
	Antigene Strukturen		Antikörper
	Virale DNA-Polymerase		Aciclovir[4], Valaciclovir[4]
	mRNA		Antisense-Oligonucleotide
	DNA		Doxorubicin; Cyclophosphamid
B: Nicht-rezeptorvermittelte Pharmakawirkungen			
	Wirkprinzip	**Pharmaka**	
	Säureneutralisation	Antacida	
	Chelatbildung	Schwermetallantidote wie EDTA für Blei	
	Resorptionshemmung durch Adsorption	Colestyramin für Gallensäuren	
		Aktivkohle bei Vergiftungen	
	Lösungsvermittler	Chenodesoxycholsäure für Gallensteine	
	Osmose	Diuretika, Laxantien	
	Steigerung der Zellmembranpermeabilität[5]	Amphotericin B, Nystatin	
	Proteindenaturierung	konzentrierte Säuren und Laugen	

1 Vitamin-K-Hydrochinon ist Cofaktor für die mikrosomale γ-Carboxylase und wird dabei in das 2,3-Epoxid umgewandelt. Die Reduktion des 2,3-Epoxids zum Vitamin-K-Hydrochinon erfolgt durch die cumarinsensitive Epoxidreduktase
2 5-Fluoruracil hemmt die Thymidylat-Synthase erst nach Umwandlung in 5-Fluordesoxyuridinmonophosphat
3 PDGF, platelet derived growth factor; EGF, epidermal growth factor
4 Aciclovir und Valaciclovir wirken erst nach Phosphorylierung zum Triphosphat
5 Die Spezifität für die Zellmembran wird durch Anlagerung an Membranlipide erreicht

Die klassische Unterscheidung der Pharmakonwirkungen in nicht-rezeptorvermittelt und rezeptorvermittelt läßt sich bei neueren Arzneistoffen und mit zunehmender Kenntnis der molekularen Grundlagen der Wirkung häufig nicht mehr ohne weiteres anwenden. Virustatika wie Aciclovir, mRNA-Antisense-Pharmaka, Plasmide mit der cDNA für eine Proteinsequenz (Gentherapie), Enzyme (z.B. die Proteasen der Botulinus-Neurotoxine oder der Gewebeplasminogenaktivator) oder humanisierte Antikörper[1] lassen sich nur schwer einer der beiden Kategorien zuordnen, obwohl diese Arzneistoffe nach Aufnahme in den Organismus an ein Protein („Rezeptor") binden. Im Gegensatz zum klassischen Modell der rezeptorvermittelten Pharmakonwirkung wird aber durch diese Bindung keine direkte Pharmakonwirkung ausgelöst. Dafür zwei Beispiele: Bei **Aciclovir** führt die durch mehrere Enzyme katalysierte Phosphorylierung des aufgenommen Arzneistoffs Acycloguanosin (Aciclovir) zu Acycloguanosintriphosphat. Erst Acycloguanosintriphosphat ist der eigentliche Wirkstoff, weil es eine hohe Affinität zur viralen DNA-Polymerase hat und zum Kettenabbruch der viralen DNA führt. Die Virusspezifität von Acycloguanosin beruht auf dem Vorkommen von viraler Thymidinkinase, die den ersten Schritt zum Acycloguanosinmonophosphat katalysiert, und auf der hohen Affinität der viralen DNA-Polymerase für das Endprodukt Acycloguanosintriphosphat. Ähnlich kompliziert sind die Reaktionswege auch bei manchen älteren Pharmakonwirkungen.

1 Humanisierte Antikörper sind in der Maus hergestellte Antikörper, bei denen außer der antigenerkennenden Aminosäuresequenz (variable Region) alle übrigen Sequenzabschnitte (konstante Regionen) aus menschlichen Antikörpersequenzen bestehen. Dadurch wird die Immunogenität des Antikörpers (Protein) stark erniedrigt.

Die cholesterinsenkenden **Statine** hemmen die HMG-CoA-Reduktase, das Schlüsselenzym der Cholesterinbiosynthese (Tab. 1.1). Die cholesterinsenkende Wirkung kommt indirekt zustande, da die Verarmung an Cholesterin in der Leber zu vermehrter Synthese von LDL-Rezeptoren und dadurch erhöhter zellulärer Aufnahme von LDL-Cholesterin aus dem Blutplasma führt. In beiden Beispielen ist eine unmittelbare rezeptorvermittelte Pharmakonwirkung nicht vorhanden. Das Gemeinsame der beiden Pharmaka im Beispiel ist, daß sie spezifisch mit einem und nicht mit mehreren biologischen Molekülen reagieren.

Nicht selten sind die therapeutisch zugeführten Substanzen nicht die eigentlichen Wirkstoffe (s.o. Aciclovir), sondern Vorstufen (Prodrugs), die erst im Körper zu den Wirkstoffen aktiviert werden. So sind mit Ausnahme von Captopril und Lisinopril (Tab. 1.1) alle anderen Angiotensin-Conversions-Enzymhemmstoffe (ACE-Inhibitoren) Prodrugs, die erst in der Leber durch Esterasen zu den aktiven Carbonsäuren metabolisiert werden. Die Unterscheidung der „aktivierenden Enzyme" von den arzneistoffmetabolisierenden Enzymen ist fließend, da auch durch die Cytochrom-P_{450} enthaltenden Enzyme, die klassischen arzneistoffmetabolisierenden Enzyme, pharmakologisch wirksame Metaboliten entstehen können.

1.2.2 Kinetik der Pharmakon-Rezeptor-Interaktion

Die spezifische Bindung des Pharmakons an seinen Rezeptor ist die Voraussetzung der meisten Pharmakonwirkungen. Ihre mathematische Beschreibung beruht auf dem Massenwirkungsgesetz und auf den Vorstellungen von Leonar Michaelis und Maud Menten, die 1913 postulierten, daß ein Enzym (E) zunächst eine reversible Bindung mit dem Substrat (S) eingeht. Der gebildete Enzym-Substrat-Komplex (ES) wird katalytisch in den Enzym-Metabolit-Komplex (EM) umgewandelt und zerfällt dann in das freie Enzym und das Reaktionsprodukt M:

$$E + S \rightleftharpoons ES \rightleftharpoons EM \rightleftharpoons E + M \qquad (1)$$

Wie aus Tab. 1.1 hervorgeht, binden viele Pharmaka an Enzyme und hemmen die biologische Enzymreaktion als kompetitiver oder nicht-kompetitiver Antagonist. Für sie gelten die gleichen Regeln wie für allosterische und nicht-allosterische Enzymliganden. Einige Pharmaka werden durch Enzyme metabolisiert (s.o. Aciclovir). Wenn statt Enzym (E) Rezeptor (R) und statt Substrat (S) Pharmakon (P, z.B. Acycloguanosin) gesetzt wird, kann Gleichung (1) umgeschrieben werden in

$$R + P \rightleftharpoons RP \rightleftharpoons RP_M \rightleftharpoons R + P_M \qquad (2)$$

wobei das enzymatisch modifizierte Pharmakon mit P_M (im Beispiel Acycloguanosinmonophosphat) bezeichnet wurde.

Agonisten und Antagonisten

Historisch gesehen wurde der Grundsatz der rezeptorvermittelten Pharmakonwirkungen an den durch membranständige Hormon- und Neurotransmitterrezeptoren vermittelten Wirkungen erarbeitet. Da diese Rezeptoren metabolisch inaktiv sind, beschränkte sich die formale Behandlung der Interaktion meist auf die bimolekulare Reaktion

$$R + P \underset{k_{-1}}{\overset{k_{+1}}{\rightleftharpoons}} RP \qquad (3)$$

wobei k_{+1} und k_{-1} die Geschwindigkeitskonstanten für die Hin- und Rückreaktion sind. Die zugrundeliegende Vorstellung war, daß der freie Rezeptor (R) selbst inaktiv ist und erst durch Bindung des Pharmakons in eine aktive Konformation (RP) überführt wird, die ein Signal weiterleitet. In den zurückliegenden Jahren hat sich aber gezeigt, daß das bimolekulare Modell die Rezeptor-Pharmakon-Interaktion nur unvollkommen beschreibt. Die genauere Analyse der Wirkungen von Neurotransmittern und Pharmaka an ligandenaktivierten Ionenkanälen und die Überexpression von membranständigen Rezeptoren, die an trimerische GTP-bindende Proteine (G-Proteine) koppeln, ergab, daß der freie, ungebundene Rezeptor in der Regel in zwei Konformationen, R und R*, vorliegt (Abb. 1.3). Die R-Konformation des Rezeptors ist inaktiv, die R*-Konformation aktiv. Die Bindung des Pharmakons an den Rezeptor kann zwei verschiedene Reaktionen auslösen:

1. Bindung des Pharmakons an seinen Rezeptor aktiviert eine dem Rezeptor zugeordnete Funktion. Substanzen, die die Rezeptorfunktion aktivieren, werden als **Agonisten** bezeichnet.
2. Bindung des Pharmakons an seinen Rezeptor aktiviert eine dem Rezeptor zugeordnete Funktion **nicht**, blockiert aber die Bindung des Agonisten und damit die Agonist-induzierte Wirkung. Substanzen mit diesen Eigenschaften werden als **kompetitive Antagonisten** bezeichnet.

Im Beispiel der Abb. 1.3 A wird angenommen, daß im Gleichgewicht 90 % der Rezeptoren in der inaktiven Form R und 10 % in der aktiven Form R* vorliegen. Der **Antagonist** (Blocker, B) bindet mit gleicher Affinität an die R- und R*-Konformation und verschiebt dadurch das Gleichgewicht zwischen inaktivem und aktivem Rezeptor **nicht** (Abb. 1.3 B). Durch Bindung an R und R* verhindert er die Bindung des Agonisten. Der **Agonist** (A) bindet mit hoher Affinität an R* und mit niedriger Affinität an R (Abb. 1.3 C). Dadurch wird das Gleichgewicht zugunsten der aktiven Rezeptorkonformation verschoben.

Eine **wesentliche Kennzahl eines Pharmakons ist** demnach **seine Affinität zum Rezeptor, die durch die Dissoziationskonstante K_D bestimmt wird.** Durch Umwandlung von Gleichung 3 ergibt sich aufgrund des Massenwirkungsgesetzes

$$\frac{[R]_f \cdot [P]_f}{[RP]} = \frac{k_{-1}}{k_{+1}} = K_D \qquad (4)$$

wobei $[\ ]_f$ für die freie Konzentration steht. Der K_D-Wert wird in mol/L oder M angegeben. Er kann in Membranfraktionen relativ einfach bestimmt werden und eignet sich für den Vergleich der Affinität mehrerer Pharmaka für einen Rezeptor. Für viele Arzneistoffe liegt er zwischen 0,1 und 1000 nM. Je kleiner der K_D-Wert ist, desto höher ist die Affinität des Pharmakons zum Rezeptor. Gleichung 4 zeigt, daß **dann, wenn die freie Konzentration des Pharmakons gleich K_D ist, d.h. $K_D = [P]_f$, die Hälfte aller Rezeptoren mit Pharmakon besetzt, also $[R]_f = [RP]$ ist.** Bei Anwesenheit mehrerer Liganden, z.B. eines exogenen Pharmakons und eines endogenen Neurotransmitters, bestimmen die individuellen K_D-Werte die relative Sättigung des Rezeptors.

Partielle Agonisten

Bei der Untersuchung von verschiedenen Pharmaka wurde beobachtet, daß es Substanzen gibt, die selbst in hohen Konzentrationen nur eine kleine Wirkung am Rezeptor auslösen, kleiner als die Wirkung (reiner) Ago-

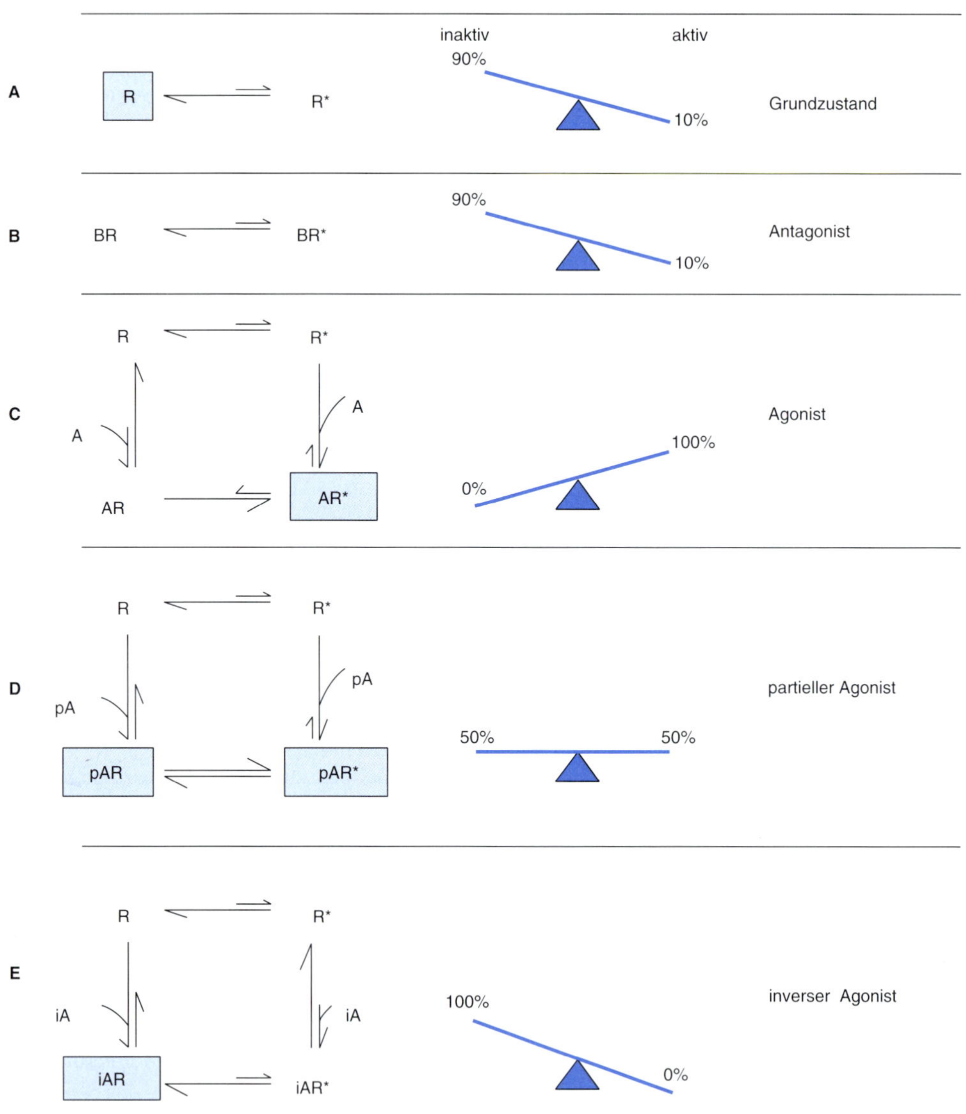

Abb. 1.3 Allosterisches Modell der Rezeptor-Pharmakon-Interaktion. Links ist die relative Besetzung des inaktiven Rezeptors (R) und des aktiven Rezeptors (R*) (**Teil A**) durch einen Antagonisten (B für Blocker; **Teil B**), Agonisten (A; **Teil C**), partiellen Agonisten (pA; **Teil D**) und inversen Agonisten (iA; **Teil E**) dargestellt. Die Länge der Pfeile gibt die Größe der jeweiligen Geschwindigkeitskonstanten wieder. Umrandet und hellblau hinterlegt ist jeweils der Komplex (in A die Konformation), der (die) im Gleichgewicht überwiegt. In Teil D ist ein partieller Agonist mit der intrinsischen Aktivität 0,5 dargestellt. **Rechts** ist das relative Verhältnis des inaktiven und aktiven Rezeptors sowohl als Zahl als auch als Waage dargestellt.

nisten. Man nennt sie **partielle Agonisten** (pA). Sie binden mit ähnlicher Affinität an R und R*, wobei aber die Affinität zu R* etwas höher ist als die zu R (Abb. 1.3 D). Die relative Affinität zu R und R* bestimmt ihre **intrinsische Aktivität** (a), die ein Maß für ihre maximale Wirkungsstärke ist. Die Begriffe **Effizienz** oder **efficacy** werden synonym zu intrinsischer Aktivität gebraucht. Ist die intrinsische Aktivität a = 1, handelt es sich um einen (reinen) Agonisten, während Substanzen mit a = 0 an R und R* mit gleicher Affinität binden, keine eigene Wirkung hervorrufen und deswegen (reine) Antagonisten sind. Alle Substanzen, die einen a-Wert zwischen 0 und 1 haben, sind partielle Agonisten. Partielle Agonisten vermindern die Wirkung eines (reinen) Agonisten, da sie einen Teil der Rezeptoren in den inaktiven R-Zustand überführen. Je nach relativer Affinität können diese inaktiven pAR-Komplexe durch den Agonisten nicht in aktive AR*-Komplexe überführt werden. Die partiellen Agonisten werden deshalb auch als **partielle Antagonisten** bezeichnet. Partieller Agonismus spielt z.B. bei β-Adrenozeptoren eine Rolle (s. S. 199, Kap. 4.9).

Inverse Agonisten

Substanzen, die das Gegenteil der üblichen Agonistenwirkung bewirken, nennt man **inverse Agonisten.** Der inverse Agonist (iA) bindet mit hoher Affinität an R und mit niedriger Affinität an R* (Abb. 1.3 E) und schiebt dadurch das Gleichgewicht noch stärker als im Grundzustand (Abb. 1.3 A) zur inaktiven Rezeptorkonformation. Gut charakterisiert ist die Wirkung von Agonist, inversem Agonist und Antagonist an der Benzodiazepin-Bindungsstelle des $GABA_A$-Rezeptors, der ein durch GABA regulierter Chloridkanal ist (Tab. 1.1 und Abb. 14.4, S. 359). Das Benzodiazepin **Diazepam** ist ein **Agonist** an der Benzodiazepin-Bindungsstelle. Es bindet an die Benzodiazepin-Bindungsstelle, ohne den Kanal zu öffnen, **erhöht aber die Bindung von GABA und dadurch die Offenwahrscheinlichkeit der Chlorid-Kanäle** und den GABA-regulierten Chloridstrom[1]. Auf diesem allosterischen Mechanismus beruht die **angstlösende** Wirkung der Benzodiazepine. **β-Carboline**, z.B. Ethyl-β-Carbolin-3-Carboxylat (β-CCE), sind **inverse Agonisten** an der Benzodiazepin-Bindungsstelle des $GABA_A$-Rezeptors. Durch ihre Bindung **vermindern sie die Bindung von GABA und dadurch die Offenwahrscheinlichkeit der Chlorid-Kanäle** und den GABA-regulierten Chloridstrom. Auf diese Weise wirken sie **angstverstärkend.** Sowohl die Wirkung des Agonisten Diazepam als auch die des inversen Agonisten β-CCE wird durch den **reinen Antagonisten Flumazenil** aufgehoben.

[1] Dieser indirekte GABAerge Wirkungsmechanismus ist nicht zu verwechseln mit dem Wirkungsmechanismus der indirekten Sympatho- und Parasympathomimetika. Die indirekten Sympathomimetika setzen Catecholamine frei (s. S. 188). Die indirekten Parasympathomimetika – der jetzt gebräuchliche Name ist Cholinesterase-Inhibitoren – hemmen den Abbau von Acetylcholin (s. S. 167). Durch beide Mechanismen wird die Konzentration des körpereigenen Agonisten am Rezeptor erhöht.

Rezeptorreserve

Die bisherigen Ausführungen beschränkten sich auf die Beschreibung der Interaktion zwischen Rezeptor und Pharmakon. Dabei wurde vernachlässigt, daß der aktive Rezeptor (R* und PR*) zur Signalweiterleitung einen weiteren Partner, den **Effektor** (E), benötigt. Der Effektor hat eine hohe Affinität zur R*- bzw. PR*-Konformation und keine oder eine geringe Affinität zur R-Konformation des Rezeptors. Gleichung (5) gibt diesen Sachverhalt wieder:

$$R^* + E \rightleftharpoons R^*E \text{ sowie } PR^* + E \rightleftharpoons PR^*E;$$
$$R^*E \text{ und } PR^*E \rightarrow \rightarrow \text{Wirkung} \qquad (5)$$

Aufgrund von Gleichung 5 sollte der Agonist (P) eine maximale Wirkung erreichen, wenn alle Rezeptormoleküle entweder als R* oder PR* vorliegen. Das setzt allerdings voraus, daß eine 1 : 1-Beziehung zwischen der Zahl der aktiven Rezeptoren (R* bzw. PR*) und der Stärke der Wirkung besteht. Diese Annahme gilt dann, wenn die Wirkung direkt eine Eigenschaft des Rezeptors ist, z.B. bei Enzymen. Dagegen ist die Annahme nur bedingt richtig bei Hormon- und Neurotransmitterrezeptoren der Plasmamembran, die an einen Effektor, z.B. ein G-Protein, koppeln. Einer großen Zahl von aktiven Rezeptoren (R* + PR*) steht in einigen Zellen nur eine kleine Zahl von G-Proteinen zur Verfügung, durch die die Agonistenwirkung vermittelt wird. Deshalb ist es möglich, daß die maximale Wirkung durch Koppelung nur eines kleinen Teils von (R* + PR*) an den Effektor erzielt wird. Die Rezeptoren, die nicht an der Koppelung beteiligt sind, werden als **Rezeptorreserve** bezeichnet. Die Rezeptorreserve kann 90 % und mehr betragen. Da die Affinität des Agonisten für alle Rezeptoren R* gleich ist und nur R* und PR*-Komplexe Effektoren, d. h. G-Proteine, binden können, wird dann die maximale Wirkung des Pharmakons bereits erreicht, wenn nur 10 % oder noch weniger der Rezeptoren als (R* + PR*) vorliegen. Abb. 1.4 zeigt, daß bei einer 90%igen Rezeptorreserve die Pharmakonkonzentration, die eine halbmaximale Wirkung auslöst (effective concentration, EC_{50}), und die Konzentration, die die Hälfte der Rezeptoren besetzt (K_D), 20fach auseinander liegen können ($EC_{50} << K_D$). Klinisch-pathophysiologisch hat die Rezeptorreserve erhebliche Bedeutung, da durch Variation der Rezeptorreserve die Empfindlichkeit einer Zelle gegenüber einem Pharmakon erhöht oder erniedrigt wird.

Konzentrations-Wirkungs-Beziehungen

Konzentrations-Bindungs-Kurven wie in Abb. 1.4 sind die Grundlage, um die Wirksamkeit und den Wirkungsmechanismus eines Stoffes zu erarbeiten. Bindungskurven werden an gereinigten Proteinen, Enzymen und Membranbruchstücken bestimmt. Dabei ist bei derjenigen Konzentration des Agonisten oder Antagonisten, die K_D entspricht, nach Gleichung 4 die Hälfte der Rezeptoren mit der Substanz A besetzt (Abb. 1.4). Bei der

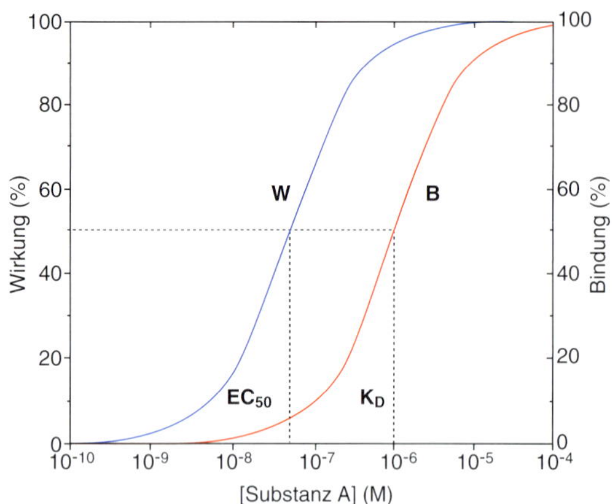

Abb. 1.4 Beziehung zwischen Bindung (B) und Wirkung (W) einer Substanz A bei einer 90%igen Rezeptorreserve. Kurve B zeigt die Bindung der Substanz A an einen Rezeptor nach Gleichung 4. Die Dissoziationskonstante (= K_D) ist 1 µM. Kurve W gibt die Wirkung von A wieder, wenn die halbmaximale Wirkung bereits bei einer Besetzung von 5 % der Rezeptoren erzielt wird (s.a. Gleichung 5). Der EC_{50}-Wert (**e**ffective **c**oncentration, bei der 50 % der Wirkung erreicht werden) ist 50 nM.

Wirkung auf komplexe biologische Systeme sind aber die Wirksamkeit und der Wirkungsmechanismus oft nicht direkt aus der Bindungskurve ableitbar. Für viele Arzneistoffe, z.B. für alle Pharmaka, die den Blutdruck beeinflussen, ergibt sich die biologische Wirkung erst in **Konzentrations-Wirkungs-Kurven** an isolierten Organen im Organbad oder im Versuch am intakten Tier. Die gefäßkontrahierende Wirkung einer Substanz A (z.B. des α_1-Adrenozeptor-Agonisten Phenylephrin) kann im Organbad durch Messung der Kontraktion eines Blutgefäßes, z.B. eines Aortenstreifens bestimmt werden. In Abb. 1.5 A ist die Beziehung zwischen der Konzentration von zwei blutdrucksteigernden Substanzen A und B und deren Wirkung dargestellt. Zum Vergleich der Wirksamkeit wird die EC_{50} herangezogen. Sie ist für Substanz B 100mal größer als für Substanz A. EC_{50}-Werte können für alle Wirkstoffe angegeben werden, unabhängig davon, ob es sich um Agonisten oder Antagonisten handelt.

Für Antagonisten wurde eine zweite Vergleichsgröße eingeführt, die **i**nhibitory **c**oncentration, bei der 50 % Hemmung erzielt wird (IC_{50}). In Abb. 1.5B ist die Wirkung eines Antagonisten C dargestellt (in unserem Beispiel etwa Prazosin, ein α_1-Adrenozeptor-Antagonist). Im Organbadversuch wird zunächst der Aortenstreifen durch Phenylephrin kontrahiert (100 % Wirkung). Durch Zugabe von steigenden Konzentrationen des Antagonisten C wird die Kontraktion des Aortenstreifens vermindert, bis sie bei hohen Konzentrationen von C verschwunden ist. Die IC_{50}-Werte können zum Vergleich der relativen Wirksamkeit von zwei Antagonisten dienen.

Kompetitive, nicht-kompetitive und funktionelle Antagonisten

Oben wurde der **kompetitive Antagonismus** definiert, bei dem der Antagonist mit dem Agonisten um den gleichen Bindungsplatz am Rezeptor konkurriert. Zahlreiche Beispiele sind in Tab. 1.1 erwähnt. **Nicht-kompetitive Antagonisten** binden unabhängig von dem Agonisten-Bindungsplatz an den gleichen Rezeptor wie der Agonist und hemmen dadurch die Rezeptorfunktion. So blockieren manche Antagonisten am NMDA-Rezeptor,

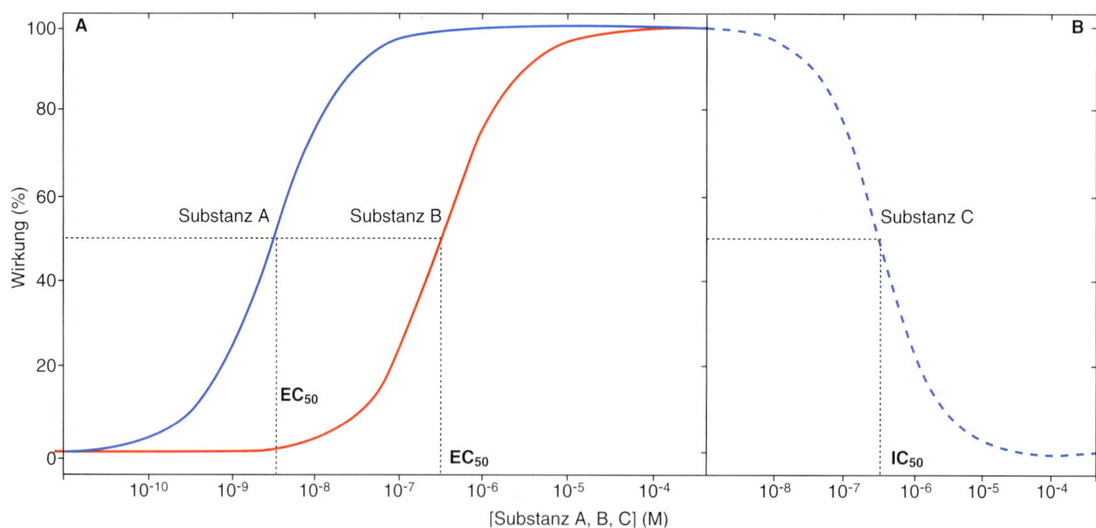

Abb. 1.5 Konzentrations-Wirkungs-Beziehungen von zwei Agonisten A und B und einem Antagonisten C. Teil A: Konzentrations-Wirkungs-Beziehung für Substanz A und B. EC_{50}, **e**ffective **c**oncentration, bei der 50 % der Wirkung erreicht werden.

Teil B: Inhibition der Wirkung von Substanz A durch Substanz C. IC_{50}, **i**nhibitory **c**oncentration, bei der 50 % der Wirkung von Substanz A aufgehoben sind.

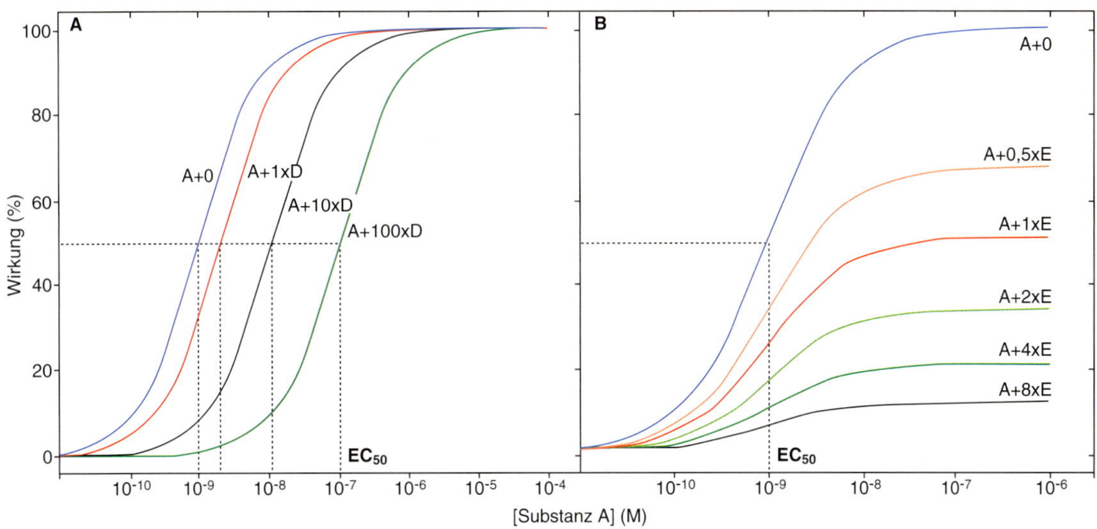

Abb. 1.6 Kompetitiver und nicht-kompetitiver Antagonismus. Teil A: Substanz D, ein **kompetitiver Antagonist**, verschiebt die Konzentrations-Wirkungs-Beziehung für Substanz A parallel. Die Verschiebung hängt von der Konzentration von Substanz D ab. A+0, Konzentrations-Wirkungs-Kurve für den Agonisten A in Abwesenheit von D. A+1×D, A+10×D, A+100×D, Konzentrations-Wirkungs-Kurven für den Agonisten A in Anwesenheit des Antagonisten D in Konzentrationen von $1{\times}K_D$, $10{\times}K_D$ und $100{\times}K_D$. K_D ist die Dissoziationskonstante des Antagonisten D. **Teil B:** Substanz E, ein **nicht-kompetitiver Antagonist**, vermindert die maximale Wirkung von Substanz A. A+0, Konzentrations-Wirkungs-Kurve für den Agonisten A in Abwesenheit von E. A+0,5×E, A+1×E, A+2×E, A+4×E, A+8×E, Konzentrations-Wirkungs-Kurven für den Agonisten A in Anwesenheit des Antagonisten E in Konzentrationen von $0{,}5{\times}K_D$, $1{\times}K_D$, $2{\times}K_D$, $4{\times}K_D$ und $8{\times}K_D$. K_D ist die Dissoziationskonstante des Antagonisten E.

einem durch Glutamat aktivierten Kationenkanal, nicht den Glutamatbindungsplatz, sondern die Kanalpore; Beispiele sind Ketamin und Memantin (s. S. 293 und 332). Der in Abb. 1.5 B dargestellte Versuch erlaubt keine Aussage darüber, ob die Hemmung der Wirkung von Substanz A auf einem kompetitiven oder einem nicht-kompetitiven Mechanismus beruht. Zur Unterscheidung wird das in Abb. 1.6 dargestellte Verfahren benutzt. Es wird eine komplette Konzentrations-Wirkungs-Beziehung für den Agonisten A in Abwesenheit der Antagonisten D oder E und in Anwesenheit steigender Konzentrationen von D oder E registriert. Ist D ein **kompetitiver Antagonist** zu A, so verschiebt er die Konzentrations-Wirkungs-Beziehung von A **parallel zu höheren Konzentrationen** (Abb. 1.6 A). Die EC_{50} steigt. In diesem Fall kann durch Steigerung der Konzentration des Agonisten A immer 100% der Wirkung erreicht werden. Anders verhält es sich bei dem **nicht-kompetitiven Antagonisten** E. In seiner Anwesenheit wird immer die **maximale Wirkung des Agonisten vermindert**, ohne daß sich die EC_{50} ändern muß (Abb. 1.6 B).

Kurvenänderungen wie in Abb. 1.6 sind aber nicht für kompetitiven bzw. nicht-kompetitiven Antagonismus beweisend. Eine parallele Rechtsverschiebung kann auch resultieren, wenn zwei Agonisten, die verschiedene Rezeptoren aktivieren, entgegengesetzte Wirkungen auslösen. Man spricht dann von **funktionellem Antagonismus.** Am Aortenstreifen wäre Adenosin, das über den Adenosin-A_2-Rezeptor relaxierend wirkt, ein funktioneller Antagonist des über α_1-Adrenozeptoren vasokonstriktorisch wirkenden Phenylephrins. Ein weiterer funktioneller Antagonismus besteht zwischen Phenylephrin und den Calciumkanalblockern (Amlodipin, Nifedipin). Für eine lang anhaltende Kontraktion eines Widerstandsgefäßes durch den α_1-Adrenozeptor muß Calcium durch den L-Typ-Calciumkanal in die glatte Muskelzelle einströmen. Die Calciumkanalblocker hemmen diesen Calciumkanal und bringen dadurch den Gefäßmuskel zur Erschlaffung, d.h., sie sind funktionelle Antagonisten von Phenylephrin.

Irreversible Wirkungen

Die bisherigen Betrachtungen über die Kinetik der Pharmakon-Rezeptor-Interaktion gelten nur, sofern die Bindung an den Rezeptor **reversibel** ist, d.h. sofern das Pharmakon bei Abnahme seiner Konzentration vom Rezeptor dissoziiert (s. Gleichung 3 und 4). Für die große Mehrzahl der Arzneistoffe gilt in der Tat, daß sie sich reversibel an den jeweiligen Rezeptor binden. Manche Pharmaka verändern aber den Rezeptor durch Ausbildung einer kovalenten Bindung dauerhaft. Eine kovalente Bindung ist immer mit einer **irreversiblen Bindung** gleichzusetzen. So gibt es irreversible Antagonisten an Neurotransmitterrezeptoren, wie z. B. Phenoxybenzamin, das α-Adrenozeptoren irreversibel blockiert (s. S. 195). Die Organophosphate, z. B. die Nervengase Tabun und Sarin, sind irreversible Inhibitoren der Cholinesterase. Durch Hemmung der Cholinesterase steigt die Konzentration von Acetylcholin an der Muskelendplatte, in parasympathisch innervierten Organen und im Gehirn an und führt zur lang anhaltenden Aktivierung der Cholinozeptoren. Ähnliches gilt für die irreversiblen Monoaminoxidase-Hemmstoffe Selegilin und Tranylcypromin, die die Konzentration von Noradrenalin, Dopamin und Serotonin im Gehirn steigern (s. S. 205). Weitere irreversible Inhibitoren sind Allopurinol für die Xanthinoxidase und Acetylsalicylsäure für die Cyclooxygenase. Acetylsalicylsäure acetyliert ein Serin im katalytischen Zentrum der Cyclooxygenase I und inaktiviert dadurch das Enzym. Im Unterschied zu den reversibel bindenden Arzneistoffen wird die Wirkung der irreversibel bindenden erst durch **Neusynthese des Enzyms bzw. des Rezeptors** aufgehoben.

1.2.3 Pharmakonwirkungen am Menschen

Dosis-Wirkungs-Beziehung

Vor dem allgemeinen therapeutischen Einsatz eines Arzneistoffs bei Patienten muß zweierlei nachgewiesen sein: seine Wirksamkeit und die Konzentration (Dosis), bei der die erwünschte Wirkung eintritt. Die im Organbad oder im Tierversuch bestimmte Konzentrations-Wirkungs-Beziehung kann nicht ohne eine weitere Prüfung auf den Menschen übertragen werden. Deswegen wird bei ausgewählten Patienten die **Dosis-Wirkungs-Beziehung** bestimmt. Bei Kenntnis der Resorption, der Verteilung in den verschiedenen Körperkompartimenten, der Elimination und des Wirkortes ließe sich die Konzentration eines Arzneistoffs am menschlichen Rezeptor errechnen. Nur in den wenigsten Fällen liegen aber genügende Angaben zu den einzelnen Parametern vor. Deswegen wird für jeden Arzneistoff die Beziehung zwischen der Wirkung, z. B. Steigerung des Blutdruckes, und der oral zugeführten Dosis untersucht. In Organbadversuchen kann die molare Konzentration für Pharmakon A angegeben werden. Diese **Konzentrationsangabe** ist bei In-vivo-Untersuchungen nicht möglich. Deswegen werden die Medikamentendosen in g/kg Körpergewicht (KG) und nicht in molaren Konzentrationen angegeben. Dabei werden statt EC_{50} die Kürzel ED_{50}, ED_{10}, ED_{95} benutzt. **ED** steht für **Einzeldosis** und der Index gibt die prozentuale Wirkung an. ED_{50} wäre also die Einzeldosis, bei der 50 % der maximalen Wirkung erreicht werden. Im klinischen Gebrauch wird die Angabe der Medikamentendosierung in g/kg KG selten benutzt. In der onkologischen Therapie und in der Kinderheilkunde wird meistens in g/m^2 Körperoberfläche dosiert (s. S. 69f.). In der Erwachsenentherapie wird die Dosis für ein durchschnittliches Körpergewicht von 70 kg (g/70 kg KG) angegeben.

Toxizität und therapeutische Breite

Mit dem bisherigen Wissen kann noch keine Therapie am Patienten mit einem neuen Medikament begonnen werden: Als wesentlicher Parameter fehlt noch eine Aussage dazu, bei welchen Dosen der Arzneistoff **unerwünschte Wirkungen** auslöst. Zunächst werden hierzu Tierversuche herangezogen. Neben der **akuten Toxizität** ist die **chronische Toxizität** einer Substanz ein wesentlicher Parameter. Ziel der Untersuchungen zur akuten Toxizität ist die Ermittlung der Giftwirkung einer Substanz bei einmaliger Applikation relativ hoher Dosen. Dabei wird oft die Dosis geschätzt, bei der 50 % der Tiere sterben (LD_{50}, **l**etale **D**osis für **50** % der Tiere). Dagegen ist das Versuchsziel bei der chronischen Toxizität, bei wiederholter Applikation relativ niedriger Dosen eines Wirkstoffes Nebenwirkungen auf verschiedene Merkmale wie Körpermasse, hämatologische und klinisch-chemische Parameter, Organmassen sowie die Histologie verschiedener Gewebe zu erheben. Hinzu kommen vor einer klinischen Prüfung die **Reproduktionstoxizität**, d. h. Teratogenitätsuntersuchungen, **Mutagenitätsstudien**, z. B. Ames-Test, und **Kanzerogenitätsstudien** (s. a. S. 996, Kap. 34.1). Die Versuchsmethodik der Kanzerogenitätsuntersuchungen ähnelt der zur Untersuchung der chronischen Toxizität. Der Wirkungsnachweis erfolgt hierbei durch den Vergleich mit der spontanen Tumorinzidenz in unbehandelten Kontrollgruppen und durch den Vergleich der Überlebenszeiten, d. h., die wesentlichen Endpunkte der Kanzerogenitätsstudien sind Tumorinzidenz und Mortalität. Diese Daten erlauben eine erste Abschätzung des **Risikoprofils** einer neuen Substanz.

Wie oben ausgeführt, lassen sich am Tier Dosis-Wirkungs-Kurven mit einer Maximalwirkung, der ED_{50} und der LD_{50} bestimmen. Abb. 1.7 zeigt für ein Pharmakon A die Dosis-Wirkungs-Beziehung sowohl

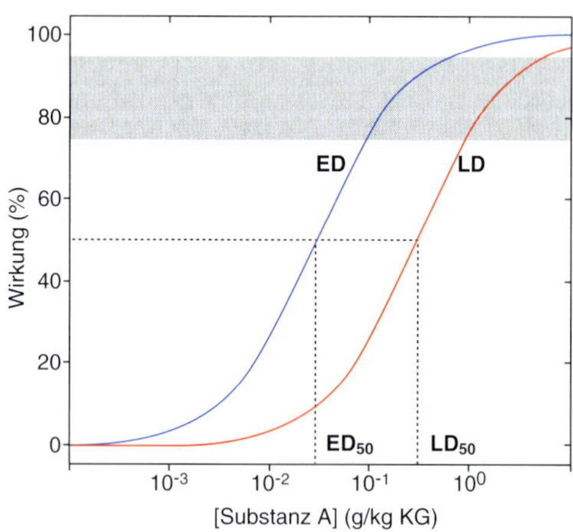

Abb. 1.7 Dosis-Wirkungs-Beziehungen für erwünschte und unerwünschte Wirkungen einer Substanz A. ED: Einzeldosis, die bei 0 bis 100 % der Versuchstiere zu einer erwünschten Wirkung führt. LD: Dosis, die bei 0 bis 100 % der Versuchstiere zum Tod führt. Die Letalitätskurve (LD) ist nur um eine Zehnerpotenz von der Kurve der erwünschten Wirkung (ED) nach rechts verschoben. Der Bereich zwischen ED_{75} und ED_{95} ist grau unterlegt. Die Verabreichung von Substanz A in diesem „therapeutischen" Dosisbereich wäre wegen der unerwünschten Wirkungen zu gefährlich.

für eine gewünschte Wirkung (ED) als auch für den Tod der Versuchstiere (LD). In dem gewählten Beispiel liegen die beiden Kurven nur um eine Zehnerpotenz auseinander, d. h. 50 % der Tiere sterben bereits bei einer Dosis von A, die nur 10fach über der ED_{50} liegt. Eine therapeutisch wirksame Dosierung im Bereich zwischen ED_{75} und ED_{95} (grau schattierter Bereich in Abb. 1.7) würde zum Tod von 20–70% der Tiere führen. Bei einer Dosierung im Bereich der ED_{50} wären immer noch in 10 % Todesfälle zu erwarten. Übertragen wir diese Daten auf den Patienten, so bedeuten sie, daß die **therapeutische Breite** von A, quantifiziert als LD_{50}/ED_{50}, gering ist. Therapeutisch nutzbar wäre Substanz A nur, wenn durch Nichtbehandlung erheblich mehr Patienten stürben, z.B. bei einem malignen Tumor, als durch Gabe von A.

Für die meisten Arzneistoffe ist nicht die Beziehung zwischen Dosis und Letalität wichtig, sondern die Beziehung zwischen der Dosis und dem Auftreten von **erheblichen unerwünschten Wirkungen.** Je nach Art der erheblichen unerwünschten Wirkung kann diese Beziehung am Tier oder nur am Patienten bestimmt werden. Zur Veranschaulichung: Ersetzt man in Abb. 1.7 die Letalitätskurve gedanklich durch eine Kurve für unerwünschte Wirkungen (wobei zu berücksichtigen ist, daß Tod als die unerwünschte Wirkung der Endpunkt vieler klinischer Studien ist), besagen die in Abb. 1.7 dargestellten Beziehungen, daß bei der ED_{50} bereits 10 % der Tiere oder Patienten unter erheblichen unerwünschten Wirkungen leiden würden.

Da die Dosis-Wirkungs-Beziehung für erwünschte und unerwünschte Wirkungen oft nicht parallel verlaufen, erlaubt der **therapeutische Index**, der Quotient von LD_5/ED_{95}, eine bessere Abschätzung der Sicherheit einer Substanz. Je größer er ist, um so größer ist die therapeutische Breite eines Medikamentes. Bezogen auf therapiebedingte Todesfälle liegt der therapeutische Index bei modernen Arzneistoffen bei mindestens 1000.

Der therapeutische Index wird im wesentlichen tierexperimentell bestimmt. Sein Vorhersagewert für den Menschen ist in den letzten Jahren erheblich zurückgegangen, da Medikamente, die schwere unerwünschte Wirkungen bewirken können, z.B. den Tod, selten in die Therapie eingeführt werden. Statt einer kompletten Dosis-unerwünschte-Wirkungs-Kurve wird gewöhnlich beim Patienten die Zahl der unerwünschten Wirkungen bei therapeutischer Dosis registriert. Sie liegt für leichte unerwünschte Wirkungen häufig bei 1 % der behandelten Patienten und für schwere unerwünschte Wirkungen erheblich niedriger. Ermittelt werden diese Zahlen in klinischen Studien der Phasen III und IV. Dabei wird die Wahrscheinlichkeit des Auftretens von erwünschten und unerwünschten Wirkungen im Verhältnis zu einer Placebo-Therapie oder einer bereits eingeführten Therapie angegeben. Statistisch gesicherte Unterschiede auf dem 5 %-Niveau erfordern eine große Zahl von Patienten (häufig bis zu 10000), die nur in multizentrischen Studien eingeschlossen werden können (s. a. S. 82f., Kap. 1.6).

1.2.4 Die individuelle Pharmakonwirkung

Arzneistoffe wirken nicht bei allen Menschen gleich. Wirkungsbestimmend sind unter anderem **Alter** und **Vorerkrankungen,** die vor allem die Pharmakokinetik beeinflussen. Ihre Bedeutung für Arzneistoffwirkungen wird im Abschnitt Pharmakokinetik besprochen (s. S. 56f., Kap. 1.4). Hier wird auf **genetische Faktoren, biologische Rhythmen** und die Folgen **mehrfacher Gabe** eines Pharmakons eingegangen.

Genetische Faktoren

Die Empfindlichkeit für pharmakologische Wirkungen ist genetisch festgelegt. Damit beschäftigt sich die **Pharmakogenetik.** Auch sie wird im Abschnitt Pharmakokinetik ausführlicher behandelt, weil genetische Abweichungen im Fremdstoffmetabolismus praktisch besonders wichtig sind (s. S. 48f.). Jedoch können interindividuelle Unterschiede in der Wirkung von Pharmaka auch auf der **genetisch fixierten abweichenden Struktur von Rezeptoren** beruhen. Nicht-pharmakokinetisch bedingt ist die Toxizität von Chinin, Primaquin, einigen Sulfonamiden sowie manchen Hülsenfrüchten wie den Saubohnen (*Vicia fava*) bei sonst gesunden Menschen mit einem **genetischen Mangel an Glucose-6-phosphat-Dehydrogenase.** Die toxischen Stoffe führen in den Erythrocyten zu Bildung von Sauerstoffradikalen. Normalerweise werden diese mittels Reduktion unschädlich gemacht. Bei Glucose-6-phosphat-Dehydrogenase-Mangel fehlt es den Erythrocyten an Reduktionsäquivalenten, vor allem an reduziertem Glutathion, und es kommt zu Oxidation von SH-Gruppen des Hämoglobins, zu Störungen des Cytoskeletts, zu einer erhöhten Konzentration von Methämoglobin und zur klinisch kennzeichnenden Hämolyse. In Afrika und in den Mittelmeerländern ist der Defekt häufig, vielleicht, weil er ähnlich wie (bei Heterozygoten) die HbS-Hämoglobinopathie die Erythrocyten resistenter gegen Malaria-Plasmodien macht. Die Pharmakogenetik wird in Zukunft eine noch größere Bedeutung erhalten, wenn wir nicht nur die Grundstruktur der menschlichen Gene (Human Genome Project), sondern in zunehmendem Maße auch Mutationen in Genen kennen, die an der Ausbildung von Krankheiten beteiligt sind. Es ist durchaus wahrscheinlich, daß dann vor der Therapie auf der Grundlage genetischer Merkmale ein individuelles Arzneistoffwirkungsprofil erstellt werden kann.

Chronopharmakologie

Der Zweig der Pharmakologie, der sich mit der Zeitabhängigkeit der Wirkungen von Pharmaka beschäftigt, wird als **Chronopharmakologie** bezeichnet. Es ist bekannt, daß die meisten endokrinen Systeme einem Tag-Nacht-Rhythmus unterliegen; z.B. sind die Cortisolspiegel in den Morgenstunden zwischen 6 und 10 Uhr am höchsten und in den Nachtstunden am niedrigsten

(s. S. 682). Früher wurde diese Zeitabhängigkeit bei der Gabe von Glucocorticoiden berücksichtigt, indem morgens eine größere Dosis verabreicht wurde als abends. Während man vor einigen Jahren noch der zeitabhängigen Pharmakotherapie einen hohen Stellenwert zuordnete, ist dies inzwischen weitgehend aufgegeben worden. Offensichtlich ist ein über 24 Stunden möglichst gleichmäßiger Arzneistoffspiegel meist wichtiger als die Anpassung des Spiegels an den biologischen Rhythmus.

Toleranz

Bei wiederholter Zufuhr eines Pharmakons kann die Wirkung allmählich geringer werden. Um eine gleich starke Wirkung zu erhalten, muß dann die Dosis fortlaufend erhöht werden. Man spricht von der Entwicklung einer **Toleranz**. Sie ist reversibel, denn nach einem einnahmefreien Intervall kehrt die ursprüngliche Empfindlichkeit zurück. Die Entstehung von Toleranz kann zwei Ursachen haben:

1. Das Pharmakon induziert die verstärkte Neusynthese des inaktivierenden Enzyms und wird infolgedessen schneller eliminiert (**pharmakokinetische Toleranz**). Dieser Vorgang ist in der Pharmakotherapie von großer Bedeutung (s. S. 39f.).
2. Durch Einnahme des Pharmakons wird der Rezeptor, an den das Pharmakon bindet, oder der nachgeschaltete Reaktionsweg unempfindlicher (**pharmakodynamische Toleranz**). Auch diese Regulationsmöglichkeit wird bei vielen Arzneistoffen beobachtet. Sie ist besonders ausgeprägt bei der Morphintoleranz, kommt aber genauso bei der Behandlung mit positiv inotrop wirksamen Catecholaminen oder einem erhöhten Sympathikustonus vor. Grundlage ist meist eine Verminderung der Zahl oder Funktion der Rezeptoren (**Desensitisierung**). Die Mechanismen werden weiter unten besprochen (s. S. 24f.).

1.2.5 Rezeptor-Signal-Transduktion

Pharmaka greifen meist modulierend in die erst teilweise verstandenen, komplexen Signaltransduktionswege des Organismus und der Zelle ein. Diese Signalkaskaden kontrollieren Zellwachstum, Zellteilung, Metabolismus, die Sekretion von Enzymen, von Proteinen und von extrazellulären Signalmolekülen, Kontraktion, Zellmotilität, Membranerregbarkeit und am Ende auch Gedächtnis und Gefühle.

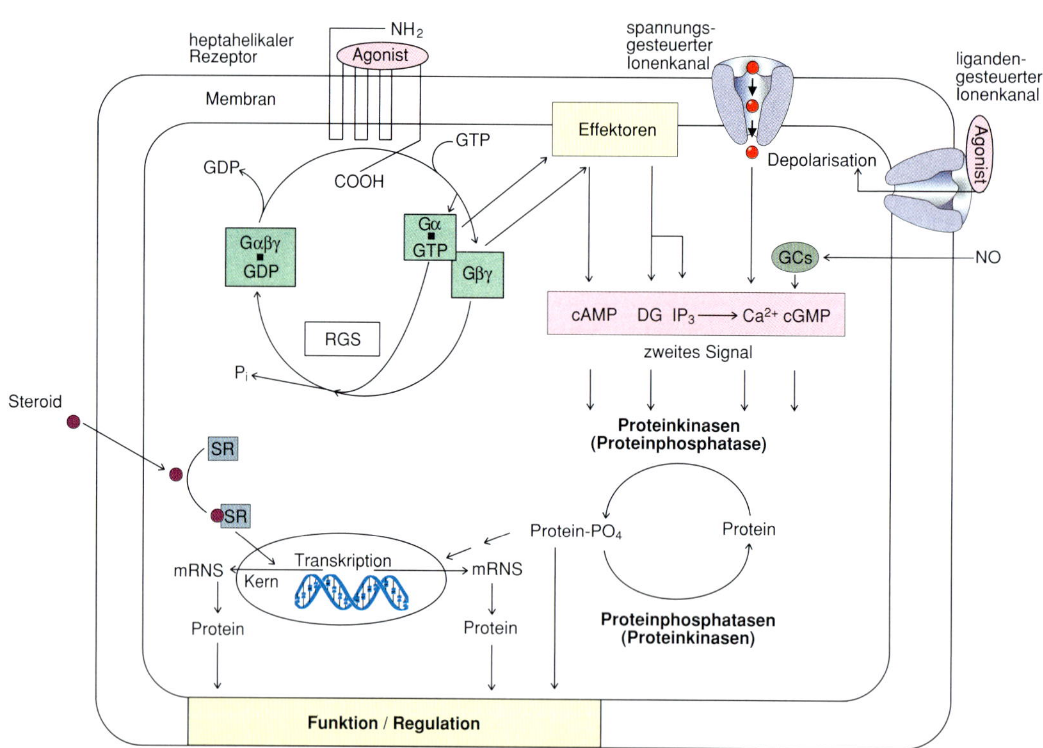

Abb. 1.8 Rezeptorvermittelte Regulation zellulärer Funktionen: eine Übersicht. Oben links Regulation durch einen **G-Protein-gekoppelten Rezeptor** mit Gαβγ, dem trimeren G-Proteinkomplex, Gα, der G-Protein-α-Untereinheit, Gβγ, der G-Protein-βγ-Untereinheit, und RGS, den **R**egulatoren der **G**-Protein-**S**ignaltransduktion. **Oben rechts** Regulation durch einen **ligandengesteuerten Kationenkanal**, dessen Öffnung die Membran depolarisiert; dadurch wird ein spannungsgesteuerter Calciumkanal geöffnet. **Rechts** Regulation durch **NO**, das die lösliche Guanylylcyclase, GCs, aktiviert. **Links** der Weg von einem **Steroidrezeptor**, SR, zum Zellkern.

Lipophile Pharmaka und Hormone wie Gluco- und Mineralocorticoide, Testosteron, Gestagene und Östrogene, Trijodthyronin, Calcitriol, Retinoide und Fettsäuremetaboliten, die die Plasmamembran ohne Carrier passieren, binden entweder im Cytosol oder im Kern an **Transkriptionsfaktoren** und regulieren die Expression spezifischer Gene (Abb. 1.8). Viele **hydrophile Pharmaka** und Hormone binden an G-Protein-gekoppelte, **heptahelikale Rezeptoren** der Plasmamembran, die durch Aktivierung eines G-Proteins einen **Effektor** aktivieren, der ein zweites intrazelluläres Signal, einen **second messenger**, synthetisiert (Abb. 1.8). Intrazelluläre Signalmoleküle sind cAMP, cGMP, Diacylglycerol (DG), Inositol-1,4,5-trisphosphat (IP_3) und Calcium (Abb. 1.9). Einige Neurotransmitter aktivieren **ligandengesteuerte Ionenkanäle**, die oft direkt oder indirekt die intrazelluläre Ca^{2+}-Konzentration erhöhen (Abb. 1.8). Einen Sonderfall stellen die **Guanylylcyclasen** dar, die als cytosolische und membrangebundene Enzyme vorkommen. Die cytosolische Guanylylcyclase wird durch NO aktiviert, während die membrangebundenen Guanylylcyclasen durch Peptide wie atrionatriuretisches Peptid (ANP) aktiviert werden (Abb. 1.8 und im einzelnen Abb. 1.10).

Wachstumshormone, Neurotrophine (z.B. nerve growth factor = NGF) und Cytokine binden an einen Rezeptor-Signaltransduktionskomplex in der Plasmamembran, der aus einem extrazellulär gelegenen Rezeptorteil und einer intrazellulären Proteinkinase besteht. Zu diesen **Rezeptorproteinkinasen** zählen **Rezeptortyrosinkinasen, Rezeptor-assoziierte Tyrosinkinasen** und **Rezeptor-Serin/Threoninkinasen** (Abb. 1.11). Bindung des Agonisten führt zur Bildung von Rezeptordimeren oder -tetrameren und dadurch zur Aktivierung der intrazellulären Proteinkinase. Der Insulinrezeptor, eine Rezeptortyrosinkinase, liegt bereits in Abwesenheit von Insulin als $\alpha_2\beta_2$-Tetramer vor.

Ein weitgehend gemeinsames Signalelement in allen intrazellulären Signalkaskaden sind Proteinkinasen, die durch die zweiten Signale aktiviert werden und Tyrosin, Serin oder Threonin in regulatorischen Proteinen phosphorylieren (Abb. 1.8). Ca^{2+} aktiviert nicht nur Proteinkinasen, sondern auch die Proteinphosphatase Calcineurin. Calcineurin und andere Proteinphosphatasen dephosphorylieren die regulatorischen Proteine. Durch die **reversible Phosphorylierung von Proteinen** wird eine **anpassungsfähige Steuerung zellulärer Funktionen** erreicht. Zelluläre Funktionen werden sowohl direkt durch Änderung des Phosphorylierungsgrades von Regulatorproteinen gesteuert als auch indirekt durch Änderung des Phosphorylierungsgrades von Transkriptionsfaktoren, die die Expression spezifischer Gene regeln (Abb. 1.8).

Im folgenden werden die Grundzüge der Signalkaskaden, die den heptahelikalen Rezeptoren, Ionenkanälen und Rezeptorproteinkinasen nachgeschaltet sind, dargestellt. Diese allgemeine Darstellung kann nur bedingt auf die verschiedenen Organsysteme übertragen werden, da die Organe für ihre unterschiedlichen Aufgaben abgewandelte, spezialisierte Signalkaskaden entwickelt haben. Nicht alle Signaltransduktionswege sind in jeder Zelle aktiv. Pharmaka, die an einen Rezeptor binden, können aufgrund der vielfältigen Kombinationsmöglichkeiten in jeder Zelle eine andere Antwort auslösen. Deswegen müssen die hier dargestellten Prinzipien durch die in den späteren Kapiteln des Buches beschriebenen Wirkmechanismen der verschiedenen Pharmakagruppen ergänzt werden.

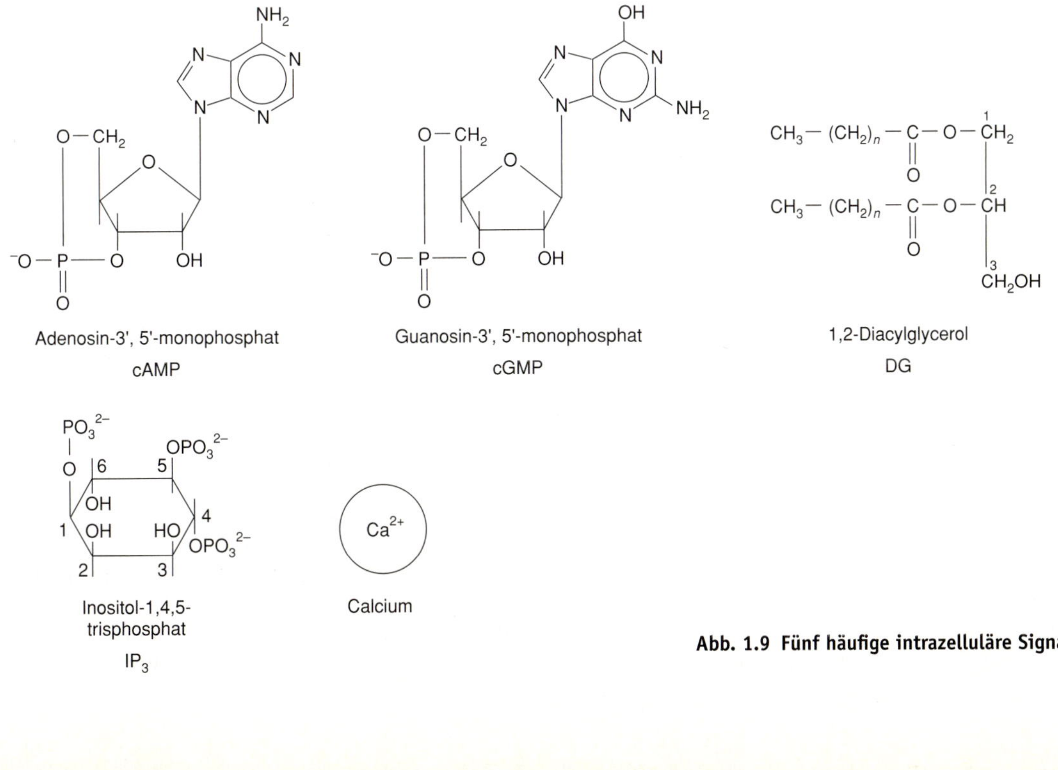

Abb. 1.9 Fünf häufige intrazelluläre Signalmoleküle.

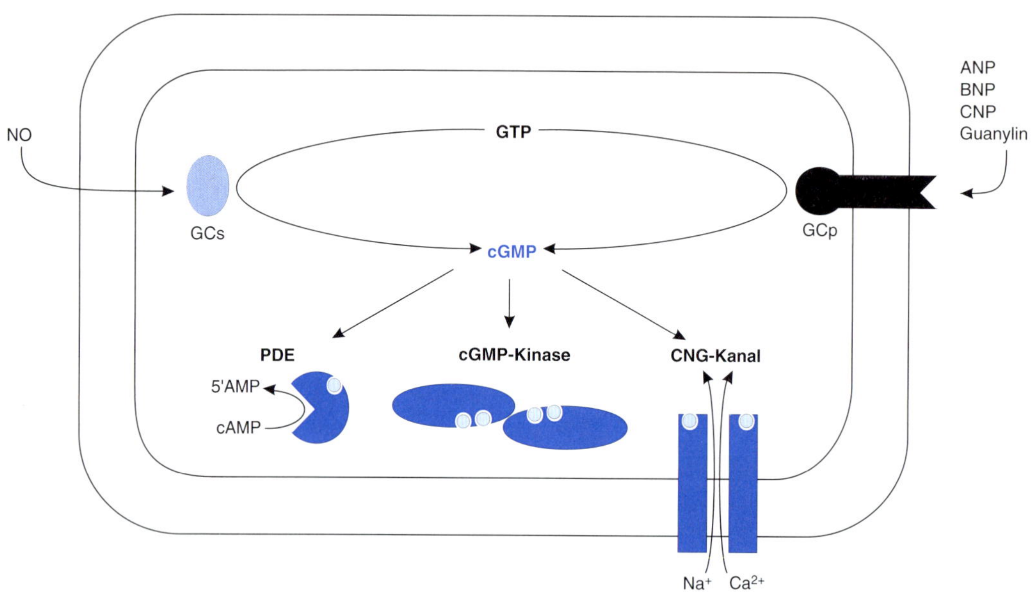

Abb. 1.10 Synthese und Rezeptoren von cGMP. NO stimuliert die lösliche Guanylylcyclase (GCs), während **a**trio**n**atriuretisches **P**eptid (ANP), **b**rain-type **n**atriuretisches **P**eptid (BNP), **C**-type **n**atriuretisches **P**eptid (CNP) und Guanylin verschiedene **p**artikuläre (membrangebundene) **G**uanylyl**c**yclasen (GCp) stimulieren. Funktionen von cGMP: 1. cGMP kann die Aktivität mehrerer cAMP hydrolysierender Phosphodiesterasen (PDE) regulieren und damit über die cAMP-Signalkaskade zelluläre Funktionen steuern. 2. In vielen Zellen wird durch cGMP die cGMP-abhängige Proteinkinase I oder II (cGMP-Kinase) aktiviert. Aktivierte cGMP-Kinase I senkt erhöhte Calciumspiegel im glatten Muskel. **cGMP moduliert also unter anderem die Konzentration der intrazellulären Signale cAMP und Ca^{2+}.** 3. Im Riechsystem und in der Retina werden durch cGMP verschiedene **c**yclic **n**ucleotide-**g**ated (CNG) Kationenkanäle geöffnet.

Signaltransduktion durch heptahelikale Rezeptoren

Die Genfamilie der heptahelikalen Rezeptoren hat weit über 500 Mitglieder. Bei Nichtvertebraten sollen 5 % aller Gene für heptahelikale Rezeptoren codieren. Strukturell gemeinsam ist ihnen, daß sie sieben transmembranäre α-Helices haben und daß der Aminoterminus extrazellulär und der Carboxyterminus intrazellulär liegt. Den charakteristischen sieben Transmembranhelices verdanken sie ihren Namen. Kleine, teilweise hydrophobe Liganden binden meist innerhalb der Lipidschicht in einer Tasche, die durch die Transmembranhelices gebildet wird. Stark hydrophile Liganden wie Glutamat und Peptidhormone binden an den extrazellulären Teil.

Heptahelikale Rezeptoren koppeln auf der Innenseite der Plasmamembran an trimerische GTP-hydrolysierende Proteine, kurz **G-Proteine** genannt (Abb. 1.8). Sie werden deshalb auch als **G-Protein-gekoppelte Rezeptoren** bezeichnet. G-Proteine bestehen aus drei Untereinheiten, einer α-Untereinheit, die GTP bindet und zu GDP hydrolysiert, und der β- und γ-Untereinheit. Im inaktiven Zustand hat der trimere Komplex GDP gebunden. Nach Bindung eines Agonisten beschleunigt der Rezeptor den Austausch von GDP durch GTP an der α-Untereinheit im Gαβγ-Komplex. Nach dem Austausch von GDP durch GTP dissoziiert der Gαβγ-GTP-Komplex in die Gα-GTP- und die Gβγ-Untereinheit, die jeweils unabhängig verschiedene membranständige Effektoren aktivieren (Abb. 1.8). Durch die GTPase-Aktivität der Gα-Untereinheit wird GTP zu GDP hydrolysiert. Die Gβγ-Untereinheit reassoziiert dann mit Gα-GDP und inaktiviert damit die Signaltransduktion. Die Hydrolyse von GTP kann beschleunigt werden durch eine Familie von Proteinen, die als **R**egulatoren der **G**-Protein-**S**ignaltransduktion (RGS) bezeichnet werden (Abb. 1.8). Die **G-Proteine sind also Relaismoleküle, die durch ihre Gα- und Gβγ-Untereinheiten eine Information auf getrennte Effektoren übertragen.** Der Übertragungsvorgang inaktiviert sich innerhalb von wenigen Sekunden durch die Hydrolyse des GTP von selbst.

Zellen besitzen in aller Regel nicht nur mehrere verschiedene heptahelikale Rezeptoren, die G-Proteine aktivieren, sondern auch mehrere verschiedene trimerische G-Proteine. Sie werden nach ihren α-Untereinheiten in Klassen eingeteilt. Aktivierung von G-Proteinen reguliert die Aktivität verschiedener Effektoren, z.B. Phosphodiesterase 6, Adenylylcyclasen, die Phospholipasen A_2, C und D, rezeptorregulierte Kaliumkanäle, neuronale Calciumkanäle, Phosphatidylinositol-3-Kinase und das monomerische (kleine) G-Protein Rho. Abb. 1.12 gibt einen Überblick.

$G\alpha_t$, auch Transducin genannt, ist essentiell für die Lichtwahrnehmung im Auge (Abb. 1.12). $G\alpha_t$ stimuliert die **Phosphodiesterase** (PDE 6), die in der Retina cGMP hydrolysiert. $G\alpha_{olf}$ stimuliert die **Adenylylcyclase** des

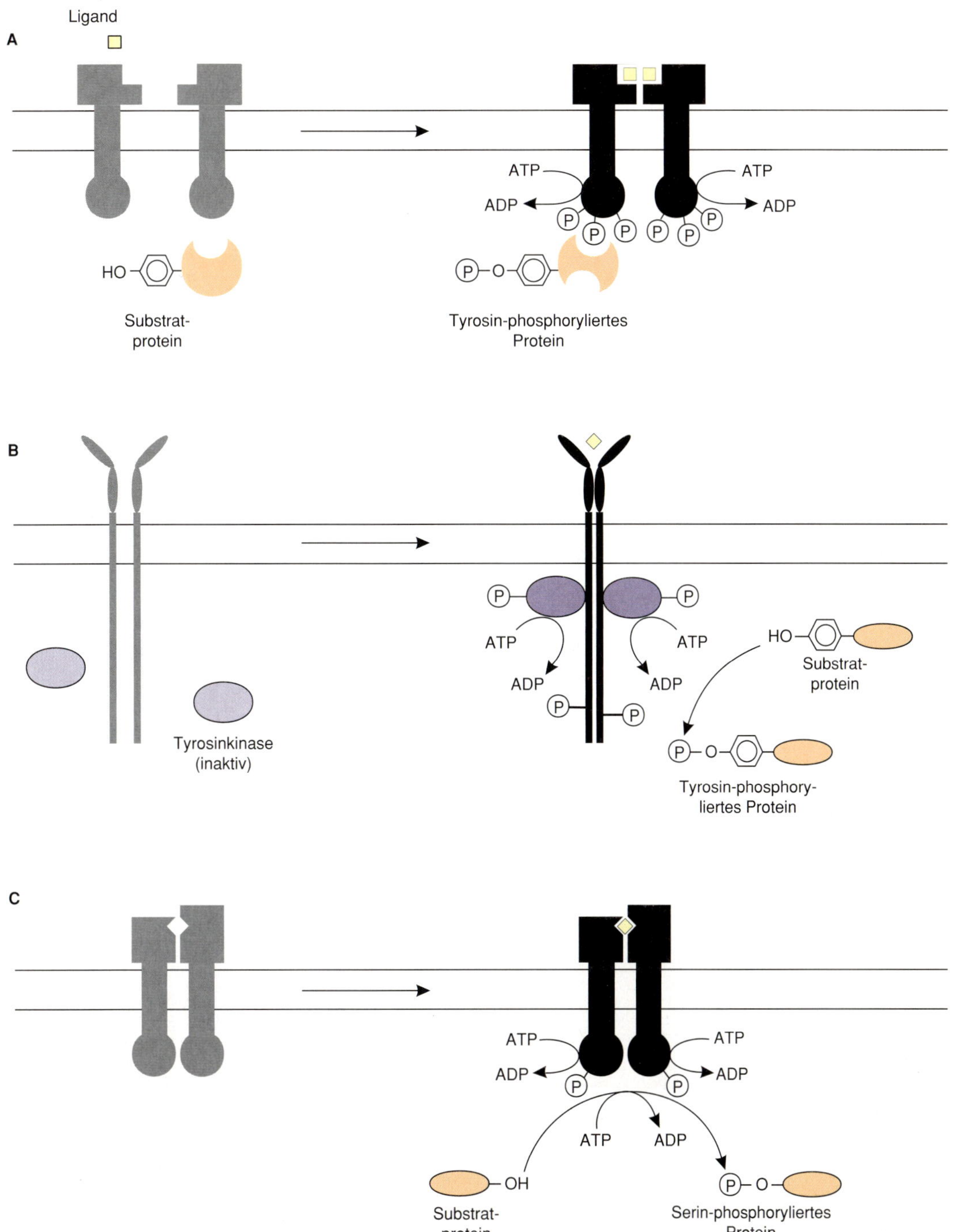

Abb. 1.11 Signalumwandlung an Rezeptorproteinkinasen. Teil A, Rezeptortyrosinkinase: Die Bindung eines Liganden, z. B. **e**pidermal **g**rowth **f**actor (EGF), führt zur Rezeptordimerbildung, Aktivierung der Rezeptorkinase und Phosphorylierung von Tyrosinen des Rezeptors selbst und anderer Substrate. Hier sind also **Rezeptor und Proteinkinase dasselbe Protein. Teil B, Rezeptor-assoziierte Tyrosinkinase**: Die Bindung eines Liganden, z. B. Erythropoetin, führt zur Rezeptordimerbildung, Assoziierung und Aktivierung einer vom Rezeptor verschiedenen Tyrosinkinase und Phosphorylierung von Tyrosinen des Rezeptors selbst und anderer Substrate. Hier sind also **Rezeptor und Proteinkinase separate Proteine. Teil C, Rezeptor-Serin/Threoninkinase**: Die Bindung eines Liganden, z. B. **t**ransforming **g**rowth **f**actor β (TGFβ), führt zur Rezeptortetramerbildung, Aktivierung der Rezeptorkinase und Phosphorylierung von Serinen des Rezeptors selbst und anderer Substrate. Hier sind also wie in A **Rezeptor und Proteinkinase dasselbe Protein.**

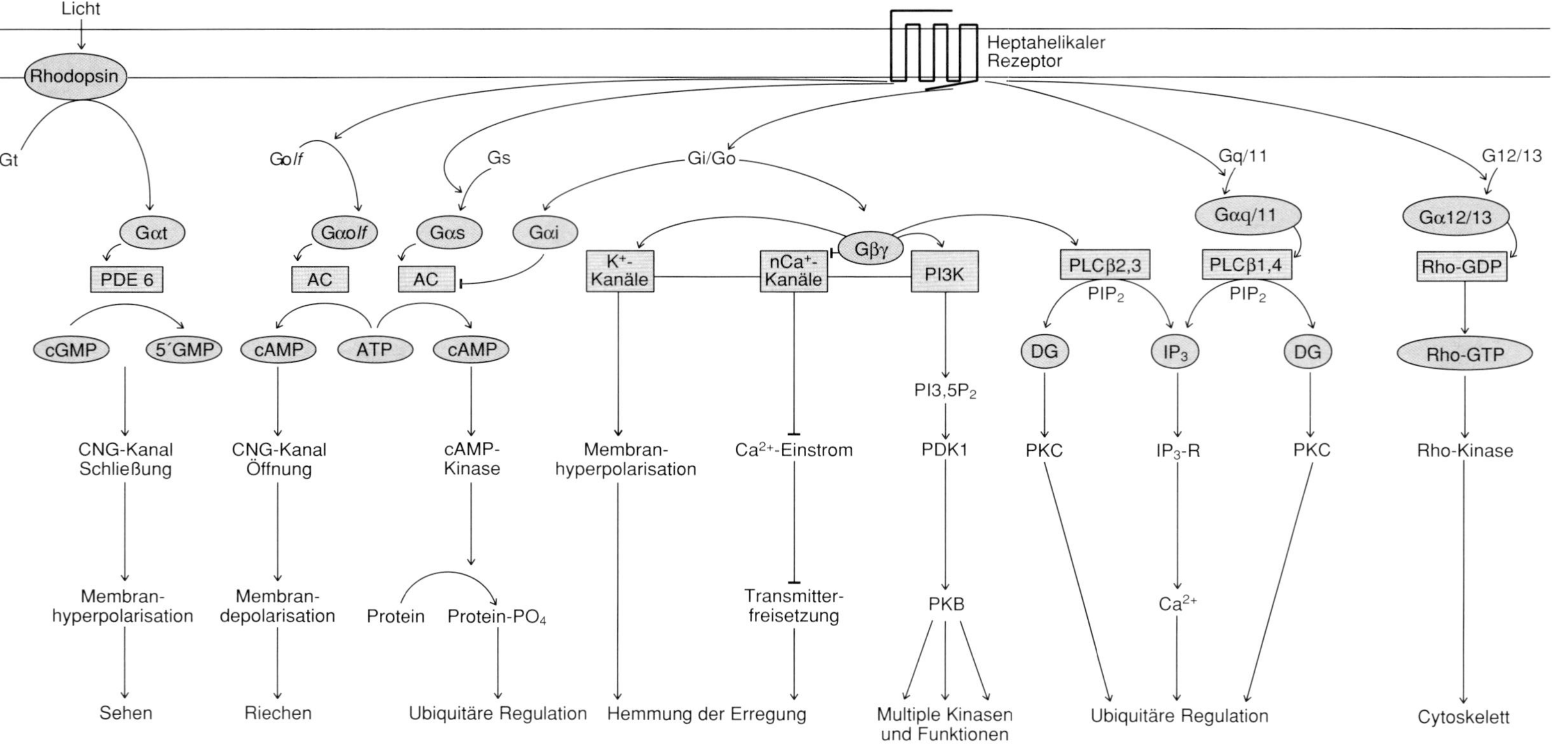

Abb. 1.12 Regulation zellulärer Funktionen durch G-Proteine. Aktivierung von Rhodopsin oder einem heptahelikalen Rezeptor führt zur Dissoziation eines spezifischen G-Proteins in seine Gα- und Gβγ-Untereinheit. Hierdurch werden zahlreiche zellspezifische Signalkaskaden gesteuert, die sich im Bild von oben nach unten verfolgen lassen.
G-Proteine: Gt,Transducin; G*olf*, olfaktorisches G-Protein; Gs, stimulierendes G-Protein; Gi/Go inhibitorisches und anderes (**o**ther) G-Protein. Gi und Go sind verschiedene G-Proteine, die aber meist den gleichen Effektor stimulieren; dasselbe gilt für Gq und G11 und für G12 und 13.
Effektoren: PDE 6, Phosphodiesterase-Isoenzym 6; AC, Adenylylcyclase; K^+-Kanäle, G-Protein-regulierte K^+-Kanäle; nCa^{2+}-Kanäle, neuronale spannungsgesteuerte Calciumkanäle; PI3K, Phosphatidylinositol-3-Kinase; PLCβ1–4, Phospholipase-C-Isoenzyme.
Second messenger: cGMP, Guanosin-3',5'-monophosphat; cAMP, Adenosin-3',5'-monophosphat; DG, 1,2-Diacylglycerol; IP_3, Inositol-1,4,5-trisphosphat.
Nachgeschaltete Strukturen: CNG-Kanal, ein **c**yclic **n**ucleotide-**g**ated Kationenkanal; PI3,5P_2, Phosphatidylinositol-3,5-phosphat; PDK1, **p**hoshatidylinositol-**d**ependent protein **k**inase 1; PKB, **P**rotein**k**inase **B**; PKC, **P**rotein**k**inase **C**; IP_3-R, Rezeptor für IP_3, ein IP_3-gesteuerter intrazellulärer Calciumkanal.

Riechepithels. $G\alpha_s$ stimuliert die Adenylylcyclase ubiquitär, $G\alpha_i$ hemmt die Adenylylcyclase. Dagegen hat die $G\beta\gamma$-Untereinheit, die in vielen Zellen durch Aktivierung von G_i und G_o freigesetzt wird, mehrere Partner wie **acetylcholinregulierte Kaliumkanäle** ($K^+_{(ACh)}$-Kanäle), neuronale **spannungsgesteuerte Calciumkanäle**, die **Phosphatidylinositol-3-Kinase** (PI3K) und die **Phospholipase-C**(PLC)-Isoenzyme β_2 und β_3[1]. Bindet $G\beta\gamma$ an PLCβ, so kommt es zur Hydrolyse von Phosphatidylinositol-4,5-phosphat (PIP_2) zu Diacylglycerol (DG) und Inositol-1,4,5-trisphosphat (IP_3). DG aktiviert verschiedene Isoenzyme der Proteinkinase C (PKC). IP_3 setzt Calcium aus intrazellulären Speichern frei (Abb. 1.12).

$G\alpha_q$ und $G\alpha_{11}$, die Gα-Untereinheiten der G-Proteine Gq und G_{11}, aktivieren die Isoenzyme β_1 und β_4 der PLC, wodurch ebenfalls die Bildung von DG und IP_3 mit nachgeschalteter Freisetzung von Calcium gesteigert wird (Abb. 1.12). Dagegen aktivieren $\mathbf{G\alpha_{12}}$ und $\mathbf{G\alpha_{13}}$ das kleine GTP-bindende und -hydrolysierende Protein **Rho.** Hierbei kommt es wiederum zum Austausch von GDP durch GTP. Rho-GTP stimuliert die Rho-Kinase, die unter anderem in vielen Zellen die Myosinphosphatase phosphoryliert und inaktiviert. Dies führt zu einer verstärkten Phosphorylierung der leichten Kette des Myosins und zu einer erhöhten Kontraktilität des Cytoskeletts.

[1] Phospholipase C ist der übergeordnete Begriff für Enzyme, die die Glycero-Phosphat-Bindung in Glycerophospholipiden oder die Sphingosin-Phosphat-Bindung in Sphingophospholipiden spalten. Phospholipasen C, die spezifisch die Phosphoinositide hydrolysieren, werden als PI-PLC bezeichnet. Sie bilden eine Enzymfamilie, zu der die verwandten Unterfamilien PLCβ (β_1, β_2, β_3, β_4) und PLCγ gehören. Die Aktivität der PLCβ-Isoformen wird durch G-Proteine, die Aktivität der PLCγ durch Phosphorylierung von Tyrosin durch Rezeptortyrosinkinasen reguliert.

Signaltransduktion durch ligandengesteuerte Ionenkanäle

Ligandengesteuerte Ionenkanäle werden auch als **ionotrope Rezeptoren** bezeichnet. Ihre Öffnung und Schließung wird durch Bindung von Hormonen oder Neurotransmittern reguliert. Im Beispiel der Abb. 1.13 wird der **Nicotinrezeptor** durch Acetylcholin aktiviert, worauf Natrium in die Zelle einströmt. Der Anstieg der subplasmalemmalen Natriumkonzentration depolarisiert die Membran lokal und öffnet **spannungsgesteuerte Natriumkanäle**, die die Depolarisation entlang der gesamten Membran ausbreiten und dadurch **spannungsgesteuerte Calciumkanäle** öffnen. Durch den Einstrom von Calcium, und unter Umständen zusätzlich über eine calciuminduzierte Calciumfreisetzung aus dem endo- bzw. sarcoplasmatischen Reticulum, kommt es zum Anstieg der cytosolischen Calciumkonzentration. Das cytosolische Calcium wiederum bindet an calciumspezifische Rezeptoren wie Kalium-oder Chloridkanäle, Calmodulin, Troponin C oder Ca^{2+}-ATPasen und führt über recht komplizierte Signaltransduktionswege zur Expression spezifischer Gene, zur Sekretion von Neurotransmittern, Hormonen und anderen Proteinen oder zur Kontraktion des Herz-, Skelett- und glatten Muskels.

Die bisher beschriebene Signalkaskade würde keine optimale Regulation zellulärer Funktionen erlauben: Durch eine einmalige Erregung wird die Zellmembran depolarisiert, und die spannungsgesteuerten Natrium- und Calciumkanäle werden nach kurzer Öffnung inaktiviert. Die Zelle kann erst wieder erregt werden, wenn die Membranspannung zu negativen Potentialen zurückgekehrt ist. Bei negativem Membranpotential werden die Natrium- und Calciumkanäle in den geschlossenen Zu-

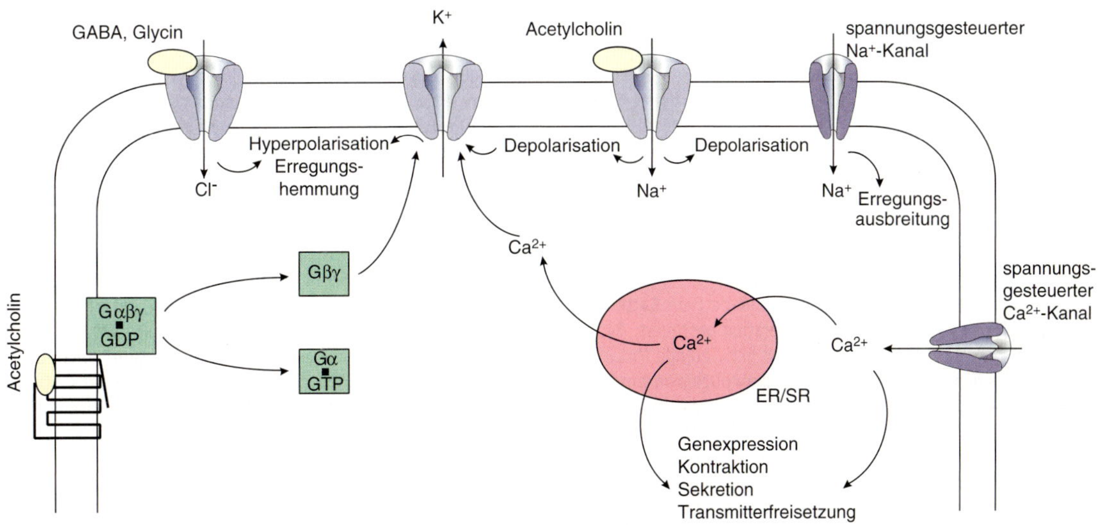

Abb. 1.13 Regulation zellulärer Funktionen durch Ionenkanäle. Rechts die erregende Signalkaskade vom **Nicotinrezeptor** über **spannungsabhängige Natrium- und Calciumkanäle** und unter Umständen eine calciuminduzierte Calciumfreisetzung aus dem endo- bzw. sarcoplasmatischen Reticulum (ER/SR) zur Steuerung spezifischer Zellfunktionen. **Links** drei Hemmechanismen, nämlich durch **Kaliumkanäle**, **$GABA_A$- bzw. Glycinrezeptor-Chloridkanäle** und G_i/G_o-gekoppelte Muscarinrezeptoren.

Signalkaskaden von Rezeptorproteinkinasen zum Zellkern

Die ersten Schritte wurden in Abb. 1.11 dargestellt. Ihnen schließen sich bis zur Steuerung der Expression wachstums- und differenzierungsspezifischer Gene die hier gezeigten Reaktionen an. Alle bestehen aus Kaskaden von Proteinkinasen, deren Aktivität durch Proteinphosphatasen gegengesteuert wird. Besonders kompliziert ist die durch die Rezeptortyrosinkinasen angestoßene Ras-Kaskade.

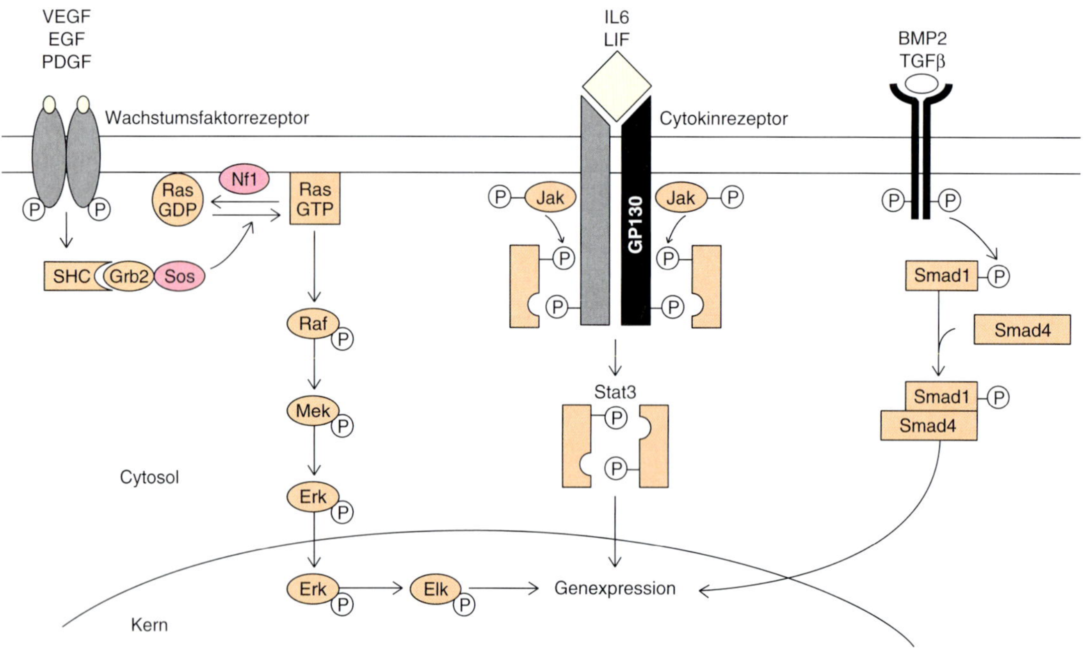

Abb. 1.14 Signalkaskaden von Rezeptorproteinkinasen zum Zellkern. Links: Rezeptortyrosinkinasen. Über Rezeptortyrosinkinasen wirken Insulin und Wachstumsfaktoren wie IGF1 (**i**nsulin-like **g**rowth **f**actor **1**), EGF (**e**pidermal **g**rowth **f**actor), VEGF (**v**ascular **e**ndothelial **g**rowth **f**actor), PDGF (**p**latelet-**d**erived **g**rowth **f**actor), FGF (**f**ibroblast **g**rowth **f**actor), NGF (**n**erve **g**rowth **f**actor) und BDNF (**b**rain-**d**erived **n**erve growth **f**actor). Im intrazellulären Teil besitzt das Rezeptorprotein Tyrosinkinaseaktivität (s. Abb. 1.11). Bindung des Agonisten an den extrazellulären Teil führt zur Dimerisierung der monomeren Rezeptoren oder – beim tetrameren Insulinrezeptor – zur Änderung von dessen quarternärer Struktur. Hierdurch kommt es in einem autokatalytischen Prozeß zur Phosphorylierung spezifischer Tyrosine des cytoplasmatischen Teils der Rezeptortyrosinkinasen. Die Phosphorylierung steigert einerseits die Tyrosinkinaseaktivität, andererseits wird durch sie eine hochaffine Bindungstasche für andere Signalproteine gebildet, die eine Phosphotyrosin-Erkennungsdomäne besitzen, z. B. die Src-Homologie-2(SH2)-Domäne oder die Phosphotyrosinbindungs(PTB)-Domäne.

Rezeptortyrosinkinasen koppeln an die **Ras**-Kaskade (von **Ra**tten-**S**arkom-Virus). Durch Ras wird die Zellproliferation gesteuert. Bei etwa 30 % der menschlichen Tumoren werden aktivierende Mutationen von Ras gefunden. Ras ist ein kleines Guaninnucleotid-bindendes Protein, das an die cytosolische Seite der Plasmamembran assoziiert ist. Seine biologische Aktivität wird durch den Austausch von GDP gegen GTP reguliert. Der Guaninnucleotid-Austauschfaktor Sos (**s**on **o**f **s**evenless, ein Ausdruck aus der *Drosophila*-Genetik) fördert diesen Austausch, wodurch aktives GTP-Ras gebildet wird. Ras wird deaktiviert durch Stimulation seiner GTPase-Aktivität, z. B. durch das **G**TPase-**a**ktivierende **P**rotein (GAP) Nf1 (Neurofibromin; Mutation dieses Gens führt zur Neurofibromatose von Recklinghausen), das die Hydrolyse von GTP-Ras zu inaktivem GDP-Ras beschleunigt. Die Aktivierung von Ras durch Rezeptortyrosinkinasen benötigt noch zwei Adapterproteine, SHC und Grb2, die mit ihren SH2-Domänen an verschiedene Phosphotyrosinbindungsplätze der aktivierten Rezeptortyrosinkinase binden.

Im nächsten Schritt bindet GTP-Ras an den Aminoterminus der Serin/Threoninkinase Raf (**R**as-**a**ctivated **f**actor). Hierdurch wird die im Carboxyterminus von Raf liegende Kinase aktiviert und Mek (**M**AP/**E**rk-phosphorylierende **K**inase) phosphoryliert. Mek ist eine zweifach spezifische Proteinkinase, die Erk1/2 (**e**xtracellular **r**eceptor-stimulated **k**inase) an Threonin und Tyrosin phosphoryliert und dadurch aktiviert. Aktivierte Erks sind Serin/Threoninkinasen, die weitere Proteinkinasen phosphorylieren können oder in den Zellkern wandern und dort Transkriptionsfaktoren, z. B. Elk-1, phosphorylieren.

Durch Rezeptortyrosinkinasen werden auch PLCγ und PI3K aktiviert (s. Abb. 1.15).

Mitte: Rezeptorassoziierte Tyrosinkinasen. Über rezeptorassoziierte Tyrosinkinasen wirken viele Cytokine wie Erythropoetin, G-CSF (**G**ranulozyten-**C**olonie-**s**timulierender **F**aktor), Interferon β und γ, IL6 (Interleukin 6) und LIF (**L**eukämie-**i**nhibierender **F**aktor). Bindung des Cytokins an den extrazellulären Teil führt entweder zum Homodimer der cytokinspezifischen Untereinheit oder (IL6, LIF) zu einem Heterodimer, bestehend aus der cytokinspezifischen Untereinheit und einer gemeinsamen Untereinheit GP130 (**G**lyko**p**rotein mit dem Molekulargewicht **130** kD; so im Bild). Die intrazellulären Teile dieser Rezeptoren besitzen selbst keine Tyrosinkinase-Aktivität (s. Abb. 1.11).

Rezeptorassoziierte Tyrosinkinasen koppeln an die **Jak/Stat**-Kaskade (von **j**ust **a**nother **k**inase und **s**ignal **t**ransduction and **a**ctivation of **t**ranscription). Zwar ist der Rezeptor, wie gesagt, nicht selbst enzymatisch aktiv, nach seiner Homodimerisierung oder Heterodimerisie-

Signalkaskaden von Rezeptorproteinkinasen zum Zellkern (Forts.)

rung lagert er aber die intrazelluläre Tyrosinkinase Jak an und aktiviert sie. Jak phosphoryliert dann den Rezeptor, an den phosphorylierten Rezeptor bindet Stat, und Stat wird schließlich seinerseits von Jak phosphoryliert. Das phosphorylierte Stat dimerisiert über SH2-Domänen mit einem zweiten Phospho-Stat. Der Komplex wandert in den Kern und stimuliert die Expression von Differenzierungsgenen.

Rechts: Rezeptor-Serin/Threoninkinasen. Über sie wirken andere Cytokine wie TGFβ (**t**ransforming **g**rowth **f**actor β) und BMP2 (**b**one **m**orphogenetic **p**rotein **2**). Es gibt zwei Untereinheiten des Rezeptors, I und II. Beide besitzen eine intrazelluläre Serin/Threonin-Kinase-Domäne. Bindung des Agonisten an II führt zur Tetramerbildung (2 × I + 2 × II) und zur Serin-Phosphorylierung und dadurch Aktivierung der Kinase von I (s. Abb. 1.11).

Rezeptor-Serin/Threoninkinasen koppeln an die **Smad**-Kaskade (Kunstname; das Wirbeltierhomolog für Sma [*C. elegans*] und Mad [*Drosophila*]). Die phosphorylierte Untereinheit I des Tetramers bindet und phosphoryliert das Signalprotein Smad1. Das phosphorylierte Smad1 oligomerisiert mit Smad4. Der Oligomer wandert in den Kern und aktiviert dort spezifische Gene.

stand überführt, von dem aus sie wieder geöffnet werden können. Eine Vielzahl von Regulationsmöglichkeiten dient dazu, die Membran zu repolarisieren. Neurotransmitter können die Membran nicht nur erregen, sondern auch weniger erregbar machen, indem sie **Chloridkanäle** aktivieren ($GABA_A$-, Glycinrezeptor). Durch das einströmende Chlorid wird die Membran hyperpolarisiert und die Erregungsausbreitung gehemmt (Abb. 1.13). Die Öffnung von **Kaliumkanälen** ist eine weitere wesentliche Steuerungsmöglichkeit (Abb. 1.13). Kaliumkanäle bilden eine sehr große Genfamilie. Einzelne Mitglieder werden durch das Membranpotential, durch Ca^{2+}, durch die Gβγ-Untereinheit der G-Proteine (Abb. 1.12), durch das ATP/ADP-Verhältnis oder durch eine Kombination dieser Faktoren reguliert. Die durch Natrium bewirkte Depolarisation öffnet spannungsgesteuerte Kaliumkanäle direkt (Abb. 1.13). Der Anstieg der cytosolischen Calciumkonzentration öffnet calciumaktivierte Kaliumkanäle (Abb. 1.13). So wird die Membran repolarisiert, und die Natrium- und Calciumkanäle, die während der Depolarisation inaktiviert wurden, werden in die geschlossene Konformation überführt. Die geschlossenen Kanäle können durch erneute Depolarisation wieder geöffnet werden, d. h., durch die Repolarisation der Zellmembran ist die Zelle wieder erregbar geworden.

Acetylcholin kann nicht nur durch Öffnung des Nicotinrezeptors erregend, sondern auch durch Aktivierung eines Muscarinrezeptors hemmend wirken (Abb. 1.13). Muscarinrezeptoren sind heptahelikale Rezeptoren. Bindung von Acetylcholin aktiviert G_o- und G_i-Proteine und führt zur Freisetzung ihrer Gα- und Gβγ-Untereinheiten. Die Gβγ-Untereinheiten binden an die G-Protein-regulierten $K^+_{(ACh)}$-Kanäle (s.o.) und öffnen sie. Durch die folgende Hyperpolarisation der Membran werden spannungsabhängige Calciumkanäle geschlossen, der cytosolische Calciumspiegel sinkt durch die gleichzeitige Aufnahme von Calcium in die Speichervesikel, und die Aktivierung der Signalkaskade wird beendet.

Signaltransduktion durch Rezeptorproteinkinasen

Eine Einteilung der Rezeptorproteinkinasen wurde bereits oben gegeben (s. Abb. 1.11). Eine wesentliche Funktion dieser Signaltransduktionswege ist die Regulation von Zellproliferation und Zelldifferenzierung, die durch die Transkription spezifischer Gene gesteuert werden. Es gibt mehrere intrazelluläre Kaskaden, die zwischen der Plasmamembran und dem Kern Signale übermitteln. Die Rezeptortyrosinkinasen bedienen sich der **Ras**-Kaskade, die rezeptorassoziierten Tyrosinkinasen der **Jak/Stat**-Kaskade und die Rezeptor-Serin/Threoninkinasen der **Smad**-Kaskade (s. Abb. 1.14). Zwei weitere, in Abb. 1.14 nicht gezeigte Membran-Kern-Signalkaskaden werden durch **NFκB** und **Caspasen** vermittelt. Die Aktivierung von NFκB führt nach seiner Translokation in den Kern zur Expression von Genen, die bei Entzündungen aktiviert werden. Die Aktivierung von Caspasen durch sogenannte death-Liganden und -Rezeptoren löst den geregelten Zelltod (Apoptose) aus.

Interaktion von Signalkaskaden

Bisher wurden in diesem Abschnitt die verschiedenen Signaltransduktionswege meist getrennt dargestellt. Eine solche Trennung gibt es in einer lebenden Zelle nicht. Die verschiedenen Signaltransduktionswege beeinflussen sich gegenseitig, wobei sie sich verstärken oder abschwächen können. Dieser **Crosstalk** ist für die Zelle notwendig, um die Information von verschiedenen extrazellulären Signalen zu einer adäquaten Zellantwort zu verarbeiten. Ein Beispiel war die Interaktion zwischen hemmenden Muscarin- und erregenden Nicotinrezeptoren (Abb. 1.13). Andererseits kann ein und derselbe Signalweg auch durch unterschiedliche Rezeptoren aktiviert werden. Dies soll am Beispiel des Stoffwechsels von Phosphatidylinositol und seiner Beeinflussung durch heptahelikale Rezeptoren einerseits und Rezeptortyrosinkinasen (RTK) andererseits erläutert werden (Abb. 1.15).

Der Anteil von Phosphatidylinositol (PI), der Vorstufe für alle Phosphoinositole, an den Gesamtlipiden der Zellmembrane liegt bei unter 10 %. Ungefähr 5 % des PI ist Phosphatidylinositol-4,5-Phosphat (PIP_2 oder $PI4,5P_2$). Weniger als 0,25 % aller Inositol enthaltenden Phospholipide sind in 3-Position des Inositolrings phosphoryliert. PIP_2 wird durch Phospholipase C (PLC) zu DG und IP_3 hydrolysiert (Abb. 1.15 links), während Phosphatidylinositol-3-Kinase (PI3K) durch Phosphorylierung in 3-Position zu Bildung von Phosphatidylinositol-3,4,5-phosphat ($PI3,4,5P_3$) führt [Abb. 1.15 rechts; und auch zur Bildung von Phosphatidylinositol-

3,5-phosphat ($PI3,5P_2$) (s. Abb. 1.12 oben)]. Sowohl $PI3,5P_2$ als auch $PI3,4,5P_3$ sind nur in minimalen Konzentrationen in der cytosolischen Seite der Plasmamembran vorhanden. Ihre Bedeutung liegt darin, daß sie die Anlagerung der Proteinkinase B (PKB) an die Membran und ihre Phosphorylierung durch phosphatidylinositol-dependent protein kinase (PDK) und eine weitere Proteinkinase ermöglichen. Die Phosphorylierung aktiviert die PKB, durch die zahlreiche wachstumsrelevante Prozesse reguliert werden. PIP_2 ist also das Zielmolekül für die PLC und die PI3K.

Diese beiden regulatorischen Enzyme, PLC und PI3K, kommen nun in mehreren Isoenzymformen vor, die jeweils durch heptahelikale Rezeptoren/G-Proteine ($G\beta\gamma$ bzw. $G\alpha q$) **und** durch Rezeptortyrosinkinasen aktiviert werden können: Die Signalwege der **heptahelikalen Rezeptoren** und der **Rezeptortyrosinkinasen konvergieren** auf dieselben Ziele (Abb. 1.15). Die Ausstattung einer Zelle mit drei PLC-Isoenzymen ($G\beta\gamma$-, $G\alpha_q$- und RTK-reguliert) und mindestens zwei PI3K-Isoenzymen ($G\beta\gamma$- und RTK-reguliert) variiert von Organ zu Organ. Nicht nur die zellspezifische Ausstattung mit diesen Isoenzymen, sondern auch das zellspezifische Vorkommen von Isoenzymen der nachgeordneten Signalkaskaden wie PKC (es gibt über zehn verschiedene Isoenzyme der PKC) ermöglicht, daß in verschiedenen Zellen durch die Aktivierung dieser zwei Enzymfamilien unterschiedliche Funktionen gesteuert werden.

Desensitisierung von heptahelikalen Rezeptoren

Längere Aktivierung von heptahelikalen Rezeptoren führt regelmäßig zur Abnahme der Rezeptorantwort, d. h., der Rezeptormechanismus wird unempfindlich, er desensitisiert. Zahlreiche Mechanismen regeln auf verschiedenen Ebenen – Transkription, Translation oder Rezeptorproteinabbau – die **Zahl der Rezeptoren** und damit die Stärke der Antwort (Herauf- oder Herunterregelung, Up- oder Down-Regulation). Damit wird die Rezeptorkonzentration langfristig an den Bedarf des Organismus angepaßt. Diese Anpassungregulation benötigt **Stunden bis Tage**. Zusätzlich gibt es **drei weitere Regulationen**, die **innerhalb von Sekunden bis Minuten** stattfinden. Beteiligt sind daran die durch ein zweites Signal (einen second messenger) regulierten Proteinkinasen (cAMP-Kinase, PKC; s. a. Abb. 1.8), die **G**-Protein-gekoppelten **R**ezeptor**k**inasen (GRK) und die Arrestine (Abb. 1.16).

1. **Phosphorylierung** des Rezeptors **durch die zugehörige Effektor-Kinase.** Als Beispiel dient der β_2-Adrenozeptor. Die zugehörige Effektor-Kinase ist die cAMP-Kinase (PKA). Wenn sie aktiviert ist, phosphoryliert sie (außer anderen Zielproteinen) den β_2-Adrenozeptor an einem Serin in der dritten cytoplasmatischen Schleife und im C-Terminus (Abb. 1.16). Durch diese Phosphorylierung wird die Konformation des Rezeptors so geändert, daß seine Interaktion mit dem G_s-Protein vermindert und die Interaktion mit G_i erhöht wird. Analoges gilt für G_q-gekoppelte

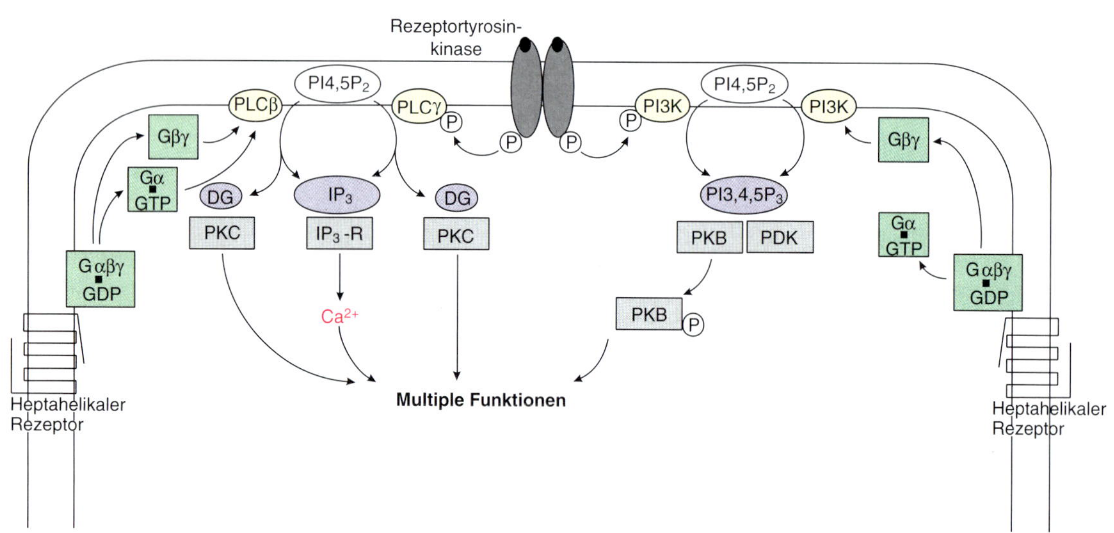

Abb. 1.15 Rezeptor-Crosstalk: Regulation des Phosphatidylinositolstoffwechsels durch einerseits heptahelikale Rezeptoren und andererseits Rezeptortyrosinkinasen. Die Isoenzyme der Phospholipase C (PLC) werden **durch beide Rezeptortypen** reguliert (links). Dasselbe gilt für die Isoenzyme der Phosphatidylinositol-3-Kinase (PI3K; rechts). Durch beide Rezeptortypen werden deshalb gleiche oder ähnliche intrazelluläre Signalkaskaden aktiviert. Phosphatidylinositol-3,4,5-trisphosphat ($PI3,4,5P_3$) bleibt im inneren Teil der Membran und bindet dort PKB (Proteinkinase B), die dann von PDK (phosphatidylinositol-dependent protein kinase) phosphoryliert und aktiviert wird. $PI4,5P_2$: Phosphatidylinositol-4,5-phosphat. Andere Abkürzungen s. Abb. 1.12.

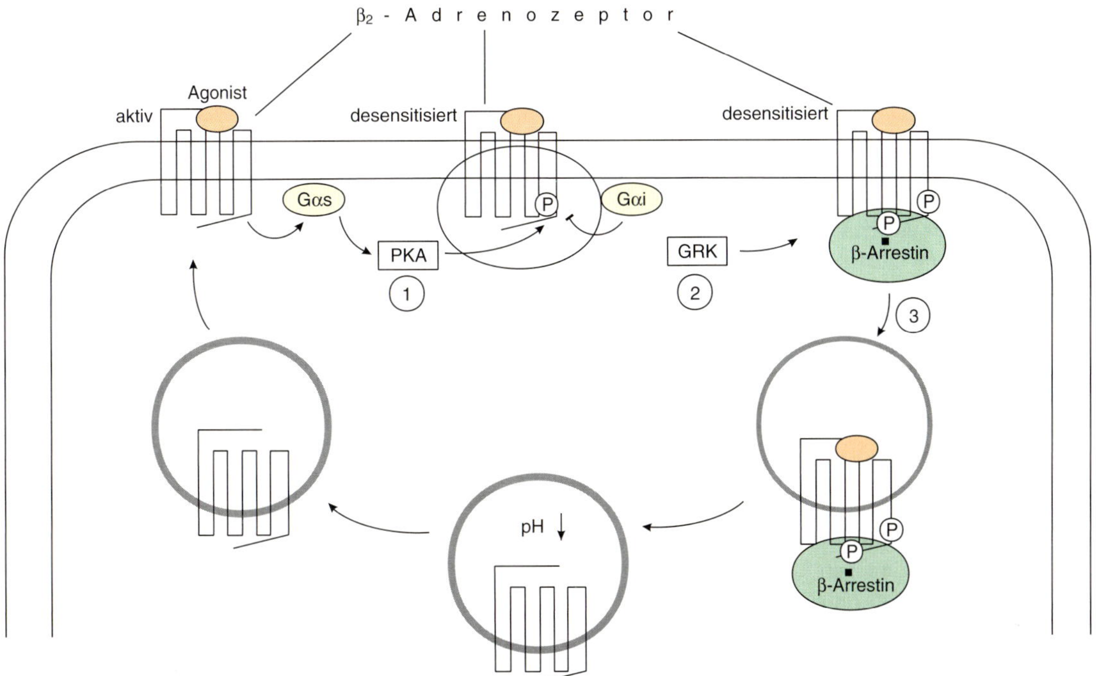

Abb. 1.16 Modell der Desensitisierung eines heptahelikalen Rezeptors. Als Beispiel wurde der β_2-Adrenozeptor gewählt.
① **Phosphorylierung durch die Effektor-Kinase** des β_2-Adrenozeptors, also die cAMP-Kinase (PKA). Durch die Phosphorylierung nimmt die Affinität des Rezeptors für G_s ab und die Affinität für das inhibitorische G_i zu. β-Arrestin ist nicht beteiligt.
② **Phorphorylierung durch eine spezifische „G-Protein-gekoppelte Rezeptorkinase"** (GRK), die β-Adrenozeptorkinase. Diese Phosphorylierung (an anderen Stellen als durch die cAMP-Kinase) erhöht die Affinität zu β-Arrestin.
③ **Intrazelluläre Sequestrierung.** β-Arrestin bindet an Clathrin und führt dadurch zur Endocytose des Rezeptorkomplexes. Bei niedrigem pH im Vesikel wird der Rezeptor dephosphoryliert, resensitisiert und in die Plasmamembran reinkorporiert.

Rezeptoren, die die PKC aktivieren: Die PKC phosphoryliert und inaktiviert G_q-gekoppelte Rezeptoren. In beiden Fällen werden durch die cAMP-Kinase bzw. die PKC **alle** Rezeptoren phosphoryliert, die den cAMP-Kinase- bzw. PKC-Signalweg aktivieren. Die Phosphorylierung durch die Effektor-Kinasen ermöglicht also **sowohl eine homologe Desensitisierung als auch eine** Kreuz-Desensitisierung oder **heterologe Desensitisierung** von Rezeptoren.

2. **Phosphorylierung** des Rezeptors **durch eine spezifische G-Protein-gekoppelte Rezeptorkinase (GRK).** Dies ist der wesentliche Mechanismus, der zu einer schnellen, Agonist- und Rezeptor-spezifischen Desensitisierung von aktivierten heptahelikalen Rezeptoren führt. Er benötigt zwei Schritte (Abb. 1.16):
   a) An die R*- bzw. AR*-Konformation des Rezeptors (s. S. 9) bindet eine rezeptorspezifische GRK, im Falle des β_2-Adrenozeptors β-Adrenozeptorkinase (= βARK), und phosphoryliert den Rezeptor. Die Phosphorylierung des β_2-Adrenozeptors durch βARK erhöht seine Affinität für das cytoplasmatische Protein β-Arrestin 10- bis 30fach.
   b) Die Bindung von β-Arrestin verhindert sterisch die Bindung und Aktivierung von G_s. Der entscheidende Schritt dieser Regulation, die Aktivierung der GRK, erfolgt durch eine Interaktion des Enzyms mit Gβγ und PIP_2. Ihrer Spezifität wegen vermitteln die GRKs nur eine **homologe Desensitisierung**.
3. **Intrazelluläre Sequestrierung** des Rezeptors. Dabei wird der Rezeptor durch Verlagerung ins Zellinnere der Wirkung des Agonisten entzogen (Abb. 1.16). Bei einigen, aber nicht allen Rezeptoren erfolgt die Sequestrierung nach der Bindung von β-Arrestin. β-Arrestin bindet auch an Clathrin, ein Membranprotein, das die Endocytose der Rezeptors fördert. Nach endocytotischer Aufnahme wird der Rezeptor-β-Arrestin-Komplex im sauren Milieu des Vesikels dephosphoryliert. Hierdurch dissoziieren β-Arrestin und der Ligand vom Rezeptor, und der Rezeptor kann in die Plasmamembran zurückkehren. Der wieder eingebaute Rezeptor besitzt die ursprüngliche Affinität für Agonist und G-Protein und kann nach Aktivierung durch einen Agonisten wieder eine normale Zellantwort auslösen.

1.3 Wirkungen des Organismus auf Pharmaka: Allgemeine Pharmakokinetik

B. Fichtl, München (1.3.1–1.3.3), M. Eichelbaum, Stuttgart (1.3.4–1.3.5), und M. Schwab, Stuttgart (1.3.4–1.3.5)

Die Pharmakokinetik beschreibt und erklärt die Wirkung des Körpers auf Pharmaka, ihr Schicksal im Körper. In den folgenden Abschnitten werden die einzelnen Schritte der Pharmakokinetik näher besprochen. In der Regel gelangt ein Pharmakon nach der **Applikation** zunächst ins Blutplasma, sei es direkt durch intravasale Injektion, sei es durch Resorption (Abschnitt 1.3.2). Die **Verteilung** im Organismus erfolgt durch das Blut. Dabei ist die an den eigentlichen Wirkort gelangende Menge meist gering. Erhebliche Anteile können zudem im Plasma und in den Körpergeweben gebunden oder gespeichert werden (Abschnitt 1.3.3). Der Eintritt eines Pharmakons in den Körper und seine Verteilung werden auch als **Invasion** zusammengefaßt: die Summe aller Vorgänge, durch die eine Substanz die ihr aufgrund ihrer Eigenschaften zustehenden Verteilungsräume erreicht (Abb. 1.28). Die **Elimination** von Pharmaka erfolgt durch metabolische Umwandlung (**Biotransformation**; Abschnitt 1.3.4) und/oder Ausscheidung (**Exkretion**; Abschnitt 1.3.5). In der biologischen Realität laufen Invasion und Elimination von Anfang an stets gleichzeitig ab (s. Abb. 1.2).

Der Konzentrationsverlauf am Wirkort resultiert aus dem Zusammenspiel von Invasion und Elimination. Daher können alle Faktoren, die diese Vorgänge beeinflussen, auch die Wirkung eines Pharmakons beeinflussen. Von besonderer Bedeutung ist dabei die Fähigkeit eines Pharmakons, biologische Membranen zu durchdringen. Sowohl bei der Resorption (z.B. Permeation durch die Darmschleimhaut) als auch bei der Verteilung (z.B. Verlassen der Blutbahn durch die Kapillarwand) und bei der Elimination (z.B. Filtration in den Glomeruli der Niere oder Aufnahme in die Leberzellen) muß ein Pharmakon biologische Membranen permeieren. Darum ist der Besprechung der einzelnen Schritte eine Darstellung der Gesetze der Membranpermeation vorangestellt (Abschnitt 1.3.1).

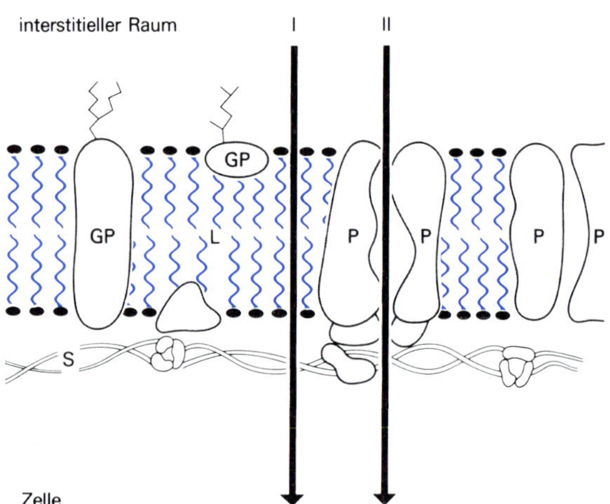

Abb. 1.17 Die Erythrocytenmembran als Beispiel einer biologischen Membran. Die Membran besteht aus einer Doppelschicht von Phospholipiden (L), deren hydrophile Enden nach außen und deren hydrophobe Enden nach innen gerichtet sind. Auf diesem Weg diffundieren hydrophobe Teilchen (I). Zwischen den Phospholipiden sind Proteine eingelagert. Glykoproteine (GP) sind Träger der Blutgruppeneigenschaften. Andere Proteine (P) bilden Kanäle, durch die hydrophile Teilchen diffundieren (II). Der dem Zellinneren zugewandten Seite der Membran sind zusätzlich Proteinstränge (S) aufgelagert, die dem Cytoskelett zugerechnet werden können.

1.3.1 Durchtritt von Pharmaka durch biologische Membranen

Membranstruktur und Permeation

Biologische Membranen wie Endothelien und Epithelien sind ein- oder mehrschichtige Zellverbände. Die Zellmembran besteht aus einem bimolekularen Lipidfilm mit eingelagerten Proteinen (Abb. 1.17). Während lipophile Substanzen durch die Lipiddoppelschicht diffundieren können, ist diese für polare Verbindungen (hydrophile Nichtelektrolyte, ionisierte Moleküle) weitgehend impermeabel. Nur kleine polare Moleküle können die Zellmembran durchdringen, woraus man auf die Existenz von hydrophilen „Poren" in der Membran geschlossen hat. Beispielsweise hat man für die Epithelzellen des Dünndarms mit Hilfe von Testmolekülen einen scheinbaren mittleren Porenradius von 0,3 bis 0,4 nm ermittelt. Hydrophile Nichtelektrolyte wie Harnstoff (MM 60; Molekülradius 0,2 nm) und Erythritol (MM 122; Molekülradius 0,3 nm) können so **transzellulär** permeieren. Dagegen kann Mannit (MM 182; Molekülradius 0,4 nm) oder Lactose (MM 342; Molekülradius 0,5 nm) das Epithel nur noch durch Lücken **zwischen den Zellen (parazellulär)** passieren. Auch die meisten Arzneistoffe sind so groß, daß sie – sofern sie die Lipidschicht nicht durchdringen können – auf den parazellulären Weg oder spezielle Transportprozesse (s.u., S. 30) angewiesen sind.

Der effektive „Poren"-Radius für die parazelluläre Permeation hängt von der Struktur der Zell-Zell-Kontakte (Zonula occludens, „tight junctions") ab und differiert zwischen den einzelnen Biomembranen des Organismus erheblich. So hat man für die Kapillaren der Skelettmuskulatur Porenradien von 1–4 nm errechnet. Allerdings macht die Fläche dieser „Poren" nur etwa

0,2% der gesamten Endothelfläche aus, d.h., für die Permeation lipophiler Substanzen steht eine 500mal größere Fläche zur Verfügung. Besonders große Lücken (50–100 nm) finden sich in der Kapillarmembran der Nierenglomeruli. Hier werden Moleküle mit einer Molekülmasse unter 20 kD praktisch frei filtriert. Die Ausschlußgrenze liegt bei der Molekülmasse des Albumins (69 kD), das normalerweise nur in Spuren im Harn vorkommt. In den Kapillaren der Leber sind die „Poren" so weit, daß sogar Albumin und andere in der Leber synthetisierte Makromoleküle durchtreten können.

Dagegen sind die Kapillaren des Gehirns für hydrophile Moleküle, die größer als Harnstoff (MM 60; Molekülradius 0,2 nm) sind, praktisch impermeabel. Das morphologische Substrat dieser sogenannten **Blut-Hirn-Schranke** ist vor allem darin zu sehen, daß die Endothelzellen der Kapillaren im Gehirn dichter als in anderen Geweben aneinander anschließen. Hinzu kommt, daß die Hirnkapillaren von einer dicht anliegenden Schicht von Gliazellen eingehüllt sind. Das Gehirn wird daher vom Blut aus in der Regel nur von lipophilen Pharmaka erreicht (Abb. 1.18). Chemische Änderungen, die die lipophilen Eigenschaften eines Pharmakons verringern, vermindern daher auch seine zentralen Wirkungen. So kann durch Quaternierung des Stickstoffs im Scopolamin-Molekül mittels Einführung einer Butyl-Gruppe (Scopolamin → N-Butylscopolamin) eine unerwünschte zentrale Wirkung des Scopolamins verhindert werden. Für hydrophile Substanzen, die für die Funktion des Gehirns benötigt werden, wie z.B. D-Glucose und Aminosäuren, existieren spezielle Transportmechanismen, über die auch strukturverwandte Pharmaka aufgenommen werden können. Dies macht man sich bei der Therapie des Morbus Parkinson zunutze. Während Dopamin die Blut-Hirn-Schranke nur schlecht durchdringt, wird seine Vorstufe L-Dopa – trotz geringerer Lipidlöslichkeit – als Aminosäure durch die Blut-Hirn-Schranke transportiert (Abb. 1.18).

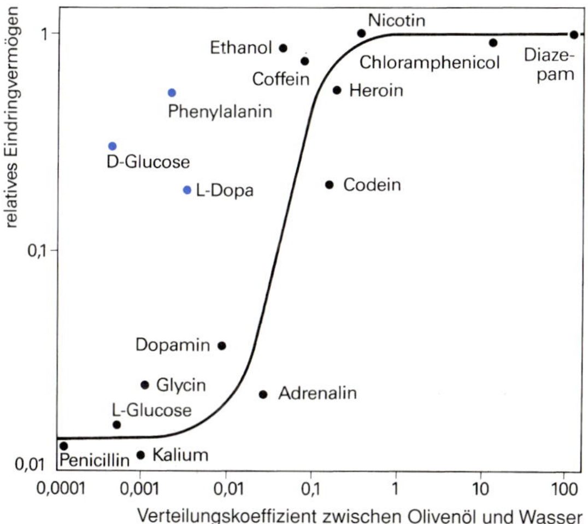

Abb. 1.18 Die Permeabilität der Blut-Hirn-Schranke.
Wie gut eine Substanz durch die Blut-Hirn-Schranke permeiert, hängt von ihrer Lipidlöslichkeit ab. Manche Stoffe, die vom Gehirn benötigt werden, wie Glucose oder Aminosäuren, wären zu polar, um in ausreichendem Maß die Blut-Hirn-Schranke zu durchdringen. Sie werden über aktive Transportprozesse aufgenommen. Strukturverwandte Pharmaka können ebenfalls transportiert werden. Daraus erklärt sich, warum L-Dopa die Blut-Hirn-Schranke besser permeiert als das lipophilere Dopamin (nach Oldendorf: Proc. Soc. Exp. Biol. Med. **147**, 813; 1974).

Eine Barriere mit ähnlichen Eigenschaften wie die Blut-Hirn-Schranke (geringe Permeation hydrophiler Substanzen) existiert zwischen Blut und Hodengewebe (**Blut-Hoden-Schranke**). Dies ist von Bedeutung für die Anwendung von Chemotherapeutika und Cytostatika bei Hodenerkrankungen, aber auch für die Frage, ob mutagene Gifte Erbschäden auslösen können.

Die **Placentarschranke** zwischen mütterlichem und fetalem Blut wird von lipophilen Pharmaka rasch durchquert. Auch hydrophile Substanzen, z.B. quartäre Ammoniumbasen wie Suxamethonium oder (+)-Tubocurarin, können durch Poren der Placentarschranke permeieren, der Konzentrationsausgleich zwischen mütterlichem und fetalem Blut erfolgt aber langsamer als bei lipophilen Substanzen. Moleküle mit einer Masse von 1000 passieren die Placentarschranke nur noch langsam, noch größere Moleküle so gut wie nicht. Aus diesem Grunde kann man in der Schwangerschaft durch Umstellung von einem oralen Antidiabetikum (MM 250–500) auf Insulin (MM ≈ 6000) eine antidiabetische Wirkung, durch Umstellung von Phenprocoumon (MM = 280) auf Heparin (MM 6000–20000) eine gerinnungshemmende Wirkung bei der Mutter erreichen, ohne daß der Fetus „mitbehandelt" wird. Trotz des suggestiven Namens sollte man sich darüber im klaren sein, daß die „Placentarschranke" für die Mehrzahl der therapeutisch angewandten Pharmaka, deren Molekülmasse meist unter 1000 liegt, keine Barriere darstellt. Neben dem Weg durch die Placenta können Pharmaka auch über die Amnionflüssigkeit vom Feten aufgenommen werden. Indem der Fetus Amnionflüssigkeit verschluckt, gelangen die Pharmaka auch in seinen Organismus. Ein solcher transamnialer Übergang wurde bei Antibiotika, β-Blockern und Morphin beobachtet.

Mechanismen der Membranpermeation

In Abb. 1.19 sind die Mechanismen zusammengestellt, mit Hilfe deren Pharmaka biologische Membranen permeieren können. Sowohl beim Durchtritt durch die Lipidphase als auch bei der Passage durch die wäßrigen Poren der Membran ist die **Diffusion** entlang einem Konzentrationsgradienten in der Regel die treibende Kraft. Weitere Möglichkeiten sind die **Filtration** durch (parazelluläre) Membranporen oder spezielle Transportsysteme (**Carrier-vermittelter Transport, vesikulärer Transport**).

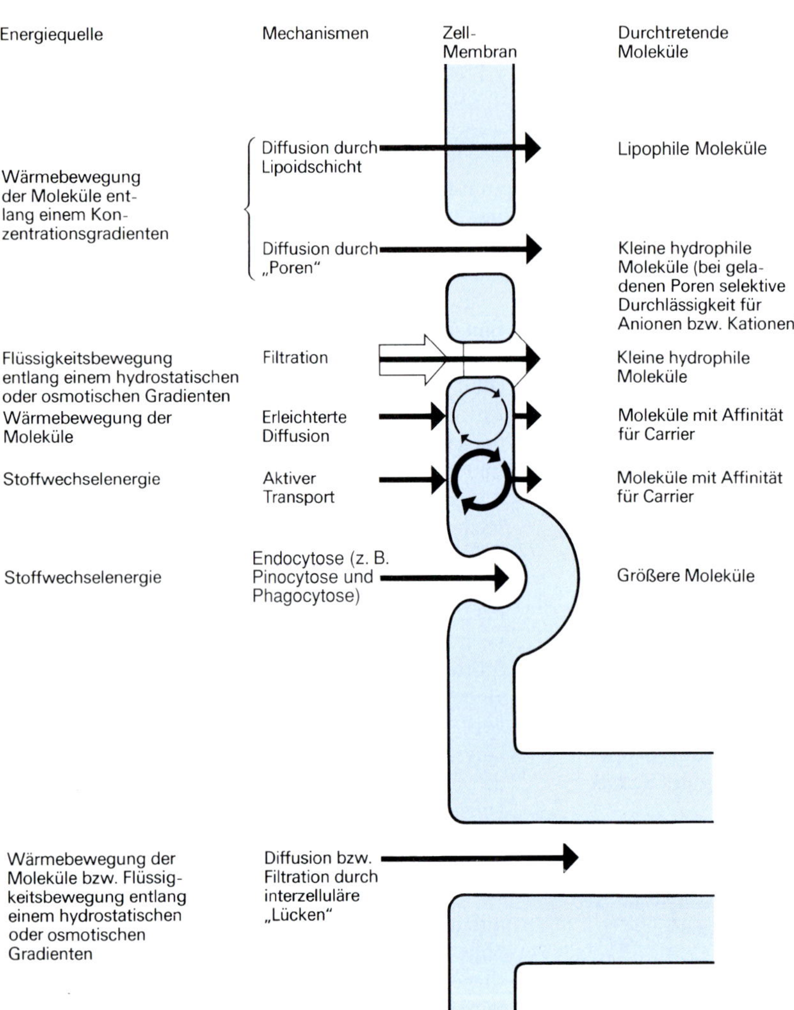

Abb. 1.19 Möglichkeiten des Durchtritts von Substanzen durch eine biologische Membran.

Diffusion

Pharmaka können einerseits durch Membranporen, andererseits direkt durch die Lipiddoppelschicht der Membran diffundieren (Abb. 1.19); wie oben (S. 26) ausgeführt, steht für die Diffusion durch Poren allerdings nur eine relativ geringe wirksame Oberfläche zur Verfügung. In beiden Fällen ist die Geschwindigkeit der Diffusion, d.h. die pro Zeiteinheit transportierte Stoffmenge *(q)*, nach dem Fickschen Gesetz proportional zur Differenz der Konzentrationen auf den beiden Seiten der Membran (c_2-c_1) und zur wirksamen Oberfläche der Membran *(A)* und umgekehrt proportional zur Membrandicke *(d)*. Erfolgt die Diffusion direkt durch die Membranlipide, so hängt die Diffusionsgeschwindigkeit außerdem vom Verteilungskoeffizienten (VK) des Pharmakons zwischen den Lipiden und der umgebenden Flüssigkeit ab (Abb. 1.20). Zusammengefaßt ergibt sich für diesen wichtigen pharmakokinetischen Grundprozeß:

$$q = k \cdot \frac{A}{d} \cdot \mathrm{VK} \cdot (c_2 - c_1) \qquad (6)$$

Der Proportionalitätsfaktor *k* wird als Diffusionskonstante bezeichnet. Ihre Größe hängt u.a. von der Molekülgröße der diffundierenden Substanz ab. Da die Diffusionszeit proportional zum Quadrat des Diffusionsweges ist, erfolgt ein Konzentrationsausgleich über größere Strecken nur langsam. Bei den geringen Dimensionen der Dicke biologischer Membranen erfolgt der Konzentrationsausgleich durch Diffusion aber sehr rasch (Tab. 1.2).

Der **Verteilungskoeffizient** (VK), der für die Diffusion durch Lipidmembranen maßgeblich ist, sollte eigentlich aus der Verteilung zwischen den Membranlipiden und dem Gewebewasser bestimmt werden. Da dies praktisch nicht umzusetzen ist, bestimmt man den VK in organischen Lösungsmitteln wie z.B. Octanol (Abb. 1.21). Einige Beispiele sind in Tab. 1.3, S. 30, aufgeführt.

Die Diffusion durch eine Lipidmembran hängt außerdem vom **Ionisationsgrad** einer Substanz ab. Durch

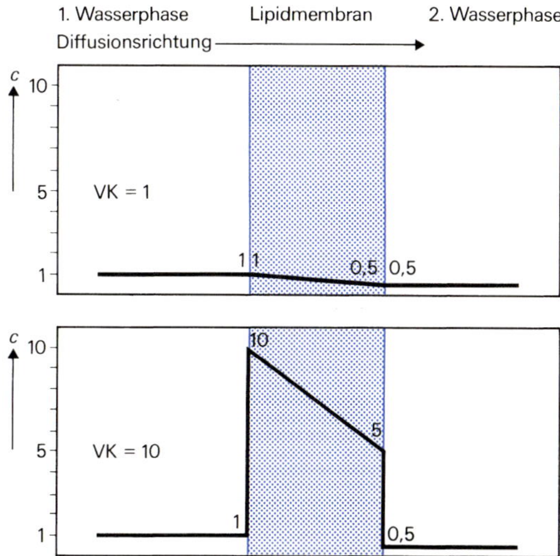

Abb. 1.20 Konzentrationsverlauf beim Übertritt von zwei Substanzen mit unterschiedlich hohem Verteilungskoeffizient (VK) aus einer Wasserphase in eine andere Wasserphase. Die Wasserphasen sind durch eine Lipidmembran getrennt. Die Diffusion ist so weit abgelaufen, daß in der 2. Wasserphase gerade die Hälfte der Konzentration in der 1. Wasserphase erreicht ist. Beide Stoffe verteilen sich zwischen der Lipidphase der Membran und der angrenzenden Wasserphase entsprechend ihrem VK. Für den Stoff mit VK = 10 entsteht in der Membran ein steilerer Konzentrationsgradient als für den Stoff mit VK = 1, und er kann daher die Membran schneller passieren.

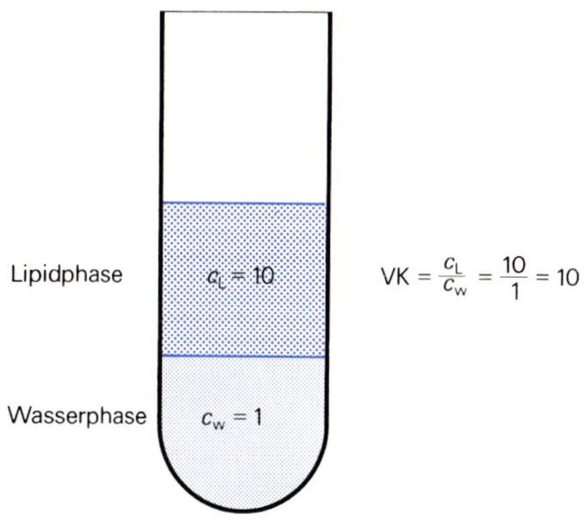

Abb. 1.21 Bestimmung des Verteilungskoeffizienten (VK). In einem Gefäß befinden sich Wasser und ein organisches Lösungsmittel (z.B. Octanol). Da der VK bei Elektrolyten vom pH beeinflußt wird, besteht die Wasserphase meist aus einem Puffer. Die zu untersuchende Substanz wird in den Flüssigkeitsphasen gelöst, und durch Schütteln wird dafür gesorgt, daß sich die Konzentration in der Wasserphase mit der in der Lipidphase ins Gleichgewicht setzt. Der Verteilungskoeffizient ergibt sich dann aus dem Verhältnis der Konzentration in der Lipidphase (c_L) zur Konzentration in der Wasserphase (c_W). In dem gewählten Beispiel ist VK = 10.

Tabelle 1.2: Beziehung zwischen der Diffusionsstrecke und der Zeit, die nötig ist, bis bei 20 °C Stoffe wie Harnstoff 99% des Verteilungsgleichgewichts durch Diffusion erreichen

Strecke	Zeit
10 mm	12,7 h
1 mm	7,6 min
100 µm	4,6 s
10 µm	0,05 s
1 µm	0,0005 s
Beispiele für Diffusionsstrecken im Organismus:	
Kapillarwand	0,2–0,4 µm
Alveolarwand	0,2–1,4 µm
Stratum corneum der Rückenhaut	10 µm

zunehmende Ionisation werden die lipophilen Eigenschaften stark verringert. Die Tatsache, daß organische Basen bzw. Säuren bevorzugt im nichtionisierten Zustand durch Lipidmembranen diffundieren, hat zu der Bezeichnung **„nichtionische Diffusion"** (non-ionic diffusion) geführt. Der Ionisationsgrad einer Substanz wird durch die H^+-Ionenkonzentration der Lösung und ihre Dissoziationskonstante bestimmt. Nach der Gleichung von Henderson und Hasselbalch gilt für ein saures Pharmakon:

$$\frac{[\text{Nicht-Ionen}]}{[\text{Ionen}]} = 10^{\text{pKa}-\text{pH}} \quad (7)$$

Für ein basisches Pharmakon gilt:

$$\frac{[\text{Nicht-Ionen}]}{[\text{Ionen}]} = 10^{\text{pH}-\text{pKa}} \quad (8)$$

Liegt z.B. der pH-Wert um eine Einheit über (saures Pharmakon) bzw. unter (basisches Pharmakon) dem pKa, so beträgt der Anteil der nichtionisierten Moleküle nur 9%.

Die pH-Abhängigkeit der Lipidlöslichkeit von Säuren und Basen hat auch erhebliche Konsequenzen für die Verteilung zwischen Flüssigkeitsräumen mit unterschiedlichem pH-Wert. Ein Konzentrationsausgleich kann sich nur zwischen den zur Membranpermeation fähigen Nicht-Ionen ausbilden. Die Gesamtkonzentration (ionisierte + nichtionisierte Form) ist daher auf der Seite der stärkeren Ionisation größer als auf der Seite der geringeren Ionisation (Abb. 1.22, S. 30). Basische Pharmaka häufen sich in dem Raum mit der höheren H^+-Konzentration und saure Pharmaka in dem Raum mit der niedrigeren H^+-Konzentration an. Man spricht vom **Ionenfallen-Prinzip** (ion trapping). Es ist von großer Bedeutung für die Verteilung ionisierbarer Pharmaka zwischen Mageninhalt und den Zellen der Magen-

Tabelle 1.3: Octanol/Wasser-Verteilungskoeffizienten von Pharmaka

Decamethonium*	< 0,002
Tubocurarin*	0,008
Strophanthin	0,01
Morphin	5
Acetylsalicylsäure	17
Digoxin	18
Phenobarbital	30
Clonidin	60
Atropin	63
Digitoxin	70
Penicillin V	110
Halothan	200
Oxacillin	220
Propicillin	450
Estradiol	490
Thiopental	1200
Promazin	ca. 30000
Chlorpromazin	> 100000

* quartäre Verbindung
Mit Ausnahme der quartären Verbindungen beziehen sich die Werte auf die nichtionisierte Substanz. Daten aus Hansch und Leo: Substituent Constants for Correlation Analysis in Chemistry and Biology, John Wiley, New York 1979.

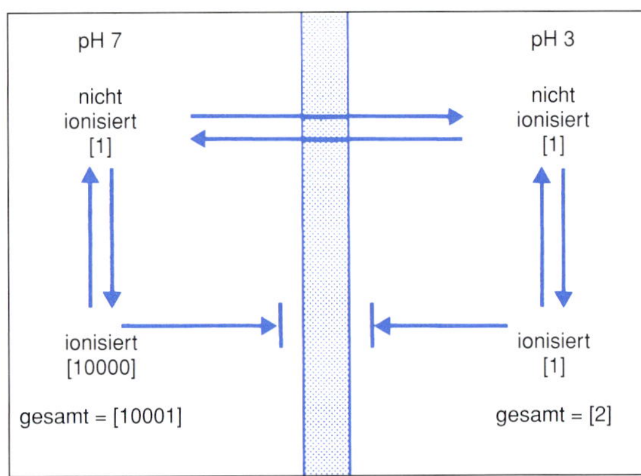

Abb. 1.22 pH-abhängige Verteilung eines ionisierbaren Pharmakons („Ionenfallen-Prinzip"). Eine Säure (pK_a = 3; z.B. Salicylsäure) verteilt sich zwischen zwei Flüssigkeitsräumen mit pH = 7 (z.B. Magenschleimhautzelle) und pH = 3 (z.B. Magensaft). Die beiden Räume sind durch eine Lipidmembran (Zellmembran der Schleimhautzelle) getrennt. Bei pH = 7 ist die Säure zu 99,99% ionisiert, bei pH = 3 nur zu 50%. Im Gleichgewicht häuft sich die Substanz in der „Magenzelle" massiv an. Das Beispiel dient zur Veranschaulichung der Größenordnungen der durch das „ion trapping" möglichen Konzentrationsdifferenzen und setzt eine völlige Impermeabilität der Lipidmembran für Ionen voraus. In der Realität dürfte der Effekt nicht ganz so ausgeprägt sein.

schleimhaut sowie Tubulusharn und Blut (S. 54), da an diesen Stellen besonders große pH-Unterschiede auftreten können.

Filtration

Während bei der Diffusion nur die gelösten Teilchen in Bewegung sind, wandert bei der Filtration das Lösungsmittel zusammen mit den gelösten Teilchen durch die Membran (s. Abb. 1.19, S. 28). Soweit diese Teilchen die Membran frei passieren können, entspricht ihre Konzentration im Filtrat der Konzentration der Ausgangslösung. Die Flüssigkeitsbewegung wird durch unterschiedlich hohen hydrostatischen Druck oder unterschiedlich hohe Osmolarität auf den beiden Seiten der Membran ausgelöst. Beide Kräfte können, wie z.B. an den Kapillaren, einander entgegengerichtet sein, so daß es beim Überwiegen der hydrostatischen Kräfte im arteriellen Teil zu einem Nettotransfer von Flüssigkeit aus dem Gefäß und beim Überwiegen der kolloidosmotischen Kräfte im venösen Teil zu einem Rückfluß kommt (s. Abb. 21.8, S. 530).

Die Filtration im Glomerulus der Niere ist der erste Schritt bei der renalen Ausscheidung eines Pharmakons. Auch hierbei ist die Molekülgröße von entscheidender Bedeutung, da der Transport durch „Poren" zwischen den Endothelzellen erfolgen muß. Die „Poren" sind aber so groß, daß auch relativ große Teilchen filtriert werden können (s. S. 53f.).

Carrier-vermittelter Transport

Viele von Zellen benötigte hydrophile Substanzen, wie z.B. Hexosen und Aminosäuren, sind zu groß, um durch „Poren" der Zellmembran permeieren zu können. Sie werden an spezielle Trägermoleküle (Carrier, Transporter) gebunden und mit ihnen durch die Zellmembran transportiert. Wenn die treibende Kraft ein Konzentrationsgradient ist, wie z.B. beim Transport von Glucose durch die Erythrocytenmembran oder die kontraluminale Membran der Enterocyten, so bezeichnet man dies als erleichterte Diffusion *(facilitated diffusion)*. Erfolgt der Transport „bergauf", d.h. unter Energieverbrauch entgegen einem Konzentrationsgradienten, wie z.B. durch die luminale Membran der Enterocyten, so spricht man von einem aktiven Transport (s. Abb. 1.19, S. 28).

Ein Carrier-vermittelter Transport ist sättigbar und weist oft eine hohe strukturelle Spezifität auf, z.B. für eines von zwei Enantiomeren. Eine strukturelle Ähnlichkeit zwischen einer zum Transport vorgesehenen körpereigenen Substanz und einem Pharmakon ist selten (z.B. Uracil und das Cytostatikum 5-Fluorouracil,

S. 964; vgl. auch Abb. 1.18, S. 27). Daher spielt an den meisten biologischen Membranen der aktive Transport von Pharmaka keine Rolle. Nur dort, wo die Spezifität des Carriers nicht sehr hoch ist, besitzt dieser Mechanismus größeres praktisches Interesse. Dies ist z.B. der Fall beim Transport indirekt wirkender Sympathomimetika in noradrenerge Axone (s. Abb. 4.6., S. 188) und beim Sekretionsmechanismus in den Nierentubuli (s. S. 54). Ein aktiver Transport ist auch bei der Ausscheidung von Pharmaka mit der Galle beteiligt (s. S. 55).

Vesikulärer Transport

Von der Zellmembran können sich unter ATP-Verbrauch Vesikel abschnüren und in das Zellinnere wandern (Endocytose) (s. Abb. 1.19, S. 28). Durch Endocytose können auch sehr große Moleküle in die Zelle gelangen. Umgekehrt können intrazelluläre Vesikel mit der Zellmembran fusionieren und dabei die in ihnen enthaltenen Moleküle nach außen freigeben (Exocytose). Ein transzellulärer Transport, d.h. Aufnahme durch Endocytose an der einen Zellwand und Abgabe durch Exocytose an der gegenüberliegenden Zellwand, wird auch als Transcytose bezeichnet. Von besonderer physiologischer Bedeutung ist die rezeptorvermittelte Endocytose, z.B. von Lipoproteinen (LDL) oder Transferrin, die eine Bindung der zu transportierenden Substanz an Membranrezeptoren mit hoher Spezifität voraussetzt. Wegen ihrer relativ niedrigen Transportkapazität spielen vesikuläre Transportmechanismen für die Aufnahme von Pharmaka nur eine geringe Rolle. Bedeutung haben sie unter Umständen für die Aufnahme großer Moleküle, für deren Wirkung bereits sehr kleine Mengen ausreichen (z.B. Allergene, Botulinustoxin).

1.3.2 Aufnahme von Pharmaka in den Organismus – Resorption

Um systemisch wirken zu können, muß ein Pharmakon zunächst in die Blutbahn gelangen und von dort aus zu seinen Wirkorten transportiert werden. Nur bei intravasaler Gabe gelangt ein Pharmakon direkt ins Blutplasma. Bei allen anderen Applikationsformen muß es vom Applikationsort erst ins Blutplasma aufgenommen werden. Dieser Vorgang wird als Resorption bezeichnet. Die Resorption von Pharmaka wird nicht nur von den für die Permeation biologischer Membranen beschriebenen Gesetzmäßigkeiten bestimmt. Eine wichtige Rolle für Ausmaß und Geschwindigkeit der Resorption spielt auch die Arzneiform (s. Abschnitt 1.5).

Parenterale Applikation

Als „parenterale" Gabe wird üblicherweise die Injektion eines Pharmakons bezeichnet, obwohl der Darm (griechisch εντερον) auch bei anderen Applikationsarten als Resorptionsort umgangen wird. Wenn ein Arzneistoff nicht genügend aus dem Darm resorbiert wird oder gegenüber Magensäure bzw. Enzymen des Verdauungstraktes nicht beständig ist, kann eine parenterale Gabe angezeigt sein. Dies gilt auch bei Erbrechen, starker Diarrhö oder bei bewußtlosen Patienten. Die parenterale Anwendung ist außerdem unabhängig von der Verläßlichkeit des Patienten bei der Einnahme (Compliance).

Intravenöse Injektion

Wird ein Pharmakon i.v. verabreicht, steht die gesamte Menge unmittelbar im Organismus zur Verfügung und kann so unter Umständen bereits wenige Sekunden nach Injektion ihre Wirkung entfalten. Grundsätzlich sollte eine i.v.-Injektion nicht zu schnell erfolgen. Die bei einer Injektion „im Schuß" entstehende hohe Konzentrationswelle (Bolus) im Blut kann zu unerwünschten Wirkungen führen. Nach der Injektion ist der Konzentrationsverlauf im Blut nicht mehr beeinflußbar, sondern wird von Verteilung und Ausscheidung bestimmt. Eine bessere Steuerbarkeit der Konzentration im Blut läßt sich mit einer i.v.-Infusion erreichen. Durch Veränderung der Infusionsgeschwindigkeit kann die Zufuhr dem Bedarf angepaßt werden.

Erfolgt eine i.v.-Injektion langsam genug, so werden auch Pharmaka, die stark gewebereizend sind, erstaunlich gut vertragen. Der Grund liegt in der schnellen Verdünnung, die das venöse Blut auf seinem Weg zum Herzen durch Zustrom aus einmündenden Venenästen erfährt (Abb. 1.23). Wird jedoch ein solches Pharmakon versehentlich intraarteriell (i.a.) injiziert, so gelangt es in

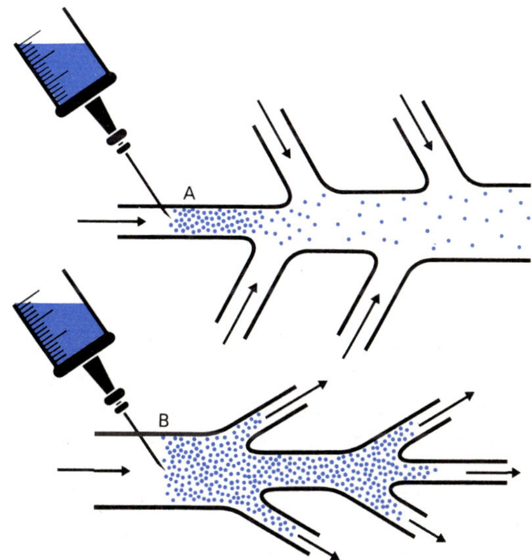

Abb. 1.23 A) Intravenöse und B) intraarterielle Injektion eines Pharmakons. Bei A) wird das Pharmakon durch das zuströmende venöse Blut sehr schnell verdünnt. Bei B) gelangt das Pharmakon in hoher, u.U. endothelschädigender Konzentration in die arteriellen Endgefäße.

unverändert hoher Konzentration in die Endstrombahn. Bei versehentlicher i.a.-Injektion von Thiobarbituraten kann es z.B. zu einer Nekrose der betreffenden Extremität kommen.

Intraarterielle Injektion

Die intraarterielle Injektion wird angewandt, wenn das Pharmakon gezielt in bestimmte Gefäßgebiete gebracht werden soll. Dies ist z.B. der Fall bei der Gefäßdarstellung durch Röntgenkontrastmittel (s. Kap. 31). Auch Cytostatika werden manchmal in eine Arterie, die den Tumor versorgt, injiziert. Damit will man unerwünschte Wirkungen auf andere Körperzellen verringern.

Intramuskuläre und subkutane Injektion

Nach i.m.- oder s.c.-Injektion muß ein Pharmakon von der Injektionsstelle aus erst zu den Kapillaren diffundieren; die Wirkung tritt daher langsamer ein als nach i.v.-Gabe. Wichtige Determinanten der Resorptionsgeschwindigkeit sind darüber hinaus die Löslichkeit des Pharmakons am Injektionsort und die lokale Durchblutung. Besonders rasch erfolgt die Resorption aus wäßrigen Lösungen. Umgekehrt kann man die Resorption verzögern, indem man das Pharmakon in einer wenig wasserlöslichen Form injiziert. Beispiele dafür sind Procain-Penicillin oder Zink-Insulin. Ein über mehrere Wochen anhaltender Depoteffekt läßt sich durch Injektion lipophiler Pharmaka in öliger Lösung erzielen, etwa bei Fettsäureestern der Sexualhormone (vgl. S. 687).

Bei schlechter Durchblutung des Gewebes am Injektionsort kann die Resorption erheblich verzögert sein. So hat man beobachtet, daß bei Patienten im kardiogenen Schock nach Herzinfarkt s.c. verabreichtes Morphin „unwirksam" sein kann.

Nach i.m.- und s.c.-Injektion werden auch größere hydrophile Moleküle wie Heparin (MM ≈ 20000) in die Blutbahn aufgenommen. Die Geschwindigkeit des Durchtritts verringert sich allerdings stark mit zunehmender Molekülgröße. So ist die Permeabilität der Muskelkapillaren für Plasmaalbumin (MM 69000) 10000mal kleiner als für Glucose (MM 180).

Während ein Pharmakon bei i.v.-Injektion rasch verdünnt wird (Abb. 1.23), bleibt es bei i.m.- und s.c.-Injektion unter Umständen längere Zeit in hoher Konzentration am Injektionsort. Die Gefahr einer lokalen Reizung bzw. Schädigung ist daher wesentlich größer. Zur i.v.-Injektion bestimmte Lösungen dürfen nicht ohne weiteres auch i.m. oder s.c. injiziert werden. Die Lösungen sollten ausdrücklich für diesen Verwendungszweck deklariert sein, denn vor allem bei s.c.-Injektion können schon relativ kleine Abweichungen von der Isotonie oder der physiologischen H^+-Konzentration zu Gewebeschädigungen und Nekrosen führen. Umgekehrt dürfen Depotpräparate, die Suspensionen fester Teilchen oder ölige Lösungen enthalten, niemals i.v. oder i.a. injiziert werden, da sie kleine Gefäße verlegen würden (Mikroembolien). Diese Gefahr besteht auch, wenn durch unsachgemäßes Vorgehen bei der i.m.-Injektion versehentlich in ein Blutgefäß injiziert wird.

Resorption von Pharmaka durch die Lunge

Über die Lungen können nicht nur gasförmige, sondern auch feste und flüssige Stoffe resorbiert werden, wenn sie in fein verteilter Form als Aerosol (fest = Staub, flüssig = Nebel) vorliegen. Dabei spielt die Größe der Teilchen eine wichtige Rolle. Teilchen mit einem Durchmesser von > 10 μm erreichen nur die oberen Atemwege. Teilchen mit einem Durchmesser von 2–10 μm gelangen in die kleinen Bronchien sowie in die Bronchiolen, und Teilchen unter einem Durchmesser von 2 μm dringen bis in die Alveolen vor.

Der Stoffaustausch in der Lunge erfolgt an der Alveolarmembran. Die gesamte Alveolarfläche wird auf etwa 90 m^2 geschätzt. Wegen dieser großen Austauschfläche und der starken Durchblutung können Pharmaka in der Lunge rasch resorbiert werden. Auch die Diffusionswege sind sehr kurz, da die Alveolarmembran nur aus Alveolarepithel und Kapillarendothel besteht (s.o., Tab. 1.2, S. 29). Die Wirkung kann daher sehr rasch einsetzen, vergleichbar dem Wirkungseintritt nach i.v.-Injektion. Ein berüchtigtes Beispiel ist die Resorption von Cocain beim Rauchen als „Crack". Auch wenn nur eine lokale Therapie im Bereich der Bronchien beabsichtigt ist, können nach Inhalation von Pharmaka systemische Wirkungen auftreten.

Weitere Faktoren, die die Geschwindigkeit der Aufnahme von Gasen in der Lunge bestimmen, werden auf S. 277ff. diskutiert.

Resorption von Pharmaka aus dem Verdauungstrakt

Allgemeine Gesichtspunkte

Die einzelnen Abschnitte des Verdauungstrakts unterscheiden sich erheblich im Hinblick auf die für die Resorption zur Verfügung stehenden Oberflächen (Abb. 1.24). Aufgrund der Morphologie der Schleimhaut (Falten, Zotten, Mikrovilli) steht besonders im Dünndarm eine enorm große effektiv resorbierende Fläche zur Verfügung.

Der Übertritt in die Blut- und Lymphgefäße durch die Mucosa hindurch erfolgt in der Hauptsache passiv durch Diffusion und wird vorwiegend von den lipophilen Eigenschaften der Pharmaka bestimmt. Die Diffusion hydrophiler Substanzen durch „Poren" ist nur begrenzt möglich. Das erklärt z.B., warum südamerikanische Indianer das Fleisch der mit ihren Pfeilen tödlich vergifteten Beutetiere unbeschadet essen können. Das Pfeilgift Curare wirkt nach dem „parenteralen" Pfeilschuß tödlich, wird aber als positiv geladenes hydrophiles Molekül (MM 771) aus dem „oral" zugeführten Steak nur in sehr kleinen, toxikologisch unbedeutenden Mengen resorbiert.

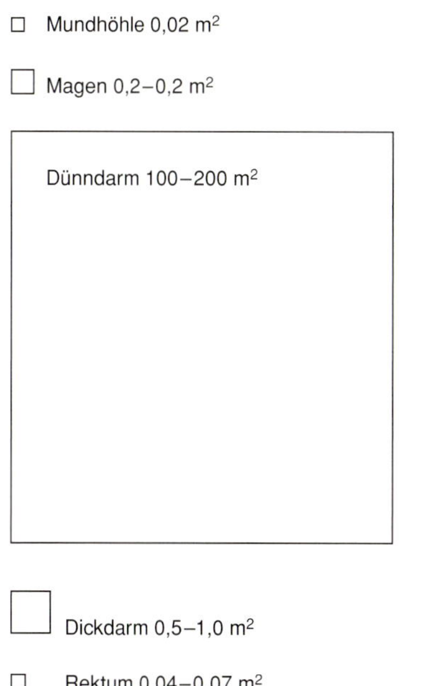

Abb. 1.24 Resorbierende Fläche in den Abschnitten des Verdauungstrakts (Schätzwerte nach Scheler: Allgemeine Pharmakologie, Gustav Fischer Verlag, Jena 1969).

Tabelle 1.4: Die enterale Resorption von Pharmaka beeinflussende Faktoren

1. Substanzeigenschaften
Wasserlöslichkeit Lipophilie (Verteilungskoeffizient) Molekülmasse Säure-/Basen-Charakter, pKa
2. Galenik
Zerfall der Arzneiform (Desintegrationszeit) Löslichkeit und Lösungsgeschwindigkeit Galenische Hilfsstoffe
3. Anatomie, Physiologie
Oberfläche des Magen-Darm-Trakts Durchblutung des Magen-Darm-Trakts pH-Verhältnisse im Magen-Darm-Trakt Magenentleerungszeit Passagezeit im Darm „Präsystemischer" Metabolismus in Darm und Leber
4. Beeinflussung der Resorption durch andere Stoffe
Andere Pharmaka Nahrungsaufnahme

Resorption aus der Mundhöhle

Lipophile Pharmaka werden rasch über die Mundschleimhaut resorbiert, wobei das Pharmakon unmittelbar in den Kreislauf gelangt, ohne vorher die Leber zu passieren. Wegen der kleinen Oberfläche ist die Resorptionskapazität der Mundschleimhaut jedoch begrenzt (Abb. 1.24). Daher eignet sich dieser Zufuhrweg nur für Pharmaka, die bereits in kleinen Dosen wirksam sind. Eine Zufuhr über die Mundschleimhaut kommt vor allem in Betracht, wenn die Aufnahme in das systemische Blut durch eine „präsystemische" Metabolisierung (S. 34) unzureichend ist (z.B. Glyceroltrinitrat).

Eine besonders rasche Resorption läßt sich durch Zerbeißkapseln erreichen, die den Wirkstoff in gelöster Form enthalten (z.B. Glyceroltrinitrat-Kapseln). Die Kapsel wird vom Patienten zerbissen und der flüssige Inhalt möglichst lange im Mund behalten. Langsamer erfolgt die Resorption aus Sublingual- bzw. Buccaltabletten. Dies sind kleine Tabletten, die unter die Zunge oder zwischen Wangenschleimhaut und Oberkiefer gelegt werden und sich dort langsam auflösen.

Resorption nach oraler Gabe

Am häufigsten werden Pharmaka „oral verabreicht" (gemeint ist: geschluckt), so daß sie aus dem Magen-Darm-Trakt resorbiert werden müssen. Ausmaß und Geschwindigkeit der enteralen Resorption hängen von einer Vielzahl von Faktoren ab (Tab. 1.4).

Resorption aus dem Magen: Da Ionen nicht lipophil sind, können Pharmaka, die im sauren Magensaft ionisiert sind, nur beschränkt resorbiert werden. Dies betrifft vor allem stärker basische Pharmaka und starke Säuren. Saure Pharmaka können sich nach oraler Gabe infolge der pH-Differenz zwischen Magensaft und Mucosazelle in der Schleimhaut anreichern (s.o., Abb. 1.22). Dies ist neben der Hemmung der Cyclooxygenase (S. 245f.) mitverantwortlich für die bei Salicylsäure und anderen Säuren aus der Gruppe der nichtsteroidalen Antirheumatika beobachtete Schädigung der Magenschleimhaut. Manche Pharmaka, wie z.B. die nichtsäurebeständigen Penicilline, werden durch die hohe H^+-Konzentration im Magensaft zerstört.

Wegen der relativ kleinen Resorptionsfläche (Abb. 1.24) und der im Vergleich zum Dünndarm wesentlich geringeren Vaskularisation ist die Resorption von Pharmaka aus dem Magen quantitativ von geringerer Bedeutung. Je schneller der Mageninhalt weitertransportiert wird, desto schneller gelangt das Pharmakon in den für die Resorption wichtigeren Dünndarm. Eine große Rolle für die Schnelligkeit des Wirkungseintritts spielt daher die Entleerungszeit des Magens, die durch viele Faktoren beeinflußt wird (Tab. 1.5). Pharmaka, die die Magenentleerung verlangsamen, können daher auch die Resorption eines anderen Pharmakons erheblich verlangsamen (Abb. 1.25). Umgekehrt läßt sich die Förderung der Magenentleerung durch Metoclopramid dazu ausnützen, die Resorption anderer Pharmaka zu beschleunigen (Abb. 1.26).

Tabelle 1.5: Beeinflussung der Magenentleerung

Verlangsamt durch	Beschleunigt durch
Fettreiche Kost	Große Flüssigkeitsmengen
Feste Nahrung	Liegen auf der rechten Seite
Sehr warme Nahrung	Duodenalulcus
Übergewicht	
Liegen auf der linken Seite	
Migräne	
Herzinfarkt	
Wehen	
Trauma, Schmerzen	
Pharmaka (Beispiele)	
Muscarinrezeptor-Antagonisten	Parasympathomimetika
tricyclische Antidepressiva	Metoclopramid
Opiate	Bromoprid
Aluminiumhydroxid	

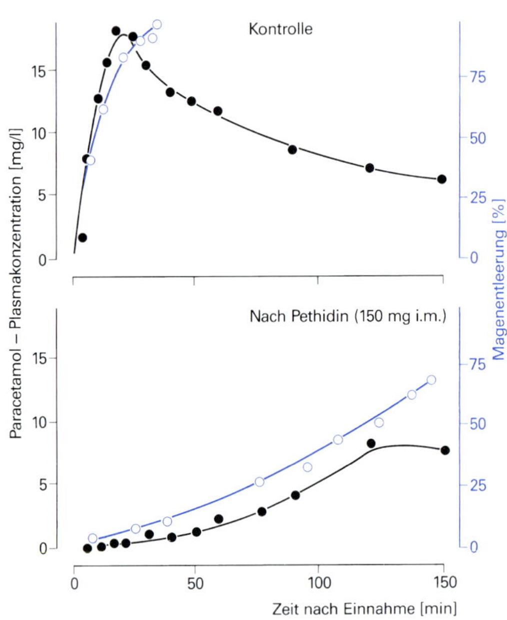

Abb. 1.25 Magenentleerung und Resorption I. Der Anstieg der Plasmakonzentration nach oraler Verabreichung von Paracetamol erfolgt parallel zur Magenentleerung (oberes Bild). Wird die Magenentleerung (blau) verlangsamt, wie hier durch Pethidin (unteres Bild), so verzögert sich auch die Resorption von Paracetamol (nach Nimmo et al.: Brit. J. Clin. Pharmacol. **2**, 509; 1975).

Resorption aus dem Darm: Der Hauptresorptionsort für Pharmaka nach oraler Gabe ist wegen seiner großen Oberfläche (s. Abb. 1.24) und seiner starken Vaskularisation der **Dünndarm.** Die Resorption im **Dickdarm** hat wegen seiner kleineren resorbierenden Oberfläche quantitativ nur geringe Bedeutung. Außerdem gelangen viele Pharmaka nach oraler Anwendung kaum noch in den Dickdarm, weil sie bereits im Dünndarm fast vollständig resorbiert werden. Eine Sonderstellung nehmen die Retardformen ein, aus denen auch im Dickdarm noch größere Mengen der Pharmaka freigesetzt werden können. Auch wenn die Passage im Dünndarm beschleunigt ist (z.B. durch Diarrhö oder Laxantien), kann die Resorption im Dickdarm an Bedeutung gewinnen.

Werden Pharmaka im Verhältnis zur Passagezeit des Dünndarms (ca. 7 h mit erheblichen interindividuellen Unterschieden) rasch resorbiert, ist die resorbierte Menge praktisch unabhängig von der Passagezeit im Darm. Bei Retardzubereitungen, aus denen ein Pharmakon nur langsam in Lösung geht und langsam resorbiert wird, kann das Ausmaß der Resorption dagegen erheblich durch unterschiedliche Passagezeiten beeinflußt werden.

Einfluß der Darmflora: Mikroorganismen können Pharmaka enzymatisch verändern und dadurch die Resorption beeinflussen. Da Mikroorganismen normalerweise nur im Dickdarm in größerer Zahl vorhanden sind, betrifft dies nur Pharmaka, die dorthin gelangen. Ein interessantes Beispiel ist Digoxin. Die Darmflora mancher Menschen wandelt Digoxin in beträchtlichem Ausmaß in Dihydrodigoxin um, das nur noch wenig herzwirksam ist. Wird die mikrobielle Umwandlung des Digoxins durch Gabe von Tetracyclinen oder Erythromycin unterdrückt, können bei diesen Patienten die Digoxinkonzentrationen im Serum bis auf das Doppelte ansteigen. Das Laxans Bisacodyl, das mit Glucuron- oder Schwefelsäure konjugiert im Dickdarm erscheint, wird dort mikrobiell dekonjugiert (S. 617f.). Bei den Anthrachinonlaxantien (S. 617f.) und beim Sulfasalazin (S. 617f.) wird die eigentlich wirksame Substanz durch mikrobielle Spaltung freigesetzt.

Präsystemische Elimination und First-pass-Effekt: Beim Durchtritt durch die Mucosa von Magen und Dünndarm können Pharmaka in erheblichem Ausmaß metabolisiert werden (intestinaler First-pass-Effekt). Nach Durchtritt durch die Mucosa gelangt ein Pharmakon mit dem Pfortaderblut in die Leber. Manche Pharmaka werden von der Leber so rasch aufgenommen und metabolisiert, daß ein großer Anteil des mit dem Pfortaderblut antransportierten Pharmakons bereits bei der ersten Passage („first pass") durch die Leber weitgehend aus dem Blut entfernt wird (hepatischer First-pass-Effekt). Bei solchen Pharmaka gelangt auch bei vollständiger Resorption aus dem Darm ins Pfortaderblut nur ein Bruchteil der oral zugeführten Dosis in den systemischen Kreislauf. So erklärt es sich, daß beispielsweise die orale Dosis von Propranolol um ein Vielfaches höher sein muß als die parenterale. Durch Erhöhung der oralen Dosis läßt sich ein First-pass-Effekt allerdings nicht immer überspielen. Um trotz des hepatischen First-pass-Effekts therapeutisch wirksame Konzentrationen im systemischen Blut zu erreichen, müßte man Lidocain per os in so hohen Dosen verabreichen, daß zu hohe Konzentrationen toxischer Metaboliten entstehen würden. Weitere Beispiele von Pharmaka mit präsystemischer Elimination sind in Tab. 1.6 zusammengestellt.

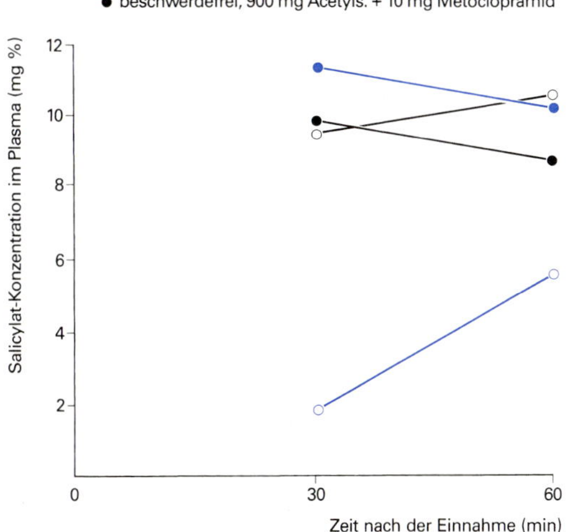

Abb. 1.26 Magenentleerung und Resorption II. Bei einer Patientin wurden nach oraler Gabe von Acetylsalicylsäure die Plasmakonzentrationen während zweier Migräneattacken und an zwei beschwerdefreien Tagen gemessen. Im akuten Migräneanfall ist die Magenentleerung verzögert, entsprechend steigt die Salicylat-Plasmakonzentration nur langsam an. Bei einer anderen Migräneattakke erhielt die Patientin zusätzlich Metoclopramid i.m. Dadurch wurde die Magenentleerung gefördert, und es ließen sich praktisch die gleichen Plasmakonzentrationen messen wie im beschwerdefreien Intervall (nach Volans: Brit. J. Clin. Pharmacol. **2,** 57; 1975).

Einfluß von Magen- und Darminhalt: Gleichzeitige Nahrungsaufnahme wirkt sich durch Verzögerung der Magenentleerung und Adsorption an Nahrungsbestandteile oft hemmend auf die Resorptionsgeschwindigkeit von Pharmaka aus. Das Ausmaß der Resorption kann jedoch durch die Nahrungsaufnahme auch zunehmen. Lipophile Pharmaka werden nach fettreichen Mahlzeiten langsam resorbiert, da sie sich im Fett anreichern. Bei sehr schlecht wasserlöslichen lipophilen Pharmaka, wie z.B. Griseofulvin, kann aber umgekehrt eine fette Mahlzeit die Resorption erheblich steigern, weil sich das Pharmakon aufgrund der Lösung im Fett mit Emulgierung durch die Galle über eine größere Oberfläche verteilt. Wird das Retinoid Etretinat zusammen mit einer fettreichen Mahlzeit eingenommen, finden sich wesentlich höhere Plasmakonzentrationen als bei Einnahme auf nüchternen Magen (Abb. 1.27). Man vermutet, daß das sehr lipophile Etretinat zusammen mit den Nahrungsfetten in die Lymphe gelangt, wodurch der First-pass-Effekt in der Leber umgangen wird.

Tetracycline bilden mit polyvalenten Kationen (Ca^{2+}, Mg^{2+}, Fe^{2+}) schwerlösliche Komplexe. Daher wird die Resorption aller Tetracycline bei gleichzeitiger Einnahme von Antazida oder Eisenpräparaten erheblich vermindert. Auch Milch hemmt die Resorption einiger Tetracycline, was durch Chelatbildung mit den in der Milch enthaltenen Ca^{2+}-Ionen erklärt wird. Die Resorption der neueren Tetracycline Doxycyclin und Minocyclin wird aber durch Milch nicht beeinträchtigt.

Tabelle 1.6: Beispiele von Pharmaka, die präsystemisch metabolisiert werden

Substanz	hepatisch	gastrointestinal
Acetylsalicylsäure	+	+
Ciclosporin	+	+
Dihydroergotamin	+	
L-Dopa	+	
Ergotamin	+	
Estradiol	+	+
Glyceroltrinitrat	+	
Hydralazin	+	
Imipramin	+	
Isoprenalin	+	+
Isosorbiddinitrat	+	
Lidocain	+	
Metoprolol	+	
Medazepam	+	
Norfenefrin	+	
Nortriptylin	+	
Pentazocin	+	
Pethidin	+	
Propranolol	+	
Tacrolimus	+	+
Verapamil	+	

Nach Klotz: Einführung in die Pharmakokinetik, Govi-Verlag, 1988.

Diese Beispiele zeigen, daß die Resorption von Pharmaka nach oraler Gabe einer Vielzahl von Einflußfaktoren unterworfen ist, deren Auswirkung im Einzelfall schwer abzuschätzen ist. Grundsätzlich lassen sich solche Interaktionen bei der Resorption vermeiden, wenn das Pharmakon in genügendem zeitlichem Abstand (ca. 2 h) von der Nahrungsaufnahme bzw. anderen Pharmaka eingenommen wird. Allerdings werden viele Pharmaka bei Einnahme auf nüchternen Magen schlecht vertragen.

Resorption aus dem Rektum

Wegen der geringen resorbierenden Oberfläche des Rektums (s. Abb. 1.24) und schwer kontrollierbarer Einflußfaktoren wie Füllungszustand und Defäkation ist die Resorption aus dem Rektum unzuverlässig. Damit ist diese

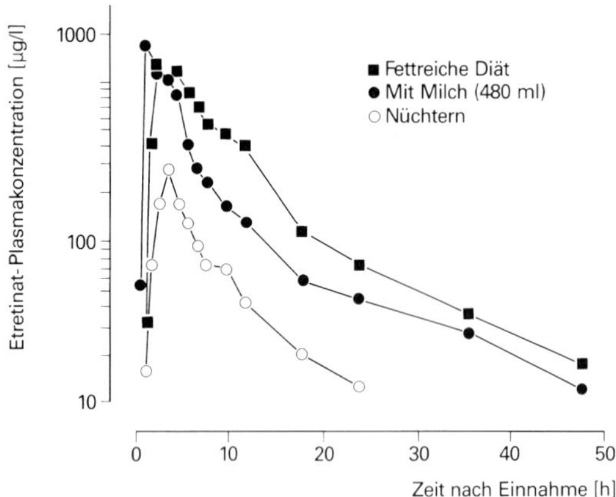

Abb. 1.27 Einfluß gleichzeitiger Nahrungsaufnahme auf die Plasmakonzentrationen von Etretinat (100 mg p.o.). Durch Milch und fettreiche Nahrung kann die Resorption von sehr lipophilen und wenig wasserlöslichen Pharmaka wie Etretinat enorm gesteigert werden. Im gezeigten Beispiel waren die Konzentrationen nach fettreicher Nahrung bis zu 10mal höher als bei Verabreichung auf nüchternen Magen! (Nach Colburn et al.: J. Clin. Pharmacol. **25**, 583; 1985)

Tabelle 1.7: Vergleich des Wirkstoffgehalts von Augentropfen und anderen Zubereitungen eines Pharmakons

Wirkstoff	Zubereitung und Wirkstoffgehalt		
	Augentropfen	Tabletten	Ampullen
Atropin	**5–10** mg/ml (0,5–1 mg)	**0,5** mg	**0,5–2** mg/ml
Clonidin	**1,25–5** mg/ml (0,125–0,5 mg)	**0,075–0,3** mg	**0,1** mg/ml
Timolol	**1–5** mg/ml (0,1–0,5 mg)	**10** mg	
Pilocarpin	**5–40** mg/ml (0,5–4 mg)		

Die Wirkstoffkonzentration in Augentropfen ist meist sehr hoch, so daß in dem üblichen Applikationsvolumen von 1–2 Tropfen beträchtliche Mengen enthalten sind. **Cave:** akzidentelle Intoxikation bei Kindern! Die Zahlen in Klammern ergeben sich für den Wirkstoffgehalt in 2 Tropfen unter der Annahme, daß 20 Tropfen 1 ml entsprechen.

Applikationsform ungeeignet für Pharmaka, bei denen es auf eine exakte Dosierung ankommt, wie z.B. Pharmaka mit geringer therapeutischer Breite. Eine ausreichende und reproduzierbare Resorption ist am ehesten bei lipophilen Pharmaka in geeigneter galenischer Zubereitung zu erwarten. Wenn die orale Einnahme z.B. wegen Erbrechen oder Übelkeit nicht möglich ist, kann eine rektale Applikation sinnvoll sein. Da das venöse Blut aus den unteren Abschnitten des Rektums nicht durch die Leber fließt, läßt sich ein hepatischer First-pass-Effekt (s.o.) durch rektale Applikation (teilweise) umgehen.

Resorption von Pharmaka über andere Schleimhäute

Auch über andere Schleimhäute als die des Gastrointestinaltrakts werden lipophile Substanzen gut resorbiert. Dies ist z.B. bei der Anwendung von Augentropfen zu bedenken. Auch wenn nur die lokale Anwendung beabsichtigt ist, muß mit einer systemischen Wirkung gerechnet werden, zumal die Resorption nicht nur über die **Conjunctiva,** sondern – nach Passage des Tränenkanals – auch über die stark vaskularisierte Nasenschleimhaut erfolgt. Zwar sind die in den Konjunktivalsack eingebrachten Flüssigkeitsmengen von 1–2 Tropfen recht gering, doch wegen zum Teil sehr hohen Konzentrationen sind in diesem Volumen oft erhebliche Wirkstoffmengen enthalten (Tab. 1.7). Blutdrucksenkungen wurden bei der Anwendung von Clonidin-haltigen Augentropfen beobachtet, Bradykardien sowie Asthmaanfälle bei der Anwendung von Timolol-haltigen Augentropfen. Asthmaanfälle können auch durch Pilocarpin-Tropfen ausgelöst werden.

Systemische Wirkungen können ebenfalls bei lokaler Anwendung an der **Nasenschleimhaut** eintreten. Aus diesem Grund werden ja Cocain und Tabak geschnupft. Auch schleimhautabschwellende Nasentropfen können vor allem bei Säuglingen systemische Wirkungen haben (s. S. 187). Interessanterweise können selbst hydrophile Substanzen mit höherem Molekulargewicht die Nasenschleimhaut in gewissem Ausmaß permeieren. Bei Versuchen mit intranasal appliziertem Insulin (MM < 6000) hat man festgestellt, daß je nach verwendeten galenischen Hilfsstoffen zwischen 2 und 60% resorbiert werden. Als praktikabel hat sich die Zufuhr über die Nasenschleimhaut bei der Therapie mit bestimmten Peptidhormonen erwiesen (Oxytocin, Desmopressin, Gonadorelin, Buserelin u.a.).

Auch über die **Schleimhaut der Harnblase** können Pharmaka resorbiert werden. Wenn bei Blasenspülungen die Spülflüssigkeit nicht vollständig entleert wird, kann es zu systemischen Wirkungen kommen. Tödliche Vergiftungen wurden bei der Verwendung von Borsäurelösungen als Spülflüssigkeit beobachtet.

Zur Oberflächenanästhesie von Schleimhäuten angewandt, können Lokalanästhetika unter Umständen in toxischen Mengen resorbiert werden; Maximaldosen sind daher auch bei dieser Applikationsweise zu berücksichtigen (s. S. 273, Tab. 8.3).

Resorption von Pharmaka über die Haut

Lipophile Pharmaka können auch über die Haut resorbiert werden. Man hat sich dies durch die Einführung sogenannter transdermaler therapeutischer Systeme zunutze gemacht (vgl. Abschnitt 1.5). Hydrophile und höhermolekulare Pharmaka werden aber kaum oder gar nicht aufgenommen. Die Wirkung von hydrophilen Desinfektionsmitteln, z.B. der Invertseifen, bleibt auf die Hautoberfläche beschränkt, während die lipophilen Phenole resorbiert werden und damit toxische Wirkungen im Organismus verursachen können. Im Vergleich zu den Schleimhäuten ist die Resorption durch die Haut wesentlich geringer. Haupthindernis ist das verhornte Epithel (Stratum corneum) mit seinem relativ geringen Wassergehalt von 5–10% gegenüber 70% im Corium. Ist das Epithel z.B. bei einer Verbrennung beseitigt, kann die Resorption stark zunehmen. Auch bei erythematösen oder exfoliativen Veränderungen ist die Permeabilität der Haut um ein Vielfaches erhöht. Durch Abdecken der Haut mit wasserundurchlässigen Salben oder Folien (Okklusivverbände) läßt sich der Wassergehalt der oberen Hautschicht vermehren und die Resorption verbessern. Als weitere Möglichkeit bietet sich die Anwendung hyperämisierender Substanzen (z.B. Benzylnicotinat) oder von „Schleppersubstanzen" (DMSO = Dimethylsulfoxid) an.

1.3.3 Verteilung von Pharmaka

Verteilungsräume

Ist ein Pharmakon durch intravasale Applikation oder durch Resorption ins Blut gelangt, so hat es Gelegenheit, sich mit dem Blutstrom im Körper zu **verteilen**. In welche **Verteilungsräume** es dabei eintritt, das hängt einerseits von seinen physikalisch-chemischen Eigenschaften wie Molekülgröße und Lipophilie, andererseits von den Eigenschaften der begrenzenden biologischen Membranen ab. Von prinzipieller Bedeutung sind dabei der **intravasale**, der **interstitielle** und der **intrazelluläre** Raum (Abb. 1.28).

Lipophile Pharmaka können den Intravasalraum rasch verlassen. Von besonderen Fällen (Blut-Hirn-, Blut-Hoden-Schranke) abgesehen können auch hydrophile Pharmaka das Kapillarendothel passieren, wobei größere Moleküle (MM > 90–120) auf den parazellulären Weg angewiesen sind, auf dem auch Moleküle mit einer MM von 80000 (z.B. Transferrin) permeieren können. Die meisten Pharmaka können sich somit zumindest im extrazellulären Flüssigkeitsraum verteilen.

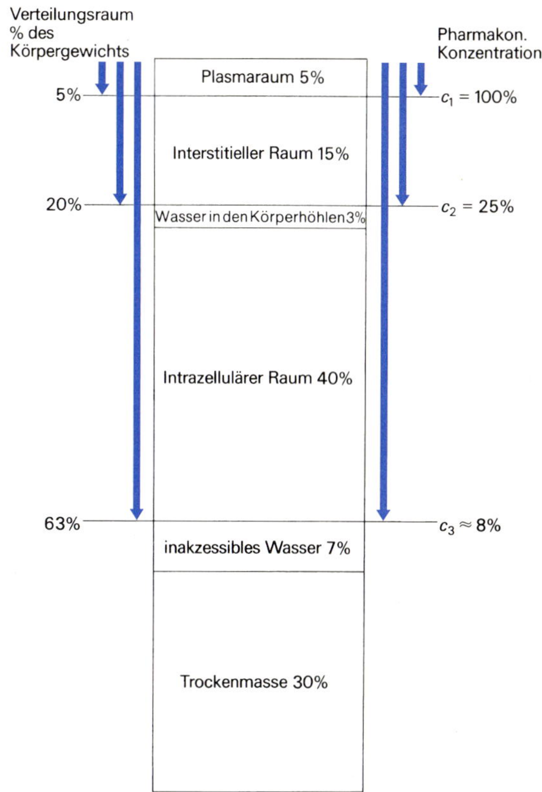

Abb. 1.28 Relative Größe der Verteilungsräume in % des Körpergewichts. Setzt man die Konzentration eines Pharmakons, das sich nur im Plasmaraum verteilt, (c_1) = 100%, so ergibt sich für die Verteilung der gleichen Dosis auf Plasmaraum + interstitieller Raum eine Konzentration (c_2) von 25%. Sie erniedrigt sich auf ca. 8% (c_3), wenn die gleiche Dosis auf den ganzen Körperwasserraum verteilt wird.

Organdurchblutung und Verteilung

Nach einer i.v.-Injektion gelangt ein Pharmakon mit dem Blutstrom zunächst bevorzugt in die am stärksten durchbluteten Organe (Abb. 1.29). Handelt es sich um ein Pharmakon, das rasch in die Gewebe permeieren kann, so wird es initial in den gut durchbluteten Organen weit höhere Konzentrationen erreichen als in den weniger gut durchbluteten. Erst in der späteren Phase der Verteilung kommt es zum Ausgleich. Das bedeutet, daß im Anschluß an die initiale Verteilung eine **Umverteilung aus den gut durchbluteten in die weniger gut durchbluteten Räume** stattfindet. Besitzen die weniger gut durchbluteten Gewebe eine größere Speicherkapazität für das Pharmakon, kann die Verschiebung so beträchtlich werden, daß eine initial in den stark durchbluteten Geweben aufgetretene Wirkung durch Umverteilung schnell aufhört, obwohl von der verabfolgten Dosis noch kaum etwas eliminiert wurde. Eine solche Umverteilung ist z.B. für die rasche Beendigung der Narkosewirkung nach i.v.-Injektion von Thiobarbituraten verantwortlich (vgl. Abb. 9.11, S. 291).

Bindung an Plasmaproteine

Die meisten Pharmaka werden im Plasma in mehr oder weniger hohem Ausmaß reversibel an Proteine gebunden. Eine besondere Rolle kommt hierbei dem Albumin zu, das vor allem für saure Pharmaka wie Phenprocoumon, Phenylbutazon, Salicylsäure eine hohe Affinität besitzt. Pharmaka können aber auch an andere Proteine

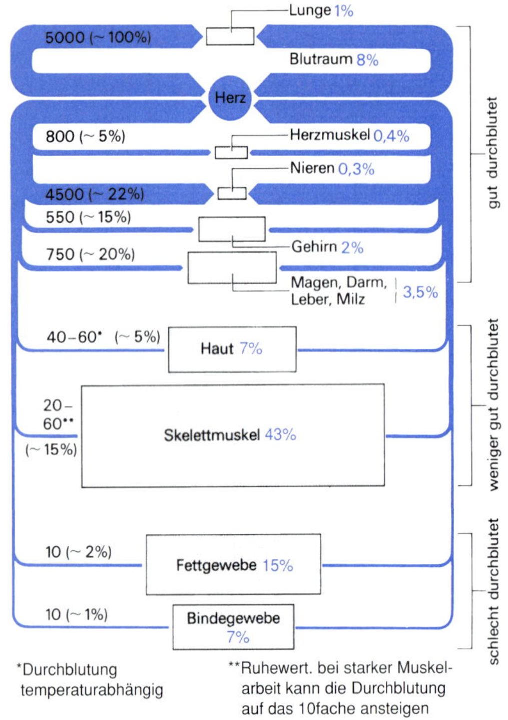

Abb. 1.29 Durchblutung verschiedener Organe sowie Anteil dieser Organe am Körpergewicht.
Organdurchblutung in ml · min^{-1} · kg^{-1} (schwarze Zahlen). Der prozentuale Anteil am Herzminutenvolumen ist daneben in Klammern aufgeführt. Die blauen Zahlen neben den Organbezeichnungen geben den Anteil des Organs am Körpergewicht wieder. Die grauen Flächen veranschaulichen die relativen Größenverhältnisse. Die Werte wurden aus stark voneinander abweichenden Literaturangaben gemittelt und können daher nur ein ungefähres Bild der Größenordnungen vermitteln.
Die Darstellung zeigt, daß im großen Kreislauf über 60% des Herzzeitvolumens durch gut durchblutete Organe wie Herzmuskel, Nieren, Gehirn, Milz, Leber und Magen-Darm-Trakt fließen, obwohl diese Organe zusammen nur 6% des Körpergewichts ausmachen. Dagegen fließen durch die weniger gut und die schlecht durchbluteten Organe Haut, Skelettmuskel, Fett- und Bindegewebe, die über 70% des Körpergewichts ausmachen, nur 23% des Herzzeitvolumens.

des Plasmas gebunden werden. Für die Bindung von lipophilen basischen Pharmaka wie Chinidin, Propranolol, Imipramin spielt vor allem das saure α_1-Glykoprotein eine Rolle.

Die Bindung an Proteine läßt sich durch Assoziationskonstanten und maximale Bindungskapazitäten charakterisieren. Bei der Mehrzahl der Pharmaka ist der gebundene Anteil im therapeutischen Konzentrationsbereich praktisch konstant. Für praktische Zwecke begnügt man sich daher häufig mit der Angabe des gebundenen Anteils (in Prozent). Einige Beispiele finden sich in Tab. 1.8.

Der an Proteine gebundene Anteil stellt gleichsam ein „Reservoir" dar. Der große, wenig lipophile Protein-

Tabelle 1.8: Plasmaproteinbindung von Pharmaka

Pharmakon	Gebundener Anteil (in %)
Phenprocoumon	99
Diazepam	98
Phenylbutazon	90–98*
Digitoxin	95
Propranolol	95
Phenytoin	90
Chinidin	80
Disopyramid	28–68*
Phenobarbital	50
Digoxin	25
Gentamicin	< 10

* Bindung konzentrationsabhängig

Pharmakon-Komplex kann biologische Membranen kaum permeieren und daher im allgemeinen weder zum Wirkort gelangen noch ausgeschieden werden. Eine hohe Plasmaproteinbindung kann daher die Elimination eines Pharmakons verlangsamen. Da sich das Gleichgewicht zwischen gebundenem und freiem Anteil aber sehr rasch (innerhalb von Millisekunden) einstellt, werden bei einer Abnahme der freien Konzentration gebundene Pharmakonmoleküle wieder aus der Bindung freigesetzt. Pharmaka, die sehr schnell aus dem Leberblut in die Leberzellen aufgenommen werden (First-pass-Effekt) oder in den Nierentubuli sezerniert werden, werden daher trotz hoher Plasmaproteinbindung rasch ausgeschieden. So wird z.B. Verapamil, das im Plasma zu 90% an Proteine gebunden ist, bei der Leberpassage zu 80% aus dem Blut entfernt. Oxacillin wird trotz einer Plasmaproteinbindung von 90% sehr rasch über die Niere ausgeschieden.

Das Ausmaß der Plasmaproteinbindung kann durch eine Reihe von Faktoren verändert werden. Eine verringerte Bindung vieler Pharmaka findet man beispielsweise bei Neugeborenen und bei Erkrankungen der Nieren und der Leber. Die Konzentration des sauren α_1-Glykoproteins und damit die Bindung lipophiler Basen kann bei Entzündungen, Tumoren, Herzinfarkt und anderen Krankheitszuständen zunehmen. Außerdem können sich Pharmaka gegenseitig aus ihrer Bindung verdrängen. Auf die sich aus einer Änderung der Plasmaproteinbindung ergebenden Konsequenzen wird später eingegangen (s. S. 72f.).

Bindung und Speicherung im Gewebe

Außer an Plasmaproteine können Pharmaka auch in erheblichem Ausmaß an Gewebe gebunden werden. Berücksichtigt man, daß allein die Muskulatur ca. 40% des Körpergewichts ausmacht, so ist klar, daß der Gewebebindung theoretisch eine größere quantitative Bedeutung zukommt als der Plasmaproteinbindung.

Da sich die Gewebebindung aber zumindest beim Menschen experimentell nur schwer bestimmen läßt, ist nicht sehr viel darüber bekannt. Es hat sich gezeigt, daß die Bindung der meisten Pharmaka im Gewebe nicht durch eine Bindung an das extravaskuläre Albumin, das 50–60% des gesamten Albumin-Pools ausmacht, erklären läßt. Pharmaka können an eine Vielzahl von Gewebeproteinen (z.B. kontraktile Proteine der Muskulatur; Glutathiontransferase der Leber; s. S. 41f.) und an Membranphospholipide (Zellmembranen, endoplasmatisches Reticulum) gebunden werden. Rückschlüsse von der Plasmaprotein- auf die Gewebebindung sind daher meist nicht möglich.

Lipophile Substanzen können im Fettgewebe hohe Konzentrationen erreichen. Halogenierte Kohlenwasserstoffe wie das Insektizid DDT (Chlorfenotan) akkumulieren im Fettgewebe. Dies kann innerhalb der biologischen Nahrungskette zu einer Anreicherung um mehrere Zehnerpotenzen führen (s. S. 1057). Im Knochengewebe können Substanzen wie Blei (s. S. 1042) oder Strontium gespeichert werden, die sich chemisch ähnlich wie Calcium verhalten oder wie die Tetracycline mit dem Calcium Chelate bilden.

1.3.4 Elimination von Pharmaka durch Metabolismus

Bedeutung des Metabolismus für Elimination und Wirkung

Der Mensch nimmt mit der Nahrung neben den für Aufbau und Energiegewinnung notwendigen Nährstoffen ca. 10000 nicht verwertbare chemische Verbindungen (Fremdstoffe oder Xenobiotika) auf. Allein im Kaffee sind mehr als 300 Substanzen identifiziert worden. Substanzbelastung und mögliche Gesundheitsgefährdung durch diese Fremdstoffe sind erheblich, da allein die tägliche Nahrung etwa 1,5 g natürliche, aus Pflanzen stammende Pestizide (z.B. Pflanzenphenole, Flavonoide, Saponine) und natürliche Karzinogene (z.B. Aflatoxine, Pyrrolizidinalkaloide, D-Limonen) enthält. In der Regel handelt es sich bei diesen Substanzen um unpolare, d.h. lipophile Verbindungen. Aufgrund ihrer Fettlöslichkeit werden sie im Gastrointestinaltrakt sehr gut resorbiert, können jedoch in unveränderter Form nur sehr langsam renal oder biliär ausgeschieden werden. Ohne chemische Veränderung würden sie daher wegen ihrer langsamen Exkretion kumulieren und den Organismus schädigen.

Warum Pflanzen eine so große Zahl von Stoffen synthetisieren, die für den eigenen Energiestoffwechsel und das Wachstum bedeutungslos sind, läßt sich so erklären, daß diese Substanzen als Fraßgifte (sogenannte Phytoalexine) dienen, die andere Lebewesen davon abhalten sollen, sie zu verzehren. Als Reaktion darauf haben alle Lebewesen, die auf Pflanzen als Nahrung angewiesen sind, Abwehrmechanismen in Form von Enzymsystemen entwickelt, um die mit der Nahrung aufgenommenen Phytoalexine durch Biotransformation in weniger toxische Stoffwechselprodukte zu überführen und schneller ausscheiden zu können. Wegen der unterschiedlichen chemischen Strukturen der Phytoalexine müssen die sie abbauenden Enzyme eine sehr breite Substratspezifität haben. **Ihre breite Substratspezifität versetzt sie auch in die Lage, Arzneistoffe und eine Vielzahl synthetischer chemischer Verbindungen abzubauen.** Deshalb werden sie als **arzneimittelabbauende oder fremdstoffmetabolisierende Enzyme** bezeichnet.

Bei den durch fremdstoffmetabolisierende Enzyme katalysierten Biotransformationsreaktionen wird zwischen Phase-I- und Phase-II-Reaktionen unterschieden.

- Die **Phase-I-Reaktionen** sind **Funktionalisierungsreaktionen. Sie führen funktionelle Gruppen in das unpolare Molekül ein oder legen entsprechende funktionelle Gruppen frei.** Wichtige Phase-I-Reaktionen sind Oxidation, Reduktion, Hydrolyse und Hydratisierung.
- Die **Phase-II-Reaktionen** sind **Konjugationsreaktionen,** die durch Transferasen katalysiert werden. Im Rahmen dieser Phase-II-Reaktionen **werden funktionelle Gruppen mit sehr polaren, negativ geladenen endogenen Molekülen gekoppelt.** Wichtige Phase-II-Reaktionen sind Glucuronidierung, Sulfatierung, Methylierung, Acetylierung sowie die Konjugation mit Aminosäuren und Glutathion.

Die in Phase-I-Reaktionen katalysierte Einführung funktioneller Gruppen ist häufig Voraussetzung dafür, daß Arzneistoffe Substrate für Phase-II-Reaktionen sind. Besitzt allerdings ein Arzneistoff bereits für die Konjugation geeignete funktionelle Gruppen, kann auch ohne vorgeschaltete Phase-I-Reaktion eine direkte Konjugation erfolgen. In der Regel sind Phase-II-Metaboliten unwirksam. Die entstehenden Konjugate sind sehr polar, damit gut wasserlöslich und können somit schneller renal und biliär ausgeschieden werden (Abb. 1.30).

Modellrechnungen haben ergeben, daß bei alleiniger renaler Ausscheidung sich die Elimination lipophiler Arzneistoffe über Monate erstrecken würde. Die Richtigkeit dieser theoretischen Überlegungen kann man bei bestimmten Patientengruppen experimentell belegen. Dafür ein Beispiel:

Einige Arzneistoffe, wie das für die Behandlung der Angina pectoris eingesetzte Perhexilin[1], werden nahezu ausschließlich über das Cytochrom-P450 2D6 verstoffwechselt. Doch 5–10% der Bevölkerung in Europa besit-

[1] Perhexilin wird in Deutschland nicht mehr benutzt. Der Grund dafür, daß es aus dem Verkehr gezogen wurde, waren schwere periphere Polyneuropathien und Hepatotoxizität. Retrospektive Untersuchungen zeigten, daß diese schweren Nebenwirkungen nahezu ausschließlich bei Patienten mit defektem Cytochrom-P450 2D6 auftraten. In Australien wird Perhexilin nach wie vor therapeutisch eingesetzt: Durch vorherige Identifizierung der Risikopatienten und entsprechende Dosisreduktion lassen sich Nebenwirkungen vermeiden.

zen aufgrund genetischer Defekte kein funktionsfähiges Cytochrom-P450 2D6 (s. S. 41f.). Da Perhexilin bei den davon Betroffenen nur in sehr geringem Umfang hydroxyliert wird und somit mangels geeigneter funktioneller Gruppen Phase-II-Reaktionen nicht möglich sind, stellt die renale Ausscheidung der unveränderten Substanz den einzigen Eliminationsweg dar. Bedingt durch die sehr hohe Lipophilie ist die renale Clearance des Perhexilins aber sehr niedrig. Aus diesem Grunde ist die Eliminationshalbwertszeit, die normalerweise 30 bis 50 Stunden beträgt, bei Patienten mit Cytochrom-P450-2D6-Mangel auf 800–1000 Stunden verlängert. Durch Ausfall des Metabolismus dauert somit die Elimination der Substanz aus dem Organismus ca. 7 Monate. Bei vorhandenem Metabolismus erfolgt die vollständige Elimination innerhalb von 6–10 Tagen (Abb. 1.31).

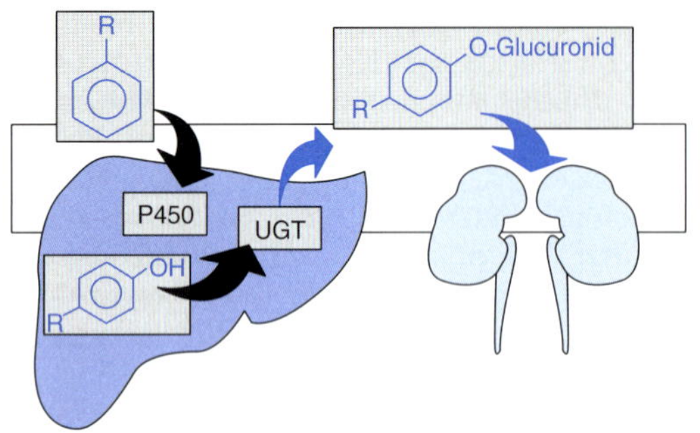

Abb. 1.30 Schema des Phase-I- und Phase-II-Arzneistoffmetabolismus. In einer durch Cytochrom-P_{450}-Enzyme katalysierten Oxidationsreaktion wird in den Benzolring eines lipophilen Arzneistoffs eine Hydroxygruppe eingeführt. Die Einführung dieser Hydroxygruppe ist Voraussetzung für die anschließende Konjugation mit Glucuronsäure. Aufgrund der hohen Polarität kann der glucuronidierte Metabolit im Gegensatz zur Ausgangssubstanz und zum unkonjugierten phenolischen Metaboliten renal sehr gut eliminiert werden. UGT = Uridindiphosphat-Glucuronosyltransferase

Der Phase-I- und Phase-II-Metabolismus ist somit entscheidend für die schnelle Elimination von lipophilen Arzneistoffen und Fremdstoffen. Darüber hinaus stellt der Metabolismus ein Entgiftungs- und Inaktivierungssystem dar, da viele Metaboliten entweder unwirksam sind oder deutlich abgeschwächt wirken. Allerdings sind eine Reihe von Phase-I-Metaboliten selbst pharmakologisch wirksam, oder **der Metabolit stellt das eigentliche Wirkprinzip dar.** Man bezeichnet die Ausgangssubstanz dann als **„Prodrug"** (vgl. S. 9). So wird die analgetische Wirkung von Codein ausschließlich durch dessen Metaboliten Morphin vermittelt.

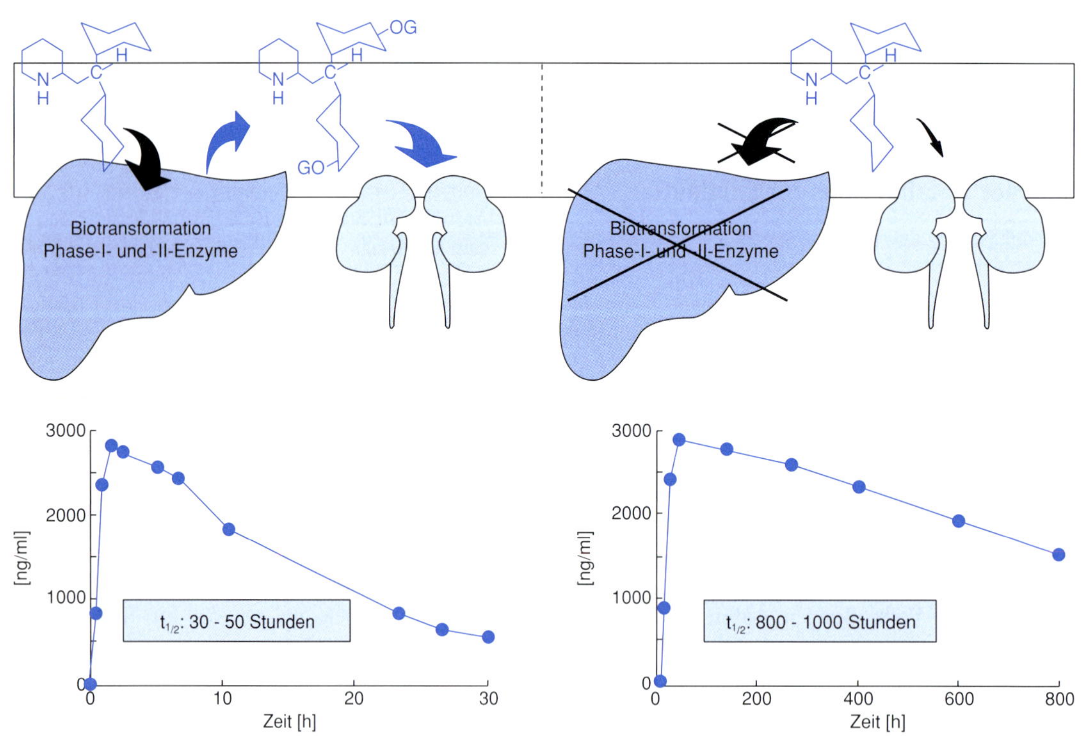

Abb. 1.31 Bedeutung des Metabolismus für die Elimination von Arzneistoffen. Lipophile Arzneistoffe werden in unveränderter Form nur sehr langsam eliminiert. Erst durch die Einführung von funktionellen Gruppen, im dargestellten Beispiel von Hydroxygruppen in das Perhexilinmolekül, wird die Voraussetzung für den anschließenden Phase-II-Metabolismus geschaffen. Die Halbwertszeit des Perhexilins beträgt 30–50 Stunden (links). Im Falle von Patienten, die einen angeborenen Defekt im Metabolismus des Perhexilins aufweisen, stellt die renale Ausscheidung der unveränderten Substanz den einzigen Eliminationsweg dar. Die Halbwertszeit beträgt dann zwischen 800 und 1000 Stunden (rechts).

Enzyme und Reaktionen des Phase-I-Metabolismus

Cytochrom-P_{450}-Enzyme

Für den oxidativen Phase-I-Metabolismus sind die mischfunktionellen Monooxygenasen die zentralen Enzyme. Sie führen eine Vielzahl von Funktionalisierungsreaktionen durch (Tab. 1.9).

Die charakteristischen Bestandteile sind Hämoproteine mit einem Molekulargewicht zwischen 45 und 55 kD, die in der Membran des endoplasmatischen Reticulums verankert sind und als Cytochrom-P_{450}-Enzyme bezeichnet werden. Der Name leitet sich davon her, daß das Cytochrom im reduzierten Zustand und nach Begasung mit CO ein Differenzspektrum mit einem Absorptionsmaximum bei 450 nm zeigt. Die Reaktionen benötigen außer Cytochrom P_{450} molekularen Sauerstoff und NADPH, ferner NADPH-Cytochrom-P_{450}-Reductase und Phospholipide, insbesondere Phosphatidylcholin. Im Rahmen dieser Reaktion wird ein Sauerstoffatom aus molekularem Sauerstoff auf das Substrat übertragen. Das andere Sauerstoffatom wird zu Wasser reduziert (Abb. 1.32).

Die Cytochrom-P_{450}-Enzyme kommen ubiquitär vor, in Bakterien, Pflanzen und Tieren. Die nahezu 500 bisher bekannten Cytochrom-P_{450}-Gene haben sich in der Evolution aus einem gemeinsamen Vorläufergen entwikkelt, das vor 3–3,5 Milliarden Jahren entstanden sein dürfte. Die Einteilung der Gene in Genfamilien, Subfamilien und innerhalb einer Subfamilie in die entsprechenden Isoformen erfolgt aufgrund der Sequenzhomologie. Als Abkürzung für Cytochrom P_{450} wird dabei CYP verwendet. Entsprechend dem Grad der Homologie in der Aminosäurensequenz werden alle Enzyme, die eine Sequenzhomologie von > 40% haben, einer **Familie** zugeordnet (z.B. der Familie **CYP 2**). Innerhalb einer Genfamilie werden die Enzyme **Subfamilien** (z.B. der Subfamilie **CYP 2C**) zugeordnet, wobei die Sequenzhomologie der **Isoformen** innerhalb einer Subfamilie > 55% ist (z.B. die Isoformen **CYP 2C8, 2C9, 2C19** usw.).

Bei Säugetieren einschließlich des Menschen sind 14 CYP-Genfamilien und 26 Subfamilien nachgewiesen worden. Davon existieren 20 Subfamilien beim Menschen. Insgesamt sind derzeit 33 menschliche CYP-Enzyme bekannt. **Die für den Arzneimittelstoffwechsel relevanten 12 Isoformen gehören 7 Subfamilien der Genfamilien 1, 2 und 3 an** (Abb.1.33). Die übrigen CYP-Enzyme aus 11 verschiedenen Genfamilien sind an Synthese und Metabolismus von Thromboxan, Prostacyclin, Cholesterin, Vitamin D_3, Gallensäuren und Steroidhormonen beteiligt.

Tabelle 1.9: Grundtypen der Cytochrom-P_{450}-katalysierten Reaktionen

Aliphatische Hydroxylierung: Pentabarbital, Tolbutamid

$$R-CH_3 \xrightarrow{(O)} R-CH_2OH$$

Epoxidierung: Olefinische Doppelbindung, z.B. Vinylchlorid und andere Ethylenhalogenide. Beständigkeit und Art der Folgeprodukte hängen stark von den Substituenten an den Doppelbindungen ab.

$$R-CH=CH-R' \xrightarrow{(O)} R-\overset{\overset{O}{\diagup\diagdown}}{C(H)-C(H)}-R'$$

Aromatische Hydroxylierung: Dabei treten Epoxide als Zwischenstufen auf, die auf unterschiedliche Weise weiterreagieren können. In der Regel entstehen dabei aber Phenole.

Benzol $\xrightarrow{(O)}$ Arenoxid (Epoxid, H, O, H) $\longrightarrow$ Phenol (OH)

N-Oxidation: Anilin, β-Naphthylamin.

$$R-NH_2 \xrightarrow{(O)} R-NHOH$$

S-Oxidation: Phenothiazine.

$$R-S-R' \xrightarrow{(O)} (R-\overset{O}{\overset{\|}{S}}-R') \xrightarrow{(O)} R-\overset{O}{\overset{\|}{\underset{\underset{O}{\|}}{S}}}-R'$$

N-Desalkylierung: Aliphatische Kohlenstoffatome in Nachbarschaft zu Heteroatomen werden leicht oxidiert. Als Oxidationsprodukt entstehen Aldehyde. Gleichzeitig wird die Aminogruppe freigelegt, z.B. Metamphetamin, Ephedrin, Chlorpromazin, Imipramin, Methadon, Pethidin.

$$R-NH-CH_3 \xrightarrow{(O)} (R-NH-CH_2OH) \longrightarrow R-NH_2 + HCHO$$

O-Desalkylierung: Codein, Papaverin, Phenacetin.

$$R-O-CH_3 \xrightarrow{(O)} (R-O-CH_2OH) \longrightarrow R-OH + HCHO$$

Desaminierung: Amphetamin, Ephedrin, Histamin, Mescalin.

$$R-\underset{NH_2}{\underset{|}{CH}}-CH_3 \xrightarrow{(O)} (R-\overset{OH}{\overset{|}{\underset{NH_2}{\underset{|}{C}}}}-CH_3) \longrightarrow R-CO-CH_3 + NH_3$$

Entschwefelung: Schwefelkohlenstoff, Parathion.

$$S=C=S \xrightarrow{(O)} (\overset{\overset{O}{\diagup\diagdown}}{S-C}=S) \longrightarrow O=C=S + S$$

Oxidative Dehalogenierung: Alkylhalogenide.

$$R-CH_2-X \xrightarrow{(O)} R-CH(OH)-X \longrightarrow R-CH=O + H-X$$

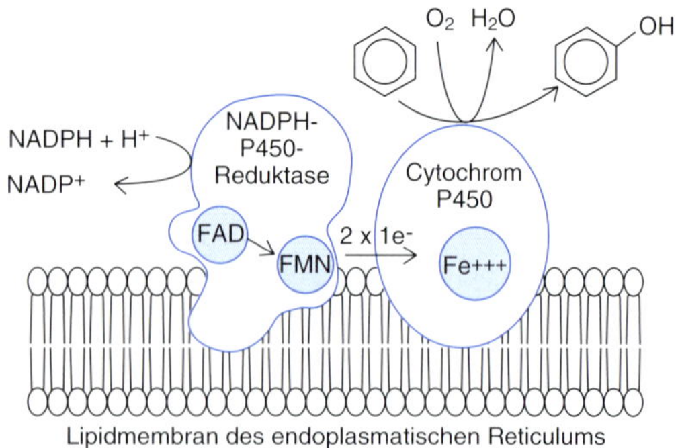

Abb. 1.32 Schematischer Ablauf der mikrosomalen Monooxygenasereaktionen. Mikrosomen sind subzelluläre Partikel, die aus dem glatten endoplasmatischen Reticulum bei der Aufarbeitung von Gewebe und anschließender Zentrifugation entstehen. Der Reaktionszyklus besteht aus folgenden Schritten: 1) Cytochrom P_{450} im oxidierten Zustand bindet das lipophile Substrat; 2) das Flavoprotein NADPH-P_{450}-Oxidoreductase überträgt ein einzelnes Elektron auf das Häm-Fe^{3+}, das in Fe^{2+} übergeht. Dieser Häm-Eisen-Komplex bindet molekularen Sauerstoff als sechsten Liganden. 3) Nach Übertragung eines zweiten Elektrons durch die NADPH-P_{450}-Oxidoreductase oder auch durch Cytochrom b_5 entstehen aktivierter Sauerstoff und H_2O. Der aktivierte Sauerstoff wird auf das Substrat übertragen. 4) Als Reaktionsprodukte entstehen ein Molekül Wasser und das oxidierte Substratmolekül; dabei geht Fe^{2+} wieder in Fe^{3+} über, und ein neuer Zyklus kann beginnen. FAD = Flavin-Adenin-Dinucleotid; FMN = Flavin-Mononucleotid

Charakteristisch für die am Arzneimittelmetabolismus beteiligten CYP-Enzyme ist ihre breite Substratspezifität, so daß Arzneistoffe mit sehr unterschiedlicher chemischer Struktur durch ein und dasselbe Enzym verstoffwechselt werden. Häufig ist auch ein Arzneistoff Substrat für mehrere P_{450}-Enzyme. Dabei können aus dem Arzneistoff unterschiedliche Metaboliten entstehen, die durch ein oder mehrere P_{450}-Enzyme gebildet wurden (Abb. 1.34).

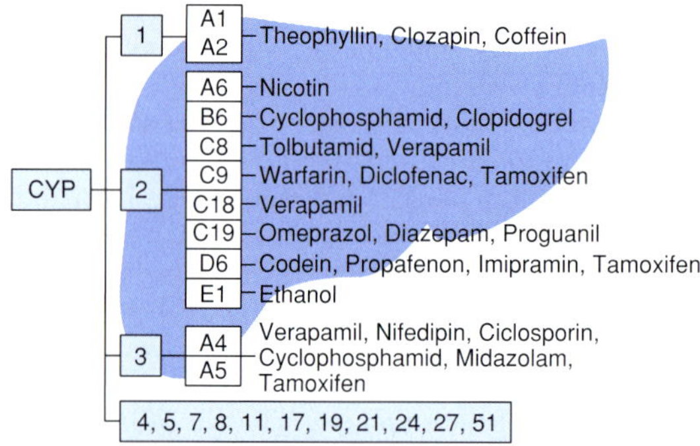

Abb. 1.33 Systematik der menschlichen Cytochrom-P_{450}-Enzyme. Arzneistoffe werden durch Enzyme der Genfamilien 1, 2 und 3 metabolisiert. Für einige therapeutisch häufig eingesetzte Arzneistoffe sind die für ihren Abbau relevanten Isoformen aufgeführt. Die Enzyme der anderen Genfamilien katalysieren die Biotransformation endogener Substrate.

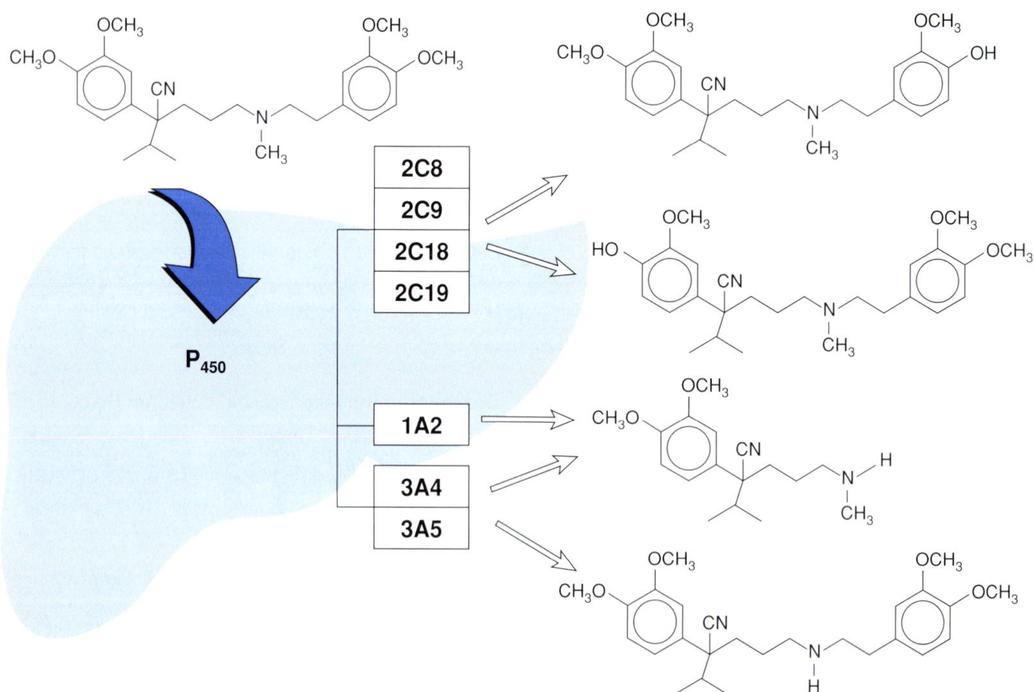

Abb. 1.34 Multiplizität der am Phase-I-Metabolismus eines Arzneistoffs beteiligten P_{450}-Isoenzyme, dargestellt am Beispiel des Verapamils.

Die Leber ist das Organ mit dem höchsten P_{450}-Enzymgehalt des Organismus. Sie enthält 90–95% des gesamten P450. Dabei entfallen 60–65% ihres P_{450}-Gehalts auf Enzyme, die den Arzneistoffmetabolismus katalysieren. **Mit ca. 30% des P_{450}-Gehalts ist CYP 3A4 das wichtigste Cytochrom P_{450}.** 60% aller therapeutisch eingesetzten Arzneistoffe sind CYP-3A4-Substrate. Die Isoformen der 2C-Familien machen 30%, CYP 1A2 etwa 10%, CYP 2A6, CYP 2B6 und CYP 2D6 zusammen etwa 10–15% und CYP 2E1 etwa 5% des P_{450}-Gehalts aus. Im Falle der CYP-Enzyme 2B6, 2C19 und 2D6 ist der Gehalt sehr variabel, da sie einen genetischen Polymorphismus aufweisen (s. S. 48f.). Aber auch bei der Expression von CYP 3A4 werden bis zu 50fache interindividuelle Unterschiede beobachtet. Da die Geschwindigkeit, mit der ein Arzneistoff abgebaut wird, im wesentlichen von der Enzymmenge abhängt, erklären sich so interindividuelle Unterschiede in der Eliminationsgeschwindigkeit von Arzneistoffen, die Substrat für diese CYP-Enzyme sind.

Die Kenntnis der am Abbau von Arzneistoffen beteiligten Enzyme erlaubt darüber hinaus eine Aussage über Interaktionsmöglichkeiten im Sinne einer Induktion oder Hemmung. Bestimmte CYP-Isoenzyme sind durch Nahrungsbestandteile, Genußmittel und Arzneistoffe induzierbar, andere nicht. Dabei ist eine gewisse Selektivität in der Induktion bestimmter Isoenzyme zu beobachten. So führen **Inhaltsstoffe des Zigarettenrauchs** vornehmlich zu einer **Induktion von CYP 1A2**, während Enzyme der CYP-2C-Subfamilie und CYP 3A4 nicht durch Rauchen induziert werden. Im Gegensatz dazu kommt es durch **Rifampicin** zu einer sehr ausgeprägten **Induktion von CYP 3A4 und Enzymen der 2C-Subfamilie.**

Nicht-P_{450}-Oxidationsenzyme

Neben den mischfunktionellen Monooxygenasen sind weitere Enzyme an der Oxidation von Arzneistoffen im Rahmen des Phase-I-Metabolismus beteiligt. Die meisten davon dienen auch wesentlich der Verstoffwechslung endogener Substrate.

Als erstes seien die **Alkoholdehydrogenasen (ADH)** genannt. Sie dehydrieren primäre und sekundäre Alkohole zu Aldehyden und Ketonen. Sie sind dimere cytosolische Enzyme und vor allem in der Leber, den Nieren und der Lunge lokalisiert. Die durch ADH-Enzyme katalysierten Reaktionen sind NAD-abhängig (Abb. 1.35).

Die menschliche Genfamilie der ADH wird in die Subfamilien I–VI eingeteilt. Es sind derzeit 12 verschiedene Genloci bekannt, die die Synthese der entsprechenden ADH-Isoenzyme kodieren. Die Isoenzyme der Subfamilie I (ADH 1, 2 und 3) sind wesentlich an der Oxidation von Ethanol beteiligt. Für die ADH 2 wurde ein genetischer Polymorphismus beschrieben (s. Tab. 1.12, S. 49).

Ethanol CH_3-CH_2-OH + $NAD^{\oplus}$ → CH_3-CHO + NADH + $H^{\oplus}$

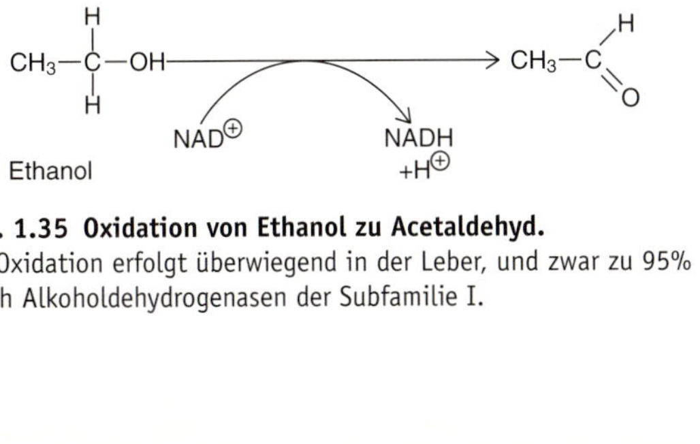

Abb. 1.35 Oxidation von Ethanol zu Acetaldehyd. Die Oxidation erfolgt überwiegend in der Leber, und zwar zu 95% durch Alkoholdehydrogenasen der Subfamilie I.

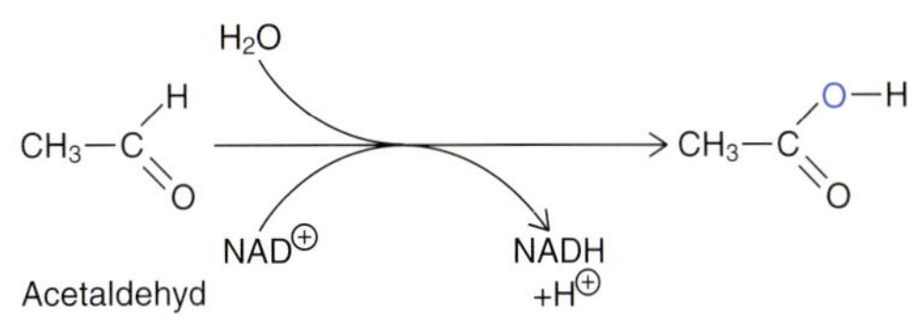

Abb. 1.36 Oxidation von Acetaldehyd, dem kurzlebigen Intermediärmetaboliten beim Abbau von Ethanol, zu Essigsäure mittels der Aldehyddehydrogenase (ALDH 2).

Aldehyde können im Intermediärmetabolismus durch verschiedene Enzyme oxidiert werden, z.B. durch die **Aldehyddehydrogenasen (ALDH).** Aufgrund der breiten Substratspezifität der ALDH-Enzyme werden aliphatische und aromatische Aldehyde oxidiert, in der Regel zu der korrespondierenden Carbonsäure (Abb. 1.36). Die Reaktion ist meist NAD-, seltener NADP-abhängig. Es sind derzeit 12 menschliche ALDH-Gene bekannt, die die Synthese der entsprechenden Isoenzyme kodieren. Die ALDH-Enzyme unterscheiden sich teilweise erheblich in ihrer Aminosäurensequenz. Sie sind in der Zelle mikrosomal, cytosolisch und mitochondrial lokalisiert. Die ALDH 1 (= cytosolisch) und die ALDH 2 (= mitochondrial) kommen hauptsächlich in der Leber vor. Für die ALDH 2 wurde ein genetischer Polymorphismus beschrieben (s. Tab. 1.12, S.49), der für das Flushsyndrom (Palpitationen, Schweißausbruch, Hautrötung, Übelkeit, Erbrechen) nach Genuß von Ethanol verantwortlich ist. Dieser genetische Defekt, der bei Europäern sehr selten ist, findet sich in der asiatischen Bevölkerung in bis zu 50%.

Die **Xanthinoxidase** oxidiert Arzneistoffe mit Xanthinstruktur, wie z.B. Coffein, Theophyllin, Theobromin und Purin-Analoga einschließlich endogener Purine, zu ihren korrespondierenden Harnsäurederivaten (Hypoxanthin s. Abb. 25.4, S. 628; 6-Mercaptopurin s. Abb. 33.17, S. 964).

Bei den **Aminoxidasen** handelt es sich um eine heterogene Enzymgruppe. Man unterscheidet zwischen Monoaminoxidasen, Diaminoxidasen und flavinhaltigen Monooxygenasen. **Monoaminoxidasen** verstoffwechseln neben endogenen Catecholaminen und endogenem Serotonin auch exogen mit der Nahrung zugeführte Amine, z.B. das in Käse enthaltenem Tyramin. Sie finden sich mitochondrial vor allem in monoaminergen Nervenendigungen und in der Leber. Im Gegensatz dazu erfolgt die Metabolisierung des strukturverwandten Amphetamins und seiner Derivate über das Cytochrom-P_{450}-Enzymsystem.

Die **Diaminoxidase** metabolisiert nahezu ausschließlich endogene Substrate, wie z.B. Histamin (s. S. 406f.).

Auch die **flavinhaltigen Monooxygenasen (FMO)** oxidieren hauptsächlich Amine, und zwar am Stickstoff.

Deshalb sind sie hier eingereiht. Aus Imipramin entsteht so z.B. Aminoxid (Abb. 1.37). Durch die FMO werden jedoch auch die S-Oxide von Thiolen, Thioamiden und Disulfiden gebildet.

Das FMO-Enzym ist ein mikrosomal lokalisiertes polymerisches Protein, das Flavin-Adenin-Dinucleotid enthält und deshalb auch als Flavoprotein bezeichnet wird. Der höchste Gehalt findet sich in der Leber. Die durch FMO katalysierten Reaktionen benötigen NADH oder NADPH. Aufgrund der breiten Substratspezifität wird der Abbau zahlreicher Xenobiotika und Arzneistoffe, wie Phenothiazine, Ephedrin und Methamphetamin, katalysiert. Bisher wurden 5 Isoformen als unterschiedliche Genprodukte identifiziert. Für die FMO 3 wurde beim Menschen ein seltener genetischer Defekt beschrieben (s. Tab. 1.12, S. 49), der Ursache für das sogenannte Fish-odor-Syndrom ist. Bei Trägern des Defekts kann das im endogenen Stoffwechsel entstehende oder mit der Nahrung zugeführte, nach Fisch riechende Trimethylamin nicht in das geruchlose N-Oxid umgewandelt werden. Inwieweit auch Arzneistoffe davon betroffen sind, ist unbekannt.

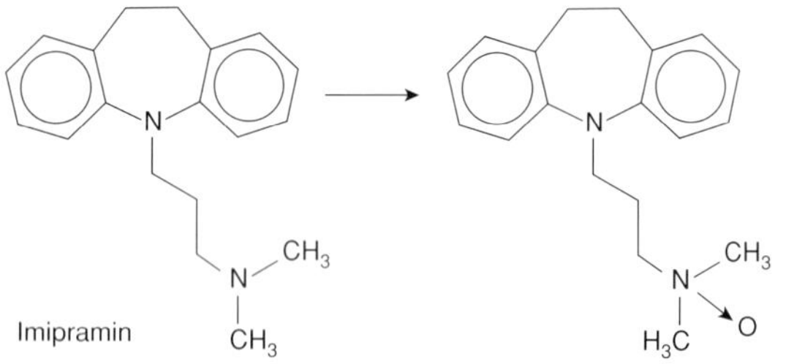

Imipramin

Abb. 1.37 N-Oxidation von Imipramin durch flavinhaltige Monooxygenasen (FMO).

Reductasen

Durch jene mischfunktionellen Monooxygenasen, die oben als Oxidationsenzyme beschrieben sind (s. S. 41f.) und zu denen Cytochrom-P_{450}-Enzyme, NADPH-Cytochrom-P_{450}-Reductase und Phospholipide zählen, werden zahlreiche Reduktionsreaktionen katalysiert. Durch Sauerstoff werden diese Reduktionsreaktionen gehemmt, sie laufen daher in der Leber vor allem unter hypoxischen Bedingungen ab. Hypoxiegefährdete Bereiche in der Leber befinden sich vor allem zentrolobulär, wo der niedrigste Sauerstoffpartialdruck herrscht.

Tab 1.10 listet Beispiele für Reduktionsreaktionen im Phase-I-Metabolismus auf.

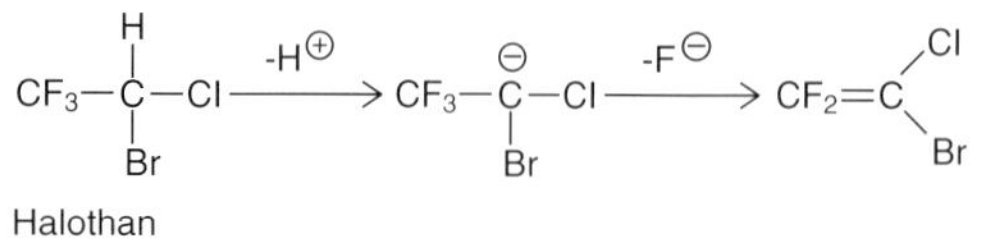

$$CF_3-CHBrCl \xrightarrow{-H^{\oplus}} CF_3-C^{\ominus}BrCl \xrightarrow{-F^{\ominus}} CF_2=CClBr$$

Halothan

Abb. 1.38 Reduktive Abspaltung von Fluorid aus Halothan unter hypoxischen Bedingungen in der Leber.

Tabelle 1.10: Typische Substrate für Reduktionsreaktionen im Arzneistoffmetabolismus

Substanz-Gruppe	Substanzen
Azo-Verbindungen	Sulfasalazin, Sulfachrysoidin
Nitro-Verbindungen	Chloramphenicol, Nitrazepam, Nitrofurantoin
Polyhalogenierte Kohlenwasserstoffe	CCl_4, Halothan

Polyhalogenierte Kohlenwasserstoffe werden in erster Linie durch die Cytochrom-P_{450}-2B-Subfamilie reduziert (Abb. 1.38). Bei den Reaktionen entstehen Radikale, die mit Proteinen, Lipiden und der DNA reagieren und dadurch die Zelle schädigen können. Die reduktive Dehalogenierung von Halothan (Abb. 1.38) wird als eine Ursache für die „Halothan-Hepatitis" (s. S. 289) angesehen.

Im Darmlumen werden Reduktionsreaktionen von bakteriellen Enzymen katalysiert (Nitrobenzol, Azo-Verbindungen, z.B. Sulfasalazin und seine Abkömmlinge).

Esterasen und Epoxidhydrolasen

Ester, Amide und Epoxide werden im Organismus enzymatisch hydrolysiert. Die bei der Hydrolyse von Estern und Amiden beteiligten Enzyme besitzen häufig sowohl Esterase- als auch Amidaseaktivität. Sie sind hauptsächlich im endoplasmatischen Reticulum der Leber lokalisiert. Die Acetylcholinesterase, das klassische synaptische Enzym, weist dagegen eine hohe Substratspezifität auf. Die Pseudocholinesterase (= Butyrylcholinesterase; s. S. 124) kommt außer in der Leber auch im Blutplasma vor. Für dieses Enzym wurde beim Menschen ein seltener genetischer Defekt beschrieben, der für eine lang andauernde Atemlähmung nach Gabe des Muskelrelaxans Suxamethonium (s. Tab. 1.12, S. 49) verantwortlich sein kann. Weitere Substrate für die Pseudocholinesterase im Plasma sind Procain (Abb. 1.39) und Acetylsalicylsäure.

Epoxide sind reaktive elektrophile Verbindungen, die durch **Epoxidhydrolasen** (manchmal auch als Epoxid-

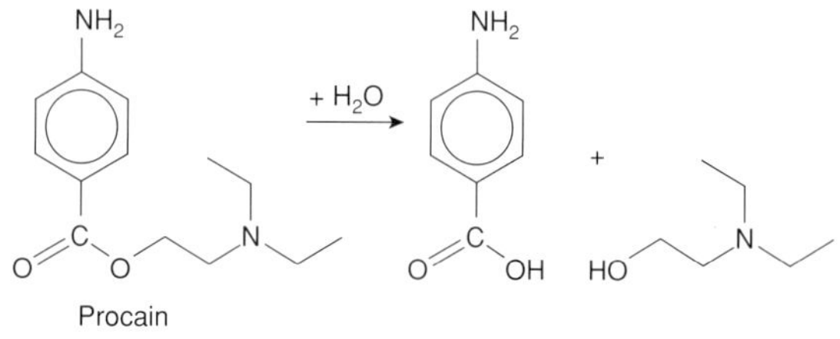

Procain $\xrightarrow{+H_2O}$ 4-Aminobenzoesäure + Diethylaminoethanol

Abb. 1.39 Hydrolyse von Procain durch Plasmaesterasen.

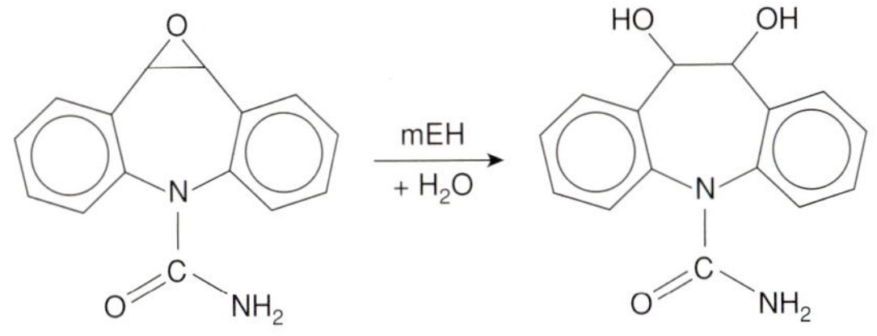

Carbamazepin-Epoxid

Abb. 1.40 Hydratisierung von Carbamazepin-Epoxid durch mikrosomale Epoxidhydrolase (mEH).

UDPGA

Paracetamol

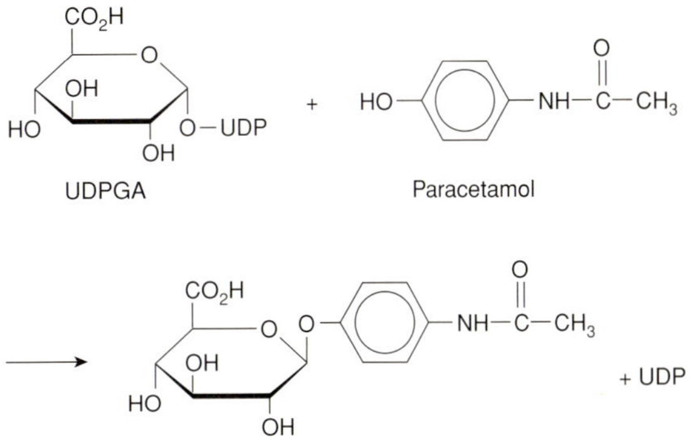

p-Hydroxyacetanilid-β-glucuronid

Abb. 1.41 Glucuronidierung von Paracetamol mittels aktivierter Glucuronsäure (UDPGA).

hydratasen bezeichnet) bevorzugt zu trans-Diol-Isomeren hydrolysiert werden. Diese Art der Reaktion ist eine besondere Form der Hydrolyse, im engeren Sinne eine Hydratisierung, da es nach einem Einbau von Wasser zu keiner Spaltung des Moleküls kommt. Die Leber weist den höchsten Gehalt an Epoxidhydrolasen auf. Sie sind vorzugsweise mikrosomal lokalisiert. Daneben existiert eine cytosolische Form der Epoxidhydrolase. Die mikrosomale Epoxidhydrolase kommt in Form eines Multienzymkomplexes mit Cytochrom-P_{450}-Enzymen vor und ermöglicht so eine schnelle Inaktivierung der durch Cytochrom-P_{450}-Enzyme gebildeten (s. Tab. 1.9, S. 41) reaktiven und damit zellschädigenden Epoxide. Substrate sind neben endogenen Verbindungen die Epoxide von Arzneistoffen (Abb. 1.40) und anderen Xenobiotika wie des Präkarzinogens (7R,8S)-Benzo(a)pyren-7,8-Oxid.

Enzyme und Reaktionen des Phase-II-Metabolismus

Glucuronosyltransferasen

Uridindiphosphat-Glucuronosyltransferasen (UGT) sind eine Superfamilie von Enzymen, die die kovalente Bindung von Glucuronsäure an funktionelle Gruppen lipophiler Verbindungen katalysieren. Diese Enzyme übertragen aktivierte Glucuronsäure auf Hydroxy-, Carboxy-, Amino- und SH-Gruppen. Substrate sind Bilirubin, Steroidhormone, Gallensäuren, biogene Amine, fettlösliche Vitamine, Umweltgifte und Arzneistoffe (Abb. 1.41). UGT-Enzyme spielen eine zentrale Rolle bei der Entgiftung und Elimination dieser Substanzen, da die Reaktionsprodukte in der Regel biologisch inaktiv sind und aufgrund ihrer Polarität sehr viel schneller als die Ausgangssubstanzen aus dem Organismus ausgeschieden werden können. Die UGT-Enzyme werden in einer Vielzahl von Organen – Leber, Darm, Nieren, Lunge, Prostata, Haut und Gehirn – exprimiert, wobei die Leber den höchsten Gehalt aufweist. Sie sind im endoplasmatischen Reticulum lokalisiert.

Die Anwesenheit homologer Sequenzen in den UGT-Genen von Pflanzen, Bakterien und Tieren deutet darauf hin, daß die verschiedenen Formen aus einem gemeinsamen Vorläufergen entstanden sind. Bisher sind 17 menschliche UGT-Isoformen identifiziert worden. Die Einteilung in Genfamilien erfolgt anhand der Sequenzhomologie, wobei UGT-Enzyme mit einer Sequenzhomologie von mehr als 50% zu einer Genfamilie gerechnet werden. Analog der Nomenklatur für Cytochrom-P_{450}-Enzyme steht die erste Zahl für die Genfamilie, der Buchstabe für die Subfamilie und die Zahl nach dem Buchstaben für das individuelle Gen bzw. Enzym innerhalb einer Subfamilie, z.B. UGT 1A1. **Die 17 menschlichen UGT-Isoformen gehören zu den Genfamilien 1 und 2.**

In der Genfamilie 1 ist bisher nur eine Subfamilie A mit 10 Isoformen (UGT 1A1–10) identifiziert und hinsichtlich der Substratspezifität charakterisiert worden. Die Isoformen werden durch differentielles Splicing aus einem Gen gebildet, das auf dem Chromosom 2 lokalisiert ist und aus 16 Exons besteht. Substrate für die UGT-1A-Isoformen sind Bilirubin, planare Phenole, halogenierte Alkylphenole und Steroide. Mutationen der UGT 1A1 (s. Tab. 1.12, S. 49) sind Ursache für das Crigler-Najjar-Syndrom Typ I und II sowie das Meulengracht-Gilbert-Syndrom. Beim Crigler-Najjar-Syndrom Typ I tragen beide Gene des Chromosomensatzes inaktivierende Mutationen, die zum völligen Funktionsverlust des Enzyms führen. Daraus resultiert eine schwere Hyperbilirubinämie, die bei Säuglingen zur Bilirubinenzephalopathie mit schweren neurologischen Störungen und zum Tod der betroffenen Kinder führt. Beim Crigler-Najjar-Syndrom Typ II wird ein Enzym mit herabgesetzten katalytischen Eigenschaften synthetisiert, das in geringem Umfang Bilirubin glucuronidieren kann. Für das Meulengracht-Gilbert-Syndrom, das mit einer Häufigkeit von 2–5% in der Bevölkerung vorkommt, sind mehrere Mutationen der UGT 1A1 beschrieben worden, die alle zu einer leichteren Form der unkonjugierten Hyperbilirubinämie ohne Krankheitswert führen.

Innerhalb der UGT-2-Familie existieren beim Menschen die Subfamilien 2A und 2B. UGT 2A ist in der Nasenschleimhaut an der Inaktivierung bestimmter Duftstoffe beteiligt. Endogene Substrate für die UGT-

2B-Isoformen sind Steroide und deren Metaboliten sowie Gallensäuren. UGT 2B7 ist das wesentliche Enzym für die Bildung von Morphin-6- und Morphin-3-Glucuronid. Morphin-6-Glucuronid stellt eine Ausnahme von der Regel dar, daß Glucuronide pharmakologisch unwirksam sind: Morphin-6-Glucuronid ist als μ-Agonist stärker wirksam als die Ausgangssubstanz Morphin.

Glutathion-S-Transferasen

Die **Glutathion-S-Transferasen (GST)** sind eine Familie vornehmlich cytosolischer Enzyme, die in allen Geweben vorhanden sind. Ihre höchste Konzentration findet sich in den Hepatocyten. Sie katalysieren die Konjugation einer Vielzahl von elektrophilen Verbindungen unterschiedlicher Struktur mit dem endogenen Tripeptid Glutathion (Tab. 1.11).

Viele Glutathionkonjugate unterliegen einer enzymatisch katalysierten Modifikation ihres Peptid-Anteils. In einem ersten Schritt wird dabei der Glutamat-Teil durch eine Glutathionase (γ-Glutamyltranspeptidase) und anschließend Glycin durch eine Aminopeptidase entfernt. Die beiden Enzyme sind sowohl in der Leber als auch im Gastrointestinaltrakt und in der Niere zu finden. In einem letzten Schritt wird die Amino-Gruppe des Cysteins durch eine hepatische N-Acetylase acetyliert, was zur Bildung der entsprechenden Mercaptursäure führt (Abb. 1.42). Die Glutathionkonjugation ist als ein physiologischer Schutz gegenüber potentiell toxischen, elektrophilen Metaboliten anzusehen.

Glutathion-S-Transferasen wirken nicht nur als Enzyme. Sie binden auch eine Anzahl endogener und exogener Substrate (Bilirubin, Tetracyclin, Penicillin, Etacrynsäure), ohne eine entsprechende Konjugationsreaktion zu katalysieren.

Bei den löslichen GST-Enzymen des Menschen sind bisher 6 Familien beschrieben worden. Die Zuordnung erfolgt wieder auf Basis der Sequenzhomologie. Innerhalb einer GST-Familie besitzen die unterschiedlichen Enzyme mindestens eine 40%ige Aminosäurenidentität. Beim Menschen sind die Familien α, μ, κ, π, ϑ und ζ nachgewiesen worden.[1] π ist die häufigste Form.

Für mehrere GST-Enzyme existieren genetische Polymorphismen (s. Tab. 1.12, S. 49). Im Fall von GST M1 besitzen 30–60% der europäischen Bevölkerung kein funktionsfähiges Enzym. Träger der Defektvarianten haben ein erhöhtes Lungen- und Blasenkarzinomrisiko. Dies zeigt, daß die GST-Enzyme eine zentrale Rolle bei der Entgiftung reaktiver kanzerogener Substanzen spielen. Für die Behandlung von Karzinomen mit alkylierenden Chemotherapeutika wie Melphalan, Cyclophosphamid, Busulfan und Chlorambucil ist von Bedeutung, daß Resistenzen bestimmter Tumorzellen gegenüber diesen Cytostatika mit einer Zunahme bestimmter GST-Enzyme assoziiert sind.

N-Acetyltransferasen

Acetylierungsreaktionen sind für viele aromatische Amine und Sulfonamide ein wichtiger Metabolisierungsschritt. Katalysiert werden die Reaktionen durch Acetyltransferasen, die als Cofaktor Acetyl-Coenzym A benötigen. Die **N-Acetyltransferasen** sind cytosolische Enzyme, die in höchster Konzentration in der Leber vorkommen. Für das Tuberkulostatikum Isoniazid stellt die N-Acetylierung den Hauptmetabolisierungsweg dar (Abb. 1.43). Das Produkt dieser Reaktion, das N-Acetylisoniazid, wirkt nicht mehr tuberkulostatisch. Beim Menschen sind zwei Formen bekannt, die N-Acetyltransferase I und II (NAT I und NAT II). Isoniazid ist

[1] Bei der Nomenklatur der GST-Enzyme werden zur Bezeichnung der Familien griechische Buchstaben verwendet. Spricht man vom jeweiligen Genotyp, ist es üblich, lateinische Buchstaben anzugeben.

Tabelle 1.11: Grundtypen Glutathion-S-Transferase-abhängiger Reaktionen

Reaktionstyp	Substratgruppe	Beispiel
Substitution von		
Halogen-, Nitro-, Sulfat-Resten	aktivierte aliphatische Kohlenstoffatome	Benzylchlorid
Halogen-, Nitro-Resten	aktivierte aromatische Kohlenstoffatome	1,2-Dichlor-4-nitrobenzol
Nitrat-Rest	organische Nitrate	Nitroglycerin
Hydroxyl-Rest	Hydroperoxide	Lipidhydroperoxide
Addition an		
α-, β-ungesättigte Carbonyl-Verbindungen	Chinone, Chinonimine	Paracetamol
kleine Ringe (Abb. 1.42)	Epoxide	Benzolepoxid, Naphthalinepoxid

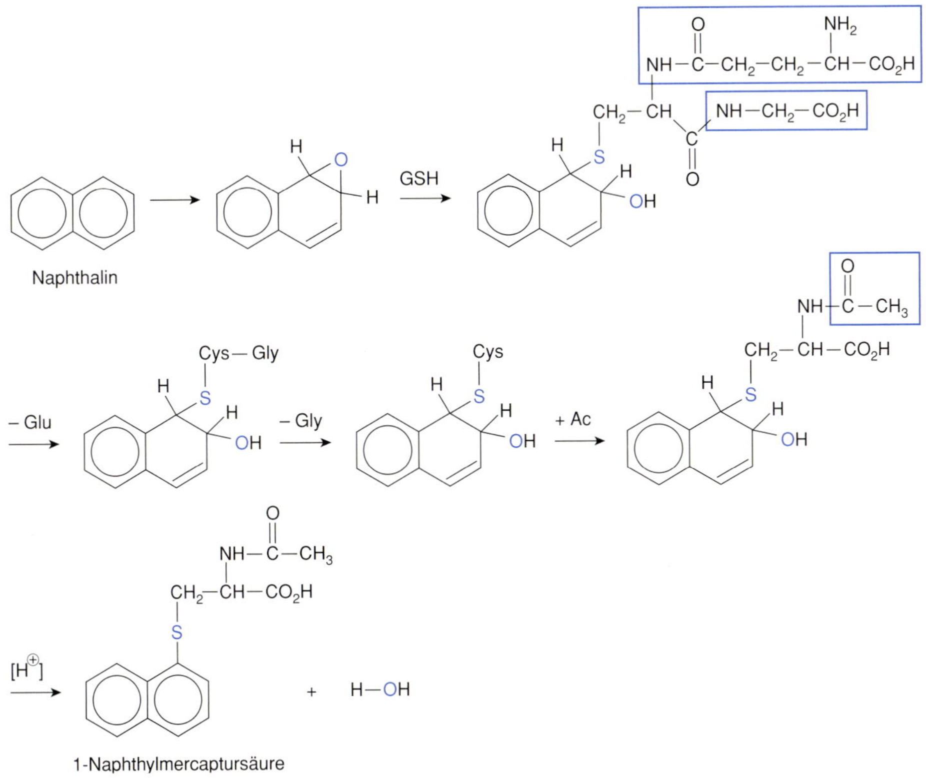

Naphthalin

GSH

– Glu

– Gly

+ Ac

$[H^{\oplus}]$

+ H—OH

1-Naphthylmercaptursäure

Abb. 1.42 Epoxidierung und anschließende Konjugation eines aromatischen Kohlenwasserstoffs (Naphthalin) mit Glutathion (GSH) und Abbau des Konjugats zu Mercaptursäure.

ein Substrat der NAT II. Die NAT II war das erste Beispiel für ein arzneistoffabbauendes Enzym, für das genetisch bedingte Unterschiede beschrieben wurden (s. Tab. 1.12, S. 49). Typische Substrate für die NAT I sind para-Aminobenzoesäure und para-Aminosalicylsäure. Auch für die NAT I ist eine Vielzahl von Mutationen beschrieben, die mit einer veränderten Aktivität des Enzyms einhergehen.

Sulfotransferasen

Sulfotransferasen (SULT) katalysieren die Konjugation des Sulfat-Restes von 3'-Phosphoadenosin-5'-phosphosulfat mit Phenolen, Alkoholen und Aminen. Zahlreiche endogene und exogene Substrate, wie Steroidphenole (Schilddrüsen- und Sexualhormone), Gallensäuren, Monoamin-Neurotransmitter und Benzylalkohole, wurden identifiziert (Abb. 1.44). Da der Sulfat-Pool im Menschen beschränkt ist und Sulfat aus schwefelhaltigen Aminosäuren gewonnen werden muß, kann bei hohem Fremdstoffumsatz die Sulfatierung von endogenen Substraten, z.B. Steroidhormonen, gehemmt werden. Die cytosolischen Enzyme kommen in vielen Geweben vor, vor allem in der Leber, den Nieren und dem Gastrointestinaltrakt.

In der SULT-Genfamilie wurden beim Menschen bis jetzt mindestens 5 Enzyme mit unterschiedlicher chromosomaler Lokalisation identifiziert.

Methyltransferasen

Methyltransferasen katalysieren N-, O-oder S-Methylierungsreaktionen. Dabei wird eine aktivierte Methyl-Gruppe in Form von S-Adenosylmethionin verwendet.

Beim Menschen werden 5 Methyltransferasen unterschieden, die cytosolisch oder membranständig lokalisiert sind und hauptsächlich in der Leber exprimiert

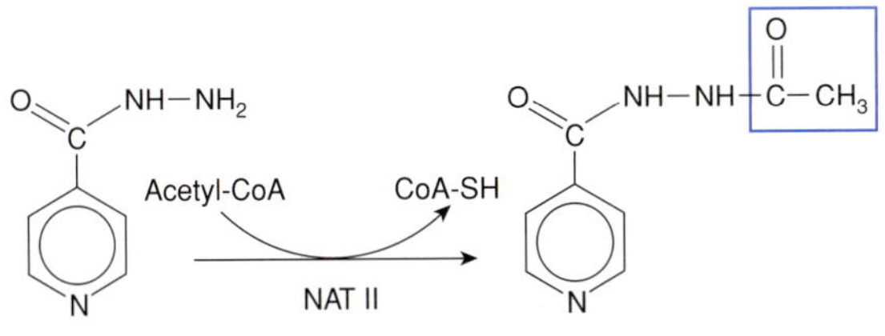

Acetyl-CoA

CoA-SH

NAT II

Isoniazid

N-Acetylisoniazid

Abb. 1.43 N-Acetylierung von Isoniazid in einer Acetyl-CoA-abhängigen Reaktion (N-Acetyltransferase II, NAT II).

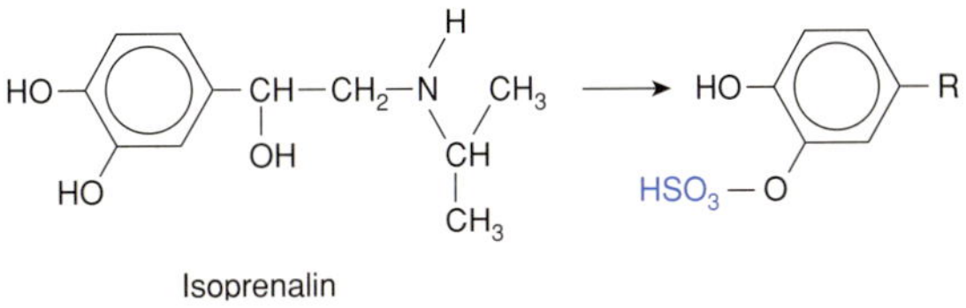

Isoprenalin

Abb. 1.44 Konjugation mit Sulfat am Beispiel von Isoprenalin.

werden. Aliphatische und aromatische Amine, stickstoffhaltige Heterocyclen, Phenole und Catechole sowie Mercaptane sind die Substrate. Nach ihren Substraten nennt man die Enzyme z.B. Catechol-O-Methyltransferase (COMT), Histamin-N-Methyltransferase oder Thiopurin-S-Methyltransferase (TPMT). Für alle 5 Methyltransferasen gibt es seltene genetische Defekte. Klinisch relevant ist dies vor allem für die Therapie mit Thiopurinen (Azathioprin, 6-Mercaptopurin, Thioguanin), den Substraten der TPMT. Bei 1 von 300 Personen fehlt die TPMT-Aktivität (Tab. 1.12), bei ca. 11% der europäischen Bevölkerung ist sie herabgesetzt. Bei den Betroffenen entwickeln sich unter Standarddosierung mit Thiopurinen schwere, z.T. lebensbedrohliche Pancytopenien.

Konjugation mit Aminosäuren

Die Konjugation mit Aminosäuren ist eine besondere Form der N-Acylierung, wobei der Arzneistoff selbst und nicht der endogene Cofaktor aktiviert wird. Körperfremde Carbonsäuren werden durch die Bindung an Coenzym A aktiviert und auf endogene Aminosäuren übertragen. Die Aminosäuren-N-Acyltransferasen kommen mitochondrial vor allem in Leber und Niere vor. Bevorzugte Kopplungspartner sind bei Säugern die Aminosäuren Glycin und Glutamin. Die Glycinkonjugation der Benzoesäure zur renal ausgeschiedenen Hippursäure (Abb. 1.45) gilt als die erstentdeckte Reaktion im Fremdstoffmetabolismus. Sie wurde in einem Selbstversuch von Wilhelm Keller, einem Schüler von Friedrich Wöhler, 1842 nachgewiesen.

Extrahepatischer Metabolismus

Die Bioverfügbarkeit vieler Arzneistoffe ist trotz vollständiger Resorption niedrig, da sie während der Passage durch Darmwand und Leber ausgiebig metabolisiert werden (First-pass-Metabolismus oder präsystemische Elimination; s. Tab. 1.6, S. 35). Lange ist man davon ausgegangen, daß bei Arzneistoffen mit ausgeprägter präsystemischer Elimination die Leber die entscheidende Rolle spielt. Dem Metabolismus durch die Darmwand wurde nur geringe Bedeutung beigemessen, da ihr Gehalt an arzneistoffabbauenden Enzymen, insbesondere Cytochrom-P_{450}-Enzymen, im Vergleich zur Leber sehr niedrig ist und auch nicht alle Cytochrom-P_{450}-Enzyme, die in der Leber exprimiert sind, in der Darmwand vorkommen. Die Leber enthält, wie oben erwähnt, ca. 90–95% des Gesamtkörpergehalts an Cytochrom P_{450}, der Darm lediglich 1–2%. Inzwischen hat man jedoch erkannt, daß im Falle der Immunsuppressiva Ciclosporin und Tacrolimus sowie des HIV-Proteasehemmers Saquinavir die präsystemische Elimination durch die Darmwand mehr zum First-pass-Metabolismus beträgt als die Leber. Auch bei nahezu allen Calciumkanalblockern und einigen HMG-CoA-Reductasehemmern ist die niedrige orale Bioverfügbarkeit auf eine erhebliche präsystemische Elimination in der Darmwand zurückzuführen. **CYP 3A4 ist das relevante Enzym**, da 70% vom gesamten Cytochrom P_{450} im Darm auf diese Isoform entfallen. Daneben sind in vielen anderen Geweben Cytochrom-P_{450}-Enzyme nachweisbar. Verglichen mit Leber und Darm ist die Expression jedoch so niedrig, daß in der Regel der Beitrag dieser Organe zum Gesamtmetabolismus gering sein dürfte.

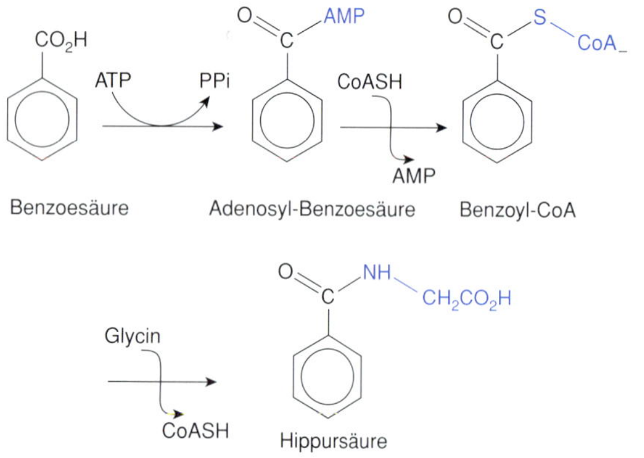

Abb. 1.45 Glycinkonjugation von Benzoesäure zu Hippursäure (Benzoesäure, 3D-Abb. auf CD-Rom).

Genetische Aspekte

Beim Abbau mancher Arzneistoffe spielen Erbfaktoren eine entscheidende Rolle. Neben der genetischen Konstitution des Patienten können Rauchen, Alkoholgenuß, die Zusammensetzung der Nahrung, mit der Nahrung und am Arbeitsplatz aufgenommene Insektizide und Herbizide, Alter, Geschlecht, Erkrankungen und die gleichzeitige Gabe von anderen Arzneistoffen in die Regulation, Expression und Funktion der fremdstoffmetabolisierenden Enzyme eingreifen. Durch die Kenntnis dieser Zusammenhänge hat sich das Verständnis für die komplexen wechselseitigen Einflüsse von Umwelt und Organismus auf den Arzneistoffmetabolismus vertieft, und es konnten wichtige Rückschlüsse für die therapeutische Anwendung davon betroffener Arzneistoffe gezogen werden.

Für genetisch determinierte Variationen der Arzneistoffwirkungen und -nebenwirkungen hat der Heidelberger Humangenetiker Friedrich Vogel 1959 den Terminus **Pharmakogenetik** geprägt. Die Pharmakogenetik befaßt sich mit erblich bedingten Unterschieden in der Wirkung von Arzneistoffen, die klinisch relevant werden, wenn es aufgrund eines genetischen Polymorphismus oder aufgrund seltener genetischer Defekte zu abnormen Arzneistoffreaktionen kommt. Von einem genetischen Polymorphismus sprechen wir, wenn ein monogen vererbtes Merkmal in der Bevölkerung in mindestens zwei Phänotypen und damit mindestens zwei Genotypen auftritt, wobei keiner der Phänotypen eine geringere Häufigkeit als 1–2% aufweist. Genetisch sind Polymorphismen auf multiple Allele an einem Genort zurückzuführen und durch eine hohe Frequenz von Heterozygoten in der Bevölkerung charakterisiert. Liegt die Allelhäufigkeit unter 1%, spricht man von seltenen Varianten.

Prinzipiell lassen sich zwei Mechanismen unterscheiden, durch die genetische Faktoren die Arzneistoffwirkung beeinflussen bzw. unerwünschte Arzneistoffwirkungen hervorrufen können. **Der erste Mechanismus ist eine genetisch bedingte Variation der Pharmakodynamik**, die darauf zurückzuführen ist, daß Genmutationen von Rezeptoren, Enzymen oder anderen Proteinen bei normaler Plasmakonzentration des Arzneistoffs zu anomalen Wirkungen führen. Der Metabolismus des Arzneistoffs zeigt dabei keine Abweichung von der Gesamtpopulation. **Der zweite Mechanismus betrifft genetisch bedingte Variationen der Pharmakokinetik**, die in der Regel darauf zurückzuführen sind, daß aufgrund von Mutationen bestimmte arzneistoffabbauende Enzyme nicht exprimiert werden oder in ihren katalytischen Eigenschaften verändert sind. Als Folge des veränderten Arzneimittelmetabolismus kommt es bei den betroffenen Patienten zu erheblichen Abweichungen in der Pharmakokinetik bestimmter Arzneistoffe.

Individuen mit einem defizienten Metabolismus bestimmter Arzneistoffe bezeichnet man phänotypisch als **defiziente Metabolisierer** (*poor metabolisers*, PM) im Unterschied zu den **normalen Metabolisierern** (*extensive metabolisers*, EM). Die Häufigkeit defizienter Metabolisierer bei den bekannten genetischen Polymorphismen des Arzneimittelmetabolismus ist unterschiedlich. Darüber hinaus gibt es erhebliche Rassenunterschiede.

Man sollte sich klarmachen, daß ein defizienter Metabolismus eine Arzneistoffwirkung in entgegengesetzten Richtungen verändern kann. Einerseits kann der Arzneistoff aufgrund der verzögerten Elimination kumulieren, dadurch können Wirkung und möglicherweise Nebenwirkungen verstärkt werden. Andererseits kann, wenn im wesentlichen Metaboliten an der Wirkung des Arzneistoffs beteiligt sind oder der Metabolit das eigentliche Wirkprinzip darstellt, während der Arzneistoff selbst ein „Prodrug" ist, mangels Bildung dieses Metaboliten der therapeutische Effekt ausbleiben.

Tab. 1.12 gibt eine Übersicht. Drei wichtige Polymorphismen werden im Folgenden beschrieben.

Cytochrom-P_{450}-2D6 (Spartein/Debrisoquin)-Polymorphismus

Bei diesem Polymorphismus, der nach den beiden zu seiner Entdeckung führenden Arzneistoffen benannt ist, wird in 5–10% der europäischen Population das Cytochrom P_{450} 2D6 (CYP 2D6) nicht exprimiert. Das die Synthese dieses Cytochroms kodierende Gen ist auf dem langen Arm des Chromosoms 22 lokalisiert. Von den

Tabelle 1.12: Genetische Polymorphismen und seltene Defekte arzneistoffabbauender Enzyme

Enzym	Häufigkeit defizienter Metabolisierer in der europäischen Bevölkerung
CYP 2A6	1–2%
CYP 2D6 (Debrisoquin/Spartein-Polymorphismus)	5–10%
CYP 2C9	≈ 2%
CYP 2C19 (Mephenytoin-Polymorphismus)	2–5%
ADH 2 (Alkoholdehydrogenase)	5–20%
ALDH 2 (Aldehyddehydrogenase)	bei Kaukasiern extrem selten, in Asien bis 50%
FMO 3 (Flavin-Monooxygenase)/Fish-odor-Syndrom	unbekannt
DPD (Dihydropyrimidin-Dehydrogenase)*	≈ 1 : 100000
Pseudo- oder Butyrylcholinesterase	≈ 0,05%
Paraoxonase**	5–10%
UGT 1A1 (Uridindiphosphat-Glucuronosyltransferase)	5–7%
GST (Glutathion-S-Transferasen)	GST T1 ≈ 38%, GST M1 30–60%
NAT II (N-Acetyltransferase)	≈ 50%
TPMT (Thiopurin-S-Methyltransferase)	0,3%

* Die Dihydropyrimidin-Dehydrogenase (DPD) katalysiert den initialen reduktiven Abbauweg endogener Pyrimidine wie Thymin und Uracil und des Cytostatikums 5-Fluorouracil, eines fluorierten Pyrimidinanalogons.

** Die Paraoxonase ist eine plasmatische Arylesterase. Substrate sind aromatische Carbonsäureester, Carbamate und organische Phosphorsäureester, wie z.B. Paraoxon, das nach metabolischer Umwandlung aus dem Pflanzenschutzmittel Parathion (= E 605) entsteht.

mehr als 50 bisher identifizierten Mutationen sind 16 dafür verantwortlich, daß **CYP 2D6 nicht gebildet** wird. Bei homozygoten Defektallelträgern für diese 16 Mutationen resultiert daraus ein defizienter Metabolisierer-Phänotyp. Des weiteren existieren mehrere Mutationen, bei denen ein **in seinen katalytischen Eigenschaften verändertes Enzym gebildet** wird. Bei mehr als 50 Arzneistoffen wird der Metabolismus nahezu ausschließlich oder teilweise durch CYP 2D6 katalysiert. Es handelt sich dabei um Antiarrhythmika der Klasse I, Neuroleptika, Antidepressiva, einige Betablocker, HT_3-Rezeptor-Antagonisten, Amphetamin und Derivate sowie Opioide. Da bei defizienten Metabolisierern die Elimination der betroffenen Arzneistoffe erheblich eingeschränkt ist, kommt es zur Kumulation des Wirkstoffs und daraus resultierend zu Nebenwirkungen (Abb. 1.46). So treten von der Plasmakonzentration abhängige Nebenwirkungen unter einer Therapie mit Antiarrhythmika und Antidepressiva nahezu ausschließlich bei defizienten Metabolisierern auf. Ein Beispiel für die Verlängerung der Eliminationshalbwertszeit wurde schon oben gegeben: das Perhexilin (s. Abb. 1.31, S. 40).

Als anderes Extrem konnte der Phänotyp der sogenannten **extrem schnellen Metabolisierer** (*ultrarapid metabolisers*, UM) als Ursache für eine fehlende therapeutische Wirksamkeit identifiziert werden. Genetisch ist dafür eine Genamplifikation des CYP 2D6*2-Allels verantwortlich, die bei 2–3% der Bevölkerung auftritt. Bei dem Antidepressivum Nortriptylin, einem Substrat von CYP 2D6, muß in Abhängigkeit vom Metabolisierer-Phänotyp mit der Dosierung zwischen 10 und 500 mg variiert werden, um den gewünschten therapeutischen Effekt zu erzielen und Nebenwirkungen zu vermeiden.

Cytochrom-P_{450}-2C19(Mephenytoin)-Polymorphismus

Etwa 2–5% der europäischen Bevölkerung sind nicht in der Lage, den Hauptmetaboliten des Antiepileptikums Mephenytoin zu bilden. Das die Reaktion katalysierende Enzym ist Cytochrom P_{450} 2C19 (CYP 2C19). Bisher sind mehrere Allele mit fehlender oder herabgesetzter Enzymfunktion identifiziert worden. Defiziente Metabolisierer sind homozygot für ein autosomal-rezessives Allel. Interessant ist, daß der CYP-2C19-Metabolisierungs-

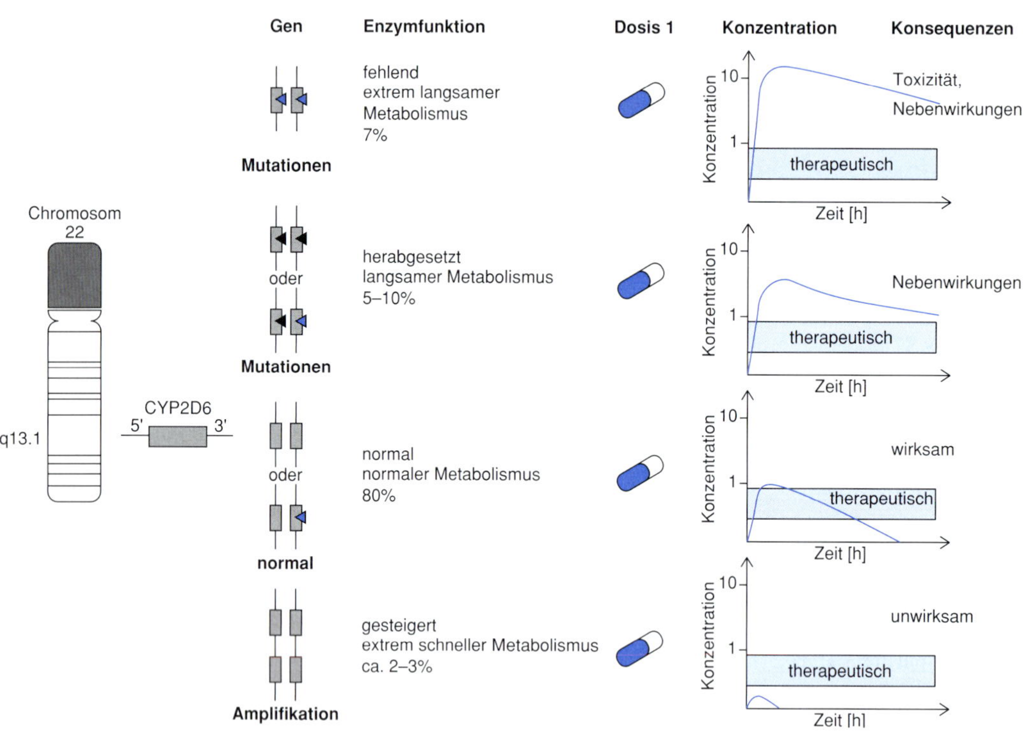

Abb. 1.46 Genetischer Polymorphismus des CYP-2D6-Gens und Konsequenzen für davon betroffene Arzneistoffe. Erhalten Patienten, wie in der Abbildung dargestellt, die gleiche Dosis eines Arzneistoffs, der überwiegend durch CYP 2D6 abgebaut wird, so resultieren daraus in Abhängigkeit vom Genotyp extreme Unterschiede in den Plasmakonzentrationen. Bei ca. 7% der Patienten, die homozygot für zwei nicht-funktionelle Allele ( ) sind, wird kein funktionsfähiges Enzym gebildet. Daraus resultiert ein extrem langsamer Metabolismus (oberste Zeile). Etwa 5–10% der Patienten haben einen eingeschränkten Metabolismus. Der Grund dafür ist, daß diese Patienten homozygot ( ) für Mutationen mit herabgesetzter Enzymfunktion oder heterozygot für diese Mutationen in Kombination mit einem nicht-funktionellen Allel für CYP 2D6 sind (zweite Zeile von oben). 80% der Patienten sind normale Metabolisierer (dritte Zeile von oben). Etwa 2–3% der Patienten haben einen extrem schnellen Metabolismus aufgrund von Genamplifikationen. Unter Standarddosierung finden sich bei diesen Patienten kaum meßbare Plasmakonzentrationen mit einer fehlenden therapeutischen Wirksamkeit des Arzneistoffs (unterste Zeile).

defekt bei Japanern, Koreanern und Chinesen mit einer Häufigkeit von 15–23% auftritt, bei Europäern dagegen nur in 2–5% (Tab. 1.12). Die Zahl der Arzneistoffe, die durch CYP 2C19 verstoffwechselt werden, ist zur Zeit noch gering. Doch der Polymorphismus spielt bei der Therapie mit Protonenpumpenhemmer eine Rolle: Im Rahmen der Eradikationsbehandlung mit Omeprazol, das über CYP 2C19 abgebaut wird, sprachen japanische Patienten mit homozygot defizientem bzw. heterozygotem Genotyp signifikant besser auf die Therapie an als Patienten mit einem normalem Metabolismus.

N-Acetyltransferase-II-Polymorphismus

Der Polymorphismus der N-Acetyltransferase II (NAT II) manifestiert sich in der Bevölkerung in den beiden Phänotypen Schnell- und Langsam-Acetylierer. Die Häufigkeit variiert in verschiedenen Rassen erheblich. Beträgt der Anteil der Langsam-Acetylierer in der europäischen und afrikanischen Bevölkerung ca. 50% (Tab. 1.12, S. 49), so sind Chinesen, Japaner und Eskimos nahezu ausschließlich Schnell-Acetylierer (> 90%). Für die NAT II sind bisher 25 Mutationen beschrieben worden, die mit einem Funktionsverlust oder einer Funktionseinschränkung assoziiert sind. Langsam-Acetylierer sind homozygot für ein autosomal-rezessives Allel. Isoniazid, Hydralazin, Procainamid, Sulfamethazin und Aminoglutethimid unterliegen diesem Acetylierungspolymorphismus.

Der NAT-II-Polymorphismus ist wichtig für das Auftreten von Nebenwirkungen. Bei Langsam-Acetylierern kommt es nach Gabe von Isoniazid häufiger zu einer Hepatitis, nach Procainamid oder Hydralazin häufiger zu einem arzneistoffinduzierten Lupus-erythematodes-Syndrom und nach Gabe von Sulfonamiden häufiger zu einer allergischen Reaktion im Sinne eines Stevens-Johnson-Syndroms. Ein Unterschied zwischen Schnell- und Langsam-Acetylierern hinsichtlich der Wirksamkeit von Isoniazid bei Lungentuberkulose ist bei der bei uns üblichen Therapie, die in der täglichen Verabreichung von Isoniazid in Kombination mit anderen Tuberkulostatika besteht, nicht zu erwarten. Der Unterschied hat jedoch erhebliche Relevanz für die Tuberkulosebehandlung in Ländern der Dritten Welt, da dort häufig ein Therapieschema durchgeführt wird, das in der ein- oder zweimal wöchentlichen Verabreichung von Isoniazid besteht. Unter diesen Bedingungen sind Therapieversager bei Schnell-Acetylierern wesentlich häufiger als bei Langsam-Acetylierern.

Enzymhemmung und -induktion

Da die meisten Arzneistoffe durch Biotransformation aus dem Organismus eliminiert werden, sind pharmakokinetische Interaktionen aufgrund von Hemmung oder Induktion des Arzneimittelmetabolismus häufig.

Es gibt drei Typen der Hemmung des Fremdstoffmetabolismus durch andere Pharmaka. Bei der **kompetitiven Hemmung** konkurrieren zwei Substrate um ein Enzym, und das eine Substrat kann das andere vom Enzym verdrängen. Bei **nicht-kompetitiver Hemmung** bindet der Inhibitor an das Enzym, ist aber nicht selbst Substrat für das Enzym. Eine besondere Form stellt die Enzymhemmung durch sogenannte **Suizidinhibitoren** dar. Dabei wird der Inhibitor durch das Enzym in einen reaktiven Metaboliten überführt, der irreversibel an das Enzym bindet und zu dessen Funktionsverlust führt. Tabelle 1.13 gibt Beispiele für Cytochrom P_{450} 3A4.

Die Affinität von zwei konkurrierenden Substraten zu einem Enzym kann über einen Vergleich der enzymspezifischen Inhibitorkonstante Ki abgeschätzt werden. Der Ki-Wert ist ein Maß für die Potenz eines Substrats, als kompetitiver Hemmer eines Enzyms zu agieren und es in seiner Funktion für andere Substrate zu hemmen. Hohe Ki-Werte bedeuten, daß hohe Konzentrationen zur Enzyminhibition notwendig sind, umgekehrt weist ein niedriger Ki-Wert auf eine große inhibitorische Potenz hin. Wichtig ist zudem, ob ein oder mehrere Enzyme am Metabolismus eines Arzneistoffs beteiligt sind. Wird ein Arzneistoff über **mehrere** Enzyme verstoffwechselt, jedoch lediglich ein Enzym durch den Hemmstoff blokkiert, so sind die Konsequenzen wesentlich geringer als im Falle einer Substanz, die nahezu ausschließlich über **ein** Enzym biotransformiert wird. Das Interaktionspotential und die möglichen Konsequenzen hängen außer-

Tabelle 1.13: Klinisch wichtige CYP-3A4-Inhibitoren und -Induktoren

Reversible Inhibition	Irreversible Inhibition	Induktion
Cimetidin	Grapefruitsaft	Barbiturate (z.B. Phenobarbital)
Clarithromycin	Bergamottin	Carbamazepin
Ciclosporin	Dihydroxy-bergamottin	Dexamethason
Danazol		Phenytoin
Diltiazem		Rifampicin
Erythromycin		
Fluoxetin		
Itraconazol		
Indinavir		
Ketoconazol		
Mibefradil		
Nefazodon		
Ritonavir		
Saquinavir		
Verapamil		

dem davon ab, ob der Inhibitor lediglich Substrat für ein oder für mehrere P_{450}-Enzyme ist. Verapamil ist Substrat für CYP 1A2, CYP 2C8, CYP 2C9, CYP 2C18 und CYP 2C19 sowie für CYP 3A4 (s. Abb. 1.34, S. 42). Interaktionen mit anderen Arzneistoffen, die ebenfalls Substrate für diese Isoenzyme sind (Theophyllin, Warfarin und Carbamazepin), wurden beobachtet.

Die Mehrzahl klinisch bedeutsamer Interaktionen im Arzneistoffmetabolismus sind für Substrate des CYP 3A4 beschrieben worden (Tab. 1.13). Am Beispiel der beiden HMG-CoA-Reductasehemmer Simvastatin und Cerivastatin sollen die Konsequenzen einer Hemmung von CYP 3A4 dargestellt werden. Ausmaß und Konsequenzen der Hemmung sind für Simvastatin oder Cerivastatin sehr unterschiedlich. Dies läßt sich darauf zurückführen, daß intestinale Resorption und Bioverfügbarkeit der beiden Statine sehr unterschiedlich sind.

Von einer klinisch üblichen Dosis von 10 mg Simvastatin werden nach oraler Applikation 80%, d.h. 8 mg, aus dem Darmlumen in die Enterocyten aufgenommen. Insgesamt gelangen aber nur 0,5 mg in die systemische Zirkulation; der Rest wird bereits präsystemisch in Darmwand und Leber über CYP 3A4 metabolisiert (mit anderen Worten: Die orale Bioverfügbarkeit von Simvastatin beträgt 0,5 mg von 10 mg, also 5%). Verabreicht man nun zusätzlich einen Arzneistoff, der CYP 3A4 in Leber und Darm nahezu komplett hemmt (ca. 95% Hemmung), wird fast die gesamte in die Darmmukosa aufgenommene Menge systemisch verfügbar (7,5 mg). Dies bedeutet eine Steigerung der Bioverfügbarkeit um den **Faktor 7,5 : 0,5 = 15** (Abb. 1.47).

Anders stellen sich die Konsequenzen einer Hemmung von CYP 3A4 im Falle des HMG-CoA-Reductasehemmers Cerivastatin dar. Hier werden von einer klinisch üblichen Dosis von 0,3 mg 98%, d.h. 0,29 mg, in die Enterocyten aufgenommen. Davon gelangen trotz präsystemischer Elimination immerhin 0,18 mg in die systemische Zirkulation (mit anderen Worten: Die orale Bioverfügbarkeit von Cerivastatin beträgt 0,18 mg von 0,3 mg, also 60%, und ist damit viel höher als die von Simvastatin). Eine fast komplette Hemmung von CYP 3A4 in Darmwand und Leber steigert auch hier die systemisch verfügbare Dosis auf annähernd die in die Darmmukosa aufgenommene Menge (0,28 mg). Dies bedeutet eine Steigerung der Bioverfügbarkeit um den **Faktor 0,28 : 0,18 = 1,6** (Abb. 1.48).

Das Ausmaß der Nebenwirkungen der Statine, besonders der Myotoxizität, hängt von ihrer Konzentration im systemischen Blut ab. Wird CYP 3A4 gehemmt, muß mit mehr Nebenwirkungen gerechnet werden, und zwar besonders bei jenen Statinen (wie Simvastatin), deren orale Bioverfügbarkeit trotz nahezu vollständiger Aufnahme aus dem Darmlumen in die Enterocyten wegen ausgedehnter präsystemischer Elimination in Darmwand und Leber niedrig ist.

Auch im Falle der Enzyminduktion sind die meisten klinisch relevanten Interaktionen für CYP-3A4-Substrate beschrieben worden. Unter Enzyminduktion versteht man eine Zunahme der Enzymmenge. Die Zunahme kann entweder auf eine vermehrte Gentranskription oder auf einen verminderten Enzymabbau zurückzuführen sein. Unter den Arzneistoffen ist das Antibiotikum Rifampicin der stärkste Induktor. Es induziert sowohl Phase-I-Enzyme (CYP 3A4, CYP 2C8, CYP 2C9 und CYP 2C19) als auch Phase-II-Enzyme (UGT). Die durch Rifampicin hervorgerufene Induktion von CYP 3A4 ist besonders stark in der Darmwand ausgeprägt. Darum wird die Bioverfügbarkeit von z.B. Ciclosporin und Verapamil, zwei Substraten von CYP 3A4, durch Rifampicin dramatisch herabgesetzt.

1.3.5 Elimination von Pharmaka durch Exkretion

Für die Exkretion von Arzneistoffen und Metaboliten durch die Leber, die Niere und den Darm spielen aktive Transportprozesse eine wichtige Rolle. Dabei bestimmt neben den physikochemischen Eigenschaften das Molekulargewicht eines Stoffes, ob die Exkretion renal oder biliär erfolgt. Generell werden Substanzen mit einem Molekulargewicht von < 400–500 vornehmlich renal, solche mit einem Molekulargewicht > 400–500 vornehmlich biliär ausgeschieden. Die Bedeutung von **organischen Anionen- und Kationentransportern** für die biliäre und renale Exkretion ist lange bekannt. Von beiden Transporterklassen existieren mehrere Formen. Zusätzlich ist in den vergangenen Jahren eine Familie von Transportproteinen identifiziert worden, die von erheblicher Bedeutung für die biliäre, intestinale und renale Exkretion von Arzneistoffen und Metaboliten sind: die sogenannten **ABC-Transporter** *(ATP-binding cassette)*.

Ein typischer ABC-Transporter besteht aus vier Untereinheiten mit zwei in der Membran liegenden Domänen, die je 6 transmembranäre Segmente und zwei ATP-bindende Domänen besitzen, wobei durch die Hydrolyse des ATP die für den Transport notwendige Energie bereitgestellt wird. Für die Sekretion von Arzneistoffen wichtige ABC-Transporter sind MDR1 und MRP. Die Bezeichnung **MDR** (*multidrug resistance;* auch P-Glykoprotein genannt) leitet sich davon ab, daß dieser Transporter in Tumorzellen mit Cytostatikaresistenz entdeckt wurde. Seine Überexpression in der Tumorzelle ist Ursache für die Resistenz, da sie zu einem verstärkten Transport der Cytostatika aus der Zelle führt. MDR wird aber auch physiologischerweise in einer Reihe von Geweben (Darm, Gehirn, Leber, Niere) exprimiert. Was seine physiologische Bedeutung anbelangt, so wird neben einer Schutzfunktion gegen exogen zugeführte toxische Substanzen eine Beteiligung am Transport von Cortisol und Aldosteron angenommen. Typische Substrate sind lipophile und basische Arzneistoffe mit planarem Ringsystem und einem Molekulargewicht > 400. Aber auch neutrale Arzneistoffe wie Digoxin sind Substrate von MDR. Eine Reihe von Arzneistoffen, z.B. Chinidin und Verapamil, hemmen MDR.

Analog zu MDR1 wurden auch **MRP**-Transporter *(**m**ultidrug **r**esistance-associated **p**rotein)* zunächst als

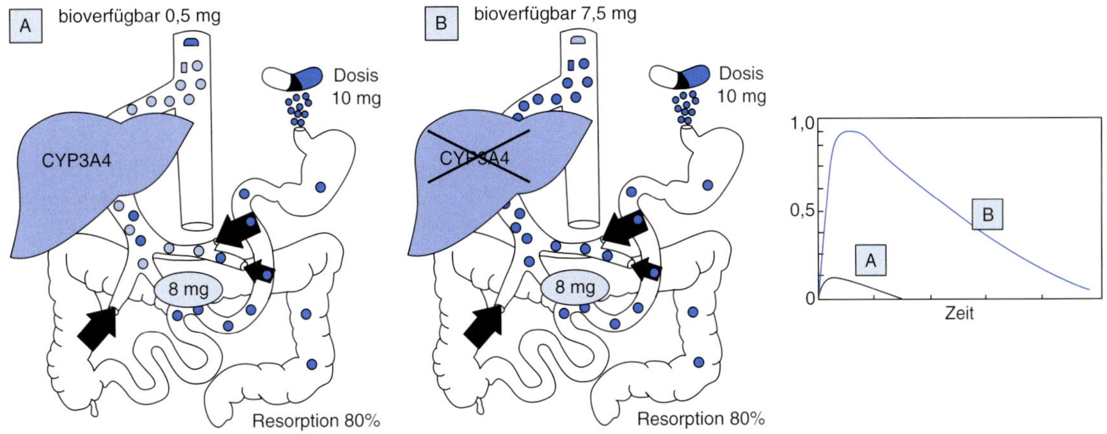

Abb. 1.47 Einfluß der Hemmung des CYP-3A4-Metabolismus auf die Bioverfügbarkeit und die Plasmakonzentration von Simvastatin. Nahezu komplette Hemmung (ca. 95%) von CYP 3A4 steigert die orale Bioverfügbarkeit von 5 auf 75%.

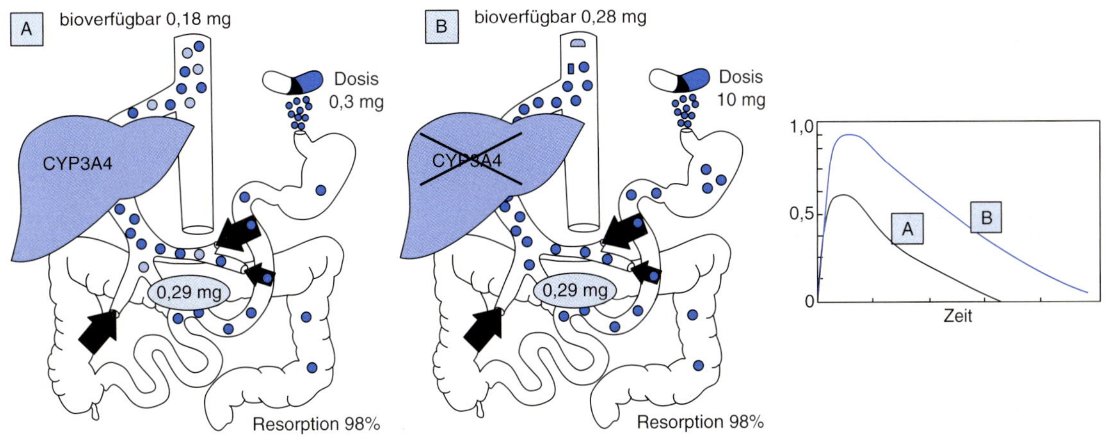

Abb. 1.48 Einfluß der Hemmung des CYP-3A4-Metabolismus auf die Bioverfügbarkeit und die Plasmakonzentration von Cerivastatin. Nahezu komplette Hemmung (ca. 95%) von CYP 3A4 steigert die orale Bioverfügbarkeit von 60 auf 93%.

Ursache für die Resistenz gegen Cytostatika in Tumorzellen identifiziert. Später fand man, daß MRP physiologisch in Darm-, Leber- und Nierengewebe exprimiert wird. Inzwischen sind 6 menschliche Isoformen identifiziert worden. Von Bedeutung für den Transport von Arzneistoffen ist MRP2, das organische Anionen und Glucuronide transportiert. In Enterocyten und Tubuluszellen wird es in der apikalen Membran und in Hepatocyten in der kanalikulären Membran exprimiert. Natürliche Substrate sind Leukotrien C4 und reduziertes Glutathion.

Renale Exkretion

Die Niere ist das wichtigste Organ für die Ausscheidung von polaren, wasserlöslichen Fremdstoffen mit einem Molekulargewicht von < 400–500. Für lipophile Arzneistoffe stellt die renale Exkretion dagegen einen sehr ineffizienten Eliminationsweg dar, da sie aufgrund ihrer Lipophilie durch tubuläre Reabsorption nahezu komplett wieder in den Organismus aufgenommen werden.

Die renale Elimination eines Arzneistoffs wird durch glomeruläre Filtration, tubuläre Sekretion und tubuläre Reabsorption bestimmt. Über die Ermittlung der renalen Clearance eines Arzneistoffs

$$CL_R = \frac{A_e}{AUC} \qquad (1)$$

(A_e: kumulativ im Urin ausgeschiedene unveränderte Arzneistoffmenge, AUC: Fläche unter der Konzentrations-Zeit-Kurve)
kann bei Kenntnis seiner Plasmaproteinbindung (f_u = *unbound fraction* = nicht-proteingebundene Fraktion

im Plasma) abgeschätzt werden, ob er nur glomerulär filtriert, zusätzlich tubulär sezerniert oder tubulär rückresorbiert wird. Ist die renale Clearance eines Arzneistoffs gleich dem Produkt aus GFR · f_u (GFR = glomeruläre Filtrationsrate), so wird er ausschließlich glomerulär filtriert. Eine aktive tubuläre Sekretion liegt dann vor, wenn die renale Clearance größer als das Produkt GFR · f_u ist. Kommt es zu einer tubulären Rückresorption, so ist die renale Clearance kleiner als das Produkt GFR · f_u. Abb. 1.49 gibt einen Überblick.

Glomeruläre Filtration

Das Ausmaß der glomerulären Filtration eines Arzneistoffs hängt entscheidend von seiner Bindung an Plasmaproteine ab. Da die für die Bindung von Arzneistoffen relevanten Plasmaproteine (Albumin, α-Glykoprotein) die glomeruläre Membran nicht passieren, kann der an Protein gebundene Arzneistoffanteil nicht filtriert werden. Nur die freie Fraktion (f_u) wird glomerulär filtriert. Die Arzneistoffkonzentration im Glomerulusfiltrat entspricht deshalb der freien Arzneistoffkonzentration im Plasma. Darüber hinaus bestimmen die funktionelle Integrität der Glomerula, die Molekülgröße des Arzneistoffs, das Schlagvolumen und der renale Plasmafluß die glomeruläre Filtration.

Tubuläre Sekretion

Die renal-tubuläre Sekretion beinhaltet den Transport von endogenen Substanzen sowie von Arzneistoffen und ihren Metaboliten aus dem peritubulären Raum in die Tubuluszelle und aus der Zelle in das Tubuluslumen. Im proximalen und distalen Tubulus der Nieren gibt es Transportsysteme für organische Kationen und Anionen, und zwar für organische Anionen wie für organische Kationen jeweils mehrere Transporter.

Die Sekretion basischer und saurer Arzneimoleküle erfolgt in 3 Schritten:

1) Aufnahme des Arzneistoffs aus dem Blut durch Transporter in der basolateralen Membran,
2) Diffusion des Arzneistoffs durch das Cytosol,
3) Effluxtransport des Arzneistoffs durch Transporter in der Bürstensaummembran der Tubuluszellen in das Lumen.

Die basolaterale Aufnahme von **organischen Säuren** in die Tubuluszelle erfolgt durch mindestens zwei Systeme, einen Na^+-abhängigen und einen Na^+-unabhängigen Anionentransporter. Der Na^+-abhängige Transport ist gekoppelt an den Cotransport von α-Ketoglutarat und Na^+ und den anschließenden Austausch von α-Ketoglutarat gegen organische Anionen durch ein organisches Anionentransportprotein. Auf der luminalen Seite erfolgt der Efflux organischer Säuren entweder über

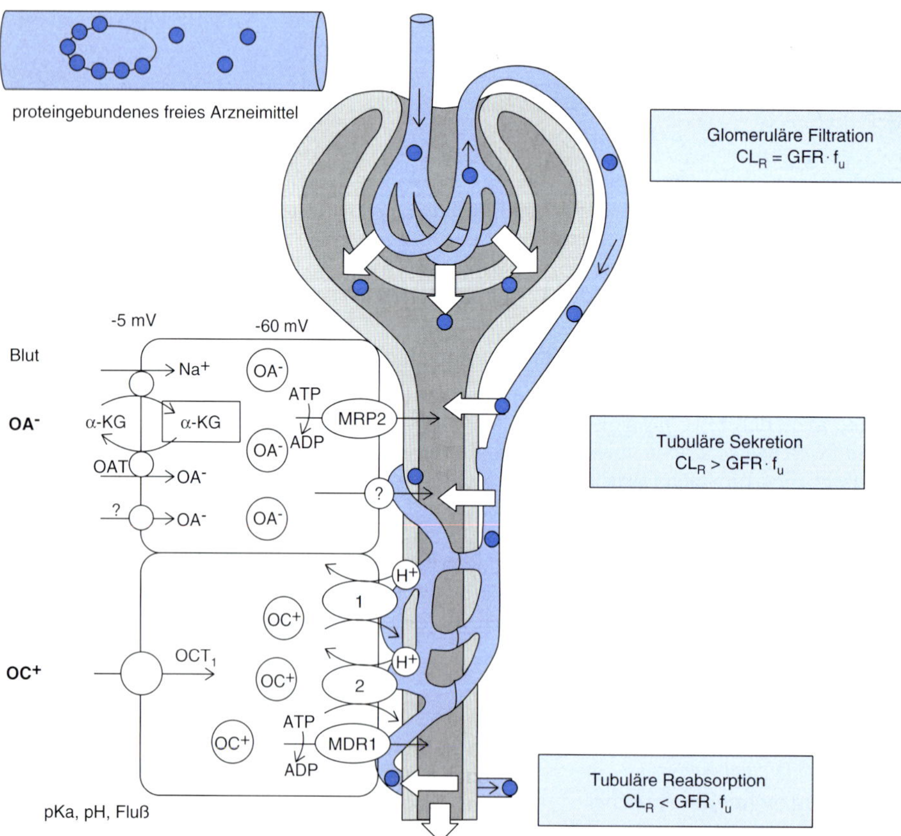

Abb. 1.49 Die für die renale Exkretion von Arzneistoffen relevanten Prozesse. OA^-: organisches Anion, OC^+: organisches Kation, α-KG: α-Ketoglutarat, OAT: ***o**rganic **a**nion **t**ransporter*, OCT_1: ***o**rganic **c**ation **t**ransporter*, MRP2: ***m**ultidrug **r**esistance-associated **p**rotein **2***, ?: bisher noch nicht sicher identifizierter Transporter, 1: Tetraethylammonium-(TEA)-H^+-Antiporter, 2: Guanidin-H^+-Antiporter, MDR1: ***m**ulti**d**rug **r**esistance transporter **1***

noch unbekannte Transporter oder, im Falle von Glucuroniden, durch den ABC-Transporter MRP2 (Abb. 1.49).

Die basolaterale Aufnahme von **organischen Kationen** mit primärer, sekundärer, tertiärer oder quaternärer Aminstruktur wird membranpotentialabhängig durch OCT_1, den *organic cation transporter 1*, vermittelt. Auf der luminalen Seite existieren mindestens zwei organische Kationen-H^+-Antiporter, benannt nach ihrer Selektivität für Tetraethylammonium (TEA) einerseits und Guanidin andererseits. Darüber hinaus ist der in der luminalen Membran des proximalen Tubulus lokalisierte ABC-Transporter MDR1 an der Sekretion lipophiler basischer und auch neutraler Substanzen (z.B. Anthracycline, Vincaalkaloide, Taxane, Chinidin und Digoxin) beteiligt.

Transporter können eine Rolle bei der Nephrotoxizität bestimmter Arzneistoffe spielen. Die durch Cephaloridin, eine organische Säure, ausgelöste akute Tubulusnekrose kommt dadurch zustande, daß dieses Cephalosporin durch den basolateralen Transporter in die Tubuluszelle aufgenommen wird. Da aber der Transport auf der luminalen Seite viel geringer ist, kumuliert die Substanz in der Tubuluszelle und führt zur Nekrose. Wegen seiner Nephrotoxizität wird dieses Cephalosporin nicht mehr eingesetzt.

Organische Anionen- und Kationentransporter haben eine breite Substratspezifität. Bei gleichzeitiger Gabe mehrerer Arzneistoffe, die Substrate für diese Transporter sind, kann es durch Kompetition zu Interaktionen kommen. Für Cimetidin sind neben der Hemmung des Metabolismus (s. Tab. 1.12, S. 49) Interaktionen auf der Ebene der renalen Transportprozesse beschrieben worden, z.B. eine Hemmung der Zidovudin-Clearance.

Tubuläre Reabsorption

Die Reabsorption von Arzneistoffen aus dem Lumen kann durch passive Diffusion und/oder aktiven Transport erfolgen. Durch die Konzentrierung des Primärharns im proximalen Tubulus entsteht ein Konzentrationsgefälle in Richtung Interzellularraum und Gefäßlumen, und es erfolgt eine Reabsorption durch passive Diffusion. In Abhängigkeit von dem pKa-Wert des Arzneistoffs, dem Urin-pH und dem Urinfluß kann es zu einer nahezu kompletten Rückdiffusion aus dem Urin via Tubuluszelle in das Blut kommen. Durch Änderung des Urin-pH und des Urinflusses kann somit die renale Ausscheidung von Arzneistoffen beeinflußt werden. Diese Zusammenhänge hat man sich bei der Behandlung von Vergiftungen zunutze gemacht. Im Falle von organischen Säuren führt die Alkalisierung des Harns durch Zufuhr von Natriumbicarbonat und bei organischen Basen die Ansäuerung des Harn durch Ammoniumchlorid zu einer Zunahme der renalen Elimination: Durch Überwiegen der ionisierten Arzneistoffe nimmt deren passive tubuläre Rückdiffusion ab. In der Vergangenheit war dieses Prinzip zusammen mit der Zufuhr großer Flüssigkeitsmengen zur Steigerung des Urinflusses in der Vergiftungsbehandlung wichtig (sogenannte forcierte Diurese). Heute stehen mit Hämodialyse und Hämofiltration sehr viel effektivere und sicherere Eliminationsverfahren zur Verfügung.

Biliäre Exkretion

Mit den täglich produzierten 500–1000 ml Galleflüssigkeit werden endogene Substanzen wie Bilirubin und Gallensäuren ausgeschieden. 95% der Gallensäuren werden im Dünndarm reabsorbiert. Für die Aufnahme dieser Substanzen in die Hepatocyten und die Exkretion in die Gallengänge verfügt die Leber analog den Nieren über eine Reihe von aktiven Transportprozessen, für die auch Arzneistoffe und deren Metaboliten Substrate sind. Abb. 1.50 zeigt eine Übersicht.

Wichtige Transporterproteine, die durch ihre Lokalisation an der **basolateralen Membran der Hepatocyten** für die Aufnahme ihrer Substrate aus dem Pfortaderblut in die Leberzelle verantwortlich sind, sind NTCP (*Na^+-taurocholate cotransporting polypeptide*) und OATP (*organic anion transporting polypeptide*). NTCP ist vorwiegend für die Aufnahme von konjugierten Gallensäuren verantwortlich, OATP hingegen ist ein Transporter mit relativ breitem Substratspektrum. Substrate sind z.B. unkonjugierte Gallensäuren, organische Anionen und zahlreiche weitere lipophile Substanzen. Auch der schon bei den Nieren erwähnte Kationentransporter OCT_1 kommt basolateral in der Hepatocytenmembran vor.

Drei Transporterproteine der **kanalikulären Hepatocytenmembran** sind hinsichtlich ihrer Funktion gut charakterisiert (Abb. 1.50). Über die Bedeutung von MDR1 für die Elimination von Arzneistoffen wurde bereits oben berichtet. Ebenfalls schon erwähnt wurde MRP2, das in der Leber ein breites Spektrum organischer Anionen (z.B. Bilirubindiglucuronid) in die Galle pumpt. Mutationen im MRP2-Gen sind für das mit konjugier-

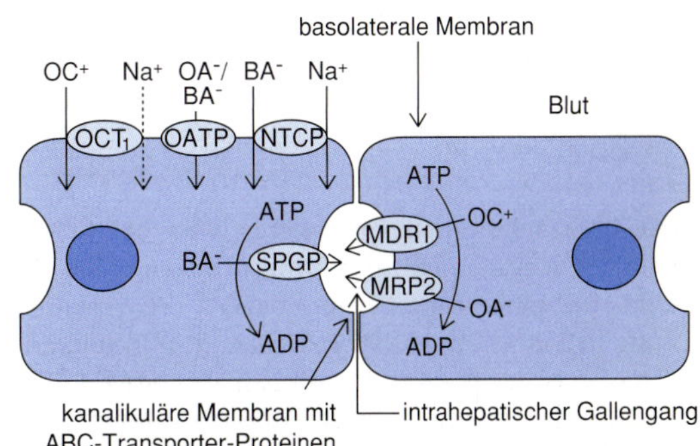

Abb. 1.50 Basolaterale und kanalikuläre Transporterproteine in den Hepatocyten. OC^+: organisches Kation, OA^-: organisches Anion, BA^-: Gallensäure, OCT_1: *organic cation transporter 1*, OATP: *organic anion transporting polypeptide*, NTCP: *Na^+-taurocholate cotransporting polypeptide*, SPGP: *sister of P-glycoprotein*, MDR1: *multidrug resistance transporter 1*, MRP2: *multidrug resistance-associated protein 2*

ter Hyperbilirubinämie einhergehende Dubin-Johnson-Syndrom verantwortlich. Der dritte wichtige kanalikuläre Transporter ist SPGP *(sister of **P**-glycoprotein)*, das Gallensäuren aus den Hepatocyten in die Galle transportieren kann.

Intestinale Sekretion

Die Resorption von Arzneistoffen nach oraler Gabe erfolgt in der Regel abhängig von ihren physikochemischen Eigenschaften durch passive Diffusion. Untersuchungen in den letzten Jahren haben jedoch gezeigt, daß ABC-Transporter wie das P-Glykoprotein MDR1 in der Darmmucosa eine aktive Barrierefunktion ausüben (Abb. 1.51). Diese ABC-Transporter sind in der apikalen Enterocytenmembran lokalisiert und im Zusammenspiel mit den in den gleichen Zellen vorhandenen arzneistoffmetabolisierenden Enzymen für die sehr niedrige orale Bioverfügbarkeit mancher Arzneistoffe verantwortlich. Ihre Funktion besteht darin, in die Enterocyten aufgenommene Fremdstoffe zurück in das Darmlumen zu transportieren. Dadurch wird die intrazelluläre Arzneistoffkonzentration niedrig gehalten und eine Sättigung der arzneistoffmetabolisierenden Enzyme verhindert. So resultiert eine effektivere Metabolisierung von Arzneistoffen. Zudem werden in den Enterocyten gebildete Metaboliten über die Transporter in das Darmlumen sezerniert; möglicherweise wird dadurch eine Produkthemmung der Enzyme aufgrund hoher intrazellulärer Metabolitenkonzentrationen verhindert. Auch dies würde zu einem effektiveren First-pass-Metabolismus beitragen. Die teilweise sehr niedrige Bioverfügbarkeit von HIV-1-Proteaseinhibitoren wie Indinavir, Nelfinavir und Saquinavir ist auf ihre Sekretion durch MDR ins Darmlumen und eine ausgedehnte Metabolisierung in der Darmmukosa zurückzuführen. Welchen Anteil an der Gesamtelimination die intestinale Sekretion von Arzneistoffen und Metaboliten im Vergleich zur renalen und biliären Exkretion ausmacht, ist bisher nur unvollständig bekannt.

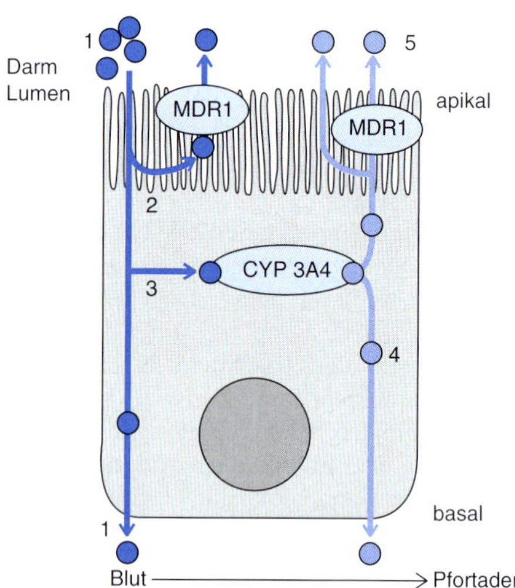

Abb. 1.51 Intestinale Sekretion von Arzneistoffen (●) und Metaboliten (●) durch MDR1-P-Glykoprotein-Transporter. (1) Diffusion des Arzneistoffs in die Enterocyten und Übertritt ins Blut. (2) Sekretion des Arzneistoffs in das Darmlumen. (3) Metabolisierung des Arzneistoffs, wobei (4) ein Teil der Metaboliten in das Blut übertritt und (5) ein Teil durch MDR-Transporter in das Darmlumen sezerniert wird.

1.4 Arzneistoffkonzentration im Organismus in Abhängigkeit von der Zeit: Pharmakokinetik im engeren Sinn

B. Fichtl, München

Die Pharmakokinetik im engeren Sinn befaßt sich mit dem zeitlichen Verlauf der Konzentration eines Pharmakons im Organismus. Der Begriff Pharmakokinetik wurde 1953 von dem Pädiater F. H. Dost in seinem Werk „Der Blutspiegel – Kinetik der Konzentrationsabläufe in der Kreislaufflüssigkeit" geprägt. Die Anfänge der Pharmakokinetik reichen aber erheblich weiter zurück. Bereits 1847 beschrieb Buchanan in England pharmakokinetische Grundlagen der Äther-Anästhesie. Das Konzept der „Clearance" wurde in den 1920er Jahren von Van Slyke und Mitarbeitern erarbeitet. Den Begriff „Verteilungsvolumen" führte Dominguez 1934 ein. Weitere Marksteine waren die Untersuchungen von Widmark und Tandberg (1924) zur Kinetik des Alkohols und Arbeiten von Teorell (1937), der die Kinetik von Fremdstoffen mit Hilfe eines sogenannten Kompartiment-Modells beschrieb.

1.4.1 Pharmakokinetische Parameter

Für die meisten Pharmaka besteht eine Beziehung zwischen ihrer Konzentration am Wirkort und ihrer Wirkung (s. Abschnitt 1.2). Allerdings läßt sich diese Konzentration meist nicht messen, so daß man zur pharmakokinetischen Analyse im wesentlichen auf die Messung der Konzentrationen im Plasma oder Blut und in den Exkreta, zumeist im Urin, angewiesen ist. Für viele Pharmaka besteht aber auch eine Beziehung zwischen ihrer Plasmakonzentration und ihrer Wirkung (Abb. 1.52). Die Konzentration im Plasma ist daher eine wichtige pharmakokinetische „Zielgröße".

Der zeitliche Verlauf der Konzentration eines Pharmakons im Organismus wird bestimmt durch das Zusammenspiel von Eintritt, Verteilung und Elimination. Die für die Praxis wichtigsten Parameter zur Beschreibung dieser Vorgänge sind die **Bioverfügbarkeit,** das **Verteilungsvolumen,** die **Clearance** und die **Halbwertszeit.**

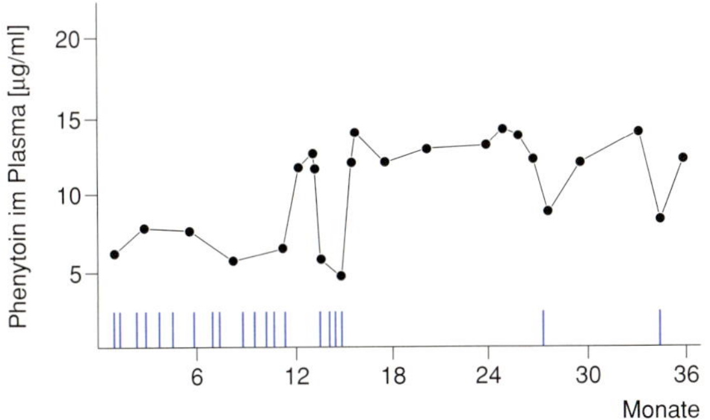

Abb. 1.52 Plasmakonzentration und Wirkung von Phenytoin. Dargestellt sind die bei einer Patientin mit Epilepsie gemessenen Plasmakonzentrationen. Die Markierungen (blau) auf der Abszisse zeigen, wann Krampfanfälle auftraten. Wegen mangelnder Compliance (unzuverlässiger Einnahme) lagen während der ersten 12 Monate die Konzentrationen im Plasma nur zwischen 5 und 8 µg/ml. In dieser Zeit traten immer wieder Anfälle auf. Nach 12 Monaten wurde die Patientin ins Krankenhaus aufgenommen und die Einnahme überwacht, worauf antikonvulsiv wirksame Konzentrationen (> 10 µg/ml) erreicht wurden. Sobald die Plasmakonzentration wieder unter den therapeutisch wirksamen Bereich abfiel, traten auch wieder Krampfanfälle auf (nach Lund: Läkartidningen **68,** Suppl. p. 73; 1971).

Grundsätzlich ist dabei zu berücksichtigen, daß diese Größen nicht nur von den physikalisch-chemischen Eigenschaften eines Pharmakons abhängen. Pharmakokinetische Parameter können auch bei gesunden Individuen erheblichen interindividuellen Schwankungen unterliegen und werden durch eine Vielzahl von Faktoren wie z. B. Lebensalter, Krankheiten oder Wechselwirkungen mit anderen Pharmaka beeinflußt (s. S. 15f.). Eine scheinbar veränderte „Empfindlichkeit" gegenüber einem Pharmakon ist häufig durch solche Änderungen seiner Pharmakokinetik bedingt.

Bioverfügbarkeit

Nicht immer hat die gesamte applizierte Menge eines Pharmakons die Chance, im Organismus zur Wirkung zu kommen. Beispielsweise wird nach oraler Verabreichung von Atenolol, einem β-Blocker, nur etwa die Hälfte aus dem Magen-Darm-Trakt resorbiert (s. Abb. 4.14, S. 202) und kann somit z. B. die β-Adrenozeptoren im Herzen erreichen. Der β-Blocker Propranolol wird zwar vollständig im Magen-Darm-Trakt resorbiert, doch wegen des „First-pass-Effekts" während der Leberpassage gelangen nur etwa 30% der Dosis in den großen Kreislauf. Zur Charakterisierung des Anteils einer Arzneistoffdosis, der im Organismus zur Wirkung kommen kann, hat man den Begriff der Bioverfügbarkeit eingeführt (Abb. 1.53).

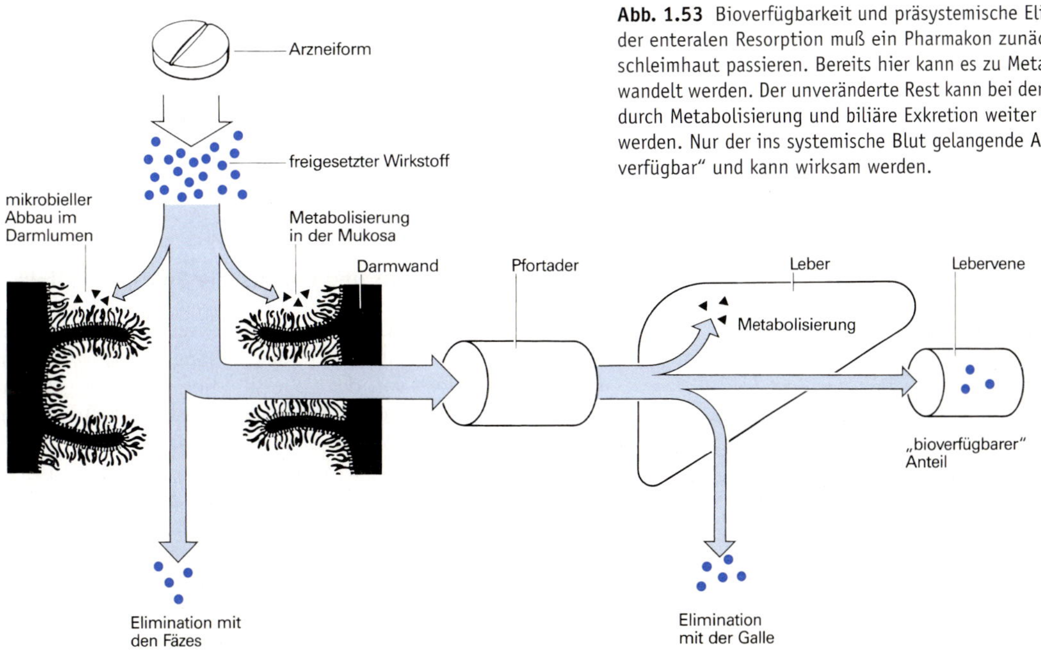

Abb. 1.53 Bioverfügbarkeit und präsystemische Elimination. Bei der enteralen Resorption muß ein Pharmakon zunächst die Darmschleimhaut passieren. Bereits hier kann es zu Metaboliten umgewandelt werden. Der unveränderte Rest kann bei der Leberpassage durch Metabolisierung und biliäre Exkretion weiter vermindert werden. Nur der ins systemische Blut gelangende Anteil ist „bioverfügbar" und kann wirksam werden.

Unter Bioverfügbarkeit versteht man die **Verfügbarkeit eines Pharmakons für systemische, also den ganzen Körper betreffende Wirkungen.** In eine Zahl gefaßt, ist Bioverfügbarkeit der Bruchteil oder Prozentsatz der applizierten Menge eines Pharmakons, der in den großen Kreislauf gelangt und deshalb mit dem Blut in alle Organe verteilt wird.

Nach dieser Definition ist in aller Regel ein Pharmakon **bei intravenöser Gabe zu 100% bioverfügbar.** Jedoch ist anzumerken, daß in seltenen Fällen (z.B. bei manchen Prostaglandinen) auch eine intravenös applizierte Substanz aufgrund eines First-pass-Effekts in der Lunge zu weit weniger als 100% in den großen Kreislauf gelangt und somit „bioverfügbar" ist.

Angaben zur Bioverfügbarkeit beziehen sich immer auf eine bestimmte Zubereitung eines Arzneistoffs. Aus verschiedenen Zubereitungen kann ein und derselbe Stoff unterschiedlich „bioverfügbar" sein.

Bioverfügbarkeit und „Fläche unter der Kurve"

Verabreicht man die gleiche Dosis eines Pharmakons einmal intravenös und einmal extravasal, so ergeben sich unterschiedliche Konzentrationsverläufe im Plasma (Abb. 1.54). Wie später genauer erklärt wird (s. Abb. 1.60, S. 62), hat die **Fläche unter der Konzentrations-Zeit-Kurve** *(area under the curve, AUC)* eine wichtige Eigenschaft: Sie **ist, unabhängig von der Applikationsart, proportional der Menge, die ins systemische Blut gelangt, also proportional der bioverfügbaren Menge.** Dieses **„Prinzip der korrespondierenden Flächen"** (Dost) erlaubt eine Quantifizierung der Bioverfügbarkeit. Ist z.B. nach oraler Gabe eines Pharmakons die Fläche unter der Konzentrations-Zeit-Kurve genauso groß wie nach i.v.-Gabe der gleichen Dosis, so beträgt die orale Bioverfügbarkeit 100%. Ist dagegen die Fläche nach oraler Gabe geringer, so ist auch die Bioverfügbarkeit entsprechend geringer (Abb. 1.55).

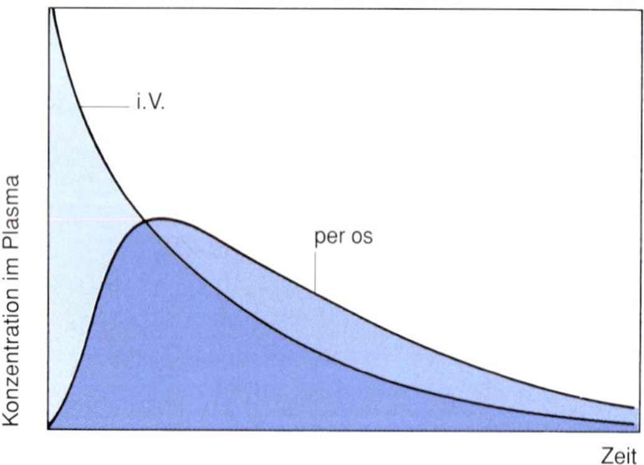

Abb. 1.54 Verlauf der Konzentration eines Pharmakons im Plasma nach Anwendung gleicher Dosen i.v. und p.o. Nach dem Gesetz der korrespondierenden Flächen (Dost) sind bei vollständiger Bioverfügbarkeit die beiden Flächen unter den Kurven (AUC) gleich groß.

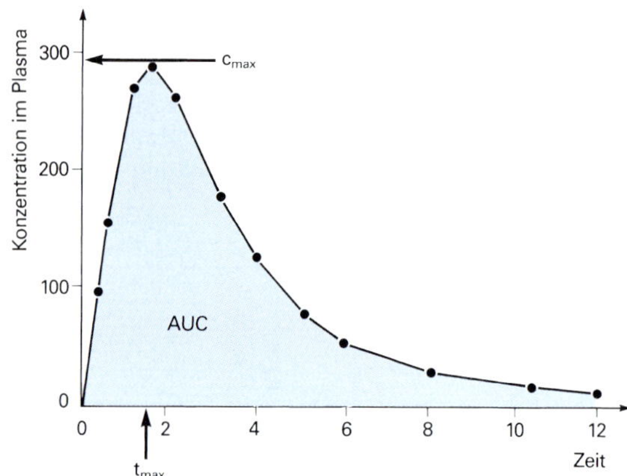

Abb. 1.55 Pharmakokinetische Parameter zur Quantifizierung der Bioverfügbarkeit. Die Fläche unter der Konzentrations-Zeit-Kurve (*area under the curve*, AUC) ist proportional zu der in den systemischen Kreislauf gelangten Menge des Wirkstoffs *M*.
Es gilt die Beziehung:

$$AUC = \frac{M}{CL}$$

wobei *CL* die totale Clearance ist (vgl. S. 61 und Abb. 1.60).
Die **absolute Bioverfügbarkeit** ergibt sich durch den Vergleich mit der nach i.v.-Gabe gemessenen AUC_{iv} als

$$F = \frac{AUC}{AUC_{iv}}$$

Zum Vergleich der Bioverfügbarkeit zweier Arzneizubereitungen (z.B. Präparate verschiedener Hersteller) dient die **relative Bioverfügbarkeit**

$$F = \frac{AUC_{\text{Präparat A}}}{AUC_{\text{Präparat B}}}$$

Da AUC auch von der Clearance abhängt, sollte bei Bioverfügbarkeitsstudien nach Möglichkeit ein intraindividueller Vergleich erfolgen, d.h., jeder Proband erhält das Referenz- und das Prüfpräparat. Zur weiteren Charakterisierung der Konzentrations-Zeit-Kurven dienen die maximale Arzneistoffkonzentration (c_{max}) und der zugehörige Zeitpunkt (t_{max}). Als bioäquivalent gelten zwei Arzneizubereitungen, wenn sie sich hinsichtlich AUC, t_{max} und c_{max} nicht wesentlich unterscheiden.

Bioverfügbarkeit und hepatischer First-pass-Effekt

Bei Pharmaka, die einem ausgeprägten hepatischen First-pass-Effekt unterliegen, hängt die Bioverfügbarkeit sehr stark von der Leberfunktion ab. Solche Pharmaka werden bei der Leberpassage in erheblichem Ausmaß aus dem Pfortaderblut „extrahiert" (s. Abb. 1.53). Das hat zur Folge, daß bereits kleine Änderungen der Extraktion zu großen Änderungen des nicht-extrahierten Anteils und damit der Bioverfügbarkeit führen können (Abb. 1.56).

So ist die Bioverfügbarkeit von Pharmaka mit hohem First-pass-Effekt bei Lebererkrankungen deutlich erhöht (Tab. 1.14). Auch bei alten Menschen kann durch Ver-

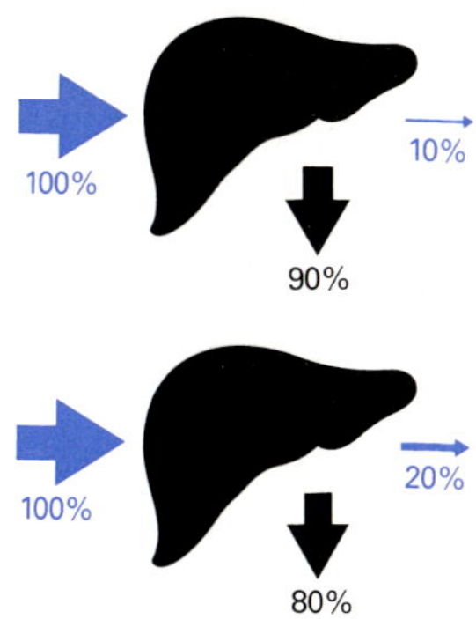

Abb. 1.56 Abhängigkeit der Bioverfügbarkeit eines Pharmakons vom Ausmaß des First-pass-Effekts. Wird ein Pharmakon, das zu 100% aus dem Darm resorbiert wird, während der Leberpassage durch einen First-pass-Effekt zu 90% aus dem Pfortaderblut extrahiert, so beträgt seine Bioverfügbarkeit 10% (oben). Nimmt die Extraktion geringfügig von 90 auf 80% ab, so steigt die Bioverfügbarkeit auf 20%, also das Doppelte (unten). Bei Pharmaka, die einem ausgeprägten First-pass-Effekt unterliegen, können bereits kleine Änderungen der Extraktion zu erheblichen Änderungen der Bioverfügbarkeit führen.

ringerung der hepatischen Extraktion die Bioverfügbarkeit solcher Pharmaka zunehmen (s.u., Tab. 1.20, S.70).

Bei manchen Pharmaka kann die enzymatische Inaktivierung bereits im therapeutischen Dosisbereich gesättigt werden und damit der First-pass-Effekt sein Maximum erreichen. Es kommt dann bei Dosiserhöhung zu einem Anstieg der Bioverfügbarkeit (Abb. 1.57) und damit zu einer nicht-linearen Pharmakokinetik (vgl. S. 68).

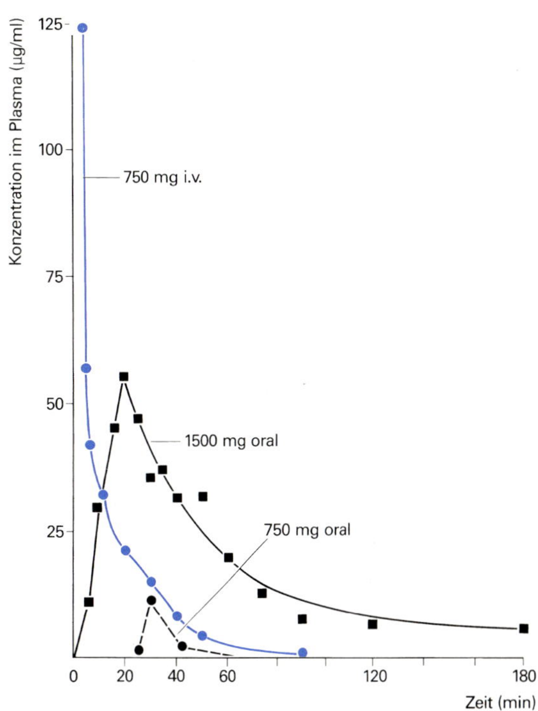

Abb. 1.57 Dosisabhängigkeit des First-pass-Effekts. Bei einem Patienten wurden die Konzentrationen von Fluorouracil im Plasma nach intravenöser und nach oraler Verabreichung gemessen. Fluorouracil wird während der Leberpassage in erheblichem Ausmaß metabolisiert. Daher ist die Fläche unter der Konzentrations-Zeit-Kurve (AUC) nach oraler Verabreichung sehr viel niedriger als nach i.v.-Injektion der gleichen Dosis. Wurde die doppelte Dosis p.o. gegeben, stieg die AUC um das 13fache an. Bei der hohen Dosis kommt es zu einer Sättigung des First-pass-Effekts (nach Christophidis et al.: Clin. Pharmacokin. **3**, 330; 1978).

Verteilungsvolumen

Nach seiner Definition ist das Verteilungsvolumen *V* ein Proportionalitätsfaktor zwischen der im Organismus vorhandenen Menge *M* eines Pharmakons und seiner Plasmakonzentration *c*. Es gilt die Beziehung:

$$M = c \cdot V \qquad (2)$$

Bei Kenntnis des Verteilungsvolumens kann man berechnen, welche Dosis eines Pharmakons nötig ist, um eine bestimmte therapeutisch wirksame Plasmakonzentration zu erzielen. Umgekehrt läßt sich mit Gl. 2 auch das Verteilungsvolumen eines Pharmakons bestimmen.

Tabelle 1.14: Beispiele von Pharmaka, deren Bioverfügbarkeit bei Leberkranken erheblich zunehmen kann

Clomethiazol	Pentazocin
Labetalol	Pethidin
Metoprolol	Propranolol
Nifedipin	Verapamil

Nach Bass und Williams: Clin. Pharmacokin. **15**, 396; 1988.

Man berechnet es im Prinzip als Quotient aus der im Körper befindlichen Menge des Pharmakons und der Plasmakonzentration. In Tab. 1.15 sind Zahlenwerte für das Verteilungsvolumen verschiedener Pharmaka zusammengestellt. Dabei fällt auf, daß sich z.B. für Chlorpromazin ein Verteilungsvolumen von 20 l/kg ergibt, das entspricht 1400 l bei einem Patienten mit einem Körpergewicht von 70 kg. Die errechneten Verteilungsvolumina können ein Vielfaches des Körpervolumens betragen. Bei der Interpretation solcher Werte ist zu berücksichtigen, daß das Verteilungsvolumen nicht nur von der Größe der realen Verteilungsräume eines Pharmakons abhängt, sondern auch durch das Ausmaß der Bindung eines Pharmakons an Plasmaproteine und Gewebe bestimmt wird (Abb. 1.58).

Man bezeichnet daher dieses errechnete pharmakokinetische Verteilungsvolumen auch als „scheinbares" oder „apparentes" Verteilungsvolumen, weil ihm oft kein realer Raum entspricht. Häufig wird gesagt, man könne sich das Verteilungsvolumen als dasjenige fiktive Volumen vorstellen, in dem sich ein Pharmakon verteilen würde, wenn es überall die gleiche Konzentration

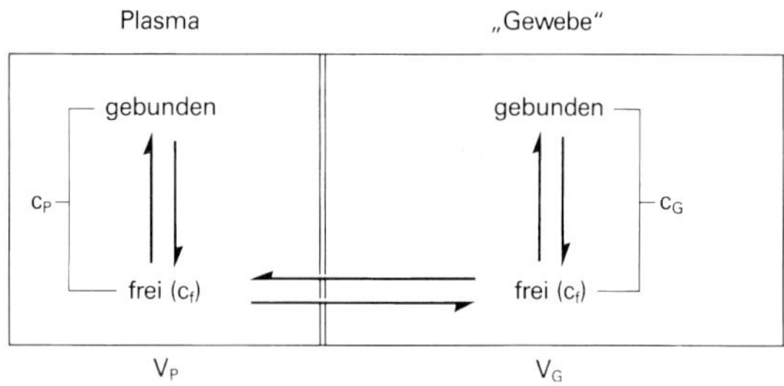

Abb. 1.58 Abhängigkeit des scheinbaren Verteilungsvolumens eines Pharmakons vom Ausmaß seiner Bindung an Plasmaproteine und Gewebe. Zur Veranschaulichung der prinzipiellen Zusammenhänge wird von einem stark vereinfachten „Körpermodell", bestehend aus einem Plasma- und einem „Gewebe"-Kompartiment, ausgegangen. Dabei ist
V_P, V_G: Volumen von Plasma bzw. Gewebe
c_P, c_G: Gesamtkonzentration im Plasma bzw. Gewebe
c_f: freie Konzentration im Plasma bzw. Gewebe
Sowohl im Plasma wie im Gewebe wird das Pharmakon reversibel gebunden. Der freie Anteil an der Gesamtkonzentration, ausgedrückt als Bruchteil von 1, sei f_P bzw. f_G. Nur die freien Moleküle können die Membran(en) zwischen Plasma und Gewebe permeieren. Im Verteilungsgleichgewicht sei die freie Konzentration im Plasma und Gewebe gleich.
Es gilt dann: $c_P \cdot f_P = c_f$ bzw. $c_G \cdot f_G = c_f$ und daher $c_G/c_P = f_P/f_G$
Die Gesamtmenge im Organismus ist $M = V_P \cdot c_P + V_G \cdot c_G$.
Nach der Definition des Verteilungsvolumens folgt:
$V = M/c_P = V_P + V_G \cdot c_G/c_P$ bzw. $V = V_P + V_G \cdot f_P/f_G$
Anhand der Formel lassen sich vier Verteilungstypen unterscheiden:
1. Keine Bindung an Plasma oder Gewebe (d.h. $f_P = f_G = 1$; Beispiel: Ethanol):
→ $V = V_P + V_G$, d.h., das Verteilungsvolumen ist gleich dem realen Verteilungsraum.
2. Bindung im Plasma höher als im Gewebe (d.h. $f_P < f_G$; Beispiel: Heparin):
→ $V < V_P + V_G$, d.h., das Verteilungsvolumen ist kleiner als der reale Verteilungsraum.
3. Bindung im Gewebe höher als im Plasma (d.h. $f_P > f_G$; Beispiel: Chlorpromazin):
→ $V > V_P + V_G$, d.h., das Verteilungsvolumen ist größer als der reale Verteilungsraum.
4. Bindung im Gewebe und im Plasma in gleichem Ausmaß (d.h. $f_P = f_G$; Beispiel: Phenytoin):
→ $V = V_P + V_G$, d.h., das Verteilungsvolumen ist gleich dem realen Verteilungsraum.

Tabelle 1.15: Scheinbare Verteilungsvolumina *V* (l/kg) einiger Pharmaka

Pharmakon	V (l/kg)
Heparin	0,06
Insulin	0,08
Tolbutamid	0,1
Warfarin	0,2
Ampicillin	0,3
Theophyllin	0,4
Isoniazid	0,6
Phenytoin	0,6
Ethanol	0,65
Paracetamol	1,0
Pentobarbital	1,8
Procainamid	2,0
Morphin	2,0
Chinidin	2,3
Propranolol	3,0
Lidocain	3,0
Pethidin	3,5
Digoxin	7,0
Imipramin	15,0
Chlorpromazin	20,0

Nach Greenblatt and Shader: Pharmacokinetics in Clinical Practice. Saunders, Philadelphia 1985.
Als Bruchteil von 1 ausgedrückt entspricht das Plasmavolumen 0,04 und der gesamte Körperwasserraum 0,6. Ein Verteilungsvolumen von 0,06 (z.B. Heparin) bedeutet daher, daß sich das Pharmakon vorwiegend auf das Plasma verteilt. Scheinbare Verteilungsvolumina, die das Volumen des Körperwasserraums übersteigen, ergeben sich für Pharmaka, die im Gewebe gebunden oder im Fettgewebe gespeichert werden und dort höhere Konzentrationen als im Plasma erreichen. „Mittlere" Verteilungsvolumina sind dagegen schwerer zu interpretieren. Das scheinbare Verteilungsvolumen von Substanzen wie Ethanol (V = 0,65) oder Isoniazid (V = 0,6), die sich im gesamten Körperwasser verteilen, entspricht dem Volumen des Körperwassers. Umgekehrt läßt sich aber aus einem scheinbaren Verteilungsvolumen von 0,6 l/kg nicht unbedingt schließen, daß sich das Pharmakon nur im Körperwasser verteilt. So wird z.B. Phenytoin (V = 0,6) zu rund 90% an Plasmaproteine und Gewebe gebunden (vgl. Abb. 1.58, Beispiel 4).

wie im Plasma hätte. Es erscheint aber sinnvoller, das Verteilungsvolumen gemäß Gl. 2 als Proportionalitätsfaktor zwischen der im Körper vorhandenen Menge und der Plasmakonzentration aufzufassen. Rückschlüsse vom Verteilungsvolumen auf die Größe der realen Verteilungsräume lassen sich nur bei Kenntnis von Plasma- und Gewebebindung ziehen.

„Arten" des Verteilungsvolumens

Der Vorstellung des Verteilungsvolumens und auch seine Bestimmung wird weiter dadurch kompliziert, daß die oben angegebene Definition nicht ganz eindeutig ist. Die Größe des Verteilungsvolumens hängt davon ab, zu welchem Zeitpunkt und unter welchen Bedingungen Menge und Plasmakonzentration gemessen werden, um den Quotienten zu berechnen. Wird ein Pharmakon z.B. als Dauerinfusion verabreicht, so steigt die Plasmakonzentration bis zum Erreichen eines Gleichgewichts an. Das sich dabei einstellende Verhältnis zwischen der Gesamtmenge des Pharmakons im Organismus und der Plasmakonzentration wird als Verteilungsvolumen im „steady state" (V_{ss}) bezeichnet.

Wird eine bestimmte Dosis eines Pharmakons i.v. injiziert, befindet sich die gesamte Menge zunächst im Plasma, d.h., der Quotient aus Gesamtmenge und anfänglich hoher Plasmakonzentration (das „initiale" Verteilungsvolumen) ist niedrig (Abb. 1.59). Im weiteren

Verlauf verteilt sich das Pharmakon vom Plasma in die Gewebe, und erst nach Abschluß der Verteilungsphase wird ein konstantes Verhältnis zwischen Gesamtmenge und Plasmakonzentration erreicht. Da sich nun nur noch ein Teil der Gesamtmenge im Plasma befindet, ist das Verteilungsvolumen nach Abschluß der Verteilungsphase höher als in der Initialphase.

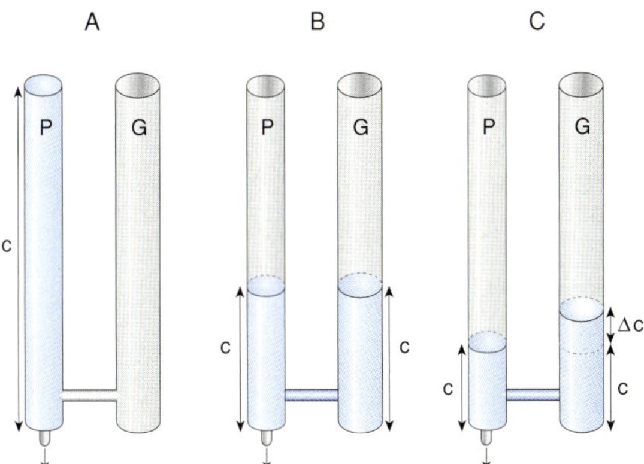

Abb. 1.59 „Pharmakokinetisches Modell" zur Veranschaulichung der unterschiedlichen Arten des Verteilungsvolumens (nach B. Fichtl in: Kuemmerle, Hitzenberger, Spitzy (Hrsg.), Klinische Pharmakologie, II-2.6.4, 1995).

Die Röhren sollen das Plasma (P) und die restlichen Gewebe (G) eines Patienten symbolisieren. Die Höhe des Wasserspiegels *(c)* entspreche der Konzentration des Pharmakons. Die Gesamtmenge des Wassers in den beiden Kompartimenten errechnet sich dann aus $c \cdot F$, wobei F die Bodenfläche der jeweiligen Zylinder sei (F_P bzw. F_G). Das jeweilige Verteilungsvolumen ergibt sich definitionsgemäß aus dem Quotienten:

$$\frac{\text{Gesamtmenge im „Körper"}}{\text{„Plasma"-Konzentration}}$$

A: Zunächst wird eine bestimmte Wassermenge (Dosis) in das „Plasma" gekippt (entsprechend einer Bolus-Injektion beim Patienten). Das **initiale Verteilungsvolumen** *($V_{initial}$)* berechnet sich zu:

$$V_{initial} = \frac{c \cdot F_P}{c} = F_P$$

B: Das Wasser kann sich aus dem „Plasma" ins „Gewebe" verteilen. Nach Einstellen des Verteilungsgleichgewichts ergibt die Berechnung das **Verteilungsvolumen im steady state** *(V_{ss}):*

$$V_{ss} = \frac{c \cdot F_P + c \cdot F_G}{c} = F_P + F_G$$

C: Wenn das Wasser aus dem „Plasma"-Kompartiment rasch ausläuft, strömt das Wasser aus dem „Gewebe" nach. Wenn dies im Verhältnis zur Auslaufgeschwindigkeit nur langsam erfolgen kann (enges Rohr zwischen P und G bzw. niedrige Interkompartiment-Clearance), wird der „Gewebespiegel" dem „Plasmaspiegel" um einen Betrag Δc „hinterherhinken". Das entsprechende **Verteilungsvolumen während der Eliminationsphase** *(V_z)* ergibt sich zu:

$$V_z = \frac{c \cdot F_P + (c + \Delta c) \cdot F_G}{c} = F_P + F_G \cdot (1 + \frac{\Delta c}{c})$$

Somit ist $V_{initial} \leq V_{ss} \leq V_z$.

Zu berücksichtigen ist auch, daß das Verhältnis zwischen der Gesamtmenge und der Plasmakonzentration um so größer ist, je rascher die Plasmakonzentrationen abnehmen (Abb. 1.59). Daher ist das während der Eliminationsphase gemessene Verteilungsvolumen (das als V_z bezeichnet wird) höher als das Verteilungsvolumen im steady state *(V_{ss})*. Generell gilt

$V_{initial} \leq V_{ss} \leq V_z$

Clearance

Begriff der Clearance

Die Clearance ist ein Maß für die Fähigkeit des Organismus, ein Pharmakon zu eliminieren. Als Kenngröße der Exkretionsleistung findet die Clearance in der Nierenphysiologie schon seit langem Anwendung. Man kann aber auch andere Prozesse, die zur Abnahme der im Organismus vorhandenen Menge eines Pharmakons führen, wie z.B. Metabolisierung in der Leber und Ausscheidung mit der Galle, durch Angabe einer Clearance charakterisieren. Die totale Clearance *(CL)* eines Pharmakons ist die Summe aus renaler *(CL_R)* und extrarenaler Clearance *(CL_{NR})*. Extrarenale Clearance umfaßt alle nichtrenalen Eliminationsvorgänge; darunter ist die metabolische Elimination in der Leber am wichtigsten.

Häufig wird versucht, den Clearance-Begriff mit Formulierungen wie „Die Clearance ist dasjenige Plasmavolumen, das pro Zeiteinheit von einem Pharmakon befreit wird" zu veranschaulichen. Klarer wird die Bedeutung der Clearance bei quantitativer Betrachtung.

Für die meisten Pharmaka ist die Geschwindigkeit ihrer Elimination, d.h. die pro Zeiteinheit eliminierte Menge $\Delta M/\Delta t$, proportional zur jeweiligen Plasmakonzentration c. **Der Proportionalitätsfaktor zwischen Ausscheidungsgeschwindigkeit und Plasmakonzentration ist die Clearance** *(CL):*

$$\frac{\Delta M}{\Delta t} = c \cdot CL \qquad (3)$$

bzw.

$$CL = \frac{\Delta M}{\Delta t \cdot c} \qquad (4)$$

Die Clearance stellt somit ein Maß für die Eliminationsleistung dar und gestattet es, die Eliminationsgeschwindigkeit eines Pharmakons zu berechnen. Auf die sich daraus ergebenden wichtigen praktischen Konsequenzen für die Dosierung von Pharmaka wird später (s. Abschnitt 1.4.3, S. 64f.) noch näher eingegangen.

Bestimmung der Clearance

Prinzipiell kann man die Clearance mit Gl. 4 errechnen. Zur Bestimmung der renalen Clearance kann man z.B. durch Dauerinfusion eine Gleichgewichtskonzentration

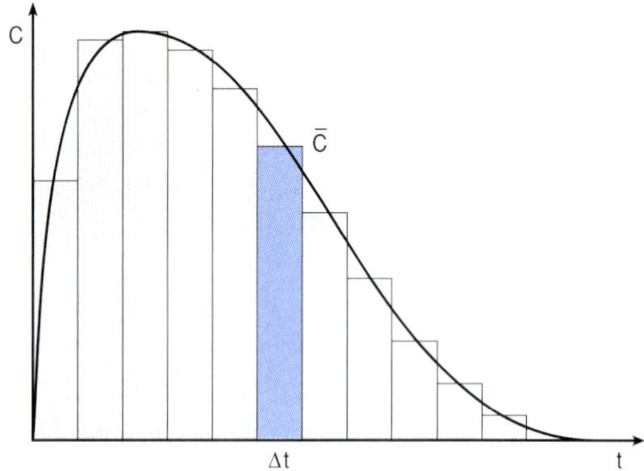

Abb. 1.60 Zusammenhang zwischen Clearance und AUC. Dargestellt ist der zeitliche Verlauf der Plasmakonzentrationen eines Pharmakons. Sofern das Pharmakon nach einer Kinetik 1. Ordnung (s.u.) eliminiert wird, gilt nach Gl. 3, daß die pro Zeiteinheit eliminierte Menge proportional zur jeweiligen Plasmakonzentration ist, der Proportionalitätsfaktor ist die Clearance CL. Die in einem kleinen Zeitintervall Δt ausgeschiedene Menge ΔM ergibt sich daher als:

$$\Delta M = CL \cdot \bar{c} \cdot \Delta t$$

wobei $\bar{c}$ die mittlere Konzentration im Zeitintervall Δt ist.
Das Produkt $\bar{c} \cdot \Delta t$ entspricht der Fläche des blauen Rechtecks. Die insgesamt eliminierte Menge läßt sich durch Aufsummieren aller Rechtecke berechnen. Läßt man die Rechtecke immer kleiner werden, entspricht diese Summe immer genauer der Gesamtfläche unter der Kurve (AUC).
Mathematisch ist dies gleichbedeutend einer Integration:

$$M = CL \cdot AUC = CL \cdot \int_0^\infty c \cdot dt$$

Wenn das Pharmakon vollständig eliminiert wird, ist die eliminierte Menge gleich der aufgenommenen Menge, für die daher dieselbe Gleichung gilt.

c im Plasma einstellen und die pro Zeiteinheit im Urin erscheinende Menge des Pharmakons messen.

Die totale Clearance *(CL)* läßt sich nach i.v.-Gabe einer Einzeldosis allein anhand von Plasmakonzentrationsmessungen ermitteln. Es gilt nämlich die Beziehung,

$$CL = \frac{M}{AUC} \tag{5}$$

wobei M für die in den systemischen Kreislauf gelangte Menge des Pharmakons und AUC für die Fläche unter der Konzentrations-Zeit-Kurve steht (Abb. 1.60). Analog läßt sich die renale Clearance auch als Quotient aus der im Urin ausgeschiedenen Menge und AUC ermitteln (s. Gl. 1, S. 53). Aus der Differenz von totaler und renaler Clearance ergibt sich schließlich die extrarenale Clearance.

Halbwertszeit

Elimination 1. Ordnung und Begriff der Halbwertszeit

Die Eliminationsgeschwindigkeit der meisten Pharmaka ist in weiten Konzentrationsbereichen proportional zur

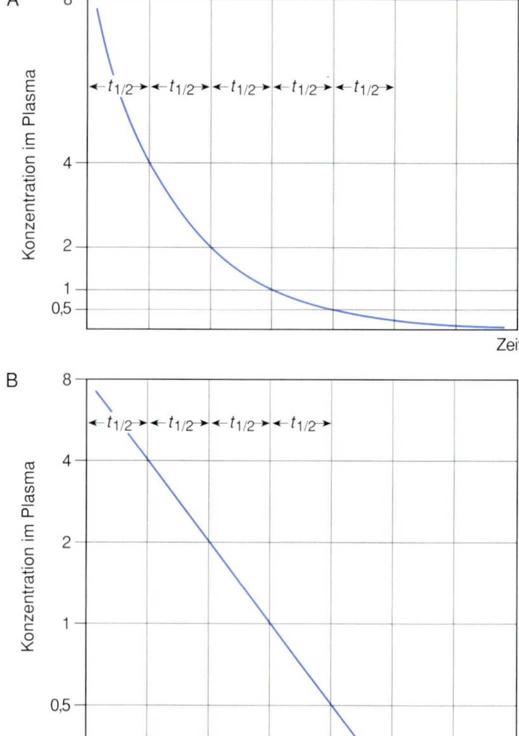

Abb. 1.61 Elimination nach einer Kinetik 1. Ordnung.
A) Lineare Darstellung,
B) halblogarithmische Darstellung der gleichen Werte.

jeweiligen Plasmakonzentration. Daraus folgt, daß auch die Geschwindigkeit der Abnahme der Plasmakonzentration proportional zur Plasmakonzentration ist. Wenn die Geschwindigkeit der Änderung einer Größe proportional zum aktuellen Wert dieser Größe ist, bezeichnet man dies als „Kinetik erster Ordnung“. Analog spricht man von einer „Kinetik nullter Ordnung“, wenn die pro Zeiteinheit ausgeschiedene Menge eines Pharmakons konstant und damit unabhängig von der aktuellen Plasmakonzentration ist. Diese Bezeichnungen ergeben sich aus den die jeweilige Kinetik beschreibenden Differentialgleichungen:

$$-dc/dt = k = k \cdot c^0 \quad \text{(Kinetik 0. Ordnung)} \tag{6}$$

bzw.

$$-dc/dt = k \cdot c = k \cdot c^1 \quad \text{(Kinetik 1. Ordnung)} \tag{7}$$

Beispielsweise folgt die Elimination von Ethanol aus dem Organismus weitgehend einer Kinetik nullter Ordnung. Auch bei manchen anderen Pharmaka, wie z.B. Phenytoin oder Salicylsäure, kann es nach Gaben hoher Dosen – bedingt durch eine Sättigung der hepatischen Eliminationskapazität – zu einem Übergang von der normalen Kinetik erster Ordnung zu einer Kinetik nullter Ordnung kommen. Hieraus können sich erhebliche Probleme ergeben (s. S. 68).

Bei einer Elimination erster Ordnung ist die Geschwindigkeit der Abnahme der Plasmakonzentration eines Pharmakons proportional zur jeweiligen Plasmakonzentration. Das bedeutet, daß die Plasmakonzentration zunächst rasch, mit abnehmender Plasmakonzentration immer langsamer abfällt. Dieser zeitliche Verlauf der Plasmakonzentration (Abb. 1.61 A) läßt sich mathematisch durch eine Exponentialfunktion beschreiben (s.u., Tab. 1.16). Prozesse, die einer Exponentialfunktion gehorchen, lassen sich durch Angabe einer Halbwertszeit charakterisieren. Die Halbwertszeit ist diejenige Zeitspanne, in der die Plasmakonzentration um die Hälfte abgenommen hat. Trägt man die Plasmakonzentrationen im logarithmischen Maßstab auf, so liegen die Meßpunkte auf einer geraden Linie, wodurch sich die Halbwertszeit auf einfache Weise ermitteln läßt (Abb. 1.61 B).

Die Halbwertszeit als „hybrider" pharmakokinetischer Parameter

Die Halbwertszeit ist sicherlich der „populärste" pharmakokinetische Parameter. Dennoch kommt es bei ihrer Interpretation immer wieder zu Mißverständnissen. Die Größe der Halbwertszeit hängt nämlich nicht nur von der Eliminationsleistung des Organismus, sondern auch von der Verteilung eines Pharmakons ab. Die Plasmakonzentration eines Pharmakons nimmt um so rascher ab, je größer die Eliminationsfähigkeit, d.h. die Clearance ist. Umgekehrt nimmt die Konzentration bei gegebener Clearance um so langsamer ab, je größer – anschaulich gesprochen – das Volumen ist, aus dem das Pharmakon entfernt werden muß. Für die Abhängigkeit der Halbwertszeit ($t_{1/2}$) von Verteilungsvolumen (V) und Clearance (CL) gilt folgende Beziehung (vgl. Tab. 1.16):

$$t_{1/2} = \ln 2 \cdot \frac{V}{CL} \approx 0,7 \cdot \frac{V}{CL} \qquad (8)$$

Die Halbwertszeit eines Pharmakons ist also um so länger, je größer das Verteilungsvolumen ist, und um so kürzer, je größer die Clearance ist.

In Tab. 1.17 sind einige pharmakokinetische Parameter von Diazepam und Warfarin zusammengestellt. Obwohl die an der Clearance gemessene Eliminationsfähigkeit des Organismus für Diazepam rund 16mal höher ist als die für Warfarin, haben beide Pharmaka praktisch die gleiche Halbwertszeit. Gemäß Gl. 8 erklärt sich das durch das rund 15mal höhere Verteilungsvolumen des Diazepams.

Tabelle 1.16: Zusammenhang zwischen Halbwertszeit ($t_{1/2}$), Verteilungsvolumen (V) und Clearance (CL)

Die pro Zeiteinheit eliminierte Menge eines Pharmakons ist proportional zur Plasmakonzentration c, der Proportionalitätsfaktor ist die (totale) Clearance CL (vgl. S. 61). Als Differentialgleichung formuliert ergibt sich für die Abnahme der Menge M eines Pharmakons im Organismus:

$$- dM/dt = CL \cdot c$$

Berücksichtigt man weiter, daß M als Produkt aus Plasmakonzentration und (scheinbarem) Verteilungsvolumen (V) ausgedrückt werden kann, so gilt:

$$- V \cdot dc/dt = CL \cdot c \text{ bzw. } - dc/dt = CL/V \cdot c = k \cdot c$$

$k = CL/V$ wird als Eliminationskonstante bezeichnet. Durch Integration ergibt sich:

$$\mathbf{c = c_0 \cdot e^{-k \cdot t}}$$

Da die Halbwertszeit die Zeitspanne ist, in der die Konzentration um die Hälfte abnimmt, gilt:

$$c_0/2 = c_0 \cdot e^{-k \cdot t_{1/2}} \text{ bzw. } 1/2 = e^{-k \cdot t_{1/2}}$$

Daraus folgt durch Logarithmieren $- \ln 2 = - k \cdot t_{1/2}$ und letztendlich:

$$\mathbf{t_{1/2} = \ln 2/k} \text{ bzw. } \mathbf{t_{1/2} = \ln 2 \cdot V/CL}$$

Tabelle 1.17: Pharmakokinetische Parameter von Diazepam und Warfarin

	Diazepam	Warfarin
Verteilungsvolumen (l)	120	8
Clearance (l/h)	2,7	0,16
Halbwertszeit (h)	32	34

Trotz erheblicher Unterschiede in Verteilungsvolumen und Clearance ergibt sich in etwa die gleiche Halbwertszeit (Daten nach Rowland u. Tozer 1980).

Die Halbwertszeit ist also eine Resultante zweier voneinander unabhängiger pharmakokinetischer Größen. Man bezeichnet sie daher auch als „hybriden" pharmakokinetischen Parameter. Die Kenntnis der geschilderten Zusammenhänge ist von erheblicher praktischer Bedeutung für die Interpretation einer veränderten Halbwertszeit (s. S. 71).

„Terminale" und „dominierende" Halbwertszeit

Häufig ist zur Beschreibung des Zeitverlaufs der Plasmakonzentration eines Pharmakons eine Summe von zwei oder mehr Exponentialfunktionen nötig. Bei halblogarithmischer Auftragung ergibt sich dann z.B. ein Verlauf wie in Abb. 1.62. In diesem Fall folgen die Plasmakonzentrationen einer Gleichung des Typs

$$c = A \cdot e^{-\alpha t} + B \cdot e^{-\beta t} + C \cdot e^{-\gamma t} \ldots \qquad (9)$$

wobei A, B, C ... Konstanten sind. Aus den die einzelnen Phasen charakterisierenden Geschwindigkeitskonstanten α, β, γ ... ergeben sich in Analogie zu Gl. 8 die zugehörigen Halbwertszeiten:

$$t_{1/2}(\alpha) = \ln 2/\alpha,\ t_{1/2}(\beta) = \ln 2/\beta,\ t_{1/2}(\gamma) = \ln 2/\gamma \text{ usw.}$$

Für die Fläche unter der Konzentrations-Zeit-Kurve (AUC) gilt:

$$AUC = \frac{A}{\alpha} + \frac{B}{\beta} + \frac{C}{\gamma} + \ldots \qquad (10)$$

Als **dominierende Halbwertszeit** wird die Halbwertszeit der Phase bezeichnet, die gemäß Gl. 10 am meisten zur

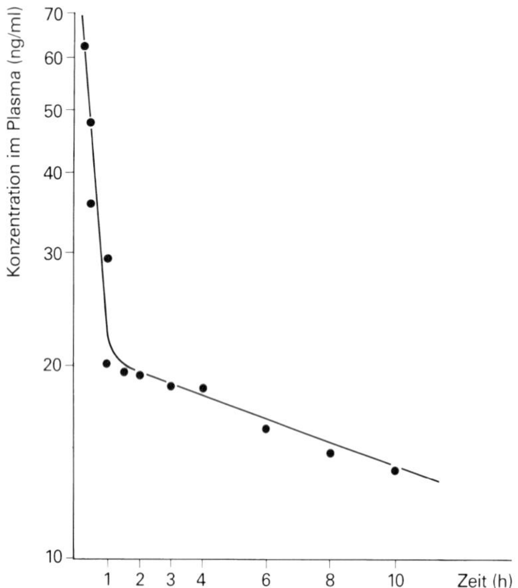

Abb. 1.62 Plasmakonzentrationen von Verapamil nach intravenöser Injektion von 10 mg. Bei der gewählten halblogarithmischen Darstellung lassen sich deutlich zwei Prozesse unterscheiden. Der anfänglich raschere Abfall der Plasmakonzentrationen (α-Phase) ist vor allem durch die Verteilung des Pharmakons in die Gewebe bedingt. Die sich anschließende langsamere β-Phase ist Ausdruck der Elimination (nach Hamann et al.: Clin. Pharmacokin. **9**, 26; 1984).

Tabelle 1.18: Modellunabhängige Berechnung der für die Praxis wichtigsten pharmakokinetischen Parameter anhand der gemessenen Plasmakonzentrationen

Halbwertszeit: $t_{1/2}$ ergibt sich nach Abschluß einer evtl. Verteilungsphase direkt aus dem zeitlichen Verlauf der Konzentrationen im Plasma (vgl. Abb. 1.61, S. 62). Die zugehörige Geschwindigkeitskonstante ist

$k = \ln 2/t_{1/2}$ (vgl. Tab. 1.16)

Weiterhin bestimmt man die Fläche unter der Konzentrations-Zeit-Kurve (AUC). Damit ergibt sich:

Clearance: $CL = F \cdot$ Dosis/AUC (aus Gl. 5)

Verteilungsvolumen: $V = CL/k$ (vgl. Tab. 1.16, Definitionsgleichung für k)

Bioverfügbarkeit: Bei intravenöser Gabe ist die Bioverfügbarkeit $F = 1$. Bei anderen Applikationsformen kann sie mit Hilfe von AUC-Messungen bestimmt werden (vgl. Abb. 1.55, S. 58).

AUC beiträgt. Häufig ist die Halbwertszeit des langsamsten Prozesses (**terminale Halbwertszeit**) auch die dominierende Halbwertszeit. Eine Ausnahme stellen z.B. die Aminoglykosid-Antibiotika dar. Die Plasmakonzentrationen von Gentamicin nehmen zunächst mit einer Halbwertszeit von ca. 2–3 Stunden auf sehr niedrige Werte ab (α-Phase). Daran schließt sich eine Phase mit einer wesentlich längeren Halbwertszeit (> 50 h) an. Während dieser β-Phase ist der langsame Rückstrom von Gentamicin aus bestimmten Geweben für die Elimination geschwindigkeitslimitierend. Die durch die terminale Halbwertszeit charakterisierte Phase trägt aber nur etwa 15% zu der gesamten AUC bei. Die für die Plasmakonzentrationen dominierende Halbwertszeit ist daher die Halbwertszeit der α-Phase.

1.4.2 Pharmakokinetische Modelle

Der zeitliche Verlauf der Konzentrationen eines Pharmakons in Blut, Plasma oder Exkreta läßt sich unter vereinfachenden Annahmen mit Hilfe sogenannter **Kompartiment-Modelle** analysieren (Abb. 1.63). Im einfachsten Fall nimmt man an, daß sich das Pharmakon in einem einheitlichen Volumen verteilt (Ein-Kompartiment-Modell). Für viele Pharmaka ist aber die Annahme von zumindest zwei Verteilungsräumen unterschiedlicher Größe und Zugänglichkeit erforderlich (Zwei- und Mehr-Kompartiment-Modelle). Doch auch diese Modelle stellen eine erhebliche Vereinfachung der tatsächlich ablaufenden komplexen Verteilungs- und Eliminationsvorgänge dar. Im allgemeinen haben die pharmakokinetischen Kompartimente keine direkte physiologische Entsprechung, sondern sind genggenommen nur mathematische Größen, die es erlauben, den zeitlichen Verlauf der Konzentrationen eines Pharmakons in Plasma, Blut oder Exkreta zu beschreiben.

In den vergangenen Jahren hat man daher sogenannte physiologische pharmakokinetische Modelle entwickelt. Unter Zugrundelegung realer Organvolumina und Durchblutungsgrößen und mit Hilfe experimentell bestimmter Daten für die Bindung an Plasma und Gewebe versucht man dabei, die Konzentration eines Pharmakons im Plasma und in den Geweben vorherzusagen.

Zum Verständnis und zur Anwendung aller genannten pharmakokinetischen Modelle bedarf es eines recht großen mathematischen Aufwands. Viele wichtige pharmakokinetische Sachverhalte lassen sich aber auch ohne komplexe mathematische Modelle veranschaulichen. Solche „modellunabhängigen" Verfahren haben in den letzten Jahren zunehmend an Bedeutung gewonnen (Tab. 1.18).

1.4.3 Pharmakokinetik und Arzneistoffdosierung

Sättigungsdosis und Erhaltungsdosis

Eine wichtige Aufgabe der Pharmakokinetik besteht in der Beantwortung der Frage, wovon die Dosis abhängt, die benötigt wird, um eine bestimmte, therapeutisch wirksame Plasmakonzentration eines Arzneistoffs zu er-

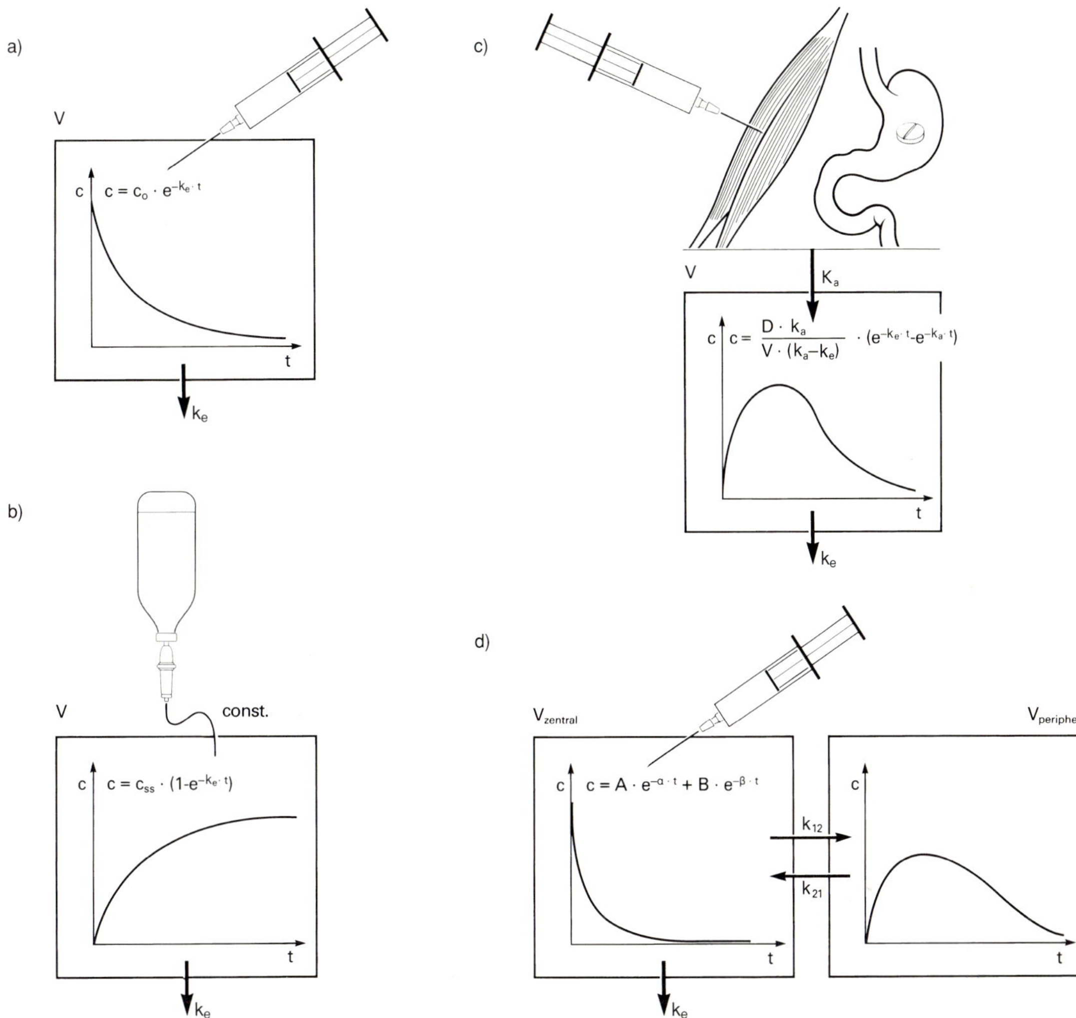

Abb. 1.63 Pharmakokinetische Modelle.

a) **Offenes 1-Kompartiment-Modell – intravenöse Injektion**
Bei diesem einfachsten pharmakokinetischen Modell wird der gesamte Körper als ein Verteilungsraum angesehen. Die injizierte Dosis *(D)* verteilt sich unmittelbar im gesamten Verteilungsvolumen *(V)*. Das Kompartiment ist „offen", d.h., das Pharmakon kann daraus eliminiert werden. Die Elimination erfolgt nach einer Kinetik 1. Ordnung mit der Geschwindigkeitskonstante k_e. Für den Zeitverlauf der Konzentration ergibt sich die angegebene Exponentialfunktion (vgl. Tab. 1.16), wobei $c_0 = D/V$ die Anfangskonzentration zur Zeit $t = 0$ ist.

b) **Offenes 1-Kompartiment-Modell – intravenöse Infusion**
Bei einer Dauerinfusion gelangt pro Zeiteinheit eine konstante Pharmakonmenge in das Kompartiment (Kinetik 0. Ordnung). Sofern die Elimination nach einer Kinetik 1. Ordnung erfolgt, stellt sich eine Steady-state-Konzentration (c_{ss}) ein. Die Geschwindigkeit der Gleichgewichtseinstellung hängt von der Eliminationskonstante und damit der Halbwertszeit ab (vgl. Abb. 1.65).

c) **Offenes 1-Kompartiment-Modell – extravasale Applikation**
Bei extravasaler Applikation (z.B. p.o., i.m., s.c.) ist die Pharmakonkonzentration die Resultante der gleichzeitig ablaufenden Resorption und Elimination. Sofern auch die Resorption einer Kinetik 1. Ordnung folgt (Geschwindigkeitskonstante k_a), läßt sich der Konzentrationsverlauf durch die angegebene Funktion (Bateman-Funktion) beschreiben. Die Annahme einer Invasionskinetik 1. Ordnung stellt oft eine Vereinfachung dar. Insbesondere bei Retardzubereitungen und Depotpräparaten ist diese Voraussetzung nicht gegeben.

d) **Mehr-Kompartiment-Modelle**
Aus dem „zentralen" Kompartiment (gut durchblutete Organe) verteilt sich das Pharmakon mit unterschiedlichen Geschwindigkeiten auf ein oder mehrere „periphere" Kompartimente. Sowohl die Elimination aus dem zentralen Kompartiment wie die Hin- und Rückverteilung zwischen den Kompartimenten gehorcht einer Kinetik 1. Ordnung. Für das hier dargestellte 2-Kompartiment-Modell läßt sich dann der Konzentrationsverlauf im zentralen Kompartiment durch eine biexponentielle Gleichung beschreiben. Aus den Konstanten A, B, α, β lassen sich der Konzentrationsverlauf im (fiktiven) peripheren Kompartiment, die Volumina von zentralem und peripherem Kompartiment und die Geschwindigkeitskonstanten („Mikrokonstanten") berechnen.

zielen und aufrechtzuerhalten. Man muß dabei unterscheiden zwischen Sättigungsdosis und Erhaltungsdosis.

Unter der Sättigungsdosis *(loading dose)* versteht man diejenige Dosis, die nötig ist, um eine bestimmte therapeutische Konzentration zu erreichen. Die Erhaltungsdosis (*maintenance dose*) dagegen ist die Dosis, mit der es gelingt, eine therapeutisch wirksame Konzentration aufrechtzuerhalten. Man kann sich den prinzipiellen Unterschied zwischen Sättigungs- und Erhaltungsdosis an einem sehr einfachen „pharmakokinetischen Modell" klarmachen (Abb. 1.64). Die **Sättigungsdosis wird durch das Verteilungsvolumen bestimmt.** Die praktisch noch wichtigere **Erhaltungsdosis** wird dagegen **durch die Clearance** bestimmt, ist aber **unabhängig vom Verteilungsvolumen**.

Bedeutung der Halbwertszeit

Nach der Definition ist die Halbwertszeit diejenige Zeitspanne, in der die Konzentration eines Pharmakons um die Hälfte abgenommen hat. Entsprechend ist die Konzentration nach zwei Halbwertszeiten $(t_{1/2})$ ein Viertel des Ausgangswertes, nach drei $t_{1/2}$ ein Achtel, nach vier $t_{1/2}$ ein Sechzehntel und nach fünf $t_{1/2}$ 1/32 bzw. nur noch rund 3 % des Ausgangswertes. Nach etwa 4–5 Halbwertszeiten ist die Elimination eines Pharmakons weitgehend abgeschlossen. Die Halbwertszeit erlaubt also, die Verweildauer eines Pharmakons im Organismus abzuschätzen.

Durch die Halbwertszeit wird auch bestimmt, wie lange es bei kontinuierlicher Zufuhr bzw. bei wiederholter Gabe eines Pharmakons dauert, bis sich ein Gleichgewicht einstellt (Abb. 1.65). Bei Pharmaka mit sehr langer Halbwertszeit wie z. B. Digitoxin ($t_{1/2}$ = 7 Tage) kann es daher sinnvoll sein, durch Gabe einer Initialdosis rasch Konzentrationen im therapeutischen Bereich zu erzielen, die dann durch die Erhaltungsdosis aufrechterhalten werden.

Auch bei **Änderungen** der Erhaltungsdosis ist die Zeit bis zur Einstellung des neuen Gleichgewichts von der Halbwertszeit abhängig. Da die Gleichgewichtseinstellung rund 4–5 Halbwertszeiten dauert, kann erst nach dieser Zeit die Auswirkung einer Dosisänderung endgültig beurteilt werden. Dies ist auch zu berücksichtigen, wenn Plasmakonzentrationen zur Therapiekontrolle gemessen werden.

Wiederholte Gabe von Pharmaka

Bei der Ableitung der Gleichung für die Erhaltungsdosis (Abb. 1.64) wurde davon ausgegangen, daß die Erhaltungsdosis kontinuierlich als Dauerinfusion zugeführt

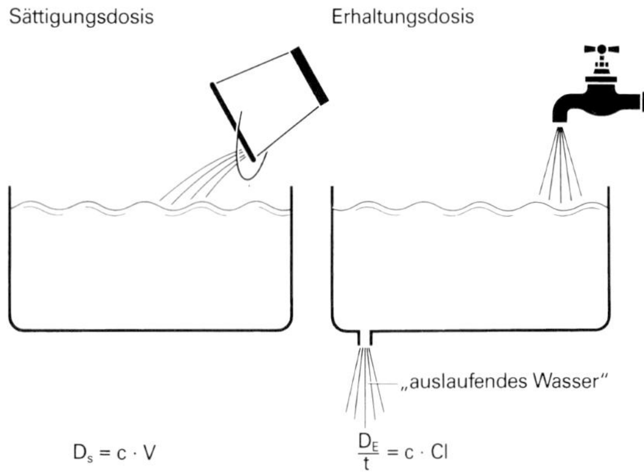

Sättigungsdosis
Erhaltungsdosis
„auslaufendes Wasser"
$D_s = c \cdot V$
$\frac{D_E}{t} = c \cdot Cl$

Abb. 1.64 „Pharmakokinetisches Modell" zur Veranschaulichung von Sättigungsdosis und Erhaltungsdosis.
Das Wasserbecken soll den Körper eines Patienten darstellen, die Höhe des Wasserspiegels soll der Konzentration eines Pharmakons im Organismus entsprechen.
Um das Becken bis zu einer bestimmten Höhe mit Wasser zu füllen (links), wird um so mehr Wasser benötigt, je größer das Becken ist. Analoge Verhältnisse ergeben sich für die Sättigungsdosis. Gemäß Gl. 2 (vgl. S. 59) ist die Menge eines Pharmakons, die man benötigt, um eine bestimmte Plasmakonzentration *(c)* zu erzielen, um so größer, je größer das Verteilungsvolumen *(V)* ist. Für die Sättigungsdosis (D_S) gilt $\mathbf{D_S = c \cdot V}$. **Die Sättigungsdosis ist dem Verteilungsvolumen proportional.**
Nun zur Erhaltungsdosis. Zunächst sei das rechts dargestellte Becken leer. Der Wasserhahn wird aufgedreht, pro Zeiteinheit fließt eine konstante Menge Wasser ins Becken („Dauerinfusion"). Der Wasserspiegel steigt zunächst rasch, dann zunehmend langsamer, denn je höher er steigt, desto größer wird der hydrostatische Druck und damit die Eliminationsgeschwindigkeit des Wassers (Kinetik 1. Ordnung!). Der Wasserspiegel steigt so lange an, bis die pro Zeiteinheit eliminierte Menge gerade so groß ist wie die pro Zeiteinheit zugeführte Menge. Von diesem Zeitpunkt an bleibt der Wasserspiegel konstant, ein Fließgleichgewicht (Steady state) hat sich eingestellt. Man beachte, daß die Höhe des Wasserspiegels im Steady state nur von der Stärke des Zuflusses und der Weite des Ausflußlochs abhängt, aber nicht von der Größe des Beckens. Führte man das Experiment mit einem doppelt so großen Becken durch, so würde es zwar länger dauern, bis sich das Gleichgewicht einstellt, weil man doppelt soviel Wasser braucht, um das Becken zu füllen. Der Wasserspiegel würde aber wieder gerade so hoch steigen, bis der hydrostatische Druck groß genug ist, daß sich Zufuhr und Abfluß die Waage halten. Nach dem Prinzip der Elimination 1. Ordnung (vgl. S. 62) ist auch die Eliminationsgeschwindigkeit eines Pharmakons um so größer, je höher die Plasmakonzentration ist. Die Weite des Ausflußlochs des Wasserbeckens entspricht der Ausscheidungsfähigkeit der Eliminationsorgane, die durch die Clearance gemessen wird. Wie hier im Modell wird sich auch im Organismus bei kontinuierlicher Zufuhr eines Pharmakons eine Gleichgewichtskonzentration einstellen, die nur von Zufuhr und Clearance bestimmt wird, aber unabhängig vom Verteilungsvolumen ist. Die Erhaltungsdosis, die man pro Zeiteinheit zuführen muß, um das Gleichgewicht aufrechtzuerhalten, muß gerade so groß sein wie die pro Zeiteinheit eliminierte Menge. Gemäß Gl. 3 ist diese durch das Produkt aus Plasmakonzentration *(c)* und Clearance *(CL)* gegeben. Für die Erhaltungsdosis (D_E/t; z. B. in mg/h), die pro Zeiteinheit zugeführt werden muß, gilt somit $\mathbf{D_E/t = c \cdot CL}$.
Die Erhaltungsdosis ist der Clearance proportional.
Sofern die Bioverfügbarkeit <100% ist, müssen Sättigungs- und Erhaltungsdosis entsprechend angepaßt werden.

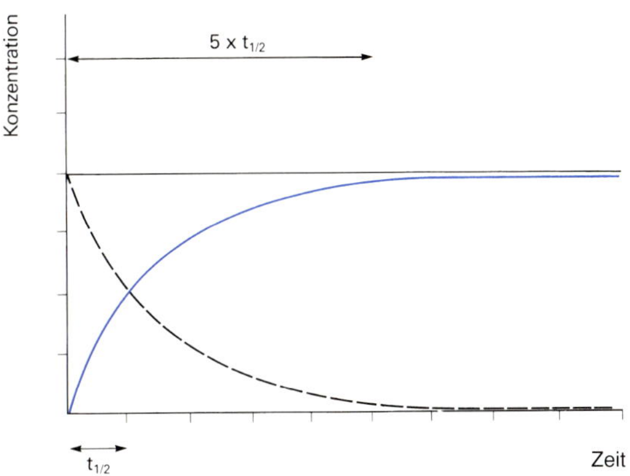

Abb. 1.65 Gleichgewichtseinstellung bei kontinuierlicher Zufuhr eines Pharmakons. Bei kontinuierlicher Zufuhr, z.B. durch eine Dauerinfusion, steigt die Konzentration im Plasma zunächst rasch an. Mit zunehmender Plasmakonzentration wird die Eliminationsgeschwindigkeit größer (Prinzip der Elimination 1. Ordnung!), der Konzentrationsanstieg wird langsamer, und schließlich wird ein Gleichgewicht (Steady state) erreicht (blaue Kurve). Die Zeit bis zum Erreichen des Steady state wird durch die Halbwertszeit bestimmt. Man kann sich dies in einem Gedankenexperiment klarmachen. Dabei wird die Steady-state-Konzentration gleich zu Beginn durch eine entsprechende Sättigungsdosis erreicht und durch eine Infusion aufrechterhalten (waagerechte Linie). Die Sättigungsdosis wird nach einer Exponentialfunktion eliminiert (gestrichelte Kurve), deren Verlauf durch die Halbwertszeit bestimmt wird. Der durch die Elimination der Initialdosis bedingte Verlust aber wird durch die Infusion exakt ersetzt, d.h., der Verlauf der Konzentration der **infundierten** Pharmakonmoleküle ist spiegelbildlich zur Elimination der Initialdosis: Die Halbwertszeit des Konzentrationsanstiegs bei Dauerinfusion ist gleich der Halbwertszeit des Konzentrationsabfalls nach einer Sättigungsdosis. Auch bei intermittierender Zufuhr der Erhaltungsdosis durch Einzeldosen bestimmt die Halbwertszeit die Geschwindigkeit der Gleichgewichtseinstellung (vgl. Abb. 1.67).

wird. In diesem Fall ist die sich einstellende Gleichgewichtskonzentration unabhängig vom Verteilungsvolumen. Wesentlich häufiger wird aber die Erhaltungsdosis in Form wiederholter Einzeldosen verabreicht. Hierbei ergeben sich etwas kompliziertere Verhältnisse (Abb. 1.66).

Fluktuation

Bei intermittierender Gabe der Erhaltungsdosis ist die mittlere Plasmakonzentration unabhängig vom Verteilungsvolumen. Vom Verteilungsvolumen abhängig ist aber die Größe der „Ausschläge" der Plasmakonzentration zwischen Maximum und Minimum.

Größere Schwankungen der Plasmakonzentration, wie z.B. bei einem mageren Patienten mit kleinerem Verteilungsvolumen, können von praktischer Bedeutung sein. Wenn diese Schwankungen nämlich sehr groß sind, besteht die Gefahr, daß entweder toxische Konzentrationen erreicht werden oder die minimale wirksame Konzentration unterschritten wird.

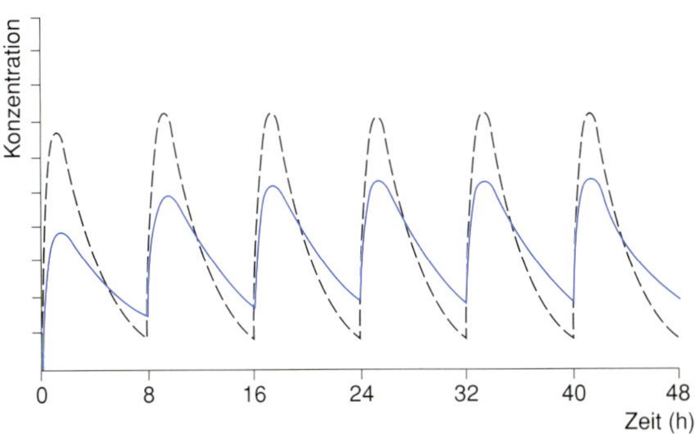

Abb. 1.66 Konzentrationsverlauf im Plasma bei intermittierender Zufuhr der Erhaltungsdosis in Einzeldosen. Die durchgezogene Kurve stellt einen Ausschnitt aus dem Konzentrationsverlauf eines Pharmakons im Plasma eines Patienten dar, bei dem eine Dauertherapie durchgeführt wird. Die gestrichelte Kurve zeigt den Konzentrationsverlauf bei einem Patienten mit kleinerem Verteilungsvolumen. Hier ist die Konzentration bei gleicher Dosis zunächst höher. Da ein kleineres Verteilungsvolumen aber eine kürzere Halbwertszeit bedeutet, fallen die Plasmakonzentrationen bei diesem Patienten rascher ab. Die AUC ist bei beiden Patienten die gleiche, allerdings sind die „Ausschläge" der Plasmakonzentration zwischen Maximum und Minimum bei dem Patienten mit dem kleineren Verteilungsvolumen größer. Im Beispiel ist vorausgesetzt, daß die Clearance bei beiden Patienten gleich ist.

Es wäre aber falsch, deswegen die Erhaltungsdosis, d.h. die pro Zeiteinheit zugeführte Dosis, zu ändern, da auch bei Patienten mit kleinerem Verteilungsvolumen die gleiche mittlere Konzentration erreicht wird. Wohl aber wäre zu überlegen, das Dosierungsschema zu ändern. Bei intermittierender Zufuhr ist die Erhaltungsdosis durch die Größe der Einzeldosis und das Dosierungsintervall beeinflußbar. Wird die Erhaltungsdosis auf kleinere Einzeldosen aufgeteilt, die in kürzeren Dosierungsintervallen verabreicht werden, so werden die Schwankungen der Plasmakonzentration kleiner (Abb. 1.67).

Kumulation

Wird ein Pharmakon wiederholt in einem Zeitabstand gegeben, der zu kurz für die vollständige Elimination ist, so addiert sich die neue Dosis zu dem im Körper verbliebenen Rest. Dieser Vorgang wird auch als Kumulation bezeichnet. Die Menge im Organismus wird aber nicht unbegrenzt ansteigen. Gemäß dem Prinzip der Elimination erster Ordnung stellt sich schließlich ein Gleichgewicht ein. Die Zeitdauer, bis sich das Gleichgewicht einstellt, die Höhe der sich einstellenden Gleichgewichtskonzentration und die sich ergebenden Schwankungen um die mittlere Konzentration werden nach den oben beschriebenen Prinzipien von Erhaltungsdosis, Verteilungsvolumen, Clearance und Halbwertszeit bestimmt.

Man kann sich das Ausmaß der Kumulation veranschaulichen, wenn man die Menge eines Pharmakons, die nach der ersten Dosis in den Organismus gelangt

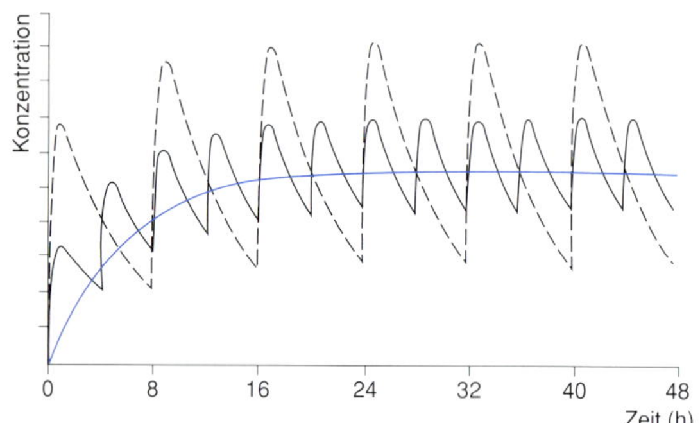

Abb. 1.67 Fluktuation und Dosierungsintervall bei intermittierender Zufuhr. Um die Schwankungen der Arzneistoffkonzentration im Plasma zu vermindern, kann es sinnvoll sein, das Dosierungsschema zu ändern. Wird z.B. eine Erhaltungsdosis von 600 mg/Tag in Einzeldosen von 200 mg alle 8 Stunden verabreicht (gestrichelte Linie), so sind die Schwankungen der Plasmakonzentration größer, als wenn Einzeldosen von 100 mg alle 4 h zugeführt werden (durchgezogene Linie). Die mittlere Konzentration ist in beiden Fällen gleich und entspricht der Konzentration, die sich bei einer Dauerinfusion von 25 mg/h (= 600 mg/Tag) ergeben würde (blaue Linie).

(M_I), mit der durchschnittlichen Menge im Steady state ($\overline{M}_{ss}$) vergleicht. Es gilt für den so definierten Kumulationsfaktor R

$$R = \frac{\overline{M}_{ss}}{M_I} = \frac{t_{1/2}}{\ln 2 \cdot \tau} \qquad (11)$$

$$\text{oder näherungsweise } R \approx 1{,}5 \cdot \frac{t_{1/2}}{\tau}$$

Das Ausmaß der Kumulation wird also vom Verhältnis zwischen Halbwertszeit und Dosierungsintervall (τ) bestimmt. Beispielsweise ergibt sich nach Gl. 11 für Digitoxin ($t_{1/2}$ = 7 Tage) bei täglicher Verabreichung (τ = 1 Tag), daß die Menge im steady state rund 10mal größer ist als bei Gabe einer Einzeldosis.

Aus Gl. 11 lassen sich zwei wichtige Folgerungen ziehen. 1) Kumulation ist keine Stoffeigenschaft; jedes Pharmakon kumuliert, wenn das Dosierungsintervall im Verhältnis zur Halbwertszeit kurz ist. 2) Bei gegebenem Dosierungsintervall (z.B. einmal täglich) ist die Gefahr, daß durch Kumulation toxische Konzentrationen entstehen, bei Pharmaka mit langer Halbwertszeit größer als bei solchen mit kurzer Halbwertszeit.

Bedeutung des Prinzips der Elimination 1. Ordnung für die Arzneimitteldosierung

Das Prinzip der Elimination 1. Ordnung bedingt, daß sich bei kontinuierlicher Zufuhr einer Erhaltungsdosis ein Gleichgewicht der Plasmakonzentration einstellt. Wenn ein Pharmakon dagegen nach einer Kinetik 0. Ordnung eliminiert wird, d.h. seine Eliminationsgeschwindigkeit konstant ist, kann eine bestimmte Plasmakonzentration nur dann aufrechterhalten werden, wenn die Geschwindigkeit der Zufuhr genau gleich der Eliminationsgeschwindigkeit ist. Ist die Geschwindigkeit der Zufuhr nur geringfügig kleiner als die Eliminationsgeschwindigkeit, so nimmt die Plasmakonzentration stetig ab. Ist die Geschwindigkeit der Zufuhr dagegen nur etwas höher als die Eliminationsgeschwindigkeit, so steigt die Plasmakonzentration stetig an. Eine Erhaltungstherapie mit einem solchen Pharmakon ist praktisch kaum durchführbar.

Wie oben erwähnt, kann es z.B. bei Phenytoin zu einem Übergang zu einer Kinetik 0. Ordnung kommen. In diesem Fall können bereits sehr kleine Erhöhungen der Erhaltungsdosis zu enormen Anstiegen der Plasmakonzentration führen (Abb. 1.68).

Aus Abb. 1.64 ergibt sich weiter, daß die erzielte Gleichgewichtskonzentration proportional zur Erhaltungsdosis ist, oder anders ausgedrückt, daß bei einer Elimination 1. Ordnung die Abhängigkeit der Plasmakonzentration von der Dosis linear ist. Man bezeichnet dies auch als **„lineare"** Pharmakokinetik. Kommt es z.B. wie in Abb. 1.68 bei Steigerung der Dosis zu einem überproportionalen Anstieg der Plasmakonzentration, spricht man von einer **„nicht-linearen"** Kinetik.

Dosierung von Arzneistoffen nach Körpergewicht

Arzneistoffe werden häufig nach Körpergewicht dosiert. Dies wirft die Frage auf, inwieweit Verteilungsvolumen und Clearance vom Körpergewicht abhängen.

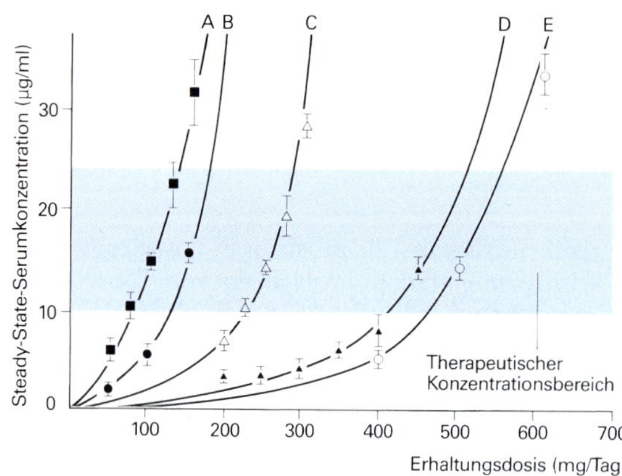

Abb. 1.68 Beziehung zwischen Steady-state-Serumkonzentration und Erhaltungsdosis von Phenytoin. Dargestellt sind Ergebnisse einer Untersuchung an fünf Patienten (A–E), die mit Phenytoin in steigender Dosierung behandelt wurden. Die Meßpunkte repräsentieren Steady-state-Konzentrationen im Serum, die sich bei kontinuierlicher Verabreichung einer bestimmten Erhaltungsdosis eingestellt haben. Bereits im therapeutischen Konzentrationsbereich kann es durch zunehmende Sättigung der für die Biotransformation von Phenytoin verantwortlichen Enzyme bei Dosiserhöhung zu einem überproportionalen Anstieg der Serumkonzentrationen kommen (nicht-lineare Kinetik). Beispielsweise stieg bei Patient C bei Erhöhung der täglichen Dosis von 200 auf 300 mg (Faktor 1,5) die Serumkonzentration um mehr als das Vierfache an (nach Richens und Dunlop: Lancet **2**, 247; 1975).

Auf den ersten Blick erscheint es einleuchtend, daß die Größe des Verteilungsvolumens mit dem Körpergewicht zusammenhängt. Beispielsweise wird ein großer, muskulöser Mann, der 90 kg wiegt, sicher für viele Pharmaka ein größeres Verteilungsvolumen haben als ein zartes Mädchen mit einem Körpergewicht von 45 kg. Aber man muß sich hier vor Verallgemeinerungen hüten. Dazu ein Beispiel:

Diazepam ist eine sehr lipophile Substanz mit hoher Affinität zum Fettgewebe. Ein adipöser Patient von 100 kg, der vor zehn Jahren noch 70 kg wog, wird heute ein wesentlich größeres Verteilungsvolumen für Diazepam haben als damals. Dementsprechend benötigt dieser Patient heute eine höhere Sättigungsdosis von Diazepam als früher.

Herzglykoside wie Digoxin haben dagegen keine besondere Affinität zum Fettgewebe und verteilen sich hauptsächlich im Muskelgewebe. Von Digoxin benötigt dieser Patient daher, trotz Übergewichts, heute die gleiche Sättigungsdosis wie vor zehn Jahren.

Geht man schließlich davon aus, daß sich die Funktionen von Leber und Nieren bei diesem Patienten durch die Zunahme des Körpergewichts nicht verändert haben, die Clearance also unverändert ist, so benötigt er von beiden Arzneistoffen heute die gleiche Erhaltungsdosis wie früher. Eine Dosierung nach Körpergewicht ist also nur sehr begrenzt sinnvoll, und ihre Berechtigung hängt u.a. von den Eigenschaften des betreffenden Pharmakons ab.

Arzneistoffdosierung bei Kindern

Es ist schon lange bekannt, daß Kinder von vielen Arzneistoffen eine höhere Dosis pro kg Körpergewicht benötigen als Erwachsene und daß die Kinderdosis besser mit der Körperoberfläche als mit dem Körpergewicht korreliert. Zur Erklärung dieser **„Oberflächenregel"** wird oft angeführt, daß sich viele Pharmaka im **Extrazellulärraum** verteilen, dessen Größe **besser mit der Körperoberfläche als mit dem Körpergewicht korreliert**. Diese Erklärung könnte aber – wenn überhaupt – nur für die Sättigungsdosis zutreffen, die ja vom Verteilungsvolumen bestimmt wird. Die Tatsache, daß Kinder für viele Pharmaka auch eine höhere Erhaltungsdosis pro kg Körpergewicht benötigen als Erwachsene, läßt sich dadurch keinesfalls erklären. Kinder haben aber, bezogen auf das Körpergewicht, eine größere Fremdstoffclearance als Erwachsene (Abb. 1.69), und auch die **Clearance korreliert besser mit der Körperoberfläche als mit dem Körpergewicht**. Dies gilt aber nicht für Früh- und Neugeborene. Die die Arzneistoffclearance bestimmenden Stoffwechselwege der Leber und die exkretorischen Funktionen der Niere sind bei der Geburt noch nicht voll ausgebildet und benötigen bis zu 6 Monate zur Ausreifung (Abb. 1.70).

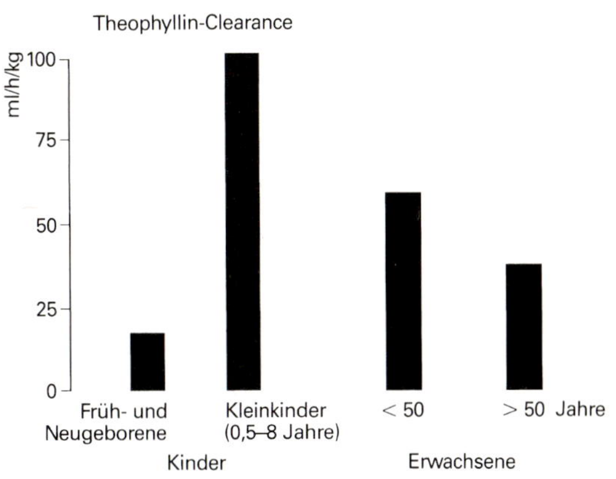

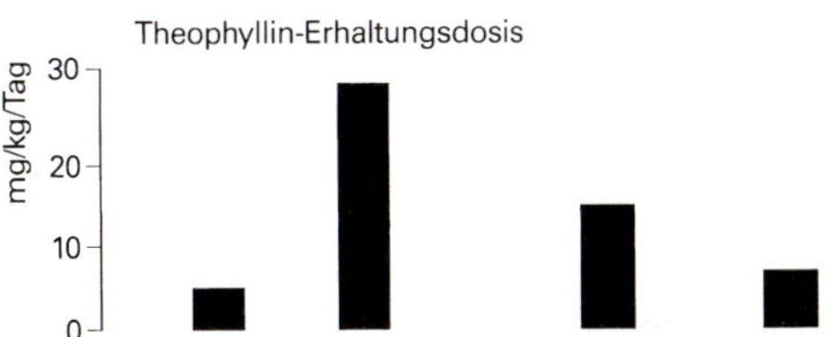

Abb. 1.69 Kinder haben – bezogen auf das Körpergewicht – meist eine höhere Arzneistoffclearance als Erwachsene und benötigen daher eine entsprechend höhere Erhaltungsdosis pro kg Körpergewicht. Dies beobachtet man nicht nur bei Pharmaka, die – wie Theophyllin – vorwiegend durch Biotransformation in der Leber eliminiert werden, sondern auch bei renal eliminierten Pharmaka. Früh- und Neugeborene haben dagegen eine niedrige Arzneistoffclearance, da die Ausscheidungsfunktionen bei der Geburt noch nicht ausgereift sind (vgl. Abb. 1.70; nach Seyberth, in Dölle et al. [Hrsg.], Grundlagen der Arzneimitteltherapie, BI-Wissenschaftsverlag 1986).

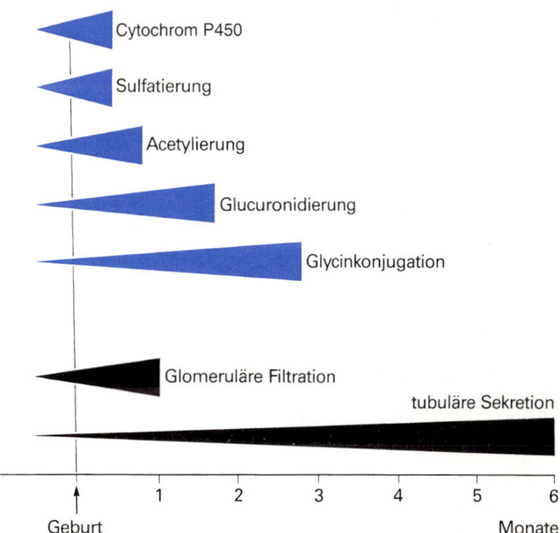

Abb. 1.70 Reifung der Biotransformation und der renalen Exkretion beim Neugeborenen (nach Gladtke: Europ. J. Paediat. **131**, 85; 1979; Heimann: Dtsch. Apoth. Ztg. **122**, 893; 1982).

Pharmakokinetik beim alten Menschen

Mit zunehmendem Lebensalter kommt es im Organismus zu einer Vielzahl von Veränderungen, die die Wirksamkeit von Pharmaka beeinflussen können. Beispielsweise findet man beim alten Menschen eine erhöhte Empfindlichkeit gegenüber oralen Antikoagulantien und vielen ZNS-wirksamen Arzneistoffen; auch Änderungen der Wirkungsqualität werden beobachtet (z.B. paradoxe Erregungszustände nach Gabe von Sedativa). Neben solchen Veränderungen der Pharmakodynamik (weitere Einzelheiten s. S. 377) kann es durch die physiologischerweise mit zunehmendem Alter auftretenden Involutionsprozesse auch zu teilweise erheblichen Änderungen der Pharmakokinetik kommen. Eine „erhöhte Empfindlichkeit" des alten Menschen gegenüber Pharmaka ist oft Ausdruck einer Überdosierung in Unkenntnis dieser pharmakokinetischen Veränderungen. Tab. 1.19 gibt eine Übersicht über altersbedingte Änderungen der Pharmakokinetik (s. S. 376).

Enterale Resorption und Bioverfügbarkeit

Aufgrund der altersbedingten Veränderungen im Gastrointestinaltrakt könnte man erwarten, daß die Resorption von Pharmaka beim alten Menschen generell beeinträchtigt ist. Ein verringertes Ausmaß der Resorption wurde bei Substanzen beobachtet, in deren Resorption spezielle (aktive) Transportmechanismen involviert sind (Glucose, Folsäure). Unter Umständen kann eine verminderte Säureproduktion des Magens die Resorption durch Verringerung der Löslichkeit beeinträchtigen (Calcium-, Eisensalze).

Bei den meisten Pharmaka kann man aber davon ausgehen, daß ihre Resorption beim alten Menschen wenig verändert ist. Soweit hierzu Messungen (!) vorliegen, hat sich gezeigt, daß das Ausmaß der Resorption von Pharmaka, die durch Diffusion das Darmepithel passieren, weitgehend dem bei jungen Probanden entspricht. Dagegen kann die Geschwindigkeit der Resorption beim alten Menschen infolge einer verminderten vaskulären Perfusion abnehmen.

Eine wichtige Ausnahme stellen Pharmaka mit hohem First-pass-Effekt dar. Entsprechend den oben (Abb. 1.56, S. 59) gemachten Ausführungen ist bei solchen Substanzen damit zu rechnen, daß ihre Bioverfügbarkeit im Alter erheblich zunehmen kann. Einige Beispiele sind in Tab. 1.20 zusammengestellt.

Verteilungsvolumen

Die altersbedingten Änderungen der Körperzusammensetzung (Tab. 1.19) können das Verteilungsvolumen von Pharmaka beeinflussen. Besonders ausgeprägt ist die

Tabelle 1.19: Beispiele altersbedingter Veränderungen, die die Pharmakokinetik beeinflussen können

altersbedingte Veränderung	betroffener kinetischer Parameter
Oberfläche der Magen-Darm-Schleimhaut ↓ Blutfluß im Splanchnikusgebiet ↓ Säureproduktion im Magen ↓ Magenentleerung ↓ Peristaltik ↓	Resorption, Bioverfügbarkeit
Muskelmasse ↓ (−20%) Körperfett ↑ (+50–100%) Gesamtkörperwasser ↓ (−20%) Serumalbumin ↓ (−20 %)	Verteilungsvolumen
Lebermasse ↓ (−40%) Leberdurchblutung ↓ (−50%) Leberenzymaktivität ↓ (?) Leberenzyminduktion ↓ (?)	hepatische Clearance, Bioverfügbarkeit
Nierendurchblutung ↓ (−50%) glomeruläre Filtration ↓ (−50%) tubuläre Sekretion ↓	renale Clearance

Für einige Parameter ist die prozentuale Änderung beim alten (70 bis 90 J.) gegenüber dem jungen (20–30 J.) Menschen angegeben. Die Zahlen sind nur Anhaltswerte. ↓: Abnahme bzw. Verlangsamung im Alter; ↑: Zunahme im Alter.

Tabelle 1.20: Beispiele für eine Zunahme der oralen Bioverfügbarkeit im Alter

Pharmakon	Bioverfügbarkeit [Alter in Jahren]	Bioverfügbarkeit [Alter in Jahren]	Verhältnis alt/jung
Clomethiazol[1)]	5–16% [25–28]	70–90% [68–70]	≈ 8
Nalbuphin[2)]	11% (8–20) [23–32]	44% (19–99) [65–90]	4,0
Lidocain[3)]	13% (4–21) [20–34]	27% (12–52) [73–87]	2,1
Verapamil[4)]	23% (10–42) [33–70]	38% (9–83) [85–93]	1,7
Propranolol[5)]	30% [29±2] [a)]	55% [78±3] [a)]	1,8
Nifedipin[6)]	46±2%[a)] [22–35]	61±7%[a)] [73–83]	1,3

a) $x \pm SD$
1) Nation et al.: Eur. J. Clin. Pharmacol. **12**, 137; 1977.
2) Jaillon et al.: Clin. Pharmcol. Ther. **46**, 226; 1989.
3) Cusack et al.: Eur. J. Clin. Pharmacol. **29**, 323; 1985.
4) Storstein et al.: Acta Med. Scand., Suppl. **681**, 25; 1984.
5) Castleden und George: Brit. J. Clin. Pharmacol. **7**, 49; 1979.
6) Robertson et al.: Brit. J. Clin. Pharmacol. **25**, 297; 1988.

relative Zunahme des Fettgewebe-Anteils am Körpergewicht. In einer einschlägigen Untersuchung ergab sich z.B. beim Mann im Durchschnitt eine Zunahme des Fettgewebes von ca. 18 auf 36% des Körpergewichts (+100%), bei der Frau von 33 auf 48% (+45%). Dies erklärt die für einige lipophile Pharmaka gefundene Zunahme des Verteilungsvolumens im Alter (z.B. Diazepam, Nitrazepam, Pethidin, Thiopental). Allerdings muß man sich vor Verallgemeinerungen hüten. Gerade einige sehr lipophile Pharmaka, wie z.B. Phenothiazine (vgl. Tab. 1.3, S. 30f.: Promazin, Chlorpromazin), tricyclische Antidepressiva oder Verapamil, reichern sich sehr viel stärker in den übrigen Geweben des Körpers an als im Fettgewebe und haben dadurch ein hohes Verteilungsvolumen. Bei diesen Substanzen ist ein Teil des Moleküls sehr lipophil und der andere bei physiologischen pH-Werten hydrophil, weil er eine elektrische Ladung trägt (sogenannte amphiphile Substanzen). Wahrscheinlich werden sie in großem Ausmaß an Phospholipide der Zellmembranen gebunden. Bei diesen Pharmaka wird das Verteilungsvolumen durch eine altersbedingte Zunahme des Fettgewebes nicht oder nur unwesentlich verändert. In praktischer Hinsicht ist die Kenntnis etwaiger altersbedingter Änderungen des Verteilungsvolumens vor allem wichtig zur Beurteilung einer veränderten Halbwertszeit (vgl. unten).

Plasmaproteinbindung

Der Albumingehalt des Blutplasmas nimmt im Alter um rund 20% ab. Veränderungen dieses Ausmaßes sind aber nicht von praktischer Bedeutung; sie können allenfalls beim „drug monitoring“ für die Beurteilung der Plasmakonzentration eine Rolle spielen (s. S. 72f.).

Renale Clearance

Praktisch besonders wichtig sind dagegen Änderungen der renalen Clearance im Alter (Tab. 1.19). Durch altersbedingte Involutionsprozesse kommt es – auch ohne manifeste Erkrankung der Niere – bei älteren Patienten zu einer Einschränkung der Nierenfunktion (Abb. 1.71) und damit der renalen Ausscheidung von Pharmaka. Als Faustregel kann man davon ausgehen, daß die renale Clearance jenseits des 65. Lebensjahres um 30–50% geringer ist als bei jungen Menschen. Für Pharmaka, die eine geringe therapeutische Breite haben und überwiegend renal ausgeschieden werden, sollte daher die Erhaltungsdosis beim alten Menschen niedriger gewählt werden.

Metabolische Clearance

Auch die Elimination von Pharmaka durch Biotransformation kann beim alten Menschen verändert sein (Tab. 1.19). Die meisten hierzu vorliegenden Befunde beziehen sich auf die Altersabhängigkeit der hepatischen Clearance. Offensichtlich lassen sich generelle Aussagen

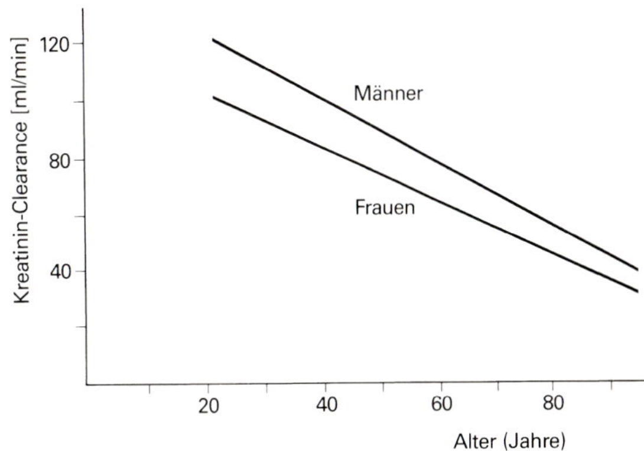

Abb. 1.71 Alter und Nierenfunktion. Dargestellt ist die altersbedingte Abnahme der glomerulären Filtration am Beispiel der Creatinin-Clearance (nach Bjornsson: Clin. Pharmacokin. **4**, 200; 1979). Bei individuellen Patienten können sich erhebliche Abweichungen von den dargestellten Mittelwerten ergeben!

über den Einfluß des Lebensalters auf die Biotransformation nicht machen. Die Metabolisierung kann unverändert sein, kann abnehmen, gelegentlich sogar zunehmen. So kann man beim gegenwärtigen Kenntnisstand nicht vorhersagen, ob und inwieweit die metabolische Clearance eines bestimmten Pharmakons beim alten Patienten verändert ist. Im Gegensatz zur altersbedingten Einschränkung der Nierenfunktion, wo eine Dosisanpassung zumindest im Prinzip anhand der Creatinin-Clearance vorgenommen werden kann, ist man bei der Wahl der „richtigen“ Dosis für alte Patienten auf Empirie angewiesen.

Abweichungen von der normalen Pharmakokinetik

Beurteilung einer veränderten Halbwertszeit

Wie oben (S. 63) ausgeführt, ist die Halbwertszeit eines Pharmakons ein „hybrider“ pharmakokinetischer Parameter, dessen Größe sowohl vom Verteilungsvolumen wie von der Clearance abhängt. Diese Tatsache ist von Bedeutung für die Beurteilung einer veränderten Halbwertszeit und die sich daraus ergebenden Konsequenzen für die Dosierung von Arzneimitteln.

Die Halbwertszeit eines Pharmakons kann im Gefolge von Arzneimittelwechselwirkungen und Krankheiten wie auch in Abhängigkeit vom Lebensalter erheblichen Veränderungen unterworfen sein. In der Literatur findet man häufig Tabellen mit Angaben über solche Änderungen der Halbwertszeit. Die alleinige Angabe einer veränderten Halbwertszeit ist aber nicht ausreichend. **Je nachdem, ob eine Änderung der Halbwertszeit durch eine Veränderung des Verteilungsvolumens oder durch eine Veränderung der Clearance bedingt ist, ergeben sich unterschiedliche Konsequenzen** hinsichtlich einer Anpassung der Dosierung. Einige Beispiele mögen dies verdeutlichen.

Bei alten Menschen ist die Halbwertszeit vieler Pharmaka gegenüber Jüngeren verlängert. Unter anderem gilt dies für die beiden Antiarrhythmika Lidocain und Chinidin. In Tab. 1.21 sind die bei Alten und Jungen gemessenen Werte für Halbwertszeit, Verteilungsvolumen und Clearance zusammengestellt. Bei Lidocain ist die Halbwertszeit im Alter durch Zunahme des Verteilungsvolumens verlängert. Dagegen ist die Clearance im Vergleich zu Jüngeren unverändert. Daraus ergibt sich, daß bei einer Dauerinfusion von Lidocain bei alten Patienten die gleiche Gleichgewichtskonzentration erreicht wird wie bei jungen Patienten. Eine Reduzierung der Erhaltungsdosis ist nicht nötig. Allerdings wird es wegen der längeren Halbwertszeit bei den alten Patienten länger dauern, bis sich die Gleichgewichtskonzentration einstellt.

Anders beim Chinidin. Hier ist die Zunahme der Halbwertszeit im Alter durch eine verringerte Clearance bedingt, während das Verteilungsvolumen unverändert ist. Daher benötigen alte Patienten zwar die gleiche Sättigungsdosis, aber eine geringere Erhaltungsdosis als junge.

Ein weiteres Problem bei der Interpretation des pharmakokinetischen Parameters Halbwertszeit sei am Beispiel der Wechselwirkung zwischen Chinidin und Digoxin dargestellt. Bei Patienten, die auf Digoxin eingestellt sind, kommt es unter zusätzlicher Gabe von Chinidin zu einem starken Anstieg der Plasmakonzentrationen von Digoxin, der eine erhebliche Dosisreduzierung des Digoxins nötig macht. Dies liegt daran, daß Chinidin sowohl die renale als auch die extrarenale Clearance von Digoxin vermindert. Darüber hinaus kann durch Chinidin auch das Verteilungsvolumen von Digoxin vermindert werden. Bei manchen Patienten ist die relative Abnahme von Verteilungsvolumen und Clearance in etwa gleich groß. Daher haben diese Patienten eine unveränderte Halbwertszeit. Wie das Beispiel zeigt, können sich hinter einer normalen Halbwertszeit sehr wohl anomale pharmakokinetische Verhältnisse verbergen.

Tabelle 1.21: Beispiele von Pharmaka mit im Alter verlängerter Halbwertszeit ($t_{1/2}$)

	Alter (Jahre)	$t_{1/2}$ (h)	Verteilungsvolumen (l/kg)	Clearance (ml/min/kg)
Lidocain	22–26	1,3	0,9	7,6
	61–71	2,3	1,6	8,1
Chinidin	23–34	7,3	2,4	4,0
	60–69	9,7	2,2	2,6

Die Zunahme der Halbwertszeit des Lidocains ist durch eine Zunahme des Verteilungsvolumens bedingt, die Zunahme der Halbwertszeit von Chinidin durch eine Abnahme der Clearance (nach Daten von Nation et al.: Brit. J. Clin. Pharmacol. **4**, 439; 1977, und Ochs et al.: Am. J. Cardiol. **42**, 481; 1978).

Änderungen der Bindung von Pharmaka

Das Ausmaß der Proteinbindung kann durch Krankheitszustände wie Niereninsuffizienz oder Lebererkrankungen, durch Wechselwirkungen mit anderen Pharmaka oder in Abhängigkeit vom Lebensalter verändert sein. Häufig wird die Meinung vertreten, daß sich bei Veränderungen der Plasmaproteinbindung die Wirkung eines Pharmakons ändere. Dieser Mechanismus wurde z.B. für eine Reihe von Arzneimittelwechselwirkungen postuliert. Man geht dabei von der Vorstellung aus, daß es durch eine Erhöhung der freien Konzentration, die mit der Konzentration am Wirkort im Gleichgewicht steht, zu einer Wirkungsverstärkung kommt. Die folgende Überlegung relativiert diese Vorstellung jedoch (Abb. 1.72).

Angenommen, ein Arzneistoff, bei dem sich bei einer Dauertherapie eine Gleichgewichtskonzentration von 10 mg/l eingestellt hat, läge im Plasma zu 90% in gebundener Form vor; dann würde die freie Konzentration 1 mg/l betragen und die Konzentration des gebundenen Anteils 9 mg/l (linke Säule in Abb. 1.72).

Wenn dieses Pharmakon durch Zugabe eines zweiten Pharmakons aus seiner Bindung verdrängt wird, so daß der gebundene Anteil auf 80% zurückgeht, würde die gebundene Konzentration auf 8 mg/l abnehmen, während sich die freie Konzentration auf 2 mg/l verdoppelt (Abb. 1.72, mittlere Säule).

Dieser Zustand tritt aber – wenn überhaupt – nur vorübergehend auf. Für die meisten Pharmaka ist nämlich die Geschwindigkeit ihrer Elimination proportional zur freien Konzentration, da nur die nicht an Proteine gebundenen Moleküle in den Nieren filtriert

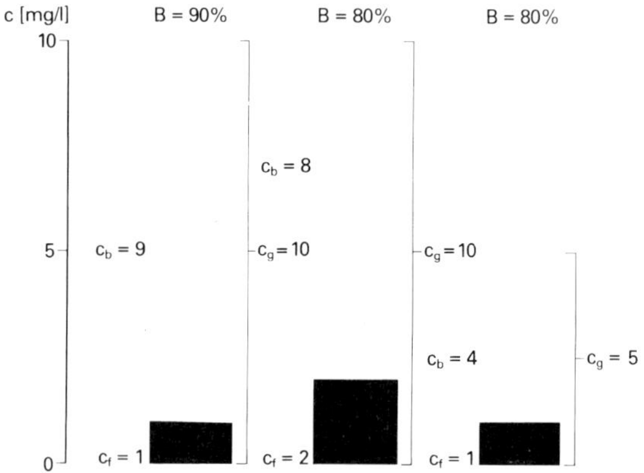

Abb. 1.72 Schematische Darstellung der Konsequenzen einer Verdrängung aus der Plasmaproteinbindung. Der helle bzw. dunkle Anteil der Säulen symbolisiert die Konzentration des gebundenen bzw. freien Anteils eines Pharmakons im Plasma. B = gebundener Anteil in %; c_g = Gesamtkonzentration im Plasma; c_b = Konzentration des gebundenen Anteils; c_f = freie Konzentration. Links: Ausgangszustand. Mitte: eventuell vorübergehend auftretender Zustand unmittelbar nach der Verdrängung. Rechts: resultierender Zustand nach neuer Gleichgewichtseinstellung (Einzelheiten s. Text).

bzw. in die Tubulus- und Leberzellen aufgenommen werden können.

Nach dem Prinzip der Elimination 1. Ordnung ist eine Zunahme der freien Konzentration gleichbedeutend mit einer Zunahme der Eliminationsgeschwindigkeit. Wie in der rechten Säule von Abb. 1.72 dargestellt, stellt sich daher wieder die ursprüngliche freie Konzentration von 1 mg/l ein, die durch das Verhältnis von pro Zeiteinheit zugeführter Menge und Clearance bestimmt wird. Da nun aber im Gegensatz zum Ausgangszustand die Proteinbindung nur noch 80% beträgt, muß die Gesamtkonzentration abnehmen, bei einer Konzentration des freien Anteils von 1 auf 5 mg/l.

Durch Verdrängung aus der Plasmaproteinbindung hat zwar der **freie Anteil** des Pharmakons im Plasma von 10 auf 20% zugenommen, doch die **freie Konzentration** ist nach Einstellung des neuen Gleichgewichts unverändert. Der Nettoeffekt einer Verdrängung aus der Plasmaproteinbindung ist also eine Abnahme der Gesamtkonzentration bei unveränderter freier Konzentration.

Man könnte einwenden, daß es zumindest vorübergehend zu einer Erhöhung der freien Konzentration und damit zu einer verstärkten Wirkung eines Pharmakons kommt. Dieser in der mittleren Säule von Abb. 1.72 dargestellte Zustand ergibt sich aber nur, wenn das Pharmakon auf das Plasmavolumen beschränkt ist. Ist das nicht der Fall, gelangen die von den Plasmaproteinen freigesetzten Moleküle aus dem Plasma zumindest in den etwa fünfmal größeren Extrazellularraum und werden unter Umständen im Gewebe gebunden. Aufgrund dieser Umverteilungsvorgänge wird daher selbst bei schneller Freisetzung des Pharmakons aus der Plasmaproteinbindung der Anstieg der freien Konzentration nur gering sein.

Tatsächlich gibt es keine Arzneimittelinteraktion, bei der es nachweislich allein durch Verdrängung aus der Plasmaproteinbindung zu einer klinisch relevanten Wirkungsverstärkung kommt. Bei genauerer Analyse der in diesem Zusammenhang angeführten Beispiele, wie einer Wirkungsverstärkung von Antikoagulantien durch Phenylbutazon, zeigt sich, daß hierbei zusätzlich die Elimination, d.h. die Clearance, eingeschränkt ist.

Der einzige Stoff, bei dem es anscheinend durch Verdrängung aus der Plasmaproteinbindung zu einer Wirkungsverstärkung kommt, ist kein Arzneistoff. Bilirubin kann bei Neu- und Frühgeborenen einen Kernikterus

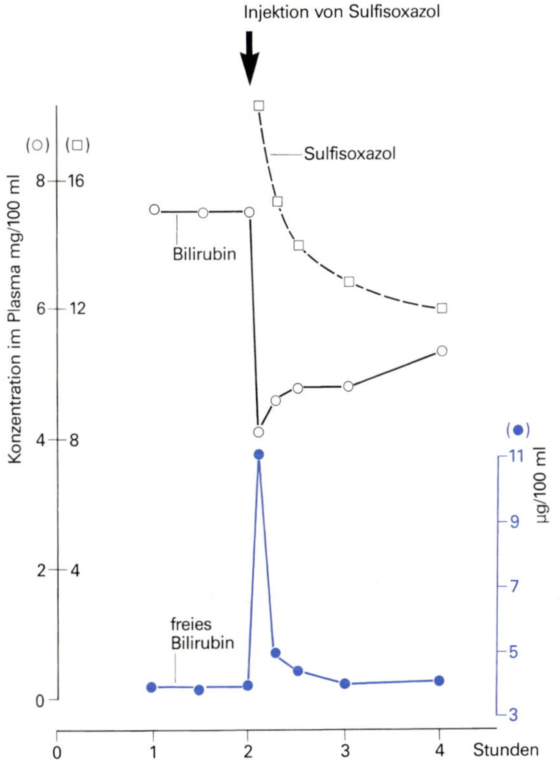

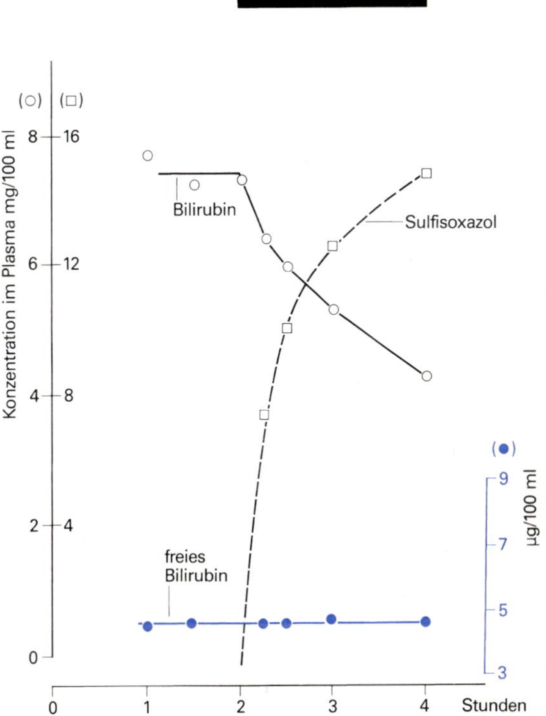

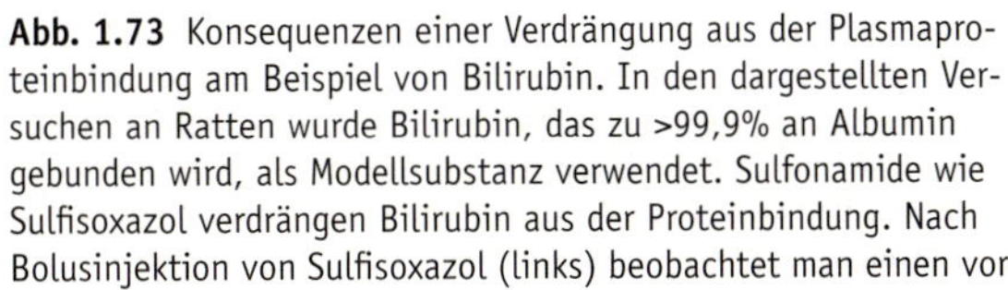

Abb. 1.73 Konsequenzen einer Verdrängung aus der Plasmaproteinbindung am Beispiel von Bilirubin. In den dargestellten Versuchen an Ratten wurde Bilirubin, das zu >99,9% an Albumin gebunden wird, als Modellsubstanz verwendet. Sulfonamide wie Sulfisoxazol verdrängen Bilirubin aus der Proteinbindung. Nach Bolusinjektion von Sulfisoxazol (links) beobachtet man einen vorübergehenden Anstieg der freien Konzentration des Bilirubins, die Gesamtkonzentration fällt ab. Bei Verabreichung durch Infusion (rechts) flutet das Sulfisoxazol langsamer an. In diesem Fall kann das vom Albumin freigesetzte Bilirubin sich so rasch umverteilen, daß die freie Konzentration überhaupt nicht ansteigt (nach Oie und Levy: J. Pharm. Sci. **68**, 6; 1979).

verursachen, wenn es z.B. durch Sulfonamide aus der Plasmaproteinbindung verdrängt wird. Offensichtlich genügt die vorübergehende Erhöhung der freien Konzentration von Bilirubin (Abb. 1.73), um toxische Effekte beim Neugeborenen auszulösen. Aber auch hier gibt es Hinweise dafür, daß die Entwicklung der toxischen Erscheinungen durch eine Beeinträchtigung des hepatischen Metabolismus von Bilirubin begünstigt wird.

Klinische Relevanz können Änderungen der Plasmaproteinbindung allerdings gewinnen, wenn zur Therapiekontrolle Plasmakonzentrationen gemessen werden *(drug monitoring)*. Üblicherweise mißt man hierbei nur die Gesamtkonzentration. Wenn es bei einem solchen Pharmakon z.B. infolge einer Verdrängung aus der Plasmaproteinbindung zu einer Abnahme der Plasmakonzentration kommt, wäre es falsch, die Dosis zu erhöhen, da sich die freie, wirksame Konzentration ja nicht geändert hat. Für die Interpretation von Meßwerten der Plasmakonzentration eines Pharmakons, das an Plasmaproteine gebunden wird, ist das Ausmaß der Plasmaproteinbindung von Bedeutung.

Änderungen der Clearance

Die **renale Clearance** von Pharmaka kann durch Erkrankungen der Niere erheblich verändert werden. Prinzipiell läßt sich die Einschränkung der renalen Ausscheidung eines Pharmakons annähernd gut durch Bestimmung der glomerulären Filtrationsrate mittels der Creatinin-Clearance abschätzen (vgl. unten Kap. 1.8). Man geht dabei entsprechend der sogenannten „*intact nephron hypothesis*" davon aus, daß bei einer Reduktion der Anzahl funktionstüchtiger Glomeruli auch die tubulären Funktionen, wie die tubuläre Sekretion, entsprechend eingeschränkt sind. Da eine Bestimmung der Creatinin-Clearance recht aufwendig ist, kann man versuchen, diese anhand der Bestimmung des Plasma-Creatinins abzuschätzen. Allerdings ergeben sich dabei erhebliche Fehlermöglichkeiten, da das Plasma-Creatinin erst bei schon weitgehend eingeschränkter Nierenfunktion deutlich ansteigt („creatininblinder Bereich"; Abb. 1.74). Zu berücksichtigen ist weiter, daß das Plasma-Creatinin auch von der Creatinin-Produktion abhängt. Diese kann bei alten Menschen mit verringerter Muskelmasse und bei bettlägerigen Patienten abnehmen, so daß auch bei eingeschränkter Nierenfunktion „normale" Plasma-Creatinin-Werte gemessen werden.

Auch die **Biotransformation** von Pharmaka in der Leber kann durch Krankheitszustände und im höheren Lebensalter erheblichen Veränderungen unterworfen sein. Während eine Einschränkung der Nierenfunktion durch Bestimmung der Creatinin-Clearance abgeschätzt werden kann, gibt es keinen vergleichbaren Test für die Leberfunktion. Wie die Beispiele in Tab. 1.22 zeigen, ist eine generelle Vorhersage des Einflusses von Lebererkrankungen auf die hepatische Elimination von Pharmaka nicht möglich.

Die orale Bioverfügbarkeit von Substanzen mit großem hepatischem First-pass-Effekt wird schon durch eine geringe Abnahme der Biotransformation in der Leber stark erhöht. Dies ist oben allgemein abgeleitet worden (s. S. 59 und Abb. 1.56) und für altersbedingte Änderungen der Leberfunktion mit Beispielen belegt (Tab. 1.20). Wie bereits erörtert, ist auch bei Lebererkrankungen mit diesem Phänomen zu rechnen (s. Tab. 1.14, S. 59). Gegebenenfalls ist eine Dosisreduktion erforderlich.

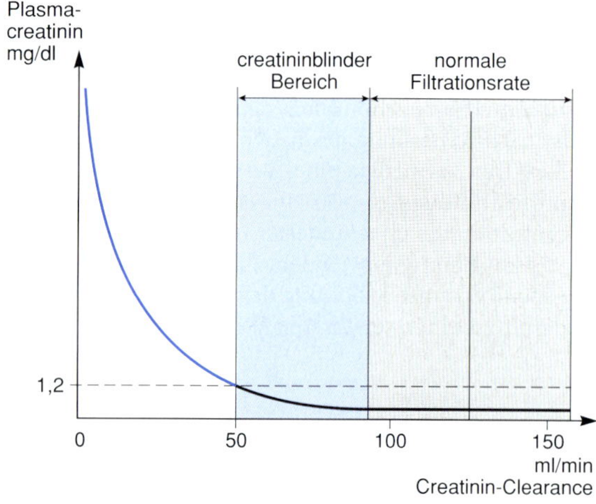

Abb. 1.74 Plasma-Creatinin und Creatinin-Clearance.
Zur Beurteilung der Nierenfunktion wird oft nur die einfache Bestimmung von Creatinin im Plasma durchgeführt; Werte bis zu 1,2 mg/dl Creatinin sind normal. Wegen des hyperbolischen Zusammenhangs zwischen Plasma-Creatinin und Clearance ergibt sich ein „creatininblinder Bereich", in dem das Plasma-Creatinin noch normal, die Nierenfunktion indes schon erheblich eingeschränkt sein kann (nach Kolenda, K.-D./Jost, St./Kokenge, F., in: Digitalistherapie bei Herzinsuffizienz: Kochsiek, K./Rietbrock, N. [Hrsg.], S. 47–53. München 1981).

Tabelle 1.22: Beispiele für den Einfluß von Lebererkrankungen auf die Biotransformation von Pharmaka

Krankheit	Biotransformation verringert	Biotransformation unverändert
Zirrhose	Ampicillin Diazepam Lidocain Pethidin	Tolbutamid Oxazepam
Virushepatitis	Diazepam Hexobarbital Pethidin Warfarin	Oxazepam Phenytoin Lidocain

Nach Rowland und Tozer: Clinical Pharmacokinetics; 1980.

Stereoselektive Pharmakokinetik

Stereoisomere von Pharmaka können sich pharmakodynamisch stark unterscheiden. Dasselbe gilt für die Pharmakokinetik, und zwar nicht nur für Diastereomere (die verschiedene physikalisch-chemische Eigenschaften haben), sondern auch für Enantiomere (optische Antipoden, die weitgehend gleiche physikalisch-chemische Eigenschaften haben).

Enantiomere unterscheiden sich pharmakokinetisch immer dann, wenn ihr Reaktionspartner im Körper chiral ist und die Enantiomere mit unterschiedlicher Affinität bindet. Das ist bei der Resorption eher selten. Jedoch werden z.B. L-Dopa und L-Methotrexat besser resorbiert als D-Enantiomere, weil die Carrier-Moleküle in der Darmschleimhaut vorwiegend die L-Form transportieren.

Gelegentlich ist auch die Plasmaproteinbindung stereoselektiv, was unterschiedliche Verteilungsvolumina zur Folge haben kann (Tab. 1.23), oder die renale Exkretion. Häufiger ist allerdings eine stereoselektive Biotransformation. Dies kann zu einer stereoselektiven Clearance und bei Pharmaka mit hohem First-pass-Effekt zu einer stereoselektiven Bioverfügbarkeit führen.

Hierzu ein Beispiel. Beim Verapamil blockiert die R-Form Calciumkanäle wesentlich schwächer als die S-Form. Wie Tab. 1.23 zeigt, unterscheiden sich die beiden Enantiomere auch pharmakokinetisch. Die R-Form hat neben einer höheren Bindung an Plasmaproteine und einem geringeren Verteilungsvolumen auch eine geringere Clearance und eine höhere Bioverfügbarkeit als die S-Form. Daher erreicht das R-Enantiomer nach intravenöser Gabe des in der Praxis verwendeten Razemats eine rund 2fach höhere Konzentration im Plasma als das – wirksamere – S-Enantiomer; nach oraler Gabe des Razemats erreicht das R-Enantiomer sogar eine 5fach höhere Konzentration im Plasma als das – wirksamere – S-Enantiomer. Um die gleichen Wirkungen zu erzielen, muß man deshalb bei oraler Gabe des Razemats eine insgesamt (R + S) höhere Plasmakonzentration erzielen als bei intravenöser Gabe! Wie dieses Beispiel zeigt, kann die Angabe „therapeutischer" Plasmakonzentrationen bei Verwendung von Razematen problematisch sein.

Pharmakokinetik in der Schwangerschaft

Während der Schwangerschaft kommt es zu einer Reihe von Veränderungen, die die Verteilung von Pharmaka beeinflussen können. In der Frühschwangerschaft steigt das Plasmavolumen. Später sind generalisierte Ödeme fast die Regel. Dadurch kann der Extrazellularraum um 5–10 l zunehmen. Außerdem nimmt in der Schwangerschaft das Fettgewebe der Mutter in der Regel um 4–8 kg zu. Dieser Ansteig verschwindet erst etwa 6 Monate nach der Geburt wieder. Zu den Verteilungsräumen der Mutter kommen schließlich durch Placenta und Fetus neue Kompartimente hinzu.

Durch die Abnahme der Albuminkonzentration kann die Plasmaproteinbindung von Pharmaka abnehmen. Die Konzentration des sauren α_1-Glykoproteins bei der Mutter verändert sich in der Schwangerschaft nicht. Im fetalen Blut ist sie aber wesentlich niedriger. Dadurch können sich ungleiche Verteilungen von basischen Pharmaka auf das mütterliche und fetale Blut ergeben.

Andererseits werden Pharmaka außer in der Leber der Mutter zusätzlich in der Placenta und der fetalen Leber abgebaut. In der Placenta finden sich Enzymsysteme für Oxidation, Reduktion, Hydrolyse und Konjugation. Der enzymatische Abbau von Pharmaka beim Ungeborenen beginnt in der 6.–8. Schwangerschaftswoche.

Möglicherweise sind diese Veränderungen mit ein Grund für die Zunahme der Arzneimittelclearance, die bei einer Reihe von Pharmaka beobachtet wurde. Daher kann bei Pharmaka wie Phenytoin oder Theophyllin, bei denen ein enger Bereich für therapeutisch wirksame Konzentrationen eingehalten werden muß, eine Dosiserhöhung nötig sein. Eine Anpassung der Dosis sollte nach Möglichkeit anhand von Plasmakonzentrationsmessungen erfolgen.

Tabelle 1.23: Stereoselektivität der Pharmakokinetik von Verapamil

Isomer	*F* [%]	*Verhältnis S/R*	*V* [l · kg^{-1}]	*Verhältnis S/R*	f_P [%]	*Verhältnis S/R*	*Cl* [l · kg^{-1} · h^{-1}]	*Verhältnis S/R*	$t_{1/2}$ [h]	*Verhältnis S/R*
R(+)-Verapamil	50	0,4	2,7	2,3	6,4	1,7	0,6	1,8	4,1	1,2
S(−)-Verapamil	20		6,4		11		1,1		4,8	
Razemat	38		3,4				0,85		3,8	

Die angegebenen Werte für die Bioverfügbarkeit *(F)*, das Verteilungsvolumen *(V)*, den ungebundenen Anteil im Plasma (f_P), die Clearance *(Cl)* und die Halbwertszeit ($t_{1/2}$) wurden an gesunden Freiwilligen bestimmt (nach Echizen und Eichelbaum: Clin. Pharmacokin. **11**, 425; 1986).

Individuelle Dosierung von Arzneistoffen

Mit Hilfe pharmakokinetischer Kenntnisse und Daten sollte es im Prinzip möglich sein, für einen Patienten die „richtige" Dosierung eines Arzneistoffs auszuwählen. Doch die individuellen pharmakokinetischen Parameter eines einzelnen Patienten wird man nur in den seltensten Fällen kennen, so daß man bei der Dosisfindung auf Literaturwerte angewiesen ist. Dabei können sich erhebliche Abweichungen zwischen den gewünschten und den tatsächlich im Organismus erzielten Konzentrationen ergeben. Das ist dadurch bedingt, daß pharmakokinetische Parameter erheblichen interindividuellen Schwankungen unterworfen sind, die sich nur zum Teil durch Einflußfaktoren wie Lebensalter, Krankheiten oder Wechselwirkungen zwischen Arzneimitteln erklären lassen.

In Tab. 1.24 sind Untersuchungen mit Gentamicin zusammengefaßt. Hervorzuheben ist, daß es sich hierbei um Patienten mit normaler Serum-Creatininkonzentration handelte und daß Gentamicin fast ausschließlich über die Nieren ausgeschieden wird. Dennoch variieren die Clearancewerte in der ersten Untersuchung um den Faktor 4, und bei der zweiten, über 1000 Patienten umfassenden Untersuchung sogar um mehr als das 30fache! Eine ähnliche Variationsbreite ergibt sich auch für das Verteilungsvolumen und die Halbwertszeit.

Die großen interindividuellen Unterschiede von pharmakokinetischen Parametern, die man auch bei anderen Pharmaka beobachten kann, sind vor allem für Pharmaka mit einer geringen therapeutischen Breite von Bedeutung. Hierzu zählen außer Aminoglykosid-Antibiotika wie Gentamicin beispielsweise Herzglykoside, orale Antikoagulantien, Antidiabetika, viele Antiarrhythmika und Antiepileptika, Theophyllin oder Lithium.

Eine Möglichkeit zur individuellen Anpassung der Dosis eines Pharmakons ergibt sich durch **Messung der Plasmakonzentrationen.** Dies ist allerdings nur sinnvoll, wenn ein definierter Bereich wirksamer Plasmakonzentrationen existiert. Wenn der Effekt auf einfache Weise direkt gemessen werden kann (Antihypertensiva, Antidiabetika, Antikoagulantien), sind Konzentrationsmessungen in der Regel entbehrlich.

Im Prinzip geht man dabei so vor, daß dem betreffenden Patienten zunächst eine Dosis verabreicht wird. Anschließend führt man eine oder mehrere Bestimmungen der Plasmakonzentration durch. Durch Vergleich des gemessenen Wertes mit dem Wert, der theoretisch zu erwarten wäre, wenn bei dem Patienten „normale" pharmakokinetische Verhältnisse vorlägen, läßt sich dann eine individuellere Dosis für den Patienten ermitteln. Gegenüber einer schematischen, starren Dosierung können mit diesem Vorgehen relativ zuverlässig Konzentrationen im gewünschten therapeutischen Bereich erzielt werden (Abb. 1.75).

Messungen der Plasmakonzentrationen werden nicht nur zur individuellen Dosisfindung, sondern auch zur

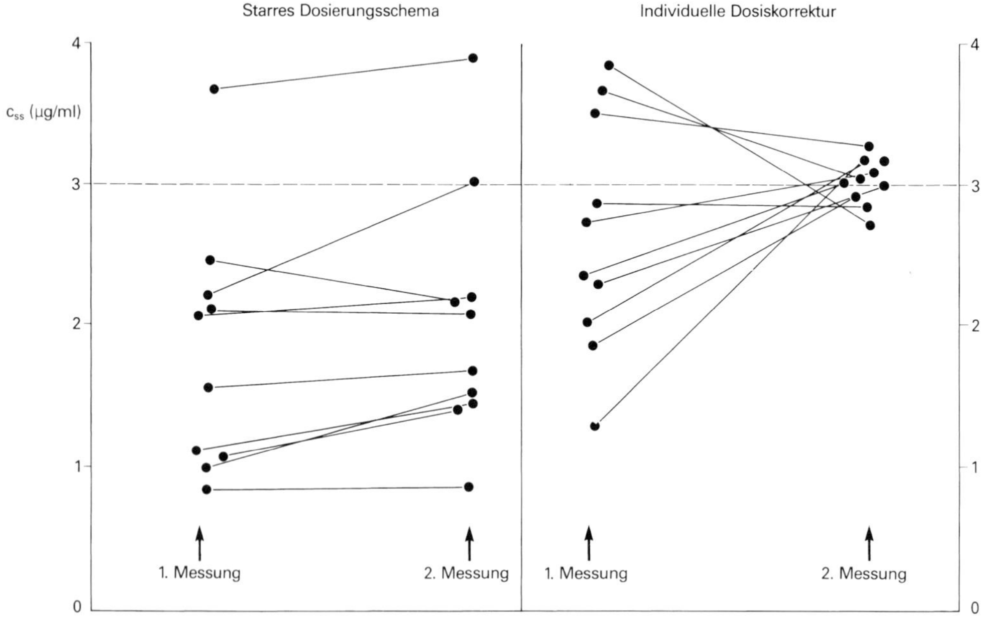

Abb. 1.75 Mittlere Steady-state-Konzentrationen von Gentamicin im Serum bei starrem Dosierungsschema und nach individueller Dosiskorrektur. Kinder im Alter von 2–23 Tagen wurden mit Gentamicin behandelt, wobei eine mittlere Steady-state-Konzentration im Serum von 3 µg/ml angestrebt wurde. Bei starrer Dosierung wichen die tatsächlich erzielten Serumkonzentrationen sowohl bei der ersten Bestimmung wie auch bei der Wiederholung der Messung nach 7 Tagen z.T. erheblich von diesem Wert ab (links). Wurde dagegen anhand der ersten Konzentrationsbestimmung eine individuelle Dosiskorrektur durchgeführt, so lagen die Konzentrationen bei der zweiten Messung im gewünschten Bereich (rechts). (Nach G. Heimann, S. Schug, U. Bergt: Monatsschr. Kinderheilkd. **131**, 58; 1983.)

Therapiekontrolle eingesetzt *(drug monitoring)*. Beispiele von Pharmaka, bei denen eine Überwachung der Therapie mit Konzentrationsmessungen sinnvoll sein kann, sind in Tab. 1.25 zusammengestellt.

Tabelle 1.24: Interindividuelle Variabilität pharmakokinetischer Parameter von Gentamicin

V [l/kg]	CL [ml/min/kg]	$t_{1/2}$ [h]
0,14–0,36	0,62–2,61	1,1–3,1[a]
0,04–0,74	0,12–4,04	0,4–32,7[b]

Die Daten wurden bei Patienten erhoben, die Infektionen mit gramnegativen Bakterien hatten. Das Serum-Creatinin der Patienten lag im Normalbereich.
a: 173 Patienten (Bauer u. Blouin: J. Am. Geriat. Soc. **30**, 309; 1982).
b: 1369 Patienten (Zaske et al.: Antimicrob. Agents Chemother. **21**, 407; 1982)

Tabelle 1.25: Arzneistoffe, bei denen Messung der Plasma- bzw. Serumkonzentrationen zur Therapiekontrolle sinnvoll ist

Aminoglykosid-Antibiotika	
Herzglykoside	
Theophyllin	
Lithium	
Chloramphenicol	(bes. Neugeborene!)
Methotrexat	(in hohen Dosen)
Salicylate	(in hohen Dosen)
Antiepileptika	

Speziesdifferenzen der Pharmakokinetik

Die meisten Pharmaka zeigen bei Wirbeltieren die gleiche Wirkung wie beim Menschen. Amilorid z.B. hemmt elektrogene Natriumkanäle in der Froschhaut genauso wie im distalen Konvolut von Ratte, Hund oder Mensch. Viele in der Veterinärmedizin eingesetzte Arzneistoffe wurden ursprünglich für die Humanmedizin entwickelt.

Trotzdem sind immer wieder Unterschiede zwischen Wirksamkeit und Toxizität von Pharmaka bei Tier und Mensch zu beobachten. So ist z.B. das sogenannte Seveso-Gift TCDD für Nagetiere um Größenordnungen toxischer als für Menschen.

Speziesdifferenzen in der Pharmakokinetik beruhen vor allem auf zwei Gegebenheiten. Zum einen auf der unterschiedlichen Ernährungsweise und einem daraus folgenden unterschiedlichen Fremdstoffmetabolismus. So sind z.B. Fleischfresser wie die Katze im Gegensatz zu Pflanzenfressern keiner nennenswerten Belastung durch phenolische Verbindungen ausgesetzt, und ihre Konjugationskapazität ist gering. Mangels adäquater Entgiftungsmechanismen sind solche Stoffe für Katzen deshalb viel toxischer als z.B. für Ratte oder Mensch. Wiederkäuer sind zur Nahrungsverwertung auf die bakterielle Fermentation ihrer Nahrung im Magen angewiesen. Oral zugeführte Pharmaka sind demzufolge bei diesen Tieren einem völlig anders gearteten präsystemischen Stoffwechsel ausgesetzt als im nahezu sterilen Magen und proximalen Dünndarm des Menschen.

Die zweite wichtige Ursache für die unterschiedliche Pharmakokinetik bei verschiedenen Spezies sind die erheblichen Größenunterschiede. Daneben liefern auch Unterschiede in der Proteinbindung sowie Unterschiede in der renalen Elimination geladener Substanzen einen Beitrag – der Urin von Herbivoren ist alkalischer als der von Carnivoren.

1.5 Arzneiformen

W. Forth, München

In der Pharmakologie und Toxikologie erfolgt die Prüfung von Pharmaka ohne weitere Zusätze. Dagegen verwendet der Arzt therapeutisch Arzneimittel, in denen der Arzneistoff zwar den wichtigsten Anteil ausmacht, denen aber zur Herstellung bestimmter **Arzneiformen** – als Träger für die oft winzigen Arzneistoffmengen, als Lösungsmittel, als Lösungsvermittler, zur Gewährleistung von Lagerungsfähigkeit und Haltbarkeit, schließlich zur Korrektur von Geruch, Geschmack und Aussehen – eine Reihe von Hilfsstoffen zugesetzt wurde. **Die Lehre von der Zubereitung der Arzneimittel aus Arzneistoffen und Hilfsstoffen ist die Galenik** oder **pharmazeutische Technologie.** Sie stellt eine wichtige Disziplin der Pharmazie dar.

Die weltweiten Versuche, die Hilfsstoffe zur Herstellung von Arzneimitteln zu standardisieren, sind bisher erfolglos geblieben. Dies ist nicht zuletzt darauf zurückzuführen, daß unter den rund 6000 Hilfsstoffen sehr komplexe Stoffgemische sind, die, je nach Herkunft, uneinheitlich zusammengesetzt sind und gewissermaßen ein „galenisches Geheimnis" der Hersteller darstellen. Dies ist auch ein Grund dafür, daß die Deklaration der Hilfsstoffe nicht oder nur ungenügend erfolgt, obgleich deren Kenntnis z.B. bei der Deutung einer Arzneimittelallergie eine große Rolle spielt (vgl. Kap. 17.5, S. 405f.).

Die Kinetik eines Arzneistoffs wird dementsprechend auch von den Hilfsstoffen mitbestimmt, die bei der Konfektionierung eines Arzneimittels benutzt werden. Von besonderer Bedeutung für die Kinetik ist aber der Zufuhrweg. Der Zufuhrweg, der bei der Anwendung eines Pharmakons gewählt wird, bestimmt dessen Anwendungsform. Im Hinblick auf die systemische Anflutung gelten die **parenteralen** Anwendungsformen (vgl. S. 31) als die zuverlässigsten: intravenös (i.v.), intramuskulär (i.m.) oder subcutan (s.c.). Die intraarterielle Arzneimittelinjektion (i.a.) ist eine Ausnahme, die vor allem im Bereich der Diagnostik angewandt wird und besonderer Erfahrung bedarf. Diese Anwendungsform gewinnt zunehmend an Bedeutung, wenn es um die gezielte Zufuhr von Tumorhemmstoffen geht, bei denen die systemische Belastung so gering wie möglich gehalten werden soll.

Ganz überwiegend werden Arzneistoffe heute **enteral** verabfolgt, wobei die orale Zufuhr (or., per os, p.o.) mit Tabletten, Dragees oder Kapseln ganz im Vordergrund steht. Daneben spielen Tropfen und Säfte, trotz der hervorragenden Eigenschaften dieser Arzneiformen für die Resorption von Pharmaka, heutzutage nur noch eine untergeordnete Rolle. Eine Sonderform der enteralen Zufuhr stellt die Anwendung von Pharmaka im Rektum in Form von Suppositorien dar.

1.5.1 Injektions- und Infusionsflüssigkeiten

Schon in wäßrigen Injektionslösungen liegen in den seltensten Fällen nur die reinen Arzneistoffe vor. Selbst wenn ein Arzneistoff ausreichend wasserlöslich ist, muß man zur Erzeugung der Isotonie eine adäquate Menge osmotisch wirksamer Bestandteile, z.B. NaCl, zusetzen, um Zell- und Gewebeunverträglichkeiten zu vermeiden. Oft sind die Pharmaka nicht ausreichend wasserlöslich und können erst durch lösungsvermittelnde Zusätze injizierbar gemacht werden. Die meisten Injektionslösungen enthalten auch ein Desinfiziens, um das Wachstum von Mikroorganismen zu verhindern. Injektionslösungen, deren Injektionsvolumen größer als 10 ml ist, müssen nicht nur auf die Sterilität des Inhalts, sondern auch auf ihren Gehalt an **Pyrogenen** (Lipopolysaccharide aus Bakterienmembranen) untersucht werden. Pyrogene können Fieber bis zum Schüttelfrost verursachen. Pharmaka, die in Lösung nicht haltbar sind, können als Feststoffe in Gefäße abgefüllt werden, aus denen sie nach Auflösen in einer geeigneten Flüssigkeit, die steril und pyrogenfrei in einer gesonderten Ampulle mitgeliefert wird, in eine Injektionsspritze aufgezogen werden. Für Impfstoffe setzen sich immer mehr Einwegspritzen durch. Ist eine Verbindung lichtempfindlich, muß die Lösung in wenig lichtdurchlässige Ampullen (Braunglas) abgefüllt werden.

1.5.2 Augentropfen, Nasentropfen und Ohrentropfen

Im Hinblick auf die Sterilität werden an Augen-, Nasen- und Ohrentropfen die gleichen Anforderungen gestellt wie an Injektionsflüssigkeiten. Bei der ärztlichen Anwendung ist dann allerdings die strenge Einhaltung steriler Bedingungen nicht gewährleistet, wenn, wie heute noch vielfach üblich, die Dosierung nicht aus „Einmal"-Behältnissen erfolgt. Um Unverträglichkeiten und Reizerscheinungen zu vermeiden, werden Augentropfen isoton angeboten. Bei Ohrentropfen sind die Eindringtiefe in den äußeren Gehörgang und die Haftfestigkeit am Epithel ein Problem; diese Qualitäten hängen mit von der Viskosität der Flüssigkeit ab, in der der Arzneistoff gelöst ist. Hier kommen auch ölige Flüssigkeiten in Frage; an den Augen stellen sie wegen der Filmbildung nicht die Arzneistoffträger der ersten Wahl dar. Für Nasentropfen und -sprays gelten ähnliche Überlegungen wie für die Anwendung am Auge; die Haftfestigkeit kann durch visköse Zusätze gesteigert werden.

1.5.3 Arzneimittel zur oralen Anwendung

Bei der Geschwindigkeit, mit der Pharmaka aus oralen Arzneiformen resorbiert werden, stehen Lösungen und Suspensionen an der Spitze, Kapseln, Tabletten und Dragees am unteren Ende der Skala (Abb. 1.76). Die guten

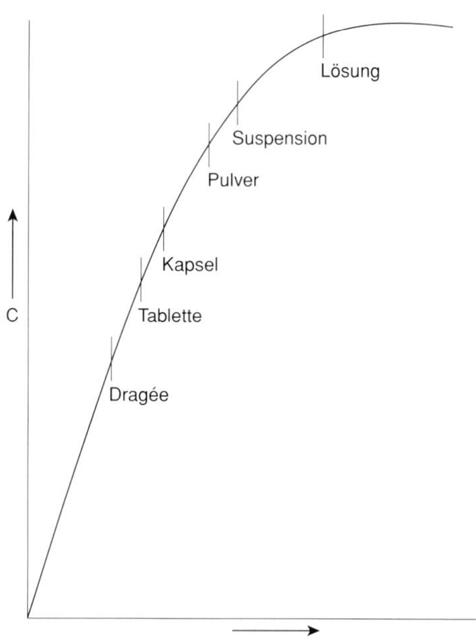

Abb. 1.76 Die Resorption eines Arzneistoffs aus verschiedenen oralen Darreichungsformen. Der Arzneistoff wurde in derselben Dosis als Dragee, Tablette usw. bis zu einer Tropfenlösung verabreicht. Auf der Ordinate ist in arbiträren Einheiten seine Konzentration im Blut für eine fixe Zeitspanne nach der Einnahme wiedergegeben (nach K. Thoma: Arzneimittel-Forschung **26**, 121–129; 1976).

Resorptionsbedingungen bei Lösungen, Emulsionen und Suspensionen, d.h. **Tropfen** und **Säften**, werden im Klinikbetrieb immer weniger genutzt. Dies hängt mit den organisatorischen Schwierigkeiten bei der Versorgung einer großen Station angesichts der Vielzahl der gleichzeitig zu verabfolgenden Medikamente zusammen. Tropfenflaschen können außerdem von älteren Menschen, die vielleicht obendrein an einem Parkinson-Syndrom oder an rheumatischen Fingerdeformationen leiden, nur schwer bedient werden; hinzu kommt, daß dann die Dosierung ungenau wird. Ein ähnliches Problem ergibt sich für diesen Patientenkreis übrigens auch durch kindersichere Verschlüsse von Arzneibehältnissen.

Heute werden für die orale Anwendung im wesentlichen **Tabletten**, **Kapseln** und **Dragees** benutzt. Dabei ist eine individuell angepaßte Dosierung des Arzneistoffs, z.B. bezogen auf kg Körpergewicht, nur annähernd möglich.

Der Resorption eines Arzneistoffs aus Tabletten, Kapseln und Dragees ist eine Reihe von Vorgängen vorgeschaltet, die seine Verfügbarkeit für die Resorption beeinflussen (Abb. 1.77). Bevor er resorbiert wird, muß er zunächst aus der Arzneiform freigesetzt werden. Hierzu muß die Arzneiform in kleinere Anteile zerfallen (Desintegration) und der Arzneistoff sich in der umgebenden Flüssigkeit auflösen. Hilfsstoffe, die beispielsweise die Zerfallszeit von Dragees verkürzen, nennt man Sprengmittel. Der Sprengeffekt kommt durch Quellvorgänge infolge von Wasseraufnahme zustande.

Lösen sich Arzneistoffe langsamer auf, als sie durch die Mucosa resorbiert werden können, d.h., ist die Lösungsgeschwindigkeit geringer als die Resorptionsgeschwindigkeit, dann wird sie zur limitierenden Größe für die Resorptionszeit. Die Lösungsgeschwindigkeit hängt von der Oberfläche der Teilchen ab. Die Oberfläche kann durch Verkleinerung der Partikelgröße (Mikronisierung) gesteigert werden. Der mittlere Teilchendurchmesser der Partikel in mikronisierten Arzneimitteln bewegt sich zwischen 10 und 1 μm. Mit bestimmten Hilfsstoffen gelingt heute die Herstellung sogenannter Nanopartikel, mit Partikelgrößen bis herab zu 60 nm.

Unterschiede der Partikelgröße sind häufig ein Grund dafür, daß Handelspräparate verschiedener Hersteller trotz gleicher Dosis des Arzneistoffs pro Tablette unterschiedlich wirksam sind. Bei Arzneistoffen, die nur schwer in Lösung gehen, kann die Auflösungsgeschwindigkeit durch geeignete Hilfsstoffe verbessert werden (Polyethylenglykol, Sorbit u.a.).

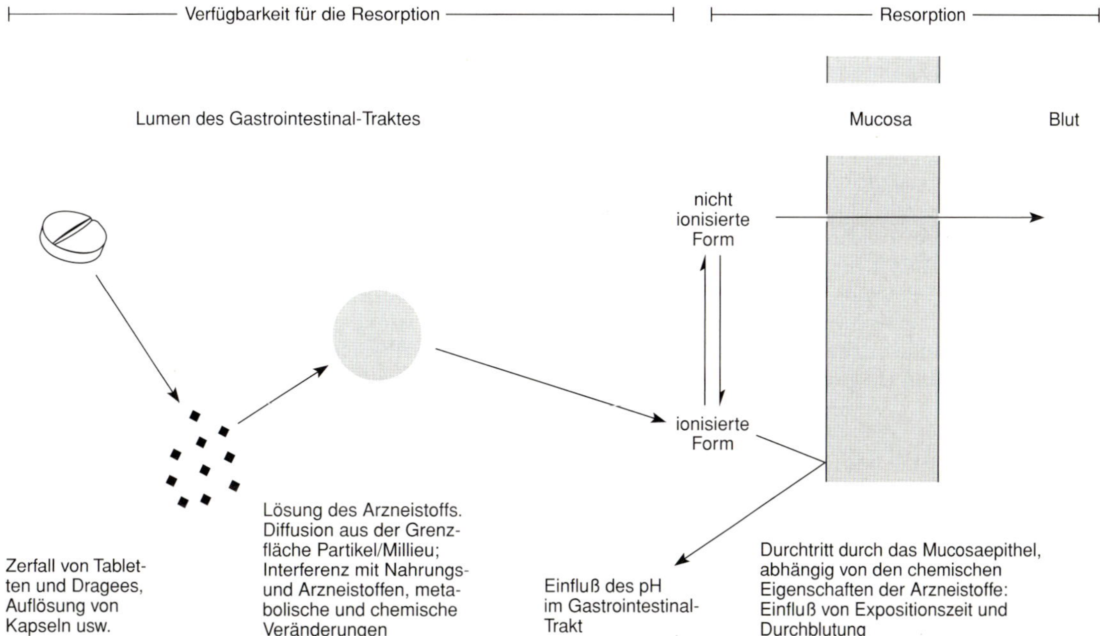

Abb. 1.77 Vorgänge bei der enteralen Resorption von Arzneistoffen aus Arzneimitteln. Die eigentliche Resorption von Arzneistoffen, d.h. ihre Permeation durch biologische Membransysteme, ist auf S. 26ff. γ beschrieben. Ehe ein Arzneistoff in Lösung gehen kann, muß die Tablette zerfallen. Aus den freigesetzten amorphen Partikeln bzw. Kristallen müssen die Arzneistoff-Moleküle in Lösung gehen. Danach gehorcht der Resorptionsvorgang den Prinzipien der nichtionischen Diffusion, dem wichtigsten Prinzip bei der Permeation von Arzneistoffen durch biologische Membransysteme (vgl. S. 27). Die Geschwindigkeit der Lösung der Arzneistoff-Moleküle aus den Partikeln ist direkt proportional zu deren Oberfläche, dem Diffusionskoeffizienten des Arzneistoffs im Lösungsmittel und dem Gefälle der Konzentrationen des Arzneistoffs in der Lösung einerseits sowie in einer unmittelbar den Partikeln anliegenden Lösungsschicht, die als mit dem Arzneistoff gesättigt betrachtet wird, andererseits. Mikronisierung der Partikel, d.h. Verkleinerung ihres Durchmessers, führt zur Vergrößerung der Oberfläche und damit zu einer Steigerung der Lösungsgeschwindigkeit (nach W. Forth: Therapiewoche **24**, 4761–4722; 1974).

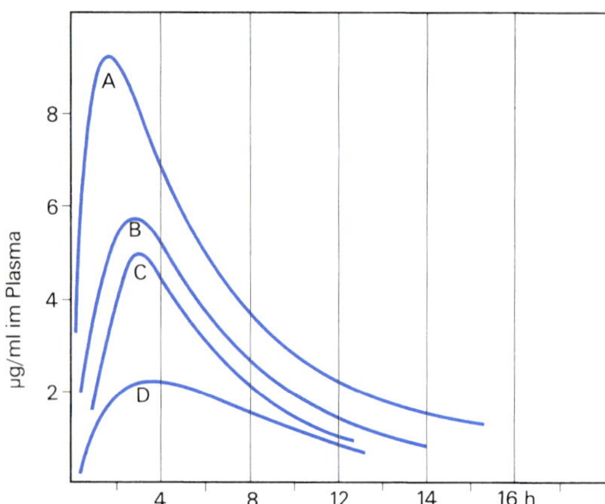

Abb. 1.78 Konzentration im Plasma nach oraler Gabe von 5 g Chloramphenicol in Gelatinekapseln. A–D: Präparate verschiedener Hersteller. Mittelwerte aus Versuchen an 10 Personen (nach Werten von Glazko et al.: Clin. Pharm. Ther. **9**, 483; 1968). Die Ergebnisse dieser Untersuchungen werden heute so interpretiert, daß in Präparat D ganz überwiegend die stabile, in Präparat A ganz überwiegend die metastabile Kristallform von Chloramphenicol vorhanden war. Die Resorption von Chloramphenicol erfolgt aus der metastabilen Kristallform schnell, aus der stabilen dagegen langsam. Die Präparate B und C enthielten eine Mischung aus beiden Kristalltypen und wiesen dementsprechend eine mittelhohe Auflösungsgeschwindigkeit auf. Dieses Beispiel stand am Beginn der weltweiten Bemühungen, die Bioverfügbarkeit von Pharmaka in Arzneimitteln sicherzustellen.

Die Auflösungsgeschwindigkeit ein und desselben Arzneistoffs in Fertigarzneimitteln verschiedener Hersteller kann auch deshalb unterschiedlich sein, weil sich unterschiedlich rasch lösliche Kristalle gebildet haben (Polymorphismus, Abb. 1.78). Es ist nicht ausgeschlossen, daß ein Kristall-Polymorphismus auch bei ein und demselben Hersteller gelegentlich von Charge zu Charge auftreten kann, nämlich dann, wenn die Herstellungsvorschriften nicht peinlich genau eingehalten werden.

1.5.4 Arzneimittel zur Anwendung in Rektum und Vagina

Grundvoraussetzung für die Anwendung von Pharmaka in diesen Körperregionen sind Arzneiträger von halbfester Beschaffenheit, die bei der normalen Umgebungstemperatur ihre Form behalten, was eine wesentliche Voraussetzung für die Einführung in diese Körperöffnungen ist. Bei Körpertemperatur müssen die Arzneiträger schmelzen, so daß die Pharmaka in Kontakt mit der resorbierenden Oberfläche gelangen, wenn eine systemische Aufnahme beabsichtigt ist. Zu diesem Zweck werden dem Arzneimittel in der Regel grenzflächenaktive Stoffe hinzugesetzt. Selbstverständlich unterbleibt das, wenn eine lokale Wirkung erzielt werden und deshalb die Verweildauer der Arzneistoffe möglichst lang sein soll.

Üblicherweise werden Arzneistoffe rektal in Form von **Suppositorien** gegeben. Für die Herstellung der Grundmassen werden Hartfett, Glycerin, Gelatine und Polyethylenglykolpolymere unterschiedlicher Molekülmasse verwendet.

Die Resorption von Arzneistoffen aus Suppositorien ist unsicher. Das beruht zum einen auf dem schwankenden Füllungszustand des Rektums und zum anderen auf der Zusammensetzung der Ingesta: Lipide in den Nahrungsresten können mit den Membranlipiden der Rektumepithelzellen um lipophile Arzneistoffe konkurrieren und so die Arzneistoffe der Resorption entziehen.

Manche Arzneistoffe weisen nach rektaler Anwendung eine höhere Bioverfügbarkeit auf als nach der oralen. Dabei handelt es sich immer um Stoffe, die nach oraler Applikation einen ausgeprägten First-pass-Effekt aufweisen, d.h. mit anderen Worten, die zum erheblichen Teil bereits in der Darmschleimhaut oder in der Leber metabolisch inaktiviert werden.

Außer Frage steht, daß die rektale Anwendung von Arzneistoffen zur systemischen Zufuhr dann geboten ist, wenn die orale Gabe nicht möglich ist, z.B. beim Erbrechen in der Schwangerschaft.

Globuli und **Styli** nutzen die gleichen Arzneistoffträger wie die Suppositorien. Globuli sind zur Anwendung von Arzneistoffen in der Vagina geeignet. Styli benutzt man dort, wo Arzneistoffe in Wunden oder beispielsweise in die Urethra gebracht werden sollen.

1.5.5 Arzneimittel zur Anwendung auf der Haut

Für die Anwendung von Arzneistoffen auf der Haut bedarf es einer Reihe von Kenntnissen, welche die pharmazeutische Technologie im Bereich der Dermatologie zu einer speziellen Wissenschaft werden ließen. Es handelt sich vor allem um **Puder**, **Salben**, **Cremes**, **Gele** und **Pasten**. Salben im engeren Sinne sind Zubereitungen, die keine wäßrige Phase enthalten. Cremes sind Emulsionen, also mehrphasige Zubereitungen aus fettartigen Produkten, Wasser und Emulgatoren. Auf eine Darstellung der Dermatika wird hier verzichtet. Die Prinzipien der Resorption von Arzneistoffen aus Cremes sind aus Abb. 1.79 ablesbar.

1.5.6 Arzneimittel mit retardierter Wirkstoffabgabe

Ein altes Desiderat der Ärzte war die Entwicklung von Arzneimittelformen, aus denen Pharmaka über längere Zeit für die therapeutische Wirkung zur Verfügung gestellt werden. Hier sind die Depotformen zu erwähnen, z.B. schwerlösliche Insuline in i.m. oder s.c. gesetzten Injektionsdepots (vgl. S. 654f.), oder auch orale Arzneiformen, bei denen durch das Zusammenpressen unterschiedlich schnell auflösbarer Teilchen eine retardierte Auflösungsgeschwindigkeit erzielt werden kann. Eine an-

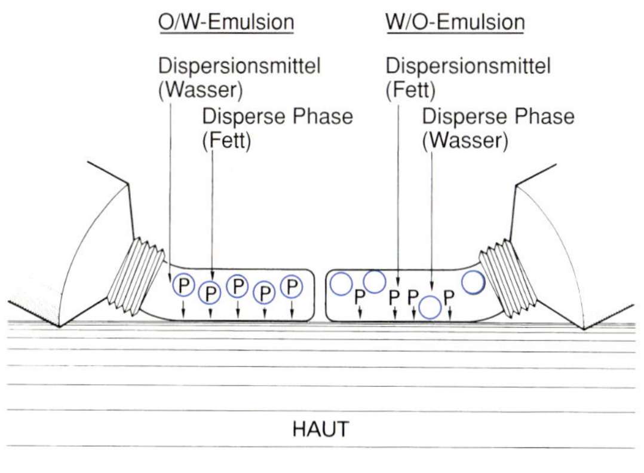

Abb. 1.79 Die Resorption von Arzneistoffen aus Cremes. Cremes sind Emulsionen, also Mischungen aus im Grunde nicht mischbaren Phasen, z.B. einer hydrophilen, wasserlöslichen und einer lipophilen, fettlöslichen Phase. Cremes, wie Emulsionen allgemein, bestehen aus einem **Dispersionsmittel**, auch als **äußere Phase** bezeichnet, und einer dispersen Phase, auch als **innere Phase** bezeichnet. Im linken Teil der Abbildung besteht die disperse Phase aus Fett, das Dispersionsmittel ist Wasser: Man spricht von einer **Öl-in-Wasser-Emulsion** (O/W-Emulsion; hydrophile Cremes). Im rechten Teil der Abbildung sind die beiden Phasen vertauscht, so daß eine **Wasser-in-Öl-Emulsion** (W/O-Emulsion) resultiert (hydrophobe Cremes). Arzneistoffe reichern sich ihrem Lösungsverhalten entsprechend in einer der beiden Phasen an. Die Abbildung veranschaulicht das für einen lipophilen Arzneistoff (P). Er reichert sich in der Fettphase an, befindet sich also links überwiegend in der inneren und rechts überwiegend in der äußeren Phase. Aus der inneren Phase (links) gewinnt er nur allmählich Kontakt zur Haut und dringt deshalb nur langsam ein. Aus der äußeren Phase (rechts) hat er sofort Zutritt zur Haut und dringt rasch ein. Das Bild macht weiter plausibel, daß sich O/W-Cremes leicht mit Wasser abwaschen lassen, W/O-Cremes hingegen nicht. Auch die Resorption von Arzneistoffen aus anderen Arzneiformen, z.B. Suppositorien, wird, wenn es sich um Emulsionen handelt, durch die hier dargelegten Prinzipien bestimmt.

dere erfolgreich angewandte Form eines Arzneistoffträgers mit langfristiger Pharmakonabgabe besteht in der Einarbeitung von Aminoglykosid-Antibiotika in Knochenzement (Palacos®). So präparierter Knochenzement läßt sich lokal bei großen Gewebsdefekten oder komplizierten Knochenbrüchen mit der Gefahr der Osteomyelitis erfolgreich im Sinne einer Minimierung systemischer toxischer Wirkungen der Aminoglykoside anwenden.

1.5.7 Therapeutische Systeme

Sogenannte therapeutische Systeme unterscheiden sich von den oben erwähnten Anwendungsformen dadurch, daß sie über eine bestimmte Zeit eine gleichbleibende Dosierung des Arzneistoffs pro Zeiteinheit garantieren. Das therapeutische System enthält ein **Reservoir,** das gewöhnlich aus einem besonderen Kunststoff, z.B. aus

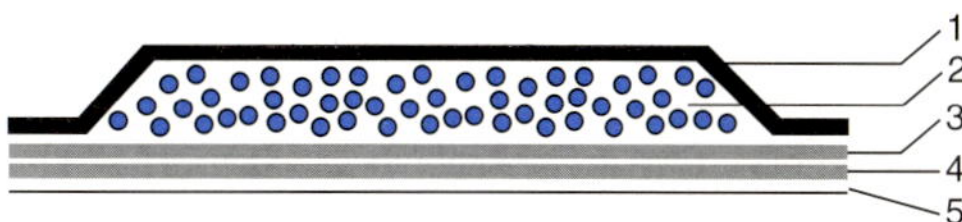

Abb. 1.80 Therapeutisches System zur transdermalen Arzneistoffapplikation.
1 Abdeckfolie, **2** Arzneistoffreservoir, **3** Kontrollmembran, **4** Haftschicht, **5** Schutzschicht.
Nach Abzug der Schutzschicht kann das Pflaster auf die Haut aufgebracht werden. Alle Hautregionen sind geeignet. Allerdings gibt es Unterschiede in der Permeationsgeschwindigkeit. So soll die Haut hinter dem Ohr bis zu 10fach besser permeabel sein als die Haut des Oberschenkels (aus: Müller und Hildebrandt 1998).

hochmolekularem Polyethylenglykol, besteht, in dem eine für eine bestimmte Zeit ausreichende Arzneistoffmenge untergebracht werden kann. Daneben bedarf es eines **Kontrollelements,** etwa einer Membran mit geeigneten Permeabilitätseigenschaften, zur Steuerung der Abgabe des Arzneistoffs.

Therapeutische Systeme wurden, allerdings nur mit geringem Erfolg, zur geregelten Arzneistoffdosierung über den Darm benutzt. Viel verwendet werden dagegen **transdermale therapeutische Systeme** (TTS). Eine von mehreren Konstruktionsmöglichkeiten ist in Abb. 1.80 gezeigt. Aus einem TTS tritt ein Pharmakon wie bei einer intravenösen Dauerinfusion mit einer Kinetik 0. Ordnung in den Körper ein, und wie bei der Infusion stellt sich, wenn die Elimination ein Prozeß 1. Ordnung ist, ein Konzentrationsplateau c_{ss} ein (s. Abb. 1.63, S. 65). Diese Kinetik ist ebenso ein Vorteil wie die Möglichkeit, durch Entfernung des Pflasters die Zufuhr sofort zu unterbrechen. Im Handel sind TTS mit Nitroglycerin (Angina pectoris), Scopolamin (Kinetosen), Nicotin (Entwöhnung), Fentanyl (Analgesie) und Estradiol (Hormonsubstitution). Bei den Nitroglycerin-Pflastern ist an die Möglichkeit einer Nitrattoleranz zu denken (s. S. 474).

1.5.8 Pumpen

Für die geregelte intravenöse Zufuhr von Arzneistoffen ist die Infusion das Mittel der ersten Wahl (vgl. S. 78). In Entwicklung befinden sich gegenwärtig komplizierte Pumpsysteme für die Zufuhr von Insulin beim Menschen, wobei an Steuerungen gedacht wird, die den individuellen Bedürfnissen, z.B. der Tageszeit, der Nahrungszufuhr oder der Blutzuckerkonzentration, angepaßt werden. Pumpsysteme werden auch für die Zufuhr von Opioiden bei Tumorschmerzen inoperabler Patienten verwendet. Die Dosierung erfolgt auf Knopfdruck durch den Patienten bei Bedarf, d.h. bei Schmerzen *(„on demand")*. Zugeführt wird über Katheter in den Epiduralraum oder den Liquorraum des Rückenmarks. In der experimentellen Medizin können mit Minipumpen, die auf osmotischer Basis arbeiten, Pharmaka tage- und wochenlang einem Versuchstier in gleichbleibender Dosis zugeführt werden.

1.6 Zulassung und Überwachung von Arzneimitteln

R. Bass und S. Vamvakas, London

1.6.1 Entwicklung des Arzneimittelrechts

Bis in die zweite Hälfte des 19. Jahrhunderts wurden Arzneimittel vom Apotheker in der Offizin – meist vom Arzt rezeptiert – gefertigt. Die industrielle Herstellung überholte die Handfertigung erst in der ersten Hälfte des 20. Jahrhunderts. Seit den 50er Jahren dominiert die industrielle Fertigarznei.

Bis 1977 wurden in Deutschland neue Arzneimittel lediglich bei der zuständigen Bundesbehörde registriert. Eine systematische Überprüfung fand nur im Hinblick auf die pharmazeutische Qualität statt, die dem Arzneibuch zu entsprechen hatte. Gesetzlich wurden Arzneimittel wie Nahrungsmittel und Gebrauchsgegenstände behandelt. Mit der Thalidomid-Katastrophe (s. S. 307) setzte ein grundsätzlicher Wandel ein: Nach langem Anlauf wurde 1976 (in Kraft seit 1.1.1978) ein neues **Arzneimittelgesetz** (AMG; Abkürzungen in Tab. 1.26) verabschiedet, das die Zuständigkeit für die Überprüfung und Zulassung auf eine Bundesbehörde (damals das Bundesgesundheitsamt, seit 1995 das **Bundesinstitut für Arzneimittel und Medizinprodukte**, BfArM) übertrug. Nach diesem Gesetz ist der Hersteller verpflichtet, die pharmazeutische Qualität, therapeutische Wirksamkeit und Unbedenklichkeit neuer Arzneimittel nachzuweisen. In Österreich gibt es seit März 1983 ebenfalls ein neues Arzneimittelgesetz. Die zuständige Behörde ist das Bundesministerium für Soziale Sicherheit und Generationen.

Nationale und europäische Arzneimittelgesetze basieren auf **drei Säulen**:

- **Qualität nach pharmazeutischen Standards**, also Reinheit, Haltbarkeit, Dosiergenauigkeit sowie chemische oder biologische Nachweisbarkeit von Arzneistoff, Abbauprodukten und Verunreinigungen, ferner akzeptable Stabilität;
- **therapeutische Wirksamkeit,** begründet in pharmakologischen Versuchen und nachgewiesen durch geeignete klinische Prüfung;
- **Unbedenklichkeit**, also Freiheit von – nach dem Stand der Wissenschaft unannehmbaren – unerwünschten Arzneimittelwirkungen (UAWs), nachgewiesen in präklinischen Prüfungen (*in vitro* und in Tierversuchen) und Beobachtungen bei der klinischen Prüfung vor und nach der Zulassung.

Die Entwicklungszeit neuer Arzneimittel ist – bedingt durch ständig steigende gesundheitspolitische Anforderungen – auf 12–15 Jahre angewachsen. Neue Organisationsformen in der pharmazeutischen Industrie, die mit Rationalisierung der Forschungsstrategien einhergehen, streben Verkürzungen an; als Ziel werden 8 Jahre und weniger genannt.

Tab. 1.26: Gebräuchliche arzneimittelrechtliche Abkürzungen

AMG	Arzneimittelgesetz
BfArM	Bundesinstitut für Arzneimittel und Medizinprodukte
CIOMS	Council for International Organisations of Medical Sciences
CPMP	Committee for Proprietary Medicinal Products, Arzneispezialitätenausschuß
EMEA	European Agency for the Evaluation of Medicinal Products, Europäische Agentur zur Beurteilung von Arzneimitteln
FDA	Food and Drug Administration
GCP	Good Clinical Practice, Gute Klinische Praxis
ICH	International Conference of Harmonisation of Technical Requirements for Registration of Pharmaceuticals for Human Use
PSUR	*Periodic Safety Update Reports*, Periodische Berichte zum aktuellen Stand der Sicherheit
SPC	*Summary of Product Characteristics*, Fachinformation
UAW	unerwünschte Arzneimittelwirkung

Früher wurden die Zulassung und die Überwachung von Arzneimitteln ausschließlich national und sehr unterschiedlich gehandhabt. Die fortschreitende Globalisierung der Industrie hat internationale Angleichungen erzwungen. In der Europäischen Union regelt seit 1995 eine zentrale Behörde, die ***European Agency for the Evaluation of Medicinal Products*** (EMEA, in London), die Zulassung und Überwachung von Arzneimitteln mit dem Ziel, die Bedingungen des Arzneimittelverkehrs in allen EU-Mitgliedsländern zu harmonisieren. Europaweit können Arzneimittel heute auf zwei Wegen zugelassen werden: entweder nach dem **zentralen Verfahren,** und damit von vornherein für alle Mitgliedstaaten, oder nach dem **dezentralen Verfahren,** bei dem primär national eingeführte Arzneimittel durch gegenseitige Anerkennung auch in anderen Ländern zugelassen werden. Abb. 1.81 zeigt, für welche Art von Arzneimitteln welche Art der Zulassung in Frage kommt.

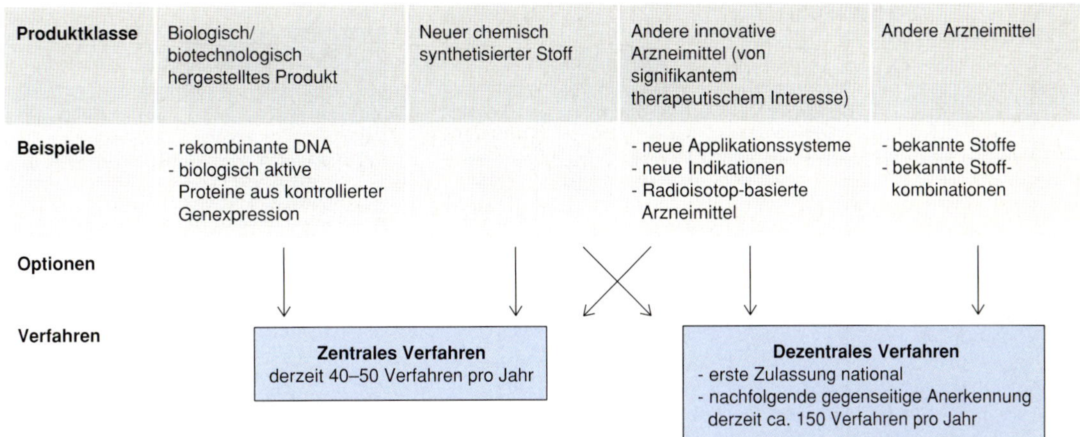

Abb. 1.81 Verfahrensmöglichkeiten für die Zulassung als Arzneimittel in Europa
Für **biologische/biotechnologische** Produkte ist das **zentrale Verfahren** obligatorisch.
Für **neue chemische Substanzen** und **andere innovative Arzneimittel** ist eine **rein nationale Zulassung** zwar möglich, üblicherweise wird jedoch das zentrale Verfahren benutzt.
Andere Arzneimittel werden nur **national** zugelassen und möglicherweise durch nachfolgende **gegenseitige Anerkennung** auf den europäischen Markt gebracht.

1.6.2 Zulassung von Arzneimitteln

Heute müssen Arzneimittel, d.h. zur Diagnostik, Prävention oder Therapie vorgesehene Produkte, zwecks Freigabe zur Anwendung innerhalb begrenzter und definierter Indikationsgebiete **von der zuständigen Behörde zugelassen** worden sein. Dazu ist ein Antrag auf Zulassung an die Behörde zu richten. Dies kann eine nationale Behörde, in Deutschland das BfArM, oder die europäische EMEA sein.

Die Erteilung der Zulassung ist einerseits Endpunkt der Entwicklung zum Arzneimittel, andererseits Ausgangspunkt für dessen „Wartung“ und Unterhaltung am Markt. Die „Wartung“ betrifft Herstellungskontrollen, Änderungen von Indikation und Anwendung, Erfassung von neuen UAWs (Pharmakovigilanz) und Anpassen der Nutzen-Risiko-Bewertung an den Stand der Kenntnis für die gesamte Dauer der Zulassung.

Ein Antrag auf Zulassung eines Arzneimittels muß alle verfügbaren Daten und Beurteilungen zu pharmazeutischer Qualität, Wirksamkeit und Unbedenklichkeit enthalten. Bei einem Arzneimittel mit einem neuen Wirkstoff oder Wirkprinzip ergeben diese Unterlagen – insbesondere bei vorgesehener Langzeitanwendung – 100 000 Papierseiten und mehr. So leuchtet ein, daß zum Aufbau eines „Zulassungsdossiers“ vielfältige formale Vorgaben eingehalten werden müssen, insbesondere in Europa, wo alle Unterlagen zu einem Antrag aufeinander abgestimmt und auf einmal einzureichen sind. Die Verantwortung liegt dabei ganz auf seiten des Herstellers. Demgegenüber bürgert sich in den USA die rollierende Einreichung von Unterlagen ein: Die Behörde berät und bestimmt wesentliche Schritte mit; sie übernimmt damit einen Teil der Verantwortung.

Die Behörde läßt zur Frage der pharmazeutischen Qualität, der Wirksamkeit und der Unbedenklichkeit Gutachten interner und externer Experten erstellen. Typischerweise ergeben sich dabei wichtige Fragen, die vor einer endgültigen Entscheidung über die Zulassungsfähigkeit als Arzneimittel und die Bedingungen seiner Anwendung beantwortet werden müssen. Vor oder während der Entscheidung (Ablehnung des Antrags, Zulassung unter Auflagen, Zulassung) wird eine Kommission beratend oder entscheidend beigezogen.

Obwohl diese Prinzipien der Antragsbearbeitung überall in Europa gelten, können sie in Details abweichen. So wird in Deutschland vor nationalen Entscheidungen zu Arzneimitteln mit neuen Stoffen die sogenannte „Kommission A“ eingeschaltet. In Österreich ist im Zulassungsverfahren kein Ausschuß etabliert; ein Arzneimittelsicherheitsausschuß beschäftigt sich allerdings nach der Zulassung mit Fragen der Pharmakovigilanz. In der EU ist – beim zentralen Verfahren – für die wissenschaftliche Bearbeitung und Entscheidung das von je zwei Vertretern pro Mitgliedstaat besetzte ***Committee for Proprietary Medicinal Products*** (CPMP) zuständig. Die Mitglieder des CPMP sind nicht weisungsgebunden.

Beim **zentralen Verfahren** (Abb. 1.82) wird der Antrag auf Zulassung bei der EMEA gestellt. Das CPMP bestimmt zwei Mitglieder als Rapporteur und Co-Rapporteur. Sie bearbeiten alle Unterlagen zur pharmazeutischen Qualität, zur Wirksamkeit und Unbedenklichkeit und unterbreiten einen Bewertungsvorschlag, den das CPMP diskutiert und abschließend beurteilt. Diese Bewertungen werden zwar überwiegend einstimmig verabschiedet, jedoch können einzelne CPMP-Mitglieder abweichender Meinung sein und dies dokumentieren. Antragsteller können ihre Anträge vor der abschließen-

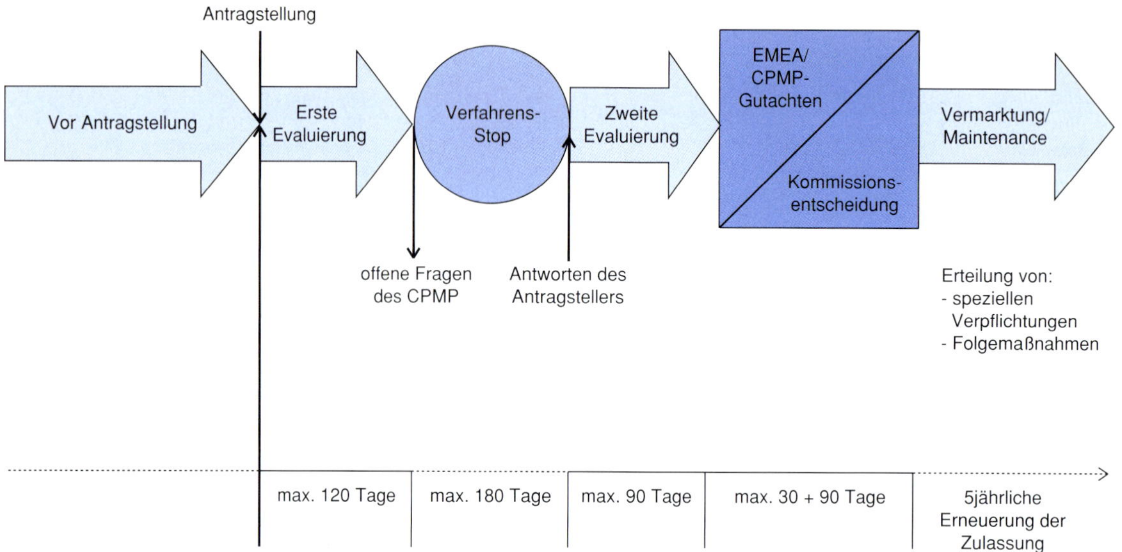

Abb. 1.82 Meilensteine des zentralen Verfahrens zur Zulassung als Arzneimittel: Vor der Antragstellung kann der Antragsteller Kontakt mit der EMEA aufnehmen, um wissenschaftliche Beratung zur Arzneimittelentwicklung und Hinweise zum administrativen Ablauf zu erhalten. In der ersten Evaluierungsphase (120 Tage) wird ein erster Bericht vom Rapporteur/Co-Rapporteur erstellt, und die noch offenen Fragen werden dem Antragsteller übermittelt. Der Antragsteller hat zur Beantwortung der Fragen 180 Tage Zeit. Danach beginnt die zweite Evaluierungsphase, die maximal 90 Tage dauert. Am Ende fällt die endgültige Entscheidung des CPMP und wird von der EMEA innerhalb von maximal 30 Tagen an die Europäische Kommission weitergeleitet. Diese verleiht auf Empfehlung des CPMP die Zulassung zum Markt. Nach 5 Jahren müssen alle Zulassungen grundsätzlich neu bewertet und erneuert werden.

den Bewertung zurücknehmen, um sie eventuell nach Ergänzung und Korrektur erneut einzubringen.

Die wissenschaftlich ausführlich begründete Bewertung des CPMP wird der Europäischen Kommission überstellt. Die Kommission bedient sich bei ihrer Entscheidungsfindung eines *Standing Committee*, dessen Mitglieder die Meinung ihres Herkunftslandes weisungsgebunden vertreten, um so vor der Entscheidung wichtige Gesichtspunkte nochmals zur Geltung zu bringen. Schließlich trifft die Kommission eine rechtskräftige und für die ganze EU verbindliche Entscheidung. Die gesamte zusammenfassende Information, die sich an Fachkreise (***Summary of Product Characteristics***, SPC, **Fachinformation**) und Patienten (**Packungsbeilage**) richtet, ist in allen – derzeit elf – Sprachen der EU einheitlich verfügbar.

Beim **dezentralen Verfahren** wird die erste in einem der Mitgliedstaaten ausgesprochene nationale Zulassung durch gegenseitige Anerkennung (*mutual recognition*) in – derzeit bis zu 15 – weiteren Mitgliedstaaten umgesetzt; die Wahl des Mitgliedstaates, bei dem die erste Antragstellung erfolgt, ist dem Antragsteller überlassen. Einheitlichkeit der Informationstexte ist hierbei nicht immer gewährleistet. Wenn in einem oder mehreren der anderen Mitgliedstaaten Gegenstimmen auftreten, kann in einem von der EMEA gesteuerten Schiedsverfahren Einheitlichkeit erzwungen werden. Die Verfahrensabläufe sind denen des zentralen Verfahrens nachgebildet.

In den ersten fünf Jahren sind in dem neuen europäischen System alle biotechnisch hergestellten sowie etwa zwei Drittel der anderen innovativen Produkte im zentralen Verfahren zugelassen worden. Die Europäische Kommission führt gegenwärtig (2002)eine Überprüfung der neuen europäischen Verwaltungsverfahren durch, um Verbesserungen vorzunehmen.

Wie in anderen Verwaltungsverfahren ist auch für die Arzneimittelzulassung ein Einspruch gegen angekündigte Entscheidungen möglich. Dazu muß vom Antragsteller eine wissenschaftliche Begründung eingereicht werden. Sie wird beim zentralen Verfahren vom CPMP bearbeitet, und das Ergebnis wird erneut der Kommission zur Entscheidung vorgelegt. Auch die Kommission kann (z.B. nach Intervention des *Standing Committee*) einen Vorgang an die EMEA (CPMP) zurückverweisen. Dem Antragsteller bleibt im äußersten Fall der Weg zum Europäischen Gerichtshof. Im nationalen Verfahren sind in Deutschland und Österreich bei Einspruch die Verwaltungsgerichte zuständig.

Die europäische Zulassungsbehörde (EMEA) ist verpflichtet, ihre Verfahren und Entscheidungen so transparent zu gestalten, wie die Gesetze es zulassen. So werden die Fachinformation, die Packungsbeilage und ausführliche Berichte veröffentlicht und im Internet abrufbar gehalten. Die Fachinformation ist nach einem festgelegten Schema gestaltet, so daß die Indikationen, Anwendungsbedingungen, Anwendungseinschränkungen und Warnungen klar kenntlich sind.

1.6.3 Nutzen-Risiko-Abwägung bei der Zulassung

Neben der pharmazeutischen Qualität sind Wirksamkeit und Unbedenklichkeit die Säulen der Zulassung (s. Abschnitt 1.6.1, S. 82).

Die **Wirksamkeit** *(efficacy)* mißt sich am Indikationsanspruch bei einer oder mehreren Erkrankungen. Hauptkriterium der Wirksamkeit ist die Reduktion von Mortalität oder Morbidität oder beidem. Dieser Nachweis erfordert die Durchführung kontrollierter klinischer Prüfungen, typischerweise unter Beteiligung mehrerer Prüfer. Die klinischen Prüfungen zielen primär darauf ab, die statistische Signifikanz und therapeutische Relevanz eines beobachteten Effekts nachzuweisen. Sie belegen den Nutzen der Behandlung bei einer bestimmten Erkrankung.

Zur Beurteilung der **Unbedenklichkeit** *(safety)* eines Arzneimittels muß das Risiko des Auftretens von UAWs evaluiert werden, die während oder in zeitlicher Beziehung zu der Behandlung vorkommen. Unbedenklichkeit ist bereits während der klinischen Entwicklung des Produkts nachzuweisen. Präklinische Tierversuche und In-vitro-Untersuchungen liefern wichtige Informationen zu potentiellen toxischen Wirkungen beim Menschen. Ohne toxikologische Basisdaten kann die klinische Prüfung nicht begonnen werden. Später hinzukommende Erkenntnisse können die klinische Prüfung modifizieren, zum Abbruch zwingen oder zur Versagung der Zulassung führen. Wegen der relativ geringen Zahl der an klinischen Prüfungen beteiligten Patienten können typischerweise UAWs mit einer Häufigkeit von $< 1{:}1000$ nur schlecht erfaßt werden. Solche seltenen UAWs werden meistens erst bei der breiteren Anwendung des Arzneimittels nach der Zulassung erkannt (s. 1.6.5, S. 89).

Die aus der präklinischen und klinischen Prüfung zur Wirksamkeit und Unbedenklichkeit gewonnenen Erkenntnisse fließen in eine Nutzen-Risiko-Abschätzung ein, die letztlich die Entscheidung über die Zulassungsfähigkeit des Arzneimittels bestimmt. Die Nutzen-Risiko-Abschätzung bilanziert den erkannten Nutzen und die Risiken in bezug auf die Behandlung der klinischen Erkrankung(en), für die das Arzneimittel vorgesehen ist. Das Ergebnis dieser übergreifenden Bilanzierung aller verfügbaren Daten wird zusätzlich von Faktoren wie der Verfügbarkeit anderer Behandlungsoptionen (andere Arzneimittel oder andere Therapien und deren jeweilige Nutzen-Risiko-Abschätzung) beeinflußt.

Nutzen-Risiko-Bilanzierungen werden jedoch nicht erst bei der Entscheidung über die Zulassung erstellt, sondern schon vor Aufnahme der allerersten Prüfung eines Produkts beim Menschen und vor dem Eintreten in jede der Folgephasen klinischer Prüfung (s. 1.6.4), ferner auch nach der Zulassung, wenn neue Erkenntnisse vorliegen, die entweder auf der Nutzen- oder auf der Risikoseite Veränderungen der Bilanzierung ergeben können (s. 1.6.5). Diese Bilanzierungen während der klinischen Prüfung und nach der Zulassung sind ebenso gesetzlich geregelt wie die Zulassung selbst.

1.6.4 Klinische Prüfung vor der Zulassung

Unter klinischer Prüfung eines Arzneimittels versteht man jede am Menschen durchgeführte Untersuchung, die das Ziel hat, seine pharmakodynamischen Wirkungen und seine Pharmakokinetik zu etablieren, UAWs festzustellen und so Daten zur Wirksamkeit und Unbedenklichkeit für eine Nutzen-Risiko-Abschätzung zu gewinnen. Die klinische Prüfung kann an gesunden Probanden oder kranken Menschen und stationär in einer Klinik oder ambulant durchgeführt werden. Spezielle Patientenpopulationen, z.B. Kinder, sind gegebenenfalls getrennt zu untersuchen.

Ein nicht zugelassenes Medikament darf nur im Rahmen einer genehmigten klinischen Prüfung beim Menschen angewandt werden (s. S. 87).

Vor Beginn der ersten klinischen Prüfung eines neuen Produkts und jeweils vor dem Voranschreiten im Prüfprogramm ist, soweit möglich, sicherzustellen, daß die Prüfung unbedenklich ist (Abb. 1.83, S. 88). Ein ärztlich vertretbares Risiko und die Erwartung, daß es mit dem Prüfprodukt gelingt, die Diagnostik, Prävention oder Therapie mit Arzneimitteln zu verbessern oder sicherer zu machen, sind wichtige **Voraussetzungen** dafür, **daß eine klinische Prüfung nicht als Körperverletzung anzusehen ist.**

Die rechtliche Zuständigkeit für klinische Prüfungen liegt derzeit bei den Mitgliedstaaten der EU. So erklärt sich, daß die Durchführung in den einzelnen Ländern unterschiedlich gehandhabt wird. Diese Unterschiede komplizieren die zeitliche Koordination von internationalen Multicenterstudien. Im Rahmen der *International Conference of Harmonisation of Technical Requirements for Registration of Pharmaceuticals for Human Use* (ICH), einer gemeinsamen europäisch-US-amerikanisch-japanischen Unternehmung, sind erstmals internationale klinische Prüfregeln erarbeitet worden (***Good Clinical Practice***, GCP; s. Kasten).

Die **Einwilligung von Probanden und Patienten** in eine Arzneimittelprüfung mit einem nicht zugelassenen Präparat, z.B. in Form der placebokontrollierten klinischen Studie, muß freiwillig und nach voller Aufklärung über die möglichen Risiken erfolgen. Andere mögliche Therapien müssen dem Patienten erklärt werden. Er kann jederzeit ohne Angabe von Gründen seine Zustimmung widerrufen. Die Inhalte der Aufklärung und das Ergebnis werden üblicherweise schriftlich festgehalten.

Ethische Regeln der biomedizinischen Forschung

Noch in diesem Jahrhundert wurden mehrere Studien an Menschen durchgeführt, die nach den heute gültigen Grundsätzen der medizinischen Ethik als unethisch beurteilt werden müssen. Das Ziel eines in den Südstaaten der USA im Jahre 1932 eingerichteten Forschungsvorhabens war es z.B., bei Schwarzen über vier Jahrzehnte die Folgen der unbehandelten Syphilis zu untersuchen. Ein Teil der schwarzen Patienten erhielt somit weder Salvarsan noch später Penicillin. Die Experimente, die in

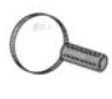

Good Clinical Practice
(GCP, „Gute Klinische Praxis")

Die klinische Prüfung nach GCP fußt auf den ethischen Prinzipien der Deklaration von Helsinki. Vor Studienbeginn ist eine Nutzen-Risiko-Abschätzung in Hinsicht auf den einzelnen Patienten und die öffentliche Gesundheit durchzuführen. Nur Prüfungen, bei denen der absehbare Nutzen überwiegt, dürfen durchgeführt werden.
Weiter werden mit GCP folgende Punkte geregelt: Kontrollen, Protokolle und deren Vorlagepflicht, Berichte und Berichtspflichten, Kommunikation zwischen Prüfer und Kontrollgremien, Kontrolle der Übereinstimmung zwischen Protokollen und tatsächlich durchgeführter Studie, Aufklärungspflichten, Details zu kontrollierten klinischen Studien wie Randomisierung der Patienten und Entblinden der Ergebnisse, Verantwortlichkeiten aller Beteiligten, Details zum Prüfprodukt und seiner kontrollierten Verfügbarkeit, Auswertungsvorschriften sowie Vorschriften zum vorzeitigen Studienabbruch und Zugangsmöglichkeiten zu allen Primär- und Sekundärdaten. Auch die erforderlichen Inhalte der Prüfpläne werden beschrieben, um korrekte Information der klinischen Prüfer sicherzustellen.
Eine GCP-gerechte Planung unterstützt die Akzeptanz der so erhaltenen Daten über Europa hinaus auch in Japan und den USA und läßt so – unethische – Wiederholungen von Studien vermeiden.

Deutschland im Geiste der Nazi-Ideologie an Menschen durchgeführt wurden, führten in den Nürnberger Ärzteprozessen 1947 zur Festlegung der ersten Grundsätze über die Zulässigkeit und die Grenzen von Versuchen am Menschen.

Der Weltärztebund hat später in der **Deklaration von Helsinki** (1964) Grundsätze aufgestellt, die Ärzte bei der Durchführung biomedizinischer Forschung am Menschen anleiten sollen (letzte Revision 1996). Unter anderem unterscheidet die Deklaration von Helsinki zwischen wissenschaftlichen Versuchen und Heilversuchen, führt Ethikkommissionen ein, stellt ein angemessenes Verhältnis zwischen Nutzen und Risiko in den Vordergrund und fordert eine schriftliche Einwilligungserklärung des Patienten. Weiter wird beispielsweise der Gebrauch inerter Placebos für klinische Studien für zulässig erklärt. Die Deklaration ist praktisch auf alle Arten der Prüfung anwendbar (klinische Prüfung, epidemiologische Studien, Studien zur Arzneimittelsicherheit nach der Zulassung).

Bei der Beurteilung von Studienprotokollen durch **Ethikkommissionen** spielt eine GCP-gerechte Planung eine große Rolle (s. Kasten oben). Die Kommissionen achten darauf, daß die Deklaration von Helsinki eingehalten wird. Sie beraten die Prüfärzte in relevanten berufsethischen und -rechtlichen Fragen. In Deutschland schreibt das AMG vor, daß das Votum derjenigen Ethikkommission einzuholen ist, die für den Leiter der klinischen Prüfung zuständig ist. Das Votum sowie die Ergebnisse der pharmakologisch-toxikologischen Prüfung und der Prüfplan sind der zuständigen Bundesoberbehörde (BfArM oder Paul-Ehrlich-Institut) vorzulegen. Diese kann innerhalb von 60 Tagen die Prüfungsgenehmigung verweigern. Schließlich ist die Prüfung der zuständigen Landesbehörde anzuzeigen. Ein ähnliches Verfahren gilt in Österreich.

Bei der klinischen Prüfung können **viele spezielle Probleme** auftreten, die gesondert betrachtet und gelöst werden müssen. So ist vor der Teilnahme von **Kindern und Jugendlichen**, die noch nicht geschäftsfähig sind, die Einwilligung beider Eltern (oder des gesetzlichen Vertreters) einzuholen. Die Teilnahme von Probanden und Patienten, die **der deutschen Sprache nicht hinreichend mächtig** sind, hängt vom Übersetzen der Dokumente und vom Hinzuziehen eines Dolmetschers ab. Bei erwachsenen Patienten mit voller oder teilweiser **Geschäftsunfähigkeit** reicht die Einwilligung des Betroffenen nicht aus, der gesetzliche Vertreter ist hinzuzuziehen. **Frauen im gebärfähigen Alter** müssen darüber aufgeklärt werden, daß es notwendig ist, das Vorliegen oder Auftreten einer Schwangerschaft auszuschließen. Zur Vereinfachung finden in Europa Studien an Frauen im gebärfähigen Alter erst während der späten klinischen Prüfungsphasen statt, wenn Ergebnisse aus entsprechenden tierexperimentellen Studien eine Gefährdung weitgehend ausschließen. Demgegenüber haben sich Frauen in den USA inzwischen das Recht erstritten, bereits sehr früh in die klinische Prüfung aufgenommen zu werden, um so die (tatsächlichen oder vermeintlichen) Vorteile neuer Produkte früher genießen zu können.

Die absolut lebensbedrohende Situation einer HIV-Infektion hat nicht nur zur Bildung von **Patientenorganisationen** mit dem Ziel besserer Information über Therapiemöglichkeiten geführt, sondern auch zu politischen Aktivitäten mit dem Ziel, praktisch ungeprüfte Präparate außerhalb der Restriktionen klinischer Prüfung therapeutisch anzuwenden. Insbesondere in den USA, wo placebokontrollierte Studien die Regel sind, wurde es zunehmend schwierig, Patienten zu finden, die das Risiko einer Placebobehandlung eingehen wollten. Auch in Europa haben sich (nicht nur zur HIV-Erkrankung, sondern für etliche schwere chronische Krankheiten) viele **Selbsthilfegruppen** gebildet, mit denen die nationalen Behörden und die EMEA in ständigem Gedanken- und Erfahrungsaustausch stehen.

Inzwischen wird überall angestrebt, dem drohenden Konflikt mit dem Gesetz bei therapeutischer Anwendung nicht zugelassener Präparate zu entgehen. So wurden Modelle entwickelt, die es erlauben, vom ärztlichen Standard (Zulassung als Arzneimittel) abzuweichen und innerhalb der ärztlichen Therapiefreiheit das (durch den behandelnden Arzt) medizinisch Vertretbare oder gar das (vom Patienten) Verlangte durchzuführen. Solche Modelle werden als ***compassionate use*** (s. Kasten nächste Seite) beschrieben und finden in Europa unter rein nationaler Kontrolle statt.

In der EU sind derzeit zwei wichtige Gesetzesvorhaben in Bearbeitung. Im ersten sollen ***orphan drugs***, d.h. Arzneimittel, die nur von wenigen Patienten benötigt werden (weniger als 5 Betroffene pro 10 000 Einwohner in der EU), als solche anerkannt werden. Ihre Entwicklung soll unterstützt werden, unter anderem durch Anbieten zeitlich begrenzter Exklusivität am Markt. Dies soll einen finanziellen Anreiz für die Entwicklung sonst unrentabler Arzneimittel schaffen. Die Gesetzgebung im

Anwendung nicht zugelassener Präparate in Deutschland (compassionate use)

Im Prinzip ist die Anwendung eines nicht zugelassenen Arzneimittels außerhalb einer klinischen Prüfung nicht erlaubt. Compassionate use kommt nur dann in Frage, wenn alle anderen therapeutischen Möglichkeiten ausgeschöpft sind, so bei Patienten mit lebensbedrohlichen oder schwerwiegenden Erkrankungen, z.B. fortgeschrittenen Stadien von AIDS und multipler Sklerose, oder mit seltenen Erkrankungen, für die es keine zugelassenen Arzneimittel gibt; ferner dann, wenn Patienten aus bestimmten Gründen an gleichzeitig stattfindenden klinischen Prüfungen mit dem Arzneimittel nicht teilnehmen können.
Wichtige versicherungsrechtliche Verantwortlichkeiten hängen in Deutschland davon ab, ob das Arzneimittel für den einzelnen Patienten aus dem Ausland beschafft wird oder vom pharmazeutischen Unternehmen als Prüfpräparat, das für klinische Prüfungen vorgesehen ist, auch für diesen Patienten zur Verfügung gestellt wird. In Österreich ist es ähnlich. In Frankreich ist der Compassionate use erweitert worden, um Patienten nach Abschluß einer klinischen Prüfung mit dem noch nicht zugelassenen Präparat weiterbehandeln zu können (named patient use).

Europäischen Parlament und im Ministerrat ist Ende 2000 verabschiedet worden. Das zweite Gesetzesvorhaben zielt auf die **EU-weite Harmonisierung und Anwendung von GCP** ab, so auch auf die Schaffung von Vorbedingungen für Multicenterstudien, die in mehr als einem Staat der EU durchgeführt werden sollen. Dies betrifft etwa zwei Drittel aller in der EU durchgeführten Studien, und die Verwendung desselben Studienprotokolls ist essentiell. Bislang müssen derartige Studien mit den unterschiedlichen nationalen Bedingungen in Einklang gebracht werden, was letztlich den Patienten zum Nachteil gereicht.

Ein besonderes Problem konnte bislang nicht international einheitlich gelöst werden: die **Auswahl der (richtigen) Kontrollgruppe** in der klinischen Prüfung. Einigkeit herrscht über die prinzipiellen Vor- und Nachteile aller denkbaren Kontrollgruppen. In der Praxis kommt es aber häufig zu unterschiedlichen Anforderungen, besonders zwischen den europäischen Staaten und den USA. Die Kontrollgruppen können sich sowohl in der Art des vorgesehenen Kontrollpräparats als auch in der Methodik der Zuteilung der Patienten zu einer bestimmten Behandlungsgruppe unterscheiden.

Das **Prüfpräparat (Verum)** kann grundsätzlich mit den folgenden **Kontrollpräparaten** verglichen werden: erstens mit einem Placebo; zweitens mit einem anderen wirksamen Arzneimittel (falls vorhanden dem „Gold-Standard"); drittens mit dem Prüfpräparat selbst, aber in einer anderen Dosierung; viertens mit dem Prüfpräparat selbst, aber nach einem anderen Behandlungsschema gegeben.

Die **Zuteilung** der Patienten **zu Kontroll- oder Verumgruppen** erfolgt per Randomisierung, d.h., sie werden aus derselben Population nach dem Zufallsprinzip ausgewählt. Alternativ können Behandlungs- und Kontrollgruppen aus verschiedenen Populationen ausgewählt werden. Während nach Vorstellung der *Food and Drug Administration* (FDA; Zulassungsbehörde der USA) Placebo-Kontrollgruppen in sehr vielen Prüfsituationen am ehesten dafür geeignet sind, die Eigenschaften der Prüfsubstanz schnell und deutlich herauszufinden, wird ein solch verbreiteter Einsatz von Placebo in Europa für ethisch nicht vertretbar gehalten. Wendet sich der pharmazeutische Unternehmer zwecks Beratung an die eine oder andere Seite, wird die Empfehlung entsprechend ausfallen. So können es nach europäischen Empfehlungen entwickelte Arzneimittel bei der FDA schwer haben, eine Zulassung zum Markt zu erhalten, und umgekehrt. Viele pharmazeutische Unternehmer sind deshalb heute dazu übergegangen, zwei Kontrollgruppen mitzuführen, von denen eine Placebo erhält. Nur wenn beide Kontrollgruppen gleichzeitig mit dem Prüfpräparat geprüft werden, können Verzögerungen im anschließenden Zulassungsverfahren vermieden werden.

Elemente und Ablauf der klinischen Prüfung

Der Ablauf einer klinischen Prüfung ist in Abb. 1.83 dargestellt. Präklinische Ergebnisse sind Voraussetzung für den Beginn und die Fortführung des klinischen Prüfprogramms. Die klinische Prüfung selbst wird unter vier Fragestellungen in vier Phasen (I bis IV) durchgeführt, die sich aber zeitlich überlappen können (Abb. 1.83).

Phase I, Humanpharmakologie

In dieser Phase wird das potentielle Arzneimittel zum ersten Mal beim Menschen angewendet. Das Ziel sind Erkenntnisse über das pharmakologische Wirkungsspektrum eines Stoffes (Pharmakodynamik) und seinen weiteren Weg im Organismus (Pharmakokinetik), ferner über die allgemeine Verträglichkeit und einen möglichen Dosisbereich für die Phase II. Im Rahmen der Phase-I-Studien wird ein möglichst breites Spektrum physiologischer und biochemischer Meßwerte erhoben und mit In-vitro-Untersuchungen und Tierversuchen verglichen. Hinzu kommt eine sorgfältige Analyse subjektiver Effekte wie Abnahme der Konzentration oder der Reaktionsfähigkeit, Müdigkeit, Unruhe, Mundtrokkenheit, Schwindel und Übelkeit. Die Untersuchung der therapeutischen Wirksamkeit gehört nicht zu den primären Zielen der Phase I. In manchen Fällen werden jedoch bereits erste Anhaltspunkte gewonnen. So ist es z.B. offensichtlich nicht möglich, die Kinetik eines Schlafmittels zu untersuchen, ohne dabei gleichzeitig Informationen zur schlaffördernden Wirksamkeit zu erhalten.

Da die Phase-I-Studien im allgemeinen kein therapeutisches Ziel haben, werden sie normalerweise an gesunden Probanden durchgeführt. Potentiell stark toxische Arzneimittel wie z.B. Krebs-Chemotherapeutika, deren Anwendung bei Gesunden nicht vertretbar ist, werden in der Regel zum ersten Mal an Patienten erprobt, für die keine therapeutische Alternative mehr besteht.

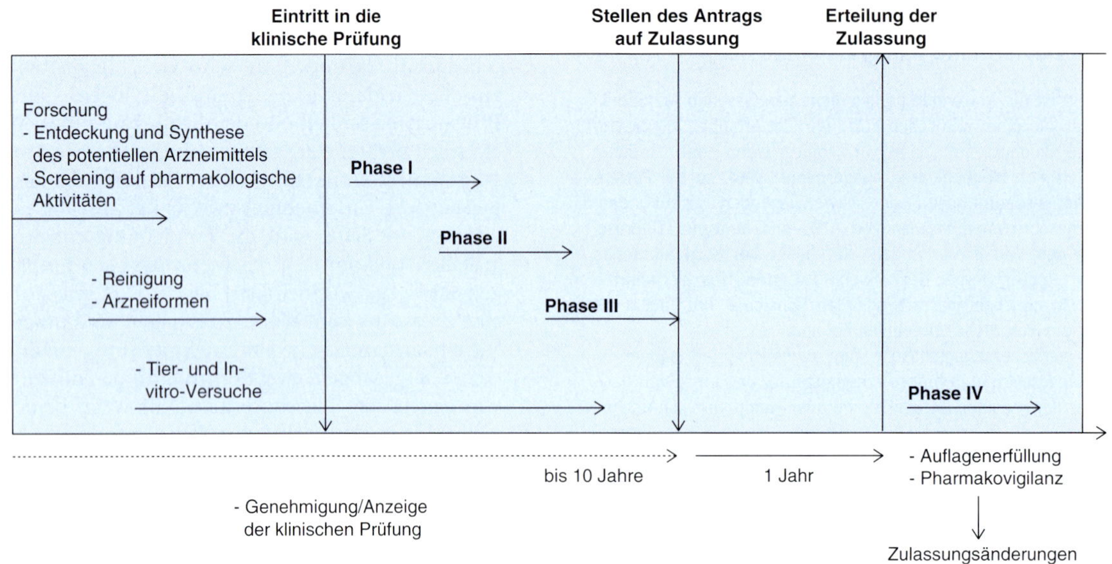

Abb. 1.83 Meilensteine der Arzneimittelentwicklung. Vor Beginn der klinischen Prüfung ist sicherzustellen, daß diese entsprechend den Ergebnissen relevanter Untersuchungen zur pharmazeutischen Qualität und Toxikologie als unbedenklich angesehen werden kann.

Phase II, exploratorische Therapiestudien

In der Phase II wird die therapeutische Wirksamkeit des potentiellen Arzneimittels erstmals am Patienten systematisch untersucht. Phase-II-Studien werden an einer relativ geringen Anzahl von Patienten (30–300) durchgeführt und dauern relativ kurz. In dieser frühen Phase dürfen **Surrogatmarker** für die therapeutische Wirksamkeit eingesetzt werden – Effekte, die in einem kürzeren Zeitraum evaluiert werden können als das eigentliche Therapieziel. So kann z.B. in dieser Phase statt der Reduktion der Mortalität die Verringerung der Tumormasse als Kriterium der Wirksamkeit eines Cytostatikums herangezogen werden; als primärer Endpunkt für die Beurteilung der Wirksamkeit bei der Zulassung dagegen reicht die Verminderung der Tumormasse in der Regel nicht aus. Ziel in dieser Phase ist, die therapeutische Wirksamkeit im angestrebten Indikationsgebiet wahrscheinlich zu machen und den Dosisbereich zu definieren, in dem das Verhältnis von therapeutischer Wirksamkeit zu UAWs, also das Nutzen-Risiko-Verhältnis, am günstigsten ist. Ein typisches Vorgehen ist die sogenannte **Dosiseskalation**. Man beginnt mit der niedrigsten wirksamen Dosis und steigert sie dann, bis die optimale Wirkung erreicht wird oder bis zum Auftreten von UAWs. Anhand des so etablierten Nutzen-Risiko-Verhältnisses wird am Ende der Phase II entschieden, ob die methodisch, finanziell und zeitlich aufwendigere Phase III in Angriff genommen oder die weitere Entwicklung abgebrochen wird.

Phase III, konfirmatorische Therapiestudien

Ziel ist jetzt, den **therapeutischen Nutzen** des potentiellen Arzneimittels **definitiv nachzuweisen** und die vorläufigen Ergebnisse der Phase II zu bestätigen. Da in Phase III ausreichende Informationen für die Zulassung des Arzneimittels gewonnen werden müssen, wird das Prüfprodukt an einer großen Zahl von Patienten (je nach Indikation einige hundert bis mehrere tausend) über einen ausreichenden Zeitraum (bis zu mehreren Jahren) geprüft. Dabei sind verschiedene Krankheitsstadien, die möglicherweise mit verschiedenen Begleiterkrankungen und Begleitmedikationen einhergehen, zu berücksichtigen. Wenn für die in Frage kommende Indikation eine Standardtherapie existiert, muß das Testmittel mit dieser Therapie als Kontrolle verglichen werden. Sonst erhält die Kontrollgruppe ein Placebo.

Der Vergleich mit der Standardtherapie oder mit Placebo dient nicht nur der Sicherung der Wirksamkeit: Er ist auch unabdingbar für die Erfassung von UAWs. Das zweite Ziel der Phase III ist also die **Charakterisierung des Nebenwirkungsprofils**. Dabei ist zu beachten, daß zwar die meisten UAWs innerhalb der ersten Monate nach Behandlungsbeginn auftreten, einige aber erst später. Deshalb sind bei Stoffen, die langfristig angewendet werden sollen, klinische Studien von 12 Monaten Dauer notwendig, in manchen Fällen noch länger. Trotz des großen Aufwands werden aber UAWs, die bei weniger als 1:1000 der Patienten auftreten, vor der Zulassung praktisch nicht bemerkt.

Phase IV, therapeutische Anwendung

Als Phase IV bezeichnet man kontrollierte klinische Studien **nach der Zulassung**. Sie werden zum Teil mit ähnlicher Methodik wie Phase-III-Studien durchgeführt (s. 1.6.5). In dieser Phase können weitere therapeutische Endpunkte, seltene UAWs und pharmakoökonomische Aspekte erfaßt werden.

1.6.5 Pharmakovigilanz

In klinische Studien vor der Zulassung werden durchschnittlich 1000 bis maximal 10 000 Probanden oder Patienten aufgenommen. Dementsprechend können, wie erwähnt, seltene UAWs (< 1:1000 Patienten) vor der Zulassung praktisch nicht entdeckt werden. So tragen alle neuen Arzneimittel besonders in der ersten Zeit nach der Zulassung ein gewisses Risiko unvorhersehbarer UAWs. Ferner stellen Patienten in klinischen Prüfungen während der Arzneimittelentwicklung durch strenge Ein- und Ausschlußkriterien eine sehr homogene Gruppe dar, nicht nur bezogen auf die zu behandelnde Krankheit, sondern auch im Hinblick auf Begleiterkrankungen und -medikationen. Nach der Zulassung erhält eine viel heterogenere Menschengruppe das Arzneimittel, eingeschlossen Patienten mit den unterschiedlichsten Begleiterkrankungen und Begleitmedikationen und Patienten unterschiedlicher ethnischer Herkunft. Viele chronische Erkrankungen bedürfen einer lebenslangen Medikation; auch diese Medikamente werden jedoch vor der Zulassung nur über eine beschränkten Zeit – 1, 2 oder 3 Jahre – geprüft. Bestimmte Spätfolgen können damit vor der Zulassung nicht aufgedeckt werden. Weiterhin werden im Zuge der Therapiefreiheit des Arztes Arzneimittel nach der Zulassung auch über die vorgesehenen Indikationsgebiete hinaus eingesetzt. Schließlich können Medikamente, die Erwachsenen mit gutem Erfolg gegeben wurden, auch Kindern verabreicht werden, selbst wenn es dafür keine klinischen Studien gibt.

Aus all dem ergibt sich: Eine **kontinuierliche Überwachung von Arzneimitteln ist auch nach der Zulassung unabdingbar.** Dafür gibt es heute Systeme, die sicherstellen, daß schon bei einigen wenigen Fällen schwerer UAWs eingegriffen werden kann. Vor kurzem wurde z. B. ein Antibiotikum (Trovafloxacin) in Europa vorläufig suspendiert (Ruhen der Zulassung), weil in den USA 10 Fälle schwerer Hepatotoxizität im Zusammenhang mit der Einnahme berichtet wurden, die zum Teil tödlich endeten oder eine Lebertransplantation erforderten.

Die Entwicklung dieser Überwachungssysteme ist relativ neu. Noch vor vier Jahrzehnten konnten UAWs zahlreiche Menschen treffen, wie die **Thalidomid-Katastrophe** drastisch zeigte: Zwischen 1958 und 1961 wurden weltweit fast 10 000 Kinder mit schweren Phokomelien (Fehlbildungen der Extremitäten) und anderen Organschäden geboren, weil die Mütter im 1. Schwangerschaftstrimenon das angeblich unbedenkliche Sedativhypnotikum Thalidomid genommen hatten (Abb. 1.84).

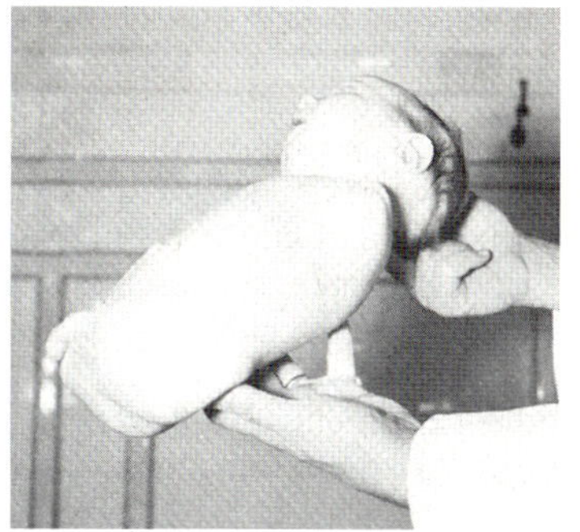
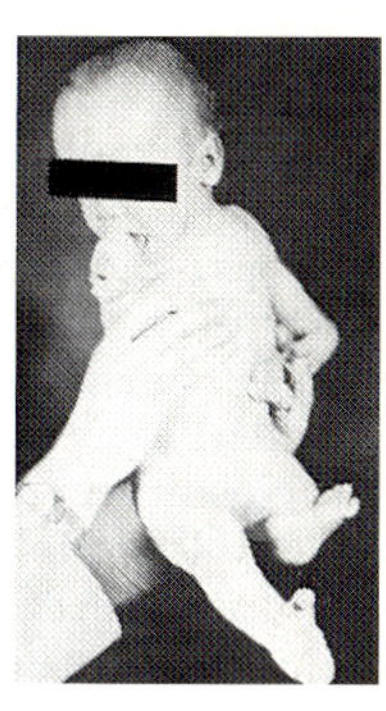

Abb. 1.84 Thalidomid-Embryopathie. Links: Amelie; vom 44. bis 50. Tag post menstruationem täglich 100 mg Thalidomid. Tod mit 1 1/2 Monaten bei Infekt mit Hyperthermie. Rechts: Säugling mit typischer Phokomelie nach Thalidomid. Am 36. Tag post menstruationem wurden Thalidomid-Tabletten zu 100 mg verschrieben (aus W. Lenz, K. Knapp: DMW **87,** 1232–1242; 1962)

Die Arzneimittelüberwachung nach der Zulassung nennt man Pharmakovigilanz. Dieser Begriff, aus dem Französischen übernommen, läßt anklingen, daß die Behörden nicht nur passiv Meldungen über neue UAWs sammeln, sondern diese Meldungen im Sinne von „Wachsamkeit“ in Handlung umsetzen sollen.

Zur Aufdeckung von UAWs werden außer der Einzelfallmeldung vor allem die folgenden **drei epidemiologischen Methoden** eingesetzt:

Kasuistiken. Dazu zählen neben Fallstudien in der Fachliteratur vor allem die Erfassungssysteme für Berichte der behandelnden Ärzte. In Deutschland können Ärzte Berichte über UAWs direkt dem BfArM oder der Arzneimittelkommission der deutschen Ärzteschaft schicken. Im Deutschen Ärzteblatt, das alle approbierten Ärzte der Bundesrepublik wöchentlich erhalten, sind regelmäßig Berichtsbögen für Meldungen über UAWs vorgedruckt. Würden alle Ärzte mitarbeiten, könnte man theoretisch den Arzneimittelverbrauch und seine Folgen flächendeckend erfassen. In der Praxis ist der Vollzug (bisher) eher mangelhaft; nur wenige Ärzte melden UAW-Beobachtungen routinemäßig. In Österreich muß der meldende Arzt ein sogenanntes UAW-Meldeblatt ausfüllen und dies dem Ministerium für Soziale Sicherheit und Generationen, Abteilung Arzneimittelüberwachung, vorlegen.

Kohorten-Studien. Kohorten-Studien erfassen ein Kollektiv von Patienten über eine bestimmte Zeit einer Behandlung. Sie können als kontrollierte klinische Studien mit allen oben geschilderten methodischen, rechtlichen und ethischen Bedingungen angelegt werden; in Deutschland gehören beispielsweise die **Phase-IV-Studien** nach der Zulassung dazu. In solchen Studien können Erkenntnisse über die Wirksamkeit in neuen Anwendungsgebieten, über noch unbekannte UAWs, deren Risikofaktoren und über die Häufigkeit seltener UAWs gesammelt werden. Eine andere Art von Kohorten-Studien sind die **Anwendungsbeobachtungen**. Sie sind weniger langwierig und aufwendig und greifen nicht in den normalen Ablauf der ärztlichen Behandlung ein. Es werden lediglich im Rahmen eines vereinbarten Plans bestimmte Daten bei Patienten erhoben und ausgewertet, die unabhängig von der Teilnahme an der Studie das Arzneimittel enthalten. Das Arzneimittel darf mit anderen Worten nicht zum Zwecke einer Anwendungsbeobachtung verordnet werden. Anwendungsbeobachtungen eignen sich besonders zur Aufdeckung von seltenen UAWs.

Fall-Kontrollstudien. Wenn durch Einzelberichte der behandelnden Ärzte der Verdacht aufkommt, daß ein Medikament eine bestimmte schwere UAW hervorrufen oder eine bisher unerkannte Spätfolge haben könnte, kann eine Fall-Kontrollstudie diesen Verdacht bestätigen oder ausräumen. Man bildet dafür zwei Patientengruppen, eine, bei der die entsprechende UAW (z.B. Thrombose) aufgetreten ist, und eine andere, bei der dies nicht geschah. Danach ermittelt man, wieviel Prozent der Patienten in den beiden Gruppen das verdächtige Medikament (z.B. eine bestimmte Gruppe hormoneller Kontrazeptiva) eingenommen haben. Für solche Studien können die Daten bestehender Krankheitsregister herangezogen werden, z.B. Krebsregister, Infarktregister, Fehlbildungsregister (falls es sich um Arzneimittel handelt, die während der Schwangerschaft eingenommen wurden). An einigen Krankenhäusern sind spezielle Überwachungssysteme zur Dokumentation aller UAWs eingerichtet worden, die später zur Aufklärung eines Verdachts genutzt werden können. Insgesamt eignen sich Fall-Kontrollstudien besonders gut zur Überprüfung von Warnsignalen aus Berichtssystemen; sie sind jedoch nicht in der Lage, noch unbekannte UAWs zu finden.

Pharmakovigilanz-Systeme gibt es sowohl auf nationaler Ebene als auch in der EMEA. Im Folgenden wird das **System der EMEA zur Überwachung zentral zugelassener Arzneimittel** geschildert. Beim Bekanntwerden schwerer UAWs innerhalb eines EU-Staates muß dieser Staat die Information an die EMEA melden (Abb. 1.85). Als „schwer" bezeichnet man UAWs, die tödlich oder lebensbedrohlich sind oder zu einer Behinderung, einer Minderung der Erwerbsfähigkeit oder einem langen Krankenhausaufenthalt führen. Beim Bekanntwerden schwerer UAWs außerhalb der EU muß der Hersteller unverzüglich die Mitgliedstaaten und die EMEA informieren (Abb. 1.86). Unabhängig von diesen spontanen Einzelfallmeldungen ist der Hersteller verpflichtet, regelmäßig (halbjährlich in den ersten zwei Jahren nach der Zulassung, jährlich in den darauffolgenden drei Jahren und danach alle fünf Jahre) aktuelle Berichte zur Sicherheit des Arzneimittels bei der EMEA einzureichen. Diese Berichte werden als Periodic Safety Update Reports (PSURs) bezeichnet. Zuweilen bekommt der Antragsteller bei der Zulassung die Auflage, noch offenen Fragen nachzugehen und sie in den PSURs zu beantworten.

Die so gesammelten neuen Erkenntnisse können zu Änderungen der Fachinformation oder der Packungsbeilage führen. Wenn schnelles Handeln erforderlich ist, werden Sofortmaßnahmen eingeleitet: eilige Anwendungsbeschränkung aus Sicherheitsgründen (urgent safety restriction) oder Entfernen des Medikaments vom Markt (Ruhen oder Rückruf der Zulassung). Im schlimmsten Fall, wenn die neue UAW eine ernste Auswirkung auf die öffentliche Gesundheit haben könnte, wird ein Krisenplan (crisis management plan) initiiert, an dem alle zuständigen Einrichtungen beteiligt sind (EMEA, CPMP, nationale Behörden, Hersteller und die Europäische Kommission). Bei ernster Gefahr für be-

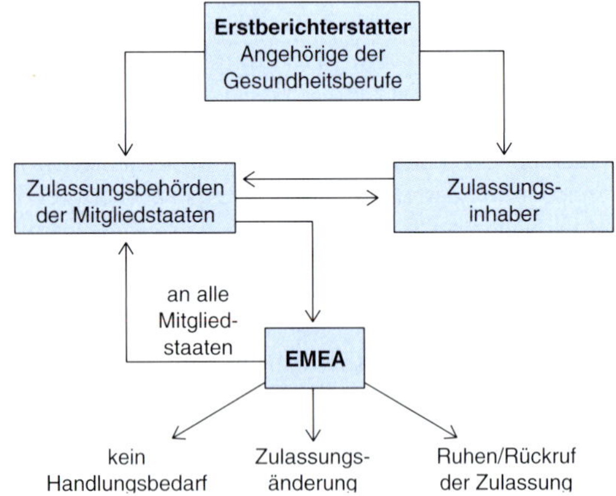

Abb. 1.85 Datenaustausch von Einzelfallberichten schwerwiegender UAWs aus der EU für zentral zugelassene Arzneimittel. Der Zulassungsinhaber informiert die Zulassungsbehörde des Mitgliedstaates, in dem die UAWs aufgetreten sind. Die EMEA stellt die Einzelfallberichte zusammen und informiert alle Mitgliedstaaten. Der CPMP entscheidet über den Handlungsbedarf und die angemessenen Maßnahmen.

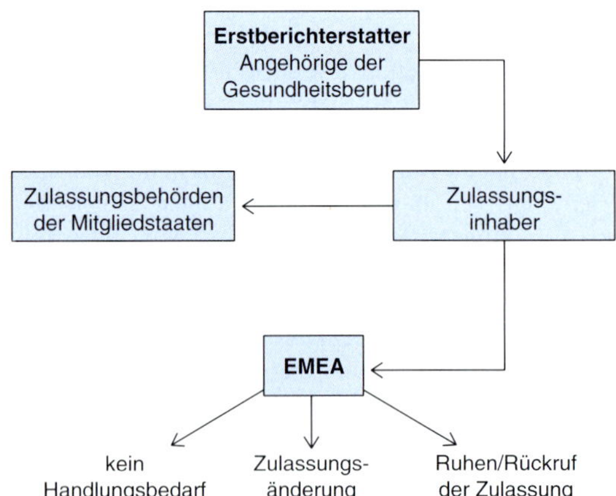

Abb. 1.86 Datenaustausch von Einzelfallberichten schwerwiegender UAWs aus Nicht-EU-Ländern für zentral zugelassene Arzneimittel. Der Zulassungsinhaber informiert alle Zulassungsbehörden der Mitgliedstaaten und die EMEA. Der CPMP entscheidet über den Handlungsbedarf und die angemessenen Maßnahmen.

stimmte Patienten werden unverzüglich die zuständigen Angehörigen der Heilberufe in den europäischen Mitgliedstaaten informiert.

Weltweit spielt das **WHO Collaborating Center for International Drug Monitoring** in Uppsala eine Führungsrolle bei der internationalen Koordination der Pharmakovigilanz. Insgesamt 56 nationale Behörden leiten Informationen zu UAWs nach Uppsala weiter. Das ebenfalls von der WHO geförderte Council for International Organisations of Medical Sciences (CIOMS) ist maßgebend an der Erstellung von internationalen Standardberichten über UAWs beteiligt.

1.7 Dogmatische Arzneitherapien

W. Rummel, Homburg, und K. Starke, Freiburg i. Br.

1.7.1 Kritische Empirie und Dogma

Die in diesem Buch beschriebene Pharmakologie, Toxikologie und Therapie gründet sich auf **kritische Empirie**. Ob eine arzneitherapeutische Hypothese zutrifft, darüber entscheidet letztendlich die skeptisch prüfende Beobachtung. Die Gesetze der Natur nutzend, ist kritisch-empirische Therapie naturwissenschaftliche Heilkunde, **Naturheilkunde** im Wortsinn. Wie das Buch zeigt, ist die kritisch-empirische Pharmakotherapie sehr erfolgreich. Freilich gelang es ihr nicht, Krankheitsleid aus der Welt zu schaffen. Nicht wenig Leid hat sie sogar verursacht, teils ihrer Nebenwirkungen wegen, teils und vor allem aber ihres Erfolges wegen, der die Menschen älter werden und damit Altersbeschwerden erleben läßt. Obendrein gibt es für nicht wenige wichtige Krankheiten keine zufriedenstellende Behandlung.

In dieser Lage nimmt der Mensch häufig zu Therapien seine Zuflucht, denen eine feste empirische Basis fehlt. Sie gründen sich vielmehr auf **Dogmen**, die oft zu komplexen Theorien verflochten sind. Durch ihr Alter und einen ihrer Vertreter, Paracelsus (Theophrastus von Hohenheim; 1493–1541), ehrwürdig ist die **Signaturenlehre**. Die Natur habe jede Pflanze mit einem äußeren Zeichen ihrer Heilkraft ausgestattet: so die Distel mit Blättern wie Nadeln, zum Zeichen, „das kein besser kraut ist für den inwendigen stechen", oder das Schöllkraut (*Chelidonium majus*) mit gelbem Saft zum Zeichen seiner Wirksamkeit bei Leberleiden. „Der nicht auß dem Signato Signo arzneyet / der ist kein Arzt." Die zahllosen Schöllkraut enthaltenden „Lebertherapeutika" und „Gallenwegstherapeutika" der mitteleuropäischen pharmazeutischen Industrie gehen auf die Signaturenlehre zurück. Die **Bach-Blütentherapie** stammt von dem englischen Arzt Edward Bach (1886–1936). Quellwasser und die Blüten von 37 Pflanzen sind die Heilmittel. „They cure, not by attacking the disease, but by flooding our bodies with the beautiful vibrations of our Higher Nature, in the presence of which, disease melts away as snow in the sunshine." *Impatiens glandulifera* zum Beispiel, das Drüsige Springkraut, ist „the Remedy for those people who are quick in mind and action. ... They tend to become impatient and sometimes irritable with those who are not as quick as they are. ... The extreme mental tension often manifests itself as muscular tension and pain. ... *Impatiens* is an effective Remedy for all manifestations of pain caused by tension such as a sudden cramp, an agonizing pain, or other spastic condition" (P.M. Chancellor: Bach Flower Remedies. Saffron Walden 1990). Signaturenlehre und Bach-Blütentherapie: ein älteres und ein neueres Dogmengebäude.

Der deutsche Gesetzgeber hat im Sozialgesetzbuch V den Begriff **„besondere Therapierichtungen"** geprägt. Er definiert den Begriff nicht, nennt aber beispielhaft die **Homöopathie**, die **Phytotherapie** und die **anthroposophische Therapie**. Die Signaturenlehre, die Bach-Blütentherapie, die Aromatherapie und die vielen anderen empirisch ungesicherten Therapiesysteme werden nicht erwähnt – Ausdruck einer Politik, die Interessen berücksichtigen muß, wenn sie weit verbreitet sind. Die Homöopathie, die Phytotherapie und die anthroposophische Pharmakotherapie werden im folgenden kurz besprochen. **„Dogmatische Therapieweisen"** bezeichnet ihr Wesen deutlicher als „besondere Therapierichtungen".

Es wäre zu wünschen, daß sich alle dogmatischen Therapien der kritischen Empirie stellten. Rudolf Steiner, Gründer der Anthroposophie (s.u.), hat das gefordert, als er von der Tumorbehandlung mit Mistelpräparaten sprach (R. Steiner: *Geisteswissenschaft und Medizin*. Dornach 1961). Anthroposophie und klinische Beobachtung müßten zusammenkommen. „Also es wird sich darum handeln, daß tatsächlich Erfahrungen gesammelt werden nach dieser Richtung, denn Sie werden ja kaum der Außenwelt irgendwie mit solchen Dingen (d.i. Misteltherapie bei Tumoren) anders imponieren können, als daß Sie ihr wenigstens Verifikationen durch äußere klinische Berichte und so weiter geben können. Es ist nicht so sehr eine innere Notwendigkeit als gerade eine äußere Notwendigkeit, daß man das braucht."

1.7.2 Homöopathie

Der Begründer der Homöopathie ist Samuel Hahnemann (1755–1843). Sein therapeutisches Konzept fußt auf zwei Dogmen, dem **Simile-Prinzip** und dem **Prinzip**

der Gewinnung geistartiger Heilkraft durch die spezielle Zubereitung der homöopathischen Arzneistoffe.

Das Simile-Prinzip

Similia similibus curentur, dieses Axiom wurde von Samuel Hahnemann auf Grund von Erfahrungen am eigenen Leib formuliert. Er beschreibt sie folgendermaßen: „Ich nahm des Versuchs halber etliche Tage zweimahl täglich jedesmahl vier Quentchen gute China ein; die Füse, die Fingerspitzen u.s.w. wurden mir erst kalt, ich ward matt und schläfrig, dann fing mir das Herz an zu klopfen, mein Puls ward hart und geschwind; eine unleidliche Aengstlichkeit, ein Zittern (aber ohne Schauder), eine Abgeschlagenheit durch alle Glieder; dann Klopfen im Kopfe, Röthe der Wangen, Durst, kurz alle mir sonst beim Wechselfieber gewöhnlichen Symptomen erschienen nach einander. ... Dieser Paroxysm dauerte zwei bis drei Stunden jedesmahl, und erneuerte sich, wenn ich diese Gabe wiederholte, sonst nicht. Ich hörte auf, und ich war gesund" (zitiert nach G. Bayr: *Hahnemanns Selbstversuch mit der Chinarinde im Jahre 1790*. Heidelberg 1989). Chinarinde war als Mittel gegen das Wechselfieber, die Malaria, bekannt. Hahnemann schloß, daß ein Arzneimittel beim Gesunden fiebererzeugend wirken muß, wenn es bei einer fieberhaften Krankheit wirksam sein soll; und allgemein, daß ein Arzneimittel eine Krankheit zu heilen vermag, wenn es beim Gesunden „die meisten Symptome in *Aehnlichkeit* erzeugen zu können bewiesen hat", beim Gesunden also ähnlich (similiter) wirkt. Das griechische Wort für similis ist homoios; so ist die Homöopathie zu ihrem Namen gekommen.

Die Indikation ist, wie in der Einleitung zu *Stauffers homöopathischem Taschenbuch* (26. Aufl. 1996; Hrsg. K.H. Gebhardt; Heidelberg 1996) zu lesen, nach der homöopathischen Regel wie folgt zu stellen: „Krankheiten sollen zu heilen versucht werden durch Arzneimittel, die am Gesunden den Krankheitssymptomen ähnliche Erscheinungen hervorrufen. Digitalis nun verursacht am Gesunden zuerst verstärkte Herzaktion, vollen, langsamen Puls, Stechen und Zusammenschnüren am Herzen mit Oppression und Angst, ferner Erbrechen, Ekel, Würgen usw., in der Folge Herzschwäche und Herzflattern mit kleinem, schnellem, schwachem und aussetzendem Puls mit zunehmender Schwäche und schließlich Stillstand des Herzens in der Diastole. Wenn diese Symptome vorliegen, dann ist Digitalis angezeigt."

Eine wichtige Aufgabe war und ist für die Homöopathie, die Wirkung jedes Arzneimittels beim Gesunden genau zu prüfen und ein **Arzneimittelbild** zu entwerfen, dem bei der Anwendung das Symptombild des Patienten zu ähneln hat.

Es gibt für das Simile-Prinzip keine biologische Erklärung.

Potenzierung

Hahnemann begründet in §§ 269 und 270 seines *Organon der Heilkunst* die homöopathische Arzneistoffzubereitung so: „Die homöopathische Heilkunst entwickelt zu ihrem besondern Behufe die innern, geistartigen Arzneikräfte der rohen Substanzen, ... wodurch sie sämmtlich erst recht sehr, ja unermeßlich – ‚durchdringend' wirksam und hülfreich werden, *selbst diejenigen unter ihnen, welche im rohen Zustande nicht die geringste Arzneikraft im menschlichen Körper äußern.* Diese merkwürdige Veränderung in den Eigenschaften der Natur-Körper, durch mechanische Einwirkung auf ihre kleinsten Theile, durch Reiben und Schütteln *(während sie mittels Zwischentritts einer indifferenten Substanz, trockner oder flüssiger Art, von einander getrennt sind)* entwickelt die latenten, vorher unmerklich, wie schlafend in ihnen verborgen gewesenen, *dynamischen* Kräfte, welche vorzugsweise auf das Lebensprinzip, auf das Befinden des thierischen Lebens Einfluß haben. Man nennt daher diese Bearbeitung derselben *Dynamisiren, Potenziren* (Arzneikraft-Entwickelung) und die Produkte davon, Dynamisationen, oder Potenzen in verschiednen Graden. ... Durch diese mechanische Bearbeitung, wenn sie nach obiger Lehre gehörig vollführt worden ist, wird bewirkt, daß die, im rohen Zustande sich uns nur als Materie, zuweilen selbst als unarzneiliche Materie darstellende Arznei-Substanz, mittels solcher höhern und höhern Dynamisationen, sich endlich ganz zu geistartiger Arznei-Kraft subtilisirt und umwandelt."

Hahnemanns Denken folgend, lassen homöopathische Ärzte **Potenzen** ihrer Arzneistoffe anfertigen, entweder, bei flüssigen Arzneistoffen, durch Zugabe von Alkohol-Wasser-Gemischen oder, bei festen Arzneistoffen, durch Verreibung mit Milchzucker. Eine sorgfältige Verreibung von Graphit mit Milchzucker zum Beispiel dient nicht der Verdünnung im üblichen Wortsinn, sondern der „Dynamisation". Der Vorschrift des Homöopathischen Arzneibuchs entsprechend dauert die Verreibung für jede Stufe mindestens eine Stunde. Bei Flüssigkeiten wird bei jeder Stufe mindestens 10mal kräftig geschüttelt. Die Potenzierung (Verdünnung im üblichen Wortsinn) folgt in der Regel der Dezimalskala, 1 + 9 = 10 (**D-Potenzierung**), weniger häufig der Centesimalskala, 1 + 99 = 100 (**C-Potenzierung**). Bei der Potenz D6 beträgt die Konzentration des Arzneistoffes folglich 1:1000000. Das entscheidende Axiom ist die Zunahme der Wirksamkeit bei gleichzeitiger Verminderung der Konzentration des Wirkstoffes durch die Dynamisation. Für eine erfolgreiche Dynamisation ist es nach der Überzeugung der Homöopathen irrelevant, daß bei sogenannten Hochpotenzen über D23 hinaus, also jenseits der Loschmidtschen Zahl, wahrscheinlich kein einziges Molekül des Arzneistoffs mehr vorhanden ist.

Bedenklich ist, wenn von toxischen Substanzen niedrige Potenzen wie D3 und D4 angewendet werden. Zum Beispiel werden in homöopathischen Kompendien Potenzen von Quecksilbersalzen ab D4 bei Appendicitis, Laryngitis, Angina, Gallensteinen, Gelenkrheumatismus, Melancholie und Parkinsonkrankheit genannt. Gefährlich sind diese Empfehlungen besonders, weil es sich, wie die Indikationen zeigen, oft um Anwendungen über längere Zeit handelt. Analoges gilt für Arsen, Antimon, Blei und Wismut. Die Trinkwasserverordnung begrenzt den Quecksilbergehalt des Wassers auf maximal 1 µg/l. Amalgamplomben geben pro Plombenträger etwa 10 µg Quecksilber pro Tag ab (s. S. 1045). Ein Tropfen einer Quecksilberpotenz D4 enthält aber 5 µg Quecksilber, und dreimal tägliche Einnahme von je 10 Tropfen D4 bedeutet demnach eine Zufuhr von 150 µg, 150mal mehr als maximal in 1 l Trinkwasser vorhanden sein dürfen und 15mal mehr als täglich aus den Plomben freigesetzt.

Wie für das Simile-Dogma gibt es für die Potenzierung keine biologische Basis.

Anwendung

Nach dem deutschen Arzneimittelgesetz muß jedes Fertigarzneimittel entweder **zugelassen** oder **registriert** sein. Für fast alle Fertigarzneimittel gilt die Zulassungspflicht. Für die Zulassung müssen pharmazeutische Qualität, Freiheit von unannehmbaren schädlichen Wirkungen und therapeutische Wirksamkeit nachgewiesen sein (§ 25). Die einzige Ausnahme bilden die **homöopathischen Arzneimittel**: Für sie gilt die **Registrierpflicht**, und für die Registrierung müssen zwar pharmazeutische Qualität und Freiheit von inakzeptablen schädlichen Wirkungen nachgewiesen werden, **nicht** aber die therapeutische Wirksamkeit (§ 39).

Nach Hahnemann verspricht die Homöopathie bei allen Krankheiten Hilfe, der Chirurgie vorbehaltene und akute Notfälle ausgeschlossen. Auch ein homöopathischer Arzt wird sich um eine Diagnose im üblichen Sinne bemühen. Noch wichtiger ist für ihn aber ein möglichst komplettes Bild der Beschaffenheit des Kranken, mit Art, Lokalisation und Zeit- und Umstandsabhängigkeit der Krankheitssymptome, Familienanamnese, sozialer Anamnese, Konstitution, Körperhaltung, Zahnstatus und vielem anderen mehr: Es gilt, das **Symptombild des individuellen Kranken** so detailliert zu erschließen, daß nach der Simile-Regel ein Arzneistoff ausgewählt werden kann, dessen **Arzneibild sich mit dem Symptombild deckt.**

So gehören zum Arzneibild von *Atropa belladonna* „Fieber lebhaft ... Puls beschleunigt, voll ... Frostgefühl bei kalten Händen und Füßen ... Lymphdrüsenschwellung besonders am Hals ... Haut heiß, rot, brennend, glatt und glänzend, scharlachartig". Das Bild stimmt weitgehend mit dem Wissen der Pharmakologie zur Wirkung hoher, toxischer Atropindosen überein (s. S. 151). Aus der Simile-Regel folgt die Indikation Scharlach, zu dem ein Kompendium in charakteristischer Symptombild-Arzneibild-Gegenüberstellung schreibt: „Die bewährtesten Mittel sind: Belladonna..., das wohl so ziemlich alle Symtome des Scharlachs aufweist und Hauptmittel bleibt, bis zur Abschuppung..." (K. Stauffer: Homöotherapie. 2. Nachdruck. Regensburg 1982).

Bessert sich das Befinden eines Kranken nach homöopathischer Behandlung, beweist das dann die Dogmen und macht Homöopathie zu kritisch-empirisch gegründeter Therapie? Natürlich keineswegs, denn kritische Empirie bedeutet, nach der Wiederholbarkeit der Wirkung und der Bedeutung der Psyche zu fragen. Bei jeder Medikation wird der therapeutische Effekt durch zwei Komponenten verursacht, durch den Arzneistoff und durch die mit seiner Verordnung und Anwendung einhergehende Beeinflussung der Psyche des Patienten. Beim Wirksamkeitsnachweis neu entwickelter Arzneistoffe trennt man die beiden Komponenten voneinander mit Hilfe von Placebos oder durch Vergleich mit Arzneistoffen, deren Wirksamkeit bereits objektiviert ist (s. 1.6). Eine derartige Differenzierung ist der homöopathischen Medizin bislang fremd.

Chronische Krankheiten sind ein Schwerpunkt der Tätigkeit homöopathischer Ärzte. „In der Behandlung chronischer Krankheiten bieten sich dem Homöopathen große Vorteile vor der schulmäßigen Therapie. ... Die erste Bedingung ist hier *Zeit.* Eine Konstitution zum Besseren zu wenden, ist nicht möglich in einer Woche oder einem Monat, und selten wird es in einem Jahr gelingen. Hahnemann verlangte zum mindesten zwei Jahre für die wahre Heilung chronischer Krankheiten. Man tut gut daran, dies dem Kranken klarzumachen und sein Versprechen zu verlangen, diese Zeit auszuharren" *(Stauffers homöopathisches Taschenbuch).* Das sind freilich Zeiträume, in denen spontane Heilungsprozesse gute Chancen haben, zum Erfolg zu kommen. Die Frage *post* oder *propter hoc* stellt sich hier besonders.

Die Homöopathen weisen gern darauf hin, daß sie oft da Erfolge verzeichnen können, wo die therapeutischen Maßnahmen der „Schulmedizin" versagt haben. Die Zusammensetzung ihres Patienten-Kollektivs ist so zu einem gewissen Grad das Resultat einer Selektion. Oft wird es sich um „Befindlichkeitsstörungen" handeln, deren psychogene Komponente sie einer psychischen Beeinflussung besonders zugänglich macht. Sie sind ihrer Komplexität wegen nicht nur von einer Seite, der empirisch-kritisch pharmakologischen etwa, therapeutisch anzugehen.

Sollte das Resultat die Beseitigung der Beschwerden und die Wiederherstellung des Wohlbefindens des Patienten sein, dann ist jede Therapie – auch wenn sie bewußt oder unbewußt den Weg über die Psyche einschlägt – selbstverständlich ärztlich positiv zu werten. Von elementarer Wichtigkeit ist aber, was das Vorwort zu *Stauffers homöopathischem Taschenbuch* betont: „Der klinisch ausgebildete Leser wird sich wundern, daß im Indikationsverzeichnis auch schwere Krankheitsbilder wie Endocarditis lenta und septische Angina mit rein homöopathischer Therapie erwähnt sind. Grundsätzlich gilt, daß der Therapeut bei jeder Krankheit die Mittel einsetzen muß, die im vorliegenden Fall am schnellsten und schonendsten zum Ziel führen. Das werden bei den genannten Krankheitsbildern Antibiotika sein."

1.7.3 Phytotherapie

Phytotherapie ist in der Pharmakotherapie von überragender Bedeutung – man denke etwa an die Solanaceen-Alkaloide, die Methylxanthine, die Schlafmohn-Inhaltsstoffe, die herzwirksamen Glykoside, die laxierenden Quellstoffe und Anthrachinon-Glykoside, die Antibiotika, das Chinin und Chinidin, die cytostatischen Vinca-Alkaloide, das Paclitaxel und das Ciclosporin. Die Pharmakotherapie wäre arm ohne Phytotherapie.

Manche pharmazeutischen Firmen und Ärzte möchten den Begriff jedoch auf Pflanzenextrakte einengen, die die „ursprüngliche Substanzkomposition" der Pflanze enthalten, und schreiben solchen Kompositionen über die Naturwissenschaft hinausgehende Wirkungsmöglichkeiten zu. Hier beginnen Dogma und Begriffsverwirrung. Es zerstört **jede** Extraktion die ursprüngliche Zusammensetzung, übrigens bereits – und zwar drastisch – die Trocknung, und je nach Extraktionsmittel (etwa Wasser oder Ethanol) resultiert eine ganz verschiedene Stoffmischung.

Zwischen der Behandlung mit einem Rohextrakt und der Behandlung mit einem – aus Pflanzen extrahierten oder im Labor synthetisierten – reinen Inhaltsstoff gibt es fließende Übergänge. **Phytotherapie kann realistischerweise nur heißen Therapie mit Pflanzlichem, vom** – so oder so hergestellten – **„Gesamtextrakt" bis zur Reinsubstanz.** Mit Recht behandeln darum realistischere Werke zur Phytotherapie unter *Plantago ovata*, einer unserem Wegerich verwandten indischen Pflanze, die ganzen Samen, die reich an Schleim sind und wie Leinsamen als Quellmittel verwendet werden können (s. S. 616); unter *Nerium oleander*, dem Oleander, Extrakte, die vor allem das Herzglykosid Oleandrin enthalten und tierexperimentell auf eine bestimmte Herzwirksamkeit eingestellt sind (s. S. 457f.); und unter *Colchicum autumnale*, der Herbstzeitlosen, fast ausschließlich das reine Alkaloid Colchicin (s. S. 633f.).

Man sollte jeder potentiellen Heilpflanze die Höflichkeit erweisen, sie kritisch-empirisch ernst zu nehmen mit ihren für den Menschen nützlichen und schädlichen Eigenschaften.

1.7.4 Anthroposophische Arzneitherapie

Die Anthroposophie geht auf Rudolf Steiner (1861 bis 1925) zurück. Gnostisches, christliches und fernöstliches Gedankengut aufgreifend, lernte er die unoffenbare, geheime Welt hinter der sichtbaren sehen und wollte sie auch seine Schüler sehen lehren. Außer seinem physischen Leib habe der Mensch einen Ätherleib, einen Astralleib und das Ich – mit „Geistesaugen" könne der „Geheimforscher" des Menschen viergliedrige Wesenheit erfahren. Steiner und seine Schüler entwickelten auf der Grundlage dieser „Geisteswissenschaft" auch eine anthroposophische Medizin mit **anthroposophischen Arzneimitteln.**

Hier sei nur die bekannteste anthroposophische Pharmakotherapie erwähnt, die **Behandlung von Malignomen mit Präparaten der Mistel** (*Viscum*; z.B. Iscador®). Der physische Leib des Menschen werde durch den Ätherleib gestaltet. Eine Geschwulst entstehe, wenn ein Teil des physischen Leibes sich dieser Gestaltung entziehe. Therapeutisch müsse man dem Ätherleib auf diesen Teil des physischen Leibes wieder Einfluß verschaffen. In einem Vortrag begründete Steiner die Mistel-Indikation. Mit ihrem Wachstum auf Bäumen, ihrer Blüte fast noch im Winter, ihrem Sich-Schützen vor der Sommersonne im Laub der Wirtsbäume eigne sich die Mistel besondere Kräfte an. Und daraus folge: „Wenn ... hier eine Stelle ist im physischen menschlichen Leibe, die sich durch ihre Kräfte auflehnt gegen das ganze Hereinwirken der Ätherkräfte, so daß die Ätherkräfte sich gewissermaßen stauen und haltmachen und dadurch das, was wie eine Neubildung aussieht, eben entsteht, so ist es die Mistel, welche dieser Einsackung, die sich da gebildet hat, entgegenwirkt. Sie zieht gewissermaßen das wiederum an die Stelle hin, wo es nicht hin will. ... Nun ist die Mistel zweifellos dasjenige, durch dessen Potenzierung man erreichen wird müssen das Ersetzen des Chirurgenmessers bei den Geschwulstbildungen. Es wird sich nur darum handeln, daß man namentlich die Mistelfrucht, aber durchaus im Zusammenhang mit anderen Kräften der Mistel selber, in der richtigen Weise wird behandeln können, um sie zu Heilmitteln zu machen. ... Aber in dem Zusammenwirken, sagen wir, zum Beispiel der Mistel einfach vom Apfelbaum und dem Verreiben etwa mit Silbersalzen würde sich etwas ergeben, was in hohem Grade allen Unterleibskrebsen entgegenwirken könnte." Es folgt jene bemerkenswerte Forderung der „Verifikationen durch äußere klinische Berichte", die oben zitiert wurde (R. Steiner, l.c.).

Die Anthroposophie ist im Biologisch-Medizinischen wie im Kosmologischen ungemein detailreich. Wer ihre therapeutischen Empfehlungen versuchen will, sollte auch ihre allgemein-biologischen Aussagen prüfen, wie etwa, das Herz sei keine Pumpe, kein tätiges Organ, sondern werde passiv vom Blutstrom bewegt; die sogenannten motorischen Nerven seien in Wirklichkeit sensorisch und nähmen die Bewegungen der Glieder wahr; und die graue Gehirnsubstanz diene vor allem der Ernährung des Gehirns, die eigentliche Denksubstanz sei die weiße (l.c.) – überraschende Thesen, schwierig zu beurteilen vor allem deswegen, weil dunkel bleibt, inwieweit die Worte im üblichen Sinn gebraucht sind.

1.8 Pharmakokinetische Daten

B. Fichtl, München

Aufgeführt sind der Literatur entnommene mittlere Werte, die an gesunden Probanden oder Patienten mit intakter Eliminationsfunktion von Leber und Niere gemessen wurden. Solche Daten können nur Anhaltspunkte für Populationsmittelwerte sein, interindividuell können die Werte beträchtlich variieren und zusätzlich auch durch Krankheitszustände erheblich verändert werden.

BV: absolute Bioverfügbarkeit bei oraler Gabe (unter Umständen sehr abhängig von der galenischen Zubereitung!)

V: Verteilungsvolumen

PB: Ausmaß der Bindung an Plasmaproteine

CL: totale Clearance

$t_{1/2}$: dominierende Eliminationshalbwertszeit. Nichtdominierende initiale oder terminale Halbwertszeiten sind in Klammern angegeben. Halbwertszeiten von aktiven Metaboliten sind in Klammern mit doppeltem Ausrufezeichen (!!) angegeben.

Q_0: extrarenale Eliminationsfraktion, d. h. der Bruchteil der resorbierten Dosis, der metabolisiert wird oder unverändert extrarenal ausgeschieden wird. Entsprechend ergibt sich der Bruchteil einer Dosis, der unverändert renal eliminiert wird, zu $1-Q_0$. Ein doppeltes Ausrufezeichen (!!) weist auf die Bildung aktiver Metaboliten hin. Sind deren $t_{1/2}$ bzw. Q_0 bekannt, werden sie mit zwei Ausrufezeichen in Klammern angegeben.

(V/F), (CL/F): Für viele Arzneistoffe sind Daten zur Kinetik nach i.v.-Applikation nicht verfügbar, z. B. bei Fehlen einer geeigneten injizierbaren Zubereitung. In solchen Fällen stellen die Angaben zur absoluten Bioverfügbarkeit nur mehr oder weniger gut begründete Schätzungen dar, und es läßt sich auch nur V/F bzw. CL/F bestimmen. Diese Werte sind größer als die „wahren" Werte von V und CL (F = bioverfügbarer Anteil in relativen Einheiten von 0 bis 1).

Q_0 kann zur Dosisanpassung bei Niereninsuffizienz dienen. Um bei eingeschränkter Nierenfunktion die gleiche mittlere Plasmakonzentration zu erzielen wie beim Nierengesunden, muß die Erhaltungsdosis D_E/τ der verringerten Clearance angepaßt werden. Das kann geschehen nach der Gleichung

$$(D_E/\tau)_{NI} = (D_E/\tau)_N \cdot \left[(1-Q_0) \cdot \frac{CL_{Creatinin, NI}}{CL_{Creatinin, N}} + Q_0\right]$$

wobei das Subskript N für den Normalfall, NI für Niereninsuffizienz steht.

$$(1-Q_0) \cdot \frac{CL_{Creatinin, NI}}{CL_{Creatinin, N}}$$

ist die mit Hilfe der Creatininclearance des niereninsuffizienten Patienten geschätzte renale Eliminationsfraktion (s. S. 74). Setzt man die normale Creatininclearance zu 100 ml/min an, so ergibt sich

$$(D_E/\tau)_{NI} = (D_E/\tau)_N \cdot \left[(1-Q_0) \cdot \frac{CL_{Creatinin, NI}}{100} + Q_0\right]$$

Tabelle 1.27: Pharmakokinetische Daten von Arzneistoffen

Arzneistoff	BV (%)	V (l/kg)	PB (%)	CL (ml/min)	$t_{1/2}$ (h)	Q_0	Anmerkungen
Acebutolol	40	1,2	25	480	3 (12 !!)	0,8 (0,3 !!)	
Acemetacin	100	1	90		4,5 (6 !!)	0,6 (0,85 !!)	
Acetaminophen s. Paracetamol							
Acetazolamid	> 70	0,2	95	45	3,5	0,2	
Acetylcystein	10	0,33	20		2 (6 !!)	0,7 !!	a
Acetyldigoxin	80	7	25	150	24 (36 !!)	0,3 (0,3 !!)	
Acetylsalicylsäure	70	0,15	50	650	15 min (3,0 !!)	1,0 (0,8 !!)	b
Aciclovir	25	0,7	15	270	2,5	0,1	
Alcuronium	–	0,3		90	(15 min) 3,3	0,2	
Alendronsäure	< 1	> 0,4	80	70	1	0	c
Alfentanil	–	0,8	90	500	(15 min) 1,5	1,0	

a. Nach i.v.-Gabe ist $t_{1/2}$ = 30 min.
b. BV dosisabhängig 20–70 % (sättigbarer First-pass-Effekt)
c. Parameter basierend auf Plasmakonzentrationen bis 15 h nach i.v.-Gabe; ca. 50 % der resorbierten Dosis werden im Knochen sequestriert ($t_{1/2}$ > 10 Jahre).

Arzneistoff	BV (%)	V (l/kg)	PB (%)	CL (ml/min)	$t_{1/2}$ (h)	Q_0	Anmerkungen
Allopurinol	80	0,6	0	800	1,5 (19 !!)	0,8 (< 0,1 !!)	
Alprazolam	90	0,8	70	60	14	0,9 !!	
Alprenolol	10	3,3	80	1000	3	1,0	
Alteplase	–	0,1	0	700	5 min (25 min)	1,0	
Amantadin	90	6	67	340	15	0	
Ambroxol	60	7	90		9	0,9	
Amikacin	–	0,25	5	90	2,3 (> 100)	0,02	
Amilorid	> 50	15 (V/F)	40	600 (CL/F)	20	< 0,5	
Aminoglutethimid	75	1	25	60	12	0,9	a
Amiodaron	45	70	> 99,9	140	40 Tage	1,0 !!	b
Amitriptylin	50	15	95	800	20 (30 !!)	1,0 (1,0 !!)	
Amlodipin	70	20	95	400	40	0,9	
Amoxicillin	90	0,2	20	250	1,1	0,15	
Amphotericin B	–	4	95	30	20 (> 12 Tage)	0,95	
Ampicillin	60	0,3	20	220	1,5	0,2	
Amrinon	90	1,3	40	620/280	2/4	0,5–0,9	c
Antipyrin s. Phenazon							
Ascorbinsäure	> 70	1,2	25	80	12	0,05	
Atorvastatin	12	–	> 95	–	14 (30 !!)	> 0,98	
Atracurium		0,17		450	(3 min) 20 min	0,9	
Atropin	50	3	< 40	550	3,5	0,5	
Auranofin	25		60		(4) 20 Tage	0,85	d
Azathioprin	≈ 60	0,8	30	4000	10 min (1 !!)	1,0 !!	e
Azidocillin	70	0,3	80		1	0,1	
Azithromycin	40	30	50–10	700	40	0,9	f
Azlocillin	–	0,2	30	200	1	> 0,4	
Azosemid	20		96		3	0,4	
Aztreonam	–	0,16	55	90	1,7	0,3	
Bacampicillin			20				g
Baclofen	≈ 100	0,8	30		3,5	0,2	
Benazepril	25	0,12	97	20	10	0,5	h
Benzbromaron	50	0,3	99	80	3 (14 !!)	1,0 (1,0 !!)	
Benzylpenicillin	20	0,3	60	400	40 min	0,1	

a. kürzere $t_{1/2}$ (7 h) bei Langzeitgabe (Enzyminduktion!)
b. $t_{1/2}$ extrem lang und variabel (ca. 25 bis über 100 Tage!)
c. CL, $t_{1/2}$ bei schnellen/langsamen Acetylierern; renal ausgeschiedener Anteil sehr variabel, größer bei saurem Urin-pH
d. Daten für Gold im Plasma nach p.o.-Gabe (Ganzkörper: $t_{1/2}$ ca. 80 Tage)
e. BV für den aktiven Metaboliten Mercaptopurin
f. PB konzentrationsabhängig
g. Prodrug für Ampicillin
h. Daten für den aktiven Metaboliten Benazeprilat. Benazepril: $t_{1/2}$ = 0,7 h

Arzneistoff	BV (%)	V (l/kg)	PB (%)	CL (ml/min)	$t_{1/2}$ (h)	Q_0	Anmerkungen
Betamethason	70	1,4	65	200	200	0,95	
Betaxolol	85	7	55	300	300	0,8	
Bezafibrat	> 90	0,25	95	120	2,5	0,5	
Bisoprolol	90	3	30	260	10	0,5	
Bleomycin	–	0,3		80	3	0,45	
Bopindolol	70	3	65	500	10	1,0	a
Bromazepam	> 90	1	70	50	16	1,0	
Bromocriptin	< 5	> 70 (V/F)	95	23 l/min (CL/F)	6 (50)	0,95	
Brotizolam	70	0,7	90	110	5	1,0	
Budesonid	12	2,9	90	1200	2	1,0	
Buflomedil	70	1,3	80 - 30	360	3	0,75 !!	b
Bumetanid	80	0,2	95	180	1,1	0,35	
Bupivacain	–	1	95	500	2,5	0,95	
Buprenorphin	5	2	96	1100	2,5	0,9	
Buspiron	< 5	5	95	2200	2,5	1,0 !!	
Busulfan	?	1 (V/F)		310 (CL/F)	2,5	1,0	
Canrenoat	–	1,8	90	280	5 (18)	1	c
Captopril	65	2,3/0,8	30	840	2 (7)	0,5	d
Carbamazepin	> 70	1,4 (V/F)	75	30 (CL/F)	36 (9 !!)	1,0 (0,7 !!)	e
Carboplatin	–	0,3	< 25	120	2	0,25	
Carteolol	85	4	15		6	0,3	
Carvedilol	25	1,5	95	600	2,4	1,0 !!	f
Cefaclor	> 90	0,35	40	400	40 min	0,25	
Cefadroxil	≈ 100	0,25	20	200	1,4	0,1	
Cefalexin	90	0,25	15	300	1	0,05	
Cefamandol	–	0,16	75	200	50 min	0,05	
Cefazolin	–	0,14	90	70	1,8	0,1	
Cefepim	–	0,3	< 40	140	1,8	0,15	
Cefetamet	40	0,3	< 40	140	2,1	0,1	g
Cefixim	50	0,2	65	90	3	0,5	
Cefodizim	–	0,1	80		2,7	0,3	
Cefoperazon	–	0,14	90	80	2,2	0,75	
Cefotaxim	–	0,23	35	160	1,1 (1,5 !!)	0,4 (0,1 !!)	

a. Prodrug, Daten für den aktiven Metaboliten nach oraler Gabe
b. PB konzentrationsabhängig
c. Prodrug; Daten für Canrenon
d. V_β/V_{ss}
e. bei Langzeittherapie CL/F = 90, $t_{1/2}$ =15 (Enzyminduktion!)
f. nach oraler Anwendung $t_{1/2}$ ca. 7 h (Resorption geschwindigkeitsbestimmend?)
g. BV für Cefetamet-Pivoxil

Arzneistoff	BV (%)	V (l/kg)	PB (%)	CL (ml/min)	$t_{1/2}$ (h)	Q_0	Anmerkungen
Cefotiam	45	0,5	40	380	1,0	0,4	a
Cefoxitin	–	0,25	70	400	1	0,1 !!	
Cefpodoxim	50	0,4	40	170	2,4	0,2	b
Cefsulodin	–	0,4	15	140	1,6	0,2	
Ceftazidim	–	0,23	20	130	1,6	0,1	
Ceftizoxim	–	0,3	30	130	1,8	0,05	
Ceftriaxon	–	0,16	90	17	7	0,5	
Cefuroxim	50	0,2	30	130	1,5	0,05	c
Cerivastatin	60	0,3	> 99	215	2	1	
Cetirizin	70	0,6 (V/F)	93	70 (CL/F)	7,5	0,3	
Chinidin	80	3	80	330	6	0,8	
Chinin	80	1,8	80	130	11	0,9	
Chloralhydrat		0,6	40		8	1,0	d
Chlorambucil	85	0,3	99	180	1,3 (2 !!)	1,0 !!	
Chloramphenicol	80	0,9	55	170	4	0,9	
Chlordiazepoxid	100	0,3	97	30	12(–70!!)	1,0 !!	
Chloroquin	90	200	60	700	40 Tage (18 Tage !!)	0,3–0,6 !!	e
Chlorphenamin	40	5	70	120	24	0,7–0,95	f
Chlorpromazin	30	20	95	600	30	1,0 !!	
Chlortalidon	65	4	75	100	48	0,4	
Cicletanin	?	0,5	97		7	1,0	
Ciclosporin	30	4	> 90	600	8	1,0	g
Cidofovir	< 5	0,6	< 7	180	2,7	0,1	
Cilastatin	–	0,25	35	230	50 min	0,3	
Cilazapril	60	0,5		300	1,5/40	0	h
Cimetidin	70	1	20	580	2	0,4	
Cinoxacin	70	0,3	60	180	1,5	0,3	
Ciprofloxacin	70	3	30	500	4	0,5 !!	
Cisaprid	50	1,9	98		10	1,0	
Cisatracurium	–	0,14		340	25 min	> 0,75	
Cisplatin	–	0,3	90	440	30 min (> 24)	> 0,6	
Clarithromycin	50	3	70	500	3,5 (5 !!)	0,7 !!	
Clavulansäure	70	0,2	20	200	1	0,5	

a. BV für Cefotiam-Hexetil
b. BV für Cefpodoxim-Proxetil
c. BV für Cefuroxim-Axetil
d. Daten für das bei oraler Gabe sehr rasch (mit $t_{1/2}$ = 4 min) gebildete Trichlorethanol
e. erhebliche Variabilität der berichteten Parameter! Renal eliminierter Anteil abhängig vom Urin-pH.
f. renal ausgeschiedener Anteil sehr variabel, größer bei saurem Urin-pH
g. erhebliche Variabilität der berichteten Parameter! Bezogen auf Konzentrationen im Vollblut ergeben sich für V und CL ca. 50 % niedrigere Werte.
h. Daten für den aktiven Metaboliten Cilazaprilat; „effektive" $t_{1/2}$ für Kumulation ca. 9 h

Arzneistoff	BV (%)	V (l/kg)	PB (%)	CL (ml/min)	$t_{1/2}$ (h)	Q_0	Anmerkungen
Clenbuterol	100	4	50	60	34	0,4	
Clindamycin	90	1	94	300	2,5	0,9 !!	
Clobazam	90	1,4	90	50	18 (50 !!)	1,0 !!	
Clofibrat	95	0,1	97	8	16	0,95	a
Clomethiazol	10	5	65	1600	(0,5) 4	0,95	
Clomipramin	50	17	98	750	21	1,0 !!	
Clonazepam	> 90	3,2	85	100	24	1,0	
Clonidin	90	2	20	220	8 (24)	0,4	
Cloprednol	~ 100	0,7	80	350	2	1,0	
Clozapin	50	5	95	400	12	1,0	
Cocain	?	2	90	2200	45 min	1,0	b
Codein	50	3	< 10	800	3 (2,5 !!)	1,0 (1,0 !!)	
Coffein	≈ 100	0,6	40	100	5 (3–7 !!)	1,0 !!	
Cromoglicinsäure	–	0,3	70	540	1,4	0,6	c
Cyclophosphamid	75	0,8	15	75	7	> 0,85	
Cyclosporin siehe Ciclosporin							
Cytarabin	20	3	15	900	2,5	0,9	
Dantrolen	35		90		7	0,95 !!	
Dapson	90	1	75	40	20	0,9	
Desipramin	50	20	90	760	22	1,0 !!	d
Dexamethason	80	0,8	70	250	3,5	0,95	
Diazepam	100	1,1	98	30	40 (70 !!)	1,0 (1,0 !!)	
Diazoxid	95	0,2	90	4	28	0,8	
Diclofenac	60	0,15	> 99	260	1,5	1,0 !!	
Dicloxacillin	70	0,1	96	110	40 min	0,5	
Didanosin	30	1,0	< 5	1000	1,4	0,6	
Digitoxin	> 90	0,6	97	3,5	7 Tage	0,7 !!	
Digoxin	75	7	25	120	36	0,3	
Dihydroergotamin	< 2	2,5	93	900	2,5 (20)	> 0,95!!	
Dikaliumclorazepat		0,33 (V/F)		130 (CL/F)	2,0 (70 !!)	1,0 !! (1,0 !!)	e
Diltiazem	40	5	80	1200	4 (9 !!)	1,0 (1,0 !!)	
Diphenhydramin	55	5	80	800	6	0,9	
Dipyridamol	> 40	1,4	99	200	50 min (12)	1,0	

a. Prodrug! Angaben für die aktive Substanz
b. BV beim „Schnupfen“ und Rauchen > 60 %
c. BV bei Inhalation ca. 10 %
d. bei langsamen Metabolisierern BV höher, CL und $t_{1/2}$ 4fach niedriger bzw. länger!
e. Prodrug für Nordazepam

Arzneistoff	BV (%)	V (l/kg)	PB (%)	CL (ml/min)	$t_{1/2}$ (h)	Q_0	Anmerkungen
Disopyramid	85	0,6	80–30	90	6	0,4 !!	a
Dobutamin	–	0,2		4200	2–3 min	1,0	
Docetaxel	–	1,8	> 92	600	12	> 0,9	
Domperidon	15	6	92	700	8	1,0	
Dopamin	–	0,9	< 15	5000	1–2 min	1,0	
Doxazosin	60	1,4	98	120	13	0,95	
Doxepin	30	20	80	1000	18 (40 !!)	1,0 !!	
Doxorubicin	< 10	20	75	1200	30	0,95 !!	
Doxycyclin	> 90	0,8	90	40	15 (22)	0,7	
Dronabinol	< 20	9	95	220	36	1,0 !!	
Enalapril	50	1,7	50	350	11 (> 36)	0	b
Enoxacin	90	2	30	350	5	0,4	
Enoximon	50	4	85	700	4 (8 !!)	1,0 (0 !!)	
Epoetin	–	0,05		6	7	0,95	c
Ergotamin	< 5	2	> 90	800	2 (20)	0,95 !!	
Erythromycin	70	0,8	85	600	2	0,9	d
Esmolol	–	3,4/1,8	55	≈ 12 l/min	10 min	1,0	e
Estramustin	60	0,1		75	1,3 (15 !!)	1,0 (1,0 !!)	
Etacrynsäure	> 90		90		3	0,75	
Ethambutol	80	1,6	< 10	600	3 (15)	0,2	
Ethinylestradiol	50	3,5	97	380	10	0,95	
Ethosuximid	> 95	0,7	0	13	40	0,8	
Etilefrin	50	2,3	25	800	2,5	0,9	
Etomidat	–	4,5	75	750	(3 min) (30 min) 4	1,0	
Etoposid	50	0,3	95	50	6	0,65	
Famciclovir	80	1	< 20	560	2	0,25	f
Famotidin	45	1,2	15	400	3	0,15	
Felbamat	> 80	0,8 (V/F)	25	35 (CL/F)	20	0,5	
Felodipin	15	10	> 99	900	14	1,0	
Fendilin	20	30	> 90		(5) 20	1,0	
Fenofibrat	> 75	0,9	> 99	320	24	1,0	g
Fenoterol	?	1,5	40		3	0,85	
Fentanyl	–	4	80	950	(15 min) 4	0,95	

a. PB konzentrationsabhängig
b. Daten für den aktiven Metaboliten Enalaprilat
c. $t_{1/2}$ nach s.c. Applikation bis zu 20 h
d. BV der E.-Base ≈ 35 %, höher für Ester, stark abhängig von der galenischen Zubereitung
e. $V_β/V_{ss}$
f. Prodrug. Daten für den aktiven Metaboliten Penciclovir
g. Prodrug für Fenofibrinsäure

Arzneistoff	BV (%)	V (l/kg)	PB (%)	CL (ml/min)	$t_{1/2}$ (h)	Q_0	Anmerkungen
Finasterid	60	1,1	90	160	7	1,0	
Flecainid	70	5	60	400	11	0,6 !!	
Flucloxacillin	50	0,15	95	120	1	0,3 !!	
Fluconazol	> 90	0,6	10	20	30	0,2	
Flucytosin	85	0,7	< 5	130	5	0,03	
Flumazenil	–	1	50	1200	0,9	1,0	
Flunarizin	> 70?	≈ 80 (V/F)	> 90	120 (CL/F)	18 Tage	1	
Flunitrazepam	85	3 (V/F)	80	200 (CL/F)	16	1,0 !!	
Fluocortolon	80	1	90	450	1,5	1,0	
Fluorouracil	30	0,3	10	1200	15 min (70 !!)	1,0 !!	a
Fluoxetin	> 60	35 (V/F)	94	670 (CL/F)	48 (180 !!)	> 0,95 !!	
Flupentixol	40	13		380	30	1,0	
Fluphenazin	25	25	99		20	1,0	
Flupirtin	90	1,2	80	110	9	> 0,7	
Flurazepam	50	22 (V/F)	97	300 (V/F)	75	1,0	b
Flurbiprofen	90	0,15 (V/F)	> 99	25 (CL/F)	6	0,8	
Fluvastatin	30	0,15	> 98	650	1	1	
Foscarnet	< 20	0,5	15	140	4 (90)	< 0,2	
Fosfomycin	60	0,25	0	130	2	0,1	
Fosinopril	36	0,13	> 95	40	2 (12)	0,5	c
Furosemid	55	0,12	98	160	1,2	0,3	
Fusidinsäure	> 70	0,16	> 90	50	5	1,0	
Gabapentin	60	0,7	0	120	6	0	
Gallopamil	25	2	93	420	4,3	1,0	
Ganciclovir	6	0,9	< 5	250	3	0,1	
Gemfibrozil	95	0,14	> 97	120	1,5	1,0	
Gentamicin	–	0,25	< 10	100	2,5 (> 100)	0,02	
Glibenclamid	> 80	0,15	> 98	100	2,5 (> 10)	1,0	
Glibornurid	> 90	0,25	95	24	8	1,0	
Glipizid	> 95	0,20	98	40	3,5	0,95	
Glisoxepid	> 95	0,4	93	60	2	0,5	
Glyceroltrinitrat	< 1	3	60	16 l/min	2 min	1,0 !!	
Granisetron	60	3	65	700	4	0,85	d
Griseofulvin	30–70	≈ 15	80		20	1,0	e
Haloperidol	60	18	90	800	20	1,0 !!	

a. BV bei oraler Gabe sehr variabel (0–80 %)
b. Prodrug. Daten für den aktiven Metaboliten Desalkylflurazepam
c. Daten für den aktiven Metaboliten Fosinoprilat
d. Daten für gesunde Probanden, bei Krebspatienten niedrigere CL und längere $t_{1/2}$ (ca. 10 h)
e. BV sehr variabel, höher bei Einnahme mit fettreicher Nahrung

Arzneistoff	BV (%)	V (l/kg)	PB (%)	CL (ml/min)	$t_{1/2}$ (h)	Q_0	Anmerkungen
Heparin	–	0,06	90		1–5	≈ 0,8	a
Hydralazin	15/35	7	85	≈ 8000	0,8	> 0,85	b
Hydrochlorothiazid	70	0,8	65	350	2,5 (8)	0,05	
Hydrocortison	> 80	0,3	95–75	200	1,5	1,0	c
Hydromorphon	60	1,2		400	2,5 (2,5 !!)	1,0 (1,0 !!)	
Ibuprofen	> 80	0,15 (V/F)	> 99	55 (V/F)	2	1,0	
Ifosfamid	≈ 100	0,5		70	6	> 0,5 !!	
Iloprost	20	0,8	60	1400	(3) 30 min	1,0	
Imipenem	–	0,3	20	240	0,9	0,3	
Imipramin	40	20	90	1000	18 (22 !!)	1,0 (1,0 !!)	
Indapamid	> 80	1,6	75		15	0,95	
Indometacin	≈ 100	0,3	90	100	2,5 (6)	0,85	
Indoramin	25	7,4		1400	4	1,0 !!	d
Insulin	–	0,3	≈ 10		10 min	0,4	e
Interferon-α2a	–	0,4		200	40 min (5)	1,0	
Interferon-β_{ser}	–	3		900	(25 min) 4,5	1,0	
Ipratropiumbromid	5	2,5	20		3	0,5	
Isoniazid	90	0,7	0	360/150	1,3/3,3	0,9/0,7	f
Isosorbiddinitrat	25	3,5	30	3000	1 (4,5 !!)	1,0 (1,0 !!)	
Isosorbidmononitrat	95	0,8	0	130	4,5	1,0	
Isotretinoin	30–60	7 (V/F)	99,9	400 (CL/F)	15	1,0 !!	g
Isradipin	20	3,5	97	700	3	1,0	h
Itraconazol	55	11	99,8	380	24 (14 !!)	1,0 !!	i
Kanamycin	–	0,25	0	90	2	0,05	
Ketamin	20	3/1	10	1100	(15 min) 2	1,0	j
Ketoconazol	?	2,4 (V/F)	85	630 (CL/F)	2 (8)	1,0	
Ketoprofen	> 95	0,15	> 99	90	2	1,0	
Ketorolac	≈ 100	0,2	> 99	35	5	1,0	
Ketotifen	50		75		(4) 20	1,0 !!	
Lamivudin	80	1,3	35	400	6 (12)	0,3	
Lamotrigin	98	1,2	55	40	24	0,9	

a. $t_{1/2}$ dosisabhängig von 1 h (100 I.E. i.v.) bis 5 h (800 I.E. i.v.)
b. BV bei schnellen/langsamen Acetylierern. Dagegen CL und $t_{1/2}$ unabhängig vom Acetylatorstatus (Beteiligung anderer Stoffwechselwege). Für V_{ss} ergeben sich erheblich kleinere Werte. PB aus methodischen Gründen fraglich (rascher Abbau im Plasma). Mit unspezifischen Nachweismethoden wurden erheblich differierende Parameter gefunden.
c. PB konzentrationsabhängig
d. BV sehr variabel (2–80 %), höher bei langsamen Metabolisierern
e. $t_{1/2}$ nach i.m.- oder s.c.-Gabe ca. 2–4 h
f. Daten für schnelle/langsame Acetylierer
g. BV sehr variabel, höher bei Einnahme mit fettreicher Nahrung
h. $t_{1/2}$ bei oraler Gabe bis zu 8 h
i. CL niedriger und $t_{1/2}$ länger mit zunehmender Dosis
j. V_β/V_{ss}

Arzneistoff	BV (%)	V (l/kg)	PB (%)	CL (ml/min)	$t_{1/2}$ (h)	Q_0	Anmerkungen
Lansoprazol	85?	0,4 (V/F)	98	300 (CL/F)	1,5	1,0	
Levodopa	40	2,7/1,7		1600	1,5	1,0 !!	a
Levomepromazin	50	30	98		20	1,0	
Levomethadon	90	4	90	100	30	0,7-> 0,9	b
Levonorgestrel	95	1,7	> 98	100	15	< 0,5	
Levothyroxin	80	0,15	> 99,9	0,8	7 Tage	1,0	
Lidocain	35	1,1	70	650	2 (0,9 !!)	0,95 !!	
Lincomycin	30	0,8	80	130	5	0,6	
Liothyronin	≈ 100	0,5	99,5		24	1,0	
Lisinopril	25	2 (V/F)	< 10	300 (CL/F)	12 (> 30)	< 0,1	
Lisurid	15	2	70	800	2	1,0	
Lithium	≈ 100	0,7	0	25	(6) 20	0,02	
Loracarbef	90	0,3	25	200	1,3	0,05	
Loratadin		120 (V/F)	97	≈ 10000 (CL/F)	12 (20 !!)	1,0 (0,5 !!)	c
Lorazepam	95	1,3	90	80	15	1,0	
Lormetazepam	80	4,5	85	250	(2) 12	1,0	
Losartan	30	0,4	99	600	2 (6 !!)	0,9 (0,9 !!)	
Lovastatin	< 5		> 95		1,4	1,0	d
Maprotilin	80	20	90	300	45	> 0,95 !!	
Mebendazol	20	2	95		1,2	0,95	
Mefloquin	80	22 (V/F)	98	50 (CL/F)	18 Tage	0,9	
Mefrusid	> 70	6	65	700	7	0,95	
Meloxicam	90	0,2	> 99	8	20	1,0	
Melperon	60	7	50	2200	5	0,9	
Melphalan	70	0,6	90	400	1,5	0,9	
Meperidin s. Pethidin							
Mepindolol	80	6	50	650	4	1,0	
Mercaptopurin	10	0,6	20	800	1	0,9 !!	
Mesalazin	≈ 40	0,25	40	300	1	0,75	
Metamizol	≈ 100	0,7	60	240	3	> 0,6	e
Metformin	50	1	0	450	2	< 0,1	
Methohexital	25	2	80	800	6 min (2)	1,0	
Methotrexat	90–20	0,7	50	110	(2) 7 (50)	0,05 !!	f

a. V_β/V_{ss}. Zusammen mit Decarboxylasehemmstoffen BV höher (> 80 %)
b. renal eliminierter Anteil pH-abhängig; gering bei Urin-pH > 6
c. absolute BV unbekannt, rasch resorbiert, aber ausgeprägter first-pass-Effekt mit Umwandlung zum aktiven Metaboliten
d. Prodrug; PB und $t_{1/2}$ für den Hauptmetaboliten
e. bei vollständiger Resorption Umwandlung zu zum Teil aktiven Metaboliten: Daten für den Hauptmetaboliten 4-Methylaminoantipyrin
f. BV sehr variabel, dosisabhängig (sättigbarer Transport bei Resorption!)

Arzneistoff	BV (%)	V (l/kg)	PB (%)	CL (ml/min)	$t_{1/2}$ (h)	Q_0	Anmerkungen
Methyldopa	40	0,5	10	270	2	0,6 !!	
Methylergometrin	60	0,25			2	0,95	
Methylphenidat	30	13	20		2 (7 !!)	0,95 (0,1 !!)	
Methylprednisolon	80	1	75	400	2	0,95	
Metildigoxin	80	5	25		50 (36 !!)	0,6 (0,3 !!)	
Metoclopramid	70	3	40	600	4	0,8	
Metolazon	65		95		9	0,3	
Metoprolol	40	4	10	1000	3,5	0,95	a
Metronidazol	≈ 100	0,7	10	90	8 (12 !!)	0,9 !!	
Mexiletin	90	6	70	400	10	0,9	
Mezlocillin	–	0,2/0,14	30	210/120	1,3	0,5	b
Mianserin	25	7	90	350	17	0,95 !!	
Miconazol	25	20	98	700	24	1,0	
Midazolam	45	1	95	400	2 (1 !!)	1,0 (1,0 !!)	
Milrinon	90	0,3	80	400	1	0,2	
Minocyclin	> 95	1,5	75	80	16	0,9	
Minoxidil	90	2,7 (V/F)	< 5	1600 (CL/F)	1,3	0,9 !!	c
Misoprostol		14	85	20 l/min	0,5	1,0	d
Moclobemid	60	1,2	50		1,5	1,0	
Molsidomin	50	1,5	< 10	1000	1,5 (3 !!)	1,0 !!	
Morphin	25	3,5	30	1200	2 (15)	0,9 !!	
Moxonidin	90	3	< 10	880	2,5	0,3	
Natriumaurothiomalat	–		> 90		(6) 30	< 0,3	e
Nadolol	30	2	25	110	17	0,25	
Nalbuphin	10	5,5	50	2000	2	0,9	
Naloxon	< 5	2	40	1800	1,2	1,0	
Naltrexon	15	19	20	3500	3 (> 9 !!)	1,0 !!	
Naproxen	≈ 100	0,15	> 99	10	14	> 0,9	
Nefopam	40		75		4	0,95	
Neostigmin	< 5	0,8	0	800	1	0,5	
Netilmicin	–	0,2	< 10	90	2,5 (> 100)	0,01	
Nicardipin	< 30	1	98	700	2	1,0	
Nicotin	30	2	5	1000	1,5	0,95	

a. BV höher und Elimination langsamer bei langsamen Metabolisierern
b. Parameter dosisabhängig (Daten für eine Dosis von 1g/5g)
c. bei Hypertonikern $t_{1/2}$ 3–4 h
d. Prodrug, BV vermutlich hoch (> 80 %); Daten für den aktiven Metaboliten M.-Säure nach oraler Gabe von M.
e. Kinetik im Plasma nach i.v.-Gabe (Ganzkörper: $t_{1/2}$ ca. 250 Tage)

Arzneistoff	BV (%)	V (l/kg)	PB (%)	CL (ml/min)	$t_{1/2}$ (h)	Q_0	Anmerkungen
Nifedipin	50	0,8	96	500	2,5	1,0	
Nilvadipin	15 ?	40 (V/F)	> 98	5800 (CL/F)	18	1,0	
Nimodipin	10	1,7	99	1300	1	1,0	
Nisoldipin	< 10	5	> 99	1000	10	1,0	
Nitrazepam	80	2	90	60	26	1,0	
Nitrendipin	10	3,8	98	1600	4 (10)	1,0	
Nitrofurantoin	90	0,6	60	690	1	0,6	
Nizatidin	90	1,2	30	700	1,5 (4 !!)	0,3 (0,3 !!)	
Noradrenalin	< 5	0,3	50	7500	2 min	0,95	
Nordazepam	≈ 100	1	98	10	70 (8 !!)	1,0 (1,0 !!)	
Norfloxacin	≈ 40	3 (V/F)	15	500 (CL/F)	4	0,7	
Nortriptylin	60	20	95	500	30	1,0 !!	
Noscapin	30	4,7		1500	2	0,9	
Octreotid	–	0,3	65	190	1,5	0,7	
Ofloxacin	≈ 100	1,5	25	250	6	< 0,3	
Omeprazol	35	0,3	95	500	40 min	1,0	a
Ondansetron	60	1,9	75	500	3,5	0,95	
Opipramol	40	10	90		9	0,95 !!	
Oxacillin	30	0,3	90	450	30 min	0,5	
Oxazepam	> 90	0,6	95	70	8	1,0	
Oxprenolol	40	1,2	80	600	1,5	> 0,95	
Oxytetracyclin	60	1,5	30		9	0,2	
Pancuronium	–	0,25	10	130	(10 min) 2	< 0,4 !!	
Paracetamol	80	1	10	350	2,5	> 0,95 !!	b
Paroxetin	50	12	95	1000	24	1,0	c
Pefloxacin	≈ 100	1,8	30	150	12	0,9 !!	
Penbutolol	80	0,3	> 95		20	1,0	
Penicillamin	50	1	90		2 (8 Tage)	0,85	
Pentamidin	–	190	70	1100	10 Tage	> 0,9	
Pentazocin	45	7	65	1200	4	0,85	
Pentobarbital	80	0,6	50		30	1,0	
Pentoxifyllin	30	4,2	0	4200	1 (1 !!)	1,0 !!	
Perphenazin	20	20	90	1800	10	1,0	

a. BV bei wiederholter Gabe bis ca. 70 %. Bei langsamen Metabolisierern $t_{1/2}$ ca. 3 h
b. bei höheren Dosen (> 2 g) nichtlineare Kinetik
c. erhebliche interindividuelle Variabilität (z. B. $t_{1/2}$ 7–65 h bei gesunden Probanden!)

Arzneistoff	BV (%)	V (l/kg)	PB (%)	CL (ml/min)	$t_{1/2}$ (h)	Q_0	Anmerkungen
Pethidin	50	4	60	1000	3,5 (> 10 !!)	0,9 !!	a
Phenazon	95	0,5	< 10	40	12	0,95	
Pheniramin	80	2		150	16	0,6	
Phenobarbital	≈ 100	0,54	50	4,4	100	0,7	
Phenoxymethyl-penicillin	50	0,7	60	800	0,7	0,6	
Phenprocoumon	≈ 100	0,12	> 99		150	1,0	
Phenylbutazon	90	0,1	98	1,5	60 (> 48 !!)	1,0 (0,3 !!)	b
Phenylpropanolamin	> 70	3,5 (V/F)		600 (CL/F)	4,5	< 0,3	
Phenytoin	90	0,6	90		6 bis > 24	1,0	c
Pimozid	< 60	28 (V/F)	> 90	280 (CL/F)	> 50	1	
Pindolol	80	2,3	50	580	3,5 (8)	0,6	
Pipemidsäure	> 90	0,9	30	400	4	0,1	
Piperacillin	–	0,2	20	240	1	0,3	
Pirenzepin	25	3	10	240	12	0,6	
Piretanid	80	0,2	90	230	1,5	0,5	
Piroxicam	> 90	0,15	99	3	40	0,9	
Prajmaliumbitartrat	80	2	60		6	> 0,6	
Pravastatin	20	0,9/0,5	45	1000	2 (1 !!)	> 0,8 !!	d
Prazepam		15 (V/F)		10 l/min (CL/F)	1,2 (70 !!)	1,0 (1,0 !!)	e
Praziquantel	?		85	30 l/min (CL/F)	1,5	1,0	f
Prazosin	60	0,6	95	220	3	1,0	
Prednisolon	85	1,5	95	600	2,5	0,75	
Prednison	80	1	75	250	3,5	> 0,95	
Primidon	> 90	0,6	20	30	8 (80 !!)	0,6 (0,7 !!)	
Probenecid	≈ 100	0,15	90	35–15	5–12	> 0,9 !!	g
Procainamid	> 80	2	15	500	3 (6 !!)	0,3 (0,15 !!)	
Proguanil	≈ 90	30 (V/F)	75	1000 (CL/F)	18 (12 !!)	0,7 !!	h
Promethazin	25	13	85	1200	12	> 0,95	
Propafenon	5–50	3,5	97–80	1200/400	6/17	1,0 !!	i
Propicillin	50	0,7	85		45 min	0,7	
Propiverin	50	2	90	400	4	0,9	

a. renal eliminierter Anteil bei saurem Urin-pH bis 25 % (Q_0 = 0,75)
b. $t_{1/2}$ sehr variabel (29–175 h!)
c. CL und $t_{1/2}$ dosisabhängig. Bereits im therapeutischen Konzentrationsbereich Übergang zur Kinetik 0. Ordnung (Enzymsättigung).
d. V_β/V_{ss}; $t_{1/2}$ nach i.v.-Gabe 0,8 h; Metabolit nur schwach (< 1/10) wirksam
e. Metabolisierung (ca. 25 % der oralen Dosis) zu Nordazepam
f. > 80 % resorbiert, vermutlich hoher First-pass-Effekt
g. CL und $t_{1/2}$ dosisabhängig
h. Prodrug, aktiver Metabolit Cycloguanil
i. BV, PB dosisabhängig; CL und $t_{1/2}$ bei schnellen/langsamen Metabolisierern

Arzneistoff	BV (%)	V (l/kg)	PB (%)	CL (ml/min)	$t_{1/2}$ (h)	Q_0	Anmerkungen
Propofol	–	10	98	1800	(3 min) (45 min) 5	1,0	
Propranolol	40	4	> 90	1000	4 (6 !!)	1,0 !!	
Propylthiouracil	80	0,4	80	300	1,5	0,9	
Propyphenazon	> 90	2	10		1,5	0,9	
Proscillaridin	30		85		40	1,0	
Pyrazinamid	≈ 100	0,7	< 10	60	9	0,95	
Pyridostigminbromid	15	1		600	1,6	0,2	
Pyrimethamin	> 90	3	85	25	90	> 0,95	a
Quinapril	50	2	97	140	3 (26)	< 0,1	b
Ramipril	45	1,2	55	80	15	0,4	c
Ranitidin	50	1,3	15	700	2,5	0,2	
Reserpin	40	10	40		10 Tage	1,0	
Reteplase	–	0,9		130	(20 min) 6		
Ribavirin	45	16	0	330	(3) 50	0,6	
Rifabutin	20	9	90	250	(4) 45	> 0,9 !!	
Rifampicin	70	1	85	250	3	0,85 !!	
Risperidon	60/80	1,1	90	380/80	3/20 (24 !!)	0,95/0,8 (0,1 !!)	d
Ritonavir	70	0,4	> 98	150	3	> 0,95	
Rocuronium		0,27	30	280	(2 min) 2	0,7	
Ropivacain	–	0,6	94	400	1,8	0,95	
Roxatidin	95	2	< 10	400	6	0,4	e
Roxithromycin	60	0,4	95–70		12	0,9	f
Salbutamol	50	0,4	10		4	0,7	
Salicylsäure	≈ 100	0,17	95–80	69 – 15	> 2	0,7–0,9	g
Saquinavir	4	10	> 98	1300	8	> 0,95	
Scopolamin	25	1,4		1100	1 (4,5)	0,9	
Selegilin		2	94		(2–21 !!)	1,0 !!	h
Secobarbital	90	1,5	55	65	20	1,0	
Sildenafil	40	1,8	95	600	4	1,0 !!	
Simvastatin	< 5		95	530 (V/F)	2 !!	1,0	i
Sotalol	> 95	1,5	0	120	12	0,15	

a. Kinetik nach i.m.-Gabe (BV = 100 % angenommen)
b. Daten für den aktiven Metaboliten Quinaprilat
c. Daten für den aktiven Metaboliten Ramiprilat
d. Daten für schnelle/langsame Metabolisierer; PB des aktiven Metaboliten 77 %
e. nach oraler Gabe von Roxatidin-Acetat (Prodrug)
f. PB konzentrationsabhängig
g. PB, CL, $t_{1/2}$, Q_0 dosisabhängig, Q_0 auch abhängig vom Urin-pH
h. extensive First-pass-Metabolisierung zum aktiven Metaboliten Norselegilin ($t_{1/2}$ = 2 h) und weiter zu Amphetamin ($t_{1/2}$ = 18 h), Methamphetamin ($t_{1/2}$ = 21 h)
i. Prodrug. Nach Resorption ausgeprägte First-pass-Metabolisierung zu aktiven Metaboliten. Daten für den Hauptmetaboliten β-Hydroxy-Simvastatinsäure

Arzneistoff	BV (%)	V (l/kg)	PB (%)	CL (ml/min)	$t_{1/2}$ (h)	Q_0	Anmerkungen
Spectinomycin	–	0,25	0	100	2	< 0,1	
Spiramycin	35	5,5		1000	5	0,85	a
Spironolacton	70	14 (V/F)	98	7000 (CL/F)	1,5	1,0 !!	b
Streptokinase	–	0,08		110	0,5	1,0	
Streptomycin	–	0,25	40	80	3	0,04	
g-Strophanthin	< 5		< 5		14	0,25	
Sufentanil	–	3,6	92	1000	3	1,0	
Sulfadiazin	≈ 100	0,3	50	40	10	0,45	
Sulfamethoxazol	≈ 100	0,2	60	25	10	0,8	
Sulpirid	30	2	40	400	7	0,1	
Sumatriptan	15	2,5	< 20	1200	2	0,8	
Suxamethonium	–	0,2	30		3 min	1,0	
Tacrin	20	5	55	2500	3	1	
Tacrolimus	20	30	75	2000	12	1,0	
Tamoxifen	30 ?	> 10	99	100	(11) 7 Tage	1,0 (!!)	
Teicoplanin	–	0,8	90	12	70	< 0,2	
Temazepam	> 80	1,4	97	100/60	12/17	1,0	c
Teniposid	–	0,2	> 99	25	8	0,9	
Tenoxicam	100	0,15	> 99		70	1,0	
Terazosin	80	0,4	90	80	12	0,95	
Terbinafin	?	15 (V/F)	99	1300 (CL/F)	18	1,0	d
Terbutalin	15	1,8	20	240	14	0,4	
Terfenadin	?		70	600 (CL/F)	12	0,6	e
Tetracyclin	75	1,5	60	120	8	0,4	
Tetrahydrocannabinol s. Dronabinol							
Tetrazepam	> 95	6,5	70	230	22	1,0 !!	
Theophyllin	95	0,5	55	50	9	0,8 !!	
Thiamazol	90	0,6	< 10	100	5	0,9	
Thiopental	–	2,5	85	240	11 (22 !!)	1,0 !!	f
Tiaprid	80	1,4	0		4	0,15	
Tiaprofensäure	≈ 100	0,12	98	100	2	0,55	
Ticarcillin	–	0,2	65–35	120	1,2	0,1	
Ticlopidin	?	40 (V/F)	98	1800 (CL/F)	20	1,0	g

a. BV sehr variabel (10–60 %)
b. BV des aktiven Metaboliten Canrenon ca. 25 %, weitere Daten s. bei Canrenoat
c. unterschiedliche Werte für Männer/Frauen
d. offenbar oral gut resorbiert, keine genauen Daten zur Bioverfügbarkeit
e. Daten für den nach oraler Gabe gebildeten aktiven Metaboliten
f. Verteilungsphase mit $t_{1/2}$ von 5 und 50 min
g. BV nicht bekannt, wahrscheinlich ausgeprägter First-pass-Effekt. Längere $t_{1/2}$ (> 30 h) bei Mehrfachgabe

Arzneistoff	BV (%)	V (l/kg)	PB (%)	CL (ml/min)	$t_{1/2}$ (h)	Q_0	Anmerkungen
Tilidin	> 90	3	25		6	> 0,95	a
Timolol	50	2	60	500	4	0,8	b
Tinidazol	> 90	0,7	10	40	12	> 0,8	
Tobramycin	–	0,25	< 10	110	2 (> 100)	0,02	
Tocainid	90	3	10	190	13	0,6	
Tolbutamid	90	0,1	95	20	6	1,0	
Topiramat	> 80	0,7	< 20	30	21	< 0,5	
Torasemid	80	0,2	> 99	40	3,5	0,8	
Tramadol	65	3,3	< 5	440	6	0,5 !!	
Trandolapril	50	0,3	94–80		4	0,7	c
Tranexamsäure	40	0,3	< 5	120	2	< 0,05	
Tranylcypromin	> 90	3			2	0,95	
Trazodon	80	1,2	> 90		6	1,0 !!	
Triamcinolon	> 90	1,2	80		4	1,0	
Triamteren	50	13	55	4400	3 (3 !!)	0,95 !!	d
Triazolam	45	1	90	400	2,5	1,0	
Trimethoprim	≈ 100	1,8	40	140	10	0,4	
Trimipramin	40	30	95	1100	24	0,9 !!	
Tropisetron	60/100	7	70		7/36	0,9	e
Tryptophan	≈ 100	0,33	10	170	1,5	1,0	
Tubocurarin	–	0,3	50	130	(8 min) 2	0,5	
Urapidil	75	0,8	80		3	0,85 !!	
Valproinsäure	90	0,15	> 90	10	14	0,95 !!	
Vancomycin	< 5	0,4	55	80	6 (70)	< 0,2	
Vecuronium		0,3	30	300	(5 min) 1,5	0,7 !!	
Verapamil	20	5	90	1200	4 (9 !!)	1,0 (1,0 !!)	
Vigabatrin	60	0,8	0	120	9	< 0,25	
Viloxazin	80		> 80		3	0,9	
Vinblastin	–	27	70	900	24	0,8 (!!)	
Warfarin	95	0,12	99	3	40	1,0	
Xipamid	75	0,3	98	35	7	0,6	
Zalcitabin	80	0,5	< 5	390	1,2	< 0,3	f
Zidovudin	65	1,5	30	1600	1,0	0,8	
Zolpidem	70	0,5	92	300	2,5	1,0	
Zopiclon	80	1,3	45	230	5	0,95 !!	

a. Daten für den nach oraler Gabe gebildeten aktiven Metaboliten Nortilidin
b. bei langsamen Metabolisierern $t_{1/2}$ = 8 h
c. Prodrug, Daten für aktiven Metaboliten Trandolaprilat
d. sehr rasche Umwandlung zum aktiven Metaboliten (PB 93 %)
e. Daten für schnelle/langsame Metabolisierer
f. nach oraler Gabe längere $t_{1/2}$ (bis 3 h)

Weiterführende Literatur

Allgemeine und historische Literatur

Ariëns, E.J.: Molecular Pharmacology, Vol. I und II. Academic Press, New York 1964.

Clark, A.J.: General Pharmacology. Handbuch der experimentellen Pharmakologie, Ergänzungswerk Band 4. Springer, Berlin 1937.

Holmstedt, B./Liljestrand, G.: Readings in Pharmacology. MacMillan, New York 1963.

Pratt, W.B./Taylor, P. (Hrsg.): Principles of Drug Action. 3. Auflage. Churchill Livingstone, New York 1990.

Scheler, W.: Grundlagen der Allgemeinen Pharmakologie. 3. Auflage. Gustav Fischer, Jena 1989.

Starke, K.: A history of Naunyn-Schmiedeberg's Archives of Pharmacology. Naunyn-Schmiedeberg's Arch. Pharmacol. 358, 1–109 (1998).

Allgemeine Pharmakodynamik

Breedveld, F. C.: Therapeutic monoclonal antibodies. Lancet **355**, 735 to 740 (2000).

Clapham, D.E./Neer, E.J.: G protein βγ subunits. Ann. Rev. Pharmacol. Toxicol. **37**, 167–203 (1997).

Colquhoun, D.: Binding, gating, affinity and efficacy: the interpretation of structure-activity relationships for agonists and of the effects of mutating receptors. Brit. J. Pharmacol. **125**, 923–947 (1998).

Exton, J.H.: Regulation of phosphoinositide phospholipases by hormones, neurotransmitters, and other agonists linked to G proteins. Ann. Rev. Pharmacol. Toxicol. **36**, 481–509 (1996).

Gether, U./Kobilka, B.K.: G protein-coupled receptors. II. Mechanism of agonist activation. J. Biol. Chem. **273**, 17979–17982 (1998).

Hubbard, S. R./Mohammadi, M./Schlessinger, J.: Autoregulatory mechanisms in protein-tyrosine kinases. J. Biol. Chem. **273**, 11987–11990 (1998).

Ji, T.H./Grossmann, M./Ji, I.: G protein-coupled receptors. I. Diversity of receptor-ligand interactions. J. Biol. Chem. **273**, 17299–17302 (1998).

Katan, M.: Families of phosphoinositide-specific phospholipase C: structure and function. Biochim. Biophys. Acta **1436**, 5–17 (1998).

Kenakin, T.P.: Pharmacological Analysis of Drug-Receptor Interaction. 3. Auflage. Raven Press, New York 1997

Koesling, D./Friebe, A.: Soluble guanylyl cyclase: structure and regulation. Rev. Physiol. Biochem. Pharmacol. **135,** 41–65 (1999).

Lefkowitz, R.J.: G protein-coupled receptors. III. New roles for receptor kinases and beta-arrestins in receptor signaling and desensitization. J. Biol. Chem. **273**, 18677–18680 (1998).

Offermanns, S.: New insights into the in vivo function of heterotrimeric G-proteins through gene deletion studies. Naunyn-Schmiedeberg's Arch. Pharmacol. 360, 5–13 (1999).

Pfeifer, A./Ruth, P./Dostmann, W./ Sausbier, M./Klatt., P./Hofmann, F.: Structure and function of cGMP-dependent protein kinases. Rev. Physiol. Biochem. Pharmacol. **135,** 105–149 (1999).

Schlessinger, J./Ullrich, A.: Growth factor signaling by receptor tyrosine kinases. Neuron **9**, 383–391 (1992).

Seger, R./Krebs, E.G.: The MAPK signaling cascade. FASEB J. **9**, 726 to 735 (1995).

Ullrich, A./Schlessinger, J.: Signal transduction by receptors with tyrosine kinase activity. Cell **61**, 203–212 (1990).

Allgemeine Pharmakokinetik

Brodie, B.B./Gillette, J.R. (Hrsg.): Concepts in Biochemical Pharmacology. Handbuch der experimentellen Pharmakologie, Band XXVIII/1 und 2. Springer, Berlin 1971.

D'Arcy, P.F./McElnay, J.C./Welling, P.G.: Mechanisms of Drug Interactions. Handbook of Experimental Pharmacology, Vol. 122. Springer, Berlin 1996.

de Montellano, P.R.O. (Hrsg.): Cytochrome P_{450}: Structure, Mechanism and Biochemistry. Plenum Press, New York 1995.

Evans, D.A.P.: Genetic Factors in Drug Therapy. University Press, Cambridge 1993.

Evans, W.E./Relling, M.V.: Pharmacogenomics: translating functional genomics into rational therapeutics. Science **286**, 487–491 (1999).

Dost, F.H.: Grundlagen der Pharmakokinetik. Thieme, Stuttgart 1968.

Gibson, G.G./Skett, P.: Introduction to Drug Metabolism. Stanley Thornes, Cheltenham 1999.

Klotz, U.: Einführung in die Pharmakokinetik. Govi, Frankfurt am Main 1988.

Meyer, U.A./Zanger, U.M.: Molecular mechanisms of genetic polymorphisms of drug metabolism. Annu. Rev. Pharmacol. Toxicol. **37**, 269 to 296 (1997).

Roland, M./Tozer, T.N.: Clinical Pharmacokinetics. 3. Aufl. Williams & Wilkins, Baltimore 1995

Salinas, A.E./Wong, M.G.: Glutathione S-transferases – a review. Curr. Med. Chem. **6**, 279–309 (1999).

Welling, P.G./Balant, L.P.: Pharmakokinetics of Drugs. Handbook of Experimental Pharmacology, Vol. 110. Springer, Berlin 1994.

Williams, R.T.: Detoxication Mechanisms. Chapman & Hall, London 1959.

Zhang, L./Brett, C.M./Giacomini, K.M.: Role of organic cation transporters in drug absorption and elimination. Annu. Rev. Pharmacol. Toxicol. **38**, 431–460 (1998).

Arzneiformen

Aguiar, A.J. (1975): Phasical Properties and Pharmaceutical Manipulations Influencing Drug Absorption. In: Pharmacology of Intestinal Absorption: Gastrointestinal Absorption of Drugs (Eds. W. Forth/W. Rummel) Vol. I, S. 335–402; Section 39 B of the Intern. Encyclopedia of Pharmacology and Therap. Pergamon Press; Oxford, New York, Toronto, Braunschweig.

Bertram, B. (1989): Farbstoffe in Lebensmitteln und Arzneimitteln in zwei Bänden. WV GmbH, Stuttgart.

Fiedler, H.P.: Lexikon der Hilfsstoffe (1996). Editio Cantor; Aulendorf/Wttb.

Heilmann, K. (1977): Therapeutische Systeme. Ferdinand Enke, Stuttgart. Englische Ausgabe: Therapeutic Systems. G. Thieme, Stuttgart (1978).

Thoma, K. (1980): Arzneiformen zur rektalen und vaginalen Applikation. Selbstverlag, Frankfurt/Main.

Voigt, R. (1984): Lehrbuch der pharmazeutischen Technologie, 5. Auflage. Verlag Chemie, Weinheim, Deerfield Beech, Florida, Basel.

Dogmatische Therapieweisen

Bühring, M./Kemper, F.H. (Hrsg.): Naturheilverfahren. Springer, Berlin 1998.

De Smet, P.A.G.M. (Hrsg.): Adverse Drug Effects of Herbal Drugs 1, 2 und 3. Springer, Berlin 1992, 1993 und 1997.

Vorstand und Wissenschaftlicher Beirat der Bundesärztekammer (Hsrg.): Arzneibehandlung im Rahmen „besonderer Therapierichtlinien". Deutscher Ärzte-Verlag, Köln 1993.

2 Grundlagen der Pharmakologie des Nervensystems

K. Starke, Freiburg i. Br.

& proinde convulsiva irritatione, concutiendo totam nervi longitudinem, possunt ab eorum extremis orificiis exprimi & eructari guttulae aliquae spirituosae intra correspondentem musculum, unde ebullitio & displosio, qua musculus contrahitur & tenditur, subsequatur.

Johann Alfons Borelli: *De motu animalium*

Stoffe, die primär das Nervensystem beeinflussen, spielen aus zwei Gründen eine große Rolle in der Therapie. Erstens, weil das Nervensystem **alle Lebensvorgänge** steuern hilft. Zweitens, weil Nervenzellen Information meist in Form chemischer Signale an andere Zellen weitergeben und das Nervensystem deshalb außerordentlich **viele verschiedene spezifische Wirkorte** für Pharmaka besitzt – etwa die die Transmitter synthetisierenden und abbauenden Enzyme und die Transmitterrezeptoren. Die Bedeutung der Neuropharmaka geht aber weit über die Therapie hinaus: Viele pflanzliche und tierische Gifte gehören ebenso hierher wie die Wirkstoffe unserer wichtigsten Genußmittel, Coffein, Alkohol und Nicotin.

So vielfältig chemische Neurotransmission im einzelnen funktioniert, so einheitlich sind im ganzen Nervensystem die Grundvorgänge. Auch Neuropharmaka wirken immer wieder auf ähnliche Weise. Es ist deshalb zweckmäßig, die Funktions- und Wirkprinzipien in einer allgemeinen Einführung darzustellen. Einem Blick zurück in die Geschichte folgt eine Diskussion synaptischer Vorgänge im allgemeinen, eine Diskussion der synaptischen Vorgänge bei den zwölf wichtigsten Transmittersubstanzen im besonderen und, als Anhang, eine Einführung in die Pharmakologie der peripheren efferenten Neuronensysteme.

2.1 Die Entdeckung der chemischen synaptischen Übertragung

Die Entdeckung der (meist) chemischen Natur der synaptischen Informationsübertragung ist das Schlüsselexperiment der Neuropharmakologie. Sie gelang 1921 dem Grazer Pharmakologen Otto Loewi. Seine Arbeit trägt den Titel „Über humorale Übertragbarkeit der Herznervenwirkung". Er füllte über eine Kanüle den Ventrikel eines isolierten Froschherzens mit Ringerlösung (Abb. 2.1). Ein solches Herzpräparat schlägt in vitro einige Stunden lang weiter. In Abständen von 15 Minuten pipettierte Loewi nun die Ringerlösung aus dem Herzen ab, und zwar entweder nach einer 15-Minuten-Periode ohne Nervenreizung (Normalperiode) oder nach 15minütiger elektrischer Reizung des N. vagus. Die Lösungen wurden aufbewahrt und dann abwechselnd wieder in den Ventrikel hineinpipettiert. Das Ergebnis in Loewis Worten: „Die Füllung der Normalperiode wirkte nicht anders als frischer Ringer, war also ohne irgendeinen Einfluß. Wurde aber der Ringer der Vagusreizperiode eingefüllt, so trat regelmäßig eine deutliche negativ inotrope (Abb. [2.1]), mitunter dazu noch eine negativ chronotrope Wirkung ein. Abb. [2.1] zeigt, daß die Wirkung durch Atropin prompt aufgehoben wird." Loewi folgerte, die Nervenreizung setze im Herzen einen Stoff frei, den „Vagusstoff", der dann seinerseits negativ ino- und chronotrop wirke. In derselben Arbeit bereits vermutete er, auch die Sympathikuswirkung werde humoral auf das Herz übertragen, durch einen „Acceleransstoff". Wenige Jahre später schlug er vor, der Vagusstoff sei Acetylcholin und der Acceleransstoff Adrenalin. Man hatte chemische Neurotransmission schon früher zuweilen erwogen. Loewi hat sie experimentell bewiesen.

Seither wurden erst langsam, dann immer schneller weitere Neurotransmitter identifiziert. Bei Amphibien ist, wie von Loewi postuliert, Adrenalin das Hauptcatecholamin der postganglionär-sympathischen Nerven. Bei Säugern aber ist das Hauptcatecholamin das Noradrenalin – eine Entdeckung von Ulf S. von Euler 1946 in Stockholm. Damit waren die klassischen Transmitter des autonomen Nervensystems bekannt, ein Ansporn, sich an das Zentralnervensystem zu wagen. Schon in den 30er Jahren diskutierte man Acetylcholin als cerebralen Überträgerstoff. Besonders fruchtbar waren die Jahre 1950 bis 1960. Marthe Vogt wies in Edin-

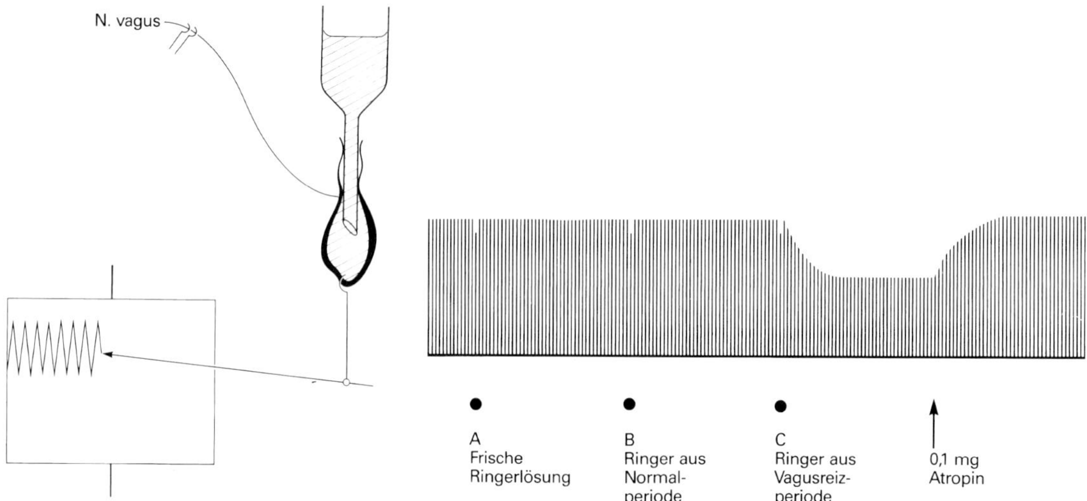

Abb. 2.1 Loewis Versuch am isolierten Froschherzen. (Nach Loewi, O., Pflügers Archiv **189**, 239–242, 1921.)
Links der Versuchsaufbau. In den Ventrikel des (einkammrigen) Froschherzens wurde eine Kanüle eingebunden. Durch die Kanüle wurde der Ventrikel mit Ringerlösung gefüllt. Die Kontraktionen des Herzens wurden auf einer Rußtrommel registriert. Der linke N. vagus blieb am Herzen und konnte elektrisch gereizt werden. **Rechts** die entscheidende Beobachtung. Zu den durch einen Punkt markierten Zeiten wurde die Flüssigkeit aus dem Ventrikel abpipettiert und ersetzt durch (A) frische Ringerlösung; (B) Ringerlösung, die schon vorher während einer 15-Minuten-Periode **ohne** Vagusreizung im Ventrikel gewesen war („Normalperiode"); (C) Ringerlösung, die schon vorher während einer 15-Minuten-Periode **mit** Vagusreizung im Ventrikel gewesen war („Vagusreizperiode"). Die Ringerlösung aus der Vagusreizperiode wirkte negativ inotrop. Atropin hob die Wirkung auf.

burgh nach, daß Noradrenalin im Gehirn nicht nur in sympathischen Vasokonstriktor-Fasern vorkommt, und vermutete eine Funktion als Transmitter von Neuronen des Gehirns selbst. Weitere biogene Amine gesellten sich hinzu. In Graz maß Fred Lembeck in den hinteren Wurzeln des Rückenmarks zehnfach höhere Konzentrationen von Substanz P als in den vorderen Wurzeln. Er erwog, Substanz P könnte der Überträgerstoff des ersten sensiblen Neurons sein. Das war lange, bevor die chemische Struktur der Substanz P geklärt wurde, aber es war eine Vorahnung der Neuropeptide, einer inzwischen sehr großen Familie. Seit den 50er Jahren wurden auch Aminosäuren als Transmitter erkannt. Aus der gleichen Zeit stammt die Idee, ATP könnte – zusätzlich zu seiner Bedeutung im intrazellulären Stoffwechsel – interzellulärer Botenstoff sein. Amine, Aminosäuren, Peptide, Nucleotide – das sind die großen Gruppen. Lange meinte man, ein Neuron benutze nur einen einzigen Transmitter. Heute hat sich herausgestellt, daß viele Neurone zwei oder gar noch mehr Transmitter freisetzen – Cotransmission ist ein weit verbreitetes Prinzip. Mit den Transmittern hat man ihre Rezeptoren charakterisiert. Bei vielen ist man bis zur Aminosäuresequenz vorgedrungen und kann sich wenigstens in Umrissen ein Bild von ihrer Quartärstruktur und ihrem Einbau in die Zellmembran machen. Schließlich hat man das „Geheimnis hinter den Rezeptoren", ihren „Transduktionsmechanismus", durch den sie die Reaktion der innervierten Zelle in Gang setzen, Schritt für Schritt in vielen Details enträtselt.

2.2 Prinzipien der chemischen synaptischen Übertragung

Unter einem **Transmitter** verstehen wir jede präsynaptisch freigesetzte, die nachgeschaltete Zelle beeinflussende Substanz. Mit **Nervenendigungen** sind die den Transmitter freisetzenden Teile eines Axons gemeint, auch wenn sie anatomisch nicht die Endigungen, sondern perlenartig gereihte Auftreibungen, Varikositäten, einer längeren Endstrecke des Axons sind. Als **Synapsen** werden die Orte der Informationsübertragung auf eine nachgeschaltete Zelle bezeichnet, auch wenn morphologische Besonderheiten außer der Auftreibung des Axons und den präsynaptischen Vesikeln fehlen, wie oft im peripheren autonomen Nervensystem.

Alle Neurone und Synapsen funktionieren grundsätzlich ähnlich, unabhängig von der Natur ihres Transmitters. Diese Gemeinsamkeiten werden hier zunächst beschrieben. Natürlich kommt nicht alles aus dem Leben der Neurone zur Sprache. Es geht um das für die Pharmakologie Wichtigste: Wie stellt das Neuron den Überträgerstoff bereit? Wie wird er freigesetzt? Wie sagt der Überträgerstoff seiner Zielzelle, was sie zu tun hat? Wie wird die Übertragung beendet? Wie funktioniert Cotransmission? Wie wird die Empfindlichkeit von Rezeptorsystemen gesteuert?

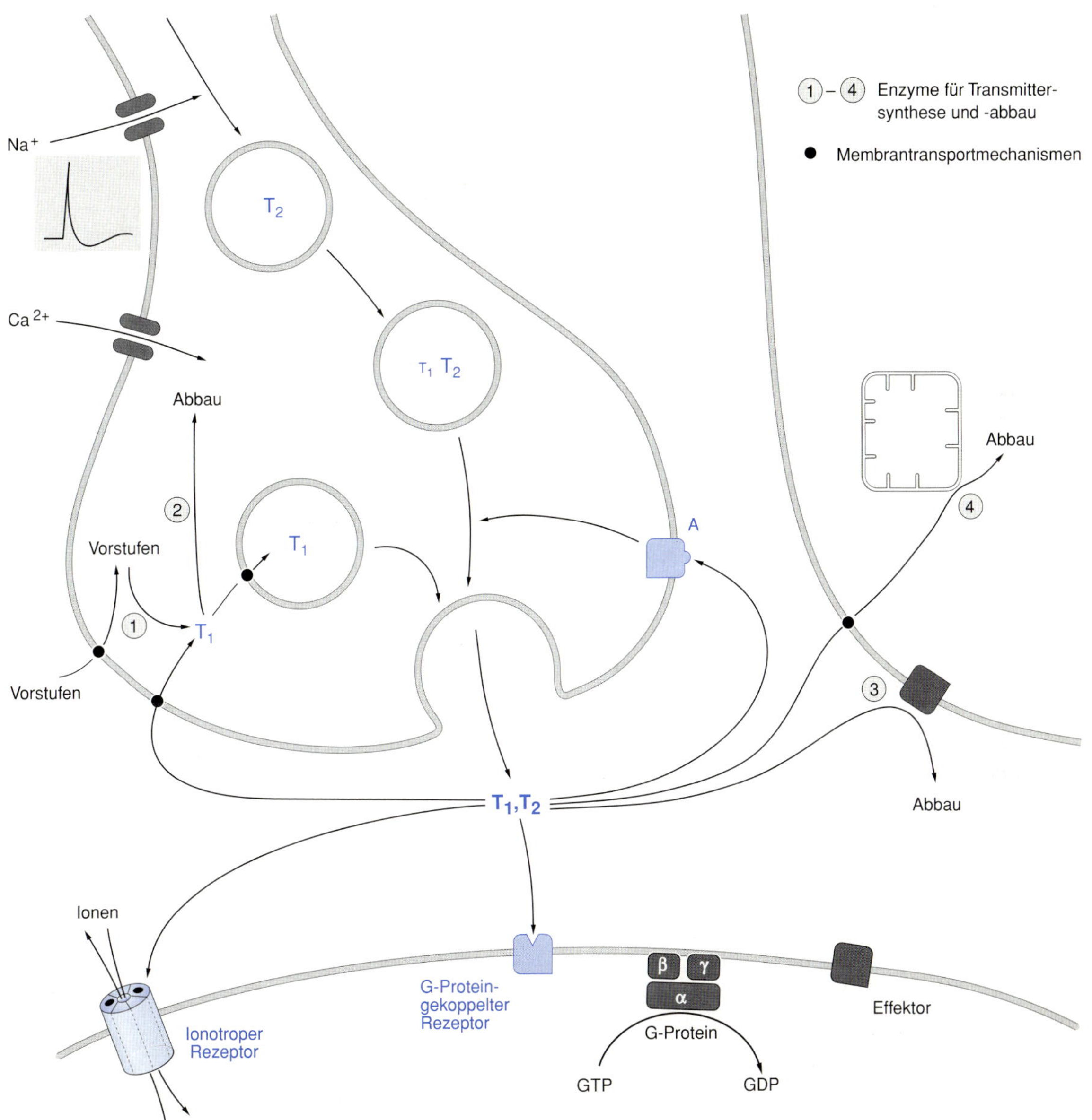

Abb. 2.2 Grundzüge der synaptischen Informationsübertragung. Transmitter – außer Peptiden – werden in den Nervenendigungen selbst aus Vorstufen synthetisiert (Syntheseenzyme **1**) und in Vesikeln gespeichert (T_1). Neuropeptide (T_2) entstehen aus ribosomal synthetisierten Prä-Pro-Peptiden durch posttranslationale Prozessierung im Golgi-Apparat und den aus ihm knospenden Vesikeln; axonaler Transport trägt die Vesikel in die Nervenendigungen. Aktionspotentiale öffnen potentialabhängige Ca^{2+}-Kanäle, Ca^{2+} strömt ein und löst Exocytose aus. In der postsynaptischen Membran sind die zwei Klassen von Transmitterrezeptoren gezeigt. Der ionotrope Rezeptor besteht hier aus fünf Untereinheiten, mit zwei Transmitterbindungsstellen (Punkte) und dem Ionenkanal in der Mitte. Der G-Protein-gekoppelte Rezeptor gibt über ein guaninnucleotidbindendes Protein (G-Protein) die Information an einen Effektor (Enzym oder Ionenkanal) weiter. Das G-Protein besteht aus α-, β- und γ-Untereinheiten. Über Autorezeptoren (A) können die Transmitter ihre eigene Freisetzung modulieren. Die Transmitter werden inaktiviert durch Wiederaufnahme in die Nervenendigung, durch Aufnahme in andere Zellen (rechts; zum Beispiel Gliazellen oder andere Neurone) oder durch Abbau (Abbauenzyme **2** bis **4**).

Diese Fragen werden nun der Reihe nach erörtert. Zum Verständnis zwei Vorbemerkungen. Erstens wird zuweilen von einem Protein im Singular die Rede sein, als gebe es nur eine einzige Form: „das Synaptobrevin", „die Adenylylcyclase", „der $GABA_A$-Rezeptor". In Wirklichkeit existieren meist mehrere struktur- und funktionshomologe Isoformen: drei Synaptobrevine, neun Adenylylcyclasen, potentiell mehr als 1000 – berechnet man alle möglichen Kombinationen der Untereinheiten – $GABA_A$-Rezeptoren. Zweitens zeigen die Synapsen-Schemata wie Abb. 2.2 und 2.9 mehrere, bis zu vier Rezeptortypen in der Membran **einer** postsynaptischen Zelle. In Wirklichkeit exprimieren manche Zellen zwar mehrere Rezeptortypen, andere aber nur einen oder zwei, für einen und denselben Transmitter.

Abb. 2.2 diene als Wegweiser.

2.2.1 Bereitstellung des Transmitters

Alle Transmitter außer den Neuropeptiden werden in relativ wenigen Schritten **in den Nervenendigungen selbst** gebildet (T_1 in Abb. 2.2). Zwar müssen die Nervenendigungen Vorstufen aufnehmen – Cholin etwa für Acetylcholin, Glucose oder Glutamin für Glutamat. Über den Syntheseapparat aber verfügen sie selbst – Cholinacetyltransferase für Acetylcholin, Citratcyclus, Transaminasen und Glutaminase für Glutamat. Aufnahmemechanismen und Enzyme sind Stellen, an denen die Transmittersynthese hemmend oder fördernd geregelt werden kann.

Anders die Neuropeptide (T_2 in Abb. 2.2). Sie entstehen nicht in den Nervenendigungen selbst. Vielmehr setzt ihretwegen das Neuron seine Proteinsynthesemaschinerie in Gang, transkribiert das entsprechende Gen **im Zellkern,** bildet ein großes Prä-Pro-Peptid bei der Translation **im Zellkörper** und wandelt es durch posttranslationale Prozessierung **auf dem Weg zu den Axonendigungen** in die reifen Neuropeptide um. An vielen Stellen gibt es hier Möglichkeiten für regelnden Eingriff, bei der Transkription, der Reifung der RNA, der Translation und der posttranslationalen Prozessierung.

Ob Peptide oder Nicht-Peptide – alle Transmitter werden in Vesikeln gespeichert. Die Peptide kommen bereits verpackt in den Axonendigungen an (Abb. 2.2). Die peptidspeichernden Vesikel sind mit einem Durchmesser um 90 nm relativ groß. Die Nicht-Peptid-Transmitter dagegen müssen, in den Nervenendigungen entstanden, erst in die Vesikel hineintransportiert werden; beim Noradrenalin findet der letzte Syntheseschritt, die Hydroxylierung von Dopamin, in den Vesikeln statt. Die Vesikel für die Nicht-Peptide sind mit einem Durchmesser von etwa 50 nm kleiner als die peptidspeichernden Vesikel. Dank vesikulärer Speicherung halten Nervenendigungen immer wohlbemessene „Quanten" an Transmitter zur Freisetzung bereit. Vesikuläre Speicherung schützt obendrein den Transmitter vor Abbau im Cytoplasma; auch Moleküle, die durch die Vesikelmembran ins Axoplasma diffundiert sind, können wieder ins schützende Innere aufgenommen werden.

Die Aufnahme von Nicht-Peptid-Transmittern ist eine wesentliche Aufgabe der Vesikel. Sie leisten sie mit Hilfe eines speziellen Apparates, bestehend aus einer ATP-getriebenen Protonenpumpe und dem eigentlichen Transmitter-Transporter (grün in Abb. 2.3). Die **Pumpe** (Protonen-ATPase) schafft unter ATP-Verbrauch Protonen ins Vesikelinnere. Das Vesikelinnere wird dadurch gegenüber dem Axoplasma **sauer** und **elektropositiv.** Der **Transporter** nutzt diesen elektrochemischen Gradienten und transportiert den Transmitter ins Vesikelinnere. Die Transmitter-Konzentration kann dort 10^5mal größer sein als im Axoplasma.

2.2.2 Transmitterfreisetzung

Die Freisetzungskaskade verläuft für alle Transmitter gleich: Eintreffen des Nervenaktionspotentials – Einstrom von Ca^{2+} – Exocytose – Wiedergewinnung der Vesikel (Abb. 2.2). Das Nervenaktionspotential wird hauptsächlich von einem Na^+-Einstrom durch spannungsabhängige Na^+-Kanäle getragen. Deren pharmakologische Bedeutung ist schwer zu überbieten. Die Lokalanästhetika wirken hier, indem sie den Kanal verstopfen (Abb. 8.3, S. 270). Selektiver als die Lokalanästhetika verstopft das Kugelfischgift Tetrodotoxin den Kanal (s. S. 1115), während die Alkaloide Aconitin aus dem Eisenhut *(Aconitum)* und Veratridin aus dem Germer *(Veratrum)* den Kanal öffnen (s. S. 1120). Der Wirkmechanismus einiger wichtiger Insektizide, nämlich der aus Pflanzen stammenden Pyrethroide und der DDT-ähnlichen chlorierten Kohlenwasserstoffe (s. S. 1057), ähnelt dem des Veratridins.

Im Axolemm der Nervenendigungen öffnet das Aktionspotential spannungsabhängige Ca^{2+}-Kanäle. Das einströmende Ca^{2+} verknüpft die elektrische Erregung der Membran mit der Exocytose, vermittelt mit anderen Worten die elektrosekretorische Koppelung. Man kennt mehrere Typen von Ca^{2+}-Kanälen. Das Ca^{2+} für die elektrosekretorische Koppelung scheint vornehmlich durch Kanäle vom N- und P-Typ in die Nervenendigungen einzuströmen. Das hat praktische Bedeutung. Die organischen Ca^{2+}-Antagonisten wie Nifedipin und Verapamil blockieren nur L-Kanäle, z.B. in der Herz- und der glatten Gefäßmuskulatur, und werden deshalb breit angewendet, etwa bei Koronarerkrankungen (s. S. 475). Das Freibleiben der N- und P-Kanäle ist eine Voraussetzung dieser therapeutischen Brauchbarkeit, denn sonst würde die lebenswichtige Freisetzung von Neurotransmittern unterdrückt.

Die Exocytose ist eine zweite wesentliche Aufgabe der Vesikel. Vesikel und Axolemm besitzen dafür wieder eine spezielle Ausrüstung (rot in Abb. 2.3). Der Exocytose-Apparat gewährleistet normalerweise eine blitzschnelle Freisetzung. Seine fundamentale Bedeutung hat ihn aber in der Evolution, wie den spannungsabhängigen Na^+-Kanal (s.o.), auch zum Ziel natürlicher Gifte ge-

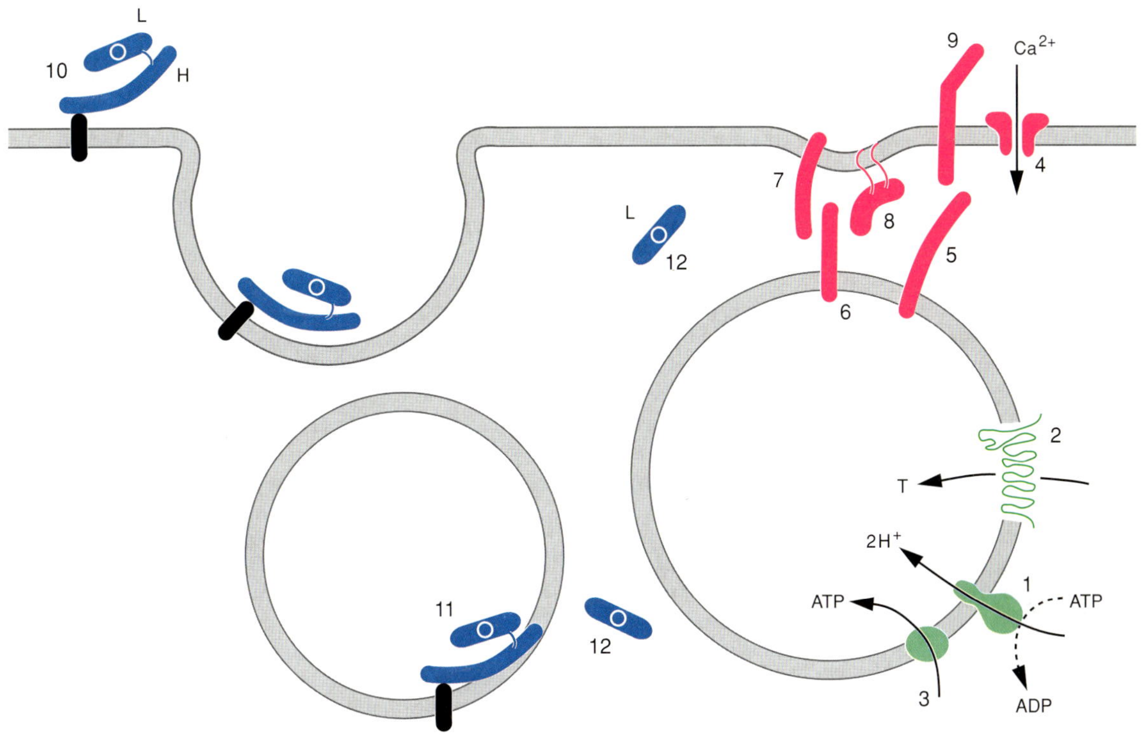

Abb. 2.3 Pharmakologie und Toxikologie der Transmitter-Speichervesikel.
Grün: vesikuläre Transporte. Die Vesikel besitzen in ihrer Membran eine **Protonen-ATPase** (1), die unter ATP-Spaltung Protonen ins Vesikelinnere schafft. Das Vesikelinnere wird dadurch gegenüber dem Axoplasma sauer und elektropositiv. Dieser **H^+-Gradient** ist es, der die Aufnahme von Transmittern (T) aus dem Axoplasma treibt. Die Aufnahme wird vermittelt durch **vesikuläre Transmitter-Transporter** (2). Mehrere kennt man heute bis zu ihrer Aminosäuresequenz, darunter den „vesikulären Monoamin-Transporter", den (identischen) Transporter für Dopamin, Noradrenalin, Adrenalin, Serotonin und Histamin. Seine Peptidkette durchquert, wie im Bild gezeigt, zwölfmal die Vesikelmembran. Der vesikuläre Monoamin-Transporter wird durch **Reserpin** blockiert. Nach Gabe von Reserpin werden deshalb neuronale Dopamin-, Noradrenalin-, Adrenalin- und Serotonin-Speicher entleert. Weniger weiß man über den vesikulären Carrier für ATP (3).
Rot: Exocytose-Apparat. Exocytose besteht in der Verschmelzung von Vesikel- und Axoplasmamembran, der anschließenden Bildung einer Pore und der Auswärtsdiffusion des Vesikelinhalts. Vom Eintreffen eines Aktionspotentials über den Einstrom vom Ca^{2+} bis zur Porenbildung vergehen nur etwa 0,1 ms. Das wird dadurch möglich, daß viele Vesikel bereits am Axolemm „angedockt" sind. Außerdem liegen die **Ca^{2+}-Kanäle** (4) unmittelbar neben den Andockstellen. So steigt nach Öffnung der Kanäle die Ca^{2+}-Konzentration um die Vesikel herum in Mikrosekunden von (in Ruhe) etwa 0,1 μM auf 100 μM. Man kennt heute zahlreiche Bestandteile des Exocytose-Apparates. Einige sind gezeigt. Das vesikuläre Protein **Synaptotagmin** (5) ist möglicherweise der intrazelluläre Ca^{2+}-Sensor. Das **Synaptobrevin** (6) und die in der Zellmembran verankerten Proteine **Syntaxin** (7) und **SNAP-25** (8) scheinen beim Andocken und vielleicht auch bei der Porenbildung zu helfen. Sie sind die Angriffspunkte der Clostridien-Neurotoxine. Das ebenfalls in der Zellmembran verankerte Neurexin (9), ein Zelladhäsionsmolekül, ist ein Rezeptor für **α-Latrotoxin**, das Gift der Schwarzen Witwe.
Blau: Wirkmechanismus der Clostridien-Neurotoxine. Das **Tetanustoxin** (von *Clostridium tetani*) und die **Botulinus-Neurotoxine A bis G** (vor allem von *Clostridium botulinum*) sind die stärksten bekannten Gifte. Der Wirkmechanismus ist für alle analog. Jedes Toxin wird von den Bakterien als ein großes Einketten-Protein synthetisiert. Das Tetanustoxin besteht z.B. aus 1315 Aminosäuren. Durch Spaltung der Kette entsteht ein Zweiketten-Toxin mit leichter (L von light) und schwerer Kette (H von heavy); die Ketten bleiben durch eine Disulfidbrücke verbunden (10). Über die schwere Kette bindet sich das Toxin an die präsynaptische Membran (10). Es wird dann durch Endocytose in Vesikel eingeschlossen (11). Aus diesen gelangt die leichte Kette nach Spaltung der Disulfidbrücke ins Axoplasma (12). Im Jahr 1992 hat man erkannt, daß die leichte Kette in der Mitte ein Zink-Ion enthält und als **Zink-Endopeptidase** wirkt, und daß die **Exocytose-Proteine** Synaptobrevin (6), Syntaxin (7) und SNAP-25 (8) die **Substrate dieser Zink-Endopeptidase** sind. Tetanustoxin und Botulinus-Neurotoxin B spalten z.B. das Synaptobrevin, Botulinus-Neurotoxin A spaltet SNAP-25. Dadurch wird die Exocytose verhindert. Prinzipiell gilt das für alle Neurone und Transmitter. Praktisch aber hemmen Botulinustoxine vorwiegend die Freisetzung von Acetylcholin in der Körperperipherie (und lähmen dadurch die neuromuskuläre Übertragung), während Tetanustoxin nach Transport in Rückenmark und Hirnstamm vorwiegend dort die Freisetzung von GABA und Glycin hemmt (und dadurch Krämpfe verursacht). Etwa 120 Jahre nach Beginn der Clostridien-Neurotoxin-Forschung hat man also ihren Wirkmechanismus geklärt.

macht. Dazu gehören besonders das **Tetanus-Toxin** und die **Botulinus-Neurotoxine**. Seit einigen Jahren weiß man, daß alle diese Clostridien-Neurotoxine im Prinzip das gleiche tun: Sie sind Zink-Endopeptidasen, spalten spezifische Exocytose-Proteine und machen dadurch Transmitterfreisetzung unmöglich (blau in Abb. 2.3). Wie erfolgreich die Evolution war, sieht man daran, daß ein einziges Toxinmolekül in einer Axonendigung alle seine Substratmoleküle spalten kann. Um so mehr frappiert, daß Botulinus-Neurotoxin A heute therapeutisch genutzt wird (s. S. 147 u. 173).

Aktionspotentiale setzen aus einer Nervenendigung nicht immer die gleiche Menge an Transmitter frei: Die Freisetzung ist modulierbar. Angiotensin steigert z. B. im peripheren Sympathikus die Freisetzung von Noradrenalin pro Aktionspotential, und das trägt zu seiner blutdruckerhöhenden Wirkung bei (s. S. 482). Man nennt die Angriffspunkte solcher Modulatoren an der Nervenendigung **präsynaptische Rezeptoren**. Viele Nervenendigungen besitzen sogar Rezeptoren für ihren eigenen Transmitter. Meist wird die Freisetzung über solche **präsynaptischen Autorezeptoren** gehemmt, selten gesteigert (Abb. 2.7). In der Regel modulieren präsynaptische Rezeptoren primär den Ca^{2+}-Einstrom und dann sekundär die Wahrscheinlichkeit der Freisetzung eines Transmitter-„Quants".

Haben die Vesikel ihren Inhalt exocytotisch entleert, so schnüren sie sich wieder vom Axolemm ab und stehen für einen neuen Zyklus von Transmitteraufnahme und -freisetzung bereit. Eines der wenigen für den Menschen lebensgefährlichen Spinnengifte, α-Latrotoxin, das Gift der Schwarzen Witwe, löst einerseits auf unbekannte Weise in vielen Nervenendigungen eine enorme Exocytose aus und unterbricht andererseits das „recycling" der Vesikel; im Elektronenmikroskop erscheinen die Nervenendigungen geschwollen (durch Inkorporation der Vesikelmembranen ins Axolemm) und vesikelfrei. Auch α-Latrotoxin greift an einem Axolemm-Protein an (rot in Abb. 2.3).

2.2.3 Informationsübertragung

Informationsübertragung ist der biologische Sinn der Synapsen. Die nachgeschaltete Zelle muß erstens in der Lage sein, den Transmitter zu erkennen und zu binden, und zweitens, angemessen zu antworten. Der Erkennung und Bindung dient der **Transmitterrezeptor**, der angemessenen Antwort der **Signalübersetzungs-** oder **Transduktionsmechanismus**. Von den großen Klassen von Rezeptoren zur Erkennung körpereigener chemischer Signale werden zwei als Transmitterrezeptoren benutzt: die **ligandenaktivierten Ionenkanäle** oder **ionotropen Rezeptoren** und die **G-Protein-gekoppelten Rezeptoren** oder **heptahelikalen Rezeptoren**. Alle sind in die Zellmembran eingebaut; hier endet die Signalrolle des Transmitters. Ligandenaktivierte Ionenkanäle und G-Protein-gekoppelte Rezeptoren übersetzen das Signal grundverschieden. Bei den ersteren sind, wie der Name sagt, Signalerkennung und -übersetzung in **einem** Makromolekül vereinigt, das Rezeptor und Ionenkanal zugleich ist; Aktivierung durch den Transmitter öffnet den Ionenkanal. Bei den heptahelikalen Rezeptoren dagegen dienen der Signalerkennung und den ersten Schritten der Signalübersetzung **drei separate** Makromoleküle: Rezeptor, G-Protein und ein „Effektor".

Man sollte meinen, nur solche Zellen exprimierten Rezeptoren für einen bestimmten Transmitter, die mit diesem Transmitter normalerweise in Kontakt kommen. Die Wirklichkeit ist anders: Viele Zellen tragen Rezeptoren, ohne entsprechend innerviert zu sein, „nicht-innervierte Rezeptoren". Zum Beispiel besitzen die Endothelzellen der Blutgefäße Muscarinrezeptoren, deren Aktivierung zur Synthese und Freisetzung von Stickstoffmonoxid (NO) führt. Die meisten Blutgefäße sind nicht cholinerg innerviert, und wohl nie treffen die Rezeptoren auf wirksame Konzentrationen von endogenem Acetylcholin. Als Pharmaka zugeführte Agonisten aber können die Rezeptoren sehr wohl aktivieren, und exogenes Acetylcholin bewirkt über die normal funktionslosen Rezeptoren eine Vasodilatation (s. Tab. 3.2, S. 149).

Die Funktionsprinzipien der ligandengesteuerten Ionenkanäle und der heptahelikalen Rezeptoren wurden in der Allgemeinen Pharmakologie erläutert (s. S. 18f.). Hier folgen einige Ergänzungen und pharmakologische Anwendungsbeispiele.

Ionotrope Rezeptoren

Das Synapsenschema der Abb. 2.2 zeigt das Konstruktionsprinzip. Ionotrope Rezeptoren bestehen aus mehreren, meist fünf Peptidketten. Die Peptidketten umgeben ringförmig eine Pore. In Ruhe ist die Pore geschlossen. Sobald Transmitter gebunden ist, öffnet sie sich, Ionen strömen hinein oder heraus, und die Zellmembran wird de- oder hyperpolarisiert. Selektivitätsfilter im Kanal lassen bestimmte Ionen bevorzugt passieren und schließen andere aus. Alles dauert höchstens einige Millisekunden: Die ligandenaktivierten Ionenkanäle sind **schnelle** Rezeptoren.

Der Nicotinrezeptor (für Acetylcholin) ist der Prototyp dieser Klasse. Der Muskeltyp des Nicotinrezeptors war der erste Rezeptor, bei dem man bis zur Primärstruktur vordrang: Mit den Methoden der molekularen Genetik haben Shosaku Numa und seine Gruppe in Kyoto 1982 die DNA für alle Untereinheiten kloniert und sequenziert. Abb. 2.4 zeigt, wie man sich den Rezeptor von der Primär- bis zur Quartärstruktur vorstellt. Jede der fünf Peptidketten durchquert viermal die Membran. Einige andere ionotrope Rezeptoren, nämlich der $5\text{-}HT_3$-Rezeptor für Serotonin, der $GABA_A$-Rezeptor und der Glycinrezeptor, sind mit dem Nicotinrezeptor in ihrer Aminosäuresequenz und damit Phylogenese verwandt. Auch bei ihnen durchquert jede Peptidkette **viermal** die Membran. Manche Rezeptoren für Glutamat und ATP sind ebenfalls ligandenaktivierte Io-

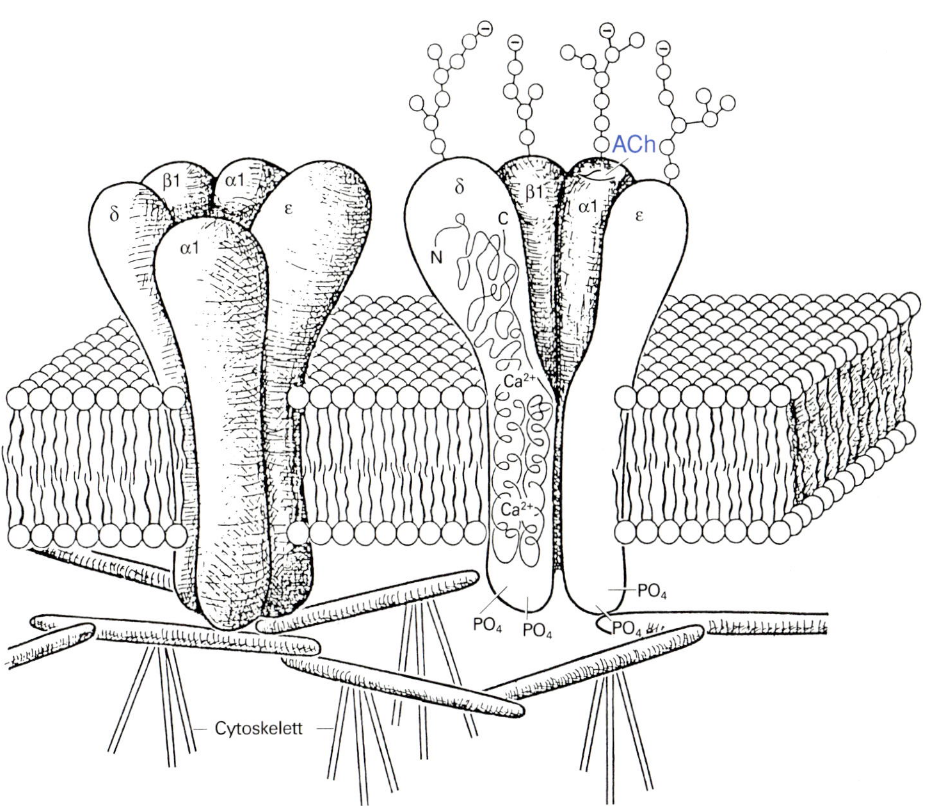

Abb. 2.4 Der Muskeltyp des Nicotinrezeptors. Der Rezeptor besteht aus fünf Untereinheiten, separaten Peptidketten aus jeweils rund 450 Aminosäuren, zwei $\alpha 1$-Untereinheiten, einer $\beta 1$-, einer δ- und einer ε-Untereinheit. Sie bilden einen Ring, der die Zellmembran durchbricht. Innen ist er am Cytoskelett verankert. Die $\alpha 1$-, $\beta 1$-, δ- und ε-Peptidketten sind zu 30 bis 40% identisch (homolog) in ihrer Aminosäuresequenz. Jede Peptidkette durchquert die Membran viermal. Die transmembranären Teile sind zu α-Helices spiralisiert. Amino- wie Carboxy-Terminus liegen extrazellulär. Bei der angeschnittenen δ-Untereinheit ist dies etwas genauer gezeigt. Außen sind die Peptidketten glykosyliert. Innen können sie phosphoryliert werden. Phosphorylierung trägt zur Desensibilisierung des Rezeptors bei. Beide $\alpha 1$-Untereinheiten tragen eine Acetylcholin-Bindungsstelle. Hat jede der beiden Stellen ein Molekül Acetylcholin gebunden, so öffnet sich der Kanal. Er läßt dann besonders Na^+-Ionen passieren, und die Folge sind Depolarisation und Muskelkontraktion. Im Fetalleben enthält der Rezeptor statt der ε- die γ-Untereinheit. (Nach einem Original von F. Hucho, Berlin.)

nenkanäle. Sie stehen aber phylogenetisch und strukturell der Nicotinrezeptor-Familie fern.

G-Protein-gekoppelte Rezeptoren

Das Synapsenschema (Abb. 2.2) erläutert wieder das Konstruktionsprinzip. Wenn der Rezeptor durch seinen Transmitter aktiviert ist, aktiviert er seinerseits das G-Protein, und dieses beeinflußt einen Effektor. „Effektoren" nennt man bei der Signaltransduktion Ionenkanäle oder Enzyme, die eine vom Rezeptor erkannte hormonale oder neurale Anweisung in die Zelle hineintragen. Es liegt auf der Hand, daß diese mehrschrittige Reaktionsfolge Zeit braucht (bis zu Sekunden). Die G-Protein-gekoppelten Rezeptoren sind **langsame** Rezeptoren.

Abb. 2.5 zeigt als ein Beispiel den menschlichen β_1-Adrenozeptor. Wie alle G-Protein-gekoppelten Rezeptoren besteht er aus einer einzigen Peptidkette, die **siebenmal** die Zellmembran durchzieht: daher die Alternativbezeichnung heptahelikale Rezeptoren. Die sieben Transmembran-Domänen ordnen sich zu einer Tasche. Kleine Liganden, wie die Catecholamine, werden innerhalb dieser Tasche gebunden (Abb. 2.5). An der Bindung der großen Neuropeptide nehmen auch die extrazellulären Abschnitte der Rezeptoren teil. Verglichen mit dem knappen Dutzend ionotroper Rezeptoren überrascht die Vielfalt G-Protein-gekoppelter Rezeptoren: Über 100 gibt es oder, nimmt man die Riech-Rezeptoren in der Nasenschleimhaut hinzu, über 1000.

Wie es vom Rezeptor weitergeht, wird in Abb. 2.6 erklärt. Hier das Wichtigste:

Die **G-Proteine** sind in Ruhe Heterotrimere aus α-, β- und γ-Ketten. Die Bindung an einen aktivierten Rezeptor führt zu Dissoziation in die GTP-tragende α-Untereinheit und den zusammenbleibenden $\beta\gamma$-Komplex. Sowohl $G\alpha$-GTP als auch der $\beta\gamma$-Komplex können die

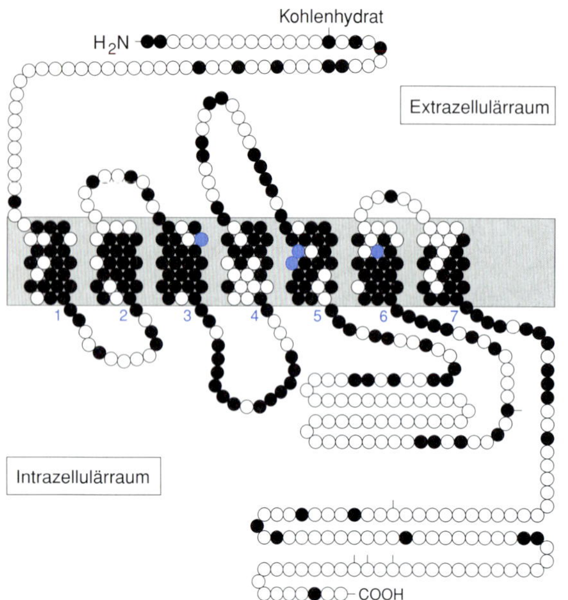

Abb. 2.5 Der menschliche β_1-Adrenozeptor. Jede der 477 Aminosäuren ist durch einen Kreis dargestellt. Die Peptidkette durchquert die Membran siebenmal: Transmembran-Helices 1 bis 7. Der Amino-Terminus ragt in den Extra-, der Carboxy-Terminus in den Intrazellulärraum. Striche an einigen Aminosäuren im Intrazellulärraum deuten Serin an, das phosphoryliert werden kann; dadurch wird der Rezeptor desensibilisiert. Ausgefüllt sind Aminosäuren, die der menschliche β_1- und β_2-Adrenozeptor gemeinsam haben. Die meisten Übereinstimmungen finden sich in den Transmembran-Helices. Das gilt für G-Protein-gekoppelte Rezeptoren allgemein: Die Transmembran-Helices sind für die Funktion besonders wichtig und wurden deshalb während der Evolution wenig verändert. In Wirklichkeit liegen die Transmembran-Abschnitte nicht in einer Ebene nebeneinander, sondern ordnen sich räumlich zu einer Tasche. In dieser Tasche, also im Inneren der Membran, werden kleine Liganden wie Noradrenalin gebunden. Für die Bindung von Noradrenalin sind entscheidend ein Aspartat in Transmembran-Helix 3 (blau; Gegenion zur Ammoniumgruppe des Noradrenalins), zwei Serine in Transmembran-Helix 5 (blau; Wasserstoffbrücken zu den phenolischen OH-Gruppen des Noradrenalins) und ein Phenylalanin in Transmembran-Helix 6 (blau; hydrophobe Wechselwirkung mit dem aromatischen Ring des Noradrenalins). Diese Aminosäuren sind bei allen Rezeptoren für Catecholamine konserviert. Wird der Rezeptor durch einen Agonisten aktiviert, dann bindet sich das G-Protein G_s an seine cytoplasmatische Oberfläche, besonders an die dritte intrazelluläre Schleife (von links).

→

Abb. 2.6 Signalübersetzung an G-Protein-gekoppelten Rezeptoren: Rezeptor – G-Protein – Effektor. Der Extrazellulärraum ist oberhalb, der Intrazellulärraum unterhalb der Zellmembran zu denken. **Pfeile** bedeuten Stoffbewegungen, Stoffumwandlungen oder Beeinflussungen, + Aktivierung (Erhöhung der Offenwahrscheinlichkeit bei Ionenkanälen), – Hemmung.
Rezeptoren: Sie sind durch ihre Peptidketten mit den sieben Transmembran-Domänen symbolisiert.
G-Proteine: Sie durchlaufen bei der Signaltransduktion einen in A bis E nur angedeuteten Kreis. Sowohl die GTP-tragende α-Untereinheit als auch die $\beta\gamma$-Untereinheit leiten Informationen zu den Effektoren weiter. Nach strukturellen Ähnlichkeiten der α-Untereinheiten lassen sich die G-Proteine in Familien – vor allem G_s (A), G_i (auch G_i/G_o genannt; B, D, E) und G_q (auch $G_{q/11}$ genannt; C) – mit jeweils mehreren Mitgliedern einteilen.
Effektoren: Vier sind gezeigt, die Adenylylcyclase (A, B), die phosphatidylinositspezifische Phospholipase C (C), spannungsabhängige K^+-Kanäle (D) und spannungsabhängige Ca^{2+}-Kanäle (E). In A **stimuliert** der aktivierte Rezeptor über G_s, genauer über $G\alpha_s$-GTP, die **Adenylylcyclase**. Beispiele sind die β-Adrenozeptoren und Dopamin-D_1-Rezeptoren. – In B **hemmt** der aktivierte Rezeptor über G_i die **Adenylylcyclase**. Beispiele sind der α_2-Adrenozeptor und die Opioidrezeptoren. Der second messenger **cAMP** trägt die Reaktionskette vor allem dadurch weiter, daß er die Proteinkinase A (cAMP-Kinase) stimuliert, die ihrerseits spezifische Zielproteine phosphoryliert. cAMP wird durch Phosphodiesterasen zu 5'-AMP abgebaut. – In C **stimuliert** der aktivierte Rezeptor über ein G-Protein der G_q-Familie die **phosphatidylinositspezifische Phospholipase C** (PI-PLC). Sie spaltet ein spezielles Membran-Phospholipid, das Phosphatidylinosit-4,5-bisphosphat (PIP_2), in diacyliertes Glycerin (**Diacylglycerin**, DAG) und **Inosit-1,4,5-trisphosphat** (IP_3). Mit DAG und IP_3 entstehen **zwei** second messenger. DAG bleibt in der Membran und stimuliert die Proteinkinase C, ein Enzym mit vielen Isoformen. IP_3 regiert mit dem IP_3-Rezeptor des endoplasmatischen Reticulums und setzt so aus dem endoplasmatischen Reticulum Ca^{2+} ins Cytoplasma frei. Proteinkinase C, die spezifische Zielproteine phosphoryliert, und Ca^{2+} tragen die Reaktionskette weiter. IP_3 wird zu Inosit dephosphoryliert, aus dem wieder PIP_2 entstehen kann. Beispiele für den PIP_2-Weg sind α_1-Adrenozeptoren, Muscarin-M_1- und -M_3-Rezeptoren sowie Tachykinin-Rezeptoren. – In D fördert der aktivierte Rezeptor über ein G-Protein der G_i-Familie die Öffnung eines spannungsabhängigen **K^+-Kanals** (erhöht seine Offenwahrscheinlichkeit). Beispiele sind Muscarin-M_2- und Opioid-μ- und -δ-Rezeptoren. – In E hemmt der aktivierte Rezeptor über ein G-Protein der G_i-Familie die Öffnung eines spannungsabhängigen **Ca^{2+}-Kanals** (vermindert seine Offenwahrscheinlichkeit). Beispiele sind α_2-Adrenozeptoren und $GABA_B$-Rezeptoren.
Die heptahelikalen Rezeptoren sind pharmakologisch sehr bedeutsam. Doch auch die ihnen nachgeschaltete Signalübersetzung ist medizinisch wichtig. Dafür einige Beispiele. **Choleratoxin aktiviert** irreversibel das G-Protein G_s (in A). Der resultierende Anstieg von cAMP in der Darmschleimhaut verursacht die Diarrhö. Ein Toxin des Keuchhustenerregers, das **Pertussistoxin**, **hemmt** irreversibel G_i (in B). Es ist unter anderem für die Lymphocytose beim Keuchhusten verantwortlich. Die wirksamen Komponenten von Choleratoxin und Pertussistoxin sind ADP-ribosylierende Enzyme; mehr zu ihrem Wirkmechanismus im Kapitel „Bakterielle Toxine" (S. 1140). – Die Phosphodiesterasen, die cAMP (und cGMP) zu AMP (und GMP) hydrolysieren (in A und B), werden durch **Methylxanthine** wie Coffein und Theophyllin gehemmt. Die meisten ihrer Wirkungen üben die Methylxanthine aber wahrscheinlich durch Blockade von Adenosinrezeptoren aus (s. S. 192). Einige bei der Therapie der schweren Myokardinsuffizienz versuchte Substanzen wie **Amrinon** wirken

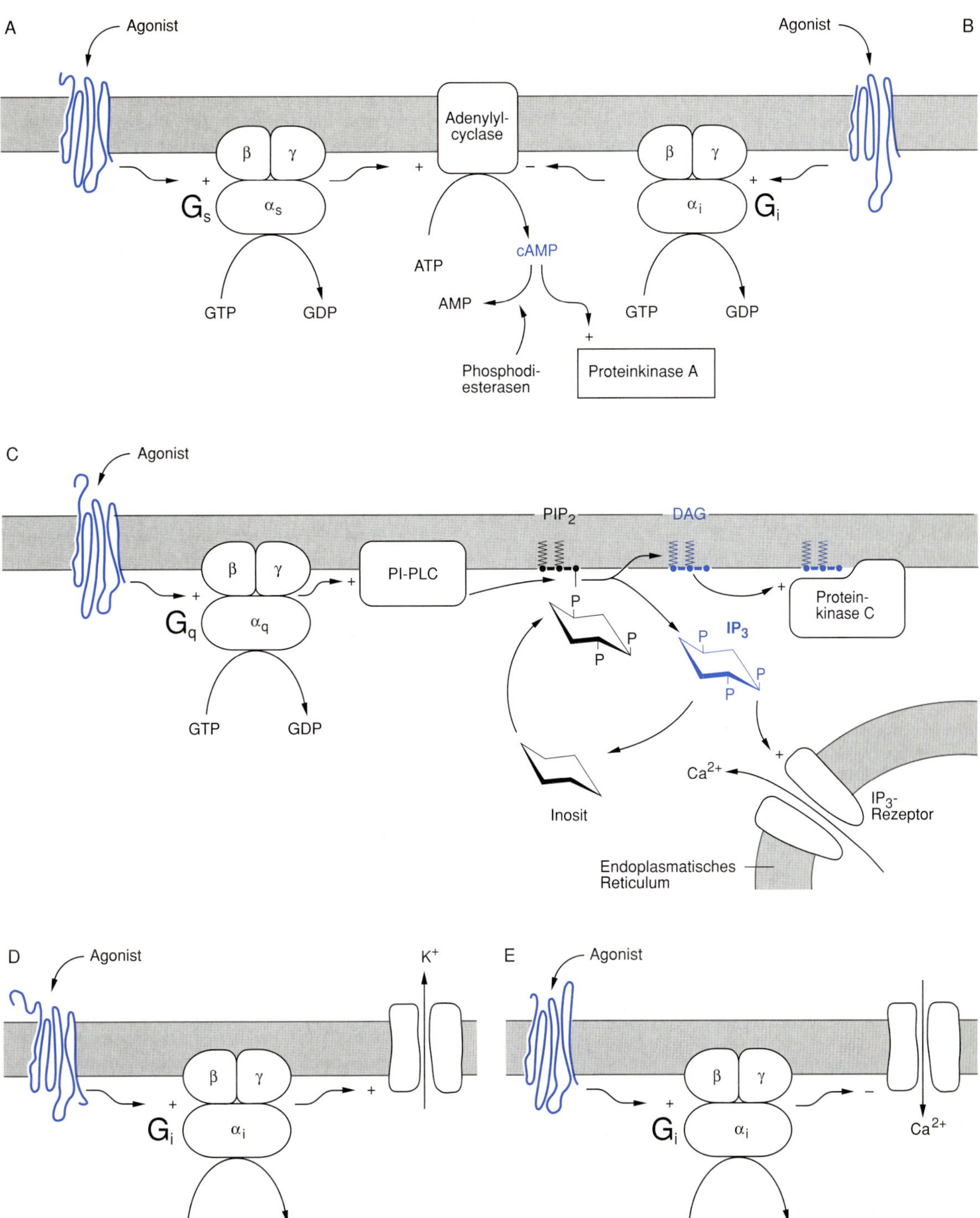

dadurch positiv inotrop, daß sie ein bestimmtes Phosphodiesterase-Isoenzym selektiv blockieren und so die Konzentration von cAMP in den Herzmuskelzellen steigern (s. S. 457). – Das Crotonöl, aus den Samen einer asiatischen Pflanze gewonnen, ist eines der stärksten Abführmittel. Diese „Drastika" sind heute obsolet. Die wirksamen Bestandteile sind **Phorbolester.** Sie stimulieren die Proteinkinase C, ahmen also die Wirkung des Diacylglycerins nach (in C). Ähnliche Ester enthält eine schöne und seltene, übrigens ebenfalls „drastisch" wirkende einheimische Giftpflanze, der Seidelbast (s. S. 1126). – **Lithium** hemmt Enzyme, die die schrittweise Dephosphorylierung von IP_3 zu Inosit katalysieren. Es wird dann weniger PIP_2 resynthetisiert, und der PIP_2-Weg (in C) wird gehemmt. Dies könnte der Wirkung des Lithiums bei der Manie zugrunde liegen (s. S. 355f.).

Information an Effektoren weitergeben. Man kennt 20 verschiedene α-, sieben β- und elf γ-Untereinheiten. Nach dem Verwandtschaftsgrad der α-Untereinheiten teilt man die G-Proteine in Familien: G_s, G_i (auch G_i/G_o genannt) und G_q (auch $G_{q/11}$ genannt). Ein **bestimmter Rezeptor** aktiviert zumindest überwiegend ein oder zwei **bestimmte G-Proteine.** Zum Beispiel aktivieren β-Adrenozeptoren G_s (Abb. 2.6A), α_2-Adrenozeptoren ein G-Protein der G_i-Familie (Abb. 2.6B, 2.6E).

Gα-GTP oder der $\beta\gamma$-Komplex oder beide nehmen schließlich Kontakt mit dem **Effektor** auf. Abb. 2.6 zeigt die wichtigsten Effektoren: die Adenylylcyclase, die phosphatidylinositspezifische Phospholipase C (PI-PLC), spannungsabhängige K^+-Kanäle und spannungsabhängige Ca^{2+}-Kanäle. Ein **bestimmtes G-Protein** beeinflußt zumindest ganz überwiegend einen oder zwei **bestimmte Effektoren:** Aktiviertes **G_s stimuliert die Adenylylcyclase** (Abb. 2.6A); aktivierte G-Proteine der **G_i-Familie hemmen die Adenylylcyclase** (Abb. 2.6B), **stimulieren K^+-Kanäle** (Abb. 2.6D) oder **hemmen Ca^{2+}-Kanäle** (Abb. 2.6E); und aktivierte G-Proteine der **G_q-Familie stimulieren die PI-PLC** (Abb. 2.6C).

Im ganzen betrachtet, erscheint G-Protein-vermittelte Signaltransduktion als eine Vielfalt von Wegen, die sich zu Netzen verbinden. Die einzelnen Wege gehorchen den Koppelungsregeln, die oben im Fettdruck hervorgehoben wurden. Solche Wege werden unten Transmitter für Transmitter zu besprechen sein. Netze entstehen durch Divergenzen und Konvergenzen. **Ein und derselbe Transmitter** kann **divergierend** auf mehrere Rezeptoren wirken und so mehrere G-Proteine aktivieren. Noradrenalin z.B. kann über β-Adrenozeptoren G_s und damit die Adenylylcyclase (Abb. 2.6A), über α_1-Adrenozeptoren aber auch ein G_q-Protein und damit die PI-PLC (Abb. 2.6C) aktivieren. **Ein und derselbe Rezeptor** kann über die ein oder zwei G-Proteine, an die er sich koppelt, **divergierend verschiedene Effektoren** benutzen. Der α_2-Adrenozeptor z.B. kann über G_i-Proteine sowohl die Adenylylcyclase (Abb. 2.6B) als auch direkt spannungsabhängige Ca^{2+}-Kanäle hemmen (Abb. 2.6E). **An einem und demselben Effektor** können aber auch die Transduktionswege mehrerer Rezeptoren **konvergieren**, wie es Abb. 2.6A und B für die Stimulation und Hemmung des Effektors Adenylylcyclase augenfällig macht.

2.2.4 Beendigung der Übertragung

Schnelle Freisetzung und Signalübersetzung wären sinnlos, würde der Transmitter nicht auch schnell wieder aus der Nähe seiner Rezeptoren beseitigt. Dem dienen drei Vorgänge (Abb. 2.2). Erstens **diffundiert** der Transmitter ins umgebende Interstitium und wird dabei auf unwirksame Konzentrationen verdünnt. Zweitens werden manche Transmitter, nämlich Acetylcholin, ATP und die Neuropeptide, **im synaptischen Spalt abgebaut.** Drittens werden einige Transmitter wie die Catecholamine, Serotonin und die Aminosäuren über spezifische Transporter **in Zellen aufgenommen,** sei es zurück in die Nervenendigungen, aus denen sie kamen (Wiederaufnahme), sei es in andere Zellen. Der Wiederaufnahme-Carrier befördert den Transmitter mit hoher Affinität. Er erlaubt ein „recycling" des Transmitters, dem „recycling" der Vesikelmembran analog, denn der Wiederaufnahme kann sich – neben dem Abbau – eine erneute vesikuläre Speicherung anschließen mit der Aussicht auf einen neuen Freisetzungs-Übertragungs-Inaktivierungszyklus. Den Nachbarzellen fehlen solche hochaffinen Carrier meist, und in ihnen folgt der Aufnahme stets Abbau.

Manche Synapsen besitzen also drei Transporter für den Transmitter: in der Vesikelmembran, im Axolemm der Nervenendigung und in der Plasmamembran benachbarter Zellen. Die drei sind nach Struktur, Energiequelle und Pharmakologie verschieden. Die vesikulären Carrier wurden oben besprochen (auch Abb. 2.3, S. 115). Die Andersartigkeit der pharmakologisch sehr wichtigen Wiederaufnahme-Transporter im Axolemm geht aus der folgenden Gegenüberstellung hervor:

– Die **vesikuläre** Aufnahme wird durch einen elektrochemischen **H^+-Gradienten** getrieben, der durch die **Protonen-ATPase** aufrechterhalten wird. Der „vesikuläre Monoamin-Transporter", identisch für Dopamin, Noradrenalin, Adrenalin, Serotonin und Histamin, wird durch **Reserpin** spezifisch blockiert (s. Abb. 2.3).
– Die **Wiederaufnahme** von Transmittern durchs Axolemm dagegen wird hauptsächlich durch den **extra-intrazellulären Na^+-Gradienten** getrieben, der durch die **Na^+-K^+-ATPase** aufrechterhalten wird. Der Transporter ist ein Cotransporter von Transmitter und Na^+. Für Dopamin, Noradrenalin, Serotonin, Glutamat, GABA und Glycin gibt es jeweils verschiedene Wiederaufnahme-Carrier. Sie sind **nicht verwandt mit den vesikulären Carriern.** Der Wiederaufnahme-Transporter für Noradrenalin wird z.B. durch das Antidepressivum **Desipramin** (s. S. 348f.), nicht aber durch Reserpin blockiert.

2.2.5 Cotransmission

Mehrere Jahrzehnte nach Loewi nahm man an, ein Neuron setze nur eine einzige Transmittersubstanz frei. Heute weiß man, daß das eher die Ausnahme als die Regel ist. In vielen Neuronen hat man zwei, ja sogar drei oder mehr Transmitter zusammen gespeichert gefunden. Bei der großen Zahl von Neurotransmittern mutet die Zahl der möglichen Kombinationen, der möglichen Arten „chemischer Codierung", etwas chaotisch an. Allerdings bedeutet gemeinsames Vorkommen in einem Neuron noch nicht gemeinsame postsynaptische Wirkung, also Cotransmission.

Abb. 2.7 zeigt einen Fall von Cotransmission (und präsynaptischer Autoinhibition). In einigen exokrinen Drüsen wie der Glandula submandibularis wird ein 28-Aminosäuren-Peptid, Vasoaktives Intestinales Polypeptid (VIP), zugleich mit Acetylcholin aus den postganglionär-parasympathischen Fasern freigesetzt. Es trägt zwar kaum zur Speichelsekretion nach Parasympathi-

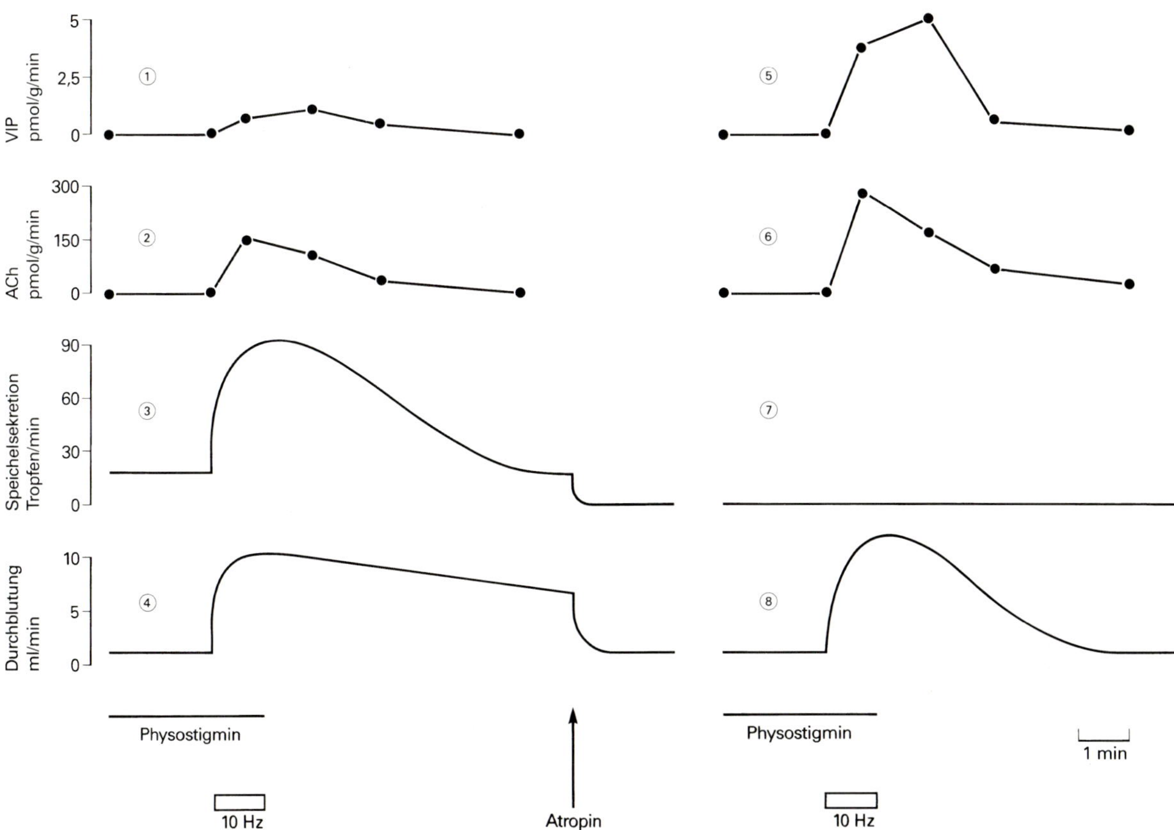

Abb. 2.7 Acetylcholin-VIP-Cotransmission und präsynaptische Autoinhibition in der Glandula submandibularis der narkotisierten Katze. Von oben nach unten: Abgabe von Vasoaktivem Intestinalem Polypeptid (VIP) und Acetylcholin (ACh) ins venöse Blut der Drüse; Speichelsekretion; Durchblutung der Drüse. Die Chorda tympani wurde zweimal mit einer Frequenz von 10 Hz elektrisch gereizt. Dabei wurde Physostigmin infundiert, so daß das freigesetzte Acetylcholin nicht abgebaut wurde, sondern im venösen Blut erschien. **Ergebnis:** Die erste Reizung setzte VIP (1) und Acetylcholin (2) frei, löste Speichelsekretion (3) aus und erhöhte die Durchblutung (4). Der Muscarinrezeptor-Antagonist Atropin stoppte die Sekretion (3) und verminderte die Durchblutung zum Ausgangswert (4). Die zweite Reizung, nach Atropin, setzte mehr VIP (5) und Acetylcholin (6) frei als die erste. Es wurde kein Speichel sezerniert (7). Trotz Atropinisierung kam es aber zu starker Vasodilatation (8). **Erste Folgerung:** Acetylcholin allein ist der salivatorische Transmitter, dagegen sind Acetylcholin und VIP vasodilatatorische Cotransmitter. **Zweite Folgerung:** Die Freisetzung unterliegt einer präsynaptischen, Muscarinrezeptor-vermittelten Autoinhibition, deren Unterbrechung durch Atropin die Freisetzung steigert. (Modifiziert nach Lundberg, J. M., et al., Acta physiol. scand. **115**, 525–528, 1982.)

kusreizung bei, deutlich dagegen zur Vasodilatation. Man kann daher die Speichelsekretion durch Atropin aufheben, die Vasodilatation nicht (Abb. 2.7). Vielfalt der chemischen Codierung: VIP begleitet das Acetylcholin auch in einigen Interneuronen der Großhirnrinde, nicht aber in den cholinergen Zellen des Nucleus basalis Meynert, die zur Großhirnrinde projizieren. Die letzteren enthalten dafür ein anderes Neuropeptid, das 29-Aminosäuren-Peptid Galanin. Im Darm gibt es Neurone, die kein Acetylcholin, dafür aber VIP neben Galanin und dem Opioidpeptid Dynorphin speichern („DYN/GAL/VIP-Neurone"; s. Abb. 2.23).

Das Beispiel der Abb. 2.7 zeigt, daß man heute nicht mehr ohne weiteres „postganglionär-parasympathisch" mit „cholinerg" gleichsetzen kann (wobei hier nicht an die lange bekannten postganglionär-sympathischen cholinergen Fasern zu den Schweißdrüsen gedacht ist). Auch die Gleichsetzung von „postganglionär-sympathisch" mit „noradrenerg" ist eine Vereinfachung: Viele postganglionär-sympathische Neurone benutzen ATP oder das 36-Aminosäuren-Peptid „Neuropeptid Y" als Cotransmitter.

2.2.6 Plastizität von Rezeptoren

Synaptische Übertragung kann stärker und schwächer werden. Eine Ursache dieser Plastizität, dieser lebenslangen Wandelbarkeit der synaptischen Übertragung ist die Plastizität der Neurotransmitter-Rezeptoren. Drei Formen seien erwähnt.

Erstens können die Rezeptoren an der Zelloberfläche empfindlicher oder unempfindlicher werden, **ohne daß**

sich ihre Zahl ändert. Benzodiazepin-Agonisten machen den $GABA_A$-Rezeptor empfindlicher für GABA. Erst leichte Vordepolarisation macht den N-Methyl-D-Aspartat-Rezeptor (NMDA-Rezeptor) reaktionsfähig für seinen Transmitter Glutamat (s. S. 134). Oft werden Rezeptoren nach längerer Aktivierung innerhalb einiger Sekunden bis Minuten desensibilisiert. Ein Mechanismus ist die Phosphorylierung von Serin-, Threonin- oder Tyrosin-OH-Gruppen des Rezeptors durch Proteinkinasen. Die Phosphorylierung des Nicotinrezeptors ist in Abb. 2.4 angedeutet. Serin für die Phosphorylierung des β_1-Adrenozeptors ist in Abb. 2.5 markiert. Phosphorylierung heptahelikaler Rezeptoren behindert ihre Interaktion mit dem zugehörigen G-Protein auf mehrfache Weise (s. S. 24).

Zweitens kann sich die Zahl der **Rezeptoren an der Zelloberfläche bei gleichbleibender Gesamtzahl pro Zelle ändern**: Die Rezeptoren werden ins Zellinnere aufgenommen, sequestriert und damit für den Transmitter unerreichbar, oder im Gegenteil aus dem Zellinneren wieder in die Membran überführt. Auch dies ist eine Sache von Minuten (s. S. 25).

Drittens kann die **Gesamtzahl der Rezeptoren pro Zelle steigen oder fallen;** man spricht von Up-Regulation und Down-Regulation. Das dauert länger, eher Stunden als Minuten. Eine Möglichkeit ist beschleunigter oder verlangsamter Rezeptorabbau, eine andere Möglichkeit gesteigerte oder verminderte Rezeptorsynthese. Häufiger Rezeptoraktivierung folgt meist Down-Regulation, längerer Nicht-Aktivierung Up-Regulation. Nach längerer Behandlung mit β-Adrenozeptor-Agonisten sinkt z.B. die Zahl der β-Adrenozeptoren, nach längerer Behandlung mit β-Adrenozeptor-Antagonisten steigt sie (s. S. 210). Die Zahl der Dopamin-D_2-Rezeptoren im Gehirn steigt nach längerer Gabe von D_2-blockierenden Neuroleptika (s. S. 344).

2.3 Zwölf wichtige Transmitter

Die in Abschnitt 2.2 beschriebenen Prinzipien verwirklichen die einzelnen Neurone auf jeweils transmitterspezifische Weise. Das wird nun für zwölf Transmitter oder Transmittergruppen dargestellt. Abb. 2.8 zeigt die Nicht-Peptide darunter. Transmitterübergreifende Prinzipien werden nicht wiederholt. Wenn Neurone nach einem Transmitter klassifiziert werden, z.B. als cholinerg, dann mit dem Vorbehalt, daß diese Klassifizierung bei Cotransmission den chemischen Code nur unvollständig erfaßt (s. S. 120).

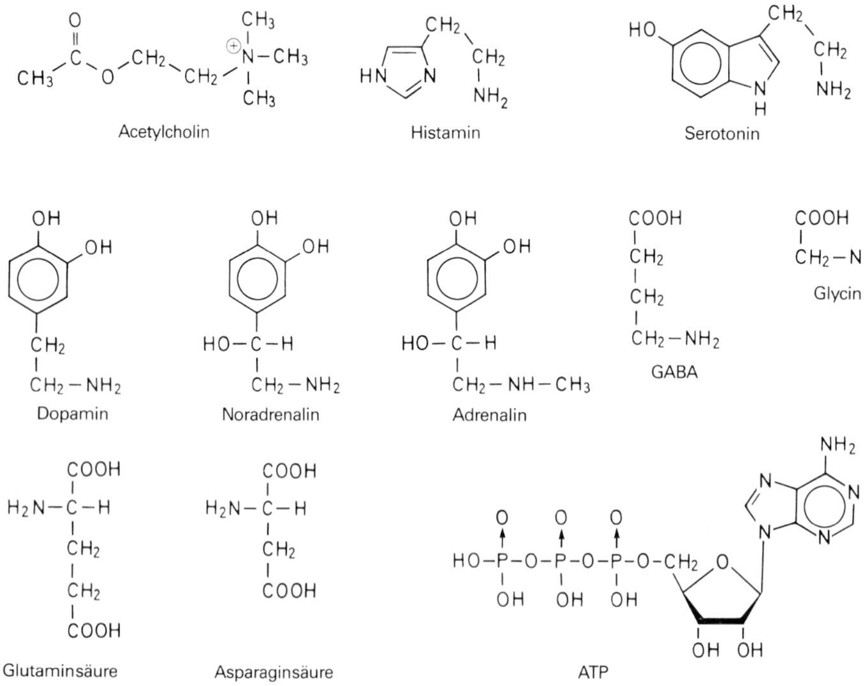

Acetylcholin

Histamin

Serotonin

Dopamin

Noradrenalin

Adrenalin

GABA

Glycin

Glutaminsäure

Asparaginsäure

ATP

Abb. 2.8 Einige Neurotransmitter.

2.3.1 Amine: Acetylcholin

Cholinerg sind die postganglionär-parasympathischen Neurone, zahlreiche Neurone des Darmnervensystems sowie die postganglionär-sympathischen Neurone zu den Schweißdrüsen. Die cholinergen Neurone mancher exokriner Drüsen enthalten VIP als Cotransmitter (Abb. 2.7). Cholinerg sind ferner alle präganglionären autonomen Neurone und die Motoneurone zur quergestreiften Muskulatur; deren Zellkörper liegen bereits im Zentralnervensystem. Zwei weitere zentrale cholinerge Systeme seien genannt. Das Corpus striatum enthält cholinerge Interneurone; sie werden normalerweise durch die nigro-striatalen Dopamin-Neurone gehemmt und sind bei der Parkinson-Krankheit, also bei Degeneration der Dopamin-Neurone, enthemmt. Cholinerge Fasersysteme mit Galanin als Cotransmitter ziehen vom Nucleus basalis Meynert zur Großhirnrinde sowie von der Formatio septalis medialis zum Hippocampus; sie sind beteiligt an Lernen und Gedächtnis und degenerieren bei der Alzheimerschen Krankheit.

Abb. 2.9 zeigt cholinerge synaptische Übertragung im Überblick.

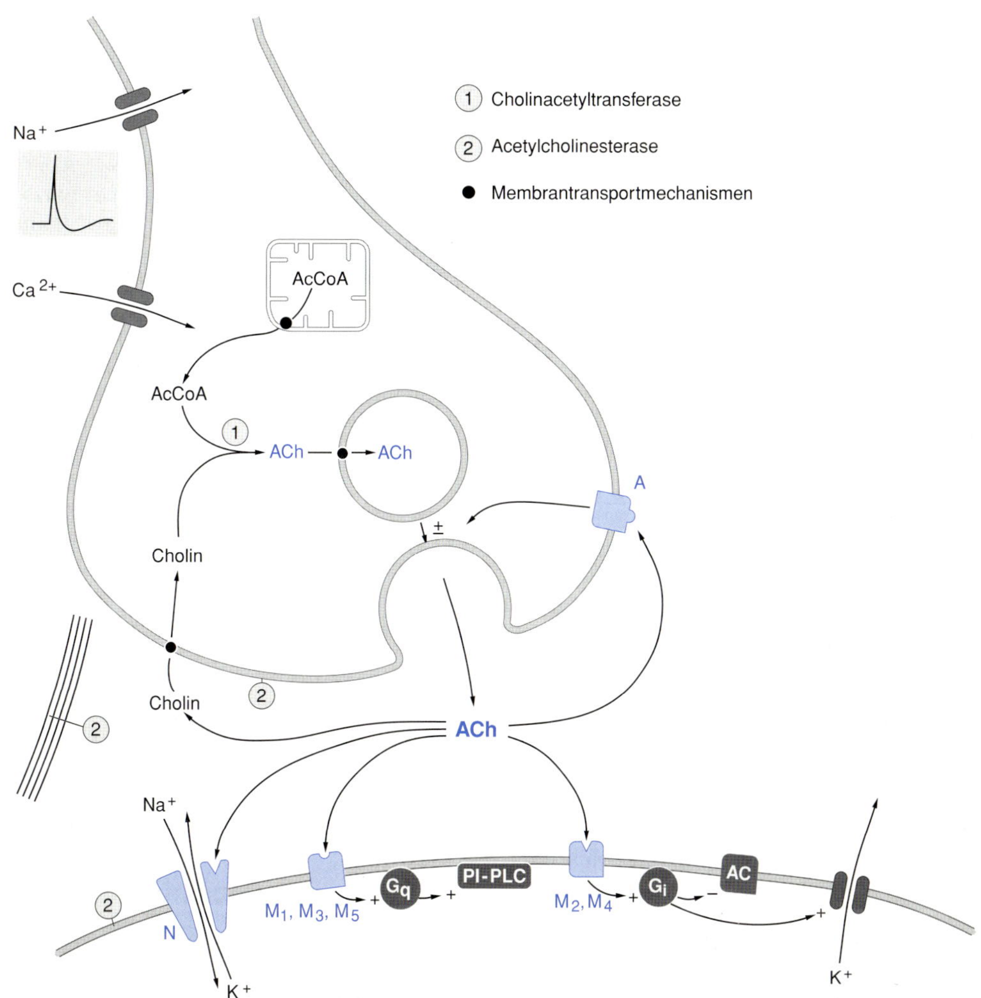

Abb. 2.9 Synaptische Übertragung durch Acetylcholin.
Pfeile bedeuten Stoffbewegungen, Stoffumwandlungen oder Beeinflussungen, + Aktivierung, – Hemmung. Acetylcholin (ACh) wird aus Cholin und Acetyl-Coenzym A (AcCoA) synthetisiert. Im Bild besitzt die postsynaptische Zelle Nicotinrezeptoren (N) sowie Muscarinrezeptoren vom Typ M_1, M_2, M_3, M_4 und M_5. Die M_1-, M_3- und M_5-Rezeptoren stimulieren über ein G-Protein der G_q-Familie die phosphatidylinositspezifische Phospholipase C (PI-PLC). M_2- und M_4-Rezeptoren hemmen über G-Proteine der G_i-Familie die Adenylylcyclase (AC) oder öffnen K^+-Kanäle. Acetylcholin kann seine eigene Freisetzung über präsynaptische Autorezeptoren (A) hemmen oder steigern. Weitere Besprechung im Text.

Bereitstellung

Der Transmitter wird im Cytoplasma der Nervenendigungen unter Katalyse der Cholinacetyltransferase (1 in Abb. 2.9) aus Cholin und Acetyl-Coenzym A synthetisiert. Cholinacetyltransferase wird innerhalb des Nervensystems nur in cholinergen Neuronen exprimiert und kann zu deren histochemischer Darstellung dienen. Die Geschwindigkeit der Synthese wird durch die Verfügbarkeit des Cholins bestimmt. Nervenzellen können Cholin nicht oder kaum selbst bilden. Sie müssen es aus dem Extrazellulärraum importieren; ein Carrier transportiert Cholin mit hoher Affinität ins Axoninnere. Ein pharmakologisches Experiment zeigt die Bedeutung des Carriers: Blockiert man ihn durch die cholinähnliche Verbindung **Hemicholinium-3,** so sinkt die Synthese von Acetylcholin, die Speicher entleeren sich allmählich, und schließlich wird die neuromuskuläre Übertragung gelähmt. Hemicholinium-3 wurde ursprünglich als atemlähmendes Gift beschrieben.

Im Cytoplasma gebildet, wird Acetylcholin in Speichervesikel aufgenommen. Dazu dient ein weiterer spezifischer Carrier. Die exocytotische Freisetzung wird durch **Botulinus-Neurotoxin** gehemmt (Abb. 2.3, S. 115).

Rezeptoren

Bis 1914 zurück reicht die Erkenntnis, daß es zwei Gruppen von Cholinozeptoren, also Rezeptoren für Acetylcholin, gibt, benannt nach zwei selektiven Agonisten: **Nicotinrezeptoren** (nach dem Alkaloid der Tabakpflanze) und **Muscarinrezeptoren** (nach einem Alkaloid des Fliegenpilzes).

Nicotinrezeptoren sind ligandengesteuerte Ionenkanäle. Sie sind Pentamere. Bei Wirbeltieren kennt man heute 16 Untereinheiten, α1–9, β1–4, γ, δ und ε. Nach Aktivierung öffnen sie sich für Na^+- und K^+-Ionen, und die Membran wird depolarisiert. Sie kommen in der Zellmembran von Skelettmuskel- und Nervenzellen vor, mit je verschiedenen Eigenschaften: Muskeltyp und Neuronentyp. Der Muskeltyp des Nicotinrezeptors wurde als Prototyp der ionotropen Rezeptoren oben beschrieben (Abb. 2.4): ein Pentamer, bestehend aus zwei identischen α1-Untereinheiten, einer β1, einer δ- und einer ε-Untereinheit: $(\alpha 1)_2\beta 1\delta\varepsilon$. Fetale muskuläre Nicotinrezeptoren enthalten statt der ε- die γ-Untereinheit: $(\alpha 1)_2\beta 1\delta\gamma$. Während es nur diese zwei Muskeltypen des Nicotinrezeptors gibt, existieren zahlreiche Isoformen neuronaler Nicotinrezeptoren. Im Gehirn sind z.B. Pentamere aus zwei α4- und drei β2- Untereinheiten häufig: $(\alpha 4)_2(\beta 2)_3$. Die muskulären Nicotinrezeptoren werden durch das Muskelrelaxans **Atracurium** (Abb. 3.6, S. 157) und das Bungarschlangengift **α-Bungarotoxin** (s. S. 1111) sowie durch analoge α-Neurotoxine der Kobras und Mambas in niedrigen Konzentrationen blockiert, sind dagegen wenig empfindlich gegenüber dem Ganglienblocker **Hexamethonium**; für neuronale Nicotinrezeptoren gilt meist das Umgekehrte.

Muscarinrezeptoren kommen in den Plasmamembranen von Neuronen vor und in allen Zellen, die parasympathisch oder durch das Darmnervensystem innerviert werden, wie Drüsen-, glatte Muskel- und Herzmuskelzellen. Sie sind G-Protein-gekoppelte Rezeptoren. Man unterscheidet zur Zeit fünf Untertypen, M_1 bis M_5. Der klassische Antagonist **Atropin** (s. S. 151) blockiert alle gleich stark. Unterschieden werden sie z.B. durch den Antagonisten **Pirenzepin** (s. S. 153), der zu M_1-Rezeptoren höhere Affinität besitzt als zu den vier anderen Untertypen. In ihrer Gewebeverteilung und ihren Transduktionsmechanismen (in Abb. 2.9 dargestellt) überlappen sich die Untertypen. M_1-Rezeptoren sind besonders auf Nervenzellen lokalisiert und fördern deren Erregung. M_2-Rezeptoren findet man besonders auf Herzmuskelzellen; aktiviert, senken sie Sinusknotenfrequenz und Kontraktilität. M_3-Rezeptoren kommen besonders auf Drüsen- und glatten Muskelzellen vor; sie bewirken Sekretion und Kontraktion.

Inaktivierung

Freigesetztes Acetylcholin muß, vor allem bei Synapsen mit „schnellen" Nicotinrezeptoren, blitzschnell inaktiviert werden. Das leistet die Acetylcholinesterase (2 in Abb. 2.9), eines der „schnellsten" Enzyme, fähig, jede Sekunde pro Molekül rund 10 000 Moleküle Acetylcholin zu spalten. Ihre Tätigkeit spielt sich im Extrazellulärraum ab. Teils ist das Enzym in der Zellmembran verankert, teils mit einem kollagenartigen Schwanz in der Basalmembran; die Lokalisationen sind in Abb. 2.9 angedeutet. Das bei der Spaltung entstehende Cholin kann wieder in die Nervenendigung aufgenommen werden (Abb. 2.9). Acetylcholinesterase kommt außerhalb cholinerger Neuronensysteme z.B. in Erythrocyten vor. Inner- und außerhalb cholinerger Neuronensysteme ist auch eine zweite Cholinesterase verbreitet, die bevorzugt den Buttersäureester des Cholins spaltet und deshalb Butyrylcholinesterase (auch Pseudocholinesterase) genannt wird. Acetylcholinesterase und Butyrylcholinesterase sind zu etwa 53% homolog in ihrer Aminosäuresequenz. Besonders die Leber und, aus der Leber stammend, das Blutplasma enthalten Butyrylcholinesterase. Sie trägt kaum zur Inaktivierung von Acetylcholin bei, ist aber praktisch bedeutsam, weil sie das Muskelrelaxans **Suxamethonium** spaltet (s. S. 163).

2.3.2 Amine: Dopamin

Dopamin ist nicht nur Vorstufe zum Noradrenalin. Seit es 1957 in charakteristischer Verteilung im Gehirn nachgewiesen wurde, weiß man, daß es selbst ein Transmitter ist. Die dopaminergen Nervenzellkörper liegen vor allem im Mittel- und Zwischenhirn. Drei wichtige Systeme sind die folgenden (s. S. 176): Das **nigro-striatale** Dopaminsystem entspringt vornehmlich in der Pars compacta der Substantia nigra und hemmt im Corpus striatum, wie oben erwähnt, cholinerge

Interneurone. Degeneration führt zur Parkinson-Krankheit. Die Zellkörper des **mesolimbischen** Dopaminsystems liegen im Mittelhirn nah bei der Substantia nigra und projizieren zu Strukturen des limbischen Systems, z. B. zum Nucleus accumbens, zum Tuberculum olfactorium, zum Corpus amygdaloideum und zur frontalen, zingulären und entorhinalen Hirnrinde. Diese Neurone sind bei der Empfindung von Lust oder Freude, beim Essen oder Trinken etwa, vermehrt aktiv. Man spricht von der mesolimbischen dopaminergen „Belohnungsbahn". Auch viele abhängigkeitserzeugende Stoffe wie Ethanol, Nicotin, Amphetamin und Morphin steigern die Freisetzung von Dopamin in den limbischen Innervationsgebieten; umgekehrt ist beim Opiatentzug die Freisetzung von Dopamin hier vermindert. Schließlich hat man die antipsychotische Wirkung von Dopaminrezeptor-Antagonisten der Blockade von Rezeptoren in diesen Arealen zugeschrieben (s. u. und S. 340). Die Zellkörper des **tubero-infundibulären** Systems liegen im Nucleus infundibularis. Die Axone ziehen zur Eminentia mediana. Freigesetztes Dopamin gelangt über die Portalgefäße in die Adenohypophyse und hemmt dort die Sekretion von Prolactin. Auch in einigen **peripheren postganglionär-sympathischen** Neuronen, so in der Niere, könnte Dopamin Transmitter sui generis sein.

Abb. 2.10 zeigt dopaminerge Informationsübertragung im Überblick.

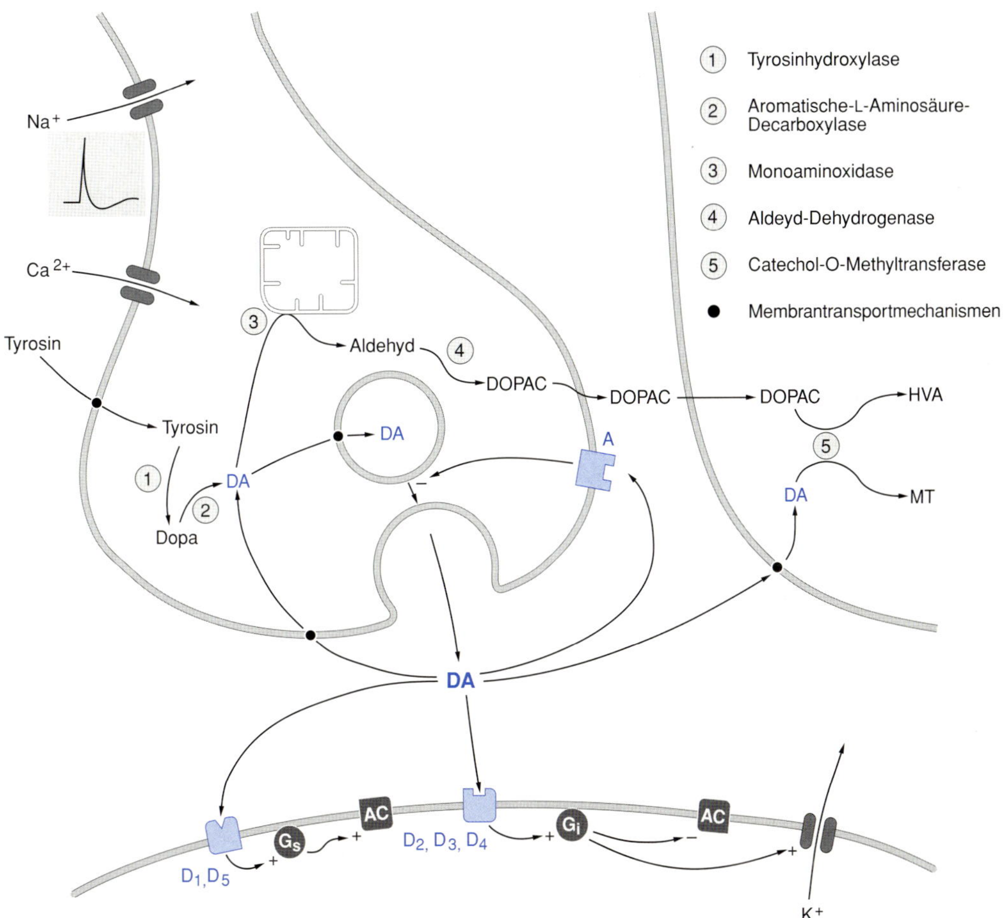

Abb. 2.10 Synaptische Übertragung durch Dopamin.
Pfeile bedeuten Stoffbewegungen, Stoffumwandlungen oder Beeinflussungen, + Aktivierung, – Hemmung. Aus Tyrosin entsteht zunächst Dihydroxyphenylalanin (Dopa) und dann Dopamin (DA). Im Bild besitzt die postsynaptische Zelle D_1-, D_2-, D_3-, D_4- und D_5-Rezeptoren. D_1- und D_5-Rezeptoren stimulieren über G_s die Adenylylcyclase (AC). D_2-, D_3- und D_4-Rezeptoren hemmen über G-Proteine der G_i-Familie die Adenylylcyclase oder öffnen K^+-Kanäle. Dopamin kann seine eigene Freisetzung über präsynaptische D_2-Autorezeptoren hemmen (A). Dopamin wird zu Dihydroxyphenylessigsäure (DOPAC), Methoxytyramin (MT) und Homovanillinsäure (HVA) metabolisiert. Weitere Besprechung im Text.

Bereitstellung

Bis zum Dopamin ist die Synthese der drei körpereigenen Catecholamine Dopamin, Noradrenalin und Adrenalin identisch (s. auch Abb. 2.11). Ausgangsstoff ist Tyrosin. Die Nervenzellen nehmen es aus dem Extrazellulärraum auf, können es aber auch aus Phenylalanin bilden. Die erste Reaktion, die Hydroxylierung zu 3,4-Dihydroxyphenylalanin (Dopa), ist aus zwei Gründen besonders wichtig. Einmal kommt das Enzym, die Tyrosinhydroxylase (1 in Abb. 2.10), außer im Nebennierenmark nur in Catecholamin-Neuronen vor. Zum anderen bestimmt es die Geschwindigkeit der Synthese. Tyrosinhydroxylase ist vorwiegend im Axoplasma gelöst. Anders als sie ist das zweite Enzym, die Aromatische-L-Aminosäure-Decarboxylase (Dopadecarboxylase; 2 in Abb. 2.10), weit im Körper verbreitet. Man findet es in Serotonin-Neuronen (s. S. 132), in Leber und Niere. Auch Dopadecarboxylase ist im Axoplasma gelöst. Mit der Decarboxylierung von Dopa ist Dopamin fertig. Es wird aus dem Axoplasma in Vesikel aufgenommen. Der vesikuläre Dopamin-Carrier, der das Dopamin im Austausch gegen Protonen hineintransportiert, ist mit den vesikulären Transmitter-Carriern der Noradrenalin-, Adrenalin- und Serotonin-Neurone identisch; alle diese Carrier werden durch **Reserpin** blockiert.

Rezeptoren

Es gibt fünf Dopaminrezeptoren, D_1 bis D_5. Die zuerst gefundenen D_1- und D_2-Rezeptoren übertreffen zahlenmäßig weit die später gefundenen D_3- bis D_5-Rezeptoren. Man kann die fünf Typen in zwei Gruppen gliedern, $D_{1/5}$ und $D_{2/3/4}$. Die Gliederung gilt für die Transduktionsmechanismen, wie Abb. 2.10 zeigt. Sie gilt auch für die pharmakologischen Eigenschaften. **Dopamin** selbst und die Agonisten **Apomorphin** und **Bromocriptin** besitzen höhere Affinität zur $D_{2/3/4}$-Gruppe als zur $D_{1/5}$-Gruppe. Dasselbe gilt für die Dopaminrezeptor-blockierenden Neuroleptika wie das **Haloperidol**. Eine Besonderheit ist das Neuroleptikum **Clozapin**, das selektiv D_4-Rezeptoren blockiert. D_1-Rezeptoren auf den glatten Muskelzellen von Nieren-Blutgefäßen vermitteln, wenn

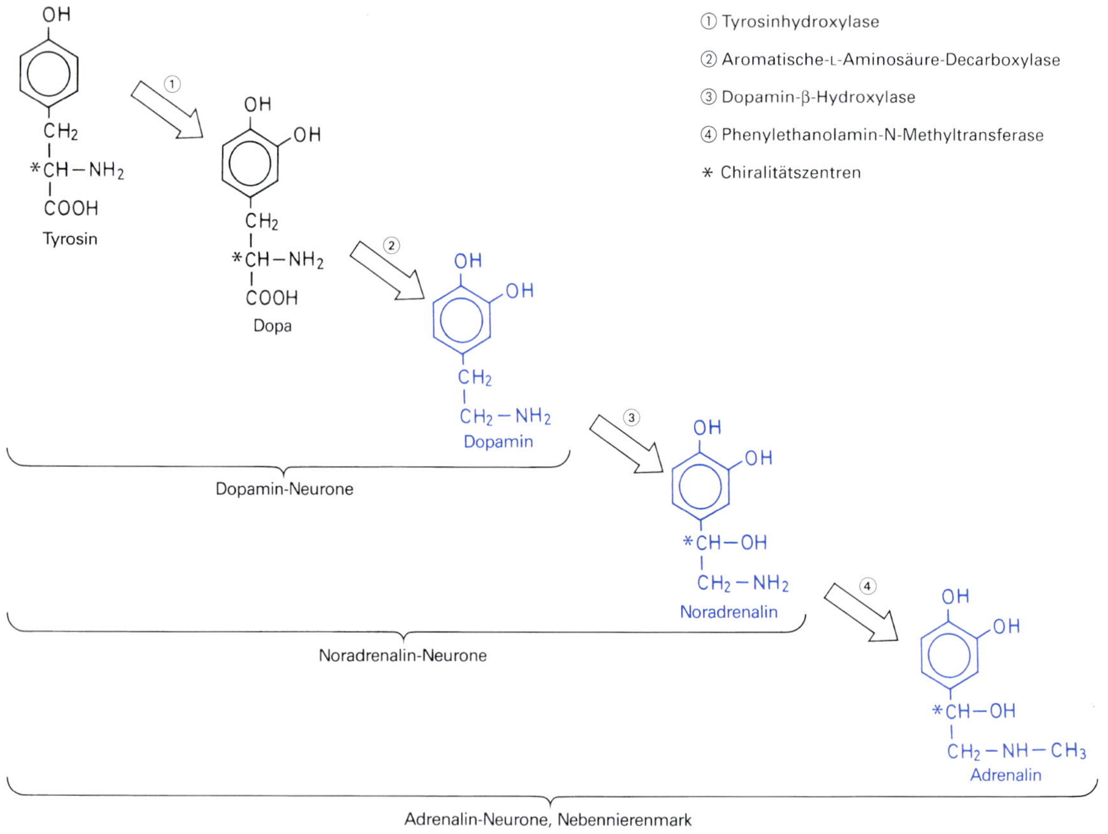

Tyrosin → ① → Dopa → ② → Dopamin → ③ → Noradrenalin → ④ → Adrenalin

Tyrosin: CH_2–*CH–NH_2, COOH

Dopa: CH_2–*CH–NH_2, COOH

Dopamin: CH_2–CH_2–NH_2

Noradrenalin: *CH–OH, CH_2–NH_2

Adrenalin: *CH–OH, CH_2–NH–CH_3

Dopamin-Neurone

Noradrenalin-Neurone

Adrenalin-Neurone, Nebennierenmark

① Tyrosinhydroxylase

② Aromatische-L-Aminosäure-Decarboxylase

③ Dopamin-β-Hydroxylase

④ Phenylethanolamin-N-Methyltransferase

* Chiralitätszentren

Abb. 2.11 Synthese der Catecholamine. Je nach der Ausstattung der Zellen mit Enzymen bricht die Synthese beim Dopamin ab (Dopamin-Neurone) oder geht zum Noradrenalin (Noradrenalin-Neurone) oder Adrenalin (Adrenalin-Neurone, Nebennierenmark) weiter. Dopamin-β-Hydroxylase fügt die Hydroxylgruppe stereospezifisch (*) so in die Seitenkette ein, daß die linksdrehenden R-Enantiomere von Noradrenalin und Adrenalin entstehen. Die Methylgruppe für das Adrenalin stammt von S-Adenosylmethionin. Das Wort „Catecholamine" enthält den englischen Namen „catechol" für Brenzcatechin = ortho-Dihydroxybenzol, den aromatischen Bestandteil von Dopamin, Noradrenalin und Adrenalin.

sie aktiviert werden, eine Vasodilatation (Dopamin als renaler Vasodilatator; s. S. 188). D_2-Rezeptoren sind es, über die Dopamin im Corpus striatum die cholinergen Interneurone und im Hypophysenvorderlappen die Prolactinfreisetzung bremst. D_2-Rezeptoren in der Area postrema lösen, aktiviert, Erbrechen aus (Apomorphin als Emetikum; s. S. 611). Für die antipsychotische Wirkung der Neuroleptika ist die Blockade von D_2-, vielleicht aber auch D_4-Rezeptoren wichtig (s. S. 340).

Inaktivierung

Anders als Acetylcholin werden die drei Catecholamine primär durch Aufnahme in Zellen aus dem Extrazellulärraum beseitigt. Dabei herrscht die Rückaufnahme in die Axone mit Hilfe spezifischer, Na^+-cotransportierender Carrier vor. Wiederaufgenommenes Dopamin wird entweder in den Vesikeln gespeichert – „recycling" – oder metabolisiert. In andere Zellen, z.B. die Glia, aufgenommenes Dopamin wird ausschließlich metabolisiert. Metabolisierung ist also beim Dopamin (und einigen anderen Transmittern) stets ein sekundärer Inaktivierungsschritt, einem Aufnahmemechanismus nachgeschaltet; Aufnahmemechanismus und intrazelluläres Enzym bilden zusammen ein „metabolisierendes System".

Zwei Enzyme im wesentlichen bauen die drei Catecholamine ab, die Monoaminoxidase (MAO; 3 in Abb. 2.10) und die Catechol-O-Methyltransferase (COMT; 5 in Abb. 2.10). MAO kommt in den meisten Zellen vor, und zwar in der äußeren Membran der Mitochondrien. Von den zwei Formen, A und B, enthalten die catecholaminergen Axonendigungen nur MAO-A. Gliazellen enthalten beide Formen. COMT ist ebenfalls weit verbreitet, fehlt aber den Catecholamin-Neuronen. Sie ist großenteils im Cytoplasma gelöst. Aus diesen Lokalisationen ergeben sich die Wege des Dopaminabbaus, in Abb. 2.10 und 2.12 dargestellt. Die Hauptendprodukte sind 3,4-Dihydroxyphenylessigsäure (DOPAC) und Homovanillinsäure (HVA). Sie werden nebst ihren Schwefel- und Glucuronsäurekonjugaten im Harn ausgeschieden.

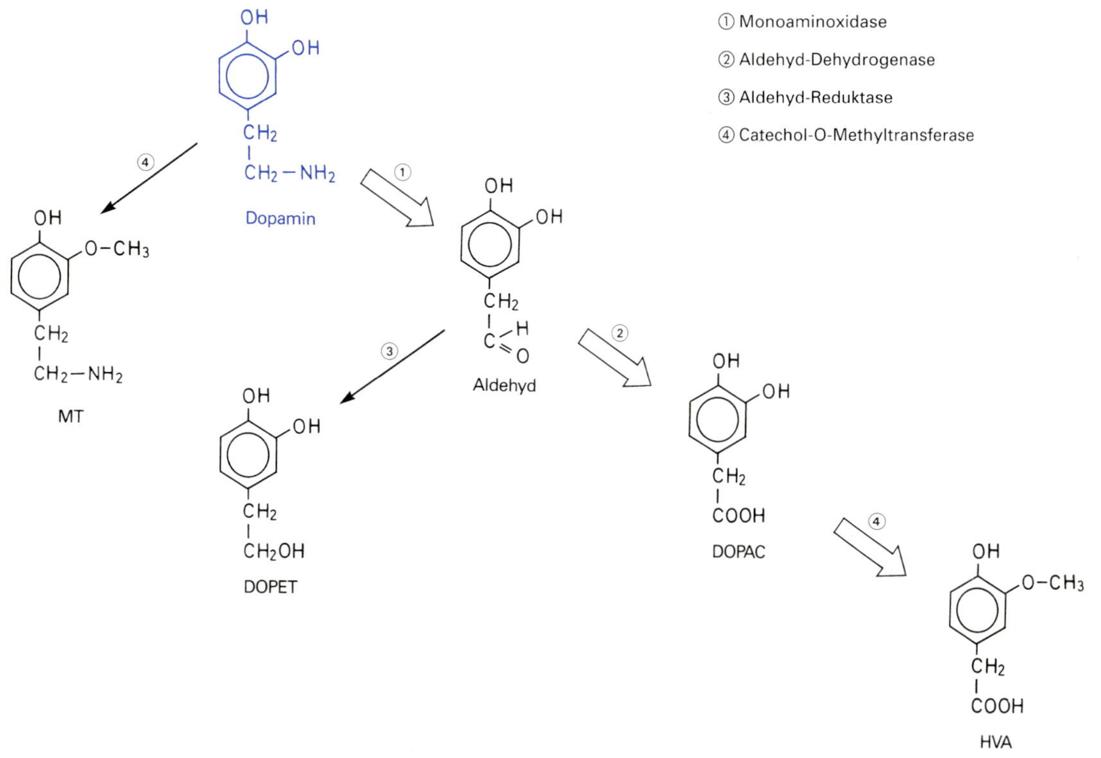

① Monoaminoxidase
② Aldehyd-Dehydrogenase
③ Aldehyd-Reduktase
④ Catechol-O-Methyltransferase

OH OH CH_2 CH_2-NH_2 Dopamin

OH O-CH_3 CH_2 CH_2-NH_2 MT

OH OH CH_2 C H O Aldehyd

OH OH CH_2 CH_2OH DOPET

OH OH CH_2 COOH DOPAC

OH O-CH_3 CH_2 COOH HVA

Abb. 2.12 Synaptischer Abbau von Dopamin. Der Hauptweg führt von links oben nach rechts unten. Er beginnt mit der oxidativen Desaminierung zum 3,4-Dihydroxyphenylacetaldehyd. Dank der Eigenschaften der aldehydoxidierenden und -reduzierenden Enzyme überwiegt im nächsten Schritt die Oxidation zu 3,4-Dihydroxyphenylessigsäure (DOPAC) weit die Reduktion zu 3,4-Dihydroxyphenylethanol (DOPET). Diese Reaktionen spielen sich vorwiegend in den dopaminergen Axonendigungen ab. In Nachbarzellen, besonders der Glia, kann Dopamin zu 3-Methoxytyramin (MT) und DOPAC zu Homovanillinsäure (HVA) methyliert werden. DOPAC und HVA sind die Hauptprodukte. Auch MT kann durch oxidative Desaminierung und Oxidation des Aldehyds zu HVA werden; doch ist das ein unbedeutender Nebenweg (nicht gezeigt). Dopamin und seine Metaboliten können auch mit Schwefelsäure und Glucuronsäure gekoppelt werden, zum Teil schon im Zentralnervensystem.

Addendum: Selektive Neurotoxizität: die MPTP-Geschichte

Spezifische Enzyme und Transporte, einerseits notwendig für die normale Tätigkeit von Nervenzellen, können andererseits zu Neurotoxizität und tragischem Schicksal Anlaß geben. Ein Beispiel aus jüngerer Zeit sind Vergiftungen mit 1-Methyl-4-phenyl-1,2,3,6-tetrahydropyridin (**MPTP**). Mehrere junge Menschen hatten sich in den USA 1976 MPTP enthaltendes „synthetisches Heroin" injiziert. Einige erkrankten an einem sich schnell verschlimmernden Parkinson-Syndrom, konnten sich kaum bewegen, kaum sprechen. Therapie mit Dopa half. Der erste Kranke starb später an einer Überdosis eines Suchtmittels. Die anderen bedürfen dauernder Pflege. Im Tierexperiment ließ sich das Vergiftungsbild reproduzieren. Man weiß heute, daß MPTP nicht der eigentliche Wirkstoff ist. Vielmehr wird es außerhalb der dopaminergen Neurone, vor allem in der Glia, durch MAO-B (und einen weiteren Schritt) in 1-Methyl-4-phenylpyridinium (MPP^+) überführt. MPP^+ wird dann durch den Dopamin-Carrier des Axolemms in den Dopamin-Neuronen angereichert und zerstört sie durch Blockade der mitochondrialen Atmungskette. Sowohl MAO-B-Inhibitoren als auch Hemmstoffe des Dopamin-Carriers verhindern die Wirkung von MPTP – spezifische Neurotoxizität durch spezifische Neurochemie.

2.3.3 Amine: Noradrenalin

Noradrenalin ist der oder besser **ein** Überträgerstoff der postganglionär-sympathischen Neurone bei Säugetieren, mit den beim Acetylcholin und Dopamin erwähnten Ausnahmen. Viele Sympathikusaxone benutzen ATP und Neuropeptid Y als Cotransmitter. Noradrenalin ist auch Transmitter im Zentralnervensystem. Die Noradrenalin-Zellkörper liegen weiter kaudal als die Dopamin-Zellkörper, nämlich in Brücke und Medulla oblongata (s. S. 176). Die größte Zellgruppe ist der **Locus coeruleus,** ein Kern am rostralen Ende des Bodens der Rautengrube. Die Axone erreichen ab- und aufsteigend weite Gebiete des Zentralnervensystems einschließlich Rückenmark, Kleinhirn- und Großhirnrinde. Die zentralen Noradrenalin-Neurone spielen bei der Regelung des Schlaf-Wach-Rhythmus, der Nahrungsaufnahme und des Kreislaufs eine Rolle.

Abb. 2.13 zeigt eine noradrenerge Synapse im Überblick.

Bereitstellung

Die Synthese schließt sich an die des Dopamins an (Abb. 2.11). Anders als die Vesikel der dopaminergen Nervenendigungen enthalten aber die noradrenergen (und adrenergen) Vesikel Dopamin-β-Hydroxylase (3 in Abb. 2.13), und nur in den letzteren wird Dopamin zu Noradrenalin hydroxyliert. Dopamin-β-Hydroxylase ist teils an die Membran der Vesikel gebunden, teils in ihrem Inneren gelöst. Wenn Aktionspotentiale Noradrenalin freisetzen, dann wird zugleich die gelöste Dopamin-β-Hydroxylase frei (und andere Vesikel-Inhaltsstoffe wie ATP und, falls vorhanden, Neuropeptid Y). Die Freisetzung von Dopamin-β-Hydroxylase ist ein wichtiger Beleg für den Exocytose-Mechanismus.

Rezeptoren

Alle Rezeptoren für Noradrenalin sind an G-Proteine gekoppelt. Man unterscheidet α_1-, α_2-, β_1- und β_2-Adrenozeptoren. Ihre Transduktionswege sind in Abb. 2.13 dargestellt. Noradrenalin wirkt stark auf alle, bis auf den β_2-Rezeptor. Mindestens ebenso wirksam, beim β_2-Rezeptor sogar wirksamer, ist Adrenalin. Pharmakologisch kennzeichnet die beiden α-Typen (gegenüber den β-Typen) z.B. ihre Blockierbarkeit durch **Phentolamin.** α_1-Adrenozeptoren kommen an vielen glatten Muskelzellen vor und vermitteln deren Kontraktion. Das Antihypertensivum **Prazosin** ist ein selektiver α_1-Antagonist (s. S. 195). α_2-Adrenozeptoren im Zentralnervensystem vermitteln eine Dämpfung des Sympathikustonus. Über sie senkt **Clonidin,** ein selektiver α_2-Agonist, den Blutdruck (s. S. 208). Auch die hemmenden Autorezeptoren auf noradrenergen Neuronen gehören zum α_2-Typ. Die beiden β-Typen kennzeichnet (gegenüber den α-Typen) ihre Aktivierbarkeit durch **Isoprenalin** und ihre Blockierbarkeit durch **Propranolol.** β-Adrenozeptoren kommen an vielen glatten Muskelzellen vor und vermitteln Relaxation – dank Stimulierung der Adenylylcyclase, also auf demselben Wege wie die Dopamin-D_1-Rezeptoren (vgl. Abb. 2.10 und 2.13).

Inaktivierung

Rückaufnahme mit Hilfe eines Na^+-cotransportierenden Carriers ist wie beim Dopamin der Hauptweg der Beseitigung aus dem Extrazellulärraum. An postganglionär-sympathischen Axonen wurde das Prinzip der Inaktivierung durch Wiederaufnahme 1960 entdeckt. Der Carrier in der Axoplasmamembran unterscheidet sich vom entsprechenden Carrier der Dopamin- und Serotonin-Axone. Manche tricyclische Antidepressiva wie **Desipramin** (s. S. 348) besitzen zum Noradrenalin-Carrier eine 100- bis 1000fach höhere Affinität als zum Dopamin- und Serotonin-Carrier. Auch **Cocain** hemmt die Aufnahme von Noradrenalin; es hemmt aber ähnlich stark auch die Aufnahme von Dopamin und Serotonin in ihre Axone. Der Wiederaufnahme ins Axoplasma folgt erneute vesikuläre Speicherung oder Abbau. Der Aufnahme in andere Zellen, glatte Muskulatur oder Glia etwa, folgt stets Abbau.

Aus Lokalisation und Kinetik der beteiligten Enzyme ergeben sich Ähnlichkeiten und Abweichungen im Abbau von Dopamin und Noradrenalin. Die synaptischen Abbauwege für Noradrenalin sind in Abb. 2.13 und 2.14 dargestellt. MAO (4 in Abb. 2.13) und COMT (6 in

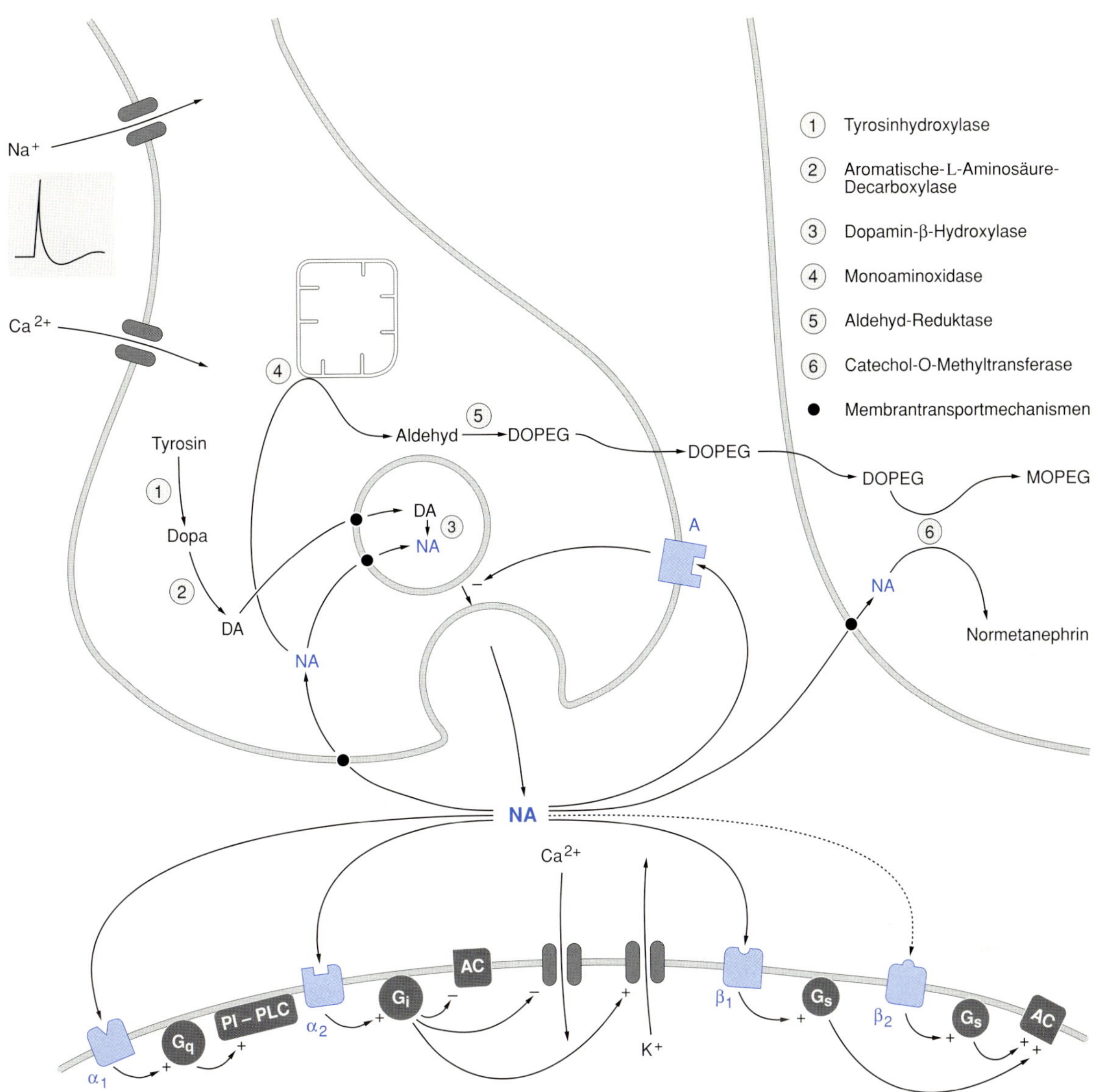

Abb. 2.13 Synaptische Übertragung durch Noradrenalin. **Pfeile** bedeuten Stoffbewegungen, Stoffumwandlungen oder Beeinflussungen, + Aktivierung, – Hemmung. Aus Tyrosin entsteht Dihydroxyphenylalanin (Dopa) und dann Dopamin (DA). Dopamin wird in die Vesikel aufgenommen und dort zu Noradrenalin (NA) hydroxyliert. Im Bild besitzt die postsynaptische Zelle α_1-, α_2-, β_1- und β_2-Adrenozeptoren. α_1-Adrenozeptoren stimulieren über ein G-Protein der G_q-Familie die phosphatidylinosit-spezifische Phospholipase C (PI-PLC). α_2-Adrenozeptoren hemmen über G-Proteine der G_i-Familie die Adenylylcyclase (AC), öffnen K^+-Kanäle oder schließen Ca^{2+}-Kanäle. β_1- und β_2-Adrenozeptoren stimulieren über G_s die Adenylylcyclase. Noradrenalin kann seine eigene Freisetzung über präsynaptische α_2-Autorezeptoren hemmen (A). Noradrenalin wird zu Dihydroxyphenylglycol (DOPEG), Normetanephrin und 3-Methoxy-4-hydroxyphenylglycol (MOPEG) metabolisiert. Weitere Besprechung im Text.

Abb. 2.13) sind wieder die charakteristischen Enzyme. Die Hauptprodukte sind 3,4-Dihydroxyphenylglycol (DOPEG) und 3-Methoxy-4-hydroxyphenylglycol (MOPEG), also Alkohole und nicht wie beim Dopamin Säuren. MOPEG ist (mit seinen Schwefel- und Glucuronsäurekonjugaten) auch ein Hauptendprodukt des Noradrenalinstoffwechsels im Harn. Das andere Hauptendprodukt im Harn, die Vanillinmandelsäure, entsteht aus zirkulierendem MOPEG, vermutlich in der Leber.

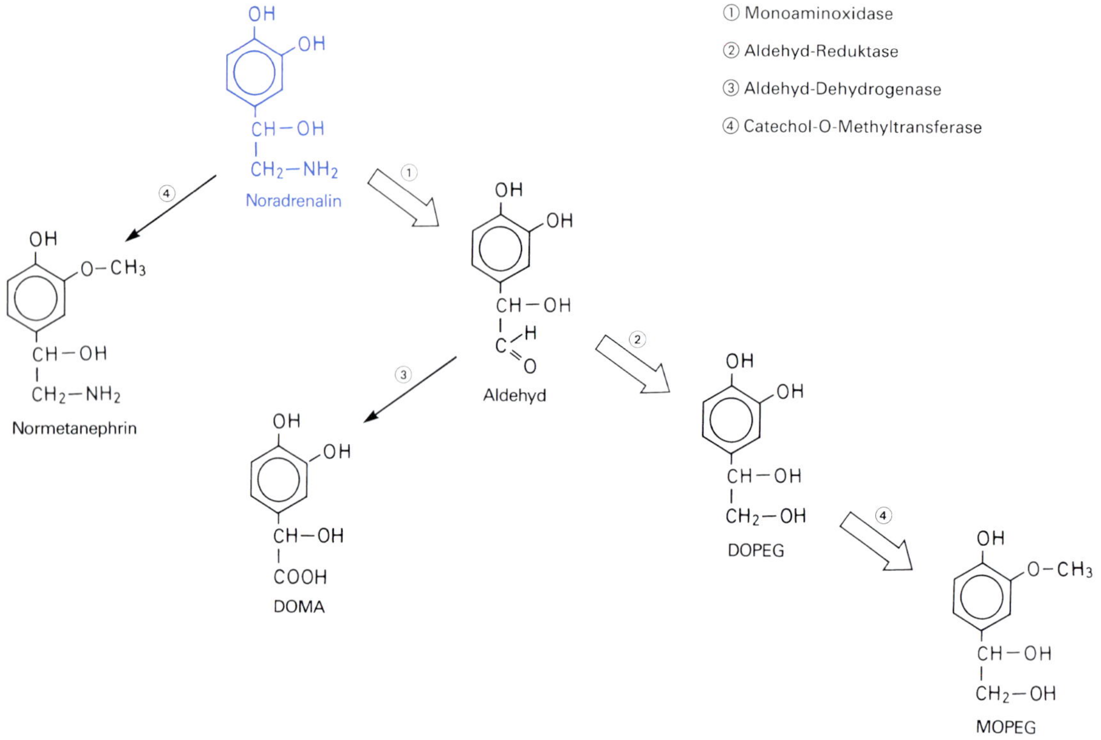

① Monoaminoxidase
② Aldehyd-Reduktase
③ Aldehyd-Dehydrogenase
④ Catechol-O-Methyltransferase

Noradrenalin — Normetanephrin — Aldehyd — DOMA — DOPEG — MOPEG

Abb. 2.14 Synaptischer Abbau von Noradrenalin. Der Hauptweg führt von links oben nach rechts unten. Er beginnt mit der oxidativen Desaminierung zum 3,4-Dihydroxyphenylglycolaldehyd. Dank der Eigenschaften der aldehydoxidierenden und -reduzierenden Enzyme überwiegt im nächsten Schritt die Reduktion zu 3,4-Dihydroxyphenylglycol (DOPEG) weit die Oxidation zu 3,4-Dihydroxymandelsäure (DOMA). Diese Reaktionen spielen sich vorwiegend in den noradrenergen Axonendigungen ab. In Nachbarzellen, z.B. glatter Muskulatur oder der Glia, kann Noradrenalin zu Normetanephrin und DOPEG zu 3-Methoxy-4-hydroxyphenylglycol (MOPEG) methyliert werden. DOPEG und MOPEG sind die Hauptprodukte des Noradrenalinabbaus in der Axonendigung und ihrer Nachbarschaft. Auch Normetanephrin kann durch oxidative Desaminierung und Reduktion des Aldehyds zu MOPEG werden; doch ist das ein unbedeutender Nebenweg (nicht gezeigt). Im Harn wird beim Verdacht auf ein Phäochromocytom oft 3-Methoxy-4-hydroxymandelsäure (Vanillinmandelsäure) bestimmt, die dem Alkohol MOPEG entsprechende Säure. Sie entsteht nicht im Bereich der Synapsen, sondern anderwärts im Körper, vermutlich in der Leber, und zwar aus MOPEG. Noradrenalin und seine Metaboliten können auch mit Schwefelsäure und Glucuronsäure gekoppelt werden, zum Teil schon im Zentralnervensystem.

2.3.4 Amine: Adrenalin

Adrenalin-Neurone kommen nur im Zentralnervensystem vor, viel geringer an Zahl als die Noradrenalin- und Dopamin-Neurone. Die Zellkörper liegen fast ausschließlich in der Medulla oblongata (s. S. 176). Die Hauptgruppe liegt in einem Gebiet, das als Area reticularis superficialis ventrolateralis oder RVLM (**r**ostrale **v**entro-**l**aterale **M**edulla oblongata) bezeichnet wird. Es ist in den Barorezeptor-Reflex eingeschaltet. Die Afferenzen von den Barorezeptoren enden im Nucleus tractus solitarii. Von dort führt die Bahn zur RVLM. Neurone der RVLM schließlich, adrenerge wie auch nicht-adrenerge, projizieren zur Sympathikus-Kernsäule im Rückenmark, dem Nucleus intermediolateralis (genauer in Abb. 4.16, S. 206). Die Rolle von Adrenalin im Barorezeptor-Reflex ist aber nicht genau bekannt. Viel mehr Adrenalin als das Zentralnervensystem enthält das Nebennierenmark.

Bereitstellung

Die Synthese setzt die des Noradrenalins fort: N-Methylierung durch die Phenylethanolamin-N-Methyltransferase (PNMT) macht aus Noradrenalin das sekundäre Amin (Abb. 2.11). PNMT ist im Cytoplasma gelöst, und darum muß umständlicherweise vesikulär gespeichertes Noradrenalin erst ins Axoplasma diffundieren, um dort N-methyliert zu werden, und das entstandene Adrenalin muß dann in die Vesikel transportiert werden.

Rezeptoren, Inaktivierung

Adrenalin wirkt auf die gleichen Rezeptoren wie Noradrenalin, mindestens ebenso stark wie letzteres, bei den β_2-Adrenozeptoren sogar viel stärker.

Der wichtigste Inaktivierungsweg nach Freisetzung ist Rückaufnahme; der Carrier ist noch nicht bekannt, aber vermutlich von dem Carrier der noradrenergen

Axonendigungen verschieden. Auch die Abbauenzyme sind die gleichen, MAO und COMT. O-Methylierung führt zu einem spezifischen Produkt, dem Metanephrin. Durch oxidative Desaminierung aber entsteht, weil mit dem Stickstoff auch dessen Methylgruppe verlorengeht, derselbe Aldehyd wie beim Noradrenalin, und alle Folgemetaboliten sind ebenfalls identisch.

2.3.5 Amine: Serotonin

Der größte Teil des Serotonins (= 5-Hydroxytryptamin = 5-HT) im menschlichen Körper kommt in den enterochromaffinen Zellen und in den Blutplättchen vor. Das Serotonin der Blutplättchen stammt aus den enterochromaffinen Zellen: Die Plättchen nehmen es auf, wenn sie die intestinalen Blutgefäße passieren. Demgegenüber ist die Menge an neuronalem Serotonin gering. Einige Neurone des Darmnervensystems enthalten Serotonin. Im Zentralnervensystem liegen die weitaus meisten Serotonin-Zellkörper in den **Nuclei raphes**, also in der medianen und paramedianen Formatio reticularis des Mittelhirns, der Brücke und der Medulla oblongata (s. S. 176). Die kaudalen Gruppen projizieren vor allem ins Vorderhorn des Rückenmarks, wo sie Synapsen mit den Motoneuronen bilden, sowie in den Nucleus intermediolateralis und das Hinterhorn. Manche dieser Neurone enthalten Substanz P als Cotransmitter. Die Serotonin-Neurone der rostralen Raphe-Kerne projizieren ins Kleinhirn und ins gesamte Vorderhirn. Zentrale Serotonin-Neurone sollen zur Regelung von Stimmung, Schlaf-Wach-Rhythmus, Schmerzwahrnehmung, Nahrungsaufnahme und Körpertemperatur beitragen. Eine Fehlfunktion diskutiert man seit langem, neben einer Fehlfunktion zerebraler noradrenerger Neurone, bei der Depression (s. S. 348).

Abb. 2.15 zeigt serotoninerge synaptische Übertragung im Überblick.

Bereitstellung

Biosynthese und Abbau verlaufen ähnlich wie bei den Catecholaminen. Ausgangsstoff ist wieder eine Aminosäure, das **Tryptophan.** Es wird im ersten Schritt durch die cytoplasmatische Tryptophanhydroxylase (1 in Abb. 2.15) zu 5-Hydroxytryptophan hydroxyliert, so wie Tyrosin durch die Tyrosinhydroxylase zu Dopa. Die Verfügbarkeit von Tryptophan begrenzt die Geschwindigkeit der Synthese, und weil Tryptophan eine essentielle Aminosäure ist, steigt die Synthese, wenn die Nahrung mehr Tryptophan enthält. Man hat das bei der Therapie von Schlafstörungen und Depressionen mit Tryptophan auszunutzen versucht, mit zweifelhaftem Erfolg. Im zweiten Schritt wird 5-Hydroxytryptophan durch Aromatische-L-Aminosäure-Decarboxylase (Dopadecarboxylase; 2 in Abb. 2.15), das gleiche Enzym wie bei den Catecholaminen, zu Serotonin decarboxyliert. Das fertige Serotonin wird mittels des **reserpin**empfindlichen Carriers in die Speichervesikel aufgenommen.

Rezeptoren

Serotonin hat wie Acetylcholin und anders als Dopamin, Noradrenalin und Adrenalin die Wahl zwischen ionotropen und G-Protein-gekoppelten Rezeptoren (Abb. 2.15 und S. 220). Der ionotrope Rezeptor ist der 5-HT_3-Rezeptor. Bei Aktivierung öffnet er seinen Ionenkanal für Na^+ und K^+, und die Zellmembran wird depolarisiert. Aktivierung von 5-HT_3-Rezeptoren in der Area postrema und im Nucleus tractus solitarii führt zu Erbrechen. Das Antiemetikum **Ondansetron** ist ein selektiver 5-HT_3-Antagonist (s. S. 225, 613f.).

Dem einen ionotropen stehen zahlreiche G-Protein-gekoppelte Rezeptoren gegenüber. Nur die wichtigeren, 5-HT_1, 5-HT_2 und 5-HT_4, sind in Abb. 2.15 berücksichtigt. Von 5-HT_1- und 5-HT_2-Rezeptoren gibt es mehrere Subtypen. 5-HT_1-Rezeptoren hemmen, wenn sie aktiviert sind, die Adenylylcyclase. Durch Aktivierung von 5-HT_{1A}-Rezeptoren soll **Buspiron** Angst dämpfen (s. S. 222, 363). Durch Aktivierung von 5-HT_{1B}- und 5-HT_{1D}-Rezeptoren lindern **Sumatriptan** und andere Triptane den Migräneschmerz (s. S. 223). 5-HT_2-Rezeptoren stimulieren, wenn sie aktiviert sind, die phosphatidylinosit-spezifische Phospholipase C. 5-HT_{2A}-Rezeptoren bringen so z.B. glatte Muskeln von Blutgefäßen zur Kontraktion. 5-HT_{2A}-Rezeptoren im Gehirn sind es möglicherweise, durch deren Aktivierung **Lysergsäurediethylamid (LSD)** halluzinogen wirkt; 5-HT_{2A}-Rezeptoren wären dann *The Doors of Perception,* durch deren chemische Öffnung mit LSD die Hippies Transzendenz und Ekstase suchten (s. S. 223, 367). **Methysergid** beugt durch Blokkade von 5-HT_2-Rezeptoren Migräneanfällen vor (s. S. 225). 5-HT_4-Rezeptoren schließlich stimulieren, wenn sie aktiviert sind, die Adenylylcyclase (Abb. 2.15). Durch Aktivierung von 5-HT_4-Rezeptoren an cholinergen Neuronen des Darmnervensystems fördern einige Benzamide wie **Cisaprid** und **Metoclopramid** die Freisetzung von Acetylcholin und damit die Peristaltik („prokinetische" Substanzen; s. S. 224, 609).

Inaktivierung

Schon mehrfach wurde der Carrier erwähnt, der Serotonin in die serotoninerge Nervenendigung zurücktransportiert. Er unterscheidet sich von den analogen Carriern etwa der Catecholamin-Neurone; er wird z.B. durch Desipramin kaum blockiert; selektive Inhibitoren sind das tricyclische Antidepressivum **Clomipramin** und vor allem die **selektiven Serotoninrückaufnahme-Inhibitoren** (SSRI), die zum Serotonin-Carrier 100- bis 1000fach höhere Affinität besitzen als zum Dopamin- und Noradrenalin-Carrier (s. S. 348). Wie üblich folgt der Wiederaufnahme erneute vesikuläre Speicherung oder Abbau. Serotoninerge Neurone enthalten sowohl MAO-A als auch MAO-B, und damit beginnt der Abbau (3 in Abb. 2.15). Der resultierende Aldehyd, 5-Hydroxyindolacetaldehyd, wird sogleich weiter metabolisiert, entweder durch Reduktion zum

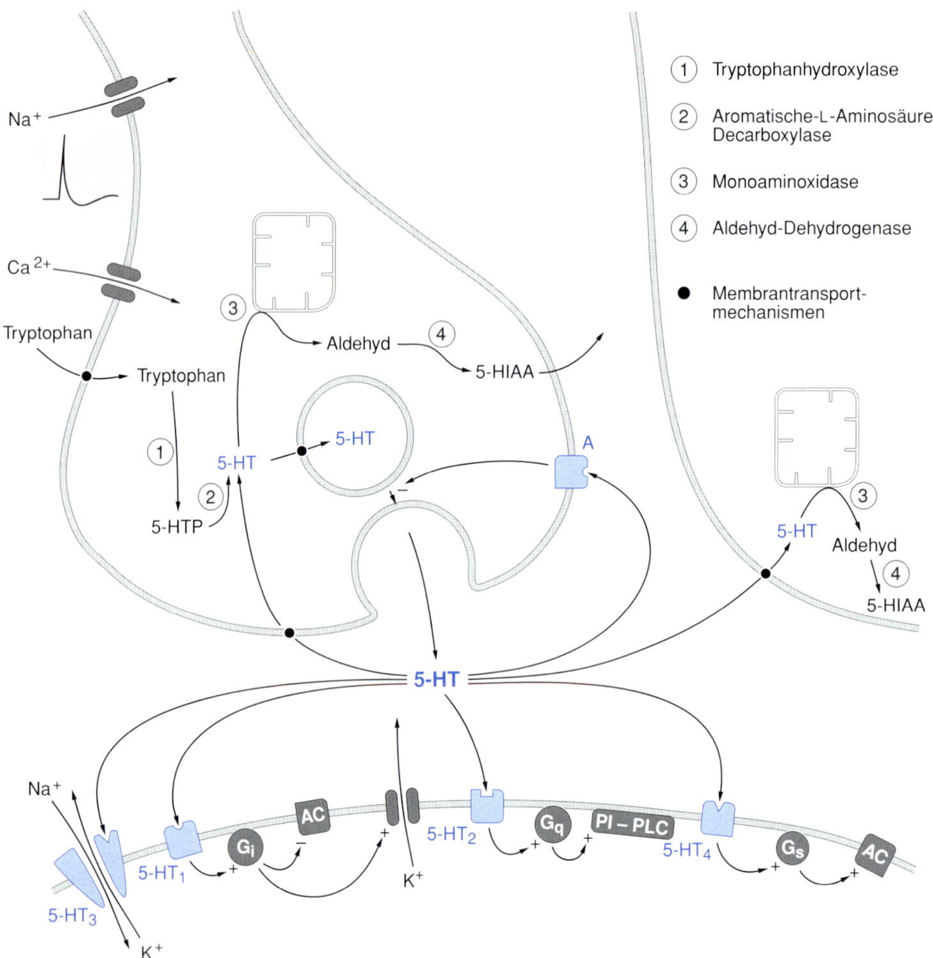

Abb. 2.15 Synaptische Übertragung durch Serotonin.
Pfeile bedeuten Stoffbewegungen, Stoffumwandlungen oder Beeinflussungen, + Aktivierung, – Hemmung. Aus Tryptophan entsteht 5-Hydroxytryptophan (5-HTP) und dann Serotonin (5-HT). Im Bild besitzt die postsynaptische Zelle 5-HT_1-, 5-HT_2-, 5-HT_3- und 5-HT_4-Rezeptoren. 5-HT_1-Rezeptoren hemmen über G-Proteine der G_i-Familie die Adenylylcyclase (AC) oder öffnen K^+-Kanäle. 5-HT_2-Rezeptoren stimulieren über ein G-Protein der G_q-Familie die phosphatidylinositspezifische Phospholipase C (PI-PLC). 5-HT_4-Rezeptoren stimulieren über G_s die Adenylylcyclase. Serotonin kann seine eigene Freisetzung über präsynaptische 5-HT_1-Autorezeptoren hemmen (A). Serotonin wird über den entsprechenden Aldehyd zu 5-Hydroxyindolessigsäure (5-HIAA) metabolisiert. Weitere Besprechung im Text.

Alkohol oder durch Oxidation zur Säure. Wie beim Dopamin und anders als beim Noradrenalin überwiegt die Oxidation (4 in Abb. 2.15). Die entstehende 5-Hydroxyindolessigsäure ist das Hauptendprodukt des Serotonin-Stoffwechsels im Harn. Serotonin und seine Metaboliten können auch mit Glucuron- und Schwefelsäure gekoppelt werden, zum Teil schon im Zentralnervensystem.

2.3.6 Amine: Histamin

Ähnlich wie beim Adrenalin und Serotonin übertrifft außerneuronales Histamin das neuronale Histamin an Menge. Besonders viel Histamin enthalten Mastzellen und basophile Granulocyten. Im Gehirn kommt ungefähr die Hälfte des Histamins in Mastzellen, die andere Hälfte in Neuronen vor. Die Zellkörper liegen im hinteren Hypothalamus; die Axone erreichen auf- und absteigend weite Gebiete des Zentralnervensystems. Sie sollen an der Regelung des Schlaf-Wach-Rhythmus und der Vasopressin-Sekretion teilnehmen.

Bereitstellung, Rezeptoren

Die Synthese ist simpel: Histamin wird in einer Einschritt-Reaktion unter Katalyse der cytoplasmatischen L-Histidin-Decarboxylase aus Histidin gebildet und vesikulär gespeichert.

Es gibt drei Gruppen von Histamin-Rezeptoren, H_1, H_2 und H_3. Sie sind an G-Proteine gekoppelt. Aktivierte H_1-Rezeptoren stimulieren die phosphatidylinosit-spezifische Phospholipase C. Über H_1-Rezeptoren erhöht Histamin z.B. die Gefäßpermeabilität und den Tonus der Bronchialmuskulatur. Vermutlich geht die sedierende und antiemetische Wirkung der H_1-Antihistaminika „der ersten Generation", wie des **Diphenhydramins**, auf Blockade cerebraler H_1-Rezeptoren zurück (s. S. 239). Aktivierte H_2-Rezeptoren stimulieren die Adenylylcyclase und steigern so z.B. die Herzfrequenz und die Magensäuresekretion. Ein selektiver H_2-Antagonist ist das **Cimetidin** (s. S. 597). Der Transduktionsmechanismus der H_3-Rezeptoren ist nicht bekannt. Über präsynaptische H_3-Autorezeptoren hemmt Histamin seine eigene Freisetzung.

Inaktivierung

Eine Wiederaufnahme mit hoher Affinität wie bei den Catecholaminen, beim Serotonin und den Aminosäuretransmittern gibt es beim Histamin nicht. Dennoch ist zelluläre Aufnahme der erste Schritt der Inaktivierung, denn die anschließende Metabolisierung geschieht intrazellulär. Der Hauptweg beim Menschen – und der einzige Weg im Gehirn – führt zunächst mittels Histamin-N-Methyltransferase zu N^{tele}-Methylhistamin (der der Seitenkette ferne Ring-Stickstoff wird methyliert – daher der Name). Das Methylderivat wird dann durch MAO-B und Aldehyd-Dehydrogenase in das Endprodukt N^{tele}-Methyl-imidazolylessigsäure umgewandelt (s. auch S. 232). Histamin selbst besitzt nur sehr geringe Affinität zur MAO-A und MAO-B, und die das Histamin direkt oxidativ desaminierende Diaminoxidase fehlt im Gehirn.

2.3.7 Aminosäuren: Glutamat

So wichtig die Amine für manche Funktionen des Zentralnervensystems sind, quantitativ weit übertroffen werden sie von den Aminosäuretransmittern, vor allem Glutamat, **dem** erregenden, und γ-Aminobuttersäure (GABA), **dem** hemmenden Transmitter. Die Konzentrationen von Glutamat und GABA im Gehirn liegen grob tausendfach höher als die von Noradrenalin und Dopamin. Neben Glutamat ist auch Aspartat ein erregender Transmitter (Abb. 2.8). Weil oft schwer zwischen den beiden zu unterscheiden ist und weil Glutamat überwiegt, steht es hier stellvertretend für die „erregenden Aminosäuretransmitter".

Einige Beispiele sollen zeigen, daß Glutamat zur Vermittlung von Sinneswahrnehmungen ebenso beiträgt wie zur Motorik und zu höheren Gehirnfunktionen wie Lernen und Gedächtnis, bei denen man dem Hippocampus eine besondere Bedeutung zuschreibt. Glutamat ist ein Überträgerstoff von primär-afferenten Neuronen; in einigen kommt es mit Neuropeptiden wie Substanz P gemeinsam vor. Glutamaterg ist die Bahn, die von der Großhirnrinde zum Corpus striatum zieht, als Teil der die Motorik modulierenden Schleife Hirnrinde – Stammganglien – ventrale Thalamuskerne – Großhirnrinde (s. Abb. 13.1, S. 329). Glutamaterg sind die kortikalen Projektionen zum Hippocampus (aus der Area entorhinalis) ebenso wie intrahippocampale Verbindungen und die den Hippocampus verlassenden Axone der Pyramidenzellen.

Abb. 2.16 zeigt glutamaterge synaptische Übertragung im Überblick.

Bereitstellung

Anders als die bisher besprochenen Stoffe ist Glutamat nicht nur chemisches Signal. Glutamin- und Asparaginsäure sind die Hauptbausteine der Gehirnproteine. Glutaminsäure ist Ausgangsstoff für andere Aminosäuren. Sie kann zu Glutamin amidiert werden (und dient so der Entfernung von Ammoniak aus dem Gehirn), andererseits wieder aus Glutamin entstehen. Über α-Ketoglutarsäure ist sie mit dem Citratcyclus verknüpft. Nicht zuletzt ist sie der biochemische Vorläufer von GABA. So kann **Transmitter**-Glutamat aus verschiedenen Quellen stammen. Ein interessanter Weg ist der **Glutamincyclus** (Abb. 2.16): Freigesetztes Glutamat wird zum Teil in Gliazellen transportiert, dort durch Glutamin-Synthetase (3 in Abb. 2.16) in Glutamin überführt, das Glutamin wird wieder in die glutamatergen Axone aufgenommen und dort schließlich durch Glutaminase (2 in Abb. 2.16) in Glutamat und Ammoniak gespalten. Ihrer Funktion entsprechend, kommt Glutamin-Synthetase hauptsächlich in der Glia vor, Glutaminase vorwiegend in Nervenzellen. Woher immer es stammen möge: In Glutamat-Nervenendigungen wird ein Teil des Glutamats aus dem Axoplasma mit Hilfe des elektrochemischen Protonengradienten in Speichervesikel aufgenommen (vgl. Abb. 2.3) und steht nun als ein separater vesikulärer Pool zur Freisetzung bereit.

Rezeptoren

Glutamat verfügt über vier Rezeptoren, jeweils mit zahlreichen Untertypen (Abb. 2.16). Drei, AMPA-, Kainat- und NMDA-Rezeptoren, sind ligandenaktivierte Ionenkanäle, einer, der „metabotrope Glutamatrezeptor", koppelt an G-Proteine. Überraschenderweise sind, nach der Aminosäuresequenz-Homologie zu urteilen, weder die AMPA-, Kainat- und NMDA-Rezeptoren mit der Nicotinrezeptor-Familie noch der metabotrope Glutamatrezeptor mit anderen heptahelikalen Rezeptoren phylogenetisch verwandt. Die drei ionotropen Glutamatrezeptoren unterscheiden sich von der Nicotinrezeptor-Familie auch in der Struktur: Die Peptidkette jeder Untereinheit durchquert die Membran drei-, nicht viermal, und die Untereinheiten bilden ein Tetra-, nicht ein Pentamer.

AMPA- und Kainat-Rezeptoren öffnen sich nach Aktivierung vor allem für Na^+ und K^+, und die Zellmembran wird depolarisiert. Es sind AMPA-Rezeptoren, durch die Glutamat-Axone im Zentralnervensystem schnelle erregende postsynaptische Potentiale (EPSPs) auslösen.

Der NMDA-Rezeptor ist etwas ganz Besonderes. Vier Charakteristika zeichnen ihn aus. **Erstens** ist sein Ionenkanal beim Ruhe-Membranpotential (–70 bis –50 mV) von Mg^{2+}-Ionen verstopft. Erst bei leichter Depolarisation der Membran verläßt das Mg^{2+} den Kanal, und erst jetzt kann ein Agonist ihn öffnen. **Zweitens** passieren den geöffneten Kanal nicht nur Na^+- und K^+-, sondern auch Ca^{2+}-Ionen (Abb. 2.16). **Drittens** besitzt der NMDA-Rezeptor eine Bindungsstelle für Glycin. Die Bindungsstelle ist vom hemmenden, strychninempfindlichen Glycinrezeptor (s. S. 137) verschieden. Glycin potenziert die Wirkung von NMDA und Glutamat. **Viertens** schließlich besitzt der Rezeptor eine Bindungsstelle für eine Reihe weiterer Substanzen, die alle den Kanal verstopfen; hierher gehören das Kurznarkosemittel **Ketamin** (s. S. 293), sein Vorläufer **Phencyclidin,** heute als Rauschmittel mißbraucht (s. S. 369), und die Parkinson-Medikamente **Amantadin** und **Memantin** (s. S. 332). Die beiden erstgenannten Besonderheiten geben dem NMDA-Rezeptor einzigartige Eigenschaften. Einzigartig im Guten: die potentialabhängige Blockade durch Mg^{2+} verleiht der Informationsübertragung durch NMDA-Rezeptoren Plastizität, synaptische Plastizität (s. S. 121), der man eine Rolle bei Lernen und Gedächtnis zuschreibt. Einzigartig im Schlimmen: Glutamat kann neurotoxisch wirken, etwa bei cerebraler Ischämie und bei Hypoglykämie („Exzitotoxizität").

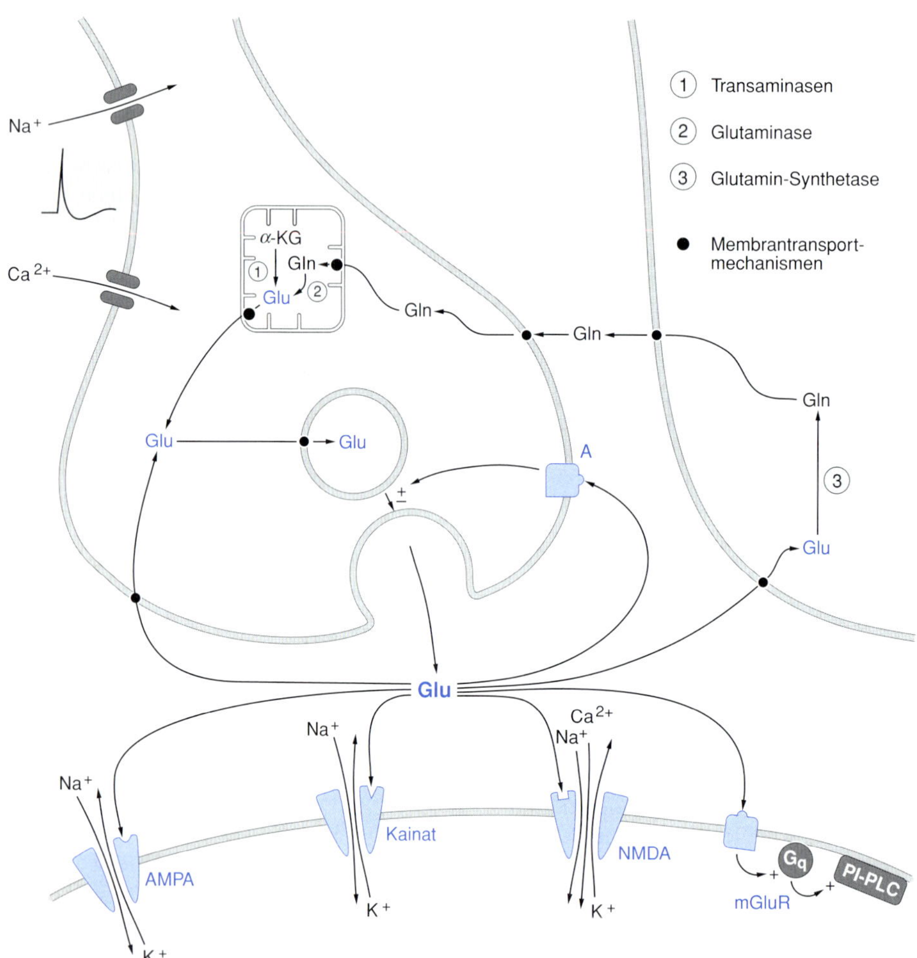

Abb. 2.16 Synaptische Übertragung durch Glutamat. **Pfeile** bedeuten Stoffbewegungen, Stoffumwandlungen oder Beeinflussungen, + Aktivierung, – Hemmung. Glutamat (Glu) wird aus α-Ketoglutarat (α-KG), einem Glied des Citratcyclus, oder Glutamin (Gln) gebildet. Im Bild besitzt die postsynaptische Zelle drei ionotrope Rezeptoren, nämlich AMPA-Rezeptoren (α-**A**mino-3-hydroxy-5-**m**ethyl-4-isoxazole**p**ropionic **a**cid), Kainat-Rezeptoren und NMDA-Rezeptoren (**N**-**M**ethyl-**D**-**a**spartat); alle sind nach Prototyp-Agonisten benannt. Außerdem besitzt die Zelle einen metabotropen Glutamatrezeptor (mGluR), der über ein G-Protein der G_q-Familie die phosphatidylinositspezifische Phospholipase C (PI-PLC) stimuliert. Andere metabotrope Glutamat-Rezeptoren benutzen andere Transduktionswege. Glutamat kann seine eigene Freisetzung über präsynaptische (metabotrope) Autorezeptoren hemmen oder steigern (A). Weitere Besprechung im Text.

Dafür ist ein exzessiver Ca^{2+}-Einstrom durch den NMDA-Rezeptor mitverantwortlich. Durch NMDA-Antagonisten kann man im Experiment Nervenzellen vor der Zerstörung bei Hypoxie oder Hypoglykämie schützen.

Inaktivierung

Freigesetztes Glutamat wird durch spezifische Carrier einerseits in die Glutamat-Nervenendigungen wiederaufgenommen, andererseits in Gliazellen transportiert (Abb. 2.16). In den Nervenendigungen kann sich vesikuläre Speicherung anschließen, während gliales Glutamat, wie oben erwähnt, in Glutamin umgewandelt und so der Nervenendigung zur Resynthese von Glutamat angeboten werden kann.

Addendum: Glutamin als Arznei- und Genußmittel

Die Glutaminsäure hat eine lehrreiche Geschichte als Arznei- und Genußmittel. In den 40er Jahren wurde berichtet, sie verhüte epileptische Anfälle und helfe bei Schwachsinn. Das führte zur Anwendung in der Neurologie und Psychiatrie, nicht zuletzt aber bei Kindern mit Schulschwierigkeiten. Seit 1954 erkannte man, daß Glutaminsäure im Gegenteil Krämpfe auslösen und Nervenzellen töten kann (s.o.). Das Pendel schwang zur anderen Seite. Es traf dabei vor allem Glutaminsäure als „Geschmacksverstärker" – dieser Wirkung der Glutaminsäure verdanken Eiweißhydrolysate viel von ihrer gastronomischen Anziehungskraft. Flugs wurden Höchstgrenzen festgesetzt: Aus der Nervennahrung war ein Nervengift geworden. Glutaminsäure ist die häufigste Aminosäure in unserer Nahrung. Den IQ erhöht weder ihre zusätzliche Einnahme (Nervennahrung) noch ihre Vermeidung als Geschmacksverstärker (Nervengift). Neurobiologisch bestehen keine Bedenken gegen **Sojasauce, Worcestersauce** und **Maggi**.

2.3.8 Aminosäuren: γ-Aminobuttersäure

So wie Glutamat der wichtigste erregende, ist γ-Aminobuttersäure (GABA) der wichtigste hemmende Transmitter. Ein Zeichen dafür sind die Krampfanfälle, die auftreten, wenn man das GABA-System etwa durch Blockade der GABA-Synthese unterdrückt. Die meisten GABA-Neurone sind Interneurone. Es gibt aber auch GABAerge Projektionsneurone. Dazu gehören z.B. einige hintereinandergeschaltete Neuronensysteme der beim Glutamat erwähnten motorischen Schleife Großhirnrinde – Stammganglien – ventrale Thalamuskerne – Großhirnrinde (s. S. 329). Viele GABA-Neurone enthalten Peptid-Cotransmitter.

Abb. 2.17 zeigt GABAerge synaptische Übertragung im Überblick.

Bereitstellung

GABA wird aus Glutamat unter Katalyse der Glutamat-Decarboxylase synthetisiert (3 in Abb. 2.17): Aus dem wichtigsten erregenden Transmitter entsteht in einem einzigen Schritt der wichtigste hemmende. Glutamat-Decarboxylase wird im Zentralnervensystem ausschließlich in GABA-Neuronen exprimiert und kann zu deren immunhistochemischer Darstellung dienen. Das Glutamat entstammt ähnlichen Quellen wie in den Glutamat-Neuronen. Wie dort gibt es auch hier den eleganten Glutamincyclus (vgl. Abb. 2.16 und 2.17): Freigesetzte GABA wird zum Teil in Gliazellen transportiert, dort in Glutamin überführt, das Glutamin wird in die GABAergen Nervenendigungen aufgenommen, durch Glutaminase (2 in Abb. 2.17) zu Glutamat hydrolysiert, das Glutamat schließlich wird wieder zu GABA decarboxyliert. Aus dem Axoplasma wird GABA in Speichervesikel aufgenommen. **Tetanustoxin** blockiert die exocytotische Freisetzung von GABA (und Glycin), und darauf beruht seine Krampfwirkung (s. Abb. 11.2, S. 312).

Rezeptoren

Es gibt zwei Haupttypen von GABA-Rezeptoren, $GABA_A$ und $GABA_B$. Der $GABA_A$-Rezeptor gehört zu den ligandengesteuerten Ionenkanälen. Er ist ein Cl^--Kanal. Bindung von GABA öffnet den Kanal für Cl^- und hemmt dadurch die Zelle. Man kennt heute bei Säugern 19 in ihrer Aminosäuresequenz verschiedene Untereinheiten des $GABA_A$-Rezeptors. Man ordnet die Untereinheiten in die Familien α, β, γ, δ, ε, ρ und π. Aus den 19 Untereinheiten und der (wahrscheinlichen) Zahl von 5 Untereinheiten pro $GABA_A$-Rezeptor ergibt sich eine enorme Zahl von Kombinationsmöglichkeiten. Viele, aber vermutlich längst nicht alle, kommen in der Natur vor. Am häufigsten sind Pentamere aus α1, β2- und γ2- Untereinheiten. Ein selektiver $GABA_A$-Agonist ist das Fliegenpilzgift **Muscimol** (s. S. 1132), ein kompetitiver Antagonist das Alkaloid und Krampfgift **Bicucullin** (s. S. 314).

Der $GABA_B$-Rezeptor gehört zu den G-Protein-gekoppelten Rezeptoren. Bei Aktivierung vermindert er über G-Proteine die Offenwahrscheinlichkeit von Ca^{2+}-Kanälen und erhöht die Offenwahrscheinlichkeit von K^+-Kanälen (Abb. 2.17). Da Ca^{2+}-Einstrom Erregung, K^+-Ausstrom Hemmung bedeutet, vermittelt auch der $GABA_B$-Rezeptor eine Hemmung der Zellen. Ein selektiver $GABA_B$-Agonist ist das **Baclofen** (s. S. 324). $GABA_B$-Rezeptoren scheinen häufig auf Nervenendigungen vorzukommen. Die Aktivierung solcher präsynaptischer $GABA_B$-Rezeptoren hemmt die Freisetzung des Transmitters aus diesem Axon: präsynaptische Hemmung. Es gibt vom $GABA_B$-Rezeptor zwei Isoformen, $GABA_BR1$ und $GABA_BR2$, mit einer Sequenzhomologie von 35 %. 1998 hat man erkannt, daß der natürliche $GABA_B$-Rezeptor ein Dimer dieser beiden Isoformen ist und nur als Dimer richtig funktioniert. Vielleicht handelt es sich dabei um ein allgemeines neues Konstruktionsprinzip mancher heptahelikaler Rezeptoren.

$GABA_A$-Rezeptoren sind pharmakologisch eminent wichtig. Über sie wirken nämlich zahlreiche Pharmaka, die sich zwar nicht wie Muscimol und Bicucullin an die GABA-Erkennungsstelle, wohl aber an andere Areale binden. Die verschiedenen Pentamere, die durch verschiedene Kombination der 19 Untereinheiten entstehen, sind gegen diese modulierenden Substanzen ganz unterschiedlich empfindlich. Hierher gehört das Krampfgift **Picrotoxin,** das den Ionenkanal direkt verstopft. Als zweites seien die Benzodiazepine genannt (s. S. 356). Sie binden sich an die Kontaktstelle zwischen α- und γ-Untereinheiten. Benzodiazepin-Agonisten wie **Diazepam** verstärken allosterisch GABA-induzierte Cl^--Ströme; dies ist ihr wichtigster molekularer Wirkmechanismus. Inverse Benzodiazepin-Agonisten bewirken das Gegenteil (s. S. 359). Nicht alle Untereinheits-Kombinationen aber sind, wie gesagt, gleich empfindlich. Diazepam wirkt zum Beispiel nicht auf $GABA_A$-Rezeptoren, die die Untereinheit α4 enthalten. Drittens binden sich hypnotisch-narkotische Barbiturate wie **Pentobarbital** (s. S. 291) an $GABA_A$-Rezeptoren. Sie verstärken dadurch ebenfalls den Cl^--Strom, allerdings auf etwas andere Weise als die Benzodiazepin-Agonisten. Und schließlich ist damit die Liste keineswegs erschöpft: Noch andere Krampfgifte ebenso wie Hypnotika-Narkotika inklusive Ethanol scheinen primär am $GABA_A$-Rezeptor anzugreifen und so ihre Wirkung auszulösen.

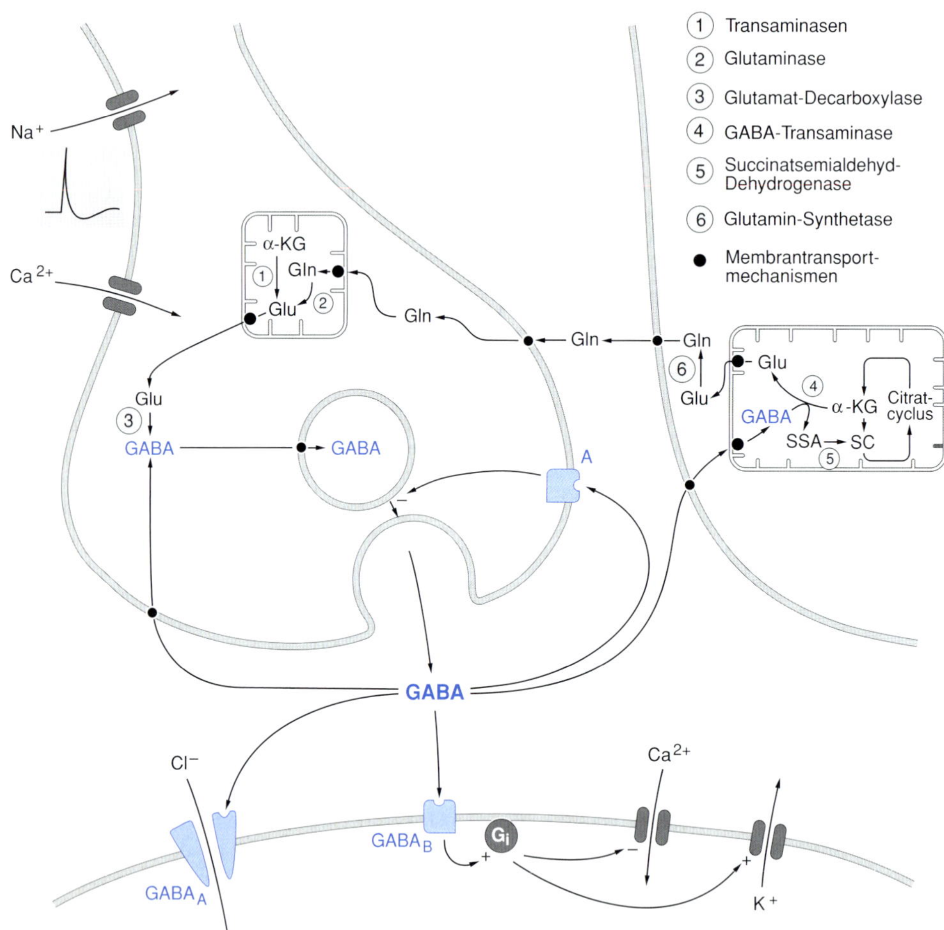

Abb. 2.17 Synaptische Übertragung durch GABA. Pfeile bedeuten Stoffbewegungen, Stoffumwandlungen oder Beeinflussungen, + Aktivierung, – Hemmung. Vorläufer von GABA ist Glutamat (Glu), für das wie bei den Glutamat-Neuronen (Abb. 2.16) zwei Quellen gezeigt sind: α-Ketoglutarat (α-KG) und Glutamin (Gln). Im Bild besitzt die postsynaptische Zelle $GABA_A$- und $GABA_B$-Rezeptoren, die letzteren über G-Proteine der G_i-Familie an Ca^{2+}- und K^+-Kanäle gekoppelt. GABA kann seine eigene Freisetzung über präsynaptische Autorezeptoren hemmen (A). GABA wird zu Succinatsemialdehyd (SSA) desaminiert, aus dem Bernsteinsäure (SC) entsteht. Weitere Besprechung im Text.

Inaktivierung

Freigesetzte GABA wird durch carriervermittelte Aufnahme inaktiviert, entweder zurück in die GABA-Axone oder in Gliazellen. Wiederaufgenommene GABA kann erneut vesikulär gespeichert werden. Im übrigen wird GABA durch GABA-Transaminase (4 in Abb. 2.17) zu Succinatsemialdehyd abgebaut, dessen Kohlenstoffkette nach Oxidation zu Bernsteinsäure (5 in Abb. 2.17) in den Citratcyclus eintritt. In Gliazellen kann sich, wie erwähnt, Bildung von Glutamin anschließen, aus dem dann wieder GABA entstehen kann (Abb. 2.17). Der Abbau von GABA wird durch die Antiepileptika **Vigabatrin** und **Valproat** gehemmt (s. S.313).

2.3.9 Aminosäuren: Glycin

Glycin ist der wichtigste hemmende Neurotransmitter nächst GABA, besonders im Rückenmark und Hirnstamm (s. S. 314).

Wie Glutamat und Aspartat ist auch Glycin Baustein der Gehirnproteine und Glied etlicher Stoffwechselprozesse. Transmitter-Glycin wird in Vesikeln gespeichert. **Tetanustoxin** hemmt die Freisetzung von Glycin ebenso wie die von GABA (s. Abb. 11.2 und S. 312).

Der Glycin-Rezeptor ist ein ionotroper Rezeptor. Nach Aktivierung läßt er wie der $GABA_A$-Rezeptor selektiv Cl^--Ionen durchtreten und hemmt so die Zelle. Vom $GABA_A$-Rezeptor ist er pharmakologisch gut zu trennen: Das oben erwähnte Bicucullin blockiert nur den $GABA_A$-, nicht den Glycin-Rezeptor, während **Strychnin,** das Krampfgift aus *Strychnos nux vomica,* der (fälschlich so genannten, weil kaum Erbrechen erregenden) Brechnuß (s. S. 314, 1118), nur den Glycin-, nicht den $GABA_A$-Rezeptor blockiert. Glycin bindet sich, wie beim Glutamat beschrieben, auch an eine spezielle Stelle des NMDA-Rezeptors und verstärkt dadurch die Wirkung des Glutamats. Auch diese Bindungsstelle ist nicht strychninempfindlich.

Freigesetztes Glycin wird durch zelluläre Aufnahmemechanismen inaktiviert.

2.3.10 Nucleotid: Adenosin-5´-triphosphat

Wie manche Aminosäuren nicht nur Peptidbausteine sind, so ist ATP nicht nur Energieträger, sondern auch Neurotransmitter. Beim Noradrenalin wurde auf ATP als Cotransmitter im Sympathikus hingewiesen. Auch Acetylcholin-Speichervesikel enthalten ATP, und auch manchen cholinergen Neuronen hilft ATP bei der Informationsübertragung. Schließlich ist ATP Transmitter oder Cotransmitter im Darmnervensystem.

Bereitstellung

Nervenendigungen synthetisieren ATP aus ADP wie alle Zellen, also z.B. durch oxidative Phosphorylierung. ATP wird über einen Carrier (Abb. 2.3) in die Speichervesikel aufgenommen und durch Aktionspotentiale mit seinen Cotransmittern exocytotisch freigesetzt.

Rezeptoren

Man nennt die Rezeptoren für Nucleotide wie ATP P2-Rezeptoren. Es gibt zwei Haupttypen, P2X und P2Y, jeweils mit mehreren Isoformen. Die P2X-Rezeptoren sind ionotrope Rezeptoren. Sie unterscheiden sich sowohl vom Typ der Nicotinrezeptoren (s. S. 116) als auch vom Typ der ionotropen Glutamatrezeptoren (s. S. 133): Die Untereinheiten scheinen Trimere, nicht Pentamere oder Tetramere zu bilden, und jede Untereinheit durchquert die Membran zwei-, nicht vier- oder fünfmal. Geöffnet läßt der P2X-Ionenkanal vor allem Na^+ und auch Ca^{2+} passieren. Über P2X-Rezeptoren bringt ATP z.B. einige Blutgefäße zur Kontraktion. Die P2Y-Rezeptoren sind heptahelikale Rezeptoren. Über sie relaxiert ATP z.B. die glatte Darmmuskulatur.

Inaktivierung

Freigesetztes ATP wird wie Acetylcholin und die Neuropeptide außer durch Diffusion in die Umgebung durch Abbau im Extrazellulärraum inaktiviert: Ektonucleotidasen spalten die Phosphatreste ab. Das entstehende **Adenosin** kann über diverse Carrier wieder in die Nervenendigung aufgenommen und zu ATP phosphoryliert werden – ein Adenosincyclus, der dem Cholincyclus beim Acetylcholin und dem Glutamincyclus bei Glutamat und GABA entspricht. Einige Adenosin-Transporter werden durch **Dipyridamol** selektiv blockiert (s. Abb. 18.39, S. 471).

Addendum: Adenosinrezeptoren

Pharmakologisch bedeutsamer als die P2-Rezeptoren sind zur Zeit die Rezeptoren für das ATP-Abbauprodukt Adenosin. Man nennt sie P1- oder Adenosinrezeptoren. Es sind G-Protein-gekoppelte Rezeptoren. Es gibt vier Typen, A_1, A_{2A}, A_{2B} und A_3. A_1 und A_{2A} sind die wichtigeren. Sie werden durch Methylxanthine blokkiert, mit einer in der Reihenfolge **Theophyllin** > **Coffein** > **Theobromin** abnehmenden Affinität. Wahrscheinlich verdanken die Methylxanthine viel von ihren Wirkungen diesem Antagonismus. Zum Beispiel wirkt Adenosin sedierend und antikonvulsiv, die Methylxanthine dagegen wirken erregend und in höheren Dosen konvulsiv (s. S. 191).

2.3.11 Peptide: Tachykinine

Der Substanz P gehören einige Prioritäten. Sie wurde 1931 im Gehirn und im Darm von Pferden entdeckt, ein Doppelvorkommen, das rückblickend mit ihrer Transmitterrolle hier wie dort zu erklären ist. 1953 fand man in den hinteren Wurzeln des Rückenmarks eine viel höhere Konzentration als in den vorderen Wurzeln und vermutete, Substanz P könnte ein Transmitter des ersten sensorischen Neurons sein. Als 1971 schließlich die chemische Analyse gelang, war Substanz P das erste in seiner Struktur bekannte „reine" Neuropeptid – „rein" zur Unterscheidung von Darmhormonen wie Gastrin und Hypophysenhormonen wie Vasopressin, die **auch** Neurotransmitter sind.

Heute wissen wir, daß Substanz P nur **ein** Mitglied der Familie der Tachykinine ist, so genannt, weil sie glatte Muskeln zu schneller statt wie Bradykinin zu langsamer Kontraktion veranlassen. Außer Substanz P gehören zu den Tachykininen noch Neurokinin A und Neurokinin B. Substanz P und Neurokinin A sind auf **einem** Gen codiert und kommen daher oft zusammen vor; Neurokinin B ist auf einem anderen Gen codiert und kann daher in ganz anderen Zellen exprimiert werden. Hier sei nur ohne Differenzierung und unter Nennung von Substanz P als Stellvertreter auf drei von vielen Lokalisationen hingewiesen. Substanz P ist erstens ein Transmitter im Darmnervensystem, wo sie direkt und über eine Freisetzung von Acetylcholin die glatte Muskulatur erregt (s. S. 144). Substanz P ist zweitens einer von mehreren Transmittern der primären afferenten Neurone. Etwa 20 % der Zellkörper in den Spinalganglien und den entsprechenden Ganglien der Hirnnerven, nebst ihren peripheren und zentralen Fortsätzen, enthalten Substanz P; Substanz P ist dabei auf die dünnen, vor allem der Schmerzwahrnehmung dienenden C- und Aδ-Fasern beschränkt und gibt diese Information, gemeinsam mit Glutamat und vielleicht anderen Transmittern, im Hinterhorn an das zweite Neuron weiter (s. S. 242). Schließlich wurde drittens schon auf die Coexistenz von Substanz P und Serotonin in manchen Raphe-Neuronen hingewiesen.

Bereitstellung

Die Tachykinine werden auf dem allgemeinen, komplizierten Neuropeptid-Syntheseweg gebildet (s. Abb. 2.2). Abb. 2.18 zeigt die Aminosäuresequenzen. Essentiell ist die carboxy-terminale Sequenz Phe-X-Gly-Leu-Met-$CONH_2$, wobei X eine aromatische oder eine verzweigte aliphatische Aminosäure sein kann.

Rezeptoren, Inaktivierung

Es gibt drei in Struktur und Ligandenaffinität verschiedene Tachykininrezeptoren, NK_1, NK_2 und NK_3. Alle benutzen G-Proteine zur Transduktion und stimulieren, wenn sie aktiviert sind, die phosphatidylinositspezifische Phospholipase C. NK_1-Rezeptoren geben z. B. im Hinterhorn des Rückenmarks Signale von den Nozizeptoren weiter, dilatieren Blutgefäße (durch Stimulation der Synthese von NO im Endothel, s. S. 478) und erhöhen die Gefäßpermeabilität. NK_2-Rezeptoren bringen im Darm die glatte Muskulatur direkt zur Kontraktion. NK_3-Rezeptoren an den cholinergen Neuronen des Darmnervensystems vermitteln eine Freisetzung von Acetylcholin und damit indirekt eine Kontraktion.

Freigesetzte Tachykinine werden durch enzymkatalysierte Hydrolyse inaktiviert.

Addendum: Efferente Funktionen nozizeptiver Neurone

Die nozizeptiven Neurone bedürfen eines besonderen Kommentars. Substanz P (und Cotransmitter) kommen, wie angemerkt, nicht nur in ihren zentralen Endigungen vor, z. B. im Hinterhorn des Rückenmarks, sondern auch in ihren peripheren rezeptiven Endigungen, z. B. in der Haut. Was mehr ist: Substanz P und Cotransmitter werden bei einer Verletzung, bei Hitze oder bei Kontakt mit bestimmten Stoffen aus diesen peripheren Endigungen freigesetzt und bewirken dann in der Nachbarschaft Vasodilation, Erhöhung der Gefäßpermabilität sowie Freisetzung von Histamin und Prostaglandinen aus Mastzellen: **neurogene Entzündung.** Die neurogene Entzündung trägt zur Wundheilung bei, kann aber, chronisch geworden, ihrerseits krankhaft sein. Substanz-P-Freisetzung und anschließende neurogene Entzündung sollen zur Migräne (s. Abb. 5.3, S. 227), zum Asthma (s. Abb. 4.18, S. 211) und zur chronischen Arthritis beitragen.

Von Wärme bis Schmerz reichen die Empfindungen, die **Paprika** mit seinen Spielarten (Chillies, Peperoni, Cayenne-Pfeffer), **Pfeffer** und **Ingwer** auf Haut und Schleimhäuten hervorrufen. Pharmakologisch am besten untersucht ist der Paprika-Inhaltsstoff **Capsaicin.** Er reagiert mit einem spezifischen Rezeptor auf den Axonendigungen vieler, besonders Substanz-P-enthaltender Neurone. Der Rezeptor, Capsaicin- oder (der Struktur des Capsaicins wegen) Vanilloid-Rezeptor genannt, ist ein unselektiver Kationenkanal. Er öffnet sich auch bei Einwirkung hoher Temperaturen. Die entstehende Erregung wird einerseits zentralwärts geleitet. Andererseits löst sie die Freisetzung von Substanz P und Cotransmittern aus den peripheren Axonendigungen und im Gefolge eine neurogene Entzündung aus. Das warm-brennende Gefühl macht die „Scharfstoffe" zu Gewürzen. Dies Gefühl nebst der örtlichen neurogenen Entzündung macht sie aber auch zu viel benutzten Arzneimitteln, auf die Haut aufgetragen z. B. bei Schmerzen im Bewegungsapparat – Kneipp Rheumasalbe® ist ein Beispiel. Hohe Konzentrationen können die capsaicinempfindlichen Neurone selektiv zerstören.

Substanz P	Arg-Pro-Lys-Pro-Gln-Gln-Phe-Phe-Gly-Leu-Met-$CONH_2$
Neurokinin A	His-Lys-Thr-Asp-Ser-Phe-Val-Gly-Leu-Met-$CONH_2$
Neurokinin B	Asp-Met-His-Asp-Phe-Phe-Val-Gly-Leu-Met-$CONH_2$

Abb. 2.18 Tachykinine. Die carboxy-terminale Sequenz Phe-X-Gly-Leu-Met-$CONH_2$ verleiht den Stoffen die Tachykininwirkung.

2.3.12 Peptide: Opioide

Daß das Pflanzenprodukt Morphin Schmerz lindert, Atmung und Hustenreiz dämpft, die Pupille verengt, die Passage des Speisebreis durch den Darm verlangsamt und vieles andere – das verdankt es einer in den chemischen Formeln schwer erkennbaren Ähnlichkeit mit körpereigenen Peptiden, den opioiden Peptiden (s. S. 253). Die Evolution hat sie zu komplexen Systemen entwickelt und mit ganz anderen Peptiden verknüpft, nämlich mit ACTH und den melanocytenstimulierenden Hormonen (MSH). So gibt es heute drei Gruppen von opioiden Peptiden, jede abgeleitet von einem separaten Pro-Peptid und nach ihm benannt: die Pro-Opiomelanocortin-Gruppe (**POMC**-Gruppe), Hauptvertreter das β-Endorphin; die **Pro-Enkephalin**-Gruppe, Hauptvertreter das Methionin-Enkephalin (Met-Enkephalin); und die **Pro-Dynorphin**-Gruppe, charakteristische Vertreter die Dynorphine. Die drei Pro-Peptide werden durch drei separate Gene codiert und können deshalb in verschiedenen Zellen exprimiert werden. **POMC** und seine Spaltprodukte kommen außerhalb des Gehirns hauptsächlich in der Adenohypophyse vor, im Gehirn fast ausschließlich in einer Neuronengruppe mit Zellkörpern im Nucleus infundibularis in der Wand des Infundibulums. Viel weiter verbreitet sind Pro-Enkephalin und Pro-Dynorphin. **Pro-Enkephalin** und seine Derivate enthalten die Zellen des Nebennierenmarks, gemeinsam mit den Catecholaminen. Pro-Enkephalin-Nervenzellen gibt es sowohl in der Darmwand als auch, zahlreich und meist als Interneurone, im Zentralnervensystem. Auch die **Pro-Dynorphin**-Neurone kommen in der Darmwand und als Inter- und Projektionsneurone im Zentralnervensystem vor. Zum Beispiel enthalten die Vasopressin-Nervenfasern von den Nuclei supraopticus und paraventricularis zur Hypophyse zugleich Pro-Dynorphin und seine Abkömmlinge. Vieles helfen die endogenen Opioide regeln – von Darmfunktionen über die Sekretion von Hormonen und den Kreislauf bis zur Schmerzempfindlichkeit.

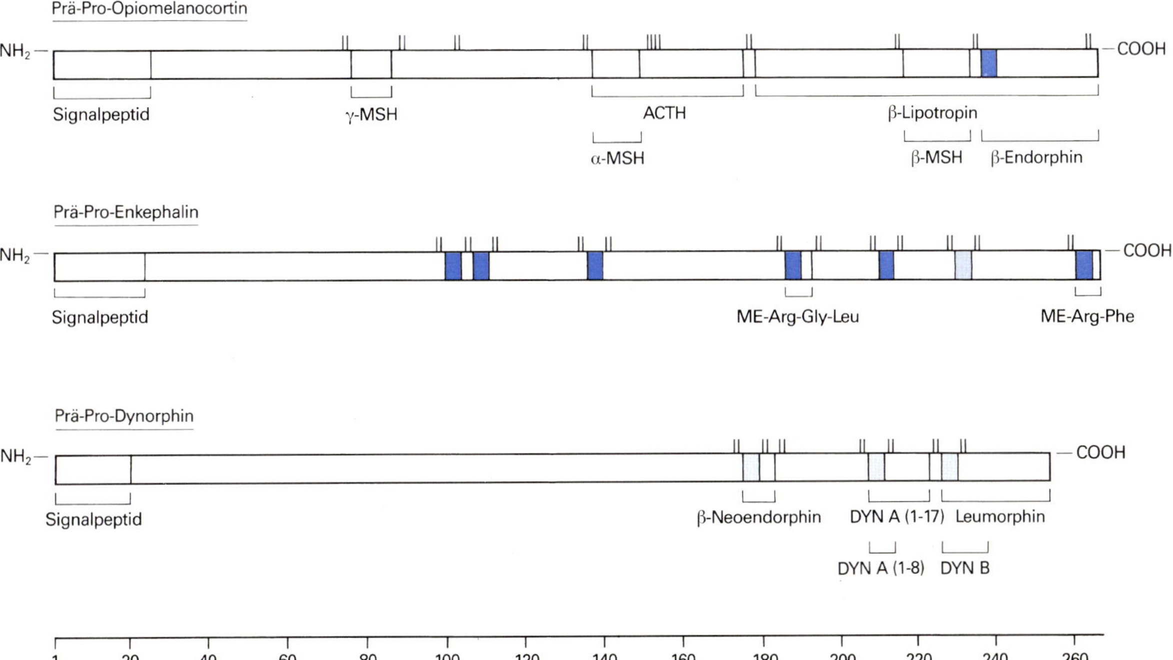

Abb. 2.19 Die drei Opioid-Vorläuferpeptide beim Menschen. Blau die Sequenzen von Met-Enkephalin (■) und Leu-Enkephalin (■). „Prä" zeigt die Anwesenheit des sogenannten Signalpeptids an, das das Ribosom zu Beginn der Translation an die Membranen des rauhen endoplasmatischen Reticulums dirigiert. Mit der Abspaltung des Signalpeptids wird aus der Prä-Pro-Form die Pro-Form. Am wichtigsten bei der posttranslationalen Prozessierung des Pro-Peptids im Golgi-Apparat und den Vesikeln ist die Spaltung der Peptidkette durch Endoproteasen. Die Endoproteasen spalten besonders dort, wo zweimal nebeneinander die basischen Aminosäuren Lysin oder Arginin oder beide kombiniert auftauchen. Diese Aminosäurepaare und damit die bevorzugten Spaltstellen sind durch Paare senkrechter Striche oben an den Peptidketten angedeutet. Durch verschiedene Spaltungskombinationen können zahlreiche Peptide entstehen. Nur einige sind gezeigt. **Pro-Opiomelanocortin (POMC)** enthält als mögliche Spaltstücke außer einer Kopie von Met-Enkephalin das ACTH, β-Lipotropin, drei MSH-Peptide und das β-Endorphin. Durch verschiedene posttranslationale Prozessierung entstehen aus POMC in der Adenohypophyse hauptsächlich ACTH und β-Lipotropin, in Neuronen dagegen hauptsächlich kleinere Spaltstücke, vor allem β-Endorphin. **Pro-Enkephalin** enthält als mögliche Spaltstücke gleich sechs Kopien des Met-Enkephalins und eine Kopie des Leu-Enkephalins, außerdem die carboxy-terminal verlängerten Peptide Met-Enkephalin-Arg-Gly-Leu und Met-Enkephalin-Arg-Phe. **Pro-Dynorphin** enthält außer drei Kopien von Leu-Enkephalin das β-Neoendorphin, Dynorphin A (1–17), Dynorphin A (1–8), Leumorphin und Dynorphin B. Unten die Aminosäurenumerierung.

Bereitstellung

Die Biosynthese folgt dem allgemeinen Weg über das Prä-Pro-Peptid und das Pro-Peptid mit weiterer posttranslationaler Prozessierung. Abb. 2.19 zeigt die Struktur der Prä-Pro-Peptide und einige, längst nicht alle Spaltprodukte, Abb. 2.20 die Struktur einiger fertiger Opioide. Alle wirksamen endogenen Opioide besitzen die amino-terminale Sequenz Tyr-Gly-Gly-Phe-X, wobei X entweder Methionin oder Leucin ist. Die einfachsten wirksamen Stoffe sind demnach Tyr-Gly-Gly-Phe-Met oder Met-Enkephalin und Tyr-Gly-Gly-Phe-Leu oder Leu-Enkephalin. Kürzung eines der beiden Enden beseitigt die Wirkung; carboxy-terminale Verlängerung dagegen führt zu sehr wirksamen Stoffen.

Met-Enkephalin	Tyr-Gly-Gly-Phe-Met
Leu-Enkephalin	Tyr-Gly-Gly-Phe-Leu
ME-Arg-Phe	Tyr-Gly-Gly-Phe-Met-Arg-Phe
ME-Arg-Gly-Leu	Tyr-Gly-Gly-Phe-Met-Arg-Gly-Leu
β-Endorphin	Tyr-Gly-Gly-Phe-Met-Thr-Ser-Glu-Lys-Ser-Gin-Thr-Pro-Leu-Val-Thr-Leu-Phe-Lys-Asn-Ala-Ile-Ile-Lys-Asn-Ala-Tyr-Lys-Lys-Gly-Glu
Dynorphin A (1–17)	Tyr-Gly-Gly-Phe-Leu-Arg-Arg-Ile-Arg-Pro-Lys-Leu-Lys-Trp-Asp-Asn-Gln
Dynorphin B	Tyr-Gly-Gly-Phe-Leu-Arg-Arg-Gln-Phe-Lys-Val-Val-Thr
β-Neoendorphin	Tyr-Gly-Gly-Phe-Leu-Arg-Lys-Tyr-Pro

Abb. 2.20 Opioide Peptide. Die amino-terminale Sequenz Tyr-Gly-Gly-Phe-X (X = Met oder Leu) verleiht den Stoffen die Opioidwirkung.

Rezeptoren

Wie drei Gruppen von opioiden Peptiden, so gibt es auch drei Typen von Opioid-Rezeptoren, μ (nach Morphin), δ und κ (nach anderen Prototyp-Liganden). Man könnte denken, zu jeder der drei Peptidgruppen gehöre einer der drei Rezeptoren. In erster Näherung stimmt das auch: β-Endorphin (aus POMC) besitzt eine gewisse Selektivität für μ-Rezeptoren, Met-Enkephalin und Leu-Enkephalin (aus Pro-Enkephalin) besitzen recht hohe Selektivität für δ-Rezeptoren, und die Dynorphine und Neoendorphine (aus Pro-Dynorphin) sind recht selektiv für κ-Rezeptoren. Scharf ist die Zuordnung POMC-μ, Pro-Enkephalin-δ, Pro-Dynorphin-κ aber nicht: Aus Pro-Dynorphin kann auch das δ-selektive Leu-Enkephalin entstehen (Abb. 2.19), und bei der Vielzahl der Pro-Peptid-Spaltprodukte gibt es weitere Ausnahmen. Auch die pflanzlichen und synthetischen Opiate haben ihre Präferenzen. **Morphin** aktiviert vornehmlich μ-Rezeptoren, und **Naloxon** ist ein schwach μ-selektiver Antagonist. Das **Pentazocin,** das sich in mancher Hinsicht vom Morphin unterscheidet, wirkt auf κ-Rezeptoren als partieller Agonist, auf μ-Rezeptoren dagegen als Antagonist oder schwacher partieller Agonist (s. S. 261).

Alle drei Rezeptortypen sind an G-Proteine der G_i-Familie gekoppelt. Eine 60- bis 70prozentige Aminosäuresequenz-Homologie zeigt ihre nahe phylogenetische Verwandtschaft. Über G_i hemmen sie die Adenylylcyclase, öffnen K^+-Kanäle oder schließen Ca^{2+}-Kanäle. Alle drei Typen können, aktiviert, Analgesie hervorrufen. Der Aktivierung von μ- und δ-Rezeptoren folgt Euphorie, während Aktivierung von κ-Rezeptoren eher Unlustgefühle auslöst. Atemdepression folgt besonders der Aktivierung von μ-Rezeptoren (s. S. 254).

Inaktivierung

Freigesetzte Opioidpeptide werden hauptsächlich durch Spaltung inaktiviert. Ein wichtiges Enzym für den Abbau von Met-Enkephalin und Leu-Enkephalin wurde Enkephalinase genannt. Es ist in die Zellmembran eingebaut. Das aktive Zentrum ist dem Extrazellulärraum zugekehrt. Es spaltet die Gly-Phe-Bindung. Hemmstoffe des Enzyms verlängern die Wirkung der Enkephaline und sollen auf diesem Wege selbst Schmerzen lindern – ganz in Analogie zu den Cholinesterase-Inhibitoren, die die Wirkung von Acetylcholin verlängern und damit „indirekt" parasympathomimetisch wirken.

2.4 Periphere efferente Neuronensysteme

Die pharmakologische Beeinflussung peripherer efferenter Neurone nimmt einen bedeutenden Platz in der Therapie ein. Zudem sind diese Neurone Modelle für zentrale Neurone. Zum Beispiel wurde die chemische synaptische Informationsübertragung in der Peripherie entdeckt und erst später auf das Zentralnervensystem übertragen (s. S. 111). Darum werden am Ende dieser „Grundlagen der Pharmakologie des Nervensystems" einige Struktur- und Funktionsprinzipien der peripheren efferenten Neuronensysteme zusammengefaßt.

Die peripheren efferenten Neuronensysteme umfassen das somatomotorische System und das vegetative oder autonome Nervensystem.

Das **somatomotorische System** versorgt die endplattenhaltige quergestreifte Muskulatur des Rumpfes, der Extremitäten sowie z.B. der Augen und der äußeren Sphincteren des Mastdarms und der Blase, also die sogenannte „Skelettmuskulatur". Es ist überwiegend unserem Willen unterworfen. Die Axone ziehen ohne Umschaltung vom Zentralnervensystem zur Skelettmuskulatur.

Das **vegetative Nervensystem** versorgt alle anderen Organe und Zellen, insbesondere die endplattenfreie glatte und Herz-Muskulatur, Drüsen- und Fettzellen. Es ist überwiegend unserem Willen entzogen, hält „autonom" unser milieu interne konstant oder paßt es Beanspruchungen an. Seine Bahnen werden in der Körperperipherie noch (mindestens) einmal umgeschaltet. Der britische Physiologe John Newport Langley hat das vegetative Nervensystem in **Sympathikus, Parasympathikus** und **Darmnervensystem** unterteilt (J. N. Langley: The Autonomic Nervous System. Cambridge 1921). Manche Organe oder Zellen werden nur oder fast nur durch den Sympathikus innerviert (z.B. M. dilatator pupillae, Blutgefäße, Schweißdrüsen), andere nur oder fast nur durch den Parasympathikus (z.B. M. sphincter pupillae, Bronchialmuskulatur), wieder andere durch beide (z.B. Sinusknoten des Herzens, Speicheldrüsen). An manchen Organen oder Zellen wirken Sympathikus und Parasympathikus entgegengesetzt (z.B. Sinusknoten), an anderen synergistisch (z.B. Speicheldrüsen).

Abb. 2.21 zeigt Transmitter und Rezeptoren im somatomotorischen System, im Sympathikus und im Parasympathikus. Abb. 2.22 gibt einen Überblick über Anatomie und Funktion des vegetativen Nervensystems. Abb. 2.23 zeigt Schaltungen im Darmnervensystem.

2.4.1 Das somatomotorische System

Die Perikaryen der somatomotorischen Neurone liegen im Vorderhorn der grauen Substanz des Rückenmarks und in den motorischen Hirnnervenkernen. Die Axone ziehen ohne Unterbrechung zur Skelettmuskulatur. Ihre Endverästelungen bilden mit den Muskelfasern die neuromuskuläre Endplatte. Der Transmitter ist Acetylcholin, die Rezeptoren in der postsynaptischen Membran sind Nicotinrezeptoren (vom Muskeltyp; Abb. 2.21). Unter einer „motorischen Einheit" versteht man ein Motoneuron mit dem von ihm versorgten Kollektiv von Muskelfasern.

Eine Muskelfaser besitzt in der Regel nur **eine** neuromuskuläre Endplatte. Es gibt aber auch Muskelfasern mit mehreren Endplatten, die von verschiedenen Motoneuronen innerviert werden. Diese multiple Innervierung findet man bei den äußeren Augenmuskeln. Mit der multiplen Innervierung sollen die okulären Frühsymptome bei Botulismus (Hemmung der Acetylcholin-Freisetzung; s. S. 1144) und bei Myasthenia gravis (Schädigung der neuromuskulären Endplatten; s. S. 171) sowie die Kontraktur der äußeren Augenmuskeln nach Injektion von Suxamethonium zusammenhängen (s. S. 160).

Die Nicotinrezeptoren innervierter Muskelfasern sind auf die postsynaptische Membran der Endplatte beschränkt. Nach Denervierung aber breiten sich die Nicotinrezeptoren über die gesamte Oberfläche der Muskelfaser aus. Die „extrajunktionalen" Nicotinrezeptoren unterscheiden sich von den „junktionalen" Endplattenrezeptoren: Statt der ε-Kette (Abb. 2.4) enthalten sie die fetale γ-Kette (s. S. 124). Die differierende Struktur läßt denervierte Muskeln sowie die Muskeln des Säuglings auf neuromuskulär blockierende Substanzen anders reagieren als normal innervierte Muskeln des Erwachsenen.

2.4.2 Das sympathische Nervensystem

Der Sympathikus ist der **thorako-lumbale Teil des autonomen Nervensystems** (Abb. 2.22). Die Perikaryen der präganglionären Neurone liegen im Seitenhorn des Rückenmarks der Segmente thorakal 1 bis lumbal 3, vor allem im Nucleus intermediolateralis. Die Axone ziehen über die Vorderwurzeln und die Rami communicantes albi zum Grenzstrang des Sympathikus, einer paarigen Kette von beiderseits 22 bis 23 Ganglien. Hier werden viele präganglionäre Neurone umgeschaltet, vor allem auf Fasern, die den Kopf und den Brustraum sowie im ganzen Körper Blutgefäße, Mm. arrectores pilorum und Schweißdrüsen versorgen. Andere präganglionäre Axone ziehen ohne Unterbrechung durch das Grenzstrangganglion, in das sie eingetreten sind, hindurch. Einige werden in höheren oder tieferen Grenzstrangganglien umgeschaltet; andere, besonders die zu den Eingeweiden des Bauchraums, verlassen den Grenzstrang als Nn. splanchnici und werden weiter peripher, vor allem in den Prävertebralganglien, umgeschaltet. Präganglionäre sympathische Nn. splanchnici aus dem Thorakalmark innervieren auch das Nebennierenmark.

Der Transmitter der präganglionär-sympathischen Neurone ist Acetylcholin (Abb. 2.21). Es aktiviert an den sympathischen Ganglienzellen – den Zellkörpern der postganglionären Neurone – vor allem Nicotinrezeptoren (vom neuronalen Typ). Der klassische Transmitter der meisten postganglionär-sympathischen Neurone ist Noradrenalin (Abb. 2.21). Auch die Zellen des einem Prävertebralganglion entsprechenden Nebennierenmarks tragen Nicotinrezeptoren; Aktivierung durch Acetylcholin löst die Inkretion von Adrenalin und Noradrenalin in die Blutbahn aus. Als Ausnahme von der Regel sind die anatomisch gesehen postganglionär-sympathischen Fasern zu den ekkrinen Schweißdrüsen cholinerg. Die apokrinen Drüsen, die vorwiegend in Achseln und Perigenitalgegend lokalisiert sind, sind wahrscheinlich ebenfalls sympathisch-cholinerg innerviert.

Beispiele für Cotransmitter in postganglionär-sympathischen Neuronen sind ATP und Neuropeptid Y (s. S. 121). Beide lösen z.B. wie Noradrenalin Vasokonstriktion aus. Im Gegensatz zur Noradrenalin-induzierten Vasokonstriktion wird die ATP- und Neuropeptid-Y-induzierte Vasokonstriktion durch α-Adrenozeptor-Antagonisten nicht blockiert. Neuropeptid Y und das 14-Aminosäuren-Peptid Somatostatin sind als Cotransmitter in sympathischen Fasern zum Darmnervensystem in Abb. 2.23 dargestellt.

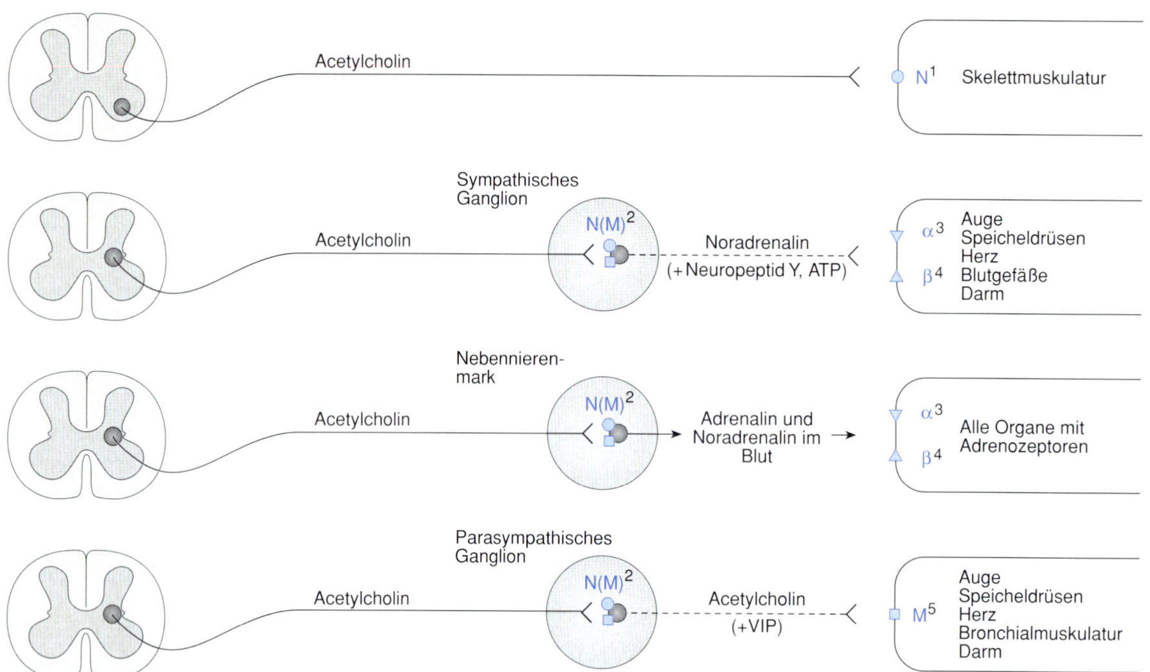

Abb. 2.21 Periphere efferente Neuronensysteme: Transmitter, Rezeptoren, Antagonisten. Von oben nach unten somatomotorische Innervation der Skelettmuskulatur; prä- und postganglionärer Sympathikus; präganglionärer Sympathikus und Nebennierenmark; prä- und postganglionärer Parasympathikus. α, β = α-, β-Adrenozeptor (Dreieck), M = Muscarinrezeptor (Quadrat), N = Nicotinrezeptor (Kreis), VIP = Vasoaktives Intestinales Polypeptid. Cotransmitter und weniger wichtige Rezeptoren in Klammern.

[1] Die Rezeptoren für Acetylcholin in den Muskelendplatten sind Nicotinrezeptoren (Muskeltyp). Sie werden durch Antagonisten wie Atracurium (nicht-depolarisierende Muskelrelaxantien) blockiert (s. S. 158).

[2] Die wichtigsten Rezeptoren für Acetylcholin in den autonomen Ganglien und im Nebennierenmark sind Nicotinrezeptoren (Neuronentyp). Sie werden durch Antagonisten wie Hexamethonium (Ganglienblocker) blockiert (s. S. 166).

[3, 4] α- und β-Adrenozeptor-Antagonisten wie Phentolamin (α) und Propranolol (β) hemmen die Wirkung sowohl von neural freigesetztem Noradrenalin als auch von Catecholaminen aus dem Nebennierenmark (s. S. 194, 199).

[5] Die Rezeptoren für Acetylcholin in den parasympathisch innervierten Erfolgsorganen sind Muscarinrezeptoren. Sie werden durch Antagonisten wie Atropin blockiert (s. S. 151).

→

Abb. 2.22 Schema des vegetativen Nervensystems. Cholinerge Neurone sind blau, noradrenerge rot, die Neurone des Darmnervensystems grün, präganglionäre sympathische und parasympathische Neurone durchgezogen, postganglionäre gestrichelt dargestellt. Die präganglionären sympathischen Neurone entspringen dem Rückenmark (thorakal 1 bis 12 und lumbal 1 bis 3); sie werden im Grenzstrang oder in weiter peripher liegenden Ganglien, meist den Prävertebralganglien, auf postganglionäre Neurone umgeschaltet (gcs = Ganglion cervicale superius, gco = G. coeliacum, gms = G. mesentericum superius, gmi = G. mesentericum inferius). Die präganglionären parasympathischen Neurone entspringen im Hirnstamm (III = N. oculomotorius, VII = N. facialis, IX = N. glossopharyngeus, X = N. vagus) sowie im Sakralmark (sakral 2 bis 4); sie werden in Endorgan-nahen Ganglien (gci = G. ciliare; gp = G. pterygopalatinum; gs = G. submandibulare; go = Ganglion oticum) oder in den Endorganen selbst auf postganglionäre Neurone umgeschaltet. Die Funktionen der Speisewege vom Ösophagus bis zum Anus werden durch das Darmnervensystem gesteuert, das durch sympathische und parasympathische Bahnen nur moduliert wird. Unterschiede der Innervationsdichte der verschiedenen Organe sind nicht berücksichtigt; z. B. ist die glatte Muskulatur der Bronchien nur spärlich sympathisch innerviert. Rot umrandet sind unten Wirkungen des Sympathikus, in der Regel vermittelt durch Noradrenalin (α- und β-Adrenozeptoren; manche Wirkungen werden aber durch Cotransmitter vermittelt, und die Sympathikusfasern zu den Schweißdrüsen sind cholinerg). Blau umrandet sind Wirkungen des Parasympathikus, in der Regel vermittelt durch Acetylcholin (Muscarinrezeptoren; manche Wirkungen werden aber durch Cotransmitter vermittelt).

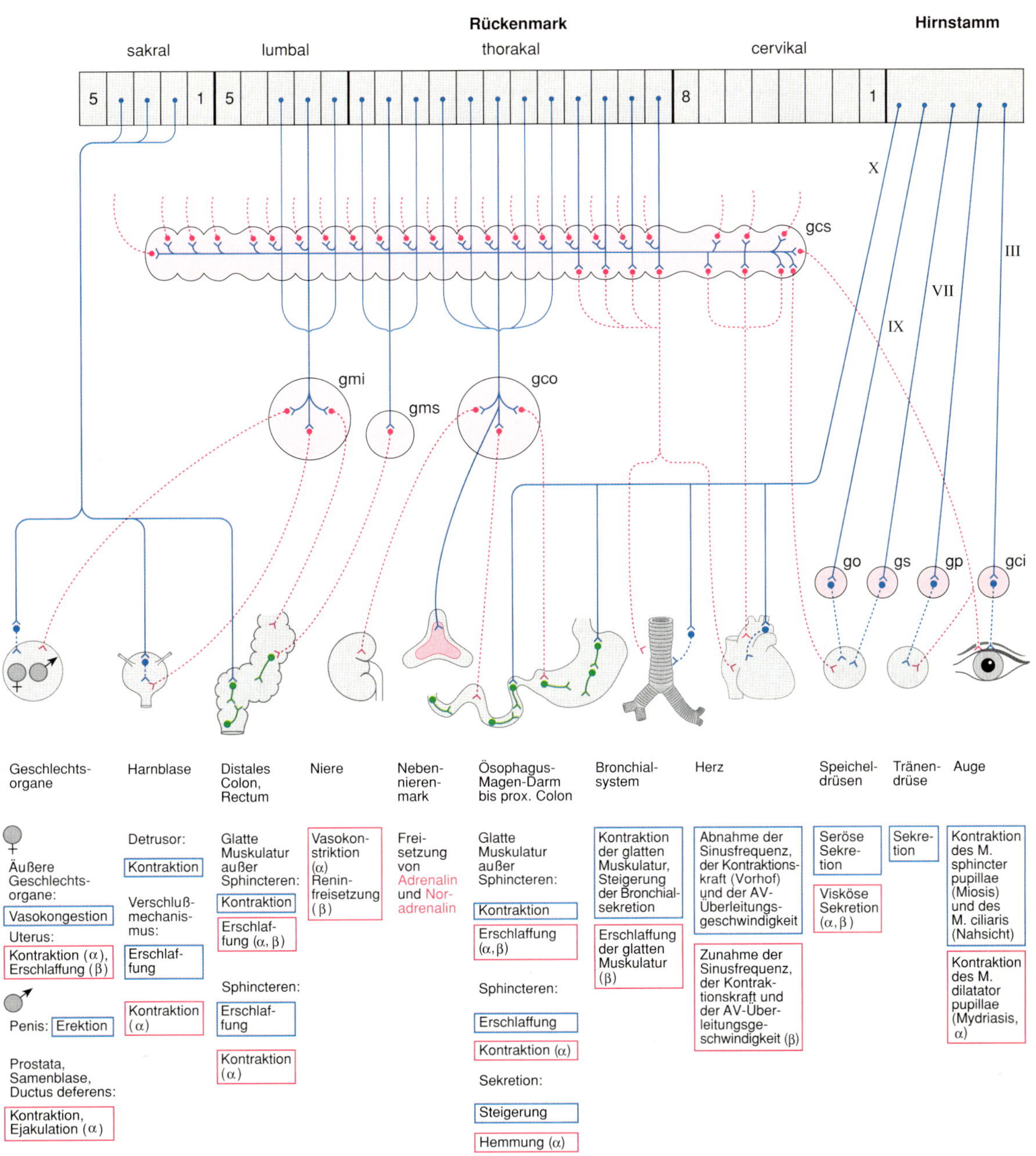

Aus allen Grenzstrangganglien abgehende postganglionär-sympathische Neurone zu Blutgefäßen: Vasokonstriktion, Mm. arrectores pilorum: Kontraktion, Schweißdrüsen: Sekretion

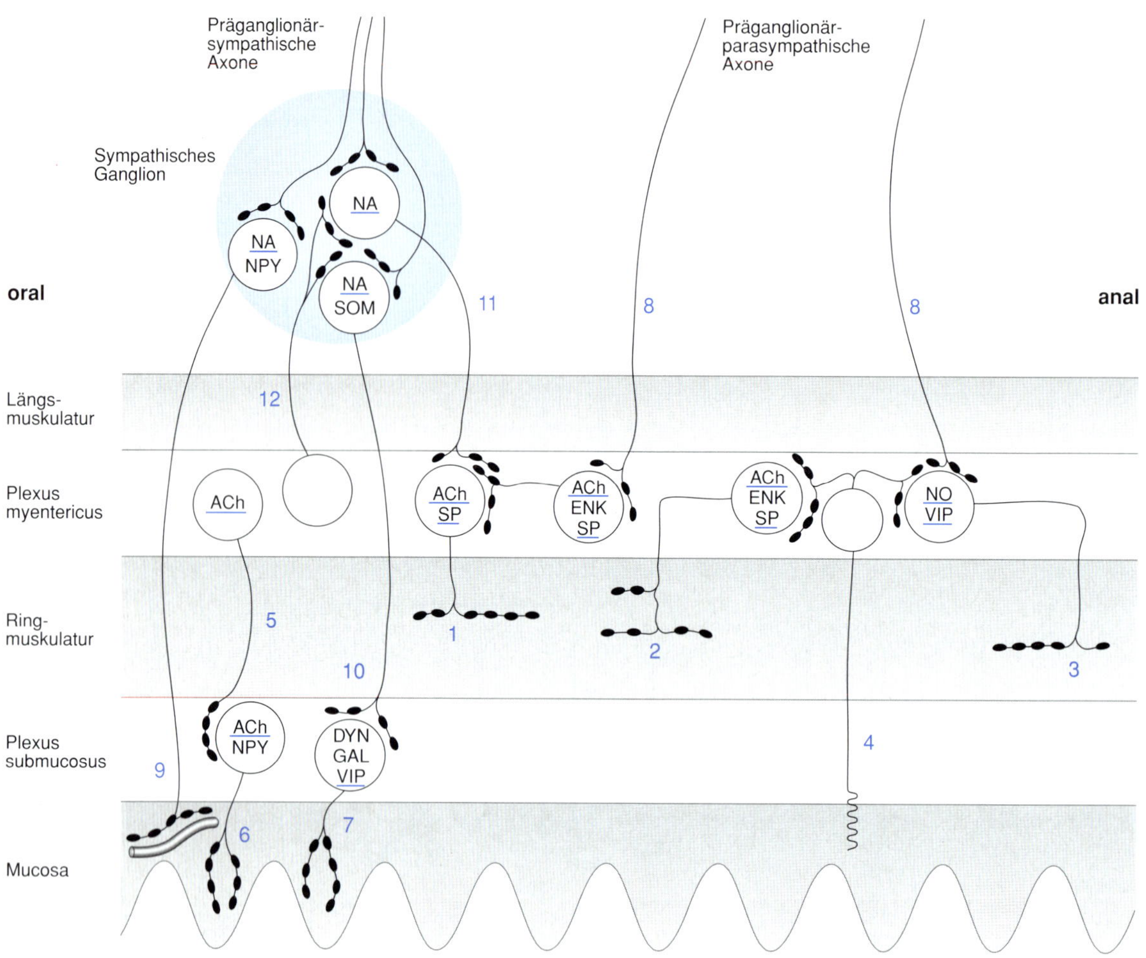

Abb. 2.23 Intrinsische und extrinsische Anteile des Darmnervensystems. Die wichtigsten, funktionsbestimmenden Transmitter sind unterstrichen.
Plexus myentericus: Neurone mit Acetylcholin (ACh) und Substanz P (SP) (1) und zum Teil Enkephalin (ENK) als Cotransmittern (2) erregen die Ringmuskulatur; manche Axone ziehen einige Millimeter oralwärts, ehe sie in die Ringmuskulatur eintreten (2). Neurone mit Stickstoffmonoxid (NO) und Vasoaktivem Intestinalem Polypeptid (VIP) hemmen die Ringmuskulatur; ihre Axone ziehen vor Eintritt in die Ringmuskulatur einige Millimeter analwärts (3). Sensorische Neurone (4) vermitteln intestinale Reflexe: Bei Dehnung des Darmes kontrahiert sich das oralwärts anschließende Stück (durch die gezeigte Verbindung mit dem ACh/ENK/SP-Neuron; aszendierender exzitatorischer Reflex), während das anal anschließende Stück erschlafft (durch die Verbindung mit dem NO/VIP-Neuron; deszendierender inhibitorischer Reflex). Cholinerge Neurone ziehen auch zum Plexus submucosus (5). **Plexus submucosus:** Neurone mit Acetylcholin und Neuropeptid Y (NPY) als Cotransmittern (6) wirken sekretionsfördernd, ebenso Neurone mit Dynorphin (DYN), Galanin (GAL) und VIP als Cotransmittern (7). **Einflüsse des Parasympathikus:** Präganglionäre parasympathische Fasern innervieren sowohl erregende als auch hemmende Neurone der Plexus (8). **Einflüsse des Sympathikus:** Neurone mit Noradrenalin (NA) und NPY als Cotransmittern bewirken Vasokonstriktion (9). Neurone mit Noradrenalin und Somatostatin (SOM) als Cotransmittern hemmen die DYN/GAL/VIP-Neurone und dadurch indirekt die Sekretion (10). Noradrenerge Neurone hemmen schließlich erregende Neurone des Plexus myentericus und dadurch indirekt die glatte Muskulatur (11). Es gibt Neurone, die vom Plexus myentericus zu den sympathischen Ganglien zurückprojizieren (12). (Nach Kunze und Furness, Ann. Rev. Physiol. **61**, 117–142, 1999.)

2.4.3 Das parasympathische Nervensystem

Der Parasympathikus ist der **kranio-sakrale Teil des autonomen Nervensystems** (Abb. 2.22). Die Perikaryen der präganglionären Neurone des **kranialen Anteils** liegen im Hirnstamm (Abb. 2.22). Ihre Axone ziehen mit den Nn. oculomotorius, facialis, glossopharyngeus und vagus in die Peripherie. Die parasympathischen Oculomotoriusfasern werden im Ganglion ciliare umgeschaltet; die postganglionären Neurone versorgen den M. ciliaris und M. sphincter pupillae. Die parasympathischen Facialisfasern werden teils im Ganglion pterygopalatinum, teils im Ganglion submandibulare umgeschaltet; die postganglionären Axone ziehen zu Tränendrüse, Nasenschleimhaut, Gaumen, Glandula submandibularis und Glandula sublingualis. Die parasympathischen Glossopharyngeusfasern werden im Ganglion oticum umgeschaltet; die postganglionären Axone innervieren die Parotis. Die parasympathischen Vagusfasern werden nah den innervierten Organen oder in deren Wand umgeschaltet (Herz, Bronchialsystem) oder strahlen ins Darmnervensystem ein, das sie bis zum proximalen Colon beeinflussen (Abb. 2.23).

Die Perikaryen der präganglionären Neurone des **sakralen Anteils** des Parasympathikus entspringen speziellen Zellgruppen des lateralen Teils der Zona intermedia im 2. bis 4. sakralen Rückenmarkssegment (Abb. 2.22). Sie ziehen über die Vorderwurzeln zu den Nervengeflechten des kleinen Beckens. Wiederum erfolgt die Umschaltung auf das zweite Neuron organnah oder intramural. Versorgt werden vor allem der Urogenitaltrakt und das Darmnervensystem des Colons.

Der Transmitter der präganglionären Neurone ist wie beim Sympathikus Acetylcholin (Abb. 2.21). Es aktiviert an den Zellkörpern der postganglionär-parasympathischen Neurone (und der Neurone des Darmnervensystems) vor allem Nicotinrezeptoren (vom neuronalen Typ). Der klassische Transmitter aller postganglionär-parasympathischen Neurone ist Acetylcholin (Abb. 2.21). In manchen postganglionär-parasympathischen Neuronen ist VIP Cotransmitter (vgl. Abb. 2.7), in anderen, so in den parasympathischen Neuronen zu den Corpora cavernosa, das unten besprochene Stickstoffmonoxid (NO), das Haupttransmitter für die Erektion ist (s. S. 493).

2.4.4 Das Darmnervensystem

Das Darmnervensystem oder enterische Nervensystem umfaßt die Neurone in der Wand des Gastrointestinaltrakts vom Beginn des Ösophagus bis zum Sphincter ani internus, dazu die Neurone des Pankreas und der Gallenwege. Es steuert die Motilität und Sekretion im Speiseweg. Diese Steuerung wird zwar durch den Sympathikus (überwiegend inhibitorisch) und den Parasympathikus (überwiegend exzitatorisch) moduliert. Sie bleibt jedoch auch dann weitgehend intakt, wenn die extrinsischen Systeme abgetrennt sind: Zahlreiche Neurone und intrinsische Reflexbögen gewährleisten eine Grundfunktion des Darmnervensystems auch nach Trennung vom Zentralnervensystem. Nur etwa $2 \cdot 10^3$ extrinsische vagale Fasern innervieren den Darm, während mehr als 10^8 intrinsische Neurone existieren – ebenso viele wie im ganzen Rückenmark.

Die meisten Neurone des Darmnervensystems liegen im Plexus myentericus (Auerbach) und im Plexus submucosus (Meissner) (Abb. 2.23). Sensorische Neurone sprechen auf Dehnung und chemische Reize an und vermitteln intrinsische Reflexe oder projizieren zu sympathischen Ganglien. Exzitatorische und inhibitorische Motoneurone koordinieren die Peristaltik, sekretomotorische Neurone steigern die Sekretion von Wasser und Elektrolyten. Hinzu kommen zahlreiche Interneurone.

Abb. 2.23 zeigt einige Neurone des Darmnervensystems mit ihren Transmittern, Verknüpfungen und Funktionen sowie die Modulation durch Sympathikus und Parasympathikus.

Die wichtigsten Transmitter, die die **glatte Muskulatur erregen**, sind **Acetylcholin** und **Substanz P**, die in mehreren Typen von Neuronen im Plexus myentericus vorkommen, z.B. in ACh/SP-Neuronen und ACh/ENK/SP-Neuronen (1 und 2 in Abb. 2.23).

Die wichtigsten Transmitter, die die **glatte Muskulatur zur Erschlaffung bringen**, sind **Stickstoffmonoxid (NO)** und **VIP**, meist in NO/VIP-Neuronen im Plexus myentericus kolokalisiert (3 in Abb. 2.23).

Beim Peristaltikreflex arbeiten sensorische Neurone mit oralwärts projizierenden, erregenden ACh/ENK/SP-Neuronen und analwärts projizierenden, hemmenden NO/VIP-Neuronen zusammen: Eine Erschlaffungswelle der Ringmuskulatur läuft der Kontraktionswelle analwärts voraus (2, 3 und 4 in Abb. 2.23).

Die wichtigsten **sekretionsfördernden** Transmitter sind **Acetylcholin**, enthalten in ACh/NPY-Neuronen, und **VIP**, enthalten in DYN/GAL/VIP-Neuronen des Plexus submucosus (6 und 7 in Abb. 2.23).

Weitere, in Abb. 2.23 fehlende Transmitter sind Serotonin, GABA und ATP. Das Vorkommen dieser Transmitter im Darmnervensystem läßt verstehen, warum Substanzen mit Wirkung auf Muscarinrezeptoren, Opioidrezeptoren und Serotoninrezeptoren zur Behandlung von Störungen des Magen-Darm-Kanals dienen.

Neben Acetylcholin, Monoaminen, GABA, ATP und Peptiden wurde soeben ein Stoff als „Transmitter" im Darmnervensystem bezeichnet, für den diese Klassifizierung neu, unerwartet und vielleicht auch schief ist und der deshalb nicht aus den „Zwölf wichtigen Transmittern" (s. S. 122) dreizehn gemacht hat: **Stickstoffmonoxid**, lange bekannt als „nitroses Gas" und heute als der endothelium-derived relaxing factor (EDRF) identifiziert (s. S. 487). NO wird im Körper aus L-Arginin unter Katalyse der Stickstoffmonoxid-Synthase (NO-Synthase) gebildet. Eine Isoform der NO-Synthase kommt in Endothelzellen, eine andere in Nervenzellen vor. Bei der Oxidation wird ein Guanidin-Stickstoff des Arginins zu NO oxidiert, und die Aminosäure Citrullin bleibt übrig:

$$\text{L-Arginin} \xrightarrow[\text{O}_2,\ \text{NADPH}]{\text{NO-Synthase}} \text{NO} + \text{L-Citrullin}$$

Die neuronale NO-Synthase ist im Cytoplasma gelöst und wird durch Ca^{2+} aktiviert.

Mindestens zwei Besonderheiten unterscheiden NO von allen anderen Transmittern – ganz abgesehen von seiner anorganischen und Gas-Natur. **Erstens** diffundiert NO leicht durch biologische Membrane und kann nicht in Vesikeln gespeichert werden. Eine Hypothese lautet, beim Eintreffen eines Aktionspotentials in den Nervenendigungen werde durch den Ca^{2+}-Einstrom die NO-Synthase aktiviert, und das neu gebildete NO diffundiere dann sofort in den Extrazellulärraum; es gebe keine Speicherung. **Zweitens** ist der Rezeptor für NO kein Zellmembranprotein, weder ein ionotroper noch ein G-Protein-gekoppelter Rezeptor. Vielmehr diffundiert NO, so wie vielleicht aus den Nervenendigungen, auch in postsynaptische Zellen. Dort aktiviert es die cytoplasmatische Guanylatcyclase, und es entsteht cGMP. cGMP ist der second messenger dieses Signaltransduktionsweges. In glatten Muskelzellen aktiviert cGMP die cGMP-abhängige Proteinkinase G (so wie cAMP die cAMP-abhängige Proteinkinase A aktiviert). Proteinkinase G schließlich phosphoryliert spezifische Zielproteine, senkt dadurch die cytoplasmatische Ca^{2+}-Konzentration und bringt so die Muskelzellen zur Erschlaffung (s. S. 480).

Auch manche Nervenzellen im Gehirn enthalten NO-Synthase, und auch dort soll NO Transmitter oder Neuromodulator sein. Für die Relaxation der glatten Muskulatur des Magen-Darm-Kanals jedenfalls ist NO wichtig, und man hat Neurone mit NO-Synthase geradezu als „nitrerg" bezeichnet.

Weiterführende Literatur

Abbracchio, M. P./Burnstock, G.: Purinergic signalling: pathophysiological roles. Jap. J. Pharmacol. **78**, 113–145 (1998).

Alexander, S. P. H./Peters, J. A.: Receptor & Ion Channel Nomenclature Supplement. Trends Pharmacol. Sci. (2000).

Bennett, M. R.: The concept of transmitter receptors: 100 years on. Neuropharmacol. **39**, 523–546 (2000).

Bünemann, M./Lee, K. B./Pals-Rylaarsdam, R./Roseberry, A. G./Hosey, M. M.: Desensitization of G-protein-coupled receptors in the cardiovascular system. Ann. Rev. Physiol. **61**, 169–192 (1999).

Danner, S./Lohse, M. J.: Regulation of β-adrenergic receptor responsiveness. Modulation of gene expression. Rev. Physiol. Biochem. Pharmacol. **136**, 183–223 (1998).

Fernández-Chacón, R./Südhoff, T. C.: Genetics of synaptic vesicle function: toward the complete functional assembly of an organelle. Ann. Rev. Physiol. **61**, 753–776 (1999).

Hökfelt; T./Broberger, C./Xu, Z.Q.N./Sergeyev, V./Ubink, R./ Diez, M.: Neuropeptides – an overview. Neuropharmacol. **39**, 1337–1356 (2000)

Hucho, H.: Der nikotinische Azetylcholinrezeptor (ein Modellrezeptor in 3D). Neuroforum **5**, 5–10 (1999).

Jonas, P./Monyer, H.: Ionotropic Glutamate Receptors in the CNS. Handbook of Experimental Pharmacology, Vol. 141. Springer, Heidelberg 1999.

Kügelgen, I. von/Starke, K.: Noradrenaline-ATP co-transmission in the sympathetic nervous system. Trends Pharmacol. Sci. **12**, 319–324 (1991).

Link, E./Jahn, R.: Freisetzung von Transmittern in Neuronen – auf dem Weg zu einem molekularen Verständnis. Neuroforum **2**, Heft 1, 18–25 (1996).

Masson, J./Sagné, C./Hamon, M./El Mestikawy, S.: Neurotransmitter transporters in the central nervous system. Pharmacol. Rev. **51**, 439 to 464 (1999).

Mehta, A. K./Ticku, M. K.: An update on $GABA_A$ receptors. Brain Res. Rev. **29**, 196–217 (1999).

Missale, C./Nash, S. R./Robinson, S. W./Jaber, M./Caron, M. G.: Dopamine receptors: from structure to function. Physiol. Rev. **78**, 189–225 (1998).

Nicholls, D. G.: Proteins, Transmitters and Synapses. Blackwell, London 1994.

Offermanns, S.: New insights into the in vivo function of heterotrimeric G-proteins through gene deletion studies. Naunyn-Schmiedeberg's Arch. Pharmacol. **360**, 5–13 (1999).

Powis, D. A./Bunn, S. J. (eds.): Neurotransmitter Release and Its Modulation. Cambridge University Press, Cambridge 1995.

Rand, M. J./Li, C. G.: Nitric oxide as a neurotransmitter in peripheral nerves. Ann. Rev. Physiol. **57**, 659–682 (1995).

Schiffter, R.: Neurologie des vegetativen Systems. Springer, Heidelberg 1985.

Seal, R. P./Amara, S. G.: Excitatory amino acid transporters. Ann. Rev. Pharmacol. Toxicol. **39**, 431–456 (1999).

Siegel, G. J. (ed.): Basic Neurochemistry. Sixth Edition. Lippincott-Raven, Philadelphia 1998.

Starke, K./Göthert, M./Kilbinger, H.: Modulation of neurotransmitter release by presynaptic autoreceptors. Physiol. Rev. **69**, 864–989 (1989).

Szallasi, A./Blumberg, P. M.: Vanilloid (capsaicin) receptors and mechanisms. Pharmacol. Rev. **51**, 159–211 (1999).

Trendelenburg, U./Weiner, N. (eds.): Catecholamines I and II. Handbook of Experimental Pharmacology. Vol. 90/I and II. Springer, Heidelberg 1988 and 1989.

Zheng, X./Bobich, J. A.: A sequential view of neurotransmitter release. Brain Res. Bull. **47**, 117–128 (1998).

3 Pharmakologie cholinerger Systeme

K. Starke, Freiburg i. Br.

Welcher aber außdauren / und am besten sauffen konte / wuste sich dessen groß zu machen / und dünckte sich kein geringer Kerl zu seyn; zuletzt dürmelten sie alle herum / als wenn sie Bilsensamen genossen hätten.

Hans Jacob Christoffel von Grimmelshausen: *Der Abentheurliche Simplicissimus Teutsch.*

Zum Verständnis der **Pharmakologie** cholinerger Neuronensysteme muß man ihre **Anatomie** und **Physiologie** kennen. Sie wurden bei den „Grundlagen der Pharmakologie des Nervensystems" besprochen (s. S. 123 und den Abschnitt über periphere efferente Neuronensysteme S. 140). Zur Wiederholung: Cholinerg – oder cholinerg mit Cotransmittern – sind zahlreiche Neurone im Gehirn und Rückenmark, alle präganglionären autonomen Neurone, alle postganglionären parasympathischen Neurone, die postganglionär-sympathischen Neurone zu den Schweißdrüsen, zahlreiche Neurone des Darmnervensystems und alle Motoneurone zur endplattenhaltigen quergestreiften Muskulatur. Acetylcholin wird aus Cholin, das die Nervenendigungen aktiv aufnehmen müssen, und Acetyl-Coenzym A synthetisiert, in Vesikeln gespeichert und durch Aktionspotentiale freigesetzt. Seine Rezeptoren, die Cholinozeptoren, gliedern sich in Nicotinrezeptoren oder n-Cholinozeptoren (muskuläre und neuronale Untergruppen), die zu den ionotropen Rezeptoren gehören, und Muscarinrezeptoren oder m-Cholinozeptoren (Untergruppen M_1 bis M_5), die heptahelikale Rezeptoren sind. Extrazelluläres Acetylcholin wird durch Acetylcholinesterase rasch hydrolysiert.

Auf all diese anatomischen Systeme, auf all diese physiologischen Vorgänge können die hier zu besprechenden Substanzen wirken. Tab. 3.1 zeigt einige Möglichkeiten. Für die Praxis besonders wichtig sind die pharmakologische Aktivierung und Blockade von Muscarinrezeptoren, die Aktivierung und Blockade von Nicotinrezeptoren und die Hemmung der Cholinesterasen.

Bei der Besprechung ist stets im Auge zu behalten, daß es eine strenge Spezifität – Stoffe, die nur an einem einzigen Wirkort angreifen – nicht gibt. Wie Acetylcholin selbst auf Muscarinrezeptoren, Nicotinrezeptoren und Cholinesterasen paßt, so mehr oder weniger auch alle ihm verwandten Pharmaka. Neostigmin etwa, hauptsächlich ein Cholinesterase-Hemmstoff, besitzt auch Affinität zu Nicotinrezeptoren und aktiviert sie.

Tabelle 3.1: Möglichkeiten pharmakologischer Beeinflussung cholinerger Systeme

Angriffspunkt	Pharmakologische Beeinflussung
Cholin-Carrier im Axolemm	Blockade durch Hemicholinium-3 führt zu Verarmung an Acetylcholin
Freisetzung von Acetylcholin	Hemmung durch Ca^{2+}-Mangel, Mg^{2+}-Überschuß, Lokalanästhetika, Botulinus-Neurotoxine
Muscarinrezeptoren	Aktivierung durch Acetylcholin, Muscarin
	Blockade durch Atropin
Nicotinrezeptoren	Aktivierung durch Acetylcholin, Nicotin, Suxamethonium
	Blockade durch (+)-Tubocurarin, Hexamethonium
Cholinesterasen	Blockade durch Physostigmin, Alkylphosphate

3.1 Muscarinrezeptor-Agonisten

Muscarinrezeptoren kommen in der Körperperipherie ebenso wie im Zentralnervensystem vor. In der **Peripherie** gehören hierher – dies ist die klassische Lokalisation – die Cholinozeptoren aller **parasympathisch innervierten Effektorzellen** (Herz, glatte Muskulatur, Drüsen), die Cholinozeptoren der **Schweißdrüsen** und die Cholinozeptoren der **Blutgefäße**; auch Blutgefäße ohne cholinerge Innervation besitzen Muscarinrezeptoren („nicht-innervierte Rezeptoren"; s. S. 116). Im **Zentralnervensystem** wirkt zum Beispiel das aus cholinergen Interneuronen des **Corpus striatum** freigesetzte Acetylcholin auf Muscarinrezeptoren. Wenn bei der Parkinson-Krankheit die cholinergen Interneurone mangels dopaminerger Hemmung zu viel Acetylcholin freisetzen, werden diese striatalen Muscarinrezeptoren überschießend aktiviert (s. S. 328).

Wie die fünf Untertypen von Muscarinrezeptoren, M_1 bis M_5, diesen Lokalisationen zuzuordnen sind, ist nur teilweise bekannt. Viele Gewebe enthalten mehrere Untertypen. Mit diesen Einschränkungen läßt sich feststellen, daß M_1-Rezeptoren typischerweise auf Nervenzellen vorkommen, wo sie Erregung vermitteln. Das Herz besitzt vorwiegend M_2-Rezeptoren, über die negativ chrono-, dromo- und inotrope Wirkungen ausgelöst werden. M_3-Rezeptoren an glatten Muskelzellen und Drüsenzellen vermitteln Kontraktion und Sekretion (zur Signaltransduktion s. S. 123). In der praktischen Medizin hat die M_{1-5}-Untergliederung bei den Agonisten (anders als bei den Antagonisten; s. S. 151) bisher keine Bedeutung erlangt. Sie erklärt aber vielleicht die Präferenz mancher Agonisten für bestimmte Organe, wie zum Beispiel die besonders starke Wirkung des Pilocarpins auf Speichel- und Schweißdrüsen.

Da die Muscarinrezeptor-Agonisten in der Peripherie die Wirkungen des Parasympathikus nachahmen, nennt man sie herkömmlich auch **Parasympathomimetika,** und zwar, weil sie die Muscarinrezeptoren direkt aktivieren, **direkt wirkende Parasympathomimetika** (im Gegensatz zu den Cholinesterase-Inhibitoren = **indirekt wirkende Parasympathomimetika**; s. S. 167). Die herkömmliche Nomenklatur verbirgt aber zum Beispiel, daß die Agonisten im Prinzip auch im Gehirn wirken können. Der Terminus **Muscarinrezeptor-Agonisten** trifft Angriffsort und Wirkungsweise exakter.

3.1.1 Geschichte

Muscarin wurde 1869 von einem der Väter der Pharmakologie, Oswald Schmiedeberg (1838–1921), und seinem Doktoranden R. Koppe in Dorpat, dem heutigen Tartu, als einer der Wirkstoffe des Fliegenpilzes *Amanita muscaria* entdeckt. Die Strukturaufklärung gelang erst in den 50er Jahren des 20. Jahrhunderts. Nach dem Muscarin nannte 1914 Henry H. Dale einige Wirkungen von Cholinestern wie Acetylcholin „muscarine actions", und nach dem Muscarin nennen wir heute die diese Wirkungen vermittelnden Rezeptoren Muscarinrezeptoren.

3.1.2 Stoffe

Zu den Muscarinrezeptor-Agonisten gehören Cholinester und chemisch andersartige Alkaloide (Abb. 3.1).

Acetylcholin ist als Arzneistoff kaum brauchbar, weil es zu schnell abgebaut wird. Praktisch komplett resistent gegen Cholinesterasen sind die Carbaminsäureester **Carbachol** und **Bethanechol.** Man sagt ihnen eine gewisse Selektivität für die glatte Muskulatur des Darmes und der Harnwege nach.

Muscarin ist für die Grundlagenforschung und als Gift wichtig. Im Fliegenpilz ist es nur einer von mehreren Wirkstoffen; für die Wirkung von Fliegenpilzextrakten wichtiger ist der $GABA_A$-Rezeptor-Agonist Muscimol (s. S. 1133). In höheren Konzentrationen kommt Muscarin in einigen Pilzen der Gattung *Inocybe* (Rißpilz) vor. **Pilocarpin** ist ein Alkaloid südamerikanischer *Pilocarpus*-Arten. Es wirkt im Vergleich mit den Cholinestern besonders schweißtreibend und speichelflußanregend. Es wird heute besonders in der Mucoviscidose-Diagnostik und in der Ophthalmologie angewendet. Das **Arecolin** ist das Hauptalkaloid der Betelnuß, des Samens der Betelpalme *Areca catechu.* Geschnittene Betelnüsse, mit Zusätzen wie Gewürznelken eingewickelt in die Blätter des Betelpfeffers *Piper betle,* bilden den Betelbissen, der ausgiebig gekaut wird – ein Genußgift im tropischen Asien. Für die Symptome, parasympathomimetisch mit Euphorie, ist in erster Linie das Arecolin verantwortlich. Bei Gebrauch über längere Zeit färben sich Zähne und Mundschleimhaut schwarz, die Zähne lockern sich.

Einige Agonisten aktivieren bereits in relativ niedrigen Konzentrationen auch Nicotinrezeptoren. Das versteht sich von selbst für Acetylcholin. Auch dem Carbachol ist eine deutliche nicotinähnliche Komponente eigen, nicht dagegen dem Derivat mit methyliertem Cholin, Bethanechol.

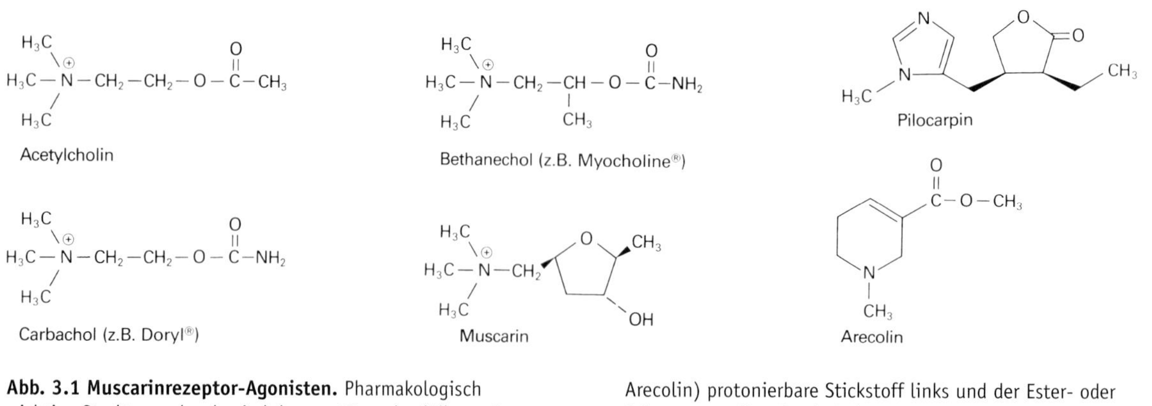

Acetylcholin

Bethanechol (z.B. Myocholine®)

Pilocarpin

Carbachol (z.B. Doryl®)

Muscarin

Arecolin

Abb. 3.1 Muscarinrezeptor-Agonisten. Pharmakologisch wichtige Strukturmerkmale sind der quartäre oder (Pilocarpin, Arecolin) protonierbare Stickstoff links und der Ester- oder Ethersauerstoff rechts in jeder Formel.

Tabelle 3.2: Wirkungen von Muscarinrezeptor-Agonisten

Organ		Wirkung
Herz:	Sinusknoten	Abnahme der Frequenz
	Arbeitsmyokard Vorhof	Abnahme der Kontraktionskraft
	Atrioventrikularknoten	Abnahme der Leitungsgeschwindigkeit
	Purkinje-Fäden	Abnahme der Leitungsgeschwindigkeit (gering)
	Arbeitsmyokard Kammer	Abnahme der Kontraktionskraft (gering)
Blutgefäße		Vasodilatation (überwiegend)
Bronchialsystem:	glatte Muskulatur	Kontraktion
	Drüsen	Sekretion
	Flimmerepithel	Beschleunigung des Zilienschlags
Magen-Darm-Kanal:	glatte Muskulatur	Steigerung der Motilität mit (meist) Erschlaffung der Sphincteren
	Drüsen	Sekretion
Gallenblase und M. sphincter Oddi		Kontraktion
Ureteren		Steigerung der Motilität
Harnblase		Kontraktion des M. detrusor mit Verminderung des Auslaßwiderstandes
Auge:	M. sphincter pupillae	Kontraktion (Miosis)
	M. ciliaris	Kontraktion (Akkommodation)
Tränendrüse		Sekretion
Speicheldrüsen		Sekretion von serösem Speichel (K^+, Wasser)
Schweißdrüsen		Sekretion
Autonome Ganglienzellkörper		Depolarisierung (M_1; die Rezeptoren vermitteln das langsame erregende postsynaptische Potential)
Postganglionär-parasympathische Axone		Hemmung der Transmitterfreisetzung (Autorezeptoren)
Postganglionär-sympathische Axone		Hemmung der Transmitterfreisetzung (M_2)
Zentralnervensystem		Weckreaktion, Tremor

Bis auf Pilocarpin und Arecolin sind die Agonisten in Abb. 3.1 quartäre Ammoniumverbindungen. Für die therapeutische Verwendung bedeutet das eine wenig zuverlässige Resorption aus dem Magen-Darm-Kanal, zumindest aber die Notwendigkeit höherer oraler als parenteraler Dosen. Deutliche zentralnervöse Wirkungen sind nur nach Einnahme der nichtquartären Stoffe Pilocarpin und Arecolin zu erwarten.

3.1.3 Pharmakodynamik

Tab. 3.2 gibt einen Überblick. Die bekanntesten Wirkungen der Muscarinrezeptor-Agonisten entsprechen einer Stimulation der parasympathischen Nerven (Herz, Bronchialsystem, Magen-Darm-Kanal, Gallenwege, Harnwege, Auge, Tränen- und Speicheldrüsen in Tab. 3.2). Weil aber zahlreiche Muscarinrezeptoren außerhalb der parasympathisch innervierten Effektorzellen vorkommen, gehen die Wirkungen der Agonisten weit über die Parasympathikusnachahmung hinaus (Blutgefäße, Schweißdrüsen, postganglionäre autonome Neurone, Zentralnervensystem in Tab. 3.2).

Einige Wirkungen bedürfen etwas genauerer Darstellung.

Kreislauf

Stoffe wie Acetylcholin und Muscarin können Blutgefäße durch **direkten** Angriff an der glatten Muskulatur zur **Kontraktion** bringen; doch überwiegt meist eine

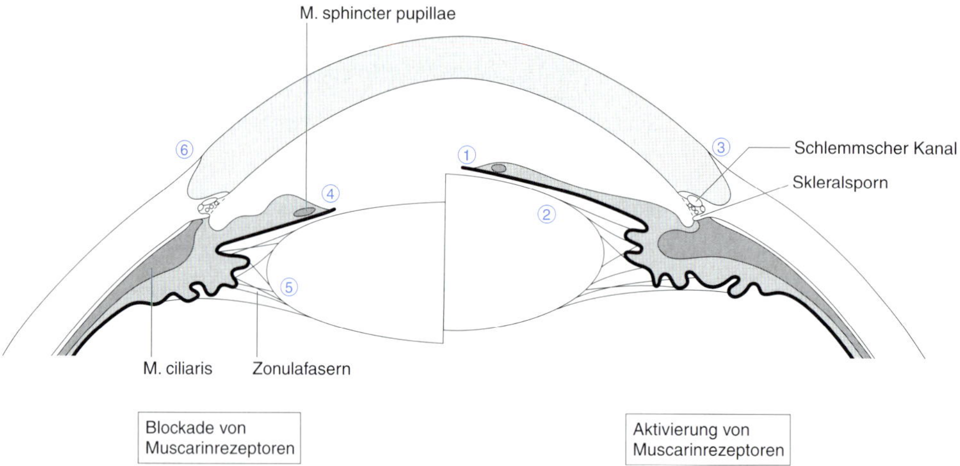

Abb. 3.2 Folgen der Aktivierung und Blockade von Muscarinrezeptoren am Auge.
Rechts: Aktivierung der Muscarinrezeptoren (Muscarinrezeptor-Agonisten, Cholinesterase-Inhibitoren) führt zu **Kontraktion** des M. ciliaris und M. sphincter pupillae. Folge der Kontraktion des M. sphincter pupillae ist 1) Verkleinerung der Pupille (Miosis); Folgen der Kontraktion des M. ciliaris sind 2) Erschlaffung der Zonulafasern, Rundung der Linse, Akkommodation und Abflachung der vorderen Augenkammer sowie 3) durch Zug am Skleralsporn Erweiterung der Maschen des Trabekelwerks im Kammerwinkel und des Schlemmschen Kanals, Erleichterung des Abflusses des Kammerwassers.
Links: Blockade der Muscarinrezeptoren (Muscarinrezeptor-Antagonisten) führt zu **Erschlaffung** des M. ciliaris und M. sphincter pupillae. Folge der Erschlaffung des M. sphincter pupillae ist 4) Vergrößerung der Pupille (Mydriasis); Folgen der Erschlaffung des M. ciliaris sind 5) Anspannung der Zonulafasern, Abflachung der Linse, Desakkommodation und Vertiefung der vorderen Augenkammer sowie 6) durch Nachlassen des Zugs am Skleralsporn Verengung der Maschen des Trabekelwerks im Kammerwinkel und des Schlemmschen Kanals, Behinderung des Abflusses des Kammerwassers. – Wie Muscarinrezeptor-Antagonisten erweitern auch α-Adrenozeptor-Agonisten die Pupille, und zwar durch Kontraktion des (nicht eingezeichneten) M. dilatator pupillae. Dabei bleibt die Fähigkeit zur Akkommodation erhalten. Nach H. H. Unger und G. Mackensen, Freiburg i. Br.

indirekte Vasodilatation. Sie besteht aus zwei Komponenten, einer **endothelialen** und einer **nervalen.** Die endotheliale Komponente: Über Muscarinrezeptoren (M_3) an den Gefäßendothelien wird die Synthese von Stickstoffmonoxid, NO (endothelium-derived relaxing factor, EDRF) angeregt (s. S. 487). Die nervale Komponente: Über Muscarinrezeptoren (M_2) an den postganglionär-sympathischen Vasokonstriktoraxonen wird die Freisetzung von Noradrenalin und seinen Cotransmittern gehemmt (vgl. vorletzte Zeile in Tab. 3.2). Die generelle Vasodilatation führt zu Blutdruckabfall. Die negativ chrono- und inotrope Wirkung der Muscarinrezeptor-Agonisten kann den Blutdruckabfall noch verstärken. Doch kann es auch zu reflektorischer Tachykardie kommen, wenn eine Sympathikusaktivierung durch die Pressorezeptoren die direkte negative Herzwirkung übertrifft.

Harnblase

Der M. detrusor vesicae wird überwiegend parasympathisch innerviert und enthält reichlich Muscarinrezeptoren. Umgekehrt ist die glatte Muskulatur von Blasenhals und proximaler Urethra – oft anatomisch nicht ganz richtig als M. sphincter vesicae internus bezeichnet – überwiegend sympathisch innerviert und enthält reichlich α_1-Adrenozeptoren; deren Aktivierung führt zu Kontraktion und damit Verschluß des Blasenausgangs. Muscarinrezeptor-Agonisten bringen den Detrusor zur Kontraktion. Zugleich sinkt der Auslaßwiderstand. Ein Mechanismus dabei ist eine trichterförmige Verformung des Blasenausgangs bei Detrusorkontraktion. Ein zweiter Mechanismus entspricht der eben beschriebenen zweiten Komponente der Vasodilatation: Hemmung der Freisetzung von Noradrenalin aus den postganglionär-sympathischen Axonen in Blasenhals und proximaler Urethra (vorletzte Zeile in Tab. 3.2) und dadurch Erschlaffung des Verschlusses.

Auge

Die Wirkung auf das Auge wird in Abb. 3.2 erläutert.

3.1.4 Vergiftungen, Anwendung, Nebenwirkungen

Zuweilen kommen Vergiftungen mit muscarinhaltigen Pilzen vor; sie werden im Toxikologie-Kapitel behandelt (s. S. 1133). Die therapeutische Verwendung und die Nebenwirkungen werden gemeinsam mit den Cholinesterase-Inhibitoren besprochen (s. S. 170).

3.2 Muscarinrezeptor-Antagonisten

Diese Substanzen besitzen Affinität zu Muscarinrezeptoren, aber keine intrinsische Aktivität. Sie sind deshalb kompetitive Antagonisten gegen freigesetztes Acetylcholin (und gegen exogene Muscarinrezeptor-Agonisten). Sie entfalten eine Wirkung nur dort, wo sie Acetylcholin (oder einen exogenen Agonisten) verdrängen können; an einem Organ mit geringem cholinergen Tonus bleibt deshalb ihre Wirkung gering. Ein Beispiel sind die Blutgefäße. Vielen fehlt, wie oben erwähnt, eine cholinerge Innervierung, doch besitzen sie Muscarinrezeptoren. **Agonisten** verursachen deshalb Vasodilatation, **Antagonisten** dagegen sind (solange man nicht einen exogenen Agonisten appliziert hat) unwirksam.

Anders als bei den Agonisten besitzt bei den Antagonisten die Existenz der Untergruppen M_1 bis M_5 eine gewisse praktische Bedeutung. Der Antagonist Pirenzepin wirkt nämlich seiner Selektivität für M_1-Rezeptoren wegen bevorzugt auf den Magen-Darm-Kanal, besonders auf die Magensäuresekretion. Die anderen derzeit therapeutisch benutzten Antagonisten sind nichtselektiv.

Weil Muscarinrezeptor-Antagonisten die Wirkung des Parasympathikus hemmen, nennt man sie herkömmlich auch **Parasympatholytika.** Diese Nomenklatur verbirgt aber zum Beispiel, daß die Stoffe auch aufs Gehirn wirken. Der Name **Muscarinrezeptor-Antagonisten** (auch der Name **atropinähnliche Substanzen** nach dem Prototyp Atropin) trifft Angriffspunkt und Wirkungsweise genauer.

3.2.1 Geschichte

Pflanzen mit Atropin und pharmakologisch verwandten Inhaltsstoffen werden seit Tausenden von Jahren als Rauschgifte gebraucht. Das kommt im deutschen Namen *Tollkirsche* ebenso zum Ausdruck wie im ersten Teil des botanischen Namens *Atropa belladonna,* nach der dritten griechischen Schicksalsgöttin, Atropos. Tollkirsch- und Bilsenkrautextrakte (aus *Hyoscyamus niger*) verliehen den Hexensalben halluzinogene Eigenschaften und ließen die Opfer zum Beispiel den Besenritt zum Blocksberg erleben. Mit Bilsenkrautsamen kräftigte man das früher alkoholärmere Bier, und nach dem Kraut, so heißt es, wurde die Stadt *Pilsen* und auf diesem Wege schließlich eine relativ bittere Biersorte *Pils* genannt. Mit Bilsenkraut tötete Hamlets Onkel Hamlets Vater: „Da ich im Garten schlief, / Beschlich dein Oheim meine sichre Stunde / Mit Saft verfluchten Bilsenkrauts im Fläschchen, / Und träufelt' in den Eingang meines Ohrs / Das schwärende Getränk" – Vergiftung nach aurikulärer Applikation. Die Verwendung als Rauschmittel ist keineswegs ferne Vergangenheit. 1982 bot der Thelema-Naturwarenversand in Hamburg „diverse exotische legale Drogen zur Mobilisierung der Lebensgeister, zur Vitalisierung und Halluzination" an, darunter Tollkirschwurzeln, Bilsenkraut und „Traumkraut", eine andere Art der Gattung *Hyoscyamus.* 1998 mußten in Mecklenburg 19 Jugendliche nach gemeinsamem Genuß von Stechapfeltee (*Datura stramonium*) ins Krankenhaus aufgenommen werden.

Natürlich werden diese Pflanzen seit Jahrhunderten auch arzneilich verwendet. Ein pharmakologisch schwer deutbares Rezept für einen berühmten Kranken zeigt Abb. 3.3.

Um 1870 erkannte man, daß Atropin die Wirkungen der Reizung parasympathischer Nerven aufhebt, so die Speichelsekretion bei Reizung der Chorda tympani. Damit war sein Wirkprinzip identifiziert. Bemerkenswerterweise stellte man schon damals fest, daß Atropin zwar die Salivation, nicht aber die Steigerung der Durchblutung der Glandula submandibularis bei Reizung der Chorda tympani blockierte (Heidenhain, Arch. ges. Physiol. **5**, 309–318, 1872) – eine Diskrepanz, die heute durch Acetylcholin-VIP-Cotransmission erklärt werden kann (s. S. 120).

d. 16. Sept.
M. Hölderlin
Rp. HB. *belladonnae gr. VI.*
hb. *digitalis purpureae gr. II.*
infunde cum
Aq. chamomillae anisatae ℥ II.
Colat. D. S. Täglich 3 mahl einen Löffel voll zu geben.

Abb. 3.3 Das erste Rezept für Friedrich Hölderlin in der Tübinger Universitätsklinik. Hölderlin blieb 7½ Monate in der Klinik. Das Rezept war nicht geeignet und wohl auch nicht gedacht, seine psychische Krankheit zu bessern. Vielleicht litt er unter Ödemen, man wollte die durch „Herba digitalis" ausschwemmen und fügte „Herba belladonnae" hinzu, um einer Bradykardie durch die Glykoside entgegenzuwirken (U. H. Peters: Hölderlin. Rowohlt, Reinbek 1982).

3.2.2 Stoffe

Zu den Muscarinrezeptor-Antagonisten gehören erstens die natürlichen Alkaloide, zweitens einige vorwiegend in der Augenheilkunde lokal applizierte Substanzen, drittens quartäre Ammoniumverbindungen, viertens Mittel zur Behandlung der Parkinson-Krankheit, fünftens das M_1-selektive Pirenzepin. Einige Strukturen zeigt Abb. 3.4.

Atropin (= (±)-Hyoscyamin) und **Scopolamin** (= (–)-Hyoscin) sind **natürliche Alkaloide.** Sie sind die kennzeichnenden Wirkstoffe der Tollkirsche, *Atropa belladonna* (s. Abb. S. 1131), des Bilsenkrauts, *Hyoscyamus niger,* und des Stechapfels, *Datura stramonium,* alle aus der Familie der Nachtschattengewächse (*Solanaceae*). Es sind Ester der Tropasäure, die ein asymmetrisch substituiertes Kohlenstoffatom enthält (Abb. 3.4). Das Racemat Atropin entsteht bei der Extraktion aus dem von der Pflanze synthetisierten (–)-Hyoscyamin. Die drei Solanaceenarten enthalten (–)-Hyoscyamin und Scopolamin in verschiedenen Mischungsverhältnissen. Die (–)-Enantiomere wirken weit stärker als die (+)-Enantiomere. Dem Atropin und Scopolamin chemisch nah verwandt, trotzdem aber pharmakologisch fern, ist das Cocain (s. S. 267).

Hauptsächlich in der **Augenheilkunde** als Mydriatika werden **Homatropin, Cyclopentolat** und **Tropicamid** benutzt, die kürzer wirken als Atropin und Scopolamin (Abb. 3.4).

Die **quartären Muscarinrezeptor-Antagonisten** besitzen etliche Gemeinsamkeiten. Quartäre Derivate der natürlichen Alkaloide sind **Butylscopolamin** und **Ipratropium.** Chemisch verschieden, aber pharmakologisch ähnlich ist **Glycopyrronium** (nicht in Abb. 3.4). Ihre Polarität läßt sie alle die Blut-Hirn-Schranke kaum durchdringen – zentrale Nebenwirkungen sind kaum zu befürchten. Die Polarität führt aber auch zu geringem Eindringen ins Auge nach konjunktivaler Applikation und zu schlechter Resorption aus dem Magen-Darm-Kanal, und es verwundert, daß zuweilen gleiche Dosen für parenterale und orale Gabe empfohlen werden (z.B. 10–20 mg Buscopan®). Man sagt den quartären Verbindungen eine gewisse Selektivität für den Magen-Darm-Kanal, die Gallen- und die Harnwege nach, bei geringerer Wirkung etwa auf die Speicheldrüsen, und verwendet sie daher häufig bei Spasmen der glatten Muskulatur dieser Organe. Doch ist die Selektivität, wenn vorhanden, nicht groß. Die quartären Verbindungen wirken auch deutlich als ganglionäre Nicotinrezeptor-Antagonisten. Bei hohen Dosen können sich daher zu den Symptomen der Muscarinrezeptorblockade Symptome der Ganglienblockade gesellen (s. S. 165).

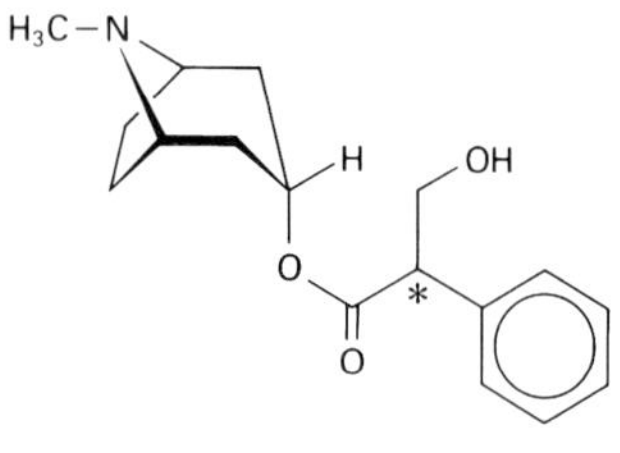

Atropin
HWZ 3 h
Wirkdauer am Auge 7–10 Tage

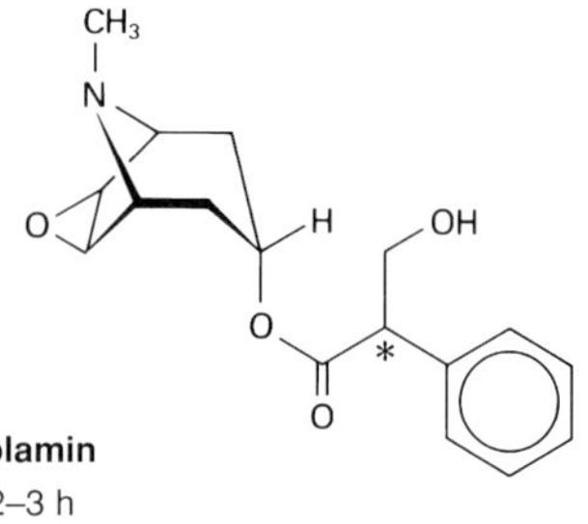

Scopolamin
HWZ 2–3 h
Wirkdauer am Auge 3–7 Tage

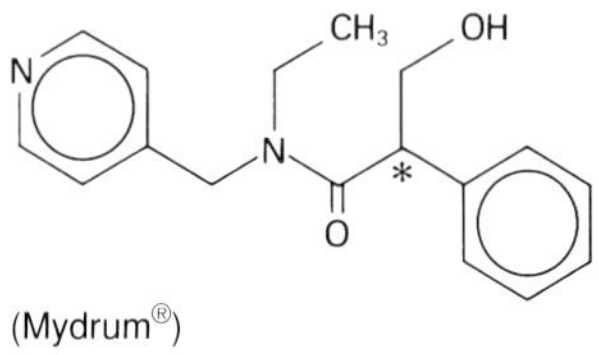

Tropicamid (Mydrum®)
Wirkdauer am Auge einige Stunden

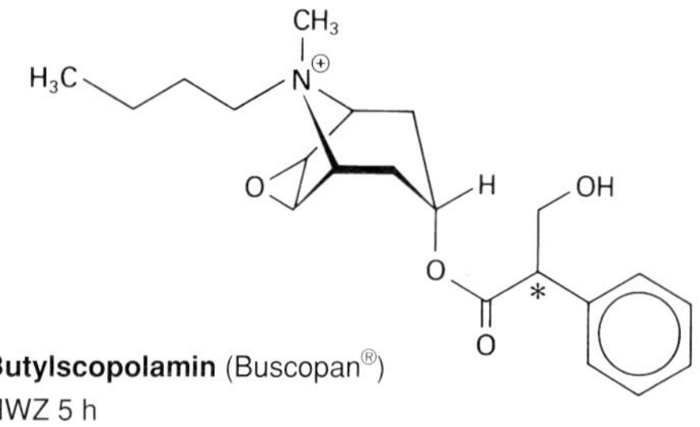

Butylscopolamin (Buscopan®)
HWZ 5 h

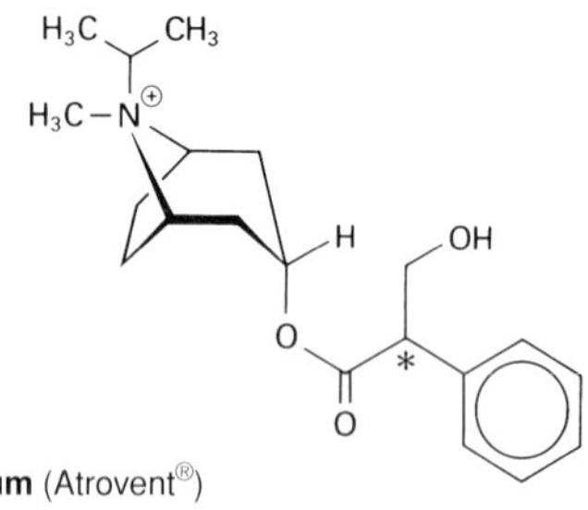

Ipratropium (Atrovent®)
HWZ 2–4 h

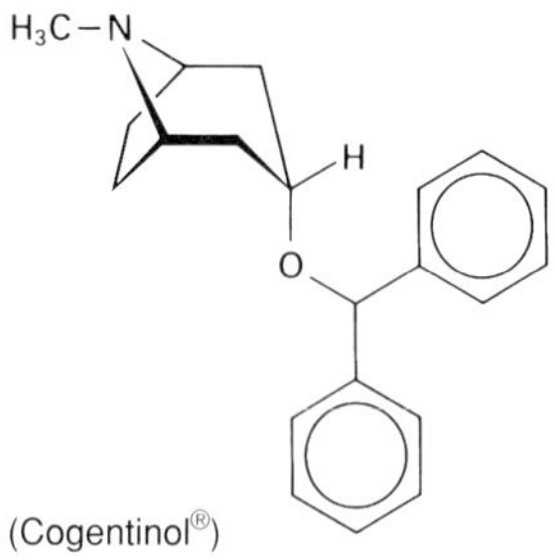

Benzatropin (Cogentinol®)
HWZ ?

Abb. 3.4 Muscarinrezeptor-Antagonisten. Das den Stickstoff enthaltende Ringsystem des Atropins, Ipratropiums und Benzatropins nennt man Tropin, das des Scopolamins und Butylscopolamins Scopin. Ein Stern kennzeichnet das Chiralitätszentrum der Tropasäure (Atropin, Scopolamin, Tropicamid, Butylscopolamin, Ipratropium). HWZ = Eliminationshalbwertszeit. Die Wirkdauer bei lokaler Anwendung am Auge gilt für die Mydriasis; die Lähmung des M. ciliaris bildet sich meist schneller zurück. Größte orale Einzelgabe nach dem Deutschen Arzneibuch 5 mg Atropin, 1 mg Scopolamin; größte orale Tagesgabe 10 mg Atropin, 3 mg Scopolamin.

Tabelle 3.3: Wirkungen von Muscarinrezeptor-Antagonisten

Organ		Wirkung
Herz:	Sinusknoten	Zunahme der Frequenz
	Atrioventrikularknoten	Zunahme der Leitungsgeschwindigkeit
Bronchialsystem:	glatte Muskulatur	Relaxation
	Drüsen	Hemmung der Sekretion
Magen-Darm-Kanal:	glatte Muskulatur	Hemmung der Motilität
	Drüsen	Hemmung der Sekretion
Gallenblase und M. sphincter Oddi		Relaxation
Ureteren		Hemmung der Motilität
Harnblase		Relaxation des M. detrusor mit Erhöhung des Auslaßwiderstandes
Auge:	M. sphincter pupillae	Relaxation (Mydriasis)
	M. ciliaris	Relaxation (Desakkommodation)
Tränendrüse		Hemmung der Sekretion
Speicheldrüsen		Hemmung der Sekretion von serösem Speichel
Schweißdrüsen		Hemmung der Sekretion
Autonome Ganglienzellkörper		Hemmung des langsamen erregenden postsynaptischen Potentials
Postganglionär-parasympathische Axone		Steigerung der Transmitterfreisetzung (Unterbrechung der Autoinhibition)
Zentralnervensystem		Erregung oder Hemmung; Besserung von Symptomen des M. Parkinson

Bei der **Parkinson-Krankheit** beruht die günstige Wirkung von Muscarinrezeptor-Antagonisten auf der Blockade der überschießend aktivierten striatalen Muscarinrezeptoren. Einige Stoffe wie das **Benzatropin** (Abb. 3.4) leisten dies mit weniger peripheren Nebenwirkungen als Atropin (s. S. 332). Diese Substanzen dürfen natürlich keine quartären Ammoniumverbindungen sein.

Pirenzepin (nicht in Abb. 3.4) wurde im Rahmen der Suche nach tricyclischen Antidepressiva synthetisiert. Es dringt zwar, weil polar, kaum ins Gehirn ein und hat keine psychotropen Wirkungen, blockiert aber wie viele tricyclische Antidepressiva Muscarinrezeptoren und wurde zum Prototyp eines M_1-selektiven Antagonisten.

3.2.3 Pharmakodynamik

Die meisten Wirkungen der Muscarinrezeptor-Antagonisten (Tab. 3.3) sind das Gegenteil der Agonistwirkungen (Tab. 3.2).

Die Spiegelung ist aber nicht vollkommen, zum Beispiel wegen des Vorkommens „nicht-innervierter Rezeptoren“, an denen zwar Agonisten, nicht aber (in Abwesenheit exogener Agonisten) Antagonisten eine Wirkung entfalten können (s. S. 116).

Einige Wirkungen bedürfen genauerer Darstellung.

Herz

Die Konkurrenz mit Acetylcholin am Sinusknoten des Herzens läßt Tachykardie erwarten. Die ist in der Tat charakteristisch für Muscarinrezeptor-Antagonisten. Zuweilen beobachtet man aber eine Bradykardie, besonders nach kleinen Dosen. Man erklärt sie damit, daß Stoffe wie Atropin auch die freisetzungshemmenden Muscarin-Autorezeptoren (Abb. 2.9, S. 123) der parasympathischen Nervenendigungen blockieren und dadurch die Freisetzung von Acetylcholin steigern (vorletzte Zeile in Tab. 3.3); wenn zugleich die Muscarinrezeptoren an den Schrittmacherzellen wenig blockiert sind (zum Beispiel, weil sie zu einem anderen Untertyp gehören), dann resultiert netto ein Mehr an Aktivierung der Schrittmacherzell-Rezeptoren und damit Frequenzsenkung.

Magen-Darm-Kanal, Harnwege

Atropin hemmt die Kontraktion der glatten Muskulatur des Magen-Darm-Kanals, der Gallenwege und der Ureteren sowie die Magensäuresekretion. Die dafür nötigen Dosen blockieren aber auch andere Muscarinrezeptoren und führen zum Beispiel zu Mundtrockenheit und Tachykardie. Solche Nebenwirkungen sollen bei den quartären Verbindungen geringer sein. Pirenzepin vermindert mit einer gewissen Selektivität die Magensäuresekretion. Das beruht nicht auf der Blockade der Muscarinrezeptoren an den Belegzellen (M_3), sondern der M_1-Rezeptoren an autonomen Ganglienzellen und parakrinen Zellen des Magens.

Zentralnervensystem

Atropin wirkt in therapeutischen Dosen (Abb. 3.4) wenig auf das Zentralnervensystem, in größeren Dosen erregend, mit Unruhe, Desorientiertheit und Halluzinationen. Scopolamin wirkt in therapeutischen Dosen (Abb. 3.4) zentral dämpfend, in größeren ebenfalls erregend. Es vermindert Übelkeit und Erbrechen bei Kinetosen (Reisekrankheit). Besonders wichtig ist die zentrale Wirkung der Muscarinrezeptor-Antagonisten bei der Parkinson-Krankheit.

3.2.4 Pharmakokinetik

Die meisten nicht-quartären Stoffe werden gut aus dem Magen-Darm-Kanal und von anderen Schleimhäuten resorbiert und passieren leicht die Blut-Hirn-Schranke. Für die quartären Derivate gilt das Gegenteil. Die Plasmahalbwertszeit des **Atropins** beträgt etwa 3 Stunden. Zur Hälfte wird Atropin unverändert renal ausgeschieden, zur anderen Hälfte metabolisiert. Die Pupillenerweiterung durch Atropin dauert viel länger, als nach der Halbwertszeit zu erwarten, nämlich 7 bis 10 Tage (Abb. 3.4). Atropin wird anscheinend an das Melanin der Iris gebunden und über etliche Tage aus der Bindung freigesetzt.

Ipratropium wird wie nach oraler Gabe auch nach Inhalation nur wenig resorbiert: Bei oraler Gabe gelangen nur etwa 3, bei Inhalation nur etwa 6 % in den systemischen Kreislauf. Der größte Teil der inhalierten Substanz wird verschluckt und mit dem Stuhl ausgeschieden. Die Bronchospasmolyse nach Inhalation ist vorwiegend eine lokale Wirkung: Für gleiche Bronchospasmolyse braucht man i. v. größere, per os viel größere Dosen als bei Inhalation, und die bei äquieffektiven Dosen entstehenden Ipratropium-Konzentrationen im Plasma sind nach i. v. oder oraler Gabe etwa 100mal höher als nach Inhalation.

3.2.5 Vergiftungen und ihre Behandlung

Hyoscin- und hyoscyaminhaltige Pflanzen oder Tees führen gelegentlich zu Vergiftungen. Häufiger sind medikamentöse Vergiftungen, zum Beispiel durch Verwechslung: Ein vierjähriger Junge erhielt gegen seinen Schnupfen statt Nasentropfen Atropinaugentropfen intranasal, und zwar etwa 0,5 ml einer 4%igen Lösung in jedes Nasenloch, zusammen also 40 mg Atropin, das Vierfache der für Erwachsene geltenden Tagesmaximaldosis nach dem Deutschen Arzneibuch (Abb. 3.4); er überlebte. Zur Vergiftung kommt es auch, wenn ein Arzt unter schweren Schmerzen leidende Kranke längere Zeit mit Opiat-Atropin-Mischungen behandelt, wegen der Toleranzentwicklung gegen das Opiat die Dosis erhöht und nicht bedenkt, daß sich gegen Atropin keine Toleranz entwikkelt. Schließlich ist nicht zu vergessen, daß manche Pharmaka mit anderen Hauptwirkungen nebenher auch Muscarinrezeptoren blockieren und bei Überdosierung Zeichen der Atropinvergiftung hervorrufen; die tricyclischen Antidepressiva sind ein Beispiel (s. S. 352).

Die meisten Symptome sind aus Tab. 3.3 abzulesen. Das erste ist meist Mundtrockenheit, Trockenheit der Haut und die oben diskutierte leichte Bradykardie. Es folgen (bei höheren Dosen) Durst, Tachykardie und Pupillenerweiterung, Blendungsgefühl, Lichtscheu. Das Versiegen der Drüsensekretion macht Schlucken und Sprechen immer schwerer, Akkommodation wird unmöglich. Die Darm- und Harnwegswirkungen führen zu Darmatonie und Harnverhaltung, die zentralnervösen Wirkungen zu Ruhelosigkeit, Verwirrtheit, Lachlust oder Weinkrämpfen, Halluzinationen. Die Körpertemperatur steigt als Folge der Hemmung der Schweißsekretion und wohl auch durch eine Störung der zentralen Regulation. Die Haut ist heiß, trocken und rot. Schließlich kann die zentrale Erregung in Depression übergehen mit Somnolenz und Atemlähmung. Deutliche Symptome treten schon nach 0,5 bis 1 mg Atropin auf, doch beginnt Lebensgefahr bei Erwachsenen erst ab etwa 100 mg. Kinder können schon nach Einnahme von weniger als 10 mg Atropin sterben.

Bei der Behandlung sind zunächst Allgemeinmaßnahmen wie Aufrechterhaltung der Vitalfunktionen und Verhütung weiterer Giftresorption wichtig. Das wirksamste Antidot ist der Cholinesterase-Inhibitor Physostigmin[1]. In einer Dosis von 2 mg i. v. vermindert es sowohl die peripheren Symptome als auch, weil es die Blut-Hirn-Schranke durchdringt, die zentrale Erregung oder das Koma. Physostigmin wird rasch abgebaut, und deshalb ist die Injektion bei Bedarf alle 1 bis 2 Stunden zu wiederholen. Die Schleimhäute des Mundes und der Augen sind zu befeuchten. Hyperthermie ist durch kalte Bäder oder Eisbeutel zu behandeln, nicht durch Antipyretika. Bei Miktionsstörung ist zu katheterisieren.

[1] Anticholium®

3.2.6 Anwendung und Nebenwirkungen

Die Indikationen der Muscarinrezeptor-Antagonisten und ihre Nebenwirkungen lassen sich aus Tab. 3.3 ableiten.

Herz

Atropin ist zuweilen indiziert bei bradykarden Rhythmusstörungen wie Sinusbradykardie, wenn sie zu Kreislaufinsuffizienz führt, und AV-Block. Auch Ipratropium wird verwendet (s. S. 447).

Atemwege

Durch Muscarinrezeptor-Antagonisten kann die vagale Komponente – und nur sie – von Spasmen der Bronchialmuskulatur beseitigt werden. Ipratropium wird deswegen neben den β_2-Adrenozeptor-Agonisten und dem Theophyllin als Bronchospasmolytikum verwendet. Inhaliert, verursacht es wenig Nebenwirkungen durch Blockade von Muscarinrezeptoren in anderen Organen. Es soll zudem im Gegensatz zum Atropin die Bronchialsekretion und die mukoziliäre Clearance kaum vermindern. Die Asthmatherapie wird an anderer Stelle ausführlich besprochen (s. S. 210).

Magen-Darm-Kanal, Gallenwege, Harnwege

Spasmen dieser Organe, vor allem Gallen- und Nierenkolik, sind eine wichtige Indikation. Es werden meist quartäre Derivate verwendet. Manche Injektionslösungen mit Morphin und Hydromorphon enthalten Atropin, um die durch die Opiate hervorgerufene Tonussteigerung der glatten Muskulatur zu dämpfen. Relativ selten werden Muscarinrezeptor-Antagonisten, besonders Pirenzepin, beim Ulcus pepticum des Magens und Duodenums verordnet (s. S. 602).

Auge

Durch Erweiterung der Pupille (Abb. 3.2) ermöglicht Atropin eine diagnostische Spiegelung des Augenhintergrunds. Weil seine mydriatische Wirkung erst im Verlauf von 7 bis 10 Tagen abklingt, bevorzugt man die kürzer wirkenden Stoffe Cyclopentolat und Tropicamid (Abb. 3.4). Therapeutisch sucht man mit Atropin oder Scopolamin bei einer Iritis Verklebungen (Synechien) zwischen Iris und Linse zu verhindern.

Speicheldrüsen

Mit Atropin läßt sich der starke Speichelfluß bei manchen Parkinson-Kranken und bei chronischer Quecksilbervergiftung vermindern.

Zentralnervensystem

Die Behandlung des M. Parkinson mit Stoffen wie Benzatropin wird an anderer Stelle behandelt (s. S. 332). Scopolamin schützt vor Bewegungskrankheiten (Reisekrankheit); es hilft weniger, wenn sich Übelkeit und Erbrechen schon eingestellt haben. Man appliziert es oft auf die äußere Haut in Form eines „transdermalen therapeutischen Systems" (s. S. 81, 613).

Anästhesiologie

Früher wurde vor Narkosen häufig Atropin oder Scopolamin injiziert, um Auswirkungen einer Vagusaktivierung wie etwa Bronchokonstriktion oder starker Speichelsekretion vorzubeugen. Die modernen Narkoseverfahren erübrigen diese Prämedikation in der Regel. Bei der Decurarisierung am Ende der Operation gibt der Anästhesist einen Muscarinrezeptor-Antagonisten zusammen mit einem Cholinesterase-Inhibitor (s. S. 164).

Vergiftungen

Atropin und die enzymreaktivierenden Oxime sind die wichtigsten Antidote bei der Vergiftung mit Cholinesterase-hemmenden Alkylphosphaten. Atropin ist auch Antidot gegen die Cholinesterase-hemmenden Carbamate (s. S. 1063).

Nebenwirkungen

Alle erwünschten Wirkungen können sich auch als unerwünschte Nebenwirkungen äußern. Zusammengefaßt: Blockade der Rezeptoren im Herzen kann zu Tachykardie, unter Umständen zu Angina-pectoris-Anfällen führen; Blockade der Rezeptoren in den Bronchien zu Störung der Selbstreinigung; im Magen-Darm-Kanal und den Harnwegen zu Verzögerung der Magenentleerung, Darmatonie und Miktionsstörungen; im Auge zu Lichtscheu, Akkommodationsschwäche, vor allem aber bei engem Kammerwinkel zu Steigerung des Augeninnendrucks und einem akuten Glaukomanfall; in den Speicheldrüsen zu Mundtrockenheit, Schluck- und Sprechschwierigkeiten; Blockade der Rezeptoren im Zentralnervensystem durch Scopolamin zu Müdigkeit. Auch die einigermaßen selektiven Stoffe (etwa Benzatropin für das Corpus striatum, inhaliertes Ipratropium für das Bronchialsystem) können Nebenwirkungen über jene Muscarinrezeptoren auslösen, die sie an sich nicht treffen sollen.

3.2.7 Anhang: Myotrope Spasmolytika

Spasmolytika sind Stoffe, die tonische oder phasische Kontraktionen der glatten Muskulatur hemmen. Substanzen wie Atropin leisten dies durch Blockade von Muscarinrezeptoren, Substanzen wie Isoprenalin durch Aktivierung von β-Adrenozeptoren mit anschließender Stimulation der Adenylylcyclase und Bildung von cAMP, Nitrovasodilatoren (s. S. 490) durch Abspaltung von NO mit anschließender Stimulation der cytoplasmatischen Guanylylcyclase und Bildung von cGMP. Es gibt zahlreiche andere Substanzen, die spasmolytisch wirken, jedoch nicht über Neurotransmitter- oder Hormonrezeptoren. Sie seien hier als **myotrope Spasmolytika** zusammengefaßt. Myotrope Spasmolytika sind die **Calciumkanalblocker,** die ihrer Erschlaffungswirkung auf Blutgefäße wegen zum Beispiel bei Koronarinsuffizienz und Hypertonie verwendet werden (s. S. 496). Durch Öffnung von ATP-abhängigen K^+-Kanälen und damit Hyperpolarisierung wirken **Diazoxid** und ein Metabolit des **Minoxidils** (s. S. 500) spasmolytisch. Wenig bekannt ist der Wirkmechanismus des an der Gefäßmuskulatur angreifenden **Hydralazins** (s. S. 501). Die drei letztgenannten Stoffe sind Antihypertensiva.

Einige myotrope Spasmolytika **hemmen Phosphodiesterasen** und damit den Abbau von cAMP und cGMP. Es gibt zahlreiche Phosphodiesterase-Isoformen; sie werden zu 10 Familien zusammengefaßt. **Methylxanthine** wie **Theophyllin** sind nicht-selektive Inhibitoren. Therapeutisch wichtig ist die Bronchospasmolyse durch Theophyllin, zu der neben der Hemmung von Phosphodiesterasen die Blockade von Adenosin-A_1-Rezeptoren beiträgt (s. S. 191). Ein nicht-selektiver Inhibitor ist auch **Papaverin.** Es gehört zu den vom Schlafmohn, *Papaver somniferum,* synthetisierten Alkaloiden, wirkt aber nicht auf Opioidrezeptoren. Handelsopium enthält etwa 1 % Papaverin. Papaverin wird – heute nur noch selten – bei Spasmen des Magen-Darm-Kanals, der Gallen- und Harnwege verwendet.

Einer selektiven Hemmung der Phosphodiesterase-Isoform 5 verdankt das **Sildenafil**[1] seine Brauchbarkeit bei erektiler Dysfunktion (s. Kap. 19.1.3).

[1] Viagra®

3.3 Neuromuskulär blockierende Stoffe

Nicotinrezeptoren kommen in der Peripherie und im Zentralnervensystem vor, in der Peripherie hauptsächlich in der Muskelendplatte, an autonomen Ganglienzellen und den den sympathischen Ganglienzellen homologen chromaffinen Zellen des Nebennierenmarks. Muskuläre und neuronale Nicotinrezeptoren unterscheiden sich in ihren Eigenschaften. Zum Beispiel werden die muskulären Rezeptoren durch Atracurium, die neuronalen Rezeptoren durch Hexamethonium selektiv blockiert (s. S. 124). In diesem Abschnitt werden die vorwiegend muskulär, im nächsten Abschnitt die vorwiegend neuronal wirkenden Pharmaka besprochen.

Die vorwiegend muskulär wirkenden Nicotinrezeptor-Liganden sind besonders in der Anästhesiologie sehr wichtig. Sowohl die Antagonisten als auch – nach vorübergehender Erregung – die Agonisten hemmen die neuromuskuläre Übertragung in den motorischen Endplatten. Sie heißen deshalb auch **neuromuskulär blockierende Stoffe**. Ihre Stellung innerhalb der **Muskelrelaxantien**, also der Pharmaka, die den Tonus der Skelettmuskulatur herabsetzen und ihre Kontraktionen hemmen,

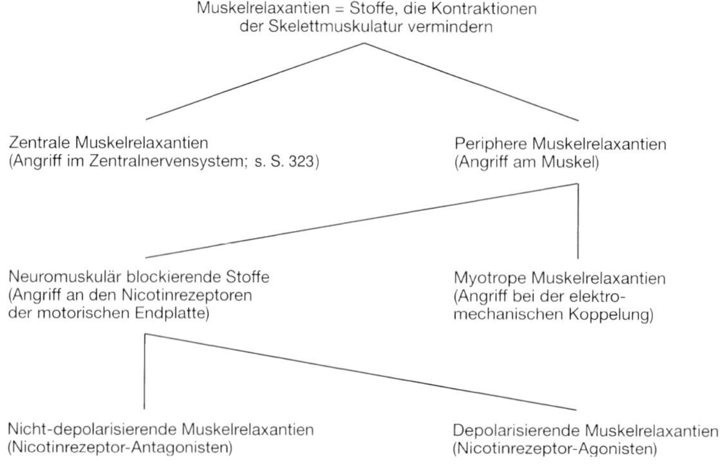

Abb. 3.5 Einteilung der Muskelrelaxantien.

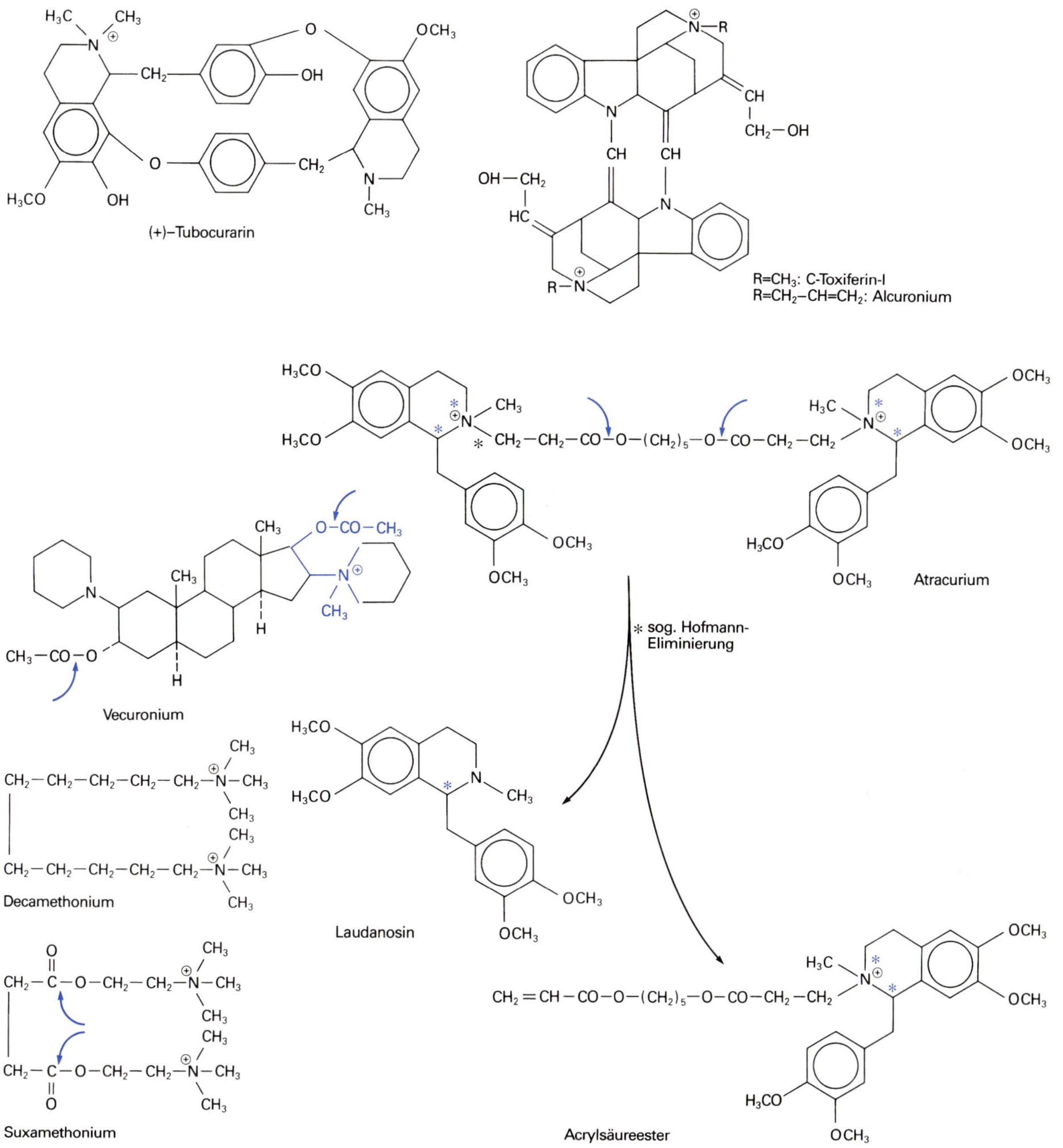

Abb. 3.6 Neuromuskulär blockierende Stoffe und ihr Abbau. Decamethonium und Suxamethonium sind Nicotinrezeptor-Agonisten, die anderen Substanzen sind Antagonisten. Beim Vecuronium ist die Atomfolge des Acetylcholins blau hervorgehoben. Blaue Sterne zeigen bei Atracurium und seinen Spaltprodukten die Chiralitätszentren. Blaue Pfeile zeigen bei Vecuronium, Atracurium und Suxamethonium die Stellen der Esterspaltung.

zeigt Abb. 3.5. Weil Antagonisten **und** Agonisten hemmen, gibt es zwei Gruppen neuromuskulär blockierender Stoffe: 1. **Nicht-depolarisierende Muskelrelaxantien.** Das sind die vorwiegend muskulär wirkenden Nicotinrezeptor-**Antagonisten**, die Affinität zur Acetylcholin-Bindungsstelle des Rezeptors besitzen, aber **keine** intrinsische Aktivität. 2. **Depolarisierende Muskelrelaxantien.** Das sind die vorwiegend muskulär wirkenden **Agonisten**, die Affinität zur Acetylcholin-Bindungsstelle des Rezeptors **und** intrinsische Aktivität besitzen.

Die Acetylcholin-Bindungsstellen sind die Haupt-Wirkorte der neuromuskulär blockierenden Stoffe. Diese Stoffe können zwar zusätzlich den Ionenkanal des Rezeptors verstopfen; der Kanalblock spielt aber in der Praxis keine Rolle.

3.3.1 Geschichte

Die Geschichte beginnt mit dem südamerikanischen Pfeilgift Curare. Alexander von Humboldt hat zu seiner Kenntnis beigetragen. Claude Bernard machte um die Mitte des 19. Jahrhunderts in Paris die klassischen Versuche zur Entstehung der Curarelähmung. Es gibt verschiedene Arten von Curare, sich unterscheidend durch geographische und botanische Herkunft und früher auch durch die Art der Verpackung. In Bambusröhren kam das **Tubocurare** aus Pflanzen der Gattung *Chondrodendron,* zum Beispiel *Chondrodendron tomentosum,* in den Handel, in ausgehöhlten Flaschenkürbissen (Calebassen) das **Calebassencurare** aus Pflanzen der Gattung *Strychnos,* zum Beispiel *Strychnos toxifera* (nicht jedoch *Strychnos nux vomica,* Stammpflanze des Strychnins). Das Hauptalkaloid im Tubocurare ist das (+)-Tubocurarin. Seine chemische Struktur wurde 1935 im wesentlichen geklärt. Hauptalkaloid des Calebassencurare ist das Toxiferin (C-Toxiferin-I). Die Curare-Alkaloide sind die Prototypen der nicht-depolarisierenden Muskelrelaxantien. Die Möglichkeit, die Skelettmuskulatur auch durch Nicotinrezeptor-**Agonisten** zu lähmen, erkannte man um 1950. Damals wurden die sogenannten Methonium-Verbindungen entwickelt, allgemeine Formel $(CH_3)_3N^+\text{-}(CH_2)_n\text{-}N^+(CH_3)_3$. Das Decamethonium, bei dem $n = 10$ ist (Abb. 3.6), erwies sich als besonders starkes depolarisierendes Muskelrelaxans. Es wird heute nicht mehr verwendet. Aus der gleichen Zeit stammt das praktisch wichtige Suxamethonium. Seit den 60er Jahren des 20. Jahrhunderts gilt die Suche kurzwirkenden und nebenwirkungsarmen nicht-depolarisierenden Stoffen. Cisatracurium und Mivacurium sind die jüngsten, in den 90er Jahren eingeführt.

Schon im 19. Jahrhundert versuchte man Curare bei Wundstarrkrampf, Tollwut und sogar Keuchhusten. Bei Operationen wurde es erstmals von A. Läwen in Leipzig eingesetzt. Er schreibt in seinem Bericht 1912 (Beitr. Klin. Chir. **80**, 168–189): „Ein großer Übelstand bei oberflächlicher Narkose ist der, daß die Kranken namentlich bei der Bauchdeckennaht die Bauchmuskulatur übermäßig anspannen… Gerade diese Bauchdeckenspannung ist daran schuld, daß im letzten Stadium der Operation noch oft tief narkotisiert wird. Hierdurch wird… die Gefahr der Überdosierung in die Nähe gerückt. Ich habe nun Versuche angestellt, diese Anspannung der Bauchmuskulatur auf andere Weise zu verhindern. Ich habe hierzu Curarin benutzt, die von (dem Leipziger Pharmakologen) Boehm aus den Curare-Präparaten hergestellte wirksame Substanz… Mit den gewöhnlichen Curarepräparaten würde ich es nicht gewagt haben, am Menschen Versuche anzustellen… Meine Absicht war, daß sich Narkose… und Curarinwirkung gewissermaßen entgegenkommen sollten. Erstere (bedingt) eine Abschwächung… des motorischen Innervationsimpulses. Letztere bewirkt durch Einschiebung eines Blocs zwischen motorische Nervenendigung und quergestreifter Muskulatur, daß der schwächere Innervationsreiz gewissermaßen an eine Barriere kommt und eine Muskelkontraktion überhaupt nicht mehr oder doch nur in geringem Grade fertig bringt… Ich habe bisher Erwachsenen die Curarinlösungen, die ich der Freundlichkeit von Herrn Geh.-Rat Boehm verdanke, subkutan oder intramuskulär… in der größten Dosis von 0,8 mg gegeben. Bei dieser Dosierung war die Wirkung bei der Bauchdeckennaht sehr deutlich und angenehm… Leider ist zurzeit die Curaredroge in genügender Menge nicht zu beschaffen." Vielleicht war es dieser Mangel an Substanz, der Läwens Gedanken und Beobachtungen in Vergessenheit geraten ließ; jedenfalls wußten die amerikanischen Ärzte, die genau 30 Jahre später, 1942, ein Curarepräparat und damit die neuromuskulär blockierenden Stoffe allgemein in die Anästhesiologie einführten, anscheinend nichts mehr von ihm.

3.3.2 Stoffe

Abb. 3.6 zeigt einige Substanzen. Alle sind quartäre Ammoniumverbindungen. Der quartäre Stickstoff ist wichtig für ihre Affinität zum Nicotinrezeptor. Außerdem macht er die Muskelrelaxantien hydrophil und lipophob und bestimmt damit ihre Pharmakokinetik. **(+)-Tubocurarin** ist ein Bis-benzylisochinolin-Alkaloid, **Toxiferin** ein Indol-Alkaloid. Beim **Alcuronium** sind die beiden Methylgruppen des Toxiferins durch Allylgruppen ersetzt. Die Aminosteroide **Vecuronium** und (nicht abgebildet) **Pancuronium** werden zwar synthetisch hergestellt, doch leiten auch sie sich von natürlichen Alkaloiden ab. Sie sind Essigsäureester wie Acetylcholin, dessen Atomfolge sich einmal im Molekül des Vecuroniums (Abb. 3.6) und zweimal im Molekül des Pancuroniums wiederfindet. **Atracurium** und (nicht gezeigt) **Mivacurium** sind wie (+)-Tubocurarin Benzylisochinoline. Beide sind Ester. Atracurium besitzt vier Asymmetriezentren, und es gibt zehn Stereoisomere, die in dem Handelspräparat gemischt sind. Ein reines Stereoisomer ist das **Cisatracurium.** Die Ähnlichkeit der beiden Agonisten **Decamethonium** und **Suxamethonium** ist augenfällig (Abb. 3.6). Suxamethonium ist der Bis-cholinester der Bernsteinsäure.

3.3.3 Pharmakodynamik: Wirkung auf die Skelettmuskulatur

Ein Nervenaktionspotential setzt in einer Muskelendplatte den Inhalt einiger hundert Acetylcholin-Speichervesikel frei, jedes Vesikel mit etwa 5000 Molekülen Acetylcholin. Die postsynaptische Membran enthält einige Millionen Nicotinrezeptoren. Sie sind auf die Endplatte beschränkt; das Sarcolemm außerhalb der Endplatte ist normalerweise rezeptorfrei (s. auch Abb. 3.8). Durch Aktivierung der Rezeptoren wird die Membran depolarisiert (**Endplattenpotential**). Hat die Depolarisation das Schwellenpotential von etwa –50 mV erreicht, so öffnen sich spannungsabhängige Natriumkanäle, und es entsteht ein Muskelaktionspotential, läuft über die Muskelfaser hinweg und dringt längs dem transversalen Tubulussystem in ihr Inneres. Es setzt aus dem sarcoplasmatischen Reticulum Ca^{2+} ins Sarcoplasma frei. Ca^{2+} aktiviert die kontraktilen Proteine, und die Muskelfaser kontrahiert sich. Der Ca^{2+}-Kanal des sarcoplasmatischen Reticulums, durch den das Ca^{2+} ins Sarcoplasma tritt, bindet das Alkaloid **Ryanodin** und wird deshalb Ryanodin-Rezeptor genannt.

In dies physiologische Geschehen greifen nicht-depolarisierende und depolarisierende Muskelrelaxantien in ganz verschiedener Weise ein. Abb. 3.7 zeigt einige wichtige Merkmale ihrer Wirkung im Tierexperiment. Anästhesisten benutzen beim **neuromuskulären Monitoring** ähnliche Methoden wie in Abb. 3.7, um den Relaxierungsgrad ihrer Patienten einzuschätzen. Zum Beispiel stimulieren sie den **N. ulnaris** am Handgelenk und beobachten die Beugung des Daumens durch den **M. adductor pollicis**.

Nicht-depolarisierende Muskelrelaxantien

Nicotinrezeptor-Antagonisten wie (+)-Tubocurarin binden sich an den Rezeptor, ohne ihn zu aktivieren. Schon wenn nur eine der beiden α-Untereinheiten eines Rezeptors (s. S. 117) mit dem Antagonisten besetzt ist, wird die Aktivierung durch Acetylcholin verhindert. Das Endplattenpotential wird kleiner und schließlich bei einigen Fasern zu klein, ein Aktionspotential auszulösen. Die Kraftentwicklung des Muskels läßt dann dosisabhängig nach (③ in Abb. 3.7). Etwa 75 % der Nicotinrezeptoren müssen für eine eben merkliche Wirkung blockiert sein. Man kann ein Muskelaktionspotential und eine Kontraktion statt durch Reizung des motorischen Nerven auch durch direkte elektrische Reizung des Muskels auslösen; die Endplatte wird dabei umgangen, und Nicotinrezeptor-Antagonisten vermindern diese Kontraktion **nicht** („d" bei ③ in Abb. 3.7).

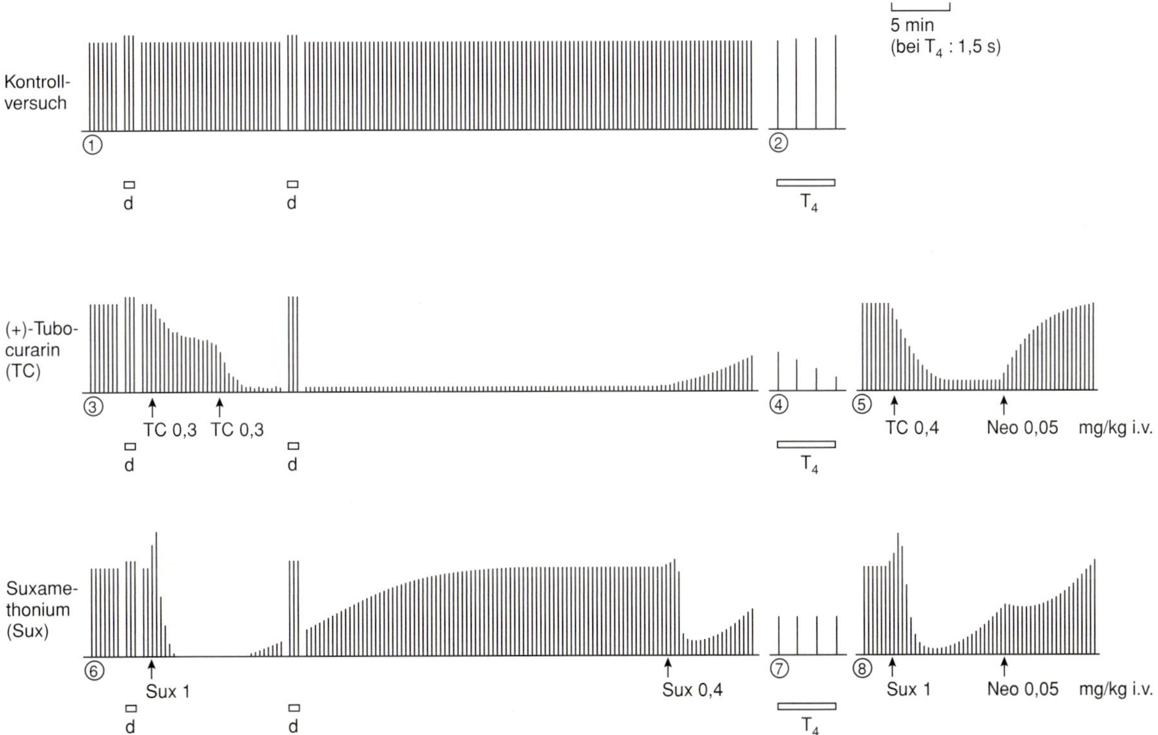

Abb. 3.7 Merkmale der Wirkung eines nicht-depolarisierenden Muskelrelaxans [(+)-Tubocurarin] und eines depolarisierenden Muskelrelaxans (Suxamethonium), halbschematisch nach Versuchen am M. tibialis anterior narkotisierter Katzen (nach W. C. Bowman: Pharmacology of Neuromuscular Function, Bristol 1980).
Der motorische Nerv wurde alle 20 s mit einem Einzelimpuls elektrisch gereizt; Ausnahmen: Bei „d" wurde statt des Nerven der Muskel direkt gereizt, und bei T_4 („Viererserie", Train-of-Four der Anästhesisten) wurde der Nerv durch 4 Impulse einer Frequenz von 2 Hz gereizt. Bei der Viererserie wurde mit größerer Geschwindigkeit registriert (Zeitmarkierung oben rechts). **Kontrollversuch:** Reizung des motorischen Nerven durch Einzelimpulse im Abstand von 20 s löst gleichbleibende Kontraktionen aus: ①. Das gleiche gilt für direkte Muskelreizung („d" bei ①). Die vier Zuckungen einer Viererserie sind etwa gleich hoch: ②. Die Wirkungen von (+)-Tubocurarin (TC) und Suxamethonium (Sux) werden im Text besprochen. Neo = Neostigmin.

Reizt man den motorischen Nerven nicht durch Einzelimpulse in weiten Abständen, sondern mit 4 Pulsen einer Frequenz von 2 Hz („Viererserie"), so bleiben die resultierenden Kontraktionen normalerweise etwa konstant hoch (② in Abb. 3.7). Nach Injektion von (+)-Tubocurarin dagegen wird bei der Viererserie die Zuckung von Impuls zu Impuls schwächer (④ in Abb. 3.7). Diese **Ermüdung** beobachtet man schon bei weniger als 75prozentiger Rezeptorbesetzung – für den Anästhesisten also ein empfindlicher Relaxationsindikator. Man erklärt die Ermüdung durch eine Abnahme der Freisetzung von Acetylcholin von Impuls zu Impuls. Anscheinend blockieren die Antagonisten nicht nur die postsynaptischen Nicotinrezeptoren, sondern auch präsynaptische Nicotin-**Autorezeptoren** (Abb. 2.9, S. 123), über die Acetylcholin normalerweise seine eigene Freisetzung **fördert** und für eine von Impuls zu Impuls gleichbleibende Freisetzung sorgt (wie in ② von Abb. 3.7); Blockade der Autorezeptoren beseitigt diese positive Rückkopplung, und die Freisetzung sinkt (④ in Abb. 3.7).

Eine für die Praxis sehr wichtige Eigenschaft der nicht-depolarisierenden Stoffe schließlich ist die Durchbrechbarkeit des Blocks, die **Decurarisierung**, durch Cholinesterase-Inhibitoren wie Neostigmin. Sie hemmen den Abbau von freigesetztem Acetylcholin. Dann konkurriert Acetylcholin erfolgreicher als zuvor mit seinem kompetitiven Antagonisten (⑤ in Abb. 3.7).

Depolarisierende Muskelrelaxantien

Ihre Wirkung, zum Beispiel die des Suxamethoniums, ist komplexer. Als Agonisten binden sie sich an den Nicotinrezeptor, aktivieren ihn, öffnen den Ionenkanal, und die Endplatte wird depolarisiert. Anders als Acetylcholin selbst werden sie anschließend nur langsam eliminiert: Die Depolarisation dauert an. Die Folge ist nicht bei allen Muskeln gleich. Einige, z.B. die äußeren Augenmuskeln, kontrahieren sich lang anhaltend (Kontraktur). Die Reaktion der weitaus meisten Muskeln aber besteht in Faszikulationen, also kurzen, unkoordinierten Kontraktionen einzelner Muskelfasern, oder in der Verstärkung der Zuckungen bei Nervenreizung, und solchen vorübergehenden Zeichen der Erregung schließt sich schlaffe Lähmung an (⑥ in Abb. 3.7). Kontraktionen bei direkter elektrischer Reizung des Muskels werden auch durch Suxamethonium nicht blockiert („d" bei ⑥ in Abb. 3.7). Wie kann aber eine elektrische **Erregung,** nämlich die Dauerdepolarisation der Endplatte, zu **Lähmung** der neuromuskulären Übertragung führen? Abb. 3.8 erklärt es: **Um die dauerdepolarisierte Endplatte herum legt sich ein breiter Ring, in dem die spannungsabhängigen Natriumkanäle inaktiviert sind und das Sarcolemm deshalb elektrisch unerregbar ist**; die Depolarisation der Endplatte kann nicht als Aktionspotential auf die Muskelfaser übergreifen.

Weitere Kennzeichen unterscheiden den Depolarisationsblock vom nicht-depolarisierenden Block. Bei der Viererserie sind die Kontraktionen zwar insgesamt abgeschwächt, eine **Ermüdung** aber **fehlt** (⑦ in Abb. 3.7); anscheinend verhindern depolarisierende Muskelrelaxantien die positive Rückkopplung **nicht**, durch die Acetylcholin seine eigene Freisetzung fördert. Schließlich wird der Depolarisationsblock durch Cholinesterase-Inhibitoren **nicht** unterbrochen (⑧ in Abb. 3.7); zwar kann jetzt Acetylcholin dank höherer Konzentration das Suxamethonium verdrängen, aber das ist nur der Austausch eines Agonisten gegen einen anderen Agonisten, und der Depolarisationsblock bleibt (oder wird gar stärker; ⑧ in Abb. 3.7).

Dauerdepolarisation mit Inaktivierung der spannungsabhängigen Natriumkanäle (Abb. 3.8) ist der klinisch wichtigste Wirkmechanismus von Suxamethonium, klinisch charakterisiert durch das Fehlen von Ermüdung und das Fehlen einer Unterbrechung durch Cholinesterase-Hemmstoffe (⑦ und ⑧ in Abb. 3.7). Bei langer Dauer einer Suxamethoniumrelaxation oder nach großen Dosen kann sich das Bild aber wandeln: Ermüdung bei der Viererserie stellt sich ein, und Cholinesterase-Inhibitoren vermindern den Relaxationsgrad – alles Charakteristika der nicht-depolarisierenden Relaxantien. Man hat diesen späten Zustand als Phase-II-Block vom anfänglichen und klinisch wichtigeren Phase-I-Block, dem typischen Depolarisationsblock, unterschieden. Dem Phase-II-Block liegt möglicherweise eine Desensibilisierung der Nicotinrezeptoren zugrunde (Abb. 3.8).

Wechselwirkungen

Die Gegenwirkung der **Cholinesterase-Inhibitoren** gegenüber nicht-depolarisierenden Relaxantien wurde bereits erwähnt, ebenso das Fehlen einer Gegenwirkung bei depolarisierenden Relaxantien. Es gibt einige weitere klinisch wichtige Wechselwirkungen. **Narkosemittel** verstärken die Wirkung nicht-depolarisierender Muskelrelaxantien, Diethylether, Isofluran und Halothan deutlich, Distickstoffoxid und Injektionsnarkotika wenig (s. S. 286). Der Synergismus dürfte zwei Ursachen haben: einerseits eine zentralnervöse Wirkung der Narkosemittel, nämlich eine Verminderung der Feuerfrequenz der Motoneurone, andererseits eine unspezifische postsynaptische Wirkung an der Muskelendplatte, nämlich Störung der Öffnung der Nicotinrezeptor-Ionenkanäle. Etliche **Antibiotika**, vor allem Aminoglykoside, Tetracycline und Polymyxine, verstärken ebenfalls die Wirkung nicht-depolarisierender Muskelrelaxantien. Die Mechanismen sind uneinheitlich.

3.3.4 Pharmakodynamik: Andere Wirkungen

Aus pharmakokinetischem Grund wirkt keiner der neuromuskulär blockierenden Stoffe nennenswert auf das Zentralnervensystem: Ihre Lipophobie behindert den Eintritt.

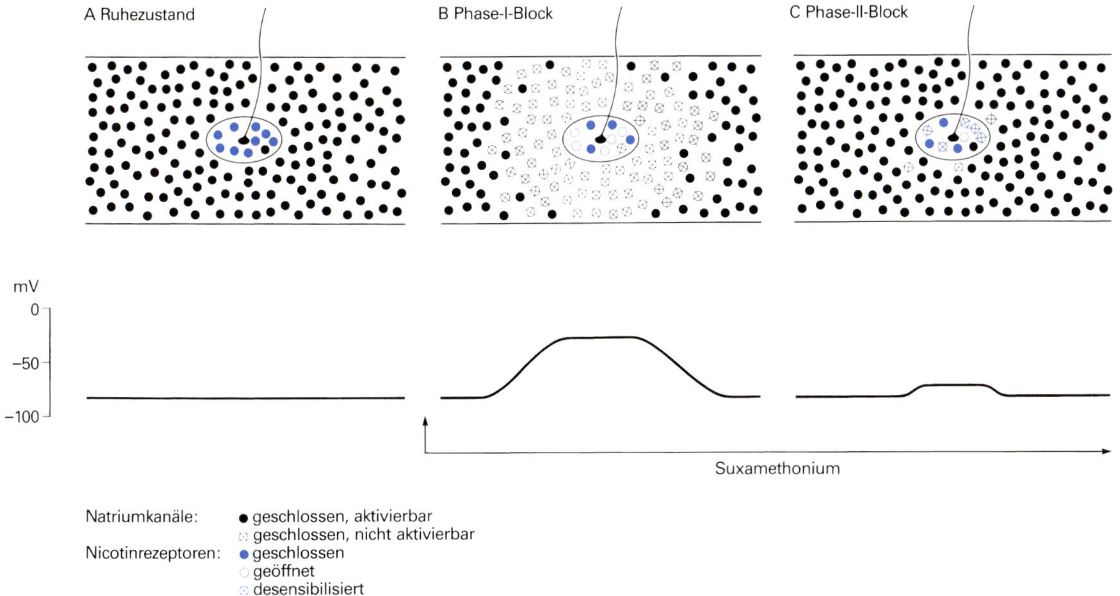

Abb. 3.8 Der Wirkmechanismus depolarisierender Muskelrelaxantien. Oben: im Aufblick eine Muskelfaser mit der motorischen Endplatte, spannungsabhängigen Natriumkanälen sowie auf die Endplatte beschränkten Nicotinrezeptoren; unten: das Membranpotential, gemessen längs einer die Endplatte schneidenden Linie. A: **Ruhezustand:** Die Nicotinrezeptor-Ionenkanäle und die Natriumkanäle sind geschlossen, das Membranpotential beträgt überall etwa -90 mV (Ruhepotential). B: **Depolarisationsblock (Phase-I-Block):** Die initiale Erregungswirkung des Suxamethoniums ist nicht gezeigt: Es aktiviert die Nicotinrezeptoren, deren Ionenkanäle öffnen sich, die Endplatte wird depolarisiert, und falls die Schwelle überschritten wird, öffnen sich spannungsabhängige Natriumkanäle und es entsteht ein Muskelaktionspotential. Danach (und das zeigt das Bild) bleiben zwar die Nicotinrezeptor-Ionenkanäle offen, die Natriumkanäle um die Endplatte herum aber werden durch die Dauerdepolarisation inaktiviert, gehen in den Zustand „geschlossen, nicht aktivierbar" über. Das Membranpotential fällt jetzt von der repolarisierten Muskelfasermembran zur depolarisierten Endplatte hin ab. Die Endplatte ist durch einen etwa 1 mm breiten Ring elektrisch unerregbarer Membran von der übrigen, erregbaren Muskelfaser isoliert. C: **Phase-II-Block:** Nach großen oder wiederholten Dosen Suxamethonium wandeln sich die Merkmale des Blocks vom typischen Depolarisationsblock in Richtung auf den Block durch nicht-depolarisierende Relaxantien. Zum Beispiel kann man dann den Suxamethonium-Block durch Cholinesterase-Inhibitoren abschwächen. Möglicherweise sind bei diesem Phase-II-Block viele Nicotinrezeptoren desensibilisiert, d. h. wieder geschlossen und durch Suxamethonium nicht mehr zu öffnen (s. S. 121 zur Desensibilisierung von Rezeptoren); das Endplattenpotential steigt, die spannungsabhängigen Natriumkanäle kehren in den Zustand „geschlossen, aktivierbar" zurück, und der bisher unerregbare Ring wird wieder elektrisch erregbar.

Außer der Muskelrelaxation sind die Wirkungen in aller Regel unerwünscht (Tab. 3.4). Unerwünschte Wirkungen sind beim Suxamethonium zahlreicher als bei den nicht-depolarisierenden Relaxantien. Unter den letzteren hat (+)-Tubocurarin die meisten unerwünschten Wirkungen.

Freisetzung von Histamin

(+)-Tubocurarin setzt bereits in klinisch benutzten Dosen direkt, nichtimmunologisch Histamin aus Mastzellen frei. Blutdruckabfall, ein Erythem von Gesicht, Hals und oberem Brustbereich sowie Bronchokonstriktion können die Folgen sein. Bei den anderen Substanzen fehlt diese Histaminfreisetzung oder ist gering (s. S. 234). Zu einer viel stärkeren Histaminfreisetzung kann es bei der – allerdings sehr seltenen – Allergie gegen ein Muskelrelaxans kommen.

Wirkung auf andere Cholinozeptoren

In genügend hohen Dosen reagiert jeder neuromuskulär blockierende Stoff mit allen Typen von Cholinozeptoren. Wie an der Muskelendplatte wirkt dabei Suxamethonium als Agonist, die nicht-depolarisierenden Relaxantien wirken als Antagonisten. Diese Dosen übersteigen aber meist die muskelrelaxierenden weit. Abb. 3.9 zeigt als Beispiel, daß sich mit Atracurium volle Muskelerschlaffung ohne Blockade von Muscarinrezeptoren oder ganglionären Nicotinrezeptoren erreichen läßt. Relativ stark ganglienblockierend wirkt (+)-Tubocurarin (Tab. 3.4); es senkt den Blutdruck deshalb sowohl durch Histaminfreisetzung als auch durch Blokkade sympathischer Ganglien. Suxamethonium ist ein relativ starker Agonist an Muscarinrezeptoren und ganglionären Nicotinrezeptoren und kann dadurch Arrhythmien hervorrufen, vor allem Sinusbradykardie (bei nicht-atropinisierten Patienten).

Tabelle 3.4: Unerwünschte Wirkungen neuromuskulär blockierender Stoffe bei klinisch verwendeten Dosen

Substanz	Histaminfreisetzung	Ganglionäre Nicotinrezeptoren	Muscarinrezeptoren im Herzen
(+)-Tubocurarin	deutlich	Blockade	–
Alcuronium	–	schwache Blockade	schwache Blockade
Pancuronium	schwach	schwache Blockade	schwache Blockade
Vecuronium	–	–	–
Atracurium	schwach	–	–
Mivacurium	schwach	–	–
Suxamethonium	schwach	Aktivierung	Aktivierung

Weitere Nebenwirkungen von Suxamethonium

Nach Muskelrelaxation mit Suxamethonium empfindet der Patient oft **muskelkaterartige Schmerzen.** Sie lassen sich vermindern durch Vorinjektion kleiner Dosen eines nicht-depolarisierenden Relaxans, die selbst noch keine Relaxation bewirken; die Suxamethoniumdosis muß dann erhöht werden.

Die lange Depolarisation der Endplatte führt zu einem Verlust von K^+ aus der Muskulatur und zu **Hyperkaliämie.** Bei manchen Patienten, zum Beispiel mit Verbrennungen oder neuromuskulären Krankheiten, steigt das extrazelluläre K^+ besonders stark an, und es drohen Herzrhythmusstörungen.

Suxamethonium **erhöht** meist für einige Minuten den **Augeninnendruck,** vielleicht, weil sich die quergestreiften Muskeln der Augenhöhle kontrakturartig zusammenziehen (s. S. 160).

Schließlich kann Suxamethonium **maligne Hyperthermie** auslösen. Weitere mögliche Auslöser sind Inhalationsnarkotika. Es kommt zu dieser Erkrankung bei Operationen mit einer Häufigkeit von etwa 1 : 50 000. Unbehandelt endet sie meist tödlich. Die – oder zumindest eine – Ursache ist ein genetischer Defekt der Ryanodin-Rezeptoren, durch die bei Depolarisation Ca^{2+} aus dem sarcoplasmatischen Reticulum ins Sarcoplasma freigesetzt wird (s. S. 159). Bei Applikation der pharmakologischen „Auslöser" wird bei den Betroffenen die Ca^{2+}-Konzentration im Sarcoplasma exzessiv erhöht. Das Ca^{2+} ruft dann Kontrakturen mit starkem Energieverbrauch sowie einem Anstieg der Körpertemperatur hervor, manchmal in wenigen Minuten um mehrere Grade. Aus dem Hypermetabolismus folgen Hypoxie, Hypercapnie und metabolische Acidose. Später treten Myoglobin und Creatinkinase aus den geschädigten Muskelfasern aus. Nierenversagen durch Verstopfung der Nierentubuli mit Myoglobin ist eine mögliche Todesursache (s. auch S. 288).

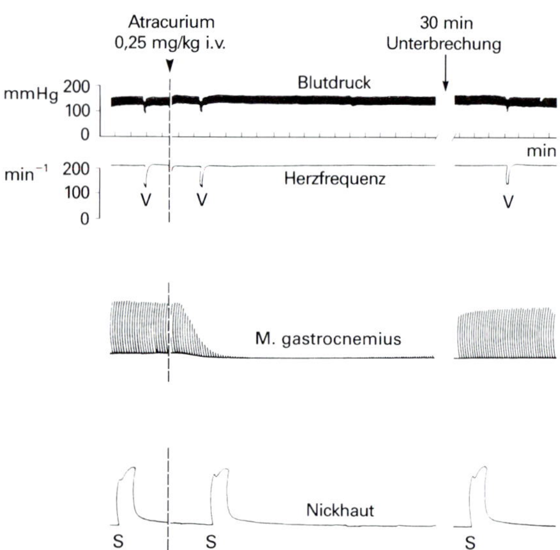

Abb. 3.9 Selektive Wirkung von Atracurium auf die neuromuskuläre Übertragung bei einer narkotisierten Katze.
Von oben nach unten Blutdruck, Zeitschreibung, Herzfrequenz, mechanische Spannung des M. gastrocnemius, mechanische Spannung der Nickhaut (des glattmuskulären, sympathisch innervierten „dritten Augenlids" der Katze). Vor Atracurium bewirkt Vagusreizung (V) Blutdruckabfall und Bradykardie, Reizung des motorischen Nerven des M. gastrocnemius mit einer Frequenz von 0,1 Hz gleichmäßige Kontraktionen, und präganglionäre Reizung des Sympathikus (S) Kontraktionen der Nickhaut. Atracurium 0,25 mg/kg i. v. lähmt den M. gastrocnemius komplett. Es beeinflußt aber weder den Blutdruck oder die Herzfrequenz, noch die Vaguswirkung auf Blutdruck und Herz, noch die Kontraktionen der Nickhaut. Nach 30 Minuten Pause hat sich die neuromuskuläre Übertragung erholt.
Folgerung: Diese muskelrelaxierende Dosis von Atracurium blokkiert die Nicotinrezeptoren der parasympathischen Ganglienzellen (im Verlauf der Vagusbahn zum Herzen) oder der sympathischen Ganglienzellen (im Verlauf der Sympathikusbahn zur Nickhaut) und die Muscarinrezeptoren des Herzens nicht. (Nach Hughes und Chapple, Br. J. Anaesth. **53**, 31–44, 1981.)

3.3.5 Pharmakokinetik

Dank ihrer Lipophobie werden die neuromuskulär blockierenden Stoffe kaum aus dem Magen-Darm-Kanal resorbiert: Ein Wildbret, erlegt mit curarevergiftetem Pfeil, kann ungestraft gegessen werden. Sie werden ausschließlich intravenös appliziert. Wiederum dank ihrer Lipophobie dringen sie bei ihrer Verteilung kaum in Zellen ein, und ihr Verteilungsvolumen entspricht annähernd dem Extrazellulärraum, also rund 0,2 l/kg Körpergewicht. Im übrigen aber unterscheidet sich ihr Schicksal im Körper.

(+)-**Tubocurarin, Alcuronium** und **Pancuronium** wirken lange (Tab. 3.5). (+)-Tubocurarin und Alcuronium werden kaum metabolisiert, vielmehr überwiegend unverändert ausgeschieden. Weil die Elimination des Alcuroniums sehr von der Niere abhängt (Tab. 3.5), ist seine Wirkdauer bei Niereninsuffizienz stark verlängert. Pancuronium wird zum Teil durch Esterspaltung abgebaut.

Vecuronium und **Atracurium** wirken mittellang (Tab. 3.5). Sie werden im Körper weitgehend abgebaut. Beide sind Ester, und bei beiden ist Esterhydrolyse ein Abbauweg (Spaltstellen in Abb. 3.6); an der Esterspaltung sind Cholinesterasen nicht beteiligt. Der Hauptabbauweg für Atracurium ist aber nicht-enzymatischer Natur. Das Ziel bei seiner Entwicklung war ein Muskelrelaxans, das in der Ampulle stabil sein, nach Injektion dagegen spontan zerfallen sollte. Der Zerfall erfolgt durch sogenannte Hofmann-Eliminierung, wobei eine N-C-Bindung am quartären Stickstoff bricht und ein tertiäres Amin (Laudanosin) und ein Olefin (ein Acrylsäureester) entstehen (Abb. 3.6). Die Reaktion macht die Elimination des Atracuriums von der Leber- und Nierenfunktion unabhängig. Die Spaltprodukte von Vecuronium und Atracurium wirken weniger oder praktisch nicht mehr muskelrelaxierend. Das aus Atracurium entstehende Laudanosin tritt ins Gehirn ein. Es kann in hohen Dosen Krämpfe auslösen. Die üblichen Dosen von Atracurium sind aber dafür zu gering.

Mivacurium ist das kürzest wirkende nicht-depolarisierende Muskelrelaxans. Noch kürzer und vor allen Dingen viel schneller wirkt aber das depolarisierende **Suxamethonium** (Tab. 3.5). Bei beiden ist rasche Spaltung durch die Butyrylcholinesterase des Plasmas und der Leber Ursache der Kürze der Wirkung; die Muskelendplatte enthält kaum Butyrylcholinesterase, und gegen Acetylcholinesterase sind Mivacurium und Suxamethonium unempfindlich. Blutplasma baut Mivacurium in etwa 4 min, Suxamethonium in etwa 1 min zur Hälfte ab. Aus Mivacurium entstehen inaktive Bruchstücke. Bei der Hydrolyse der ersten Esterbindung von Suxamethonium entsteht neben Cholin Succinylmonocholin, mit viel geringerer muskelrelaxierender Wirkung, bei der Hydrolyse der zweiten Esterbindung Bernsteinsäure. Nicht immer werden Mivacurium und Suxamethonium normal schnell abgebaut. Die Butyrylcholinesterase im Plasma stammt aus der Leber, und bei schweren Leberfunktionsstörungen ist der Enzymgehalt im Plasma vermindert. Eine weitere mögliche Ursache lang dauernder Lähmung ist genetischer Natur. Man kennt mehrere genetische Varianten der Butyrylcholinesterase. Die übliche Form wird durch ein Gen E_1^u codiert, die häufigste atypische Form durch ein alleles Gen E_1^a. Personen mit dem Genotyp E_1^a E_1^a, die also nur das atypische Enzym besitzen, hydrolysieren Mivacurium und Suxamethonium nur langsam, und die Lähmung dauert 1 bis 2 Stunden. Dieser Genotyp kommt bei etwa 1 von 2000 Menschen vor. Bei Heterozygoten ist die Lähmung nur gering verlängert. Man kann die Zeit der Atemlähmung durch Injektion von normaler menschlicher Butyrylcholinesterase abkürzen.

3.3.6 Anwendung

Neuromuskulär blockierende Stoffe werden am häufigsten zur Muskelerschlaffung bei Operationen und zur Erleichterung der Intubation angewendet. Vor ihrer Einführung erzwang man genügende Erschlaffung der Skelettmuskulatur durch hohe, nebenwirkungsreiche Dosen des Narkosemittels – Läwen hat es geschildert (s. S. 158); die Muskelrelaxantien ermöglichen es, das Narkosemittel niedriger zu dosieren.

Weitere Indikationen sind die Elektrokrampftherapie in der Psychiatrie, bei der sie Verletzungen vermeiden helfen, und Krämpfe bei Strychninvergiftung oder beim Wundstarrkrampf, wenn sie anders, zum Beispiel durch ein Benzodiazepin, nicht zu unterdrücken sind.

Nicht fachgerecht angewendet, sind neuromuskulär blockierende Stoffe gefährliche Arzneimittel. **Zweierlei vor allem hat der Arzt zu beachten. Erstens** bleiben **Bewußtsein und Schmerzempfindung erhalten. Zweitens** ist die **Atemmuskulatur** im Vergleich zu anderen Muskeln zwar verhältnismäßig unempfindlich gegen neuromuskulär blockierende Stoffe, aber auch sie wird durch die üblichen Dosen **gelähmt**; adäquate künstliche Beatmung ist nötig.

Suxamethonium löst mehr unerwünschte Wirkungen aus als die nicht-depolarisierenden Relaxantien. Daß es noch gebraucht wird, verdankt es der Schnelligkeit und Kürze seiner Wirkung. So kann zum Beispiel sehr bald nach der Injektion eines Kurznarkotikums wie Thiopental und der anschließenden Injektion von Suxamethonium intubiert werden. Einige unerwünschte Wirkungen lassen sich durch vorherige Gabe einer noch nicht lähmenden Dosis eines nicht-depolarisierenden Relaxans vermindern (s.o.). Die Behandlung der malignen Hyperthermie wird beim Dantrolen erwähnt (s.u.). Bei Kindern ist es zu nicht behebbarem Herzstillstand gekommen, und Suxamethonium sollte Kindern nur in Ausnahmefällen gegeben werden, wenn etwa schnelle Intubation nötig ist.

Erkennt der Anästhesist am Ende einer Operation Zeichen einer Restrelaxation durch ein nicht-depolarisierendes Muskelrelaxans, so ist dies die Indikation zur Decurarisierung mit einem Cholinesterase-Hemmstoff

Tabelle 3.5: Dosierung, Wirkungseintritt, Wirkdauer und Elimination neuromuskulär blockierender Stoffe. Dosen und Zeiten sind nur Anhaltspunkte. Wirkdauer ist die Zeit, bis die Muskelkontraktion 25% des Ausgangswertes wieder erreicht hat; sie hängt unter anderem von der Dosis ab.

Substanz	Dosis zur Intubation (mg/kg)	Zeit von i.v.-Injektion bis Wirkmaximum (min)	Wirkdauer (min)	Elimination
(+)-Tubocurarin	0,6	3–5	60–80	Exkretion, Harn ≈ Galle; kaum Biotransformation
Alcuronium	0,3	3–5	60–80	Exkretion, Harn > Galle; kaum Biotransformation
Pancuronium	0,1	3–5	60–80	Exkretion, Harn > Galle; Esterspaltung[1]
Vecuronium	0,08	3–5	20–35	Exkretion, Galle > Harn; Esterspaltung[1]
Atracurium	0,4	3–5	20–35	kaum Exkretion; Hofmann-Eliminierung und Esterspaltung[1]
Mivacurium	0,2	3	15–25	kaum Exkretion; Esterspaltung[2]
Suxamethonium	1	2	5–10	kaum Exkretion; Esterspaltung[2]

[1] unspezifische Esterasen
[2] Butyrylcholinesterase

wie Neostigmin oder Pyridostigmin. Ein Nervenstimulator kann bei der Beurteilung des Relaxationsgrades helfen. Hat die Amplitude von Einzelzuckungen schon vorher 20 % der Kontrollamplitude erreicht, so ist 3 bis 14 Minuten nach Injektion des Cholinesterase-Inhibitors mit voller Erholung zu rechnen. Bei stärkerer Restrelaxation dauert es länger. Gleichzeitig mit dem Cholinesterase-Hemmstoff ist ein Muscarinrezeptor-Antagonist wie Atropin oder Glycopyrronium zu geben, um unerwünschte parasympathomimetische Wirkungen wie Bradykardie, Speichelfluß und Akkommodationskrampf zu vermindern.

3.3.7 Anhang: Das myotrope Muskelrelaxans Dantrolen

Auch Dantrolen (chemisch mit dem Acetylcholin nicht verwandt, zur Stellung innerhalb der Muskelrelaxantien Abb. 3.5) schwächt Kontraktionen der Skelettmuskulatur über einen peripheren Mechanismus ab, jedoch nicht durch Blockade der neuromuskulären Übertragung, sondern bei einem späteren Schritt, nämlich der elektromechanischen Koppelung: Es vermindert die Freisetzung von Ca^{2+} aus dem sarcoplasmatischen Reticulum. Mit dem in Abb. 3.7 gezeigten Versuch lassen sich die Angriffspunkte unterscheiden: Neuromuskulär blockierende Stoffe hemmen nur Muskelkontraktionen bei Reizung des motorischen Nerven, nicht dagegen Kontraktionen bei direkter elektrischer Reizung des Muskels („d" bei ③ und ⑥ in Abb. 3.7). Dantrolen würde beides hemmen. Die Herzmuskulatur und die glatte Muskulatur werden viel weniger beeinflußt als die Skelettmuskulatur. Dantrolen wird gut aus dem Magen-Darm-Kanal resorbiert. Bei seiner wichtigsten Indikation, der malignen Hyperthermie, wird es aber i. v. appliziert. Die Lösung reagiert stark alkalisch (Natriumsalz des Dantrolens).

Dantrolen ist das wichtigste Mittel zur Behandlung der malignen Hyperthermie (s. S. 162). Es bremst die pathologisch gesteigerte Freisetzung von Ca^{2+} ins Sarcoplasma. Die intravenöse Initialdosis beträgt 2,5 mg/kg. Andere Maßnahmen bei maligner Hyperthermie sind die Beendigung der Zufuhr der auslösenden Substanz (Suxamethonium, Inhalationsnarkotika), Hyperventilation mit reinem Sauerstoff zur Bekämpfung der Hypoxie und Hypercapnie und Infusion von Natriumbikarbonat zur Bekämpfung der Acidose. Je früher die Behandlung einsetzt, desto größer die Überlebenschance (vgl. S. 288). Auch bei chronischen spastischen Tonussteigerungen der Skelettmuskulatur wird Dantrolen versucht. Bei der kurzdauernden Anwendung bei maligner Hyperthermie ist kaum mit Nebenwirkungen zu rechnen; jedoch ist paravenöse Injektion der alkalischen Lösung zu vermeiden. Bei längerer Anwendung sind Muskelschwäche, Schwindel und Müdigkeit häufig. Vor allem kann die Leber geschädigt werden.

3.4 Vorwiegend neuronal wirkende Nicotinrezeptor-Agonisten und -Antagonisten

Nicotinrezeptoren kommen auf vielen Neuronen vor: auf autonomen Ganglienzellen, auf den den sympathischen Ganglienzellen homologen Zellen des Nebennierenmarks, auf afferenten und efferenten peripheren Nervenendigungen und schließlich auf Nervenzellen im Gehirn und Rückenmark. Das macht die Pharmakologie der vorwiegend neuronal wirkenden Nicotinrezeptor-Agonisten und -Antagonisten komplex, zumal wenn sie, wie Nicotin selbst, gut die Blut-Hirn-Schranke passieren.

Agonisten und Antagonisten wirken auf neuronale Nicotinrezeptoren im Prinzip so wie auf muskuläre. Am besten untersucht sind Wirkungen auf autonome Ganglien, daher auch die traditionellen Bezeichnungen **ganglienerregende Substanzen** für die Agonisten und **Ganglienblocker** für die Antagonisten. Die Analogie zwischen Muskelendplatte und Ganglien gilt für den Transmitter selbst wie für exogene Antagonisten und Agonisten. So wie freigesetztes Acetylcholin über die muskulären Nicotinrezeptoren das Endplattenpotential auslöst, so ruft es über die ganglionären Nicotinrezeptoren das **schnelle erregende postsynaptische Potential** (EPSP) hervor. So wie nicht-depolarisierende Muskelrelaxantien mit Acetylcholin um den Endplatten-Rezeptor konkurrieren, das Endplattenpotential verkleinern und schließlich die neuromuskuläre Übertragung lähmen, so konkurrieren Ganglienblocker mit Acetylcholin um den ganglionären Nicotinrezeptor, vermindern das schnelle EPSP und unterbrechen schließlich die ganglionäre Übertragung; allerdings spielt bei manchen Ganglienblockern wie Hexamethonium ein Block des Nicotinrezeptor-Ionenkanals (Kanalblock) eine größere Rolle als die Besetzung der Acetylcholin-Bindungsstelle. So wie depolarisierende Muskelrelaxantien den Muskel zunächst erregen und dann die neuromuskuläre Übertragung verhindern, so erregen Agonisten an ganglionären Nicotinrezeptoren das Ganglion zunächst und unterdrücken dann die ganglionäre Übertragung durch Dauerdepolarisation (und anschließend unter Umständen trotz Repolarisation weiter, vielleicht durch Rezeptor-Desensibilisierung).

Autonome Ganglienzellen besitzen außer Nicotin- auch Muscarinrezeptoren (Tab. 3.2). Sie modulieren den Hauptübertragungsweg, also den Weg über die Aktivierung der Nicotinrezeptoren und das anschließende schnelle EPSP. Auch zahlreiche andere körpereigene Substanzen wie Catecholamine und Peptide können die ganglionäre Übertragung modulieren.

Im Gegensatz zu den muskulären sind die neuronalen Nicotinrezeptoren für die Arzneitherapie wenig wichtig. Die Pharmakologie des Rauchens und die Pharmakokinetik des Nicotins werden im Kapitel „Wichtige Gifte und Vergiftungen“ behandelt (s. S. 1088).

3.4.1 Agonisten

Nicotin (Abb. 3.10) ist das Hauptalkaloid der zu den Nachtschattengewächsen gehörenden Tabakpflanzen wie *Nicotiana tabacum.* Nach ihm nannte Dale 1914 einige Wirkungen von Cholinestern wie Acetylcholin „nicotine actions“, und nach ihm nennen wir heute die diese Wirkungen vermittelnden Rezeptoren Nicotinrezeptoren. Es ist eines der wenigen bei Zimmertemperatur flüssigen Alkaloide. Sein pK_a-Wert beträgt 7,9, beim pH des Blutes liegt also etwa ¼ als nichtionisierte, gut lipoidlösliche freie Base vor; diese Eigenschaften prägen das Schicksal im Körper. Das natürliche (–)-Nicotin wirkt stärker als das rechtsdrehende Enantiomer. Weitere nicotinähnliche Alkaloide sind **Coniin**, ebenfalls flüssig, aus dem in ganz Europa vorkommenden Schierling (*Conium maculatum*), durch den Sokrates starb, **Cytisin** aus dem im Mittelmeergebiet beheimateten Goldregen (*Laburnum anagyroides*) und **Lobelin** aus der nordamerikanischen *Lobelia inflata.* Der Beliebtheit des Goldregens als Zierpflanze wegen sind Vergiftungen mit Cytisin nicht selten (s. S. 1119).

Wirkungen

Die Kenntnis des Vorkommens von Nicotinrezeptoren und des Wirkmechanismus des Nicotins erlaubt es, vorherzusagen, welche Wirkungen Nicotin auslösen **kann.** Zum Beispiel **kann** es den Herzschlag **beschleunigen** durch Erregung sympathischer Ganglien **oder** durch Lähmung parasympathischer Ganglien **oder** durch Catecholaminfreisetzung aus dem Nebennierenmark (oder durch alles zusammen). Es **kann** aber auch den Herzschlag **verlangsamen** durch Blockade sympathischer Ganglien **oder** durch Erregung parasympathischer Ganglien (oder durch beides). Nicotinrezeptoren auf Nervenendigungen und im Zentralnervensystem eröffnen weitere Einflußmöglichkeiten auf das Herz. Was wirklich geschieht, hängt ab von Dosis, Applikationsart und Zeit nach Applikation – eine komplexe Pharmakodynamik.

Kleine Dosen von Nicotin, wie bei mäßigem Rauchen, **erhöhen** die **Herzfrequenz** und den **Blutdruck**. An den Kreislauforganen überwiegt also bei diesen Dosen die erregende Wirkung auf sympathische Ganglien; hinzu kommt eine zentrale Erhöhung des Sympathikustonus (s. Abb. 4.2, S. 177). – Die Wirkung auf den **Magen-Darm-Kanal** wird teils durch Acetylcholin, teils durch Catecholamine, teils durch Peptid-Transmitter vermittelt. Der Tonus im unteren Oesophagus sinkt, und Magensaft kann in die Speiseröhre eintreten. Zwar wird die Magensäuresekretion nicht regelmäßig gesteigert, doch begünstigt Nicotin die Entstehung des Ulcus pepticum, vielleicht zum Teil durch Verminderung der Schleimhautdurchblutung. Stuhldrang und häufigere Defäkation sind typische Rauchererlebnisse.

Auf das **Zentralnervensystem** wirkt Nicotin in kleinen Dosen **erregend**. Tremor ist ein häufiges Symptom. Emotionen, so heißt es, würden gedämpft, und das Konzentrationsvermögen steige. Im Elektroenzephalogramm zeigt Desynchronisation des Grundrhythmus eine Weckreaktion an. Wie andere Abhängigkeit erzeugende Stoffe steigert Nicotin die Freisetzung von Dopamin im mesolimbischen Dopamin-System (s. S. 125). Zur Anregung der Atmung trägt die Aktivierung von Nicotinrezeptoren in den Glomera carotica und aortica bei (Sitze der Chemorezeptoren zur Überwachung des O_2-Partialdrucks im Blut). Das Brechzentrum wird erregt. Über das Zentralnervensystem greift Nicotin in die Sekretion von Hormonen ein; so wird die Sekretion von Adiuretin, β-Endorphin und ACTH gesteigert. Größere Dosen lösen Krämpfe aus.

Nicotin ist ein starkes Gift; wie bei der Blausäure sind etwa 60 mg, auf einmal eingenommen, für den Menschen tödlich. Bei toxischen Dosen folgt der zentralen Erregung Hemmung, zum Beispiel zentrale Hemmung der Atmung. Den sympathomimetischen Kreislaufänderungen folgt Kreislaufkollaps. Hinzu kommt jetzt durch Wirkung auf muskuläre Nicotinrezeptoren ein Depolarisationsblock der neuromuskulären Übertragung. Innerhalb weniger Minuten kann der Tod an Atemlähmung eintreten.

Nicotin als Arzneistoff

Raucher rauchen des Nicotins wegen: Dieses ist es im wesentlichen, das die begehrten Wirkungen hervorruft. Zur Entwöhnung wird deshalb eine Kombination von Verhaltenstherapie mit Nicotinsubstitution empfohlen. Nicotin wird dabei z. B. in Form von Pflastern appliziert, die einige Wochen lang täglich an wechselnden Hautstellen aufgelegt werden. Der Erfolg ist mäßig: Ein Jahr später leben noch etwa 10 % der Behandelten tabakfrei.

3.4.2 Antagonisten

Ganglienblocker wie **Hexamethonium** waren die ersten wirksamen Antihypertensiva. Hexamethonium ist eine quartäre Ammoniumverbindung (Abb. 3.10) und stammt aus derselben Serie von Methonium-Verbindungen wie das Decamethonium (s. S. 158). Die Wirkunterschiede – Decamethonium überwiegend ein Agonist an der Muskelendplatte, Hexamethonium überwiegend ein Ganglienblocker – zeigen wieder die Verschiedenheit der muskulären und neuronalen Nicotinrezeptoren.

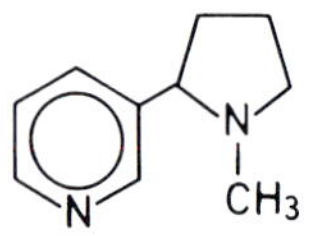

Nicotin

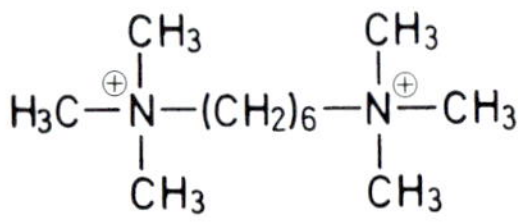

$$H_3C-\overset{\oplus}{N}(CH_3)_2-(CH_2)_6-\overset{\oplus}{N}(CH_3)_2-CH_3$$

Hexamethonium

Abb. 3.10 Vorwiegend neuronal wirkende Nicotinrezeptor-Liganden.

Wie bei den neuronal wirkenden Nicotinrezeptor-Agonisten kann man bei den Antagonisten die Wirkmöglichkeiten aus dem Vorkommen der Rezeptoren und dem Wirkmechanismus vorhersagen; das Fehlen einer Erregungsphase vor der Lähmung macht das Wirkbild einfacher als bei den Agonisten. Erwähnt sei nur die Kreislaufwirkung. Da Arterien und Venen hauptsächlich unter der Kontrolle des Sympathikus stehen, führt Ganglienblockade zu Vasodilatation und Blutdrucksenkung. Die Herzfrequenz steigt meist, und das zeigt, daß vor Gabe des Ganglienblockers der Vaguseinfluß auf den Sinusknoten den Sympathikuseinfluß überwog. Ihre zahlreichen Nebenwirkungen haben die Ganglienblokker obsolet gemacht.

3.5 Cholinesterase-Hemmstoffe

Nach ihren bevorzugten Substraten unterscheidet man die **Acetylcholinesterase** (spaltet Acetylcholin, kaum Butyrylcholin) und die **Butyrylcholinesterase** (spaltet Butyrylcholin schneller als Acetylcholin; auch Pseudocholinesterase genannt). Butyrylcholinesterase kommt in vielen Geweben vor, auch, aus der Leber stammend, im Blutplasma. Über ihre physiologische Rolle ist wenig bekannt. Das eigentliche noble, synaptische Enzym ist die Acetylcholinesterase. Beide Enzyme sind Serin-Hydrolasen: Bei der Spaltung des Substrats (Acetylcholin zum Beispiel) wird intermediär ein bestimmtes Serin des Enzyms verestert (acetyliert im Falle des Acetylcholins). Serin-Hydrolasen sind auch Trypsin, Chymotrypsin und Thrombin, die aber genetisch mit den Cholinesterasen nicht verwandt sind.

Auch manche Inhibitoren besitzen bevorzugte Affinität zu dem einen oder dem anderen Enzym. Die pharmakologischen Wirkungen der Inhibitoren resultieren aber praktisch ganz aus der Hemmung der **Acetyl**cholinesterase und damit einer Ansammlung von Acetylcholin in der Nähe seiner Rezeptoren. Weil die Cholinesterase-Hemmstoffe in der Peripherie auf diesem Wege den Parasympathikus nachahmen, nennt man sie herkömmlich auch **indirekt wirkende Parasympathomimetika** (im Gegensatz zu den Muscarinrezeptor-Agonisten = **direkt wirkende Parasympathomimetika**). Diese Bezeichnung verbirgt aber zum Beispiel, daß die Cholinesterase-Hemmstoffe auch die Erregungsübertragung in der Muskelendplatte fördern (und in einem zweiten Stadium lähmen). Der Name **Cholinesterase-Hemmstoffe** trifft Angriffsort und Wirkweise genauer.

3.5.1 Geschichte

Der Prototyp ist das Physostigmin. Es wurde in den 60er Jahren des 19. Jahrhunderts kurz nacheinander von zwei Forschergruppen aus den Calabarbohnen, den Samen von *Physostigma venenosum*, isoliert und von der einen Gruppe Physostigmin, von der anderen *Eserin* genannt. In Westafrika mußte bei rituellen Prozessen der Beschuldigte die Samen verzehren („Gottesurteilsbohne"). Den Wirkmechanismus klärte 1926 Otto Loewi, derselbe Forscher, der 1921 den entscheidenden Versuch zum Nachweis der chemischen synaptischen Informationsübertragung publizierte (s. S. 111): Physostigmin verstärkte am Froschherzen sowohl die Wirkung einer Vagusreizung als auch die Wirkung von Acetylcholin; außerdem hemmte es die Spaltung von Acetylcholin durch Herzextrakte (O. Loewi und E. Navratil, Pflügers Archiv **214**, 689, 1926). Man hat die Arbeit „den ersten wichtigen Beitrag zur Biochemischen Pharmakologie in der Geschichte der Pharmakologie" genannt.

Der Isolierung des Physostigmins folgte bald die therapeutische Anwendung, schon im 19. Jahrhundert beim Glaukom, in den 30er Jahren des 20. Jahrhunderts bei der Myasthenia gravis (1932 Lazar Remen in Münster, 1934 Mary Walker in Greenwich).

Die Geschichte der Alkylphosphate wird an anderer Stelle geschildert (s. S. 1061).

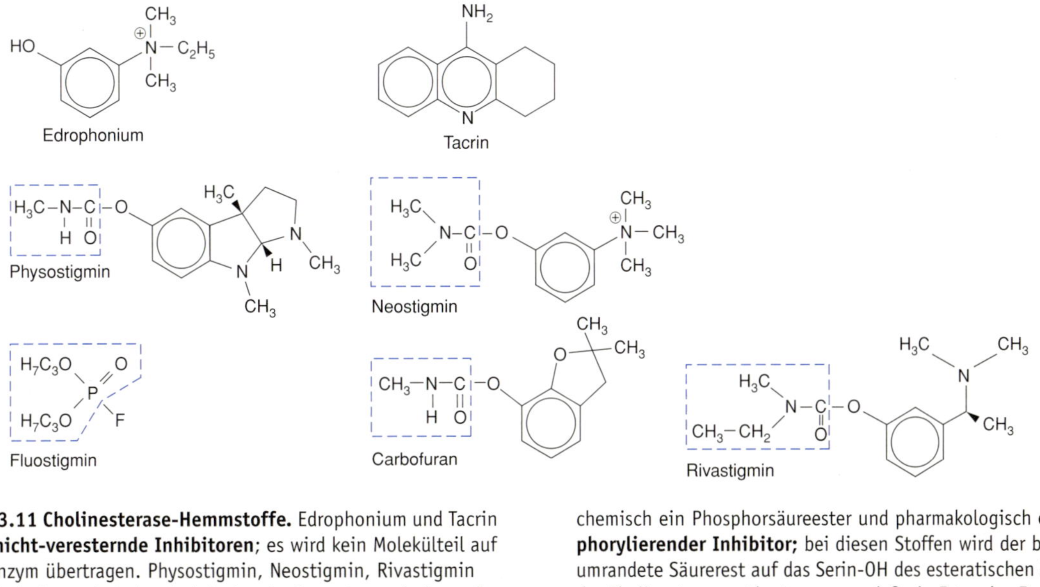

Edrophonium: HO–C$_6$H$_4$–N$^{\oplus}$(CH$_3$)$_2$–C$_2$H$_5$

Tacrin (NH$_2$, N)

Physostigmin: H$_3$C–N(H)–C(=O)–O– ... (H$_3$C, N, H, CH$_3$, N, CH$_3$)

Neostigmin: (H$_3$C)$_2$N–C(=O)–O–C$_6$H$_4$–N$^{\oplus}$(CH$_3$)$_3$

Fluostigmin: (H$_7$C$_3$O)$_2$P(=O)F

Carbofuran: CH$_3$–N(H)–C(=O)–O– ... (O, CH$_3$, CH$_3$)

Rivastigmin: (H$_3$C)(CH$_3$–CH$_2$)N–C(=O)–O–C$_6$H$_4$–CH(CH$_3$)–N(CH$_3$)$_2$

Abb. 3.11 Cholinesterase-Hemmstoffe. Edrophonium und Tacrin sind **nicht-veresternde Inhibitoren**; es wird kein Molekülteil auf das Enzym übertragen. Physostigmin, Neostigmin, Rivastigmin und Carbofuran sind chemisch Carbaminsäureester und pharmakologisch **carbamylierende Inhibitoren**, und Fluostigmin ist chemisch ein Phosphorsäureester und pharmakologisch ein **phosphorylierender Inhibitor;** bei diesen Stoffen wird der blau umrandete Säurerest auf das Serin-OH des esteratischen Zentrums der Cholinesterasen übertragen, so daß ein Ester des Enzyms entsteht.

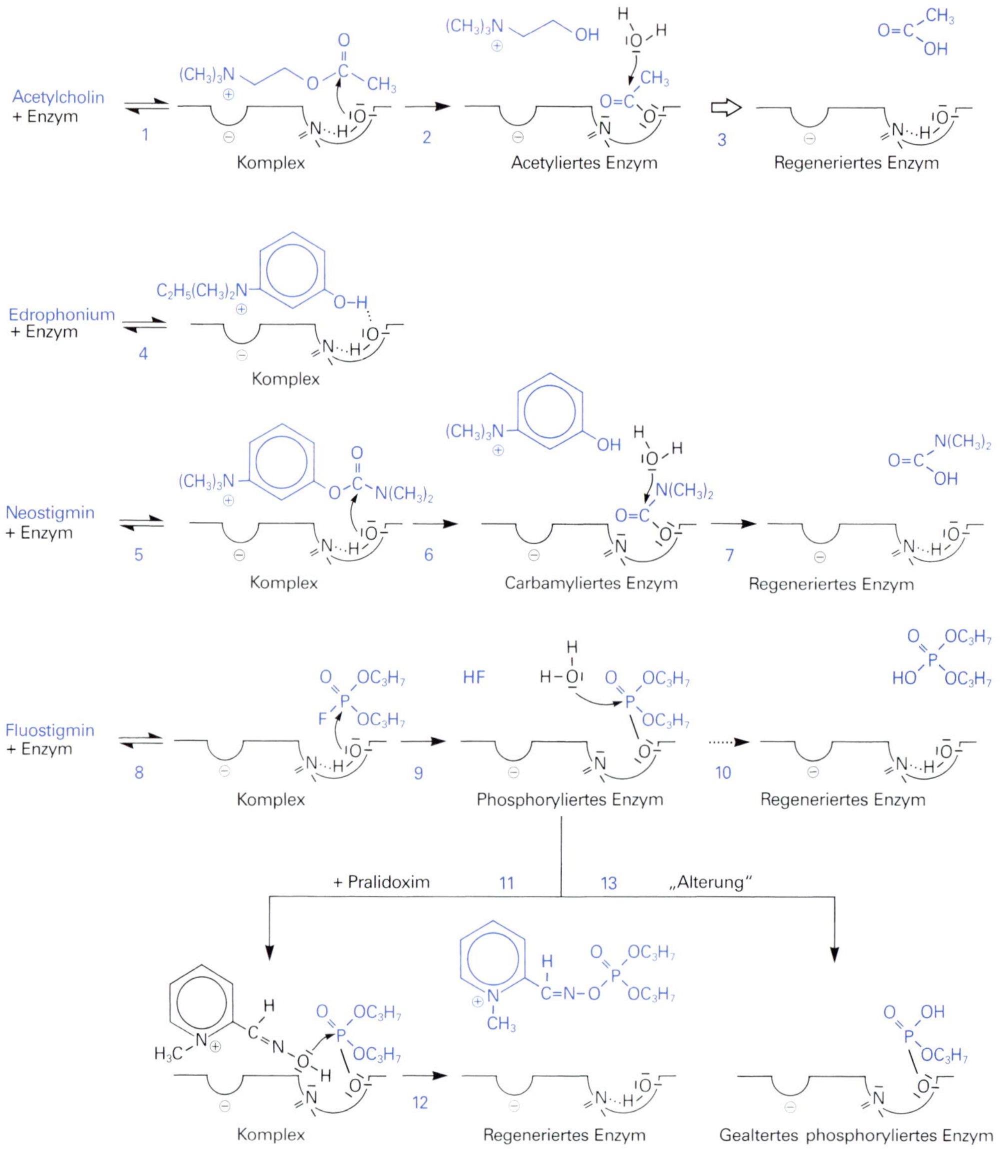

Abb. 3.12 Wirkmechanismen von Cholinesterase-Hemmstoffen. Einige Einzelheiten werden im Abschnitt „Wichtige Gifte und Vergiftungen" behandelt (s. S. 1061). Die Cholinesterasen binden Substrate und Inhibitoren an das **anionische Zentrum** (kleinerer Halbkreis, negative Ladung angedeutet) und das **esteratische Zentrum** (größerer Halbkreis). Das anionische Zentrum enthält außer einem Glutamat mit seiner negativen Ladung ein Tryptophan, dessen aromatisches System als π-Elektronendonor wesentlich zur Bindung des positiven Stickstoffes beiträgt. Im esteratischen Zentrum sind Serin (dessen OH-Gruppe in den Halbkreis ragt), Histidin (von dem ein Imidazol-N in den Halbkreis ragt) und Glutamat (nicht eingezeichnet; ein anderes als das des anionischen Zentrums) benachbart („katalytische Triade"). Durch die Nachbarschaft des Glutamats und des Imidazolrings wird der Sauerstoff des Serins aktiviert und kann dann den Carboxyl-Kohlenstoff des Acetylcholins und der Carbaminsäureester sowie den Phosphor der Phosphorsäureester nucleophil angreifen.

Reaktion mit **Acetylcholin:** 1) Acetylcholin bildet mit dem Enzym einen Komplex. 2) Der Acetylrest wird auf das Serin übertragen: Das Enzym wird acetyliert. Cholin diffundiert ab. 3) Die Essigsäure-Serin-Esterbindung wird sehr schnell hydrolysiert, mit einer Halbwertszeit von Mikrosekunden. Das freie Enzym wird dadurch regeneriert. Acetat diffundiert ab.

Reaktion mit **nicht-veresternden Inhibitoren** (Beispiel Edrophonium): 4) Edrophonium ist kein Ester und kein Substrat von Esterasen. Es bildet mit dem Enzym einen Komplex. Eine weitere Veränderung erfolgt nicht.

Reaktion mit **carbamylierenden Inhibitoren** (Beispiel Neostigmin): 5) Neostigmin bildet mit dem Enzym einen Komplex. 6) Der Dimethylcarbaminsäurerest wird auf das Serin übertragen: Das Enzym wird carbamyliert. 3-Hydroxy-phenyltrimethylammonium diffundiert ab. 7) Die Carbaminsäure-Serin-Esterbindung wird mittelschnell hydrolysiert, mit einer Halbwertszeit von Minuten. Das freie Enzym wird dadurch regeneriert. Dimethylcarbamat diffundiert ab.

Fortsetzung nächste Seite

Abb 3.12 Wirkmechanismen von . . . Fortsetzung
Reaktion mit **phosphorylierenden Inhibitoren** (Beispiel Fluostigmin): 8) Fluostigmin bildet mit dem Enzym einen Komplex. Da Fluostigmin keine positive Ladung trägt, ist daran das anionische Zentrum des Enzyms nicht beteiligt. 9) Der Diisopropyl-phosphoryl-Rest wird auf das Serin übertragen: Das Enzym wird phosphoryliert. Fluorid diffundiert ab. 10) Die Phosphorsäure-Serin-Esterbindung wird extrem langsam hydrolysiert, mit einer Halbwertszeit von Tagen. Das Enzym wird extrem langsam regeneriert. Diisopropylphosphat diffundiert ab. 11) Einige Oxime wie Pralidoxim reaktivieren das phosphorylierte Enzym. Zunächst bildet Pralidoxim mit dem phosphorylierten Enzym einen Komplex. 12) Der Sauerstoff des Pralidoxims löst durch starken nucleophilen Angriff am Phosphor die Phosphorsäure-Serin-Esterbindung. Das freie Enzym wird dadurch regeneriert. Diisopropylphosphoryl-pralidoxim diffundiert ab. 13) Im Laufe der Zeit spaltet sich aus den Dialkylphosphorsäure-Resten phosphorylierter Cholinesterasen eine Alkylgruppe ab („Alterung"). Die so entstehenden Monoalkylphosphorsäureester sind so stabil, daß sie selbst durch Oxime nicht reaktiviert werden.
Folgerung: Nichtveresternde Inhibitoren reagieren mit Cholinesterasen in rein reversibler Reaktion. Acetylcholin, die carbamylierenden Inhibitoren und die phosphorylierenden Inhibitoren reagieren mit dem Enzym in irreversibler Reaktion und Schritt für Schritt analog; der entscheidende Unterschied liegt in der Geschwindigkeit der hydrolytischen Regenerierung des Enzyms: blitzschnell beim acetylierten Enzym, mittelschnell bei carbamylierten Enzymen, extrem langsam bei phosphorylierten Enzymen. Die Oxime (und Atropin) sind Antidote bei Vergiftung mit Phosphorsäureestern. Sie müssen schnell gegeben werden, bevor das phosphorylierte Enzym gealtert ist (s. S. 1063).

3.5.2 Stoffe, Hemmechanismen

Es gibt drei in ihrer chemischen Struktur, dem Mechanismus ihrer Reaktion mit den Cholinesterasen und ihrer praktischen Nutzung verschiedene Gruppen von Hemmstoffen. Einige Formeln zeigt Abb. 3.11, die Reaktionsmechanismen Abb. 3.12.

Die **nicht-veresternden Inhibitoren** wie **Edrophonium, Tacrin**[1] und **Donepezil**[2] enthalten keinen Säurebaustein in ihrem Molekül, sind keine Substrate des Enzyms, bilden mit ihm keinen Ester und verlassen es unverändert wieder.

Die Stoffe der beiden anderen Gruppen enthalten einen Säurebaustein und sind zugleich Hemmstoffe und Substrate des Enzyms, das sie spaltet und auf das sie dabei ihren Säurebaustein übertragen. Die **carbamylierenden Inhibitoren** wie **Physostigmin, Neostigmin**[3], **Pyridostigmin**[4], **Rivastigmin**[5] und **Carbofuran** sind Carbaminsäureester. Das Enzym wird intermediär carbamyliert und dann allmählich regeneriert. Die Wirkdauer beträgt 1 bis 4 Stunden. Während Physostigmin, Neostigmin, Pyridostigmin und Rivastigmin arzneilich benutzt werden, gehört Carbofuran zu den zahlreichen Carbamat-**Insektiziden** (s. S. 1062).

Die **phosphorylierenden Inhibitoren** wie **Fluostigmin** und **Parathion** schließlich sind Phosphorsäureester (Alkylphosphate). Das Enzym wird phosphoryliert, und die Bindung der Phosphorsäure ans Enzym ist so stabil, daß die Cholinesterase-Aktivität sich weniger durch Regenerierung als vielmehr durch Synthese von neuem Enzym erholt. Die Phosphorsäureester werden selten therapeutisch gebraucht, sind aber wichtige **Insektizide** (und potentielle „Kampfstoffe"; s. S. 1062).

Man faßt manchmal die carbamylierenden Stoffe mit den nicht-veresternden als „reversible" Inhibitoren zusammen und stellt sie den „irreversiblen" Alkylphosphaten gegenüber. Man meint damit die kurze bis mittellange Wirkung von Edrophonium, Physostigmin und Verwandten gegenüber der extrem langen Wirkung von Fluostigmin und Verwandten. Im molekularen Mechanismus wirken aber nur die nicht-veresternden Stoffe reversibel. Carbamylierende wie phosphorylierende Inhibitoren reagieren mit dem Enzym in einer nicht reversiblen Reaktion, in der sie gespalten werden.

[1] Cognex®
[2] Aricept®
[3] Prostigmin®
[4] Mestinon®
[5] Exelon®

3.5.3 Pharmakodynamik

Cholinesterase-Hemmstoffe lassen Acetylcholin überall, wo es freigesetzt wird, länger überleben. Muscarin- wie Nicotinrezeptoren sind einer höheren Konzentration des Transmitters ausgesetzt. So kommt es unter anderem zu verstärkter Wirkung des Parasympathikus auf Herz, glatte Muskulatur und Drüsen; zu verstärkter (bei noch höheren Acetylcholinkonzentrationen aber durch Depolarisationsblock abgeschwächter) neuromuskulärer und ganglionärer Übertragung; und zu verstärkter cholinerger Informationsübertragung im Zentralnervensystem. Für die Therapie wichtig sind die indirekt parasympathomimetischen Wirkungen auf das Auge, den Gastrointestinaltrakt und die Harnwege, die den Wirkungen der Muscarinrezeptor-Agonisten in Tab. 3.2 entsprechen, die Wirkung auf die neuromuskuläre Übertragung und die zentralnervöse Wirkung.

3.5.4 Pharmakokinetik

Die nicht-quartären Stoffe Tacrin, Donepezil, Physostigmin und Rivastigmin werden gut aus dem Magen-Darm-Kanal resorbiert und durchdringen leicht die Blut-Hirn-Schranke. Dasselbe gilt für die Carbamat- und Phosphorsäureester-Insektizide, die ja auch von den Insekten aufgenommen werden sollen. Die quartären Verbindungen Edrophonium, Neostigmin und Pyridostigmin dagegen werden wenig aus dem Magen-Darm-Kanal resorbiert und dringen kaum ins Gehirn ein. Die Carbamate werden teils durch Hydrolyse eliminiert, zu der auch andere Esterasen als die Cholinesterasen beitragen, teils, besonders die quartären, durch renale Exkretion. Die Phosphorsäureester werden praktisch vollständig biotransformiert (s. S. 1061).

3.5.5 Vergiftungen und ihre Behandlung

Wegen der Benutzung der Carbamate und Phosphorsäureester als Insektizide sind Vergiftungen häufig. Der Körper wird gewissermaßen mit Acetylcholin überschwemmt, und die Symptome einer Muscarin- und einer Nicotinvergiftung addieren sich. Am Ende versagt die Atmung; exzessive periphere Muscarinrezeptoraktivierung (starke Bronchialsekretion und Bronchokonstriktion) und Nicotinrezeptoraktivierung (Depolarisationsblock der neuromuskulären Übertragung) sowie exzessive Aktivierung zentraler Cholinozeptoren (zentrale Atemlähmung) tragen dazu bei. Atropin (für Carbamate und Alkylphosphate) und die Cholinesterase-reaktivierenden Oxime (für Alkylphosphate) sind die Antidote (Abb. 3.12; Einzelnes s. S. 1063).

3.5.6 Anwendung und Nebenwirkungen der Muscarinrezeptor-Agonisten und Cholinesterase-Hemmstoffe

Beide Substanzgruppen werden als Parasympathomimetika zur Beeinflussung parasympathisch innervierter Erfolgsorgane benutzt. Bei Vergiftungen mit atropinähnlichen Substanzen, zur Verstärkung der neuromuskulären Übertragung in der Skelettmuskulatur und zur Förderung der cholinergen Übertragung im Gehirn sind dagegen nur die Cholinesterase-Inhibitoren brauchbar.

Magen-Darm-Harnwege

Muscarinrezeptor-Agonisten und Cholinesterase-Hemmstoffe eignen sich zur Behandlung von Darm- und Blasenatonien, die vor allem nach Operationen und Entbindung vorkommen. Aus den erörterten pharmakokinetischen Gründen müssen orale Dosen viel höher sein als parenterale: 1 bis 4 mg Carbachol per os gegenüber 0,125 bis 0,25 mg s. c. oder i. m.; 15 bis 30 mg Neostigmin per os gegenüber 0,5 bis 1 mg s. c. oder i. m.

Schweißdrüsen

Der wichtigste diagnostische Test bei Verdacht auf Mucoviscidose ist die Stimulation der Schweißsekretion durch iontophoretische Applikation von Pilocarpin (Tab. 3.2) und die anschließende Messung von Na^+ und Cl^- im Schweiß. Bei Mucoviscidose sind die Konzentrationen erhöht.

Auge: Glaukome

Glaukome sind Augenkrankheiten mit einer charakteristischen, progredienten Sehnervenschädigung, in der Regel verursacht durch eine Erhöhung des Augeninnendrucks. Normalerweise beträgt der Druck 10 bis 22 mmHg. Damit er in diesem Bereich bleibt, müssen die Produktion des Kammerwassers (im Epithel des Ciliarkörpers) und der Abfluß des Kammerwassers (hauptsächlich durch das Trabekelwerk des Winkels der vorderen Augenkammer in den Schlemmschen Kanal) aufeinander abgestimmt sein. Steigt der Druck krankhaft, so ist das immer Folge einer Erschwerung des Kammerwasserabflusses.

Glaukomformen

Man unterscheidet mehrere Glaukomformen. Die Differenzierung ist therapeutisch wichtig.

Beim **chronischen Offenwinkelglaukom** führen Veränderungen im Abflußsystem des Kammerwassers trotz eines normal weiten Kammerwinkels zu langsamer Drucksteigerung, zunächst ohne subjektive Beschwerden und fast immer in beiden Augen gleichzeitig; dies ist bei weitem die häufigste Form.

Zum **akuten Winkelblockglaukom**, dem **Glaukomanfall**, kann es bei anatomischer Disposition, nämlich bei einem abnorm engen Kammerwinkel, kommen: Bei einer Pupillenerweiterung wird das Trabekelwerk plötzlich durch die Iriswurzel verlegt. Der Druck steigt akut, für den Patienten sehr schmerzhaft. Der Anfall trifft zunächst fast immer nur ein Auge, doch folgt bei der Hälfte der Patienten das zweite innerhalb eines Jahres.

Selten sind **angeborene Formen.**

Sekundärglaukome entwickeln sich im Gefolge anderer Augenkrankheiten.

Stets droht dem Kranken Schädigung der retinalen Ganglienzellen und des Sehnerven bis zur vollständigen Erblindung.

Therapie

Die Bedeutung und die Art und Weise der medikamentösen Drucksenkung sind bei diesen Formen ganz verschieden. Beim chronischen Offenwinkelglaukom ist die pharmakologische Drucksenkung die Methode der Wahl; sie wird nur dann durch operative Therapie ersetzt oder ergänzt, wenn der Augendruck erhöht bleibt oder das Gesichtsfeld weiter verfällt. Beim akuten Glaukomanfall muß der Druck rasch, möglichst durch den erstbehandelnden Arzt, medikamentös gesenkt werden, dann aber schließt sich stets eine Iridektomie oder Iridotomie an, um weiteren Anfällen vorzubeugen. Angeborene Formen kommen für die Pharmakotherapie meist nicht in Frage. Bei sekundären Glaukomen kann drucksenkende Pharmakotherapie Maßnahmen gegen das Grundleiden ergänzen.

Tab. 3.6 faßt die medikamentöse Behandlung des **chronischen Offenwinkelglaukoms** zusammen. Alle

Tabelle 3.6: Lokale Therapie beim chronischen Offenwinkelglaukom

Substanzgruppe	Substanz	Konzentration (Lösung, Salbe)
Muscarinrezeptor-Agonisten und Cholinesterase-Hemmstoffe	Pilocarpin Carbachol (z. B. Carbamann®) Neostigmin (z. B. Prostigmin®)	0,5–4 % 0,75–3 % 3 %
Adrenozeptor-Agonisten	Adrenalin Dipivefrin (z. B. Glaucothil®) Clonidin (z. B. Isoglaucon®)	1–2 % 0,1 % 0,125–0,5 %
β-Adrenozeptor-Antagonisten	Timolol (z. B. Chibro-Timoptol®)	0,1–0,5 %
Carboanhydrase-Hemmstoffe	Dorzolamid (z. B. Trusopt®)	2 %
Prostaglandine	Latanoprost (z. B. Xalatan®)	0,005 %

Substanzen werden lokal in den Bindehautsack appliziert. Von den **Parasympathomimetika** sind die Muscarinrezeptor-Agonisten Pilocarpin und Carbachol den Cholinesterase-Hemmstoffen vorzuziehen; ihre Nebenwirkungen sind geringer. Die Penetration des polaren Carbachols ins Auge wird durch das in den Tropfen enthaltene Detergens Benzalkonium (das zugleich zur Konservierung dient; s. S. 942) gefördert. Die therapeutische Hauptwirkung richtet sich auf den M. ciliaris. Sie ist in Abb. 3.2 erläutert: Die Kontraktion des Muskels stellt das Trabekelwerk und den Schlemmschen Kanal weit und fördert den Kammerwasserabfluß. Die Kontraktion des M. ciliaris stört aber auch, meist nur vorübergehend, die Fernsicht, und die Kontraktion des M. sphincter pupillae stört das Sehen bei Dämmerung. Den **Adrenozeptor-Agonisten** und den **β-Adrenozeptor-Antagonisten** fehlen diese Nebenwirkungen. Ihre Wirkmechanismen sind nicht klar. Dipivefrin ist ein Ester des Adrenalins mit Pivalinsäure. Der Ester ist viel lipophiler als Adrenalin selbst und dringt leichter ins Auge ein; er wird im Gewebe durch Esterasen gespalten, und das entstehende Adrenalin ist die eigentliche Wirkform. Adrenalin scheint hauptsächlich (auf unbekannte Weise) den Kammerwasserabfluß zu fördern, während Clonidin und die β-Adrenozeptor-Antagonisten hauptsächlich die Kammerwasserproduktion zu drosseln scheinen. Heute sind die β-Rezeptor-Antagonisten, wenn keine Kontraindikation besteht, Mittel der ersten Wahl. Die lokal anwendbaren **Carboanhydrase-Inhibitoren** wurden 1995 eingeführt. Sie vermindern die Kammerwasserproduktion durch Hemmung der Carboanhydrase im Ciliarkörper. Dorzolamid ist wie das klassische Acetazolamid (s. S. 543) ein Sulfonamid, ist aber lipophiler und dringt deshalb bei lokaler Gabe gut ins Auge ein. Die Senkung des Augeninnendrucks gelingt so ohne deutliche systemische Wirkungen. Jucken der Augen und Tränenfluß kommen vor. Die jüngste Wirkstoffgruppe sind die **Prostaglandine**: Latanoprost, ein Derivat des Prostaglandin F_{2a}, wurde 1997 eingeführt. Es aktiviert spezifische Rezeptoren und fördert dadurch den Kammerwasserabfluß. Hyperämie der Bindehaut kann auftreten, und die Iris kann sich durch Vermehrung des Melaningehalts dunkler färben. Latanoprost sollte deshalb zurückhaltend angewandt werden. Kombinationen von Parasympathomimetika mit Adrenozeptor-Agonisten oder β-Adrenozeptor-Antagonisten und Kombinationen von Dorzolamid mit β-Adrenozeptor-Antagonisten sind möglich.

Tab. 3.7 faßt die medikamentöse Therapie des **akuten Winkelblockglaukoms** zusammen. Das lokale Mittel der Wahl ist Pilocarpin. Seine therapeutische Hauptwirkung richtet sich aber nicht wie beim chronischen Offenwinkelglaukom auf den M. ciliaris, sondern auf den M. sphincter pupillae: Die Pupille wird verengt, das Volumen an Irisgewebe im Kammerwinkel nimmt ab, und die Iriswurzel wird vom Trabekelwerk weggezogen. Bei Druckwerten im Auge über 50 mmHg versagt Pilocarpin oft, weil der Sphincter durch Ischämie gelähmt ist; Pilocarpin darf dann nicht weiter gegeben werden. Um so wichtiger ist die systemische Therapie. Mit dem Carboanhydrase-Hemmstoff Acetazolamid (s. S. 543) kann die Kammerwasserproduktion vermindert, mit hypertoner Mannitlösung (s. S. 549) dem Inneren des Auges Wasser entzogen werden.

Auch bei Applikation von Pharmaka als Augentropfen ist an systemische Nebenwirkungen zu denken (s. S. 36). Zwei Tropfen einer 3%igen Lösung von Carbachol (Tab. 3.6) enthalten 3 mg der Substanz, eine übliche orale therapeutische Dosis!

Skelettmuskulatur: Myasthenia gravis

Die Myasthenia gravis ist eine seltene Autoimmunkrankheit, bei der der Körper Autoantikörper gegen den muskulären Typ des Nicotinrezeptors entwickelt. Die Antikörper können die Acetylcholin-Bindungsstelle des Rezeptors direkt blockieren; sie bewirken aber vor allem, daß die Rezeptoren rascher abgebaut werden und schließlich die rezeptortragenden Falten der subsynapti-

Tabelle 3.7: Pharmakotherapie beim akuten Glaukomanfall

Applikation	Substanz	Dosierung
Lokal	Pilocarpin	2%ige Lösung 1–3mal im Abstand von 10–15 min[1]
Systemisch	Acetazolamid (z.B. Diamox®)	500 mg i. v., dann alle 6 h 250 mg per os
	Mannit	250 ml einer 20%igen Lösung innerhalb 30–40 min i. v.

[1] Ist die Pupille lichtstarr oder reagiert sie nicht auf die ersten Pilocarpintropfen, so ist der M. sphincter pupillae durch Ischämie gelähmt. Weitere Gabe von Pilocarpin ist dann kontraindiziert (Abflachung der vorderen Augenkammer).

schen Membran ganz verschwinden. Die Muskeln ermüden abnorm. Häufig sind nur die äußeren Augenmuskeln betroffen, im schwerwiegendsten Fall aber auch Atem- und Schluckmuskulatur.

Es gibt fünf therapeutische Möglichkeiten von nachgewiesenem Wert: Gabe von Cholinesterase-Hemmstoffen, Gabe von Glucocorticoiden, Gabe von Immunsuppressiva, Plasma-Austauschbehandlung und Thymectomie. Die frappierende Wirkung der **Cholinesterase-Hemmstoffe** ist seit den 30er Jahren des 20. Jahrhunderts bekannt: „Eine Stunde nach der Injektion (von Neostigmin) konnte der Patient die Hände strecken, die Augen besser öffnen, und Speisen zu sich nehmen" (L. Remen, Dtsch. Zschr. Nervenheilk. **128,** 66, 1932). Vermutlich werden die noch vorhandenen Rezeptoren nach Hemmung der Acetylcholinesterase durch das Mehr an Acetylcholin vollständiger aktiviert. Meist werden Neostigmin und Pyridostigmin benutzt. Sie werden oral appliziert. Die Dosis muß, beginnend mit etwa 15 mg Neostigmin oder 20 bis 60 mg Pyridostigmin mehrmals täglich, individuell angepaßt werden. Nicht nur zu geringe, sondern auch zu hohe Dosierung ist zu vermeiden: Sie führt zur cholinergen Krise, mit einerseits parasympathomimetischen Wirkungen, andererseits aber einem Depolarisationsblock, der der Myasthenie selbst zum Verwechseln ähnelt. Die Wirkung von Neostigmin hält etwa 2, die Wirkung von Pyridostigmin 3 bis 6 Stunden an. Eine günstige Wirkung der **Glucocorticoide** sieht man meist nach etwa 2 bis 3 Wochen, eine günstige Wirkung des als **Immunsuppressivum** am häufigsten verwendeten Azathioprins nach 6 bis 12 Wochen. **Plasma-Austausch** (Plasmapherese) bessert den Zustand eindrucksvoll, aber nur kurz, und ist daher lediglich bei myasthenischen Krisen angezeigt. **Thymectomie** wird heute häufiger als früher durchgeführt. In einigen Fällen verschwindet dann die Myasthenie ganz.

Zentralnervensystem: Pharmakotherapeutische Versuche bei Alzheimer-Demenz

Die Alzheimersche Krankheit ist die häufigste Form der Altersdemenz. Mit geringen Gedächtnisstörungen beginnend, führt sie über Jahre zu Verlust großer Teile des Gedächtnisses, Reduktion der Sprache auf wenige Wörter, räumlicher und zeitlicher Desorientiertheit, Unfähigkeit zu stehen und gehen, oft Harn- und Stuhlinkontinenz. Meist wird die Krankheit nach dem 65. Lebensjahr manifest, zuweilen auch schon früher, um das 50. Lebensjahr. Das Gehirn ist unter anderem durch „senile Plaques" gekennzeichnet, extrazelluläre Aggregate von β-Amyloid, einem hydrophoben Peptid aus meist 40 Aminosäuren. Es entsteht aus einem viel größeren Protein, dem Amyloid-Präkursor-Protein (APP). Das β-Amyloid soll dann zur Degeneration von Neuronen führen. „Oxidativer Streß" und eine lokale Entzündung sollen zur Degeneration beitragen. Zahlreiche Neuronensysteme sind betroffen. Besonders degenerieren die cholinergen Neurone, die vom Nucleus basalis Meynert zur Großhirnrinde ziehen.

Gemäß der Pathogenese versucht man therapeutisch nicht-steroidale Antiphlogistika und Antioxidantien wie Vitamin E. Die Erkenntnis, daß cholinerge Neurone zerstört werden, führte zur Erprobung von Cholinesterase-Inhibitoren. Der erste breit angewandte war Tacrin. Seit 1997 sind Donepezil und Rivastigmin hinzugekommen. Tacrin und Donepezil sind nicht-veresternde Inhibitoren, Rivastigmin ist ein carbamylierender Inhibitor (Abb. 3.11). In der Tat läßt sich mit diesen Stoffen bei manchen Patienten die kognitive Leistung leicht verbessern und die Progredienz leicht bremsen. Die Nebenwirkungen sind parasympathomimetischer Natur, also z.B. Erbrechen und Diarrhö. Tacrin kann, erkennbar am Anstieg der Serum-Aminotransferasen, die Leber schädigen. Die Prognose der Kranken bleibt schlecht. Hilfe für sie und ihre Angehörigen kann außer vom Arzt von den regionalen Alzheimer-Gesellschaften kommen.

Cholinesterase-Hemmstoffe als Antidote

Physostigmin eignet sich zur Behandlung von Vergiftungen mit Atropin und atropinähnlichen Substanzen. Quartäre Verbindungen sind nicht geeignet, weil sie nicht wie Atropin ins Zentralnervensystem eindringen. Man injiziert 2 mg i. v. und wiederholt die Injektion, wenn die Vergiftungssymptome zurückkehren. Neostigmin oder Pyridostigmin benutzt man zur Decurarisierung nach nicht-depolarisierenden Muskelrelaxantien. Gleichzeitig wird zur Dämpfung parasympathomimetischer Nebenwirkungen Atropin gegeben. Die Dosis von Neostigmin beträgt 1 bis 5 mg, von Pyridostigmin 10 bis 20 mg, von Atropin 1 bis 1,5 mg, alles i. v.

Nebenwirkungen

Unerwünschte Wirkungen lassen sich aus den Angriffspunkten (zum Beispiel Tab. 3.2) ableiten und wurden wiederholt erwähnt. Zusammengefaßt: Aktivierung der Muscarinrezeptoren an Herz und Blutgefäßen kann zu Bradykardie und Blutdruckabfall führen, besonders wenn man Muscarinrezeptor-Agonisten i. v. gibt, was zu vermeiden ist; Aktivierung der Rezeptoren in den Bronchien zu einem Asthma-Anfall; in Magen-Darm-Kanal und Harnwegen zu Bauchschmerzen, Diarrhö, Verstärkung eines Ulcus-pepticum-Leidens und Harndrang; im Auge zu Beeinträchtigung der Ferneinstellung und des Dämmerungssehens; in Speichel- und Schweißdrüsen zu Speichelfluß und starkem Schwitzen; Aktivierung von Nicotinrezeptoren (Cholinesterase-Hemmstoffe) zu faszikulären Muskelzuckungen und vor allem dem bei der Myastheniebehandlung erwähnten Depolarisationsblock.

3.6 Botulinus-Neurotoxine

Die Botulinus-Neurotoxine A bis G werden von *Clostridium botulinum* und anderen Clostridien gebildet. Sie sind die stärksten bekannten Gifte, tödliche Dosis zwischen 0,1 und 1 ng/kg Körpergewicht. Ihr Wirkmechanismus wurde bei den „Grundlagen der Pharmakologie des Nervensystems" besprochen: Die leichte Kette der Toxine spaltet Exocytose-Proteine und verhindert so die exocytotische Freisetzung von Acetylcholin (S. 116 und 1144). Am häufigsten entsteht der Botulismus durch Aufnahme des Toxins aus dem Darm (Lebensmittelvergiftung). Atemlähmung führt auch heute noch häufig zum Tode.

So frappiert es, daß seit dem Beginn der 80er Jahre **Botulinus-Neurotoxin A** therapeutisch eingesetzt wird. Es ist indiziert bei **Dystonien**, also Syndromen unwillkürlicher Aktivität der quergestreiften Muskulatur mit abnormen Haltungen oder repetitiven Bewegungen. Die Dystonie kann fokal auftreten, also in nur einem Muskel oder einer Muskelgruppe, oder mehr generalisiert, ein- oder beidseitig. Dazu gehören etwa der **Blepharospasmus** (Lidkrampf), der **Spasmus hemifacialis**, der **Torticollis spasticus** und der **Schreibkrampf**. Die Ätiologie ist uneinheitlich und oft unklar; Störungen in den Basalganglien können beteiligt sein. Eine Dystonie kann den Patienten sehr belasten, z. B. durch die Entstellung des Gesichts beim Blepharospasmus oder durch die Unfähigkeit zu schreiben beim Schreibkrampf.

Zu den therapeutischen Möglichkeiten gehören Operationen ebenso wie die Gabe von Benzodiazepinen. Mit Botulinus-Neurotoxin A[1] versucht man, die betroffenen Muskeln selektiv zu relaxieren. Dazu wird das Toxin in die Muskeln injiziert. Beim Blepharospasmus ist vor allem der M. orbicularis oculi betroffen, der so dünn ist, daß man ihn bei der Injektion kaum trifft; doch ist auch Injektion ins Nachbargewebe erfolgreich. Die Wirkung setzt innerhalb von drei Tagen ein und hält etwa drei Monate an. Dann kann die Injektion wiederholt werden. Die häufigste Nebenwirkung ist Schwäche der Muskulatur in der Umgebung der Injektionsstelle, z. B. Ptosis nach Injektion ins Oberlid. Allergische Überempfindlichkeit gegen das Toxin oder Nachlassen seiner Wirkung durch Bildung von Antikörpern werden kaum beobachtet. Obschon nur symptomatisch wirkend, ist Gabe von Botulinus-Neurotoxin heute die Therapie der Wahl bei manchen Dystonien.

[1] Botox®

Weiterführende Literatur

Alward, W. L. M.: Medical management of glaucoma. New England J. Med. **339**, 1298–1307 (1998).

Baumgartner, R. W./Waespe, W.: Therapie der Myasthenia gravis pseudoparalytica. Dtsch. med. Wschr. **116**, 148–154 (1991).

Benzi, G./Moretti, A.: Is there a rationale for the use of acetylcholinesterase inhibitors in the therapy of Alzheimer's disease? Eur. J. Pharmacol. **346**, 1–13 (1998).

Brodde, O. E./Michel, M. C.: Adrenergic and muscarinic receptors in the human heart. Pharmacol. Rev. **51**, 651–689 (1999).

Caulfield, M. P./Birdsall, N. J. M.: Classification of muscarinic acetylcholine receptors. Pharmacol. Rev. **50**, 279–290 (1998).

Clarke, P. B. S.: Dopaminergic mechanisms in the locomotor stimulant effects of nicotine. Biochem. Pharmacol. **40**, 1427–1432 (1990).

Clementi, F./Fornasari, D./Gotti, C. (eds.): Neuronal Nicotinic Receptors. Handbook of Experimental Pharmacology. Vol. 144. Springer, Heidelberg 2000.

Eglen, R. M./Whiting, R. L.: Heterogeneity of vascular muscarinic receptors. J. Auton. Pharmacol. **19**, 233–245 (1990).

Erbguth, F.: Lokale Injektionsbehandlung fokaler Hyperkinesen mit Botulinum-Toxin A. Deutsches Ärzteblatt **92**, A2726–A2736 (1995).

Ferguson, D./Christopher, N.: Urinary bladder function and drug development. Trends Pharmacol. Sci. **17**, 161–165 (1996).

Fuchs-Buder, T: Neue Muskelrelaxantien. Anaesthesist **46**, 350–359 (1997).

Hampel, H./Padberg, F./Buch, K./Unger, J./Stübner, S./Möller, J. H.: Diagnose und Therapie der Demenz vom Alzheimer-Typ. Dtsch. med. Wschr. **124**, 124–129 (1999).

Lena, C./Changeux, J. P.: Allosteric nicotinic receptors, human pathologies. J. Physiol. (Paris) **92**, 63–74 (1998).

Marshall, C. G./Ogden, D. C./Colqhoun, D.: The actions of suxamethonium (succinyldicholine) as an agonist and channel blocker at the nicotinic receptor of frog muscle. J. Physiol. **428**, 155–174 (1990).

Mickelson, J. R./Louis, C. F.: Malignant hyperthermia: excitation-contraction coupling, Ca^{2+} release channel, and cell Ca^{2+} regulation defects. Physiol. Rev. **76**, 537–592 (1996).

Pfeiffer, N.: Moderne medikamentöse Glaukomtherapie. Deutsches Ärzteblatt **95**, C2328–C2333 (1998).

Rand, M. J./Thurau, K. (eds.): The Pharmacology of Nicotine. IRL Press, Oxford 1988.

Schopohl, J./Haen, E./Ullrich, T./Gärtner, R.: Sildenafil (Viagra). Deutsches Ärzteblatt **97**, C244–C248 (2000).

Singh, S./Prior, C.: Prejunctional effects of the nicotinic ACh receptor agonist dimethylphenylpiperazinium at the rat neuromuscular junction. J. Physiol. **511**, 451–460 (1998).

Strnad, J./Bahro, M.: Pharmakotherapie kogenitiver Störungen der Alzheimer-Krankheit. Dtsch. med. Wschr. **125**, 835–839 (2000).

Sussman, J. L./Harel, M./Silman, I.: Three-dimensional structure of acetylcholinesterase and of its complexes with anticholinesterase drugs. Chem.-Biol. Interactions **87**, 187–197 (1993).

Taylor, P./Radić, Z.: The cholinesterases: from genes to proteins. Ann. Rev. Pharmacol. Toxicol. **34**, 281–320 (1994).

Wessler, I.: Acetylcholine at motor nerves: storage, release, and presynaptic modulation by autoreceptors and adrenoceptors. Int. Rev. Neurobiol. **34**, 283–384 (1992).

Whittaker, V. P. (ed.): The Cholinergic Synapse. Handbook of Experimental Pharmacology. Vol. 86. Springer, Heidelberg 1988.

Yi. Q./Lefvert, A. K.: Current and future therapies for myasthenia gravis. Drugs Aging **11**, 132–139 (1997).

4 Pharmakologie noradrenerger und adrenerger Systeme

Pharmakotherapie des Asthma bronchiale

K. Starke, Freiburg i.Br.

Er war totenbleich . . . Die Gefäßnervenleitung nach seinem Gesichte spielte mit dem Erfolg, daß die entglutete Haut dieses jungen Gesichtes blaßkalt einfiel, die Nase spitz erschien und die Partie unter den Augen ganz so bleifarben wie bei einer Leiche aussah. Aber Hans Castorps Herz ließ der Sympathikus in einer Gangart trommeln, daß von geregelter Atmung überhaupt nicht mehr die Rede sein konnte, und Schauer überliefen den jungen Menschen als Veranstaltung der Hautsalbendrüsen seines Körpers, die sich mitsamt ihren Haarbälgen aufrichteten.

Thomas Mann: *Der Zauberberg*

4.1 Einführung

Zum Verständnis der **Pharmakologie** noradrenerger und adrenerger Systeme muß man ihre **Anatomie** und **Physiologie** kennen. Sie werden bei den „Grundlagen der Pharmakologie des Nervensystems" besprochen (s. S. 128 und S. 141). Das Wichtigste ist hier zusammengefaßt und ergänzt.

Vorkommen

Noradrenerg sind erstens zahlreiche Neurone im Zentralnervensystem. Die meisten Zellkörper liegen im Locus coeruleus. Noradrenerg sind zweitens alle postganglionär-sympathischen Neurone, außer denen zu den Schweißdrüsen (die cholinerg sind) und vielleicht einigen zur Niere (wo Dopamin Transmitter sein könnte). **Adrenerge** Neurone gibt es nur im Zentralnervensystem. Die wichtigste Gruppe von Zellkörpern liegt in der **r**ostro-**v**entro-**l**ateralen **M**edulla oblongata (= RVLM), einem in den Barorezeptor-Reflex eingeschalteten Kreislaufzentrum (s. S. 206). Abb. 4.1 zeigt vier zentrale monoaminerge Neuronensysteme: Dopamin-, Noradrenalin-, Adrenalin- und Serotonin-Neurone. In manchen Neuronen ist ATP oder das 36-Aminosäuren-Peptid „Neuropeptid Y" Cotransmitter von Noradrenalin.

Das Nebennierenmark ist einem sympathischen Ganglion homolog. Es enthält Adrenalin und Noradrenalin etwa im Verhältnis 4 : 1.

Bereitstellung und Freisetzung von Noradrenalin und Adrenalin

Die **Catecholamine** (von „catechol" für ortho-Dihydroxybenzol) Dopamin, Noradrenalin (Norepinephrin) und Adrenalin (Epinephrin) werden in den Axonendigungen aus Tyrosin in der Folge Tyrosin – Dopa – Dopamin – Noradrenalin – Adrenalin synthetisiert (Abb. 2.11). In dopaminergen Neuronen bricht die Synthese auf der Stufe des Dopamins ab, in noradrenergen Neuronen (und im Nebennierenmark) wird sie zum Noradrenalin, in adrenergen Neuronen (und im Nebennierenmark) zum Adrenalin weitergeführt. Noradrenalin und Adrenalin werden in Vesikeln gespeichert. Die Aufnahme in die Vesikel wird durch einen vesikulär-axoplasmatischen Protonengradienten getrieben und durch einen Carrier vermittelt (Abb. 2.3). Dieser vesikuläre Carrier ist in Dopamin-, Noradrenalin-, Adrenalin- und Serotonin-Neuronen (und im Nebennierenmark) identisch.

Aktionspotentiale setzen Noradrenalin und Adrenalin exocytotisch frei. Die Freisetzung von Noradrenalin aus sympathischen Nerven und die Freisetzung von Adrenalin aus dem Nebennierenmark spiegeln sich in ihren Plasmakonzentrationen wider. Abb. 4.2 zeigt, wie sich die Plasmakonzentrationen in Gesundheit und Krankheit ändern.

Adrenozeptoren

Noradrenalin und Adrenalin lösen ihre Wirkungen über α_1-, α_2-, β_1- und β_2-Adrenozeptoren aus. Die ersten Schritte der Signaltransduktion sind gut bekannt (s. Abb. 2.6 und Abb. 2.13; s. auch Abb. 1.12):

- α_1-**Adrenozeptoren**, wenn aktiviert, aktivieren ihrerseits ein **G-Protein der G_q-Familie.** Der weitere Weg wurde in Abb. 2.6 C genau gezeigt.
- α_2-**Adrenozeptoren**, wenn aktiviert, aktivieren ihrerseits ein **G-Protein der G_i-Familie.** Die weiteren Wege wurden in Abb. 2.6 B, D und E genau gezeigt.

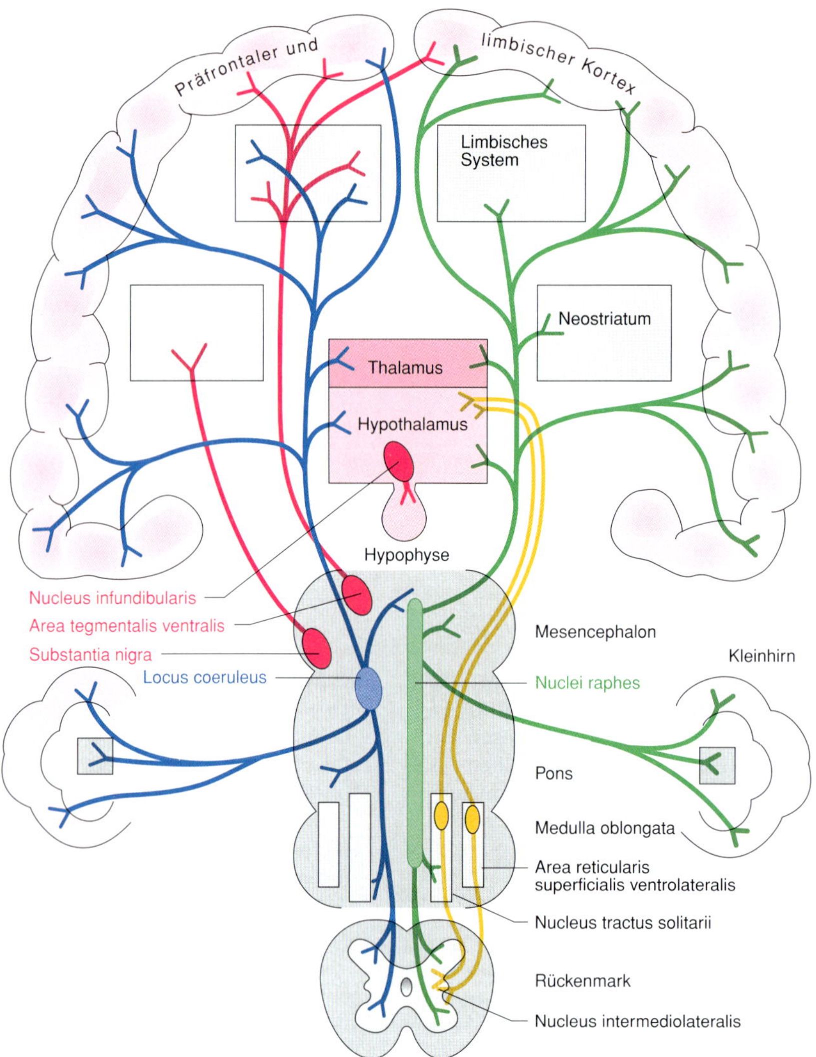

Abb. 4.1 Die wichtigsten dopaminergen, noradrenergen (links), adrenergen und serotoninergen (rechts) Bahnen im Zentralnervensystem. Dopaminerge Zellkörper liegen hauptsächlich im Mesencephalon und Diencephalon (rot). Drei Bahnen sind gezeigt. Eine entspringt in der Pars compacta der Substantia nigra und innerviert das Neostriatum (Nucleus caudatus und Putamen; nigro-striatale Bahn). Eine zweite entspringt vor allem in der Area tegmentalis ventralis und projiziert zu Strukturen des limbischen Systems wie dem Nucleus accumbens, dem Tuberculum olfactorium, dem Corpus amygaloideum und der präfrontalen, zingulären und entorhinalen Hirnrinde (mesolimbische Bahn). Die dritte zieht vom Nucleus infundibularis (= Nucleus arcuatus) zur Eminentia mediana. Zur Funktion s. S. 124. **Noradrenerge** Zellkörper befinden sich in der Brücke und der Medulla oblongata (blau). Der wichtigste noradrenerge Kern ist der Locus coeruleus in der lateralen Formatio reticularis der Brücke. Von dort erreichen die Axone auf- und absteigend weite Gebiete des Zentralnervensystems einschließlich des Rückenmarks, der Großhirnrinde und des Kleinhirns. Zur Funktion s. S. 128. **Adrenerge** Zellkörper gibt es fast ausschließlich in der Medulla oblongata (gelb). Die Hauptgruppe liegt in der Area reticularis superficialis ventrolateralis (= **r**ostrale **v**entro-**l**aterale **M**edulla oblongata = RVLM), eine andere Gruppe im Nucleus tractus solitarii. Von hier werden unter anderem die präganglionären sympathischen Neurone im Nucleus intermediolateralis des Rückenmarks dicht adrenerg innerviert. Zur Funktion s. S. 130. **Serotoninerge** Neurone entspringen überwiegend in den Raphe-Kernen, also in der medianen und paramedianen Formatio reticularis von Mesencephalon, Brücke und Medulla oblongata (grün). Ähnlich den noradrenergen erreichen die serotoninergen Bahnen auf- und absteigend fast das ganze Zentralnervensystem. Im Rückenmark werden die Motoneurone des Vorderhorns und die präganglionär-sympathischen Neurone ebenso innerviert wie die Hinterhörner. Zur Funktion s. S. 131.

Drei Zusätze zum rechten Verständnis. Erstens ist die Darstellung, wie erwähnt, nicht vollständig. Zum Beispiel gibt es noradrenerge Zellkörper auch außerhalb des Locus coeruleus. Zweitens bedeutet die Zuordnung eines Transmitters zu einem Kern nicht, daß der Kern ausschließlich Nervenzellkörper mit diesem Transmitter enthielte. Zwar scheint der Locus coeruleus nur noradrenerge Neurone zu enthalten. Die Raphe-Kerne zum Beispiel aber enthalten zahlreiche nicht-serotoninerge Neurone. Drittens können Cotransmitter die Monoamine begleiten. So enthalten zum Beispiel manche Neurone aus den Raphe-Kernen zum Rückenmark neben Serotonin Substanz P.

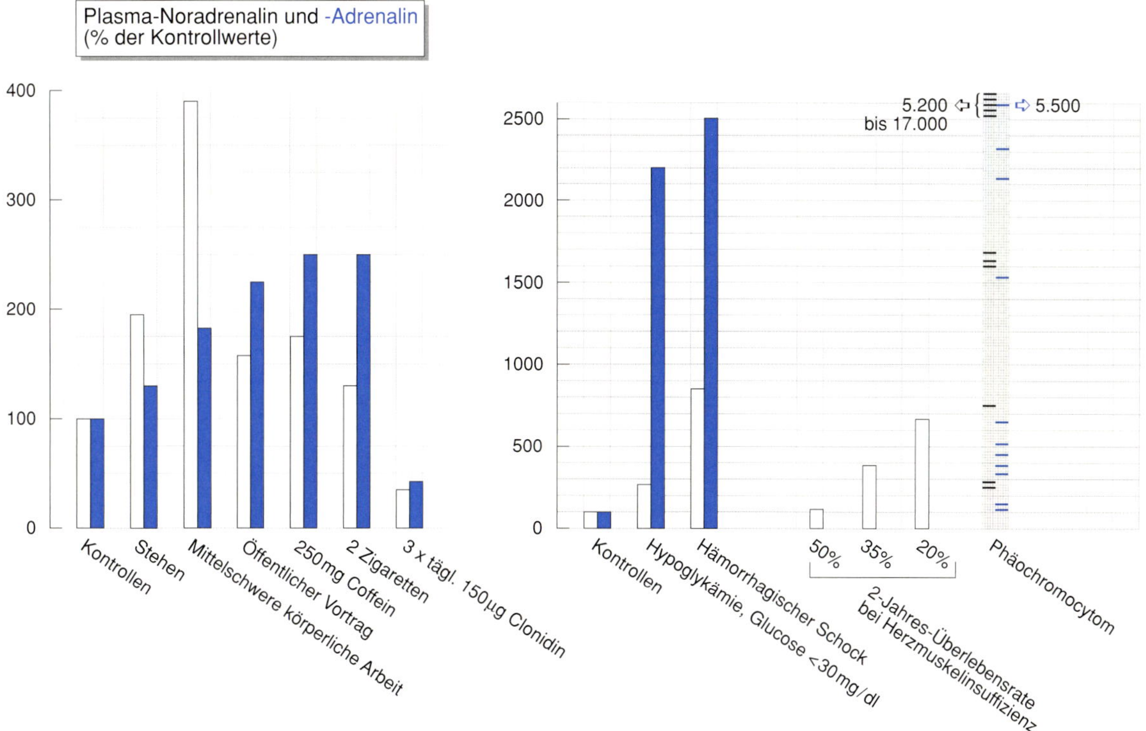

Abb. 4.2 Noradrenalin und Adrenalin im menschlichen Plasma. Die Konzentrationen sind in % der Werte bei Kontrollgruppen ausgedrückt; für „Stehen" und „Mittelschwere körperliche Arbeit" waren die Plasmaspiegel im Liegen die Kontrollwerte. Die Plasmaspiegel im Liegen betragen beim Erwachsenen etwa 200 pg/ml Noradrenalin und 40 pg/ml Adrenalin. Die Abbildung zeigt, wie das sympathische Nervensystem beim Stehen und bei körperlicher Arbeit aktiviert wird. Psychische Anspannung („Öffentlicher Vortrag"; 9 junge Ärzte auf medizinischen Konferenzen) erhöht oft besonders den Plasmaspiegel von Adrenalin, Zeichen einer Hormonfreisetzung aus dem Nebennierenmark. Coffein und Nicotin wirken ähnlich wie psychische Anspannung, vermutlich vor allem über ihre zentralen Angriffspunkte, Nicotin zudem durch direkte Aktivierung der Nicotinrezeptoren an den chromaffinen Zellen des Nebennierenmarks. Clonidin hemmt die Freisetzung der Catecholamine durch seine zentrale und periphere antisympathotone α_2-adrenerge Wirkung. Zu enormen Anstiegen (anderer Ordinatenmaßstab!) führen Hypoglykämie und hämorrhagischer Schock (u.a. Ruptur von Aortenaneurysmen). Bei Herzmuskelinsuffizienz ist die Prognose um so schlechter, je höher das Plasma-Noradrenalin ist. Beim Phäochromocytom sind Einzelwerte gezeigt. Zur Phäochromocytom-Diagnostik eignet sich auch die Bestimmung der Ausscheidung von Catecholaminen und Vanillinmandelsäure (VMS) im Harn. (Nach I. J. Kopin, in: U. Trendelenburg/N. Weiner (eds.): Catecholamines II. Handbook of Experimental Pharmacology Vol. 90/II, pp. 211–275 [1988], mit Ergänzungen.)

- **β_1- und β_2-Adrenozeptoren**, wenn aktiviert, aktivieren ihrerseits **G_s**. Der weitere Weg wurde in Abb. 2.6 A genau gezeigt.

Wie nach diesen ersten Schritten die Signaltransduktion zur endgültigen Antwort der Zellen führt, das erläutert Abb. 4.3 für die α_1-Adrenozeptoren einer glatten Muskelzelle, die α_2-Autorezeptoren einer noradrenergen Nervenendigung und die β_2-Rezeptoren einer Leberzelle. Der Weg zu anderen wichtigen zellulären Reaktionen auf Noradrenalin und Adrenalin ist unklar. Besonders deutlich ist die Wissenslücke bei der Erschlaffung der glatten Muskulatur nach β-Adrenozeptor-Aktivierung, einer therapeutisch sehr wichtigen Wirkung. Es wird diskutiert, daß Proteinkinase A die Ca^{2+}-ATPase des sarcoplasmatischen Reticulums (Abb. 4.3A) phosphoryliert und dadurch aktiviert; der Ca^{2+}-Spiegel im Cytoplasma würde dann sinken. Eine andere Möglichkeit wäre Phosphorylierung und Aktivierung bestimmter K^+-Kanäle und damit Hyperpolarisierung der Zellmembran (s. S. 480 für eine weitere Alternative).

Ergänzt sei, daß es nicht **einen** α_1- und **einen** α_2-Adrenozeptor gibt, sondern **je drei** in ihrer Aminosäuresequenz und ihren pharmakologischen Eigenschaften leicht verschiedene α_1- und α_2-Adrenozeptor-Typen (α_{1A}, α_{1B} und α_{1D} sowie α_{2A}, α_{2B} und α_{2C}); daß es in Fettgewebe und Darm einen **dritten** β-Adrenozeptor gibt, β_3, ebenfalls an G_s gekoppelt; insgesamt also **drei** α_1-, **drei** α_2- und **drei** β-Adrenozeptor-Typen. Die am längsten bekannten α_2-Adrenozeptoren, die präsynaptischen α_2-Autorezeptoren (Abb. 2.13), gehören überwiegend zum α_{2A}-Subtyp. Die α_1- und α_2-Untergliederung und die β_3-Adrenozeptoren werden, weil bislang therapeutisch nicht relevant, hier nicht weiter behandelt.

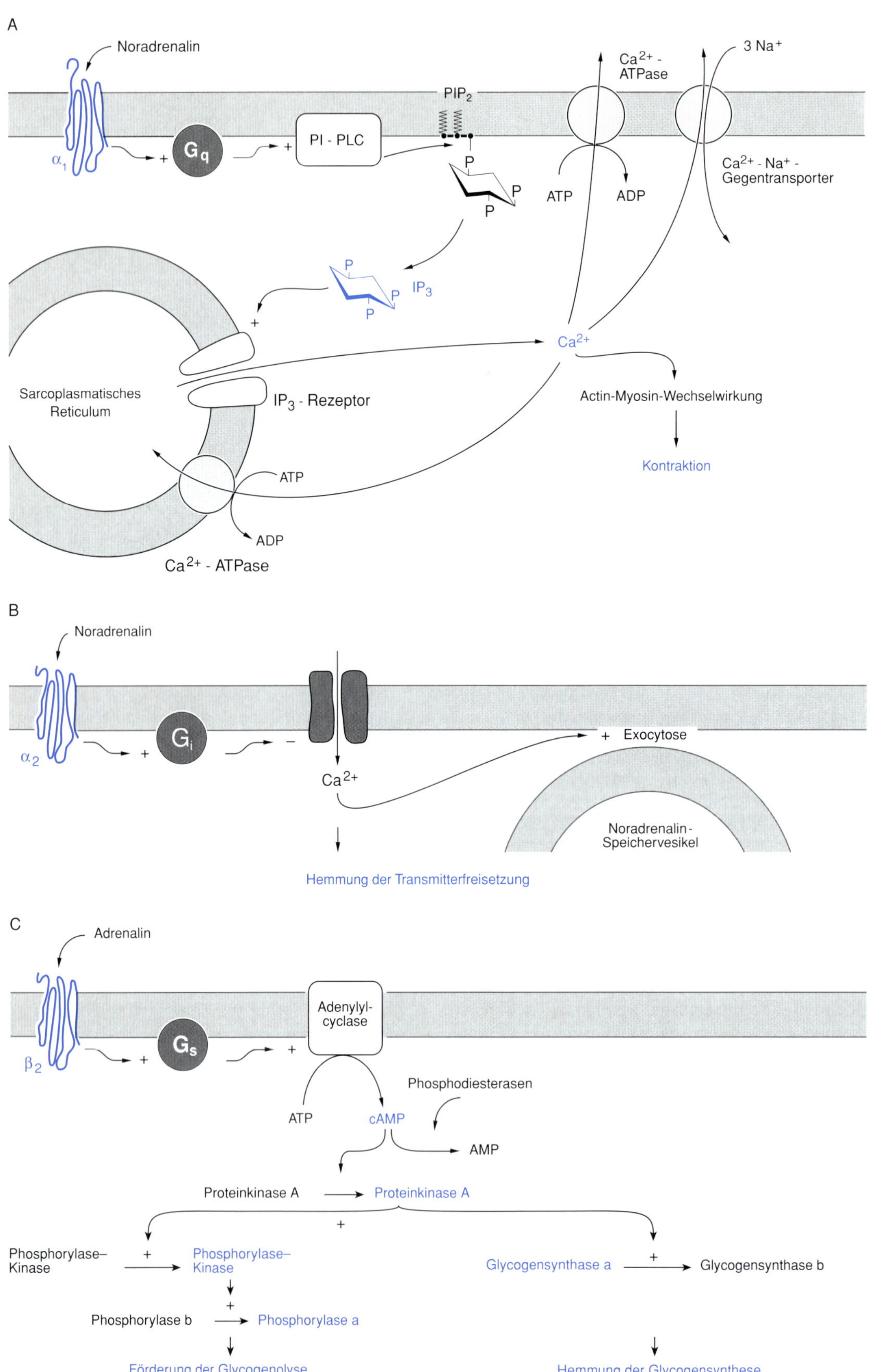
A
Noradrenalin
α1
Gq
PI - PLC
PIP2
P
P
P
Ca2+ - ATPase
3 Na+
ATP
ADP
Ca2+ - Na+ - Gegentransporter
P
P
P
IP3
Ca2+
Sarcoplasmatisches Reticulum
IP3 - Rezeptor
Actin-Myosin-Wechselwirkung
Kontraktion
ATP
ADP
Ca2+ - ATPase
B
Noradrenalin
α2
Gi
Ca2+
Exocytose
Noradrenalin-Speichervesikel
Hemmung der Transmitterfreisetzung
C
Adrenalin
β2
Gs
Adenylyl-cyclase
Phosphodiesterasen
ATP
cAMP
AMP
Proteinkinase A
Proteinkinase A
Phosphorylase–Kinase
Phosphorylase–Kinase
Phosphorylase b
Phosphorylase a
Förderung der Glycogenolyse
Glycogensynthase a
Glycogensynthase b
Hemmung der Glycogensynthese

←

Abb. 4.3 Von der Adrenozeptor-Aktivierung zur Zellantwort. Das Bild führt das allgemeine Schema der Signaltransduktion an G-Protein-gekoppelten Rezeptoren (Abb. 2.6, S. 119) weiter. Der Extrazellulärraum ist oberhalb, der Intrazellulärraum unterhalb der Zellmembran zu denken. **Pfeile** bedeuten Stoffbewegungen, Stoffumwandlungen oder Beeinflussungen, + Aktivierung (Erhöhung der Offenwahrscheinlichkeit bei Ionenkanälen), – Hemmung.
A: Vom α_1-Adrenozeptor zur Kontraktion einer glatten Muskelzelle. Die Reaktionskaskade beginnt: Rezeptoraktivierung – Aktivierung eines G_q-Proteins – Aktivierung der phosphatidylinositspezifischen Phospholipase C (PI-PLC) – Hydrolyse von Phosphatidylinosit-4,5-bisphosphat (PIP_2) zu Diacylglycerin (nicht gezeigt) und Inosit-1,4,5-trisphosphat (IP_3). IP_3 reagiert nun mit dem IP_3-Rezeptor und setzt dadurch aus dem sarcoplasmatischen Reticulum Ca^{2+} ins Cytoplasma frei: Der Ca^{2+}-Spiegel steigt von 0,1 auf etwa 10 µM. Ca^{2+} ermöglicht die Wechselwirkung von Actin mit Myosin und damit die Kontraktion. Drei Wege zur Beseitigung des Ca^{2+} aus dem Cytoplasma sind gezeigt: die Wiederaufnahme ins sarcoplasmatische Reticulum mit Hilfe einer Ca^{2+}-ATPase, der Transport in den Extrazellulärraum mit Hilfe einer zweiten Ca^{2+}-ATPase, und der Transport in den Extrazellulärraum mit Hilfe eines Ca^{2+}-Na^+-Gegentransporters.
B: Vom α_2-Adrenozeptor zur Hemmung der Transmitterfreisetzung aus einem noradrenergen Neuron. Die Zellmembran ist hier die Membran einer Endigung eines noradrenergen Axons (einer „Varikosität"), und die α_2-Rezeptoren sind präsynaptische Autorezeptoren (Abb. 2.13). Die Reaktionskaskade beginnt: Rezeptoraktivierung – Aktivierung eines G_i-Proteins – Verminderung der Offenwahrscheinlichkeit von spannungsabhängigen Ca^{2+}-Kanälen. Ein Nervenaktionspotential führt dann zu weniger Ca^{2+}-Einstrom, und die Transmitterfreisetzung sinkt. α_2-Adrenozeptor-Aktivierung kann auch die Offenwahrscheinlichkeit von K^+-Kanälen erhöhen oder die Adenylylcyclase hemmen (Abb. 2.13); möglicherweise sind auch diese Wege an der Hemmung der Transmitterfreisetzung beteiligt.
C: Vom β_2-Adrenozeptor zur Bereitstellung von Glucose in einer Leberzelle. Bei inaktiven (wenig aktiven) und aktiven Formen von Enzymen sind die aktiven blau geschrieben. Die Reaktionskaskade beginnt: Rezeptoraktivierung – Aktivierung von G_s – Aktivierung der Adenylylcyclase – Synthese von cAMP. cAMP aktiviert dann die Proteinkinase A. Dort verzweigt sich der Weg.
Die Proteinkinase A katalysiert **einerseits** die Phosphorylierung und damit Aktivierung der Phosphorylase-Kinase; diese katalysiert die Phosphorylierung der inaktiven Phosphorylase *b* zur aktiven Phosphorylase *a*; Phosphorylase *a* schließlich katalysiert die Glycogenolyse. Proteinkinase A katalysiert **andererseits** die Phosphorylierung der aktiven Glycogensynthase *a* zur inaktiven Glycogensynthase *b*; damit wird die Glycogensynthese gehemmt. Förderung der Glycogenolyse und Hemmung der Glycogensynthese stellen Glucose zur Abgabe aus der Leber bereit. Phosphorylase-Kinase und Glycogensynthase *a* sind also Zielproteine der Proteinkinase A. Bei der Untersuchung der glycogenolytischen Wirkung von Adrenalin (und Glucagon) hat Earl Sutherland (Nobelpreis für Medizin 1971) das cAMP im Jahr 1957 entdeckt. (Die β_2-Natur des Rezeptors in der Leber ist nicht gesichert; jedenfalls bewirkt Adrenalin Glycogenolyse über einen G_s-gekoppelten β-Adrenozeptor. Adrenalin kann die Glycogenolyse auch über einen α_1-Adrenozeptor fördern. Das durch IP_3 mobilisierte Ca^{2+} aktiviert dabei die Phosphorylase-Kinase.)

Inaktivierung von Noradrenalin und Adrenalin

Aus Axonen freigesetztes Noradrenalin und Adrenalin werden **durch aktive Aufnahme in Zellen** aus der Nähe ihrer Rezeptoren beseitigt. Am wichtigsten ist die **Wiederaufnahme in die freisetzenden Axone selbst**. Die Wiederaufnahme-Transporter der Noradrenalin- und der Adrenalin-Neurone scheinen verschieden zu sein; sie unterscheiden sich obendrein von dem Dopamin-Wiederaufnahme-Transporter im Axolemm der Dopamin-Neurone. Die treibende Kraft ist der extra-intrazelluläre Na^+-Gradient, und die Aufnahme ist ein Cotransport von Catecholamin und Na^+. Etwa 90 % von freigesetztem Noradrenalin und Adrenalin werden so wiederaufgenommen. Weniger wichtig ist die **Aufnahme in Nachbarzellen**, z.B. glatte Muskelzellen. In den Axonendigungen kann sich Wiederaufnahme in die Speichervesikel oder Metabolisierung anschließen. In Nachbarzellen folgt der Aufnahme stets Metabolisierung.

Die wichtigsten Enzyme bei der Metabolisierung von Noradrenalin und Adrenalin sind **Monoaminoxidase** (MAO) und **Catechol-O-Methyltransferase** (COMT). Von den zwei Formen der MAO enthalten catecholaminerge Neurone nur die MAO-A. Der Abbauweg für Noradrenalin ist in Abb. 2.14 gezeigt. Adrenalin wird analog abgebaut. Der **synaptische** Hauptmetabolit von Noradrenalin und Adrenalin ist 3,4-Dihydroxyphenylglycol (DOPEG). Das aus den Synapsen stammende DOPEG wird aber weiter metabolisiert, z.B. in der Leber. **Im Harn** erscheinen als Metaboliten hauptsächlich 3-Methoxy-4-hydroxyphenylglycol (MOPEG) und Vanillinmandelsäure (VMS).

Pharmaka mit Wirkung auf noradrenerge und adrenerge Systeme

Auf all diese anatomischen Systeme, auf all diese physiologischen Vorgänge können Pharmaka wirken. Tab. 4.1 gibt eine Übersicht. Es werden nun der Reihe nach besprochen:

- die Adrenozeptor-Agonisten,
- die „indirekt wirkenden Sympathomimetika",
- die Adrenozeptor-Antagonisten,
- die „Inaktivierungs-Hemmstoffe" und
- die „Antisympathotonika".

„Indirekt wirkende Sympathomimetika" werden durch den Carrier im Axolemm in Catecholamin-Axone auf-

Tabelle 4.1: Möglichkeiten pharmakologischer Beeinflussung noradrenerger und adrenerger Systeme

Angriffspunkt	Pharmakologische Beeinflussung
Aromatische-L-Aminosäure-Decarboxylase (Dopadecarboxylase)	Blockade durch Carbidopa, Benserazid*
	Pharmakon als Substrat: α-Methyldopa (aus dem über α-Methyldopamin α-Methylnoradrenalin wird)
Catecholamin-Transporter der Speichervesikel	Blockade durch Reserpin
Exocytotische Freisetzung der Catecholamine	Hemmung durch Ca^{2+}-Mangel, Mg^{2+}-Überschuß, Lokalanästhetika, Guanethidin
α-Adrenozeptoren	Aktivierung durch Noradrenalin, Adrenalin, α_1-selektiv Phenylephrin, α_2-selektiv Clonidin
	Blockade durch Phentolamin, α_1-selektiv Phenoxybenzamin und Prazosin, α_2-selektiv Yohimbin
β-Adrenozeptoren	Aktivierung durch Adrenalin, Isoprenalin, β_1-selektiv Noradrenalin, β_2-selektiv Salbutamol
	Blockade durch Propranolol, β_1-selektiv Atenolol
Catecholamin-Transporter im Axolemm	Blockade durch Cocain, Desipramin
	Pharmaka als Substrat: Tyramin, Amphetamin (die als „indirekt wirkende Sympathomimetika" Catecholamine freisetzen); Guanethidin (das anschließend die Exocytose blockiert)
Monoaminoxidase	Blockade durch Tranylcypromin, MAO-A-selektiv Moclobemid, MAO-B-selektiv Selegilin*
Catechol-O-Methyltransferase	Blockade durch Entacapon*

* Carbidopa, Benserazid, Selegilin und Entacapon werden bei den Antiparkinsonmitteln besprochen (S. 330).

genommen (Tab. 4.1), setzen dann nicht-exocytotisch Catecholamine aus dem Axoplasma frei und ahmen so in der Peripherie „indirekt" den Sympathikus nach. **„Inaktivierungs-Hemmstoffe"** hemmen entweder die zelluläre Aufnahme von Catecholaminen oder die MAO oder COMT (Tab. 4.1). **„Antisympathotonika"** vermindern den „Sympathikustonus", den man definieren kann als die Konzentration von freigesetztem Noradrenalin an den sympathisch innervierten Effektorzellen. Zu den Antisympathotonika gehören Reserpin, das durch Blokkade des vesikulären Transporters (Tab. 4.1) die sympathischen Neurone an Noradrenalin verarmen läßt; Guanethidin, das nach Aufnahme in Catecholamin-Axone die Exocytose blockiert (Tab. 4.1); clonidinähnliche Antihypertensiva, die zentrale α_2-Adrenozeptoren und periphere α_2-Autorezeptoren aktivieren (Tab. 4.1) und dadurch die Aktionspotentialfrequenz im Sympathikus und die Freisetzung von Noradrenalin pro Aktionspotential vermindern; und α-Methyldopa, das sich bei der Dopadecarboxylase in den Catecholamin-Syntheseweg einfädelt (Tab. 4.1) und dessen Metabolit α-Methylnoradrenalin ebenfalls durch Aktivierung zentraler α_2-Adrenozeptoren die Aktionspotentialfrequenz im Sympathikus vermindert.

Den Abschnitten über die Adrenozeptor-Agonisten und die indirekt wirkenden Sympathomimetika folgt ein Exkurs über die Methylxanthine, die mit den β-Adrenozeptor-Agonisten zum Beispiel die Anwendung beim Asthma bronchiale und mit den indirekten Sympathomimetika die Psychostimulation gemeinsam haben. Dem Abschnitt über die α-Adrenozeptor-Antagonisten folgt ein Exkurs über die Mutterkornalkaloide, bei denen Affinität zu α-Adrenozeptoren und Affinität zu Dopamin- und Serotoninrezeptoren vielfältig kombiniert sind. Praktische Nutzungen werden bei den Substanzgruppen besprochen, mit Ausnahme des Gebrauchs bei Asthma und beim Doping: Diese Themen werden separat am Schluß des Kapitels erörtert.

4.2 Adrenozeptor-Agonisten

Adrenozeptoren kommen im Zentralnervensystem wie in der Körperperipherie vor. In der Peripherie ahmen die Adrenozeptor-Agonisten die Wirkungen des Sympathikus nach. Man nennt sie daher herkömmlich auch **direkt wirkende Sympathomimetika** (zur Unterscheidung von den Noradrenalin freisetzenden **indirekt wirkenden Sympathomimetika**). Der Name verbirgt aber die zentralnervösen Wirkmöglichkeiten. Zum Beispiel können clonidinähnliche α_2-Adrenozeptor-Agonisten zwar über periphere α_2-Rezeptoren manche Sympathikuswirkungen nachahmen, z.B. unter bestimmten Bedingungen den Blutdruck steigern: eine sympathomimetische Wirkung; in der Regel aber überwiegt die Aktivierung zentralnervöser α_2-Rezeptoren, die zu Abnahme der Feuerfrequenz im Sympathikus und damit zu Blutdrucksenkung und Bradykardie führt: eine antisympathotone Wirkung. Der Terminus **Adrenozeptor-Agonisten** trifft Angriffsort und Wirkungsweise exakter.

4.2.1 Geschichte

1894 brachte der praktische Arzt G. Oliver dem Londoner Physiologie-Professor E. A. Schäfer einen Extrakt aus Nebennieren, der, so behauptete er, den Blutdruck steigere. Schäfer war skeptisch. Er injizierte dem Versuchstier den Extrakt aber schließlich doch, „expecting a triumphant demonstration of nothing", und das Quecksilber im Manometer stieg auf eine nie zuvor erreichte Höhe. Wenige Jahre darauf war Adrenalin das erste rein dargestellte und in seiner Struktur aufgeklärte Hormon. Bald wurden Derivate synthetisiert und pharmakologisch untersucht. Besonders wichtig wurde die Synthese des Isoprenalins in der Firma Boehringer Sohn, Ingelheim, und der Nachweis starker bronchospasmolytischer ohne jede blutdrucksteigernde Wirkung durch H. Konzett in Wien 1940. Daß Noradrenalin und nicht Adrenalin der (richtiger **ein**) Transmitter der postganglionär-sympathischen Nerven von Säugern ist, entdeckte Ulf S. von Euler in Stockholm 1946. 1948 deutete der Pharmakologe Raymond P. Ahlquist in den USA die unterschiedlichen Wirkprofile verschiedener Adrenalinabkömmlinge mit der Hypothese, es gebe zwei Rezeptoren, α und β. 1967 folgte die Differenzierung in β_1- und β_2-Adrenozeptoren, 1974 die Differenzierung in α_1- und α_2-Adrenozeptoren. Ein Grund für die β_1-β_2-Untergliederung war die Beobachtung, daß an einigen β-Adrenozeptoren, z.B. denen des Sinusknotens, Adrenalin und Noradrenalin etwa gleich stark wirkten (Tachykardie durch β_1-Rezeptoren), an anderen dagegen, z.B. denen der Bronchien, Adrenalin zwar stark, Noradrenalin aber nur schwach wirkte (Bronchospasmolyse durch β_2-Rezeptoren). Ahlquist schrieb: „...little can be said at the present time as to the fundamental nature of the adrenotropic receptor and the difference between the *alpha* and the *beta* types" (Am. J. Physiol. **153**, 586–600, 1948). Heute wissen wir, daß die Rezeptoren siebenmal die Zellmembran durchquerende Glycoproteine sind (Abb. 2.5) und daß die unterschiedlichen Folgen von α- und β-Rezeptor-Aktivierung auf der Kopplung an unterschiedliche Transduktionswege beruhen (Abb. 4.3).

4.2.2 Stoffe

Es gibt **zwei chemische Gruppen** von Adrenozeptor-Agonisten: **β-Phenylethylamin-Derivate** und **Imidazolin-Derivate**. Auch die meisten indirekt wirkenden Sympathomimetika sind β-Phenylethylamin-Derivate. Von den Imidazolinen leiten sich einige pharmakologisch ähnliche, chemisch aber anders zu benennende Substanzen ab, z.B. solche, bei denen vom Imidazolring nur noch ein Bruchstück erhalten ist.

Abb. 4.4 bietet eine Übersicht. Die Stoffe über der oberen blauen Waagerechten sind indirekt wirkende Sympathomimetika, die Stoffe darunter direkt wirkende Agonisten. Links der blauen Senkrechten sieht man, wie sich mit dem Wandel der Struktur indirekt wirkende Phenylethylamine zu Adrenozeptor-Agonisten, diese zu β_2-selektiven Agonisten wandeln. Die linke mittlere Stoffgruppe enthält α- und β-Adrenozeptor-Agonisten ohne β_2-Selektivität. Unter der unteren blauen Waagerechten stehen β_2-selektive Agonisten. Die Mitte rechts zeigt die Imidazoline und ihre Verwandten. Zwei Struktur-Wirkungs-Regeln für Phenylethylamine lassen sich ablesen. Erstens **steigt die Adrenozeptor-Affinität** mit der **Zahl der OH-Gruppen**. Zweitens **steigt die β-Adrenozeptor-Affinität** und **sinkt umgekehrt die α-Adrenozeptor-Affinität** mit der **Größe des Substituenten am Stickstoff** (Ausnahme: Adrenalin, $-NH-CH_3$, besitzt höhere α-Rezeptor-Affinität als Noradrenalin, $-NH_2$).

Indirekt wirkende Sympathomimetika, über der oberen roten Waagerechten: Das **β-Phenylethylamin** hat mangels Hydroxylgruppen keine Affinität zu Adrenozeptoren (erste Struktur-Wirkungs-Regel). Es besitzt aber Affinität zum Noradrenalin-Transporter im Axolemm, wird durch den Transporter ins Axon aufgenommen und setzt dann nicht-exocytotisch Noradrenalin frei. Ähnliches gilt für einige andere OH-Gruppen-freie oder -arme Stoffe wie **Amphetamin**, **Tyramin** und **Ephedrin**. Sie werden bei den indirekt wirkenden Sympathomimetika besprochen.

Nicht-β_2-selektive Agonisten, linke mittlere Gruppe: Alle besitzen mindestens zwei OH-Gruppen (erste Struktur-Wirkungs-Regel). **Norfenefrin** und **Phenylephrin** sind praktisch reine α-Rezeptor-Agonisten, und zwar α_1-selektiv. **Dopamin**, **Noradrenalin**, **Adrenalin** und **Etilefrin** wirken auf α_1-, α_2-, β_1- und β_2-Adrenozeptoren. Mit ihrer OH-Gruppe am β-Kohlenstoff und ihren 3,4-OH-Gruppen am Phenylring passen Noradrenalin und Adrenalin optimal zu ihren Bindungsstellen am Rezeptor (Abb. 2.5). Adrenalin ist in der Regel der potenteste Agonist. Beim **Isoprenalin** hat der Substituent am Stick-

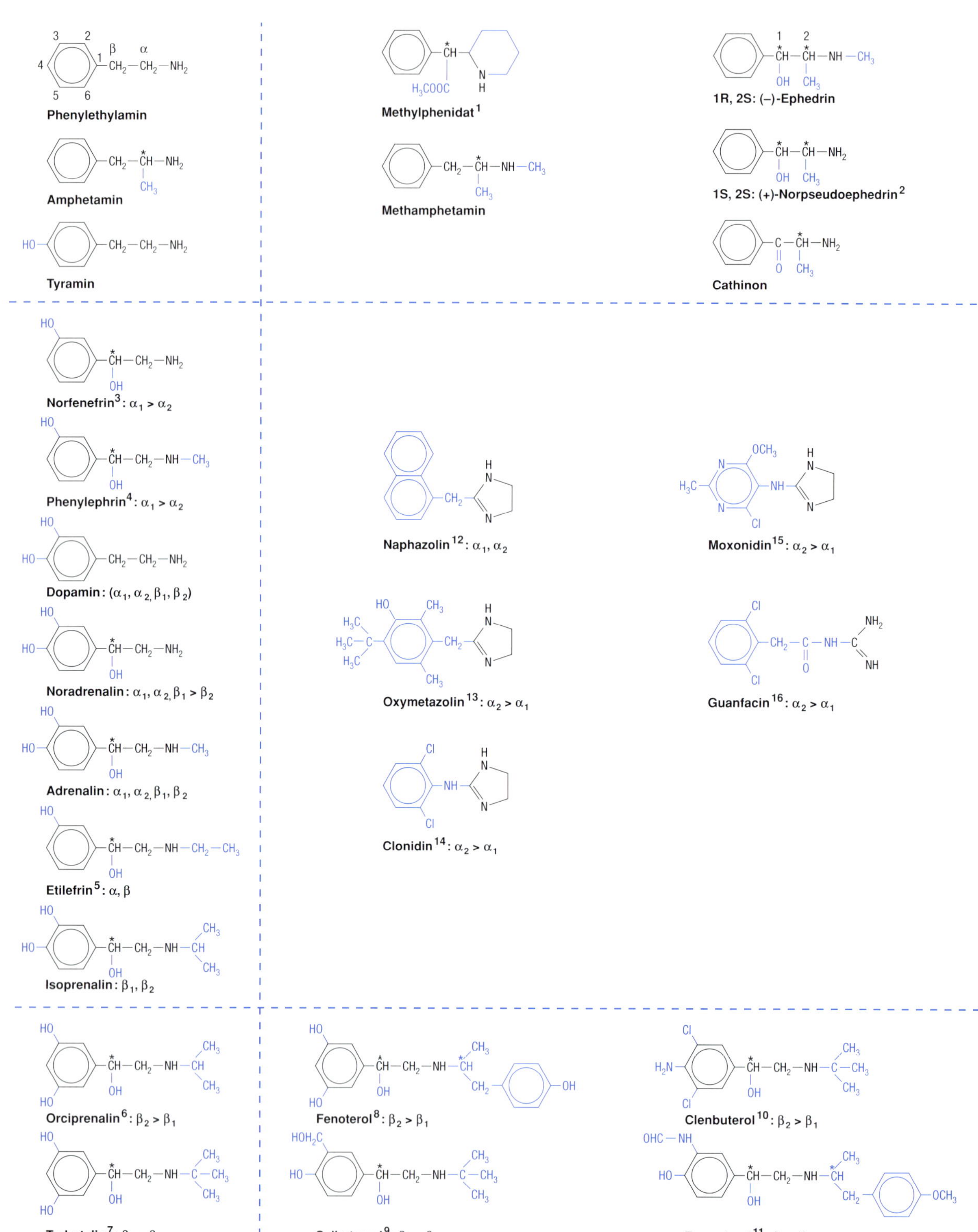

Abb. 4.4 Adrenozeptor-Agonisten und indirekt wirkende Sympathomimetika. Blau hervorgehoben die Substituenten an den Grundstrukturen β-Phenylethylamin und Imidazolin (bei Guanfacin an der vom Imidazolin verbleibenden NH_2-C=NH-Gruppe). Bei jedem Agonisten sind die **Rezeptortypen** genannt, **über die er vorwiegend wirkt**, beim Dopamin in Klammern, weil Dopamin auf die eigentlichen Dopamin-Rezeptoren (D_1 bis D_5) stärker wirkt als auf Adrenozeptoren. Nähere Besprechung im Text.

* Chiralitätszentren. [1] Ritalin®; [2] Mirapront®; [3] Novadral®; [4] Visadron®; [5] Effortil®; [6] Alupent®; [7] Bricanyl®; [8] Berotec®; [9] Sultanol®; [10] Spiropent®; [11] Foradil®; [12] Privin®; [13] Nasivin®; [14] Catapresan®; [15] Cynt®; [16] Estulic®

stoff eine solche Größe erreicht (Isopropyl), daß es ein praktisch reiner β-Adrenozeptor-Agonist ist (zweite Struktur-Wirkungs-Regel). Zwei Besonderheiten sind bei den körpereigenen Catecholaminen zu beachten. **Erstens wirkt Dopamin auf „seine eigenen" Dopamin- (D_1- bis D_5-) Rezeptoren** (s. S. 124) **stärker als auf α- und β-Adrenozeptoren;** Dopamin-Rezeptoren kommen im Gehirn vor, aber auch in der Körperperipherie, dort vor allem (D_1) auf den glatten Muskelzellen von Nieren- und Darm-Blutgefäßen (s. S. 185). **Zweitens wirkt Noradrenalin auf β_2-Adrenozeptoren nur schwach,** viel schwächer als Adrenalin; dies trug, wie erwähnt, 1967 zur Entdekkung der β_1- und β_2-Subtypen bei.

β_2-selektive Agonisten, unter der unteren blauen Waagerechten: Alle kennzeichnet der große Substituent am Stickstoff (zweite Struktur-Wirkungs-Regel). 3,5-Stellung statt 3,4-Stellung der phenolischen OH-Gruppen führt zu Selektivität für β_2-Adrenozeptoren: **Terbutalin** und **Fenoterol** sind β_2-selektive Agonisten. Dasselbe soll in geringem Maß auch für **Orciprenalin** gelten. β_2-selektiv sind weiter, mit abweichender Ring-Substitution, **Salbutamol, Clenbuterol** und **Formoterol.**

Imidazoline, rechte mittlere Gruppe: **Naphazolin, Oxymetazolin, Clonidin** und **Moxonidin** sowie das ihnen pharmakologisch verwandte Guanidin-Derivat **Guanfacin** sind reine α-Adrenozeptor-Agonisten, die meisten mit α_2-Präferenz.

Viele Substanzen sind chiral. Natürliches Noradrenalin und Adrenalin drehen die Ebene des polarisierten Lichtes nach links und sind die R-Formen. Die S-Enantiomeren sind 20- bis 50fach weniger wirksam. Ephedrin und Norpseudoephedrin besitzen zwei asymmetrisch substituierte C-Atome; die absoluten Konfigurationen sind in Abb. 4.4 angegeben.

Struktur-Wirkungs-Regeln lassen sich, wie für die Pharmakodynamik, auch für die Pharmakokinetik aufstellen. Drei Regeln seien genannt. **Erstens** sinken Resorption aus dem Magen-Darm-Kanal und Penetration ins Gehirn mit abnehmender Lipophilie. Stoffe mit drei OH-Gruppen sind relativ lipophob. Deshalb werden etwa Noradrenalin und Adrenalin nach oraler Gabe schlecht resorbiert; außerdem dringen sie selbst dann kaum ins Gehirn ein und haben selbst dann kaum zentralnervöse Wirkungen, wenn sie parenteral appliziert werden. Von den Imidazolinen und ihren Verwandten sind Naphazolin und Oxymetazolin relativ lipophob, Clonidin, Moxonidin und Guanfacin relativ lipophil. **Zweitens** sind viele Phenylethylamine, geradeso wie die körpereigenen Catecholamine, Substrate der MAO; resistent gegen das Enzym sind aber Phenylethylamine mit großen Substituenten am Stickstoff (wie Etilefrin und die β-selektiven Agonisten) und Stoffe mit einer α-Methylgruppe (wie Amphetamin und Ephedrin). **Drittens** sind Catechol-Derivate (mit orthoständigen OH-Gruppen am Benzolring) wie die körpereigenen Catecholamine Substrate der COMT; nicht angegriffen durch COMT werden aber alle Nicht-Catechole (wie das Orciprenalin). Substrate von MAO und COMT werden nach enteraler Resorption bereits in der Darmwand und der Leber abgebaut. Resistenz gegen die Enzyme vermindert den first-pass-Abbau und steigert die orale Bioverfügbarkeit.

4.2.3 Pharmakodynamik

Tab. 4.2 gibt eine Übersicht. Die bekanntesten Wirkungen der Adrenozeptor-Agonisten entsprechen einer Stimulierung der sympathischen Nerven (vom Herzen bis zum Pankreas in Tab. 4.2). Viele Agonisten ahmen aber ihrer Rezeptortyp-Selektivität wegen nur bestimmte Komponenten einer Sympathikusstimulierung nach. Außerdem kommen Adrenozeptoren auch außerhalb sympathisch innervierter Effektorzellen vor, und deshalb gehen die Wirkungen der Agonisten über die Sympathikus-Imitation hinaus (Blutplättchen, Axone und Zentralnervensystem in Tab. 4.2).

Vergleichende Betrachtung von Abb. 4.4 (Pharmaka und ihre Rezeptortyp-Selektivität) und Tab. 4.2 (Organe, Rezeptortypen und Wirkungen) erlaubt es, für einen bestimmten Stoff sein Wirkprofil und umgekehrt für eine gewünschte Wirkung einen geeigneten Stoff vorauszusagen. Zwei Beispiele. **Vom Pharmakon zum Wirkprofil:** die β-Phenylethylamine Norfenefrin und Phenylephrin und das Imidazolinderivat Naphazolin sind praktisch reine α-Adrenozeptor-Agonisten (Abb. 4.4); sie sollten daher Blutgefäße zur Konstriktion bringen (Tab. 4.2). In der Tat werden die Substanzen für diesen Zweck therapeutisch angewendet. **Von der gewünschten Wirkung zum Pharmakon:** der M. dilatator pupillae besitzt kontraktionsvermittelnde α_1-Rezeptoren (Tab. 4.2); ist seine Kontraktion und damit Mydriasis das Ziel, dann sollte das α_1-selektive Phenylephrin ein geeigneter Arzneistoff sein (Abb. 4.4). Es wird tatsächlich, lokal appliziert, als Mydriatikum eingesetzt.

Einige Wirkungen bedürfen etwas genauerer Darstellung.

Herz

Die wichtigsten Adrenozeptoren des Herzens sind β-, vor allem β_1-Adrenozeptoren (zum Transduktionsweg Abb. 4.3 C; s. auch S. 434). Ihre Aktivierung, etwa durch Isoprenalin, steigert die Sinusknotenfrequenz (**positiv chronotrop**), die Leitungsgeschwindigkeit im Atrioventrikularknoten (**positiv dromotrop**), die Kontraktionskraft von Vorhof und Ventrikel (**positiv inotrop**) und die Erschlaffungsgeschwindigkeit von Vorhof und Ventrikel (**positiv lusitrop**). Diese Wirkungen sind oft erwünscht. Dagegen kann die **Steigerung der Automatie** im Erregungsleitungssystem zu heterotoper Erregungsbildung und Arrhythmien bis zum Kammerflimmern führen (s. S. 436). Halogenierte Kohlenwasserstoffe wie das Inhalationsnarkotikum Halothan sensibilisieren das Herz gegen die arrhythmogene Wirkung von β-Adrenozeptor-Agonisten (s. S. 288). Das Myokard besitzt auch α_1-Adrenozeptoren. Ihre Aktivierung steigert die Kontraktionskraft, nicht aber die Frequenz (Tab. 4.2).

Tabelle 4.2: Wirkungen von Adrenozeptor-Agonisten

Organ	Wirkung, vermittelt durch: α-Adrenozeptoren		β-Adrenozeptoren	
Herz:				
Sinusknoten		keine Wirkung	$\beta_1 > \beta_2$	Zunahme der Frequenz
Atrioventrikularknoten			$\beta_1 > \beta_2$	Zunahme der Leitungsgeschwindigkeit und der Automatie
Purkinje-Fasern			$\beta_1 > \beta_2$	Zunahme der Automatie
Arbeitsmyokard	α_1	Zunahme der Kontraktionskraft	$\beta_1 > \beta_2$	Zunahme der Kontraktionskraft und der Erschlaffungsgeschwindigkeit
Blutgefäße	$\alpha_1 > \alpha_2$	Vasokonstriktion	$\beta_2 > \beta_1$	Vasodilatation
Bronchialsystem:				
glatte Muskulatur	α_1	Kontraktion	$\beta_2 > \beta_1$	Relaxation
Drüsen			β_1, β_2	Sekretion
Flimmerepithel			β_2	Beschleunigung des Cilienschlags
Mastzellen			β_2	Hemmung der Mediator- (z. B. Histamin-)Freisetzung
Magen-Darm-Kanal:				
glatte Muskulatur	α_1 α_2	Kontraktion der Sphincteren Relaxation (über Hemmung cholinerger Neurone)	β_1, β_2	Relaxation
Drüsen	α_2	Hemmung		
Harnblase	α_1	Kontraktion von Blasenhals und proximaler Urethra	β_2	Relaxation des M. detrusor
Prostata, glatte Muskulatur	α_1	Kontraktion		
Ductus deferens	α_1	Kontraktion	β_2	Relaxation
Uterus	α_1	Kontraktion	β_2	Relaxation
Auge: M. dilatator pupillae	α_1	Kontraktion		
Mm. arrectores pilorum	α_1	Kontraktion (→ Haarsträuben)		
Skelettmuskulatur:				
Glycogenolyse			β_2	Steigerung
Proteinsynthese			β_2 (?)	Steigerung
Na^+-K^+-ATPase			$\beta_2 > \beta_1$	Aktivierung (→ Hypokaliämie)
Tremor			β_2	Steigerung
Speicheldrüsen	α_1	Sekretion von serösem Speichel (K^+, Wasser)	β_1	Sekretion von Amylase
Niere: Reninfreisetzung			β_1	Steigerung
Leber: Glycogenolyse	α_1	Steigerung (→ Hyperglykämie)	β_2 (?)	Steigerung (→ Hyperglykämie)
Fettgewebe: Lipolyse	α_2	Hemmung	$\beta_1, \beta_2, \beta_3$	Steigerung
Pankreas:				
Insulinfreisetzung	α_2	Hemmung	β_2	Steigerung
Glucagonfreisetzung			β_2	Steigerung

Tabelle 4.2: Wirkungen von Adrenozeptor-Agonisten (Forts.)

Organ	Wirkung, vermittelt durch α-Adrenozeptoren		β-Adrenozeptoren	
Blutplättchen: Aggregation	α_2	Förderung	β_2	Hemmung
Noradrenerge Axone	α_2	Hemmung der Transmitterfreisetzung (Autorezeptoren)	β_2	Steigerung der Transmitterfreisetzung
Axone mit anderen Transmittern (z. B. Acetylcholin, Serotonin, Substanz P)	α_2	Hemmung der Transmitterfreisetzung		
Zentralnervensystem	α_1	Steigerung der Aktionspotentialfrequenz im Sympathikus		
	α_2	Senkung der Aktionspotentialfrequenz im Sympathikus, Steigerung der Aktionspotentialfrequenz in kardialen Ästen des N. vagus, Sedierung, Analgesie		
	Beteiligung der Rezeptortypen unklar bei Unterdrückung von Müdigkeit und Appetit, bei psychischer Erregung und Stimulierung der Atmung (v. a. durch indirekte Sympathomimetika)			

Kreislauf

Die Gesamt-Kreislaufwirkung der Adrenozeptor-Agonisten ist recht komplex. Doch läßt sie sich aus den Herz- und Blutgefäßwirkungen (Tab. 4.2) und der Rezeptorselektivität der Agonisten (Abb. 4.4) erklären. Abb. 4.5 zeigt die Kreislaufreaktion auf die intravenöse Infusion mittlerer Dosen von Noradrenalin, Adrenalin, Isoprenalin und Dopamin:

- **Noradrenalin** beeinflußt β_2-Adrenozeptoren nur schwach. Seine Blutgefäßwirkung ist deshalb eine fast reine α-adrenerge Vasokonstriktion. Sie läßt den totalen peripheren Widerstand, den systolischen und den diastolischen Blutdruck wachsen. Trotz der β_1-Wirkkomponente sinkt die Herzfrequenz, weil am Sinusknoten eine reflektorisch über die Barorezeptoren ausgelöste Erhöhung des Vagustonus dominiert.
- Beim **Adrenalin** kommt gegenüber dem Noradrenalin die Aktivierung auch von β_2-Rezeptoren ins Spiel. In den Blutgefäßen der Haut und der Schleimhäute überwiegen die α-Rezeptoren, so daß Adrenalin dort Vasokonstriktion bewirkt. Die Blutgefäße der Skelettmuskulatur aber enthalten viele β_2-Rezeptoren und werden dilatiert. Insgesamt überwiegt bei kleinen und mittleren Dosen die Vasodilatation, und der periphere Widerstand sinkt. Weil der arterielle Mitteldruck sich wenig ändert, wird der Vagustonus anders als beim Noradrenalin nicht gesteigert. So kann die β_1-Komponente des Adrenalins die Herzfrequenz und -kontraktilität, das Schlagvolumen und damit den systolischen Blutdruck erhöhen. Bei großen Adrenalindosen (nicht in Abb. 4.5) dominiert jedoch die α-adrenerge Wirkung, und totaler peripherer Widerstand und arterieller Mitteldruck steigen.
- **Isoprenalin** als praktisch reiner β-Adrenozeptor-Agonist läßt den peripheren Widerstand und den diastolischen Blutdruck fallen. Herzfrequenz und -kontraktionskraft und Schlagvolumen steigen. Der systolische Blutdruck wird meist etwas erhöht, der arterielle Mitteldruck fällt.
- **Dopamin** schließlich wirkt zwar auch auf Adrenozeptoren, stärker jedoch, wie schon oben betont, auf Dopamin-Rezeptoren. Im Kreislauf werden durch **kleine Dosen** (0,5 bis 2,5 μg/kg/min) selektiv die **D_1-Rezeptoren der glatten Muskulatur der renalen und mesenterialen Blutgefäße** aktiviert. Sie stimulieren über G_s die Adenylylcyclase (s. S. 126) und bewirken so Vasodilatation – auf demselben Wege wie β_2-Adrenozeptoren. Bei **mittleren Dosen** von Dopamin (2,5 bis 5 μg/kg/min) werden **zusätzlich die β_1-Rezeptoren des Herzens** aktiviert (teils direkt, teils durch „indirekt sympathomimetische" Freisetzung von Noradrenalin), bei **hohen Dosen** (>5 μg/kg/min) **zusätzlich vaskuläre α-Adrenozeptoren** (wieder teils direkt, teils indirekt). Aus der mittleren Dosis in Abb. 4.5 resultieren daher renale und mesenteriale Vasodilatation mit einer kleinen Senkung des totalen peripheren Widerstandes (D_1) und eine positiv inotrope und chronotrope Wirkung (β_1).

Keiner der Stoffe in Abb. 4.4 wirkt selektiv auf das Herz. Eine selektive Herzwirkung, und zwar vornehmlich positiv inotrop, wird dem **Dobutamin**[1] zugeschrieben, einem Derivat des Dopamins mit einem großen chiralen

[1] Dobutrex®

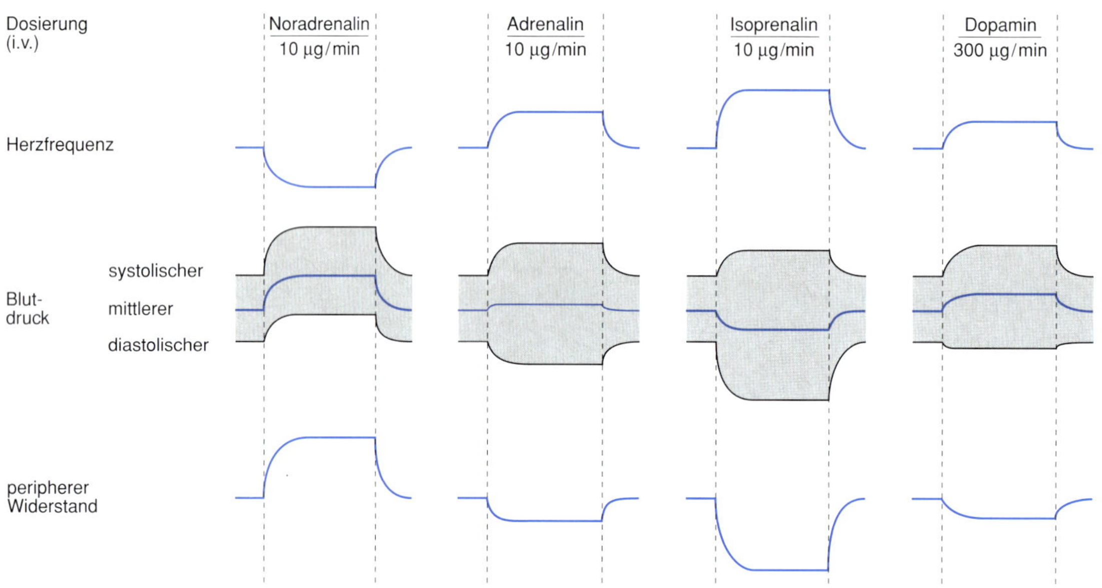

Abb. 4.5 Wirkung einer intravenösen Infusion mittelgroßer Dosen von Catecholaminen auf das Kreislaufsystem des Menschen. Besprechung im Text. (Modifiziert nach Allwood et al., Brit. Med. Bull. **19**, 132–136 [1963].)

Substituenten am Stickstoff. Anders als der Name vermuten läßt, aktiviert es Dopamin-Rezeptoren nicht. Das (+)-Enantiomer aktiviert β_1- und β_2-, das (–)-Enantiomer α_1-Adrenozeptoren. Man erklärt die selektive positive Inotropie aus diesen Eigenschaften der Enantiomeren: An den Blutgefäßen sollen sich die vasodilatatorische β_2-Wirkung des (+)-Enantiomers und die vasokonstriktorische α_1-Wirkung des (–)-Enantiomers die Waage halten; am Herzen bliebe dann die positiv inotrope (und chronotrope) β_1-Wirkung des (+)-Enantiomers und die positiv inotrope (aber nicht chronotrope) α_1-Wirkung des (–)-Enantiomers übrig.

Stoffwechsel

Zu den Stoffwechselwirkungen der β-Adrenozeptor-Agonisten gehören Glycogenolyse in Leber und Skelettmuskulatur, Lipolyse und eine Senkung des Plasma-Kaliums (Tab. 4.2). Ursache der Hypokaliämie ist eine Verschiebung von Kalium in die Skelettmuskulatur. β_2-Adrenozeptor-Agonisten aktivieren dort auf unbekanntem Wege die Na^+-K^+-ATPase und fördern so die K^+-Aufnahme. Manche β_2-Agonisten, anscheinend vor allem das Clenbuterol, wirken in hohen Dosen anabol: Die Proteinsynthese in der Skelettmuskulatur wird gesteigert (Tab. 4.2). Um 1988 kam es zum „Kälbermastskandal": Bei Clenbuterol-behandelten Tieren stieg die Muskelfleischmenge, der Fettanteil sank. Die meisten β_2-Agonisten gehören der anabolen Wirkung wegen zu den verbotenen Doping-Substanzen (s. S. 216).

Zentralnervensystem

Im Zentralnervensystem wirken nur Stoffe, die die Blut-Hirn-Schranke überwinden. Noradrenalin, Adrenalin und Isoprenalin z.B. bleiben selbst nach intravenöser Injektion ausgeschlossen. Gut ins Gehirn penetrieren erstens manche **indirekt wirkende Sympathomimetika** wie Amphetamin. Amphetaminähnliche Substanzen setzen deshalb nicht nur in der Peripherie, sondern auch im Gehirn Noradrenalin frei. Zentrale α- und β-Adrenozeptoren sind vermutlich an der müdigkeitsunterdrückenden, psychisch erregenden, atemstimulierenden und appetitmindernden Wirkung dieser „Weckamine" beteiligt (Tab. 4.2 und S. 190). Gut ins Gehirn penetrieren zweitens die lipophilen (s.o.) **α_2-selektiven Imidazoline Clonidin, Moxonidin** und **Guanfacin**. Sie besitzen dank Aktivierung zentraler α_2-Adrenozeptoren ein kennzeichnendes Wirkmuster: Senkung der Aktionspotentialfrequenz im Sympathikus, Steigerung der Aktionspotentialfrequenz in kardialen Ästen des N. vagus, Sedierung und Analgesie (Tab. 4.2). Sie werden bei den Antisympathotonika näher besprochen (S. 208). Ihrer Primärwirkung nach sind sie aber α_2-Adrenozeptor-selektive Agonisten.

4.2.4 Pharmakokinetik

Auf die Bedeutung der Struktur für die Pharmakokinetik wurde hingewiesen. Noradrenalin und Adrenalin sind ihrer drei OH-Gruppen wegen sehr polar. Sie sind Substrate von MAO und COMT. Sie werden deshalb nach oraler Gabe wenig resorbiert und unterliegen obendrein einem hohen first-pass-Abbau in Darmwand und Leber. Norfenefrin, Phenylephrin und Etilefrin, mit nur zwei OH-Gruppen, sind weniger polar und werden aus dem Magen-Darm-Kanal besser resorbiert. Sie unterscheiden sich durch den Substituenten am Stickstoff: $-NH_2$, $-NHCH_3$, $-NHC_2H_5$ (Abb. 4.4). Die orale Bioverfügbarkeit von Norfenefrin und Phenylephrin ist wegen ihres first pass-Abbaus durch MAO gering. Die orale Bioverfügbarkeit von Etilefrin ist höher, wohl weil es des großen N-Substituenten wegen kein Substrat der MAO mehr ist.

4.2.5 Anwendung und Nebenwirkungen

α-adrenerge Wirkungen: Blutgefäße

Noradrenalin und Adrenalin werden oft **Lokalanästhetika-Lösungen zugesetzt.** Sie verzögern durch lokale Vasokonstriktion den Wegtransport des Lokalanästhetikums durch das Blut. Die örtliche Wirkung wird verlängert, die systemische Toxizität vermindert (s. S. 272).

Imidazoline wie Naphazolin und Oxymetazolin werden bei Rhinitis und Sinusitis lokal appliziert zur **Abschwellung der Schleimhaut von Nase und Nasennebenhöhlen.** Die Abschwellung beruht auf Vasokonstriktion. Sie hält einige Stunden an. Anschließend kann es zu reaktiver Hyperämie kommen. Längerer Gebrauch schädigt die Schleimhaut. Bei Säuglingen und Kleinkindern sind geringere Konzentrationen als bei Erwachsenen zu verwenden, weil sonst zu große Mengen ins Zentralnervensystem gelangen. Dort lösen sie – aus der chemisch-pharmakologischen Verwandtschaft (Abb. 4.4) verständlich – clonidinähnliche Nebenwirkungen aus: Blutdrucksenkung und Sedierung bis zum Koma.

Adrenalin ist das Mittel der Wahl, unter Umständen lebensrettend, bei schwerer **Anaphylaxie** mit Schock und Angioödem, vor allem Kehlkopfödem. Wahrscheinlich ist dabei die α-Adrenozeptor-Komponente des Adrenalins mit Vasokonstriktion besonders wichtig (s. S. 417).

Zu **Kreislaufstillstand** kommt es am häufigsten durch Kammerflimmern oder extreme Kammertachykardie, seltener durch Asystolie oder elektromechanische Entkoppelung. Erwiesenermaßen lebensrettend wirken Thoraxkompressionen und die Defibrillation. Zusätzlich versucht man 1 mg Adrenalin intravenös oder intrabronchial, bei Erfolglosigkeit nach 3 bis 5 Minuten zu wiederholen. Zur Wirkung trägt nach Tierexperimenten vor allem die α-adrenerge Vasokonstriktion bei.

Schließlich werden bei **orthostatischen Störungen** zuweilen Agonisten wie Norfenefrin oder Etilefrin oral gegeben (s. S. 509f.).

α- und β-adrenerge Wirkungen: Auge

Wegen ihrer Wirkung auf den M. dilatator pupillae sind α-Adrenozeptor-Agonisten wie Phenylephrin **Mydriatika.** Anders als Muscarinrezeptor-Antagonisten lähmen sie den M. ciliaris nicht, stören also nicht die Akkommodation.

Einige Adrenozeptor-Agonisten wie Adrenalin und Clonidin senken den Augeninnendruck. Dipivefrin[1] ist ein Ester des Adrenalins, der leichter ins Auge eindringt und aus dem im Auge Adrenalin abgespalten wird. Die Stoffe werden beim **chronischen Offenwinkelglaukom** eingesetzt. Wie im Abschnitt über Glaukomtherapie angemerkt, ist der Wirkmechanismus nicht klar (S. 170).

α- und β-adrenerge Wirkungen: Herz

Bei schwerer **Herzmuskelinsuffizienz,** besonders wenn Schocksymptome im Vordergrund stehen (kardiogener Schock), können β-Adrenozeptor-Agonisten dank ihrer positiv inotropen Wirkung die übrige Therapie ergänzen (s. S. 462). Verwendet wird seines Wirkmusters wegen Dobutamin (s S. 185), intravenös infundiert, bei drohendem Nierenversagen auch Dopamin (s. u.).

Dobutamin benutzt man zur **Dobutamin-Streßechokardiographie** bei der Diagnostik der koronaren Herzkrankheit. Unter der positiv inotropen Wirkung der Substanz zeigen sich in ischämischen Bezirken Wandbewegungsstörungen.

β-adrenerge Wirkungen: Atemwege

Die wichtige Anwendung von β-Adrenozeptor-Agonisten beim Asthma wird in einem eigenen Abschnitt behandelt (S. 210).

β-adrenerge Wirkungen: Uterus

Während der Geburt können Wehen, die das Kind gefährden, mit β_2-Adrenozeptor-Agonisten wie Fenoterol gehemmt werden (**Notfalltokolyse**). 25 µg Fenoterol werden innerhalb von 2 bis 3 Minuten i. v. injiziert. Eine Infusion (bis 4 µg/min) kann sich anschließen. Die Wirkung tritt in wenigen Minuten ein. Intravenöse Infusionen von Fenoterol (0,5 bis 3 µg/min) werden auch bei **drohender Frühgeburt** in der 20. bis 36. Schwangerschaftswoche gegeben. Die tokolytische Wirkung läßt aber bei länger dauernder Gabe deutlich nach – anders als die bronchospasmolytische Wirkung beim Asthma (s. S. 210). Orale Weiterbehandlung ist darum sinnlos. Die Nebenwirkungen sind die gleichen wie bei der Asthma-Therapie mit β_2-Agonisten (s. S. 210), nur deutlicher, weil der Vorteil der lokalen Applikation entfällt. Die Konzentration von Fenoterol im kindlichen Blut beträgt bis zu 50 % der Konzentration im mütterlichen Blut. Die Herzfrequenz des Kindes kann steigen.

---
[1] Glaucothil®

Periphere dopaminerge Wirkungen: Blutgefäße

Mit Infusion von Dopamin, 0,5 bis 3 µg/kg/min i. v., versucht man beim **Kreislaufschock** eine Schädigung der Niere mit Oligurie und Anurie zu verhindern (s. S. 519). Dopamin soll dabei in kleinen Dosen selektiv D_1-Rezeptoren in den Nieren-Blutgefäßen aktivieren und damit die Nierendurchblutung erhöhen (s.o.). Dadurch steigt die glomeruläre Filtrationsrate. Dopamin soll auch direkt auf die Tubulusepithelzellen wirken, und zwar durch Hemmung der Reabsorption von Na^+ natriuretisch. Eine mögliche Nebenwirkung ist Übelkeit und Erbrechen durch Aktivierung von D_2-Rezeptoren in der Area postrema (s. S. 124). Durch Wirkung auf kardiale β-Rezeptoren kann Dopamin Arrhythmien, Tachykardie und im Gefolge Angina pectoris auslösen. Bei nur wenig höheren Dosen (s. S. 185) kann α-Adrenozeptor-Aktivierung die Durchblutung peripherer Gewebe, z.B. von Fingern und Zehen, gefährlich drosseln. Der Nutzen der Dopamin-Infusion ist umstritten.

4.3 Indirekt wirkende Sympathomimetika

4.3.1 Stoffe, Wirkmechanismus

Indirekt wirkende Sympathomimetika sind Substanzen, die Adrenozeptoren nicht oder nur wenig aktivieren, aber **Substrate des Noradrenalin-Transporters im Axolemm** der postganglionär-sympathischen Neurone sind (Tab. 4.1), infolge ihrer Aufnahme in die Axone **nicht-exocytotisch Noradrenalin aus dem Axoplasma freisetzen** und so **indirekt den Sympathikus nachahmen**. Sie wurden in Abb. 4.4 über der oberen blauen Waagerechten gezeigt. Mehrere sind Naturstoffe. **Tyramin** kommt z.B. im Käse vor. (−)-**Ephedrin** ist das Hauptalkaloid alter chinesischer Heilpflanzen der Gattung *Ephedra*. (+)-**Norpseudoephedrin**, auch **Cathin** genannt, und **Cathinon** sind die Hauptalkaloide des Kath, der Blätter von *Catha edulis*, einem in Äthiopien heimischen Baum. Für die Wirkung entscheidend ist das Cathinon. Vor allem frische Blätter enthalten Cathinon. Beim Trocknen wird es in weniger wirksame Stoffe wie das Norpseudoephedrin umgewandelt. **Amphetamin**, **Methamphetamin** und **Methylphenidat** sind

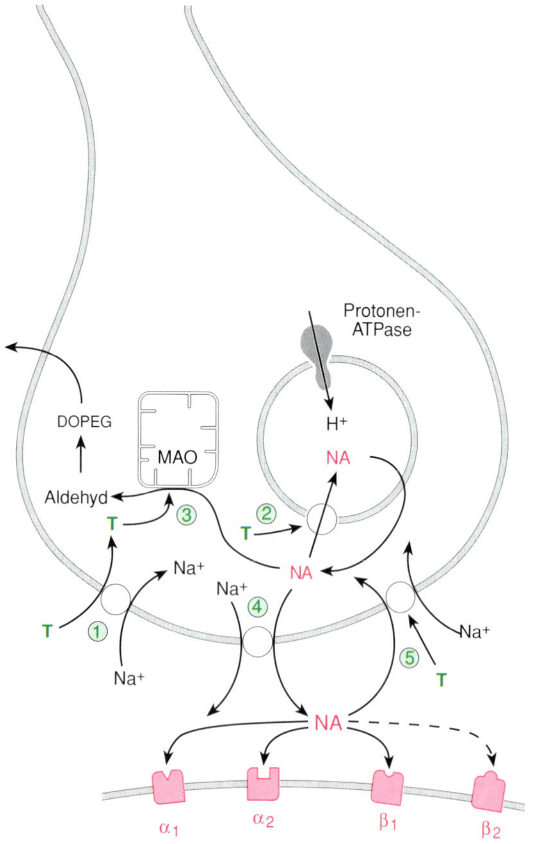

Abb. 4.6 Wirkmechanismus indirekt wirkender Sympathomimetika am Beispiel des Tyramins. Pfeile bedeuten Stoffbewegungen, Stoffumwandlungen oder Beeinflussungen. Im Axolemm ist dreimal der Carrier (Transporter) für Noradrenalin (NA) gezeigt, der zugleich Na^+ transportiert. In der Membran des Speichervesikels sind die Protonen-ATPase und der vesikuläre Monoamin-Transporter gezeigt. Mitochondriale Monoaminoxidase (MAO) baut axoplasmatisches Noradrenalin zum Aldehyd ab, aus dem weiter 3,4-Dihydroxyphenylglycol (DOPEG) entsteht. Grün beziffert die **fünf Wirkkomponenten des Tyramins** (T):

1) Der Grundvorgang ist der **Cotransport von Tyramin und Na^+ aus dem Extrazellulärraum ins Axoplasma mit Hilfe des Noradrenalin-Carriers im Axolemm.**
2) Axoplasmatisches Tyramin hemmt kompetitiv die Aufnahme von axoplasmatischem Noradrenalin in die Speichervesikel: Die Konzentration von Noradrenalin im Axoplasma steigt.
3) Axoplasmatisches Tyramin hemmt außerdem kompetitiv den Abbau von axoplasmatischem Noradrenalin durch die MAO: Die Konzentration von Noradrenalin im Axoplasma steigt ein weiteres Mal.
4) Im Axoplasma gelöstes Noradrenalin ist zu lipophob, um durch die Zellmembran zu diffundieren. Es kann die Zellmembran nur mit Hilfe des Carriers durchqueren, durch Umkehr von dessen normaler Transportrichtung. Dafür muß auf der Innenseite das Cosubstrat Na^+ zur Verfügung stehen. Eben dies axoplasmatische Na^+ stellt der Grundvorgang 1) bereit. Freisetzung von Noradrenalin durch indirekt wirkende Sympathomimetika ist nicht-exocytotischer **Cotransport von Noradrenalin und Na^+ aus dem Axoplasma in den Extrazellulärraum mit Hilfe des Noradrenalin-Carriers im Axolemm.**
5) Tyramin hemmt schließlich die Wiederaufnahme von freigesetztem Noradrenalin durch Konkurrenz um den Carrier im Axolemm.

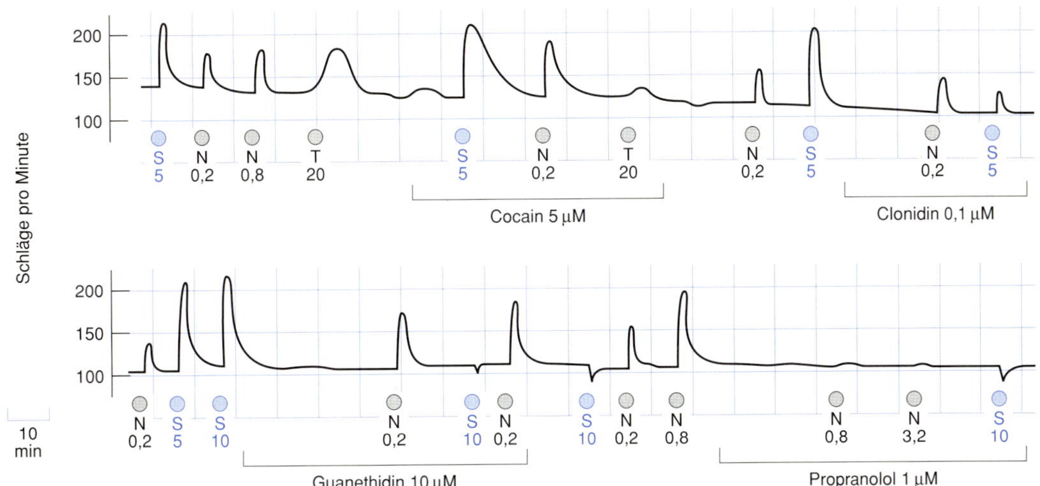

Abb. 4.7 Pharmakologie des Sympathikus am Beispiel eines isolierten Kaninchenherzens. Die Herzkranzgefäße wurden mit einer Nährlösung perfundiert. Bei S wurden die rechten Nervi accelerantes 30 s lang mit der angegebenen Frequenz (Hz) elektrisch gereizt. N = Injektion von Noradrenalin und T = Injektion von Tyramin in die Kranzgefäße in der angegebenen Dosis (µg). Cocain, Clonidin, Guanethidin und Propranolol wurden in die Kranzgefäße infundiert. Zwischen den Infusionen immer Kontroll-Noradrenalin-Injektionen und -Sympathikusreizungen. Das Bild zeigt einen guten Teil der Sympathikuspharmakologie:

- Der Transmitter als Agonist: zu Beginn rufen **elektrische Sympathikusreizung** (5 Hz) und Injektion von **Noradrenalin** (0,2 und 0,8 µg) Frequenzsteigerung hervor: positiv chronotrope Wirkung.
- Indirekte Sympathomimetika: auch **Tyramin** (20 µg) steigert die Frequenz (s. S. 188).
- Hemmstoffe der Wiederaufnahme: **Cocain** steigert die positiv chronotrope Wirkung der elektrischen Sympathikusreizung und der Injektion von Noradrenalin, schwächt dagegen die Wirkung des Tyramins ab (s. S. 188).
- Selektive α_2-Agonisten: **Clonidin** ändert die Wirkung von exogenem Noradrenalin nicht, vermindert aber die Wirkung der elektrischen Sympathikusreizung (s. S. 208).
- Adrenerge Neuronenblocker: **Guanethidin** beseitigt die Wirkung der elektrischen Sympathikusreizung, steigert aber die Wirkung von exogenem Noradrenalin (s. S. 208).
- β-Adrenozeptor-Antagonisten: **Propranolol** unterdrückt alle positiv chronotropen Reaktionen (s. S. 199).

synthetische Produkte. Eine synthetische Substanz ist auch **Amezinium**[1] (nicht in Abb. 4.4). Obwohl chemisch mit den übrigen Substanzen nicht verwandt, wird es über den Carrier aufgenommen und wirkt indirekt sympathomimetisch. Indirekte und direkte sympathomimetische Wirkung schließen sich nicht aus: Hauptsächlich indirekt wirkende Stoffe können zusätzlich schwach die Rezeptoren direkt aktivieren (z.B. Ephedrin), und hauptsächlich direkt wirkende Agonisten können zusätzlich Noradrenalin freisetzen (z.B. Dopamin, S. 185).

Der Wirkungsmechanismus der indirekten Sympathomimetika hat die Pharmakologen stets fasziniert, und sie haben ihn Schritt für Schritt enträtselt. Abb. 4.6 zeigt seine fünf Komponenten am Beispiel des Tyramins.

4.3.2 Pharmakodynamik

Alle indirekt wirkenden Sympathomimetika ahmen in der Peripherie den Sympathikus nach, wirken also ähnlich wie Noradrenalin. **Lipophile indirekte Sympathomimetika**, die die Blut-Hirn-Schranke überwinden, wirken zudem zentralnervös (in Abb. 4.4 alle Stoffe außer Tyramin; auch Amezinium gelangt kaum ins Gehirn).

Peripherie

Abb. 4.7 zeigt beispielhaft die Wirkung auf ein isoliertes, perfundiertes Herz: Wie elektrische Sympathikusreizung und Injektion von Noradrenalin erhöht auch Injektion von Tyramin die Schlagfrequenz. Vier Beobachtungen erlauben es, in solchen Experimenten einen Adrenozeptor-Agonisten wie Noradrenalin von einem indirekten Sympathomimetikum zu unterscheiden:

- Erstens wirken die indirekten Stoffe nicht an einem **chronisch sympathisch denervierten** Organ, also einem Organ, dessen sympathische Axone nach Durchtrennung degeneriert sind. Direkte Rezeptor-Agonisten wirken auch nach sympathischer Denervierung.
- Zweitens wirken die indirekten Stoffe nicht nach Vorbehandlung mit **Reserpin**, wenn durch Blockade des vesikulären Transporters die Noradrenalin-Speicher entleert sind (Tab. 4.1 und S. 205). Die Agonisten wirken nach wie vor.

[1] Regulton®

- Drittens läßt die Wirkung der indirekten Stoffe bei wiederholter Gabe in kurzen Abständen nach (**Tachyphylaxie**): Die wiederholte Freisetzung von Noradrenalin erschöpft die Vorräte. Direkte Adrenozeptor-Agonisten wirken weiter.
- Viertens hemmen **Stoffe, die den Noradrenalin-Carrier im Axolemm blockieren,** die Wirkung der indirekten Sympathomimetika: Die indirekten Sympathomimetika werden nicht mehr aufgenommen. Direkte Agonisten dagegen wirken unverändert oder, wenn sie selbst Substrate des Carriers sind, sogar stärker, weil ihr Haupt-Inaktivierungsweg versperrt ist. Abb. 4.7 zeigt diesen Unterschied für die Wechselwirkung von Cocain mit Noradrenalin und elektrischer Sympathikusreizung einerseits (Verstärkung) und Tyramin andererseits (Abschwächung).

Zentralnervensystem

Lipophile indirekte Sympathomimetika sind – neben ihrer peripheren Wirkung – **Psychostimulantien** und werden deshalb auch **Weckamine** genannt. Müdigkeitsgefühl läßt nach, Aufmerksamkeit und Leistungsbereitschaft steigen, die Atmung wird angeregt, die Motorik verstärkt, der Appetit wird gedämpft, die Stimmung ist euphorisch gehoben. Bei Amphetamin, Methamphetamin und Cathinon ist die zentrale Wirkung stark; bei Methylphenidat, Ephedrin und Norpseudoephedrin ist sie milder. Kath ist in seiner Heimat ein wichtiges Stimulans. Die Hälfte der Einwohner des Jemen kaut die Blätter, 4 % des Ackerlandes werden zum Kath-Anbau benützt.

Der Mechanismus gleicht dem der peripheren Sympathikusnachahmung: Auch im Gehirn setzen die lipophilen indirekten Sympathomimetika Noradrenalin frei und zusätzlich aus den entsprechenden Neuronen Dopamin, Adrenalin und Serotonin. Für einige psychotrope Wirkungen wie die Müdigkeitsverminderung macht man die Freisetzung von Noradrenalin mit anschließender Aktivierung von α- und β-Adrenozeptoren verantwortlich (Tab. 4.2). Für andere psychotrope Wirkungen wie die Euphorie ist die Freisetzung von Dopamin mit anschließender Aktivierung von Dopamin-D_1- bis -D_5-Rezeptoren wichtiger. Abb. 4.8 zeigt, daß Amphetamin die Freisetzung von Dopamin im Nucleus caudatus, vor allem aber im Nucleus accumbens steigert. Verstärkte dopaminerge Transmission im N. accumbens und in anderen Zielgebieten der mesolimbischen Dopamin-Bahn (Abb. 4.1) scheint an der Empfindung von Lust oder Freude beteiligt zu sein: mesolimbische dopaminerge „Belohnungsbahn“ (s. S. 125).

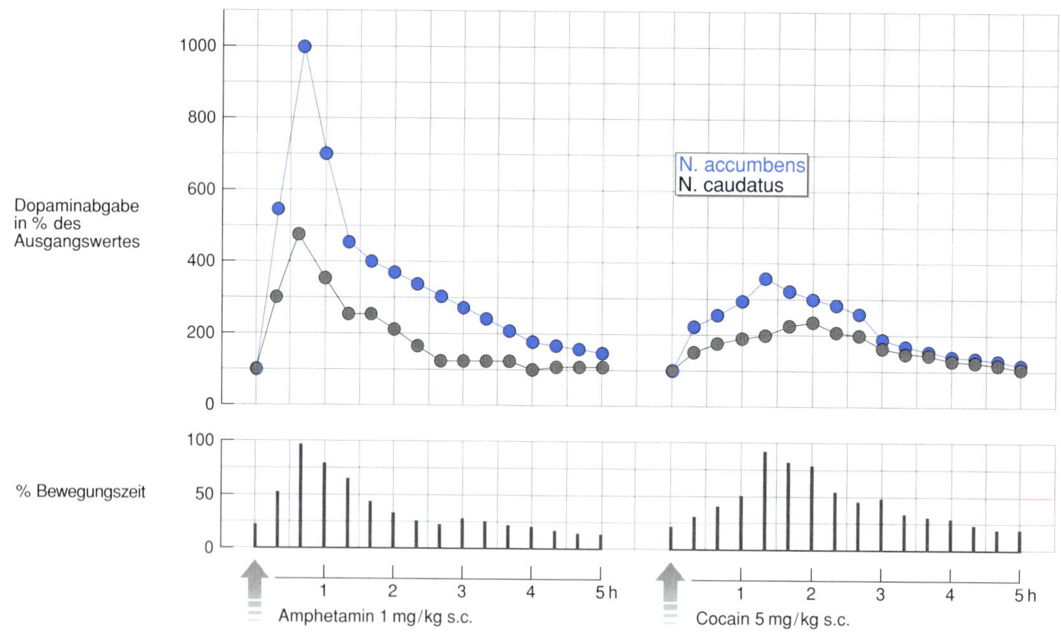

Abb. 4.8 Neurobiologie des Pharmakamißbrauchs: Wirkungen von Amphetamin und Cocain auf Dopaminabgabe und Verhalten. Feine Dialyseschläuche wurden stereotaktisch in den N. accumbens und den N. caudatus von Ratten implantiert. Am Tag danach wurden die Schläuche mit einer physiologischen Elektrolytlösung perfundiert. Aus den beiden Kernen diffundierte Dopamin in das Dialysemedium hinein. Das Bild zeigt oben die Dopaminabgabe ins Dialysat, unten den Prozentsatz an Zeit, den die Tiere umherliefen, schnüffelten oder sich putzten. **Amphetamin** setzt nicht-exocytotisch Dopamin frei, stärker im Accumbens als im Caudatus. **Cocain** steigert die Abgabe von Dopamin durch Hemmung der Wiederaufnahme, ebenfalls stärker im Accumbens als im Caudatus. Beide Substanzen steigern die motorische Aktivität. Wie Amphetamin und Cocain steigern auch Cannabinoide, Morphin, Nicotin, Ethanol, Essen und Trinken selektiv die Abgabe von Dopamin aus dem N. accumbens. (Nach Di Chiara et al., in Neurotransmitter Interactions in the Basal Ganglia, M. Sandler et al. [Hrsg.], New York 1987.)

Andere Aspekte der zentralnervösen Wirkung werden im Abschnitt „Stimulantien“ des Psychopharmaka-Kapitels besprochen (S. 363).

4.3.3 Anwendung

Ephedrin ist in Kombinationspräparaten zur Abschwellung der Nasenschleimhaut (vgl. S. 187) und zur Bronchospasmolyse sowie in Expektorantien-Mischungen enthalten. Die erste Indikation ist plausibel. Die zweite und die dritte Indikation sind es nicht; wegen der spärlichen sympathischen Innervierung der Bronchialmuskulatur (s. S. 141) kann Ephedrin dort nur wenig Noradrenalin freisetzen; obendrein ist die Wirkung von Noradrenalin auf β_2-Adrenozeptoren schwach; und schließlich ist eine deutliche direkte Aktivierung von β_2-Rezeptoren durch Ephedrin unwahrscheinlich.

Bei orthostatischen Störungen ist Amezinium eine Alternative zu den direkt wirkenden α-Adrenozeptor-Agonisten wie Norfenefrin (s. S. 187, 510).

Ihrer zentralnervösen Wirkung wegen werden „Weckamine“ bei **Narkolepsie**, bei **hyperkinetischen Verhaltensstörungen** in Kindheit und Jugend und als **„Appetitzügler“** verwendet. Näheres dazu an anderer Stelle (S. 364). Die meisten „Weckamine“ unterliegen der Betäubungsmittel-Verschreibungsverordnung.

4.4 Exkurs: Methylxanthine

Die Methylxanthine (Abb. 4.9) sind in zweierlei Hinsicht besonders wichtig: als Psychostimulantien und als Bronchodilatatoren. Sie werden hier besprochen, weil sie als Psychostimulantien den Weckaminen, als Bronchodilatatoren den β-Adrenozeptor-Agonisten ähneln.

4.4.1 Stoffe und Geschichte

Alle Lebewesen besitzen Purinderivate, z.B. in ihren Nucleinsäuren, und viele Pflanzen stellen daraus die Methylxanthine Theophyllin, Coffein und Theobromin her. Im wesentlichen vier Pflanzen sind es, die der Mensch als Genußmittel entdeckt hat:

- die Rubiacee *Coffea arabica* und andere *Coffea*-Arten, in Äthiopien heimische Bäume, als Sträucher kultiviert. Verwendet werden die gerösteten und dann gemahlenen Samen. Diese Art der Zubereitung wurde im 15. Jahrhundert im Jemen erfunden. Die Antike kannte den Kaffee nicht. Mit dem Islam verbreitete sich die Kaffee-Kultur. Eine Tasse Kaffee enthält ungefähr 100 mg Coffein.
- die Theacee *Camellia sinensis*, ein in Hinterindien und Südchina heimischer Baum, als Strauch kultiviert. Verwendet werden die Triebspitzen und jungen Blätter, entweder schnell getrocknet, unfermentiert (grüner Tee) oder zunächst fermentiert und dann getrocknet (schwarzer Tee). Spätestens seit dem 6. Jahrhundert wird Tee in Ostasien viel getrunken. Eine Tasse enthält etwa 50 mg Coffein.
- die Sterculiacee *Cola nitida* und andere *Cola*-Arten, im tropischen Westafrika heimische Bäume. Verwendet werden die getrockneten Samen. Ein Glas Coca-Cola® enthält ungefähr 40 mg Coffein. Das amerikanische Urprodukt enthielt auch das im Namen versprochene Cocain.
- die Sterculiacee *Theobroma cacao*, ein in Mittelamerika heimischer Baum. Verwendet werden die fermentierten und gerösteten Samen. Xocoatl, aztekisch für den Kakao-Aufguß, bedeutet „Bitterwasser“. In Europa wurde der Kakao erst populär, als man darauf kam, ihn zu süßen. Menschen aus einem kleinen mitteleuropäischen Land waren es dann, die die feste Zubereitungsform schufen: François-Louis Cailler aus dem Waadtland (1796–1852), Philippe Suchard aus Neuenburg (1797–1884), Rudolf Sprüngli aus Zürich (1816–1897), Johann Jakob Tobler aus Appenzell (1830–1905), Daniel Peter aus dem Waadtland (1836–1919; erfand die Milchschokolade; Gala-Peter – as high as the Alps in quality), Rudolf Lindt aus Bern (1855–1909; machte die Schokolade durch Zusatz von Kakaobutter feinschmelzend). Eine Tasse Kakao enthält ungefähr 10 mg Coffein.

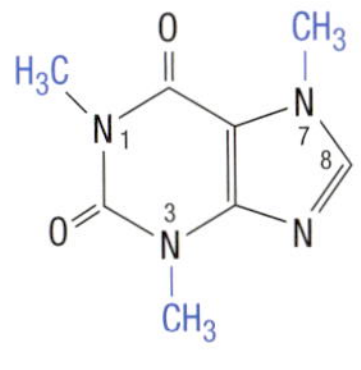

Coffein wurde 1819 von Friedlieb Ferdinand Runge aus dem Kaffee isoliert. Die Isolierung von Theobromin folgte 1842, von Theophyllin 1888. Die vielleicht wichtigste Primärwirkung, Antagonismus gegen Adenosin, entdeckten L. Ther und Mitarbeiter 1957 bei der Firma Hoechst (Naunyn-Schmiedebergs Arch. Exp. Pathol. Pharmakol. **231**, 586–590 [1957]).

Theophyllin und Theobromin kommen in den vier Genußmitteln nur in Spuren vor, mit einer Ausnahme: Kakao enthält mehr Theobromin als Coffein, ungefähr 100 mg pro Tasse.

Abb. 4.9 Coffein. Schwarz Xanthin, blau die drei Methylgruppen des Coffeins = 1,3,7-Trimethylxanthins. Theophyllin ist 1,3-Dimethylxanthin. Theobromin ist 3,7-Dimethylxanthin.

Dank Kakao, Cola, Tee und vor allem Kaffee ist **Coffein das meistgebrauchte Pharmakon überhaupt.** Anfang der 90er Jahre wurde weltweit pro Jahr für 8 Milliarden Dollar Kaffee exportiert (und für 193 Milliarden Dollar Erdöl). Der größte Produzent ist Brasilien. Im Jahr 1993 trank ein Bundesbürger im Mittel 178 Liter Kaffee (und 132 Liter Bier). Tab. 4.3 zeigt ländertypische Besonderheiten im Coffeingenuß.

4.4.2 Wirkmechanismus

Methylxanthine besitzen **drei primäre Wirkungen** (Tab. 4.4).

Erstens blockieren sie Adenosin-Rezeptoren (P_1-Rezeptoren). Adenosin kann aus dem extrazellulären Abbau von Transmitter-ATP stammen (s. S. 137). Doch geben viele Zellen intrazelluläres Adenosin an die Umgebung ab, besonders bei erhöhtem ATP-Verbrauch, Muskelzellen etwa bei Kontraktion. Man kennt vier Typen von Adenosin-Rezeptoren, A_1, A_{2A}, A_{2B} und A_3. A_1 und A_{2A} sind die wichtigsten, und nur sie bedürfen der Besprechung. **A_1-Rezeptoren** koppeln bei der Signaltransduktion an ein Protein der **G_i**-Familie und hemmen so die Adenylylcyclase oder erhöhen die Offenwahrscheinlichkeit von K^+-Kanälen. Auf diesem Wege hemmt Adenosin die Tätigkeit mancher Neurone im Gehirn, wirkt sedierend und senkt den Sympathikustonus. Auf diesem Wege wirkt Adenosin ferner am Herzen negativ chronotrop und inotrop. **A_{2A}-Rezeptoren** koppeln bei der Signaltransduktion an **G_s**, stimulieren so die Adenylylcyclase und erhöhen die cAMP-Konzentration. Auf diesem Wege dilatiert Adenosin cerebrale Blutgefäße. Methylxanthine blockieren beide Rezeptoren. Wie Tab. 4.4 zeigt, genügen dazu relativ niedrige Konzentrationen. Theophyllin wirkt vielleicht etwas stärker als Coffein.

Zweitens hemmen die Methylxanthine Phosphodiesterasen und bremsen damit den Abbau von cAMP. Dafür bedarf es höherer Konzentrationen. Theophyllin wirkt etwas stärker als Coffein (Tab. 4.4).

Drittens setzen Methylxanthine Ca^{2+} aus intrazellulären Speichern ins Cytoplasma frei und bringen dadurch z.B. glatte und Skelett-Muskelzellen zur Kontraktion. Dazu braucht man noch einmal höhere Konzentrationen, und die beiden Methylxanthine wirken etwa gleich stark (Tab. 4.4).

Welche der drei Primärwirkungen sind in vivo wichtig? Die Gegenüberstellung in Tab. 4.4 macht deutlich, daß Theophyllin-Plasmakonzentrationen, wie sie zur Bronchospasmolyse angestrebt werden, sicher Adenosin-Rezeptoren blockieren. Doch könnten diese Konzentrationen auch Phosphodiesterasen ein wenig hemmen. Das Coffein aus einer Tasse Kaffee dagegen blokkiert wohl nur Adenosinrezeptoren, A_1 wie A_{2A}.

4.4.3 Pharmakodynamik

Weil Theobromin nur schwach wirkt, beschränkt sich die Beschreibung auf Theophyllin und Coffein.

Zentralnervensystem

Theophyllin und Coffein sind **Psychostimulantien**, Theophyllin stärker als Coffein (generell zu Stimulantien S. 363). Die Wirkung beruht wohl vor allem auf der Blockade der oben genannten, die Aktivität cerebraler Neurone dämpfenden A_1-Rezeptoren. Müdigkeit läßt nach, Aufmerksamkeit und Leistungsbereitschaft nehmen zu, Lernen wird erleichtert, die Atmung angeregt, die Motorik verstärkt. All dies ist besonders deutlich, wenn man vorher müde war. Das psychische Wirkbild ist dem der Weckamine ähnlich (s.o.). Der Sympathikustonus steigt und mit ihm der Plasma-Catecholaminspiegel (Abb. 4.2). Nach höheren Dosen (ab 200–300 mg Coffein) stellt sich Dysphorie ein mit Unruhe, Angst, Tremor, unter Umständen Übelkeit und Erbrechen. Noch höhere Dosen können Krämpfe auslösen.

Herz und Blutgefäße

Die Kreislauforgane werden durch Methylxanthine einerseits direkt beeinflußt, andererseits indirekt über das Zentralnervensystem. Direkt am **Herzen** wirken Methylxanthine **positiv inotrop und chronotrop**. Dazu kann Blockade der erwähnten kardialen A_1-Rezeptoren ebenso beitragen wie Hemmung der Phosphodiesterase.

Tabelle 4.3: Coffeinverbrauch in vier europäischen Ländern Mitte der 90er Jahre

Land	Gesamtverbrauch (mg pro Person pro Tag)	Coffein aus Kaffee (mg pro Person pro Tag)	Coffein aus Tee (mg pro Person pro Tag)
Deutschland	313	292	9
Österreich	300	276	8
Schweiz	288	275	11
Großbritannien	202	92	96

Nach B. Fredholm (Pharmacol. Rev. **51**, 83–133, 1999). 300 mg Coffein aus Kaffee entsprechen etwa drei Tassen.

Tabelle 4.4: Pharmakodynamik und Pharmakokinetik von Theophyllin und Coffein

	Dissoziationskonstante K_D[1] (µM) für		Konzentration[2] (µM) für		Plasmakonzentration (µM)	Orale Bioverfügbarkeit (%)	Plasma-Eiweißbindung (%)	Verteilungsvolumen (l/kg)	Eliminationshalbwertszeit (h)	
	A_1-Rezeptoren	A_{2A}-Rezeptoren	50 % Hemmung von Phosphodiesterasen	50 % intrazelluläre Ca^{2+}-Freisetzung					Frühgeborene	Erwachsene
Theophyllin	7	2	400	3000	28–83[3]	~100	56	0,5	30	8
Coffein	12	2	700	3000	10[4]	~100	36	0,7	50	5

Theobromin, generell weniger wirksam, wurde nicht berücksichtigt.
1 Werte für menschliche Rezeptoren (K. N. Klotz et al., Naunyn-Schmiedeberg's Arch. Pharmacol. **357**, 1–9, 1998; B. Fredholm, Pharmacol. Rev. **51**, 83–133, 199).
2 Näherungswerte. Die Konzentrationen unterscheiden sich an verschiedenen Phosphodiesterasen und an verschiedenen intrazellulären Ca^{2+}-Speichern.
3 = 5–15 µg/ml; bei der Asthmatherapie angestrebt.
4 = 1,9 µg/ml; nach 1 Tasse Kaffee erreicht (100 mg Coffein).

Auch in vivo wird die Herzfrequenz zumindest durch höhere Dosen gesteigert. Es können Arrhythmien auftreten. **Blutgefäße** werden in vivo **meist dilatiert**. Die **Arterien des Gehirns** dagegen werden **enggestellt**, vielleicht weil endogenes Adenosin über die erwähnten A_{2A}-Rezeptoren als Dilatator wirkt.

Bronchien

Theophyllin und Coffein bringen die glatte Muskulatur der Bronchien zur **Erschlaffung**. Adenosin wirkt beim Asthma über A_1-Rezeptoren (sowie G_i und Hemmung der Adenylylcyclase) bronchokonstriktorisch. Blockade dieser Bronchokonstriktions-vermittelnden A_1-Rezeptoren könnte also die bronchospasmolytische Wirkung der Methylxanthine erklären. Doch ist ein Beitrag der Phosphodiesterase-Hemmung nicht auszuschließen. Beide Mechanismen würden die Konzentration von cAMP erhöhen: Blockade der A_1-Rezeptoren durch Steigerung der cAMP-Synthese (Beseitigung der A_1-vermittelten Hemmung der Adenylylcyclase), Blockade der Phosphodiesterase durch Hemmung des cAMP-Abbaus. Zur therapeutischen Wirkung der Methylxanthine beim Asthma tragen auch eine Verminderung der Mediatorfreisetzung und eine Förderung des Cilienschlags bei.

Niere

Die **diuretische Wirkung** der Methylxanthine ist ein häufiges Erlebnis. Ursache ist erstens eine Dilatation der Vasa afferentia mit Erhöhung der glomerulären Filtrationsrate und zweitens eine Hemmung der tubulären Elektrolyt-Reabsorption (Näheres S. 549).

Magen

Theophyllin und Coffein steigern die **Magensäuresekretion**. Hemmung der Phosphodiesterase und ein Anstieg von cAMP in den Belegzellen ist ein möglicher Weg.

Toleranz und Abhängigkeit

Coffein besitzt Eigenschaften eines zu Mißbrauch führenden Stoffes: Toleranzentwicklung, psychische und körperliche Abhängigkeit mit Entzugssymptomen sowie Reinforcement = Bekräftigungswirkung, also die Bekräftigung künftiger Einnahme durch die bisherige Einnahme der Substanz. Für Theophyllin, in den Genußmitteln kaum enthalten, gibt es wenig Daten. Bei längerer Einnahme entwickelt sich **Toleranz**: Die Wirkung gleicher Dosen läßt nach. Zum Beispiel nehmen die angenehmen wie die dysphorischen Wirkungen und die Störung des Nachtschlafs durch Coffein nach einigen Tagen ab. Dasselbe gilt für die Diurese und die Erhöhung der Plasma-Catecholamine. Die Zahl der Adenosin-Rezeptoren ist dann vermehrt (Up-Regulation; s. S. 122). Bei längerer Einnahme von Coffein entwickelt sich **körperliche Abhängigkeit**. Die deutlichsten **Entzugssymptome** sind Kopfschmerzen, Müdigkeit und Schwierigkeit beim Arbeiten, z.B. durch verminderte Konzentration. Selbst nach täglich nur 100 mg stellen sich beim Entzug diese Symptome ein, mit einem Gipfel nach etwa 24 Stunden und Abklingen über einige Tage. Schließlich ist Coffein ein **Reinforcer**. Unter Doppelblind-Bedingungen ziehen Menschen Getränke oder Kapseln mit 50 bis 100 mg Coffein pro Dosis einem Placebo vor. **Coffein besitzt aber eine Eigenschaft anderer zu Mißbrauch füh-**

render Stoffe nicht: Angemessene Dosierung vorausgesetzt, schadet es dem Menschen selbst bei Dauergebrauch nicht. Große Dosen wirken zwar unerwünscht, wie oben geschildert; 5 bis 10 g können den Tod herbeiführen. Auch sollten Patienten mit Angststörungen, Schlaflosigkeit, Arrhythmien oder peptischen Ulcera Coffein mit Vorsicht einnehmen. Aber die irreversiblen Schäden, die man dem Coffein von Zeit zu Zeit nachgesagt hat, haben sich nicht bestätigt: Weder kardiovaskuläre Krankheiten noch intrauterine Schäden noch Malignome treten bei Dauereinnahme vermehrt auf.

4.4.4 Pharmakokinetik

Wichtige Werte sind in Tab. 4.3 aufgeführt. Die orale Bioverfügbarkeit ist nah an 100 %. Das Verteilungsvolumen entspricht etwa dem Gesamt-Körperwasser. Coffein ist lipophiler als Theophyllin und Theobromin und durchdringt schneller die Blut-Hirn-Schranke. Nur etwa 5 % werden renal unverändert ausgeschieden, 95 % werden metabolisiert, vor allem durch Hydroxylierung am C-Atom 8 (Abb. 4.9) und Demethylierung. Die Reaktionen werden durch Cytochrom-P_{450}-Enzyme katalysiert. Einige Metabolite sind wirksam. Beim Coffein ist der Hauptweg die Demethylierung zum 1,7-Dimethylxanthin; das katalysierende Enzym ist Cytochrom-P_{450} 1A2 (s. Abb. 1.33, S. 42); man kann durch Messung der Demethylierung die Aktivität von Cytochrom-P_{450} 1A2 bestimmen und dadurch z.B. nachweisen, daß aromatische Kohlenwasserstoffe wie Methylcholanthren das Enzym induzieren (s. S. 51). Auch für den Metabolismus von Theophyllin ist Cytochrom-P_{450} 1A2 das wichtigste Enzym. Die Eliminationshalbwertszeiten ändern sich im Laufe der Entwicklung: Sie sind sehr lang bei Frühgeborenen, am kürzesten bei Kleinkindern und dann wieder länger bei Erwachsenen (Tab. 4.4). Rauchen und Rifampicin verkürzen die Halbwertszeit durch Enzyminduktion, Cimetidin und Erythromycin verlängern sie durch Hemmung der Enzyme. Harnsäure entsteht bei der Metabolisierung nicht: Gichtkranke dürfen Kaffee trinken.

4.4.5 Anwendung

Für unser tägliches Leben am wichtigsten ist der Genuß von Coffein seiner zentral stimulierenden Wirkung wegen: Diese Wirkung macht Coffein zum meistgebrauchten Pharmakon überhaupt (s. S. 192). Zur Entwicklung von Toleranz und Abhängigkeit und zu möglichen Schäden wurde oben Stellung genommen.

Für die Therapie am wichtigsten ist die Anwendung von Theophyllin beim **Asthma** (s. S. 212).

Zahlreiche **Schmerzmittel-Kombinationspräparate** enthalten neben dem eigentlichen Analgetikum (z.B. Acetylsalicylsäure oder Codein; s. S. 262) Coffein. Manche Pharmakologen betrachten den Zusatz von Coffein als sinnvoll, die Wirkung der Analgetika verstärkend, andere lehnen ihn vielleicht etwas zu apodiktisch ab.

Die atemstimulierende Wirkung von Coffein oder Theophyllin nutzt man zur Vorbeugung gegen **Apnoeanfälle** von Frühgeborenen aus. Der Theophyllin-Plasmaspiegel sollte ähnlich wie beim Asthma (Tab. 4.4) 5 bis 15 µg/ml betragen, der Plasmaspiegel von Coffein 8 bis 20 µg/ml. Die Nebenwirkungen entsprechen denen des Theophyllins beim Asthma (s. S. 212).

4.5 α-Adrenozeptor-Antagonisten

α-Adrenozeptor-Antagonisten besitzen Affinität zu α-Adrenozeptoren, aber keine oder nur geringe intrinsische Aktivität. Analoges gilt für β-Adrenozeptor-Antagonisten und β-Adrenozeptoren. Die Stoffe hemmen deswegen die Wirkung von freigesetztem Noradrenalin oder Adrenalin (und von exogenen Agonisten). Man nennt sie zuweilen auch **Sympatholytika**. Analog zur Terminologie der Agonisten treffen aber die Begriffe **α-Adrenozeptor-Antagonisten** und **β-Adrenozeptor-Antagonisten** Angriffspunkt und Wirkungsweise genauer (vgl. „Parasympatholytika" S. 151). Jargon, doch der Kürze wegen brauchbar, sind die Ausdrücke α- und β-„Blocker".

Wie Antagonisten allgemein entfalten auch Adrenozeptor-Antagonisten eine Wirkung nur dann, wenn sie einen endogenen Agonisten, hier Noradrenalin oder Adrenalin, oder einen exogenen Agonisten verdrängen können. Ihre Wirkung hängt deshalb vom Sympathikustonus und von der Plasmakonzentration der Nebennierenmarkshormone ab. Ein Beispiel: im Stehen ist der Sympathikustonus höher als im Liegen (s. die Catecholamin-Plasmaspiegel in Abb. 4.2); darum senken α-Blokker den Blutdruck im Stehen stärker als im Liegen.

Ihre vorwiegende Affinität zu Adrenozeptoren schließt nicht aus, daß α- und β-Blocker auch mit anderen Rezeptoren reagieren. Zuweilen ist die Affinität zu zusätzlichen Rezeptoren therapeutisch wichtig. So wirken die Mutterkorn-Alkaloide außer auf α- auch auf Dopamin- und Serotonin-Rezeptoren; sie werden deshalb separat besprochen (S. 197). Urapidil blockiert α_1-Adrenozeptoren, aktiviert aber zusätzlich Serotonin-Rezeptoren ($5\text{-}HT_{1A}$; s.u.). Einige β-Adrenozeptor-Antagonisten blockieren zusätzlich Serotonin-Rezeptoren (u.a. $5\text{-}HT_{2B}$; s. S. 226).

4.5.1 Stoffe

α-Adrenozeptor-Antagonisten kommen in der Natur vor. Einige **Mutterkorn-Alkaloide** blockieren α-Adrenozeptoren, greifen aber darüber hinaus, wie eben bemerkt, an anderen Rezeptoren an (s. S. 197). Außerdem sind einige iridoide Indolalkaloide wie das **Yohimbin** α-Adrenozeptor-Antagonisten. Yohimbin ist Hauptalkaloid von *Pausinystalia yohimbe*, einer westafrikanischen Rubiacee.

Abb. 4.10 zeigt ausgewählte Substanzen. Eine Beziehung zur Struktur der Catecholamine ist nicht zu erkennen. **Phenoxybenzamin**, **Prazosin** und einige chemisch verwandte Chinazoline wie **Doxazosin**[1], ferner **Tamsulosin**[2] und **Urapidil** blockieren vorzugsweise α_1-, weniger α_2-Adrenozeptoren. **Phentolamin** und das verwandte **Tolazolin**[3] blockieren α_1- und α_2-Rezeptoren unselektiv. Yohimbin und mehr noch das ihm stereoisomere Alkaloid **Rauwolscin** sind α_2-selektive Antagonisten. Rauwolscin wird deswegen in der experimentellen Pharmakologie viel eingesetzt.

Eine Besonderheit des Phenoxybenzamins ist irreversible Blockade. Durch spontane Abspaltung des Chlors der β-Chlorethylamino-Gruppe entsteht im Körper das reaktive Carbenium-Kation $R{-}CH_2^+$, das den Rezeptor alkyliert. Der Mechanismus ist derselbe wie bei den alkylierenden Cytostatika, von denen die meisten ebenfalls die β-Chlorethylamino-Gruppe besitzen (s. S. 955).

[1] Cardular®
[2] Alna®
[3] Priscol®

4.5.2 Pharmakodynamik

Die typischen Wirkungen der α-Adrenozeptor-Antagonisten sind das Gegenteil der Agonist-Wirkungen an α-Rezeptoren (Tab. 4.2). Nur das Wichtige wird im folgenden besprochen.

Kreislauf

α-Adrenozeptor-Antagonisten verhindern die α-Rezeptor-vermittelte Kontraktion von **Blutgefäßen** (Tab. 4.2). Eine β_2-Adrenozeptor-vermittelte Vasodilatation bleibt natürlich unbeeinflußt. Sehr kennzeichnend ist die Wechselwirkung mit gemischten α-β_1-β_2-Agonisten wie Adrenalin. Sie ist in Abb. 4.11 B gezeigt. Ein α-Antagonist wie Phentolamin unterdrückt ausschließlich die α-Wirkung des Adrenalins. Die β-Wirkung bleibt übrig, und aus dem Wirkbild des Adrenalins wird so das Wirkbild des Isoprenalins (Abb. 4.5 oben): starke Senkung von totalem peripherem Widerstand und arteriellem Mitteldruck, starke Tachykardie. Wenn Adrenalin den arteriellen Mitteldruck vorher steigerte (Abb. 4.11 A), führt α-Blockade zur **Adrenalin-Umkehr**: Aus Blutdrucksteigerung wird Blutdrucksenkung (Abb. 4.11 B).

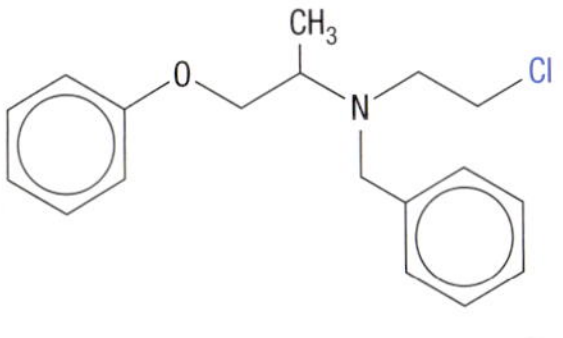

Phenoxybenzamin (Dibenzyran®): $\alpha_1 > \alpha_2$

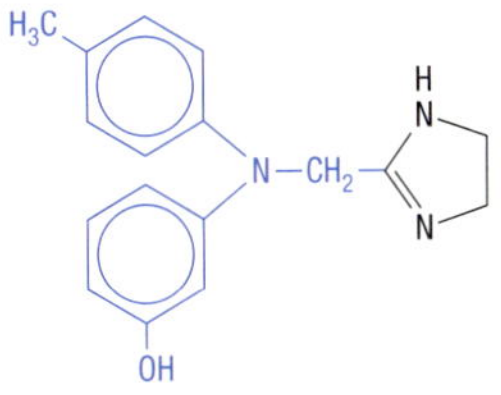

Phentolamin: $\alpha_1 = \alpha_2$

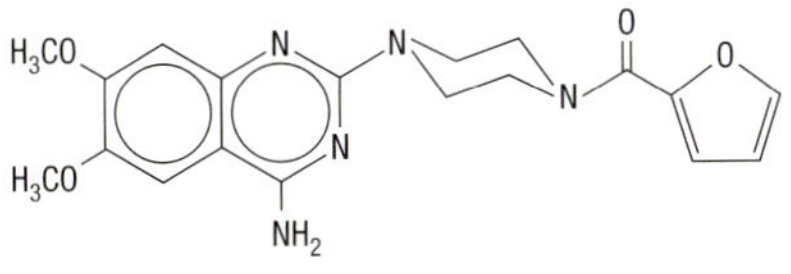

Prazosin (Minipress®): $\alpha_1 > \alpha_2$

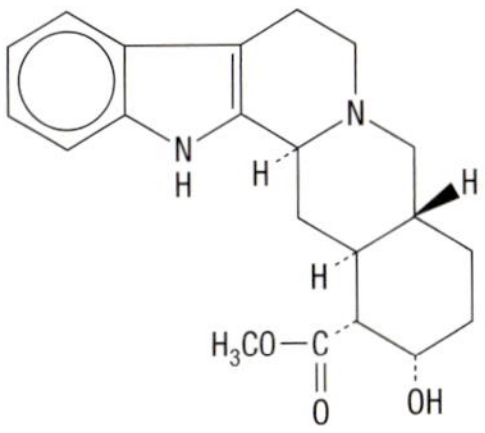

Yohimbin: $\alpha_2 > \alpha_1$

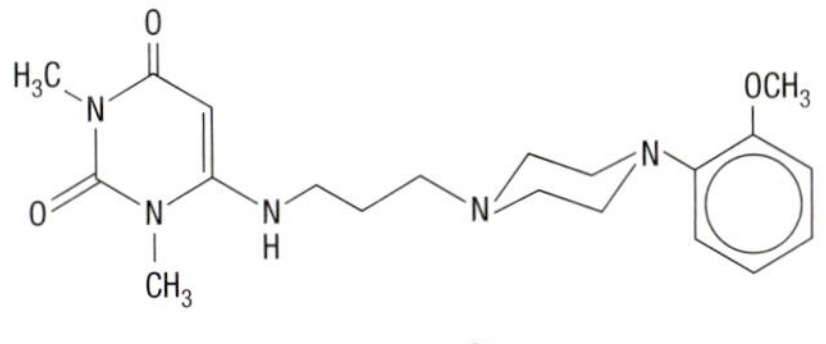

Urapidil (Ebrantil®): $\alpha_1 > \alpha_2$

Abb. 4.10 α-Adrenozeptor-Antagonisten. Bei jedem Stoff ist seine Subtyp-Selektivität angegeben. Blau beim Phenoxybenzamin das Cl-Atom, das für die irreversible Blockade durch diesen Stoff wichtig ist. Es wird bei der Bildung des reaktiven Carbenium-Kations abgespalten. Phentolamin ist ein Imidazolin-Derivat und damit den Imidazolin-Agonisten verwandt. Die Unterscheidung schwarz Imidazolin und blau Substituent erleichtert den Vergleich mit den Agonisten in Abb. 4.4.

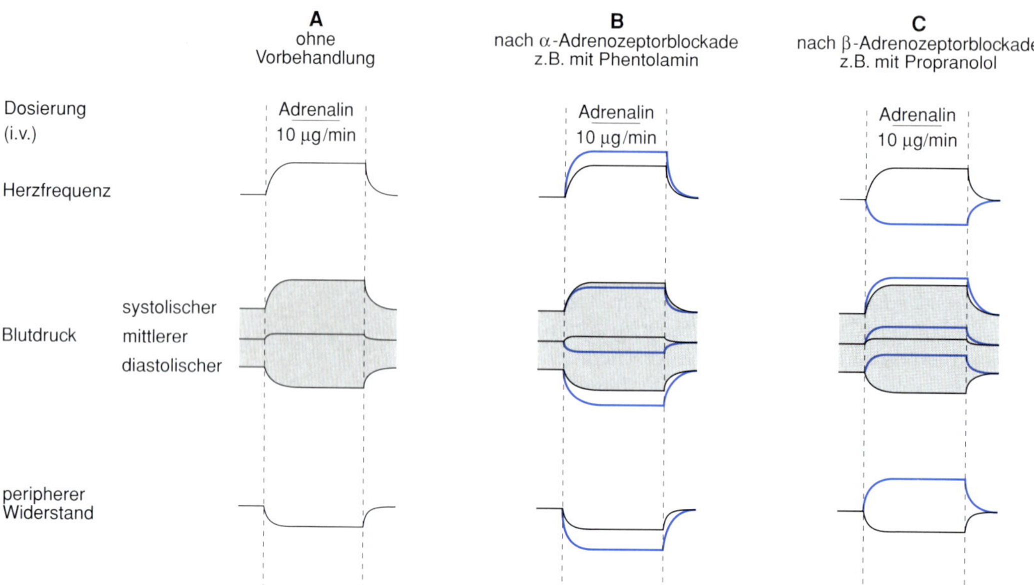

Abb. 4.11 Kreislaufwirkung einer intravenösen Infusion von Adrenalin allein (A sowie schwarz in B und C), **nach Vorbehandlung mit einem α-Adrenozeptor-Antagonisten** (blau in B) **und nach Vorbehandlung mit einem β-Adrenozeptor-Antagonisten** (blau in C). Adrenalin allein wirkt so, wie schon in Abb. 4.5 gezeigt. Besprechung im Text.

Hohe Dosen von Adrenalin steigern den arteriellen Druck viel stärker als in Abb. 4.11; die Umkehr nach α-Blockade ist dann entsprechend deutlicher. Die Adrenalin-Umkehr ist historisch wichtig: Sie wurde erstmals 1906 nach Behandlung mit einem Mutterkorn-Extrakt beobachtet (s. S. 197).

Folge der Blockade vaskulärer α-Adrenozeptoren ist **Vasodilatation** mit Verminderung des totalen peripheren Widerstandes und **Blutdrucksenkung**. Dadurch wird reflektorisch der Sympathikustonus gesteigert, und es kommt zu **Tachykardie** und **vermehrter Reninfreisetzung** (β-Adrenozeptor-Wirkungen; Tab. 4.2). Das Mehr an Renin kann zu Salz-Wasser-Retention führen.

Die reflektorischen Reaktionen sind besonders deutlich bei Stoffen wie Phentolamin, die neben α_1- gleich stark α_2-Adrenozeptoren blockieren. Sie blockieren die präsynaptischen α_2-Autorezeptoren an den postganglionär-sympathischen Nervenendigungen (Abb. 2.13). So steigt nicht nur die Aktionspotentialfrequenz im Sympathikus (Barorezeptor-Reflex), sondern auch die Transmitterfreisetzung pro Aktionspotential (Unterbrechung der präsynaptischen α_2-Autoinhibition). Bei hoch α_1-selektiven Antagonisten wie Prazosin und Urapidil bleibt dagegen die präsynaptische α_2-Autoinhibition intakt. Prazosin und Urapidil dämpfen darüber hinaus den Sympathikustonus zentral, Prazosin anscheinend durch Blockade cerebraler α_1-Adrenozeptoren (Tab. 4.2), Urapidil durch Aktivierung cerebraler Serotonin-, speziell 5-HT_{1A}-Rezeptoren (s. S. 223).

Weitere mögliche Folgen der Blockade vaskulärer α-Adrenozeptoren sind Schleimhautschwellung (verstopfte Nase) und orthostatische Störungen bis zum Bewußtseinsverlust.

Harnblase

α_1-Adrenozeptor-Antagonisten bewirken eine **Erschlaffung der glatten Muskulatur von Blasenhals, proximaler Urethra und Prostata** (Tab. 4.2). Der Blasenauslaßwiderstand sinkt.

Sexualverhalten

Extrakte aus *Pausinystalia yohimbe* wurden in Westafrika als „Aphrodisiakum" benutzt. Eine erektile Dysfunktion soll in der Tat gebessert werden. Bei männlichen Versuchstieren steigert Yohimbin das Sexualverhalten. Anscheinend ist daran eine Blockade zentralnervöser α_2-Adrenozeptoren beteiligt.

4.5.3 Pharmakokinetik

Über die Pharmakokinetik der älteren Substanzen Phenoxybenzamin, Phentolamin und Yohimbin ist wenig bekannt. Die α-Rezeptor-Blockade durch Phenoxybenzamin hält, wie nach der irreversiblen Reaktion zu erwarten, lange an.

Prazosin, Doxazosin und Urapidil unterliegen einem deutlichen first-pass-Effekt und werden überwiegend durch Metabolisierung eliminiert. Die Eliminationshalbwertszeit beträgt bei Prazosin und Urapidil etwa 3 Stunden, bei Doxazosin dagegen etwa 20 Stunden.

Tamsulosin ist nach oraler Gabe fast vollständig bioverfügbar und wird ebenfalls hauptsächlich durch Metabolisierung eliminiert, Halbwertszeit 12 Stunden.

4.5.4 Anwendung und Nebenwirkungen

Eine wichtige Indikation ist die **essentielle Hypertonie**, bei der Prazosin, Doxazosin und Urapidil zur Monotherapie oder zu Kombinationstherapien geeignet sind. Die Therapie ist andernorts zusammenfassend dargestellt (S. 502). Allerdings hat eine große klinische Studie Anfang 2000 wahrscheinlich gemacht, daß Doxazosin kardiovaskulären Komplikationen der Hypertonie weniger gut vorbeugt als andere Antihypertensiva, vor allem Diuretika. Das hat zu Skepsis gegenüber dem Wert der α_1-Blocker allgemein bei der Hypertonie geführt. Zur präoperativen Behandlung des **Phäochromocytoms** werden auch Phentolamin und Phenoxybenzamin verwendet (sowie β-Adrenozeptor-Antagonisten; s.u.).

Beim **Raynaud-Syndrom** kann der Vasospasmus durch α_1-Adrenozeptor-Antagonisten vermindert werden (s. S. 512).

Funktionelle Blasenentleerungsstörungen und vor allem die **benigne Prostatahyperplasie** sind häufig. An benigner Prostatahyperplasie leiden 20 % der 40- bis 65jährigen und 40 % der über 65jährigen Männer. α_1-Adrenozeptor-Antagonisten können ihrer Pharmakologie entsprechend (s.o. und Tab. 4.2) die Harnflußrate steigern und die Restharnmenge vermindern. Früher benutzte man Phenoxybenzamin oder Prazosin, heute vorwiegend Prazosinderivate oder das Tamsulosin. Tamsulosin verursacht weniger Blutdrucksenkung als die anderen α_1-Antagonisten. Es blockiert selektiv den α_{1A}-Untertyp (s. S. 177), doch ist nicht klar, ob das Fehlen deutlicher Kreislaufwirkungen dieser Selektivität zuzuschreiben ist. – Über einen ganz anderen Mechanismus wirkt Finasterid. Es hemmt die 5α-Reduktase, die Testosteron in seine Wirkform Dihydrotestosteron überführt (s. S. 692). Gabe über mehrere Monate reduziert das Volumen der Prostata, und die Harnflußrate steigt.

Wichtige **Nebenwirkungen** sind, wie abgeleitet, orthostatischer Blutdruckfall, Tachykardie und Schleimhautschwellung mit verstopfter Nase.

4.6 Exkurs: Mutterkornalkaloide

4.6.1 Geschichte und Stoffe

Der Mutterkornpilz *Claviceps purpurea* parasitiert in den Fruchtknoten von Gramineen, vor allem Roggen. Das Mutterkorn, *Secale cornutum*, ist das nach Aufzehren des Fruchtknotengewebes holzartig verhärtete Pilzmycel (Sclerotium), das aus den Roggenähren schwarzviolett hervorragt (Abb. 4.12). Den englischen und französischen Namen verdankt es der Ähnlichkeit mit einem Hahnensporn, französisch „ergot".

Das Mutterkorn ist in Wissenschafts- und allgemeiner Kulturgeschichte gleichermaßen berühmt. Seit dem Mittelalter und bis ins 20. Jahrhundert sind immer wieder Epidemien durch den Verzehr von mutterkornhaltigem Getreide aufgetreten. Hauptsymptom war eine Gangrän der Extremitäten (Ergotismus gangraenosus) mit brennenden Schmerzen (Ignis sacer). Eine zweite Form chronischer Mutterkornvergiftung ging mit motorischen Störungen einher, die als Krampfanfälle, besser vielleicht als Hyperkinesen gedeutet werden (Ergotismus convulsivus). Den Mechanismus des Ergotismus gangraenosus kann man heute als langdauernde Vasokonstriktion mit Ischämie identifizieren, der Entstehungsmechanismus des Ergotismus convulsivus ist unklar. Die Ätiologie – Vergiftung mit Mutterkorn – erkannte ein französischer Arzt im 17. Jahrhundert; um sicher zu gehen, stellte er Tierversuche an: „...il en fit donner à plusieurs animaux de sa basse-cour qui en moururent." 1906 publizierte H. H. Dale sein Experiment, in dem ein Secale-Extrakt die blutdrucksteigernde Wirkung von Adrenalin in eine Blutdrucksenkung verwandelte (J. Physiol. **34**, 163–206, 1906): die Adrenalin-Umkehr, die man rückblickend mit Blockade nur der α-, nicht aber der β-Adrenozeptoren durch Mutterkorn-Bestandteile erklärt (s. Abb. 4.11 B). Um die weitere Erforschung der Mutterkornalkaloide haben sich vor allem Wissenschaftler der Firma Sandoz, Basel, verdient gemacht.

Der Ergotismuskranken nahmen sich in vergangenen Zeiten besonders die Hospitaliter vom hl. Antonius an. Der Orden ist nach Antonios dem Einsiedler benannt, der von 250 bis 355 in Ägypten lebte. Auf seinem Höhepunkt besaß der Orden in Europa 369 Hospitäler. Zahlreiche Darstellungen zeigen den Heiligen, besonders wie er von Teufeln geplagt wird, etwa auf dem Isenheimer Altar, oder wie sich Kranke mit Ignis sacer, dem „Antoniusfeuer", an ihn wenden, ihre brennenden Arme zu ihm hebend.

Die typischen Mutterkornalkaloide sind Derivate der **Lysergsäure** (Abb. 4.12). Lysergsäure selbst ist pharmakologisch unwirksam. Bei den wirksamen Derivaten ist die Carboxyl-OH-Gruppe entweder durch ein einfaches Amin ersetzt (**Amidalkaloide**, nämlich **Ergometrin, Methylergometrin, Methysergid, Lysergsäurediethylamid = LSD** und **Cabergolin** in Abb. 4.12) oder durch ein cyclisches Tripeptid (**Peptidalkaloide**, nämlich **Dihydroergotoxin, Dihydroergotamin, Ergotamin** und **Bromocriptin** in Abb. 4.12). Von den Stoffen der Abb. 4.12 kommen Ergotamin und Ergometrin im Mutterkorn vor, die anderen sind halbsynthetische Produkte.

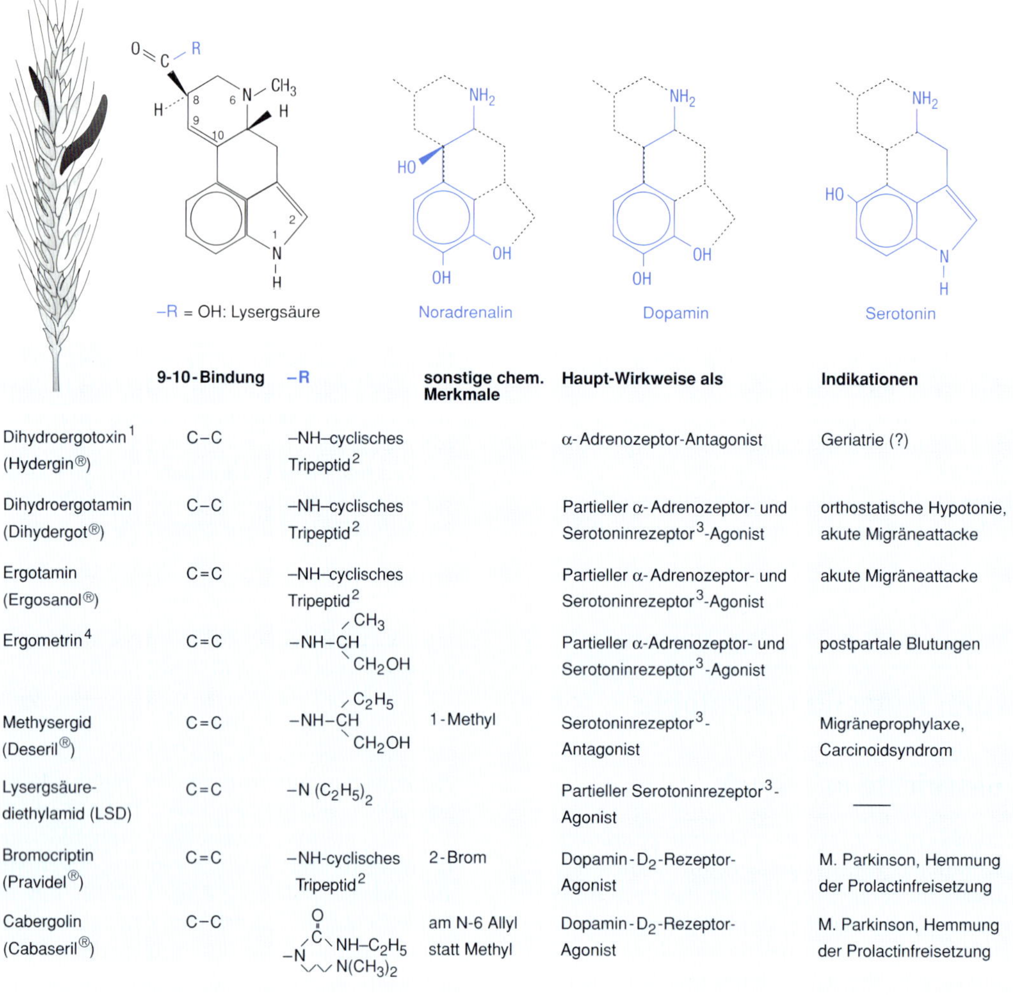

	9-10-Bindung	–R	sonstige chem. Merkmale	Haupt-Wirkweise als	Indikationen
Dihydroergotoxin[1] (Hydergin®)	C–C	–NH–cyclisches Tripeptid[2]		α-Adrenozeptor-Antagonist	Geriatrie (?)
Dihydroergotamin (Dihydergot®)	C–C	–NH–cyclisches Tripeptid[2]		Partieller α-Adrenozeptor- und Serotoninrezeptor[3]-Agonist	orthostatische Hypotonie, akute Migräneattacke
Ergotamin (Ergosanol®)	C=C	–NH–cyclisches Tripeptid[2]		Partieller α-Adrenozeptor- und Serotoninrezeptor[3]-Agonist	akute Migräneattacke
Ergometrin[4]	C=C	$-NH-CH(CH_3)(CH_2OH)$		Partieller α-Adrenozeptor- und Serotoninrezeptor[3]-Agonist	postpartale Blutungen
Methysergid (Deseril®)	C=C	$-NH-CH(C_2H_5)(CH_2OH)$	1-Methyl	Serotoninrezeptor[3]-Antagonist	Migräneprophylaxe, Carcinoidsyndrom
Lysergsäure-diethylamid (LSD)	C=C	$-N(C_2H_5)_2$		Partieller Serotoninrezeptor[3]-Agonist	——
Bromocriptin (Pravidel®)	C=C	–NH-cyclisches Tripeptid[2]	2-Brom	Dopamin-D_2-Rezeptor-Agonist	M. Parkinson, Hemmung der Prolactinfreisetzung
Cabergolin (Cabaseril®)	C–C	$-N(C(=O)NH-C_2H_5)$∿$N(CH_3)_2$	am N-6 Allyl statt Methyl	Dopamin-D_2-Rezeptor-Agonist	M. Parkinson, Hemmung der Prolactinfreisetzung

Abb. 4.12 Chemie und Pharmakologie der Mutterkornalkaloide und ihrer halbsynthetischen Derivate; Verwandtschaft mit Noradrenalin, Dopamin und Serotonin. Die Stoffe sind in der Reihenfolge α-Adrenozeptor-, Serotoninrezeptor-, Dopaminrezeptor-Liganden und außerdem in der Reihenfolge steigender intrinsischer Aktivität aufgeführt.

1 Dihydroergotoxin ist ein Gemisch von Dihydroergocornin, Dihydroergocristin, Dihydro-α-ergocryptin und Dihydro-β-ergocryptin im Verhältnis 3 : 3 : 2 : 1.

2 In der Struktur des cyclischen Tripeptids unterscheiden sich die einzelnen Alkaloide und Alkaloidderivate.

3 Genaueres S. 131, 223, 225.

4 Methylergometrin (Methergin®) unterscheidet sich von Ergometrin durch den Rest $-R = -NH-CH(C_2H_5)(CH_2OH)$

4.6.2 Pharmakodynamik, Anwendung und Nebenwirkungen

Im Molekül der Lysergsäure stecken die Strukturen von Noradrenalin, Dopamin und Serotonin (Abb. 4.12). Das macht verständlich, warum die Secale-Alkaloide mit Rezeptoren für alle drei Transmitter reagieren können. Zudem können sie als Antagonisten (ohne intrinsische Aktivität), als partielle Agonisten (mit niedriger intrinsischer Aktivität) und als Agonisten (mit hoher intrinsischer Aktivität) wirken. So ist ihre Pharmakodynamik komplex. Im folgenden werden die einzelnen Substanzen nach ihren Hauptwirkweisen und -indikationen charakterisiert. Abb. 4.12 bietet einen Überblick.

Dihydroergotoxin ist ein Stoffgemisch (Abb. 4.12), das im wesentlichen α-Adrenozeptoren blockiert. Dihydroergotoxin gehört zu den Präparaten, die man bei „Hirnleistungsstörungen im Alter" versucht, ohne rechte rationale Basis (s. S. 379).

Dihydroergotamin, Ergotamin, Ergometrin und **Methylergometrin** sind partielle Agonisten an α-Adrenozeptoren sowie an manchen Serotonin-Rezeptoren. Die schwache (partiell agonistische) Aktivierung dieser Rezeptoren führt

- beim Dihydroergotamin vor allem zur Konstriktion von **Kapazitätsgefäßen**; Dihydroergotamin wird deswegen bei orthostatischer Hypotonie verwendet (s. S. 509); es besitzt aber darüber hinaus die Wirkungen des Ergotamins und wird wie dieses bei der Migräne benutzt (s. S. 226);
- beim Ergotamin vor allem zur Konstriktion von **Arterien im Kopfbereich**; außerdem hemmt Ergotamin möglicherweise durch Aktivierung von 5-HT_{1D}-Rezeptoren die Freisetzung von Neuropeptiden aus den peripheren Endigungen nozizeptiver Neurone und damit eine neurogene Entzündung; beide Mechanismen begründen seine Wirkung bei akuten Migräneattacken (s. S. 226);
- bei Ergometrin und Methylergometrin vor allem zur Kontraktion des **Uterus**; Ergometrin und Methylergometrin werden in der Geburtshilfe benutzt; sie dürfen erst nach dem Durchtritt des kindlichen Kopfes gegeben werden; sie vermindern dann Uterusblutungen und fördern die Involution des Uterus im Wochenbett; Alternativen sind Oxytocin (s. S. 684) und die Prostaglandine E_2 und $F_{2\alpha}$ (s. S. 389).

Methysergid ist im wesentlichen ein Antagonist an Serotonin-Rezeptoren, u.a. an 5-HT_{2B}-Rezeptoren (s. S. 225). Es ist ein Migräne-Prophylaktikum (s. S. 226) und kann außerdem beim Carcinoid, einem serotoninproduzierenden Tumor, manche Symptome der Serotoninfreisetzung unterdrücken.

LSD, das berühmte Halluzinogen, besitzt Affinität zu fast allen Serotonin-Rezeptoren. Zur Entstehung von Halluzinationen soll der partielle Agonismus an 5-HT_{2A}-Rezeptoren beitragen (s. S. 368).

Bromocriptin und **Cabergolin** sind im wesentlichen Agonisten an D_2-Rezeptoren. Die Wirkung wird bei der Therapie der Parkinson-Krankheit (s. S. 330) und zur Hemmung der Sekretion von Prolactin aus dem Hypophysenvorderlappen benutzt, z.B. bei prolactinbedingten Fertilitätsstörungen oder bei Mastitis puerperalis (s. S. 677). Sie sind heute therapeutisch die wichtigsten Secale-Derivate.

Einige **unerwünschte Wirkungen** sind den Mutterkornalkaloiden **gemeinsam**. Durch Aktivierung von Dopaminrezeptoren in der Area postrema können Übelkeit und Erbrechen entstehen. Je höher die intrinsische Aktivität an α-Adrenozeptoren und Serotonin-Rezeptoren, um so größer ist die Gefahr der langdauernden Vasokonstriktion, der Ischämie und am Ende unter Umständen einer Gangrän – die Gefahr einer iatrogenen Wiederholung der früheren Epidemien. Solche Mutterkornalkaloide sind deshalb bei ischämischen Gefäßerkrankungen kontraindiziert. Bei längerer Gabe von Methysergid können sich Endokard, perivaskuläres, peribronchiales und retroperitoneales Gewebe fibrotisch verändern mit schweren Funktionsstörungen.

4.6.3 Pharmakokinetik

Die Amidalkaloide wie Ergometrin werden nach oraler Gabe mit hoher Bioverfügbarkeit aufgenommen. Die orale Bioverfügbarkeit der Peptidalkaloide dagegen ist sehr gering, 5 % oder weniger, vor allem wegen first-pass-Abbau. Die Elimination geschieht überwiegend durch Biotransformation. Dabei können aktive Metaboliten entstehen. Das ist z.B. beim Dihydroergotamin nachgewiesen. Dank der aktiven Metaboliten sind auch Stoffe mit sehr geringer oraler Bioverfügbarkeit nach Einnahme per os wirksam. Besonders hoch ist mit 65 Stunden die Eliminations-Halbwertszeit von Cabergolin.

4.7 β-Adrenozeptor-Antagonisten

Allgemeines zu Nomenklatur, Wirkungsbedingungen und Spezifität wurde in der Einleitung des Abschnitts über α-Adrenozeptor-Antagonisten gesagt (S. 181).

4.7.1 Stoffe

Für β-Adrenozeptor-Antagonisten gibt es in der Natur keine Vorbilder. Der erste wurde 1958 beschrieben: das Dichlorisoprenalin, bei dem die beiden phenolischen OH-Gruppen des Isoprenalins durch Cl ersetzt sind (Abb. 4.13). Dichlorisoprenalin ist ein partieller Agonist mit recht hoher intrinsischer Aktivität und wurde nicht therapeutisch verwendet. Der älteste klinisch gebrauchte, und zwar sehr viel gebrauchte β-Blocker ist das **Propranolol**, 1964 nach systematischer Suche von J. W. Black und seinen Mitarbeitern, Imperial Chemical Industries in England, eingeführt.

Anders als die α-Antagonisten ähneln die β-Adrenozeptor-Antagonisten in ihrer Struktur den Catecholaminen, speziell dem Isoprenalin (Abb. 4.13). Wie bei den Agonisten macht ein großer Substituent am Stickstoff die Antagonisten so β-Rezeptor-selektiv, daß sie auf α-Adrenozeptoren praktisch nicht mehr wirken (Ausnahme s. u.). Meist ist der N-Substituent eine Isopropylgruppe, wie beim Isoprenalin (Abb. 4.13).

Im Jahr 2000 waren in Deutschland 26 β-Adrenozeptor-Antagonisten im Handel. Dies Kapitel trifft eine Auswahl. Man unterscheidet zwei chemische Gruppen (Abb. 4.13). Eine leitet sich vom **Phenylethanolamin** ab, das auch das Grundgerüst der Catecholamine ist. Dazu gehören das Dichlorisoprenalin und das **Sotalol**. Die größere Gruppe leitet sich vom **Phenoxypropanolamin** ab. Hier ist in die Seitenkette eine $-O-CH_2-$-Brücke eingeschoben, ein Kunstgriff, der den Molekülen hohe β-Adrenozeptor-Affinität verleiht. Zu den Phenoxypropanolaminen gehören Propranolol, **Timolol**, **Pindolol** und **Atenolol** (Abb. 4.13) sowie (nicht in Abb. 4.13) **Acebutolol**, **Metoprolol** und **Bisoprolol**. Die Formel des Timolols zeigt, daß der Benzolring ersetzt werden kann, ohne daß die Wirksamkeit verlorengeht. **Carvedilol**[1] ist ein Phenoxypropanolamin-Abkömmling, in dessen Molekül zusätzlich eine α_1-Adrenozeptor-blockierende Komponente eingebaut wurde; seine Affinität zu β-Adrenozeptoren ist aber etwa zehnfach höher als zu α_1-Adrenozeptoren.

4.7.2 Pharmakodynamik

Die **Gemeinsamkeiten** der β-Adrenozeptor-Antagonisten sind viel **größer als** die **Unterschiede**. Drei nennenswerte pharmakodynamische Unterschiede sind unterschiedliche Selektivität für den β_1- und β_2-Typ, unterschiedliche intrinsische Aktivität und unterschiedliche „membranstabilisierende Wirkung" (Abb. 4.13).

- **Subtyp-Selektivität**: Wie in Abb. 4.13 aufgeführt, blockieren Sotalol, Propranolol, Timolol und Pindolol β_1- und β_2-Rezeptoren unselektiv, während Atenolol β_1-selektiv ist. β_1-selektiv sind auch Acebutolol, Metoprolol und Bisoprolol (Abb. 4.14). β_1-selektive Antagonisten sparen in entsprechender (niedriger) Dosierung die vasodilatierenden, bronchodilatierenden und Glycogenolyse-vermittelnden β_2-Rezeptoren aus. Dadurch sollte es weniger leicht zu Vasokonstriktion, Bronchokonstriktion und (bei Insulin- oder Sulfonylharnstoff-behandelten Diabetikern) zu Hypoglykämie kommen. Der Vorteil darf aber nicht überbewertet werden. Zum Beispiel sind alle β-Adrenozeptor-Antagonisten, auch die β_1-selektiven, bei Asthma und chronischer obstruktiver Bronchitis kontraindiziert. Immerhin kann Bronchokonstriktion unter Behandlung mit einem β_1-selektiven Antagonisten (z.B. Bisoprolol) leichter durch einen β_2-Agonisten durchbrochen werden als Bronchokonstriktion unter Behandlung mit einem unselektiven Antagonisten (z.B. Propranolol).
- **Intrinsische Aktivität:** Die meisten β-Blocker sind reine Antagonisten ohne intrinsische Aktivität. Pindolol aber besitzt eine gewisse intrinsische sympathomimetische Aktivität (zuweilen „ISA" abgekürzt), ist also ein partieller Agonist (Abb. 4.13). Dasselbe gilt für Acebutolol (Abb. 4.14). Bei einem partiellen β-Rezeptor-Agonisten sollte das Ausmaß aller antagonistischen Wirkungen geringer sein als bei einem reinen Antagonisten. Zum Beispiel sollte die Frequenz und Kontraktionskraft des Herzens weniger sinken. Auch dies ist aber klinisch wenig relevant.
- „**Membranstabilisierung**": Hinter dem Wort verbirgt sich im wesentlichen die Blockade von spannungsabhängigen Na^+- und Ca^{2+}-Kanälen. Zu solcher Blockade kommt es aber erst bei hohen, toxischen Konzentrationen mancher β-Adrenozeptor-Antagonisten.

Einige wichtige Wirkungen werden im folgenden näher besprochen.

Herz

β-Adrenozeptor-Antagonisten verhindern β-Rezeptor-vermittelte Agonist-Wirkungen auf das Herz. Abb. 4.7 zeigt den Antagonismus von Propranolol gegen die positiv chronotrope Wirkung von Noradrenalin an einem isolierten Herzen. Bei einem solchen Präparat ändert Propranolol, allein gegeben, die Frequenz nicht (Abb. 4.7): Die durchtrennten sympathischen Nerven bleiben (außer bei elektrischer Reizung) unerregt und setzen kein Noradrenalin frei, und mangels eines Agonisten kann keine antagonistische Wirkung in Erscheinung treten (s. S. 194). Anders bei natürlichem Sympathikustonus: In vivo wirken β-Adrenozeptor-Antagonisten spiegelbildlich zu den Agonisten **negativ chronotrop, dromotrop, inotrop und lusitrop** und **Automatie-unterdrückend**. Die Wirkungen sind besonders bei hohem Sympathikustonus deutlich. Wenn der Sympathikus durch β-Adrenozeptor-Blockade ausgeschaltet ist, bleibt dem Herzen zu einer Anpassung des Herzzeitvolumens an erhöhten Bedarf nur der Frank-Starling-Mechanismus (s. S. 450).

Aus diesen Herzwirkungen folgt Erwünschtes und Unerwünschtes. Die negativ dromotrope Wirkung ist erwünscht bei Tachyarrhythmien; sie setzt z.B. bei Vorhofflimmern die Kammerfrequenz herab. Die negativ inotrope und chronotrope Wirkung vermindert mit der Senkung von Frequenz und Kontraktilität den O_2-Verbrauch des Herzens und ist deshalb erwünscht bei der Intervallbehandlung der Angina pectoris. Die negativ dromotrope Wirkung kann aber andererseits einen vorbestehenden AV-Block verstärken. Die Senkung der Kontraktilität kann eine vorbestehende Herzmuskelinsuffizienz verschlimmern. Auch beim Herzgesunden sinkt die maximale körperliche Leistungsfähigkeit, etwa im Sport; dazu trägt neben der Ausschaltung des Herz-Sympathikus auch die Blockade der β_2-Adrenozeptor-vermittelten Glycogenolyse und vielleicht Lipolyse bei (s.u.).

Kreislauf

β-Adrenozeptor-Antagonisten verhindern die β-, vor allem β_2-Adrenozeptor-vermittelte Dilatation von **Blutgefäßen** (Tab. 4.2). Eine α-Adrenozeptor-vermittelte Kontraktion bleibt unbeeinflußt. Verminderte Gewebedurchblutung kann die Folge sein, vom Patienten bemerkt als Kälte von Händen und Füßen; Durchblutungsstörungen wie ein Raynaud-Syndrom können sich verschlechtern.

Sehr kennzeichnend ist bei den β-Adrenozeptor-Antagonisten wie bei den α-Antagonisten die Wechselwirkung mit dem gemischten α-β_1-β_2-Agonisten Adrenalin (Abb. 4.11 C). Ein β-Antagonist wie Propranolol unterdrückt ausschließlich die β-Wirkung des Adrenalins.

[1] Dilatrend®

	Selektivität	Intrinsische Aktivität	„Membranstabilisierung“
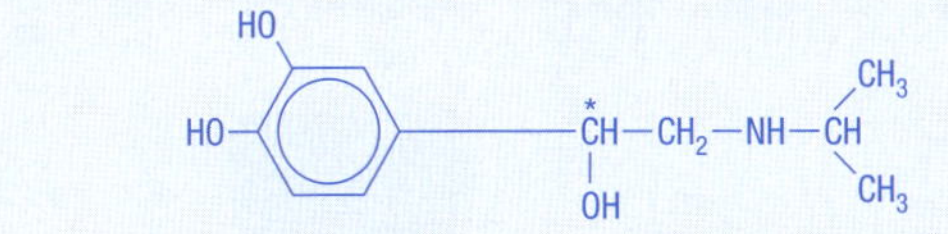 Isoprenalin	$\beta_1 = \beta_2$	+++++	
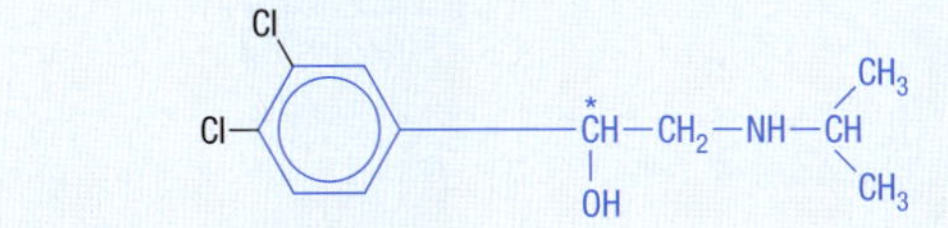 Dichlorisoprenalin	$\beta_1 = \beta_2$	+++	
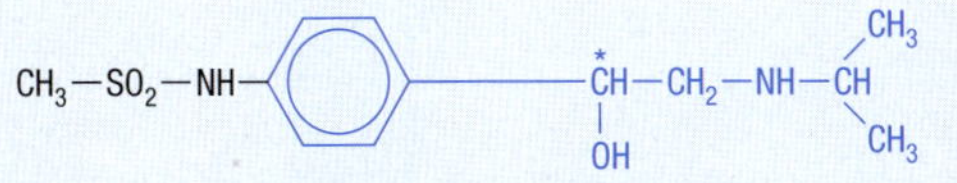 Sotalol	$\beta_1 = \beta_2$	0	0
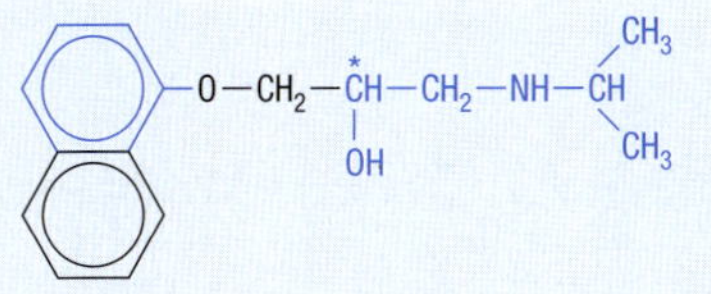 Propranolol	$\beta_1 = \beta_2$	0	++
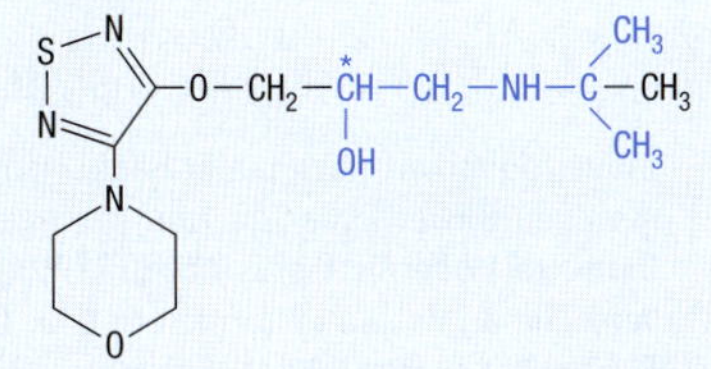 Timolol	$\beta_1 = \beta_2$	0	(+)
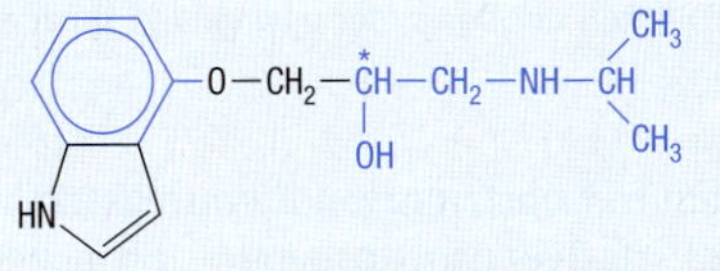 Pindolol	$\beta_1 = \beta_2$	++	(+)
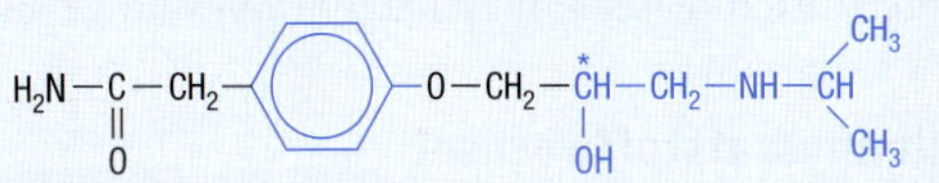 Atenolol	$\beta_1 > \beta_2$	0	0

Abb. 4.13 Struktur und Pharmakodynamik von β-Adrenozeptor-Antagonisten. Oben als Ausgangsstoff der volle Agonist Isoprenalin. Darunter die Antagonisten, **blau** das vom Isoprenalin Gebliebene. Der Verlust der beiden phenolischen OH-Gruppen des Isoprenalins führt zu Verlust oder weitgehendem Verlust der intrinsischen Aktivität. Von oben nach unten die beiden **Phenylethanolamin-Derivate** Dichlorisoprenalin und Sotalol, dann die vier **Phenoxypropanolamin-Derivate** Propranolol, Timolol, Pindolol und Atenolol.

* Chiralitätszentren. Auf β-Adrenozeptoren wirken die optischen Antipoden verschieden stark: Bei den Phenylethanolaminen sind die R-, bei den Phenoxypropanolaminen die S-Enantiomeren die wirksameren. Bei der „Membranstabilisierung“ (Blockade von Ionenkanälen) dagegen wirken die Enantiomeren gleich stark.

Die α-Wirkung bleibt übrig, und aus dem Wirkbild des Adrenalins wird so das Wirkbild des Noradrenalins (Abb. 4.5): Steigerung von totalem peripherem Widerstand, systolischem und diastolischem Blutdruck und reflektorische Bradykardie.

β-Blocker sind wichtige **Antihypertensiva**. Wie sie den Blutdruck senken, ist bis heute nicht ganz klar. Mögliche Komponenten sind:

– Eine **Abnahme des Herzzeitvolumens** dank der Senkung von Herzfrequenz und -kontraktilität. Dieser Mechanismus allein, sicher wichtig, reicht jedoch zur Erklärung nicht aus. Das Herzzeitvolumen sinkt nämlich gleich nach der Applikation. Der Blutdruck dagegen ändert sich zunächst kaum, weil der Sympathikustonus reflektorisch steigt und damit der totale periphere Widerstand zunimmt. Bei Gabe über ei-

Substanz	Pharmakodynamik[1]	Octanol-Wasser Verteilungskoeffizient, pH 7,4[2]	Bioverfügbarkeit (%)[3]	Verteilungsvolumen (l/kg)	Konzentrationsverhältnis Gehirn/Plasma[4]	Renal unverändert ausgeschieden (%)[5]	Eliminationshalbwertszeit (h)
Atenolol (Tenormin®)	$\beta_1 > \beta_2$	0,02	50: GR	0,8	< 0,1	88	6
Sotalol (Sotalex®)	$\beta_1 = \beta_2$	0,04	95	2,0		85	10
Acebutolol (Neptal®)	$\beta_1 > \beta_2$, PA	0,7	40: FP	1,1		20	3
Pindolol (Visken®)	$\beta_1 = \beta_2$, PA	0,8	90	2,0		50	4
Metoprolol (Beloc®)	$\beta_1 > \beta_2$	1	40: FP	5,0	8	5	4
Timolol (Chibro–Timoptol®)	$\beta_1 = \beta_2$	1,2	60: FP	2,2		15	3
Bisoprolol (Concor®)	$\beta_1 > \beta_2$	5	90	3,2	2	50	10
Propranolol (Dociton®)	$\beta_1 = \beta_2$	20	35: FP	4	45	0	4

Abb. 4.14 Pharmakodynamik und Pharmakokinetik von β-Adrenozeptor-Antagonisten.

1 β_1-β_2-Selektivität und partieller Agonismus (PA).

2 Die Stoffe sind nach zunehmender Lipophilie gereiht (Wood and Robinson, J. Pharm. Pharmacol. **33**, 172–173 [1981]; Leopold, J. Cardiovasc. Pharmacol. **8**, Suppl. 11, S16–S20 [1986].)

3 Bioverfügbarkeit nach oraler Gabe; Hauptursache einer geringen Bioverfügbarkeit kann geringe Resorption aus dem Darm (GR) oder first-pass-Abbau (FP) sein.

4 Versuche an Ratten (Bühring et al., J. Cardiovasc. Pharmacol. **8**, Suppl. 11, S21–S28 [1986].)

5 Anteil der Dosis, der unverändert renal ausgeschieden wird.

nige Wochen ändert sich das Bild: Das Herzzeitvolumen bleibt erniedrigt, der periphere Widerstand aber kehrt allmählich zum Ausgangswert zurück, und erst damit nimmt der arterielle Druck ab.

- Eine Empfindlichkeitszunahme, ein **Resetting der Barorezeptoren**, so daß sie bei gegebenem Druck frequenter feuern. Die Empfindlichkeitszunahme könnte für das allmähliche Sinken des peripheren Widerstandes verantwortlich sein.
- Eine **Verminderung der** β_1-vermittelten **Reninsekretion** aus der Niere (s. Tab. 4.2).
- Eine Verminderung der Freisetzung von Noradrenalin aus den postganglionär-sympathischen Neuronen durch **Blockade der präsynaptischen, freisetzungssteigernden** β_2**-Adrenozeptoren** (Tab. 4.2).
- Eine **Senkung der Aktionspotentialfrequenz im Sympathikus über Wirkorte im Zentralnervensystem.**

Vermutlich tragen außer der Senkung des Herzzeitvolumens mehrere weitere Komponenten zur Blutdrucksenkung bei.

Bronchien

Bei Gesunden ändern β-Adrenozeptor-Antagonisten den Tonus der Bronchialmuskulatur kaum. Bei Patienten mit obstruktiven Atemwegserkrankungen aber kann es zu lebensbedrohender Bronchokonstriktion kommen. Auch β_1-selektive Antagonisten sind gefährlich.

Kohlenhydratstoffwechsel

β-Blocker hemmen die β_2-Adrenozeptor-vermittelte glycogenolytische Wirkung der Catecholamine, besonders des Adrenalins, in Skelettmuskulatur und Leber. Damit ist weniger Glucose für die Energiegewinnung verfügbar, und das schränkt – neben der Sympathikusblockade im Herzen – die maximale körperliche Belastbarkeit ein (s.o.). β-Adrenozeptor-Antagonisten können eine durch Insulin ausgelöste Hypoglykämie verstärken. Zudem unterdrücken sie manche den Diabetikern bekannte Symptome der Hypoglykämie wie Tachykardie und Tremor; das Schwitzen wird dagegen verstärkt.

4.7.3 Pharmakokinetik

In Abb. 4.14 sind die β-Adrenozeptor-Antagonisten nach zunehmender Lipophilie, also abnehmender Polarität geordnet. Am wenigsten lipophil, also am polarsten, ist Atenolol, am lipophilsten ist Propranolol. **Ein Teil der Pharmakokinetik der β-Blocker**, allerdings nur ein Teil, **wird aus dem Grad ihrer Lipophilie verständlich.** So liegt bei vielen β-Blockern die Bioverfügbarkeit nach oraler Gabe deutlich unter 100 %, und dafür ist typischerweise bei polaren Substanzen eine geringe Resorption aus dem Darm verantwortlich (Atenolol in Abb. 4.14), bei lipophilen Substanzen dagegen ein first-pass-Abbau in der Leber (Propranolol in Abb. 4.14). Annähernd mit der Lipophilie steigt das Verteilungsvolumen, vermutlich weil sich die lipophilen Stoffe in lipidreichen Kompartimenten des Körpers anreichern. Die lipophoben Substanzen wie Atenolol passieren kaum die Blut-Hirn-Schranke, die lipophilen wie Propranolol dagegen gut. Die lipophoben Stoffe werden überwiegend unverändert renal ausgeschieden (Atenolol und Sotalol), und bei Niereninsuffizienz, nicht aber bei Leberinsuffizienz ist mit Verzögerung ihrer Elimination zu rechnen. Die lipophilen Stoffe werden überwiegend metabolisiert (Propranolol praktisch komplett), und mit einer Verzögerung ihrer Elimination ist nicht bei Nieren-, sondern bei Leberinsuffizienz zu rechnen.

4.7.4 Anwendung und Nebenwirkungen

β-Adrenozeptor-Antagonisten sind wichtiger für die Therapie als α-Antagonisten – daher auch ihre große Zahl. Die meisten Indikationen werden an anderer Stelle ausführlich besprochen.

Herz

Die β-Blocker sind die wichtigsten **Antiarrhythmika.** Sie bilden die Klasse II-Antiarrhythmika (s. S. 444). Sotalol wirkt zusätzlich als Klasse III-Antiarrhythmikum: Es verzögert den repolarisierenden K^+-Ausstrom (s. S. 445).

Dank der Senkung des myokardialen O_2-Bedarfs sind β-Adrenozeptoren-Antagonisten wichtige **antianginöse Medikamente** (s. S. 475). Die antiarrhythmische und die O_2-sparende Wirkung tragen dazu bei, daß β-Adrenozeptoren-Antagonisten die Prognose von Kranken mit **Myokardinfarkt** verbessern (s. S. 477).

β-Adrenozeptoren-Antagonisten sind neben den ACE-Inhibitoren, den Diuretika und den Digitalisglykosiden wichtig zur Behandlung der **Herzinsuffizienz.** Das scheint paradox. Bei der Insuffizienz ist der Sympathikustonus erhöht, ablesbar am Anstieg des Plasma-Noradrenalins (Abb. 4.2). Die Aktivierung des Sympathikus ist ein Versuch des Körpers, den Leistungsmangel des Herzens zu kompensieren. β-Adrenozeptoren-Antagonisten mit ihrer – gerade bei hohem Sympathikustonus deutlichen – negativ inotropen Wirkung sollten deshalb die Insuffizienz verschlimmern. Das wurde in der Tat beobachtet, vor allem kurz nach Therapiebeginn. Nach einigen Wochen aber bessert sich unter β-Blocker-Therapie häufig das Befinden des Kranken. Die Mortalität sinkt um fast ein Drittel. Eine Deutung besagt, daß die Catecholamine (ebenso wie Angiotensin II) auf das Myokard nicht nur erwünscht positiv inotrop, sondern auch toxisch wirken und seinen schädlichen progredienten Umbau (remodelling) bei der Insuffizienz fördern. Die β-Blocker würden (ebenso wie ACE-Hemmer oder AT_1-Rezeptor-Antagonisten) dieser Toxizität entgegenwirken und die Progredienz der Krankheit bremsen. Sie müssen vorsichtig gegeben werden, mit kleinen Dosen beginnend, möglichst von einem einschlägig erfahrenen Arzt (s. S. 464).

Nimmt man die kardiologischen Indikationen zusammen, so wundert es nicht, daß das Nobel-Komitee zum Werk von J. W. Black, dem Preisträger für Medizin 1988, erklärte, die β-Blocker seien „the greatest breakthrough when it comes to pharmaceuticals against heart illness since the discovery of digitalis 200 years ago“.

Kreislauf

β-Adrenozeptor-Antagonisten sind neben den Diuretika, Calcium-Antagonisten und ACE-Hemmstoffen die wichtigsten **Antihypertensiva** (s. S. 503). Ihr Wirkmechanismus wurde oben diskutiert. Sie senken den Blutdruck unabhängig von ihrer β_1-β_2-Selektivität, ihrer intrinsischen Aktivität und ihrer ZNS-Gängigkeit. Beim **Phäochromocytom** dürfen sie erst nach den α-Adrenozeptoren-Antagonisten gegeben werden.

Auge

β-Adrenozeptor-Antagonisten wie Timolol (Abb. 4.13 und 4.14) sind die heute am häufigsten verwendeten Medikamente beim **chronischen Offenwinkelglaukom.** Der Wirkmechanismus ist, wie auf S. 171 angemerkt, unklar. Auch bei der Anwendung als Augentropfen sind die kardialen und bronchialen Nebenwirkungen zu bedenken.

Schilddrüse

β-Blocker bessern manche Symptome der Hyperthyreose wie Tachykardie und Tremor.

Nervensystem

β-Blocker dämpfen manche Symptome der Angst wie Herzklopfen und Zittern. Sie können bei Angststörungen vor allem dann versucht werden, wenn somatische Zeichen überwiegen. Auch wenn eine psychische Belastung nicht gerade Angst erzeugt, kann man zittern und kann einem „das Herz bis zum Halse schlagen“ (s. das Motto dieses Kapitels, S. 175, und die Catecholaminspiegel in Abb. 4.2). β-Blocker wirken auch in solchen Lagen, wie es ihre Pharmakologie voraussagt. Sie verbessern z.B. manche sportlichen Leistungen und werden deshalb als Dopingmittel mißbraucht (s. S. 217). Doch fragt sich, ob nicht die pharmakologische Blockade unser Erleben, das immer seelisches und körperliches Erleben ist, verarmen läßt (z.B. in der Situation des Mottos).

Einige, nicht alle β-Blocker beugen gegen Migräneanfälle vor. Vielleicht spielt dabei die Blockade von Serotonin-Rezeptoren eine größere Rolle als die Blockade von β-Adrenozeptoren (s. S. 226).

Nebenwirkungen

Sie lassen sich aus den Angriffspunkten ableiten und wurden oben wiederholt erwähnt. Zusammengefaßt: Blockade kardialer β-Rezeptoren kann zu Verschlimmerung einer Bradykardie, eines AV-Blocks und einer Herzinsuffizienz führen; Blockade vaskulärer β-Rezeptoren zu Vasokonstriktion, Kältegefühl in den Extremitäten und Verschlimmerung von Ischämien; Blockade bronchialer β-Rezeptoren bei Prädisponierten zu unter Umständen lebensbedrohender Bronchokonstriktion (Blockade von Mastzell-β-Adrenozeptoren zudem zu verstärkter Mediatorfreisetzung; Tab. 4.2 unter „Bronchialsystem"); Blockade hepatischer β-Adrenozeptoren zu einer Hypoglykämie, bei der die β-Blockade obendrein manche Symptome kaschiert. Müdigkeit, Schlafstörungen und Alpträume sind weitere unerwünschte Wirkungen.

4.8 Inaktivierungs-Hemmstoffe

Nach Freisetzung aus Nervenendigungen werden Noradrenalin und Adrenalin hauptsächlich (zu etwa 90 %) wieder in die Neurone aufgenommen. Aus dem Nebennierenmark freigesetzte und im Blut zirkulierende Catecholamine dagegen werden überwiegend (zu etwa 60 %) in nicht-neuronale Zellen aufgenommen. Der Aufnahme in nicht-neuronale Zellen schließt sich Abbau durch MAO (vor allem MAO-A) oder COMT an, der Rückaufnahme in Axone entweder Wiederspeicherung in den Vesikeln (zu etwa 85 %) oder Abbau durch MAO-A (etwa 15 %).

4.8.1 Inhibitoren der Wiederaufnahme von Noradrenalin und Adrenalin

Ihr Angriffsort ist in Abb. 2.13 (S. 129 sowie Abb. 4.6 gezeigt: der Carrier, der Noradrenalin und Na^+ zusammen aus dem Extrazellulärraum ins Axoplasma transportiert. Adrenalin-Neurone besitzen vermutlich einen analogen, aber nicht identischen Carrier. Hemmstoffe sind manche **tricyclischen Antidepressiva** und das **Cocain**.

Tricyclische Antidepressiva

Tricyclische Antidepressiva vom Typ des Desipramins hemmen selektiv den Noradrenalin-Transporter. Erst in viel höheren Konzentrationen hemmen sie die in ihrer Aminosäuresequenz und Pharmaka-Empfindlichkeit abweichenden Transporter für Dopamin und Serotonin. Die Hemmung der Wiederaufnahme von Noradrenalin dürfte der entscheidende primäre antidepressive Wirkmechanismus sein. Andere Antidepressiva wie Fluvoxamin hemmen umgekehrt selektiv den Serotonin-Transporter. Näheres wird bei den Psychopharmaka besprochen (s. S. 348).

Cocain

Das Alkaloid stammt von *Erythroxylum coca*, einem vor allem im nördlichen Südamerika kultivierten Strauch. Es ähnelt chemisch dem Atropin (Formel S. 268; Atropin S. 152). 1884 erschienen zwei Artikel über Cocain, beide von Ärzten des k. k. Allgemeinen Krankenhauses in Wien. Sigmund Freud empfahl Cocain in „Ueber Coca", einem „Loblied auf dieses Zaubermittel" (Freud), für mehrere Zwecke; er berichtete unter anderem, er habe einen Morphinisten mit Cocain von seiner Abhängigkeit befreit (Centralbl. f. d. ges. Ther. **2**, 289–314 [1884]); doch war der Mann danach sowohl morphin- als auch cocainabhängig. Mit Carl Kollers „Vorläufige Mittheilung über locale Anästhesirung am Auge" begann die Lokalanästhesie (Klin. Mbl. Augenheilk. **22**, Suppl., 60–63 [1884]).

Cocain hemmt die Zellmembran-Transporter für Noradrenalin, Dopamin und Serotonin in ähnlichen Konzentrationen. Erst in höheren Konzentrationen blockiert es auch spannungsabhängige Na^+-Kanäle und wirkt dadurch lokalanästhetisch. Andere Lokalanästhetika wirken auf die Transmitter-Transporter nicht oder kaum. Die Wirkung von Cocain auf den Gesamtorganismus resultiert aus diesen Primärwirkungen. Wichtig sind zentralnervöse und Kreislaufwirkungen.

Die **zentralnervöse** Wirkung ist meist gekennzeichnet durch Verminderung der Müdigkeit, ein Gefühl von Wohlsein und Leistungsfähigkeit, Intensivierung angenehmer Empfindungen, Unterdrückung von Hunger – ähnlich den Weckaminen. Jedoch kommen auch Unruhe und Angst vor, bei hohen Dosen visuelle oder taktile Halluzinationen (cocaine bugs), schließlich Krämpfe. Zu dem psychotropen Wirkbild trägt vermutlich die Hemmung der Wiederaufnahme sowohl von Noradrenalin als auch von Dopamin und Serotonin bei. Für die Euphorie schreibt man dem Dopamin große Bedeutung zu. Abb. 4.8 zeigt rechts, daß Cocain die extrazelluläre Konzentration von Dopamin im Nucleus accumbens und im Nucleus caudatus steigert – wieder wie die Weckamine (Abb. 4.8 links), allerdings durch Hemmung der Wiederaufnahme und nicht durch „indirekt sympathomimetische" Freisetzung. Auch beim Cocain scheint also die mesolimbische dopaminerge „Belohnungsbahn" (s. S. 125) ein materielles Substrat der Empfindung von Lust oder Freude zu sein.

An der **Kreislaufwirkung** sind periphere und zentralnervöse Komponenten beteiligt. In sympathisch innervierten Geweben wird die Wirkung von Noradrenalin durch Hemmung der Wiederaufnahme verstärkt. Dadurch kommt es bei lokaler Injektion von Cocain zu Vasokonstriktion. Abb. 4.7 zeigt die Wirkung auf ein isoliertes Herz: Cocain potenziert die positiv chronotrope Wirkung sowohl von elektrischer Sympathikusreizung als auch von exogenem Noradrenalin (schwächt aber die Wirkung von Tyramin ab; s. S. 190). Typische Wirkungen auf den Gesamtkreislauf sind Blutdruckanstieg und Tachykardie. Dazu trägt eine zentralnervöse Erhöhung des Sympathikustonus bei. Nach hohen Dosen kann starke Blutdrucksteigerung zu Gefäßrupturen, z.B. intracerebralen Massenblutungen führen, starke Vasokonstriktion zu Herz- und Mesenterialinfarkt, die Wirkung aufs Herz zu Tachyarrhythmien. Der Tod kann plötzlich eintreten, am häufigsten wohl durch Kammerflimmern oder Myokardinfarkt.

Beim Mißbrauch wird Cocain meist als Hydrochlorid geschnupft (z.B. 2 mg/kg), als Hydrochlorid i. v. injiziert (z.B. 0,5 mg/kg) oder als freie Base („crack") geraucht (z.B. 1 mg/kg). Bei Inhalation steigt der Plasmaspiegel fast so schnell an wie nach i. v.-Injektion, bei oraler oder nasaler Applikation viel langsamer. Diese **Pharmakokinetik** erklärt den besonders intensiven „flash" nach i. v.-Gabe oder Inhalation. Cocain wird durch Hydrolyse der Esterbindungen (s. S. 268) fast vollständig metabolisiert. Die Eliminationshalbwertszeit beträgt etwa 1 Stunde.

Gegen die Euphorie-Wirkung entwickelt sich rasch Toleranz, gegen die Kreislaufwirkung kaum. Das erhöht die Gefährdung des Abhängigen. Deutliche körperliche Entzugssymptome fehlen. Die Behandlung ist schwierig (s. S. 373). Bei der Vergiftung versucht man der Gefährdung des Herz-Kreislaufsystems mit Nitrovasodilatatoren, Calcium-Antagonisten und α-Adrenozeptor-Antagonisten zu begegnen.

4.8.2 Inhibitoren der Monoaminoxidase

Nicht-selektive Inhibitoren von MAO-A und MAO-B (Tranylcypromin) und selektive Inhibitoren der MAO-A (Moclobemid) werden bei den Antidepressiva besprochen (s. S. 353). Der selektive MAO-B-Inhibitor Selegilin ist ein Antiparkinson-Medikament (s. S. 330).

4.8.3 Inhibitoren der COMT

Sie werden zur therapeutischen Beeinflussung zwar nicht noradrenerger oder adrenerger, wohl aber dopaminerger Systeme benutzt (Entacapon bei der Parkinson-Krankheit; s. S. 332).

4.9 Antisympathotonika

Antisympathotonika senken den „Sympathikustonus" – definiert als die Konzentration von freigesetztem Noradrenalin an den sympathisch innervierten Effektorzellen (s. S. 180). Zu den Antisympathotonika gehören Reserpin, Guanethidin, die clonidinähnlichen Antihypertensiva und α-Methyldopa. Ihre Formeln zeigt Abb. 4.15 (clonidinähnliche Substanzen Abb. 4.4), ihre Wirkmechanismen Abb. 4.16. Sie wirken entweder über zentralnervöse (Abb. 4.16 A) oder über periphere Angriffspunkte (Abb. 4.16 B) oder über beide. Sie werden vor allem als **Antihypertensiva**, allerdings zweiter Wahl, verwendet (s. S. 503).

4.9.1 Reserpin

Reserpin (Abb. 4.15) ist ein Indolalkaloid aus *Rauwolfia serpentina*, einer in Indien heimischen Apocynacee. Es ähnelt chemisch dem Yohimbin (vgl. dessen Formel Abb. 4.10). Indische Ärzte haben seit den 30er Jahren seine Hauptwirkungen – Blutdrucksenkung, Bradykardie, antipsychotische Wirkung, Diarrhö, Parkinsonismus – bewundernswert genau beschrieben.

Reserpin wirkt antisympathoton über periphere Angriffspunkte (Abb. 4.16). Es wurde mehrfach erwähnt als **Blocker des „vesikulären Monoamin-Transporters"**, jenes Transporters, der Dopamin, Noradrenalin, Adrenalin und Serotonin aus dem Axoplasma in die Speichervesikel schafft (Abb. 2.3, Abb. 2.13). Die Monoamine, aus den schützenden Vesikeln ausgeschlossen, fallen dann der mitochondrialen MAO zum Opfer, und die Speicher werden entleert. Beim Noradrenalin wird zudem die Synthese aus Dopamin unterbrochen; die Dopamin-β-Hydroxylase ist ein vesikuläres Enzym, und Reserpin sperrt auch dem Dopamin den Eintritt in die Vesikel (Abb. 2.13). Die Monoamin-Entspeicherung hält mehrere Wochen an.

Die antisympathotone Wirkung beruht auf der Noradrenalinverarmung im postganglionären Sympathikus. Wichtige Folgen sind Bradykardie, Verminderung des peripheren Widerstandes, Senkung des Blutdrucks, verstopfte Nase (Verminderung des Sympathikustonus in den Kreislauforganen), Diarrhö, Steigerung der Magensäuresekretion und Entstehung oder Verschlimmerung von Magen-Duodenal-Ulcera (Verminderung des Sympathikustonus im Magen-Darm-Kanal).

Folgen der Entspeicherung von Dopamin, Noradrenalin, Adrenalin und Serotonin im Zentralnervensystem sind die antipsychotische Wirkung, ferner ein Parkinson-Syndrom (Verlust von Dopamin) sowie Müdigkeit und depressive Verstimmung (Verlust von Noradrenalin und Serotonin). Die Feuerfrequenz im Sympathikus wird nicht vermindert, sondern sogar gesteigert, kann sich aber mangels peripheren Noradrenalins nicht auswirken.

Seiner Nebenwirkungen wegen gilt Reserpin als ein **Antihypertensivum** zweiter Wahl. Es ist aber ein guter Kombinationspartner, wenn Monotherapie mit einem Antihypertensivum erster Wahl nicht ausreicht. Die unerwünschten Wirkungen sind bei den erforderlichen Dosen, bis zu 0,25 mg pro Tag, gering. Als Neuroleptikum wurde Reserpin früher in Dosen bis zu 5 mg pro Tag verwendet.

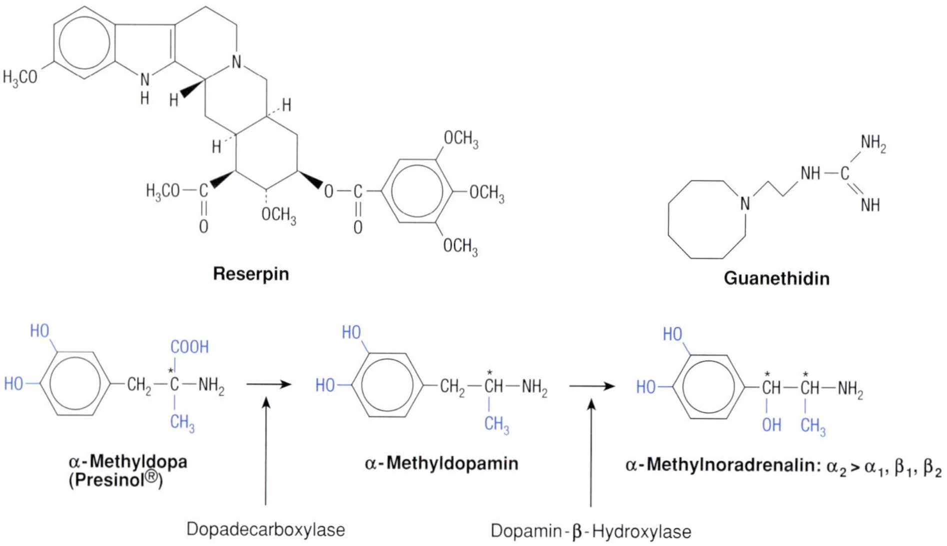

Reserpin

Guanethidin

α-Methyldopa (Presinol®) → **α-Methyldopamin** → **α-Methylnoradrenalin:** $\alpha_2 > \alpha_1, \beta_1, \beta_2$

Dopadecarboxylase

Dopamin-β-Hydroxylase

Abb. 4.15 Antisympathotonika. Bei α-Methyldopa ist seine Metabolisierung zu α-Methylnoradrenalin, beim α-Methylnoradrenalin seine Rezeptorselektivität gezeigt. Die Substituenten an der Grundstruktur β-Phenylethylamin sind blau hervorgehoben.

* Chiralitätszentren.

→

Abb. 4.16 Wirkmechanismen von Antisympathotonika.
Antisympathotonika wirken
- **entweder im Zentralnervensystem** (α-Methyldopa über seinen Metaboliten **α-Methylnoradrenalin**; Teil **A**)
  - **oder an postganglionär-sympathischen Nervenendigungen** (**Reserpin** und **Guanethidin**; Teil **B**)
- **oder an beiden Stellen** (clonidinähnliche Antihypertensiva, repräsentiert hier durch den Prototyp **Clonidin**; Teil **A** und **B**).

A: Nervale Kreislaufregelung und Angriffspunkte von Clonidin und α-Methylnoradrenalin. Noradrenerge Neurone rot, cholinerge blau, glutamaterge (erregend) grün, GABAerge (hemmend) gelb. Alle Afferenzen von den Barorezeptoren ziehen im N. glossopharyngeus (IX) und N. vagus (X) zum Gehirn und enden im Nucleus tractus solitarii. Dieser vermittelt die Barorezeptor-Reflexe zum N. vagus und zum Sympathikus. Der **Reflex zum Vagus**: glutamaterge Neurone vom Nucleus tractus solitarii zum Nucleus ambiguus (der die meisten präganglionären vagalen Neurone zum Herzen enthält) – präganglionäre vagale cholinerge Neurone – postganglionäre parasympathische cholinerge Neurone im Herzen. Blutdrucksteigerung führt, wie sich verfolgen läßt, reflektorisch zu Steigerung des Vagustonus. Der **Reflex zum Sympathikus**: glutamaterge Neurone vom Nucleus tractus solitarii zur **c**audalen **v**entro-**l**ateralen **M**edulla oblongata (CVLM) – GABAerge Neurone zur **r**ostralen **v**entro-**l**ateralen **M**edulla oblongata (RVLM) – glutamaterge Neurone zum Nucleus intermediolateralis im Rückenmark (der die präganglionären sympathischen Neurone enthält) – präganglionäre sympathische cholinerge Neurone – postganglionäre sympathische noradrenerge Neurone zu Herz und Blutgefäßen. Blutdrucksteigerung führt, wie sich verfolgen läßt, reflektorisch zu Senkung des Sympathikustonus. **Clonidin** und **α-Methylnoradrenalin** vermindern die Aktionspotentialfrequenz im Sympathikus über α_2-Adrenozeptoren im Nucleus tractus solitarii und in der RVLM. Ebenfalls über α_2-Adrenozeptoren in diesen Kernen erhöhen beide Stoffe die Aktionspotentialfrequenz in kardialen Zweigen des N. vagus. Die zelluläre Lokalisation der α_2-Adrenozeptoren ist unsicher. Wahrscheinlich sind es nicht α_2-Autorezeptoren an noradrenergen oder adrenergen Neuronen.

B: Postganglionär-sympathische Nervenendigung und Angriffspunkte von Reserpin, Guanethidin und Clonidin. Die Nervenendigung ist Abb. 2.13 entnommen. **Reserpin** blockiert den vesikulären Monoamin-Transporter (grün). In noradrenergen Neuronen hemmt es dadurch die vesikuläre Aufnahme von Dopamin (nicht gezeigt) und Noradrenalin. So wird die Synthese von Noradrenalin aus Dopamin, die in den Vesikeln stattfindet, verhindert. Außerdem wird axoplasmatisches Noradrenalin nicht wieder in die Vesikel aufgenommen und durch die mitochondriale

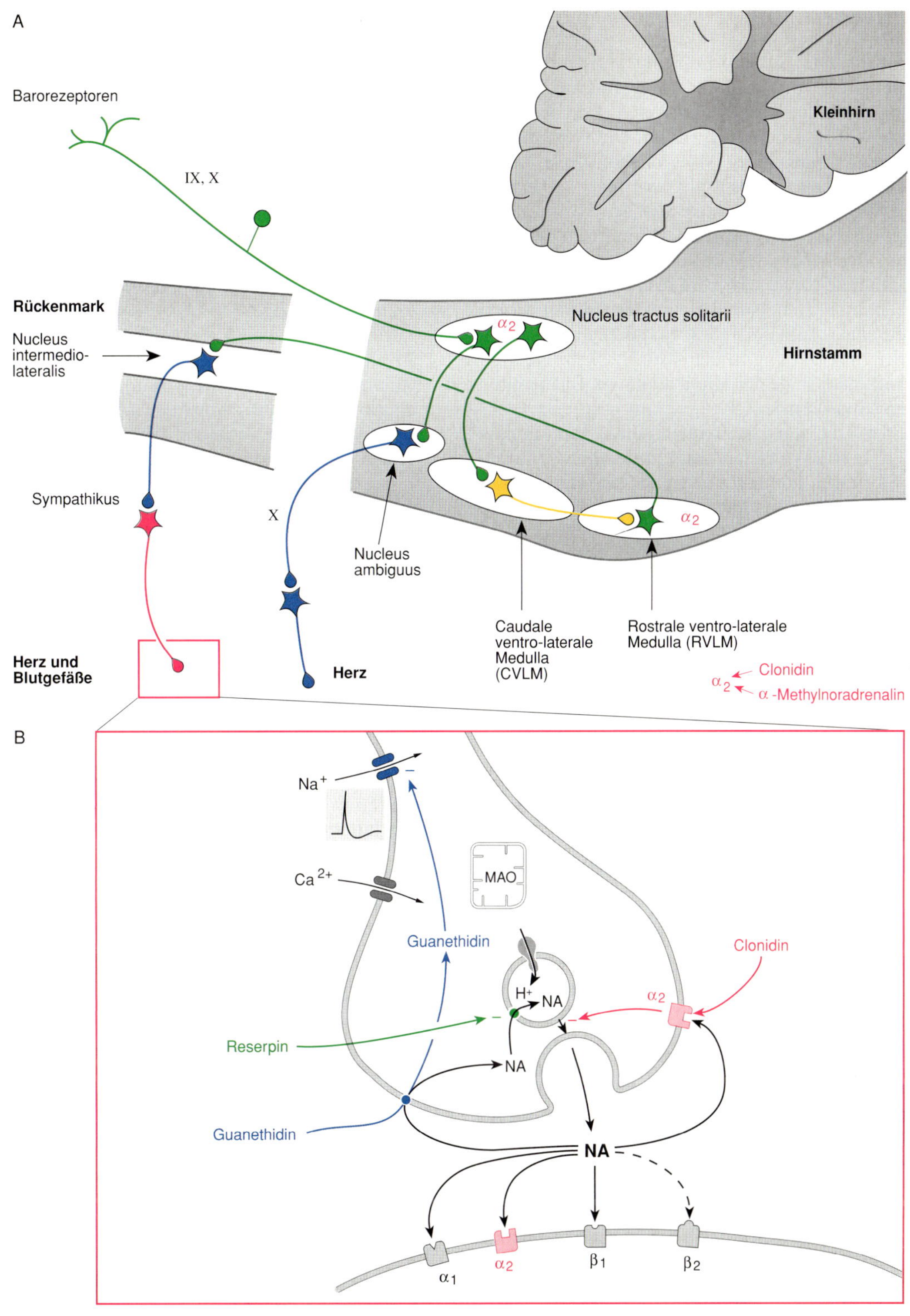

MAO abgebaut. Die Neurone verarmen an Noradrenalin. **Guanethidin** wird durch den Noradrenalin-Transporter des Axolemm ins Axoplasma aufgenommen und reichert sich dort zu Konzentrationen an, die die spannungsabhängigen Na^+-Kanäle blockieren (blau). **Clonidin** wirkt außer auf zentrale α_2-Adrenozeptoren (**A**) auch auf α_2-Autorezeptoren an postganglionär-sympathischen Nervenendigungen und hemmt so die Freisetzung von Noradrenalin (rot). Es kann über postsynaptische α_2-Rezeptoren die glatte Muskulatur von Blutgefäßen zur Kontraktion bringen, dies letztere offenbar keine antisympathotone Wirkung.

4.9.2 Guanethidin

Auch Guanethidin (Abb. 4.15) wirkt antisympathoton über periphere Angriffspunkte. Der Mechanismus – selektive Lokalanästhesie peripherer noradrenerger Neurone – ist in Abb. 4.16 B erklärt. Die Folgen dieser sogenannten **adrenergen Neuronenblockade** zeigt Abb. 4.7 am Beispiel eines isolierten Herzens: Die positiv chronotrope Wirkung der elektrischen Sympathikusreizung wird beseitigt; die positiv chronotrope Wirkung von injiziertem Noradrenalin dagegen wird verstärkt, weil Guanethidin, wie vorher im selben Versuch Cocain, seiner Affinität zum Noradrenalin-Transporter wegen die neuronale Aufnahme des Noradrenalins hemmt; dank der Anreicherung in den Axonen bleibt die Wirkung auch nach Ende der Applikation von Guanethidin erhalten (Abb. 4.7).

Die Senkung von Herzfrequenz und -kontraktilität und peripherem Widerstand ist sehr deutlich, orthostatische Störungen können gravierend sein. Hinzu kommen weitere unerwünschte antisympathotone Wirkungen. Der Nebenwirkungen wegen wird es nur selten als **Antihypertensivum** gebraucht.

4.9.3 Clonidinähnliche Antihypertensiva

Hierher gehören Clonidin, Moxonidin und Guanfacin. Sie sind heute die wichtigsten Antisympathotonika. Sie wirken über zentrale und periphere Angriffspunkte. Der Prototyp Clonidin hat in der Neuropharmakologie, z. B. bei der Entdeckung cerebraler α-Adrenozeptoren, eine große Rolle gespielt. Die Strukturen wurden in Abb. 4.4 gezeigt. Der Wirkmechanismus ist in Abbildung 4.16 A und B erklärt. **Zentral aktivieren Clonidin und Verwandte α_2-Adrenozeptoren in der Medulla oblongata** (vor allem in der **r**ostralen **v**entro-**l**ateralen **M**edulla oblongata = RVLM, aber auch im Nucleus tractus solitarii); sie vermindern dadurch die Feuerfrequenz der prä- und postganglionären sympathischen Neurone und steigern die Feuerfrequenz in den prä- und postganglionären vagalen Neuronen zum Herzen. **Peripher aktivieren die Stoffe präsynaptische α_2-Autorezeptoren** und vermindern dadurch die Freisetzung von Noradrenalin pro Aktionspotential.

Die antisympathotone Wirkung beruht auf dieser doppelten Verminderung von Aktionspotentialfrequenz und Freisetzung pro Aktionspotential. Abb. 4.7 oben zeigte die periphere präsynaptische Hemmung: Bei einem isolierten Herzen wird die positiv chronotrope Wirkung der elektrischen Sympathikusreizung durch Clonidin gedämpft, die Wirkung von injiziertem Noradrenalin dagegen nicht. Abb. 4.17 zeigt das typische Sympathikus- und Kreislauf-Wirkmuster im Tierversuch in vivo. Gleich nach der Injektion sinkt die Feuerfrequenz der prä- und postganglionär-sympathischen Fasern. Als Folge davon (und der zusätzlichen Hemmung der Freisetzung von Noradrenalin pro Aktionspotential sowie der Steigerung des Vagustonus) sinken Blutdruck und Herzfrequenz. Alle Wirkungen lassen sich durch α_2-Adrenozeptor-Antagonisten wie Yohimbin oder Rauwolscin (s. S. 195) aufheben. Abb. 4.17 gibt noch eine weitere Kreislaufwirkung wieder: einen initialen, vorübergehenden Blutdruckanstieg. Er ist auf die Aktivierung postsynaptischer α-Adrenozeptoren in der glatten Gefäßmuskulatur zurückzuführen (Tab. 4.2). Wenn Clonidin langsam in den Kreislauf eintritt, etwa nach oraler Gabe, bleibt eine initiale Blutdrucksteigerung meist aus. Abb. 4.2 oben schließlich zeigte eine neurochemische Konsequenz beim Menschen: den Fall des Plasma-Noradrenalin- und -Adrenalin-Spiegels.

Abgesehen vom Kreislauf haben clonidinähnliche Antihypertensiva drei charakteristische, ebenfalls α_2-Adrenozeptor-vermittelte Wirkungen: **Analgesie** (möglicherweise durch Beeinflussung derselben Neurone, auf die auch Opioide wirken; s. Tab. 4.2), **Müdigkeit** (wahrscheinlich über α_2-Autorezeptoren an cerebralen noradrenergen Neuronen; Tab. 4.2) und **Mundtrockenheit** (zum Teil durch Hemmung der Freisetzung von Acetylcholin aus den parasympathischen Speicheldrüsen-Nerven; s. Tab. 4.2).

Man sagt zuweilen, nicht zuletzt in der Werbung, manche clonidinähnlichen Antihypertensiva, z. B. Moxonidin, aber auch Clonidin selbst, senkten die Feuerfrequenz im Sympathikus nicht über α_2-Adrenozeptoren, sondern über sogenannte Imidazolin-Rezeptoren in der RVLM. Nur die Nebeneffekte, vor allem Müdigkeit und Mundtrockenheit, seien den α_2-Rezeptoren zuzuschreiben. Moxonidin habe darüber hinaus zu den Imidazolin-Rezeptoren viel höhere Affinität als zu α_2-Rezeptoren und führe deshalb weniger zu Sedierung und Mundtrockenheit. Der Beweis steht aus.

Die clonidinähnlichen Substanzen sind **Antihypertensiva** zweiter Wahl. Sie haben aber zusätzliche Indikationen, bei denen meist Clonidin verwendet wird:

- beim **chronischen Offenwinkelglaukom** (s. S. 171);
- als **Analgetika**, systemisch oder rückenmarksnah (epidural oder intrathekal);
- zur **Prämedikation vor Narkosen**, wo außer Analgesie auch Sedierung und Mundtrockenheit erwünschte Wirkungen sind;
- zur Milderung des **Alkohol- und Opiatentzugs-Syndroms**; im Entzug ist die Aktivität der noradrenergen Neurone im Locus coeruleus erhöht; clonidinähnliche Substanzen dämpfen die Aktivität über α_2-Autorezeptoren (s. S. 373).

Bei diesen Indikationen wird die Blutdrucksenkung zu einer unerwünschten Wirkung.

4.9.4 α-Methyldopa

α-Methyldopa (Abb. 4.15) wurde als Hemmstoff der Dopadecarboxylase entwickelt. Heute weiß man, daß es ein **Substrat** dieses Enzyms ist. Es wird im Gehirn und in der Peripherie in Catecholamin-Neurone auf-

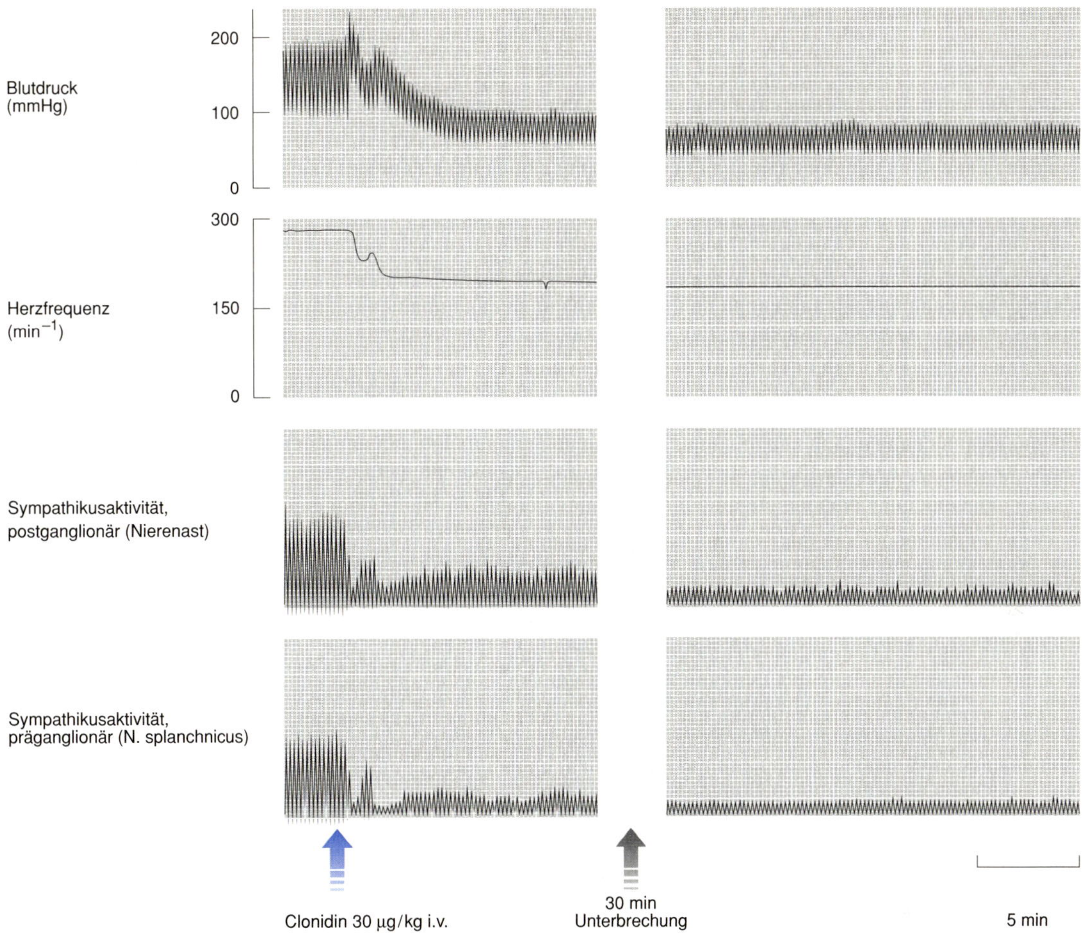

Abb. 4.17 Wirkung von Clonidin auf Blutdruck, Herzfrequenz sowie post- und präganglionäre Aktionspotentialfrequenz im Sympathikus bei einer narkotisierten Katze. (Nach G. Haeusler, Naunyn-Schmiedeberg's Arch. Pharmacol. **278**, 231–246 [1973].) Besprechung im Text.

genommen. Dort wird es in Nachahmung der Synthese der körpereigenen Catecholamine zunächst durch Dopadecarboxylase in α-Methyldopamin und dann (in noradrenergen Neuronen) durch Dopamin-β-Hydroxylase in α-Methylnoradrenalin überführt (Abb. 4.15). **α-Methylnoradrenalin wird als „falscher Transmitter" vesikulär gespeichert und ist der eigentliche Wirkstoff.** Es ist ein **α_2-selektiver Agonist** (Abb. 4.15) und wirkt auf α_2-Adrenozeptoren etwas stärker als Noradrenalin.

α-Methyldopa, genauer α-Methylnoradrenalin, wirkt antisympathoton über zentralnervöse Angriffspunkte, sehr ähnlich wie Clonidin (Abb. 4.16). Es **aktiviert α_2-Adrenozeptoren in der Medulla oblongata** (vor allem im Nucleus tractus solitarii, aber auch in der RVLM), senkt dadurch die Aktionspotentialfrequenz im Sympathikus und steigert die Aktionspotentialfrequenz im kardialen N. vagus.

Die antisympathotone Wirkung beruht auf dieser Senkung der Aktionspotentialfrequenz im Sympathikus. Bradykardie, Senkung des peripheren Widerstandes und Blutdrucksenkung sind die Folgen. Sie treten nicht wie beim Clonidin (Abb. 4.17) prompt ein, sondern der Notwendigkeit der Metabolisierung wegen erst nach einigen Stunden.

Auch in den typischen Nebenwirkungen Sedierung und Mundtrockenheit gleicht α-Methyldopa dem Clonidin. Hinzu kommen weitere unerwünschte Wirkungen, denen des Reserpins ähnlich: depressive Verstimmung (Ersatz von Noradrenalin durch den falschen Transmitter α-Methylnoradrenalin) und Parkinsonismus (Ersatz von Dopamin durch den falschen Transmitter α-Methyldopamin). Außerdem werden hämatologische Störungen beobachtet. Die Nebenwirkungen haben α-Methyldopa zu einem **Antihypertensivum** zweiter Wahl gemacht.

4.10 Die Behandlung des Asthma bronchiale

Das Asthma bronchiale ist eine **entzündliche** Erkrankung der Atemwege mit **Hyperreaktivität der Bronchien** gegen vielerlei Stimuli und **anfallsweise auftretender Atemwegsobstruktion**. Etwa 5 % der Menschen in Mitteleuropa leiden an Asthma. Bei Kindern ist Asthma die häufigste chronische Krankheit. Die Häufigkeit nimmt zu.

Extrinsisch-allergischem Asthma und **intrinsischem Asthma** liegt dieselbe, in Abb. 4.18 dargestellte Pathophysiologie zugrunde. Die Abbildung macht klar, daß zu Beginn eines Asthmaanfalls eine Bronchokonstriktion der wichtigste Grund der Erhöhung des Atemwiderstandes ist, daß später aber die entzündliche Schwellung der Bronchialschleimhaut und die Verlegung der Bronchien durch Schleim hinzukommen. Außerdem wird die Schleimhaut überempfindlich gegen eine Vielzahl von Reizen. Bei chronischem Asthma dauern die Entzündung und bronchiale Hyperreaktivität an.

Zur Behandlung eines Asthmakranken gehört die Vermeidung von Auslösern wie Allergenen und chemischen Noxen. β-Adrenozeptor-Antagonisten sind kontraindiziert. Zuweilen kann spezifische Hyposensibilisierung versucht werden (s. S. 415). Zur Behandlung gehören weiter physikalische Therapie, Anleitung bei der Technik des Inhalierens und Hilfe bei der geistigen Bewältigung der Krankheit.

Besonders wichtig ist aber zweifellos die Pharmakotherapie. Ihre Prinzipien folgen aus der Pathogenese (Abb. 4.18): **Bronchodilatation** und **Behandlung der Entzündung. Bronchospasmolytika** sind die β_2-Adrenozeptor-Agonisten, die Muscarinrezeptor-Antagonisten und das Theophyllin. Etwa in gleichem Maße **bronchospasmolytisch und antientzündlich** wirken die Leukotrienrezeptor-Antagonisten. **Antientzündliche Pharmaka** sind die Glucocorticoide und die Mastzell-Degranulationshemmer. In dieser Reihenfolge werden die Stoffgruppen unten besprochen. Es sei aber betont, daß es mit der Bronchodilatation allein nur bei sporadischem Asthma sein Bewenden haben kann. In allen anderen Fällen ist die **Behandlung der Entzündung und bronchialen Hyperreagibilität** die Therapiebasis, wobei **die inhalierten Glucocorticoide die wichtigsten Medikamente** sind.

Um systemische Wirkungen hintanzuhalten, werden Asthma-Medikamente vorzugsweise durch Inhalation appliziert. Es ist aber zu bedenken, daß selbst bei optimaler Inhalationstechnik nur 10 bis 30 % des Medikaments ins Bronchialsystem gelangen. Der Rest wird verschluckt: Inhalationstherapie ist immer auch orale Therapie. Darum eignen sich besonders solche Substanzen für die Inhalation, die aus dem Magen-Darm-Kanal schlecht resorbiert werden (wie Ipratropium) oder einem hohen first-pass-Abbau unterliegen (wie die inhalierten Glucocorticoide). Systemische Applikation kann notwendig werden, wenn bei schwerem Asthma wegen Bronchokonstriktion, Schleimhautödem und Verlegung des Lumens durch Schleim ein inhalierter Stoff kaum mehr in die kleinen Bronchien gelangt.

Richtlinien zur Behandlung des Asthmas außerhalb akuter schwerer Exazerbationen sind in Tab. 4.5 zusammengefaßt. Die Behandlung der chronischen obstruktiven Bronchitis folgt denselben Grundlinien (s. Wettengel et al., Med. Klin. **90**, 3–7 [1995]). Zur Behandlung von Exazerbationen siehe das Ende dieses Abschnitts (S. 226).

4.10.1 β_2-Adrenozeptor-Agonisten

Sie sind die stärksten **Bronchodilatatoren**. Man unterscheidet **kurzwirkende** und **langwirkende** β_2-Agonisten, bezogen jeweils auf Inhalation. Bei beiden tritt die Wirkung innerhalb einiger Minuten nach Inhalation ein. Zu den kurzwirkenden gehören Terbutalin, Fenoterol und Salbutamol (Abb. 4.4); die Wirkung dauert 4–6 h. Zu den langwirkenden gehören Formoterol (Abb. 4.4) und Salmeterol[1] (nicht in Abb. 4.4); ihre Wirkung hält 12 h an. Der Unterschied beruht nicht auf einer verschiedenen Pharmakokinetik im Gesamtkörper, sondern auf einer verschiedenen „Mikrokinetik" auf zellulärer Ebene. Formoterol und Salmeterol sind relativ lipophil, die kurzwirkenden β_2-Agonisten relativ lipophob. Formoterol und Salmeterol scheinen sich deshalb in der Lipid-Doppelschicht der Zellmembranen in der Nähe der β_2-Rezeptorproteine zu lösen, dort lange zu verweilen und von dort her über viele Stunden mit dem Rezeptor zu reagieren.

Die **Hauptwirkung** der β_2-Agonisten ist die **Bronchospasmolyse**. Doch fördern sie auch die Tätigkeit des Flimmerepithels und hemmen die Mediatorfreisetzung aus Mastzellen. Ihre antientzündliche Wirkung ist aber nicht mit der der Glucocorticoide und Degranulationshemmer zu vergleichen. Bei langdauernder Gabe von β_2-Agonisten sinkt die Zahl der β-Adrenozeptoren (Down-Regulation; s. S. 122); doch kommt es selten zu einem klinisch bedeutsamen Wirksamkeitsverlust, vielleicht weil die Bronchien über eine β_2-Adrenozeptor-Reserve verfügen.

Kurzwirkende β_2-Agonisten sollten **bedarfsorientiert** bei allen Schweregraden inhaliert werden. Bei den Stufen 3 und 4 (Tab. 4.5) kann die übrige Therapie durch regelmäßige zweimal tägliche Inhalation der langwirkenden β_2-Agonisten ergänzt werden. Abb. 4.19 zeigt neben der Bronchodilatation die aus Tab. 4.2 ableitbaren unerwünschten Wirkungen: Tremor (häufigste, nach Wochen oft nachlassende Nebenwirkung), Tachykardie, Hyperglykämie (Glycogenolyse in der Leber) und Hypokaliämie (Aufnahme von K^+ in die Skelettmuskulatur).

[1] Serevent®

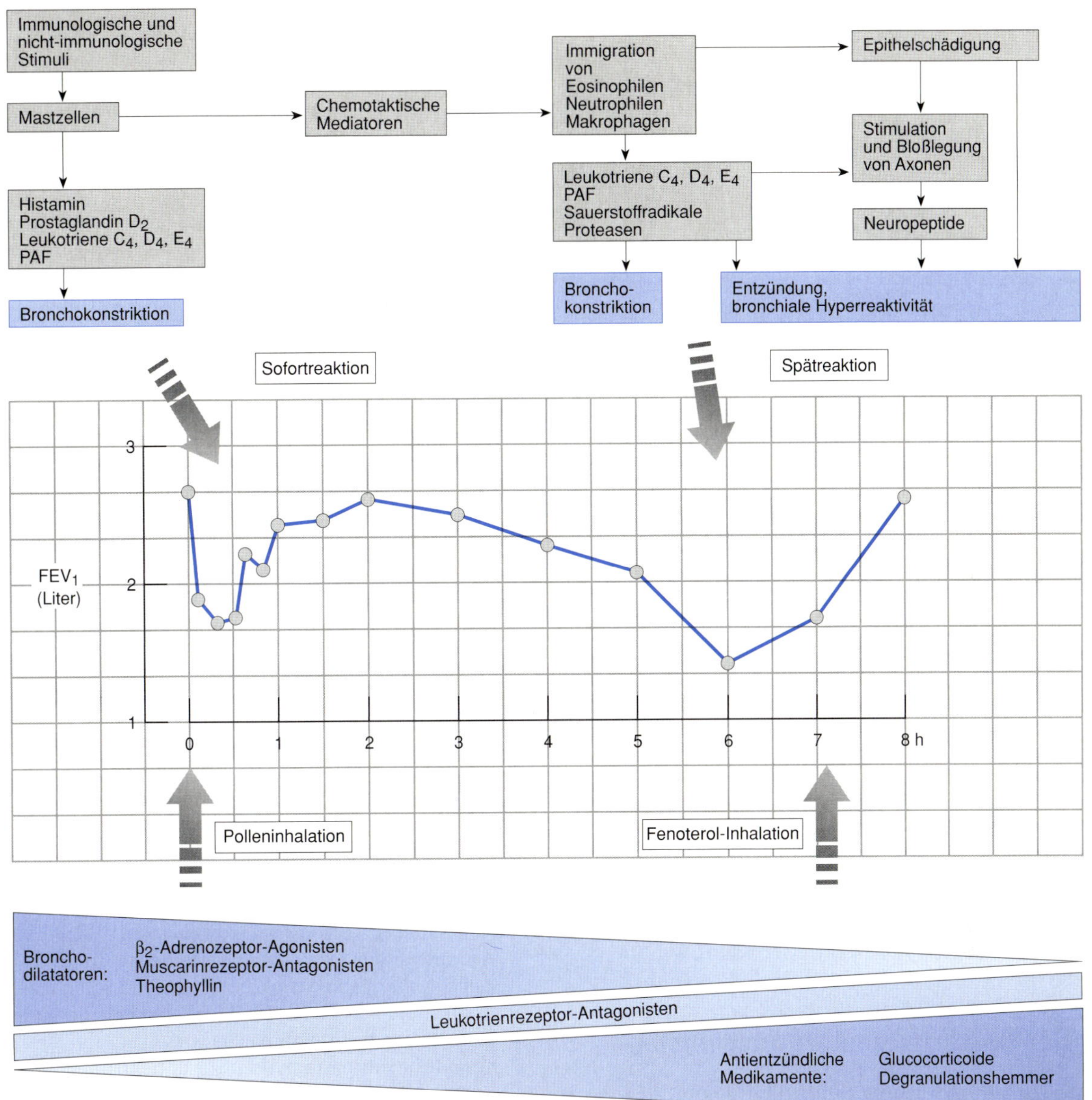

Abb. 4.18 Pathophysiologische (oben) und therapeutische (unten) Prinzipien beim Asthma. Beim Asthmaanfall setzt ein Allergen (**exogen-allergisches Asthma**) oder ein nicht-immunologischer Stimulus (**intrinsisches Asthma**; etwa ein viraler Atemwegsinfekt) aus bronchialen Mastzellen, aber wohl auch aus anderen Zellen **kontraktionsauslösende Mediatoren** (wie Histamin, Prostaglandin D_2, die Leukotriene C_4, D_4 und E_4 und plättchenaktivierenden Faktor = PAF) sowie **chemotaktische Mediatoren** (wie Leukotrien B_4 und Chemokine) frei. Die kontraktionsauslösenden Mediatoren führen **schnell** zu kurzdauernder **Bronchokonstriktion** und damit zum Abfall der Sekundenkapazität FEV_1 (forciertes Ausatemvolumen in der ersten Sekunde; nach Cockcroft, Lancet **2**, 253–255 [1983]): **Sofortreaktion**. Die chemotaktischen Mediatoren führen **langsamer** zu Immigration von eosinophilen und neutrophilen Granulocyten und Makrophagen. Diese setzen ihrerseits Mediatoren frei, die Bronchokonstriktion, Schleimsekretion, Ödem und Epithelschädigung verursachen und Axone zur Abgabe von Neuropeptiden wie Substanz P stimulieren. Die Schleimhaut ist jetzt gekennzeichnet durch **Entzündung** und **Hyperreaktivität** gegenüber vielerlei Stimuli wie Allergenen, chemischen Reizen, kalter Luft oder Pharmaka wie Carbachol. Durch Bronchokonstriktion, Schleimsekretion und Schleimhautödem fällt die Sekundenkapazität erneut ab: **Spätreaktion**. Nicht immer sind beide Phasen deutlich ausgeprägt.
Zur Therapie dienen entsprechend der Pathophysiologie **Bronchodilatatoren** (die auch eine untergeordnete – abnehmende Keildicke – antientzündliche Wirkkomponente haben können), **antientzündliche Medikamente** (die auch eine untergeordnete – abnehmende Keildicke – anti-bronchokonstriktorische Komponente haben können, etwa durch Verminderung der Mediatorfreisetzung), sowie die **bronchodilatorischen und antiinflammatorischen** Leukotrienrezeptor-Antagonisten.

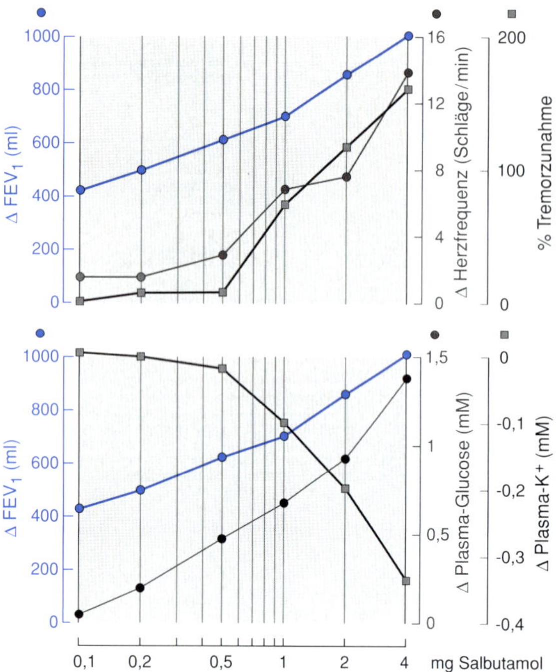

Abb. 4.19 Erwünschte und unerwünschte Wirkungen von β_2-Adrenozeptor-Agonisten beim Asthma am Beispiel des Salbutamols. Salbutamol wurde von 14 Asthmakranken alle 20 Minuten in steigenden Dosen inhaliert. Schon die kleinste Dosis, 0,1 mg, eine übliche therapeutische Dosis, steigerte signifikant die Sekundenkapazität FEV_1 (= forciertes Ausatemvolumen in der ersten Sekunde; blau). Größere Dosen bewirkten zwar stärkere Bronchodilatation, hatten aber auch die typischen Nebenwirkungen (schwarz): Tremor und Tachykardie (oben) sowie Hypokaliämie und Hyperglykämie (unten). (Nach Lipworth et al., Br. J. Clin. Pharmacol. **26**, 527–533 [1988]; Lipworth et al., Eur. J. Clin. Pharmacol. **36**, 357–360 [1989].)

4.10.2 Muscarinrezeptor-Antagonisten

Verwendet wird hauptsächlich Ipratropium, und zwar nur inhalativ (s. S. 152). Allein gegeben, wirkt es zu schwach. Mit einem β_2-Agonisten kombiniert, kann es aber bei allen Schweregraden des Asthmas bedarfsorientiert eingesetzt werden (Tab. 4.5). Was nach Inhalation in den Magen gelangt, wird der Polarität der Substanz wegen praktisch nicht resorbiert. Die Wirkung hält wie bei den kurzwirkenden β_2-Agonisten 4–6 h an. Die Nebenwirkungen sind sehr gering.

4.10.3 Theophyllin

Es muß per os oder intravenös appliziert werden. Ein Plasmaspiegel von 5 bis 15 bis maximal 20 µg/ml wird angestrebt. Dabei werden vermutlich bronchiale, kontraktionsvermittelnde Adenosin-A_1-Rezeptoren blokkiert und Phosphodiesterasen gehemmt, so daß der intrazelluläre Spiegel von cAMP steigt (s. S. 194). Die Hauptwirkung ist Bronchospasmolyse. Doch wird, wie bei den β_2-Agonisten, auch die Tätigkeit des Flimmerepithels gesteigert und die Mediatorfreisetzung aus Mastzellen und anderen Entzündungszellen vermindert. Wieder wie bei den β_2-Agonisten ist die antientzündliche Komponente der Wirkung der Glucocorticoide und Degranulationshemmer unterlegen.

Der angestrebte Plasmaspiegel offenbart die **geringe therapeutische Breite** des Theophyllins, viel geringer als bei den β_2-Agonisten und dem Ipratropium. Bei Konzentrationen >15 µg/ml muß mit Übelkeit und Erbrechen, vor allem aber mit Arrhythmien (Übersteigerung der kardialen Wirkung) und Krampfanfällen (Übersteigerung der zentral erregenden Wirkung) gerechnet werden, beide unter Umständen tödlich. Trotzdem wird orale Gabe von Theophyllin-Retardpräparaten als eine der therapeutischen Möglichkeiten bei mittelschwerem und schwerem Asthma empfohlen (Stufen 3 und 4; Tab. 4.5). Wenn möglich, sollte der Plasmaspiegel zu Beginn und später in regelmäßigen Abständen gemessen werden. An die Änderung des Theophyllin-Abbaus etwa durch Rifampicin, Erythromycin und Cimetidin ist zu denken (s. S. 194).

4.10.4 Leukotrienrezeptor-Antagonisten

Die Cysteinyl-Leukotriene LTC_4, LTD_4 und LTE_4 tragen sowohl zur Bronchokonstriktion wie zur bronchialen Entzündung beim Asthma wesentlich bei (Abb. 4.18). Sie wirken auf G-Protein-gekoppelte Rezeptoren (Cys-LT_1-Rezeptoren). Die Cys-LT_1-Rezeptoren werden durch die Leukotrienrezeptor-Antagonisten **Montelukast**[1] und **Zafirlukast** blockiert. Seit 1998 werden diese Stoffe in der Asthmatherapie eingesetzt. Gemäß den Wirkungen der Leukotriene vermindern die Antagonisten sowohl die bronchokonstriktorische Sofortreaktion als auch die bronchokonstriktorische und entzündliche Spätreaktion beim Asthma: Sie wirken etwa in gleichem Maße bronchospasmolytisch wie antientzündlich.

Montelukast und Zafirlukast werden oral appliziert. Sie werden vorwiegend durch Cytochrom-P_{450}-katalysierte Metabolisierung eliminiert. Bei ihrer Anwendung ist es selten zur Entwicklung eines Churg-Strauss-Syndroms gekommen, einer allergischen Vasculitis und Granulomatose verbunden mit Asthma; einige dieser Fälle hat man mit der Verminderung der systemischen Glucocorticoid-Dosis erklärt. Beide Substanzen können den P_{450}-katalysierten Abbau anderer Arzneistoffe hemmen. Im übrigen ist natürlich möglichen unerwünschten Wirkungen wie bei allen neuen Substanzen besondere Aufmerksamkeit zu widmen. Die Beschränkung der Erfahrung ist auch der Grund dafür, warum die Leukotrien-Antagonisten in Tab. 4.5 fehlen. Sie könnten in Zukunft Alternativen werden einerseits für die inhalierten Glucocorticoide bei leichtem und mit-

[1] Singulair®

Tabelle 4.5: Behandlung des Asthma bronchiale bei Erwachsenen (nach den Empfehlungen der Deutschen Atemwegsliga[1])

Stufe 1 Intermittierendes Asthma	Stufe 2 Persistierendes mildes Asthma	Stufe 3 Persistierendes mittel-schweres Asthma	Stufe 4 Persistierendes schweres Asthma
Merkmale: - Symptome < 2 x pro Woche - Peak flow[2] > 80 % des Sollwerts	Merkmale: - Symptome > 2 x pro Woche, < 1 x pro Tag - Peak flow[2] > 80 % des Sollwerts	Merkmale: - Symptome täglich und oft auch nachts - Peak flow[2] 60–80 % des Sollwerts	Merkmale: - Ständig erhebliche Symptome - Peak flow[2] < 60 % des Sollwerts
Behandlung: bei Bedarf Inhalation eines kurzwirkenden β_2-Agonisten, allein oder mit einem Muscarinrezeptor-Antagonisten	Behandlung: bei Bedarf Inhalation eines kurzwirkenden β_2-Agonisten[3], allein oder mit einem Muscarinrezeptor-Antagonisten	Behandlung: bei Bedarf Inhalation eines kurzwirkenden β_2-Agonisten[3], allein oder mit einem Muscarinrezeptor-Antagonisten	Behandlung: bei Bedarf Inhalation eines kurzwirkenden β_2-Agonisten[3], allein oder mit einem Muscarinrezeptor-Antagonisten
	und regelmäßige Inhalation einer topisch wirksamen antiinflammatorischen Substanz, entweder eines Glucocorticoids, z. B. Beclometason-dipropionat 0,25–0,5 mg/Tag, oder eines Mastzell-Degranulationshemmers	**und** regelmäßige Inhalation eines topisch wirksamen Glucocorticoids, z. B. Beclometason-dipropionat 0,5–1 mg/Tag	**und** regelmäßige Inhalation eines topisch wirksamen Glucocorticoids, z. B. Beclometason-dipropionat 1–2 mg/Tag
		und eine oder mehrere der folgenden Substanzen: - orales, retardiertes Theophyllin - regelmäßige Inhalation eines langwirkenden β_2-Agonisten	**und** eine oder mehrere der folgenden Substanzen: - orales, retardiertes Theophyllin - regelmäßige Inhalation eines lang wirkenden β_2-Agonisten
			und regelmäßige orale Einnahme eines Glucocorticoids

1 Wettengel et al., Med. Klin. **93**, 639–650 (1998).
2 Peak flow = maximale Atemstromstärke bei forcierter Exspiration. Sollwert im Alter von 20 Jahren etwa 7 l/s.
3 Ist Anwendung mehrmals am Tag notwendig, so sollte das Therapiekonzept überprüft werden: Erhöhung der Glucocorticoid-Dosis? Zusätzlich Theophyllin?

telschwerem, andererseits für die langwirkenden Bronchodilatatoren bei mittelschwerem und schwerem persistierendem Asthma (Tab. 4.5).

4.10.5 Glucocorticoide

Glucocorticoide sind die stärksten **antientzündlichen** Stoffe. Der primäre Wirkmechanismus ist Förderung oder Hemmung der Transkription bestimmter Gene (s. S. 402). Bei der anti-inflammatorischen Wirkung ist die Hemmung der Synthese von Cytokinen besonders wichtig. Außerdem wird die Zahl der β-Adrenozeptoren erhöht (Up-Regulation). Glucocorticoide sind keine Bronchodilatatoren, und bis zur Wirkung vergehen mindestens 4 Stunden!

Außer bei sehr schwerem Asthma (Stufe 4 in Tab. 4.5) gibt man die Glucocorticoide durch **Inhalation**. Geeignet sind z. B. Beclometason-dipropionat[1] (Tab. 4.5) und

1 Sanasthmyl®

Budesonid[1]. Bei beiden gewährleistet rascher Abbau in der Leber eine nur geringe Bioverfügbarkeit des bei Inhalation verschluckten Anteils, auch rasche Elimination des bronchial resorbierten Stoffes. Bei Dosen bis zu 1 mg Beclometason-dipropionat pro Tag gibt es deshalb kaum systemische Nebenwirkungen. Lokale Nebenwirkungen sind Heiserkeit, Rauhigkeitsgefühl im Rachen und Candidabesiedlung im Mund-Rachen-Bereich. Der Mund sollte nach Inhalation ausgespült werden. – Zur **systemischen** Gabe (Stufe 4, Tab. 4.5) eignen sich die üblichen Glucocorticoide wie Prednisolon. Oberhalb der Cushing-Schwellendosis (7,5 bis 10 mg Prednisolon pro Tag; Kritik des Begriffs S. 714) ist mit den bekannten unerwünschten Wirkungen zu rechnen (S. 718). Bei den meisten Kranken genügen Erhaltungsdosen von bis zu 10 mg Prednisolon pro Tag oder die äquivalente Menge eines anderen Glucocorticoids. Die inhalative Anwendung von Glucocorticoiden soll bei oraler Gabe beibehalten werden (Tab. 4.5).

4.10.6 Degranulationshemmer

Die Freisetzung von Histamin aus Mastzellen geschieht durch Exocytose. Die Speichervesikel verschwinden: Mastzell-Degranulation. Die Degranulationshemmer **Cromoglicinsäure**[2] und **Nedocromil**[3] hemmen die Freisetzung von Histamin und anderen Mediatoren aus Mastzellen, aber wohl auch aus anderen Entzündungszellen, und zwar die Freisetzung durch immunologische wie nicht-immunologische Stimuli. Der Mechanismus ist nicht bekannt. Außerdem wirken diese Stoffe möglicherweise noch auf anderen Wegen. Auch die Degranulationshemmer sind keine Bronchodilatatoren, und bis zur vollen Wirkung können 2 bis 6 Wochen vergehen. Degranulationshemmer sind besonders bei leichtem Asthma der Stufe 2 eine Alternative zu den Glucocorticoiden (Tab. 4.5). Extrinsisches wie intrinsisches Asthma kann ansprechen. Nicht bei allen Patienten kommt es zu Besserung. Kinder sollen relativ gut reagieren.

Cromoglicinsäure und Nedocromil sind Dicarbonsäuren, werden als Dinatrium-Salze appliziert, sind bei physiologischem pH vollständig ionisiert und werden aus dem Magen-Darm-Kanal praktisch nicht resorbiert. Sie werden inhaliert. Der dabei resorbierte Anteil wird renal oder biliär unverändert ausgeschieden. Zuweilen kommt es zu Hustenreiz bei der Inhalation, zuweilen auch zu einer Bronchokonstriktion.

[1] Pulmicort®
[2] Intal®
[3] Tilade®

4.10.7 Sonstige Pharmakotherapie

H_1-Antihistaminika wirken beim Asthma kaum, anders als bei allergischer Rhinitis.

Bakterielle Infekte der Bronchien sind chemotherapeutisch zu behandeln. Eine bakteriologische Untersuchung ist bei unkomplizierten Fällen entbehrlich: Die Erreger sind mit hoher Wahrscheinlichkeit *Haemophilus influenzae* oder *Streptococcus pneumoniae*. Aminopenicilline sind die Antibiotika der Wahl.

Expektorantien können bei Bronchiektasen das Abhusten des Sekrets erleichtern (s. S. 264).

4.10.8 Status asthmaticus (akuter schwerer Asthmaanfall)

Die Behandlung ist in Tab. 4.6 zusammengefaßt. An die geringe therapeutische Breite des Theophyllins und die unerwünschten Wirkungen der β_2-Agonisten ist besonders zu denken: Bei systemischer statt inhalativer Applikation verlieren β_2-Agonisten den wichtigen pharmakokinetischen Anteil ihrer Selektivität. Ultima ratio ist Intubation und bronchoskopische Bronchiallavage.

Tabelle 4.6: Behandlung des schweren Asthmaanfalls = Status asthmaticus bei Erwachsenen (nach den Empfehlungen der Deutschen Atemwegsliga[1])

Merkmale:	– Patient ist so kurzatmig, daß er kaum sprechen kann – Atemfrequenz > 25 pro Minute – Pulsfrequenz > 120 pro Minute – Peak flow < 1,5 l/s
Behandlung:	– Sauerstoff 2–4 l/min über Nasensonde – Inhalation von 4 Hüben eines kurzwirkenden β_2-Agonisten; wenn erforderlich, im Abstand von 10 min wiederholen – 50–100 mg Prednisolon oder Äquivalent i. v. – 200 mg Theophyllin oral oder sehr langsam i. v.; der Plasma-Theophyllinspiegel sollte 10–20 µg/ml betragen (cave: Theophyllinüberdosierung bei vorausgehender Theophyllinbehandlung) – bei unzureichender Besserung β_2-Agonisten s. c. oder i. v. (cave: Herzrhythmusstörungen); 50 mg Prednisolon oder Äquivalent alle 4 Stunden i. v. – möglichst keine Sedativa

[1] Wettengel et al., Med. Klin. **93**, 639–650 (1998).

4.11 Doping

Der Deutsche Sportbund definiert: „Doping ist der Versuch der Leistungssteigerung durch die Anwendung ... von Substanzen der verbotenen Wirkstoffgruppen oder durch die Anwendung verbotener Methoden (z. B. Blutdoping)." Die Dopingliste des Europarats unterscheidet (offizielle Terminologie)

- **Gruppen verbotener Wirkstoffe** (Stimulantien, Narkotika, Anabolika, Diuretika und Peptid- und Glycoproteinhormone),
- **verbotene Methoden** (Blutdoping und pharmakologische, chemische oder physikalische Manipulation von Harnproben) sowie
- **Gruppen von Wirkstoffen, die bestimmten Einschränkungen unterliegen** (Alkohol, Marihuana, Lokalanästhetika, Corticosteroide und β-Blocker).

Seit der Aufnahme eines Doping-Paragraphen in das Arzneimittelgesetz 1998 ist „das Inverkehrbringen, Verschreiben und Anwenden" von Stoffen aus dieser Liste zu Dopingzwecken ein Straftatbestand. Dopingkontrollen werden sowohl bei Wettkämpfen als auch als sogenannte Trainingskontrollen außerhalb von Wettkämpfen durchgeführt. Meist handelt es sich um Harn-, selten um Blutproben. 1998 wurden in Deutschland etwa 8000 Harnproben analysiert. 0,53 % waren positiv. Am häufigsten wurden Stimulantien (Amphetamin, Ephedrin) und Anabolika (Steroide, Clenbuterol) gefunden. Der jüngste große Dopingskandal ereignete sich bei der Tour de France 1998, als im Wagen einer Mannschaft Hunderte von Ampullen mit anabolen Steroiden und Erythropoetin entdeckt wurden.

4.11.1 Verbotene Wirkstoffgruppen

Stimulantien

Zu den gebräuchlichsten Mitteln, die im Wettkampf eingenommen wurden und werden, gehören die überwiegend zentralnervös wirkenden **Stimulantien.** Die Liste der verbotenen Stoffe umfaßt: Cocain; die ZNS-gängigen indirekt wirkenden Sympathomimetika wie Ephedrin, Amphetamin, Methylphenidat und die „Appetitzügler" dieser Gruppe; einige am ehesten als Konvulsiva zu klassifizierende Stoffe wie Pentetrazol und Strychnin (s. S. 314); schließlich, eingeschränkt, das Coffein. Nachweise für eine leistungssteigernde Wirkung von **Amphetamin** (Abb. 4.20) und verwandten Stoffen liegen für viele Sportarten vor. Der primäre Wirkmechanismus ist wahrscheinlich, wie oben beschrieben (s. S. 188), eine Freisetzung von Dopamin und Noradrenalin im Zentralnervensystem (Abb. 4.8). Es kommt zu Euphorie, Kritiklosigkeit sowie erhöhter Risikobereitschaft und Aggressivität. Die Ermüdbarkeitsschwelle wird angehoben, und zuvor durch Ermüdung geschützte Reserven werden angegriffen. Erregung, Blutdruckanstieg, Extrasystolen können hinzukommen. Amphetamin-ähnliche Stimulantien waren in den berüchtigten „schnellen Pullen" der Radrennfahrer enthalten, zuweilen mit tödlichem Ausgang. **Ephedrin** und verwandte Stoffe sind Bestandteile vieler sogenannter Grippe- und Schnupfenmitteln. Um Einnahme solcher Präparate nicht fälschlich als Doping einzustufen, wurde für diese Stoffe eine maximal zulässige Konzentration im Harn festgesetzt. Zunehmend wird versucht, Amphetamin und seine Analoga durch hohe **Coffein**-Dosen zu ersetzen. Die Wirkungen wurden oben beschrieben (s. S. 192). Die im Harn noch erlaubte Coffein-Konzentration beträgt 12 µg/ml. Sie zu erreichen, müssen 400 bis 600 mg Coffein eingenommen werden.

Narkotika

Opioide – die „Narkotika" der Dopingliste – spielen im Sport nur eine untergeordnete Rolle. Eine Steigerung der körperlichen Leistungsfähigkeit ist nicht nachweisbar. Möglicherweise ist es ihr beruhigender und euphorisierender Effekt, dessentwegen sie zuweilen mißbraucht werden. Für die Schmerzbehandlung bei Sportlern stehen ausreichende Alternativen zur Verfügung. Die Anwendung von Codein als Antitussivum ist erlaubt. Erlaubt ist auch das Opioid-Obstipans Diphenoxylat.

Anabolika

Den verbotenen **anabolen Wirkstoffen** sind die typischen Steroid-Anabolika **Testosteron und seine Derivate** (s. S. 687) zuzurechnen, die **Peptidhormone Somatotropin** (HGH = human growth hormone) und **Choriongonadotropin** (HCG = human chorionic gonadotropin) sowie die **β_2-Adrenozeptor-Agonisten:**

- Die Steroid-Anabolika **Testosteron und seine Derivate** wie das Nandrolon (Abb. 4.20) sind vielleicht die wichtigsten Trainings-Dopingmittel – siehe den Tour de France-Skandal 1998. Von der Zunahme der Muskelmasse und -kraft profitieren vor allem Kraft- und Schnellkraftsportler. Bei Frauen ist die Wirkung ihrer eigenen geringeren Testosteronproduktion wegen deutlicher. Anabole Steroide werden nicht nur im Leistungssport mißbraucht, sondern auch von den Besuchern von Fitneß- und Bodybuildingstudios. Informationen gibt es gedruckt ebenso wie im Internet. Je nach Substanz, Einnahmedauer und Dosis (die zuweilen extrem hoch ist) kommt es zu lang anhaltenden Schäden, bei Männern Femininisierung (Aromatisierung zu Östrogenen), bei Frauen Virilisierung. Bei Jugendlichen tritt ein vorzeitiger Epiphysenschluß und damit Wachstumshemmung ein. Das Syndrom des „schlafenden Hodens" (Hodenatrophie, Azoospermie) hält noch Monate nach dem Absetzen an. Die Gynäkomastie muß oft chirurgisch korrigiert

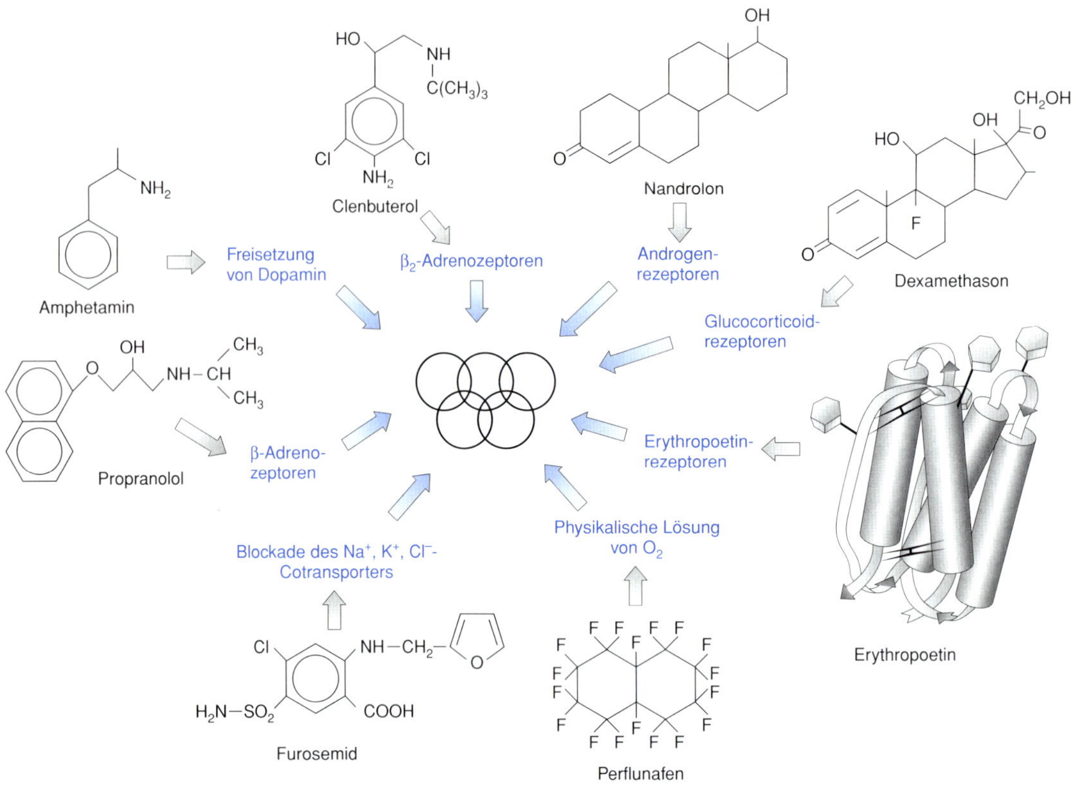

Abb. 4.20 Pharmakologische Manipulation als Hybris: Pharmakologie des Sports. Im Erythropoetin sind die zwei Disulfidbrükken und die vier Kohlenhydratketten (Sechsecke) angedeutet. Perflunafen ist ein perfluorierter Kohlenwasserstoff.

werden. Im Plasma steigen die Konzentrationen von Gesamtcholesterin, LDL- und VLDL-Fraktionen sowie von Triglyceriden an, die HDL-Fraktion sinkt (Atheromatose-Risiko). Häufig sind Steroidakne, gesteigerte Aggressivität und Schlafapnoe. Nicht selten werden Kombinationen von Steroid-Anabolika mit Somatotropin sowie, zur Anregung von Spermiogenese und Hodenwachstum, HCG gegeben; HCG stimuliert bei Männern auch die körpereigene Testosteronsynthese. Rechtzeitiges Absetzen von Testosteron und seinen Derivaten führt im Wettkampf zu einem „sauberen Harn" (zum Dopingmaskierer Probenecid s.u.). Doch kann die Zufuhr der Anabolika, auch nach „rechtzeitigem" Absetzen, zu langfristigen Veränderungen der Steroidprofile führen. So steigt nach Einnahme von Testosteron der Konzentrationsquotient Testosteron/Epitestosteron im Harn von normal etwa 1 auf das Doping-Kriterium von 6 an; Epitestosteron ist ein Nebenprodukt der Steroidhormon-Biosynthese.

– **Somatotropin** (HGH; s. S. 679) wird seit 1985 zunehmend mißbraucht. Steigerung der Muskelmasse bei verringerten Fettspeichern und Chondroprotektion sind die erhofften Wirkungen. Nach hohen Dosen ist mit Akromegalie, Diabetes, Myopathie und Polyneuropathie zu rechnen. Verbreitet scheint der Mißbrauch von Somatotropin-freisetzenden Stoffen zu sein (Vasopressin, Clonidin, Levodopa, Aminosäurengemische mit Arginin, Lysin, Tryptophan). Eine leistungssteigernde Wirkung von Somatotropin ist bislang nicht erwiesen.
– Die **β_2-Adrenozeptor-Agonisten** wie Salbutamol, Terbutalin und Clenbuterol (Abb. 4.4 und 4.20) werden in der Dopingliste außer als anabole Wirkstoffe auch als Stimulantien klassifiziert. Die Lipolyse wird gesteigert. Eine Steigerung der Eiweißsynthese und eine Verminderung des Eiweiß-Katabolismus in der Skelettmuskulatur wurde bisher eindeutig nur für Clenbuterol im Tierversuch nachgewiesen (s. S. 186). Die Anwendung der Bronchospasmolytika Salbutamol, Salmeterol und Terbutalin in der Form der Dosieraerosole ist erlaubt. Es muß eine ärztliche Begründung vorgelegt werden.

Diuretika

Diuretika (Abb. 4.20) werden als „Gewichtmacher" in den Sportdisziplinen verwendet, in denen eine Klassifizierung entsprechend dem Körpergewicht erfolgt (Ringer, Boxer, Gewichtheber). Die Kombination Diuretika,

Sauna und restriktive Diät erhöht die Gefahr unerwünschter Wirkungen (Elektrolytverlust usw.) und vermindert u. U. die Leistung.

Peptid- und Glykoproteinhormone

Somatostatin und Choriongonadotropin wurden bei den anabolen Wirkstoffen erwähnt. Die Dopingliste enthält weiter **ACTH** und, besonders wichtig, **Erythropoetin** (Abb. 4.20; s. S. 746). Seine mehrwöchige Injektion erhöht aufgrund einer beschleunigten Erythrocyten-Neubildung den Hämatokrit auch gesunder Menschen und damit die Sauerstofftransport-Kapazität des Blutes. Ausdauerleistungen werden verbessert. Langfristige Anwendung von Erythropoetin steigert die Blutviskosität, den peripheren Gefäßwiderstand und den Blutdruck. Thrombosen drohen. Der Mißbrauch von Erythropoetin läßt sich zur Zeit nur indirekt über den erhöhten Hämatokrit oder die erhöhte Hämoglobinkonzentration feststellen.

4.11.2 Verbotene Methoden

Blutdoping

Zum **Blutdoping** wird 2 bis 5 Stunden vor dem Wettkampf autologes Blut oder ein autologes Erythrocytenkonzentrat infundiert. Dies steigert die Sauerstofftransport-Kapazität und damit Ausdauerleistungen. Die Blutentnahme zur Re-Infusion erfolgt 4 bis 8 Wochen vor dem Wettkampf.

Ergänzt sei hier, daß das Internationale Olympische Komitee 1999 **perfluorierte Kohlenwasserstoffe** (Abb. 4.20) unter die verbotenen Methoden eingereiht hat. Es sind chemisch inerte, wasserunlösliche Flüssigkeiten, die viel Sauerstoff physikalisch lösen und, emulgiert und intravenös infundiert, als Sauerstofftransportsubstanzen klinisch versucht werden. Perfluoriertes Dekahydronaphthalin ist ein Beispiel. Ein bizarrer Gedanke, sportliche Leistung durch einen künstlichen Sauerstoffträger, dessen absolute Lebensfremdheit sein Name und seine Struktur offenbaren, zu steigern.

Manipulationen

Verboten ist die pharmakologische, chemische und physikalische Manipulation von Harnproben. Manche Pharmaka eignen sich als **Doping-Maskierer**. So werden die **Diuretika**, oben als Mittel zur Gewichtsreduktion erwähnt, zu „Harnverdünnern“: Die Konzentration verräterischer Stoffe sinkt, die Analytik wird erschwert. Acetazolamid erhöht obendrein den Harn-pH und steigert dadurch die tubuläre Reabsorption von Basen wie den Stimulantien vom Amphetamin-Typ. Die Bestimmung der spezifischen Dichte und des pH-Wertes des Harnes ist daher eine Routinemessung bei der Doping-Analytik. Liegt der pH außerhalb des Bereichs von 5,0 bis 8,0 oder beträgt die Dichte $< 1{,}010$, so wird nach mindestens einer Stunde eine weitere Urinprobe genommen. **Probenecid** hemmt die aktive Sekretion organischer Säuren im proximalen Tubulus (S. 632). Es wurde zum klassischen Doping-Maskierer. Nach Gabe von 2 g Probenecid sinkt die Konzentration der endogenen ebenso wie der exogenen Steroidhormone im Harn auf unmeßbare Werte, weil diese Substanzen überwiegend als Glucuronide eliminiert werden.

4.11.3 Mit Einschränkung zugelassene Wirkstoffgruppen

Alkohol

Alkohol ist in einzelnen Sportarten verboten, z. B. bei Schützen. Er wirkt „beruhigend“ und vermindert den Tremor der Hände („Zielwasser“).

Marihuana

Marihuana (s. S. 366) gilt nicht generell als Dopingmittel. Auf Verlangen eines nationalen oder internationalen Sportverbandes können jedoch Kontrollen durchgeführt werden.

Lokalanästhetika

Lokalanästhetika (nicht Cocain; s. o.) dürfen bei ärztlicher Indikation lokal oder intra-artikulär appliziert werden. Es besteht Meldepflicht.

Corticosteroide

Glucocorticoide werden häufig zum Doping mißbraucht (Abb. 4.20). Ihre Anwendung ist nur bei strenger ärztlicher Indikation erlaubt, und dann auch nur als Dosieraerosol zur Inhalation, zur intra-artikulären Applikation oder zur topischen Anwendung an Haut und Schleimhäuten. Es besteht Meldepflicht. Grundsätzlich verboten ist die orale, intramuskuläre und intravenöse Applikation. Glucocorticoide sollen durch einen erhöhten Eiweiß- und Glycogenkatabolismus die Leistungsfähigkeit, durch eine zentralnervös-euphorisierende Komponente die Leistungsbereitschaft erhöhen. Die Risiken der Glucocorticoideinnahme sind bekanntlich hoch (s. S. 718).

β-Adrenozeptor-Antagonisten

Sie senken die Ruheherzfrequenz, vor allem aber eine durch psychische Belastung erhöhte Herzfrequenz. Nicht-β_1-selektive Antagonisten vermindern durch Blockade von β_2-Adrenozeptoren auch die Frequenz und Amplitude des Tremors, vor allem der Finger (s. S. 203). Diese

Wirkungsqualitäten werden in Sportarten geschätzt, in denen die Hand-Arm-Fuß-Augen-Koordination durch Tremor und Tachykardie gestört wird. Schützen zielen ruhigen Herzens und mit ruhiger Hand sicherer; Bobfahrer und Skispringer fühlen sich gelassener und leistungsbereiter. In diesen Sportdisziplinen, die keine langanhaltende körperliche Höchstleistung erfordern, ist daher die Anwendung von β-Blockern nicht erlaubt (Abb. 4.20). Körperliche Höchstleistungen werden durch β-Blocker im Gegenteil eingeschränkt (s. S. 200).

Weiterführende Literatur

Barnes, P. J./Chung, K. F./Page, C. P.: Inflammatory mediators of asthma: an update. Pharmacol. Rev. **50**, 515–596 (1998).

Benowitz, N. L.: Clinical pharmacology and toxicology of cocaine. Pharmacol. Toxicol. **72**, 3–12 (1993).

Berridge, K. C./Robinson, T. E.: What is the role of dopamine in reward: hedonic impact, reward learning, or incentive salience? Brain Res. Rev. **28**, 309–369 (1998).

Bock, C./Niederhoffer, N./Szabo, B.: Analysis of the receptor involved in the central hypertensive effect of rilmenidine and moxonidine. Naunyn-Schmiedeberg's Arch. Pharmacol. **359**, 262–271 (1999).

Brodde, O. E./Michel, M. C.: Adrenergic and muscarinic receptors in the human heart. Pharmacol. Rev. **51**, 651–689 (1999).

Carlsson, J./Tebbe, U.: Aktuelle Richtlinien zur kardiopulmonalen Reanimation. Dtsch. Med. Wschr. **125**, 296–304 (2000).

Cooper, K. L./McKiernan, J. M./Kaplan, S. A.: α-Adrenoceptor antagonists in the treatment of benign prostatic hyperplasia. Drugs **57**, 9–17 (1999).

Dampney, R. A. L.: Functional organization of central pathways regulating the cardiovascular system. Physiol. Rev. **74**, 323–364 (1994).

Danner, S./Lohse, M. J.: Regulation of β-adrenergic receptor responsiveness. Modulation of gene expression. Rev. Physiol. Biochem. Pharmacol. **136**, 183–223 (1998).

De Groat, W.C./Yoshimura, N.: Pharmacology of the lower urinary tract. Ann. Rev. Pharmacol. Toxicol. **41**, 691–721 (2001).

De Groot, A. N. J. A./van Dongen, P. W. J./Vree, T. B./Hekster, Y. A./van Roosmalen, J.: Ergot alkaloids. Drugs **56**, 523–535 (1998).

Eisenhofer, G. et al.: Regional release and removal of catecholamines and extraneuronal metabolism to metanephrines. J. Clin. Endocrinol. Metab. **80**, 3009–3017 (1995).

Emorine, L./Blin, N./Strosberg, A. D.: The human β_3-adrenoceptor: the search for a physiological function. Trends Pharmacol. Sci. **15**, 3–7 (1994).

Franke, W. W./Berendonk, B.: Hormonal doping and androgenization of athletes: a secret program of the German Democratic Republic government. Clin. Chem. **43**, 1262–1279 (1997).

Fredholm, B. B./Bättig, K./Holmén, J./Nehlig, A./Zvartau, E. E.: Actions of caffeine in the brain with special reference to factors that contribute to its widespread use. Pharmacol. Rev. **51**, 83–133 (1999).

Ganten, D./Mulrow, P. J. (eds.): Pharmacology of Antihypertensive Therapeutics. Handbook of Experimental Pharmacology Vol. 93. Springer, Heidelberg 1990.

Gründemann, D./Schechinger, B./Rappold, G. A./Schömig, E.: Molecular identification of the corticosterone-sensitive extraneuronal catecholamine transporter. Nature Neuroscience **1**, 349–351 (1998).

Goepel, M./Schulze, H./Sökeland, J.: Die benigne Prostatahyperplasie. Deutsches Ärzteblatt 97, C-1267–C-1271 (2000).

Hein, L./Kobilka, B. K.: Adrenergic receptor signal transduction and regulation. Neuropharmacol. **34**, 357–366 (1995).

Kotlikoff, M. I./Kamm, K. E.: Molecular mechanisms of β-adrenergic relaxation of airway smooth muscle. Ann. Rev. Physiol. **58**, 115–141 (1996).

Lipworth, B. J.: Leukotriene-receptor antagonists. Lancet **353**, 57–62 (1999).

Mönig, H./Krack, P.: Cabergolin. Dtsch. Med. Wschr. **123**, 1349–1350 (1998).

Mühlbauer, B.: Die therapeutische Wirksamkeit von Dopamin beim akuten Nierenversagen. Anaesthesist **45**, 657–669 (1996).

Nathanson, J. A./Hunnicut, E. J./Kantham, L./Scavone, C.: Cocaine as a naturally occurring insecticide. Proc. Nat. Acad. Sci. USA **90**, 9645 to 9648 (1993).

Poets, C. F.: Apnoen bei Frühgeborenen. Monatsschr. Kinderheilk. **141**, 558–566 (1993).

Post, S. R./Hammond, H. K./Insel, P. A.: β-Adrenergic receptors and receptor signaling in heart failure. Ann. Rev. Pharmacol. Toxicol. **39**, 343–360 (1999).

Ruffolo, R. R. (ed.): Pharmacology of Adrenoceptors. Pharmacol. Communic. **6**, 1–280 (1995).

Sawynok, J.: Pharmacological rationale for the clinical use of caffeine. Drugs **49**, 37–50 (1995).

Starke, K.: Presynaptic autoreceptors in the third decade: focus on α_2-adrenoceptors. J. Neurochem. **78**, 685–693 (2001).

Starke, K./Göthert, M./Kilbinger, H.: Modulation of neurotransmitter release by presynaptic autoreceptors. Physiol. Rev. **69**, 864–989 (1989).

Szabo, B.: Imidazoline antihypertensive drugs: a critical review on their mechanism of action. Pharmacol. Therap. **93**, 1–35 (2002).

Trendelenburg, U./Weiner, N. (eds.): Catecholamines I and II. Handbook of Experimental Pharmacology Vol. 90/I and II. Springer, Heidelberg 1988 and 1989.

Widler, P. et al.: Pharmacodynamics and pharmacokinetics of khat: a controlled study. Clin. Pharmacol. Ther. **55**, 556–562 (1994).

5 Pharmakologie des Serotonins

Pharmakotherapie primärer Kopfschmerzen

M. Göthert, Bonn, und K. Starke, Freiburg i.Br.

Es ist doch recht zuvorkommend von der Nichte, ein wenig Kopfweh auf der linken Seite zu haben; ich habe es manchmal auf der rechten. Trifft es zusammen und wir sitzen gegeneinander, ich auf den rechten Elbogen, sie auf den linken gestützt, und die Köpfe nach verschiedenen Seiten in die Hand gelegt; so muß das ein Paar artige Gegenbilder geben.

Johann Wolfgang von Goethe: *Die Wahlverwandtschaften*

5.1 Einführung

Zum Verständnis der **Pharmakologie** des Serotonins (= 5-Hydroxytryptamin = 5-HT; s. Abb. 5.2) muß man sein **Vorkommen**, seine **Physiologie** und seine **pathophysiologische Bedeutung** kennen. Prinzipielles wurde bei den „Grundlagen der Pharmakologie des Nervensystems" besprochen (S. 131). Abb. 4.1 (S. 176) zeigt die wichtigsten serotoninergen Bahnen im Zentralnervensystem. Einige Aspekte der Anatomie, Physiologie und Pathophysiologie werden hier wiederholt und ergänzt.

Vorkommen, Freisetzung und Inaktivierung

Der größte Teil des Serotonins (ca. 90 %) kommt in den **enterochromaffinen Zellen** der Mucosa des Darms vor. Hier wird es in Vesikeln gespeichert und kann in Reaktion auf verschiedene Reize sowohl auf der luminalen als auch auf der basolateralen Seite freigesetzt werden. An der Regulation der 5-HT-Freisetzung sind sympathische und parasympathische Nerven sowie intrinsische Neurone des Darmnervensystems beteiligt (s. S. 145). Freigesetztes 5-HT kann afferente, ebenfalls in der Umgebung der enterochromaffinen Zellen befindliche Nervenfasern stimulieren. Diese Fasern verlaufen im Nervus vagus zum Hirnstamm und spielen eine Rolle bei der Auslösung des Brechreflexes. Beim **Carcinoidsyndrom**, das auf einer neoplastischen Entartung und Expansion der enterochromaffinen Zellen beruht, kommt es zu einer periodischen Freisetzung von 5-HT und anderen Mediatoren wie Substanz P. Letztere sind neben 5-HT an der Entstehung der Symptome bei Carcinoiden beteiligt, so daß sich die Symptomatik durch 5-HT-Rezeptor-Antagonisten allein nicht unterdrücken läßt. Als Symptome werden unter anderem schwere Diarrhö, Tachykardie, Flushattacken und Bronchospasmus beobachtet.

Das an der basolateralen Seite der enterochromaffinen Zellen freigesetzte und ins Kapillarblut gelangte 5-HT wird in **Thrombocyten** aufgenommen. Die Aufnahme erfolgt über ein Transportprotein in der Zellmembran, das mit dem 5-HT-Transporter in den serotoninergen Neuronen (s.u.) identisch ist. In den Thrombocyten wird 5-HT in Vesikeln gespeichert. Im Blutplasma sind normalerweise nur Spuren von 5-HT vorhanden. Bei einer Thrombocytenaktivierung kommt es zur 5-HT-Freisetzung.

Im Gehirn ist 5-HT ein **Neurotransmitter** (s. S.131). Die Zellkörper der serotoninergen Neurone sind in den Raphekernen des Hirnstamms lokalisiert (s. S. 176). Von dort projizieren die Axone in praktisch alle Regionen des Gehirns und ins Rückenmark. So erklärt sich die Beteiligung des Serotonins an zahlreichen zentralnervösen Funktionen. Das vesikulär gespeicherte 5-HT wird durch Aktionspotentiale exocytotisch freigesetzt und dann größtenteils aus dem synaptischen Spalt durch ein spezifisches Transportprotein wieder in die serotoninergen Axonendigungen aufgenommen (s. S. 132, Abb. 2.15). Die Transportproteine in der Zellmembran der Neurone und der Blutplättchen sind, wie gesagt, identisch. Sie werden durch ein und dasselbe Gen codiert. Der Wiederaufnahme des Serotonins in die Axonendigungen folgt entweder Wiederaufnahme in die Speichervesikel oder oxidative Desaminierung durch die mitochondriale Monoaminoxidase (MAO). Serotoninerge Neurone enthalten sowohl MAO-A als auch MAO-B, jedoch wird 5-HT hauptsächlich durch MAO-A desaminiert. Der entstehende Aldehyd wird überwiegend durch Aldehyd-Dehydrogenase zu 5-Hydroxyindolessigsäure (5-HIAA) oxidiert. Sie ist der Hauptmetabolit im Harn (vgl. S. 132). Beim Carcinoidsyndrom ist die renale Exkretion von 5-HIAA in der Regel erhöht.

Serotoninerge Neurone mit Zellkörpern in den Raphekernen innervieren auch Blutgefäße der Dura mater. Sie spielen möglicherweise bei der Pathogenese der Migräne eine Rolle (s. S. 226).

In der Peripherie kommen serotoninerge Neurone im enterischen Nervensystem vor. Sie sind an der Steuerung der Funktionen des Gastrointestinaltrakts beteiligt (s. S. 145).

Rezeptoren

Im ZNS und in peripheren Körpergeweben ist es mit Hilfe pharmakologischer, elektrophysiologischer, biochemischer und molekularbiologischer Methoden gelungen, nicht weniger als 15 verschiedene **5-HT-Rezeptoren** zu identifizieren. Abb. 5.1 zeigt die wichtigsten; es fehlen z. B. die weniger gut untersuchten 5-HT_5-, 5-HT_6- und 5-HT_7-Rezeptoren. Der **5-HT_3-Rezeptor** ist ein **inotroper Rezeptor** (s. S. 131). Bei den **übrigen Rezeptoren** handelt es sich um **G-Protein-gekoppelte Rezeptoren** (s. S. 131). Die 5-HT_1- und 5-HT_2-Rezeptoren bilden Familien mit mehreren Mitgliedern, die wegen hoher Homologie ihrer Aminosäuresequenzen und wegen gemeinsamer Signaltransduktion zusammengehören. Die Rezeptoren der 5-HT_1-Familie koppeln an G_i und hemmen so die Adenylylcyclase. Die Rezeptoren der 5-HT_2-Familie koppeln an G_q und stimulieren so die Phospholipase C. Der 5-HT_4-Rezeptor – nur einer ist bekannt – koppelt an G_s und stimuliert die Adenylylcyclase. Über nachgeschaltete biochemische Mechanismen werden dann Zellfunktionen stimuliert oder gehemmt. Die daraus resultierenden Wirkungen zeigt Tab. 5.1.

Auf all diese anatomischen Systeme und physiologischen Vorgänge können Pharmaka wirken. Tab. 5.2 gibt eine Übersicht.

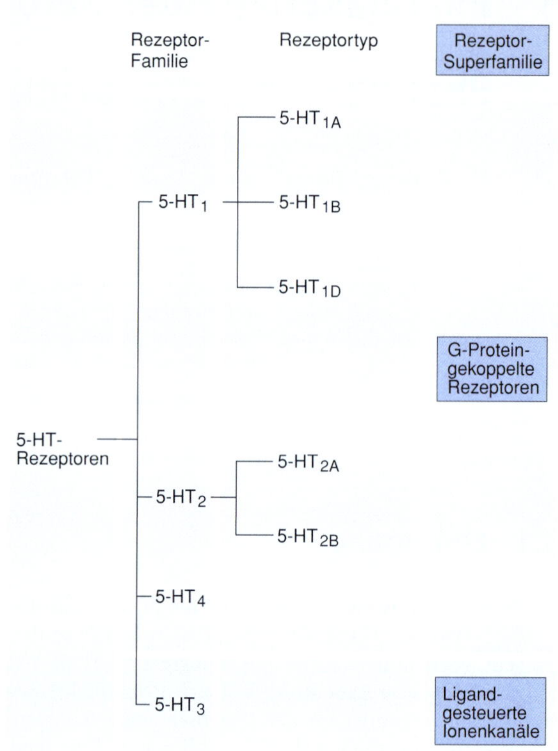

Abb. 5.1 Klassifikation und Nomenklatur von 5-HT-Rezeptoren. Die 5-HT_{1B}- und 5-HT_{1D}-Rezeptoren haben sehr ähnliche pharmakologische Eigenschaften, werden jedoch durch unterschiedliche Gene codiert.

Tabelle 5.1: Wirkungen von 5-HT und anderen 5-HT-Rezeptor-Agonisten mit beteiligten Rezeptortypen

5-HT_{1A}	5-HT_{1B}	5-HT_{1D}	5-HT_{2A}	5-HT_{2B}	5-HT_3	5-HT_4
Hemmung der Entladungsfrequenz von 5-HT-Neuronen in den Raphekernen des Hirnstamms (somatodendritische 5-HT-Autorezeptoren) Anxiolyse, Blutdrucksenkung	Hemmung der 5-HT-Freisetzung im ZNS (präsynaptische 5-HT-Autorezeptoren) Vasokonstriktion in bestimmten Gefäßgebieten (z. B. Koronararterien; wahrscheinlich auch Meningealgefäße)	Hemmung der Freisetzung von Neuropeptiden aus sensorischen Nervenendigungen in Blutgefäßen der Hirnhäute Hemmung der Noradrenalinfreisetzung aus sympathischen Nerven (präsynaptische 5-HT-Heterorezeptoren)	Psychotrope Wirkungen Kontraktion der glatten Magen-Darm-Muskulatur Vasokonstriktion Förderung der Thrombocytenaktivierung	Freisetzung von NO aus dem Endothel von Blutgefäßen	Stimulation vagaler Afferenzen aus dem Herzen und Auslösung des Bezold-Jarisch-Reflexes Stimulation der Acetylcholinfreisetzung im Gastrointestinaltrakt Auslösung von Nausea und Emesis Stimulation der Cholecystokininfreisetzung aus Neuronen des ZNS	Stimulation der Acetylcholinfreisetzung im Gastrointestinaltrakt und folglich Motilitätssteigerung des Magens und Darms Positiv inotroper und positiv chronotroper Effekt

Tabelle 5.2: Möglichkeiten pharmakologischer Beeinflussung serotoninerger Systeme

Angriffspunkt	Pharmakologische Beeinflussung
5-HT-Transporter der Speichervesikel	Blockade durch Reserpin
Exocytotische Freisetzung von 5-HT	Hemmung durch Ca^{2+}-Mangel, Mg^{2+}-Überschuß, Lokalanästhetika
5-HT-Rezeptoren	Aktivierung durch 5-HT und, mit unterschiedlicher Selektivität, durch zahlreiche andere Substanzen, z. B. – 5-HT_{1A}-selektiv: Buspiron, Urapidil – 5-HT_{1B}- und 5-HT_{1D}-selektiv: Sumatriptan – 5-HT_4-selektiv: Cisaprid Blockade, mit unterschiedlicher Selektivität, durch z. B. – 5-HT_{2A}-selektiv: Ketanserin, Risperidon – 5-HT_3-selektiv: Ondansetron
5-HT-Transporter im Axolemm	Blockade durch Cocain, Clomipramin, selektive Serotonin-Rückaufnahme-Inhibitoren (SSRI) Pharmaka als Substrat: Fenfluramin, 3,4-Methylendioxymethamphetamin (MDMA), die 5-HT freisetzen
Monoaminoxidase	Blockade durch Tranylcypromin, MAO-A-selektiv: Moclobemid

Die meisten Substanzen wirken auch auf andere als die Serotonin-Systeme. So blockiert z. B. Reserpin auch die vesikuläre, Cocain auch die axolemmale Aufnahme von Dopamin und Noradrenalin (S. 114, 204), Buspiron wirkt auch auf Dopaminrezeptoren, Urapidil auf α_1-Adrenozeptoren (S. 195).

5.2 5-HT-Rezeptor-Agonisten

5-HT-Rezeptoren sind auf Nerven- und peripheren Effektorzellen weit verbreitet (s. Tab. 5.1). Deshalb sind die Wirkungen von Serotonin selbst komplex, z. T. sogar funktionell antagonistisch. Eine gezielte Entwicklung therapeutisch brauchbarer 5-HT-Rezeptor-Agonisten wurde erst möglich, als man die 5-HT-Rezeptoren unterschieden und die einzelnen Wirkungen des Serotonins ihnen zugeordnet hatte. Die Kenntnis der Pharmakodynamik des Serotonins ist eine Voraussetzung für das Verständnis der Wirkungen therapeutisch angewandter 5-HT-Rezeptor-Agonisten.

5.2.1 Geschichte

Nachdem schon seit Anfang des 20. Jahrhunderts bekannt war, daß beim Zerfall von Thrombocyten eine blutdrucksteigernde Substanz im Serum auftritt, gelang es der Arbeitsgruppe von M. M. Rapport, A. A. Green und I. H. Page in den USA im Jahre 1948, aus 210 Litern Rinderblutserum wenige Milligramm einer kristallinen Substanz zu gewinnen. Die Autoren nannten sie nach ihrer Herkunft und wegen der „gefäßtonisierenden" Wirkung Serotonin. Die chemische Struktur wurde in wesentlichen Zügen schon damals aufgeklärt. Ein von diesem Forschungsansatz unabhängiger Weg wurde seit den 30er Jahren von der Arbeitsgruppe von V. Erspamer in Rom in Untersuchungen der enterochromaffinen Zellen des Gastrointestinaltrakts beschritten. Diese Autoren wiesen einen darmstimulierenden Faktor nach, den sie Enteramin nannten und dessen Identität mit Serotonin 1952 erkannt wurde.

5.2.2 Pharmakodynamik des Serotonins

Im folgenden werden hauptsächlich charakteristische Effekte von Serotonin beim Menschen beschrieben. Nur ausgewählte Wirkungen werden dargestellt. Dabei wird das Schwergewicht auf diejenigen Effekte gelegt, die durch therapeutisch verfügbare (oder in Entwicklung befindliche) 5-HT-Rezeptor-Agonisten und -Antagonisten initiiert bzw. blockiert werden (s. Tab. 5.1).

Kreislauf

Als Beispiel des komplexen Zusammenwirkens von 5-HT-Rezeptor-Subtypen sei hier die **Blutdruckwirkung** einer i.v. Bolusinjektion bei narkotisierten Ratten beschrieben. Es kommt zu einer **triphasischen Reaktion:**

Auf eine kurz dauernde Senkung folgt ein ebenfalls relativ kurzzeitiger pressorischer Effekt, der anschließend in eine Blutdrucksenkung von mehreren Minuten Dauer übergeht. Die erste, hypotensive Phase beruht auf einer massiven Bradykardie, die durch Auslösung des Bezold-Jarisch-Reflexes nach Stimulation von 5-HT_3-Rezeptoren an afferenten vagalen Nervenendigungen im Herzen (wie auch durch Veratridin; s. S. 1120) hervorgerufen wird (s. Tab. 5.1). Die zweite, pressorische Phase wird durch die Vasokonstriktion infolge der Aktivierung von 5-HT_{2A}-Rezeptoren in der glatten Gefäßmuskulatur ausgelöst (s. Tab. 5.1) und repräsentiert die Wirkung, die der Bezeichnung „Serotonin" zugrunde liegt. An der dritten, wiederum hypotensiven Phase sind vermutlich mehrere Rezeptortypen beteiligt; unter anderem wird über präsynaptische 5-HT_{1D}-Heterorezeptoren an sympathischen Axonendigungen die Freisetzung von Noradrenalin gehemmt (s. Tab. 5.1). Auch beim Menschen werden durch 5-HT vasokonstriktorische und -dilatatorische Effekte ausgelöst, die der Phase 2 und 3 bei der Ratte analog sind.

Vasokonstriktorische Effekte können nicht nur durch 5-HT_{2A}-, sondern auch durch 5-HT_{1B}-Rezeptoren vermittelt werden. Solche Rezeptoren kommen beispielsweise in Blutgefäßen der Dura mater und in Koronararterien vor.

Die Endothelzellen der Blutgefäße des Gehirns und der Hirnhäute scheinen 5-HT_{2B}-Rezeptoren zu besitzen, deren Aktivierung zur Freisetzung von NO führt. Die Freisetzung von NO durch 5-HT im trigemino-vaskulären System soll ein Schritt bei der **Entstehung der Migräne** sein. Generell sei schon vorab gesagt, daß 5-HT-Rezeptoren bei der Pathogenese und Therapie der Migräne sehr wichtig sind (s. S. 226).

Im rechten und linken Vorhof des Herzens schließlich kommen 5-HT_4-Rezeptoren vor, die vorwiegend einen positiv chronotropen Effekt vermitteln. Diesen Rezeptoren wird neuerdings eine Rolle bei der Auslösung von kardialen Tachyarrhythmien zugeschrieben, so daß sich hier ein neuer Therapieansatz für 5-HT_4-Rezeptor-Antagonisten bietet.

Thrombocyten

Die Thrombocytenmembran ist nicht nur mit einem 5-HT-Transportprotein (s.o.) ausgestattet, sondern auch mit 5-HT_{2A}-Rezeptoren. Deren Stimulation durch 5-HT verstärkt die **Thrombocytenaktivierung** durch andere Stimuli, wie z.B. ADP, Kollagen und Thromboxan A_2 (s. S. 562). Auf diese Weise können die Thrombogenese und die 5-HT-Freisetzung aus Speichervesikeln der Thrombocyten gefördert werden.

Gastrointestinaltrakt

5-HT steigert die rhythmischen Kontraktionen des Darms. Die Wirkung wird zum Teil durch 5-HT_{2A}-Rezeptoren in der glatten Muskulatur vermittelt, daneben spielen aber auch präsynaptische, die Acetylcholinfreisetzung stimulierende 5-HT_4-Rezeptoren eine Rolle. Durch das freigesetzte Acetylcholin wird die Motilität des Darms verstärkt.

An den Endigungen afferenter Nervenfasern im Gastrointestinaltrakt, deren Axone mit dem Nervus vagus ins Gehirn ziehen, sind 5-HT_3-Rezeptoren lokalisiert. Die Aktivierung von 5-HT_3-Rezeptoren führt generell zu einer Depolarisation der Zellmembran, so daß es zu einer Stimulation der afferenten Nerven kommt. Diese stellen den afferenten Schenkel für die **Auslösung des Brechreflexes** dar (vgl. S. 613). Zu einer massiven Freisetzung von 5-HT im Gastrointestinaltrakt kann es nach Applikation von Cytostatika (besonders Cisplatin) kommen, deren emetische Wirkung sich auf diese Weise erklären läßt.

ZNS

Entsprechend der Projektion der serotoninergen Axone in praktisch alle Teile des ZNS (s.o.) ist es verständlich, daß Serotonin an zahlreichen zentralnervösen Funktionen beteiligt ist. So spielt es beispielsweise eine Rolle bei der **Kontrolle der Emotion, des Schlaf-Wach-Rhythmus, der Schmerzwahrnehmung, der endokrinen Funktionen, des Blutdrucks, der Körpertemperatur und des Appetits**. Alle in Abb. 5.1 genannten 5-HT-Rezeptoren kommen im Gehirn vor. Nur einige Beispiele seien hier ausgewählt. 5-HT_{1A}-Rezeptor-Agonisten hemmen die spontane Entladungsfrequenz serotoninerger Neurone in den Raphekernen (somatodendritische 5-HT_{1A}-Autorezeptoren). Hemmende 5-HT_{1A}-Rezeptoren kommen auch an hippocampalen Pyramidenzellen vor. Präsynaptische 5-HT_{1B}-Autorezeptoren, d.h. Rezeptoren an den serotoninergen Nervenendigungen, vermitteln eine Hemmung der 5-HT-Freisetzung in allen Regionen des ZNS. 5-HT_3-Rezeptoren im Nucleus accumbens bewirken eine Freisetzung von Cholecystokinin aus entsprechenden Neuronen. Diesem Neuropeptid wird eine Rolle bei Emotionen zugeschrieben.

5.2.3 Andere 5-HT-Rezeptor-Agonisten

Wie bereits ausgeführt, eignet sich Serotonin selbst nicht als Arzneistoff. Einerseits aktiviert es, peripher gegeben, sämtliche peripheren 5-HT-Rezeptoren, die z.T. entgegengesetzte Wirkungen vermitteln. Andererseits passiert es als polarer Stoff die Blut-Hirn-Schranke nicht. Therapeutisch mehr oder weniger bedeutsame partielle oder volle Agonisten und das LSD werden im folgenden etwa in der Reihenfolge der Rezeptortyp-Numerierung besprochen.

Buspiron[1] ist ein Anxiolytikum, dessen Wirkung auf der Aktivierung von somatodendritischen 5-HT_{1A}-Autorezeptoren in den Raphekernen und von postsynapti-

[1] Bespar®

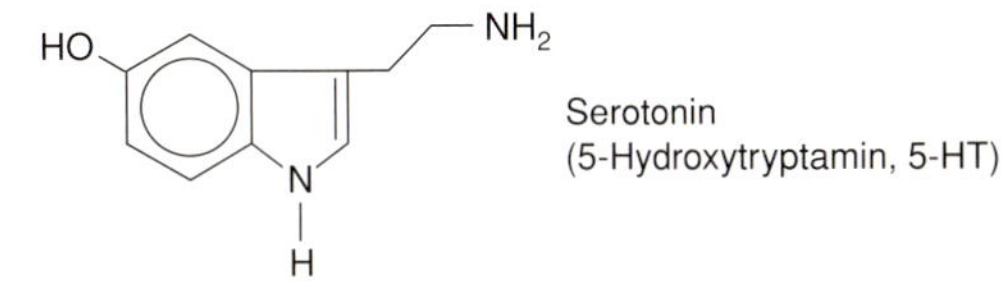

Abb. 5.2 5-HT-Rezeptor-Agonisten. Rizatriptan und Zolmitriptan besitzen wie Sumatriptan eine $(CH_3)_2N\text{-}CH_2\text{-}CH_2$-Seitenkette am Indolring und sind deshalb wie Sumatriptan (und Serotonin) Substrate der MAO-A. Zur Strukturverwandtschaft vergleiche man auch die Formeln der Mutterkornalkaloide (Abb. 4.12, S. 198).

schen $5\text{-}HT_{1A}$-Rezeptoren im Hippocampus beruht (s.o.). Folge dieser Rezeptoraktivierung ist eine Hemmung der bei Angst gesteigerten serotoninergen Neurotransmission. Buspiron besitzt keine nennenswerte Affinität zu anderen 5-HT-Rezeptoren, wohl aber zu Dopamin-D_2-Rezeptoren; allerdings steht letzteres wahrscheinlich nicht mit der anxiolytischen Wirkung in Zusammenhang (weitere Einzelheiten und Strukturformel s. S. 363).

Urapidil[1] ist ein Antihypertensivum (Strukturformel s. S. 195), dessen blutdrucksenkende Wirkung einerseits auf die Blockade von α_1-Adrenozeptoren zurückzuführen ist, andererseits auf seine agonistische Wirkung an zentralnervösen $5\text{-}HT_{1A}$-Rezeptoren (speziell den somatodendritischen Autorezeptoren) mit der Folge einer Hemmung der Sympathikusaktivität (s. Tab. 5.1).

Die **Triptane** sind eine Gruppe 3,5-substituierter Indole, die sich pharmakodynamisch kaum, pharmakokinetisch aber deutlich unterscheiden. Im einzelnen handelt es sich um **Sumatriptan**[2], den Prototypen, **Rizatriptan**[3], **Zolmitriptan**[4] und **Naratriptan**[5]. Abb. 5.2 zeigt die Verwandtschaft mit dem Serotonin. Die Triptane helfen bei Migräneattacken. Ihre Wirkung beruht auf der Aktivierung von $5\text{-}HT_{1B}$- und $5\text{-}HT_{1D}$-Rezeptoren. Durch Aktivierung von $5\text{-}HT_{1B}$-Rezeptoren werden meningeale Blutgefäße zur Kontraktion gebracht. Durch Aktivierung von $5\text{-}HT_{1D}$-Rezeptoren wird die Freisetzung von Neuropeptiden aus den meningealen Trigeminusfasern gehemmt. In Kap. 5.5 wird diese Wirkungsweise in ein Modell der Pathogenese der Migräne eingebaut. Allerdings sind auch die Koronararterien mit $5\text{-}HT_{1B}$-Rezeptoren ausgestattet und können durch Triptane zur Kontraktion gebracht werden; die Triptane sind deshalb bei Patienten mit koronarer Herzkrankheit kontraindiziert. Weitere unerwünschte Wirkungen sind Müdigkeit, Schwindel, Schweregefühl in verschiedenen Körperteilen und Schwächegefühl. Wie bei anderen Kopfschmerzmitteln kann sich bei langdauernder Gabe ein „medikamenteninduzierter Dauerkopfschmerz" entwickeln (s. S. 226). Grundsätzlich bedeuten die Triptane aber einen Fortschritt in der Migränetherapie, vermögen sie doch Migräneattacken auch bei einem Teil jener Patienten zu kupieren, bei denen die herkömmlichen Mittel einschließlich der Mutterkornalkaloide versagen.

Sumatriptan ist bei oraler Gabe nur zu 14 % bioverfügbar; die Eliminationshalbwertszeit beträgt 2–2,5 Stunden. Die Halbwertszeit liegt bei den drei neueren Triptanen in derselben Größenordnung, jedoch ist die orale Bioverfügbarkeit deutlich höher, zwischen 40 und 70 %.

Sumatriptan, Rizatriptan und Zolmitriptan besitzen eine $(CH_3)_2N\text{-}CH_2\text{-}CH_2$-Seitenkette am Indolring, die sie, wie die $H_2N\text{-}CH_2\text{-}CH_2$-Seitenkette das Serotonin, zu **Substraten der MAO-A** macht (Abb. 5.2). Aus Zolmitriptan entsteht durch Katalyse von Cytochrom-P_{450}-Enzymen außerdem das Desmethyl-Derivat, das stärker wirkt als die Ausgangssubstanz. Es ist ebenfalls Substrat der MAO-A. MAO baut alle diese Stoffe ebenso wie das Serotonin (s.o.) zum entsprechenden Indolessigsäure-Derivat ab. Bei gleichzeitiger Gabe von Hemmstoffen der MAO-A wie Moclobemid erhöhen sich die Plasmaspiegel von Sumatriptan, Rizatriptan, Zolmitriptan und Desmethyl-Zolmitriptan. Dagegen wird Naratriptan, dessen Seitenkette anders strukturiert ist, durch die MAO nicht angegriffen, vielmehr teils unverändert, teils in Form von Cytochrom-P_{450}-Metaboliten renal ausgeschieden.

Auch **Ergotamin**[6] und **Dihydroergotamin**[7] werden zur Beseitigung von Migräneattacken eingesetzt (Strukturformeln und Verwandtschaft mit dem Serotonin s. S. 198). Sie besitzen hohe Affinität nicht nur zu α_1- und α_2-Adrenozeptoren sowie Dopamin-D_2-Rezeptoren, sondern auch zu verschiedenen 5-HT-Rezeptoren (u.a. $5\text{-}HT_{1B}$, $5\text{-}HT_{1D}$ und $5\text{-}HT_{2B}$). Sie wirken dort teils agonistisch, teils partialagonistisch. Entsprechend diesem Wirkungsspektrum ist es verständlich, daß Ergotamin und Dihydroergotamin mit zum Teil schwerwiegenden Nebenwirkungen belastet sind. Ihre Wirksamkeit gegen Migräneattacken läßt sich wahrscheinlich vorwiegend durch Stimulation von $5\text{-}HT_{1B}$- und $5\text{-}HT_{1D}$-Rezeptoren erklären.

Lysergsäurediethylamid (**LSD**; Strukturformel s. S. 198) ist ein weiteres Mutterkornderivat mit Wirkung auf viele 5-HT-Rezeptoren. Zu der Entstehung von Halluzinationen scheint vor allem die Aktivierung von $5\text{-}HT_{2A}$-Rezeptoren beizutragen. Das gleiche gilt für manche halluzinogenen Phenylisopropylamine (s. S. 367).

[1] Ebrantil®
[2] Imigran®
[3] Maxalt®
[4] AscoTop®
[5] Naramig®
[6] Ergosanol®
[7] Dihydergot®

Cisaprid[1] aktiviert $5\text{-}HT_4$-Rezeptoren und verursacht dementsprechend durch Stimulation der Acetylcholinfreisetzung aus Neuronen des enterischen Nervensystems (s.o.) eine Steigerung der Motilität im Gastrointestinaltrakt. Als unerwünschte Wirkungen können Herzrhythmusstörungen auftreten. **Metoclopramid**[2] wirkt wie Cisaprid, blockiert aber obendrein $5\text{-}HT_3$- und Dopamin-D_2-Rezeptoren. Der Steigerung der orthograden Peristaltik wegen werden beide Stoffe als Prokinetika, das Metoclopramid wird darüber hinaus wegen der $5\text{-}HT_3$- und D_2-Blockade als Antiemetikum eingesetzt (weitere Einzelheiten und Strukturformeln s. S. 609).

[1] Propulsin®

[2] Paspertin®

5.3 Inaktivierungs-Hemmstoffe und serotoninfreisetzende Stoffe

Aus Axonendigungen freigesetztes Serotonin wird hauptsächlich wieder in die Axone aufgenommen. Der Aufnahme schließt sich entweder Wiederspeicherung in den Vesikeln oder Abbau durch MAO-A an. Als Arzneistoffe oder mißbrauchte Stoffe wichtig sind erstens Hemmstoffe des Transporters im Axolemm, zweitens Hemmstoffe der MAO, drittens Stoffe, die unter Benutzung des Transporters in die 5-HT-Neurone eintreten und anschließend 5-HT freisetzen. Die meisten werden hier nur erwähnt, die Hauptbesprechung findet andernorts statt. Ihre Erwähnung empfiehlt sich, um den Reichtum der Pharmakologie des Serotonins unverkürzt darzustellen.

5.3.1 Inhibitoren der Wiederaufnahme von Serotonin

Die **tricyclischen Antidepressiva und ihre Verwandten** verdanken ihren antidepressiven Effekt einer primären Hemmung der Wiederaufnahme von Noradrenalin oder von Serotonin. Hemmen die klassischen tricyclischen Antidepressiva mehr oder weniger beide Transporter, Clomipramin z.B. vorwiegend den 5-HT-Transporter, so hemmen die **selektiven Serotonin-Rückaufnahme-Inhibitoren (SSRI)** ganz überwiegend den 5-HT-Transporter. Näheres wird bei den Psychopharmaka erläutert (s. S. 348).

Cocain hemmt die Transporter für Noradrenalin, Dopamin und Serotonin in ähnlichen Konzentrationen. Seine Pharmakologie wird bei den noradrenergen und adrenergen Systemen behandelt (s. S. 204).

5.3.2 Inhibitoren der Monoaminoxidase

Die nicht-selektiven Hemmer von MAO-A und MAO-B sowie das MAO-A-selektive Moclobemid sind bei depressiven Störungen indiziert und werden bei den Antidepressiva beschrieben (s. S. 353). Eine Hemmung des Abbaus von 5-HT trägt neben der Hemmung des Abbaus von Noradrenalin zu ihrer Wirkung bei. Gleichzeitige Gabe von Hemmstoffen des 5-HT-Transporters und Monoaminoxidase-Inhibitoren kann zu Erregung bis zu Bewußtseinstrübung, zu Tremor, Hyperreflexie und Krämpfen, ja zum Tode führen. Man führt die Erscheinungen auf eine exzessive Aktivierung zentraler 5-HT-Rezeptoren zurück und spricht vom **Serotoninsyndrom** (s. S. 352). Auch Kombinationen mit dem 5-HT-Präkursor Tryptophan und 5-HT-Freisetzern (s.u.) können das Syndrom auslösen.

5.3.3 Serotoninfreisetzende Stoffe

Indirekt wirkende Sympathomimetika wie Amphetamin setzen nicht-exocytotisch Noradrenalin frei. Die Schritte bis zur Freisetzung werden in Kap. 3.4 (S. 188) im Detail erklärt. Bei der Ähnlichkeit der Transmittersysteme wundert es nicht, daß Amphetamin und Amphetamin-ähnliche Stoffe auch 5-HT nicht-exocytotisch freisetzen können und sich dabei der gleichen Mechanismen bedienen. Zwei Prototypen von Substanzen, die vorwiegend Serotonin und kaum Catecholamine freisetzen, sind **Fenfluramin**, ein am Stickstoff ethyliertes und am Benzolring in meta-Stellung trifluormethyliertes Amphetamin (Formel des Amphetamins s. S. 364), und **3,4-Methylendioxymethamphetamin** (**MDMA**, „Ecstasy“; Formel s. S. 364). Analog den indirekten Sympathomimetika (s. Abb. 4.6) werden sie zunächst über den 5-HT-Transporter in die 5-HT-Axonendigungen aufgenommen; anschließend befördert derselbe Transporter Serotonin aus den Axonendigungen in den Extrazellulärraum. Fenfluramin wurde als „Appetitzügler“ benutzt, wegen schwerer Nebenwirkungen, vor allem pulmonaler Hypertonie, aber zurückgezogen. Auch MDMA wurde schon früh im 20. Jahrhundert als „Appetitzügler“ erprobt. In den 80er Jahren begann sein Mißbrauch als Stimulans (s. S. 365). Beide Substanzen sind Neurotoxine für 5-HT-Neurone. Höchstwahrscheinlich kommt es auch beim Menschen zu Schäden an 5-HT-Neuronen.

5.4 5-HT-Rezeptor-Antagonisten

5.4.1 Geschichte

5-HT-Rezeptor-Antagonisten haben bei der Klassifikation der 5-HT-Rezeptoren eine wichtige Rolle gespielt. Im Jahre 1957 berichteten J. H. Gaddum und Z. P. Picarelli, Pharmakologen in Edinburgh, über die Unterscheidung zweier kontraktionsvermittelnder 5-HT-Rezeptoren im Ileum des Meerschweinchens: eines auf den Neuronen des Darmnervensystems lokalisierten M-Rezeptors (von Morphin, das die neuronale Wirkung blokkierte) und eines glattmuskulären D-Rezeptors (von Dibenzylin = Phenoxybenzamin, s. S. 195, das die glattmuskuläre Wirkung blockierte). Der D-Rezeptor entspricht weitgehend dem heutigen 5-HT_{2A}-Rezeptor, der M-Rezeptor ist identisch mit dem heutigen 5-HT_3-Rezeptor. Damit hatten Gaddum und Picarelli den Prototyp eines G-Protein-gekoppelten 5-HT-Rezeptors und den ionotropen 5-HT-Rezeptor gefunden.

5.4.2 Stoffe und Eigenschaften

Wie die Agonisten (s.o.) werden im folgenden die Antagonisten etwa in der Reihenfolge der Rezeptortyp-Numerierung besprochen. Analog den Agonisten sind viele Antagonisten dadurch gekennzeichnet, daß sie erstens mehrere 5-HT-Rezeptortypen blockieren, zweitens über die 5-HT-Rezeptoren hinaus auf andere Rezeptoren wirken.

Ketanserin spielt eine große Rolle in der experimentellen Pharmakologie, da es innerhalb des Spektrums der verschiedenen 5-HT-Rezeptoren (s. Abb. 5.1) als selektiver kompetitiver 5-HT_{2A}-Rezeptor-Antagonist wirkt. Es blockiert aber auch α_1-Adrenozeptoren. In einigen Ländern wird es als Antihypertensivum angewandt. Die Blutdrucksenkung beruht wahrscheinlich auf der Kombination der α_1- und 5-HT_{2A}-antagonistischen Effekte.

Das Neuroleptikum **Risperidon**[1] (s. S. 341) besitzt eine höhere Affinität zu 5-HT_{2A}-Rezeptoren als zu D_2- und D_4-Rezeptoren. Dieser Substanz wird eine Wirksamkeit gegenüber Minussymptomen der Schizophrenie zugeschrieben, die – jedoch nicht unumstritten – mit der Blockade der 5-HT_{2A}-Rezeptoren in Zusammenhang gebracht wird.

Pizotifen[2], **Lisurid**[3] (Strukturformel s. S. 678) und **Methysergid**[4] (Strukturformel s. S. 198) sind 5-HT-Rezeptor-Antagonisten, die als gemeinsames Merkmal eine hohe Affinität zu 5-HT_{2A}- und 5-HT_{2B}-Rezeptoren aufweisen. Pizotifen ist außerdem ein hochaffiner Antagonist an H_1-Rezeptoren, Lisurid ein Agonist an 5-HT_{1A}- und Dopamin-D_2-Rezeptoren und Methysergid ein hochaffiner Partialagonist an 5-HT_{1D}-Rezeptoren. Alle drei Pharmaka werden (mit geringerer Priorität als Propranolol, Metoprolol oder Flunarizin; s.u.) zur Migräneprophylaxe eingesetzt. In Anbetracht der möglicherweise großen Bedeutung von 5-HT_{2B}-Rezeptoren für die Pathogenese der Migräne (s.u.) wird der 5-HT_{2B}-Rezeptor-antagonistischen Wirkungskomponente eine wesentliche Bedeutung zugemessen. Die Blockade der 5-HT_{2A}-Rezeptoren scheint hingegen keine Rolle zu spielen, da selektive 5-HT_{2A}-Rezeptor-Antagonisten wie Ketanserin keine prophylaktische Wirkung gegenüber der Migränesymptomatik besitzen.

Die wichtigsten unerwünschten Effekte von Pizotifen sind Müdigkeit und Gewichtszunahme durch Appetitsteigerung, diejenigen von Lisurid Übelkeit, Völlegefühl, Schlafstörungen und Muskelschwäche. Unerwünschte Wirkungen von Methysergid manifestieren sich meistens am Gastrointestinaltrakt (Diarrhö, Magenkrämpfe, Erbrechen) und Zentralnervensystem (Nervosität, Schlaflosigkeit, Inappetenz). In seltenen Fällen kann nach längerer Anwendung eine entzündliche Fibrose z.B. am Endokard und im Retroperitonealbereich auftreten.

Cyproheptadin[5] besitzt 5-HT_{2A}-, 5-HT_{2B}- und H_1-Rezeptor-antagonistische Eigenschaften. Es wird auf dem deutschen Arzneimittelmarkt nicht mehr zur Migräneprophylaxe angeboten, sondern nur noch als Antihistaminikum und appetitanregendes Medikament – eine Indikation, die sich aus der ursprünglich als Nebenwirkung fast regelmäßig beobachteten Gewichtszunahme ergab. Aufgrund des H_1-Rezeptor-antagonistischen Effekts wird als unerwünschte Wirkung eine Sedierung beobachtet.

Ondansetron[6], **Tropisetron**[7] und **Granisetron**[8] blokkieren selektiv 5-HT_3-Rezeptoren. Ondansetron und Tropisetron besitzen das Indolringsystem des Serotonins, Granisetron das ähnliche Indazolringsystem. Ihre Strukturformeln (s. S. 614) machen die Verwandtschaft mit dem Serotonin deutlich. Die Substanzen wirken bei dem durch Cytostatika oder Strahlentherapie bedingten Erbrechen Tumorkranker stark antiemetisch, indem sie die oben erwähnten 5-HT_3-Rezeptoren an den peripheren Endigungen afferenter Neurone aus dem Gastrointestinaltrakt blockieren (s. Tab. 5.1). Außerdem werden 5-HT_3-Rezeptoren im Brechzentrum des Hirnstamms und in der Chemorezeptor-Triggerzone der Area postrema blockiert, was ebenfalls zum antiemetischen Effekt beiträgt.

Auch **Metoclopramid**, oben als 5-HT_4-Rezeptor-Agonist erwähnt, wirkt in hohen Dosen zusätzlich als 5-HT_3-Antagonist. Jedoch werden zugleich D_2-Rezeptoren blockiert mit der möglichen Folge schwerer extrapyramidal-motorischer Störungen. Diese Nebenwirkung

[1] Risperdal®
[2] Sandomigran®
[3] Cuvalit®
[4] Deseril retard®
[5] Perisol®
[6] Zofran®
[7] Navoban®
[8] Kevatril®

fehlt bei Ondansetron, Tropisetron und Granisetron (weitere Einzelheiten s. Kap. 24.3.4, S. 611).

5-HAT-Rezeptor-Antagonisten sind plausible Medikamente beim **Carcinoidsyndrom**. Wie schon eingangs erwähnt, lindern sie aber wegen der Vielfalt der freigesetzten Mediatoren nur einen Teil der Symptome. Immerhin lohnt sich der Versuch. Hilfreich ist oft Octreotid[1], ein dem Somatostatin verwandter Stoff, der über eine Aktivierung von Somatostatin-Rezeptoren die Freisetzung der Mediatoren hemmt.

[1] Sandostatin®

5.5 Die Behandlung primärer Kopfschmerzen

Wenig führt Patienten häufiger zum Arzt als Kopfschmerzen. Man versteht darunter Schmerzen oberhalb der Augen-Ohr-Linie. Primäre Kopfschmerzen sind solche, die nicht als Symptome anderer Krankheiten oder Störungen (wie z.B. Schädeltraumen, nach Lumbalpunktion, bei Meningitis, Subarachnoidalblutung oder maligner Hypertonie) auftreten. Die wichtigsten primären Kopfschmerzsyndrome sind **Migräne** und **Spannungskopfschmerz**, beide sehr häufig. Eduard, der Sprecher des Mottos zu Beginn dieses Kapitels, und seine Nichte Ottilie sind nicht die einzigen berühmten literarischen Figuren, die unter Migräne litten. Mit weitem Abstand folgt der **Clusterkopfschmerz** (s. Tab. 5.3).

Bei keinem der drei Syndrome weiß man Genaues über die Entstehung. Jedoch hat sich – nicht zuletzt aufgrund der Forschungen zum Serotonin – eine Hypothese zur **Pathogenese der Migräne** entwickelt, die in Abb. 5.3 dargestellt ist. Wichtige pathogenetische Vorgänge sind danach erstens eine **Dilatation extra- und intrakranieller, vor allem meningealer Äste der A. carotis** und zweitens eine **neurogene Entzündung**. Ähnliches könnte für den Clusterkopfschmerz zutreffen. Diese Pathogenese würde auch die Wirkung empirisch erfolgreicher Medikamente erklären (Abb. 5.3):

- Die klassischen Migränemittel **Ergotamin** und **Dihydroergotamin** würden demnach durch Aktivierung von 5-HT_{1B}-Rezeptoren und auch von α-Adrenozeptoren (s. S. 197) die glatte Muskulatur der dilatierten, mit hoher Amplitude pulsierenden (Schmerzcharakter!) Arterien zur Kontraktion bringen und so den normalen Gefäßtonus wiederherstellen. Darüber hinaus würden sie durch Aktivierung von 5-HT_{1D}-Rezeptoren die Freisetzung von Neuropeptiden aus den Endigungen des N. trigeminus hemmen und damit die neurogene Entzündung bremsen. Auf diesem Weg würde eine Migräne-(und Clusterkopfschmerz-)Attacke kupiert.
- Die Triptane sind selektive 5-HT_{1B}- und 5-HT_{1D}-Agonisten und würden ähnlich wirken wie die Secale-Alkaloide, nur spezifischer.
- Die Serotonin-Antagonisten wie **Pizotifen** und **Methysergid** könnten die 5-HT_{2B}-Rezeptoren auf Endothelzellen in den Ästen der A. carotis blockieren, die Freisetzung von NO durch Serotonin hemmen und so Migräne-Attacken verhindern.
- Von **Propranolol** und **Metoprolol** vermutet man ebenfalls, daß sie als 5-HT-Antagonisten wirken und nicht, wie zu erwarten, als β-Adrenozeptor-Antagonisten (s. S. 199). Dafür würde sprechen, daß einige andere β-Blocker nicht prophylaktisch gegen Migräne-Anfälle wirken.

Die vielen Konjunktive unterstreichen das Hypothetische dieser Mechanismen.

Tab. 5.3 faßt Merkmale und Pharmakotherapie der primären Kopfschmerzen zusammen. Die Pharmakotherapie ist keineswegs vollständig dargestellt. Folgende Hinweise sind zu beachten:

- Neben der medikamentösen ist eine nicht-medikamentöse Behandlung zu erwägen, etwa Verhaltenstherapie.
- Die Therapie ist symptomatischer Natur, sie heilt das Leiden nicht.
- Opiat-Analgetika sind zu vermeiden. Auch auf Mischpräparate sollte man verzichten. Mischpräparate aus Ergotamin und Coffein haben zwar eine lange Tradition, doch wird heute von ihnen abgeraten.
- Die Arzneistoffe in Tab. 5.3 helfen zwar beim jeweiligen Kopfschmerzsyndrom. Mutterkornalkaloide, Triptane und Nichtopioid-Analgetika können aber bei längerem, vor allem täglichem Gebrauch ihrerseits Kopfschmerz verursachen, den sogenannten **„medikamenteninduzierten Dauerkopfschmerz"** (zu unterscheiden vom „Kopfschmerz bei akuter Substanzgabe", etwa nach Nitrovasodilatatoren). So kann aus einer Migräne, einem Spannungskopfschmerz oder auch einem mit Analgetika behandelten Kopfschmerz nach Schädeltrauma ein medikamenteninduzierter Kopfschmerz werden. Besonders gefährlich sollen Mischpräparate sein. Mißbrauch von Kopfschmerzmitteln ist bei Frauen 5mal häufiger als bei Männern. Er erfordert eine ambulante oder stationäre Entzugsbehandlung.

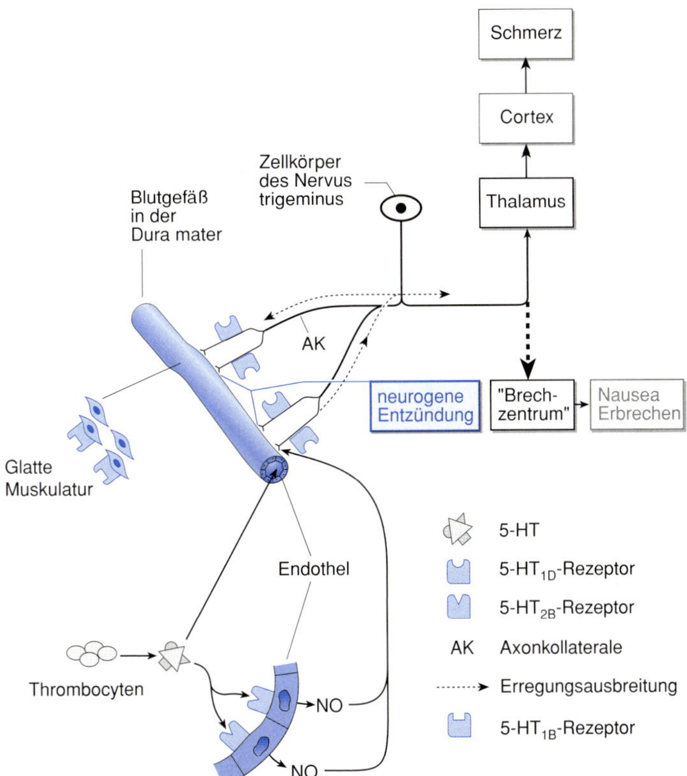

Abb. 5.3 Eine Hypothese zur Entstehung der Migräne. Zentral für die Hypothese ist das **trigemino-vaskuläre System** der Hirnhäute, besonders der „schmerzempfindlichen" Dura mater, bestehend aus den meningealen Blutgefäßen und den afferenten Fasern des N. trigeminus in diesen Blutgefäßen. Als initialer Stimulus wird aus serotoninergen Axonen in den meningealen Blutgefäßen oder aus Thrombocyten **Serotonin** (5-HT) **freigesetzt.** Serotonin aktiviert dann 5-HT_{2B}-Rezeptoren auf den Endothelzellen der Blutgefäße (s. Tab. 5.1) und stimuliert dadurch die endotheliale NO-Synthase: Das Endothel **setzt NO frei** (s. S. 488). NO bewirkt zweierlei. Erstens **dilatiert NO die Blutgefäße**, wodurch sich die pulssynchronen Schmerzen erklären lassen. Zweitens **stimuliert NO die afferenten Fasern des Nervus trigeminus in den meningealen Blutgefäßen.** Dadurch werden einerseits aus diesen Axonendigungen Neuropeptide wie Substanz P und CGRP (calcitonin gene related peptide) freigesetzt und lösen eine **neurogene Entzündung** aus. Andererseits entstehen in den Axonendigungen **Aktionspotentiale**, werden im N. trigeminus zum ZNS geleitet und bewirken Schmerz, Übelkeit und Erbrechen. Die neurogene Entzündung kann über Axonkollateralen auch andere Areale der Dura mater erreichen, außerhalb des unmittelbaren Orts der Stimulation durch Serotonin und NO.
Auf der Grundlage dieser Hypothese – der Hypothesencharakter ist zu betonen – lassen sich die Wirkungen vieler Migränemittel erklären. 5-HT_{2B}-Antagonisten sollten nach der Hypothese die Freisetzung von NO aus dem Endothel verhindern. 5-HT_{1B}-Agonisten sollten über Rezeptoren an der glatten Muskulatur die meningealen Blutgefäße zur Kontraktion bringen. 5-HT_{1D}-Agonisten sollten über Rezeptoren an den Trigeminusfasern die Neuropeptidfreisetzung bremsen (s. auch Tab. 5.1; modifiziert und erweitert nach P. R. Saxena und M. O. Den Boer, J. Neurol. **238**, Suppl. 1, 28–35, 1991).

Weiterführende Literatur

Barnes, N. M./Sharp, T.: A review of central 5-HT receptors and their function. Neuropharmacol. **38**, 1083–1152 (1999).

Baumgarten, H. G./Göthert, M. (eds.): Serotoninergic Neurons and 5-HT Receptors in the CNS. Handbook of Experimental Pharmacology **129**. Springer, Berlin 1997.

Diener, H. C. /Limmroth, V.: Therapie der akuten Migräneattacke und Migräneprophylaxe. Dtsch. med. Wschr. **123**, 1449–1453 (1998).

Fozard, J. R./Kalkman, H. O.: 5-Hydroxytryptamine (5-HT) and the initiation of migraine: new perspectives. Naunyn-Schmiedeberg's Arch. Pharmacol. **350**, 225–229 (1994).

Johnson, K. W./Phebus, L. A./Cohen, M. L.: Serotonin in migraine: theories, animal models and emerging therapies. Progr. Drug Res. **51**, 220–244 (1998).

Martin, G. R. et al.: 5-Hydroxytryptamine receptors. In: The IUPHAR Compendium of Receptor Characterization and Classification. IUPHAR Media, London 1998.

Tabelle 5.3: Merkmale und Therapie primärer Kopfschmerzen (nach den Empfehlungen der Deutschen Migräne- und Kopfschmerzgesellschaft[1])

	Migräne	Spannungskopfschmerz	Clusterkopfschmerz
Prävalenz	10 %	25 %	0,1 %
Geschlechtsverteilung	♀ : ♂ = 3 : 1	♀ > ♂	♀ : ♂ = 1 : 6
Hauptformen	Migräne ohne Aura (häufiger) – Migräne mit Aura	episodisch – chronisch	episodisch – chronisch
Dauer einer Attacke	4 h bis 3 Tage, Status migraenosus länger	30 min bis 7 Tage oder (chronisch) länger	15 min bis 3 h
Häufigkeit der Attacken	gelegentlich bis 8mal pro Monat	episodisch < 15, chronisch > 15 Kopfschmerztage pro Monat	bis 8 pro Tag, in „Clusterperioden" von einigen Wochen (episodisch) bis > 1 Jahr (chronisch) Dauer
Lokalisation	einseitig > beidseitig	beidseitig	einseitig
Schmerzcharakter	pulsierend, mäßig bis stark	drückend-ziehend, leicht bis mäßig	bohrend-brennend, sehr stark
Besonderheiten	während des Schmerzes oft Übelkeit, Photophobie, Phonophobie; Aura: einseitig Sehstörung, Parästhesien, Paresen, meist < 1 h, dann Kopfschmerz	keine Übelkeit, kein Erbrechen, selten Photophobie, Phonophobie; zuweilen erhöhte Anspannung von Kopfmuskeln	homolaterale conjunctivale Injektion, Tränenfluß, verstopfte Nase, Rhinorrhö, Ptosis
Therapie der akuten Attacke	(Dosen pro Attacke)[2]: 1. **Antiemetika: Metoclopramid** 10–20 mg oral, 20 mg rektal oder 10 mg i.m. oder **Domperidon** 20–30 mg oral 2. **Schmerzkupierung bei leichten Attacken: Nichtopioid-Analgetika**, nämlich **Acetylsalicylsäure** 0,5–1 g oder **Ibuprofen** 0,2–0,6 g oral oder **Paracetamol** 0,5–1 g oral oder rektal 3. **Schmerzkupierung bei schweren Attacken:** – **Mutterkornalkaloide**, nämlich **Ergotamintartrat** 2–4 mg oral oder 2 mg rektal[3] oder **Dihydroergotaminmesilat** 1 mg i.m. – **Sumatriptan** 50–100 mg oral oder 6 mg s.c. oder ein anderes **Triptan**[4] – **Acetylsalicylsäure** 0,5–1 g i.v.	(Tagesdosen oral): **Nichtopioid-Analgetika**, nämlich **Acetylsalicylsäure** oder **Paracetamol** bis 1,5 g oder **Ibuprofen** 0,4–0,6 g	(Dosen pro Attacke)[2]: – O_2 100% 7 l/min über Gesichtsmaske für 15–20 min – **Dihydroergotaminmesilat** 1 mg i.m. – **Sumatriptan** 6 mg s.c.[4]

Tabelle 5.3: Merkmale und Therapie primärer Kopfschmerzen (nach den Empfehlungen der Deutschen Migräne- und Kopfschmerzgesellschaft[1]) (Fortsetzung)

	Migräne	Spannungskopfschmerz	Clusterkopfschmerz
Prophylaxe	(Tagesdosen oral): einschleichend mit Nr. 1 beginnen und bei Unwirksamkeit in dieser Reihenfolge fortfahren: 1. **β-Rezeptor-Antagonist**, nämlich **Propranolol** 40–240 mg oder **Metoprolol** 50–200 mg 2. **Flunarizin** 5–10 mg[5] 3. **5-HT-Antagonist**, z.B. **Pizotifen** 1–3 mg oder **Methysergid** 2–6 mg[6]	(Tagesdosen oral): einschleichend ein **tricyclisches Antidepressivum**, vorwiegend vom Amitriptylin-Typ, nämlich **Amitriptylin** 50–100 mg, **Doxepin** 25–50 mg oder **Imipramin** 25–50 mg	(Tagesdosen oral): einschleichend (außer Prednison) mit Nr. 1 beginnen, bei Unwirksamkeit einer der anderen Stoffe: 1. **Verapamil** 240–320 mg 2. **Prednison** über 3 Wochen, von 40 auf 5 mg absteigend 3. **Lithium** 12–24 mmol, gewünschter Plasmaspiegel 0,6–0,8 mM 4. **Methysergid** 2–6 mg[6]

[1] vgl. H. Göbel et al., Dtsch. Ärztebl. **95**, C1960–C1967 (1998), sowie H. C. Diener und V. Limmroth, Dtsch. Med. Wschr. **123**, 1449–1453 (1998).
[2] Die medikamentöse Therapie sollte möglichst früh beginnen. Bei der Migräne sollte zuerst ein Antiemetikum, 15 bis 30 min später das Mittel zur Anfallskupierung gegeben werden. Metoclopramid und Domperidon steigern zusätzlich die orthograde Magenperistaltik und fördern so die Resorption des zweiten Mittels.
[3] Pro Attacke maximal 4 mg und maximal 6 mg/Woche.
[4] Sumatriptan darf nicht gleichzeitig mit Ergotamin oder Dihydroergotamin angewendet werden.
[5] Flunarizin ist ein dem Cinnarizin (s. S. 497) ähnlicher Calciumantagonist; der Wirkmechanismus bei der Migräneprophylaxe ist unbekannt.
[6] Methysergid darf nicht länger als 3 Monate ohne Unterbrechung angewendet werden, ein weiteres Mal erst nach einer Pause.

Wichtige unerwünschte Wirkungen: Bei **Metoclopramid** extrapyramidal-motorische Störung durch Dopamin-D_2-Rezeptor-Blockade. Bei **Domperidon** sind diese Störungen seltener, weil die Substanz weniger ins Gehirn eintritt (s. S. 610). Bei **Acetylsalicylsäure** und **Ibuprofen** Blutungen und Entstehung von Ulcera im Magen-Darm-Trakt, Hemmung der Plättchenaggregation (s. S. 247). Bei **Paracetamol** Leberzellnekrose (nur bei Überdosierung; s. S. 250). Bei **Ergotamin** und **Dihydroergotamin** Übelkeit und Erbrechen, Durchblutungsstörungen und Kopfschmerzen; die Dosisbegrenzung (Fußnote 3) ist zu beachten. Bei **Triptanen** Übelkeit und Erbrechen, Müdigkeit und Schwindel, Blutdruckanstieg, vor allem aber Auslösung von Koronarspasmen; die koronare Herzkrankheit, Hypertonie und Morbus Raynaud sind Kontraindikationen. Bei **Propranolol** und **Metoprolol** die Nebenwirkungen der β-Blocker (s. S. 204). Bei **Flunarizin** Müdigkeit, Appetitsteigerung und Gewichtszunahme (häufig), ferner Depression und extrapyramidal-motorische Störungen. Bei **Pizotifen** ebenfalls Müdigkeit, Appetitsteigerung und Gewichtszunahme. Bei **Methysergid** Benommenheit, Unruhe, Schwindel, selten nach längerem Gebrauch Endokard-, Retroperitoneal- und Lungenfibrose; die Anwendungszeitbegrenzung (Fußnote 6) ist zu beachten. Bei **tricyclischen Antidepressiva** die typischen Nebenwirkungen dieser Stoffe, z.B. durch Blockade von Muscarinrezeptoren (s. S. 352). Bei **Verapamil** Blutdrucksenkung, Bradykardie, AV-Block und Obstipation (s. S. 499). Bei **Prednison** die Nebenwirkungen der Glucocorticoide (s. S. 718). Bei **Lithium** die auf S. 355 beschriebenen Wirkungen.

6 Pharmakologie des Histamins

M. Göthert und E. Schlicker (Bonn)

6.1 Einführung

Das Histamin-Kapitel ist in diesem Buch zwar in den Zusammenhang der Neuropharmakologie eingeordnet, jedoch ist Histamin als Gewebshormon mindestens ebenso wichtig wie als Neurotransmitter. Die Physiologie von Histamin als Neurotransmitter ist bei den „Grundlagen der Pharmakologie des Nervensystems" kurz dargestellt (S. 132). Die Angaben werden hier, als Grundlage für ein Verständnis der Pharmakologie, wiederholt und ergänzt.

6.1.1 Geschichte

Die ersten pharmakologischen Untersuchungen mit Histamin wurden im Labor von Sir Henry Dale – einem Pionier der Neurophysiologie und Neuropharmakologie – durchgeführt und in den Jahren 1910 und 1911 veröffentlicht. Damals wußte man noch nicht, daß es sich bei dieser Substanz, die – wie von Dale beschrieben – den Blutdruck senkt und die glatte Muskulatur verschiedener Organe kontrahiert, um einen körpereigenen Stoff handelt. Vielmehr war Histamin zunächst aus Mutterkornextrakten isoliert worden; wie sich später herausstellte, handelte es sich um eine Kontamination bakteriellen Ursprungs. Erst 1927 wurde Histamin dann im Lungen- und Lebergewebe nachgewiesen.

Histaminrezeptor-Antagonisten (Antihistaminika) wurden seit den 30er Jahren synthetisiert. Nicht alle Histaminwirkungen aber waren durch die klassischen Antihistaminika wie das Diphenhydramin blockierbar. So blieb z.B. die Histamin-induzierte Magensaftsekretion unbeeinflußt. Dies führte 1966 zu der Hypothese, daß Histamin über zwei verschiedene Rezeptoren wirke, H_1 und H_2. Die klassischen Antihistaminika blockierten nur H_1-, nicht H_2-Rezeptoren. Der erste H_2-Rezeptor-Antagonist wurde 1972 von J. W. Black und seinen Mitarbeitern beschrieben. Der erste klinisch erfolgreiche H_2-Antagonist war das Cimetidin. 1983 folgte die Entdeckung eines dritten Rezeptortyps, des H_3-Rezeptors. Seit den 80er Jahren schließlich haben sich zu den klassischen H_1-Antihistaminika „der ersten Generation" neue H_1-Antihistaminika „der zweiten Generation" gesellt, etwa das Loratadin, bei denen die typische sedierende Wirkung der älteren Stoffe fehlt oder nur gering ausgeprägt ist.

6.1.2 Vorkommen, Biosynthese und Abbau von Histamin

Histamin kommt vor allem in **Gewebsmastzellen** vor, daneben aber auch im Blut, nämlich in **basophilen Leukocyten** und in **Thrombocyten**. Beim Menschen ist der Histamingehalt in den Gewebsmastzellen etwa 20mal höher als in den basophilen Leukocyten. In den Thrombocyten sind die Histaminmengen im Vergleich zu Serotonin (s. S. 469) gering. Histamin wird **innerhalb der Zellen in Vesikeln („Granula") gespeichert.** In den Mastzellgranula geht die Base Histamin mit dem sauren Mucopolysaccharid Heparin und einem basischen Protein eine ionale Bindung ein (Abb. 6.1).

Der Histamingehalt der Gewebe ist in der Regel der Zahl der Mastzellen proportional. Beim Menschen beträgt er (pro g Frischgewebe) etwa 1 µg in der Niere, 3 µg in der Milz, 4 µg in der Leber, 5 µg in der Bauchhaut, 14 µg im Magenfundus und 24 µg in der Lunge. In der Magenschleimhaut wird Histamin nicht nur in Mastzellen, sondern auch in „enterochromaffin-ähnlichen Zellen" gespeichert.

Dank der basophilen Leukocyten und der Thrombocyten ist der Histamingehalt im Blut wesentlich höher als im Blutplasma. Im Plasma beträgt er normalerweise bis zu 1 ng/ml (zum Vergleich: Noradrenalin etwa 0,5 ng/ml). Eine Erhöhung führt in Abhängigkeit von der Konzentration zu biologischen Wirkungen (Tab. 6.1). Im anaphylaktischen Schock kann der Histaminspiegel im Plasma auf mehr als das 100fache der Norm ansteigen.

Im ZNS ist Histamin der Transmitter spezifischer histaminerger Neurone (s. S. 132). Deren Zellkörper

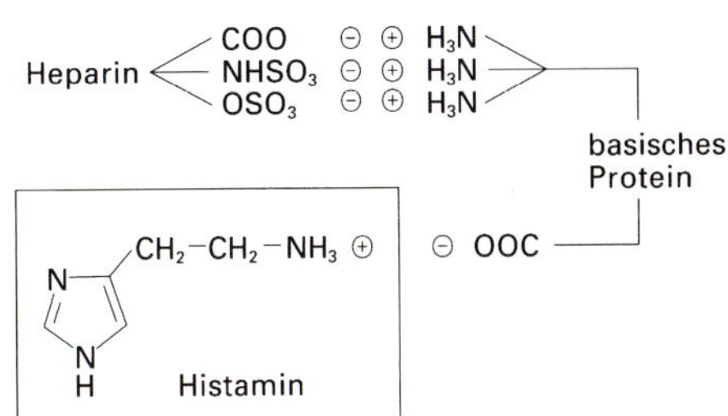

Abb. 6.1 Bindung von Histamin im Mastzellgranulum.

liegen im Hypothalamus. Die Axone projizieren in zahlreiche Hirngebiete. Allerdings kommen auch im Gehirn Gewebsmastzellen vor.

Biosynthese und Abbau des Histamins sind in Abb. 6.2 gezeigt. Die Bildung erfolgt durch **Decarboxylierung des L-Histidins.** Das verantwortliche Enzym ist die Histidindecarboxylase. Der Abbau wird entweder durch **oxidative Desaminierung** (Diaminoxidase) oder durch **Methylierung des Stickstoffs in Position 1 des Imidazolrings** (Histamin-N-methyltransferase) eingeleitet. Die Ausscheidung von Histamin oder seiner Metaboliten im Urin kann ein Hinweis auf die Beteiligung von Histamin an pathophysiologischen Prozessen sein. Eine Zunahme wurde beobachtet bei akuten allergischen Erkrankungen (Urticaria), bei einer pathologischen Mastzellvermehrung in der Haut (Urticaria pigmentosa), beim Carcinoidsyndrom und nach ausgedehnten Verbrennungen der Haut.

Tabelle 6.1: Biologische Reaktionen beim Menschen bei Erhöhung der venösen Plasmahistaminkonzentration (Schwellenwerte) [1]

Histaminspiegel (ng/ml)	Reaktionen
0–1	keine (Normalwerte)
1–2	Magensaftsekretion
3–5	Herzfrequenzzunahme
6–8	Senkung vor allem des diastolischen Blutdrucks
7–12	Bronchospasmus
um 100	Herzstillstand

[1] nach Lorenz, Agents and Actions **5**, 402–416, 1975.

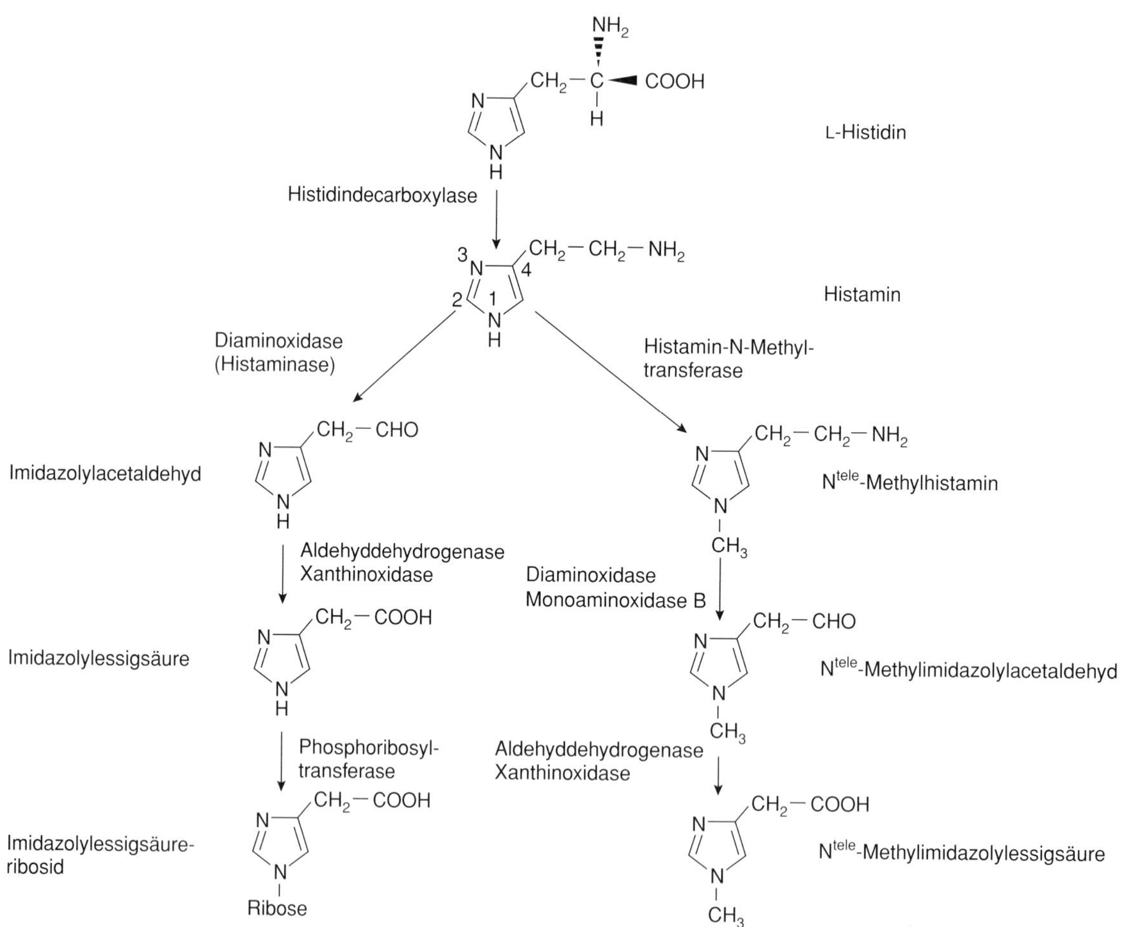

Abb. 6.2 Biosynthese und Abbau von Histamin.

6.1.3 Rezeptoren

Für die **drei Histaminrezeptoren, H_1, H_2 und H_3,** lassen sich selektive Agonisten und Antagonisten differenzieren. Beispiele selektiver Agonisten sind:

- für H_1-Rezeptoren Methylhistaprodifen,
- für H_2-Rezeptoren Impromidin,
- für H_3-Rezeptoren R-α-Methylhistamin.

Beispiele selektiver Antagonisten sind:

- für H_1-Rezeptoren Cetirizin und Loratadin,
- für H_2-Rezeptoren Cimetidin und Ranitidin,
- für H_3-Rezeptoren Thioperamid.

Alle drei Histaminrezeptoren sind heptahelikale, G-Protein-gekoppelte Rezeptoren.

Die Stimulation der **H_1-Rezeptoren** führt zur **Aktivierung der Phospholipase C.** Dadurch kommt es zur Bildung von Inosit-1,4,5-trisphosphat (IP_3) und Diacylglycerin aus Membranlipiden. Diacylglycerin und IP_3 bewirken direkt oder indirekt (über die Freisetzung von Ca^{2+}) eine Aktivierung von Proteinkinasen und Phospholipase A_2. Im glatten Muskel führt die Ca-Mobilisierung zur Bildung von Ca-Calmodulin, das eine Myokinase aktiviert. Diese bewirkt eine Phosphorylierung des Myosins, das dadurch seine Funktion bei der Kontraktion des glatten Muskels ausüben kann. In der Endothelzelle aktiviert der Ca^{2+}-Anstieg, der durch Stimulation von H_1-Rezeptoren vermittelt wird, die NO-Synthase. Das vermehrt gebildete NO, für das die Zellmembran kein Diffusionshindernis darstellt, stimuliert die Guanylylcyclase in glatten Gefäßmuskelzellen und führt so zur Vasodilatation.

Die Stimulation der **H_2-Rezeptoren** führt zur **Aktivierung der Adenylylcyclase** und infolgedessen zur Aktivierung cAMP-abhängiger Proteinkinasen.

Die Stimulation von **H_3-Rezeptoren** führt zur **Hemmung der Adenylylcyclase.** Weitere Transduktionsmechanismen der H_3-Rezeptoren sind Gegenstand intensiver Forschung.

Alle drei Histaminrezeptoren wurden kloniert, der H_1- und der H_2-Rezeptor 1991, der H_3-Rezeptor 1999.

Eine Übersicht über die von Histaminrezeptoren vermittelten Wirkungen beim Menschen gibt Tab. 6.2. Die Bedeutung des H_1-Rezeptors ist in letzter Zeit auch mit Hilfe von H_1-Rezeptor-Knockout-Mäusen analysiert worden, denen das Gen für diesen Rezeptor fehlt. Diese Tiere bewegten sich in einer neuen Umgebung weniger als normale Wildtyp-Mäuse, und die Dauer von Krämpfen in einem Epilepsiemodell war bei ihnen verlängert. Diese Beobachtungen passen gut dazu, daß ins ZNS gelangende H_1-Rezeptor-Antagonisten beim Menschen sedierend wirken und bei Überdosierung Krampfanfälle auslösen können.

Prototypen der H_3-Rezeptoren waren die präsynaptischen Autorezeptoren im Gehirn, über die Histamin seine eigene weitere Freisetzung hemmt (s. S. 114). Im Herzen dürften H_3-Rezeptoren bei Ischämie mit im Spiel sein. Dabei wird im Myokard Histamin freigesetzt und hemmt dann die exocytotische ebenso wie die carriervermittelte Freisetzung von Noradrenalin (Tab. 6.2; auf die carriervermittelte Freisetzung von Noradrenalin bei Ischämie sei hier nicht näher eingegangen; sie entspricht der auf S. 188 geschilderten Freisetzung von Noradrenalin durch indirekte Sympathomimetika). Durch eine H_3-Rezeptor-vermittelte Hemmung der Freisetzung von Noradrenalin könnte Histamin (und könnten möglicherweise auch selektive H_3-Agonisten) bei Myokardischämie vor Arrhythmien schützen.

Tabelle 6.2: Rezeptortyp-spezifische Wirkungen von Histamin

H_1	H_2	H_3
Darmkontraktion	Magensaftsekretion	Hemmung der exocytotischen Transmitterfreisetzung (Histamin und Noradrenalin im Gehirn, Noradrenalin in Herz und Gefäßen, Acetylcholin in der Lunge)
Bronchialkonstriktion	Tachykardie	
NO-Freisetzung aus Endothel mit Gefäßdilatation	Kontraktilitätszunahme am Herzmuskel	
Gefäßkonstriktion (Arterien und Venen)	Gefäßdilatation (Arteriolen und Venolen)	Hemmung der carriervermittelten Transmitterfreisetzung (Noradrenalin im ischämischen Herzen)
Endothelzell-„Kontraktion" mit Permeabilitätserhöhung des Endothels	Hemmung der Histaminfreisetzung aus Mastzellen	Hemmung der Mediatorfreisetzung aus parakrinen Zellen (Somatostatin im Magen)
Adrenalinausschüttung aus dem Nebennierenmark		
Auslösung der Weckreaktion und Steigerung des Wachzustands		
Auslösung von Erbrechen		

6.2 Pharmakologie der Histaminfreisetzung

In diesem Abschnitt werden die **Stimulation und die Hemmung der Freisetzung von Histamin aus Gewebsmastzellen und basophilen Leukocyten** behandelt. Die beiden Zelltypen unterscheiden sich in ihrem Ansprechen auf histaminfreisetzende Reize und auf Inhibitoren der Freisetzung. Außerdem werden aus Gewebsmastzellen zusätzlich zum Histamin erheblich mehr Mediatoren (vor allem Arachidonsäurederivate) freigesetzt als aus basophilen Leukocyten.

6.2.1 Freisetzung bei Allergie

Es gibt **mehrere Formen der Allergie**, bei denen es zu einer **Histaminfreisetzung** kommt. Die wichtigste davon ist die Allergie vom Typ I (Symptome: anaphylaktischer Schock, Urticaria, Larynxödem, Asthma, Rhinitis, Conjunctivitis). Beim Menschen sind die dafür verantwortlichen (homocytotropen, anaphylaktischen) Antikörper hitzelabile, zellfixierte IgE-Globuline. Um eine Histaminfreisetzung in Gang zu setzen, müssen die mastzellständigen Antikörper brückenartig durch das (bivalente) Antigen verbunden werden. Auch eine Brükkenbildung zwischen IgE-Globulinen durch andere Proteine, z.B. durch Anti-IgE-Antikörper, führt zur Histaminfreisetzung. Die Kette der für die allergische Histaminliberation verantwortlichen Mechanismen ist viel komplizierter, als es die sehr vereinfachte Darstellung in Abb. 6.3 nahelegt (s. a. Abb. 17.4, S. 406). Die therapeutische Wirksamkeit der H_1-Antihistaminika hängt davon ab, ob neben Histamin noch andere Mediatoren beteiligt sind.

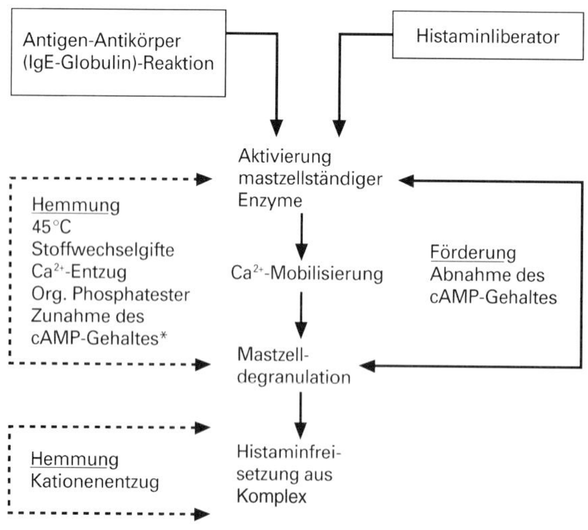

* Die Zunahme des cAMP-Gehaltes ist die Ursache für die Hemmung der allergischen Histaminliberation durch β_2-Sympathomimetika, durch Prostaglandin E und durch Histamin selbst (über H_2-Rezeptoren vermittelt).

Abb. 6.3 Histaminfreisetzung aus der Rattenmastzelle.

Bei anderen Allergieformen sowie beim Endotoxinschock, bei Verbrennungen und bei entzündlichen Vorgängen kommt es ebenfalls – vor allem in der Frühphase dieser Erkrankungen – zur Histaminfreisetzung bzw. Mastzelldegranulation. Dafür sind jedoch nicht IgE-Globuline verantwortlich, sondern andere Faktoren, wie z.B. Spaltprodukte des Komplements (insbesondere C3 a und C5 a = Anaphylatoxine, s. S. 395) und basische Inhaltsstoffe aus zerfallenden Leukocyten mit histaminliberierender Wirkung. Auch hier geht die Histaminliberation mit der Bildung oder Freisetzung anderer Mediatoren einher, so daß man mit Antihistaminika – wenn überhaupt – nur in der ersten Phase dieser pathophysiologischen Vorgänge einen therapeutischen Effekt erwarten kann.

6.2.2 Freisetzung durch Histaminliberatoren

Nicht nur bei Allergien kommt es zur Freisetzung von Histamin. **Auch zahlreiche Pharmaka setzen aus Gewebsmastzellen Histamin frei**, wirken also als **Histaminliberatoren**. Ihre Wirkung ist an eine intakte Zellstruktur und einen intakten Zellstoffwechsel gebunden. Sie setzen offenbar in relativ geringen Konzentrationen biochemische Mechanismen in Gang, wie sie auch für sekretorische Vorgänge in anderen Zellen bekannt sind: Aktivierung der Phospholipase C, Bildung von Diacylglycerin und IP_3, Mobilisierung von Ca^{2+}. Die erhöhte Ca^{2+}-Konzentration in der Zelle führt zu einer Fusion der Vesikel mit der Zellmembran und schließlich zur Exocytose ohne Cytolyse. Nach der Exocytose wird das Histamin aus dem Komplex (s. Abb. 6.1) durch einen Austausch mit extrazellulären Kationen freigesetzt. Diese spezifische Art der Histaminliberation gleicht der Histaminfreisetzung bei allergischen Reaktionen: Sie wird ebenfalls durch verschiedene biochemische oder physikalische Einflüsse gehemmt und ist vom Ionenmilieu abhängig (s. Abb. 6.3).

Beim Menschen ist für mehrere niedermolekulare Pharmaka der direkte Nachweis einer Histaminfreisetzung erbracht (Tab. 6.3). Sie verläuft explosionsartig und ist von der Konzentration des Pharmakons abhängig. Deshalb tritt sie vor allem bei parenteraler Applikation des Pharmakons auf und ist im Falle einer intravenösen Bolusinjektion besonders ausgeprägt. Sie kann sich in Blutdruckabfall oder – vor allem bei Asthmapatienten – in der Auslösung eines Asthmaanfalls äußern. Im Gastrointestinaltrakt kann sie krampfartige Leibschmerzen verursachen, wegen des vorübergehenden Charakters der Histaminfreisetzung kommt es aber nicht zu Durchfällen.

Praktisch spielt eine **direkte Histaminliberation** nur bei wenigen Arzneimitteln eine Rolle. Besonders stark ausgeprägt war sie beim (+)-Tubocurarin, das inzwischen aus dem Handel gezogen wurde, während sie bei

Tabelle 6.3: Histaminfreisetzung durch Pharmaka beim Menschen (ausgewählte Beispiele)

Muskelrelaxantien:	(+)-Tubocurarin Alcuronium Suxamethonium
Analgetika:	Morphin Pethidin
Röntgenkontrastmittel:	Amidotrizoesäure Iopamidol u. a.
Narkotika:	Methohexital Thiopental
Chemotherapeutika:	Chloroquin

anderen Muskelrelaxantien (Suxamethonium, Pancuronium, Alcuronium) geringer ist. Bei der Verwendung von Muskelrelaxantien als Narkosehilfsmittel ist daran zu denken, daß auch Narkotika wie Thiopental Histamin freisetzen können. Klinisch von Bedeutung sind auch die histaminliberierenden Eigenschaften von Morphin und anderer Analgetika sowie von einigen Chemotherapeutika. Die teilweise bedrohlichen Zwischenfälle nach Anwendung jodhaltiger Röntgenkontrastmittel lassen sich zum Teil durch **indirekte Histaminliberation** erklären, die in diesen Fällen wahrscheinlich durch eine Komplementaktivierung (Anaphylatoxinbildung) vermittelt wird. Bei ionischen Kontrastmitteln ist eher mit einer Histaminfreisetzung zu rechnen als bei nichtionischen Kontrastmitteln. Das negative Ergebnis eines intrakutanen Vortestes schließt bedrohliche Zwischenfälle nicht mit Sicherheit aus.

Sehr selten kann auch Albumin zu einer gefährlichen Histaminfreisetzung führen. Die – selten auftretenden – anaphylaxieähnlichen Symptome nach Gabe des Plasmaexpanders Dextran dagegen sind durch eine allergische Reaktion bedingt, nicht durch pharmakogene Histaminliberation. Sie kommt durch Bildung von Polysaccharid-Antikörperkomplexen und darauf folgende Komplementaktivierung (s. S. 395) zustande. Dementsprechend ist sie durch Vorbehandlung mit niedermolekularem Dextran als monovalentem Hapten in den meisten Fällen zu verhindern oder abzuschwächen. Ein gelegentliches Ausbleiben dieses Schutzeffekts läßt sich – allerdings nicht immer – durch sehr hohe Antikörpertiter erklären (s. a. S. 517). Neuerdings hat sich gezeigt, daß es auch Stoffe gibt, die Mastzellen empfindlicher gegenüber histaminliberierenden Effekten machen (sogenannte **histaminmodulierende Wirkung**). Ein Beispiel ist Cremophor®, das bei schlecht wasserlöslichen Arzneistoffen als Lösungsvermittler verwendet wird.

Ein Schutz gegen histaminbedingte Nebenwirkungen läßt sich in vielen Fällen durch Vorbehandlung mit H_1- und H_2-Antagonisten erreichen.

6.2.3 Mastzelldegranulationshemmer

Cromoglicinsäure und **Nedocromil** (Abb. 6.4) werden oft als Mastzelldegranulationshemmer oder Mastzellstabilisatoren bezeichnet. Sie **hemmen** in der Tat die **Freisetzung von Histamin aus Mastzellen.** Jedoch ist weder der Mechanismus dieser Hemmung klar, noch können weitere Wirkmechanismen ausgeschlossen werden; z. B. hemmt Cromoglicinsäure auch Wirkungen des plättchenaktivierenden Faktors (PAF; s. S. 392).
Die Stoffe sind polar (Abb. 6.4), werden über die Schleimhäute praktisch nicht resorbiert und besitzen so gut wie keine systemischen Nebenwirkungen.

Die beiden Substanzen werden zur Behandlung und Prophylaxe von allergischer Konjunktivitis, allergischer Rhinitis und Asthma bronchiale lokal appliziert (s. S. 214 und 412). Schlechter Geschmack, Reizung der Rachenschleimhaut, Hustenreiz und reflektorische Bronchokonstriktion sind mögliche Nebenwirkungen.

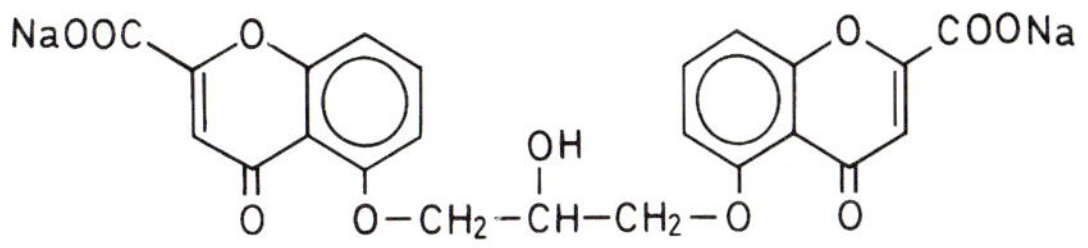

NaOOC O OH O COONa
O O–CH2–CH–CH2–O O

Dinatriumcromoglicat (Intal®)

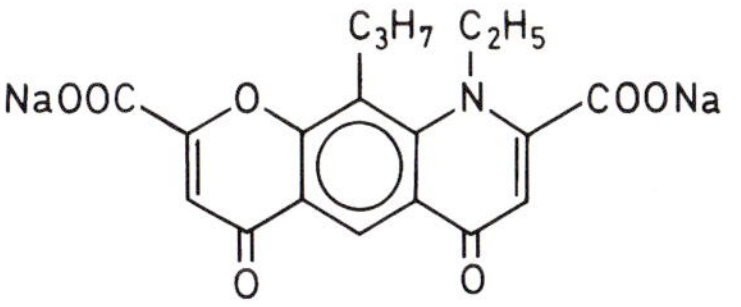

C3H7 C2H5
NaOOC O N COONa
O O

Nedocromil-Dinatrium (Tilade®)

Abb. 6.4 Die Dinatriumsalze von Cromoglicinsäure und Nedocromil.

6.3 Histaminrezeptor-Agonisten

Wie sich aus den vielfältigen Wirkungen von Histamin ableiten läßt (s. Tab. 6.2), sind Histaminrezeptoren im Körper weit verbreitet. Histaminrezeptor-Agonisten werden therapeutisch nicht genutzt. Kenntnisse der Pharmakodynamik des Histamins sind aber für das Verständnis der Wirkung der Histaminrezeptor-Antagonisten unerläßlich. Im folgenden werden hauptsächlich Effekte beschrieben, die pathophysiologisch bedeutsam sind und deren Unterdrückung durch Histaminrezeptor-Antagonisten oder andere Arzneistoffe ein therapeutisches Anliegen ist.

6.3.1 Herz und Kreislauf

Die über verschiedene Rezeptoren vermittelten Histaminwirkungen auf die einzelnen Kreislaufbereiche (s. Tab. 6.2) sind an unterschiedliche Schwellenkonzentrationen gebunden und haben unterschiedliche Zeitwirkungskurven. Daher ist die Wirkung des Histamins auf den Gesamtkreislauf sehr komplex und verläuft häufig mehrphasig.

Nach intravenöser Histamininjektion kommt es aufgrund der im Vordergrund stehenden **Vasodilatation** zu einer Senkung vornehmlich des diastolischen Blutdrucks (s. Tab. 6.2). Die vasodilatatorische Wirkung wird auch für den typischen Histaminkopfschmerz verantwortlich gemacht. Die Erweiterung der Arteriolen äußert sich im Bereich des Gesichts und der oberen Körperhälfte als Rötung und geht mit einer Erhöhung der Hauttemperatur einher. Bei höheren Dosen tritt infolge einer Erweiterung der Venolen auch ein cyanotischer Flush in Erscheinung. Die gefäßerweiternde Wirkung des Histamins auf die Arteriolen ist stärker als diejenige von Isoprenalin oder Acetylcholin, aber etwas schwächer als die von Bradykinin. Sie beruht wesentlich auf der Freisetzung von NO aus gesundem Endothel (H_1-Wirkung) und hängt somit von der Intaktheit des Endothels ab. Daher kann bei Endothelschädigung (Atherosklerose) die gefäßerweiternde Wirkung von einer konstriktorischen Wirkungskomponente mit nachteiligen Folgen für die Gewebedurchblutung (z.B. im Koronarbereich) überlagert sein.

Bei intrakutaner Gabe von Histamin im Rahmen einer Allergietestung kommt es zu einer Trias von Symptomen, der „triple response". Sie ist durch eine Beteiligung der lokalen Kapillaren, der kleinen Arterien und Venolen und der sensiblen Nervenendigungen charakterisiert und besteht in

1. einer punktförmigen, sofort auftretenden Rötung,
2. einem nach einer Latenz von 30 bis 45 Sekunden um die Einstichstelle auftretenden Flush (reflektorisches, flüchtiges, unregelmäßig begrenztes Erythem vor der Quaddelbildung) und
3. einer Quaddelbildung als Folge einer Erhöhung der Gefäßpermeabilität.

An der Haut werden diese Symptome auch durch Brennesseln oder Insektenstiche hervorgerufen, denn Brennesselhaare und das Gift dieser Tiere enthalten Histamin (s. S. 1109, Tab. 34.51).

Die **erhöhte Permeabilität der Venolen** beruht vor allem auf einer elektronenoptisch sichtbaren Verbreiterung der Spalte zwischen den Endothelzellen. Diese „Öffnung der Gefäßporen" wird auf eine Kontraktion der Endothelzellen zurückgeführt, die vergleichbar ist mit der Kontraktion glatter Muskeln. Die Permeabilität der Venolen kann auch durch andere Stoffe mit Wirkung auf den glatten Muskel gesteigert werden (z.B. Bradykinin, 5-Hydroxytryptamin).

Die **Zunahme der Herzfrequenz nach blutdrucksenkenden Histamingaben** ist ebenso wie das Auftreten von Rhythmusstörungen hauptsächlich auf einen reflektorischen Anstieg der Sympathikusaktivität zurückzuführen. Histamin besitzt aber auch eine direkte positiv chronotrope und inotrope Wirkung. Sie wird durch H_2-Rezeptoren vermittelt (s. Tab. 6.2).

Da Histamin aus den chromaffinen Zellen des Nebennierenmarks Catecholamine freisetzt, kommen zu den direkten Kreislaufwirkungen des Histamins noch die Wirkungen der Catecholamine (s. S. 185) hinzu.

6.3.2 Glatte Muskulatur

Histamin löst in verschiedenen Organen eine **Kontraktion glatter Muskeln** aus. Besonders empfindlich reagieren die **Bronchien** und der **Darm.** Die Bronchialmuskulatur von Asthmatikern reagiert erheblich empfindlicher auf Histamin als die von Gesunden.

6.3.3 Magensaftsekretion

Histamin bewirkt eine **Zunahme der Magensaftsekretion**, wobei sowohl **mehr Säure** als auch **mehr Pepsin** sezerniert werden. Die Wirkung wird von H_2-Rezeptoren vermittelt und geht mit einem Anstieg des 3',5'-cAMP in der Mucosa einher. Sie tritt bereits bei Dosen auf, die noch nicht zu Kreislaufsymptomen führen (s. Tab. 6.1). Histamin diente früher zur Prüfung der sekretorischen Aktivität der Magenschleimhaut.

Histamin spielt – neben Gastrin und Acetylcholin – für die physiologische Regulation der Magensaftsekretion eine entscheidende Rolle. Daraus ergibt sich die – heute durch die Protonenpumpen-Inhibitoren etwas eingeschränkte – Bedeutung der H_2-Rezeptor-Antagonisten für die Therapie der Ulcuskrankheit (s. S. 597).

6.3.4 Nasen-Rachen-Raum und Conjunctivae

Niesen und Juckreiz im Bereich der Schleimhäute von Nase, Rachen und Conjunctiva sind Symptome, die hauptsächlich durch freigesetztes Histamin, und zwar über H_1-Rezeptoren ausgelöst werden. Im Gegensatz hierzu werden die verstopfte Nase und die verstärkte Sekretion weniger durch Histamin als durch Leukotriene und Prostaglandine hervorgerufen.

6.4 Histaminrezeptor-Antagonisten

Klinische Bedeutung haben bisher nur die H_1- und die H_2-Rezeptor-Antagonisten erlangt. In diesem Kapitel werden die H_1-Rezeptor-Antagonisten, die klassischen „Antihistaminika", besprochen. Sie sind hauptsächlich zur Behandlung von Conjunctivitis, Rhinitis und Urticaria infolge Histaminfreisetzung in der Peripherie geeignet. Lipophile H_1-Rezeptor-Antagonisten werden außerdem als Hypnotika eingesetzt. Die H_2-Rezeptor-Antagonisten werden wegen ihres Einsatzes bei Magenerkrankungen in Kap. 24 (s. S. 597) abgehandelt.

6.4.1 H_1-Rezeptor-Antagonisten: Stoffe und Pharmakodynamik

Die Abb. 6.5 zeigt die chemischen Formeln ausgewählter H_1-Rezeptor-Antagonisten, Tab. 6.4 faßt einige ihrer Eigenschaften und Verwendungszwecke zusammen.

Die H_1-Rezeptor-Antagonisten besitzen sehr unterschiedliche Strukturen. Den älteren ist die Gruppierung X–C–C–N gemeinsam, wobei X für Stickstoff, Sauerstoff oder Kohlenstoff steht (z.B. Diphenhydramin in Abb. 6.5).

Die H_1-Rezeptor-Antagonisten hemmen H_1-Rezeptor-vermittelte Wirkungen. Der Antagonismus zwischen diesen Substanzen und Histamin ist kompetitiv. Gegenüber H_2-Effekten sind sie wirkungslos. Jedoch ist die Selektivität mancher älterer H_1-Rezeptor-Antagonisten in bezug auf einige Monoaminrezeptoren so gering, daß neben der histaminantagonistischen auch anticholinerge, antiadrenerge und 5-HT-Rezeptor-antagonistische Wirkungen auftreten. Die **konstriktorische Wirkung von Histamin an der glatten Muskulatur der Bronchien und des Darms** wird ebenso **unterdrückt** wie die **permeabilitätserhöhende Wirkung**. Die Histaminwirkungen auf den **Kreislauf** werden dagegen **nur partiell gehemmt**, da hieran auch H_2-Effekte beteiligt sind (s. Tab. 6.2). Da die Bronchokonstriktion bei Asthma bronchiale nur zu einem kleinen Teil durch Histamin, hauptsächlich aber durch andere Mediatoren wie Leukotriene verursacht wird, sind die H_1-Antihistaminika hier fast immer unwirksam, obwohl sie die Bronchokonstriktion durch Histamin unterdrücken.

Die H_1-Antihistaminika unterscheiden sich in ihrer Penetrationsfähigkeit ins **Gehirn** und damit in der Möglichkeit der Blockade der dort vorhandenen H_1-Rezeptoren. Stoffe der **„ersten Generation"** (Tab. 6.4) permeieren die Blut-Hirn-Schranke und wirken deshalb **sedierend** – eine Eigenschaft, die für die ambulante Therapie besonders nachteilig ist. Die zentral dämpfende Wirkung ist bei einigen so stark, daß sie therapeutisch genutzt wird: Doxylamin und Diphenhydramin sind rezeptfrei erhältliche Hypnotika.

H_1-Rezeptoren kommen auch in Kerngebieten des Hirnstamms vor, die zum Brechzentrum gehören. Sie

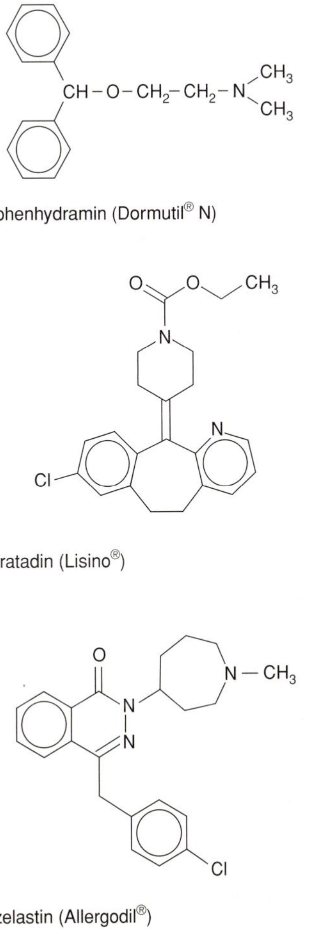

CH–O–CH_2–CH_2–N(CH_3)$_2$

Diphenhydramin (Dormutil® N)

Loratadin (Lisino®)

Azelastin (Allergodil®)

Abb. 6.5 H_1-Rezeptor-Antagonisten.

Tabelle 6.4: Eigenschaften einiger H_1-Rezeptor-Antagonisten

Internationaler Freiname (Handelsname)	„Generation"	HWZ (h)	Sedierung	Verwendung als Antiallergikum[1]	Weitere therapeutische Verwendung
Doxylamin (Mereprine®)	1.	8–10	+	oral	Hypnotikum
Diphenhydramin (Dormutil® N)	1.	4–6	+	oral	Hypnotikum, Antiemetikum[2], Lokalanästhetikum bei Blasenkatheterisierung
Meclozin (Postafen®)	1.	2–3	+	oral, rektal	Antiemetikum
Dimetinden (Fenistil®)	1.	5–7	+	oral, i.v.	
Fexofenadin (Telfast®)	2.	14	0	oral	
Loratadin (Lisino®)	2.	12 (20[3])	0	oral	
Cetirizin (Zyrtec®)	2.	7	(+)	oral	
Azelastin (Allergodil®)	2.	17–28 (50–56[3])	(+) 0	oral Nasenspray, Augentropfen	
Levocabastin (Livocab®)	2.		0	Nasenspray, Augentropfen	

[1] Doxylamin, Diphenhydramin und Meclozin werden seltener zur antiallergischen Therapie als für andere Indikationen verwendet (s. letzte Spalte).
[2] Zur Kompensation der sedierenden Wirkung wird Diphenhydramin auch als Kombination (1:1) mit dem zentral stimulierend wirkenden 8-Chlortheophyllin angeboten (Dimenhydrinat; Vomex A®).
[3] HWZ (h) des Metaboliten, der ebenfalls wirksam ist.

sind an der Auslösung des Brechreflexes beteiligt (s. Tab. 6.2). Dadurch wird es verständlich, daß Diphenhydramin, Dimenhydrinat und Meclozin brauchbare **Antiemetika** sind, vor allem bei Kinetosen (s. S. 612).

Die H_1-Antihistaminika der **„zweiten Generation"** (Tab. 6.4) unterscheiden sich pharmakodynamisch von den älteren: Sie wirken nur minimal bzw. gar nicht sedierend. Auch ihre Wirkungen auf andere als H_1-Rezeptoren sind sehr gering.

6.4.2 H_1-Rezeptor-Antagonisten: Pharmakokinetik

Hier soll nur auf vier pharmakokinetische Tatsachen hingewiesen werden, die für die Anwendung von H_1-Antihistaminika von praktischer Bedeutung sind:

1. Einige H_1-Antihistaminika, nämlich Azelastin und Levocabastin, dringen gut in die Schleimhäute der Augen und der Luftwege ein, so daß sie topisch verabreicht werden können (s. Tab. 6.4). So werden systemische Nebenwirkungen vermieden.
2. Die Antihistaminika permeieren, wie mehrfach erwähnt, die Blut-Hirn-Schranke in sehr unterschiedlichem Ausmaß. Für die antiallergische Therapie sind Substanzen vorzuziehen, die in geringerem Umfang ins Gehirn gelangen.
3. Loratadin, Azelastin und zwei bisher nicht erwähnte H_1-Antihistaminika der zweiten Generation, Terfenadin und Astemizol, werden durch Cytochrom-P_{450}-3A4 metabolisiert. Bei Terfenadin und Astemizol bedingt dieser Stoffwechselschritt eine wichtige Wechselwirkungsmöglichkeit mit Manifestation am Herzen. Diese beiden Stoffe blockieren nämlich in hohen Konzentrationen K^+-Kanäle (gilt nicht für Loratadin und Azelastin). Falls Cytochrom-P_{450}-3A4 gehemmt wird, wie das etwa durch Grapefruitsaft oder manche Arzneistoffe (Makrolide wie Erythromycin, Azole wie Ketoconazol, Proteaseinhibitoren wie Indinavir und selektive Serotonin-Rückaufnahmehemmer wie Fluoxetin) geschieht, können Terfenadin und Astemizol lebensbedrohliche Herzrhythmusstörungen auslösen (s. u.). Astemizol und mehrere Terfenadin-Präparate sind bisher aus dem Handel gezogen worden.
4. Einige neuere H_1-Antihistaminika werden langsamer eliminiert als die älteren Vertreter (s. Tab. 6.4) und brauchen deshalb nur einmal täglich eingenommen zu werden.

6.4.3 H_1-Rezeptor-Antagonisten: Anwendung, Nebenwirkungen, Intoxikation

Das Hauptindikationsgebiet der H_1-Antihistaminika sind **allergische Erkrankungen** wie Urticaria, allergische Conjunctivitis und Rhinitis. Da hier auch andere therapeutische Maßnahmen eine wesentliche Rolle spielen, wird die Behandlung dieser Krankheiten in Kap. 17.6.1 ausführlicher besprochen.

Prophylaktisch werden H_1-Antihistaminika eingesetzt, um **Nebenwirkungen von Medikamenten,** die **durch eine Histaminfreisetzung** bedingt sind, abzuschwächen oder zu verhindern (s.o.). Allerdings sollten sie hierbei mit H_2-Rezeptor-Antagonisten kombiniert werden. Eine solche Prophylaxe hat sich in der Anästhesiologie als sinnvoll erwiesen und wird auch bei der Verwendung von Röntgenkontrastmitteln praktiziert (s. Kap. 31).

Abgesehen von der bereits erwähnten Anwendung mancher Substanzen als **Hypnotika** und **Antiemetika** (s. Tab. 6.4) besteht eine weitere Indikation in ihrer lokalen oder systemischen Anwendung bei **Pruritus**. Die Brauchbarkeit der H_1-Antihistaminika beruht hier möglicherweise auch auf Zusatzeffekten wie Sedierung, Lokalanästhesie und der Applikation in Gelform. Die lokalanästhetische Wirkkomponente mancher Substanzen, z.B. Diphenhydramin, ist stärker als die von Procain. Dies läßt sich nutzen, indem man vor einer Katheterisierung ein Diphenhydramin-Gel in die Harnröhre appliziert (Cathejell® ; Tab. 6.4).

Die wichtigste **unerwünschte Nebenwirkung** der älteren H_1-Antihistaminika ist ihr **zentral dämpfender Effekt**. Die Addition dieser Nebenwirkung zu denjenigen von Alkohol, Schlafmitteln, Sedativa oder Psychopharmaka kann zu einer erheblichen, unter Umständen gefährlichen Einschränkung von Aufmerksamkeit, Reaktionsfähigkeit und Spontanaktivität (d.h. verminderter Fahrtüchtigkeit) führen.

Miktionsstörungen und gastrointestinale Nebenwirkungen wie Appetitlosigkeit, Übelkeit, Diarrhö und Obstipation können bei der Anwendung von H_1-Antihistaminika auftreten, sind jedoch selten. Azelastin wirkt sogar eher appetitanregend und kann zu Gewichtszunahme führen.

Darüber hinaus können Mundtrockenheit und verminderte Sekretion im Respirationstrakt (als Folge hiervon unter Umständen Reizhusten) vorkommen. Die genannten Symptome werden zum Teil durch den antagonistischen Effekt der H_1-Antihistaminika an Muscarinrezeptoren hervorgerufen.

Antihistaminika können, wie praktisch alle Fremdstoffe, eine Sensibilisierung hervorrufen, so daß (allerdings ebenfalls selten) allergische Hautreaktionen zu beobachten sind.

Ein gravierendes Problem stellen **lebensbedrohliche Herzrhythmusstörungen** vom Typ der „torsades de pointes" dar (s. S. 437). Terfenadin und Astemizol blockieren, wie bereits in Kap. 6.4.2 erwähnt, in hohen Konzentrationen K^+-Kanäle. Hohe Konzentrationen werden erreicht, wenn der Abbau von Terfenadin und Astemizol durch Cytochrom-P_{450}-3A4 gehemmt ist. Auch das ältere Diphenhydramin blockiert in hohen Konzentrationen K^+-Kanäle. Das Risiko von Rhythmusstörungen scheint dabei aber minimal zu sein: Diphenhydramin wird seit Jahrzehnten verwendet und gehört zu den weltweit am häufigsten gebrauchten Arzneistoffen.

Bei **Vergiftungen mit Antihistaminika** treten die schon in therapeutischen Dosen zu beobachtenden **zentral dämpfenden Wirkungen** besonders hervor. Allerdings kann es auch zu einer zentralen Erregung mit Halluzinationen, Delir und Krämpfen kommen, vermutlich zum Teil durch H_1-Blockade, zum Teil durch die anticholinerge Wirkkomponente mancher Antihistaminika. Die Krämpfe sind tonisch-klonisch. Dementsprechend kann man versuchen, sie durch Diazepam zu unterdrücken.

Neben den zentralnervösen Zeichen einer Vergiftung lassen sich bei anticholinerger Wirkkomponente **Symptome wie bei einer Atropinvergiftung** beobachten, nämlich Rötung des Gesichts, starre und weite Pupillen, Mundtrockenheit, Obstipation und Fieber. Stehen anticholinerge Symptome im Vordergrund, vor allem in Verbindung mit einem Delir, so kann Physostigmin versucht werden.

Weiterführende Literatur

Cabanie, M./Godfraind, T.: The role of histamine in the cardiovascular system. Drugs Exp. Clin. Res. **14**, 141–147 (1988).

Hill, S. J./Ganellin, C. R./Timmerman, H./Schwartz, J.-C./Shankley, N. P./Young, J. M./Schunack, W./Levi, R./Haas, H. L.: International Union of Pharmacology. XIII. Classification of histamine receptors. Pharmacol. Rev. **49**, 253–278 (1997).

Page, C. P./Barnes, P. J. (eds.): Pharmacology of asthma. Handb. exp. Pharmacol. **98**. Springer, Berlin 1991.

Pearce, F. L.: Non-IgE-mediated mast cell stimulation. Ciba Found. Sympos. **147**, 74–87 (1989).

Schwartz, J.-C./Arrang, J.-M./Garbarg, M./Pollard, H./Ruat, M.: Histaminergic transmission in the mammalian brain. Physiol. Rev. **71**, 1–51 (1991).

Slater, J. W./Zechnich, A. D./Haxby, D. G.: Second-generation antihistamines. A comparative review. Drugs **57**, 31–47 (1999).

Uvnäs, B. (ed.): Histamine and histamine antagonists. Handb. exp. Pharmacol. **97**. Springer, Berlin 1991.

Woosley, R. L.: Cardiac actions of antihistamines. Annu. Rev. Pharmacol. Toxicol. **36**, 233–252 (1996).

7 Analgetika

Schmerztherapie

P. Illes und C. Allgaier, Leipzig

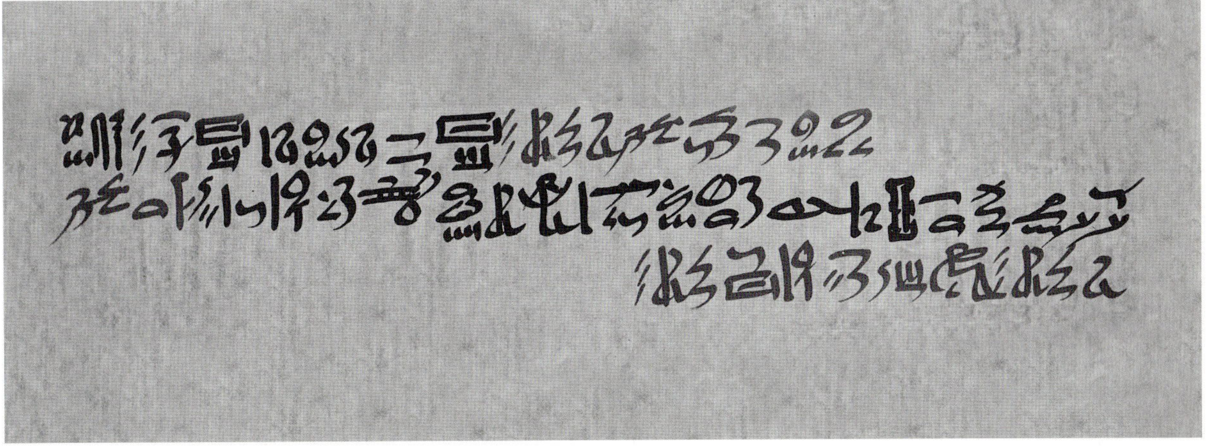

Heilmittel zur Beseitigung von Geschrei. špnn-Körner der špn-Pflanze und Fliegenkot, der sich an der Mauer befindet; werde zusammengeballt und durchgeseiht; werde getrunken an vier Tagen. Hört dann im Handumdrehen auf. Was „Geschrei" betrifft, so meint es ein Kind, das schreit.

Papyrus Ebers

7.1 Pathophysiologie des Schmerzes

7.1.1 Arten von Schmerz

Somatische und **viszerale** Schmerzen haben unterschiedliche Lokalisationen. Der somatische Schmerz ist mit der Haut (**Oberflächenschmerz**) oder mit der Skelettmuskulatur, den Knochen, Gelenken, Sehnen und Faszien (**Tiefenschmerz**) assoziiert. Der viszerale Schmerz entsteht im Brust-, Bauch- und Beckenraum bei Überdehnung von Hohlorganen (Koliken), bei Mangeldurchblutung des Herz- oder Glattmuskelgewebes (Ischämie) oder bei Entzündungen.

Akute Schmerzen treten kurzzeitig auf, **chronische** Schmerzen halten über Monate an. Die akuten Schmerzen entstehen durch Erregung der **Nozizeptoren** (Schmerzrezeptoren), z.B. bei Verletzungen an der Körperoberfläche, im Bewegungsapparat oder bei der Überdehnung von Hohlorganen. Die chronischen Schmerzen können durch kontinuierliche Reizung der Nozizeptoren oder Schädigungen im schmerzleitenden und -verarbeitenden neuronalen System entstehen. Traumatische (Nervendurchtrennung, Amputation) oder nicht-traumatische Schäden (Stoffwechselstörungen, Infektionskrankheiten, Vergiftungen) können die Funktion von peripheren afferenten Neuronen beeinträchtigen und führen zu **neuropathischen** Schmerzen. In diesem Fall entstehen aufgrund der pathologisch gesteigerten Aktivität oder aufgrund des Aktivitätsausfalls falsche Informationen. Bei **Neuralgien** sind die Schmerzen auf den Verlauf eines Nervs beschränkt (z.B. Trigeminusneuralgie). Erkrankungen oder Läsionen **zentraler** Neurone führen unter Umständen ebenfalls zu schweren spontanen Schmerzen (Hinterwurzelausriß, Ausfall im Thalamus). Jeder Schmerz kann psychogen beeinflußt werden, Schmerzen können aber auch rein **psychogen** sein.

Akute Schmerzen führen zur Ruhigstellung der betroffenen Körperteile, fördern damit die Heilung und sind wichtige diagnostische Merkmale, die Gewebeschäden signalisieren. Chronische Schmerzen verlieren ihre Bedeutung als „Warnsignal". Eine **Sensibilisierung von Nozizeptoren** oder eine **Fehlregulation im sympathi-**

schen oder motorischen Nervensystem** kann zur allmählichen Intensivierung der Schmerzen führen und stellt somit eine zusätzliche Krankheitsursache dar. Bei chronischer Entzündung kann die Zahl der erregbaren Nozizeptoren steigen, indem zuvor „stille" oder „schlafende", durch akute Schmerzreize nicht aktivierbare Nozizeptoren rekrutiert werden. Die Empfindlichkeit der vorhandenen Nozizeptoren steigt ebenfalls, vor allem durch die kontinuierliche Bildung von algogen wirkenden Substanzen (s.u.). Länger anhaltende oder häufig wiederkehrende Schmerzreize führen dazu, daß Nervenzellen im Rückenmark die Zahl ihrer Entladungen als Antwort auf einen Schmerzreiz erhöhen. Sie können dadurch spontan tätig werden und ohne zusätzlichen Reiz Schmerzsignale zum Gehirn senden. Chronische Schmerzreize führen in Nervenzellen zur Aktivierung von „immediate early genes" wie c-fos- oder c-jun-Genen, die die Synthese von Transmittern, Rezeptoren oder Ionenkanälen fördern. Eine Beteiligung des sympathischen Nervensystems am Schmerzgeschehen ist während der sympathischen Reflexdystrophie durch die analgetische Wirkung einer Sympathektomie oder α-Adrenozeptor-Blockade nachweisbar. Bei Muskelverspannungen werden die Schmerzen durch eine positive Rückkopplung über α- und γ-Motoneurone aufrechterhalten (s. S. 323).

7.1.2 Auslösung und Verarbeitung von Schmerzinformation

Schmerzen werden durch mechanische, thermische oder chemische Gewebeschäden (Noxen) ausgelöst. Darüber hinaus können bei den unterschiedlichsten Gewebeschäden Substanzen in den Extrazellulärraum freigegeben werden, die die **Nozizeptoren** stimulieren. Diese Substanzen stammen aus dem Gewebe selbst (K^+- und H^+-Ionen, Serotonin, Histamin), unter anderem aus afferenten (Substanz P) oder efferenten (Acetylcholin) Nervenendigungen, können aber auch aus dem zirkulierenden Blut eintreten (Bradykinin). Arachidonsäuremetaboliten wie Prostaglandine werden ebenfalls im Gewebe gebildet und spielen eine Schlüsselrolle beim Entzündungsprozeß, da sie zwar selbst nicht algogen sind, aber die schmerzauslösende Wirkung anderer chemischer Stimulantien verstärken oder überhaupt erst ermöglichen.

Die Zellkörper der bipolaren nozizeptiven afferenten Neurone befinden sich in den **Spinalganglien** (Abb. 7.1). Die nackten Endigungen ihrer peripheren Fortsätze (Aδ- und C-Fasern) sind die Nozizeptoren. Ihre zentralen Endigungen bilden im Rückenmark mit Interneuronen und aufsteigenden Neuronen Synapsen. Transmitter dieser Synapsen sind Substanz P, Glutamat und ATP. Zahlreiche Nozizeptoren reagieren auf alle Arten von Stimuli; sie werden deshalb als polymodal bezeichnet. Andere Nozizeptoren sind nur mechanisch oder mechanisch und thermisch erregbar. Das durch algogene Stimuli erzeugte Rezeptorpotential wird in den entsprechenden Aδ- und C-Fasern in fortgeleitete Aktionspotentiale umcodiert. Erregung der Aδ-Fasern führt zu einem hellen, gut lokalisierbaren Schmerz, während Erregung der C-Fasern zu einem dumpfen, schlecht lokalisierbaren Schmerz führt.

Die zentralen Fortsätze der spinalen Neurone treten über die Hinterwurzeln in das Hinterhorn des Rückenmarks ein. Die nicht-myelinisierten C-Fasern enden in den Laminae I, II und V des Hinterhorns, während die myelinisierten Aδ-Fasern in den Laminae I und V enden. Die nozizeptiven Afferenzen gehen synaptische Kontakte mit Interneuronen ein, die zusammen mit Motoneuronen **polysynaptische Reflexbögen** bilden. Über diese Bögen kommen nozizeptive Reflexe (Fluchtreflexe) zustande, deren Aufgabe es ist, den geschädigten Körperteil aus dem Bereich der Noxe zu entfernen, z.B. den Finger von der heißen Herdplatte. Bei ständiger (tonischer) Aktivierung durch chronische Gewebeschädigungen kommt es zu Dauerkontraktionen (Muskelverspannungen, Schonhaltungen). Neben diesen somatomotorischen Reflexen können Noxen über efferente Neurone im Seitenhorn auch vegetative Reflexe (z.B. Vasokonstriktion in der Haut) auslösen.

In den Laminae I und V entspringen Projektionsneurone, deren Axone im **Tractus spinothalamicus** oder **Tractus spinoreticularis** zum Gehirn aufsteigen. Das direkte spinothalamische System endet im Nucleus ventralis posterolateralis des **Thalamus**, einem Kerngebiet, das weiter zum **somatosensorischen Kortex** projiziert. Zusammen mit dem Thalamus ist dieser Teil der Großhirnrinde für die bewußte Schmerzempfindung wie die Lokalisation und die Registrierung der Stärke von Schmerzen zuständig. Der Tractus spinoreticularis wird in der Formatio reticularis umgeschaltet, und die Projektionen aus der Formatio reticularis enden im Nucleus centralis lateralis und parafascicularis des Thalamus. Das spinoreticulothalamische System ist für die mit schmerzhaften Stimuli assoziierte Erhöhung des Wachzustandes verantwortlich. Die **Formatio reticularis**, in der die Umschaltung der spinoreticulären Bahn stattfindet, ist mit neuronalen Zentren verknüpft, die für schmerzinduzierte vegetative Reaktionen (erhöhter Sympathikotonus, Schweißausbruch) wichtig sind. Verbindungen mit dem **limbischen System** (Hippocampus) und dem **Stirnhirn** (Assoziationsareal) ermöglichen die affektive Bewertung des Schmerzes als negativ getöntes Erlebnis.

In der Lamina II (**Substantia gelatinosa**) des Hinterhorns befinden sich opioiderge (enkephalinerge, dynorphinerge) Interneurone, die die Aktivität der spinothalamischen Neurone hemmen. Diese Interneurone werden durch eine deszendierende Bahn (Abb. 7.1) vom serotonergen **Nucleus raphe magnus** gesteuert, der wiederum von Neuronen des **periaquäduktalen Grau** innerviert wird. Elektrische Reizung des periaquäduktalen Grau führt zu einer generalisierten und Naloxonantagonisierbaren Analgesie. Durch die Reizung wird offenbar erstens die deszendierende Bahn aktiviert, dadurch kommt es zweitens zu Aktivierung der opioidergen spinalen Interneurone, und die freigesetzten Opio-

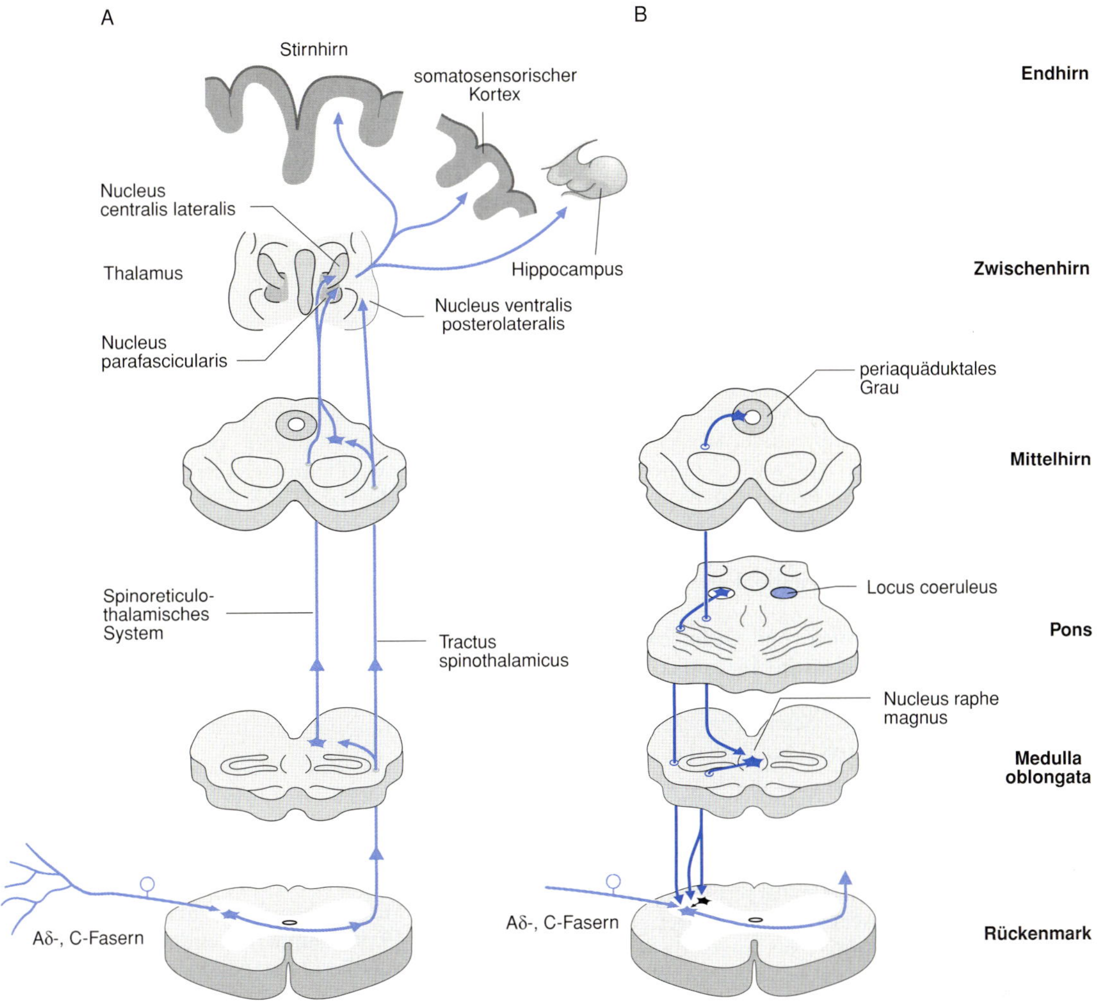

Abb. 7.1 Schematische Darstellung des nozizeptiven Systems. (A) Aufsteigende Bahnen (hellblau). Eine durch eine Noxe entstandene Gewebeschädigung erregt die Nozizeptoren. Die Impulse werden durch nozizeptive Afferenzen (Aδ- und C-Fasern) über die Hinterwurzeln in das Rückenmark geleitet. Hier erfolgt die synaptische Erregungsübertragung auf Projektionsneurone, deren Axone im Tractus spinothalamicus oder im Tractus spinoreticularis zum Gehirn aufsteigen. Das direkte spinothalamische System endet im Nucleus ventralis posterolateralis des Thalamus. Dieser Kern projiziert weiter zum somatosensorischen Kortex. Das spinoreticulothalamische System wird in der Formatio reticularis umgeschaltet und endet im Nucleus centralis lateralis und parafascicularis des Thalamus. Von dort gibt es Verbindungen zum Hippocampus und Stirnhirn. **(B) Absteigende Bahnen (dunkelblau).** Die synaptische Übertragung zwischen den primär-afferenten nozizeptiven Nervenfasern und den spinothalamischen Neuronen wird durch deszendierende Bahnen aus dem Locus coeruleus und dem Nucleus raphe magnus teils direkt, teils über Interneurone der Substantia gelatinosa gehemmt. Die Raphe-magnus-Neurone werden vom periaquäduktalen Grau gesteuert.

ide hemmen drittens die synaptische Erregungsübertragung von den primär-afferenten nozizeptiven Fasern auf die spinothalamischen Neurone. Alternativ bilden die deszendierenden serotonergen Neurone auch direkte Synapsen mit den spinothalamischen Neuronen (Abb. 7.1). Der noradrenerge **Locus coeruleus** sendet ebenfalls Fasern zum Hinterhorn des Rückenmarks und trägt dadurch zur inhibitorischen Kontrolle der spinothalamischen Neurone bei (Abb. 7.1). Die geschilderte Verschaltung lehrt einen wichtigen, und zwar spinalen Angriffspunkt der morphinähnlichen Analgetika verstehen: Analog den endogenen Opioiden aus den spinalen Interneuronen hemmen sie die Übertragung von nozizeptiven Afferenzen auf die spinothalamischen Neurone.

7.1.3 Einteilung der Analgetika

Die früher gängige Einteilung in zentral und peripher wirksame Analgetika ist nicht korrekt. Einerseits zeigen neuere Erkenntnisse, daß bei entzündlichen Prozessen

Opioidrezeptoren in der Peripherie entstehen, an denen Morphin möglicherweise einen Teil seines analgetischen Effektes ausübt. Andererseits tragen bei den peripher wirkenden nicht-steroidalen Analgetika/Antiphlogistika vom Typ der Acetylsalicylsäure auch Angriffspunkte im Zentralnervensystem zur Analgesie bei. Es empfiehlt sich deshalb, opioidartige Analgetika (**Opioidanalgetika**) und nicht-opioidartige Analgetika (**Nicht-Opioidanalgetika**) zu unterscheiden. Der Sammelbegriff Opioide beinhaltet sowohl die natürlichen und synthetischen Opiate (Morphin und seine Analoga) als auch die Opioidpeptide.

7.2 Nicht-Opioidanalgetika

Unter dieser Bezeichnung werden Analgetika zusammengefaßt, die nicht mit Opioidrezeptoren interagieren. Einige wirken zusätzlich antipyretisch, wieder andere sowohl zusätzlich antipyretisch als auch in höherer Dosierung antiphlogistisch. Man kann sie danach in drei Gruppen einteilen: **saure antipyretisch-antiphlogistische Analgetika, nicht-saure antipyretische Analgetika** und **Analgetika ohne antipyretisch-antiphlogistische Wirkung** (Abb. 7.2).

Acetylsalicylsäure[1], **Ibuprofen**[2] und **Diclofenac**[3] sind **saure antipyretisch-antiphlogistische Analgetika.** Sie haben außer den drei Wirkkomponenten Fiebersenkung, Entzündungshemmung und Schmerzlinderung den schwach sauren Charakter (pK_a 3,5–5) und eine hohe Plasmaeiweißbindung (Tab. 7.1) gemeinsam. Beide Eigenschaften sind wichtig für die Entzündungshemmung: An Plasmaproteine gebunden, gelangen die sauren antipyretisch-antiphlogistischen Analgetika im entzündeten Gewebe mit seiner erhöhten Kapillarpermeabilität gut, im nicht-entzündeten Gewebe dagegen weniger gut ins Interstitium. Weil der pH-Wert im Interstitium eines entzündeten Gewebes niedriger als normal ist, dissoziieren sie vom Plasmaprotein und reichern sich anschließend gemäß dem Ionenfallenprinzip im (alkalischeren) Intrazellularraum an (s. S. 29). Im Folgenden wird der Gebrauch von Acetylsalicylsäure, Ibuprofen und Diclofenac als Analgetika besprochen. In höheren Dosen werden diese Stoffe aber auch als Antiphlogistika verwendet (s. S. 398), und zahlreiche nah verwandte Substanzen wie Indometacin, Piroxicam und Phenylbutazon werden fast ausschließlich als Antiphlogistika eingesetzt, besonders bei der Therapie rheumatischer Erkrankungen. Deshalb werden die Stoffe auch **nicht-steroidale Antiphlogistika** genannt. „Saure antipyretisch-antiphlogistische Analgetika" und „nicht-steroidale Antiphlogistika" sind also strenggenommen Synonyme, von denen das erste die analgetische, das zweite die antiphlogistische Indikation betont. Die Verwendung als Antiphlogistika wird in Kap. 17 behandelt (s. S. 398).

Die **nicht-sauren antipyretischen Analgetika** besitzen keinen Säurecharakter und werden nur zu einem geringen Ausmaß an Plasmaproteine gebunden. Sie reichern sich daher in entzündlichem Gewebe nicht an und wirken nicht antiphlogistisch. Hierzu zählen **Paracetamol**, ein p-Aminophenol- oder Anilinderivat, und die Pyrazolinone (Pyrazolderivate) **Metamizol**, **Phenazon** und **Propyphenazon** (Abb. 7.2). Die Pyrazolinone unterscheiden sich in ihren Eigenschaften deutlich von den strukturell ähnlichen Pyrazolidin-dionen wie Phenylbutazon und Oxyphenbutazon, die sich aufgrund ihres Säurecharakters (Keto-Enolsäuren) in entzündlichem Gewebe anreichern und bei der Behandlung rheumatischer Erkrankungen eingesetzt werden (s. S. 400).

Reine **Analgetika** ohne antiphlogistische oder antipyretische Komponente sind **Flupirtin** und **Nefopam** (Abb. 7.2).

7.2.1 Geschichte

Bereits in der Antike wurde die Weidenrinde (Weide = *Salix*) als Mittel gegen Fieber und Schmerzen genutzt. Mitte des 19. Jahrhunderts wurde aus der Weidenrinde das Salicin isoliert, ein Glykosid des Salicylalkohols. Wenig später gelang die Oxidation des Salicylalkohols zur **Salicylsäure**, die bald breite klinische Anwendung fand. Die **Acetylsalicylsäure** wurde in reiner Form erstmals von Felix Hoffmann (Farbenfabriken Bayer) synthetisiert und 1899 unter dem Namen **Aspirin** als Medikament eingeführt. Sie verdrängte aufgrund des weniger unangenehmen Geschmacks und der besseren lokalen Verträglichkeit rasch die Salicylsäure. Trotz jahrzehntelanger weltweiter Verwendung wurde erst 1971 von John Vane und Mitarbeitern die **Hemmung der Cyclooxygenase** als vermutlicher **Wirkungsmechanismus** entdeckt. Heute geht man davon aus, daß alle sauren antipyretisch-antiphlogistischen Analgetika im wesentlichen über diesen Mechanismus analgetisch und antipyretisch wirken. **Die Acetylsalicylsäure ist nach wie vor das am meisten verwendete Analgetikum.** Bedenkt man, daß sie in subanalgetischer Dosis auch zur Reinfarktprophylaxe benutzt wird (s. S. 589), so wird klar, daß sie der erfolgreichste synthetische Arzneistoff überhaupt ist. Noch ins vorige Jahrhundert zurück reicht auch die Geschichte der Pyrazolinone (Phenazon = Antipyrin 1884) und des Paracetamols, 1893 eingeführt und heute nach der Acetylsalicylsäure das zweithäufigst verwendete Nicht-Opioidanalgetikum.

[1] Aspirin®
[2] Aktren®
[3] Voltaren®

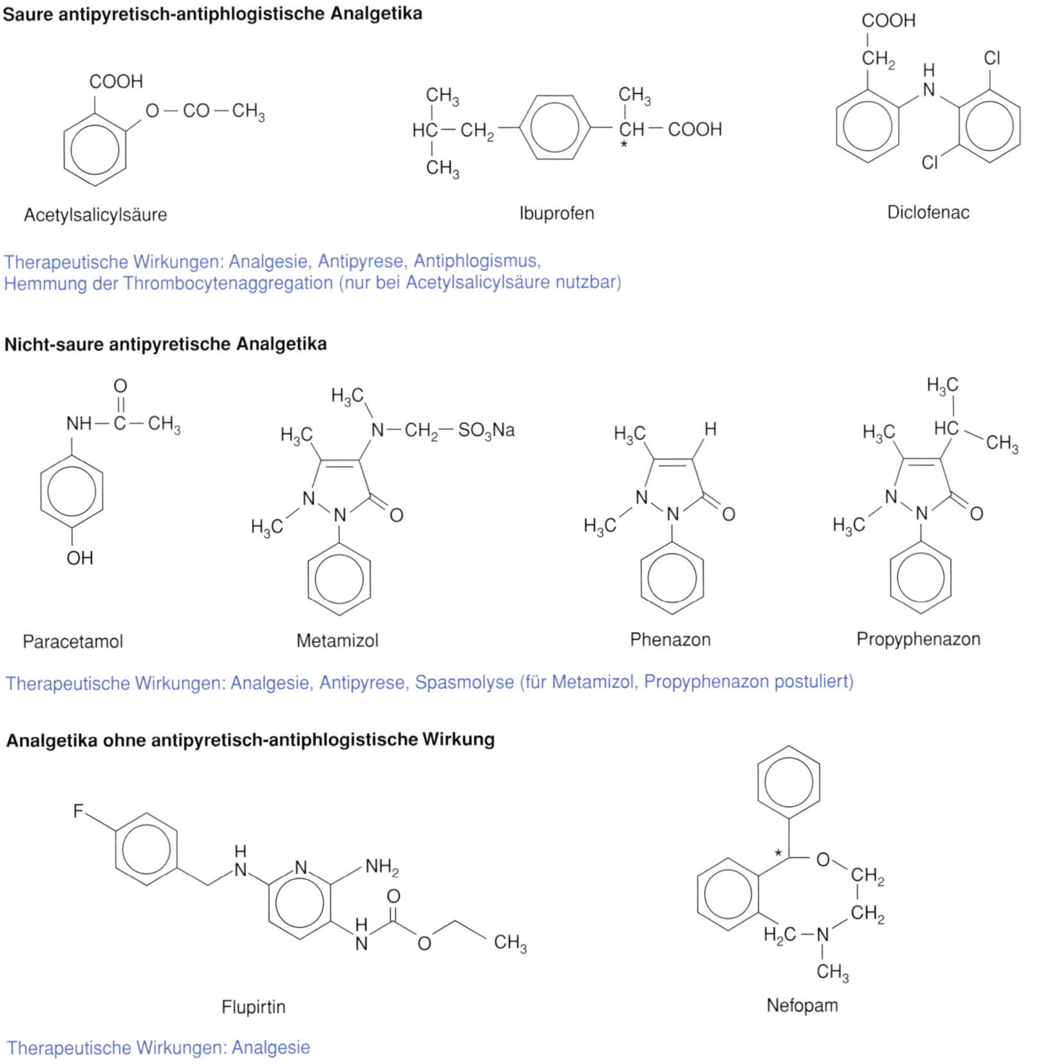

Saure antipyretisch-antiphlogistische Analgetika

Acetylsalicylsäure Ibuprofen Diclofenac

Therapeutische Wirkungen: Analgesie, Antipyrese, Antiphlogismus, Hemmung der Thrombocytenaggregation (nur bei Acetylsalicylsäure nutzbar)

Nicht-saure antipyretische Analgetika

Paracetamol Metamizol Phenazon Propyphenazon

Therapeutische Wirkungen: Analgesie, Antipyrese, Spasmolyse (für Metamizol, Propyphenazon postuliert)

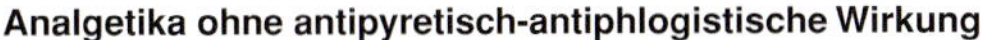

Analgetika ohne antipyretisch-antiphlogistische Wirkung

Flupirtin Nefopam

Therapeutische Wirkungen: Analgesie

Abb. 7.2 Nicht-Opioidanalgetika und ihre therapeutischen Wirkungen. * Chiralitätszentrum.

7.2.2 Hemmung der Cyclooxygenase

Saure wie nicht-saure antipyretische Analgetika hemmen die Cyclooxygenase, zum Teil jedoch mit erheblichen Unterschieden im zugrundeliegenden Mechanismus. So hemmt **Acetylsalicylsäure** die Cyclooxygenase durch Acetylierung **irreversibel**; durch diesen Mechanismus hemmt sie auch irreversibel die Aggregation der kernlosen Thrombocyten. **Salicylsäure**, ein aktiver Metabolit der Acetylsalicylsäure, und **Ibuprofen** sind demgegenüber **kompetitiv-reversible** Inhibitoren und besitzen daher kein ausgeprägtes antiaggregatorisches Potential. Bei **Paracetamol** fängt vermutlich ein reaktiver Metabolit Sauerstoff- und Hydroxyperoxidradikale ab, die für die Aktivierung der Cyclooxygenase erforderlich sind, und hemmt damit die Cyclooxygenase **reversibel nicht-kompetitiv**. Über eine Cyclooxygenasehemmung durch die Pyrazolinone ist wenig bekannt, sie ist jedoch aufgrund ihrer antipyretischen Wirkung zu vermuten. **Flupirtin und Nefopam hemmen das Enzym nicht.**

Man unterscheidet zwei Isoenzyme der Cyclooxygenase, die konstitutive Cyclooxygenase-1 und die durch Enzündungsmediatoren (Cytokine) induzierbare Cyclooxygenase-2 (s. S. 398). In einigen Geweben wie Gehirn und Rückenmark wird die Cyclooxygenase-2 jedoch auch konstitutiv exprimiert. Die hier besprochenen sauren und nicht-sauren antipyretischen Analgetika zeigen, soweit bekannt, keine ausgeprägte Subtypselektivität.

Die Cyclooxygenaseprodukte (Prostaglandine und Thromboxane) besitzen als Gewebshormone vielfältige Funktionen im menschlichen Organismus. So wirkt Prostaglandin E_2 (PGE_2) über eine vermehrte Schleim-

Tabelle 7.1: Analgetische Dosierungen und pharmakokinetische Daten von Nicht-Opioidanalgetika

	Einzeldosis in g (Tagesdosis in g)[3]	t_{max} (h)[1]	Plasmaprotein-bindung (%)	Plasmahalb-wertszeit (h)	Haupteliminationsweg[2]
Acetylsalicylsäure[4]	0,5–1 (3)	0,25	60	0,25	Hydrolyse zu Salicylat und Acetat
Salicylat[5]	–	0,5–2[6]	80–95	3–6[7]	Glycinkopplung, Glucuronidierung, renale Exkretion
Ibuprofen[4]	0,2–0,4 (1,2)	1–2[8]	> 99	2	Hydroxylierung, Oxidation einer Methyl- zur Carboxylgruppe
Diclofenac	0,05 (0,15)	2	> 99	1,5	Hydroxylierung zu 4-Hydroxydiclofenac u.a. hydroxylierten Produkten
Paracetamol[4]	0,5–1 (4)	1[9]	5–50	2	Glucuronidierung, Sulfatierung
Metamizol[10]	0,5–1 (4)				nicht-enzymatische Hydrolyse zu 4-Methyl-aminophenazon[10]
4-Methylamino-phenazon[10]		2	58	3	Demethylierung zu 4-Aminophenazon
Flupirtin	0,1–0,2 (0,6)	2	84	7	Metabolisierung u.a. zu p-Fluorhippursäure
Nefopam	0,03–0,09 (0,27)	1–3	75	5	Dealkylierung zu N-Desmethylnefopam

1 t_{max}: Zeit bis zum Erreichen maximaler Plasmaspiegel nach oraler Gabe.
2 Der Haupteliminationsweg ist stets Metabolisierung; nur Salicylat wird bei alkalischem Harn großenteils unverändert renal ausgeschieden.
3 Die genannten Tagesdosen sollten nicht überschritten werden.
4 Rezeptfrei, bei Ibuprofen bis zu einer Einzeldosis von 0,4 g.
5 Hauptmetabolit der Acetylsalicylsäure; keine orale Anwendung von Salicylat.
6 t_{max} von Salicylat nach oraler Gabe von Acetylsalicylsäure.
7 Dosisabhängig, bei Überdosierung über 30 h.
8 Beim Lysin-Salz des Ibuprofens (z.B. Dolormin®) wegen besserer Wasserlöslichkeit ca. 0,5 h; die Salzbildung erfolgt zwischen der Säure Ibuprofen und der Aminogruppe des Lysins.
9 Nach rektaler Applikation ca. 3 h.
10 Metamizol wird im Magen-Darm-Lumen zu 4-Methylaminophenazon hydrolysiert; die pharmakokinetischen Werte beziehen sich auf 4-Methylaminophenazon.

und Bicarbonatbildung der Mucosazellen des Magens cytoprotektiv. Es fördert ferner die Durchblutung der Nieren. Thromboxan A_2, das von den Blutplättchen gebildet wird, wirkt plättchenaggregierend. Unterdrükkung der physiologischen Funktionen der Prostaglandine, vor allem wenn sie für längere Zeit geschieht, kann zu erheblichen **Nebenwirkungen** führen. Hinzu kommt für die sauren Analgetika eine Anreicherung in verschiedenen Organen, z.B. in den Nieren aufgrund der Rückresorption aus dem im distalen Tubulus meist sauren Harn. Nebenwirkungen, die auf einer Hemmung der Cyclooxygenase beruhen, sind somit vor allem für die sauren Analgetika typisch (Tab. 7.2) und werden bei der Acetylsalicylsäure exemplarisch abgehandelt. Weitere, substanzspezifische Nebenwirkungen einzelner Analgetika sind in den entsprechenden Abschnitten aufgeführt.

7.2.3 Analgesie

Die analgetische Wirkung der **sauren Analgetika** beruht zum erheblichen Teil auf einer **Beeinflussung der peripheren Schmerzentstehung**. Prostaglandine, vor allem PGE_2 und Prostacyclin (PGI_2), werden bei unterschiedlichen Noxen (z.B. Trauma oder Infektion) ver-

Tabelle 7.2: Unerwünschte Wirkungen von Acetylsalicylsäure, Ibuprofen und Diclofenac (in analgetischer Dosierung)

Unerwünschte Wirkungen	Ursache
gastrointestinale Beschwerden (z. B. Übelkeit, Sodbrennen), Rezidivulcera, Mikroblutungen[1]	Cyclooxygenase-Hemmung (verminderte Bildung von PGE_2, PGI_2), lokale Schleimhautschädigung[1]
Überempfindlichkeitsreaktionen (Hautreaktionen, „Analgetika-Asthma")	Cyclooxygenase-Hemmung (und dadurch vermehrte Bildung von Leukotrienen)
Verlängerung der Blutungszeit	Cyclooxygenase-Hemmung (und dadurch Verminderung der Thromboxan-A_2-Synthese)
Nierenschäden[2]	Cyclooxygenase-Hemmung
Reye-Syndrom[3]	unbekannt
Harnsäureretention[4]	Konkurrenz um ein tubuläres Transportprotein

[1] vor allem Acetylsalicylsäure;
[2] bei chronischem Gebrauch;
[3] gesichert nur für Acetylsalicylsäure;
[4] nur Acetylsalicylsäure.

mehrt gebildet. Sie sensibilisieren – ohne selbst schmerzauslösend zu wirken – die Nozizeptoren sensibler Neurone (Aδ-, C-Fasern) gegenüber Schmerzmediatoren wie Bradykinin, Histamin und Serotonin, indem sie die Schwelle der Nozizeptoren für die Auslösung von Aktionspotentialen senken. Saure antipyretische Analgetika **hemmen** die **Cyclooxygenase** und damit die **Prostaglandinsynthese** und **verhindern** dadurch eine **Sensibilisierung der Nozizeptoren durch PGE_2 oder PGI_2**. Zusätzlich zu den peripheren finden sich **zentralnervöse Angriffspunkte** im Hinterhorn des Rückenmarks und in übergeordneten Strukturen der Schmerzleitung.

Die **nicht-sauren antiypretischen Analgetika** sind vergleichsweise schwache Inhibitoren der Cyclooxygenase. Sie gelangen aber leicht ins **Zentralnervensystem**, wo eine **partielle Hemmung der Cyclooxygenase** den analgetischen Effekt erklären mag. Demgegenüber reicht im entzündeten Gewebe mit seiner hohen Konzentration an Sauerstoffradikalen, welche die Cyclooxygenase zusätzlich stimulieren, die erreichbare Konzentration nicht-saurer antipyretischer Analgetika für eine therapeutisch relevante Hemmung der Cyclooxygenase nicht aus.

Flupirtin und **Nefopam** besitzen vermutlich einen von der Hemmung der Cyclooxygenase unabhängigen **zentralnervösen**, und zwar spinalen und/oder supraspinalen **Angriffspunkt**.

7.2.4 Antipyrese

Die antipyretische Wirkung saurer und nicht-saurer antipyretischer Analgetika beruht ebenfalls auf einer Hemmung der Cyclooxygenase. Fieber wird durch **exogene Pyrogene** (z. B. Viren oder Zellwandbestandteile gramnegativer Bakterien wie Lipopolysaccharide) in einer komplizierten Reaktionskaskade ausgelöst. Die exogenen Pyrogene regen zunächst Makrophagen zur Bildung **endogener Pyrogene** an, z. B. **Interleukin-1** (IL-1; MM 17000). Die im Blut zirkulierenden endogenen Pyrogene **induzieren** in den Kapillarendothelien des dem Hypothalamus benachbarten, stark vaskularisierten Organum vasculosum laminae terminalis (OVLT) die **Cyclooxygenase-2-Expression und damit die Synthese von PGE_2**. Das freigesetzte PGE_2 aktiviert im **Wärmeregulationszentrum im vorderen Hypothalamus** Prostanoid-EP_3-Rezeptoren und fördert so die **Bildung von cAMP**. Dadurch schließlich wird der Sollwert für die Körperkerntemperatur erhöht: Die Temperatur steigt durch verminderte Wärmeabgabe und vermehrte Wärmeproduktion. Die **antipyretischen Analgetika unterdrücken Fieber, indem sie die PGE_2-Bildung im OVLT hemmen.**

7.2.5 Saure antipyretische Analgetika: Salicylate

Die **Acetylsalicylsäure** (s. Abb. 7.2) **hemmt** die **Cyclooxygenase irreversibel** durch Acetylierung eines Serin-Bausteins. Sie wirkt in einer Einzeldosis von 500 mg (s. Tab. 7.1) **analgetisch** und **antipyretisch**, in höherer Dosierung (bis zu 5 g/Tag) auch **antiphlogistisch-antirheumatisch**. Seit Mitte der 90er Jahre vermutet man, daß Acetylsalicylsäure einen zweiten, Cyclooxygenase-unabhängigen molekularen Wirkmechanismus besitzt: Sie hemmt die Aktivierung von NFκB, einem am Entzündungsgeschehen maßgeblich beteiligten Transkriptionsfaktor.

Bereits durch einmalige Gabe einer subanalgetischen Dosis (50–100 mg) wird infolge der Hemmung der Cyclooxygenase die Synthese von Thromboxan A_2 in den Thrombocyten vermindert und damit die **Thrombocytenaggregation gehemmt** (s. S. 386). Dieser Effekt hält über mehrere Tage an, weil die kernlosen Thrombocyten nicht zur Proteinbiosynthese befähigt sind. Demgegenüber können die Endothelzellen der Gefäße inaktivierte Cyclooxygenase durch Neusynthese ersetzen und dadurch wieder antiaggregatorisches PGI_2 bilden. Salicylsäure, die durch Deacetylierung aus Acetylsalicylsäure gebildet wird, besitzt keine therapeutisch nutzbare thrombocytenaggregationshemmende Wirkung, da sie die Cyclooxygenase nur kompetitiv zur Arachidonsäure hemmt.

Pharmakokinetik

Acetylsalicylsäure wird nach **oraler Einnahme** rasch und nahezu vollständig **resorbiert**. Die Resorption bereits im Magen (Ionenfallenprinzip; s. S. 29) erklärt den schnellen Wirkungseintritt (t_{max} in Tab. 7.1) und die hohe Inzidenz gastraler Nebenwirkungen (Tab. 7.2). Acetylsalicylsäure unterliegt einer präsystemischen Metabolisierung sowohl im Gastrointestinaltrakt als auch in der Leber, wobei nach analgetischer Dosierung etwa 30 % zu Salicylat und Acetat hydrolysiert werden (Abb. 7.3), so daß die Bioverfügbarkeit der unveränderten Acetylsalicylsäure ca. 70 % beträgt. Die Biotransformation der Salicylsäure ist in Abb. 7.3 dargestellt. Die **Plasmahalbwertszeit der Salicylsäure ist dosisabhängig:** Sie beträgt nach einer Dosis von 0,3 g ca. 3 h, nach 1 g 5–6 h, nach hohen Dosen über 30 h. Der Grund ist eine Sättigung der metabolisierenden Enzyme und damit eine **Eliminationskinetik nullter Ordnung** (sogenannte „hepatische Sättigungskinetik" oder „nicht-lineare Kinetik"; s. S. 62). Eine Folge ist starke Kumulation nach hohen Dosen. Die Metaboliten werden renal eliminiert. Der Anteil an Salicylat selbst, der renal ausgeschieden wird, liegt pH-abhängig zwischen 5 % im sauren und 85 % im alkalischen Urin (Abb. 7.3). Bei Leber- oder Nierenfunktionsstörungen muß die Dosis vermindert werden.

Unerwünschte Wirkungen und Intoxikation

Obwohl rezeptfrei erhältlich, ist Acetylsalicylsäure eine sehr wirksame Substanz, die besonders bei unsachgemäßem Gebrauch zahlreiche ernste Nebenwirkungen aufweist (Tab. 7.2). Viele lassen sich über eine Hemmung der Cyclooxygenase erklären und gelten somit prinzipiell für alle sauren und – mit gewissen Einschränkungen – auch für die nicht-sauren antipyretischen Analgetika. Zusätzlich wirken Acetylsalicylsäure und Salicylsäure unabhängig von ihrer Wirkung auf die Cyclooxygenase lokal gewebeschädigend.

Die bei analgetischer Dosierung auftretenden Nebenwirkungen sind meist leichterer Art. Gastrointestinale Beschwerden wie **Übelkeit**, **Sodbrennen** und **Erbrechen** werden relativ häufig beobachtet. Sie können aber auch einen gravierenden Charakter annehmen. Wegen des Eindringens in die Magenschleimhautzellen (s.o.) und der lokal gewebsschädigenden Wirkung kommt es schon bei normaler Dosierung zu Mikroblutungen (**okkulte Blutungen** mit Verlust von einigen Milliliter Blut pro Tag). Obendrein wird durch Hemmung der Thrombocytenaggregation die Blutungszeit verlängert, und bei hoher, supra-analgetischer Dosierung wird die Prothrombinsynthese in der Leber gehemmt. **Magen- und Darmulcera** können entstehen oder reaktiviert werden, und Ulcus-Anamnese ist eine relative Kontraindikation. Behandlung mit nicht-steroidalen Antiphlogistika ist die zweithäufigste Ursache peptischer Ulcera.

Speziell bei Atopikern kann Acetylsalicylsäure schwere **Überempfindlichkeitsreaktionen** wie Asthmaanfälle („Aspirin-Asthma") und Hautreaktionen auslösen. Es handelt sich, da keine Antikörper gegen Acetylsalicylsäure gebildet werden, um eine Pseudoallergie. Sie wird damit erklärt, daß aufgrund der Hemmung der Cyclooxygenase vermehrt Arachidonsäure zur Synthese von bronchokonstriktorischen Leukotrienen über den Lipoxygenase-Weg zur Verfügung steht. Dementsprechend können auch andere Cyclooxygenase-Inhibitoren Überempfindlichkeitsreaktionen hervorrufen.

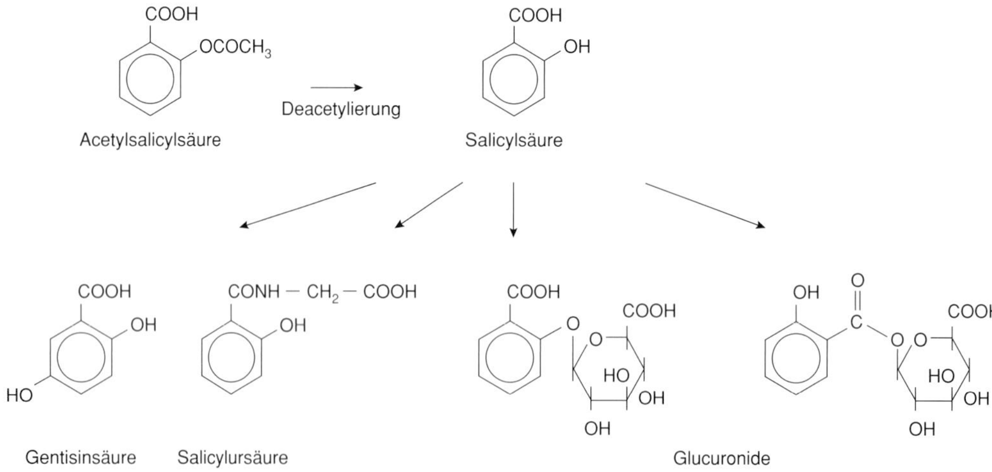

Abb. 7.3 Metabolismus von Acetylsalicylsäure. Hauptmetabolit ist die Salicylsäure. Aus ihr entstehen das Glycinkonjugat, das Ether- und Esterglucuronid sowie durch Oxidation die Gentisinsäure. Der Anteil renal eliminierter Salicylsäure schwankt pH-abhängig. Bei einem pH des Harns < 6 werden etwa 75 % als Salicylursäure, 15 % als Glucuronide, 1 % als Gentisinsäure, der Rest im wesentlichen als Salicylat ausgeschieden.

Bei Kindern mit einer fiebrigen Virusinfektion (z.B. Windpocken) kann bei Gabe von Acetylsalicylsäure ein **Reye-Syndrom** auftreten: eine seltene, schwere Enzephalopathie mit Verfettung der Leber und Symptomen wie Erbrechen, Fieber und Benommenheit bis zum Koma. Die Letalität liegt bei ca. 25%. Daher ist für **Kinder** vor der Pubertät die Gabe von Acetylsalicylsäure bei **Virusinfektionen** kontraindiziert.

Acetylsalicylsäure kann durch Hemmung der Cyclooxygenase die **Geburt verzögern**, den Blutverlust unter der Geburt erhöhen und den **Ductus arteriosus Botalli** (der normalerweise durch Prostaglandine offengehalten wird) vorzeitig **verschließen**. Daher sollte Acetylsalicylsäure im letzten Trimenon der **Schwangerschaft** nicht mehr gegeben werden. Dies gilt ebenso für andere saure Analgetika.

Salicylat interferiert bei seiner renalen Exkretion mit der renalen Harnsäureausscheidung. Bei **analgetischer Dosierung vermindert** Acetylsalicylsäure die **tubuläre Harnsäuresekretion**, weil Harnsäure und Salicylsäure um denselben tubulären Transporter konkurrieren; diese Dosen wirken **anti-urikosurisch**. Bei **hoher, antirheumatischer Dosierung** wird zwar die Harnsäuresekretion ebenfalls gehemmt, netto überwiegt aber jetzt eine gleichzeitige **Hemmung der Harnsäure-Reabsorption**; hohe Dosen von Acetylsalicylsäure wirken **urikosurisch** (**paradoxer Effekt** der Acetylsalicylsäure).

Bei **antirheumatischer Dosierung** können zentralnervöse Symptome auftreten, nämlich **Hörstörungen**, **Ohrensausen**, **Schwindel**, **Sehstörungen**, **Übelkeit** und Erbrechen.

Eine **akute Vergiftung** bewirkt anfänglich **Hyperventilation**. Sie beruht auf einer direkten und indirekten Stimulation des Atemzentrums in der Medulla oblongata. Die indirekte Stimulierung ist Folge einer Entkopplung der oxidativen Phosphorylierung, die bereits bei therapeutischen Dosierungen beginnt: Der Sauerstoffverbrauch und die CO_2-Produktion steigen an und bewirken dadurch eine Erregung des Atemzentrums. Die der Hyperventilation zunächst folgende **respiratorische Alkalose** geht durch die gesteigerte Bildung von Brenztraubensäure, Milchsäure und Acetessigsäure zunehmend in eine **metabolische Acidose** über. Sie ist gekennzeichnet durch Atemlähmung, Hyperthermie, Exsikkose und unter Umständen Bewußtlosigkeit. Bereits Dosen von 10 g haben zum Tode geführt.

Bei der Behandlung der akuten Vergiftung stehen Maßnahmen zur **Wiederherstellung des Säure-Basen-Gleichgewichts** und zur beschleunigten Ausscheidung des Salicylats im Vordergrund. Dabei ist die einfache **Harnalkalisierung** zur Salicylsäureelimination ebenso wirksam wie die **forcierte alkalische Diurese** (s. S. 995). Bei Lebensgefahr kann eine Hämodialyse notwendig sein.

Chronischer und exzessiver **Gebrauch** von Acetylsalicylsäure und anderen antipyretischen Analgetika kann aufgrund der Dauerhemmung der Cyclooxygenase zu schweren **Nierenschäden** führen („Analgetika-Niere"; s. auch Kap. 7.2.8 unten).

7.2.6 Saure antipyretische Analgetika: Ibuprofen

Ibuprofen[1] (s. Abb. 7.2) zählt wie die nicht-steroidalen Antiphlogistika Naproxen und Ketoprofen (s. S. 400) zur Gruppe der 2-Arylpropionsäurederivate. Es wirkt in den üblichen Dosierungen stärker analgetisch, antipyretisch und antiphlogistisch als Acetylsalicylsäure. Ibuprofen **hemmt** die **Cyclooxygenase reversibel**, indem es mit der Arachidonsäure um das aktive Zentrum konkurriert. Zur Analgesie werden bis zu 1,2 g (s. Tab. 7.1), zur Entzündungshemmung bis zu 2,4 g täglich gegeben. Aufgrund eines **asymmetrischen C-Atoms** (s. Abb. 7.2) liegt Ibuprofen als Racemat vor. Nur das S(+)-Enantiomer ist ausreichend biologisch aktiv. Das praktisch unwirksame R(–)-Isomer wird jedoch im Körper in erheblichem Maße in die S(+)-Form umgewandelt; deshalb enthalten alle in Deutschland im Handel befindlichen Präparate das Racemat.

Ibuprofen wird nach **oraler Gabe** vollständig, vor allem im **Dünndarm resorbiert**. Damit tritt im Vergleich zur teilweise im Magen resorbierten Acetylsalicylsäure die Wirkung verzögert ein (s. Tab. 7.1). Die Bioverfügbarkeit liegt bei 80–100 %. Nach hepatischer **Metabolisierung** werden die inaktiven Metaboliten (s. Tab. 7.1) hauptsächlich renal eliminiert. Eine eingeschränkte Nieren- oder Leberfunktion verändert die Kinetik von Ibuprofen kaum.

Unerwünschte Wirkungen und Intoxikation

Die Nebenwirkungen entsprechen weitgehend denen, die generell mit sauren antipyretisch-antiphlogistischen Analgetika beobachtet werden (s. Tab. 7.2). **Gastrointestinale Nebenwirkungen** sind am häufigsten, wenn auch seltener als bei äquieffektiven Dosierungen von Acetylsalicylsäure. Die Plättchenfunktion wird ebenfalls gestört, so daß die **Blutungszeit verlängert** und eine Gabe bei bestehenden Ulcera kontraindiziert ist. Bei analgetischer Dosierung sind okkulte Blutverluste aber unwahrscheinlich.

Ibuprofen kumuliert nach Mehrfachgabe nicht, so daß anders als bei Acetylsalicylsäure (s.o.) oder Paracetamol (s.u.) das Risiko einer tödlichenVergiftung durch Überdosierung gering ist.

7.2.7 Saure antipyretische Analgetika: Diclofenac

Diclofenac[2] (s. Abb. 7.2), wie Indometacin (S. 400) ein Arylessigsäure-Derivat, wird häufig zur Behandlung starker akuter Schmerzen benutzt. Es wirkt in den üblichen Dosierungen stärker analgetisch als Acetylsalicylsäure oder Ibuprofen. Bei Nierenkoliken soll eine paren-

[1] Aktren®
[2] Voltaren®

terale Applikation von Vorteil sein. Zur Schmerzlinderung und bei rheumatischen Erkrankungen werden dieselben Dosierungen empfohlen, und zwar Tagesdosen bis zu 150 mg (s. Tab. 7.1).

Pharmakokinetik

Nach **oraler Applikation** wird Diclofenac rasch und nahezu vollständig resorbiert, vor allem im Dünndarm. Es unterliegt einem ausgeprägten **First-pass-Metabolismus**, so daß die orale Bioverfügbarkeit nur 30–80 % beträgt. Die Elimination erfolgt durch hepatische **Metabolisierung** (s. Tab. 7.1). In der Geschwindigkeit der Metabolisierung, und damit auch in der analgetischen Wirksamkeit, bestehen große interindividuelle Unterschiede. Die Metaboliten werden nach Glucuronidierung und Sulfatierung renal und biliär ausgeschieden.

Unerwünschte Wirkungen

Die Nebenwirkungen bei Behandlung akuter Schmerzzustände entsprechen bei geringerer gastraler Toxizität im wesentlichen denen der Acetylsalicylsäure (s. Tab. 7.1). Bei Gabe über einen längeren Zeitraum, z.B. im Rahmen der Behandlung rheumatischer Erkrankungen, treten jedoch auch hier sehr häufig erhebliche **gastrointestinale Nebenwirkungen** auf. Der Spiegel der **Serum-Transaminasen** ist oft erhöht und kann einen Therapieabbruch notwendig machen.

7.2.8 Nicht-saure antipyretische Analgetika: Paracetamol

Die **analgetischen** und **antipyretischen Eigenschaften** von **Paracetamol** (Acetaminophen[1]; s. Abb. 7.2) unterscheiden sich bei weniger Nebenwirkungen kaum von denen der Acetylsalicylsäure. Als **Haupt-Wirkungsmechanismus** nimmt man eine **Hemmung der Cyclooxygenase im ZNS** an. Im Tierexperiment wurde beobachtet, daß Paracetamol die schmerzauslösende Wirkung von intrathekal applizierten Glutamatrezeptor-Agonisten und von Substanz P vermindert (Glutamat und Substanz P als Transmitter der Schmerzbahn, s. Kap. 7.1.2). Daß bei therapeutischer Dosierung eine Entzündungshemmung ausbleibt, beruht vermutlich auf einer fehlenden Anreicherung von Paracetamol im entzündeten Gewebe und einer exzessiven Bildung von Sauerstoff- und Hydroxyperoxidradikalen, so daß der in Kap. 7.2.2 erwähnte Mechanismus der Cyclooxygenasehemmung, nämlich die Inaktivierung solcher Radikale, überspielt wird.

Paracetamol eignet sich zur **Behandlung** von **leichten bis mittleren Schmerzen** und zur **Fiebersenkung**. Es gilt als das **Fieber- und Schmerzmittel der Wahl in der Pädiatrie**, nicht zuletzt aufgrund seiner rektalen Anwendbarkeit. Bei Säuglingen und Kindern wird nach Alter und Gewicht dosiert, wobei die angegebenen **Dosierungen** unbedingt zu **beachten** sind. Auch für Schwangere und stillende Mütter gilt Paracetamol als Schmerzmittel der Wahl.

[1] ben-u-ron®

Pharmakokinetik

Nach oraler Applikation wird Paracetamol rasch resorbiert (t_{max} in Tab. 7.1). Die orale Bioverfügbarkeit beträgt 65–90 %. Es wird praktisch vollständig in der Leber metabolisiert, und zwar hauptsächlich zu **Glucuronsäure- und Schwefelsäurekonjugaten**, die renal ausgeschieden werden (Abb. 7.4). In geringem Umfang wird Paracetamol allerdings über Cytochrom-P450-Oxygenasen in **N-Acetyl-p-benzochinonimin** umgewandelt. Dieses wird normalerweise durch Glutathion inaktiviert und anschließend als Mercaptursäurekonjugat im Harn ausgeschieden. Bei **Überdosierung** werden die Glutathionreserven der Leber jedoch rasch erschöpft, und überschüssiges N-Acetyl-p-benzochinonimin bindet dann kovalent an Leberzellproteine mit der Folge einer **Leberzellnekrose** (Abb. 7.4). Die Natur jener Intermediärprodukte des Paracetamolstoffwechsels, die Radikale abfangen und so die Cyclooxygenase hemmen sollen (s. o.), ist nicht klar.

Unerwünschte Wirkungen und Intoxikation

Im Gegensatz zu den sauren Nicht-Opioidanalgetika ist bei angemessener Dosierung das Risiko für Organschäden und Funktionsstörungen minimal. Bei **Überdosierung** führt die vermehrte Bildung von N-Acetyl-p-benzochinonimin zu schwerer **Leberschädigung** (Abb. 7.4). Dosen von mehr als 6 g oral können beim Erwachsenen tödlich sein. Eine akute Vergiftung verläuft in den ersten 24 Stunden unauffällig mit vorübergehender Übelkeit, Leibschmerzen und gelegentlich Erbrechen. Die Schwere der Intoxikation kann jedoch über die Plasmakonzentration von Paracetamol ermittelt werden, die mit der Hepatotoxizität korreliert.

Antidot der Wahl ist **N-Acetylcystein**, das über seine SH-Gruppe das N-Acetyl-p-benzochinonimin bindet (analog der Glutathionkonjugation in Abb. 7.4). Die Therapie der Vergiftung ist am effektivsten 8–10 Stunden nach Einnahme. Später wird ein Behandlungserfolg zunehmend unwahrscheinlicher.

Kontraindikationen für Paracetamol sind genetisch bedingter **Mangel** an **Glucose-6-phosphat-Dehydrogenase** (→ verminderte Verfügbarkeit von Glutathion) sowie schwere **Leber-** und **Nierenschäden**. Die Hepatotoxizität von Paracetamol ist bei chronischem Alkoholismus verstärkt.

Paracetamol ist der **Hauptmetabolit des Phenacetins**, das aufgrund einer zentral stimulierenden Komponente ein hohes Mißbrauchspotential besitzt. Folge einer chronischen Einnahme von Phenacetin waren häufig

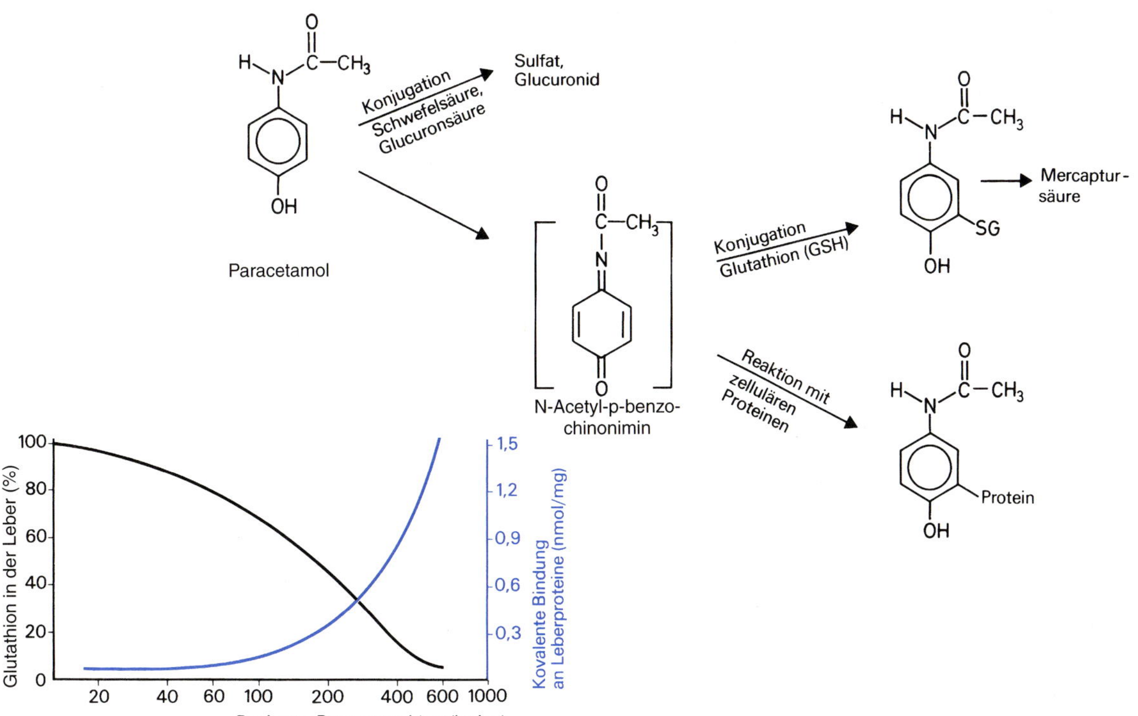

Abb. 7.4 Metabolismus und Toxizität von Paracetamol. *Normaler Metabolismus:* Hauptmetaboliten sind das Glucuronid (55 %) und das Sulfat (30 %). Etwa 4 % einer Dosis Paracetamol werden unverändert renal ausgeschieden. Bei normaler Dosierung wird in geringem Umfang der reaktive Metabolit N-Acetyl-p-benzochinonimin gebildet und durch Konjugation mit Glutathion inaktiviert; aus dem Konjugat entsteht durch partielle Hydrolyse der Tripeptidkette des Glutathions und nachfolgende Acetylierung des Cysteinylrests die Mercaptursäure, die renal ausgeschieden wird (4 %; vgl. S. 47). Die Prozentzahlen geben die Anteile der Metaboliten im Harn an.

Toxizität: Bei Erschöpfung der Glutathionreserven bindet N-Acetyl-p-benzochinonimin an nucleophile Gruppen von Leberzellproteinen und wirkt dadurch toxisch. Das Bild unten links zeigt den Zusammenhang zwischen Glutathion-Verarmung und Bindung von Paracetamol-Metaboliten im Tierexperiment. Hamster erhielten steigende Dosen Paracetamol intraperitoneal. 3 Stunden später wurde einerseits der Glutathion-Gehalt der Leber, andererseits die Bindung der Paracetamol-Metaboliten an Leberproteine gemessen. Bei Dosen über 200 mg/kg wurde Glutathion weitgehend verbraucht, Paracetamol-Metaboliten wurden zunehmend an Proteine gebunden, und in der Leber entstanden Nekrosen (in Anlehnung an Potter et al., Pharmacol. **12**, 129–143, 1974).

eine durch Papillennekrosen charakterisierte chronisch-interstitielle Nephritis (**„Phenacetin-Niere“**) sowie Karzinome der ableitenden Harnwege. Wegen dieser Organschäden und wegen des Auftretens Methämoglobin-bildender Metabolite, wodurch besonders Säuglinge und Kleinkinder gefährdet waren, wurde Phenacetin in Deutschland 1986 verboten. Bei therapeutischen Dosen von Paracetamol ist die Bildung von Methämoglobin nicht zu erwarten.

7.2.9 Nicht-saure antipyretische Analgetika: Metamizol, Phenazon und Propyphenazon

Alle Pyrazolinone wirken gut **analgetisch** und **antipyretisch.**

Metamizol

Metamizol (Dipyron)[1] (s. Abb. 7.2) ist der am stärksten analgetische und wichtigste Vertreter. Es hat sich besonders in der postoperativen Schmerzbehandlung und – vielleicht aufgrund spasmolytischer Eigenschaften, die man ihm zuschreibt – bei Kolikschmerz bewährt. Eine Schmerzhemmung über Angriffspunkte im periaquäduktalen Grau wurde tierexperimentell nachgewiesen. Die Pyrazolinone wirken stärker antipyretisch als Acetylsalicylsäure und Paracetamol. Eine antiphlogistische Wirkung wird nur in hohen, klinisch nicht relevanten Dosierungen erreicht.

Die Anwendung von Metamizol unterliegt aufgrund gravierender Nebenwirkungen einer **strengen Indikationsstellung:** Koliken der Gallen- und ableitenden

[1] Novalgin®

Harnwege; Tumorschmerzen; akute oder chronische Schmerzen, soweit andere Maßnahmen kontraindiziert sind; und hohes Fieber, das auf andere Maßnahmen nicht anspricht. Eine intravenöse Applikation sollte nur erfolgen, wenn eine orale Anwendung nicht möglich ist.

Metamizol wird nach **oraler Gabe** bereits im Lumen des Magens und Darms nicht-enzymatisch zu **4-Methylaminophenazon** hydrolysiert, das vollständig resorbiert wird. 4-Methylaminophenazon wird durch Metabolisierung eliminiert. Ein wichtiger Metabolit ist **4-Aminophenazon.** 4-Methylaminophenazon und 4-Aminophenazon sind pharmakologisch aktiv. Die Metaboliten werden renal ausgeschieden.

Vor allem zwei **Nebenwirkungen** sind zu nennen: Agranulocytose und Schock. Das Agranulocytoserisiko schränkt die Anwendung von Metamizol stark ein. Wahrscheinlich ist 4-Aminophenazon oder ein Folgemetabolit für die **Agranulocytose** (s. S. 409) verantwortlich. Vermutlich werden Antikörper gegen pyrazolonbindende Granulocyten gebildet, die bei Reexposition infolge cytotoxischer Immunreaktion den Untergang der Granulocyten bewirken. Das genaue Agranulocytoserisiko von Metamizol ist wegen der Seltenheit des Krankheitsbildes schwer zu quantifizieren; man schätzt, daß eine einwöchige Behandlung in einem von 1 Million Fällen zu Agranulocytose führt. **Schockreaktionen** treten vor allem nach parenteraler Gabe auf. Dabei handelt es sich meist um anaphylaktische Reaktionen mit Bronchokonstriktion und Blutdruckabfall. Seltener kommt es durch zu schnelle Injektion der hyperosmolaren (50%igen) Lösung zu einem unter Umständen tödlichen Schock. Die Injektion muß daher langsam (< 1 ml/min) erfolgen.

Eine gelegentliche Rotfärbung des Harns ist belanglos.

Phenazon und Propyphenazon

Die pharmakologischen und therapeutischen Eigenschaften von Phenazon (Antipyrin)[1] und Propyphenazon[2] (s. Abb. 7.2), einem Isopropylderivat des Phenazons, sind wenig belegt. Man nimmt eine zentrale Analgesie an. Die Stoffe werden vorwiegend in Kombinationspräparaten verwendet. Sie besitzen ähnliche Nebenwirkungen wie Metamizol. Das Agranulocytoserisiko scheint geringer, da kein Abbau zu 4-Aminophenazon möglich ist. Die Elimination geschieht im wesentlichen durch Metabolisierung.

[1] Dentigoa N®
[2] Demex®

7.2.10 Nicht-Opioidanalgetika ohne antipyretisch-antiphlogistische Wirkung: Flupirtin und Nefopam

Flupirtin und **Nefopam** sind **zentralnervös, nicht aber auf Opioidrezeptoren wirkende Analgetika.** Sie zeigen deshalb nicht die typischen Nebenwirkungen der Opioide wie Atemdepression oder Toleranzentwicklung. Sie hemmen in therapeutischer Dosierung die Cyclooxygenase nicht oder nur geringfügig und besitzen daher keine nennenswerten antipyretischen oder antiphlogistischen Eigenschaften.

Flupirtin

Flupirtin[3] (s. Abb. 7.2) ist mit einer Wirkungsstärke zwischen Codein und Morphin ein **mittelstark wirksames** Analgetikum. Man diskutiert einen spinalen Angriffspunkt unter Beteiligung der deszendierenden schmerzhemmenden noradrenergen Locus-coeruleus-Neurone (s. Abb. 7.1). Flupirtin soll zudem durch Antagonisierung der Wirkung von Glutamat polysynaptische Reflexe hemmen und dadurch die quergestreifte Muskulatur relaxieren. Tab. 7.1 (s. S. 246) enthält einige pharmakokinetische Daten.

Gelegentlich treten **Müdigkeit, Schwindel** und **gastrointestinale Beschwerden** (Übelkeit, Obstipation, Diarrhö) auf. Eine mögliche Grünfärbung des Harns bei höherer Dosierung ist ohne klinische Relevanz. Die Wirkung von Alkohol und Sedativa wird verstärkt.

Nefopam

Nefopam[4] (s. Abb. 7.2), ein cyclisiertes Derivat des Antihistaminikums Diphenhydramin, ist wie Flupirtin ein **mittelstark wirksames** Analgetikum. Man vermutet eine Beeinflussung der absteigenden schmerzmodulierenden noradrenergen und serotonergen Neurone (s. Abb. 7.1). Nefopam hemmt die neuronale Aufnahme von Noradrenalin, Serotonin und Dopamin. Es wirkt ferner anticholinerg und, aus der Struktur verständlich, antihistaminerg. Tab. 7.1 (s. S. 246) enthält einige pharmakokinetische Daten.

Nefopam führt, vielleicht durch Hemmung der neuronalen Wiederaufnahme von Noradrenalin in Herz und Blutgefäßen, häufig zu einem **Anstieg von Herzfrequenz** und **Blutdruck.** Relativ häufig sind auch **gastrointestinale Störungen, Schweißausbruch, Konfusion** und **Schläfrigkeit. Mundtrockenheit,** Schwindel, **Halluzinationen** und bei älteren Patienten **Miktionsstörungen** mögen sich aus der anticholinergen Wirkung ergeben. Nefopam sollte deshalb bei Glaukom und Prostatahyperplasie vermieden werden.

[3] Katadolon®
[4] Ajan®

7.3 Opioidanalgetika

7.3.1 Geschichte

Wir wissen nicht, seit wann die Menschheit den Schlafmohn und das **Opium** (vom griechischen Wort όπός für „Saft") kennt. Das Motto dieses Kapitels zeigt in der hieratischen Kalligraphie des Originals das Rezept aus dem Papyrus Ebers, etwa 1550 v. Chr., in dem manche die erste Erwähnung sehen. Jedoch ist die Gleichsetzung der špn-Pflanze mit dem Schlafmohn ungewiß, zumal die im Rezept erwähnten Samen die Alkaloide eben **nicht** enthalten. Jedenfalls wurde der Schlafmohn schon in der Antike verwendet.

Anfang des 19. Jh. isolierte der junge Apotheker Adam Sertürner in der Hof-Apotheke zu Paderborn aus dem Opium das **Morphin** als erstes Alkaloid überhaupt und erkannte, daß es der wichtigste Wirkstoff war. Um die Jahrhundertwende wurde **Heroin** synthetisiert und als Hustenmittel verwendet. Die ersten vollsynthetischen Opioide waren **Pethidin** (1939) und **Methadon** (1945) – beide bei den Farbwerken Hoechst von Otto Schaumann gefunden. Der erste Opioidantagonist, Nalorphin, wurde in den 50er Jahren entwickelt und als Antidot bei Morphinvergiftungen verwendet.

Bei der Suche nach **endogenen Opioiden** im tierischen Organismus entdeckten John Hughes und Hans Kosterlitz 1975 die ersten Vertreter dieser Substanzklasse, erkannten sie als Peptide und benannten sie nach ihrer Herkunft aus dem Gehirn „Enkephaline". Kurz danach wurden zwei weitere Gruppen von Opioidpeptiden, das β-Endorphin und die Dynorphine, beschrieben. Pharmakologische Untersuchungen mit diesen Substanzen führten zum Nachweis von spezifischen Bindungsstellen für Opioide und zur Bestätigung sowie Erweiterung der bereits 1967 von William Martin empfohlenen Klassifizierung der **Opioidrezeptor-Typen**.

7.3.2 Natürliche Opioide

Opium ist der aus unreifen Fruchtkapseln des Schlafmohns *Papaver somniferum* gewonnene, an der Luft getrocknete Milchsaft. Es enthält etwa 25 Alkaloide. Die pharmakologisch bedeutsamsten gehören dem Phenanthren-Typ (Morphin, Codein, Thebain) oder Benzylisochinolin-Typ (Papaverin, Noscapin) an. In der Trockenmasse von Opium sind etwa 12 % Morphin enthalten; die anderen Alkaloide kommen mit Ausnahme von Noscapin (5 %) in weit geringeren Mengen (≤ 1 %) vor. Morphin und Codein sind Opioidanalgetika, Thebain ist ein Krampfgift, Papaverin ein Relaxans der glatten Muskulatur und Noscapin ein Antitussivum ohne nennenswerte weitere zentrale Effekte.

Auch der tierische Organismus enthält endogenes, aus L-Tyrosin biosynthetisiertes Morphin und Codein, allerdings nur in Spuren, deren physiologische Bedeutung unbekannt ist. Dagegen sind die **Opioidpeptide** im Organismus weit verbreitet und an der Steuerung verschiedener Körperfunktionen beteiligt. Allerdings ist das Opioidsystem normalerweise wenig aktiv. Die Verabreichung des Opioidantagonisten Naloxon an nicht zuvor mit exogenen Opioiden behandelte Tiere löst deshalb keine auffällige Wirkung aus. Bestimmte Reize, z.B. elektrische Stimulation gewisser Hirnstrukturen und bestimmte Streßformen, aktivieren das endogene Opioidsystem. Manche Patienten mit Schmerzen (Placebo-Responder) und einige Schmerzformen (Kopfschmerzen, bis zu 70 %) sprechen auf die Applikation von Placebo besonders gut an. Es wird angenommen, daß die mit der Placeboeinnahme einhergehende Erwartung endogene, analgetisch wirksame Opioide freisetzt.

Opioidpeptide werden aus drei inaktiven Vorstufen, dem Prä-Pro-Opiomelanocortin (POMC), dem Prä-Pro-Enkephalin A und dem Prä-Pro-Enkephalin B (Prä-Pro-Dynorphin) durch graduelle Proteolyse gebildet. Aus POMC entstehen das Opioidpeptid β-Endorphin, aber gleichzeitig auch Nicht-Opioidpeptide wie das adrenocorticotrope Hormon (ACTH) und die Melanocyten-stimulierenden Hormone (MSH). Aus Prä-Pro-Enkephalin A entstehen die beiden Pentapeptide Met- und Leu-Enkephalin. Prä-Pro-Enkephalin B ist der gemeinsame Vorläufer der Dynorphine und Neo-Endorphine. Näheres über die Verteilung, Freisetzung und Inaktivierung der Opioidpeptide ist in Kap. 2 dargestellt (s. S. 139).

7.3.3 Opioidrezeptoren und ihre Liganden

Für Opioide existieren drei Rezeptor-Typen (Tab. 7.3). Sie werden mit den griechischen Buchstaben μ, δ und κ bezeichnet. Durch die Aktivierung von **μ-Rezeptoren** entstehen Analgesie, überwiegend auf supraspinaler Ebene, Euphorie, Abhängigkeit, Miosis, Atemdepression, Hustendämpfung und Obstipation. Für die Vermittlung der Analgesie (μ_1) könnte ein anderer Rezeptor-Subtyp verantwortlich sein als für die restlichen Effekte (μ_2). δ- und **κ-Rezeptoren** vermitteln eine Analgesie vorwiegend auf Rückenmarksebene. Durch die Aktivierung von κ-Rezeptoren entstehen zudem Sedierung und Dysphorie.

Liganden an Opioidrezeptortypen (μ, δ oder κ) wirken entweder als **reine Agonisten** (hohe intrinsische Aktivität), als **partielle Agonisten** (geringe intrinsische Aktivität) oder als **reine Antagonisten** (ohne intrinsische Aktivität). Obendrein können Liganden gleichzeitig an mehreren Rezeptortypen binden (Tab. 7.3). Wenn sie

Tabelle 7.3: Opioidrezeptoren und ihre Liganden

Rezeptor-Typ	Agonisten	Antagonisten	Wirkungen
μ	β-Endorphin Morphin Pethidin Methadon Fentanyl Buprenorphin	Naloxon Naltrexon Pentazocin Nalbuphin	Analgesie Euphorie Abhängigkeit Miosis Atemdepression Antitussive Wirkung Erbrechen Bradykardie Obstipation
δ	Leu-Enkephalin β-Endorphin	Naloxon Naltrexon	Analgesie Verhaltensänderungen
κ	Dynorphin Pentazocin Nalbuphin	Naloxon Naltrexon Buprenorphin	Analgesie Sedation Dysphorie

In einer neueren Nomenklatur werden die μ-Rezeptoren OP_3-, die δ-Rezeptoren OP_1- und die κ-Rezeptoren OP_2-Rezeptoren genannt.

agonistisch an einem Rezeptor (μ oder κ) wirken und gleichzeitig den jeweils anderen Rezeptor blockieren, werden sie als **gemischte Agonisten-Antagonisten** bezeichnet (Abb. 7.5).

Das Opioidpeptid β-Endorphin wirkt mit ungefähr gleicher Potenz an μ- und δ-Rezeptoren. Met- und Leu-Enkephalin bevorzugen δ-Rezeptoren, während die Dynorphine und Neo-Endorphine κ-Rezeptoren bevorzugen (s. S. 140).

In den letzten Jahren wurde die Struktur der drei Opioidrezeptor-Typen durch molekulare Klonierung aufgeklärt. Sie gehören zu den heptahelikalen Rezeptoren. Die Opioidrezeptoren sind an inhibitorische G-Proteine (G_i) gekoppelt und hemmen somit die Adenylylcyclase und sekundär die cAMP-aktivierte Proteinkinase A, was zur Hemmung von Phosphorylierungsreaktionen führt. Andere Effekte, wie die Öffnung von K^+-Kanälen oder die Schließung von Ca^{2+}-Kanälen, werden ebenfalls durch G-Proteine vermittelt (s. S. 140). Die daraus resultierenden Änderungen der Ionenströme vermindern die Erregbarkeit von Neuronen und die Transmitterfreisetzung aus Axonendigungen.

7.3.4 Morphin

Pharmakodynamik: zentrale Wirkungen

Zentrale Wirkungen und Wirkmechanismen des Morphins sind in Tab. 7.4 zusammengefaßt. Morphin (Abb. 7.5) wirkt durch Angriff auf verschiedenen Ebenen des Zentralnervensystems **analgetisch**. Es hemmt im Rükkenmark die synaptische Übertragung von den primär-afferenten nozizeptiven Fasern auf die Neurone des Tractus spinothalamicus. Der Mechanismus dieser Hemmung schließt sowohl eine Verminderung der Freisetzung primär-afferenter Transmitter (s. S. 243) als auch eine Abnahme der Wirkung dieser Transmitter auf die nachgeschalteten Neurone ein. Im Gehirn aktiviert Morphin deszendierende Bahnen, die die Erregungsübertragung in derselben ersten Synapse des nozizeptiven Systems hemmen (s. S. 243). Zusätzlich wirkt Morphin an jeder weiteren Schaltstelle der Schmerzverarbeitung (Thalamus, limbisches System) und ändert somit die emotionale und affektive Bewertung des Schmerzes.

Die Morphin-induzierte Analgesie wird durch weitere Wirkkomponenten ergänzt und verstärkt. Im Nucleus accumbens steigert Morphin die Dopaminfreisetzung (s. S. 125), löst so ein unrealistisches Gefühl des Wohlbefindens (**Euphorie**) aus und reduziert dadurch bei der Behandlung von akuten Schmerzen Angst und Bedrücktheit. Bei chronisch Schmerzkranken entsteht üblicherweise nach Morphingabe keine Euphorie. Deshalb entfallen die positiven psychischen Nebenwirkungen, aber auch die Gefahr der Suchtentwicklung. Die **sedativ-hypnotische** Wirkung entsteht in der Formatio reticularis und ist für die Schmerztherapie ebenfalls vorteilhaft.

Über den Edinger-Westphal-Kern löst Morphin beim Menschen eine **Miosis** aus. Die typischen „stecknadelkopfgroßen" Pupillen sind ein Indiz für die Einnahme von μ-Rezeptor-agonistischen Opioiden.

Die durch Morphin ausgelöste **Atemdepression** beruht vorwiegend auf einer Herabsetzung der Empfindlichkeit des medullären Atemzentrums gegenüber dem physiologischen Stimulus P_{CO_2} im Blut. Bei gesunden Probanden kann eine geringe Atemdepression bereits in therapeutischen Dosen beobachtet werden. Bei Schmerzpatienten ist dies nicht der Fall, da der Schmerz die Atmung stimuliert und somit die atemdepressive Wirkung von Morphin aufhebt. Die durch

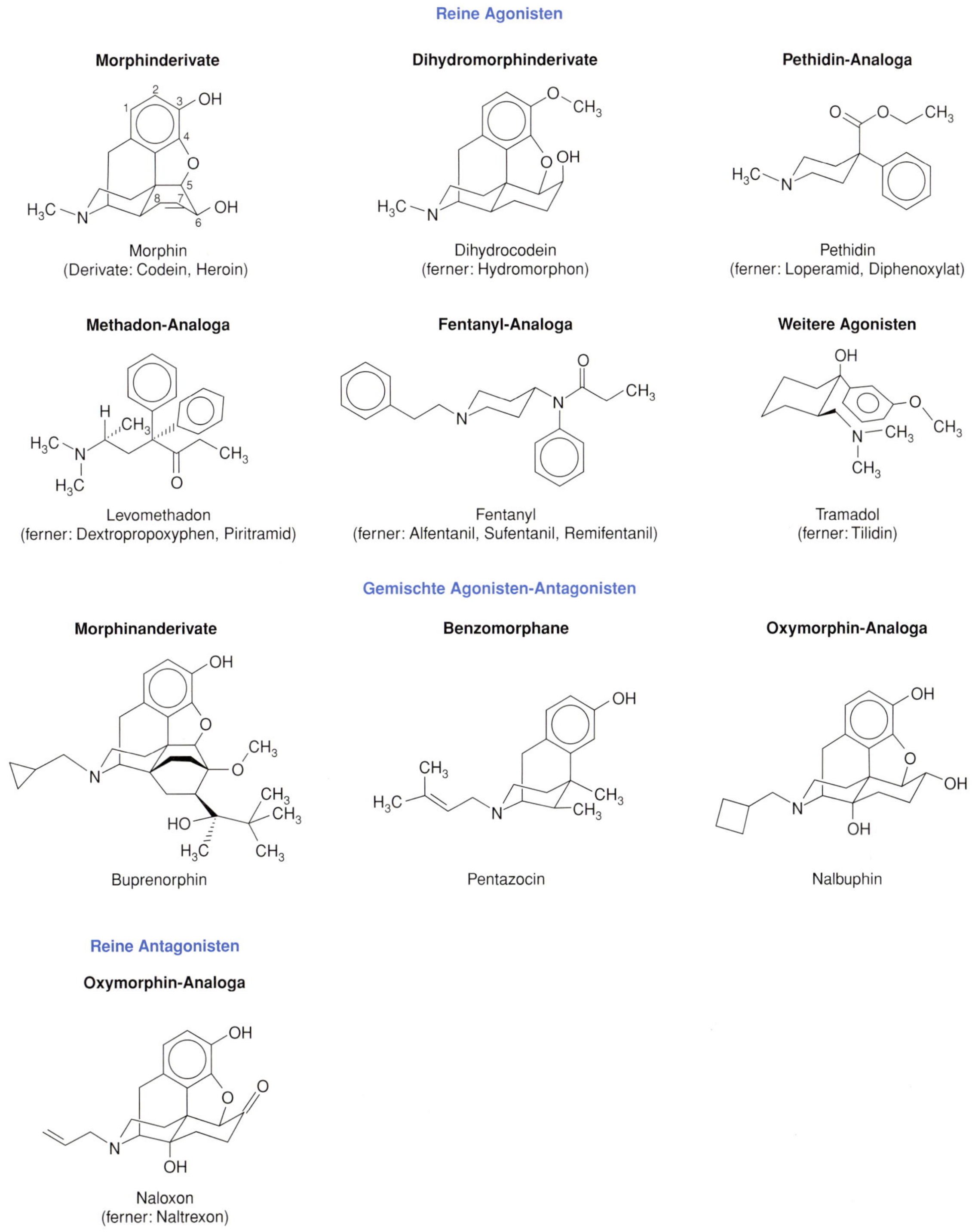

Reine Agonisten

Morphinderivate

Morphin
(Derivate: Codein, Heroin)

Dihydromorphinderivate

Dihydrocodein
(ferner: Hydromorphon)

Pethidin-Analoga

Pethidin
(ferner: Loperamid, Diphenoxylat)

Methadon-Analoga

Levomethadon
(ferner: Dextropropoxyphen, Piritramid)

Fentanyl-Analoga

Fentanyl
(ferner: Alfentanil, Sufentanil, Remifentanil)

Weitere Agonisten

Tramadol
(ferner: Tilidin)

Gemischte Agonisten-Antagonisten

Morphinanderivate

Buprenorphin

Benzomorphane

Pentazocin

Oxymorphin-Analoga

Nalbuphin

Reine Antagonisten

Oxymorphin-Analoga

Naloxon
(ferner: Naltrexon)

Abb. 7.5 Natürliche, halbsynthetische und synthetische Derivate des Morphins. Reine Agonisten: Methylierung der phenolischen OH-Gruppe in Position 3 führt zum Codein. Wenn beide OH-Gruppen des Morphins acetyliert werden, entsteht Heroin. Sättigung der Doppelbindung C_7=C_8 des Codeins ergibt Dihydrocodein. Wird bei dem ähnlich hergestellten Dihydromorphin die alkoholische OH-Gruppe in Position 6 zum Keton oxidiert, dann erhält man Hydromorphon. Gruppen synthetischer Opioidagonisten sind die Pethidin-, Methadon- und Fentanyl-Derivate. Weitere Agonisten sind Tramadol und Tilidin. Zu den **gemischten Agonisten-Antagonisten** gehören Buprenorphin, die Benzomorphane (Pentazocin) und bestimmte Oxymorphin-Analoga (Nalbuphin). Buprenorphin wird aus dem im Opium vorkommenden Krampfgift Thebain halbsynthetisch hergestellt. **Reine Antagonisten** sind die Oxymorphin-Analoga Naloxon und Naltrexon.

höhere Dosen von Morphin hervorgerufene Verminderung der Atemfrequenz kann zunächst noch bewußt kompensiert werden, eine weitere Dosissteigerung

Tabelle 7.4: Zentrale Wirkungen und Wirkmechanismen des Morphins

Analgesie
Spinale Angriffspunkte
- direkte Hemmung der synaptischen Übertragung von den primär-afferenten Fasern zu den spinothalamischen Neuronen

Supraspinale Angriffspunkte
- indirekte Hemmung der synaptischen Übertragung von den primär-afferenten Fasern zu den spinothalamischen Neuronen über die Aktivierung von deszendierenden inhibitorischen Bahnen
- Hemmung der neuronalen Aktivität in thalamischen Kernen und Hemmung der Verbindungen dieser Kerne mit kortikalen Arealen

Euphorie
- Aktivierung von dopaminergen Neuronen der Area tegmentalis ventralis mit darauffolgender Dopaminfreisetzung im Nucleus accumbens

Sedativ-hypnotische Wirkung
- Hemmung im aszendierenden Teil der Formatio reticularis

Muskelrigidität
- Aktivierung von dopaminergen Neuronen der Substantia nigra mit darauffolgender Dopaminfreisetzung im Striatum

Anxiolyse
- Hemmung von Locus-coeruleus-Neuronen

Krämpfe
- Aktivierung von hippocampalen Pyramidenzellen

Temperaturabfall
- Hemmung des hypothalamischen Temperaturzentrums

Hormonfreisetzung
- Hemmung der Ausschüttung von hypophysären Freisetzungshormonen im Hypothalamus (Gonadotropin-Releasing-Hormon, Corticotropin-Releasing-Hormon)

Miosis
- Aktivierung des vegetativen Nebenkerns des Nucleus oculomotorius (Edinger-Westphal-Kern)

Atemdepression
- Herabsetzung der Empfindlichkeit des medullären Atemzentrums gegenüber dem P_{CO_2} im Blut

Antitussive Wirkung
- Hemmung des medullären Hustenzentrums

Emetische und antiemetische Wirkung
- Stimulation der Chemorezeptor-Triggerzone (Früheffekt)
- Dämpfung der reflektorischen Erregbarkeit des medullären Brechzentrums (Späteffekt)

Blutdrucksenkung
- Hemmung des Barorezeptor-Reflexbogens im Vasomotorenzentrum der Medulla oblongata

Bradykardie
- Aktivierung des Nucleus dorsalis nervi vagi

führt aber zur periodischen Atmung und am Ende zum Atemstillstand.

Die **antitussive** Wirkung des Morphins beruht auf einer Dämpfung der reflektorischen Erregbarkeit des Hustenzentrums. Sie wird bei einem unproduktiven Husten genutzt, bei dem die auslösende Ursache durch den Hustenstoß nicht beseitigt wird. Das Verhältnis der hustenstillenden zur analgetischen Wirkung kann bei verschiedenen Opioiden von einem Übergewicht (Codein) bis zum Fehlen der antitussiven Eigenschaft (Tilidin) variieren.

Häufige Nebenwirkungen sind Übelkeit und **Erbrechen**. Beide haben ihren Ursprung in der Chemorezeptor-Triggerzone der Medulla oblongata, die außerhalb der Blut-Hirn-Schranke liegt. Die Effekte sind transitorisch, verschwinden bei wiederholten Applikationen und können durch Antiemetika (Domperidon, Metoclopramid) verhindert werden. Morphin besitzt neben dem emetischen Früheffekt auf die Chemorezeptor-Triggerzone auch einen antiemetischen Effekt am medullären Brechzentrum selbst. Der letztere tritt wegen langsamer Passage des Morphins durch die Blut-Hirn-Schranke mit einer Verzögerung ein (Späteffekt).

Morphin hemmt den Barorezeptor-Reflex, so daß bei stehenden, nicht aber bei liegenden Patienten der **Blutdruck sinkt** (Orthostase). Die Wirkung auf den Nucleus dorsalis nervi vagi kann zu Atropin-antagonisierbarer **Bradykardie** führen.

Pharmakodynamik: periphere Wirkungen

Die peripheren Wirkungen sind in Tab. 7.5 zusammengefaßt. Morphin steigert den Tonus des **Magen-Darm-Trakts** und vermindert die Motilität. Spastische Obstipation ist die Folge. Die Wirkung betrifft alle Abschnitte des Verdauungskanals. Die Magenmotilität nimmt ab, der Tonus des Antrums steigt, der Pylorus kontrahiert sich, und der Speisebrei verläßt nur langsam den Magen. Am Ileum kommt es neben einer Tonussteigerung (segmentale Einschnürungen) zu einer Hemmung der propulsiven Peristaltik. Für die Abnahme der Peristaltik ist eine Blockade des Dehnungsreflexes verantwortlich. Bei Diarrhöen wirkt Morphin zudem antisekretorisch, hemmt also den Wasser- und Elektrolytaustritt ins Darmlumen (s. S. 621). Schließlich verlangsamt Morphin auch die Colonperistaltik und unterdrückt den Defäkationsreflex. Alle Effekte sind teils peripher (über das enterale Nervensystem) und teils zentral (über vagale Stimulation) vermittelt. Die Beteiligung von cholinerger Erregungsübertragung ist belegt, da Muscarinrezeptor-Antagonisten wie Atropin die Morphin-induzierte Obstipation vermindern.

Morphin kontrahiert den M. sphincter Oddi, was zu Stauung der **Galle** und des Pankreassekrets führt. Der Spasmus des **Harnblasen**-Schließmuskels erschwert die Miktion und kann, wegen der gleichzeitigen Hemmung des Miktionsreflexes, insbesondere bei Prostatahypertrophie zur Harnverhaltung mit Gefahr der Blasenrup-

Tabelle 7.5: Periphere Wirkungen und Wirkmechanismen des Morphins

Verzögerte Magenentleerung
- Abnahme der Magenmotilität; Pyloruskonstriktion

Spastische Obstipation
- Tonussteigerung (segmentale Einschnürungen) und Hemmung der propulsiven Motorik der peristaltischen Wellen
- Hemmung des Wasser- und Elektrolytaustritts durch die Darmmucosa

Störung des Gallenflusses
- Kontraktion der Gallenblasenmuskulatur und Kontraktion des Sphincter Oddi

Harnverhaltung
- Kontraktion des Sphincter vesicae

Hemmung der Wehentätigkeit
- Abnahme der Empfindlichkeit des Uterus gegenüber Oxytocin

Histaminfreisetzung
- Hautreaktionen (Hautjucken, Rötung und Urticaria an Injektionsstellen), Bronchokonstriktion und Blutdruckabfall durch Freisetzung von Histamin aus Mastzellen

tur führen. Bei Gallen-oder Nierenkolik unterdrückt Morphin zwar die Schmerzen, der steinbedingte Rückstau wird aber intensiviert.

Morphin kann aus Mastzellen **Histamin** freisetzen und deshalb an Injektionsstellen Hautjucken, Rötung oder Urticaria auslösen. Die durch Histamin hervorgerufene Vasodilatation trägt zur blutdrucksenkenden Wirkung von Morphin bei, während die gleichzeitige Bronchokonstriktion bei Asthmatikern einen Anfall auslösen kann.

Pharmakokinetik

Nach oraler Anwendung wird Morphin rasch aus dem Magen-Darm-Trakt resorbiert, jedoch in der Mucosa des Darms und in der Leber zu etwa 30–50 % metabolisiert (präsystemische Elimination, **First-pass-Effekt**). Deshalb muß Morphin bei oraler Gabe höher dosiert werden (30 mg) als bei parenteraler (10 mg). Das Wirkmaximum wird nach oraler Gabe erst nach 30 Minuten, nach s.c.- oder i.m.-Applikation jedoch bereits nach 20 Minuten erreicht. Wenn ein orales Retardpräparat („morphine sustained release tablets")[1] verabreicht wird, so entwickelt sich der maximale Effekt nach 3 bis 4 Stunden. Die Plasmahalbwertszeit von Morphin beträgt 2–3 Stunden (s. 3D-Abb. auf CD-Rom).

Morphin wird zu etwa 30 % an **Plasmaeiweiß gebunden**. Da der pK_a-Wert 8,1 ist, befindet sich Morphin im Blutplasma bei einem physiologischen pH-Wert von 7,4 zu etwa 80 % in der ionisierten Form und kann deshalb die Blut-Hirn-Schranke nur schlecht überwinden.

Morphin wird in der Leber an der phenolischen OH-Gruppe (Position 3; Abb. 7.5) und der alkoholischen OH-Gruppe (Position 6) mit Glucuron- oder Schwefelsäure konjugiert und bis zu 5 % am Stickstoff demethyliert. Entgegen der Ansicht, **Glucuronidierung** diene generell der Entgiftung von Wirkstoffen, wirkt Morphin-6-glucuronid stärker und länger als Morphin, durchdringt die Blut-Hirn-Schranke ohne vorherige Dekonjugation und weist eine hohe Affinität zu Opioidrezeptoren vom μ-Typ auf. Morphin-3-glucuronid ist analgetisch unwirksam und wird in weitaus größeren Mengen (55 %) gebildet als der aktive Metabolit (10 %).

Die **Ausscheidung** der Metaboliten erfolgt größtenteils über die Nieren (90 %) und teilweise auch über die Leber mit der Galle. Die Glucuronide werden im Darm hydrolysiert, und Morphin kann in einem enterohepatischen Kreislauf erneut resorbiert werden.

Unerwünschte Wirkungen und Kontraindikationen

Die möglichen Nebenwirkungen von Morphin ergeben sich aus dem Besprochenen. Hier sollen nur einige zusätzliche Überlegungen angefügt werden.

Bei **Lungenerkrankungen** (Emphysem, chronische Bronchitis), die den alveolaren Sauerstoffaustausch beeinträchtigen, kann Morphin einen bereits bestehenden, aber noch kompensierten Anstieg des P_{CO_2} in eine manifeste Hypercapnie überführen. Wenn **Müttern während der Entbindung** Morphin oder andere Opioide gegeben werden, besteht die Gefahr einer Atemdepression des Neugeborenen, da Opioide die Plazentarschranke passieren. Die Morphin-induzierte Atemdepression mit nachfolgendem Anstieg des P_{CO_2} dilatiert cerebrale Blutgefäße und erhöht den **intrakraniellen Druck**. Deshalb ist Morphin bei Schädeltraumen nur mit Vorsicht zu applizieren. **Hypovolämie** verstärkt die blutdrucksenkende Wirkung des Morphins.

Wegen der spastischen Hemmung der Darmperistaltik darf Morphin bei chronisch-entzündlichen **Darmerkrankungen** oder Diverticulitis nicht verabreicht werden. Zur Behandlung der **Gallen- und Nierenkolik** ist es wenig geeignet. Spasmolytika oder Opioide mit nur gering spasmogener Wirkung wie Pethidin sind vorzuziehen. Bei eingeschränkter **Nierenfunktion** muß die Morphindosis reduziert werden, da es sonst durch Kumulation des aktiven Metaboliten Morphin-6-glucuronid zu Überdosierungserscheinungen kommt. Bei **Leberfunktionsstörungen** besteht die Gefahr einer Überdosierung nur, wenn die Störung sehr schwer ist, weil die Eliminationskapazität der Leber ganz erheblich ist.

Phenothiazine können die atemdepressive, sedativ-hypnotische und blutdrucksenkende Wirkung von Morphin steigern.

[1] MST Mundipharma®

Akute Morphinvergiftung

Bei akuter Morphinvergiftung ist der Patient bewußtlos (**Koma**), er **hypoventiliert**, sein Blutdruck sinkt, Haut und Schleimhäute sind häufig zyanotisch, und es kann sich ein Schock entwickeln. Üblicherweise liegt eine **Miosis** vor, bei ausgeprägter Hypoxie kommt es aber zu einer Mydriasis. Durch Stauung in der Lunge und erhöhte Infektionsneigung infolge eines Temperaturabfalls sind Bronchopneumonien häufige Komplikationen. Die unmittelbare Todesursache ist immer der Atemstillstand. Die für die Diagnose typische **Trias der Symptome** schließt die Miosis, die Atemdepression und die Bewußtlosigkeit ein.

Die **Therapie** zielt hauptsächlich auf die Aufhebung der Atemdepression, entweder durch künstliche Beatmung oder durch die Injektion von Morphinantagonisten. **Naloxon** wird i.v. in einer Dosis (0,4–2 mg) gegeben, die sich an der Schwere der Atemdepression orientiert und bei Unwirksamkeit mehrmals wiederholt werden kann. Da Naloxon eine bedeutend kürzere Halbwertszeit als Morphin besitzt, muß es beim Wiederauftreten der Vergiftungssymptome nachappliziert werden.

Besonders häufig treten akute Vergiftungen bei **Abhängigen** auf. Hier ist die Therapie mit Antagonisten wegen der Möglichkeit der Auslösung eines akuten und unter Umständen tödlichen Entzugssyndroms gefährlich. Deshalb werden Antagonisten nur in reduzierter Dosis und mit kürzeren Intervallen verwendet, oder man verzichtet ganz auf sie.

Chronische Morphinvergiftung; Toleranz, Abhängigkeit

Zu den wichtigsten unerwünschten Wirkungen des Morphins gehören die Toleranzentwicklung und die starke psychische und physische Abhängigkeit bei chronischer Zufuhr (s. a. S. 371). **Toleranz** bedeutet, daß für die Erzeugung einer gewissen Wirkung (Analgesie usw.) die Dosis gesteigert werden muß. Der Grad der erreichbaren Toleranz ist bei Morphin hoch; 10-bis 20fache Dosissteigerungen sind erreichbar. Die Toleranz betrifft alle Opioideffekte bis auf die Obstipation und Miosis. Gegenüber der atemdepressiven Wirkung entwickelt sich eine geringere Toleranz als z. B. gegenüber der Analgesie. Die Ursachen der Toleranzentwicklung sind nur teilweise bekannt. So wurde eine Entkopplung der Opioidrezeptoren von der Adenylylcyclase diskutiert, also eine allmähliche Abnahme der Hemmwirkung des Morphins auf das Enzym. Nach Unterbrechung der chronischen Morphingabe kommt es zu einem vorübergehenden Anstieg der Adenylylcyclaseaktivität. Dieser Anstieg könnte eine mögliche Ursache für die Entzugssymptome sein. Jedoch sind an der Toleranzentwicklung nicht nur die Opioidrezeptoren und ihre Transduktionsmechanismen, sondern auch komplexe adaptative Vorgänge im ZNS beteiligt. Kreuztoleranz und Kreuzabhängigkeit (gegenseitige Ersetzbarkeit zur Unterdrückung von Entzugssymptomen) entwickeln sich ausschließlich zwischen solchen Opioiden, die am selben Rezeptortyp wirken.

Die **Abhängigkeit** setzt sich aus zwei Komponenten zusammen. Die **psychische** Abhängigkeit ist ein anfangs beherrschbares, später aber unwiderstehliches Verlangen nach wiederholter Zufuhr des Suchtmittels (Drogenhunger, „craving"). Sie entwickelt sich aufgrund der euphorisierenden Eigenschaften von Opioiden, wobei Abhängige in erster Linie nicht Morphin, sondern Heroin applizieren, aus dem durch Deacetylierung im Gehirn Morphin entsteht. Die hohe Lipidlöslichkeit von Heroin erklärt, weshalb es nach intravenöser Gabe schnell ins Gehirn eintritt. Der schnelle Eintritt ist dann für das intensive, orgasmusartige Glücksgefühl („kick") verantwortlich.

Die **physische** Abhängigkeit ist ein Zustand, bei dem die Opioide für das normale Funktionieren des Körpers unerläßlich sind. Es handelt sich hier um dieselben Körperfunktionen, die auch durch die akute Gabe von Morphin beeinflußt werden. Die physische Abhängigkeit macht sich beim Absetzen des Opioids oder nach Gabe von Opioidantagonisten in Form von **Entzugssymptomen** bemerkbar, die zum Teil den Wirkungen des Morphins entgegengesetzt sind (Gänsehaut, Schweißausbrüche, Tränenfluß, Diarrhö, Erbrechen, Tachypnoe, Blutdruckkrisen, Kreislaufversagen, Anstieg der Körpertemperatur, Schmerzen in Bauch und Extremitäten). Das akute Entzugssyndrom erreicht seinen Höhepunkt nach etwa 1 Tag und hält danach weitere 5–10 Tage mit verminderter Intensität an. Symptome einer vegetativen Labilität können aber weitere 6 Monate bestehen und signalisieren eine erhöhte Rückfallgefährdung des Patienten.

Die Entzugserscheinungen gefährden bei organisch gesunden Abhängigen das Leben nicht. Sie werden mit einer schweren grippalen Erkrankung verglichen. Der Flüssigkeitsverlust (Erbrechen, Diarrhö, Schwitzen) und die Acidose können i.v. kompensiert werden. Die Gabe von Morphin oder anderen μ-Rezeptor-Agonisten unterdrückt die Entzugssymptome innerhalb kürzester Zeit.

Die **gesundheitlichen Risiken** einer Heroinabhängigkeit liegen weniger in der Substanz selbst als in den Komplikationen der wiederholten parenteralen Zufuhr. Eine der häufigsten Todesursachen ist eine unbeabsichtigte Überdosierung infolge des stark variierenden Heroingehalts der illegal erworbenen Droge. Häufig sind es auch Infektionen (Hepatitis, Pneumonien, AIDS) durch unsaubere Spritzen. Auch akute anaphylaktische Schockreaktionen infolge Verunreinigung des Heroins kommen vor.

Es gibt verschiedene Möglichkeiten, den **Opioidentzug** bei der Therapie der Abhängigkeit pharmakologisch zu unterstützen. Die gebräuchlichste Methode ist, statt des intravenös applizierten Heroins **Methadon** oral zu substituieren. Die Dosis von Methadon wird so eingestellt, daß der Abhängige im Grenzbereich zwischen Methadon-Euphorie und Auftreten von Entzugssymptomen gehalten wird. Danach wird die Methadondosis wöchentlich mit dem Ziel verringert, das Substitutionsmittel völlig abzusetzen und Drogenfreiheit zu erreichen. Außerdem ist es möglich, die Entzugssymptome durch den α_2-Adrenozeptor-Agonisten **Clonidin** zu unterdrücken (s. S. 208). Dabei handelt es sich um eine Kurzzeittherapie von 2 Wochen; Nebenwirkungen des Clonidins, wie Sedierung und Blutdruckabfall, sind zu erwarten. Zur Rückfallverhinderung wird der langwirksame Opioidantagonist **Naltrexon** p.o. appliziert. Die Besetzung der Opioidrezeptoren mit dem Antagonisten verhindert die euphorisierende Wirkung von Heroin oder Morphin. Alle diese pharmakologischen Behandlungsverfahren sollten durch eine Psycho- und Sozialtherapie unterstützt werden.

7.3.5 Andere Opioide: Reine Agonisten

Codein (s. Abb. 7.5; Tab. 7.6) wird gut aus dem Magen-Darm-Trakt resorbiert: Die Methylierung der OH-Gruppe in Position 3 schützt vor konjugierenden Enzymen. Codein wird als Antitussivum und als Analgetikum angewendet, häufig in Kombination mit Nicht-Opioidanalgetika. Die Suchtgefahr ist relativ gering. Häufigste Nebenwirkung ist Obstipation. Etwa 10 % werden in der Leber durch Cytochrom-P450-2D6 zu Morphin demethyliert, das als aktives Prinzip angesehen wird. Bei Menschen mit einem Defekt des CYP-2D6-Gens (s. S. 49) ist die Wirkung des Codeins vermindert. Anschließend wird die freigewordene phenolische OH-Gruppe mit Glucuronsäure konjugiert.

Heroin (Diacetylmorphin; s. Abb. 7.5) ist als solches analgetisch unwirksam, tritt aber nach intravenöser Applikation schnell ins Gehirn ein und wird dort in die aktiven Metaboliten 6-Monoacetyl-morphin und Morphin umgewandelt. Der schnelle Konzentrationsanstieg im Gehirn ist für die intensive Euphorie und die daraus resultierende Anwendung als Suchtmittel ausschlaggebend. Wenn Heroin subkutan injiziert wird, findet der Umbau in Morphin bereits in der Peripherie statt. Die Wirkung ist dann nicht von der Wirkung von subkutan appliziertem Morphin zu unterscheiden.

Dihydrocodein[1] **und Hydromorphon**[2] (s. Abb. 7.5; Tab. 7.6) sind halbsynthetische Abkömmlinge des Codeins bzw. Morphins und werden als Analgetika eingesetzt. Dihydrocodein dient auch als Antitussivum (s. S. 264).

Pethidin[3] (s. Abb. 7.5; Tab. 7.6) besitzt strukturelle Ähnlichkeit mit Atropin und blockiert in geringem Maße Muscarinrezeptoren. Seine analgetische Wirkung ist 5- bis 10fach schwächer als die von Morphin. In äquianalgetischen Dosen dämpft Pethidin die Atmung in gleichem Ausmaß wie Morphin, erzeugt aber weniger Euphorie, Miosis, Hustendämpfung und Obstipation. Hohe Dosen wirken direkt kardiodepressiv. Pethidin wird aus dem Magen-Darm-Trakt gut resorbiert. Die orale Bioverfügbarkeit beträgt durch präsystemische Metabolisierung aber nur 50 %. Es wird in der Leber relativ rasch durch Hydrolyse der Estergruppe inaktiviert. In geringem Ausmaß wird es am Stickstoff demethyliert. Da das entstehende Norpethidin konvulsiv und halluzinogen wirkt, können bei der Pethidin-Intoxikation Erregungszustände, Krämpfe und Halluzinationen auftreten. Vor allem Epileptiker sind gefährdet. Norpethidin besitzt eine bedeutend längere Plasmahalbwertszeit (15–20 Stunden) als Pethidin (3–4 Stunden) und kumuliert deshalb bei chronischer Applikation der Muttersubstanz. Bei gleichzeitiger Gabe von Pethidin und Monoaminoxidase-Inhibitoren drohen Vergiftungssymptome wie schwere Atemdepression oder Erregung, Fieber und Krämpfe.

Loperamid[4] (s. Abb. 7.5) und **Diphenoxylat** sind chemisch dem Pethidin verwandt. Sie dienen ausschließlich zur Behandlung von Diarrhöen (s. S. 621). Loperamid wirkt nach oraler Applikation lokal im Darm. Nach der Resorption wird es sofort metabolisiert und löst deshalb keine zentralen Effekte aus. Anders verhält sich Diphenoxylat, das oberhalb der üblichen therapeutischen Dosen euphorisierend wirkt und bei chronischer Zufuhr ein gewisses Suchtpotential aufweist. Diphenoxylat wird in Kombination mit Atropin verwendet[5].

Levomethadon[6] (s. Abb. 7.5; Tab. 7.6) induziert eine geringere Sedation und Euphorie als Morphin, hat aber sonst ähnliche Nebenwirkungen. Ein wichtiger Unterschied zum Morphin ist eine fast 100%ige orale Bioverfügbarkeit und bei wiederholter Gabe eine extrem lange Plasmahalbwertszeit (1–1,5 Tage). Levomethadon bindet sich in hohem Ausmaß an Plasmaeiweiße (90 %) und Gewebeproteine. Bei chronischer Applikation reichert es sich in den Geweben an und wird nur langsam an das zirkulierende Blut abgegeben. Es wird zum größten Teil in der Leber abgebaut.

Piritramid[7] (Tab. 7.6) steht dem Levomethadon chemisch nahe und ist ein mit Morphin vergleichbares, zur Unterdrückung von akuten Schmerzen verwendetes Analgetikum. Nebenwirkungen, vor allem Nausea und Erbrechen, treten seltener als bei Morphin auf.

Auch **Dextropropoxyphen**[8] (s. Abb. 7.5; Tab. 7.6) besitzt chemische Beziehung zum Levomethadon. Die zentralen Wirkungen einschließlich der analgetischen sind weitaus schwächer als die der übrigen Opioide. Dextropropoxyphen wird in der Leber zu Norpropoxyphen demethyliert und im Urin hauptsächlich in Form seiner Metaboliten ausgeschieden. Norpropoxyphen hat mit etwa 30 Stunden eine längere Plasmahalbwertszeit als Dextropropoxyphen (6–12 Stunden bei chronischer Applikation), was die lange Wirkdauer erklärt.

Fentanyl (s. Abb. 7.5) ist gekennzeichnet durch starke analgetische und atemdepressive Wirkung und durch kurze Wirkdauer (1–2 Stunden; Plasmahalbwertszeit 2 bis 4 Stunden). Fentanyl ist gut fettlöslich, tritt deshalb

1 Paracodin®
2 Dilaudid®
3 Dolantin®
4 Imodium®
5 Reasec®
6 L-Polamidon®
7 Dipidolor®
8 Develin®

Tabelle 7.6: Therapeutische Dosierung und Wirkdauer von Opioiden

Opioid	Anwendungsweise	Einzeldosis beim Erwachsenen (mg)	Plasmahalbwertszeit[a] (h)	Wirkdauer[b] (h)
Morphin	p.o. (Retardform) i.m., s.c.	30–60 (30–60) 10–20	2–3	3–4 2–4
Codein	p.o.	30–60	2–3	3–5
Dihydrocodein	p.o. (Retardform)	60–120 (60–120)	4	3–4 (8–12)
Hydromorphon	s.c.	2	2–3	2–3
Pethidin	p.o. i.m., s.c.	25–150 25–150	3–4	2–4 2–4
Levomethadon	p.o. i.m.	5–15 5–15	20–55	4–8 4–8
Piritramid	i.m.	15–30	2–4	2–4
Dextropropoxyphen	p.o.	90–150	3–5	8–12
Tramadol	p.o. i.m.	50 50	6	2–4 2–4
Tilidin	p.o.	50–100	4–6	3–4
Buprenorphin	sublingual i.m.	0,2–0,3 0,3–0,6	3–5	6–8 6–8
Pentazocin	p.o. i.m.	150–200 30–60	2–3	2–3
Nalbuphin	i.m.	10–20	4–5	3–6
Naloxon	i.v.	0,2–0,4	1–1,5	0,5

[a] Terminale Halbwertszeit des Ausgangsmoleküls; bestimmte Opioide haben aktive Metaboliten mit unterschiedlichen Halbwertszeiten.
[b] Wirkdauer nach Verabreichung der ersten Einzeldosis; nach chronischer Applikation kann die Wirkdauer bei einigen Opioiden wesentlich länger sein als bei akuter Gabe, z.B. bei Levomethadon 24–48 Stunden statt 4–8 Stunden.

rasch ins ZNS ein, verläßt es aber auch bald durch Umverteilung in andere Gewebe. Wegen der kurzen Wirkdauer wird es bei operativen Eingriffen zur Neuroleptanalgesie in Kombination mit Neuroleptika (Droperidol, s. S. 295) eingesetzt. Bei wiederholter Anwendung während eines Eingriffs kann es zu einer späten, unter Umständen tödlichen Atemdepression durch die Rückverteilung des Opioids aus den peripheren Geweben ins Gehirn kommen. Fentanyl kann Muskelrigidität (z.B. an der Brustmuskulatur, „wooden chest") auslösen, eine Nebenwirkung, die auch bei anderen lipophilen Opioiden beobachtet wird. Seine emetische Wirkung ist bei i.v.-Applikation gering und wird außerdem durch die gleichzeitige Gabe von Droperidol aufgehoben. Eine neuartige Behandlung von chronischen Schmerzen stellt die Applikation von Fentanyl in Form eines **transdermalen therapeutischen Systems** dar (s. S. 81). Fentanyl dringt aus dem aufgeklebten Pflaster in die Haut ein und führt zu einer gleichbleibenden Analgesie über etwa 72 Stunden. Danach muß das Pflaster ersetzt werden. Fentanyl wird zu 84 % an Plasmaeiweiße gebunden und überwiegend metabolisiert.

Alfentanil[1], **Sufentanil**[2] und **Remifentanil**[3] sind dem Fentanyl nahe verwandt und werden ähnlich wie Fentanyl bei Operationen verwendet. Nach intravenöser Gabe wirken alle drei rasch, da sie sehr gut ins Zentralnervensystem gelangen. Die Elimination von Alfentanil und Sufentanil erfolgt überwiegend durch Metabolisierung. Remifentanil wird schnell durch Blut- und Gewebeesterasen zu einem inaktiven Metaboliten abgebaut; dadurch erklärt sich die extrem kurze Dauer und gute Steuerbarkeit der Wirkung.

[1] Rapifen®
[2] Sufenta®
[3] Ultiva®

Der analgetische Effekt von **Tramadol**[1] (s. Abb. 7.5; Tab. 7.6) schließt sowohl opioide als auch nicht-opioide Komponenten ein, letztere vermutlich über Freisetzung von Serotonin und Hemmung der neuronalen Wiederaufnahme von Serotonin und Noradrenalin. Im Vergleich zu Morphin zeichnet es sich durch eine geringere Wirkstärke ($^1/_{10}$) sowie geringere Atemdepression, Harnverhaltung und Obstipation aus. Sein Suchtpotential ist ebenfalls gering. Nach oraler Anwendung wird es rasch (etwa 90 %) resorbiert und vorwiegend über die Nieren in metabolisierter Form ausgeschieden.

Tilidin[2] (s. Abb. 7.5; Tab. 7.6) unterscheidet sich pharmakologisch von Morphin durch das Fehlen einer antitussiven Wirkung. Atemdepression sowie Ausbildung von Toleranz und Abhängigkeit wurden jedoch wiederholt beobachtet. Es wird im Organismus erst in das analgetisch wirksame Nortilidin umgewandelt. Tilidin ist in Kombination mit dem Opioidantagonisten Naloxon zur oralen Einnahme im Handel. Nach der **oralen** Applikation therapeutischer Dosen wird Naloxon präsystemisch metabolisiert und so inaktiviert. Bei einer mißbräuchlichen **parenteralen** Anwendung des Kombinationspräparates dagegen blockiert Naloxon die Opioidrezeptoren. So soll ein Mißbrauch verhindert werden.

7.3.6 Andere Opioide: Gemischte Agonisten-Antagonisten

Buprenorphin[3] (s. Abb. 7.5; Tab. 7.6) ist ein partieller μ-Rezeptor-Agonist, mit einer 30mal stärkeren und auch länger anhaltenden (6–8 Stunden) analgetischen Wirkung als Morphin; partiell agonistische oder antagonistische Effekte am κ-Rezeptor wurden ebenfalls nachgewiesen. Die Dosis-Wirkungs-Kurve von Buprenorphin ist glockenförmig; wird das Wirkmaximum einmal erreicht, führt jede weitere Dosissteigerung zur Abnahme des Effektes. Buprenorphin bindet sich stark und langdauernd an μ-Rezeptoren und ist durch Naloxon nur schwer zu verdrängen, so daß zur Behandlung der Buprenorphin-induzierten Atemdepression statt Naloxon Doxapram[4] gegeben werden muß, das direkt die Atmung stimuliert. Buprenorphin verursacht keine Obstipation und keine Kontraktion des M. sphincter Oddi. Sein Suchtpotential ist verhältnismäßig niedrig, da durch eine langsame Dissoziation vom μ-Rezeptor die Entzugssymptome durch gegenregulative Adaptationsmechanismen abgeschwächt werden.

Pentazocin[5] (s. Abb. 7.5; Tab. 7.6) wirkt am μ-Rezeptor antagonistisch oder schwach partiell agonistisch, während es am κ-Rezeptor ein partieller Agonist ist. Die analgetische Wirkung und auch zahlreiche Nebenwirkungen (Sedation, Dysphorie) werden über den κ-Rezeptor vermittelt. Bei hohen oralen Dosen oder nach intravenöser Applikation steigen Blutdruck und Herzfrequenz. Pentazocin ist deshalb beim Herzinfarkt kontraindiziert. Äquianalgetische Dosen von Pentazocin und Morphin hemmen die Atmung in gleichem Ausmaß. Da aber das Wirkmaximum partieller Agonisten definitionsgemäß niedriger ist als das Wirkmaximum reiner Agonisten, steigt bei Dosiserhöhung sowohl die analgetische als auch die atemdepressive Wirkung von Pentazocin nicht in gleichem Maße wie bei Morphin.

Pentazocin besitzt bei oraler Applikation ein geringes Suchtpotential. Die μ-Rezeptor-vermittelte Euphorie wird durch die κ-Rezeptor-vermittelte Dysphorie überdeckt (s. Tab. 7.3). Bei intravenöser Gabe können sich Toleranz und Abhängigkeit entwickeln. Pentazocin löst bei Opioidabhängigen infolge seiner μ-Rezeptor-antagonistischen Eigenschaften Entzug aus.

Nalbuphin[6] (s. Abb. 7.5; Tab. 7.6) ist ähnlich dem Pentazocin ein κ-Rezeptor-Agonist und μ-Rezeptor-Antagonist. Es steigert im Gegensatz zu Pentazocin den Blutdruck und die Herzfrequenz nicht.

7.3.7 Andere Opioide: Reine Antagonisten

Naloxon[7] (s. Abb. 7.5; Tab. 7.6) ist das N-Allyl-Derivat des Oxymorphons. Es hat keine agonistischen Eigenschaften, antagonisiert aber die Wirkung von Agonisten an μ-, δ- und κ-Rezeptoren. μ-Rezeptoren blockiert es bereits nach Gabe niedriger Dosen von 0,4–0,8 mg, δ- und κ-Rezeptoren dagegen erst nach Applikation 10fach höherer Dosen. Naloxon wird in erster Linie bei Überdosierung von Opioidagonisten als Antidot verwendet. Es ist zu beachten, daß Atemdepression und Analgesie immer gleichzeitig aufgehoben werden und daß bei Opioidabhängigen Naloxon ein sofortiges Entzugssyndrom auslöst. Der Antagonist wird zwar oral gut resorbiert, in der Leber aber schnell mit Glucuronsäure konjugiert. Er muß deshalb parenteral appliziert werden. Die Wirkdauer beträgt nur 30–45 Minuten (Plasmahalbwertszeit 1–1,5 Stunden). Deshalb ist bei den meisten Opioidvergiftungen eine Nachinjektion von Naloxon notwendig.

Naltrexon[8] ist das N-Cyclopropylmethyl-Derivat des Oxymorphons. Es besitzt die gleichen pharmakologischen Effekte wie Naloxon, aber eine bedeutend längere Wirkdauer (24–48 Stunden), und ist oral applizierbar.

1 Tramal®
2 Valoron N®
3 Temgesic®
4 Dopram®
5 Fortral®
6 Nubain®
7 Narcanti®
8 Nemexin®

7.4 Schmerztherapie

7.4.1 Therapie mit Nicht-Opioidanalgetika

Mittel der Wahl zur Verringerung leichter Schmerzen (Kopf-, Zahn- und Gliederschmerzen) sind Nicht-Opioidanalgetika wie Acetylsalicylsäure, Paracetamol und Ibuprofen, deren kurzfristige Anwendung in der Regel unproblematisch ist. Dies gilt auch für eine antipyretische Therapie, wobei zu bedenken ist, daß Fieber eine physiologische Reaktion des Organismus zur Infektabwehr darstellt und nicht a priori als Symptom zu beseitigen ist. Wird nur die analgetische Wirkkomponente benötigt, so reicht Paracetamol meist aus. Die kurzzeitige Gabe von Paracetamol ist in angepaßter Dosierung auch bei Kindern – außer in den ersten Lebenswochen – problemlos. Acetylsalicylsäure und Paracetamol sind auch zur Therapie leichter Migräneanfälle ausreichend (s. S. 228). Diclofenac eignet sich zur Behandlung von Entzündungsschmerzen, Dysmenorrhö und in Kombination mit Opioiden von Tumorschmerzen mit Knochenbeteiligung. Metamizol kann als Reservemittel bei starken visceralen Schmerzen eingesetzt werden.

Die chronische Einnahme dieser Präparate, unter Umständen über Jahre, ist hingegen aufgrund toxischer Wirkungen an verschiedenen Organen (Magen-Darm-Trakt, Leber, Niere) gefährlich. Im Falle der Nierenschädigung gilt dies besonders für Kombinationspräparate unterschiedlicher Nicht-Opioidanalgetika, die zudem im Vergleich zu den Monosubstanzen keine Wirkungsverbesserung aufweisen, aber als Mittel gegen Monatsbeschwerden, Wetterfühligkeit, „Grippe“ und „Kater“ in großen Mengen angewandt werden. Man schätzt, daß ca. 15 % aller dialysepflichtigen Nierenschäden auf die langandauernde Anwendung von Analgetikakombinationen zurückzuführen sind. Die ständige unkontrollierte Einnahme verschiedener analgetischer Kombinationspräparate mit vasokonstriktiven Wirkstoffen zur Migränetherapie kann zum sogenannten Medikamenten-induzierten Kopfschmerz führen (s. S. 228). Weitere Kombinationen (Zusatz von Sedativa und Vitaminen) sind aus pharmakologischer Sicht unsinnig, da sie nicht zur Analgesie beitragen. Coffein dagegen wirkt synergistisch mit Nicht-Opioidanalgetika.

Eine Kombination von Nicht-Opioidanalgetika mit schwachen oder starken Opioidanalgetika spielt eine Rolle bei der Behandlung von Tumorschmerzen (s. Abb. 7.6).

7.4.2 Therapie mit Opioidanalgetika

Opioide unterdrücken dumpfe kontinuierliche Schmerzen stärker als helle intermittierende Schmerzen. Insgesamt können Schmerzen **opioidempfindlich** (posttraumatisch, postoperativ, ischämisch, tumorös), aber auch ganz (Muskelschmerzen aufgrund von Verspannungen, Deafferenzierungsschmerzen) oder teilweise (Knochenmetastasen) **opioidrefraktär** sein. Opioidempfindliche starke akute Schmerzen und Tumorschmerzen stellen eindeutige Indikationen zur Anwendung von Opioidanalgetika dar. Nicht-maligne chronische Schmerzen sollten vorwiegend mit Nicht-Opioidanalgetika behandelt werden. Wenn aber andere Medikamente versagen, können auch hier Opioide zur Anwendung kommen.

Opioide werden häufig allzu zurückhaltend zur Behandlung von Tumorschmerzen eingesetzt. Das beruht auf der weitgehend unbegründeten Furcht, typische Nebenwirkungen wie Atemdepression, Toleranz und Abhängigkeit auszulösen. Während Opioide bei gesunden Probanden die **Atmung** bereits in therapeutischen Dosen unterdrücken, tun sie dies bei Schmerzpatienten wegen der Atmungsstimulation durch algogene Stimuli nicht. Die **Toleranzentwicklung** kann minimiert werden, wenn die Schmerzbehandlung nach einem festen Zeitschema und mit ausreichend hohen Dosen erfolgt. Ist dies nicht der Fall, können während der therapiefreien Intervalle starke Schmerzen auftreten, die dann zu einer Dosissteigerung („Pseudotoleranz“) verleiten. Schließlich belegen klinische Studien mit hohen Patientenzahlen, daß sich bei Tumorkranken eine physische **Abhängigkeit** isoliert entwickeln kann, ohne daß die üblicherweise begleitende psychische Abhängigkeit (Sucht) auftritt.

Akute Schmerzen

Bei **posttraumatischen** oder **postoperativen** Schmerzen erfolgt die Opioidzufuhr nicht in zeitlich konstanter Dosierung wie bei chronischen Schmerzen, sondern nach Bedarf. Um einen raschen Wirkungseintritt zu gewährleisten, wird die **parenterale** Anwendung bevorzugt. Piritramid und Nalbuphin sind wegen der geringen Inzidenz an Nausea, Erbrechen und Kreislaufeffekten vorteilhaft. Beide Opioide haben eine längere Wirkdauer als Morphin.

Zu Beginn der Therapie sollte die wirksame Dosis jedes Opioids mit mehreren Bolusinjektionen **intravenös** titriert werden. Danach kann die Erhaltungsbehandlung durch wiederholte intramuskuläre oder subkutane Gaben durchgeführt werden. Vorteilhaft ist es, Opioide während der gesamten Schmerztherapie intravenös zu infundieren. Bei einer Variante dieser Applikationsart wird die Erhaltungsdosis des Opioids per Knopfdruck mit Hilfe einer Mikroprozessor-kontrollierten Pumpe vom Patienten selbst intravenös verabreicht (patientengesteuerte Analgesie). Opioide können postoperativ auch **rückenmarknah** (epidural, intrathekal) zugeführt werden. Dies hat den Vorteil einer längeren Analgesie und insgesamt weniger systemischer Nebenwirkungen, bringt aber die Gefahr einer Atemdepression mit sich. Deshalb muß der Patient kontinuierlich überwacht werden. Die rückenmarknahe Applikation erfolgt ebenfalls in Form einer Infusion mittels einer Pumpe.

Zur Unterdrückung der Schmerzen während der **Geburt** wird das Pethidin dem Morphin oder Levomethadon vorgezogen, da Pethidin beim Kind eine geringere Atemdepression auslöst. Falls dennoch beim Neugeborenen eine Atemdepression auftritt, muß Naloxon appliziert werden. Beim **Herzinfarkt** ist Morphin das Mittel der Wahl und Buprenorphin eine akzeptable Alternative. Für Morphin spricht seine starke analgetische und sedierende Wirkung, aber auch die Erniedrigung des Sympathikotonus bei gleichzeitiger Vagusaktivierung. Sowohl während der Geburt als auch beim Herzinfarkt werden die betreffenden Opioide intravenös gegeben.

Chronische Schmerzen

Tumorschmerzen sollten nach dem von der Weltgesundheitsorganisation (WHO) empfohlenen **Stufenplan** (Abb. 7.6) therapiert werden. Dieser Plan berücksichtigt die Zunahme der Schmerzintensität im Laufe eines Tumorleidens und die unterschiedliche Wirkungsstärke der Analgetika. Die Behandlung wird in der **ersten Stufe** mit einem Nicht-Opioidanalgetikum (Acetylsalicylsäure, Paracetamol) begonnen, wobei als Alternativen weitere Substanzen (Ibuprofen, Diclofenac, Metamizol) in Frage kommen. Nicht-steroidale Antiphlogistika unterdrücken Entzündungen, die durch Metastasen in Knochen und Weichteilen entstehen. Lassen sich die Schmerzen nach einiger Zeit durch die erste Therapiestufe nicht oder nicht mehr ausreichend beherrschen, werden in der **zweiten Stufe** schwache Opioide (Codein, Dihydrocodein, Dextropropoxyphen, Tramadol, Tilidin plus Naloxon) gegeben, wobei das Nicht-Opioidanalgetikum beibehalten werden kann. Darauf folgt bei Bedarf die **dritte Stufe**, in der starke Opioide (Morphin, Levomethadon, Pethidin, Buprenorphin) appliziert werden, wenn notwendig gemeinsam mit Nicht-Opioidanalgetika. Besonders häufig wird in dieser Stufe Morphin in einer Retardform oral gegeben. Levomethadon gewährleistet eine vergleichbar lange Wirkdauer, neigt aber zur Kumulation. Der langsame Wirkungseintritt und die lange Wirkdauer dieser Opioide reduzieren die Wahrscheinlichkeit der Euphorie zu Beginn und der Entzugssymptomatik am Ende der Behandlung. Meistens kann mit Opioiden bis zum Finalstadium der Tumorerkrankung oral therapiert werden. Opioide müssen aber parenteral gegeben werden, wenn die Resorption aus dem Magen-Darm-Trakt nicht mehr verläßlich ist. Bei nicht ausreichender Analgesie nach parenteraler Applikation wird die rückenmarknahe Opioidgabe bevorzugt. Wenn die Opioiddosis gegen die Schmerzen titriert wird, ist bei der Behandlung von Tumorkranken keine Atemdepression zu erwarten. Ähnlich wie bei der Opioidtherapie mit retardiertem Morphin muß auch bei der transdermalen Fentanylanwendung mit dem Auftreten von sogenannten Durchbruchschmerzen gerechnet werden. Bei solchen Schmerzen werden zusätzlich schnell wirkende Opioide (z.B. Morphin) oral verabreicht.

In jeder Therapiestufe können **Adjuvantien** die Behandlung mit Analgetika ergänzen. Dadurch kann man auch Schmerzen lindern, die mit der Monotherapie nicht erfaßt werden. Bei Kompression eines Nerven oder des Rückenmarks werden **Corticosteroide** (Dexamethason), bei verschiedenen neuropathischen Schmerzen **Antidepressiva** (Imipramin, Amitriptylin) oder **Antikonvulsiva** (Carbamazepin, Clonazepam) verabreicht. Zur Besserung des Allgemeinbefindens des Tumorkranken werden **Neuroleptika** (Levomepromazin, Haloperidol) oder Antidepressiva gegeben. Neuroleptika werden zur Sedierung und zur Unterdrückung des durch

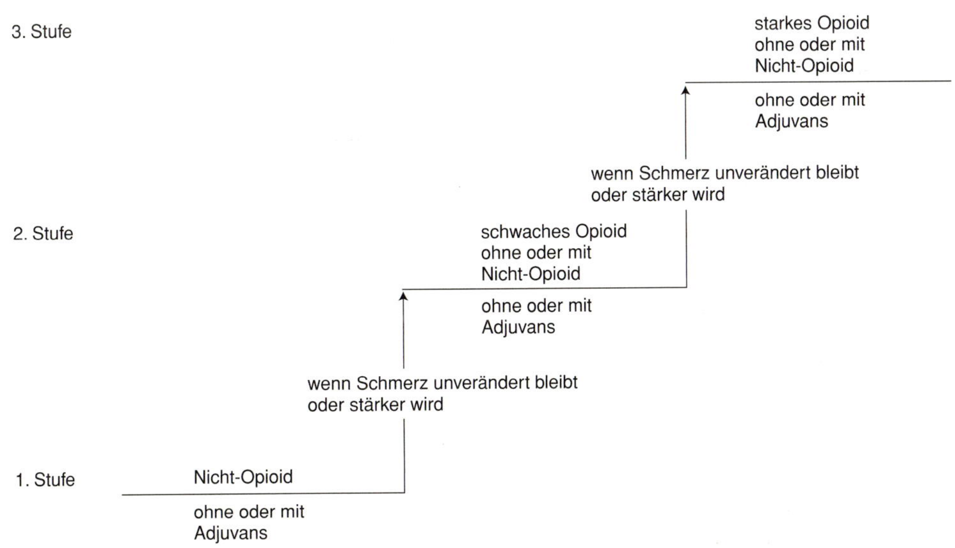

Abb. 7.6 Stufenplan zur Behandlung von Tumorschmerzen (modifiziert nach World Health Organization, 1986).

Opioidanalgetika ausgelösten Erbrechens eingesetzt. Antidepressiva sind zur Behandlung von Depressionen und Schlafstörungen geeignet. Außerdem verstärken Neuroleptika und Antidepressiva die Wirkung von Analgetika. Antidepressiva erzeugen unter Umständen sogar selbst Analgesie. **Benzodiazepine** beseitigen Angst und durch zentrale Muskelrelaxation Schmerzen infolge von Muskelspasmen. Weil Opioide, vor allem Morphin, bei Langzeitbehandlung eine spastische Obstipation hervorrufen, werden als Adjuvantien **Laxantien** (Lactulose, Bisacodyl) gegeben.

7.4.3 Anhang: Therapie mit Antitussiva und Expektorantien

Der Hustenreflex wird durch eine Reizung der Schleimhäute ausgelöst und hat die Aufgabe, die Ursache (Fremdkörper) zu entfernen. Bei trockener Schleimhaut, entzündlichen Prozessen oder neoplastischen Veränderungen kann der Hustenreflex seine Schutzfunktion nicht erfüllen; er ist sinnlos und lästig. Therapeutische Maßnahmen zielen, neben einer kausalen Behandlung, auf eine Hemmung der reflektorischen Erregbarkeit des Hustenzentrums mit Antitussiva oder auf eine Förderung des Auswurfs durch Expektorantien ab. So wenig sich die wissenschaftliche Medizin um Antitussiva und Expektorantien kümmert, so prominent sind sie in der praktischen Therapie: Sie sind, zusammengenommen, die zweithäufigst verordnete Arzneimittelgruppe überhaupt, übertroffen nur von den Analgetika-Antirheumatika!

Antitussiva (Tab. 7.7) sind großenteils Verwandte des Morphins. Die Suchtgefahr ist bei **Codein** und **Dihydrocodein**[1] relativ gering. **Noscapin**[2] ist ein Alkaloid des Opiums, das chemisch mit dem Papaverin verwandt ist. Es wirkt dämpfend auf das Hustenzentrum, nicht jedoch analgetisch, atemdepressiv oder obstipierend, da es nicht mit Opioidrezeptoren interagiert. **Pentoxyverin**[3] und **Clobutinol**[4] sind ebenfalls keine Opioide und weisen wie Noscapin kein Suchtpotential und keine atemdepressive Wirkung auf. Ihre Anwendung stellt daher eine weitere therapeutische Alternative zu den antitussiv wirksamen Opioiden dar.

Expektorantien sind Stoffe, die die Bronchialsekretion steigern, das Sekret verflüssigen oder seinen Transport stimulieren. **Guajakol** und **Saponine** (z.B. in Primelwurzel und Senegawurzel), vorhanden in verschiedenen „Hustenmitteln", sollen durch eine primäre Reizung der Magenschleimhaut reflektorisch über den N. vagus die Bronchialsekretion aktivieren. **Ammoniumchlorid** soll die Bronchialsekretion sowohl indirekt, analog den zuvor genannten Stoffen, als auch – nach Resorption – direkt stimulieren. Bei seiner Anwendung kann eine Acidose entstehen. Es ist kontraindiziert bei Leber- und Nierenschäden. **Ätherische Öle** (Anis-, Eukalyptus-, Thymian-, Pfefferminzöl) werden oral gegeben, in die Haut eingerieben oder inhaliert. Man stellt sich vor, daß sie nach Resorption teilweise über die Lunge ausgeschieden werden und dabei – bei Inhalation auch direkt – die Bronchialsekretion stimulieren, so daß sich das Sekret verflüssigt. Außerdem sollen sie Spasmen der Bronchialmuskulatur lösen. Bei Säuglingen und Kleinkindern sollte man sie nicht anwenden, weil Dyspnoe und Erregung auftreten können. **N-Acetylcystein**[5] verflüssigt, oral oder parenteral angewendet, zähes Bronchialsekret. Die inhalative Applikation wird, da möglicherweise Bronchospasmus auslösend, nicht empfohlen. N-Acetylstein bricht Disulfidbrücken von Mucoproteiden auf und verringert dadurch ihre Viskosität. Wie oben angemerkt, dient es auch als Antidot bei Vergiftung mit Paracetamol (S. 251). **Bromhexin**[6] und **Ambroxol**[7] werden oral oder parenteral gegeben. Sie sollen Mucoproteid-spaltende Enzyme aktivieren und so das Sekret verflüssigen. Alle erwähnten Stoffe sind von fraglichem therapeutischen Nutzen, und bei allem ist zu bedenken, daß **Wasser** das beste Expektorans ist: Der Kranke sollte viel trinken.

Tabelle 7.7: Antitussiva

	Einzeldosis beim Erwachsenen (mg)	Anmerkungen
Codein	30	geringes Suchtpotential
Dihydrocodein	10–30	geringes Suchtpotential
Noscapin	50	kein Suchtpotential (kein Opioid)
Pentoxyverin	50	kein Suchtpotential (kein Opioid)
Clobutinol	40–80	kein Suchtpotential (kein Opioid)

[1] Paracodin®
[2] Capval®

Weiterführende Literatur

Besson, J. M.: The neurobiology of pain. Lancet **353**, 1610–1615 (1999).

Brownstein, M. J.: A brief history of opiates, opioid peptides, and opioid receptors. Proc. Natl. Acad. Sci., USA **90**, 5391 (1993).

Dray, A./Urban, L./Dickenson, A.: Pharmacology of chronic pain. TiPS **15**, 190–197 (1994).

[3] Sedotussin®
[4] Silomat®
[5] Fluimucil®
[6] Bisolvon®
[7] Mucosolvan®

Feinstein, A.R./Heinemann, L.A.J./Dalessio, D. et al.: Do caffeine-containing analgesics promote dependence? A review and evaluation. Clin. Pharmacol. Ther. **68,** 457–467 (2000).

Gabriëls, G./Greven, J.: Renale Wirkungen nicht-steroidaler Antiphlogistika. Dtsch. Med. Wschr. **123**, 88–92 (1998).

Herz., A. (Ed.): Opioids I and II. Handbook of Experimental Pharmacology. Vol. 104/I and II. Springer, Berlin 1993.

Illes, P.: Regulation of transmitter and hormone release by multiple opioid receptors. Rev. Physiol. Pharmacol. Biochem. **112**, 139–233 (1989).

Kieffer, B.: Opioids: first lessons from knockout mice. TiPS **20**, 19–26 (1999).

Kovar, K.-A.: Zur Substitution mit Methadon. Pharmazie **42**, 44 (1994).

Millan, M. J.: The induction of pain: an integrative review. Progr. Neurobiol. **57**, 1–164 (1999).

Scheler, F./Verwiebe, R.: Klassifikation, Wirkungsweise und Nebenwirkungen von Analgetika. Internist **35**, 8 (1994).

Ushikubi, F./Segi, E./Sugimoto, Y. et al.: Impaired febrile response in mice lacking the prostaglandin E receptor subtype EP_3. Nature **395**, 281–284 (1998).

Waldvogel,H. H. (Ed.): Analgetika, Antinozizeptiva, Adjuvantien – Handbuch für die Schmerzpraxis. Springer, Heidelberg 2001.

Wall, P. D./Melzack, R. (Eds.): Textbook of Pain. Churchill Livingstone, Edinburgh 1994.

Wörz, R.: Differenzierte medikamentöse Schmerztherapie. Gustav Fischer, Stuttgart 1994.

Zenz, M./Jurna, I. (Hrsg.): Lehrbuch der Schmerztherapie. Wissenschaftliche Verlagsgesellschaft, Stuttgart 1993.

Zimmermann, M.: Neurobiologie des Schmerzsystems. Neuroforum **1**, 32 (1995).

8 Lokalanästhetika

Lokalanästhesie

H. P. Büch und W. Rummel, Homburg/Saar

Lokalanästhetika blockieren reversibel die Entstehung und Fortleitung des Aktionspotentials über Nervenfasern und verhindern dadurch die Schmerzempfindung ohne Ausschaltung des Bewußtseins (Schmerzleitung und Schmerzperzeption s. S. 242). Eine Blockade kann prinzipiell an allen erregbaren Strukturen (z.B. auch am Erregungsleitungssystem des Herzens) erreicht werden.

Die „Empfindlichkeit" der verschiedenen Typen von Nervenfasern gegenüber der blockierenden Wirkung von Lokalanästhetika ist unterschiedlich. Dünne Nervenfasern werden früher ausgeschaltet als dicke. So wird verständlich, daß die Funktion der sensiblen Fasern – und hier in erster Linie der schmerzleitenden C-Fasern (Durchmesser 0,4–1,2 µm) – vor derjenigen der motorischen Fasern (Aα, Durchmesser 12–20 µm) ausfällt. Sehr empfindlich sind auch die postganglionären sympathischen Fasern; ihre Blockade hat den Verlust des Vasokonstriktoren-Tonus zur Folge. Unter der Einwirkung eines Lokalanästhetikums auf einen sensiblen Nerv verschwinden die Empfindungen in folgender Reihe: Schmerz, Kälte bzw. Wärme, Berührung und Druck. Nach Abklingen des Effektes kehren diese Empfindungen in umgekehrter Reihenfolge zurück, d.h., die Schmerzempfindung wird zuletzt wieder normalisiert.

Anforderungen an klinisch brauchbare Lokalanästhetika

Ein klinisch brauchbares Lokalanästhetikum muß folgende Eigenschaften haben: Es muß wasserlöslich, sterilisierbar und gewebsfreundlich sein; die Schmerzausschaltung soll möglichst rasch einsetzen, ausreichend lange anhalten und reversibel sein. Resorbiertes Lokalanästhetikum soll zur Vermeidung systemischer (an Herz, ZNS etc.) und toxischer Wirkungen möglichst rasch inaktiviert werden.

8.1 Chemie

Mit **Cocain** (Alkaloid aus Erythroxylum coca) wurde 1884 nach tierexperimentellen Untersuchungen zum erstenmal bei ophthalmologischen Operationen eine Lokalanästhesie durchgeführt. Die Nachteile des Cocains – seine leichte Zersetzlichkeit in Lösung beim Sterilisieren und seine suchterzeugende Eigenschaft (s. S. 372) – waren Anlaß, nach anderen Verbindungen zu suchen. Wie die vergleichende Übersicht (Tab. 8.1) zeigt, stand bei der Synthese von Verbindungen mit lokalanästhesierender Wirkung das Cocain-Molekül Modell. Das von Chemikern und Pharmakologen angestrebte Ziel, unter Beibehaltung der erwünschten und Beseitigung der unerwünschten Wirkungen den wirksamen Kern des Cocain-Moleküls herauszuschälen, ist mit der Synthese von Procain[1] (1905) in mustergültiger Weise erreicht worden.

Später folgten Tetracain[2] (1930), Lidocain[3] (1944), Mepivacain[4] (1957), Prilocain[5] (1960), Bupivacain[6] (1963) und Etidocain[7] (1972) neben anderen. Die vasokonstriktorische Eigenschaft des Cocains (s. S. 204) fehlt den synthetischen Analoga. Dieser Mangel ist aber durch Zusatz von Vasokonstringentien leicht zu beheben (s. S. 272). Lokalanästhetika sind tertiäre Amine, schwache Basen, die nur als saure Salze (z.B. als Hydrochloride) wasserlöslich sind. Die Injektionslösungen haben einen pH-Wert von 4–6. Der pK_a-Wert der Verbindungen liegt zwischen 7,8 und 9 (Tab. 8.1). Demzufolge ändert sich die Dissoziation im Gewebe (pH-Wert 7,4), so daß in Abhängigkeit vom pK_a-Wert nur rund 3–20 % in der nicht ionisierten Form, d.h. als freie, lipidlösliche Base, vorliegen.

Injektionslösung Hydrochlorid — Pufferwirkung des Gewebes freie Base

$$-\overset{|}{\underset{|}{N}}{}^{\oplus}-H + NaHCO_3 \longrightarrow -\overset{|}{\underset{|}{N}} + NaCl + H_2CO_3$$

wasserlöslich (dissoziiert) — lipidlöslich (nicht dissoziiert)

---

1 Novocain®
2 enthalten in Acoin®
3 Xylocain®
4 Scandicain®
5 Xylonest®
6 Bupivacain®
7 Dur-Anest®

Tabelle 8.1: Lokalanästhetika, Strukturformeln, physikalisch-chemische Eigenschaften

Lokal-anästhetikum	Typ	Aromatischer Rest (lipophiler Anteil)	Zwischenkette	Aminogruppe (hydrophiler Teil)	pK_a	Lipid-löslich-keit[1]	Protein-bindung (%)
Cocain	Ester	Phenyl	$-C(=O)-O-$ (Tropan mit $H_3CO-C(=O)-$)	$N-CH_3$	8,5	–	–
Procain	Ester	H_2N-Phenyl	$-C(=O)-O-CH_2-CH_2-$	$N(C_2H_5)_2$	8,9	100	6[2]
Tetracain	Ester	$H_9C_4(H)N-$Phenyl	$-C(=O)-O-CH_2-CH_2-$	$N(CH_3)_2$	8,4	5822	76[2]
Lidocain	Amid	2,6-Dimethylphenyl (CH_3, CH_3)	$-N(H)-C(=O)-CH_2-$	$N(C_2H_5)_2$	7,8	366	64[3]
Prilocain	Amid	Phenyl	$-N(H)-C(=O)-C(H)(CH_3)-$	$N(C_3H_7)(H)$	8,0	129	55[3]
Bupivacain	Amid	2,6-Dimethylphenyl (CH_3, CH_3)	$-N(H)-C(=O)-$	N-C_4H_9-Piperidinring	8,1	3420	96[3]
Etidocain	Amid	2,6-Dimethylphenyl (CH_3, CH_3)	$-N(H)-C(=O)-C(H)(C_2H_5)-$	$N(C_2H_5)(C_3H_7)$	7,9	7320	94[3]

[1] Oktanol/Puffer-Verteilungskoeffizient der freien Base. In: Miller (Ed.): Anesthesia, 3rd ed. Vol. I, 440 (1990);
[2] Bindung an Nervenhomogenat; [3] Bindung an Plasmaprotein.

Nur in der nicht ionisierten, also lipidlöslichen Form vermag das Lokalanästhetikum zum Wirkort, den Nervenfasern, vorzudringen und sich in der Lipidphase der Membran anzureichern (Verbindungen mit einem pK_a-Wert > 9 sind aufgrund dieser Gesetzmäßigkeit unter physiologischen Bedingungen unwirksam).

Bei niedrigeren pH-Werten, z.B. im entzündlich veränderten Gewebe (pH-Wert < 6), liegen nur noch minimale Anteile (vom Procain beispielsweise nur noch ca. 0,1 %) in der lipidlöslichen Form vor, so daß unter diesen Umständen keine ausreichende Anästhesie mehr zustande kommt. Ein Maß für die Lipidaffinität der nicht ionisierten Verbindung ist der **Verteilungskoeffizient** (Tab. 8.1). Beim Tetracain ist der Verteilungskoeffizient infolge der Einführung eines Butylrestes ca. 58mal höher als beim Procain. Aufgrund seiner höheren Lipidlöslichkeit vermag Tetracain durch intakte Schleimhäute bis zu den Nervenendigungen vorzudringen (Oberflächenanästhetikum).

Ein einfacher Versuch macht deutlich, daß die Lipidlöslichkeit zwar zum Erreichen des Wirkortes wichtig ist, dann aber für das Wirksamwerden eine andere Eigenschaft bestimmend wird (Abb. 8.1). Reizt man ein Nervenfaserbündel an einem Ende, während das Mittelstück von einer lokalanästhetikumhaltigen Badeflüssigkeit umgeben ist, deren pH-Wert 9,2 beträgt, dann nimmt das am anderen Ende des Nervenfaserbündels abgeleitete Aktionspotential (Summenpotential) nur ganz wenig ab, d.h., das Lokalanästhetikum ist praktisch unwirksam, obwohl das Nervengewebe unter dieser Bedingung besonders viel von der lipidlöslichen freien Base aufnimmt. Tauscht man nun das Suspensionsmedium gegen eine lokalanästhetikumfreie Flüssigkeit aus, deren pH-Wert aber 7,2 beträgt, dann wird plötzlich die Fortleitung des Aktionspotentials total blockiert, obwohl die Konzentration des Lokalanästhetikums in den Nervenfasern unter dieser Bedingung sicher abnimmt. Demnach ist das Lokalanästhetikum in der positiv geladenen Form wirksam.

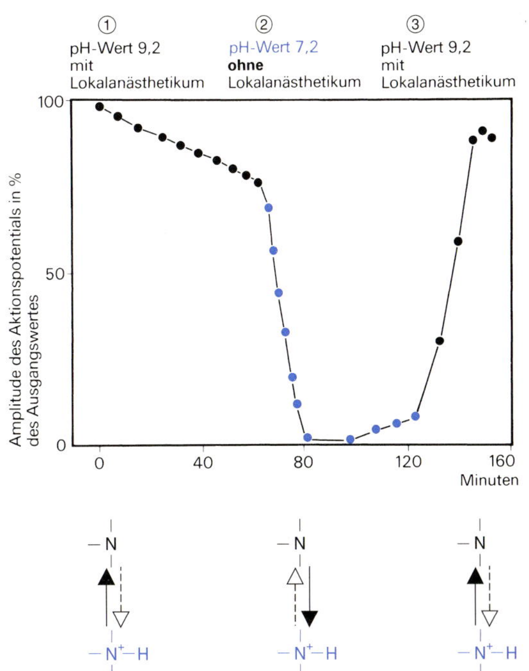

Verhältnis vom ionisierten zum nicht ionisierten Lokalanästhetikum in der Nervenmembran in Abhängigkeit vom pH-Wert.

→ vorherrschende Form

Abb. 8.1 Blockade der Erregungsleitung in Abhängigkeit vom pH-Wert (modifiziert nach Ritchie, J. M. et al., J. Pharmacol. Exp. Ther. **150**, 152–159, 1965). Ableitung der Aktionspotentiale von einem Nerven, der hintereinander in drei verschiedene Badelösungen eingetaucht worden war.

8.2 Wirkungsmechanismus

In Anwesenheit des Lokalanästhetikums vermag die ankommende Erregungswelle, das Aktionspotential, die Nervenmembran nicht mehr zu depolarisieren, d.h., eine Fortleitung über diese Stelle hinaus ist unmöglich (Abb. 8.2). Die Depolarisationswelle ist an dieser Stelle nicht mehr in der Lage, die Na^+-Permeabilität so zu erhöhen, daß der für die Fortpflanzung der Erregungswelle notwendige Grad der Depolarisation zustande kommt. Die Ursache hierfür ist eine Blockade des spannungsabhängigen Natriumkanals (s. S. 430, Struktur des Natriumkanals) durch das Lokalanästhetikum. In sehr hohen Konzentrationen werden auch andere Ionenkanäle, z.B. der K^+-Kanal, blockiert.

Die gebräuchlichen Lokalanästhetika sind (abgesehen vom Benzocain[1], einem neutralen nichtionisierbaren primären Amin) **sekundäre** bzw. **tertiäre Arylamine,** die aufgrund ihres pK_a-Wertes zwischen 7,8 und 9 bei pH 7,4 nur zu einem geringen Teil in der nicht ionisierten Form vorliegen (s. Abb. 8.1). Nur in dieser Form jedoch werden

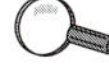

Ablauf der Blockade der Erregungsleitung durch ein Lokalanästhetikum

Nach Injektion einer Lokalanästhetikumlösung in die Nähe eines Nervs sind für die Verweildauer des Lokalanästhetikums am Applikationsort folgende Faktoren bestimmend: die Bindung an Gewebeproteine, die lokale Durchblutung und – bei Lokalanästhetika vom Ester-Typ – die enzymatische Hydrolyse.

In Abhängigkeit vom Konzentrationsgefälle reichert sich das Lokalanästhetikum in den Axonmembranen an; der pK_a-Wert des betreffenden Lokalanästhetikums und der Grad der Lipidlöslichkeit der freien Base sind hierbei von entscheidender Bedeutung.

In den Nervenmembranen erfolgt eine Bindung innerhalb hydrophober Regionen des Proteinkomplexes, der den Natriumkanal bildet (Struktur s. S. 430). Die so gebundenen Lokalanästhetikummoleküle verhindern an diesen Kanalproteinen eine Konformationsänderung, deren Folge – nach Ankommen der Depolarisationswelle unter Normalbedingungen – die Öffnung des Natriumkanals ist; das Lokalanästhetikum verhindert also die Öffnung des spannungsabhängigen Natriumkanals.

[1] Anaesthesin®

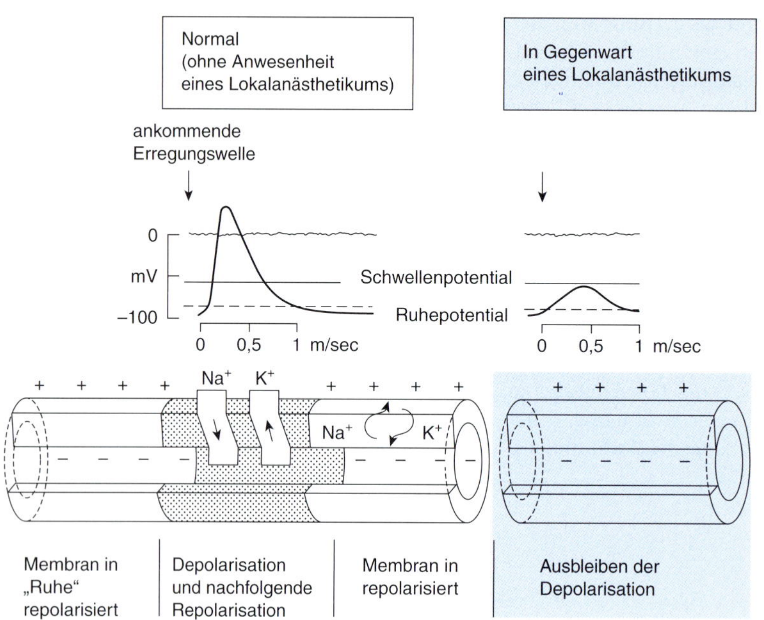

Abb. 8.2 Wirkungsmechanismus von Lokalanästhetika.

sie in die lipiden Anteile der Nervenmembran aufgenommen und gelangen auf diesem Weg an ihren Wirkort (Abb. 8.3). Während sie sich mit Hilfe ihres lipophilen Molekülanteils in hydrophobe Regionen der Wand des Natriumkanals „einlagern", taucht ihr hydrophiler Molekülanteil in das „Kanalwasser" ein. Diese unter physiologischen Bedingungen (pH-Wert 7,4) eingenommene Position an der Grenze zwischen der Lipid- und Wasserphase bietet auch eine plausible Erklärung für die pH-Abhängigkeit des Effektes (s. Abb. 8.1): Bei einem pH-Wert von 7,4 bzw. darunter sind sekundäre bzw. tertiäre Amine in der Wasserphase größtenteils ionisiert. Es liegt nahe anzunehmen, daß sich dadurch die Zahl der elektropositiven Festladungen im Natriumkanal erhöht und daß dies bei der Blockade der Erregungsleitung eine Rolle spielt. Abnahme der Wasserstoffionenkonzentration bzw. Erhöhung des pH-Wertes unter experimentellen Bedingungen drängt die Ionisation der Lokalanästhetikum-Moleküle zurück; in nicht ionisierter Form erfährt die Verteilung eine Veränderung zugunsten der Membranlipide, was unter idealen Versuchsbedingungen mit einer Wirkungsabnahme einhergeht (s. Abb. 8.1). Quartäre Analoga der Lokalanästhetika, denen infolge ihrer totalen Ionisation die nötige Lipidlöslichkeit fehlt, sind unter normalen Bedingungen völlig unwirksam. Nur wenn sie an die Innenseite der Nervenmembran gebracht werden – was unter experimentellen Bedingungen möglich ist – und die „gates" (Tore) der Natriumkanäle offenstehen, können auch diese quartären Analoga – gleichsam auf dem „Wasserweg" – an denselben Wirkort wie ihre lipophilen Verwandten gelangen und so die Erregungsleitung blockieren.

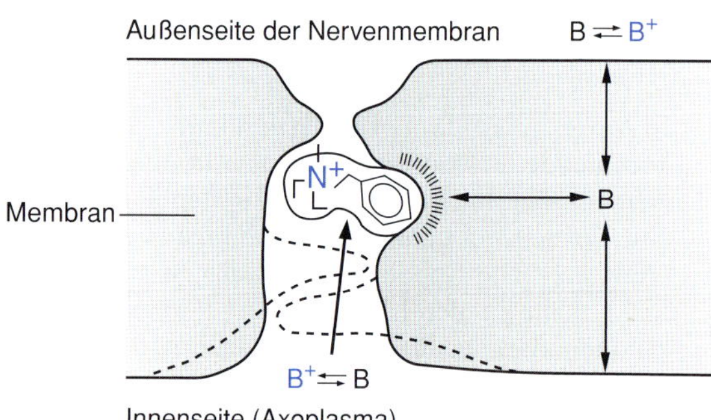

Abb. 8.3 Blockade des Natriumkanals durch das Lokalanästhetikum. Das Lokalanästhetikum-Molekül erreicht den Wirkort (= spannungsabhängiger Natriumkanal) unter normalen Bedingungen, d. h. von außen, nur in nicht ionisierter Form (B) über die Lipidphase der Membran. Unter experimentellen Bedingungen kann es auch in ionisierter Form (B^+) von innen über die wäßrige Phase der Membran in den Natriumkanal gelangen, vorausgesetzt, die „gates" (Tore) sind offen. Die gestrichelte Linie deutet den Zustand an, der sich ergibt, wenn die Tore geschlossen sind (modifiziert nach Hille, J. gen. Physiol. 69, 497, 1977).

8.3 Metabolismus

In der Blutbahn werden die Lokalanästhetika vom Ester-Typ (s. Tab. 8.1), wie z.B. **Procain** und **Tetracain,** durch die Cholinesterase des Plasmas gespalten (Abb. 8.4). Die Spaltprodukte sind lokalanästhetisch unwirksam und in der entstehenden Konzentration nicht toxisch. Der Abbau in der Leber ist von untergeordneter Bedeutung. **Cocain** hingegen wird, obwohl es auch ein Ester ist, vorwiegend in der Leber abgebaut.

Lidocain, als Vertreter des Amid-Typs, wird ausschließlich in der Leberzelle durch Monooxygenasen oxidativ desalkyliert bzw. hydroxyliert und durch die ebenfalls im endoplasmatischen Reticulum lokalisierte Carboxylesterase enzymatisch hydrolysiert (Abb. 8.4).

Für **Procain** beträgt die Abbaugeschwindigkeit im menschlichen Plasma rund 1,2 µmol pro ml und Stunde, beim **Tetracain** werden nur 0,3 µmol pro ml Plasma und Stunde inaktiviert. Die vielfach höhere Toxizität des Tetracains ist zum Teil darauf zurückzuführen.

Der Metabolismus der Lokalanästhetika vom Amid-Typ erfolgt wie der des Lidocains (Abb. 8.4) in der Leber. Gemessen an der Esterspaltung im Plasma und Gewebe, z.B. des Procains (HWZ = 0,5–1 Stunde), werden Lokalanästhetika vom Amid-Typ langsamer metabolisiert; es werden HWZ zwischen 1,5 und 3,5 Stunden gemessen.

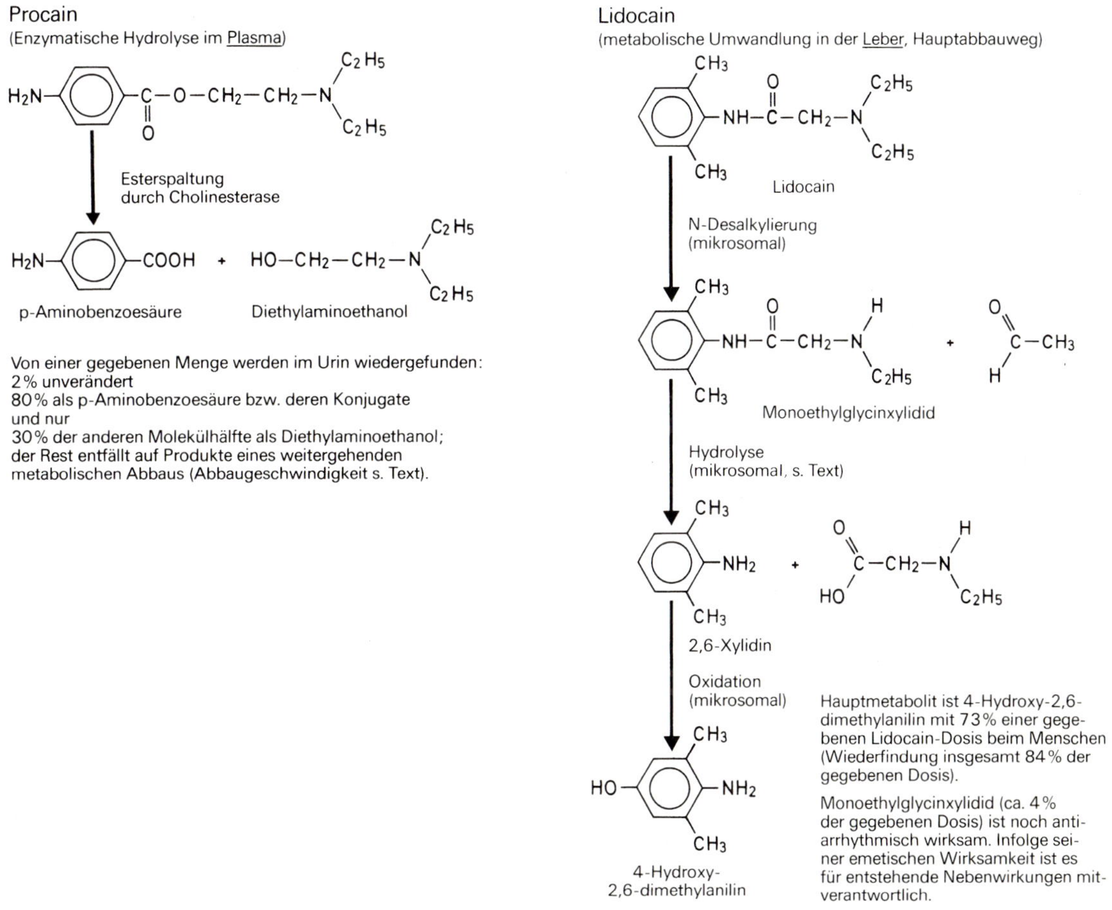

Procain
(Enzymatische Hydrolyse im Plasma)

$H_2N-C_6H_4-C(=O)-O-CH_2-CH_2-N(C_2H_5)_2$

Esterspaltung durch Cholinesterase

$H_2N-C_6H_4-COOH$ + $HO-CH_2-CH_2-N(C_2H_5)_2$

p-Aminobenzoesäure Diethylaminoethanol

Von einer gegebenen Menge werden im Urin wiedergefunden:
2% unverändert
80% als p-Aminobenzoesäure bzw. deren Konjugate
und nur
30% der anderen Molekülhälfte als Diethylaminoethanol;
der Rest entfällt auf Produkte eines weitergehenden metabolischen Abbaus (Abbaugeschwindigkeit s. Text).

Lidocain
(metabolische Umwandlung in der Leber, Hauptabbauweg)

$(CH_3)_2C_6H_3-NH-C(=O)-CH_2-N(C_2H_5)_2$

Lidocain

N-Desalkylierung (mikrosomal)

$(CH_3)_2C_6H_3-NH-C(=O)-CH_2-NH(C_2H_5)$ + CH_3-CHO

Monoethylglycinxylidid

Hydrolyse (mikrosomal, s. Text)

$(CH_3)_2C_6H_3-NH_2$ + $HO-C(=O)-CH_2-NH(C_2H_5)$

2,6-Xylidin

Oxidation (mikrosomal)

$HO-(CH_3)_2C_6H_2-NH_2$

4-Hydroxy-2,6-dimethylanilin

Hauptmetabolit ist 4-Hydroxy-2,6-dimethylanilin mit 73% einer gegebenen Lidocain-Dosis beim Menschen (Wiederfindung insgesamt 84% der gegebenen Dosis).

Monoethylglycinxylidid (ca. 4% der gegebenen Dosis) ist noch antiarrhythmisch wirksam. Infolge seiner emetischen Wirksamkeit ist es für entstehende Nebenwirkungen mitverantwortlich.

Abb. 8.4 Metabolismus von Lokalanästhetika.

8.4 Anwendung

Eine Übersicht über die klinische Anwendung der Lokalanästhetika gibt Tab. 8.2. Angaben über Grenzdosen, wirksame Konzentrationen, Wirkungseintritt und Wirkungsdauer sind in Tab. 8.3 zusammengestellt. Lokalanästhetika vom Ester-Typ spielten früher eine große Rolle, heute werden sie in der Regionalanästhesie praktisch nicht mehr verwendet.

Nach der Wirkungsdauer kann man die Lokalanästhetika in 3 Gruppen einteilen: kurz wirksam (30–60 min), z.B. Procain; mittellang wirksam (60–120 min), z.B. Lidocain, Mepivacain und Prilocain; lang wirksam (bis 400 min), z.B. Bupivacain und Etidocain. Wie sehr die Dauer der Schmerzblockade von der Lipidaffinität abhängt, zeigt Abb. 8.5: Ohne Zusatz eines Vasokonstringens hält der durch 0,5 % Etidocain (Oktanol/Wasser-Verteilungskoeffizient = 7320, s. Tab. 8.1) hervorgerufene Ulnarblock über 300 Minuten an; nach Anwendung von 1 %igem Lidocain (Oktanol/Wasser-Verteilungskoeffizient = 366, s. Tab. 8.1) beträgt die Dauer der Anästhesie nur ca. 170 Minuten.

8.4.1 Vasokonstriktorische Zusätze

Ohne den Zusatz von Vasokonstringentien, wie beispielsweise Adrenalin und Noradrenalin, war früher, solange nur kurz- und mittellang wirksame Lokalanästhetika zur Verfügung standen, eine hinsichtlich Grad und Dauer brauchbare Lokalanästhesie nicht zu erreichen. Der rasche Abtransport vom Wirkort wird dadurch beschleunigt, daß die synthetischen Lokalanästhetika im Gegensatz zum Cocain keine gefäßkontrahierende Wirkung haben. Die Dauer der Blockade kann z.B. beim Lidocain durch Zusatz von Adrenalin verdoppelt werden (Abb. 8.5). In Bezirken, die durch Endarterien versorgt werden (z.B. Finger und Zehen), dürfen Adrenalin oder Noradrenalin nicht als Vasokonstringentien angewendet werden, weil eine länger dauernde Durchblutungsminderung womöglich eine Nekrose verursacht. Zur Schmerzausschaltung an diesen Stellen wird ein lang wirksames Lokalanästhetikum, z.B. Bupivacain, verwendet. Dabei darf die zulässige Grenzdosis des Lokalanästhetikums (Tab. 8.3) nicht überschritten werden, denn ohne vasokonstriktorischen Zusatz kann die Konzentration des Lokalanästhetikums im systemischen Blut rasch so hoch ansteigen, daß Symptome einer Intoxikation auftreten.

Die Konzentration variiert auch in Abhängigkeit vom Injektionsort sehr stark (Abb. 8.6). Der Zusatz von Vasokonstringentien verlängert nicht nur die Dauer der lokalen Wirkung durch Einschränkung der Durchblutung im Operationsgebiet, sondern verhindert auch

Tabelle 8.2: Anwendungsformen von Lokalanästhetika

Anwendung	Wirkort	Indikation	brauchbar	Applikationsform
Oberflächen-Anästhesie	Endigungen der sensiblen Nerven in der Haut bzw. Schleimhaut an Nase, Auge, Mund, Genitale etc.	Beseitigung des Schmerz- und Juckreizes, diagnostische Maßnahmen (z.B. Bronchoskopie), ophthalmologische Operationen	Tetracain Lidocain (Xylocain®) Benzocain (Anaesthesin®)	Lösungen Spray Salben Puder
Infiltrations-Anästhesie	Endigungen der sensiblen Nerven in der Subkutis	Zahnbehandlung, chirurgische Eingriffe	Lidocain Bupivacain (Carbostesin®) u.a.	Injektionslösungen mit oder ohne Vasokonstringens
Leitungs-Anästhesie	gemischte Nerven	Zahnbehandlung, chirurgische Eingriffe an Extremitäten	Lidocain Bupivacain	Injektionslösungen mit oder ohne Vasokonstringens
Spinal-Anästhesie	Subarachnoidalraum, Spinalwurzeln	geburtshilfliche, gynäkologische, urologische und chirurgische Eingriffe	Lidocain Bupivacain	Injektionslösungen (u.U. hyperbar in 10 % Glucose) mit oder ohne Vasokonstringens
Peridural-Anästhesie (z.B. Kaudalblock)	Periduralraum	wie bei Spinalanästhesie	Lidocain Bupivacain Prilocain (Xylonest) Etidocain (Dur-Anest®)	Injektionslösungen mit oder ohne Vasokonstringens

Tabelle 8.3: Anwendungsweise von Lokalanästhetika

	Lidocain oberflächlich	Lidocain injiziert	Bupivacain injiziert
Konzentration der Lösung in g pro 100 ml	2–4	0,5[1] 1–2[2]	0,25–0,75
zulässige Grenzdosis in mg	200	300 500[3]	150
Wirkungseintritt in Minuten	<2	<2	10–20
Wirkungsdauer in Minuten	–[4]	60–90 120–180[3]	180–240

[1] Infiltration; [2] periphere Leitungsanästhesie; [3] mit Vasokonstringens; [4] je nach Konzentration und Anwendungsgebiet etc. sehr unterschiedlich.

gleichzeitig, daß das Lokalanästhetikum in gefährlicher Konzentration in die Blutbahn gelangt.

Die Anwendung von Vasokonstringentien ist nicht ohne Risiko, da sie ebenfalls ins Blut gelangen. Vor allem Adrenalin und Noradrenalin rufen unter Umständen bedrohliche unerwünschte Wirkungen hervor, die bei Patienten mit cerebralen bzw. kardiovaskulären Schäden verhängnisvolle Folgen haben können: Blutdruckanstieg, Tachykardie, ventrikuläre Arrhythmie und Kammerflimmern. Auch Todesfälle infolge einer Hirnblutung bei älteren Patienten im Anschluß an eine Lokalanästhesie, z.B. beim Zahnarzt, können die Folge des Zusatzes von Adrenalin bzw. Noradrenalin sein.

Besondere Gefahr droht, wenn Patienten gleichzeitig mit Pharmaka behandelt werden, die wie die tricyclischen Antidepressiva die Wirksamkeit von Noradrenalin verstärken (s.S. 348). Ornipressin[1], ein synthetisches, dem Vasopressin analoges Polypeptid, ist in solchen Fällen vorzuziehen, weil seine Wirkung nicht verstärkt

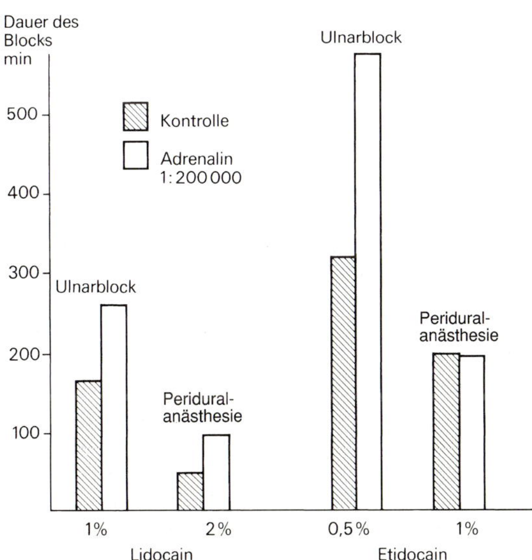

Abb. 8.5 **Abhängigkeit der Dauer eines Leitungsblocks vom vasokonstriktorischen Zusatz** (modifiziert nach Covino, B. G./Vasallo H. G. (Eds.): Local anesthetics. Mechanism of action and clinical use. Grune and Stratton, New York 1976).

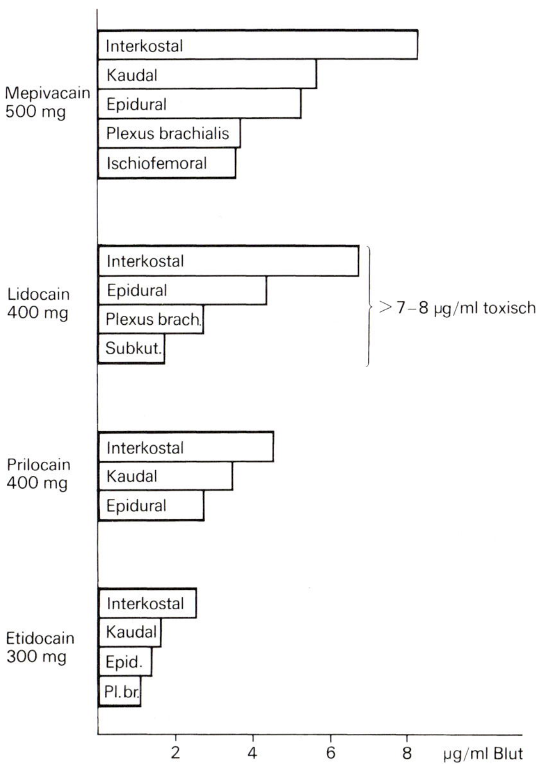

Abb. 8.6 **Maximal erreichbare Konzentration im Blut für verschiedene Lokalanästhetika** (appliziert mit Vasokonstringens) und ihre Abhängigkeit vom Applikationsort (modifiziert nach Covino, B. G./Vasallo H. G. (Eds.): Local anesthetics. Mechanism of action and clinical use. Grune and Stratton, New York 1976).

[1] Por 8 Sandoz®

wird und weil es keine direkte Wirkung auf den Schrittmacher und das Erregungsleitungssystem des Herzens ausübt. Wegen seiner koronarkonstriktorischen Wirkung ist bei Koronarinsuffizienz allerdings Vorsicht geboten; eine Dosis von 2 IE soll hier nicht überschritten werden.

Für die Dosierung der vasokonstriktorischen Zusätze gilt die Forderung „so wenig wie möglich", weil eine länger anhaltende Ischämie ungünstige Wirkungen auf die Wundheilung hat. Das Verhältnis der Zumischung von Adrenalin und Noradrenalin liegt zwischen 1:50000 und 1:300000 in der Odontologie bzw. 1:100000 und 1:500000 in der Chirurgie. Die in handelsüblichen Lokalanästhetikum-Lösungen enthaltenen Adrenalin- bzw. Noradrenalin-Konzentrationen sind oft höher als für den Einzelfall nötig. – Die offizinelle Adrenalin-Lösung enthält Adrenalin in einem Verhältnis von 1:1000; 0,5 ml dieser Adrenalinstammlösung müssen 50 ml einer Lokalanästhetikum-Lösung zugesetzt werden, damit eine Verdünnung des Vasokonstriktors von 1:100000 erreicht wird. Die Zumischung des Adrenalins sollte mit einer Tuberkulinspritze vorgenommen werden, da angesichts der hohen Wirksamkeit der Zusätze das Tropfenzählen viel zu ungenau ist. Die insgesamt bei der Lokalanästhesie verabfolgte Menge an Adrenalin bzw. Noradrenalin darf 0,25 mg nicht überschreiten.

8.4.2 Gefährliche Nebenwirkungen

Routine schwächt die Wachsamkeit. Diese Gefahr ist beim Gebrauch von Pharmaka mit so verbreiteter Anwendung besonders groß.

Eine häufige Ursache für lebensbedrohliche Zwischenfälle ist Verwechslung, z.B. Injektion von Lösungen, die nur für die Oberflächenanästhesie vorgesehen sind; intravasale Injektion infolge mangelhafter Technik oder abnorme Resorptionsverhältnisse (z.B. hyperämische Bronchialschleimhaut mit erhöhter Gefäßpermeabilität) können ebenfalls dafür verantwortlich sein. Angriffspunkte für tödliche Wirkungen sind ZNS und Herz.

ZNS

Vorboten einer toxischen Wirkung sind: Nausea, Erbrechen, Rededrang, Euphorie, Angst, Unruhe, Schwindel, starke Erregung und Verlust der Orientierung. Nach vorausgehenden Muskelzuckungen treten dann Krämpfe vorwiegend klonischen Typs auf, denen Koma und zentrale Atemlähmung folgen können. Erregung und Krämpfe sind die Folgen einer Blockade des Natriumkanals inhibitorischer Neurone, die zuerst blockiert werden. Bei besonders schweren Vergiftungen (bei versehentlicher rascher intravasaler Injektion hoher Dosen) kann sofort eine generelle zentrale Lähmung (narkoseähnlicher Zustand) ohne vorausgehendes Erregungsstadium eintreten.

Toxische Konzentrationen im Blut wurden beim Menschen experimentell mit Procain nach ca. 3 Minuten Infusionsdauer bei einer Infusionsrate von 1 mg/kg KG und Minute erreicht. Die Symptome, z.B. Muskelzuckungen, verschwanden wieder 12 Minuten nach Beendigung der Infusion.

Herz

Die kardiovaskulären Intoxikationserscheinungen bei lebensbedrohlichen Vergiftungen mit Lokalanästhetika – hauptsächlich hervorgerufen durch Blockade des Natriumkanals in Membranen des Erregungsleitungssystems und des Myokards (s. S. 440) – sind durch folgende Wirkungen gekennzeichnet: Frequenzabnahme, u.U. bis zum Stillstand (negativ chronotrop); Verlängerung der Überleitungszeit, u.U. bis zum AV-Block (negativ dromotrop); verminderte Erregbarkeit (negativ bathmotrop) und verminderte Kontraktionskraft (negativ inotrop). Die vasodilatierende Wirkung der Lokalanästhetika kann an dem resultierenden Kreislaufversagen beteiligt sein. Die kardiovaskulären Effekte der vasokonstriktorischen Zusätze (s. S. 273) können zeitweilig interferieren. – Auch ohne gleichzeitige Anwendung von Adrenalin oder Noradrenalin können besonders bei Intoxikationen mit sehr lipophilen Lokalanästhetika, wie z.B. Etidocain (s. Tab. 8.1), zeitweilig auch ventrikuläre Arrhythmien und im Extremfall Kammerflimmern auftreten (Blockade des Calciumkanals).

Allergische Reaktionen

Immunologisch bedingte Reaktionen lokaler und allgemeiner Art kommen vor, sind aber selten (s. S. 410). Eine höhere Allergierate des Procains im Vergleich zu Lokalanästhetika vom Säureamid-Typ ist erwiesen. Kreuzallergien zwischen Lokalanästhetika vom Ester-Typ (Procain, Oxybuprocain[1]) und chemisch verwandten Konservierungsstoffen (z.B. Benzoesäure und Methylparaben) sind häufig zu beobachten. Bei entsprechender Prädisposition und unachtsamer Handhabung von z.B. procainhaltigen Lösungen (häufiges Benetzen der Finger beim Entlüften der Injektionsspritze) kann sich eine ekzematoide Dermatitis entwickeln. Das kommt auch vor bei Anwendung von lokalanästhetikumhaltigen Salben, z.B. zur Behandlung eines analen Pruritus.

Allgemeine Überempfindlichkeitsreaktionen manifestieren sich in Form von Urticaria, Dermatitis, angioneurotischem Ödem, Asthma bronchiale und anaphylaktischem Schock. Es muß mit der Möglichkeit gerechnet werden, daß die Sensibilisierung im Laufe einer Anwendung von Procain-Penicillin erfolgte.

Beim **„Quaddeln"** mit Lokalanästhetika (auch als Neuraltherapie bezeichnet), wofür vorwiegend Procain Verwendung findet, können als Nebenwirkungen aller-

[1] Novesine®

gische Reaktionen in Form von Hauterscheinungen oder generalisierte Symptomenbilder mit schwersten exfoliativen Hautreaktionen sowie lebensbedrohliche anaphylaktische Schockzustände auftreten.

Methämoglobinämie

Mit einer Methämoglobinämie ist bei Anwendung einer höheren Dosis Prilocain (> 400 mg) zu rechnen (infolge metabolischer Entstehung eines Hydroxylamins, Methämoglobinämie s.S. 1036). In der Geburtshilfe sollte zur Vermeidung einer Methämoglobinämie beim Neugeborenen Prilocain, z.B. als Mittel zur Durchführung einer Pudendusanästhesie, nicht angewendet werden.

8.4.3 Maßnahmen bei Vergiftungen mit Lokalanästhetika

Bei entsprechender Vorsorge können Zwischenfälle beherrscht und tödliche Folgen vermieden werden. Diazepam[1] ist wegen seiner antikonvulsiven Eigenschaften zur Prämedikation zu empfehlen (s. S. 318).

Wenn, wie z.B. bei einer Bronchoskopie, u.U. relativ hohe Dosen angewendet werden müssen, sollten auf jeden Fall bereitstehen: Sauerstoff, Beatmungsbeutel mit Maske, Zungenzange und Intubationsbesteck. Zur Ausschaltung von Krämpfen sollten Diazepam pro injectione und ein kurz wirkendes Barbiturat (z.B. Thiopental[2]) vorhanden sein. Die Anwendung eines Barbiturats ist jedoch problematisch, weil nicht abzusehen ist, ob das Lokalanästhetikum nur vorübergehend Krämpfe und unmittelbar anschließend ein Koma (Narkose) verursacht. Bei Atemstillstand muß u.U. ein nicht depolarisierendes Muskelrelaxans injiziert werden, um mit Hilfe einer Intubation eine künstliche Beatmung durchführen zu können.

[1] Valium®
[2] Trapanal®

Weiterführende Literatur

Butterworth, J. F./Strichartz, G. R.: Molecular mechanism of local anesthesia: a review. Anesthesiology **72**, 711–734 (1990).

Catterall, W. A./Mackie, K.: Local anesthetics. In: Goodman Gilman´s The pharmacological basis of therapeutics. Hardman, J. G., Limbird, L. E., Molinoff, P. B., et al. (eds.), 9th ed., McGraw-Hill, New York (1995).

Catterall, W. A.: Cellular and molecular biology of voltage-gated sodium channels. Physiol. Rev. **72**, 15–48 (1992).

Covino, B. G.,/Vassallo, H. G. (eds.): Local anesthetics – Mechanisms of action and clinical use. Grune and Stratton, Inc., New York (1976).

Cousins, M. J./Bridenbaugh, P. O. (eds.): Neural Blockade in Clinical Anesthesia and Management of Pain. 3rd ed. J. B. Lippincott, Philadelphia (1995).

Geddes, I. C.: Pharmacology and toxicity of local anaesthetics. in: Gray, T. C./Nunn, J. F./Utting, J. E. (eds.): General Anaesthesia, 4th ed., Vol. 1. Butterworth and Co, London (1980).

Larsen R. (Ed.): Anästhesie. 6. Auflage, Urban & Schwarzenberg, München (1999).

Meyer, J./Nolte, H. (Hrsg.): Die Pharmakologie, Toxikologie und klinische Anwendung langwirkender Lokalanästhetika. Thieme, Stuttgart (1977).

Nemes C./Niemer M./Noak G. (Hrsg.): Datenbuch Anästhesiologie. Grundlagen · Empfehlungen · Techniken · Übersichten · Grenzgebiete · Bibliographie. Gustav Fischer Verlag, Stuttgart, New York (1985).

Ritchie, J. M./Greenard, P.: On the mode of action of local anesthetics. Ann. Rev. Pharmacol. **6**, 405–430 (1966).

Ritchie, J. M.: A pharmacological approach to the structure of sodium channels in myelinated axons. Ann. Rev. Neurosci. **2**, 341–362 (1979).

Scott, D. B./Cousins, M. J.: Clinical pharmacology of local anesthetic agents. In: Cousins, M. J./Bridenbaugh, P. O. (eds.): Neural blockade. J. B. Lippincott, Philadelphia (1980).

Stoelting, R. K. (Ed.): Pharmacology and physiology in anesthetic practice. Chapt. 7: Local anesthetics. J. B. Lippincott, Philadelphia (1987).

Strichartz, G. R./Covino, B. G.: Local anesthetics. Handbook of Experimental Pharmacology, Vol. 81, Springer-Verlag, Berlin (1987).

Strichartz, G. R./Covino, B. G.: Local anesthetics. In: Miller, R. D. (Ed.): Anesthesia. 3rd ed. Churchill Livingstone Inc. (1990).

Tucker, M. J.: Absorption and disposition of local anesthetics: Neural blockade. Macmillan (1980).

Watt, M. J.: The pharmacology of local analgesic agents. In: Lee, A. J./Bryce-Smith, R. (eds.): Practical regional analgesia. Excerpta Medica, Amsterdam (1980).

9 Narkotika

Narkose

H. P. Büch und U. Büch, Homburg/Saar

Die Ausschaltung operativ bedingter Schmerzen mit Hilfe der Narkose gehört zu den bedeutendsten Entdeckungen in der Medizin. Vor 150 Jahren begannen Zahnärzte und Chirurgen, zur Schmerzbekämpfung bei Operationen Distickstoffoxid (Stickoxydul), Diethylether und Chloroform zu verwenden. Narkotika setzen die spontane Erregungsbildung und die reflektorische Erregbarkeit des ZNS herab, sie bewirken Bewußtseinsverlust, Analgesie und Muskelerschlaffung.

Der unterschiedlichen Applikation entsprechend unterscheidet man zwei Gruppen von Narkotika:

1. **Inhalationsnarkotika;** ihre Anwendung erfolgt pulmonal;
2. **Injektionsnarkotika.** Sie werden intravenös verabreicht.

Jedes Verfahren zur Durchführung einer Narkose soll folgende Forderungen erfüllen:

1. **Steuerbarkeit:** Nach Bedarf soll die Narkose jederzeit zu vertiefen, abzuflachen oder zu beenden sein.
2. **Ausreichende Sicherheitsbreite:** Schmerzempfindung und Bewußtsein sollen bei Narkotikumkonzentrationen bzw. -dosen ausfallen, die möglichst um ein Vielfaches niedriger sind als diejenigen, durch die vitale Funktionen wie die Steuerung von Atmung und Kreislauf in der Medulla oblongata gelähmt werden.
3. **Reversibilität:** Sämtliche Ausfallerscheinungen müssen nach Beendigung einer Narkose wieder verschwinden.

9.1 Inhalationsnarkotika

Distickstoffoxid, Isofluran und Sevofluran sind am häufigsten in Gebrauch. Das seit den 50er Jahren viel verwendete Halothan wurde bei uns von Narkotika mit günstigeren Eigenschaften weitgehend verdrängt; in anderen Ländern aber wird Halothan – weil es preiswert ist – noch ausgiebig eingesetzt. Eine Vielzahl von Narkotika hat man seit der Entdeckung der Narkose wieder verlassen, z.B. wegen Gefahren unmittelbar bei der Anwendung (Brennbarkeit, Explosibilität im Gemisch mit Luft) oder wegen zu hoher Toxizität. Tab. 9.1 zeigt, daß Stoffe mit ganz unterschiedlicher chemischer Struktur nach Inhalation Narkose bewirken. Halothan und Isofluran sind bei Zimmertemperatur flüssig und werden für die Narkose durch spezielle Vorrichtungen (Verdampfer) in den dampfförmigen Zustand übergeführt (Abb. 9.1). Distickstoffoxid ist bei Normaldruck (760 mmHg) gasförmig; Gase können dem Inhalationsgemisch direkt beigemischt werden.

9.1.1 Pharmakokinetik (Aufnahme, Verteilung und Ausscheidung)

Physikochemische Gesetzmäßigkeiten beeinflussen die Pharmakokinetik der Inhalationsnarkotika. Der Druck (P) eines gas- oder dampfförmigen Narkotikums läßt sich aus der Zustandsgleichung für ideale Gase berechnen (Beispiel für die Berechnung s. auf S. 279, Punkt A).

$$P = \frac{n \cdot R \cdot T}{V}$$

P = Druck [mmHg bzw. Pa[1]]
V = Volumen [Liter]
n = Anzahl der Moleküle (mol)
T = absolute Temperatur [°C + 273]
R = Gaskonstante
= 62, wenn P in mmHg oder Torr
= 8,3, wenn P in kPa angegeben wird.

Das Gesetz von **Dalton** besagt, daß der Druck eines Gas- oder Dampfgemisches gleich der Summe der Partialdrücke der einzelnen Komponenten ist. Beimischung eines Fremdgases (z.B. eines Narkotikums) vermindert anteilmäßig den Partialdruck der physiologischen Atemgase im Inhalationsgemisch. Verteilt sich ein Narkotikum in einem Zweiphasensystem, dessen Komponenten unterschiedliche Aggregatzustände haben, z.B. flüssig/gasförmig, dann herrscht im Gleichgewichtszustand in beiden Phasen der gleiche Partialdruck.

Das Gesetz von **Henry** besagt, daß die in einer Flüssigkeit physikalisch gelöste Gasmenge direkt proportional dem Partialdruck des Gases in der Flüssigkeit ist.

[1] 1 mmHg, Torr = 133,3 Pa

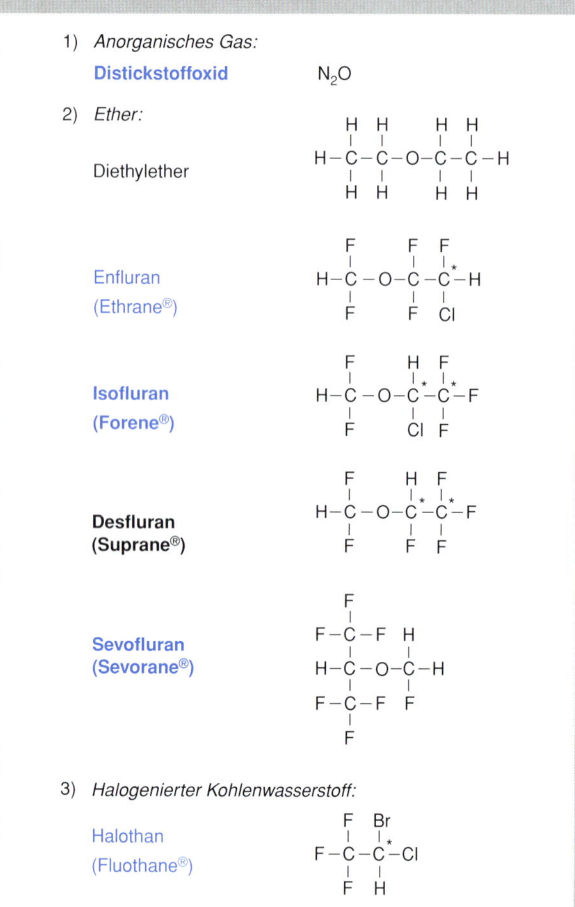

Tabelle 9.1: Strukturchemische Klassifizierung pulmonal zuführbarer narkotisch wirksamer Stoffe (fett = gebräuchlich)

1) *Anorganisches Gas:*

Distickstoffoxid N_2O

2) *Ether:*

Diethylether

```
    H  H     H  H
    |  |     |  |
H - C -C - O-C -C - H
    |  |     |  |
    H  H     H  H
```

Enfluran (Ethrane®)

```
    F      F  F
    |      |  |*
H - C - O- C -C - H
    |      |  |
    F      F  Cl
```

Isofluran (Forene®)

```
    F      H  F
    |      |* |*
H - C - O- C -C - F
    |      |  |
    F      Cl F
```

Desfluran (Suprane®)

```
    F      H  F
    |      |* |*
H - C - O- C -C - F
    |      |  |
    F      F  F
```

Sevofluran (Sevorane®)

```
    F
    |
F - C - F  H
    |      |
H - C - O- C - H
    |      |
F - C - F  F
    |
    F
```

3) *Halogenierter Kohlenwasserstoff:*

Halothan (Fluothane®)

```
    F  Br
    |  |*
F - C -C - Cl
    |  |
    F  H
```

* = Asymmetriezentrum

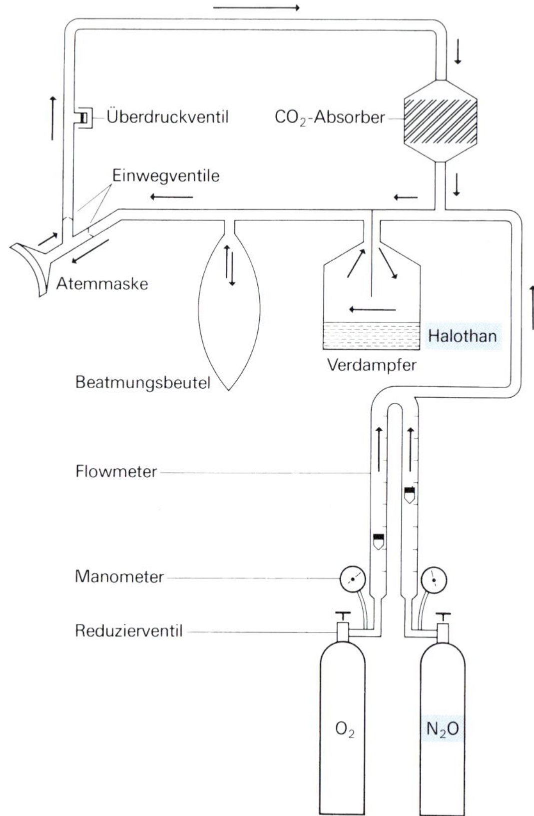

Abb. 9.1 Schematische Darstellung der technischen Voraussetzungen für eine kontrollierbare dosierte Anwendung von gas- und dampfförmigen Narkotika.

Aus der Kombination der beiden Gesetze ergibt sich für das Zweiphasensystem, daß im Gleichgewichtszustand der Partialdruck in der Gasphase (z.B. Inhalationsgemisch) proportional der in der Flüssigkeit (z.B. Blut) gelösten Gasmenge ist. Mit Hilfe des Blut/Gas-Verteilungskoeffizienten (Tab. 9.2) kann somit über den Partialdruck in der Gasphase bzw. die Konzentration des Narkotikums im Inhalationsgemisch die Narkotikumkonzentration im Blut berechnet werden (Beispiel 🔍, Punkt B).

Zu Beginn der Narkose, während der „Einleitungsphase", ist der Partialdruck des Narkotikums im Inhalationsgemisch (am Narkoseapparat eingestellte Konzentration) höher als im Gewebe, beispielsweise im Gehirn. Danach, während der „Unterhaltungsphase", hat sich in allen in Frage kommenden Kompartimenten ein Partialdruckgleichgewicht eingestellt. In der „Abklingphase" nach Abstellen der Narkotikumzufuhr kehrt sich das Verhältnis um, d. h., nun ist der Partialdruck im Gewebe höher als im Inhalationsgemisch.

Aufnahme durch die Lunge

Zunächst wird die Konzentration des Narkotikums in der funktionellen Residualluft durch das physiologische Atemgasgemisch verdünnt. Bei Anwendung von 70 Vol.-% Distickstoffoxid (Abb. 9.2A) vergehen einige Minuten, bis im Alveolarraum für Distickstoffoxid annähernd der gleiche Partialdruck wie im Inhalationsgemisch herrscht. Zuvor nimmt die Konzentration im Alveolarraum stufenweise mit jedem Atemzug zu (Auswaschzeit, Abb. 9.2C), wobei gleichzeitig ein Teil der jeweils inhalierten Distickstoffoxidmenge durch die Alveolarmembran (Abb. 9.2D) diffundiert, in den kapillaren Blutstrom aufgenommen wird und aus dem Alveolarraum verschwindet. Die pro Zeiteinheit diffundierende Menge ist u.a. abhängig von der Diffusionsstrecke, und zwar umgekehrt proportional dem Quadrat derselben (s. Tab. 1.2., S. 29). Deshalb nimmt die Diffusionsrate z.B. bei Stauungslunge, alveolären Proteinosen, interstitieller Infiltration des Lungengewebes ab. Die Diffusionsrate hängt auch von der Alveolarfläche ab (direkt proportional derselben, d. h., Verkleinerung bedingt Verringerung der Diffusionsrate, z.B. bei Atel-

Tabelle 9.2: Physikalisch-chemische und pharmakologische Eigenschaften von Inhalationsnarkotika*

Substanz	Verteilungskoeffizienten Öl/Gas	Blut/Gas[1] λ	Gewebe/Blut Gehirn	Gewebe/Blut Fett	MAC[2] (Vol.-%)	Konzentration im Blut[4] (g/l) bei MAC
Diethylether	65	12	2,0	49	1,92	0,70
Distickstoffoxid	1,4	0,47	1,1	2,3	105[3]	0,89
Halothan	224	2,4	2,0	62	0,75	0,14
Enfluran	97	1,8	1,4	36	1,68	0,23
Isofluran	91	1,4	1,6	52	1,15	0,12
Desfluran	19	0,45	1,3	27	6,0	0,19
Sevofluran	53	0,65	1,7	48	2,0	0,11

* weitere Eigenschaften s. Tab. 9.3
[1] Ostwald-Verteilungskoeffizient λ (37 °C, 1 Atm bzw. 101,3 kPa).
[2] MAC = minimale alveoläre Narkotikumkonzentration bei 1 atm; entspricht der EC_{50} für ein Narkotikum und ist die Narkotikumkonzentration, bei der 50 % der Patienten nicht mehr auf einen definierten Schmerzreiz reagieren (s. S. 282, Abb. 9.5).
Der MAC-Wert kann in Vol.- % oder als Partialdruck in mmHg bzw. Pa angegeben werden.
[3] > 100 % bedeutet, daß es sich um einen fiktiven Wert handelt; MAC wurde unter Anwendung von Überdruck (hyperbar) beim Menschen gemessen.
[4] Aus dem Partialdruck (z. B. im Tierversuch für Halothan 7,7 mmHg) wird mit Hilfe von

$$P = \frac{n \cdot R \cdot T}{V}$$

die Narkotikumkonzentration im Inhalationsgemisch (g/l) errechnet (z. B. für Halothan = 0,081 g/l). Zur Berechnung der Narkotikumkonzentration im Blut wird wie bei Punkt B (s. Kasten) vorgegangen (z. B. für Halothan 0,081 · 2,4 = 0,19 g/l).

ektasen, Pneumothorax, Lobektomie) und von dem Partialdruckgradienten zwischen Alveolarraum und Kapillarblut. Für die **Zeit,** die **bis zum Partialdruckausgleich** zwischen Inhalationsgemisch und Alveolarraum benötigt wird, ist letztlich jedoch die **Löslichkeit des Narkotikums im Blut** bestimmend (Abb. 9.2B sowie Tab. 9.2, Blut/Gas-Verteilungskoeffizient λ). Partialdruckausgleich wird bei Anwendung von Diethylether aufgrund seiner im Vergleich zum Distickstoffoxid extrem guten Löslichkeit im Blut erst viel später erreicht.

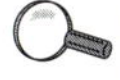

Berechnung des Halothandampfdruckes (A) und der narkotisch wirksamen Halothankonzentration im Blut eines Versuchstieres (B)

Folgende Voraussetzungen gelten: 0,35 ml Halothan verdampfen in einem Glasgefäß mit einem Rauminhalt von 8 l bei 27 °C und 1 atm = 101,3 kPa. Das darin befindliche Versuchstier (z. B. eine Ratte) nimmt über die Inhalationsluft Halothan bis zum Konzentrationsausgleich auf.
Halothan: MM = 197,4; spez. Gew. = 1,86; Blut/Gas-Verteilungskoeffizient = 2,4 (s. Tab. 9.2).

A) Wie hoch ist der Halothandampfdruck?

0,35 ml · 1,86 ≙ 0,651 g ≙ 0,0033 mol

$$P = \frac{n \cdot R \cdot T}{V} = \frac{0,0033 \cdot 62 \cdot 300}{8} =$$

7,7 mmHg = 1026 Pa ≈ 1 kPa

Der Anteil des Halothans am Gesamtdruck (760 mmHg = 101,3 kPa) beträgt demnach ≈ 1 %.

B) Wie hoch ist die Halothankonzentration im Blut des Versuchstieres?

Halothankonzentration im Glasgefäß = 0,081 g/l (0,651 g in 8 l)
0,081 · 2,4 = 0,194 g/l (= Halothankonzentration im Blut des Versuchstieres)

Transport mit dem Blut

Inhalationsnarkotika werden physikalisch im Plasmawasser und den Lipiden der Blutzellmembranen gelöst sowie an **Plasmaproteine** gebunden. In-vitro-Untersuchungen ergaben, daß Halothan an Serumalbumin und Hämoglobin des Menschen reversibel gebunden wird (Abb. 9.3A). Die Spezifität dieser Bindung an Albumin wird durch den Vergleich mit Gammaglobulin deutlich, das kein Halothan bindet. Eine anhand der Ergebnisse dieser Bindungsstudie vorgenommene approximative Berechnung der Halothanverteilung in den verschiedenen „Kompartimenten" des Blutes ist in Abb. 9.3B angegeben.

Mit dem zirkulierenden Blut wird das Narkotikum sämtlichen Geweben zugeführt. In der Einleitungsphase soll der Partialdruck im Blut möglichst rasch ansteigen und mit dem am Narkoseapparat eingestellten Partialdruck ins Gleichgewicht kommen, damit die Einleitungsdauer kurz ist. Nur dann, wenn das Blut möglichst schnell mit Narkotikum abgesättigt wird, erfolgt auch im Gehirn rasch Partialdruckausgleich mit

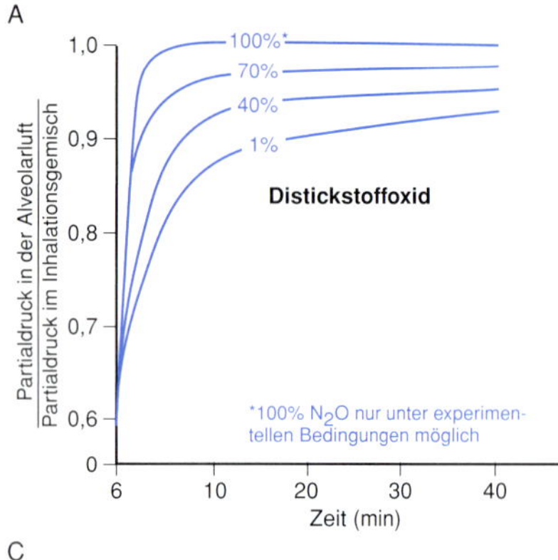

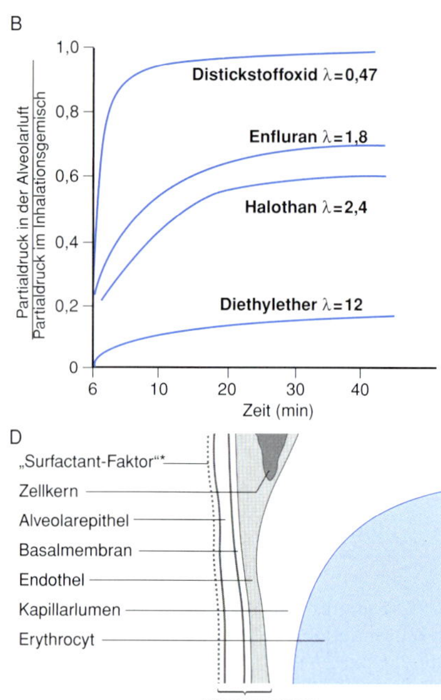

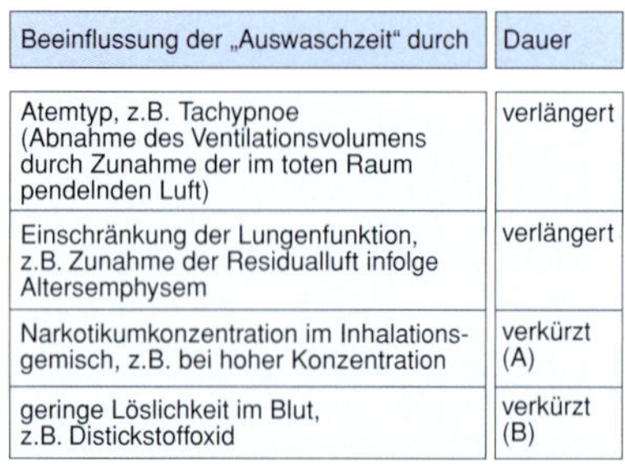

C

Beeinflussung der „Auswaschzeit" durch	Dauer
Atemtyp, z.B. Tachypnoe (Abnahme des Ventilationsvolumens durch Zunahme der im toten Raum pendelnden Luft)	verlängert
Einschränkung der Lungenfunktion, z.B. Zunahme der Residualluft infolge Altersemphysem	verlängert
Narkotikumkonzentration im Inhalationsgemisch, z.B. bei hoher Konzentration	verkürzt (A)
geringe Löslichkeit im Blut, z.B. Distickstoffoxid	verkürzt (B)

Abb. 9.2 Zeitliche Abhängigkeit der Einstellung des Partialdruckgleichgewichtes zwischen Inhalationsgemisch und Alveolarraum: (**A**) in Abhängigkeit von der angebotenen Distickstoffoxidkonzentration; (**B**) bei vier verschiedenen Narkotika in Abhängigkeit von ihrer Löslichkeit im Blut (λ = Blut/Gas-Verteilungskoeffizient, Tab. 9.2) unter Anwendung der jeweils narkotisch wirksamen Konzentration. Ferner: (**C**) Beeinflussung der „Auswaschzeit" durch verschiedene Parameter; (**D**) Morphologie der Alveolarmembran.

der im Inhalationsgemisch vorliegenden Narkotikumkonzentration. Die Geschwindigkeit, mit der bei konstanter Narkotikumzufuhr ein Partialdruckausgleich zwischen Inhalationsgemisch und Blut zustande kommt, ist wieder hauptsächlich von dem Blut/Gas-Verteilungskoeffizienten λ des angewendeten Narkotikums abhängig.

Löslichkeit im Blut: Hinsichtlich dieser stofflichen Eigenschaft gibt es beträchtliche Unterschiede (Tab. 9.2, Blut/Gas-Verteilungskoeffizient λ). Im Blut löst sich z.B. 25mal mehr Diethylether als Distickstoffoxid; die Einleitungszeit dauert beim Diethylether dementsprechend länger als beim Distickstoffoxid. Partialdruckausgleich zwischen Inhalationsluft und Blut wird um so schneller erreicht, je geringer die Löslichkeit im Blut ist (Abb. 9.4).

Aufnahme ins Gewebe

Mit dem Blutstrom wird das Narkotikum ins Gewebe transportiert. Die dort aufgenommene Menge vermindert den Partialdruck im Blut und verzögert die Geschwindigkeit der Gleichgewichtseinstellung zwischen Blut und Inhalationsgemisch. Der maßgebende Faktor für die Geschwindigkeit, mit der Narkotika während der Einleitungsphase in die verschiedenen Gewebe aufge-

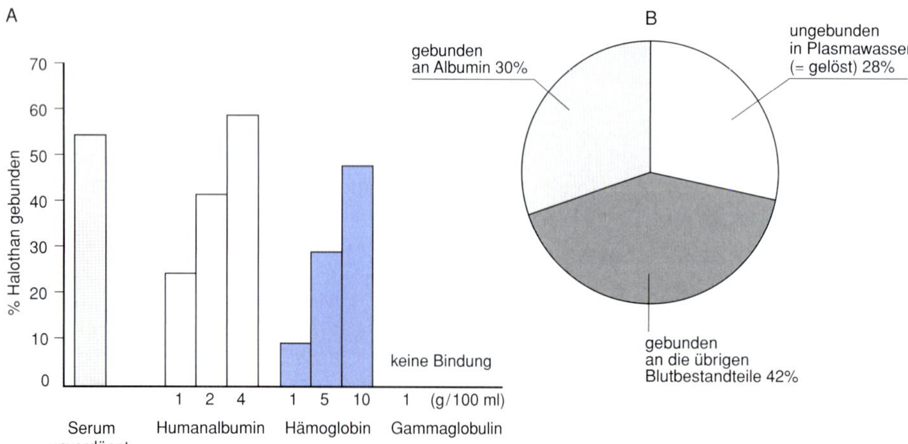

Abb. 9.3 (**A**) **Bindung von Halothan an Eiweiße in unverdünntem Serum, an Albumin und Hämoglobin des Menschen;** eine Bindung an Gammaglobulin war nicht nachweisbar (untersucht bei 0,2 Vol.- % Halothan und 25 °C), (**B**) approximative Halothanverteilung im Blut (Altmayer und Büch, 1989).

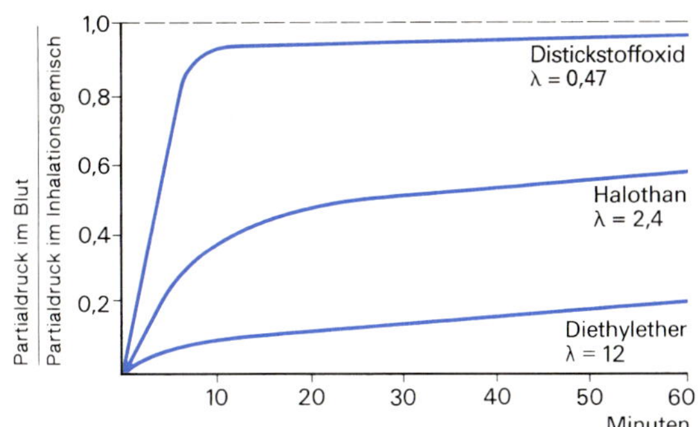

Abb. 9.4 Zeitlicher Verlauf der Aufnahme der Inhalationsnarkotika in das Blut. Bei diesem experimentellen Vergleich herrschte in der Inhalationsluft für das jeweilige Narkotikum von Anfang an der Partialdruck, der nach Einstellung des Gleichgewichtes für eine bestimmte Narkosetiefe benötigt wurde. Bezogen auf die Narkosetiefe wurden mithin äquieffektive Narkotikumkonzentrationen angeboten. Unter diesen experimentellen Bedingungen dauert es beim Distickstoffoxid 1 Stunde, beim Diethylether mehr als 10 Stunden, bis Partialdruckausgleich zwischen Inhalationsgemisch und Blut erzielt ist. Beachte die dementsprechend unterschiedlichen Blut/Gas-Verteilungskoeffizienten der Narkotika.

nommen werden, ist deren Durchblutungsrate. Das Gehirn als Wirkort gehört mit einer Durchflußrate von 55 ml/100 g pro Minute zu den am besten versorgten Organen. Es erhält pro Gramm Gewebe in der Zeiteinheit z.B. 10- bis 20mal mehr Blut als die Muskulatur, die den größten Teil der Körpermasse ausmacht. Aufgrund dieser hohen Durchflußrate nimmt das Gehirn während der Einleitung besonders rasch Narkotikum bis zum Partialdruckausgleich mit dem Blut auf. Dies gilt auch für alle anderen gut durchbluteten Organe, wie Herz, Leber und Niere (Angaben über die Durchblutung s. S. 38).

Die Durchflußrate des Fettgewebes beträgt nur 1 ml/100 g in der Minute. Auch stark lipidlösliche Narkotika wie Halothan (Öl/Gas-Verteilungskoeffizient = 224, Tab. 9.2) werden daher ins Fettgewebe viel langsamer als ins Gehirn aufgenommen.

Im ZNS stellt die Blut-Hirn-Schranke (s. S. 27) für das Eindringen der Inhalationsnarkotika kein Hindernis dar; auch die am wenigsten lipidlöslichen Narkotika, nämlich Distickstoffoxid, Desfluran, Sevofluran und Diethylether (Öl/Gas-Verteilungskoeffizient = 1,4, 19, 53 bzw. 65, Tab. 9.2), verfügen noch über eine ausreichende Penetrationsfähigkeit.

Nach Erreichen des Verteilungsgleichgewichtes ist der Gewebe/Blut-Verteilungskoeffizient ein Maß für die Menge an Narkotikum, die das Gewebe insgesamt aufzunehmen vermag. Dieser Koeffizient liegt für die meisten Gewebe zwischen 1 und 3, mit anderen Worten: Narkotika werden im Vergleich zum Blut im Gewebe (Ausnahme: Fettgewebe) höchstens bis zu einem Faktor von 3 angereichert. Beim Fettgewebe, bei dem der prozentuale Lipidanteil am Feuchtgewicht mit ca. 30 bis 50 % um ein Vielfaches höher ist als bei allen anderen Geweben, ist auch die Anreicherung der Narkotika mehrfach höher (Tab. 9.2). Demgegenüber beträgt der Anteil der Lipide am Gesamtgewicht des Gehirns nur 10 %. Stellt man diese Tatsache in Rechnung und korrigiert dementsprechend den Verteilungskoeffizienten, dann ergibt sich im Lipidanteil des Gehirngewebes auch eine beträchtliche Anreicherung.

Dauert die Zufuhr des Narkotikums lange genug, so stellt sich schließlich ein Partialdruckausgleich zwischen allen Kompartimenten im Körper ein. In dem zur Lunge zurückfließenden venösen Blut ist dann der Partialdruck des Narkotikums gleich demjenigen im Inhalationsgemisch, d. h. das Verteilungsgleichgewicht ist erreicht. Konsequentermaßen sollte von diesem Zeitpunkt an kein Narkotikum mehr in den Körper aufgenommen werden; dennoch wird es weiter über die Lunge eingeschleust, weil geringe Mengen den Organismus permanent verlassen: z.B. durch Diffusion über Schleimhäute sowie mit den Körpersekreten (Schweiß, Harn, Magen-Darm-Sekret etc.) und durch einsetzende Metabolisierung.

Pulmonale Elimination

Ein Abstellen der Zufuhr hat zur Folge, daß die Narkotika – größtenteils unverändert – über die Lunge wieder ausgeatmet werden. Der Partialdruck im arteriellen Blut ist dann niedriger als derjenige des aus den verschiedenen Körperkompartimenten kommenden venösen Blutes. Ansonsten entsprechen die für die Elimination geltenden Gesetzmäßigkeiten grundsätzlich denen bei der Aufnahme in den Organismus, jedoch mit umgekehrten Vorzeichen. Die Dauer der pulmonalen Ausscheidung der Narkotika ist vor allem von ihren physikalisch-chemischen Eigenschaften abhängig: Beispielsweise wird Distickstoffoxid, das nur wenig blut- und lipidlöslich ist, den Organismus am schnellsten wieder verlassen; seine Elimination spielt sich innerhalb von Minuten ab, auch wenn nach einer längeren Narkose sich alle Gewebe mit einer höheren Distickstoffoxidkonzentration ins Gleichgewicht gesetzt haben. Demgegenüber wird es bei einem Narkotikum wie Diethylether, das ebenfalls eine relativ geringe Lipidaffinität, aber eine hohe Löslichkeit im Blut besitzt, lange (unter Umständen Tage) dauern, bis alles wieder ausgeschieden ist.

9.1.2 Pharmakodynamik

Narkosestadien

Durch eine Narkose werden eine Reihe von Funktionen des ZNS reversibel gelähmt. Im Gegensatz zum Schlafenden ist der Narkotisierte nicht weckbar. Stell- und Haltereflexe sowie die protektiven Reflexe sind in Abhängigkeit von der Narkosetiefe abgeschwächt oder erloschen. Das Ausmaß der Einschränkung der Aktivität des ZNS wird bestimmt von der Höhe der angewendeten Narkotikumkonzentration. Am empfindlichsten reagiert die Hirnrinde; sie wird zuerst gelähmt (Analgesie, Bewußtseinseinschränkung → Bewußtlosigkeit). Danach werden in Abhängigkeit von der Narkotikumkonzentration absteigend die Funktionen von Teilen des Hirnstammes (Mittelhirn, Ursache eventuell auftretender Exzitationserscheinungen, Hyperreflexie etc.) und – **unter Überspringen der Medulla oblongata** – des Rückenmarks ausgeschaltet. Erst bei Überdosierung wird auch die Medulla oblongata gelähmt, und dadurch erlischt die Aktivität der Zentren zur Steuerung von Atmung und Kreislauf (Atemstillstand und Kreislaufversagen).

Die Einteilung der Narkose in einzelne Stadien (I = Analgesie-; II = Exzitations-; III = Toleranz-; IV = Asphyxiestadium) stammt aus der Zeit, als der Diethylether – das Narkotikum, bei dem die Einleitungsphase sehr lang ist – das Feld beherrschte. Bei den heute angewendeten kombinierten Narkoseverfahren wird durch ein Injektionsnarkotikum (s. S. 290) sofort Bewußtlosigkeit erzielt; die Stadien I und II werden dadurch übersprungen. Durch nachfolgende Anwendung eines oder mehrerer Inhalationsnarkotika kann Stadium III beliebig lange aufrechterhalten, vertieft oder abgeflacht werden. Zur Beendigung der Narkose wird die Narkotikumzufuhr abgestellt. Es kann vorkommen, daß der Narkotisierte vor dem Aufwachen eine Phase der Exzitation durchläuft. Dies zeigt einen in der Abklingphase umgekehrten Ablauf der Narkosestadien (III → II → I → Erwachen) an.

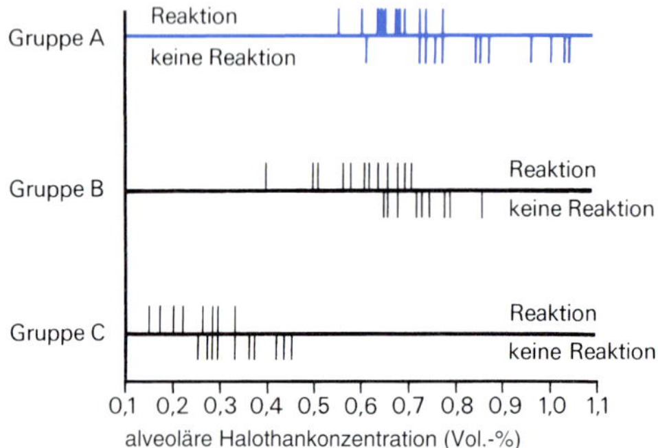

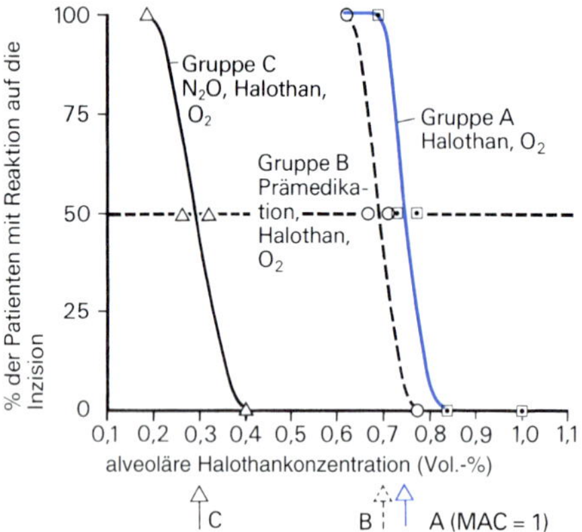

Abb. 9.5 Bestimmung der minimalen alveolären Narkotikumkonzentration (MAC). Der obere Teil des Diagramms gibt die Reaktion von Patienten in Narkose wieder: Die senkrechten Striche **über** der Horizontalen bedeuten positive Schmerzreaktion auf eine Testinzision (jeder Strich ist ein Patient); Striche nach **unten** bedeuten demgegenüber **keine** Reaktion.
Gruppe A = Halothan-Sauerstoff-Gemisch
Gruppe B = Halothan-Sauerstoff-Gemisch nach Vorbehandlung mit Morphin (8–15 mg s.c., ca. 90 Minuten vor der Inzision)
Gruppe C = Halothan in einem Gemisch aus 30 Vol.-% Sauerstoff und 70 Vol.-% Distickstoffoxid
Im unteren Teil des Diagramms ist die positive Reaktion auf den Schmerzreiz in % der Fälle in Abhängigkeit von der angewendeten Halothankonzentration dargestellt. Ausgehend von der niedrigsten Narkotikumkonzentration in der entsprechenden Versuchsgruppe (A, B bzw. C) ist jeweils für mindestens vier Patienten mit einheitlicher Reaktion auf den Schmerzreiz der Mittelwert der Halothankonzentration berechnet und im Diagramm eingetragen (modifiziert nach L. J. Saidman und E. I. Eger II, Anesthesiology **25**, 302, 1964 bzw. L. Quasha, E. I. Eger II und J. H. Tinker, Anesthesiology **53**, 315; 1980).

MAC-Wert

Die MAC (minimale alveoläre Narkotikumkonzentration bei 1 atm, s. Tab. 9.2 und Abb. 9.5) ist die Konzentration im Verteilungsgleichgewicht (Konstanthalten der Zufuhr für mindestens 15 Minuten), bei der 50 % der Patienten keine Abwehrreaktion mehr auf einen definierten Schmerzreiz (z.B. Hautinzision) zeigen. Die MAC kann in Vol.-% oder als Partialdruck in mmHg angegeben werden. So gemessen, haben die verschiedenen Inhalationsnarkotika eine ganz unterschiedliche Wirkungsstärke, die direkt proportional ihrer Lipidlöslichkeit ist (Abb. 9.6).

Weitere zum Verständnis der Messung der MAC erforderliche Einzelheiten sind der Abb. 9.5 zu entneh-

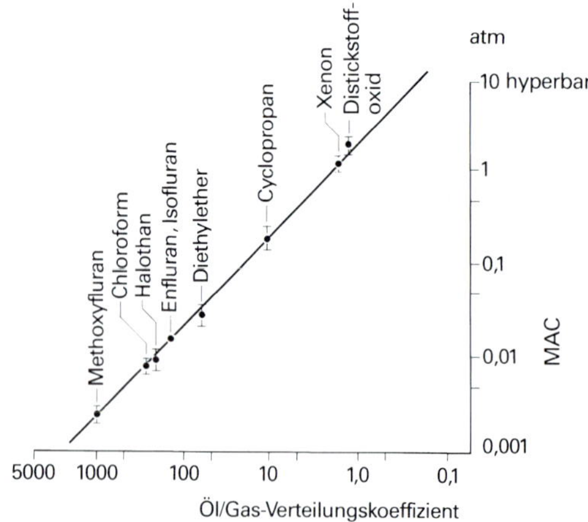

Abb. 9.6 Beziehung zwischen Lipidlöslichkeit und MAC (minimale alveoläre Narkotikumkonzentration, bei der 50 % der Patienten nicht mehr auf einen definierten Schmerzreiz reagieren = EC_{50}). (Modifiziert nach Eger, Lundgren, Miller und Stevens, Anesthesiology **30**, 129–135; 1969).

men. Wie aus der Darstellung im unteren Teil der Abbildung hervorgeht, ist der Verlauf der Konzentrations-Wirkungs-Kurve für ein Narkotikum wie Halothan sehr steil: Bereits eine Erhöhung der alveolären Konzentration um 10 %, d. h. das 1,1fache der MAC (beim Halothan ist dies gleichbedeutend mit einer Steigerung von 0,75 auf 0,83 Vol.-%), bewirkt, daß nunmehr alle Narkotisierten nicht mehr auf den Schmerzreiz reagieren. Synergistische Effekte (z. B. bedingt durch eine Prämedikation mit Morphin oder hervorgerufen durch Beimischung eines weiteren Narkotikums zum Inhalationsgemisch) können anhand des Ausmaßes der Linksverschiebung der „Konzentrations"-Wirkungs-Kurve quantifiziert werden.

Wirkungsmechanismus (Narkose-Theorie)

Seit etwa 100 Jahren weiß man, daß die **Wirkungsstärke** von Narkosemitteln mit ihrer **Lipophilie** steigt (Lipidtheorie von Meyer, 1899, und Overton, 1901). Lipophilie ist in der Tat eine elementare Voraussetzung für die Wirkung von Narkotika im Gehirn (Abb. 9.6). Das trifft z. B. auch für die narkotische Wirksamkeit von Xenon zu, das unter den Edelgasen das am meisten lipidlösliche ist (Öl/Gas-Verteilungskoeffizient = 1,9). Das Wirksamwerden von Narkotika im ZNS ist jedoch durch ihre Lipidlöslichkeit allein nicht zu erklären.

Neuerdings richtet sich die Aufmerksamkeit auf die **hydrophoben Teile der Ionenkanal-Proteine,** die in die Phospholipide der Nervenzellmembranen eingebettet sind. Eine Einlagerung von Narkotikummolekülen in diese Zonen, wo die Phospholipide und die Proteine zusammentreffen, könnte die Konformationsänderung der Ionenkanal-Proteine bei der synaptischen Übertragung verhindern, z. B. die Öffnung von Glutamat-aktivierten Kationenkanälen (s. S. 133).

Die **Stereoselektivität** der Wirkung von Narkotika (Beispiele: Isofluran S. 284; Hexobarbital und andere Barbiturate S. 291; Ketamin S. 293; Etomidat S. 294) spricht für die Bedeutung dieser Wechselwirkung mit Ionenkanal-Proteinen. Bei Barbituraten gibt es Beispiele dafür, daß die optischen Antipoden sogar entgegengesetzt wirken: Bei der *N*-Methyl-5-phenyl-5-propylbarbitursäure wirkt das (R)-(−)-Enantiomer narkotisch, das (S)-(+)-Enantiomer wirkt erregend und konvulsiv. Nach Injektion des narkotisch wirksamen (R)-(−)-Enantiomeren nimmt bei der Katze die Amplitude mono- und polysynaptischer Reflexe ab und beim (S)-(+)-Enantiomeren zu, d. h., beide Enantiomere greifen an derselben synaptischen Membran an, wirken aber entgegengesetzt.

Für die Hemmung **spannungsabhängiger Ionenkanäle**, z. B. der Calciumkanäle an Präparaten in vitro, werden Halothankonzentrationen benötigt, die um ein Vielfaches höher sind als die am Menschen narkotisch wirksamen (Abb. 9.7). Mißt man aber die Hemmung der Spontanaktivität (Spikefrequenz) von Schnitten der Großhirnrinde von Ratten, dann liegen die effektiven Halothankonzentrationen im selben Bereich wie bei den narkotisierten Patienten. Da an der Spontanaktivität synaptische Übertragung beteiligt ist, kann man vorsichtig folgern, daß vermutlich **ligandenaktivierte**, nicht spannungsabhängige **Ionenkanäle** die wichtigsten Ziele der Narkotika sind. Warum das so ist und warum die Neurone der Großhirnrinde auf Narkotika besonders empfindlich reagieren, muß vorerst offenbleiben.

9.1.3 Ether

Diethylether

Dieses Narkotikum wird nicht mehr angewendet; der an speziellen Eigenschaften des Diethylethers interessierte Leser wird auf vorausgehende Auflagen dieses Buches verwiesen.

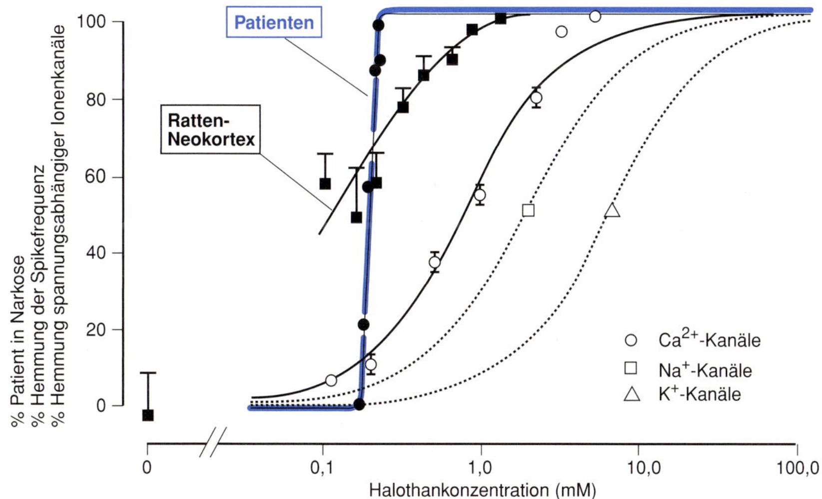

Abb. 9.7 Narkotisch wirksame Halothankonzentration beim Menschen (= 250 µM in der wäßrigen Phase, berechnet aus dem MAC-Wert und dem „Wasser"/Gas-Verteilungskoeffizienten für Halothan), **wirksame Halothankonzentrationen zur Unterdrückung der Spontanaktivität (Spikefrequenz) am Ratten-Neokortex in vitro sowie zur Hemmung von spannungsabhängigen Ionenkanälen verschiedener Präparationen.** (Modifiziert nach Franks, N. P. und Lieb, W. R.: Nature, **367**, 607, 1994, sowie Kirschfeld, K. und Antkowiak, B.: Neuroforum **3**, 5, 1995.)

Methoxyfluran

Es handelt sich um einen halogenierten Ether, der im Gegensatz zum Diethylether in Luft und Sauerstoff schwer entflammbar ist. Die nach Methoxyfluran vermehrt aufgetretenen Nephropathien (Ursache: metabolische Freisetzung von F^--Ionen, s. Abb. 9.8; s.u. bei Isofluran) fielen erst nach breiter klinischer Anwendung auf und sind unter anderem der Grund, weshalb dieses Narkotikum so schnell wieder verlassen wurde.

Enfluran[1]

Enfluran ist wie Methoxyfluran ein halogenierter Ether (physikalisch-chemische Eigenschaften s. Tab. 9.2 und 9.3). Schon bald nach der Einführung wurde beobachtet, daß in einem kleinen Prozentsatz der Fälle, meistens bei prädisponierten Patienten (Krampfleiden), in „tiefer" Narkose kurzdauernde, tonisch-klonische Muskelzuckungen auftreten. Diese sind mit charakteristischen EEG-Veränderungen korrelierbar: Frequente Wellen mit hoher Amplitude gehen über in „Spike-Dom-Komplexe" mit gelegentlicher Unterbrechung durch isoelektrische Strecken. Zentralnervöse Ausfallserscheinungen treten im weiteren Verlauf nach der Narkose nicht auf.

Enfluran war über 2 Jahrzehnte im Einsatz. Wegen der unerwünschten ZNS-Wirkung und dem Umstand, daß inzwischen Inhalationsnarkotika mit günstigeren Eigenschaften bereitstehen, wird Enfluran in größeren Kliniken heute praktisch nicht mehr angewendet.

Der an speziellen Eigenschaften und weiteren unerwünschten Wirkungen von Enfluran interessierte Leser wird auf die vorausgehende 7. Auflage dieses Buches verwiesen.

[1] Ethrane®

Isofluran[2]

Stoffliche Eigenschaften

Isofluran (ein geometrisches Isomer von Enfluran, Tab. 9.1) wurde nach Enfluran eingeführt. Wie dieses hat es ein Asymmetriezentrum. Das für die Anästhesie verwendete Racemat liegt als klare und farblose Flüssigkeit vor, die chemisch sehr stabil ist. Zur Aufbewahrung sind keine Zusätze erforderlich. In Dampfform riecht es ähnlich wie Diethylether (jedoch zusätzlich stechend). Zur Narkose wird ein speziell kalibrierter Verdampfer verwendet. Im Gemisch mit Sauerstoff und Lachgas ist Isofluran in dem für anästhesiologische Zwecke benötigten Konzentrationsbereich nicht brennbar (physikalisch-chemische Eigenschaften s. Tab. 9.2 und 9.3). Im Vergleich zu Halothan und Enfluran ist die Löslichkeit dieses halogenierten Ethers im Blut geringer ($\lambda = 1{,}4$).

In Tierversuchen erwies sich das (S)-(+)- um ca. 50 % narkotisch stärker wirksam als das (R)-(–)-Enantiomer.

Metabolismus

Aufgrund der günstigen physikalisch-chemischen Eigenschaften (niedriges λ und niedrigerer Öl/Gas-Verteilungskoeffizient im Vergleich zu Halothan) wird Isofluran nach Abstellen der Narkotikumzufuhr pulmonal rasch eliminiert. Die hohe chemische Stabilität erschwert die enzymatische Umwandlung des in Spuren zurückbleibenden Isoflurans in der Leber. Die Metabolisierungsrate ist daher sehr gering und beträgt < 0,2 % des am Narkoseende nicht unmittelbar ausgeatmeten Isoflurans. Vom Enfluran werden unter vergleichbaren Bedingungen 10mal mehr und vom Halothan sogar

[2] Forene®

Tabelle 9.3: Molekülmasse, Brennbarkeit, „Gummi"/Gas-Verteilungskoeffizient, Siedepunkt, Dampfdruck für eine Reihe dampfförmiger Narkotika

Substanz	Molekülmasse (MM)	Brennbarkeit	„Gummi"/Gas-Verteilungskoeffizient[2]	Siedepunkt (°C)	Dampfdruck (bei 20 °C) (mmHg)
Diethylether	74	+	45	34,6	442
Halothan	197	–[1]	190	50,2	244
Enfluran	184	–[1]	74	56,5	172
Isofluran	184	–[1]	49	48,5	240
Desfluran	168	–[1]	19	22,8	669
Sevofluran	200	–[1]	14	58,5	170

[1] nicht brennbar in Luft bzw. Sauerstoff unter den bei Narkosen angewendeten Bedingungen; [2] wichtig wegen der Materialien aus Gummi, die bei Narkosen verwendet werden, z.B. Trachealtubus (Maligne Hyperthermie, S. 288).

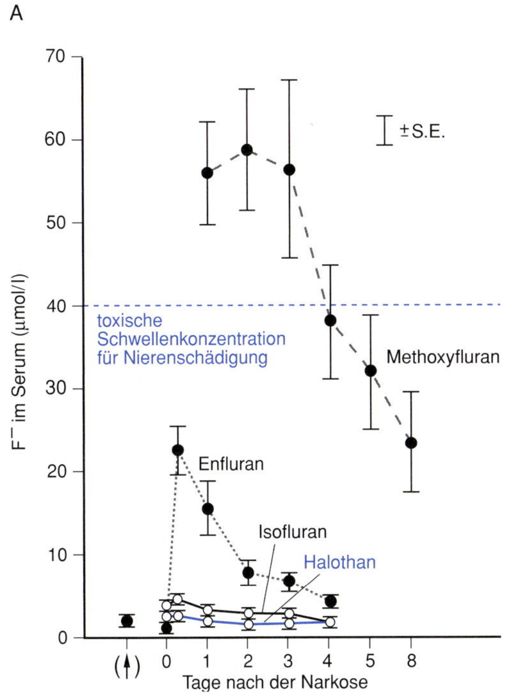

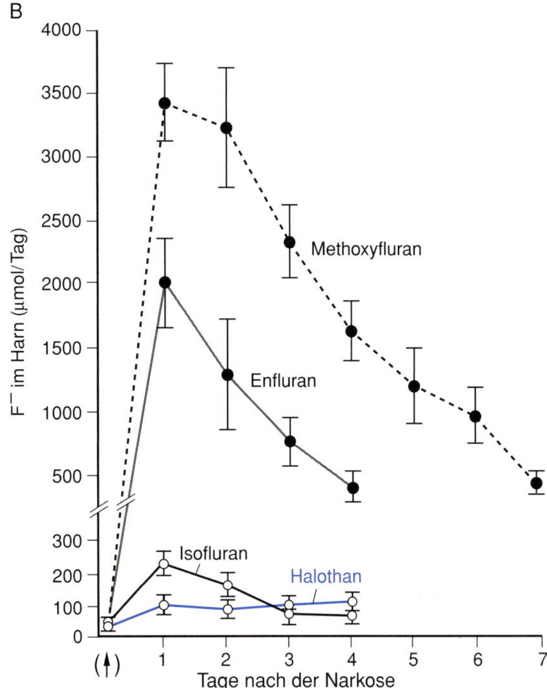

Abb. 9.8 F^--Konzentration im Serum (A) sowie F^--Ausscheidung im Harn (B) beim Menschen nach Inhalationsnarkose mit verschieden fluorierten Narkotika in äquieffektiver Konzentration. (↑) Kontrollwert vor der Narkose (modifiziert nach Cousins et al., Anesthesiol. **44**, 44; 1976).

100mal mehr metabolisiert. Im Vergleich zu Methoxyfluran und Enfluran ist die Dehalogenierung des Isoflurans – gemessen an der Freisetzung von F^- (s. Abb. 9.8) – viel geringer und weit von der Schwelle entfernt, die für die Nieren toxisch ist.

Anwendung

Aufgrund der geringen Löslichkeit im Blut (Tab. 9.2) ist die Dauer der Einleitung bei Isofluran kurz. In der Abklingphase wird es auch dementsprechend schnell wieder über die Lunge eliminiert. Die Zeit zwischen dem Abstellen der Narkotikumzufuhr und dem Öffnen der Augen nach Aufforderung beträgt nach einer Narkosedauer von ≈ 1 Stunde ca. 7 Minuten. In Kombination mit Distickstoffoxid/Sauerstoff (2 : 1) werden zur Unterhaltung eines für größere chirurgische Eingriffe erforderlichen Toleranzstadiums ca. 1,2 Vol.-% Isofluran benötigt.

Unerwünschte Wirkungen

Isofluran wirkt wie Halothan **atemdepressiv.** Kontrollierte Beatmung ist erforderlich. Auch bezüglich **seiner negativ inotropen Wirkung** unterscheidet es sich nicht von den anderen dampfförmigen Inhalationsnarkotika. Die nach Isofluran auftretende **Hypotension** wird überwiegend auf eine Senkung des peripheren Gefäßwiderstandes (z. B. Zunahme der Skelettmuskeldurchblutung) zurückgeführt. Isofluran erweitert auch die Koronarien. Besonders bei Patienten mit Koronarsklerose kann diese Dilatation aufgrund des **„Steal"-Phänomens** (S. 470) eine passagere Ischämie in pathologisch verengten Gefäßbereichen des Myokards hervorrufen. Die Sensibilisierung von Myokard und Erregungsleitungssystem des Herzens gegenüber Catecholaminen ist im Vergleich zu Halothan nur schwach ausgeprägt. Die in Isoflurannarkose (1,25 MAC) beim Menschen zur Auslösung von Extrasystolen benötigte Adrenalindosis ist mit 6,7 µg/kg um mehr als den Faktor 3 höher als die in Halothannarkose (1,25 MAC; Adrenalin 2,1 µg/kg).

Interaktionen

Isofluran verstärkt wie alle Ether (beim Diethylether erstmals beobachtet) die Wirkung nicht-depolarisierender Muskelrelaxantien (Abb. 9.9).

Desfluran[1]

Mit Desfluran (im Vergleich zu Isofluran ist ein Cl- gegen ein F-Atom ausgetauscht, s. Tab. 9.1) wurde ein

[1] Suprane®

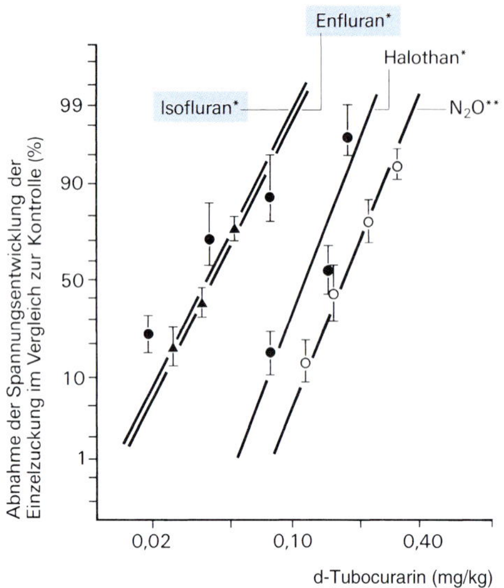

Abb. 9.9 Wirkungsverstärkung von d-Tubocurarin durch Inhalationsnarkotika vom „Ether"-Typ gegenüber Halothan bzw. Distickstoffoxid, gemessen an der Dosis-Wirkungs-Beziehung beim Menschen unter Narkosebedingungen (* jeweils 1,25 MAC bzw. ** 66 Vol.-% N_2O). Gemessen wurde die Spannungsentwicklung der Einzelzuckung des M. adductor pollicis brevis nach Reizung des N. ulnaris; die Abnahme der Spannungsentwicklung in % des Kontrollwertes ist wiedergegeben (modifiziert nach Ali, H. H., Savarese, J. J., Monitoring of neuromuscular function, Anesthesiology **45**, 216; 1976).

weiterer halogenierter Ether entwickelt und als Narkotikum in die Klinik eingeführt.

Stoffliche Eigenschaften

Bei Desfluran ist die Löslichkeit im Blut sehr niedrig; sie liegt in der Größenordnung von Distickstoffoxid (Tab. 9.1). Dementsprechend flutet es in der Einleitungsphase der Narkose – dem Distickstoffoxid vergleichbar – rasch an. Unter Anflutung versteht man die Narkotikummenge, die pro Zeiteinheit am Wirkort (= Gehirn) ankommt und Narkose verursacht: Bei rascher Anflutung ist die Einleitungsphase kurz, bei langsamer Anflutung lang. Am Ende der Narkose wird Desfluran auch wieder schnell pulmonal eliminiert. Im Vergleich zu Isofluran ist es – gemessen am Öl/Gas-Verteilungskoeffizienten – viel weniger lipidlöslich (Tab. 9.1) und hat eine noch niedrigere Metabolisierungsrate (0,02 % gegenüber 0,2 % bei Isofluran). Sein sehr niedriger Siedepunkt und sein außergewöhnlich hoher Dampfdruck (Tab. 9.3) machen einen technisch aufwendigen Verdampfer erforderlich. Im Gemisch mit Sauerstoff ist Desfluran weder brennbar noch explosibel. Es hat einen stechenden, unangenehmen Geruch.

Unerwünschte Wirkungen und Kontraindikationen

Desfluran wirkt wie andere Inhalationsnarkotika atemdepressiv und negativ inotrop. Als Besonderheit gilt, daß bei zu raschem Konzentrationsanstieg während der Einleitung Tachykardie und Blutdruckanstieg (infolge Aktivierung des Sympathikus) auftreten können. Eine Narkose mit **Desfluran** sollte daher **bei Patienten mit arterieller Hypertonie und Koronarsklerose unbedingt vermieden werden.** Bei der Einleitung werden – besonders bei Kindern – Husten und „Luftanhalten" beobachtet, wohl aufgrund des stechenden und unangenehmen Geruchs, die im Extremfall mit Apnoe und Laryngospasmus einhergehen. Daher ist **bei Patienten mit** Disposition zu Bronchospasmus und Bronchokonstriktion (**Asthma**) die Anwendung von Desfluran **kontraindiziert.**

Interaktionen

Wie andere Narkotika vom „Ether"-Typ verstärkt Desfluran die Wirkung nicht-depolarisierender Muskelrelaxantien.

Sevofluran[1]

Sevofluran hat als einziger der für die Narkose in Frage kommenden halogenierten Ether kein Asymmetriezentrum (Tab. 9.1).

Stoffliche Eigenschaften

Auch dieses Narkotikum ist relativ schlecht im Blut löslich, jedoch im Vergleich zum Desfluran wesentlich stärker lipidlöslich (physikalisch-chemische Eigenschaften s. Tab. 9.2). Aufgrund seines niedrigen Blut/Gas-Verteilungskoeffizienten flutet es in der Einleitungsphase rasch an; am Ende der Narkose wird es jedoch im Vergleich zu Desfluran wegen seiner höheren Lipidlöslichkeit langsamer pulmonal ausgeschieden. Auch für dieses Narkotikum ist ein spezieller Verdampfer erforderlich (Siedepunkt und Dampfdruck s. Tab. 9.3).

Metabolismus

Seine Metabolisierungsrate ist mit 3–5 % vergleichsweise hoch. Unter anderem wird bei der Metabolisierung F^- freigesetzt. Die F^--Konzentration im Serum kann nach einer Sevoflurannarkose bis auf 20 µmol/l ansteigen (ab > 40 µmol/l Serum ist F^- nephrotoxisch, s. Abb. 9.8). Nierenschäden nach Narkose mit Sevofluran sind bislang nicht beobachtet worden.

[1] Sevorane®

Anwendung

Aufgrund seines angenehmen Geruchs, seiner raschen Anflutung (niedriges λ) und seiner im Vergleich zu Desfluran stärkeren Wirksamkeit (höhere Lipidlöslichkeit) kann Sevofluran als einziges der genannten Narkotika vom „Ether"-Typ anstelle eines Injektionsnarkotikums zur Einleitung einer Narkose (**Kinderanästhesie**) verwendet werden.

Unerwünschte Wirkungen

Sevofluran wirkt wie die anderen Inhalationsnarkotika atemdepressiv und am Herzmuskel negativ inotrop.

Interaktionen

An der Muskelendplatte verstärkt es wie Isofluran und Enfluran (s. Abb. 9.9) die Wirkung nicht-depolarisierender Muskelrelaxantien.

9.1.4 Halogenierte Kohlenwasserstoffverbindungen

Chloroform und Chlorethan

Chloroform ist als Narkotikum nur noch historisch von Interesse; auch Chlorethan (= Ethylchlorid) wird nicht mehr verwendet. Aufsprühen von Chlorethan auf die Haut (Vereisung) zum Betäuben traumatisch bedingter Schmerzen (z.B. nach Sportunfällen) sollte unterbleiben: „Kälteanästhesie" verursacht Zellschäden und beeinträchtigt die Wundheilung.

Halothan[1]

Anfang der 50er Jahre wurde in England eine Studie durchgeführt, die zum Ziel hatte, aus einer Reihe halogenierter Kohlenwasserstoffverbindungen ein nicht brennbares und nicht explosibles Narkotikum mit möglichst vorteilhaften Eigenschaften herauszufinden. Halothan (Tab. 9.1) entsprach am besten diesen Anforderungen. Es war lange Zeit das meist verwendete Narkotikum.

Stoffliche Eigenschaften

Halothan, eine klare Flüssigkeit (Siedepunkt, Dampfdruck s. Tab. 9.3), wird in braunen Flaschen unter Zusatz von 0,01 % Thymol (Stabilisator) aufbewahrt, da unter dem Einfluß von Licht Brom und flüchtige Säuren freigesetzt werden können. Halothan hat wie die meisten der zuvor beschriebenen halogenierten Ether ein Asymmetriezentrum und liegt als Racemat vor. Für die Anwendung ist ein spezieller Verdampfer (mit kontrollierter Temperatur und kontrolliertem Durchfluß) erforderlich, der aus Sicherheitsgründen nur den therapeutisch zulässigen Konzentrationsbereich liefert. Halothandampf riecht süßlich, nicht unangenehm und wirkt nicht reizend auf die Schleimhäute des Respirationstraktes. Beim Halothan ist eine relativ niedrige Löslichkeit im Blut mit einer sehr hohen Lipidlöslichkeit gepaart (Tab. 9.2).

[1] Fluothane®

Pharmakokinetik und Metabolismus

Die im Serum eines Patienten gemessene Halothankonzentration spiegelt den zeitlichen Verlauf der An- und Abflutung wider (Abb. 9.10); aus dem Kurvenverlauf kann für beide Phasen ein Drei-Kompartiment-Modell mit Halbwertszeit (HWZ) α, β, γ für die Halothanverteilung abgeleitet werden.

Bis zu 20 % der während einer Narkose in den Körper aufgenommenen Halothanmenge werden metabolisch (größtenteils erst nach der Narkose im Zeitraum bis 48 Stunden und danach) vorwiegend in der Leber umgewandelt. Überwiegend durch oxidativen Abbau (Monooxygenasen im endoplasmatischen Reticulum) entstehen nicht-flüchtige Metaboliten (Hauptumwandlungsprodukt: Trifluoressigsäure), die mit dem Harn eliminiert werden. Infolge Substratüberschuß oder infolge einer spezifischen Hemmwirkung ist der Metabolismus möglicherweise während der Narkose blockiert. Enzyminduktion mit Phenobarbital steigert die Bildung von Trifluoressigsäure (Tierversuch). Neben diesem oxidativen Abbau, dem bezüglich der Halothantoxizität nur geringe Bedeutung beigemessen wird, werden auf reduktivem Weg reaktive Abbauprodukte gebildet, die an körpereigene Proteine kovalent gebunden werden. Unter ungünstigen Narkosebedingungen (z.B. Hypoxie, Hypercapnie) können diese Metaboliten vermehrt auftreten. So verursacht Hypoxie (14 % Sauerstoff) in Halothannarkose bei Ratten, die mit Phenobarbital induziert wurden, zentrolobuläre Nekrosen in der Leber, die sich histologisch nicht von denen bei der „Halothan-Hepatitis" des Menschen unterscheiden (s.u.).

Anwendung

Mit Halothan wird erst nach Ausschaltung des Bewußtseins Schmerzfreiheit erreicht. Die Einleitungsphase wird jedoch rasch durchlaufen und zur Aufrechterhaltung des Toleranzstadiums reicht die Zufuhr von 0,5 bis 1,2 Vol.-% Halothan aus (hohe Wirkungsstärke infolge ausgeprägter Lipophilie). Seine skelettmuskelrelaxierende Wirkung ist gering (Abb. 9.9). Nach einer längeren Narkose mit Halothan erlangt der Patient aufgrund der relativ raschen Abflutung (Menge an Narkotikum, die pro Zeiteinheit vom Wirkort verschwindet) ca. 5 bis 10 Minuten nach Beendigung der Zufuhr das Bewußtsein wieder.

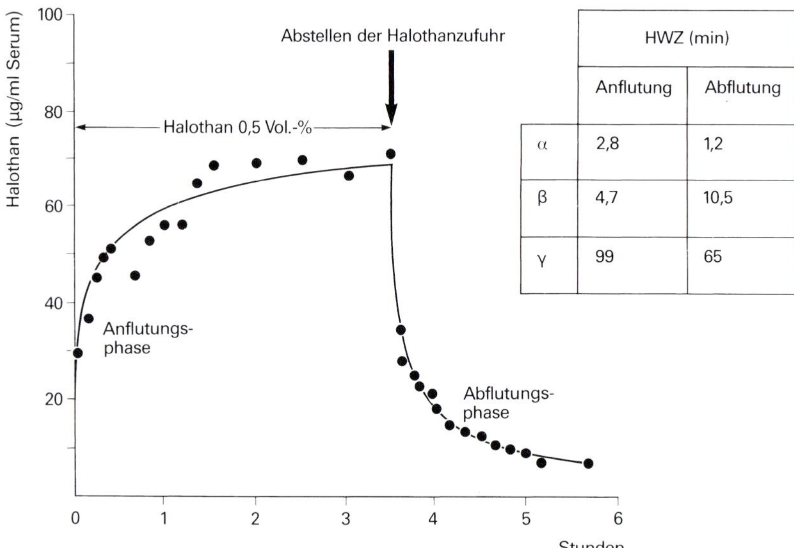

	HWZ (min)	
	Anflutung	Abflutung
α	2,8	1,2
β	4,7	10,5
γ	99	65

Abb. 9.10 Verlauf der Halothankonzentration im Serum eines Patienten während einer Narkose mit Halothan: Nach Einleitung der Narkose mit 3 mg/kg Thiopental i.v. und Relaxierung mit 0,1 mg/kg Vecuronium (nicht-depolarisierendes Muskelrelaxans) erfolgten endotracheale Intubation und kontrollierte Beatmung mit einem Distickstoffoxid/Sauerstoff-Gemisch (3/1,5 l/min), dem 0,5 Vol.-% Halothan zugemischt wurden. Die Verdampfereinstellung wurde während der Narkose nicht verändert. Sofern es während der Operation erforderlich war, wurde die Narkose durch i.v.-Gabe von Fentanyl vertieft (Altmayer und Büch, 1989).

Unerwünschte Wirkungen

Respiratorisches System: Halothan wirkt **atemdepressiv;** das Atemzentrum reagiert nicht mehr auf einen Anstieg der CO_2-Spannung im Blut. Beim kontrolliert beatmeten Patienten ist die daraus resultierende Abnahme des Atemzugvolumens jedoch bedeutungslos. Eine weitere Beeinflussung der Atemfunktion, die meistens bei längerdauernden Halothannarkosen auftritt, kommt durch eine passagere Alteration des „Surfactant-Faktors" zustande. Stark lipidlösliche Inhalationsnarkotika wie Halothan wirken bei längerer Exposition nachteilig auf den Lipid-Anteil der Flüssigkeitsschicht, die die Alveolaroberfläche mit einem Film überzieht (Abb. 9.2) und zur Stabilisierung der Lungenalveole beiträgt. Durch Halothan entstehen so vorübergehend Atelektasen, die den Gasaustausch in der Lunge behindern. Durch besondere Technik bei der künstlichen Beatmung (positiv endexspiratorischer Druck) kann dieser Störung teilweise begegnet werden. Ferner bewirkt Halothan durch Relaxation der glatten Muskulatur eine Bronchiolenerweiterung (vorteilhaft für Patienten mit Asthma bronchiale und chronischer Bronchitis).

Kardiovaskuläres System: Am Myokard verursacht Halothan eine **Abnahme der Kontraktionskraft,** die zusammen mit einer **Verminderung des peripheren Gefäßwiderstandes** (durch Relaxation der glatten Gefäßmuskulatur) eine **Blutdrucksenkung** hervorruft. Infolge Stimulation des Parasympathikus bei gleichzeitiger Blokkade des Sympathikus entsteht unter Umständen eine **Bradykardie** (Prämedikation: Atropin). In einer Halothannarkose werden **Myokard und Erregungsleitungssystem gegenüber Catecholaminen sensibilisiert** (**cave:** simultane Adrenalin- oder Noradrenalin-Gabe!, s. S. 183). Mit β-Sympathomimetika, wie z.B. Fenoterol, zur Tokolyse (s. S. 187) behandelte Patientinnen dürfen unter dieser Medikation nicht mit Halothan narkotisiert werden. Tierexperimentell können unter Halothan mit sonst unwirksamen Adrenalin- und Noradrenalindosen ventrikuläre Arrhythmien und Tachykardien bis zu Kammerflimmern provoziert werden; Hypoxie und Acidose begünstigen die Auslösung derartiger Rhythmusstörungen.

Skelettmuskulatur (**maligne Hyperthermie,** s. auch S. 288): Dies ist ein selten vorkommender Zwischenfall bei einer Halothannarkose mit oft tödlichem Ausgang (Mortalität behandelt ca. 30 %; unbehandelt 60–70 %). Alle Narkotika vom „Ether"-Typ (Isofluran, Desfluran etc.) sowie Suxamethonium (S. 162) können eine maligne Hyperthermie auslösen. Ätiologie und Symptomatologie werden in Kap. 3.3.4 (S. 160) besprochen. Thiopental[1] und andere Barbiturate sowie Distickstoffoxid und Opioide sollen demgegenüber die maligne Hyperthermie nicht auslösen.

Therapie: Bei den ersten Anzeichen einer malignen Hyperthermie ist die Narkose abzubrechen; die anschließend durchzuführende kontrollierte Beatmung muß mit einem unbenützten Tubus bzw. einem mit frischen Gummischläuchen ausgerüsteten Narkoseapparat erfolgen; dadurch wird gewährleistet, daß im Gummi akkumuliertes Halothan (Gummi/Gas-Verteilungskoeffizient für Halothan, Enfluran und Isofluran s. Tab. 9.3) als Triggersubstanz auch in Spuren nicht weiter zugeführt wird. Durch physikalische Maßnahmen (Eispackung etc.) muß die entstandene Wärme abgeleitet werden; die Acidose ist durch Gabe alkalisierender Elektrolytlösungen (Bicarbonat, Trometanol[2]) zu behandeln. Lebensrettend kann die i.v.-Verabreichung von Dantrolen[3] sein (Wirkungsmechanismus, Dosierung etc. s. S. 164).

1 Trapanal®
2 TRIS®
3 Dantamacrin®

Leber: Als unvorhersehbares Ereignis mit einer Häufigkeit von ca. 1 : 100 000 tritt nach einer Narkose mit Halothan eine **Hepatitis** auf, für deren Entstehung andere Ursachen (z.B. Virus) ausgeschlossen werden können. Neben einer toxischen Leberzellschädigung durch Halothanmetaboliten (s.o.) wird als Ursache eine allergische Reaktion diskutiert. Retrospektiv hat man erkannt, daß die Anzahl der Expositionen (mehrere Narkosen z.B. bei Polytraumatisierten) sowie die Kürze des Narkoseintervalls in einem Zusammenhang stehen mit dem Auftreten der „Halothan-Hepatitis". Als Krankheitserscheinungen treten auf: hohes Fieber, Abdominalschmerzen, Erbrechen, Anorexie und Ikterus; diese Symptome entwickeln sich meistens 5–8 Tage nach der Halothananwendung. Eine **progressive Leberinsuffizienz** führt bei ungefähr 50 % der betroffenen Patienten zum Tode.

Um einer „Halothan-Hepatitis" vorzubeugen, sollte die mehrmalige Anwendung von Halothan in kurzen Zeitabständen (Wochen) vermieden werden. Patienten mit vorgeschädigter Leber oder solche, die sich einer Strahlenbehandlung unterziehen müssen, sollten nicht mit Halothan narkotisiert werden.

Demgegenüber scheint eine einmalige Halothannarkose an der nicht vorgeschädigten Leber keine Spuren zu hinterlassen. Die Leberschädigung begünstigende Begleitfaktoren wie Hypoxie und Hypercapnie sind – durch entsprechend sorgfältige Überwachung von Atmung und Kreislauf während der Narkose – unbedingt zu vermeiden.

Geeignete Absaugvorrichtungen und Filter an Narkosegeräten und an den Klimaanlagen von Opersationssälen können verhindern, daß die Halothankonzentration für das Personal unnötig hoch ansteigt (maximale Arbeitsplatzkonzentration = MAK-Wert [s. S. 986]: 5 ppm). Nur so kann bei Anästhesisten und Chirurgen sowie deren Mitarbeitern die permanente Exposition so niedrig wie möglich gehalten werden.

9.1.5 Distickstoffoxid

Distickstoffoxid (Stickoxydul, Lachgas, Tab. 9.1) spielte bereits bei der Entdeckung der Narkose eine Rolle; heute wird es praktisch bei jeder kombinierten Narkose angewendet.

Stoffliche Eigenschaften

Distickstoffoxid ist ca. 1,5mal schwerer als Luft, geruchlos und für Schleimhäute des Respirationstraktes völlig reizlos. Es ist weder brennbar noch explosiv, vermag aber die Verbrennung zu unterhalten, da bei Temperaturen über 450 °C Sauerstoff freigesetzt wird. Mischungen mit Diethylether sind hochexplosiv und waren früher Anlaß zu Unglücksfällen. Aufbewahrt wird Distickstoffoxid als Flüssigkeit in Stahlzylindern (Kennfarbe: grau) unter einem Druck von ca. 50 atm.

Anwendung

Distickstoffoxid wirkt stark analgetisch, aber nur schwach narkotisch. Aufgrund seiner geringen Löslichkeit im Blut (Tab. 9.2) flutet es sehr rasch an; nach Beendigung der Zufuhr wird es schnell und vollständig wieder eliminiert, wobei seine geringe Löslichkeit in den Geweben und im Fett eine maßgebende Rolle spielt. Distickstoffoxid wirkt nicht muskelrelaxierend (s. Abb. 9.9); sofern dies erforderlich ist, müssen peripher wirksame Muskelrelaxantien angewendet werden (S. 164). Bei alleiniger Anwendung von Distickstoffoxid wird Bewußtlosigkeit erst ab einer Konzentration von über 80 Vol.-% im Inhalationsgemisch erreicht. Zur Vermeidung einer Hypoxie während der Narkose darf aber eine Sauerstoffkonzentration von 30 Vol.-% im Inhalationsgemisch nicht unterschritten werden.

Distickstoffoxid findet besonders bei **kombinierten Narkoseverfahren** Verwendung (z.B. Einleitung mit einem injizierbaren Narkotikum, Intubation nach Gabe eines kurz wirkenden Muskelrelaxans und weitere Unterhaltung der Narkose mit einem Gemisch bestehend aus ≈ 30 Vol.-% Sauerstoff, ≈ 70 Vol.-% Distickstoffoxid und z.B. 1,0–1,2 Vol.-% Isofluran).

Unerwünschte Wirkungen

Wenn Hypoxie und Hypercapnie vermieden werden, ist Distickstoffoxid im Vergleich zu den anderen Inhalationsnarkotika nahezu frei von Nebenwirkungen. Atem- und Herzkreislaufzentren im ZNS und das kardiovaskuläre System werden kaum beeinflußt. Parenchymschäden in Leber und Niere treten auch bei längerer Anwendung nicht auf. Bei langanhaltender Exposition (Tierexperiment: über Tage) kann Distickstoffoxid – früher z.B. bei Patienten mit Tetanus so angewendet – eine Knochenmarkdepression mit entsprechenden Blutbildveränderungen (Leuko-und Thrombocytopenie, megalocytäre Anämie) hervorrufen. Infolge Oxidation des komplexgebundenen Co^{2+} im Cyanocobalamin durch N_2O wird die Methioninsynthetase irreversibel inaktiviert. Dies führt über die Blockade weiterer Enzyme letztlich zu einer Abnahme der Synthese von DNA. Neben Blutbildveränderungen wurden bei dieser außergewöhnlich langen, heute nicht mehr gebräuchlichen Anwendung auch Symptome einer Myeloneuropathie beobachtet.

Lunge (Diffusionshypoxie): Nach Abstellen der Distickstoffoxidzufuhr verläuft die Elimination in der Abklingphase geradezu sturzflutartig, so daß die physiologischen Atemgase im Alveolarraum verdünnt werden. Es kann aus diesem Grund eine Hypoxie entstehen, wenn im Anschluß an eine länger dauernde Distickstoffoxidnarkose Luft anstelle von reinem Sauerstoff eingeatmet wird, weil die alveoläre Sauerstoffkonzentration unter Umständen unter 15 Vol.-% absinkt. In erster Linie sind ältere arteriosklerotische Patienten mit Hochdruck gefährdet, bei denen besonders sorgfältig auf eine ausreichende Sauerstoffversorgung geachtet werden muß.

Beim Vorliegen eines **Pneumothorax** führt die Anwendung von Distickstoffoxid ohne gleichzeitige Drainage des Thorax zu einem **Spannungspneumothorax,** der womöglich tödlich ist. Auch diese Besonderheit kommt aufgrund der physikalisch-chemischen Eigenschaften von Distickstoffoxid zustande. Im Vergleich zum Stickstoff (Öl/Gas-Verteilungskoeffizient = 0,07; Blut/Gas-Verteilungskoeffizient = 0,015) ist Distickstoffoxid ca. 20mal stärker lipidlöslich und ca. 30mal stärker im Blut löslich (Tab. 9.2). Bei Narkosen tritt es gegenüber Stickstoff sofort in einem hohen Überschuß auf und diffundiert rascher in luftgefüllte Körperhohlräume, als Stickstoff herauskommen kann. Druckerhöhungen im Mittelohr, in den Nebenhöhlen und im Darm sind die Folge. Auch in den Gehirnventrikeln kann nach Pneumoencephalographie in Distickstoffoxidnarkose der Druck gefährlich ansteigen. Die mit Luft gefüllte Manschette am Endotrachealtubus muß, wenn die Narkose über Stunden geht, von Zeit zu Zeit „entblockt" werden, denn die infolge der Diffusion des lipophilen N_2O durch die Gummimembran („Gummi"/Gas-Verteilungskoeffizient = 1,2) entstandene Druckerhöhung verursacht durch Kompression tracheale Schleimhautschäden und Drucknekrosen.

9.1.6 Xenon

Seit etwa 50 Jahren ist bekannt, daß das zu den seltensten Elementen der Erde gehörende Xenon (Anteil in der Luft: 0,0000087 Vol.-%) narkotisch wirksam ist. Der Umstand, daß Xenon ein Edelgas ist (fehlende Umweltbelastung) und vorteilhafte anästhesiologische Eigenschaften hat, lassen es trotz des derzeit hohen Preises (wegen der aufwendigen Isolierung) als einen Kandidaten für ein zukünftig gebräuchliches Narkotikum erscheinen. Infolge technischer Fortschritte konnte man inzwischen damit beginnen, kontrollierte klinische Studien durchzuführen.

Eigenschaften und Pharmakodynamik

Xenon ist ein farb-, geruchs- und geschmackloses Gas, das nicht brennbar und im Gemisch mit anderen Gasen oder Dämpfen nicht explosiv ist. Im ZNS tritt Xenon am NMDA-Rezeptor als Antagonist des Glutamats auf (s. S. 133), was seine analgetische Wirkung erklärt, die es mit Distickstoffoxid – und zwar stärker ausgeprägt – gemeinsam hat. Der Blut/Gas-Verteilungskoeffizient λ des Xenon ist mit 0,14 niedriger und der Öl/Gas-Verteilungskoeffizient mit 1,9 höher als beim Distickstoffoxid (Werte für Distickstoffoxid in Tab. 9.2). Dementsprechend ist Xenon weniger gut blut- und besser lipidlöslich (damit auch stärker narkotisch wirksam) als Distickstoffoxid.

Anwendung und Nebenwirkungen einer Xenonnarkose

Aufgrund dieser günstigen physikalisch-chemischen Eigenschaften ist bei einer Narkose mit 70 Vol.-% Xenon in einem Frischgasfluß von 3 Liter/Minute die Anflutung sehr rasch und nach knapp 3 Minuten beendet (Gleichgewicht). Am Narkoseende vergehen vom Abstellen der Xenonzufuhr bis zum Aufwachen des Patienten nur ca. 5 Minuten, was Folge seiner ebenso ungewöhnlich raschen, dem Distickstoffoxid vergleichbaren pulmonalen Elimination ist.

Wie in einer reinen Distickstoffoxid-Narkose so beobachtet man auch unter Xenon keine nachteiligen Effekt am Herz-Kreislauf-System (ausgenommen: auftretende Bradykardie) und an der Atmung, was die Anwendung einer Narkose mit Xenon bei Risikopatienten als vorteilhaft erscheinen läßt. Im Tierversuch mit Affen wurde in Xenon-Narkose beobachtet, daß der zerebrale Blutfluß in Abhängigkeit von der Höhe der angewendeten Xenonkonzentration entweder zu- oder abnahm, was einer weiteren Untersuchung bedarf und bis zur endgültigen Klärung des Befundes dazu veranlassen sollte, das Narkotikum bei Patienten mit zerebralen Gefäßleiden nicht anzuwenden.

Bezüglich der am Narkoseende bei nicht sachgemäßer Ausleitung drohenden Diffusionshypoxie gelten die gleichen Vorsichtsmaßnahmen, wie sie nach Anwendung von Distickstoffoxid (s. weiter oben) zu beachten sind.

9.2 Injektionsnarkotika

Bei alleiniger Anwendung von Diethylether vergingen ca. 15 Minuten, bis Bewußtlosigkeit einsetzte, und häufig wurde ein Exzitationsstadium durchlaufen, das nicht nur unangenehm, sondern auch gefährlich für den Patienten war. Es wurde deshalb schon früh versucht, narkotisch wirksame Verbindungen intravenös zu verabfolgen, um durch einen raschen Anstieg der Wirkstoffkonzentration im ZNS das Exzitationsstadium zu überspringen und sofort das Toleranzstadium zu erreichen. Mit der Einführung von Hexobarbital[1] durch Hellmut Weese (1932, Fa. Bayer) wurde die intravenöse Narkose zu dem für den Patienten angenehmsten und am häufigsten angewendeten Einleitungsverfahren, da der Bewußtseinsverlust ohne Exzitation noch während der Injektion erfolgt.

[1] Evipan® (nicht mehr im Handel)

Tabelle 9.4: Abhängigkeit des Narkoseeintritts von der Lipidlöslichkeit bei Barbituraten nach Gabe narkotisch äquieffektiver Dosen bei der Ratte

Barbiturat	Öl/Wasser-Verteilungskoeffizient (als Relativwert bezogen auf Barbital = 1)	Zeit (min) von der i.v.-Injektion bis zum Verlust der Stell- und Haltereflexe
Barbital	1	22
Phenobarbital	3	12
Thiopental	280	sofort

Für das rasche Einsetzen der Narkose ist ausschließlich die extrem hohe Lipidaffinität des Hexobarbitals verantwortlich, die geschwindigkeitsbestimmend für die Penetration der Blut-Hirn-Schranke ist (Tab. 9.4). Das ebenso schnelle Abklingen der Narkose ist jedoch keineswegs, wie man ursprünglich annahm, die Folge einer beschleunigten metabolischen Inaktivierung zu narkotisch unwirksamen Metaboliten, sondern beruht auf einer **Umverteilung** im Organismus. Initial ist die Barbituratkonzentration im ZNS und in den übrigen gefäßreichen Geweben aufgrund ihrer starken Durchblutung hoch (vgl. Abb. 1.29, S. 38). In die geringer durchbluteten Gewebe, wie etwa die Muskulatur, wird das Barbiturat langsamer aufgenommen. Ihr Anteil am Gesamtverteilungsraum des Narkotikums ist wesentlich höher als der der gut durchbluteten Gewebe. Daher findet mit der Zeit eine Umverteilung von den gut durchbluteten in die weniger gut durchbluteten Gewebe statt, und die Barbituratkonzentration im ZNS sinkt relativ rasch auf subnarkotische Konzentrationen ab (Abb. 9.11). Dieses für die Dauer der Narkose bestimmende Verteilungsphänomen kann von außen durch keinerlei Maßnahmen beeinflußt werden. Daraus ergibt sich die Notwendigkeit, nur so viel Barbiturat zu verabreichen, wie zur Ausschaltung des Bewußtseins notwendig ist (Richtdosis nach Wirkung, Tab. 9.5). Bei einer versehentlichen Überdosierung sollte man personell wie instrumentell gegenüber lebensbedrohlichen Komplikationen (Atemstillstand, Herz-Kreislauf-Versagen) gewappnet sein. Ferner sollten Nachinjektionen zur Verlängerung der Narkose unterbleiben, da durch Kumulation des Barbiturates nicht nur die narkotische Wirkungsdauer über Gebühr zunimmt, sondern auch unerwünschte Begleiterscheinungen, z. B. langer Nachschlaf und toxische Nebenwirkungen, auftreten.

9.2.1 Barbiturate

Als injizierbare Kurznarkotika aus dieser Gruppe werden Thiopental und Methohexital eingesetzt (Tab. 9.5).

Stoffliche Eigenschaften, Pharmakokinetik und Metabolismus

Hexobarbital und Thiopental (beide haben jeweils ein Chiralitätszentrum) sind Racemate; Methohexital (besitzt zwei Chiralitätszentren) ist ein Gemisch aus zwei von insgesamt vier vorkommenden Enantiomeren. (S)-(+)-Hexobarbital ist stärker narkotisch wirksam, obwohl es rascher als das (R)-(−)-Enantiomer metabolisch inaktiviert wird.

Halbwertszeit und Plasmaproteinbindung sind in Tab. 9.5 wiedergegeben; der Metabolismus der Barbiturate erfolgt in der Leber durch Monooxygenasen (S. 41). Methohexital wird zu > 80 % in narkotisch unwirksame Metaboliten abgebaut, die zusammen mit der unveränderten Substanz mit dem Harn ausgeschieden werden. Thiopental wird durch oxidative Desulfurierung zunächst in das mittellang wirksame Pentobarbital umgewandelt (verlängerter Nachschlaf). Erst aus diesem entstehen Metaboliten ohne Wirkung auf das ZNS.

Anwendung

Bewußtseinsverlust setzt bereits während der Injektion ein, und die Narkose dauert nach einer üblicherweise angewendeten Dosis (Tab. 9.5) ohne Überleitung in eine Inhalationsnarkose ca. 20–30 Minuten. Die Skelettmuskulatur wird nicht relaxiert. Barbiturate wirken **nicht analgetisch.** Nozizeptive Reflexe werden erst unterdrückt, wenn das Bewußtsein geschwunden ist. Im Tierexperiment ist im subnarkotischen Dosisbereich sogar Hyperalgesie nachweisbar. Unter der Anwendung eines Barbiturates werden die Durchblutung und der Sauerstoffverbrauch im Gehirn vermindert und der intrakra-

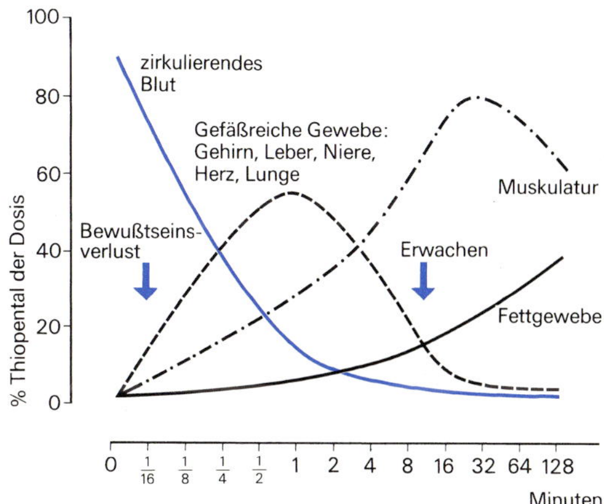

Abb. 9.11 Verteilung des Thiopentals in den verschiedenen Geweben in Abhängigkeit von der Zeit nach einer einmaligen i.v.-Injektion. Der Kurvenverlauf wurde anhand der Verteilungsräume für den Menschen berechnet und durch Einzelmessungen überprüft (nach Price et al., Clin. Pharmacol. Therap. **1**, 16; 1960).

Tabelle 9.5: Kurznarkotika aus der Gruppe der Barbiturate

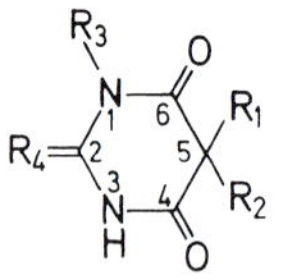

	Hexobarbital[1]	Thiopental	Methohexital[2]
R_1	$-CH_3$	$-CH_2-CH_3$	$-CH_2-CH=CH_2$
R_2	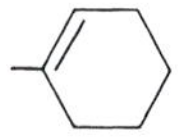	$-\overset{*}{C}H(CH_3)-CH_2-CH_2-CH_3$	$-\overset{*}{C}H(CH_3)-C\equiv C-CH_2-CH_3$
R_3	$-CH_3$	$-H$	$-CH_3$
R_4	$=O$	$=S$	$=O$
Handelsname		**Trapanal®**	**Brevimytal®**
Methylenchlorid/Wasser-Verteilungskoeffizient	250	580	1000
pK_a-Wert	8,2	7,6	8,4
Richtdosis bei Erwachsenen	–	5–8 mg/kg	1 mg/kg
Gebräuchliche Konzentrationen der Injektionslösungen	5–10 %	2,5–5 %	1–2 %
pH-Wert der Injektionslösungen	> 10	> 10	> 10
Bindung an Plasmaalbumin	50 %	84 %	88 %
Verteilungsvolumen	–	2,5 l/kg KG	2,2 l/kg KG
HWZ	4 h	6 h	70–125 min
Plasmaclearance	260 ml/min	240 ml/min	830 ml/min

* = Asymmetriezentrum
[1] nicht mehr im Handel; Asymmetriezentrum bei C_5 im Barbituratring
[2] ein weiteres Asymmetriezentrum ist bei C_5.

nielle Druck gesenkt. Während einer Barbituratnarkose wirken sich diese Effekte vorteilhaft auf die Ödemrückbildung nach Schädelhirntraumen aus.

Unerwünschte Wirkungen

Respiratorisches System: Barbiturate bewirken bereits im gebräuchlichen Dosisbereich eine **Atemdepression.** Bei älteren Patienten, nach Prämedikation mit Opioiden und bei einer versehentlichen Überdosierung des Kurznarkotikums muß einer Hypoxie durch assistierte oder kontrollierte Beatmung begegnet werden; Husten, Laryngo-und Bronchospasmus sind gelegentlich zu beobachten.

Kardiovaskuläres System: Barbiturate wirken **negativ inotrop.** Ein Frequenzanstieg – bedingt durch die Blockade vagaler Zentren bei tiefer Narkose – und eine Abnahme des Herzminutenvolumens werden beobachtet; der Blutdruck kann während der Narkose kurzfristig absinken.

Kurz nach der Injektion kommt es gewöhnlich zu einer reflektorischen Übererregbarkeit (Lähmung inhibitorischer Zentren im ZNS), die auch die vegetativautonome Reflextätigkeit mit einbezieht und z.B. bei operativen Eingriffen im Halsgebiet infolge mechanisch ausgelöster Stimulierung des Vagus einen **Herzstillstand** hervorrufen kann (Prämedikation: Atropin).

Durch Aktivierung der δ-Amino-Lävulinsäuresynthetase wird eine vermehrte Bildung von Porphyrinvorstufen induziert.

Bei einer **intermittierenden Porphyrie** ist daher die Anwendung von Thiopental und Methohexital **kontraindiziert.**

Die **Lösungen der Na-Salze** sind **stark alkalisch** (pH > 10); sie dürfen **nur intravenös appliziert** werden. Durch versehentliche paravenöse Injektion können am Applikationsort Gewebsschädigungen auftreten. Intraarterielle Verabreichung verursacht eine Gangrän der betreffenden Extremität und ist unbedingt zu vermeiden.

9.2.2 Ketamin

Pharmakodynamik

Ketamin, ein Cyclohexanon (Tab. 9.6), wird **an den NMDA-Rezeptor gebunden** und **blockiert den zugehörigen Ionenkanal** (S. 134). Unmittelbar nach der i.v.-Injektion (< 1 Minute) setzt eine **generelle Analgesie** ein, die von einer ca. 10 Minuten anhaltenden Bewußtlosigkeit begleitet ist. Der Patient ist nach einmaliger Applikation für mindestens 20–30 Minuten gegenüber Schmerzreizen unempfindlich, er ist teilnahmslos und döst vor sich hin. Ein „neurolepsieähnliches" Zustandsbild hält auch nach einmaliger Injektion viele (4–8) Stunden an (psychische Besonderheiten dieser Nachphase s.u.). Für eine längere Narkose oder Analgesie können Nachinjektionen vorgenommen werden. Ketamin verursacht **keine Muskelrelaxation** (der Muskeltonus ist eher erhöht), Pharyngeal- und Laryngealreflexe funktionieren normal oder sind gesteigert. Eine vermehrte Salivation kann durch Atropinvorbehandlung verhindert werden. Blutdruck und Pulsfrequenz steigen bei normaler Atemfrequenz zu Beginn um ca. 30 % über die Norm an (Aktivierung sympathischer Zentren).

Der Patient erlebt **beim Abklingen der Ketaminwirkung** häufig unangenehme Träume (halluzinatorische Erscheinungen mit phantastischen Farben und Formen, schwereloses Schweben im Raum, alptraumartige Szenen); für diese **„bad trips"** besteht später keine Amnesie. Dagegen kann er sich an Vorgänge, die sich während dieser Phase in seiner Umgebung abspielen, später nicht erinnern (dissoziatives Wahrnehmungsverhalten). Akustische Reize sind von dem Narkotisierten fernzuhalten; eine Loslösung aus dem Zustand der Teilnahmslosigkeit soll nicht erzwungen werden, weil dadurch Halluzinationen und sogar passagere Erregung provoziert werden können. Aufgrund eines vorausgegangenen „bad trip" wird die Zustimmung zu einer nochmaligen Ketamin-Narkose häufig verweigert. Kinder und Erwachsene in vorgerücktem Alter bleiben merkwürdigerweise von der halluzinogenen Wirkung weitgehend verschont.

Diazepam i.v. 0,2–0,3 mg/kg KG, 5 Minuten vor der Ketamininjektion appliziert, vermindert die Inzidenz der illusionären Wahrnehmungen. Thiopental soll ebenfalls einen günstigen Effekt haben.

Schon nach einmaliger Injektion werden psychomotorische Funktionen (durch die Psyche beeinflußte Bewegungsabläufe z.B. der Mimik) über mehrere Stunden beeinträchtigt.

Pharmakokinetik und Metabolismus

Ketamin ist etwa 5- bis 10mal stärker lipidlöslich als Thiopental. Die Plasmaproteinbindung beträgt nur 12 % (Tab. 9.6). Seine Verteilung im Organismus entspricht nach i.v.-Applikation einem offenen Zwei-Kompartiment-Modell mit einer schnellen Verteilungsphase α und einer langsamen β-Phase (Daten s. Tab. 9.6). Umwandlungsprodukte der in der Leber erfolgenden Metabolisierung sind Norketamin und Dehydronorketamin. In 24 Stunden werden ca. 70 % der i.v. applizierten Menge im Urin wiedergefunden, davon < 3 % unverändert.

Tabelle 9.6: Weitere Injektionsnarkotika

	Ketamin	Etomidat[1]	Propofol
Handelsname	**Ketanest®**	**Hypnomidate®** **Etomidat-Lipuro®**	**Disoprivan®**
Halbwertszeit			
α (min)	11–16	3	2–8
β (h)	2–2,5	0,5	0,5–1
γ (h)	–	3–5	4–7
Plasmaclearance (l/min)	0,9–1,1	1,3–1,8	1,5–2,1
Verteilungsvolumen (l/kg)	3	2,5–4,5	2–10
Plasmaproteinbindung (%)	12	75	> 80

* Asymmetriezentrum
[1] R-(+)-Enantiomer

Anwendung

Ketamin wird in Form des Racemates als injizierbares Narkotikum für kürzere chirurgische Eingriffe benützt. Das (S)-(+)-Enantiomer ist 2- bis 4mal stärker wirksam als das (R)-(–)-Enantiomer. Ketamin kann sowohl i.v. (1–2 mg/kg KG) als auch i. m. (3–5 mg/kg KG) verabreicht werden (pH-Wert der Injektionslösung 3,5 bis 5,5).

Bei **Unfällen** können aufgrund des raschen Wirkungseintritts (auch nach i.m.-Injektion) traumatisch bedingte Schmerzen bei dem Verunglückten bereits auf dem Transport ins Krankenhaus unterbunden werden (Katastrophensituationen). Die starke analgetische Wirkung des Ketamin kann in der **Pädiatrie** und **Chirurgie** mit Erfolg ausgenützt werden, z.B. bei Verbrennungen zur Unterdrückung von Schmerzen bei Verbandswechsel.

Kontraindikationen

Bei Erwachsenen sind **Hypertonie** und **Herzinsuffizienz** Kontraindikationen für die Anwendung von Ketamin.

9.2.3 Etomidat

Das (R)-(+)-Enantiomer dieses Imidazolcarbonsäureesters (Tab. 9.6) ist ein Ultrakurznarkotikum, das (S)-(–)-Enantiomer wirkt nicht narkotisch. Wegen der schlechten Wasserlöslichkeit der Substanz ist ein Lösungsvermittler erforderlich.

Pharmakokinetik und Metabolismus

Der Abbau erfolgt in der Leber durch Esterspaltung und N-Dealkylierung; nur 2 % werden unverändert mit dem Harn ausgeschieden. Pharmakokinetische Daten sind in Tab. 9.6 enthalten.

Anwendung

Unmittelbar nach i.v.-Gabe von 0,15–0,30 mg/kg KG geht das Bewußtsein verloren, und die Narkose dauert ca. 4–8 Minuten. Wie die Barbiturate hat auch Etomidat **keine analgetische Wirkung.** Vorteilhaft ist, daß das Narkotikum praktisch **nicht atem- und kardiodepressiv** wirkt. **Die Skelettmuskulatur wird nicht relaxiert.**

Unerwünschte Wirkungen

Zu einem hohen Prozentsatz werden nach Anwendung **Myoklonien** und **Dyskinesien** beobachtet. Während der Narkose können Husten und Singultus auftreten; Schmerzen und gelegentliches Auftreten von Thrombophlebitiden an der Injektionsstelle sind ebenfalls nachteilig. Bereits nach einmaliger Applikation von Etomidat ist eine reversible Hemmung der 11-β-Hydroxylase nachweisbar, die zu einer **Abnahme der Cortisol- und Mineralocorticoidsynthese** führt. Seit Bekanntwerden dieser Nebenwirkung wird Etomidat nicht mehr in Form einer Infusion zur längeren Aufrechterhaltung des Toleranzstadiums angewendet.

9.2.4 Propofol

Dieses Kurznarkotikum (2,6-Diisopropylphenol, Tab. 9.6) ist als alkyliertes Phenol in Wasser praktisch unlöslich und kommt in Form einer Öl-in-Wasser-Emulsion zur Anwendung.

Pharmakokinetik und Metabolismus

Daten zur Pharmakokinetik sind in Tab. 9.6 enthalten. Die metabolische Inaktivierung erfolgt in der Leber: Neben der schon vorhandenen phenolischen OH-Gruppe wird durch Hydroxylierung eine weitere in 4-Stellung eingeführt; nach Konjugation mit Glucuron- bzw. Schwefelsäure werden die Metaboliten mit dem Harn eliminiert (Ausgangssubstanz < 1 %).

Anwendung

Nach i.v.-Gabe von 2,0–2,5 mg/kg KG geht das Bewußtsein innerhalb 1 Minute verloren, und die Narkose hält nach einmaliger Verabreichung ca. 5–10 Minuten an; zur Aufrechterhaltung einer längeren Narkose kann Propofol in Kombination mit Fentanyl (S. 295) auch kontinuierlich infundiert werden (0,1–0,2 mg/kg KG/min).

Unerwünschte Wirkungen

Unerwünschte Wirkungen nach Bolusinjektion sind Blutdruckabfall (aufgrund von Vasodilatation und negativ inotroper Wirkung), ein leichter Herzfrequenzanstieg (reflektorisch), eine vorübergehende Apnoe (nach zu schneller Injektion) und gelegentlich Venenwandreizung an der Injektionsstelle. Myoklonien können ebenfalls auftreten. Ferner wurde als gelegentlich vorkommender Zwischenfall Bronchospasmus mit lebensbedrohlichem Kreislaufschock beschrieben. In seltenen Fällen ist ein Krampfanfall beobachtet worden.

9.2.5 Injizierbare Benzodiazepine

Die in injizierbarer Form vorliegenden Benzodiazepine (Diazepam[1], Flunitrazepam[2] und Midazolam[3], einige Formeln auf S. 357) finden aufgrund ihres vielfältigen Wirkungsspektrums breite Anwendung in der Anästhesie.

1 Valium®
2 Rohypnol®
3 Dormicum®

Pharmakodynamik

Wie ihre strukturchemischen Verwandten wirken sie **anxiolytisch** (S. 361), **sedativ/hypnotisch** (S. 302), **spinal muskelrelaxierend** (S. 324) und **antikonvulsiv** (S. 318).

Anwendung

Benzodiazepine werden i.v. angewendet bei der Narkoseeinleitung, als Adjuvans bei der Neuroleptanalgesie („kombinierte Valium®-Anästhesie"), in der Prämedikation (auch i.m.), in der Intensivmedizin (z.B. Kardioversion, Status epilepticus, Eklampsie, Tetanus), ferner, wenn Narkosen zur Durchführung diagnostischer Maßnahmen erforderlich sind, beispielsweise zur Endoskopie oder zum Legen eines Herzkatheters. Vorteilhaft ist ihre niedrige Toxizität und der Umstand, daß sie das kardiovaskuläre System praktisch nicht beeinflussen. Bei einigen der genannten Indikationen ist unter Umständen eine relativ hohe Dosierung, Mehrfachgabe (z.B. i.m. und i.v.) sowie die Kombination mit Opioiden, z.B. Fentanyl, erforderlich. In diesen Fällen muß mit Atemdepression bzw. Atemstillstand gerechnet werden.

Unerwünschte Wirkungen

Weitere unerwünschte Wirkungen neben der Atemdepression bei Kombination mit Opioiden sind Ataxie und postoperativ verlängerter Nachschlaf.

Interaktionen

Bei Kombination mit zentral-nervös dämpfend wirkenden Pharmaka (Inhalations-, Injektionsnarkotika etc.) wird die sedierende Wirkung verstärkt.

Benzodiazepinantagonist

Das Imidazobenzodiazepin **Flumazenil**[1] (s. S. 358 und 362) antagonisiert kompetitiv sämtliche Wirkungskomponenten der gebräuchlichen Benzodiazepine, nämlich ihre anxiolytische, myotonolytische, antikonvulsive und sedativ-hypnotische Wirkung. Aufgrund seiner strukturchemischen Analogie zu den Benzodiazepinen hat Flumazenil eine hohe Affinität für die Benzodiazepin-Bindungsstelle am $GABA_A$-Rezeptor, ohne dort selbst eine wesentliche agonistische Aktivität zu entfalten.

Pharmakokinetik

Flumazenil hat eine kurze Halbwertszeit (pharmakokinetische Daten s. S. 358) und wird zu ca. 50 % an Plasmaproteine gebunden. Im Vergleich zu den meisten anderen Benzodiazepinen wird es infolge Esterspaltung sehr rasch metabolisiert. Die entstehende Carbonsäure ist unwirksam, wird überwiegend als Glucuronid mit dem Harn ausgeschieden. Diese rasche Elimination erklärt, weshalb der antagonistische Effekt von Flumazenil bei Überdosierung von Benzodiazepinen mit viel längerer Halbwertszeit, wie z.B. Diazepam, unter Umständen nur von kurzer Dauer ist („Resedation").

Anwendung

Flumazenil eignet sich in der Anästhesie ebenso wie bei Intoxikationen infolge Überdosierung eines Benzodiazepins als Antidot. Die zur i.v.-Applikation empfohlene Dosierung beträgt 0,1–0,2 mg (Dosierung nach Wirkung!), eventuell wiederholt, bis insgesamt maximal 3,0 mg. Bei „Resedation" sind Nachinjektionen von Flumazenil oder seine Applikation als Infusion (z.B. 0,5 bis 1,0 µg/kg KG/Minute) erforderlich. Angstzustände, die bei zu hoher Dosierung auftreten können, sollten vermieden werden („Titrieren" des antagonistischen Effektes). Personen, bei denen eine Benzodiazepinabhängigkeit vorliegt, können nach Flumazenil in hoher Dosierung mit Entzugserscheinungen, wie z.B. Angst oder Tremor reagieren.

[1] Anexate®

9.3 Neurolept-Analgesie und -Anästhesie

Durch kombinierte Anwendung eines stark wirksamen Analgetikums (Fentanyl[2], S. 259, Alfentanil[3], S. 260) und eines geeigneten Neuroleptikums (Droperidol[4], S. 340) läßt sich ein Zustand der Analgesie, der vegetativen Dämpfung und der psychischen Indifferenz (**Neurolept-Analgesie**) herbeiführen; nach entsprechend höherer Dosierung der genannten Pharmaka und zusätzlicher Anwendung von 50–70 Vol.-% Distickstoffoxid (N_2O) und ausreichendem Sauerstoffangebot setzt Bewußtlosigkeit ein (**Neurolept-Anästhesie**), so daß auch größere chirurgische Eingriffe toleriert werden. Diese Verfahren werden gelegentlich dann angewendet, wenn das sonst übliche Vorgehen, die Narkose mit einem

[2] Fentanyl-„Janssen"®
[3] Rapifen®
[4] Dehydrobenzperidol "Janssen"®

Injektionsnarkotikum einzuleiten und beispielsweise durch Gabe eines Isofluran/N_2O-Gemisches fortzuführen, zu riskant ist, wie z.B. bei hohem Alter, Leber- oder Nierenschaden, wiederholten Narkosen in kurzem Zeitabstand. Während man ursprünglich Phenothiazine zur Erzielung der Neurolepsie benutzte, wird hierfür heute das stark neuroleptisch und antiemetisch wirksame Droperidol (Butyrophenonderivat, S. 340) verwendet. Aufgrund seiner blockierenden Wirkung an α-Adrenozeptoren können als Nebenwirkungen Blutdruckabfall sowie Blutungen bei Operationen in gut vaskularisierten Körperregionen auftreten. Ferner werden aufgrund seiner ZNS-Wirkung gelegentlich akut extrapyramidal-motorische Störungen (Dyskinesien, Dystonie, Rigor) während der Neurolept-Analgesie/-Anästhesie beobachtet. Daher wird anstelle von Droperidol und unter Verzicht auf seine neuroleptische und antiemetische Wirkung immer häufiger eines der i.v. applizierbaren Benzodiazepine angewendet. Schmerzfreiheit wird durch i.v.-Gabe von Fentanyl (S. 260) erzeugt; im Vergleich zum Morphin ist dieses synthetische Analgetikum deshalb so geeignet für die Neurolept-Analgesie, weil die Wirkung rasch einsetzt und nach kurzer Zeit (ca. 30 Minuten) wieder abklingt, so daß ein hinlängliches Maß an Steuerbarkeit gewährleistet ist. Ähnlich wie Morphin wirkt Fentanyl atem- und hustendepressiv; es stimuliert den Vagus und ist emetisch wirksam.

Anwendung

Zur **Prämedikation** wird 30 Minuten bis 2 Stunden vor Beginn der Neurolept-Analgesie **oral** eines der genannten **Benzodiazepine** (Tab. 9.7) und bei Bedarf unmittelbar vor der Einleitung **i.v. Atropin** verabreicht. Die **Neurolept-Analgesie** wird sodann durch i.v.-Gabe von Droperidol oder einem der i.v. applizierbaren Benzodiazepine eingeleitet. Danach erfolgt die i.v.-Gabe von Fentanyl (initial 0,3–0,5 mg, später nach Bedarf in etwa halbstündigem Intervall 0,1 mg). Der durch das Analgetikum verursachten Atemdepression wird durch assistierte bzw. kontrollierte Beatmung begegnet, wobei zunächst O_2 und dann ein O_2/N_2O-Gemisch (1 : 2) gegeben wird. Eine postoperativ länger anhaltende Atemdepression, die gelegentlich nach einer höheren Fentanyl-Gesamtdosis beobachtet wird, kann durch Naloxon[1] (0,5–1 mg) abgekürzt werden (vgl. S. 262). **Bei wiederholten Fentanyl-Injektionen** können noch mehrere Stunden nach der Neurolept-Analgesie **lebensbedrohliche Atemstörungen** (silent death) auftreten. Die Ursache ist ein Konzentrationsanstieg im Blut aufgrund einer Rückverteilung von Fentanyl aus anderen Körperkompartimenten. Die Atmung des Patienten ist deshalb postoperativ noch über einen Zeitraum von mehreren Stunden sorgfältig zu überwachen.

[1] Narcanti®

9.4 Prämedikation

Pharmakotherapeutische Maßnahmen zur Vorbereitung und Unterstützung einer Narkose bezeichnet man als Prämedikation. Bei stationär in Behandlung befindlichen Patienten beginnt diese Medikation durch den Anästhesisten bereits am Vorabend des Operationstages. Nach Kenntnis der Krankengeschichte (chronische Leiden, Allergien etc.) und der Laborbefunde sowie einer Untersuchung des Allgemeinzustandes wird die medikamentöse Verordnung sowohl mit der individuellen Ausgangssituation des Patienten als auch mit dem geplanten Narkoseverfahren und dem operativen Eingriff abgestimmt. Durch sinnvolle Kombination einiger Pharmaka soll dabei erreicht werden, daß der Patient in der Nacht vor dem chirurgischen Eingriff ruhig schläft (Gabe von Sedativa und Hypnotika), vor der Narkose psychisch indifferent und frei von Angst ist (Gabe von Tranquillantien) und keine Schmerzen hat (Gabe von Opioidanalgetika). Ferner sollen störende Reflexe und voraussehbare unerwünschte Wirkungen der Narkotika, wie z.B. eine Stimulation des Vagus, durch die Prämedikation abgeschwächt oder völlig ausgeschaltet werden (Gabe von Parasympatholytika, Antiemetika, Antihistaminika). In Tab. 9.7 sind gebräuchliche Pharmaka, ihre Dosierung und Applikationsweise zusammengestellt. Eine rationale Prämedikation erleichtert die Narkoseeinleitung, schaltet unerwünschte Reflexe aus und verringert dadurch insgesamt das Risiko, das sich aus der Narkose für den Patienten ergibt.

Tabelle 9.7: Dosierung und Applikation bei der Prämedikation

	Pharmakon	Dosierung	Applikation und Zeitpunkt vor der Operation
Sedativa/Hypnotika	z.B. Diazepam (Valium®) oder Flunitrazepam (Rohypnol®) oder Midazolam (Dormicum®) oder Dikaliumchlorazepat (Tranxilium®)	2–10 mg 1–2 mg 7,5 mg 20 mg	p.o. p.o. p.o. p.o. } jeweils am Vorabend bzw. präoperativ
Analgetika	z.B. Morphin (Morphinum hydrochloricum) Pethidin (Dolantin®) Piritramid (Dipidolor®)	0,1–0,2 mg/kg KG 1 mg/kg KG 0,2 mg/kg KG	i.m. i.m. i.m. } 40–60 min präoperativ
Parasympatholytikum	z.B. Atropin (bei Bedarf)	0,01–0,02 mg/kg KG	i.m. 45–60 min präoperativ oder halbe Dosis i.v. bei der Narkoseeinleitung

Weiterführende Literatur

Barash, P. G./Cullen, B. F./Stoelting, R. K.: Clinical anesthesia. J. B. Lippincott Co., Philadelphia 1989.

Brown, B. R./Gandolfi, A. J.: Adverse effects of volatile anaesthetics. Br. J. anesth. **59**, 14–23 (1987).

Chenoweth, M. B. (Ed.): Modern inhalation anesthetics. Handbuch der Exp. Pharmakologie Bd. XXX, Springer, Berlin 1970.

Conzen, P./Hobbhahn, J.: Sevofluran Kompendium. Wissenschaftliche Verlagsabteilung Abbott GmbH, Wiesbaden 1996.

Dick, W. (Hrsg.): Klinische Anästhesiologie und Intensivtherapie, Bd. 29 – Kombinationsnarkose – Springer, Berlin 1985.

Eger II, E. I.: Isoflurane: A review. Anesthesiology **55**, 559–576 (1981).

Eger II, E. I.: New inhaled anesthetics. Anesthesiology **80**, 906–922 (1994).

Franks, N. P./Lieb, W. R.: Molecular mechanisms of general anesthesia. Nature **300**, 487–493 (1982).

Franks, N. P./Dickinson R./de Sousa S. L. M./Hall A. C./Lieb W. R.: How does xenon produce anaesthesia? Nature **396**, 324 (1998)

Gronert, G. A.: Malignant hyperthermia. Anesthesiology **53**, 395–423 (1980).

Kirschfeld, K./Antkowiak, B.: Die neuronale Basis des Zustandes der Narkose: Probleme, Ergebnisse, Forschungstrend. Neuroforum **3**, 5 (1995).

Knabe, J./Rummel, W./Büch, H. P./Franz, N.: Optisch aktive Barbiturate – Synthese, Konfiguration und pharmakologische Wirkung. Arzneim.-Forsch./Drug Res. **28** (II), 7, 1048–1056 (1978).

Larsen, R. (Ed.): Anästhesie. 6. Auflage, Urban und Schwarzenberg, München, Wien, Baltimore 1999.

Lawin, P./Van Aken, H./Puchstein, C. (Eds.): Isoflurane. Anaesthesiologie und Intensivmedizin, Bd. 182. Springer, Berlin 1986.

Miller, R. D. (Ed.): Anesthesia. 3rd ed. Churchill Livingstone Inc. New York, Edinburgh, London, Melbourne 1990.

Nemes, C./Niemer, M./Noak, G. (Hrsg.): Datenbuch Anästhesiologie. Grundlagen – Empfehlungen – Techniken – Übersichten – Grenzgebiete – Bibliographie. Gustav Fischer, Stuttgart, New York 1985.

Quasha, A. L./Eger II, E. I./Tinker, J. H.: Determinations and applications of MAC. Anesthesiology **53**, 315–334 (1980).

Reyle-Hahn, M./Rosaint, R.: Xenon – ein neues Anästhetikum. Anaesthesist **49**, 869–874 (2000)

Roth, S. H.: Physical mechanics of anesthesia. Ann. Rev. Pharmacol. and Toxicol. **19**, 159 (1979).

Scholz, J./Tonner, P. J.: Desfluran und Sevofluran – Eine Zwischenbilanz – Anaesthesist **46**, 816–825 (1997).

Stoelting, R. K./Dierdorf, St. F./Maccammon, R. L. (Eds.): Anesthesia and co-existing disease. 2nd ed. Churchill Livingstone Inc. Philadelphia, London, Mexico City, New York 1988.

Stoelting, R. K. (Ed.): Pharmacology and physiology in anesthetic practice. H. B. Lippincott company, Philadelphia 1989.

Trudell, J. R.: Die molekulare Basis für eine einheitliche Theorie der Inhalationsanästhesie. Aus: Anästhesiologie und Intensivmedizin, Bd. 149. Inhalationsanästhesie Heute und Morgen. Peter K. und Jesch, F. (Hrsg.), 47–55, Springer, Berlin 1982.

White, P. F./Way, W. L./Trevor, A. J.: Ketamine – Its Pharmacology and Therapeutic uses. Anesthesiology **56**, 119–136 (1982).

Witschi, H. P./Brain, J. D. (Eds.): Toxicology of inhaled materials. – General principles of inhalation toxicology – Handbook of experimental Pharmacology, Vol. 75, Springer, Berlin 1985.

10 Hypnotika

Pharmakotherapie bei Schlafstörungen und Erregungszuständen

H. P. Büch und U. Büch, Homburg/Saar

Er dachte an seine Mutter, die einmal, als er am Morgen um sieben von einer Tanzerei zurückgekommen war, zu ihm gesagt hatte: Hoffentlich machen es deine Kinder nie so. Um halb drei nahm Agnes ein Valium und bot ihm auch eins an. Er nehme doch so etwas nicht, sagte er. Das klang, als sei er wütend. Um drei Uhr nahm sie ein zweites Valium und sagte, sie würde am liebsten hundert Valium nehmen.

Martin Walser: *Seelenarbeit*

So legt euch denn, ihr Brüder,
In Gottes Namen nieder;
Kalt ist der Abendhauch.
Verschon uns, Gott! mit Strafen,
Und laß uns ruhig schlafen!
Und unsern kranken Nachbar auch!

Matthias Claudius

10.1 Physiologie und Pathophysiologie des Schlafes

10.1.1 Steuerung des Wach-Schlaf-Zustandes

Im Schlaf ist die Empfindlichkeit gegenüber äußeren Reizen herabgesetzt, die motorische und die gedankliche Spontanaktivität sind in Abhängigkeit von der Schlaftiefe eingeschränkt oder aufgehoben. Im Gegensatz zur Narkose bleiben die protektiven Reflexe erhalten, und die schlafbedingte Bewußtlosigkeit ist durch akustische, optische oder taktile Reize jederzeit rückgängig zu machen. Eine Reihe von Organfunktionen wie z.B. die Atmung, die Herzarbeit, der Blutdruck, die Hirndurchblutung und der Muskeltonus sind im Schlaf dem Bedarf entsprechend reduziert. Der Parasympathikus dominiert.

An der circadianen Steuerung des Wach-Schlaf-Rhythmus sind mehrere Areale des Gehirns beteiligt (Abb. 10.1):

Der **rostrale aszendierende Teil der Formatio reticularis** („Wach-System"), von dem aus Neurone der Hirnrinde aktiviert werden, wodurch ihre Erregbarkeit für den sensorischen Impulseinstrom aus der Peripherie erhöht wird (Zunahme der Vigilanz). Durch elektrische Reizung dieses Areals über eine implantierte Elektrode können Versuchstiere geweckt werden. Nach Zerstörung der Neurone in der Formatio reticularis durch Blutungen, Tumoren oder Infektion (Encephalitis lethargica) resultiert eine Art „Dauerschlaf", bei dem auch starke Weckreize wirkungslos sind.

Das **limbische System**, von dem aus bei erhöhter emotionaler Aktivität der aszendierende Teil der Formatio reticularis aktiviert wird.

Die **Raphe-Kerne** im Hirnstamm („Schlaf-System") – sie sind auch an der Schmerzverarbeitung beteiligt –, von denen aus die Aktivität des aszendierenden Anteils der Formatio reticularis über serotoninerge Neurone gehemmt wird; nach Ausschaltung dieses Areals (z.B. durch experimentell erzeugte Verarmung an der Überträgersubstanz Serotonin, S. 131 und 176) tritt Schlaflosigkeit ein.

Die über dem Chiasma opticum befindlichen **suprachiasmatischen Nuclei** (SCN) modulieren dem circadianen Rhythmus entsprechend die Aktivität des aszendierenden Anteils der Formatio reticularis. Läsionen (z.B. Tumoren) der SCN gehen mit Störungen der Schlaf-Wach-Periodik einher. Spontanes Einschlafen und Aufwachen sind erschwert oder unmöglich. Das tageszeitabhängige Erregungsmuster der SCN-Neurone – die Entladungsraten sind morgens niedrig und abends maximal – wird durch die permanent eintreffenden Reize über die Umwelthelligkeit reguliert; an allmählich auftretende, saisonal bedingte Änderungen im Helligkeits-

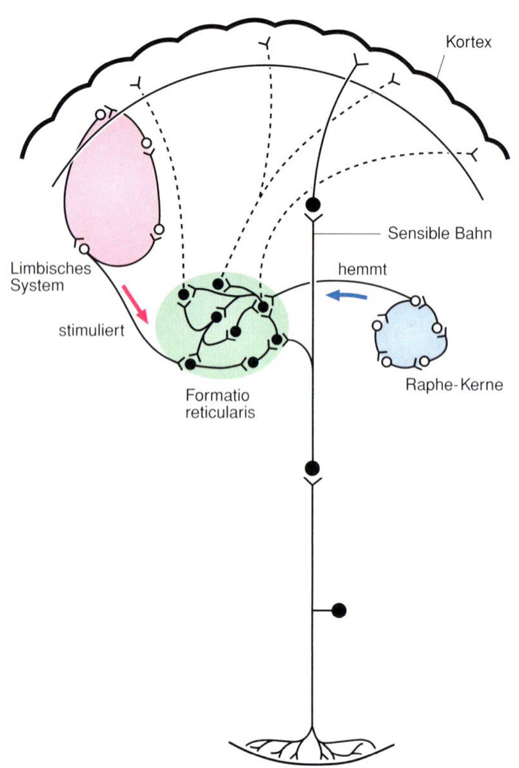

Abb. 10.1 Zusammenhang zwischen Formatio reticularis („Wach-System"), **Raphe-Kernen** („Schlaf-System") und **limbischem System** im Hinblick auf die Steuerung des Wach-Schlaf-Zustandes (modifiziert nach W. C. Bowman/M. J. Rand: Textbook of Pharmacology, 2nd ed. p. 6.24. Blackwell Scientific Publications, Oxford, London 1980).

muster oder erzwungene Verschiebungen (jet lag) kann es sich anpassen. Zwischen den SCN und der Epiphyse besteht eine humorale Verknüpfung über das von ihr produzierte Melatonin, das die SCN-Rhythmik „überwacht" (der Melatonin-Plasmaspiegel ist um 12 Uhr niedrig und um 24 Uhr maximal). Bei älteren Menschen mit ausgeprägten Schlafstörungen wurden besonders niedrige Konzentrationen des Metaboliten 6-Sulfatoxymelatonin im Urin gemessen.

Neurone des in der lateralen pontinen Formatio reticularis gelegenen Locus coeruleus sind reich an Noradrenalin (s. S. 176). Die beidseitige Zerstörung der Loci coerulei hat einen völligen Ausfall des REM-Schlafs (s. u.) zur Folge. REM-Schlafphasen treten auch nach einer doppelseitigen Zerstörung pontiner (gigantozellulärer) Kerngebiete nicht mehr auf. Denn die dort befindlichen cholinergen Neurone sind für das „Einschalten" der REM-Schlafphasen verantwortlich, während die noradrenergen Neurone im Locus coeruleus die Unterhaltung und das „Abschalten" der REM-Schlafphasen veranlassen.

Im Elektroenzephalogramm (EEG) zeigen sich beim Wechsel vom Wach- zum Schlafzustand charakteristische Änderungen (Abb. 10.2): **Im Wach-EEG** sind β-Wellen (Frequenz ≈20 Hz; Amplitude ≈20 μV) und α-Wellen (Frequenz ≈10 Hz; Amplitude ≤ 50 μV) vorherrschend. Das Wellenmuster ist desynchronisiert. Dagegen gehen Ruhezustand, Schläfrigkeit und Schlaf mit zunehmender Synchronisation einher, und δ-Wellen (Frequenz ≈3 Hz; Amplitude ≤ 150 μV) treten in Erscheinung. Bei Registrierung der Hirnstromkurve im Verlauf einer ganzen Nacht ist in 4 bis 5 aufeinanderfolgenden Zyklen (Abb. 10.3) jeweils eine Phase zu beobachten, in

	Wachzustand	NREM-Schlaf	REM-Schlaf
EMG (= Elektromyogramm) Skelettmuskulatur			
EEG (= Elektroenzephalogramm) vorherrschende Wellen	β (20 Hz) α (10 Hz)	δ (3 Hz)	
EOG (= Elektrookulogramm) Augenmuskeln			
Augenbewegungen	+	–	REM = rapid eye movements
Träume	–	selten	fast immer
Blutdruck	n	↓	↑
Herzfrequenz	n	↓	↑
Hirndurchblutung	n	↓	↑
Tonus der Skelettmuskulatur	n	↓	↓

Abb. 10.2 Charakteristik des Wach- und Schlafzustandes
n: dem Wachzustand entsprechende Normalwerte
↓: gegenüber dem Wachzustand vermindert, gesenkt
↑: n angenähert

der das typische **Schlaf-EEG-Muster** durch Desynchronisation unterbrochen wird: Die δ-Wellen verschwinden eine Zeitlang und werden durch frequentere Wellen mit kleinerer Amplitude ersetzt (Abb. 10.2). Zur gleichen Zeit werden die Augäpfel bei geschlossenen Lidern schnell hin und her bewegt (**r**apid **e**ye **m**ovements = **REM-Schlaf**). Weckt man einen Schlafenden in der Phase des REM-Schlafs, so berichtet er häufig, gerade geträumt zu haben. Während im Okulomyogramm Aktionspotentiale nachweisbar sind (Abb. 10.2), ist die elektrische Aktivität der übrigen Skelettmuskulatur in der REM-Phase eines Schlafzyklus stärker herabgesetzt als während des Tiefschlafs (NREM = **Nicht-REM-Schlaf**). Im Gegensatz zu der verminderten motorischen Aktivität sind im REM-Schlaf andere Körperfunktionen (Herzfrequenz, Blutdruck, Gehirndurchblutung etc.) bis zur Höhe der Werte im Wachzustand gesteigert. Der Grad der Erholung durch den Schlaf ist abhängig von einem ungestörten Verlauf dieser 4 bis 5 Zyklen sowie einer optimalen Relation der beiden Schlafphasen zueinander (schematisiertes Schlafprofil s. Abb. 10.3). Unterdrückung der REM-Phasen durch chronische Gabe von Pharmaka (z.B. bestimmte Schlafmittel) verursacht eine Störung des Allgemeinbefindens. Wird nach längerer Suppression des REM-Schlafs das auslösende Agens abgesetzt, stellt sich ein „REM-Rebound-Phänomen" als Ausdruck eines Nachholbedarfs für (REM-) Schlaf ein, d.h., Frequenz bzw. Dauer des REM-Schlafs sind über Tage bis Wochen vermehrt bzw. verlängert; dabei treten Alpträume auf.

10.1.2 Ursache von Schlafstörungen

Zu über 80% ist eine von der Hirnrinde und/oder dem limbischen System ausgehende, abnorm intensive und anhaltende Stimulierung des „Wach-Systems" die Ursache einer Schlafstörung (s. Abb. 10.1): Sorgen, Angst, Streß, depressive Stimmungslage können Schlaflosigkeit auslösen. Auch aus der Peripherie eintreffende Impulse (Schmerzen, Husten, Atembeschwerden u.a.) verursachen Schlafstörungen; solche schlafstörenden Reize können durch Allgemeinerkrankungen hervorgerufen werden, so beispielsweise durch Herzinsuffizienz, rheumatische Erkrankungen, Infektionen etc. Neurologische und neurotische Störungen, Entzugssyndrom nach Alkohol- oder Drogenmißbrauch, endogene Depression etc. kommen ebenfalls für eine Schlafstörung ursächlich in Betracht. Spätes Abendessen, zu viel Coffein und/oder Nicotin können sich ebenso störend auswirken. Medikamentös bedingte Schlafstörungen können unter Umständen durch die Einnahme von Sympathomimetika (z.B. in Appetitzüglern, in Mitteln zur Abschwellung der Nasenschleimhaut und in Präparaten zur Behandlung des Asthma bronchiale enthalten), von Theophyllin und Coffein und von bestimmten Antiepileptika (z.B. Ethosuximid, S. 317) entstehen. Pyritinol (s. S. 379), das bei geriatrischen Patienten mit Mangeldurchblutung des ZNS Anwendung findet, ruft ebenfalls Schlafstörungen hervor.

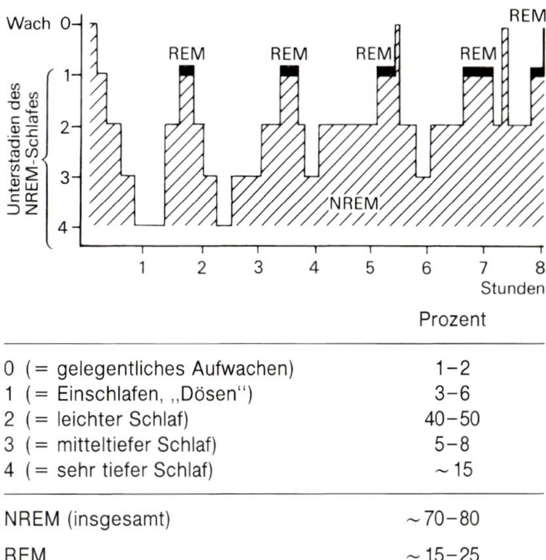

	Prozent
0 (= gelegentliches Aufwachen)	1–2
1 (= Einschlafen, „Dösen")	3–6
2 (= leichter Schlaf)	40–50
3 (= mitteltiefer Schlaf)	5–8
4 (= sehr tiefer Schlaf)	~15
NREM (insgesamt)	~70–80
REM	~15–25

Abb. 10.3 Schlafprofil bei einem 8stündigen Schlaf: Anteil der beiden Schlafphasen bzw. der Unterstadien des NREM-Schlafs in Prozent der Gesamtschlafdauer eines Erwachsenen.

10.2 Sedativ und hypnotisch wirkende Pharmaka

Alle Pharmaka, die die Aktivität des „Wach-Systems" in der Formatio reticularis vermindern, wirken sedativ und hypnotisch (Abb. 10.1). Der Unterschied zwischen sedativer und hypnotischer Wirkung ist kein qualitativer, sondern ein quantitativer. Folglich ist auch das Auftreten einer sedativen oder einer hypnotischen Wirkung dosisabhängig. Das Ausmaß der Wirkung hängt außerdem vom jeweiligen Erregungszustand des „Wach-Systems" ab. Das bedeutet z.B., daß bei Schlafstörungen infolge von überwiegend erregenden Einflüssen ein Hypnotikum in einer bestimmten Dosierung nur sedieren, aber keinen Schlaf erzeugen kann. Bei geringerem oder „normalem" Erregungszustand hingegen wird dieselbe Dosis hypnotisch wirken.

Im Idealfall sollte ein Schlafmittel den physiologischen Schlafablauf möglichst wenig beeinflussen, nicht kumulieren, keine zentralnervös depressorischen Nachwirkungen am folgenden Tag haben, bei chronischer

Anwendung nicht wirkungslos werden, keine Sucht erzeugen und bei Überdosierung oder Intoxikation nicht zur Lähmung vitaler Funktionen führen. Die Suche nach einem Hypnotikum mit diesem idealen Wirkungsspektrum ist bis jetzt erfolglos geblieben.

10.2.1 Benzodiazepine

Die heute am häufigsten verwendeten Hypnotika sind Benzodiazepin-Derivate (Strukturformel s. S. 357). Sie wurden ursprünglich wegen ihrer **anxiolytischen** Wirkung nur als Tranquillantien eingesetzt (S. 356). Sie wirken aber darüber hinaus **sedativ/hypnotisch, skelettmuskelrelaxierend** und **antikonvulsiv.** Ihr Hauptangriffsort ist das limbische System; dort, aber auch an anderen Neuronen im ZNS, verstärken sie die GABAerge Hemmung (Wirkungsmechanismus s. S. 358 und S. 136). Die vom limbischen System ausgehende emotionsbedingte Aktivierung des „Wach-Systems" in der Formatio reticularis (s. Abb. 10.1) wird unterdrückt (indirekt schlaffördernde Wirkung).

Benzodiazepine (Dosierung und Halbwertszeit s. Tab. 10.1) erleichtern bei Personen, die unter Schlafstörungen leiden, das Einschlafen, erhöhen die Weckschwelle und verringern die Häufigkeit gelegentlichen Aufwachens. Stadium 4 des NREM-Schlafs wird verkürzt, wohingegen Stadium 2 und 3 verlängert werden (Tab. 10.2). Insgesamt resultiert eine Zunahme des NREM-Schlafs. Die REM-Schlafdauer nimmt ab (Tab. 10.2), dabei kann die Häufigkeit der REM-Zyklen erhöht sein. Bei kurzzeitigem Gebrauch von Benzodiazepinen geben die Patienten an, aus „tiefem" und „erfrischendem" Schlaf erwacht zu sein. Häufigere Anwendung (über mehr als 14 Tage) geht mit Gewöhnung (Toleranz; s. Tab. 10.2) einher, d.h., bei gleichbleibender Dosierung ist die hypnotische Wirkung abgeschwächt.

Tabelle 10.1: Halbwertszeit und Dosierung von Benzodiazepin-Hypnotika

Benzodiazepin*	HWZ (h)	HWZ (h)**	ED (mg)
Triazolam[1]	2,5	4	0,125–0,25
Lormetazepam[2]	13	–	0,5–2
Flurazepam[3]	2	30–90	15–30
Nitrazepam[4]	30	–	5–10
Flunitrazepam[5]	10–20	20–30	0,5–1
Temazepam[6]	5–8	–	10–20

[1] Halcion®; [2] Noctamid®; [3] Dalmadorm®; [4] Radedorm®; [5] Rohypnol®; [6] Planum®.
* Grundskelett der Benzodiazepine s. S. 357
** wirksame Metaboliten

Gegenüber den früher häufig als Schlafmittel verwendeten Barbituraten zeichnen sich die Benzodiazepine durch ihre geringe Toxizität, fehlende Enzyminduktion sowie andersartige und weniger gravierende Beeinflussung des physiologischen Schlafablaufs aus (Tab. 10.2). Bei Intoxikation bewirken sie mit steigender Dosis eine zunehmende Sedierung, die in Schlaf und schließlich in einen stuporösen Zustand mit anterograder Amnesie übergeht. Lebensbedrohliche Zustände wie extreme Atemdepression und Atemstillstand, Herz-Kreislauf-Versagen und Verschwinden der vitalen Reflexe, wie sie z.B. für Vergiftungen mit Barbituraten typisch sind (S. 307), treten nach oraler Einnahme von Benzodiazepinen nicht auf, sofern nicht noch zusätzlich Alkohol oder andere zentralnervös dämpfend wirkende Pharmaka konsumiert wurden. Maximale Dosen, die in suizidaler Absicht eingenommen und überlebt wurden, betrugen für Diazepam 2000 mg (200 Tbl. à 10 mg), Nitrazepam 1000 mg (200 Tbl.) und Flurazepam 2400 mg (80 Tbl.).

Indikation

Nach Ausschluß eines internistischen, psychiatrischen oder sonstwie gearteten Leidens als Grund der Schlafstörung können bei Einschlafstörungen (vorwiegend bei jüngeren Patienten) Benzodiazepine mit kurzer Halbwertszeit für 1 bis 2 Wochen eingesetzt werden. Bei Durchschlafstörungen (vorwiegend bei älteren Patienten) sind Präparate mit längerer Halbwertszeit indiziert, sofern die noch sedierende Wirkung am folgenden Tag nicht stört (z.B. bei bettlägerigen Patienten) oder sogar erwünscht ist.

Unerwünschte Wirkungen

Bei nur gelegentlicher Anwendung und niedriger Dosierung sind Nebenwirkungen selten. Doch bei chronischer Einnahme und höherer Dosierung muß man damit rechnen, daß am folgenden Tag Schläfrigkeit, Schwindelgefühl, Muskelschwäche, Ataxie, Reaktionszeitverlängerung, Verwirrtheit und Gedächtnisstörungen auftreten. Als seltene unerwünschte Wirkungen, die nicht unmittelbar mit dem Wirkungsspektrum der Benzodiazepine in Zusammenhang stehen, werden ähnlich wie bei anderen Pharmaka mit weitverbreiteter Anwendung ganz verschiedene Beschwerden genannt: z.B. Übelkeit, Erbrechen, Kopfschmerzen, Mundtrockenheit, Libidoabnahme, Blutdruckabfall, allergische Hautveränderungen. Bei Atemwegsobstruktion oder hirnorganischen Schädigungen kann eine Atemdepression in Erscheinung treten. Nach wochenlanger Anwendung löst abruptes Absetzen als Reaktion auf die Beeinflussung bzw. Unterdrückung des REM-Schlafs ein Rebound-Phänomen aus (s.o. sowie Tab. 10.2), das von Hyposomnie, Angstzuständen, Schwindel und Schwächegefühl begleitet wird.

Bei älteren Menschen ist die Vigilanzregulation störanfälliger. Dieses Phänomen ist besonders deutlich am Schlafverhalten zu erkennen (Verkürzung der Schlafzeit, Veränderung der Struktur der Schlafzyklen etc.). Durch Schlafmittel vom Typ der Benzodiazepine wird der Vigilanztonus gesenkt. Dabei kann im Extremfall

1. die **Vigilanzregulation zusammenbrechen** (dann tritt ein durch verlängerten Schlaf gekennzeichnetes organisches Psychosyndrom auf) oder
2. der Organismus mit einer **überschießenden Gegenregulation** reagieren (es kommt zu einer deliranten Symptomatik mit starker Erregung bei gleichzeitiger Bewußtseinstrübung; Paradoxreaktion).

Die Fahrtüchtigkeit kann durch Benzodiazepine bereits in therapeutischer Dosierung beeinflußt werden (Reduzierung der Selbstkontrolle, Nachlassen kognitiver Fähigkeiten, Verminderung der Reaktionsgeschwindigkeit, Störung motorischer Funktionen). Besonders bei zusätzlicher Einnahme anderer Hypnotika oder in Kombination mit Alkohol können psychomotorische Fehlleistungen beim Steuern von Kraftfahrzeugen und beim Bedienen von Maschinen verhängnisvoll werden. Nach Einnahme von Benzodiazepinen als Schlafmittel können Erinnerungslücken auftreten: Betroffene erinnern sich am folgenden Tag womöglich nicht mehr an Vorkommnisse, die im Zeitraum zwischen der Tabletteneinnahme und dem Einschlafen passierten. Benzodiazepine sollten daher erst unmittelbar vor dem Zubettgehen eingenommen werden.

Abhängigkeit

Benzodiazepine können bei Langzeitanwendung auch in therapeutischer Dosierung sowohl zu psychischer als auch physischer Abhängigkeit führen. Doch nicht jeder, der ein Benzodiazepin über längere Zeit einnimmt, gerät in eine solche Abhängigkeit und reagiert nach Absetzen des Medikaments mit Entzugserscheinungen wie beispielsweise wiederauftretender Schlaflosigkeit, Schwindel, Tremor, Angst, Kopfschmerzen, Tinnitus, Parästhesien, depressiver Stimmungslage. Möglicherweise werden vorzugsweise die Personen abhängig, bei denen die Einnahme eine Euphorie bewirkt, oder es sind per se „Suchtgefährdete", wobei Alkoholiker in besonders großem Umfang diesem Personenkreis anzugehören scheinen. Bis jetzt ist nicht geklärt, in welcher Dosierung und über welchen Zeitraum ein Benzodiazepin eingenommen werden muß, um gegebenenfalls Sucht zu erzeugen. Genausowenig ist bekannt, ob kurzwirksame Benzodiazepine eher und stärker abhängig machen als länger wirksame; beschrieben ist, daß die Entzugserscheinungen nach abruptem Absetzen kurzwirksamer Benzodiazepine viel heftiger sind als bei den lang wirksamen. Trotz der weitverbreiteten Anwendung – Benzodiazepine zählen zu den meistverschriebenen Arzneimitteln – ist es weltweit nicht zu einem Mißbrauch gekommen, der sie für einen illegalen Handel hätte interessant werden lassen (Ausnahme: Rohypnol® = „Rupies" passager als Straßendroge, neuerdings auch in den USA).

Kontraindikationen

Benzodiazepine dürfen nicht als „Ersatzdroge" bei Patienten mit einer bestehenden Alkohol- oder Medikamentenabhängigkeit verordnet werden. Davon ausgenommen ist die stationäre Behandlung von Entzugserscheinungen bei Drogenabhängigen, z.B. die Behandlung eines Delirium tremens. Bei akuten Intoxikationen mit Schlaf- oder Schmerzmitteln, mit Neuroleptika oder Antidepressiva ist die Anwendung von Benzodiazepinen zu unterlassen. Kontraindiziert ist sie auch bei Patienten, die an Myasthenia gravis, spinalen oder zerebellären Ataxien leiden, ferner beim Vorliegen einer Schlafapnoe. In der Schwangerschaft ist die Einnahme von Benzodiazepinen nur nach strenger Indikationsstellung in Ausnahmefällen angebracht (wegen ihrer Placentagängigkeit). Bei Anwendung über längere Zeit während einer Gravidität kann das Neugeborene Entzugserscheinungen aufweisen. Dann läßt sich ebenso wie nach Gabe höherer Dosen unter der Geburt („Neurolept"-Anästhesie, s. S. 295) das „Floppy-infant-Syndrom" beobachten: Das Neugeborene ist „friedlich" (anxiolytische Wirkung), schläfrig, schlapp und trinkfaul.

Tab. 10.2: Vergleich der Eigenschaften verschiedener Hypnotika-Typen

Substanz	Wirkung auf den physiologischen Schlaf Stadium*				REM-Latenz**	REM-Rebound	Toleranz
	NREM			REM			
	2	3	4				
Benzodiazepine	↑	↑	↓	(↓)	=	(+)	(+)
Chloralhydrat	↑	↑	↑	=	=	ø	(+)
Barbiturate	↑	=	↓↓	↓↓	↑	++	+++

* Einteilung s. Abb. 10.3: ** REM-Latenz = Zeit vom Einschlafen bis zum Auftreten der 1. REM-Phase; ↑ Zunahme; ↓ Abnahme; ø kein Effekt; + Effekt vorhanden; = unverändert (modifiziert nach Baust, W., in: Schlaf und Pharmakon, S. 96 [G. Harrer/V. Leutner V. Eds.], Editiones „Roche", Basel 1979).

Pharmakokinetik

Nach oraler Anwendung werden die als Hypnotika gebräuchlichen Benzodiazepin-Derivate rasch aus dem Magen-Darm-Trakt resorbiert (z.B. Flurazepam und Triazolam innerhalb 1 Stunde); das Ausmaß der Bindung an Plasmaalbumin variiert in Abhängigkeit von der Lipidlöslichkeit (s. allgemeine Gesetzmäßigkeiten S. 37) und beträgt beim Diazepam > 90%. Die metabolische Inaktivierung erfolgt im endoplasmatischen Retikulum, vorwiegend in der Leber. Eine Enzyminduktion wird nach therapeutischer Dosierung beim Menschen nicht beobachtet. Je nach Ausgangssubstanz entstehen beim Abbau aktive Metaboliten mit längerer Halbwertszeit (s. Tab. 10.1), die kumulieren (Metabolismus s. S. 359). Ältere Menschen sowie Patienten mit Hepatitis oder Leberzirrhose metabolisieren Benzodiazepine langsamer.

Benzodiazepine passieren die Placentaschranke und werden mit der Milch ausgeschieden (weitere Daten zur Pharmakokinetik s. S. 359).

10.2.2 Zopiclon[1] und Zolpidem[2]

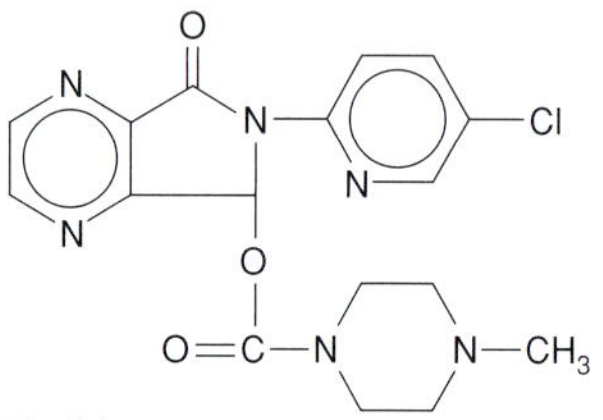

Zopiclon

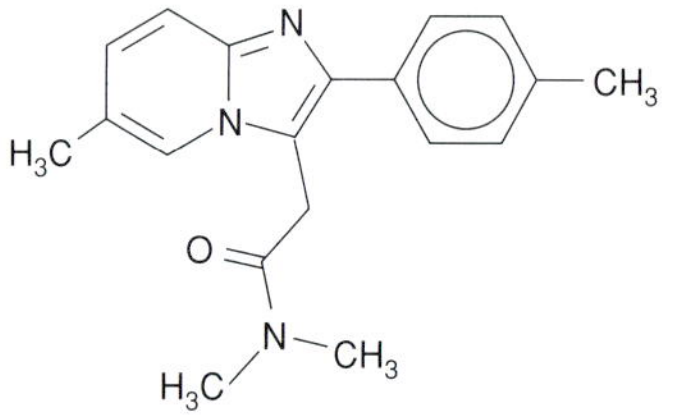

Zolpidem

Beide Hypnotika sind Neueinführungen; sie besitzen eine von den Benzodiazepinen abweichende Struktur und sind chemisch nicht mit ihnen verwandt. Sie verstärken im ZNS die GABAerge Neurotransmission; dieser Effekt am $GABA_A$-Rezeptor wird durch den Benzodiazepin-Antagonisten Flumazenil (s. S. 358) aufgehoben. Im Wirkungs- und Nebenwirkungsspektrum weisen sie viele Gemeinsamkeiten mit den Benzodiazepinen auf (z.B. anxiolytische, antikonvulsive und muskelrelaxierende Wirkung im Tierversuch), werden aber derzeit therapeutisch nur als Schlafmittel sowie gelegentlich in der anästhesiologischen Prämedikation eingesetzt. Über Toleranz und Abhängigkeit bei Langzeitanwendung im Vergleich zu den Benzodiazepinen wird derzeit kontrovers diskutiert. Als unerwünschte Wirkungen nach der Einnahme von Zopiclon werden bitterer, metallischer Geschmack, trockene Mundschleimhaut und Einschränkung psychomotorischer Funktionen (durch gleichzeitigen Konsum von Alkohol verstärkt) angegeben. Nach der Einnahme von Zolpidem treten als unerwünschte Wirkungen Kopfschmerzen, Schwindel, Benommenheit und gastrointestinale Beschwerden auf; Stürze (Ataxie) bei älteren Personen sind ebenfalls beschrieben worden. Die ED beträgt für Zopiclon 7,5 bis 15 mg, für Zolpidem 10 bis 20 mg. Beide Schlafmittel werden metabolisiert (Halbwertszeit: Zopiclon = 5 Stunden; Zolpidem = 2,4 Stunden).

10.2.3 Chloralhydrat

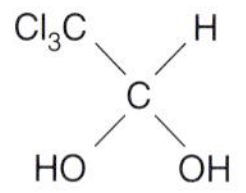

Chloralhydrat (Trichloracetaldehydhydrat) ist seit über 100 Jahren als Schlafmittel in Gebrauch. Die ölige Substanz schmeckt stark bitter und ist brennend, sie reizt Haut und Schleimhäute. Üblich ist daher bei der oralen Verabreichung die Beimischung von Mucilaginosa und Geschmackskorrigentien (ED 0,5 bis 2,0 g). Es besteht auch die Möglichkeit, Chloralhydrat oral in Kapselform[3] oder bei starken Nebenwirkungen von seiten des Magen-Darm-Trakts rektal[4] zu verabreichen. Chloralhydrat fand früher (vor dem Aufkommen der Benzodiazepine) hauptsächlich bei Patienten Anwendung, die Unverträglichkeitserscheinungen gegenüber Barbituraten aufwiesen, ferner bei Eklampsie und Tetanus. Eine Unterdrückung bzw. Verkürzung von Stadien des NREM-Schlafs sowie des REM-Schlafs wurde bislang nicht beschrieben (s. Tab. 10.2).

Pharmakokinetik

(Abbau s. S. 1073). Nach der Resorption entsteht innerhalb von Minuten über den Aldehyd und dessen Reduktion das ebenfalls hypnotisch wirksame Trichlorethanol, dessen Halbwertszeit etwa 8 Stunden beträgt. Die schlafinduzierende Wirkung von Chloralhydrat wird überwiegend diesem Alkohol zugerechnet; seine Elimination erfolgt als Glucuronsäurekonjugat mit dem Harn. Daneben entsteht Trichloressigsäure.

Kontraindikationen

Bei Herzrhythmusstörungen ist Vorsicht bei der Anwendung von Chloralhydrat geboten. Wie andere halogenierte Kohlenwasserstoffverbindungen, z.B. Halothan,

[1] Ximovan®
[2] Bikalm®
[3] Chloraldurat®
[4] Chloralhydrat-Rectiole®

sensibilisiert es Reizleitungssystem und Myokard gegenüber Catecholaminen (s. S. 288). Bei Magen-Darm-Erkrankungen (Ulcus), Herz-, Leber- und Niereninsuffizienz ist seine Anwendung ebenfalls kontraindiziert. Eine Vergiftung mit Chloralhydrat ähnelt in ihrer Symptomatik einer Barbiturat-Intoxikation (s. S. 307). Mißbrauch und Abhängigkeit werden ebenfalls beobachtet.

10.2.4 Antihistaminika mit hypnotischer Wirkung

Promethazin[1] (als Antihistaminikum gebräuchlich), ein nicht antipsychotisch wirksames Phenothiazin, ist im Dosisbereich von 0,05 bis 0,15 g/Tag auch sedativ-hypnotisch wirksam. Seiner guten Verträglichkeit wegen wird es bei Kindern als Schlafmittel verwendet. Ferner finden Diphenhydramin[2] (ED 0,05 g) sowie Doxylamin[3] (ED 0,025 g) Anwendung (beide nicht rezeptpflichtig). Auch bei diesen drei schwach wirksamen Schlafmitteln verstärkt Alkohol die zentralnervös depressorische Wirkung. Infolge ihrer parasympatholytischen Wirkungskomponente werden als Nebenwirkungen Mundtrockenheit, Miktionsstörungen und Obstipation beobachtet.

[1] Atosil®

[2] Sediat®

[3] Mereprine®

10.3 Behandlung von Schlafstörungen

Die Verabreichung eines Schlafmittels ist keine kausale Therapie; sie birgt außerdem eine Reihe von Risiken. Als Gefahren kommen in Betracht: Verminderung der Selbstkontrolle und „hang over" während des Tages, Abnahme des Reaktionsvermögens sowie der kognitiven Leistungen; in Verbindung mit Störungen der Motorik (Ataxie) Einschränkung der Fahrtüchtigkeit. Vor der Verordnung eines Schlafmittels sollten derartige Grundleiden (s. Abschnitt 10.1.2) diagnostiziert und ihre Behandlung unverzüglich eingeleitet werden, denn eine konsequente Therapie der Ursache beseitigt häufig auch die Schlaflosigkeit.

Bei Herz-Kreislauf-Kranken vermögen eine Reihe von Hypnotika durch eine zentral ausgelöste Atemdepression eine bereits bestehende schlechte Kreislaufsituation zu verschlimmern. Bei gestörter Hirndurchblutung infolge Cerebralsklerose kombiniert mit Herzinsuffizienz ist die richtige Einstellung, z.B. mit einem ACE-Hemmer oder einem Digitalisglykosid, auch im Hinblick auf einen ungestörten Nachtschlaf wichtig. Bei älteren Menschen wirkt Coffein (Kaffeetrinken) am späten Nachmittag – paradoxerweise – schlafbegünstigend, vermutlich aufgrund einer passageren Verbesserung einer zuvor eingeschränkten Durchblutung des Gehirns. Die Ausschaltung von Schmerzen durch Analgetika, von Angst- und Spannungszuständen durch Anxiolytika sowie die Behandlung von Psychosen (z.B. Depression) mit Antidepressiva beseitigt häufig das „Begleitsymptom" Schlaflosigkeit. Im Einzelfall – bei entsprechender Reaktionslage – sollte man sich auch bei der Verordnung eines Schlafmittels der suggestiven Wirkung von pflanzlichen Präparaten mit Hopfen- und/oder Baldrian-Bestandteilen bedienen. Hopfen kann auch in Form eines Starkbiers das Einschlafen erleichtern.

L-Tryptophan (5-Hydroxytryptamin-Vorstufe, Zusammenhang mit Schlafregulation s. S. 299), das eine Zeitlang bei Patienten mit hypnotikaresistenten Insomnien mit Erfolg angewendet wurde, mußte wieder aus dem Handel genommen werden. Der Grund hierfür ist das sogenannte Eosinophilie-Myalgie-Syndrom: Nach oraler Einnahme L-Tryptophan-haltiger Präparate traten bei den Patienten generalisierte Muskel- und Gelenkschmerzen mit Ödemen an den Extremitäten sowie Fieber, verbunden mit einer exzessiven Vermehrung der eosinophilen Granulocyten, auf. Bis jetzt ist nicht geklärt, ob diese schwerwiegenden Nebenwirkungen auf die Einnahme des L-Tryptophans selbst zurückzuführen sind oder ob eine noch unbekannte toxische Verunreinigung der Präparate dafür verantwortlich ist.

Viele, meist jüngere Erwachsene leiden nur unter Einschlafstörungen; sie kommen mit kurzwirksamen Benzodiazepinen aus. Betagte dagegen haben mit dem Einschlafen keine Schwierigkeiten, wachen aber nach kurzer Zeit wieder auf; die gesamte Schlafdauer ist zu kurz (Durchschlafstörung). In diesen Fällen sind Mittel mit längerer Wirkungsdauer indiziert. Hypnotika sollten in jedem Fall nur vorübergehend zur Normalisierung, sozusagen zur „Einrenkung" eines gestörten Schlafverhaltens, angewendet werden. Nach längerem Gebrauch muß mit der Entstehung einer psychischen und (je nach Schlafmitteltyp) womöglich auch physischen Abhängigkeit (Sucht) gerechnet werden. Hypnotika sind potentielle Suizidmittel. Bei der Verordnung an psychisch Kranke ist daher Vorsicht geboten. In diesen Fällen sind möglichst kleine Packungen zu verschreiben. Alle Schlafmittel verstärken die zentralnervöse Wirkung von Alkohol. Es gibt eine Reihe von Gründen (Toleranzentwicklung, „hang-over", Abhängigkeit u.a.), die bei einer unumgänglich notwendigen längeren Anwendung eines Schlafmittels dazu veranlassen sollten, von Zeit zu Zeit den Pharmakon-Typ zu wechseln.

10.4 Mittel zur Behandlung extremer Erregungszustände

Zur Behandlung von Agitiertheit, wie sie beim Delirium tremens (Alkoholdelir s. S. 372) und bei anderen toxisch bedingten Delirien (z.B. Schlafmittelmißbrauch) oder organischen Hirnerkrankungen (Encephalitis, Meningitis, Tumor), Cerebralsklerose (z.B. seniles Delir), einigen Infektionskrankheiten (z.B. Typhus, Fleckfieber) sowie Stoffwechselstörungen mit zentralnervöser Beteiligung (Urämie) vorkommt, sind Diazepam „pro injectione" 10 bis 20 mg i.v. oder i.m., Haloperidol 5 bis 10 mg i.v. oder i.m. (bis maximal 50 mg/Tag) und Clomethiazol geeignet.

10.4.1 Clomethiazol[1]

N, S, CH_3, CH_2 — CH_2Cl

Dieses Thiazol-Derivat ist ein Bruchstück des Thiamins (Vitamin B_1), bei dem die OH-Gruppe in der Seitenkette durch Cl ersetzt wurde.

[1] Distraneurin®

Nach oraler Gabe (1,5 bis 3 g/Tag) wird es rasch enteral resorbiert und auch schnell wieder eliminiert (Halbwertszeit = 3 bis 5 Stunden). Die Substanz wirkt stark sedativ-hypnotisch und antikonvulsiv. Erfolgt die Anwendung bei sehr starker Agitiertheit parenteral (Infusion von 50 bis 100 ml einer 0,8%igen Lösung in 5 bis 10 Minuten, u.U. TD bis zu 8 g), ist mit Blutdruckabfall (Kreislaufkollaps) und Atemdepression (bis Atemstillstand) zu rechnen (künstliche Beatmung muß vorbereitet sein). Weitere Nebenwirkungen sind allergische Hautreaktionen, Übelkeit, Brechreiz, subjektiv empfundenes „Brennen" in Hals und Nase, Niesreiz, Blutdrucksenkung geringeren Ausmaßes. Kontraindiziert ist Clomethiazol in Fällen von obstruktiver Lungenerkrankung mit drohender respiratorischer Insuffizienz, bei denen infolge Zunahme der Speichel- und Bronchialsekretion die reguläre Belüftung der Alveolen erschwert ist. Die Clomethiazol-Gabe sollte wegen möglicher unkontrollierbarer Steigerung der Wirkungen und Nebenwirkungen nicht mit der Einnahme von Promethazin sowie anderen Sedativa/Hypnotika kombiniert werden. Gewöhnung, Mißbrauch und Abhängigkeit sind nicht selten (besonders bei Toxikomanen). Daher sollte die Anwendungsdauer von Clomethiazol stets auf 1 bis 2 Wochen begrenzt werden. Das Absetzen ist „ausschleichend" vorzunehmen, um Krampfanfälle zu vermeiden.

10.5 Pharmaka, deren Anwendung als Hypnotika obsolet ist

Barbiturate (Diureide), Bromharnstoffderivate (Monoureide), Piperidindione (sogenannte Nichtbarbiturate), Methaqualon (Chinazolinabkömmling) sowie Paraldehyd haben als Schlafmittel ausgedient. Wegen vielfältiger, teilweise unterschiedlich gravierender Nebenwirkungen, zum Teil auch wegen Wechselwirkungen mit anderen häufig verwendeten Pharmaka, zu hoher Toxizität, zu starkem Abhängigkeitspotential etc. können sie heute nicht mehr als Schlafmittel empfohlen werden. Nahezu alle genannten Stoffe bzw. Derivate derselben sind in Form von Monopräparaten als Schlafmittel inzwischen vom deutschen Arzneimittelmarkt verschwunden. Besonderheiten, die zumeist bei mißbräuchlicher Anwendung eine Rolle spielen, sind jedoch weiterhin von Interesse und sollen im folgenden kurz behandelt werden.

10.5.1 Barbiturate (Diureide)

Chronischer Barbiturat-Abusus war früher häufig und ist heute beispielsweise mit Phenobarbital, das weiterhin als Antiepileptikum verwendet wird (s. S. 318, auch für Strukturformel), möglich. Früher gebräuchliche Barbiturate, die sich noch als „Vorräte" in privaten Haushalten befinden, sowie das als Injektionsnarkotikum verwendete Thiopental (s. S. 291) kommen als Suizidmittel in Betracht und können somit bei Intoxikationen eine Rolle spielen.

Chronischer Barbiturat-Mißbrauch

Chronischer Mißbrauch von Barbituraten (bei Sucht psychische und physische Abhängigkeit) hängt damit zusammen, daß Barbiturate bei manchen Personen Euphorie erzeugen. Symptome einer zentralen Dämpfung wurden bei Süchtigen früher häufig durch die gleichzeitige Einnahme zentral erregender Substanzen, wie z.B. Methamphetamin etc., kompensiert. Entzugserscheinungen wie Übererregbarkeit, Tremor, Schwächegefühl und Angst sind zu beobachten, wenn bei Abhängigen die Barbiturat-Zufuhr abrupt gestoppt wird. Bei an besonders hohe Dosen (>1,5 g/Tag) gewöhnten Süchtigen können dann Krämpfe und toxisch bedingte Psychosen (Delirium tremens) auftreten.

Barbiturat-Intoxikation

Der Vergiftete ist bewußtlos; unmittelbare Gefahr droht, wenn medulläre Zentren bereits gelähmt sind: Atem- und Herzstillstand, Kreislaufversagen. Die Überlebenschance bei schweren Intoxikationen hängt nicht nur von der absolut eingenommenen Dosis und der Art des Barbiturats ab, sondern auch davon, wie rasch bei unbekannter Vorgeschichte nach Auffinden des Bewußtlosen die richtige Diagnose (durch analytischen Barbiturat-Nachweis im Harn oder Blut) gestellt und eine adäquate Behandlung eingeleitet wird. Die Dauer der Barbiturat-„Narkose" läßt sich bei Kenntnis des Derivats und bei bekannter Konzentration im Blut aufgrund der Halbwertszeit (Barbital bzw. Phenobarbital 3 bis 4 Tagen) mit guter Annäherung abschätzen. Die therapeutischen Maßnahmen unterscheiden sich, je nachdem, ob die Dauer der „Narkose" mit 48 Stunden oder mit 8 Tagen veranschlagt wird.

Therapie einer Barbiturat-Vergiftung

Um noch nicht resorbierte Tablettenreste zu entfernen, kann eine Magenspülung auch noch nach vielen Stunden sinnvoll sein. Die Spülung darf erst nach Einführung eines Trachealtubus vorgenommen werden, da sonst die Gefahr der Aspiration von Mageninhalt besteht. Am vordringlichsten ist eine ausreichende Sauerstoffversorgung des meist hypoxämischen Patienten. Darüber hinaus muß der Hypothermie, der eingeschränkten Nierenfunktion und dem womöglich drohenden peripheren Kreislaufversagen therapeutisch begegnet werden. Die sogenannte forcierte Diurese, z.B. mit Furosemid (s. S. 995), muß mit der Infusion einer äquivalenten Elektrolytlösung kombiniert werden, der zur Alkalisierung des Harns $NaHCO_3$ oder Trometamol (Tris®-Puffer) zugesetzt werden soll, um so die renale Ausscheidung des Barbiturats in der dissoziierten, tubulär nicht rückresorbierbaren Form zu beschleunigen. Auf diese Weise ist es möglich, die Dauer der „Narkose" um bis zu zwei Drittel zu verkürzen. Bei Vergiftungen mit hohen Dosen langwirksamer Barbiturate sind Verfahren wie Hämoperfusion oder Hämodialyse (s. S. 995) anzuwenden, wenn die Kalkulation ergibt, daß die Bewußtlosigkeit voraussichtlich mehrere Tage dauern wird, und wenn die Funktion der Nieren eingeschränkt ist. Eine Infektionsprophylaxe sollte stets vorgenommen werden, um der Gefahr interkurrenter Infekte (z.B. Pneumonie) zu begegnen.

10.5.2 Bromharnstoffderivate (Monoureide)

Akute und chronische Vergiftungen mit diesen Hypnotika können ebenfalls noch aufgrund von Restbeständen vorkommen. Besonderheiten ergeben sich aus dem Stoffwechsel dieser Monoureide (z.B. Carbromal, Bromisoval), die alle ein Bromatom im Molekül enthalten. Gewöhnung und Abhängigkeit treten nach längerer Anwendung häufig auf. Metabolisch abgespaltenes Br^- verteilt sich auf etwa 20 bis 30% der Körpermasse und wird aus diesen Kompartimenten sehr langsam eliminiert (Halbwertszeit ca. 12 Tage). Bei längerer Anwendung kumuliert daher das Br^-. Es wird außerdem im ZNS angereichert. Das erklärt die Symptome eines „Bromismus": Verwirrtheit, Gedächtnisschwund sowie in schweren Fällen Delirium; ferner Dermatitiden (Akne), Schnupfen, Conjunctivitis, Purpura (punktförmige Blutungen an Haut und Schleimhäuten). Bei Intoxikation mit hohen Dosen (Suizid) ist im Vergleich zu einer Barbiturat-Vergiftung wegen pulmonaler Veränderungen (Schocklunge) die Letalität mit 4 bis 6% sehr hoch.

10.5.3 Piperidindione

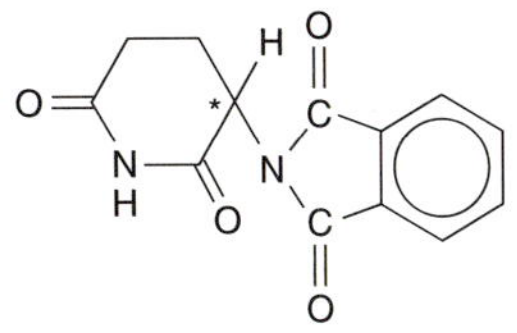

Thalidomid

*Asymmetrie-Zentrum

Thalidomid, ein Piperidindion (s. Strukturformel), war in Deutschland unter dem Handelsnamen „Contergan" auf dem Markt. Es wurde als Ursache einer der größten Arzneimittelkatastrophen (s. S. 89) bekannt. Heute wird es mit Erfolg zur Behandlung der Lepra eingesetzt. Seine sedativ-hypnotische Wirkungsstärke entspricht derjenigen der anderen Piperidindione (z.B. Glutethimid, nicht mehr im Handel) und liegt etwa in der Größenordnung der als Schlafmittel verwendeten Benzodiazepine. Es verfügt jedoch im Vergleich zu den anderen Piperidindionen über eine ungewöhnlich große therapeutische Breite. Mit anderen Worten: Seine akute Toxizität ist sehr niedrig. Die letale Dosis ist so hoch, daß es praktisch unmöglich ist, auf diese Weise Selbstmord zu begehen; die Einnahme von 14 g in suizidaler Absicht blieb ohne Folgen. So gesehen war Thalidomid ein nahezu ideales Schlafmittel. Bei chronischer Anwendung treten jedoch häufig periphere Neuritiden auf.

Eine fatale teratogene Wirkung von Thalidomid wurde von W. Lenz entdeckt. In den Jahren 1958 bis 1961 kam es bei rund 10 000 Kindern, deren Mütter Thalidomid während der Schwangerschaft eingenommen hatten, zu Mißbildungen der Gliedmaßen, Phokomelien (s. S. 89 und S. 767). Es ist zu vermuten, daß das Auswachsen der Gliedmaßen ausblieb wegen der für Thalidomid experimentell nachgewiesenen Hemmung der Aussprossung und des Wachsens von Gefäßen oder einer durch Thalidomid in Gang gesetzten oxidativen DNA-Schädigung. Diese teratotoxische Wirkung des Thalidomids läßt sich im Tierexperiment durch eine Substanz aufheben, die Radikale zu binden vermag. Thalidomid wurde wegen seiner teratotoxischen Eigenschaften 1961 aus dem Handel gezogen. Seit diesem tragischen „Zwischenfall“ wird bei der Arzneimittelprüfung mit besonderer Wachsamkeit auf die Erfassung von teratogenen Eigenschaften geachtet.

10.5.4 Methaqualon

Dieses Chinazolin-Derivat wurde früher häufig mißbräuchlich verwendet und wird wahrscheinlich auch zukünftig illegal Drogensüchtigen zur Verfügung stehen, so daß Intoxikationen damit weiterhin vorkommen werden. Polyneuritische Symptome (Parästhesien) sind nach chronischer Anwendung beobachtet worden. Methaqualon wird oft von Toxikomanen zusammen mit Alkohol und/oder Heroin in der fälschlichen Meinung mißbraucht, es eigne sich als Aphrodisiakum. Bei chronischer Anwendung drohen psychische und physische Abhängigkeit. Abruptes Absetzen kann bei Süchtigen ein Delirium tremens und/oder Krampfanfälle hervorrufen. Die Symptomatik einer akuten Intoxikation unterscheidet sich von der einer Barbiturat-Vergiftung: Bewußtlosigkeit oder Erregungszustände mit Hyperreflexie, Erbrechen (Gefahr der Aspiration), Hypermotorik (Krämpfe). Die Erfahrungen der Vergiftungszentren sprechen dafür, daß die Behandlung akuter Methaqualon-Vergiftungen weniger erfolgreich ist als die von Barbiturat-Intoxikationen.

10.5.5 Paraldehyd

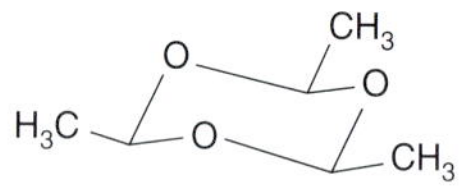

Diese cyclische Verbindung ist offizinell inzwischen nicht mehr erhältlich; Paraldehyd sollte daher auch nicht mehr bei hospitalisierten Patienten mit Erregungszuständen (z. B. Alkoholentziehungskur), mit Eklampsie oder anderen Krampfleiden wie Tetanus sowie bei Intoxikationen mit Krampfgiften Anwendung finden (zur Pharmakotherapie extremer Erregungszustände s. Abschnitt 10.4). Obwohl die Substanz scheußlich schmeckt, besteht bei Alkoholikern die Gefahr eines Mißbrauchs. Bei abruptem Absetzen treten bei Abhängigen Entzugserscheinungen in Form eines Delirium tremens mit lebhaften Halluzinationen auf.

Weiterführende Literatur

Bellantoano, C./Reggi, V./Tognoni, G./Garattini, S.: Benzodiazepines: clinical pharmacology and therapeutic use. Drugs **19**, 195–219 (1980).

Evans, S. M./Funderburk, F. R./Griffiths, R. R.: Zolpidem and Triazolam in Humans: Behavioral and subjective effects and abuse liability. J. Pharmac. Exp. Ther. **255**, No 3, 1246–1255 (1990).

Ganten, D./Pfaff, D. (Eds.): Sleep. Clinical and experimental aspects. Springer-Verlag, Berlin, Heidelberg, New York 1982.

Goa, K. L./Heel, R. C.: Zopiclone. A review of its pharmacodynamic and pharmacokinetic properties and therapeutic efficacy as an hypnotic. Drugs **32**, 48–65 (1986).

Hippius, H./Rüther, E./Schramm, M. (Hrsg.): Schlaf-Wach-Funktion. Springer-Verlag, Berlin, Heidelberg, New York 1988.

Hoehns, J. D./Perry P. J.: Zolpidem: a nonbenzodiazepine hypnotic for treatment of insomnia. Clin. Pharm. **12**, 814–828 (1993).

Hoffman, E. J./Warren, E. W.: Flumazenil: a benzodiazepine antagonist. Clin. Pharm. **12**, 641–656 (1993).

Hohagen, F./Rink, K./Schramm, E./Riemann, D./Weyerer, S./Berger, M.: Prevalence and treatment of insomnia in general practice. A longitudinal study. Eur. Arch. Psychiatry Clin. Neurosci. **242**, 329–336 (1993).

Jovanovic, U. J. (Hrsg.): Die Natur des Schlafes. Gustav Fischer Verlag, Stuttgart 1973.

Kay, D. C./Blackburn, A. B./Buckingham, J. A./Karacan, I.: Human Pharmacology of Sleep. In: Williams, R. L./Karacan, I. (Eds.): Pharmacology of Sleep. John Wiley and Sons, Inc., New York 1976.

Koella, W. P. (Hrsg.): Die Physiologie des Schlafes. Eine Einführung. Gustav Fischer Verlag, Stuttgart, New York 1988.

Langtry, H. D./Benfield, P.: Zolpidem. A review of its pharmacodynamic and pharmacokinetic properties and therapeutic potential. Drugs **40 (2)**, 291–313 (1990).

Lenz, W.: Epidemiology of congenital malformations. Ann. N.Y. Acad. Sci. **123**, 228 (1965).

Marks, J.: The benzodiazepines – use and abuse. Arzneim.-Forsch./Drug Res. **3 (I)**, Nr. 5a (1980).

Nicholson, A./Hippius, H./Rüther, E./Dunbar, G. (Eds.): Modern hypnotics and performance. Proc. Sympos. in Nürnberg. Acta Psychiatrica Scandinavica (Suppl. No. 332) Vol. **74**, 1–174 (1986).

Owen, R. T./Tyrer, P.: Benzodiazepine dependence – A review of the evidence. Drugs **25**, 385 (1983).

Usdin E./Skolnick, P./Tallman, J. F. Jr./Greenblatt, D./Paul, S. M. (Eds.): Pharmacology of Benzodiazepines. Verlag Chemie GmbH, Weinheim 1983.

Wadworth, A. N./McTavish, D.: Zopiclone. A review of its pharmacological properties and therapeutic efficacy as an hypnotic. Drugs & Aging **3 (5)**, 441–459 (1993).

Woods J. H./Katz, J. L./Winger G.: Benodiazepines: Abuse and consequences. Pharmacol. Rev. **44**, No 2, 151–330 (1992).

11 Antikonvulsiva, Konvulsiva

Pharmakotherapie der Epilepsien

T. J. Feuerstein, Freiburg i. Br.

Cassius *But soft I pray you: what, did Caesar swound?*
Caska *He fell downe in the Market-place, and foam´d at mouth, and was speechlesse.*
Brutus *´Tis very like; he hath the Falling sicknesse.*
William Shakespeare: *Julius Caesar*

Dieses Kapitel behandelt vor allem antikonvulsive Medikamente. Krampfauslösende Stoffe haben heute nur noch wissenschaftliche und toxikologische Bedeutung. Sie werden in Kap. 11.4 kurz besprochen.

11.1 Epilepsien

Ein **epileptischer Anfall** entsteht durch abnorme elektrische Entladungen im Großhirn. Dabei können – in der Reihenfolge abnehmender Häufigkeit – Bewußtsein, Motorik, Sensibilität, vegetatives Nervensystem, Denkvorgänge, Erinnerung, Wahrnehmung und Emotionen gestört sein, je nachdem welches Rindengebiet von der epileptischen Erregung (mit) erfaßt wird. Epileptische Anfälle dauern, abgesehen vom Status epilepticus, nur kurz, d. h. Sekunden bis wenige Minuten.

Epilepsien sind chronische Erkrankungen, bei denen es zu wiederholten Anfällen kommt. Die Anfälle, für die meist kein direkter Anlaß erkennbar ist, sind das wesentlichste Merkmal der Krankheit Epilepsie. Im Verlauf einer Epilepsie können jedoch noch andere Symptome wie Verhaltensstörungen und kognitive Veränderungen hinzukommen. Sie haben neben den Anfällen die gesellschaftliche Einschätzung der Epilepsie geprägt. Daß eine Epilepsie aber nicht mit einer Einschränkung von menschlichen Entfaltungsmöglichkeiten einhergehen muß, wird durch historische Epilepsiekranke belegt, deren bekanntester wohl Cäsar ist (Kapitelmotto).

Die Epilepsien gehören zu den häufigsten Erkrankungen des Zentralnervensystems. Ihre Prävalenz beträgt etwa 0,5–1 %, die mittlere Krankheitsdauer 12,5 bis 25 Jahre. Ein einziger epileptischer Anfall während des gesamten Lebens tritt jedoch bei einem wesentlich höheren Anteil der Bevölkerung auf, nämlich bei bis zu 5 %: Unser Gehirn ist unter bestimmten Umständen recht anfallsbereit. Aus einem einzigen Anfall ohne weitere Hinweise auf eine bestehende Epilepsie resultiert jedoch nicht die Notwendigkeit einer antikonvulsiven Behandlung.

11.1.1 Klassifikation

Die verschiedenen Anfallsformen werden in Tab. 11.1 dargestellt. Früher waren die Bezeichnungen „Grand mal" für einen (primär oder sekundär) generalisierten tonisch-klonischen Anfall und „Petit mal" für einen primär generalisierten Anfall ohne intensive Muskelkrämpfe üblich.

Sowohl eine genetische Prädisposition als auch eine erworbene Hirnschädigung kann zu Epilepsie führen. Eine genetisch bedingte Prädisposition führt häufig zu einer **primär generalisierten Epilepsie,** also einer Epilepsie, bei der sich von vornherein Neuronen beider Hirnhemisphären synchronisiert entladen. Hierbei erlischt immer – zuweilen nur sehr kurz, eventuell kaum bemerkt – das Bewußtsein. Eine erworbene Hirnschädigung erzeugt eher eine **fokale Epilepsie,** also eine Epilepsie, bei der die synchronisierten Entladungen auf eine Hirnhemisphäre beschränkt sind, zumindest zu Beginn des Anfalls. Die beobachtbaren oder erlebten Anfallsphänomene werden dabei meist auf der dieser Hemisphäre gegenüberliegenden Körperseite registriert. Die seitenwechselnde Projektion in die Peripherie trifft für rein psychische Anfallsphänomene, beispielsweise Halluzinationen, üblicherweise nicht zu. Allerdings werden primitive akustische Halluzinationen (z.B. Hören eines Summtons) bei epileptischen Entladungen in der Heschlschen Querwindung einer Seite meist in dem kontralateralen Ohr „gehört", seltener bilateral.

Die Unterscheidung zwischen fokalen und primär generalisierten Anfällen hat auch pharmakotherapeutische Konsequenzen: Manche Medikamente sind eher bei

Tabelle 11.1: Klassifikation epileptischer Anfälle (ohne Unterformen)

Anfallstyp	Verlaufsformen, ungefähre relative Häufigkeit	Klinische Beispiele
fokal	einfach fokale Anfälle = Jackson-Anfälle (Bewußtsein erhalten), 4 %	z. B. klonische Zuckungen der linken Hand mit Jackson-typischer Ausbreitung auf den linken Arm
	komplex fokale Anfälle (Bewußtsein verändert oder aufgehoben), 16 %	z. B. zusammenhangloses Auf- und Zuknöpfen des Hemdes und Schmatzen; keine postiktale Erinnerung an den Anfall (Amnesie)
	sekundär generalisierte (fast immer tonisch-klonische) Anfälle mit fokalem Beginn (Bewußtsein im Generalisationsstadium aufgehoben), 36 %	z. B. olfaktorische Halluzinationen, der einfach fokale Beginn des Anfalls, an den sich der Kranke postiktal erinnert; dann Initialschrei, Sturz, tonische und klonische Krampfphase; hierfür Amnesie
primär generalisiert	Absencen (Bewußtsein kurzfristig aufgehoben), 1 %	z. B. völlige geistige Abwesenheit für 20 s mit stierem Blick und „Schreibpause" beim Diktat in der Schule; keine exakte postiktale Erinnerung
	myoklonische Anfälle (Bewußtseinsausfall wegen kurzer Dauer kaum wahrnehmbar), 1 %	z. B. symmetrische klonische Zuckungen der Arme mit Fallenlassen der Zahnbürste beim morgendlichen Zähneputzen; keine exakte postiktale Erinnerung
	generalisierte tonische und/oder klonische Anfälle (Bewußtsein aufgehoben), 33 %	z. B. plötzlicher Sturz zu Boden ohne vorausgehende Aura, tonische und klonische Krampfphase, Zungenbiß und kurzer Terminalschlaf; Amnesie
	atonische Anfälle (Bewußtseinsausfall wegen kurzer Dauer kaum wahrnehmbar), < 1 %	z. B. plötzliches Zu-Boden-Sinken oder -Stürzen wegen generalisierten Verlusts des Muskeltonus; keine exakte postiktale Erinnerung
nicht klassifizierbar	< 8 %	

primär generalisierten Anfällen, andere eher bei fokalen Anfällen wirksam.

11.1.2 Epileptische Erregungsbildung und -ausbreitung

Sowohl fokale als auch primär generalisierte epileptische Anfälle entstehen dadurch, daß das Gleichgewicht zwischen neuronaler Hemmung und neuronaler Erregung im Gehirn gestört ist. Die Störung kann eine epileptische Entladung in sogenannten Schrittmacherzellen mit anschließender Erregungsausbreitung hervorrufen. Eine solche Störung ist beispielsweise eine Veränderung der extrazellulären Ionenkonzentrationen, etwa eine Erhöhung des pH-Werts durch Hyperventilation, was bei disponierten Patienten einen Anfall auslösen kann.

Primär generalisierte Anfälle beruhen wahrscheinlich auf Fehlfunktionen im Netzwerk zwischen dienzephalen und kortikalen Neuronen **beider** Hemisphären. Im Falle von Absencen weiß man Genaueres. Bei ihnen ist hinreichend sicher, daß die Störungen speziell in Neuronen auftreten, die vom Thalamus zum Kortex projizieren. Sie scheinen bei Absencen die Schrittmacherzellen zu sein. Abb. 11.1 faßt die heutige Sicht der Entstehung von Absencen zusammen.

Bei der Entstehung eines **fokalen Anfalls** spielen **lokale**, auf den Kortex und da wieder auf eine Kortexregion beschränkte kreisförmige Verschaltungen von Neuronen eine entscheidende Rolle. Eine solche Kortexregion kann beispielsweise der Hippocampus sein, aus dem die meisten der komplex fokalen Anfälle hervorgehen. Der Hippocampus ist für die Speicherung von Informationen besonders wichtig. Diese Speicherung beruht auf einem verstärkten Impulsfluß durch Neuronenkreise, bis hin zur Bildung neuer exzitatorischer Synapsen. Dabei sind hemmende und erregende Aktivitäten fein aufeinander abgestimmt. Hemmende Verschaltungen im Hippocampus sind gegenüber Schädigungen wie Hirnverletzung, Hypoxie und Entzündung besonders vulnerabel, vulnerabler als erregende Verschaltungen. Es kommt zu reaktiven Vorgängen wie Axonaussprossung, Bildung neuer Synapsen und Neuorganisation der Neuronenkreise. Ein Ungleichgewicht mit Überwiegen der Exzitation kann resultieren und – unter Umständen erst nach Monaten bis Jahren – aus dem physiologischen Speicherkreis den Ausgangspunkt für epileptische Erregung machen, also einen Herd (Focus). Schließlich führen lokale Zelluntergänge infolge epileptischer Anfälle zu „epileptogenen Reparaturen", welche die Neigung zu epileptischen Anfällen weiter verstärken. So verschlechtert sich die Prognose vor allem einer fokalen Epilepsie mit ihrem Verlauf.

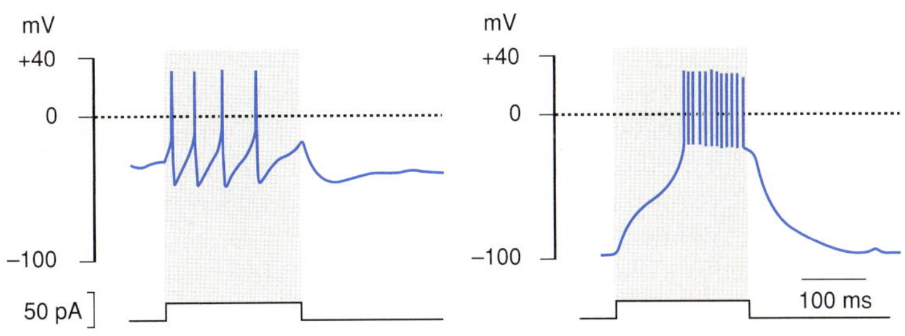

A normales Feuern

B für Absencen typisches Feuern

Abb. 11.1 Heutige Vorstellung der Entstehung von Absencen durch primäre Fehlfunktion von thalamo-kortikalen Neuronen. Die Abbildung zeigt das Membranpotential eines thalamischen Neurons aus dem Gehirnschnitt eines Meerschweinchens, mit einer intrazellulären Elektrode gemessen. In vivo projiziert ein solches Neuron zum Kortex. Diese thalamo-kortikalen Neurone feuern nach zwei unterschiedlichen Mustern, je nach ihrem Ruhepotential. **A:** Bei einem normalen Ruhepotential um −50 mV löst ein Depolarisationsreiz (untere Spur) ein relativ langsames, gleichförmiges Feuern aus. **B:** Bei Hyperpolarisation tiefer als −80 mV dagegen löst der Depolarisationsreiz (untere Spur) ein hochfrequentes Feuern aus. Die Hyperpolarisation kann in vivo beispielsweise durch GABA über $GABA_B$-Rezeptoren (s. S. 135) hervorgerufen werden. Der Unterschied zwischen A und B beruht auf den Eigenschaften der spannungsabhängigen Ca^{2+}-Kanäle vom T-Typ, die auf den thalamo-kortikalen Neuronen vorkommen. Bei normalem Ruhepotential sind sie inaktiv und nicht aktivierbar. Durch die Hyperpolarisation werden sie in ihren aktivierbaren Zustand überführt. Trifft ein Depolarisationsreiz ein solches hyperpolarisiertes Neuron, so entsteht eine Salve von hochfrequenten Aktionspotentialen. Beide Entladungsformen kommen im Thalamus auch normalerweise vor, Typ B allerdings selten. Das eigentlich Pathologische bei einer Absence ist die beidseitige Synchronisation von Entladungen des Typs B bei einer Vielzahl von thalamokortikalen Neuronen und im Anschluß daran bei Neuronen der Hirnrinde beider Hemisphären. Weshalb es zu einer solchen pathologischen Synchronisation kommt, ist unklar. Die thalamo-kortikalen Neurone werden nach einer Salve von Entladungen durch spannungsabhängige K^+-Kanäle wieder repolarisiert. Erneute Hyperpolarisationen und erneute Entladungen des Typs B können folgen. Die epileptischen Entladungen der kortikalen Neurone zeigen sich im Elektroenzephalogramm als über beiden Hemisphären gleichzeitige, anfallstypische „Spitzen", die Repolarisationen als ebenfalls über beiden Hemisphären gleichzeitige „Wellen". Spitze-Welle-Komplexe wechseln bei Absencen in einem typischen „3-pro-Sekunde"-Rhythmus ab. Die Absence endet typischerweise nach etwa 5–20 Sekunden.
Zu diesem pathophysiologischen Mechanismus paßt, daß Anti-Absence-Medikamente wie Ethosuximid selektiv T-Typ-Ca^{2+}-Kanäle blockieren und daß in Tiermodellen $GABA_B$-Rezeptor-Agonisten die „Absencen" verschlimmern, während $GABA_B$-Antagonisten sie bessern (nach Rogawsky und Porter, 1990).

Möglicherweise endet ein (fokaler oder primär generalisierter) epileptischer Anfall durch die Wirkung endogener, im Anfall vermehrt entstehender „Antikonvulsiva" wie Adenosin. Adenosin fällt als Abbauprodukt von ATP gerade während der massiv Energie verbrauchenden epileptischen Entladungen an, gelangt in den Extrazellulärraum und bewirkt über P_1-Rezeptoren (s. S. 137) eine Hyperpolarisation von Neuronen. Diese wirkt weiteren Entladungen entgegen (abgesehen allerdings von den thalamo-kortikalen Neuronen, die bei einer Hyperpolarisation sogar Absencen erzeugen können, Abb. 11.1).

11.2 Geschichte der antikonvulsiven Pharmakotherapie

Die rationale, durch Anfallsreduktion oder Anfallsfreiheit empirisch bestätigte Therapie begann mit der Verwendung von Bromiden im Jahr 1857. Bromide werden heute kaum noch verwendet. 1912 folgte die bis heute wichtige Einführung des Phenobarbitals als Antikonvulsivum durch den deutschen Neurologen Alfred Hauptmann (1881–1948), nach dem der Hauptmann-Preis der Deutschen Sektion der Internationalen Liga gegen Epilepsie benannt ist. Welche Umwälzung die beginnende Pharmakotherapie bedeutete, zeigt das Brockhaus-Konversationslexikon 1908, wo es heißt, daß bei manchen Kranken mit sekundär generalisierten tonisch-klonischen Anfällen und regelmäßig vorausgehenden Auren die Ausbildung der Konvulsionen „durch feste Umschnürung oberhalb der Stelle, an welcher die Aura zuerst bemerkt wird, verhütet werden kann". Phenytoin wurde 1937 als nicht sedierendes Analogon von Phenobarbital eingeführt. Später folgten die in ihrer Struktur aus dem Phenytoin abgeleiteten Substanzen Trimethadion, Ethosuximid und Mesuximid und das chemisch nicht mehr an das Phenytoin erinnernde Carbamazepin. Das derzeit sehr häufig verwendete Valproat wurde 1962 eher zufällig entdeckt. Auch bei der Einführung der Benzodiazepine Anfang der 60er Jahre stand deren antiepileptische Wirksamkeit nicht im Vordergrund. Neue Antikonvulsiva (Lamotrigin, Vigabatrin, Gabapentin und andere) fanden erst wieder Ende der 80er Jahre Eingang in die Klinik; ihre Entwicklung beruhte zum Teil auf verbesserten Einsichten in pathophysiologische und neuropharmakologische Grundlagen des Anfallsgeschehens.

11.3 Wirkmechanismen von Antikonvulsiva

Antikonvulsiva hemmen die Erregbarkeit von Neuronen, die Erregungsausbreitung oder beides. Eine scharfe Trennung in Stoffe, die nur die Erregbarkeit innerhalb eines „epileptischen Herdes" vermindern, und andere, die nur die räumliche Ausbreitung der Erregung dämpfen, ist nicht möglich. Antikonvulsiva greifen direkt in die Funktion von Ionenkanälen ein, wirken auf Rezeptoren für Neurotransmitter oder Neuromodulatoren oder verändern die Konzentrationen der endogenen Transmitter oder Modulatoren.

Die derzeit klinisch verfügbaren oder vor der Zulassung stehenden Antikonvulsiva (und ihre „Gegenspieler", die Konvulsiva) werden im Folgenden nach ihrem hauptsächlichen Wirkprinzip vorgestellt. Abb. 11.2 illustriert die Wirkungsweise. Manche Substanzen wie Valproat wirken über mehrere Primärmechanismen.

Vorwiegend **auf spannungsabhängige Na^+-Kanäle** (s. S. 430) **wirken Phenytoin, Carbamazepin** und **Lamotrigin;** einer von mehreren Wirkorten sind die Na^+-Kanäle bei **Valproat** und **Topiramat.** Die Stoffe **fördern die Inaktivierung** der Na^+-Kanäle. Deshalb werden die Amplitude und die Dauer eines einzelnen Aktionspotentials nicht reduziert, wohl aber die Fähigkeit der Neurone, Salven von hochfrequenten Aktionspotentialen (> 10 Hz) abzufeuern. Der Effekt ist um so deutlicher, je höher die Frequenz der Aktionspotentiale und je ausgeprägter die Depolarisation der Neurone ist, von der die hochfrequenten Aktionspotentiale ausgehen. Die weniger frequenten, von einem physiologischen Ruhe-Membranpotential ausgehenden Aktionspotentiale in normalem Gehirngewebe werden kaum beeinflußt („use-dependent block" wie bei Antiarrhythmika, s. S. 440). Die Abhängigkeit von Ruhe-Membranpotential und Frequenz ist bei jedem der genannten Na^+-Kanalblocker etwas anders, und das dürfte ihre unterschiedliche klinische Wirksamkeit

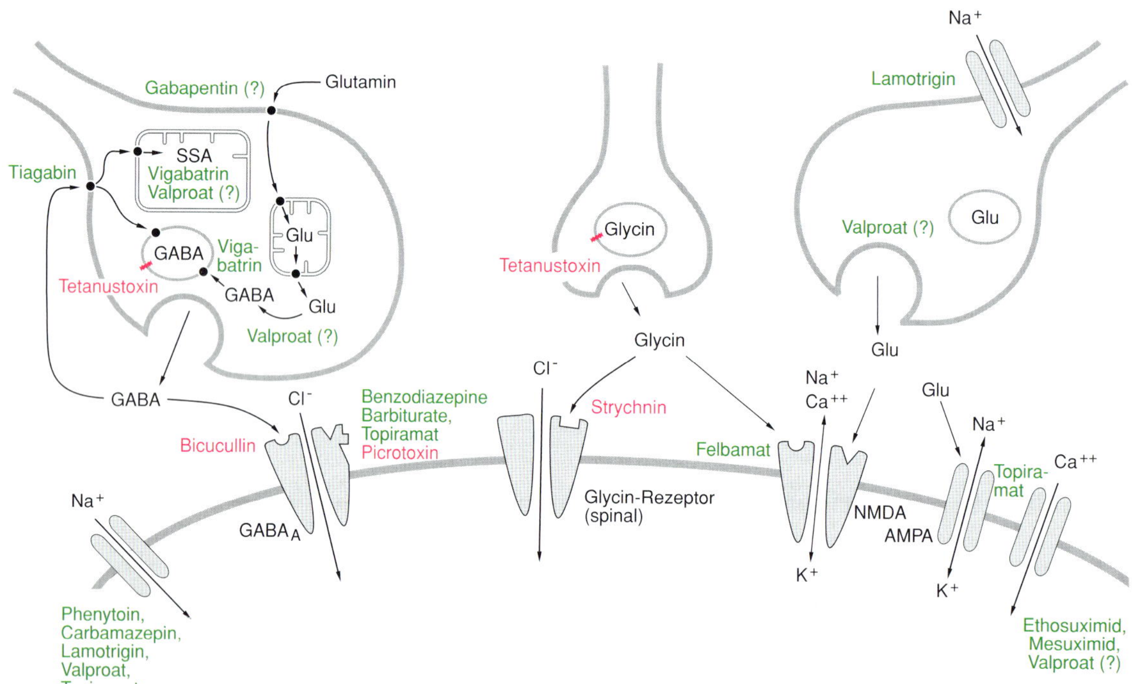

Abb. 11.2 Wirkung von Antikonvulsiva (grün) und Konvulsiva (rot). Pfeile bedeuten Stoffbewegungen oder Stoffumwandlungen. **Links eine GABAerge Axonendigung,** in der aus Glutamat (Glu) unter Katalyse der Glutamat-Decarboxylase GABA entsteht und zugleich GABA unter Katalyse der GABA-Transaminase zu Succinatsemialdehyd (SSA) abgebaut wird. GABA wirkt postsynaptisch auf einen $GABA_A$-Rezeptor. Einzelheiten s. Abb. 2.17, S. 136. **In der Mitte eine glycinerge Axonendigung.** Glycin wirkt postsynaptisch einerseits auf den Strychnin-empfindlichen Glycin-Rezeptor, der vor allem im Rückenmark vorkommt; dadurch wird die postsynaptische Zelle gehemmt. Andererseits wirkt Glycin im Rückenmark wie im Gehirn auf eine Bindungsstelle am NMDA-Rezeptor und fördert dessen Kanalöffnung; dadurch wird die postsynaptische Zelle erregt; die Glycin-Bindungsstelle am NMDA-Rezeptor wird durch Strychnin nicht blockiert. **Rechts eine glutamaterge Axonendigung.** Glutamat wirkt postsynaptisch auf einen NMDA- und einen AMPA-Rezeptor. Einzelheiten s. Abb. 2.16, S. 134. Die Wirkmechanismen der Antikonvulsiva und der Konvulsiva werden im Text besprochen.

und ihr unterschiedliches Anwendungsspektrum miterklären.

Wie schon in Abb. 11.1 dargestellt, spielen **spannungsabhängige Ca^{++}-Kanäle vom T-Typ** eine entscheidende Rolle in der Pathogenese von Absencen. Gegen Absencen wirken die Succinimide **Ethosuximid** und **Mesuximid.** Sie **vermindern T-Typ-Ca^{++}-Ströme in thalamokortikalen Neuronen** um so mehr, je höher das Ruhe-Membranpotential ist und je besser aktivierbar deshalb die T-Kanäle sind. Es gibt Hinweise dafür, daß auch Valproat bei Absencen zum Teil über diesen Mechanismus wirkt.

Antagonisten an Rezeptoren von exzitatorischen Aminosäuren genießen als antiepileptische Entwicklungssubstanzen derzeit viel Interesse. Neben **Felbamat,** das die Glycin-Modulationsstelle des NMDA-Rezeptors (Abb. 11.2) zu blockieren scheint, hat auch **Topiramat,** das u.a. den AMPA-Rezeptor blockiert, den Weg in die klinische Anwendung gefunden (Abb. 11.2).

Der **$GABA_A$-Rezeptor,** speziell seine Benzodiazepin-Bindungsstelle, ist der Wirkort der **Benzodiazepin-Agonisten Diazepam, Clobazam** und **Clonazepam.** Sie **erhöhen allosterisch die GABA-bedingte Öffnungsfrequenz des Cl^--Kanals.** Die erhöhte Cl^--Leitfähigkeit führt meist zu einer **Hyperpolarisation** der Neurone. Sowohl die Verminderung des Membranwiderstands als auch die Hyperpolarisation hemmen die Erregbarkeit der Zelle. Ein Charakteristikum der Benzodiazepine ist starke Toleranzentwicklung, die auch die Neigung zu Entzugsanfällen nach abruptem Absetzen erklärt. Toleranz entwickelt sich bei allen Benzodiazepin-Agonisten und steht ihrer Verwendung als Langzeitantikonvulsiva entgegen.

Barbiturate wie **Phenobarbital** beeinflussen eine andere allosterische Modulationsstelle des $GABA_A$-Rezeptors (s. S. 136). In therapeutischen Konzentrationen **erhöhen sie die Dauer,** nicht aber die Frequenz **der GABA-bedingten Öffnungen des Rezeptor-gekoppelten Cl^--Kanals.** Sie wirken also über einen ähnlichen Mechanismus wie die Benzodiazepine antikonvulsiv. Möglicherweise hemmt Phenobarbital aber auch erregende synaptische Übertragungen im Gehirn. Toleranz und entsprechende Dosissteigerung spielt bei der Verwendung von Barbituraten als Antikonvulsiva (anders als bei der Verwendung als Schlafmittel und der mißbräuchlichen Verwendung zur Erzeugung einer Euphorie) nur eine relativ geringe Rolle (s. S. 306). Primidon wirkt über seinen Metaboliten Phenobarbital (s. Tab. 11.2).

Schließlich scheint auch **Topiramat** über eine wieder andere Bindungsstelle **den $GABA_A$-Rezeptor fördernd zu modulieren** – seine dritte Wirkmöglichkeit.

Es bleiben Stoffe zu besprechen, die durch **Änderung der Konzentration von Transmittern oder Neuromodulatoren** antikonvulsiv wirken.

Vigabatrin hemmt durch kovalente Bindung an das mitochondriale Enzym GABA-Transaminase (s. S. 136) **den Abbau von GABA** vor allem in Neuronen, aber auch in Gliazellen. Zusätzlich hemmt es den vesikulären GABA-Transporter. Dadurch erhöht es die cytoplasmatische GABA-Konzentration im Gewebe und wahrscheinlich die Freisetzung von GABA.

Tiagabin blockiert die Aufnahme von GABA in GABA-Neurone und in Gliazellen.

Auch Valproat könnte einen Teil seiner antikonvulsiven Effekte über eine Verstärkung der GABAergen Transmission erzielen. Es hemmt mehrere GABA-abbauende Enzyme, darunter die GABA-Transaminase und die Succinatsemialdehyd-Dehydrogenase, und steigert vielleicht die Aktivität des Schlüsselenzyms für die GABA-Synthese, der Glutamat-Decarboxylase (Abb. 11.2). Seine multiplen Primärwirkungen erklären vielleicht gemeinsam mit der multifaktoriellen Entstehung epileptischer Anfälle sein breites therapeutisches Spektrum (s. Tab. 11.2).

Gabapentin wurde als lipidlösliches GABA-Analogon in der Absicht synthetisiert, einen zentral wirkenden GABA-Agonisten zu entwickeln, der im Gegensatz zu GABA die Blut-Hirn-Schranke leicht überwindet. Die antikonvulsive Wirksamkeit von Gabapentin läßt sich jedoch nicht auf einen direkten GABA-Rezeptor-Agonismus zurückführen. Die Substanz bindet auch nicht an Rezeptoren von anderen Neurotransmittern oder an Ionenkanäle. Sie scheint vielmehr ein spezielles Transportsystem für L-Aminosäuren zu beeinflussen, das an der Mucosaschranke der Darmwand, an der Blut-Hirn-Schranke und bei der Passage von Aminosäuren über die Zellmembran von Neuronen eine Rolle spielt. Ob und wie sich diese fördernde oder hemmende Beeinflussung antikonvulsiv auswirkt, ist noch nicht bekannt.

Auch **Ethanol** wirkt antikonvulsiv. Zum Teil scheint es als nicht-kompetitiver Antagonist am NMDA-Rezeptor die glutamaterge erregende Übertragung zu bremsen. Darüber hinaus greift es an $GABA_A$-Rezeptoren an, analog zu Benzodiazepinen, Barbituraten und Topiramat, und fördert dadurch die GABAerge hemmende Übertragung. Trotzdem ist Ethanol keineswegs ein zu empfehlendes Antikonvulsivum, im Gegenteil: Die bei Alkoholabhängigen relativ häufigen Entzugsanfälle weisen auf eine epileptogene Rolle des Alkoholentzugs hin. Besonders nach wiederholtem Alkoholentzug kommt es zu Anfällen. Im Alkoholentzug ist, wie Tierversuche zeigen, die NMDA-Rezeptorfunktion gesteigert.

11.4 Wirkmechanismen von Konvulsiva

Über dieselben Wirkorte, an denen Pharmaka Krämpfe hemmen, können andere Stoffe Krämpfe auslösen. Hier sollen nur drei in ihren Primärwirkungen verschiedene Konvulsiva oder Gruppen von Konvulsiva vorgestellt werden: solche, die am $GABA_A$-Rezeptor wirken, der Glycin-Antagonist Strychnin und das Tetanustoxin (Abb. 11.2).

Ein **kompetitiver Antagonist von GABA am $GABA_A$-Rezeptor** ist das Alkaloid **Bicucullin** (s. S. 135). Wie nach seiner Primärwirkung zu erwarten, ruft es im Tiermodell Krämpfe hervor. Auf die Benzodiazepin-Bindungsstelle des $GABA_A$-Rezeptors wirken **inverse Benzodiazepin-Agonisten,** die die GABA-bedingte Öffnungsfrequenz des Cl^--Kanals nicht steigern, sondern vermindern und so die Erregbarkeit erhöhen. Die Konvulsiva **Picrotoxin** (Gemisch aus Picrotoxinin und dem unwirksamen Picrotin) und **Pentetrazol** wirken über eine weitere Modulationsstelle am $GABA_A$-Rezeptor (s. S. 136) und **vermindern die GABAerge Hemmung.**

Strychnin ist ein **kompetitiver Antagonist am Glycin-Rezeptor** auf Motoneuronen im Rückenmark. Es stammt aus dem Samen eines indischen Baumes, *Strychnos nux-vomica* (s. S. 1117).

Tetanustoxin ist das Exotoxin des Bakteriums *Clostridium tetani.* Es ist ein Peptid. In Wunden gelangt, wird es über Motoneuron-Axone retrograd ins Vorderhorn des Rückenmarks transportiert und gelangt dort in glycinerge und GABAerge Axonendigungen. Das Toxin (genauer gesagt, die kürzere seiner beiden Aminosäureketten) wirkt dann als Protease, **spaltet** proteolytisch **ein vesikuläres Protein, das an der Exocytose beteiligt ist,** nämlich das **Synaptobrevin,** und **verhindert so die exocytotische Freisetzung von Glycin und GABA** (s. S. 115, 1144).

Nach ihrem bevorzugten Angriffsort sind Strychnin und Tetanustoxin Rückenmarkskonvulsiva. Abb. 11.3 erläutert es. Diese Gifte erzeugen tonische Krampfanfälle mit beidseitig gesteigerter, also quasi generalisierter motorischer Aktivität. Die kräftigeren Extensormuskeln überwiegen hierbei, so daß sich je nach Intensität der Krämpfe ein Meningismus bis hin zum Opisthotonus ergibt. Die Anfälle spielen sich bei vollem Bewußtsein ab, da supraspinale Funktionen kaum beeinträchtigt sind. Krampfphasen von etwa einminütiger Dauer wechseln mit mehrminütigen Pausen ab. Zerrung von Sehnen und Gelenkkapseln macht die Krämpfe höchst schmerzhaft. Ohne Behandlung sterben schwer betroffene Patienten wegen Laryngospasmus oder Ateminsuffizienz. Bei dem bis zu 4 Wochen dauernden Tetanus können auch Dehydration und Kreislaufversagen oder Aspirationspneumonie zum Tod führen. Zur Behandlung werden die Krämpfe mit Barbituraten, Benzodiazepinen und unter Umständen sogar – unter künstlicher Beatmung – mit peripheren Muskelrelaxantien unterdrückt.

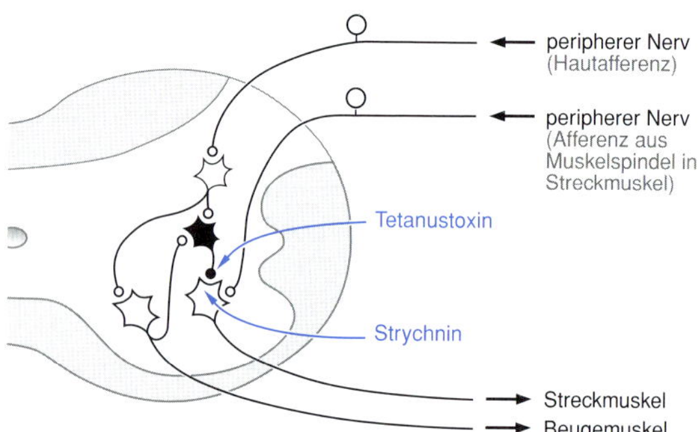

Abb. 11.3 Spinale Koordination der Muskelaktivität und Wirkung von Strychnin und Tetanustoxin. Erregung von Muskelspindel-Afferenzen aus einem Streckmuskel aktiviert Motoneurone zu diesem Muskel (monosynaptischer Eigenreflex). Erregung von Hautafferenzen aktiviert über erregende Interneurone (weiß) Motoneurone zu einem antagonistischen Beugemuskel (polysynaptischer Fremdreflex). In dieses System sind die hemmenden glycinergen Renshaw-Interneurone (schwarz) eingeschaltet. Sie werden sowohl von den erregenden Interneuronen als auch von Axonkollateralen der Motoneurone zum Beugemuskel innerviert. Beide Impulse führen dazu, daß die Motoneurone zum Streckmuskel gehemmt werden. Mit anderen Worten: Wird der Beugemuskel erregt, so wird sein antagonistischer Streckmuskel gehemmt. Strychnin und Tetanustoxin unterbrechen die Transmission vom Renshaw-Interneuron auf das Streckmuskel-Motoneuron, Strychnin durch Blockade des postsynaptischen Glycinrezeptors, Tetanustoxin durch Hemmung der Freisetzung von Glycin. Beuge- und Streckmuskel kontrahieren sich dann in tonischem Krampf gleichzeitig.

11.5 Prinzipien einer antikonvulsiven Therapie

Die Lehrmeinungen zu Diagnose und Pharmakotherapie epileptischer Anfälle unterscheiden sich nach einzelnen Ländern oder epileptologischen Schulen. Erst in jüngster Zeit wird versucht, die historisch gewachsenen Unterschiede der Behandlungsprinzipien zu überwinden. Dies ist auch ein Anliegen der Internationalen Liga gegen Epilepsie. Gleichheit der Klassifikation epileptischer Anfälle und Gleichheit der pharmakotherapeutischen Prinzipien ist unter anderem eine Voraussetzung für die Durchführbarkeit und Vergleichbarkeit von multizentrischen internationalen Studien. Tab. 11.2 gibt eine Übersicht über die klinische Anwendung der wichtigsten Antikonvulsiva in der Reihenfolge der Darstellung ihres Wirkmechanismus. Ein Anspruch auf pharmakotherapeutische Verbindlichkeit wird nicht erhoben.

Antikonvulsive Pharmakotherapie ist primär eine symptomatische Therapie. Ihr Ziel ist vollständige Anfallsfreiheit ohne medikamentöse Nebenwirkungen im Interesse des physischen, psychischen und, nicht zuletzt, sozialen Wohlbefindens des – häufig gerade sozial stigmatisierten – Patienten. Ob darüber hinaus von der medikamentösen Therapie eine Heilung oder Besserung des epileptischen Krankheitsprozesses selbst erwartet werden darf, wird in Kap. 11.7 diskutiert. Das Ziel „Anfallsfreiheit" wird aber bei etwa 20–30 % aller Patienten nicht erreicht. Die Behandlungsprognose hängt stark vom Anfallstyp ab: Komplex fokale Anfälle sind bei bis zu 70 % der Patienten therapieresistent; bei primär generalisierten Anfällen, wie Absencen oder den tonisch-klonischen Anfällen beim Aufwachen, ist jedoch sehr häufig Anfallsfreiheit zu erzielen.

Eine antikonvulsive Dauerbehandlung wird selten bereits nach dem ersten Anfall begonnen, da dieser im allgemeinen ja noch keine behandlungsbedürftige Epilepsie darstellt; man beginnt meist nach dem zweiten Anfall. Am Anfang steht stets der Versuch einer **Monotherapie,** und zwar mit einem der sogenannten Breitspektrum-Antikonvulsiva Phenytoin, Carbamazepin, Valproat, Phenobarbital oder Primidon. **Als Mittel der Wahl für Anfälle mit lokaler Entstehung** gilt **Carbamazepin,** als **Mittel der Wahl für primär generalisierte Anfälle Valproat** – daher der Fettdruck dieser Indikationen in Tab. 11.2. Carbamazepin ist das Medikament erster Wahl bei allen fokalen Anfällen, ohne und mit sekundärer Generalisierung. Es wird vor allem bei komplex fokalen Anfällen wegen seiner positiven Effekte auf Stimmung und Ausgeglichenheit geschätzt, da negative psychische Veränderungen gerade bei diesem Anfallstyp recht häufig sind. Vom Medikament der ersten Wahl sollte nur dann abgewichen werden, wenn mögliche Nebenwirkungen seiner Verwendung entgegenstehen. Beispielsweise sollte das möglicherweise teratogene Valproat nicht an eine Schwangere mit myoklonischen Anfällen verabreicht werden, obwohl es für diesen Anfallstyp als Medikament der ersten Wahl gilt. In diesem Fall kann Ethosuximid, ebenfalls bei myoklonischen Anfällen wirksam, gewählt werden. Die Dosis des gewählten Medikaments wird in geeigneten Intervallen gesteigert, bis die Anfälle (bei noch akzeptablen Nebenwirkungen) verschwunden sind. Ist der Versuch mit der zunächst gewählten Substanz nicht erfolgreich, wählt man eine alternative Substanz, deren Indikationsspektrum die diagnostizierte Anfallsform ebenfalls umfaßt. Wie viele Substanzen man bei geringem Erfolg monotherapeutisch versucht, dafür gibt es keine feste Regel. Recht häufig ist es übrigens nicht ausbleibende Wirksamkeit, die einen Wechsel des Medikaments erzwingt, sondern eine vor ausreichender Anfallskontrolle auftretende Nebenwirkung.

Unerwünschte Wirkungen von Antikonvulsiva

Die häufigsten und wichtigsten unerwünschten Wirkungen sind in Tab. 11.2 zusammengefaßt.

Initiale und dosisabhängige unerwünschte Wirkungen betreffen meist das Zentralnervensystem. So empfindet der Patient nach Carbamazepin oft Schwindeligkeit und Müdigkeit, die aber in der Regel bald vorübergehen. Bei Phenobarbital begleiten Schläfrigkeit, Ataxie und Konzentrationsmangel nicht selten die gesamte Therapie. Bei Valproat tritt an die Stelle dieser Nebenwirkungen häufig Tremor und Nausea.

Nichtdosisabhängige, „idiosynkratische" unerwünschte Wirkungen wie Exantheme, manchmal mit Fieber, Lymphadenopathie und Hepatitis, treten bei Carbamazepin und Phenytoin relativ häufig und nicht vorhersehbar auf.

Späte, chronische unerwünschte Wirkungen, zum Teil erst nach Jahren, sind bei Langzeittherapeutika besonders wichtig. Hierzu zählen Osteomalazie, Hirsutismus und megaloblastische Anämie bei Phenytoin, Pseudodemenz bei Phenobarbital und Leukopenie bei Carbamazepin. Solche späten unerwünschten Wirkungen sind naturgemäß vor allem von älteren, seit langem eingeführten Antikonvulsiva bekannt.

Kombinationstherapie

Etwa 20 % aller Patienten sind mit Monotherapie nicht befriedigend einstellbar. Wenn in diesen Fällen eine Kombinationstherapie begonnen wird, sollten pharmakodynamisch sich ergänzende Stoffe gegeben werden, von denen beispielsweise der eine spannungsabhängige Na^+-Kanäle blockiert (Lamotrigin) und der andere die GABAerge Übertragung verstärkt (etwa Phenobarbital). Auch pharmakokinetische Wechselwirkungen sind zu berücksichtigen. Die erwähnte, pharmakodynamisch sich anbietende Kombination von Lamotrigin und Phenobarbital würde unter pharmakokinetischem Aspekt – ausgeprägte pharmakokinetische Interferenzen – zu exakter Therapiekontrolle zwingen. Die Zahl der möglichen Wechselwirkungen wächst mit der Zahl der Kombinationspartner. Bei einer Kombinationstherapie sollten deshalb nur in Ausnahmefällen mehr als zwei Partner verwendet werden.

Kontrolle der Serumspiegel

Welche Rolle spielen Serumspiegelbestimmungen bei der antikonvulsiven Pharmakotherapie? Grundsätzlich entscheidet über die richtige Dosis in erster Linie das klinische Bild, also Anfallsunterdrückung und dosisabhängige Nebenwirkungen, und erst in zweiter Linie der gemessene Serumspiegel. Im allgemeinen sind routinemäßige Spiegelkontrollen von Antikonvulsiva unnötig. Dies gilt vor allem bei Monotherapie, wenn mögliche Wechselwirkungen wegfallen. Es gibt jedoch Situationen, die eine Serumspiegelkontrolle nahelegen. Hierher ge-

Tabelle 11.2: Klinische Anwendung der wichtigsten Antikonvulsiva

Substanz (Handelsnamen) chemische Struktur	**Dosierung/Tag; Plasmahalbwertszeit ($t_{1/2}$); Verhalten im Plasma, gewünschte Plasmakonzentration (soweit wichtig), Metabolismus, Interaktionen**	**Indikationsspektrum nach Präferenz geordnet** (fettgedruckt sind Indikationen, bei denen die Substanz Mittel erster Wahl ist)	**Nebenwirkungen und Risiken in den Bereichen – ZNS; – Blut und Immunsystem; – Haut; – sonstiges** (innerhalb der vier Gruppen nach Häufigkeit geordnet, wichtigste Nebenwirkungen fettgedruckt)
Phenytoin (Epanutin®, Phenhydan®, Zentropil®) 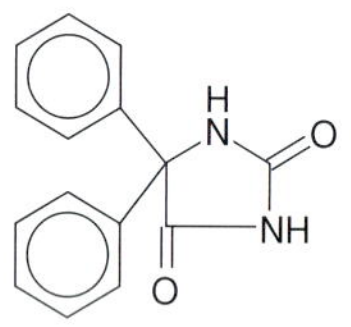	2 x 100–300 mg; $t_{1/2}$ = 11–97 h; nichtlineare Dosis-Konzentrations-Beziehung erfordert evtl. Spiegelkontrollen (anzustreben 10–20 µg/ml); Valproat hemmt Plasmaeiweißbindung von Phenytoin; Metabolismus anderer Stoffe (z. B. Antikonvulsiva, Kontrazeptiva) erhöht	sekundär generalisierte tonisch-klonische Anfälle, fokale Anfälle; nicht bei Absencen	**Schwindeligkeit, Ataxie,** Nystagmus, Konzentrationsmangel, vermehrte Anfälle bei zu hohem Spiegel, Kleinhirnatrophie; Eosinophilie, Lymphadenopathie, Leukopenie, megaloblastische Anämie; Hautrötung, Hirsutismus, Akne, Lupus erythematodes; Gingivahyperplasie, Osteomalazie, periphere Neuropathien
Carbamazepin (z. B. Finlepsin®, Tegretal®, Timonil®) 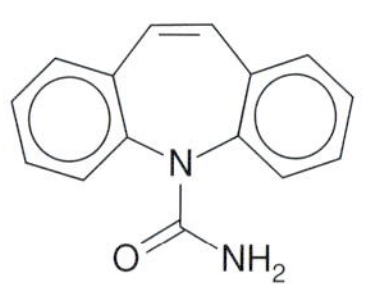	2 x 150–800 mg; $t_{1/2}$ = 35 h initial, 12 h bei chronischer Therapie (Induktion von Enzymen für eigenen Abbau); Metabolismus von Kontrazeptiva, Phenytoin und Valproat erhöht; Erythromycin erhöht Carbamazepin-Spiegel (anzustreben 8–12 µg/ml)	**fokale Anfälle,** sekundär generalisierte tonisch-klonische Anfälle; positive Begleiteffekte auf Stimmung und Ausgeglichenheit; nicht bei Absencen	nur initial Schwindeligkeit und Sedation, Doppeltsehen, Nausea (zentral bedingt?); Hyponatriämie, **Leukopenie,** selten: Agranulocytose; Hautrötung; periphere Neuropathien, Verstärkung von Arrhythmien (Kontraindikation)
Lamotrigin (Lamictal®) 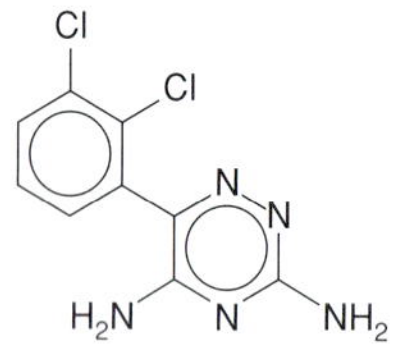	1 x 100–600 mg; $t_{1/2}$ = 15–60 h (abhängig von Komedikation, mit Phenytoin oder Carbamazepin 15 h, mit Valproat 60 h); metabolische Wechselwirkungen mit verstoffwechselten Substanzen sehr ausgeprägt	fokale und generalisierte Anfälle; positive Begleiteffekte auf Stimmung und Ausgeglichenheit	Schwächegefühl, Schwindeligkeit, Doppeltsehen, Kopfweh, Übelkeit; Hautreaktionen (25 % der Patienten); Nebenwirkungen bei Einschleichen über ca. 2 Monate geringer
Valproat (z. B. Convulex®, Ergenyl®, Orfiril®) 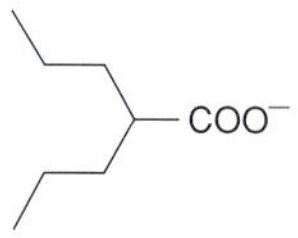	2 x 300–1500 mg; $t_{1/2}$ = 17 h (als Zusatzpräparat 4–15 h); Phenytoin und Carbamazepin fördern Abbau (anzustrebender Spiegel 50–150 µg/ml); Verdrängung von Phenytoin, Carbamazepin und Phenobarbital aus Plasmaeiweißbindung	**primär generalisierte Anfälle** (v. a. bei Kombinationen von konvulsiven und nicht-konvulsiven Anfällen), **unklassifizierte Anfälle,** fokale Anfälle, sekundär generalisierte Anfälle	**Tremor,** Unruhe, Verwirrtheit, Übelkeit und Erbrechen (zentral und peripher bedingt); Thrombocytopenie, Fibrinogenverminderung; Hautrötung, Alopecie; Hepatotoxizität (v. a. bei Polytherapie und vorbestehenden metabolischen Abnormitäten bei Kleinkindern), Pankreatitis, Gewichtszunahme, **Teratogenität** (Neuralrohrdefekte)

Tabelle 11.2: Klinische Anwendung der wichtigsten Antikonvulsiva (Forts.)

Substanz (Handelsnamen) chemische Struktur	**Dosierung/Tag; Plasmahalbwertszeit ($t_{1/2}$); Verhalten im Plasma, gewünschte Plasmakonzentration (soweit wichtig), Metabolismus, Interaktionen**	**Indikationsspektrum nach Präferenz geordnet** (fettgedruckt sind Indikationen, bei denen die Substanz Mittel erster Wahl ist)	**Nebenwirkungen und Risiken in den Bereichen – ZNS; – Blut und Immunsystem; – Haut; – sonstiges** (innerhalb der vier Gruppen nach Häufigkeit geordnet, wichtigste Nebenwirkungen fettgedruckt)
Topiramat (Topamax®)	2 x 100–300 mg; $t_{1/2}$ = 20 –30 h; überwiegend renal ausgeschieden, Dosisreduktion bei Niereninsuffizienz, Spiegel durch Phenytoin oder Carbamazepin vermindert, senkt Digoxinspiegel und Östrogenanteil von Kontrazeptiva	Zusatzmedikament bei fokalen Anfällen und sekundär generalisierten tonisch-klonischen Anfällen, die mit einem anderen Antikonvulsivum in Monotherapie nicht befriedigend einstellbar waren	**Schwindeligkeit,** Ängstlichkeit, Gedächtnisstörungen, **Ataxie, Parästhesien,** Übelkeit (ZNS-Nebenwirkungen bei Einschleichen über ca. 2 Monate geringer); Gewichtsabnahme, Nierensteine
Ethosuximid (z. B. Petnidan®, Suxilep®, Suxinutin®)	1 x 250–2000 mg; $t_{1/2}$ = 20–60 h; kaum Plasmaeiweißbindung	Medikament zweiter Wahl bei Absencen und myoklonischen Anfällen (erst nach Erfolglosigkeit oder Unverträglichkeit von Valproat); nicht bei tonisch-klonischen Anfällen	**Kopfschmerz,** Schläfrigkeit, Schlafstörungen, **Schwindeligkeit,** Ataxie, evtl. **tonisch-klonische Anfälle,** Verstimmungen, Psychosen; Leukopenie; Hautrötungen; Übelkeit (peripher bedingt), Hepatotoxizität
Mesuximid (Petinutin®) 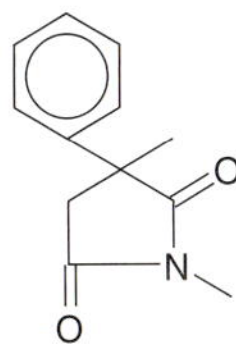	1 x 20 mg/kg; $t_{1/2}$ = 12 h, $t_{1/2}$ des antikonvulsiv wirksamen Metaboliten *N*-Normesuximid (ohne CH_3-Gruppe am N) = 32 h; Plasmaspiegel von Phenytoin und Phenobarbital gesteigert	Medikament dritter Wahl bei Absencen, fokalen und generalisierten Anfällen (wenn bereits zwei andere Medikamente in Monotherapie erfolglos blieben)	Sedation, Benommenheit, **Kopfschmerz, Übelkeit,** Ängstlichkeit, Psychose, bei Überdosierung droht Koma; Leukopenie, Anämie; Exantheme
Felbamat (Taloxa®)	2–3 x 600–1200 mg/kg: $t_{1/2}$ = 20 h, vermindert auf 14 h durch Phenytoin oder Carbamazepin; Plasmaspiegel von Phenytoin, Valproat, Phenobarbital und Carbamazepin-Epoxid (Metabolit) gesteigert; Interaktionspotential sehr hoch	Zusatzmedikament bei Lennox-Gastaut-Syndrom, das mit einem anderen Antikonvulsivum in Monotherapie nicht befriedigend einstellbar war	**aplastische Anämie, Hepatotoxizität,** Leukopenie

Tabelle 11.2: Klinische Anwendung der wichtigsten Antikonvulsiva (Forts.)			
Substanz (Handelsnamen) chemische Struktur	**Dosierung/Tag; Plasmahalbwertszeit ($t_{1/2}$); Verhalten im Plasma, gewünschte Plasmakonzentration (soweit wichtig), Metabolismus, Interaktionen**	**Indikationsspektrum nach Präferenz geordnet** (fettgedruckt sind Indikationen, bei denen die Substanz Mittel erster Wahl ist)	**Nebenwirkungen und Risiken in den Bereichen – ZNS; – Blut und Immunsystem; – Haut; – sonstiges** (innerhalb der vier Gruppen nach Häufigkeit geordnet, wichtigste Nebenwirkungen fettgedruckt)
Diazepam i.v. (z.B. Diazepam®, Stesolid®, Valium®) 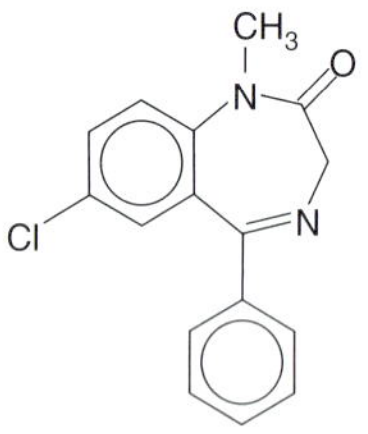	bei Status epilepticus 10–20 mg i.v., Infusion bis zu 10 mg/h; $t_{1/2}$ > 24 h keine orale Dauertherapie	Status epilepticus (zwar auch wirksam bei Absencen und myoklonischen Anfällen, jedoch Toleranzentwicklung)	**Sedation**, Atemdepression, **Ataxie,** Abhängigkeitsgefahr bei Langzeitanwendung; Hypotension
Clobazam (Frisium®) 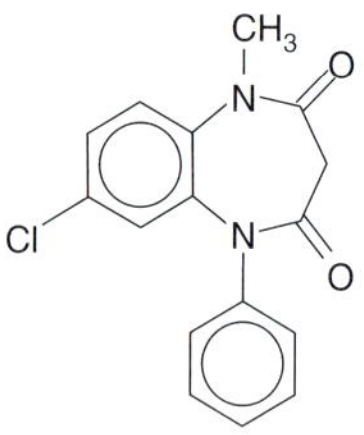	1 x 20–80 mg; $t_{1/2}$ > 24 h; wegen Toleranzentwicklung jedoch kaum orale Dauertherapie	primär und sekundär generalisierte tonisch-klonische Anfälle, fokale Anfälle	(im Vergleich zu anderen Benzodiazepinen geringere) Sedation und Ataxie, **Abhängigkeitsgefahr bei Langzeitanwendung,** cave: Entzugsanfälle
Clonazepam (Antelepsin®, Rivotril®) 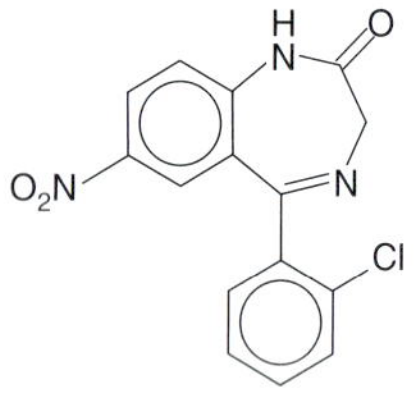	bei Status epilepticus 1 mg i.v., dann Infusion; 3 x 0,5–2 mg p.o. in langsamer Steigerung; $t_{1/2}$ = 19–42 h; Dauertherapie wegen Toleranzentwicklung beschränkt	i.v.: Status epilepticus p.o.: Absencen, myoklonische Anfälle, evtl. tonisch-klonische und fokale Anfälle	**Sedation**, Atemdepression, Abhängigkeitsgefahr bei Langzeitanwendung, cave: Entzugsanfälle, in Kombination mit Valproat evtl. vermehrt Absencen; Hypotension, lokale Trombophlebitis
Phenobarbital (z.B. Lepinal®, Luminal®, Maliasin®, Valocordin®) 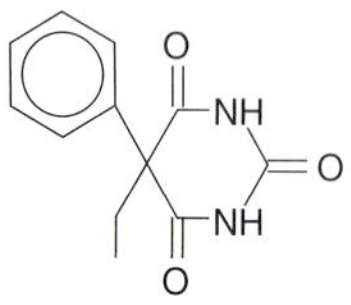	1 x bis zu 200 mg; $t_{1/2}$ = 63–141 h; Phenytoin- und Carbamazepinspiegel vermindert, bei Intoxikation Urin alkalisieren, anzustrebender Phenobarbitalspiegel 15–30 µg/ml, relativ geringe Toleranzentwicklung (auch gegenüber Sedation), Wechselwirkungen durch Enzyminduktion sehr ausgeprägt	primär und sekundär generalisierte tonisch-klonische Anfälle, fokale Anfälle (wegen Nebenwirkungen Medikament zweiter Wahl), kaum bei Absencen	**Schläfrigkeit, Ataxie,** Nystagmus, Doppeltsehen, **Konzentrationsmangel,** Depression, Pseudodemenz, cave: Entzugsanfälle, mit Valproat evtl. Schläfrigkeit bis Koma; megaloblastische Anämie; Dupuytrensche Kontraktur, Impotenz, fetale Entwicklungsverzögerung

Tabelle 11.2: Klinische Anwendung der wichtigsten Antikonvulsiva (Forts.)

Substanz (Handelsnamen) chemische Struktur	**Dosierung/Tag; Plasmahalbwertszeit ($t_{1/2}$); Verhalten im Plasma, gewünschte Plasmakonzentration (soweit wichtig), Metabolismus, Interaktionen**	**Indikationsspektrum nach Präferenz geordnet** (fettgedruckt sind Indikationen, bei denen die Substanz Mittel erster Wahl ist)	**Nebenwirkungen und Risiken in den Bereichen – ZNS; – Blut und Immunsystem; – Haut; – sonstiges** (innerhalb der vier Gruppen nach Häufigkeit geordnet, wichtigste Nebenwirkungen fettgedruckt)
Primidon (Liskantin®, Mylepsinum®, Resimatil®) 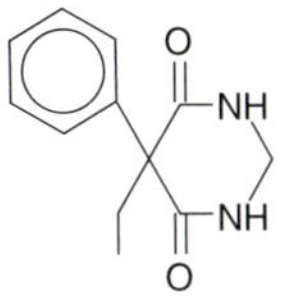	2 x 250–750 mg; $t_{1/2}$ = 3–13 h (Umwandlung zu Phenylethylmalonamid und Phenobarbital); Phenytoin und Carbamazepin beschleunigen Umwandlung; anzustrebender Spiegel des Phenobarbitals 8–14 µg/ml	primär und sekundär generalisierte tonisch-klonische Anfälle, fokale Anfälle	ähnlich Phenobarbital; zusätzlich **Übelkeit,** Erbrechen, Verschwommensehen, v.a. initial, weniger Depressionen und geringere Sedation als bei Phenobarbital; Nebenwirkungen bei langsamem Einschleichen geringer
Vigabatrin (Sabril®) 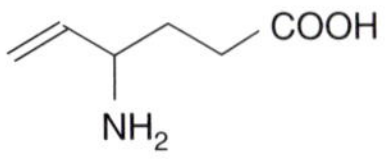	1 x 2–4 g; $t_{1/2}$ nicht mit Wirkdauer verknüpft; Toleranzentwicklung möglich, Phenytoin-Absorption leicht vermindert	fokale Anfälle und sekundär generalisierte tonisch-klonische Anfälle	**Sedierung,** bei Kindern auch Erregung, selten Schwindel, Kopfschmerzen, Irritation, **Psychosen** (auch nach raschem Absetzen), verschlechtert myoklonische Anfälle und Absencen, **persistierende Gesichtsfeldeinengungen;** Gewichtszunahme
Tiagabin (Gabitril®) 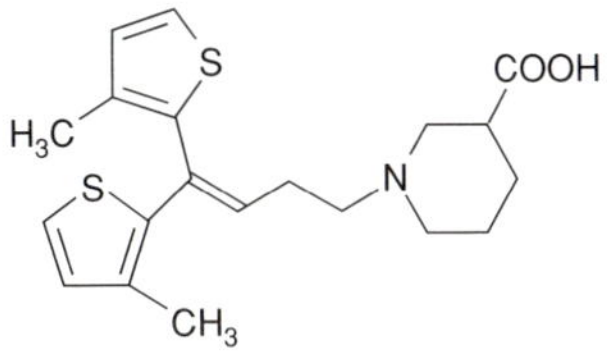	2–3 x 10–25 mg; $t_{1/2}$ = 7–9 h; hohe Proteinbindung, hepatischer Metabolismus durch andere metabolisierte Antikonvulsiva beschleunigt, Ausscheidung v.a. im Stuhl	Zusatzmedikament bei fokalen Anfällen und sekundär generalisierten tonisch-klonischen Anfällen, die mit einem anderen Antikonvulsivum in Monotherapie nicht befriedigend einstellbar waren	**Schwindeligkeit,** Müdigkeit, Nervosität; kontraindiziert bei schweren Leberfunktionsstörungen
Gabapentin (Neurontin®) 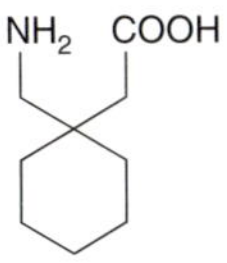	3 x 300–600 mg; $t_{1/2}$ = 5–7 h; kein Metabolismus, keine Plasmaeiweißbindung, keine Wechselwirkungen, Dosisreduktion bei Niereninsuffizienz	fokale Anfälle und sekundär generalisierte tonisch-klonische Anfälle	(initiale) Müdigkeit, Abgespanntheit, Schwindeligkeit, **Ataxie**

hört wegen pharmakokinetischer Wechselwirkungen die Dosisanpassung bei Kombinationstherapie. Hierher gehört auch die Gabe eines weiteren Medikaments zusätzlich zu dem Antikonvulsivum. Spezielle Gründe für Spiegelkontrollen können sein: Phenytoin in Kombination mit anderen metabolisierten Medikamenten wegen seines engen therapeutischen Fensters; Zweifel an der Compliance des Patienten; Krankheitszustände mit vermindertem Plasmaeiweiß, welche die Bestimmung von freien Serumspiegeln stark proteingebundener Substanzen notwendig machen. Die Pharmakokinetik eines Antikonvulsivums ist für die Interpretation seiner Plasmakonzentration wichtig: Bei einem Stoff mit kurzer Halbwertszeit ist der zu einem nicht registrierten Zeitpunkt gemessene Spiegel kaum aussagekräftig; die Blutentnahme sollte bei einem solchen Pharmakon entweder strikt frühmorgens vor der ersten Dosis zur Bestimmung des tiefsten Wertes oder gleich nach Anfällen erfolgen.

Das EEG in der Diagnostik und Pharmakotherapie epileptischer Anfälle

Ein Anfall ereignet sich selten gerade während der Ableitung eines Elektroencephalogramms (EEGs), wenn nicht täglich, eventuell tageszeitgebunden, viele Anfälle auftreten. Ein Zusammentreffen ist jedoch wahrscheinlicher, wenn der Anfall aus diagnostischen Gründen gezielt provoziert wird. Eine solche Provokation kann bei „kleinen" Anfällen ohne den Patienten gefährdende generalisierte tonisch-klonische Krämpfe durch Hyperventilation, intermittierende Lichtreize, Schlafentzug oder plötzliches Wecken aus dem Schlaf erfolgen. Wenn es zu einem Anfall mit typischem iktalem EEG kommt oder wenn zumindest elektrische Anfallsäquivalente (Spitzen von 20–70 ms Dauer und scharfe Wellen von 70–200 ms Dauer) ohne klinischen Anfall erscheinen, wird dadurch die Anfallsdiagnostik und damit die Pharmakotherapie wesentlich erleichtert. Auch ohne Provokation können sich im interiktalen EEG Anfallsäquivalente zeigen und die differentialtherapeutisch wichtige Unterscheidung zwischen primär generalisierten und fokalen Anfällen erleichtern. Zur Therapiekontrolle oder -überwachung ist das EEG jedoch wenig geeignet; die einzige Ausnahme bilden Absencen, bei denen die (provozierten) typischen Spitze-Welle-Komplexe mit der Frequenz von 3 Hz im EEG unter erfolgreicher Therapie verschwinden.

Rolle der Epilepsiechirurgie

Die Epilepsiechirurgie ist heute bei fokalen Anfällen eine wertvolle Alternative zu einer erfolgsarmen medikamentösen Therapie. Sie besteht entweder in einer Resektion des epileptogenen Areals oder einer Durchtrennung von erregungsausbreitenden Fasern. Der Eingriff sollte ins Auge gefaßt werden, wenn

1. mindestens drei in ihrem Wirkmechanismus verschiedene Antikonvulsiva in Monotherapie ausreichend lange und bis an die Grenze der Nebenwirkungen vergeblich versucht wurden und
2. mehrere Kombinationstherapien (mit jeweils zwei medikamentösen Partnern) keine dauerhafte Anfallsfreiheit oder akzeptable Anfallsverminderung brachten.

Pharmakotherapie kindlicher Epilepsien

Von den kindlichen Epilepsien wurde bislang nur die Absence-Epilepsie erwähnt, deren Anfälle, also die Absencen, nach Tab. 11.2 mit Valproat behandelt werden können. Valproat hat gegenüber dem hier gleich gut wirksamen Ethosuximid den Vorteil, auch andere begleitende Anfallsarten, beispielsweise generalisierte tonisch-klonische Anfälle, zu verhindern. Andere für das Kindesalter typische Epilepsien haben meist eine schlechtere Prognose als die erfolgreich behandelbaren reinen Absencen. Seltene kindliche Anfallsformen wurden nicht in Tab. 11.1 aufgenommen. Erwähnt seien das West-Syndrom mit seinen Blitz-Nick-Salaam-Krämpfen und das Lennox-Gastaut-Syndrom. Sie werden mit Benzodiazepinen, Lamotrigin, Felbamat, Vigabatrin oder Valproat oder auch mit ACTH oder Glucocorticoiden behandelt. Die Therapie ist leider rein symptomatisch und beeinflußt die Prognose (nachfolgende sonstige schwere Anfälle, mentale Retardierung) nicht.

Bei Epilepsie kontraindizierte Pharmaka

Pharmaka, die die Krampfbereitschaft erhöhen und deshalb bei einer Epilepsie kontraindiziert oder nur mit großer Vorsicht zu verwenden sind, finden sich in Tab. 11.3.

Tabelle 11.3: Substanzen, die die Krampfbereitschaft erhöhen können*

Substanz	Bemerkungen
Ethanol	fallende Alkoholspiegel sowie alkoholbedingte Schlafstörungen können Krämpfe begünstigen; eine mäßige Menge ist bei den meisten Anfallskranken unschädlich
Antidepressiva, Neuroleptika	niederpotente Phenothiazine und Thioxanthene und hohe Dosen tricyclischer Antidepressiva können die Krampfbereitschaft erhöhen
Corticosteroide	steigern die Erregbarkeit von Neuronen, vielleicht durch Veränderungen der extrazellulären Ionenkonzentrationen
Isoniazid	Pyridoxinmangel vermindert GABA-Synthese (Pyridoxalphosphat ist Coenzym der Glutamat-Decarboxylase)
Penicillin	v.a. in parenteralen Höchstdosen und intrathekal; besonders gefährlich bei gleichzeitiger Niereninsuffizienz, ZNS-Läsion oder Hyponatriämie
Pethidin	v.a. bei Patienten oder Abhängigen, die die Substanz in hohen Dosen und in kurzen Intervallen erhalten

* Die eigentlichen Konvulsiva sind nicht nochmals aufgeführt.

11.6 Der Status epilepticus und seine Behandlung

Der Status epilepticus ist definiert als ein Anfallsgeschehen, das ohne Intervall klinischer Normalisierung mehr als 30 Minuten dauert. Nichtkonvulsive Staten imponieren klinisch als Stupor, Koma oder bizarres Verhalten. Die häufigste und gefährlichste Form, der konvulsive Status, besteht fast immer aus generalisierten tonisch-klonischen Krämpfen, abgesehen von der „Epilepsia partialis continua", einem andauernden, einfach-fokalen motorischen Anfallsgeschehen.

Die sich wiederholenden generalisierten tonisch-klonischen Anfälle sind lebensbedrohlich (z.B. durch Atemstillstand oder Azidose) und enden auch heute in 10 % der Fälle tödlich. Der überlebte Status epilepticus geht immer mit erheblichen „Exzitotoxin"-bedingten Neuronenuntergängen und epileptogenen Reparaturen einher: Die Transmitter Glutamat und Aspartat werden wegen ihrer neuronenzerstörenden Wirkung nach exzessiver Ausschüttung, etwa im Status epilepticus, auch als Exzitotoxine bezeichnet.

Über die Hälfte der Staten treten als erste Manifestation einer Epilepsie auf.

Häufige **Ursachen** sind Drogenentzug (speziell Alkohol), Infektionen des ZNS, fehlende Compliance bezüglich der verordneten Antikonvulsiva, metabolische Störungen wie Hyponatriämie und Hypoglykämie, cerebrale Durchblutungsstörungen oder Blutungen, Hirntumoren, Hirntraumen und progressive Hirnerkrankungen. In 15–30 % der Fälle bleibt die Ursache unbekannt.

Therapie: In der Notfallsituation eines Status epilepticus werden meist Diazepam oder Clonazepam i.v. in sehr hohen Dosen (vgl. Tab. 11.2) injiziert. Zuweilen schließt man eine i.v.-Applikation von Phenytoin (bis 1500 mg/Tag, maximale Infusionsgeschwindigkeit 25 mg/min) oder Phenobarbital (bis 800 mg/Tag in 2–3 Einzeldosen i.v.) in Vorbereitung einer oralen Dauertherapie mit diesen Medikamenten an.

Experimentelle Studien weisen auf eine Verminderung der GABAergen Hemmung als einen wesentlichen Grund für die Perpetuierung des Anfallsgeschehens hin. Die präferentielle Verwendung der Benzodiazepine ist jedoch nicht speziell auf diese pathophysiologische Einsicht zurückzuführen. Vielmehr sind pharmakokinetische Eigenschaften der Benzodiazepine die Hauptgründe, nämlich schneller Wirkungseintritt und intravenöse Applizierbarkeit in höchster Dosierung. Bei der Therapie eines Status ist vor allem rascher Erfolg wichtig; ein Status ist um so schwerer zu beheben, je länger er andauert.

Neben der symptomatischen antikonvulsiven Therapie und der adäquaten Bekämpfung von Hyper- oder Hypotension, Hypoxie, Azidose, Hypoglykämie und Hyperpyrexie ist natürlich die Suche nach der Ursache des Status wichtig, um beispielsweise einen Hirnabszeß, eine Encephalitis oder einen Tumor des Frontallappens baldmöglichst zu behandeln.

11.7 Hängt die Prognose der Epilepsie von der medikamentösen Behandlung ab?

Ob die vorgestellten Antikonvulsiva tatsächlich „Antiepileptika" sind, also die Krankheit an sich heilen oder lindern, und nicht nur rein symptomatisch Anfälle verhindern, abschwächen oder modifizieren, ohne den Krankheitsprozeß selbst zu beeinflussen, wird kontrovers diskutiert. In diesem Zusammenhang ist die weitere Frage bedeutsam, ob einige dieser Substanzen „antiepileptogen" wirken, also die Entstehung bzw. die Progression einer Epilepsie hemmen. Sollten solche Substanzen bei bestimmten Hirnverletzungen mit bekanntermaßen häufig auftretenden Anfällen vielleicht prophylaktisch gegeben werden? Ist bereits nach einem ersten Anfall bei sonstigen Hinweisen auf „Epilepsie" eine medikamentöse Behandlung indiziert? Zu diesen Fragen liegen nur wenige klinische Studien mit klar interpretierbaren Ergebnissen vor. Sie dürften auch je nach zugrundeliegendem Epilepsie-Typ unterschiedlich zu beantworten sein.

Aus Erkenntnissen über die Progression mancher Epilepsieformen und tierexperimentell ergibt sich jedoch folgendes: Der wichtigste prognostische Faktor im Hinblick auf die erstrebte Anfallsfreiheit ist die Zahl der Anfälle vor dem Beginn einer effektiven Behandlung – je mehr Anfälle, desto schlechter die Prognose für eine noch zu erzielende Anfallsfreiheit. Hieraus resultiert jedoch kein zwingender Behandlungsbeginn bereits nach dem ersten Anfall. Erst wenn die Diagnose Epilepsie gestellt ist, also nach mehr als einem Anfall, wird im allgemeinen eine (mehr oder weniger nebenwirkungsbehaftete) antikonvulsive Therapie begonnen. Auch eine prophylaktische antikonvulsive Therapie bei Hirnverletzungen wird meist abgelehnt.

Man kann beim Tier „Modellepilepsien" erzeugen. Behandelt man diese Tiere früh, d. h. noch während der Entstehung der Anfallsneigung, mit bestimmten NMDA-Antagonisten (vgl. Abb. 11.2), so wird das Auftreten von

Anfällen verzögert. Außerdem treten weniger epilepsietypische morphologische Veränderungen im Gehirn auf. Diese Substanzen wirken also antiepileptogen. Gibt man sie später, nach abgeschlossener Induktion der Epilepsie und bei bereits ausgeprägten Anfällen, so ist die antiepileptogene Wirkung nicht mehr vorhanden und der antikonvulsive Effekt gering. Aus dieser Loslösung eines antiepileptogenen von einem antikonvulsiven Effekt ergibt sich die Notwendigkeit weiterer Forschung zur Entwicklung von echten Antiepileptika, die sowohl antikonvulsiv als auch antiepileptogen wirken.

Nach möglichst langer, meist mehrjähriger Anfallsfreiheit kann ein Ausschleichen aus der antikonvulsiven Therapie erwogen werden. Die Rückfallrate bei und nach einem solchen (protrahierten!) Absetzen der Antikonvulsiva hängt unter anderem von der Zeitdauer des Bestehens der Epilepsie vor der erfolgreichen Behandlung ab. Die Rückfallrate während der Folgejahre beträgt bei Erwachsenen etwa 40 %, bei Kindern jedoch nur ca. 20 %, wobei sich die einzelnen Epilepsietypen beträchtlich unterscheiden.

Weiterführende Literatur

Eadie, M. J./Vajda, F. J. E. (Hrsg.): Antiepileptic Drugs. Handbook of Experimental Pharmacology, Vol. 138. Springer, Berlin 1999.

Hufnagel, A./Noachtar, S.: Epilepsien und ihre medikamentöse Behandlung. In: Brandt, T./Dichgans, J./Diener, J. (Hrsg.): Therapie neurologischer Erkrankunge, S. 179–203. Kohlhammer, München 1998.

Löscher, W./Schmidt, D.: Strategies in antiepileptic drug development: is rational drug design superior to random sreening and structural variation? Epilepsy Res. **17**, 95–134 (1994).

Lothman, E.: The biochemical basis and pathophysiology of status epilepticus. Neurology **40** (Suppl. 2), 13–23 (1990).

Rogawski, M. A./Porter, R. J.: Antiepileptic drugs: Pharmacological mechanisms and clinical efficacy with consideration of promising developmental stage compounds. Pharmacological Reviews **42**, 223–286 (1990).

Smith, D. B. (Ed.): Epilepsy. Current approaches to diagnosis and treatment. Raven Press, New York 1990.

Stefan, H./Krämer, G./Mamoli, B.: Challenge Epilepsy – New Antiepileptic Drugs. Blackwell Science, Berlin, Wien, Tokio 1998.

12 Zentrale Muskelrelaxantien

T. J. Feuerstein, Freiburg i. Br.

Zentrale Muskelrelaxantien vermindern den Tonus der Skelettmuskeln. Sie werden bei **krankhafter Tonuserhöhung der Skelettmuskulatur** eingesetzt. Abb. 3.5, S. 156, differenziert sie von den peripheren Muskelrelaxantien. Zentrale Muskelrelaxantien wirken auf Synapsen im Zentralnervensystem, die für die Regulation des Muskeltonus wichtig sind. Der Muskeltonus wird durch die Aktivität der motorischen Einheiten bestimmt. An seiner Kontrolle ist der monosynaptische Eigenreflex beteiligt (Abb. 12.1). **Muskelspannung** und **Eigenreflexaktivität werden durch** absteigende und segmental-spinale, **polysynaptische Neuronensysteme reguliert.** Diese Neuronensysteme verarbeiten sensible, propriozeptive und supraspinale Informationen, um Bewegungsprogramme situationsgerecht abzustimmen. Ein erhöhter Muskeltonus geht mit gesteigerter Eigenreflexaktivität einher.

Bei krankhafter Tonuserhöhung der Muskulatur ist die spastische Tonuserhöhung von einer lokalen Muskelverspannung zu unterscheiden. Der Begriff **Spastik** beschreibt ein klinisches Syndrom aus **Erhöhung des Muskeltonus, gesteigerter Eigenreflexaktivität**, fast immer einer **Parese** sowie oft **spinalen Automatismen**, ausgelöst durch kutane und viszerale Reize oder durch Muskeldehnung. Für den Patienten besonders bedeutsam ist die **Einschränkung der feinmotorischen Leistungen.** Das Syndrom beruht auf einer Läsion absteigender modulierender Neuronensysteme (Abb. 12.1) beispiels-

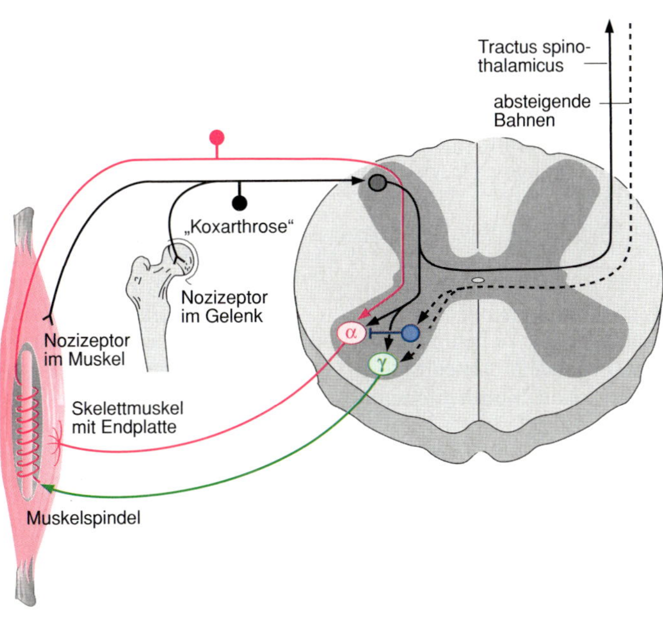

Abb. 12.1 Regelung des Muskeltonus.
Die wichtigste Kontrollinstanz ist die **motorische Einheit**, bestehend aus einem α-Motoneuron und den von ihm innervierten Muskelfasern. Sie ist in den Regelkreis des **monosynaptischen Eigenreflexes** eingebettet (rot): Dehnung des Muskels führt zu vermehrten Impulsen aus der Muskelspindel, diese fließen nach einmaliger Umschaltung im Rückenmark zur motorischen Einheit, und es kommt zu einer Muskelzuckung. Komplexer sind die Einflüsse **polysynaptischer** (segmental-spinaler und absteigender) **Neuronensysteme.** Als Beispiel für einen **segmentalen polysynaptischen Reflex** ist eine Bahn von Nozizeptoren im Hüftgelenk zu einem Neuron des Tractus spinothalamicus und von dort über eine Axonkollaterale zum α-Motoneuron eingezeichnet (schwarz). Schmerz im Hüftgelenk führt so zu verstärkter Muskelkontraktion. Unter Umständen bildet sich ein Teufelskreis, denn Dauerkontraktion kann ihrerseits Nozizeptoren im Muskel (gezeigt) oder anderswo im betroffenen Bewegungsapparat (nicht gezeigt) erregen, die den Schmerzreflex aufrechterhalten. Impulse von Axonkollateralen der spinothalamischen Neurone können auch γ-Motoneurone (grün) aktivieren und so die Muskelspindeln empfindlicher stellen. **Absteigende Bahnen** (gestrichelt) können α- und γ-Motoneurone direkt oder über Interneurone ansteuern. Ihre Hauptaufgabe ist die Vermittlung der Willkürmotorik. Eingezeichnet ist ein GABAerges Interneuron (blau), das Motoneurone über postsynaptische $GABA_B$-Rezeptoren hemmt.

weise nach einem Schlaganfall. Soweit die Parese noch willkürliche Bewegungen zuläßt, ermöglicht die Spastik dem Patienten eine **reduzierte Eigenbeweglichkeit.** Eine spinale Läsion absteigender Bahnen zeichnet sich häufig durch ausgeprägte Spastik bei wenig Parese aus; bei supraspinalen Läsionen steht mehr die Parese im Vordergrund. Muskelrelaxantien können durch Verminderung des spastisch erhöhten Muskeltonus die Parese noch betonen. Sie sind deshalb nur dann indiziert, wenn sie die spastisch-undifferenzierte Eigenbeweglichkeit des Patienten nicht weiter verschlechtern oder wenn – etwa bei bettlägerigen Patienten – die Bekämpfung schmerzhafter spinaler Automatismen oder Dauerverspannungen im Vordergrund steht.

Wie eine **lokale Muskelverspannung** entsteht, ist in Abb. 12.1 am Beispiel der Koxarthrose erklärt. Es kann zu einem **Teufelskreis der Schmerzperpetuierung** kommen. Frühzeitige und ausreichende Schmerzbekämpfung kann die Ausbildung eines solchen Teufelskreises verhindern; eine Unterbrechung gelingt häufig durch die Kombination von Krankengymnastik und zentralen Muskelrelaxantien.

Der Rigor des Parkinsonpatienten (s. S. 327) spricht auf zentrale Muskelrelaxantien nicht an.

12.1 Wirkmechanismen

Zentrale Muskelrelaxantien verändern die Transmission in den absteigenden und den segmental-spinalen, polysynaptischen Neuronensystemen. Bis auf wenige Ausnahmen sind ihre genauen supraspinalen oder spinalen Angriffsorte nicht bekannt. Bei einigen Substanzen ist darüber hinaus auch der Wirkmechanismus auf zellulärer Ebene nicht klar. Da Sedation und Schlaf mit einer Abnahme (s. S. 301), Angst und Spannung jedoch mit einer Zunahme des Muskeltonus einhergehen, beruhen möglicherweise die muskelrelaxierenden Wirkungen mancher Substanzen auf ihren sedativen und anxiolytischen Eigenschaften.

Baclofen, ein Agonist an $GABA_B$-Rezeptoren (s. S. 135), scheint präsynaptisch die Freisetzung exzitatorischer Transmitter (Glutamat, Aspartat) zu hemmen und damit erregende Einflüsse auf spinale Motoneurone zu vermindern. Zusätzlich hemmt es die Motoneurone direkt postsynaptisch (Abb. 12.1).

Auch **Carisoprodol, Tizanidin** und **Memantin** hemmen entweder die Freisetzung oder die postsynaptische Wirkung exzitatorischer Transmitter. Tizanidin ist dem α_2-Adrenozeptor-Agonisten Clonidin (s. S. 208) strukturverwandt und hat ähnliche sedative Wirkungen. Der NMDA-Antagonist Memantin (s. S. 134) wird auch bei Morbus Parkinson eingesetzt (s. S. 332).

Das Benzodiazepin **Tetrazepam** verstärkt postsynaptisch die GABAerge Neurotransmission über $GABA_A$-Rezeptoren (s. S. 136). Es wirkt auch sedierend und anxiolytisch.

Tolperison ähnelt chemisch den Lokalanästhetika. Möglicherweise sind wie bei diesen spannungsabhängige Na^+-Kanäle seine primären Wirkorte. Es soll über Angriffspunkte in Hirnstamm, Rückenmark und nozizeptiven Afferenzen den Muskeltonus senken.

12.2 Therapeutische Anwendung

Einige zentrale Muskelrelaxantien, ihre Indikationen und Nebenwirkungen sind in Tabelle 12.1 zusammengestellt. Differentialtherapeutisch ist das peripher wirkende Muskelrelaxans Dantrolen in Erwägung zu ziehen (S. 164), vor allem, wenn die sedierenden Nebenwirkungen der zentralen Muskelrelaxantien stören.

Weiterführende Literatur

Davidoff, R. A.: Pharmacology of Spasticity. Neurology (Minneap.) **28**, 46–51 (1978).

Dietz, V.: Spastik: Therapie der gesteigerten Reflexe oder der Bewegungsstörung? Nervenarzt **61**, 581–586 (1990).

Gracies, J. M./Nance, P./Elovic, E./McGuire, J./Simpson, D. M.: Traditional pharmacological treatments for spasticity. Part II: General and regional treatments. Muscle Nerve **6** (Suppl) S92–S120 (1997).

McLellan, D. L.: Functional recovery and principles of disability medicine. In: Swash, M./Oxbury, J. (ed.) Clinical Neurology. Churchill Livingstone, Edingburgh-London-Melbourne-New York 1991.

Tabelle 12.1: Klinische Anwendung der zentralen Muskelrelaxantien

Substanz (Handelsnamen)	Chemische Strukturen	Dosierung/ Tag	Plasmahalbwertszeit ($t_{1/2}$)	Verhalten im Plasma, Metabolismus, Wechselwirkungen	Klinische Verwendung	Nebenwirkungen und Risiken in den Bereichen (innerhalb dieser Gruppen nach Häufigkeit geordnet, wichtigste Nebenwirkungen fettgedruckt): ZNS	Sonstiges
Baclofen (Lioresal®)	$Cl-C_6H_4-CH(CH_2NH_2)-CH_2-COOH$	3mal 5–20 mg (Dosis langsam steigern!)	3–4 h	wird größtenteils unverändert über die Nieren ausgeschieden	Spastik bei spinalen Läsionen, weniger nach Schlaganfall oder anderen cerebralen Läsionen; stärkstes Muskelrelaxans	Schläfrigkeit, Schlaflosigkeit, Schwindeligkeit, **Ataxie**, **Verwirrtheit;** akustische und optische Halluzinationen sowie Angst bei plötzlichem Entzug; bei Überdosierung Koma, Atemdepression und **epileptische Anfälle;** Vorsicht bei älteren Patienten und Epileptikern!	Muskelschwäche; Tachykardie bei plötzlichem Entzug; Hypotension
Carisoprodol (Sanoma®)	$NH_2-CO-O-CH_2-C(CH_3)(CH_2-CH_2-CH_3)-CH_2-O-OC-NH-CH(CH_3)_2$	3mal 350–700 mg	6 h	Glucuronid wird renal ausgeschieden	schmerzbedingte Muskelverspannungen, Spastik bei cerebralen Läsionen	Reaktionsvermögen vermindert, sonst keine genauen Angaben	
Tizanidin (Sirdalud®)	Cl, N, S, N, NH, N, NH	3mal 2–4 mg	3–5 h	Kontrazeptiva können den Plasmaspiegel erhöhen	zentral bedingte Spastik und schmerzbedingte Muskelverspannungen	Müdigkeit, Schläfrigkeit, Mundtrockenheit, Akkommodationsstörungen, Schwindeligkeit, Schlafstörungen, **Ataxie, Verwirrtheit,** Angst, Halluzinationen	Magen-Darm-Beschwerden, Hypotension, Muskelschwäche, Kopfschmerzen, Appetitlosigkeit, Bradykardie, Hautausschlag

Tabelle 12.1: Klinische Anwendung der zentralen Muskelrelaxantien (Fortsetzung)

Substanz (Handelsnamen)	Chemische Strukturen	Dosierung/Tag	Plasmahalbwertszeit ($t_{1/2}$)	Verhalten im Plasma, Metabolismus, Wechselwirkungen	Klinische Verwendung	Nebenwirkungen und Risiken in den Bereichen (innerhalb dieser Gruppen nach Häufigkeit geordnet, wichtigste Nebenwirkungen fettgedruckt)	
						ZNS	Sonstiges
Memantin (Akatinol Memantine®)		2–3mal 10–20 mg, Einnahme nicht nach 16^{00} Uhr wegen Schlafstörungen	65 h	Dosisreduktion bei Niereninsuffizienz!	zentral bedingte Spastik	Schwindeligkeit, Unruhe, Müdigkeit	Übelkeit und Erbrechen selten und vorübergehend
Tetrazepam (Musaril®)		2mal 25–50 mg (Dosis langsam steigern!)	18 h	gegenseitige Wirkungsverstärkung mit anderen zentral dämpfenden Substanzen	zentral bedingte Spastik und schmerzbedingte Muskelverspannungen	**Sedation**, Atemdepression, **Ataxie, Abhängigkeitsgefahr** bei Langzeitanwendung	Hypotension
Tolperison (Mydocalm®)	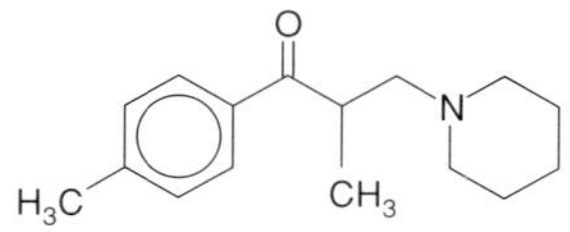	3mal 50–150 mg	2–3 h	ausgeprägter Lebermetabolismus: orale Bioverfügbarkeit 20%	schmerzbedingte Muskelverspannungen und zentral bedingte Spastik	Schwindeligkeit, Mundtrockenheit, kontraindiziert bei Myasthenia gravis	Magenbeschwerden, Muskelschwäche, Hypotension, selten **Haut- und Schleimhautreaktionen**

13 Antiparkinsonmittel

Pharmakotherapie des Morbus Parkinson

T. J. Feuerstein, Freiburg i. Br.

Mit der Schwierigkeit in der Hand beim Schreiben haben Sie vollkommen Recht, sie begleitet gewöhnlich den Eintritt höherer Jahre. Es tritt dann entweder Zittern ein, oder ein Zustand, den ich mehr Unbehülflichkeit, als Schwäche nennen möchte. Das Schreiben erfordert, wenn die Hand fest und deutlich seyn soll, eine Menge zum Theil sehr kleiner und kaum merklicher Bewegungen der Finger, die schnell nach einander, und doch bestimmt von einander geschieden gemacht werden müssen. Dazu mangelt im Alter die Gelenkigkeit. Wie beim Schreiben ist es bei allen ähnlichen Verrichtungen, dem Zuknöpfen beim Anziehen u.s.f., wogegen im Fassen, Tragen, Halten u.s.f. die Hand die gleiche Kraft behält.

Wilhelm von Humboldt am 19. Oktober 1829 an Charlotte Hildebrand

Das **Parkinson-Syndrom** umfaßt Krankheitsbilder mit den Hauptsymptomen Akinese, Ruhetremor, Rigor und Verlust der Stell- und Haltereflexe. Die muskuläre Verteilung des Rigors ergibt eine gebeugte Haltung in Nakken, Ellbogen, Hüfte und Knie; Verlust der posturalen Reflexe führt zu Gang- und Standunsicherheit. Hinzu können vegetative Störungen und Bradyphrenie, eine Verlangsamung geistiger Funktionen, kommen.

Der idiopathische **Morbus Parkinson** macht 80–90 % aller Parkinson-Syndrome aus. Seine Prävalenz (*P*) beträgt in der Gesamtbevölkerung 0,1 %; bei Personen über 65 Jahre liegt die Prävalenz des Morbus Parkinson bei 1 % und bei Personen über 70 Jahre bereits bei 2 %. In seltenen Fällen wurde eine genetische Ursache gefunden. Der Morbus Parkinson wurde erstmalig von dem englischen Arzt James Parkinson 1817 beschrieben.

Parkinson-ähnliche Syndrome, die meist mit zusätzlichen, nicht Parkinson-typischen Symptomen einhergehen, umfassen den **medikamentös bedingten Parkinsonismus**, der reversibel ist (verursacht durch Reserpin, Methyldopa, s. S. 205 und 208; durch Dopamin-Rezeptoren blockierende Neuroleptika, s. S. 344; durch Flunarizin, s. S. 229), einige **Multisystemerkrankungen** (vgl. Lehrbücher der Neurologie), **die hepatolentikuläre Degeneration** (Morbus Wilson), den **Manganismus** (s. S. 1051) sowie die überlebte **Kohlenmonoxid-** und **Methanolvergiftung.** Auch ein Gehirnschaden bei Boxern äußert sich manchmal als Parkinson-Syndrom.

Die derzeitige Pharmakotherapie des idiopathischen Morbus Parkinson bessert seine Symptome, hemmt jedoch seine Progredienz kaum. Gleichwohl stieg die Lebenserwartung der Parkinson-Kranken durch die moderne Pharmakotherapie an, vor allem durch das Hinauszögern von Bettlägerigkeit. Auch bei den nicht-idiopathischen Parkinson-Formen ist eine kausale Therapie nur selten möglich, etwa die Kupferausschleusung bei Morbus Wilson oder das Absetzen der Medikamente, die einen Parkinsonismus hervorrufen. Die nicht-idiopathischen Formen sprechen auf die typischen Parkinson-Medikamente weniger gut an.

13.1 Pathophysiologie des Morbus Parkinson

Die kardinale pathogenetische Veränderung beim Morbus Parkinson ist eine **Degeneration der von der Substantia nigra compacta zum Corpus striatum ziehenden Dopamin-Neurone.** Pathologisch-anatomisches Zeichen des Zelluntergangs ist die Depigmentierung der Substantia nigra: Mit den Dopamin-Neuronen verschwindet das in ihnen enthaltene Pigment Neuromelanin, das aus oxidativen Abbauprodukten von Dopamin entsteht und dem die Substantia nigra ihren Namen verdankt.

Ein zweites pathologisch-anatomisches Merkmal ist das Auftreten der sogenannten **Lewy-Körperchen**, eosinophiler cytoplasmatischer Einschlüsse, in zugrundegehenden Neuronen der Substantia nigra, des Locus coeruleus, des dorsalen Vaguskerns und anderer Kerngebiete. Degeneration von Neuronen im Locus coeruleus und im dorsalen Vaguskern ist also ebenfalls an der Pathogenese des Morbus Parkinson beteiligt und für vegetative Störungen verantwortlich: Diese Kerne beeinflussen die sympathische oder parasympathische Steuerung des Herz-Kreislauf-Systems, der Atmungsorgane sowie des Verdauungs-, Harn- und Geschlechtstraktes. Gelegentlich findet man Depigmentierung der Substantia nigra und Lewy-Körperchen auch bei gesunden älteren Menschen, doch nie in dem Ausmaß wie bei Parkinson-Kranken.

Eine Parkinson-Symptomatik beginnt erst, wenn etwa 70 % der zum Striatum projizierenden dopaminergen Zellen der Substantia nigra compacta ausgefallen sind. Anscheinend sind die verbleibenden nigro-striatalen Neurone lange Zeit in der Lage, den Ausfall durch eine vermehrte Dopaminsynthese und -freisetzung zu kompensieren. Wahrscheinlich trägt auch eine erhöhte Empfindlichkeit postsynaptischer Dopaminrezeptoren im Striatum zur Aufrechterhaltung der Neurotransmission bei.

Die kausale Verknüpfung zwischen verminderter dopaminerger Transmission und Parkinson-Syndrom wird durch drei pharmakologische Beobachtungen bestätigt. Erstens erzeugt Reserpin, das die Dopaminspeicher entleert, ein Parkinson-Syndrom. Zweitens gilt dasselbe für Neuroleptika, die Dopaminrezeptoren blockieren. Drittens bessern Dopaminrezeptor-Agonisten, wie Bromocriptin, und L-3,4-Dihydroxyphenylalanin oder Levodopa, das intracerebral in Dopamin umgewandelt wird, die Parkinson-Symptomatik.

Zwei pathophysiologische Fragen stellen sich hier. Wie kommt es zur Degeneration der Dopamin-Neurone? Welche Schritte führen von der Degeneration zur klinischen Symptomatik? Für beide Fragen gibt es nur partielle und zu einem guten Teil hypothetische Antworten.

Die Degeneration der Dopamin-Neurone erklärt man mit der **Hypothese der Autotoxizität von Dopamin.** Beim ersten Schritt des Dopaminabbaus entsteht unter Katalyse der Monoaminoxidase (MAO) neben 3,4-Dihydroxyphenylacetaldehyd (s. S. 127) auch Wasserstoffperoxid (H_2O_2). Aus H_2O_2 wiederum kann sich das Hydroxylradikal $OH^•$ (s. S. 394) bilden. Das oben erwähnte Neuromelanin wirkt als Redoxpolymer und begünstigt die Entstehung von $OH^•$. $OH^•$ ist eine sehr cytotoxische reaktive Sauerstoffspezies; sie wäre nach dieser Hypothese das eigentlich schädliche Agens. Die Konzentrationen der H_2O_2 „entgiftenden" Enzyme Katalase und Glutathion-Peroxidase sind möglicherweise in der Substantia nigra von Parkinsonkranken erniedrigt; gesichert ist eine solche Erniedrigung für reduziertes Glutathion. Der hohe Gehalt an Neuromelanin scheint die Ursache der selektiven Vulnerabilität der Dopamin-Neurone der Substantia nigra zu sein.

Die Ablagerung von Neuromelanin im Cytoplasma nimmt mit steigendem Alter zu, was zu der Altersverteilung des Morbus Parkinson paßt. MPP^+, der toxische Metabolit des berüchtigten Parkinson-Toxins MPTP (s. S. 128), bindet mit hoher Affinität an Neuromelanin, das so einen intrazellulären Speicher für MPP^+ bildet und deshalb für die spezifische Neurotoxizität von MPP^+ mitverantwortlich ist.

Wie führt die Degeneration der Dopamin-Neurone zur klinischen Symptomatik? Das Corpus striatum enthält neben einer großen Zahl GABAerger Neurone eine geringere Zahl cholinerger Interneurone. Sie werden normalerweise durch das aus den nigro-striatalen Neuronen freigesetzte Dopamin gehemmt (s. S. 123). Beim Morbus Parkinson ist die Hemmung vermindert; die cholinergen Interneurone sind enthemmt. Dieses **Ungleichgewicht zwischen dopaminerger und cholinerger Neurotransmission** wird seit vielen Jahren als ein wesentlicher pathogenetischer Schritt hin zur klinischen Symptomatik angesehen. Die Theorie des dopaminerg-cholinergen Ungleichgewichts erklärt die therapeutische Wirkung von Muscarinrezeptor-Antagonisten, welche den postsynaptischen Effekt der enthemmten cholinergen Interneurone blockieren.

Die Vorstellung des dopaminerg-cholinergen Ungleichgewichts wird heute eingebettet in ein komplexeres Bild der Verschaltungen, ein Bild, in dem die nigrostriatalen Dopamin-Neurone und die cholinergen striatalen Interneurone Teile der extrapyramidal-motorischen Basalganglienschleife mit ihren beiden Unterschleifen sind (Abb. 13.1 A). Glutamat- und GABA-Neurone sind entscheidende Glieder dieses komplexen Verschaltungssystems. Am Ende scheint beim Morbus Parkinson **GABAerge Hemmung im Thalamus und damit die Filterfunktion des Thalamus für sensomotorische Meldungen aus der Körperperipherie pathologisch verstärkt** zu sein (Abb. 13.1 B).

Die Beteiligung von Glutamat-Neuronen mag erklären, warum Antagonisten an *N*-Methyl-D-Aspartat-(NMDA-)Rezeptoren (s. S. 134) wie Amantadin und Memantin Parkinson-Symptome vermindern können. Bei Morbus Parkinson sind z. B. durch Dopaminmangel die striatalen GABAergen Neurone der indirekten Unterschleife enthemmt (3 in Abb. 13.1 B). Kortiko-striatale Glutamat-Neurone treiben die GABA-Neurone über NMDA-Rezeptoren zusätzlich an. Therapeutisch sollte deshalb einerseits eine Aktivierung von Dopamin-Rezeptoren (D_2), andererseits aber auch eine Blockade von NMDA-Rezeptoren an den striatalen GABA-Neuronen der indirekten Unterschleife die Parkinson-Symptomatik bessern. Ein anderer möglicher therapeutischer Angriffspunkt von NMDA-Rezeptor-Antagonisten sind die NMDA-Rezeptoren der GABA-Neurone im Globus pallidus medialis und in der Substantia nigra reticularis: Der pathologisch gesteigerte glutamaterge Antrieb dieser GABA-Neurone (Abb. 13.1. B) wird gedämpft. Man versucht heute, selektive Hemmstoffe der Glutamatfreisetzung als Parkinson-Medikamente zu entwickeln.

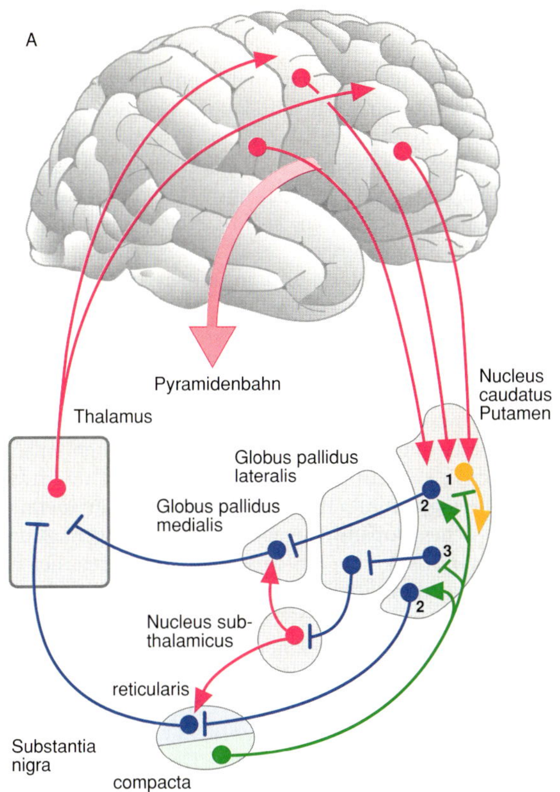

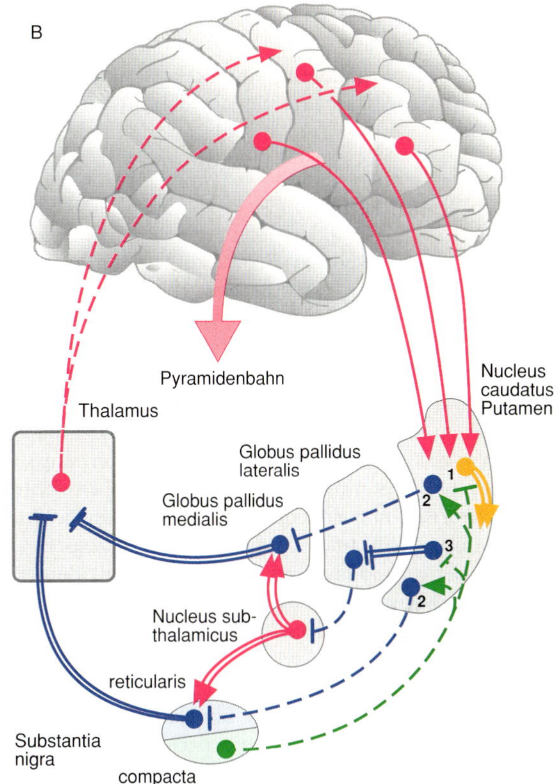

Abb. 13.1 Extrapyramidal-motorische Basalganglienschleife beim Gesunden (A) und bei Morbus Parkinson (B).
Pfeilspitzen: Aktivierung; Balken: Hemmung; gestrichelte Linien: Aktivitätsverminderung; gedoppelte Linien: Aktivitätssteigerung; Glutamat: rot; GABA: blau; Dopamin: grün; Acetylcholin: gelb; 1, 2, 3: Wirkungen von Dopamin und Fehlfunktionen bei Dopaminmangel (s.u.).
Direkte kortiko-bulbäre und kortiko-spinale Bahnen bilden das **pyramidale System**. Seine Funktion wird durch die **extrapyramidal-motorische Basalganglienschleife** moduliert, die vom Kortex über die Basalganglien und den Thalamus zurück zum Kortex verläuft. Diese Modulation hilft uns, einen motorischen Handlungsentwurf in einen koordinierten Bewegungsablauf umzusetzen: Gewollte Bewegungen werden gefördert, ungewollte gehemmt.
Vom gesamten Kortex ziehen **Glutamat-Neurone** zum Corpus striatum (Nucleus caudatus und Putamen), dem Eingangskern der Basalganglien. Sie aktivieren dort GABAerge und cholinerge Neurone. Der weitere Weg zum Thalamus ist kompliziert. Er umfaßt eine **direkte** und eine **indirekte Unterschleife.** Die direkte Unterschleife führt über den Globus pallidus medialis oder die Substantia nigra reticularis direkt zum Thalamus. Bei der indirekten Unterschleife sind der Globus pallidus lateralis und der Nucleus subthalamicus zwischengeschaltet. **GABA** ist der wichtigste Transmitter, zum Teil mit Substanz P und Met-Enkephalin als Cotransmittern. Die **striatalen cholinergen Interneurone** und die **nigro-striatalen Dopamin-Neurone** (ausgehend von der Substantia nigra compacta) modulieren diese beiden Neuronenketten. Vom Thalamus aus vollenden **glutamaterge Neurone** zum Kortex, vor allem zum motorischen und präfrontalen Kortex, die Schleife. Die kortikalen Zwischenglieder hin zu den efferenten kortikalen Glutamat-Neuronen sind nicht genau bekannt.
Wie die Neurone und Transmitter bei der Entstehung von Bewegungen zusammenwirken, das ist zu einem großen Teil noch hypothetisch. Dasselbe gilt für die Auswirkungen der Degeneration der Dopamin-Neurone beim Morbus Parkinson. **Normalerweise (A)** scheint **Dopamin** (1) die striatalen cholinergen Interneurone zu hemmen (D_2-Rezeptoren); (2) die striatalen GABA-Neurone der direkten Unterschleife zu aktivieren (D_1-Rezeptoren); (3) die striatalen GABA-Neurone der indirekten Unterschleife zu hemmen (D_2-Rezeptoren). Der **Dopaminmangel** beim Morbus Parkinson **(B)** würde demnach (1) die cholinergen Interneurone enthemmen; (2) die Aktivität der GABAergen Neurone der direkten Unterschleife vermindern, was, wie sich im Bild verfolgen läßt, zu einem Mehr an GABAerger Hemmung im Thalamus führt; (3) die GABA-Neurone der indirekten Unterschleife enthemmen, was, wie im Bild zu verfolgen, ebenfalls zu einem Mehr an GABAerger Hemmung im Thalamus führt.
Das **Mehr an GABAerger Hemmung im Thalamus vermindert die Aktivität der thalamo-kortikalen Glutamat-Neurone**:
Die Filterfunktion des Thalamus für sensomotorische Meldungen zum Kortex wird verstärkt: Es resultiert das Parkinson-Syndrom.
Vereinfachte Darstellung; s. a. Albin, R. L.: Parkinsonism & Related Disorders **1,** 3–11 (1995).

13.2 Therapie bei Morbus Parkinson: Substanzen

Die bei der Behandlung von Parkinson-Kranken verwendeten Medikamente sind in Tab. 13.1 zusammengefaßt.

13.2.1 Levodopa

Die Ära der modernen Pharmakotherapie des Morbus Parkinson begann 1961. Birkmayer und Hornykiewicz konnten damals in Wien erstmalig die Symptome schwerstkranker Parkinson-Patienten durch intravenöse Gabe von **Levodopa** (Tab. 13.1) fast völlig aufheben.

Dopamin selbst ist zur Behandlung von Parkinson-Kranken ungeeignet, vor allem weil es die Blut-Hirn-Schranke kaum passiert. Seine Vorstufe **Levodopa** wird dagegen als Aminosäure durch die Blut-Hirn-Schranke transportiert und ist heute das **wirksamste und wichtigste Parkinson-Medikament.** Man gibt es allerdings fast nur noch per os und fast immer zusammen mit Benserazid oder Carbidopa. Diese beiden Substanzen sind Inhibitoren des Enzyms Aromatische-L-Aminosäure-Decarboxylase (Dopadecarboxylase), das die Umwandlung von Levodopa in Dopamin katalysiert (s. S. 125). Benserazid und Carbidopa passieren die Blut-Hirn-Schranke nicht, blockieren das Enzym also nur peripher, außerhalb des Zentralnervensystems. Bei intakter Dopadecarboxylase wird Levodopa zu 95 % in der Körperperipherie zu Dopamin decarboxyliert. Die Kombination mit Benserazid oder Carbidopa hat zwei Konsequenzen: Erstens kann die orale Dosis von Levodopa vermindert werden. Zweitens nehmen Nebenwirkungen, die auf die periphere Bildung von Dopamin (sowie Noradrenalin und Adrenalin) zurückgehen, ab; dazu gehören Übelkeit und Erbrechen, kardiale Arrhythmien und orthostatische Regulationsstörungen.

Auch die Gabe von Levodopa getrennt von den Mahlzeiten begünstigt seine Passage ins Gehirn, da es dann nicht mit absorbierten Aminosäuren der Nahrung um das Transportsystem der Blut-Hirn-Schranke konkurriert.

Levodopa und Decarboxylasehemmer wirken besonders günstig auf die Symptome Akinese und Rigor, vor allem zu Beginn der Therapie. Tremor wird manchmal weniger gut beeinflußt. Gangstörungen, Haltungsinstabilität und Dysarthrie, also die gestörte Koordination des Sprechens, sprechen generell schlechter an.

Die gute Wirkung von Levodopa und Decarboxylasehemmer läßt nach etwa 3–5 Jahren nach. Es kommt dann zu **Wirkungseinschränkungen, Wirkungsfluktuationen** und **Dyskinesien.** Diese Phänomene nehmen im weiteren Krankheitsverlauf zu.

Wirkungseinschränkung bedeutet verkürzte Wirkdauer einer einzelnen Dosis und vermindertes Wirkungsausmaß. Die ursprüngliche Wirkung wird durch Dosiserhöhung und häufigere Einnahme nur unvollständig wieder erreicht. Möglicherweise erklärt die verminderte Decarboxylierungs- und Speicherungskapazität für Levodopa bei fortschreitender Degeneration dopaminerger Neurone diese Wirkungseinschränkung; auch mag die Supersensitivität postsynaptischer Dopaminrezeptoren nach jahrelanger Levodopa-Ersatztherapie verlorengehen. Bei einer Kombinationstherapie mit Dopamin-Agonisten, die fast immer eine Dosisreduktion von Levodopa und Decarboxylasehemmer ermöglicht, verzögern sich wahrscheinlich die Wirkungseinschränkungen.

Die ausgeprägteste und am schwierigsten beherrschbare **Wirkungsfluktuation** ist das **On-off-Phänomen.** Dabei kommt es nach jahrelanger Therapie tagsüber wiederholt zu plötzlichem Wirkungsverlust und, nach unterschiedlichem Zeitintervall, zu einer abrupten Wirkungsrückkehr. Wahrscheinlich sind pharmakokinetische Gründe für die Wirkungsfluktuationen entscheidend: Es entsteht keine hinreichend konstante extrazelluläre Dopaminkonzentration im Striatum mehr. Ein plötzliches Dopaminangebot im Striatum genügt dann, um kurzfristig eine On-Phase hervorzurufen, der nach Konzentrationsabfall eine Off-Phase nachfolgt. Im Einklang mit dieser pharmakokinetischen Erklärung sind die Wirkungsfluktuationen bei Einnahme von Levodopa-Decarboxylasehemmer-Retardtabletten geringer. Der verzögerte Wirkungseintritt der Retardtablette kann durch Kombination mit einer nicht retardierten Darreichungsform von Levodopa und Decarboxylasehemmer vermieden werden.

Dyskinesien sind choreatisch-schnelle, zum Teil ballistische, oder dystonisch-langsame unwillkürliche Bewegungen. Sie treten orofazial oder an den Extremitäten und meist während maximaler Plasmaspiegel auf. Häufig geht eine On-Phase mit orofazialen Dyskinesien einher. Die Dyskinesien können so ausgeprägt sein, daß der Kranke nicht mehr recht gehen, essen oder reden kann.

13.2.2 Dopaminrezeptor-Agonisten, Selegilin, Entacapon und Budipin

Die Wirkungen der Dopaminrezeptor-Agonisten wie **Bromocriptin, Cabergolin** (Tab. 13.1) oder **Pergolid** (nicht in Tab. 13.1) sind von der Decarboxylierungskapazität des striatalen Gewebes unabhängig. Ihre Halbwertszeiten sind länger als die von Levodopa; vor allem die lange Halbwertszeit von Cabergolin ist zu beachten. Die Therapie mit Dopaminrezeptor-Agonisten geht deshalb im Vergleich zu Levodopa und Decarboxylasehemmer mit geringeren Wirkungsfluktuationen einher. Ihr Wirkungsausmaß ist geringer als das von Levodopa und Decarboxylasehemmer. Dopaminrezeptor-Agonisten werden meist in Kombinationstherapie eingesetzt. Eine Kombination mit Levodopa und Decarboxylasehemmer ermöglicht in der Regel eine Reduktion der Dosis von Levodopa.

Der Wirkungsmechanismus von **Selegilin** (Tab. 13.1 und Tab. 4.1, S. 180) ist unklar. Durch Hemmung der MAO-katalysierten Oxidation von Dopamin könnte es die Entstehung reaktiver Sauerstoffspezies (s.o.) verhin-

Tabelle 13.1: Klinische Anwendung der Antiparkinsonmittel (Reihenfolge wie in Kap. 13.2)

Substanz (Handelsnamen) chemische Strukturen (exemplarisch)	**Dosierung/Tag Plasmahalbwertszeit ($t_{1/2}$) Verhalten im Plasma, Metabolismus, Wechselwirkung**	**Nebenwirkungen und Risiken in den Bereichen – ZNS – Sonstiges** (innerhalb dieser Gruppen nach Häufigkeit geordnet, wichtigste Nebenwirkungen fettgedruckt)
Levodopa 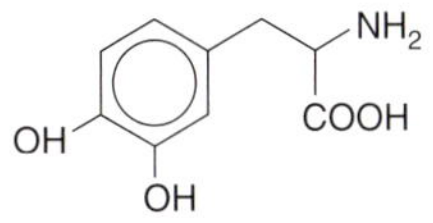 Dopa + Benserazid (Madopar®: 100 mg Dopa plus 25 mg Benserazid) Dopa + Carbidopa (Nacom Retard®: 200 mg Dopa plus 50 mg Carbidopa)	in Kombination mit Decarboxylasehemmer: 3–6 x 100–250 mg Dopa $t_{1/2}$ = 50–120 min Proteinreiche Mahlzeiten und Antacida vermindern die Dopa-Wirkung; verzögerte Magenentleerung verzögert den Wirkungsbeginn; beschleunigte Magenentleerung beschleunigt den Wirkungsbeginn; Kombination mit MAO-A-Hemmern kann zu hypertensiven Krisen führen	**Wirkungsverlust** nach 3–5 Jahren mit zunehmenden **Wirkungsfluktuationen** bis zum On-off-Phänomen und **Dyskinesien**, **Verwirrtheit**, **Halluzinationen** vor allem bei älteren Patienten, Hypersexualität; abruptes Absetzen der dopaminergen Medikation kann das Bild eines malignen neuroleptischen Syndroms (s. S. 344) hervorrufen; **Übelkeit**, **Erbrechen**, kardiale Arrhythmien, orthostatische Regulationsstörungen (kaum mehr bei peripherer Decarboxylasehemmung)
Bromocriptin (Pravidel®) 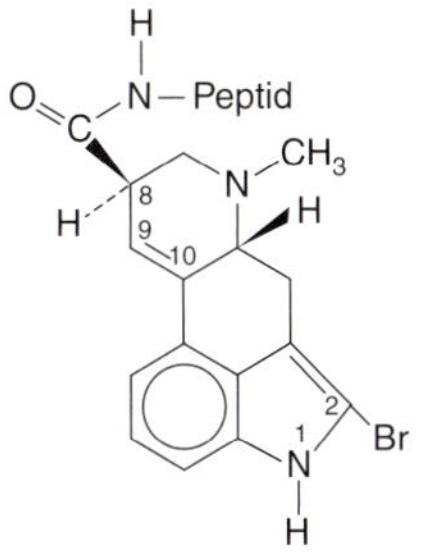	2–3 x 2,5–10 mg $t_{1/2}$ = 3 h langsames Auftitrieren der Dosis über Wochen vermindert orthostatische Dysregulationen	Wirkungsfluktuationen und Dyskinesien geringer als unter Dopa, **Verwirrtheit und Halluzinationen** vor allem bei älteren Patienten; abruptes Absetzen der dopaminergen Medikation kann das Bild eines malignen neuroleptischen Syndroms (s. S. 344) hervorrufen; **Übelkeit**, **Erbrechen** sowie verzögerte Magenentleerung, Ulcusneigung und orthostatische Regulationsstörungen, digitale Vasospasmen mit Akroparästhesien, Verschlimmerung einer koronaren Herzerkrankung, Erythromelalgie, pulmonale und retroperitoneale Fibrose
Cabergolin (Cabaseril®) 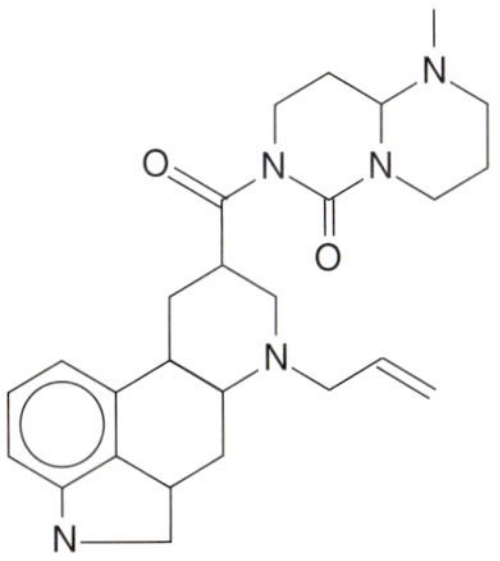	1 x 2–6 mg $t_{1/2}$ = 65 h langsames Auftitrieren der Dosis über Wochen vermindert orthostatische Dysregulationen, Einnahme zusammen mit Frühstück verbessert Verträglichkeit	Wirkungsfluktuationen und Dyskinesien geringer als unter Dopa, **Verwirrtheit und Halluzinationen** vor allem bei älteren Patienten; abruptes Absetzen der dopaminergen Medikation kann das Bild eines malignen neuroleptischen Syndroms (s. S. 344) hervorrufen; **Übelkeit**, **Erbrechen** sowie verzögerte Magenentleerung, Ulcusneigung und orthostatische Regulationsstörungen, digitale Vasospasmen mit Akroparästhesien, Verschlimmerung einer koronaren Herzerkrankung, Erythromelalgie, pulmonale und retroperitoneale Fibrose, Beinödeme
Selegilin (Movergan®) 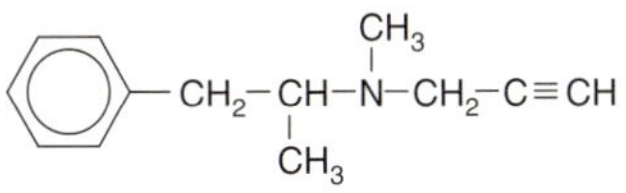	1–2 x 5 mg (Maximaldosis 10 mg/Tag) $t_{1/2}$ wegen Irreversibilität der MAO-B-Blockade unwichtig, Metaboliten ebenfalls wirksam, Wirkdauer insgesamt mehrere Tage; Pathomechanismus der Wechselwirkungen mit Pethidin unbekannt; s. Nebenwirkungen	Mögliche Verschlimmerung der Dopa-Nebenwirkungen Verwirrtheit und Halluzinationen; **Angst**, **Schlaflosigkeit**; Stupor, Rigor, Agitation und Hyperthermie bei Kombination mit Pethidin möglich; Maximaldosen über 10 mg/Tag führen zu peripherer MAO-A-Hemmung und möglicherweise zu hypertensiven Krisen (bei peripherer Noradrenalinbildung aus Tyramin aus der Nahrung)

Tabelle 13.1: Klinische Anwendung der Antiparkinsonmittel (Reihenfolge wie in Kap. 13.2) (Forts.)

Substanz (Handelsnamen) chemische Strukturen (exemplarisch)	**Dosierung/Tag Plasmahalbwertszeit ($t_{1/2}$) Verhalten im Plasma, Metabolismus, Wechselwirkung**	**Nebenwirkungen und Risiken in den Bereichen – ZNS – Sonstiges** (innerhalb dieser Gruppen nach Häufigkeit geordnet, wichtigste Nebenwirkungen fettgedruckt)
Benzatropin (Cogentinol®) 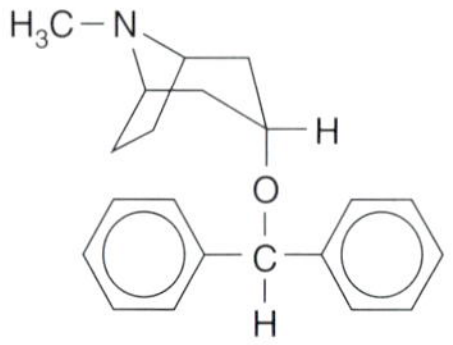	1–3 x 0,5–2 mg $t_{1/2}$ nicht exakt bekannt, Wirkdauer einer Einzeldosis ca. 20 h langsames Auftitrieren der Dosis über Wochen vermindert Nebenwirkungen	**Verwirrtheit**, Schwindeligkeit, Müdigkeit, Schlaflosigkeit, Euphorie, selten Dyskinesien, Verschwommensehen, **Glaukom**, Übelkeit, Verstopfung, **Harnretention**
Amantadin (PK-Merz®, Symmetrel®) 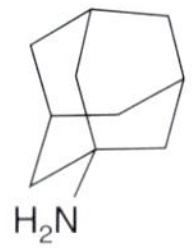	2–3 x 100–200 mg, Einnahme nicht nach 16⁰⁰ wegen Schlafstörung $t_{1/2}$ = 9–15 h Dosisreduktion bei Niereninsuffizienz!	Verwirrtheit, Unruhe, Schwindeligkeit, Müdigkeit, Schlafstörungen, Übelkeit und Erbrechen selten und vorübergehend
Memantin (Akatinol Memantine®)	2–3 × 10–20 mg, Einnahme nicht nach 16⁰⁰ wegen Schlafstörung $t_{1/2}$ = 65 h Dosisreduktion bei Niereninsuffizienz!	Verwirrtheit, Unruhe, Schwindeligkeit, Müdigkeit, Schlafstörungen, Übelkeit und Erbrechen selten und vorübergehend

dern. Jedoch ist Selegilin MAO-B-selektiv, und in den dopaminergen Neuronen kommt nur MAO-A vor (s. S. 127). Allein gegeben, besitzt Selegilin nur eine leichte Antiparkinsonwirkung, doch erlaubt es, ähnlich wie Bromocriptin, Levodopa einzusparen. Eine prophylaktische Wirkung von Selegilin ist umstritten.

Entacapon (nicht in Tab. 13.1) ist ein Inhibitor der Catechol-O-Methyltransferase, die nicht nur Dopamin (S. 125), sondern auch Levodopa O-methyliert. Da Entacapon nicht ins Gehirn eindringt, ist seine Wirkung auf die Körperperipherie beschränkt. Es ähnelt insoweit den Decarboxylasehemmern Benserazid und Carbidopa und dient zuweilen als Zusatzmedikament bei einer Behandlung mit Levodopa.

Vorwiegend gegen den Parkinson-Tremor soll **Budipin** wirken (nicht in Tab. 13.1). Der Wirkmechanismus ist nicht klar und enthält vielleicht mehrere Komponenten; anscheinend wird die dopaminerge Übertragung in den Basalganglien gefördert.

13.2.3 Muscarinrezeptor-Antagonisten

Muscarinrezeptor-Antagonisten werden seit 1860, damals in Form von Belladonna-Alkaloiden, zur Behandlung des Morbus Parkinson verwendet. **Benzatropin** (Tab. 13.1), **Trihexyphenidyl**, **Biperiden** und **Metixen** (nicht in Tab. 13.1) zeichnen sich gegenüber anderen atropinähnlichen Substanzen durch eine bessere Hirngängigkeit aus; untereinander sind sie in ihrer Wirksamkeit gleichwertig. Ihre Antiparkinson-Effekte befriedigen insgesamt nur mäßig; am ehesten spricht Tremor an. Somit können Muscarinrezeptor-Antagonisten die manchmal geringe Wirksamkeit von Levodopa und Decarboxylasehemmer gerade bei diesem Symptom ergänzen. Auch die durch Blockade peripherer Muscarinrezeptoren bedingte Reduktion des Speichelflusses, der beim Parkinson-Kranken vermehrt ist, ist therapeutisch oft willkommen. Gangstörungen, Haltungsinstabilität und Stolperneigung sowie Dysarthrie reagieren sowohl auf Muscarinrezeptor-Antagonisten als auch auf Levodopa und Decarboxylasehemmer schlecht. Manche Ärzte fürchten, man könne durch Anticholinergika bei Morbus Parkinson die Entstehung einer Demenz fördern; diese Befürchtung ist nicht begründet.

13.2.4 NMDA-Antagonisten

Als NMDA-Antagonisten werden bislang nur **Amantadin** und **Memantin** (Tab. 13.1) bei Parkinson-Syndromen verwendet. Amantadin wird bereits seit Jahrzehnten eingesetzt. Sein hauptsächlicher Wirkmechanismus, nämlich eine NMDA-Rezeptorblockade, wurde erst vor wenigen Jahren entdeckt. NMDA-Antagonisten wirken mit Levodopa funktionell synergistisch. Bei Monotherapie ist die therapeutische Wirkung von Amantadin und Memantin mäßig und hält manchmal nur für kurze Zeit an. Die NMDA-Antagonisten helfen aber bei Kombinationstherapie, Levodopa einzusparen.

13.3 Therapie bei Morbus Parkinson: Praktisches Vorgehen

Bei der Ersteinstellung eines Parkinson-Patienten mit nur geringen Funktionseinschränkungen verzichten viele Neurologen zunächst auf das nach wie vor wirksamste Medikament Levodopa und Decarboxylasehemmer. Sie beginnen vielmehr die Therapie mit Amantadin, Memantin, einem Muscarinrezeptor-Antagonisten oder Selegilin. Wenn diese Stoffe die Funktionseinschränkungen des Patienten nicht mehr hintanhalten können, wird ein Dopaminrezeptor-Agonist hinzugefügt. Erst bei nur unbefriedigender Besserung wird als weiterer Kombinationspartner oder ersatzweise für den Dopaminagonisten Levodopa und Decarboxylasehemmer gegeben. Die Kombinationstherapie wird dann mit den geringstmöglichen Dosierungen beibehalten, was vor allem für Levodopa gilt. Das Bemühen, Levodopa einzusparen, scheint im Hinblick auf die Autotoxizitätshypothese von Dopamin sinnvoll. Viele Neurologen sind auch der Meinung, daß eine solche Kombinationstherapie auf lange Sicht mit geringeren Wirkungsfluktuationen und weniger Dyskinesien einhergeht. Wenn nicht schon als Monotherapeutikum von Anfang an gegeben, wird als Kombinationspartner häufig Selegilin zu Levodopa und Decarboxylasehemmer hinzugefügt, um die mögliche prophylaktische Wirkung dieses MAO-B-Hemmers neben seinem Levodopa-einsparenden Effekt auszunutzen. Ähnlich mag der Zusatz von Entacapon Levodopa einsparen.

Die wiederholt notwendigen Angleichungen der medikamentösen Parkinson-Therapie im Verlauf der Krankheit erfordern sowohl vom Patienten als auch vom behandelnden Arzt viel Geduld.

Die symptomatische Parkinson-Therapie stoppt das schicksalhafte Fortschreiten der Krankheit nicht; sie verzögert das Siechtum jedoch im Mittel um fast ein Jahrzehnt. Eine verbesserte Lebensqualität begleitet die Lebensverlängerung. Künftige präventive Therapiestrategien werden versuchen, die Neurodegeneration durch Beeinflussung des oxidativen Metabolismus und die Verminderung toxischer freier Radikale, vielleicht auch durch Anwendung von neuronalen Wachstumsfaktoren aufzuhalten.

Weiterführende Literatur

Horowski, R./Horowski, L. et al.: An essay on William von Humboldt and the Shaking Palsy. Neurology **45**, 565 – 568 (1995).

Lang, A. E./Lozano, A. M.: Parkinson's Disease. New Engl. J. Med. **339**, 1044–1053 und 1130–1143 (1998).

Lücking, C. H.: Parkinson-Syndrom. In: Pongratz, D. E. (Hrsg.): Neurologie, Band 40 von Innere Medizin der Gegenwart. Urban und Schwarzenberg, München 1993.

Möller, J. C./Bandmann, O./Oertel, W. H.: Therapie des Parkinson-Syndroms. Dtsch. med. Wschr. **124**, 219 – 222 (1999).

14 Psychopharmaka

Pharmakotherapie psychischer Erkrankungen

M. Göthert, H. Bönisch, E. Schlicker, Bonn, und H. Helmchen, Berlin

ἔνθ' αὖτ' ἄλλ' ἐνόησ' Ἑλένη Διὸς ἐκγεγαυῖα·
αὐτίκ' ἄρ' εἰς οἶνον βάλε φάρμακον, ἔνθεν ἔπινον,
νηπενθές τ' ἄχολόν τε, κακῶν ἐπίληθον ἁπάντων.

Da ersann die zeusentsprossene Helena andres.
Und sie warf in den Wein, von welchem sie tranken, ein Mittel
gegen Kummer und Groll und aller Übel Gedächtnis.

Homer: *Odyssee*

14.1 Einführung

14.1.1 Definition und Einteilung

Unter **Psychopharmaka im engeren Sinne** versteht man Arzneistoffe, deren Hauptwirkung und Zweckbestimmung die **Beseitigung oder Abschwächung psychopathologischer Symptome** ist. Die Einteilung der Psychopharmaka erfolgt nach ihrem therapeutisch angestrebten Effekt in solche mit antipsychotischer Wirkung (gegen Schizophrenien oder affektive Psychosen wirksam) und solche, die nicht antipsychotisch wirken. In die erste Kategorie fallen Neuroleptika und Antidepressiva (in deren Nähe auch das Lithium gehört), in die zweite Tranquillantien und Stimulantien.

Neuroleptika sind Pharmaka, die geeignet sind, Halluzinationen, Wahn und psychomotorische Erregung zu beseitigen, affektive Erregbarkeit und Vigilanz zu dämpfen und Antrieb, Spontanbewegungen und Ausdrucksmotorik zu vermindern; dabei bleiben die intellektuellen Fähigkeiten weitgehend erhalten. Manche Neuroleptika können jedoch auch affektive Verflachung, Verarmung der Sprache und Apathie (d. h. sogenannte Negativ- oder Minussymptome) abschwächen. Neuroleptika werden vor allem zur Behandlung schizophrener Psychosen und der Manie eingesetzt. In der englischsprachigen Literatur hat sich die Bezeichnung „antipsychotische Pharmaka" (antipsychotic drugs) eingebürgert. Neuroleptika sind z.B. Perazin und Haloperidol (vgl. Tab. 14.1). Der historische Prototyp war das Chlorpromazin.

Antidepressiva sind die wichtigsten Mittel zur Behandlung affektiver Störungen. Sie heben eine pathologisch gesenkte Grundstimmung und können in geringem Maße auch depressive Wahngedanken beseitigen. Einige können den vitalen Antrieb steigern, andere dämpfen. Das Hauptindikationsgebiet geht aus dem Namen hervor, doch sind Antidepressiva auch wichtig bei der Pharmakotherapie von Angststörungen. Der Prototyp ist das Imipramin (vgl. Tab. 14.5). Weitere Mittel zur Behandlung affektiver Störungen sind die Monoaminoxidase-Hemmstoffe und das Lithium.

Tranquillantien (Synonyme: Ataraktika, Anxiolytika) sind Verbindungen mit vorwiegend dämpfender Wirkung auf die Psyche, die Angst vermindern, affektiv entspannen und Erregungszustände sowie deren somatische Begleiterscheinungen mildern. Hauptindikationen sind Angststörungen (z.B. Panikattacken, generalisierte Angststörung), ferner Schlafstörungen. Ein Prototyp ist das Diazepam (vgl. Tab. 14.8).

Als **Stimulantien** werden Stoffe mit vorwiegend erregender Wirkung auf die Psyche zusammengefaßt, die den Antrieb und einige Wahrnehmungs- und Denkleistungen steigern sowie Müdigkeit verringern. Für sie gibt es nur wenige therapeutische Indikationen wie die Narkolepsie. Prototypen sind Amphetamin (vgl. Tab. 14.9) und Coffein (s.S. 191).

Psychopharmaka im weiteren Sinn sind nicht nur diese vier Substanzklassen, sondern alle chemischen Verbindungen, die – unabhängig von ihrer Zweckbestimmung – aufgrund eines zentralnervösen Angriffspunktes seelische Vorgänge modifizieren. Ein solcher allgemeiner Begriff umfaßt auch für andere Zwecke therapeutisch angewandte Substanzen wie Opioide und Barbiturate sowie die therapeutisch in der Regel bedeutungslosen, aber in diesem Kapitel behandelten Rauschmittel.

Rauschmittel sind Stoffe, die euphorisierend wirken und enthemmen. Die unter Rauschmitteln auftretende, als positiv empfundene Veränderung des Bewußtseins kann bei einzelnen Stoffen auch Psychosesymptome wie Halluzinationen und Unterdrückung von Schmerzen umfassen. Stoffe, die deutlich Halluzinationen oder Entfremdungserleben hervorrufen, werden auch als Halluzinogene, Psychedelika oder Psychotomimetika bezeichnet. Hierher gehören Tetrahydrocannabinol und LSD (vgl. Abb. 14.7 und 14.8). Die mit dem Mißbrauch von Rauschmitteln verbundenen Fehlhandlungen, Intoxikationen und Abhängigkeiten stellen ein erhebliches medizinisches und gesundheitspolitisches Problem dar.

Φάρμακον νηπενθές τ' ἄχολόν τε, *pharmakon nepenthes t' acholon te, ein Pharmakon gegen Kummer und Groll: Helenas Mittel könnte man als eine Vorahnung der Psychopharmaka betrachten.*

14.1.2 Gefahr des Mißbrauchs durch Gesunde

Psychopharmaka sind zum Gebrauch bei psychisch Kranken bestimmt. Sie besitzen aber auch Wirkungen beim Gesunden. So können Antrieb, Vigilanz, Stimmungslage, Denkvermögen, Bewußtsein und Erlebnisfähigkeit verändert werden. Die pharmakologische Beeinflussung dieser psychischen Funktionen bei Gesunden ist nicht Zweck ärztlichen Handelns und stellt per se einen Mißbrauch von Psychopharmaka dar. So wird beispielsweise aus den USA über den Mißbrauch eines Antidepressivums aus der Gruppe der selektiven Serotoninrückaufnahme-Inhibitoren, nämlich des Fluoxetins (S. 348), als „Glückspille" berichtet. Vor allem bei Tranquillantien und Stimulantien ist zu bedenken, daß ihre Verschreibung der Anfang von gewohnheitsmäßiger Anwendung und damit einem Dauermißbrauch werden kann. Daher ist bei nicht sicher krankhaften psychoreaktiven Beschwerden wie Angst, Verstimmung, Reizbarkeit, Schlafstörungen und fehlender psychischer Belastbarkeit, die durch Tranquillantien beeinflußt werden können, eine besonders strenge Indikationsstellung erforderlich. Die Aufklärung und Beseitigung der Ursachen solcher Symptome muß primäres Ziel des Arztes sein.

14.1.3 Neurobiologische Grundlagen der Psychopharmakologie

Die komplexen Netze von Nervenzellen im Gehirn sind das anatomische Substrat psychischer Vorgänge. In den letzten Jahrzehnten wurde eine Fülle von **Neurotransmittersystemen** im Gehirn identifiziert. Zwölf ausgewählte Transmitter, sämtlich wichtig für cerebrale Funktionen, sind im Kapitel „Grundlagen der Pharmakologie des Nervensystems" (S. 111) beschrieben. Dort ist auch dargestellt, daß jeder Transmitter Information über mehrere, zuweilen zahlreiche unterschiedliche Rezeptoren weitergibt. Grundsätzlich verfügt aber die postsynaptische Membran nur über zwei Reaktionsmöglichkeiten, nämlich Erregung und Hemmung. Da jede Nervenzelle mit einer großen Zahl anderer Neurone in synaptischem Kontakt steht, wird die endgültige Reaktion der Zelle nach Integration aller eingegangenen Signale durch das Überwiegen exzitatorischer oder inhibitorischer Einflüsse determiniert. Rezeptoren kommen auch präsynaptisch an den Axonendigungen vor (s. S. 116). Dort beeinflussen sie die Transmittersynthese und -freisetzung.

Die synaptische Übertragung unterliegt lebenslang einem physiologischen Wandel („**Plastizität**"; s. S. 121). Eine der Ursachen ist die Änderung der Zahl der Rezeptoren, die unter anderem von der Konzentration der Transmitter im synaptischen Spalt abhängt.

Mit den genannten wenigen synaptischen Grundvorgängen werden im Gehirn zahllose Reaktionsmuster gebildet, die sich unter physiologischen Bedingungen in einem regulierten Gleichgewicht befinden und so die Grundlage für psychisch normales Verhalten darstellen. Umgekehrt kann man davon ausgehen, daß eine Änderung dieses Gleichgewichts zu psychischen Störungen führt und damit für die Pathogenese psychischer Erkrankungen bedeutsam ist.

Psychopharmaka greifen in die skizzierten synaptischen Grundprozesse ein. Sie können als Agonisten, Partialagonisten oder Antagonisten an Transmitterrezeptoren wirken, die Freisetzung von Transmittern oder ihre Inaktivierung ändern. Als Folge solcher pharmakologischer Modifikationen der synaptischen Übertragung können plastische Veränderungen der Rezeptorendichte („Up"- oder „Down-Regulation") auftreten, die sich ihrerseits letztendlich in Änderungen seelischer Funktionen manifestieren. Auch Schritte bei der intrazellulären Signaltransduktion (s. S. 16) kommen als Angriffspunkte von Psychopharmaka in Frage. Für den therapeutischen Erfolg sind oft mehrere Angriffspunkte und Wirkungsmechanismen zugleich wichtig. Beispielsweise greifen Neuroleptika an mehreren Rezeptorsystemen an. Psychopharmaka, so stellt man sich vor, korrigieren auf diese Weise symptomatisch jene Störung der neuronalen Homöostase, die an der Entstehung der psychischen Krankheit beteiligt war. Insgesamt gesehen ist aber der **Wirkungsmechanismus der Psychopharmaka,** wenn überhaupt, **nur in Teilaspekten geklärt;** dieses gilt auf der Ebene der Biochemie und Biophysik des Gehirns und erst recht auf der Ebene der Beeinflussung der Psyche.

Die zentralnervösen Transmittersysteme, auf die Psychopharmaka wirken, beeinflussen nicht nur die Psyche, sondern steuern beispielsweise auch den Hormonhaushalt und die Motorik. Außerdem kommen manche Transmitter in der Peripherie vor, vor allem im vegetativen Nervensystem. Die Identität der Transmitter im zentralen und peripheren Nervensystem erklärt unerwünschte Effekte der Psychopharmaka.

14.1.4 Prüfung von Psychopharmaka im Tierversuch und beim Menschen

Aus dem Gesagten läßt sich ableiten, daß neurochemische, neurophysiologische und molekularbiologische Untersuchungen im Tierexperiment sowie an isolierten Geweben oder Zellkulturen geeignet sind, Hinweise auf neuronale Angriffspunkte von Psychopharmaka zu gewinnen. Besonders wichtig für die Analyse der Angriffspunkte von Psychopharmaka sind In-vitro-Methoden. So kann etwa die Affinität neuer Wirkstoffe zu menschlichen Transmitterrezeptoren an Zellinien untersucht werden, die mit den entsprechenden menschlichen Genen transfiziert wurden und daher die betreffenden Rezeptoren exprimieren. In vivo kann das Verhalten von Tieren unter dem Einfluß dieser Stoffe analysiert werden.

Bestimmte Wirkungen auf das Verhalten von Tieren sind erfahrungsgemäß regelhaft korreliert mit bestimmten psychopharmakologischen Effekten bei Patienten. Beispielsweise hemmen Neuroleptika in der Regel die Amphetamin-induzierte Zunahme der Lauf- und Kletteraktivität von Ratten – ein Effekt, der mit der antipsychotischen Wirkung beim Menschen korreliert. Tranquillantien unterdrücken im Tierexperiment konditionierte Vermeidungs- und Fluchtreaktionen in künstlichen Konfliktsituationen – ein Korrelat der anxiolytischen Wirkung beim Menschen. Auch lassen tierexperimentell und in vitro ermittelte Angriffspunkte von Psychopharmaka am vegetativen Nervensystem sehr genaue Voraussagen auf bestimmte Nebenwirkungen zu.

Für die Prüfung von Psychopharmaka beim Menschen war es erforderlich, klinisch-psychiatrische Befunde zu objektivieren. Solche Methoden gestatten eine standardisierte Beurteilung von Art und Intensität psychischer Störungen sowie ihre Verlaufskontrolle unter der Pharmakotherapie. Durch Fremd- oder Selbstbeurteilung der Patienten anhand standardisierter Aufzeichnungen von Symptomen (rating scales) versucht man, die psychopathologische Symptomatik in abgestufter Intensität zu erfassen, z.B. Bewußtseinsstörungen, Orientierungs-, Aufmerksamkeits- und Gedächtnisstörungen, formale Denkstörungen, überwertige Ideen, Zwänge, Phobien, Wahn, Sinnestäuschungen, Ich- und Persönlichkeitsstörungen, Verstimmungen, Gefühls- und psychomotorische Störungen. Durch wiederholte Beobachtung der Änderung des Symptomprofils über die Zeit kann der Therapieerfolg kontrolliert werden.

Wesentliche Fortschritte in der klinischen Psychopharmaka- und Psychopathologieforschung sind durch die Entwicklung der modernen bildgebenden Verfahren – Magnetresonanz-Tomographie (MRT; als jüngste Variante die funktionelle MRT) und Positronen-Emissions-Tomographie (PET) – erzielt worden. Sie ermöglichen es, beim lebenden Menschen Stoffwechselveränderungen im Gehirn unter Psychopharmaka, die Affinität der Psychopharmaka zu Transmitterrezeptoren und ihre Pharmakokinetik in verschiedenen Hirnarealen zu erforschen (vgl. Abb. 14.1).

14.1.5 Psychopharmakologie und „biologische Psychiatrie"

Die Erkenntnis, daß Psychopharmaka in therapeutisch relevanten Konzentrationen bestimmte bevorzugte Angriffspunkte und Wirkungsmechanismen besitzen, war nicht nur für die Pharmakologie bedeutungsvoll. Sie hat auch dazu geführt, daß **Hypothesen zur somatischen Pathogenese wichtiger psychiatrischer Erkrankungen** wie der Schizophrenien oder Depressionen entwickelt wurden. Unterstützt wurden diese Hypothesen durch Untersuchungen mit Halluzinogenen wie LSD. Auch hier gibt die psychotomimetische Wirkung beim Menschen einerseits und die neurochemisch-neurophysiologische Wirkung beim Tier andererseits Hinweise auf somatische Grundlagen der psychopathologischen Symptomatik. So hat die Psychopharmakologie die biologische Psychiatrie sehr gefördert.

Trotz aller Erkenntnisse aus solchen „Modellpsychosen" ist aber zu bedenken, daß es **kein tierexperimentelles Modell** gibt, das wirklich als Äquivalent einer psychischen Erkrankung des Menschen angesehen werden könnte.

14.1.6 Allgemeine Probleme der Psychopharmakotherapie im Alter

Psychopharmaka werden sehr häufig bei älteren Patienten verschrieben. Dies gilt wegen der im Alter weitverbreiteten Schlafstörungen besonders für die Tranquillantien. Viele dieser Patienten haben zusätzlich andere Gesundheitsstörungen (Multimorbidität), die ebenfalls – teils ärztlich verordnet, teils in Eigenmedikation – mit Pharmaka behandelt werden. Daher besteht die Gefahr von Arzneimittelwechselwirkungen. Außerdem können Psychopharmaka im Alter qualitativ andere Effekte ausüben als in jüngeren Jahren. So wirken Tranquillantien bei alten Menschen oft nicht beruhigend, sondern erregend. Auch müssen Compliance-Probleme (Einnahmefehler) bedacht werden, die sich aus der altersbedingten Einschränkung der körperlichen und geistigen Leistungsfähigkeit ergeben. Schließlich ist zu berücksichtigen, daß die Verteilungsräume und Eliminationsgeschwindigkeiten von Arzneimitteln im Alter verändert sind (s. S. 70). Daraus ergibt sich die Notwendigkeit einer Anpassung (in der Regel einer Reduktion) der Dosis.

14.2 Neuroleptika

14.2.1 Stoffe

1951 und 1952 waren die Geburtsjahre einer rationalen, am Erfolg für den Kranken orientierten Psychopharmakologie. Vorher gab es keine durchschlagende medikamentöse Linderung psychischer Krankheit; das geht aus dem auf S. 151 abgebildeten und, zumindest was die Psyche angeht, hilflosen Rezept für Friedrich Hölderlin hervor, der an einer Schizophrenie litt. 1951/52 wurde in Frankreich die Wirkung des Chlorpromazins bei schizophrenen und manischen Psychosen beschrieben. Es ist ein Phenothiazin.

Phenothiazine sind auch heute wichtige Neuroleptika (Definition S. 335). Sie tragen in Position 10 des Ringsystems eine basische Seitenkette (Tab. 14.1). Die tertiäre Aminfunktion der Seitenkette ist vom tricyclischen System durch drei C-Atome getrennt. Die neuroleptische Potenz, d. h. die antipsychotische Wirkung im Verhältnis

Tabelle 14.1: Neuroleptika

Gruppe	Grundgerüst	R bzw. R_1	R_2	Substanz	Orale Tagesdosis (mg)	HWZ (h)
Phenothiazine	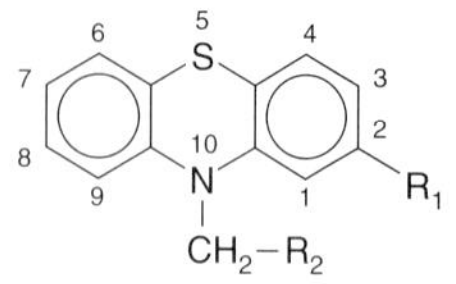 Phenothiazin-Gerüst (Positionen 1–10; S in 5, N in 10), R_1 in 2, N–CH_2-R_2	$-OCH_3$	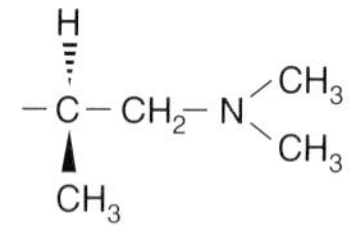 $-C(H)(CH_3)-CH_2-N(CH_3)_2$	Levomepromazin[1] (Neurocil®)	bis 600	16–78
		$-SCH_3$	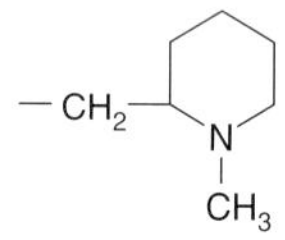 $-CH_2$-(2-Piperidyl, N-CH_3)	Thioridazin (Melleril®)	bis 600	10–30
		-H	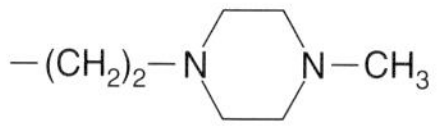 $-(CH_2)_2-N$(Piperazin)$N-CH_3$	Perazin[2] (Taxilan®)	75–600 (–800)	8–35
Thioxanthene	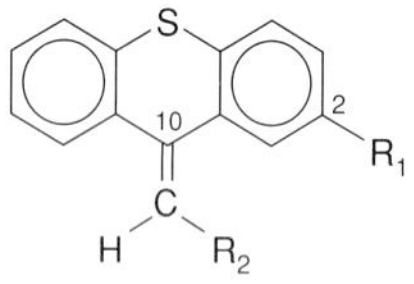 Thioxanthen-Gerüst, R_1 in 2, C10=C(H)R_2	-Cl	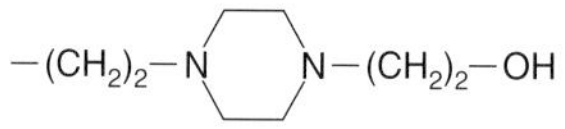 $-(CH_2)_2-N$(Piperazin)$N-(CH_2)_2-OH$	Zuclopenthixol[3] (Ciatyl-Z®)	20–40 (–150)	20
Sonstige tricyclische Stoffe	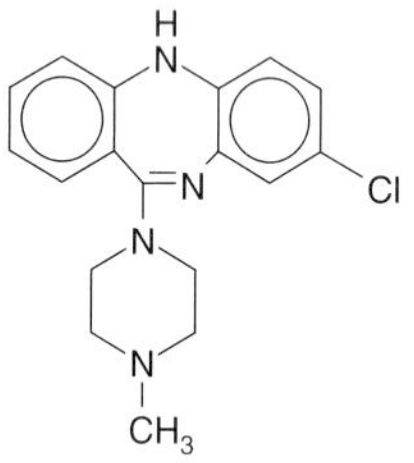 Dibenzodiazepin (NH), Cl, N-Methylpiperazin			Clozapin (Leponex®)	100–400 (–600)	16
	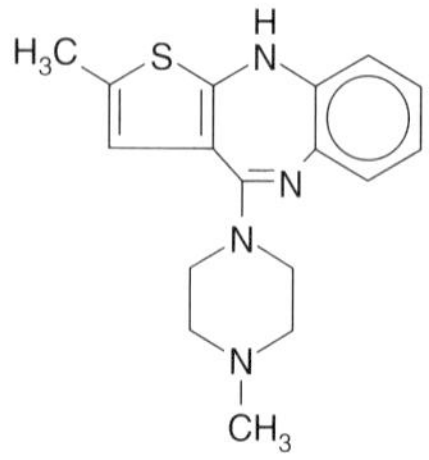 Thienobenzodiazepin (H_3C, S, NH), N-Methylpiperazin			Olanzapin (Zyprexa®)	5–20	30–60
	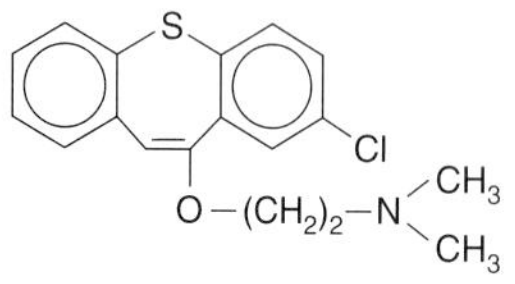 Dibenzothiepin (S), Cl, $O-(CH_2)_2-N(CH_3)_2$			Zotepin (Nipolept®)	200–300 (–450)	13–16

Tabelle 14.1: Neuroleptika (Fortsetzung)

Gruppe	Grundgerüst	R bzw. R_1	R_2	Substanz	Orale Tagesdosis (mg)	HWZ (h)
Butyrophenone	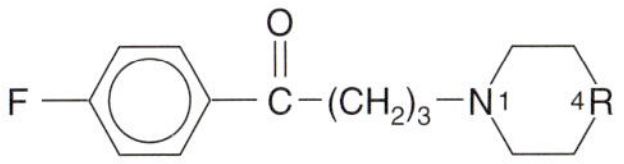	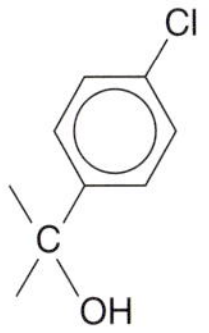		Haloperidol[4] (Haldol®-Janssen)	5–15 (–40)	12–36
Diphenylbutylpiperidine	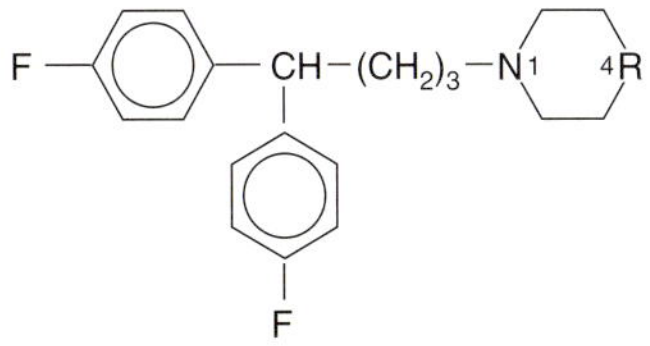	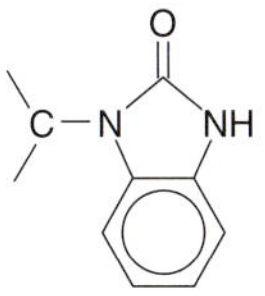		Pimozid[5] (Orap®)	2–8 (–16)	24–55
Benzamide	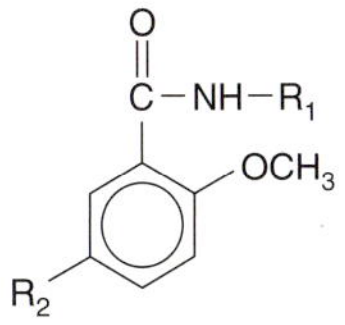	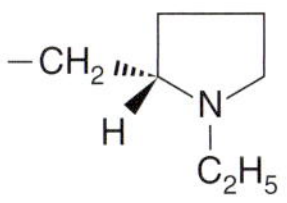	$-SO_2NH_2$	S-Sulpirid[6]	300–1200 (–1600)[7]	6–12
Sonstige	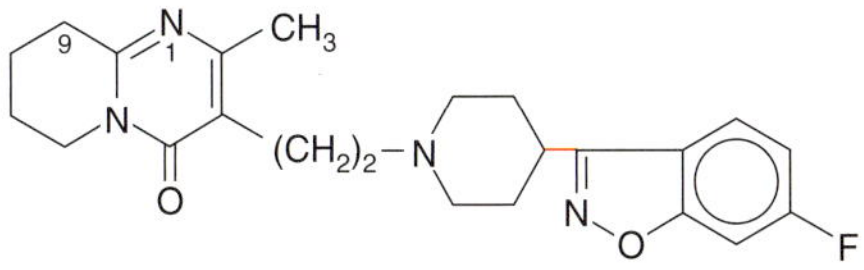			Risperidon (Risperdal®)	4–6 (–12)	24[8]

1 Zur Gruppe der Phenothiazine mit aliphatischer Seitenkette gehört auch Chlorpromazin. Prothipendyl (Dominal®) ist ein Azaphenothiazin (C-Atom in Position 1 durch N-Atom ersetzt) mit aliphatischer Seitenkette.
2 Zur Gruppe der Piperazin-substituierten Phenothiazine gehören auch Fluphenazin (Dapotum®) und Perphenazin (Decentan®).
3 Zuclopenthixol ist das cis-Isomer von Clopenthixol, das auch als Gemisch der cis- und trans-Isomeren im Handel ist (Ciatyl®). Weitere Thioxanthene sind Chlorprothixen (mit aliphatischer Seitenkette: Truxal®) und Flupentixol (mit Piperazin-Seitenkette; Fluanxol®), beide als Gemische der cis- und trans-Isomere im Handel.
4 Zur Gruppe der Butyrophenone gehören auch Benperidol (Glianimon®), Bromperidol (Impromen®) und Melperon (Eunerpan®). Ein weiteres Butyrophenon, Droperidol (Dehydrobenzperidol®), wird vorwiegend in der Anästhesiologie zur Neuroleptanalgesie verwendet.
5 Zur Gruppe der Diphenylbutylpiperidine gehört auch Fluspirilen (Imap®).
6 Sulpirid ist als Racemat im Handel (Dogmatil®). Remoxiprid, ein weiteres Benzamid, ist in Deutschland nicht mehr im Handel. Einige strukturverwandte Benzamide wie Metoclopramid (Paspertin®), die bei bestimmten Magen-Darm-Erkrankungen verwendet werden (S. 609), sind keine Neuroleptika.
7 Die Dosierung bezieht sich auf das Racemat.
8 Die Angabe bezieht sich auf die sogenannte gesamte antipsychotisch wirksame Fraktion, d.h. auf Risperidon plus 9-Hydroxyrisperidon.

zur Dosis des Neuroleptikums, ist bei Derivaten mit **aliphatischer Seitenkette** relativ gering, etwas größer bei **Piperidin-substituierten** und am ausgeprägtesten bei den **Piperazin-substituierten** Derivaten. Die neuroleptische Potenz wird durch Einfügen von –Cl und besonders von $-CF_3$ in Position 2 des Ringsystems erhöht.

Die **Thioxanthene** (s. Tab. 14.1) unterscheiden sich von den Phenothiazinen darin, daß das N-Atom in Position 10 des Ringsystems durch ein C-Atom ersetzt ist. Die Seitenkette ist bei den Thioxanthenen über eine Doppelbindung mit dem Ringsystem verbunden. Bei zusätzlicher Substitution in Position 2 kommt es zu cis-trans-Isomeren. Die cis-Isomere verfügen über eine höhere neuroleptische Potenz als die trans-Isomere.

Weitere tricyclische Neuroleptika sind Clozapin, Olanzapin und Zotepin, die einen zentralen siebengliedrigen Ring enthalten (s. Tab. 14.1).

Die **Butyrophenone** und **Diphenylbutylpiperidine** weisen als gemeinsames Strukturmerkmal eine viergliedrige Alkylkette auf, die mit einem Piperidin-Ring (bei manchen Butyrophenonen mit einem Piperazin-Ring) abschließt (s. Tab. 14.1). Die neuroleptische Potenz entspricht etwa derjenigen der Phenothiazine mit Piperazin-Seitenkette.

Die **Benzamide** enthalten als gemeinsames Strukturmerkmal einen Benzol-Ring, der in Position 1 eine substituierte Carboxamid-Gruppe und in Position 2 eine Methoxygruppe enthält (s. Tab. 14.1).

Risperidon (s. Tab. 14.1) läßt sich chemisch keiner der besprochenen Gruppen zuordnen.

14.2.2 Wirkungsmechanismen und Angriffspunkte

Mögliche Angriffspunkte der Neuroleptika und ihre klinischen Korrelate sind in Tab. 14.2 zusammengefaßt. Das kardinale pharmakologische Merkmal der Neuroleptika ist ihre **antagonistische Wirkung an Dopaminrezeptoren.** Von diesen kennt man heute mindestens 5 Subtypen, D_1 bis D_5 (s. S. 126). **Neuroleptika blockieren den D_2-Typ,** was mit der Positronen-Emissions-Tomographie beim lebenden Patienten gezeigt werden kann (Abb. 14.1). Nur Clozapin blockiert den D_4-Typ noch stärker (s. u.). Die Affinität der Neuroleptika zu D_2-Rezeptoren korreliert sehr gut mit ihren bei der Therapie erreichten freien Plasmakonzentrationen (Abb. 14.2). Dies weist darauf hin, daß die Blockade der D_2-Rezeptoren für die antipsychotische Wirkung der Neuroleptika bedeutsam ist. Eine der wichtigsten Hypothesen zur Pathogenese von Schizophrenien besagt, daß ihnen eine Überaktivität dopaminerger Neuronensysteme, speziell der mesolimbisch-mesokortikalen Dopaminneurone, zugrunde liegt. So kann z. B. Amphetamin, das im ZNS Dopamin freisetzt, bei Gesunden eine Psychose auslösen, die der produktiven Symptomatik einer Schizophrenie ähnelt.

Die **antipsychotische Wirkung der Neuroleptika** manifestiert sich langsam, im Verlauf von Tagen bis wenigen Wochen, im Gegensatz zur sofort eintretenden D_2-Rezeptorblockade. Dies läßt sich durch eine gleichzeitige Steigerung der Freisetzung von Dopamin erklären. Die Steigerung beruht auf der Blockade **prä**synaptischer freisetzungshemmender D_2-Autorezeptoren und der Ausschaltung inhibitorischer neuronaler Regelkreise durch die Neuroleptika. Bei fortgesetzter Behandlung nimmt die Dopaminfreisetzung aufgrund regulatorischer Veränderungen wieder ab, so daß der neuroleptikabedingte kompetitive Antagonismus an den **post**synaptischen D_2-Rezeptoren immer stärker zum Tragen kommt.

Die Blockade von D_2-Rezeptoren wird auch zur Erklärung anderer Wirkungen der Neuroleptika herangezogen (Tab. 14.2). So kommt es durch D_2-Blockade im Corpus striatum zu **extrapyramidalen Bewegungsstörungen** und durch D_2-Blockade im Hypophysenvorderlappen zu **vermehrter Prolactinausschüttung.** D_2-Rezeptor-Blockade in der Area postrema des Hirnstamms wird für den antiemetischen Effekt der Neuroleptika verantwortlich gemacht. Die ursächliche Bedeutung des D_2-Antagonismus wird in jedem dieser drei Fälle durch die Beobachtung unterstützt, daß Dopaminrezeptor-Agonisten gegensätzlich wirken (s. S. 328, 612, 677).

Extrapyramidal-motorische Nebenwirkungen werden durch die meisten „typischen" Neuroleptika hervorgerufen. Es gibt aber auch Neuroleptika, die – wie das Clozapin – diese Nebenwirkung überhaupt nicht oder – wie Melperon, Olanzapin, Risperidon, Sulpirid, Thioridazin und Zotepin – nur in geringem Maße hervorrufen. Man nennt solche Stoffe **„atypische" Neuroleptika.** In einem weiteren Sinne beinhaltet der Begriff „atypisch" auch die Wirksamkeit bei mit klassischen Neuroleptika therapieresistenten Schizophrenien sowie gegenüber Negativsymptomen einer Schizophrenie. Man versucht, das „Atypische" mit einer Wirkung auf andere als D_2-Rezeptoren zu erklären. Tab. 14.2 gibt auch hierzu eine Übersicht, und Tab. 14.3 enthält Affinitätswerte. Im einzelnen:

- Bei **Thioridazin** wird die geringe Ausprägung der extrapyramidalen Nebenwirkungen mit der starken

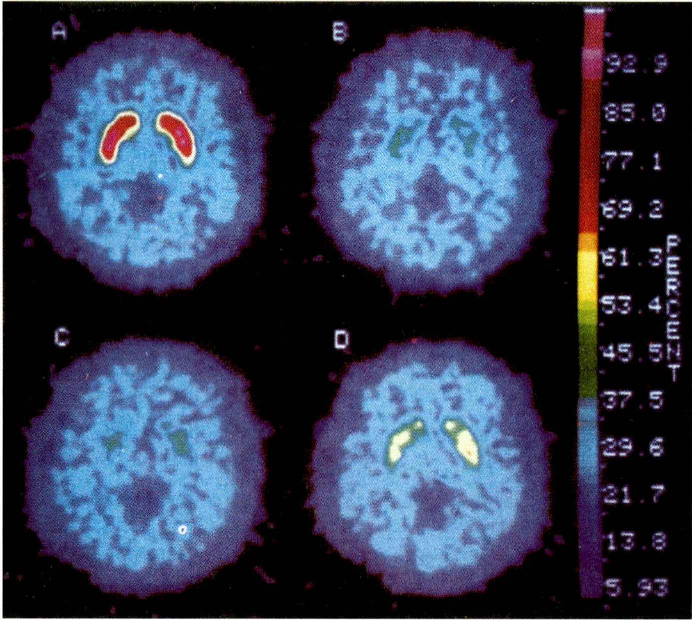

Abb. 14.1 Positronen-Emissions-Tomogramm-Aufnahme des Gehirns mit Markierung von Dopamin-D_2-Rezeptoren durch den D_2-Liganden ^{11}C-Racloprid vor (A) sowie 3 Stunden (B), 6 Stunden (C) und 27 Stunden (D) nach Gabe von 4 mg Haloperidol. Die PET-Aufnahmen zeigen, daß Haloperidol den D_2-Liganden von den D_2-Rezeptoren im Striatum reversibel verdrängt (aus: Nordström, A. L. et al. Time course of D_2-dopamine receptor occupancy examined by PET after single oral doses of haloperidol, Psychopharmacology, **106**, 436, 1992; mit Erlaubnis von Verlag und Verfassern).

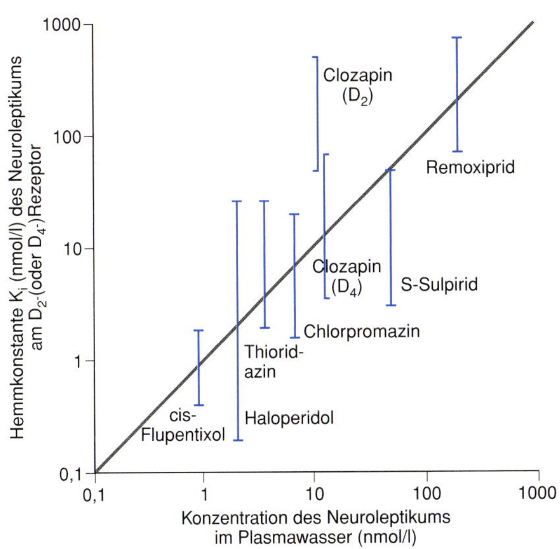

Abb. 14.2 Vergleich der bei einer Standardtherapie mit Neuroleptika erreichten Plasmaspiegel mit ihren Affinitäten zu Dopaminrezeptoren. Abszisse: Konzentration (nmol/l) des Neuroleptikums im Plasmawasser (freie Plasmakonzentration) als grobes Maß für die Konzentration im Hirn. Der Einfachheit halber ist nur der Mittelwert (ohne Berücksichtigung des Streuungsbereichs) eingezeichnet. **Ordinate:** Affinität (angegeben als Hemmkonstante, K_i; nmol/l) zu D_2-Rezeptoren und – bei Clozapin – zu D_2- und D_4-Rezeptoren. Die vertikalen Balken repräsentieren den Streuungsbereich (Radioligand-Bindungsstudien). Jeder Balken basiert auf Werten aus mindestens sechs verschiedenen Publikationen. Eingezeichnet ist die Winkelhalbierende als Idealfall einer Korrelation. Sie schneidet oder berührt den Bereich der K_i-Werte für D_2-Rezeptoren und im Falle von Clozapin den Bereich der K_i-Werte für D_4-Rezeptoren (nach Seeman: Neuropsychopharmacology **7**, 261–284, 1992, und Ashby und Wang: Synapse **24**, 349, 1996).

antagonistischen Wirkung auf Muscarinrezeptoren in Zusammenhang gebracht. Normalerweise stehen dopaminerge und cholinerge Mechanismen im Corpus striatum im Gleichgewicht (s. S. 328). Dieses ist bei Blockade ausschließlich der D_2-Rezeptoren im Sinne eines Überwiegens des cholinergen Systems gestört. Bei Gabe von Thioridazin bleibt das Gleichgewicht durch die zusätzliche Blockade der Muscarinrezeptoren erhalten.

- **Olanzapin**, ebenfalls ein potenter Muscarin-Rezeptor-Antagonist, **Risperidon** sowie (nicht in Tab. 14.3) Melperon und Zotepin blockieren $5\text{-}HT_{2A}$-Rezeptoren noch stärker als D_2-Rezeptoren. Es wird diskutiert, daß die extrapyramidal-motorischen Wirkungen eines Neuroleptikums gering ausgeprägt sind, wenn die Affinität zu $5\text{-}HT_{2A}$-Rezeptoren diejenige zu D_2-Rezeptoren übertrifft. Die Wirkung von Olanzapin und Risperidon gegen Negativsymptome wird ebenfalls mit der Blockade von $5\text{-}HT_{2A}$-Rezeptoren in Zusammenhang gebracht.
- **Clozapin** ist ein hochpotenter Antagonist an Muscarin(M_1-, M_2-, M_3-)-, $5\text{-}HT_{2A}$- und darüber hinaus D_4-Rezeptoren, zu denen es höhere Affinität als zu D_2-Rezeptoren besitzt. Die D_4-Blockade trägt möglicherweise zur praktisch fehlenden Wirkung auf das extrapyramidal-motorische System bei, kann aber die Erfolge bei ansonsten therapieresistenter Schizophrenie und bei Negativsymptomen nicht erklären.
- Bei **Sulpirid** läßt sich die geringe Ausprägung extrapyramidal-motorischer Nebenwirkungen nicht auf die zusätzliche Wirkung an einem bestimmten Rezeptor zurückführen, da das Pharmakon fast nur Affinität zu D_2-Rezeptoren besitzt.

14.2.3 Pharmakokinetik

Viele pharmakokinetische Eigenschaften der Neuroleptika stehen in Beziehung zu ihrer **Lipophilie.**

Orale Neuroleptika

Die meisten Neuroleptika werden gut im Magen-Darm-Trakt resorbiert. Allerdings beträgt die orale Bioverfügbarkeit wegen ausgeprägter präsystemischer Inaktivierung in der Leber nur 30–60 %. Die Plasmaeiweißbindung liegt meist bei mehr als 90 %. Entsprechend der guten Gewebegängigkeit ist das Verteilungsvolumen hoch.

Die meisten Neuroleptika unterliegen einem ausgeprägten Metabolismus. Bei manchen tragen die Metaboliten zur Hauptwirkung bei (z. B. Metaboliten von Thioridazin und Risperidon). Beim Abbau von Perphenazin spielt Cytochrom-P450 2D6 (CYP2D6) eine Rolle. Das bedeutet, daß 7–10 % der mitteleuropäischen Bevölkerung Perphenazin langsamer („poor metabolizers") und 1,5 % besonders schnell abbauen („hyperextensive metabolizers") (Spartein-Debrisoquin-Polymorphismus, s. S. 49). Die Eliminationshalbwertszeit beträgt für die meisten Neuroleptika zwischen 15 und 35 Stunden (s. Tab. 14.1). Sulpirid, Melperon und Benperidol haben eine niedrigere Eliminationshalbwertszeit.

Depot-Neuroleptika

Zu den Depot-Neuroleptika gehört Fluspirilen. Es ist schlecht wasserlöslich, und nach i.m.-Injektion einer wäßrigen Suspension wird es deshalb mit der langen Halbwertszeit von etwa 1 Woche absorbiert. Die Depotwirkung beruht auf dieser langsamen Absorption. Das Retardierungsprinzip anderer Depot-Neuroleptika besteht darin, daß sie als Ester mit langkettigen Fettsäuren in Öl gelöst i.m. verabfolgt werden. Auch diese Ester gelangen aus dem Depot sehr langsam ins Blut. Dort werden sie durch Esterasen sofort gespalten, so daß das freie Neuroleptikum entsteht. Beispiele sind Flupentixoldecanoat[1] und Haloperidoldecanoat[2], Wirkdauer 2–4 Wochen.

1 Fluanxol® Depot
2 Haldol®-Janssen Decanoat

Tabelle 14.2: Angriffspunkte von Neuroleptika und ihre klinischen Korrelate*	
Angriffspunkt	**Klinisches Korrelat**
Blockade von D_2-Rezeptoren	
mesolimbisch-mesokortikales System	**Wirksamkeit gegen produktive Symptome einer Schizophrenie**
nigro-striäres System	**extrapyramidal-motorische Symptome; Verstärkung der extrapyramidal-motorischen Symptome durch Metoclopramid**
tubero-infundibuläres System	**Galaktorrhö und Gynäkomastie**
Hypothalamus	**Hypothermie**
Area postrema	**antiemetische Wirkung**
Blockade von D_4-Rezeptoren	Fehlen von extrapyramidal-motorischen Symptomen
Blockade von 5-HT_{2A}-Rezeptoren	Wirksamkeit gegen Negativsymptome einer Schizophrenie; Verminderung von extrapyramidal-motorischen Symptomen
Blockade von 5-HT_{2A}- und/oder 5-HT_{2C}-Rezeptoren	Gewichtszunahme
Blockade von H_1-Rezeptoren	**Sedierung**; Erniedrigung der Krampfschwelle; Gewichtszunahme
Blockade von α_1-Adrenozeptoren	**vegetative Nebenwirkungen (z. B. Blutdruckabfall)**; Sedierung; **Verstärkung der Wirkung von Antihypertonika**
Blockade von Muscarinrezeptoren	
ZNS	**Verminderung von extrapyramidal-motorischen Symptomen; pharmakogenes Delir**
autonomes Nervensystem	**vegetative Nebenwirkungen (z. B. Obstipation)**
Aktivierung von Muscarin-M_4-Rezeptoren	Hypersalivation (bei Clozapin)

* Gut gesicherte klinische Korrelate: Fettdruck. Weniger gut gesicherte Korrelate: Normaldruck

Tabelle 14.3: Freie Plasmakonzentration von Haloperidol und atypischen Neuroleptika*							
Hemmkonstante (K_i) am/an							
Neuroleptikum	**Freie Plasmakonzentration**	**D_2-Rezeptor**	**D_4-Rezeptor**	**5-HT_{2A}-Rezeptor**	**H_1-Rezeptor**	**α_1-Adreno-Rezeptor**	**Muscarin-M_1- bis -M_4-Rezeptoren**
Haloperidol	2	**0,7**	5	34	4400	8	> 1000
Thioridazin	4	**2**	12	41	20	1	**3–15**
Olanzapin	27	**11**	27	**4**	7	19	**2–25**
Risperidon	12	**2**	7	**0,3**	2	0,5	> 1000
Clozapin	12	60	**9**	**13**	15	3	**2–18**
S-Sulpirid	50	**7**	1000	> 1000	> 1000	> 1000	> 1000

* Die Affinität ist ausgedrückt als Hemmkonstante K_i: In der Regel wirken die Pharmaka an den Rezeptoren antagonistisch. Clozapin ist Antagonist an Muscarin-M_1-, -M_2- und -M_3-Rezeptoren, jedoch Agonist an -M_4-Rezeptoren. Alle Werte sind in nmol/l angegeben. Wirkungsbestimmende Affinitäten sind fettgedruckt.

14.2.4 Pharmakodynamik: Therapeutische Wirkungen und Indikationen

Wirkungen

Hinsichtlich ihres Wirkprofils unterscheiden sich die Neuroleptika qualitativ und quantitativ. Abb. 14.3 gibt eine Übersicht. Es werden vor allem **drei Hauptwirkungen** therapeutisch genutzt:

1. **Beseitigung oder Abschwächung produktiver psychotischer Symptome („antipsychotische Wirkung"):** Bezogen auf die Schizophrenie ist hiermit die gute Wirksamkeit gegen Plussymptome wie Denkstörungen, Wahnideen und Halluzinationen gemeint. Doch spricht eine produktive Symptomatik auch bei anderen Psychosen, z.B. bei depressiven Episoden mit Schuld- oder Verarmungswahn, auf Neuroleptika an. Die Wirkung kommt allen Neuroleptika zu. Sie unterscheiden sich allerdings hinsichtlich ihrer neuroleptischen Potenz (Abb. 14.3) und der Zeit bis zum Wirkungseintritt.
2. **Abschwächung von Negativsymptomen schizophrener Erkrankungen:** Gegen schizophrene Minussymptome wie Verarmung der Sprache, affektive Verflachung, sozialer Rückzug und Apathie wirken Neuroleptika viel schlechter als gegen die produktive Symptomatik. Die relativ beste Wirksamkeit weist Clozapin auf. Auch Risperidon und Olanzapin wird eine Wirksamkeit gegen Negativsymptome zugeschrieben.
3. **Sedierung:** Sie beruht vermutlich auf der Blockade von H_1-Rezeptoren (Tab. 14.2) und wird zur Behandlung psychomotorischer Erregungszustände und affektiver Spannung, z.B. bei Schizophrenien und manischen Episoden, sowie vor allem bei psychotisch bedingten Schlafstörungen genutzt. In der Regel ist die sedierende zur antipsychotischen Wirkungsstärke umgekehrt proportional (Abb. 14.3).

Abgesehen von diesen Haupteffekten üben Neuroleptika zwei weitere psychotrope Wirkungen aus, die in besonderen Fällen therapeutisch genutzt werden können. Bei niedriger Dosierung tritt eine **anxiolytische** Wirkung auf. Sie ist schwächer als bei den Benzodiazepinen und Antidepressiva. Eine therapeutische Anwendung zur Anxiolyse ohne Vorliegen einer Psychose kommt wegen der unerwünschten Wirkungen (insbesondere Spätdyskinesien) nur dann in Frage, wenn Benzodiazepine und Antidepressiva kontraindiziert sind. Eine **antidepressive** Wirkungskomponente wird den Neuroleptika Chlorprothixen, Flupentixol, Pimozid, Thioridazin und vor allem Sulpirid zugeschrieben. Prinzipiell ist bei Auftreten depressiver Symptome im Rahmen einer Schizophrenie ein Umsetzen auf ein Neuroleptikum mit antidepressiver Komponente zu erwägen. Zur Behandlung einer Depression ohne Bezug zu einer Schizophrenie sind solche Neuroleptika aber in der Regel nicht geeignet.

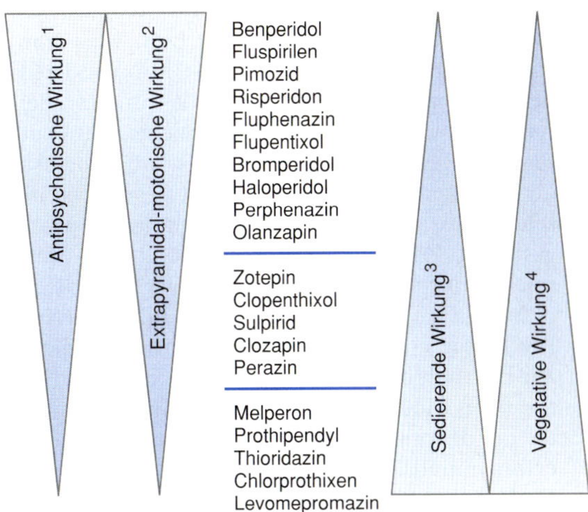

Abb. 14.3 Relation erwünschter und unerwünschter Wirkungen von Neuroleptika. Der obere horizontale Strich markiert die Grenze zwischen hoch- und mittelpotenten Neuroleptika. Der untere horizontale Strich trennt mittel- und schwachpotente Neuroleptika. An dieser Stelle, also zwischen Perazin und Melperon, wäre das häufig als Bezugspharmakon angegebene Chlorpromazin zu plazieren.

[1] Diese Reihung berücksichtigt die Wirkungsstärke der Neuroleptika gegen produktive Symptome (z.B. Positivsymptome bei Schizophrenie). Nicht berücksichtigt ist hier: Clozapin wirkt auch bei therapieresistenter Schizophrenie und gegen die Negativsymptome einer Schizophrenie; Risperidon und Olanzapin wirken gegen Negativsymptome; Chlorprothixen, Thioridazin, Sulpirid, Flupentixol und Pimozid weisen leichte antidepressive Eigenschaften auf.

[2] Einige Pharmaka passen nicht in diese Reihung. So haben Thioridazin, Melperon, Sulpirid, Zotepin, Olanzapin und Risperidon wenig extrapyramidal-motorische Wirkungen, Clozapin praktisch gar keine.

[3] Sulpirid, das nicht sediert, paßt nicht in diese Reihung.

[4] Nebenwirkungen aufgrund der Blockade von Muscarin- und α_1-Rezeptoren. Die Reihenfolge stimmt nur grob. Beispielsweise haben Butyrophenone keine Affinität zu Muscarinrezeptoren, sie blockieren aber α_1-Adrenozeptoren. Sulpirid ist an beiden Rezeptoren unwirksam.

Indikationen

Aus den drei Hauptwirkungen folgt die klassische **Hauptindikation** der Neuroleptika: die **Schizophrenien.** Eine zweite Indikation sind **manische Episoden.** Bei **schizoaffektiven Erkrankungen** können sie in bestimmten Fällen zusammen mit tri- und tetracyclischen Antidepressiva sowie selektiven Serotoninrückaufnahme-Inhibitoren (s.u.) angewandt werden.

Weiterhin sind Neuroleptika bei **hirnorganisch begründbaren Psychosen** indiziert. Beim Alkoholentzugsdelir können sie indiziert sein, wenn Clomethiazol (s.S. 306), das Mittel der ersten Wahl, nicht gegeben werden kann. Hierbei ist zu beachten, daß Neuroleptika die Krampfschwelle senken und zum Teil starke vegetative

Effekte besitzen. Im Rahmen der Gerontopsychiatrie werden bestimmte Neuroleptika (z.B. Melperon) bei chronischen organischen Psychosen, insbesondere Unruhezuständen, verwendet. Hierbei kommt es allerdings nur bei etwa einem Drittel der Patienten zu deutlicher Besserung. Auch Verschlechterung ist möglich, insbesondere erscheint die Empfindlichkeit gegenüber motorischen Nebenwirkungen schon bei geringer Dosierung gesteigert. Wichtig bei der Behandlung alter Menschen mit Neuroleptika ist die Gabe niedriger Dosen (S. 337).

Schließlich werden Neuroleptika auch außerhalb der Psychiatrie angewendet. In der Neurologie dienen sie zur Behandlung von Hyperkinesen bei **Chorea Huntington** oder **Gilles-de-la-Tourette-Syndrom.** Dabei werden die bei der antipsychotischen Therapie unerwünschten extrapyramidal-motorischen Effekte der „typischen" D_2-Rezeptor-blockierenden Neuroleptika genutzt (s.Tab. 14.2). In der Anästhesiologie dienen Neuroleptika zur **Narkose-Prämedikation** und zur **Neuroleptanalgesie** (zusammen mit Fentanyl; s. S. 295). Bei schweren **chronischen Schmerzen** werden Neuroleptika (Alternative: Antidepressiva; s.u.) zusätzlich zu Analgetika zur Wirkungsverstärkung und affektiven Distanzierung gegeben. Neuroleptika wirken antiemetisch; zur symptomatischen Behandlung von **Erbrechen** werden jedoch D_2-Antagonisten ohne antipsychotische Wirkung (z.B. Metoclopramid; s.S. 609) bevorzugt.

14.2.5 Pharmakodynamik: Unerwünschte Wirkungen

Eine Vielzahl unerwünschter Wirkungen begleitet die therapeutische Anwendung der Neuroleptika. Charakteristisch sind:

1. **extrapyramidal-motorische Nebenwirkungen**, besonders bei hochpotenten Neuroleptika,
2. **vegetative Nebenwirkungen**, besonders bei schwach potenten Neuroleptika (Abb. 14.3), und
3. (sehr selten) lebensgefährliche oder tödliche Komplikationen wie **malignes neuroleptisches Syndrom**, **Agranulocytose** oder **plötzlicher Herztod**.

Positiv ist hervorzuheben, daß Neuroleptika bei Langzeitbehandlung nicht zur Abhängigkeit führen.

Extrapyramidal-motorische Nebenwirkungen

Die extrapyramidal-motorischen Nebenwirkungen manifestieren sich in vier verschiedenen Syndromen (Tab. 14.4):

- Die **Frühdyskinesie** äußert sich in Verkrampfungen der mimischen Muskulatur („Schnauzkrampf") und der Muskulatur von Zunge und Schlund sowie in Bewegungsstörungen von Hals und Armen. Sehr selten treten lebensbedrohliche laryngeale und pharyngeale Spasmen auf. Man vermutet als Ursache der Frühdyskinesie D_2-Rezeptoren-Blockade und ein Übergewicht der cholinergen striatalen Interneurone (S. 328). In der Tat bessern Antagonisten an Muscarinrezeptoren die Störung rasch.
- Das **Neuroleptikum-induzierte Parkinsonoid** manifestiert sich in erhöhtem Muskeltonus (Rigor), Zittern (Tremor), Einschränkung der Beweglichkeit mit Verlust der Mitbewegungen einschließlich kleinschrittigem Gang (Akinesie) sowie vegetativen Symptomen (z.B. Speichelfluß). Die Pathogenese soll ähnlich sein wie bei der Frühdyskinesie, was wiederum die Wirksamkeit von Muscarinrezeptor-Antagonisten erklärt.
- **Akathisie** ist eine subjektiv äußerst quälende und durch den Willen nicht beeinflußbare motorische Unruhe (Unmöglichkeit, sitzen zu bleiben). Sie darf nicht als Verschlechterung der Psychose fehlgedeutet werden. Die Pathogenese ist nicht geklärt, die Behandlung schwierig.
- Bei der häufig irreversiblen **Spätdyskinesie** oder tardiven Dyskinesie kommt es zu stereotypen Saug-, Schmatz-, Kau- und Zungenbewegungen. Auch distale Muskelgruppen der Extremitäten und sogar der Rumpf können betroffen sein (athetoide Bewegungen). Als Risikofaktoren gelten längere Einnahmedauer, da – wie der Name bereits sagt – das Syndrom erst spät, d.h. in der Regel frühestens nach mehreren Monaten, im Verlauf einer neuroleptischen Langzeitmedikation auftritt, und weiterhin höheres Alter, weibliches Geschlecht und Hirnschädigungen. Zur Pathogenese wird eine Überempfindlichkeit (Up-Regulation) der D_2-Rezeptoren im Corpus striatum diskutiert, zumal Spätdyskinesien häufig nach Absetzen von Neuroleptika beobachtet werden und sich bei Dosiserhöhung oder Umsetzen auf ein höherpotentes Neuroleptikum bessern. Ein weiterer pathogenetischer Faktor ist wahrscheinlich eine Unterfunktion cholinerger Neurone. Dadurch ließe sich die Verschlechterung der Spätdyskinesie bei Gabe eines Muscarinrezeptor-Antagonisten erklären. Die Behandlung der tardiven Dyskinesie ist entsprechend der komplexen Pathogenese sehr schwierig.

Malignes neuroleptisches Syndrom

Das maligne neuroleptische Syndrom ist ein Notfall, der sich innerhalb von 1–3 Tagen voll entwickelt und in bis zu 20 % der Fälle zum Tode führt. Zu den extrapyramidal-motorischen Störungen wie Rigor und Akinesie kommen hohes Fieber und vegetative Symptome wie Blutdrucklabilität, Tachykardie und Tachypnoe. Die Kranken sind wach bis komatös. Die Leukocytenzahl im Blut und die Blutkörperchen-Senkungsgeschwindigkeit sind erhöht. Es besteht eine metabolische Acidose. Durch Beteiligung der Skelettmuskulatur ist die Creatinkinase im Plasma erhöht und der Urin dunkel verfärbt (Myoglobinurie). Die Therapie ist um so erfolgreicher, je früher sie beginnt (Tab. 14.4).

Tabelle 14.4: Manifestation und therapeutisches Vorgehen bei Neuroleptika-bedingten motorischen Syndromen und bei malignem neuroleptischem Syndrom

Syndrom	Geschlechtsverhältnis Männer/Frauen	Häufigkeit des Auftretens (Manifestationszeitraum)	Therapeutisches Vorgehen
Frühdyskinesie	2 : 1	ca. 5 % (erste 5 Tage[1])	Muscarinrezeptor-Antagonist[2]
Parkinson-Syndrom (Parkinsonoid)	1 : 2	ca. 20 % (erste 72 Tage[1])	Muscarinrezeptor-Antagonist[2, 3]
Akathisie	1 : 2	ca. 25 % (erste 73 Tage[1])	Dosisreduktion oder Umsetzen auf ein anderes Neuroleptikum. Zusatztherapie mit Muscarinrezeptor-Antagonist[2], Propranolol oder Benzodiazepin
Spätdyskinesie	1 : 1,7	ca. 20 % (erste 3 Jahre[1])	Ausschleichende Therapie (über Wochen oder Monate)[4]. Umsetzen auf Clozapin[5]. Zusatztherapie z. B. mit Tiaprid[6]
Malignes neuroleptisches Syndrom		0,07–0,5 % (erste 2 Wochen[7])	Absetzen, intensivmedizinische Maßnahmen, Dantrolen, Bromocriptin oder Amantadin

[1] In mindestens $^{9}/_{10}$ der beobachteten Fälle manifestiert sich das Syndrom in dem angegebenen Zeitraum nach Therapiebeginn.
[2] z. B. Biperiden (Akineton®)
[3] Andere Möglichkeiten: Dosisreduktion oder Umsetzen auf ein anderes Neuroleptikum.
[4] Die Spätdyskinesie ist dann bei einem Teil der Patienten reversibel; es kann allerdings mehr als ein Jahr bis zur deutlichen Besserung dauern.
[5] Dosiserhöhung des bislang verabfolgten Neuroleptikums oder Umsetzen auf ein höherpotentes Neuroleptikum können zwar zu einer Besserung des klinischen Bildes führen, sind aber insofern bedenklich, als der zugrundeliegende Pathomechanismus dadurch verstärkt wird.
[6] Mittel zur Behandlung von hyperkinetisch-hypotonen Bewegungsstörungen.
[7] Häufigster Manifestationszeitraum nach Beginn der Therapie bzw. Dosissteigerung. Das Syndrom kann prinzipiell zu jedem Zeitpunkt der Therapie auftreten.

Andere zentralnervöse Nebenwirkungen

Die Blockade von D_2-Rezeptoren im tubero-infundibulären System erhöht die **Freisetzung von Prolactin** (s. Tab. 14.2), wodurch es bei Frauen zu Galaktorrhö und Amenorrhö, bei Männern zu Gynäkomastie und verminderter Libido kommen kann. Die **Sedierung,** vermutlich durch H_1-Rezeptor-Blockade und vor allem bei den niederpotenten Neuroleptika ausgeprägt, kann bei bestimmten Indikationen therapeutisch genutzt werden (s. S. 343 und Tab. 14.2). Im Verlauf der Behandlung läßt sie meist nach. Eine **Gewichtszunahme** – bei manchen Neuroleptika wahrscheinlich eine Folge der Blockade von 5-HT_{2A}- oder 5-HT_{2C}-Rezeptoren (s. Tab. 14.2) – tritt etwa bei einem Drittel der länger mit Neuroleptika behandelten Kranken auf. Der Auslösung von **Delirien,** vor allem durch Phenothiazine und Clozapin, liegt die Blockade von Muscarinrezeptoren im ZNS zugrunde. Bei alten Menschen ist die Gefahr der Provokation eines pharmakogenen Delirs besonders hoch.

Relativ selten treten, besonders bei Anwendung von niederpotenten Neuroleptika und Clozapin, **epileptische Anfälle** auf (S. 320). Das Risiko ist bei cerebraler Vorschädigung erhöht. Unter langfristiger Behandlung mit Neuroleptika kann es zu schweren **depressiven Syndromen** kommen. Eine schwere Depression kann aber auch im Verlauf unbehandelter schizophrener Erkrankungen auftreten. Die Unterscheidung ist nicht einfach. Am ehesten sprechen extrapyramidal-motorische Symptome, insbesondere Hypomimie und Hypokinese, für eine pharmakogene Depression.

Periphere Nebenwirkungen

Infolge der Blockade von Muscarinrezeptoren können vor allem durch Phenothiazine, Clozapin und Olanzapin (weniger durch Butyrophenone und Diphenylbutylpiperidine; s. Abb. 14.3) **atropinähnliche Wirkungen,** also **Obstipation bis zum paralytischen Ileus, Miktionsstörungen, Tachykardie, Mundtrockenheit, Störungen der Akkommodation** und – bei engem Kammerwinkel – ein **Glaukomanfall,** ausgelöst werden. Clozapin verursacht neben Mundtrockenheit häufig auch Hypersalivation – wahrscheinlich als Folge einer agonistischen Wirkung an Muscarin-M_4-Rezeptoren (s. Tab. 14.2). **Arterielle Hypotonie** und **orthostatische Regulationsstörungen** sind auf die Blockade von α_1-Adrenozeptoren zurückzuführen (s. Tab. 14.2). Auch Kreislaufnebenwirkungen und ihre Komplikationen sind insbesondere bei Phenothiazinen und Clozapin zu erwarten. Ältere Menschen reagieren leicht mit einem Blutdruckabfall, weshalb eine niedrige Dosierung erforderlich ist.

Am **Herzen** können unter der Gabe von Neuroleptika **Rhythmusstörungen bis zum Kammerflimmern** auftreten. So kann es zu plötzlichen Todesfällen kommen, die im Falle von Clozapin im Zusammenhang mit einer Myokarditis oder Kardiomyopathie stehen könnten. Weitere periphere Nebenwirkungen sind allergische makulopapulöse **Exantheme, Erytheme und Urticaria**; passagerer **Anstieg der Konzentration von Leberenzymen** im Plasma; sehr selten **cholestatischer Ikterus**.

Wichtig sind **Blutbildveränderungen** durch tricyclische Neuroleptika. Bei Leukocytopenie oder Leukocytose, Eosinophilie und relativer Lymphocytose muß das Neuroleptikum nicht, bei Auftreten einer Agranulocytose (typischerweise in der 4.–10. Behandlungswoche) aber sofort abgesetzt werden. Am häufigsten (0,2–2 %) kommt eine **Agranulocytose bei Clozapin** vor, wobei die Genese – allergisch oder toxisch – unklar ist. Frauen im mittleren und höheren Alter sind prädisponiert. Wegen mehrerer Todesfälle infolge von Agranulocytose war Clozapin vorübergehend der Verwendung in ausgewählten Kliniken vorbehalten. Seit 1979 unterliegt es einem besonderen Verschreibungsverfahren („kontrollierte Anwendung"): Der Arzt muß sich verpflichten, das Blutbild engmaschig zu kontrollieren – während der ersten 18 Wochen wöchentlich, später monatlich. Störungen des weißen Blutbilds sind auch unter der Therapie mit Olanzapin beobachtet worden. Da es sich um ein relativ neues Pharmakon handelt, ist eine endgültige Einschätzung dieser Nebenwirkung noch nicht möglich.

14.2.6 Akute Vergiftungen

Ein tödlicher Ausgang ist bei ausschließlicher Vergiftung mit Neuroleptika wegen der relativ großen therapeutischen Breite dieser Pharmaka selten. Die Intoxikation ist durch **schwere extrapyramidal-motorische Symptome** im Sinne einer Frühdyskinesie (s.o.) und **Veränderungen der Bewußtseinslage** – Somnolenz bis Koma oder Erregung und Delir – gekennzeichnet. Außerdem können cerebrale Krampfanfälle, Hypothermie und respiratorische Komplikationen (bis zum Atemstillstand) auftreten, letztere besonders bei kombinierter Intoxikation mit anderen zentral dämpfenden Pharmaka. Vegetative Symptome sind für eine ungünstige Prognose von großer Bedeutung: Hypotension oder Hypertension, Tachykardie oder Bradykardie, schwere Herzrhythmusstörungen sowie Herz- und Kreislaufversagen.

Therapie

Es werden die üblichen allgemeinen Maßnahmen zur Giftelimination angewandt, wobei wegen der antiemetischen Wirkung der Neuroleptika Maßnahmen zur Auslösung von Erbrechen unwirksam sind. Hämoperfusion und forcierte Diurese sind wegen der hohen Plasmaeiweißbindung der meisten Neuroleptika wenig hilfreich.

Biperiden kann gegen die extrapyramidalen Symptome gegeben werden, die oft sehr bedrohlich wirken. Sie sind aber – außer bei Beteiligung des Kehlkopfes – ungefährlich. Bei wiederholten Krampfanfällen wird Diazepam i.v. verabfolgt. Zur Behandlung der Hypotension wird Noradrenalin oder Dopamin infundiert; Adrenalin kommt nicht in Frage, da es die Hypotension verstärken würde (Adrenalinumkehr; s.S. 195). Beim seltenen zentralen anticholinergen Syndrom kann Physostigmin (s.S. 167) indiziert sein.

14.2.7 Interaktionen

Besonders wichtig ist die **Verstärkung der sedierenden Wirkung von Substanzen wie Alkohol, Benzodiazepinen und Barbituraten** durch Neuroleptika. Bei Kombination von Neuroleptika und Lithium können neurotoxische Wirkungen (z.B. epileptische Anfälle, Delirien) auftreten. Die Kombination von Neuroleptika mit tricyclischen Antidepressiva (oder Propranolol) führt zur Zunahme der Plasmaspiegel.

Levodopa als „Prodrug" von Dopamin sowie Dopaminrezeptor-Agonisten (z.B. Bromocriptin) können die Wirksamkeit der Neuroleptika aufheben, indem sie diese durch Erhöhung der Agonisten-Konzentration von den Dopaminrezeptoren verdrängen. Einige zur Behandlung von gastrointestinalen Beschwerden verwendete Benzamide wie Metoclopramid können andererseits die extrapyramidal-motorischen Wirkungen der Neuroleptika verstärken, da sie selbst Dopaminrezeptoren blockieren (s.Tab. 14.2). Muscarinrezeptor-Antagonisten können unerwünschte Effekte verstärken, die als Folge der antagonistischen Wirkung von Neuroleptika an den Muscarinrezeptoren auftreten. Bei gleichzeitiger Gabe von gut ins ZNS penetrierenden Muscarinrezeptor-Antagonisten kann außerdem ein Delir provoziert werden (s.Tab. 14.2). Die blutdrucksenkende Wirkung von halogenierten Inhalationsanästhetika und zahlreichen Antihypertensiva kann durch Neuroleptika verstärkt werden (s.Tab. 14.2).

14.2.8 Besondere therapeutische Aspekte

Bei der Behandlung schizophrener Erkrankungen sind die Akutbehandlung mit Neuroleptika und die neuroleptische Langzeitmedikation zu unterscheiden. In der Akutbehandlung richtet sich der Einsatz der verschiedenen Neuroleptika nach den vorherrschenden Zielsymptomen: Wahn, Halluzinationen und Denkstörungen einerseits oder psychomotorische Erregtheit und affektive Spannung andererseits. In der neuroleptischen Langzeitmedikation wird die symptomsuppressive Indikation von der rezidivprophylaktischen Zielsetzung unterschieden. Im einzelnen:

Akutbehandlung schizophrener Erkrankungen

- Zur Behandlung einer **akuten Psychose mit den Zielsymptomen Wahn, Halluzinationen und Denkstörungen** wird ein **hochpotentes Neuroleptikum** (s. Abb. 14.3) verabfolgt. Grundsätzlich ist eine Monotherapie anzustreben. Bei leichteren Formen kann man z.B. mit einer oralen Haloperidol-Tagesdosis von 1–3 mg beginnen und diese in Abhängigkeit von der therapeutischen Wirksamkeit und unter Berücksichtigung der Nebenwirkungen etwa in einwöchigem Turnus mehrfach um die Ausgangsdosis bis auf 15–20 mg täglich erhöhen. Bei schwereren Formen kann man stationär gleich mit einer oralen Dosis von 10–20 mg Haloperidol beginnen, die bei Bedarf weiter erhöht werden kann. Bei sehr schweren Formen muß Haloperidol 5–10(–20) mg i.m. oder sogar i.v. injiziert werden.
- Bei Behandlung einer **akuten Psychose mit den Zielsymptomen psychomotorische Erregtheit oder affektive Gespanntheit** kann ein **niederpotentes Neuroleptikum** (z.B. Levomepromazin; s. Abb. 14.3) verordnet werden. Durch die sedierende Komponente kommt es während der ersten Tage zur Ruhigstellung des Patienten, während sich der antipsychotische Effekt erst in 1–2 Wochen entwickelt. Dieses Vorgehen erfordert wegen der vegetativen Nebenwirkungen der niederpotenten Neuroleptika eine besonders genaue Überwachung des Patienten. Alte Menschen reagieren besonders empfindlich (z.B. starker Blutdruckabfall, Stürze mit Frakturgefahr, Delir). Es kann auch ein niederpotentes mit einem hochpotenten Neuroleptikum kombiniert werden.

Beim **akuten Schizophrenieschub** beträgt die **Erfolgsquote** einer sich über 6 Wochen erstreckenden Neuroleptikatherapie **etwa 70 %**, verglichen mit 25 % bei Placebogabe. Bei fehlendem Therapieerfolg mit einem oral verabfolgten Neuroleptikum sollte das Neuroleptikum parenteral gegeben werden. Bleibt auch das erfolglos, wird auf ein Neuroleptikum aus einer anderen chemischen Klasse umgestellt. Nach dem Scheitern von zwei Versuchen von jeweils 6–8 Wochen mit Neuroleptika aus verschiedenen chemischen Klassen („Therapieresistenz") besteht eine Möglichkeit darin, Clozapin zu verabfolgen. Es wirkt bei 30–60 % der Patienten mit „therapieresistenter" Schizophrenie. Bei fehlendem Erfolg auch mit Clozapin kommt die Kombination eines Neuroleptikums mit einem anderen Psychopharmakon in Betracht. Mögliche Kombinationspartner sind Lithium, Carbamazepin und Benzodiazepine.

Langzeitbehandlung

- Wenn die akuten produktiven schizophrenen Symptome unter neuroleptischer Therapie abgeklungen sind, wird die Dosis allmählich reduziert. Erscheint bei der Dosisreduktion unterhalb einer bestimmten Schwellendosis die schizophrene Symptomatik wieder, dann muß das Neuroleptikum als **symptomsuppressive Therapie** noch für mindestens einige Monate weiter gegeben werden.
- Schizophrene Erkrankungen verlaufen meist in Schüben. Die Rezidivrate läßt sich durch eine **rezidivprophylaktische Langzeitmedikation** erheblich senken. Im Hinblick auf das Risiko extrapyramidaler Nebenwirkungen, insbesondere der Spätdyskinesien, und auch im Hinblick auf die Compliance haben sich hier besonders mittelpotente (z.B. Perazin; s. Abb. 14.3) oder atypische (z.B. Clozapin) Neuroleptika bewährt. Bei mangelhafter Einnahmetreue empfiehlt sich der Wechsel auf ein Depotpräparat. Nach der ersten schizophrenen Krankheitsepisode sollte sich die Rezidivprophylaxe über mindestens 1–2 Jahre erstrecken. Bei Patienten mit zwei oder mehr Krankheitsepisoden sollte eine mindestens 5jährige Rezidivprophylaxe erfolgen. Die erforderliche Dosierung ist individuell sehr unterschiedlich; jedoch dürfte sie in der Regel bei mindestens 2,5 mg Haloperidol bzw. 200–300 mg Perazin oder Clozapin pro Tag oder 50 bis 60 mg Haloperidoldecanoat i.m. alle 4 Wochen liegen. Die Beendigung einer Langzeitprophylaxe muß ausschleichend erfolgen; andernfalls können Absetzerscheinungen auftreten (vegetativ: Übelkeit, Erbrechen, Appetitlosigkeit; psychisch: Angst, Unruhe, Spannung; motorisch: Spätdyskinesie).

14.3 Mittel zur Behandlung affektiver Störungen: Tricyclische und nicht-tricyclische Antidepressiva

Zur Behandlung affektiver Störungen werden Antidepressiva (Definition s. S. 335) und Lithium eingesetzt. Zu den Antidepressiva gehören:

- **tricyclische und nicht-tricyclische Antidepressiva** (Substanzen, welche die Rückaufnahme der Monoamine Noradrenalin und/oder Serotonin [5-HT] oder zentrale α_2-Adrenozeptoren blockieren)
- **Monoaminoxidase-Inhibitoren (MAO-Inhibitoren)** (s. Kap. 14.4).

Gemeinsames Merkmal ist die **stimmungsaufhellende Wirkung**. Hinzu kommt bei den meisten Antidepressiva Antriebssteigerung oder Antriebsdämpfung.

Lithium (s. Kap. 14.5) als Monotherapie bessert die Stimmung bei bestehender Depression nicht oder kaum, ist also streng genommen kein Antidepressivum, vermag jedoch durch Zugabe zu einer antidepressiven Medikation deren antidepressive Wirkung zu verstärken („augmentieren"). Vor allem aber dämpft es eine Manie und wirkt prophylaktisch gegen manische wie depressive Episoden bipolar affektiver Erkrankungen.

14.3.1 Stoffe

Die älteren **tricyclischen** Antidepressiva leiten sich von tricyclischen Neuroleptika ab. Dabei wurde der Schwefel des mittleren Rings der Neuropleptika durch eine Ethylenbrücke ersetzt. So stammt das **Dibenzoazepin-** (= Imidodibenzyl)-Derivat Imipramin formal von dem Phenothiazin Chlorpromazin und das **Dibenzocycloheptadien**-Derivat Amitriptylin formal von dem Thioxanthen Chlorprothixen ab (Tab. 14.5). Die tricyclischen Antidepressiva besitzen einen siebengliedrigen mittleren Ring, der zu einer starken Winkelung des Ringgerüstes führt. Dies gilt auch für das **Dibenzoxepin**-Derivat Doxepin.

Unter den **nicht-tricyclischen** Antidepressiva stellen die **selektiven Serotonin-Rückaufnahme-Inhibitoren** (**SSRI**) Fluvoxamin, Fluoxetin, Paroxetin und Citalopram, der selektive Noradrenalin-Rückaufnahme-Inhibitor Reboxetin und der selektive Serotonin- und Noradrenalin-Rückaufnahme-Inhibitor Venlafaxin chemisch sehr verschiedene Strukturen dar. Die tetracyclischen α_2-Adrenozeptor-Antagonisten Mianserin und Mirtazapin sind **Dibenzopyrazinoazepin**-Derivate.

Viel diskutiert werden zur Zeit Johanniskrautextrakte als Antidepressiva (s. 🔍).

14.3.2 Wirkungsmechanismen und Angriffspunkte

Mit Ausnahme der α_2-Adrenozeptor-Antagonisten (Mianserin, Mirtazapin) verursachen die tricyclischen und nicht-tricyclischen Antidepressiva **primär eine Hemmung der neuronalen Wiederaufnahme der Monoamine Noradrenalin und/oder Serotonin (5-HT)** (s. S. 128, 131), wodurch die noradrenerge oder seroton(in)erge synaptische Übertragung verstärkt wird. Diese Primärwirkung und die Beobachtung, daß ein Reserpin-induzierter Monoaminmangel in den Speichervesikeln (ausgelöst z.B. durch hohe und über längere Zeit verabreichte Reserpindosen bei der Behandlung einer Hypertonie (s. S. 205)) depressive Symptome auslösen kann, führten zu der nun schon über 30 Jahre alten Vermutung, daß Depressionen auf einer Verminderung der noradrenergen und/oder serotoninergen Neurotransmission im ZNS beruhen (**Monoaminmangel-Hypothese der Depression**).

Tab. 14.6 zeigt, welche Stoffe eher die Wiederaufnahme von Noradrenalin und welche eher die Wiederaufnahme von 5-HT hemmen. Tricyclische Antidepressiva mit nur einer Methylgruppe am Stickstoff der Seitenkette (sekundäre Amine, z.B. Desipramin; Tab. 14.5) hemmen in der Regel bevorzugt die Noradrenalin-Aufnahme. Sie steigern meist ausgepägter den Antrieb als Verbindungen mit zwei Methylgruppen am Stickstoff (tertiäre Amine, z.B. Imipramin; Tab. 14.5). Die letzteren inhibieren die Aufnahme von Noradrenalin und 5-HT etwa gleich stark. Die Einführung eines Chloratoms an einem Benzolring des Imipramins führt zu Chlorimipramin, das bevorzugt die 5-HT-Aufnahme hemmt. Die SSRI und die neueren Antidepressiva Reboxetin und Venlafaxin sind nahezu reine Inhibitoren der Wiederaufnahme von 5-HT und/oder Noradrenalin und interagieren – im Unterschied zu den tricyclischen Antidepressiva – nicht (oder kaum) mit anderen Neurotransmitter-Rezeptoren (s. Tab. 14.6), weshalb sie als „selektiv" bezeichnet werden.

Da die Hemmung der Monoamin-Aufnahme unmittelbar einsetzt, die antidepressive Wirksamkeit jedoch erst nach etwa 2 Wochen deutlich wird, scheint den neurochemischen Folgewirkungen der Transporthemmung eine wesentliche Bedeutung zuzukommen. Eine chronische Erhöhung der synaptischen Monoaminkonzentration kann die Affinität oder die Dichte sowohl präsynaptischer, die Neurotransmitterfreisetzung hemmender Autorezeptoren als auch postsynaptischer Rezeptoren herabsetzen. Tierexperimentell läßt sich z. B. nachweisen, daß die chronische Verabreichung von Antidepressiva, die die 5-HT-Aufnahme hemmen, häufig die Ansprechbarkeit von 5-HT-Autorezeptoren vermindert und daß fast alle Antidepressiva nach chronischer Verabreichung eine Down-Regulation von postsynaptischen β-Adrenozeptoren und 5-HT_{2A}-Rezeptoren im ZNS bewirken. Nach Zerstörung serotoninerger Neurone bleibt die Down-Regulation der β-Rezeptoren, nach Zerstörung noradrener-

🔍 Johanniskraut als Antidepressivum

Extrakte aus dem Johanniskraut, *Hypericum perforatum*, waren in den letzten Jahren als Antidepressiva kaufmännisch phänomenal erfolgreich. In Deutschland sind etwa 50 Präparate im Handel. Sie sind rezeptfrei erhältlich. Wahrscheinlich bessern die Extrakte in der Tat das Befinden von Patienten mit leichter oder mittelschwerer Depression. Wie bei den primär im Labor synthetisierten Antidepressiva entwickelt sich die Wirkung über Wochen. Weder die relevanten Inhaltsstoffe noch die Wirkmechanismen sind sicher. Als Wirkstoff wird unter anderem das Phloroglucinderivat Hyperforin diskutiert. Es hemmt die neuronalen Aufnahmemechanismen für Dopamin, GABA und Glutamat. Im Tierversuch vermindert mehrwöchige Behandlung mit den Extrakten ähnlich wie Behandlung mit anderen Antidepressiva die Konzentration von β-Adrenozeptoren im Gehirn.

Was Johanniskraut für Kranke, praktizierende Ärzte und Pharmakologen attraktiv macht, ist seine Pflanzennatur, die für Psychopharmaka unkonventionelle Chemie seiner Inhaltsstoffe und sein Ruf, arm an unerwünschten Wirkungen zu sein. Immerhin ist erstens eine photosensibilisierende Wirkung zu beachten und zweitens eine Induktion von Cytochrom-P450-Enzymen, woraus – verminderte Plasmaspiegel von Ciclosporin, Indinavir und Digoxin resultieren können.

Tabelle 14.5 Tricyclische und nicht-tricyclische Antidepressiva

	Gruppe	Grundgerüst	R_1	R_2	Substanz	Orale Tagesdosis (mg)	HWZ (h)	Aktiver Metabolit
Tricyclische Antidepressiva	*Nicht-selektive Monoamin-Rückaufnahme-Inhibitoren (NSMRI)*		$-(CH_2)_3N(CH_3)_2$	–H	Imipramin (Tofranil®)	50–150	9–24	Desipramin
			$-(CH_2)_3N(CH_3)_2$	–Cl	Clomipramin (Anafranil®)	50–150	17–35	Desmethyl-clomipramin
			$-(CH_2)_3NHCH_3$	–H	Desipramin (Pertofran®)	50–150	13–25	
			$=CH(CH_2)_2N(CH_3)_2$		Amitriptylin (Saroten®)	50–150	10–40	Nortriptylin
			$=CH(CH_2)_2NHCH_3$		Nortriptylin (Nortrilen®)	30–150	13–46	
			$=CH(CH_2)_2N(CH_3)_2$		Doxepin (Aponal®)	30–150	11–24	Desmethyl-doxepin
Nicht-tricyclische Antidepressiva	*Selektive Serotonin-Rückaufnahme-Inhibitoren (SSRI)*				Fluvoxamin (Fevarin®)	100–300	15–20	
					Citalopram (Cipramil®)	20–40	33	Desmethyl-citalopram*
					Paroxetin (Seroxat®)	20–50	8–30	
					Fluoxetin (Fluctin®)	20–40	48–168	Norfluoxetin
	Selektiver Noradrenalin-Rückaufnahme-Inhibitor (SNRI)				Reboxetin (Edronax®)	8	13	
	Selektiver Serotonin-/Noradrenalin-Rückaufnahme-Inhibitor (SSNRI)				Venlafaxin (Trevilor®)	75–150	5	Desmethyl-venlafaxin
	α_2-Adrenozeptor-Antagonisten				Mianserin (Tolvin®)	30–90	20–30	Desmethyl-mianserin
					Mirtazapin (Remergil®)	15–45	20–40	Desmethyl-mirtazapin

* Die antidepressive Wirkung dieses Metaboliten ist klinisch unbedeutend.

ger Neurone die Down-Regulation der 5-HT_{2A}-Rezeptoren aus. Noradrenerge und serotoninerge Neuronensysteme beeinflussen sich also wechselseitig. Nach heutigem Erkenntnisstand wird daher angenommen, daß **depressiven Erkrankungen ein Monoaminmangel zugrunde liegt**, der zu einer **gesteigerten Empfindlichkeit prä- und postsynaptischer Rezeptoren für** die **Monoamine** Noradrenalin und 5-HT führt. Die längerfristige Gabe von Antidepressiva kann dann die noradrenerge und serotonerge Neurotransmission im ZNS normalisieren.

Mit diesem Konzept lassen sich auch die Wirkungen der α_2-Adrenozeptor-Antagonisten Mianserin und Mirtazapin erklären. Mianserin hemmt die Aufnahme von Noradrenalin und Serotonin schwach, Mirtazapin überhaupt nicht (s. Tab. 14.6). Durch Blockade präsynaptischer α_2-Autorezeptoren an noradrenergen Neuronen können sie jedoch die Freisetzung von Noradrenalin steigern und hierdurch Adaptationsprozesse auslösen.

14.3.3 Pharmakokinetik

Wie bei den Neuroleptika werden viele pharmakokinetische Eigenschaften der tricyclischen und nicht-tricyclischen Antidepressiva aus ihrer **hohen Lipophilie**

Tabelle 14.6: Freie Plasmakonzentration von tricyclischen und nicht-tricyclischen Antidepressiva sowie Affinität zu den Transportern von Noradrenalin (NA) und 5-HT und zu einigen Neurotransmitter-Rezeptoren*

Substanz	Freie Plasmakonzentration	Hemmkonstante (K_i) am						
		Transporter für NA	Transporter für 5-HT	Muscarin-Rezeptor	α_1-Adrenozeptor	α_2-Adrenozeptor	H_1-Rezeptor	5-HT_{2A}-Rezeptor
Tricyclische Antidepressiva								
Nicht-selektive Monoamin-Rückaufnahme-Inhibitoren (NSMRI)								
Imipramin	93	**31**	**71**	150	190	> 1000	**19**	130
Clomipramin	52	48	**4**	67	88	> 1000	41	64
Desipramin	85	**4**	400	220	500	> 1000	200	300
Amitriptylin	25	**45**	**70**	32	88	850	**2**	12
Nortriptylin	37	**5**	330	130	65	> 1000	14	26
Doxepin	104	**35**	230	110	33	> 1000	**1**	54
Nicht-tricyclische Antidepressiva								
Selektive Serotonin-Rückaufnahme-Inhibitoren (SSRI)								
Fluvoxamin	55	620	**7**	> 1000	> 1000	> 1000	> 1000	> 1000
Fluoxetin	49	340	**11**	> 1000	> 1000	> 1000	> 1000	770
Paroxetin	8	220	**1**	280	> 1000	> 1000	> 1000	> 1000
Citalopram	25	>1000	**2**	> 1000	> 1000	> 1000	470	> 1000
Selektiver Noradrenalin-Rückaufnahme-Inhibitor (SNRI)								
Reboxetin	9	**8**	> 1000	> 1000	> 1000	> 1000	> 1000	unbekannt
Selektiver Serotonin-/Noradrenalin-Rückaufnahme-Inhibitor (SSNRI)								
Venlafaxin	400	**210**	**39**	> 10000	> 10000	> 10000	> 10000	> 10000
α_2-Adrenozeptor-Antagonisten								
Mianserin	18	180	> 1000	540	240	**28**	**1**	5
Mirtazapin	30	> 1000	> 1000	631	316	**20**	**0,5**	6

* Die Affinität ist ausgedrückt als Hemmkonstante K_i. Alle Werte sind in nmol/l angegeben (nach Richelson/Nelson: J. Pharmacol. Exp. Ther. **230**, 94 [1984], Hyttel: Intern. Clin. Psychopharmacol. **9** [Suppl. 1], 19 [1994], und Sanchez/Hyttel: Cell. Mol. Neurobiol. **19**, 467 [1999]). Wirkungsbestimmende Affinitäten sind fettgedruckt.

verständlich. Sie werden gut resorbiert. Die Bioverfügbarkeit liegt in der Regel bei > 50 %. Das Verteilungsvolumen ist hoch, ebenso die Plasmaproteinbindung mit meist > 90 % (bei Venlafaxin nur 30 %). Die Elimination erfolgt durch Metabolisierung.

Bei **tricyclischen Antidepressiva** entstehen durch N-Demethylierung aus tertiären Aminen pharmakologisch wirksame sekundäre Amine (s. Tab. 14.5), deren Plasmaspiegel teilweise diejenigen der Muttersubstanz übersteigen. So entsteht aus Imipramin Desipramin. Die weitere Metabolisierung (unter Beteiligung des polymorphen CYP2D6) erfolgt durch Ring- und Seitenkettenhydroxylierung oder N-Oxidation. Nach Konjugation werden die Metaboliten über die Nieren ausgeschieden. Die Eliminationshalbwertszeiten sind wegen des hohen Verteilungsvolumens meist lang (s. Tab. 14.5).

Die oxidative Metabolisierung von **SSRI** erfolgt über Cytochrom-P450-Isoenzyme. Citalopram wird nahezu vollständig abgebaut, wobei auch ein schwach aktiver Metabolit entsteht (s. Tab. 14.5). Fluvoxamin und Paroxetin werden vollständig zu inaktiven Metaboliten abgebaut. Bei Fluoxetin, das durch eine sehr lange Eliminationshalbwertszeit gekennzeichnet ist, führt die N-Demethylierung zum aktiven Metaboliten Norfluoxetin (s. Tab. 14.5) mit extrem langer Halbwertszeit (2–4 Tage). Reboxetin wird oxidativ über CYP3A4 metabolisiert und über die Nieren ausgeschieden. Aus Venlafaxin, Mianserin und Mirtazapin entstehen aktive Desmethyl-Derivate (s. Tab. 14.5).

14.3.4 Pharmakodynamik: Therapeutische Wirkungen und Indikationen

Wirkungen

Antidepressiva besitzen zwei Hauptwirkungskomponenten:

1. **Depressionslösung (Stimmungsaufhellung),**
2. entweder psychomotorische Aktivierung (**Antriebssteigerung**) oder psychomotorische Dämpfung (**Sedierung und Anxiolyse**)

Stimmungsaufhellend wirken alle Substanzen. Sie unterscheiden sich aber dadurch, daß sie psychomotorisch entweder vorwiegend aktivieren oder vorwiegend dämpfen. Nach diesen Wirkkomponenten hat sich klinisch eine Gliederung der Antidepressiva in zwei Typen etabliert:

1. **Amitriptylin-Typ** (psychomotorisch dämpfend, anxiolytisch)
2. **Desipramin-Typ** (psychomotorisch aktivierend, antriebssteigernd).

Von den Stoffen der Tab. 14.5 gehören die meisten tricyclischen Antidepressiva sowie Mianserin und Mirtazapin zum Amitriptylin-Typ. Bei Imipramin und Clomipramin ist die psychomotorisch dämpfende und anxiolytische Wirkung nur gering ausgeprägt. Alle SSRI und Venlafaxin, insbesondere aber Nortriptylin, Reboxetin und natürlich Desipramin werden zum Desipramin-Typ gezählt. (Vorwiegend antriebssteigernd wirken auch die Monoaminoxidase-Inhibitoren; s.u.). In der Regel gilt, daß Substanzen, die bevorzugt die Rückaufnahme von Noradrenalin hemmen (wie Desipramin oder Reboxetin), stärker den Antrieb steigern.

Bei diesen Wirkungsprofilen spielt auch der Antagonismus an zentralen Neurotransmitter-Rezeptoren eine Rolle (Tab. 14.6; s.a. Tab. 14.2). Die Blockade von H_1-Histamin-Rezeptoren durch Substanzen mit hoher Affinität zu diesen Rezeptoren (z.B. Amitriptylin, Doxepin und die α_2-Antagonisten) ist mitverantwortlich für die psychomotorisch dämpfenden, sedierenden Eigenschaften. Die SSRI haben keine Affinität zu H_1-Rezeptoren und sedieren dementsprechend nicht. Eine Blockade zentraler $5\text{-}HT_{2A}$-Rezeptoren kann beim Amitriptylin, Mianserin und Mirtazapin zur Anxiolyse und Stimmungsaufhellung beitragen. Die sedierenden und anxiolytischen ebenso wie die antriebssteigernden Effekte von Antidepressiva treten in der Regel wesentlich früher auf als die erst nach etwa 2 Wochen einsetzende Stimmungsaufhellung.

Indikationen

Depressive Erkrankungen – besonders im Rahmen manisch-depressiver Erkrankungen – sind das **Hauptindikationsgebiet** der tricyclischen und nicht-tricyclischen Antidepressiva. Leichte Formen der Depression, die z.B. reaktiv durch belastende Lebenssituationen bedingt sind, werden vorwiegend psychotherapeutisch und nur unterstützend mit Antidepressiva behandelt. Letzteres gilt auch für die somatogenen Formen, bei denen z.B. durch Atherosklerose oder Traumen das Gehirn strukturell verändert ist und die Behandlung der Grundkrankheit im Vordergrund steht.

Die verschiedenen Wirkprofile der einzelnen Antidepressiva sind Grundlage differenzierter Indikationen. Antidepressiva vom **Amitriptylin-Typ** werden eingesetzt **bei einem agitiert-ängstlichen depressiven Syndrom**, solche vom **Desipramin-Typ bei einem gehemmt-apathischen, depressiven Syndrom.**

Prinzipiell galten die tricyclischen Antidepressiva bisher als Mittel der Wahl, SSRI und andere nicht-tricyclische Antidepressiva dagegen nur als Reservemittel. Dieses Verhältnis hat sich jedoch heute zugunsten der SSRI verschoben, da sie weniger Nebenwirkungen aufweisen (s.u.). Vor allem ist das Risiko tödlicher Intoxikationen deutlich geringer.

Antidepressiva sind weiter indiziert bei **chronischen Schmerzen** (auxiliäre Therapie z.B. bei Tumorschmerzen, diabetischen Polyneuropathien, Trigeminusneuralgien; Alternative: Neuroleptika; s.o.), **Panikattacken, generalisierter Angststörung, Zwangssyndromen** (hier sind SSRI und Clomipramin wirksamer als die anderen tricyclischen Antidepressiva) und **Bulimie** (neben Verhaltenstherapie).

14.3.5 Pharmakodynamik: Unerwünschte Wirkungen

Die Blockade zentraler und peripherer Neurotransmitter-Rezeptoren (s. Tab. 14.6) prägt das Bild der Nebenwirkungen. So ergeben sich gruppenspezifische Nebenwirkungsprofile.

Nebenwirkungen der tricyclischen Antidepressiva

Bei den tricyclischen Antidepressiva herrschen die **peripheren vegetativen Nebenwirkungen** vor. Im Vordergrund stehen **anticholinerge Effekte** infolge der Blockade von Muscarinrezeptoren, also Mundtrockenheit, Akkommodationsstörung, Mydriasis mit Gefahr eines Glaukomanfalls, Obstipation, Miktionsbeschwerden mit Gefahr einer Harnsperre, Tachykardie. Bei längerer Therapie nehmen diese Nebenwirkungen jedoch ab. Die Blockade peripherer α_1-Adrenozeptoren ist teilweise verantwortlich für das Auftreten von Orthostase mit reflektorischer Tachykardie (s. u.). Weitere, **direkte kardiale Wirkungen** in Form von Erregungsleitungsstörungen, die sich im EKG als PQ-/QRS-Verbreiterung zeigen, sind auf chinidinartige Eigenschaften zurückzuführen (s. Kap. 14.3.6).

Zentrale Nebenwirkungen der **tricyclischen Antidepressiva** sind **Sedation und Schläfrigkeit**. Sie treten besonders zu Beginn einer Therapie mit Amitriptylin und Doxepin auf und sind Ausdruck der Blockade von H_1-Rezeptoren. Die Blockade von Muscarinrezeptoren kann speziell bei älteren Patienten zu **Delirien** führen. Antidepressiva, die die Rückaufnahme von Noradrenalin hemmen, senken durch Erhöhung der synaptischen Noradrenalinkonzentration im ZNS den Sympathikustonus; das ist der Hauptgrund für **orthostatische Störungen** bei diesen Substanzen. Eine Blockade von 5-HT_{2A}-Rezeptoren ist wahrscheinlich verantwortlich für **Appetitsteigerung und Gewichtszunahme** (s. a. Tab. 14.2). Auch **Schlafstörungen** werden beschrieben. Da tricyclische Antidepressiva die Krampfschwelle senken, können bei prädisponierten Patienten **epileptische Krämpfe** auftreten.

Nebenwirkungen der nicht-tricyclischen Antidepressiva

Nicht-tricyclische Antidepressiva (mit Ausnahme von Mianserin und Mirtazapin, s. u.) haben im Vergleich zu den tricyclischen Antidepressiva keine oder nur geringe Affinität zu zentralen und peripheren Neurotransmitter-Rezeptoren (s. Tab. 14.6), weshalb sie sich in ihren unerwünschten Wirkungen deutlich von den tricyclischen Antidepressiva unterscheiden.

Bei den **SSRI** treten wegen wesentlich geringerer oder fehlender Affinität zu Muscarinrezeptoren und α_1-Adrenozeptoren (s. Tab. 14.6) **anticholinerge oder kardiovaskuläre Effekte praktisch nicht auf**. Sie wirken **kaum sedierend** und praktisch nicht kardiotoxisch und verursachen in der Regel keine Gewichtszunahme und selten Krampfanfälle. Zu Therapiebeginn sind **Übelkeit** und **andere gastrointestinale Störungen** (z. B. Diarrhö) sowie **Kopfschmerzen** häufig. Seltener kommt es zu Schwindel, Schlafstörungen und Agitiertheit. Die gastrointestinalen Störungen sind Folge einer erhöhten gastrointestinalen 5-HT-Konzentration mit verstärkter Erregung von 5-HT_3-Rezeptoren, ausgelöst durch die Hemmung der 5-HT-Aufnahme in Thrombocyten und enterochromaffine Zellen. Die SSRI haben eine deutlich größere therapeutische Breite als tricyclische Antidepressiva. Die Nebenwirkungen von **Venlafaxin** sind, wegen fehlender Affinität zu Neurotransmitter-Rezeptoren (s. Tab. 14.6), denen der SSRI vergleichbar; gelegentlich verursacht es **Blutdruckanstieg**. Unter **Reboxetin** treten neben vermehrtem **Schwitzen** und **Schlaflosigkeit** auch **anticholinerge Nebenwirkungen** (Mundtrockenheit, Obstipation, Tachykardie) auf, die durch Hemmung der Acetylcholin-Freisetzung hervorgerufen werden. Die häufigsten Nebenwirkungen von **Mianserin** und **Mirtazapin** sind **Sedation und Schläfrigkeit** (wegen der H_1-Rezeptor-Blockade; s. Tab. 14.6), seltener sind **orthostatische Störungen** und **Blutbildveränderungen**.

14.3.6 Akute Vergiftungen

Die Intoxikation mit **tricyclischen Antidepressiva** ähnelt einer Atropin-Vergiftung (s. S. 154). Chinidinartige Eigenschaften sind verantwortlich für **weitere kardiale Wirkungen wie Verlangsamung der Überleitung bis zum AV-Block**. Die Vergiftung ist besonders für Kinder lebensbedrohlich. Sie erfordert sofortige intensivmedizinische Behandlung. Neben den allgemeinen therapeutischen Maßnahmen wird als Antidot unter EKG-Kontrolle Physostigmin (s. S. 172) eingesetzt. Die tachykarden Rhythmusstörungen können zusätzlich mit β-Adrenozeptor-Antagonisten, generalisierte Krämpfe mit Diazepam (s. S. 318) behandelt werden. Durch Hämodialyse läßt sich die Elimination der tricyclischen Antidepressiva nicht beschleunigen.

Bei Intoxikation mit **SSRI** kommt es zum sogenannten **Serotoninsyndrom**: Hyperthermie, Übelkeit, Erbrechen, Verwirrtheit, Unruhe, Tremor, Myoklonus und eventuell Krämpfe. Bei schwerer Intoxikation mit Paroxetin können auch Symptome einer Atropinvergiftung auftreten (s. Tab. 14.6). Die Therapie ist rein symptomatisch.

Die Toxizität von **Reboxetin**, **Venlafaxin**, **Mianserin** und **Mirtazapin** ist sehr gering.

14.3.7 Interaktionen

Alle in Tab. 14.5 aufgeführten **Antidepressiva** (am wenigsten aber die SSRI und Reboxetin) verstärken die zentral dämpfenden Wirkungen von Sedativa, Hypnotika und Alkohol. Alle Antidepressiva sollen nicht mit MAO-Inhibitoren kombiniert werden (s. Kap. 14.4.7). **Tricyclische Antidepressiva** verstärken die vasokonstriktorische Wirkung von Catecholaminen und anticholinerge Wirkungen anderer Pharmaka und schwächen die antihypertensive Wirkung von Clonidin und Guanethidin ab. Enzyminduktoren wie Barbiturate können den Plasmaspiegel tricyclischer Antidepressiva senken. **SSRI** können den Plasmaspiegel von Li^+ erhöhen. Die meisten SSRI sind sowohl Substrate als auch Inhibitoren von Cytochrom-P450-Isoenzymen (s.Kap. 14.3.3). Als potente Inhibitoren von CYP2D6 können z.B. Paroxetin und Fluoxetin die Plasmaspiegel tricyclischer Antidepressiva und Neuroleptika erhöhen.

14.3.8 Besondere therapeutische Aspekte

Vor der Therapie einer Depression sollte ein **Gesamtbehandlungsplan** erstellt werden. In ihm werden je nach Erkrankungsart, Verlaufsform und Schweregrad **Psychotherapie, antidepressive Medikation** und **weitere somatische Behandlungsmaßnahmen** festgelegt. Als nichtmedikamentöse Somatotherapie kommen in Frage **Schlafentzug, Elektrokrampf- und Lichttherapie.** Die Auswahl der Antidepressiva erfolgt entsprechend ihrem Wirkprofil nach dem zu behandelnden Zielsyndrom.

Die **Therapie mit einem Antidepressivum** muß genügend lange, in der Regel **etwa 6 Monate** lang, erfolgen. Bei zu frühem Absetzen ist ein Rückfall möglich. Erst wenn der Patient 4 Monate symptomfrei war, kann das Medikament im Verlauf einiger Monate abgesetzt werden. Bleibt die Therapie mit einem Antidepressivum trotz ausreichender Dosierung 4–5 Wochen erfolglos, so sollten andere Behandlungsmaßnahmen (s.o.) oder ein anderes Antidepressivum versucht werden, z.B. ein MAO-Inhibitor oder statt eines Noradrenalin-Aufnahmehemmers ein 5-HT-Aufnahmehemmer und umgekehrt. Auch eine Kombinationstherapie von tricyclischen oder nicht-tricyclischen Antidepressiva oder MAO-Inhibitoren mit Lithium (zur Wirkungsverstärkung, „Augmentation") ist möglich; dabei ist aber an die Wechselwirkung von SSRI mit Lithium zu denken (s.o.). Mitursache für eine (Pseudo-)Therapieresistenz (bei ca. 30 %) kann auch eine relative Unterdosierung der Antidepressiva sein, insbesondere bei sogenannten „ultrarapid metabolizers" mit multiplen CYP2D6-Genen.

Bei **Antidepressiva vom Desipramin-Typ** ist zu beachten, daß **die antriebssteigernde vor der stimmungsaufhellenden Wirkung eintritt** und daher **latente Selbstmordgedanken in die Tat umgesetzt** werden können. An Suizidgefährdete können während der ersten 2 Wochen zusätzlich Benzodiazepin-Tranquillantien verabreicht werden.

Bei **sehr agitierten oder psychotischen (wahnhaften) Formen der Depression** kann die Gabe eines schwach antidepressiv wirkenden Neuroleptikums (z.B. Sulpirid oder Chlorprothixen) oder die Kombination eines Antidepressivums mit einem **Neuroleptikum** angezeigt sein. Bei längerem Andauern von Erregungszuständen muß die Therapie mit Antidepressiva abgebrochen und nach den Richtlinien der Behandlung manischer Psychosen fortgeführt werden. Zur Behandlung manischer Episoden bei manisch-depressiven Erkrankungen sind Antidepressiva ungeeignet.

14.4 Mittel zur Behandlung affektiver Störungen: Monoaminoxidase-Inhibitoren

14.4.1 Stoffe

Tranylcypromin ist ein Amphetamin-Analogon mit cyclisierter Seitenkette. Moclobemid ist ein substituiertes Benzamid (Tab. 14.7).

14.4.2 Wirkungsmechanismen und Angriffspunkte

Tranylcypromin hemmt irreversibel beide Subtypen des mitochondrialen Enzyms Monoaminoxidase (MAO-A und MAO-B), während Moclobemid ein reversibler und selektiver Hemmstoff der MAO-A ist. Noradrenalin und Serotonin (5-HT) werden durch MAO-A abgebaut. Substanzen wie Selegilin, die selektiv die MAO-B hemmen, wirken nicht antidepressiv (s. S. 332).

Der **Wirkungsmechanismus der MAO-Inhibitoren paßt zur Monoaminmangel-Hypothese der Depression** und zum Wirkungsmechanismus der bereits besprochenen Antidepressiva (s.o.). Wenn Noradrenalin und 5-HT in ihren Axonendigungen nicht mehr abgebaut werden, steigt der Gehalt in den Speichervesikeln und damit die Freisetzung in den synaptischen Spalt. Die chronisch gesteigerte Neurotransmitter-Konzentration im synaptischen Spalt (im ZNS) bewirkt dann die oben für tricyclische und nicht-tricyclische Antidepressiva beschriebenen Adaptationsprozesse an prä- und postsynaptischen Neurotransmitter-Rezeptoren, die wahrscheinlich für die Besserung der Depression verantwortlich sind. So verursacht eine chronische Hemmung der MAO eine Herabregulierung postsynaptischer β-Adrenozeptoren und $5\text{-}HT_{2A}$-Rezeptoren. Tranylcypromin und Moclobemid haben keine Affinität zu Neurotransmitter-Rezeptoren. Tranylcypromin wird über den Noradrenalintransporter in noradrenerge Neurone aufgenommen und kann hierdurch einen Auswärtstransport von Noradrenalin auslösen (wie die indirekten Sympathomimetika, s.S. 188). Diese Eigenschaft dürfte mitverantwortlich sein für seine stark zentral stimulierende Wirkung.

Tabelle 14.7: Monoaminoxidase-Inhibitoren

Struktur	Substanz	Orale Tagesdosis (mg)	HWZ (h)
[Strukturformel Tranylcypromin]	Tranylcypromin (Parnate®)	20	1,5
[Strukturformel Moclobemid]	Moclobemid (Aurorix®)	300	2

14.4.3 Pharmakokinetik

Die Pharmakokinetik von Tranylcypromin ist weitgehend unbekannt. Aufgrund der kovalenten Bindung an die MAO hält die Wirkung von Tranylcypromin nach dessen Absetzen noch so lange an, bis eine ausreichende Neusynthese des Enzyms stattgefunden hat. Moclobemid unterliegt einem First-pass-Metabolismus. Die orale Bioverfügbarkeit liegt bei 50–80 %. Es wird in der Leber zu meist inaktiven Metaboliten abgebaut. Die Plasma-Eliminationshalbwertszeit beider Stoffe liegt bei etwa 2 Stunden (Tab. 14.7).

14.4.4 Pharmakodynamik: Therapeutische Wirkungen und Indikationen

Wirkungen

Tranylcypromin und Moclobemid wirken **zunächst stark antriebssteigernd** und erst **nach einer Latenzzeit von etwa 2 Wochen**, unter Umständen sogar noch später, **stimmungsaufhellend**.

Indikationen

Die MAO-Inhibitoren sind indiziert bei **gehemmt-depressiven Syndromen,** besonders bei Therapieresistenz gegenüber anderen Antidepressiva. Tranylcypromin wird auch zur Behandlung von Panik- und Angststörungen oder Bulimie eingesetzt.

14.4.5 Pharmakodynamik: Unerwünschte Wirkungen

Am häufigsten sind Schwindel, Kopfschmerzen, Schlaflosigkeit, Agitiertheit, Tremor und Verwirrtheit. Tranylcypromin, weniger Moclobemid, kann sowohl orthostatischen Blutdruckabfall als auch hypertone Blutdruckkrisen auslösen (s. Kap. 14.4.7).

14.4.6 Akute Vergiftungen

Die Vergiftung ist gekennzeichnet durch orthostatische Hypotonie und durch zentralnervöse Effekte wie Agitiertheit, Erregung mit Halluzinationen, Hyperreflexie, Tremor und Krämpfe. Bei bedrohlichem Blutdruckabfall wird Noradrenalin oder Dopamin, bei Erregungszuständen ein sedierendes Neuroleptikum (z. B. Chlorprothixen) verabreicht.

14.4.7 Interaktionen

Gefährliche Interaktionen können auftreten **mit Stoffen, die Substrate der MAO** sind. Dieses gilt für **indirekt wirkende sympathomimetische Amine** (z. B. Tyramin, Ephedrin) und für **Stimulantien mit indirekt sympathomimetischer Wirkungskomponente** (z. B. Amphetamin). Ihr Abbau wird durch MAO-Inhibitoren gehemmt, und ihre Wirkung nimmt zu. So kann es zu schweren hypertensiven Krisen und kardialen Rhythmusstörungen kommen. Die Gefahr gilt besonders für den irreversiblen und nicht-selektiven MAO-Inhibitor Tranylcypromin. Bei Moclobemid ist sie erheblich geringer, denn hier steht noch die MAO-B für den Abbau zur Verfügung. Außerdem wird Moclobemid durch die Substrate kompetitiv von der MAO verdrängt, und seine Wirkungsdauer ist deutlich kürzer.

Als Anweisung an den Patienten ergibt sich hieraus, daß bei Gabe von Tranylcypromin der Verzehr von tyraminreichen Nahrungs- oder Genußmitteln verboten ist. Bei Moclobemid gilt dies zumindest für Hypertoniker. Tyraminreich ist z. B. reifer, fermentierter Käse („**cheese effect**" bei Verzehr von Käse unter Tranylcypromin-Behandlung).

Moclobemid soll nicht, **Tranylcypramin darf nicht mit tricyclischen oder nicht-tricyclischen Antidepressiva kombiniert werden**, da durch gegenseitige Wirkungsverstärkung Krampfanfälle, schwere Erregung und (bei Kombination mit SSRI oder Clomipramin) ein „Serotoninsyndrom" (s. S. 352) ausgelöst werden können.

14.4.8 Besondere therapeutische Aspekte

MAO-Inhibitoren werden bevorzugt bei gehemmt-depressiven Syndromen eingesetzt, wenn zuvor andere Antidepressiva versagt haben. Der Arzt muß wie bei den Antidepressiva vom Desipramin-Typ (s. o.) beachten, daß der zentral stimulierende, antriebssteigernde Effekt zeitlich vor der stimmungsaufhellenden Wirkung einsetzt. Hierdurch erhöht sich das Suizidrisiko bei gefährdeten Patienten erheblich. Die **MAO-Inhibitoren sollen** daher **bei Suizidalität nicht gegeben werden.**

Wegen fehlender anticholinerger und kardiotoxischer Effekte sind MAO-Inhibitoren, besonders Moclobemid, auch im höheren Alter gut verträglich. Hypertensive Reaktionen können auch tyraminunabhängig bei Patienten mit Thyreotoxikose oder Phäochromocytom auftreten. Sie werden mit Phentolamin behandelt. Wegen der erhöhten Gefahr eines „Serotoninsyndroms" dürfen MAO-Inhibitoren, wie erwähnt, nicht mit Clomipramin oder SSRI kombiniert werden. **Beim Wechsel von Clomipramin oder SSRI auf MAO-Inhibitoren oder umgekehrt sind medikationsfreie Abstände einzuhalten** (z. B. 5 Wochen nach vorheriger Gabe von Fluoxetin).

14.5 Mittel zur Behandlung affektiver Störungen: Lithium

Das Alkali-Kation Li^+ ähnelt dem Na^+ oder K^+. In Deutschland ist Lithium als Carbonat, Sulfat, Acetat oder Aspartat zur oralen Anwendung im Handel.

14.5.1 Wirkungsmechanismen und Angriffspunkte

Der **Mechanismus** der prophylaktischen und therapeutischen Wirkung von Li^+ bei affektiven Psychosen ist **nicht geklärt.** Lithiumionen treten durch Natriumkanäle in Zellen ein. Intrazelluläres Li^+ wird jedoch mit weniger als einem Zehntel der Geschwindigkeit des Na^+ durch die Na^+, K^+-ATPase aus der Zelle herausbefördert. Da dann durch die Pumpe auch weniger K^+ in die Zelle aufgenommen wird, sinkt der intrazelluläre K^+-Gehalt ab. Solche Elektrolytveränderungen werden für experimentell beobachtete Veränderungen der Speicherung, Freisetzung, Biotransformation und Wiederaufnahme von Neurotransmittern verantwortlich gemacht.

Gesichert ist, daß Li^+ bei Konzentrationen im Bereich therapeutischer Serumspiegel in das Second-messenger-System des Phosphoinositol-Stoffwechsels eingreift (s. Abb. 2.6, S. 119). Li^+ hemmt die Inositolmonophosphat-Phosphatase. Es wird weniger Inositol gebildet, das zur Resynthese von PIP_2 benötigt wird, und die Phospholipase-C-PIP_2-Signaltransduktion läuft nicht mehr normal ab. Li^+ würde demnach die Aktivität von Neuronen mit Phospholipase-C-PIP_2-gekoppelten Rezeptorsystemen vermindern. Der Weg von diesen neurochemischen Effekten zur therapeutischen Wirkung ist aber unbekannt.

14.5.2 Pharmakokinetik

Li^+ wird nach oraler Zufuhr relativ schnell und nahezu vollständig resorbiert (Bioverfügbarkeit > 85 %) und erreicht nach ca. 2 Stunden maximale Plasmaspiegel. Die Ausscheidung erfolgt überwiegend renal. Nach glomerulärer Filtration werden ca. 80 % im proximalen Tubulus, mit Na^+ um dasselbe Transportsystem konkurrierend, rückresorbiert. Daher ist bei niedriger tubulärer Na^+-Konzentration (Hyponatriämie) die Li^+-Rückresorption gesteigert und damit die Ausscheidung verringert. Dementsprechend besteht **bei starken Na^+-Verlusten** (z. B. durch Erbrechen, starkes Schwitzen, natriumarme Kost, Diuretika-Behandlung: s. o.) ein **erhöhtes Intoxikationsrisiko.** Die Plasmahalbwertszeit liegt bei ca. 24 Stunden.

14.5.3 Pharmakodynamik: Therapeutische Wirkungen und Indikationen

Lithium besitzt **zwei therapeutische Wirkungen:**

Bei **manischen Patienten** wirkt es **psychomotorisch dämpfend** und wird deshalb zur **Akutbehandlung manischer Phasen** eingesetzt. Mit der Abschwächung der manischen Symptome geht in der Regel keine Sedierung und keine Beeinträchtigung normaler psychischer Funktionen einher. Mit einem **Wirkungseintritt** ist jedoch erst **nach 1–2 Wochen** zu rechnen, weshalb bei ausgeprägten Manien initial Neuroleptika (oder auch Valproat) bevorzugt werden.

Wichtiger ist jedoch die zweite Wirkung und Indikation, die **Rezidivprophylaxe bei rezidivierenden affektiven Psychosen.** Die Prophylaxe ist sowohl bei bipolaren Formen als auch bei unipolar-depressiven und unipolarmanischen Störungen erfolgreich. Die **Wirkung** ist allerdings erst **nach 6–12 Monaten** zu erwarten (s. u.).

14.5.4 Pharmakodynamik: Unerwünschte Wirkungen

Li^+ wirkt unerwünscht auf den **Magen-Darm-Kanal Trakt** (vorübergehende Schmerzen, Übelkeit und Durchfall), das **Nervensystem, die Schilddrüse und die Nieren.** An nervalen Nebenwirkungen ist neben Müdigkeit der häufige **feinschlägige Tremor** zu nennen, der durch β-Adrenozeptor-Antagonisten (z. B. Propranolol) beseitigt werden kann. Bei etwa 10 % der Patienten entwickelt sich eine **euthyreote Struma.** In der Niere wird die Wirkung von Adiuretin gehemmt, und es kann zu einer Art nephrogenem Diabetes insipidus mit **Poly-**

urie und **Polydipsie** kommen. Die letztgenannte Nebenwirkung läßt sich dadurch erklären, daß Li^+ eine G-Protein-abhängige Stimulation der Adenylylcyclase hemmt: Die Wirkung von Adiuretin wird abgeschwächt.

Außerdem besteht das Risiko einer Gewichtszunahme, was bei Frauen nicht selten zur Ablehnung der Behandlung oder Non-Compliance führt. In solchen Fällen sollte alternativ Carbamazepin als Phasenprophylaktikum eingesetzt werden.

14.5.5 Akute Vergiftungen

Li^+ hat eine geringe therapeutische Breite. Bereits bei einer Erhöhung der therapeutischen Plasmaspiegel von normal 0,8–1,2 mmol/l auf Werte über 1,4–1,6 mmol/l treten Intoxikationen auf. Diese können insbesondere bei gleichzeitigem Natrium- und Kaliummangel schwer, sogar tödlich verlaufen. Symptome sind Verstärkungen der erwähnten unerwünschten Wirkungen auf den Magen-Darm-Kanal und das ZNS: Durchfall, Erbrechen, grobschlägiger Tremor, Krampfanfälle und Koma. Die **Therapie** besteht in der Beschleunigung der Elimination von Li^+ durch **forcierte Diurese** (bei gleichzeitiger NaCl-Zufuhr) **oder Hämodialyse**, im Ausgleich des Elektrolythaushalts und in symptomatischen Maßnahmen.

14.5.6 Interaktionen

Eine Saluretika-induzierte Hyponatriämie verringert die renale Ausscheidung von Li^+ und erhöht dadurch den Plasmaspiegel. Auch nicht-steroidale Antiphlogistika, ACE-Hemmer und SSRI (insbesondere Fluoxetin) können den Plasmaspiegel erhöhen.

14.5.7 Besondere therapeutische Aspekte

Die geringe therapeutische Breite von Li^+ macht eine **sorgfältige Anamnese** vor der ersten Gabe und anschließend während der Therapie eine **regelmäßige Kontrolle der Li^+-Serumspiegel** erforderlich. Absolute **Kontraindikationen** sind schwere Nierenfunktionsstörungen, schwere Herz-Kreislauf-Erkrankungen und Gravidität im 1. Trimenon (Gefahr von Herzfehlbildungen). Bei älteren Patienten wird eine geringere Li^+-Serumkonzentration empfohlen, da sie gegenüber neurotoxischen Nebenwirkungen empfindlicher sind und eine verminderte Nierenfunktion aufweisen.

Das Auftreten einer euthyreoten Struma wird mit L-Thyroxin behandelt. Bei Kombination von Li^+ mit Neuroleptika können neurotoxische Wirkungen auftreten.

Die **Beurteilbarkeitung der rezidivprophylaktischen Wirksamkeit** hängt von den Rezidivintervallen im Vorverlauf ab. Sie ist in der Regel erst nach 2- bis 3jähriger Rezidivprophylaxe möglich. Die rezidivprophylaktische Behandlung mit Li^+ muß häufig lebenslang erfolgen. Sie darf ohne zwingende Gründe frühestens nach 3 Jahren ausschleichend beendet werden (Dosisreduktion über 1 Jahr), da bei plötzlichem Absetzen das Rückfallrisiko stark erhöht ist. Bei mehr als 4 Phasen pro Jahr im Rahmen einer bipolaren affektiven Psychose („rapid cycler") reicht eine Prophylaxe mit Li^+ allein oft nicht aus. In diesen Fällen kann die zusätzliche Gabe von **Carbamazepin** (s. S. 316) günstig sein. Carbamazepin kann allgemein bei Lithium-Nonrespondern oder Lithium-Noncompliance phasenprophylaktisch wirken. Sein Wirkungsmechanismus ist unklar.

14.6 Tranquillantien

14.6.1 Stoffe

Tranquillantien (Definition s.S. 335) sind chemisch sehr heterogen. Weitaus am häufigsten verwendet werden die **Benzodiazepine**. Das älteste, Chlordiazepoxid, wurde 1960 in den USA als Anxiolytikum in die Therapie eingeführt. 1962 folgte Diazepam, das wohl am meisten verwendete und bestuntersuchte Benzodiazepin. Heute sind zahlreiche Benzodiazepine verfügbar. Sie unterscheiden sich praktisch nur in ihren pharmakokinetischen, nicht in ihren pharmakodynamischen Eigenschaften. Statt Vollständigkeit anzustreben, ist in Tab. 14.8 eine Auswahl dargestellt.

In der Regel handelt es sich um 1,4-Benzodiazepine; lediglich das Clobazam ist ein 1,5-Benzodiazepin (s. Tab. 14.8). Für die Wirksamkeit bedeutsam sind einerseits ein aromatischer Substituent am C-Atom 5 (R_4 in Tab. 14.8) und andererseits eine NO_2- oder Halogensubstitution am C-Atom 7 (R_5 in Tab. 14.8). In einigen Fällen ist ein fünfgliedriger Ring mit dem Benzodiazepingerüst am N-Atom 1 und am C-Atom 2 fusioniert, so bei dem Triazolobenzodiazepin Triazolam und dem Imidazolobenzodiazepin Midazolam (s. Tab. 14.8). Den Benzodiazepinen strukturverwandt ist bei gleichem Wirkungsspektrum, Angriffspunkt und Wirkungsmechanismus das Thienodiazepin Brotizolam (s. Tab. 14.8).

Im Vergleich zu den Benzodiazepinen weit weniger gebräuchlich sind die chemisch abweichenden Stoffe Meprobamat[1] und Hydroxyzin[2] mit geringerer therapeutischer Breite und Rezeptorselektivität als Benzodi-

[1] Visano®N
[2] Atarax®

Tabelle 14.8: Benzodiazepine und verwandte Substanzen

Grundgerüst	R_1	R_2	R_3	R_4	R_5	Substanz	Orale Tagesdosis (mg)	HWZ (h)	Metabolisierungstyp	Therap. Anwendung
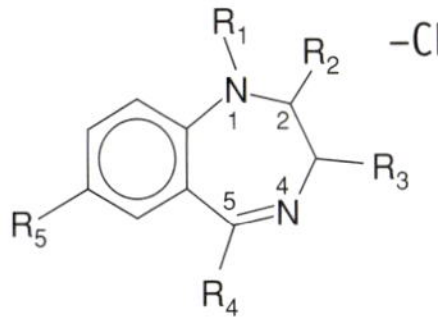 R_1, R_2, R_3, R_4, R_5	$-CH_3$	=O	$-H_2$	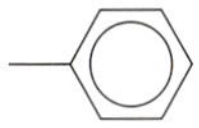	-Cl	Diazepam[1,2] (Valium®)	2–15	20–40	D	**ANX, ZMR, AEP**
	$-CH_2-CH_2-N(C_2H_5)_2$	=O	$-H_2$	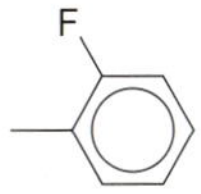 F	-Cl	Flurazepam[1,3] (Dalmadorm®)	15–30	1,5	D	**SCH**
	-H	=O	-OH -H	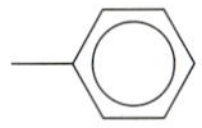	-Cl	Oxazepam (Adumbran®)	10–60	6–12	O	**ANX**
	-H	=O	$-H_2$		$-NO_2$	Nitrazepam (Mogadan®)	5–10	20–48	N	**SCH**
	$-CH_3$	=O	$-H_2$	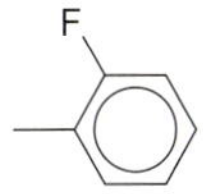 F	$-NO_2$	Flunitrazepam[1,4] (Rohypnol®)	1–2	10–20	D, N	**SCH**
	-H	=O	$-H_2$	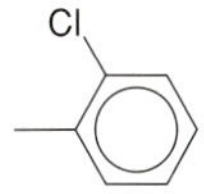 Cl	$-NO_2$	Clonazepam (Rivotril®)	1,5–2	25–40	N	**AEP**
	Anellierter Triazolring[6]		$-H_2$	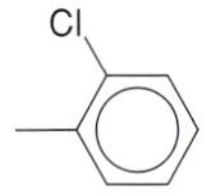 Cl	-Cl	Triazolam (Halcion®)	0,125–0,25	2–5	T	**SCH**
	Anellierter Imidazolring[7]		$-H_2$	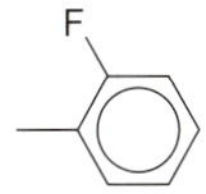 F	-Cl	Midazolam (Dormicum®)	7,5–15[8]	1,5–2,5	T	**AAN**
	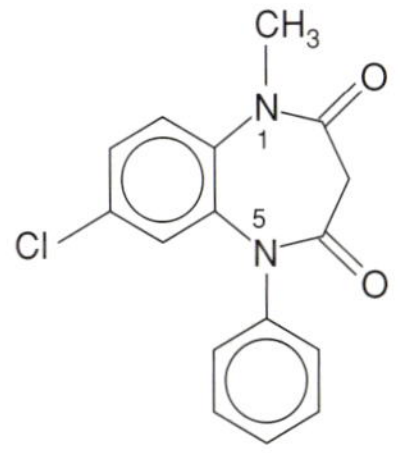					Clobazam[1,5] (Frisium®)	10–30	10–30	D	**ANX (AEP)**[9]

Tab Benzodiazepine und verwandte Substanzen (Forts.)

	Substanz	Orale Tagesdosis (mg)	HWZ (h)	Metabolisierungstyp	Therap. Anwendung
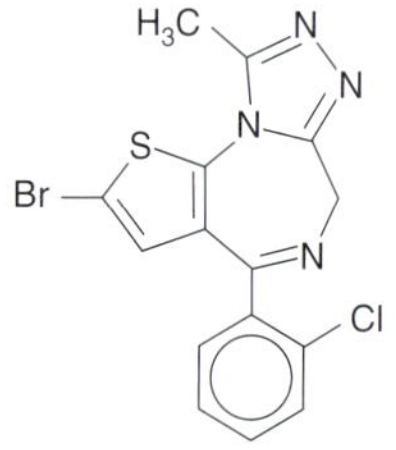	Brotizolam (Lendormin®)	0,25	4–7	T	SCH
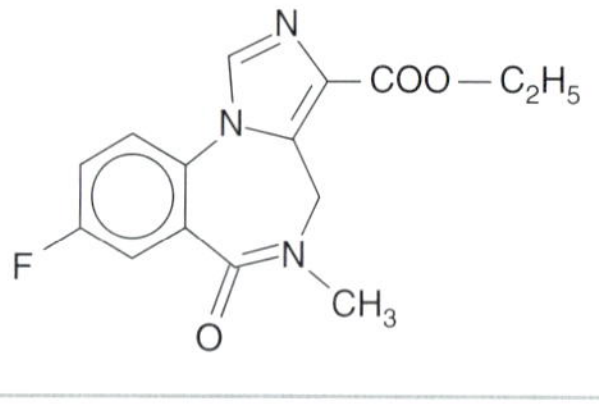	Flumazenil (Anexate®)	1–5[10]	0,8–1		BZV

Metabolisierungstypen: Diazepamtyp (D); Oxazepamtyp (O); Nitrazepamtyp (N); Typ der tetracyclischen Benzodiazepine (T); Einzelheiten s. Text.
Therapeutische Anwendung: Anxiolyse (ANX); zentrale Muskelrelaxation (ZMR); Antiepileptikum (AEP); Schlafmittel (SCH); Allgemeinanästhesie (AAN; Narkoseeinleitung); Benzodiazepin-Vergiftung (BZV)

[1] Entstehung eines pharmakologisch wirksamen desalkylierten Metaboliten: [2] Nordazepam (HWZ 30–90 h), [3] Desalkylflurazepam (HWZ 40–250 h), [4] Desmethylflunitrazepam (HWZ 20–30 h) bzw. [5] Desmethylclobazam (HWZ 30–90 h)

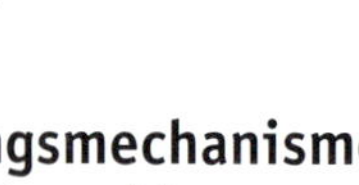

[8] Prämedikation in der Anästhesiologie,
[9] Zusatzmedikation bei Patienten mit Anfallsleiden,
[10] intravenöse Dosis zur Beendigung der Bewußtlosigkeit

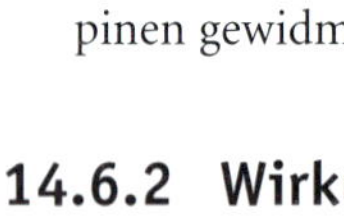

azepine. Ein neuartiges Anxiolytikum ist das Pyrimidinylpiperazin-Derivat Buspiron (s. Kap. 14.6.9).

Die Abschnitte 14.6.2 bis 14.6.8 sind den Benzodiazepinen gewidmet.

14.6.2 Wirkungsmechanismen und Angriffspunkte

Die meisten Wirkungen der Benzodiazepine sind an die Anwesenheit endogener γ-Aminobuttersäure (GABA) gebunden. Sie werden durch $GABA_A$-Antagonisten wie Bicucullin (s. S. 135) oder Hemmung der GABA-Synthese aufgehoben. Die Benzodiazepine steigern jedoch weder die neuronale Freisetzung von GABA, noch blokkieren sie die Aufnahme von freigesetzter GABA in Nerven- und Gliazellen. Sie reagieren vielmehr mit einer **spezifischen Bindungsstelle am $GABA_A$-Rezeptor,** der zu den ligandgesteuerten Ionenkanälen gehört (s. S. 135). Er ist aus mehreren verschiedenen Peptiduntereinheiten (α, β, γ und δ) zusammengesetzt. Diese bilden einen Kanal für Chloridionen und verfügen – abgesehen von der Erkennungsstelle für GABA, die auf der β-Untereinheit lokalisiert ist – über die genannte modulatorische Bindungsstelle für Benzodiazepine (Abb. 14.4). Sie befindet sich auf der α-Untereinheit. Die Bindung eines Benzodiazepins – genauer gesagt eines Benzodiazepin-Agonisten (s. u.) – an diesen „Benzodiazepin-Rezeptor" löst eine allosterische Veränderung des $GABA_A$-Rezeptors aus, so daß freigesetzte GABA ihn nun effektiver stimulieren kann. Die Folge ist eine Zunahme der Offenwahrscheinlichkeit der Chloridkanäle und damit, wie Abb. 14.4 erklärt, eine verstärkte Hemmung der Zelle.

Benzodiazepin-Bindungsstellen sind nicht an allen $GABA_A$-Rezeptoren vorhanden. In besonders hoher Zahl kommen sie im **limbischen System** vor, so daß sich dort der **Hauptwirkort der Benzodiazepine** befindet. $GABA_A$-Rezeptoren mit Benzodiazepin-Bindungsstellen gibt es nicht nur postsynaptisch (wie in Abb. 14.4 skizziert), sondern auch präsynaptisch. Hier hemmen sie die Transmitterfreisetzung.

Die üblichen Benzodiazepine wirken an ihrer Bindungsstelle am $GABA_A$-Rezeptor als **Agonisten**, d. h., sie **fördern die Wirkung von GABA** (Abb. 14.4). Es gibt aber auch **Antagonisten**, die wie **Flumazenil** praktisch **keine intrinsische Aktivität** besitzen. **Partialagonisten** wie **Bretazenil** nehmen diesbezüglich eine Mittelstellung ein.

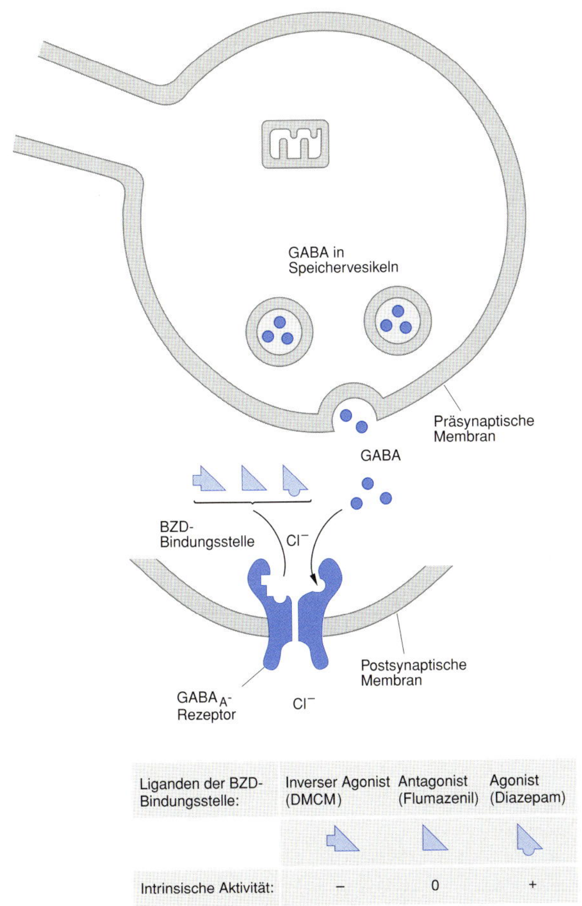

Abb. 14.4 Synapse zwischen einem GABA-ergen und einem nachgeschalteten Neuron. Freigesetzte **GABA erhöht die Offenwahrscheinlichkeit des postsynaptischen GABA$_A$-Rezeptor-Chloridkanals.** Damit sinkt erstens der Membranwiderstand und verschiebt sich zweitens das Membranpotential in Richtung auf das Cl^--Gleichgewichtspotential, meist in Richtung Hyperpolarisation. Beides – Verminderung des Membranwiderstandes und Hyperpolarisation – **hemmt** das postsynaptische Neuron. Bindung eines **Benzodiazepin(BZD)-Agonisten** an die Benzodiazepin-Bindungsstelle des GABA$_A$-Rezeptors **verstärkt** den Effekt von freigesetzter GABA. Bindung eines **inversen Benzodiazepin-Agonisten** dagegen **vermindert** den Effekt von GABA. Ein **Benzodiazepin-Antagonist beseitigt** die Wirkung von Agonisten und inversen Agonisten, ohne (im Idealfall) eine eigene Wirkung hervorzurufen. Der GABA$_A$-Rezeptor ist auch Angriffspunkt der Barbiturate (s.S. 136). DMCM = Methyl-6,7-dimethoxy-4-ethyl-β-carbolin-3-carboxysäure.

Schließlich wurde erstmalig am Beispiel der modulatorischen Benzodiazepin-Bindungsstelle erkannt, daß es außer den üblichen Agonisten, Partialagonisten und kompetitiven Antagonisten auch **inverse Agonisten** gibt, die gegensätzlich zu den Agonisten wirken (Abb. 14.4): Inverse Benzodiazepin-Agonisten wie Methyl-6,7-dimethoxy-4-ethyl-β-carbolin-3-carboxysäure (DMCM) **hemmen die Wirkung von GABA,** so daß die Chloridkanäle der nachgeschalteten Zelle eher geschlossen bleiben und die Zelle erregt wird. Inverse Benzodiazepin-Agonisten lösen beim Menschen – wie nach dem Gesagten zu erwarten – Angst aus.

14.6.3 Pharmakokinetik

Die **einzelnen Benzodiazepine unterscheiden sich** kaum in ihren pharmakodynamischen, wohl aber **in ihren pharmakokinetischen Eigenschaften.** Hieraus läßt sich in einigen Fällen eine rationale Grundlage für die Verwendung bestimmter Benzodiazepine für bestimmte Indikationen, besonders Schlafstörungen, ableiten. Pharmakokinetische Eigenschaften der Benzodiazepin-Hypnotika und Benzodiazepin-Antikonvulsiva werden auch in den entsprechenden Kapiteln beschrieben (s. S. 302 und 318). Jedoch ist die gemeinsame Besprechung der Pharmakokinetik dieser Substanzgruppe wegen der gemeinsamen Gesetzmäßigkeiten sinnvoll.

Die pharmakokinetischen Eigenschaften der Benzodiazepine werden ebenso wie bei den Neuroleptika, tricyclischen Antidepressiva und SSRI durch ihre **Lipophilie** determiniert. So werden Benzodiazepine schnell resorbiert. Die Bioverfügbarkeit beträgt > 80 %. Die höchste Plasmakonzentration wird bei den meisten Stoffen innerhalb von 1–2 Stunden (Diazepam 4 Stunden) nach oraler Gabe erreicht. Die Bindung der verabfolgten Substanz und/oder ihrer wirksamen Metaboliten an Plasmaproteine ist hoch (> 80 %).

Die **Metabolisierung** spielt die Hauptrolle für die **Elimination** der Benzodiazepine. Bezüglich ihres Metabolismus lassen sie sich in vier verschiedene Hauptgruppen gliedern, mit bestimmten Prototypen oder Strukturmerkmalen (Tab. 14.8): den **Diazepam-Typ** (gekennzeichnet durch die Entstehung langlebiger pharmakologisch wirksamer Metaboliten), den **Oxazepam-Typ,** den **Nitrazepam-Typ** und den **Typ der tetracyclischen Benzodiazepine** (die drei letzten Typen sind dadurch gekennzeichnet, daß keine langlebigen Metaboliten gebildet werden). Im einzelnen:

- **Diazepam-Typ: Diazepam** (Abb. 14.5) wird hauptsächlich zu Nordazepam (Halbwertszeit 30–90 Stunden) desalkyliert und anschließend am C-Atom 3 zu Oxazepam (Halbwertszeit 6–12 Stunden) hydroxyliert. Zu denselben Metaboliten führt die Biotransformation von Chlordiazepoxid, dem ältesten Benzodiazepin. Der letzte Schritt des Metabolismus besteht darin, daß an der entstandenen OH-Gruppe am C-Atom 3 des Oxazepams und des im Nebenweg gebildeten Temazepams (Abb. 14.5) mit Glucuronsäure konjugiert wird. Die Glucuronide werden renal ausgeschieden (dies gilt für alle Benzodiazepin-Konjugate). Im Falle von Chlordiazepoxid ist die Ausgangssubstanz praktisch inaktiv, woraus sich der Nachteil einer geringen Wirkungsgeschwindigkeit ergibt; eine solche Substanz ist als Hypnotikum ungeeignet. Da der zentrale Metabolit Nordazepam eine längere Halbwertszeit hat als die Ausgangssubstanzen Diazepam und Chlordiazepoxid, kumuliert bei täglicher Gabe dieser Pharmaka das Nordazepam, seine Konzentration ist nach wenigen Tagen höher als die der Ausgangssubstanz. Dem Diazepam-Typ des Metabolismus sind prinzipiell auch **Flurazepam** und **Flunitrazepam** sowie das 1,5-Benzodiazepin **Clobazam** zugeordnet, bei denen es ebenfalls zur Bildung eines desalkylierten, dem Nordazepam analogen langlebigen Metaboliten kommt (Tab. 14.8). Außerdem gehören hierher zahlreiche andere, in dieser Darstellung nicht genannte Benzodiazepine. Sie alle werden im ersten Schritt in desalkylierte Metaboliten umgewandelt, die anschließend hydroxyliert und an der Hydroxylgruppe konjugiert werden. Daher besteht zwischen der Wirkungsdauer dieser Benzodiazepine und der Halbwertszeit der „Originalform" keine enge Beziehung.
- **Oxazepam-Typ: Oxazepam** (Tab. 14.8), **Temazepam** (Abb. 14.5) und andere hier nicht genannte Benzodiazepine sind dadurch gekennzeichnet, daß am C-Atom 3 bereits eine OH-Gruppe vorhanden ist. Der Metabolismus besteht in einem einzigen Schritt, nämlich der Konjugation mit Glucuronsäure.
- **Nitrazepam-Typ**: Hierzu gehören **Nitrazepam**, **Clonazepam** und **Flunitrazepam** (Tab. 14.8; letzteres wird gleichzeitig analog dem Diazepam metabolisiert). Die Benzodiazepine vom Nitrazepam-Typ tragen am C-Atom 7 des Benzodiazepin-Grundgerüsts eine Nitrogruppe (R_5 in Tab. 14.8). Die Nitrogruppe wird zur Aminogruppe reduziert, die dann für eine Acetylierungsreaktion zur Verfügung steht.
- **Typ der tetracyclischen Benzodiazepine**: **Triazolam**, **Midazolam** und **Brotizolam** (Tab. 14.8) werden an der Methylgruppe des anellierten Triazol- oder Imidazolrings sowie am C-Atom 3 des Diazepin-Grundgerüsts schnell hydroxyliert. Somit stehen zwei OH-Gruppen für die anschließende Konjugation mit Glucuronsäure zur Verfügung. Die tetracyclischen Benzodiazepine werden in der Regel besonders schnell eliminiert.

In der Klinik werden die Benzodiazepine in Substanzen mit kurzer, mittlerer und langer Wirkungsdauer eingeteilt (vgl. Tab. 14.8). In die Gruppe der **kurzwirkenden Benzodiazepine** (Halbwertszeit: 2–5 Stunden) gehören z. B. **Triazolam** und **Brotizolam**. Eine **mittlere Wirkungsdauer** (Halbwertszeit: 6–24 Stunden) besitzen **Oxazepam** und **Temazepam**. **Langwirkende Benzodiazepine** sind z. B. **Chlordiazepoxid**, **Clobazam**, **Diazepam** und **Flurazepam** (Halbwertszeit der Muttersubstanz und/oder aktiver Metaboliten: >24 Stunden); bei deren re-

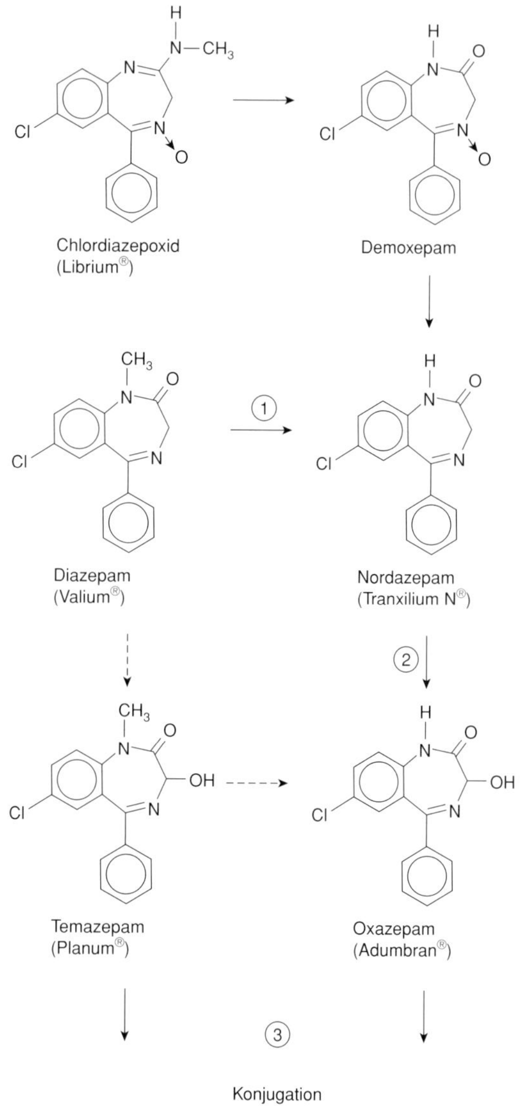

Chlordiazepoxid (Librium®) → Demoxepam → Nordazepam (Tranxilium N®)
Diazepam (Valium®) —①→ Nordazepam (Tranxilium N®) —②→ Oxazepam (Adumbran®)
Diazepam (Valium®) - - → Temazepam (Planum®) - - → Oxazepam (Adumbran®)
Temazepam (Planum®), Oxazepam (Adumbran®) —③→ Konjugation

Abb. 14.5 Stoffwechsel einiger Benzodiazepine. Diazepam und Chlordiazepoxid werden über den zentralen Metaboliten Nordazepam (= N-Desmethyldiazepam) abgebaut. ——►: Hauptstoffwechselweg; - - ►: Nebenstoffwechselweg; ①: N-Desmethylierung von Diazepam; ②: Hydroxylierung am C-Atom 3 von Nordazepam; ③: Konjugation der Hydroxylgruppe in Position 3 des Oxazepams und des im Nebenweg entstandenen Temazepams mit Glucuronsäure. Die Metaboliten Nordazepam, Temazepam und Oxazepam werden auch als eigenständige Arzneistoffe unter den genannten Warenzeichen angeboten.

gelmäßiger täglicher Zufuhr kommt es zwangsläufig zu starker Kumulation.

Ältere Personen und Patienten mit eingeschränkter Leberfunktion eliminieren die Benzodiazepine langsamer. Die übliche Dosis ist zu reduzieren.

14.6.4 Pharmakodynamik: Therapeutische Wirkungen und Indikationen

Wirkungen

Charakteristisch für Benzodiazepine als Prototypen der Tranquillantien **ist eine allgemein beruhigende und Affekte dämpfende Wirkung.** Im einzelnen werden vier pharmakodynamische Eigenschaften beim Menschen therapeutisch genutzt:

- **Anxiolyse** (Unterdrückung von Angst, affektiver Spannung und Erregung),
- **Beruhigung und Schlafförderung,**
- **zentrale Muskelrelaxation,**
- **antiepileptische Wirkung:** Diese stellt ein Unterscheidungsmerkmal zu den Neuroleptika und Antidepressiva dar, die die Krampfbereitschaft eher erhöhen (s.o.).

Benzodiazepine wirken aufgrund ihrer affektiv entspannenden und sedativen Wirkungskomponenten dämpfend auf das vegetative Nervensystem. Die genannten pharmakodynamischen Eigenschaften sind prinzipiell bei allen Benzodiazepinen nachweisbar. Die in der Praxis übliche Bevorzugung bestimmter Substanzen für bestimmte Indikationen (s. Tab. 14.8) hat daher kaum eine rationale Basis, von pharmakokinetischen Eigenschaften abgesehen.

Indikationen

Die psychiatrischen Indikationen der Benzodiazepine ergeben sich vornehmlich aus der Anxiolyse. Ihretwegen werden Benzodiazepine bei **Panikattacken** und bei der **generalisierten Angststörung,** außerdem in Kombination mit Neuroleptika bzw. Antidepressiva bei **Angst im Rahmen von Schizophrenien bzw. Depressionen** verordnet (s.o.).

Abgesehen von diesen „harten“ psychiatrischen Indikationen werden Benzodiazepine zur symptomatischen Therapie bei allen Angst-, Spannungs- und Erregungszuständen verschrieben. Eine weitere Indikation, an anderer Stelle ausführlich abgehandelt (s.S. 302), sind **Schlafstörungen.**

In der Neurologie werden Benzodiazepine zur Behandlung von **Epilepsien** (Diazepam, Clonazepam; s.S. 318) und aufgrund ihres zentral muskelrelaxierenden Effekts bei **Spasmen der Skelettmuskulatur** (Diazepam, Tetrazepam; s.S. 326) eingesetzt. Die antikonvulsive Wirkung erstreckt sich auf primär und sekundär generalisierte Krämpfe sowie auf Absencen. Sie wird auch beim Alkoholentzug (Diazepam in hoher Dosierung) und bei cerebralen Krämpfen infolge von Intoxikationen therapeutisch genutzt.

Zur Initialbehandlung **psychosomatischer Krankheiten** sind Benzodiazepine als adjuvante Pharmaka aufgrund ihrer affektiv entspannenden Wirkung geeignet, denn es besteht eine enge Beziehung zwischen Affektivität und vegetativen Funktionen.

Benzodiazepine sind wichtig in der **Anästhesiologie.** Sie werden oral für die Prämedikation und intravenös (z.B. Midazolam und andere schnell anflutende Benzodiazepine) zur Bewußtseinsausschaltung bei Kombinationsnarkosen verwendet. In Abwandlung der Neuroleptanalgesie (s.S. 295) werden Benzodiazepine (statt des Neuroleptikums Droperidol) in Kombination mit einem Opioidanalgetikum eingesetzt.

In der **Inneren Medizin** sedieren Benzodiazepine bei diagnostischen Maßnahmen wie Gastroskopien oder Coloskopien. Beim Herzinfarkt können sie Angst und psychische Erregung unterdrücken. In der **Geburtshilfe** werden ihre sedierenden und muskelrelaxierenden Wirkungen genutzt.

14.6.5 Pharmakodynamik: Unerwünschte Wirkungen

Benzodiazepine sind, wie erwähnt, praktisch nicht selektiv für eine bestimmte Wirkqualität. Andererseits wird für die meisten Indikationen vorwiegend eine der vier Kardinalwirkungen therapeutisch genutzt (s.o.). Dabei treten zwangsläufig die anderen Effekte als unerwünschte Nebenwirkungen in Erscheinung. Art und Intensität der Nebenwirkungen hängen auch von der Dosierung und Applikationsweise ab.

Akute Nebenwirkungen

Unter den akuten Nebenwirkungen einer oralen Therapie mit Benzodiazepinen stehen **Müdigkeit, Schläfrigkeit, Konzentrationsschwäche** sowie die **Beeinträchtigung der Aufmerksamkeit und des Reaktionsvermögens** im Vordergrund. Dadurch wird die Fähigkeit zur Teilnahme am Straßenverkehr und zur Bedienung von Maschinen beeinträchtigt. Muskelschwäche ist Folge der zentralen Muskelrelaxation. Muskelschwäche und Sedierung können bei älteren Patienten zu **Gangunsicherheit** mit Stürzen und Frakturen führen. Wegen der zentralen Muskelrelaxation sind Benzodiazepine bei Myasthenia gravis kontraindiziert.

Bei hoher Dosierung werden **ataktische Störungen** beobachtet. **Mnestische Störungen** können, besonders nach intravenöser Verabreichung und Gabe von Substanzen, die schnell in das Gehirn übertreten (z.B. Midazolam), hinzukommen. Speziell kann eine anterograde Amnesie (Erinnerungslücke für die erste Zeit nach der Applikation) auftreten. Die **Libido** kann **vermindert,** der **weibliche Zyklus gestört** und der Appetit vermehrt sein (**Gewichtszunahme**). Weitere Folgen höherer Benzodiazepindosen können – besonders bei älteren Patienten – paradoxe Wirkungen wie Schlaflosigkeit, Erregung und Reizbarkeit sein.

Nach schneller intravenöser Verabfolgung sind Blutdruckabfall, Atemdepression und selten Herzstillstand beobachtet worden.

Nebenwirkungen bei chronischer Anwendung

Bei langem Gebrauch von Benzodiazepinen können zu den bisher besprochenen Nebenwirkungen **affektive Verflachung, kognitive Leistungseinbußen**, Beeinträchtigung der Initiative und **neurologische Störungen** wie verwaschene Sprache, Schwindel, Ataxie und Muskelschwäche kommen. Die Muskelschwäche kann extrem und mit Reflexverlust verbunden sein.

Spezielle Nebenwirkungen bei Neugeborenen und Säuglingen

Die Benzodiazepine durchdringen die Plazentarschranke leicht, und sie können in die Muttermilch übergehen. Deshalb muß während der Geburt und bei stillenden Müttern die Gefährdung des Kindes bedacht werden. Insbesondere kann es zu Hypothermie sowie Muskelerschlaffung mit Atem- und Saugstörungen kommen („floppy infant syndrome").

Abhängigkeit und Toleranz

Bei jeder längerdauernden Applikation von Benzodiazepinen besteht die Gefahr der **psychischen** und schließlich sogar **physischen Abhängigkeit.** Physische Abhängigkeit wird nach abruptem Absetzen durch zum Teil schwere **Entzugserscheinungen** mit Delir und Krämpfen erkennbar, in anderen, sich länger hinziehenden Fällen durch subjektiv quälende, insbesondere visuelle Wahrnehmungsstörungen (s. auch S. 303). In der Regel treten Entzugserscheinungen je nach Halbwertszeit des Benzodiazepins oder aktiven Metaboliten 2–10 Tage nach dem Absetzen auf und dauern ca. 5 Tage bis 2 Wochen.

Diese Entzugssymptomatik unterscheidet sich deutlich von der **Absetzsymptomatik bei noch nicht physisch Abhängigen.** Hierbei kann es zu Ruhelosigkeit, Schlafstörung und Angst kommen, die in der Regel nur einige Tage andauern, wenn es sich nicht um die originäre Krankheitssymptomatik handelt. Somit können nach Absetzen dieselben Phänomene beobachtet werden, die Anlaß zur Einnahme von Benzodiazepinen waren. Die oben geschilderten Entzugserscheinungen dagegen waren vor Einnahme der Benzodiazepine noch nicht vorhanden.

Längere Einnahme von Benzodiazepinen führt zur **Toleranz** (Gewöhnung): Gleiche Dosen wirken schwächer als zuvor. Grund sind Adaptationsvorgänge im Gehirn (pharmakodynamische Toleranz), nicht schnellerer Abbau (pharmakokinetische Toleranz; s.S. 16). Die sedierende und antikonvulsive Wirkung läßt deutlicher nach als die anxiolytische Wirkung. Die Toleranz kann im Falle langsam eliminierter Benzodiazepine durch Kumulation maskiert sein: Aufgrund der hohen Lipophilie des eingenommenen Pharmakons oder eines wirksamen Metaboliten kommt es zu einer so stark ausgeprägten Anreicherung in Fettdepots, daß nach Absetzen einige Tage lang wirksame Benzodiazepin-Mengen aus diesen Depots ins Gehirn umverteilt werden. Dadurch werden auch Absetzphänomene und Entzugserscheinungen verzögert.

14.6.6 Akute Vergiftungen

Die Benzodiazepine haben eine große therapeutische Breite. Die Einnahme **hoher Dosen in Kombination mit Ethanol** ist allerdings wegen der **Atemdepression** gefährlich. Eine Atemdepression kann auch bei der Anwendung von Benzodiazepinen in der für die Allgemeinanästhesie erforderlichen Dosierung auftreten.

Flumazenil, der oben erwähnte kompetitive Benzodiazepinrezeptor-Antagonist (s.Tab. 14.8, Abb. 14.4) ist **zur Behandlung von schweren Benzodiazepin-Vergiftungen mit Atemdepression** geeignet. Bei Intoxikation mit langwirkenden Benzodiazepinen ist zu beachten, daß die Eliminationshalbwertszeit von Flumazenil nur etwa 1 Stunde beträgt. Auch zur Differentialdiagnose und -therapie von komatösen Intoxikationen, bei denen der Verdacht auf eine Beteiligung von Benzodiazepinen besteht, kann Flumazenil appliziert werden. Eine unerwünschte Wirkung, die bei relativer Überdosierung (bezogen auf die Dosis des Agonisten) auftreten kann, besteht in Angstgefühlen. Besonders bei Abhängigen kann es zu Krampfanfällen und einem Entzugsdelir kommen. Eine routinemäßige Injektion von Flumazenil zum schnelleren „Aufklaren" des Bewußtseins, z.B. nach Gabe von Benzodiazepinen bei Kombinationsnarkosen, kommt daher nicht in Frage.

14.6.7 Interaktionen

Die Wirkungen zahlreicher zentral wirksamer Pharmaka wie Alkohol, Hypnotika und Opioide werden durch Benzodiazepine verstärkt.

14.6.8 Besondere therapeutische Aspekte

Die Auswahl eines Benzodiazepins für eine bestimmte Indikation (s.Tab. 14.8) richtet sich nach den pharmakokinetischen Erfordernissen und danach, für welche Indikation das jeweilige Pharmakon zugelassen ist. Clonazepam beispielsweise ist in Deutschland nur als Antiepileptikum auf dem Markt, obwohl es auch anxiolytisch und sedativ-hypnotisch wirkt. Prinzipiell steht eine kaum überschaubare Zahl von Benzodiazepinen für die Therapie zur Verfügung. Tab. 14.8 enthält – abgesehen von Benzodiazepinen, die als Antikonvulsiva, Myotonolytika oder Schlafmittel verwendet werden – eine Auswahl von Substanzen zur Behandlung von Angst, affektiver Spannung und Erregung als allgemeinen Zielsymptomen oder von Angst als Leitsymptom von Panikattacken oder generalisierter Angststörung. Weitere Benzodiazepine, die gemeinhin als Hypnotika verwendet werden, sind in Kap. 10 tabellarisch aufgelistet (s. S. 302).

Bei **Panikattacken** sind Benzodiazepine grundsätzlich etwa gleich wirksam wie Antidepressiva. Im Vergleich zu diesen steht dem Nachteil des Abhängigkeitsrisikos der Benzodiazepine ihr Vorteil des erheblich schnelleren Wirkungseintritts gegenüber. Dementsprechend werden Benzodiazepine bei Panikattacken zur Akuttherapie eingesetzt. Zur Prophylaxe werden sie initial und überlappend mit Antidepressiva angewandt, um die Latenzzeit bis zu deren Wirkungseintritt zu überbrücken.

Dieselben Überlegungen bestimmen die Anwendung von Benzodiazepinen bei der **generalisierten Angststörung.** Auch hier stellen sie eine Alternative und Ergänzung der Therapie mit Antidepressiva dar. Benzodiazepine in möglichst niedriger Dosierung sind vor allem indiziert, wenn mit einem kurzen Krankheitsverlauf zu rechnen ist und wenn vegetative Symptome dominieren, die durch Antidepressiva verstärkt werden können.

Angst, affektive Spannung, Erregung und Schlaflosigkeit sind normale Reaktionen auf belastende Lebenssituationen. Keineswegs sollten solche Störungen automatisch mit Tranquillantien behandelt werden. Vielmehr ist eine **strenge Indikationsstellung** erforderlich. Stets muß berücksichtigt werden, daß sich die Lebenssituation des Patienten durch die Einnahme von Tranquillantien nicht ändert und es zu einem Dauerkonsum mit den hieran gebundenen Risiken, vor allem zu psychischer und physischer Abhängigkeit, kommen kann. Bei jeder längerdauernden Verschreibung von Benzodiazepinen muß daher immer wieder überprüft werden, ob nicht bereits die Grenze vom Gebrauch zum Mißbrauch im Sinne eines „Entzugsvermeidungsverhaltens" überschritten ist. Um eine Abhängigkeit zu verhindern, sollte der Patient über diese Gefahr aufgeklärt werden, und es sollten kleine Stückzahlen des betreffenden Arzneimittels (Tabletten oder Dragees **für maximal 2 bis 3 Wochen**) verschrieben werden.

14.6.9 Anhang: Buspiron

Ausgehend von der Hypothese, daß bei Angst die serotoninerge Neurotransmission gesteigert ist, sucht man heute nach **neuartigen Anxiolytika.** Eine solche Substanz ist der 5-HT_{1A}-Rezeptor-Agonist Buspiron (Abb. 14.6).

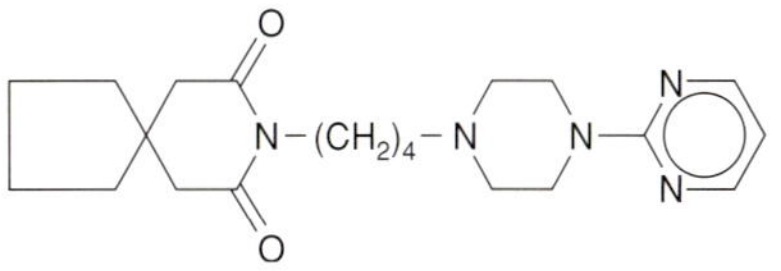

Abb. 14.6 Buspiron (Bespar®). Orale Tagesdosis 15–30 mg, Halbwertszeit 2–3 Stunden.

Er hemmt die Freisetzung von 5-HT durch Stimulation von somadendritischen 5-HT_{1A}-Autorezeptoren. An postsynaptischen 5-HT_{1A}-Rezeptoren im Hippocampus wirkt Buspiron als partieller Agonist (s. S. 222). Buspiron besitzt wahrscheinlich aufgrund des von Benzodiazepinen abweichenden Angriffspunkts **keine sedativen, muskelrelaxierenden und antikonvulsiven Eigenschaften.** Ein weiterer Vorteil im Vergleich zu den Benzodiazepinen besteht darin, daß sich **keine Abhängigkeit** entwickelt. Dementsprechend wurden nach Absetzen keine Entzugserscheinungen beobachtet.

Nachteile sind allerdings der langsame Wirkungseintritt mit einer Latenz von 1–3 Wochen und die im Vergleich zu Benzodiazepinen geringere anxiolytische Wirkungsstärke. Buspiron ist durch einen hohen First-pass-Metabolismus gekennzeichnet. Es wird in der Leber in einen ebenfalls anxiolytisch wirkenden Metaboliten umgewandelt. An **unerwünschten Wirkungen** werden Schwindel, Kopfschmerzen, Nervosität und Übelkeit angegeben.

14.7 Stimulantien

14.7.1 Stoffe

Stimulantien (Definition s. S. 335) sind einerseits die **Methylxanthine,** besonders das Coffein, andererseits das **Amphetamin und seine Verwandten.** Methylxanthine werden wegen ihrer therapeutischen Verwendung beim Asthma in Kap. 4 besprochen. Die Darstellung hier beschränkt sich auf die amphetaminähnlichen Substanzen. Sie sind wie Dopamin, Noradrenalin und Adrenalin Abkömmlinge des Phenylethylamins (Tab. 14.9). Sie besitzen aber, anders als die Catecholamine, keine Catechol-Hydroxylgruppen und meist auch keine Hydroxylgruppe am β-Kohlenstoff (dem ringnahen C) der Seitenkette (s. a. S. 182). Daher sind sie relativ lipophil. Sie sind schwache bis mäßig starke, die Blut-Hirn-Schranke permeierende Basen. Von **Amphetamin** und **Methamphetamin** sind die rechtsdrehenden (S)-(+)-Enantiomere etwa 3- bis 4mal stärker zentral wirksam als die linksdrehenden (R)-(–)-Enantiomere. Soweit nicht ausdrücklich vermerkt, ist im Folgenden mit Amphetamin bzw. Methamphetamin stets die (S)-(+)-Form gemeint.

Die Einführung einer Hydroxylgruppe am β-Kohlenstoffatom des Amphetamins führt zum weniger lipophilen und geringer zentral wirkenden **Norpseudoephedrin** (Tab. 14.9), das als **Appetitzügler** verwendet wurde. Der Einbau des Aminostickstoffs in ein Ringsystem (bei

Tabelle 14.9: Stimulantien (Phenylethylamin-Derivate) und das strukturverwandte Halluzinogen MDMA

Struktur	R	Substanz	Orale Tagesdosis (mg)
Phenyl(1–6)–CH_2(β)–CH(α)(CH_3)–N(R)(H)	–H	Amphetamin	10–20
	$-CH_3$	Methamphetamin	5–10
	$-CH_2-CH_2-$ (Theophyllin-7-yl)	Fenetyllin (Captagon®)	25–100
	–CH(Phenyl)–CN	Amfetaminil (AN 1®)	10–20
Phenyl–CH(OH)–CH(CH_3)–NH_2		Norpseudoephedrin	10–30
Phenyl–CH(H_3COOC)–(Piperidin-2-yl)		Methylphenidat (Ritalin®)	10–60
3,4-Methylendioxyphenyl–CH_2–CH(CH_3)–N(CH_3)(H)		3,4-Methylendioxymethamphetamin (MDMA, „Ecstasy")	

Methylphenidat) oder die Einführung größerer Substituenten am Aminostickstoff (bei Fenetyllin und Amfetaminil) führen nicht zu einer Abnahme der zentralen Wirkungen (Tab. 14.9).

Einige Verbindungen sind dadurch gekennzeichnet, daß der Ring von Amphetamin oder Methamphetamin mit Methoxygruppen substituiert ist oder daß in Position 3 und 4 Sauerstoffatome, die über eine Methylenbrücke zu einem fünfgliedrigen Ring verknüpft sind, eingeführt wurden. Solche Verbindungen sind 4-Methoxyamphetamin, 2,5-Dimethoxy-4-methylamphetamin (DOM, „STP"; Abb. 14.8 unten), 3,4-Methylendioxyamphetamin (MDA) und 3,4-Methylendioxymethamphetamin (MDMA, „Ecstasy", „XTC", „Adam"; Tab. 14.9). Auch Mescalin (s. Abb. 14.8 unten) gehört in diese Gruppe von Verbindungen. Sie üben zusätzlich oder überwiegend LSD-artige halluzinogene Wirkungen aus (s. S. 367), die wahrscheinlich auf eine Freisetzung von 5-HT zurückzuführen sind. Die synthetischen Substanzen aus dieser Gruppe finden sich als **„Designer-Drogen"** in der Drogenszene. Sie werden von Jugendlichen und jungen Erwachsenen im Zusammenhang mit Musik- und Tanzveranstaltungen der sogenannten Techno-Szene konsumiert; Todesfälle durch extreme Hyperthermie, Krämpfe, Kreislauf- und Nierenversagen sind mitgeteilt worden.

14.7.2 Wirkungsmechanismen und Angriffspunkte

Amphetamin, die am besten untersuchte Substanz, ist ein Substrat der Monoamintransporter in der Plasmamembran dopaminerger, noradrenerger und adrenerger Neurone und in der Membran der Speichervesikel. Hierdurch konkurriert es mit den Monoaminen, speziell Noradrenalin und Dopamin, um die Aufnahme in die entsprechenden Nervenendigungen und Vesikel. Es besitzt keine Affinität zu Adrenozeptoren oder Dopaminrezeptoren. So kommen die **Amphetaminwirkungen indirekt durch eine nicht-exocytotische, transportervermittelte Freisetzung von Neurotransmittern** zustande: In der Peripherie wird Noradrenalin, **im Gehirn werden Noradrenalin, Dopamin und vielleicht auch Adrenalin freigesetzt. MDMA und verwandte Substanzen verursachen eine Freisetzung von Serotonin.** In Kap. 4.3 wird der molekulare Mechanismus genau erklärt (S. 188, besonders Abb. 4.6 und 4.8). Bei Versuchstieren macht sich die Freisetzung von Noradrenalin im ZNS durch Zunahme der motorischen Aktivität bemerkbar. Die Freisetzung von Dopamin führt zu Stereotypien, die durch Neuroleptika unterdrückt werden können. Nach wiederholter Gabe nimmt die Wirksamkeit von Amphetamin durch Entleerung der Monoaminspeicher ab, eine besondere Form der **Toleranzentwicklung** (Tachyphylaxie, s. S. 190).

14.7.3 Pharmakokinetik

Oral gegebenes Amphetamin wird dank guter Lipidlöslichkeit nahezu vollständig aus dem Dünndarm resorbiert. Im Gegensatz zu Tyramin wird es wegen der Methylgruppe am α-Kohlenstoffatom durch MAO in den Mucosaepithelien nicht oxidativ desaminiert. Amphetamin wird sowohl unverändert als auch nach Hydroxylierung und Konjugation mit Glucuronsäure über die Nieren ausgeschieden.

Der pK_a-Wert des Amphetamins beträgt 9,9. Die Substanz wird daher um so besser aus den Nierentubuli rückresorbiert, je alkalischer der Urin ist (vgl. S. 55). Bei einem pH von 8,0 werden beim Menschen nur 2 bis 3 %, im sauren Harn hingegen bis zu 80 % freies Amphetamin renal eliminiert; daher wird bei Amphetaminintoxikation der Harn angesäuert.

14.7.4 Pharmakodynamik: Therapeutische Wirkungen und Indikationen

Wirkungen

Für die Therapie sind nur die zentralen Wirkungen von Amphetamin und anderen Stimulantien von Bedeutung. In relativ niedrigen Dosen von 5–10 mg setzt Amphetamin im ZNS Dopamin und Noradrenalin frei. Dopamin wird für die **euphorisierende**, Noradrenalin für die **zentral stimulierende, antriebssteigernde Wirkung** verantwortlich gemacht. Vorübergehende Leistungssteigerung, Unterdrückung des Hungergefühls und insbesondere eine Zunahme des Wachzustands durch Unterdrückung von Schlaf und Müdigkeit sind die Folge. Daher werden Amphetaminderivate auch als **„Weckamine“** bezeichnet (s.S.189).

Indikationen

Methylphenidat und Fenetyllin (in den USA auch Amphetamin) werden bei **Narkolepsie** und bei präpubertären Kindern mit **hyperkinetischen Verhaltensstörungen** eingesetzt. Diese Substanzen unterliegen ebenso wie Methamphetamin aufgrund ihres Mißbrauchs- und Abhängigkeitspotentials der Betäubungsmittel-Verschreibungsverordnung.

Die Beobachtung, daß Amphetamin den Hunger unterdrückt, führte zur Entwicklung von **Appetitzüglern** (Anorektika), die sich von Amphetamin ableiten. Sie besitzen ebenfalls ein Mißbrauchspotential. Ihre Wirkung läßt schnell nach. Die Marktzulassung für Norpseudoephedrin-haltige Appetitzügler wurde wegen mangelnder Wirksamkeit und eines ungünstigen Nutzen/Risikoverhältnisses widerrufen.

14.7.5 Pharmakodynamik: Unerwünschte Wirkungen und Mißbrauch

Durch Freisetzung von Noradrenalin verursachen amphetaminähnliche Stoffe Vasokonstriktion mit **Blutdrucksteigerung, Schwitzen, Tremor, Mundtrockenheit, reflektorische Bradykardie**, daneben häufig auch **Tachyarrhythmien**, in extremen Fällen Myokardinfarkt. Appetitzügler können eine pulmonale Hypertonie mit tödlichem Ausgang hervorrufen.

Zahlreiche Todesfälle sind nach mißbräuchlicher Einnahme von Stimulantien durch Drogenabhängige oder als Dopingmittel bei Sportlern (s.S. 215) bekannt. In der Drogenszene werden Amphetamin, Methamphetamin und Methylphenidat unter den Bezeichnungen „Crack“, „Crystal“, „Crystalmeth“ oder „Speed“ gehandelt; als „Ice“ wird die Base von Methamphetamin bezeichnet.

Stimulantien, besonders Amphetamin und Methamphetamin, können zu **schwerer psychischer Abhängigkeit** führen. Die Toleranz verursacht **exzessive Dosissteigerung**. Im Extrem wird Amphetamin bis zu 1 g alle 2 bis 3 Stunden i.v. injiziert (Normaldosis ein- bis zweimal täglich 10–20 mg oral). Danach fühlt sich der Abhängige stark und geistig leistungsfähig. Er schläft nicht, ist euphorisch und gesprächig. Nach diesem „run“ fällt er in einen 12- bis 24stündigen Schlaf, aus dem er mißgelaunt, depressiv und hungrig erwacht. Die Dosissteigerung ist möglich, weil die peripheren sympathomimetischen Effekte nachlassen. Es kann sogar zu einer Sympathikusunterfunktion mit Kollapsneigung kommen.

Das vor allem Serotonin freisetzende MDMA (Ecstasy) zerstört bei chronischer Gabe 5-HT-Neurone im Gehirn (s. S. 224).

Das Suchtpotential ist geringer als bei Opiaten und Cocain. Trotz starker Toleranzentwicklung tritt **kein typisches Entzugssyndrom** auf. Nach erzwungenem Absetzen sind jedoch meist einige Symptome vorhanden, die den Akutwirkungen entgegengesetzt sind: extremes Schlafbedürfnis, Heißhunger, Angst, Gereiztheit und dysphorische bis depressive Stimmung.

14.7.6 Akute Vergiftungen

Sehr hohe Dosen von Amphetamin setzen im ZNS massiv Dopamin frei. Dadurch kommt es zu **akuten psychotischen Zuständen mit Wahn und Halluzinationen.** Diese Symptome können auch nach chronischer Anwendung auftreten und über mehrere Tage anhalten. Durch Neuroleptika (z.B. Haloperidol) lassen sie sich beseitigen. Weitere mögliche Folgen einer akuten Amphetaminintoxikation sind **Krämpfe und Delirien.**

Zur Beschleunigung der renalen Ausscheidung wird dem Patienten Ammoniumchlorid verabreicht, das eine Säuerung des Harns verursacht (s.o.).

14.7.7 Interaktionen

Die gleichzeitige Gabe von **MAO-Inhibitoren** verstärkt die zentralen und peripheren sympathomimetischen Wirkungen.

14.8 Rauschmittel

Haschisch, Halluzinogene sowie Phencyclidin und Verwandte sind die Rauschmittel (Definition s. S. 335), die in diesem Kapitel behandelt werden. Variantenreiche Rauscherlebnisse können aber durch zahlreiche Verbindungen, die meist primär einem ganz anderen Zweck dienen, ausgelöst werden: Alkohol (s. S. 1076), Morphin (s. S. 254), Cocain (s. S. 204), atropinartige Stoffe (s. S. 151) und Stimulantien (s. S. 363). Symptome eines Rausches werden auch durch „Schnüffeln" von Lösungsmitteln wie Aceton und Ether ausgelöst.

Das Motiv für die Einnahme von Rauschmitteln, besonders für gewohnheitsmäßige Zufuhr, ist in der Regel der Wunsch nach Wohlbefinden sowie einem Leben ohne Schwierigkeiten. Mit Rauschmitteln kann man für kurze Zeit aus der Realität fliehen. Der erstrebte positiv empfundene psychische Zustand wird jedoch nicht immer erreicht. Beim **„Horrortrip"** ist der akute Rausch von äußerst unangenehmem Erleben, z. B. Angst, geprägt, und es kann zu Suizid oder Aggression kommen. **„Flashback"**-Episoden sind dadurch gekennzeichnet, daß lange nach der letzten Einnahme ein Rauschzustand auftritt, der sich in seiner Symptomatik nicht vom akuten Rausch kurz nach Zufuhr des Rauschmittels unterscheidet.

Die drei hier besprochenen Substanzgruppen können in unterschiedlichem Maße zu Toleranz, psychischer und physischer Abhängigkeit und Entzugssymptomen führen. Diese Termini werden in Kap. 14.9 (S. 369) definiert. Nach der Klassifikation der American Psychiatric Association (APA), dem Diagnostic and Statistical Manual (DSM-IV), stellen Cannabis, Halluzinogene und Phencyclidin drei eigenständige Gruppen von mißbrauchten Substanzen dar, während in der Klassifikation der Weltgesundheitsorganisation (WHO), der International Classification of Diseases (ICD), Phencyclidin nicht als separate Gruppe geführt wird.

14.8.1 Cannabis

Stoffe und Wirkungsmechanismen

Der indische Hanf, *Cannabis sativa* variatio *indica*, wird häufig als Rauschmittel verwendet. Er enthält (–)-Δ^9-**Tetrahydrocannabinol** (Δ^9-THC, Abb. 14.7) und etwa 60 chemisch verwandte Substanzen. Die psychotrope Wirkung von Cannabis beruht vor allem auf Δ^9-THC und bei oraler Gabe zusätzlich auf dem Metaboliten 11-OH-Δ^9-THC (Abb. 14.7). Psychoaktiv wirkt auch das nur in geringen Mengen vorkommende Δ^8-THC.

Cannabis wird unterschiedlich zubereitet. **Haschisch** ist das Harz der Spitzen der blühenden weiblichen Hanfstaude und enthält 3–6 % Δ^9-THC. **Marihuana** ist ein tabakartiges Gemisch aus den getrockneten Blättern und Blüten und enthält 1–3 % Δ^9-THC. Das **Haschischöl** enthält 30–50 % Δ^9-THC.

Δ^9-THC und seine Analoga wirken über einen eigenen Rezeptor, den **Cannabinoid-Rezeptor** (CB_1-Rezeptor). Das (–)-Enantiomer von Δ^9-Tetrahydrocannabinol ist 10- bis 100mal stärker wirksam als das (+)-Enantiomer. Der Rezeptor gehört zur Familie der G-Protein-gekoppelten Rezeptoren (s. S. 117). Aktivierung hemmt die Adenylylcyclase, blockiert Calciumkanäle und aktiviert K^+-Kanäle. Hinsichtlich der Transduktionsmechanismen ähnelt der CB_1-Rezeptor also den drei Opioid-Rezeptor-Subtypen μ, δ und κ (s. S. 254). Der CB_1-Rezeptor kommt in höchster Dichte in den Basalganglien, im Hippocampus und im Cerebellum vor. Endogene Liganden am CB_1-Rezeptor sind möglicherweise Amide und Ester ungesättigter Fettsäuren wie Anandamid (Abb. 14.7).

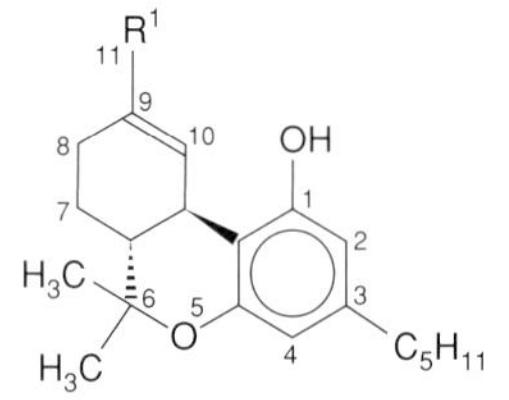

R^1	
CH_3	(–)-Δ^9-Tetrahydrocannabinol (Δ^9-THC)
CH_2OH	11-Hydroxy-Δ^9-THC (11-OH-THC)
COOH	11-Nor-Δ^9-THC-9-carbonsäure (THC-COOH)

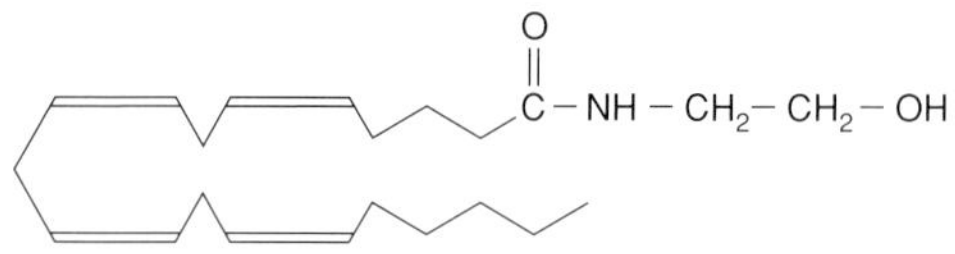

2-Arachidonylethanolamid (Anandamid)

Abb. 14.7 (–)-Δ^9-Tetrahydrocannabinol, seine Hauptmetaboliten und ein Endocannabinoid.

Pharmakokinetik

Beim Rauchen von Marihuana werden etwa 20 % des im Rauch vorhandenen Δ^9-THC ins Blut aufgenommen. Bei der oralen Applikation von Haschisch gelangen nur etwa 6 % des Δ^9-THC ins Blut. Die psychotrope Wirkung von gerauchtem Marihuana setzt innerhalb von Minuten ein, erreicht ihr Maximum nach 30 Minuten und hält für 2–4 Stunden an. Das stark lipophile Δ^9-THC wird metabolisiert, im Gewebe angereichert (Verteilungsvolumen 10 l/kg) und unterliegt einem ausgeprägten enterohepatischen Kreislauf. Nach 1 Woche sind erst 30 % des Δ^9-THC bzw. seiner Metaboliten ausgeschieden. Die vollständige Ausscheidung erstreckt sich über etwa 1 Monat. Dabei werden 70 % über den Darm (Hauptmetaboliten: 11-OH-THC und THC-COOH; s. Abb. 14.7) und 30 % über die Nieren (Hauptmetabolit: glucuronidiertes THC-COOH) eliminiert.

Pharmakodynamik

Akute Wirkungen

Als psychotrope Effekte werden in der Regel ein Gefühl der **Entspannung** und des **Abrückens von den Alltagsproblemen,** eine angenehme **Apathie** sowie eine milde **Euphorie** angegeben. Manchmal tritt aber auch ängstliche Unruhe oder aggressive Gereiztheit ein. Das Denken wird als assoziationsreich, phantasievoll und beglückend erlebt. Akustische und optische **Sinneswahrnehmungen** werden **intensiver.** Farben gewinnen an Leuchtkraft und Intensität. Die Zeit scheint langsamer zu vergehen. Die psychotrope Wirksamkeit hängt von vielen Variablen ab: vom Gehalt an Δ^9-THC, vom Applikationsmodus, z.B. der beim Rauchen verwendeten Technik, von Umgebung, persönlicher Erwartung und früheren Erfahrungen mit der Droge. Die **Vigilanz** wird **in Abhängigkeit von der Dosis beeinflußt.** Nach Rauchen von 5–7 mg Δ^9-THC überwiegt die sedative Komponente, während nach höherer Dosierung von 15 mg und darüber Erregung die Überhand gewinnt. Sie kann sich bis zu psychotischen Zuständen steigern. Die Wirkung auf die Vigilanz hält länger an (8–12 Stunden) als der psychotrope Effekt. Die Fähigkeit zum Autofahren ist etwa so stark beeinträchtigt wie bei einem Blutalkoholspiegel von 0,7–1,0‰. Die sedierenden Effekte von Cannabis und Ethanol sind additiv.

An **vegetativen Symptomen** werden regelmäßig verstärkte konjunktivale Durchblutung („rotes Auge"), leichte Tachykardie, Hunger und Mundtrockenheit beobachtet. Bei höheren Dosen kann eine orthostatische Hypotonie auftreten.

Chronischer Gebrauch

Bei chronischem Gebrauch von Cannabis kann sich **Toleranz** entwickeln. Es besteht eine gewisse Kreuztoleranz zu Ethanol und Barbituraten. Cannabis kann zur **psychischen Abhängigkeit** führen. Es kommt aber nicht zu einer physischen Abhängigkeit in einer auch nur annähernd vergleichbaren Stärke wie bei Alkohol oder Opiaten. Ein **mildes Entzugssyndrom** kann sich allerdings bei abruptem Absetzen von Cannabis nach langdauernder hoher Dosierung entwickeln. Es äußert sich in Ruhelosigkeit, Schlafstörungen sowie vegetativen Symptomen (Übelkeit, Erbrechen, Appetitlosigkeit).

Hinsichtlich weiterer Wirkungen von chronischem Cannabisgebrauch besteht noch erheblicher Forschungsbedarf. Als gesichert kann gelten, daß Rauchen von Cannabis (auch ohne Tabakkomponente) zu **Lungenveränderungen** wie chronischer Bronchitis führt. Es gibt darüber hinaus Hinweise, daß Karzinome von Lunge, Mundhöhle, Rachen und Speiseröhre vermehrt auftreten. Obwohl Cannabis keine Psychose sui generis auslöst, wird die **Intensität schizophrener Episoden** (produktive Symptomatik, Wahn, Halluzinationen) durch den Konsum hoher Dosen verstärkt. Es gibt auch Hinweise, daß Cannabiskonsum bei entsprechend vulnerablen Personen eine Schizophrenie auslösen kann. Langjähriger hochdosierter Abusus kann zu **kognitiven Einbußen** führen. Es gibt ferner Hinweise für diskrete kognitive Leistungseinbußen bei Personen, die mit dem Cannabismißbrauch bereits in der Pubertät begonnen haben, sowie bei Kindern von Müttern, die während der Schwangerschaft chronisch Cannabis konsumiert haben. Das Auftreten von zwei weiteren Langzeitwirkungen ist umstritten. Dies gilt zum einen für das **„amotivationale Syndrom"**; hierunter sind Persönlichkeitsveränderungen zu verstehen, bei denen die Betroffenen zu Willen- und Planlosigkeit neigen und nicht über die nötige Konzentration und Zielstrebigkeit im beruflichen oder schulischen Alltag verfügen. Zum zweiten geht es um die Rolle von Cannabis als **„Einstiegsdroge"**, d.h. um die Frage, ob die Einnahme von Cannabis möglicherweise den Übergang zu „härteren" Drogen (z.B. Opiaten) bahnt.

Cannabinoide als Arzneistoffe

Cannabis und Cannabinoide haben **therapeutisch interessante Wirkungen**, die teils auf der Aktivierung von CB_1-Rezeptoren, teils auf anderen Mechanismen beruhen. Beispielsweise sind eine Senkung des Augeninnendrucks sowie eine bronchodilatorische, antiepileptische und analgetische Wirkung bekannt. Derzeit wird Δ^9-THC als **Antiemetikum** bei Chemotherapie-induziertem Erbrechen und als **Appetitstimulans** bei kachektischen AIDS-Kranken eingesetzt. Eine günstige Wirkung gegen Muskelkrämpfe bei Multipler Sklerose ist ebenfalls bekannt. Δ^9-THC (internationaler Freiname: Dronabinol) kann über ein Betäubungsmittelrezept verordnet werden.

14.8.2 Halluzinogene

Stoffe und Wirkungsmechanismus

Mehr als 100 natürliche oder synthetische Stoffe werden als **Halluzinogene** (Synonyme: **Psychedelika, Psychotomimetika;** Definition S. 335) mißbraucht. Sie unterscheiden sich chemisch und pharmakologisch erheblich. So ist beispielsweise D-(+)-Lysergsäurediethylamid (LSD, internationaler Freiname Lysergid) 3000mal stärker wirksam als Mescalin. Viele Halluzinogene sind Indolethylamine (z.B. LSD und das aus Pilzen gewonnene Psilocybin; Abb. 14.8), besitzen also das gleiche Grundgerüst wie Serotonin. Andere sind Phenylethylamine (z.B. das aus Kakteen gewonnene Mescalin) oder Phenylisopropylamine (z.B. 2,5-Dimethoxy-4-methylamphetamin [DOM]) und sind somit chemisch den Catecholaminen ähnlich (Abb. 14.8). Einige Phenylisopropylamine (z.B. Amphetamin) sind allerdings der auf S. 363 behandelten Gruppe der Stimulantien zuzurechnen. Als **Prototyp** wird hier **LSD** besprochen. Es wurde bei Sandoz, Basel,

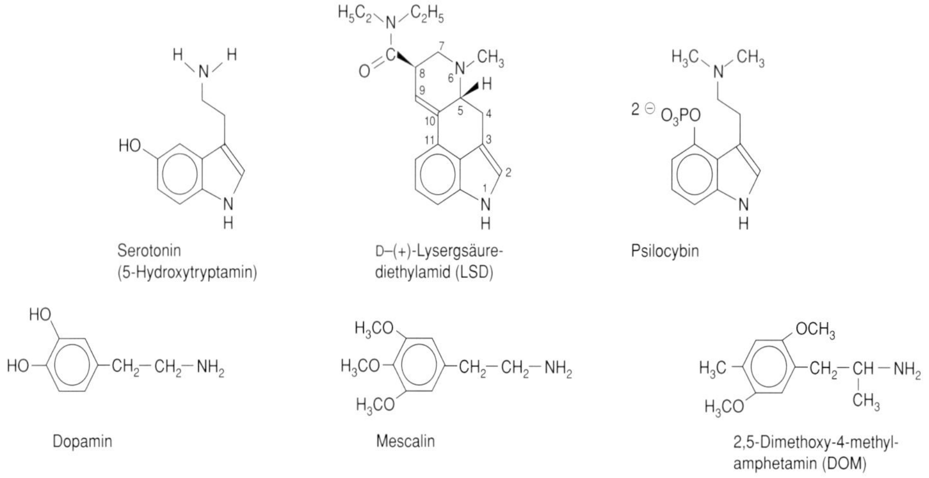

Abb. 14.8 Halluzinogene und Strukturverwandtschaft zu Serotonin und Catecholaminen.

als ein Derivat von Mutterkornalkaloiden synthetisiert und 1943 von A. Hofmann, einem der beteiligten Chemiker, bei unbeabsichtigter Einnahme als stark psychotrop erkannt – mit weitreichenden Folgen.

LSD besitzt zwei chirale Zentren (Abb. 14.8). Das (+)-Enantiomer ist stärker wirksam als das (–)-Enantiomer. **LSD** hat zu fast allen **Serotoninrezeptoren** (s.S. 131 und S. 220) eine **hohe Affinität**. Zu seinem halluzinogenen Effekt trägt wahrscheinlich die partialagonistische Wirkung an 5-HT_{2A}-Rezeptoren wesentlich bei.

Pharmakodynamik

Akute Wirkungen

Psychotrope Effekte können **bereits nach LSD-Dosen von 20–25 µg oral** auftreten. Bei oraler Zufuhr beginnen die Symptome nach 40–60 Minuten, erreichen ihr Maximum nach 2–4 Stunden und klingen nach 6–8 Stunden wieder ab. Sinneswahrnehmungen werden intensiver empfunden. Es kommt zu illusionären Verkennungen und optischen, seltener akustischen oder taktilen **Halluzinationen**. Häufig sind **Synästhesien**: Farben werden gehört oder Klänge gesehen. Raum und Zeit sind verändert. Die Zeit vergeht viel langsamer als sonst. Lange zurückliegende Ereignisse werden aktualisiert. Auch der eigene Körper ist verändert. Die Sicht des eigenen Ichs ist beim **Entfremdungserleben** alteriert; beispielsweise kann das Ich „im Kosmos zerfließen". Insgesamt sind die Empfindungen äußerst variabel und ähnlich wie beim Haschisch von Persönlichkeit, Umgebung und Erwartung abhängig. Die Stimmung kann innerhalb kurzer Zeit von Euphorie zur Dysphorie umschlagen und umgekehrt. Der **„Horrortrip"** mit Panik und Angst ist häufiger und schwerer als bei Cannabis.

LSD-Konsumenten können sich selbst überschätzen und dann vielfältig gefährden. Sie sind aus dem Fenster gesprungen, weil sie glaubten, fliegen zu können, oder haben sich einem fahrenden Auto in den Weg gestellt in der Annahme, unverletzlich zu sein.

LSD wirkt auch auf das **vegetative Nervensystem**, und zwar im wesentlichen **sympathomimetisch**: Tachykardie, Blutdruckanstieg, Pupillenerweiterung, Temperaturerhöhung, Schwitzen und Tremor. Hyperthermie oder Blutdruckanstieg können bei vorbestehenden kardialen oder zerebrovaskulären Schäden tödlich enden.

Chronischer Gebrauch

Bei chronischem Gebrauch entwickelt sich innerhalb von 3–4 Tagen eine **Toleranz**, die sich nach Beendigung der Zufuhr innerhalb von 4–7 Tagen zurückbildet. Die Toleranz mag mit der Herabregulierung von Serotonin-Rezeptoren zusammenhängen. Mit Psilocybin oder Mescalin besteht Kreuztoleranz, nicht jedoch mit Amphetaminen oder Δ^9-THC. Psychische Abhängigkeit ist möglich. Sie wird aber selten beobachtet, da LSD – anders als etwa Cannabis – eher intermittierend als kontinuierlich verwendet wird. **Physische Abhängigkeit oder Entzugssymptome treten nicht auf.**

Einen **„Flashback"** erleben 15–80 % der LSD-Konsumenten Tage bis Jahre nach der letzten Applikation. Er ähnelt der Symptomatik während des LSD-Rausches und äußert sich z.B. in Form von Farbblitzen, geometrischen Halluzinationen und Halos um Objekte. Flashback-Episoden können durch körperliche Anstrengung, starke Emotionen sowie Cannabis-Konsum ausgelöst werden und dauern wenige Sekunden bis Minuten, manchmal länger. Als Ursache des Flashbacks werden bleibende Veränderungen im visuellen System diskutiert. Im Zusammenhang mit der Einnahme von LSD kann sich ferner eine Psychose entwickeln, die sich phänomenologisch kaum von einer Schizophrenie unterscheidet. Es ist dann schwer zu unterscheiden, ob die Psychose durch LSD verursacht oder begünstigt wurde oder ob sie von der LSD-Einnahme unabhängig ist. Langzeiteffekte auf die Persönlichkeit wie bei Cannabis-Abusus werden bei LSD nicht beobachtet.

14.8.3 Phencyclidin und Verwandte

Stoffe und Wirkungsmechanismus

Phencyclidin wurde als Anästhetikum eingeführt, das analgetisch wirkt, ohne das Bewußtsein auszuschalten. Diese Verwendung wurde jedoch aufgegeben, weil in der Aufwachphase Delirien und Halluzinationen auftraten. Phencyclidin (PCP; in der Drogenszene als „Angel Dust", „Hog", „Killerweed", „PeaCe Pill" oder „Shermans" bezeichnet) wird als Rauschmittel häufig mit Hilfe einer Zigarette zugeführt. Neben Phencyclidin werden etwa 30 chemisch verwandte Substanzen als Rauschmittel verwendet.

Phencyclidin ähnelt chemisch dem Narkosemittel **Ketamin** (s.S. 293, Abb. 14.9). Ein wesentlicher Angriffspunkt von beiden ist der **NMDA (N-Methyl-D-Aspartat)-Rezeptor,** ein ligandgesteuerter Ionenkanal (s.S. 133). Phencyclidin hemmt durch Bindung an eine spezielle Bindungsstelle des NMDA-Rezeptors vor allem den Ca^{2+}-Einstrom. In der Schizophrenie-Forschung hat die Phencyclidin-Psychose als sogenannte Modellpsychose eine gewisse Bedeutung erlangt, da sie – anders als die LSD- oder Amphetamin-Psychose – nicht nur mit Positiv-, sondern auch mit Negativsymptomen verbunden ist.

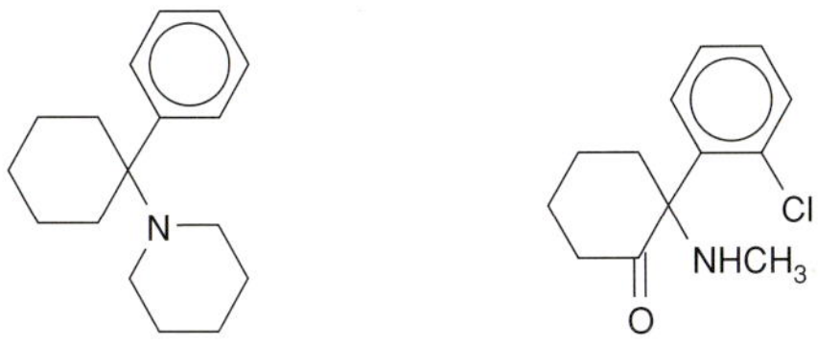

N Cl NHCH$_3$ O

Abb. 14.9 Phencyclidin (links) und Ketamin (rechts).

Pharmakodynamik

Akute Wirkungen

Bei Zufuhr von Phencyclidin über den Zigarettenrauch treten **psychotrope Wirkungen nach etwa 5 Minuten** auf, erreichen ihr Maximum nach einer halben Stunde und halten etwa 3–6 Stunden an. Phencyclidin-Dosen unter 5 mg gelten als niedrig, solche über 10 mg als hoch. Typische psychotrope Effekte sind **Euphorie und Erregung** sowie ein **Gefühl der Stärke und Unverletzlichkeit.** Häufig ändert sich die Wahrnehmung von Raum und Zeit sowie des eigenen Körpers. Manchmal treten Angst sowie optische und akustische **Halluzinationen** auf. Nicht selten kommt es zu einem Gefühl der Isolation. Das Verhalten zu anderen Menschen kann durch Kontaktfreudigkeit geprägt sein, aber im nächsten Augenblick in Aggression umschlagen. Manchmal schließt sich an diese Symptomatik eine Nachphase mit Reizbarkeit und Depression an. Unfälle als Folge einer Fehleinschätzung der Realität können den Konsumenten erheblich gefährden. An den Trip, für den häufig Amnesie besteht, kann sich eine Psychose anschließen, die bis zu einem Monat andauern kann.

Neurologische Effekte sind Nystagmus, Ataxie und Dysarthrie. Außerdem kommt es zu einem Rigor der Muskulatur; als klinisch-chemisches Korrelat ist bei 70 % aller Konsumenten die Plasma-Konzentration von Creatinkinase erhöht. Analgesie und Parästhesie bewirken ein Taubheitsgefühl in den Extremitäten. Als vegetative Wirkungen werden **Blutdruckanstieg und Tachykardie sowie Hyperthermie** beobachtet. Dosen von mehr als 20 mg führen zu epileptischen Anfällen, Koma, Rhabdomyolyse und unter Umständen zum Tod.

Als Suchtmittel ist Phencyclidin **besonders gefährlich,** da es zu fremdaggressivem und selbstzerstörerischem Verhalten sowie zu schweren vegetativen Symptomen führen kann.

Chronischer Gebrauch

Bei chronischem Gebrauch von Phencyclidin können sich **Toleranz und psychische Abhängigkeit** entwickeln. Physische Abhängigkeit und Entzugssymptome sind sehr selten. Nach Langzeitabusus können Syndrome auftreten, die durch Angst, Depressionen und Beeinträchtigung der kognitiven Fähigkeiten gekennzeichnet sind.

14.9 Abhängigkeit von psychotropen Substanzen

14.9.1 Definition und Klassifikation

Abhängigkeit von psychotropen Substanzen ist gekennzeichnet **durch zwanghaftes, die Alltagsaktivitäten dominierendes und nicht kontrollierbares Verlangen, den betreffenden Stoff** oder – bei Abhängigkeit von mehreren Substanzen („Polytoxikomanie" = polyvalente Abhängigkeit) – die betreffenden Stoffe **zu konsumieren.**

Der Begriff „Abhängigkeit" („drug dependence") wurde auf Vorschlag der WHO eingeführt; er ist wesentlich schärfer und eindeutiger als der Begriff „**Sucht**"; dieser leitet sich aus dem Wort „siech" im Sinne von „krank" ab, und er wird umgangssprachlich dementsprechend auch für bestimmte Krankheiten (z.B. „Schwindsucht" = Tuberkulose) verwendet. Die Begriffe „Sucht" und „Suchtkrankheiten" sind aber im Zusammenhang mit der Abhängigkeit von psychotropen Substanzen so geläufig, daß sie auch gegenwärtig noch in der Psychiatrie und im politischen und sozialen Bereich als Synonyme hierfür verwendet werden. Der Begriff „**Drogen**", der sich im Kontext mit Abhängigkeit eingebürgert hat, umfaßt zahlreiche Stoffe und Produkte pflanzlicher oder synthetisch-chemischer Herkunft, die entweder legal verfügbar oder nur illegal beschaffbar sind; hierzu gehören z.B. psychotrope Pharmaka, alkoholische Getränke und Tabakprodukte, LSD, Heroin, Ecstasy und Haschisch. Die Abhängigkeit von solchen „Drogen" kann mit drei Phänomenen verknüpft sein: 1. Toleranz, 2. körperliche Abhängigkeit, 3. psychische Abhängigkeit.

Toleranz befähigt den Organismus, gegen die Wirkung eines Pharmakons kompensatorisch zu reagieren, so daß **nach wiederholter Gabe seine Effekte nachlassen** und nur bei **Erhöhung der Dosis** aufrechterhalten werden können. Metabolisch bedingte Toleranz (s.S. 16) spielt bei Barbituraten eine wesentliche Rolle, ist aber für die Gewöhnung an morphinartige Analgetika, Stimulantien, Alkohol und andere Rauschmittel von untergeordneter Bedeutung. Die Eliminationsgeschwindigkeit des Alkohols beim Alkoholkranken und die des Morphins beim Morphinisten ist nicht wesentlich verschieden von der bei gesunden Personen. Pharmakodynamische Toleranz (s.S. 16) entwickelt sich fast nie gegen alle Wirkqualitäten eines Pharmakons (**differenzierte Toleranz**). Die dämpfenden Wirkungen der Opioide sind z.B. von der Gewöhnung stärker betroffen als die erregenden. Auch Schlafmittel wirken nach chronischem Gebrauch häufig nicht mehr sedierend, sondern eher stimulierend.

Mit **Kreuztoleranz** wird der Wirkungsverlust von Pharmaka (z.B. von Morphin) bezeichnet, der durch wiederholte Gabe einer ähnlich wirkenden Substanz (z.B. eines anderen Opioids) ausgelöst worden ist. Kreuztoleranz ist nicht streng gruppenspezifisch. Sedativa und Hypnotika sind beim Alkoholkranken oft weniger wirksam, wenngleich ihr akut sedativer Effekt beim Nichtgewöhnten durch Alkohol verstärkt wird.

Körperliche oder physische Abhängigkeit ist dadurch gekennzeichnet, daß nach chronischer Einnahme eines Pharmakons **bei abruptem Absetzen** oder bei Anwendung eines spezifischen Antagonisten **Entzugssymptome** auftreten. Sie äußern sich vorwiegend in vegetativen Reaktionen, die meist den initialen Wirkungen entgegengesetzt sind. Abstinenzerscheinungen werden speziell **nach Entzug von Alkohol, Morphin und morphinartig wirkenden Analgetika** sowie der Gruppe der zentraldämpfenden Pharmaka (**Tranquillantien, Barbiturate**) beobachtet. Körperliche Abhängigkeit ist meist eng mit Toleranz verknüpft. Umgekehrt muß Toleranz nicht zwangsläufig mit körperlicher Abhängigkeit einhergehen. Beispiele hierfür sind Δ^9-THC und LSD.

Als **psychische Abhängigkeit** wird ein unwiderstehliches Verlangen (craving) bezeichnet, ein Pharmakon zu verwenden und seinen Gebrauch fortzusetzen, um sich **positive Empfindungen** zu verschaffen oder unangenehme zu vermeiden. Die euphorisierenden und enthemmenden Wirkungen von psychotropen Substanzen oder Rauscherlebnisse sind wichtige Motivationsfaktoren. So kommt es zu einer Verstärkung von Verhalten (reinforcement) mit dem Ziel, sich die Droge erneut zugänglich zu machen, wobei der Gebrauch immer weniger kontrolliert werden kann.

Neurobiologisch ist als Gemeinsamkeit in der Abhängigkeitsentwicklung gegenüber unterschiedlichen Substanzen wie Amphetamin, Cocain, Nicotin, Ethanol, Morphin und Δ^9-Tetrahydrocannabinol ihre aktivitätssteigernde Wirkung auf das mesolimbische Dopaminsystem anzusehen: **Diese Stoffe erhöhen trotz unterschiedlicher Angriffspunkte und Wirkungsmechanismen die Dopaminkonzentration im synaptischen Spalt in Strukturen des limbischen Systems** (s.S. 124 und Abb. 4.8, S. 190).

Das Abhängigkeitspotential eines Pharmakons wird von der Art und Intensität der „Belohnung" bestimmt, die durch den Konsum erreicht werden kann. Wahrscheinlich sind die Auslösung der psychischen Abhängigkeit und ihre Merkmale, wie unstillbares Verlangen (craving) und Kontrollverlust, nicht mit den beiden anderen Charakteristika der Abhängigkeit – Toleranz und physische Abhängigkeit – verknüpft (Tab. 14.10).

In Anlehnung an einen Vorschlag der WHO (ICD-10) läßt sich die Abhängigkeit gegenüber psychotropen Substanzen in folgende **Klassifikation** einordnen (Seitenhinweise beziehen sich auf die Darstellung der pharmakologischen Eigenschaften der Stoffe):

- **Morphintyp** (S. 254),
- **Alkohol-/Benzodiazepin-/Barbiturat-Typ** (S. 302, 306, 356, 1076),
- **Cocaintyp** (S. 204),
- **Amphetamintyp** (S. 363),
- **Cannabistyp** (S. 366),
- **Halluzinogentyp** (S. 367).

Diese Abhängigkeitstypen unterscheiden sich qualitativ und quantitativ in bezug auf Toleranz, physische und psychische Abhängigkeit (Tab. 14.10). Daneben ist die Abhängigkeit gegenüber **Nicotin** (S. 165), flüchtigen organischen **Lösungsmitteln** („Schnüffelsucht"; S. 1071) und **nicht-opioiden Analgetika** (S. 244) bedeutungsvoll.

14.9.2 Charakteristika einzelner Abhängigkeitstypen

Die Pharmakologie der im Klassifikationsschema soeben aufgelisteten Stoffe und Stoffgruppen wird in diesem Buch – teilweise auch unter dem Aspekt der Abhängigkeit – in den jeweiligen substanzbezogenen Kapiteln besprochen (s.o.). Ergänzend werden im Folgenden für besonders wichtige Stoffe Charakteristika der Abhängigkeitsentwicklung ausführlich dargestellt; für andere Substanzen werden für die Abhängigkeit relevante Aspekte herausgearbeitet.

Tabelle 14.10: Charakteristik abhängigkeitserzeugender Pharmaka

	Toleranz	physische Abhängigkeit	psychische Abhängigkeit
Opioide, speziell Heroin und Morphin	+ + +	+ + +	+ + +
Alkohol	+ +	+ + +	+ +
zentraldämpfende Pharmaka, speziell Benzodiazepine	+ +	+ +	+ +
Cocain	(+)	+	+ + +
Stimulantien, speziell „Amphetamine“[1]	+ + +	(+)	+ +
Cannabis	(+)	0[2]	+
Halluzinogene, speziell LSD und Mescalin	+ + +	0	+

[1] Amphetamin, Methamphetamin, Methylphenidat
[2] Ein mildes Entzugssyndrom kann in seltenen Fällen bei abruptem Absetzen nach langdauernder hoher Dosierung auftreten.

Opioide („Morphinismus“)

Die zeitweise Ausschaltung des Schmerzes durch Opioidanalgetika (S. 253) erlebt der Patient gewöhnlich als Erleichterung, aber nicht als Änderung des seelischen Befindens. Chronische Schmerzpatienten werden auch nach längerer sachgemäßer Behandlung mit starken Analgetika zwar physisch, jedoch nur ganz selten psychisch abhängig. Entscheidender **Risikofaktor für die Abhängigkeitsentwicklung** ist offenbar die **Selbstapplikation eines Opioids**. Gefährdet sind vorwiegend Jugendliche, die durch Freunde und Bekannte mit Heroin in Berührung kommen. Neugier, Experimentieren und der Wunsch, das Gefühl, „high“ zu sein, kennenzulernen, stehen oft am Anfang der Opioidabhängigkeit. Es entwickelt sich ein **Zustand seelischer Ruhe und Unbeschwertheit**, ein Zustand der Euphorie, der Schwierigkeiten vergessen oder als unbedeutend erscheinen läßt. Diese pharmakoninduzierten Erlebnisse sind geeignet, den **Wunsch nach Wiederholung** unwiderstehlich werden zu lassen. Im nächsten Stadium der Abhängigkeit ist der Morphinist meist nur durch **Zufuhr steigender Dosen** des Opioids in einer erträglichen seelischen und körperlichen Verfassung zu halten. Dabei erfährt seine Gemüts- und Stimmungslage eine grundsätzliche Wandlung. Mit seiner Person beschäftigt, zieht er sich von seiner Umgebung zurück und wird ihr gegenüber teilnahmslos. Ihn beherrscht ausschließlich die Suche nach dem Opioid. Seine Willensstärke und Intelligenz lassen nach, Pflichterfüllung und Moral schwinden, er vernachlässigt die Körperpflege, begeht Betrügereien (Beschaffungskriminalität) usw. (s. auch S. 258).

Heroin (Diacetylmorphin) wirkt im Prinzip wie Morphin (s. S. 259). Es passiert aufgrund seiner besseren Lipidlöslichkeit die Blut-Hirn-Schranke leicht und wird in allen Geweben, also auch im Gehirn, sehr schnell zu Monoacetylmorphin und weiter zu Morphin hydrolysiert. Heroin ist also nur die wesentlich bessere Transportform des Morphins in das Gehirn. Auf der schnellen Anflutung beruht der für das Heroin typische „Kick“. Da sich Toleranz und Abhängigkeit bei Verwendung höherer Dosen rascher entwickeln und nach Gabe von Heroin schneller mehr Morphin den Wirkort erreicht, ist die Abhängigkeit und Toleranz bei Heroin meist stärker ausgeprägt.

Mit Abnahme der Opioidkonzentration im Blut treten die vom Abhängigen äußerst gefürchteten **Abstinenzerscheinungen** auf: zentrale Erregung (**Aggressivität, Ruhe- und Schlaflosigkeit**), verbunden mit vegetativen Erscheinungen (**Schwitzen, Piloerektion, Hyperglykämie, Tränen- und Speichelfluß, Erbrechen, Diarrhö**) sowie **Bauch- und Muskelschmerzen**. Dieses Entzugssyndrom kann auch durch Opioid-Antagonisten (s. S. 261) hervorgerufen werden. Wird Morphin durch eine andere, morphinartig wirkende Substanz, z. B. Methadon, ersetzt, so bleiben die Entzugserscheinungen aus. Sie treten dann aber nach Absetzen des jeweiligen Substituenten auf, sofern die Reduktion nicht stufenweise langsam erfolgt.

Alkohol („Alkoholismus“)

Die berühmten, von jedem Konsumenten gesuchten, dominierenden zentralnervösen Wirkungen sind **Dämpfung-Beruhigung**, aber auch **Anregung und Euphorie**.

Nach der **Definition der WHO** werden Personen als Alkoholkranke bezeichnet, die

1. große Mengen Alkohol länger als ein Jahr regelmäßig konsumieren,
2. die Kontrolle über das Trinken verloren haben und
3. körperlich, psychisch und in ihrer sozialen Stellung geschädigt sind.

Äußerlich ist der Alkoholkranke im fortgeschrittenen chronischen Stadium an seinem roten, aufgedunsenen Gesicht mit häufig starrem Blick erkennbar. Sein Gang ist taumelnd, die Hände zittern. Morgendliches Erbrechen, Appetitlosigkeit, ikterische Hautverfärbung zeigen den Beginn schwerer Organschäden an. Neben gesteigerter Reizbarkeit ist eine Gedächtnisschwäche vorhanden, die Leistungen gehen zurück. Die schwersten das Nervensystem betreffenden Folgeerscheinungen des Alkoholismus sind:

1. Polyneuropathien,
2. Delirium tremens mit Sinnestäuschung, Verkennung von Zeit und Ort, Schlaflosigkeit, gelegentlich epileptischen Anfällen,
3. Korsakow-Psychose, gekennzeichnet durch mnestische Störungen, Konfabulation und Demenz.

Die ebenso zerstörerischen extra-nervalen Folgen des Alkoholmißbrauchs, vor allem der Leberschaden, werden in Kap. 34 beschrieben (s. S. 1080).

Der Alkoholkranke ist gegenüber Ethanol tolerant. Die **Toleranz** ist im wesentlichen pharmakodynamischer, nicht pharmakokinetischer Natur, denn die Resorption, Verteilung und Elimination von Ethanol (s. S. 1077) unterscheiden sich trotz der häufig vorhandenen chronischen Gastritis bzw. Leberschädigung in der Regel nicht von denen bei gesunden Personen, die nur gelegentlich Bier, Wein oder konzentrierte Spirituosen zu sich nehmen. Die Leber scheint – sofern nicht infolge Zirrhose die restliche Parenchymmasse zu klein geworden ist – noch durchaus in der Lage zu sein, den Alkohol mit gleicher Geschwindigkeit umzusetzen wie die von Nichttrinkern. Die tödliche Dosis ist für Alkoholkranke sehr wahrscheinlich nicht höher als für Gesunde. Für zahlreiche Sedativa, Hypnotika und Narkotika sowie andere Alkohole besteht beim Alkoholkranken eine Kreuztoleranz.

Tranquillantien und Hypnotika

Benzodiazepine können bei Anwendung als Hypnotika (S. 299) und Tranquillantien (S. 356) zur Abhängigkeit führen. Barbiturate sind als abhängigkeitserzeugende Pharmaka im Vergleich zu Benzodiazepinen bedeutungslos geworden, da sie als Schlaf- und Beruhigungsmittel obsolet sind. Die Benzodiazepinabhängigkeit kann sich bei regelmäßiger Einnahme in wenigen Wochen ausbilden. Der Abhängige sucht die **beruhigende und euphorisierende Wirkung**. Die Intensität der Entzugssymptome und der Zeitpunkt des Auftretens nach Absetzen des Benzodiazepins sind von der Art und Dosierung der Substanz sowie der Dauer der Behandlung abhängig. Auch Risikofaktoren, wie vorbestehende psychische und körperliche Krankheiten oder chronische Schlafstörungen, spielen eine Rolle. Die Mittel wirken bei Gewöhnung im Laufe der Zeit häufig nicht mehr sedativ-hypnotisch, sondern erregend. Bei den Abhängigen kommt es zur Abnahme der Selbstkontrolle, des Konzentrationsvermögens sowie zu Ataxie, Tremor und vegetativen Dysfunktionen. Die **Entzugserscheinungen** ähneln in mancher Beziehung den Symptomen beim Alkoholentzug. Charakteristisch ist bei Schlafmitteln die **Absetzinsomnie**.

Bei manchen Abhängigen fehlt der Zwang zur Dosissteigerung („low dose dependency"). Umgekehrt kann es zu „high dose dependency" bei polyvalenter Abhängigkeit kommen.

Cocain („Cocainismus")

Cocain wird als Hydrochlorid geschnupft oder als freie Base („crack") geraucht. Auch hier wird, wie beim Morphin, von den Süchtigen eine Applikationsart gewählt, bei der eine gute Bioverfügbarkeit gewährleistet ist. Nach oraler Aufnahme wird Cocain im Magen-Darm-Trakt hydrolysiert und inaktiviert. (Eingeborene in Bolivien kauen Coca-Blätter vermischt mit Pottasche und erzielen so eine gute buccale Resorption [s. nicht-ionische Diffusion, S. 29]). Die psychischen Effekte gleichen einer Kombination der Wirkungen von Stimulantien und Halluzinogenen. Neben der Betäubung von Hunger und Müdigkeit treten gleichzeitig motorische **Unruhe**, ein schwer zu beschreibendes **Glücksgefühl** und die **Vorstellung übermenschlicher Stärke**, aber auch optisch-akustisch-taktile **Halluzinationen** auf. Die Wirkung ist meist nur kurz und mündet häufig in Angst mit ausgeprägter Aggressionsneigung. Bei Dauergebrauch kann es zu Delirien, tiefen Depressionen und paranoiden Zuständen kommen. Die gelegentlich geübte extreme Dosissteigerung ist nicht zwangsläufig. Nach der Definition der WHO besteht beim Cocain- wie auch beim Amphetaminmißbrauch nur eine **psychische Abhängigkeit**, d.h., es fehlt ein typisches Entzugssyndrom. Dennoch werden beim Menschen häufig nach erzwungenem Absetzen Entzugserscheinungen, wie Suche nach der Substanz, extremes Schlafbedürfnis, Hyperphagie, Angst, Gereiztheit, Tremor und anderes beobachtet (s.a. Tab. 14.10). Bei Cocain-Schnupfern ist die Nasenscheidewand gelegentlich entzündet, ulceriert und sogar perforiert als Folge der vasokonstriktorischen Wirkung (s. S. 204), die zu Nekrosen führt.

Stimulantien

Die Charakteristika der Amphetamin-, Methamphetamin- und Methylphenidat-Abhängigkeit wurden in Kap. 14.7 beschrieben (S. 363). Die dominierenden psychotropen Wirkungen sind **Erregung und Euphorie**. Verwandte Stoffe wie MDMA (Ecstasy), MDA, DOM und Mescalin besitzen aber entweder zusätzlich oder (Mescalin) sogar überwiegend halluzinogene Eigenschaften (S. 367). In der Einstiegsphase der Amphetaminabhängigkeit wird die Substanz oral eingenommen. Starke Toleranzentwicklung und der Wunsch nach intensiverer Euphorie veranlassen dann Dosissteigerung. Später wird die Substanz intravenös appliziert oder geraucht, um so bei weiterer Dosissteigerung schnellere und stärkere Effekte zu erzielen. Das Ergebnis sind stereotype Gedanken und Handlungen. Das Entzugssyndrom ist nicht deutlich

(s. Tab. 14.10). Chemisch und pharmakologisch in die Nähe der Stimulantien gehört **Kath** mit seinem Inhaltsstoff Cathinon (s.S. 188).

Cannabis

Die dominierenden psychotropen Wirkungen sind **Entspannung-Beruhigung, eine milde Euphorie und Halluzinationen**. Als Ergebnis chronischen Konsums, der bei Jugendlichen häufig ist, sind nicht nur psychische Abhängigkeit, sondern auch Symptome wie Apathie, Passivität und Teilnahmslosigkeit (**amotivationales Syndrom**) beschrieben worden. Eine Bagatellisierung der schädlichen Einflüsse von chronischem Cannabiskonsum, wie häufig aus dem Vergleich mit dem Gesundheitsrisiko von Nicotin und Alkohol abgeleitet, ist daher nicht angebracht.

Halluzinogene und Phencyclidin

Ein gemeinsames Merkmal der halluzinogen wirksamen Tryptaminderivate (z.B. LSD, Psilocybin) und Phenylethylaminderivate (z.B. Mescalin, DOM; S. 367) besteht darin, daß sie Agonisten oder Partialagonisten an 5-HT_{2A}- und/oder 5-HT_{2C}-Rezeptoren sind. Diese sind anscheinend am halluzinogenen Wirkungsmechanismus beteiligt. Bei chronischem Gebrauch des prototypischen LSD entwickelt sich sehr schnell (innerhalb von 3–4 Tagen) eine Toleranz. Physische Abhängigkeit kommt nicht vor, und **nur selten** ist **psychische Abhängigkeit** zu beobachten (S. 367).

Das NMDA-Rezeptor-blockierende, den Halluzinogenen nahestehende Phencyclidin kann bei chronischem Gebrauch ebenfalls zu Toleranz und psychischer Abhängigkeit führen (S. 369).

14.9.3 Therapie

Es gibt keine befriedigende Behandlung der Drogenabhängigkeit. Das heutige Vorgehen läßt sich in vier Phasen unterteilen:

- die **Kontakt- und Motivationsphase**,
- die **Entgiftungsphase** (in der die abhängigkeitserzeugende Substanz entzogen wird),
- die **Entwöhnungsphase** (in der das Leben ohne den „Suchtstoff" gelernt werden soll) und
- die **Rehabilitationsphase** (in der sich der Süchtige wieder in sein soziales und berufliches Umfeld eingliedern soll).

In einem solchen Behandlungskonzept, das sich über mehrere Jahre hinziehen kann, spielen neben Ärzten auch Suchtberatungsstellen, therapeutische Wohngemeinschaften und Selbsthilfegruppen eine Rolle.

Der Entzug abhängigkeitserzeugender Substanzen kann in vielen Fällen medikamentös erleichtert werden („**warmer Entzug**"; im Gegensatz zum nicht medikamentös gestützten „**kalten Entzug**"). Auch die Rückfallprophylaxe nach Erreichen der Abstinenz kann bei bestimmten Abhängigkeitstypen pharmakotherapeutisch unterstützt werden.

Der vorliegende Abschnitt ist auf adjuvante pharmakotherapeutische Maßnahmen fokussiert und auf solche Abhängigkeitsformen begrenzt, bei denen Arzneistoffen eine Stützung des Therapieerfolgs plausibel, wenngleich nicht in allen Fällen unumstritten, zugeschrieben wird.

Opioide

Da Opioidentzug nicht lebensbedrohlich ist, kann die „Entgiftung" ohne medikamentöse Hilfe durchgeführt werden. Zur Vermeidung der damit verbundenen Leiden werden aber zwei Methoden „warmen Entzugs" angewandt: nicht-Opioid-gestützt und Opioid-gestützt.

Zum **Nicht-Opioid-gestützten Entzug** benutzt man **Clonidin**. An der Auslösung von Entzugssymptomen ist nämlich eine Überaktivität zentraler Noradrenalin-Neurone beteiligt. Clonidin senkt den zentralen Sympathikotonus durch Aktivierung somadendritischer und präsynaptischer α_2-Autorezeptoren (Abb. 2.13, S. 129 und Abb. 4.16, S. 206). Unerwünschte Effekte sind vor allem Blutdrucksenkung und Bradykardie (s.S. 208). Alternativen zu Clonidin sind der $GABA_B$-Rezeptor-Agonist **Baclofen** (S. 135) und **tricyclische Antidepressiva, speziell Doxepin und Trimipramin**. Die letzteren wirken nur gegen psychische, nicht gegen physische Entzugssymptome.

Das Prinzip des **Opioid-gestützten Entzugs** besteht in der Umstellung von kurzwirksamem Heroin auf langwirksames **Methadon**. Dessen Nachteil liegt jedoch nach Absetzen in der Gefahr der Entwicklung eines protrahierten Entzugssyndroms, wenngleich dies mit deutlich schwächeren Symptomen einhergeht als der Heroinentzug.

Eine **Rückfallverhinderung** nach abgeschlossener „Opioidentgiftung" wird mit **Naltrexon**, einem gut oral bioverfügbaren langwirkenden Opioidrezeptor-Antagonisten (s.S. 261), angestrebt. Infolge der kompetitiven Opioidrezeptorblockade wirken Heroin und andere Opioide nicht mehr euphorisierend und sollen so ihren positiven Verstärkereffekt verlieren.

Mit dem Opioid-gestützten Entzug nicht zu verwechseln ist die **Substitutionsbehandlung mit Methadon**. Das Verfahren ist umstritten, weil dabei die Abstinenz nicht mehr als Ziel der Behandlung angesehen und die Abhängigkeit somit nicht beseitigt wird. Von den Befürwortern wird eine mindestens zweijährige Dauer der Heroinabhängigkeit als Voraussetzung genannt. Neben der strengen Indikationsstellung sind eine strukturierte Vergabe von Methadon (feste Zeiten) mit Urinkontrollen (zur Ermittlung eines eventuellen Beigebrauchs anderer „Drogen") und eine gute psychosoziale Betreuung in erfahrenen Behandlungszentren erforderlich.

Alkohol

Das **Delirium tremens** als lebensbedrohliche Komplikation des Alkoholentzugs erfordert eine Intensivbehandlung. Clomethiazol (S. 306), das zur Akutbehandlung eingesetzt wird, ist für eine Dauerbehandlung nicht geeignet, da es selbst Abhängigkeit erzeugen kann. Behandlungsalternativen des Delirs sind Benzodiazepine, Clonidin und (bei Halluzinationen) Neuroleptika.

In den letzten Jahren ist die ambulante Therapie von Alkoholabhängigen durch Substanzen bereichert worden, die den Zwang, Alkohol zu trinken, vermindern: **Anticraving-Substanzen.** Hierzu zählen vor allem **Acamprosat**[1], das durch einen Angriff an NMDA-Rezeptoren Glutamat-induzierte neuronale Aktivitätssteigerungen vermindert, und der Opioidrezeptor-Antagonist **Naltrexon**, dessen Wirkung beim Alkoholentzug mit einer Beteiligung endogener Opioide an der Alkoholwirkung auf das mesolimbische Dopaminsystem zusammenhängt. Eine schwache Anticraving-Wirkung wird auch dem SSRI **Fluoxetin** zugeschrieben.

Von der Aversionsbehandlung des Alkoholismus mit Disulfiram (S. 1085) muß abgeraten werden. Massive Unverträglichkeitsreaktionen gegenüber Alkohol können auftreten. Sie sind bei Patienten mit kardiovaskulären Erkrankungen lebensgefährlich.

Benzodiazepine

Der Entzug wird in der Regel in Form einer **abgestuften Dosisreduktion** mit vollständigem Ausschleichen durchgeführt. Bei Auftreten starker Angst werden als medikamentöse Stütze Carbamazepin, Betablocker, Clonidin oder sedierende Antidepressiva eingesetzt.

Cocain

Als unterstützende pharmakotherapeutische Maßnahmen für den Entzug werden **Antidepressiva** empfohlen. Unter diesen ist Desipramin, das ab der 3. Behandlungswoche das „Craving" deutlich vermindert, am besten untersucht. Weiterhin werden Buprenorphin und Flupentixol therapeutisch versucht.

[1] Campral®

Stimulantien, Cannabis und Halluzinogene

Bei diesen Formen der Abhängigkeit spielen medikamentöse Maßnahmen bestenfalls eine untergeordnete Rolle. Erwähnenswert ist, daß SSRI die neurotoxischen Wirkungen von Ecstasy auf 5-HT-Neurone im Gehirn verhindern können.

Weiterführende Literatur

Atack, J. R./Broughton, H. B./Pollack, S. J.: Inositol monophosphatase – a putative target for Li^+ in the treatment of bipolar disorder. Trends Neurosci. **18**, 343–349 (1995).

Baumgarten, H. G./Göthert, M. (Hrsg.): Serotoninergic Neurons and 5-HT Receptors in the CNS. Handbook of Experimental Pharmacology. Bd. 129. Springer Verlag, Berlin 1997.

Benkert, O./Hippius, H.: Psychiatrische Pharmakotherapie. 6. Aufl. Springer, Berlin 1996.

Bloom, F. E./Kupfer, D. J. (Hrsg.): Psychopharmacology. The Fourth Generation of Progress. Raven, New York 1995.

Cho, A. K./Segal, D. S.: Amphetamine and its analogs. Academic Press, New York 1994.

Gastpar, M./Mann, K./Rommelspacher, H.: Lehrbuch der Suchterkrankungen. Georg Thieme Verlag, Stuttgart 1999.

Goldstein, A.: Molecular and Cellular Aspects of Drug Addictions. Springer Verlag, New York 1989.

Hall, W./Solowij, N.: Adverse effects of cannabis. Lancet **352**, 1611–1616 (1998).

Hyttel, J.: Pharmacological characterization of selective serotonin reuptake inhibitors (SSRIs). Intern. Clin. Psychopharmacol. **9** (Suppl. 1), 19–24 (1994).

Jefferson, J. W./Greist, J. H.: Lithium in psychiatry. CNS Drugs **1**, 448–464 (1994).

Kissling, W.: Schizophrenie: Rückfallverhütung durch Neuroleptika. Dtsch. Ärztebl. **90**, A_1-3370–A_1-3375 (1993).

Kleiber, D./Kovar, K. A.: Auswirkungen des Cannabiskonsums. Eine Expertise zu pharmakologischen und psychosozialen Konsequenzen. Wissenschaftliche Verlagsgesellschaft, Stuttgart 1998.

Möller, H. J.: Aktuelle Standards der Behandlung schizophrener Erkrankungen. Psychopharmakotherapie **3**, 51–56 (1996).

Riederer, P./Laux, G./Pöldinger, W. (Hrsg.): Neuro-Psychopharmaka. Ein Therapie-Handbuch. Band 4: Neuroleptika. Springer, Wien 1992.

Schmidt, L. G./Defeu, P./Kuhn, S./Rommelspacher, H.: Perspektiven einer Pharmakotherapie der Alkoholabhängigkeit. Nervenarzt **66**, 323–330 (1995).

Schuckit, M. A.: Drug and Alcohol Abuse. Plenum Medical Book Company, New York, London 1995.

Siegel, G. J./Agranoff, B. W./Albers, R. W./Molinoff, P. B. (Hrsg.): Basic Neurochemistry. 5. Aufl. Raven, New York 1994.

Soyka, M.: Drogen- und Medikamentenabhängigkeit. Wissenschaftliche Verlagsgesellschaft, Stuttgart 1998.

15 Pharmakotherapie im Alter

K. Turnheim, Wien

Alte Menschen reagieren gegenüber Pharmaka empfindlicher als junge, bei ihnen treten unerwünschte Arzneimittelwirkungen 2- bis 3mal häufiger auf als bei Patienten unter 30 Jahren. Die Besonderheiten von Pharmakonwirkungen im Alter können pharmakodynamisch und/oder pharmakokinetisch bedingt sein, der Organismus reagiert also anders auf einen Wirkstoff oder die Disposition von Wirkstoffen (Resorption, Verteilung im Organismus und Elimination) ist verändert. Pharmakokinetische Altersveränderungen gehen mit geänderten Arzneistoffkonzentrationen am Wirkort einher, pharmakodynamische Veränderungen nicht.

15.1 Physiologie des Alterungsprozesses

Nach der Reife, also dem Abschluß des Wachstums, kommt es zu einem allmählichen Abfall der physiologischen Funktionen praktisch aller Organe, das Ausmaß dieser Reduktion variiert jedoch sehr stark zwischen einzelnen Individuen. Die Organleistungen alter Menschen mögen in Ruhe adäquat sein, unter Belastungen, im Streß können sie insuffizient werden.

Eines der Charakteristika des fortgeschrittenen Lebensalters ist eine zunehmende **Rigidität des Gewebes**. Aufgrund der erhöhten „Steifheit" des **Myokards** verlaufen die diastolische Füllung sowie die Kontraktion langsamer, das Herzminutenvolumen und die Schlagfrequenz sinken. Die Dehnbarkeit der **Blutgefäße** ist vermindert, wodurch der Blutdruck und die Belastung des Herzens steigen, während die Durchblutung von Nieren, Leber und in geringerem Ausmaß auch des Gehirns abfällt. Mit fortschreitendem Alter sinkt die Empfindlichkeit der Barorezeptoren, so daß die reflektorische Regulation von Blutdruck und Herzfrequenz eingeschränkt ist.

Die Elastizität der **Lungen** sowie die Vitalkapazität sinken ebenfalls im Alter. Infolge einer Reduktion der respiratorischen Oberfläche nimmt der pulmonale Diffusionskoeffizient für Gase um etwa 8 % alle 10 Jahre ab. Der arterielle pO_2 sinkt jede Dekade um ungefähr 4 mmHg, obwohl der alveoläre pO_2 gleich bleibt. Die stimulierende Wirkung einer Hypoxie und einer Hypercapnie auf die Atmung ist im Alter reduziert.

Die **Nierenfunktion** nimmt mit zunehmenden Alter ab: Die glomeruläre Filtrationsrate (Abb. 1.71, s. S. 71), die tubuläre Sekretion, der renale Blutfluß und die Kapazität der Niere, den Harn zu konzentrieren oder zu verdünnen, sind reduziert. Bei einem Achtzigjährigen funktioniert die Niere im Mittel nur noch halb so gut wie bei einem Zwanzigjährigen.

Die Höhe des Nüchternblutzuckers ist bei alten und jungen Menschen ähnlich, die **Glucosetoleranz** ist jedoch bei alten Menschen **reduziert**: Bei einer Glucosebelastung ist der Blutzuckeranstieg bei Alten stärker ausgeprägt als bei Jungen, und es dauert länger, bis der Ausgangszustand wieder erreicht wird. Die Reduktion der Glucosetoleranz bei gesunden alten Menschen ist gewöhnlich nicht auf eine verminderte Insulinsekretion zurückzuführen (diese ist eventuell verlangsamt), sondern auf eine verringerte Reaktionsfähigkeit des Gewebes.

Im **endokrinen System** fällt bei Frauen ein kontinuierlicher Abfall des Östrogenspiegels im Serum auf, während bei Männern der Testosteronspiegel bis ins hohe Alter wenig verändert ist. Die Serumkonzentration von Parathormon steigt im Alter, möglicherweise wegen einer verminderten Bindung von Calcium an die Calciumsensoren der Nebenschilddrüsenzellen. Auch die Empfindlichkeit der Feedbackregulierung zwischen Hypothalamus und Nebennierenrinde ist im Alter vermindert.

Tabelle 15.1: Altersveränderungen von Rezeptorsystemen für Neurotransmitter
(nach Catterson et al., Psychiatr. Clin. North Am. 20, 205–218 [1997])

Dopaminerges System:	Zahl der Dopamin-D_2-Rezeptoren im Striatum ↓
Cholinerges System:	Zahl der cholinergen Neurone ↓
	Cholinacetyltransferase ↓
GABAerges System:	Empfindlichkeit der Benzodiazepin-Rezeptoren ↑
Adrenerges System:	Zahl der β-Adrenozeptoren ↓
	Affinität der β-Adrenozeptoren ↓
	cAMP-Produktion infolge Aktivierung von β-Adrenozeptoren ↓
	Empfindlichkeit der α_2-Adrenozeptoren ↓

Im **Zentralnervensystem** kommt es im Rahmen des Alterungsprozesses zu histologischen, chemischen und elektrophysiologischen Veränderungen. Zwischen dem 20. und dem 80. Lebensjahr nimmt das Hirngewicht um 20 % ab, wobei vor allem die graue Masse, weniger die weiße reduziert ist. Beispiele für altersabhängige Änderungen von Neurotransmittersystemen sind in Tab. 15.1 angegeben. In den extrapyramidalen Kernen des Gehirns sinkt im Laufe des Lebens die Zahl der dopaminergen Neurone und der Dopamin-D_2-Rezeptoren sowie der Gehalt der an der Monoaminsynthese beteiligten Enzyme (s. S. 124). Wenn die Zahl der dopaminergen Neurone eine gewisse Schwelle unterschreitet, werden extrapyramidal-motorische Symptome manifest. Die verminderte kognitive Kapazität wird mit einer Degeneration cholinerger Neurone in Verbindung gebracht. Die Anzahl der Synapsen im Nervensystem fällt mit zunehmendem Lebensalter.

15.2 Pharmakokinetische Altersveränderungen

Der Einfluß des Alters auf die Pharmakokinetik wird im Kap. 1 dargestellt (s. S. 70), die wesentlichen Veränderungen sind in Tab. 15.2 zusammengefaßt. Die wichtigste pharmakokinetische Altersveränderung ist eine **Abnahme der renalen Pharmakonausscheidung**. Werden Arzneistoffe, die hauptsächlich über die Nieren eliminiert werden, die also eine niedrige extrarenale Eliminationsfraktion haben (s. S. 95f.), alten Menschen in gleicher Dosierung wie bei jüngeren Erwachsenen verabreicht, können höhere Plasmaspiegel und damit toxische Effekte resultieren. Es soll daher bei diesen Patienten eine Dosisanpassung entsprechend der Creatininclearance wie bei Niereninsuffizienz vorgenommen werden (s. S. 95), wobei allerdings angenommen wird, daß das Verteilungsvolumen und der Pharmakonmetabolismus unverändert sind. Häufig steht jedoch ein Meßwert für die Creatininclearance nicht zur Verfügung. Wird in diesen Fällen versucht, die Nierenfunktion anhand des Serumspiegels von Creatinin abzuschätzen, ist zu beachten, daß trotz Einschränkung der glomerulären Filtrationsrate die Serumkonzentration von Creatinin unverändert sein kann, weil die Masse der Skelettmuskulatur, die Hauptquelle von Creatinin, im Alter auch reduziert ist. Für die Dosisanpassung im Alter kann die Creatininclearance, $CL_{Creatinin}$, aus dem Serumspiegel von Creatinin, $C_{Creatinin}$ (in mg/ml), nach der Formel von Cockroft und Gault (Nephron **15**: 31–41, 1976) abgeschätzt werden:

$$CL_{Creatinin}(\text{ml/min}) = \frac{(140 - \text{Alter}) \times \text{Körpergewicht}}{72 \times C_{Creatinin}}$$

Diese Gleichung gibt den Wert der Creatininclearance bei Männern an. Der Wert für Frauen ist wegen der geringeren Muskelmasse mit 0,85 zu multiplizieren.

Bei der Dosierung im Alter ist ferner zu beachten, daß bei sehr alten gebrechlichen Menschen das **Körpergewicht reduziert** ist. Der **Pharmakonmetabolismus** ist insbesondere bei Patienten mit schlechtem Ernährungszustand **reduziert**.

Tabelle 15.2: Pharmakokinetische Veränderungen im hohen Lebensalter

Resorption:	• unveränderte intestinale Resorption von Pharmaka, die per Diffusion permeieren.
Substanzen:	• Pharmaka, die über carriervermittelte Transportprozesse im Darmepithel resorbiert werden (Calcium, Eisen, verschiedene Vitamine), können eine verminderte perorale Bioverfügbarkeit zeigen.
Verteilung:	• Verteilungsvolumen von hydrophilen Pharmaka vermindert, jenes von lipophilen Pharmaka erhöht.
	• Bei sehr alten, gebrechlichen Patienten ist bei der Dosierung das verminderte Körpergewicht zu berücksichtigen.
	• Im Alter sinkt die Konzentration von Plasmaalbumin geringfügig, die resultierende Abnahme der Plasmaproteinbindung von Pharmaka ist in der Regel bedeutungslos.
Biotransformation:	• Die Verminderung der metabolischen Clearance von Pharmaka im Alter ist sehr variabel. Eine altersabhängige Verminderung des Metabolismus wurde für Propranolol, einige Benzodiazepine, Cumarine und Levodopa nachgewiesen. Bei einer Reduktion des Arzneistoffmetabolismus kann der first-pass-Effekt vermindert sein, so daß ein größerer Pharmakonanteil bioverfügbar wird (s. Tab. 1.20, S. 70).
	• Bei schlechtem Ernährungszustand ist die Biotransformation von Pharmaka beeinträchtigt.
Renale Exkretion:	• Parallel zur Abnahme der Nierenfunktion ist die renale Ausscheidung von Pharmaka im Alter vermindert.

15.3 Pharmakodynamische Altersveränderungen

Vermindertes Ansprechen von Rezeptoren

Zahlreiche Rezeptoren zeigen im Senium ein vermindertes Ansprechen. Alte Menschen sind gegenüber β-Adrenozeptor-Agonisten, z.B. Isoprenalin, relativ resistent, die Zellen antworten mit einem geringeren Anstieg des cAMP (Tab. 15.1). Als Mechanismen der verminderten Empfindlichkeit gegenüber β-adrenergen Stimuli werden sowohl eine Abnahme der Zahl und der Affinität der Rezeptoren diskutiert als auch eine Abnahme der Adenylylcyclase, der G-Proteine sowie der cAMP-abhängigen Proteinkinase. Eine Down-Regulation der β-Adrenozeptoren ist in Übereinstimmung mit den im Alter gesteigerten Plasmakonzentrationen von Noradrenalin. Es liegen außerdem Hinweise vor, daß die bronchospasmolytische Wirksamkeit von β-Adrenozeptor-Agonisten im Alter vermindert ist. Der bradykarde Effekt von β-Adrenozeptor-Antagonisten ist reduziert; das gilt auch für die blutdrucksenkende Wirkung, eventuell wegen der niedrigeren Reninspiegel. Der vasodilatierende Effekt von Nitroglycerin ist hingegen im Alter nicht vermindert.

Während Wirkungen, die über α_1-Adrenozeptoren vermittelt werden, im Alter nicht abfallen, kommt es zu einer Reduktion der α_2-adrenergen Effekte, die Empfindlichkeit gegenüber Clonidin sinkt. Die Verminderung der Aktivität präsynaptischer α_2-Adrenozeptoren (s. S. 175ff.) ist wahrscheinlich für die gesteigerte Plasmakonzentration von Noradrenalin verantwortlich.

Was das parasympathische Nervensystem betrifft, ist der tachykarde Effekt von Atropin im Alter vermindert.

Insuffizienz homöostatischer Mechanismen

Es ist ein generelles Kennzeichen des Alterns, daß homöostatische Mechanismen insuffizient werden. Die Funktionen des Organismus sind leichter aus dem Gleichgewicht zu bringen und es dauert länger, bis das ursprüngliche Equilibrium wieder erreicht wird. Der Körper hat also weniger funktionelle Reserven und damit weniger Kompensationsmöglichkeiten. Wegen der **schwächer ausgeprägten Gegenregulationsmechanismen** wirken sich daher Pharmakoneffekte ungedämpft aus, es drohen vermehrt unerwünschte Arzneimittelwirkungen (Tab. 15.3). Ein typisches Beispiel ist die höhere Orthostasegefahr im Alter nach Gabe blutdrucksenkender Arzneimittel.

Diuretika gehören zu den bei alten Menschen am häufigsten verwendeten Pharmaka. Diese Altersgruppe ist sehr vulnerabel gegenüber Störungen des **Wasser- und Elektrolythaushaltes** sowie des Stoffwechsels. Das Durstgefühl und damit der Flüssigkeitskonsum sind im Alter vermindert, der Wassergehalt des Körpers ist reduziert, das extrazelluläre Flüssigkeitsvolumen fällt um etwa 40 %. Alte Menschen leben nicht selten am Rand einer Dehydratation. Die zusätzliche Flüssigkeitsverarmung durch Diuretika in Kombination mit den im Alter reduzierten Barorezeptorreflexen und der verminderten kardialen Funktion steigert das Risiko einer insuffizienten Organdurchblutung und einer Orthostase.

Wegen der Einschränkung von Gegenregulationsmechanismen zur **Konstanthaltung des Glucosespiegels** ist das Risiko von Hypoglykämien nach Sulfonylharnstoffen im Alter erhöht.

Gesteigerte Empfindlichkeit des ZNS für Pharmaka

Das Zentralnervensystem ist ein besonders empfindliches Zielorgan für Pharmaka bei geriatrischen Patienten. Mit dem Alter sinkt die narkotische Dosis von

Tabelle 15.3: Im Alter häufiger oder verstärkt auftretende unerwünschte Pharmakonwirkungen aufgrund abgeschwächter Gegenregulationsmechanismen des Organismus

Arzneistoffgruppe	unerwünschte Wirkungen
Antihypertensiva	Orthostase
Vasodilatantien	vaskuläres Steal-Phänomen (Minderdurchblutung)
β-Adrenozeptor-Antagonisten, Calciumkanalblocker	Herzinsuffizienz, Bradykardie
Herzglykoside	Rhythmusstörungen
Muscarinrezeptor-Antagonisten, Histamin-H_1-Rezeptor-Antagonisten, tricyclische Antidepressiva, Phenothiazine, Clozapin	Harnretention, Obstipation, Glaukom, Delirium
Neuroleptika	extrapyramidal-motorische Symptome
Opioide	Atemdepression
Sedativa, Narkotika	zentralnervöse Depression
Antikoagulantien	Blutung
Schleifen- und Thiazid-Diuretika	Dehydratation, Hypokalämie, Hyperurikämie
nicht-steroidale Antiphlogistika, Aminoglykoside, intravasale Röntgenkontrastmittel	Einschränkung der Nierenfunktion

Thiopental, unter anderem wegen gesteigerter neuronaler Empfindlichkeit. **Antiepileptika** sind bezüglich Indikation und Dosis bei alten Menschen besonders vorsichtig zu verwenden, unerwünschte Effekte treten häufiger auf. Die Reaktion auf **Opioide** ist bei alten Menschen gesteigert, häufig kommt es zu exzessiver Sedierung und Atemdepression, protektive Reflexe sind abgeschwächt.

Psychopharmaka werden bei alten Menschen überproportional häufig verwendet, insbesondere wenn sie in Alters- und Pflegeheimen untergebracht sind. Es liegt der Verdacht nahe, daß dieser hohe Verbrauch von sedierenden Pharmaka nicht selten der Erleichterung der Pflege dient. Die Einnahme von **Benzodiazepinen** und anderen zentralnervös wirksamen Pharmaka führt bei alten Menschen zu **stärkerer Sedierung** als bei jungen, zu Isolation, Entfremdung sowie zu Immobilisation. Es besteht bei alten Menschen ein deutlicher Zusammenhang zwischen der Verwendung sedativ-hypnotischer Pharmaka und der Verschlechterung psychometrischer Tests. Vorsicht ist bei der Kombination von zentralnervös wirksamen Wirkstoffen (unter anderem Ethanol) geboten. Wenn die Verordnung von Benzodiazepinen unbedingt notwendig ist, soll Substanzen mit kurzer Plasmahalbwertszeit und ohne biologisch aktive Metaboliten der Vorzug gegeben werden (z.B. Temazepam oder Oxazepam).

Die unkritische Verwendung zentralnervös dämpfender Pharmaka ist eine wichtige Ursache für den Anstieg der Morbidität im Alter. Nicht nur die intellektuellen Fähigkeiten werden durch Psychopharmaka eingeschränkt, es kommt auch zu Gangstörungen und Dyskinesien und damit zu Stürzen und Verletzungen. Die Verwendung von Psychopharmaka verdoppelt bei alten Menschen das Risiko einer Schenkelhalsfraktur. Bei gleichzeitiger Verabreichung von Antikoagulantien und zentralnervös dämpfenden Arzneistoffen ist Vorsicht geboten, da die motorische Koordination eingeschränkt und die Blutungsgefahr erhöht ist.

Nicht nur Psychopharmaka, sondern auch **Antihypertensiva mit Wirkung auf das ZNS**, wie Clonidin und α-Methyldopa, verursachen Lethargie und Depression. Eine Demenz kann verschlechtert werden. Bei alten Menschen besteht eine deutliche Beziehung zwischen der Einnahme von β-Adrenozeptor-Antagonisten und depressiver Verstimmung, Schlafstörungen und Alpträumen.

Verstärkte Wirkung von Muscarinrezeptor-Antagonisten

Während anticholinerge Symptome für junge Menschen bloß eine geringfügige Belästigung darstellen, können sie für alte bedrohlich sein: Alte Menschen zeigen eine **überstarke Reaktion auf anticholinerge Arzneistoffe**. Antimuscarinische Wirkungskomponenten haben nicht nur Parasympatholytika, sondern auch H_1-Rezeptor-Antagonisten, bestimmte Antiarrhythmika und klassische Antidepressiva und Neuroleptika. Neben peripheren Effekten wie **Harnverhalten**, **Obstipation** und **Sehstörungen** stehen **zentralnervös erregende Wirkungen** bis zu Delirien im Vordergrund.

Selektive Serotonin-Rückaufnahme-Inhibitoren (SSRI) und MAO_A-Hemmer haben keine nennenswerte Affinität zu Muscarinrezeptoren (s. Tab. 14.6, S. 350) und beeinträchtigen intellektuelle Funktionen nicht. Diese Antidepressiva sind daher bei alten Menschen vorzuziehen. Außerdem verlängern die SSRI im Gegensatz zu den tricyclischen Antidepressiva am Herzen die Überleitung nicht und steigern nicht die Herzfrequenz.

Bei den Neuroleptika sind Haloperidol und Risperidon relativ frei von anticholinergen Effekten, während Clozapin stark anticholinerg wirkt (s. Tab. 14.3, S. 342). Anticholinerge Eigenschaften sind bei Vorliegen einer Demenz vom Alzheimer-Typ unerwünscht, während sie bei Morbus Parkinson nützlich sein können.

Die durch Phenothiazine ausgelösten Spätdyskinesien sind bei alten Menschen häufig irreversibel, während Risperidon nur geringfügige extrapyramidal-motorische Effekte hat.

15.4 Richtlinien für die Pharmakotherapie im Alter

Die Reaktion auf Arzneistoffe ist im Alter meist gesteigert, die **Nutzen-Risiko-Bewertung** einer Pharmakotherapie soll daher bei dieser Patientengruppe **besonders kritisch** vorgenommen werden. Primär sind Grundkrankheiten und nicht Epiphänomene zu behandeln, nicht jede Befindlichkeitsstörung bedarf einer Medikation.

Die **übliche Dosierung** ist **für alte Menschen oft zu hoch**, daher ist mit einer niedrigeren zu beginnen. Hierbei sind insbesondere eine Reduktion des Körpergewichtes und die Verminderung der Nierenfunktion in Rechnung zu stellen. Beim Zeitpunkt der Beurteilung eines Pharmakoneffekts ist die im Alter **eventuell verlangsamte Elimination** zu **berücksichtigen**, da das Fließgleichgewicht im Serum erst nach 4–5 Eliminationshalbwertszeiten erreicht wird.

Nach Möglichkeit soll bei geriatrischen Patienten nur eine **beschränkte Zahl von Pharmaka** benutzt werden, auch weil Arzneimittelwechselwirkungen bei Menschen hohen Lebensalters vermehrt auftreten. Am Ende einer Hospitalisierung soll immer versucht werden, die Zahl der Medikamente so weit wie möglich zu reduzieren, wobei therapeutische Prioritäten festzulegen sind.

Das **Behandlungsschema** ist **einfach und verständlich** zu **gestalten**, eine Dosierung 1- bis 2mal täglich sollte genügen. Dieses Ziel kann durch Verwendung sinnvoller Retard- und Kombinationspräparate erreicht werden.

Es ist zu beachten, daß **Pharmaka den Verlauf bestehender chronischer Erkrankungen verschlechtern können:** So können z.B. β-Adrenozeptor-Antagonisten oder Calciumkanalblocker eine Herzinsuffizienz, nicht-steroidale Antiphlogistika, Aminoglykosid-Antibiotika oder intravasale Röntgenkontrastmittel eine Niereninsuffizienz verstärken. Unter anticholinergen Substanzen kann bei Patienten mit Prostatahypertrophie Harnverhaltung auftreten, bei Glaukom sind bei diesen Pharmaka Sehstörungen möglich.

Jedes Medikament, das kognitive Funktionen beeinträchtigt, führt zu Isolation und Entfremdung des alten Menschen. Bei Symptomen wie Schwäche, Inappetenz, Dehydratation, zunehmender Demenz, Verwirrung und Stürzen ist die Möglichkeit von unerwünschten Arzneimittelwirkungen in Betracht zu ziehen, vor allem wenn Psychopharmaka oder Antihypertensiva verabreicht werden.

15.5 Spezielle Arzneistoffe zur Behandlung geriatrischer Patienten

Erkrankungen, die gehäuft im hohen Lebensalter auftreten, sind Morbus Parkinson (s. S. 327), Alzheimer-Demenz (s. S. 172), Osteoporose (s. S. 734) und die benigne Prostatahypertrophie (s. S. 197). Abgesehen von den dort besprochenen Wirkstoffen werden bei alten Menschen zwei Gruppen von Medikamenten viel verwendet: Nootropika und Geriatrika.

15.5.1 Nootropika

Nootropika sollen die Vigilanz und die intellektuellen Fähigkeiten steigern. Ihre Wertigkeit ist fragwürdig. **Piracetam**[1], das schon vor etwa 30 Jahren als erstes Nootropikum eingeführt wurde, bessert nach Verabreichung über 3 Monate die kognitiven Funktionen nicht signifikant, nach Gabe hoher Dosen (8 g/Tag) über ein Jahr werden grenzwertige Effekte berichtet. Trotz breiter Anwendung fehlt ein unumstrittener Wirkungsnachweis. Piracetam scheint ein unspezifisches Psychostimulans zu sein, es verursacht Effekte wie Schlafstörungen und Agitation und kann daher psychometrische Tests und das EEG beeinflussen.

Auch der therapeutische Effekt von **Ginkgo-biloba-Extrakten**[2] ist trotz viel Publizität unbestätigt.

Andere Substanzen, die zur Steigerung der Hirnfunktion verwendet werden, sind **Pyritinol**[3], **Nicergolin** und **Dihydroergotoxin**[4], die den cerebralen Stoffwechsel oder die Durchblutung fördern sollen. Auch bei diesen Pharmaka fehlt eine hinreichende Sicherung der klinischen Wirksamkeit, wenn auch verschiedentlich eine Besserung von Verhaltensparametern berichtet wird. Eine routinemäßige Verwendung bei Demenz ist daher nicht angebracht, jedoch kann mit diesen gefäßaktiven Substanzen bei vaskulär bedingten Demenzformen ein Therapieversuch vorgenommen werden.

15.5.2 Geriatrika

Geriatrika sollen den Alterungsprozeß an sich verzögern oder rückgängig machen, nicht etwa bestimmte, im Alter auftretende Erkrankungen beeinflussen. In der „Roten Liste“ sind unter dem Begriff „Geriatrika“ 18 Präparate aufgelistet, die unter anderem Procain, Pflanzenextrakte, Vitamine und Spurenelemente, Aminosäuren und Cholin enthalten.

Obwohl **Procain** seit 40 Jahren als Therapeutikum altersbedingter Symptome verwendet wird, fehlt der Wirksamkeitsnachweis durch kontrollierte klinische Studien. Procain wird unter anderem peroral verabreicht, wobei die intestinale Resorption sehr gering ist. Der resorbierte Teil wird im Plasma rasch hydrolytisch zu Diethylaminoethanol und Paraaminobenzoesäure gespalten, die wirkungslos sind.

Während der Effekt von **Ginseng-Präparaten** auf das Altern unbewiesen ist, sind die zahlreichen unerwünschten Effekte belegt (Diarrhö, Hautausschläge, Schlaflosigkeit, Hypertonie und Ödeme).

Zahlreiche Mittel gegen Altersbeschwerden enthalten **Mischungen von Vitaminen und Mineralstoffen** (Eisen, Zink, Kupfer etc.), obwohl das Altern nicht auf einen Mangel an Vitaminen oder Spurenelementen zurückzuführen ist. Eine derartige Therapie ist daher nicht gerechtfertigt. Allerdings liegt bei alten Menschen häufig eine Fehlernährung vor. In diesen Fällen ist aber weniger auf die Verabreichung von (teuren) Polyvitaminpräparaten als auf eine ausgewogene Diät zu achten.

Bei vielen der bei geriatrischen Beschwerden und Hirnleistungsstörungen verwendeten Arzneimittel ist der ökonomische Erfolg umgekehrt proportional zur Zuverlässigkeit ihres klinischen Wirkungsnachweises.

1 Nootrop®
2 Tebonin®
3 Encephabol®
4 Hydergin®

Weiterführende Literatur

Coper, H./Schulze, G.: Arzneimittelwirkungen im Alter. In: Baltes, P. O./Mittelstrass, J. (eds.): Die Zukunft des Alterns und gesellschaftliche Entwicklung. Verlag de Gruyter, Berlin 1992.

Flint, A. J.: Choosing appropriate antidepressant therapy in the elderly. A risk-benefit assessment of available agents. Drugs & Aging **13**, 269–280 (1998).

Masoro, E. J. (ed.): Handbook of Physiology, Section 11: Aging. Oxford University Press, New York 1995.

Mayerson, M. B.: Special pharmacokinetic considerations in the elderly. In: Evans, W. E./ Schentag, J. J./Jusko, W. J. (eds.): Applied Pharmacokinetics, 3rd ed. Applied Therapeutics, Inc., Vancouver, WA, USA, 1992, pp. 9.1–9.43.

Platt, D.: Geriatrika – Altersbremse, Jungbrunnen oder Geschäft mit dem Alter? Verh. Dtsch. Ges. Inn. Med. **96**, 310–318 (1990).

Turnheim, K.: Drug dosage in the elderly – is it rational? Drugs & Aging **13**, 357–379 (1998).

16 Derivate des Arachidonsäurestoffwechsels

B. A. PESKAR, GRAZ

16.1 Allgemeines

Prostaglandine (PG) und verwandte Produkte des Arachidonsäurestoffwechsels haben in den letzten 30 Jahren größtes Interesse hinsichtlich ihrer physiologischen, pathophysiologischen und pharmakologischen Bedeutung gefunden. Nach der Strukturaufklärung der ersten natürlich vorkommenden Verbindungen 1962 ist eine große Zahl weiterer Arachidonsäuremetaboliten entdeckt worden (Abb. 16.1 und 16.2). Viele davon zeichnen sich durch ihr fast ubiquitäres Vorkommen im Organismus und durch ihr erstaunlich breites pharmakologisches Wirkungsspektrum aus. Sie werden in den verschiedenen Organen und Zellen normalerweise nicht gespeichert, sondern auf unterschiedliche Stimuli hin neu synthetisiert und freigesetzt. Sie werden oft auch als Gewebshormone bezeichnet. Die Hemmung der Biosynthese von PG und Thromboxanen (TX) gilt heute als der wesentliche biochemische Wirkungsmechanismus der nicht-steroidalen Antiphlogistika (s. S. 398). Andererseits werden zunehmend PG selbst und verwandte Substanzen therapeutisch eingesetzt (s. S. 389).

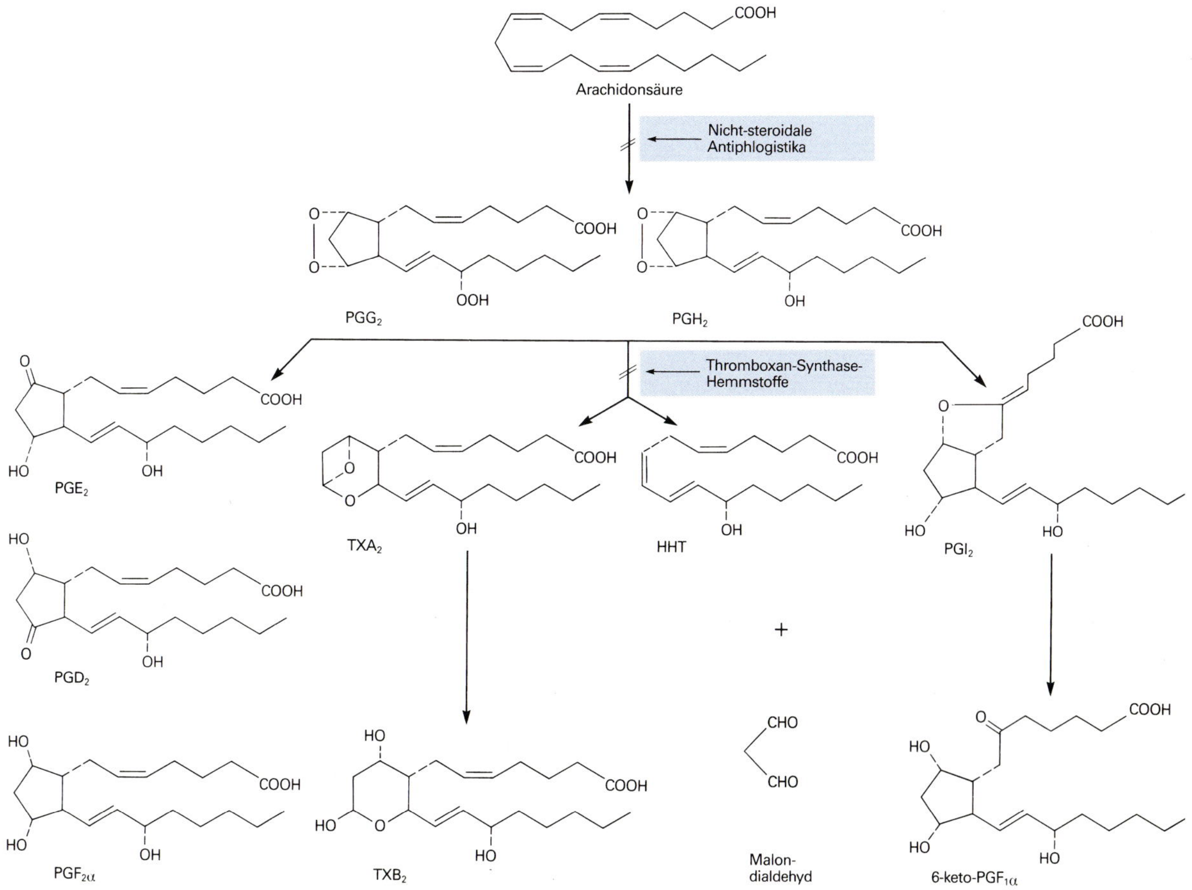

Abb. 16.1 Biosynthese von Cyclooxygenaseprodukten des Arachidonsäurestoffwechsels und der Angriffspunkt von nicht-steroidalen Antiphlogistika bzw. Thromboxan-Synthase-Hemmstoffen (nach Peskar et al., in Patrono and Peskar [Hrsg.]: Radioimmunoassay in Basic and Clinical Pharmacology, Springer, Heidelberg 1987).

Substrate der PG-Biosynthese sind mehrfach ungesättigte Fettsäuren wie die Arachidonsäure. Die aus diesen C20-Fettsäuren entstehenden Metaboliten werden auch als Eicosanoide (griechisch: εικοσ = zwanzig) bezeichnet. Durch die Aktivität des Enzyms Fettsäure-cyclooxygenase entstehen dabei die PG und TX (Abb. 16.1), während verschiedene Lipoxygenasen für die Entstehung von Hydroperoxy- und Hydroxyderivaten verantwortlich sind (Abb. 16.2). Über die 5-Lipoxygenase entstehen zusätzlich die Leukotriene (LT) (Abb. 16.2). Die 1938 entdeckte „slow-reacting substance" (SRS) ist 1979 als ein Gemisch der Cysteinyl-LT C_4, D_4 und E_4 (Abb. 16.2) identifiziert worden.

Weitere Eicosanoide, auf die im folgenden nicht weiter eingegangen wird, sind die Lipoxine (LX), A_4 und B_4 (5,6,15-Trihydroxy-7,9,11,13-Eicosatetraensäure bzw. 5,14,15-Trihydroxy-6,8,10,12-Eicosatetraensäure). Diese Verbindungen entstehen durch Interaktionen zwischen dem 5- und 15-Lipoxygenase-Stoffwechselweg. LXA_4 stimuliert die Freisetzung von Sauerstoffradikalen und lysosomalen Enzymen aus menschlichen Neutrophilen, führt zur Kontraktion von Lungengewebe und zur Plasmaextravasation aus postkapillären Venolen. Daneben hemmen LXA_4 und LXB_4 die Cytotoxizität von „natural killer cells". Die pathophysiologische und pharmakologische Bedeutung dieser Eicosanoide ist unbekannt.

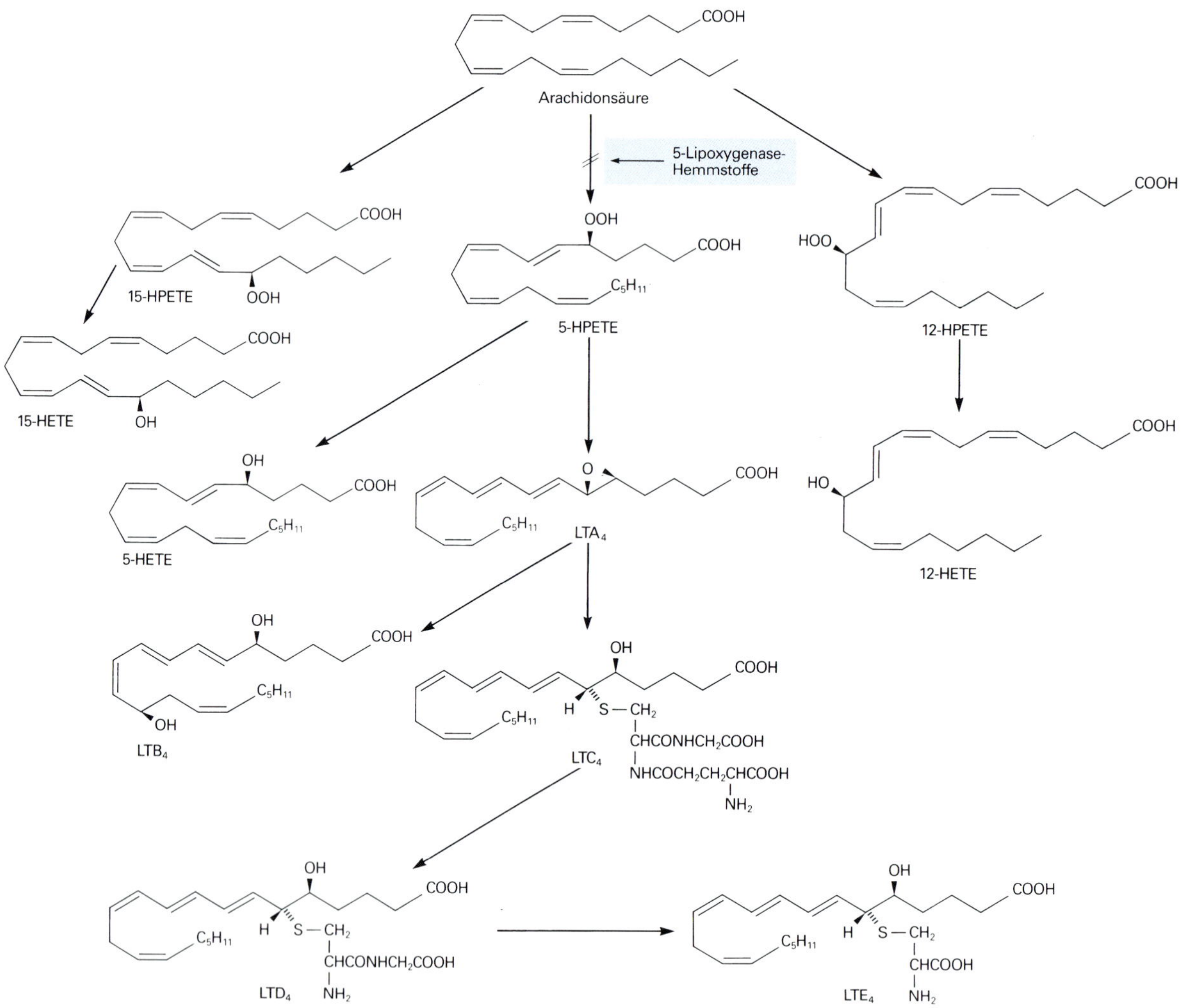

Abb. 16.2 Biosynthese von Lipoxygenaseprodukten des Arachidonsäurestoffwechsels und der Angriffspunkt von 5-Lipoxygenase-Hemmstoffen (nach Zweerink et al., in Patrono and Peskar [Hrsg.]: Radioimmunoassay in Basic and Clinical Pharmacology, Springer, Heidelberg 1987).

16.2 Struktur, Biosynthese und Nomenklatur der cyclooxygenaseabhängigen Arachidonsäuremetaboliten

Die Bezeichnung Prostaglandine geht darauf zurück, daß die zuerst in der menschlichen Samenflüssigkeit entdeckten Substanzen für ein Sekret der Prostata gehalten wurden. Sie sind charakterisiert durch einen Cyclopentanring sowie eine Carboxyl- und eine Alkyl-Seitenkette (Abb. 16.1). Die Substrate der Eicosanoid-Biosynthese wie z.B. die Arachidonsäure liegen in den Zellen zum größten Teil in veresterter Form in Membranphospholipiden vor. Die Konzentrationen von freier Arachidonsäure sind dagegen sehr niedrig. Da nur freie Arachidonsäure als Substrat der Cyclooxygenase und verschiedener Lipoxygenasen dienen kann, hängt die Eicosanoid-Biosynthese primär von der Freisetzung der Substratfettsäuren aus den Phospholipiden ab. Dies geschieht durch die Aktivität membrangebundener Phospholipase A_2 oder in zwei Schritten durch Phospholipase C und Diacylglyceridlipase. Die Aktivierung der Eicosanoid-Biosynthese kann durch chemische, physiologische, pathophysiologische und pharmakologische Stimuli erfolgen. Viele dieser Stimuli erhöhen die intrazelluläre Calciumkonzentration und steigern dadurch die Phospholipaseaktivität.

Die primären Produkte des Cyclooxygenase-Stoffwechselweges der Arachidonsäure sind die PG-Endoperoxide PGG_2 und PGH_2 (Abb. 16.1). Diese können enzymatisch oder nicht-enzymatisch zu PGE_2, PGD_2 und $PGF_{2\alpha}$ weiter metabolisiert werden. In verschiedenen Organen und Zellen, z.B. den Thrombocyten, werden die PG-Endoperoxide überwiegend durch das Enzym TX-Synthase zum vasokonstriktorischen und die Thrombocytenaggregation fördernden TXA_2 metabolisiert. Andere Produkte dieser Enzymaktivität sind die 12-L-Hydroxy-5,8,10-Heptadecatriensäure (HHT) und Malondialdehyd. Ihre biologische Funktion ist unbekannt. In anderen Geweben und Zellen, z.B. den Gefäßendothelien, werden die PG-Endoperoxide zu einem funktionellen Antagonisten des TXA_2, dem vasodilatatorischen und die Thrombocytenaggregation hemmenden PGI_2 (Prostacyclin) metabolisiert. Die chemisch labilen Verbindungen TXA_2 und PGI_2 werden rasch zu den stabilen, aber biologisch inaktiven Degradationsprodukten TXB_2 bzw. 6-Keto-$PGF_{1\alpha}$ hydrolysiert (Abb. 16.1).

Die Zahl an verwandten Substanzen wird dadurch weiter vergrößert, daß neben der Arachidonsäure (5,8,11,14-Eicosatetraensäure) auch andere mehrfach ungesättigte Fettsäuren wie die 8,11,14-Eicosatriensäure (Dihomo-γ-Linolensäure) und die in Fischölen vorkommende 5,8,11,14,17-Eicosapentaensäure (Timnodonsäure) Substrate für die Fettsäurecyclooxygenase darstellen. Aus ihnen werden PG der 1- bzw. 3-Serie synthetisiert. Die Zahlen 1–3 im Index weisen dabei auf die Anzahl der Doppelbindungen in den Seitenketten der PG hin. Die Buchstabenbezeichnungen charakterisieren die Substitutionen an der Ringstruktur des PG-Moleküls. Dabei wird die sterische Position der OH-Gruppe an C9 bei PG der F-Serie durch die Bezeichnung α oder β angegeben.

Die den PG verwandten Isoprostane werden nichtenzymatisch, unabhängig von der Cyclooxygenase, über einen Radikal-vermittelten Mechanismus aus Arachidonsäure gebildet. Nicht-steroidale Antiphlogistika und Glucocorticoide haben darauf keinen Einfluß. Isoprostane könnten bei bestimmten Entzündungsvorgängen, insbesondere auch bei Arteriosklerose, von Bedeutung sein.

16.3 Inaktivierung der cyclooxygenaseabhängigen Arachidonsäuremetaboliten

Zirkulierende **PG der E- und F-Serie** werden vor allem in der **Lunge enzymatisch inaktiviert**. Bei einer einzigen Lungenpassage können bis zu 95 % einer injizierten Dosis metabolisiert werden. Der erste Schritt der enzymatischen PG-Inaktivierung erfolgt durch die 15-Hydroxy-PG-Dehydrogenase. Die resultierenden 15-Keto-Verbindungen haben kaum mehr biologische Aktivität. Sie werden durch eine PG-Δ^{13}-Reduktase zu 15-Keto-13,14-Dihydroderivaten weiter metabolisiert und inaktiviert. 15-Hydroxy-PG-Dehydrogenase und PG-Δ^{13}-Reduktase finden sich außer in der Lunge vor allem in Niere, Milz, Gastrointestinaltrakt und Placenta. Sie können dort die Wirkungsdauer lokal synthetisierter PG bestimmen, während die Inaktivierung in der Lunge zusätzlich verhindert, daß größere Mengen biologisch aktiver PG über die Zirkulation den arteriellen Schenkel des Blutkreislaufs erreichen. Der **weitere Metabolismus** der 15-Keto-13,14-Dihydro-Derivate geschieht langsamer, **vorwiegend in der Leber**, über β- und ω-Oxidation der Seitenketten. PGI_2 hydrolysiert bei neutralem pH mit einer Halbwertszeit von ca. 3 Minuten zum biologisch inaktiven 6-Keto-$PGF_{1\alpha}$. PGI_2 wird im Gegensatz zu PG der E- und F-Serie nicht in die die inaktivierenden Enzyme enthaltenden Lungenzellen aufgenommen und deshalb nicht bei der Lungenpassage metabolisiert. Der vasodilatatorische Effekt von PGI_2 ist demnach im Gegensatz zu dem von PGE_1 bei intravenöser und intraarterieller Verabreichung annähernd gleich. TXA_2 hydrolysiert nichtenzymatisch mit einer Halbwertszeit von ca. 30 Sekunden zum biologisch inaktiven TXB_2. Die Hauptmetaboliten von PGI_2 und TXA_2 im Urin sind 2,3-Dinor-6-Keto-$PGF_{1\alpha}$ bzw. 2,3-Dinor-TXB_2. Ihre Messung wird zur Bestimmung der Gesamtkörperproduktion der biologisch aktiven Substanzen PGI_2 und TXA_2 herangezogen.

16.4 Pharmakologische Effekte der cyclooxygenaseabhängigen Arachidonsäuremetaboliten

Rezeptoren

PG- und TXA_2-Effekte werden über **G-Protein-gekoppelte Rezeptoren** vermittelt. Entsprechend der höchsten Affinität für PG der D-, F-, I- und E-Serie bzw. für TXA_2 und seine stabilen Analoga werden sie in die fünf Haupttypen DP, FP, IP, EP und TP eingeteilt. Innerhalb der EP-Rezeptoren unterscheidet man vier Subtypen. Die assoziierten intrazellulären Signaltransduktionswege sind entweder Stimulation oder Hemmung der Adenylylcyclase sowie Stimulation der Phospholipase C. Relativ selektive Rezeptor-spezifische Agonisten und Antagonisten für experimentelle Zwecke sind bereits synthetisiert worden. Weitere befinden sich in Entwicklung.

Kreislauf

PGE_2 und vor allem **PGE_1** erweitern die meisten regionalen Gefäßgebiete und **senken dadurch den peripheren Widerstand und arteriellen Blutdruck**, während $PGF_{2\alpha}$ nur in höheren Dosen wirksam ist und den Blutdruck kurzdauernd steigern kann.

Die relaxierende Wirkung von PG der E-Serie auf die glatte Gefäßmuskulatur erfolgt direkt und nicht etwa, wie Versuche mit verschiedenen Rezeptorenblockern oder Vorbehandlung mit Reserpin zeigen, indirekt über eine Histamin-Freisetzung, über cholinerge Mechanismen oder durch Angriff an α- oder β-Adrenozeptoren. An den Hautgefäßen verursacht lokale Injektion von PG der E-Serie ein langanhaltendes Erythem. Dies steht im Gegensatz zu anderen Gefäßgebieten, wo PG nur eine kurzdauernde Wirkung haben. Vasodilatatorische PG wie PGE_1 und PGI_2 haben kaum einen direkten Effekt auf die Gefäßpermeabilität, potenzieren aber den Effekt anderer Mediatoren wie Histamin oder Bradykinin.

An verschiedenen isolierten Herzpräparationen zeigen PG nur geringe Effekte auf Frequenz und Kontraktionskraft. Am Ganztier und beim Menschen **senkt** die Infusion hoher Dosen von **PGE_1** den **peripheren Widerstand**, und als Folge davon nehmen die Kontraktionskraft des Herzens und seine Frequenz zu, d. h. die RR-Intervalle ab (Abb. 16.3). Die Kreislaufwirkungen höherer PGE_1-Dosen können von pulsierenden Kopfschmerzen, Rötungen des Gesichts, kolikartigen Bauchschmerzen und Fieber begleitet sein.

Die direkte Kreislaufwirkung der Endoperoxide **PGG_2** und **PGH_2** besteht in **Vasokonstriktion**, die offenbar durch ihre Affinität zu TXA_2-Rezeptoren vermittelt wird. Der vasokonstriktorische Effekt wird häufig von einer Vasodilatation überlagert oder gefolgt, die durch rasche enzymatische Umwandlung, vor allem in der Lunge und in Endothelzellen, zum Vasodilatator PGI_2 bedingt ist. Während TXA_2 ein Vasokonstriktor ist, führt **PGI_2** zur **Dilatation der verschiedensten Gefäßgebiete** wie z.B. der Koronarien, der mesenterialen und pulmonalen Zirkulation. Bei niedriger Dosierung (bis 2 ng/kg/min) sind die Blutdruckeffekte im allgemeinen gering. Höhere Dosen führen zu Blutdrucksenkung. Beim Menschen führen PGI_2-Infusionen von 2–5 ng/kg/min zu Vasodilatation mit reflektorischer Tachykardie, flush und Erhöhung der Hauttemperatur. Bei Infusionsraten über 8 ng/kg/min treten Kopfschmerzen auf, bei 50 ng/kg/min werden weitere unerwünschte Effekte wie Blässe, Übelkeit, starker Blutdruckabfall und über den Vagus vermittelte Bradykardie beobachtet.

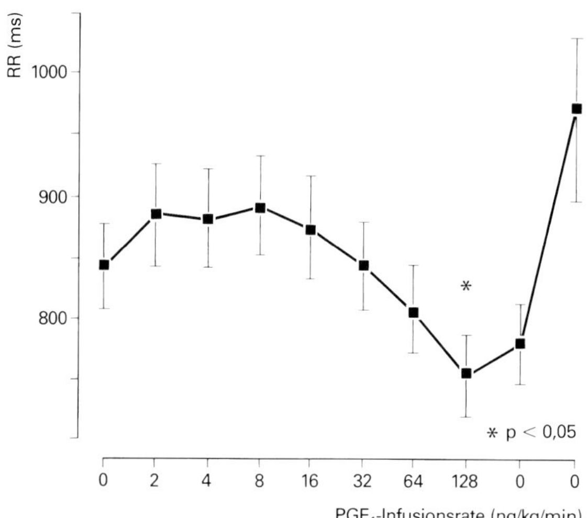

Abb. 16.3 RR-Intervalle im EKG als Maß der Herzfrequenz unter der intravenösen Infusion steigender Dosen von PGE_1 für jeweils 20 min sowie für 40 min nach Beendigung der Infusion (nach Wilkens et al., Eur. J. Clin. Pharmacol. **33**, 133, 1987).

Thrombocytenfunktion

PGI_2 hemmt an Thrombocyten der meisten Spezies einschließlich des Menschen die durch unterschiedliche Stimuli wie ADP, Kollagen, Thrombin oder TXA_2 induzierte Aggregation (S. 469; Abb. 18.38). In Abhängigkeit von den auslösenden Agonisten wird die antiaggregatorische PGI_2-Wirkung im Konzentrationsbereich von 0,5–20 nmol/l beobachtet. PGI_2 ist damit etwa 20- bis 40mal aktiver als PGD_2 bzw. PGE_1. Die antiaggregatorisch wirksamen PGI_2, PGE_1 und PGD_2 hemmen auch andere Effekte der Thrombocytenaktivierung wie Formveränderung, Adhäsion und Degranulierung.

PGI_2 und PGE_1 wirken sehr wahrscheinlich über denselben, PGD_2 jedoch über einen anderen spezifischen Rezeptor an der Thrombocytenmembran. Die **Hemmung der Thrombocytenaggregation durch PG** wird über eine Aktivierung der Adenylylcyclase vermittelt. Es kommt dadurch zu einer Akkumulation von cAMP in den Thrombocyten. Dipyridamol[1] steigert diesen Effekt durch Hemmung der Phosphodiesterase. Dipyridamol und die aggregationshemmenden PG wirken infolgedessen synergistisch (Abb. 16.4).

Während PGE_2 in niedrigen Konzentrationen die Thrombocytenaggregation sogar fördern kann und nur in hohen Konzentrationen hemmend wirkt, hat $PGF_{2\alpha}$ keinen Effekt. Das quantitativ wichtigste Cyclooxygenaseprodukt des Arachidonsäurestoffwechsels in Thrombocyten, **TXA_2, induziert und fördert die Aggregation** und führt zu Degranulierung mit Freisetzung vasoaktiver Substanzen wie ADP und Serotonin. Der Effekt von Induktoren der Plättchenaggregation wie Kollagen, deren Wirksamkeit von einer intakten TXA_2-Biosynthese abhängt, wird durch Cyclooxygenaseinhibitoren wie Acetylsalicylsäure gehemmt.

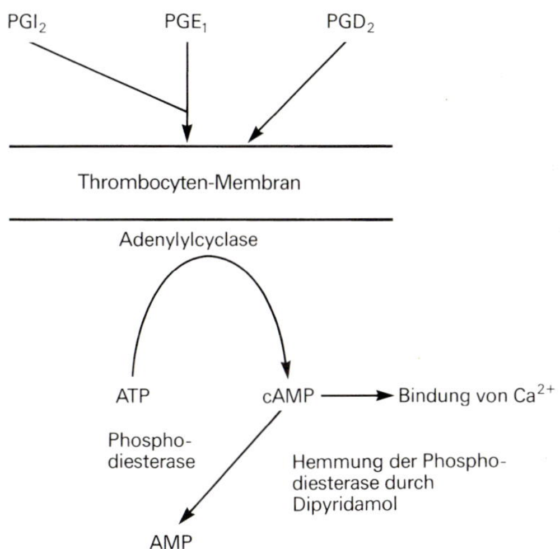

Abb. 16.4 Mechanismus der Aggregationshemmung durch Prostaglandine. Prostaglandine aktivieren die Adenylylcyclase und erhöhen die Konzentration von cAMP. Eine Hemmung der Phosphodiesterase potenziert diesen Effekt. Durch cAMP wird Calcium gebunden. Die Folge davon ist eine Abnahme der Konzentration an freiem Ca^{2+} im Cytosol der Thrombocyten. Dieser Effekt ist mit einer Abnahme der Aggregationsneigung der Thrombocyten verbunden.

Niere

PGE_2, PGI_2 und PGD_2 setzen Renin aus der Nierenrinde frei. Diese PG sind wahrscheinlich die endogenen Mediatoren der durch Schleifendiuretika wie Furosemid ausgelösten Reninfreisetzung. Die durch diesen Stimulus, nicht aber die durch adrenerge β-Rezeptorstimulation ausgelöste Reninfreisetzung, kann dementsprechend durch nicht-steroidale Antiphlogistika gehemmt werden. **PGE_2 und PGI_2 steigern den renalen Blutfluß und die Diurese.** Dazu trägt die Hemmung des Effekts von antidiuretischem Hormon (ADH = Vasopressin) bei. Die Wasserrückresorption in den Sammelrohren wird durch die PG vermindert. Im Tierexperiment verursachen PGE_2 und PGI_2 bei lokaler Applikation in die A. renalis auch eine vermehrte Ausscheidung von Na^+- und K^+-Ionen. Hemmung der endogenen PG-Synthese durch nicht-steroidale Antiphlogistika bedingt eine Hemmung der durch Furosemid verursachten Mehrdurchblutung der Nieren. Eine **anhaltende Hemmung der intrarenalen PG-Synthese** und damit eine Verminderung der Nierendurchblutung dürfte auch an der Entstehung der bei längerdauernder Antiphlogistikabehandlung gelegentlich zu beobachtenden Nierenschädigung beteiligt sein. Dies scheint besonders dann der Fall zu sein, wenn die Nierenfunktion von vornherein eingeschränkt ist und damit die Restfunktion wesentlich von einer intakten PG-Synthese abhängt (z.B. bei älteren Patienten oder bei Herzdekompensation).

Extravaskuläre glatte Muskulatur

PG haben ausgeprägte Effekte auf die Darmmotilität. Die Längsmuskulatur des Gastrointestinaltrakts (Magen, Dünn- und Dickdarm) aller untersuchten Spezies einschließlich des Menschen wird in vitro durch PG der E- und F-Serie kontrahiert, während die Ringmuskulatur durch PGE_2 im Gegensatz zu $PGF_{2\alpha}$ relaxiert wird. PGI_2 und TXA_2 haben geringere Effekte. In vivo führt die orale Gabe von PGE_2 zu einer verkürzten Darmpassagezeit, Diarrhö, Erbrechen und kolikartigen Bauchschmerzen.

Die Bronchial- und Trachealmuskulatur wird durch PGE_1 und in geringerem Maße auch durch PGE_2 relaxiert. Allerdings haben PG wegen erheblicher Reizwirkungen auf die Tracheal- und Bronchialschleimhaut und Auslösung des Hustenreflexes keinen Eingang in die antiasthmatische Therapie gefunden. **PGD_2** und **$PGF_{2\alpha}$**, vor allem aber **TXA_2**, wirken **bronchokonstriktorisch.** Der Asthmatiker ist wegen seiner unspezifischen bronchialen Hyperreagibilität auch gegen diese Substanzen besonders empfindlich. PGI_2 hat kaum einen Eigeneffekt auf die glatte Muskulatur der Bronchien, kann aber den Effekt verschiedener Agonisten hemmen.

Streifen nicht-schwangerer Uterusmuskulatur werden durch PG der F-Serie kontrahiert und solche der E-Serie relaxiert. Tonusveränderungen sowie Frequenz und Amplitude von Kontraktionen sind jedoch stark abhängig von Spezies und Zyklusstadium. Der schwangere Uterus wird in vivo durch $PGF_{2\alpha}$ und PGE_2 gleichermaßen kontrahiert. Nur PGI_2 und sehr hohe Dosen von PGE_2 haben eine relaxierenden Effekt.

[1] Persantin®

Gastrointestinale Sekretion

PGE_1, PGE_2 und PGI_2 hemmen die Magensaftsekretion nach unterschiedlichen Stimuli wie Fütterung, Histamin oder Gastrin. Es kommt zu einer Verminderung des Volumens, der Säure- und Pepsinsekretion. Dagegen wird die **Schleim- und Bicarbonatsekretion** im Magen und Dünndarm **durch diese PG gesteigert**. Daneben kommt es zu einer Steigerung der lokalen Durchblutung. Im Darm wird die Sekretion von Wasser und Elektrolyten in das Lumen durch PG der E- und F-Serie stimuliert. Dieser Effekt zusammen mit der stimulierenden Wirkung auf die glatte Muskulatur des Darmes ist die Ursache der typischen **Diarrhöen**, die nach oraler oder parenteraler Gabe von PG beobachtet werden können.

Entzündung und Immunreaktionen

Neben der Vasodilatation und der Verstärkung der Wirkung anderer Agonisten wie Histamin und Bradykinin auf die Gefäßpermeabilität verursacht **PGE_2** nach intrazerebroventrikulärer Injektion bei verschiedenen Spezies **Fieber**. Auch beim Menschen kann die parenterale Anwendung von PG, z.B. zur Auslösung eines Aborts, zu Fieber führen. Die Freisetzung von endogenem PGE_2 im Zentralnervensystem ist als Ursache des pyrogeninduzierten Fiebers angesehen worden. Eine Reihe von pharmakologischen Untersuchungen scheint diese Hypothese allerdings zu widerlegen. So läßt sich z.B. durch Läsion des anterioren Hypothalamus das PGE_2-induzierte Fieber, nicht aber das Pyrogenfieber, hemmen. Intradermale Injektion von PGE_1 und PGE_2 wirkt schmerzerregend. Diese PG ebenso wie PGI_2 sensibilisieren Afferenzen für den Effekt chemischer und mechanischer Stimuli. Dadurch wird ein Zustand der Hyperalgesie hervorgerufen, der die Rolle von PG als Schmerzmediatoren bei Entzündungsvorgängen unterstreicht (s. S. 242).

Verschiedene PG haben auch **antiphlogistische Effekte**. So hemmen PG der E-Serie die Freisetzung von Mediatoren wie Histamin aus Mastzellen bei anaphylaktischen Reaktionen. Sie hemmen auch die Freisetzung von Sauerstoffradikalen und LTB_4 aus aktivierten Leukocyten. Daneben sind PG wichtige **Immunmodulatoren**. PGE_2 hemmt die Differenzierung von B-Lymphocyten und die Proliferation von T-Lymphocyten. Von Makrophagen produziertes PGE_2 hemmt die Freisetzung von Cytokinen aus sensibilisierten T-Lymphocyten. Durch Hemmung verschiedener Lymphocytenfunktionen scheinen PG die **Abstoßung von Organtransplantaten** zu hemmen.

Luteolyse

Bei verschiedenen Spezies, z.B. beim Rind, führt die Injektion von $PGF_{2\alpha}$ zur raschen Hemmung der Freisetzung von Progesteron und zur **Regression des Corpus luteum**. Dadurch wird eine frühe Schwangerschaft unterbrochen. Die auch beim Menschen zu beobachtende abort-auslösende Wirkung von PG scheint allerdings nicht durch einen solchen Mechanismus, sondern durch eine primäre Stimulation der Uterusmuskulatur bedingt zu sein.

16.5 Physiologische und pathophysiologische Bedeutung von Prostaglandinen und Thromboxan A_2

Aufgrund des besonders breiten Wirkungsspektrums sind zahlreiche Hypothesen über die physiologische bzw. pathophysiologische Bedeutung von lokal synthetisierten Eicosanoiden bei den unterschiedlichsten Organfunktionen aufgestellt worden.

Thrombocyten-Gefäßwand-Interaktion

Ein Gleichgewicht zwischen dem in Thrombocyten aus Arachidonsäure synthetisierten proaggregatorischen und vasokonstriktorischen TXA_2 und dem in der Gefäßwand, insbesondere im Endothel, synthetisierten vasodilatatorischen und antiaggregatorischen PGI_2 scheint für die Thrombocyten-Gefäßwand-Interaktion von besonderer Wichtigkeit zu sein. Eine normale TXA_2-Biosynthese ist für den primären Verschluß von verletzten Gefäßen durch aggregierende Thrombocyten bedeutsam. Allerdings können Thrombocyten auch bei vollständig gehemmter TXA_2-Biosynthese zur Aggregation gebracht werden, z.B. durch Thrombin. Eine normale PGI_2-Biosynthese verhindert Aggregation und Adhärenz von Thrombocyten am Endothel.

Hemmung der Thrombocytenaggregation durch Acetylsalicylsäure

Niedrige Dosen von Acetylsalicylsäure[1] (30–100 mg/Tag) verursachen eine mittelgradige Verlängerung der Blutungszeit durch **Hemmung der TXA_2**-Biosynthese in den Thrombocyten ohne wesentliche Beeinträchtigung der endothelialen PGI_2-Synthese (s. S. 398). Die Selektivität dieser Wirkung der Acetylsalicylsäure beruht auf einer interessanten Kombination pharmakokinetischer und pharmakodynamischer Parameter. Die im Magen und

[1] Aspirin®

oberen Dünndarm resorbierte Acetylsalicylsäure führt bereits prähepatisch zu einer irreversiblen Hemmung der Thrombocytencyclooxygenase. Die kernlosen Thrombocyten sind nicht in der Lage, das Enzym durch Proteinneusynthese zu ersetzen, d.h. die Hemmung der thrombocytären Cyclooxygenase dauert über die gesamte Lebensspanne der zirkulierenden Plättchen (9–14 Tage) an. Aufgrund des signifikanten „first pass"-Metabolismus der Acetylsalicylsäure erreichen nur Teile der niedrigen Dosen die systemische Zirkulation, verursachen dort nur eine geringe Hemmung der Cyclooxygenase der Gefäßwand, die darüber hinaus durch Proteinneusynthese wieder ersetzt werden kann. Die Hemmwirkung der Acetylsalicylsäure auf die Thrombocytenaggregation wird klinisch zur Prophylaxe thromboembolischer Erkrankungen genutzt (s. S. 398).

TXA_2-Rezeptor-Antagonisten und TX-Synthase-Hemmstoffe

Ähnlich selektiv wirken experimentelle Hemmstoffe der TX-Synthase (Abb. 16.1). Bei spezifischer Hemmung dieses Enzyms können allerdings über die nicht gehemmten Stoffwechselwege vermehrt andere Cyclooxygenaseprodukte wie PGE_2 aus den PG-Endoperoxiden synthetisiert werden. Dagegen können TXA_2-Rezeptor-Antagonisten die TXA_2-bedingte Aktivierung von Thrombocyten und die Vasokonstriktion hemmen, ohne die Biosynthese von Eicosanoiden zu beeinflussen.

Die mögliche Bedeutung von in Entwicklung befindlichen selektiven TXA_2-Rezeptor-Antagonisten und TX-Synthase-Hemmstoffen im Vergleich zu niedrig dosierter Acetylsalicylsäure bei der Prophylaxe kardiovaskulärer Erkrankungen sowie bei anderen Indikationen ist derzeit allerdings noch nicht klar.

Uteruskontraktion

Erhöhte Spiegel von PG werden während des Geburtsvorgangs im Blut und in der Amnionflüssigkeit gefunden. Diese PG scheinen für die Uteruskontraktion von Bedeutung zu sein, da nicht-steroidale Antiphlogistika infolge PG-Synthesehemmung die Dauer einer Schwangerschaft sowie auch einer spontanen normalen Geburt verlängern können. Bei Dysmenorrhö sind erhöhte PG-Spiegel im Endometrium und im Menstruationsblut gemessen worden. Ihre pathophysiologische Bedeutung wird durch die schmerzlindernde Wirkung von Cyclooxygenasehemmstoffen wie Acetylsalicylsäure und Ibuprofen unterstrichen. Die Bedeutung der besonders hohen Spiegel von PG in der menschlichen Samenflüssigkeit ist dagegen bis heute nicht geklärt.

Protektion der Magenschleimhaut

An der Ratte schützen PG die Magenschleimhaut gegenüber einer Reihe von Noxen wie Alkohol oder Säuren. Dieser in seinem Mechanismus nicht völlig geklärte **gastroprotektive Effekt** ist unabhängig von der Hemmung der Salzsäureproduktion. Die Aktivierung der Bicarbonat- und der Schleimsekretion sowie die Steigerung der Durchblutung der Mucosa durch PG werden dabei als wichtige Schutzfaktoren für die Schleimhaut angesehen. Im Gegensatz zum Tierexperiment ist allerdings beim Menschen ein ulcusheilender Effekt nur mit PG-Dosen zu beobachten, die auch die Säuresekretion hemmen. Die sogenannte Cytoprotektion scheint also hier, wenn überhaupt, nur eine geringe Rolle zu spielen. Die Hemmung der endogenen PG-Synthese in der Magenschleimhaut und damit die Entfernung eines protektiven Prinzips durch nicht-steroidale Antiphlogistika ist eine der Ursachen für die schleimhautschädigende Wirkung dieser Pharmaka. In Analogie zur gastroprotektiven Wirkung sind protektive Effekte von PG auch an anderen Organen und experimentellen Modellen (z.B. Leberschaden durch Tetrachlorkohlenstoff, Herzmuskelnekrosen bei experimentellem Infarkt) beschrieben worden. Der Mechanismus dieser **Organprotektion** ist nicht bekannt.

Entzündung

Die Schmerzauslösung bzw. Hyperalgesie zusammen mit der pyretischen, vasodilatatorischen und ödemsteigernden Wirkung kennzeichnen die PG als wichtige Mediatoren der Entzündung. Ihre besondere Bedeutung geht daraus hervor, daß nicht-steroidale Antiphlogistika wie Acetylsalicylsäure in therapeutischer Dosierung die PG-Biosynthese hemmen (Abb. 16.1), im allgemeinen aber keinen Effekt auf andere Entzündungsmediatoren wie Kinine oder Histamin haben. PG und TX werden neben anderen Mediatoren auch bei einer Reihe von allergischen Reaktionen freigesetzt; beim allergischen Asthma bronchiale wird die Bedeutung der Cyclooxygenaseprodukte des Arachidonsäurestoffwechsels aber sicherlich von der der stark bronchokonstriktorisch wirksamen Cysteinyl-LT übertroffen (s. S. 392).

16.6 Pharmakologische Beeinflussung der Prostaglandin- und Thromboxan-Biosynthese

Cyclooxygenasehemmer

Die wichtigsten Hemmstoffe der Cyclooxygenase sind die **nicht-steroidalen Antiphlogistika** (NSA, Abb. 16.1). Ihre analgetischen Eigenschaften (s. S. 245) und antiphlogistischen Eigenschaften (s. S. 245) werden ebenso mit dieser Enzymhemmung in Zusammenhang gebracht wie einige Nebenwirkungen, z.B. die Schädigung der Magenschleimhaut oder die Verlängerung der Blutungszeit. Unter Berücksichtigung pharmakokinetischer Parameter korreliert die antiphlogistische Wirksamkeit solcher Pharmaka im allgemeinen gut mit ihrer Fähigkeit, die PG- und TX-Biosynthese zu hemmen. Ein Nachteil typischer nicht-steroidaler Antiphlogistika wie Acetylsalicylsäure[1] oder Indometacin[2] kann die gesteigerte Biosynthese von Lipoxygenase-Produkten durch vermehrte Verfügbarkeit des Substrats Arachidonsäure bei Hemmung der Cyclooxygenase sein. Man hat einen solchen Effekt für einige Nebenwirkungen nicht-steroidaler Antiphlogistika, z.B. das „Analgetika-Asthma", mitverantwortlich gemacht.

Interessanterweise ist **Natriumsalicylat** in vitro ein schlechter Cyclooxygenasehemmer, hat aber in vivo eine der Acetylsalicylsäure vergleichbare antiphlogistische Wirkung. Natriumsalicylat kann allerdings die PG-Biosynthese in vivo hemmen. Möglicherweise ist dies Ausdruck einer allgemeineren Wirkung, z.B. einer „Stabilisierung" von Zellmembranen. Salicylate können aber auch die während einer Entzündungsreaktion (z.B. durch Interleukin-1) gesteigerte Gentranskription und in der Folge erhöhte Biosynthese von Cyclooxygenase hemmen. Eine **solche Verminderung der Cyclooxygenase-Expression** stellt einen wichtigen antientzündlichen Wirkmechanismus dar, der für einen Teil der **antiphlogistischen Wirkung von Glucocorticoiden** verantwortlich ist. Daneben induzieren Glucocorticoide die Biosynthese des Proteins Lipocortin, das indirekt die Phospholipase A_2 hemmt. Als eine Konsequenz wäre eine Verminderung der Biosynthese von Cyclooxygenase- und Lipoxygenase-Produkten des Arachidonsäurestoffwechsels zu erwarten. Ein solcher Effekt ist experimentell in verschiedenen In-vitro-Systemen beobachtet worden. Ob dies einen wesentlichen Beitrag zur antiphlogistischen Wirkung von Glucocorticoiden in vivo leistet, ist allerdings fraglich.

Selektive COX-2-Hemmstoffe

Ein weiterer Aspekt besteht darin, daß das durch Entzündungsstimuli induzierte Cyclooxygenase-Enzym (COX-2) sich biochemisch und pharmakologisch vom konstitutiv in verschiedenen Zellen und Geweben (z.B. Thrombocyten, Magenschleimhaut) vorhandenen Enzym (COX-1) unterscheidet. Es wurde vermutet, daß Hemmung der COX-2 die antientzündlichen Effekte und Hemmung der COX-1 unerwünschte Nebenwirkungen (z.B. Verlängerung der Blutungszeit, Magenschleimhautschäden) typischer nicht-steroidaler Antiphlogistika vermittelt. Es sind deshalb selektive Hemmstoffe der COX-2 entwickelt worden. Eine stärkere Hemmung der COX-2 als der COX-1 ist mit Meloxicam[3] beobachtet worden. Wesentlich selektiver sind die neuen Substanzen **Celecoxib**[4] und **Rofecoxib**[5]. Diese Pharmaka werden für die Behandlung der **Osteoarthritis** eingesetzt. Wie erwartet, ist die durch hochselektive COX-2-Inhibitoren verursachte Schädigung der Magenschleimhaut signifikant geringer als durch konventionelle nicht-steroidale Antiphlogistika. Offen sind allerdings bisher Fragen der analgetischen Potenz im Vergleich zu Standardsubstanzen sowie bei längerer Anwendung mögliche Effekte auf die Heilung bestehender gastrointestinaler Ulcera, die Nierenfunktion, die PGI_2-Biosynthese in der Gefäßwand und die Ovulation und Schwangerschaft. Vor allem aus epidemiologischen Untersuchungen könnten sich weitere interessante Indikationen für COX-2-Inhibitoren abzeichnen, nämlich Colon-Karzinom und Morbus Alzheimer. Weitere COX-2-Inhibitoren befinden sich in Entwicklung. Ihr endgültiger Stellenwert kann heute noch nicht abgeschätzt werden, insbesondere, da neuere Befunde die konstitutive Expression von COX-2 in verschiedenen Organen wie z.B. Niere und Rückenmark zeigen.

Nicht-saure Antpyretika

Für die nicht nicht-sauren Verbindungen **Paracetamol**[6] und **Metamizol**[7] ist vermutet worden, daß ihre antipyretische und analgetische Wirkung bei fehlender oder nur geringer antiphlogistischer Wirkung durch eine vorzugsweise Hemmung der Cyclooxygenase im Gehirn gegenüber peripheren Organen erklärt werden kann. Allerdings läßt sich experimentell eine **selektive PG-Biosynthesehemmung im Gehirn** nur mit Konzentrationen demonstrieren, die in vivo bei therapeutischen Dosierungen kaum auftreten. Der Wirkungsmechanismus dieser Analgetika muß deshalb heute immer noch als nicht geklärt angesehen werden.

[1] Aspirin®
[2] Amuno®
[3] Mobec®
[4] Celebrex®
[5] VIOXX®
[6] ben-u-ron®
[7] Novalgin®

16.7 Therapeutische Anwendung von Prostanoiden

PGE_2 (Dinoproston[1]) wird intravenös oder extraamnial vor allem zur Vorbereitung einer instrumentellen Ausräumung des Uterus im zweiten Trimenon verwendet. Bei dieser Indikation sowie zur **Abortinduktion** wird auch Sulproston[2], ein PGE_2-Derivat, verwendet. $PGF_{2\alpha}$ (Dinoprost[3]) kann bei **atonischen Nachblutungen** nach einer Uterusausräumung oder nach einer Geburt sowie zur Vorbeugung einer Uterusatonie angewendet werden.

Typische Nebenwirkungen dieser Pharmaka sind Übelkeit, Erbrechen, kolikartige Schmerzen und Diarrhö, Kopfschmerzen, Erytheme an den Infusionsstellen, Temperaturerhöhungen sowie, vor allem bei $PGF_{2\alpha}$, bronchokonstriktorische Reaktionen. Ein PGE_1-Derivat, Gemeprost[4], wird in Form von Vaginalzäpfchen zur **Cervixerweichung und -dilatation** angewendet.

PGE_1 (Alprostadil[5], stabilisiert als Komplex mit α-Cyclodextrin) wird bei fortgeschrittener **chronisch-arterieller Verschlußkrankheit** lokal intraarteriell oder auch, in höherer Dosierung, intravenös infundiert, um eine Abheilung von Ulcerationen und eine Reduktion des Ruheschmerzes zu erreichen. Zu den häufigeren Nebenwirkungen zählen Rötung und Schmerzen in der infundierten Extremität. Daneben können Flush, Kopfschmerzen und Diarrhö auftreten, in therapeutischer Dosierung (bis 10 ng/kg/min) seltener Blutdruckabfall und Tachykardie (Abb. 16.3). Die gelegentlich lang anhaltende therapeutische Wirkung (z.B. Rückführung in ein leichteres Stadium der Verschlußkrankheit, Verlängerung der schmerzfreien Gehstrecke) kann kaum allein durch die Vasodilatation und Hemmung der Thrombocytenaggregation erklärt werden. Wahrscheinlich spielt zusätzlich ein Einfluß auf die Kollateralen und ein Hemmeffekt auf die Proliferation der glatten Gefäßmuskulatur eine Rolle.

Qualitativ ähnliche Wirkungen bzw. Nebenwirkungen haben auch Infusionen von PGI_2 (Epoprostenol) bzw. stabiler PGI_2-Analoga wie Iloprost[6] (Abb. 16.5), das allerdings nur bei fortgeschrittener **Thrombangiitis obliterans** mit schweren Durchblutungsstörungen eingesetzt wird. PGE_1 (Alprostadil[7]) wird auch zur **zeitweiligen Offenhaltung des Ductus arteriosus Botalli** bei Neugeborenen mit angeborenen Herzfehlern eingesetzt. PGI_2 hat auch hier einen gleichartigen Effekt. Schließlich wird PGE_1 neben anderen Substanzen wie Papaverin, Phentolamin oder Phenoxybenzamin zur **Behandlung erektiler Dysfunktionen** verwendet. PGE_1 wird dabei entweder intracavernös injiziert oder transurethral appliziert. Nach Einführung des oral anwendbaren Phosphodiesterase-5-Inhibitors Sildenafil[8] (s. S. 493) geht diese Anwendung aber zurück.

Latanoprost[9], ein $PGF_{2\alpha}$-Derivat, wird zur **Senkung des Augeninnendrucks** beim primären Offenwinkelglaukom eingesetzt. Es wirkt über eine Steigerung des uveoskleralen Kammerwasserabflusses und Verminderung des trabekulären Widerstandes. Es hat keinen Einfluß auf die Kammerwasserproduktion. Typische Nebenwirkungen sind Irisverfärbung, Erosionen des Corneaepithels und selten Maculaödeme.

Ein Derivat von PGE_1, Misoprostol[10], wird bei **Magen- und Duodenalulcera** eingesetzt. Es ist den H_2-Rezeptorblockern und Protonenpumpen-Inhibitoren nicht überlegen (S. 597). Nebenwirkungen sind Diarrhö und Übelkeit sowie Kopfschmerzen und Menstruationsstörungen. Bei Frauen im gebärfähigen Alter sollte Misoprostol wegen seiner Uteruswirksamkeit nur bei gleichzeitiger Kontrazeption angewendet werden.

In der Veterinärmedizin werden $PGF_{2\alpha}$ (Dinoprost-Trometamol[11]) und einige Derivate wegen ihrer luteolytischen Aktivität eingesetzt. Indikationen sind z.B. Abort- und Geburtseinleitung bei Rindern und Schweinen, die Behandlung von Ovarialzysten und die Östrussynchronisation von Rinderherden.

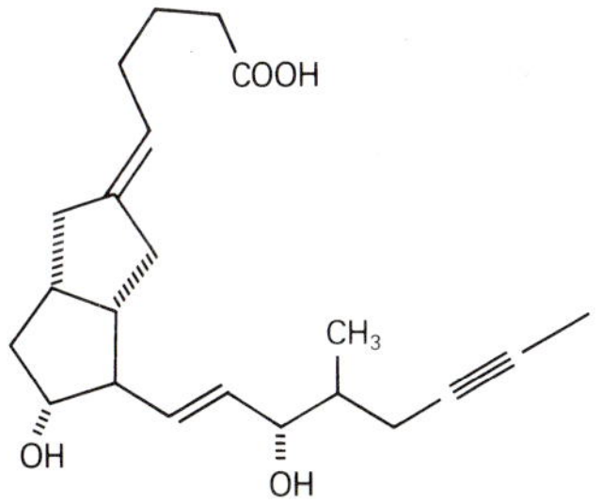

COOH
CH_3
OH
OH

Abb. 16.5 Iloprost.

[1] Minprostin E_2®
[2] Nalador®
[3] Minprostin $F_{2\alpha}$®
[4] Cergem®
[5] Prostavasin®
[6] Ilomedin®
[7] Minprog 500 ®
[8] Viagra®
[9] Xalatan Augentropfen®
[10] Cytotec®
[11] Dinolytic®

16.8 Lipoxygenaseabhängige Arachidonsäuremetaboliten

Biosynthese, Struktur und Metabolismus

Im Gegensatz zur weiten Verbreitung der Fettsäurecyclooxygenase wird Lipoxygenaseaktivität nur in einer limitierten Zahl von Zelltypen wie z. B. Neutrophilen, Eosinophilen, Reticulocyten, Thrombocyten und Makrophagen gefunden. Die verschiedenen Zelltypen unterscheiden sich hinsichtlich der Spezifität der Lipoxygenasen (Abb. 16.2). So katalysiert eine Thrombocytenlipoxygenase die Biosynthese von 12-Hydroperoxy-5,8,10,14-Eicosatetraensäure (12-HPETE).

In Reticulocyten und Neutrophilen entsteht entsprechend 15-Hydroperoxy-5,8,11,13-Eicosatetraensäure (15-HPETE). Schließlich werden durch eine 5-Lipoxygenase nach Bindung an ein spezifisch aktiverendes Protein (FLAP) und an die Zellmembran über das Zwischenprodukt 5-Hydroperoxy-6,8,11,14-Eicosatetraensäure (5-HPETE) die Leukotriene (LT) synthetisiert. Die verschiedenen Hydroperoxy-Derivate werden zu den entsprechenden Hydroxytetraensäuren (HETEs) reduziert (Abb. 16.2). Die LT können aus Leukocyten, Makrophagen und verschiedenen Tumorzellen in Kultur freigesetzt werden. 5-HPETE wird zuerst zu einem instabilen Epoxid, LTA_4, metabolisiert, aus dem entweder – vorwiegend in Neutrophilen und mononucleären Phagocyten – durch Hydrolyse LTB_4 oder – vorwiegend in Eosinophilen und Mastzellen – durch Kopplung mit Glutathion LTC_4 entsteht. Durch sukzessive Abspaltung des γ-Glutamyl- und des Glycylrestes aus dem Glutathionteil des LTC_4-Moleküls entstehen LTD_4 und LTE_4 (Abb. 16.2). Der Name Leukotriene ist abgeleitet von den Leukocyten, aus denen sie freigesetzt werden können, sowie aus der typischen Trienstruktur mit drei konjugierten Doppelbindungen an C7, C9 und C11 (Abb. 16.2), zu denen im Fall der Arachidonsäure-Abkömmlinge eine weitere Doppelbindung an C14 hinzukommt. Entsprechend können LT der 3-Serie aus Dihomo-γ-Linolensäure und der 5-Serie aus Timnodonsäure (weitere Doppelbindung an C17) entstehen.

LT haben in der Blutbahn eine außerordentlich kurze Halbwertszeit. Sie beträgt z. B. für LTC_4 weit weniger als eine Minute. Dies spricht dafür, daß die LT wie die PG lokal am Ort ihrer Biosynthese ihre Hauptwirkung entfalten. Der Metabolismus des LTC_4 führt über LTD_4 zu LTE_4, das beim Menschen in geringem Maße durch ω-Oxidation bzw. *N*-Acetylierung weiter metabolisiert wird. Die ω-Oxidation zu 20-Hydroxy- bzw. 20-Carboxy-Derivaten ist der Hauptweg der LTB_4-Inaktivierung. Die Bildung von LTE_4 aus LTD_4 wird durch **D-Penicillamin**[1] gehemmt. Es ist vermutet worden, daß einige Nebenwirkungen dieses Basistherapeutikums rheumatischer Erkrankungen (s. S. 402) wie Hautausschläge, Übelkeit und Dysfunktion der Niere mit den so entstehenden erhöhten Spiegeln von LTD_4 zusammenhängen könnten. Das Hauptausscheidungsprodukt des Cysteinyl-LT-Metabolismus ist beim Menschen LTE_4, das vorwiegend über die Galle und zu einem kleineren Teil über den Urin eliminiert wird.

Wirkungen der Leukotriene

LTB_4 wirkt chemotaktisch und chemokinetisch, proaggregatorisch und degranulierend auf Leukocyten. Menschliche Leukocyten setzen nach Stimulation mit LTB_4 Sauerstoffradikale und Enzyme frei. LTB_4 hat keine direkte Wirkung auf die Permeabilität von Gefäßen. Nach LTB_4-induzierter Adhäsion von Leukocyten an die Endothelzellen kommt es jedoch zu einer starken Erhöhung der Gefäßpermeabilität, zu Ödementstehung und Hyperalgesie.

Die Cysteinyl-LT haben einen direkten, von Leukocyten unabhängigen, steigernden Effekt auf die Permeabilität postkapillärer Venolen verschiedener Gefäßgebiete. Daneben wirken LTC_4 und LTD_4 speziesabhängig in manchen Gefäßgebieten, z. B. in den Koronarien, stark vasokonstriktorisch. Die glatte Muskulatur der Bronchien und des Gastrointestinaltrakts wird durch Cysteinyl-LT kontrahiert. An der Bronchialmuskulatur sind diese Substanzen auf molarer Basis bis zu 1000mal stärker wirksam als Histamin. Bei verschiedenen Spezies wirken die Cysteinyl-LT nicht nur direkt über eigene Rezeptoren bronchokonstriktorisch, sondern zusätzlich über die Freisetzung von TXA_2. LTE_4 ist an den Bronchien wie in anderen Organen schwächer wirksam als LTD_4, hat aber eine besonders langanhaltende Wirkung. Im Tierexperiment führten Cysteinyl-LT auch zu Störungen der Mikrozirkulation der Magenmucosa. Sie verursachen eine Kontraktion der Venolen und Stase des Blutflusses. Die dadurch bewirkte Schädigung der Magenschleimhaut potenziert den Effekt anderer Noxen wie z. B. Alkohol. LTC_4 kommt auch im Gehirn vor. Im Hypophysenvorderlappen hat es möglicherweise eine physiologische Bedeutung, indem es in ähnlicher Weise wie LHRH in bemerkenswert niedrigen Konzentrationen (10^{-12} M–10^{-15} M) luteotropes Hormon (LH) freisetzen kann (s. S. 675).

Pathophysiologische Bedeutung der Leukotriene

LTB_4 kann vor allem bei entzündlichen Erkrankungen (z. B. in Exsudaten bei Gelenkerkrankungen) und in epidermalen Läsionen bei der **Psoriasis** nachgewiesen werden. Durch seine leukotaktische Wirkung ist es ein

[1] Metalcaptase®, Trovolol®

Mediator des infiltrativen Entzündungsgeschehens. Ebenso spielt LTB_4 neben den Cysteinyl-LT wahrscheinlich eine Rolle beim **Morbus Crohn** und der **Colitis ulcerosa**. Die LT werden aus der entzündeten Darmschleimhaut in erhöhten Mengen freigesetzt.

Eine besonders wichtige Rolle scheint den Cysteinyl-LT bei **allergischen Reaktionen** wie Rhinitis oder Asthma bronchiale zuzukommen. Diese hochaktiven Mediatorsubstanzen werden durch Allergenexposition freigesetzt. In der Lunge führen sie nicht nur zu Bronchokonstriktion, sondern auch zur Steigerung der Mucussekretion und zur Hemmung des trachealen Schleimtransports.

Cysteinyl-Leukotrien-Rezeptorantagonisten und 5-Lipoxygenase-Hemmstoffe

Hierzu gehören Substanzen wie **Montelukast**[1], **Zafirlukast** und **Pranlukast.** Weitere Verbindungen sind in Entwicklung. Sie werden in der Therapie des **Asthma bronchiale** eingesetzt. Nach oraler Gabe bewirken sie nur eine geringgradige Bronchodilatation, haben aber einen signifikanten antiphlogistischen und protektiven Effekt. Sie sind besonders indiziert als Zusatztherapie bei Patienten, die mit ihrer bisherigen antiphlogistischen Therapie nicht ausreichend behandelt sind, sowie beim Anstrengungsasthma und beim „Aspirin-sensitiven“ Asthma. Sie können die Zahl nächtlicher Asthmaanfälle reduzieren, ebenso den Glucocorticoid- und β-Sympathikomimetika-Verbrauch. Das an sich seltene Churg-Strauss-Syndrom, eine granulomatöse Vaskulitis mit Eosinophilie, das beim Einsatz solcher Substanzen beobachtet worden ist, ist möglicherweise auf zu rasche Reduktion bzw. Absetzen von Glucocorticoiden zurückzuführen. Der endgültige Stellenwert der Cysteinyl-Leukotrien-Rezeptorantagonisten in der Therapie des Asthma bronchiale ist noch nicht definiert.

Bei den 5-Lipoxygenaseblockern unterscheidet man direkte Enzymhemmer von solchen, die an das aktivierende Protein FLAP binden und das Substrat Arachidonsäure verdrängen. Ein Vorteil von Synthesehemmstoffen gegenüber Cysteinyl-LT-Rezeptorantagonisten könnte darin bestehen, daß durch sie auch die Biosynthese von LTB_4 gehemmt wird. Erste klinische Erfahrungen deuten darauf hin, daß solche Substanzen positive Effekte bei **Asthma bronchiale, allergischer Rhinitis** und **Colitis ulcerosa** haben könnten. Interessanterweise haben auch Sulfasalazin[2] und 5-Aminosalicylsäure[3] (s. S. 607), die als Standardtherapeutika bei chronisch entzündlichen Darmerkrankungen eingesetzt werden, neben anderen Effekten eine Hemmwirkung auf die LT-Synthese in der Mucosa des Dünn- und Dickdarmes.

[1] Singulair®

[2] Azulfidine®

[3] Salofalk®

16.9 Plättchenaktivierender Faktor (PAF)

Biosynthese und Inaktivierung

PAF wurde ursprünglich als ein Mediator beschrieben, der durch einen IgE-abhängigen immunologischen Prozeß aus basophilen Leukocyten des Kaninchens freigesetzt wird und seinerseits die Freisetzung von Histamin aus Kaninchenthrombocyten bewirkt. Seine chemische Struktur ist 1-*O*-Alkyl-2-Acetyl-sn-Glyceryl-3-Phosphorylcholin (Abb. 16.6), wobei der Alkylrest Hexa- oder Oktadecyl sein kann. Die exakte Bezeichnung ist heute PAF-acether. PAF wird in verschiedenen Zellen, insbesondere Leukocyten, Makrophagen, Monocyten, Thrombocyten und Endothelzellen synthetisiert.

Gleichzeitig Vorstufe und Abbauprodukt von PAF ist Lyso-PAF (Abb. 16.7), dem die 2-Acetyl-Substitution fehlt. Der Deacylierungs- und Reacylierungs-Zyklus von PAF, z. B. in Thrombocyten, geschieht über zwei gegensätzliche Stoffwechselwege. Die Biosynthese von PAF wird durch Phospholipase A_2 und eine Acetyltransferase katalysiert (Abb. 16.7). Diese Schritte laufen nur nach Zellaktivierung durch verschiedene Stimuli, z. B. Thrombin, und in Gegenwart von Calcium ab. Die Acetylhydrolase und Acyltransferase, die PAF über Lyso-PAF wieder in Alkyl-Acyl-Glycero-Phosphorylcholin überführen, benötigen dagegen keine Aktivierung (Abb. 16.7). Durch die Beteiligung

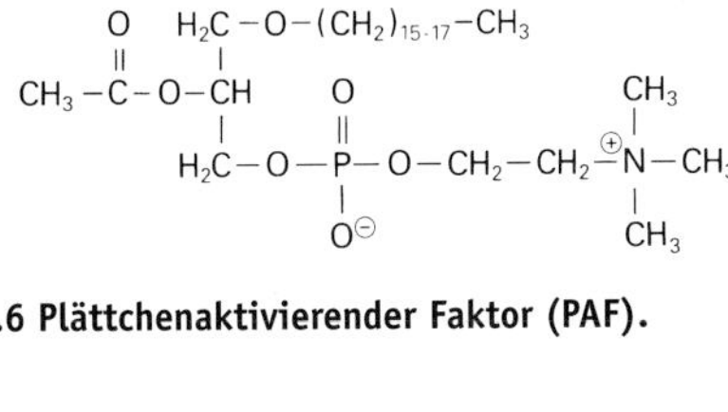

```
     O   H2C-O-(CH2)15-17-CH3
     ||   |
CH3-C-O-CH       O                CH3
          |       ||             ⊕|
         H2C-O-P-O-CH2-CH2-N-CH3
                 |                 |
                 O⊖               CH3
```

Abb. 16.6 Plättchenaktivierender Faktor (PAF).

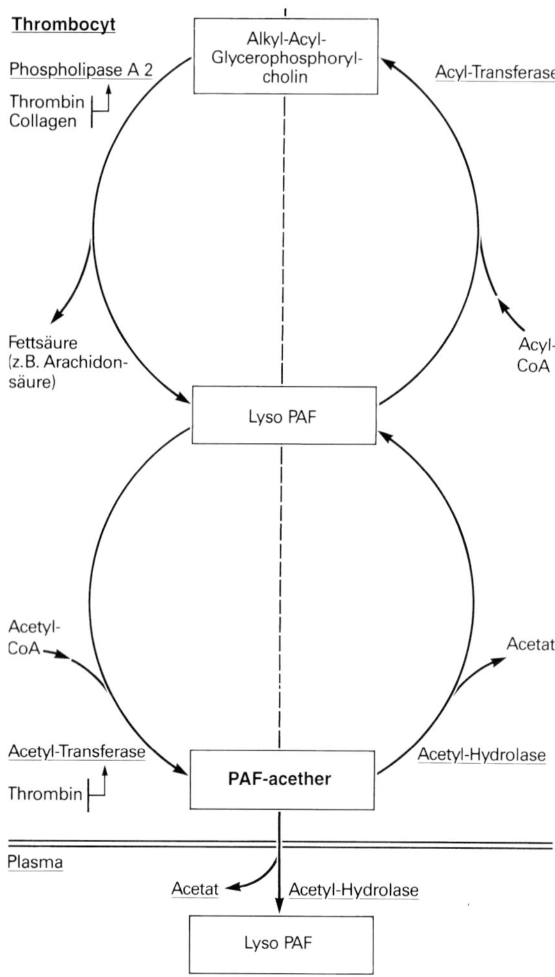

Abb. 16.7 Metabolischer Zyklus von PAF in Thrombocyten und Plasma (nach Braquet et al., Pharmacol. Rev. **39**, 97, 1987).

von Phospholipase A_2 an der PAF-Synthese und durch den hohen Anteil von Arachidonsäure als Acylsubstituent im Alkyl-Acyl-Glycero-Phosphorylcholin ergibt sich eine enge Beziehung zur Eicosanoid-Biosynthese (s. S. 381). Gleichzeitig synthetisierte PG können in einem feed-back-Mechanismus hemmend auf die PAF-Biosynthese wirken.

Pathophysiologische Bedeutung von PAF

In Anbetracht der vielfältigen pharmakologischen Wirkungen von exogenem PAF wie Thrombocytenaktivierung, Blutdruckabfall, Erhöhung der Gefäßpermeabilität und Bronchokonstriktion, ist eine Beteiligung dieser Substanz als **endogener Mediator bei Thrombosen** sowie bei **akuten entzündlichen und** immunologischen Reaktionen diskutiert worden. Eine exakte Bewertung der pathophysiologischen Bedeutung dieses Mediators ist allerdings zur Zeit noch nicht möglich. Verschiedene PAF-Antagonisten sind entwickelt worden. In klinischen Studien war die Wirksamkeit beim Asthma bronchiale allerdings enttäuschend.

17 Antiphlogistika und Immuntherapeutika

Pharmakotherapie der Entzündung und des Immunsystems

V. Kaever und K. Resch, Hannover

Entzündung

17.1 Pathophysiologie der Entzündung

Fremdstoffe oder lebende Krankheitserreger, die in einen Organismus eindringen, müssen rasch eliminiert werden, um bleibende Schäden zu vermeiden. In höheren Organismen geschieht dies in aller Regel durch eine Entzündung. Die dabei häufig auftretenden Symptome **Dolor** (Schmerz), **Rubor** (Rötung), **Calor** (lokale Erwärmung und Fieber) und **Tumor** (Schwellung) bezeichneten schon in der Antike diesen Typ einer Erkrankung; in der Spätantike wurde dies durch **Functio laesa** (Funktionseinschränkung oder -verlust) ergänzt.

Pathophysiologisch besteht eine Entzündung in der Mobilisierung und Aktivierung der verschiedenen Zellen des Immunsystems, also von Granulocyten, mononukleären Phagocyten (Monocyten/Makrophagen) und Lymphocyten. Lokal äußert sich dies als **entzündliches Filtrat**, wobei der Anteil der einzelnen Zellen sehr unterschiedlich sein kann. Bei akuten Entzündungen überwiegen Granulocyten, bei chronisch entzündlichen Erkrankungen bilden vor allem Makrophagen und Lymphocyten das zelluläre Infiltrat.

17.1.1 Mediatoren der Entzündung

Während einer Entzündungsreaktion setzen diese Entzündungszellen eine Vielzahl von Mediatoren frei. Diese vollbringen einen Großteil der eigentlichen Abwehrleistung und sind gleichzeitig für die Symptome der Entzündung verantwortlich (Tab. 17.1). Viele Entzündungsmediatoren sind in den Zellen **gespeichert**, vor allem Enzyme, manchmal in inaktiven Vorstufen. Andere, wie die Lipidmediatoren und reaktiven Sauerstoff- und Stickstoffspecies, werden während einer Entzündungsreaktion **synthetisiert** und gleichzeitig freigegeben. Alle tragen dazu bei, eingedrungene Noxen unschädlich zu machen.

Enzyme als Entzündungsmediatoren

Wie in Tab. 17.1 aufgeführt, gehören speziell degradierende Enzyme wie Proteasen und Phospholipasen zu den Entzündungsmediatoren. Auf die einzelnen Enzymsysteme soll hier nicht näher eingegangen werden. Wir verweisen hier auf die Lehrbücher der Biochemie.

Tabelle 17.1: Mediatoren der entzündlichen Reaktion aus Granulocyten und Monocyten/Makrophagen
Enzyme
z. B. Proteasen und Phospholipasen
Lipidmediatoren (s. Kap. 16)
Prostaglandine Leukotriene Plättchen-aktivierender Faktor (PAF)
Reaktive Sauerstoff- und Stickstoffspecies
$O_2^{\bullet -}$, H_2O_2 $NO^{\bullet}$
Histamin (nur basophile Granulocyten)
Bradykinin
Komplementfaktoren
Cytokine (s. Tab. 17.2)
Gerinnungsfaktoren
Wachstumshormone
Andere wichtige Proteine z. B. α_2-Makroglobulin Defensine

Proinflammatorische Lipidmediatoren

Zu den wichtigsten Lipidmediatoren gehören die als **Eicosanoide** bezeichneten biologisch aktiven Metabolite der Arachidonsäure, die **Prostaglandine und Leukotriene** (s. Kap. 16). Mit Ausnahme von T-Lymphocyten können alle Leukocyten nach entsprechender Stimulation Eicosanoide de novo synthetisieren. Auslöser sind dabei nahezu alle Stimuli, die auch eine Entzündung in Gang setzen und unterhalten. Dazu gehören vor allem: phagocytierte Mikroorganismen, Antigen-Antikörper-Komplexe, Komplementprodukte, bakterielle Lipopolysaccharide und Exotoxine, chemotaktische Faktoren und verschiedene Cytokine (s. u.).

Ein wichtiger Mechanismus ist dabei die Induktion des Schlüsselenzyms Cyclooxygenase-2 (COX-2). Dadurch werden vor allem Makrophagen in die Lage versetzt, über lange Zeiträume große Mengen von Eicosanoiden zu bilden.

Prostaglandine

Proinflammatorische Wirkungen der Prostaglandine wie PGE_2 sind vor allem eine **Vasodilatation**, die Erhöhung der **Gefäßpermeabilität** mit **Ödembildung** und eine **Hyperalgesie** durch Senkung der Reizschwelle von Nocizeptoren. Dabei besteht ein Synergismus mit anderen Entzündungsmediatoren wie Bradykinin, Histamin und Cysteinyl-Leukotrienen. PGE_2, das in der Umgebung der thermoregulatorischen Neurone des Hypothalamus gebildet wird, führt zu Fieber.

PGE_2 hemmt die Aktivierung von Lymphocyten; damit wirkt es bei immunologisch bedingten, chronisch entzündlichen Erkrankungen (s. S. 386) auch (indirekt) antiphlogistisch. Nicht-steroidale Antiphlogistika (s. Kap. 17.2.1) hemmen die PGE_2-Synthese und wirken daher rein symptomatisch; der immunologische Grundprozess und damit die Progression der Erkrankung werden nicht gehemmt, sondern eventuell sogar beschleunigt.

Leukotriene

Leukotrien B_4 (LTB_4) ist einer der potentesten **chemotaktischen Faktoren**, vor allem für neutrophile Granulocyten. Darüber hinaus fördert LTB_4 die Leukocytenadhärenz und erhöht die Freisetzung von lysosomalen Enzymen und reaktiven Sauerstoffspecies (s. u.).

Die **Cysteinyl-Leukotriene LTC_4** und **LTD_4** erhöhen zusammen mit den Prostanoiden die Gefäßpermeabilität und tragen damit zur Ödembildung bei. Wichtig ist ihre spasmogene Aktivität für die Bronchialmuskulatur, die früher unter dem Begriff SRS-A („**slow reacting substance of anaphylaxis**") zusammengefaßt wurde. Bei allergisch ausgelöstem Bronchialasthma sind es diese Faktoren, die entscheidend an der Auslösung des Bronchospasmus beteiligt sind.

Plättchen-aktivierender Faktor (PAF)

Der Plättchen-aktivierende Faktor (PAF) ist ein Lipidmediator, der wie die Eicosanoide aus Membranphospholipiden generiert wird (1-Alkenyl-2-acetylglycerophosphocholin). Entdeckt wurde er ursprünglich als Blutplättchen-aggregierender Faktor in Überständen Antigen-stimulierter, IgE-sensibilisierter basophiler Granulocyten.

PAF wird in verschiedenen Zellen, insbesondere Leukocyten, Thrombocyten und Endothelzellen nach Stimulation sehr rasch de novo synthetisiert. Wie bei den Eicosanoiden sind eine Vielzahl von entzündungsauslösenden Stimuli beschrieben worden.

In Anbetracht der vielfältigen pharmakologischen **Wirkungen** von exogenem PAF wie Thrombocytenaktivierung, Blutdruckabfall, Erhöhung der Gefäßpermeabilität und Bronchokonstriktion ist eine Beteiligung dieser Substanz als endogener Mediator bei Thrombosen sowie bei akuten entzündlichen und immunologischen Reaktionen diskutiert worden. Eine exakte Bewertung der pathophysiologischen Bedeutung dieses Mediators ist jedoch nicht möglich. Verschiedene PAF-Antagonisten sind entwickelt worden; ihre Wirksamkeit, z.B. beim Asthma bronchiale, war allerdings enttäuschend.

Reaktive Sauerstoff- und Stickstoffspecies als Entzündungsmediatoren

Reaktive Sauerstoffverbindungen

Unter reaktiven Sauerstoffspecies versteht man eine Vielzahl von Verbindungen, die sich vom molekularen Sauerstoff (O_2) ableiten, aber im Gegensatz zu O_2 sehr reaktionsfreudig sind. Aufgrund ihrer chemischen Aggressivität verdienen sie als pathogenetische Faktoren sowohl bei einer Entzündung als auch bei anderen pathologischen Zuständen Interesse. Die wesentlichen Vertreter sind **Sauerstoffradikale** wie das **Superoxid-Radikal-Anion ($O_2^{\bullet-}$)** und das **Hydroxyl-Radikal ($OH^\bullet$)** sowie **H_2O_2**.

Im Rahmen von Entzündungsreaktionen spielen Phagocyten als Quelle von $O_2^{\bullet-}$ die entscheidende Rolle. In Monocyten, Makrophagen und polymorphkernigen Leukocyten wird $O_2^{\bullet-}$ durch eine membranständige **NADPH-Oxidase** gebildet und ins extrazelluläre Milieu abgegeben. Die $O_2^{\bullet-}$-Bildung durch Phagocyten ist normalerweise gering, steigt aber bei Aktivierung, z. B. während der Phagocytose, um mehr als das Zehnfache an („**oxidative burst**"). Nicht nur opsonierte Bakterien, sondern eine Vielzahl von nicht-infektiösen Fremdkörpern und endogenen oder xenogenen Substanzen können in Phagocyten die $O_2^{\bullet-}$-Bildung anregen, z. B. der Komplementfaktor C5a, Leukotrien B_4 und bakterielle leukotaktische Peptide wie Formyl-methionyl-leucylphenylalanin (FMLP).

Die Radikalbildung von Phagocyten steht eindeutig im Dienste der **Infektabwehr**. Polymorphkernige Leukocyten, Monocyten und Makrophagen nutzen das toxische Potential reaktiver Sauerstoffspecies, um phagocytierte Bakterien und Protozoen im Zusammenspiel mit lytischen Enzymen abzutöten und zu verdauen. Der **NADPH-Oxidase-Reaktion** fällt hierbei eine Schlüsselfunktion zu, da sie das Primärprodukt $O_2^{\bullet-}$ für weitere toxische Metabolite liefert. Die Bedeutung dieses Enzyms ist durch einen seltenen genetischen Defekt eindeutig belegt: Bei der chronischen Granulomatose ist die Phagocytose selbst ungestört, aber die $O_2^{\bullet-}$-Produktion defekt. Das Krankheitsbild geht mit einer generell geschwächten Abwehr gegen bakterielle Infektionen einher. Charakteristischerweise werden dann die phagocytierten Bakterien von den Phagocyten im Organismus verschleppt, ohne abgetötet zu werden, wodurch es zu multipler Abzeßbildung kommt.

Das $O_2^{\bullet-}$-Radikal bzw. dessen Folgeprodukte scheinen aber nicht nur für die Abtötung der Bakterien verantwortlich zu sein, sondern auch an der **Rekrutierung von Leukocyten** im Infektionsherd beteiligt zu sein.

Reaktive Stickstoffverbindungen

Die reaktive Stickstoffverbindung **Stickstoffmonoxid ($NO^{\bullet}$)** wird enzymatisch in einer Reihe von Geweben in streng kontrollierter Weise synthetisiert. Ausgangspunkt ist die Aminosäure **L-Arginin**, aus der das freie Radikal durch das Enzym NO-Synthase (NOS) gebildet wird. Bisher sind drei Isoenzyme bekannt, die unterschiedliche Genprodukte repräsentieren (s. Kap. 19). In Immunzellen, speziell in Makrophagen und Granulocyten, aber auch in Endothelzellen und einer Reihe weiterer Gewebezellen kann nach Stimulation die **induzierbare NOS** (iNOS oder NOS II) exprimiert werden. Stimuli sind dabei vor allem Auslöser von Entzündungsreaktionen, wie Bakterien oder deren Bestandteile, und inflammatorische Cytokine (s.u.).

Bei der langanhaltenden Bildung großer Mengen an $NO^{\bullet}$ durch die iNOS während einer Entzündung zeigt dieses bioaktive Molekül neben seinen cGMP-vermittelten Effekten zusätzliche Wirkungen. Durch die Hemmung von metabolischen Enzymen oder von Schlüsselenzymen der DNA-Synthese wie auch durch direkte DNA-Schädigung ist $NO^{\bullet}$ ein wichtiger **Mediator der Cytotoxizität.** $NO^{\bullet}$ kann zur Hemmung des Wachstums mikrobieller Pathogene beitragen, deren Spektrum von Parasiten über Bakterien bis zu DNA-Viren reicht. Daneben besitzt $NO^{\bullet}$ antitumorale Eigenschaften (bei bestimmten Tumoren).

Histamin als Entzündungsmediator

Histamin (s. Kap. 6) ist ein schon lange bekannter und vergleichsweise gut untersuchter Mediator der Entzündung. Als Produkt von basophilen Granulocyten und Mastzellen unterstreicht er die Rolle beider Zelltypen bei meist schnell auftretenden Entzündungen. Obwohl üblicherweise mit **Sofortreaktionen** bei allergischen Reaktionen (s. S.234) in Verbindung gebracht, hat man in den letzten Jahren auch eine Einwirkung auf das gesamte Immunsystem entdeckt.

Histamin induziert eine **Vasodilatation** und damit verbunden eine deutlich sichtbare Rötung. Die Gefäßpermeabilität wird erhöht, da sich im postkapillären Bereich Endothelzellen kontrahieren und interzelluläre Spalten („gaps") auftun. Folge ist eine **Ödematisierung** des betroffenen Gewebes. Interaktionen erfolgen auch mit dem **neuronalen** System, z.B. Erhöhung der cholinergen Stimulation und der α-adrenergen Reagibilität, Freisetzung der Substanz P und Sensibilisierung der schmerzempfindenden Nerven. Zusammengenommen ergibt sich, daß Histamin allein oder in enger Kooperation mit anderen Mediatoren zur Ausprägung von drei der vier Kardinalsymptome der Entzündung beiträgt, nämlich **Rubor, Tumor** und **Dolor.**

Bradykinin

Bradykinin, als der wichtigste Vertreter der Kinine, ist ein Nonapeptid, das aus dem hochmolekularen Kininogen abgespalten werden kann. Bradykinin hat die typischen Eigenschaften eines Entzündungsmediators: Es erweitert die **Gefäße** und erhöht die **Permeabilität**, führt zur **Leukocytenmargination** und induziert **Schmerz.** Es wird angenommen, daß die entzündungsauslösenden Effekte vor allem bei anaphylaktischen und allergischen Reaktionen eine Rolle spielen.

Komplementfaktoren

Bei einer Aktivierung von Komplement werden die Fragmente **C3a, C4a** und **C5a** freigesetzt, die als **Anaphylatoxine** bezeichnet werden. Sie besitzen vielfältige biologische Aktivitäten: so erhöhen sie die Permeabilität von Gefäßen und führen zur Kontraktion von glatter Muskulatur. Wichtig ist ihre **chemotaktische Aktivität** auf Leukocyten und deren Aktivierung. Diese ist mit erhöhter Adhärenz an Oberflächen, gesteigerter Bakterizidie mit vermehrtem Sauerstoffverbrauch und der Sekretion lysosomaler Enzyme verbunden, bei Mastzellen und basophilen Granulocyten auch mit der Freisetzung von Histamin und anderen Mediatoren.

C5a konnte in der Synovialflüssigkeit bei rheumatischen Patienten, in entzündlichen Exsudaten, in Gefäßen mit immunologisch bedingten Entzündungsprozessen und auch im Liquor cerebrospinalis bei Meningitis nachgewiesen werden. So kann die leukocytäre Infiltration bei derartigen Entzündungen auf der chemotaktischen Wirkung von C5a beruhen. C5a aktiviert die polymorphkernigen Leukocyten. Dadurch werden lysosomale Enzyme frei und reaktive Sauerstoffverbindungen bilden sich. Gewebeschäden sind die Folge.

Inzwischen haben sich deutliche Hinweise ergeben, daß ein Teil der Anaphylatoxinwirkung auf glatte Muskulatur und Leukocyten nicht direkt, sondern über eine zwischengeschaltete Aktivierung des Arachidonsäuremetabolismus verläuft, daß hierbei also de novo synthetisierte Eicosanoide für die eigentlichen Anaphylatoxineffekte verantwortlich sind.

Cytokine

Eine Schlüsselrolle bei jeder Entzündung nehmen Cytokine ein. Cytokine sind (meist glykosylierte) Proteine mit Molekulargewichten zwischen 8000 und 45 000 Da, die vorwiegend von Zellen des Immunsystems gebildet werden und die Differenzierung und Aktivierung dieser Zellen steuern. Einige davon werden oft als „inflammatorische Cytokine" zusammengefaßt (Tab. 17.2). Sie sind zentrale **Aktivatoren von Entzündungszellen**, steuern ihre Auswanderung aus dem Blut ins Gewebe, stimulieren ihre Reifung und sorgen so für ihre Nachbildung. Daneben wirken sie auf Zellen des entzündlichen Gewebes und rekrutieren viele dieser Zellen, an Entzündungsreaktionen teilzunehmen; ein Beispiel ist die Sekretion von degradierenden Enzymen durch Chondrocyten bei einer rheumatoiden Arthritis.

Cytokine und Immunantwort

Entzündungszellen setzen ihre Entzündungsmediatoren nicht spontan frei, sie müssen dazu **aktiviert** werden. Granulocyten und Makrophagen können unmittelbar auf viele Reize reagieren. Hierzu gehören Fremdkörper, Infektionserreger oder physikalische und chemische Noxen, die zu einem Gewebstrauma führen. Bei der dadurch ausgelösten **akuten entzündlichen** Reaktion werden die schädigenden Stoffe inaktiviert, abgebaut und ausgeschieden. Wenn dies erreicht ist, klingt die Entzündung ab. Die auf einer direkten Aktivierung der phagocytierenden Leukocyten beruhende akute Entzündung reicht oft nicht aus, um Infektionserreger zu eliminieren, besonders wenn diese sich rasch vermehren.

Eine sehr viel stärkere und länger anhaltende Aktivierung der Entzündungszellen bewirken **Immunreaktionen**, die dann eine wirksame Abwehr möglich machen. Dabei kann die Entzündungskaskade mit der Antikörperbildung beginnen. Sie bilden mit ihrem spezifischen Antigen Komplexe und aktivieren über die Bindung an Fc-Rezeptoren die verschiedenen Leukocyten. Die Stimulation kann durch aktivierte Komplement-Komponenten verstärkt werden. Daneben bilden Cytokine, die von T-Lymphocyten gebildet werden, das Bindeglied zwischen Immunantwort und Entzündung (s. Tab. 17.2). So aktiviert Interferon-γ, aber auch Granulocyten/Monocyten-Kolonie-stimulierende Faktoren (GM-CSF) sehr effizient Monocyten/Makrophagen und Granulocyten.

Tabelle 17.2: Inflammatorische Cytokine

Cytokin	Haupt-Synthesezellen	Hauptfunktionen bei Entzündung
Interferon-γ (IFN-γ)	T-Lymphocyten	Aktivierung von Monocyten
Interleukin-1 (IL-1)	Monocyten	Aktivierung von Leukocyten, Endothelzellen und Gewebszellen
Interleukin-6 (IL-6)	Monocyten, T-Lymphocyten	
Tumor-Nekrose-Faktor (TNF)	Monocyten	
Chemokine		
Interleukin-8 (IL-8)	Monocyten	Chemotaxis und Aktivierung von Granulocyten
Makrophagen-chemotaktisches Peptid (MCP-1)	Monocyten, Gewebszellen	Chemotaxis und Aktivierung von Monocyten
RANTES*	T-Lymphocyten	
Kolonie-stimulierende Faktoren (CSF)		
Granulocyten/Monocyten-CSF (GM-CSF)	Monocyten, T-Lymphocyten	Differenzierung myeloider Vorläuferzellen
Multi-CSF (= IL-3)	Endothelzellen	
Monocyten-CSF (M-CSF)	Endothelzellen, Monocyten	Reifung und Aktivierung von Monocyten
Granulocyten-CSF (G-CSF)	Monocyten	Reifung und Aktivierung von Granulocyten

* Acronym: regulated upon activation, normal T expressed and presumably secreted.

Cytokine und lokale Entzündung

Mit Ausnahme weniger systemischer Reaktionen, wie des septischen Schocks, manifestieren sich Entzündungsreaktionen in bestimmten Organen. Bei einer lokalen Entzündung müssen die zirkulierenden Leukocyten die Blutbahn verlassen und in das betroffene Gewebe infiltrieren. Dieser Prozeß wird durch mehrere Zellinteraktionsmoleküle gesteuert. Ihre Expression auf Endothelzellen und Leukocyten wird ebenfalls durch inflammatorische Cytokine induziert.

Cytokine und Fieber

Ein Charakteristikum von Entzündungsreaktionen ist das Auftreten von Fieber. Cytokine wie Interleukin-1 oder Interleukin-6 treten im Entzündungsherd auch in die Blutbahn über. Mit dem Blut erreichen sie das ZNS. Im Bereich des Hypothalamus induzieren sie in den Endothelzellen (und eventuell in nicht-neuronalen Zellen des Hypothalamus, da die Blut-Hirn-Schranke hier sehr durchlässig ist) die Synthese von Prostanoiden, die in den thermoregulatorischen Neuronen den Sollwert höherstellen.

17.1.2 Chronische Entzündung

Die bei einer Entzündung freigesetzten **terminalen Mediatoren** – degradierende Enzyme, Sauerstoff- und Stickstoffspecies – greifen nicht nur Fremdstoffe, sondern auch **körpereigene Gewebe** an. Auch wenn Schwellung, Schmerz oder Fieber wichtige Warnsignale darstellen, Noxen zu vermeiden, haben sie als solche doch auch Krankheitswert. Dieselben Mediatoren sind daher bei einer Entzündung sowohl für die Abwehr von Noxen als auch für entzündliche Läsionen verantwortlich.

Wenn eine Entzündung lange dauert, kann es zu schweren Organstörungen oder Destruktionen kommen. Es entsteht eine **chronisch entzündliche Erkrankung**. Es ist heute gut gesichert, daß chronisch entzündliche Erkrankungen, wie die rheumatoide Arthritis, durch Immunreaktionen ausgelöst und perpetuiert werden. Dies gilt auch für viele chronisch entzündliche Lungen-, Nieren-, Leber- oder Darmerkrankungen.

Für die Perpetuation der chronischen Entzündung sind vor allem **T-Helfer-Lymphocyten** verantwortlich. Epidemiologische Studien zeigen immer wieder einen Zusammenhang zwischen einer Infektion mit Bakterien, Mycoplasmen oder Viren und dem Auftreten einer chronisch entzündlichen Erkrankung. In vielen Fällen kann keine Persistenz des Infektionserregers nachgewiesen werden. Es ist deshalb wahrscheinlich, daß Infektionserreger Erkennungsstellen besitzen, die mit ähnlicher Struktur auch in körpereigenen Zellen vorkommen. Chronisch entzündliche Erkrankungen könnten daher durch Infektionsantigene ausgelöst und durch kreuzreagierende Autoimmunreaktionen perpetuiert werden.

Entzündungsreaktionen sind lebensnotwendig zur Abwehr von Schadstoffen und Infektionserregern. Sie werden **behandlungsbedürftig**, wenn sie – wie bei Allergien – über den Anlaß hinausgehen und als generalisierte akute Entzündungen (z.B. septischer Schock) oder chronisch entzündliche Erkrankungen **selbst Krankheitswert** erhalten.

17.1.3 Ebenen der antiphlogistischen Therapie

Aufgrund der Pathophysiologie einer Entzündung kann man mehrere Ebenen unterscheiden, auf denen eine antiphlogistische Therapie wirksam werden kann (Abb. 17.1).

Nicht-steroidale Antiphlogistika hemmen die Synthese von Prostaglandinen und vermindern dadurch die Symptome der Entzündung, ohne jedoch den Krankheitsverlauf zu ändern. Dieses träfe in ähnlicher Weise auch für spezifische Inhibitoren der Bildung reaktiver Sauerstoff- bzw. Stickstoffspecies zu.

Aus der zentralen Stellung der Cytokine bei einer Entzündung kann man ableiten, daß alle behandlungsbedürftigen Erkrankungen durch die Hemmung der Synthese oder Wirkung von Cytokinen gebessert werden sollten. Therapeutische Eingriffe auf der Ebene der Entzündungsreaktion werden daher immer wichtiger. Die Hemmung der ursächlichen Autoimmunreaktion wäre die gezielteste Maßnahme – insbesondere bei chronisch entzündlichen Erkrankungen. Dies ist zur Zeit nur in Ansätzen möglich.

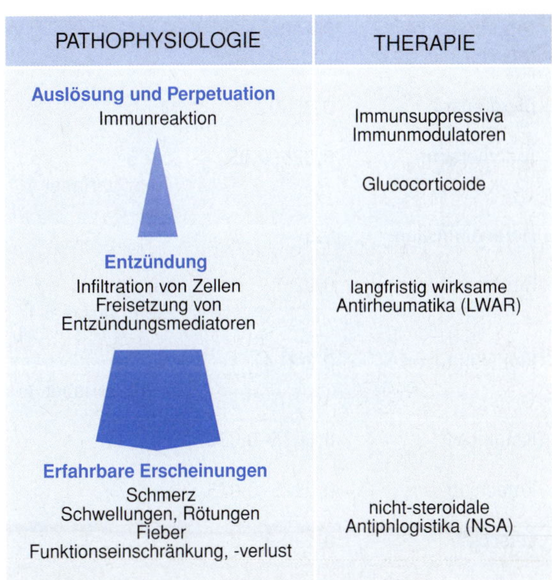

Abb. 17.1 Ebenen der antiphlogistischen Therapie.

17.2 Antiphlogistika

17.2.1 Nicht-steroidale Antiphlogistika (NSA)

In Abb. 17.2 und Tab. 17.3 sind **antiphlogistisch-antirheumatisch** wirksame Substanzen (nicht-steroidale Antiphlogistika, NSA) aufgeführt. Sie hemmen, wie die antipyretischen Analgetika (z.B. Acetylsalicylsäure, s. S. 247), die Biosynthese von Prostanoiden dadurch, daß sie das Schlüsselenzym Cyclooxygenase blockieren. Sie wurden in der Absicht entwickelt, chronische Entzündungsreaktionen wie bei der rheumatoiden Arthritis langfristig erfolgreich behandeln zu können, ohne daß die bedeutsamsten unerwünschten Wirkungen der Acetylsalicylsäure, wie Schädigung der Magen- und Darmmucosa mit Blutungsneigung und Ulcusbildung, aufträten. Ansätze zur möglichen Verringerung vor allem dieser unerwünschten Wirkungen durch Änderungen der Galenik (Prodrugs ohne Säurecharakter, magensaftresistente Überzüge, Mikroverkapselung) haben bisher zu keinem entscheidenden Vorteil geführt.

Tabelle 17.3: Dosierung und Plasmahalbwertszeit ausgewählter nicht-steroidaler Antiphlogistika

	Einzeldosis (g) beim Erwachsenen	Plasmahalbwertszeit (h)
Acetylsalicylsäure (als NSA)	1 (bis 5 g/Tag)	0,25 (Salicylat dosisabhängig bis 30)
Ibuprofen (als NSA)	0,4–0,6	2
Diclofenac	0,05–0,1	2
Indometacin	0,025–0,05	ca. 6 (sehr variabel*)
Mefenaminsäure	0,5	2
Piroxicam	0,02	ca. 40 (sehr variabel*)
Phenylbutazon	0,2–0,4	ca. 70 (sehr variabel*)
Meloxicam	0,0075–0,015	20
Rofecoxib	0,0125–0,025	ca. 17
Celecoxib	0,1–0,2	11

* Bedingt durch ausgeprägten enterohepatischen Kreislauf.

Dieses Ziel wurde erst in jüngster Zeit zumindest partiell erreicht. Grundlage hierfür war die Entdeckung, daß sich hinter der Cyclooxygenase-Aktivität zwei unterschiedliche **Isoenzyme** verbergen.

Cyclooxygenase-1 (COX-1) wird praktisch in allen Körpergeweben konstitutiv exprimiert. Die Prostanoidsynthese wird hier vor allem durch die Verfügbarkeit des Substrats Arachidonsäure reguliert. Die so gebildeten Prostanoide sind als Gewebshormone (Autacoide) an der physiologischen Regulation vieler Organfunktionen beteiligt (s. Kap. 16).

Im Gegensatz dazu wird Cyclooxygenase-2 (COX-2) überwiegend nur nach Induktion und vor allem in Entzündungszellen exprimiert. Potente Induktoren sind die inflammatorischen Cytokine (s. Tab. 17.2) und hier vor allem Interleukin-1.

Obwohl beide Isoenzyme sehr große Homologien aufweisen, gelang es, **selektive COX-2-Inhibitoren** (CSI = Cyclooxygenase-spezifische Inhibitoren) zu entwickeln, da sich die Bindungstaschen für die Substrate deutlich unterscheiden. Die **„klassischen" NSA** (der ersten Generation, wie sie schon manchmal bezeichnet werden) sind alle Derivate organischer Säuren. Sie hemmen beide Isoenzyme, wobei mit unterschiedlicher Ausprägung COX-1 bevorzugt wird. Sie sind damit auch alle **analgetisch** wirksam, während zumindest bei akuten nicht-entzündlichen Schmerzen die selektiven COX-2-Inhibitoren nicht wirksam sind. Bei der **Fiebersenkung** scheint dagegen die Hemmung von COX-2 wichtig zu sein.

Unerwünschte Wirkungen, Interaktionen

Mit Ausnahme des geringen Auftretens von Magen-Ulcerationen oder -Blutungen bei selektiven COX-2-Inhibitoren weisen alle NSA mehr oder weniger ausgeprägt unerwünschte Wirkungen in vielen Organen auf, speziell renale, bronchospastische und tokolytische Effekte. Die Einnahme von NSA sollte daher während der Schwangerschaft und der Stillzeit unterbleiben. NSA sollten nicht bei unspezifischen Schmerzzuständen oder psychosomatischen Schmerzsyndromen verwendet werden. Neben einigen substanzspezifischen unerwünschten Wirkungen besteht der entscheidende Unterschied der einzelnen unspezifischen NSA in ihren unterschiedlich langen **Halbwertszeiten**, wobei besonders bei den langwirksamen NSA wie dem Piroxicam Kumulationsgefahr besteht und die Häufigkeit lebensbedrohlicher Magen-Darm-Schäden vermehrt ausgeprägt ist.

Alle NSA zeigen eine hohe Bindung an Plasmaproteine. Daher kann es zu **Interaktionen** bei gleichzeitiger Verabreichung anderer stark Plasmaprotein-gebundener Pharmaka wie oraler Antikoagulantien und Antidiabetika kommen.

Arylpropionsäurederivate

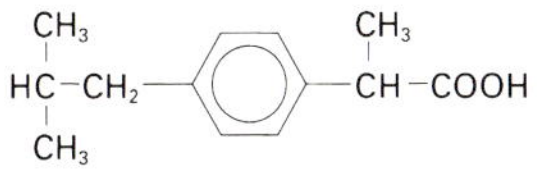

Ibuprofen

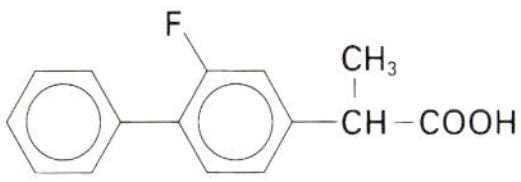

Flurbiprofen

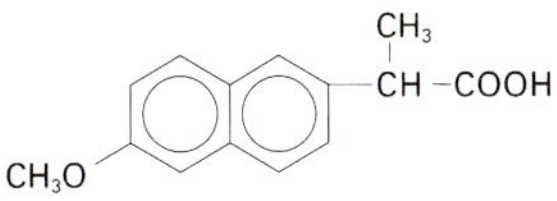

Naproxen

Oxicame

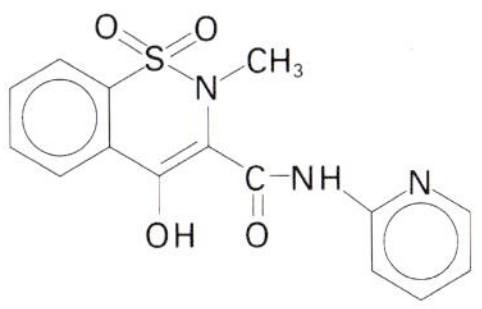

Piroxicam

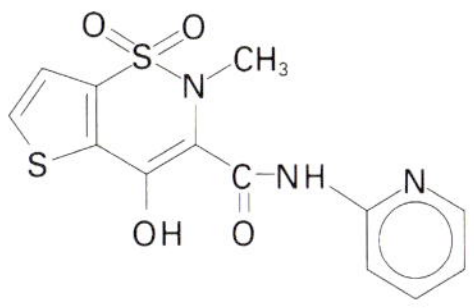

Tenoxicam

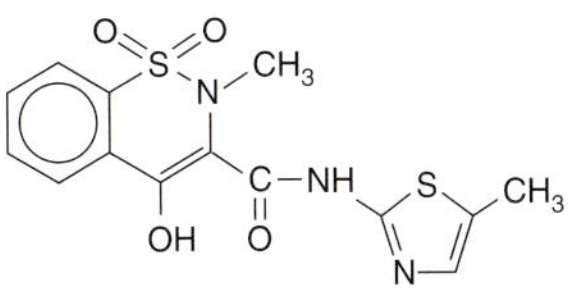

Meloxicam

Arylessigsäurederivat

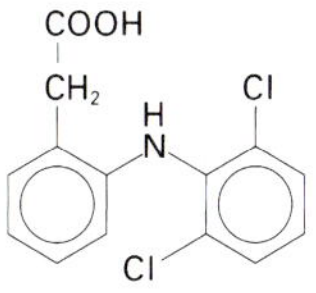

Diclofenac

Pyrazolidindion

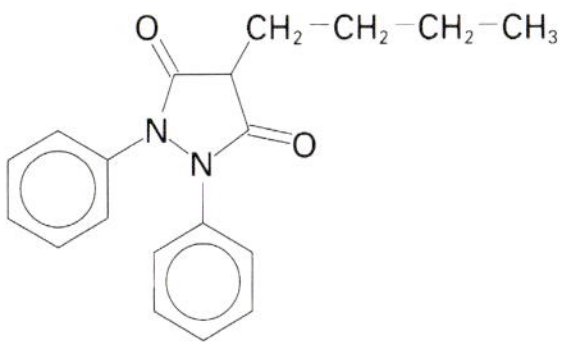

Phenylbutazon

Indolessigsäurederivat

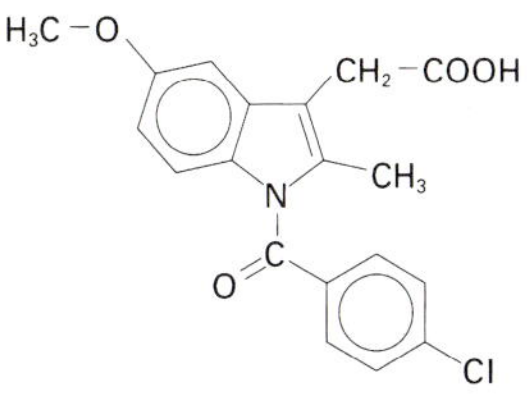

Indometacin

COX-2-spezifische Inhibitoren (CSI)

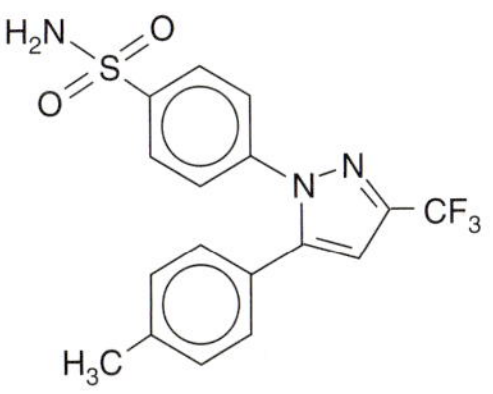

Celecoxib

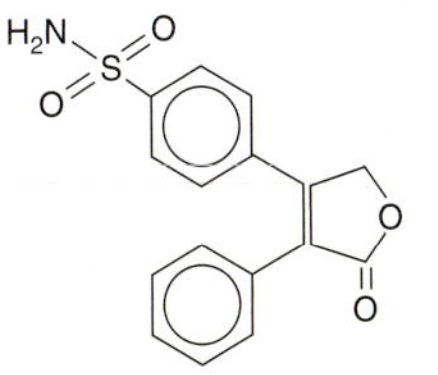

Rofecoxib

Anthranilsäurederivate

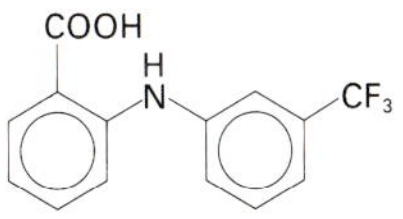

Flufenaminsäure

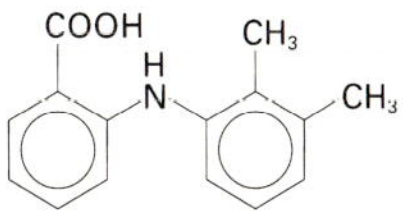

Mefenaminsäure

Abb. 17.2 Nicht-steroidale Antiphlogistika (NSA).

Acetylsalicylsäure

Um eine antiphlogistische/antirheumatische Wirkung zu erzielen, muß eine höhere Plasmakonzentration der Acetylsalicylsäure als bei der Analgesie erreicht werden, wobei Tagesdosen von 5 g nicht überschritten werden sollten (s. Tab. 17.3). Aufgrund dieser hohen Dosierung sind die unerwünschten Wirkungen (s. S. 248) deutlich ausgeprägt. An die nicht-lineare Kinetik bei Gabe hoher Dosen sei erinnert (s. S. 248).

Arylpropionsäurederivate

Wie Acetylsalicylsäure muß **Ibuprofen** (s. Abb. 17.2) zur Erzielung eines antiphlogistischen Effektes höher dosiert werden (maximal 1600 mg/Tag) als bei der Behandlung von Schmerzen (s. Tab. 17.3). **Flurbiprofen**[1] und **Naproxen**[2] (s. Abb. 17.2) haben längere Plasmahalbwertszeiten (4 bzw. 12–15 Stunden) als Ibuprofen.

Arylessigsäurederivate

Bei Rheumatikern wird **Diclofenac**[3] (s. Abb. 17.2 und Tab. 17.3) in einer Dosis von 50 mg (3mal täglich) bzw. 100 mg (in retardierter Form, 1mal täglich) verabreicht. Es unterliegt einem hohen first-pass-Effekt. Die parenterale Gabe kann zu einem Kreislaufschock führen. Diclofenac sollte daher nicht i.v. verabreicht werden. Die i.m.-Gabe ist nur gerechtfertigt bei Patienten, denen eine verzögerte Schmerzminderung nicht zuzumuten ist.

In seinen **unerwünschten Wirkungen** ähnelt Diclofenac der Acetylsalicylsäure; die Thrombocytenaggregation wird durch Diclofenac weniger beeinflußt. Allergisch bedingte unerwünschte Wirkungen in der Leber wurden beschrieben.

Indolessigsäurederivate

Bei oraler Anwendung (bis 200 mg/Tag) wird die maximale Plasmakonzentration von **Indometacin**[4] (s. Abb. 17.2 und Tab. 17.3) nach 0,5–2 h erreicht. Die antiphlogistisch wirksame Plasmakonzentration beträgt 0,5 bis 3 mg/l, oberhalb 6 mg/l treten toxische Effekte auf. Indometacin hat im Vergleich zu den anderen NSA eine mittellange Plasmahalbwertszeit (einige Stunden), die sehr variiert (s. Tab. 17.3).

Unerwünschte Wirkungen werden relativ häufig beobachtet. Zu den bekannten unerwünschten Wirkungen der NSA kommen vor allem zentralnervöse Wirkungen (starke Kopfschmerzen bei 50 % der Patienten, Übelkeit, Erbrechen, Müdigkeit). Chemisch gekoppelt mit dem Gastrinrezeptorantagonisten Proglumid ist Indometacin auch als Prodrug (Proglumetacin[5]) im Handel. Die unerwünschten Wirkungen an der Magenschleimhaut sind jedoch nicht vermindert.

[1] Froben®
[2] Proxen®
[3] Voltaren®
[4] Amuno®
[5] Protaxon®

Anthranilsäurederivate

Die Anthranilsäurederivate **Mefenaminsäure**[6] und **Flufenaminsäure**[7] (s. Abb. 17.2, Tab. 17.3) haben ihre Bedeutung als NSA verloren, da vermehrt schwerwiegende unerwünschte Wirkungen (z.B. allergisch bedingte Glomerulonephritiden und großflächige Exantheme) beobachtet wurden. Flufenaminsäure und das davon abgeleitete Etofenamat[8] werden lokal bei Schmerzen des Bewegungsapparates angewandt.

Oxicame

Die Oxicame **Piroxicam**[9] und **Tenoxicam**[10] (s. Abb. 17.2) werden in einer Dosis von 20 mg/Tag oral verabreicht. Ihre Bioverfügbarkeit beträgt praktisch 100 %. Als Folge ihrer extrem langen Plasmahalbwertszeit (40– > 100 h) (s. Tab. 17.3) kommt es zu Kumulation und schwerwiegenden gastrointestinalen und renalen unerwünschten Wirkungen speziell bei älteren Patienten. Der Einsatz der Oxicame sollte daher kritisch abgewogen werden.

Pyrazolidindione (Pyrazolidin-3,5-dion-Derivate)

Das chemisch mit den Pyrazolonderivaten (s. S. 245) verwandte Pyrazolidindionderivat **Phenylbutazon**[11] (s. Abb. 17.2, Tab. 17.3) zeichnet sich durch eine starke antiphlogistische Wirksamkeit, aber auch im Vergleich zu den anderen NSA durch häufige toxische Effekte und unerwünschte Wirkungen (Agranulocytose, Ödembildung) aus. Die Plasmahalbwertszeit kann mehrere Tage betragen. Die Hauptursache für die langsame Elimination ist die starke Bindung an Plasmaproteine. Ein weiterer Grund ist die hohe tubuläre Rückdiffusionsrate. Phenylbutazon ist nur zur Behandlung der ankylosierenden Spondylitis (Morbus Bechterew) und akuter Gichtanfälle zugelassen. Die Anwendung sollte auf die Dauer einer Woche beschränkt sein.

Spezifische Inhibitoren der Cyclooxygenase-2

Eine spezifische Inhibition dieses Cyclooxygenase-Subtyps könnte gezielt die durch Prostaglandine hervorgerufenen Symptome der Entzündung vermindern, ohne gleichzeitig, z.B. im Magen, die von der konstitutiv vorhandenen COX-1 gebildeten cytoprotektiven Prostaglandine zu reduzieren (s. S. 381). Seit der Klonierung der COX-2 sind deshalb viele Substanzen auf ihre Spezifität für beide Isoenzyme untersucht worden.

Als erstes Pharmakon wurde in Deutschland das **Meloxicam**[12] zugelassen, das allerdings bei äqui-antientzündlicher Dosierung nur geringe Vorteile bezüglich der

[6] Ponalar®
[7] Dignodolin®
[8] Rheumon®
[9] Felden®
[10] Tilcotil®
[11] Ambene®
[12] Mobec®

Rate an unerwünschten Wirkungen im Vergleich zu den konventionellen NSA mit kurzer oder mittlerer Halbwertszeit aufweist. Bei neuen hochspezifischen COX-2-Inhibitoren wie **Celecoxib**[1] und **Rofecoxib**[2] (s. Abb. 17.2, Tab. 17.3) liegt die Häufigkeit gastrointestinaler Nebenwirkungen, wie Erosionen und Blutungen, deutlich geringer als bei den nicht-selektiven COX-Inhibitoren. Auch bei diesen Substanzen sind jedoch unerwünschte Arzneimittelwirkungen nicht auszuschließen, da auch die COX-2 in verschiedenen Organen konstitutiv exprimiert ist und dort physiologische Aufgaben wahrnimmt. So ist bei einem schon bestehenden Ulcus die Gabe von COX-2-Inhibitoren kontraindiziert, da die COX-2 eine wichtige Rolle bei der Wundheilung spielt.

Größere Bedeutung könnte Substanzen zukommen, die, wie die Glucocorticoide (s. S. 704), nicht die Aktivität, sondern die Induktion der COX-2 verhindern und sich gleichzeitig durch ein geringes Spektrum Prostaglandin-unabhängiger unerwünschter Wirkungen auszeichnen.

17.2.2 Langfristig wirksame Antirheumatika (LWAR)

Unter diesem Oberbegriff werden verschiedene, vor allem bei der Therapie der rheumatoiden Arthritis angewandte Pharmaka zusammengefaßt, die einige gemeinsame Eigenschaften haben: Sie wirken erst nach längerer Zeit, oft erst nach einigen Wochen. In vielen Fällen induzieren sie langanhaltende klinische Besserungen („Remissionen"); aus diesem Grund wurden sie früher als „Basistherapeutika" bezeichnet. Dieser Begriff ist jedoch nicht gerechtfertigt, da auch LWAR in aller Regel die langfristige Progression der Erkrankung nicht beeinflussen.

Die langfristig wirksamen Antirheumatika greifen auf der Ebene der **Entzündungsreaktionen** ein. Der molekulare Wirkungsmechanismus der einzelnen Substanzen ist häufig nicht genau bekannt. Alle verändern langfristig die Eigenschaften von Entzündungszellen, insbesondere auch von Makrophagen, in einer Weise, daß ihre Fähigkeit, Entzündungsmediatoren zu sezernieren, vermindert wird.

Methotrexat

Der Folsäureantagonist Methotrexat wird seit mehr als 40 Jahren in der Tumortherapie angewandt (s. S. 961). In den letzten Jahren wurde er als sehr effektives LWAR erkannt. Dabei reichen **viel niedrigere Dosierungen** aus, als sie für die Tumortherapie notwendig sind. So beträgt bei rheumatoider Arthritis die mittlere Dosierung **7,5 mg Methotrexat pro Woche**. Die klinische Wirkung tritt nach etwa 6 Wochen ein. Der Wirkungsmechanismus als LWAR ist unbekannt, er scheint aber abhängig von seiner Eigenschaft als Antimetabolit zu sein. Bei der geringen Dosierung kann Methotrexat i.m. oder oral verabreicht werden. Es wird weitgehend unverändert über die Niere ausgeschieden.

Trotz der niedrigen Dosierung treten auch **unerwünschte Wirkungen** auf. Dazu gehören Störungen des Gastrointestinaltrakts und Leberschädigung (Anstieg von Transaminasen; sehr selten Leberfibrose), Leukopenie, Thrombocytopenie, Nierenschädigungen, Impotenz. Zusätzlich wird Depression und Antriebslosigkeit beobachtet. Auch in niedriger Dosierung wirkt Methotrexat teratogen; bei Frauen im gebärfähigen Alter sollte es daher nur bei strikter Empfängnisverhütung angewandt werden.

Sulfasalazin

Sulfasalazin[3] (chemische Struktur s. S. 607) ist eine Molekülverbindung zwischen dem Sulfonamid Sulfapyridin und dem Salicylat Mesalazin (5-Amino-salicylsäure), das antiphlogistisch wirksam ist. Die Verbindung wird im Colon gespalten. Das Spaltprodukt Mesalazin wird aus dem Colon nur sehr wenig resorbiert. Entsprechend stellt Sulfasalazin eine Standardtherapie bei **entzündlichen Darmerkrankungen**, wie bei Colitis ulcerosa, dar (s. S. 607).

Sulfasalazin ist schon vor Jahrzehnten in der Therapie der **rheumatoiden Arthritis** verwendet worden. Neuere kontrollierte klinische Studien belegen seine Wirksamkeit. Der Mechanismus ist unklar, ebenso auch welche der Komponenten für die Wirkung verantwortlich ist. Sulfasalazin wird in einer Dosierung von 0,5–2 g/Tag (in zwei Gaben, morgens und abends) verabreicht. Eine klinische Wirkung tritt nach 4–8 Wochen Behandlung ein.

Die wichtigsten **unerwünschten Wirkungen** sind Übelkeit und Erbrechen, Hautallergien mit Urticaria, seltener Leukopenie und eine Megaloblastenanämie. Zusätzlich kann Oligospermie auftreten.

Goldverbindungen

Aurothioglucose

Aufgrund der besseren Verträglichkeit werden heute nur noch organische Goldverbindungen angewandt. **Aurothioglucose**[4] (Abb. 17.3) ist eine Goldverbindung zur parenteralen (i.m.) Anwendung mit einem Goldgehalt von ca. 50 %.

Das Gold reichert sich in den Lysosomen von Zellen des reticulohistiocytären Systems und von Synovialzellen an. Die Funktionen vor allem der **Makrophagen** werden verändert. Die klinische Wirkung tritt bei einer Gesamtdosis von 600–1000 mg Aurothioglucose nach 3–6 Monaten ein. Die Elimination erfolgt überwiegend renal, die Plasmahalbwertszeit beträgt 24 Tage.

1 Celebrex®
2 Vioxx®
3 Azulfidine®
4 Aureotan®

Unerwünschte Wirkungen sind vor allem allergische Reaktionen, als Frühsymptom Dermatitis (mit Hautjucken und Exanthemen), Stomatitis (Frühsymptom Metallgeschmack), Nephritis, nephrotisches Syndrom, intrahepatische Cholestase, Eosinophilie, Leukopenie, Thrombocytopenie, selten Agranulocytose und Pancytopenie; Todesfälle sind vorgekommen. Wegen der schweren Nebenwirkungen und der langen Eliminationszeit muß einschleichend dosiert werden (1. Woche: 10 mg, 2. Woche: 20 mg, ab 3. Woche 50 mg), bis maximal 1000 mg erreicht sind; danach wird eine Erhaltungsdosis von 50 mg/Monat unter ständiger klinischer Kontrolle verabreicht.

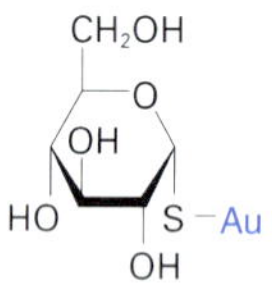

Aurothioglucose 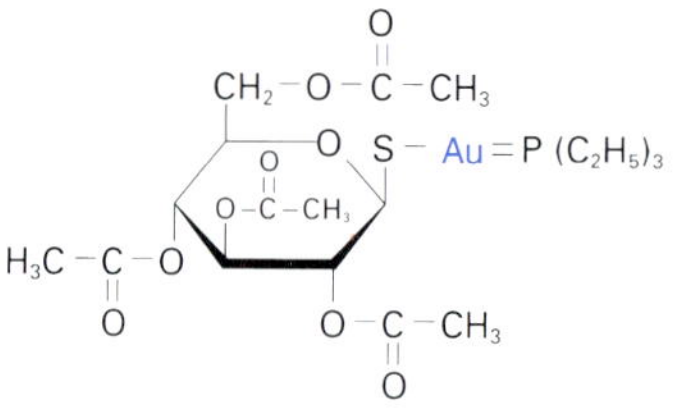 Auranofin

Abb. 17.3 Organische Goldverbindungen.

Auranofin

Auranofin[1] (s. Abb.17.3) ist eine oral anwendbare Goldverbindung mit einem Goldgehalt von 29 %. Bei vergleichbarer Dosierung (6–8 mg/Tag) ist es ähnlich wirksam und hat ähnliche unerwünschte Wirkungen wie die parenterale Goldtherapie mit Aurothioglucose. Am häufigsten sind gastrointestinale Störungen.

Chloroquin

Chloroquin[2] oder **Hydroxychloroquin**[3] sind Malariamittel mit sehr guter Wirkung gegen Blutschizonten, allerdings mit zunehmender Resistenzentwicklung (s. S. 916). Bei rheumatoider Arthritis und Lupus erythematodes wirken sie als LWAR. Die klinische Wirkung ist schwächer als bei Goldsalzen. Sie tritt nach 3–6 Monaten ein.

Chloroquin und Hydroxychloroquin werden nach oraler Gabe vollständig resorbiert und in vielen Organen (Leber, Lunge, Milz, Leukocyten) stark angereichert. Sie werden in einer mittleren täglichen Dosis von 4 mg/kg Körpergewicht (Chloroquin) bzw. 6,5 mg/kg Körpergewicht (Hydroxychloroquin) pro Tag per os gegeben. Die Plasmahalbwertszeit beträgt 6–7 Tage.

Als häufigste **unerwünschte Wirkung** tritt in bis zu 50 % der Fälle eine meist reversible Keratopathie durch Einlagerung in die Cornea auf, seltener eine irreversible Retinopathie mit Sehstörungen (z.B. Ausfall des Rotsehens) bis eventuell zur Blindheit. Daher sind regelmäßige ophthalmologische Kontrollen notwendig. Seltener sind Hautreaktion mit Photodermatosen, gastrointestinale Störungen, sehr selten Krampfanfälle, Thrombocytopenien und Agranulocytose.

[1] Ridaura®
[2] Resochin®
[3] Quensyl®

D-Penicillamin

Auch bei **D-Penicillamin**[4] (chemische Struktur s. S. 1041) setzt die klinische Wirkung erst nach Wochen ein. Es wird heute nur bei Versagen anderer LWAR angewandt.

Unerwünschte Wirkungen sind vor allem allergischer Natur, von Hautreaktionen (juckende Exantheme bei 25 % der Patienten) bis zu Blutveränderungen (Leukopenie, Agranulocytose, Thrombocytopenie), Nierenschäden oder Leberschäden. Selten werden Lupus-erythematodes-ähnliche Erkrankungen beobachtet. Bei längerer Anwendung kann es zu Störungen der neuromuskulären Übertragung kommen. Kontraindikation ist eine Penicillinallergie.

17.2.3 Glucocorticoide

Alle als Arzneimittel verwendeten Glucocorticoide leiten sich strukturell von dem Nebennierenrindenhormon Cortisol ab. Durch chemische Abwandlung können die pharmakokinetischen Eigenschaften wie Resorption, Metabolisierung oder Ausscheidung verändert werden. Auch die Wirkstärke (Potenz) kann erheblich gesteigert werden. Alle Zellen des Organismus besitzen den gleichen Glucocorticoidrezeptor. Ein Glucocorticoid mit hoher pharmakologisch erwünschter Wirkung führt deshalb auch im gleichen Maße zu unerwünschten Nebenwirkungen (s. Kap. 28, Nebennierenrindenhormone). Dieses gilt auch für das in der letzten Zeit verstärkt propagierte Deflazacort[5].

Allgemeiner Wirkmechanismus

Alle Glucocorticoide binden an den spezifischen Glucocorticoid-Rezeptor, der im Cytosol in inaktiver Form an das Hitzeschock-Protein HSP 90 gebunden ist. Nach Hormonbindung kommt es zur Dissoziation von diesem Protein, und der Rezeptor-Glucocorticoid-Komplex transloziert in den Zellkern, wo er an die Glucocorticoid-responsiven Elemente (GRE) der DNA bindet oder mit verschiedenen Transkriptionsfaktoren interagiert. Durch diese Elemente wird die **Transkriptionsrate** von 50–100 Proteinen verändert. Neben der erhöhten Synthese vor allem von Enzymproteinen (= glucocorticoide Wirkung) kann die Synthese anderer Proteine abgeschaltet werden. Auf dem zweiten Mechanismus beruht vor allem die antiphlogistische, antiallergische und immunsuppressive Wirkung.

[4] Metalcaptase®
[5] Calcort®

Antiphlogistischer Wirkmechanismus

Glucocorticoide sind die wirksamsten entzündungshemmenden Wirkstoffe, die heute verfügbar sind. Die antiphlogistische Wirkung beruht auf mehreren Mechanismen (Tab. 17.4). In aktivierten Makrophagen (und anderen Entzündungszellen) wird die Synthese von **Cytokinen** wie Interleukin-1 oder Tumor-Nekrose-Faktor-α abgeschaltet. Ebenso wird die Synthese von degradierenden Enzymen vermindert. Die Bildung von **Prostaglandinen** wird dadurch gehemmt, daß – neben der Verringerung des Stimulus wie Interleukin-1 oder Interferon-γ – die Genexpression des induzierbaren Enzyms Cyclooxygenase-2 unterdrückt wird. Zusätzlich wird die **Phospholipase A_2** gehemmt, die die Freisetzung von Arachidonsäure, des Ausgangssubstrats der Prostaglandine und Leukotriene, katalysiert. In ähnlicher Weise verhindern Glucocorticoide die Bildung von **$NO^•$** dadurch, daß die Induktion der induzierbaren NO-Synthase verhindert wird.

Bei **chronisch entzündlichen** Erkrankungen führt auch die Suppression der die Krankheit perpetuierenden Autoimmunreaktion zu einer Verminderung von Entzündungsreaktionen. Glucocorticoide hemmen auch die Synthese von Interleukin-2. Dadurch wird die Aktivierung von T-Lymphocyten blockiert. Hierzu trägt auch die verminderte Expression von MHC-codierten Molekülen bei, wodurch die Antigenpräsentation für T-Lymphocyten verschlechtert wird. In vivo haben Glucocorticoide eine starke immunsuppressive Wirkung auf zelluläre Immunreaktionen; die Antikörpersynthese wird dagegen nicht oder nur durch sehr hohe Konzentrationen beeinflußt.

Tabelle 17.4: Antiphlogistische und immunsuppressive Wirkungen von Glucocorticoiden

Hemmung der Cytokinsynthese

Interleukin-1 bis Interleukin-6, Interleukin-8
Tumor-Nekrose-Faktor
Granulocyten/Makrophagen-Kolonie-stimulierender Faktor

Hemmung der Induktion proinflammatorischer Enzyme

Degradierende Enzyme, z. B. Kollagenase
Phospholipase A_2
Cyclooxygenase-2
Induzierbare NO-Synthase

Hemmung der Expression von Zellinteraktionsmolekülen

Selektine
Interzelluläres Adhäsionsmolekül-1 (ICAM-1)

Hemmung der Ausschüttung von präformierten Mediatoren

z. B. Histamin

Beschleunigter Abbau von Mediatoren

Bradykinin
Tachykinine

Induktion von Akutphaseproteinen in der Leber

Unerwünschte Wirkungen

Bei der antiphlogistischen Therapie erreichen die Glucocorticoide Konzentrationen im Plasma, die mehrfach über denen der physiologischen Ausschüttung von Cortisol liegen. Die unerwünschten Wirkungen sind vorwiegend eine zu starke Ausprägung ihrer physiologischen (metabolischen) Wirkungen. Das Auftreten und die Stärke von Nebenwirkungen hängen von der verabreichten täglichen Dosis, der Dauer der Verabreichung und der Art der Verabreichung ab.

Die **häufigsten Nebenwirkungen** (s. S. 704) sind Osteoporose, Wachstumsstörungen bei Kindern, das Manifestwerden oder Entgleisen eines Diabetes mellitus und z. B. in Kombination mit NSA die Verstärkung von Magenulcera. Weiterhin kommt es zu Störungen des Salz- und Wasserhaushalts mit Ödemen, Hypertonie und daraus resultierend zu einer Herzinsuffizienz. Seltener sind Katarakte im Auge, Steroidakne, eine erhöhte Thromboseneigung sowie psychische oder neurologische Störungen. Durch Störung der hormonellen Regelkreise tritt regelmäßig eine relative Nebenniereninsuffizienz auf, die bei langfristiger und insbesondere nichtcircadianer Verabreichung absolut werden kann.

17.2.4 Immunsuppressiva bei chronischen Entzündungen

Aus der pathophysiologischen Erkenntnis, daß Autoimmunreaktionen für die Perpetuation von Entzündungen verantwortlich sind, werden bei chronisch entzündlichen Erkrankungen auch Immunsuppressiva eingesetzt. Da die hierfür zur Verfügung stehenden Arzneimittel schwere unerwünschte Wirkungen haben, bleibt die Therapie auf schwere Verlaufsformen beschränkt. Als Beispiel werden bei der **rheumatoiden Arthritis** die cytotoxischen Immunsuppressiva Azathioprin[1] und Cyclophosphamid[2] eingesetzt, um bei starker Progression den Krankheitsprozeß zu unterbrechen. Dosierung und unerwünschte Wirkungen sind ähnlich wie bei der Anti-Tumor-Therapie (s. S. 956).

In der **Transplantationsmedizin** wurden diese cytotoxischen Immunsuppressiva weitgehend durch Ciclosporin[3] und in neuerer Zeit Tacrolimus[4] verdrängt, die mit hoher Selektivität die Aktivierung von T-Lymphocyten hemmen und sehr viel weniger schwerwiegende unerwünschte Wirkungen haben. Bei den **systemischen Autoimmunerkrankungen**, insbesondere auch bei rheumatoider Arthritis, ist ihre Anwendung bisher nicht so erfolgreich, da wegen der durch die Grunderkrankung gegebenen Mitbeteiligung der Niere die Nephrotoxizität sehr viel stärker ausgeprägt ist.

---
[1] Imurek®
[2] Endoxan®
[3] Sandimmun®
[4] Prograf®

Viele immunsuppressive Therapieformen werden zur Zeit **klinisch geprüft**. Hierzu gehört die Gabe von Ciclosporin oder Tacrolimus in niedrigeren Dosierungen, als sie bei der Transplantationsmedizin angewandt werden, oder die Gabe monoklonaler Antikörper gegen T-Helfer-Lymphocyten (anti-CD4-Antikörper). Das zunächst mit großen Hoffnungen eingesetzte Interferon-γ, das systemisch verabreicht immunregulativ wirkt, zeigte in großen klinischen Studien keine Wirkung bei der rheumatoiden Arthritis.

17.2.5 Antiphlogistika mit ungesicherter Wirkung

Wenn man – was häufig geschieht – auch degenerative Erkrankungen des Bewegungsapparates einbezieht, leidet ein großer Teil der Bevölkerung an „rheumatischen" Beschwerden. Dies macht es verständlich, daß eine Vielzahl von Arzneien mit ungesicherter Wirkung zur Linderung und Heilung angeboten werden. Diese reichen von pflanzlichen Zubereitungen (Tees, standardisierte Extrakte), z.B. aus **Teufelskrallenwurzeln** oder **Brennesselblättern,** über bakterielle Extrakte bis hin zu verschiedenen Enzymgemischen. Für keine von diesen Arzneien ist in kontrollierten klinischen Studien eine überzeugende Wirkung belegt. Dies gilt auch für die als Antioxidantien wirkenden Vitamine, wie dem **Vitamin E**, das über einen ungeklärten Mechanismus zu einer geringfügigen Schmerzreduktion führen soll.

Eine besondere Betrachtung ist für die sogenannten **Chondroprotektiva** nötig, die aus Bestandteilen von Knorpel (z.B. Glucosaminsulfat, Hyaluronsäure, Kollagen), aber auch aus Organextrakten (Knorpel, Knochenmark) bestehen. Eine klinische Wirkung ist in keinem Fall belegt, wohl aber sind schwere, vor allem immunologische unerwünschte Wirkungen bis zum Schock dokumentiert.

17.3 Therapie der rheumatoiden Arthritis

Für die Therapie der rheumatoiden Arthritis existieren mehrere Schemata, die den Schweregrad der Erkrankung einbeziehen („Stufenschemata", „Treppenschemata", etc.). Tab. 17.5 zeigt schematisch einige Grundzüge. Wichtiges Kriterium für die Veränderung der Therapie ist Besserung oder Stillstand auf der einen Seite (Remission) oder Fortschreiten der Erkrankung auf der anderen Seite. Dabei sollte die Wirksamkeit der Therapie sechs Monate geprüft werden.

Tabelle 17.5: Mögliche Stufentherapie der rheumatoiden Arthritis

Grundtherapie:	Alle behandlungsbedürftigen Patienten erhalten nicht-steroidale Antiphlogistika (NSA); die Auswahl sollte nach den im Text angegebenen Gesichtspunkten erfolgen. Reicht diese Therapie nicht aus, folgen die nächsten Stufen.
Stufentherapie (gegebenenfalls unter Beibehaltung der NSA):	
Stufe 1:	ein langfristig wirksames Antirheumatikum (LWAR), bevorzugt Sulfasalazin oder Methotrexat
Stufe 2:	Kombination von LWAR, z.B. Methotrexat + Sulfasalazin oder Chloroquin **oder** Methotrexat + Ciclosporin + niedrig dosierte Glucocorticoide (< 7,5 mg Prednisolon/Tag)
Stufe 3:	Kombination von LWAR + Glucocorticoide (Dosierung entsprechend der systemischen Entzündungsaktivität)
Stufe 4:	Kombination von LWAR + Glucocorticoide + Immunsuppressiva (Azathioprin, Cyclophosphamid)

17.4 Therapie des rheumatischen Fiebers

Das rheumatische Fieber ist eine Folgeerkrankung einer Infektion mit β-hämolysierenden Streptokokken der Gruppe A, die in Mitteleuropa nach Einführung der Antibiotika sehr selten geworden ist. Die Erkrankung ist nicht mit der rheumatoiden Arthritis verwandt. Pathogenetisch wichtig ist die Bildung von kreuzreagierenden Antikörpern, die in vielen Organen (Herzklappen, Nervenzellgewebe, Gelenkbestandteile u.a.) an körpereigene Strukturen binden und dort durch Entzündungsreaktionen („Rheumaknoten") progrediente Destruktionen hervorrufen können, z.B. an den Herzklappen.

Die **Therapie** wird durch Penicillin G, hochdosiert bis 60 Mega-Einheiten/Tag, für etwa 10 Tage eingeleitet. Gleichzeitig erfolgt eine antiphlogistische Therapie mit Glucocorticoiden – initial bis 60 mg Prednisolon/Tag, dann Reduktion für 6 Wochen auf 30–40 mg/Tag, danach langsam ausschleichen – oder Acetylsalicylsäure (ebenfalls initial sehr hoch dosiert mit bis 100 mg/kg Körpergewicht pro Tag, danach langsam ausschleichen).

Wichtig ist die Rückfallprophylaxe – z.B. mit Penicillin G in retardierter Form (1,2 Mega-Einheiten alle 4 Wochen) –, die über mehrere Jahre fortgesetzt wird.

Allergie – Sonderform der Entzündung

17.5 Pathophysiologie der Allergie

Der Begriff „Allergie" wurde von dem Wiener Pädiater Pirquet aus den griechischen Worten „allos" (= anders) und „ergein" (= handeln) gebildet. Er drückt damit aus, daß der Organismus anders als gewohnt auf äußere Reize reagiert. Eine ungewöhnliche Reaktion kann mehrere Ursachen haben, z.B. auf einem Enzymdefekt beruhen.

Eine Allergie liegt per definitionem nur vor, wenn ihr eine (veränderte) Immunreaktion zugrunde liegt.

Immunreaktionen dienen der Abwehr von krankmachenden Fremdstoffen (z.B. Giften) und Erregern. Zur Abwehr werden Mechanismen aktiviert, z.B. einer Entzündung, die selbst Krankheitscharakter haben können. Gehen diese über den auslösenden Anlaß hinaus, z.B. beim Einatmen an sich harmloser Blütenpollen in Form eines Asthmaanfalls, liegt eine allergische entzündliche Reaktion vor. Allgemein kann man dies so ausdrücken:

Eine Allergie ist eine unangemessene Immunreaktion auf einen äußeren Reiz. Sie geht mit körperlichen Erscheinungen einher, die von lästig (Heuschnupfen) bis lebensbedrohlich (anaphylaktischer Schock) reichen können.

Sensibilisierung – allergische Reaktion

Wie bei allen Immunreaktionen, kann man auch bei allergischen Reaktionen gegen einen Fremdstoff (Allergen) zwei zeitlich aufeinanderfolgende Phasen abgrenzen, die bei kontinuierlicher Verabreichung ineinander übergehen können.

Sensibilisierung

Bei **Erstkontakt** kommt es frühestens nach einigen Tagen zur Sensibilisierung, ohne daß der Betroffene hiervon etwas bemerkt. Bei erneutem Kontakt mit demselben Allergen treten dann die klinischen Erscheinungen der Allergie auf. Während der Sensibilisierung werden Antikörper gegen das Allergen – sehr häufig der Klasse IgE – synthetisiert, oder es vermehren sich die gegen das Allergen gerichteten T-Lymphocyten mit einer veränderten, erhöhten Reaktionsbereitschaft (sensibilisierte T-Lymphocyten).

Bei **starken Allergenen** wird das Maximum der Sensibilisierung nach 6–10 Tagen erreicht, bei schwachen Allergenen können Wochen bis Monate vergehen. Starke Allergene sind Fremdproteine, wie z.B. tierische Antiseren oder Polysaccharide, während die meisten niedermolekularen Arzneistoffe nur eine **schwache** allergene Potenz besitzen. Die häufig vertretene Ansicht, daß eine allergische Reaktion nach kontinuierlicher Verabreichung eines Arzneimittels für einen Zeitraum von mehr als 2–3 Monaten nicht mehr auftritt, ist falsch.

Eine Sensibilisierung kann auch bei völliger **Antigen-Karenz** sehr lange, d.h. über viele Jahre erhalten bleiben. Zwar sinken z.B. die Antikörperkonzentrationen mit einer durchschnittlichen Halbwertszeit von einigen Wochen, die gleichzeitig gebildeten Gedächtnis-B-Lymphocyten sind jedoch sehr langlebig. Sie können sehr schnell bei erneutem Allergenkontakt wieder Antikörper bilden. Besonders langlebig sind sensibilisierte T-Lymphocyten, von denen einige wahrscheinlich lebenslang im Organismus überdauern.

Allergische Reaktion

Liegt eine Sensibilisierung vor, wird bei erneutem Kontakt mit dem Allergen eine allergische Reaktion ausgelöst, die zu **klinischen Erscheinungen** führt. Die allergischen Reaktionen können unterschiedlichen Reaktionstypen zugeordnet werden. In der Klinik hat sich die vor mehr als 20 Jahren von **Coombs und Gell** vorgeschlagene Einteilung der Reaktionsabläufe in vier Grundtypen durchgesetzt. Diese Einteilung entstand zu einer Zeit, als das Wissen um die zellulären Grundlagen von Immunreaktionen noch sehr lückenhaft war. Inzwischen hat es sich – den unterschiedlichen Reaktionsmechanismen entsprechend – als zweckmäßig erwiesen, den zellulären Reaktionstyp (Typ IV) in a und b zu untergliedern.

Bei allen **Reaktionstypen** spielt es eine entscheidende Rolle, daß ähnlich wie bei allen Entzündungsreaktionen eine große Anzahl von **Mediatoren** erzeugt oder aus Zellen freigesetzt wird, die auf Gewebe und Organe der Umgebung wirken. **Zielorgane** können die Gefäße der Haut, die Schleimhaut und Muskulatur der Bronchien, der Magen-Darm-Trakt oder andere Organe sein. Es sollte nicht übersehen werden, daß die immunologischen Reaktionstypen das Resultat schematischer Abgrenzungen sind; praktisch jedes Allergen führt sowohl zur Induktion humoraler (= Antikörperbildung) als auch zu zellulären Reaktionen. Ein einziger Fremdstoff kann daher auch immunologische Vorgänge auslösen, die zu mehreren Reaktionstypen passen; an der klinischen Ausprägung einer allergischen Reaktion sind dann wie z.B. bei Penicillin mehrere pathogenetische Mechanismen beteiligt.

17.5.1 Allergische Reaktionen der Typen I, II und III – Sensibilisierung durch Antikörperbildung

Typ I – anaphylaktische allergische Reaktionen

Bei der anaphylaktischen allergischen Reaktion vom Typ I führt die Sensibilisierung zur Bildung von **Antikörpern der Klasse IgE**, das früher auch als Reagin bezeichnet wurde. Diese Antikörper binden cytophil mit ihrem Fc-Anteil (für die Bindung an die Zellmembran essentieller Teil des IgE-Moleküls) an die hochaffinen Fcε-Rezeptoren von basophilen Granulocyten im Blut oder Mastzellen im Gewebe (Abb. 17.4). Die Bindung erfolgt dabei so, daß die Antigen-Bindungsstellen des IgE freibleiben; die IgE-armierten Zellen können von jetzt an das Allergen „erkennen".

Bei erneuter Allergen-Exposition werden aus den Gewebemastzellen und den basophilen Leukocyten **Mediatoren** ausgeschüttet, von denen einige in der Zelle gespeichert vorliegen, wie Histamin, Heparin oder einige Enzyme, während andere infolge der Reaktion neu synthetisiert werden; hierzu gehören Prostaglandine, Leukotriene oder der Plättchen-aktivierende Faktor (PAF; s. S. 392).

Diese Mediatoren erzeugen dann anaphylaktische allergische Reaktionen; sie erhöhen die **Durchlässigkeit** von **Gefäßen** und/oder sie lösen eine **spastische Kontraktion** der glatten Muskulatur, z.B. der Bronchien, aus. Durch einige der Mediatoren werden chemotaktisch weitere Zellen des Immunsystems angelockt und aktiviert, die dann zu einer **lokalen Entzündungsreaktion** führen. Hierzu gehören vor allem neutrophile Granulocyten, mononucleäre Phagocyten und Lymphocyten.

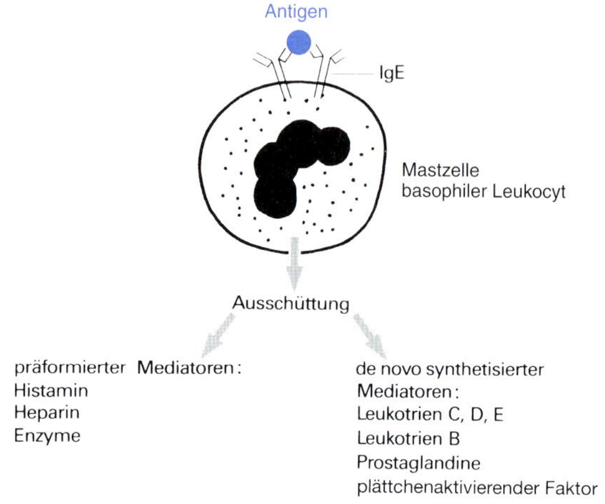

Abb. 17.4 Allergische Reaktionen: Typ I-anaphylaktische Reaktion.

Anaphylaktoide Reaktionen

Die Mediatorfreisetzung kann auch durch **nicht-immunologische Mechanismen** erfolgen, wobei die Symptome oftmals identisch sind und eine klare Unterscheidung klinisch nicht möglich ist. Man spricht in diesen Fällen von **pseudoallergischen oder anaphylaktoiden Reaktionen**. Auslöser können dabei unter anderem Chemikalien, Pharmaka, einige Bestandteile des Bienengifts, UV-Licht, Neurotransmitter oder Enzyme sein.

Die Mastzelldegranulation kann darüber hinaus durch psychische Einflüsse verstärkt werden.

Klinik

Zu den klinischen Manifestationen dieser Mediatorfreisetzung zählen:

- Rhinitis
- Konjunktivitis
- Urticaria
- Quincke-Ödem
- Larynxödem
- Asthma
- im Extremfall anaphylaktischer Schock.

Typ II – cytotoxische allergische Reaktionen

Cytotoxischen, allergischen Reaktionen vom Typ II geht die Synthese von Antikörpern der **IgG-** oder **IgM-Klasse** voraus (Abb. 17.5). Gleichzeitig bindet das Allergen, bei Arzneimitteln meist ein reaktiver Metabolit (s. S. 409),

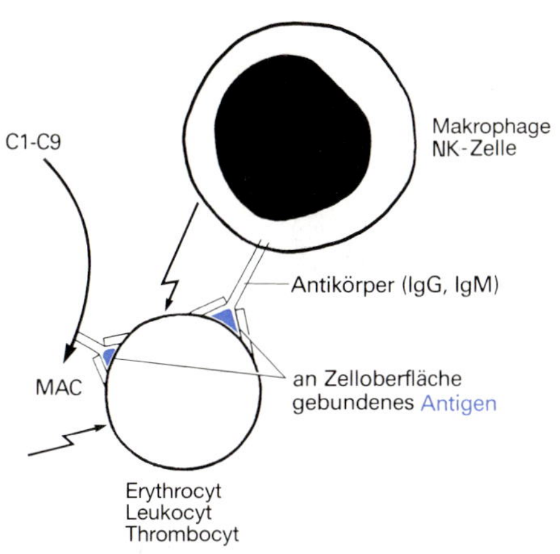

Abb. 17.5 Allergische Reaktionen: Typ II-cytotoxische Reaktion.

an die Oberfläche von Zellen, besonders häufig von denen des Blutes, wie Erythrocyten, Leukocyten und Thrombocyten. Dies führt dann dazu, daß diese körpereigenen Zellen als fremde Zellen behandelt werden, an die der Antikörper bindet. Daraus resultiert die **Aktivierung von komplement- oder antikörperabhängigen zellulären Effektormechanismen**, die zur Zerstörung dieser körpereigenen Zellen führen.

Allergene können sehr fest an Membranbestandteile gebunden sein und in dieser Form lange persistieren. Dies scheint besonders bei der Arzneimittelallergie von Bedeutung zu sein: Auch nach Absetzen des Medikaments schreitet die Zellzerstörung fort, weil Arzneimittel(metabolite) noch in zellgebundener Form vorliegen, während das Arzneimittel selbst schon eliminiert ist.

Klinik

Klinische Erscheinungsbilder allergischer Reaktionen des Typs II sind unter anderem:

- Vaskulitis
- Thrombocytopenische Purpura
- Anämie
- systemischer Lupus erythematodes.

Typ III – allergische Immunkomplex-Reaktionen

Auch bei der allergischen Reaktion vom Typ III, der Immunkomplex-Reaktion, führt ein Antigen zunächst zur Bildung von Antikörpern der Klasse IgM oder IgG (Abb. 17.6). Diese Antikörper binden das Antigen in einem **Antigen-Antikörper-Komplex.** Dies ist ein physiologischer Prozeß, der bei allen Antigenen zu deren Elimination beiträgt. Wenn das Antigen – in solchen Fällen wird es auch als Allergen bezeichnet – nicht eliminiert werden kann (z. B. weil es mit berufsbedingten Stäuben immer inhaliert wird), werden die gebildeten Immunkomplexe auch in kleinen Gefäßen abgelagert. Diese aktivieren dort das **Komplementsystem.** Damit wird eine Reaktionskaskade in Gang gesetzt, die einmal zur Schädigung der Gefäße und damit zum Austritt von Immunkomplexen in das Gewebe führt, wo diese liegen bleiben.

Zum anderen locken Komplement-Spaltprodukte **phagocytierende Zellen** wie neutrophile Granulocyten oder mononucleäre Phagocyten an. Es gibt Hinweise, daß Immunkomplexe mit Allergenen nur schwer von phagocytierenden Zellen aufgenommen und eliminiert werden können.

Bei dem vergeblichen Versuch der Phagocytose sezernieren diese Zellen dann eine größere Zahl von **Entzündungsmediatoren.** Zu ihnen gehören Prostaglandine, Leukotriene, viele Enzyme, reaktive Sauerstoffspecies (s. Tab. 17.1) und Cytokine, wie Interleukine oder Tumor-Nekrose-Faktor-α (s. Tab. 17.2). Diese Mediatoren lösen (allergische) Entzündungserscheinungen aus: die Permeabilität von Gefäßen wird erhöht, so daß Plasmawasser und Plasmaproteine austreten; es wird Gewebe zerstört und es setzt eine Bindegewebsproliferation ein, die funktionstüchtiges Gewebe mit der Zeit verdrängt.

Klinik

Zu den klinischen Erscheinungsbildern allergischer Reaktionen des Typs III zählen:

- Purpura Schoenlein-Henoch
- Glomerulonephritis
- rheumatoide Arthritis
- Kollagenosen
- Reaktionen auf Tierseren („Serumkrankheit").

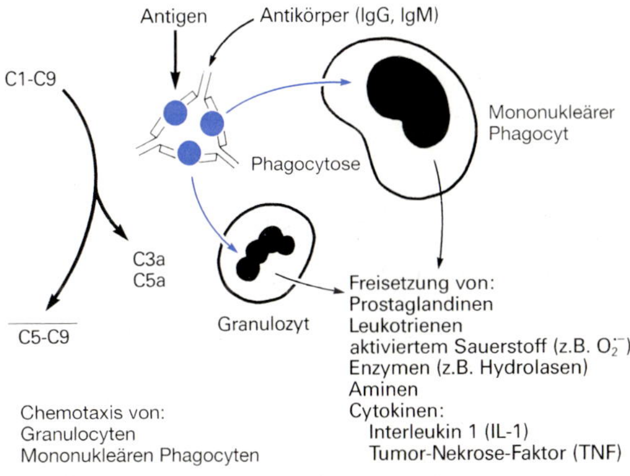

Abb. 17.6 Allergische Reaktionen: Typ III-Immunkomplex-Reaktion (C5–C9 = aktivierter Komplement-Komplex).

17.5.2 Allergische Reaktionen vom Typ IV – Bildung von immunreaktiven Lymphocyten

Allergische Reaktionen vom Typ IV verlaufen zunächst grundsätzlich anders als bei den bisher beschriebenen allergischen Reaktionstypen; denn bei diesen zellvermittelten Immunreaktionen wird die Erkrankung nicht durch Antikörper, sondern unmittelbar durch **spezifische T-Lymphocyten** ausgelöst. Ähnlich wie bei der Reaktion vom Typ III wird diese physiologische Abwehrreaktion (die z.B. unser Überleben bei vielen Virusinfektionen sicherstellt) nur dann „allergisch", wenn das Allergen nicht oder nur sehr langsam eliminiert werden kann. Dies ist zum Beispiel beim andauernden Hautkontakt mit einigen Schwermetallen (Nickel, Chrom) in Form von Schmuckstücken, Knöpfen o. ä. der Fall, der zu Kontaktallergenen führt.

Typ IVa – zellvermittelte, cytotoxische allergische Reaktion

Einige dieser T-Lymphocyten gehören zur Gruppe der **cytotoxischen** Zellen, sie tragen den Oberflächenmarker **CD8**. Kommen diese Zellen erneut in der zweiten Phase einer allergischen Reaktion mit Zellen in Kontakt, die Antigene (Allergene) an ihrer Oberfläche tragen, so zerstören sie diese Zellen (Abb. 17.7).

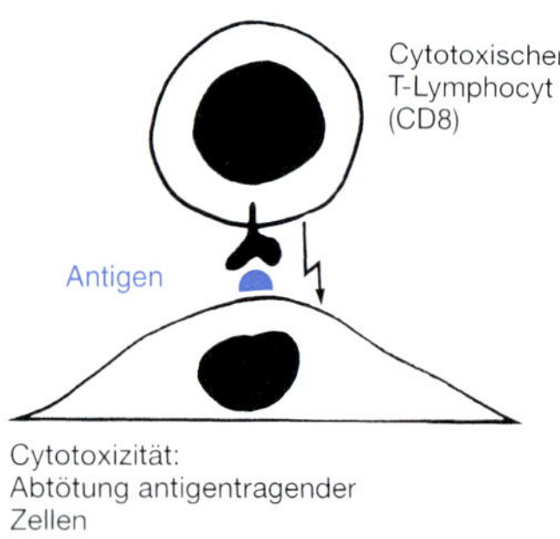

Abb. 17.7 Allergische Reaktionen: Typ IVa-zellvermittelte Reaktion, Cytotoxizität.

Typ IVb – zellvermittelte allergische Reaktionen vom verzögerten Typ

Ein für allergische Reaktionen weiterer wichtiger Reaktionsweg besteht darin, daß sensibilisierte T-Lymphocyten, die zur Gruppe der **Helfer-T-Lymphocyten** gehören (Oberflächenmarker **CD4**), nach Antigen-Stimulation Lymphokine sezernieren, die andere Zellen an den Ort des Geschehens rufen und sie dort zu ihrer Funktion aktivieren. Die wichtigste Effektorzelle hierbei ist wieder der mononucleäre Phagocyt, der nach Stimulation durch die Lymphokine dieselben Mediatoren sezerniert, wie sie auch schon bei der Typ-III-Immunkomplex-Erkrankung beschrieben worden sind (Abb. 17.8).

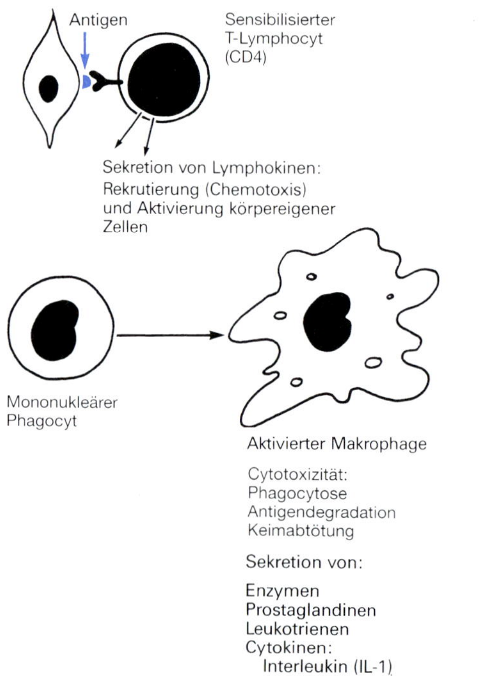

Abb. 17.8 Allergische Reaktionen: Typ IVb-zellvermittelte Reaktion, verzögerter Typ.

Klinik

Klinische Erscheinungsbilder allergischer Reaktionen der Typen IVa/IVb können sein:

- Hautveränderungen, wie das Kontaktekzem oder eine atopische Dermatitis
- Abstoßung von Transplantaten oder Autoimmunerkrankungen, die überwiegend durch zelluläre Immunreaktionen verursacht sind.

17.5.3 Arzneimittelallergie

Vorkommen

Meldungen über unerwünschte Arzneimittelwirkungen werden in vielen Ländern zunehmend systematisch erfaßt und ausgewertet. In der Bundesrepublik Deutschland geschieht dies durch die Arzneimittelkommission der Deutschen Ärzteschaft und das Bundesinstitut für Arzneimittel und Medizinprodukte. Etwa die Hälfte dieser Verdachtsfälle betreffen allergische Nebenwirkungen von Arzneimitteln.

Die **Häufigkeit** von Arzneimittelallergien schwankt sehr stark und hängt vom angewendeten Arzneimittel ab. Bei 0,7–10 % aller Patienten, die mit **Penicillinen** behandelt werden, treten allergische Reaktionen auf; dies betrifft alle Formen allergischer Nebenwirkungen. Für eine der schwersten allergischen Nebenwirkungen, die **Agranulocytose**, wurde versucht, in einer großen internationalen multizentrischen Studie (sog. Boston-Studie) die Inzidenz festzustellen; für Metamizol z.B. liegt sie zwischen 1:100000 und 1:1000000. Bei einigen Arzneimitteln, die sehr häufig angewandt werden, wie z.B. Digoxin, sind allergische Reaktionen nur extrem selten beobachtet worden. Bei Arzneimitteln, die häufig zu allergischen Reaktionen führen, sind lebensbedrohliche Reaktionen, wie anaphylaktischer Schock, Agranulocytose, Thrombopenien oder Autoimmunerkrankungen selten.

Allergieauslösende Arzneimittel

Wichtige Pharmaka, die allergische Nebenwirkungen hervorrufen können, sind in Tab. 17.6 aufgeführt. Wichtig soll heißen, daß entweder bei einem der angegebenen Arzneimittel allergische Wirkungen häufig auftreten, oder daß sie – wenn auch selten auftretend – schwerwiegend sind. Die Zusammenstellung ist nicht vollständig; sie soll vor allem darauf hinweisen, daß **Arzneimittelallergien bei allen Arzneimittelklassen** vorkommen können.

Für die Häufigkeit des Auftretens allergischer Reaktionen spielt die **Art der Verabreichung** eine wichtige Rolle. Bei lokaler Verabreichung auf der Haut kommen Allergien weitaus am häufigsten vor, dagegen sehr viel seltener bei intravenöser oder oraler Gabe; die intramuskuläre Injektion nimmt eine mittlere Stellung ein. Die lange Verweildauer von Arzneistoffen in der Haut einerseits und eine besonders hohe Dichte immunologisch kompetenter Zellen andererseits begünstigen das Zustandekommen immunologischer Reaktionen in diesem Organ.

Einige wichtige **topisch** angewandte Arzneimittel, die zu allergischen Reaktionen führen können, sind in Tab. 17.7 aufgeführt. Allergische Reaktionen auf lokal angewandte Penicilline, Sulfonamide oder Streptomycin sind so häufig, daß eine topische Verabreichung auf der Haut **kontraindiziert** ist. Diese Arzneimittel stellen bei Unachtsamkeit ein nicht unbeträchtliches Risiko für das Pflegepersonal dar.

Tabelle 17.6: Wichtige Arzneimittel mit allergischen Nebenwirkungen

Psychopharmaka:	Neuroleptika (Phenothiazine, Clozapin) Tricyclische Antidepressiva Meprobamat
Hypnotika:	Barbiturate
Antiepileptika:	Phenytoin
Antiphlogistika/Analgetika:	Pyrazolone, Pyrazolidine Oxicame Goldpräparate D-Penicillamin
Muskelrelaxantien:	Suxamethonium
Arzneimittel mit Wirkung auf Herz/Kreislauf:	Procainamid Methyldopa Hydralazin
Thyreostatika:	Mercaptoimidazole Thiouracile Perchlorat
Antibiotika:	Penicilline Cephalosporine Chloramphenicol
Chemotherapeutika:	Sulfonamide Nitrofurantoin Nalidixinsäure Isoniazid
Fungistatika:	Amphotericin B
Medikamente gegen Protozoen:	Chinin
Blutersatzmittel:	Dextran Gelatine Hydroxyethylstärke Humanes Serum-Albumin
Hormone und Hormon-freisetzende Substanzen:	ACTH Insulin

Immunogenität von Arzneimitteln

Ein Arzneimittel enthält neben dem **Wirkstoff** (Pharmakon) oft eine beträchtliche Anzahl von Hilfsstoffen, wie Träger- und Füllstoffe, Stabilisatoren, Geschmackskorrigencien, Farbstoffe u.a.; zudem können im Arzneimittel noch Verunreinigungen aufgrund des Herstellungsprozesses vorhanden sein. Alle diese **Begleitstoffe** können selbst zu **allergischen Reaktionen** führen. Im folgenden wird vor allem auf die Wirkstoffe eingegangen werden.

Eine notwendige Bedingung für eine allergische Reaktion ist, daß das Pharmakon immunogene Eigenschaften besitzt, d.h. auch im Menschen als Antigen wirkt und eine Immunantwort auslöst. Für die Immunogenität gibt es Mindestanforderungen an die **Molekülgröße**; dies ist am besten für Peptid-Antigene untersucht. Hier fand man, daß die kleinsten immunogenen Peptide aus etwa 7 Aminosäuren bestehen. Überträgt man diese Erkenntnis auf andere Verbindungen, muß eine Substanz mindestens eine Molekülmasse von 700–800 D haben, um zumindest als schwaches Immunogen eine Immunantwort auszulösen. Solche Molekülgrößen werden von den meisten Pharmaka nicht erreicht, auch nicht von sol-

Tabelle 17.7: Wichtige topisch angewandte Arzneimittel mit allergischen Reaktionen

Lokalanästhetika:	Procain Lidocain
Antihistaminika:	H_1-Rezeptor-Antagonisten
Antibiotika:	Neomycin Gentamicin Penicillin Streptomycin
Chemotherapeutika:	Sulfonamide Chinoline Imidazole

chen, die relativ häufig zu allergischen Reaktionen führen, wie z.B. die β-Laktam-Antibiotika. Daher ist es notwendig, daß **Pharmaka** im Organismus an einen **Träger** gebunden werden und so ein **Immunogen** bilden.

Allgemein besteht demnach ein Immunogen aus **Hapten** und **Träger** (carrier). Als Träger kommen vor allem Proteine in Betracht, sowohl lösliche als auch Oberflächenproteine von Zellen.

Die Bildung des Immunogens erfordert eine **feste Bindung** zwischen Hapten und Träger. Sie wird in aller Regel durch kovalente Bindungen erreicht, in selteneren Fällen auch durch andere feste Bindungsarten, wie z.B. Koordinationskomplexe mit Schwermetallen. Nur wenige Pharmaka besitzen reaktive Gruppen, die sie zur kovalenten Bindung mit Proteinen befähigen. Bei den weitaus meisten Pharmaka treten solche reaktiven Gruppen – z.B. Säure-Anhydride, Säurechloride, reaktive aromatische Halide, Isocyanate, Mercaptane, Chinone, Oxazolone u.a. – erst während der Metabolisierung im Organismus auf.

Bei größeren Molekülen sind auch nicht-kovalente Bindungen fest genug, um eine Immunantwort auszulösen. Manche Stoffe neigen dazu, sehr stabile **Aggregate** zu bilden, die die hierfür ausreichende Größe erreichen; ein wichtiges Beispiel ist Ampicillin.

Klinische Erscheinungen

Arzneimittelallergien treten unter vielen klinischen Bildern auf, wobei zahlreiche Organe betroffen sein können. Nicht selten imitieren sie andere Krankheiten. Dadurch kann eine Zuordnung mancher durch Arzneimittel ausgelöster Krankheitsbilder schwierig sein und eine Allergie als Ursache unerkannt bleiben.

In einer groben Klassifikation kann man **generalisierte** Reaktionen, die in mehreren Organsystemen auftreten, von solchen abgrenzen, bei denen nur **ein Organ** betroffen ist. Unabhängig davon treten frühe Symptome einer Allergie sehr häufig in der Haut auf. Auffällige Hautveränderungen, die im Zusammenhang mit der Einnahme von Arzneimitteln auftreten, müssen daher immer als ein frühes Warnsignal für Allergien gelten.

Generalisierte Arzneimittelallergien

In Tab. 17.8 sind die wichtigsten generalisierten Arzneimittelallergien zusammengestellt.

Tabelle 17.8: Generalisierte allergische Arzneimittel-Reaktionen

Anaphylaktischer Schock
Anaphylaktoide Reaktionen und Schockfragmente
Serumkrankheit
Arzneimittelfieber
Vaskulitiden
Arzneimittelinduzierte Autoimmunerkrankungen: – systemischer Lupus erythematodes – Nephritis – Pemphigus
u.a.

Anaphylaktischer Schock

Die schwerste akute Form ist der anaphylaktische Schock, die eine lebensbedrohliche generalisierte allergische Reaktion darstellt. Neben dem insgesamt seltenen Vollbild treten häufiger anaphylaktoide Reaktionen mit sog. Schockfragmenten auf, die als minimale Ausprägung bis zu der häufigen urtikariellen Hautreaktion reichen.

Die Symptome des anaphylaktischen Schocks betreffen die Haut, den Respirationstrakt, den Magen-Darm-Trakt und das kardiovaskuläre System. Frühe **Warnzeichen** sind plötzlich auftretende Urticaria, Gesichtsrötung oder Blässe, Hitzegefühl, Dyspnoe und Husten, Übelkeit, Schwächegefühl und Schwindel. Sehr rasch entwickeln sich ausgedehnte Erytheme und Urticaria, Ödeme, Bronchospasmus, abdominale Krämpfe, Herzrhythmusstörungen und Kreislaufkollaps.

Symptome sind: kleiner und beschleunigter Puls, Blutdruckabfall, Erbrechen und Diarrhö, Dyspnoe, Beklemmung, Angst und Bewußtseinsstörung. Etwa in 10 % der Fälle verläuft ein anaphylaktischer Schock tödlich. Ursache sind hypotones Kreislaufversagen, Larynxödem, Herzstillstand oder Bronchospasmus. Die klinischen Symptome können sich innerhalb weniger Minuten entwickeln. **Pathologisch** liegt eine plötzlich einsetzende überschießende Freisetzung von Mediatoren aus Gewebe- und Blutmastzellen zugrunde.

Ursache für die Freisetzung der Mediatoren ist eine allergische Typ-I-Reaktion; sie kann aber auch nichtimmunologisch durch eine direkte Stimulation der Leukocyten (pseudoallergische Reaktion) ausgelöst werden (s. S. 406).

Grundsätzlich kann jedes Antigen, das zu einer verstärkten IgE-Bildung führt, auch einen anaphylaktischen Schock auslösen. Häufigere Ursachen sind Insektengifte, einige Nahrungsmittel, z.B. Nüsse, Fisch, Ei-Albumin und Beeren, sowie einige Pharmaka. Bei den **Arzneimitteln** können hochmolekulare Stoffe, insbesondere **Fremdproteine**, einen anaphylaktischen Schock auslösen. Hierzu gehören Pflanzenproteine, Plasmaersatzmittel, Enzympräparate, Fremdseren, Impfstoffe, Allergenextrakte, Organextrakte und Frischzellen. Von den **niedermolekularen** Arzneimitteln sind Antibiotika, insbesondere Penicilline, Pyrazolon-Derivate, Lokalanästhetika, Röntgenkontrastmittel als auslösende Ursache beschrieben.

Der anaphylaktische Schock ist zwar ein relativ seltenes Ereignis. Immerhin ist aber bei der Anwendung von Röntgenkontrastmitteln zur Urographie mit 1 Todesfall bei 20000 Anwendungen zu rechnen (s. S. 787, Tab. 31.2).

Serumkrankheit

Die sog. Serumkrankheit ist eine allergische Reaktion, die durch **zirkulierende Antigen-Antikörper-Komplexe** hervorgerufen wird (Typ-III-Reaktion). Sie tritt gewöhnlich 5–14 Tage nach der ersten Verabreichung eines Medikaments auf. Kennzeichnend sind urtikarielles Exanthem, Fieber, Arthralgien und Lymphknotenschwellung. Kurze Episoden einer Nephritis oder Neuritis sind nicht selten. Nach Absetzen des auslösenden Arzneimittels verschwinden die Symptome in der Regel nach wenigen Tagen.

Artfremde Seren waren früher zur Zeit der Antiserentherapie häufige Ursache, woher die Bezeichnung „Serumkrankheit" stammt. Ähnliche Reaktionen können auch durch **niedermolekulare Pharmaka** ausgelöst werden. Hierzu gehören Penicilline, Sulfonamide, Phenylbutazon und Thiouracile.

Arzneimittelinduziertes Fieber

Das arzneimittelinduzierte Fieber kann als isolierte Manifestation einer Allergie auftreten, häufiger jedoch ist es ein Begleitsymptom anderer allergischer Reaktionen. Die Abgrenzung gegen Fieber anderer Genese, z.B. durch eine Infektion, ist schwierig, da gewöhnlich in beiden Fällen eine Leukocytose auftritt.

Die Ursache für den Temperaturanstieg ist die Freisetzung endogener Pyrogene, insbesondere Interleukin-1 aus mononucleären Phagocyten durch Immunkomplexe (Typ-III-Reaktion) oder Lymphokine (Typ-IV-Reaktion).

Zu den Pharmaka, die aufgrund allergischer Mechanismen häufiger Fieber erzeugen, gehören Penicilline, Cephalosporine, Aminoglycoside, Phenobarbital und Chinidin.

Ein kleiner Teil der klinisch auftretenden **Vaskulitiden** ist bedingt durch Arzneimittelallergie. Diese können isoliert die Haut betreffen oder eine Reihe von Organen befallen, insbesondere Niere, Leber, Magen-Darm-Trakt oder Muskeln. Entsprechend treten als Symptome Fieber, Ödeme, Arthralgien, Leibschmerzen, Myalgien und Dyspnoe auf. Immunpathologisch sind Typ-III- und Typ-IV-Reaktionen beteiligt. Sulfonamiden, Allopurinol, Furosemid, Hydantoinen und einigen nicht-steroidalen Antiphlogistika wird eine auslösende Bedeutung zuerkannt.

Generalisierte Autoimmunreaktionen

Auch generalisierte Autoimmunreaktionen, die sich klinisch wie ein **systemischer Lupus erythematodes (SLE-Syndrom)** darstellen, können durch Arzneimittel ausgelöst werden. Welche immunologischen Mechanismen für die Synthese von Antikörpern, z.B. der antinucleären Antikörper, verantwortlich sind, ist nicht klar. Nach Absetzen der Pharmaka ist das SLE-Syndrom **reversibel.**

Hydralazin, Procainamid, Isoniazid, seltener auch D-Penicillamin, Hydantoine oder Phenothiazine werden als verantwortliche Arzneimittel beschrieben.

Tabelle 17.9: Manifestationen von Arzneimittelallergien an inneren Organen
Hämatologische Manifestationen
Eosinophilie
Leukopenie Agranulocytose
Thrombopenie
Hämolytische Anämie
Lymphadenopathien mononucleoseartiges Syndrom
Respirationstrakt
Rhinitis
Larynxödem
Asthma bronchiale
Infiltrative Lungenerkrankungen (z.B. Alveolitis)
Leber
Hepatozelluläre Erkrankungen
Cholestase
Niere
Glomerulonephritis
Nephrotisches Syndrom
Interstitielle Nephritis
Nervensystem
Neuritis

Arzneimittelallergien, die sich an einzelnen Organen manifestieren

In Tab. 17.9 sind solche Arzneimittelallergien zusammengestellt, die sich vorwiegend an einzelnen inneren Organen manifestieren.

Eosinophilie

Eine Eosinophilie wird bei vielen Arzneimittelallergien als Begleitsymptom beobachtet. Oft geht sie den anderen Symptomen voraus. Sie kann auch als einzige Manifestation einer Allergie auftreten.

Cytopenie

Die Zerstörung von Leukocyten, Erythrocyten oder Thrombocyten im peripheren Blut durch immunologische Mechanismen muß von toxischen Wirkungen auf das Knochenmark abgegrenzt werden, die zu verminderter Zellbildung führen. Arzneimittel können über beide Mechanismen zur Verminderung der zellulären Elemente des Blutes führen. Bei einigen Pharmaka sind toxische und allergische Reaktionen als Ursache von Cytopenien beobachtet worden. Ein wichtiges Beispiel sind dafür Antiphlogistika, die zu den Pyrazolidin-Derivaten (s. S. 399) gehören. Wie sich allergische und toxische Arzneimittelreaktionen unterscheiden, ist in Tab. 17.10 aufgeführt.

Allergischen Cytopenien liegen vorwiegend **cytotoxische (Typ II) oder Immunkomplex-Reaktionen (Typ III)** zugrunde. Neuere Kenntnisse machen es wahrscheinlich, daß auch **zelluläre Reaktionen (Typ IVa)** beteiligt sind. Bei den cytotoxischen allergischen Reaktionen wird ein Arzneimittel, oder häufiger ein Metabolit, an der Oberfläche fixiert. Ein Antikörper gegen das Arzneimittel oder dessen Metaboliten reagiert dann so, als ob ein Membranbestandteil der Zelle erkannt würde. Wie bei fremden Zellen wird dann durch Aktivierung von Komplement oder Zellen, die zur antikörperabhängigen Zell-Lyse befähigt sind, die betroffene Zelle zerstört. In analoger Weise können sich cytotoxische T-Lymphocyten gegen Zellen des Blutes richten. Zirkulierende Antigen(Pharmakon oder Metabolit)-Antikörper-Komplexe können sich ebenfalls an Zellen anheften und eine Zerstörung dieser „innocent bystander" über immunologische Effektormechanismen einleiten.

Je nachdem, welche Zellen betroffen sind, resultieren Leukopenien, die bis zur Agranulocytose reichen können, Thrombopenien, Anämien oder Pancytopenien mit den entsprechenden klinischen Symptomen. Schwere Formen, insbesondere von Agranulocytose, können tödlich verlaufen, auch wenn das Arzneimittel sofort nach Auftreten der Symptome abgesetzt wird. Dies beruht vielleicht darauf, daß Arzneimittel-Metaboliten, die an Zelloberflächen gebunden sind, dort eine sehr lange Halbwertszeit haben und damit auch nach Absetzen des Arzneimittels nicht ausreichend schnell eliminiert werden.

Von den insgesamt seltenen schweren Cytopenien wird ein großer Teil durch arzneimittelallergische Reaktionen ausgelöst. Eine Vielzahl von **Arzneimitteln** ist dafür als Ursache erkannt worden. Wichtig sind vor allem Penicilline, nicht-steroidale Antiphlogistika, Pyrazolone und Pyrazolidin-Derivate, Thyreostatika und α-Methyldopa.

Respirationstrakt

Alle Arzneimittel, die die Bildung von IgE induzieren, können zu Erkrankungen des Respirationstraktes führen. **Rhinitis, Larynxödem** und **Asthma bronchiale** sind die häufigsten Manifestationen einer solchen Arzneimittelallergie an den Atemwegen. Isoliert kommen sie allerdings fast nur bei inhalativ aufgenommenen Arzneimitteln vor bzw. bei Arzneistoffen, die auf die Nasenschleimhaut appliziert werden, wie z.B. Hypophysenhormone. Daß die Nasenschleimhaut auch für Arzneistoffe aus Augentropfen der Hauptresorptionsort ist, sollte nicht unbeachtet bleiben. In Einzelfällen sind

Tabelle 17.10: Gegenüberstellung allergischer und toxischer Arzneimittelschäden am Beispiel der Agranulocytose

	Allergisch	Toxisch
Ursache	Immunreaktion gegen Arzneimittel(-Metaboliten) führt zu Zerstörung reifer Zellen (und evtl. Vorläuferzellen)	Schädigung des Knochenmarks durch Arzneimittel(-Metaboliten) führt zu Verminderung von Vorläuferzellen
Dosisabhängigkeit	gering	stark, kumulative Wirkungen
Sensibilisierung (= vorausgegangene Exposition)	erforderlich	nicht erforderlich
Abfall der Granulocyten	rasch (Stunden!)	langsam (Tage bis Wochen)
Reexposition	immer Rückfall	nicht immer Rückfall

diese Erscheinungen auch bei systemisch verabreichten Pharmaka, z. B. Penicillinen, beobachtet worden.

Von diesen allergischen Erkrankungen des Respirationstraktes müssen solche Erkrankungen abgegrenzt werden, die klare **nicht-immunologische Ursachen** haben. Hierzu gehören z. B. atemwegreizende Wirkungen von Cromoglicinsäure, aber auch die von Sulfiten, aus denen das Reizgas Schwefeldioxid freigesetzt wird und die manchen Arzneimitteln oder auch Nahrungsmitteln zugesetzt werden. An dieser Stelle müssen auch Konservierungsmittel, z. B. die Ester der Parahydroxybenzoesäure erwähnt werden, die in vielen Arzneimitteln enthalten sind. **Toxische** Schäden können einige Cytostatika, insbesondere Bleomycin, hervorrufen.

Einen besonderen Wirkungsmechanismus haben nicht-steroidale Antiphlogistika, die bei Patienten mit **Atopie** häufig zu Asthmaanfällen führen (s. S. 398). Etwa 10 % aller Asthmatiker zeigen diese **Analgetika-Intoleranz.** Mastzellen können aus Arachidonsäure Prostaglandine und Leukotriene synthetisieren. Von den Prostaglandinen wird in den Luftwegen vorwiegend das bronchodilatatorische PGE_2 gebildet, das funktionell die bronchokonstriktorischen Cysteinyl-Leukotriene antagonisiert. Patienten mit Atopien zeigen eine gesteigerte Freisetzung von Mediatoren aus Mastzellen. Wird nun durch nicht-steroidale Antiphlogistika die Synthese von Prostaglandin unterdrückt, wird Arachidonsäure vermehrt zu Leukotrienen metabolisiert und durch die Bronchokonstriktion ein Asthmaanfall ausgelöst.

Neben Asthma können Arzneimittel auch zu infiltrativen Lungenerkrankungen führen, die manchmal das Bild einer allergischen **Alveolitis** zeigen. In einigen Fällen wurden IgG-Antikörper gefunden, so daß als Ursache eine **Typ III(Immunkomplex)-Reaktion** wahrscheinlich ist. Positive Reaktionen von Lymphocyten auf ein Arzneimittel legen nahe, daß auch **zelluläre (Typ-IV-) Reaktionen** beteiligt sind. Nach Absetzen des Pharmakons sind die klinischen Erscheinungen meist reversibel. Infiltrative allergische Lungenprozesse sind vor allem bei Nitrofurantoin, seltener bei Goldsalzen, Methotrexat, Hydrochlorothiazid, Penicillin oder D-Penicillamin beobachtet worden.

Leber

Durch Arzneimittelallergien bedingte Leberschäden können als **primär hepatozelluläre Schädigung** oder **Cholestase-Syndrom** auftreten. Sowohl **Typ-III(Immunkomplex)-** als auch **Typ-IV(zelluläre)-Reaktionen** scheinen eine pathogenetische Rolle zu spielen. Als relativ häufige Verursacher wurden Phenothiazine, Rifampicin und Erythromycin-Estolat beschrieben. Allergische Leberschädigungen durch Imipramin, Nitrofurantoin und Halothan sind ebenfalls belegt. Bei arzneimittelinduzierten Leberschäden ist es häufig sehr schwierig, zwischen allergischen und toxischen Reaktionen zu unterscheiden. Für die Mehrzahl beider Reaktionen sind Metaboliten von Arzneimitteln verantwortlich, die in der Leber als dem primären Metabolisierungsorgan für Fremdstoffe entstehen. Klinisch gelten zur Unterscheidung dieselben Kriterien wie in Tab. 17.10 beschrieben.

Niere

Auch bei **arzneimittelbedingten** Nierenerkrankungen ist es oft schwierig, zwischen allergischen und toxischen Reaktionen zu unterscheiden. Im Rahmen einer Serumkrankheit (s. o.) können Antigen-Antikörper-Komplexe in den Glomeruli abgelagert werden und so zu einer, meist transienten **Glomerulonephritis** führen. Auch beim **nephrotischen Syndrom** werden Ablagerungen von IgG und Komplement gefunden. Ursache sind hierfür insbesondere Penicillin, D-Penicillamin, organische Quecksilber- und Goldverbindungen. Die häufigste Form einer allergischen Nierenläsion ist die **interstitielle Nephritis,** die häufig von Fieber, Hauterscheinungen und Eosinophilie begleitet ist. Die renalen Symptome sind charakterisiert durch Hämaturie, Proteinurie und progredientes Nierenversagen.

Da pathologisch vorwiegend mononucleäre Zellinfiltrationen gefunden werden, kommen als Ursache vor allem **zelluläre Typ-IV-Reaktionen** in Betracht. Daneben können **Typ-III(Immunkomplex)-Reaktionen** beteiligt sein. Die häufigste Ursache sind Penicilline, Cephalosporine, Allopurinol, Sulfonamide und peripher wirksame Analgetika.

Arzneimittelallergien der Haut

Die Haut ist ein **immunologisch privilegiertes** Organ, wie es seiner Bedeutung als erster Abwehrlinie für alle Noxen der Umwelt entspricht. Daher manifestieren sich an ihr weitaus am häufigsten arzneimittelallergische Reaktionen. Die klinischen Erscheinungen der Haut können einziges Zeichen einer Allergie sein. Häufig treten sie kombiniert mit Symptomen an anderen Organen auf. Da sie dann in aller Regel anderen Manifestationen vorausgehen, stellen sie ein wichtiges Frühwarnsymptom allergischer Reaktionen dar. Allergischen Erkrankungen der Haut können alle Reaktionsytpen zugrunde liegen. Entsprechend beeindruckt der Formenreichtum der klinischen Erscheinungen. Einen Überblick über die wichtigsten dermatologischen Krankheitsbilder vermittelt Tab. 17.11 (vgl. nächste Seite).

Alle Arzneimittel, gegen die überhaupt allergische Reaktionen auftreten, können zu allergischen Manifestationen an der Haut führen. Sie vollständig aufzuführen, ist nicht möglich. Eine besondere Gefährdung ergibt sich bei lokaler Anwendung (s. Tab. 17.7).

Eine Sonderform stellt die **Photokontaktdermatitis** dar, die in der Lokalisation primär auf die lichtexponierten Bereiche der Haut begrenzt ist. Sie kann sich sowohl nach äußerer als auch innerer Gabe eines Arzneimittels entwickeln.

Tabelle 17.11: Arzneimittelallergische Reaktionen der Haut*
Urticaria, Quincke-Ödem
Makulopapulöse Exantheme
Erythema multiforme-ähnliche Exantheme
Stevens-Johnson-Syndrom
Fixe Exantheme
Purpura, Vasculitis allergica
Vesikolo-bullöse Exantheme
Ekzematische Reaktionen
Erythrodermie, Dermatitis exfoliativa
Lyell-Syndrom (toxische epidermale Nekrolyse)
Kontaktdermatitis
Photoallergische Dermatitis

* Nach K. H. Schulz, Internist **27**, 372, 1986.

Arzneimittelinduzierte Pseudo-Allergie

Allergien sind so definiert, daß durch eine Immunreaktion gegen das Allergen Reaktionen an Effektoren ausgelöst werden, die zu klinischen Erscheinungen führen. So induziert bei der Typ-I-Reaktion die Bindung des Allergens an sein spezifisches, cytophil an die Mastzellen gebundenes IgE (Immunreaktion) die Ausschüttung von Histamin, Leukotrienen und anderen Mediatoren (Effektormechanismus), die z.B. in der Haut eine juckende Quaddelbildung hervorrufen (klinische Erscheinung).

Einige Stoffe, zu denen auch Arzneimittel gehören, wie z.B. Histaminliberatoren, können unmittelbar, **ohne** eine **dazwischengeschaltete Immunreaktion**, Effektormechanismen auslösen. Da die klinischen Erscheinungen dann die gleichen sein können wie die einer echten, immunologisch bedingten Allergie, bezeichnet man solche Reaktionen als Pseudo-Allergien.

Die wichtigsten **Mechanismen**, die bei pseudo-allergischen Reaktionen beteiligt sein können, sind in Tab. 17.12 aufgeführt. Dort sind auch einige wichtige **Arzneimittel** angegeben, die die einzelnen Mechanismen auslösen können.

Schwierig ist die Einordnung von Arzneimitteln, die einen Einfluß auf die **Immunregulation** haben. Eine allergische Reaktion auf ein Cytokin (wie Interleukin-2) würde bedeuten, daß z.B. Antikörper vom IgE-Typ gegen Interleukin-2 gebildet werden; eine wiederholte Gabe würde dann eine Typ-I-Reaktion hervorrufen. Interleukin-2 kann in vivo aufgrund seiner biologischen Wirkung T-Lymphocyten aktivieren und damit Immunreaktionen gegen beliebige Antigene verstärken oder überhaupt erst möglich machen. Dies kann dazu führen, daß physiologische Immunreaktionen gegen nicht verwandte Antigene außer Kontrolle geraten und eine Allergie gegen sie entsteht. Da in diesem Fall die Wirkung des Cytokins Reaktionen auf nicht verwandte Antigene betrifft, sollte dies von einer Allergie abgegrenzt werden. Solche Wirkungen werden daher als **immuntoxische** Wirkungen bezeichnet.

Eine **Unterscheidung** zwischen **Allergien** und **Pseudo-Allergien** ist klinisch sehr schwierig und oftmals nicht möglich. Beweisend für eine allergische Genese ist der Nachweis einer spezifischen Sensibilisierung, sei es durch die Messung spezifischer, gegen einen verdächtigen Stoff gerichteter Antikörper (z.B. IgE), oder einer Reaktion von T-Lymphocyten im Lymphocyten-Transformationstest.

Tabelle 17.12: Mechanismen arzneimittelinduzierter pseudo-allergischer Reaktionen*

Mechanismus	Pharmaka
Direkte Aktivierung von Komplement	Röntgenkontrastmittel Intravenös verabreichte Anästhetika (Thiopental, Propanidid) Volumenexpander (Hydroxyethylstärke)
Aktivierung von Komplement durch Protein-Aggregate	Immunglobulin
Direkte Mediatorfreisetzung aus Mastzellen	Röntgenkontrastmittel Muskelrelaxantien (Alcuronium) Antibiotika (Polymyxine, Bacitracin, Aminoglykoside)
Interaktion mit dem Arachidonsäure-Stoffwechsel	Prostaglandinsynthese-Hemmer (Acetylsalicylsäure, Diclofenac, Ibuprofen)
Einfluß auf Immunregulation	Mediatoren des Immunsystems (Interferone, Cytokine) Immunmodulatoren (Levamisol, Isoprinosin, Thymushormone)

* Nach P. A. Berg et al. in: Manuale Allergologicum IV (E. Fuchs, K. H. Schulz, Hrsg.). Dustri-Verlag 1987, S. 1.

17.6 Pharmakotherapie der Allergie

Die **kausale** Therapie einer allergischen Erkrankung besteht in der völligen **Allergenkarenz.** Diese ist oft nur möglich, wenn ein Berufs- oder Tätigkeitswechsel erfolgt (z.B. Mehlstauballergie beim Bäcker). Bei Allergien gegen Arzneimittel hat die Karenzempfehlung auch Strukturverwandte des betreffenden Arzneimittels zu umfassen, die oft zu Kreuzreaktionen führen.

Durch immunologische Maßnahmen kann man versuchen, auf die zur allergischen Reaktion führende Fehlregulation Einfluß zu nehmen. Hierauf beruht die empirisch entwickelte **Hyposensibilisierung.** Hier werden zunächst sehr kleine – weit unter der Reaktionsschwelle liegende – Allergendosen zugeführt. Die Dosen werden allmählich kontinuierlich gesteigert bis ein Zustand erreicht ist, bei dem die Allergene in natürlich vorkommenden Konzentrationen keine oder nur eine sehr abgeschwächte allergische Reaktion hervorrufen. Die Hyposensibilisierung kann bei einer Reihe von wichtigen Allergenen, z.B. Insektengiften oder Blütenpollen, zumindest für einige Jahre erfolgreich sein.

Die zur Verfügung stehenden **Pharmaka** für eine antiallergische Therapie wirken alle **symptomatisch**; einige können **prophylaktisch** eingesetzt werden.

Große Hoffnungen richten sich auf Versuche, schon die Entwicklung einer Allergie zu verhindern. Solche Möglichkeiten, z.B. durch den Einsatz von Interleukin-4-Antagonisten, werden zur Zeit in klinischen Studien geprüft.

17.6.1 Antiallergische Therapie der Typ-I-Reaktionen

Da bei allergischen Reaktionen vom Typ I die massive Freisetzung von Entzündungsmediatoren aus Mastzellen im Vordergrund steht, sollten Pharmaka verwendet werden, die die Synthese bzw. die Ausschüttung dieser Mediatoren hemmen oder deren Wirkung an den Zielorganen blockieren. Im Falle des Histamins (s. S. 231) sind dieses **Inhibitoren der Mastzelldegranulation** bzw. die oft vereinfacht als Antihistaminika bezeichneten **H_1-Rezeptor-Antagonisten.**

Prophylaktisch verwendete Antiallergika

Die größte Bedeutung unter den prophylaktisch verwendeten Antiallergika kommt den Inhibitoren der Mastzelldegranulation **Cromoglicinsäure**[1] und **Nedocromil**[2] zu (Abb. 17.9). Beide inhibieren nicht nur eine IgE-vermittelte, sondern auch eine nicht-immunologisch ausgelöste Mastzelldegranulation. Sie können somit zur Prophylaxe bzw. Dauertherapie von Symptomen allergischer Erkrankungen des Typs I sowie anaphylaktoider Reaktionen eingesetzt werden.

NaOOC, O, COONa, OH, O, O–CH₂–CH–CH₂–O, O

Dinatriumcromoglykat

C_3H_7 C_2H_5 NaOOC O N COONa O O

Nedocromil-Dinatrium

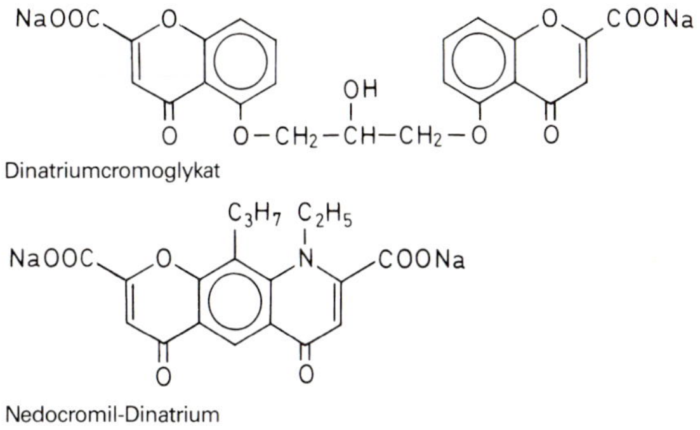

Abb. 17.9 Inhibitoren der Mastzelldegranulation.

Da die volle Wirksamkeit erst nach 1–2 Wochen eintritt, sind diese Wirkstoffe nicht zur Behandlung akuter Reaktionen geeignet. Cromoglicinsäure ist praktisch unlöslich und wird vorwiegend lokal in Form von Augentropfen, Nasenspray oder als Aerosol benutzt. Die Einzeldosis bei mehrfacher täglicher Anwendung beträgt 20 mg (inhalativ als Pulver) oder 1–2 mg (als Aerosol). Bei Nahrungsmittelallergien kann Cromoglicinsäure als Granulat (Colimune®) oral verabreicht werden, um Symptome im Magen-Darm-Trakt zu vermindern (4mal täglich 200 mg). Nedocromil zeigt zusätzlich nach topischer Applikation im Bronchialtrakt antiinflammatorische Eigenschaften unter gleichzeitiger Reduktion der bronchialen Hyperreagibilität. Es ist deswegen besonders zur prophylaktischen Anwendung bei asthmatischen obstruktiven Lungenerkrankungen geeignet (mehrfach täglich 2 mg als Aerosol) (s. S. 214), nicht jedoch bei akuten asthmatischen Anfällen.

Da beide Wirkstoffe praktisch nicht resorbiert werden, sind sie wenig toxisch und zeigen **kaum unerwünschte Wirkungen.** Nach Inhalation kann es zu Irritationen des Rachens und der Trachea mit Hustenreiz und eventuell einer Reflexbronchokonstriktion kommen.

Auch das Immunsuppressivum **Ciclosporin** (s. S. 422) und **Glucocorticoide** in hoher Konzentration können eine Mediatorausschüttung verringern. Die wichtigere Glucocorticoidwirkung beruht auf der Fähigkeit, die Neusynthese von Mediatoren wie proinflammatorischen Cytokinen zu inhibieren (s. S. 403).

Symptomatisch verwendete Antiallergika

Die überwiegende Zahl der zugelassenen Antiallergika sind Substanzen, die die Wirkung des bereits ausgeschütteten Histamins am H_1-Rezeptor antagonisieren können. Diese **H_1-Rezeptor-Antagonisten** heben kompetitiv die Wirkung von Histamin an H_1-Rezeptoren vor allem an den peripheren Gefäßen auf, haben aber keinen Einfluß auf H_2-oder H_3-Rezeptor-vermittelte Histamineffekte.

[1] Intal®
[2] Tilade®

Vor allem die älteren Substanzen dieser Wirkstoffklasse (z.B. Dimetinden[1]) zeigen erhebliche **unerwünschte Wirkungen** im ZNS. Die besonders zu Beginn der Behandlung auftretende Sedierung führt zur Beeinträchtigung der Vigilanz und der Verkehrstüchtigkeit, speziell in Verbindung mit Alkohol, Sedativa und Psychopharmaka. Neben der Sedierung treten vor allem unerwünschte anticholinerge Wirkungen auf, was die Verwendung der älteren H_1-Rezeptor-Antagonisten bei Engwinkelglaukom und Prostatahypertrophie ausschließt.

Bei einer **topischen** Anwendung auf der Haut (Chlorphenoxamin[2], Bamipin[3]), z.B. bei Insektenstichen oder Sonnenbrand, beruht die Verringerung des Juckreizes vorwiegend auf einer lokalanästhetischen Wirkung.

In den letzten Jahren wurden überwiegend Wirkstoffe entwickelt, die keine oder nur eine geringfügige sedierende Wirkung aufweisen (Abb. 17.10), da die Passage über die Blut-Hirn-Schranke aufgrund chemischer Modifikationen drastisch vermindert wurde. Inzwischen haben diese einen Anteil von über 80 % der verordneten H_1-Rezeptor-Antagonisten erreicht.

H_1-Rezeptor-Antagonisten werden nach **oraler Gabe** gut resorbiert. Bei den neueren Präparaten ist aufgrund ihrer langanhaltenden Wirkung eine einmal tägliche Einnahme ausreichend.

Hohe Konzentrationen von Astemizol wie auch von Terfenadin[4], bedingt durch Überdosierung oder verringerte Metabolisierung, z.B. bei schweren Leberschäden oder Arzneimittelinteraktionen am Cytochrom-P_{450}-System, können in seltenen Fällen zu **unerwünschten kardiovaskulären** Wirkungen führen. Es kommt dabei über eine Blockade myokardialer Kaliumkanäle zu einer Verlängerung der QT-Zeit im EKG und zur Ausbildung teilweise schwerwiegender Arrhythmien mit Todesfällen. Astemizol ist aus diesem Grund in Deutschland nicht mehr im Handel, Terfenadin wurde in den USA aus dem Handel genommen.

Für alle H_1-Rezeptor-Antagonisten gilt, daß sie bei Schwangeren und während der Stillzeit nicht eingesetzt werden sollten. Weiterhin gilt, daß die **Verabreichung** vorwiegend **systemisch** und nicht topisch (z.B. als Nasentropfen) erfolgen sollte, um das Risiko allergischer Reaktionen auf diese Pharmaka möglichst gering zu halten.

Neben Histamin sind überwiegend die Cysteinyl-Leukotriene C_4 und D_4 an den Symptomen allergischer Reaktionen vom Typ I beteiligt (s. S. 406). Leukotrien B_4 trägt als chemotaktischer Faktor für Leukocyten zur Chronifizierung der entstehenden Entzündung bei. Somit wäre eine spezifische Inhibition der Leukotriensynthese bzw. -wirkungen sinnvoll. Als erste Wirkstoffe sind die **Cysteinyl-Leukotrienrezeptor-Antagonisten** Montelukast[5] und Zafirlukast verfügbar, die speziell bei der Therapie des Asthma bronchiale (s. S. 212) eine Rolle spielen, da dort H_1-Rezeptor-Antagonisten nur eine unzureichende Wirksamkeit aufweisen.

[1] Fenistil®
[2] Systral®
[3] Soventol®
[4] Teldane®
[5] Singulair®

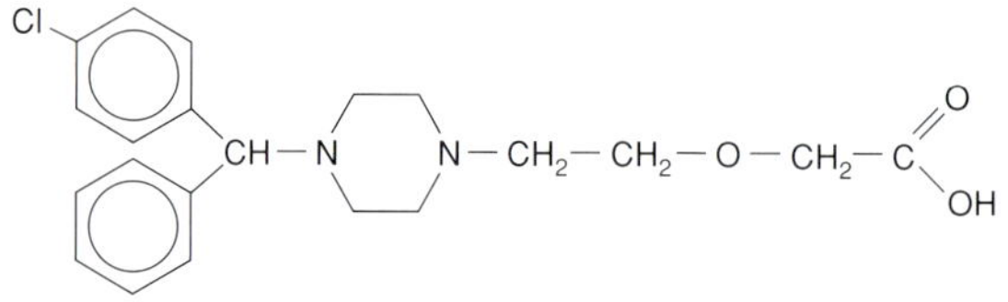

Cl
CH – N
N – CH_2 – CH_2 – O – CH_2 – C
O
OH

Ceterizin (Zyrtec®)

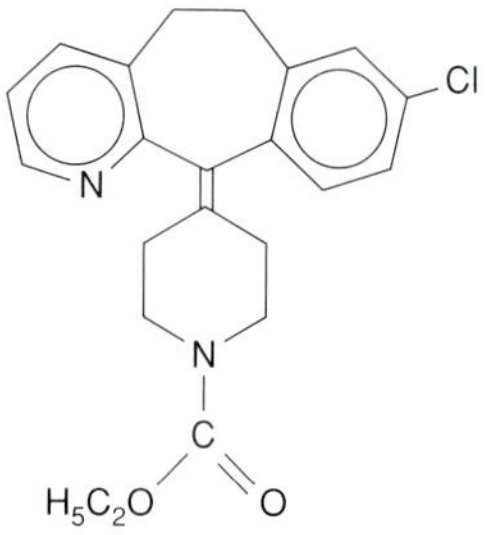

Cl
N
N
C
H_5C_2O
O

Loratadin (Lisino®)

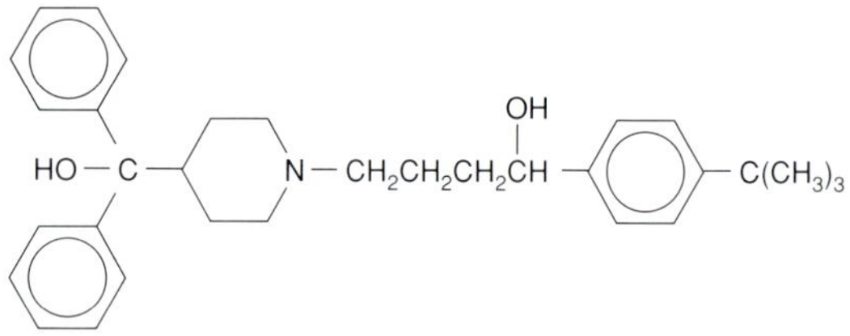

OH
HO – C
N – $CH_2CH_2CH_2CH$
$C(CH_3)_3$

Terfenadin (Teldane®)

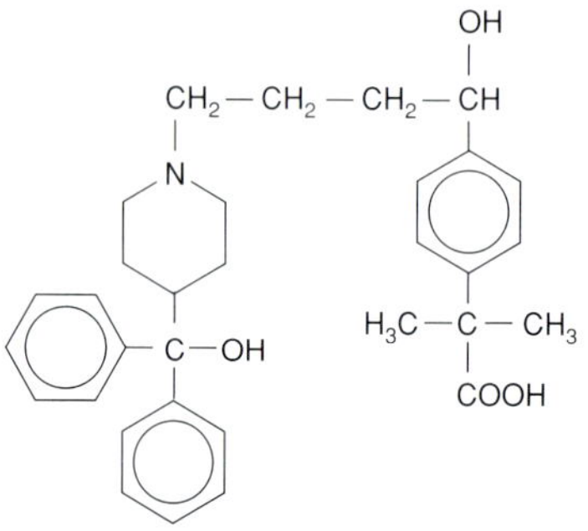

OH
CH_2 – CH_2 – CH_2 – CH
N
C – OH
H_3C – C – CH_3
COOH

Fexofenadin (Telfast®)

Abb. 17.10 H_1-Rezeptor-Antagonisten mit geringen zentralen Wirkungen.

17.6.2 Therapie des anaphylaktischen Schocks

Der anaphylaktische Schock ist eine systemische Form einer allergischen Typ-I-Reaktion, die verschiedene Organsysteme gleichzeitig erfaßt. Diese akute Immunreaktion kann durch ein Kreislaufversagen infolge einer generalisierten arteriolären Vasodilatation und erhöhten Vasopermeabilität, durch Herzrhythmusstörungen oder durch eine Atemobstruktion ausgelöst durch Bronchospasmus, Schleimhypersekretion und Mucosaödem zum Tode führen (s. S. 410f.). Als wichtigste medikamentöse Sofortmaßnahme (Tab. 17.13) sollte die **i.v.**-Gabe von **Adrenalin** erfolgen. Gleichzeitig werden hohe Dosen von **Glucocorticoiden** (Prednisolon), **Antihistaminika** (Clemastin[1]) sowie Elektrolytlösungen oder Plasmaersatzmittel i.v. verabreicht.

Tabelle 17.13: Medikamentöse Sofortmaßnahmen beim anaphylaktischen Schock

1. **Epinephrin (Adrenalin) 1:10000 Fertigspritze**
   0,5–1 ml langsam i.v. injizieren
   gegebenenfalls Wiederholung der Injektion
2. **Volumensubstitution i.v.**
   Elektrolytlösungen, Plasmaexpander
3. **Glucocorticoide i.v.**
   250–1000 mg Prednisolon
4. **Antihistaminikum i.v.**
   2 mg Clemastin (Tavegil®)

Weitere Notfall- und Therapiemaßnahmen:
Tieflagerung von Kopf und Oberkörper, Atemwege freihalten
Künstliche Beatmung, Sauerstoff-Inhalation

17.6.3 Antiallergische Therapie der Typ-II-, -III- und -IV-Reaktionen

Bei den cytotoxischen allergischen Reaktionen der **Typen II** und **IVa** werden antigentragende Zellen durch die durch gebundene Antikörper ausgelösten Schädigungsmechanismen (z.B. Komplement-abhängig) oder unmittelbar durch cytotoxische T-Lymphocyten zerstört. Neben der strikten **Allergenkarenz** kommt als gezielte Therapie daher nur eine **Immunsuppression** (s. S. 419), d.h. die Unterdrückung der B-und T-Lymphocytenfunktionen in Frage.

Bei allergischen Reaktionen der **Typen III und IVb** ist aufgrund der Freisetzung von Entzündungsmediatoren aus aktivierten Leukocyten (s. Tab. 17.1) eine **antientzündliche Therapie** erforderlich. Im Vordergrund steht dabei eine symptomatische Therapie, z.B. bei Gelenkschwellung oder Fieber mit nicht-steroidalen Antiphlogistika (s. S. 398). In vielen Fällen ist eine Therapie mit Glucocorticoiden (s. S. 402) oder Immunsuppressiva (s. S. 403) sinnvoll.

[1] Tavegil®

Immunsystem

17.7 Grundlagen von Immunreaktionen

Das Immunsystem dient dazu, **Schäden** von einem Organismus **abzuwehren**, die seine Unversehrtheit bedrohen. Hierzu wurden während der Evolution Mechanismen entwickelt, die eingedrungene Schadstoffe oder Infektionserreger entgiften, inaktivieren und soweit abbauen, daß sie eliminiert werden können. In primitiven Ansätzen können schon Einzeller durch Phagocytose und intrazelluläre Verdauung Schadstoffe beseitigen. Phagocytierende Zellen, wie Granulocyten und Monocyten/Makrophagen, verfügen immer noch über diese phylogenetisch früh erworbenen Fähigkeiten.

Die qualitativ neue Leistung von Immunreaktionen besteht darin, daß eine große Zahl von Schadstoffen erkannt und gezielt darauf reagiert werden kann. Die Fähigkeit hierzu besitzen ausschließlich **Lymphocyten.** Mit ihren Antigen-Rezeptoren können sie mehr als 10^8 unterschiedliche Antigene erkennen. Dabei trägt jeder einzelne Lymphocyt ausschließlich Rezeptoren mit einer einzigen Spezifität. Die Rezeptorvielfalt der Lymphocyten-Gesamtpopulation entsteht während der Entwicklung der einzelnen Lymphocyten durch in der Natur einzigartige genetische Mechanismen, wobei die freie Kombination aus mehreren Genelementen die entscheidende Rolle spielt.

Es existieren zwei Klassen von Lymphocyten, die nach dem anatomischen Ort ihrer Reifung bezeichnet werden: **T-Lymphocyten**, die im Thymus, und **B-Lymphocyten**, die im Knochenmark (engl. „bone marrow") geprägt werden. Entsprechend kann die Antwort des Immunsystems auf zwei unterschiedliche Weisen erfolgen:

B-Lymphocyten sezernieren Antikörper, die spezifisch das auslösende Antigen binden. Insgesamt können neun Klassen von Antikörpern gebildet werden, die unterschiedliche Funktionen erfüllen. Bei einer Erstantwort wird vor allem zunächst das hochmolekulare **IgM** gebildet, das besonders gut gegen Infektionserreger wirksam ist. Bei längerem oder wiederholtem Kontakt mit einem Antigen bilden andere Immunglobulinklassen die Hauptmenge der gebildeten Antikörper, **IgG** (1–4), das besser als IgM durch Gewebe penetrieren kann, **IgA** (1, 2), das über Schleimhäute sezerniert wird, und so schon vor dem Eindringen eines Antigens wirksam werden kann, und schließlich **IgE**, das wichtige Abwehrleistungen gegen Parasiten erbringt, in unseren Breiten aber vorwiegend Allergien verursacht. Die Funktion des fast nur membrangebunden vorkommenden **IgD** ist bisher nicht bekannt.

T-Lymphocyten reagieren unmittelbar mit dem Antigen; so kann die Subpopulation der cytotoxischen (oder Effektor-)T-Lymphocyten antigentragende Zellen zerstören. Eine weitere Subpopulation, die **Helfer-T-Lymphocyten** (TH), sezerniert Mediatoren wie Interferon (IFN-γ), die die unspezifischen Zellen des Immunsystems – Monocyten/Makrophagen oder Granulocyten – zu erhöhter Aktivität stimulieren.

Hierbei wird ein wichtiges Prinzip aller Immunreaktionen sichtbar. Antikörper oder sensibilisierte T-Lymphocyten sind nur in wenigen Ausnahmefällen allein wirksam; Beispiele hierfür sind Antikörper, die ein Gift – z.B. Tetanus-Toxin – neutralisieren oder die cytotoxischen T-Lymphocyten. In der Mehrzahl der Fälle lösen Antikörper oder T-Lymphocyten nachgeschaltete **Effektormechanismen** einer **Entzündung** aus, die in den allermeisten Fällen den größten Teil der Abwehrleistung erbringen. Antigen-Antikörper-Komplexe aktivieren das Komplement mit seinen vielfältigen biologischen Aktivitäten. Ähnlich wie die Mediatoren der Helfer-T-Lymphocyten aktivieren sie auch Monocyten und Granulocyten und tragen damit zu einer immunologisch ausgelösten Entzündung bei.

Im Verlauf einer entzündlichen Reaktion werden aus den aktivierten Leukocyten viele **Entzündungsmediatoren** freigesetzt – Lipidmediatoren wie Prostanoide oder Leukotriene, reaktive Sauerstoff- und Stickstoffspecies, eine Vielzahl degradierender Enzyme –, die auch körpereigenes Gewebe angreifen. Ist eine entzündliche Reaktion sehr intensiv, wie beim septischen Schock, oder dauert sie sehr lange, überwiegt der durch die Reaktion verursachte Schaden den Nutzen, und die Entzündung gewinnt selbst Krankheitswert. Dies ist der Fall bei chronisch entzündlichen oder allergisch entzündlichen Erkrankungen (s. S. 397).

Welche Art einer immunologischen Abwehr auf ein Antigen erfolgt – und wie damit eine pathologische Reaktion manifest wird –, wird streng reguliert. Dabei spielen vor allem Helfer-T-Lymphocyten die entscheidende Rolle. In den letzten Jahren wurde erkannt, daß von den Helfer-T-Lymphocyten **zwei Subpopulationen** existieren, die sich vor allem durch die Sekretion von Cytokinen unterscheiden (Abb. 17.11).

TH-1-Lymphocyten sezernieren den Wachstumsfaktor für T-Lymphocyten, Interleukin-2 und IFN-γ und fördern so zelluläre und Entzündungsreaktionen. TH-2-Zellen regulieren durch die Sekretion von Interleukin-4, -5, -6, -10 und -13 die Antikörpersynthese; vor allem auch die der Immunglobulin-Isotypen. B-Lymphocyten können ohne Hilfe von IL-4 kein IgE synthetisieren.

Beide TH-Subpopulationen entwickeln sich erst im immunologisch reifen Organismus aus einer gemeinsamen Vorläuferzelle. IL-4 (wie auch IL-10 und IL-13) lenken die Differenzierung in Richtung auf **TH-2-Zellen**, während IFN-γ die Differenzierung zu TH-1-Zellen lenkt. Damit fördern die TH-Subpopulationen ihre eigene Entwicklung, zum Teil über andere Zellen wie die natürlichen Killerzellen (NK); gleichzeitig hemmen sie die Reifung der anderen Subpopulation. Gewinnt damit eine Subpopulation einen Entwicklungsvorsprung, verstärkt sie ihn auf Kosten der anderen. Da keine Unterschiede in der Antigenerkennung von TH-1 und TH-2 bekannt sind, muß die initiale Weichenstellung von außen erfolgen. Für die TH-1-Zellen sind hierfür Makrophagen entscheidend, die über die Sekretion von IL-12 die IFN-γ-Synthese stimulieren. Mastzellen/basophile Leukocyten spielen dieselbe Rolle für die TH-2-Zellen, da sie große Mengen von Interleukin-4 synthetisieren können.

Die **zentrale Rolle** von **Helfer-T-Lymphocyten** bei der **Regulation jeder Immunantwort** erklärt auch die im vorherigen Abschnitt beschriebene Voraussetzung für die Immunogenität von Arzneimitteln. **T-Lymphocyten** können Antigene nur dann erkennen, wenn sie von **antigenpräsentierenden Zellen** – B-Lymphocyten, dendritischen Zellen, Makrophagen – gebunden an die Moleküle des Haupthistokompatibilitätskomplexes (**MHC-Komplex**, „major histocompatibility complex") angeboten werden; Helfer-T-Lymphocyten nur, wenn sie mit den HLA-Molekülen HLA-DR, -DP oder -DQ assoziiert sind. Die Struktur der MHC-Moleküle erlaubt nur die Präsentation von Peptiden, die aus 8 bis etwa 25 Aminosäuren bestehen. Proteine müssen also zuvor in die antigenpräsentierenden Zellen aufgenommen und zu solchen kleinen Peptiden zerlegt werden. Niedermolekulare Verbindungen (wie z.B. Allergie-auslösende Arzneimittel) werden nur dann an ein kleines Peptid während der proteolytischen Aufbereitung eines Proteins gebunden bleiben, wenn die Bindung fest, in der Regel kovalent ist.

Merkmale des MHC werden kodominant vererbt. Das Auftreten bestimmter Merkmale (Haplotypen) erklärt auch, warum Autoimmunerkrankungen und Allergien gegenüber bestimmten Stoffen in Familien gehäuft vorkommen. In diesen Fällen ist der **vererbte MHC-Haplotyp** besonders geeignet, bestimmte Peptide zu präsentieren, bei Allergien solche, an die ein Allergen besonders gut gebunden wird.

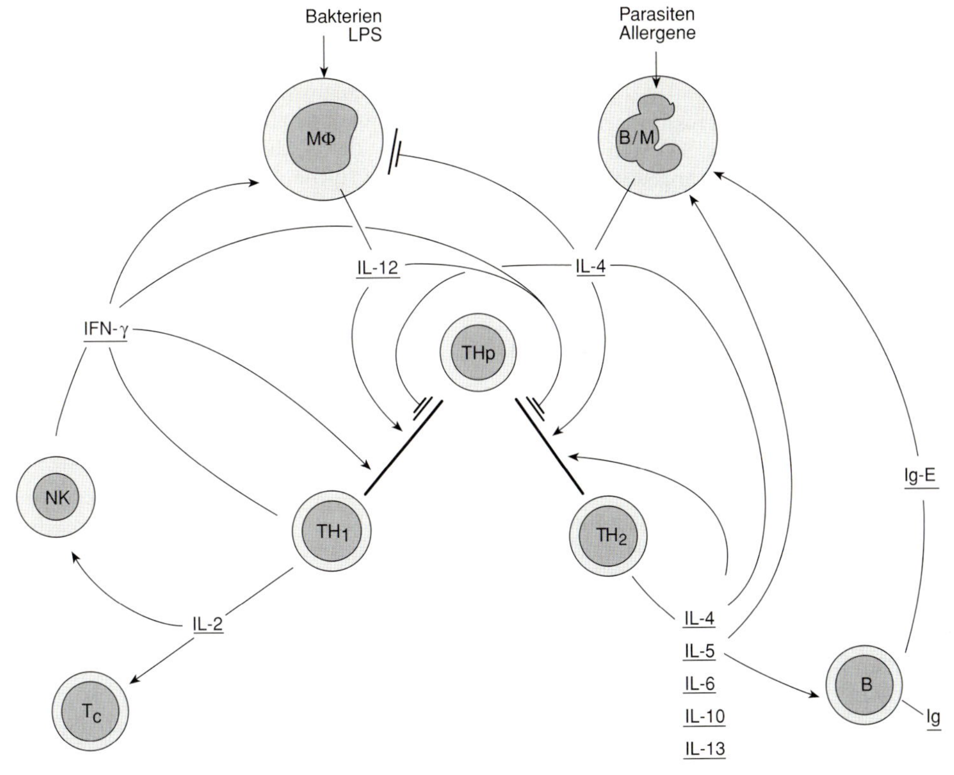

Abb. 17.11 Regulation einer Immunantwort.
B: B-Lymphocyten, Tc: cytotoxische T-Lymphocyten, TH: Helfer-T-Lymphocyten, THp: TH-Vorläuferzellen, MΦ: Monocyten/Makrophagen, B/M: Basophile Leukocyten/Mastzellen, IL: Interleukine, IFN: Interferon, Ig: Immunglobulin, ⟶ = Aktivierung, –‖ = Hemmung.

17.8 Immunsuppression

Alle Immunreaktionen richten sich sehr spezifisch gegen das auslösende Antigen. Von der großen Menge der Lymphocyten wird daher nur der kleine Anteil aktiv, der Rezeptoren für das Antigen trägt. Wenn die Immunreaktion medizinisch unerwünscht ist, wie bei der Abstoßung eines Transplantats, oder zur Krankheit führt, wie bei einer chronisch entzündlichen Krankheit oder einer Autoimmunerkrankung, bestünde aus theoretischen Überlegungen die beste Therapie darin, gezielt die spezifisch reagierenden Lymphocyten in ihrer Aktivität zu hemmen.

Pharmakologisch werden Rezeptor-abhängige Prozesse häufig durch Rezeptor-Antagonisten ausgeschaltet; dieses Prinzip ist wegen der großen Diversität der Lymphocyten mit unterschiedlichen spezifischen Antigen-Rezeptoren nicht anwendbar – es sei daran erinnert, daß diese Diversität auf größer als 10^8 geschätzt wird.

Für eine Immunsuppression bedeutet dies, daß Lymphocyten **Antigen-unspezifisch** ausgeschaltet werden müssen. Sie stellt daher immer einen schwerwiegenden Eingriff dar, weil neben der erwünschten Wirkung, wie dem Erhalt eines Transplantats, unvermeidlich auch lebensnotwendige Abwehrleistungen betroffen sind. Die Folge kann eine verminderte Abwehr von Infektionen mit im Extremfall tödlichen Ausgang sein.

Eine wirksame Immunsuppression erreicht man dadurch, daß man die Zahl der im Körper vorhandenen **Lymphocyten vermindert**. Dies kann durch physikalische Maßnahmen erreicht werden, wie die Entnahme von zirkulierenden Zellen (Lymphapherese); eine weitere Möglichkeit ist die gezielte Bestrahlung von Lymphocyten und ihrer Vorläuferzellen im Knochenmark. Beide Methoden spielen wegen der schlechten Steuerbarkeit klinisch keine Rolle.

Eine Immunsuppression wird vor allem durch die in Tab. 17.14 aufgeführten Immunsuppressiva herbeigeführt. Man kann die Immunsuppressiva in zwei Gruppen einteilen:

Die **cytotoxischen** Immunsuppressiva gehören zur Gruppe der Cytostatika (s. Kap. 33), die auch zur Chemotherapie maligner Tumoren angewandt werden. Aufgrund ihres Wirkungsmechanismus schädigen cytotoxische Immunsuppressiva vor allem proliferierende Lymphocyten; dadurch, daß auch die Nachbildung verhindert wird, sinkt die im Körper vorhandene Lymphocytenmenge rasch ab. Wenn das therapeutisch notwendige Ausmaß der Immunsuppression erreicht ist, fehlen dem Patienten auch Lymphocyten für notwendige Abwehrreaktionen: So wird er oft schutzlos gegen Infektionserreger. Gefürchtet sind Virusinfektionen, vor allem solche, gegen die nur unzureichende Medikamente vorhanden sind.

Eine immunsuppressive Therapie mit Cytostatika bewegt sich daher auf dem schmalen Grat einer ungenügenden Beeinflussung der unerwünschten Immunreaktion und einer zu weit gehenden Schwächung der Schutzfunktion des Immunsystems.

Einen großen Fortschritt stellen daher Pharmaka dar, die nicht Lymphocyten schädigen und eliminieren, sondern die **Aktivierung reifer Lymphocyten hemmen.** Durch solche Arzneimittel werden daher nur die Lymphocyten getroffen, die sich zur Zeit der Therapie in einer immunologischen Auseinandersetzung befinden. In Hinblick auf den Therapieerfolg sind dies die an der unerwünschten Immunreaktion beteiligten Lymphocyten. Da keine Lymphocyten eliminiert werden, wird eine deutlich höhere Selektivität als bei den Cytostatika erreicht. Vor allem wird auch die Reifung neuer Lymphocyten wenig behindert.

Zu diesen Pharmaka gehören Glucocorticoide, Ciclosporin, Tacrolimus, und seit kurzem Sirolimus[1].

[1] Rapamune®

Tabelle 17.14: Immunsuppressiva

		Unterdrückung der humoralen Immunität	Unterdrückung der zellulären Immunität
Cytotoxische Immunsuppressiva			
Cyclophosphamid	2 mg/kg KG pro Tag	±	+
	3,5 mg/kg KG pro Tag	+	+++
	10–12* mg/kg KG pro Tag	+++	+++
Azathioprin	1,5–2,5 mg/kg KG pro Tag	±	+
	3 mg/kg KG pro Tag	+	++
Methotrexat	0,1 mg/kg KG pro Tag	+++	+
Mycophenolatmofetil	20–40 mg/kg KG pro Tag	+	+
Aktivierungshemmende Immunsuppressiva			
Predniso(lo)n	0,3 mg/kg KG pro Tag	–	+
	1 mg/kg KG pro Tag	+	+++
Ciclosporin	4–8 mg/kg KG pro Tag	–	+++
Tacrolimus	0,1–0,3 mg/kg KG pro Tag	–	+++

* nur als Stoßtherapie
– keine Wirkung
± fragliche Wirkung
+ mäßige Wirkung
++ starke Wirkung
+++ sehr starke Wirkung

17.8.1 Cytotoxische Immunsuppressiva

Für eine genauere Beschreibung der Cytostatika sei hier auf Kap. 33 verwiesen.

Cyclophosphamid

Cyclophosphamid[1] gehört zur Gruppe der bifunktionellen alkylierenden Cytostatika. Durch kovalente Quervernetzung von DNA-Strängen wird die Replikation und Transkription aller sich teilenden Zellen gehemmt; dies führt zu Funktionsverlust und schließlich Zelltod. Für die immunsuppressive Wirkung ist entscheidend, daß Lymphocyten sehr empfindlich auf Cyclophosphamid reagieren. Die Lymphopenie betrifft fast gleichmäßig T- und B-Lymphocyten. Damit werden durch dieses Cytostatikum sowohl **humorale** (= Antikörperproduktion) als auch **zelluläre Immunreaktionen gehemmt**. Bei niedriger Dosierung scheinen bevorzugt zelluläre Reaktionen betroffen zu sein. Bei Dosen unterhalb 1 mg/kg Körpergewicht pro Tag tritt keine Immunsuppression auf; es kann sogar zu einer Verstärkung von Immunreaktionen kommen, da supprimierende Zellfunktionen besonders empfindlich gegenüber Cyclophosphamid zu sein scheinen.

Als Immunsuppressivum wird Cyclophosphamid in der Regel **oral** verabreicht. Die **Tagesdosis** bei einem Erwachsenen reicht von 2–10 mg/kg Körpergewicht pro Tag, kurzfristig bis 12 mg/kg Körpergewicht pro Tag.

Azathioprin

Azathioprin[2] ist ein inaktives „Prodrug" eines Antimetaboliten. Die Substanz wird in vivo rasch in **6-Mercaptopurin** umgewandelt, das auch direkt als Immunsuppressivum eingesetzt werden kann. 6-Mercaptopurin hemmt die Biosynthese von Purinnucleotiden. Nach Einbau in die DNA und RNA stört es zudem als falscher Baustein deren Funktion. Dies führt zu Funktionsverlust und schließlich zum Tod der Zelle.

Azathioprin (bzw. 6-Mercaptopurin) trifft stärker T- als B-Lymphocyten; daher **hemmt** es bevorzugt **zelluläre Immunreaktionen**. Auf die Antikörper-Synthese hat es nur einen geringen Einfluß, der in mehreren klinischen Studien nicht nachweisbar war.

Die mittlere **Tagesdosis** bei einer immunsuppressiven Therapie beträgt 1,5–3 mg/kg Körpergewicht.

Methotrexat

Methotrexat[3] gehört ebenfalls zu den Antimetaboliten; als Derivat der Folsäure hemmt es das Enzym Dihydrofolat-Reduktase. Als Folge wird vermindert Tetrahydrofolsäure gebildet, die zur Übertragung von Methylgruppen notwendig ist. Dadurch vermindert sich vor allem die Bildung von Thymidin und von Purinbasen; die gestörte DNA- und RNA-Synthese führt zu Funktionsverlust und Zelltod. B-Lymphocyten scheinen gegenüber Methotrexat empfindlicher als T-Lymphocyten zu sein. Entsprechend wurde klinisch eine größere Empfindlichkeit bei der **Antikörperbildung** als bei zellulären Immunreaktionen gefunden.

Zur Immunsuppression wird Methotrexat in einer mittleren **Tagesdosis** von 0,1 mg/kg Körpergewicht i.v. verabreicht.

In niedriger Dosierung (z.B. 10–15 mg 1 × pro Woche, d.h. etwa ein Fünftel bis ein Zehntel der immunsuppressiven Dosis) wirkt Methotrexat hemmend auf die Aktivität von Entzündungszellen und damit **antiinflammatorisch**, ohne meßbar Immunreaktionen zu beeinflussen. In dieser Weise wird es als langfristig wirksames Antirheumatikum (LWAR) bei der rheumatoiden Arthritis (s. Kap. 17.2.2) und bei chronisch obstruktiven Atemwegserkrankungen eingesetzt.

Mycophenolatmofetil

Mycophenolatmofetil[4] ist ein „Prodrug"; der aktive Metabolit **Mycophenolsäure** ist ein Gärungsprodukt verschiedener Pilzarten der Gattung Penicillium. Mycophenolsäure hemmt die Inosinmonophosphat-Dehydrogenase, ein Schlüsselenzym bei der de novo Synthese von Purinen, auf die vor allem T- und B-Lymphocyten angewiesen sind, während andere Zellen einen großen Teil ihrer Purine wiederverwenden können („salvage pathway"). Dadurch wird bevorzugt („selektiv") die **DNA-Synthese** der **Lymphocyten gehemmt**.

Mycophenolatmofetil hat eine **orale Bioverfügbarkeit** von 94 % und wird schnell zur freien Mycophenolsäure hydrolisiert. Diese wird als inaktives Glucuronid mit einer Halbwertszeit von etwa 16 Stunden renal eliminiert.

Als unerwünschte Wirkungen treten auf: Diarrhö, Erbrechen, Schmerzen, Harnwegs- und andere Infektionen – bis hin zur Sepsis, Leukopenien, Anämie, Hypertonie.

Mycophenolatmofetil ist z.Zt. nur zur Prophylaxe der Transplantatabstoßung in Kombination mit Ciclosporin und Glucocorticoiden zugelassen. Die Dosis beträgt 20–40 mg/kg Körpergewicht pro Tag (maximal 2 × 1 g). Weitere Indikationen sind in klinischer Prüfung.

17.8.2 Aktivierungshemmende (nicht-cytotoxische) Immunsuppressiva

Glucocorticoide

Der Einsatz von Glucocorticoiden als entzündungshemmende Wirkstoffe wurde bereits in Kap. 17.2.3 beschrieben.

[1] Endoxan®
[2] Imurek®
[3] Lantarel®
[4] CellCept®

Entscheidend für die Immunsuppression ist die Hemmung der Synthese von Cytokinen, die an der Aktivierung von Lymphocyten beteiligt sind, wie die Interleukine-1 und -2. Glucocorticoide hemmen somit bevorzugt die Aktivierung von T-Lymphocyten. Klinisch wirken sie daher vor allem immunsuppressiv auf **zelluläre Immunreaktionen**; nur bei hohen Dosierungen wird auch die Antikörpersynthese verringert. Nach Gabe von Glucocorticoiden kommt es zu einem kurzfristigen Abfall der zirkulierenden Lymphocyten im Blut; dies beruht beim Menschen jedoch nicht wie früher oft fälschlich angenommen auf einer Zerstörung dieser Zellen, sondern auf einer **reversiblen Sequestrierung im Knochenmark**.

Zur Immunsuppression werden initial hohe Dosen (0,75–1,5 mg/kg Körpergewicht pro Tag) Prednisolon-Äquivalente verabreicht, die möglichst rasch auf Dosen unterhalb der sog. Cushing-Schwelle (0,1–0,125 mg/kg Körpergewicht pro Tag) vermindert werden sollen.

Ciclosporin

Ciclosporin[1] ist ein wasserunlösliches cyclisches Peptid aus 11 Aminosäuren, das von einem Pilz (Polypocladium inflatum) gebildet wird. Ciclosporin **hemmt** mit hoher Selektivität die **Bildung** von **Lymphokinen**, die bei der Aktivierung von T-Lymphocyten induziert werden. Dazu gehört Interleukin-2, so daß die Expansion antigenspezifischer T-Lymphocyten unterbleibt. Ciclosporin bindet an einem cytosolischen Rezeptor (Cyclophilin), der als das Enzym Prolin-cis/trans-Isomerase identifiziert wurde. Die Hemmung dieser Enzymaktivität ist für die immunsuppressive Wirkung ohne Bedeutung; sie kann jedoch zu den unerwünschten Arzneimittelwirkungen beitragen.

Der Komplex aus Ciclosporin und Cyclophilin hemmt die Proteinphosphatase Calcineurin und blockiert die Signaltransduktion des Antigenrezeptors. Dadurch wird die Aktivierung (und Translokation in den Kern) einiger Transkriptionsfaktoren wie NFAT oder NF-κB gehemmt, die für die Induktion der Synthese von Cytokinen in T-Lymphocyten notwendig sind. Die Zellspezifität des am stärksten betroffenen Transkriptionsfaktors NFAT, der praktisch nur in T-Lymphocyten vorkommt, erklärt die weitgehende **Selektivität** dieses Immunsuppressivums.

In Übereinstimmung damit werden klinisch vor allem **zelluläre Immunreaktionen unterdrückt**, die Antikörpersynthese wird nicht beeinflußt. Es werden jedoch auch Wirkungen auf andere Zellen (z. B. Endothelzellen, Nierenzellen u. a.) beobachtet.

Nach **oraler** Gabe wird Ciclosporin nur zu 20–50 % resorbiert und zudem bei der ersten Leberpassage bis zu 30 % inaktiviert. Maximale Plasmakonzentrationen werden nach 1–6 Stunden erreicht. Die Plasmahalbwertszeit beträgt etwa 14 Stunden. Ciclosporin wird in Leber (zu 80 %) und Niere zu über dreißig nicht immunsuppressiv wirksamen Metaboliten umgewandelt, die vorwiegend über die Galle mit dem Faeces ausgeschieden werden.

Wegen der **unsicheren Bioverfügbarkeit** muß die Therapie mit Ciclosporin unter fortlaufender Kontrolle des Blutspiegels erfolgen. Angestrebt wird eine Konzentration im Gesamtblut in einem sogenannten therapeutischen Fenster zwischen 100 und 200 µg/l.

Bei Konzentrationen im therapeutischen Bereich tritt als **unerwünschte Wirkung** eine reversible Nierenfunktionsstörung mit erhöhtem Kreatininspiegel auf. Andere unerwünschte Wirkungen sind: Störung der Leberfunktion, Tremor, Hypertrichose und Hypertrophie der Gingiva. Bei der (bei Organtransplantationen lebenslangen!) Langzeittherapie kommt es zu Bluthochdruck, Hyperlipidämie, Fettsucht und Diabetes mellitus. Bei Vorschädigung der Niere oder in Kombination mit anderen nephrotoxischen Arzneistoffen, z. B. Aminoglycosiden, und in hoher Dosierung ist Ciclosporin akut nephrotoxisch.

[1] Sandimmun Optoral®

Tacrolimus

Tacrolimus[2] (früher auch als FK 506 bezeichnet) gehört chemisch zu den Makroliden. Wie Ciclosporin bindet es an einen cytosolischen Rezeptor, der ebenfalls zu den Immunophilinen gehört, das „FK-binding-Protein". Der molekulare Wirkungsmechanismus ist dem von Ciclosporin ähnlich. So **hemmt** es die Aktivierung vor allem von T-Lymphocyten und damit **zelluläre Immunreaktionen**. In klinisch wirksamen Konzentrationen wird die Antikörpersynthese ebenfalls nicht unterdrückt.

Die **orale Bioverfügbarkeit** ist sehr variabel (6–56 %). Die Substanz wird mit einer Halbwertszeit von 12 bis 16 Stunden eliminiert, vorwiegend durch hepatische Metabolisierung und durch primäre biliäre Ausscheidung. Wegen der unsicheren Bioverfügbarkeit wird die Therapie anhand klinischer Parameter und Messung der Vollblutspiegel fortlaufend kontrolliert (therapeutisches Fenster: 3–15 µg/l).

Ähnlich wie Ciclosporin ist auch Tacrolimus nephrotoxisch und führt zu denselben Langzeitkomplikationen. Einige **Nebenwirkungen** von Ciclosporin fehlen, wie Gingiva-Hyperplasie und Hirsutismus. Dagegen kann es neurologische Störungen (z. B. Krämpfe, Psychosen) auslösen.

17.8.3 Immunologische Immunsuppression

Die Zahl der zirkulierenden Lymphocyten kann man auch dadurch vermindern, daß Antikörper infundiert werden, die sich gegen auf Lymphocyten vorkommende Antigene richten. Nach Bindung der Antikörper werden die Lymphocyten zerstört, vor allem durch eine Komplement-vermittelte Lyse.

[2] Prograf®

Muromonab CD3

Muromonab CD3[1] ist ein muriner monoklonaler Antikörper, der sich gegen den CD3-Komplex des Antigen-Rezeptors von T-Lymphocyten richtet. Er vermindert selektiv die Menge von T-Lymphocyten. Er wird heute vor allem bei **Abstoßungskrisen** bei Organtransplantationen eingesetzt. Eine Indikation stellt auch die Initialphase nach Lebertransplantation dar, in der Ciclosporin und andere Immunsuppressiva wegen der unsicheren Leberfunktion und damit Metabolisierung schwierig zu handhaben sind.

In vitro führen mit dem T-Zell-Rezeptor reagierende Antikörper zu einer Aktivierung der Lymphocyten. Eine wichtige **Nebenwirkung** ist entsprechend das „Cytokin-Freisetzungs-Syndrom", das durch die initiale Aktivierung der T-Lymphocyten auch in vivo verursacht wird und mehrere Stunden anhalten kann. Die Symptome reichen von grippeähnlichen Erscheinungen bis zu schockähnlichen Reaktionen mit schwerwiegenden Manifestationen bei Atmung, Herz und Kreislauf. Daneben treten reversible neuropsychiatrische Reaktionen auf.

Murine monoklonale Antikörper gegen CD4, das nur auf T-Helfer-Lymphocyten und Monocyten/Makrophagen vorkommt, werden z.Zt. in klinischen Studien bei verschiedenen **Autoimmunerkrankungen** und **chronisch entzündlichen** Erkrankungen geprüft.

Basiliximab

Basiliximab[2] ist ein mit einem humanen Antikörper chimärisierter muriner monoklonaler Antikörper, der spezifisch gegen einen Anteil des Interleukin-2-Rezeptors gerichtet ist und der die Bindung des T-Lymphocyten-Wachstumsfaktors Interleukin-2 an seinem Rezeptor unterbindet. In Kombination mit Ciclosporin und Steroiden senkt er die Inzidenz der **akuten Abstoßungen** bei leber- und nierentransplantierten Patienten.

Basiliximab führt nicht zu einem Cytokin-Freisetzungssyndrom; da die Gesamtzahl an Lymphocyten nicht vermindert wird, spricht dies dafür, daß der Antikörper vorwiegend den IL-2-Rezeptor blockiert, ohne die T-Zellen zu zerstören.

Bei allen therapeutisch eingesetzten murinen monoklonalen Antikörpern kommt es sehr rasch zur Bildung von humanen **anti-Maus-Ig-Antikörpern**, die die Therapie begrenzen. Die Bildung dieser Antikörper ist bei mit humanen Antikörpern chimärisierten oder humanisierten Antikörpern deutlich vermindert.

Basiliximab wird am Tag der Transplantation sowie am vierten Tag danach verabreicht (jeweils 2 × 20 mg).

Infliximab und Etanercept

Neben Interleukin-1 ist Tumor-Nekrose-Faktor-α ein zentraler Mediator von Entzündungsreaktionen. Damit erscheint eine spezifisch gegen Tumor-Nekrose-Faktor-α-gerichtete Therapie bei chronisch entzündlichen Erkrankungen sinnvoll. Zwei verschiedene Ansätze zur Verminderung der Tumor-Nekrose-Faktor-α-Aktivität werden zur Zeit verfolgt: Behandlung mit **einem anti-Tumor-Nekrose-Faktor-α-Antikörper** (Infliximab[3]) oder Gabe löslicher **Tumor-Nekrose-Faktor-α-Rezeptoren** (Etanercept[4]). Infliximab, ein chimärer („humanisierter") IgG-Antikörper zeigt deutliche Verbesserungen bei Patienten mit rheumatoider Arthritis und Morbus Crohn. Etanercept ist ein Fusionsprotein aus zwei rekombinant hergestellten, extrazellulären Domänen des p75-Tumor-Nekrose-Faktor-α-Rezeptors, die mit dem Fc-Anteil des humanen IgG1 fusioniert wurden. Bei einer langfristigen Anwendung beider Substanzen ist die wichtige physiologische Rolle von Tumor-Nekrose-Faktor-α bei der Abwehr von Infektionserregern sowie seine Antitumorwirkung zu bedenken.

17.8.4 Indikationen für eine immunsuppressive Therapie

Transplantation

Die Transplantation fremder Organe wie Niere, Herz, Leber, Lunge, Pankreas etc. stellt eine absolute Indikation für eine **lebenslange Behandlung** mit **Immunsuppressiva** dar. Während hier die Abstoßung des Spenderorgans verhindert wird, schützt die immunsuppressive Therapie bei der allogenen Knochenmarks- oder Stammzelltransplantation den Empfänger vor immunologischen Reaktionen übertragener reifer Lymphocyten des Spenders (sog. „Graft-versus-Host"-Reaktion).

Autoimmunerkrankungen

Autoimmunerkrankungen stellen dann eine Indikation für eine Therapie mit Immunsuppressiva dar, wenn sie entweder systemisch auftreten, oder wenn bei organspezifischen Störungen diese schwerwiegend sind und nicht anders behandelt werden können.

Zur ersten Gruppe der **systemischen Autoimmunerkrankungen** gehören: die Kollagenosen mit dem systemischen Lupus erythematodes (SLE), Vaskulitiden, systemische Sklerosen und Erkrankungen, die vor allem den Bewegungsapparat betreffen, die sogenannten „mixed connective tissue diseases" (MCDT).

Einige wichtige Beispiele für **organspezifische Autoimmunerkrankungen**, bei denen Immunsuppressiva indiziert sind, sind: autoimmunhämolytische Anämien, Goodpasture-Syndrom, Autoimmun-Hepatitis, Colitis ulcerosa, Myasthenia gravis, Basedow-Orbitopathie, sympathische Ophthalmie, Uveitis und einige bullöse Dermatosen, z.B. Pemphigus.

Auch bei der Pathogenese vieler **chronisch entzündlicher Erkrankungen** spielen Autoimmunprozesse eine

[1] Orthoclone OKT3®
[2] Simulect®
[3] Remicade®
[4] Enbrel®

zentrale Rolle. Auch wenn zunächst die Therapie mit Antiphlogistika im Vordergrund steht, stellen schwere Verlaufsformen oder die Induktion von Remissionen, die dann lang anhalten können, eine Indikation für Immunsuppressiva dar. Zu diesen Indikationsgebieten gehören: die rheumatoide Arthritis, die chronische progrediente Glomerulonephritis, die Crohn-Krankheit, Colitis ulcerosa, Dermatomyositis, Polymyositis. Es sei angemerkt, daß bei einigen Pharmaka eine antiphlogistische Wirkung nur schwer von einer immunsuppressiven abgrenzbar ist. Dies trifft z.B. für Glucocorticoide oder Methotrexat zu.

Auch **allergische Reaktionen** können zu klinischen Erkrankungen führen, die Autoimmun- oder chronisch entzündlichen Erkrankungen ähneln (ein Beispiel ist der durch Arzneimittel ausgelöste systemische Lupus erythematodes). Neben der sofortigen Elimination des Allergens können hier Immunsuppressiva indiziert sein. Bei den durch T-Lymphocyten ausgelösten Allergien vom Typ IV (s. Abb. 17.7 und 17.8) wird die immunsuppressive Eigenschaft von Glucocorticoiden therapeutisch genutzt. Bei atopischer Dermatitis erwies sich in klinischen Studien auch lokal verabreichtes Tacrolimus als wirksam.

17.9 Immunmodulation

Immunmodulatoren werden im Angelsächsischen auch als „biological response modifier", BRM, bezeichnet. Beide Benennungen bringen zum Ausdruck, daß solche Substanzen die Abwehrleistung des Immunsystems modulieren, wobei natürlich für den Patienten ein günstiger Effekt erwartet wird. Bei einer solchen Definition würden auch die modernen nicht-cytotoxischen Immunsuppressiva in diese Gruppe gehören.

In einem engeren Sinne versteht man unter Immunmodulatoren Stoffe, die die **immunologische Abwehr des Immunsystems verbessern**; dabei wird dann auch der Begriff Immunstimulantien gebraucht. Eine bewährte Maßnahme, die immunologische Abwehr zu verbessern, stellt die Impfung dar, die in der Prophylaxe von Infektionskrankheiten eine der wichtigsten medizinischen Maßnahmen darstellt. Dabei werden antigene Bestandteile in Form von attenuierten Lebendkeimen, nichtinfektiösen Antigen-Zubereitungen oder ungiftigen Toxoiden verabreicht, die dann bei erfolgreicher Immunisierung zu einem langanhaltenden Schutz vor einer Infektion führen. Der Impfschutz richtet sich ausschließlich gegen solche Infektionserreger, deren Bestandteile im Impfstoff enthalten waren.

Im Gegensatz dazu werden als Immunmodulatoren oder Immunstimulantien Stoffe verwandt, die keinerlei Verwandtschaft mit den Krankheitsauslösern besitzen, gegen die die Immunabwehr verstärkt werden soll, seien dies Infektionserreger oder maligne Tumoren. Sie können eine Steigerung der erwünschten Abwehrleistung nur dadurch erreichen, daß **Antigen-unspezifisch alle Reaktionen des Immunsystems verstärkt** werden. Dies birgt natürlich auch die Gefahr in sich, daß Reaktionen gegen solche Antigene möglich werden, die beim Gesunden streng kontrolliert werden. In erster Linie sind dies die physiologisch unterdrückten Reaktionen gegen körpereigene Antigene. Als Folge können Autoimmunerkrankungen oder chronisch entzündliche Erkrankungen entstehen; auch können klinisch nicht manifeste Allergien exazerbieren und zu einer allergischen Reaktion führen. Ähnlich wie die globale Immunsuppression bewegt sich daher auch die globale Immunstimulation auf einem sehr schmalen Grat. Dies sollte bedacht werden, wenn für eine „Stärkung der körpereigenen Abwehr" geworben wird, wobei unterschwellig suggeriert wird, daß dies nebenwirkungsfrei geschieht.

Die Zahl von Immunstimulantien ist sehr groß, die in In-vitro-Versuchen die Aktivität von Zellen des Immunsystems verändern. Zum einen Teil handelt es sich um wenig definierte Stoffgemische wie **Extrakte** aus **Pflanzen** oder **Mikroben** oder **tierischen Organen**. Aus ihnen wurden auch Einzelstoffe isoliert, von denen einige Peptide auch gentechnologisch hergestellt wurden. Andere Stoffe werden **chemisch** synthetisiert. Einige dieser Immunstimulantien sind in Tab. 17.15 zusammengestellt. Bis auf vereinzelte Ausnahmen ist der therapeutische Nutzen durch klinische Studien nicht belegt. Sie werden daher nicht im einzelnen besprochen.

Tabelle 17.15: Immunstimulantien
Extrakte bzw. Bestandteile aus Bakterien Bacillus Calmette-Guerin (BCG) Escherichia coli, Streptokokken, Staphylokokken Klebsiellen Lipopolysaccharide Muramyldipeptid (MDP)
Extrakte aus Pflanzen Echinacea, Thuja, Baptisia
Tierische Organpräparate (meist Rind) aus Thymus, Milz
Levamisol
Dimepranol-4-acetamidobenzoat, Inosin
Alkyllipide

17.9.1 Mediatoren des Immunsystems – Cytokine

Alle Immunreaktionen werden durch eine Vielzahl von Mediatoren reguliert. Sie werden allgemein als Cytokine bezeichnet; fast 100 dieser Cytokine sind strukturell aufgeklärt und biologisch charakterisiert. **Cytokine steuern die Differenzierung und Aktivierung aller Zellen des Immunsystems.** Sie sind auch an einigen wichtigen Effektorfunktionen wie der Entzündung beteiligt. Mit Hilfe der Gentechnik konnten Cytokine in so großen Mengen hergestellt werden, daß sie als Pharmaka eingesetzt werden können.

Kolonie-stimulierende Faktoren (colony stimulating factors, CSF)

Wie Erythrocyten und Thrombocyten müssen auch Zellen des Immunsystems lebenslang gebildet werden. Dies gilt ganz besonders für Granulocyten und Monocyten, die nur relativ kurzlebig sind. Deren Differenzierung aus hämatopoetischen Stammzellen wird durch Glykoproteine gesteuert, die als Kolonie-stimulierende Faktoren bezeichnet werden. Die Strukturen der wichtigsten CSF und ihrer Rezeptoren sind durch molekulare Klonierung aufgeklärt.

Während Multi-CSF (= Interleukin-3) und GM-CSF in frühe Differenzierungsstufen eingreifen und daher zur vermehrten Bildung von Monocyten, Granulocyten und Thrombocyten führen, induzieren M-CSF oder G-CSF bei späteren Differenzierungsschritten selektiv die Vermehrung von Monocyten oder neutrophilen Granulocyten.

Granulocyten-CSF (G-CSF)

Die Gabe von G-CSF führt dosisabhängig zu einer bis zu 100fachen Erhöhung der Granulocytenzahl im Blut und zu einer Verbesserung von Granulocytenfunktionen ohne wesentliche Effekte auf andere Blutzellen. Als Protein muß G-CSF **parenteral** i.v. oder s.c. verabreicht werden. Nach s.c. Injektion wird es rasch resorbiert; maximale Serumspiegel treten nach 2–6 Stunden auf. Die Elimination erfolgt durch Metabolisierung zu Peptiden mit einer Halbwertszeit von etwa 3,5 Stunden.

Indikationen für G-CSF sind klinisch relevante angeborene oder erworbene (vor allem Cytostatika-bedingte) Neutropenien. Durch Gabe von G-CSF wird das Infektionsrisiko deutlich vermindert. Bei mit Cytostatika behandelten malignen Tumoren wird keine Lebensverlängerung erreicht.

Als **unerwünschte Wirkungen** treten häufig Knochenschmerzen (Expansion des Knochenmarks!) und auch Kopf- und Rückenschmerzen auf. Seltener sind: Schwindel, Übelkeit, Fieber, Anstieg von Leberenzymen.

Filgrastim

Filgrastim[1] ist ein gentechnisch in Bakterien hergestellter, humaner G-CSF, der sich bei gleichen Wirkungen vom natürlichen G-CSF durch ein zusätzliches Methionin und das Fehlen der O-Glykosylierung unterscheidet. Die mittlere Dosierung beträgt 5 μg/kg Körpergewicht (s.c.). Die Anwendung erfolgt, bis die Anzahl neutrophiler Granulocyten nach dem Nadir wieder im Normbereich ist (meist 7–9 Tage).

Lenograstim

Lenograstim[2] ist ein in CHO-(„chinese hamster ovary"-) Zellen hergestellter, humaner G-CSF, der mit dem natürlichen Faktor identisch ist. Dosierung und Anwendung erfolgen wie beim Filgrastim.

Granulocyten-Monocyten-CSF (GM-CSF)

GM-CSF stimuliert die Bildung von Granulocyten und Monocyten/Makrophagen und dient zur Verbesserung der Funktionen der reifen Zellen, wie der Phagocytose. Es muß wie alle Proteine **parenteral** verabreicht werden. Nach s.c. Injektion werden maximale Plasmaspiegel nach 3–4 Stunden erreicht; die Halbwertszeit beträgt 2–3 Stunden.

Indikationen sind klinisch relevante Neutropenien; nach Behandlung mit Cytostatika führt GM-CSF zur Reduktion des Infektionsrisikos.

Die **unerwünschten Arzneimittelwirkungen** ähneln denen von G-CSF, sie sind häufig schwerwiegender.

Molgramostim

Molgramostim[3] ist ein gentechnisch in Bakterien hergestellter, humaner GM-CSF. Die mittlere Dosierung beträgt 5–10 μg/kg Körpergewicht pro Tag für 7–10 Tage.

Interferone

Als Interferone wird eine Familie von zum größten Teil glykosylierten Proteinen bezeichnet, deren gemeinsame Wirkung darin besteht, Zellen vor einer Infektion mit **Viren** zu schützen. Aufgrund ihrer Struktur unterscheidet man drei Klassen, die Interferone-α (eine Klasse mit 15 Proteinen), Interferon-β und -γ (mit je einem Molekül).

Die **Interferone-α** werden vor allem in Monocyten gebildet. In der gleichen Species haben sie untereinander eine **Aminosäuresequenzhomologie** von etwa 80 %. **Interferon-β** wird vorwiegend in Fibroblasten synthetisiert. Die Aminosäuresequenzhomologie zu den Interferonen-α beträgt etwa 30 %. **Interferon-γ** wird von T-Lymphocyten sezerniert, es gehört funktionell zur

[1] Neupogen®
[2] Granocyte®
[3] Leucomax®

Gruppe der Interleukine. Zu den anderen Interferonen besteht nur eine sehr geringe Aminosäuresequenzhomologie.

Alle Interferone werden nur **nach Stimulation** gebildet und sezerniert. Induktoren für Interferon-α und -β sind neben Viren vor allem bakterielle Oberflächenbestandteile (z.B. Lipopolysaccharide) oder Polyanionen. Die Synthese von Interferon-γ wird bei der Aktivierung von T-Lymphocyten induziert, daher auch die alte Bezeichnung „Immuninterferon".

Die **Interferone-α und** -β binden an denselben Rezeptor und haben daher ähnliche **Wirkungen**. Neben der antiviralen Schutzwirkung besitzen sie antiproliferative Eigenschaften, führen zur verstärkten Expression von HLA-A, -B- und -C-Molekülen und aktivieren zelluläre Effektorsysteme des Immunsystems (z.B. von natürlichen Killerzellen, cytotoxischen T-Lymphocyten und Makrophagen).

Interferon-γ bindet an einen eigenen Rezeptor. Neben der antiviralen Schutzwirkung ist es vor allem an der Differenzierung, Aktivierung und Regulation von Zellen des Immunsystems beteiligt. Interferon-γ ist der wichtigste, von T-Lymphocyten gebildete Makrophagen-aktivierende Faktor.

Die **antivirale** Schutzwirkung von Interferonen beruht auf mehreren **Mechanismen**. U.a. hemmen Interferone die Synthese früher Virusproteine und die Ausschleusung von Virionen aus der Zelle. Bei Infektionen mit lytischen Viren werden in Interferon-aktivierten Zellen Endoribonucleasen aktiviert, die die Virusvermehrung hemmen. Die **antiproliferative** Wirkung erfolgt u.a. durch die Induktion von Endonucleasen und die Hemmung von Proteinkinase-Kaskaden. Beides führt zur Hemmung der zellulären Proteinsynthese.

Als Proteine werden Interferone **parenteral**, i.m. oder s.c. verabreicht. Maximale Serumkonzentrationen von Interferon-α werden nach 4 Stunden (i.m.) bis 7 Stunden (s.c.) erreicht. Interferone werden rasch ausgeschieden, die mittlere Eliminationshalbwertszeit liegt nach i.v. Injektion bei 30 Minuten, nach s.c. Injektion bei mehreren Stunden.

Die häufigsten **unerwünschten Wirkungen** sind dosisabhängige, grippeähnliche Symptome mit Fieber, Schüttelfrost und Müdigkeit. Andere häufige unerwünschte Wirkungen sind: passagere Leukopenien, Anstieg von Lebertransaminasen, Somnolenz. Seltener treten Tachykardien, Blutdruckabfall und langanhaltende Leukopenien auf.

Interferone-α

- Natürliches Interferon-α[1]
- Interferon-α-2a[2]
- Interferon-α-2b[3]

[1] CYTOFERON®
[2] Roferon-A®
[3] Intron A®

Klinisch gesicherte **Indikationen** für die Therapie mit Interferonen-α sind: chronisch aktive Hepatitis B und C, Haarzellenleukämie, chronisch myeloische Leukämie, kutanes T-Zell-Lymphom und einige andere Lymphome, malignes Melanom, Nierenzellkarzinom und Kaposi-Sarkom bei Patienten mit AIDS.

Die mittlere Dosierung beträgt 2×10^6 I.E./m² (3 × pro Woche); in klinischen Studien mit malignen Tumoren bis > 50×10^6 I.E./Tag.

Interferon-β

Indikationen für Interferon-β[4] sind schwere, unbeherrschbare virusbedingte Erkrankungen wie ausgedehnte Varizellen- und Zoster-Infektionen. Eine lokale Anwendung erfolgt bei der Herpes-simplex-Keratitis und dem Nasopharynxkarzinom.

Die Dosierung beträgt 0,5 bis maximal 25×10^6 I.E./kg Körpergewicht pro Tag; bei lokaler Anwendung 2 × täglich $0{,}75 \times 10^6$ I.E.

Interferone-β-1a und -β-1b

Die **Indikation** für Interferon-β-1a[5] und -β-1b[6] ist die schubförmige multiple Sklerose. Die Dosierung beträgt bei Interferon-β-1a 6 Mio. I.E./Woche (i.m.) bzw. bei Interferon-β-1b 8 Mio. I.E. (2 × täglich s.c.).

Interferon-γ-1b

Indikation für Interferon-γ-1b[7] ist die chronische Granulomatose; dabei wird die Häufigkeit schwerer Infektionen gesenkt. Die Dosierung beträgt 5 µg/m² (3 × pro Woche s.c.).

Interleukine

Interleukin-2

Interleukin-2 wird von einer Untergruppe von T-Helfer-Lymphocyten, den TH-1-Lymphocyten gebildet. Die Synthese wird durch die Aktivierung der Zellen induziert. Interleukin-2 stellt für alle T-Lymphocyten einen Wachstumsfaktor dar. Daneben aktiviert es die natürlichen Killer(NK)-Zellen und Vorläuferzellen von Monocyten.

Gentechnisch in Bakterien hergestelltes Interleukin-2[8] ist zur Therapie des metastasierenden Nierenkarzinoms zugelassen. Die Wirksamkeit gegenüber anderen malignen Tumoren wird klinisch geprüft.

Proleukin wird über einen Zeitraum von 5 Tagen als 24stündige Dauerinfusion in einer Dosierung von 18 ×

[4] Fiblaferon®
[5] AVONEX®
[6] Betaferon®
[7] Imukin®
[8] Proleukin®

10^6 I.E./m^2 verabreicht (Wiederholung nach einigen Tagen). Dieser Therapiezyklus sollte nach einer mehrwöchigen Behandlungspause wiederholt werden.

Interleukin-1

Das vorwiegend von Monocyten gebildete Interleukin-1 verstärkt an zentralen Stellen Immunreaktionen; so wird in T-Lymphocyten die Synthese von Interleukin-2, Interferon-γ und Kolonie-stimulierenden Faktoren gesteigert. Daneben ist Interleukin-1 ein zentraler Mediator von Entzündungsreaktionen. Für einige Tumoren besitzt es antiproliferative Eigenschaften. Interleukin-1 wird in klinischen Studien bei malignen Tumoren geprüft.

Tumor-Nekrose-Faktor-α

Wie Interleukin-1 wird auch Tumor-Nekrose-Faktor-α vorwiegend von Monocyten/Makrophagen gebildet. In einigen Tumorzellen induziert er einen programmierten Zelltod (Apoptose). Klinische Studien mit Tumor-Nekrose-Faktor-α verliefen bei mehreren Tumoren wenig erfolgreich; eine Indikation stellt die palliative lokale Gabe bei Peritonealkarzinose dar.

17.9.2 Cytokin-gentherapeutische Ansätze

Ein Problem beim pharmakologischen Einsatz rekombinanter Cytokine besteht in dem Auftreten toxischer Wirkungen, die bei der systemischen Gabe hoher Dosen an Cytokinen unvermeidbar sind. Sinnvoll wären deshalb Ansätze, die nur zu einer stark erhöhten **lokalen Cytokinkonzentration** führen. Dies ist einerseits möglich durch gezielte Perfusion des Tumors (z. B. bei Lebertumoren), andererseits kann versucht werden, entweder die Tumorzellen oder Tumor-infiltrierende Zellen gentechnisch so zu verändern, daß diese konstitutiv große Mengen an bestimmten Cytokinen wie Interleukin-2 oder Tumor-Nekrose-Faktor-α sezernieren. Erste klinische Studien einer solchen Cytokin-Gentherapie wurden begonnen.

Weiterführende Literatur

Braun, F./Lorf, T./Ringe, B.: Update of current immunosuppressive drugs used in clinical organ transplantation. Transpl. Int. **11**, 77–81 (1998).

Breedveld, F.: New insights in the pathogenesis of rheumatoid arthritis. J. Rheumatol. **25** (Suppl 53), 3–7 (1998).

Gemsa, D./Kalden, J. R./Resch, K.: Immunologie. Grundlagen-Klinik-Praxis. Thieme-Verlag, Stuttgart (1997).

Lipsky, P. E.: Role of cyclooxygenase-1 and -2 in health and disease. Am. J. Orthop. **28** (Suppl. 3), 8–12 (1999).

Nijkamp F. P./Parnham, M. J. (eds.).: Principles of immunopharmacology. Birkhäuser-Verlag, Basel (1999).

O'Dell, J. R.: Anticytokine therapy – A new era in the treatment of rheumatoid arthritis. N. Engl. J. Med. **340**, 310–312 (1999).

Otter, K./Schröder, J. O./Ziegler, A.: Rheumatoide Arthritis. Teil 1 Akuttherapie. DAZ **49**, 4478–4483 (1997).

Otter, K./Schröder, J. O./Ziegler, A.: Rheumatoide Arthritis. Teil 2 Basistherapeutika. DAZ **3**, 137–143 (1998).

Resch, K.: Einfluß von Pharmaka und toxischen Substanzen auf das Immunsystem. In: Grosdanoff, P. et al.: Toxikologische und klinisch-pharmakologische Prüfungen, Anforderungen, Methoden, Erfahrungen, Perspektiven. DeGruyter-Verlag, Berlin, 281–299 (1990).

Thomson, A. (ed.): The Cytokine Handbook. Academic Press, London (1998).

Wolfe, M. M.: Future trends in the development of safer nonsteroidal anti-inflammatory drugs. Am. J. Med. **105**, 44S–52S (1998).

Wollenhaupt, J./Zeidler, H.: Kombinierter Einsatz langwirksamer Antirheumatika in der Therapie der chronischen Polyarthritis. Dtsch. Med. Wschr. **122**, 1219–1223 (1997).

18 Pharmakologie des kardiovaskulären Systems: das Herz

W. Schütz, Wien

Der Winterabend dämmerte schon, als Martin zurück war und die Medizin an Engelke abgab. Der brachte sie seinem Herrn. „Sieh mal", sagte dieser, als er das rundliche Fläschchen in Händen hielt, „die Granseer werden jetzt auch fein. Alles in rosa Seidenpapier gewickelt." Auf einem angebundenen Zettel aber stand: „Herrn Major von Stechlin. Dreimal täglich zehn Tropfen." Dubslav hielt die kleine Flasche gegen das Licht und tröpfelte die vorgeschriebene Zahl in einen Löffel Wasser. Als er sie genommen hatte, bewegte er die Lippen hin und her, etwa wie wenn ein Kenner eine neue Weinsorte probt. Dann nickte er und sagte: „Ja, Engelke, nu geht es los. Fingerhut."

Theodor Fontane: *Der Stechlin*

18.1 Beeinflussung der Erregungsbildung und Erregungsleitung – Pharmakotherapie der Herzrhythmusstörungen

18.1.1 Physiologische Vorbemerkungen

Elektrophysiologie des normalen Herzrhythmus

Die Zellen des Sinusknotens (SA-Knoten) im rechten Vorhof haben die Funktion eines physiologischen Schrittmachers, da dort in regelmäßigen Intervallen (in Ruhe 0,7–1 s) eine elektrische Erregung ihren Ursprung hat. Sie erreicht über die Vorhofmuskulatur rasch den atrioventrikulären (AV-)Knoten. Er ist der einzige Überleitungsweg zwischen Vorhöfen und Ventrikeln. Die Weiterleitung durch den AV-Knoten erfolgt stark verzögert, sie erfordert ca. 0,16 s (Abb. 18.1). Dadurch entsteht eine Siebwirkung, d. h. Aktionspotentiale von sehr hoher Frequenz können den AV-Knoten nicht passieren. Von dort gelangt die Erregung über die beiden Schenkel des His'schen Bündels und deren fächerförmige Aufzweigung (Purkinje-Fasern) in die Kammermuskulatur. Insgesamt ist die Aktivierung der gesamten Muskulatur beider Ventrikel in weniger als 0,1 s abgeschlossen. Dieser nach Passage des AV-Knotens rasche Ablauf ermöglicht eine synchrone und hämodynamisch effektive Kontraktion der gesamten Ventrikelmuskulatur.

Verantwortlich für die Erregungsleitung ist eine Membranpotentialänderung, die sich unidirektional entlang oben genannter anatomischer Strukturen fortpflanzt. Das jeweilige transmembranäre Potential einer Zelle wird bestimmt durch die Konzentration verschiedener Ionen auf beiden Seiten der Membran (Na^+, K^+ und Ca^{2+}) und die Membranpermeabilität für jedes dieser Ionen. Sie passieren die Membran durch ionenselektive Kanäle. Dabei handelt es sich um transmembranäre Proteine, die aus mehreren Untereinheiten bestehen und zusammen eine Pore bilden. Am Beispiel der molekularen Organisation eines Na^+-Kanals (Abb.

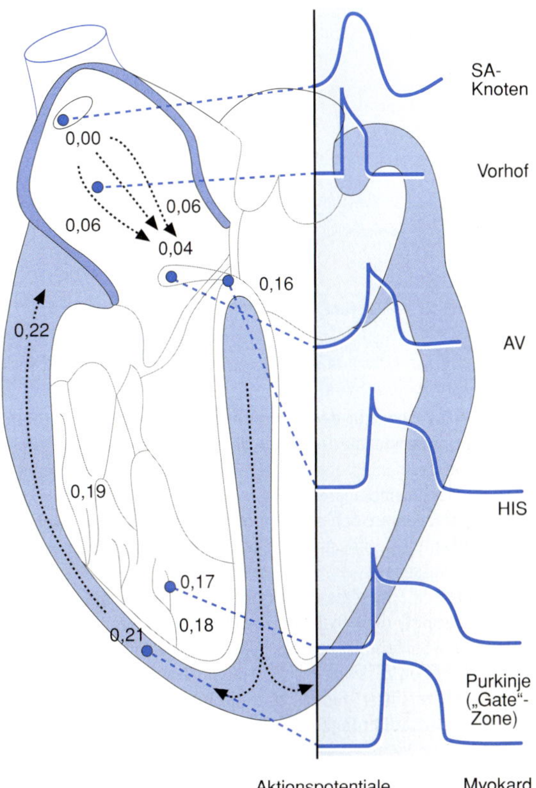

Abb. 18.1 Aktionspotentiale in den einzelnen Abschnitten des Erregungsleitungssystems des Herzens und Zeitpunkte des Eintreffens der Erregungswelle. Man beachte die unterschiedliche Steilheit der diastolischen Depolarisation in den zur Automatie befähigten Geweben (Sinusknoten, AV-Knoten, Purkinje-Fasern), sowie die Verzögerung der Erregungsfortleitung im AV-Knoten.

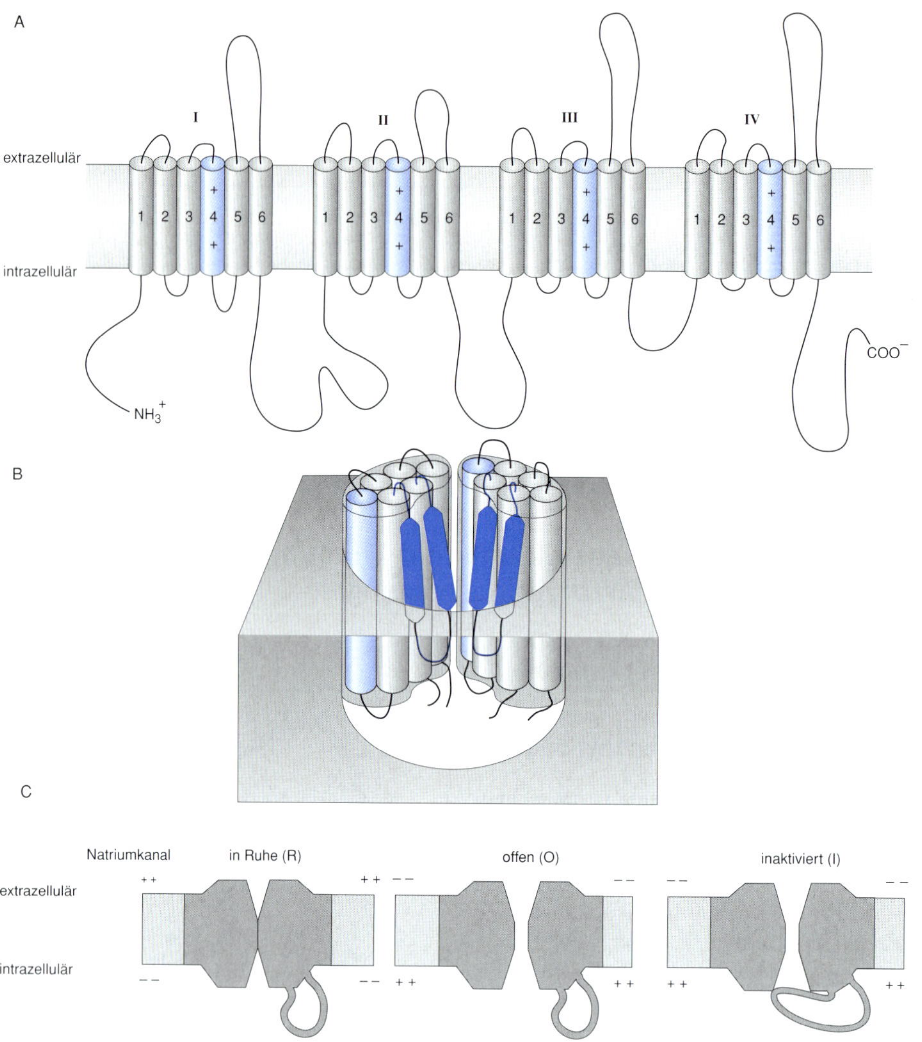

Abb. 18.2 Struktur des spannungsabhängigen Na$^+$-Kanals.
A: Zweidimensionale Topologie der vier identischen Untereinheiten, die das Kanalprotein bilden. Jede Untereinheit besteht aus sechs transmembranären α-Helix-Segmenten, die durch extra- und intrazelluläre Schleifen verbunden sind. Positiv geladene Aminosäuren (Lysin, Arginin) der vierten α-Helix dienen als Spannungssensor.
B: Räumlich bilden die vier Untereinheiten (zwei sind in der Abbildung gezeigt) die Kanalpore. Die lange, die 5. und 6. α-Helix-verbindende Schleife ist Teil der hydrophilen Wandung der Pore; alle vier Schleifen zusammen bilden räumlich einen Trichter, der als „Selektivitätsfilter" für das zu transportierende Kation fungiert.
C: Zustandsänderungen des Na$^+$-Kanals. Depolarisation der Membran wird vom Spannungssensor der vierten α-Helix registriert und resultiert in einer Öffnung der Kanalpore (Übergang vom **Ruhezustand „R"** in den **offenen, konduktiven Zustand „O"**). Unabhängig vom Membranpotential wird der Kanal aber bereits nach längstens 2,0 ms an seiner Innenseite durch eine die Untereinheiten III und IV verbindende intrazelluläre Schleife verlegt und dadurch wieder verschlossen. In diesem **inaktiven Zustand „I"** ist der Na$^+$-Kanal durch eine erneute Depolarisation nicht aktivierbar, er ist **refraktär**. Bei fortschreitender Repolarisation der Membran wird es für die cytosolische Proteinschleife zunehmend schwieriger, die untere Kanalöffnung zu verlegen und der Na$^+$-Kanal kommt in den Ruhezustand, so daß er für eine erneute Depolarisation wieder ansprechbar wird.

18.2 A, B) ist zu ersehen, daß der Ionenfluß durch flexible Peptidketten kontrolliert wird. Kanäle sind nicht nur ionenselektiv, sondern auch selektiv bezüglich des Mechanismus, der ihre Öffnung auslöst. Bei **„spannungsabhängigen" Kanälen** wird die Öffnung durch Änderungen des Membranpotentials ausgelöst. Es gibt aber auch **„ligandengesteuerte" Ionenkanäle**, die durch Bindung eines Transmitters (wie der Nicotinrezeptor) reguliert werden (S. 21; 124).

Ionen passieren ihre Kanäle durch Diffusion, d. h. Grundvoraussetzung für jeden Ionenfluß ist eine Konzentrationsdifferenz auf beiden Seiten der Membran (extra- und intrazelluläre Ionenkonzentrationen s. Tab. 21.2, S. 522). Na$^+$- und Ca^{2+}-Ströme fließen daher immer ins Zellinnere, K^+-Ströme sind Auswärtsströme. Wenn Ionen fließen, lassen sie aber eine gegensinnige Ladung zurück. Es entsteht dabei ein elektrischer Gradient, der dem Konzentrationsgradienten entgegengesetzt ist. Ionen können daher nur so lange fließen, wie der Konzentrationsgradient der freien beweglichen Ionen (die die Ionenaktivität bestimmen) durch den elektrischen Gradienten noch nicht egalisiert ist; erst wenn das der Fall ist, kommt der Fluß zum Stillstand und es herrscht ein Equilibriumpotential. Jedes Ion hat sein charakteristisches Equilibriumpotential V, das durch die **Nernst'sche Gleichung** definiert ist:

$V_{Ion} = RT/F \times \log (c_a/c_i)$

R = Gaskonstante (als Maß für die kinetische Energie der Teilchen), T = absolute Temperatur, F = Faraday'sche Konstante, c_a/c_i = Konzentrationsgradient des freien beweglichen Ions zwischen Außen- und Innenseite der Membran. Beispielsweise liegt das Equilibriumpotential für K^+ bei –90 mV, das für Na^+ bei +45 mV. Um das Equilibriumpotential für ein bestimmtes Ion an einer lebenden Zelle zu messen, müßten die Kanäle für alle anderen Ionen geschlossen bzw. inaktiviert sein, der in Frage kommende aber allein geöffnet. In vivo setzt sich daher ein Netto-Membranpotential (V_m) aus der zum Meßzeitpunkt herrschenden Permeabilität sowie den intra- und extrazellulären Aktivitäten für **alle** in Frage kommenden Ionen zusammen.

Experimentell läßt sich das Membranpotential einer Zelle über eine intrazelluläre Mikroelektrode ableiten. In der Ruhephase des Herzens (Diastole) ist die Membranpermeabilität für K^+ wesentlich höher als für andere Ionen, das Membranpotential kommt daher an das Equilibriumpotential für K^+ von ca. –90 mV sehr nahe heran, d. h. es ist im wesentlichen durch einen K^+-Strom bestimmt. Die Veränderungen des Membranpotentials während einer Herzaktion (**Aktionspotential**) resultieren aber aus Aktivierungs- und Inaktivierungsvorgängen verschiedener ionaler Einwärts- und Auswärtsströme (Abb. 18.3).

Eine Ionenpumpe, die **Na^+-K^+-ATPase**, pumpt eingeströmtes Na^+ wieder aus der Zelle hinaus und ausgeströmtes K^+ ins Zellinnere zurück. Neben diesem indirekten Beitrag zum Membranpotential beeinflußt die Na^+-K^+-ATPase es auch direkt, da der Pumpvorgang elektrogen erfolgt: Drei Natrium-Ionen werden gegen zwei Kalium-Ionen transportiert. Für den Auswärtstransport von Ca^{2+} sind ein Na^+-Ca^{2+}-Austauschmechanismus sowie ATP-abhängige Ca^{2+}-Pumpen verantwortlich (s.a. Abb. 18.21).

Aktionspotential

Während einer Herzaktion (Systole) durchläuft jede Herzmuskelzelle ein Aktionspotential, das sich aus den Phasen 0 bis 3 zusammensetzt. Es beginnt mit einer raschen Depolarisation (**Phase 0**), die die Schnelligkeit der Erregungsfortleitung bestimmt. Nach einer transienten, unvollständigen Repolarisation (**Phase 1**)

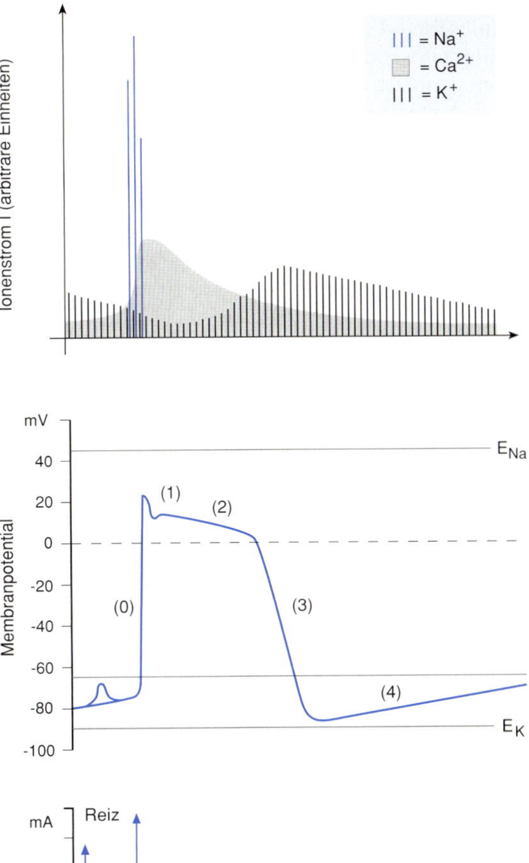

Abb. 18.3 Aktionspotential und die zugehörigen Ionenströme für Na^+, K^+ und Ca^{2+} an einer Purkinjefaser. Reiz „a" (s. ganz unten) ist unterschwellig, d. h., er löst zwar einen Einwärtsstrom aus, der den K^+-Ausstrom übertrifft, erreicht aber nicht das für die Öffnung der Na^+-Kanäle notwendige Schwellenpotential. Erst Reiz „b" depolarisiert die Zelle bis zum Schwellenpotential (hier bei ca. –70 mV), bei dem sich die Na^+-Kanäle schlagartig öffnen, so daß das Aktionspotential der **Phase 0** steil ansteigt. Innerhalb von 2 ms schließen sich die Na^+-Kanäle wieder, das Aktionspotential fällt aber nur ganz wenig ab (**Phase 1**), da der mit Beginn der Depolarisation einsetzende Ca^{2+}-Einstrom nun seinen Höhepunkt erreicht und ein Plateau des Aktionspotentials (**Phase 2**) bedingt. Für die Repolarisation (**Phase 3**) ist ein Ausstrom von K^+ aus der Zelle verantwortlich. Die **Phase 4** weist hier kein konstantes Ruhemembranpotential auf, da Purkinjefasern als subsidiäre Schrittmacher fungieren, d. h. es findet eine leichte, spontane diastolische Depolarisation statt, die durch einen langsam abnehmenden K^+-Ausstrom, einen Ca^{2+}-Einwärtsstrom und durch (in dieser Abb. nicht gesondert gekennzeichnete) cAMP-gesteuerte Einwärtsströme verursacht wird, die durch Hyperpolarisation aktiviert werden („I_h"). Für alle Ionenkanäle gibt es Isoformen, die zu verschiedenen Zeitpunkten während des Ruhe- und Aktionspotentials aktiviert bzw. inaktiviert sein können. Der in der Abbildung gezeigte Nettostrom für jedes Ion setzt sich daher aus mehreren Einzelströmen zusammen. Abb. 18.4 gibt einen Einblick in die Vielfalt der K^+-Ströme im Herzen.

schließt sich die lang anhaltende **Phase 2** (Plateauphase) an, während der das für die elektromechanische Kopplung notwendige Ca^{2+} in die Zelle strömt. Die **Phase 3** repräsentiert die Repolarisation und ist damit für die Wiederherstellung des Ruhezustands verantwortlich. Während des gesamten Aktionspotentials ist die Membran depolarisiert und damit vor einem weiteren depolarisierenden Reiz geschützt – sie ist **refraktär.** Während der **Phase 4** herrscht ein Ruhemembranpotential von -80 bis -90 mV, an Zellen, die zu spontaner Impulsbildung (**Automatie**) fähig sind (s. u.), eine leichte spontane Depolarisation.

Phase 0: Zur Auslösung eines Aktionspotentials ist ein elektrischer Reiz ausreichender Stärke notwendig. Das bedeutet, er muß einen Einwärtsstrom hervorrufen, der nicht nur den K^+-Auswärtsstrom übertrifft, sondern er muß die Zellmembran auch so weit depolarisieren, daß der Spannungssensor des Na^+-Kanals (s. Abb. 18.2) auf die Potentialänderung anspricht. Erst dann kommt durch schlagartige Öffnung der Na^+-Kanäle ein Netto-Einwärtsstrom von Na^+ in Gang, der eine **Depolarisation der Zellmembran auslöst, die so stark ist, daß eine fortgeleitete Erregung entsteht** (= **Aktionspotential**). Dieses für die Öffnung der Na^+-Kanäle erforderliche Schwellenpotential liegt etwa bei –75 mV. In der **Phase 0** des Aktionspotentials strebt demnach das Membranpotential mit hoher Geschwindigkeit („Aufstrichgeschwindigkeit") dem Equilibriumpotential für Na^+ von +45 mV zu.

Phase 1–3: Noch vor Erreichen des Equilibriumpotentials für Na^+ schließen sich die Na^+-Kanäle ebenso blitzartig wie sie aufgingen. Ein kurz anhaltender K^+-Ausstrom (in Abb. 18.3 nicht gezeigt) verursacht eine Kerbe (= **Phase 1**). Nun erreicht der nach Phase 0 zunehmende Einstrom von Ca^{2+} seinen Höhepunkt und hält – im Gleichgewicht mit einem geringen K^+-Ausstrom – das Potential auf einem **Plateau (Phase 2)**. Der Ca^{2+}-Einstrom fließt durch spannungsabhängige L-Typ-Ca^{2+}-Kanäle, die langsamer als die Na^+-Kanäle inaktiviert werden, und führt auch gleichzeitig zur Freisetzung von Ca^{2+} aus dem sarcoplasmatischen Reticulum. Er bildet damit die Grundlage der myokardialen Kontraktion (s. a. Abb. 18.7C). Zur leichten Repolarisation während dieser Phase trägt ein K^+-Kanal bei, der sich bei Depolarisation langsam öffnet („delayed rectifier", I_K, Abb. 18.4).

Der dominierende Anteil der Repolarisation, zurückzuführen auf einen repolarisierenden K^+-Ausstrom, fällt in die **Phase** 3. Sie setzt sich aus zwei K^+-Strömen zusammen: aus dem „delayed rectifier" (I_K), der die initiale Phase der Repolarisation (bis –50 mV) bestimmt, und einem „inward rectifier" (I_{K1}), der durch Depolarisation abgeschaltet wird, sich aber ab einem Membranpotential von –50 mV wieder öffnet. Der I_{K1} ist auch für das Ruhepotential mitverantwortlich. I_K und I_{K1} sind für das Verständnis von Antiarrhythmika-Wirkungen besonders wichtig.

Phase 4: Während der **Phase 4** fließt in Vorhof- und Ventrikelzellen kein Strom, d. h. während der Diastole herrscht das oben besprochene Ruhepotential.

Automatie

Unter **Automatie** versteht man die Fähigkeit einer Zelle, als Schrittmacher zu fungieren. Ihr Membranpotential nimmt während der Diastole spontan ab (diastolische Depolarisation). Dieser leichte Depolarisationsstrom wird durch eine sukzessive Abnahme von K^+-Strömen (Deaktivierung des verzögerten Gleichrichters I_K), Zunahme von Ca^{2+}-Strömen, sowie durch cAMP-gesteuerte Einwärtsströme, die durch Hyperpolarisation aktiviert werden (I_h), verursacht (s. Abb. 18.3). Schrittmacherzellen sind daher selbst in der Lage, das Schwellenpotential für die Auslösung eines Aktionspotentials zu erreichen (Abb. 18.5). Der **primäre** – physiologische – Schrittmacher ist der Sinusknoten. Da auch der Ein-

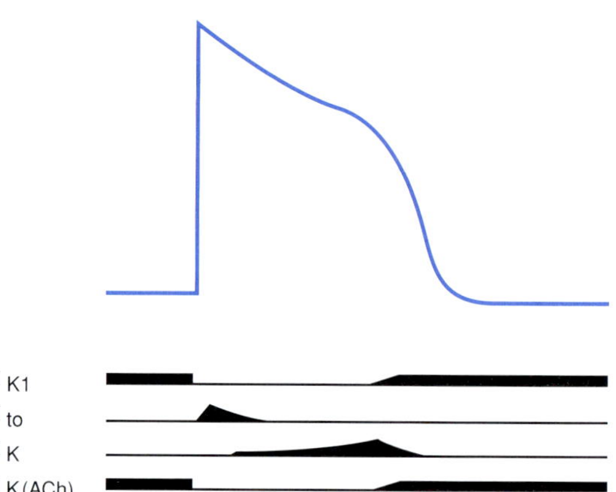

Abb. 18.4 Typen von K^+-Strömen während eines Ruhe- und Aktionspotentials. Die verschiedenen K^+-Ströme im Herzen sind durch eine molekulare Vielfalt an tetrameren K^+-Kanälen bedingt; die in dieser Abb. gezeigten K^+-Ströme sind lediglich eine Auswahl. Der Netto-K^+-Strom in Abb. 18.3 ist daher als Summe der zu einem gegebenen Zeitpunkt aktivierten K^+-Kanäle zu verstehen.
I_{K1}: Genannt „Einwärtsgleichrichter" („inward rectifier"), ist hauptverantwortlich für die Aufrechterhaltung des Ruhepotentials. Er wird während der Depolarisation abgeschaltet und springt ab einem Potential von ca. –50 mV wieder an. I_{K1} fehlt im Sinusknoten.
I_{to}: Der für die Kerbe des Aktionspotentials (Phase 1) verantwortliche K^+-Strom. Er springt unmittelbar nach Beginn der Depolarisation an und wird dann rasch inaktiviert.
I_K: Er ist der hauptsächliche für die Repolarisation verantwortliche K^+-Strom. Da er mit Verzögerung aktiviert wird, heißt er „verzögerter Gleichrichter" („delayed rectifier"). Nach einem Maximum bei ca. –50 mV wird er langsam inaktiviert, ein Prozeß, der an Zellen mit Schrittmacherfunktion für die diastolische Depolarisation mitverantwortlich ist. I_K ist der Hauptangriffspunkt für spezifische Hemmstoffe der Repolarisation (Klasse-III-Antiarrhythmika) wie (+)-Sotalol.
$I_{K(ACh)}$: Er wird von einem G_i-Protein moduliert und kann demnach über G_i-gekoppelte Rezeptoren, wie den M_2-Muscarinrezeptor oder den A_1-Adenosinrezeptor, aktiviert werden. Er ist mitverantwortlich für das Ruhepotential, ist aber auch während des Aktionspotentials nicht völlig abgeschaltet.
(Modifiziert nach „Task Force of the Working Group on Arrhythmias of the European Society of Cardiology" Circulation **84**, 1831–1851, 1991.)

wärtsgleichrichter I_{K1} fehlt, weist er die steilste diastolische Depolarisation auf und bestimmt somit den Abstand zwischen zwei Aktionspotentialen (= Herzfrequenz). AV-Knoten und Purkinje-Fasern mit flacherer diastolischer Depolarisation treten erst bei Ausfall eines übergeordneten Schrittmachers in Aktion und werden daher als **potentielle** oder **subsidiäre** Schrittmacher bezeichnet. Herzmuskelzellen in Vorhof und Kammern haben hingegen keine Fähigkeit zur Automatie (s. Abb. 18.1), können unter pathologischen Bedingungen aber eine solche erlangen!

In den Zellen des Sinus- und AV-Knotens wird die Phase 0 durch den Einstrom von Ca^{2+} getragen. Wie bereits aus Abb. 18.3 zu ersehen war, verläuft der Ca^{2+}-Einstrom aber wesentlich langsamer als der Na^+-Einstrom (geringe Aufstrichgeschwindigkeit $-V_{max}$). Er besitzt auch ein deutlich niedrigeres Schwellenpotential (–40 mV im Sinusknoten, s. Abb. 18.5A). Aktionspotentiale mit alleinigem Ca^{2+}-Einstrom in der Phase 0 werden daher als **„slow response“**-Potentiale bezeichnet und den **„fast response“**-Potentialen, wo die Phase 0 in erster Linie durch Na^+ getragen wird, gegenübergestellt. „Slow response“-Potentiale leiten die Erregung nur langsam weiter und sind so für die markante Leitungsverzögerung im AV-Knoten verantwortlich. Weitere Unterschiede zwischen „slow response“- und „fast response“-Potentialen zeigt Tab. 18.1.

Refraktärzeit

Die Na^+-Kanäle durchlaufen während eines Aktionspotentials drei Zustände (Abb. 18.2C und 18.6): Aus dem **Ruhezustand** (**R**) öffnen sie sich bei Erreichen des Schwellenpotentials und gehen somit in den **offenen, konduktiven Zustand** (**O**) über. Sie schließen sich aber innerhalb von 2 ms und sind dann während der gesamten Plateau- und der beginnenden Repolarisationsphase in einem **inaktiven Zustand** (**I**). In I sind die Na^+-Kanäle auch auf noch so starke Reize nicht ansprechbar. Der

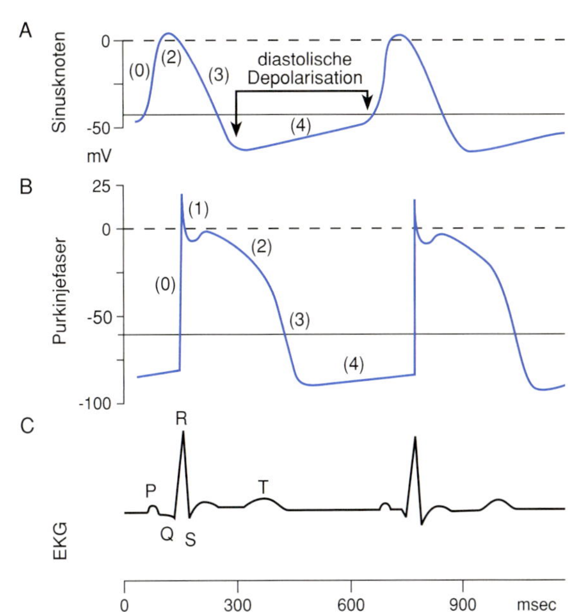

Abb. 18.5 Aktionspotentiale in Schrittmacherzellen von Sinusknoten (A) und Purkinjefaser (B). Das zugehörige EKG ist in C gezeigt. Zu beachten ist die wesentlich steilere diastolische Depolarisation im Sinusknoten (**A**) als in der Purkinjefaser (**B**). Da unter allen Abschnitten des Erregungsleitungssystems die diastolische Depolarisation im Sinusknoten am steilsten verläuft, wird dort das Schwellenpotential („firing level“) am frühesten erreicht (s. a. Abb. 18.1). Die Erregungswelle nimmt daher vom Sinusknoten ihren Ausgang, so daß dieser den physiologischen Schrittmacher darstellt. Das in B gezeigte Aktionspotential in der Purkinjefaser wird daher nicht durch spontanes Erreichen des Schwellenpotentials, sondern durch Zuleitung des Aktionspotentials ausgelöst (d. h. wenn die vom Sinusknoten ausgehende Depolarisationswelle hier eintrifft). Im Oberflächen-EKG (**C**) spiegelt sich die Depolarisation im Sinusknoten und Vorhof als P-Welle, die Depolarisation der Ventrikel als QRS-Komplex und die Repolarisation in Form des QT-Intervalls wider (nach BN Singh, Angiology **29**, 206–242, 1978).

Tabelle 18.1: Unterschiede zwischen „slow response“- und „fast response“-Potentialen

	Slow Response	Fast Response
Geschwindigkeit der Phase 0	1–10 V/s	200–800 V/s
Leitungsgeschwindigkeit	0,01–0,1 m/s	0,5–3,0 m/s
Depolarisierender Ionenstrom	I_{Ca}	I_{Na}
Schwellenpotential	–50 bis –30 mV	–75 bis –65 mV
Zeitkonstante der Inaktivierung	50–100 ms	0,5–2 ms
Physiologisches Vorkommen	Sinus-, AV-Knoten	alle anderen Abschnitte der Erregungsleitung (inkl. Arbeitsmyokard)
inhibitorische Arzneimittel	Klasse-IV-Antiarrhythmika	Lokalanästhetika, Klasse-I-Antiarrhythmika

Zustand I läßt sich auf molekularer Ebene dadurch erklären, daß eine ins Cytosol ragende Polypeptidschleife zwischen zwei das Kanalprotein bildenden Untereinheiten die Kanalöffnung an der Zellinnenseite verlegt (Abb. 18.2C). Dieser Zustand der Inaktivierung wird erst von –50 mV an progredient durch Repolarisation beseitigt. Das Ausmaß des Na^+-Einstroms in der Phase 0 des Aktionspotentials hängt daher von der Höhe des davor herrschenden aktuellen Membranpotentials ab: der Na^+-Einstrom ist maximal bei –90 mV (alle Kanäle in R), nimmt mit sinkendem Membranpotential ab und erlischt bei –50 mV (alle Kanäle in I). Es ist also nicht möglich, bei einem auf unter –50 mV verminderten Membranpotential ein durch Na^+-Einstrom verursachtes Aktionspotential auszulösen. Für „slow response"-Potentiale (Ca^{2+}-Kanäle) liegt die Schwelle der Aktivierbarkeit im Bereich von –40 mV. Diese Beziehung zwischen Na^+-Einstrom und aktuellem Membranpotential ist deshalb wichtig, weil Größe und Geschwindigkeit des Na^+-Einstroms sich wesentlich auf Geschwindigkeit und Fortleitung des gesamten Aktionspotentials auswirken: **je rascher der Na^+-Einstrom, desto rascher werden die benachbarten ruhenden Fasern erregt, desto größer ist die Leitungsgeschwindigkeit, am deutlichsten an der Steilheit der Phase 0 zu erkennen.**

Durch die Plateauphase unterscheidet sich das Aktionspotential des Herzens von den Aktionspotentialen fast aller anderen erregbaren Gewebe. Ihretwegen wird der inaktivierte Zustand des Na^+-Kanals sehr spät beendet, das Gewebe ist daher im Verlauf eines Aktionspotentials sehr lange **refraktär**. Der minimale zeitliche Abstand zwischen zwei Impulsen, die ein Aktionspotential auszulösen vermögen, wird als **absolute Refraktärzeit** definiert. Nach Ablauf der absoluten Refraktärzeit sind die Na^+-Kanäle allerdings noch nicht voll aktivierbar, so daß anfangs (1) noch höhere Stromstärken als nach **abgeschlossener** Repolarisation zur Auslösung eines Aktionspotentials notwendig sind, und (2) diese Aktionspotentiale kürzer sind und in ihrer Anstiegsphase wesentlich flacher verlaufen (s. Abb. 18.6A). Der Zeitraum zwischen Ende der absoluten Refraktärzeit und der vollen Reaktivierbarkeit der Na^+-Kanäle wird als **relative Refraktärzeit** bezeichnet.

Die im Vergleich zu anderen Geweben lange (absolute) Refraktärzeit des Herzens ermöglicht eine synchrone Kontraktion erst der Vorhof-, dann der Kammermuskulatur. Wie aus Abb. 18.1 zu ersehen, benötigt eine Erregung vom His-nahen AV-Knoten bis zur letzten Ventrikelfaser weniger als 100 ms. Refraktärzeiten liegen aber in der Regel darüber (200–400 ms), so daß jede Herzmuskelzelle von ein- und derselben Erregung nur einmal erfaßt wird.

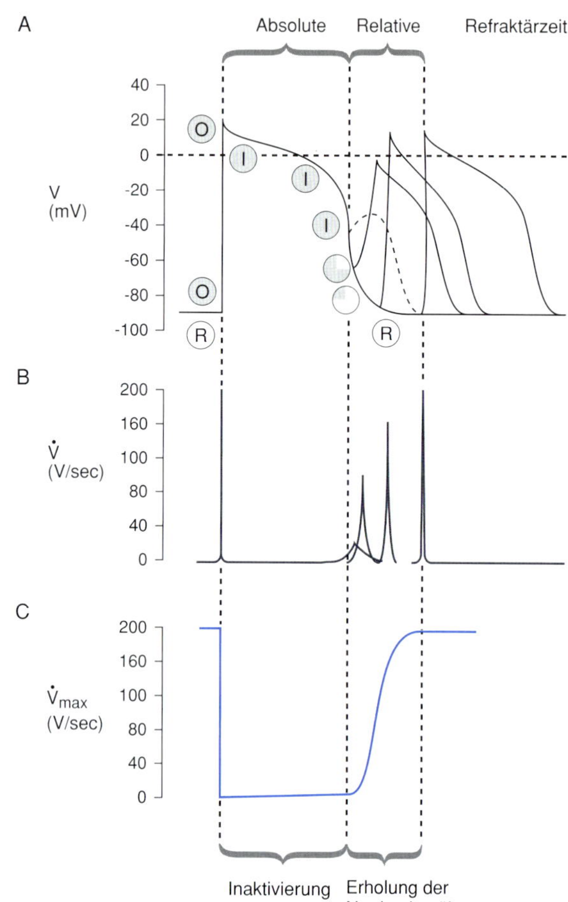

Abb. 18.6 Zustandsänderungen des Na^+-Kanals im Verlauf eines Aktionspotentials.
A: Während der Diastole (Ruhephase R) ist der Na^+-Kanal geschlossen, aber durch Spannungsreize aktivierbar. Nur während der Phase 0 der Depolarisation (für 1–2 ms) ist er im offenen, konduktiven Zustand 0; ab dem Einsetzen der Plateauphase bis zu einem Wert von –50 mV der Repolarisation ist der bereits geschlossene Kanal nicht zu aktivieren (Zustand I). Die Phasen 0 bis 2 und teilweise 3 bilden daher die **absolute Refraktärzeit**, während der auch mit noch so hohen Stromstärken keine Reizantwort auslösbar ist. Der absoluten Refraktärzeit folgt unmittelbar ein ganz kurzes Intervall, innerhalb dessen durch hohe Stromstärken nur eine langsame Membrandepolarisation (gestrichelte Linie), aber noch kein Aktionspotential ausgelöst werden kann. Zwischen –50 mV und dem Ruhemembranpotential (hier bei –90 mV) wird die Inaktivierung des Na^+-Kanals progredient durch Repolarisation beseitigt (**relative Refraktärzeit**). Charakteristisch für diesen Zeitraum ist, daß erhöhte Reizströme tatsächlich ein Aktionspotential auslösen können, das aber – wie aus der Abbildung zu ersehen – kürzer ist und in seiner Anstiegsphase flacher verläuft.
B: Gezeigt ist die Aufstrichgeschwindigkeit ($\dot{V}$) der in A dargestellten Aktionspotentiale. Man beachte die progredient zunehmende maximale Aufstrichgeschwindigkeit, $\dot{V}_{max}$, als Zeichen der Erholung des Na^+-Kanals.
C: Am deutlichsten wird die Erholungsphase des Na^+-Kanals veranschaulicht, wenn $\dot{V}_{max}$ gegen die Zeit aufgetragen ist.

Einfluß des vegetativen Nervensystems (Abb. 18.7)

Parasympathikus: Acetylcholin aktiviert über M_2-Muscarinrezeptoren, die in supraventrikulären Abschnitten des Erregungsleitungssystems in hoher Zahl vorhanden sind, einen G-Protein-(G_i)-modulierten K^+-Strom ($I_{K(ACh)}$, s. Abb. 18.4). Dadurch wird das Aktionspotential folgendermaßen beeinflußt:

- Abflachung der diastolischen Depolarisation und Erhöhung (= Negativierung) des maximalen diastolischen Potentials. Beides senkt die Sinusfrequenz.
- An Zellen mit „slow response"-Potentialen Verzögerung der Aufstrichphase (Phase 0), so daß am AV-Knoten die Überleitung verlängert wird. Der durch den Vagus verstärkte K^+-Ausstrom wirkt dem in dieser Phase dominierenden Ca^{2+}-Einstrom entgegen. An Zellen mit „fast response"-Potentialen (Na^+-Potentialen) ist die vagusvermittelte Erhöhung der K^+-Leitfähigkeit hingegen zu schwach, um die Aufstrichphase nachhaltig zu beeinflussen.
- Über eine beschleunigte Repolarisation Verkürzung der Refraktärzeit. Der durch Abkürzung der Plateauphase verminderte Ca^{2+}-Einstrom beeinträchtigt die elektromechanische Kopplung und ist an Kardiomyocyten daher mit einer verminderten Kontraktionskraft verbunden (negativ inotrope Wirkung).

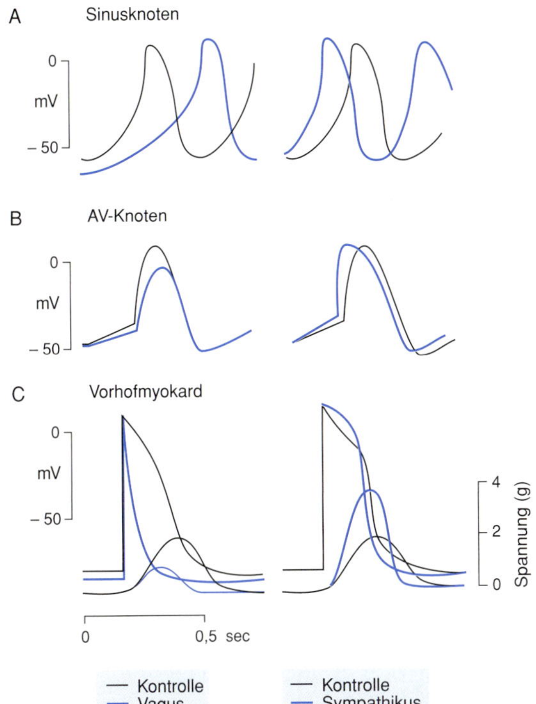

Abb. 18.7 Einfluß des vegetativen Nervensystems auf das Aktionspotential. Die durch den **Vagus** hervorgerufene Zunahme des $\mathbf{I_{K(ACh)}}$ wirkt sich auf die einzelnen Abschnitte des Aktionspotentials unterschiedlich aus: Am Sinusknoten (**A**) Frequenzverlangsamung durch Erhöhung des maximalen diastolischen Potentials und Abflachung der diastolischen Repolarisation, am **AV-Knoten** (**B**) verzögerte Überleitung durch Verzögerung der Phase 0, am **Vorhof** (**C**) Abnahme der Refraktärzeit durch eine früh einsetzende und beschleunigte Repolarisation.
Die durch den **Sympathikus** hervorgerufene Zunahme von $\mathbf{I_{Ca}}$ (an Schrittmacherzellen auch von hyperpolarisationsbedingten $\mathbf{I_K}$-Einwärtsströmen) bewirkt eine frühere Auslösung und beschleunigte Aufstrichphase von „slow response"-Potentialen (Erhöhung der Sinusfrequenz, **A**; beschleunigte AV-Überleitung, **B**); am Vorhofmyokard (**C**) ist die Plateauphase verstärkt und die Repolarisation (durch Aktivierung von $\mathbf{I_K}$) beschleunigt. Einfluß auf die **elektromechanische Koppelung** (untere Kurven in **C**): Bedingt durch die verkürzte Dauer des Ca^{2+}-Einstroms in die Zelle, vermindert der Vagus die Kontraktionskraft im Vorhofmyokard, der Sympathikus führt umgekehrt über eine Verbesserung des Ca^{2+}-Einstroms zu einer verstärkten Kontraktion (s. S. 432).

Sympathikus: Noradrenalin bewirkt über β-Adrenozeptoren (vornehmlich vom β_1-Subtyp) einen cAMP-Anstieg in der Zelle und dadurch über die cAMP-gesteuerte Proteinkinase A schließlich eine Phosphorylierung und Öffnung von Ca^{2+}-Kanälen (s. Abb. 18.28). In Schrittmacherzellen erleichtert es die hyperpolarisationsbedingte Aktivierung cAMP-gesteuerter I_h-Einwärtsströme, die die diastolische Depolarisation mitbestimmen (s. Abb. 18.3). Das Aktionspotential wird demnach folgendermaßen beeinflußt:

- Die Steilheit der diastolischen Depolarisation nimmt zu und resultiert in einer Erhöhung der Sinusfrequenz.
- An Zellen mit „slow response"-Potentialen Beschleunigung der Aufstrichphase (Phase 0), so daß die AV-Überleitung beschleunigt wird.
- Durch Verlängerung der Plateauphase wird der Ca^{2+}-Einstrom an Kardiomyocyten gesteigert, so daß über eine verbesserte elektromechanische Koppelung die Kontraktionskraft erhöht wird (positiv inotrope Wirkung). Die Repolarisation ist hingegen beschleunigt (da wahrscheinlich auch I_K – s. Abb. 18.4 – aktiviert wird).

18.1.2 Pathophysiologische Vorbemerkungen

Die Ätiologie von Arrhythmien ist vielfältig: Ischämie bzw. Hypoxie, Elektrolytverschiebungen (Tab. 18.2), pH-Verschiebungen, vegetative Einflüsse, erhöhte Catecholaminkonzentrationen, Arzneimittelintoxikationen (z.B. Herzglykoside, Antiarrhythmika!), Überdehnung von Herzmuskelfasern, vernarbtes Gewebe, entzündliche Erkrankungen des Herzmuskels. Arrhythmien werden nach ihrer Frequenz in **bradykarde** und **tachykarde Rhythmusstörungen**, ihrem Ursprung entsprechend als **supraventrikuläre und ventrikuläre Rhythmusstörungen** klassifiziert. Beispiele für bradykarde Rhythmusstörungen sind **Sinusbradykardien, ein sinatrialer Block oder AV-Block**, für tachykarde Rhythmusstörungen **Extrasystolen** (das sind vorzeitig einfallende Erregungen), **Vorhof- bzw. Kammertachykardie, Vorhof- bzw. Kammerflimmern.**

In ihrer Genese sind Arrhythmien zurückzuführen auf

1. Störungen der Erregungsbildung,
2. Störungen der Erregungsleitung und
3. einer Kombination aus beiden.

Störungen der Erregungsbildung

Für die Erregungsbildung ist das **spontane** Erreichen des kritischen Schwellenpotentials in Zellen mit Schrittmacherfunktion verantwortlich. Physiologischerweise wird das kritische Schwellenpotential zuerst im Sinusknoten erreicht (s. Abb. 18.1 und 18.5). Unter vielen pathologischen Bedingungen kann aber jede andere Zelle eine Erregungsbildung auslösen und Schrittmacherfunktion übernehmen, sofern dort das Schwellenpotential früher als im Sinusknoten erreicht wird. Sogar Herzmuskelzellen, die normalerweise keine diastolische Depolarisation aufweisen, können so durchaus Schrittmacherfunktion annehmen. Bei solchen Erregungen, die von anderen Zentren ausgehen, spricht man von **heterotoper Automatie**. Ursachen dafür lassen sich an Hand von Abb. 18.5 ableiten: 1. steilere diastolische Depolarisation, 2. erniedrigte Reizschwelle und 3. Absinken des maximalen diastolischen Potentials. Umgekehrt nimmt bei gegensinniger Veränderung eines oder mehrerer dieser Faktoren die Schrittmacheraktivität des Herzens ab.

Eine Sonderform der heterotopen Automatie ist die **getriggerte Aktivität**. Darunter versteht man durch einen normalen Schlag ausgelöste und mit ihm gekoppelte Extrasystolen. Man kennt zwei Formen (Abb. 18.8): frühe und späte Nachpotentiale.

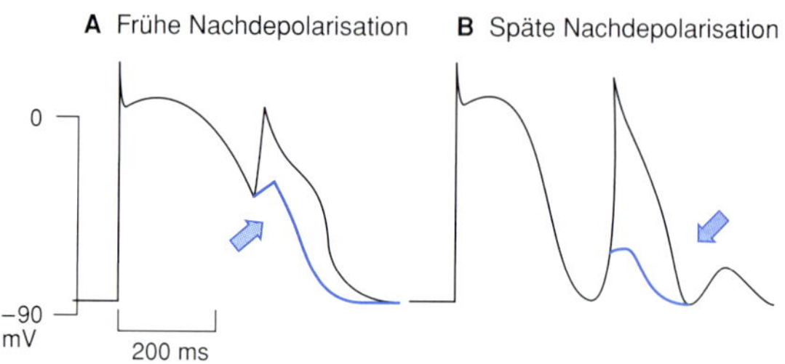

Abb. 18.8 Frühe und späte Nachdepolarisationen. Im Falle der blauen Linie ist der depolarisierende Strom zu schwach, um ein Schwellenpotential zu erreichen und damit ein (vorzeitig einfallendes) Aktionspotential auszulösen.
A: Frühe Nachdepolarisationen werden durch Reaktivierung von Na^+- oder Ca^{2+}-Kanälen aufgrund stark verzögerter Repolarisation ausgelöst. Begünstigend wirken eine Bradykardie sowie der Einfluß von Antiarrhythmika, die die Repolarisation verlängern (Klasse IA, Klasse III).
B: Späte Nachdepolarisationen werden durch eine intrazelluläre Ca^{2+}-Überladung ausgelöst, die z. B. als Folge einer Reperfusion nach Ischämie oder durch toxische Herzglykosidkonzentrationen entstehen kann. Begünstigend wirken eine Tachykardie, eine Hypercalciämie sowie hohe Catecholaminkonzentrationen.

Frühe Nachpotentiale

Sie treten **bei niedrigen Frequenzen und stark verzögerter Repolarisation** im Bereich von −40 bis −60 mV auf. In diesem Potentialbereich können die Na^+-Kanäle noch inaktiviert sein. Je nachdem, von welchem Membranpotential die Nachdepolarisationen ausgehen, handelt es sich demnach um Ca^{2+}-Aktionspotentiale („slow response") oder um abgeschwächte Na^+-Aktionspotentiale („depressed fast response"). Ursache der verzögerten Repolarisation ist eine Abnahme des repolarisierenden K^+-Ausstroms oder (seltener) eine unvollständige Inaktivierung des schnellen Na^+-Einstroms. Die Gefahr früher Nachpotentiale besteht auch für zahlreiche Arzneimittel und Gifte, beispielsweise für Antiarrhythmika mit repolarisationsverzögernder Wirkung (Antiarrhythmika der Klassen IA und III) und für Substanzen, die die Öffnungszeit des Na^+-Kanals verlängern (z. B. Aconitin, der giftige Inhaltsstoff des blauen Eisenhutes, s. S. 1120). Die gefährlichste Komplikation früher Nachpotentiale, die sich im EKG als deutliche Verlängerung der QT-Dauer ankündigt, sind Anfälle von Kammertachy-

Tabelle 18.2: Einfluß von Hypoxie und extrazellulären K^+-Verschiebungen auf das Aktionspotential (AP) von Purkinjefasern

	Ursachen	Einfluß auf das AP
Hypoxie	koronare Herzkrankheit, Herzinsuffizienz	Steilheit der Phase 4 ↑, AP-Dauer ↓, Leitungsgeschwindigkeit ↓. Folge: Gefahr ektoper Erregungen
Hypokaliämie	Arzneimittel (z. B. Diuretika, Laxantien, Corticosteroide, Kationenaustauscher), Aldosteronismus, Erbrechen, Diarrhöen, Malabsorption	Steilheit der Phase 4 ↑, Phase 2 ↓, Phase 3 ↑. Folge: Gefahr ektoper Erregungen
Hyperkaliämie	Arzneimittel (K^+-sparende Diuretika, Spironolacton), schwere Muskeltraumen, Niereninsuffizienz, Nebenniereninsuffizienz	durch Abflachung der Phase 4 Abnahme der Schrittmacheraktivität; durch Verlust an diastolischem Potential Inaktivierung von Na^+-Kanälen, damit verbunden sistierende Erregbarkeit*

Man beachte die sehr ähnlichen Einflüsse auf das AP von Hypokaliämie und Hypoxie, die darauf beruhen, daß beide zu einem Verlust von intrazellulärem K^+ führen. Der Verlust an diastolischem Potential bei Hyperkaliämie ist aus der Nernst'schen Gleichung abzuleiten.
* Auf der erregungshemmenden Wirkung hoher K^+-Konzentrationen (25 mmol/l) beruht das Prinzip **kardiopleger Lösungen** zur Ruhigstellung des Herzens für operative Eingriffe (bei gleichzeitigem kardiopulmonalem Bypass).

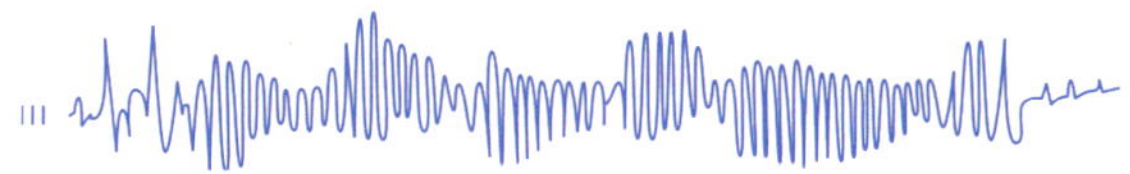

Abb. 18.9 „Torsade de pointes". EKG, Abl. III. Paroxysmale Kammertachykardien, hier während der Behandlung mit einem Klasse-III-Antiarrhythmikum, werden durch Sinusschläge eingeleitet und beendet. Die Kammerkomplexe scheinen um die isoelektrische Linie zu tanzen (aus DM Krikler, PVL Curru: Br Heart J **38**, 117–120, 1970).

kardien, wobei im EKG die Kammerkomplexe charakteristisch undulieren (Spitzenumkehrtachykardien, **„Torsade de pointes"**, Abb. 18.9). Wie alle Kammertachykardien können sie leicht in Flimmern übergehen!

Späte Nachpotentiale

Späte Nachpotentiale sind vorzeitige Depolarisationen nach weitgehend vollständiger Repolarisation (d. h. im Bereich von –60 bis –80 mV). Es sind daher in der Regel Na^+-Potentiale. Im Unterschied zur regulären Automatie und zu den frühen Nachpotentialen werden sie durch hohe Frequenzen gefördert. Auslösend sind sehr hohe intrazelluläre Ca^{2+}-Konzentrationen ($[Ca^{2+}]_i$), die dann auch **während der Diastole** eine Ca^{2+}-Freisetzung aus dem sarcoplasmatischen Reticulum bewirken. Dadurch kommt es zu rhythmischen Konzentrationsänderungen von $[Ca^{2+}]_i$, die wiederum zu Potentialänderungen führen. Überschreiten diese das Schwellenpotential, wird ein Aktionspotential ausgelöst. Alle Einflüsse, welche $[Ca^{2+}]_i$ derartig erhöhen, daß der sarcoplasmatische Ca^{2+}-Speicher überladen wird, begünstigen somit späte Nachdepolarisationen, beispielsweise eine Hypercalciämie oder toxische Catecholamin- oder Herzglykosidkonzentrationen (s. S. 460). Auch Reperfusionsarrhythmien nach Ischämie fallen in diese Kategorie (s. S. 477). Späte Nachdepolarisationen liegen auch einer **Bigeminie** als EKG-Symptom einer Herzglykosidüberdosierung zugrunde (s. Abb. 18.31).

Störungen der Erregungsleitung

Bei Blockade der sinuatrialen oder AV-Überleitung tritt ab einem gewissen Schweregrad ein **Ersatzrhythmus** auf, d. h. ein nachgeschalteter Anteil des Erregungsleitungssystems übernimmt die Schrittmacherfunktion. So wird im Falle eines **AV-Blocks** ein subsidiärer Schrittmacher in der Kammer (gewöhnlich im His-Purkinje-System) aktiv. Dieser kann bei partiellem AV-Block eine Ersatz-Extrasystole, bei komplettem AV-Block einen ventrikulären Ersatzrhythmus bedingen (Abb. 18.10 und 18.11).

Eine basale Form der Störung der Erregungsleitung sind **kreisende Erregungen:**

Im Rahmen einer normalen Herzaktion kommt jede Erregung nach Aktivierung der Ventrikelmuskulatur zum Erlöschen, da sie dann nur mehr von refraktärem Gewebe umgeben ist. Auch im Netzwerk der Purkinje-Fasern (Abb. 18.12A) kann sich die Erregung – egal an welcher Stelle sie ihren Anfang nimmt – in beide Richtungen ausbreiten und erlischt sofort, wenn sich zwei Impulse treffen. Liegt nun beispielsweise in einem Bündel einer sich aufzweigenden Purkinjefaser ein anatomisches oder funktionelles Hindernis vor, kann, bevor die Überleitung an dieser Stelle völlig blockiert ist, ein gefährliches Zwischenstadium eintreten: ein unidirektionaler Block. Er kommt folgendermaßen zustande (Abb. 18.12B):

Das geschädigte Areal verlangsamt den Durchtritt einer Erregung, bis es irgendwann gegenüber der nächst folgenden refraktär ist. Diese Erregung kann das geschädigte Areal nun aber in der Gegenrichtung durchlaufen,

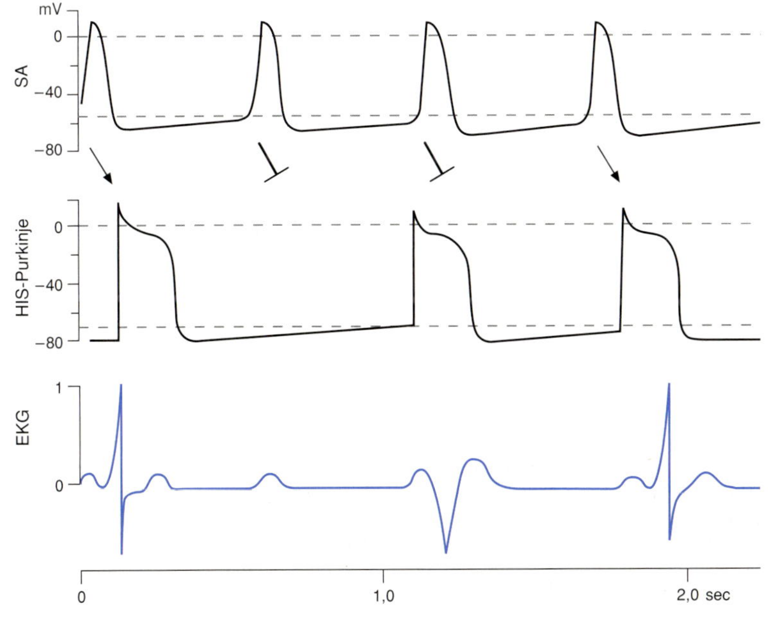

Abb. 18.10 Einfluß eines partiellen AV-Blocks auf die Erregungsleitung. Die Weiterleitung der Erregung von Sinus-Schrittmacherpotentialen in das His-Purkinje-System findet hier nur jeden dritten Schlag statt (3:1-Block). Pfeile: normale Überleitung; blockierte Pfeile: Leitungsblock. Im His-Purkinje-System tritt ein heterotopes Schrittmacherpotential auf, verursacht durch das Ausbleiben der vom Sinusknoten fortgeleiteten Erregung. Es macht sich im EKG als Extrasystole bemerkbar. Man beachte im EKG ferner die isolierte P-Welle nach dem zweiten Schlag.

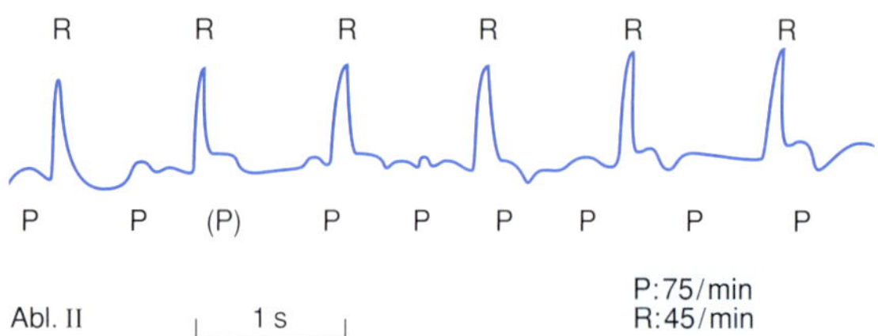

Abb. 18.11 EKG bei komplettem AV-Block. Es herrscht ventrikulärer Ersatzrhythmus. Die Vorhöfe werden über den Sinusknoten aktiviert, gekennzeichnet durch den Abstand der P-Wellen (75 min^{-1}), die Kammern kontrahieren sich mit der Frequenz des Ersatzrhythmus, gekennzeichnet durch den Abstand der R-Zacken (45 min^{-1}).

da sie es zu einem Zeitpunkt erreicht, wo es möglicherweise nicht mehr refraktär ist. Ist nun die hinter dieser antidromen Erregung zurückbleibende Refraktärstrecke kürzer als die Kreisbahn, wird die Erregung innerhalb des Kreises nicht mehr gelöscht und kann ihn permanent durchlaufen. Man spricht von einer kreisenden Erregung. Das Gefährliche daran ist ein Wiedereintritt („reentry") der Erregungswelle in das umgebende Gewebe, wenn dieses nicht mehr refraktär ist, eine häufige Ursache schwerer, mit der Gefahr des Flimmerns einhergehender tachykarder Rhythmusstörungen.

Solche Phänomene können aber auch im Myokard selbst entstehen, wenn ein anatomisches oder funktionelles Leitungshindernis vorliegt, um das herum sich eine kreisende Erregung bilden kann (Abb. 18.12C). Voraussetzung ist aber wiederum, daß die Kreisbahn länger als die Refraktärstrecke der potentiell kreisenden Erregung sein muß. **Die Refraktärstrecke ist das Produkt aus Refraktärzeit und Leitungsgeschwindigkeit.** Kreisende Erregungen entstehen daher bevorzugt in Leitungsbahnen, die durch kurze Refraktärzeiten und/oder niedrige Leitungsgeschwindigkeiten charakterisiert sind. Supraventrikulär sind der AV-Bereich, insbesondere akzessorische AV-Leitungsbahnen (z.B. beim „Wolff-Parkinson-White"-Syndrom), ventrikulär akut ischämische Zonen oder die Randzone eines alten Infarktes Prädilektionsstellen für „Reentry"-Phänomene.

Pharmakotherapeutische Ansätze, eine kreisende Erregung zu durchbrechen, sind folgende:

- Verlängerung der Refraktärzeit ohne Herabsetzung der Leitungsgeschwindigkeit, wesentliche Eigenschaften von Klasse-III-Antiarrhythmika;
- Bevorzugte Verringerung der Leitungsgeschwindigkeit in partiell depolarisiertem Gewebe gegenüber dem gesunden Gewebe. Das leisten die Klasse-IB-Antiarrhythmika (Prototyp Lidocain). Sie können so eine kreisende Erregung an der Stelle eines unidirektionalen Blockes durch dessen Überführung in einen **bidirektionalen Block** durchbrechen, ohne am gesunden Gewebe die Erregungsleitung nennenswert zu verzögern.

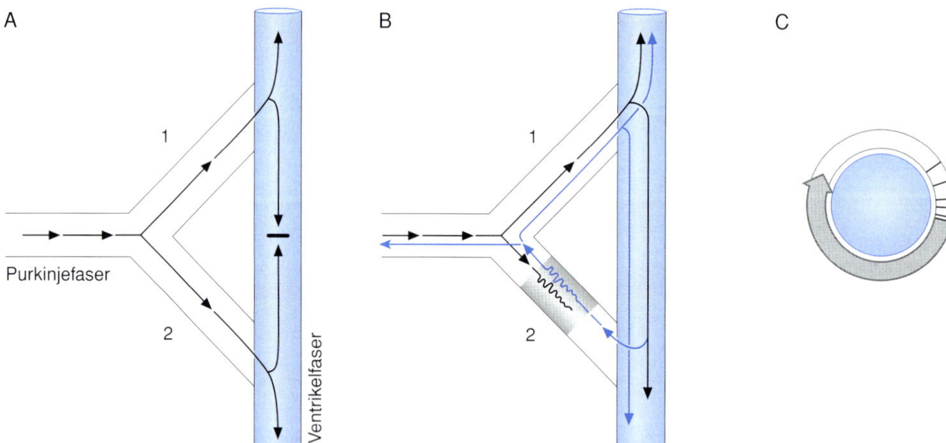

Abb. 18.12 Entstehungsmodelle für kreisende Erregungen mit Reizwiedereintritt. A und B zeigen das Schmitt-Erlanger-Modell einer kreisenden Erregung, die im Bereich der Y-förmigen Aufzweigung („Gate"-Zone) einer Purkinjefaser entsteht. Sie inseriert über zwei Bündel (1, 2) in eine Muskelfaser. Bei **intakter Reizleitung** (**A**) wird die vom Sinusknoten kommende Erregung an der Bifurkation in zwei Impulswellen aufgeteilt, deren in der Muskelfaser kollidierende Anteile sich gegenseitig auslöschen. Im Falle einer anatomischen oder funktionellen **Leitungsunterbrechung** in Bündel 2 (**B**) bildet sich hier ein **unidirektionaler Block**, d. h. eine Erregung trifft auf noch refraktäres Gewebe, da die vorhergehende das Leitungshindernis nur stark verzögert passiert hat. Die über Bündel 1 mit normaler Geschwindigkeit laufende Erregung wird aber nun in der Muskelfaser nicht gelöscht und kann das Hindernis in Bündel 2, sofern es jetzt kein refraktäres Gewebe mehr aufweist, in **antidromer** Richtung durchlaufen. Die Erregung kann **kreisen**, wenn die hinter ihr befindliche Refraktärstrecke kürzer als die Kreisbahn ist. Die Folge ist ein zweiter depolarisierender Impuls in das Ventrikelmyokard und zurück in den proximalen Purkinje-Faden (**Reizwiedereintritt, „reentry"**). In **C** liegt **innerhalb des Myokards** ein anatomisches oder funktionelles Leitungshindernis vor. Um dieses Hindernis herum kann eine Erregung so lange kreisen, als ein voll erregbarer Kreisabschnitt vorhanden ist (weißer Abschnitt).

18.1.3 Antiarrhythmika: Allgemeines

Antiarrhythmika sind eine sehr heterogene Substanzgruppe. Die Behandlung **bradykarder** Rhythmusstörungen erfolgt vorwiegend nichtmedikamentös (z.B. Implantation eines Schrittmachers), der Einsatz von Muscarinrezeptor-Antagonisten und β-Adrenozeptor-Agonisten stellt aber oft eine medikamentöse Sofortmaßnahme dar. Das Ziel, **tachykarde** Rhythmusstörungen zu terminieren bzw. zu verhindern, wird mit den dafür zur Verfügung stehenden Substanzen auf höchst unterschiedliche Weise erreicht und beruht auf deren Interaktion mit Ionenkanälen und/oder Rezeptoren. Trotz unterschiedlichster chemischer Struktur ist vielen Antiarrhythmika ein **amphiphiler** Charakter gemeinsam, der ihre Interaktion mit Ionenkanälen verständlich macht. Ähnlich den Lokalanästhetika, von denen sich einige auch herleiten, bestehen diese Antiarrhythmika aus einem aromatischen Rest als lipophilem Anteil und einem hydrophilen (sekundären oder tertiären) Arylamin. Der lipophile Molekülteil ist in der Wand des Ionenkanals verankert, während der hydrophile ins Kanalwasser eintaucht.

In Tab. 18.3 zeigen die in einer Diagonale angeordneten vollen Symbole den **Hauptwirkungsmechanismus** der heute verwendeten Antiarrhythmika, die Tabelle zeigt andererseits aber auch, daß es sich dabei nicht unbedingt um den alleinigen antiarrhythmischen Wirkungsmechanismus einer Substanz handelt. Für Antiarrhythmika ist eine nach deren Urheber, dem Oxforder Pharmakologen E. M. **Vaughan Williams**, betitelte Unterteilung in vier Wirkungsklassen gebräuchlich:

- Die **Klasse-I-Wirkung (Blockierung von Na^+-Kanälen)** besteht in einer Verzögerung der Leitungsgeschwindigkeit und damit der Erregungsausbreitung in Geweben mit schnellen Na^+-Kanälen („fast response"-Potentiale). Nach der Kinetik der Na^+-Kanalblockade werden Substanzen mit Klasse-I-Wirkung weiter unterteilt in IA (mittellange Blockade), IB (kurze Blokkade) und IC (lange Blockade). Unabhängig von der Klasse-I-Wirkung (= Blockierung von Na^+-Kanälen) verzögern IA-Antiarrhythmika die Repolarisation.
- Die **Klasse-II-Wirkung (Blockade der β-Adrenozeptoren)** besteht in einem Antagonismus der proarrhythmischen Wirkung von Catecholaminen (u.a. Verminderung von Sinusknotenautomatie und AV-Überleitung).
- Die **Klasse-III-Wirkung (Verzögerung des repolarisierenden K^+-Stroms)** besteht in einer Verlänge-

Tabelle 18.3: Einteilung der Antiarrhythmika nach ihrem Angriffsort (Ionenkanäle, Rezeptoren, Ionenpumpen)
Die Hauptwirkungen sind mit vollen Symbolen (●, ■) markiert, zusätzliche Wirkungen mit leeren Symbolen. Substanzwirkungen im Sinne einer Inaktivierung bzw. eines Antagonismus sind als Kreise, im Sinne eines Agonismus als Rechteck gekennzeichnet. **IA, IB, IC, II, III, IV:** Wirkungsklassen für Antiarrhythmika nach Vaughan Williams.

Antiarrhythmikum	**Kanäle** Na^+ kurz	mittel	lang	Ca^{2+}	K^+	**Rezeptoren** β	A_1	M_2	**Pumpen** Na^+,K^+ – ATPase
Lidocain	●								
Mexiletin	● IB								
Tocainid	●								
Chinidin		●			○			○	
Procainamid		● IA			○			○	
Disopyramid		●			○			○	
Propafenon			●			○			
Flecainid			● IC						
Prajmalium			●						
Verapamil	○			● IV					
Diltiazem				●					
Sotalol					● III	○			
Amiodaron	○			○	●	○			
Propranolol	○					● II			
Metoprolol etc.						●			
Adenosin							■		
Atropin								●	
Ipratropiumbromid								●	
Digoxin									●

Modifiziert nach „Task Force of the Working Group on Arrhythmias of the European Society of Cardiology" Circulation **84**, 1831–1851, 1991.

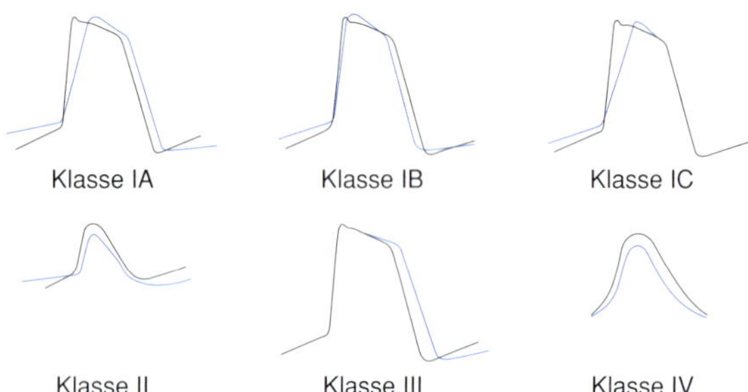

Abb. 18.13 Beeinflussung des Aktionspotentials (AP) durch Antiarrhythmika. Klasse I: Verzögerung der Phase 0 (stark durch IA und IC, schwach durch IB), das AP wird verlängert (IA), leicht verkürzt (IB) oder bleibt unbeeinflußt (IC); **Klasse II:** Abflachung von Phase IV (dominierende Wirkung am Sinusknoten), an Zellen mit „slow response"-Potentialen ist auch die Anstiegssteilheit der Phase 0 vermindert; **Klasse III:** Verlängerung des AP; **Klasse IV:** Verminderung von „slow response"-Potentialen (dominierende Wirkung am AV-Knoten). Die durch die jeweilige Antiarrhythmikum-Wirkung veränderten Aktionspotentiale sind blau gezeichnet.

rung von Aktionspotentialdauer und absoluter Refraktärzeit.

- Die **Klasse-IV-Wirkung (Blockade von L-Typ Ca^{2+}-Kanälen)** besteht in einer Verzögerung der Erregungsausbreitung in Geweben ohne schnelle Na^+-Kanäle („slow response"-Potentiale), wie im Sinus- und AV-Knoten.

Abb. 18.13 zeigt, wie das Aktionspotential durch diese Klassen beeinflußt wird. Ein Nachteil dieser Einteilung liegt darin, daß sich nicht alle der in Tab. 18.3 genannten Antiarrhythmika einer dieser Klassen zuordnen lassen. Dazu gehören Digoxin und Adenosin, die bei supraventrikulären Tachykardien bzw. Vorhofflimmern zum Einsatz kommen, und die Muscarinrezeptor-Antagonisten (Atropin, Ipratropiumbromid), die eine oft lebensrettende Sofortmaßnahme bei bradykarden Rhythmusstörungen (extreme Bradykardie, AV-Block) darstellen.

18.1.4 Antiarrhythmika mit Klasse-I-Wirkung

Gemeinsame Eigenschaften (Wirkungsmechanismus, Toxizität)

Antiarrhythmika der Klasse I verringern den Na^+-Einstrom während der Depolarisation durch Hemmung spannungsabhängiger Na^+-Kanäle. Die typische Veränderung am Aktionspotential ist daher eine Verzögerung der Phase 0 (Abb. 18.13). Die durch die Na^+-Kanalhemmung verlangsamte Leitungsgeschwindigkeit zeigt sich im normalen **EKG** als **Verbreiterung des QRS-Komplexes**. Folge der Na^+-Kanalhemmung ist eine Verlängerung der **relativen** Refraktärzeit, d. h. der Zeit, bis der Na^+-Kanal sich von seiner Inaktivierung wieder völlig erholt hat (Abb. 18.14). Frühzeitig einfallende Extrasystolen können so unterdrückt werden.

Die Na^+-Kanalhemmung erfolgt nach Art der Lokalanästhetika (s. S. 269). Klasse-I-Substanzen erreichen ihre Bindungsstelle in der Kanalwand direkt durch die Lipidmembran, können aber auch – nach Eindringen in die Zelle – von der cytosolischen Seite aus dorthin gelangen; letzteres ist aber nur im offenen Kanalzustand O möglich. Aber auch die Bindung des Antiarrhythmikums an das Kanalprotein hängt vom Aktivitätszustand des Kanals ab: Die Bindung ist nämlich nur hochaffin, solange der Kanal geöffnet (Zustand O) oder inaktiviert (Zustand I) ist, löst sich aber wieder, wenn der Kanal in seinen Ruhezustand (R) eintritt. Die Wirkung eines Klasse-I-Antiarrhythmikums ist daher um so stärker, je öfter der Kanal in der Zeiteinheit „benutzt" wird, d. h. je höher die Herzfrequenz ist (**„use-dependent block"**). Bei Substanzen mit rascher Assoziation und Dissoziation, wie den IB-Antiarrhythmika (Lidocain), bildet und löst sich die Bindung besonders schnell, und die Blockade des Na^+-Kanals nimmt mit zunehmender Diastolendauer bzw. sinkender Herzfrequenz progredient ab. Wie Abb. 18.15 zeigt, wird bei langer R-Phase (= lange

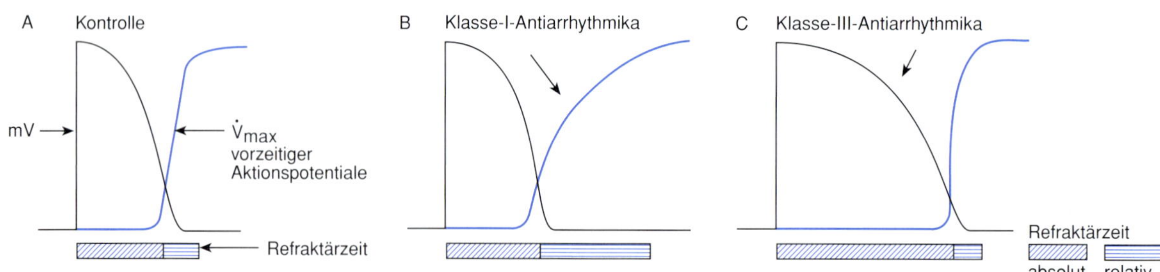

Abb. 18.14 Einfluß einer Klasse-I- und Klasse-III-Wirkung auf maximale Aufstrichgeschwindigkeit ($\dot{V}_{max}$) vorzeitig einfallender Aktionspotentiale und auf die Refraktärzeiten.
A: Die in der späten Repolarisationsphase einsetzende Erholung des Na^+-Kanals ist – analog zu Abb. 18.6 – in Form einer – blau gezeichneten – steilen Zunahme von $\dot{V}_{max}$ dargestellt.
B: Eine Klasse-I-Wirkung, die in einer Blockade von Na^+-Kanälen resultiert, verlängert diese Erholungsphase (= relative Refraktärzeit) markant, die absolute Refraktärzeit bleibt unbeeinflußt.
C: Eine Verlängerung der absoluten Refraktärzeit ist hingegen der dominierende Effekt einer Klasse-III-Wirkung, die in einer Verzögerung der Repolarisation resultiert. Die Erholungsphase des Na^+-Kanals wird durch eine Klasse-III-Wirkung hingegen nicht betroffen. Aus Tab. 18.3 ist zu ersehen, daß Klasse-I- und -III-Antiarrhythmika aber noch zusätzliche, substanzspezifische Wirkungen entfalten können.

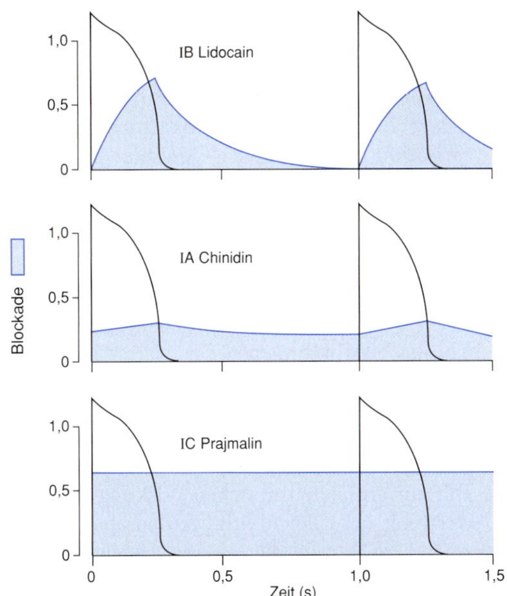

Abb. 18.15 Kinetik der Na^+-Kanalblockade durch Klasse-I-Antiarrhythmika während zwei Aktionspotentialen. Die blauen Flächen zeigen das Ausmaß der Na^+-Kanalblockade durch Klasse-I-Antiarrhythmika, das nach Einstellung eines Gleichgewichts zwischen Assoziation und Dissoziation zum bzw. vom Na^+-Kanal erreicht wird. Klasse-I-Antiarrhythmika verlieren ihre hohe Bindungsaffinität zum Na^+-Kanal, wenn er sich in seinem Ruhezustand R befindet. Bei Klasse-IB-Substanzen (Lidocain), die rasch abdiffundieren, wird daher in der Diastolenphase das Ausmaß der Blockade merklich reduziert, um so mehr, je länger die Diastole andauert. Lidocain zeigt daher eine charakteristische positive Frequenzabhängigkeit der Wirkung (**„use-dependence"**). Bei den IA-Substanzen (Chinidin) und IC-Substanzen (Prajmalin), die in der R-Phase des Na^+-Kanals nur langsam von ihrer Bindungsstelle dissoziieren, ist diese „use-dependence" viel schwächer (nach Weirich & Antoni, Z. Kardiol. **80**, 177–186, 1991).

Diastolendauer) die in der O- und I-Phase aufgebaute Blockade weitgehend aufgehoben, d. h. die Auslösung eines Aktionspotentials wird nicht nennenswert beeinträchtigt! Die Blockade des Na^+-Kanals durch Lidocain ist daher besonders stark frequenzabhängig.

Lidocain wirkt nur dann antiarrhythmisch, wenn es wenig Möglichkeiten hat, von seiner Bindungsstelle zu dissoziieren. Solche Bedingungen liegen vor 1. bei hoher Kammerfrequenz (Kammertachykardie) und 2. an partiell depolarisierten Zellen (u.a. als Folge einer Ischämie), da deren Na^+-Kanäle sich lange im I-Stadium befinden. Bei den Antiarrhythmika der Klassen IA und IC erfolgt die Dissoziation in der R-Phase des Na^+-Kanals hingegen so langsam, daß sie auch bei längeren Diastolenphasen nicht ins Gewicht fällt (s. Abb. 18.15). Sie können daher auch einzelne Extrasystolen wirksam unterdrücken.

In Korrelation zur unterschiedlichen Dissoziationsgeschwindigkeit der Klasse IA-, IB- und IC-Antiarrhythmika von ihrer Bindungsstelle im Na^+-Kanal steht eine unterschiedlich lange Verzögerung der Erholung des Na^+-Kanals von seiner Inaktivierung. Diese Erholung des Na^+-Kanals (= Rückgang der Inaktivierung) erfolgt nach einer Kinetik erster Ordnung (in Abb. 18.14 am Anstieg von $\dot{V}_{max}$ zu erkennen), so daß für die Erholung eine Zeitkonstante definiert werden kann: jene Zeitspanne, innerhalb der sich 63 % der Kanäle von der Inaktivierung erholen (zur Erklärung s. Tab. 18.4). Die Zeitkonstante beträgt physiologischerweise 20 ms und wird durch Antiarrhythmika der Klasse IB mäßig (bis zu 300 ms), der Klasse IA mittelstark (bis zu 1500 ms) und der Klasse IC stark (über 1500 ms) verlängert.

Ungünstige Eigenschaften

Den **anti**arrhythmischen Eigenschaften der Klasse-I-Substanzen steht aber ein beträchtliches **proarrhythmisches** Potential gegenüber: durch die Leitungsverzögerung **werden Refraktärstrecken verkürzt und dadurch die Auslösung kreisender Erregungen begünstigt!** Die Folge können irreversible Kammertachykardien mit Flimmergefahr sein. Es handelt sich um die gefürchtetste Nebenwirkung von Klasse-I-Antiarrhythmika, die man schon lange kannte, die aber erst 1990 in ihrer gesamten Tragweite erfaßt wurde (CAST, Abb. 18.16): Bei Patienten nach Myokardinfarkt mit gehäuften ventrikulären Extrasystolen wurde die Langzeitanwendung der Klasse-IC-Substanzen Flecainid und Encainid mit Placebo verglichen. Die Studie mußte vorzeitig abgebrochen werden, da sowohl die Gesamtmortalität als auch die Rate an plötzlichen Todesfällen (in der Regel wegen Kammerflimmerns) in der Patientengruppe, die Flecainid oder Encainid erhielt, zwei- bis dreifach höher als in der Placebogruppe war. Obwohl CAST bei vielen Kardiologen heftige Kritik hervorrief (so war die Mortalität der Kontrollgruppe außergewöhnlich niedrig), ist die klinische Anwendung der Klasse-I-Substanzen seither stark zurückgegangen, bei ventrikulären Rhythmusstörungen

Tabelle 18.4: Zeitverlauf der Erholung der Na^+-Kanäle von der Inaktivierung

Der Anteil der erholten Kanäle nach einem bestimmten Zeitraum t ist definiert durch $\mathbf{A = A^* \cdot (1 - e^{-t/\tau})}$

A*: Anteil der wieder aktivierbaren Kanäle nach vollständiger Erholung ($t = \infty$)

τ: Zeitkonstante der Erholung von der Inaktivierung

Wenn $t = \tau$, dann ist $A = A^* \cdot (1 - e^{-1})$.

Da $e^{-1} = 0{,}37$, ist $A = A^* \cdot 0{,}63$. Die Zeitkonstante τ ist demnach jene Zeitspanne, innerhalb der sich 63 % der Kanäle von der Inaktivierung erholen.

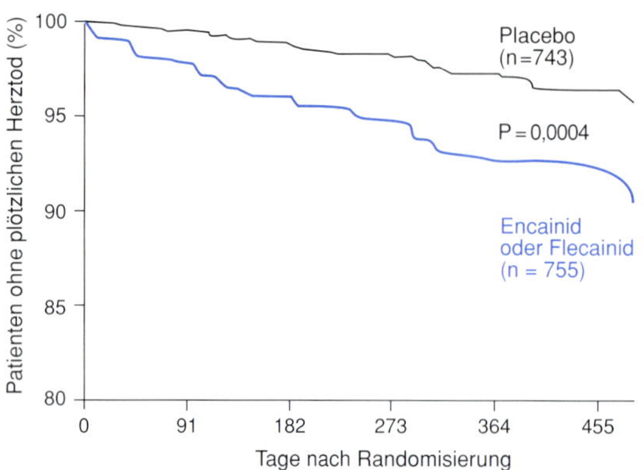

Abb. 18.16 Plötzlicher Herztod nach Langzeitverabreichung von Flecainid und Encainid. Patienten mit Herzrhythmusstörungen in der frühen Postinfarktphase wurden in zwei Gruppen eingeteilt: in solche, die Klasse-IC-Antiarrhythmika (Flecainid, Encainid), und in solche, die statt dessen Placebo erhielten. Die Studie mußte früher als geplant (16 Monate nach Beginn der Inkludierung von Patienten, das entspricht einer durchschnittlich zehnmonatigen Behandlungsdauer) abgebrochen werden, da die Fälle plötzlichen Herztodes in der Behandlungsgruppe bereits zu diesem frühen Zeitpunkt signifikant höher als in der Placebogruppe waren (aus „The Cardiac Arrhythmia Suppression Trial (CAST)", N. Engl. J. Med. **324**, 781–788, 1991).

beschränkt sie sich nur mehr auf die Akutbehandlung lebensbedrohender Zustände (s.u.).

Als Folge der Na^+-Kanalhemmung besitzen Klasse-I-Antiarrhythmika noch zwei weitere hämodynamisch ungünstige Eigenschaften, die auch als systemische Effekte von Lokalanästhetika her bekannt sind: Einerseits wirken sie **negativ inotrop**; über eine Verminderung der Na^+-Konzentration an der Zellmembraninnenseite wird der Na^+-Ca^{2+}-Austauscher aktiviert, und die Zelle verliert Ca^{2+} (es handelt sich um das Gegenteil des Effektes, mit dem die positiv inotrope Wirkung von **Öffnern** des Na^+-Kanals in Abb. 18.28 erklärt wird). Andererseits wirken Klasse-I-Antiarrhythmika **vasodilatierend**.

Kontraindikationen

Kontraindikationen für Klasse-I-Antiarrhythmika sind u.a. eine Hypokaliämie, die das Risiko proarrhythmischer Wirkungen erhöht, schwere Herzinsuffizienz und AV-Block II. oder III. Grades, unabhängig davon, daß die AV-Überleitung durch Klasse-I-Substanzen unterschiedlich beeinflußt wird.

Klasse IA

Die Zeitkonstante für die Erholung des Na^+-Kanals von seiner Inaktivierung wird durch Klasse-IA-Antiarrhythmika stark verlängert (s.o.). Charakteristisch für diese Subgruppe sind außerdem zwei Eigenschaften, die von einer Klasse-I-Wirkung unabhängig sind und **unerwünschte Wirkungen verursachen können**:

1. **Verzögerung der Repolarisation**: Durch Hemmung des repolarisierenden K^+-Ausstroms wird die Repolarisation und damit das gesamte Aktionspotential verlängert. Die Folge ist eine Verlängerung der absoluten Refraktärzeit, die einerseits zur **anti**arrhythmischen Wirkung beiträgt, andererseits aber ein zusätzliches **pro**arrhythmisches Potential im Sinne früher Nachpotentiale in sich birgt. Bei starker Verlängerung der QT-Dauer besteht die Gefahr von „Torsade de pointes"-Arrhythmien.
2. **Anticholinerge Wirkung**: Eine Vagus-Antagonisierung trägt am Vorhofmyokard, wo reichlich Muscarinrezeptoren (vom M_2-Subtyp) vorhanden sind, zusätzlich zur Verlängerung der Refraktärzeit und damit zur antiarrhythmischen Wirkung der Klasse-IA-Vertreter bei. Gleichzeitig werden aber die Sinusfrequenz erhöht und die AV-Überleitung verkürzt (Verminderung der „Siebwirkung" des AV-Knotens). Bei Anwendung von IA-Substanzen bei Vorhofflimmern besteht daher Gefahr, daß mehr Impulse auf die Kammer übergeleitet werden. Dieser als „Deblockierung" oder paradoxe Chinidinwirkung bezeichnete Effekt kann daher zu hohen Kammerfrequenzen mit zu kurzen diastolischen Füllungsphasen führen. Vor Gabe einer Klasse-IA-Substanz bei Vorhofflimmern muß daher ein „Kammerschutz" durch eine die AV-Überleitung verlängernde Substanz vorgenommen werden (Digoxin, Verapamil oder ein β-Adrenozeptor-Antagonist). Die Vagus-Antagonisierung kann mit typischen allgemeinen Nebenwirkungen einhergehen: Harnretention, trockener Mund, Obstipation, verschwommenes Sehen, Verschlechterung eines bestehenden Glaukoms etc. (s. S. 149).

Chinidin

Chinidin[1] ist das Diastereomer des Chinins (s. Abb. 32.71, S. 918), des Hauptalkaloids der Chinarinde, und besitzt auch dessen pharmakologische Eigenschaften: Antimalaria-Wirkung, antipyretisch, relaxierend auf die Skelettmuskulatur und tonisierend auf den Uterus.

Pharmakokinetik

Chinidin wird gewöhnlich oral verabreicht (bei Retard-Zubereitungen 0,2–0,4 g, 2- bis 3mal täglich), rasch resorbiert und zu 80 % an Plasmaproteine gebunden. Es wird zum größeren Teil in der Leber metabolisiert (hydroxyliert), zu 20 % unverändert renal eliminiert. Die Plasmahalbwertszeit beträgt 6 h, kann aber bei Herz-, Leber- oder Niereninsuffizienz verlängert sein. Chinidin verringert die Clearance des Digoxins (s. S. 462).

[1] Optochinidin®, Chinidin-Duriles®

Toxizität, unerwünschte Wirkungen

Zusätzlich zu den schon erwähnten gemeinsamen Eigenschaften der Klasse-I-Antiarrhythmika (proarrhythmische und negativ inotrope Wirkung, Vasodilatation) und der IA-Subklasse (anticholinerge Wirkung) blockiert Chinidin α-Adrenozeptoren. Die Folge können gefährlicher Blutdruckabfall und Reflextachykardie sein. Für alle Chinaalkaloide typisch ist das komplexe Vergiftungsbild des Cinchonismus (s. auch S. 915): Kopfschmerz, Verwirrtheit, Seh- und Hörstörungen, insbesondere Tinnitus. Diarrhöen und Oberbauchbeschwerden sind weniger schwerwiegend, treten aber sehr häufig auf. Bei einigen Patienten wird eine Thrombocytopenie beobachtet; sie wird auf die Bildung eines Plasmaprotein-Chinidin-Komplexes zurückgeführt, der die Bildung eines gegen Thrombocyten gerichteten Antikörpers induziert.

Procainamid

Procainamid[1] ist ein Derivat des Lokalanästhetikums Procain. Procain ist für die systemische Anwendung ungeeignet (s. S. 270), da es aufgrund rascher Hydrolyse im Plasma nur sehr kurz wirksam und aufgrund hydrolytischer Inaktivierung im Gastrointestinaltrakt nach oraler Gabe nicht bioverfügbar ist. Diese Nachteile treffen für das Hydrolyse-stabile Procainamid nicht mehr zu (ZNS-Toxizität geringer als die von Procain). Der Hauptmetabolit **N-Acetylprocainamid** (NAPA) hat Klasse-III-Wirkung! Aufgrund einer mit 3–4 Stunden noch immer sehr kurzen Halbwertszeit wird Procainamid in Retard-Form (= „Duriles") angeboten, wobei aber höchste Vorsicht wegen Kumulationsgefahr notwendig ist (Kardiotoxizität, ZNS-Toxizität). Bei Langzeitverabreichung kann ein reversibles Lupus-erythematodes-artiges Krankheitsbild auftreten.

Disopyramid

Disopyramid[2] hat unter den Klasse-I-Antiarrhythmika die ausgeprägtesten anticholinergen und negativ inotropen Eigenschaften. Da es bei Patienten mit Herzinsuffizienz nicht verwendet werden soll und auch eine solche auslösen kann, ist es kein Antiarrhythmikum der ersten Wahl.

Klasse IB

Die Erholung des Na^+-Kanals von seiner Inaktivierung wird durch Klasse-IB-Antiarrhythmika mäßig verlängert. Sie verzögern demnach unter den Klasse-I-Antiarrhythmika die Erregungsleitung am geringsten und besitzen – zumindest bei niedriger Herzfrequenz – innerhalb der Klasse I auch die geringsten proarrhythmischen und negativ inotropen Eigenschaften. Im His-Purkinje-Bereich bewirken IB-Substanzen sogar eine leichte Verkürzung der Aktionspotentialdauer (s. Abb. 18.13). Der Mechanismus dieser Wirkung wird kontrovers diskutiert; es handelt sich wahrscheinlich um keine direkte Wirkung auf einen Ionenkanal.

An supraventrikulären Abschnitten des Reizleitungssystems wirken die IB-Antiarrhythmika nur schwach. Ihr Anwendungsgebiet sind **ventrikuläre** Rhythmusstörungen, und hier wieder – bedingt durch ihre „use-dependence" (s. o.) – die Unterdrückung von Kammertachykardien und von Arrhythmien, die in (partiell) depolarisierten Arealen entstehen. Da sie die Leitungsgeschwindigkeit in partiell depolarisiertem Gewebe wesentlich stärker unterdrücken als in gesundem Gewebe, **werden kreisende Erregungen unterdrückt**: die kreisende Erregung wird durch Überführung eines unidirektionalen in einen bidirektionalen Block durchbrochen, ohne daß die Erregungsleitung im gesunden Gewebe beeinträchtigt wird (s. S. 437 und Abb. 18.12).

Lidocain

Die Infusion von Lidocain[3] (Formel S. 268) zur Verhinderung eines infarktbedingten Kammerflimmerns, wenn bereits eine Kammertachykardie vorliegt, ist ein **notfallmedizinisches Standardvorgehen**, und Lidocain ist auch das Antiarrhythmikum der Wahl bei digitalisbedingter Kammertachykardie.

Aufgrund eines ausgeprägten „first pass"-Effektes beträgt die orale Bioverfügbarkeit nur 35 %, und Lidocain muß daher parenteral (in der Regel i.v.) verabreicht werden. Die Therapie wird mit einer Sättigungsdosis eingeleitet (150–200 mg über 15 min), gefolgt von einer als Infusion gegebenen Erhaltungsdosis von 2–4 mg/min. Die Infusion läßt sich mittels EKG-Monitoring gut steuern („Titrationstherapie") und wird bis zur Reduktion oder bis zum völligen Verschwinden der Kammerextrasystolen fortgesetzt. Die Plasmahalbwertszeit von Lidocain schwankt stark (0,5–4 Stunden) und ist bei eingeschränkter Leberfunktion verlängert.

Extrakardiale unerwünschte Wirkungen sind neurologischer Natur und entsprechen denen von Lokalanästhetika (s. S. 274): Parästhesien, Tremor, zentral ausgelöstes Erbrechen, Benommenheit, Hörstörungen, verwaschene Sprache, Konvulsionen. Nur bei hohen Dosen tritt eine signifikante Hypotonie auf.

Mexiletin, Tocainid

Mexiletin[4] und Tocainid[5] sind dem Lidocain chemisch und in der Wirkung eng verwandt, aber weitgehend resistent gegenüber einem „first pass"-Metabolismus und daher auch oral verfügbar. Ihre Plasmahalbwertszeit liegt bei 10–20 Stunden. Für Tocainid sind Blutbildveränderungen bekannt (Leukopenie, Agranulocytose, Anämie, Thrombocytopenie).

---

[1] Procainamid Duriles®
[2] Rythmodul®, Rythmodan® (Ö)
[3] Xylocain f. d. Kardiologie®, Xylocard® (Ö)
[4] Mexitil ®
[5] Xylotocan®

Phenytoin

Das bei Grand-mal-Epilepsie verwendete Hydantoin Phenytoin[1] (S. 312) ist nur bei Kammertachykardien im Rahmen einer Digitalisintoxikation indiziert. Wegen des langsamen Wirkungseintritts auch nach i.v.-Gabe wird heute Lidocain bevorzugt.

Klasse IC

Die Dauer, die der Na^+-Kanal für die Erholung von seiner Inaktivierung benötigt, wird durch einige Vertreter der Klasse IC (z.B. Prajmalium) noch mehr verlängert als durch diejenigen der Klasse IA. **Die IC-Antiarrhythmika besitzen die ausgeprägtesten proarrhythmischen Eigenschaften**, da sie die Leitungsgeschwindigkeit am stärksten verringern, ohne – im Gegensatz zur Klasse IA – auch die absolute Refraktärzeit markant zu verlängern. Refraktärstrecken werden nun so stark verkürzt, daß sehr leicht kreisende Erregungen entstehen können.

Propafenon

Propafenon[2] ähnelt strukturell Propranolol (Abb. 18.17) und besitzt selbst noch schwach β-blockierende Wirkungen. Es wird als Racemat angeboten. Während beide Stereoisomere vergleichbare antiarrhythmische Aktivität besitzen, ist die β-blockierende Wirkung auf das (–)-Enantiomer beschränkt.

Es existieren sowohl orale als auch parenterale Zubereitungen. Enteral wird Propafenon rasch und nahezu vollständig resorbiert, unterliegt aber einem ausgeprägten „first pass"-Metabolismus. Es wird mit hoher Clearance praktisch vollständig durch Biotransformation mit einer $t_{1/2}$ von 5–6 h eliminiert. Hauptabbauweg ist die Oxidation zu 5-Hydroxypropafenon durch das Cytochrom-P_{450} 2D6 (CYP2D6). Für CYP2D6 ist ein genetischer Polymorphismus bekannt (Debrisoquin-Spartein-Polymorphismus, s. S. 43 und 49): bei ca. 10 % der Bevölkerung wird kein Enzym exprimiert („Poor metabolizer"-Phänotyp). Bei diesen Patienten überwiegt wegen der präferentiellen Oxidation des (+)-Enantiomers die Akkumulation des (–)-Enantiomers, so daß sich hier alle Nebenwirkungen eines β-Adrenozeptor-Antagonisten bemerkbar machen können und die Kontraindikationen eines β-Adrenozeptor-Antagonisten zu beachten sind. Propafenon kann auch leicht sinnatrialen Block auslösen, so daß es bei Sinusknotenerkrankungen kontraindiziert ist.

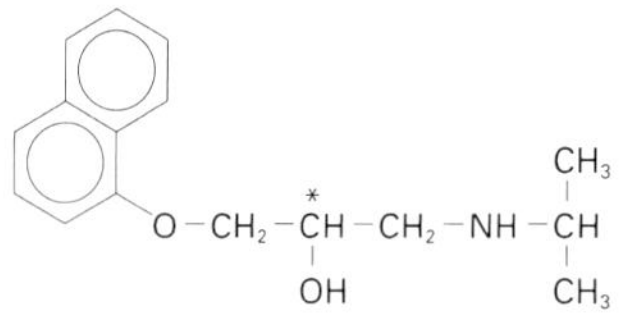

O–CH₂–CH–CH₂–NH–CH(CH₃)₂ (OH)

Propranolol

C(=O)–CH₂–CH₂–Ph ; O–CH₂–CH–CH₂–NH–CH₂–CH₂–CH₃ (OH)

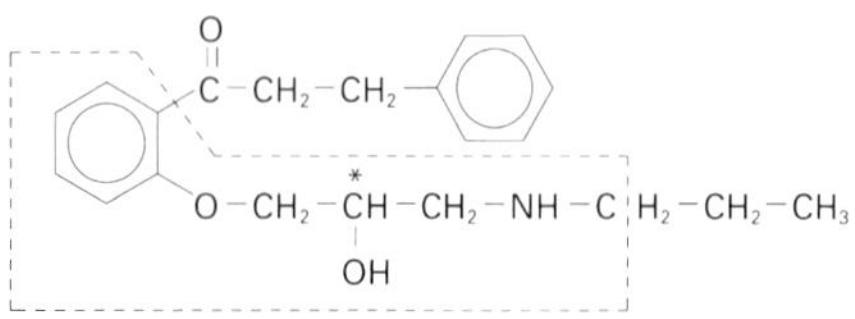

Propafenon

Abb. 18.17 Propafenon. Die umrahmte Struktur ist mit der von Propranolol identisch. Der Stern (*) markiert das chirale Zentrum.

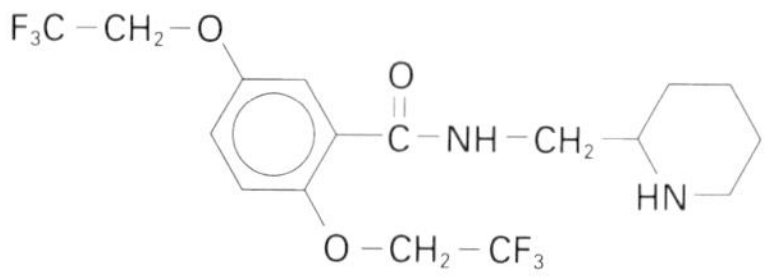

F_3C-CH_2-O ; C(=O)–NH–CH_2 ; HN ; $O-CH_2-CF_3$

Abb. 18.18 Flecainid.

Flecainid

Flecainid[3] hat die typische Struktur eines Lokalanästhetikums (Abb. 18.18). Flecainid gehört zu den wirksamsten Antiarrhythmika (es wirkt auch, wenn andere nicht wirken), aber auch zu den gefährlichsten proarrhythmischen Substanzen (s. CAST, Abb. 18.16). Bei ventrikulären Arrhythmien soll es daher schweren, lebensbedrohenden Zuständen vorbehalten bleiben. Bei Patienten nach Myokardinfarkt soll es überhaupt nicht angewandt werden.

Ajmalin, Prajmalium

Ajmalin[4] ist ein Alkaloid aus Rauwolfia serpentina. Es ist kurz wirksam und wegen schlechter Resorption nur für die parenterale Verabreichung geeignet. Durch N-Propylierung entsteht das besser resorbierbare und daher auch für die orale Verabreichung geeignete **Prajmaliumbitartrat**[5]. Letzteres wird wie Propafenon durch CYP2D6 oxidiert und unterliegt daher ebenso dem Spartein/Debrisoquin-Polymorphismus (S. 49f.).

18.1.5 Antiarrhythmika mit Klasse-II-Wirkung (β-Adrenozeptor-Antagonisten)

Die antiarrhythmischen Wirkungen der β-Adrenozeptor-Antagonisten („β-Blocker", S. 199) sind Folge der β-Blockade, d. h. sie antagonisieren die elektrophysiologischen Effekte endogener Catecholamine. Die β-Adrenozeptor-Antagonisten wirken durch Abflachung der diastolischen Depolarisation Automatien entgegen und

[1] Epanutin®
[2] Rytmonorm®
[3] Tambocor®, Aristocor® (Ö)
[4] Gilurytmal-Injektionslösung®
[5] Neo-Gilurytmal Tabletten®

unterdrücken „slow response"-Potentiale durch Verzögerung der Ca^{2+}-abhängigen Phase 0 (s. Abb. 18.13). Die Folge sind Abnahme der Sinusfrequenz und verzögerte AV-Überleitung (erhöhte Siebwirkung). Besonders geeignet erscheinen β-Adrenozeptor-Antagonisten deshalb zur Behandlung von Sinustachykardien sowie von Vorhofflattern bzw. -flimmern und von supraventrikulären Tachykardien, die durch vom AV-Knoten ausgehende kreisende Erregungen ausgelöst werden. Die Vorhof-Arrhythmie selbst wird in der Regel nicht verhindert, sondern nur (durch Erhöhung der AV-Siebwirkung) die Kammerfrequenz herabgesetzt.

Pathologische „slow response"-Potentiale im Ventrikel werden durch β-Adrenozeptor-Antagonisten unterdrückt, wenn Catecholamine an deren Entstehung ursächlich beteiligt sind (z.B. Myokardinfarkt, koronare Herzkrankheit, Hyperthyreose, Phäochromocytom, Countershock-Arrhythmien nach elektrischer Defibrillation). Die Wirkung der β-Adrenozeptor-Antagonisten ist hier meist schwächer als die von Klasse-I- oder -III-Antiarrhythmika. **Die Senkung der Häufigkeit des plötzlichen Herztodes bei Langzeitverabreichung von β-Adrenozeptor-Antagonisten ist bei Patienten nach Myokardinfarkt hingegen durch zahlreiche Studien belegt.** Eine Normalisierung des erhöhten myokardialen O_2-Verbrauchs infolge Frequenzsenkung dürfte für diesen Erfolg der β-Adrenozeptor-Antagonisten mitverantwortlich sein.

Stark lipophile β-Adrenozeptor-Antagonisten, wie Propranolol, besitzen auch Klasse-I-Wirkung (Hemmung der Na^+-Leitfähigkeit), die unspezifisch, d. h. unabhängig von der Chiralität des β-Adrenozeptor-Antagonisten, ist. Es ist fraglich, ob diese Na^+-Kanalhemmung klinisch relevant ist, da dafür meist hohe (toxische) Konzentrationen erforderlich sind. In der Notfalltherapie, zur schnellen Senkung der Ventrikelfrequenz bei Patienten mit Vorhofflimmern oder -flattern und bei Sinustachykardie, eignet sich die i.v.-Infusion von **Esmolol**[1], welches aufgrund seiner kurzen Halbwertszeit (10 Minuten) gut steuerbar ist.

18.1.6 Antiarrhythmika mit Klasse-III-Wirkung

Das antiarrhythmische Wirkprinzip der Klasse-III-Substanzen liegt in einer Verzögerung des repolarisierenden K^+-Ausstroms, was mit einer Verlängerung der Aktionspotentialdauer und damit der absoluten Refraktärzeit verbunden ist (s. Abb. 18.13 und Abb. 18.14). Die verlängerte Aktionspotentialdauer zeigt sich im normalen **EKG als verlängerte QT-Zeit. Da Klasse-III-Substanzen die Leitungsgeschwindigkeit nur unwesentlich beeinflussen, können sie über eine deutliche Verlängerung der Refraktärstrecke kreisende Erregungen zum Erliegen bringen und sind umgekehrt nicht mit der Gefahr des Auslösens kreisender Erregungen behaftet.** Ebenfalls unterdrückt werden Aktionspotentiale infolge heterotoper Automatie; denn durch die Verlängerung der Aktionspotentialdauer bei unveränderter Frequenz wird die Zeitspanne verkürzt, in der eine Herzmuskelzelle erregbar ist; damit wird die Wahrscheinlichkeit, daß eine abnorme Erregung auf eine erregbare Zelle trifft, vermindert.

Derzeit sind nur Amiodaron und (±)-Sotalol als Antiarrhythmika mit Klasse-III-Wirkung verfügbar, und zwar sowohl zur peroralen als auch zur intravenösen Anwendung. Beide wirken allerdings nicht selektiv auf die Repolarisation; Sotalol blockiert auch β-Adrenozeptoren, und Amiodaron zeigt sogar antiarrhythmische Eigenschaften aller vier Klassen (s. Tab. 18.3). Unter den verschiedenen K^+-Strömen im Herzen zeigt Sotalol aber eine gewisse Selektivität für den für die Repolarisation hauptverantwortlichen K^+-Strom, den verzögerten Gleichrichter („delayed rectifier-current", I_K, s. Abb. 18.4). Die Affinität wird durch die Methylsulfonanilid-Struktur des Sotalols bestimmt (Abb. 18.19, s. auch S. 201). Die Selektivität für I_K ist bei Substanzen mit verwandter Struktur, die sich derzeit in klinischer Erprobung befinden und frei von β-blockierenden Wirkungen sind, noch deutlich höher (z.B. D-Sotalol, Dofetilid). Neben dem Vorteil, keine Reentry-Tachykardien auszulösen, besitzen die den I_K hemmenden Klasse-III-Antiarrhythmika aber den Nachteil einer **„reverse use-dependence"**: sie wirken nur schwach bei hohen, hingegen besonders stark bei niedrigen Frequenzen, wahrscheinlich weil der quantitative Anteil des I_K an der Repolarisation bei niedrigen Frequenzen zunimmt. Durch die starke Verlängerung der Aktionspotentialdauer bei niedrigen Frequenzen wird die Bildung früher Nachpotentiale begünstigt, und Klasse-III-Antiarrhythmika können demnach **„Torsade de pointes"-Arrhythmien** auslösen. Insbesondere kann eine ausgeprägte Verlängerung der QT-Zeit im EKG von dieser Arrhythmieform begleitet sein (s. Abb. 18.9). Insgesamt ist die Gefahr proarrhythmischer Reaktionen mit den Vertretern der Klasse III aber geringer als mit denen der Klasse I.

Ein weiterer Vorteil gegenüber den Klasse-I-Antiarrhythmika ist das Fehlen eines negativ inotropen Effektes. Durch die Verlängerung des Aktionspotentials wird der Ca^{2+}-Einstrom in die Zelle eher verstärkt.

Sotalol

Sotalol[2] liegt in Form des Razemates (±)-Sotalol vor, wobei beide Enantiomere vergleichbare Klasse-III-Eigenschaften besitzen. Das (–)-Enantiomer hat aber auch Eigenschaften eines β-Adrenozeptor-Antagonisten

Methylsulfonanilid-Struktur

$H_3C-SO_2-NH-C_6H_4-\overset{*}{C}H(OH)-CH_2-NH-CH(CH_3)_2$

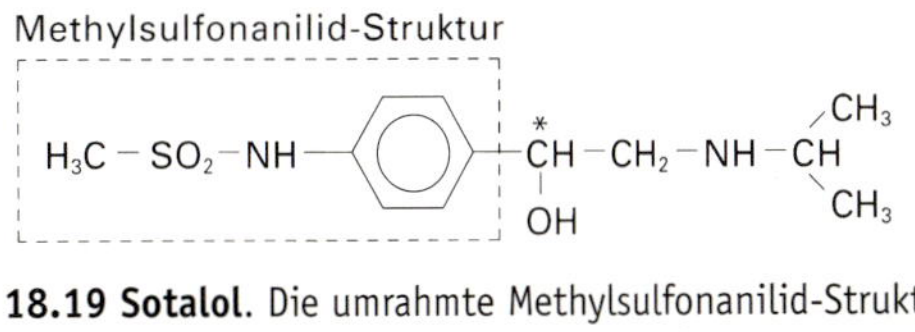

Abb. 18.19 Sotalol. Die umrahmte Methylsulfonanilid-Struktur ist verantwortlich für die selektive Hemmung des verzögerten Gleichrichters $\mathbf{I_K}$. Der Stern (*) markiert das chirale Zentrum.

[1] Brevibloc® (Ö)

[2] Sotalex®, Sotacor® (Ö)

(s. S. 199). Die β-Blockade erstreckt sich gleichermaßen auf β_1-und β_2-Adrenozeptoren und ist von keiner partiell agonistischen Aktivität begleitet (s. Abb. 4.13, S. 201). Für Sotalol sind daher auch alle Nebenwirkungen und Kontraindikationen eines β-Adrenozeptor-Antagonisten zu beachten! Insbesondere stellt eine nicht-kompensierte Herzinsuffizienz eine Kontraindikation dar, was für ein reines Klasse-III-Antiarrhythmikum nicht der Fall wäre (s.o.). Reines (+)-Sotalol, dessen β-blokkierende Eigenschaften weitaus geringer sind, hat sich in klinischen Prüfungen dem Razemat gegenüber allerdings als nachteilig erwiesen! Die Mortalität war wie in CAST (s. Abb. 18.16) an Patienten nach Myokardinfarkt in der (+)-Sotalol-Gruppe im Vergleich zur Placebo-Gruppe erhöht. Vermehrte ventrikuläre Arrhythmien waren die Ursache. Es ist daher anzunehmen, daß die β-blockierende Wirkung des Razemats (±)-Sotalol sogar einen gewissen Schutz gegen Arrhythmien bietet.

Als hydrophile Verbindung zeigt Sotalol keine Plasmaprotein-Bindung und keinen first pass-Effekt; seine Bioverfügbarkeit beträgt 75–90 % und wird durch das Ausmaß der Resorption bestimmt. Die Plasmahalbwertszeit beträgt 10 Stunden, die Elimination erfolgt überwiegend renal (s. Abb. 4.14, S. 202). Bei eingeschränkter Nierenfunktion ist die tägliche Dosis daher der renalen Clearance anzupassen. Bei Sulfonamid-Überempfindlichkeit ist die Anwendung kontraindiziert.

Amiodaron

Wenngleich die Repolarisationshemmung dominiert, hat Amiodaron[1] antiarrhythmische Eigenschaften aller vier Klassen. Möglicherweise deshalb sind „Torsade de pointes"-Arrhythmien seltener, als sie mit Sotalol oder den Klasse-IA-Antiarrhythmika, die ebenfalls die Repolarisation verzögern, beobachtet werden. Für die Langzeitverabreichung von Amiodaron sind aber teils schwerwiegende extrakardiale Nebenwirkungen zu beachten:

- Es ist ein Benzofuranderivat (Abb. 18.20) mit strukturellen Ähnlichkeiten zu Thyroxin; es können hyper- und auch hypothyreotische Zustandsbilder auftreten.
- Eine extrem lange und großen Schwankungen unterworfene Plasmahalbwertszeit (13–103 Tage), die die Dosiseinstellung beträchtlich erschwert, ist auf tiefe Kompartimente zurückzuführen. Amiodaron-„Ablagerungen" sind praktisch in allen Geweben zu finden, sind aber besonders gefährlich in der Lunge (Lungenfibrose), in der Leber (hepatozelluläre Nekrose), in der Haut (Photodermatitis), in der Cornea (gelbbraune, lipofuszinähnliche Ablagerungen) und im Nervengewebe (Parästhesien, Tremor, Ataxie). Mit Desethylamiodaron entsteht ein wirksamer Metabolit. Es verstärkt die Wirkung von Cumarinen (s. S. 572, Tab. 23.6).

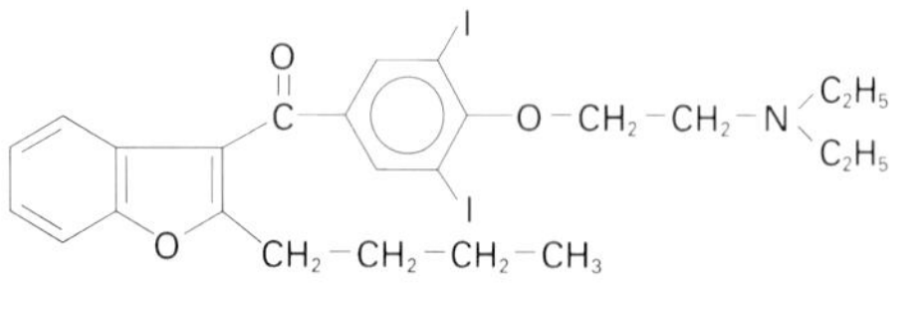

O
C
I
I
O
O – CH₂ – CH₂ – N
C₂H₅
C₂H₅
CH₂ – CH₂ – CH₂ – CH₃

Abb. 18.20 Amiodaron

[1] Cordarex®, Sedacoron® (Ö)

18.1.7 Antiarrhythmika mit Klasse-IV-Wirkung

Unter einer antiarrhythmischen Wirkung der Klasse IV versteht man eine Abschwächung oder Unterdrückung von „slow response"-Potentialen (s. Abb. 18.13). Da „slow response"-Potentiale durch einen Ca^{2+}-Einstrom in der Phase 0 ausgelöst werden, sind dieser Gruppe die Ca^{2+}-Kanalblocker, die den L-Typ-Ca^{2+}-Kanal blockieren, zuzurechnen. Ihre systematische Pharmakologie wird an anderer Stelle besprochen (s. S. 496). Analog dem Na^+-Kanal durchläuft auch der Ca^{2+}-Kanal während des Aktionspotentials drei Zustände (Ruhe-, R, offener, O, und inaktivierter Zustand, I), wobei die Inaktivierung des Ca^{2+}-Kanals wesentlich langsamer verläuft (s. Tab. 18.1 und Abb. 18.3). Analog den Klasse-I-Antiarrhythmika binden auch die Ca^{2+}-Kanalblocker mit hoher Affinität nur an den Kanal im O- und I-Stadium; zum Kanal im R-Stadium ist die Affinität niedrig. Analog den Klasse-I-Antiarrhythmika zeigen daher auch die Ca^{2+}-Kanalblocker eine **„use-dependence"** der Wirkung.

Nur Calciumkanalblocker vom Phenylalkylamin-Typ (Verapamil, Gallopamil) und vom Benzothiazepin-Typ (Diltiazem), nicht jedoch jene vom 1,4-Dihydropyridin-Typ (z.B. Nifedipin) können am Erregungsleitungssystem des Herzens eine Kanalblockade hervorrufen. Die einzelnen Gruppen von Calciumkanalblockern haben nämlich unterschiedliche Bindungsstellen an der α_1-Untereinheit des L-Typ-Ca^{2+}-Kanals (s. S. 496, Abb. 19.13), wobei die während der O- und I-Phase vorliegende Tertiärstruktur des **kardialen** Ca^{2+}-Kanals mit der Bindung von 1,4-Dihydropyridinen nicht vereinbar ist. Die Gefahr, daß 1,4-Dihydropyridine reflektorisch über die Nn. accelerantes – als Folge des Blutdruckabfalls – sogar zu einer **Beschleunigung** von Sinusfrequenz und AV-Überleitung führen können, ist groß.

Phenylalkylamine und Benzothiazepine können bereits am gesunden Herzen die automatische Aktivität des Sinusknotens unterdrücken und die AV-Überleitung verlangsamen. Aufgrund ihrer **„use-dependence"** sind sie aber bei hoher Entladungsfrequenz wesentlich wirksamer. Sie werden daher hauptsächlich bei vom AV-Knoten ausgehenden paroxysmalen supraventrikulären Reentry-Arrhythmien eingesetzt. Bei Vorhofflimmern bzw. Vorhofflattern können sie durch Erhöhung der Siebwirkung des AV-Knotens die Ventrikelfrequenz unter Kontrolle halten. In der Behandlung ventrikulärer Rhythmusstörungen spielen sie nur eine geringe Rolle.

Unerwünschte Wirkungen

Kardiale unerwünschte Wirkungen von Verapamil, Gallopamil oder Diltiazem sind die Herabsetzung der myokardialen Kontraktilität (Hemmung des Ca^{2+}-Einstroms in der Plateauphase des Aktionspotentials!), die ihren Einsatz bei vorgeschädigtem Herzen stark limitiert, und die Auslösung eines AV-Blocks in hohen Dosen. Beim „sick sinus"-Syndrom ist ein Sinusknotenstillstand möglich. Ein AV-Block oder eine gefährliche Bradykardie drohen auch als **Wechselwirkung** bei Kombination mit β-Adrenozeptor-Antagonisten oder Herzglykosiden. **Extrakardiale unerwünschte Wirkungen** sind Hypotension (bei i.v.-Verabreichung) und Obstipation.

18.1.8 Weitere Antiarrhythmika

Wie aus Tab. 18.3 zu ersehen ist, lassen sich bestimmte Substanzen keiner antiarrhythmischen Wirkungsklasse nach Vaughan Williams zuordnen. Dazu gehören Herzglykoside, Adenosin und die Muscarinrezeptor-Antagonisten.

Herzglykoside

Die Verwendung von Herzglykosiden als Antiarrhythmika beruht auf ihrer sensibilisierenden Wirkung auf den Barorezeptorenreflex und ihrer Erregung der Vaguskerne (s. S. 459). Ihre Anwendungsgebiete (Vorhofflimmern, Vorhofflattern, supraventrikuläre Reentry-Arrhythmien) entsprechen weitgehend denen der Klasse-IV-Antiarrhythmika. Durch Erhöhung der Siebwirkung des AV-Knotens schützen Herzglykoside die Kammer, d.h. die Ventrikelfrequenz wird vermindert und – bedingt durch die positiv inotrope Wirkung – das Schlagvolumen erhöht. Bestehendes Vorhofflattern geht in der Regel in Flimmern über. Oral oder, wenn notwendig, vorsichtig i.v. gegebenes Digoxin (0,5–0,75 mg) kann auch Attacken paroxysmaler Vorhof- oder AV-Knoten-Tachyarrhythmien rasch beenden.

Adenosin

Adenosin[1] ist ein ubiquitär im Organismus beim Abbau der Adeninnucleotide entstehendes Nucleosid. Seine Halbwertszeit im Blut liegt unter 10 s, da es rasch zellulär (Erythrocyten, Endothelzellen) aufgenommen und dort metabolisiert wird (s. S. 137). Über A_1-Adenosinrezeptoren aktiviert es unmittelbar einen G_i-Protein-modulierten K^+-Kanal ($I_{K(ACh)}$ in Abb. 18.4) und wirkt damit negativ dromotrop (AV-Knoten) und dromotrop (Sinusknoten). Intravenös (als Bolusinjektion) verabreichtes Adenosin dient der raschen Kupierung paroxysmaler supraventrikulärer Tachykardien, wobei die Sinusfrequenz nur geringfügig abnimmt.

[1] Adrecar®, Adenosin "Ebewe"® (Ö)

Unerwünschte Wirkungen sind ein Flush bei 20 %, Kurzatmigkeit und Brustschmerzen (infolge Bronchospasmus) bei 10 % der Patienten. Ein höhergradiger AV-Block ist möglich, dauert aber nur kurz an. Die hypotensive Wirkung des Nucleosids (A_2-Rezeptor), verbunden mit Kopfschmerz und Nausea, ist infolge der kurzen Wirkung nur selten relevant. Als Antidot eignet sich der Adenosinrezeptor-Antagonist Theophyllin (s. S. 192).

Muscarinrezeptor-Antagonisten

Im Gegensatz zu allen bisher besprochenen Antiarrhythmika, deren Anwendungsgebiet **tachykarde** Rhythmusstörungen darstellen, können Muscarinrezeptor-Antagonisten als medikamentöse Sofortmaßnahme bei **bradykarden** Rhythmusstörungen indiziert sein. Dazu gehören:

1. Sinusbradykardie und sinoatrialer Block als Folge vagaler Entladungen, die in den ersten Stunden eines akuten Myokardinfarktes auftreten können;
2. AV-Block II. Grades mit stark reduzierter Ventrikelfrequenz und AV-Block III. Grades (= kompletter AV-Block).

In beiden Fällen kann ein temporärer Schrittmacher als weitere Maßnahme indiziert sein.

Auf β-Adrenozeptor-Agonisten sollte in der Behandlung bradykarder Rhythmusstörungen verzichtet werden, da sie insbesondere in ischämischen Arealen Tachyarrhythmien auslösen können. Eine Ausnahme bildet die medikamentöse Notfalltherapie bei Asystolie (gefolgt von einem Adams-Stokes-Anfall): hier wird ein β-Agonist (Isoprenalin, Orciprenalin oder Adrenalin) i.v. verabreicht, um einen subsidiären Kammerschrittmacher zu aktivieren.

Muscarinrezeptor-Antagonisten werden intravenös verabreicht. In Frage kommen Atropin oder Ipratropiumbromid[2] (Formel S. 152). Letzteres hat den Vorteil, daß es nicht ins ZNS eindringt.

18.1.9 Differentialtherapie tachykarder Rhythmusstörungen

Das Risiko einer Langzeittherapie mit Antiarrhythmika ist viele Jahre unterschätzt worden. Die Therapie wurde ausschließlich auf Erfahrung hin durchgeführt, prospektive Placebo-kontrollierte Doppelblindstudien lagen vor der Erstpublikation von CAST (1989) keine vor. CAST und zahlreiche Folgestudien haben aber gezeigt, daß mit Ausnahme der β-Adrenozeptor-Antagonisten (Klasse II) mit keinem Antiarrhythmikum der anderen Klassen eine Verminderung der Mortalität bei Langzeitverabreichung gesichert ist (Tab. 18.5). Es ist sehr wahrscheinlich, daß die Senkung des myokardialen O_2-Verbrauches durch Verhinderung von Frequenzsteigerungen zu dem günstigen Effekt der β-Adrenozeptor-Antagonisten beiträgt.

[2] Itrop®

Lediglich mit dem Klasse-III-Antiarrhythmikum Amiodaron wird, insbesondere bei Zugabe zu einem β-Adrenozeptor-Agonisten, zwar keine Senkung der Gesamtmortalität, aber zumindest eine Senkung der durch Arrhythmien bedingten Todesfälle erreicht.

Aufgrund der hohen Toxizität der wirksamsten Antiarrhythmikaklassen I und III hat daher die **Prophylaxe von Rhythmusstörungen** höchste Priorität. Neben der erwähnten Behandlung mit β-Adrenozeptor-Antagonisten in der Sekundärprophylaxe des Myokardinfarkts zählen dazu eine ausreichende antianginöse Therapie, genaue Elektrolytkontrollen und die Therapie einer bestehenden Linksherzinsuffizienz, bei Gefahr von Kammerrhythmusstörungen vorzugsweise mit ACE-Hemmern.

Indikationen für eine Antiarrhythmika-Therapie

Vorübergehende (d. h. nicht persistierende) Vorhof- oder Kammertachyarrhythmien erfordern nur dann eine Therapie, wenn sie mit Symptomen wie Hypotension oder Synkopen verbunden sind. Der Arzt muß sich dabei im klaren sein, daß zwar mit einer Reduktion der Symptome, aber nicht mit einer Lebensverlängerung gerechnet werden kann. Auch bei Patienten mit hohem Risiko einer anhaltenden Tachykardie oder eines plötzlichen Herztodes, die mit speziellen Techniken erkannt werden können („signal-averaged" EKG, programmierte Elektrostimulation), ist nicht bekannt, ob das Risiko durch eine Antiarrhythmika-Behandlung vermindert wird.

Keinerlei Zweifel besteht aber am Nutzen einer medikamentösen **Terminierung von anhaltenden Tachykardien**. Dazu gehört die i.v.-Verabreichung von Calciumkanalblockern (Verapamil, Diltiazem) oder Adenosin bei supraventrikulären und von Lidocain bei ventrikulären Tachykardien. Eine daran anschließende **Langzeittherapie mit dem Ziel, ein Wiederauftreten der Tachykardie zu verhindern**, hängt sehr vom zugrundeliegenden pathophysiologischen Zustandsbild der Rhythmusstörung ab.

Tabelle 18.5: Einfluß der Langzeitverabreichung von Antiarrhythmika nach Myokardinfarkt auf die Gesamtmortalität und auf die durch Arrhythmien bedingte kardiale Mortalität

Erhöhte Gesamtmortalität	Flecainid
verminderte Gesamtmortalität	β-Blocker (z. B. Propranolol, Metoprolol)
Senkung der kardialen Mortalität	Amiodaron
keine Beeinflussung von Gesamt- und kardialer Mortalität (bzw. keine Daten dazu)	Chinidin, Procainamid, Disopyramid, Mexiletin, Tocainid, Propafenon, Sotalol

Langzeittherapie anhaltender ventrikulärer Tachykardien

Häufigste Ursache anhaltender ventrikulärer Tachykardien sind kreisende Erregungen, die im Grenzareal eines alten Infarktes entstehen, d. h. bei Patienten, die in der Regel bereits einen β-Adrenozeptor-Antagonisten erhalten. Solche Tachykardien sind – nach akuter Unterdrükkung – durch häufiges Wiederauftreten charakterisiert, so daß eine Langzeitbehandlung mit einem Klasse-III-Antiarrhythmikum indiziert sein kann.

Anhaltende Kammertachykardien an Infarktpatienten sind aber **keine** Indikation für die Langzeitgabe von Klasse-I-Antiarrhythmika (wohl aber für deren Terminierung, s. o.). Bei solchen Patienten, die auch in CAST inkludiert waren, ist nämlich die Gefahr proarrhythmischer Wirkungen besonders groß.

Defibrillation

Pulsloses Kammerflimmern, die häufigste Ursache des sogenannten **plötzlichen Herztodes**, kann medikamentös nicht behandelt werden. Nach Positionierung von zwei gegenüberliegenden Elektroden am Thorax wird mittels einer hochenergetischen Gleichstromentladung (200 J) eine **Defibrillation** versucht, wobei oft Wiederholungen nötig sind. Nach Rhythmisierung werden diese Patienten mit einem **implantierbaren Cardioverter-Defibrillator (ICD)** versehen, wobei zusätzlich Antiarrhythmika (bevorzugt Klasse III) gegeben werden können. Die Entladungen des ICD sind mit den R-Zacken im EKG synchronisiert und erfolgen daher erst, wenn die Kammerfrequenz einen vorgegebenen Wert überschreitet. Neue Anfälle von Kammertachykardien oder Kammerflimmern können auf diese Weise sofort kupiert werden.

Langzeittherapie anhaltender supraventrikulärer Tachykardien

Die häufigste Ursache supraventrikulärer Tachykardien sind kreisende Erregungen im AV-Bereich. Calciumkanalblocker oder Digoxin, die beide AV-Potentiale unterdrücken, stellen hier meist eine effektive und auch sichere Therapie dar.

Bei Patienten mit **Vorhofflimmern oder Vorhofflattern** richtet sich die Therapie nach den Symptomen, deren Schweregrad stark variiert. Am Anfang des Spektrums stehen Patienten ohne jegliche Symptomatik, wo lediglich eine Therapie mit Antikoagulantien, aber nicht mit Antiarrhythmika gerechtfertigt erscheint. Am Ende des Spektrums stehen Patienten mit vielfältiger und schwerer Symptomatik, die auch bestehen bleibt, wenn die Ventrikelfrequenz mit einem β-Adrenozeptor-Antagonisten, Calciumkanalblocker oder Digoxin unter Kontrolle gehalten werden kann. Hier wird versucht, mit einem Klasse-I-(IA, IC) oder Klasse-III-Antiarrhythmikum einen Sinusrhythmus zu erzwingen – ein Vorgehen, das wegen der Gefahr von Kammerarrhythmien nach Möglichkeit stationär begonnen wird. Nach erfolgreicher Rhythmisierung erhöht eine Langzeittherapie mit denselben Substanzen auch die Chance, einen Sinusrhythmus zu erhalten. **Mit einer Senkung der Mortalität dieser Patienten kann aber nicht gerechnet werden.**

18.2 Beeinflussung der Kontraktionskraft des Herzens – Pharmakotherapie der Herzinsuffizienz

18.2.1 Physiologische und pathophysiologische Vorbemerkungen

Mechanismen der Kontraktion

Für die Übermittlung des Kontraktionssignals von der erregten Zellmembran zu den in der Tiefe liegenden Myofibrillen (**elektromechanische Koppelung**) sind die während der Plateauphase (Phase 2) des Aktionspotentials einströmenden Ca^{2+}-Ionen verantwortlich. Das Ausmaß des Ca^{2+}-Einstroms (Dauer der Plateauphase) und der Kontraktionskraft sind daher eng korreliert, und jede Änderung des Ca^{2+}-Einstroms (beispielsweise unter dem Einfluß des vegetativen Nervensystems) stellt eine wichtige Regulationsmöglichkeit der myokardialen Kontraktionskraft dar (s. Abb. 18.7C). Der frühe transsarcolemmale Ca^{2+}-Einstrom durch L-Typ-Ca^{2+}-Kanäle des zum Sarcolemm gehörenden transversalen tubulären Systems ist der Initialzünder für die Entleerung des intrazellulären Ca^{2+}-Speichers, des **sarcoplasmatischen Reticulums** (Abb. 18.21). Die Ca^{2+}-Freisetzung aus dem sarcoplasmatischen Reticulum erfolgt über einen durch Ryanodin, einen pflanzlichen Inhaltsstoff, hemmbaren Kanal („Ryanodin-Rezeptor“). Beide Kanäle, der L-Typ-Ca^{2+}-Kanal und der Ryanodin-Rezeptor, sind morphologisch so angeordnet, daß der sarcolemmale L-Typ-Ca^{2+}-Kanal genau auf den Ryanodin-Rezeptor gerichtet ist. Dabei bewirkt die erhöhte Ca^{2+}-Konzentration im Spalt zwischen den beiden Kanälen eine Ca^{2+}-induzierte Ca^{2+}-Freisetzung über den Ryanodin-Rezeptor, die zur Muskelkontraktion führt. Das so freigesetzte Ca^{2+} gelangt an die kontraktilen Proteine, wo es an das Ca^{2+}-sensitive Protein **Troponin C** bindet (Abb. 18.22). Dadurch werden am Actin Haftstellen für Myosinquerbrücken frei. Die Wechselwirkung dieser Brücken mit Actin hat eine Aktivierung der Mg^{2+}-abhängigen ATPase an den Brückenköpfen zur Folge (Actomyosin-ATPase). Durch Verbrauch von ATP verrichten die Querbrücken nun eine Kippbewegung, wonach die Actinfilamente in Richtung Sarcomermitte gezogen werden. Aber erst das wiederholte Freiwerden und Anheften der Brückenköpfe, d. h. die mehrfache Ausführung einer solchen Kippbewegung in den unzähligen in Serie geschalteten Sarcomeren, spiegelt sich in einer makroskopisch erkennbaren Kontraktion wider.

Die myokardiale Relaxation wird durch Wiederaufnahme von Ca^{2+} in das sarcoplasmatische Reticulum ausgelöst; durch den daraus resultierenden raschen Abfall der Ca^{2+}-Konzentration an den Actinfilamenten dissoziiert Ca^{2+} von seiner Bindungsstelle am Troponin C und die Wechselwirkung der Querbrücken mit Actin kommt zum Stillstand. Zusätzlich existieren Transportsysteme in der Plasmamembran, um Ca^{2+} aus der Myokardzelle zu schleusen. Dazu gehören ein Austauschmechanismus mit Na^+ und ATP-abhängige Ca^{2+}-Pumpen (s. Abb. 18.21).

Regulation der Herzmuskelkontraktion im intakten Organismus

Im intakten Organismus wird die Herzmuskelkontraktion durch das Zusammenspiel der vier Faktoren Vorlast, Kontraktilität, Frequenz und Nachlast reguliert.

Vorlast

Unter **„Vorlast“** (engl. **„preload“**) versteht man **die am Ende der Diastole herrschende Wandspannung T**, welche durch die La Place'sche Beziehung für Hohlkugeln

$$T = p \cdot r/2d$$

definiert ist. **p** steht für den intraventrikulären Druck, **r** für den Radius und **d** für die Wanddicke des linken Ventrikels. Die Wandspannung steigt also nicht nur mit dem intraventrikulären Druck, sondern auch mit dem Hohlraumradius. Die Erklärung dafür liegt in der direkten Proportionalität zwischen der auf die Ventrikelwand einwirkenden Gesamtkraft und der inneren Querschnittsfläche des Ventrikels („sprengende“ Kraft $= p \cdot r^2\pi$). Ihr muß die von der Ventrikelwand ausgeübte Gegenkraft gleichgesetzt werden („zusammenhaltende“ Kraft $= T \cdot 2r\pi d$).

Die Herzmuskelfaser wird durch die diastolische Ventrikelfüllung passiv gedehnt, d. h. sie verhält sich im Ruhezustand elastisch. Anders als bei einer Feder nimmt die Spannung aber nicht linear mit der Dehnung zu. Wie aus der Ruhedehnungskurve des linken Ventrikels zu ersehen ist (Abb. 18.23), resultiert eine Zunahme des linksventrikulären enddiastolischen Volumens (LVEDV) in einer exponentiellen Steigerung des linksventrikulären enddiastolischen Druckes (LVEDP), d. h. über einen bestimmten Bereich steigt die Elastizität des Muskels mit zunehmender Dehnung. Das Verhältnis der

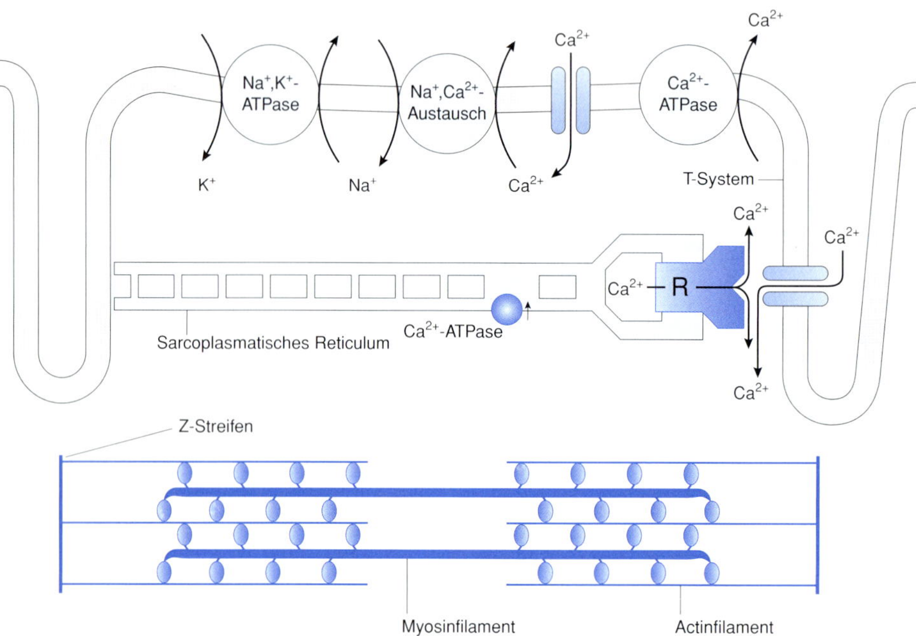

Abb. 18.21 Schema der elektromechanischen Kopplung. Sie wird durch den initialen Ca^{2+}-Einstrom (L-Typ-Ca^{2+}-Kanal) in der Phase 2 des Aktionspotentials eingeleitet, das sich auch über das zum Sarcolemm gehörige transversale tubuläre System (T-System) erstreckt. Die einwärts strömenden Ca^{2+}-Ionen dienen dabei allerdings nur zu einem geringen Teil der direkten Aktivierung des kontraktilen Apparates. Wichtiger ist die – durch das einströmende Ca^{2+} ausgelöste – Ca^{2+}-Freisetzung aus seinem intrazellulären Depot, dem sarcoplasmatischen Reticulum. Diese Ca^{2+}-Freisetzung erfolgt über den Ryanodin-Rezeptor als Folge eines Anstiegs der intrazellulären Ca^{2+}-Konzentration zwischen L-Typ-Ca^{2+}-Kanal und Ryanodin-Rezeptor. Ferner wird das in die Zelle eingeschleuste Ca^{2+} zur Auffüllung der Ca^{2+}-Speicher für die folgenden Kontraktionen verwendet. Die Erhöhung der freien Ca^{2+}-Konzentration im Bereich der Actinfilamente (von 10^{-7} bis 10^{-5} mol/l) bewirkt schließlich die Umsetzung chemischer Energie, ATP (aus den Mitochondrien), in mechanische Verkürzung und Spannungsentwicklung der Muskelfaser. Die Relaxation erfolgt durch Elimination von Ca^{2+} aus dem Cytosol, wofür eine über Ca^{2+}-ATPasen vermittelte Rückaufnahme von Ca^{2+} in das sarcoplasmatische Reticulum verantwortlich ist. Der Auswärtstransport von Ca^{2+} aus der Zelle erfolgt über Ca^{2+}-ATPasen der Zellmembran und einen sarcolemmalen Na^+-, Ca^{2+}-Austauschmechanismus, wobei ein Ca-Ion im Austausch mit drei Na-Ionen die Zellmembran passiert. Hemmung der Na^+,K^+-ATPase durch Herzglykoside bewirkt über einen Anstieg des intrazellulären Na^+ eine Beeinträchtigung des Na^+,Ca^{2+}-Austausches und hat einen Anstieg des freien Ca^{2+} in der Zelle zur Folge.

Änderung des LVEDV zur Änderung des LVEDP (ΔLVEDV/ΔLVEDP) wird als linksventrikuläre Dehnbarkeit oder **Compliance** bezeichnet. Die Elastizität wird elastischen Elementen im Sarcomer und anderen dehnbaren Strukturen zugeschrieben, die zu den kontraktilen Fibrillen parallel geschaltet sind. Dazu gehören das Sarcolemm der Muskelfasern, das longitudinal angeordnete sarcoplasmatische Reticulum und bindegewebigen Komponenten. Die Myofibrillen hingegen sind im erschlafften Zustand fast widerstandslos dehnbar.

Die Vordehnung bestimmt aber nicht nur die Wandspannung des Ventrikels in der Diastole, sondern auch das Ausmaß an Kraft, das der Herzmuskel bei der nachfolgenden systolischen Kontraktion entwickelt. Die passiven elastischen Kräfte der parallel geschalteten gedehnten Elemente müssen nun den aktiv kontraktilen Kräften hinzuaddiert werden. Betrachtet man die zwischen systolischer Kontraktionskraft und enddiastolischer Vordehnung bestehende Beziehung, dann wird die maximale Kontraktionskraft bei einer Sarcomerlänge von 2,0–2,2 µm erreicht, entsprechend einem LVEDP von 10–12 mmHg. Bei zu starker Vordehnung (Sarcomerlänge > 2,2 µm) nimmt die Kraft der Myofibrillen wieder rasch ab, weil nun zwischen den Actin- und Myosinfilamenten keine vollständige Überlappung mehr besteht (Abb. 18.24). Bei Sarcomerlängen über 2,4 µm können die Myofibrillen keine aktive Kraft mehr entwickeln, weil sich bei dieser Länge Actin- und Myosinfilamente überhaupt nicht mehr berühren. Das Herz ist daher in der Lage, aus sich heraus – autoregulativ – eine vermehrte diastolische Füllung durch den Auswurf eines größeren Schlagvolumens zu bewältigen, ein Anpassungsvorgang, der als **Frank-Starling-Mechanismus** bezeichnet wird.

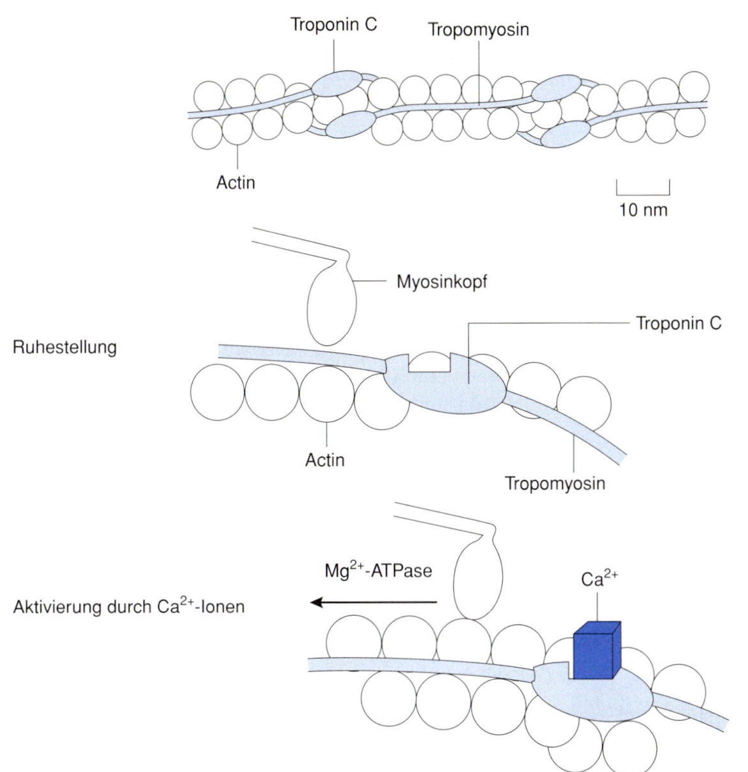

Abb. 18.22 Wirkungsweise von Ca^{2+} bei der Aktivierung der kontraktilen Proteine. Das hier abgebildete **Actinfilament** besteht aus zwei umeinander gewundenen Ketten perlförmiger Monomere. Die Ketten sind in regelmäßigen Abständen mit kugelförmigen Troponinmolekülen besetzt, während in den Längsrinnen zwischen den Ketten Fäden aus Tropomyosin laufen (**A**). Letztere sind in Abwesenheit von Ca^{2+} so gelagert, daß sie das Anheften von Myosinköpfen an den Actinsträngen blockieren (**B**). Bei Bindung von Ca^{2+} an Troponin C wird dieses derartig deformiert, daß es seinerseits ein Tiefergleiten des Tropomyosins in die Längsrinne zwischen den Actinsträngen bewirkt (**C**). Dadurch werden die Haftstellen für die Querbrückenköpfe frei. Infolgedessen haften die Querbrücken am Actinfilament, spalten ATP und entwickeln Muskelkraft (modifiziert nach H. E. Huxley, Cold Spring Harbour Symp. Quant. Biol. **37**, 361, 1973).

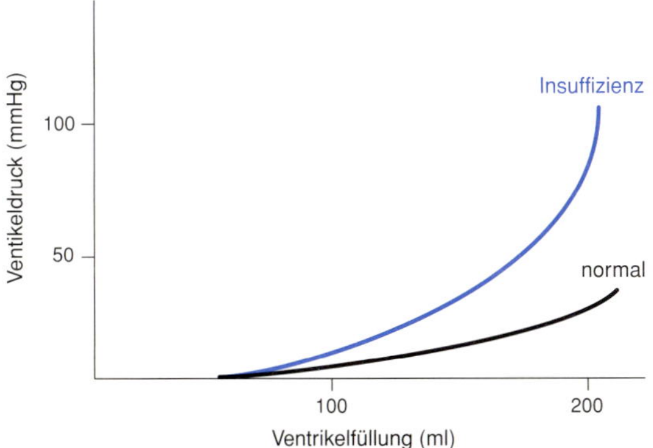

Abb. 18.23 Ruhedehnungskurve des linken Ventrikels am gesunden sowie am hypertrophierten bzw. insuffizienten Herzen. Die Ruhedehnungskurve beschreibt die Beziehung zwischen Füllung und Druck im linken Ventrikel während der Diastole. Die Ruhedehnungskurve verläuft aufgrund eingeschränkter Compliance (= ΔLVEDV/ΔLVEDP) am insuffizienten Ventrikel wesentlich steiler („diastolische Dysfunktion").

Nicht berücksichtigt in den Frank-Starling'schen Diagrammen ist der Zeitfaktor und damit auch die Geschwindigkeit der Kontraktion. Bei Betrachtung des zeitlichen Verlaufs der Spannungsentwicklung ist am Modell des isolierten Papillarmuskels zu ersehen, daß die isometrische Kontraktionskraft bei zunehmender initialer Faserlänge zwar zunimmt, aber die Zeit bis zum Erreichen der maximalen Spannung unverändert bleibt (Abb. 18.25, a → b).

Kontraktilität

Unter **„Kontraktilität"** versteht man die Kontraktionsfähigkeit des Ventrikels **an sich**, sie stellt also eine **von der Vordehnung unabhängige Größe** dar. Wirkungen von Transmittern oder Pharmaka auf die Kontraktilität bezeichnet man als „inotrop". Bei Zunahme der Kontraktilität liegt ein positiv inotroper Effekt vor, der eine Vergrößerung des systolischen Auswurfvolumens zur Folge hat **ohne** vorherige Vergrößerung der diastolischen Füllung. Wie in Abb. 18.25 (a → c) am Beispiel des Noradrenalins zu ersehen ist, nimmt neben der Verkürzung der Zeit bis zum Erreichen des Kontraktionsmaximums auch die Erschlaffungsgeschwindigkeit zu (positiv **lusitrope** Wirkung), ein Effekt, der eine raschere diastolische Füllung des Ventrikels begünstigt.

Um am Herzen **in situ** Anhaltspunkte für die Beurteilung der Kontraktilität zu erhalten, wird als Kriterium die maximale intraventrikuläre Druckanstiegsgeschwindigkeit (dp/dt_{max}) herangezogen. Sie kann mittels Linksherzkatheter bestimmt werden, ihre Werte liegen im Bereich von 1500–2500 mmHg/s. Ein anderes Maß für die Kontraktilität des Herzens ist das Verhältnis von Schlagvolumen zu LVEDV, welches als **Auswurffraktion** (engl. „ejection fraction") bezeichnet wird. Die Normalwerte liegen

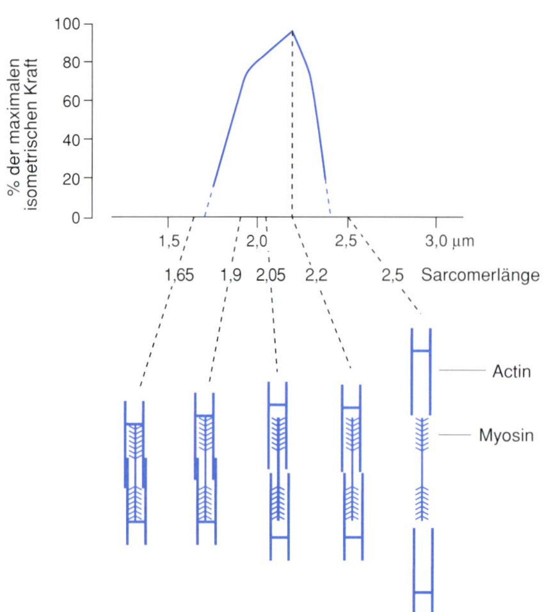

Abb. 18.24 Beziehung zwischen Sarcomerlänge und Myosin-Actin-Überlappungsgrad einerseits und Spannungsentwicklung andererseits. Die von Frank (1895) und Starling (1915) formulierte gesetzmäßige Abhängigkeit der myokardialen Kontraktionskraft von der enddiastolischen Vordehnung, d. h. Faserlänge, wird der zunehmenden Dehnung elastischer Elemente zugeschrieben, die den kontraktilen Elementen parallel geschaltet sind. Bei einer Sarcomerlänge über die maximale Vorlastreserve von 2,2 µm hinaus können aber durch ein zu starkes Auseinandergleiten der Filamente nicht mehr alle Querbrücken Kontaktstellen am gegenüberliegenden Actinfilament finden, und die Kontraktionskraft nimmt wieder ab (nach E. H. Sonnenblick und C. L. Skelton, Circ. Res. **35**, 517–526, 1974).

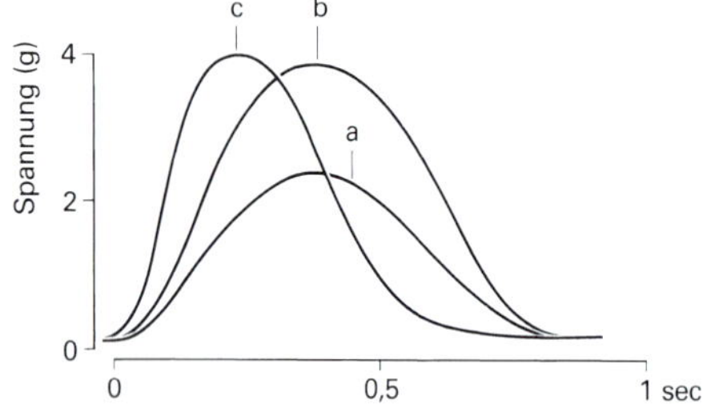

Abb. 18.25 Isometrische Kontraktion eines Papillarmuskels. **a:** Kontrolle. **b:** unter dem Einfluß erhöhter Ruhedehnung; entsprechend dem Frank-Starling-Mechanismus nehmen dabei maximale Spannung und Kontraktionsgeschwindigkeit zu, die Zeit bis zum Erreichen der maximal entwickelten Spannung und bis zur maximalen Erschlaffung ändert sich hingegen nicht. **c:** Erhöhung der isometrischen Spannung durch Noradrenalin; der starke Anstieg der Kontraktions- und Erschlaffungsgeschwindigkeit geht mit einer Verkürzung der Zeit bis zur maximal entwickelten Spannung und bis zur maximalen Erschlaffung einher (modifiziert nach E. F. Sonnenblick, „The Myocardial Cell: Structure, Function, and Modification by Cardiac Drugs", S. A. Briller, H. J. Conn, eds, University of Pennsylvania Press, Philadelphia 1966).

beim Menschen zwischen 50 und 70 %. Die Bestimmung der Auswurffraktion erfolgt mittels Radionuklid-Angiographie bzw. der Doppler-Echokardiographie.

Frequenz

Die über den N. accelerans erzeugte Steigerung der Herzfrequenz stellt den wichtigsten Anpassungsmechanismus zur Steigerung des Herzzeitvolumens **bei Belastung** dar. Die zwangsläufige Verkürzung der beiden Phasen der Herzperiode betrifft in erster Linie die Diastole; die Erholungspausen mit der höchsten myokardialen Durchblutung nehmen entsprechend ab. Die Nettoarbeitszeit des Herzens (errechnet als Summe aller Systolenzeiten pro Minute) steigt daher beträchtlich an. Der O_2-Verbrauch des Herzens nimmt etwa proportional zur Quadratwurzel der Herzfrequenz zu.

Nachlast

Die „**Nachlast**" (engl. „**afterload**") läßt sich als die Wandspannung definieren, die in der Systole aufgebracht werden muß, um den Widerstand im großen und kleinen Kreislauf zu überwinden. **Vorlast kann daher vereinfacht als Wandspannung in der Diastole und Nachlast als Wandspannung in der Systole bezeichnet werden.** Gemäß der La Place'schen Beziehung (s. o.) kann eine Verminderung der Nachlast demnach durch eine Senkung des diastolischen Aortendrucks oder durch Verkleinerung des Ventrikeldurchmessers erreicht werden. Daher ist auch die Vorlast als wichtige Determinante der Nachlast zu betrachten, denn der Ventrikelradius zu Beginn der Systole wird durch die Ventrikelfüllung am Ende der Diastole mitbestimmt. Der myokardiale O_2-Verbrauch hängt in hohem Maße von der Wandspannung (ebenso wie von Herzfrequenz und Kontraktilität) ab. Damit erklärt sich auch der O_2-sparende Effekt einer Vor- und/oder Nachlastsenkung durch Vasodilatantien, ein therapeutisches Prinzip in der Behandlung der koronaren Herzkrankheit (s. S. 470).

18.2.2 Abnahme der Kontraktilität des Herzens (Herzinsuffizienz)

Bei einer Herzinsuffizienz reicht die Auswurfleistung des Herzens zur Deckung des Sauerstoffbedarfs der Peripherie nicht aus. Die Ätiologie ist vielfältig (Tab. 18.6), in erster Linie sind chronische Druckbelastung (arterielle Hypertonie), chronische Volumenbelastung (Mitralinsuffizienz) oder Durchblutungsstörungen des Herzmuskels (koronare Herzkrankheit) auslösende Faktoren einer **chronischen Herzinsuffizienz**, während der Myokardinfarkt am häufigsten für ein **akutes Herzversagen** verantwortlich ist. Auf der Basis anatomischer (Hypertrophie, Dilatation) und biochemisch-elektrischer Störungen (anaerober Stoffwechsel, pH-Abfall, Hemmung von Ca^{2+}-

Freisetzung oder Ca^{2+}-Einstrom) ist die **Kontraktilität** des Herzens vermindert, ein Prozeß, der nur den linken, nur den rechten oder beide Ventrikel erfassen kann.

Um eine adäquate Kontraktilität aufrechtzuerhalten, beantwortet das Herz eine chronische Belastung mit zunehmender **Hypertrophie.** Die größere Muskelmasse begünstigt so die Anpassung der Herzleistung an größere Druck- oder Volumenbelastung. Das Herzzeitvolumen muß also primär noch nicht vermindert sein. Die klinische Symptomatik wird vielmehr durch eine diastolische Dysfunktion bestimmt, da die Hypertrophie mit einer stark eingeschränkten **Relaxation** einhergeht. Die Folge ist eine eingeschränkte Compliance, d. h. bereits eine normale Füllung bedingt hohe linksventrikuläre Drucke (s. Abb. 18.23). Nach der La Place'schen Beziehung besteht daher ein sehr ungünstiges Übersetzungsverhältnis von Muskelspannung in Druck mit einem hohen myokardialen O_2-Verbrauch.

Klinische Hauptkriterien einer Herzinsuffizienz sind anfallsweise nächtliche Atemnot, erhöhter Venendruck und Halsvenenstauung, feuchte Rasselgeräusche, Herzvergrößerung, dritter Herzton und eine Kreislaufzeit über 25 Sekunden. Nebenkriterien sind Knöchelödeme, Lebervergrößerung, nächtlicher Husten, Pleuraerguß, erniedrigte Vitalkapazität und Tachykardie. Die Diagnose Herzinsuffizienz wird gestellt, wenn zwei Hauptkriterien oder ein Haupt- und zwei Nebenkriterien vorliegen (Framingham-Studie). Der Schweregrad der Erkrankung richtet sich nach dem Symptom „Atemnot" (Tab. 18.7): Geht die Herzinsuffizienz überhaupt mit Atemnot einher und wenn ja, erst unter körperlicher Belastung oder bereits in Ruhe?

Die verminderte Belastbarkeit verbunden mit rascher muskulärer Ermüdung ist eine direkte Konsequenz des eingeschränkten Herzzeitvolumens. Es ist also primär noch nicht die Herzauswurfleistung in Ruhe ungenügend, sondern die Anpassungsfähigkeit des Herzzeitvolumens an körperliche Belastung ist beeinträchtigt. Da weniger Blut ausgeworfen wird, werden aufgrund des zunehmenden venösen Rückstroms bei körperlicher Belastung als erste hämodynamische Veränderungen ein Anstieg des LVEDV (normal 110–130 ml) und des LVDEP (normal 5–10 mmHg) registriert. **Bei Vorliegen erhöhter Füllungsdrucke wird daher in jedem Falle von einer Herzinsuffizienz gesprochen.** Durch die zunehmende Dilatation der Herzkammern, die im Frühstadium über den Frank-Starling-Mechanismus noch eine Steigerung des Schlagvolumens ermöglicht, wird die Vorlast-Reserve schließlich erschöpft (s. Abb. 18.26). Unter diesen Bedingungen sind die Ventrikelfunktionskurven (die Beziehung zwischen LVEDP und linksventrikulärer Schlagarbeit, s. Abb. 18.27, links) abgeflacht und nach rechts verschoben. Diagnostisch wichtigster Parameter ist die Auswurffraktion, die normalerweise 50–70 % beträgt; sie kann im Extremfall bis auf Werte unter 20 % abnehmen.

Tabelle 18.6: Ursachen der Linksherzinsuffizienz

- **Erhöhte Druckbelastung:** arterielle Hypertonie, Aortenstenose
- **Erhöhte Volumenbelastung:** Mitralinsuffizienz, AV-Shunts
- **Eingeschränkte ventrikuläre Füllung:** Mitralstenose, konstriktive Perikarditis
- **Kardiomyopathien:** primär (dilatativ, hypertroph), sekundär (toxisch, metabolisch, endokrin)
- **Verlust kontraktionsfähigen Myokards:** koronare Herzkrankheit, Myokardinfarkt, Aneurysmen

Tabelle 18.7: Klassifizierung der Herzinsuffizienz nach der New York Heart Association (NYHA)

Stadium	Symptomatik
Stadium I	keine Atemnot (weder in Ruhe noch unter Belastung)
Stadium II	Atemnot bei mittelschwerer bis schwerer Belastung
Stadium III	Atemnot bereits bei geringer alltäglicher Belastung
Stadium IV	Atemnot bereits unter Ruhebedingungen

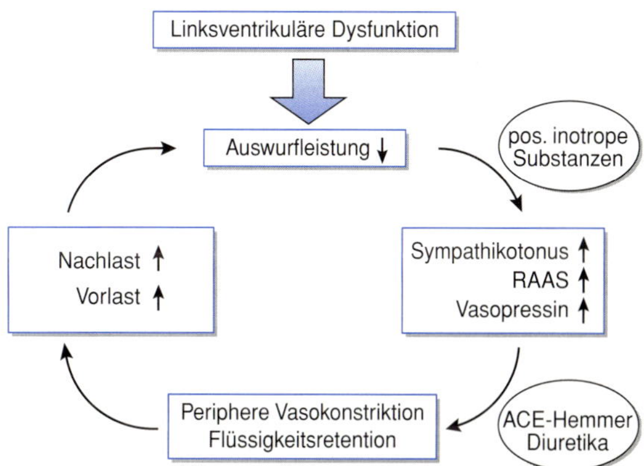

Abb. 18.26 Circulus vitiosus bei verminderter kardialer Auswurfleistung. Neurohumorale Gegenregulationen als Folge einer verminderten Auswurfleistung des linken Ventrikels (Stimulierung des Sympathikus und des Renin-Angiotensin-Aldosteron-Systems [RAAS] sowie Vasopressin-Ausschüttung) erhöhen Vor- und Nachlast und schränken dadurch die Auswurfleistung weiter ein. Die Pharmakotherapie der Herzinsuffizienz zielt daher primär darauf ab, diesen **Circulus vitiosus** zu **durchbrechen.** Dazu zählen ACE-Hemmer, Diuretika und Aldosteron-Antagonisten, bei ausgeprägter pulmonaler Stauungssymptomatik auch organische Nitrate. Der (ältere) therapeutische Ansatz, die verminderte Auswurfleistung durch positiv inotrope Substanzen per se zu verbessern, ist heute in seiner Bedeutung eingeschränkt.

In dieser Situation versucht der Organismus über neurohumorale Reflexmechanismen gegenzusteuern, die aber – wenn nicht therapeutisch eingegriffen wird – in Form einer Rückkopplung (**Circulus vitiosus**) die Symptomatik verschärfen (Abb. 18.26):

Sympathikusaktivierung

Infolge verminderter O_2-Spannung im Blut und Abfall des mittleren arteriellen Blutdrucks werden die Chemo- und Barorezeptoren erregt. Die dadurch reflektorisch hervorgerufene Sympathikusaktivierung kann über eine Steigerung der Herzfrequenz und der Kontraktilität noch über längere Zeit zumindest in körperlicher Ruhe ein gefährliches Absinken des Herzzeitvolumens verhindern. Die über α-Adrenozeptoren vermittelte Erhöhung des Gefäßtonus steigert den venösen Rückstrom zum Herzen und trägt zu einer weiteren Erhöhung des ventrikulären Füllungsdruckes, aber auch zur Dilatation des Herzens bei (**Steigerung der Vorlast**). Die stark erhöhte Wandspannung sowie der Frequenzanstieg bewirken einen unverhältnismäßig hohen Anstieg des myokardialen O_2-Verbrauchs. Zusätzlich schränkt der durch den gesteigerten Sympathikotonus erhöhte periphere Gefäßwiderstand das Schlagvolumen über eine **Steigerung der Nachlast** weiter ein. Das insuffiziente Herz hat nämlich die Fähigkeit, sein Schlagvolumen bei Änderung der Nachlast konstant zu halten, weitgehend verloren (s. a. Abb. 18.27, rechts).

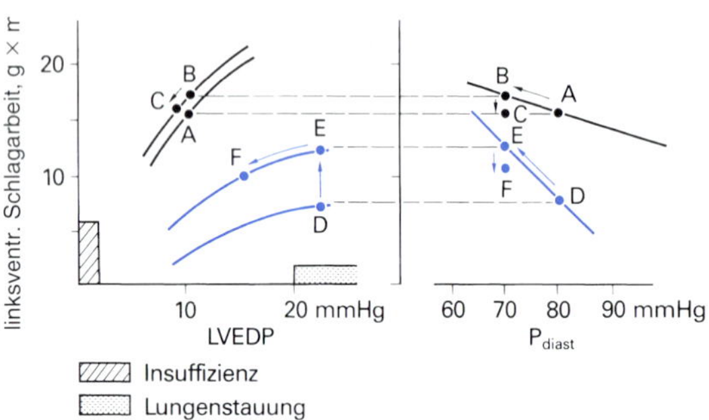

Abb. 18.27 Einfluß der Nachlast auf die Ventrikelfunktionskurven. Gezeigt ist die Beziehung zwischen Schlagvolumen (dargestellt als linksventrikuläre Schlagarbeit, g × m) und LVEDP (links) und diastolischem Aortendruck (P_{diast}, rechts). Das **gesunde Herz** (schwarze Kurven), mit enddiastolischen Druckwerten < 12 mmHg, zeigt steil ansteigende Ventrikelfunktionskurven (linke Seite). Geringe Änderungen im Füllungsdruck sind in diesem Bereich mit ausgeprägten Veränderungen im Schlagvolumen verbunden (Frank-Starling-Mechanismus). Das Schlagvolumen ist ferner unabhängig von Veränderungen der Nachlast. Bei Reduktion der Nachlast (z. B. Abfall von P_{diast} durch Vasodilatantien) steigt das Schlagvolumen initial zwar leicht an (A → B); die dadurch verminderte Füllung reduziert aber die Vorlast, so daß das Schlagvolumen über das Wirksamwerden des Frank-Starling-Mechanismus wieder annähernd den Ausgangswert erreicht (B → C). Am **insuffizienten Herzen** (blaue Kurven), mit enddiastolischen Drucken ≫12 mmHg, ist die Ventrikelfunktionskurve nach rechts verschoben und stark abgeflacht (linke Seite). Das Schlagvolumen wird jetzt bereits durch geringe Änderungen der Nachlast hochgradig beeinflußt. Eine Reduktion von P_{diast} durch dieselben Vasodilatantien kann nun das Schlagvolumen deutlich steigern (D → E). Dadurch nimmt über eine bessere linksventrikuläre Entleerung der LVEDP ab (E → F). Aufgrund des flachen Verlaufs der Ventrikelfunktionskurve am insuffizienten Herzen wird dadurch das verbesserte Schlagvolumen nur mehr geringfügig beeinträchtigt. Eine Versteilerung und Linksverschiebung der Ventrikelfunktionskurven am insuffizienten Herzen wird gleichermaßen durch positiv inotrop wirkende Substanzen hervorgerufen (modifiziert nach Schlant, R. C./Alexander, R. W./V. Fuster: „Hurst's The Heart" (9th ed) McGraw-Hill, New York 1998).

Aktivierung des Renin-Angiotensin-Aldosteron-Systems (RAAS)

Abnahme der Herzauswurfleistung und Steigerung des Sympathikotonus führen zu einer Umverteilung in der Organdurchblutung im Sinne einer Zentralisation, wobei vor allem Hautdurchblutung (Hitzeintoleranz) und Nierendurchblutung stark abnehmen. Der verminderte effektive Filtrationsdruck in den Glomeruli stimuliert die Reninsekretion. Das unter dem Einfluß von Renin und Konversionsenzym gebildete **Angiotensin II** wirkt

1. als potenter Vasokonstriktor (mit der Konsequenz einer weiteren Erhöhung von Vor- und Nachlast des Herzens),
2. als Wachstumsfaktor (fördert die Zellproliferation und begünstigt die Herzhypertrophie **per se**),
3. als Stimulator der Aldosteronfreisetzung (sekundärer Aldosteronismus). Die dadurch hervorgerufene Zunahme der extrazellulären Flüssigkeit bewirkt zunächst über eine Vermehrung des strömenden Plasmavolumens ebenfalls einen verstärkten venösen Rückstrom und damit eine Aktivierung des Frank-Starling-Mechanismus.

Aufgrund der Vorhofdehnung vermehrt gebildetes **atriales natriuretisches Peptid (ANP)** steigert die renale Salz- und Wasserausscheidung und kann den Wirkungen von Angiotensin II anfänglich noch entgegenwirken. Im späteren Stadium einer Insuffizienz ist das aktivierte RAA-System aber wesentlich am Auftreten hydrostatischer Ödeme mitbeteiligt.

Freisetzung von Vasopressin (ADH)

Hypotension führt zu einer reflektorischen Freisetzung von **Vasopressin**, dem antidiuretischen Hormon (ADH, s. S. 686). Die Folge ist auch hier eine gesteigerte renale Wasserretention sowie eine Erhöhung des peripheren Gefäßwiderstandes.

Der durch die beschriebenen Gegenregulationen bedingte progressive Anstieg der enddiastolischen Füllungsdrucke setzt sich über die Vorhöfe auf die zuführenden Venensysteme fort. Es kommt daher bei Linksherzversagen zu Stauungen im Lungenkreislauf und bei Rechtsherzversagen zu Stauungen im großen Kreislauf. Überschreitet der hydrostatische Druck im venösen

Schenkel der Kapillarstrombahn den kolloidosmotischen Druck, dann nimmt die Rückresorption des kapillären Filtrates ab (Ödembildung) und die Diffusionsstrecke für Sauerstoff zu. In der Lunge behindert das Ödem den Gasaustausch.

18.2.3 Pharmakotherapie der Herzinsuffizienz

Ziele der Therapie sind eine Erhöhung des Herzminutenvolumens über das linksventrikuläre Schlagvolumen (Normalisierung der Auswurffraktion) und eine Beseitigung der Stauungssymptomatik. Dafür gibt es vier pharmakologische Ansatzpunkte:

1. **Senkung von Vor- und Nachlast:** Die **Ventrikelfunktionskurven**, definiert als die Beziehung zwischen linksventrikulärer Schlagarbeit und LVEDP, sind am insuffizienten Herzen abgeflacht und stark nach rechts verschoben (Abb. 18.27). Ein verminderter venöser Rückstrom zum Herzen durch eine Dilatation der Kapazitätsgefäße resultiert in einer **Vorlastsenkung**. Sie ist mit einem Rückgang der linksventrikulären Füllung und damit auch der Stauungssymptomatik im Lungenkreislauf (des Lungenödems) verbunden. Eine **Nachlastsenkung** wird durch Dilatation der Widerstandsgefäße erreicht. Bei flach verlaufender Ventrikelfunktionskurve und stark erhöhtem LVEDP geht eine Nachlastsenkung mit einer signifikanten Zunahme des Schlagvolumens einher. Die Ventrikelfunktionskurve des insuffizienten Herzens wird versteilert und nach links verschoben (Abb. 18.27). Die verbesserte Auswurffraktion führt über eine Verminderung des LVEDV daher auch sehr rasch zu einer Normalisierung des pathologisch erhöhten LVEDP. In der Behandlung der Herzinsuffizienz eingesetzte Vasodilatantien sind ACE-Hemmer, die Vor- und Nachlast senken, und Nitrovasodilatatoren, die zum überwiegenden Teil die Vorlast senken.
2. **Positiv inotrope Substanzen:** Wie die ACE-Hemmer führen auch positiv inotrope Substanzen zu einer Linksverschiebung und insbesondere zu einer Versteilerung der Ventrikelfunktionskurven und damit zu einer Verbesserung von Auswurffraktion und pathologisch erhöhtem LVEDP. Bevor der günstige Effekt einer Nachlastsenkung erkannt wurde, galt ein positiv inotroper Effekt, wie der der Herzglykoside, als dominierendes therapeutisches Prinzip in der Therapie einer Herzinsuffizienz.
3. **Diuretika:** Sie dienen in erster Linie der Reduzierung des zirkulierenden Blutvolumens, um eine Stauungssymptomatik zu beseitigen. Bei Vorliegen eines Hyperaldosteronismus (als Folge einer verminderten Nierendurchblutung) kann zusätzlich der Aldosteron-Antagonist Spironolacton indiziert sein. Die mit der Reduzierung des Blutvolumens verbundene Senkung der linksventrikulären Füllung trägt ebenfalls über eine verminderte Vorlast zu einer Entlastung des Herzens bei. Schleifendiuretika senken zusätzlich den Tonus der Kapazitätsgefäße. Beim akuten Lungenödem handelt es sich dabei um den entscheidenden therapeutischen Effekt, denn es wird dadurch bereits vor Einsetzen der Diurese eine Flüssigkeitsverschiebung aus der Lunge in das venöse System hervorgerufen und der linksventrikuläre Füllungsdruck gesenkt.
4. **Blockade der β-Adrenozeptoren:** Bis vor wenigen Jahren waren β-Adrenozeptor-Antagonisten in der Behandlung der Herzinsuffizienz wegen ihrer negativ inotropen Wirkung kontraindiziert. Zwischenzeitlich hat man aber erkannt, daß sich bei klinisch stabilen Patienten ihr Einsatz bewährt, wobei die günstige Wirkung der β-Adrenozeptor-Antagonisten auf die Frequenzreduktion zurückgeführt wird, die als Ausdruck einer reaktiven sympathiko-adrenergen Überstimulation zu interpretieren ist. Die β-Adrenozeptor-Antagonisten durchbrechen somit den in Abb. 18.26 beschriebenen Circulus vitiosus. Bei schweren Formen einer Herzinsuffizienz, wo auch in Ruhe ein mit dem Leben zu vereinbarendes Herzminutenvolumen nur über eine stark erhöhte Herzfrequenz aufrechterhalten werden kann (dekompensierte Herzinsuffizienz), sind β-Adrenozeptor-Antagonisten aber kontraindiziert.

18.2.4 Senkung von Vor- und Nachlast

Die linksventrikuläre Schlagarbeit kann über eine **Senkung der Nachlast** gesteigert werden. Während nämlich das gesunde Herz sein Schlagvolumen auch bei ausgeprägten Änderungen der Nachlast konstant hält, ist dem insuffizienten Herzen diese Fähigkeit weitgehend verlorengegangen, so daß nun eine steile inverse Beziehung zwischen linksventrikulärer Schlagarbeit und Nachlast besteht. Eine gleichzeitige **Senkung der Vorlast** wirkt sich günstig auf eine bestehende Stauungssymptomatik aus. Eine Therapie mit Substanzen, die die Nachlast senken, hat aber zwei weitere entscheidende Vorteile:

- Der Circulus vitiosus – Aktivierung von Sympathikus und RAAS bei einer verminderten Herzauswurfleistung – wird durchbrochen (s. Abb. 18.26) und daher die Nachlastsenkung noch zusätzlich verstärkt.
- Die Senkung von Vor- und Nachlast führt nicht nur zu einer markanten Verbesserung der Schlagarbeit, sondern auch – bedingt durch verminderte Wandspannung und Herzfrequenz – zu einem Rückgang des myokardialen O_2-Verbrauches. Der Wirkungsgrad der Herztätigkeit, definiert als der in mechanische Arbeit umgesetzte Bruchteil der gesamten aufgewendeten Energie, wird daher deutlich verbessert.

Hemmstoffe des Angiotensin-Konversions-Enzyms („ACE-Hemmer")

Die systematische Pharmakologie der ACE-Hemmer wird an anderer Stelle besprochen (s. S. 482). ACE-

Hemmer haben sich in der Therapie einer chronischen Herzinsuffizienz gegenüber anderen Vasodilatantien, wie Dihydralazin und α_1-Adrenozeptor-Antagonisten (Prazosin, Doxazosin etc.) aus folgenden Gründen als überlegen erwiesen:

- Dihydralazin, α_1-Adrenozeptor-Antagonisten und Calciumkanalblocker verlieren nach einiger Zeit – u.a. bedingt durch reflektorische Aktivierung des RAAS – an Wirkung. Der spezifische Angriffspunkt der ACE-Hemmer im Sinne einer Blockade der Bildung von Angiotensin II liefert wahrscheinlich die Erklärung dafür, daß unerwünschte Gegenregulationen und Toleranzphänomene mit dieser Substanzgruppe bisher nicht beobachtet wurden. Bei den Calciumkanalblockern ist außerdem deren negativ inotrope Wirkung zu beachten, so daß sie eine bestehende Herzinsuffizienz sogar verschlechtern können (erwünscht ist deren negativ inotroper Effekt hingegen bei der hypertrophen Kardiomyopathie).
- Unter der Wirkung von ACE-Hemmern kommt es zur Normalisierung der Aldosteron- und Vasopressin-Sekretion, da auch letztere durch Angiotensin II stimuliert wird (s. S. 481, Abb. 19.2).
- Der Rückgang des linksventrikulären Füllungsdrukkes unter ACE-Hemmern ist stärker, als es durch die Abnahme von Vor- und Nachlast und die systemische RAAS-Hemmung allein zu erklären wäre. Hier dürfte die Hemmung auch eines **lokalen autokrinen RAAS** (S. 481) zum Tragen kommen. Als Wachstumsfaktor ist im Gewebe gebildetes Angiotensin II nämlich an der Hypertrophie und an fibrosierenden Vorgängen des Myokards beteiligt. ACE-Hemmer wirken demnach über eine Hemmung von systemischem **und** lokalem RAAS einer Linkshypertrophie entgegen. Sie reduzieren dadurch die erhöhte Compliance (s. Abb. 18.23); d. h. im Gegensatz zu direkten Vasodilatantien können sie auch die diastolische Dysfunktion des linken Ventrikels (d. h. eine eingeschränkte **myokardiale Relaxation**) verbessern.

Während der Einstellung mit ACE-Hemmern (z.B. Captopril 12,5 mg/d) müssen die Patienten wegen der Gefahr einer schweren Hypotension streng überwacht werden. Die Dosissteigerung erfolgt gewöhnlich bis auf 50–75 mg/d. Wenn ACE-Hemmer nicht vertragen werden (z.B. quälender Reizhusten), kann stattdessen ein Angiotensin-II-Rezeptor-Antagonist (z.B. Losartan, s. S. 485) zur Anwendung kommen.

Zu den unerwünschten Wirkungen der ACE-Hemmer s. S. 484.

Nitrovasodilatatoren

Bei **akuter** Herzinsuffizienz mit stark dilatiertem Herzen und hochgradiger Stauung im Lungenkreislauf ist eine rasche **Senkung der Vorlast** durch die präferentiell an den Kapazitätsgefäßen angreifenden Nitrovasodilatatoren sinnvoll (deren systematische Pharmakologie wird in Kap. 19, S. 488 besprochen). Sollte sich eine orale oder sublinguale Gabe als nicht ausreichend erweisen, können Nitrovasodilatatoren auch mittels Perfusor oder Tropfenzähler i.v. infundiert werden:

- **Nitroglycerin:** 0,8–2,4 mg alle 5–10 min sublingual; 0,5–6,0 mg/h i.v.
- **Isosorbiddinitrat (ISDN):** 5–10 mg p.o. oder sublingual; 2–10 mg/h i.v.

Bei **chronischer** Herzinsuffizienz ist eine orale Langzeittherapie mit Nitraten nur noch selten indiziert, nämlich bei Kontraindikation oder Unverträglichkeit gegenüber ACE-Hemmern oder Angiotensin-II-Antagonisten. Dabei werden Nitrate mit **Dihydralazin** aus folgenden Gründen kombiniert:

1. Dihydralazin wirkt dilatierend auf die Widerstandsgefäße (s. S. 501), so daß neben der Vorlastsenkung durch die Nitrate auch die notwendige Nachlastsenkung erreicht wird;
2. Dihydralazin bleibt bei Eintreten einer Nitrattoleranz noch wirksam, wenngleich es selbst an Wirksamkeit verliert (s.o.).

18.2.5 Positiv inotrope Substanzen: Allgemeines

Alle zur Zeit therapeutisch verwendeten positiv inotropen Substanzen wirken über eine Zunahme der freien intrazellulären Ca^{2+}-Konzentrationen ($[Ca^{2+}]_i$). Eine Übersicht gibt Abb. 18.28.

Diese Zunahme von $[Ca^{2+}]_i$ kann pharmakologisch über verschiedene Angriffspunkte erreicht werden:

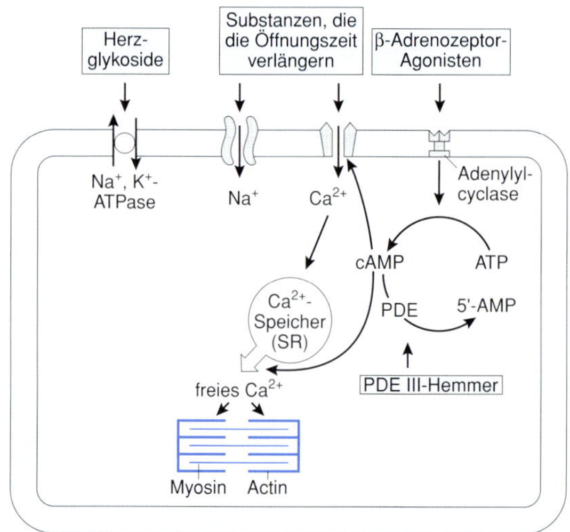

Abb. 18.28 Übersicht über Angriffspunkte positiv inotrop wirkender Pharmaka an der Myokardzelle. Die gemeinsame Endstrecke aller Substanzgruppen ist eine Erhöhung der intrazellulären Konzentration an freiem Ca^{2+} ($[Ca^{2+}]_i$).

Hemmung der Na^+,K^+-aktivierbaren ATPase

Bindung der Herzglykoside an die in den extrazellulären Raum ragende α-Untereinheit der Na^+,K^+-ATPase ist mit einer Hemmung der Enzymaktivität und daher mit einem verminderten aktiven Auswärtstransport von Na^+ und Einwärtstransport von K^+ verbunden (s. Abb. 18.21). Hohes extrazelluläres K^+ hemmt die Glykosidbindung, worin auch der günstige Effekt einer K^+-Zufuhr bei bestehender Hypokaliämie im Rahmen einer Herzglykosidintoxikation eine Erklärung findet. Die Beantwortung der Frage, wie eine Hemmung der sarcolemmalen Na^+,K^+-ATPase eine Zunahme der intrazellulären Ca^{2+}-Konzentration während der Systole und damit einen positiv inotropen Effekt bewirken kann, basiert auf der Existenz eines, von den schnellen Na^+-Kanälen unabhängigen, Na^+, Ca^{2+}-Austauschmechanismus, der im Austausch mit Na^+ einen transsarcolemmalen Ca^{2+}-Transport vermittelt. Die treibende Kraft ist der elektrochemische Na^+-Gradient. Jeder Anstieg der intrazellulären Konzentration von Na^+ (z.B. als Folge einer Hemmung der Na^+,K^+-ATPase) bewirkt daher einen verminderten Auswärtstransport von Ca^{2+}. Unter der Einwirkung therapeutischer Konzentrationen von Herzglykosiden an isolierten Herzmuskelfasern konnte mit Na^+-sensitiven intrazellulären Mikroelektroden eine strenge Korrelation zwischen dem Anstieg von intrazellulärem Na^+ und der entwickelten Spannung gezeigt werden. Da eine ebenso gute **Korrelation zwischen dem durch Herzglykoside hervorgerufenen Anstieg von $[Ca^{2+}]_i$ und der entwickelten Spannung** besteht (s. Abb. 18.30), gilt folgendes Modell der positiv inotropen Wirkung der Herzglykoside als wahrscheinlich:

Na^+-Pumpe $\downarrow \rightarrow [Na^+]_i \uparrow \rightarrow Na^+$-$Ca^{2+}$-Austausch $\downarrow \rightarrow [Ca^{2+}]_i \uparrow \rightarrow$ Kontraktilität$\uparrow$

Verlängerung der Öffnungszeiten der Na^+-Kanäle

Eine spezifische Wirkung auf die Aktivierung bzw. Öffnungszeiten der schnellen Na^+-Kanäle wird für den Mechanismus der toxischen Wirkung bestimmter Veratrum-Alkaloide, des Aconitins und verschiedener Toxine (Batrachotoxin, Grayanotoxin, Seeanemonentoxine, Skorpiontoxine und Korallentoxin, s. S. 1107f.) angenommen. Die Verstärkung des Na^+-Einstroms löst eine ähnliche Kette von Reaktionen aus wie eine Hemmung der Na^+,K^+-ATPase. Zum Unterschied von der ATPase-Hemmung kommt es jedoch zu deutlichen Rückwirkungen auf das Aktionspotential im Sinne einer Verzögerung der Repolarisation und damit Verlängerung der Refraktärzeiten.

Zunahme des intrazellulären cAMP

Durch eine rezeptorvermittelte Stimulierung der Adenylylcyclase (z.B. durch β-Adrenozeptor-Agonisten) kann die Bildung von cAMP gesteigert werden. Eine intrazelluläre Akkumulation von cAMP bewirkt über eine Aktivierung der cAMP-abhängigen Proteinkinase A schließlich eine Phosphorylierung spannungsabhängiger Ca^{2+}-Kanäle (Abb. 18.28), die für eine Zunahme des Ca^{2+}-Einwärtsstroms verantwortlich ist. Dadurch wird die Ca^{2+}-abhängige Ca^{2+}-Freisetzung aus dem sarcoplasmatischen Reticulum verstärkt; cAMP beschleunigt aber auch über eine vermehrte intrazelluläre Sequestrierung von Ca^{2+} die Erschlaffung der kontraktilen Elemente, so daß der Anteil der Diastolendauer an der Gesamtherzaktion verlängert wird (positiv lusitrope Wirkung). Auf diese Weise sind trotz gleichzeitiger Frequenzsteigerung (durch β-Adrenozeptor-Agonisten) noch eine ausreichende Blutfüllung und Durchblutung der Ventrikel in der Diastole gewährleistet.

Hemmstoffe der Phosphodiesterase III (von dem Enzym gibt es fünf Isoformen) verlangsamen den Abbau von cAMP. Mit **Amrinon**[1], **Milrinon**[2] und **Enoximon**[3] befinden sich derartige Wirkstoffe im Handel. Wegen schwerer unerwünschter Wirkungen (Progredienz der linksventrikulären Dysfunktion, Arrhythmien, Thrombocytopenie) ist ihr Einsatz nur der kurzzeitigen Therapie schwerer Formen von Herzinsuffizienz, die sich gegen andere medikamentöse Maßnahmen als refraktär erwiesen haben, vorbehalten.

Aktivierung der langsamen Ca^{2+}-Kanäle unabhängig vom cAMP

Die positiv inotrope Wirkung einiger den Calciumkanalblockern der Dihydropyridinreihe chemisch verwandter Substanzen (z.B. BAY k 8644) ist auf eine Zunahme der Öffnungsdauer der langsamen, spannungsabhängigen Ca^{2+}-Kanäle zurückzuführen, weshalb sie auch als „Calciumagonisten“ bezeichnet werden. Diese Verbindungen sind aber auch potente Vasokonstriktoren (inklusive der Koronargefäße), was die in sie gesetzten Erwartungen zur Behandlung der Herzinsuffizienz stark reduzierte. Calciumagonisten, die selektiv auf das Myokard wirken, sind bisher keine bekannt.

18.2.6 Positiv inotrope Substanzen: Herzglykoside

Die Herzglykoside umfassen eine große Gruppe von Verbindungen pflanzlicher Herkunft. Heute werden nur mehr zwei Stoffe klinisch verwendet: **Digitoxin** und **Digoxin**, die wesentlichen Inhaltsstoffe von *Digitalis purpurea* (roter Fingerhut) und *Digitalis lanata* (wolliger Fingerhut). Die in *Strophanthus gratus*, einer afrikanischen Buschpflanze (Inhaltsstoff: Strophanthin), *Nerium oleander* (Rosenlorbeer), *Adonis vernalis* (Frühlingsteufelsauge) und *Urginea maritima* (Meerzwiebel) enthaltenen Herzglykoside und auch andere Glycoside aus *D. purpurea* und *D. lanata* sind aufgrund mangeln-

[1] Wincoram®
[2] Corotrop®
[3] Perfan®

der und daher schwankender enteraler Resorption therapeutisch bedeutungslos. Die Herzwirkung von *Digitalis purpurea* wurde bereits im Jahre 1785 vom englischen Arzt W. Withering eingehend beschrieben, wobei er vor allem in seiner berühmten Schrift „An Account of the Foxglove and Some of its Medical Uses" erste exakte Dosierungsschemata ausgearbeitet hat.

Herzglykoside setzen sich aus einem Aglycon (Genin) mit Steroidstruktur und aus drei in der Natur selten vorkommenden Desoxyzuckern in glykosidischer Verknüpfung zusammen (Abb. 18.29). Bei den halbsynthetischen Digoxinen wird durch Abschwächung der Polarität (Acetylierung bzw. Methylierung von OH-Gruppen an den endständigen Zuckern) eine geringe Erhöhung der enteralen Resorbierbarkeit erreicht.

Pharmakodynamik

Die oben beschriebene Hemmung der Na^+,K^+-ATPase durch Herzglykoside ist nicht nur für deren positiv inotrope Wirkung verantwortlich, sondern führt auch zu charakteristischen elektrophysiologischen Veränderungen am Herzen.

Positiv inotrope Wirkung

An Patienten mit Herzinsuffizienz bewirken Herzglykoside über eine Steigerung von Schlagarbeit und Herzminutenvolumen einen Rückgang der Symptomatik. Durch die erhöhte Pumpleistung werden auch die für den reflektorisch erhöhten Sympathikotonus verantwortlichen Stimuli eliminiert, woraus eine weitgehende Normalisierung der Herzfrequenz und des Tonus der Widerstands- und Kapazitätsgefäße resultiert. Die Folge sind Verminderung der Vor- und Nachlast, der Herzgröße und auch des myokardialen O_2-Verbrauchs. Die erhöhte renale Durchblutung führt zu einer Drosselung der Reninproduktion; die daraus resultierende Ödemausschwemmung führt zu einer weiteren Reduktion der Vorlast und beseitigt die Gefahr eines Lungenödems.

R_1	R_2	intern. Freiname	Handelsname
H	H	Digoxin	Lanicor®
H	CH_3CO	α-Acetyl-Digoxin	Lanatilin®
CH_3CO	H	β-Acetyl-Digoxin	Novodigal®
CH_3	H	β-Methyl-Digoxin	Lanitop®

Abb. 18.29 Digoxin und seine Derivate. Digitoxin (Digimerck® etc.) unterscheidet sich vom Digoxin durch das Fehlen der blau gekennzeichneten OH-Gruppe am Genin. Die besondere sterische Verknüpfung der einzelnen Glieder des Ringsystems (cis-trans-cis) ergibt räumlich eine Sesselform. Dadurch unterscheiden sich die Genine der Herzglykoside von anders verknüpften Steranderivaten, z.B. den Steroidhormonen, Gallensäuren und Calciferolen.

Elektrophysiologische Wirkungen am Herzen

Mikroelektrodenstudien an isolierten Purkinjefasern zeigen eine charakteristische Progredienz von Rhythmusstörungen (Abb. 18.30):

1. Verkürzung des AP. Eine Erklärung dafür liegt in der Erhöhung der intrazellulären Ca^{2+}-Konzentration, die die Inaktivierung des Ca^{2+}-Kanals beschleunigt (Verkürzung der Plateauphase). Diskutiert werden auch eigene (repolarisierende) K^+-Kanäle, die durch hohes intrazelluläres Na^+, aber auch Ca^{2+}, aktiviert werden.
2. Die unter 1. genannten Änderungen des AP gehen klinisch noch nicht mit Zeichen einer Intoxikation einher, höhere Digitaliskonzentrationen wirken aber durch Hemmung der Na^+,K^+-ATPase toxisch. Mit zunehmender Hemmung kommt es zum intrazellulären K^+-Verlust und Na^+-Anstieg. Die Folge sind sowohl ein vermindertes (weniger negatives) maximales diastolisches Potential als auch ein Steilerwerden der diastolischen Depolarisation (Phase 4), womit auch die Automatie der Zelle gesteigert ist. Aufgrund der partiellen Depolarisation und der Anreicherung von Na^+ in der Zelle, ist die Na^+-Leitfähigkeit und damit auch die Erregungsleitungsgeschwin-

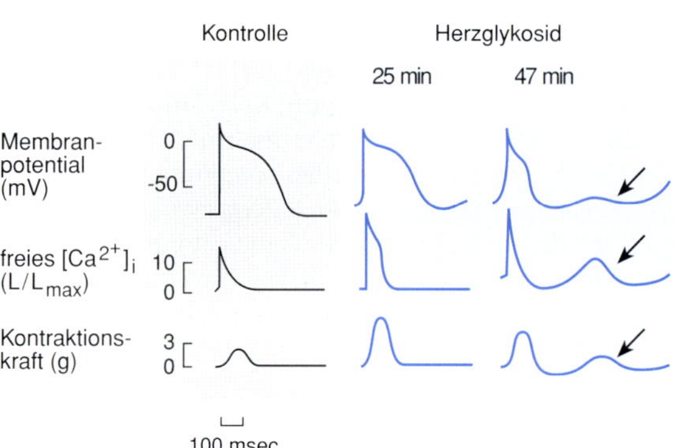

Abb. 18.30 Wirkung eines Herzglykosids auf Aktionspotential (AP), $[Ca^{2+}]_i$ und Kontraktion. Die Messungen wurden an einer isolierten Purkinjezelle des Hundes vorgenommen. Die **oberen Kurven** zeigen ein AP unter Kontrollbedingungen sowie Aktionspotentiale nach Zugabe des Glykosids, und zwar in einer frühen Phase von 25 min (mit Veränderungen, die auch im therapeutischen Dosisbereich auftreten) und in einer späten Phase von 47 min (mit Veränderungen, die im Rahmen einer Intoxikation auftreten). Die Messung des zeitlichen Verlaufes von $[Ca^{2+}]_i$ **(mittlere Kurven)** erfolgte durch Lichtemission des Ca^{2+}-bindenden Proteins Aequorin (relativ zur maximal möglichen Emission L/L_{max}). Die **unteren Kurven** zeigen die durch das Aktionspotential ausgelösten Kontraktionen. Die frühe Phase der Glykosidwirkung (25 min) ist durch eine Verkürzung des AP (mit gleichzeitigem Steilerwerden der Phase 4) sowie eine deutliche Zunahme von $[Ca^{2+}]_i$ und der Kontraktionskraft charakterisiert. Die späte, toxische Phase (47 min) zeigt dieselben, aber wesentlich ausgeprägteren Effekte auf das AP, zusätzlich aber ein spätes Nachpotential mit Nachkontraktion, bedingt durch eine transiente Zunahme von $[Ca^{2+}]_i$ (modifiziert nach W. G. Wier und P. Hess, J. Gen. Physiol. **83**, 395–415, 1984).

digkeit stark vermindert. Die Gefahr kreisender Erregungen (s. S. 437) wird dadurch erhöht.

3. Eine weiter fortschreitende Digitalistoxizität ist Folge einer Ca^{2+}-Überladung des sarcoplasmatischen Reticulums, die sich in Form oszillatorischer Freisetzung und Wiederaufnahme von Ca^{2+} äußert. Diese oszillatorischen Schwankungen von $[Ca^{2+}]_i$ verursachen transiente Einwärtsströme, die in späten Nachpotentialen resultieren (s. S. 437 und Pfeile in Abb. 18.30). Sofern sie das Schwellenpotential überschreiten, können sie sich als mit normalen Erregungen gekoppelte Extrasystolen bemerkbar machen. Im EKG ist eine Bigeminie zu erkennen (Abb. 18.31). Andererseits können diese Einwärtsströme ab einer bestimmten Größe ebenfalls zu einer sich selbst erhaltenden Arrhythmie (ventrikuläre Tachykardie) führen, die leicht in Kammerflimmern übergehen kann.

Tab. 18.8 gibt einen Überblick über die klinisch relevanten elektrophysiologischen Effekte der Herzglykoside und die damit verbundenen EKG-Veränderungen.

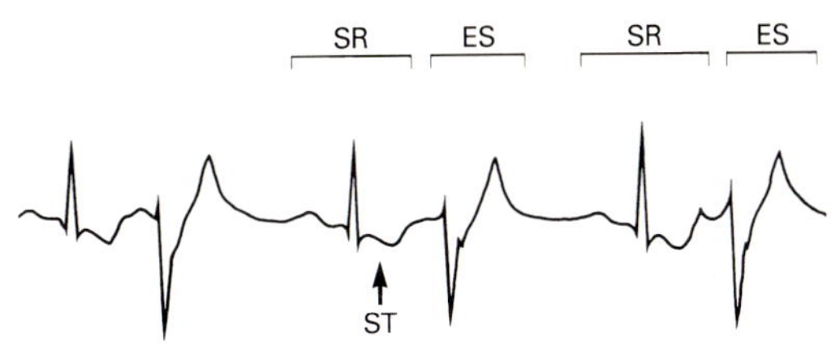

Abb. 18.31 EKG einer durch Digitalis hervorgerufenen Bigeminie. Ableitung V6. Auf jeden durch einen normalen Sinusrhythmus (SR) hervorgerufenen Schlag folgt eine mit diesem gekoppelte Extrasystole (ES) als EKG-Manifestation der in Abb. 18.8 gezeigten späten Nachdepolarisationen. Eine Senkung der ST-Strecke ist ebenfalls zu erkennen (aus Goldman, M. J.: Principles of Clinical Electrocardiography, 12th ed., Lange 1986).

Extrakardiale Wirkungen

Durch **Hemmung der Na^+,K^+-ATPase** wirken Herzglykoside auch depolarisierend an anderen erregbaren Geweben. Vor allem die Beeinflussung von Sympathikus und Parasympathikus macht sich bereits im therapeutischen Dosisbereich bemerkbar.

Über eine Erregung zentraler Vaguskerne und eine gesteigerte Empfindlichkeit der Barorezeptoren wird der Tonus des **Parasympathikus** verstärkt und der des **Sympathikus** vermindert. Erst im toxischen Dosisbereich kann auch der Sympathikotonus erhöht werden, wobei eine zusätzliche Catecholamin-Freisetzung noch verstärkend wirkt.

Die Abschwächung der Sympathikuswirkung durch Herzglykoside im therapeutischen Dosisbereich läßt sich daher nicht nur mit einer Verbesserung der Pumpfunktion des Herzens erklären, sondern ist auch Folge eines direkten (extrakardialen) Effektes der Herzglykoside auf das vegetative Nervensystem. Deshalb ist die These nicht ganz von der Hand zu weisen, daß der eigentliche therapeutische Mechanismus dieser Substanzgruppe weniger in deren inotroper Wirkung, als vielmehr in einer Nachlastsenkung, d. h. in einer Durchbrechung des durch die verminderte Auswurfleistung des Herzens ausgelösten **Circulus vitiosus** beruht.

Die Folgen depolarisierender Wirkungen an erregbaren (neuronalen und nichtneuronalen) Geweben signalisieren bereits eine Glykosidüberdosierung: **Nausea und Erbrechen** durch Erregung der Chemorezeptoren-Triggerzone in der Area postrema; **Desorientiertheit, Halluzinationen** und – besonders bei älteren Patienten – **Störungen des Farbsehens**; schwere und schmerzhafte **Diarrhöen** (Erregung der Darmmuskulatur und Hemmung der aktiven Na^+- und Wasserresorption). An glatten Gefäßmuskeln wird die Spontanaktivität erhöht, wobei ein Anstieg der intrazellulären Ca^{2+}-Konzentration ebenfalls zur Tonussteigerung beitragen dürfte. An Patienten resultiert als Nettoeffekt allerdings eine Abnahme des Gefäßtonus, bedingt durch Abnahme des Sympathikotonus (s. o.).

Indirekte Herzwirkungen

Durch die Erregung der Vaguskerne, die sich bereits bei einem sehr niedrigen Glykosid-Plasmaspiegel manifestiert, kommt es zu Frequenzabnahme, Verlängerung der AV-Überleitungszeit und Begünstigung von Vorhofflattern und Vorhofflimmern (begründet in einer Verkürzung der absoluten Refraktärzeit, die durch die

Tabelle 18.8: Elektrophysiologische Wirkungen der Herzglykoside mit klinischer Manifestation

	Wirkung	Lokalisation
Direkt	erhöhte ektope Automatie **EKG:** Vorhofflimmern, Extrasystolen (Bigeminie), Kammertachykardie, Kammerflimmern	Vorhof, Purkinje-System, Ventrikel
Indirekt (Vagusaktivierung)	Bradykardie Verkürzung der Refraktärzeit verminderte Leitungsgeschwindigkeit **EKG:** Verlängerung der PQ-Zeit	Sinusknoten Vorhof AV-Knoten

direkten und indirekten Wirkungen der Herzglykoside synergistisch beeinflußt wird). Aber obwohl Herzglykoside Vorhofflimmern begünstigen, können sie – durch Erhöhung der Siebfunktion des AV-Knotens – die Kammern vor supraventrikulären Tachykardien schützen und werden deswegen zur **Behandlung** tachykarder supraventikulärer Rhythmusstörungen verwendet (s. S. 448). Am Ventrikelmyokard spielen die indirekten Effekte der Herzglykoside wegen geringer cholinerger Innervation keine Rolle.

Interaktionen mit K^+, Ca^{2+} und Mg^{2+}

Die extrazellulären Konzentrationen von K^+ und Ca^{2+} (klinisch in Form der jeweiligen Serumspiegel gemessen) beeinflussen die Empfindlichkeit erregbarer Gewebe auf Herzglykoside gegensätzlich. **Hyperkaliämie** vermindert die Rezeptorbindung des Glykosids an die Na^+,K^+-ATPase, während eine **Hypokaliämie** diese begünstigt. Darüber hinaus hat ein Absinken des extrazellulären K^+ auch intrazelluläre K^+-Verluste und damit eine Verminderung der transmembranären K^+-Leitfähigkeit zur Folge, so daß Hypokaliämie ein Steilerwerden der diastolischen Depolarisation begünstigt und die Gefahr heterotoper Automatien zusätzlich erhöht. Umgekehrt bewirkt eine Hyperkaliämie eine Abnahme der diastolischen Depolarisation und verringert damit die Gefahr einer heterotopen Erregungsbildung durch Herzglykoside. Eine **Hypercalciämie** beschleunigt die Überladung der intrazellulären Ca^{2+}-Speicher und erhöht somit die Gefahr einer abnormen, durch Digitalis induzierten Automatie. Denselben Effekt hat eine Erniedrigung der Mg^{2+}-Konzentration. Während einer Digitalistherapie müssen also die Serumspiegel dieser Elektrolyte exakt kontrolliert werden (s. a. S. 534).

Unerwünschte Wirkungen und Toxizität der Herzglykoside

Die Vergiftungssymptomatik umfaßt zu 90 % **Störungen der Herzrhythmik** (bisweilen lebensbedrohend). Gastrointestinale Störungen machen sich bei 50–60 %, neurotoxische bei 10–15 % der Vergiftungen bemerkbar. Die Inzidenz toxischer Reaktionen im Verlauf einer Glykosidtherapie ist mit 5–15 % sehr hoch. Die Ursache liegt in der extrem **geringen therapeutischen Breite von 1,5–2,5** begründet. Schon eine Verdoppelung der Erhaltungsdosis kann daher bei ~ 50 % der Patienten zum Auftreten toxischer Reaktionen führen (Abb. 18.32).

Toxische Glykosidwirkungen werden bei Vorliegen einer **Hypokaliämie** oder einer **Hypercalciämie** verstärkt (s.o.). Eine Hypokaliämie stellt insbesondere bei gleichzeitiger Diuretikatherapie oder gastrointestinalen Störungen, wie Erbrechen und Diarrhöen (die auch digitalisbedingt sein können), eine besonders gefährliche Komplikation dar. Andere, eine Intoxikation prädisponierende Faktoren sind **Myokardhypoxie** und **Niereninsuffizienz** (die zu einer Verlangsamung der renalen Digoxinausscheidung führt).

Kardiotoxische Wirkungen

Es bestehen deutliche Unterschiede im Wirkungsmuster Herzgesunder und Herzkranker. An Herzgesunden (Vergiftungen von Kindern, Suizid, Verbrechen) stehen supraventrikuläre Rhythmusstörungen im Vordergrund (**extreme Bradykardie, Vorhofflimmern, AV-Überleitungsstörungen**). Ektope ventrikuläre Rhythmusstörungen sind dagegen selten. Wegen der hohen Widerstandsfähigkeit des gesunden Herzens sind die Vergiftungen selten tödlich.

Im Gegensatz zum Gesunden stehen beim Herzkranken Kammerrhythmusstörungen alleine oder kombiniert mit AV-Überleitungsstörungen im Vordergrund. Im Rahmen der ventrikulären Arrhythmien dominieren aufgrund der erhöhten ektopen Automatie **Extrasystolen**, die vereinzelt, gehäuft oder in Form einer Bigeminie (s. Abb. 18.31) auftreten können. Gefährlich sind salvenartig einfallende Extrasystolen, besonders aber eine

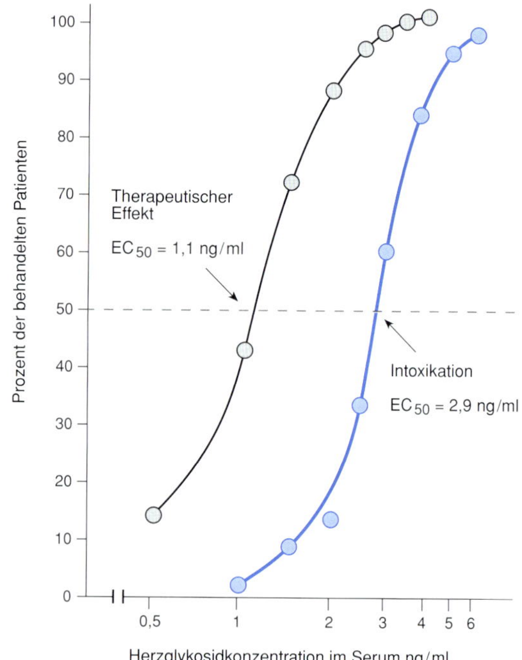

Abb. 18.32 Therapeutische Breite von Digoxin. Es wurden Konzentrations-Wirkungs-Kurven am Kollektiv für therapeutische und toxische Effekte von Digoxin aufgestellt, d. h. auf der Ordinate ist die Anzahl derjenigen Patienten aufgetragen, die bei einer bestimmten Serumkonzentration mit einer therapeutischen (= positiv inotropen) Wirkung (linke Kurve) bzw. toxischen Wirkung (rechte Kurve) reagierten; toxische Wirkungen sind in erster Linie ventrikuläre Tachyarrhythmien. Die therapeutische Breite für Digoxin errechnet sich als Quotient der toxischen zur therapeutischen EC_{50} (modifiziert nach K. Kochsiek et al., Verh. dtsch. Ges. Inn. Med. **83**, 990–992, 1977).

Kammertachykardie, welche sehr leicht in Kammerflimmern übergehen kann. Grundsätzlich kommt am vorgeschädigten Herzen fast jeder Typ einer Herzrhythmusstörung bei Glykosidüberdosierung in Betracht.

Gastrointestinale Störungen

Anorexie, Nausea und Erbrechen sind Frühzeichen einer toxischen Wirkung und eher einer Wirkung auf die Chemorezeptoren-Triggerzone als einer lokalen Reizwirkung im Magen-Darm-Trakt zuzuschreiben. Selten kommt es auch zu schweren und schmerzhaften Durchfällen.

Neurotoxische Reaktionen

Kopfschmerzen, Müdigkeit und Schlaflosigkeit stellen ebenfalls Frühsymptome dar. Bei älteren Patienten mit Atherosklerose sind Verwirrtheitszustände und Halluzinationen beobachtet worden. Typisch für eine Überdosierung sind Störungen des Sehsinns, wie Halo- und Skotombildung und Störungen des Farbsehens (Xanthopsie, Kornblumenphänomene).

Therapie der Herzglykosid-Vergiftung

Entscheidend ist die frühzeitige Diagnose! Leichte Rhythmusstörungen, wie vereinzelte Kammerextrasystolen, AV-Block I. Grades und Vorhofflimmern, erfordern in der Regel nur ein temporäres Absetzen der Medikation, die nach 2–3 Tagen (Digoxin) bzw. 6 Tagen (Digitoxin) mit reduzierter Dosierung wieder aufgenommen werden kann. Rhythmusstörungen, die durch hohe Frequenzen (vor allem Kammertachykardien enden häufig letal) oder durch extreme Bradykardie die Auswurfleistung herabsetzen, erfordern ein aktives therapeutisches Vorgehen:

- **Extreme Sinusbradykardie, Sinusknoten-Stillstand, AV-Block II. und III. Grades:** Atropin (0,5–1 mg) oder Ipratropiumbromid (0,5 mg) i.v.; β-Adrenozeptor-Agonisten (z.B. Isoprenalin) nur bei Asystolie. Ein temporärer Schrittmacher kann erforderlich sein.
- **Ektope Kammerarrhythmien bei gleichzeitiger Hypokaliämie:** K^+-Zufuhr (40–60 mmol pro Tag). Kontraindikation sind AV-Überleitungsstörungen (membranstabilisierende Wirkung von K^+) und Niereninsuffizienz (Gefahr einer Hyperkaliämie).
- **Kammertachykardien:** Lidocain bzw. Phenytoin i.v.; bei besonders schwerwiegenden, lebensbedrohlichen Digitalisvergiftungen kann das Serumkalium zum Diagnosezeitpunkt erhöht sein (bedingt durch hohe Verluste an intrazellulärem Kalium). Unter dieser Bedingung kann durch Antiarrhythmika ein Herzstillstand ausgelöst werden. Aus diesem Grunde eignen sich bei derartigen Patienten eher **Digitalis-Antikörper**[1]. Es handelt sich um digoxinspezifische antigenbindende Fragmente, die aus der IgG-Fraktion mit Digoxin-Serumalbumin-Konjugaten immunisierter Schafe gewonnen werden.

Besonders bei Vergiftungen mit Digitoxin kann zusätzlich versucht werden, die im Darm befindliche Menge (wohin es auch durch den enterohepatischen Kreislauf gelangt, s.u.) durch Adsorptionsmittel wie Aktivkohle (gemeinsam mit Na_2SO_4 als salinischem Laxans) zu verringern. Auch Anionenaustauscher wie Colestyramin (s. S. 622) sind dafür geeignet.

[1] Digitalis-Antidot BM®

Pharmakokinetik

Resorption und Verteilung

Die einzelnen Herzglykoside unterscheiden sich ausschließlich in ihren pharmakokinetischen Eigenschaften. Das Glykosidmolekül (s. Abb. 18.29) enthält neben dem lipophilen Steroidringsystem eine Reihe hydrophiler Strukturen (Lactonring, OH-Gruppen, die Zuckerkomponenten). Die Polarität von Digoxin ist aufgrund einer zusätzlichen OH-Gruppe höher als die von Digitoxin. Die Folge sind unterschiedliche enterale Resorption, Plasmaeiweißbindung und Biotransformation der beiden Glykoside (Tab. 18.9). Aus den halbsynthetischen Methyl- und Acetyldigoxinen entsteht im Organismus sehr rasch Digoxin, bei den acetylierten Derivaten bereits teilweise in der Darmmucosa.

Elimination

Digitoxin wird überwiegend metabolisiert, wobei einer der Metaboliten Digoxin ist. Teilweise unterliegt es einem enterohepatischen Kreislauf, der neben der hohen Plasmaeiweißbindung zu dessen langer Verweildauer im Organismus beiträgt. Hingegen wird **Digoxin** zum größeren Teil unverändert über die Niere ausgeschieden.

Während **Nierenfunktionsstörungen** auf die Dosierung von Digitoxin ohne Einfluß sind, wird die Elimination von Digoxin verlängert. Eine Dosisanpassung kann mittels Datentabellen oder Nomogrammen auf der Basis der Creatininclearance erfolgen (s. S. 95), ein für die Praxis geeignetes Vorgehen ist auch die Orientierung am Plasmaharnstoff.

Tabelle 18.9: Pharmakokinetik der Herzglykoside

	Digitoxin	Digoxin
Bioverfügbarkeit (%)	> 90	70–80
Plasmaproteinbindung (%)	> 90	20–40
Metabolisierter Anteil (%)	> 70	< 30
Plasmahalbwertszeit (h)	144–192	33–36

Dosierung und Auswahl der Herzglykoside

Einen Überblick über Dosierung und therapeutische Plasmaspiegel von Digitoxin und Digoxin gibt Tab. 18.10. Herzglykoside haben im Vergleich zu den meisten anderen heutzutage verwendeten Arzneimitteln eine extrem lange Halbwertszeit. Infolge Kumulation sowie aufgrund der geringen therapeutischen Breite können bei der erforderlichen chronischen Verabreichung toxische Konzentrationen im Herzen daher sehr leicht erreicht werden. Aus diesem Grunde ist eine äußerst vorsichtige Einstellung notwendig, die auf zweierlei Arten vorgenommen wird:

Langsame Sättigung

Die Therapie wird von Anfang an mit der Erhaltungsdosis begonnen, so daß therapeutische Plasmaspiegel erst nach 4–5 Halbwertszeiten erreicht werden. Diese Art der Sättigung ist daher nur für Digoxin sinnvoll, wo die Einstellung nach 7–10 Tagen erreicht ist. Bei Digitoxin wären 4–6 Wochen notwendig.

Schnelle Sättigung

Diese Art der Einstellung wird für Digitoxin vorgenommen. Nach Gabe einer Sättigungsdosis gemäß Tab. 18.10 (s. auch S. 66), aus Vorsicht aber nicht auf einmal, sondern in Form des 2- bis 4fachen der täglichen Erhaltungsdosis werden therapeutische Plasmakonzentrationen nach 2–5 Tagen erreicht. Ab diesem Zeitpunkt wird der Plasmaspiegel mit der Erhaltungsdosis im Gleichgewicht gehalten.

Die praktische Durchführung einer Digitalistherapie orientiert sich aber mehr am Auftreten von Wirkung und Nebenwirkungen als am Verlauf der Plasmaspiegel. Neben Frequenznormalisierung, Rückgang von Herzgröße, Leberstauung und Dyspnoe sowie Einsetzen der Diurese ist insbesondere eine Abnahme der Kammerfrequenz bei Vorhofflimmern bestimmend für den richtigen therapeutischen Dosisbereich. Erste Nebenwirkungen wie Appetitlosigkeit und Übelkeit sind bereits Hinweise, daß die Dosis zurückgenommen werden sollte, auch wenn die angestrebte Sättigungsdosis noch nicht erreicht ist.

Tabelle 18.10: Dosierung und Plasmaspiegel von Digoxin und Digitoxin

	Digoxin	Digitoxin
Mittlere Sättigungsdosis (mg)	0,75–1,5	0,8–1,2
Tägliche orale Erhaltungsdosis (mg)	0,15–0,4	0,07–0,1
Therapeutische Plasmakonzentration (ng/ml)	0,5–2,0	10–35

Tabelle 18.11: Kontraindikationen für Herzglykoside

- ventrikuläre Tachyarrhythmien
- AV-Block II. und III. Grades
- ausgeprägte Hypokaliämie
- frischer Myokardinfarkt
- Hypercalciämie (z. B. bei Hyperparathyreoidismus)
- hypertrophe obstruktive Kardiomyopathie (subvalvuläre Aortenstenose; Therapie mit β-Adrenozeptor-Antagonisten oder Calciumkanalblockern!)

Kontraindikationen und Wechselwirkungen

Neben den **Kontraindikationen** (Tab. 18.11) sind **Wechselwirkungen** mit anderen Arzneimitteln zu beachten: **Diuretika** (Thiazide, Schleifendiuretika) erhöhen die Gefahr einer Hypokaliämie und daher auch einer Digitalisintoxikation; **Chinidin** steigert den Plasmaspiegel von Digoxin durch Verminderung von dessen renaler und extrarenaler Clearance; **Colestyramin** und Antazida vermindern die Resorption von Herzglykosiden. Eine **Hyperthyreose** resultiert in verminderten Plasmaspiegeln von Digoxin.

Wahl des Präparates

Der Vorteil von Digoxin liegt im rascheren Abklingen einer toxischen Wirkung nach Absetzen des Präparates, der Nachteil im raschen Nachlassen des therapeutischen Effekts bei versehentlicher Nichteinnahme. Vorteile des Digitoxins sind seine konstante Bioverfügbarkeit und die weitgehende Unabhängigkeit von der Nierenfunktion; bei alten Patienten mit ungewisser Nierenfunktion wird es deshalb bevorzugt. Im Rahmen einer Intoxikation kann es allerdings Tage dauern, bis ein signifikanter Anteil von Digitoxin aus dem Organismus eliminiert ist.

18.2.7 Positiv inotrope Substanzen: β-Adrenozeptor-Agonisten

Die positiv inotrope Wirkung der β-Adrenozeptor-Agonisten ist stärker als die der Herzglykoside. Ein Nachteil ist aber wegen der beträchtlichen Steigerung des O_2-Verbrauchs ihre positiv chronotrope und dromotrope Wirkung. Wie alle positiv inotropen Pharmaka, welche einen Anstieg des kardialen cAMP-Gehaltes bewirken, sind auch mit β-Adrenozeptor-Agonisten ventrikuläre Tachyarrhythmien leicht auslösbar; der durch Vermittlung von cAMP gesteigerte transmembranäre Ca^{2+}-Einstrom erhöht nämlich die Automatie (s. S. 432), begünstigt aber auch das Auftreten von Slow-Response-Potentialen im Purkinje-System. Eine Ca^{2+}-Überladung der Myokardzellen erhöht das Risiko herdförmiger Herzmuskelnekrosen.

Ein weiteres Problem jeder kontinuierlichen Therapie mit β-Adrenozeptor-Agonisten ist ihr rasch einsetzender Wirkungsverlust aufgrund einer Desensibilisierung der β-Adrenozeptoren. Hinzu kommt, daß im Rahmen einer Herzinsuffizienz die β-Adrenozeptoren aufgrund erhöhter Sympathikusaktivität bereits desensibilisiert sind, und β-Adrenozeptor-Agonisten schon aus diesem Grunde am insuffizienten Herzen schwächer wirksam sind als am gesunden.

Trotzdem gilt eine Infusionsbehandlung mit dem Catecholamin **Dobutamin**[1] als Pharmakotherapie der Wahl bei extremer Einschränkung der Auswurffraktion im Rahmen einer akuten Herzinsuffizienz. Seine positiv inotrope Wirkung ist mit geringerer Frequenzbelastung verbunden als die anderer β-Agonisten. Ein möglicher Grund dafür liegt darin, daß Dobutamin keinen Abfall des peripheren Widerstandes und daher zumindest keinen reflektorisch bedingten Frequenzanstieg hervorruft. Dobutamin wird als Racemat angeboten, wobei das (–)-Enantiomer α_1-agonistisch wirkt, so daß sich die über α_1-Adrenozeptoren vermittelte Vasokonstriktion und die über β_2-Adrenozeptoren vermittelte Vasodilatation weitgehend die Waage halten (Tab. 18.2, s. auch S. 185).

Bei Patienten mit stark eingeschränkter Nierenfunktion oder drohendem Nierenversagen wird hingegen **Dopamin** bevorzugt. Es hat ähnliche kardiale Wirkungen wie Dobutamin, aktiviert aber zusätzlich Dopaminrezeptoren, wodurch die renale und mesenteriale Perfusion gesteigert wird. Zur Pharmakologie von Dopamin (s. S. 181 und S. 185).

Tabelle 18.12: Rezeptoraffinität der Katecholamine

	α_1	β_1	β_2	$D_{1/5}$
Dopamin	+	++	+	+++
Noradrenalin	+++	+++	+	0
Adrenalin	+++	+++	+++	0
Isoprenalin	0	+++	+++	0
Dobutamin	+	++	++	0

18.2.8 Differentialtherapie der Herzinsuffizienz

Eine chronische Herzinsuffizienz (engl. „congestive heart failure") befällt ≈ 1 % der Bevölkerung und zählt zu den häufigsten Ursachen für Krankenhausaufenthalte. Die Fünfjahresmortalität liegt bei 50 %, ist aber bei bestimmten Formen (dilatative Kardiomyopathie) oder zusätzlichen Komplikationen (z.B. Koronarerkrankungen) wesentlich höher. Die Prognose der chronischen Herzinsuffizienz ist somit schlechter als bei den meisten Malignomen. Ihre Behandlung gehört in der ärztlichen Praxis zu den wichtigsten pharmakotherapeutischen Maßnahmen.

[1] Dobutrex®

Herzglykoside standen lange im Zentrum jeder medikamentösen Therapie, obwohl deren Wirksamkeit und Sicherheit seit ihrer Entdeckung, und damit seit 200 Jahren, widersprüchlich diskutiert werden. Sie verbessern zwar Verlauf und Symptomatik der Erkrankung, bewirken aber **wie alle bisher getesteten positiv inotropen Pharmaka** keine Senkung der **Mortalität.** Als offensichtlich für das Herz schonender und sinnvoller hat sich eine Nachlastsenkung mit ACE-Hemmern und damit eine Durchbrechung des durch die verminderte Auswurfleistung gebildeten **Circulus vitiosus** (s. Abb. 18.26) herausgestellt. ACE-Hemmer stellen jedenfalls im Gegensatz zu Herzglykosiden eine Substanzklasse in der Herzinsuffizienz-Therapie dar, bei denen in kontrollierten Studien eine signifikante Senkung der Mortalität gezeigt werden konnte.

Bei gleichzeitig bestehenden supraventrikulären Tachyarrhythmien und bei schweren Formen der Herzinsuffizienz haben Herzglykoside – zusätzlich zu ACE-Hemmern und Diuretika verabreicht – nach wie vor ihre Berechtigung (s.u.). Langfristig vermindern sie dabei zwar nicht die Gesamtmortalität, aber zumindest diejenigen Todesfälle, die auf eine Verschlechterung der Herzinsuffizienz zurückzuführen sind, und die Hospitalisierungsquote (Abb. 18.33).

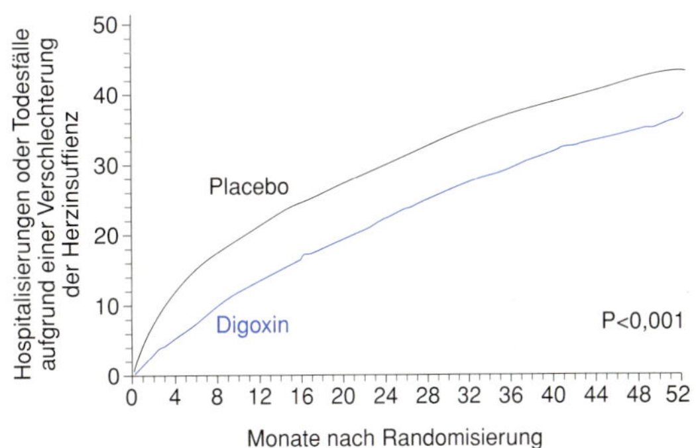

Abb. 18.33 Digoxinbedingte Reduktion von Todesfällen und Hospitalisierung, die auf eine Verschlechterung einer Herzinsuffizienz zurückzuführen sind. Patienten mit chronischer Herzinsuffizienz und einer Basistherapie mit einem ACE-Hemmer und einem Diuretikum, wurden in zwei Gruppen eingeteilt: in 3387 Patienten, die Digoxin, und 2403 Patienten, die Placebo erhielten (aus „The Effect of Digoxin on Mortality and Morbidity in Patients with Heart Failure", N Engl J Med. **336**, 525–533, 1997).

Chronische Herzinsuffizienz

Bei leichten Formen stehen nichtmedikamentöse Maßnahmen im Vordergrund (körperliche Schonung, Gewichtsreduktion, Einschränkung der täglichen Trinkmenge, Na^+-Restriktion). Bei **mittelschweren Verlaufsformen** (NYHA II/III, s. Tab. 18.7) ist zusätzlich eine kombinierte Arzneitherapie mit **ACE-Hemmern und Diuretika** angezeigt, wobei in der Regel mit einem Diuretikum aus der Gruppe der Thiazide begonnen wird. Bei eingeschränkter Nierenfunktion sind Schleifendiuretika indiziert, ansonsten sollten diese aber erst bei ausgeprägten und resistenten Ödemen erwogen werden. Diuretika sind aber zur alleinigen Dauerbehandlung nicht geeignet, da sie auf längere Sicht die anfangs erzielte Besserung (von Ödemen und Atemnot) nicht aufrechterhalten. Der gleichzeitig gegebene ACE-Hemmer wirkt dem ungünstigen Effekt der Diuretika, der Aktivierung des RAA-Systems und damit auch möglichen K^+-Verlusten (die Tachyarrhythmien hervorrufen können, s. Tab. 18.2) entgegen. Die Gabe von K^+-sparenden Diuretika oder von Aldosteron-Antagonisten (Spironolacton) hat bei gleichzeitiger Therapie mit einem ACE-Hemmer zu unterbleiben (Gefahr der Hyperkaliämie!). Die Initialdosis mit ACE-Hemmern muß niedrig gewählt werden, und die Patienten sollten einige Stunden nach Erstgabe überwacht werden, da ACE-Hemmer dann eine gefährliche Hypotonie auslösen können; bei unbehandelter Herzinsuffizienz ist der Kreislauf nämlich stark von Angiotensin II abhängig.

Nur wenn kein Sinusrhythmus vorliegt, sondern eine mit supraventrikulären Tachyarrhythmien (Vorhofflimmern, Vorhofflattern) kombinierte Herzinsuffizienz, wird bei den leichten bis mittelschweren Verlaufsformen zusätzlich ein Herzglykosid verabreicht. Herzglykoside verzögern nämlich die AV-Überleitung und bewirken dadurch einen Kammerschutz. Zur alleinigen Verabreichung von Herzglykosiden als Antiarrhythmikum s. S. 447.

Bei **schwerer** Herzinsuffizienz (NYHA III/IV) ist der Nutzen der Herzglykoside am besten dokumentiert (s. a. Abb. 18.33). Es wird **von Anfang an** eine kombinierte Behandlung mit **Diuretika** (Thiazide oder Schleifendiuretika), **ACE-Hemmern und Herzglykosiden** vorgenommen.

Bei leichten und mittelschweren Formen der Herzinsuffizienz, insbesondere als Folge einer myokardialen Ischämie oder einer idiopathischen dilatativen Kardiomyopathie, sind auch β-Adrenozeptor-Antagonisten (Metoprolol, Bisoprolol und der kombinierte α-und β-Adrenozeptor-Antagonist Carvedilol (s. S. 200) als Zusatztherapie zu der Kombination ACE-Hemmer + Diuretikum indiziert. Der postulierte Wirkungsmechanismus wird auf S. 455 erklärt. Die Einstellung muß vorsichtig erfolgen und bleibt erfahrenen Kardiologen vorbehalten.

Akute Herzinsuffizienz

Wenn Zeichen eines Herzversagens innerhalb von Minuten oder Stunden manifest werden, liegt eine akute Herzinsuffizienz vor. Sie kann sich im Rahmen einer chronischen Herzinsuffizienz entwickeln, stellt aber in der Mehrzahl der Fälle eine schwerwiegende Komplikation eines Myokardinfarktes dar. Eine kausale Behandlung hat, soweit sie möglich ist, Priorität. Zwecks rascher Diagnose und selektiver Behandlung ist die Erhebung eines hämodynamischen Status wesentlich wichtiger als bei der chronischen Herzinsuffizienz. Dazu gehören die Bestimmung des arteriellen Druckes, des zentralvenösen Druckes, des LVEDP (gemessen mittels Einschwemmkatheter als Pulmonalkapillardruck), des Herzzeitvolumens und der ventrikulären Auswurffraktion.

Lebensbedrohlich ist das **Lungenödem**, welches das **gleichzeitige** Einsetzen folgender Maßnahmen erfordert:

- Oberkörper erhöht lagern;
- 5–10 mg Morphin i.v.: es bewirkt einen Rückgang von systemischem und Pulmonalarteriendruck und vermindert den ventilatorischen Sog von venösem Blut in die Lunge; außerdem wird dem Patienten das Erstickungsgefühl genommen (eine Lungenerkrankung oder Atemdepression muß vorher ausgeschlossen werden);
- O_2-Zufuhr (Nasensonde);
- Reduktion der Vorlast, in schwächerem Maße auch der Nachlast, durch Gabe von Nitroglycerin oder Isosorbiddinitrat sublingual oder i.v. (Dosierung s.o.);
- i.v.-Gabe von Schleifendiuretika (z.B. 20–40 mg Furosemid);
- bei Vorhofflimmern oder ektoper supraventrikulärer Tachykardie: Digoxin 0,5 mg i.v., eventuell nach 4–6 Stunden wiederholen;
- Bereitstellung eines Kardioverter-Defibrillators, sollte sich eine Kammertachykardie manifestieren.

Im Vordergrund der medikamentösen Behandlung steht also die Senkung der Vor- und Nachlast, wodurch nicht nur die Stauungssymptomatik beseitigt, sondern auch der O_2-Verbrauch des Herzens herabgesetzt wird. Das Herz stimulierende, positiv inotrope Maßnahmen werden also auch hier primär vermieden, über eine Kontraktilitätssteigerung eines möglicherweise noch suffizienten rechten Ventrikels können sie die Stauung vor dem linken Ventrikel sogar kritisch verstärken.

Positiv inotrope Substanzen sind aber erforderlich, wenn die Auswurffraktion extrem eingeschränkt ist und die Schocksymptomatik im Vordergrund steht (**kardiogener Schock**). Mittel der Wahl ist **Dobutamin** (0,1–0,3 mg/min), das mittels Perfusor oder Tropfenzähler i.v. verabreicht wird. Bei stark eingeschränkter Nierenfunktion (Oligurie, Anurie) oder drohendem Nierenversagen wird Dobutamin durch Dopamin ersetzt (0,1–0,6 mg/min). Die Herzfrequenz muß während der Infusion laufend überwacht und bei stärkerem Frequenzanstieg die Dosis reduziert werden. Aufgrund der raschen Toleranzentwicklung können Dopamin und Dobutamin innerhalb weniger Tage wirkungslos werden. Bei erhöhtem Füllungsdruck ist zusätzlich Nitroglycerin (i.v.) indiziert.

18.3 Beeinflussung der Durchblutung des Herzens – Pharmakotherapie der koronaren Herzkrankheit

18.3.1 Physiologische Vorbemerkungen

Hämodynamische Besonderheiten des Koronarkreislaufs

Das Herz benötigt als unablässig arbeitender Hohlmuskel zur Deckung seines Energiebedarfes eine besonders intensive Versorgung mit Sauerstoff und Substraten. Die Energiegewinnung erfolgt unter physiologischen Bedingungen über den aeroben Stoffwechsel (hohe Mitochondriendichte, geringe Glycogenspeicherung), wobei in Ruhe freie Fettsäuren (bis zu 70 %), Glucose (20 %) und Lactat (ca. 10 %) sich gegenseitig in Abhängigkeit von der Konzentration im arteriellen Blut als Substrate vertreten können. Bei körperlicher Arbeit kann parallel mit dem Ansteigen des arteriellen Lactatspiegels die myokardiale Lactatverbrennung bis zu 40 % des Energiebedarfes decken. Versorgungsstörungen betreffen daher in erster Linie den Sauerstofftransport, der bei verminderter Anpassungsfähigkeit der Durchblutung unzureichend werden kann. Der Sauerstoffbedarf des Herzens spiegelt sich in einer hohen Sauerstoffextraktion wider, die unter allen Organen mit ca. 70 % den weitaus höchsten Ruhewert aufweist (Tab. 18.13). **Eine Steigerung des Sauerstoffverbrauchs (bei Arbeit bis zum Dreifachen des Ruhebedarfs = Leistungsreserve) kann daher nicht durch eine erhöhte Extraktion, sondern nur durch eine Zunahme der Herzdurchblutung abgedeckt werden.** Diese kann am gesunden Herzen bis auf das Fünffache der Ruhedurchblutung ansteigen (**Koronarreserve**).

Der Koronarfluß ist proportional dem transkardialen Druckgradienten (zwischen Abgang der Koronarien und Einmündung ihres venösen Ausflusses in den Sinus coronarius) und umgekehrt proportional dem Widerstand in der Koronarstrombahn (Koronarwiderstand), der überwunden werden muß. Der Koronarwiderstand hängt dabei von zwei Größen ab:

1. vom arteriolären Gefäßtonus (der **vasalen Komponente**), wie in jedem anderen Gewebe oder Organ,
2. vom sich ständig ändernden intramuralen Druck in der Ventrikelwand; diese **extravasale Komponente** stellt ein Spezifikum des Koronarkreislaufs dar. So nimmt in der linken Koronararterie während der isometrischen Anspannungsphase der Wanddruck und damit der Koronarwiderstand bis zu einem Maximum am Beginn der Austreibungsphase zu, wobei der koronare Perfusionsdruck kurzfristig überschritten wird (Stromumkehr, Abb. 18.34). Bis zum Schluß der Aortenklappen bleibt der Koronareinstrom weitgehend gedrosselt (koronarwirksame Systolenzeit) und steigt erst protodiastolisch sprunghaft an. Aus Abb. 18.34 ist zu ersehen, daß 75–85 % des Stromvolumens in der Diastole befördert werden. Wegen der geringeren Spannungsentwicklung des rechten Ven-

Tabelle 18.13: Sauerstoffextraktion von Herz- und Skelettmuskel

	AVD-O_2 (Vol.%)	O_2-Extraktion (%)
Herz	12–15	60–75
Skelettmuskel	4–6	20–30

Unter Zugrundelegung eines arteriellen O_2-Gehaltes (O_2-art.) von 20 ml/100 ml Blut (= 20 Vol.%) errechnet sich die **Gewebssauerstoffextraktion** (in %) aus **(AVD-O_2/20) × 100.**
Der **Gewebssauerstoffverbrauch** errechnet sich aus **(AVD-O_2) × Blutfluß.** Bei einem (Ruhe-)Koronarfluß von 70 ml/(min × 100 g) beträgt der myokardiale O_2-Verbrauch demnach 8,5–10,5 ml/(min × 100 g).

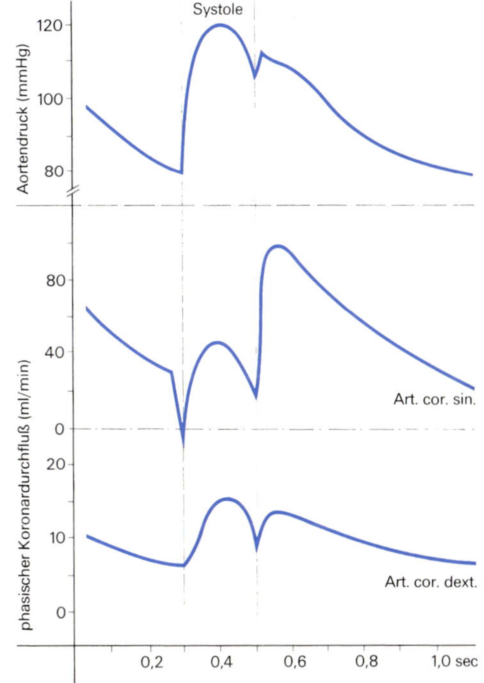

Abb. 18.34 Druckverlauf in der Aorta und Koronarfluß durch die linke und rechte Koronararterie. Zu beachten sind die Stromumkehr am Beginn der Systole und die starke Steigerung des Koronarflusses am Beginn der Diastole in der linken Koronararterie. Die Auswirkungen der Wandspannung auf den Koronarfluß sind am muskelschwachen rechten Ventrikel, bei deutlich niedrigeren intraventrikulären Druckwerten, wesentlich geringer ausgeprägt (nach Berne, R. M., Levy, M. N.: Cardiovascular Physiology, 7. ed., C. V. Mosby Year Book, St. Louis 1997).

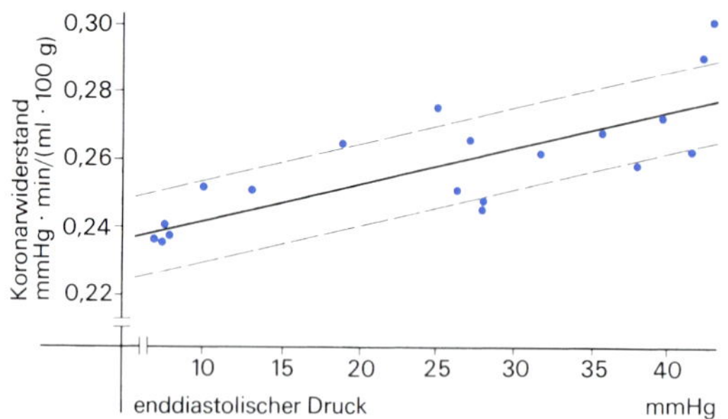

Abb. 18.35 Abhängigkeit des Koronarwiderstandes vom enddiastolischen Druck im linken Ventrikel, ermittelt durch Messung von Aortendruck und Koronardurchfluß am narkotisierten Hund. Die Koronargefäße waren durch intrakoronare Adenosin-Infusion maximal weitgestellt. Die gestrichelten Linien markieren die Streuung um die Regressionsgerade (nach W. K. Raff et al.: Pflügers Arch. **327**, 225–233, 1971).

trikels ist dort die Auswirkung der Systole auf den Koronarfluß wesentlich geringer.

Der intramyokardiale Druck bzw. die Wandspannung nimmt vom Epikard zum Endokard hin zu, so daß auch die extravasale Komponente des Koronarwiderstands vom Epikard zum Endokard hin eine immer größere Rolle spielt. Daß die endokardnahen Schichten des Myokards trotzdem gleich gut durchblutet sind wie die epikardnahen, ist mit einer **autoregulativen** Abnahme der **vasalen** Widerstandskomponente in den endokardnahen Schichten zu erklären. Die von epi- nach endokardial zunehmende Wandspannung geht mit zunehmendem Sauerstoffverbrauch einher, so daß von epi- nach endokardial ein immer größerer Teil der Koronarreserve bereits zur Aufrechterhaltung einer normalen Durchblutung aufgebraucht wird. Jede Durchblutungsabnahme des Herzens (koronare Herzkrankheit) wird daher die endokardnahen Schichten zuerst betreffen. Aber auch jedes Ansteigen des enddiastolischen Ventrikeldruckes (Herzinsuffizienz, Angina-pectoris-Anfall) führt zu einer Steigerung der extravasalen Komponente (Abb. 18.35), die sich vor allem auf die diastolische Einstromphase und hier wieder stärker auf die endokardnahe Durchblutung auswirkt.

Regulation der Koronardurchblutung

Metabolische Regulation

Nur durch eine Steigerung seiner Durchblutung kann eine Steigerung des Sauerstoffverbrauchs des Herzens (z.B. bei körperlicher Arbeit) abgedeckt werden. Das wiederum kann nur durch eine enge Assoziation zwischen dem myokardialen Sauerstoff-Partialdruck (P_{O_2}) und dem Tonus der koronaren Widerstandsgefäße gewährleistet werden. In der Tat besteht innerhalb der Koronarreserve eine inverse Korrelation zwischen dem myokardialen P_{O_2} und dem koronaren Stromvolumen; demgemäß verhält sich das koronare Stromvolumen direkt proportional zum myokardialen Sauerstoffverbrauch (MVO_2). Das Herz besitzt demnach die Fähigkeit zur **metabolischen Autoregulation seiner Durchblutung**. Sie wird durch Bildung und Freisetzung vasoaktiver Metaboliten als Folge erhöhter Stoffwechselaktivität der Myocyten bewerkstelligt. Die wichtigste Rolle eines solchen metabolischen Mediators dürfte dem Adenosin zukommen, welches durch Hydrolyse der Adenin-Nucleotide gebildet wird, Zellmembranen permeieren kann und stark vasodilatierend wirkt. Für die autoregulative Funktion des Adenosins spricht auch seine Kurzlebigkeit: seine Wirkung wird durch Aufnahme in Endothelzellen und Erythrocyten, wo auch sein Abbau (überwiegend durch Desaminierung) erfolgt, rasch beendet. Als weitere potentielle Mediatoren werden Nucleotide, CO_2 und H^+ diskutiert.

Hinzu kommt die Rolle des Endothels in der lokalen Kontrolle von Gefäßmuskeltonus und Gerinnung. Es kann sowohl **Stickoxid (NO)** als auch **Prostaglandin I_2 (PGI_2, Prostacyclin)** bilden und an die glatten Muskelzellen abgeben. Dort wird über Stimulierung der Adenylylcyclase (durch PGI_2) **cAMP**, über Stimulierung der **Guanylylcyclase** (durch NO) **cGMP** gebildet und so eine glattmuskuläre Relaxation hervorgerufen (s. Kap. 19). Die basale NO-Freisetzung liefert einen permanenten Stimulus für eine Relaxation der Koronargefäße. PGI_2 und NO wirken außerdem als Thrombocytenaggregationshemmer (s. Abb. 19.6). Bei Freisetzung von NO in die Blutbahn ist dessen Wirkung lokal begrenzt, da es durch Hämoglobin sehr rasch inaktiviert wird. Eine Reihe von Stoffen, wie Serotonin, Histamin, Bradykinin, „platelet activating factor“ (PAF), führen über eine endothelvermittelte NO-Freisetzung zur koronaren Vasodilatation.

Determinanten des myokardialen Sauerstoffverbrauchs (MVO_2)

Die mechanische Herzleistung, definiert als Schlagarbeit beider Ventrikel (mittlerer Aorten- bzw. Pulmonalarteriendruck × Minutenvolumen) plus der Energie der Pulswelle, beträgt in Ruhe etwa 90 J/min (9 mkp/min; äußere Arbeit). Aus dieser Größe und dem kalorischen Wert des O_2 (20 kJ/l ≈ 4,8 kcal/l) läßt sich ein MVO_2 von etwa 1,5 ml/(100 g × min) berechnen. Gemessen am tatsächlichen MVO_2 in Ruhe von 8,5–10,5 ml/(100 g × min) (s. Tab. 18.13) ergibt dies einen **aeroben Wirkungsgrad von < 20 %**. Dies bedeutet, daß der überwiegende Teil des aufgenommenen O_2 auf andere energieverbrauchende Prozesse entfällt. Dafür spricht auch die schlechte Korrelation zwischen äußerer Arbeit und MVO_2 unter verschiedenen Belastungssituationen. Eine Änderung der Druckkomponente der äußeren Herzarbeit wirkt sich nämlich viel stärker als eine Erhöhung der Volumenkomponente auf den MVO_2 aus.

Hauptdeterminanten des MVO_2 sind vielmehr jene hämodynamischen Parameter, die den ATP-Umsatz am kontraktilen System unmittelbar beeinflussen; dazu gehören intramyokardiale Wandspannung (Vor- und

Nachlast, s. S. 452), Kontraktilität und Herzfrequenz (Tab. 18.14). Aber auch eine erhöhte Muskelmasse (Hypertrophie) ist zwangsläufig mit einem erhöhten MVO_2 verbunden. Ein klinisch brauchbares Korrelat zum MVO_2 stellt das Produkt aus systolischem Blutdruck und Herzfrequenz, der „tension-time“-Index, dar.

Da die intramyokardiale Wandspannung in den endokardnahen Schichten stärker zum Tragen kommt als in den epikardnahen, ist dort auch der MVO_2 höher. Das erklärt, warum der erhöhte extravasale Widerstand im endokardnahen Bereich durch einen Rückgang des vasalen Widerstands ausgeglichen wird. Nur dadurch ist eine dem erhöhten MVO_2 gerecht werdende O_2-Zufuhr gewährleistet.

Einfluß des vegetativen Nervensystems

Epikardiale und intramurale Arterien und Venen werden durch sympathische Fasern innerviert. Die großen extramuralen Gefäße besitzen α-und β_2-Adrenozeptoren, die Widerstandsgefäße hingegen nur mehr β_2-Adrenozeptoren. Stimulation der Nn. accelerantes führt zwar zu einer direkten Vasokonstriktion der großen Koronararterien, gleichzeitig werden aber auch Herzfrequenz und Kontraktilität und damit der MVO_2 erhöht. Die resultierende metabolisch vermittelte Koronardilatation überspielt die direkte vasokonstriktorische Sympathikuswirkung, so daß der Einfluß des vegetativen Nervensystems auf den Koronargefäßtonus – zumindest am gesunden Herzen – nur gering ist.

18.3.2 Koronare Durchblutungsstörungen

Myokardiale Ischämie ist die Folge eines Ungleichgewichts zwischen Zufuhr und Bedarf der Myocyten an Sauerstoff (Abb. 18.36). Den Hauptdeterminanten des Verbrauches – Herzfrequenz, Wandspannung, Kontraktilität – stehen die Hauptdeterminanten der Zufuhr – Koronarfluß und O_2-Transportkapazität des Blutes – gegenüber. Die bei weitem häufigste Ursache einer myokardialen Ischämie stellt eine inadäquate O_2-Zufuhr

Tabelle 18.14: Determinanten des myokardialen Sauerstoffverbrauchs (MVO_2)

Hauptdeterminanten:	Myokardmasse Intramyokardiale Wandspannung (Vorlast, Nachlast) Kontraktilität (Inotropie) Herzfrequenz
Nebendeterminanten:	äußere Arbeit (Aortendruck · HZV) basaler O_2-Bedarf Energie für elektrische Aktivierung

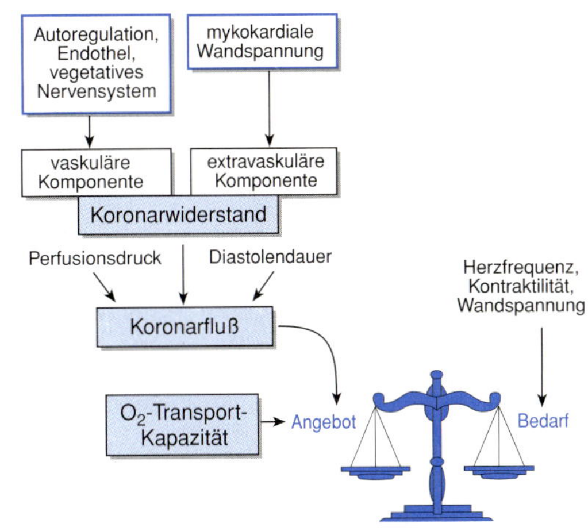

Abb. 18.36 O_2-Angebot und O_2-Bedarf regulierende Faktoren im Herzen.

infolge Atherosklerose der großen Koronargefäße dar. Aortenklappenstenose, hypertrophe Kardiomyopathie, schwere Anämie, Anomalien von Koronargefäßen und Koronarspasmen sind wesentlich seltenere Ursachen. Die insuffiziente koronare Perfusion löst eine pathophysiologische Kaskade aus:

1. anaerober Stoffwechsel,
2. eingeschränkte Relaxation und kontraktile Dysfunktion, wobei die Auswurffraktion innerhalb von zehn Sekunden zu einem Drittel sinken kann,
3. über einen Anstieg des linksventrikulären Volumens Zunahme des linksventrikulären Füllungsdruckes und damit der Wandspannung (Vorlast),
4. EKG-Veränderungen (s. Abb. 18.41) und schließlich
5. der als Angina pectoris bezeichnete Ischämieschmerz (krisenhafte, retrosternal ausstrahlende Schmerzen). Ischämische Episoden können aber auch ohne Schmerzen einhergehen (stumme Ischämien, s.u.)!

Die für Ischämie anfälligste Zone des Myokards ist das linksventrikuläre **Subendokard**. Einerseits ist aufgrund des hohen MVO_2 und des hohen extravasalen Koronarwiderstands die Koronarreserve hier am geringsten, andererseits bedingt die Ischämie einen weiteren Anstieg der Wandspannung, so daß MVO_2 und Durchblutungsdefizit des Subendokards in Sinne einer positiven Rückkopplung (Circulus vitiosus) weiter zunehmen. Bei schwerer Ischämie erfaßt das O_2-Defizit aber das Myokard in seinem gesamten Querschnitt (**transmurale Ischämie**).

Ein Selbstschutz des Herzens gegen längerdauernde Hypoxie ist die Bildung von **Kollateralen.** Es wird angenommen, daß unter Hypoxie freigesetzte Metaboliten für das Wachstum bereits „mikroskopisch“ bestehender Kollateralgefäße verantwortlich sind. Da in erster Linie das Subendokard von Hypoxie betroffen ist, bilden sich typischerweise transmurale Kollateralen von epikardial nach endokardial aus (perpendikuläre Gefäße, Abb. 18.39).

Klinische Syndrome

Klinisch kann sich die myokardiale Ischämie in Form einer chronischen stabilen Angina oder in Form instabiler Syndrome manifestieren (Tab. 18.15). Die vasospastische Angina (Variant-Angina) und stumme Ischämien sind Sonderformen.

Tabelle 18.15: Klinische Syndrome myokardialer Ischämien

Stabile Syndrome	Instabile Syndrome	Sonderformen
Chronische stabile Angina	Plötzlicher Herztod	Vasospastische Angina
	Akuter Myokardinfarkt	Stumme Ischämien
	Instabile Angina	

Stabile Syndrome

An extramuralen Stammgefäßen, häufig nahe den Ostien, bilden sich langsam wachsende atherosklerotische Plaques. Sie können in das Gefäßlumen hineinragen und konzentrisch oder – häufiger – exzentrisch den Durchfluß behindern. Solange nicht mehr als zwei Drittel des Lumenquerschnitts verlegt sind, tritt unter Ruhebedingungen noch keine Ischämie auf, da die koronaren Widerstandsgefäße dilatieren und durch diesen Aufbrauch der Koronarreserve zumindest in Ruhe noch einen ausreichenden Koronarfluß gewährleisten. Unter körperlicher Belastung ist nun aber keine autoregulative Durchblutungsanpassung an die erhöhten O_2-Erfordernisse des Herzens mehr möglich, und die myokardiale Ischämie wird manifest. Sie tritt immer erst ab einem bestimmten Grad an körperlicher Belastung auf. Man spricht von „stabiler Angina", da dem Patienten immer ab einem ziemlich genau definierbaren Anstrengungsgrad der Ischämieschmerz widerfährt (s. a. Abb. 18.41).

Bei völliger Ausschöpfung der Koronarreserve verhalten sich die Koronargefäße wie ein starres Rohrsystem, d. h. die bereits in Ruhe maximal dilatierten Widerstandsgefäße sind nun nicht mehr in der Lage, den Koronarfluß bei Änderungen des Perfusionsdruckes konstant zu halten (Abb. 18.37). Ischämien treten daher nicht nur unter Belastung, sondern auch bei Abfall des diastolischen Perfusionsdruckes auf (z.B. unter dem Einfluß vasodilatierender Pharmaka). Ein zusätzlicher Gefäßspasmus an der Stelle der atherosklerotischen Einengung kann sehr rasch in einer Myokardischämie resultieren (vasospastische Angina, s.u.), weil sich der Fluß durch ein Rohr mit der vierten Potenz des Radius (Hagen-Poiseuille'sches Gesetz) ändert. Derartige Angina-pectoris-Anfälle treten in Ruhe und dann bevorzugt in den frühen Morgenstunden auf, da zu dieser Zeit auch der arterielle Perfusionsdruck am niedrigsten ist.

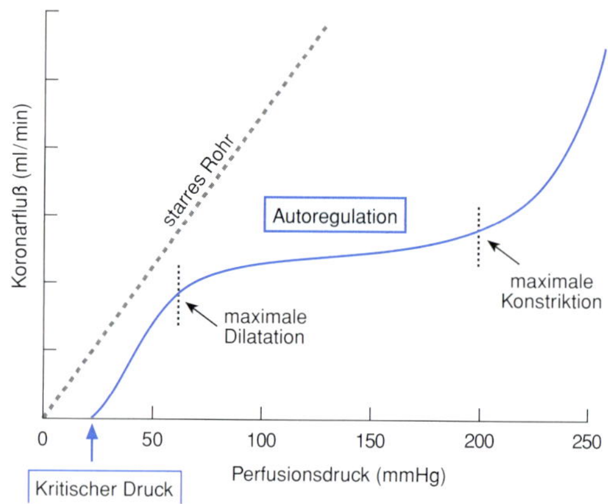

Abb. 18.37 Einfluß des Perfusionsdruckes auf den Durchfluß durch ein (mit Ringer-Lösung durchströmtes) starres Rohrsystem und durch ein (mit Blut durchströmtes) Gefäßbett. In einem intakten Gefäßsystem wird der Blutfluß innerhalb eines großen Druckbereiches (60–200 mmHg) weitgehend konstant gehalten, d.h. der Koronarwiderstand verhält sich nicht nur zum myokardialen O_2-Verbrauch (s. S. 466), sondern auch zum intravaskulären Druck umgekehrt proportional. Für letzte Beziehung verantwortliche autoregulative Mechanismen sind lokal (vor allem aus dem Endothel) durch Druck und Scherkräfte freigesetzte Metaboliten und Mediatoren. Bei hochgradiger sklerotischer Einengung großer Koronargefäße wird der Koronarkreislauf funktionell einem starren Rohrsystem immer ähnlicher, da die dilatatorische Fähigkeit der Widerstandsgefäße bereits in Ruhe völlig erschöpft ist (Verlust der Koronarreserve). Der Koronarfluß ist dann linear vom Perfusionsdruck abhängig (modifiziert nach Badeer, H. S.: Cardiovascular Physiology, Karger Verlag, Basel 1984).

Instabile Syndrome

Zu den instabilen ischämischen Syndromen gehören plötzlicher Herztod, akuter Myokardinfarkt und instabile Angina pectoris. Von **plötzlichem Herztod** spricht man bei Todeseintritt innerhalb einer Stunde nach Beginn des Ereignisses (hier der Ischämiesymptome). Der **akute Myokardinfarkt** ist charakterisiert durch anhaltenden Brustschmerz, typische EKG-Veränderungen und Anstieg von Enzymen im Serum (LDH, CK) als Zeichen myokardialer Nekrosen. Unter **instabiler Angina** versteht man Angina-pectoris-Schmerzen, die unvermutet (auch in Ruhe!) auftreten, oder die in ihrer Frequenz und Dauer progressiv ansteigen (Crescendo-Angina).

Morphologisch liegen den instabilen Syndromen Einrisse des die atherosklerotischen Plaques bedeckenden Endothels zugrunde. Solche Endothelfissuren bilden sich bevorzugt am Rande der Plaques, d. h. an Stellen des Überganges in die normale Gefäßwand, oder an den Oberflächen der Plaques, wenn die sich über weiche lipidreiche Atherome bildenden fibrinösen Kappen durch den Blutstrom weggerissen werden. Das geschädigte Endothel kann daher keinen antithrombotischen

Schutz mehr bieten, die Bildung von NO, PGI_2 und anderen gewöhnlich vom Endothel gebildeten Stoffen ist an dieser Stelle unterbrochen. Den weiteren Ablauf der Ereignisse zeigt Abb. 18.38. An den des Endothelschutzes beraubten subendothelialen Schichten lagern sich Thrombocyten an und setzen zahlreiche Mediatoren frei, u.a. Serotonin, Thromboxan A_2, ADP und PAF, die allesamt selbst plättchenaggregierend und gerinnungsaktivierend (Fibrinbildung) wirken (S. 555). Hinzu kommt ein stark vasokonstriktiver Effekt von Serotonin und Thromboxan A_2 bei direktem Zugang zum glatten Gefäßmuskel. Zusätzlich lagern sich Leukocyten und Makrophagen ab, die ebenfalls PAF freisetzen. Durch kontinuierliche Vergrößerung des Thrombocytenpfropfes und Ablagerungen von Fibrinsträngen entsteht schließlich ein stenosierender Thrombus. Persistiert er für mehrere Stunden, entwickelt sich ein Myokardinfarkt; er kann sich aber innerhalb von Minuten wieder auflösen oder mehrmals neu bilden, so daß das klinische Bild einer instabilen Angina vorliegt. Hinzu kommt ein dynamisches Verhalten der Stenose, bedingt durch die vasokonstriktorische Wirkung der aus den Thrombocyten freigesetzten Mediatoren.

Die Prognose eines instabilen Syndroms ist ungünstig. Bei einem Drittel bis der Hälfte der Patienten stellt es die erste klinische Manifestation – ohne vorherige Symptomatik einer stabilen Angina – dar, unter Umständen sofort in Form des plötzlichen Herztodes oder des akuten Myokardinfarkts. Bei Patienten mit instabiler Angina liegt die Mortalität innerhalb von 3–6 Monaten bei

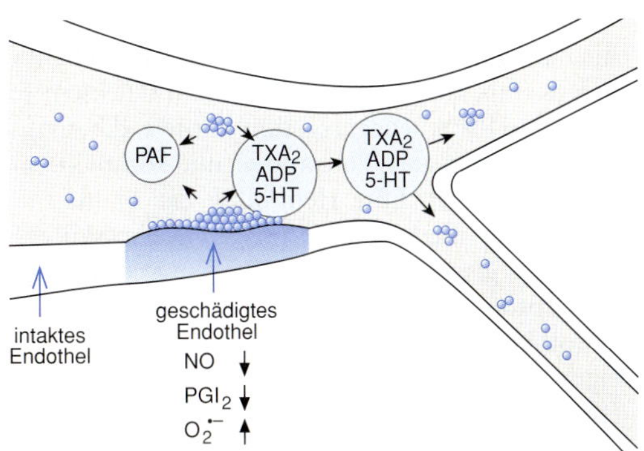

Abb. 18.38 Koronargefäßmorphologie bei instabilen Syndromen. Das Endothel setzt normalerweise antiaggregatorische und vasodilatierende Faktoren frei, wie PGI_2 und NO. Durch atherosklerotische Plaques bedingte Endothelschäden und damit einhergehender Verlust dieser Faktoren führen zur Ablagerung und Aggregation von Thrombocyten (o), welche durch Freisetzung aggregatorischer und vasokonstriktorischer Faktoren (Thromboxan A_2, 5-HT, ADP, PAF) den Aggregationsprozeß weiter verstärken. „Platelet activating factor" (PAF) wird auch aus Leukocyten und Makrophagen, die in das geschädigte Areal einwandern, freigesetzt. Durch Bildung freier $O_2^{\bullet -}$-Radikale in cholesterinreichen Plaques wird zusätzlich der endotheliale NO-Abbau verstärkt. Stromabwärts können fortgeschwemmte Plättchenaggregate und vasokonstriktorische Mediatoren ebenfalls Stenosen hervorrufen (modifiziert nach Willerson et al., Circulation **80**, 198, 1989).

2–10 %, das Risiko eines nachfolgenden Myokardinfarkts bei 15–25 %. Die Behandlung der instabilen Angina gleicht daher immer mehr derjenigen eines Myokardinfarkts, d. h. zusätzlich zur konventionellen antianginösen Therapie (s.u.) werden antithrombotisch, antikoagulativ und auch fibrinolytisch wirkende Mittel verabreicht. Möglichkeiten der nichtmedikamentösen Revaskularisierung bieten die koronare Bypass-Chirurgie und nichtchirurgische Verfahren, wie die Koronarangioplastie (PTCA) und das Einsetzen von koronaren Stents.

Vasospastische Angina, stumme Ischämien

Vasospastische Angina: Synonyme Begriffe sind „Variant Angina" und Prinzmetal-Angina (nach dem Erstbeschreiber). Sie ist selten. Ursache der anginösen Attacke sind Spasmen eines oder mehrerer großer Koronargefäße. Spasmen sind auch pharmakologisch durch Ergotalkaloide und Sumatriptan aufgrund ihrer α-Adrenozeptor- bzw. serotoninagonistischen Eigenschaften auslösbar (s. S. 197 und 219). Sie können an angiographisch unauffälligen Koronargefäßen oder im Rahmen stabiler und instabiler Syndrome auftreten. Insbesondere bei instabilen Syndromen überwiegen an der Stelle des geschädigten Endothels vasokonstriktorische Faktoren – neben Thromboxan A_2 und 5-HT auch **Endothelin** (s. S. 495).

Stumme Ischämien: Es wird angenommen, daß nur 25 % aller myokardialen Ischämien mit der klinischen Symptomatik des Anginaschmerzes einhergehen, 75 % hingegen klinisch stumm und nur mittels Langzeit-EKG-Aufzeichnung (Holter-Monitoring) erkennbar sind. Alle beschriebenen Arten von Ischämien (stabile, instabile Syndrome, Vasospasmus) können klinisch stumm verlaufen. Stumme Ischämien sind demnach prognostisch ähnlich einzustufen wie die mit Symptomen einhergehenden Ischämien.

18.3.3 Prinzipien der Pharmakotherapie myokardialer Ischämien

Präventivmedizinische Prinzipien bei koronaren Herzkrankheiten basieren auf der Ausschaltung von Risikofaktoren. Neben der Änderung von Lebensgewohnheiten (Rauchen, Bewegungsmangel, Ernährungsfehler etc.) gehören dazu auch pharmakologische Maßnahmen: Einstellung eines bestehenden Diabetes, antihypertensive Therapie, Behandlung schwerer Anämien, Thromboseprophylaxe und – bei nicht ausreichender diätetischer Einstellung – lipidsenkende Arzneimittel.

Das pharmakotherapeutische Ziel der Behandlung einer bereits bestehenden koronaren Herzkrankheit ist die **Beseitigung des Mißverhältnisses zwischen O_2-Angebot und -Bedarf in den von der Ischämie betroffenen Myokardbezirken**. Die Möglichkeiten, entweder das O_2-Angebot zu steigern oder den O_2-Bedarf zu senken, sind vielfältig und richten sich nach dem jeweiligen klinischen Syndrom (s. Tab. 18.15).

Steigerung des Sauerstoffangebotes

Dilatation größerer Koronargefäße

Die Dilatation größerer Koronargefäße erfolgt durch **Nitrovasodilatatoren** und **Calciumkanalblocker.** Calciumkanalblocker wirken an koronaren Widerstandsgefäßen und an großen Arterien, Nitrovasodilatatoren fast ausschließlich an größeren Arterien dilatierend. Durch beide Substanzklassen werden auch Gefäßspasmen rasch beseitigt. Eine Dilatation an der Stelle der extramuralen Gefäßeinengung erhöht aber auch den Perfusionsdruck durch präarteriolär abgehende Kollateralen mit der Konsequenz einer verbesserten Randdurchblutung ischämischer, präferentiell endokardnaher Bezirke (Abb. 18.39). Neben den großen Gefäßen wird den Nitrovasodilatatoren auch eine direkt relaxierende Wirkung an den Kollateralgefäßen zugeschrieben. Die gleichzeitige Vorlastsenkung trägt über eine Abnahme der extravasalen Komponente des Koronarwiderstandes ebenfalls zu einer Erhöhung des Druckgradienten durch die Kollateralgefäße bei (s.u.).

Die koronaren Widerstandsgefäße sind der Angriffspunkt der an der metabolischen Autoregulation beteiligten Metaboliten, u.a. des Adenosins. Ein Hemmstoff der zellulären Adenosinaufnahme, wie Dipyridamol[1], ist am gesunden Herzen zwar in der Lage, die Koronardurchblutung unter Ausschöpfung der Koronarreserve zu steigern, beeinflußt die eingeschränkte Durchblutung ischämischer Areale aber nicht. In **poststenotischen**, vor allem dem **Endo**kard nahen Myokardbezirken ist die Koronarreserve nämlich autoregulativ völlig aufgebraucht und eine weitere Vasodilatation somit unmöglich. Im Gegenteil, durch Dilatation in den noch gut durchbluteten **epi**kardialen Wandschichten sinkt der Perfusionsdruck an den präarteriolär abgehenden perpendikulären Kollateralen, so daß Blut aus den an sich schon schlecht durchbluteten poststenotischen Myokardbezirken abgeleitet wird (Abb. 18.39). Ein solches negatives Umverteilungsphänomen wird klinisch als **„coronary steal"** bezeichnet. Nicht nur, daß Adenosinaufnahme-Hemmer daher in der Therapie der koronaren Herzkrankheit obsolet sind, ein derartiges „Steal"-Syndrom ist für alle Pharmaka, die koronare Widerstandsgefäße dilatieren, zu erwarten.

Senkung der extravasalen Komponente des Koronarwiderstandes

Die Senkung erfolgt durch Nitrovasodilatatoren, bei Herzinsuffizienz auch durch ACE-Hemmer. Bestimmende Faktoren der extravasalen Komponente des Koronarwiderstandes sind die diastolische Wandspannung (Vorlast) und der intramyokardiale diastolische Druckverlauf. Eine Reduzierung des venösen Rückstromes durch Nitrovasodilatatoren mit der Konsequenz einer Vorlastsenkung resultiert daher in einer verbesserten Durchblutung besonders endokardnaher Schichten. Bei Herzinsuffizienz ist infolge eines vergrößerten enddiastolischen Volumens die Vorlast ebenfalls erhöht. Hier führt eine Nachlastsenkung durch ACE-Hemmer über eine erhöhte Auswurffraktion (s. S. 455) auch zu einem Absinken der Vorlast und damit zu einer Verbesserung der endokardnahen Durchblutung. Positiv inotrope Pharmaka (Herzglykoside, β-Adrenozeptor-Agonisten) führen zum selben Resultat.

[1] Persantin®

Verlängerung der Diastolendauer

Sie erfolgt durch β-Adrenozeptor-Antagonisten, Calciumkanalblocker. Da die effektive Myokarddurchblutung während der Diastole stattfindet, bedeutet eine Verlängerung der Diastole ein vermehrtes Angebot an Sauerstoff und Substraten. Die β-Adrenozeptor-Antagonisten und bestimmte Calciumkanalblocker (Verapamil, Diltiazem) setzen daher über ihre negativ chronotrope und negativ inotrope Wirkung nicht nur den O_2-Bedarf des Herzens herab (s.u.), sondern können auch das O_2-Angebot über eine Verlängerung der Diastolendauer erhöhen.

Prophylaxe bzw. Auflösung intravasaler Strömungshindernisse

Sie erfolgt durch **Plättchenaggregations-Hemmer, Thrombolytika, Antikoagulantien.** Die Verwendung von **Plättchenaggregations-Hemmern** (Acetylsalicylsäure) und **Thrombolytika** basiert auf dem den instabilen Syndromen zugrundeliegenden pathophysiologischen Geschehen (s. Tab. 18.15 u. Abb. 18.38): auf defektem Endothel wird eine Plättchenaggregation initiiert, die sekundär zur Fibrinbildung und Thrombose mit komplettem Gefäßverschluß führt. Eine Hemmung der Plättchenaggregation durch niedrig dosierte Acetylsalicylsäure (75–325 mg/Tag) gewährleistet eine nebenwirkungsarme orale Dauerprophylaxe. Eine intravenöse oder intrakoronare Thrombolyse ist bis zu 12 Stunden nach einem Infarktereignis möglich. Zur Verfügung stehen Streptokinase, t-PA (tissue plasminogen activator) und APSAC (anisoylated plasminogen-streptokinase activator complex), die beiden letzteren gemeinsam mit Heparin (s. Kap. 23; S. 577).

Senkung des Sauerstoffbedarfs

Senkung der intramyokardialen Wandspannung

Die Vorlastsenkung erfolgt durch Nitrovasodilatatoren, die Nachlastsenkung durch **Calciumkanalblocker** und **ACE-Hemmer.** Die wirksamste Maßnahme zur Senkung des MVO_2 liegt in einem Rückgang des venösen Rückstroms zum Herzen, verursacht durch die dilatatorische Wirkung organischer Nitrate auf die Kapazitätsgefäße („venous pooling"). Bedingt durch die Compliance des

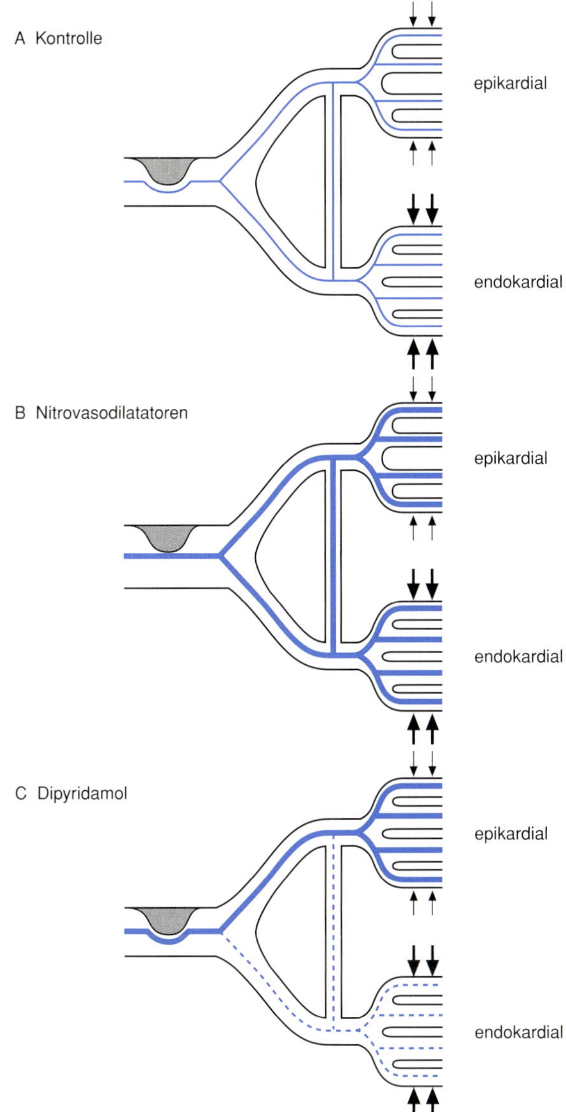

Abb. 18.39 Beeinflussung der Koronardurchblutung durch Nitrovasodilatatoren und Dipyridamol.
A: Pathologische Ausgangssituation. Infolge kritischer Einengung eines großen Koronargefäßes in Form einer exzentrischen Stenose kommt es zu einer kompensatorischen Dilatation endokardnaher Widerstandsgefäße (Folge: die Koronarreserve ist bereits unter Ruhebedingungen aufgebraucht) und zur Ausbildung präarteriolär abgehender transmuraler Kollateralen („perpendikuläre", von epi- nach endokardial ziehende Gefäße). Die **Pfeile** symbolisieren den unterschiedlich starken **extravasalen** Widerstand, der endokardial wesentlich höher ist. Aus diesem Grund ist hier eine stärkere Dilatation der Widerstandsgefäße (= geringerer **vasaler** Widerstand) notwendig, um ein gleich großes Stromvolumen wie epikardial zu gewährleisten.
B: Nitrovasodilatatoren erweitern die großen Koronargefäße und können daher den Blutfluß an der Stelle der exzentrischen Einengung erhöhen; sie beeinflussen hingegen nicht den Tonus der Widerstandsgefäße. Infolgedessen steigt der Perfusionsdruck am Abgang der perpendikulären Gefäße, so daß der Einstrom von Blut über diese Kollateralen in das ischämische Areal verstärkt wird. Zusätzlich dilatieren Nitrate per se die Kollateralgefäße.
C: Hemmstoffe der zellulären Adenosinaufnahme, wie **Dipyridamol**, wirken nicht an den großen Gefäßen, sondern als rein arterioläre Dilatatoren und sind daher nicht in der Lage, die Durchblutung der von der Ischämie besonders betroffenen endokardnahen Areale, wo die Koronarreserve bereits erschöpft ist, zu steigern. Sie senken aber den Koronarwiderstand in den noch normal durchbluteten epikardialen Arealen, so daß nun, entsprechend dem Stromverteilungsgesetz, der Kollateralfluß **abnimmt**, Steal-Phänomen (Flüsse verhalten sich an Verzweigungen umgekehrt proportional zu den Teilwiderständen).

Herzens (s. Abb. 18.23) sinkt der Ventrikeldruck mit abnehmender Füllung, und das Herz wird kleiner. Nach dem La Place'schen Gesetz (s. S. 449) nimmt demnach die diastolische Wandspannung (= Vorlast) ab.

Dilatation der arteriolären Widerstandsgefäße in der systemischen Zirkulation

Sie erfolgt durch **Calciumkanalblocker, ACE-Hemmer** oder andere **Vasodilatatoren.** Die Dilatation der arteriolären Widerstandsgefäße geht zwar mit einer Abnahme der systolischen Wandspannung (= Nachlast) und damit einer Senkung des MVO_2 einher. Dieser günstige Effekt wird aber teilweise wieder aufgehoben:

1. durch Senkung des koronaren Perfusionsdrucks, der an partiell stenosierten Koronargefäßen eine kritische Größe für eine ausreichende Ruhedurchblutung darstellt (s. Abb. 18.37), und
2. durch reflektorische Steigerung der Herzfrequenz.

Senkung von Kontraktilität und Herzfrequenz

Sie erfolgt durch **β-Adrenozeptor-Antagonisten und Calciumkanalblocker.** Die O_2-Einsparung durch β-Adrenozeptor-Antagonisten liegt im wesentlichen in einer Abschwächung des belastungsinduzierten Anstiegs von Kontraktilität und Herzfrequenz begründet und stellt deren dominierendes antianginöses Wirkprinzip dar. Der negativ inotrope und chronotrope Effekt bestimmter Calciumantagonisten (Verapamil, Diltiazem) ist für ihr antianginöses Wirkprinzip im Vergleich zu ihrer koronardilatierenden Wirkung von sekundärer Bedeutung.

18.3.4 Antianginös wirkende Pharmaka: Allgemeines

Drei Arzneimittelgruppen mit antianginöser Wirkung stehen zur Verfügung: **Nitrovasodilatatoren, Calciumkanalblocker und β-Adrenozeptor-Antagonisten.** Bei den instabilen Syndromen kommen Acetylsalicylsäure, Thrombolytika und Antikoagulantien hinzu, ein Myokardinfarkt bedarf wegen seiner möglichen Komplikationen (Rhythmusstörungen, akute Herzinsuffizienz, kardiogener Schock) meist einer zusätzlichen spezifischen Behandlung. Mit Ausnahme der Nitrovasodilatatoren sind alle aufgezählten Pharmakagruppen an anderer Stelle systematisch besprochen (s. Kap. 19, S. 496, und 23, S. 555ff.). Was die Calciumkanalblocker und die β-Adrenozeptor-Antagonisten angeht, werden im folgenden daher nur deren Eigenschaften im Rahmen der Anwendung bei koronarer Herzkrankheit bzw. bei Myokardinfarkt beschrieben.

18.3.5 Antianginös wirkende Pharmaka: Nitrovasodilatatoren, NO-Donator-Substanzen

Organische Nitrate und Nitrite, die einer metabolischen Umwandlung zu NO unterliegen, werden als Nitrovasodilatatoren bezeichnet. In klinischer Verwendung sind Nitroglycerin (Glycerintrinitrat), Isosorbid-2,5-dinitrat (ISDN) und Isosorbid-endo-5-mononitrat (ISMN). Der molekulare Mechanismus der NO-induzierten glattmuskulären Relaxation (Stimulierung der löslichen Guanylylcyclase) ist in Kap. 19, S. 490 besprochen. Aus organischen Nitraten entstehen in der Zelle durch reduktive Abspaltung Nitritionen, die mit SH-Gruppen unter Bildung instabiler Nitrosothiole reagieren; diese zerfallen sehr rasch und geben NO ab.

Die Einführung von Nitroglycerin zur Behandlung anginöser Attacken geht auf die Entdeckung des englischen Arztes T. Lauder Brunton (1857) zurück, daß der typische rekurrente Anginaschmerz nur mittels Aderlaß oder mittels Inhalation des damals schon als Vasodepressor bekannten Amylnitrits zu kupieren war. Dieses Konzept einer Vorlastsenkung als antianginöse Maßnahme ist bis heute gültig. Das extrem flüchtige Amylnitrit war allerdings schwer zu dosieren, wurde aber bereits 1879 durch Nitroglycerin ersetzt. Von Nitroglycerin war damals schon länger bekannt, daß wenige Tropfen einer öligen Lösung – auf die Zunge geträufelt – einen roten Kopf und heftige Kopfschmerzen hervorrufen.

Antianginöses Wirkprinzip

Die vasodilatierende Wirkung der Nitrovasodilatatoren betrifft im niedrigen Dosisbereich nur die **venösen Kapazitätsgefäße und die großen konduktiven Gefäße** (einschließlich der **koronaren Kollateralen**), aber **nicht die arteriellen Widerstandsgefäße**; für eine arterioläre Dilatation sind wesentlich höhere Dosen erforderlich (Abb. 18.40). Dieses hämodynamische Wirkungsspektrum ist in der Pharmakologie einzigartig und verleiht den Nitrovasodilatatoren Eigenschaften eines idealen Koronardilatators:

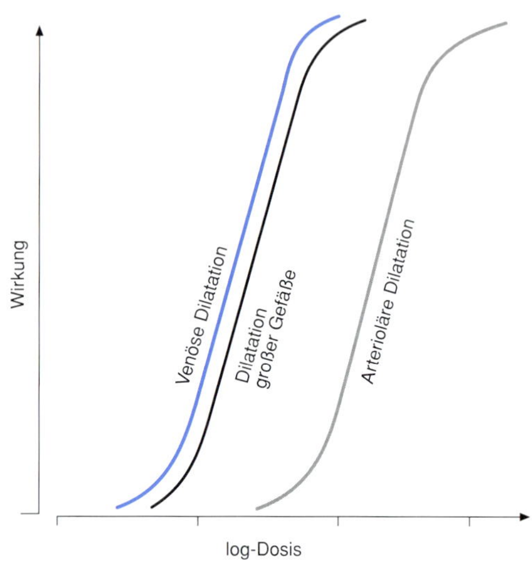

Abb. 18.40 Dosis-Wirkungskurven für Nitrovasodilatatoren an verschiedenen Gefäßsystemen. Man beachte, daß die Dosiswirkungskurve für die Dilatation der arteriellen Widerstandsgefäße am weitesten rechts liegt. Das bedeutet, erst bei einer nahezu maximalen Dilatation der venösen Kapazitätsgefäße und der großen konduktiven Koronargefäße setzt infolge Abnahme des peripheren Widerstandes auch Blutdruckabfall ein.

- Die Dilatation großer Koronargefäße ist an der engsten Stelle, d. h. im Bereich einer partiellen Stenose, wirksam und verbessert, u. a. auch über einen gesteigerten Kollateralfluß (s. Abb. 18.39), die Durchblutung.
- Das venöse Pooling reduziert über eine Abnahme des LVEDP die Vorlast und vermindert damit auch das zirkulierende Blutvolumen. Die Folgen sind
  1. ein verminderter O_2-Bedarf des Herzens,
  2. eine verbesserte endokardiale Durchblutung durch Verminderung der extravasalen (d. h. durch die intramyokardiale Wandspannung verursachten) Komponente des Koronarwiderstandes, und
  3. Erhöhung des koronaren Perfusionsdruckes durch Abnahme des LVEDP.

     Bei akuter Linksherzinsuffizienz ist das venöse Pooling verantwortlich für die rasche Beseitigung der Stauungssymptomatik (Lungenödem, s. S. 455).
- Der Tonus der arteriellen Widerstandsgefäße bleibt erhalten, und die Entwicklung eines „coronary steal"-Phänomens wird daher verhindert. Vielmehr wird nun über einen erhöhten koronaren Perfusionsdruck, der sich auch auf die Kollateralen auswirkt, die Durchblutung im Ischämiebereich verbessert (s. Abb. 18.39).

Die dilatierende Wirkung der Nitrate kommt nicht nur an der Stelle der Gefäßeinengung, sondern auch an

Stellen mit geschädigter Endothelfunktion zum Tragen. Neben einem Mangel an endogenem NO liegt an Stellen geschädigten Endothels ein Überschuß von aus Thrombocyten freigesetzten Vasokonstriktoren (z. B. Serotonin, Thromboxan A_2) vor, so daß hier ein stark erhöhter Gefäßtonus herrscht (s. Abb. 18.38). Nitrovasodilatatoren sowie NO-Donatorsubstanzen wie der Molsidomin-Metabolit SIN-1A (s. u.) können daher durch Substitution von endogenem NO vasodilatatorisch und auch antiaggregatorisch wirken.

Pharmakokinetik

Nitroglycerin (= Glycerintrinitrat), ISDN und ISMN werden intestinal rasch und vollständig resorbiert und mittels Glutathionreduktasen in der Leber und in den Erythrocyten schrittweise denitriert. Die Elimination der metabolisierten Produkte einschließlich der Di- und Mononitrate erfolgt renal. Bedingt durch große interindividuelle Unterschiede in der präsystemischen Elimination („first pass"-Effekt) ist die Bioverfügbarkeit der Nitrate nach peroraler Gabe allerdings großen Schwankungen unterworfen (bei Nitroglycerin zwischen 20 und 100 %). Die Abbaugeschwindigkeit der einzelnen Nitrate hängt von ihrer chemischen Struktur ab. Sie ist bei Nitroglycerin ($t_{1/2}$ 1–3 Minuten) um ein Vielfaches höher als bei ISDN und ISMN ($t_{1/2}$ bis zu 5,5 h).

Therapeutische Anwendung

Die Verwendung von Nitrovasodilatatoren bei Angina-pectoris-Patienten zur Anfallskupierung oder auch zur Intervallbehandlung (Anfallsprophylaxe) ist neben der Pharmakokinetik des jeweiligen Nitrats auch von dessen pharmazeutischer Zubereitung abhängig.

Anfallskupierung: Die hohe Lipophilie von Nitroglycerin und ISDN erlaubt eine **sublinguale** Verabreichung. Trotz der geringen Oberfläche der Mundschleimhaut erfolgt eine rasche quantitative Resorption direkt in die systemische Zirkulation. **Bei Nitroglycerin setzt bereits innerhalb 1 min, bei ISDN innerhalb von 5 min, ein markantes Nachlassen der krisenhaften Symptomatik ein.** Bei Einnahme im beginnenden oder vor einem drohenden Anfall setzt die Symptomatik möglicherweise überhaupt nicht ein oder verläuft schwächer. Die Einnahme kann erfolgen in Form von Sublingualtabletten (die der Patient unter der Zunge zergehen läßt), Zerbeißkapseln (der Patient muß den Inhalt nach Zerbeißen der Kapsel wenige Minuten im Mund behalten) oder als Spray (auf die Mundschleimhaut). Bei schwerer Angina pectoris (instabiles Syndrom) kann eine i.v.-Infusion des Nitrovasodilatators erforderlich sein (zur i.v.-Verabreichung von Nitrovasodilatatoren bei akuter Linksherzinsuffizienz s. S. 456). Eine Übersicht über die pharmazeutischen Zubereitungen gibt Tabelle 18.16.

Intervallbehandlung: Für die Intervallbehandlung der Angina pectoris werden Nitrovasodilatatoren in einer konstanten täglichen Dosierung oral, Nitroglycerin auch transdermal, verabreicht. Die orale Gabe von Nitroglycerin erfolgt, um eine für einige Stunden anhaltende Wirkung zu erzielen, in Form von Retardkapseln. Wesentlich länger hält – bereits bei nichtretardierter Galenik – die Wirkung von ISDN und ISMN an (Tab. 18.17). Die antianginöse Wirksamkeit läßt sich durch die Erhöhung der Belastungstoleranz (Abb. 18.41) und durch die erfolgreiche Reduzierung der Anfallshäufigkeit bzw. des sublingualen Akutverbrauchs an Nitraten nachweisen. Noch länger dauernde Effekte werden durch Anbringen eines Nitroglycerin-Depotpflasters erzielt, eines sogenannten „transdermalen therapeutischen Systems" (TTS, s. S. 81). Obwohl der Wirkstoff daraus bis zu 24 Stunden konstant freigesetzt wird, soll sich diese Behandlungsform – um die Gefahr einer Nitrattoleranz (s. u.) hintanzuhalten – nur über 12 Stunden erstrecken und von einem 12stündigen nitratfreien Intervall gefolgt sein. Ein TTS eignet sich besonders zur Behandlung nächtlicher (meist vasospastischer) Anfälle.

Ein nur zur Intervalltherapie verwendbarer NO-Donator ist **Molsidomin**[1]. In der Leber entsteht dessen Metabolit Linsidomin (SIN-1), der in ein labiles N-Nitrosoamino-acetonitril (SIN-1A) zerfällt. SIN-1A setzt ohne Vermittlung von SH-Gruppen NO frei. Das könnte ein Grund für das klinisch beobachtete Fehlen von Toleranzphänomenen sein.

[1] Corvaton®, Molsidolat® (Ö)

Tabelle 18.16: Pharmazeutische Zubereitungen von Nitrovasodilatatoren zur Anfallskupierung

Nitrat	pharm. Zubereitung	Dosierung	Wirkungseintritt	Wirkungsdauer
Nitroglycerin (Nitrolingual® etc.)	Sublingualtabletten, Zerbeißkapseln, Spray	0,3–0,6 mg	30 s	15–30 min
	Ampullen	0,6–6 mg/h	unmittelbar	i.v.-Infusion
ISDN (Isoket® etc.)	Sublingualtabl., Spray	2,5–10 mg	5 min	1–2 h
	Ampullen	1–8 mg/h	unmittelbar	i.v.-Infusion

Tabelle 18.17: Pharmazeutische Zubereitungen von Nitrovasodilatatoren zur Intervallbehandlung

Nitrat	pharm. Zubereitung	Dosierung	Wirkungs-eintritt	Wirkungsdauer
Nitroglycerin (Nitrolingual® etc.)	Retardkapseln	5–15 mg	1 h	2–4 h
(Nitroderm TTS® etc.)	Depot-Pflaster	5–10 mg/24 h	1 h	24 h
ISDN (Isoket® etc.)	Tabletten, Retardtabl.	10–40 mg	30 min	4–8 h
ISMN (Ismo® etc.)	Tabletten, Retardtabl.	20–60 mg	30 min	8–16 h

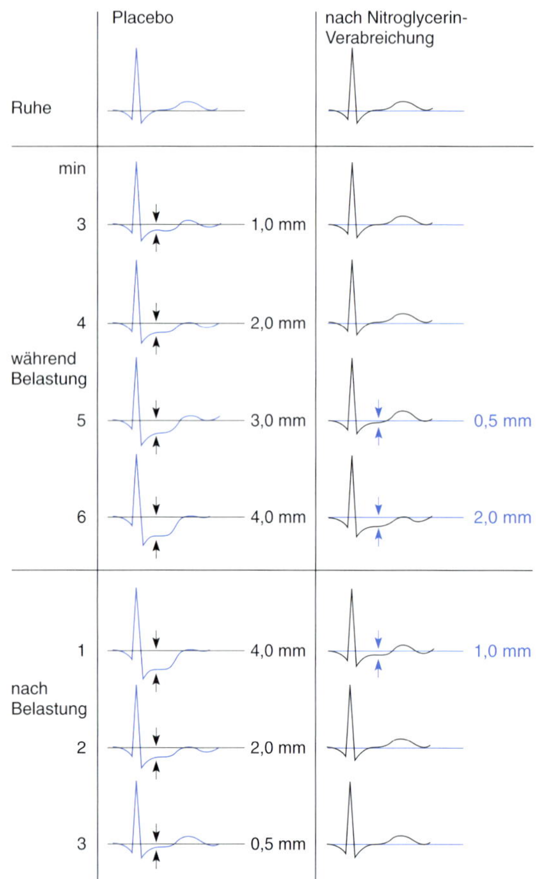

Abb. 18.41 ST-Strecke im EKG unter kontrollierter Belastung nach Verabreichung von Placebo und von Nitroglycerin. Myokardiale Ischämien im Rahmen stabiler Syndrome sind im EKG durch eine Senkung der ST-Strecke charakterisiert, die mit den subjektiven Beschwerden parallel geht. Diese wurden hier durch eine genau definierte Arbeitsbelastung des Patienten am Fahrrad-Ergometer hervorgerufen. Ein Ausmessen der ST-Streckensenkung ergibt, daß deren Maximum unmittelbar nach Beendigung der Belastung erreicht ist (Placebo). Unter dem Einfluß von Nitroglycerin ist das Ausmaß der ST-Streckensenkung vermindert, die Dauer bis zu ihrer Manifestation verlängert und die Dauer ihrer Reversibilität verkürzt (nach M. Kaltenbach et al., Dtsch. Med. Wschr. **97**, 1479–1484, 1972).

Nitrattoleranz

Ein Problem jeder Intervalltherapie mit organischen Nitraten ist die Entwicklung einer Toleranz, die nach Absetzen des jeweiligen Präparates rasch reversibel ist. Bei intermittierender Nitratzufuhr in Form der Anfallskupierung tritt dieses Phänomen nicht auf, bei konstant hohem Blutspiegel kann sich ein Nachlassen der Wirkung aber bereits nach 24 Stunden bemerkbar machen. Über die Ursachen der Nitrattoleranz, wobei Verabreichungsart und Plasmakonzentration eine große Rolle spielen, herrscht noch keine endgültige Klarheit. Der wahrscheinliche Entstehungsmechanismus liegt in der Bildung von Superoxid-Radikal-Anion ($O_2^{\bullet-}$) in der Gefäßwand bei chronischer Anwesenheit von NO; $O_2^{\bullet-}$ führt zu einer Inaktivierung von NO. An der $O_2^{\bullet-}$-Bildung ist möglicherweise Angiotensin II beteiligt, das unter Einfluß von Nitrovasodilatatoren in vivo vermehrt gebildet wird. Der Abfall des venösen Füllungsdruckes bewirkt nämlich eine gegenregulatorische Antwort in Form einer Aktivierung des RAAS. Allerdings kann eine Nitrattoleranz mit ACE-Hemmern nur teilweise unterdrückt werden.

Je mehr die Nitratblutspiegel schwanken, um so eher läßt sich eine Nitrattoleranz verhindern! Ein nitratfreies Intervall stellt die ursprüngliche Wirksamkeit nämlich rasch wieder her. Bei stabilen Syndromen wird in der Regel auf ein nitratfreies Intervall während der Nacht geachtet, d. h. auch Nitroglycerin-Depotpflaster sollen nach längstens 12 Stunden entfernt werden.

Bei Arbeitern in Sprengstoffabriken mit langjähriger Exposition gegenüber Nitroglycerin ist bei plötzlicher Beendigung der Exposition (z.B. lange Wochenenden) ein „Entzugssyndrom" in Form Angina-pectoris-artiger Zustandsbilder bekannt. Der erste Arbeitstag hingegen beginnt mit (Nitrat-)Kopfschmerz („monday disease"). Da eine solche Nitrat-Abhängigkeit auch bei Patienten bekannt ist, sollte jede Langzeittherapie mit Nitrovasodilatatoren ausschleichend beendet werden.

Unerwünschte Wirkungen

Unerwünschte Reaktionen auf Nitrovasodilatatoren sind Folge ihrer kardiovaskulären Effekte. Häufig und oft äußerst heftig ist der **Kopfschmerz**, der aber meist nach wenigen Tagen nachläßt. Vorübergehende Zeichen von Schwindel, Schwäche und orthostatischer Hypotension können bei längere Zeit immobilisierten Patienten auftreten, wenn sie wieder eine aufrechte Körperstellung einnehmen. Ethanol potenziert diese Symptomatik. Die durch Nitrate induzierte Bildung von Methämoglobin ist ihrem geringen Ausmaß entsprechend ohne klinische Konsequenz. Eine akute Intoxikation manifestiert sich in Form von kritischem Blutdruckabfall, Bradykardie durch zentrale Vaguserregung, starke Hautrötung, Erbrechen, Cyanose und Bewußtseinsverlust.

18.3.6 Antiangionös wirkende Pharmaka: Calciumkanalblocker

Nimmt man die in Abb. 18.40 gezeigten Dosiswirkungskurven für Nitrovasodilatatoren als Vergleich, so zeigen Calciumkanalblocker (Calciumantagonisten) ein anderes hämodynamisches Wirkprofil: sie dilatieren die großen Arterien und die Widerstandsgefäße (einschließlich der **Koronararterien**) in einem ähnlich niedrigen Dosisbereich, beeinflussen aber nicht den Tonus im venösen System. Die Calciumkanalblocker vom **1,4-Dihydropyridin-Typ** (z. B. Nifedipin), die das stärkste vasodilatatorische Potential unter den Calciumkanalblockern besitzen, eignen sich daher besonders zur Kupierung vasospastisch bedingter Anfälle, bei instabilen Syndromen erwiesen sich diese Calciumkanalblocker aber als potentiell gefährlich. So gilt eine Monotherapie mit Nifedipin bei instabiler Angina heute als kontraindiziert; klinische Studien weisen auf eine gesteigerte Mortalität und eine Zunahme rekurrenter anginöser Attacken unter Nifedipin hin. Ursachen dafür sind ein „coronary steal"-Phänomen (s. Abb. 18.39), ein brüsker Blutdruckabfall verbunden mit reduzierter Koronardurchblutung und gesteigerter Sympathikusaktivität.

In der Behandlung stabiler Syndrome haben sich alle drei Gruppen von Calciumkanalblockern (Dihydropyridine, Benzothiazepine, Phenylalkylamine) gleichermaßen bewährt. Ihre antianginöse Wirkung wird dabei nicht nur durch eine Erhöhung des O_2-Angebots, sondern auch durch eine Senkung des O_2-Bedarfs vermittelt. Sie senken die Nachlast und über die dadurch verbesserte Ventrikelentleerung auch die Vorlast. Bei konzentrischen Stenosen läßt sich ihre Wirkung ganz überwiegend durch die Senkung des MVO_2 erklären.

Verglichen mit den 1,4-Dihydropyridinen ist die vasodilatatorische Wirkung der **Benzothiazepine** (z. B. Diltiazem) und **Phenylalkylamine** (z. B. Verapamil) schwächer, dafür wirken diese negativ chrono- und dromotrop, die Phenylalkylamine auch stark negativ inotrop, und liefern dadurch einen zusätzlichen Beitrag zur Senkung des O_2-Bedarfs. Wegen additiver Wirkung auf die Verzögerung der AV-Überleitung dürfen Vertreter dieser beiden Gruppen nicht mit β-Adrenozeptor-Antagonisten kombiniert werden.

Im Gegensatz zu den Nitrovasodilatatoren werden die Calciumkanalblocker vornehmlich peroral in der **Intervalltherapie** eingesetzt. Nur bei der rein vasospastischen Angina (Prinzmetal-Angina), bei der sich außerhalb des Anfalls angiographisch keinerlei Gefäßeinengung zeigt, ist Nifedipin oft das Mittel der Wahl zur **Anfallskupierung**. Dessen Gabe kann durch den Arzt in Form einer i.v.-Infusion erfolgen, oder durch den Patienten, indem er bei drohendem Anfall eine 5-mg- oder 10-mg-Kapsel zerbeißt und den Inhalt im Mund beläßt. Eine Toleranz gegenüber Calciumkanalblockern wurde bisher nicht beobachtet, wahrscheinlich weil sie weder einen Effekt am venösen System noch eine Volumenexpansion verursachen.

18.3.7 Antiangiös wirkende Pharmaka: β-Adrenozeptor-Antagonisten

β-Adrenozeptor-Antagonisten (β-Blocker) eignen sich ausschließlich zur Intervalltherapie der Angina pectoris. Ihr antianginöser Effekt ist im Antagonismus der chronotropen und inotropen Sympathikuswirkung zu sehen und daher zum überwiegenden Teil auf eine Senkung des O_2-Bedarfs des Herzens zurückzuführen (so steigt und fällt der MVO_2 etwa proportional zur Quadratwurzel der Herzfrequenz). Der MVO_2 unter Belastungsbedingungen wird wesentlich stärker eingeschränkt als in Ruhe. Über die Verlängerung der Diastolendauer erhöhen β-Adrenozeptor-Antagonisten aber auch den koronaren Blutfluß und damit das O_2-Angebot. Es ist allerdings zu bedenken, daß durch das verminderte linksventrikuläre Schlagvolumen über eine Erhöhung des linksventrikulären enddiastolischen Volumens die Vorlast zunimmt und somit ein Teil des O_2-sparenden und durchblutungsfördernden Effekts der β-Adrenozeptor-Antagonisten wieder verlorengeht.

Kontraindiziert sind β-Adrenozeptor-Antagonisten bei der seltenen Form einer rein vasospastischen Angina, da sie Dauer und Häufigkeit ischämischer Episoden verstärken können. Diese gefährliche Wirkung liegt in einer Zunahme des Koronargefäßtonus begründet, da zirkulierende und lokal-neuronal freigesetzte Catecholamine jetzt nur mehr die konstriktorischen α_1- und α_2-Adrenozeptoren, die für den Koronarspasmus möglicherweise mitverantwortlich sind, aber nicht die vasodilatatorischen β_2-Adrenozeptoren besetzen können.

18.3.8 Differentialtherapie koronarer Durchblutungsstörungen

Ziel der spezifischen Pharmakotherapie ist
1. die Kupierung des akuten Anfallgeschehens und
2. die Reduzierung der Anfallshäufigkeit bzw. Steigerung der Leistungstoleranz.

Die Verifizierung eines therapeutischen Erfolges, insbesondere bei prophylaktischer Langzeitanwendung, ist nicht immer einfach, da sowohl die für viele Patienten notwendige Entfernung aus dem Alltagsmilieu als auch Placebo-Präparate (bis zu 30 %) eine deutliche Besserung bewirken können.

Stabile Angina

Die **Anfallskupierung** gelingt durch sublinguale oder durch Sprühstoßverabreichung von Nitroglycerin oder Isosorbiddinitrat (s. Tab. 18.16), wobei die Wirkung am zuverlässigsten bei Einnahme mit Einsetzen der Prodromalsymptome ist. Die Patienten haben ihr „Nitro"-Präparat daher immer bei sich.

Eine Reduzierung der Anfallshäufigkeit (**Intervalltherapie**) wird durch Verminderung der Auswirkung psychischer und physischer Belastung auf das Herz erreicht. Alle drei antianginös wirkenden Arzneimittelgruppen (β-Adrenozeptor-Antagonisten, Calciumkanalblocker, Nitrovasodilatatoren) wirken einer über den Sympathikus induzierten Steigerung des myokardialen O_2-Bedarfs entgegen: die β-Adrenozeptor-Antagonisten wegen ihrer negativ chronotropen und inotropen Wirkung, Calciumkanalblocker über Senkung der Nachlast, Nitrovasodilatatoren über eine Senkung der Vorlast. Bei exzentrischer Einengung, d. h. mit noch intaktem Muskeltonus im Bereich der partiellen Stenose, ist die **koronarerweiternde** Wirkung der Calciumkanalblocker und Nitrovasodilatatoren ebenfalls von therapeutischer Konsequenz. Für die chronische Nitrattherapie kommen die in Tab. 18.17 gezeigten pharmazeutischen Zubereitungen von Nitroglycerin, Isosorbiddinitrat oder Isosorbidmononitrat in Frage.

Die Wahl des Präparates für die Intervalltherapie richtet sich nach dem klinischen Status des Patienten und den für diese drei Arzneimittelgruppen sehr unterschiedlichen Nebenwirkungen und Kontraindikationen. Bei Herzinsuffizienz kommt beispielsweise wegen der negativ inotropen Wirkung der β-Adrenozeptor-Antagonisten und der Calciumkanalblocker eher ein Nitrovasodilatator in Betracht. Für Nitrovasodilatatoren kann die Nitrattoleranz ein großes Problem darstellen. Wenn der Zustand des Patienten die Einhaltung therapiefreier Intervalle (zur Vermeidung der Toleranz) nicht erlaubt, kann der Nitrovasodilatator mit einem Calciumkanalblocker oder β-Adrenozeptor-Antagonisten kombiniert werden. Die Kombination eines β-Adrenozeptor-Antagonisten mit Calciumkanalblockern von Typ des Verapamils und des Diltiazems ist wegen der synergistischen Wirkung auf AV-Überleitung und Kontraktilität zu vermeiden; in Kombination mit β-Adrenozeptor-Antagonisten kommt daher nur ein Calciumkanalblocker vom Dihydropyridin-Typ in Frage.

Vasospastische Angina

Die seltenere vasospastische Angina ist wesentlich schwieriger zu behandeln als die stabile Angina. Die **Anfälle** treten unvorhergesehen und oft in Ruhe auf. Sie können durch einen sublingualen Nitrovasodilatator bzw. durch Schlucken oder Zerbeißen einer Nifedipin-Kapsel, aber auch durch eine intravenöse Nifedipin-Infusion in den meisten Fällen prompt kupiert werden. Bei der **Intervalltherapie** wird die Wirkung von Nitrovasodilatatoren durch die Nitrattoleranz stark limitiert, und β-Adrenozeptor-Antagonisten gelten bei vasospastischer Angina als kontraindiziert (s.o.). Bei mehr als der Hälfte der Patienten stellen Calciumkanalblocker eine wirksame Alternative dar. Sie werden für diese Indikation hoch dosiert, wobei im Falle nicht ausreichender Wirkung einer Einzelsubstanz oft die Kombination von zwei Calciumkanalblockern (ein Dihydropyridin plus Verapamil oder Diltiazem) zu einer weitgehenden Anfallsfreiheit führt. Etwa 20 % der Patienten mit vasospastischer Angina sprechen aber auf keine medikamentöse Therapie an, so daß eine invasive Vaskularisierung erforderlich wird (Bypass-Chirurgie, PCTA, koronarer Stent).

Instabile Syndrome

Instabile Angina

Therapeutische Maßnahmen bei instabiler Angina beschränken sich – im Gegensatz zur stabilen Angina – nicht auf die Reduzierung des Ischämieschmerzes, sondern erfordern auch Maßnahmen zur Verlangsamung des Krankheitsprozesses, in Form einer Plättchenaggregationshemmung oder einer Antikoagulation. Die instabile Angina stellt die häufigste Indikation für eine invasive Revaskularisierung dar.

Die **akute Phase** erfordert in der Regel die Aufnahme in eine Klinik. Sie kann, da die Endothelruptur abheilen muß, bis zu vier Tage dauern. Einem weiteren Wachsen des stenosierenden Thrombus wird durch ein niedermolekulares Heparin begegnet (z.B. Enoxaparin: 100 IE anti-Xa/kg für 2–8 Tage) (s. Tab. 23.4, S. 565). Als **antianginöse** Maßnahme wird Nitroglycerin oder Isosorbiddinitrat i.v. infundiert (s. Tab. 18.16). Ebenso indiziert sind β-Adrenozeptor-Antagonisten, während die Calciumkanalblocker Verapamil und Diltiazem nur zweite Wahl (bei Unverträglichkeit von β-Adrenozeptor-Antagonisten) darstellen. Nifedipin ist bei instabiler Angina, da es selbst Anfälle auslösen kann, kontraindiziert.

In der **subakuten** Phase wird intravenöses Nitroglycerin durch eine orale Verabreichungsform oder ein Depotpflaster ersetzt, die Heparingabe wird bis zur endgültigen Entscheidung, ob eine invasive Intervention (Bypass, PCTA, Stent) erforderlich ist, fortgesetzt. Sollte eine medikamentöse Langzeittherapie (**chronische Phase**) ausreichen, wird noch vor Beendigung der Heparingabe eine Therapie mit Acetylsalicylsäure (ASS) angeschlossen. Bei ASS-Unverträglichkeit oder Kontraindikationen gegenüber ASS wird Clopidogrel gegeben (s. S. 575). Die ASS-Therapie gilt als Sekundärprävention zur Verhinderung eines Rezidivs oder eines Myokardinfarkts. Die Zahl an Therapieversagern ist groß, so daß der Kontrolle von Risikofaktoren bei dieser Form der Angina ganz besondere Bedeutung zukommt (Einstellen des Rauchens, Kontrolle der Plasmalipoproteine, Streß-Management etc.).

Myokardinfarkt

Bei kritischer Verminderung der regionalen myokardialen Durchblutung tritt das Ereignis eines akuten Myokardinfarkts ein. Vollständiger Verschluß (Stenose) einer oder mehrerer koronarer Stammarterien resultiert in einem transmuralen Infarkt, bei unvollständiger Okklusion sind primär die subendokardialen Areale betroffen. Abhängig von der Dauer und dem Ausmaß der Stenose breitet sich der Infarkt vom endokardialen zum epikardialen Myokard und vom Zentrum an die Grenzzonen des von der Ischämie betroffenen Segments aus. Ursache der Okklusion ist meist ein thrombotischer Prozeß, ausgelöst durch Ruptur atherosklerotischer Plaques. Durch die Endothelzerstörung wird Kollagen freigelegt, und die dadurch aktivierten Thrombocyten spielen die auslösende Rolle zur Bildung eines Fibrinthrombus (s. Abb. 18.38). Aus experimentellen Daten geht hervor, daß das Zentrum der von der Ischämie betroffenen subendokardialen Zone 40 Minuten nach Koronarligatur, die subepikardiale Zone 4–6 Stunden nach Ligatur von der Nekrose erfaßt wird.

Die Prognose des akuten Myokardinfarktes wird durch drei Arzneimittelgruppen entscheidend verbessert: **β-Adrenozeptor-Antagonisten, Thrombolytika und Plättchenaggregationshemmer**. Die Einjahresmortalität dieser Erkrankung konnte durch β-Adrenozeptor-Antagonisten um 25 % gesenkt werden. Thrombolytika und ASS führten dann auch zur Senkung der Hospitalisierungsmortalität, d. h. zur Senkung der Mortalität bereits innerhalb der ersten Wochen nach Manifestation des Infarkts, um 30–40 %. Zusätzlich werden durch ASS (in einem Dosisbereich von 75–325 mg) kardiovaskuläre Todesfälle und solche nach Schlaganfall um 25 % reduziert (bei ASS-Unverträglichkeit oder Kontraindikationen gegenüber ASS wird auf Clopidogrel zurückgegriffen). Insgesamt sind die pharmakotherapeutischen Interventionen aber vielfältig und richten sich im einzelnen nach dem klinischen Verlauf (S. 589).

Morphin: Die i.v.-Verabreichung von Morphin (inital 5 mg, Wiederholungen bis zu einem Maximum von 30 mg) stellt immer die erste ärztliche Maßnahme dar. Neben der Schmerzhemmung wirkt es angstlösend, und bei akutem Lungenödem wird dem Patienten auch das Erstickungsgefühl genommen.

Fibrinolytika (Thrombolytika): Halten die klinischen Manifestationen und infarktspezifischen EKG-Veränderungen länger als 30 Minuten an, liegt – bei Ausschluß von Gegenanzeigen – die Indikation für eine Auflösung des Thrombus mittels Fibrinolytika – Lysetherapie – vor (s. Kap. 23, S. 577). Eine gefährliche Komplikation nach erfolgreicher Lysetherapie stellen **Reperfusionsarrhythmien** dar. Es handelt sich um verzögerte Nachdepolarisationen, die mit einem durch die Reperfusion ausgelösten plötzlichen Ca^{2+}-Einstrom in die ischämischen Myokardzellen zu erklären sind (s. S. 437).

Acetylsalicylsäure: Niedrig dosierte ASS wird bereits während der Lysetherapie verabreicht, da sie aufgrund mehrerer klinischer Studien zu einer weiteren Senkung der Mortalität beiträgt (s. Kap. 23, S. 574). Es herrscht noch keine Klarheit, ob dieser günstige Effekt von ASS auf einer Interaktion mit Streptokinase beruht oder das Fibrinolytikum und ASS unabhängig voneinander ihre Wirkung entfalten. Wie bei der instabilen Angina wird mit ASS eine niedrig dosierte Dauertherapie zur Sekundärprävention angeschlossen.

Antikoagulantien: Während der Wert der gemeinsamen Gabe von Heparin und Thrombolytika (insbesondere mit t-PA, „tissue plasminogen activator", S. 579) durch klinische Studien belegt ist, wird ein Fortsetzen der Heparingabe nach Beendigung der Thrombolyse kontrovers beurteilt. Ebensowenig herrscht Klarheit, ob die Sekundärprophylaxe mit oralen Antikoagulantien (Oxycumarinen) zur Verhinderung tiefer Beinvenenthrombosen, einer Pulmonalembolie oder eines Schlaganfalls aufgrund des erhöhten Blutungsrisikos tatsächlich einen Vorteil bringt.

Antiarrhythmika: Standen Antiarrhythmika vor 20 Jahren noch an der Spitze der im Myokardinfarkt eingesetzten Arzneimittel, treten sie heute in den Hintergrund. Nicht nur die CAST-Studie mit Klasse-IC-Antiarrhythmika (s. S. 441), sondern auch spätere mit anderen Klasse-I- und auch Klasse-III-Antiarrhythmika durchgeführte Studien sprechen gegen eine Langzeitprophylaxe bei Patienten, bei denen in der akuten Infarktphase schwere tachykarde Rhythmusstörungen auftreten. Nur bei Auftreten von Rhythmusstörungen nach dem Infarkt kann – bei allerdings strenger Indikationsstellung und zusätzlich zu einem β-Adrenozeptor-Antagonisten – das Klasse-III-Antiarrhythmikum Amiodaron indiziert sein (s. a. S. 448). Die i.v.-Infusion von Lidocain eignet sich zur raschen Terminierung anhaltender ventrikulärer Tachykardien, die lebensbedrohlich sind; ebenso erfolgt eine Defibrillierung wegen Kammerflimmerns unter Lidocainschutz. Durch Vaguserregung bedingte schwere **Brady**arrhythmien werden mit Atropin oder Ipratropiumbromid (0,5 mg i.v.) behandelt.

Magnesium: Klinische Studien weisen auf eine die Mortalität senkende Wirkung von Magnesiumsalzen bei früher i.v.-Infusion während der Akutphase des Myokardinfarkts hin. Ein Rückgang ventrikulärer Rhythmusstörungen und des infarktbedingten Herzversagens wird für diesen günstigen Effekt gleichermaßen verantwortlich gemacht, über den genauen Mechanismus herrscht aber noch keine Klarheit. Es ist zwar bekannt, daß Hypomagnesiämie mit ventrikulären Tachyarrhythmien einhergeht, die Serumspiegel für Mg^{2+} lagen in oben genannten Studien aber im Normbereich. Noch unsicherer ist die Wirkung **oraler** Mg^{2+}-Präparate zu beurteilen. Mg^{2+}-Tabletten sollten nur zur Substitution eines Mg^{2+}-Mangels eingenommen werden. Bei normaler Nierenfunktion läßt sich mit oral zugeführtem Magnesium jedenfalls keine Erhöhung des Plasmaspiegels erreichen.

β-Adrenozeptor-Antagonisten: Es herrscht internationaler Konsensus hinsichtlich einer Langzeittherapie mit β-Adrenozeptor-Antagonisten in der Postinfarktperiode. Erste klinische Prüfungen, die bei Vergleich mit Placebo einen Trend zugunsten des β-Adrenozeptor-Antagonisten erkennen lassen, wurden bereits 1965 durchgeführt. Aber erst 20 Jahre später ließ sich die lebensverlängernde Wirkung der β-Adrenozeptor-Antagonisten auch statistisch verifizieren, nachdem die Patienten aller bis zu diesem Zeitpunkt vorgenommenen klinischen Prüfungen zusammengefaßt wurden. Die antiarrhythmische Wirkung und die Senkung des myokardialen O_2-Bedarfs werden für den Rückgang der Mortalität durch β-Adrenozeptor-Antagonisten gleichermaßen verantwortlich gemacht. Jeder β-Adrenozeptor-Antagonist ohne partiell agonistische Wirkung ist indiziert. Einige klinische Studien sprechen auch für eine Senkung der Hospitalisierungsmortalität durch β-Adrenozeptor-Antagonisten, wenn sie bereits während der akuten Infarktphase i.v. verabreicht wurden; die Ergebnisse sind aber nicht so eindeutig wie diejenigen zur Senkung der Langzeitmortalität.

Lipidsenker: Bei Langzeitverabreichung nach Herzinfarkt und koronarer Herzkrankheit sind Cholesterinsynthese-Hemmer, d. h. Hemmstoffe der Hydroxymethylglutaryl(HMG)-CoA-Reduktase, Statine (Lovastatin, Simvastatin, Pravastatin etc., s. Kap. 27, S. 643), bereits bei geringgradiger Plasmaspiegelerhöhung von Gesamtcholesterin und LDL-Cholesterin in der Lage, Mortalität und Rezidivrisiko signifikant zu reduzieren. Voraussetzung sind eine Basistherapie mit ASS und β-Adrenozeptor-Antagonisten sowie eine cholesterinarme Diät. Lipidsenker mit anderem Wirkungsmechanismus sind hier nur 2. Wahl, können aber, wenn notwendig, mit einem Cholesterinsynthese-Hemmer kombiniert werden.

Diuretika und positiv inotrope Substanzen: Bei etwa 20 % der hospitalisierten Patienten mit Myokardinfarkt liegt eine akute Herzinsuffizienz als Komplikation vor. Bei Lungenödem als zentraler Manifestation ist Furosemid (40–80 mg) das Mittel der Wahl. Bei stark abgefallenem systolischen Blutdruck (< 90 mmHg) ist die i.v.-Infusion positiv inotroper Substanzen in Form β-adrenerger Agonisten (Dopamin, Dobutamin), eventuell unter dem Schutz einer Volumensubstitution, gerechtfertigt. Der Effekt von Dopamin bzw. Dobutamin ist nach erfolgreicher Reperfusion verstärkt. Herzglykoside sind hier wirkungslos!

ACE-Hemmer. Bei Patienten mit einem stark dilatierten linken Ventrikel, verbunden mit einer eingeschränkten linksventrikulären Auswurffraktion von < 40 %, ist die Herzinsuffizienz die dominierende Ursache der Ein-Jahres-Mortalität bzw. der Mortalität zu einem noch späteren Zeitpunkt. Bei Vorliegen dieser Komplikation konnte in mehreren klinischen Prüfungen eine signifikant lebensverlängernde Wirkung bei einer Langzeittherapie mit ACE-Hemmern gezeigt werden. Der Einsatz des ACE-Hemmers soll nicht sofort, sondern wenige Tage nach Abklingen der Akutphase des Myokardinfarkts erfolgen.

Weiterführende Literatur

Alexander, R. W., Schlant R. C., Fuster V.: „Hurst's The Heart". McGraw-Hill, 9th ed., New York 1998.

CIBIS-II Investigators and Committees: The cardiac insufficiency bisoprolol study II (CIBIS-II): a randomized trial. Lancet **353**, 9–13 (1999).

Cohn, J. A.: The management of chronic heart failure. N. Engl. J. Med. **335**, 490–498 (1996).

Flucher, B. E., Franzini-Armstrong, C.: Formation of junctions involved in excitation-concentration coupling in skeletal and cardiac muscle. Proc. Natl. Acad. Sci. **93**, 8101–8106 (1996).

Gauer, O. H.: Kreislauf des Blutes. In: Physiologie des Menschen, Herz und Kreislauf (3), Urban und Schwarzenberg, München 1972.

Grace, A. A., Camm, A. J.: Quinidine. N. Engl. J. Med. **338**, 35–45 (1998).

Messerli, F. H.: Cardiovascular Drug Therapy. W. B. Saunders Company, 2nd ed., Philadelphia 1996.

Opie, L. H.: Drugs for the Heart. W. B. Saunders Company, 4th ed., Philadelphia 1997.

Packer, M., Bristow, M. R., Cohn, J. N. et al.: The effect of carvedilol on morbidity and mortality in patients with chronic heart failure. N. Engl. J. Med. **334**, 1349–1355 (1996).

Parker, J. D., Parker, J. O.: Nitrate therapy for stable angina pectoris. N. Engl. J. Med. **338**, 520–531 (1998).

Roden, D. M.: Risks and benefits of antiarrhythmic therapy. N. Engl. J. Med. **331**, 785–791 (1994).

Singh, B., Dzau, V. J., Vanhoutte, P. M., Woosley. R., L.: Cardiovascular Pharmacology and Therapeutics. Churchill Livingstone, New York 1994.

Stelfox, H. T., Chua, G., O'Rourke, K. et al.: Conflict of interest in the debate over calcium-channel antagonists. N. Engl. J. Med. **338**, 101–106 (1998).

Task Force of the Working Group on Heart Failure of the European Society of Cardiology: The treatment of heart failure. Eur. Heart J. **18**, 736–753 (1997).

The Cardiac Arrhythmia Suppression Trial (CAST) investigators: Preliminary report: effect of flecainide and encainide on mortality in a randomized trial of arrhythmia suppression after myocardial infarction. N. Engl. J. Med. **321**, 406–412 (1989).

The CONSENSUS Trial Group: Effects of Enalapril on Mortality in Severe Congestive Heart Failure. N. Engl. J. Med. **316**, 1429–1435 (1987).

The Digitalis Investigation Group: The effect of digoxin on mortality and morbidity in patients with heart failure. N. Engl. J. Med. **336**, 525–533 (1997).

The SOLVD investigators: Effect of the angiotensin-converting enzyme inhibitor enalapril on survival in patients with reduced left ventricular ejection fraction and congestive heart failure. N. Engl. J. Med. **325**, 293–302 (1991).

Waldo, A. L., Camm, A. J., deRuyter, H. et al.: Effect of *d*-sotalol on mortality in patients with left ventricular dysfunction after recent and remote myocardial infarction. Lancet **348**, 7–12 (1996).

19 Pharmakologie des kardiovaskulären Systems: die Blutgefäße

Behandlung von Hypertonie und Hypotonie

Ulrich Förstermann, Mainz

Die Pharmakologie der Blutgefäße überlappt sich unvermeidlich mit anderen Gebieten der Pharmakologie, etwa der Pharmakologie noradrenerger und adrenerger Systeme (s. Kap. 4, S. 175–218), der Pharmakologie der Arachidonsäurederivate (s. Kap. 16, S. 381ff.) und der Diuretika (s. Kap. 22, S. 539ff.). Im vorliegenden Kapitel fließt aus den genannten Kapiteln alles zusammen, was Blutgefäße betrifft. Insbesondere wird die Anwendung von Substanzen aus den Nachbarkapiteln bei Erkrankungen der Blutgefäße und des Kreislaufsystems hier behandelt: so etwa die Anwendung von β-Adrenozeptor-Antagonisten und Diuretika bei der Hypertonie. Die Pharmakologie der Durchblutung der Koronargefäße bedarf gesonderter Erörterung: Sie wird in Kap. 18 ausführlich besprochen.

19.1 Regulatoren des Gefäßtonus und verwandte Pharmaka

Zu den wichtigsten Regulatoren des Gefäßtonus gehören die Catecholamine Noradrenalin und Adrenalin. Ihre Pharmakologie wird in einem eigenen Kapitel detailliert dargestellt (s. Kap. 4, S. 175–218). Die therapeutische Anwendung der entsprechenden Substanzen bei Hypertonie, Hypotonie und Durchblutungsstörungen gehört in das Blutgefäßkapitel. Neben den Catecholaminen gibt es weitere humorale, neurale und lokal gebildete Effektorsubstanzen, die an der Regulation des Gefäßtonus teilhaben (Abb. 19.1, s. a. Abb. 19.6). Diese Systeme und ihre pharmakologische Beeinflussung werden im Folgenden besprochen.

19.1.1 Das Renin-Angiotensin-Aldosteron-System (RAAS)

Neben dem catecholaminergen System ist das RAAS das wohl bedeutendste hormonelle System für die Regulation des Blutdrucks. In Abb. 19.2 sind die wichtigsten Komponenten des RAAS und die pharmakologischen Eingriffsmöglichkeiten in das System schematisch dargestellt.

Physiologie und Pathophysiologie

Glatte Muskelzellen in der afferenten Arteriole des Glomerulus (sogenannte juxtaglomeruläre Zellen) sind der hauptsächliche Ort der Synthese, Speicherung und Freisetzung von Renin. Folgende Mechanismen regulieren die Renin-Freisetzung:

1. Das Vas afferens des Glomerulus fungiert als **Barorezeptor.** Ein verminderter Perfusionsdruck im Vas afferens erhöht die Renin-Ausschüttung, ein erhöhter Perfusionsdruck vermindert sie.
2. Die juxtaglomerulären Zellen sind mit **β_1-Adrenozeptoren** ausgestattet (Tab. 4.2, S. 184). Ihre Stimulation über den Sympathikus erhöht die Renin-Freisetzung, bei ausbleibender Stimulation sinkt die Renin-Freisetzung.
3. Die **NaCl-Konzentration im distalen Tubulus** wird von den Macula-densa-Zellen erfaßt; eine Verminderung der NaCl-Konzentration erhöht die Renin-Freisetzung, eine Erhöhung der NaCl-Konzentration vermindert sie.
4. Schließlich gibt es Hinweise für die Beteiligung der **Prostaglandine** Prostacyclin (PGI_2) und PGE_2. So ist die Steigerung der Renin-Freisetzung durch Schleifensaluretika wie Furosemid nach Blockade der Prostaglandinsynthese mit nicht-steroidalen Antiphlogistika deutlich gehemmt (s. S. 385).

Renin selbst hat keine Gefäßwirkungen. Es ist eine Protease, die aus Angiotensinogen (einem aus der Leber stammenden α_2-Globulin) das Dekapeptid **Angiotensin I** abspaltet. Angiotensin I ist ebenfalls ohne wesentliche biologische Wirkung. Aus ihm wird durch die zinkhaltige Peptidase **Angiotensin-Conversions-Enzym (ACE)** das Oktapeptid **Angiotensin II** abgespalten. Das Angiotensin-Conversions-Enzym findet sich in verschiedenen Zelltypen, vor allem in Endothelzellen. Auch im Plasma läßt sich Angiotensin-Conversions-Enzym-Aktivität nachweisen. Durch Einwirkung einer Aminopeptidase entsteht aus Angiotensin II **Angiotensin III.** Dieses wird von Peptidasen dann weiter zu inaktiven Peptiden gespalten. Angiotensin II ist ein potenter Konstriktor peripherer und renaler Arteriolen; auf molarer Basis ist es je nach Gefäß 10- bis 40mal stärker vasokonstriktorisch wirksam als Noradrenalin; Angiotensin III wirkt ebenfalls vasokonstriktorisch, ist aber weniger potent als

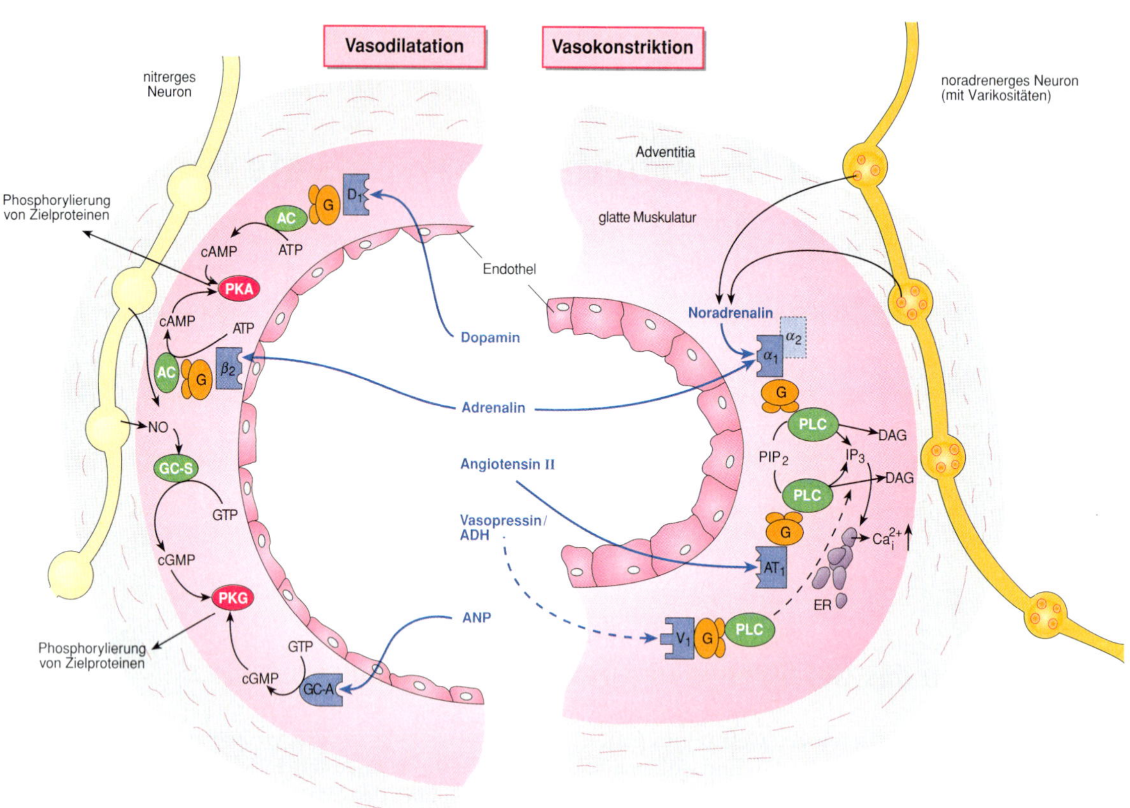

Abb. 19.1 Wichtige neurale und humorale Effektorsysteme, die den peripheren Gefäßtonus regulieren. Eine **Vasodilatation** (Erniedrigung des Tonus der glatten Gefäßmuskulatur) wird durch Dopamin über D_1-Rezeptoren (vor allem in der renalen und mesenterialen Strombahn) vermittelt. Adrenalin, wenn es auf β_2-Adrenozeptoren einwirkt (die besonders in Gefäßen der Skelettmuskulatur zu finden sind), bewirkt ebenfalls eine Vasodilatation. Beide Rezeptoren sind über stimulierende heterotrimere G-Proteine (G_s) an die Adenylylcyclase (AC) gekoppelt (s. Kap. 2, S. 117ff.). Der gebildete Second messenger cAMP aktiviert die cAMP-abhängige Proteinkinase A (PKA). Die Zielproteine, die durch die Proteinkinase A phosphoryliert werden, sind im Detail bis heute nicht bekannt. Als wahrscheinlichste Möglichkeit kann die Phosphorylierung der Myosin-Leichtkettenkinase gelten. Die phosphorylierte Myosin-Leichtkettenkinase wird nur noch schwach von Ca^{2+}/Calmodulin aktiviert, die leichte Kette des Myosins wird weniger phosphoryliert, die Kontraktion der glatten Muskelzelle nimmt ab. Andere Hypothesen werden ebenfalls diskutiert (s. Kap. 4, S. 177). Nerven, die NO-Synthase I enthalten (nitrerge Nerven), setzen bei Stimulation NO frei. Dieses aktiviert die lösliche Isoform der Guanylylcyclase (GC-S) in der glatten Gefäßmuskulatur. Dieser intrazelluläre „Enzymrezeptor" bildet aus GTP den Second messenger cGMP; dieses aktiviert die cGMP-abhängige Proteinkinase G (PKG). PKG phosphoryliert den Rezeptor für Inositol-1,4,5-trisphosphat (IP_3) sowie ein IP_3-Rezeptor-assoziiertes Protein (IRAG). Die PKG-abhängige Phosphorylierung von IRAG hemmt die IP_3-vermittelte Freisetzung von Ca^{2+} aus dem endoplasmatischen Reticulum und bewirkt so eine Vasodilatation. Eine Beteiligung weiterer, noch nicht identifizierter Zielproteine der PKG an der Vasodilatation ist möglich. Weiter kann es durch Phosphorylierung von K^+-Kanälen zu deren Aktivierung kommen. Dies bewirkt eine Hyperpolarisation der glatten Gefäßmuskelzelle, was in einem verminderten Ca^{2+}-Einstrom von außen in die Zelle resultiert. Zirkulierendes atriales natriuretisches Peptid (ANP) bindet an eine membrangebundene Isoform der Guanylylcyclase (die GC-A). Die intrazelluläre katalytische Domäne dieses „Enzymrezeptors" bildet aus GTP ebenfalls den Second messenger cGMP und aktiviert die Proteinkinase G.

Eine **Vasokonstriktion** (Erhöhung des Tonus der glatten Gefäßmuskulatur) bewirken neuronal freigesetztes Noradrenalin und humoral herantransportiertes Adrenalin durch Stimulation von α_1-Adrenozeptoren. Ein weiterer wichtiger Vasokonstriktor ist Angiotensin II, das seine konstriktorische Wirkung über AT_1-Rezeptoren auslöst. Angiotensin II ist nicht nur ein Hormon, es kann in vielen Gefäßbetten auch lokal (von lokalem Renin und Angiotensin-I-metabolisierenden Enzymen) gebildet werden. Zirkulierendes Vasopressin/ADH kann über V_1-Rezeptoren Vasokonstriktion auslösen. Die Vasopressin/ADH-Konzentrationen im Plasma erreichen physiologischerweise nur antidiuretische, nicht aber vasopressorische Konzentrationen. Nur bei myokardialer Insuffizienz werden möglicherweise einmal Vasopressinkonzentrationen erreicht, die den peripheren Gefäßwiderstand erhöhen. Alle genannten Rezeptoren sind über G-Proteine (G_q) an eine Phosphoinositid-spezifische Phospholipase C (PLC) gekoppelt. Diese spaltet Phosphatidylinositol-4,5-bisphosphat (PIP_2), wobei die Second messenger IP_3 und 1,2-Diacylglycerol (DAG) entstehen. Inositol-1,4,5-trisphosphat setzt Ca^{2+} aus dem endoplasmatischen Reticulum frei, die freie intrazelluläre Ca^{2+}-Konzentration (Ca_i^{2+}) steigt an, die Myosin-Leichtkettenkinase wird via Calmodulin aktiviert, und es kommt zur Kontraktion der glatten Muskulatur.

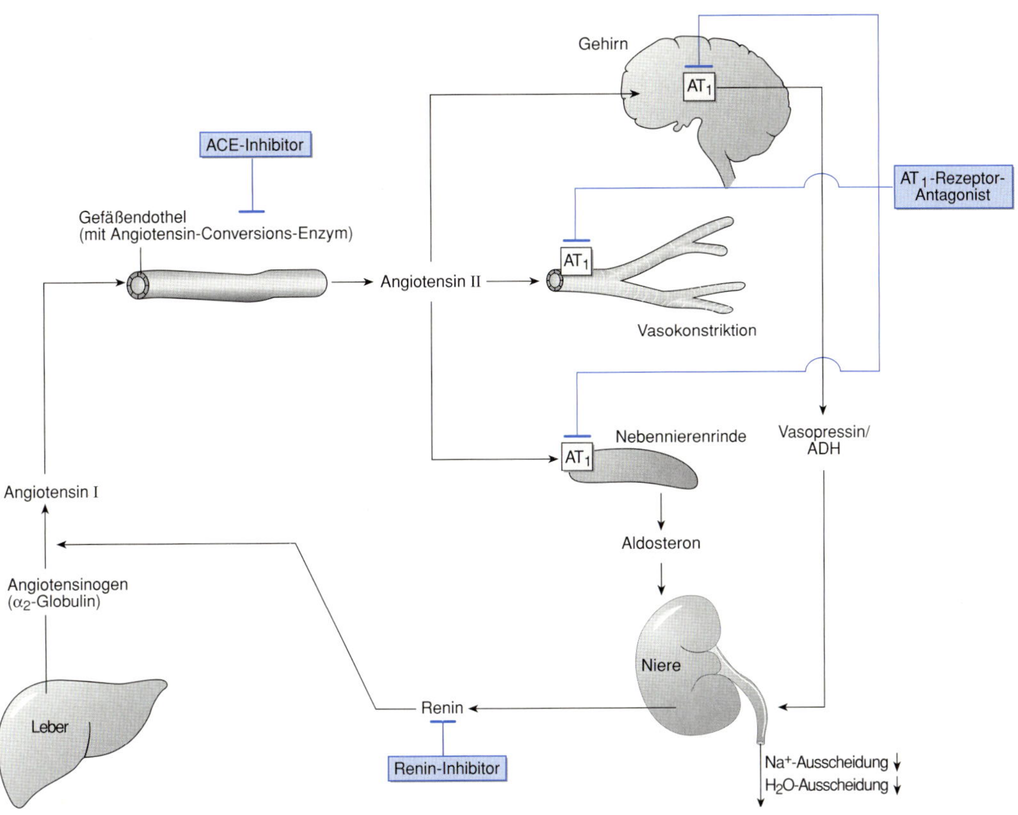

Abb. 19.2 Essentielle Komponenten des humoralen Renin-Angiotensin-Aldosteron-Systems (RAAS) und pharmakologische Eingriffsmöglichkeiten. Aus Angiotensinogen, einem in der Leber synthetisierten α_2-Globulin, wird durch die Protease Renin das Dekapeptid Angiotensin I abgespalten. Dieses ist biologisch noch unwirksam. Aus ihm wird durch das Angiotensin-Conversions-Enzym, das vor allem im Gefäßendothel lokalisiert ist, das aktive Oktapeptid Angiotensin II abgespalten. Angiotensin II hat viele Wirkungen, es ist ein potenter Vasokonstriktor, stimuliert die Aldosteronsekretion und Vasopressin/ADH-Sekretion. Pharmakologische Eingriffsmöglichkeiten bestehen durch Inhibitoren des Renins (bisher noch nicht therapeutisch genutzt), durch Inhibitoren des Angiotensin-Conversions-Enzyms (ACE) und durch Angiotensin-II-(AT_1-)Rezeptor-Antagonisten.

Angiotensin II. Darüber hinaus stimulieren Angiotensin II und Angiotensin III (etwa gleich stark) die Aldosteronsekretion aus den Glomerulosazellen der Nebennierenrinde. Weitere Wirkungen von Angiotensin II sind in Tab. 19.1 zusammengefaßt.

Die Wirkungen des Angiotensins II werden über spezifische Zellmembranrezeptoren vermittelt. Bisher wurden bei Säugetieren einschließlich des Menschen zwei Rezeptortypen für Angiotensin II identifiziert: **AT_1- und AT_2-Rezeptoren.** Der AT_1-Rezeptor dominiert in allen Blutgefäßen und findet sich auch in zahlreichen anderen Geweben. Alle bisher dokumentierten Angiotensin-II-Wirkungen werden durch AT_1-Rezeptoren vermittelt. Der **AT_1-Rezeptor** ist ein G-Protein-gekoppelter Rezeptor, der im Gefäßsystem vorwiegend (aber nicht ausschließlich) zu einer **Aktivierung der Phospholipase C** führt (s. Abb. 19.1). Das aus Phosphatidylinositol-4,5-bisphosphat gebildete Inositol-1,4,5-trisphosphat (IP_3) erhöht die intrazelluläre Ca^{2+}-Konzentration in der glatten Muskelzelle. Parallel dazu wird durch 1,2-Diacylglycerol die Proteinkinase C aktiviert. Sie vermittelt die Expression von Proto-Onkogenen, was möglicherweise die proliferative Wirkung von Angiotensin II auf glatte Muskelzellen erklärt. Daneben sind die **Hem-**

Andere Quellen für Angiotensin II

Neben dem systemischen Renin-Angiotensin-System gibt es lokale Renin-Angiotensin-Systeme, etwa in Gefäßwand, Myokard oder Gehirn, die autokrin oder parakrin kleine Mengen Angiotensin II produzieren, die für lokale Wirkungen verantwortlich sind. Angiotensin II kann somit Hormon- und Gewebshormoncharakter haben. In letzter Zeit sind eine Reihe weiterer Enzyme entdeckt worden, die Angiotensin II aus Angiotensin I bilden und nicht durch ACE-Inhibitoren (s.u.) gehemmt werden. So scheint im menschlichen Herzen die Konversion von Angiotensin I zu Angiotensin II überwiegend von einer chymotrypsinartigen Serinprotease, der Herz-Chymase, vorgenommen zu werden. Im Gegensatz zum Angiotensin-Conversions-Enzym ist die Herz-Chymase spezifisch für Angiotensin I; Angiotensinogen, Bradykinin und Substanz P werden nicht gespalten. Weitere Angiotensin-II-bildende Enzyme sind Tonin, Gewebe-Plasminogen-Aktivator (t-PA) und Cathepsin G.

Tabelle 19.1: Angiotensin-II-Rezeptoren und wichtige von ihnen vermittelte Wirkungen				
Zelle, Gewebe, Organ	**Rezeptortyp**	**Angeschlossener Signaltransduktionsweg**	**Akute Wirkung**	**Chronische Wirkung**
Glatte Gefäßmuskulatur, Arteriolen	AT_1	Aktivierung der Phospholipase C	Kontraktion (IP_3-vermittelt**), Erhöhung des peripheren Gefäßwiderstandes, Blutdrucksteigerung	glattmuskuläre Proliferation (DAG-vermittelt***), Hypertrophie und Hyperplasie
Nieren	AT_1	Aktivierung der Phospholipase C	verminderte Durchblutung, aber erhöhte GFR durch überwiegende Konstriktion des Vas efferens (IP_3-vermittelt**)	
	AT_1	Hemmung der Adenylylcyclase	Erhöhung der Na^+-Reabsorption und H^+-Sekretion im proximalen Tubulus	Hypervolämie
Nebennierenrinde (Zona glomerulosa)	AT_1 (und AT_2)*	Aktivierung der Phospholipase C	Erhöhung der Aldosteronsynthese und -freisetzung (DAG-vermittelt***)	Hypervolämie, Blutdrucksteigerung
Nebennierenmark	AT_1 (und AT_2)*	Aktivierung der Phospholipase C	Erhöhung der Adrenalinfreisetzung (IP_3-vermittelt**)	
Sympathische Nervenendigungen	AT_1	Aktivierung der Phospholipase C	Erleichterung der Noradrenalinfreisetzung (IP_3-vermittelt**)	
Herz	AT_1	Aktivierung der Phospholipase C		Hypertrophie (DAG-vermittelt?***)
Uterus	AT_1 (und AT_2)*	Aktivierung der Phospholipase C	Kontraktion (IP_3-vermittelt**)	
Hypophysenhinterlappen	AT_1	Aktivierung der Phospholipase C	Vasopressin/ADH-Freisetzung (IP_3-vermittelt**)	
Hypothalamus	AT_1 (und AT_2)*	?	Durst	

* Alle beschriebenen Wirkungen sind AT_1-Rezeptor vermittelt, die funktionelle Bedeutung der AT_2-Bindungsstellen ist unklar;
** IP_3 = Inositol-1,4,5-trisphosphat;
*** DAG = 1,2-Diacylglycerol.

mung der Adenylylcyclase und die **Stimulation der Phospholipase A_2** als weitere, an AT_1-Rezeptoren gekoppelte Signaltransduktionswege beschrieben.

AT_2-Bindungsstellen sind unter anderem in der Nebenniere, dem Uterus, dem Herz und im Zentralnervensystem nachgewiesen worden. Der Rezeptor ist hauptsächlich in der Fötalperiode exprimiert. Seine Funktion ist immer noch weitgehend unklar. Möglicherweise vermittelt er antiproliferative Wirkungen.

Angiotensin-Conversions-Enzym-(ACE)-Inhibitoren

ACE-Inhibitoren haben heute ihren festen Platz in der Behandlung von Hypertonie und myokardialer Insuffizienz. Alle bisher bekannten ACE-Inhibitoren sind Analoga der C-terminalen Peptidkette des Angiotensins I. Der erste ACE-Inhibitor auf dem Markt war **Captopril**[1], ein Dipeptid-Analogon, das mittels seiner Sulfhydrylgruppe an das Zink des Angiotensin-Conversions-Enzyms bindet. Heute ist eine Vielzahl weiterer ACE-Inhibitoren verfügbar, von denen einige in Abb. 19.3 und Tab. 19.2 aufgelistet sind. Die neueren ACE-Inhibitoren enthalten keine Sulfhydrylgruppe. Die meisten von ihnen binden das Zink im aktiven Zentrum des ACE mit ihrer Carboxylgruppe, Fosinopril[2] mit einer Phosphorylgruppe. Alle diese Pharmaka hemmen die Spaltung des inaktiven Angiotensins I zum aktiven Angio-

[1] z. B. Lopirin®, tensobon®
[2] Dynacil®, Fosinorm®

Tabelle 19.2: Eigenschaften der in Abb. 19.3 gezeigten ACE-Inhibitoren

ACE-Inhibitor	Orale Bioverfügbarkeit (%)	Wirkungsmaximum (nach h)	Aktive Substanz	Eliminationshalbwertszeit der aktiven Substanz (h)	Wirkdauer (h)	Plasmaeiweißbindung der aktiven Substanz (%)	Mittlere antihypertensive Dosis (mg/d)
Captopril[a]	60	1–2	Captopril	1,7	8–12	30	2–3 × 12,5–50
Enalapril[b]*	40	4–6	Enalaprilat	11	12–24	50	1–2 × 5–10
Fosinopril[c]*	25	3–4	Fosinoprilat	< 12	24	95	1 × 10–20
Lisinopril[d]	25	6–8	Lisinopril	13	24	0	1 × 5–10
Quinapril[e]*	< 38	2–4	Quinaprilat	2	12–24	97	1–2 × 10
Ramipril[f]*	44	6–8	Ramiprilat	13–17	24–48	56	1 × 2,5–5

a z. B. Lopirin®, tensobon®
b z. B. Pres®, Xanef®
c Dynacil®, Fosinorm®
d Acerbon®, CORIC®
e Accupro®
f Delix®, Vesdil®

* Diese Pharmaka sind „prodrugs". Benazepril[g], Cilazapril[h], Perindopril[i] und Trandolapril[j] sind weitere ACE-Inhibitoren, die auch alle „prodrugs" sind.
g Cibacen®
h Dynorm®
i Coversum Cor®
j Gopten®, Udrik®

tensin II, wodurch alle in Tab. 19.1 aufgelisteten Wirkungen des aktiven Peptidhormons vermindert werden. ACE-Inhibitoren lassen sich in zwei Gruppen unterteilen: Substanzen, die selbst bereits wirksame ACE-Inhibitoren sind (wie Captopril und Lisinopril[1]) und inaktive veresterte Vorstufen („**prodrugs**"), die erst in der Leber zu wirksamen Carbonsäuren (den „-prilsäuren" oder „-prilaten") hydrolysiert werden (s. Tab. 19.2).

Antihypertensive Wirksamkeit

ACE-Inhibitoren sind sehr effektive Antihypertensiva. Bei essentieller Hypertonie sind die Angiotensin-II-Plasmaspiegel häufig in einer Größenordnung, die eine direkte Wirkung auf den arteriellen Blutdruck erwarten lassen. Die **Unterdrückung der Synthese von Angiotensin II** mit der daraus folgenden Verminderung der Vasokonstriktion und geringeren Stimulation der Aldosteronproduktion ist hier sicher der **Hauptmechanismus** der akuten antihypertensiven Wirkung der ACE-Inhibitoren (s. Abb. 19.2). Langfristige ACE-Hemmung führt aber zu einem zusätzlichen Blutdruckabfall, dessen Mechanismus nicht im Detail geklärt ist. Zudem wirken ACE-Inhibitoren **auch dann antihypertensiv, wenn die Angiotensin-II-Plasmaspiegel normal oder erniedrigt** sind. Selbst bei anephrischen Patienten ohne renale Reninproduktion senken sie den Blutdruck. Teile dieser Wirkungen sind durch die Hemmung lokaler Renin-Angiotensin-Systeme erklärbar.

Das Angiotensin-Conversions-Enzym ist als Dipeptidylcarboxypeptidase nicht spezifisch für Angiotensin I. Es ist identisch mit der **Kininase II** (Abb. 19.4) und spaltet und inaktiviert auch das Nonapeptid Bradykinin, das Decapeptid Kallidin sowie das Undekapeptid Substanz P (s. S. 138). Die Konzentrationen dieser Peptide steigen daher unter ACE-Inhibition an. Sowohl Kinine (Bradykinin und Kallidin) als auch Substanz P können aus Endothelzellen die endogenen Vasodilatatoren Stickstoffmonoxid (NO) und Prostacyclin (PGI_2) bzw. PGE_2 freisetzen. Man nimmt daher an, daß ein Teil der antihypertensiven Wirkung der ACE-Inhibitoren auf eine Anreicherung dieser direkt und indirekt vasodilatatorisch wirkenden Peptide zurückzuführen ist.

Schon geringe Konzentrationen von Angiotensin II steigern über AT_1-Rezeptoren die Freisetzung von Noradrenalin aus sympathischen Nervenendigungen und von Adrenalin aus dem Nebennierenmark. Somit könnte eine ACE-Hemmung zu einer verminderten Catecholaminfreisetzung führen, die dann zur Blutdrucksenkung beitrüge. Die Bedeutung dieser Wirkung für die Blutdrucksenkung durch ACE-Inhibitoren ist aber umstritten; mehrere Studien fanden keinen Abfall der Catecholaminspiegel.

Weitere Wirkungen

Tierversuche deuten auf therapeutisch günstige Wirkungen von ACE-Inhibitoren am Herzen hin. Am hypertrophierten Herzen wurde Hypertrophieregression, am ischämischen Herzen eine Abnahme von Reperfusionsarrhythmien und eine Zunahme der Koronarperfusion beobachtet. Diese Wirkungen werden vor allem auf einen Anstieg von Bradykinin im Myokard zurückgeführt.

[1] Acerbon®, CORIC®

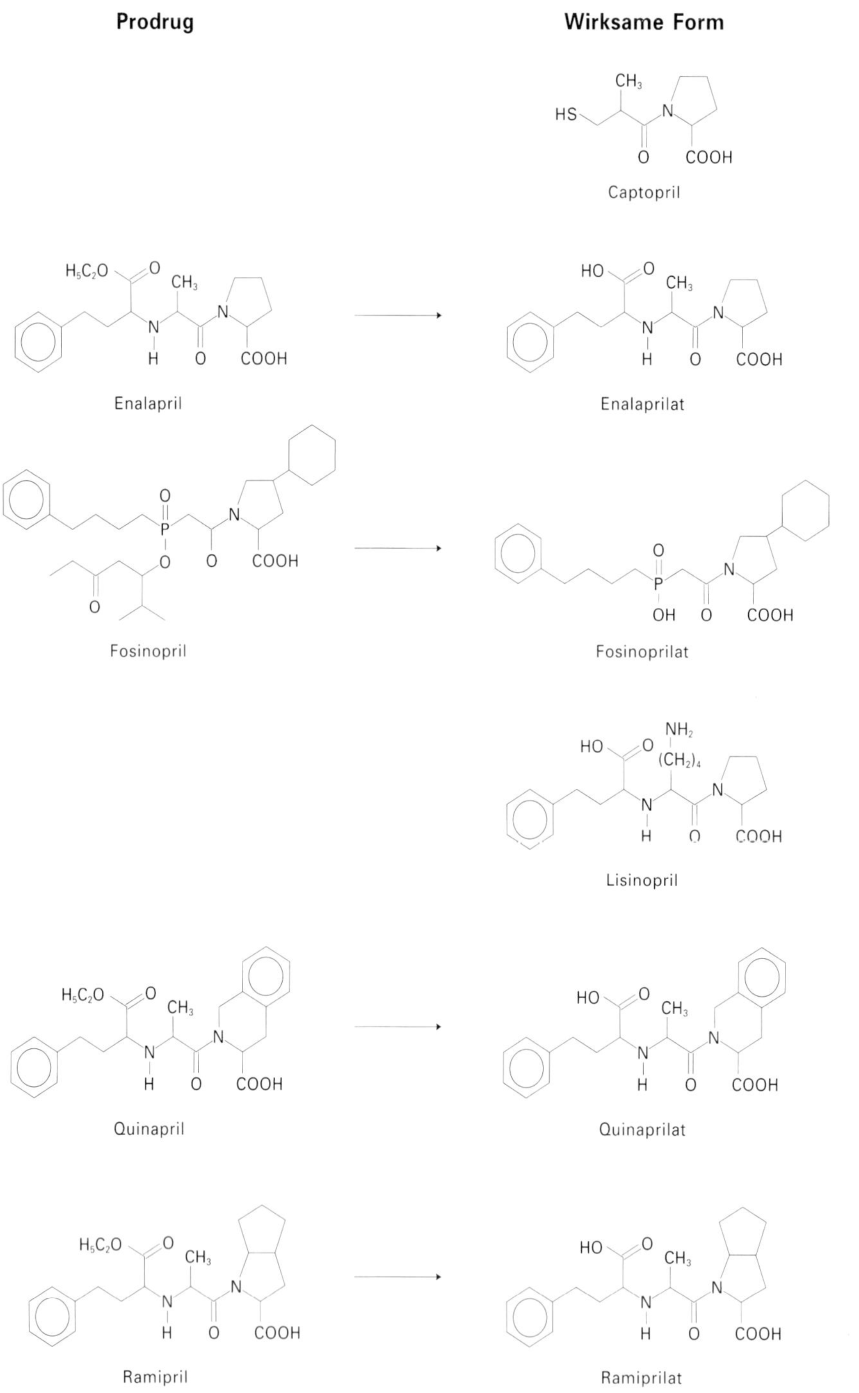

Prodrug

Wirksame Form

Captopril

Enalapril

Enalaprilat

Fosinopril

Fosinoprilat

Lisinopril

Quinapril

Quinaprilat

Ramipril

Ramiprilat

Abb. 19.3 ACE-Inhibitoren. Es sind über zehn ACE-Inhibitoren auf dem deutschen Markt zugelassen. Captopril und Lisinopril sind aktive Moleküle. Enalapril, Fosinopril, Quinapril, Ramipril u.a. sind relativ inaktive „prodrugs", die *in vivo* von Esterasen zu den aktiven Di-Säuren (den „Prilaten") gespalten werden (s. a. Tab. 19.2). Fosinoprilat enthält im Gegensatz zu den anderen ACE-Inhibitoren eine Phosphinsäuregruppe an der Bindungsstelle für das ACE.

Unerwünschte Wirkungen

ACE-Inhibitoren werden im allgemeinen gut vertragen und vermindern die Lebensqualität des Hypertoniepatienten weniger als manche andere Antihypertensiva. Die meisten unerwünschten Wirkungen sind mechanismusbedingt und allen ACE-Inhibitoren gemeinsam.

Bei Patienten mit einseitiger und besonders mit doppelseitiger **Nierenarterienstenose** sind ACE-Inhibitoren kontraindiziert. Hier können sie eine funktionelle **Niereninsuffizienz** auslösen, da die betroffene Niere in dieser Situation auf die kompensatorische Vasokonstriktion der efferenten Arteriolen durch Angiotensin II angewiesen ist, um eine hinreichende glomeruläre Filtration zu gewährleisten.

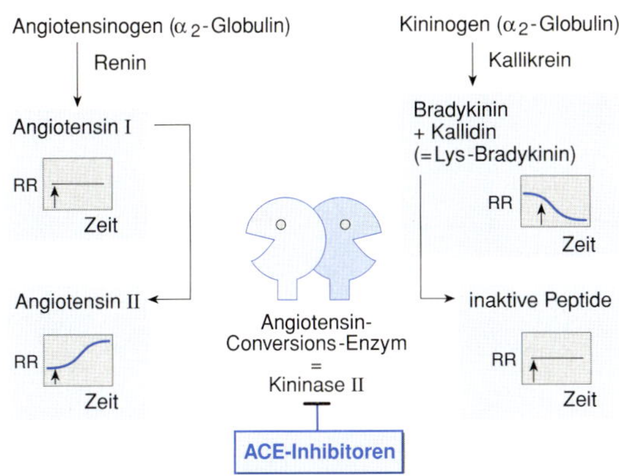

Abb. 19.4 Wirkmechanismen von ACE-Inhibitoren. Das Angiotensin-Conversions-Enzym ist mit der Kininase II identisch. ACE-Inhibitoren vermindern damit nicht nur die Bildung des vasokonstriktorischen Angiotensins II, sie hemmen auch die Inaktivierung des Bradykinins (und anderer Kinine). Bradykinin wirkt selbst vasodilatatorisch und ist darüber hinaus ein potenter Stimulator der endothelialen Freisetzung von Stickstoffmonoxid (NO) und Prostacyclin. Auch Substanz P kann vom Angiotensin-Conversions-Enzym gespalten werden; sie kann ebenfalls über NO- und Prostacyclinfreisetzung vasodilatatorisch wirken.

Eine **Hyperkaliämie** können ACE-Inhibitoren besonders dann hervorrufen, wenn sie gemeinsam mit kaliumsparenden Diuretika gegeben werden.

Ein **trockener Husten** tritt bei 2–20 % der behandelten Patienten auf. Er ist wahrscheinlich auf die Erhöhung der Konzentration inflammatorischer Mediatoren wie der Kinine (und nachfolgend Prostaglandine) und auch Substanz P zurückzuführen.

Ebenfalls auf den Anstieg inflammatorischer Peptide und Prostaglandine zurückgeführt wird das **Angioödem** (oder angioneurotische Ödem). Es ist eine seltene (< 0,1 % der Behandelten), aber potentiell bedrohliche unerwünschte Wirkung. Beim Auftreten im Bereich des Larynx kann sie zum Ersticken führen. Bei entsprechend empfindlichen Patienten tritt sie fast immer in den ersten Wochen der Therapie auf. Frühe Zeichen wie lokale Ödeme oder respiratorischer Stridor sind unbedingt zu beachten, und der ACE-Inhibitor ist dann sofort abzusetzen.

Einige unspezifische unerwünschte Wirkungen sind besonders mit Captopril beobachtet worden: Neutropenie, nephrotisches Syndrom, Hautausschläge und Geschmacksstörungen. Sie werden auf die Sulfhydrylgruppe des Captoprils zurückgeführt und treten vor allem bei Patienten mit Niereninsuffizienz und nach hohen Dosen auf.

Peptidische Angiotensin-II-Rezeptor-Antagonisten

Anfang der 70er Jahre wurden erste peptidische Angiotensin-II-Rezeptor-Antagonisten entwickelt. Das bekannteste Beispiel ist das Saralasin, ein Peptidanalogon des Angiotensin II mit drei substituierten Aminosäuren ($Sar^1Val^5Ala^8$-Angiotensin II). Saralasin und andere peptidische Antagonisten blockieren viele Angiotensin-II-Wirkungen. Sie senken den Renin-abhängigen Blutdruck bei Versuchstieren und beim Menschen, können aber auch unerwartete Wirkungen (z.B. Blutdruckanstiege) hervorrufen, die auf einen partiellen Agonismus zurückgeführt werden. Darüber hinaus sind sie als Peptide oral nicht bioverfügbar und haben eine kurze Halbwertszeit, was ihre klinische Anwendung als Antihypertensiva praktisch ausschließt.

Angiotensin-II-Rezeptor-Antagonisten

Die Blockade von Angiotensin-II-Rezeptoren ist eine weitere pharmakologische Möglichkeit, mit dem RAAS zu interferieren. Die Entwicklung von Arzneistoffen, die Angiotensin-II-Rezeptoren blockieren können, bietet die Möglichkeit, den blutdrucksteigernden Wirkungen von Angiotensin II entgegenzuwirken, ohne andere hormonelle Peptidsysteme zu beeinflussen.

Nicht-peptidische Angiotensin-II-Rezeptor-Antagonisten

Da alle wesentlichen, für die Blutdruckregulation verantwortlichen Wirkungen des Angiotensin II über AT_1-Rezeptoren vermittelt werden (s. Tab. 19.1), richteten sich die Anstrengungen zur Entwicklung nicht-peptidischer Angiotensin-II-Rezeptor-Antagonisten wesentlich auf AT_1-Rezeptor-Antagonisten. Der erste nicht-peptidische AT_1-Rezeptor-Antagonist war **Losartan** (Abb. 19.5 und Tab. 19.3). In Folge wurde eine Reihe weiterer AT_1-selektiver Rezeptor-Antagonisten entwickelt (Abb. 19.5). Ihre wesentlichen Eigenschaften sind in Tab. 19.3 zusammengefaßt. Candesartan, Irbesartan, Losartan und Valsartan haben verwandte Biphenylstrukturen, Eprosartan ist ein nicht-biphenylischer AT_1-Rezeptor-Antagonist (Abb. 19.5). Alle genannten AT_1-Rezeptor-Antagonisten zeigen eine ≥ 10000fache Selektivität für den AT_1- im Vergleich zum AT_2-Rezeptor. Alle habe eine gute bis hinreichende orale Bioverfügbarkeit (Tab. 19.3). AT_1-Rezeptor-Antagonisten hemmen die Blutdrucksteigerung durch Angiotensin II, unterdrücken die Angiotensin-II-induzierte Aldosteronsekretion und vermindern die Angiotensin-II-induzierte Flüssigkeitsaufnahme. Alle genannten AT_1-Rezeptor-Antagonisten haben eine hohe bis sehr hohe Affinität zum AT_1-Rezeptor und dissoziieren nur langsam wieder vom Rezeptor ab. Dies bedingt ihre lange Wirkdauer von ca. 24 Stunden, welche die Eliminationshalbwertszeiten der Substanzen meist deutlich übersteigt. Losartan unterliegt einem First-pass-Effekt, wobei ein aktiver 5-Carboxylsäure-Metabolit (EXP-3174) gebildet wird. Dieser ist ebenfalls ein hochselektiver AT_1-Rezeptor-Antagonist und etwa 20fach potenter als Losartan. Im Gegensatz zu Losartan hat EXP-3174 eine außergewöhnlich lange Dissoziationszeit und wird von Angiotensin II nur schwer wieder vom Rezeptor verdrängt. Wegen seiner längeren Eliminationshalb-

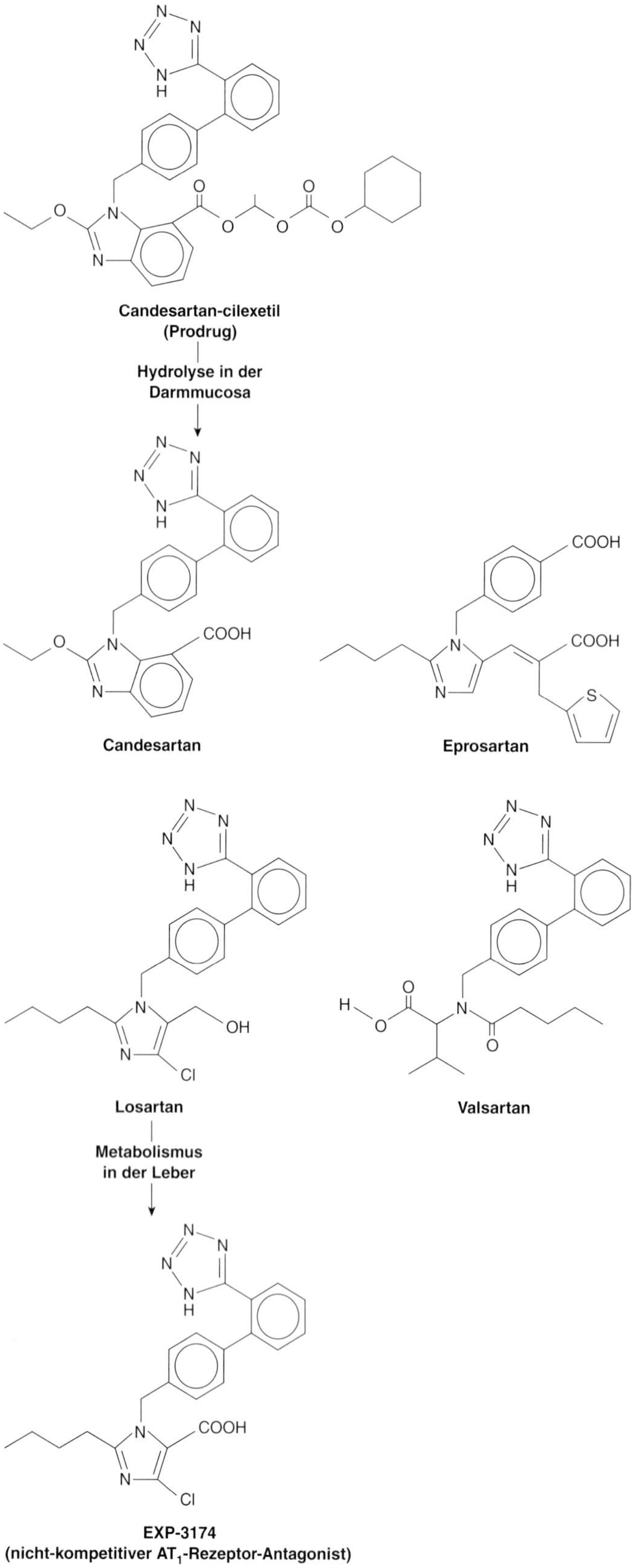

Candesartan-cilexetil (Prodrug)

Hydrolyse in der Darmmucosa

Candesartan

Eprosartan

Irbesartan

Losartan

Valsartan

Metabolismus in der Leber

EXP-3174 (nicht-kompetitiver AT_1-Rezeptor-Antagonist)

Abb. 19.5 AT_1-Rezeptor-Antagonisten. Candesartan wird als das Ester-Prodrug Candesartan-cilexetil verabreicht. Losartan wird in vivo teilweise zu dem 20mal wirksameren Metaboliten EXP-3174 umgewandelt.

Tabelle 19.3: Eigenschaften der in Abb. 19.5 gezeigten Angiotensin-II(AT_1)-Rezeptor-Antagonisten

AT_1-Rezeptor-Antagonist	Orale Bioverfügbarkeit (%)	Wirkungsmaximum (nach h)	Aktive Substanz(en)	Eliminationshalbwertzeit der aktiven Substanz(en) (h)	Wirkdauer (h)	Plasmaeiweißbindung der aktiven Substanz(en) (%)	mittlere antihypertensive Dosis (mg/d)
Candesartan-cilexetil[a]	14	3–5	Candesartan	9–10	≈ 24	> 99	1 × 4–16
Eprosartan[b]	13	1–2	Eprosartan	5–9	≈ 24	98	1 × 600–800
Irbesartan[c]	60–80	≈ 2	Irbesartan	12–20	≈ 24	90	1 × 150–300
Losartan[d]	33	5–6	Losartan und der Metabolit EXP-3174	2 (Losartan) 6–9 (EXP-3174)	< 24	> 99	1–2 × 50
Valsartan[e]	23	≈ 2	Valsartan	7	≈ 24	95	1 × 80–160

a Atacand®, Blopress®
b Teveten®
c Aprovel®, Karvea®
d Lorzaar®
e Diovan®

wertszeit (Tab. 19.3) und seiner höheren Rezeptoraffinität ist EXP-3174 wesentlich für die Wirkdauer von Losartan verantwortlich.

Unerwünschte Wirkungen

Bisherige Studien haben den AT_1-Rezeptor-Antagonisten ein günstiges Nebenwirkungsprofil bescheinigt, welches sich von Placebo kaum unterscheidet. Unerwünschte Wirkungen der ACE-Inhibitoren wie Husten und Angioödem treten bei ihnen deutlich seltener auf (wie man es aufgrund des Wirkmechanismus auch erwarten würde). Die Kontraindikation Nierenarterienstenose gilt ebenso wie für ACE-Inhibitoren (vgl. dort). Unter AT_1-Rezeptor-Antagonisten kommt es zum Anstieg der Plasma-Renin-Aktivität.

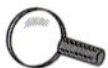

Renin-Inhibitoren

Renin-Inhibitoren werden zur Zeit als Antihypertensiva erprobt (s. Abb. 19.2). Die ersten Renin-Inhibitoren waren recht lange Peptide und daher kaum oral bioverfügbar. Obwohl die Länge der Peptidstruktur bei den neueren Verbindungen vermindert werden konnte, ist die orale Gabe auch bei diesen Verbindungen immer noch problematisch. Auch die Wirkdauer gut untersuchter (und beim Menschen antihypertensiv wirksamer) Renin-Inhibitoren ist kurz (< 2 h), und ihr folgt eine Renin-Hypersekretion. Welche klinische Bedeutung Renin-Inhibitoren für die Hypertonietherapie erlangen werden, läßt sich noch nicht beurteilen.

19.1.2 Das vaskuläre Stickstoffmonoxid-(NO)-System

Geschichte

Anfang der 80er Jahre beobachtete der Pharmakologe Robert Furchgott in New York, daß viele vasodilatatorische Stoffe (Peptide, Adeninnucleotide u.a.) ihre Wirkung verlieren, wenn man die Endothelzellen der untersuchten Blutgefäße entfernt. Er schloß aus seinen Befunden, daß diese gefäßerweiternden Stoffe nicht direkt die glatte Gefäßmuskulatur dilatieren, sondern die Endothelzellschicht zur Freisetzung einer unbekannten, gefäßerweiternden Substanz stimulieren, die er „endothelium-derived relaxing factor" (EDRF) nannte. In den folgenden Jahren zeigte sich, daß der Wirkmechanimus von EDRF vergleichbar ist mit dem der therapeutisch seit langem eingesetzten Nitrovasodilatatoren. Diese Pharmaka stimulieren die **lösliche Isoform der Guanylylcyclase (GC-S)** in der glatten Gefäßmuskulatur durch Freisetzung von Stickstoffmonoxid (NO) (s.u.), und es kommt zu einer Bildung von cGMP aus GTP (s. Abb. 19.6). Ende der achtziger Jahre wurde klar, daß der endogene GC-S-Stimulator **EDRF mit NO identisch** ist.

Physiologie und Pathophysiologie

NO ist damit das kleinste endogen gebildete bioaktive Molekül. Es wird aus der Aminosäure L-**Arginin** durch

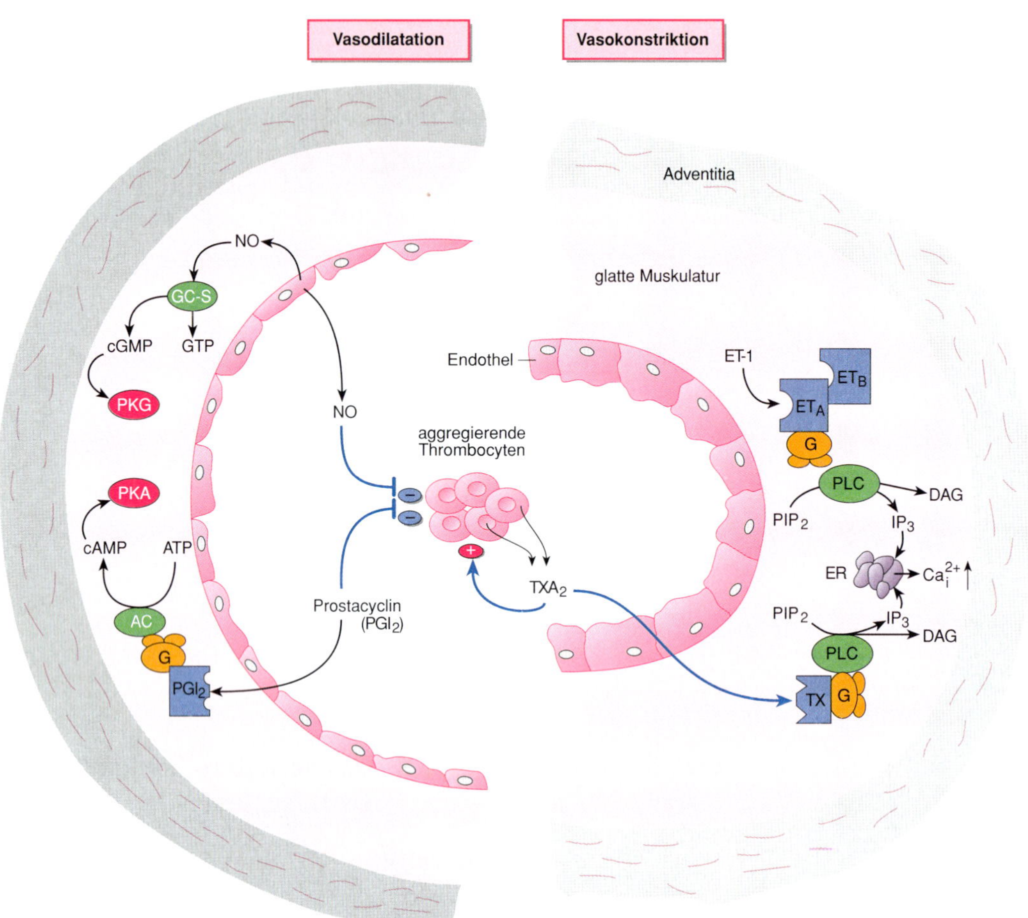

Abb. 19.6 Wichtige lokale Effektorsysteme, die den peripheren Gefäßtonus regulieren. Das Gefäßendothel produziert kontinuierlich Stickstoffmonoxid (NO), welches wahrscheinlich der wichtigste endogene Vermittler einer **Vasodilatation** ist. Aus dem Endothel in die Gefäßwand abgegebenes NO bindet an die Häm-Gruppe der löslichen Isoform der Guanylylcyclase (GC-S) in der glatten Gefäßmuskulatur. Dieser intrazelluläre „Enzymrezeptor" bildet aus GTP den Second messenger cGMP. Unter Vermittlung der cGMP-abhängigen Proteinkinase G (PKG) kommt es zur Gefäßrelaxation (s. Legende zu Abb. 19.1). Luminalwärts abgegebenes NO stimuliert die lösliche Guanylylcyclase in Thrombocyten und hemmt so deren Aggregation und Adhäsion. Endothelzellen sind auch die wichtigste Quelle für Prostacyclin (PGI_2). PGI_2 wird vor allem in das Gefäßlumen freigesetzt. Dort wirkt es auf PGI_2-Rezeptoren auf der Thrombocytenmembran und hemmt deren Aggregation. Darüber hinaus ist Prostacyclin auch ein Vasodilatator. Der PGI_2-Rezeptor ist über ein stimulierendes G-Protein (G_s) an die Adenylylcyclase (AC) gekoppelt. Der gebildete Second messenger cAMP aktiviert die cAMP-abhängige Proteinkinase A (PKA). Diese vermittelt die Thrombocytenaggregationshemmung und die Vasorelaxation (s. Legende zu Abb. 19.1).
Eine **Vasokonstriktion** wird bewirkt durch Endothelin (vor allem ET-1), ein Peptid, das im Endothel gebildet wird und seine Rezeptoren auf der glatten Gefäßmuskulatur hat. Für die Vasokonstriktion bedeutsam ist der ET_A-Rezeptor, aber auch der ET_B-Rezeptor kann Vasokonstriktion vermitteln. Beide Rezeptoren sind wahrscheinlich über G-Proteine (G_q) an die Phosphoinositid-spezifische Phospholipase C (PLC) gekoppelt. Aggregierende Thrombocyten setzen den potenten Vasokonstriktor Thromboxan A_2 (TXA_2) frei, der über einen Thromboxanrezeptor (TX) auf die glatte Muskulatur einwirkt. Die vasoaktive Wirkung von TXA_2 überwiegt die vaskulären Wirkungen anderer Plättcheninhaltsstoffe (wie Serotonin, ADP u.a.). Der Thromboxanrezeptor ist ebenfalls an die Phosphoinositid-spezifische Phospholipase C (PLC) gekoppelt (s. Legende zu Abb. 19.1).

drei Isoformen der NO-Synthase synthetisiert (neuronale NO-Synthase I, induzierbare NO-Synthase II und endotheliale NO-Synthase III). NO ist ein Radikal; in biologischen Flüssigkeiten reagiert es innerhalb von 20 bis 40 s mit O_2 und Wasser zu einem Gemisch aus Nitrit (NO_2^-) und Nitrat (NO_3^-). Eine noch schnellere Oxidation (innerhalb von Sekundenbruchteilen) erfolgt durch das Superoxid-Radikal-Anion $^{\bullet}O_2^-$ zu Peroxynitrit ($ONOO^-$), welches durch intramolekulare Umlagerung dann zu NO_3^- wird. Anorganisches NO_2^- und NO_3^- sind biologisch etwa 1000fach weniger wirksam als NO, so daß diese **Oxidation** den **Inaktivierungsmechanismus für NO** darstellt.

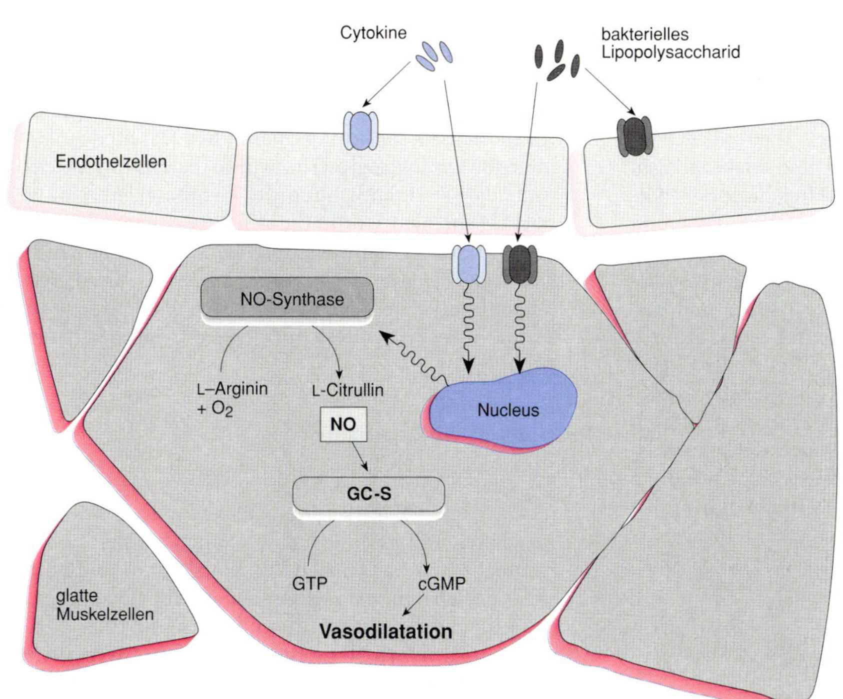

Abb. 19.7 Übermäßige NO-Synthese in der Gefäßwand im septischen Schock. Glatte Muskelzellen und andere nicht-endotheliale Zellen in der Gefäßwand sind normalerweise nicht in der Lage, NO zu synthetisieren. Bei Sepsis, ausgelöst durch gramnegative Bakterien, kann es jedoch zur Induktion von NO-Synthase in nicht-endothelialen Zellen der Gefäßwand (z.B. glatten Muskelzellen) kommen. Endotoxin, ein bakterielles Lipopolysaccharid, kann gemeinsam mit von weißen Blutzellen gebildeten Cytokinen innerhalb von Stunden die Expression der induzierbaren NO-Synthase II in der Gefäßwand hervorrufen. Dieses neugebildete Enzym produziert große Mengen von NO. Das NO stimuliert dann die lösliche Guanylylcyclase (GC-S) der glatten Muskelzellen und führt zu massiver Vasodilatation. Hemmstoffe der induzierbaren NO-Synthase II vermindern oder verhindern die Vasodilatation (vgl. Text).

NO relaxiert nicht nur Blutgefäße, es **hemmt** auch die **Thrombocytenaggregation** und -adhäsion (S. 562). Darüber hinaus **vermindert** es die **Adhäsion von Leukocyten** an die Gefäßwand und **bremst** die **Proliferation glatter Gefäßmuskelzellen.** Da diese Prozesse alle bei atheromatösen Gefäßerkrankungen beteiligt sind, wird NO als ein protektives Prinzip im Gefäßsystem angesehen.

Doch nicht nur Endothelzellen können NO bilden. Im Zentralnervensystem, im vegetativen peripheren Nervensystem und im Darmnervensystem (Plexus myentericus und submucosus) finden sich zahlreiche **NO-produzierende Neurone.** Die Funktionen dieser „nitrergen" Nerven sind vielfältig. **Im Zentralnervensystem** ist NO wohl **kein Neurotransmitter,** es ist aber an der langfristigen Modulation synaptischer Transmission beteiligt („long-term potentiation" oder „long-term inhibition"). **Im peripheren Nervensystem** fungiert NO als ein **atypischer Neurotransmitter** (der nicht auf einen Membranrezeptor, sondern auf einen intrazellulären „Enzymrezeptor" wirkt). So vermittelt NO aus Magennerven die **reflektorische Erweiterung des Magens** auf Speise. NO-Synthase-haltige Nervenfasern in den Darmplexus steuern die **relaxierende Komponente der peristaltischen Welle** (s. Abb. 2.23, S. 144). Auch der Tonus von Blutgefäßen wird von NO-freisetzenden Nerven hemmend beeinflußt (vgl. Abb. 19.1). Schließlich sind die Schwellkörper des Penis von einem Netzwerk NO-Synthase-haltiger Nervenfasern überzogen. Im Gegensatz zu früheren Vorstellungen scheint die **Erektion** kaum durch parasympathische (cholinerge) Nerven, sondern ganz überwiegend durch NO-freisetzende Nerven gesteuert zu werden.

NO als aktives Prinzip des Pökelsalzes

Einen ähnlichen Mechanismus der Inaktivierung von Bakterien haben sich Menschen in Form des **Pökelns** seit über 1000 Jahren zur Konservierung zunutze gemacht. Beim Pökeln wird Fleisch mit einem Gemisch aus Kochsalz, Natriumnitrit und Natriumnitrat behandelt. Die Hauptwirkung des Verfahrens besteht im Abtöten von Bakterien, die Fleischvergiftung übertragen (z.B. *Clostridium botulinum*). Vor allem der Zusatz von Nitrit ist es, der durch Freisetzung von NO und Bindung von NO an wichtige eisenhaltige Proteine der Bakterien deren Lebensfähigkeit beeinträchtigt. Die dunkelrote Farbe, die gepökeltes Fleisch „frisch" aussehen läßt, wird durch die Bindung von NO an Myoglobin, das sauerstoffbindende Hämoprotein des Muskels, verursacht.

Auch **Immunzellen** können NO produzieren. Makrophagen und Granulocyten können mit bakteriellen Lipopolysacchariden oder Cytokinen zur Expression der induzierbaren NO-Synthase II stimuliert werden. Dieses Enzym unterscheidet sich von den konstitutiven neuronalen und endothelialen NO-Synthasen. Es produziert große Mengen von NO, die **cytotoxische Wirkungen** haben. So üben Makrophagen über NO cytotoxische Wirkungen auf intrazelluläre Bakterien, parasitäre Protozoen, Pilze, Würmer und bestimmte Tumorzellen aus. Die hohen NO-Konzentrationen blockieren lebenswichtige eisenhaltige Enzyme in den Zielzellen. Sie können auch direkt die DNA desaminieren oder (via Peroxynitrit) oxidativ schädigen.

Es überrascht nicht, daß ein Radikal, das Parasiten und Tumorzellen schädigen kann, am falschen Ort in zu hohen Konzentrationen freigesetzt, auch toxische Wirkungen auf gesunde Zellen haben kann. In der Tat sind verschiedene Krankheitsbilder bekannt, an deren Entstehung NO wahrscheinlich ursächlich beteiligt ist. Autoimmun- und Immunkomplexerkrankungen gehen mit einer Ansammlung aktivierter (induzierter) Makrophagen in den betroffenen Geweben einher. Diese Makrophagen setzen hohe Konzentrationen von NO frei, die möglicherweise gesunde Zellen in der Nachbarschaft schädigen und chronische Entzündungserscheinungen unterhalten. Beispiele für derartige Erkrankungen sind der **Diabetes mellitus Typ I, chronische Arthritiden, Nephritiden und Vaskulitiden.** Beim **septischen Schock** kommt es zur Expression der induzierbaren NO-Synthase in Zellen der Gefäßwand (Abb. 19.7). Das so gebildete NO ist (neben anderen Mediatoren) eine bedeutende Ursache der massiven Vasodilatation (und möglicherweise auch der mikrovaskulären Gefäßschädigung). An der Entwicklung **selektiver Inhibitoren der induzierbaren NO-Synthase II,** die bei septischem Schock und den chronisch entzündlichen Erkrankungen ihren therapeutischen Einsatz finden könnten, wird gearbeitet.

Nitrovasodilatatoren, NO-Donatoren

Geschichte

Schon seit über 100 Jahren werden organische Nitrite und Nitrate zur Behandlung der Symptome der koronaren Herzkrankheit eingesetzt. Die erste Verbindung, deren therapeutische Wirkung man erkannte, war **Amylnitrit.** Amylnitrit ist eine leicht flüchtige Flüssigkeit; es wird inhaliert und durch die Lungen resorbiert. Die Wirkung tritt innerhalb von etwa 30 Sekunden ein, hält aber nur wenige Minuten an. Die Anwendung von Amylnitrit ist heute weitgehend obsolet.

Ascanio Sobrero (1812–1888) synthetisierte 1846 erstmals **Glyceroltrinitrat,** das chemisch inkorrekt, aber weithin etabliert auch als **Nitroglycerin** bezeichnet wird. 20 Jahre später (1867) stellte Alfred Nobel (1833–1896, Stifter des nach ihm benannten Preises) aus dieser hochexplosiven Verbindung durch Bindung an Kieselgur den „Sicherheitssprengstoff" Dynamit her. Das medizinische Interesse an Nitroglycerin wurde bereits unmittelbar nach der Veröffentlichung der Synthese Sobreros geweckt. Sehr bald wurde die gefäßerweiternde Wirkung des Nitratesters entdeckt und die Verbindung zur Behandlung der Angina pectoris eingesetzt. Alfred Nobel litt am Ende seines Lebens selbst an Angina pectoris und wurde von seinen Ärzten mit Glyceroltrinitrat behandelt (Abb. 19.8).

Abb. 19.8 Aus einem Brief Alfred Nobels an einen Freund. Alfred Nobel litt am Ende seines Lebens an Angina pectoris und wurde mit Glyceroltrinitrat behandelt. In einem Brief an einen Freund schrieb er:

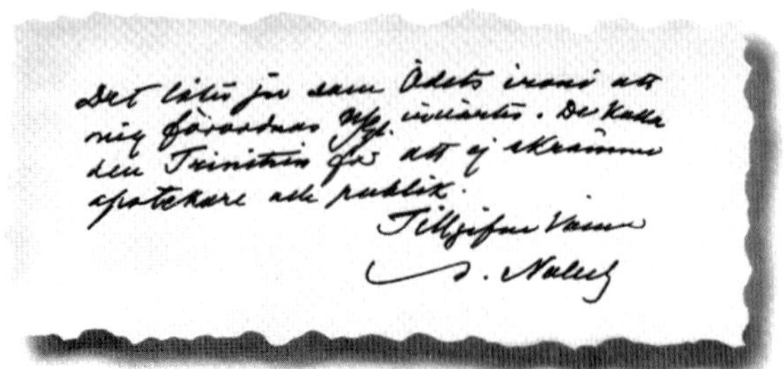

Es klingt wie die Ironie des Schicksals, daß man mir Nitroglycerin innerlich verschrieben hat. Sie haben es Trinitrin genannt, um die Apotheker und die Öffentlichkeit nicht zu beunruhigen.

Molekularer Wirkmechanismus

Zu den Nitrovasodilatatoren (NO-Donatoren) rechnet man organische Nitrit- und Nitratester, die enzymatisch im glatten Gefäßmuskel zu NO metabolisiert werden müssen, sowie Substanzen wie Molsidomin und Nitroprussid-Natrium, die nicht-enzymatisch NO abgeben.

Heute werden therapeutisch bei Angina pectoris folgende organischen Nitratester angewandt: **Glyceroltrinitrat** (**Nitroglycerin**)[1], **Isosorbitdinitrat**[2], **5'-Isosorbitmononitrat**[3] und **Pentaerythritoltetranitrat**[4] (Abb. 19.9). Ihr molekularer Wirkmechanismus wurde erst Ende der 70er Jahre aufgeklärt. Organische Nitratester werden in der glatten Muskulatur der Gefäße metabolisiert. Neben anderen Metaboliten entsteht dabei das für die vasodilatatorische Wirkung entscheidende NO (Abb. 19.10). Alle Pharmaka, die unter Vermittlung von NO Gefäße dilatieren, werden als **Nitrovasodilatatoren** oder **NO-Donatoren** bezeichnet. Die NO-Freisetzung aus organischen Nitratestern erfolgt enzymatisch, wahrscheinlich durch reduktive Abspaltung von salpetriger Säure unter Verbrauch von Thiolgruppen. Wie oben für das körpereigene NO beschrieben, kommt es dann zu einer Aktivierung der GC-S mit Bildung von cGMP und Gefäßrelaxation. Man kann die Nitratester als chemisch stabile Transportformen von NO und in diesem Sinne als „prodrugs" bezeichnen.

Neben den Nitratestern, die in der Gefäßmuskulatur zu NO metabolisiert werden, gibt es Pharmaka, die **nicht-enzymatisch NO freisetzen.** Hierzu gehört das **Molsidomin**[5] (Abb. 19.9). Auch Molsidomin ist ein „prodrug", aus ihm entsteht in der Leber der Metabolit Linsidomin (SIN-1). Unter OH^--Katalyse (bei $pH \geq 7$) kommt es zur Ringöffnung und zur Bildung des labilen SIN-1A, welches spontan NO abgibt (Abb. 19.10). Die Substanz Linsidomin steht für die i.v.-Anwendung auch direkt zur Verfügung.

[1] z. B. Nitrolingual®
[2] z. B. isoket®, Corovliss®
[3] z. B. Ismo®
[4] z. B. Dilcoran®
[5] z. B. Corvaton®

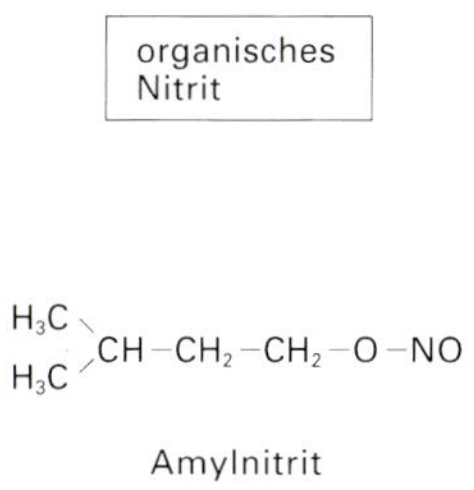

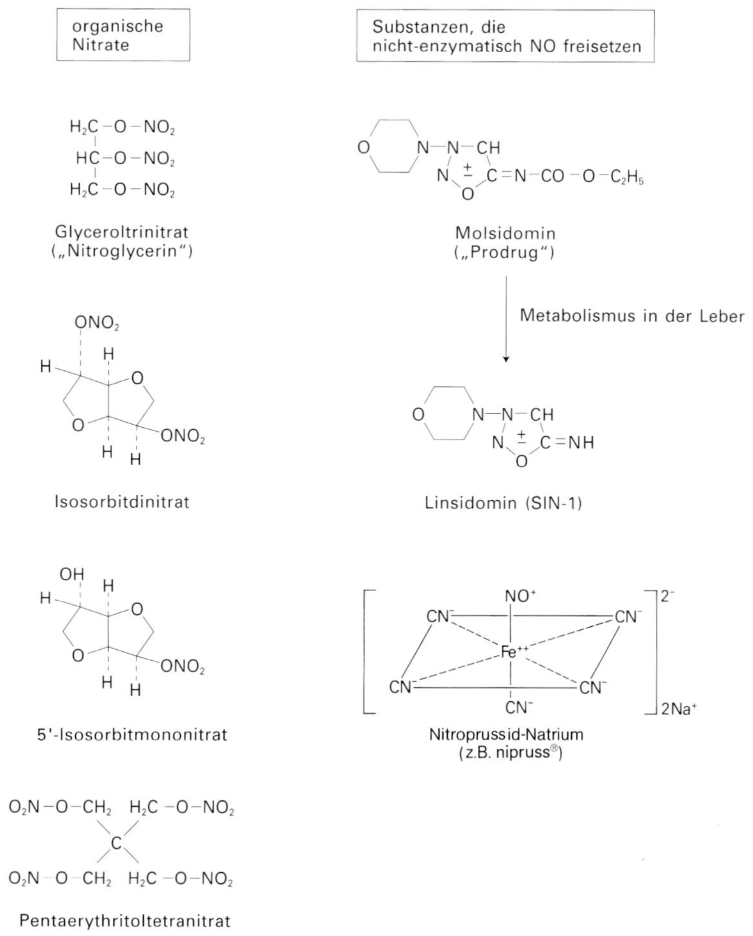

organisches Nitrit

H_3C \ CH–CH_2–CH_2–O–NO / H_3C

Amylnitrit

organische Nitrate

H_2C–O–NO_2 | HC–O–NO_2 | H_2C–O–NO_2

Glyceroltrinitrat („Nitroglycerin")

ONO_2 … H … O … O … ONO_2 … H H

Isosorbitdinitrat

OH … H … O … O … ONO_2 … H H

5'-Isosorbitmononitrat

O_2N–O–CH_2 H_2C–O–NO_2 \ / C / \ O_2N–O–CH_2 H_2C–O–NO_2

Pentaerythritoltetranitrat

Substanzen, die nicht-enzymatisch NO freisetzen

O N–N–CH N $\pm$ C=N–CO–O–C_2H_5 O

Molsidomin („Prodrug")

Metabolismus in der Leber

O N–N–CH N $\pm$ C=NH O

Linsidomin (SIN-1)

$[CN^- \; NO^+ \; CN^- \; Fe^{++} \; CN^- \; CN^- \; CN^-]^{2-}$ $2Na^+$

Nitroprussid-Natrium (z.B. nipruss®)

Abb. 19.9 Therapeutisch verwendete Nitrovasodilatatoren (NO-Donatoren). Organische Nitrite und Nitrate werden in der glatten Gefäßmuskulatur zu NO metabolisiert. Molsidomin ist ein „prodrug" und wird in der Leber zur aktiven Substanz Linsidomin (SIN-1) umgesetzt. Nitroprussid-Natrium setzt nicht-enzymatisch NO frei.

Therapeutische Anwendung von Nitratestern und Molsidomin

Der therapeutische Einsatzbereich organischer Nitratester ist die koronare Herzkrankheit. Die Anwendung ist in Kap. 18, S. 472ff. ausführlich dargestellt. Glyceroltrinitrat und Isosorbitdinitrat werden sublingual bzw. buccal resorbiert. Als Spray oder Zerbeißkapsel gegeben dienen sie zur Kupierung oder kurzfristigen Prophylaxe des Angina-pectoris-Anfalls. Organische Nitrate sind effektive Koronardilatatoren. Bei der eher seltenen **vasospastisch bedingten Form der Angina pectoris** (etwa 5 % der Fälle) wirken Glyceroltrinitrat und Isosorbitdinitrat direkt durch **Lösung des Koronarspasmus.** Bei der viel häufigeren **arteriosklerotisch bedingten Angina pectoris** (etwa 95 % der Fälle) **beruht die therapeutische Wirkung der organischen Nitrate meist nicht auf einer Dilatation der Koronararterien** (die dilatatorische Kapazität ist im Bereich einer sklerotischen Stenose häufig minimal). Vielmehr bewirkt die **Dilatation der Kapazitätsgefäße** (große Hohlvenen) und der Lungengefäße eine Verminderung der kardialen Vorlast („preload"). Dementsprechend nimmt der Füllungsdruck der Ventrikel ab, die systolische Wandspannung und damit der myokardiale Sauerstoffverbrauch sinken. So **verbessern die organischen Nitrate das Mißverhältnis zwischen Sauerstoffbedarf und Sauerstoffangebot** des Herzens (s. Kap. 18.3.3, S. 469)

Oral werden höhere Dosen von Glyceroltrinitrat und Isosorbitdinitrat sowie 5'-Isosorbitmononitrat und Pentaerythritoltetranitrat zur langfristigen Anfallsprophylaxe eingesetzt. Pharmakokinetische Daten der verschiedenen organischen Nitrate sind ebenfalls in Kap. 18, S. 473 zu finden.

Selektivität der Nitratwirkung

Die Wirkung organischer Nitrate ist nicht, wie häufig angenommen, venoselektiv. Sie zeigt vielmehr eine Selektivität für große im Vergleich zu kleinen Gefäßen. Große Gefäße scheinen aufgrund ihrer besseren Enzymausstattung organische Nitrate effizienter zu NO zu metabolisieren als kleine Gefäße. So wird auch die Aorta (wie die großen Hohlvenen) gut von organischen Nitraten dilatiert, was aber ohne wesentliche hämodynamische Konsequenzen bleibt.

Molsidomin[1] (bzw. Linsidomin) hat aufgrund seines Wirkmechanismus wenig Selektivität für den venösen Teil der Zirkulation. Unter Molsidomin kommt es auch zu einer Senkung der kardialen Nachlast („afterload"). Es ist daher geeignet zur Behandlung der Angina pectoris bei gleichzeitig bestehender Linksherzinsuffizienz. Molsidomin hemmt darüber hinaus auch die Thrombocytenaggregation (vgl. die Wirkungen endogenen NO).

Nitrattoleranz

An isolierten Gefäßen in vitro ist die vasodilatierende Wirkung organischer Nitratester nach einigen Stunden Dauerapplikation deutlich abgeschwächt, es entwickelt sich eine **Toleranz.** Man kann diese In-vitro-Nitrattoleranz durch Thiole (vor allem Cystein) zumindest abschwächen. Deshalb ist eine Erschöpfung der für die enzymatische NO-Freisetzung aus Nitratestern notwendigen endogenen Thiole für die In-vitro-Toleranz verantwortlich gemacht worden. Unter Linsidomin sieht man die In-vitro-Toleranzentwicklung weit weniger. Dies ist dadurch erklärbar, daß Linsidomin nicht-enzymatisch zu NO metabolisiert wird. In vivo spielen aber andere Mechanismen die hauptsächliche Rolle für die Toleranzentwicklung (Einzelheiten s. S. 473).

Nitroprussid-Natrium

Ein weiterer NO-Donator, der nicht-enzymatisch NO abgibt, ist **Nitroprussid-Natrium**[2] (s. Abb. 19.9). Eine orale Gabe der Substanz ist wegen der raschen gastrointestinalen Inaktivierung erfolglos. Bei intravenöser Infusion kann der Blutdruck mit Nitroprussid-Natrium „titriert" werden, denn die **Plasmahalbwertszeit beträgt nur 3–4 Minuten.** Seine blutdrucksenkende Wirkung ist damit sehr gut steuerbar; nach Beendigung einer Infusion steigt der Blutdruck innerhalb weniger Minuten wieder an. Der Mechanismus der NO-Freisetzung aus Nitroprussid-Natrium ist sehr komplex und letztlich nicht geklärt. Wäßrige Infusionslösungen von Nitro-

[1] Corvaton®

[2] nipruss®

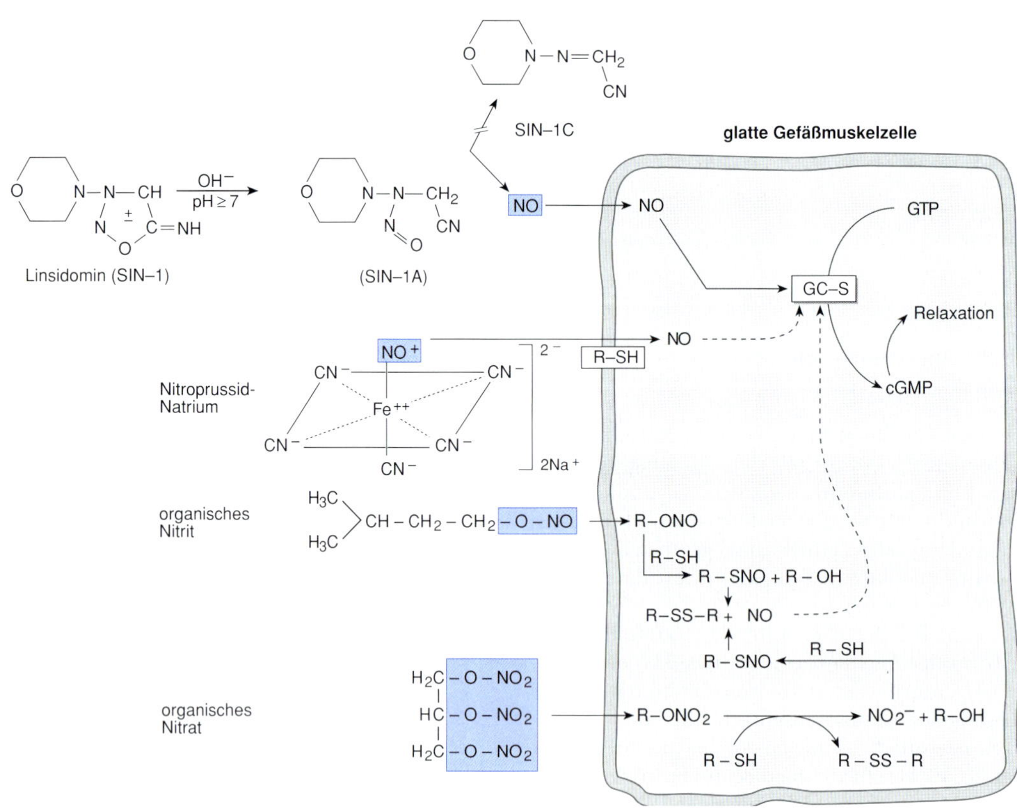

Abb. 19.10 Bildung und Freisetzung von NO aus verschiedenen Nitrovasodilatatoren. Organische Nitrite und Nitrate werden in der glatten Muskulatur metabolisiert. Dabei sind wahrscheinlich Thiole (vor allem Glutathion und Cystein) beteiligt. Die genauen Metabolismuswege sind unbekannt. Neben verschiedenen anderen Metaboliten entsteht Stickstoffmonoxid (NO), welches die Wirkung aller Nitrovasodilatatoren vermittelt. Nitroprussid-Natrium gibt bei Kontakt mit der Zellmembran nicht-enzymatisch NO ab. Hierfür sind wahrscheinlich ebenfalls Thiole auf der Zelloberfläche notwendig. Linsidomin, der aktive Metabolit des Molsidomins, ist bei pH-Werten über 7 instabil, unter Ringöffnung entsteht SIN-1A, welches spontan zu NO und SIN-1C zerfällt.

prussid-Natrium (etwa in 5 % Glucose) müssen immer frisch angesetzt werden und sind dann einige Stunden stabil. Sie müssen aber unter **Lichtabschluß** gehalten werden, da Licht zu einer NO-Freisetzung aus dem Komplex führt. Bei der Infusion führt der Kontakt des Nitroprussids mit Zellen (wahrscheinlich unter Vermittlung von Thiolen) zur NO-Freisetzung (Abb. 19.10). Nitroprussid-Natrium dilatiert Widerstands- und Kapazitätsgefäße gleichermaßen. Damit nehmen Vor- und Nachlast („pre-“ und „afterload“) des Herzens ab. Die Herzfrequenz steigt meist leicht an. Während die Widerstandsabnahme im koronaren, muskulären und mesenterialen Gefäßgebiet ausgeprägt ist, ändert sich die Nierendurchblutung nur wenig. Die Substanz findet ihre Anwendung bei lebensbedrohenden hypertensiven Krisen (s. S. 508), zur Entlastung des Herzens bei akutem Herzversagen und zur Steuerung einer kontrollierten Hypotension in der Chirurgie. Es wird empfohlen, eine Infusion mit 0,3 µg/kg/min zu beginnen und die Infusionsgeschwindigkeit je nach Blutdruckeffekt zu steigern. Die mittlere Dosierung im Steady state liegt zwischen 1 und 6 µg/kg/min.

Unerwünschte Wirkungen

Aus Natrium-Nitroprussid werden (teilweise durch enzymatische Mechanismen) Cyanid-Ionen freigesetzt. Diese Freisetzung limitiert die Höhe der infundierten Dosis. Bei einer Infusion von mehr als 2 µg/kg/min sollte gleichzeitig Natriumthiosulfat in der vierfachen Dosis infundiert werden, um die Entgiftung von CN^- nach der Reaktion: $CN^- + Na_2S_2O_3 \rightarrow SCN^- + Na_2SO_3$ zu beschleunigen. Die Gabe von Natrium-Nitroprussid sollte typischerweise 48 Stunden nicht überschreiten. Eine Zumischung anderer Arzneimittel zu Infusionslösungen mit Nitroprussid-Natrium ist wegen leicht möglicher **Inkompatibilitäten** (Reaktionen mit NO) nicht erlaubt.

Toleranz

Toleranzphänomene sieht man mit Natrium-Nitroprussid an isolierten Gefäßen kaum, da die NO-Abgabe nicht-enzymatisch erfolgt. In vivo spielt Toleranz schon wegen der kurzen Anwendungszeiten ebenfalls keine Rolle.

19.1.3 Sildenafil

Das Corpus cavernosum des Penis zeigt eine dichte Innervation durch nitrerge (NO-Synthase-I-haltige) Nerven (s. Abb. 19.1). Bei sexueller Stimulation kommt es zur Aktivierung dieser Neurone und zur Freisetzung von NO. NO aktiviert die lösliche Guanylylcyclase, was zu erhöhten Spiegeln an cyclischem Guanosinmonophosphat (cGMP) führt. Dieses bewirkt eine Relaxation der glatten Muskulatur des Corpus cavernosum, einen erhöhten Bluteinstrom und damit die Erektion. **Sildenafil**[1] (Abb. 19.11) ist ein wirksamer und selektiver Hemmstoff der cGMP-spezifischen Phosphodiesterase-Isoform 5 (PDE5). Diese ist im Corpus cavernosum (wie auch in anderen Geweben) für den Abbau des cGMP verantwortlich. In-vitro-Studien zeigt Sildenafil eine ≥ 80fache Selektivität für PDE5 im Vergleich zur PDE1, eine ≥ 1000fache Selektivität gegenüber den Isoformen PDE2 und PDE4 und eine ≥ 4000fache Selektivität gegenüber der cAMP-spezifischen PDE3, die an der Regulation der kardialen Kontraktilität beteiligt ist (s. S. 451). Die geringste Selektivität (ca. 10fach) besteht gegenüber der PDE6, die den Phototransduktionsprozeß der Retina reguliert (vgl. unerwünschte Wirkungen). Sildenafil verstärkt die natürlichen erektionsauslösenden Mechanismen, übt aber keinen direkt relaxierenden Effekt auf isoliertes menschliches Corpus-cavernosum-Gewebe aus. Entsprechend ihrem Wirkmechanismus ist die Substanz wirkungslos, wenn keine NO-Freisetzung aus den nitrergen Nerven des Corpus cavernosum mehr erfolgt (fortgeschrittene diabetische Neuropathie, degenerative Erkrankungen unter Einbeziehung des autonomen Nervensystems).

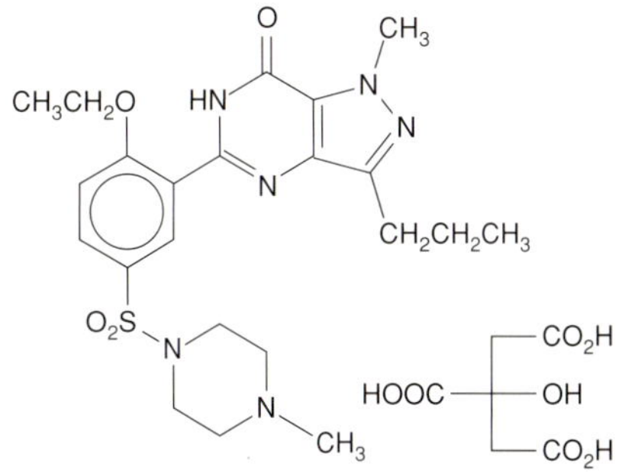

Die übliche Dosierung von Sildenafil beträgt 50 mg, sie kann auf maximal 100 mg gesteigert werden. Patienten > 65 Jahren und Patienten mit Leberfunktionsstörungen zeigen eine reduzierte Sildenafil-Clearance, so daß die Dosis auf 25 mg reduziert werden sollte. Die

CH_3CH_2O, HN, O, CH_3, N, N, N, $CH_2CH_2CH_3$, O_2S, N, N, CH_3, HOOC, CO_2H, OH, CO_2H

Abb. 19.11 Strukturformel von Sildenafil (Citrat).

> **Geschichte**
>
> Die erektionsfördernde Wirkung von Sildenafil war ein Zufallsbefund, der in Phase-I-Studien an gesunden Probanden erstmals beobachtet wurde. Die Substanz war ursprünglich als neues vasodilatatorisches Wirkprinzip (Alternative zu organischen Nitraten) entwickelt worden. Als diskret und oral anwendbare erektionsförderrnde Substanz hat Sildenafil bereits kurz nach seiner Zulassung (1998 in den USA, 1999 in Deutschland) eine enorme Publizität und Popularität erlangt. Dies ist verständlich, da die bisher verfügbaren Alternativen in der intracavernösen Injektion von Papaverin, α-Adrenozeptor-Antagonisten oder Prostaglandin E_1 oder der transurethralen Applikation von Prostaglandin E_1 bestanden (s.S.389).

[1] Viagra®

orale Bioverfügbarkeit von Sildenafil liegt bei 40 %, maximale Plasmaspiegel werden nach ca. 1 Stunde erreicht, die Eliminationshalbwertzeit beträgt 3–5 Stunden.

Unerwünschte Wirkungen

Die wichtigsten unerwünschten Wirkungen von Sildenafil erklären sich aus seiner Verstärkung der NO-vermittelten Vasodilatation. Hierzu gehören mäßiger Blutdruckabfall (≤ 10 mmHg nach 100 mg), Kopfschmerzen, Schwindel, Flush, Dyspepsie und verstopfte Nase. In 2–3 % der Fälle kommt es zu einer Störung des Blau/Grün-Sehens, welche durch eine Mithemmung der PDE6 in der Retina (s.o.) erklärt wird. Patienten mit vorgeschädigtem Herzen gehen bei sexueller Aktivität ein gewisses kardiales Risiko ein. Dieses könnte unter Sildenafil erhöht sein, da sich aufgrund des Blutdruckabfalls die (reflektorische) sympathische Stimulation des Herzens erhöht. Es sind Todesfälle beim Geschlechtsverkehr unter Sildenafil berichtet worden, wobei ein kausaler Zusammenhang (in Ermangelung vergleichbarer unbehandelter Kontrollkollektive) schwer nachzuweisen ist. Sildenafil potenziert die Wirkung organischer Nitrate und anderer NO-Donatoren, die gemeinsame Anwendung ist daher kontraindiziert. Bei anderen Vasodilatatoren und Antihypertensiva addiert sich deren Wirkung zu der leichten blutdrucksenkenden Wirkung des Sildenafils.

19.1.4 Natriuretische Peptide

Neben der löslichen Guanylylcyclase (GC-S) gibt es partikuläre Isoformen dieses Enzyms, die in der Zellmembran lokalisiert sind. Drei Membranrezeptor-Guanylylcyclasen sind kloniert worden; sie werden alphabetisch als GC-A, GC-B und GC-C[1] bezeichnet. Die extrazelluläre Domäne des Proteins erkennt dabei jeweils den Liganden, während die intrazelluläre Domäne die Cyclaseaktivität vermittelt. Die **natriuretischen Peptide** ANP und BNP[2] sind die Liganden für die GC-A, das Peptid CNP bindet präferentiell an die GC-B. Die physiologischen Funktionen der endogenen Liganden dieser Guanylylcyclasen werden bisher nur teilweise verstanden. ANP und BNP werden vor allem im Herz, aber auch in anderen Geweben gebildet; ANP ist bei Herzinsuffizienz im Plasma erhöht. CNP findet sich besonders im Zentralnervensystem. ANP, BNP und CNP sind Vasodilatatoren, verursachen eine Natriurese und hemmen die Aldosteron- und ADH/Vasopressinfreisetzung. Natriuretische Peptide wirken damit in fast jeder Beziehung **funktionell antagonistisch zum RAAS.** Ein Einsatz ANP-mimetischer Pharmaka könnte vor allem **bei Herzinsuffizienz therapeutisch wertvoll** sein.

[1] Die GC-C findet sich in der Darmmucosa und ist der Rezeptor für das im Darm gebildete Peptid Guanylin und auch für das hitzestabile *E. coli*-Enterotoxin ST_a. Beide steigern die Chlorid- und damit die Wassersekretion u. U. bis zur Diarrhö.

[2] Ursprünglich stand ANP für „atrial natriuretic peptide" und BNP für „brain natriuretic peptide". BNP kommt aber mehr im Herzen vor als im Gehirn, daher werden ANP, BNP und CNP heute einfach als alphabetische Aufreihung der natriuretischen Peptide verstanden.

19.1.5 Das vaskuläre Eicosanoidsystem

Physiologie und Pathophysiologie

Eicosanoide (Prostaglandine, Leukotriene u.a.) sind Metaboliten der Arachidonsäure (Eicosatetraensäure). Die Zellen fast aller Gewebe synthetisieren ihr spezifisches Spektrum an Eicosanoiden. Prostaglandine und Leukotriene sind an vielen physiologischen und pathophysiologischen Regulationsvorgängen beteiligt (s. Kap. 16.5, S. 386). Mitte der 70er Jahre wurden zwei Eicosanoide entdeckt, die im kardiovaskulären System große Bedeutung für die Regulation des Gefäßtonus und der Thrombocytenaggregation haben. Beide werden durch eine konstitutive **Cyclooxygenase** und unterschiedliche nachgeschaltete Enzyme synthetisiert (s. Abb. 16.1, S. 381). Die Cyclooxygenase produziert aus Arachidonsäure cyclische Endoperoxide. Im **Endothel** werden sie durch das Enzym Endoperoxid-6(9)-Oxycyclase vorwiegend zu **Prostacyclin** (PGI_2) metabolisiert. Prostacyclin ist ein **vaskulär-protektives Eicosanoid.** Seine wichtigste Funktion ist die Hemmung der Thrombocytenaggregation. Hier wirkt es mit dem ebenfalls im Endothel gebildeten NO synergistisch, und beide sind Vasodilatatoren (s. Abb. 19.6). Die Prostacyclinwirkungen werden über einen Anstieg von cAMP vermittelt.

Demgegenüber entsteht in Thrombocyten aus cyclischen Endoperoxiden durch die Thromboxan-Synthase überwiegend **Thromboxan A_2.** Dieses Eicosanoid ist ein potenter Vasokonstriktor und fördert die Thrombocytenaggregation. Blutplättchen, deren Thromboxansynthese blockiert ist, aggregieren in vitro deutlich schlechter als normale Blutplättchen. In vivo führt die **Hemmung der Thromboxansynthese** zu einer signifikanten **Verlängerung der Blutungszeit** (s. S. 555).

Prostacyclin und Iloprost

Es lag nahe, die vasodilatatorische Wirkung von Prostacyclin und die Hemmung der Plättchenaggregation therapeutisch auszunutzen. Prostacyclin selbst ist bei physiologischem pH wenig stabil und wird innerhalb von etwa 3 Minuten zum biologisch inaktiven 6-Oxo-$PGF_{1\alpha}$ hydrolysiert. Dementsprechend wurde versucht, Prostacyclin-Analoga mit größerer chemischer und biologischer Stabilität zu synthetisieren. Ein Beispiel ist **Iloprost**[3], das zur Infusion bei peripheren Durchblutungsstörungen und Thrombangiitis obliterans zur Verfügung steht (s. S. 389). Das „therapeutische Fenster" von Prostacyclin, Iloprost und anderen Prostacyclin-Analoga ist schmal, und unerwünschte Wirkungen sind häufig. Unerwünschte Wirkungen schließen ein: Gesichtsrötung, Kopfschmerzen, Hypotension, Magen-Darm-Spasmen, Diarrhöen, Fieber und zentralnervöse Symptome.

[3] Ilomedin®

19.1.6 Das Endothelinsystem

Physiologie und Pathophysiologie

Im Jahr 1988 beschrieben Yanagisawa und Kollegen die Klonierung eines neuen vasokonstriktorischen Peptids, das zunächst aus dem Kulturmedium isolierter Schweineaortenzellen isoliert worden war. Sie nannten das Peptid **Endothelin.** Heute sind drei einander ähnliche Endothelinmoleküle bekannt, ET-1, ET-2 und ET-3 (Abb. 19.12). **ET-1** ist die vorherrschende Isoform im menschlichen Gefäßsystem. Seine **vasokonstriktorische Wirksamkeit (potency) ist 10mal größer als die von Angiotensin II.** ET-2 ist äquipotent mit ET-1, aber wird im menschlichen Plasma nicht in meßbaren Konzentrationen gefunden. ET-3 kommt im menschlichen Plasma vor, es ist aber ein deutlich weniger potenter Vasokonstriktor. **Zwei ET-Rezeptoren** sind bekannt (Abb. 19.12). Der **ET_A-Rezeptor** bindet vor allem ET-1; er findet sich auf der glatten Gefäßmuskulatur und anderen Zelltypen, nicht aber auf Endothelzellen. Der **ET_B-Rezeptor** erkennt alle Endothelinmoleküle etwa gleich gut; er wird ebenfalls von verschiedenen Zellen exprimiert – einschließlich glatter Gefäßmuskel- und Endothelzellen. Beide Rezeptoren scheinen an die Phospholipase C gekoppelt zu sein: ihre Stimulation führt also zur Bildung von Inositol-1,4,5-trisphosphat und 1,2-Diacylglycerol und zum Anstieg der intrazellulären Calciumkonzentration. Sowohl ET_A- als auch ET_B-Rezeptoren auf der glatten Gefäßmuskulatur können Vasokonstriktion vermitteln. Die Stimulation von ET_B-Rezeptoren auf Endothelzellen führt dagegen zur Freisetzung von NO und so zu einer vasodilatatorischen Wirkkomponente (die aber meist von der direkten Vasokonstriktion überspielt wird).

Endothelin-Antagonisten

Selektive ET_A-Rezeptorblockade im Unterarm gesunder Probanden führt zur Vasodilatation, so daß ET-1 zur Aufrechterhaltung des normalen Gefäßtonus beizutragen scheint. Zudem wirkt ET-1 als Wachstumsfaktor auf glatte Gefäßmuskulatur, Kardiomyocyten und Fibroblasten. Daten tierexperimenteller Untersuchungen mit Endothelinrezeptor-Antagonisten sowie Studien an gesunden Freiwilligen und Patienten lassen erste Hinweise auf mögliche klinische Einsatzbereiche von Endothelinrezeptor-Antagonisten erkennen. Diese liegen hauptsächlich im Bereich kardiovaskulärer Erkrankungen und Nierenerkrankungen. So verminderte der nicht-selektive ET_A/ET_B-Rezeptor-Antagonist Bosentan den Blutdruck von Patienten mit essentieller Hypertonie und verbesserte die hämodynamische Situation bei Patienten mit myokardialer Insuffizienz.

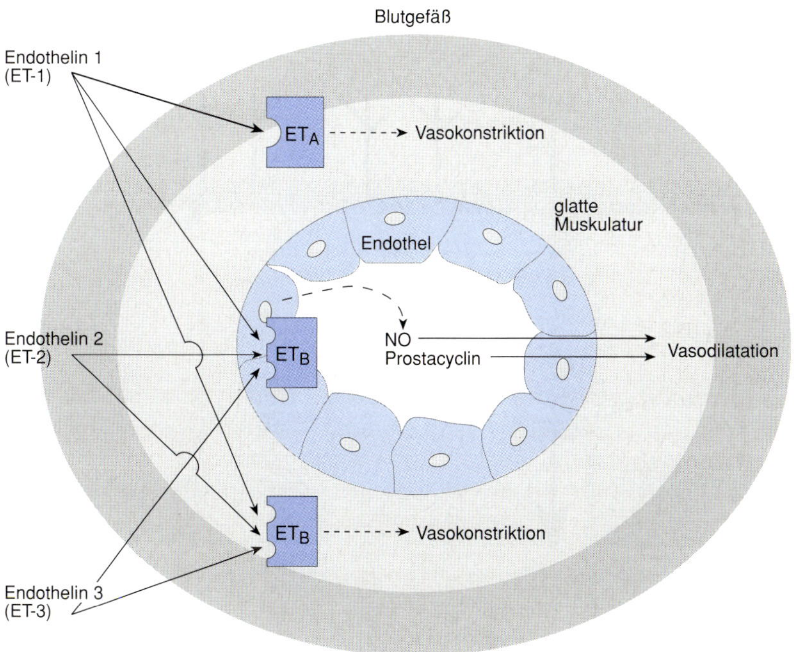

Abb. 19.12 Isoformen des Endothelins und ihre Rezeptoren. Endothelin existiert in drei Isoformen (ET-1, ET-2 und ET-3), den Produkten dreier verschiedener menschlicher Gene. Alle bestehen aus 21 Aminosäuren. ET-1 ist wahrscheinlich das wichtigste menschliche Endothelin. Es stimuliert den ET_A-Rezeptor auf der glatten Gefäßmuskulatur und führt zu Vasokonstriktion. Der ET_B-Rezeptor ist auf Endothelzellen und glatter Gefäßmuskulatur zu finden und wird von allen drei Isoformen des Endothelins stimuliert. Er kann je nach dem untersuchten Gefäß Vasodilatation (durch Freisetzung von NO und Prostacyclin aus Endothelzellen) oder Vasokonstriktion (direkt an der glatten Muskulatur) auslösen.

19.2 Gefäßwirksame Pharmaka mit Angriff an Ionenkanälen

19.2.1 Calciumkanalblocker (Calciumantagonisten)

Physiologie und allgemeines Wirkprinzip

Verschiedene Zellen besitzen verschiedenen Kanäle für Calciumionen. Man klassifiziert die Kanäle nach ihren physiologischen Eigenschaften. T-Kanäle werden bei relativ negativem Membranpotential aktiviert und haben eine geringe Einzelkanalleitfähigkeit. Sie vermitteln transiente Calciumströme, die bedeutsam sind für die Erzeugung von Aktionspotentialen in Neuronen und dem Herzen. L-, N- und P-Kanäle benötigen ein positiveres Membranpotential für ihre Öffnung. N- und P-Kanäle haben eine mittlere Einzelkanalleitfähigkeit und werden bei Membranpotentialen positiver als –40 mV inaktiviert. Man findet sie vor allem in Nervenzellen, wo sie für die Neurotransmitterfreisetzung bedeutsam sind. **L-Typ-Calciumkanäle** haben die größte Einzelkanalleitfähigkeit unter den spannungsabhängigen Calciumkanälen. Sie bleiben auch bei Membranpotentialen positiver als –40 mV noch weitgehend geöffnet und sind der vorherrschende Kanaltyp in der Zellmembran von Muskelzellen. In glatten Gefäßmuskelzellen und dem Herzmuskel sind sie für den Einwärtsstrom des Calciums verantwortlich, das die Kontraktion triggert. Im Sinusknoten und AV-Knoten, deren schnelles Natriumsystem weitgehend inaktiv ist, sind sie auch Träger des Aktionspotentials. Diese L-Kanäle sind die **Zielstrukturen der therapeutisch eingesetzten Calciumkanalblocker** (Calciumantagonisten) (Abb. 19.13). Die blockierende Wirkung auf die L-Kanäle im glatten Gefäßmuskel und im Herzen macht Calciumkanalblocker zu wertvollen Therapeutika bei Erkrankungen wie Hypertonie, supraventrikulären Arrhythmien und Angina pectoris (s. Kap. 18, S. 429–478). Die derzeit klinisch angewandten spezifischen Calciumkanalblocker gehören drei chemisch und von ihrem Wirkungsprofil unterschiedlichen Stoffgruppen an:

- **Dihydropyridine**: Prototyp Nifedipin[1] sowie Nicardipin[2], Nisoldipin[3], Nitrendipin[4], Nilvadipin[5], Nimodipin[6], Amlodipin[7], Felodipin[8], Isradipin[9] u.a.

[1] z. B. Adalat®
[2] Antagonil®
[3] Baymycard®
[4] Bayotensin®
[5] Escor®, Nivadil®
[6] Nimotop®
[7] Norvasc®
[8] Munobal®, Modip®
[9] Lomir®, Vascal®

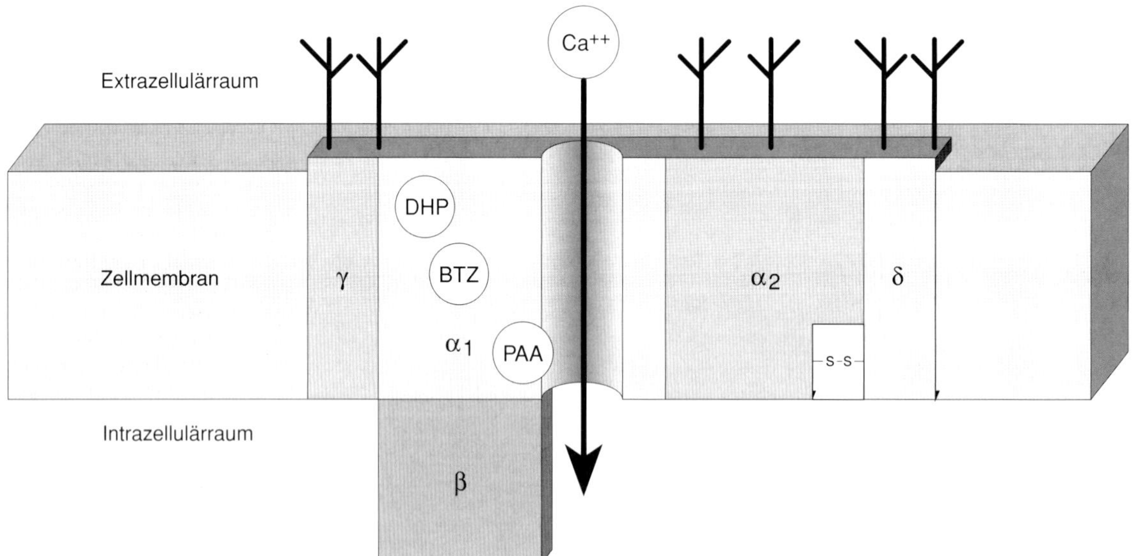

Abb. 19.13 Modell des L-Typ-Calciumkanals. Der Kanal ist ein Komplex aus fünf Proteinuntereinheiten (α_1, α_2, β, γ und δ). Die α_1-Untereinheit ist die größte (212 kD) und die zentrale funktionelle Komponente des Komplexes. Das α_1-Protein hat vier homologe Domänen mit je sechs angenommenen, transmembranären Segmenten. Die α_1-Untereinheit findet sich im Komplex mit der intrazellulären 55-kD-β-Untereinheit, der glykosylierten 30-kD-γ-Untereinheit und einem weiteren Glykoproteinkomplex aus α_2- und δ-Untereinheiten (mit 143 kD bzw. 27 kD), die durch Disulfidbrücken (–S-S–) verbunden sind. Dihydropyridine (DHP), Phenylalkylamine (PAA) und Benzothiazepine (BTZ) haben unterschiedliche Bindungsstellen, die alle auf der α_1-Untereinheit lokalisiert sind.

- **Phenylalkylamine**: Verapamil[1], Gallopamil[2] und
- **Benzothiazepine**: einziger Vertreter Diltiazem[3] (vgl. Abb. 19.14).

Daneben sind **ältere, wenig spezifische „Calciumantagonisten“** wie Carbocromen[4], Fendilin[5], Cinnarizin[6] und Flunarizin[7] auf dem Markt. Diese Substanzen sind den oben genannten selektiven Calciumkanalblockern in ihren therapeutischen Wirkungen bei koronarer Herzkrankheit deutlich unterlegen. Cinnarizin und Flunarizin werden zur Therapie peripherer und cerebraler Mangeldurchblutung angeboten, wobei auch hier der therapeutische Erfolg fraglich ist (vgl. Kap. 19.6, S. 512). Flunarizin findet mit Erfolg Anwendung in der Prophylaxe der Migräne (s. S. 229).

1 z. B. Isoptin®
2 Procorum®
3 Dilzem®
4 Intensain®
5 Sensit®
6 z. B. Stutgeron®, Cinnacet®
7 Sibelium®

Dihydropyridine

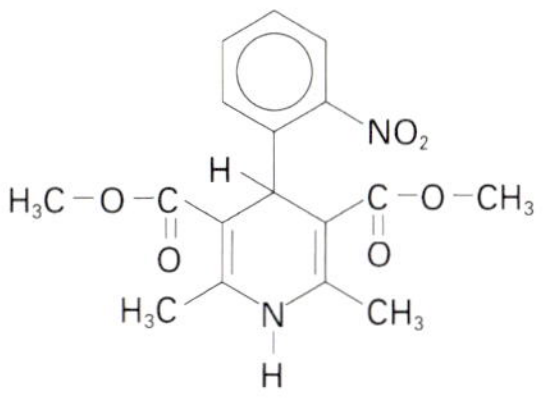

Nifedipin

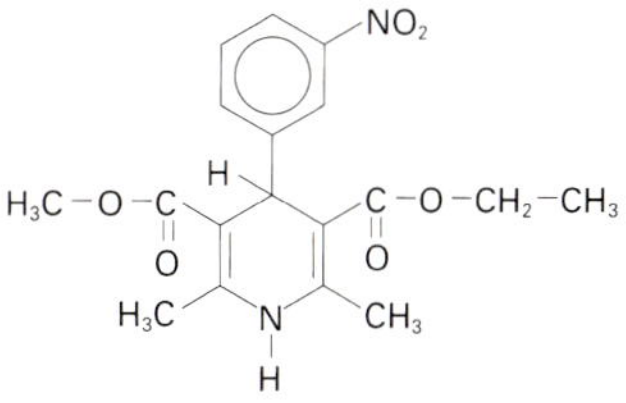

Nitrendipin

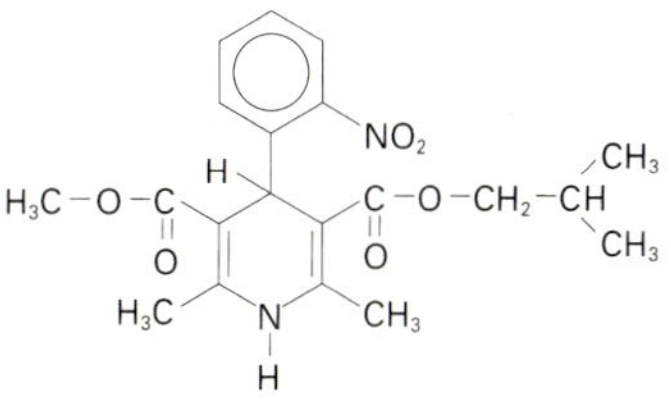

Nisoldipin

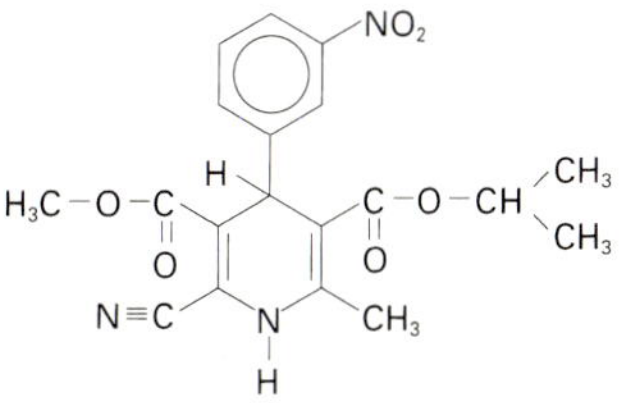

Nilvadipin

Phenylalkylamin

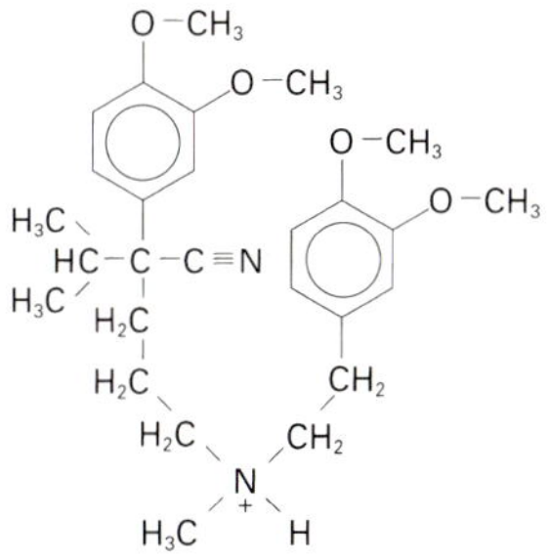

Verapamil

Benzothiazepin

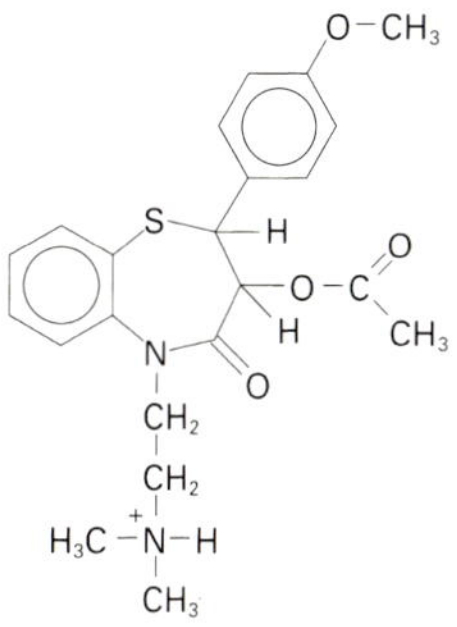

Diltiazem

Abb. 19.14 Therapeutisch angewandte Calciumkanalblocker. Es sind über zehn spezifische Calciumkanalblocker auf dem deutschen Markt zugelassen. Die hier aufgelistete Auswahl ist nicht wertend.

Tabelle 19.4: Eigenschaften einiger Calciumkanalblocker

Klasse	Calciumkanalblocker	Orale Bioverfügbarkeit (%)	Wirkungsbeginn (nach min)	Eliminationshalbwertszeit (h)	Blutdruck	Herzfrequenz	AV-Überleitungsgeschwindigkeit	Kardiale Kontraktilität (dp/dt_{max})
Dihydropyridine	Nifedipin	50–70	≈5 (Lösung, Tropfen**), ≈ 30 (Tabletten, oral)	3,5–5	↓	↑ (reflektorisch)	↑ (reflektorisch)	↑ (reflektorisch)
	Nitrendipin	30 („first-pass"-Effekt)	≈ 5 (Lösung, Phiole**), ≈ 30 (Tabletten, oral)	8–12	↓	↑ (reflektorisch)	↑ (reflektorisch)	↑ (reflektorisch)
	Nisoldipin	4–5 („first-pass"-Effekt)		8–12	↓	↑ (reflektorisch)	↑ (reflektorisch)	↑ (reflektorisch)
	Nilvadipin	14–19 („first-pass"-Effekt)		15–20	↓	↑ (reflektorisch)	↑ (reflektorisch)	↑ (reflektorisch)
Phenylalkylamine	Verapamil	20–35		3–7	↓	↔	↓	(↓)
	Gallopamil	15–25		3–8	↓	↔	↓	(↓)
Benzothiazepin	Diltiazem	30*		≈ 5	↓	↔	↓	(↓)

↓ Abnahme, ↑ Anstieg, ↔ keine wesentliche Veränderung.
* Die orale Bioverfügbarkeit kann bei Mehrfachanwendung deutlich ansteigen (sättigbarer hepatischer Metabolismus?).
** Die sublinguale/buccale Resorption von Nifedipin ist gering; die Substanz wird überwiegend intestinal resorbiert. Darüber hinaus sind bei dieser Anwendung schwere Nebenwirkungen berichtet worden. Hierzu gehören cerebrovaskuläre Ischämie, Schlaganfall, massive Hypotonie, Herzinfarkt und Arrhythmien. Von der sublingualen oder buccalen Anwendung von Nifedipin und anderen Dihydropyridinen ist daher abzuraten.

Dihydropyridine

Nifedipin war das erste Dihydropyridin, das auf dem Markt eingeführt wurde, und ist der Prototyp dieser Gruppe. Es hat eine **glattmuskulär erschlaffende Wirkung** vor allem an den **Arterien und Arteriolen.** Auch ist es ein ausgeprägter **Koronardilatator.** In therapeutischer Dosierung hat es beim Menschen **kaum direkte Wirkungen auf das Myokard:** Kontraktionskraft und elektrische Eigenschaften des Herzens bleiben weitgehend unbeeinträchtigt. Diese Eigenschaft unterscheidet Dihydropyridine einerseits von Phenylalkylaminen und Benzothiazepinen andererseits, bei denen vaskuläre und kardiale Wirkungen nicht zu trennen sind. Nifedipin senkt den arteriellen Blutdruck; die Herzfrequenz steigt infolge sympathischer Gegenregulation und fehlender kardialer Hemmwirkung meist an. Als Folge der mit der Blutdrucksenkung einhergehenden Abnahme der systolischen Wandspannung sinkt der myokardiale Sauerstoffverbrauch. Diese Wirkung wird aber zum Teil durch die reflektorische Zunahme des Sympathikustonus antagonisiert. Pharmakokinetische und pharmakodynamische Daten einiger Calciumkanalblocker sind in Tab. 19.4 zusammengefaßt.

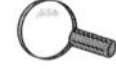

Molekulare Angriffspunkte von Calciumkanalblockern

Die verschiedenen Calciumkanalblocker binden an unterschiedliche Domänen des L-Typ-Calciumkanals (vgl. Abb. 19.13). Phenylalkylamine scheinen schneller Zugang zu ihrer Rezeptorstruktur zu bekommen, wenn der Kanal sich häufig öffnet. Es ist daher wahrscheinlich, daß ihre Rezeptorstruktur auf der intrazellulären Seite des Kanalproteins liegt. Im Gegensatz dazu binden die Dihydropyridine mit hoher Affinität an den inaktiven (geschlossenen) Kanal. Dihydropyridine modulieren die spannungsabhängige Öffnungswahrscheinlichkeit des L-Kanals. Es gibt dabei auch Dihydropyridine, die die Öffnungswahrscheinlichkeit des L-Kanals erhöhen und als Calciumpromotoren (Calciumagonisten) wirken. Eine derartige Substanz mit positiv inotropen Eigenschaften ist Bay y 5959, welche aber keine klinische Anwendung gefunden hat.

Therapeutische Anwendung

Nifedipin wird bei der **Hypertonie** und bei der **stabilen Angina pectoris** eingesetzt. Instabile Angina pectoris, frischer Myokardinfarkt und Herzinsuffizienz nach Infarkt sind eher Kontraindikationen für Nifedipin, da die reflektorische Sympathikusstimulation die Koronarfunktion, den Myokardstoffwechsel und die Rhythmizität des Herzens nachteilig beeinflußt. Aufgrund seiner guten koronardilatierenden Wirkung ist Nifedipin auch zur akuten Behandlung der **vasospastischen Angina pectoris** (Prinzmetal-Angina) geeignet (s. S. 469).

Andere Dihydropyridine wie Nitrendipin, Nisoldipin, Nilvadipin, Nicardipin, Amlodipin, Felodipin und Isradipin sind in ihren grundsätzlichen **pharmakodynamischen Eigenschaften** dem Nifedipin **ähnlich.** Die „Gefäßselektivität" ist bei den meisten Verbindungen noch ausgeprägter. Sie unterscheiden sich auch in ihrer Pharmakokinetik von der Muttersubstanz Nifedipin: Nitrendipin, Nisoldipin, Nilvadipin, Amlodopin, Isradipin und Felodipin haben eine deutlich längere Eliminationshalbwertszeit als Nifedipin (vgl. Tab. 19.4). Dies ermöglicht häufig die tägliche Einmalgabe und kann die Einnahmetreue fördern, vor allem bei Hypertonikern, die keine Beschwerden haben. Nitrendipin, Nilvadipin, Felodipin und Isradipin dienen als Antihypertensiva. Nicardipin, Nisoldipin und Amlodipin werden zusätzlich auch als Antianginosa eingesetzt. Spezifische Gründe für diese Unterschiede in der Indikation gibt es nicht. Nimodipin hat mit ca. 1 Stunde eine besonders kurze Halbwertszeit. Es wird zur Verhinderung cerebraler Vasospasmen nach Subarachnoidalblutung eingesetzt.

Unerwünschte Wirkungen

Bei der Therapie mit Dihydropyridin-Derivaten kann es zu **Schwindel, Kopfschmerzen, Flush,** Wärmegefühl, **orthostatischer Hypotonie,** Müdigkeit, **Hautreaktionen** und **Übelkeit** kommen. Knöchelödeme werden beobachtet. Bei überschießender sympathischer Gegenregulation können Herzklopfen, Arrhythmien und Angina-pectoris-Symptome ausgelöst werden (diese Wirkungen sind mit β-Adrenozeptor-Antagonisten antagonisierbar). Nach **Nimodipin** wurde eine **vermehrte Blutungsneigung** beobachtet.

Verschiedene, in den letzten Jahren durchgeführte klinische Langzeitstudien haben bei Patienten mit **koronarer Herzkrankheit** eine **erhöhte Mortalität nach Nifedipinbehandlung** im Vergleich zu Kontrollen gezeigt. Die Risikozunahme war dosisabhängig. Nach täglichen Dosen von 60 mg Nifedipin stieg die Mortalität auf das 1,2fache, bei ≥ 80 mg Nifedipin aber auf das 2,8fache des Kontrollkollektivs. Die Ursachen dieses erhöhten Risikos sind nicht bekannt. Zu den plausiblen Erklärungen gehören die ischämieverstärkenden und proarrhythmischen Wirkungen am Herzen (durch gesteigerte Sympathikusaktivität) sowie die kürzlich beschriebene prohämorrhagische Wirkung (s.o.). Andere Calciumkanalblocker mit ähnlich steilem Konzentrationsanstieg wie Nifedipin (vor allem kurzwirksame Dihydropyridine) haben möglicherweise ähnliche Nebenwirkungen, wobei Langzeitstudien zur Zeit fehlen.

Nach Gabe hoher Dosen Nifedipin an trächtige Ratten und Mäuse traten bei den Feten Mißbildungen auf. Dihydropyridine sind daher **in der Schwangerschaft kontraindiziert.**

Phenylalkylamine und Benzothiazepine

Die Phenylalkylamine **Verapamil** und sein Methoxy-Derivat **Gallopamil** sowie das Benzothiazepin **Diltiazem** sind ebenfalls potente Dilatatoren arterieller Gefäßmuskulatur. Sie haben darüber hinaus aber therapeutisch nutzbare **Hemmwirkungen am Herzen.** Sie wirken **negativ chronotrop** (durch Angriff am Sinusknoten), **negativ dromotrop** (vor allem durch Angriff am AV-Knoten) und **negativ inotrop** (durch Angriff am Arbeitsmyokard) (vgl. Tab. 19.4). Dabei sollen die kardialen Wirkungen von Diltiazem etwas geringer ausgeprägt sein als die der Phenylalkylamine.

Therapeutische Anwendung

Verapamil, Gallopamil und Diltiazem werden ebenfalls als **Antihypertensiva** eingesetzt. Sie dienen auch zur Senkung der Anfallshäufigkeit bei koronarsklerotisch bedingter Angina pectoris. Darüber hinaus werden ihre kardialen Wirkungen zu **Behandlung supraventrikulärer Tachyarrhythmien** ausgenutzt (s. S. 446).

Unerwünschte Wirkungen

Als unerwünschte vaskuläre Wirkungen finden sich Schwindel, Kopfschmerzen, Flush, Wärmegefühl und orthostatische Hypotonie. Müdigkeit und (besonders nach Verapamil) Obstipation kommen vor. Darüber hinaus können sich die kardialen Wirkungen mit Bradykardie, AV-Block und Verstärkung einer latenten Herzinsuffizienz manifestieren (s. a. S. 447).

19.2.2 Kaliumkanalöffner (Kaliumkanalaktivatoren)

Allgemeines Wirkprinzip

Die Offenwahrscheinlichkeit von Kaliumkanälen in der Zellmembran (z.B. der glatten Muskelzellen) bestimmt die Höhe des Ruhemembranpotentials. Mit steigender Offenwahrscheinlichkeit wird das Ruhemembranpotential in Richtung des Kalium-Gleichgewichtspotentials verschoben, die Membran hyperpolarisiert. Als Folge sinkt der Calciumeinstrom durch spannungsabhängige Calciumkanäle. Es gibt viele verschiedene Typen von Kaliumkanälen. Der Begriff **Kaliumkanalöffner** (Kaliumkanalaktivatoren) beschreibt eine chemisch heterogene Gruppe von Stoffen, denen die Fähigkeit gemeinsam ist, die **Öffnungswahrscheinlichkeit der ATP-empfindlichen Kaliumkanäle (K_{ATP}) zu erhöhen.** Diese Wirkung ist besonders ausgeprägt in der glatten Muskulatur arterieller Blutgefäße, wo die Hyperpolarisation und Verringerung des intrazellulären Calciums zur **Vasodilatation** führt. ATP-empfindliche Kaliumkanäle finden sich aber auch in anderen Zelltypen, so in den Bronchien, im Herzen und in den β-Zellen des Pankreas. Hieraus ergeben sich weitere potentielle Wirkungen der Kaliumkanalöffner wie Bronchodilatation, Verkürzung des Aktionspotentials des Myokards (mit pro- oder antiarrhythmischen Wirkungen) und Hemmung der Insulinfreisetzung.

Substanzgruppen

Die Benzopyrane stellen die wohl größte Gruppe von Kaliumkanalöffnern dar. Prototypisch ist die Substanz Cromakalim (bzw. sein aktiveres Enantiomer **Levcromakalim** = Lemakalim) (Abb. 19.15). Levcromakalim hat zu den ATP-abhängigen Kaliumkanälen der arteriolären glatten Muskulatur eine mindestens 1000fach höhere Affinität als zu den Kaliumkanälen der β-Zellen des Pankreas und eine 100fach höhere Affinität als zu den Kaliumkanälen des Myokards. Weitere Substanzen, die zum Teil in klinischer Entwicklung stehen, sind Aprikalim, Bimakalim und Celikalim. Bereits klinisch verwendete Kaliumkanalöffner sind das Benzothiadiazin **Diazoxid**[1], das Pyrimidin **Minoxidil**[2] und das Cyanoguanidin **Pinacidil** (nicht in Deutschland zugelassen) (Abb. 19.15). Sie alle haben eine **starke blutdrucksenkende Wirkung,** die fast ausschließlich auf einer dosisabhängigen Verminderung des Gefäßwiderstandes beruht. Kaliumkanalöffner sind auch potente Koronardilatatoren.

[1] Hypertonalum®
[2] Lonolox®

Einzelsubstanzen

Diazoxid[3] ist strukturell den Benzothiadiazin-Diuretika ähnlich (s. Abb. 22.3 S. 543). Es wirkt aber nicht diuretisch, vielmehr aufgrund einer ausgeprägten reflektorischen und direkt ausgelösten Stimulation des RAAS eher antidiuretisch. Außerdem führt es, im Unterschied zu Tolbutamid (S. 659), durch Hyperpolarisation der β-Zellen des Pankreas zur Hyperglykämie. Daher kann es für die orale Therapie der Hypertonie nicht verwendet werden. Intravenös gegeben, ist es zur **akuten Blutdrucksenkung bei hypertensiven Krisen** einsetzbar (Bolusinjektionen von 150 mg, eventuell mehrfach, bis eine ausreichende Blutdrucksenkung erreicht ist). Die Wirkung hält 12–24 Stunden an.

Eine Spezialindikation für **Diazoxid**[4] ergibt sich aus seiner Wirkung auf die β-Zellen des Pankreas; es kann zur symptomatischen **Behandlung von Hypoglykämien** der verschiedensten Ursachen verwendet werden, z.B. Inselzelltumoren. Hierbei wird es oral verabreicht (5 mg/kg Körpergewicht mit Steigerung auf bis zu 20 mg/kg täglich).

[3] Hypertonalum®
[4] Proglicem®

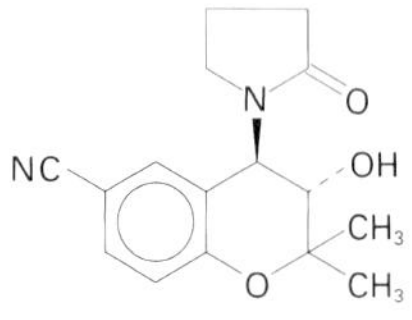

Levcromakalim (Lemakalim)

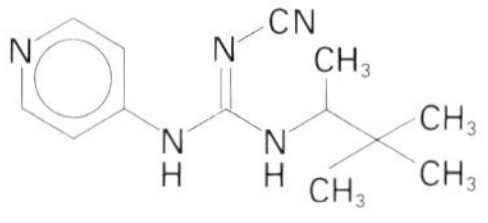

Pinacidil

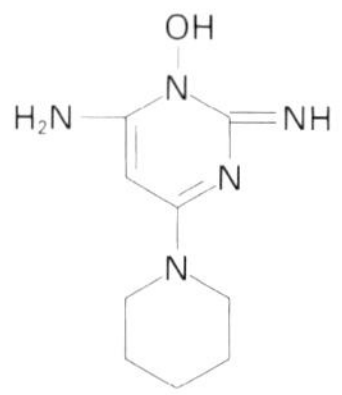

Minoxidil

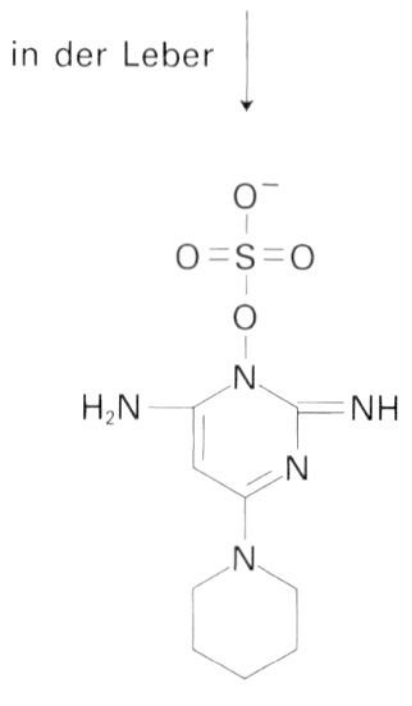

in der Leber

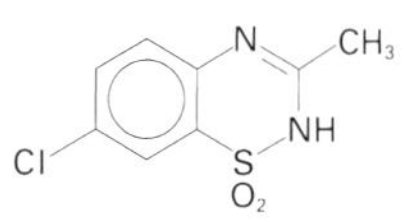

Diazoxid

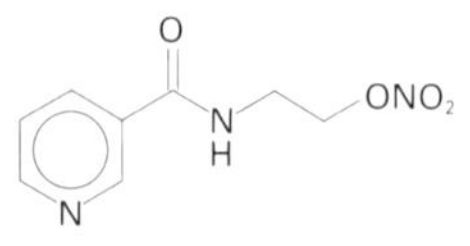

Nicorandil

Minoxidilsulfat

Abb. 19.15 Kaliumkanalöffner. Minoxidil ist selbst inaktiv. Es wird in der Leber zum aktiven Minoxidilsulfat metabolisiert.

Andere Eigenschaften der Kaliumkanalöffner

Die Wirkung der Kaliumkanalöffner auf die K_{ATP}-Kanäle sind experimentell durch Substanzen aus der Gruppe der antidiabetisch wirksamen Sulfonylharnstoffe (z.B. Glibenclamid) antagonisierbar. Diese Substanzen sind spezifische Blocker von K_{ATP}-Kanälen (s. S. 661). Am Herzen sind die Kaliumkanalöffner funktionelle Antagonisten der Kaliumkanalblocker wie Amiodaron oder Sotalol (s. S. 445).

Es sind tierexperimentell interessante weitere Eigenschaften der Kaliumkanalöffner beschrieben worden. Kleine Dosen, die kaum hämodynamische Wirkungen haben, scheinen das Myokard vor Ischämieschäden zu schützen. Der zugrundeliegende Mechanismus könnte wie folgt sein: In der ischämischen Zone führt ein Absinken des intrazellulären ATP-Gehaltes zum Öffnen der K_{ATP}-Kanäle mit nachfolgender Verkürzung des Aktionspotentials. Dies reduziert den Ca^{2+}-Einstrom und vermindert die Kontraktilität. Das spart der Zelle Energie und verlängert wahrscheinlich ihr strukturelles Überleben. Ist die Ischämie transient, so hat eine solche Zelle die besten Chancen, sich wieder zu erholen. Da die Wirksamkeit (potency) der Kaliumkanalöffner umgekehrt proportional zur intrazellulären ATP-Konzentration ist, genügen bereits geringe Konzentrationen, um K_{ATP}-Kanäle im ischämischen Bereich zu öffnen.

Minoxidil[1] ist selbst inaktiv und wird in der Leber durch Sulfatierung in den wirksamen Kaliumkanalöffner **Minoxidilsulfat** umgewandelt (s. Abb. 19.15). Minoxidilsulfat dilatiert Arteriolen, ohne die Kapazitätsgefäße wesentlich zu beeinflussen. Es ist ein stark wirksames **Reserve-Antihypertensivum,** das eingesetzt werden kann, wenn Dreifachkombinationen anderer Antihypertensiva (s.u.) keine ausreichende Blutdrucksenkung ergeben haben. Die Wasser- und Natriumretention ist nach Minoxidil besonders hochgradig, die Kombination mit einem β-Adrenozeptor-Antagonisten und einem Diuretikum ist unerläßlich. Trotz einer Halbwertszeit im Plasma von 3–4 Stunden hat Minoxidil mit ca. 24 Stunden eine langanhaltende blutdrucksenkende Wirkung. Verantwortlich ist der aktive Metabolit Minoxidilsulfat. Die Anfangsdosis von Minoxidil ist 5 mg/Tag oral; die Dosis kann erforderlichenfalls bis auf 40 mg/Tag gesteigert werden. Potentiell gefährlich, aber relativ selten ist die Ausbildung eines Perikardergusses unter Minoxidil. Bei den meisten Patienten kommt es bei Dauertherapie zu vermehrtem Haarwuchs am Kopf, im Gesicht, am Rücken und an den Extremitäten (Hypertrichose), der vor allem für weibliche Patienten störend ist. Bei männlichen Patienten wurde hieraus eine kosmetische Indikation gemacht: Minoxidil ist in zahlreichen Ländern (aber nicht in Deutschland) zur **topischen Anwendung** als **Haarwuchsmittel** (z.B. bei Alopecia androgenetica) zugelassen.

In Dänemark findet der Kaliumkanalöffner **Pinacidil** therapeutische Anwendung beim Bluthochdruck.

[1] Lonolox®

Kombinierte Kaliumkanalöffner und Aktivatoren der löslichen Guanylylcyclase

Nicorandil[2] ist der Prototyp dieser Gruppe von Pharmaka (s. Abb. 19.15). Nicorandil ist ein Nitratester (s. Abb. 19.15) und stimuliert als solcher im Gegensatz zu den reinen Kaliumkanalöffnern zusätzlich die lösliche Guanylylcyclase (s. S. 489). Am Menschen vermindert Nicorandil gleichzeitig die kardiale Vorlast („preload") und Nachlast („afterload") und hat damit ein günstiges Wirkprofil als antianginöse Substanz. Darüber hinaus ist es – wie andere Kaliumkanalöffner – ein potenter Koronardilatator.

Unerwünschte Wirkungen

Bei der Gabe von Kaliumkanalöffnern kommt es zu einem reflektorischen **Anstieg des Sympathikotonus** mit **Tachykardie;** diese kann mit β-Adrenozeptor-Antagonisten vermindert werden. Auch das **RAAS wird aktiviert** mit nachfolgender Natrium-und Wasserretention. Wegen der starken meningealen und cerebralen Gefäßerweiterung stellen **Kopfschmerzen** eine häufige unerwünschte Wirkung dar. Auch die Ausbildung einer **Hypertrichose** scheint eine gemeinsame Eigenschaft der Kaliumkanalöffner zu sein.

[2] Dancor® (in der Schweiz)

19.3 Vasodilatatoren mit unbekanntem Wirkmechanismus

19.3.1 Hydralazin, Dihydralazin

Der Wirkmechanismus dieser Hydrazinderivate (Abb. 19.16) ist bis heute unbekannt. Ihre wesentliche hämodynamische Wirkung ist eine Abnahme des peripheren Gefäßwiderstandes aufgrund einer Dilatation von Arteriolen und kleinen Arterien; Kapazitätsgefäße werden nicht dilatiert. Bei alleiniger Gabe sinkt trotz einer ausgeprägten Abnahme des peripheren Gefäßwiderstandes (Nachlastsenkung) der mittlere Blutdruck kaum, denn über den Barorezeptorenreflex erfolgt eine ausgeprägte Gegenregulation: Herzfrequenz und Herzzeitvolumen steigen aufgrund des gesteigerten Sympathikustonus an. Auch das RAAS wird stimuliert, Angiotensin II vermindert die blutdrucksenkende Wirkung, Aldosteron führt zu Natrium- und Wasserretention.

Dementsprechend verbietet sich eine Monotherapie mit (Di-)Hydralazin. Hydralazin ist in Deutschland als Monosubstanz nicht im Handel. Hydralazin und Dihydralazin sind **Kombinationspartner von antihypertensiven Dreierkombinationen.** Eine Kombination mit β-Adrenozeptor-Agonist und Diuretikum ist aufgrund der oben genannten Gegenregulationen eine sinnvolle Kombination zur Behandlung der Hypertonie.

Dihydralazin unterliegt nach oraler Gabe einem hohen „first-pass"-Effekt. Bei Schnell-Acetylierern (s. S. 51) erreichen nur 17 %, bei Langsam-Acetylierern 35 % der oral verabfolgten Dosis die systemische Zirkulation. Bei Langsam-Acetylierern kann daher die Inzidenz unerwünschter Wirkungen erhöht sein. Die früher beobachteten häufigen **unerwünschten Wirkungen** wie Flush, Kopfschmerzen, Tachykardie, pektanginöse Beschwerden, Hautausschläge, Diarrhö, Lupus-erythematodes-artige Krankheitsbilder (verbunden mit dem Auftreten antinucleärer Antikörper) treten bei der heute üblichen niedrigen Dosierung (25–50 mg/Tag) in Dreifachkombinationen weitgehend in den Hintergrund. Bei einer Eliminationshalbwertszeit von etwa 4 Stunden beträgt die Dauer der antihypertensiven Wirkung von Dihydralazin etwa 6–8 Stunden.

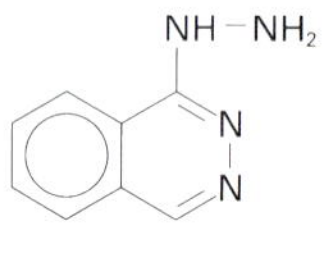

NH–NH$_2$ N N
Hydralazin

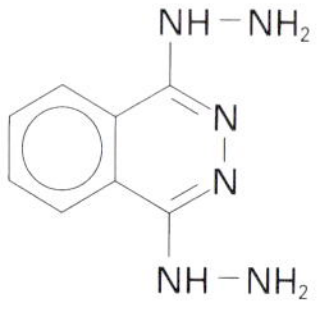

NH–NH$_2$ N N NH–NH$_2$
Dihydralazin

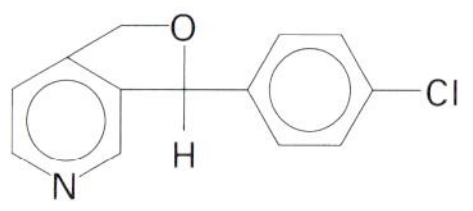

O H N Cl
Cicletanin

Abb. 19.16 Vasodilatatorische Pharmaka mit unbekanntem Wirkmechanismus.

19.3.2 Cicletanin

Der Wirkmechanismus des Antihypertensivums **Cicletanin**[1] (Abb. 19.16) ist ebenfalls unbekannt. Es kann als Monosubstanz eingesetzt werden und wirkt **vasodilatatorisch** und **diuretisch** (eine Diurese wird erst ab 100 mg/Tag beobachtet). Teile seiner Wirkung sind durch die Stimulation von Muscarinrezeptoren auf Endothelzellen, durch Stimulation der vaskulären Prostacyclinsynthese und durch eine Hemmung spannungsabhängiger Calciumkanäle in glatten Muskelzellen erklärt worden. Die durch Cicletanin hervorgerufene Blutdrucksenkung setzt langsam ein und erreicht erst nach mehrwöchiger Behandlung ihr Maximum. Cicletanin führt eher zu einer Erniedrigung als zu einer Erhöhung der Herzfrequenz. Die Substanz hat keinen Einfluß auf den Kohlenhydrat-, Lipid- oder Harnsäurestoffwechsel. Als unerwünschte Wirkung wird gelegentlich eine Hypokaliämie beobachtet. Die Plasmahalbwertszeit beträgt 6–8 Stunden, die empfohlene Dosis 50–100 mg/Tag.

[1] Justar®

19.4 Behandlung der Hypertonie

19.4.1 Definition, Epidemiologie, Pathophysiologie

Etwa 15 Millionen Deutsche leiden unter Bluthochdruck. Die meisten europäischen und amerikanischen Herz-Kreislauf-Organisationen definieren den **normalen Blutdruck** heute als **systolisch < 140 und diastolisch < 90 mmHg.** Schwieriger ist die Festlegung, ab welchen Blutdruckwerten eine asymptomatische Hypertonie medikamentös zu behandeln ist. Zwar vermehren selbst minimale Blutdruckerhöhungen das statistische Risiko kardiovaskulärer Folgeerkrankungen und erniedrigen die statistische Lebenserwartung großer Kollektive. Auch vermindert die antihypertensive Therapie einige Komplikationen der Hypertonie wie myokardiale Insuffizienz, Aortenaneurysma, hypertensive Encephalopathie, maligne Hypertonie und ischämische oder hämorrhagische cerebrale Insulte. Verschiedene prospektive Studien konnten aber bei Patienten mit mildem Hochdruck (definiert als diastolische Blutdruckwerte zwischen 90 und 104 mmHg) durch die Therapie keinen signifikanten Schutz vor koronarer Herzkrankheit, Angina pectoris und Herzinfarkt nachweisen. Auch ist die Hypertonie nur einer der Hauptrisikofaktoren, die Patienten für arteriosklerotische koronare Herzerkrankung und ihre Komplikationen prädisponieren. Andere behandelbare Risikofaktoren sind Zigarettenrauchen, Hypercholesterinämie/Dyslipoproteinämie, Übergewicht, exzessiver Alkoholgenuß und Diabetes mellitus. Trotz der relativen Unsicherheit, inwieweit der einzelne Patient mit milder Hypertonie von einer medikamentösen Behandlung profitiert, werden bei der Mehrzahl der Patienten **persistierende diastolische Werte von > 94 mmHg und persistierende systolische Werte von > 159 mmHg als therapie-**

bedürftig angesehen. Bei etwa 95 % der Hypertoniepatienten liegt eine primäre oder essentielle Hypertonie vor, d. h., die pathophysiologische Ursache bleibt unklar. Etwa 5 % der Hypertoniepatienten haben eine sekundäre Hypertonie z. B. renaler oder endokriner Genese, bei der die primäre Ursache zu behandeln ist. Vor der Einleitung einer medikamentösen Therapie muß die Diagnose „dauerhaft erhöhter Blutdruck" durch mindestens drei unabhängige Blutdruckmessungen (möglichst auch außerhalb einer medizinischen Einrichtung) abgesichert werden. Weiterhin sollten zunächst die nachfolgend genannten nicht-pharmakologischen Therapieansätze ausgeschöpft sein.

19.4.2 Nicht-pharmakologische Maßnahmen

Gewichtsreduktion: Übergewicht und Bluthochdruck kommen häufig gemeinsam vor, und Gewichtsreduktion kann den arteriellen Blutdruck reduzieren. Außerdem erlaubt eine Gewichtsreduktion häufig eine Verminderung der Dosis antihypertensiver Medikamente.

Kochsalzrestriktion: Inwieweit eine Einschränkung der Natriumchloridaufnahme für Hypertoniepatienten sinnvoll ist, wird kontrovers diskutiert. Es scheint klar zu sein, daß exzessive Natriumchloridaufnahme bei vielen (aber nicht allen) Patienten den Blutdruck erhöht und die Wirksamkeit antihypertensiver Therapie vermindert. Eine Einschränkung der NaCl-Aufnahme auf unter 6 g/Tag ist ohne wesentliche Einschränkung der Lebensqualität erreichbar, führt bei vielen Patienten zu einem Blutdruckabfall und verbessert die Wirksamkeit antihypertensiver Medikamente. Eine drastischere Einschränkung der NaCl-Aufnahme stimuliert häufig das Renin-Angiotensin-Aldosteron-System und ist dadurch u. U. kontraproduktiv.

Einschränkung des Alkoholgenusses: Übermäßige Alkoholaufnahme steigert den Blutdruck; Alkoholabusus ist eine der häufigsten Ursachen der reversiblen Hypertonie. Eine moderate Alkoholaufnahme (**bis ca. 30 g Ethanol/Tag**) braucht hingegen nicht verboten zu werden. Eine Alkoholaufnahme in dieser Größenordnung erhöht die Prävalenz der Hypertonie nicht; sie scheint sogar mit einer niedrigeren Rate koronarer Herzerkrankungen einherzugehen.

Weitere **Maßnahmen, die nicht direkt zur Minderung des Blutdrucks,** wohl aber **zur Minderung des Risikos kardiovaskulärer Folgekrankheiten** (koronare Herzkrankheit, plötzlicher Herztod, ischämischer oder hämorrhagischer cerebraler Insult, maligne Hypertonie etc.) beitragen, sind: **Therapie von Fettstoffwechselstörungen** (besonders der Hypercholesterinämie), **konsequente Behandlung eines Diabetes mellitus** und **Einstellen des Rauchens,** insbesondere von Zigaretten.

Isotone sportliche Betätigungen (wie Wandern, Laufen, Fahrradfahren, Schwimmen) sind gesundheitlich wertvoll und können vor allem bei jungen „sympathikotonen" Hypertonikern den Belastungs- und Ruheblutdruck geringfügig vermindern. Bei etablierter Hypertonie kommt es aber durch Sport allein kaum zu einer Senkung des Ruheblutdrucks. Isometrische Übungen (wie Gewichte stemmen oder ziehen) tragen zu einem erhöhten peripheren Widerstand und erhöhter kardialer Nachlast („afterload") bei und sind daher für Hypertoniker kontraindiziert (vgl. Kap. 19.5.2).

Ein Zusammenhang zwischen Hypertonie und emotionaler Anspannung und psychischem „Streß" ist häufig postuliert worden, und Hypertoniepatienten wird geraten, **„Streßsituationen" zu vermeiden.** Dies sind zweifelsohne Ratschläge, die der Verbesserung des Allgemeinbefindens dienen. Bei etablierter essentieller Hypertonie gelingt es aber mit angst- und spannungsvermindernden Maßnahmen wie Psychopharmaka, Psychotherapie und Änderung der Lebensumstände nicht, den Blutdruck dauerhaft zu senken.

19.4.3 Pharmakotherapie

Verschiedene Klassen wirksamer und langzeiterprobter Antihypertensiva stehen heute für die Therapie des Bluthochdrucks zur Verfügung. Sie erlauben eine individuelle, auf die speziellen Bedürfnisse des Patienten abgestimmte Therapie der Hypertonie. Die Auswahl sollte bestimmt werden durch das Alter des Patienten, seine speziellen Lebensumstände und durch eventuelle Begleiterkrankungen. Angestrebt wird ein **Blutdruckniveau von < 140/90 mmHg.** Die medikamentöse Therapie sollte **einschleichend beginnen** und mit möglichst niedriger Dosierung fortgeführt werden. Die genannten Blutdruckwerte sollten innerhalb von Wochen bis wenigen Monaten erreicht werden. Eine zu schnelle initiale Senkung des Blutdrucks kann z. B. bei Koronarpatienten die kardiale Ischämie verschlimmern.

Es empfiehlt sich, die Therapie mit einer **Monosubstanz zu beginnen.** Bei nicht ausreichendem Erfolg kann eine **Monosubstanz aus einer anderen Substanzklasse** versucht werden. Wenn das Therapieziel mit einer normalen therapeutischen Dosierung der Monosubstanz nicht erreicht wird, sollte man sich zur **Gabe von Zweier- oder auch Dreierkombinationen** entschließen, da so die Erfolgsrate erhöht wird und die Dosen (und damit die unerwünschten Wirkungen) der individuellen Kombinationspartner klein gehalten werden können (s. Tab. 19.5).

Wie in Tab. 19.5 dargestellt, stehen für die **Initial- oder Monotherapie** der Hypertonie heute fünf Substanzklassen zur Verfügung: **Saluretika, β-Adrenozeptor-Antagonisten, Calciumkanalblocker, ACE-Inhibitoren/AT_1-Rezeptor-Antagonisten** und **α_1-Adrenozeptor-Antagonisten.** Aus der Gruppe der Saluretika eignen sich primär die Benzothiadiazine (und Analoga) aufgrund ihrer längeren Wirkdauer als Antihypertensiva (s. S. 547). Wenn diese keine ausreichende Wirkung mehr haben (etwa bei Niereninsuffizienz), können auch Schleifensaluretika zum Einsatz kommen, wobei Verbindungen mit längerer Halbwertszeit der Vorzug zu geben ist. Bei den β-Adrenozeptor-Antagonisten eignen sich sowohl nicht-

Tabelle 19.5: Stufentherapie der Hypertonie (in Anlehnung an Empfehlungen der Deutschen Liga zur Bekämpfung des hohen Blutdrucks e. V., Stand November 1999)

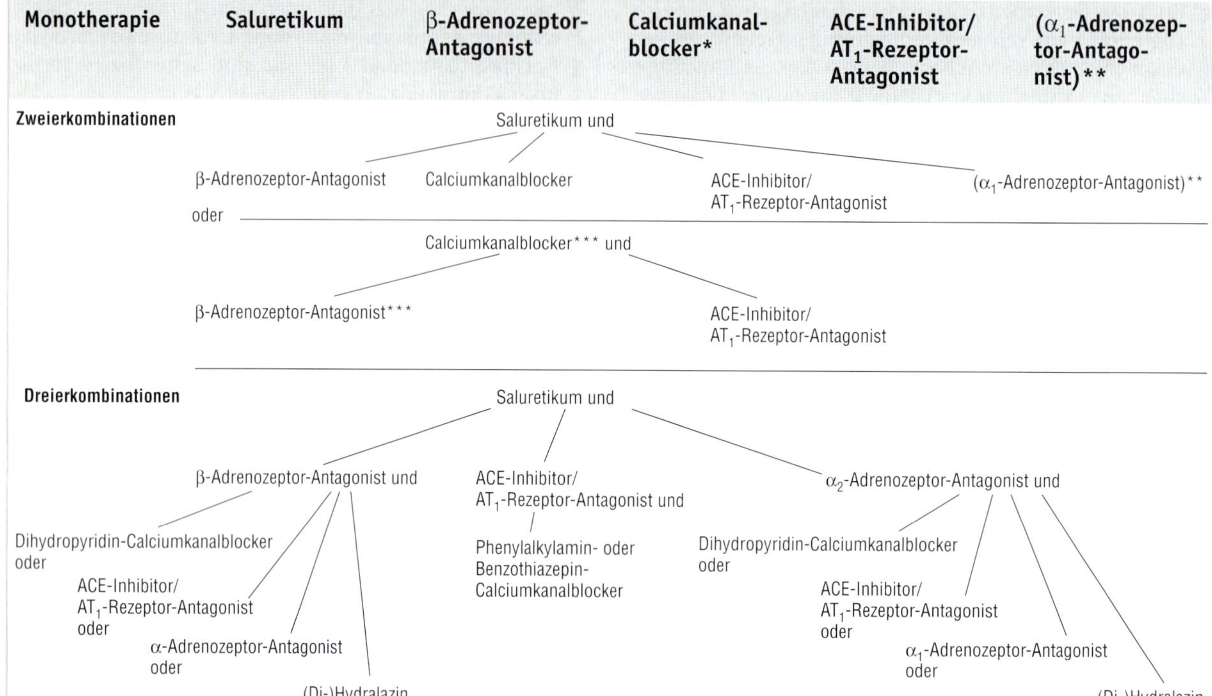

* Auf der Basis jüngerer klinischer Langzeitstudien können kurzwirkende Calciumkanalblocker vom Dihydropyridintyp (z.B. Nifedipin oder Isradipin) nicht mehr als Mittel der ersten Wahl angesehen werden.

** Der Doxazosin-Arm der ALLHAT-Studie (antihypertensive and lipid lowering treatment to prevent heart attack trial) wurde im Jahr 2000 vom National Heart Lung and Blood Institute der USA abgebrochen, weil im Vergleich zu Chlorthalidon 25% mehr kardiovaskuläre Ereignisse auftraten und unter Doxazosin doppelt so viele Patienten wegen Herzinsuffizienz in die Klinik eingewiesen wurden. Hypertoniepatienten sollen daher nicht mehr mit einem Adrenozeptorantagonisten neu eingestellt werden.

*** Die Kombination eines β-Adrenozeptor-Antagonisten mit einem Phenylalkylamin- oder Benzothiazepin-Calciumkanalblocker (s. Tab. 19.4) wird wegen der additiven Hemmwirkungen auf das Herz nicht empfohlen; hier ist einem Dihydropyridin-Calciumkanalblocker der Vorzug zu geben.

selektive als auch β_1-Adrenozeptor-selektive Verbindungen als Antihypertensiva. Bei den Calciumkanalblockern eignen sich ebenfalls alle drei Klassen (Dihydropyridin-Derivate, Phenylalkylamine und das Benzothiazepin Diltiazem) als Antihypertensiva, wobei kurzwirksame Dihydropyridine wie Nifedipin aufgrund der erhöhten Mortalität der behandelten Patienten nicht mehr als Mittel erster Wahl angesehen werden können. Einschränkungen bei der Anwendung ergeben sich darüber hinaus aus eventuellen Begleiterkrankungen (s. Tab. 19.6). Alle auf dem Markt befindlichen ACE-Inhibitoren sind für die Indikation Hypertonie geeignet und zugelassen. Gleiches gilt für die AT_1-Rezeptor-Antagonisten, die in ihrem Wirkprofil den ACE-Inhibitoren äquivalent – vielleicht sogar überlegen – sind. α_1-Adrenozeptor-Antagonisten wie Prazosin[1], Terazosin[2] oder Urapidil[3] (s. S. 195) werden wegen ihrer positiven Wirkungen auf den Lipidstoffwechsel gern bei Patienten mit Hypercholesterinämie eingesetzt (s. Tab. 19.6). Auch für ältere männliche Patienten mit benigner Prostatahyperplasie (BPH) sind sie geeignet. Reflextachykardie und orthostatische Dysregulation treten bei ihnen häufiger auf als bei den anderen vier Substanzklassen.

Alle fünf genannten Substanzklassen erfüllen prinzipiell den Anspruch an moderne Antihypertensiva. Sie zeichnen sich durch eine ausreichende therapeutische Breite aus, führen zu keiner oder nur einer geringen Einschränkung der Lebensqualität des Patienten und haben keine zentralnervösen Nebenwirkungen. Kriterien für die Auswahl des geeigneten Antihypertensivums für den individuellen Patienten sind in Tab. 19.6 dargestellt.

Substanzkombinationen und Antihypertensiva zweiter Wahl werden erforderlich, wenn die Senkung des Blutdrucks mit einer Monotherapie nicht gelingt.

Jede über eine Verminderung des Herzzeitvolumens oder des peripheren Gefäßwiderstandes erzwungene Senkung des Blutdrucks führt reflektorisch (zumindest in-

[1] z. B. Minipress®
[2] Heitrin®
[3] z. B. Ebrantil®

itial) zu einer Steigerung des Sympathikustonus und/oder zu einer Aktivierung des RAAS. **Kombinationen von Antihypertensiva** sind dann besonders wirksam, wenn die Gegenregulationen gegen die einzelnen Partnersubstanzen unterschiedlich sind und sich gegenseitig aufheben. Günstige Kombinationen in diesem Sinne sind z.B. Benzothiadiazin-Saluretika, (Stimulation des Renin-Angiotensin-Aldosteron-Systems) und β-Adrenozeptor-Antagonisten (Hemmung des Renin-Angiotensin-Aldosteron-Systems) oder auch Saluretika kombiniert mit ACE-Inhibitoren. Auch die Kombination eines Dihydropyridin-Calciumkanalblockers (reflektorische Steigerung der Herzfrequenz) mit einem β-Adrenozeptor-Antagonisten (Senkung der Herzfrequenz) ist unter diesem Gesichtspunkt eine sinnvolle Kombination. Zahlreiche weitere Kombinationsmöglichkeiten sind in Tab. 19.5 dargestellt.

α_2-Adrenozeptor-Agonisten mit vorwiegend zentralem Angriffspunkt (Clonidin, Guanfacin und α-Methyldopa; Kap. 4.9, S. 205–209) beeinträchtigen aufgrund ihrer zentralnervösen Nebenwirkungen (Sedation) die Lebensqualität des Patienten mehr als andere Antihypertensiva und haben daher ihren Platz als Mittel erster Wahl und auch in Zweierkombinationen von Antihypertensiva weitgehend verloren. Sie haben ihren Einsatzbereich als Kombinationspartner in Dreierkombinationen (s. Tab. 19.5). α-Methyldopa ist außerdem als Reserveantihypertensivum in der Schwangerschaft indiziert (s. Tab. 19.6).

Weitere Reserveantihypertensiva sind **Hydralazin und Dihydralazin,** die aufgrund erheblicher Gegenregulationsphänomene nicht allein gegeben werden können. Sie haben ihren Platz als Kombinationspartner in Dreierkombinationen von Antihypertensiva (s. Tab. 19.5). Hydralazin ist in Deutschland nur in Kombinationspräparaten im Handel.

Guanethidin hat aufgrund seiner unerwünschten Wirkungen **nur noch eine geringe Bedeutung in der antihypertensiven Therapie** (s. S. 208). Guanethidin führt durch Blockade noradrenerg vermittelter Kreislaufreflexe zu ausgeprägter orthostatischer Dysregulation.

Reserpin hat als hauptsächliche unerwünschte Wirkungen Magenunverträglichkeit bis hin zu Ulcera, Benommenheit und Depression. Diese wurden vor allem bei den in den 60er und 70er Jahren angewandten Dosen von bis zu 0,75 mg/Tag gesehen. Heute ist klar, daß die Eliminationshalbwertszeit von Reserpin Tage beträgt, die Wirkung Wochen andauern kann und daß bereits eine Dosis von 0,1 mg Reserpin/Tag[1] effektiv den Blutdruck senkt. In dieser niedrigen Dosierung sind die oben genannten Nebenwirkungen selten und die Therapiekosten geringer als bei vielen „moderneren" Antihypertensiva.

19.4.4 „Rebound"- oder Entzugssyndrome

Nach dem **plötzlichen Absetzen** einer länger dauernden Therapie mit Antihypertensiva können **„Rebound"- oder Entzugssyndrome** auftreten, die sich entweder nur in uncharakteristischen Symptomen (Unruhe, Schlaflosigkeit, Angstgefühl, Schweißausbruch) oder in gefährlichen Blutdruckerhöhungen äußern können. Die Gefahr von „Rebound"-Effekten scheint desto größer, je höher die Dosis war und je länger das Antihypertensivum angewendet wurde.

Am häufigsten ist das „Rebound"-Phänomen nach abruptem Absetzen einer längerdauernden Therapie mit **β-Adrenozeptor-Antagonisten.** Es scheint nach Absetzen von Antagonisten mit partiell agonistischer Wirkung seltener und mit geringerem Schweregrad aufzutreten. Das „Rebound"-Phänomen bedeutet vor allem für Patienten mit schwerer Koronarinsuffizienz ein hohes Risiko. Es kann 1–2 Tage nach dem Absetzen, aber auch noch nach 3–4 Wochen einsetzen. Neben uncharakteristischen Störungen der Befindlichkeit können Tachykardie und Tachyarrhythmie sowie gehäufte Angina-pectoris-Anfälle mit der Gefahr des Myokardinfarktes und plötzlichen Herztodes auftreten. Bei Hypertonikern kann der Blutdruck rasch zu Werten vor Beginn der Behandlung oder darüber hinaus zurückkehren, verbunden mit einer Endorganschädigung (z.B. Encephalopathie, Apoplexie, kardiale Symptomatik). Auch die Konzentrationen von Cortisol, Insulin, Glucose u.a. im Blut können ansteigen, nach Gabe von Antagonisten mit partiell agonistischer Aktivität vor allem das Plasma-Kalium sowie das Prolactin. Als Ursache kommt eine „Sensibilisierung" und quantitative Hochregulierung (Up-Regulation) insbesondere der kardialen β-Adrenozeptoren in Betracht (s. S. 122).

Für das „Rebound"-Phänomen nach Absetzen der als Agonisten an zentralen α_2-Adrenozeptoren und peripheren α_2-Autorezeptoren wirkenden Antisympathotonika (Clonidin, Guanfacin oder α-Methyldopa) wird ebenfalls eine „Sensibilisierung" und Hochregulierung (Up-Regulation) von Adrenozeptoren angenommen. Der langfristigen Unterdrückung der sympathonervalen und sympathoadrenalen Aktivität folgt nach Abbruch der Medikation eine überschießende Freisetzung von Catecholaminen, die auf hochregulierte und sensibilisierte Adrenozeptoren trifft. Dadurch können massive Anstiege von Blutdruck und Herzfrequenz ausgelöst werden.

Zur Vermeidung von Entzugsphänomenen sollte ein Antihypertensivum prinzipiell ausschleichend abgesetzt werden. Bei gravierendem „Rebound" muß das entsprechende Antihypertensivum (oder die Antihypertensivakombination) erneut verabfolgt werden. Blutdruckkrisen nach Absetzen von Antihypertensiva sollten behandelt werden wie unten beschrieben. Bei **β-Adrenozeptor-Antagonisten** sollte die Erhaltungsdosis über 7–10 Tage auf eine Dosis äquivalent zu 30 mg/Tag Propranolol reduziert werden; das endgültige Absetzen kann nach weiterer Therapie über 2 Wochen erfolgen. Während der vierwöchigen Ausschleichphase haben sich alle β-Adrenozeptor-Populationen meist qualitativ und quantitativ normalisiert.

[1] in Briserin® N (gemeinsam mit 5 mg Clopamid)

Tabelle 19.6: Medikamentöse Differentialtherapie der Hypertonie, basierend auf Alter, Lebensführung und Begleiterkrankungen des Patienten (zum Teil in Anlehnung an Empfehlungen der Deutschen Liga zur Bekämpfung des hohen Blutdrucks e.V.)

Hypertonie und ...	Geeignete Antihypertensiva	Ungeeignete oder kontraindizierte Antihypertensiva	Bemerkungen
Älterer Patient (> 65 Jahre)	Calciumkanalblocker, Saluretika		Renin- und Aldosteron-Konzentrationen im Plasma nehmen mit zunehmendem Alter ab, möglicherweise infolge einer verminderten Stimulation der juxtaglomerulären Zellen durch den Sympathikus. Dies könnte eine der Ursachen dafür sein, daß ältere Hypertoniepatienten häufig besser auf Saluretika und Calciumkanalblocker ansprechen, jüngere besser auf β-Adrenozeptor-Antagonisten und ACE-Inhibitoren oder AT_1-Rezeptor-Antagonisten.
Jüngerer Patient	β-Adrenozeptor-Antagonisten, ACE-Inhibitoren oder AT_1-Rezeptor-Antagonisten		
Sportlich aktiver Patient	ACE-Inhibitoren oder AT_1-Rezeptor-Antagonisten, Saluretika, Dihydropyridin-Calciumkanalblocker	β-Adrenozeptor-Antagonisten, Verapamil, Diltiazem, α_2-Adrenozeptor-Agonisten	Die Begrenzung von Herzfrequenz und Herzzeitvolumen durch β-Adrenozeptor-Antagonisten, Verapamil und Diltiazem wird von sportlichen Patienten zum Teil als behindernd empfunden. Ähnliches gilt für die Sedation durch zentralwirksame α_2-Adrenozeptor-Agonisten.
Bradykardie, Bradyarrhythmie, „kranker Sinusknoten"	ACE-Inhibitoren oder AT_1-Rezeptor-Antagonisten, Dihydropyridin-Calciumkanalblocker, Dihydralazin	β-Adrenozeptor-Antagonisten, Verapamil, Diltiazem, α_2-Adrenozeptor-Agonisten	
Tachykardie, Tachyarrhythmie	β-Adrenozeptor-Antagonisten, Verapamil, Diltiazem, α_2-Adrenozeptor-Agonisten	Dihydropyridin-Calciumkanalblocker, α_1-Adrenozeptor-Antagonisten, Dihydralazin	
Myokardiale Insuffizienz	Saluretika, ACE-Inhibitoren oder AT_1-Rezeptor-Antagonisten, Dihydralazin	β-Adrenozeptor-Antagonisten, Calciumkanalblocker, α_2-Adrenozeptor-Agonisten	ACE-Inhibitoren oder AT_1-Rezeptor-Antagonisten sind den direkt am Gefäßmuskel angreifenden Substanzen wie α_1-Adrenozeptor-Antagonisten und Dihydralazin in der Therapie der myokardialen Insuffizienz überlegen (s. Kap. 18.2, S. 449–464).
Koronare Herzkrankheit	β-Adrenozeptor-Antagonisten, Calciumkanalblocker, ACE-Inhibitoren oder AT_1-Rezeptor-Antagonisten	Dihydralazin	β-Adrenozeptor-Antagonisten nicht bei vasospastischer Angina pectoris; hier sind sie kontraindiziert.
Niereninsuffizienz	Schleifensaluretika, Calciumkanalblocker, (β-Adrenozeptor-Antagonisten, ACE-Inhibitoren oder AT_1-Rezeptor-Antagonisten)	Benzothiadiazin-Saluretika, kaliumsparende Saluretika	Benzothiadiazin-Saluretika und kaliumsparende Saluretika sind bei Niereninsuffizienz häufig unwirksam. ACE-Inhibitoren oder AT_1-Rezeptor-Antagonisten und renal eliminierte β-Adrenozeptor-Antagonisten (Atenolol[a], Nadolol[b]) müssen in ihrer Dosis reduziert werden.
Bilaterale Nierenarterienstenose		ACE-Inhibitoren oder AT_1-Rezeptor-Antagonisten	

Tabelle 19.6: Medikamentöse Differentialtherapie der Hypertonie, basierend auf Alter, Lebensführung und Begleiterkrankungen des Patienten (zum Teil in Anlehnung an Empfehlungen der Deutschen Liga zur Bekämpfung des hohen Blutdrucks e.V.) (Forts.)

Hypertonie und ...	Geeignete Antihypertensiva	Ungeeignete oder kontraindizierte Antihypertensiva	Bemerkungen
Diabetes mellitus	ACE-Inhibitoren oder AT_1-Rezeptor-Antagonisten, Calciumkanalblocker, α_1-Adrenozeptor-Antagonisten, Dihydralazin, Schleifensaluretika	Benzothiadiazin-Saluretika, β-Adrenozeptor-Antagonisten	Benzothiadiazine vermindern die Glucosetoleranz durch verschiedene Mechanismen (s. S. 551). β-Adrenozeptor-Antagonisten hemmen die Glykogenolyse in Leber und Skelettmuskulatur (→ Hypoglykämie).
Hypercholesterinämie	α_1-Adrenozeptor-Antagonisten, ACE-Inhibitoren oder AT_1-Rezeptor-Antagonisten, Calciumkanalblocker, Dihydralazin	Benzothiadiazin-Saluretika, β-Adrenozeptor-Antagonisten	Unter Behandlung mit α_1-Adrenozeptor-Antagonisten kann die potentiell antiatherogene High-density-Lipoproteinfraktion im Serum ansteigen. Benzothiadiazine hingegen können zu einem Anstieg der atherogenen Low-density-Lipoproteinfraktion im Serum und der Serum-Triglyceride führen. β-Adrenozeptor-Antagonisten können die High-density-Lipoproteinfraktion im Serum vermindern und auch einen Anstieg der Serum-Triglyceride bewirken.
Hyperurikämie		Benzothiadiazin-Saluretika, Schleifensaluretika	Sowohl Benzothiadiazine als auch Schleifensaluretika vermindern die Harnsäureausscheidung, (s. S. 551).
Periphere Durchblutungsstörung	Calciumkanalblocker, ACE-Inhibitoren oder AT_1-Rezeptor-Antagonisten, α_1-Adrenozeptor-Antagonisten, Dihydralazin	β-Adrenozeptor-Antagonisten (außer Carvedilol), α_2-Adrenozeptor-Agonisten	Periphere Durchblutungsstörungen sind eine relative Kontraindikation für β-Adrenozeptor-Antagonisten. Carvedilol[c] ist ein kombinierter α_1- und β-Adrenozeptor-Antagonist. Er führt nicht zu peripherer Vasokonstriktion.
Obstruktive Ventilationsstörung, Asthma	Calciumkanalblocker, ACE-Inhibitoren oder AT_1-Rezeptor-Antagonisten, Saluretika, Dihydralazin	β-Adrenozeptor-Antagonisten	Auch bei β_1-selektiven β-Adrenozeptor-Antagonisten ist Vorsicht geboten (s. S. 200).
Schwangerschaft	β_1-selektive β-Adrenozeptor-Antagonisten, α-Methyldopa, Dihydralazin	Saluretika, ACE-Inhibitoren oder AT_1-Rezeptor-Antagonisten, Dihydropyridin-Calciumkanalblocker	Saluretika können das Plasmavolumen erniedrigen und die Durchblutung der uteroplazentaren Einheit vermindern. Auch ACE-Inhibitoren oder AT_1-Rezeptor-Antagonisten vermindern die Durchblutung der uteroplazentaren Einheit und können beim Neugeborenen zu Anurie führen. Dihydropyridin-Calciumkanalblocker haben im Tierversuch teratogene Eigenschaften gezeigt.
Benigne Prostatahyperplasie (BPH)	α_1-Adrenozeptor-Antagonisten		α_1-Adrenozeptor-Antagonisten werden unabhängig von der Hypertonie bei der BPH therapeutisch verwendet (s. S. 197).
Erektile Impotenz	ACE-Inhibitoren Verapamil, Diltiazem, Dihydralazin	α_2-Adrenozeptor-Agonisten, β-Adrenozeptor-Antagonisten	

[a] z. B. Tenormin®
[b] Solgol®
[c] Dilatrend®

19.4.5 Therapie des hypertensiven Notfalls

Ein hypertensiver Notfall liegt vor, wenn ein stark erhöhter Blutdruck zu **Folgeerscheinungen** wie **Encephalopathie** (Sehstörungen, Schwindel, Bewußtseinsstörungen, neurologische Ausfälle, frische Blutungen und Papillenödem am Augenhintergrund), **Lungenödem, Angina pectoris** oder einem **dissezierenden Aortenaneurysma** führt. In all diesen Fällen ist die sofortige Klinikeinweisung angezeigt. Eine erhebliche Hypertonie ohne diese Folgeerscheinungen wird durch orale Gabe der in Tab. 19.5 genannten Antihypertensiva(kombinationen) behandelt.

Vor der Klinikeinweisung versucht man, den krisenhaft erhöhten Blutdruck zu senken, wobei keine akute Senkung auf Normwerte anzustreben ist. Die Blutdrucksenkung kann erreicht werden mit:

- **75 µg Clonidin**[1] **langsam i.v.** Bei zu schneller Injektion kann der Blutdruck weiter steigen (Stimulation peripherer α_1-Adrenozeptoren). Die Injektion von Clonidin führt zur Sedation.
- **1,2 mg Glyceroltrinitrat** (Kapsel oder Spray); eine Wiederholung ist möglich.
- **25 mg Urapidil**[2] **i.v.** Der Wirkungseintritt ist nach ca. 10 Minuten zu erwarten; Wiederholung ist möglich. Als unerwünschte Wirkung werden Kopfschmerzen und Palpitationen beobachtet.

Unter klinischen Bedingungen werden zunächst die gleichen Maßnahmen durchgeführt. Bei unzureichendem Erfolg oder schnellem Wiederanstieg des Blutdrucks kommen i.v.-Dauerinfusionen (Perfusor) von **Clonidin, Glyceroltrinitrat oder Urapidil** in Frage. Dosiert wird nach Wirkung. In therapieresistenten Fälle kann der Blutdruck mit **Nitroprussid-Natrium**[3] „titriert" werden.

[1] Catapresan®-Injektionslösung
[2] Ebrantil®-Injektionslösung

Wenn keine Dehydratation vorliegt, empfiehlt sich stets die zusätzliche Gabe von **20–40 mg Furosemid i.v.**, das durch Dilatation der großen Kapazitätsgefäße auch akut blutdrucksenkend wirkt. Bei Niereninsuffizienz und Überwässerung ist eine intensive Diurese (durch wiederholte Gabe von Furosemid) anzustreben.

Sobald der Blutdruck ausreichend kontrolliert ist und der Zustand des Patienten es erlaubt, wird eine orale Dauertherapie mit Antihypertensiva eingeleitet (s. o.).

19.4.6 Medikamentöse Therapie bei Phäochromocytom

Phäochromocytome sind Catecholamin-produzierende Tumoren, die adrenal (am Nebennierenmark) oder extraadrenal (häufig paraaortal) lokalisiert sein können. Sie sind meist benigne, manchmal maligne. Sie setzen ungeregelt, häufig intermittierend, große Mengen Noradrenalin und Adrenalin frei und verursachen so zum Teil massive Blutdruckanstiege. 0,1–0,5 % der Hypertoniefälle beruhen auf einem Phäochromozytom. Die Diagnose erfolgt durch den Nachweis erhöhter Catecholamin-Konzentrationen im Plasma und erhöhter Ausscheidung von Catecholaminen und ihrer Metaboliten (vor allem Vanillinmandelsäure) im Urin (s. Abb. 2.14, S. 130). Die kausale Therapie des Phäochromocytoms besteht in der chirurgischen Entfernung des Tumors. Prä- und intraoperativ wird der Blutdruck mit einem **α-Adrenozeptor-Antagonisten** (Phenoxybenzamin, Prazosin oder Urapidil) gesenkt und die Tachykardie mit einem **β-Adrenozeptor-Antagonisten** behandelt. Bei Inoperabilität muß eine Dauertherapie mit α_1- und β-Adrenozeptor-Antagonisten durchgeführt werden.

[3] nipruss®-Infusion

19.5 Behandlung von Hypotonie und orthostatischer Dysregulation

19.5.1 Pathophysiologische Vorbemerkungen

Der erniedrigte Blutdruck ohne wesentliche Kreislaufregulationsstörungen und ohne organisch faßbare Ursache (wie etwa myokardiale Insuffizienz, Herzrhythmusstörungen, Herzklappenfehler oder endokrine Störungen) stellt keine Erkrankung dar. Entsprechend gibt es auch keine Definition der unteren Grenzen des normalen Blutdrucks. Über 3 Millionen Deutsche sollen systolische Blutdruckwerte unter 105 mmHg haben. Typischerweise mit niedrigem Blutdruck assoziierte Symptome wie Müdigkeit, Abgeschlagenheit und eingeschränkte Leistungsfähigkeit werden individuell sehr unterschiedlich empfunden, und die unten angegebenen nicht-pharmakologischen Maßnahmen vermindern häufig diese Symptome, ohne den Blutdruck meßbar zu erhöhen. Eine medikamentöse Therapie mit Antihypotensiva sollte die Ausnahme darstellen; in der angloamerikanischen Medizin spielen Antihypotensiva generell nur eine sehr untergeordnete Rolle.

Mit größeren subjektiven Mißempfindungen können Kreislaufregulationsstörungen einhergehen, die beim Aufrichten des Körpers von der horizontalen (oder sitzenden) in die stehende Position auftreten, sog. **orthostatische Dysregulationen.** Symptome können sein: allgemeine Unsicherheit, „leerer Kopf", Tachykardie, Schweißausbruch, Ohrensausen, Schwindelgefühl, Flim-

Tabelle 19.7: Pharmaka und Eingriffe, die hypotone Kreislaufregulationsstörungen (iatrogene orthostatische Dysregulationen) hervorrufen können

Vasodilatatoren
- α-Adrenozeptor-Antagonisten
- Calciumkanalblocker
- ACE-Inhibitoren/AT_1-Rezeptor-Antagonisten
- Kaliumkanalöffner
- Diuretika
- Nitrovasodilatatoren (NO-Donatoren)
- Sildenafil

Antisympathotonika
- Clonidin, Guanfacin, α-Methyldopa
- Reserpin
- Guanethidin (weitgehend obsolet)

Arzneimittel mit Wirkung auf das Zentralnervensystem
- Tricyclische Antidepressiva
- Phenothiazin-Neuroleptika
- Sedativa (inkl. Benzodiazepine)
- Opioide

Regionalanästhesie
- Spinalanästhesie
- Periduralanästhesie
- Plexusanästhesie

mern oder Schwarzwerden vor den Augen bis hin zu Synkopen. Diese Symptome sind Ausdruck einer vorübergehenden leichten Minderperfusion des Gehirns, die durch Lagewechsel zum Liegen sofort wieder behoben werden kann. Derartige Kreislaufregulationsstörungen sind häufig konstitutionell bedingt, können aber auch ausgelöst oder verstärkt werden durch Infektionen, Hypovolämie und Exsikkose (ältere Patienten), längere Bettlägerigkeit, mangelndes körperliches Training sowie endokrine oder neurologische Erkrankungen (z.B. diabetische Polyneuropathie, alkoholische Polyneuropathie, Morbus Parkinson). Auch die meisten Antihypertensiva und viele Psychopharmaka können orthostatische Kreislaufregulationsstörungen auslösen (Tab.19.7).

Man unterscheidet mehrere pathophysiologische Formen (zwischen denen es fließende Übergänge gibt, Abb. 19.17):

- **hypertone Orthostasereaktion:** Anstieg des systolischen und diastolischen Blutdrucks und Anstieg der Herzfrequenz,
- **(hyper)sympathotone Orthostasereaktion:** Abfall des systolischen und diastolischen Blutdrucks und Anstieg der Herzfrequenz,
- **asympathotone Orthostasereaktion:** Abfall des systolischen und diastolischen Blutdrucks bei gleichbleibender Herzfrequenz und
- **neurokardiogene Synkope:** Abfall von systolischem und diastolischem Blutdruck und Abfall der Herzfrequenz durch Überwiegen des Parasympathikus. Die Trigger können sowohl psychisch als auch somatisch sein. Die häufigsten psychischen Auslöser sind Angst, Streß und Schmerz. Hierbei wird ein direkter Einfluß auf das Vasomotorenzentrum im Hirnstamm vermutet. Die neurokardiogene Synkope hat klassischerweise Prodromalsymptome wie uncharakteristisches Unwohlsein („Mir ist so komisch"), Schwindel, Schwarzwerden vor den Augen, Herzklopfen, von der Magengrube aufsteigendes Hitzegefühl, Schwitzen, Übelkeit und Blässe. Eine nette Beschreibung findet sich bei Wilhelm Busch:

  „O Gott, da springt ein grüner, nasser,
  erschrecklich großer Frosch ins Wasser.
  Adele, die ihn hüpfen sah,
  fällt um und ist der Ohnmacht nah."

Die Diagnose erfolgt durch einen Test mit akutem Lagewechsel vom Liegen zum Stehen unter dauernder Messung von Blutdruck und Puls (z.B. dem **Schellong-Test**). Die vom Patienten berichteten Symptome allein lassen eine Unterscheidung der verschiedenen Formen meist nicht zu (auch keine Differenzierung zwischen hypertonen und hypotonen Formen).

19.5.2 Nicht-pharmakologische Maßnahmen

Ein therapeutisches Eingreifen ist nur angezeigt, wenn die Hypotonie zu subjektiven Beschwerden führt oder als risikohaft einzustufen ist (Schwangerschaft, Neigung zu Synkopen, Gefahr von Insulten bei geriatrischen Patienten). Bei sekundären Hypotonieformen gilt es, die Grunderkrankung zu behandeln. Bei primären hypotonen Kreislaufregulationsstörungen kommt der Aufklärung über die Harmlosigkeit des Zustandes und nichtmedikamentösen Allgemeinmaßnahmen die wichtigste Bedeutung zu. Zu den Allgemeinmaßnahmen gehören **ausreichende Flüssigkeits- und Salzzufuhr, koffeinhaltige Getränke, isometrisches Muskeltraining** (weniger Ausdauersport), **Hydrotherapie** (Wechselduschen, Kneippanwendungen), Zurückhaltung bei Alkoholgenuß etc. Dies mindert oft die Symptome, selbst dann, wenn der Blutdruck gar nicht meßbar steigt. Erst bei Versagen dieser Möglichkeiten sollte eine medikamentöse Therapie erwogen werden.

19.5.3 Pharmakotherapie

Unter den Antihypotonika sind nur **Mutterkornalkaloide und Sympathomimetika** von wesentlicher praktischer Bedeutung. Da das Hauptproblem der orthostatische Dysregulation in einem „Versacken" des Blutes im venösen Niederdrucksystem liegt, wird **Dihydroergotamin**[1] eingesetzt, welches mit einer gewissen Selektivität venöse Kapazitätsgefäße konstringiert und so die Blutzufuhr zum Herzen erhöht. Das Schlagvolumen des Herzens im Stehen wird erhöht, und der Herzfrequenzanstieg wird reflektorisch gedämpft.

Sympathomimetika sind vor allem bei **asympathotonen Dysregulationen** mit niedrigen Catecholaminspie-

[1] Dihydergot®, DHE-ratiopharm®

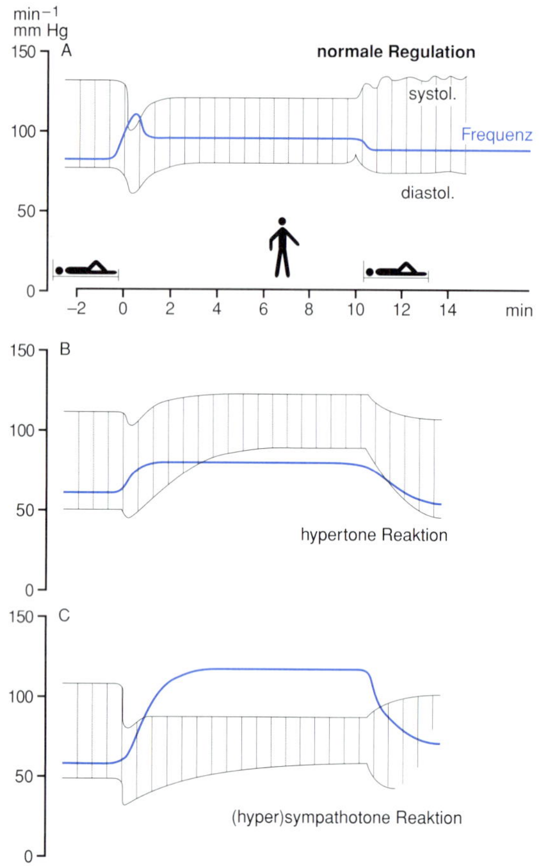

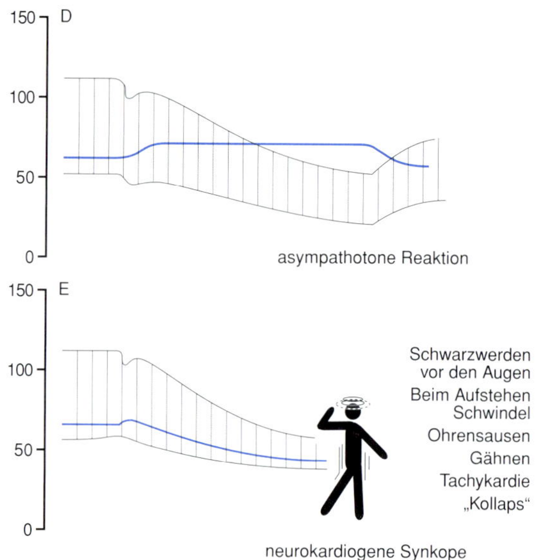

Abb. 19.17 Kreislaufreaktionen beim Wechsel vom Liegen zum Stehen (Orthostasereaktionen).
(**A**) Beim Gesunden wird der Gefäßtonus der Kapazitätsgefäße innerhalb weniger Sekunden durch Aktivierung des sympathischen Nervensystems erhöht und wirkt so dem „Versacken" des Blutes im venösen Niederdrucksystem entgegen. Darüber hinaus wirkt die Beinmuskulatur als „Muskelpumpe". Die Umverteilung des Blutes ist somit beim Kreislaufgesunden innerhalb von 30–60 Sekunden abgeschlossen. Die Herzfrequenz schwingt rasch auf Ruhewerte zurück.
(**B** und **C**) Bei Volumenmangel oder unzureichender Mobilisierung des Blutes aus den abhängigen Körperpartien verringert sich die Blutdruckamplitude. Das kompensatorische Feuern des Sympathikus führt entweder zu einer übermäßigen Steigerung des arteriellen Mitteldrucks bei vermindertem kardialem Füllungsdruck (hypertone Reaktionsform, B) oder zu einem unangemessenen Anstieg der Herzfrequenz ([hyper]sympathotone Reaktionsform, C).
(**D**) Feuert der Sympathikus zuwenig, um dem „Versacken" des Blutes entgegenzuwirken, so sinkt der Blutdruck deutlich ab, und ein reflektorischer Anstieg der Herzfrequenz bleibt aus (asympathotone Reaktionsform). Dieser Reaktionstyp ist extrem ausgeprägt bei der seltenen familiären Dysautonomie (Shy-Drager-Syndrom).
(**E**) Bei der neurokardiogenen Synkope kommt es zu einem gemeinsamen Abfall von Blutdruck und Herzfrequenz. Die Reaktionsform ist geprägt durch ein inadäquates Überwiegen des Vagus über den Sympathikus. Häufig liegen der Reaktionsform psychovegetative Störungen zugrunde.

geln angezeigt (bei sympathotonen Formen mit hohen Catecholaminspiegeln erscheinen sie wenig sinnvoll). Es stehen drei Substanzklassen zur Verfügung:

- Vorwiegende α-**Adrenozeptor-Agonisten:**
  Die Wirkung peroral verabreichten Norfenefrins[1] ist aufgrund geringer Bioverfügbarkeit (< 20%) und kurzer Halbwertszeit fraglich. **Midodrin**[2] ist ein „Prodrug", aus welchem nach Abspaltung von Glycin das aktive α-Mimetikum ST1059 entsteht.
- α- **und** β-**Adrenozeptor-Agonisten:**
  Die α-und β-Adrenozeptor-Agonisten **Etilefrin**[3] und **Oxilofrin**[4] erhöhen den Blutdruck durch periphere Vasokonstriktion und Steigerung des Herzminutenvolumens.
- Peripher angreifende **indirekte Sympathomimetika:**
  Das peripher angreifende indirekte Sympathomimetikum Amezinium[5] hat mit 40–70% eine bessere

1 Novadral®, Norfenefrin Ziethen®
2 Gutron®
3 Effortil®, Etilefrin-ratiopharm®
4 Carnigen®
5 Regulton®, Supratonin® Trockensubstanz mit Lösungsmittel

Bioverfügbarkeit als die direkten Sympathomimetika. Seine Eliminationshalbwertszeit liegt bei 9–13 Stunden. Das ebenfalls indirekte Sympathomimetikum Heptaminol[1] ist in Deutschland nur in Kombinationspräparaten erhältlich.

Die **hypertone Orthostasereaktion** sollte nicht mit Antihypotonika behandelt werden; eher zu empfehlen sind **β-Adrenozeptor-Antagonisten** (**β-Blocker**), besonders partielle Agonisten wie **Pindolol**[2] (3mal täglich 5 mg). Niedrige Dosen von **β-Adrenozeptor-Antagonisten** können auch sympathotone Regulationsstörungen z.T. positiv beeinflussen.

Bei therapieresistenten hypotonen Orthostasereaktionen stehen **Mineralocorticoide** wie etwa **Fludrocortison**[3] (1- bis 3mal täglich 0,1 mg) zur Verfügung. Durch Retention von Natrium und Wasser wird das Blutvolumen erhöht und der Kreislauf im Stehen stabilisiert. Der Preis dafür kann eine Hypertonie im Liegen sein mit möglichen Folgen wie Lungenödem, peripheren Ödemen und Herzinsuffizienz. Eine Daueranwendung verbietet sich daher (auch aufgrund der unerwünschten glucocorticoiden Wirkungen).

Die Therapie der **neurokardiogenen Synkope** besteht in Allgemeinmaßnahmen (Aufklären über die gutartige Natur der Erkrankung, vermehrte Salzzufuhr, Vermeiden auslösender Situationen, Kompressionsstrümpfe). In der medikamentösen Therapie gilt die Wirkung von **β-Adrenozeptor-Antagonisten (z.B. Atenolol**[4]**, Metoprolol**[5]**), Midodrin**[6] und von **Serotonin-Wiederaufnahmehemmern (z.B. Fluoxetin**[7]**, Paroxetin**[8]) als gesichert. In therapieresistenten Fällen kann auch einmal **Fludrocortison**[9] zum Einsatz kommen.

Der **Hypotonie in der Schwangerschaft** ist lange wenig Aufmerksamkeit geschenkt worden. 5–10 % der Schwangeren im dritten Trimenon haben systolische Blutdruckwerte unter 100 mmHg. Die stabile Hypotonie allein stellt wahrscheinlich kein Risiko für den Feten dar. Kommt es aber darüber hinaus zu orthostatischen Dysregulationen, so sind diese häufig mit fetalen Herzfrequenz-Dezelerationen verbunden. Dies kann die erhöhte Rate von Plazentainsuffizienz, vorzeitiger Plazentalösung und fetaler Mangelentwicklung bei Patientinnen mit orthostatischen Dysregulationen erklären. In der Spätschwangerschaft (nicht in der Frühschwangerschaft) kann therapeutisch **Dihydroergotamin** zur Besserung/Behebung der orthostatischen Dysregulationen eingesetzt werden.

1 z.B. in Normotin®-R rapid
2 Visken®
3 Astonin® H

4 Tenormin®, Atenolol-ratiopharm®
5 Beloc®, Metoprolol-ratiopharm®
6 Gutron®
7 Fluctin®, Fluoxetin Heumann®
8 Seroxat®, Tagonis®
9 Astonin® H

19.6 Behandlung peripherer Durchblutungsstörungen

19.6.1 Pathophysiologische Vorbemerkungen

Die weitaus häufigste Ursache **peripherer Durchblutungsstörungen** bei Patienten über 40 Jahren sind **arteriosklerotische Veränderungen** (Arteriosclerosis obliterans). Das vorherrschende Symptom ist die Claudicatio intermittens, das intermittierende Hinken. Nach dem Gehen einer bestimmten Wegstrecke treten Ischämieschmerzen im betroffenen Skelettmuskel auf (z.B. in der Wade), die zum Stehenbleiben zwingen. In Ruhe verschwinden die Schmerzen dann wieder. Die **Prävalenz** dieser Erkrankung ist deutlich **erhöht bei Patienten mit Hypertonie, Hypercholesterinämie, Diabetes mellitus und bei Zigarettenrauchern.**

Die **Thrombangitis obliterans** (Winiwarter-Buerger-Erkrankung) ist eine entzündliche Gefäßerkrankung unbekannter Ursache, die vor allem Männer unter 40 Jahren befällt. Sie geht typischerweise mit der Trias Claudicatio intermittens, Raynaud-Phänomen (s.u.) und oberflächlicher Thrombophlebitis einher. Auch diese Patienten sind **häufig starke Raucher**.

Das **Raynaud-Phänomen** ist charakterisiert durch episodische digitale Ischämien. Betroffen sind Finger und Zehen. Charakteristischerweise werden bei Kälteexposition Finger oder Zehen zuerst weiß und zyanotisch und bei Wiedererwärmung stark rot. Zugrunde liegt ein Spasmus der Digital- bzw. Zehenarterien. Das Raynaud-Phänomen tritt als Begleiterscheinung verschiedener Erkrankungen auf (Kollagenosen, arteriosklerotische oder entzündliche periphere Verschlußkrankheit, neurologische Störungen sowie traumatische Einflüsse). Auch verschiedene Pharmaka können es auslösen, so Ergotalkaloide, β-Adrenozeptor-Antagonisten, Bleomycin, Vinblastin und Cisplatin. Findet sich keine primäre Ursache, so spricht man von der (idiopathischen) **Raynaud-Krankheit.**

19.6.2 Therapeutische Maßnahmen

Die therapeutischen Maßnahmen bei peripherer Verschlußkrankheit bestehen zunächst in allgemeinen Maßnahmen wie dem Schutz der betroffenen Extremität, z.B. durch gute Schuhe und Hautpflege (Verletzungen heilen schlecht!). Bei Claudicatio intermittens können kontrollierte Trainingsprogramme manchmal die Gehstrecke verlängern. Die **medikamentöse Behandlung** der Arteriosclerosis und Thrombangitis obliterans ist **nicht annähernd so erfolgreich wie die Behandlung der koronaren Herzkrankheit.** Vasodilatatoren (wie α-Adrenozeptor-Antagonisten oder Calciumkanalblocker) sind im allgemeinen von geringem Wert, denn im ischämischen Skelettmuskel ist die noch vorhandene vasodilatatorische Kapazität fast immer voll ausgeschöpft. Die Substanzen können die Perfusion sogar verschlechtern, indem sie gesunde oder weniger erkrankte Gefäßbereiche dilatieren, so daß die Perfusion in den erkrankten Arealen weiter abfällt („steal phenomenon"). Auf dem Markt wird eine Vielzahl weiterer Vasodilatatoren, zum Teil mit unbekanntem Wirkmechanismus, zur Therapie peripherer Durchblutungsstörungen angeboten (so z.B. adrenolytisch wirksame Mutterkornalkaloide der Dihydroergotoxingruppe[1], der unselektive Histamin-H_1-Antagonist, Serotonin-Antagonist und Calciumkanalblocker Cinnarizin[2], Nicotinsäurederivate wie Inositolnicotinat[3] und 3-Pyridylmethanol[4], Substanzen wie Bencyclan[5], Naftidrofuryl[6] oder das substituierte Xanthinderivat Pentoxyfillin[7]). Ihre therapeutische Wirksamkeit ist fraglich, die zahlenmäßige Anwendung steht in keinem Verhältnis zum therapeutischen Erfolg, insbesondere bei der „Therapie der cerebralen Mangeldurchblutung".

Viele Patienten mit **Raynaud-Phänomen oder Raynaud-Krankheit** haben geringe bis mäßige Symptome und benötigen keine spezifische Therapie. Die kälteinduzierte Reflexvasokonstriktion sollte mit warmer Kleidung (Handschuhe, Stiefel, Kopfbedeckung) vermieden werden. In ausgeprägteren Fällen vermindern **Calciumkanalblocker** (z.B. Nifedipin, 3mal 10 mg/Tag) **oder α_1-Adrenozeptor-Antagonisten** (z.B. Prazosin, 3mal 1–5 mg/Tag), die Häufigkeit der Anfälle. Auch Salben mit organischen Nitraten können therapeutisch erfolgreich sein.

Weiterführende Literatur

Ahmad, R. A./Watson, R. D.: Treatment of postural hypotension. A review. Drugs **39**, 74–85 (1990).

Bauer, J. H./Reams, G. P.: The angiotensin II type 1 receptor antagonists. A new class of antihypertensive drugs. Arch. Intern. Med. **155**, 1361–1368 (1995).

Brunner, H. R./Nussberger, J./Waeber, B.: Angiotensin II blockade compared with other pharmacological methods of inhibiting the renin-angiotensin system. J. Hypertens. **11 (Suppl.)**, S53–S58 (1993).

[1] z. B. Hydergin®
[2] z. B. Stutgeron®, Cinnacet®
[3] z. B. Hexanicit®
[4] z. B. Ronicol®, Radecol®
[5] Fludilat®
[6] z. B. Dusodril®
[7] z. B. Trental®

Catterall, W. A./Striessnig, J.: Receptor sites for calcium channel antagonists. Trends Pharmacol. Sci. **13**, 256–262 (1992).

Chinkers, M./Garbers, D. L.: Signal transduction by guanylyl cyclases. Annu. Rev. Biochem. **60**, 553–575 (1991).

DeQuattro, V.: Individualization of therapy for hypertension in the 1990's: the role of calcium antagonists. Clin. Exp. Hypertens. **16**, 853 to 864 (1994).

Deutsche Liga zur Bekämpfung des hohen Blutdrucks e. V.: Normwerte des Blutdrucks und Einteilung der arteriellen Hypertonie, Heidelberg 1989.

Deutsche Liga zur Bekämpfung des hohen Blutdrucks e. V.: Empfehlungen zur Hochdruckbehandlung, Heidelberg 1999.

Edwards, G./Westen, A. H.: The effect of potassium channel modulating drugs on isolated smooth muscle. Handbook of Experimental Pharmacology. Springer Verlag, Heidelberg 469–531 (1994).

Escande, D./Henry, P.: Potassium channels as pharmacological targets in cardiovascular medicine. Eur. Heart J. **14 (Suppl. B)**, 2–9 (1993).

Foote, E. F./Halstenson, C. E.: New therapeutic agents in the management of hypertension: angiotensin II-receptor antagonists and renin inhibitors. Ann. Pharmacother. **27**, 1495–1503 (1993).

Förstermann, U.: Stickoxid (NO): Umweltgift und körpereigener Botenstoff. Biologie in unserer Zeit **24**, 62–69 (1994).

Förstermann, U./Closs, E. I./Pollock, J. S. et al.: Nitric oxide synthase isozymes: characterization, molecular cloning and functions. Hypertension **23**, 1121–1131 (1994).

Furberg, C. D./Psaty, B. M./Meyer, J. V.: Nifedipine: dose-related increase in mortality in patients with coronary heart disease. Circulation **92**, 1326–1331 (1995).

Goeschen, K./Schneider, J. (Hrsg.): Hypotonie in der Schwangerschaft – Risiko oder Bagatelle. Zuckschwerdt Verlag, München 1989.

Harrison, D. G./Bates, J. N.: The nitrovasodilators. New ideas about old drugs. Circulation **87**, 1461–1467 (1993).

Harrison, D. G./Kurz, M. A./Quillen, J. E. et al.: Normal and pathophysiologic considerations of endothelial regulation of vascular tone and their relevance to nitrate therapy. Am. J. Cardiol. **70**, 11B–17B (1992).

Henry, P. D.: Comparative pharmacology of calcium antagonists: nifedipine, verapamil and diltiazem. Am. J. Cardiol. **46**, 1047–1058 (1980).

Hofmann, F./Ammendola, A./Schlossmann, J.: Rising behind NO: cGMP-dependent protein kinases. J. Cell Sci. **113**, 1671–1676 (2000).

Houston, M. C./Hodge, R.: Beta-adrenergic blocker with drawal syndromes in hypertension and other cardiovascular diseases. Am. Heart J. (1988).

Hurwitz, L.: Pharmacology of calcium channels and smooth muscle. Annu. Rev. Pharmacol. Toxicol. **26**, 225–258 (1986).

Juggi, J. S./Koenig, B. E./Van Gilst, W. H.: Cardioprotection by angiotensin-converting enzyme (ACE) inhibitors. Can. J. Cardiol. **9**, 336–352 (1993).

Koesling, D./Böhme, E./Schultz, G.: Guanylyl cyclases, a growing family of signal-transducing enzymes. FASEB J. **5**, 2785–2791 (1991).

Lifton, R. P.: Molecular genetics of human blood pressure variation. Science **272**, 676–680 (1996).

Mann, J.: Angiotensin-Rezeptor-Antagonisten. Dtsch. Med. Wschr. **121**, 568–571 (1996).

Masaki, T.: Possible role of endothelin in endothelial regulation of vascular tone. Annu. Rev. Pharmacol. Toxicol. **35**, 235–255 (1995).

Parker, J. O.: Nitrates and angina pectoris. Am. J. Cardiol. **72**, 3C–6C (1993).

Stock, P./Liefeldt, L./Paul, M./Ganten, D.: Local renin-angiotensin systems in cardiovascular tissues: localization and functional role. Cardiology **1**, 2–8 (1995).

Striessnig, J.: Pharmacology, structure and function of cardiac L-type Ca^{2+} channnels. Cell Physiol Biochem 9, 242–269, (1999).

The fifth report of the joint national committee on detection, evaluation and treatment of high blood pressure. Arch. Int. Med. **153**, 154–183 (1993).

Unger, T./Gohlke, P.: Tissue renin-angiotensin systems in the heart and vasculature: possible involvement in the cardiovascular actions of converting enzyme inhibitors. Am. J. Cardiol. **65**, 31–101 (1990).

20 Plasmaersatzmittel

Therapie des peripheren Kreislaufversagens

Ulrich Förstermann, Mainz

20.1 Definition und Ätiologie des Schocks und des peripheren Kreislaufversagens

Der Begriff „Schock" im weiteren Sinne beschreibt einen Zustand, bei dem die zelluläre Sauerstoffversorgung und/oder Sauerstoffverwertung zahlreicher Organe einen kritischen Grenzwert unterschreitet. Besteht dieser Zustand für längere Zeit, so kann er im Multiorganversagen enden. Gemäß dieser Definition kann die kritische Begrenzung des aeroben Zellstoffwechsels prinzipiell **drei Ursachen** haben:

1. Eine **Verminderung der pulmonalen Sauerstoffaufnahme** (Sauerstoffmangel, Verlegung der Atemwege, Versagen des Atemantriebs, Versagen der Gasaustauschfunktion der Lunge).
2. Eine **Verminderung des Sauerstofftransports** (z.B. bei Kohlenmonoxidvergiftung) oder der **zellulären Sauerstoffverwertung** (z.B. bei Cyanidintoxikation, evtl. auch bei Sepsis).
3. Einen **Zusammenbruch der geregelten Druck-Fluss-Verhältnisse** im Herz-Kreislauf-System (Kreislaufversagen).

Für das in diesem Kapitel zu besprechende Kreislaufversagen lassen sich wiederum drei wesentliche **pathophysiogische Mechanismen** unterscheiden:

1. Ein plötzliches Pumpversagen des Herzens, **kardiogener Schock** (Infarkt, Myokarditis, Kardiomyopathie, hämodynamisch wirksame Herzrhythmusstörungen, Herzbeuteltamponade).
2. Eine plötzliche Verminderung der zirkulierenden Blutmenge, **Volumenmangelschock** (Blutung, Flüssigkeitsverlust).
3. Ein plötzliches Versagen der peripheren Kreislaufregulation, **anaphylaktischer Schock, septischer Schock, neurogener Schock.**

20.2 Pathophysiologie des peripheren Kreislaufversagens

20.2.1 Kreislaufzentralisation und schockspezifische Veränderungen der Vasomotion

Die arterielle Hypotension führt (mit Ausnahme einiger Formen des neurogenen Schocks) durch Stimulation der Barorezeptoren zu einer reflektorischen Aktivierung des sympathoadrenalen Systems (Abb. 20.1). Es kommt zu einer gesteigerten Freisetzung von Noradrenalin aus den noradrenergen Nervenendigungen und zu einer vermehrten Ausschüttung von Adrenalin und Noradrenalin aus dem Nebennierenmark. Unter ihrem Einfluß nehmen der periphere Gefäßwiderstand und der Venentonus (vorwiegend durch Stimulation von α_1-Adrenozeptoren) sowie die Herzfrequenz und das Herzminutenvolumen (vorwiegend durch Stimulation von β_1-Adrenozeptoren) zu. Durch vermehrten venösen Rückfluß zum rechten Herzen steigt das Herzzeitvolumen. Dies führt gemeinsam mit dem erhöhten peripheren Widerstand zum kompensatorischen Wiederanstieg des Blutdrucks (Kreislaufzentralisation). Kann die Kapazität des Gefäßraumes nicht ausreichend an das zirkulierende Blutvolumen angeglichen werden, so besteht die Hypotonie fort. Gleichzeitig wird die Durchblutung in den Teilkreisläufen der Haut, der Skelettmuskulatur, dem Splanchnikusgebiet und den Nieren durch Stimulation von α_1-Adrenozeptoren gedrosselt. Ein Anhalten dieser Minderperfusion führt zur Ischämie in diesen Organen. Primär betroffen ist häufig die Niere aufgrund ihres hohen Anteils am Herzzeitvolumen (25–30 %) und ihres hohen Sauerstoffbedarfs. So können die Kompensationsmechanismen der Kreislaufzentralisation, obwohl primär sinnvoll, sekundäre Folgeveränderungen bewirken, welche das Schockgeschehen aggravieren (Abb. 20.2).

Der Sauerstoffmangel bewirkt die Herabsetzung des aeroben Stoffwechsels und eine Steigerung des anaeroben Stoffwechsels mit Anhäufung saurer Stoffwechselprodukte wie Lactat, es entsteht eine metabolische Acidose.

Die Anhäufung von gefäßaktiven Metaboliten und die zunehmende Acidose verursachen eine Erschlaffung der glatten Gefäßmuskulatur (Abb. 20.3). Im Tierver-

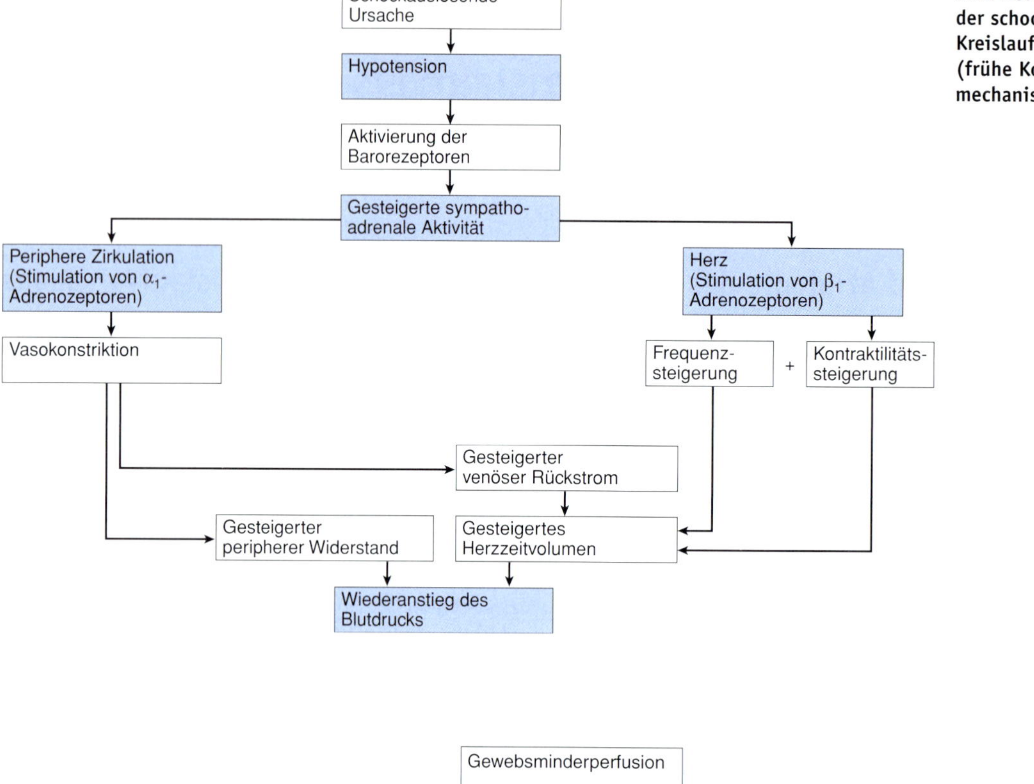

Abb. 20.1 Mechanismen der schockbedingten Kreislaufzentralisation (frühe Kompensationsmechanismen).

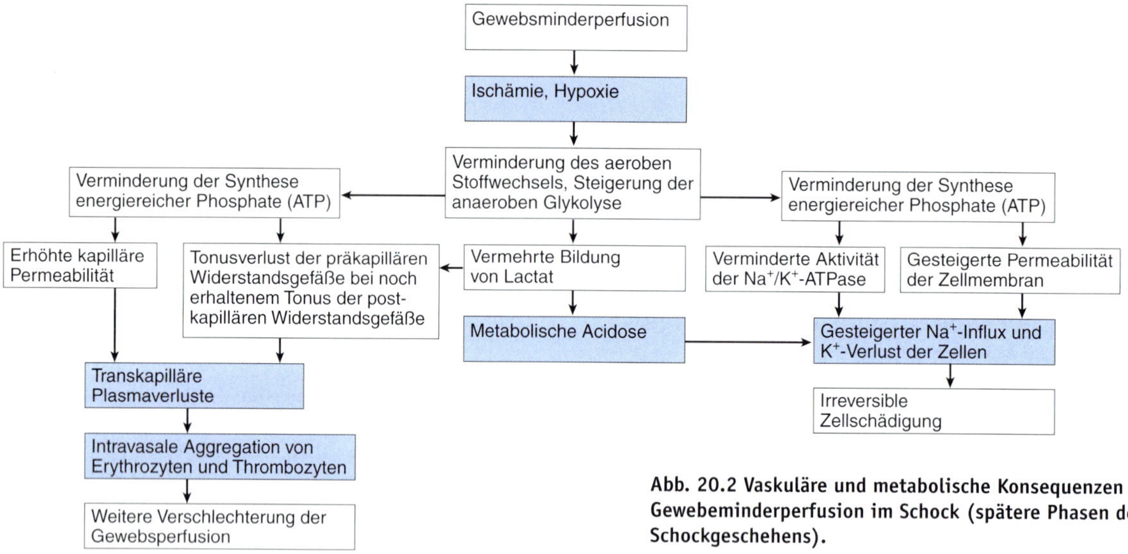

Gewebsminderperfusion
Ischämie, Hypoxie
Verminderung des aeroben Stoffwechsels, Steigerung der anaeroben Glykolyse
Verminderung der Synthese energiereicher Phosphate (ATP)
Verminderung der Synthese energiereicher Phosphate (ATP)
Erhöhte kapilläre Permeabilität
Tonusverlust der präkapillären Widerstandsgefäße bei noch erhaltenem Tonus der postkapillären Widerstandsgefäße
Vermehrte Bildung von Lactat
Verminderte Aktivität der Na^+/K^+-ATPase
Gesteigerte Permeabilität der Zellmembran
Metabolische Acidose
Gesteigerter Na^+-Influx und K^+-Verlust der Zellen
Transkapilläre Plasmaverluste
Irreversible Zellschädigung
Intravasale Aggregation von Erythrozyten und Thrombozyten
Weitere Verschlechterung der Gewebsperfusion

Abb. 20.2 Vaskuläre und metabolische Konsequenzen der Gewebeminderperfusion im Schock (spätere Phasen des Schockgeschehens).

such wurde gezeigt, daß im Zustand der kontrollierten hypovolämischen Hypotonie (40 mmHg) die präkapillären Widerstandsgefäße zuerst betroffen waren. Sie verloren innerhalb einer Stunde die Fähigkeit, auf Stimulierung sympathischer Nerven oder auf Adrenalin zu reagieren, während die postkapillären Widerstandsgefäße ihre Reaktionsfähigkeit bis zu vier Stunden erhalten konnten. Das Versagen der präkapillären Widerstandsgefäße in Gegenwart intakter postkapillärer Widerstandsregulation führt zu einer gesteigerten Filtration von Flüssigkeit aus der Blutbahn (S. 530). Es kommt zur Hämokonzentration mit Zunahme des Hämatokritwertes, Erhöhung der Blutviskosität und Verschlechterung der Fluidität. Im weiteren Verlauf anhaltender Hypoxie tritt eine Schädigung des Kapillarendothels auf. Die Kapillardurchlässigkeit steigt an, d.h., der

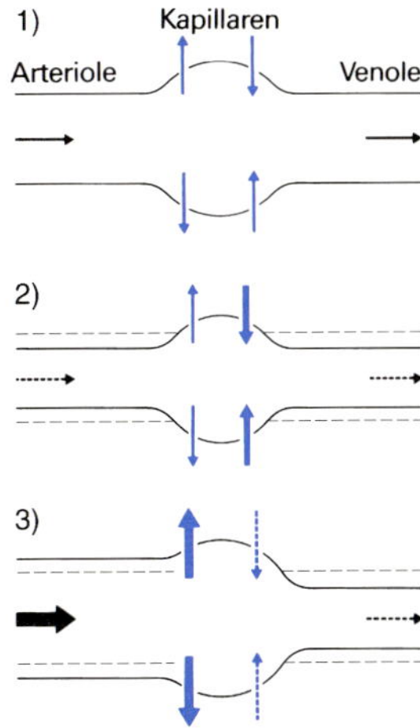

Abb. 20.3 Schema der Vasomotion.
1) Normotensives Verhalten: Filtration und Reabsorption sind im Gleichgewicht (rote Pfeile: adäquate Perfusion).
2) Frühes Stadium: Infolge prä- und postkapillärer Konstriktion kommt es zu:
a) kompensatorischem Flüssigkeitseinstrom (erniedrigter Filtrationsdruck),
b) Abnahme des Hämatokritwertes (Hämodilution),
c) verminderter Perfusion, verbunden mit Hypoxie, Stase und lokaler Acidose.
3) Spätes Stadium: Versagen der präkapillären Widerstandsregulation infolge anhaltender Hypoxie und Lactatacidose führt zu:
a) präkapillärer Dilatation
b) vermehrtem Flüssigkeitsausstrom (evtl. Extravasation von Proteinen und Erythrozyten)
c) Anstieg des Hämatokritwertes.

Flüssigkeitsverlust aus der Blutbahn wird größer, und außerdem kommt es zur Extravasation von Proteinen. Mangelnde Perfusion der Peripherie mit stark reduzierter Strömungsgeschwindigkeit des Blutes hat Aggregation von Erythrozyten und von Thrombozyten zur Folge. Es ist offensichtlich, daß die Aggregation von Erythrozyten („sludge"-Phänomen) und von Thrombozyten die Mikrozirkulation weiter erheblich behindert. Schließlich kommt es zur disseminierten intravasalen Koagulation.

20.2.2 Metabolische Störungen und Organschäden

Die inhomogene Durchblutung in der Frühphase des Schocks und besonders die stagnierende Perfusion in der Spätphase führen zu einer verminderten Versorgung der Zellen mit Sauerstoff und Substraten. Der Sauerstoffmangel reduziert den aeroben Stoffwechsel zugunsten der anaeroben Glykolyse. Die energiereichen Phosphate (v.a. ATP) nehmen ab, während saure Stoffwechselprodukte wie Lactat vermehrt entstehen; es kommt zur metabolischen Acidose. Ein zunehmendes Versagen der Na^+/K^+-ATPase führt zu pathologischem Na^+- und Wassereinstrom in die Zelle und Austritt von K^+ in das Interstitium. Bei der Reperfusion vormals ischämischer Gewebe ist darüber hinaus mit Zellschäden durch Sauerstoffradikale und Peroxynitrit zu rechnen.

Der verminderte Zellmetabolismus aufgrund gestörter Substrat- und Sauerstoffversorgung führt zwangsläufig zu Organfunktionsstörungen, die bei anhaltendem Schockgeschehen in ein terminales Organversagen einmünden. Die **„Niere im Schock"** ist hauptsächlich gekennzeichnet durch eine Abnahme der glomerulären Filtrationsrate, eine Verminderung der tubulären Konzentrationsfähigkeit und eine Oligurie. Die **„Lunge im Schock"** zeigt einen gestörten Sauerstoffaustausch, die Sauerstoffdruckdifferenz zwischen Alveolarraum und Arteriolen nimmt zu, Lungenödem, Mikrothrombosen und Mikroatelektasen führen zu einem Mißverhältnis von Ventilation und Perfusion. In der Frühphase des Schocks nimmt das **Herzzeitvolumen** aufgrund der sympathoadrenalen Stimulation zunächst zu. Mit fortschreitendem Schockgeschehen kommt es dann aber aufgrund makro- und mikrovaskulärer Minderperfusion und Sauerstoffmangel zur myokardialen Insuffizienz. Mit der verminderten kardialen Kontraktilität sinken Blutdruck und periphere Perfusion weiter ab. Auch der **Darm** zeigt frühzeitig Mikrozirkulationsstörungen, später kann die Mucosa ihre Barrierefunktion verlieren mit der Folge, daß Bakterien und Toxine in die Blutbahn eingeschwemmt werden.

20.2.3 Das klinische Bild des peripheren Kreislaufversagens

Die klinischen Leitsymptome des peripheren Kreislaufversagens sind einerseits eine Folge des Mißverhältnisses zwischen zirkulierendem Blutvolumen und der Kapazität des Gefäßraums und andererseits eine Folge der reflektorisch gesteigerten Sympathikusaktivität. Die folgenden Symptome sind charakteristisch:
1) Hypotonie und Tachykardie
2) Kühle, kaltschweißige Haut, Hautblässe
3) Fadenförmiger, leicht unterdrückbarer Puls
4) Schnelle, vertiefte oder flache Atmung
5) Bewußtseinseintrübung oder Ohnmacht; bei hochgradiger zerebraler Hypoxie Bewußtseinsverlust
6) Oligurie (bei niedrigem spezifischem Gewicht des Urins, 1010–1012) oder Anurie.

20.3 Eigenschaften der Plasmaersatzmittel

Plasmaersatzmittel dienen der Volumenauffüllung und Aufrechterhaltung des onkotischen Drucks. Elektrolyt-Lösungen, z.B. Ringer oder Tyrode, fehlt eine wesentliche Fähigkeit der Plasmaersatzmittel, nämlich einen kolloid-osmotischen Druck zu entwickeln.

Plasmaersatzmittel müssen so weit wie möglich folgenden Forderungen genügen, um ihre Funktion zu erfüllen:

1) Sie müssen den gleichen kolloid-osmotischen (onkotischen) Druck wie Blutplasma erzeugen und blutisoton sein.
2) Sie müssen eine ausreichend lange Verweildauer in der Blutbahn haben, um ihrer Funktion als Plasmaersatz gerecht zu werden.
3) Sie müssen entweder harnfähig sein oder metabolisiert werden können und sollen nicht gespeichert werden.
4) Sie sollen pharmakologisch inert sein, d.h. neben ihren physiko-chemischen Eigenschaften als onkotisch wirksame Substanzen keine biologische Wirkung haben. Besondere Aufmerksamkeit gilt dabei antigenen und pyrogenen Eigenschaften sowie der Beeinflussung der Blutgruppenbestimmung.
5) Sie sollen die Viskosität des Blutes nicht erhöhen.
6) Sie müssen temperaturunempfindlich sein (Sterilisierung, Umgebungstemperatur, z.B. Tropen, kalte Zonen) und lange lagerfähig. Sie sollen billig herzustellen sein; das ist wichtig für Massenbehandlungen bei Katastrophen.

Plasmaersatz wird immer dann durchgeführt, wenn ein Volumenmangel nicht mit erheblichem Erythrozytenverlust verbunden ist. Bei größerem Erythrozytenverlust ist entweder Vollblut (Konserve) oder eine Kombination von Erythrozytenkonzentrat und Volumenersatzmitteln zu verwenden.

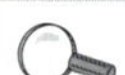

Das erste am Menschen verwendete Plasmaersatzmittel, Polyvinylpyrrolidon, wurde von Hellmuth Weese im Zweiten Weltkrieg entwickelt. Es wurde vom deutschen Armeesanitätsdienst unter dem Namen Periston® erfolgreich eingesetzt und hat Tausenden das Leben gerettet. Das damals verwendete Periston® entsprach einer 4%igen Lösung mit einer mittleren Molekülmasse von 50000. Polyvinylpyrrolidon wird seit Anfang der 60er Jahre als Plasmaersatzmittel nicht mehr eingesetzt, da es als synthetisches Polymer (Kunststoff) enzymatisch unangreifbar ist und die hochmolekularen Anteile (Molekülmasse > 25000) auch kaum nierengängig sind. Diese hochmolekularen Anteile werden von phagozytierenden Zellen des Monozyten-Makrophagen-Systems aufgenommen und langfristig gespeichert. Zur Verminderung der Speichergefahr wurde in Deutschland seit 1952 nur noch Periston® mit einer mittleren Molekülmasse von 25000 abgegeben, dessen intravasale Verweildauer deswegen aber stark verkürzt war. Polyvinylpyrrolidon findet sich heute noch als pharmazeutischer Hilfsstoff, v.a. in extern anzuwendenden Arzneimitteln. Die Absorption von Polyvinylpyrrolidon durch die Haut und durch Schleimhäute ist vernachlässigbar gering.

Folgende drei Stoffgruppen finden heute Anwendung als Plasmaersatzmittel:

1) **Dextrane** (Glucopolysaccharid)
2) **Hydroxyethylstärke** (Amylopectin)
3) **Gelatine-Präparationen** (Polypeptid-polymerisat).

Dextran

Eigenschaften und verwendete Lösungen

Dextrane mit verschiedenen Molekülmassen (MM) gewinnt man, indem bakteriell (*Leuconostoc*-Gruppe) synthetisierte Glucopolysaccharide hydrolysiert werden. Es handelt sich um Glucopolysaccharide, die zwischen C_1 und C_6 glykosidisch verknüpft sind. Klinische Anwendung finden vorwiegend zwei Formen:

a) **Dextran 60** (D 60)[1] mit einer mittleren MM von 60000
b) **Dextran 40** (D 40)[2] mit einer mittleren MM von 40000 (s. Tab. 20.1)

D 60 wird vorwiegend als 6%ige und D 40 als 10%ige Lösung in 0,9 % NaCl oder 4,5 % Glucose verwendet. Isoonkotisch mit Blut ist D 60 in ca. 4%iger und D 40 in 3,4%iger Lösung. Dextrane können pro Gramm 20 bis 25 ml H_2O in der Blutbahn retinieren oder aus dem extravasalen Raum anziehen. Die Verwendung der 6- bzw. 10%igen Lösung bedeutet daher Mobilisierung von zusätzlichem Volumen für die Zirkulation. Substanzen, die diese Fähigkeit besitzen, werden deshalb auch als **Plasmaexpander** bezeichnet. Sie sind besonders geeignet zur Behandlung des absoluten Volumenmangels (z.B. Traumen, anaphylaktischer Schock, Verbrennungen) und auch des relativen Volumenmangels bei peripherem Kreislaufversagen (z.B. neurogener Schock, Intoxikationen).

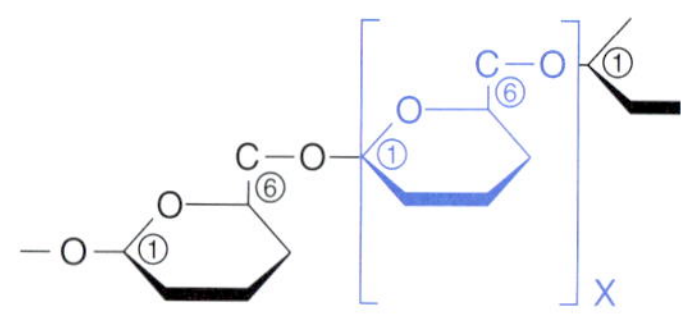

Abb. 20.4 Grundstruktur des Dextran-Moleküls.

D 40 weist eine Halbwertszeit im Blut von 2–4 und D 60 von 6–8 Stunden auf. Die Schwelle für die Harnfähigkeit der Dextrane liegt bei einer MM von etwa 50000. Dextrane, deren MM unterhalb dieser Schwelle liegt, werden vorwiegend von den Nieren ausgeschieden. Der im Körper verbleibende Anteil wird vorübergehend in Nieren,

[1] Macrodex® 6%, Thomaedex® 60
[2] Rheomacrodex®, Onkovertin® N

Leber und Milz im Monozyten-Makrophagen-System gespeichert und langsam (ca. 70 mg Dextran pro kg KG und Tag) von körpereigenen Enzymen völlig zu H_2O und CO_2 abgebaut. Dieser Prozeß ist dadurch erschwert, daß die Dextrane eine ungewöhnliche glykosidische Bindung besitzen (C_1–C_6 statt C_1–C_4). Die Viskosität des Blutes wird durch Dextrane mit niedriger MM vermindert. Die Erythrozytensenkungsgeschwindigkeit wird beeinflußt (D 60 erhöht und D 40 erniedrigt die Senkung). Dextrane mit einer MM über 56000 begünstigen die Aggregation von Erythrozyten. Niedermolekulares Dextran wirkt der Aggregation von Erythrozyten und Thrombozyten entgegen. Daher ist seine Anwendung bei gestörter Mikrozirkulation (Kapillaren), wie z.B. bei peripherem Kreislaufversagen, von Vorteil.

Dextran-Lösungen sind, vorausgesetzt sie werden in Glasflaschen aufbewahrt, sehr lange lagerfähig (bis zu 10 Jahren). In Plastikbehältern ändert sich bei längerer Lagerung infolge geringfügiger, aber permanenter Verdunstung von Wasser die Zusammensetzung der Lösungen. Ist Dextran in der Lösung nach längerer Lagerung ausgefallen, so kann es durch leichte Erwärmung der Infusionsflasche im Wasserbad wieder in Lösung gebracht werden. Dextrane sind billig in der Herstellung; sie sind praktisch nicht temperaturempfindlich. Dextran-Lösungen eignen sich im hohen Maße zur Massenbehandlung in Notfällen.

Verträglichkeit

Die Verträglichkeit von Dextranen ist im großen und ganzen gut; es gibt allerdings anaphylaktische Reaktionen (< 1,4 auf 10 000 Infusionen). Die ersten Symptome treten in der Regel bereits nach der Infusion von wenigen Millilitern in Erscheinung. Das antigene Potential der niedermolekularen Dextrane ist geringer als das der höhermolekularen Fraktionen. Bei Dextran-Infusionen sollten Vorsichtsmaßnahmen zur Bekämpfung anaphylaktischer Reaktionen getroffen werden. Neben Verunreinigungen sind für die anaphylaktischen Reaktionen vor allem dextranreaktive Antikörper der Klasse IgG verantwortlich, die nach Aufnahme von Dextranen mit Nahrungs- und Genußmitteln gebildet wurden. Es muß also damit gerechnet werden, daß auch bei Patienten, denen nie Dextran infundiert wurde, Antikörper vorhanden sind. Aus diesem Grund wird heute immer vor Beginn einer Dextran-Infusion 20 ml Dextran 1[1] (MM < 1000) intravenös injiziert. Durch Bindung der Antikörper an dieses niedermolekulare Hapten lassen sich die Komplexbildung mit hochmolekularen Dextranen und die Inzidenz und Schwere der anaphylaktischen Reaktion deutlich vermindern. Dennoch sind die ersten 10–20 ml einer Dextranlösung immer unter enger Überwachung zu infundieren, um den Beginn einer anaphylaktischen Reaktion frühzeitig zu erkennen.

Die anaphylaktischen Reaktionen werden von Zwischenfällen aufgrund von Verunreinigungen der Lösungen mit pyrogenen Stoffen (Lipopolysacchariden aus Bakterien) unterschieden, die bei der Herstellung bzw. Abfüllung von Infusionslösungen immer wieder auftreten können.

Bei Infusion größerer Volumina von Dextran-Lösungen ist die Blutgerinnung gestört. Die kritische Menge liegt für D 60 bei 1 g Dextran/kg KG und für D 40 bei 1,5 g/kg KG. Nach Dextran-Infusionen läßt sich die Kreuzprobe nicht mehr einwandfrei beurteilen (Erythrozyten-Aggregation!); deshalb sollte, wenn die Möglichkeit einer zusätzlichen Transfusion im Raum steht, Blut zur Kreuzprobe vor der Dextran-Infusion abgenommen werden.

Dextran-Infusionen sind kontraindiziert bei Patienten mit schweren Herzfehlern, bei Nierenschäden, Hypervolämie und bei bekannter Überempfindlichkeit gegen Dextran. Vorsicht ist bei eingeschränkter Funktion der Leber bzw. der Nieren geboten.

Hydroxyethylstärke

Hydroxyethylstärke[2] (HES) besteht aus Amylopectin, bei dem an den Glukosegruppen Hydroxyethylreste eingeführt wurden. Es hat sehr hohe mittlere Molekülmassen von 70000–450000 (Tab. 20.1). Experimente am Hund ergaben, daß die Dauer ihres Volumeneffektes der des Dextrans entspricht. Die Verweildauer im Blut ist darauf zurückzuführen, daß die Hydroxyethylgruppen den Abbau durch die Serumamylase verlangsamen. Während i.v. infundierte Stärke bereits nach 60 min abgebaut und aus der Blutbahn eliminiert war, beträgt die Verweildauer von HES je nach Molekülgröße 4 bis 8 Stunden (Tab. 20.1). Trotz ihrer hohen mittleren Molekülmasse hat HES den niedermolekularen Dextranen ähnliche rheologische Eigenschaften, da ihr Molekül offensichtlich kugelförmig ist. Die Häufigkeit, mit der bei HES anaphylaktische Reaktionen beobachtet werden, ist nur halb so hoch wie die von Dextran. Mit einem zeitlichen Verzug von mehreren Tagen kann für viele Monate ein hartnäckiges Hautjucken in Erscheinung treten, wahrscheinlich die Folge einer Einlagerung von HES in die Haut (nachgewiesen für 19 Monate).

Gelatine-Präparationen

Gelatine wird aus tierischen Kollagenen gewonnen. Verschiedene Verfahren, Gelatine abzubauen und die so gewonnenen Polypeptidfragmente wieder zu polymerisieren, liefern im wesentlichen drei verschiedene Handelsformen der Gelatine:

a) **Harnstoff-Gelatine-Polymerisat**[3] 3,5 % in Elektrolytlösung (NaCl, KCl und $CaCl_2$) (Tab. 20.1)
b) **Succinylierte Gelatine**[4] 4 % in Elektrolytlösung (NaCl und $CaCl_2$) (Tab. 20.1)

[1] Promit®

[2] Plasmasteril®, HAES-steril®, Expafusin®
[3] Haemaccel® 35, Harnstoff s. 3D-Abb. auf CD-Rom
[4] Gelafundin®

c) **Oxypolygelatine**[1] 5,5 % in 0,9 %iger NaCl-Lösung (Tab. 20.1)

Die Verweildauer der Gelatinepräparate in der Blutbahn ist kürzer als die der Dextrane, da der Prozentsatz an niedermolekularen Fraktionen größer ist. Bis zu 50 % der Gelatine verläßt bereits im Laufe der Infusion die Blutbahn. 70–90 % der verabreichten Dosis werden innerhalb weniger Stunden im Urin aufgefunden. Über das Schicksal des im Organismus verbleibenden Anteils der Gelatine ist wenig bekannt. Man vermutet, daß Gelatine von körpereigenen Enzymen abgebaut werden kann. Die Häufigkeit anaphylaktischer Reaktion liegt bei 11 auf 10000 Infusionen.

Die Viskosität des Blutes wird durch Gelatinepräparate im allgemeinen erhöht. Die H_2O-retinierende Eigenschaft von Gelatine ist infolge der kurzen Verweildauer in der Blutbahn geringer als die von Dextran-Lösungen.

Gelatine steigert die Senkungsgeschwindigkeit und begünstigt die Aggregation von Erythrozyten. Bei Verwendung der klinisch empfohlenen Mengen wird die Blutgruppenbestimmung nicht gestört und die Blutgerinnung nur geringfügig, nämlich nur aufgrund des Verdünnungseffektes des Blutes, beeinflußt.

Gelatinepräparate können lange gelagert werden und sind billig herzustellen. Von Nachteil ist, daß einige bei niedriger Temperatur gelieren und vor Gebrauch durch Erwärmen flüssig gemacht werden müssen.

[1] Gelifundol®

Natürliche Plasmaersatzmittel

Zu den natürlichen kolloidalen Lösungen zählen 5%ige Albuminlösung (Tab. 20.1), pasteurisierte Plasmaproteinlösungen und „fresh frozen plasma". Sie finden Anwendung bei Hypalbuminämie und zum Plasmaaustausch. Ihr routinemäßiger Einsatz als Plasmaersatzmittel ist wegen begrenzter Verfügbarkeit, wegen der hohen Kosten und bei Plasma wegen der Gefahr der Übertragung von Hepatitis und HIV nicht vertretbar.

Kristalloide Volumenersatzmittel

Kristalloide Lösungen oder Elektrolytlösungen (z.B. Ringer oder Tyrode) haben grundsätzlich den Nachteil, daß ihre Verweildauer in der Blutbahn äußerst kurz ist. Die niedermolekularen Bestandteile verlassen die Blutbahn und begünstigen – bei Infusion von größeren Mengen – die Entstehung von Ödemen. Ihre Anwendung bei geringgradigem Volumenverlust erscheint gerechtfertigt, der Bereich einer bevorzugten Anwendung für kristalloide Lösungen ist die Therapie von Störungen im Elektrolythaushalt oder des Säure-Basen-Gleichgewichtes (vgl. S. 521).

Tabelle 20.1: Charakteristika der verschiedenen Plasmaersatzmittel

Stoffgruppe		Mittlere Molekülmasse (MM)	Schwankungsbereich der MM	Lösung (g/100 ml)	Intravasale Verweildauer (Stunden)	Plasmaexpanderwirkung[a]
Dextran		60000[b]	25000–110000	6	6–8	nein
		40000[c]	15000–70000	10	2–4	ja
Hydroxyethylstärke (HES)		450000[d]		6	6–8	nein
		200000[e]		10	4–6	ja
		200000[f]		6	4–6	nein
		70000[g]		6	4–6	nein
Gelatine-Präparationen	Harnstoff-Gelatine-Polymerisat[h]	35000	4300–280000	3,5	2–3	nein
	succinylierte Gelatine[i]	35000	10000–100000	3	2–3	nein
	Oxypolygelatine[j]	35000	5600–100000	5,5	2–3	ja
Humanalbumin[k]		69000		5	Tage	nein

[a] Mobilisierung zusätzlichen Volumens aus dem extravasalen Raum
[b] Macrodex® 6%, Thomaedex® 60
[c] Rheomacrodex®, Onkovertin® N
[d] Plasmasteril®
[e] HAES-Steril® 10%
[f] HAES-Steril® 6%
[g] Expafusin
[h] Haemaccel® 35
[i] Gelafundin®
[j] Gelifundol®
[k] keine routinemäßige Anwendung als Plasmaersatzmittel

20.4 Therapie

Bei der Therapie des peripheren Kreislaufversagens müssen sich **symptomatische Sofortmaßnahmen** und Maßnahmen zur **Bekämpfung der pathophysiologischen Ursachen** ergänzen.

Zu den **Sofortmaßnahmen** (Basistherapie), die unabhängig von der Ursache des Schocks zur Anwendung kommen, zählen:

Sicherung der Atemwege, **Sauerstoffzufuhr,** wenn nötig Intubation und mechanische Beatmung.

Volumenersatz mit kolloidalen Plasmaersatzmitteln zur Aufrechterhaltung eines minimalen Blutdrucks, evtl. zusätzliche Gabe von Catecholaminen (siehe unten).

Korrektur des Säure-Basen-Haushaltes, **Bekämpfung der Acidose** durch Infusion von Natriumbikarbonatlösung (1 mol/l, 8,4 %) oder THAM-Pufferlösung (Trishydroxyaminomethan, 0,3 mol/l) unter häufiger Kontrolle der Blutgase und des pH-Wertes (Ziel-pH ist etwa 7,35).

Die parallel einzuleitende **kausale Therapie** ist darauf gerichtet, die spezifischen schockauslösenden Ursachen zu beseitigen. Aufgrund der Heterogenität der Schockursachen würde ihre Darstellung den Rahmen dieses Kapitels übersteigen.

Kann der arterielle Blutdruck durch die o.g. Sofortmaßnahmen nicht ausreichend stabilisiert werden, sind **zusätzliche pharmakotherapeutische Maßnahmen** indiziert:

Die Infusion von **Dopamin** (s. S. 124) führt zur Steigerung des Herzzeitvolumens (direkte und indirekte Stimulation von β_1-Adrenozeptoren des Herzens) bei gleichzeitiger Verbesserung der Perfusion der Nieren und des Splanchnikusgebietes (Stimulation von D_1-Rezeptoren auf der glatten Gefäßmuskulatur, s. S. 184).

Nach Ausgleich des Volumendefizits sollten Diuretika (**Schleifensaluretika oder Osmodiuretika,** s. S. 544 und 549) zur Aufrechterhaltung der Diurese eingesetzt werden.

Die Infusion von **Dobutamin** oder **Dopexamin** (s. S. 185) kommt zur weiteren Steigerung des Herzzeitvolumens in Betracht (Mittel der Wahl bei kardiogenem Schock).

Catecholamine mit α_1-Adrenozeptor-stimulierender Wirkung (Noradrenalin und Adrenalin, s. S. 125 und 130) sind – allein gegeben – beim peripheren Kreislaufversagen nicht indiziert, da sie die periphere Minderperfusion weiter verschlechtern. Steigt aber der Blutdruck trotz ausreichender Volumensubstitution und der Gabe von Dopamin/Dobutamin/Dopexamin nicht genügend an, so kann z.T. auf die zusätzliche Infusion von **Noradrenalin** nicht verzichtet werden. Dies gilt v.a. für das neurogene Kreislaufversagen. **Adrenalin** ist das Catecholamin der Wahl beim anaphylaktischen Schock.

Weiterführende Literatur

Dubick, M. A./Wade, C. E.: A review of the efficacy and safety of 7.5 % NaCl/6 % dextran 70 in experimental animals and humans. Journal of Trauma, **36**, 3, 323–330 (1994).

Gersmeyer, E. F./Yasargil, E. C. Y.: Schock und hypotone Kreislaufstörungen. 2. Aufl. Thieme, Stuttgart 1978.

Kilian, J./Meßner K./Ahnefeld, F. W. (Hrsg.): Schock. Klinische Anästhesiologie und Intensivtherapie, Bd. 33. Springer, Berlin 1987.

Laubenthal, H./Peter, K./Richter, W. et al.: Anaphylaktoide/anaphylaktische Reaktionen auf Dextran: Pathomechanismus und Prophylaxe. Diagnostik und Intensivtherapie **8**, 4, 1983.

Lucas, C. E.: Update in trauma care in Canada. Canadian Journal of Surgery **33**, 6, 451–456 (1990).

Meßner, K./Veragut, U. P./Gruber, U. F.: Schock. In: Klinische Pathophysiologie; W. Siegenthaler (Hrsg.). 6. Aufl. Thieme, Stuttgart 1987.

Roberts, J.S./Bratton, S.L.: Colloid volume expanders, problems, pitfalls and possibilities. Drugs 55, 621–630, 1998

Seeger, W./Walmrath, H.D./Lasch H.G.: Schock und akute Kreislaufinsuffizienz. In: Therapie innerer Krankheiten. Paumgartner G. (Hrsg.). 9. Aufl. Springer, Berlin 1999

Stoelting, R. K. (Ed.): Blood components and substitutes. In: Pharmacology and physiology in anesthetic practice. J. B. Lippincott Company, Philadelphia (1987).

Tonnesen, A. S.: Crystalloids and Colloids. In: Anesthesia. 3rd ed. Miller, R. D. (Ed.), Churchill Livingstone Inc. (1990).

Waldhausen, E./Keser, G./Marquardt, B.: Der anaphylaktische Schock. Anaesthesist **36**, 150, 1987.

21 Wasser und Elektrolyte

Therapie von Störungen des Wasser- und Elektrolythaushaltes sowie des Säure-Basen-Gleichgewichts

K. Turnheim, Wien

21.1 Die Körperflüssigkeiten: Zusammensetzung und Regulation

Lebewesen sind mit dem Problem konfrontiert, bei Änderungen von Umwelteinflüssen oder der eigenen metabolischen Aktivität das „**innere Milieu**" möglichst konstant zu halten, um die komplexen Funktionen des Organismus nicht zu gefährden. Für die Erhaltung der physiologischen Bedingungen im Körper, der „**Homöostase**", sind zahlreiche selbstregulierende Mechanismen verantwortlich, die unter anderem die Wasserbilanz, die Osmolarität, den pH-Wert und die Konzentrationen von Elektrolyten im Körper innerhalb enger Grenzen halten. Derartige homöostatische Mechanismen kontrollieren einerseits auf der Ebene des Gesamtorganismus die Zusammensetzung des Extrazellulärraumes, andererseits besitzen auch Zellen autoregulatorische Prozesse, um die Bedingungen im Intrazellulärraum zu bewahren.

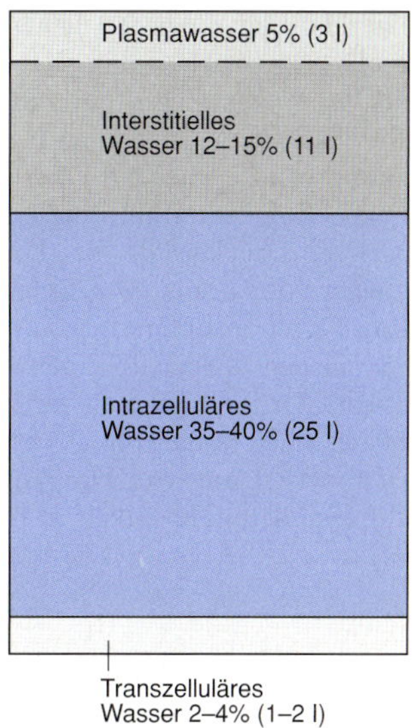

Abb. 21.1 Die Flüssigkeitsräume des menschlichen Körpers in Prozent des Körpergewichtes. In Klammer werden die entsprechenden Durchschnittswerte in Liter für einen 70 kg schweren Menschen angegeben.

21.1.1 Flüssigkeitsräume des Körpers

Der menschliche Körper besteht zu 55–60 % aus Wasser, das sind etwa 40 l bei einem Körpergewicht von 70 kg. Zwei Drittel des gesamten Körperwassers entfallen auf den **Intrazellulärraum**, ein Drittel auf den **Extrazellulärraum**, der wieder in den **Plasmaraum**, den **interstitiellen Raum** und den **transzellulären Raum** unterteilt wird (Abb. 21.1). Der Extrazellulärraum steht mit der Außenwelt über den Gastrointestinaltrakt, die Nieren, Lungen und die Haut in Verbindung. Die tägliche Wasseraufnahme und -abgabe beträgt 1,5–2,7 l (Tab. 21.1), wobei vor allem die Nieren Variationen des Wasserverlustes über andere Organe kompensieren. Im Rahmen der Flüssigkeitssubstitution bei Bewußtlosen ist der beträchtliche Wasserverlust über die Haut und den Respirationstrakt in Rechnung zu stellen. Bei Fieber, Hyperthyreose oder hohen Außentemperaturen kann der Flüssigkeitsverlust allein über die Haut auf 1,5 l/Tag und mehr steigen.

Das **transzelluläre Wasser** besteht unter anderem aus dem Liquor cerebrospinalis, der Flüssigkeit im Auge sowie den Sekreten des Magen-Darm-Traktes und der serösen Häute. Obwohl die Wassermenge, die sich zu einem bestimmten Zeitpunkt im transzellulären Raum befindet, normalerweise klein ist, muß der hohe Umsatz von Flüssigkeit in diesem Kompartiment beachtet wer-

Tabelle 21.1: Tägliche Wasserbilanz des Menschen bei geringer körperlicher Arbeit und mittleren Temperaturen

Wasser-aufnahme	(ml/Tag)	Wasser-abgabe	(ml/Tag)
Getränke	400–1350	Harn	500–1500
Wasser in festen Speisen	800–1000	Respiration	400–500
		Haut	500
Oxidations-wasser*	300–350	Faeces	100–200
Summe	1500–2700		1500–2700

* wird aus dem Stoffwechsel von Kohlehydraten, Fetten und Proteinen gewonnen.

den. Im Gastrointestinaltrakt werden z.B. täglich etwa 8 l Flüssigkeit in Form von Speichel, Magen-, Darm- und Pankreassaft sowie Galle in das Darmlumen sezerniert und wieder fast vollständig rückresorbiert. Bei Erkrankungen, die mit Erbrechen oder Diarrhö einhergehen, kann es zum Verlust dieser Sekrete kommen, wodurch bedrohliche Störungen des Wasser- und Elektrolythaushaltes möglich sind. Andere pathologische Bedingungen, unter denen das transzelluläre Flüssigkeitsvolumen erheblich verändert sein kann, sind Pleuraerguß und Ascites.

Die **Verteilung von Wasser** zwischen den einzelnen Räumen wird durch hydrostatische und osmotische Druckgefälle bestimmt. Der osmotische Druck ist der Summe aller gelösten Teilchen proportional, wobei Wasser von einer Lösung niedriger Teilchenkonzentration (niederosmolar) zu einer Lösung hoher Teilchenkonzentration (hochosmolar) fließt. Für einen osmotischen Wasserfluß entscheidend ist demnach eine asymmetrische Verteilung von Teilchen an einer Trennmembran. Schon geringe Konzentrationsunterschiede bedingen hohe osmotische Druckgefälle. Bei kompletter Impermeabilität einer Membran für gelöste Teilchen verursacht ein Konzentrationsunterschied von 1 mmol/l NaCl, das in zwei Teilchen dissoziiert, einen transmembranären osmotischen Druckgradienten von 38,6 mmHg, das entspricht einer Wassersäule von 52,5 cm.

Die Zusammensetzung von Plasmawasser, interstitieller und intrazellulärer Flüssigkeit ist in Tab. 21.2 angegeben.

Tabelle 21.2: Zusammensetzung von Plasmawasser, interstitieller und intrazellulärer Flüssigkeit

	Plasmawasser[1] (mmol/l)	interstitielle Flüssigkeit (mmol/l)	intrazelluläre Flüssigkeit (mmol/l)
Kationen			
Natrium	149	143	10
Kalium	4	4	155
Calcium	2,5[2]	1,5	< 0,001[3]
Magnesium	1	0,5	15
Anionen			
Chlorid	109	115	8
Bicarbonat	27	28	10
Phosphat	1	1	65[4]
Sulfat	0,5	0,5	10
organische Säuren	4	4	2
Proteine	1	< 1	6

[1] Proteine nehmen etwa 6 % des Plasmavolumens ein. Die Elektrolytkonzentrationen sind daher im Plasma um den Faktor 1,06 niedriger als im Plasmawasser.
[2] Etwa 40 % des Calciums im Plasma sind an Proteine gebunden.
[3] Freies Calcium im Cytoplasma.
[4] Primär organisches Phosphat (z.B. Nucleotide, Glucosephosphat).

Im Extrazellulärraum ist Na^+ das quantitativ wichtigste Kation, im Intrazellulärraum hingegen K^+. Der Grund für diese Asymmetrie ist die Existenz einer Ionenpumpe in der Zellmembran, die unter Verbrauch chemischer Energie (ATP) Na^+ aus der Zelle und K^+ in die Zelle pumpt (Na^+, K^+-ATPase).

21.1.2 Regulation des effektiven zirkulierenden Volumens

Wie aus Tab. 21.2 hervorgeht, wird die Osmolarität, und damit das Volumen des Extrazellulärraumes, hauptsächlich durch dessen NaCl-Gehalt bestimmt. Die Erhaltung jenes Plasmavolumens, das an der Gewebeperfusion teilnimmt (effektives zirkulierendes Volumen), hängt daher von der **NaCl-Bilanz** ab, also vom Verhältnis von NaCl-Aufnahme und -Ausscheidung. In der Regel korreliert das für die Hämoperfusion entscheidende effektive zirkulierende Volumen direkt mit dem Volumen des Extrazellulärraumes. Eine Dissoziation dieser Volumenparameter ist jedoch bei pathologischen Zuständen möglich. Das effektive zirkulierende Volumen ist z.B. bei Herzinsuffizienz aufgrund der verminderten kardialen Auswurfleistung reduziert, das gesamte Plasmavolumen und das Volumen des Extrazellulärraumes aber sind gesteigert. Entscheidend für den Zellstoffwechsel ist nicht primär das Volumen des Extrazellulärraumes, sondern eine adäquate Gewebeperfusion. Regulatoren des effektiven zirkulierenden Volumens sind in Tab. 21.3 zusammengefaßt. Die Aktivierung der Volumenregulation erfolgt über Rezeptoren, die sich im Herz-Kreislauf-System befinden (Carotissinus, Aortenbogen, Herzkammern, Pulmonalvenen, afferente Arteriolen der Nieren) und auf Druck bzw. Dehnung reagieren. Volumenrezeptoren im Interstitium sind nicht bekannt. Die durch Volumenregulatoren ausgelösten Änderungen des Extrazellulärraumes können unter physiologischen Bedingungen erwünscht, bei verschiedenen Erkrankungen wie Herzinsuffizienz, Leberzirrhose oder Niereninsuffizienz hingegen unerwünscht sein.

Elektrolytverteilung zwischen den Flüssigkeitsräumen des Körpers

Intravasalraum und interstitieller Raum

Die geringen Unterschiede in der ionalen Zusammensetzung des Plasmawassers und der interstitiellen Flüssigkeit (s. Tab. 21.2) sind durch den Umstand bedingt, daß die Kapillarwand für die Plasmaproteine relativ impermeabel ist, während die niedermolekularen Elektrolyte frei penetrieren können. Plasmaproteine haben polyanionischen Charakter, ihr Gegenion ist primär Na^+. Werden andere Natriumsalze vernachlässigt, liegt in der Kapillare Na^+ als Proteinat, Chlorid und Bicarbonat vor, im Interstitium hingegen praktisch nur als Chlorid und Bicarbonat. Ent-

Tabelle 21.3: Wesentliche Regulatoren des effektiven zirkulierenden Volumens
Renin-Angiotensin
Aldosteron
Natriuretische Peptide
Sympathisches Nervensystem
Vasopressin (antidiuretisches Hormon, ADH)

sprechend seinem Konzentrationsgradienten tendiert das positiv geladene Na^+ dazu, aus der Kapillare in das Interstitium zu diffundieren, wodurch der Plasmaraum gegenüber dem Interstitium geringfügig elektronegativ wird. Diese **elektrische Potentialdifferenz** stellt eine treibende Kraft für Anionen Richtung Interstitium und für Kationen Richtung Plasma dar. Schließlich stellt sich ein Gleichgewicht ein, bei dem das Produkt aus diffundierenden Kationen und Anionen im Plasma gleich jenem im Interstitium ist (Gibbs-Donnan Equilibrium, Abb. 21.2). Aus der durch die intravasalen Proteine bedingten Asymmetrie der diffundierenden Anionen und Kationen ergibt sich, daß der auf die Plasmaproteine zurückzuführende osmotische Druck, der sogenannte **onkotische Druck**, höher ist als es der Proteinkonzentration entspricht.

Intrazellulärraum

Die Flüssigkeit im Intrazellulärraum unterscheidet sich von jener im Extrazellulärraum nicht nur durch die hohe Kaliumkonzentration, sondern auch durch den hohen Gehalt nicht diffundierender Proteine und organischer Phosphate (Tab. 21.2). Durch das wegen der negativ geladenen Makromoleküle resultierende Gibbs-Donnan-Gleichgewicht tendieren die Zellen dazu, diffundierende Kationen anzusammeln. Die Zellen sind also ständig mit dem Problem eines gegenüber den Extrazellulärraum höheren osmotischen Druckes und damit mit der **Gefahr einer Zellschwellung** konfrontiert. Dieser Gefahr wird in erster Linie durch die Aktivität der Na^+,K^+-ATPase vorgebeugt, die für jeweils 2 K^+-Ionen, die in die Zelle aufgenommen werden, 3 Na^+-Ionen aus der Zelle pumpt. Demnach kommt es bei Hemmung des Metabolismus und damit der Pumpleistung der Na^+,K^+-ATPase, z.B. im Rahmen einer Hypoxie, rasch zu einer Zellschwellung.

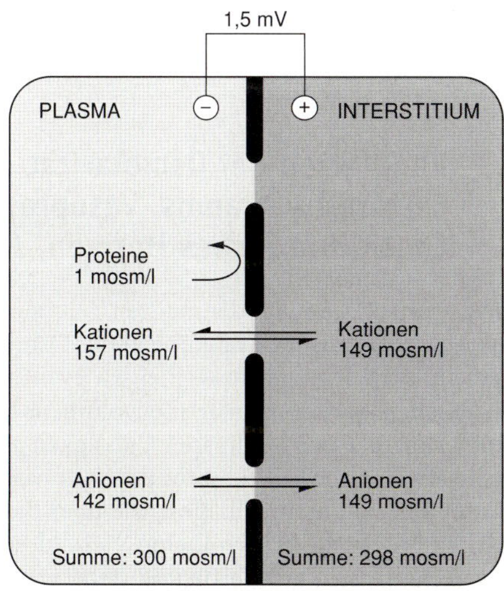

Abb. 21.2 Asymmetrische Verteilung von diffundierenden Kationen und Anionen an der Kapillarwand aufgrund der Impermeabilität der Membran für Plasmaproteine (Gibbs-Donnan-Gleichgewicht). An der Kapillarwand ergibt sich ein rechnerischer Druckgradient von 2 mosm/L.

Renin-Angiotensin-Aldosteron-System

Durch renale Minderdurchblutung und erhöhte Sympathikusaktivität wird **Renin** aus den granulären Zellen der glomerulären Arteriolen in den Nieren freigesetzt (s. Abb. 22.1). Eine verminderte Resorption von Natrium an der Macula densa im distalen Tubulus führt ebenfalls zu einer vermehrten Renin-Freisetzung. Renin, ein proteolytisches Enzym mit einer Plasmahalbwertszeit von etwa 20 min, setzt eine Kaskade von Aktivierungsschritten in Gang (Abb. 21.3), die mit der Abspaltung des Dekapeptids Angiotensin I aus dem α_2-Globulin Angiotensinogen beginnt. Angiotensin I wird in das Octapeptid Angiotensin II umgewandelt. Diese Reaktion wird durch das Konversionsenzym (engl. angiotensin converting enzyme, ACE, vgl. S. 479) katalysiert, das im Gefäß-

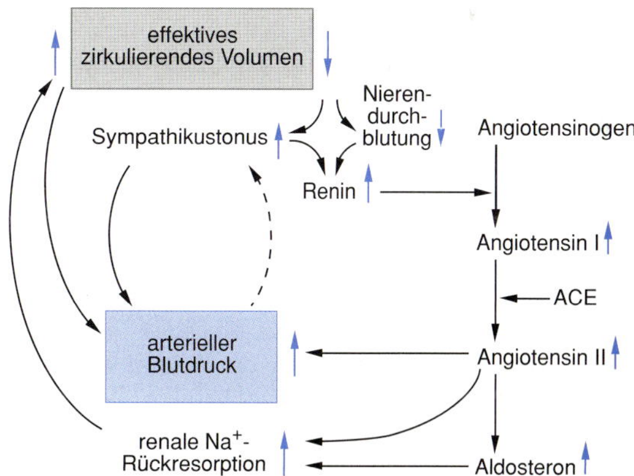

Abb. 21.3 Schema der Regelkreise zur Konstanterhaltung des zirkulierenden Volumens bzw. des arteriellen Blutdrucks. → bedeutet eine Erhöhung bzw. Stimulierung, ---→ eine Hemmung bzw. negative Rückkoppelung. ACE: angiotensin converting enzyme (Konversionsenzym). Zusätzlich zu den dargestellten Regelkreisen führt eine starke Abnahme des effektiven zirkulierenden Volumens bzw. des zentralen Venendrucks zu einer reflektorischen Stimulierung der Freisetzung von Vasopressin und damit zu einer erhöhten renalen Wasserrückresorption. Steigt hingegen der zentrale Venendruck, kommt es durch Vorhofdehnung zur Freisetzung des atrialen natriuretischen Peptids, das die Aldosteronsekretion und die renale Natriumrückresorption hemmt und den Blutdruck senkt.

endothel, vor allem der Lunge, aber auch anderer Organe vorkommt. Angiotensin II hat eine sehr kurze Plasmahalbwertszeit von 1–2 min, da es durch Peptidhydrolasen (Angiotensinasen) rasch inaktiviert wird.

Angiotensin II

Angiotensin II wirkt einer Hypotonie und Hypovolämie in zweifacher Weise entgegen. Einerseits ist Angiotensin II ein starker arterieller Vasokonstriktor (s. S. 480), andererseits fördert es die renale Natrium- und Wasserretention, und zwar durch direkte Stimulierung der Resorption von Natrium im proximalen Tubulus sowie durch Steigerung der Sekretion von Aldosteron in der Nebennierenrinde. Angiotensin II vermindert den renalen Blutfluß, eine exzessive renale Vasokonstriktion wird aber durch gleichzeitige Freisetzung von vasodilatierenden Prostaglandinen verhindert. Es wird diskutiert, daß die bei chronischer Zufuhr von nicht-steroidalen Antiphlogistika auftretenden Nierenschäden aufgrund einer verminderten Hämoperfusion wegen der Hemmung der Prostaglandinsynthese entstehen (s. S. 494).

Aldosteron

Aldosteron, das wichtigste Mineralocorticoid, wird in der Zona glomerulosa der Nebennierenrinde gebildet (s. S. 720). Bei Natriummangel ist die Aldosteronsekretion hoch (bis zu 1,5 mg/Tag), bei hoher Natriumzufuhr hingegen niedrig (< 0,1 mg/Tag). Die Plasmahalbwertszeit von Aldosteron beträgt etwa 30 min. Neben Angiotensin II wird die Sekretion von Aldosteron durch eine Hyperkaliämie und durch Natriummangel stimuliert, ACTH erhöht die Aldosteronsekretion nur kurzfristig.

Im distalen Nephron, in den Epithelien des Dickdarms und der Bronchien sowie in Schweiß- und Speicheldrüsen erhöht Aldosteron die Zahl von Natriumkanälen in der luminalen Zellmembran, die den Einstrom von Na^+ in die Zellen vermitteln, und steigert dadurch die Geschwindigkeit des Natriumtransportes. Die Aldosteron-induzierten Na^+-Kanäle werden durch die Diuretika Amilorid und Triamteren blockiert (s. Abb. 22.9). Daneben steigert Aldosteron die Anzahl der Na^+,K^+-ATPase-Einheiten in der basolateralen Zellmembran, also jener Transport-ATPase, die Natrium aus der Zelle zur Blutseite des Epithels pumpt. Durch die Stimulierung der Natriumresorption nimmt die transepitheliale elektrische Potentialdifferenz (Lumen negativ) zu. Zusätzlich zur Natriumresorption fördert Aldosteron die Sekretion von K^+- und H^+-Ionen im distalen Nephron, unter anderem wegen der erhöhten elektronegativen Ladung des Tubuluslumens.

Natriuretische Peptide

An der Regulation der Größe des Extrazellulärraums scheint eine Gruppe natriuretischer Peptide beteiligt zu sein, zu denen das **atriale natriuretische Peptid** (**ANP**, **Atriopeptin**) und **Urodilatin** gehören. Die Rezeptoren für natriuretische Peptide sind an die Guanylylcyclase gekoppelt, so daß intrazellulär cyclisches Guanosinmonophospat (cGMP) ansteigt (s. S. 494).

ANP besteht aus 28 Aminosäuren und wird in Myocyten der Herzvorhöfe gebildet. Aufgrund von Dehnungsreizen freigesetzt, verursacht ANP einerseits eine Vasodilatation und andererseits eine Steigerung der renalen Natrium- und Wasserausscheidung durch Erhöhung der glomerulären Filtrationsrate und Hemmung der tubulären Resorption von Natrium.

Urodilatin ist ein Peptid aus 32 Aminosäuren, das die Struktur von ANP enthält. Urodilatin wird in Zellen des distalen Tubulus der Nieren gebildet und luminal freigesetzt. Nach Interaktion mit Rezeptoren in der luminalen Zellmembran des Sammelrohrs kommt es zu einer Hemmung der Natriumkanäle (s. Abb. 22.9, S. 548) und damit zu einer Reduktion der Natriumrückresorption.

Sympathisches Nervensystem

Der Tonus des sympathischen Nervensystems und die Sekretion von Adrenalin aus dem Nebennierenmark werden durch eine Reduktion des effektiven zirkulierenden Volumens erhöht, hingegen durch dessen Zunahme erniedrigt. Eine Aktivierung des Sympathikus führt im Herz-Kreislauf-System zu einer Steigerung der Herzauswurfleistung und einer Vasokonstriktion und damit zu einem Anstieg des Blutdrucks, in der Niere kommt es zu einem über β_1-Adrenozeptoren vermittelten Anstieg der Reninsekretion. Die resultierende Natriumretention ist aber nicht nur durch den Anstieg von Angiotensin II und Aldosteron bedingt, sondern Catecholamine scheinen direkt über α_1-Adrenozeptoren die Natriumresorption im proximalen Tubulus und der Henle-Schleife zu stimulieren. Im Gegensatz zu Adrenalin und Noradrenalin steigert Dopamin die renale Durchblutung und Natriumausscheidung.

21.1.3 Regulation der Osmolarität des Extrazellulärraums, Vasopressin (antidiuretisches Hormon, ADH)

Die Wasserpermeabilität der meisten Zellmembranen ist hoch, schon geringe Schwankungen der Osmolarität der extrazellulären Flüssigkeit können zu eventuell lebensbedrohlichen Änderungen des Zellvolumens führen. Die Osmolarität der extrazellulären Flüssigkeit muß daher in sehr engen Grenzen konstant gehalten werden. Während für die Volumenregulation, die über die Natriumausscheidung gesteuert wird, eine Vielzahl von Regulationsmechanismen zur Verfügung steht, erfolgt die Osmoregulation über nur einen Effektor, nämlich über das durch hypothalamische Osmorezeptoren gesteuerte Vasopressin, das die Wasserbilanz kontrolliert. Als internationale Kurzbezeichnung hat sich Vasopressin durchgesetzt, wenngleich die Bezeichnung antidiuretisches

Hormon (ADH, Adiuretin; s. S. 686) der physiologischen Bedeutung des Peptids eher gerecht wird.

Vasopressin ist ein Nonapeptid, das im Hypothalamus (Nucl. supraopticus und Nucl. paraventricularis) synthetisiert wird. Beim Menschen weist Vasopressin in Position 8 ein Arginin auf (Arginin-Vasopressin). Vasopressin-enthaltende Granula wandern neuronal in den Hypophysenhinterlappen und werden dort gespeichert. Eine Zunahme der Plasmaosmolarität stimuliert die Abgabe von Vasopressin in das Blut, eine Abnahme der Plasmaosmolarität hemmt die Vasopressin-Freisetzung. Zusätzlich zur Vasopressin-Sekretion wird durch eine Hyperosmolarität des Plasmas auch das Durstgefühl stimuliert. Um die Ausscheidung harnpflichtiger Stoffe zu gewährleisten, kann ein minimales Harnvolumen von 500 ml/Tag nicht unterschritten werden, die Korrektur eines Wassermangels erfordert daher eine Wasserzufuhr (Abb. 21.4). Es liegen Hinweise vor, daß an der Vermittlung des Durstgefühls Angiotensin II beteiligt ist. Das System ist so fein einreguliert, daß die Plasmaosmolarität normalerweise um nur 1–2 % variiert.

Neben Änderungen der Plasmaosmolarität wird die Sekretion von Vasopressin auch durch eine Abnahme des effektiven zirkulierenden Volumens stimuliert, allerdings muß das Blutvolumen um mindestens 10 % abnehmen, bevor ein Anstieg der Freisetzung von Vasopressin festzustellen ist.

Vasopressin spielt bei der **Konzentrierung des Harns** durch die Niere eine entscheidende Rolle, indem es die Wasserpermeabilität der Sammelrohre erhöht, so daß Wasser aus dem Lumen in das hypertone Interstitium des Nierenmarkes abfließen kann. Über einen Anstieg von intrazellulärem cyclischem AMP aufgrund einer Aktivierung der Adenylylcyclase führt Vasopressin zur Fusion cytoplasmatischer Vesikel mit der luminalen Zellmembran. Diese Vesikel enthalten wasserführende Kanäle (Aquaporine), es wird daher der Einstrom von Wasser in die Zellen erhöht. Bislang wurden mehrere Wasserkanäle kloniert. Aquaporin 1 vermittelt die Wasserresorption in proximalen Tubulus, während Aquaporin 2 der durch Vasopressin regulierte Wasserkanal der luminalen Membran des Sammelrohrs ist. Die Wasserpermeabilität der basolateralen Zellmembran des Sammelrohrs wird durch Aquaporin 3 vermittelt.

Zusätzlich zum antidiuretischen Effekt, der über sogenannte V_2-Rezeptoren vermittelt wird, verursacht Vasopressin in höheren Konzentrationen über V_1-Rezeptoren eine **Vasokonstriktion**. Dieser Effekt beruht auf einer Stimulierung der Phospholipase C und einer Erhöhung des intrazellulären freien Calciums. Ferner stimuliert Vasopressin über V_2-Rezeptoren die Freisetzung des **Gerinnungsfaktors VIII** und des von-Willebrand-Faktors aus dem Gefäßendothel (s. S. 556, 563).

Eine **Hemmung der renalen Vasopressinwirkungen** kann bei Zuständen vermehrter Rückresorption freien Wassers und Hyponatriämie (Syndrom der inadäquaten ADH-Sekretion, SIADH) von Vorteil sein. Zu den zu diesem Zweck entwickelten nicht-peptidartigen Antagonisten von V_2-Rezeptoren gehört OPC-31260 (5-Dimethylamino-1[4-(2-methylbenzoylamino)-benzoyl]-2,3,4,5-tetrahydrobenzazepin), das beim Menschen in einer Dosierung von 1 µg/kg die Clearance von freiem Wasser deutlich steigert. OPC-31260 wird z. Zt. klinisch geprüft. Die Symptome eines Diabetes insipidus löst auch **Lithium** aus, wahrscheinlich durch Hemmung der stimulierenden Wirkung von Vasopressin auf cAMP, der Gehalt von Aquaporin 2 in den Sammelrohren sinkt.

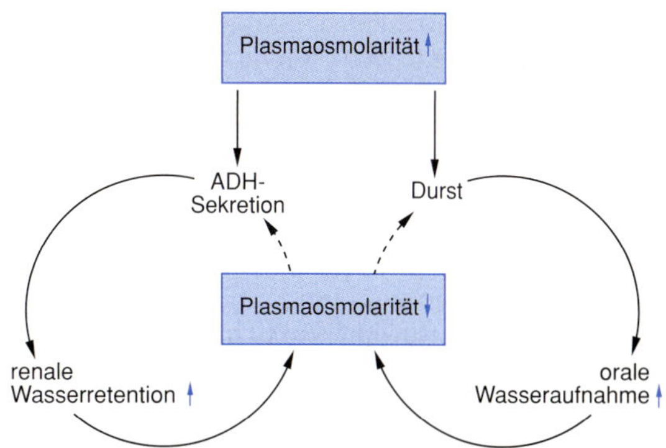

Abb. 21.4 Regelkreise zur Konstanterhaltung der Plasmaosmolarität. → bedeutet eine Stimulierung, ---→ eine Hemmung bzw. negative Rückkoppelung.

Die renalen Wirkungen von Vasopressin werden auch durch das Tetracyclin-Antibiotikum **Demeclocyclin** vermindert. Agonisten an κ-Opioidrezeptoren inhibieren die Sekretion von Vasopressin und erhöhen damit die Clearance freien Wassers. Diese Effekte sind jedoch von einer Antinatriurese und zentralnervösen Effekten begleitet. Selektive Hemmer von Wasserkanälen stehen derzeit nicht zur Verfügung.

21.1.4 Säure-Basen-Haushalt

pH-Regulation im Extrazellulärraum

Zur Kontrolle der H^+-Ionen-Konzentration im Extrazellulärraum stehen dem Organismus 3 Mechanismen zur Verfügung:

1. Bindung oder Abgabe von H^+ durch Puffersysteme;
2. Regulation des Partialdruckes von CO_2 durch die Atmung;
3. Regulation der renalen H^+- bzw. HCO_3^--Ausscheidung.

Es ist üblich, den Säuregrad, also die Konzentration von H^+-Ionen in einer Lösung, in pH-Einheiten, d. h. als negativen dekadischen Logarithmus der H^+-Ionen-Konzentration, anzugeben. Zwei wesentliche Eigenschaften des pH-Wertes sind zu beachten:

a) der pH-Wert ist umgekehrt proportional zur H^+-Konzentration;
b) eine Änderung des pH-Werts um eine Einheit entspricht einer 10fachen Änderung der H^+-Konzentration.

Der normale pH-Wert der extrazellulären Flüssigkeit beträgt 7,4, der intrazelluläre pH-Wert ist mit 7,2 etwas saurer. Die extrazelluläre H^+-Konzentration beträgt also 40 nmol/l (oder 0,00004 mmol/l). Der maximale pH-Bereich, der noch mit dem Leben vereinbar ist, liegt zwischen 6,8 und 7,8, das entspricht einer H^+-Konzentration von 16–160 nmol/l.

Im Extrazellulärraum ist das **Kohlensäure-Bicarbonat-System** der wichtigste Puffer, während die primären intrazellulären Puffer Proteine (in den Erythrozyten vor allem Hämoglobin) und Phosphate sind. Ein Puffer ist eine schwache Säure, die bei Änderungen des pH in der Lage ist, H^+-Ionen zu binden oder abzugeben und damit den pH in einem engen Bereich konstant hält. Da alle Puffersysteme untereinander im Gleichgewicht stehen, genügt es, einen Puffer, z.B. das Kohlensäure-Bicarbonat-System, zu analysieren, um Aufschluß über den Säure-Basen-Status zu gewinnen. In der Regel werden der pH und der Partialdruck von CO_2, pCO_2, im Plasma mittels Elektroden gemessen und die HCO_3^--Konzentration, $[HCO_3^-]$, aus folgender Beziehung berechnet:

$$pH = 7{,}62 + \log\frac{[HCO_3^-]}{pCO_2}$$

Bei einem pCO_2 von 42 mmHg und einem pH von 7,4 ergibt sich eine HCO_3^--Konzentration von 25 mmol/l.

Die Pufferkapazität des Organismus ist hoch, trotzdem können die Puffersysteme die H^+-Ionen-Konzentration nur kurzfristig konstant erhalten. Eine endgültige Entfernung saurer Valenzen und eine Regenerierung der Pufferkapazitäten ist nur durch Elimination von Säure aus dem Körper über die Lunge und Nieren möglich. Insgesamt fallen aus dem Stoffwechsel pro Tag etwa 15–20 mol CO_2 an, das ist hundertmal mehr CO_2, als im Körper gelöst vorliegt. Diese große Menge CO_2 wird über die Lunge abgeatmet. Im Wege eines Rückkoppelungskreises über das Atemzentrum in der Medulla oblongata, das direkt durch den pH bzw. pCO_2 im Hirngewebe (und indirekt durch den arteriellen Partialdruck von Sauerstoff über Chemorezeptoren im Glomus caroticum) reguliert wird, kann die Respiration dem jeweiligen Druck von CO_2 im Blut angepaßt werden.

Die Abpufferung von H^+-Ionen durch HCO_3^- mit nachfolgender Elimination von CO_2 über die Lunge ist mit einem Verlust von HCO_3^- verbunden. Die Nieren sind hingegen in der Lage, H^+ ohne HCO_3^--Verlust auszuscheiden, wobei der **Carboanhydrase** eine entscheidende Rolle zukommt (Abb. 21.5). Über den Mechanismus der HCO_3^--Rückresorption kann der pH des Harns auf 4,7–5,0 abgesenkt werden. Darüber hinausgehende renale Elimination von H^+-Ionen muß in gepufferter Form erfolgen, in erster Linie durch Bildung von NH_4^+. Ammoniak, NH_3, wird in den Tubuluszellen vorwiegend durch Desaminierung von Glutamin gebildet. Als ungeladenes Molekül penetriert NH_3 rasch in das Tubuluslumen und reagiert dort als starke Base (pK 9,0) mit H^+-Ionen unter Bildung von NH_4^+, das wegen seiner elektrischen Ladung nicht mehr in das Interstitium zurückdiffundieren kann, sondern mit dem Harn ausgeschieden wird.

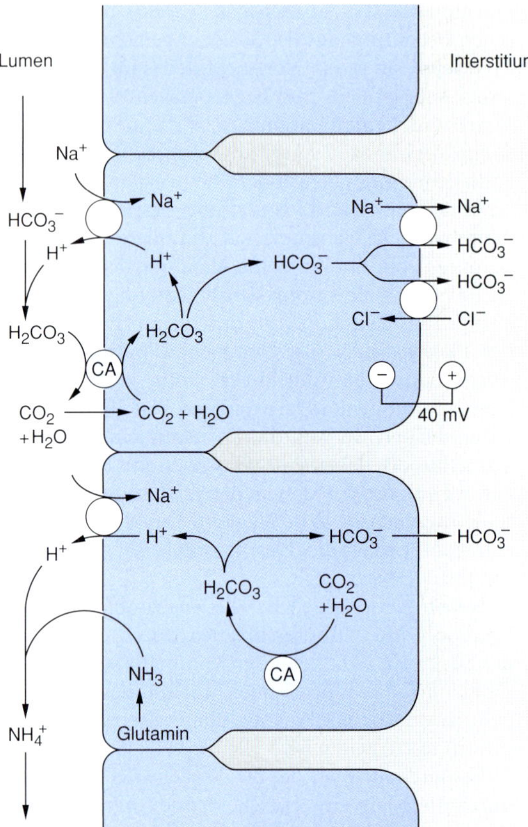

Abb. 21.5 Mechanismus der Bicarbonat-Rückresorption und der Ammonium-Ausscheidung in der Niere. H^+-Ionen werden im Austausch gegen Na^+-Ionen (im distalen Tubulus auch über eine H^+-ATPase) in das Lumen sezerniert und bilden mit dem glomerulär filtrierten HCO_3^- Kohlensäure. Diese zerfällt unter Einwirkung der Carboanhydrase (CA) in CO_2 und Wasser. Das rasch Zellmembranen penetrierende CO_2 gelangt in die Tubuluszellen, wo es zu Kohlensäure hydratisiert wird, die zu H^+ und HCO_3^- dissoziiert. Die H^+-Ionen werden im Austausch gegen Na^+-Ionen wieder in das Tubuluslumen sezerniert, während HCO_3^- auf der kontraluminalen Seite die Zellen verläßt. Dieser Auswärtstransport von HCO_3^- aus der Zelle in das Interstitium wird einerseits durch ein Cotransportsystem vermittelt, das wahrscheinlich 3 HCO_3^- und 1 Na^+ nach außen transferiert und durch das elektrische Membranpotential getrieben wird, und andererseits durch einen HCO_3^--Cl^--Austauschmechanismus. Neben der in der unteren Bildhälfte dargestellten Entstehung von NH_4^+ aus H^+ und NH_3 im Tubuluslumen kann zellulär gebildetes NH_4^+ über den luminalen Na^+-H^+-Austauschmechanismus sezerniert werden, der also in diesem Fall als Na^+-NH_4^+-Austauscher fungiert.

Ein weiterer Puffer für die renale H^+-Ausscheidung ist das **Phosphatsystem** ($H_2PO_4^-/HPO_4^{2-}$), das einen pK von 6,8 hat. Bei pH 7,4 liegt daher Phosphat zu 80 % als HPO_4^{2-} vor, bei pH 5,5 hingegen zu 95 % als $H_2PO_4^-$. Durch Ansäuern des Harns nimmt Phosphat also eine fast äquimolare Menge H^+ auf. Zu beachten ist, daß die Ausscheidung von H^+ in gepufferter Form unabhängig von der Resorption von HCO_3^- ist, vielmehr wird bei diesen Mechanismen der Säureelimination neues HCO_3^- für den Organismus verfügbar, da das verbrauchte CO_2 aus dem Stoffwechsel stammt und nicht aus dem glomerulär filtrierten HCO_3^- (Abb. 21.5).

Das Ausmaß der tubulären H^+-Sekretion und HCO_3^--Resorption bzw. -Neubildung ist abhängig vom pCO_2 im Organismus, da dieser den intrazellulären pH in den Tubuluszellen beeinflußt. Stehen viele H^+-Ionen in der Zelle zur Verfügung, also bei **Acidose**, ist die H^+-Sekretion und damit die HCO_3^--Rückresorption und -Neubildung hoch, bei H^+-Mangel, also bei Alkalose, ist die Situation umgekehrt. Im Rahmen einer Acidose ist die NH_3-Bildung aus Glutamin und damit die NH_4^+-Ausscheidung erhöht. Es liegen ferner Hinweise vor, daß Aldosteron den luminalen Na^+-H^+-Austauschmechanismus stimuliert, wodurch die HCO_3^--Rückresorption ansteigt. Die intrazelluläre Alkalisierung erhöht die Leitfähigkeit der luminalen Zellmembran für Kalium, so daß der Ausstrom von Kalium in das Tubuluslumen zunimmt.

pH-Regulation im Intrazellulärraum

Neben der Regulation des Säure-Basen-Haushaltes des Extrazellulärraums sind auch die Zellen selbst mit Mechanismen zur Erhaltung des intrazellulären pH ausgestattet. Zellen sind einerseits mit einer Säurebelastung aus ihrem Metabolismus konfrontiert, andererseits stellt die elektrische Potentialdifferenz an der Zellmembran eine beträchtliche treibende Kraft für den H^+-Ionen-Einstrom in die Zellen dar. Bei einem Membranpotential von 60 mV (innen negativ) würde bei passiver Verteilung der H^+-Ionen entsprechend der Nernst-Gleichung ein intrazellulärer pH von 6,4 resultieren. Dafür, daß der intrazelluläre pH aber mit etwa 7,2 wesentlich höher liegt, sind vor allem zwei Mechanismen der intrazellulären pH-Regulation verantwortlich, die metabolische Pufferung und der Transport von Säuren und Basen durch die Zellmembran.

Metabolische Pufferung

Bei intrazellulärer Acidose werden H^+-erzeugende Enzymsysteme gehemmt und H^+-verbrauchende aktiviert, die Glycolyse nimmt ab, die Gluconeogenese und die Oxidation von Pyruvat nehmen hingegen zu. Lactat, Pyruvat und andere Carboxylate werden gemeinsam mit H^+-Ionen in neutrale oder flüchtige Produkte wie Glucose oder CO_2 und Wasser metabolisiert, Säure wird also verbraucht. Substanzen, die ihre elektrische Ladung im Stoffwechsel verlieren, werden als „labile“ Ionen bezeichnet.

Säure-Basen-Transport durch die Zellmembran

Ein wesentlicher Mechanismus, über den die Zellen H^+-Ionen nach außen transportieren können, ist der Na^+-H^+-Austauschmechanismus (Abb. 21.6). Getrieben wird dieser Austausch durch das hohe chemische Gefälle für Natrium in die Zelle, das durch die Na^+, K^+-ATPase der Zellmembran errichtet wird. Stimuliert wird der Na^+-H^+-Austausch durch intrazelluläre Ansäuerung, während eine extrazelluläre Acidose inhibitorisch wirkt. Neben dem Na^+-H^+-Austauschmechanismus existiert auch ein Cl^--HCO_3^--Austauscher, der vom transmembranären Konzentrationsgefälle dieser Anionen getrieben wird. Zusätzlich sind manche Zellen, z.B. im distalen Nephron, mit einer H^+-Pumpe ausgestattet, die H^+-Ionen, zum Teil im Austausch gegen K^+-Ionen, unter Verbrauch von ATP sezerniert.

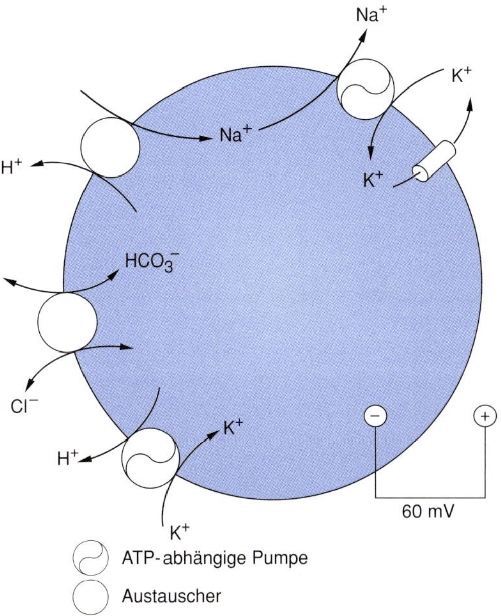

Abb. 21.6 Transportmechanismen der Zellmembran, die an der Regulation des intrazellulären pH beteiligt sind.

21.2 Störungen des Elektrolyt- und Wasserhaushaltes

21.2.1 Pathophysiologie der Natrium- und Wasserbilanz

Bei Änderungen des Natrium- und Wasserhaushaltes kann nach dem Verhalten der Plasmaosmolarität jeweils eine **isotone, hypotone oder hypertone Dehydratation** oder **Hyperhydratation** unterschieden werden; es sind also Veränderungen des Volumens und der Osmolarität zu beachten (Abb. 21.7). Bei isotonen Volumenänderungen des Extrazellulärraums besteht keine Differenz des osmotischen Druckes zum Intrazellulärraum, dessen Volumen bleibt daher konstant.

Eine Abnahme der Natriumkonzentration und damit der Osmolarität im Extrazellulärraum führt hingegen zu einem **Anschwellen der Zellen**, da diese nun relativ hyperton gegenüber der Flüssigkeit im Extrazellulärraum sind. Dieses Zellödem ist unabhängig davon, ob das Volumen des Extrazellulärraums ab- oder zugenommen hat. Umgekehrt führt ein Anstieg der Osmolarität im Extrazellulärraum zu einer Verminderung des Zellvolumens, gleichsam zu einer **Exsikkose der Zellen**. Insbesondere die Zellen des Zentralnervensystems reagieren auf Änderungen ihres Volumens mit Funktionsstörungen.

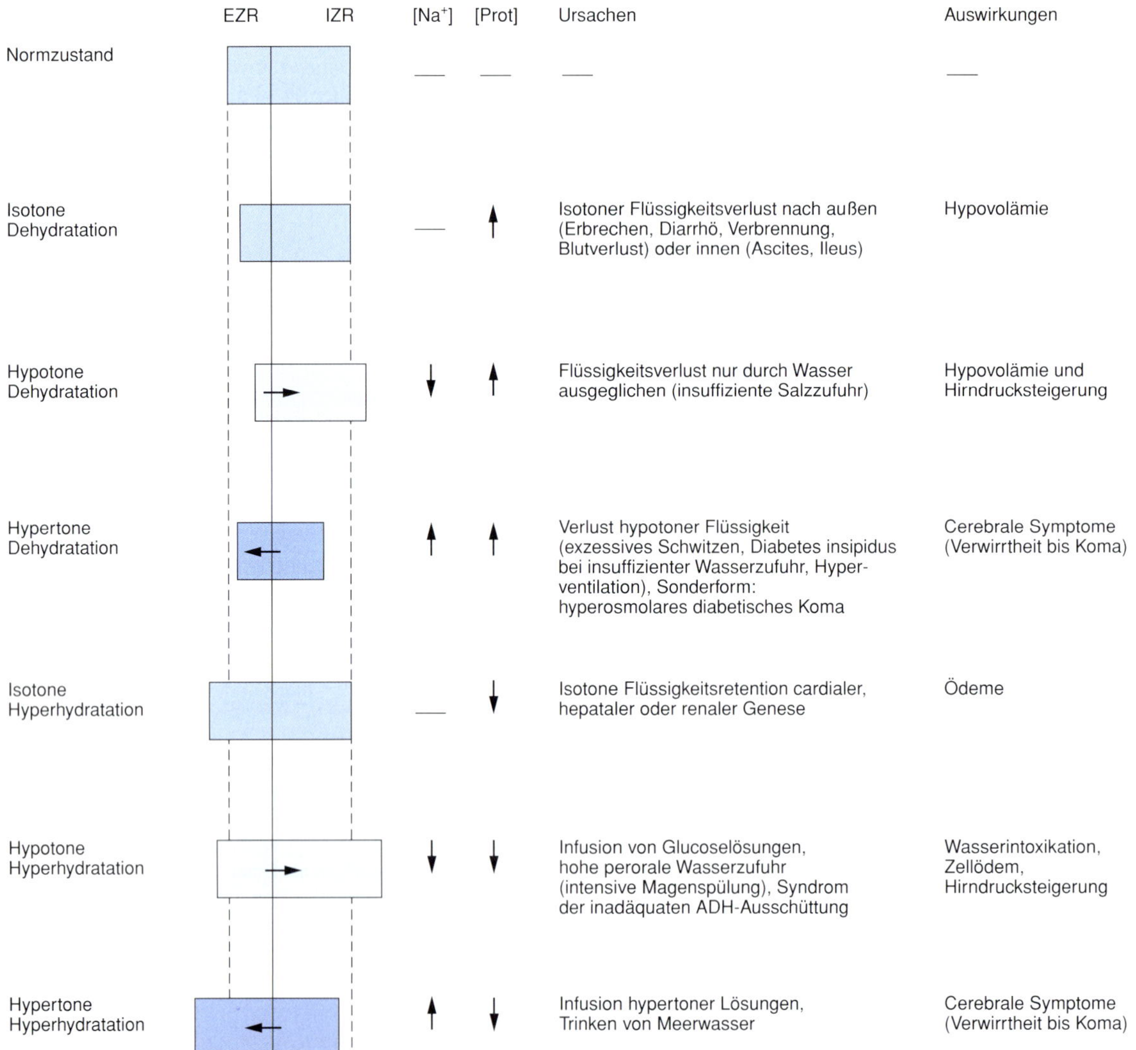

Abb. 21.7 Veränderungen des Volumens bzw. der Osmolarität des Extrazellulärraumes (EZR) und des Intrazellulärraumes (IZR) sowie der Konzentrationen von Natrium und von Proteinen im Plasma bei verschiedenen Störungen des Natrium- und Wasserhaushaltes. Die horizontalen Pfeile deuten die Richtung einer Volumenänderung des IZR an, die aufgrund einer Zunahme oder Abnahme der Osmolarität des EZR zustande kommt (starke bzw. schwache Farbgebung).

Behandlung der Dehydratation

Eine Dehydratation wird durch **Volumen**- und gegebenenfalls durch **Elektrolytsubstitution** behandelt. Bei **hypotoner Dehydratation** kann der initiale Natriumbedarf (in mmol) aus der Differenz des Soll- und Ist-Zustandes der Natriumkonzentration im Plasma, $[Na^+]$, und dem Volumen des Extrazellulärraumes berechnet werden:

$$Na^+\text{-Bedarf} = ([Na^+]_{soll} - [Na^+]_{ist}) \cdot 0{,}2 \cdot \text{kg Körpergewicht}$$

Diese Natriummenge kann z.B. in Form einer isotonen Ringer-Lösung (Tab. 21.4) infundiert werden. Durch die Verabreichung von Elektrolyten kommt es zu einer osmotischen Verschiebung von Wasser aus den Zellen in das Interstitium, wodurch die Natriumkonzentration im Plasma neuerlich abfallen kann.

Bei **isotoner Dehydratation** kann Flüssigkeit am einfachsten in Form von Rehydratationslösungen, die Natrium und Glucose enthalten, oral zugeführt werden (s. Tab. 24.13, S. 621). Bei schwerwiegender Hypovolämie mit Kreislaufinsuffizienz werden isotone Salzlösungen (0,9 % NaCl, Ringer-Lösungen, Tab. 21.4), Plasmaersatzstoffe (s. S. 516) oder, bei gleichzeitig bestehender Anämie, Blutkonserven intravenös verabreicht. Eine **hypertone Dehydratation** kann hingegen durch Zufuhr Elektrolyt-freien Wassers in Form einer 5 % Glucoselösung (Glucose ist nur vorübergehend osmotisch aktiv, da sie zu CO_2 und H_2O abgebaut wird) oder einer Mischung von 5 % Glucose und 0,9 % NaCl behandelt werden. 5 %ige Lösungen von Fructose (Laevulose) führen ebenfalls freies Wasser zu, die i. v. Verwendung von Fructose wird allerdings durch die Möglichkeit des Auftretens einer Lactatacidose bei Patienten mit Fructoseintoleranz kompliziert. Fructoselösungen sollen daher nicht mehr i. v. verwendet werden. Das gleiche gilt für Lösungen von Sorbit.

Ein Anhaltspunkt für das **Wasserdefizit** bei Hypernatriämie, also für die zu substituierende Menge freien Wassers, ergibt sich aus dem Verhältnis von Ist- und Sollwert der Natriumkonzentration im Plasma:

$$\text{Wasserdefizit} = \left(\frac{[Na^+]_{ist}}{[Na^+]_{soll}} - 1\right) \cdot 0{,}6 \cdot \text{kg Körpergewicht}$$

wobei 0,6 dem Wasseranteil des Körpers entspricht.

Wichtig ist, daß die Substitution von freiem Wasser langsam vor sich geht, die Na^+-Konzentration im Plasma soll nur um 1 mmol/l pro Stunde sinken. Bei schnellerer Korrektur der Hyperosmolarität droht ein Hirnödem, da wegen der niedrigen Permeabilität der Blut-Hirnschranke für gelöste Substanzen bei rascher Senkung der Plasmaosmolarität ein osmotisches Druckgefälle zwischen Zentralnervensystem und Plasma entsteht.

Tabelle 21.4: Zusammensetzung wichtiger intravenöser Infusionslösungen

Lösung	gelöste Substanzen (mmol/l)	Osmolarität (mosm/l)
0,9 % Kochsalz*	NaCl 154	308
0,45 % Kochsalz	NaCl 77	154
3 % Kochsalz	NaCl 513	1026
5 % Glucose	D-Glucose 278	278
Ringer**	NaCl 147, KCl 4, $CaCl_2$ 5	317
Ringer-Lactat**	NaCl 103, KCl 4, $CaCl_2$ 2, $MgCl_2$ 2, Na^+-Lactat 28	282

* 3D-Abb. auf CD-Rom
** „Vollelektrolytlösungen"
Zusätzlich stehen Elektrolytkonzentrate mit stabilen Ionen (NaCl, KCl, $CaCl_2$) und labilen Ionen ($NaHCO_3$, Na^+-Lactat, Na^+-Malat, $KHCO_3$, K^+-Lactat, K^+-Malat, KH_2PO_4, Arginin-HCl, Lysin-HCl) zur Verfügung, die jeweils 1 mmol/ml enthalten. Diese Konzentrate sind hyperton und sind als Infusionszusätze gedacht, sie müssen also verdünnt werden.

Das hyperosmolare diabetische Koma

Einen Sonderfall stellt das hyperosmolare diabetische Koma dar (s. S. 657). Bei dieser Form der hypertonen Dehydratation ist die hohe Plasmaosmolarität (350 bis 400 mosm/l) primär auf die **exzessive Hyperglykämie** zurückzuführen. Das hyperosmolare diabetische Koma, das in der Regel ohne wesentliche Ketoacidose auftritt, kommt durch osmotische Diurese zustande, welche die nicht resorbierte Glucose im Tubuluslumen verursacht. Glucose im Tubuluslumen bindet osmotisch Wasser, die Rückresorption von Na^+-Ionen erfolgt daher im proximalen Tubulus nicht isoton, sondern hyperton, da die resorbierten Na^+-Ionen nicht von einer äquivalenten Menge Wasser begleitet werden. Aufgrund dieses über die Elektrolytausscheidung hinausgehenden Verlustes von Wasser kommt es zu einem Anstieg der Plasmaosmolarität, sofern nicht gleichzeitig eine entsprechende Wasserzufuhr erfolgt. Ein hyperosmolares diabetisches Koma stellt sich daher vor allem bei alten Menschen ein, die nicht in der Lage sind, den renalen Verlust freien Wassers durch ausreichendes Trinken zu ersetzen. Wegen des hohen osmotischen Drucks im Extrazellulärraum wird aus den Zellen Wasser angesaugt, die Na^+-Konzentration im Plasma muß daher nicht erhöht sein. Therapeutisch hat die **Volumensubstitution** im Vordergrund zu stehen, um den Kreislauf und die Harnproduktion in Gang zu halten. In der Regel wird mit einer intravenösen Infusion von 1 l isotoner NaCl-Lösung begonnen, in der Folge soll die Osmolarität der infundierten Lösung maximal 50 mosm/l unter der aktuellen Plasmaosmolarität liegen. Reicht die Flüssigkeitssubstitution zur Beherrschung des hyperosmolaren diabetischen Komas nicht aus, kann zusätzlich **Insulin** verabreicht werden. Allerdings liegt häufig eine Insulinresistenz vor, unter anderem wegen der Hyperosmolarität. Bei Gabe von Insulin ist wegen der Verschiebung von K^+-Ionen in den Intrazellulärraum auf eine entsprechende Kaliumzufuhr zu achten.

Pathogenese von Ödemen

Unter dem Begriff Ödem (griech.: Schwellung) wird in der Regel eine **isotone Hyperhydratation** mit Zunahme des Extrazellulärraums verstanden. Ödeme in diesem Sinn entstehen bei einer Störung jener Faktoren, die für den Flüssigkeitsaustausch zwischen dem Intravasalraum und dem Interstitium verantwortlich sind (Abb. 21.8). Dem hydrostatischen Druckgefälle an der Kapillarwand (also dem Unterschied zwischen dem hydrostatischen Druck im Gefäß und im Interstitium) steht ein Gefälle des onkotischen Druckes gegenüber, das auf die geringe Permeabilität der Kapillarwand für Plasmaproteine zurückzuführen ist. Die Differenz zwischen dem hydrostatischen und dem onkotischen Druckgefälle, der **effektive Filtrationsdruck**, bestimmt Ausmaß und Richtung der Flüssigkeitsbewegung durch die Kapillarwand. Am arteriellen Ende der Kapillare überwiegt der intravaskuläre hydrostatische Druck; es wird daher Flüssigkeit in das Interstitium abgepreßt. Richtung venöses Ende nimmt der hydrostatische Druck in der Kapillare wegen des Strömungswiderstandes ab, so daß schließlich das onkotische Druckgefälle in die Kapillare überwiegt und es daher zu einem Rückstrom von Flüssigkeit aus dem Interstitium in das Blutgefäß kommt. Allerdings ist schon unter physiologischen Bedingungen der Flüssigkeitsausstrom im arteriellen Schenkel der Kapillare etwas höher als der Rückstrom im venösen Schenkel. Diese Differenz wird über die Lymphgefäße abgeführt. Der Lymphstrom ist auch notwendig, um die geringe aus den Kapillaren abfiltrierte Menge an Plasmaproteinen zu entfernen, damit das onkotische Druckgefälle aufrechterhalten bleibt. Der durch die Differenz des hydrostatischen und onkotischen Drucks resultierende konvektive Flüssigkeitsstrom durch das Interstitium, der für die Zufuhr von Nahrungsstoffen an die Zellen bzw. für die Abfuhr von Stoffwechselprodukten wesentlich ist, beträgt etwa

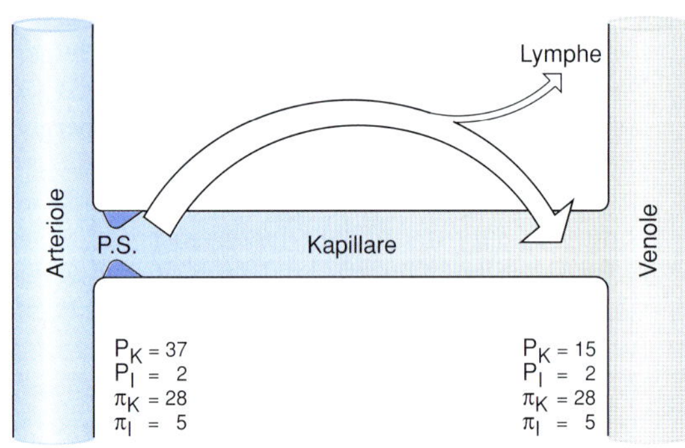

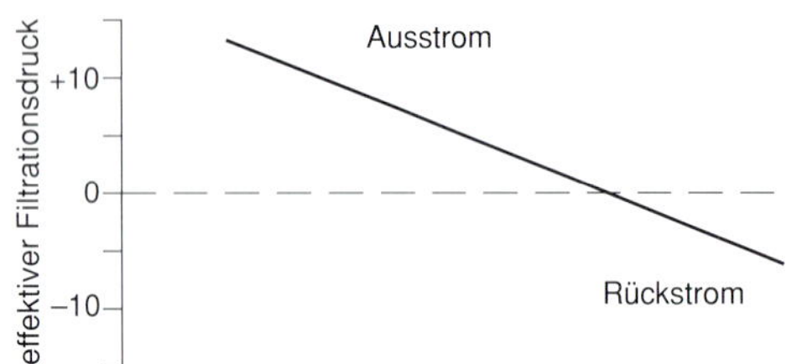

Abb. 21.8 Schema der treibenden Kräfte für den konvektiven Flüssigkeitsaustausch durch die Kapillarwand. Ausstrom und Rückstrom hängen vom Verhältnis der „Starling-Kräfte" ab, das sind der hydrostatische Druck in der Kapillare (P_K) bzw. im Interstitium (P_I) sowie der onkotische Druck in der Kapillare (π_K) bzw. im Interstitium (π_I). Der effektive Filtrationsdruck, der die Richtung und das Ausmaß der Netto-Flüssigkeitsbewegung durch die Kapillarwand bestimmt, ist gleich $(P_K-P_I) - (\pi_K-\pi_I)$. Alle Drucke sind in mmHg angegeben. P. S.: präkapillärer Sphincter.

Tabelle 21.5: Pathogenese von Ödemen

1. Steigerung des hydrostatischen Druckes in den Kapillaren:

Venöse Stauung bei Herzinsuffizienz, venösen Thrombosen, Insuffizienz von Venenklappen oder Obstruktion der Lebervenen bei Leberzirrhose

Hyperhydratation bzw. Natriumretention:
- renale Insuffizienz
- sekundärer Hyperaldosteronismus:
  - Verminderung des effektiven zirkulierenden Volumens (z.B. kardiale Insuffizienz)
  - verminderter Aldosteronkatabolismus (Leberschaden)

2. Senkung des onkotischen Druckes im Plasma (Hypoproteinämie):

Proteinverlust (Nephrose, exsudative Enteropathie)

Verminderte Proteinsynthese (Leberschaden, Katabolismus, Mangelernährung)

Abnahme der Konzentration der Plasmaproteine durch Hyperhydratation

3. Steigerung des interstitiellen onkotischen Druckes:

Erhöhung der kapillären Permeabilität, z.B. durch Mediatoren der Entzündung und Allergie (Histamin, Prostaglandine, Kinine)

Ungenügende Entfernung von Proteinen aus dem Interstitium (Lymphstau)

4. Lymphstau:

Mechanische Obstruktion, z.B. durch Tumoren, Parasiten, Lymphknotenexstirpation

Erhöhung des zentralvenösen Druckes, z.B. kardiale Insuffizienz

200 l/Tag, d. h. die interstitielle Flüssigkeit wird 18mal pro Tag ausgetauscht.

Ödeme entstehen, wenn die **Wiederaufnahme von Flüssigkeit in die Kapillaren oder der Abfluß über die Lymphgefäße behindert ist** (Tab. 21.5). Ein Anstieg des arteriellen Blutdruckes führt in der Regel nicht zu Ödemen, da eine Steigerung des arteriellen Druckes wegen der autoregulatorischen Konstriktion der präkapillären Sphincter kaum auf den hydrostatischen Druck in den Kapillaren durchschlägt. Hingegen wirkt sich jede Erhöhung des venösen Druckes direkt auf den hydrostatischen Druck in den Kapillaren aus. Durch eine Flüssigkeitsretention im Rahmen eines sekundären Hyperaldosteronismus, z.B. bei Herzinsuffizienz wegen Abnahme des effektiven zirkulierenden Volumens und mangelhafter Nierendurchblutung (s. Abb. 21.3), kann der venöse Druckanstieg verstärkt werden.

21.2.2 Störungen des Säure-Basen-Haushaltes

Respiratorische Acidose und Alkalose

Änderungen des Plasma-pH-Werts können auf Änderungen des pCO_2 oder der HCO_3^--Konzentration zurückgeführt werden. Da der pCO_2-Wert primär durch die Atmung reguliert wird, sprechen wir bei hohem pCO_2 (Hypercapnie) und niedrigem pH von respiratorischer Acidose und bei niedrigem pCO_2 und hohem pH von respiratorischer Alkalose. Im Gegensatz dazu wird ein primärer Abfall oder Anstieg der HCO_3^--Konzentration im Plasma als metabolische Acidose oder metabolische Alkalose bezeichnet (Tab. 21.6). Bei jeder Störung des Säure-Basen-Status werden renale oder respiratorische Mechanismen in Gang gesetzt,

Tabelle 21.6: Charakterisierung und Ursachen von Störungen des Säure-Basen-Haushaltes anhand der Veränderungen von pH, pCO_2 und $[HCO_3^-]$ im Plasma

	pH	pCO_2	$[HCO_3^-]$	Ursachen
Respiratorische Acidose	↓	↑	↑	**Verminderte Abatmung von CO_2:** obstruktive Lungenerkrankungen (Asthma bronchiale, spastische Bronchitis, Laryngospasmus, Fremdkörperaspiration) Emphysem, akutes Lungenödem, Pneumothorax neuromuskuläre Erkrankungen (Guillain-Barré-Syndrom, Myasthenia gravis, Vergiftung mit Hemmern der Acetylcholinesterase) Kyphoskoliose Hemmung des Atemzentrums (Schlafapnoe, Vergiftung mit Barbituraten, Opioiden etc.)
Respiratorische Alkalose	↑	↓	↓	**Vermehrte Abatmung von CO_2 durch Hyperventilation aufgrund einer Stimulierung des Atemzentrums:** Hypoxie (Pneumonie, Lungenfibrose, Anämie, große Höhenlage) direkte Stimulierung (Fieber, Encephalitis, psychogene oder freiwillige Hyperventilation, Salicylat-Vergiftung)
Metabolische Acidose	↓	↓	↓	**HCO_3^--Verlust bzw. vermehrte H^+-Belastung oder mangelhafte H^+-Ausscheidung:** Niereninsuffizienz (Urämie, renale tubuläre Acidose) Hypoaldosteronismus Hemmung der Carboanhydrase (Acetazolamid) Gastrointestinaler HCO_3^--Verlust (Diarrhö, Pankreas- oder Gallenfisteln) Lactatacidose, Ketoacidose Vergiftung mit Salicylat, Methanol, Formaldehyd, Ethylenglycol etc.
Metabolische Alkalose	↑	↑	↑	**H^+-Verlust:** Erbrechen, Ausheben von Magensaft, Überschuß von Mineralocorticoiden, Hypokaliämie **Erhöhte Alkali-Zufuhr:** exzessive Antacida- bzw. $NaHCO_3$-Therapie, Milch-Alkali-Syndrom

um den Quotienten $[HCO_3^-]/pCO_2$ und damit den pH möglichst konstant zu halten. Demnach gehen die sekundären Änderungen von $[HCO_3^-]$ bzw. pCO_2 immer in die gleiche Richtung wie die primäre Störung (Tab. 21.6). Liegt z.B. eine **respiratorische Acidose** wegen mangelhaften alveolären Gasaustauschs vor, kommt es renal zu einer Steigerung der H^+-Sekretion und der HCO_3^--Neubildung, so daß die HCO_3^--Konzentration im Plasma ansteigt. Es dauert allerdings 3–5 Tage, bis dieser renale Kompensationsmechanismus voll einsetzt. Bei akuter respiratorischer Acidose kann daher die HCO_3^--Konzentration im Plasma noch unverändert sein, wegen des pCO_2-Anstiegs ist daher der pH-Wert des Plasmas wesentlich stärker gesenkt als bei chronischer respiratorischer Acidose.

Bei Diffusionsstörungen der Lunge ist insbesondere die Oxygenierung des Blutes behindert, der Austausch von CO_2 ist weniger eingeschränkt, da CO_2 schneller penetriert als O_2. Die durch eine Hypoxie bedingte Hyperventilation kann daher mit einer **respiratorischen Alkalose** einhergehen.

Metabolische Acidose und Alkalose

Eine **metabolische Acidose** entsteht bei vermehrtem HCO_3^--Verlust. Die Kompensation der metabolischen Acidose durch verstärkte respiratorische Elimination von CO_2 erfolgt schnell (Kussmaulsche Atmung). Das Verhältnis von $[HCO_3^-]/pCO_2$ ist daher bei **akuter** und **chronischer** metabolischer Acidose gleich. Ein HCO_3^--Mangel kann auf einer vermehrten renalen oder intestinalen HCO_3^--Ausscheidung oder auf einem gesteigerten Auftreten von Säuren beruhen, die durch HCO_3^- abgepuffert werden müssen, wodurch HCO_3^- verlorengeht. Derartige Säuren treten z.B. bei diabetischer Ketoacidose (β-Hydroxybuttersäure, Acetessigsäure) oder stark kataboler Stoffwechsellage (Hungern) auf. Lactat wird bei Minderperfusion des Gewebes (Kreislaufversagen) oder mangelnder Oxygenierung (respiratorische Insuffizienz) angehäuft. Exogene Säuren können bei Vergiftungen mit Methanol (s. S. 1086) oder Salicylaten auftreten (s. S. 248).

Die im Rahmen eines vermehrten H^+-Verlustes durch **Erbrechen** auftretende **metabolische Alkalose** wird meist rasch durch erhöhte renale HCO_3^--Ausscheidung (als $NaHCO_3$) kompensiert. Liegt jedoch gleichzeitig ein Volumenmangel vor, kann die metabolische Alkalose persistieren, da Na^+ und damit als Gegenion auch HCO_3^- komplett rückresorbiert werden müssen. Erst wenn der Volumenmangel durch Verabreichen einer NaCl-Lösung behoben wurde, kann HCO_3^- mit Na^+ ausgeschieden werden. Der respiratorischen Kompensation einer metabolischen Alkalose durch Einschränkung der Ventilation sind durch die resultierende Hypoxie enge Grenzen gesetzt, pCO_2-Werte über 50–55 mmHg werden bei metabolischer Alkalose kaum beobachtet.

Die bei langdauernder Einwirkung von **Mineralocorticoiden** (Hyperaldosteronismus, Conn-Syndrom) auftretende metabolische Alkalose ist auf eine gesteigerte renale H^+-Ausscheidung zurückzuführen. Aldosteron erhöht die Abgabe von H^+-Ionen in das Tubuluslumen direkt durch Stimulierung des Na^+-H^+-Austauschs in der luminalen Zellmembran und indirekt, indem es durch Steigerung der Natriumresorption im distalen Nephron das Tubuluslumen stärker elektronegativ macht, wodurch die treibende Kraft für die H^+-Sekretion zunimmt. Auch Schleifen- und Thiaziddiuretika können zu einem vermehrten renalen H^+-Verlust führen (s. S. 544).

Die im Rahmen einer **Hypokaliämie** auftretende Alkalose hat extrarenale und renale Ursachen. Bei Hypokaliämie ist die Aktivität der Na^+,K^+-ATPase vermindert, die intrazelluläre Natriumkonzentration steigt daher an. Damit wird das Konzentrationsgefälle für Na^+ in die Zellen kleiner, wodurch der Auswärtstransport von H^+ aus den Zellen über den Na^+-H^+-Austauschmechanismus gehemmt wird (s. Abb. 21.6). Bei Hypokaliämie liegt daher eine Verschiebung von H^+-Ionen von extra- nach intrazellulär vor, also eine intrazelluläre Acidose bei extrazellulärer Alkalose. In der Niere kommt es bei intrazellulärer Ansäuerung zu einer Aktivierung der NH_3-Produktion und damit zu einer vermehrten Ausscheidung von H^+ in Form von NH_4^+ bzw. zu vermehrter HCO_3^--Neubildung (s. Abb. 21.5). Es liegen auch Hinweise vor, daß im distalen Nephron bei Hypokaliämie die Kaliumresorption im Austausch gegen H^+-Ionen zunimmt.

Therapie von Störungen des Säure-Basen-Haushaltes

Die Behandlung von Acidosen und Alkalosen soll primär die zugrundeliegende Erkrankung zum Ziel haben; es muß z.B. die diabetische Ketoacidose, die Atem- oder die Kreislaufinsuffizienz behandelt werden. Bei urämischer oder anderen Formen der renalen Acidose kann oral **Natriumbicarbonat** oder **Natriumcitrat** verabreicht werden (1–2 mmol/kg · Tag), um die Entstehung einer Osteomalacie, Hypercalciurie und Nephrocalcinose (s. S. 535) zu vermeiden. Citrat wird im Organismus zu HCO_3^- metabolisiert:

$$\text{Citrat} + 4{,}5\ O_2 \rightarrow 5\ CO_2 + 3\ H_2O + HCO_3^-$$

Gegenüber Bicarbonat hat Citrat den Vorteil einer besseren gastrointestinalen Verträglichkeit, da im sauren Magensaft kein Gas entsteht.

Ein besonderes therapeutisches Problem stellt die **Lactatacidose** dar (Plasmalactat > 10 mmol/l, Normwert ≈ 1 mmol/l), bei der die Gabe von $NaHCO_3$ oft ineffektiv ist. Generell ist bei der i.v.-Verabreichung von Natriumbicarbonat aus folgenden Gründen Vorsicht geboten:

- Das durch die Abpufferung von H+-Ionen akut entstehende CO2 diffundiert rasch in die Zellen, weniger rasch hingegen HCO_3^-; intrazellulär kann daher die Acidose verstärkt werden. Die gleiche Situation liegt an der Blut-Hirn-Schranke vor, der Liquor cerebrospinalis kann noch saurer werden;
- durch die Natriumzufuhr kann es zu einer Ausweitung des extrazellulären Flüssigkeitsvolumens kommen, was bei Ödemen, Herzinsuffizienz oder Hypertonie unerwünscht ist;
- durch überschießende Alkalisierung kann die Konzentration freien Calciums absinken, es droht Tetanie, vor allem bei a priori bestehender Hypocalciämie. Die Sauerstoff-Hämoglobin-Dissoziationskurve wird durch die Alkalisierung nach links verschoben, so daß die Verfügbarkeit von Sauerstoff im Gewebe sinken kann. Durch zu starke Alkalisierung werden K^+-Ionen in den Intrazellulärraum verschoben; es drohen Hypokaliämie und Herzrhythmusstörungen.

Wegen dieser Gefahren soll bei Acidose nicht versucht werden, durch Verabreichung von Alkali den pH-Wert oder die Konzentration von HCO_3^- im Plasma bis zum Normwert zu heben.

Eine weitere alkalisierende Substanz ist **Trometamol,** ein Na^+-freier Puffer, der H^+-Ionen aufnimmt (Abb. 21.9). Die Infusion von Trometamol hat sehr langsam zu erfolgen, einerseits um eine Atemdepression wegen Verminderung des pCO_2 zu vermeiden, und andererseits um eine Läsion der Venenwand zu verhindern, da die Lösung sehr alkalisch ist (pH > 10). Bei chronischer respiratorischer Acidose und Urämie ist Trometamol kontraindiziert.

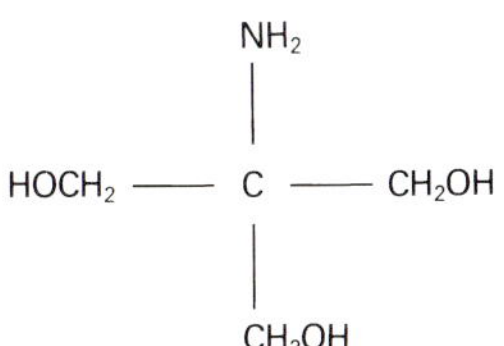

Abb. 21.9 Strukturformel von Trometamol (Trishydroxymethylaminomethan, THAM, TRIS).

Bei schwerwiegender langdauernder metabolischer Alkalose, z.B. wegen kontinuierlicher Ausheberung des Magensaftes über eine Sonde, können eventuell Säurebildner zum Ersatz saurer Sekrete verabreicht werden. Ein derartiger Säurebildner ist **Ammoniumchlorid,** das im Körper zu NH_3, H^+ und Cl^- dissoziiert, wobei NH_3 in den Harnstoffmetabolismus eingeht, so daß HCl übrigbleibt. Ammoniumchlorid, das auch als Expektorans verwendet wird (s. S. 264), soll bei Leberzirrhose nicht eingesetzt werden, da der Metabolismus von Harnstoff beeinträchtigt ist. Auch durch Gabe der kationischen Aminosäuren Arginin und Lysin, die in Form des Hydrochlorids zugeführt werden, entsteht HCl. Arginin stimuliert den Harnstoffzyklus und damit die NH_3-Elimination; es ist daher bei beeinträchtigter Leberfunktion vorzuziehen. Um den pH rasch zu senken, kann HCl (100 mmol/l in 0,9 % NaCl oder 5 % Glucose) direkt verwendet werden. Wegen der Gefahr einer starken lokalen Irritation sollen HCl-Lösungen langsam in eine große Vene, z.B. über einen zentralvenösen Katheter, infundiert werden. Letztlich kommt zur Ansäuerung des Plasmas auch die Gabe von Acetazolamid in Betracht, das die renale HCO_3^--Ausscheidung durch Hemmung der Carboanhydrase steigert (s. S. 543).

21.2.3 Kaliumhaushalt

K^+ ist das quantitativ wichtigste intrazelluläre Kation, extrazellulär ist die Kaliumkonzentration wesentlich niedriger (s. Tab. 21.2). In den Zellmembranen sind K^+-selektive Kanäle vorhanden. Diese Kanäle und das hohe Konzentrationsgefälle für K^+ zwischen Intra- und Extrazellulärraum sind für die elektrische Potentialdifferenz an den Zellmembranen verantwortlich, die für die Funktion des Nervensystems, des Herzens, der Skelettmuskulatur und der glatten Muskulatur, aber auch der Epithelien wesentlich ist. K^+ und Ca^{2+} wirken auf Nerven, Muskulatur und Herz antagonistisch.

Die Regulation der Kaliumbilanz erfolgt primär über die Nieren, die Ausscheidung über Faeces und Schweiß ist normalerweise gering. Bei Kaliumbelastung kommt es durch einen Anstieg der Kaliumkonzentration im Plasma zu einer Stimulierung der Sekretion von Aldosteron, das die renale Kaliumausscheidung steigert. Bei starkem Kaliummangel scheint eine Kaliumpumpe in den Sammelrohren aktiviert zu werden, die zur Rückresorption von K^+ beiträgt.

Wie oben diskutiert wurde (s. S. 532), liegt bei Hypokaliämie eine Alkalose der extrazellulären Flüssigkeit vor. Eine Hyperkaliämie geht hingegen mit einer Acidose einher. Umgekehrt beeinflußt auch der Säure-Basen-Haushalt die Kaliumkonzentration im Plasma. Bei extrazellulärer Acidose ist die Elimination von H^+-Ionen aus der Zelle über den Na^+-H^+-Austauschmechanismus behindert. Es gelangt daher weniger Na^+ in die Zellen, wodurch weniger Na^+ für die Na^+, K^+-ATPase zur Verfügung steht, deren Aktivität also vermindert ist. Es resultiert ein Kaliumverlust aus den Zellen und eine Hyperkaliämie. Diese wird durch eine bei Acidose zu beobachtende Verminderung der renalen Ausscheidung von K^+ verstärkt, weil in Acidose die Durchlässigkeit der K^+-Kanäle in der luminalen Membran des aszendierenden Schenkels der Henle-Schleife und des Sammelrohrs und damit die tubuläre K^+-Sekretion reduziert ist. Bei einer Alkalose kommt es hingegen zu einer Hypokaliämie.

Hypokaliämie

Die **Ursachen** einer Hypokaliämie sind in Tab. 21.7 zusammengefaßt. Vor allem **Durchfallerkrankungen** können von einem starken Kaliumverlust begleitet sein, da die Kaliumkonzentration im Stuhlwasser relativ hoch ist

(40–70 mmol/l) und es infolge eines reaktiven Hyperaldosteronismus zusätzlich zu einer vermehrten renalen Kaliumausscheidung kommt. Auch ein Magnesiummangel kann eine Hypokaliämie verursachen, wahrscheinlich durch Steigerung der renalen und intestinalen Kaliumausscheidung. Bezüglich einer Hypokaliämie sind vor allem **alte Menschen** gefährdet, deren Ernährung meistens relativ kaliumarm ist und deren renale Konservierungsmechanismen für K^+ weniger effizient sind.

Adrenalin (über β_2-Adrenozeptoren) und Insulin erhöhen die Aktivität der Na^+K^+-ATPase und damit die zelluläre Aufnahme von K^+. Auch Glucose hat durch Stimulierung der Insulinsekretion diesen Effekt. Bei Verabreichung von **Insulin oder Glucose** kann daher eine Hypokaliämie auftreten.

Tabelle 21.7: Ursachen einer Hypokaliämie

1. Verstärkter Kaliumverlust nach außen:

renal:
- Thiazid- und Schleifendiuretika, Acetazolamid
- Überschuß von Mineralocorticoiden
- Magnesiummangel
- Alkalose

gastrointestinal:
- Diarrhö, Laxantienabusus,
- Erbrechen (v.a. wegen der metabolischen Alkalose)

2. Verschiebung von Kalium in den Intrazellulärraum:

Insulin

erhöhte β-adrenerge Aktivität:
- Streß, Delirium tremens
- β_2-adrenerge Pharmaka

Alkalose

Die häufigsten **Symptome** einer Hypokaliämie (Kaliumkonzentration im Plasma < 3 mmol/l) sind **Muskelschwäche, Darmatonie und Obstipation** sowie **metabolische Alkalose.** Wegen einer verminderten Konzentrierungsfähigkeit der Nieren, eventuell weil in der aszendierenden Henle-Schleife der gekoppelte Na^+,K^+,Cl^--Resorptionsmechanismus behindert ist (s. Abb. 22.4), kann es zu **Polyurie** und **Polydipsie** kommen. Bei Hypokaliämie ist die Glucoseutilisation bzw. die Insulinsekretion vermindert, es kann daher eine mäßiggradige Hyperglykämie auftreten. Im EKG ist die T-Welle negativ oder abgeflacht, gelegentlich wird auch eine U-Welle beobachtet (Abb. 21.10). Das Risiko von **kardialen Rhythmusstörungen** ist erhöht. Hinter einer chronischen Hypokaliämie verbirgt sich meist auch ein intrazellulärer Kaliummangel. Da Herzglykoside den gleichen Effekt verursachen bzw. weil die Bindung von Herzglykosiden an die Na^+,K^+-ATPase bei Hypokaliämie erhöht ist (s. S. 460), verstärkt ein Kaliummangel die **Toxizität von Digitalispräparaten.**

Therapeutisch ist der Kaliummangel durch eine **kaliumreiche Ernährung** (Dörrobst, Gemüse) oder durch perorale Verabreichung von **Kaliumsalzen** auszugleichen. Dabei ist der Verwendung von KCl gegenüber kaliumreichen Fruchtsäften oder Obst der Vorzug zu geben, da die organischen Säuren im Obst wegen ihrer Metabolisierung die an sich bei Hypokaliämie häufig vorhandene Alkalose verstärken können. Nach Möglichkeit soll KCl (40 bis 80 mmol/Tag) als Pulver oder in gelöster Form eingenommen werden, da KCl in Form von Tabletten oder Kapseln wegen der auf der Schleimhaut auftretenden hohen Konzentrationen Ulcera auslösen kann. Bei i.v.-Infusion von KCl ist davon auszugehen, daß in der Regel 100 bis 200 mmol K^+ erforderlich sind, um die Kaliumkonzentration im Plasma um 1 mmol/l anzuheben. Zur Vermeidung von Herzrhythmusstörungen sollen nicht mehr als 20 mmol K^+-Ionen pro Stunde infundiert werden.

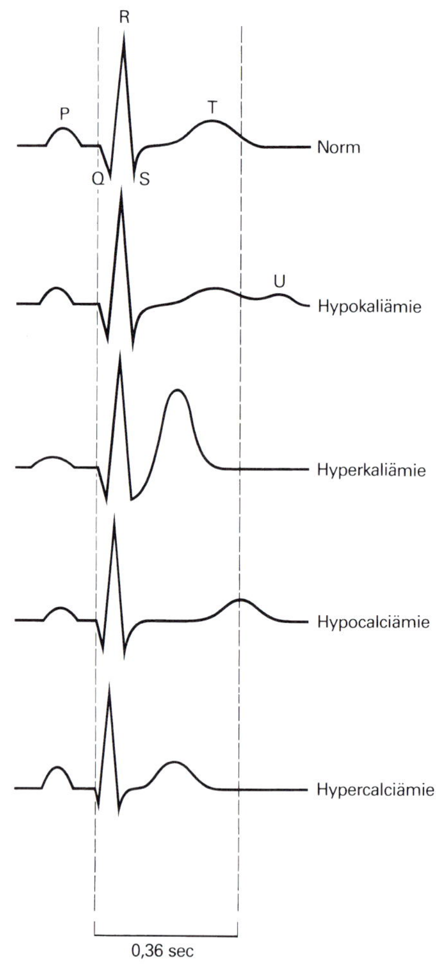

Abb. 21.10 Elektrokardiogramm (EKG) bei verschiedenen Elektrolytstörungen im Plasma. Beachte die hohe T-Welle bei Hyperkaliämie und die niedrige T-Welle sowie das Auftreten einer U-Welle bei Hypokaliämie. Das Aktionspotential wird durch eine Hyperkaliämie und eine Hypercalciämie verkürzt, aber durch eine Hypocalciämie verlängert.

Hyperkaliämie

Eine Hyperkaliämie tritt vor allem bei Verminderung der renalen Kaliumausscheidung oder bei Verschiebung von intrazellulärem K^+ in den Extrazellulärraum auf (Tab. 21.8). Bei der Diagnose einer Hyperkaliämie muß darauf geachtet werden, daß nicht aufgrund einer mangelhaften Technik der Venenpunktion bei der **Blutabnahme** eine Hämolyse und damit wegen der Freisetzung von K^+ aus den Blutzellen eine „Pseudohyperkaliämie" vorliegt. Charakteristisch für eine Hyperkaliämie von etwa 7 mmol/l ist ein spitzes hohes T im EKG und eine Verkürzung des QT-Intervalls (Abb. 21.10). Bei höheren Kaliumkonzentrationen (> 10 mmol/l) wird der QRS-Komplex breiter und schließlich mit der T-Zacke zu einer Art Sinuswelle vereinigt. Klinische **Symptome** einer Hyperkaliämie sind **Herzrhythmusstörungen** und **Muskelschwäche**.

Therapie

Die im Rahmen einer schweren Hyperkaliämie auftretenden kardialen und neuromuskulären Symptome können mit **Calcium** antagonisiert werden (10 ml einer 10 % Calcium-Gluconatlösung langsam i.v.). Bei mittelschwerer Hyperkaliämie kann K^+ durch Verabreichung von **Glucoselösungen** mit oder ohne Insulin in den Intrazellulärraum verschoben werden. Ein ähnlicher Effekt ist mit **$NaHCO_3$** zu erreichen. Dabei ist darauf zu achten, daß $NaHCO_3$ nicht mit Ca^{2+}-haltigen Lösungen gemischt wird, um das Ausfallen von $CaCO_3$ zu vermeiden. **Austauscherharze** für Kationen (z.B. Natriumpolystyrol-Sulfonat[1]) senken den Kaliumspiegel nur langsam, sie sind daher eventuell als Dauertherapie einer Hyperkaliämie bei Niereninsuffizienz zu verwenden. Diese Harze enthalten anionische Reste (Carboxylate, Sulfonate), die K^+ mit höherer Affinität als Na^+ binden; sie tauschen daher Na^+ gegen K^+ aus. Dabei ist aber die Natriumbelastung zu berücksichtigen, vor allem bei Patienten mit Oligurie oder Herzinsuffizienz. Austauscherharze werden peroral oder als Einlauf rektal verabreicht. Ferner ist bei Hyperkaliämie die Kaliumzufuhr einzuschränken.

Tabelle 21.8: Ursachen einer Hyperkaliämie

1. **Verminderte renale Kaliumausscheidung:**
   - Niereninsuffizienz
   - Hypoaldosteronismus (Morbus Addison), Spironolacton, ACE-Inhibitoren
   - Kalium-sparende Diuretika (Amilorid, Triamteren), Cyclosporin
2. **Verschiebung von Kalium vom Intra- in den Extrazellulärraum:**
   - Hämolyse, innere Blutungen, Zerstörung von Gewebe (Crush-Syndrom, Rhabdomyolyse)
   - metabolische Acidose
   - Insulinmangel
   - Digitalis-Intoxikation
   - β-adrenerge Blocker
   - depolarisierende Muskelrelaxantien (Suxamethonium)
3. **Exzessive i.v.-Zufuhr von Kalium**
   - (z.B. in Form von Blutkonserven, bei denen Kalium aus den Zellen ausgetreten ist)

21.2.4 Calciumhaushalt

Der menschliche Organismus enthält etwa 1,2 kg Ca^{2+}, das entspricht 29 mol. 98 % davon liegen im Knochen in Form von festem Hydroxylapatit vor, das sind alkalische Calcium-Phosphatsalze. Im Plasma beträgt die Calciumkonzentration etwa 2,5 mmol/l, davon sind 40 % proteingebunden, die Calciumkonzentration im Interstitium ist daher entsprechend niedriger (s. Tab. 21.2). Im Cytoplasma liegt die Calciumkonzentration bei 0,1 µmol/l. Diese niedrige Konzentration wird durch intrazelluläre Sequestrierung von Ca^{2+} in Mitochondrien und im endoplasmatischen Reticulum sowie durch Transport aus der Zelle über eine Calciumpumpe (Ca^{2+}-ATPase) und einen Na^+-Ca^{2+}-Austauschmechanismus erreicht. Dabei treibt der Einstrom von 3 Na^+-Ionen in die Zelle, der „bergab" (entsprechend ihres elektrochemischen Gradienten) erfolgt, 1 Ca^{2+}-Ion „bergauf" aus der Zelle heraus.

Ca^{2+} ist einer der wichtigsten Regulatoren biologischer Funktionen. In der Zelle spielt Ca^{2+} eine wesentliche Rolle als **sekundärer Transmitter** (**second messenger**), der extrazelluläre Signale von Hormonen oder Neurotransmittern auf intrazelluläre Effektoren überträgt. Die niedrige intrazelluläre Calciumkonzentration kann sehr schnell durch Freisetzung von Ca^{2+} aus den Mitochondrien oder dem endoplasmatischen Reticulum bzw. durch Einstrom von außen über Ca^{2+}-selektive Kanäle in der Zellmembran erhöht werden. Zu den durch Ca^{2+} stimulierten zellulären Funktionen gehört die Muskelkontraktion (elektromechanische Koppelung), Sekretion von exkretorischen und inkretorischen Drüsen (elektrosekretorische Koppelung), Exocytose und die K^+-Leitfähigkeit von Zellmembranen. Die intrazellulären Effekte von Ca^{2+} werden großteils durch Ca^{2+}-bindende Proteine, z.B. Troponin und Calmodulin, vermittelt. Extrazellulär ist Ca^{2+} für die **Blutgerinnung** notwendig (s. S. 555), ferner vermindert es die Durchlässigkeit der Basalmembran und der luminalen Schlußleisten von Epithelien. An erregbaren Zellen **stabilisiert Ca^{2+} die Zellmembran**, indem es die Öffnung der Natriumkanäle behindert. Bei hohen extrazellulären Calciumkonzentrationen ist daher die Erregbarkeit von Nerven- und Muskelzellen vermindert, bei niedrigen Calciumkonzentrationen ist die Erregbarkeit hingegen erhöht.

[1] Resonium®

Regulationsmechanismen

Die Höhe der Konzentration von Ca^{2+} in der extrazellulären Flüssigkeit resultiert aus dem Zusammenspiel von Calciumeinstrom in das Plasma durch Calciumresorption im Darm sowie Knochenabbau und Calciumausstrom aus dem Plasma durch Ausscheidung im Harn und in den Faeces sowie Knochenaufbau. Diese die Ca^{2+}-Homöostase bestimmenden Mechanismen werden durch Parathormon, Calcitonin und Vitamin D reguliert, wobei der Calciumhaushalt eng mit jenem von Phosphat verknüpft ist. **Parathormon** (PTH, Parathyrin) steigert die Calciumkonzentration im Plasma durch Stimulierung der Calciumresorption im Darm und in der Niere sowie durch Mobilisierung von Calcium aus dem Knochen. Die renale Rückresorption von **Phosphat** wird hingegen gehemmt, die Phosphatkonzentration im Plasma sinkt (s. S. 731). **Calcitonin** senkt die Calciumkonzentration im Plasma, die renale Calcium- und Phosphatrückresorption wird vermindert, der Knochenaufbau durch Hemmung der Osteoklasten gefördert (s. S. 733). **1,25-Dihydroxycholecalciferol** (1,25-DiOH-D_3, Calcitriol), die aktive Form von Cholecalciferol (Vitamin D), stimuliert die intestinale und renale Calcium- und Phosphatresorption (s. S. 758). Die Steigerung des intestinalen Transportes von Calcium und Phosphat durch Parathormon ist auf die Bildung von 1,25-DiOH-D_3 zurückzuführen, die durch Parathormon stimuliert wird.

Die Konzentration von freiem (ionisiertem) Ca^{2+} im Plasma hängt auch vom **Säure-Basen-Status** ab: Acidose steigert den Anteil des freien Ca^{2+}, Alkalose, z. B. infolge Hyperventilation, senkt ihn. Calcium-Phosphatsalze haben eine geringe Löslichkeit, was eine Voraussetzung für ihren Einbau in den Knochen ist. Die Salze des Knochens sind alkalisch, bei Acidose nimmt daher die Mobilisierung von Calcium und Phosphat zu. Das freigesetzte basische Phosphat nimmt H^+-Ionen auf und wird in den Nieren ausgeschieden. Der Knochen stellt also einen wichtigen Säurepuffer des Körpers dar. Bei langdauernder Acidose, z. B. bei chronischem Nierenversagen, kann es zu einer negativen Knochenbilanz (Osteomalacie) kommen. Bei Acidose steigt durch die erhöhte renale Calciumausscheidung die Gefahr der Entstehung kalkhaltiger Nierenkonkremente.

Hypocalciämie

Eine Hypocalciämie kann bei reduzierter Sekretion von Parathormon oder verminderter Wirkung von Parathormon (chronische Nierenerkrankungen), Mangel von Cholecalciferol und Malabsorption entstehen. Während bei Mangel an Cholecalciferol und Malabsorption die Hypocalciämie von einer Hypophosphatämie begleitet ist, liegt bei Hypoparathyreoidismus eine Hyperphosphatämie vor. Weitere Ursachen für einen Calciumverlust sind eine akute Pankreatitis (Komplexierung von Calcium durch Fettsäuren, die durch die gesteigerte lipolytische Aktivität freigesetzt werden) sowie eine langdauernde Therapie mit Schleifendiuretika. Auch Phenytoin kann einen Calciummangel verursachen, möglicherweise durch einen Eingriff in den Stoffwechsel von Vitamin D oder durch Hemmung der intestinalen Calciumresorption.

Die **Symptome** einer Hypocalciämie sind eine **gesteigerte neuromuskuläre Erregbarkeit**, erkennbar an einer Pfötchenstellung der Hände, einem positiven Chvostek-Zeichen (Zuckungen im Facialisgebiet bei Beklopfen der Wange) und, bei schweren Formen, einer Tetanie sowie Bronchospasmus und Parästhesien. Im EKG ist das QT-Intervall verlängert (Abb. 21.10).

Die **Therapie** einer Hypocalciämie erfolgt in der Regel mit **Cholecalciferol** bzw. mit **Calcitriol**. Für die orale Calciumsubstitution stehen zahlreiche Präparate mit Calciumsalzen verschiedener organischer Säuren zur Verfügung, wobei etwa 0,4–0,8 g Calcium, das entspricht z. B. 1–2 g Calciumcarbonat, pro Tag verabreicht werden. Bei Kombination einer oralen Verabreichung von Calciumpräparaten und Cholecalciferol ist die Gefahr einer Hypercalciämie zu beachten. Bei Tetanie kommt die i.v.-Injektion von Calcium (als 10 % Calciumgluconat) in Betracht, dabei soll wegen der starken lokalen Irritation eine paravenöse Injektion vermieden werden.

Hypercalciämie

Eine Hypercalciämie entsteht bei Cholecalciferol-Intoxikation (s. S. 758) oder bei Milch-Alkali-Syndrom (s. S. 605), Hyperparathyreoidismus sowie anderen Erkrankungen, die mit einer gesteigerten Calciummobilisierung aus dem Knochen einhergehen (Skelettmetastasen, multiples Myelom, Leukämie, Sarkoidose). Während bei einer Cholecalciferol-Überdosierung die Plasmakonzentrationen sowohl von Calcium wie von Phosphat erhöht sind, ist bei Hyperparathyreoidismus die Hypercalciämie mit einer Hypophosphatämie vergesellschaftet. Thiazid-Diuretika können eine Hypercalciämie verstärken.

Als **Symptome** einer Hypercalciämie (Calciumkonzentration im Plasma > 3,5 mmol/l) treten **Schwäche der Skelettmuskulatur**, **Obstipation**, **Übelkeit und Anorexie**, **Lethargie und Depression** auf. Bei lange bestehender Hypercalciämie kann es im Gewebe, unter anderem in den Nieren, zu **Kalkablagerungen** (**Calcinose**) kommen. Im EKG ist das QT-Intervall verkürzt (Abb. 21.10). Gegenüber **Digitalisglykosiden** ist das Herz empfindlicher, da die Digitaliswirkung letztlich auf einer Steigerung der intrazellulären Calciumkonzentration beruht.

Therapeutisch wird versucht, durch Flüssigkeitszufuhr den Calciumspiegel im Plasma zu senken und die renale Calciumausscheidung zu steigern. Letzteres kann durch **Schleifendiuretika** (Furosemid, Ethacrynsäure) unterstützt werden (s. S. 544). Auch **Glucocorticoide** erhöhen die Calciumausscheidung, außerdem hemmen sie die intestinale Calciumresorption (s. S. 712). **Calcitonin** senkt ebenfalls den Calciumspiegel im Plasma (s. S. 733), allerdings nimmt dieser Effekt bei kontinuierlicher Verabreichung nach einigen Tagen ab. Bei sehr schwerer Hypercalciämie kommt die Verwendung des Zytostatikums **Plicamycin**[1] in Frage, das die Osteoklasten und damit den Knochenabbau hemmt. Plicamycin ist allerdings sehr toxisch (Thrombozytopenie, Leber- und Nierenschäden). Liegt gleichzeitig mit der Hypercalciämie eine Hypophosphatämie vor, kann durch orale Verabreichung von 1–2 g **Natrium- oder Kaliumphosphat** (z.B. Reducto®-Dragees) die Calciumkonzentration im Plasma gesenkt werden, einerseits weil dadurch der Einbau von Calciumphosphat in den Knochen gefördert wird, und andererseits weil Phosphat die Aktivität der Osteoklasten hemmt. Diese Präparate werden auch im Rahmen der Prophylaxe von Ca^{2+}-haltigen Nierenkonkrementen verwendet. Es ist darauf zu achten, daß die Phosphatkonzentration im Plasma nicht den Normbereich übersteigt (1,0–1,4 mmol/l), weil dadurch möglicherweise das Löslichkeitsprodukt von Calciumphosphat überschritten wird und eine Calcinose droht. Bei Hypercalciämie aufgrund osteolytischer Prozesse im Rahmen von Neoplasien werden auch **Bisphosphonate**, z.B. Etidronat[2], Clodronat[3], Pamidronat[4], Alendronat[5], Ibandronat[6] oder Zoledronat[7] verwendet, die den Knochenabbau, aber auch die Mineralisation vermindern. Diese Substanzen werden in die Osteoklasten aufgenommen und hemmen deren Aktivität. Bisphosphonate sind Analoga von Pyrophosphat, das ebenfalls den Knochenumsatz hemmt. Im Gegensatz zu Pyrophosphat, das durch die alkalische Phosphatase gespalten wird, werden Bisphosphonate nicht abgebaut. Wegen ihres hemmenden Effektes auf den Turnover der Knochen werden diese Verbindungen auch bei Morbus Paget (Ostitis deformans) verwendet. Ferner liegen Berichte vor, daß Bisphosphonate bei Osteoporose die Knochendichte steigern.

21.2.5 Magnesiumhaushalt

Der Magnesiumgehalt im menschlichen Körper ist mit etwa 21 g oder 0,9 mol wesentlich geringer als jener von Calcium. Magnesium stellt für G-Protein-vermittelte Mechanismen der Signaltransduktion (s. S. 16 und 20) und für zahlreiche Enzyme oder Transportprozesse einen wesentlichen **Cofaktor** dar, z.B. für die Adenylylcyclase, die Phosphodiesterase, verschiedene Kinasen und Phosphatasen sowie die Na^+,K^+-ATPase. Ferner **hemmt Magnesium die Transmitterfreisetzung** an Synapsen des Zentralnervensystems, der vegetativen Ganglien und an der motorischen Endplatte; die Erregbarkeit von Nerven und Muskeln wird herabgesetzt. Neben der Verwendung als **Antacidum** ($Mg(OH)_2$) werden eine Reihe anderer Indikationen von Magnesium diskutiert. Von Interesse ist die **antiarrhythmische Wirkung** von Magnesium sowie ein möglicher **protektiver Effekt auf das Myocard** (s. S. 460).

Hypomagnesiämie

Eine Hypomagnesiämie kann bei Mangelernährung oder Malabsorption (z.B. bei chronischem Alkoholismus, Darmresektion, chronischer Diarrhö, Laxantienabusus) oder bei erhöhtem renalen Magnesiumverlust (z.B. bei Hyperaldosteronismus, Osmodiurese bei Glucosurie, langdauernde Verabreichung von Diuretika) auftreten. Neben **Verwirrtheitszuständen** kommt es bei Hypomagnesiämie (Plasmaspiegel von Magnesium < 0,4 mmol/l, Normwert ~ 1 mmol/l) zu einer **gesteigerten Erregbarkeit der Skelettmuskulatur und des Zentralnervensystems** (Tremor, Krämpfe). Begleitet wird der Magnesiummangel häufig von einer Hypocalciämie, wahrscheinlich aufgrund einer bei Magnesiummangel verminderten Parathormonsekretion. Wegen der ähnlichen Pathogenese und der ähnlichen Verteilung im Körper ist eine Hypomagnesiämie auch oft mit einer Hypokaliämie vergesellschaftet.

Hypermagnesiämie

Eine Hypermagnesiämie (> 2 mmol/l) wird in erster Linie bei Niereninsuffizienz beobachtet, vor allem wenn Mg^{2+}-haltige Antacida oder Laxantien eingenommen werden. Es kommt zu **Diarrhö** sowie einer **Herabsetzung der Erregbarkeit der Muskulatur** (Hyporeflexie) **und des Zentralnervensystems.** Bei Magnesiumkonzentrationen über 5 mmol/l treten **Lähmungserscheinungen** auf („Magnesium-Narkose"), am Herzen ist die Erregungsbildung und -ausbreitung gestört, der Blutdruck fällt ab. Diese Effekte von Magnesium werden durch Calcium antagonisiert (10 ml einer 10 %igen Ca^{2+}-Gluconatlösung langsam i.v.).

Weiterführende Literatur

Agus, Z. S./Wasserstein, A./Goldfarb, S.: Disorders of calcium und magnesium homeostasis. Amer. J. Med. **72**, 473–488 (1982).

Brooks, D. P./Valente, M./Petrove, G./Depalma, D./Sbacci, M./Clarke, G. D.: Comparison of the water diuretic activity of kappa receptor agonists and a vasopressin receptor antagonist in dogs. J. Pharmacol. Exp. Ther. **280**, 1176–1183 (1997).

De Zeeuw, D./Janssen, W. M. T./De Jong, P. E.: Atrial natriuretic factor: Its (patho)physiological significance in humans. Kidney Int. **41**, 1115–1133 (1992).

Garvin, J. L./Knepper, M. A.: Bicarbonate und ammonia transport in isolated perfused proximal straight tubules. Amer. J. Physiol. **253**, F 277–F 281 (1987).

Graf, H./Leach, W./Arieff, A. I.: Evidence for a detrimental effect of bicarbonate therapy in hypoxic lactic acidosis. Science **227**, 754–756 (1985).

Grinstein, S./Rothstein, A.: Mechanism of regulation of the Na^+/H^+ exchanger. J. Membrane Biol. **90**, 1–12 (1986).

Guyton, A. C.: Blood pressure control – special role of the kidneys and body fluids. Science **252**, 1813–1816 (1991).

[1] Mithramycin „Pfizer"®
[2] Diphos®, Didronel®
[3] Bonefos®, Lodronat®, Ostac®
[4] Aredia®
[5] Fosamax®
[6] Bonefos®
[7] Zometa®

Hackental, E./Paul, M./Ganten, D./Taugner, R.: Morphology, physiology, and molecular biology of renin secretion. Physiol. Rev. **70**, 1067–1116 (1990).

Knepper, M. A.: Molecular physiology of urinary concentrating mechanism: regulation of aquaporin water channels by vasopressin. Am. J. Physiol. **272**, F3–F12 (1997).

Lang, F./Deetjen, P./Reissigl, H.: Handbuch der Infusionstherapie und klinischen Ernährung, I: Wasser- und Elektrolythaushalt – Physiologie und Pathophysiologie. S. Karger, Basel 1984.

Laragh, J. H.: Atrial natriuretic hormone, the renin-aldosterone axis, and blood pressure – electrolyte homeostasis. N. Engl. J. Med. **313**, 1330–1340 (1985).

Lüderitz, B./Manz, M.: Die Bedeutung von Magnesium in der Intensivmedizin. Z. Kardiol. **83**, Suppl. 6, 121–126 (1994).

Meyer, M./Richter, R./Forssmann, W.-G.: Urodilatin, a natriuretic peptide with clinical implications. Eur. J. Med. Res., **3**, 103–110 (1998).

Reyes, A. A./Karl, I. E./Klahr, S.: Role of arginine in health and in renal disease. Amer. J. Physiol. **267**, F331–F346 (1994).

Roos, A./Boron, W. F.: Intracellular pH. Physiol. Rev. **61,** 296–434 (1981).

Rose, B. D.: Clinical physiology of acid-base and electrolyte disorders, 4th ed. McGraw-Hill, New York 1994.

Schrier, R. W.: Pathogenesis of sodium and water retention in high-output and low-output cardiac failure, nephrotic syndrome, cirrhosis, and pregnancy. N. Engl. J. Med. **319,** 1065–1127 (1988).

Skorecki, K. L./Brenner, B. M.: Body fluid homeostasis in man. Amer. J. Med. **70,** 77–88 (1981).

Taylor, A. E.: Capillary fluid filtration. Starling forces and lymph-flow. Circulation Res. **49,** 557–575 (1981).

22 Diuretika

K. Turnheim, Wien

Diuretika sind harntreibende Mittel. Auch Trinken von Wasser erhöht den Harnfluß, allerdings wird dadurch der Flüssigkeitsgehalt des Körpers nicht geändert, weil die Diurese nur im Ausmaß der zugeführten Wassermenge zunimmt. Klinisch werden Diuretika aber eingesetzt, um eine negative Flüssigkeitsbilanz zu erreichen. Das gelingt nur, wenn die renale Ausscheidung von Salzen erhöht wird, die ihrerseits osmotisch Wasser binden.

Eine zentrale Rolle bei der Regulation des Harnvolumens spielt der Transport von Natrium durch das Tubulusepithel der Nieren, wobei in den einzelnen Nephronabschnitten verschiedene Transportmechanismen vorliegen. Mit Ausnahme der Osmodiuretika und der Xanthine greifen Diuretika direkt an den Transportproteinen für Natrium in der luminalen Membran der Tubuluszellen an. Alle Diuretika steigern die renale Natriumausscheidung. Im engeren Sinn definieren wir daher Diuretika als Wirkstoffe, die eine negative Natriumbilanz durch Hemmung der tubulären Natriumresorption verursachen.

Diuretika werden durch tubuläre Sekretion und/oder Wasserrückresorption im Lumen des Nephrons konzentriert, was zur Organspezifität ihrer Wirkung beiträgt.

22.1 Prinzipien der Funktion des Nephrons, Angriffspunkte der Diuretika

Jede Niere enthält etwa 1 Million Nephrone, die aus dem **Glomerulus**, dem **proximalen Tubulus** (proximales Konvolut), der **Henle-Schleife** und dem **distalen Tubulus** (distales Konvolut) bestehen und in das Sammelrohr einmünden. Das Ende des aszendierenden Schenkels der Henle-Schleife liegt zwischen der afferenten und der efferenten Arteriole des zugehörigen Glomerulus, der den beiden Arteriolen anliegende Teil des Nephrons wird als **Macula densa** bezeichnet (Abb. 22.1). Die Henle-Schleifen zumindest jener Nephrone, deren Glomeruli nahe der Rinden-Mark-Grenze liegen (juxtamedulläre Nephrone), steigen tief in das innere Mark ab. Mit Blut werden die Henle-Schleifen von den **Vasa recta** versorgt, die von den efferenten Arteriolen der Glomeruli ausgehen.

22.1.1 Glomeruläre Filtration

Bei einem relativen Nierengewicht von nur 0,3 bis 0,5 % des Körpergewichts ist der renale Blutfluß mit 20 bis 25 % des Herzminutenvolumens sehr hoch, pro Minute fließen etwa 1250 ml Blut oder 680 ml Plasma durch die Nieren. Davon werden beim jugendlichen Erwachsenen in den Glomeruli circa 125 ml/min Ultrafiltrat abgepreßt, die Filtrationsfraktion beträgt also 0,15 bis 0,20. Die Basalmembran stellt die effektive Filtrationsbarriere dar, sie bildet ein molekulares Sieb für Partikel bis zu einem Radius von 2 bis 3 nm, das entspricht einer Molekülmasse (MM) von 20000–50000. Kleine Moleküle wie Harnstoff oder Glucose penetrieren ungehindert, Inulin (molekularer Radius 1,5 nm, MM 5500) wird zu 98 % filtriert, Plasmaalbumin (3,6 nm, MM 69000) wird fast vollständig retiniert.

Der renale Blutfluß, und damit die glomeruläre Filtrationsrate (GFR), wird im arteriellen Druckbereich von 90 bis 180 mmHg relativ konstant gehalten. Für die Autoregulation des glomerulären Gefäßwiderstandes ist vor allem der **tubuloglomeruläre Feedback** verantwortlich: Die **GFR** verhält sich **umgekehrt proportional zur luminalen NaCl-Konzentration an der Macula densa**, wobei das Signal für die Zellen der Macula densa die Geschwindigkeit des NaCl-Transportes durch diese Zellen ist. Wird das Angebot von NaCl an der Macula densa erhöht, kommt es zu einer Verengung der afferenten Arteriole, so daß der glomeruläre Blutfluß, und damit die GFR, abnimmt. Bei der Vermittlung der vasokonstriktiven Reaktion auf eine Steigerung des NaCl-Transportes durch die Macula densa scheint Adenosin eine Rolle zu spielen. Adenosin verursacht über Adenosin-A_1-Rezeptoren eine Vasokonstriktion der afferenten Arteriolen, während Antagonisten an Adenosin-Rezeptoren wie Theophyllin und insbesondere selektive Antagonisten an A_1-Rezeptoren (z.B. 8-Cyclopentyl-1,3-dipropylxanthin) den tubuloglomerulären Feedback hemmen und damit die GFR erhöhen.

Die tubuloglomeruläre Rückkoppelung dient als physiologische Sicherung gegen zu starken Volumenverlust und konsekutives Kreislaufversagen.

Eine Hemmung der Na^+-Resorption im proximalen Tubulus (z.B. durch Hemmer der Carboanhydrase) führt zu einer Steigerung des Na^+-Angebots an der Macula densa, die tubuloglomeruläre Rückkoppelung wird aktiviert, und die GFR nimmt ab. Umgekehrt wird die GFR durch Pharmaka gesteigert, die die Na^+-Resorption im aszendierenden Schenkel der Henle-Schleife und der funktionell zugehörigen Macula densa hemmen (Schleifendiuretika).

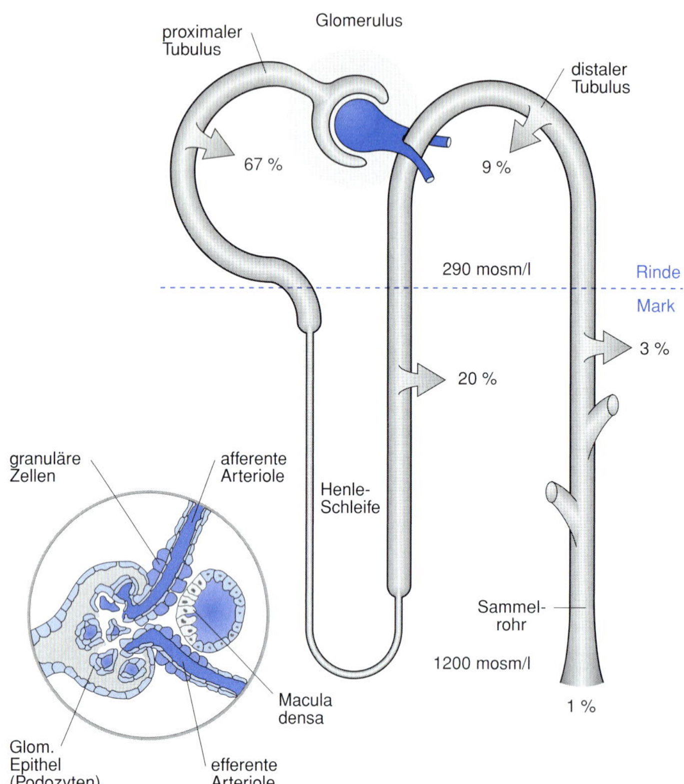

Abb. 22.1 Abschnitte des Nephrons und Ausmaß der jeweiligen Na^+-Rückresorption, angegeben in Prozent der glomerulär filtrierten Na^+-Menge. Vergrößert ist der Glomerulus mit dem juxtaglomerulären Apparat, der aus der Macula densa des dicken aufsteigenden Schenkels der Henle-Schleife und den reninproduzierenden granulären Zellen der afferenten und efferenten Arteriolen besteht.

Neben der Kontrolle der tubuloglomerulären Rückkoppelung reguliert die Macula densa die Renin-Sekretion aus den granulären Zellen der glomerulären Arteriolen, wobei die Renin-Sekretion umgekehrt proportional der NaCl-Konzentration an der Macula densa bzw. der Geschwindigkeit des Na^+-Transportes durch diese Zellen ist. Hemmer des Na^+-Transportes an der Macula densa stimulieren die Renin-Sekretion. Das durch Renin und das Konversionsenzym gebildete Angiotensin II (s. S. 479) verringert die Nierendurchblutung, während Dopamin (s. S. 463) und Prostaglandine (s. S. 381) die Nierendurchblutung erhöhen.

22.1.2 Tubuläre Resorption und Sekretion

Von den täglich gebildeten 180 l Glomerulusfiltrat werden nur etwa 1 % im Harn ausgeschieden, der Rest wird im Tubulussystem rückresorbiert. Diese Resorption erfolgt selektiv, um das Volumen, die Osmolarität und den pH des Extrazellulärraumes konstant zu halten. Quantitativ ist die Resorptionskapazität im proximalen Tubulus am größten, Richtung Sammelrohr nimmt sie ab. Neben resorptiven gibt es auch sekretorische Mechanismen im Nephron.

Der **transzelluläre Na^+-Transport** geht in zwei Schritten vor sich, luminaler (oder apikaler) Einstrom, gefolgt von basolateralem (oder peritubulärem) Ausstrom. Der luminale Na^+-Einstrom erfolgt über spezialisierte Transportproteine und wird vom chemischen und in manchen Fällen auch vom elektrischen Gefälle für Na^+ an der luminalen Zellmembran getrieben, da die Na^+-Konzentration in der Zelle wesentlich niedriger ist als im Extrazellulärraum und das Zellinnere gegenüber der Außenseite elektrisch negativ geladen ist. Der Auswärtstransport von Na^+ aus der Zelle in das Interstitium oder zur Blutseite des Tubulus erfolgt gegen einen elektrochemischen Gradienten und erfordert daher einen aktiven Transportmechanismus, eine metabolische Energie verbrauchende „Na^+-Pumpe". Das biochemische Äquivalent dieser Na^+-Pumpe ist die in der basolateralen Membran lokalisierte ATPase, die 3 Na^+-Ionen gegen 2 K^+-Ionen austauscht und die durch Herzglykoside gehemmt werden kann (s. S. 457). Das in die Zelle aufgenommene K^+ rezirkuliert durch K^+-selektive Kanäle wieder zur Blutseite des Epithels, wodurch das intrazelluläre negative elektrische Potential entsteht. Die Kombination von Na^+-Pumpen mit K^+-Kanälen in der basolateralen Zellmembran ist demnach sowohl für die charakteristische intrazelluläre Ionenverteilung (hohe K^+-Konzentration, niedrige Na^+-Konzentration, s. Tab. 21.2) als auch für das elektrische Membranpotential verantwortlich. Die treibenden Kräfte für den luminalen Na^+-Einstrom werden also durch basolaterale Mechanismen aufgebaut.

Durch den transzellulären Transport von Na^+ und anderen Substanzen, die gemeinsam mit Na^+ resorbiert werden (Glucose, Aminosäuren, Cl^-, etc.), entstehen osmotische Gradienten, die bei entsprechender Wasserpermeabilität zur Wasserresorption führen. Die Resorption von Wasser ist also ein sekundärer Prozeß, der an den primären Transport von Na^+ gekoppelt ist.

Alle Epithelzellen der verschiedenen Nehphronabschnitte haben in der basolateralen Zellmembran die dargestellte Kombination von Na^+-Pumpen mit K^+-Kanälen. Die **Mechanismen für den luminalen Na^+-Einstrom** sind jedoch **in den einzelnen Nephronabschnitten unterschiedlich.**

Im **proximalen Tubulus** erfolgt der luminale Na^+-Einstrom gekoppelt mit Glucose, Aminosäuren, Nucleosiden oder Phosphat (**Cotransport** oder **Symport**) bzw. im Austausch gegen H^+ (**Antiport**). H^+-Ionen entstehen unter anderem durch Dissoziation der Kohlensäure, die durch Einwirkung der Carboanhydrase aus CO_2 und H_2O gebildet wird. Der Na^+/H^+-Austausch und die Carboanhydrase spielen bei der Rückresorption von Bicarbonat eine wichtige Rolle (Abb. 22.2). Inhibitoren der Carboanhydrase hemmen die Bicarbonatresorption. Insgesamt werden im proximalen Tubulus 60 bis 70 % des glomerulär filtrierten Na^+ rückresorbiert (Abb. 22.1). Aufgrund der **hohen Wasserpermeabilität** des proximalen Tubulus ist die Na^+-Resorption von einer äquivalenten Wassermenge begleitet, sie ist also **isoton**, trotz der hohen Na^+-Resorption bleibt die Na^+-Konzentration im Lumen gleich der im Plasma.

Neben diesen resorptiven Prozessen ist der proximale Tubulus mit **sekretorischen Mechanismen** für organische Anionen und Kationen ausgestattet, über die verschiedene Pharmaka ausgeschieden werden. Viele dieser Stoffe liegen im Plasma hochgradig proteingebunden vor, sie werden daher kaum glomerulär filtriert. Die tubuläre Sekretion stellt demnach den wesentlichen renalen Exkretionsmechanismus dar. Die Substrate für diese sekretorischen Systeme können einander gegenseitig bei der Ausscheidung hemmen.

Im dünnen **deszendierenden Schenkel der Henle-Schleife** existiert kein aktiver transepithelialer Transportmechanismus für Elektrolyte, die Permeabilität dieses Nephronabschnittes für Elektrolyte und andere gelöste Substanzen wie Harnstoff ist niedrig, hingegen ist die Wasserpermeabilität hoch.

Im dicken **aszendierenden Schenkel der Henle-Schleife** wird die luminale Na^+-Aufnahme durch einen **Na^+,K^+,Cl^--Symport** vermittelt. Dieses Transportprotein besteht aus 1100 Aminosäuren mit 12 transmembranären Helices. Das über das Na^+,K^+,Cl^--Cotransportsystem in die Zelle aufgenommene K^+ rezirkuliert über K^+-selektive Kanäle in der luminalen Zellmembran zurück in das Tubuluslumen (Abb. 22.4). Dadurch wird das Lumen des aszendierenden Teils der Henle-Schleife 5 bis 10 mV positiv gegenüber dem Interstitium geladen. Diese lumenpositive elektrische Potentialdifferenz treibt Ca^{2+} und Mg^{2+} durch die Interzellulärspalten in das Interstitium, trägt also zur Resorption dieser Kationen bei. Änderungen der Na^+-Resorption in der aszendierenden Henle-Schleife haben parallele Änderungen der Ca^{2+}- und Mg^{2+}-Resorption zur Folge.

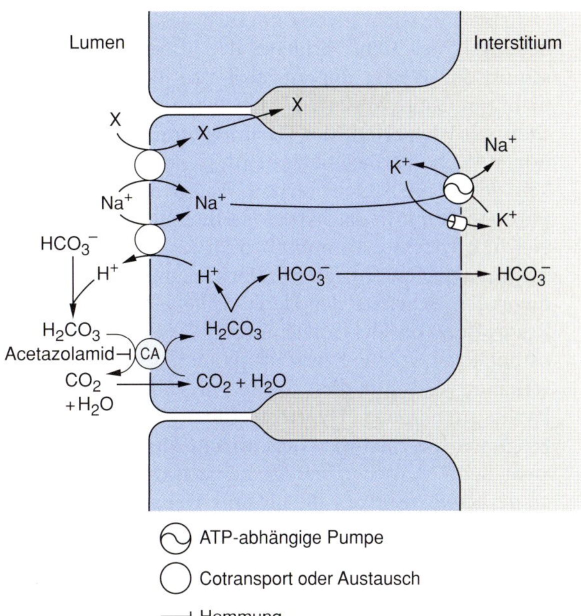

Abb. 22.2 Transportmechanismen im proximalen Tubulus. X repräsentiert Glucose, Aminosäuren, Nucleoside, Lactat oder Phosphat, die gemeinsam mit Na^+ in die Zelle aufgenommen werden. Zusätzlich gelangt Na^+ im Austausch gegen H^+ in die Zelle. Im Lumen verbindet sich das sezernierte H^+ mit dem glomerulär filtrierten Bicarbonat zu Kohlensäure, die durch die Carboanhydrase (CA) in CO_2 und H_2O gespalten wird. CO_2 diffundiert in die Zelle, wo es gemeinsam mit dem aus dem Stoffwechsel stammenden CO_2 durch Einwirken der Carboanhydrase in Kohlensäure umgewandelt wird, die in H^+ und HCO_3^- zerfällt. HCO_3^- wird durch die basolaterale Membran ins Interstitium transportiert (s. Abb. 21.5). Insgesamt wird also Bicarbonat aus dem Lumen rückresorbiert. Die Carboanhydrase, die neben der luminalen Zellmembran auch im Cytosol lokalisiert ist, wird durch Acetazolamid gehemmt. Die Resorptionsmechanismen für Cl^--Ionen sind nicht dargestellt. Die transepitheliale elektrische Potentialdifferenz ist im proximalen Tubulus niedrig (+2 bis −2 mV).

Das Na^+,K^+,Cl^--Cotransportsystem wird reversibel durch Diuretika vom Furosemid-Typ gehemmt (Schleifendiuretika), die an eine der Cl^--Bindungsstellen des Transportproteins binden. Als Konsequenz dieser Hemmung bricht die lumenpositive transepitheliale elektrische Potentialdifferenz zusammen, die Resorption von Ca^{2+} und Mg^{2+} sistiert bzw. die Ausscheidung dieser divalenten Kationen im Harn nimmt zu.

Die K^+-Konzentration im Tubuluslumen ist wesentlich niedriger als jene von Na^+ und Cl^- und würde durch die gekoppelte Na^+,K^+,Cl-Resorption rasch erschöpft werden, wenn K^+ nicht ständig durch die K^+-selektiven Kanäle aus der Zelle in das Lumen rezirkuliert würde. Durch Blocker dieser Kanäle, die in die Klasse der ATP-hemmbaren K^+-Kanäle gehören, wird die Na^+-Resorption in der aszendierenden Henle-Schleife vermindert.

Es ist eine wichtige Besonderheit des aszendierenden Schenkels der Henle-Schleife, daß dieser Nephronabschnitt **für Wasser impermeabel** ist. Wasser geht also nicht mit den resorbierten Elektrolyten mit, das **Interstitium** wird **hyperton**, der **Harn hypoton**. Aufgrund der hohen Wasserpermeabilität des deszendierenden Schenkels der Henle-Schleife strömt Wasser aus diesem Nephronabschnitt in das hypertone Interstitium, der Harn gleicht hier seinen osmotischen Druck jenem im Interstitium an. Dieser hypertone Harn gelangt in den aszendierenden Schenkel der Henle-Schleife, wo durch die Resorption von Elektrolyten ohne Wasser neuerlich ein osmotischer Gradient zwischen Lumen und Interstitium errichtet wird. Auf diese Weise wird eine in Richtung Papille zunehmende **Hypertonizität des Nierenmarks** erzeugt, wir sprechen vom **Gegenstrom-Multiplikationssystem.** Beim Menschen beträgt die maximale Osmolarität an der Papillenspitze 1200 mosm/l. Den aszendierenden Schenkel der Henle-Schleife verläßt ein mit 100 mosm/l gegenüber dem Plasma (290 mosm/l) beträchtlich hypotoner Harn. Der aszendierende Teil der Henle-Schleife wird gemeinsam mit dem frühdistalen Tubulus, wo eine weitere Abnahme der Osmolarität der Flüssigkeit im Tubuluslumen (bis auf 50 mosm/l) erfolgt, als **Verdünnungssegment** des Nephrons bezeichnet.

Die **Hypertonizität** im Markinterstitium ist für die **Harnkonzentrierung** verantwortlich: In Gegenwart von Vasopressin (ADH) ist die Wasserpermeabilität hoch (s. S. 524), Wasser strömt daher entsprechend dem osmotischen Gradienten aus dem Sammelrohr in das Interstitium. Fehlt Vasopressin, ist das Sammelrohr für Wasser impermeabel, und es werden große Mengen eines hypotonen Harns ausgeschieden (**Harnverdünnung**).

Die **Vasa recta** sind nicht nur für die nutritive Versorgung der Nephronabschnitte im Nierenmark verantwortlich, als **Gegenstrom-Austauschsystem** spielen sie auch eine wichtige Rolle bei der Erhaltung der Hypertonizität im Mark. Die Wand der Vasa recta ist hoch permeabel für Wasser und niedermolekulare Stoffe. Aufgrund der haarnadelartigen Struktur dieser Gefäße kommt es zwischen dem ab- und aufsteigenden Schenkel der Vasa recta zu einem Austausch von Wasser und gelösten Teilchen, so daß der in Richtung Markspitze zunehmende osmotische Gradient erhalten bleibt. Bei Steigerung des Blutflusses durch die Vasa recta im Rahmen einer Vasodilatation kann jedoch die Hypertonizität im Mark ausgewaschen werden, die Fähigkeit der Niere zur Harnkonzentrierung wird eingeschränkt.

Letztlich liegt der Harnkonzentrierung das Na^+,K^+,Cl^--Cotransportsystem im aszendierenden Teil der Henle-Schleife zugrunde. Bei Blockade dieses Transportsystems durch Diuretika vom Furosemid-Typ verliert die Niere die Fähigkeit zur Harnkonzentrierung.

Im **frühdistalen Tubulus,** der ebenfalls wasserimpermeabel ist, wird der Einstrom von Na^+ vom Lumen in die Tubuluszellen durch einen **Na^+,Cl^--Symport** vermittelt, der durch Thiazid-Diuretika gehemmt wird (Abb. 22.6). Dieses Transportprotein im frühdistalen Tubulus weist eine 60prozentige Sequenzhomologie mit dem Na^+,K^+,Cl^--Cotransportsystem der aszendierenden Henle-Schleife auf, benötigt im Gegensatz zu diesem jedoch kein K^+ und wird nicht durch Schleifendiuretika gehemmt.

Im frühdistalen Tubulus wird **Ca^{2+} transzellulär resorbiert**, wobei Ca^{2+} entsprechend seinem elektrochemischen Gefälle vom Lumen in die Zelle einströmt. Beim Auswärtstransport von Ca^{2+} durch die basolaterale Zellmembran ist ein Ca^{2+}-Na^+-Antiport beteiligt, der 3 Na^+-Ionen gegen 1 Ca^{2+}-Ion austauscht.

Der **spätdistale Tubulus** und das **Sammelrohr** bestehen aus Hauptzellen und Zwischenzellen. Die Hauptzellen resorbieren Na^+ und sezernieren K^+, die Zwischenzellen sezernieren H^+-Ionen über eine in der luminalen Zellmembran lokalisierte H^+-ATPase bzw. H^+,K^+-ATPase und resorbieren HCO^-_3. Der **luminale Na^+-Einstrom** in die Hauptzellen wird durch **Na^+-selektive Kanäle** vermittelt, die durch Amilorid blockiert werden (Abb. 22.9). Dieser Na^+-Kanal ist aus 3 homologen Untereinheiten zusammengesetzt, die jeweils aus etwa 700 Aminosäuren bestehen und 2 transmembranäre Helices haben. Die Amilorid-Bindungsstelle liegt auf der α-Untereinheit.

Durch die kanalvermittelte Aufnahme der positiv geladenen Na^+-Ionen in die Zellen wird die luminale Membran der Tubuluszellen depolarisiert und eine lumennegative transepitheliale Potentialdifferenz aufgebaut. Dieser Umstand fördert den Einstrom von K^+ in das Tubuluslumen, einerseits aus der Zelle durch K^+-selektive Kanäle in der luminalen Zellmembran und andererseits aus dem Interstitium durch die Interzellulärspalten. Wir haben es also mit einem **funktionellen Na^+-K^+-Austauschmechanismus** zu tun. Der durch epitheliale Kanäle vermittelte Na^+-Transport wird durch das Mineralocorticoid Aldosteron stimuliert. Dadurch nimmt die negative Ladung im Lumen und damit der Einstrom von K^+ (und von H^+) in den Harn zu.

Wie im aszendierenden Schenkel der Henle-Schleife gehören die für den luminalen K^+-Ausstrom aus den Hauptzellen des Sammelrohrs verantwortlichen Kanäle in die Klasse der ATP-hemmbaren K^+-Kanäle. Blocker dieser K^+-Kanäle, z.B. Sulfonylharnstoffe wie Glibenclamid (s. S. 661) oder substituierte Guanidinverbindungen, hemmen die Na^+-Resorption und die renale K^+-Ausscheidung. Für den diuretischen Effekt von Glibenclamid sind höhere Dosen notwendig als für den antidiabetischen Effekt. Bisher haben noch keine Blocker renaler K^+-Kanäle therapeutische Verwendung als Diuretika gefunden.

22.2 Einteilung der Diuretika

Nach ihrem Angriffspunkt können Diuretika in folgende Gruppen eingeteilt werden:

- Hemmer der Carboanhydrase;
- Schleifendiuretika;
- Diuretika, die im frühdistalen Tubulus angreifen (Thiazide);
- Diuretika, die im spätdistalen Tubulus und Sammelrohr angreifen (K^+-sparende Diuretika);
- Osmodiuretika, die entlang des gesamten Nephrons wirken und die Na^+-Ausscheidung indirekt steigern.

Außerdem wirken Quecksilberverbindungen und Xanthine diuretisch. Quecksilberdiuretika (z.B. Mersalyl) werden wegen ihrer Nephrotoxizität nicht mehr verwendet.

22.2.1 Hemmer der Carboanhydrase

Die Carboanhydrase ist für die Rückresorption von Bicarbonat im proximalen Tubulus von entscheidender Bedeutung (Abb. 22.2). Durch Hemmung der Carboanhydrase sistiert die Bildung von Kohlensäure und damit die H^+-Sekretion, die Resorption von HCO^-_3 wird reduziert. Inhibitoren der Carboanhydrase steigern die ausgeschiedene Harnmenge auf **maximal 5 bis 8 %** des Glomerulusfiltrates. Diese relativ schwache diuretische Wirkung ist einerseits darauf zurückzuführen, daß selbst bei kompletter Hemmung der Carboanhydrase nur etwa 30 % des filtrierten Bicarbonats ausgeschieden werden und daß andererseits eine Hemmung der $NaHCO_3$-Resorption im proximalen Tubulus in weiter distal gelegenen Nephronabschnitten durch höhere NaCl-Resorption teilweise kompensiert wird. Als Gegenion für das nicht resorbierte HCO_3^- wird im Harn primär K^+ zurückgehalten. Wegen des Verlustes von $KHCO_3$ im Harn kommt es zu einer **Hypokaliämie** und zu einer **metabolischen Acidose.** In dem Maß, wie der Bicarbonatspiegel sinkt, steht auch weniger Bicarbonat für die Rückresorption im Nephron zur Verfügung, der diuretische Effekt von Carboanhydrase-Hemmern nimmt in Acidose ab.

Wegen der verminderten proximalen Na^+-Rückresorption kommt mehr Na^+ zur Macula densa, daher wird das tubuloglomeruläre Feedbacksystem aktiviert, es resultiert eine Abnahme der GFR.

Der am meisten verwendete Hemmer der Carboanhydrase ist **Acetazolamid,** eine aromatische Sulfonamidverbindung (Abb. 22.3). Als Diuretikum hat Acetazolamid nur geringe Bedeutung, hauptsächlich wird dieser Carboanhydrasehemmer bei folgenden **Indikationen** verwendet:

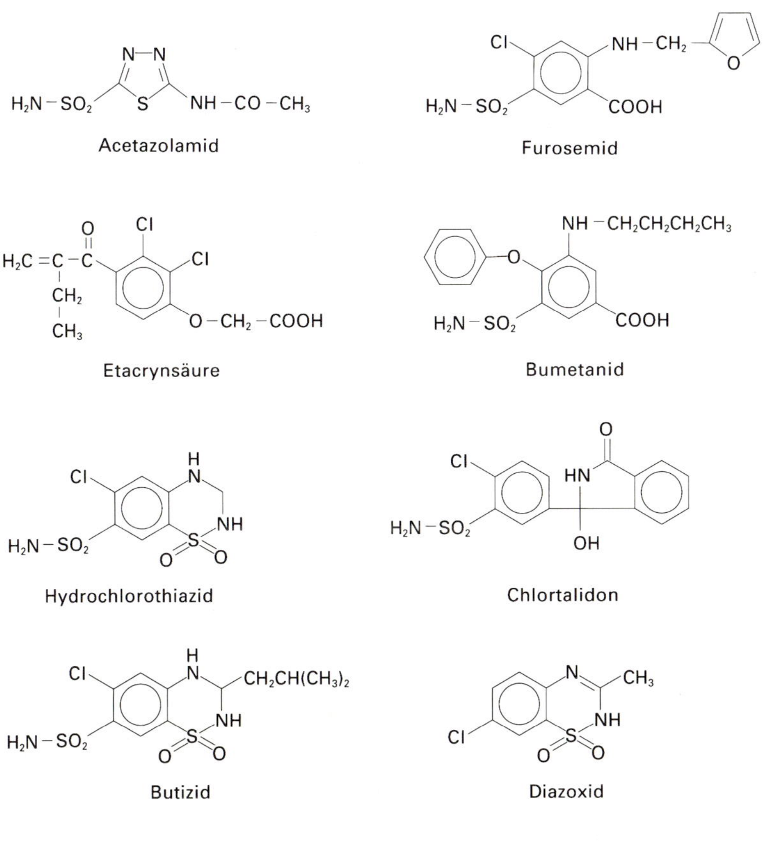

Acetazolamid
Furosemid
Etacrynsäure
Bumetanid
Hydrochlorothiazid
Chlortalidon
Butizid
Diazoxid

Abb. 22.3 Strukturformeln des Carboanhydrasehemmers Acetazolamid, der Schleifendiuretika Furosemid, Bumetanid und Etacrynsäure sowie der Thiazide Hydrochlorothiazid, Chlortalidon und Butizid. Zum Vergleich mit den Thiaziden ist die Formel des Antihypertensivums Diazoxid angegeben.

- Glaukom und akute Pankreatitis, weil Acetazolamid die Bildung des HCO_3^--reichen Kammerwassers und Pankreassaftes vermindert;
- Epilepsie, da die Krampfneigung in Acidose geringer ist;
- metabolische Alkalose und Höhenkrankheit (Aufenthalt in Höhen über 3500 m), die wegen der Hyperventilation mit einer Alkalose einhergeht;
- Alkalisieren des Harns, z.B. bei Vorliegen von Urat- oder Cystinsteinen und bei Salicylat- oder Barbiturat-Vergiftungen. In diesen Fällen muß Bicarbonat i.v. substituiert werden.

Vorsicht ist mit Acetazolamid wegen des eingeschränkten Säure-Basen-Haushalts **bei Patienten mit Leberzirrhose, Nierenschäden** und **respiratorischer Insuffizienz** geboten.

Weitere Hemmer der Carboanhydrase sind **Dorzolamid**[1] (s. S. 170) und **Diclofenamid**, ebenfalls Sulfonamidverbindungen, die bei Glaukom eingesetzt werden.

22.2.2 Schleifendiuretika

Die Akutwirkung der in der Henle-Schleife angreifenden Diuretika ist sehr stark, sie können bei Verabreichung hoher Dosen **20 bis 25 % des Glomerulusfiltrates** zur Ausscheidung bringen. Bei entsprechender Flüssigkeitssubstitution ist es möglich, einen Harnfluß von 35 bis 45 l pro Tag zu erreichen. Diese Diuretika werden daher auch als starke oder **„high-ceiling"-Diuretika** bezeichnet. Chemisch handelt es sich bei den Schleifendiuretika um verschiedenartige Substanzen. **Furosemid, Bumetanid** und **Piretanid** sind aromatische Carbonsäuren, die eine Sulfonamidgruppe enthalten. **Azosemid** ist ebenfalls ein Sulfonamid, allerdings ohne Carboxylgruppe, **Torasemid** ein Pyridinsulfonylharnstoffderivat und **Etacrynsäure** eine halogenierte Phenoxyessigsäure (Abb. 22.3).

Furosemid, Bumetanid, Piretanid, Azosemid und Torasemid **hemmen** in ihrer anionischen Form **reversibel das Na^+,K^+,Cl^--Cotransportsystem im aszendierenden Schenkel der Henle-Schleife** (Abb. 22.4). Damit werden die interstitielle Hypertonizität im Mark und die Fähigkeit der Niere zur Harnkonzentrierung reduziert. Die relativ hohe Wirkstoffkonzentration im Tubuluslumen, die für diesen inhibitorischen Effekt notwendig ist (10- bis 20mal höher als die Plasmakonzentration), wird einerseits durch tubuläre Sekretion erreicht, andererseits werden diese Diuretika im Tubuluslumen durch die Flüssigkeitsreabsorption konzentriert.

Auch Etacrynsäure sowie der im Organismus entstehende Cysteinkomplex von Etacrynsäure hemmen das luminale Na^+,K^+,Cl^--Cotransportsystem, der Effekt ist aber nur langsam reversibel. Zusätzlich scheinen Etacrynsäure und Torasemid den Elektrolyttransport von der peritubulären Seite zu hemmen. Mögliche Angriffspunkte sind der KCl-Cotransporter und der Cl^--Kanal in der basolateralen Zellmembran (Abb. 22.4). Als selektive Hemmer des Na^+,K^+,Cl^--Cotransportes sind daher nur die Sulfonamide Furosemid, Bumetanid, Piretanid und Azosemid zu bezeichnen.

Durch Hemmung des Na^+,K^+,Cl^--Cotransportsystems der Macula densa unterbrechen Schleifendiuretika den tubuloglomerulären Feedback. Der aufgrund der höheren Na^+-Konzentration an der Macula densa zu erwartende Abfall der GFR tritt nicht ein, im Gegensatz zu anderen Diuretika ist also die physiologische „Bremse" gegen Volumenverluste aufgehoben. Am diuretischen Effekt von Furosemid und Etacrynsäure scheint zusätzlich eine durch Prostaglandine vermittelte renale Vasodilatation beteiligt zu sein, da Hemmer der Prostaglandinsynthese (z.B. Indometacin) sowohl die durch Schleifendiuretika ausgelöste Zunahme des renalen Blutflusses als auch die Diurese abschwächen. Es liegen Befunde vor, daß Prostaglandine die Diurese nicht nur aufgrund ihres vasodilatierenden Effekts, sondern auch durch direkte Hemmung des Elektrolyttransportes im aszendierenden Teil der Henle-Schleife steigern.

Mit hohen Dosen von Schleifendiuretika werden große Mengen eines plasmaisotonen oder hypotonen Harns ausgeschieden. Der Grund für die Hypotonizität des Harns trotz Blockade des Elektrolyttransportes im aszendierenden Teil der Henle-Schleife ist die Verdünnung des Harns durch NaCl-Resorption im frühdistalen Tubulus.

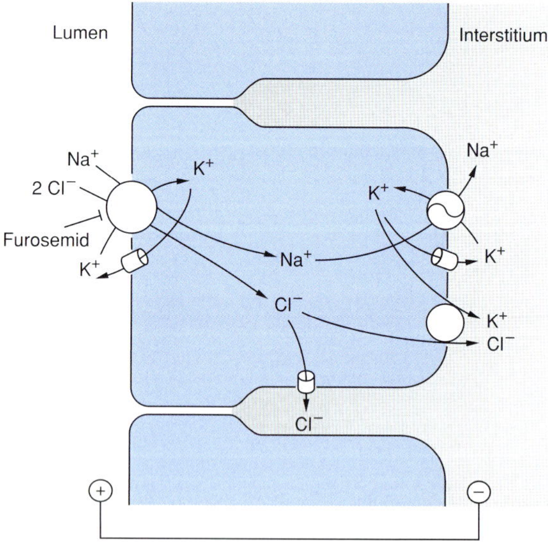

Abb. 22.4 Schema des Elektrolyttransportes im dicken aszendierenden Schenkel der Henle-Schleife. Über einen luminalen Cotransporter werden jeweils ein Na^+, zwei Cl^- und ein K^+ in die Zelle aufgenommen. Das über diesen Transportmechanismus aufgenommene K^+ wird durch K^+-selektive Kanäle in das Lumen rezirkuliert, wodurch die lumenpositive transepitheliale elektrische Potentialdifferenz entsteht. Der Na^+,K^+,Cl^--Cotransporter wird durch Diuretika vom Furosemid-Typ gehemmt.

[1] Trusopt-Augentropfen®

Wie bereits erwähnt, steigern Schleifendiuretika die renale Ca^{2+}- und Mg^{2+}-Ausscheidung, sie werden daher bei Hypercalciämie therapeutisch verwendet.

Nach Verabreichen einer Einzeldosis eines Schleifendiuretikums setzt der diuretische Effekt schnell ein, hält aber nur 4 bis 6 Stunden an (Abb. 22.5). Danach fällt die Na^+- und Harnausscheidung für den Rest des Tages unter den Kontrollwert vor Gabe des Diuretikums. Diese „postdiuretische Na^+-Retention" ist auf Aktivierung von Gegenregulationsmechanismen, insbesondere des sympathikoadrenalen und des Renin-Angiotensin-Aldosteron-Systems, aufgrund der plötzlichen Abnahme des zirkulierenden Volumens zurückzuführen. Auch geht die durch Schleifendiuretika initial ausgelöste Zunahme der GFR in der Folge durch Reduktion des Plasmavolumens in eine Abnahme der GFR über.

Bei Verwendung von Schleifendiuretika bei Herzinsuffizienz mit Lungenstauung wird ein Abfall des Drucks im linken Vorhof beobachtet, bevor der diuretische Effekt einsetzt. Diese hämodynamische Wirkung ist also unabhängig von einer Reduktion des zirkulierenden Volumens. Es liegen Hinweise vor, daß Schleifendiuretika, insbesondere Furosemid, venöse Blutgefäße erweitern.

Durch Reduktion der tubulären Transportarbeit vermindern Schleifendiuretika den Bedarf an metabolischen Substraten und an Sauerstoff, wodurch sich ein Schutzeffekt dieser Pharmaka bei hypoxischen Nierenschäden ergibt.

Mittlere Dosen von Diuretika sind in Tab. 22.1 zusammengefaßt, pharmakokinetische Kenngrößen in Tab. 22.2. Ein Vergleich der Effekte verschiedener Diuretika auf die Elektrolytzusammensetzung des Harns ist in Tab. 22.3 angegeben.

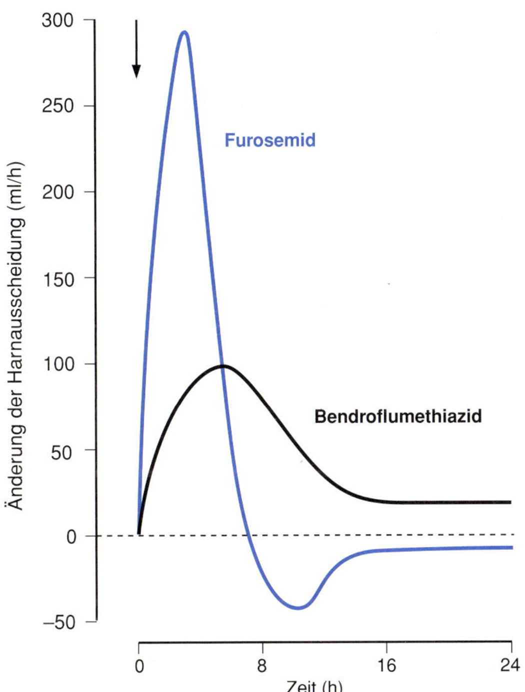

Abb. 22.5 Zeitabhängigkeit des Effektes von Furosemid (40 mg) und Bendroflumethiazid (10 mg) auf das Harnvolumen, ausgedrückt als Änderung gegenüber dem Harnfluß vor Verabreichung des jeweiligen Diuretikums, bei gesunden Personen. Nach dem initial sehr starken diuretischen Effekt von Furosemid sinkt die Harnausscheidung aufgrund von Gegenregulationsmechanismen unter die Werte vor Gabe von Furosemid (Rebound-Effekt). Mit dem Thiazid-Diuretikum Bendroflumethiazid, das initial wesentlich schwächer wirkt, kommt es zu keinem Rebound-Effekt, so daß innerhalb von 24 Stunden die Zunahme des Harnvolumens bei dieser Gruppe von Probanden mit dem Thiazid 1000 ml ausmacht, mit Furosemid hingegen nur 800 ml (nach Forrester und Shirriffs, Lancet **1**, 409; 1965).

Tabelle 22.1: Dosierung und Wirkungsdauer von Diuretika bei peroraler Verabreichung.

Freiname	Handelsname	mittlere Tagesdosis	Wirkdauer(h)
Carboanhydrasehemmer			
Acetazolamid	Diamox®	250–500 mg	8–9
Schleifendiuretika			
Azosemid	Luret®	40–160 mg	8–10
Bumetanid	Burinex®	0,5–2 mg	4–5
Etacrynsäure	Hydromedin®	50–150 mg	6–8
Furosemid	Lasix®	40–80 mg	4–5
Piretanid	Arelix®	6–12 mg	4–5
Torasemid	Unat®	2,5–20 mg	5–6
Thiazide			
Bendroflumethiazid	Tensoflux®[1]	2,5–15 mg	18–24
Butizid	Saltucin®	5–15 mg	8–12
Chlortalidon	Hygroton®	25–50 mg	24–72
Hydrochlorothiazid	Esidrix®	12,5–75 mg	8–12
Indapamid	Natrilix®	2,5–5 mg	24–36
Mefrusid	Baycaron®	25–75 mg	20–24
Metolazon	Zaroxolyn®	2,5–10 mg	12–24
K^+-sparende Diuretika			
Amilorid	Tensoflux®[1]	5–10 mg	12–24
Spironolacton	Aldactone®	50–400 mg	48–72
Triamteren	Jatropur®	50–200 mg	8–12
Osmodiuretika			
Mannit	Osmofundin®	50–100 g	–

[1] Kombinationspräparat

Die intravenöse Dosierung ergibt sich durch Multiplikation mit dem jeweiligen in Tabelle 22.2 angegebenen f-Wert.

Tabelle 22.2: Pharmakokinetische Parameter von Diuretika

	$t_{1/2}$ (h)	V (l/kg)	CL (ml/min kg)	F
Acetazolamid	3–9	0,2	0,7	> 0,7
Amilorid	6–21	5–17	4,8–16,4	0,2–0,5
Azosemid	2–3	0,3–0,4	1,6	0,1–0,2
Bumetanid	0,8–1,5	0,1–0,3	1,8–3,8	0,8
Butizid	4	–	–	0,6
Canrenon	4,8–11,2	1,8	4,2	–
Chlortalidon	44–60	3–5	1,6	0,6
Etacrynsäure	0,5–2,0	–	–	> 0,9
Furosemid	0,8–1,5	0,1–0,3	2,0–4,4	0,6
Hydrochlorothiazid	3–12	0,8–3,0	4,9	0,7
Indapamid	14–17	0,3–0,4	0,3	0,9
Mannit	1,2	0,5	7,0	0
Mefrusid	7–11	4,4–7,4	10,0	> 0,7
Piretanid	0,6–1,5	0,2–0,3	2,8–3,8	0,8
Spironolacton	1,3–1,6	14	100,0	0,7
Torasemid	3–4	0,2	0,6	0,8
Triamteren	2–4	2,2–3,7	17,3	0,5

$t_{1/2}$: Plasmahalbwertszeit; V: Verteilungsvolumen; CL: totale Clearance; F: orale Bioverfügbarkeit

Tabelle 22.3: Effekte von Diuretika auf das Volumen und den pH des Harns sowie auf die Elektrolytausscheidung im Harn im Vergleich zum Normalzustand ohne Diuretikum (Kontrolle)

	Volumen (ml/h)	pH	Na^+ (mmol/h)	K^+ (mmol/h)	HCO_3^- (mmol/h)
Kontrolle	60	6,0	4,2	0,9	0,1
Acetazolamid	180	8,5	14,4	10,8	21,6
Schleifendiuretika	600	6,0	84,0	9,0	0,6
Thiazide	200	6,5	28,0	4,0	3,0
K^+-sparende Diuretika	120	7,0	14,4	0,6	1,2
Mannit	600	6,5	30,0	9,0	2,4

Angegeben sind durchschnittliche Maximalwerte der diuretischen Wirkung bei gesunden Personen mit normalem Wasser-, Elektrolyt- und Säure-Basen-Haushalt

22.2.3 Diuretika, die im frühdistalen Tubulus angreifen (Thiazide)

Eine Reihe von aromatischen Sulfonamid-Derivaten, die zum Teil einen Benzothiadiazin-Ring oder verwandte Sulfamylbenzen-Strukturen enthalten, **hemmt im frühdistalen Tubulus das Na^+,Cl^--Cotransportsystem** (Abb. 22.6), wahrscheinlich durch Bindung an die Cl^--Bindungsstelle des Transportproteins. Vereinfachend werden diese Wirkstoffe als **Thiazid**-(oder **Benzothiadiazin-)Diuretika** bezeichnet (Tab. 22.1, Abb. 22.3). Entwickelt wurden die Thiazide aus den Carboanhydrase-Hemmern, es überrascht daher nicht, daß Thiazide neben der Wirkung auf den Na^+,Cl^--Cotransport im distalen Tubulus auch eine gewisse hemmende Wirkung auf die Carboanhydrase im proximalen Tubulus haben. Wie die Hemmer der Carboanhydrase verursachen die Thiazide einen Abfall der GFR und limitieren so ihren diuretischen Effekt selbst.

Verglichen mit den Schleifendiuretika ist der akute diuretische Effekt der Thiazide schwächer und setzt langsamer ein, die Na^+-Ausscheidung kann auf maximal **5–8 % des glomerulär filtrierten Na^+** steigen. Die Plasmahalbwertszeiten der Thiazide sind länger als jene der Schleifendiuretika (Tab. 22.2), die diuretische Wirkung der Thiazide hält also länger an.

Im Gegensatz zu Schleifendiuretika kommt es mit Thiaziden zu **keiner postdiuretischen Na^+-Retention**. Werden die Nettoeffekte von Einzeldosen über den gan-

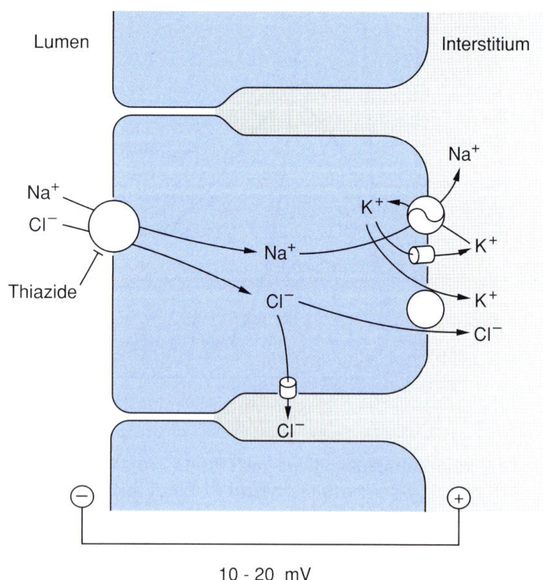

Abb. 22.6 Schema der NaCl-Resorption im frühdistalen Tubulus. Durch die luminale Zellmembran werden Na^+ und Cl^- über einen Cotransporter aufgenommen, der durch Thiazid-Diuretika gehemmt wird. In diesem Nephronabschnitt ist das Lumen gegenüber dem Interstitium negativ geladen, wahrscheinlich weil die luminale Zellmembran in geringem Ausmaß mit Na^+-Kanälen ausgestattet ist (s. Abb. 22.9).

zen Tag betrachtet, sind Thiazide nicht schwächer wirksam als Schleifendiuretika (Abb. 22.5).

Die Blockade des Na^+,Cl^--Cotransporters hat zur Folge, daß die Konzentration von NaCl, und damit die Osmolarität, im Lumen des distalen Tubulus steigt. Thiazide vermindern daher die Fähigkeit der Niere zur Harnverdünnung, hingegen wird die Harnkonzentrierung im Gegensatz zu den Schleifendiuretika nicht beeinträchtigt. Während Schleifendiuretika die renale Ca^{2+}-Ausscheidung erhöhen, **senken die Thiazide die Ca^{2+}-Konzentration im Harn** durch Stimulierung der Ca^{2+}-Resorption im frühdistalen Tubulus. Als möglicher Mechanismus wird eine Abnahme der intrazellulären Na^+-Konzentration wegen der Hemmung des luminalen Na^+,Cl^--Cotransporters diskutiert. Durch Aktivierung des Ca^{2+}-Na^+-Austausches in der basolateralen Membran und damit des kanalvermittelten passiven Ca^{2+}-Einstroms durch die luminale Zellmembran nimmt die Ca^{2+}-Resorption zu. Die Senkung der renalen Ca^{2+}-Ausscheidung durch Thiazide wird bei Hypercalciurie und bei Ca^{2+}-haltigen Konkrementen in den Harnwegen therapeutisch ausgenützt. Es liegen Hinweise vor, daß Thiazide wegen des Ca^{2+}-retinierenden Effektes einer Osteoporose bei alten Menschen vorbeugen können.

Im Plasma liegen die Thiazide hochgradig proteingebunden vor, sie werden daher nur in geringem Ausmaß glomerulär filtriert. An ihren Wirkort in der luminalen Zellmembran des frühdistalen Tubulus gelangen sie durch tubuläre Sekretion über das Transportsystem für organische Anionen.

Ein wichtiges **therapeutisches Anwendungsgebiet** der Thiazide ist die **arterielle Hypertonie.** Am Beginn der Behandlung sinkt der Blutdruck in erster Linie aufgrund einer Abnahme des zirkulierenden Plasmavolumens, während nach längerer Verabreichung eine Reduktion des peripheren Gefäßwiderstandes im Vordergrund steht. An isolierten Blutgefäßen führt Hydrochlorothiazid zu einer konzentrationsabhängigen Relaxation. Dieser Effekt scheint durch Öffnung Ca^{2+}-aktivierter K^+-Kanäle vermittelt zu werden (Abb. 22.7), die eine Hyperpolarisierung der glatten Muskelzellen zur Folge hat. Durch die Hyperpolarisation gehen spannungsabhängige Ca^{2+}-Kanäle in den geschlossenen Zustand über, die intrazelluläre Ca^{2+}-Konzentration sinkt. In diesem Zusammenhang ist von Interesse, daß das Antihypertensivum Diazoxid, ein Thiazid ohne diuretische Wirkung (Abb. 22.3), ebenfalls K^+-Kanäle öffnet, allerdings nicht Ca^{2+}-aktivierte, sondern ATP-hemmbare K^+-Kanäle (s. S. 499).

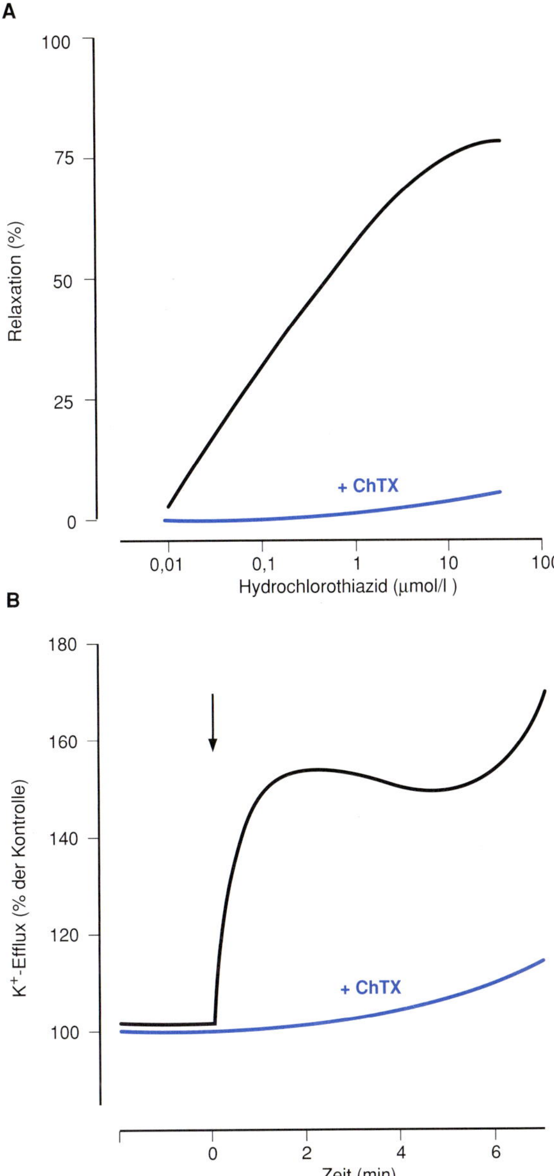

Abb. 22.7 A: Dosiswirkungskurve des relaxierenden Effektes von Hydrochlorothiazid auf isolierte Arterien von Meerschweinchen, die durch Noradrenalin vorkontrahiert worden waren. Der relaxierende Effekt wird als prozentuale Hemmung der durch Noradrenalin ausgelösten Kontraktion ausgedrückt.
B: Effekt von Hydrochlorothiazid (10 µmol/l) auf den Ausstrom von K^+ aus isolierten Arterien von Meerschweinchen, ausgedrückt in Prozent des Ausstroms vor Zugabe von Hydrochlorothiazid. ChTX: Effekte in Gegenwart von Charybdotoxin, einem Blocker von Ca^{2+}-aktivierten K^+-Kanälen. Diese Befunde lassen schließen, daß die antihypertensive Wirkung von Thiaziden auf einem **direkten Effekt auf die Gefäßmuskulatur** beruht, unabhängig von der diuretischen Wirkung, und daß die Relaxation der Gefäßmuskelzellen auf eine Hyperpolarisation durch Öffnung von Ca^{2+}-aktivierten K^+-Kanälen zurückzuführen ist (nach Calder et al., J. Pharmacol. Exp. Ther. **265**, 1175; 1993 und J. Cardiovasc. Pharmacol. **24**, 158; 1994).

22.2.4 Diuretika, die im spätdistalen Tubulus und Sammelrohr angreifen (K^+-sparende Diuretika)

Wirkstoffe, die den kanalvermittelten Na^+-Transport hemmen, vermindern auch die tubuläre K^+-Sekretion: Durch Blockade der Na^+-Resorption wird die luminale Zellmembran hyperpolarisiert und die lumennegative

Amilorid

Triamteren

Aldosteron

Kaliumcanrenoat

Spironolacton

Canrenon

Abb. 22.8 Strukturformeln der Na^+-Kanal-Blocker Amilorid und Triamteren und der Aldosteronantagonisten Spironolacton und Kaliumcanrenoat bzw. deren aktiven Metaboliten Canrenon. Zum Vergleich ist die Formel von Aldosteron angegeben.

transepitheliale Potentialdifferenz reduziert. Bei Blockade der Na^+-Kanäle sind also die treibenden Kräfte für den K^+-Einstrom in das Lumen vermindert (Abb. 22.9). Die Hemmung der K^+-Sekretion ist demnach ein sekundärer Effekt. Pharmaka, die im spätdistalen Tubulus und im Sammelrohr die Na^+-Resorption und damit die K^+-Sekretion hemmen, sind die Na^+-Kanalblocker Amilorid und Triamteren sowie die Aldosteronantagonisten Spironolacton und Kaliumcanrenoat.

Amilorid enthält einen Pyrazinring mit einem Guanidinrest, **Triamteren** ist eine Pteridinverbindung (Abb. 22.8) mit Ähnlichkeiten zu Folsäure bzw. Methotrexat. Amilorid und Triamteren sind schwache Basen, die in ihrer kationischen Form den **aldosteronabhängigen Na^+-Kanal in der luminalen Zellmembran reversibel blockieren** (Abb. 22.9). In das Lumen des Nephrons gelangen Amilorid und Triamteren vor allem durch tubuläre Sekretion über das Transportsystem für organische Basen.

Im spätdistalen Tubulus und Sammelrohr wird nur noch wenig Na^+ resorbiert, Amilorid und Triamteren haben daher unter physiologischen Bedingungen einen schwachen natriuretischen Effekt. Wenn allerdings in proximal gelegenen Abschnitten die Na^+-Rückresorption gehemmt ist, gelangt mehr Na^+ in das distale Nephron. Unter diesen Bedingungen kann die Natriurese durch Amilorid und Triamteren auf **3 bis 5 % des glomerulär filtrierten Na^+** zunehmen. Amilorid und

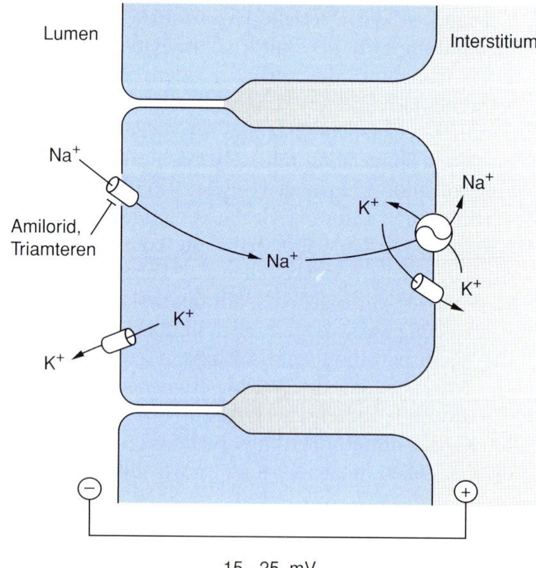

Abb. 22.9 Na^+-Resorption und K^+-Sekretion in den Hauptzellen des spätdistalen Tubulus und Sammelrohrs. Der kanalvermittelte Na^+-Einstrom durch die luminale Zellmembran wird durch Aldosteron stimuliert und durch die Diuretika Amilorid und Triamteren gehemmt. In diesem Nephronabschnitt ist das Lumen gegenüber dem Interstitium negativ geladen.

Triamteren verstärken also die Wirkung anderer Diuretika. Der Hauptgrund für ihre klinische Verwendung ist allerdings der **K^+-retinierende Effekt.** K^+-sparende Diuretika werden daher häufig mit Schleifendiuretika oder Thiaziden kombiniert. Die GFR wird durch K^+-sparende Diuretika nicht beeinflußt.

In hoher Konzentration hemmt Amilorid zusätzlich den Na^+/H^+-Austauschmechanismus (s. Abb. 22.2). Bei Verwendung üblicher therapeutischer Dosen von Amilorid spielt dieser Effekt jedoch keine Rolle.

Spironolacton ist ein synthetisches Analogon von Aldosteron, das in Position C_{17} einen Lactonring enthält (Abb. 22.8). Im Organismus wird Spironolacton zum ebenfalls aktiven Metaboliten Canrenon transformiert. Für die intravenöse Verabreichung steht das besser wasserlösliche **Kaliumcanrenoat** zur Verfügung, das im Organismus in Canrenon umgewandelt wird.

Spironolacton und Canrenon **hemmen kompetitiv die Bindung von Aldosteron an den cytosolischen Rezeptor für Mineralocorticoide.** Dadurch wird **die durch Aldosteron verursachte Stimulierung der Na^+-Resorption und K^+-Sekretion im distalen Nephron gehemmt.** Die Wirkung setzt verzögert ein und erreicht erst nach 3 bis 5 Tagen ihr Maximum, da erst die präformierten Aldosteron-induzierten Proteine (s. S. 720) verschwinden müssen. Im Gegensatz zu Amilorid und Triamteren sind Aldosteronantagonisten wirkungslos, wenn die endogene Aldosteronsekretion fehlt oder niedrig ist (Nebennierenrindeninsuffizienz, kochsalzreiche Ernährung).

In bezug auf den K^+-retinierenden Effekt sind 10 mg Amilorid, 100 mg Triamteren und 25 mg Spironolacton äquivalent. 10 mg Amilorid entsprechen ungefähr der peroralen Substitution von 60 bis 80 mmol KCl.

22.2.5 Osmodiuretika

Substanzen, die glomerulär filtriert, aber tubulär nicht oder inkomplett resorbiert werden, halten im Tubuluslumen osmotisch Wasser zurück und wirken dadurch diuretisch. Dies ist auch der Mechanismus der im Rahmen einer Hyperglykämie auftretenden Polyurie, wenn im Nephron das Transportmaximum für Glucose überschritten wird.

Als Osmodiuretikum wird in erster Linie der Zuckeralkohol **Mannit** therapeutisch verwendet, der metabolisch inert ist. Wegen ihrer 6 Hydroxylgruppen ist die Substanz sehr hydrophil und wird intestinal kaum resorbiert, sie muß daher intravenös infundiert werden (als 10- oder 20prozentige Lösung). Mannit wird glomerulär filtriert und im proximalen Tubulus aufgrund der Wasserresorption konzentriert. Durch den resultierenden Anstieg des osmotischen Druckes wird Wasser im Tubuluslumen zurückgehalten, die Na^+-Resorption wird daher nicht von einer äquivalenten Wassermenge begleitet, die Na^+-Konzentration im Lumen sinkt. Im Gegensatz zu physiologischen Bedingungen bildet sich also in Gegenwart von Mannit ein Konzentrationsgradient für Na^+ zwischen Interstitium und Tubuluslumen aus, dadurch nimmt die Geschwindigkeit der Netto-Na^+-Resorption und damit auch der Wasserresorption ab. Zudem verursacht Mannit eine Steigerung der renalen Durchblutung, die Hypertonizität wird aus dem Mark gewaschen, was zum diuretischen Effekt von Mannit beiträgt. Wegen der höheren Durchblutung und einer Abnahme des onkotischen Druckes im Plasma führt Mannit zu einer Steigerung der GFR.

Charakteristischerweise wird unter Mannit mehr Wasser als Na^+ im Harn ausgeschieden. Dadurch resultiert eine Hypernatriämie bzw. ein Anstieg des osmotischen Druckes im Plasma. Mannit wird **zum Abschwellen eines Hirnödems**, vor allem eines Zellödems verwendet. Zum therapeutischen Effekt von Mannit bei Hirnödem, aber auch bei Glaukom, trägt die Tatsache bei, daß die Blut-Hirn-Schranke und die Kapillaren des Auges für Mannit nahezu impermeabel sind. Andere Kapillaren sind jedoch für Mannit durchlässig, bei wiederholter Verabreichung und ungenügender renaler Ausscheidung kann daher Wasser durch Mannit im Gewebe gebunden werden, das extrazelluläre Volumen nimmt zu. Deswegen sind Osmodiuretika zur Behandlung genereller Ödeme ungeeignet.

Bei **drohendem akuten Nierenversagen** kann Mannit den Harnfluß durch die Tubuli aufrechterhalten, Tubulusschäden und eine Anurie können so eventuell vermieden werden.

22.2.6 Xanthine

Der diuretische Effekt der Methylxanthine (Theophyllin, Theobromin, Coffein), der seit langem bekannt ist, wird traditionellerweise mit einer Zunahme des renalen Blutflusses und der GFR, also hämodynamisch erklärt. In letzter Zeit wird der diuretische Effekt von Xanthinderivaten mit **ihrer antagonistischen Wirkung an Adenosin-Rezeptoren vom Subtyp A_1** in Zusammenhang gebracht, da die diuretische Wirkungsstärke verschiedener synthetischer Alkylxanthine mit ihrer Affinität zum A_1-Rezeptor korreliert. Wie erwähnt, scheint Adenosin eine Rolle beim tubuloglomerulären Feedback zu spielen. Daneben steigert Adenosin die Na^+-Resorption im proximalen Nephron, wahrscheinlich durch Stimulierung des basolateralen Na^+,HCO_3^--Cotransportsystems (s. Abb. 21.5). Durch Hemmung der renalen Adenosinwirkungen steigern Xanthinderivate die GFR und die Elektrolytausscheidung. Während Theophyllin ein schwaches Diuretikum ist, haben die selektiven A_1-Rezeptor-Antagonisten DPCPX und KW-3902 (8-Cycloalkyl-1,3-dipropylxanthine) im Tierversuch eine starke natriuretische Wirkung ohne nennenwerten Effekt auf die K^+-Ausscheidung. Diese Wirkstoffe stehen noch nicht in klinischer Verwendung.

22.3 Unerwünschte Wirkungen von Diuretika

Unerwünschte Wirkungen von Diuretika können mit ihren renalen oder extrarenalen Effekten in Zusammenhang stehen. Weiterhin kommen – selten – allergische Reaktionen vor (Exantheme, Leukocytopenie, Thrombocytopenie, Pankreatitis); bei Sulfonamid-Derivaten können Kreuzreaktionen mit anderen Sulfonamiden auftreten.

Die durch Diuretika ausgelöste Flüssigkeitsmobilisierung wirkt sich unmittelbar auf das Blutvolumen aus. Bei Patienten mit reduziertem effektiven zirkulierenden Volumen (Patienten mit Herzinsuffizienz, Leberzirrhose, Nierenschäden oder Patienten hohen Lebensalters) kann der Flüssigkeitsverlust zu **Blutdruckabfall** und verminderter Durchblutung einzelner Organe führen, insbesondere bei Vorliegen einer Arteriosklerose. Neben Orthostasesymptomen wie Schwindel sind renale Funktionsstörungen möglich, vor allem wenn gleichzeitig nicht-steroidale Antirheumatika oder ACE-Hemmer verabreicht werden. Der Flüssigkeitsverlust kann außerdem eine **Hämokonzentration** zur Folge haben, es steigt die Möglichkeit von **Thrombenbildung**. Bei ungenügender Flüssigkeitszufuhr, das betrifft wieder besonders alte Menschen, kann eine langdauernde Behandlung mit Diuretika zu **Dehydratation** führen.

Umgekehrt kommt es mit Osmodiuretika zu einer Flüssigkeitsverschiebung von intrazellulär nach extrazellulär. Bei Patienten mit schlechter Herzfunktion sind daher Stauungszeichen möglich.

Die häufigste unerwünschte Wirkung von Schleifendiuretika und Thiaziden ist eine dosisabhängige **Hypokaliämie** wegen eines verstärkten renalen K^+-Verlustes. Plasmakaliumkonzentrationen unter 3,5 mmol/l werden bei 35 bis 50 % der Patienten beobachtet, die mit Thiaziden ohne K^+-Substitution behandelt werden, Werte unter 3,0 mmol/l treten bei 7 % auf. Folgende **Gründe** sind für den verstärkten renalen K^+-Verlust verantwortlich:

- Das Na^+-Angebot im distalen Nephron, wo die K^+-Sekretion Na^+-abhängig ist, nimmt zu. Durch die höhere Na^+-Resorption im spätdistalen Tubulus und im Sammelrohr kommt es zu einer Depolarisierung der luminalen Zellmembran und zu einer Zunahme der lumennegativen transepithelialen Potentialdifferenz. Damit wird die treibende Kraft für den Ausstrom von K^+, aber auch von H^+ in das Lumen des Nephrons erhöht. Experimentell führt jede Zunahme des Durchflusses im distalen Nephron zu einer Erhöhung der K^+-Ausscheidung.
- Wegen des Flüssigkeits- und Na^+-Verlustes, bei Schleifendiuretika auch wegen der Hemmung des Na^+-Transportes an der Macula densa, kommt es zu einer Aktivierung des Renin-Angiotensin-Aldosteron-Systems. Der resultierende sekundäre Hyperaldosteronismus stimuliert die Na^+-Rückresorption und K^+-Sekretion im distalen Nephron.

Konsequenzen einer Hypokaliämie sind **Muskelschwäche** und **Obstipation, Hyperglykämie** oder **Störung der Glucosetoleranz** sowie eine **Zunahme der ektopen Rhythmusaktivität des Herzens,** insbesondere bei gleichzeitig bestehender Hypomagnesiämie. Das Risiko von ventrikulären Arrhythmien ist vor allem bei gleichzeitiger Verwendung von Herzglykosiden groß. Bezüglich einer Hypokaliämie sind besonders alte Menschen gefährdet, bei denen die K^+-Zufuhr mangelhaft ist, sowie Patienten mit Leberzirrhose und Herzinsuffizienz, bei denen a priori ein sekundärer Hyperaldosteronismus und eine Abnahme des K^+-Gehaltes des Körpers vorliegen. Die **Korrektur** einer Hypokaliämie kann einerseits durch eine K^+-reiche Diät oder perorale Zufuhr von K^+-Salzen, andererseits durch Verabreichung von K^+-sparenden Diuretika erfolgen.

Umgekehrt besteht bei Verwendung von K^+-sparenden Diuretika die Gefahr einer **Hyperkaliämie**, die bei Patienten mit Niereninsuffizienz, bei gleichzeitiger K^+-Substitution oder Verabreichung von ACE-Hemmern schwerwiegend sein kann. Triamteren hat eine schwache Folsäure-antagonistische Wirkung, bei Patienten mit Folsäuremangel ist daher eine megaloblastäre Anämie möglich. Mit Spironolacton können bei Männern Gynäkomastie und Impotenz, bei Frauen Menstruationsstörungen auftreten, da Spironolacton nicht nur die Rezeptoren für Aldosteron, sondern in gewissem Ausmaß auch jene für Testosteron und Progesteron hemmt.

Bei Verabreichung von Schleifendiuretika, gelegentlich auch von Thiaziden, kann gemeinsam mit der Hypokaliämie eine **Hypomagnesiämie** auftreten, die durch Gabe von K^+-sparenden Diuretika zu verhindern ist. Schleifendiuretika steigern auch die renale Ca^{2+}-Ausscheidung, es kann eine **Hypocalciämie** resultieren.

Andererseits stimulieren Thiazide die renale Ca^{2+}-Rückresorption, es ist daher mit diesen Pharmaka eine **Hypercalciämie** möglich.

Diuretika, die zu einem sekundären Hyperaldosteronismus und K^+-Mangel führen, können durch gleichzeitigen H^+-Verlust eine **metabolische Alkalose** verursachen. Generell ist eine Hypokaliämie häufig mit einer Alkalose vergesellschaftet (s. S. 532); es gilt also primär, die Hypokaliämie zu behandeln. Umgekehrt entsteht mit Carboanhydrasehemmern eine **metabolische Acidose,** eventuell auch mit K^+-sparenden Diuretika, die nicht nur die K^+-Ausscheidung, sondern auch die H^+-Ausscheidung in den Nieren vermindern.

Wenn Patienten den durch Diuretika verursachten Flüssigkeitsverlust bei gleichzeitig auferlegter NaCl-Beschränkung durch Trinken von Wasser kompensieren, kann eine **Hyponatriämie** resultieren. Thiazide hemmen die Harnverdünnung, die Ausscheidung eines hypertonen Harns trägt ebenfalls zu einer Hyponatriämie bei. Gefährdet sind wieder vor allem alte Menschen mit ungenügender NaCl-Zufuhr, die chronisch mit Diuretika, insbesondere Thiazid-Amilorid Kombinationen, behandelt werden. Möglicherweise spielt auch Vasopressin bei der Entstehung der Hyponatriämie eine Rolle, da dieses Hormon zur Ausscheidung eines konzentrierten Harns führt, die Clearance von freiem Wasser sinkt. Vasopressin wird durch die Abnahme des effektiven zirkulierenden Volumens vermehrt ausgeschüttet

Tabelle 22.4: Unerwünschte Wirkungen von Schleifendiuretika und Thiaziden
Hypovolämie
Hypokaliämie
Hyperurikämie
verminderte Glucosetoleranz, Hyperglykämie
Hyperlipidämie
Hypomagnesiämie
Hypocalciämie (Schleifendiuretika)
Hyponatriämie (v.a. Thiazide)

(s. Tab. 21.3, S. 525). Außerdem scheinen Thiazide selbst einen vasopressinartigen Effekt zu haben, wie noch dargestellt wird. Bei Na^+-Konzentrationen im Plasma unter 115 mmol/l können neurologische Symptome wie Apathie, Desorientierung, Stupor und Krämpfe auftreten. Nach Absetzen der diuretischen Therapie bessert sich die Hyponatriämie meist rasch.

Thiazide und Schleifendiuretika hemmen die tubuläre Sekretion von Harnsäure und verursachen daher eine **Hyperurikämie,** zu der auch die Hämokonzentrierung beiträgt; es können Gichtattacken auftreten.

Die Behandlung mit Diuretika, vor allem mit Thiaziden, kann zu einer **verminderten Glucosetoleranz** führen. Das Ausmaß der resultierenden **Hyperglykämie** nimmt mit abnehmenden Plasmakaliumspiegeln zu. Bei Hypokaliämie sind die Glucoseutilisation, die Insulinsekretion sowie die Wirksamkeit von Insulin vermindert. Allerdings wird die Störung des Glucosestoffwechsels durch Kombination mit K^+-sparenden Diuretika nicht gänzlich vermieden, es scheinen demnach auch andere Mechanismen beteiligt zu sein. Zum Beispiel kann eine Steigerung der sympathikoadrenalen Aktivität wegen des verminderten effektiven zirkulierenden Volumens bei der relativen Insulinresistenz eine Rolle spielen.

Thiazide verändern bei langdauernder Anwendung die **Serumlipide,** wegen einer Zunahme der low-density-Lipoproteine (LDL) und der very-low-density-Lipoproteine (VLDL) steigt das Gesamtcholesterin um 5 bis 10 %, die high-density-Lipoproteine (HDL) bleiben unverändert. Triglyceride sind häufig ebenfalls erhöht. Die klinische Relevanz der mit Thiaziden auftretenden Änderungen des Lipid- und Glucosestoffwechsels ist nicht klar, verschiedentlich wurden diese Effekte mit dem Versagen hochdosierter Thiazide in Zusammenhang gebracht, bei Patienten mit Hypertonie das Auftreten einer koronaren Herzkrankheit bzw. eines Myokard-Infarktes zu verhindern. Hypercholesterinämie und Glucoseintoleranz stellen Risikofaktoren für kardiovaskuläre Erkrankungen dar. Auch Schleifendiuretika scheinen die Serumlipide zu erhöhen, vor allem wenn es durch die Diurese zu einer Hämokonzentration kommt.

Mit Etacrynsäure und Furosemid, aber auch mit anderen Schleifendiuretika kann es zu **Hörstörung** hoher Töne bis Taubheit kommen. Dieser Effekt, der auf

Tabelle 22.5: Klinisch bedeutsame Arzneimittelwechselwirkungen	
Schleifendiuretika, Thiazide	– Hypokaliämie durch Corticoide, Laxantien, Insulin, β-Sympathomimetika und Amphotericin B verstärkt – Bei Hypokaliämie Verstärkung der Toxizität von Herzglykosiden und der Wirkung von nicht-depolarisierenden Muskelrelaxantien – Verstärkung des blutdrucksenkenden Effektes anderer Antihypertensiva (v.a. mit ACE-Hemmern Kreislaufversagen und Einschränkung der Nierenfunktion möglich) – Abschwächung der Wirkung von Antidiabetika und Urikosurika – Nicht-steroidale Antirheumatika (z.B. Indometacin) und Urikosurika hemmen die Wirkung von Schleifendiuretika und Thiaziden – Toxizität von Lithium durch Hemmung der renalen Lithiumausscheidung erhöht
Schleifendiuretika	– Ototoxizität durch Aminoglykoside und Cisplatin verstärkt
Thiazide	– Hypercalciämie durch Verabreichung von Calciumsalzen oder Vitamin D verstärkt
K^+-sparende Diuretika	– Hyperkaliämie bei Kombination mit einer K^+-Substitution oder mit Pharmaka, die in das Renin-Angiotensin-Aldosteron-System eingreifen (ACE-Hemmer, β-Adrenozeptor-Antagonisten), verstärkt

einer Hemmung des Ionentransports im Innenohr und einer Senkung des endocochlearen elektrischen Potentials beruht, tritt vor allem bei Patienten mit schlechter Nierenfunktion, also verminderter renaler Ausscheidung der Diuretika, auf. Der Hörverlust geht meist nach Absetzen in ein bis zwei Tagen wieder zurück, selten ist er auch permanent.

Wegen ihres harntreibenden Effektes können Diuretika die Nachtruhe stören, es empfiehlt sich daher die Verabreichung am Morgen. Bei Prostatahypertrophie ist eine Zunahme der Restharnmenge möglich, bei Frauen kann eine Harninkontinenz verstärkt werden. Es liegen Berichte über Störungen der männlichen Sexualfunktion (Impotenz) durch Diuretika vor, dieser Effekt steht eventuell in Zusammenhang mit der Blutdrucksenkung.

Die wichtigsten unerwünschten Wirkungen von Schleifendiuretika und Thiaziden sind in Tab 22.4 zusammengefaßt. Im Rahmen einer Behandlung mit Diuretika sollen die Plasmaspiegel von Kalium, Natrium, Glucose, Harnsäure, Cholesterin und Kreatinin regelmäßig kontrolliert werden. Interaktionen von Diuretika mit anderen Pharmaka werden in Tab. 22.5 angegeben.

22.4 Klinische Anwendung von Diuretika

Diuretika werden in erster Linie zur Behandlung von Ödemen sowie der arteriellen Hypertonie verwendet. Es werden also pharmakologisch renale Funktionsstörungen ausgelöst, obwohl bei den genannten Indikationen die Ursachen der Erkrankung meistens extrarenal liegen.

Mit Ausnahme von lebensbedrohlichen Zuständen soll die Ödemausschwemmung langsam erfolgen. Richtwerte für den anzustrebenden Gewichtsverlust sind 1 kg/Tag bei generalisierten Ödemen und 0,3 kg/Tag bei Ascites. Beim Ascites handelt es sich um eine Flüssigkeitsansammlung im transzellulären Raum (s. S. 521), die durch Verringerung des zirkulierenden Blutvolumens nur langsam zu mobiliseren ist.

Bei **dekompensierter Herzinsuffizienz mit Lungenödem** ist es Ziel der diuretischen Therapie, die Volumenbelastung des Herzens zu verringern, den linksventrikulären Druck zu senken und durch Beseitigung der pulmonalen Stauung die Oxygenierung des Blutes zu verbessern. Wird das überdehnte Herz kleiner, verbessert sich die Pumpleistung. Wie erwähnt, scheinen Schleifendiuretika die Vorlast zusätzlich durch eine Erweiterung der Kapazitätsgefäße zu senken und haben außerdem den Vorteil, die bei Herzinsuffizienz gesenkte GFR zu steigern. Diese schnell und stark wirkenden Pharmaka werden bei Lungenödem in Form einer i. v. Dauerinfusion eingesetzt, um der postdiuretischen Na^+-Retention vorzubeugen. Die i. v. Verabreichung ist in dieser Situation auch deshalb vorteilhaft, weil wegen eines Ödems der Darmschleimhaut die Geschwindigkeit der Resorption von Pharmaka im Gastrointestinaltrakt herabgesetzt sein kann.

Bei Patienten mit **geringfügiger oder mäßiggradiger Herzinsuffizienz** können Thiazide verwendet werden. Für den therapeutischen Effekt von Thiaziden bei chronischer Herzinsuffizienz ist nicht nur die negative Na^+-Bilanz von Bedeutung, sondern auch die vasodilatierende Wirkung dieser Pharmaka (Senkung der Vor- und Nachlast, s. S. 455). Bei Herzversagen mit sekundärem Hyperaldosteronismus ist Spironolacton wirksam. In intraktablen Fällen kann mit einer Kombination von Schleifendiuretika, Thiaziden und K^+-sparenden Diuretika eine Besserung erreicht werden.

Bei **Leberzirrhose** ist wegen der zahlreichen arteriovenösen Anastomosen und der Hypoalbuminämie das effektive zirkulierende Volumen vermindert, es kommt zur Aktivierung des Renin-Angiotensin-Aldosteron-Systems. Der sekundäre Hyperaldosteronismus wird durch den reduzierten Metabolismus von Aldosteron in der Leber verstärkt. Zum Ascites trägt der Pfortaderhochdruck bei. Prinzipiell sind Aldosteronantagonisten indiziert, Spironolacton wird initial in einer Dosis von 25 mg 4mal täglich verabreicht, die Dosis kann allmählich bis zu einer Tagesmaximaldosis von 400 mg gesteigert werden. Nur wenn mit dieser Behandlung nicht das Ziel erreicht wird, ist auf stärkere Diuretika zurückzugreifen (Thiazide, Schleifendiuretika). Eine derartige aggressive Therapie (z.B. 40 bis 80 mg Furosemid plus Spironolacton) muß vorsichtig durchgeführt werden, da Patienten mit Leberzirrhose Störungen des Elektrolyt- und Wasserhaushaltes sowie des Säure-Basen-Gleichgewichts besonders schlecht kompensieren können.

Eine Hypoalbuminämie mit Reduktion des zirkulierenden Blutvolumens und Aktivierung des Renin-Angiotensin-Aldosteron-Systems liegt auch beim **nephrotischen Syndrom** und anderen Nierenerkrankungen vor. Zur Ödemgenese trägt zusätzlich die Na^+- und Flüssigkeitsretention bei Niereninsuffizienz bei. Renale Ödeme werden mit Na^+-Restriktion oder Schleifendiuretika behandelt, die die GFR nicht senken (z.B. 200 mg Furosemid i. v., eventuell Steigerung bis zu Tagesdosen von 1000 mg i. v.). Wiederum ist Vorsicht bei der Ödemmobilisierung geboten, einerseits, um eine abrupte Reduktion des effektiven zirkulierenden Volumens mit der Gefahr einer weiteren Einschränkung der Nierenfunktion zu vermeiden, andererseits besteht bei Verwendung hoher Dosen von Schleifendiuretika wegen der verminderten renalen Pharmakonelimination eine höhere Gefahr von Hörschäden. Aufgrund der Hypoalbuminämie wird ein Verlust von intravasalem Volumen nur schlecht durch Nachströmen aus dem Extravasalraum ersetzt.

Ein **Hirnödem** kann durch i. v. Infusion hypertoner Mannitlösungen (z.B. 20 % Mannit, 0,25 bis 1,0 g/kg alle 3 bis 6 Stunden) behandelt werden. Ziel ist es, die Plasmaosmolarität auf 305 bis 315 mosm/l zu steigern.

Eine **forcierte Diurese** wird durchgeführt, um bei Vergiftungen, z.B. mit Schlafmitteln oder Salicylaten, die renale Ausscheidung der toxischen Substanzen zu steigern. Zu diesem Zweck werden große Volumina von Elektrolytlösungen gemeinsam mit Schleifendiuretika intravenös infundiert (s. S. 995). Die forcierte Diurese erfordert eine engmaschige Kontrolle (Intensivüberwachung).

Ein weiteres wichtiges Indikationsgebiet von Diuretika, vor allem der Thiazide, ist die **Hypertonie** (s. S. 503). Durch eine Behandlung mit Thiaziden kann eine signifikante Reduktion der Morbidität und Mortalität von cerebrovaskulären Erkrankungen erreicht werden, während die Reduktion der Herzinfarktinzidenz weniger eindeutig ist. Zur Vermeidung einer Hypokaliämie und Störungen des Glucose- und Lipidstoffwechsels sollen niedrige Dosen verwendet werden (z.B. 12,5 mg Hydrochlorothiazid oder 25 mg Chlortalidon pro Tag).

Bezüglich der Verwendung von Diuretika bei Hochdruck oder Ödemen in der Schwangerschaft ist äußerste Zurückhaltung geboten. Thiazide passieren die Plazenta. Neugeborene, deren Mütter mit Thiaziden behandelt wurden, können ein vermindertes Geburtsgewicht haben. Thiazide und Furosemid vermindern die plazentare Durchblutung, außerdem hemmen Thiazide die Wehen. Beim Neugeborenen sind Störungen des Elektrolyt- und Glucosestoffwechsels möglich.

Das Auftreten einer Eklampsie oder Präeklampsie kann durch Diuretika nicht verhindert werden. Generell sollen Diuretika in der Schwangerschaft nur bei Frauen mit Herzerkrankungen eingesetzt werden. Thiazide und Furosemid werden mit der Muttermilch ausgeschieden. Die vom Säugling aufgenommene Menge ist allerdings zu klein, um eine nennenswerte Diurese auszulösen.

Bei nephrogenem **Diabetes insipidus**, bei dem eine Resistenz gegenüber Vasopressin vorliegt, können Thiazide das Harnvolumen vermindern, was für ein Diuretikum paradox erscheint. Bei dieser Erkrankung wird wegen der fehlenden Konzentrierungsfähigkeit der Nieren ein hypotoner Harn ausgeschieden. Die resultierende Hypertonizität des Plasmas ist für den Durst dieser Patienten verantwortlich. Durch Hemmung der Na^+-Rückresorption im Verdünnungssegment des Nephrons, z.B. mit 25 mg Hydrochlorothiazid 1- bis 3mal täglich, kann die Hypertonizität im Plasma vermindert werden, der Durst nimmt ab. Dadurch wird weniger getrunken, die GFR nimmt ab, was zu einer besseren Rückresorption von Flüssigkeit im Nephron führt. Zusätzlich hemmen Thiazide die Phosphodiesterase und führen dadurch zu einem Anstieg von cyclischem AMP. Auf diese Weise können Thiazide einen vasopressinartigen Effekt haben, da auch Vasopressin den Gehalt von cyclischem AMP im Tubulusepithel steigert (s. S. 524).

Ein zentraler Diabetes insipidus wird mit Vasopressin bzw. Desmopressin behandelt (s. S. 686). Bei Patienten, bei denen eine Kontraindikation für Vasopressin vorliegt, werden Thiazide verwendet.

Die **Kontraindikationen** von Diuretika ergeben sich aus ihren unerwünschten Wirkungen. Schleifendiuretika und Thiazide sind bei Hypokaliämie, Hypovolämie und Hyponatriämie nicht zu verwenden. Eine weitere Kontraindikation für Thiazide ist eine Niereninsuffizienz mit einer GFR unter 30 ml/min, während Schleifendiuretika noch bei einer GFR von 5 ml/min den Harnfluß erhöhen. Schleifendiuretika und Osmodiuretika sind erst bei Anurie kontraindiziert. Mit Thiaziden ist Vorsicht bei Patienten mit Gicht, Diabetes mellitus, Hyperlipidämie und Hypercalciämie geboten, hingegen sind Schleifendiuretika bei Hypercalciurie, Nephrocalcinose bzw. kalkhaltigen Nierensteinen kontraindiziert. Hemmer der Carboanhydrase sollen bei Acidose und Hypokaliämie nicht verwendet werden. Eine generelle Kontraindikation stellt eine Allergie oder Überempfindlichkeit gegenüber dem jeweiligen Diuretikum bzw. der Substanzklasse (z.B. Sulfonamide) dar.

22.5 Resistenz gegenüber Diuretika

Die Ursachen für die Abnahme der Wirksamkeit von Diuretika sind in Tab. 22.6 zusammengefaßt. Es ist eine der Besonderheiten der Diuretika (mit Ausnahme von Spironolacton), daß die Wirkungsstärke nicht mit ihrer Konzentration im Plasma, sondern wegen des Angriffspunktes in der luminalen Membran der Tubuluszellen mit jener im Tubuluslumen korreliert. Bei einer verminderten renalen Ausscheidung kann daher eine Resistenz gegenüber Diuretika, also eine Wirkungsabnahme auftreten. Gründe für die Einschränkung der renalen Clearance von Diuretika sind eine reduzierte Nierenfunktion (z.B. physiologisch in der Neugeborenenperiode oder im hohen Lebensalter, pathologisch bei chronischer Niereninsuffizienz) sowie eine kompetitive Hemmung der tubulären Sekretion von Diuretika. So wird z.B. die diuretische Wirksamkeit von Schleifendiuretika und Thiaziden durch gleichzeitige Verabreichung von Urikosurika und nichtsteroidalen Antirheumatika oder durch Akkumulation endogener Säuren im Plasma bei Urämie oder Hyperurikämie gehemmt. Die verminderte Wirksamkeit dieser Diuretika bei gleichzeitiger Verabreichung von nicht-steroidalen Antirheumatika ist aber nicht alleine durch eine Hemmung der tubulären Sekretion, also pharmakokinetisch zu erklären. Wahrscheinlich ist auch eine Hemmung der renalen Prostaglandinsynthese durch die nicht-steroidalen Antirheumatika beteiligt. Wie erwähnt, scheinen Prostaglandine an der durch Schleifendiuretika ausgelösten Steigerung der renalen Durchblutung und Elektrolytausscheidung beteiligt zu sein.

Die tubuläre Sekretion, und damit die diuretische Wirksamkeit von Amilorid und Triamteren, wird durch Cimetidin und andere basische Pharmaka vermindert.

Um bei alten Menschen mit eingeschränkter Nierenfunktion eine ausreichende Diurese zu erreichen, ist es nicht sinnvoll, die Einzeldosis zu steigern, weil damit noch höhere Plasmaspiegel resultieren und die Inzidenz extrarenaler Nebenwirkungen zunimmt, während der diuretische Effekt wegen der Abnahme der filtrierten Na^+-Menge im Alter limitiert ist. Ein befriedigender Harnfluß kann durch häufigere Verabreichung der üblichen Einzeldosen oder durch Kombination von Diuretika mit verschiedenen Angriffspunkten im Nephron erreicht werden (z.B. Schleifendiuretika mit Thiaziden).

Bei nephrotischem Syndrom ist wegen der Albuminurie die Konzentration des freien Diuretikums in der Tubulusflüssigkeit durch Proteinbindung vermindert, was ebenfalls eine Wirkungsabnahme bedingt.

Ein weiterer Faktor, der die Effektivität der diuretischen Therapie bestimmt, ist die Höhe der diätetischen NaCl-Zufuhr. Es ist mit einem Diuretikum keine negative Na^+-Bilanz zu erreichen, wenn im gleichen Ausmaß, wie die renale Na^+-Ausscheidung steigt, die Aufnahme

Tabelle 22.6: Gründe für die Entwicklung einer Resistenz gegenüber Diuretika[1]

- mangelhafte Patientencompliance:
  unregelmäßige Diuretikaeinnahme;
  hoher NaCl-Konsum
- ungenügende intestinale Resorption:
  dekompensierte Herzinsuffizienz
- mangelhafte renale Diuretikaausscheidung:
  Niereninsuffizienz;
  Neugeborenenperiode und hohes Lebensalter;
  kompetitive Hemmung der tubulären Sekretion:
  Hyperurikämie, Urikosurika, nicht-steroidale Antirheumatika (Schleifendiuretika und Thiazide), Cimetidin (Amilorid und Triamteren)
- Proteinbindung im Tubuluslumen:
  Nephrotisches Syndrom
- gesteigerte renale NaCl-Rückresorption:
  Herzinsuffizienz;
  Leberzirrhose;
  chronische Behandlung mit Diuretika
- hämodynamisch bedingte Senkung der GFR:
  Hypotonie, blutdrucksenkende Pharmaka;
  reduziertes zirkulierendes Volumen

[1] Nach Ellison, Ann. Int. Med. **114**, 886; 1991.

von Na^+ mit der Nahrung zunimmt. Eine gewisse diätetische NaCl-Einschränkung soll daher die Diuretika-Therapie begleiten.

Bei einer Behandlung mit Diuretika über einige Tage kommt es trotz Verabreichung konstanter Dosen zu einer Abnahme der diuretischen Wirksamkeit, also zu einer Toleranz. Verantwortlich für die Toleranz wie für die postdiuretische Na^+-Retention sind regulatorische Mechanismen. Im Plasma steigen die Konzentrationen von Renin und Aldosteron. In der Niere wird die Hemmung der Na^+-Resorption in einem Nephronabschnitt durch Stimulierung der Na^+-Resorption in anderen Abschnitten kompensiert. Vor allem Nephronabschnitte distal des blockierten Segments können ihre Resorptionsleistung erhöhen, einerseits, weil das Na^+-Angebot steigt, und andererseits wegen des diuretikabedingten sekundären Hyperaldosteronismus. Bei chronischer Verabreichung von Furosemid wurde im Tierversuch eine Hypertrophie der Zellen des distalen Nephrons gemeinsam mit der Zunahme der Na^+-Resorption nachgewiesen. Diese Form der Abschwächung der Wirkung von Diuretika kann durch Kombination von Diuretika mit unterschiedlichen Angriffspunkten im Nephron durchbrochen werden (z. B. Kombination von Schleifendiuretika und Thiaziden mit oder ohne K^+-sparende Diuretika, Synergismus von Diuretika). Allerdings wird die höhere Wirksamkeit einer Kombination von Schleifendiuretika und Thiaziden von einer höheren Inzidenz unerwünschter Wirkungen begleitet. Anfänglich sollen daher nur niedrige Dosen des zweiten Diuretikums verwendet werden.

Weiterführende Literatur

Physiologie und Pathophysiologie

McCoy, D. E./Bhattachargya, S./Olson, B. A./Levier, D. G./ Arend, L. J./ Spielmann, W. S.: The renal adenosine system: structure, function and regulation. Semin. Nephrol. **13**, 31–40 (1993).

Schlatter, E.: Effects of various diuretics on membrane voltage of macula densa cells. Whole-cell patch clamp experiments. Pflügers Arch. **423**, 74–77 (1993).

Seldin, D. W./Giebisch, G. V. (eds.): The Kidney, Physiology and Pathophysiology, 2nd ed. Raven Press, New York 1992.

Stanton, B. A./Koeppen, B. M.: The kidney. In: Physiology, 3rd. ed., Berne, R. M./Levy, M. N. (eds.). Mosby Yearbook, St. Louis, MO, 1993, pp 717–809.

Pharmakologie und Klinik

Aki, Y./Tomohiro, A./Nishiyama, A./Kiyomoto, K./Kimura, S./Abe, Y.: Effects of KW-3902, a selective and potent adenosine A_1 rezeptor antagonist, on renal hemodynamics and urine formation in anesthetized dogs. Pharmacology **55**, 193–201 (1997).

Bock, H. A./Stein, J. H.: Diuretics and the control of extracellular fluid volume: role of counterregulation. Semin. Nephrol. **8**, 264–272 (1988).

Brater, D. C.: Resistance to loop diuretics. Why it happens and what to do about it. Drugs **30**, 427–443 (1985).

Brater, D. C.: Diuretic therapy. N. Engl. J. Med. **339**, 387–395 (1998).

Clark, M. A./Humprey, S. J./Smith, M. P./Ludens, J. M.: Unique natriuretic properties of the ATP-sensitive K^+-channel blocker glyburide in conscious rats. J. Pharmacol. Exp. Ther. **265**, 933–937 (1993).

Costanzo, L. S.: Mechanism of action of thiazide diuretics. Semin. Nephrol. **8**, 234–241 (1988).

Dormans, T. P. J./Pickkers, P./Russel, F. G. M./Smits, P.: Vascular effects of loop diuretics. Cardiovasc. Res. **32**, 988–997 (1996).

Greger, R. F./Knauf, H./Mutschler, E. (eds.): Diuretics. Handbook Exptl. Pharmacol. 117, 1995.

Hampton, J. R.: Comparative efficacy of diuretics: benefit versus risk: results of clinical trials. Europ. Heart J. **13**, Suppl. G, 85–91 (1992).

Hoes, A. W./Grobbee, D. E./Peet, T. M./Lubsen, J.: Do non-potassium-sparing diuretics increase the risk of sudden cardiac death in hypertensive patients? Recent evidence. Drugs **47**, 711–733 (1994).

Hyams, D. E.: The elderly patient, a special case for diuretic therapy. Drugs **31**, Suppl. 4, 138–153 (1986).

MacInnes, G. T.: Diuretic drugs. In: Side Effects of Drugs Annual 17, Aronson, J. K./Van Boxtel, C. J. (eds.). Elsevier, Amsterdam 1994, pp 260–272.

Mujais, S. K./Nora, N. A./Levin, H. L.: Principles and clinical uses of diuretic therapy. Progr. Cardiovasc. Dis. **35**, 221–245 (1992).

Pickkers, P./Hughes, A. D.: Relaxation and decrease in $[Ca^{2+}]_i$ by hydrochlorothiazide in guinea-pig isolated mesenteric arteries. Br. J. Pharmacol. **114**, 703–707 (1995).

Raftery, E. B.: Haemodynamic effects of diuretics in heart failure. Br. Heart J. **72**, Suppl., S44–S47 (1994).

Reyes, A. J./Leary, W. P.: Clinicopharmacological reappraisal of the potency of diuretics. Cardiovasc. Drugs Ther. **7**, 23–28 (1993).

Saggar-Malik, A. K./Cappuccio, F. P.: Potassium supplements and potassium-sparing diuretics. A review and guide to appropriate use. Drugs **46**, 986–1008 (1993).

Seldin, D. W./Giebisch, H.: Diuretics Agents, Clinical Physiology and Pharmacology. Academic Press, San Diego 1997.

Weidmann, P./De Courten, M./Ferrari, P.: Effect of diuretics on the plasma lipid profile. Europ. Heart J. **13**, Suppl. G, 61–67 (1992).

23 Pharmakologie der Hämostase: Antithrombotische und blutstillende Therapie[1]

E. Glusa, Erfurt, G. Pindur und E. Wenzel, Homburg/Saar

Vererbte und erworbene Defekte des Hämostase- und Fibrinolysesystems treten klinisch als systemische oder lokale **Blutungsneigung,** manchmal auch als **gestörte Wundheilung** in Erscheinung. Andererseits kann die Folge derartiger Defekte auch eine erhöhte, zumeist venöse **Thromboseneigung** sein. Gleichzeitig bestehende Blutungs- und Thromboseneigung ist Folge einer systemischen Aktivierung des Gerinnungs- und Fibrinolysesystems (**d**isseminierte **i**ntravasale **C**oagulation, DIC).

Die pharmakotherapeutischen Maßnahmen haben zum Ziel, eine erhöhte Thromboseneigung zu vermindern (Hemmstoffe der Blutgerinnung und der Plättchenfunktionen, s. Kap. 23.3.1 und 23.3.4), intravasale Fibringerinnsel, also Thromben, wieder aufzulösen (Fibrinolytika, s. Kap. 23.3.5) oder eine übersteigerte Fibrinolyse zu hemmen (Antifibrinolytika, s. Kap. 23.3.6) und Blutungen als Folge erhöhter Blutungsneigung wirkungsvoll zu behandeln (Hämostyptika, s. Kap. 23.3.7). Kenntnisse über die Physiologie und Pathophysiologie der Blutgerinnung und Fibrinolyse sowie der Funktionen der Blutplättchen sind Voraussetzungen für eine rationale medikamentöse Therapie von Thrombosen und Blutstillungsstörungen. Für die kritische Indikationsstellung und für die angemessene Überwachung pharmakotherapeutischer Maßnahmen ist es unentbehrlich, über die laboranalytischen Möglichkeiten Bescheid zu wissen. Eine rationelle laboranalytische Strategie schreitet vom einfachen Suchtest bis zur speziellen Analyse einzelner Faktoren voran (s. Kap. 23.4 und Abb. 23.10).

23.1 Physiologie des Gerinnungs- und Fibrinolysesystems

23.1.1 Blutstillung

Gefäßwand, Blutplättchen und zahlreiche Plasmaproteine (koagulatorische und fibrinolytische Proenzyme, deren Aktivatoren und physiologische Inhibitoren) wirken bei der Hämostase funktionell so zusammen, daß einerseits bei Verletzungen das Gefäß prompt abgedichtet und somit übermäßiger Blutverlust verhindert wird und andererseits überschießende intravasale Gerinnungsvorgänge verhindert werden, damit die Fließfähigkeit des Blutes im verletzten Gefäß so weit wie möglich gewährleistet bleibt.

Die Blutstillung wird in die primäre, sofortige Blutstillungsphase, die Fibrinbildungsphase (Gerinnung, sekundäre oder Phase der dauerhaften Blutstillung) und in die anschließende Wundheilungsphase unterteilt. Nach einer Verletzung der Gefäßwand kommt es zur Gefäßkontraktion; Plättchen adhärieren an subendothelialen Kollagenfasern und alterierten Endothelstrukturen, aggregieren miteinander und bilden einen hämostatischen Pfropf (**primäre, sofortige Blutstillungsphase**). Aus aktivierten Plättchen werden Inhaltsstoffe freigesetzt. Diese wirken vasokonstriktorisch (z.B. Serotonin, Thromboxan A_2), beschleunigen die Plättchenaggregation (z.B. ADP), fördern die Thrombinbildung (Bereitstellung von Phospholipiden) oder hemmen die Fibrinolyse (PAI-1, s. Kap. 23.1.3). Das gebildete Fibrin verfestigt den hämostatischen Pfropf (**Fibrinbildungsphase**). Einer überschießenden Gerinnselbildung wirken hohe Konzentrationen von körpereigenen Hemmstoffen entgegen. Freigesetzte Wachstumsfaktoren, z.B. aus Leukocyten, Plättchen und Endothelzellen, sind für die Reparaturvorgänge an der verletzten Gefäßwand verantwortlich (**Wundheilungsphase**). Das fibrinolytische System gewährleistet, daß Fibrin wieder aufgelöst wird, sobald es für die Wundheilung nicht mehr vonnöten ist.

23.1.2 Aktivatoren und Hemmstoffe der Blutgerinnung

Die Aktivierung des Gerinnungsprozesses ist normalerweise auf die verletzte Gefäßwand bzw. das verletzte Endothel begrenzt. Das **Schlüsselenzym bei der Blutgerinnung**, d.h. der Umwandlung von löslichem Fibrinogen in unlösliches Fibrin, ist **Thrombin**, eine Serinprotease. Die **Bildung des Thrombins** kann **über den extrinsischen oder den intrinsischen Aktivierungsweg** erfolgen (Abb. 23.1). Die Aktivierung der Gerinnungsfaktoren (Tab. 23.1) erfolgt durch limitierte Proteolyse, der Ablauf der plasmatischen Gerinnung ist daher

[1] Auf der Grundlage des Kapitels von E. Glusa, Erfurt, E. Wenzel, Homburg/Saar, W. Forth, München, und W. Rummel, Homburg/Saar, in der 7. Auflage

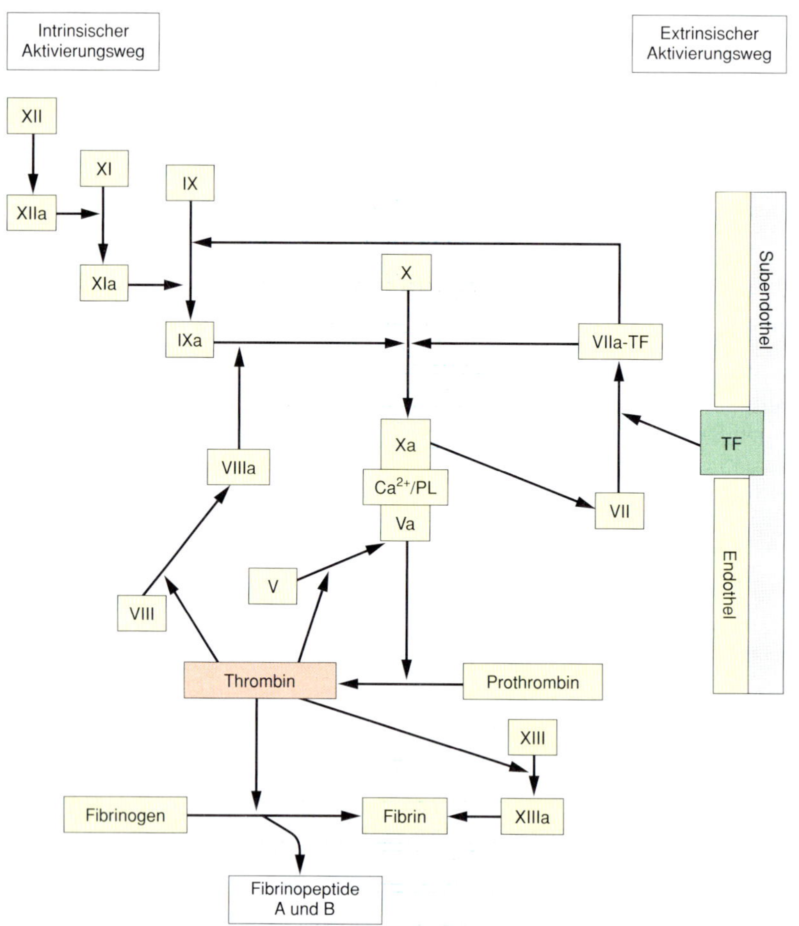

Abb. 23.1 Schematische Darstellung der plasmatischen Gerinnung (modifiziert nach Gerlach 1993). Bei Gefäßverletzung mit Endothelschädigung wird Gewebefaktor (tissue factor = TF) exprimiert und werden Blutplättchen aktiviert, die am Subendothel adhärieren, aggregieren und Inhaltsstoffe freisetzen, wobei saure Phospholipide (PL) der Plättchenmembran und F Va (auch aus Endothelzellen) verfügbar werden. Die Aktivierung der Gerinnung wird in vivo hauptsächlich auf dem **extrinsischen Aktivierungsweg** eingeleitet, indem der Komplex F VIIa/TF die enzymatische Umwandlung von F X in F Xa bewirkt. Die Aktivierung auf dem intrinsischen Aktivierungsweg läuft über die Kontaktaktivierung von F XII, F XI, F IX zu F IXa, der in Kombination mit Ca^{2+}, PL und F VIIIa F X zu F Xa aktiviert. Die Aktivierung von F IX kann auch durch F VIIa/TF erfolgen (Verbindung von intrinsischem und extrinsischem Weg). Für die Bildung von Thrombin (F IIa) aus Prothrombin ist der Prothrombinasekomplex aus F Xa, F Va, Ca^{2+} und PL erforderlich. Thrombin katalysiert die Umwandlung von Fibrinogen zu Fibrin, indem es vom Fibrinogen die Fibrinopeptide A und B abspaltet. Dabei entstehen Fibrinmonomere, die sich zu Polymeren zusammenlagern. Thrombin aktiviert F V, F VIII und F XIII. F XIIIa stabilisiert die Fibrinpolymere, baut α_2-Antiplasmin ein und schützt dadurch das Gerinnsel vor Plasmin.

kaskadenartig. Die Gerinnungsfaktoren wirken erst optimal, wenn sie in einem Komplex mit Cofaktoren, Substrat, Phospholipiden und Ca^{2+} zusammenwirken. Die Gerinnungsfaktoren, die γ-Carboxylglutamatreste (Gla-Reste oder -Domänen) enthalten, nämlich die Vitamin-K-abhängigen Faktoren II, VII, IX, X, binden Ca^{2+} und können sich dadurch an negativ geladene Membranphospholipide anlagern. Eine negative geladene Oberfläche stellen auch aktivierte Plättchen zur Verfügung.

Die Aktivierung der Gerinnung wird in vivo – bei erheblichen Verletzungen des Gewebes – hauptsächlich über den **extrinsischen Weg** eingeleitet: Nach Verletzung der Gefäßwand exprimieren Endothelzellen Gewebefaktor (TF = tissue factor, Abb. 23.1). Bei entzündlichen Vorgängen setzen Interleukine oder Tumor-Nekrose-Faktor-α (TNF-α) TF aus Monocyten und Endothelzellen frei. Bei bakteriellen Entzündungen kann auch Endotoxin die Expression von TF herbeiführen. Sobald TF verfügbar ist, wird F VII oder F VIIa gebunden und F X zu F Xa aktiviert. Der Komplex F VIIa/TF aktiviert nicht nur F X, sondern auch F IX zu F IXa. Damit ist die Verknüpfung zwischen extrinsischer und intrinsischer Aktivierung gegeben.

Die **intrinsische Aktivierung** der Gerinnung kommt über die Kontaktaktivierung von F XII zustande. F XIIa bewirkt einerseits die Umwandlung von Präkallikrein in Kallikrein (vgl. Abb. 23.3, Beziehung zum fibrinolytischen System) und damit die Bildung von Kininen (vgl. S. 395) und andererseits die Aktivierung von F XI; beide Prozesse werden durch hochmolekulare (HMW-) Kininogene verstärkt. Im nächsten Schritt aktiviert F XIa bei Anwesenheit von Ca^{2+} F IX zu F IXa. Der Komplex von F IXa, Ca^{2+}, Phospholipid und F VIIIa aktiviert F X, wobei F VIIIa keine enzymatische Aktivität aufweist, jedoch die Aktivierung zu F Xa erheblich beschleunigt.

Auf der **gemeinsamen Endstrecke des extrinsischen und intrinsischen Weges** bildet sich der Prothrombinasekomplex aus F Xa, F Va, Phospholipid und Ca^{2+}, an dem die **Aktivierung von Prothrombin zu Thrombin** abläuft. Dabei werden vom Prothrombin die Gla- und Kringeldomänen (s. Kap. 23.1.3) abgespalten sowie zusätzlich zwei Peptidbindungen gespalten. Es entstehen das Prothrombinfragment F 1.2 und Thrombin. Thrombin weist neben seinem katalytischen Zentrum eine Heparinbindungsstelle und eine sog. „anion-binding exosite" auf. Die „anion-binding exosite" ist essentiell für die Bindung an Fibrinogen und Thrombomodulin sowie am N-Terminus des Thrombinrezeptors (vgl. Kap. 23.1.4). Thrombin spaltet schließlich vom Fibrinogen die Fibrinopeptide A und B ab. Die dadurch entstandenen Fibrinmonomere aggregieren zu Polymeren. Thrombin aktiviert neben F V und F VIII („Rückkopplungsmechanismus") auch F XIII zu F XIIIa. F XIIIa stabilisiert dieses Polymergerüst über kovalente Bindungen, baut α_2-Antiplasmin ein und schützt somit dieses Gerinnsel vor Plasmin. Außerdem aktiviert Thrombin Blutplättchen, was zu ihrer Aggregation und zur Sekretion von Inhaltsstoffen führt (s. Kap. 23.1.5), und Endothelzellen (s. Kap. 23.1.4).

Im Blut stehen den proteolytischen Enzymen des plasmatischen Gerinnungssystems physiologische, unterschiedlich wirkende, spezifische **Hemmstoffe** (**Inhibitoren**) gegenüber (Tab. 23.2).

Tabelle 23.1: Pharmakokinetische Eigenschaften und Funktion von Gerinnungsfaktoren

Faktor	Synonym	Plasmakonzentration (µg/ml)	Halbwertszeit (h)	Funktion der aktivierten Faktoren
I	Fibrinogen	3000	92–136	Fibrin: Gerinnselbildung
II*	Prothrombin	100–200	72–100	F IIa (Thrombin): Serinprotease
V	Proakzelerin	10	12–36	F Va: Cofaktor, beschleunigt Aktivierung von F II
VII*	Prokonvertin	0,5–2	4–6	F VIIa: Serinprotease
VIII	Antihämophiliefaktor A	0,1	10–24	F VIIIa: Cofaktor, beschleunigt Aktivierung von F X durch F IXa
IX*	Antihämophiliefaktor B Christmas-Faktor	5	20–30	F IXa: Serinprotease, aktiviert F X
X*	Stuart-Prower-Faktor	8	48–76	F Xa: Serinprotease, aktiviert F II
XI	Rosenthal-Faktor	5	60	F XIa: Serinprotease, aktiviert F IX
XII	Hageman-Faktor	30	60–150	F XIIa: Serinprotease, aktiviert F XI und Präkallikrein
XIII	Fibrinstabilisierender Faktor	12–25	100–150	F XIIIa: Transglutaminase, stabilisiert Fibringerinnsel
HMWK	Hochmolekulares Kininogen: Fitzgerald-Faktor	70	156	Cofaktor, beschleunigt Kontaktaktivierung von F XII
Präkallikrein/ Kallikrein	Fletcher-Faktor	40	48–52	Serinprotease, aktiviert F XII und Prourokinase, ist verantwortlich für die Bildung von Bradykinin

*Synthese Vitamin-K-abhängig
Ca^{2+} wurde früher als F IV, Gewebethromboplastin als F III bezeichnet.

Tabelle 23.2: Pharmakokinetische Eigenschaften und Funktion physiologischer Hemmstoffe von Gerinnung und Fibrinolyse

Hemmstoff (Abkürzung)	Plasma-konzentration (µg/ml)	Halb-wertszeit (h)	Funktion
Antithrombin III (AT III)	290	24–36	inaktiviert F IIa, IXa, Xa, XIIa durch Komplexbildung (1:1)
Heparin-Cofaktor II (HC II)	40	?	inaktiviert Thrombin
Tissue Factor Pathway Inhibitor (TFPI)	0,1	?	bindet und hemmt zunächst F Xa, der Komplex hemmt danach den F VIIa/TF-Komplex
Thrombomodulin (TBM)	0,02	?	bindet Thrombin, der Thrombin-Thrombomodulin-Komplex aktiviert Protein C zu Protein Ca (APC)
Protein C (Prot. C)	4	6	APC inaktiviert F VIIIa und F Va, hemmt PAI-1
Protein-C-Inhibitor	5	2	inaktiviert APC
Protein S (Prot. S)	10		Cofaktor für APC
α_2-Antiplasmin (α_2-APL)	70	64–72	inaktiviert Plasmin
Plasminogenaktivator-Inhibitor-1 (PAI-1)	10	3	inaktiviert Plasminogenaktivatoren (t-PA und u-PA)
α_2-Makroglobulin (α_2-M)	2100	48–72	bindet und hemmt Serinproteasen
α_1-Antitrypsin (α_1-ATR)	2500	48–72	inaktiviert Serinproteasen
C1-Inhibitor (C1-INH)	240	64	inaktiviert C1-Esterase, F XIIa, Plasmin

Antithrombin III (**AT III**, heute auch häufig lediglich als „Antithrombin" bezeichnet) gehört zum Inhibitortyp der **Serpine** (**Ser**in**p**rotease**in**hibitoren). Es bildet mit Proteasen inaktive äquimolare Komplexe. Die Affinität von AT III ist besonders hoch gegenüber Thrombin und F Xa, während F IXa, F XIa, F XIIa und Kallikrein schwächer gehemmt werden. AT III wird in der Leber gebildet. Neben angeborenen Mangelzuständen gibt es Krankheiten, die den AT-III-Spiegel vermindern und dadurch eine Thromboseneigung verstärken.

Ein weiteres Serpin ist der **Heparin-Cofaktor II**, der überwiegend Thrombin hemmt und dessen physiologische Bedeutung noch nicht vollständig geklärt ist.

Zu den physiologischen Inhibitoren der Gerinnung zählt auch der in Endothelzellen gebildete **tissue factor pathway inhibitor** (**TFPI**), ein Proteaseinhibitor vom Kunitz-Typ. Im Plasma liegt TFPI an Lipoproteine gebunden und in freier Form (nur 5 %) vor. TFPI bindet zunächst an F Xa und neutralisiert dessen katalytische Aktivität. Der F Xa/TFPI-Komplex hemmt anschließend den F VIIa/TF-Komplex. Eine erhöhte TFPI-Konzentration wird nach Heparingabe gemessen. Inzwischen steht auch rekombinanter TFPI zur Verfügung, dessen antithrombotische Wirkung im Tierexperiment nachgewiesen wurde.

Thrombomodulin wird an der Oberfläche von Endothelzellen exprimiert. Es bindet Thrombin (über die „anion-binding exosite") mit hoher Affinität im molaren Verhältnis von 1 : 1. Dadurch wird die Substratspezifität des Thrombins verändert. Der Thrombin/Thrombomodulin-Komplex ist nicht mehr in der Lage, Fibrinogen zu spalten und Plättchen zu aktivieren, **aktiviert** aber **Protein C** (aktiviertes Protein C = **APC**, eine Serinprotease). Dabei spaltet Thrombin ein Peptid von N-Terminus der schweren Kette des Protein C ab. Die antikoagulatorische Wirkung von APC beruht darauf, daß es im Komplex mit **Protein S** (Cofaktor) und in Gegenwart von Ca^{2+} und einer Phospholipidmatrix F Va und F VIIIa inaktiviert. Hereditärer und auch erworbener Protein-C-Mangel führen zu einem erhöhten Thromboserisiko.

Heparin ist ein Gemisch von sulfatierten Disaccharideinheiten, die aus jeweils einem Aminozucker (D-Glucosamin) und einer Uronsäure (D-Uronsäure oder L-Iduronsäure) zusammengesetzt sind (vgl. Abb. 23.3). Heparin kommt vorwiegend in Mastzellen und basophilen Granulocyten vor, aber auch im Gefäßendothel. In den Mastzellen ist Heparin über ein basisches Protein mit Histamin verbunden und wird bei allergischen Reaktionen, die zu einer Histaminfreisetzung führen, verfügbar.

Die wichtigste physiologische Wirkung des Heparins ist die **Hemmung der Blutgerinnung über AT III.** Gegenwärtig gibt es noch keine ausreichenden Kenntnisse darüber, inwieweit das physiologisch vorkommende Heparin die Blutgerinnung des Menschen beeinflußt. Die physiologischen Heparinblutspiegel liegen im Grenzbereich der laboranalytischen Nachweismethoden.

23.1.3 Aktivatoren und Inhibitoren der Fibrinolyse

Der Organismus verfügt über ein physiologisches fibrinolytisches System, das die Aufgabe hat, einerseits das bei der Blutstillung gebildete Fibrin wieder aufzulösen und andererseits intravasale Fibrinablagerungen und damit die Thrombusbildung zu verhüten. Darüber hinaus ist das Fibrinolysesystem bei Wachstums- und Gewebeumbauprozessen (z.B. Wundheilung), bei Entzündungen sowie bei Invasion und Metastasierung von Tumoren beteiligt.

Bei der Fibrinolyse handelt es sich um enzymatisch gesteuerte, spezifische proteolytische Reaktionen, die das unlösliche Fibrin in lösliche Fibrinspaltprodukte überführen bzw. Fibrinogen zu hoch- und niedrigmolekularen Fibrinogenspaltprodukten abbauen. Der **zentrale Schritt der Fibrinolyse** ist die **Aktivierung von Plasminogen zu dem proteolytischen Enzym Plasmin** (Abb. 23.2 und 23.3). Die Umwandlung des im Plasma zirkulierenden Plasminogens (ca. 200 µg/ml, $t_{½}$ 2,8 Tage) in Plasmin erfolgt durch **Aktivatoren:** die Serinproteasen Urokinase (u-PA) und Gewebeplasminogenaktivator (t-PA: tissue plasminogen activator). Beide weisen eine hohe Spezifität für Plasminogen auf. Sie spalten ein Peptid vom N-terminalen Ende des nativen Plasminogens (Glu-Plasminogen) ab, dadurch entsteht zunächst Lys-Plasminogen. Bei der Umwandlung von Plasminogen in das aktive Plasmin durch t-PA oder u-PA wird die einzige Peptidbindung zwischen Arg 560 und Val 561 gespalten, wobei zweikettiges Plasmin gebildet wird, das durch eine Disulfidkette verknüpft ist. In der leichteren Kette bildet sich nach Änderung der Konformation ein aktives Zentrum. Die größere Kette besitzt fünf charakteristische Domänen, auch als Kringeldomänen bezeichnet, die Bindungsstellen (Lysin-Reste) für das Substrat Fibrin enthalten. Plasminogen weist eine hohe Affinität zum Fibrin auf und reichert sich selektiv im Thrombus an. Somit kann Plasmin nach seiner Aktivierung unmittelbar auf das Substrat Fibrin einwirken. Nach der Spaltung von Fibrin wird Plasmin freigesetzt und danach schnell und irreversibel durch α_2-Antiplasmin inaktiviert. Plasmin hat zwar eine hohe Spezifität für Fibrin, es spaltet aber auch andere Plasmaproteine wie Fibrinogen, F V und F VIII. Die Endprodukte der plasminkatalysierten Fibrino(geno)lyse sind Spaltprodukte aus Fibrin oder Fibrinogen. Höhermolekulare Fibrinogenspaltprodukte behindern die Fibrinpolymerisation. Wegen ihrer fibrinpolymerisationshemmenden Wirkung beeinflussen diese Fibrinogenspaltprodukte unspezifisch die plasmatischen Gerinnungsteste a-PTT und PT (s. Abb. 23.10). Als Marker einer abgelaufenen Gerinnung und nachfolgender plasminkatalysierter Fibrinolyse werden Bruchstücke aus quervernetztem Fibrin, die sog. D-Dimere, genutzt.

Plasma, Blutzellen und Gewebe enthalten eine Reihe von physiologischen **Hemmstoffen des Plasmins und der Plasminogenaktivatoren** (s. Tab. 23.2).

Der primäre **Plasmininhibitor** ist α_2-Antiplasmin, ein Serpin (s. Kap. 23.1.2), das eine hohe Affinität zu den Lysinbindungsstellen im Plasmin aufweist. Es bildet mit freiem Plasmin sehr schnell einen irreversiblen Plasmininhibitorkomplex, der mit einer Halbwertszeit von 0,5 Tagen aus dem Blut eliminiert wird. α_2-Antiplasmin inaktiviert fibringebundenes Plasmin nur langsam, da dessen Lysinbindungsstellen und das aktive Zentrum besetzt sind. Weitere Plasmininhibitoren sind α_2-Makroglobulin, der C1-Inihibitor und α_1-Antitrypsin (s. Tab. 23.2).

Der wichtigste **Inhibitor für t-PA und u-PA** ist der Plasminogenaktivator-Inhibitor-1 (PAI-1) aus der Familie der Serpine, der mit den Aktivatoren äquimolare inaktive Komplexe bildet (Abb. 23.2 und 23.3). PAI-1 wird vorwiegend in Endothelzellen gebildet und von dort durch Thrombin, Endotoxin oder Cytokine freigesetzt. PAI-1 ist ein wichtiges Akutphasenprotein, das bei Venenthrombose, koronarer Herzkrankheit, nach Operationen, bei Entzündungen und Infektionen vermehrt im Blut zirkuliert.

23.1.4 Endothel und Gefäßwand

Eine entscheidende Rolle beim Ablauf von Gerinnungs-, Fibrinolyse- und Entzündungsprozessen spielt das Endothel. Das intakte Endothel bildet eine Barriere zwischen zirkulierendem Blut und Gewebe. Endothelzellen sind in der Lage, zahlreiche vasoaktive und hämostatisch wirksame Substanzen zu synthetisieren. Funktionell intakte Endothelzellen gewährleisten eine athrombogene Oberfläche, da sie Heparansulfat bilden und Prostacyclin (PGI_2), EDRF (NO) und t-PA auf spezifische Reize hin freisetzen (Abb. 23.2). Thrombomodulin der Endothelzellen bindet Thrombin, dieser Komplex bildet dann APC (Abb. 23.2). Dysfunktion oder Zerstörung des Endothels bei Entzündungen oder atherosklerotischen Wandveränderungen führen zur Ausbildung von prothrombogenen (prokoagulatorischen) Eigenschaften des Endothels, z.B. Synthese und Expression von TF. Da im geschädigten Endothel weniger Thrombomodulin zur Verfügung steht, wird das gebildete Thrombin an spezifische Rezeptoren, z.B. der glatten Muskulatur, gebunden und kann dort vasokonstriktorisch und mitogen wirken. Endothelzellen modulieren nicht nur prokoagulatorische und antikoagulatorische Effekte, sondern auch die Fibrinolyse: Sie sezernieren Plasminogenaktivatoren und -inhibitoren (PAI-1) (Abb. 23.2). Thrombin vermindert die Sekretion von Plasminogenaktivatoren, steigert aber die PAI-1-Sekretion.

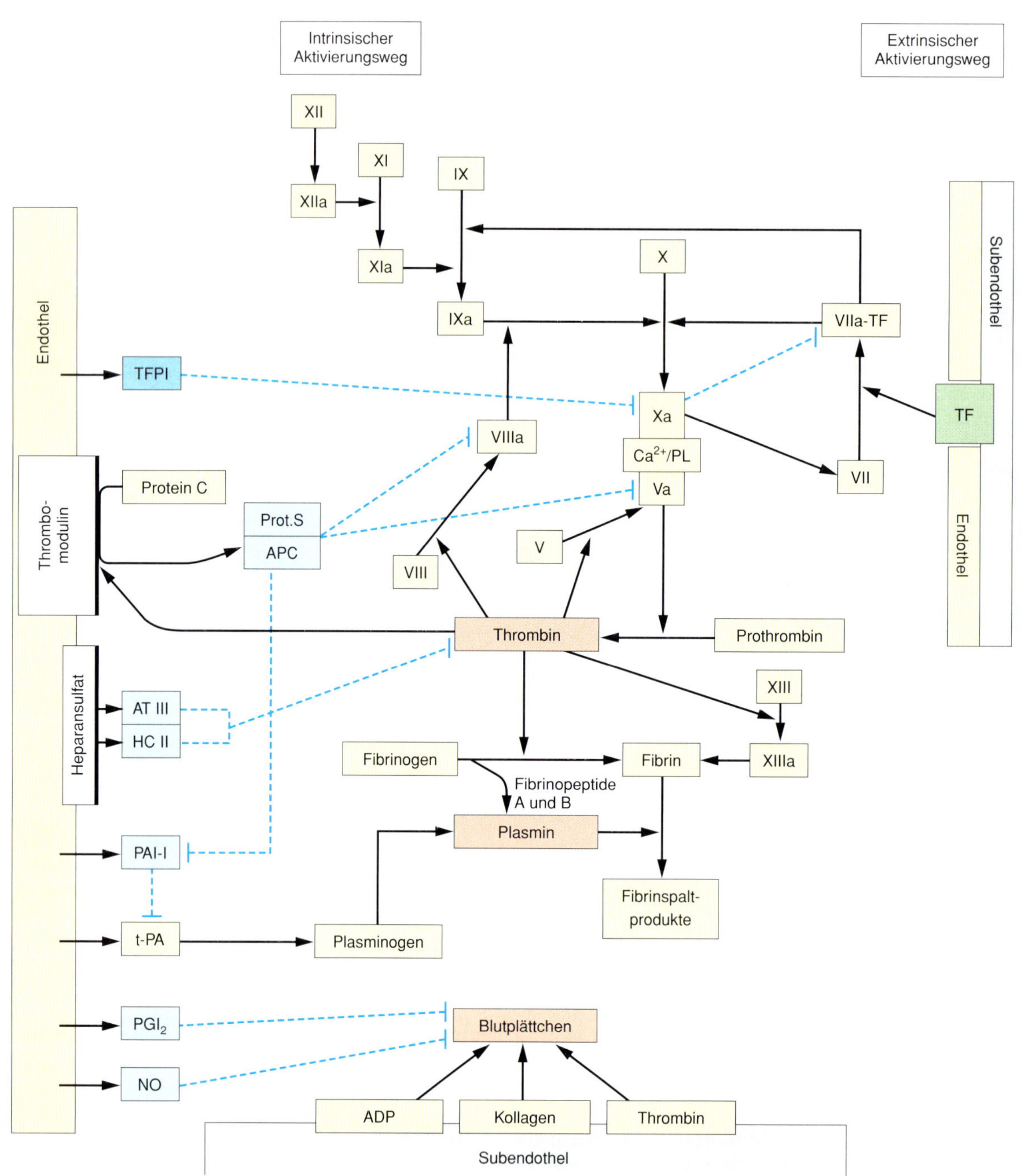

Abb. 23.2 Rolle des Endothels bei der Gerinnung. Das Endothel vermittelt endogene **antikoagulatorische Mechanismen:** Inaktivierung von TF/FVIIa und F Xa durch TFPI (tissue factor pathway inhibitor), Inaktivierung von F Va und F VIIIa durch aktiviertes Protein C (APC) unter Beteiligung von Protein S, Hemmung von Thrombin durch Antithrombin (AT III) und Heparin-Cofaktor II (HC II) unter Mitwirkung von Heparan- und Dermatansulfat an der Oberfläche der Endothelzellen. Heparin beschleunigt gleichfalls die Inaktivierung von Thrombin durch AT III. Das fibrinolytische System wird durch Freisetzung von Gewebeplasminogenaktivator (t-PA: tissue plasminogen activator) aktiviert, der Plasminogen in Plasmin umwandelt, letzteres baut Fibrin zu Fibrinspaltprodukten ab. Plasminogenaktivator-Inhibitor-1 (PAI-1) wird aus dem Endothel freigesetzt und inaktiviert t-PA und Urokinase.
→ : Aktivierung, -----|: Hemmung; blau: Hemmstoffe der Gerinnung bzw. Fibrinolyse.

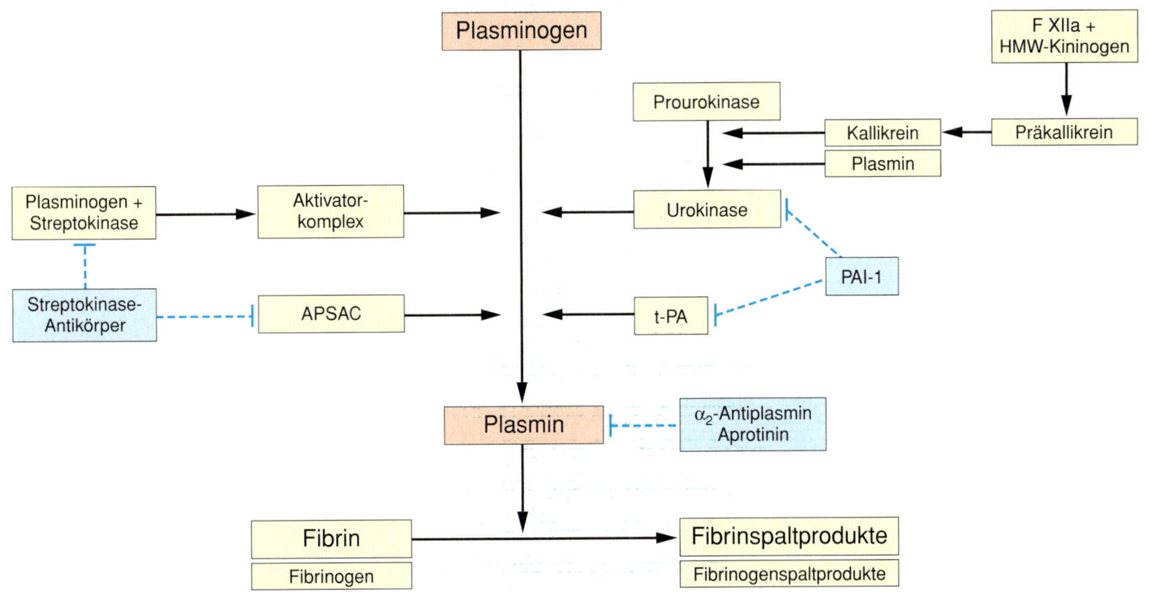

Abb. 23.3 Schematische Darstellung des Fibrinolysesystems. Die Aktivierung des Plasminogens (Proenzym) zu Plasmin erfolgt durch physiologische Aktivatoren (tissue plasminogen activator, t-PA, und Urokinase) oder durch exogene Plasminogenaktivatoren (Thrombolytika). Plasmin spaltet Fibrin zu Fibrinspaltprodukten. Durch F XIIIa mit Hilfe kovalenter Bindungen stabilisiertes Fibrin wird langsamer abgebaut als nicht stabilisiertes Fibrin, auch weil F XIIIa α_2-Antiplasmin, einen Plasmininhibitor, in das Gerinnsel einbaut. Neben dem natürlichen t-PA wirken als Plasminogenaktivatoren die gentechnologisch hergestellten Pharmaka t-PA (Alteplase), r-PA (Reteplase) und die TNK-Variante des t-PA (Tenecteplase). Zu den Plasminogenaktivatoren bakteriellen Ursprungs gehören Streptokinase und Staphylokinase, die einen Aktivatorkomplex mit Plasminogen bilden und auf diese Weise dann weitere Plasminogenmoleküle in Plasmin überführen. PAI-1: Plasminogenaktivator-Inhibitor-1, HMW-Kininogen: High-Molecular-Weight-Kininogen; APSAC: anisoylierter Lys-Plasminogen-Streptokinase-Aktivator-Komplex. ⟶: Aktivierung, -----|: Hemmung.

23.1.5 Funktionen der Blutplättchen

Zirkulierende, nicht aktivierte (discoide) Plättchen haften an der Gefäßwand, sobald sie mit subendothelialem Gewebe in Kontakt kommen und somit „aktiviert" werden. Für die Adhäsion am Subendothel sind Adhäsivproteine wie Fibronectin, Vitronectin oder Thrombospondin verantwortlich, die sowohl an Rezeptoren der Plättchen als auch an subendotheliale Strukturen binden. Für die initiale Haftung der Plättchen insbesondere bei höheren Scherkräften kommt der Wechselwirkung zwischen dem von-Willebrand-Faktor und den Glykoproteinen Ib/IX der Plättchenmembran entscheidende Bedeutung zu (s. Kap. 23.2.1). Der Kontakt mit den freigelegten Kollagenfasern führt zur Plättchenaktivierung und -aggregation.

Die Aktivierung der Blutplättchen durch verschiedene Agonisten kann unabhängig vom plasmatischen Gerinnungsprozeß ablaufen. Aufgrund ihrer enzymatischen und metabolischen Ausstattung besitzen Blutplättchen die Fähigkeit, ihre Gestalt zu verändern, Pseudopodien zu bilden, am Subendothel und an künstlichen Oberflächen zu haften und sich zu Aggregaten zusammenzulagern (aktivierte Plättchen). Abhängig von der Stärke des Stimulus sezernieren die aktivierten Plättchen Inhaltsstoffe ihrer Granula sowie Produkte des Arachidonsäurestoffwechsels (PGH_2, TXA_2) (Tab. 23.3).

Die Plättchenaggregation kann zunächst reversibel verlaufen und danach in eine irreversible Phase übergehen, die mit einer Freisetzungsreaktion einhergeht. Die Aggregation der Plättchen untereinander wird über die Bindung von Fibrinogen und Ca^{2+} an Glykoprotein-IIb/IIIa-(α_{IIb}/β_3-Integrin)-Rezeptoren der Plättchenmembran vermittelt. In nicht aktivierten Plättchen ist der GPIIb/IIIa-Rezeptor nicht in der Lage, Fibrinogen oder andere Liganden (Vitronectin, Fibronectin, von-Willebrand-Faktor) zu binden. Im Verlauf der Aktivierung der Plättchen findet, unabhängig von der Art des Agonisten, eine Konformationsänderung des GPIIb/IIIa-Rezeptors statt, so daß hochaffine Bindungsstellen für Fibrinogen exprimiert werden und damit die Bildung von stabilen Plättchenaggregaten erfolgt. Spuren von Thrombin bewirken die Verlagerung von Phospholipiden mit stark negativer Ladung an die Oberfläche der Plättchenmembran. Des weiteren wird F V aus Plättchen freigesetzt und damit über den Prothrombinasekomplex die Thrombinbildung gefördert.

Die Plättchenmembran weist spezifische **Rezeptoren für** eine Vielzahl von **plättchenaktivierenden Agonisten** auf (Tab. 23.3). Diese Rezeptoren gehören meistens zur Familie der G-Protein-gekoppelten Rezeptoren und besitzen folglich sieben Membrandomänen, einen extrazellulären N-Terminus und einen intrazellulären C-Terminus. Der stärkste Agonist der Plättchen ist Thrombin. Es akti-

Tabelle 23.3: Aktivatoren und Inhibitoren der Blutplättchen sowie von Blutplättchen freigesetzte Inhaltsstoffe

Aktivatoren	Art der Speichergranula (fett gedruckt) und freigesetzte Substanzen	Physiologische Inhibitoren
ADP	**„elektronendichte" Granula**	cAMP
Thrombin	**(sog. dense granules):**	cGMP
Kollagen	Serotonin,	EDRF (NO)
PAF (plättchenaktivierender Faktor)	ADP, ATP, Ca^{2+}	Adenosin, Prostacyclin
TXA_2, PGH_2	**α-Granula:**	PGE_1
Adrenalin	PF4 (heparinneutralisierender Faktor),	PGD_2
Serotonin	β-Thromboglobulin,	
Vasopressin	P-Selektin,	
Trypsin	PDGF (platelet derived growth factor),	
Cathepsin G	TGF-β (transforming growth factor β),	
Immunkomplexe	Thrombospondin, Vitronectin, Fibronectin,	
Viren	von-Willebrand-Faktor, Fibrinogen, F V,	
Schlangengifte	PAI-1, α_2-Antiplasmin	

viert den **P**rotease-**a**ktivierbaren **R**ezeptor-1 (PAR-1), indem es vom extrazellulären N-Terminus ein Peptid abspaltet, so daß der neugebildete N-Terminus als Ligand in der Lage ist, den Rezeptor zu aktivieren. Synthetische Peptide aktivieren den PAR-1 unmittelbar, falls sie die Aminosäuresequenz des neu gebildeten N-Terminus aufweisen. Die **Signaltransduktion** der rezeptorvermittelten Plättchenaktivierung geht im allgemeinen mit der Aktivierung der Phospholipase C einher. In der Folge werden Inosit-1,4,5-trisphosphat und Diacylglycerin gebildet. Inosit-1,4,5-trisphosphat setzt Ca^{2+} aus intrazellulären Speichern frei und Diacylglycerin aktiviert die Proteinkinase C. Adrenalin, ADP und Thrombin können auch über einen G-Protein-gekoppelten Rezeptor die Adenylylcyclase hemmen, wodurch der intrazelluläre cAMP-Gehalt vermindert wird. Substanzen, welche die cAMP-bzw. cGMP-Konzentration in den Plättchen erhöhen, hemmen die Aggregation und andere Plättchenfunktionen. Unter physiologischen Bedingungen können aus dem Endothel Prostacyclin (PGI_2) und NO freigesetzt werden, die in den Plättchen über einen G-Protein-gekoppelten Rezeptor die Adenylylcyclase oder Guanylylcyclase aktivieren und damit die Adhäsion der Plättchen am Endothel verhindern (s. S. 485 und S. 469). Nach Schädigung des Endothels (z.B. atherosklerotische Plaquebildung) fallen diese Schutzmechanismen weg.

23.2 Pathophysiologie: Thrombosen, Embolien und Blutungen

23.2.1 Hereditäre Hämostasestörungen

Hereditäre Synthesedefekte des Hämostase- und Fibrinolysesystems betreffen zumeist eine oder wenige Komponenten und führen lebenslang zu einer erhöhten Blutungsneigung (hämorrhagische Diathese) bzw. zu einem erhöhten thromboembolischen Risiko (Thrombophilie). Störungen der **primären Blutstillungsphase** (vgl. Kap. 23.1.1) können durch Funktionsverlust der Plättchen (Thrombocytopathie) – durch gestörte Speicherfähigkeit oder Mangel an Glykoproteinen und anderen Membranrezeptoren – oder Thrombocytopenie bedingt sein.

Sofort nach einer Verletzung setzen verstärkte Blutungen ein, außerdem treten kleinfleckige spontane Haut- und Organeinblutungen (Purpura) auf. Die Blutungszeit ist verlängert.

Bei Störungen der **Thrombin- bzw. Fibrinbildungsphase** treten Blutungskomplikationen nach Verletzungen dagegen erst nach einem deutlichen klinischen Latenzstadium in Erscheinung. Spontane Gelenkblutungen, Organblutungen und breitflächige Einblutungen in die Haut prägen das klinische Erscheinungsbild der Hämophilie A und B (F VIII- bzw. F IX-Mangel). Wundheilungsstörungen und extrem spät auftretende Nachblutungen werden beim schweren, zumeist hereditären F XIII-Mangel beobachtet.

Das **von-Willebrand-Jürgens-Syndrom**, bedingt durch Defekt (Typ II) oder Mangel (Typ I) des von-Willebrand-Faktors, ist durch eine Kombination der genannten Störungen charakterisiert: Der von-Willebrand-Faktor bindet an thrombozytäre Glykoprotein-Ib/IX-Rezeptoren und vermittelt dadurch die Bindung von Plättchen an freigelegte subendotheliale Kollagenfasern, die zu Plättchenaktivierung und -aggregation führt. Außerdem bildet er im Plasma Komplexe mit F VIII, schützt ihn so vor Proteolyse und gewährleistet eine ausreichende Plasmakonzentration von F VIII. Daher führt Mangel an von-Willebrand-Faktor sowohl zu Störungen der Plättchenfunktionen als auch zu Mangel an Faktor VIII. Kennzeichnend für das klinische Bild ist das kombinierte Auftreten von Schleimhaut- und zum Teil großflächigen Hautblutungen.

Thrombophile Zustände (Prädisposition zur Thrombose) treten insbesondere bei Mangel an AT III, Plasminogen, Protein C und Protein S, bei Störungen der endogenen Fibrinolyse, Veränderungen des Fibrinogens (Dysfibrinogenämie) und bei APC-Resistenz auf. APC-Resistenz ist ein autosomal-dominant vererbter Defekt und gehört zu den häufigsten vererbten Gerinnungsstörungen. Sie beruht auf einer Mutation im F V-Gen: Im F Va-Protein ist in Position 506, der Spaltungsstelle für APC, Arginin durch Glutamin ersetzt, so daß die Inaktivierung von F Va durch APC verhindert wird. Weitere genetische Anomalien wie die HR2-Mutation des F V und die G2010A-Prothrombinvariante führen zu erhöhter Thromboseneigung.

23.2.2 Erworbene Hämostasestörungen

Immunkoagulopathien sind Folge mehr oder minder spezifisch wirkender Antikörper. Sie richten sich gegen Blutplättchen (Immunthrombocytopenie) oder gegen einzelne Gerinnungsfaktoren (z.B. F VIII oder F IX, Hemmkörperhämophilie) und führen zu verstärkter Blutungsneigung. Bei vielen, insbesondere rheumatischen Erkrankungen, werden Autoantikörper gegen Phospholipide (sog. Lupusinhibitor) gebildet. Dies führt überwiegend zur Thrombophilie.

Als Folge von **Leber-, Knochenmark- oder Nierenerkrankungen** treten komplexe Hämostasestörungen in Erscheinung. Bei Lebererkrankungen ist die Synthese Vitamin-K-abhängiger Gerinnungsfaktoren (F II, VII, IX, X) frühzeitig vermindert, später auch die von Vitamin-K-unabhängig gebildeten Faktoren (I, V, VIII) und von Proteinen des Fibrinolysesystems (AT III, Protein C, Protein S). Nierenfunktionseinschränkungen (Urämie) bewirken charakteristische Plättchenfunktionsdefekte mit erheblicher Blutungsneigung. Proteinurie bei nephrotischem Syndrom führt zum Verlust von AT III und zur erhöhten Thromboseneigung. Erkrankungen des blutbildenden Knochenmarks führen zumeist zur Thrombocytopathie und Thrombocytopenie mit Blutungsneigung, können aber auch zu Anstieg der Thrombocytenzahl mit Thromboseneigung führen (Thrombocythämie).

Vielfältige Störungen des Hämostase- und Fibrinolysesystems treten, abhängig vom Erkrankungsstadium, bei **bösartigen Tumoren** auf (DIC, Thrombocytopenie, Thrombophilie bei Vorliegen von Metastasen).

Bei länger dauerndem und intensivem Kontakt des Blutes mit **körperfremden Oberflächen** (künstliche Herzklappe, Herz-Lungen-Maschine, künstliche Niere, Plasmapherese) werden Hämostasestörungen beobachtet, die sich zumeist als erhöhte Blutungs- und Thromboseneigung äußern.

Zahlreiche **Medikamente** greifen systemisch in die Synthese von einzelnen Gerinnungsfaktoren ein oder sind für Immunkoagulopathien oder Thrombocytopenien verantwortlich.

Besonders gravierend wird die Hämostase bei der akuten intravasalen Aktivierung des Gerinnungs- und Fibrinolysesystems (**DIC**), z.B. bei Infektionen, Sepsis oder nach Einschwemmung von Endotoxinen, beeinträchtigt. Die Fließeigenschaften des Blutes verschlechtern sich schnell, so daß akute Mikrozirkulationsstörungen der Haut mit Nekrosen sowie Funktionsstörungen der Niere (akutes Nierenversagen) und/oder der Lunge (akutes respiratorisches Distress-Syndrom: ARDS) eintreten. Weiteres siehe 23.4.3.

Charakteristische, aber diskrete Veränderungen des Hämostasesystems (Nachweis von zirkulierenden Fibrinogen- und Fibrinspaltprodukten, geringfügige Verminderung von AT III, Abnahme der Plättchenzahl) werden bei **chronisch verlaufenden Verbrauchskoagulopathien** beobachtet. Nach operativen Eingriffen, Infektionen und bestimmten Medikamenten (Immunsupressiva, Cortison) können akute Blutungs- oder Thrombosekomplikationen entstehen.

23.3 Stoffe zur Herabsetzung der Gerinnungsfähigkeit des Blutes und zur Behandlung von Blutungen

23.3.1 Komplexbildner mit Calciumionen

Calciumionen sind für eine Reihe von Reaktionsabläufen in der Gerinnungskaskade notwendig (vgl. Abb. 23.1). Zitronensäure bildet mit Ca^{2+} Komplexe und verringert dadurch die Konzentration der freien Ionen im Plasma. Deshalb kann mit dem Zusatz von Komplexbildnern, z. B. 1 Volumenteil 3,8%ige Natriumcitratlösung zu 9 Volumenteilen entnommenem Vollblut, die Gerinnselbildung verhindert werden. Für bestimmte Laboruntersuchungen verwendet man Natrium-EDTA als Ca^{2+}-Komplexbildner, für die Herstellung von Blutkonserven werden citrathaltige Stabilisatoren benutzt. Solange mit Bluttransfusionen nicht mehr als 1 mg Citrat/min pro kg Körpergewicht zugeführt wird, kann auf eine Calciumsubstitution verzichtet werden.

23.3.2 Direkt wirkende Antikoagulantien

Heparin

Heparin (**unfraktioniertes Heparin**) ist ein negativ geladenes sulfatiertes Glucosaminoglykan (s. Abb. 23.4), das als Proteoglykan gebildet wird. Es besitzt keinen einheitlichen Molekülaufbau, sondern ist ein Gemisch von Disaccharideinheiten, bestehend aus jeweils einem Aminozucker (D-Glucosamin) und einer Uronsäure (D-Glucuronsäure oder L-Iduronsäure), mit unterschiedlicher Kettenlänge (6000–30000 MM). Für die antikoagulatorische Wirkung ist ein Pentasaccharid aus drei sulfatierten Glucosaminen und zwei Uronsäuremolekülen verantwortlich. Es bindet an hochaffine Lysinbindungsstellen am AT III.

Heparin wird in IE dosiert (1 mg entspricht etwa 160 IE). Die biologische Standardisierung erfolgt derzeit gegen den WHO-Standard IV mit der Methode des USP (United States Pharmacopoe) 20. Eine (USP-)Einheit Heparin verhindert die Gerinnung von 1 ml citrathaltigem Schaf- oder Rinderplasma nach Zugabe von $CaCl_2$ bei 37 °C über 1 Stunde. Das zu therapeutischen Zwecken verwendete Heparin wird aus Schweinedarmmucosa oder Rinderlunge gewonnen.

Neben unfraktioniertem Heparin (UFH[1]) sind seit einigen Jahren auch **fraktionierte, niedermolekulare Heparine** (NMH, engl. low molecular weight heparins = LMWH) in Gebrauch. Dies sind Fraktionen oder Fragmente von Heparin aus Schweinedarmmucosa, deren mittlere Molekulargewichte niedriger als 6000 MM sind. Die Herstellungsverfahren der NMH sind verschieden, so daß sich die Präparate in ihrer Molekülgröße und in ihrer gerinnungshemmenden Aktivität unterscheiden (vgl. Tab. 23.4). Für die klinische Anwendung ist daher jedes Präparat separat zu betrachten. Standardisiert werden die NMH derzeit gegen einen internationalen WHO-Standard.

Wirkung auf die Blutgerinnung

Heparin bildet mit AT III und Thrombin ternäre Komplexe und wirkt gerinnungshemmend, indem es die normalerweise mit relativ geringer Geschwindigkeit ablaufende **Inaktivierung von Thrombin durch AT III um das Tausendfache beschleunigt**. Das Heparin muß dazu **mindestens eine Kettenlänge von 18 Monosacchariden**

[1] Liquemin®, Thrombophob®

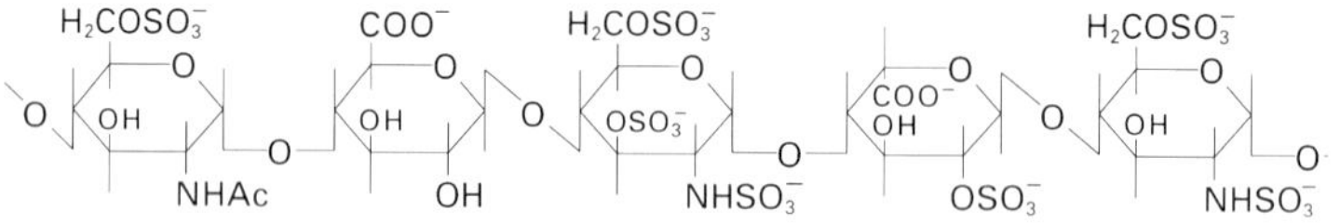

N-Acetyl-Glucosamin-6-O-Sulfat | Glucuronsäure | N-,3-O-,6-O-Glucosamin-Trisulfat | Iduronsäure-2-O-Sulfat | N-,6-O-Glucosamin-Disulfat

Abb. 23.4 Pentasaccharidsequenz des Heparins. Heparin (MM 6000–30000) ist ein Gemisch aus unterschiedlich langen Polysaccharidketten. Diese enthalten D-Glucuronsäure bzw. L-Iduronsäure und D-Glucosamin (als Disaccharideinheiten 1,4-glykosidisch miteinander verknüpft). Die funktionellen Gruppen im Heparin sind Sulfatreste und liegen in Form einer Sulfamidgruppe oder als Schwefelsäureester vor. Der Sulfatierungsgrad (Verhältnis von SO_3^-/COO^-) beträgt 2–2,5. Dies erklärt die stark negative Ladung des Heparinmoleküls. Nur etwa ein Drittel des Heparins bindet hochaffin AT III („high affinity heparin"). Für diese hohe Affinität des Heparins sind unregelmäßig verteilte Pentasaccharidsequenzen bzw. der Sulfatester in Position 3 am Glucosamin verantwortlich. Die restlichen 70 % der Polysaccharidketten des Heparins weisen eine geringe Affinität zu AT III auf, binden aber an andere Proteine und Zellen. Diese Bindungsfähigkeit gegenüber Proteinen und Zellen steigt mit der Kettenlänge an und ist unabhängig vom Pentasaccharidgehalt.

aufweisen (**UFH**). Der Heparin-AT-III-Komplex fördert auch die **Inaktivierung von F Xa**. Dazu reichen Heparinmoleküle mit **weniger als 18 Monosacchariden** aus, die das Pentasaccharid enthalten (**NMH**). NMH beschleunigen daher im Gegensatz zum UFH vorrangig die Inaktivierung von F Xa. Das Verhältnis der Anti-F Xa-Aktivität zur Anti-F IIa-Aktivität beträgt für NMH 2–4:1, während für UFH das Verhältnis 1:1 ist. Aufgrund der geringeren AT-III-Aktivität führen NMH zu einer mäßigen Verlängerung der Gerinnungszeit.

Nach Ablauf dieser Reaktion wird Heparin wieder freigesetzt und ist erneut für die Bindung an AT III verfügbar. Der inaktive Protease-AT-III-Komplex wird über das RES eliminiert. In vitro inaktiviert der Heparin-AT-III-Komplex neben den Faktoren IIa und Xa auch die Faktoren IXa, XIa und XIIa. Die Inaktivierung von Thrombin wird durch Heparin-Cofaktor II beschleunigt, wenn zu therapeutischem Zweck Heparin oder Dermatansulfat in hohen Konzentrationen vorliegen.

Pharmakodynamische Effekte außerhalb des Gerinnungssystems

Aufgrund seiner polyanionischen Struktur kann Heparin mit einer Reihe von körpereigenen Stoffen Komplexe bilden und sich an zelluläre Membranen anlagern. Dies erklärt seine vielfältigen biologischen Wirkungen:

In Endothelzellen stimulieren UFH und NMH die Synthese des antikoagulatorisch wirksamen Heparansulfats (es aktiviert AT III) und bewirken die Freisetzung von TFPI. Nach Heparingabe ist die fibrinolytische Aktivität erhöht, dies beruht wahrscheinlich auf einer Freisetzung von t-PA aus dem Endothel. An die Oberfläche von Endothelzellen gebundenes Heparin verstärkt deren negative Ladung und verbessert somit die athrombogenen Eigenschaften des Endothels.

In höheren Konzentrationen begünstigt Heparin die Aggregation der Blutplättchen.

Aus der Gefäßwand setzt UFH die Lipoproteinlipase frei. Diese hydrolysiert Triglyceride und führt damit zu einem Anstieg der freien Fettsäuren im Plasma. Diese antilipämische Wirkung des Heparins ist in vitro nicht nachweisbar. Die lipolytische Wirkung der NMH ist beträchtlich geringer als die des UFH.

In experimentellen Untersuchungen wurde gezeigt, daß UFH die Proliferation glatter Muskelzellen hemmt.

UFH bindet unspezifisch und unabhängig vom Pentasaccharidanteil an Plasma- und Plättchenproteine wie Fibronectin, Vitronectin, Thrombospondin, β-Thromboglobulin und von-Willebrand-Faktor. Histidinreiches Glucoprotein (HRG) und PF4 binden Heparin und neutralisieren seine antikoagulatorische Aktivität. HRG bindet aufgrund seiner hohen Affinität zu den Lysinbindungsstellen spezifisch an Fibrinogen und Fibrin und ist in fibrinreiche Thromben inkorporiert.

Pharmakokinetik

UFH wird nur in sehr geringen Mengen intestinal resorbiert und ist daher parenteral zu applizieren. Nach s.c.-Gabe beträgt die Bioverfügbarkeit etwa 30 %. Nach einmaliger i.v.-Injektion kommt es initial zu einer schnellen Elimination von etwa 40 % des injizierten UFH mit einer Halbwertszeit von 5–10 Minuten. Dann folgt eine langsamere Elimination mit einer Halbwertszeit von 60–90 Minuten. Für die Elimination des UFH

Tabelle 23.4: Niedermolekulare Heparine (NMH)

WHO-Name	mittlere Molmasse	Herstellungsverfahren	Präparat	Dosierung zur Thromboseprophylaxe (1 × tägl. s.c.) mg/d entspricht	I.E. F Xa/d
Dalteparin-Natrium	6100	Depolymerisation durch Nitritspaltung von Heparin	Fragmin®	15/30	2500/5000
Nadroparin-Calcium	4500	Fraktionierung – Ethanolpräzipitation	Fraxiparin®	30	2850
Enoxaparin-Natrium	4200	Depolymerisation des Benzylesters von Heparin	Clexane®	20/40	2000/4000
Reviparin-Natrium	3900	Depolymerisation durch Nitritspaltung von Heparin	Clivarin®	13,8	1750
Certoparin-Natrium	6000	Depolymerisation durch Amylnitritspaltung von Heparin	Mono-Embolex® NM	18	3000
Tinzaparin-Natrium	4500	Heparinase-Abbau	innohep®	42,2	3500

werden zwei Mechanismen angegeben: ein schnell ablaufender Sättigungsprozeß, der auf die Bindung von UFH am Endothel und Makrophagen sowie an Plasmaproteine zurückzuführen ist, und ein langsamerer Mechanismus durch renale Exkretion über glomeruläre Filtration und tubuläre Sekretion. Nach i.v.- oder s.c.-Applikation von therapeutischen Dosen werden zunächst die zellulären Bindungsstellen des Heparins gesättigt. Erst wenn nach höheren Heparindosen die Bindungstellen abgesättigt sind, ist die Dosis-Wirkungsbeziehung linear und der therapeutisch wirksame Heparinspiegel erreicht.

Untersuchungen haben gezeigt, daß Heparin bei Applikation großer Mengen in Form von Salben in die Haut eindringt. Die resorbierten Mengen sind jedoch so gering, daß sie im Blut mit biologischen Methoden nicht sicher nachweisbar sind. Dementsprechend ist bei perkutaner Anwendung keine Therapie im Sinne einer systemischen Thromboseprophylaxe möglich.

Über den Metabolismus von Heparin ist relativ wenig bekannt. Heparinabbauende Enzyme wie Heparinase, Heparinsulfamidase und depolymerisierende Enzyme kommen in der Leber und im Plasma vor. Über die Niere wird der größere Anteil als desulfatierte Verbindung ausgeschieden. Bei Einschränkung der Nierenfunktion oder Leberfunktion ist die Eliminationshalbwertszeit verlängert, die Dosis muß entsprechend angepaßt werden.

Da UFH nicht plazentagängig ist und nicht in die Muttermilch übertritt, kann es in der Schwangerschaft und Stillzeit eingesetzt werden.

Im Vergleich zum UFH weisen die **NMH** eine geringere Affinität zu Plasmaproteinen, vaskulären Matrixproteinen und PF4 sowie zu Endothelzellen, Makrophagen und Blutplättchen auf. Daraus erklären sich auch die bessere Bioverfügbarkeit, die längere Halbwertszeit und die ausschließlich renale Clearance der NMH. Nach s.c.-Applikation wird die Bioverfügbarkeit mit mehr als 90 % angegeben. Bei NMH ist die erste, schnelle Sättigungsphase weniger ausgeprägt, es überwiegt die lineare Kinetik der renalen Elimination. Die Halbwertszeit von NMH ist im allgemeinen um das 2- bis 2,5fache länger als die von UFH, sie liegt bei 2–4 Stunden, gemessen anhand der Anti-F Xa-Aktivität im Plasma. Bei Patienten mit Nierenversagen ist die Halbwertszeit verlängert. NMH sind nicht plazentagängig; ein Übertritt in die Muttermilch ist nicht bekannt.

Indikationen

UFH: Es ist indiziert

- zur Prophylaxe postoperativer venöser Thrombosen,
- zur Therapie der tiefen Venenthrombose und der Lungenembolie,
- zur Therapie arterieller Embolien,
- als Antikoagulans bei extrakorporaler Zirkulation
- unter besonderen Gesichtspunkten
  - zur Therapie der DIC,
  - zur Begleittherapie bei Thrombolyse und
  - zur Therapie des akuten Myokardinfarktes.

Dosierung und Grundlage der antithrombotischen und thrombolytischen Therapie s. Kap. 23.4.

NMH: In prospektiven klinischen Studien zur **peri- und postoperativen Prophylaxe von venösen Thrombosen** und zur **Therapie der tiefen Venenthrombose und** auch **der nicht massiven Lungenembolie** hat sich gezeigt, daß bei s.c.-Applikation NMH ebenso effektiv sind wie UFH. Auch hinsichtlich der Blutungshäufigkeit und der Wundhämatome zeigten UFH und NMH keine wesentlichen Unterschiede. Eine weitere Indikation für NMH ist die Thromboseprophylaxe bei instabiler Angina pectoris: Vorteil der NMH ist, daß die ein- oder zweimalige tägliche s.c.-Injektion für eine antithrombotische Wirkung ausreicht und dadurch auch eine ambulante Thromboseprophylaxe bei Risikopatienten möglich ist. Darüber hinaus werden NMH zur Antikoagulation bei Hämodialyse eingesetzt.

Unerwünschte Wirkungen

Bei der Therapie mit Heparin (UFH und NMH) besteht wie bei allen Antikoagulantien **Blutungsgefahr**. Das mögliche Blutungsrisiko ist sorgfältig abzuwägen (vgl. Tab. 23.9 und 23.10). Es ist bei NMH nicht wesentlich geringer als bei UFH. Nach den Ergebnissen umfangreicher klinischer Studien beträgt bei kontinuierlicher Heparininfusion die durchschnittliche Häufigkeit größerer Blutungen 4–6 %. Bei lebensbedrohlichen Blutungen empfiehlt es sich, die Heparingabe zu unterbrechen oder das Heparin-Antidot Protamin zu injizieren.

Heparin verzögert – im Tierversuch – die Wundheilung, die Heilung von Knochenbrüchen und die Rekalzifizierung des Knochens. Nach längerer Behandlung mit UFH wurden **Osteoporose** und Spontanfrakturen auch beim Menschen beobachtet. Unter NMH tritt eine Osteoporose auch bei längerdauernder Anwendung seltener auf. Für die Fortsetzung der antithrombotischen Therapie sind Cumarinderivate in Erwägung zu ziehen. Wie Heparin die Entwicklung einer Osteoporose begünstigt, ist unbekannt.

In seltenen Fällen führt Heparin zu **reversiblem Haarausfall** und zu **allergischen Reaktionen** (Urticaria, Rhinitis, Tränenfluß, Fieber, Bronchospasmus und Blutdruckabfall).

Eine in den letzten Jahren häufiger beobachtete Nebenwirkung sind die heparininduzierten **Thrombocytopenien (HIT)**. Man unterscheidet zwei Formen:

- **Typ I** (Häufigkeit 5–10 %) setzt **frühzeitig nach Beginn der Therapie**, meist innerhalb der ersten 4 Tage ein und senkt die Plättchenzahlen um 20–30 % des Ausgangswertes. Die HIT Typ I ist **reversibel** und wahrscheinlich auf flüchtige Plättchenaggregate zurückzuführen.
- **Typ II** (Häufigkeit 0,5–3 %) zeigt einen **schweren, häufig lebensbedrohlichen Verlauf**. Die HIT Typ

II **tritt zwischen dem 5. und 11. Tag nach Heparinexposition auf** und führt zu einem **Abfall der Plättchenzahlen bis auf unter 50000/µl.** Sie ist auf immunologische Mechanismen zurückzuführen: Heparin und PF4 bilden multimolekulare Komplexe. Diese induzieren die Bildung von Antikörpern (überwiegend IgG). Immunkomplexe aus den Antikörpern, Heparin und PF4 aktivieren den FcγIIa-Rezeptor der Plättchen und führen zu einer starken Aggregation und somit zu einem verstärkten peripheren Plättchenumsatz. Bei der HIT Typ II treten trotz der verminderten Plättchenzahl nur selten Blutungskomplikationen auf, vielmehr werden in ca. 40 % der Fälle schwere **thromboembolische Komplikationen** beobachtet, wie akute arterielle Gefäßverschlüsse (sog. White-Clot-Syndrom), Lungenembolien und venöse Thrombosen. Die Letalität wird mit 20–30 % angegeben. Die heparininduzierten Antikörper binden nicht nur an Plättchen, sondern über Heparansulfat auch an Endothelzellen und führen dadurch zur **massiven Freisetzung von prokoagulatorischen Substanzen.**
Bisherige klinische Untersuchungen zeigen, daß die HIT II unter der Therapie mit NMH weniger häufig zu beobachten ist.
Der laboranalytische Nachweis von heparininduzierten Antikörpern belegt das ursächliche Krankheitsgeschehen. In jedem Falle **ist die Heparintherapie sofort abzubrechen** und die antithrombotische Therapie mit anderen Substanzen weiterzuführen. Mit den NMH bestehen sehr häufig Kreuzreaktionen. Für die antithrombotische Therapie bei HIT II ist rekombinantes Hirudin (Lepirudin[1]) zugelassen. Nach zahlreichen klinischen Berichten konnte die antithrombotische Therapie erfolgreich mit dem Heparinoid Danaparoid[2] fortgesetzt werden. Später sollen Cumarine angewendet werden.

Abschwächung der Heparinwirkung bei Krankheiten

Bei Fieberzuständen werden höhere Heparindosen benötigt. Um bei Tumorpatienten und nach großen chirurgischen Eingriffen Thrombosen zu verhindern, sind höhere Dosen als die sonst üblichen erforderlich. Bei Paraproteinämie wird empfohlen, vor Einleitung der Heparintherapie in vitro die Verträglichkeit mit dem Patientenplasma zu prüfen, damit die Bildung schwer löslicher Heparin-Paraproteinaggregate vermieden und die Fließfähigkeit des Blutes nicht gefährdet wird.

Heparine können zahlreiche Laboruntersuchungen verfälschen, z.B. die Blutsenkungsgeschwindigkeit, Zellfunktions- und Komplementbindungstests.

Interaktionen

Die antikoagulatorische **Wirkung von Heparin** und damit auch die Blutungsneigung **wird verstärkt** durch alle Substanzen, die selbst gerinnungshemmend wirken bzw. die Funktionsfähigkeit der Plättchen beeinflussen, z.B. Acetylsalicylsäure, Cumarinderivate, Dextrane, Cephalosporine, Penicillin in hohen Dosen.

Nach i.v.-Infusion von Glyceroltrinitrat kann es zu einer **Wirkungsabschwächung** von Heparin kommen.

Heparin sollte in Infusionsflüssigkeiten nicht mit Antibiotika (Penicillinen, Tetracyclinen, Erythromycin) und Psychopharmaka (Chlorpromazin, Chlordiazepoxid) gemischt werden, da sich schwerlösliche Komplexe bilden.

Nach einer Dosis von 20000 IE Heparin/Tag und mehr kann die **Aldosteronwirkung gehemmt** werden und eine **Hyperkaliämie** auftreten. Diese Gefahr besteht besonders bei gleichzeitiger Therapie mit kaliumsparenden Diuretika oder ACE-Hemmern.

Therapiekontrolle

Da die chemische Bestimmung von Heparin zur **Therapiekontrolle** nicht möglich ist, wird die therapeutische Heparindosis so eingestellt, daß die aktivierte partielle Thromboplastinzeit (aPTT, s. Abb. 23.10, S. 588) um das 1,5- bis 2,5fache des Normalwertes verlängert wird, was einem Heparingehalt von etwa 0,2–0,4 IE/ml Blut entspricht. Zum Monitoring der NMH-Therapie stehen empfindliche Methoden zur Anti-FXa-Bestimmung zur Verfügung.

Unterbrechung der Therapie

Protamin, ein basisches argininreiches Protein vom Lachs, ein Polykation, neutralisiert das Polyanion Heparin, UFH wie NMH. Obwohl sich bei NMH im allgemeinen eine Blutstillung erreichen läßt, persistiert ein Rest der Anti-F Xa-Aktivität auch nach hohen Protamindosen.

Um 100 IE Heparin zu neutralisieren, wird etwa 1 mg Protamin benötigt.

Häufig treten nach i.v.-Gabe von Protamin **Überempfindlichkeitsreaktionen** vom Typ I von diskreter Urticaria bis hin zum lebensbedrohlichen anaphylaktischen Schock auf. Besonders häufig tritt eine gefährliche anaphylaktische Reaktion bei Diabetikern, nach vorausgegangener Behandlung mit Protaminsulfat und bei Patienten mit IgE-antikörpervermittelter Fischallergie auf. Auch nach vorausgegangener Behandlung mit Protamin wird dies beobachtet. Bei möglicherweise prädisponierten Patienten sollte Protamin langsam infundiert werden.

Kontraindikationen

S. Tab. 23.10.

[1] Refludan®
[2] Orgaran®

Heparinoide

Heparin-ähnliche Proteoglykane kommen in verschiedenen Organen vor und sind unter anderem auch Bestandteil des Endothels.

Heparansulfat (MM 20800), das von Endothelzellen sezerniert wird und auf Zelloberflächen vorkommt, hat die gleiche Disaccharidsequenz wie Heparin. Es beschleunigt gleichfalls die durch AT III vermittelte Inaktivierung von Thrombin und von F Xa und spielt im Gefäßsystem eine entscheidende Rolle.

Dermatansulfat (MM 33000) enthält kein D-Glucosamin, sondern D-Galactosamin. Es reagiert nicht mit AT III, beschleunigt die Inaktivierung von Thrombin aber 1000fach über Heparin-Cofaktor II. Heparan- und Dermatansulfat sind schwächer wirksam als Heparin.

Pentosanpolysulfat[1] ist eine niedermolekulare, aus pflanzlichen Ausgangsstoffen hergestellte heparinähnliche Verbindung, deren Polysaccharidkette aus 1,4-verknüpften β-D-Xylopyranose-Resten mit negativen Sulfatgruppen zusammengesetzt ist. Pentosanpolysulfat hemmt AT-III-unabhängig und selektiv F Xa. Es wird zur peri- und postoperativen Prophylaxe venöser Thrombosen eingesetzt. Die Dosis von 50 mg s.c. wird im Abstand von 12 Stunden bis zu 7 Tagen nach der Operation gegeben.

Das Heparinoid **Danaparoid**[2] (MM 6000) ist ein Gemisch aus Heparansulfat (84 %), Dermatansulfat (12 %) und Chondroitin-4- und Chondroitin-6-sulfat (4 %). Danaparoid inaktiviert vorrangig F Xa, das Verhältnis von Anti-F Xa- zu Anti-F IIa-Aktivität ist größer als 28. Nach s.c.-Injektion beträgt die Bioverfügbarkeit 100 %, das Maximum des Plasmaspiegels wird nach 4 bis 5 Stunden erreicht. Die Eliminationshalbwertzeit, gemessen anhand der Anti-F Xa-Aktivität, beträgt 25 Stunden. Danaparoid wird fast ausschließlich über die Niere ausgeschieden.

Für Danaparoid wurde eine sehr geringe Häufigkeit von Kreuzreaktionen mit heparininduzierten Antikörpern bei HIT II nachgewiesen. Es wird daher bei Patienten mit HIT II erfolgreich angewendet, um eine antithrombotische Therapie fortzuführen. Als Nebenwirkung können auch beim Danaparoid schwere Blutungen auftreten, bei denen als Antidot kein Protaminsulfat empfohlen wird, sondern eine Substitution mit gefrorenem Frischplasma.

Hirudin

Hirudin, isoliert aus dem Blutegel Hirudo medicinalis, wirkt direkt als Antikoagulans. Die gerinnungshemmende Wirkung eines Rohextrakts aus den Speicheldrüsen des Blutegels entdeckte Haycraft 1884, den Namen Hirudin prägte im Jahre 1904 Jakobi. Erst Ende der 50er Jahre wurde Hirudin isoliert sowie biochemisch und pharmakologisch charakterisiert. Hirudin ist ein einkettiges „Miniprotein" (MM 7000, Abb. 23.5), aus 65 Aminosäuren zusammengesetzt und über intramolekulare Disulfidbrücken stabilisiert. Es ist der bisher **stärkste selektive Hemmstoff des Thrombins**, mit dem es im molekularen Verhältnis 1 : 1 einen inaktiven, außerordentlich stabilen Enzym-Inhibitor-Komplex bildet (K_i-Wert < 1 pmol/l). Bei entsprechender Dosierung wird das gesamte Thrombin im Blut irreversibel gehemmt. Hirudin beeinflußt die enzymatische Aktivität anderer Proteasen wie F Xa, Plasmin, Kallikrein, Trypsin, Chymotrypsin und Enzyme des Komplementsystems selbst in mikromolaren Konzentrationen nicht.

Reines Hirudin enthält etwa 10000–15000 Antithrombin-Einheiten (ATE)/mg Protein. Im Gegensatz zum Heparin wirkt Hirudin unabhängig vom AT III. Von Vorteil ist weiterhin, daß es auch fibringebundenes Thrombin hemmt. Es hat keinen Einfluß auf die Bildung von Thrombin. Hirudin hemmt die durch Thrombin ausgelöste Umwandlung des Fibrinogens zu Fibrin und die Aktivierung anderer Gerinnungsfaktoren sowie die thrombininduzierte, rezeptorvermittelte Aktivierung der Blutplättchen und anderer Zellen. Hirudin hemmt aber nicht die ADP- oder kollageninduzierte Plättchenaggregation.

Die **rekombinanten Hirudinpräparate Lepirudin**[3] und **Desirudin**[4] unterscheiden sich vom nativen Hirudin durch das Fehlen der Sulfatgruppe am Tyrosin 63. Pharmakodynamische und pharmakokinetische Untersuchungen zeigen keine wesentlichen Unterschiede zwischen rekombinantem und nativem Hirudin.

Pharmakokinetik

Die enterale Resorption von Hirudin ist zu vernachlässigen. Bei s.c.-Gabe wird es nahezu vollständig resorbiert. Maximale Plasmaspiegel werden nach 60 bis 120 Minuten gemessen, nach 5–6 Stunden fällt der Plasmaspiegel unter die Nachweisgrenze. Die Pharmakokinetik von Hirudin läßt sich am besten mit einem Zwei-Kompartiment-Modell beschreiben. Das Verteilungsvolumen weist auf eine Verteilung im extrazellulären Raum hin. Hirudin wird durch die Niere ausgeschieden. Innerhalb von 48 Stunden werden 50 % der applizierten Hirudindosis in unveränderter Form im Urin wiedergefunden. Nach i.v.-Applikation erfolgt eine schnelle initiale Verteilung, die Verteilungshalbwertszeit liegt bei durchschnittlich 10 Minuten, die Eliminationshalbwertszeit beträgt 0,8–1,3 Stunden. Bei Patienten mit chronischer Niereninsuffizienz ist die Eliminationshalbwertszeit auf 15–41 Stunden verlängert. Nach intravenöser Gabe von 0,3 mg/kg werden maximale Plasmaspiegel um 2 µg/ml gemessen.

[1] Fibrezym®
[2] Orgaran®
[3] Refludan®
[4] Revasc®

Indikationen

Desirudin ist derzeit zur Prophylaxe postoperativer venöser Thrombosen bei Patienten mit Hüftgelenkersatzoperation und bei Hochrisikopatienten, z. B. Patienten mit bekannter Thrombophilie, in einer Dosierung von zweimal täglich 15 mg s.c. (für 8–10 Tage) zugelassen. Bei diesen Patienten ist Hirudin UFH und Enoxaparin (NMH) signifikant überlegen: Es reduziert das Thromboserisiko um mehr als 40 %.

Indikationen für **Lepirudin** sind die antithrombotische Therapie bei HIT II, thromboembolische Erkrankungen, bei denen eine parenterale antithrombotische Therapie erforderlich ist, und die Prophylaxe im operativen Hochrisikobereich (Hüftgelenkersatz). Bei der HIT II folgt einer i.v.-Bolusgabe von 0,4 mg/kg eine Dauerinfusion von 0,15 mg/kg/Stunde für 2–10 Tage (abhängig vom klinischen Bild). Bei Patienten mit eingeschränkter Nierenfunktion ist die Dosis in Abhängigkeit von der Creatininclearance anzupassen.

Bei einer großen Patientengruppe mit instabiler Angina pectoris traten nach dreitägiger Hirudintherapie signifikant weniger akute kardiovaskuläre Ereignisse auf als unter der konventionellen Heparingabe (relative Risikominderung um 15–20 %).

Unerwünschte Wirkungen

In klinisch-pharmakologischen und therapeutischen Studien wurde Hirudin gut toleriert. Hämodynamische Effekte sowie Verlängerung der Blutungszeiten wurden bei Probanden nach intravenöser Applikation von bis zu 1 mg/kg nicht beobachtet. Bei höherer Dosierung sowie bei Urämie oder gleichzeitiger Anwendung von Plättchenfunktionshemmern kann das Blutungsrisiko erheblich ansteigen. Bei Probanden erwies sich Hirudin als schwach immunogen. Bei den meistens schwerkranken HIT-Patienten wurden nach der Therapie mit Hirudin auch Antikörper nachgewiesen, es fand sich jedoch kein Hinweis auf eine Zunahme thromboembolischer Komplikationen. Außerdem wurden allergische Reaktionen (z. B. Pruritus, Urticaria, Gesichtsödeme) beobachtet.

Therapiekontrolle

Zur Kontrolle des gerinnungshemmenden Effektes wird derzeit die aPTT genutzt; eine Verlängerung auf das 1,5- bis 3fache des Normalwertes wird empfohlen. Die Thrombinzeit (s. Abb. 23.10) ist nur geeignet, falls höhere Thrombinkonzentrationen als 5 IE eingesetzt werden, da sie sonst ein zu empfindlicher Parameter ist.

Unterbrechung der Therapie

Da derzeit kein Antidot für Hirudin zur Verfügung steht, ist bei Überdosierung die Therapie abzubrechen, symptomatische Maßnahmen sind einzuleiten. Um eine schnelle Elimination zu erreichen, kann die Hämodialyse (Dialysemebranen mit einer Filtrationsgrenze von 50000 Da) oder die Hämofiltration angewendet werden.

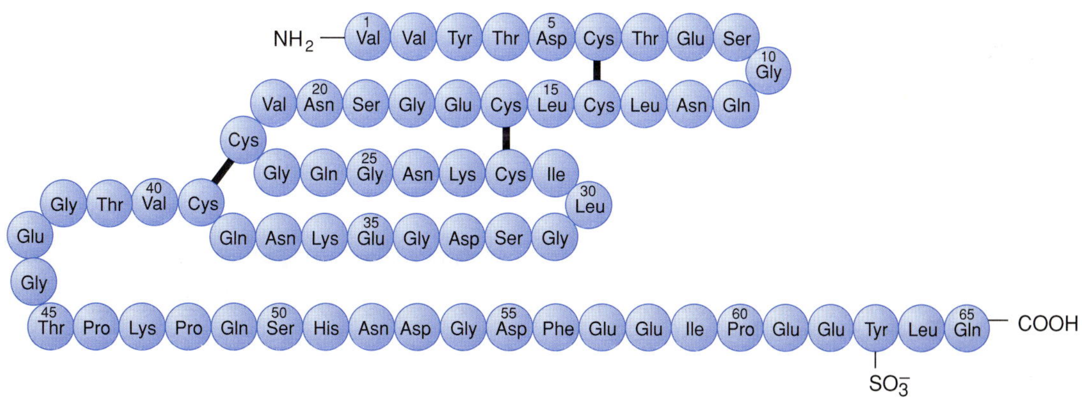

Abb. 23.5 Aminosäuresequenz („Primärstruktur") von Hirudin. Die N- und C-terminalen Enden des Hirudins binden extrem fest an zwei verschiedenen Bereichen im Thrombin, die in relativ großem Abstand voneinander liegen. Kinetische Daten sprechen dafür, daß primär der negativ geladene C-Terminus des Hirudins (Gly-54–Gln-65) an die positiv geladene Fibrinogen-Bindungsstelle (sog. „anion binding exosite") bindet. Neben ionischen Wechselwirkungen kommen auch hydrophobe Bindungen vor. Der N-Terminus wird dann im aktiven Zentrum gebunden. Dabei überdeckt der durch Disulfidbrücken stabilisierte N-terminale „Knoten" das aktive Zentrum. Die Bindung wird insbesondere über den Tyr-3-Rest vom Hirudin realisiert, der in dem hydrophoben Bereich nahe dem katalytischen Zentrum bindet. Es wird aber weder das katalytische Zentrum (Ser-195) blockiert noch die primäre Bindungstasche (Asp-189) des Enzyms besetzt.

Kontraindikationen

S. Tab. 23.10.

23.3.3 Indirekt wirkende Antikoagulantien: Cumarinderivate

Die Entdeckung der antikoagulatorischen Wirkung von Cumarinderivaten geht auf eine Anfang der 20er Jahre in Kanada als „Sweet-Clover-Disease" bekannte Erkrankung bei Rindern zurück. Nach Fressen von faulendem Klee erkrankten die Tiere an schweren, oft tödlichen Blutungen. Man fand heraus, daß dies Folge eines Prothrombinmangels war, hervorgerufen durch Dicumarol. Dieses entstand nach Gärung aus Cumarinen, die in dem verdorbenen Klee enthalten waren. Schon 1941, kurz nach der Entdeckung der Dicumarolwirkung, wurden einige Patienten kurzfristig mit Dicumarol behandelt, 1944 wurde die Einführung von Dicumarol zur Langzeitprophylaxe des rezidivierenden Myokardinfarkts empfohlen.

Die Derivate des 4-Hydroxy-Cumarins oder 1,3-Indandions sind indirekt wirkende Antikoagulantien, d. h., sie greifen selbst nicht unmittelbar in den Ablauf der Gerinnung ein. Die freie Hydroxylgruppe in Position 4 im Cumaringerüst ist für die Wirkung erforderlich. Einen festen Platz in der antithrombotischen Therapie haben die 4-Hydroxycumarin-Derivate **Warfarin** und **Phenprocoumon** (Abb. 23.6). Cumarine werden als Racemate, d. h. als äquimolare Mischung von S- und R-Enantiomeren, hergestellt und in der Therapie eingesetzt. Die Enantiomere unterscheiden sich in Wirkungsstärke und Pharmakokinetik. Im Vergleich zum R- ist das S-Enantiomer mehr als doppelt so stark antikoagulatorisch wirksam; die Plasmaproteinbindung ist beim S-Enantiomer geringer als beim R-Enantiomer.

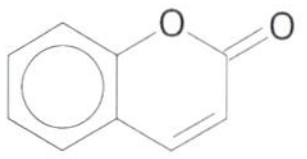

Cumarin

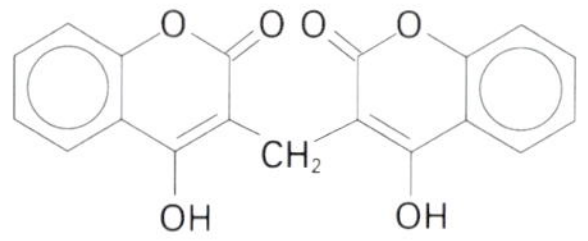

Dicoumarol (Bishydroxycumarin)

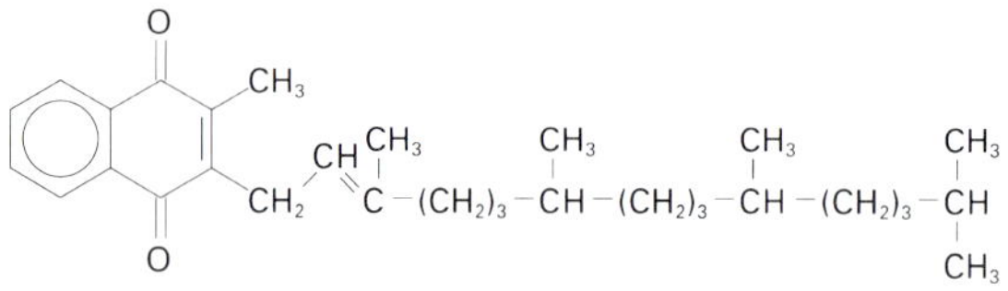

Phytomenadion (Phyllochinon) = Vitamin K_1

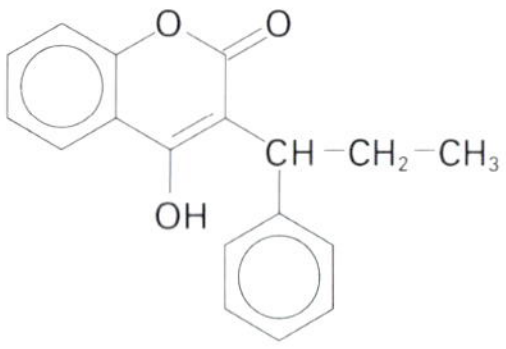

Phenprocoumon (Marcumar®)

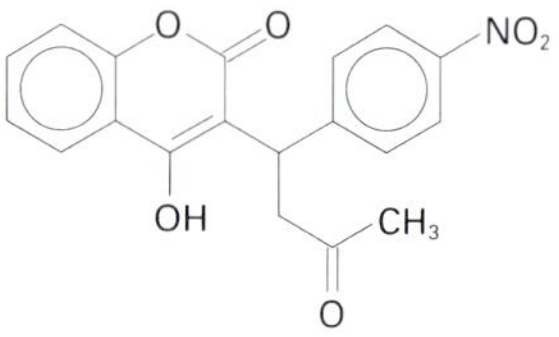

Acenocoumarol (Sintrom®)

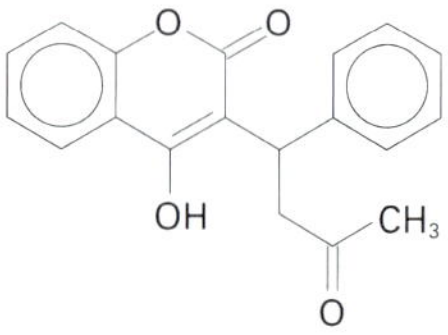

Warfarin (Coumadin®)

Abb. 23.6 Beziehung zwischen Vitamin K und Cumarinderivaten. Die optimale Länge der aliphatischen Seitenkette von Vitamin-K-Analoga als Antidote für Cumarinderivate liegt zwischen 20 und 25 C-Atomen.

Wirkungsmechanismus

Die gerinnungshemmende Wirkung der Cumarine beruht darauf, daß die Vitamin-K-abhängig gebildeten Gerinnungsfaktoren II, VII, IX, X sowie Protein C und Protein S in der Leber als unvollständige Vorstufen synthetisiert werden und keine γ-Carboxylglutaminsäure-Reste enthalten. γ-Carboxylglutamat-Reste (Gla-Reste) sind jedoch für die Bindung von Calciumionen notwendig, die wiederum für die Bindung z.B. von F II, F VII, F IX, F X an Phospholipidoberflächen erforderlich ist.

Die Carboxylierung der Gerinnungsfaktoren katalysiert eine Carboxylase. Sie benötigt als Coenzym die reduzierte Form von Vitamin K, molekularen Sauerstoff und Kohlendioxid (vgl. S. 763). Die Oxidation von reduziertem Vitamin K zu Vitamin-K-Epoxid liefert die Energie für die Einführung einer Carboxylgruppe in γ-Position des Glutaminsäurerestes. Vitamin-K-Epoxid wird mittels einer Vitamin-K-Epoxid-Reduktase in Vitamin K umgewandelt und dieses durch die Vitamin-K-Reduktase in die reduzierte Hydrochinonform. Jedes Vitamin-K-Molekül durchläuft diesen Zyklus mehrere hundertmal, bevor es metabolisiert wird. Die Cumarine wirken als **kompetitive Vitamin-K-Antagonisten**, indem sie die Vitamin-K-Epoxid-Reduktase und möglicherweise auch die Vitamin-K-Reduktase hemmen. Dadurch kommt es zu einer Anhäufung von Vitamin-K-Epoxid und zur Abnahme von reduziertem Vitamin K in der Leber. Die Folge ist, daß unvollständige, **physiologisch inaktive**, aber immunologisch nachweisbare **Proenzyme ohne die funktionell bedeutsamen Gla-Reste gebildet**

werden. Hohe Dosen von Vitamin K können die Blokkade der Epoxid-Reduktase durch Vitamin-K-Antagonisten aufheben.

Entsprechend der unterschiedlichen biologischen Halbwertszeit von Vitamin-K-abhängigen Gerinnungsfaktoren wird der **maximale Cumarineffekt erst nach 24 bis 36 Stunden manifest** (s. Tab. 23.1). Bis er erreicht ist, müssen die Patienten noch mit Heparin antikoaguliert werden (Ausschleichen der Heparindosis).

Protein C, dessen Synthese ebenfalls Vitamin-K-abhängig ist, hat eine kurze Halbwertszeit von etwa 6 Stunden. Die Konzentration des intakten Proteins C sinkt daher schnell, und es gibt bald nur noch inaktives Protein C. Aus Mangel an Inhibitoren der Gerinnung kann es während der initialen Phase der Therapie mit Cumarinen zu einem erhöhten Thromboserisiko bzw. zu Cumarinnekrosen (s. S. 572) kommen.

Pharmakokinetik

Cumarinderivate werden enteral fast vollständig resorbiert. Es sind die einzigen **oral wirksamen Antikoagulantien**. Die Plasmaproteinbindung beträgt für Phenprocoumon über 97 %, für Warfarin rund 90 %. Wirkungseintritt und Dauer des therapeutischen Effekts sind abhängig davon, wann in der Leberparenchymzelle eine optimale Cumarinkonzentration erreicht und wie lange sie aufrecht erhalten wird. Die Halbwertszeiten (Tab. 23.5) der Cumarinderivate zeigen starke individuelle Schwankungen.

Cumarinderivate werden durch Monooxygenasen hydroxyliert und anschließend an Glucuronsäure gekoppelt. Auch ohne Hydroxylierung können sich Glucuronide bilden. Trotz der Vielzahl der inzwischen identifizierten Metaboliten der Cumarine sind die Abbauwege für die einzelnen Verbindungen quantitativ noch nicht zu beurteilen. Für alle Verbindungen sind Hydroxylierungsprodukte der aromatischen Ringsysteme beschrieben. Im Urin werden etwa 70 % des Phenprocoumons als Glucuronid ausgeschieden, davon 50 % als hydroxylierte Metaboliten. Der Rest wird biliär ausgeschieden. Das biliär ausgeschiedene Phenprocoumon unterliegt einem enterohepatischen Kreislauf. Aufgrund der unterschiedlichen Eliminationsgeschwindigkeit der verschiedenen Cumarine liegt die jeweilige Wirkungsdauer zwischen 3 und 10 Tagen.

Cumarine passieren die Plazentaschranke und können – mit Ausnahme von Warfarin – im Gegensatz zum Heparin mit der Muttermilch auf den Säugling übertragen werden.

Indikationen und Dosierung

Cumarine werden eingesetzt zur Prophylaxe und Therapie von Venenthrombosen und der Lungenembolie, zur Prävention thromboembolischer Komplikationen bei Vorhofflimmern, Herzklappenersatz, Kardiomyopathie, zur Rezidivprophylaxe bei Myokardinfarkt, bei AT-III-Mangel und bei rezidivierenden systemischen Embolien.

Die Therapie mit Cumarinderivaten wurde früher im allgemeinen mit einer höheren Tagesdosis begonnen, die ab dem 4. Tag auf eine Erhaltungsdosis (Tab. 23.5) reduziert wird. Die Behandlung mit Phenprocoumon z.B. wird am 1. Tag mit 15–18 mg begonnen und am 2. Tag mit 9–12 mg fortgesetzt; als Erhaltungsdosis werden 1,5–3 mg verabreicht. Unter Berücksichtigung der Plasmahalbwertszeit des Cumarinderivats einerseits und der biologischen Halbwertszeit der Gerinnungsfaktoren andererseits geht man mehr und mehr von einer hohen Anfangsdosis weg und behält eine mittlere Initialdosis (etwa doppelte Erhaltungsdosis) bei, bis die gewünschte stabile Phase der Gerinnungshemmung erreicht worden ist.

Unerwünschte Wirkungen

Zu den häufigsten unerwünschten Nebenwirkungen der Cumarinderivate gehören **Blutungen**. Bestimmte Grundkrankheiten verstärken die Blutungsneigung (s. Tab. 23.10). Bei 2–5 % der Patienten ist mit harmlosen Hämorrhagien zu rechnen. Bedrohlicher sind Blutun-

Tabelle 23.5: Dosierung und Wirkungsdauer von Cumarinderivaten

Substanz	Inhalt je Tablette	Erhaltungsdosis	Halbwertszeit (h)	Tage bis zur Normalisierung der Gerinnung nach Absetzen
Phenprocoumon (Marcumar®)	3 mg	1,5–3 mg (½–1 Tabl.)	130–160	7–10 Tage
Warfarin (Coumadin®)	5 mg	5–10 mg (1–2 Tabl.)	25–60	4–6 Tage
Acenocoumarol (Sintrom®*)	4 mg	2–12 mg (½–3 Tabl.)	9	3–4 Tage

*in Deutschland nicht im Handel

gen aus den ableitenden Harnwegen und akute Blutungen im Magen-Darm-Trakt. Die gefährlichen, häufig tödlichen intracraniellen Blutungen machen etwa 1 % aller cumarininduzierten Blutungskomplikationen aus.

Blutungskomplikationen bei mißbräuchlicher Anwendung von Cumarinderivaten (z.B. suizidal oder kriminell) bzw. von Vitamin-K-Antagonisten (Rattengifte oder „Superwarfarine") werden häufig verspätet erkannt und treten als Folge scheinbar unerklärlicher Blutungen gleichzeitig an mehreren Körperstellen in Erscheinung. Die Cumarinderivate müssen mit speziellen Methoden im Urin bzw. Serum nachgewiesen werden.

Sehr selten treten **allergische Reaktionen, gastrointestinale Unverträglichkeiten** und **Haarausfall** beobachtet. **Störungen des Knochenaufbaus** (Kallusbildung) **nach Frakturen** sind unter der Cumarintherapie beschrieben worden. Vereinzelt kommt es zu einem **passageren Anstieg der Transaminasenaktivität im Blut**. Allerdings sind auch bei Langzeitanwendung keine ernsthaften Leberschädigungen zu erwarten.

Nekrosen der Haut und des subkutanen Fettgewebes sind eine seltene, aber dramatische Komplikation der Cumarintherapie (**Cumarinnekrosen**). Die Nekrosen sind Folge ausgedehnter Thromben in den Venolen und Kapillaren im subkutanen Fettgewebe. In der Regel tritt diese Komplikation zwischen dem 3. und 8. Tag der Therapie ein. Erstes Symptom ist eine schmerzhafte Hautrötung; innerhalb von 24 Stunden kommt es zu einer scharf begrenzten arteriolären Durchblutungsstörung mit blauschwarzer Verfärbung bis zur Gewebsnekrose. Neuere Untersuchungen weisen darauf hin, daß bei vielen Patienten ein Mangel an physiologischen Inhibitoren, besonders ein schwerer Protein-C-Mangel, bei einigen wenigen auch ein Protein-S- oder AT-III-Mangel vorliegt. Beim Verdacht auf Cumarinnekrosen sollten die Cumarine abgesetzt und die Therapie mit Heparin fortgesetzt werden.

Nach drei- bis achtwöchiger Behandlung mit Cumarinen kann eine reversible, manchmal schmerzhafte, blaurot gesprenkelte Verfärbung an den Fußsohlen und den Seiten der Zehen auftreten, die durch Hochlegen der Extremitäten meist nachläßt (sog. **Purple-Toes-Syndrom**). Diese Veränderungen sollen auf Mikroembolien aus Cholesterol und freigesetztem artherosklerotischem Plaque-Material zurückzuführen sein.

Spezifische cumarininduzierte **Embryopathien** (nasale Hypoplasie, Höckerstirn, aufgelockerte Epiphyse, ZNS-Anomalien, fetale Blutungen) treten in der 6. bis 12. Schwangerschaftswoche auf. Zu **Fetopathien** (Anomalien des ZNS und der Augen) kann es während der gesamten Schwangerschaft kommen. In der Schwangerschaft sind Cumarine daher durch Heparin zu ersetzen.

Interaktionen

Zahlreiche Medikamente können die Wirkung der Cumarine verstärken oder abschwächen (Tab. 23.6). **Vitamin-K-reiche bzw. Vitamin-K-arme Ernährung** beeinflußt sehr deutlich die antikoagulatorische Wirkung der Cumarine. Die Resorption von Cumarinen wird bei gleichzeitiger Einnahme von **Adsorbentien** (z.B. **Antacida**) oder **Colestyramin** gehemmt. Eine **Verdrängung der Cumarinderivate aus der Plasmaproteinbindung** durch andere Medikamente kann vorübergehend den antikoagulierenden Effekt verstärken. Dies ist aber kli-

Tabelle 23.6: Wirkungsverstärkung und -verminderung von Cumarinen als Folge der Interaktion mit anderen Arzneimitteln

Medikamente beeinflussen die **Pharmakokinetik** der Cumarine durch
- A = **Verminderung der Bioverfügbarkeit** (z.B. Antacida, Colestyramin)
- B = **Steigerung der Biotransformation** (durch **Enzyminduktion**, besonders in der Leber, z.B. Barbiturate, Rifampicin, Phenytoin, chronischer Alkoholismus)
- C = **Hemmung der Biotransformation** (durch **Enzymhemmung**, z.B. Cimetidin)

Medikamente beeinflussen die **Pharmakodynamik** der Cumarine durch
- D= **Verminderung der Vitamin-K-Verfügbarkeit** (z.B. Antibiotika)
- E = **Synthesesteigerung von Gerinnungsfaktoren** (z.B. Corticosteroide)
- F = **Synthesehemmung von Gerinnungsfaktoren** (z.B. Anabolika)
- G = **Steigerung des Metabolismus** (z.B. Thyroxin)

Folgende Arzneimittel verstärken die Wirkung der Cumarine:	Folgende Arzneimittel vermindern die Wirkung der Cumarine:
Allopurinol (C)	Antacida (A)
Amiodaron (*)	Barbiturate (B)
Androgene und Anabolika (F, G)	Carbamazepin (B)
Cephalosporine (*)	Colestyramin (A)
Chinidin (D)	Glucocorticoide (E)
Cimetidin (C)	Griseofulvin (B)
Ciprofloxacin (*)	Haloperidol (B)
Clofibrat (C)	6-Mercaptopurin (E)
Diazoxid (*)	Phenytoin (B)
Doxycyclin (*)	Ovulationshemmer (E)
Lovastatin, Simvastatin (*)	Rifampicin (B)
Langzeitsulfonamide (C)	
Ketoconazol (*)	
Methotrexat (*)	
Metronidazol (C)	
Omeprazol (*)	
Phenothiazine (*)	
Tamoxifen (*)	
Thyroxin (G)	
nicht-steroidale Antiphlogistika (C)	
Valproinsäure (*)	

(*) Wirkungsmechanismus noch nicht endgültig abgeklärt

nisch wenig bedeutsam. Die Wirkung der Cumarinderivate beeinflussen hauptsächlich Pharmaka, die in der Leber die metabolische Inaktivierung beschleunigen bzw. hemmen. **Barbiturate** oder **Rifampicin** induzieren mikrosomale arzneimittelabbauende Enzyme und **beschleunigen den Abbau der Cumarinderivate** und vermindern somit ihre Wirksamkeit. Andererseits können **Cumarine die Wirkung von Phenytoin und Tolbutamid verstärken**.

Therapiekontrolle

Die Therapie mit Cumarinen wird–nachdem ihre Maximalwirkung erreicht ist (s.o.) – durch **Bestimmung der Prothrombinzeit** (PT, s. Abb. 23.10, früher „Quick-Test") kontrolliert. Da die Thromboplastinreagentien und Bestimmungsmethoden von Labor zu Labor variieren, wurde zur Standardisierung die INR (**I**nternational **N**ormalized **R**atio) eingeführt. Voraussetzung ist, daß die Thromboplastinreagentien mit einem Referenzthromboplastin der WHO verglichen werden. Daraus leitet sich der „Internationale Sensitivitäts-Index" (ISI) für ein Reagens ab. Der INR-Wert wird wie folgt ermittelt: $INR = (Ratio)^{ISI}$.

Die „Ratio" ist das Verhältnis aus der PT des Patienten zur PT eines Normalkollektivs. Die PT des Patienten kann nun in den entsprechenden INR-Wert umgerechnet werden. Eine PT von 25–40 % entspricht einer INR von 1,6–2,1 (Tab. 23.7).

Tabelle 23.7: Empfohlene therapeutische Bereiche für die Anwendung von Cumarinen unter Benutzung der INR (International Normalized Ratio)

Indikation	INR-Bereich
Prophylaxe postoperativer venöser Thrombosen	
– allgemeine Chirurgie	1,5–2,5
– Hüftoperationen	2,0–3,0
Behandlung und Rezidivprophylaxe bei tiefer Venenthrombose und/oder Lungenembolie	2,0–3,0
Rezidivprophylaxe bei Myokardinfarkt	1,5–2,5
Verhinderung arterieller Thromboembolien bei Vorhofflimmern, Herzklappenfehlern, Klappenersatz mit Bioprothesen	2,0–3,0 (4,0)
Thromboembolieprophylaxe nach Herzklappenersatz mit mechanischen Prothesen und bei rezidivierenden systemischen Embolien	3,0–4,5
dilatative Kardiomyopathie	1,5–2,5

Unterbrechung der Therapie

Bei Überdosierungserscheinungen in Form **leichterer Blutungen**, z.B. Nasenbluten, Zahnfleischbluten oder leichten Wundblutungen, genügt zunächst das **Absetzen** der Cumarine. Innerhalb von 2–3 Tagen steigt die Konzentration der Vitamin-K-abhängig gebildeten Gerinnungsfaktoren wieder an. Bei **bedrohlichen Blutungen** ist als Antidot **Vitamin K_1** (Phytomenadion[1]) zu verabfolgen: Entweder injiziert man 1–10 mg langsam intravenös oder verabreicht 5–20 mg oral in Form von Tropfen. Unabhängig von der Art der Applikation tritt die **Wirkung erst nach Stunden** ein. **Lebensbedrohliche Blutungen** müssen durch **Substitution der fehlenden Gerinnungsfaktoren** (Prothrombinkomplex-Faktorenkonzentrate) behandelt werden (s. Kap. 23.3.7).

Kontraindikationen

S. Tab. 23.10.

23.3.4 Hemmstoffe der Plättchenfunktionen

In den letzten Jahren wurde eine Vielzahl von Pharmaka und neu entwickelten Substanzen auf ihre plättchenfunktionshemmende Wirkung geprüft. In der Praxis haben sich nur wenige als Plättchenfunktionshemmer bewährt. Wünschenswert wären Pharmaka, die spezifisch eine gesteigerte Plättchenreaktion hemmen, ohne gleichzeitig die wichtige Plättchenfunktion bei der Blutstillung zu stören. Bei der Prüfung von plättchenfunktionshemmenden Arzneimitteln werden vorwiegend Aggregationstests eingesetzt, wie sie Born vor etwa 30 Jahren für Ex-vivo-Untersuchungen angewendet hat. Daher hat sich der Begriff „aggregationshemmende" Pharmaka für diese Substanzklasse eingebürgert, obwohl Plättchenaggregationstests keineswegs die Funktionsfähigkeit der Blutplättchen bei der Hämostase und Thrombose aus klinischer Sicht ausreichend empfindlich erfassen (s. a. Abb. 23.10).

Die pharmakologische Steuerung der Plättchenfunktionen ist prinzipiell über verschiedene Angriffspunkte möglich. Die Antagonisten von aggregationsauslösenden Stoffen, wie z.B. α_2-Adrenozeptor-Antagonisten, 5-HT_{2A}-Antagonisten, Thromboxanrezeptor-Antagonisten, PAF-Antagonisten und Thrombininhibitoren, verhindern, daß Plättchen durch entsprechende Agonisten aktiviert werden können. Derartige Pharmaka können natürlich auch an den Rezeptoren anderer Zellen angreifen. Auch Eingriffe in die Signalübertragung im Plättchen, in die Mobilisierung von intrazellulärem Calcium, die Bildung von cAMP (z.B. durch Prostacyclin und PGE_1) und von cGMP (NO-Donatoren) hemmen die Funktionsfähigkeit der Plättchen nachhaltig.

[1] Konakion®

Von praktischer therapeutischer Bedeutung sind daher ausschließlich Pharmaka, die eine Hyperreaktivität der Plättchen und damit das Risiko von thromboembolischen Komplikationen bei vaskulären Erkrankungen vermindern, aber möglichst wenig in den Stoffwechsel anderer Zellen eingreifen.

Acetylsalicylsäure

Das bei der Plättchenaktivierung aus Arachidonsäure gebildete und freigesetzte Thromboxan A_2 (TXA_2) kann weitere Plättchen über einen Thomboxanrezeptor an ihren Membranen stimulieren und über vaskuläre Thromboxanrezeptoren zu einem Gefäßspasmus führen. Um die TXA_2-Bildung zu verhindern, muß entweder die Cyclooxygenase (COX) oder die Thromboxansynthase blockiert werden. Plättchen verfügen überwiegend über eine konstitutiv exprimierte COX-1.

Als ein **hochwirksamer Hemmstoff der Cyclooxygenase** der Plättchen erweist sich Acetylsalicylsäure (ASS[1]). Sie acetyliert den Serinrest 530 im Enzym irreversibel. Diese Aminosäure befindet sich zwar nicht im aktiven Zentrum, doch wird der Zugang der Arachidonsäure dorthin durch die Acetylierung sterisch behindert. Im Gegensatz zu den kernhaltigen Endothelzellen sind die kernlosen Blutplättchen nicht in der Lage, die COX neu zu synthetisieren, so daß die **Wirkungsdauer der ASS mit der Plättchenüberlebenszeit korreliert.** Die Hemmung der COX hat zur Folge, daß die nach der Plättchenaktivierung aus Membranphospholipiden freigesetzte Arachidonsäure nicht in Prostaglandin-Endoperoxide und nachfolgend nicht in Thromboxan A_2 umgewandelt wird. ASS hemmt demzufolge überwiegend Plättchenfunktionen, die unmittelbar von der Thromboxan-A_2-Bildung abhängig sind. Die primäre, ADP-bedingte Plättchenaggregation und die thrombininduzierte Plättchenaggregation werden daher nicht unmittelbar beeinflußt. Dagegen werden die Arachidonsäure- und die kollageninduzierte Plättchenaktivierung, -aggregation und die begleitende Sekretion von Inhaltsstoffen gehemmt. Bei physiologischen Flußbedingungen beeinflußt ASS die Plättchenadhäsion nicht und verhindert demzufolge auch nicht wesentlich die Bildung einer initialen Plättchenschicht an dem geschädigten Endothel oder dem Subendothel. ASS beeinflußt die plasmatische Gerinnung nicht.

Nach der Resorption im Dünndarm kann ASS bereits präsystemisch ihre hemmende Wirkung auf die Plättchen entfalten. Im Pfortaderblut sind die Konzentrationen von ASS auch bei relativ niedriger Dosierung ausreichend, um die COX der Plättchen lebenslang zu blockieren; im systemischen Blut jedoch ist die Konzentration von ASS mit seiner Halbwertszeit von 20 Minuten oft nicht ausreichend, um die endotheliale COX zu hemmen. Bei höheren Dosen wird auch die COX der Endothelzellen gehemmt, die Umwandlung von Arachidonsäure in Prostacyclin oder PGE_1 findet nicht mehr statt. Da aber die Endothelzellen die Cyclooxygenase wieder neu synthetisieren können, wird die Prostacyclinsynthese nur kurzfristig beeinträchtigt. Biochemische und pharmakologische Untersuchungen sprechen insgesamt dafür, daß die protektive Wirkung der ASS bei kardiovaskulären Erkrankungen hauptsächlich auf der Inaktivierung der Plättchen-COX beruht.

ASS ist derzeit das am häufigsten angewendete Arzneimittel zur Hemmung der Plättchenfunktionen.

[1] Aspirin®, Aspisol®, Miniasal®

Pharmakokinetik

S. Kap. 7, S. 244.

Indikationen

Indikation für ASS ist die **sekundäre Prophylaxe bzw. Behandlung arterieller thromboembolischer Komplikationen**, insbesondere nach arteriellen gefäßchirurgischen Eingriffen oder koronarer Angioplastie sowie bei cerebrovaskulären Durchblutungsstörungen, instabiler Angina pectoris und Thrombolyse (s. a. Kap. 23.4).

Unerwünschte Wirkungen

Häufigkeit und Schwere der Nebenwirkungen von ASS bei wiederholter oder Langzeitanwendung sind von der Dosierung und von der Grundkrankheit abhängig. Es treten gastrointestinale Störungen auf (Übelkeit, Sodbrennen, Rezidivulcera, Mikroblutungen), die hauptsächlich auf Schleimhautläsionen zurückzuführen sind und zum Abbruch der Therapie führen können. Deshalb sind niedrige Dosen (100–300 mg/d) zu empfehlen.

Interaktionen

Bei gleichzeitiger Gabe von ASS und Antikoagulantien bzw. Thrombolytika ist wegen des erhöhten Blutungsrisikos eine sorgfältige klinische und laboranalytische Überwachung der Patienten erforderlich. Eine Kombination von ASS mit anderen Plättchenfunktionshemmstoffen (z.B. Ticlopidin) könnte gleichfalls das Blutungsrisiko erhöhen.

Salicylsäure kann als kompetitiver Inhibitor die Acetylierung des Enzyms durch ASS verhindern. Andere nicht-steroidale Antiphlogistika hemmen zwar auch die COX, die Hemmung ist jedoch reversibel und demzufolge von kürzerer Dauer. Bei unkontrollierter Einnahme von nicht-steroidalen Antiphlogistika kann die Hemmung der Plättchenaggregation verstärkt und somit das Blutungsrisiko erhöht werden.

Die gleichzeitige Gabe von ASS (350 mg/d) und Enalapril (10 mg/d) führte zu einer Hemmung der vasodilatatorischen Effekte des Enalaprils.

Bei akutem und chronischem Alkoholgenuß wird die Plättchenaggregation gehemmt und die Blutungszeit verlängert. Demzufolge kann Alkoholzufuhr die Wirkung von ASS verstärken. Die ASS-Einnahme kann dabei schon Stunden vor der Alkoholeinnahme liegen.

Thienopyridine: Ticlopidin und Clopidogrel

Die Thienopyridinderivate Ticlopidin[1] und Clopidogrel[2] (Abb. 23.7) werden ausschließlich als Plättchenaggregationshemmstoffe therapeutisch eingesetzt. Sie sind nicht-kompetitive Antagonisten der ADP-Rezeptoren an den Plättchen, die den P2Y-Rezeptoren zuzuordnen sind. Der Mechanismus der Rezeptorblockade ist unbekannt. Man nimmt an, daß Metaboliten des Ticlopidins und Clopidogrels den über G_i-Proteine gekoppelten $P2Y_{12}$-Rezeptor irreversibel blockieren. Sie hemmen sowohl die primäre als auch die sekundäre ADP-bedingte Plättchenaggregation, die ADP-bedingte Sekretion von Plättcheninhaltsstoffen sowie die Bildung von TXA_2. Zugabe von Ticlopidin oder Clopidogrel zum plättchenreichen Plasma (PRP) in vitro führt nicht zu Aggregationshemmung, erst nach oraler Gabe wird im PRP ex vivo eine Hemmung der ADP-bedingten Aggregation nachgewiesen. Das Maximum der Aggregationshemmung wird nach oraler Gabe von Ticlopidin (2 × 250 mg/d) oder Clopidogrel (75 mg/d) nach 4–6 Tagen erreicht. Nach Absetzen der Medikamente wird die volle Aggregationsfähigkeit der Plättchen erst wieder nach 1 Woche erreicht.

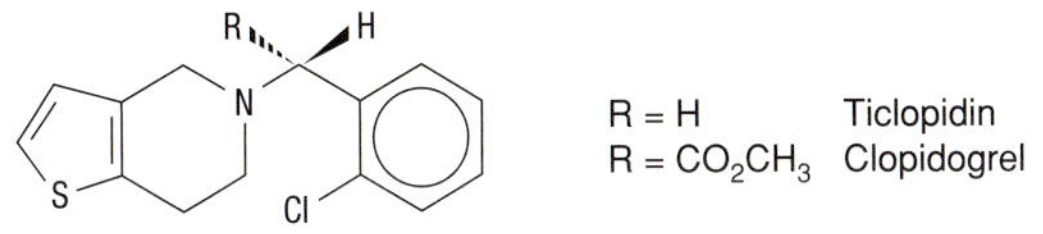

R = H Ticlopidin
R = CO_2CH_3 Clopidogrel

Abb. 23.7 Strukturformeln der Thienopyridinderivate Ticlopidin und Clopidogrel.

Die Hemmung der Fibrinogenbindung am GPIIb/IIIa-Rezeptor der Plättchen ist die Folge der Hemmung der ADP-Wirkung, da Ticlopidin und Clopidogrel keinen direkten Einfluß auf den GPIIb/IIIa-Rezeptor haben.

Pharmakokinetik

Ticlopidin wird nach oraler Gabe zu 80–90 % enteral resorbiert. Clopidogrel kann auch parenteral appliziert werden. Mehr als 90 % der Substanzen werden an Plasmaproteine gebunden. In der Leber unterliegen sie einem First-pass-Effekt und werden sehr schnell metabolisiert. Im Plasma werden nur sehr geringe Mengen in unveränderter Form wiedergefunden. Die pharmakokinetischen Daten beziehen sich hauptsächlich auf die Metaboliten. Die irreversibel aggregationshemmende Wirkung sowohl von Ticlopidin als auch von Clopidogrel ist wahrscheinlich auf aktive Metaboliten zurückzuführen, die möglicherweise präsystemisch im Pfortaderkreislauf gebildet werden. Der Hauptanteil des Ticlopidins (etwa 60 %) und des Clopidogrels (etwa 50 %) wird beim Menschen über die Niere ausgeschieden, und etwa 25 % bzw. 46 % werden im Stuhl wiedergefunden. Nach einer einmaligen Dosis beträgt die Eliminationshalbwertszeit etwa 8 Stunden, nach Erreichen eines gleichbleibenden Plasmaspiegels beträgt die terminale Halbwertszeit 30 bis 50 Stunden. Bei älteren Probanden ist die Eliminationshalbwertszeit von Ticlopidin signifikant länger als bei Jüngeren.

Indikationen

Bei kardio- und cerebrovaskulären Erkrankungen hat sich **Ticlopidin** in kontrollierten klinischen Studien als Plättchenaggregationshemmer bewährt und ist teilweise der ASS überlegen. Es ist zugelassen zur **Prophylaxe von thrombotischen Hirninfarkten bei Patienten mit TIA** und zur **Sekundärprophylaxe** nach abgelaufenem thrombotischem Hirninfarkt. Es wird weiterhin zur Hemmung der Plättchenaggregation bei **Dialysepatienten** eingesetzt. Bei **peripherer arterieller Verschlußkrankheit** konnten unter der Behandlung mit Ticlopidin Mortalität und Morbidität signifikant vermindert werden. Wegen der Nebenwirkungen wird vor Anwendung von Ticlopidin der therapeutische Versuch mit ASS gefordert.

Für **Clopidogrel** ergibt sich die Indikation aus dem Ergebnis der CAPRIE-Studie (Clopidogrel versus Aspirin in Patients at Risk of Ischaemic Events), in der bei mehr als 19000 Patienten die Wirksamkeit einer Dosis von 75 mg pro Tag Clopidogrel mit der von 325 mg ASS pro Tag verglichen wurde. Als primäre Endpunkte waren ischämiebedingter Schlaganfall, Myokardinfarkt und vaskulär bedingter Tod eingeschlossen. Die Studie zeigte, daß die Behandlung mit Clopidogrel zu einer relativen Risikoreduktion des Folgeereignisses Schlaganfall, Herzinfarkt oder vaskulärer Tod von 8,7 % gegenüber ASS führte. Clopidogrel ist zugelassen zur **Sekundärprophylaxe atherosklerotischer Ereignisse** (Hirninfarkt, Myokardinfarkt, vaskulär bedingter Tod) bei Patienten mit bekannter symptomatischer Atherosklerose.

Unerwünschte Wirkungen

In den ersten 3 Monaten der Therapie mit **Ticlopidin** sind vermehrt **gastrointestinale Störungen** wie Diarrhöe, Erbrechen, Nausea und epigastrale Schmerzen zu beobachten. In weniger als 10 % der Fälle treten **Petechien**, **Purpura** und **Epistaxis** auf, ein Abbruch der Therapie ist im allgemeinen nicht erforderlich. Während der Therapie kann der Cholesterinspiegel um 10 % ansteigen. Bei 0,8 % der mit Ticlopidin behandelten Patienten wurden während der ersten 3 Behandlungsmonate schwere **Leukocytopenien** nachgewiesen. Nach Absetzen der Thera-

[1] Tiklyd®
[2] Isocover®, Plavix®

pie stieg die Leukocytenzahl innerhalb von wenigen Tagen wieder auf Normalwerte. **Thrombocytopenien** traten seltener auf. Aus diesem Grunde wird während der ersten 3 Behandlungsmonate eine regelmäßige Kontrolle des Differentialblutbildes gefordert.

Unter der Behandlung mit **Clopidogrel** wurden dagegen signifikant weniger Leukocytopenien nachgewiesen, Blutbildkontrollen sind aus diesem Grunde nicht erforderlich.

Interaktionen

Bei gleichzeitiger Behandlung mit anderen Pharmaka, die die Blutgerinnung oder Plättchenfunktionen hemmen, ist das Blutungsrisiko erhöht.

Bei Kombination von Prednisolon (oral 30 mg pro Tag) mit **Ticlopidin** war die Blutungszeit signifikant kürzer als unter Ticlopidinmonotherapie, die Hemmung der Plättchenaggregation wurde jedoch nicht beeinträchtigt. Die Gabe von Antacida verminderte die Plasmakonzentration von Ticlopidin um 20–30 %, dagegen war bei Langzeitbehandlung mit Cimetidin die Plasmakonzentration erhöht. Bei Kombination von Ticlopidin und Theophyllin war die Eliminationshalbwertszeit von Theophyllin signifikant verlängert.

Im Gegensatz dazu wurden keine Wechselwirkungen von **Clopidogrel** mit Antazida, Theophyllin, Digoxin, Atenolol, Nifedipin und Estrogenen beobachtet.

Kontraindikationen

S. Tab. 23.10.

Glykoprotein(GP)IIb/IIIa-Rezeptor-Antagonisten

Die Bildung von stabilen Plättchenaggregaten wird vermittelt durch die Bindung von Fibrinogen an den in der Plättchenmembran lokalisierten GPIIb/IIIa-Rezeptor. Er ist spezifisch für Plättchen, aber nicht spezifisch für Fibrinogen, da auch andere Adhäsivproteine wie von-Willebrand-Faktor, Vitronectin und Fibronectin daran binden. Die Bindung der Liganden am GPIIb/IIIa-Rezeptor erfolgt über die Peptidsequenzen Arg-Gly-Asp (RGD, s.u.).

GPIIb/IIIa-Rezeptor-Antagonisten haben denselben Effekt, der bei der Thrombasthenie Glanzmann zu beobachten ist: Hier ist der GPIIb/IIIa-Rezeptor nicht funktionstüchtig oder nicht vorhanden. Es können sich **keine stabilen Plättchenaggregate** bilden, die **Blutungstendenz ist erhöht**.

Abciximab

Als erster Antagonist des GPIIb/IIIa-Rezeptors wurde das Fab-Fragment des chimären monoklonalen Antikörpers 7E3 (Abciximab[1]) beim Menschen therapeutisch eingesetzt. Abciximab bindet sehr fest am Rezeptor und blockiert ihn quasi irreversibel. Es ist nicht selektiv für den GPIIb/IIIa-Rezeptor, sondern bindet auch am Vitronektin- und Fibronektin-Rezeptor, der auch an Endothelzellen exprimiert wird.

Pharmakokinetik

Abciximab muß i.v. verabreicht werden. Die biologische Halbwertszeit (Hemmung der Plättchenaggregation) ist erheblich länger als die Plasmahalbwertszeit, die nach i.v.-Bolusgabe in der initialen Phase etwa 10 Minuten und in der sekundären Phase etwa 30 Minuten beträgt.

Indikationen

In großen klinischen Studien wurde Abciximab bei Risikopatienten mit instabiler Angina pectoris oder akutem Myokardinfarkt mit und ohne Angioplastie oder Stentimplantation angewendet. Zusätzlich erhielten die Patienten Heparin und ASS. Abciximab wurde als Bolusinjektion von 0,25 mg/kg und 12stündige Infusion (0,125 µg/kg/min, maximal 10 µg/min) verabreicht. Dadurch wurde eine 85- bis 90%ige Hemmung der GPIIb/IIIa-Rezeptoren erreicht. Unter der Therapie mit Abciximab verringerte sich die Zahl der thromboembolischen Komplikationen um mehr als ein Drittel, auch 6 Monate nach der Therapie fand sich noch eine relative Risikoreduktion hinsichtlich der kardiovaskulären ischämischen Ereignisse.

Die komplette Aggregationshemmung persistiert für 6–12 Stunden nach Infusionsende. Eine partielle Hemmung der Plättchenaktivität ist noch nach 5–7 Tagen nachweisbar.

Abciximab wird in Kombination mit Heparin und ASS eingesetzt bei der **perkutanen transluminalen Koronarangioplastie** (**PTCA**) bei Hochrisikopatienten, bei der **instabilen Angina pectoris** und beim **akuten Myokardinfarkt**.

Unerwünschte Wirkungen

Die therapeutische Breite ist gering. Unter der Therapie mit Abciximab erhöht sich das **Blutungsrisiko** signifikant (von 7 % in der Placebogruppe auf 14 % in der Verumgruppe). Durch eine gewichtsadaptierte Heparingabe und kurzfristige Kontrollen der aktivierten Blutgerinnungszeit (ACT) kann das Blutungsrisiko vermindert werden. Blutungen treten insbesondere an den arteriellen Punktionsstellen auf. Bei etwa 0,5–0,7 % der Patienten kommt es 11–21 Stunden nach Beginn der Behandlung zu einer Thrombocytopenie. Weitere Nebenwirkungen sind Hypotonie, Übelkeit, Erbrechen und Bradykardie. Humane antichimäre Antikörper traten bei 6,5 % der Patienten nach 2–4 Wochen auf.

[1] ReoPro®

Kontraindikationen

S. Tab. 23.10.

Synthetische GPIIb/IIIa-Rezeptor-Antagonisten

Um die Nachteile von Antikörpern, z.B. Abciximab, auszuschalten, wurden kleinere Peptide mit der Arg-Gly-Asp(RGD)-Sequenz oder wie bei dem cyclischen Heptapeptid **Eptifibatid** (Integrilin) mit der Lys-Gly-Asp(KGD)-Sequenz synthetisiert, die spezifisch am GPIIb/IIIa-Rezeptor der Plättchen über diese Peptidsequenz binden. Darüber hinaus wurden auch kleinmolekulare nichtpeptiderge Verbindungen (wie Lamifiban, Fradafiban, Tirofiban, Orbifiban, Sibrafiban u.a.) entwickelt, die die räumliche Striktur und Ladungsverteilung der RGD-Sequenz nachahmen. Es handelt sich hierbei um **kompetitive Antagonisten**, die zum Teil oral appliziert werden können. Ihre Wirkungsdauer ist vergleichsweise kurz: Bereits 2–4 Stunden nach Beendigung der Infusion sind die Plättchen wieder vollständig funktionsfähig. Eine Bindung an andere Integrine wie den Fibronectin- oder Vitronectinrezeptor wird im Unterschied zu Abciximab nicht beobachtet.

Klinische Studien liegen bei Patienten mit PTCA mit Eptifibatid vor. Bei den mit Eptifibatid (0,8 µg/kg/min für 12 Stunden) behandelten Patienten war die ADP-bedingte Plättchenaggregation fast vollständig gehemmt.

Tirofiban

Aus der Vielzahl der klinisch geprüften nichtpeptidergen GPIIb/IIIa-Rezeptor-Antagonisten wurde in Deutschland Tirofiban[1] (Abb. 23.8) eingeführt.

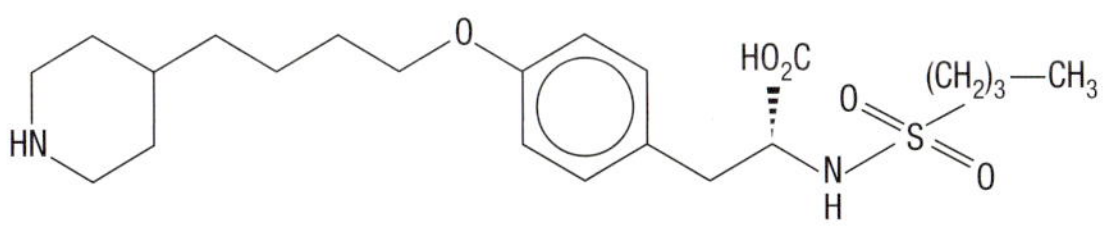

Abb. 23.8 Strukturformel von Tirofiban.

Tirofiban muß parenteral appliziert werden, die Halbwertszeit beträgt 1,4–1,8 Stunden. Die Substanz wird überwiegend im Urin als nichtmetabolisierte Verbindung ausgeschieden, etwa 23 % werden über den Darm ausgeschieden.

Als **Indikation** für Tirofiban ist die Therapie der instabilen Angina pectoris und des akuten nichttransmuralen Myokardinfarktes etabliert. Es wird als i.v.-Bolus in einer Dosis von 10 µg/kg und danach als Infusion von 0,15 µg/kg pro Minute gegeben. In der PRISM-Studie (**P**latelet **R**eceptor **I**nhibition in Ischemic **S**yndrome **M**anagement) war die Therapie mit Tirofiban und ASS der Standardtherapie (Heparin und ASS) signifikant überlegen (relative Risikoreduktion der ischämischen Ereignisse um 32 % nach 48 Stunden).

Die häufigsten **unerwünschten Ereignisse** bei der Behandlung mit Tirofiban – bei gemeinsamer Anwendung mit Heparin und ASS – waren **Blutungen**, welche zumeist von geringerem Ausmaß waren. Mit einer Häufigkeit von über 1 % wurden **Übelkeit**, **Fieber** und **Kopfschmerzen** angegeben. Bei 1,5 % der Patienten trat eine **Thrombocytopenie** auf, die nach Absetzen von Tirofiban reversibel war.

23.3.5 Fibrinolytika

Die Arzneimittelgruppe der Fibrinolytika aktiviert direkt oder indirekt das körpereigene fibrinolytische System. Dadurch werden intravasale Fibringerinnsel aufgelöst. Da es sich im allgemeinen um Polypeptide handelt, werden sie heute überwiegend gentechnologisch hergestellt. Die **Fibrinolytika bzw. Thrombolytika der ersten Generation, also Streptokinase, Anistreplase und Urokinase, aktivieren freies** (zirkulierendes) **und am Fibrin (Thrombus) gebundenes Plasminogen. Thrombolytika der zweiten Generation wie t-PA aktivieren vorzugsweise am Fibrin gebundenes Plasminogen.** Bei entsprechender vorsichtiger Dosierung wird mit diesen Fibrinolytika der zweiten Generation lokal die Thrombolyse erzielt, aber eine systemische Fibrinogenolyse vermieden (s. Kap. 23.4.1).

In den 50er Jahren, zu Beginn der Entwicklung der fibrinolytischen Therapie, wurde versucht, Plasmin anzuwenden. Schwierigkeiten ergaben sich dadurch, daß das zugeführte Enzym zunächst von den im Überschuß vorhandenen physiologischen Plasmininhibitoren inaktiviert wird und nach Überwindung der „Inhibitorsperre" erhebliche und erwünschte proteolytische Effekte im Blut zutage treten, wie z.B. Verminderung von Fibrinogen, F V, F VIII und AT III. Die Haltbarkeit des Plasmins ist begrenzt, bei wiederholter Gabe ist mit allergischen Reaktionen zu rechnen. Mit fortschreitender Kenntnis des Thrombolysemechanismus trat die Anwendung des Plasmins in den Hintergrund zugunsten der Plasminogenaktivatoren.

Zu den **Kontraindikationen der Fibrinolytika** s. Tab. 23.10.

Streptokinase

Streptokinase[2] ist ein einkettiges Polypeptid (MM 47000) aus hämolysierenden Streptokokken. Streptokinase ist kein Enzym, sondern aktiviert indirekt Plasminogen zu Plasmin, indem sie einen stöchiometrischen Komplex mit Plasminogen bildet. Dies verändert die Konformation von Plasminogen so, daß ein aktives Zentrum im Plasminogenmolekül entsteht (Aktivatorkomplex, s. Abb. 23.3). Dieser Streptokinase-Plasmino-

[1] Aggrastat®

[2] Streptase®, Kabikinase®

gen-Komplex wandelt dann weitere Plasminogenmoleküle zu Plasmin um. Bei zu hoher Dosierung von Streptokinase steht kein freies Plasminogen mehr zur Umwandlung in Plasmin zur Verfügung. Andererseits muß man – nach Streptokokkeninfektionen oder früherer Streptokinasebehandlung – mit dem Vorliegen individuell unterschiedlicher, zum Teil beträchtlicher Titer von Antikörpern gegen Streptokinase rechnen und dementsprechend ausreichend Streptokinase zuführen, um den Antikörpertiter zu überspielen. Der Streptokinase-Plasminogen-Komplex wandelt fibringebundenes und im Blut zirkulierendes Plasminogen zu Plasmin um, so daß in der Blutbahn hohe Konzentrationen von Fibrinspaltprodukten (aus Gerinnseln) und Fibrinogenspaltprodukten entstehen. Hochmolekulare Fibrinogenspaltprodukte hemmen die Polymerisation von Fibrin sowie die Plättchenaggregation und -adhäsion.

Pharmakokinetik

Streptokinase wird i.v. infundiert. Aus der Zirkulation wird die Substanz sehr schnell eliminiert, wobei die initiale Halbwertszeit 23 Minuten beträgt.

Indikationen und Dosierung

Indikationen für Streptokinase sind **akuter Myokardinfarkt, tiefe Venenthrombosen, Lungenembolien, Thrombosen bei peripherer arterieller Verschlußkrankheit** sowie **Thrombosen in arteriovenösen Shunts** (s. Kap. 23.4).

Zu Beginn der Therapie können die Anti-Streptokinase-Antikörpertiter mit einer Initialdosis von 250000 IE, die innerhalb von 20–30 Minuten infundiert wird, bei etwa 90 % der Patienten neutralisiert werden. Falls hohe Streptokinasedosen von 1,5 Mio. IE innerhalb von 60 Minuten infundiert werden, z.B. zur Behandlung des Myokardinfarkts (Boluslyse, s. S. 470), werden in der Regel auch sehr hohe Anti-Streptokinase-Antikörpertiter, wie sie als Folge von Streptokokkeninfektionen bei etwa 10 % der Patienten zu erwarten sind, neutralisiert.

Bei anderen Indikationen wird nach der Initialdosis von 250000 IE die Erhaltungsdosis von 100000 IE/Stunde über 2–5 Tage gegeben (s. auch Kap. 23.4).

Unerwünschte Wirkungen

Hämorrhagien sind die häufigsten Komplikationen bei der Streptokinasetherapie. Leichtere Blutungen kommen bei 3–4 % der Patienten vor. Diese sind gewöhnlich an Punktions- oder Injektionsstellen lokalisiert. Gleichzeitige Gabe von Antikoagulantien oder ASS kann die Blutungsfrequenz erhöhen. Bei Patienten mit akutem Myokardinfarkt betrug die Häufigkeit der schweren Blutungen unter der Therapie mit Streptokinase und Antikoagulantien 0,3–6,2 %. Die schwerstwiegende Komplikation ist die cerebrale Blutung mit einer Inzidenz von 0,1–0,2 %. **Allergische Reaktionen** können auftreten. Etwa 7–14 Tage nach der Streptokinaseinfusion kann es zu einem **erheblichen Anstieg des Anti-Streptokinase-Antikörpertiters** kommen. Die Folge davon ist, daß **Streptokinase** in den nächsten 6 Monaten bei der empfohlenen Dosierung aufgrund des hohen Antikörperspiegels **ineffektiv** ist. Wenn in kürzerem Abstand eine erneute Thrombolyse indiziert ist, sollte Urokinase oder t-PA gegeben werden. Gelegentlich kann es während oder kurz nach der Streptokinaseinfusion zu **Temperaturerhöhungen** und **Schüttelfrost** kommen.

APSAC (Anistreplase)

Bei APSAC[1] (p-anisoylierter Plasminogen-Streptokinase-Aktivator-Komplex) handelt es sich um einen stöchiometrischen Komplex aus menschlichem Lys-Plasminogen und Streptokinase, wobei das aktive Zentrum des Plasminogens durch Acylierung mit p-Anissäure blockiert und daher im Blut vor Inaktivierung durch α_2-Antiplasmin geschützt sein soll. Die Aktivatoraktivität kommt erst nach Deacylierung am Fibrin zum Tragen. Bei APSAC bleiben die Lysinbindungsstellen für die Anhaftung am Fibrin durch die Acylierung unbeeinflußt. APSAC zeichnet sich durch eine längere Wirkungsdauer ($t_{1/2}$ 90–112 Minuten) und eine verbesserte Stabilität aus. Die Deacylierung tritt sowohl in der Zirkulation als auch an der Fibrinoberfläche ein. Demzufolge kann es auch zu einem Abfall der Fibrinogen- und Plasminogenkonzentration im Plasma kommen.

Bei akutem Myokardinfarkt werden 30 E APSAC in 5 Minuten injiziert. Der Dosis von 30 E entsprechen etwa 1,25 Mio. E Streptokinase. Klinische Studien haben gezeigt, daß die Thrombolyse mit APSAC zu vergleichbaren klinischen Ergebnissen führt wie die thrombolytische Therapie mit Streptokinase. Es zeigte sich keine eindeutige Überlegenheit von APSAC gegenüber der Therapie mit Streptokinase, so daß die klinische Bedeutung von APSAC zurückgegangen ist.

Der Streptokinaseanteil in APSAC kann allergische Reaktionen verursachen.

Staphylokinase

Staphylokinase, ein Protein aus 136 Aminosäuren (15500 MM) ist ein relativ fibrinspezifischer Plasminogenaktivator, der ursprünglich aus Staphylococcus aureus isoliert wurde und jetzt in rekombinanter Form für therapeutische Zwecke zur Verfügung steht. Ähnlich der Streptokinase ist die Staphylokinase nicht enzymatisch aktiv. Sie bildet mit Plasminogen einen stöchiometrischen Komplex. Im Unterschied zur Streptokinase ist der Staphylokinase-Plasminogen-Komplex inaktiv. Die plasminogenaktivierende Wirkung ist erst für den aus der initialen Wechselwirkung hervorgehenden Staphylokinase-Plasmin-Komplex nachweisbar. Im Plasma wird der Staphylokinase-Plasmin-Komplex sehr schnell durch α_2-Antiplasmin inaktiviert, so daß eine systemi-

[1] Eminase®

sche Plasminogenaktivierung und damit eine Abnahme der Fibrinogenkonzentration weitgehend verhindert werden. Die Plasminogenaktivierung durch Staphylokinase läuft vorrangig an der Fibrinoberfläche ab.

In einer der ersten klinischen Studien wurden 10 mg Staphylokinase intravenös über 30 Minuten infundiert und führten zu einer Rekanalisierung der verschlossenen Koronararterien. Die Konzentrationen von Fibrinogen und α_2-Antiplasmin im Plasma wurden nicht signifikant verändert. Nach Beendigung der Infusion kam es zu einem schnellen Abfall der Staphylokinasekonzentration, $t_{1/2\beta}$ betrug 30–40 Minuten.

Während der akuten Phase und bis zu 6 Tage nach der Infusion wurden keine Antikörper gegen Staphylokinase nachgewiesen, nach 14–35 Tagen war der Antikörpertiter jedoch erhöht. Im Vergleich zur Streptokinase ist die Prävalenz von Antikörpern gegen Staphylokinase in der Bevölkerung niedriger.

Prourokinase und Urokinase

Verschiedene Zellen sezernieren **Prourokinase** (**scu-PA**, single chain urokinase-type plasminogen activator). Prourokinase zirkuliert im Plasma. Diese inaktive einkettige Prourokinase wird in die aktive zweikettige **Urokinase** (**tcu-P**, two chain urokinase-type plasminogen activator) umgewandelt, indem die Peptidbindung Lys 158-Ile 159 durch Trypsin, Plasmin oder Kallikrein gespalten wird (s. Abb. 23.3). Die Peptidketten sind über eine Disulfidbrücke verbunden.

Urokinase[1] ist eine aus menschlichem Urin oder Nierenzellkulturen isolierte, jetzt auch gentechnologisch hergestellte Serinprotease, die Plasminogen direkt zu Plasmin umwandelt. Urokinase zeigt keine ausgeprägte Fibrinspezifität; sowohl zirkulierendes als auch an Fibrin gebundenes Plasminogen wird aktiviert. Urokinase kommt in zwei molekularen Formen vor. Die höhermolekulare zweikettige Urokinase (MM 54000) kann durch Plasmin und andere proteolytische Enzyme in eine niedermolekulare Form (MM 33000) überführt werden. Beide molekularen Formen sind effektive Plasminogenaktivatoren, wobei die hochmolekulare Urokinase vorzugsweise die Umwandlung des im Blut zirkulierenden Glu-Plasminogens in Glu-Plasmin katalysiert, während die niedermolekulare Form vorrangig Lys-Plasminogen, das an Fibrinoberflächen bindet und dort angereichert ist, aktiviert.

Auf Zellmembranen von Monocyten, Fibroblasten und neoplastischen Zellen wurden spezifische Rezeptoren für scu-PA und tcu-PA nachgewiesen. Durch die Bindung von scu-PA und tcu-PA an den spezifischen Rezeptor wird die Plasminbildung an der Zelloberfläche beschleunigt. Experimentelle Untersuchungen weisen darauf hin, daß rezeptorgebundene scu-PA und tcu-PA bei invasiven Prozessen eine wichtige Rolle spielen, z.B. bei Tumormetastasierung.

[1] Actosolv®, Cocrase®, Alphakinase®, Rheotromb®

Zur Zeit werden mit rekombinanter scu-PA („Saruplase") und tcu-PA klinische Studien durchgeführt. Es ist jedoch nicht abzusehen, wann diese wichtigen Thrombolytika dem Kliniker zur Verfügung stehen werden.

Pharmakokinetik

Nach parenteraler Applikation wird Urokinase sehr schnell in Leber und Niere aufgenommen und dort metabolisiert: $t_{1/2}$ beträgt etwa 15 Minuten. Da Urokinase ein körpereigener Plasminogenaktivator ist, werden im Gegensatz zur Streptokinase keine Antikörper gegen sie gebildet.

Indikationen und Dosierung

Urokinase wird zur **Thrombolyse bei Lungenembolie, Venenthrombose und peripheren arteriellen Thrombosen** sowie zur **Rekanalisierung externer arteriovenöser Shunts** angewendet.

Als Initialdosis werden 400000–600000 IE in 20 Minuten, anschließend als Erhaltungsdosis 100000 IE/Stunde verabreicht. Zur Behandlung der Lungenembolie werden unterschiedliche Dosierungsschemata angegeben. Bei der hochdosierten Kurzzeitlyse werden 15000 IE /kg als Bolus oder 3 Mio. IE in 2 Stunden als Infusion verabreicht. Bei tiefer Venenthrombose werden initial 250000–600000 IE in 10 bis 20 Minuten und danach 40000–100000 IE pro Stunde infundiert. Beim Myokardinfarkt werden 1–1,5 Mio. IE als Bolus appliziert, danach wird eine Dosis von 1,5–2 Mio. IE in 90–120 Minuten infundiert.

Gewebeplasminogenaktivator (t-PA, Alteplase)

t-PA[2], eine Serinprotease, kommt in vielen menschlichen Organen und Geweben vor. Hauptsächlich Endothelzellen synthetisieren t-PA und geben ihn unmittelbar am Ort von Fibrinablagerungen bzw. Thromben an der Gefäßwand ab. t-PA aktiviert direkt Plasminogen zu Plasmin, indem er die Peptidbindung Arg 560-Val 561 spaltet. Für therapeutische Zwecke wird überwiegend gentechnologisch hergestellter, einkettiger t-PA verwendet (rt-PA). Die N-terminale Region enthält als charakteristische Strukturen eine fingerähnliche Domäne, eine epidermale Wachstumsfaktordomäne und zwei Kringeldomänen. Die fingerähnliche Domäne enthält die hochaffine Fibrinbindungsstelle. Die Wachstumsfaktordomäne und die Kringel-1-Domäne spielen eine Rolle bei der Bindung an Rezeptoren, z.B. in der Leber. Über die Kringel-2-Domäne erfolgt die niederaffine Interaktion mit Fibrin. Das katalytische Zentrum befindet sich in der C-terminalen Region.

Nach Spaltung der Peptidbindung Arg 275-Ile 276 durch Plasmin oder Kallikrein wird das einkettige Molekül in ein zweikettiges übergeführt, das ebenfalls fibri-

[2] Actilyse®

nolytisch aktiv ist und vorwiegend an niedrigaffine Bindungsstellen des Fibrins bindet. Bei Abwesenheit von Fibrin ist t-PA kaum wirksam. Wenn Fibrin vorhanden ist, steigt die Aktivität von t-PA um zwei bis drei Zehnerpotenzen an. Das ist darauf zurückzuführen, daß sich sowohl Plasminogen als auch t-PA unter Bildung eines ternären thermostabilen Komplexes am Fibrin anlagern. Die hohe Affinität von t-PA zum fibringebundenen Plasminogen bewirkt eine effektive lokale Aktivierung der Fibrinolyse, während die systemische Plasminogenaktivierung (im Plasma) bei niedrigen Dosen (unter 50 mg/Stunde) gering ist. PAI-1 inaktiviert t-PA schnell.

Pharmakokinetik

t-PA wird ausschließlich i.v. appliziert. Bei Infusion steigt die Plasmakonzentration schnell an und erreicht nach 30 Minuten etwa 90 % des Gleichgewichtszustandes (steady state). Nach Beendigung der Infusion wird t-PA mit einer initialen schnellen Phase ($t_{1/2}$ = 3–5 min) und einer langsamen Phase ($t_{1/2\beta}$ = 46 min) eliminiert: die langsamere (β-)Phase ist für die fibrinolytische Wirkung von untergeordneter Bedeutung. Die Elimination von t-PA erfolgt in der Leber: t-PA wird von Endothel- und Parenchymzellen über eine rezeptorvermittelte Endocytose aufgenommen und einem schnellen intralysosomalen Abbau zugeführt. Die Aufnahme von t-PA in die Leberzellen vermitteln sehr wahrscheinlich Mannose- und Galaktoserezeptoren über die Kohlenhydratseitenketten des t-PA-Moleküls.

Indikationen

Neben Streptokinase hat sich t-PA **als Thrombolytikum für die Behandlung des akuten Myokardinfarkts** in der Klinik durchgesetzt. Weiterhin wird t-PA zur thrombolytischen Therapie bei **tiefen Venenthrombosen**, bei **Lungenembolie** und **peripheren arteriellen Gefäßthrombosen** angewendet. Bei akutem Myokardinfarkt werden 100 mg t-PA innerhalb von 90 Minuten intravenös appliziert, wobei 15 mg als Bolus gegeben werden. Danach werden 50 mg in 30 Minuten und die restlichen 35 mg in 60 Minuten infundiert. In der GUSTO-Studie (**G**lobal **U**tilisation of **S**treptokinase and **T**issue Plasminogen Activator for **O**ccluded Coronary Arteries) wurden bei über 40000 Patienten jeweils vier Gruppen mit Streptokinase oder rt-PA mit Heparin i.v. oder s.c. behandelt. In der Gruppe mit rt-PA und i.v.-Heparin war die 30-Tage-Mortalität mit 6,3 % am niedrigsten, in der Gruppe mit Streptokinase und i.v.- oder s.c.-Heparin waren es 7,4 bzw. 7,2 %.

Unerwünschte Wirkungen

Unerwünschte Wirkungen entsprechen denen der anderen Fibrinolytika. In einer multizentrischen Studie bei Herzinfarktpatienten waren größere Blutungen signifikant häufiger in der mit Streptokinase behandelten Gruppe, während die Anzahl der Schlaganfälle und Hirnblutungen in der t-PA-Gruppe höher war.

r-PA (Reteplase)

r-PA[1] ist ein rekombinanter Plasminogenaktivator und stellt eine nichtglykosylierte Deletionsmutante des menschlichen Gewebeplasminogenaktivators (t-PA) dar. r-PA besteht nur aus der Kringel-2-Domäne und der Domäne mit dem katalytischen Zentrum. Die Kringel-1-Domäne, die Fingerdomäne und die Wachstumsfaktordomäne von t-PA fehlen. Die strukturellen Unterschiede zu t-PA bedingen die Unterschiede in der Pharmakokinetik und -dynamik beider Substanzen: r-PA hat eine längere Halbwertszeit von 15–18 Minuten und wird vorwiegend über die Niere ausgeschieden, ein Metabolismus in der Leber scheint keine wesentliche Rolle zu spielen. Ein Vorteil von r-Pa besteht darin, daß 2 × 10 Mio. E im Abstand von 30 Minuten intravenös injiziert werden, so daß eine Infusion, insbesondere bei möglicher prähospitaler Behandlung, entfällt. Da r-PA die fingerähnliche Domäne und somit die hochaffine Fibrinbindungsstelle des t-PA fehlt, ist seine Affinität zu Fibrin geringer als die von t-PA. Dadurch kann r-PA leichter in das Gerinnsel eindringen, so daß der Thrombus auch von innen aufgelöst wird und die Lysegeschwindigkeit ansteigt. In vergleichenden klinischen Studien bei Patienten mit akutem Herzinfarkt bewirkt r-PA eine stärkere und schnellere Reperfusion erreicht als herkömmliche Thrombolytika. Die gleichzeitige Anwendung von Heparin bei der Thrombolyse verbessert den therapeutischen Effekt, kann allerdings die Blutungsneigung erheblich verstärken. Die Mutation hat keinen Einfluß auf die Wirkung von PAI-1: r-PA wird wie t-PA durch PAI-1 inaktiviert.

TNK-t-PA (Tenecteplase)

TNK-t-PA[2] ist ein Protein (MM 70000), das durch gezielte Punktmutationen an drei Stellen entstand. In Position 103 wurde Asparagin durch Glutamin, in Position 117 Threonin durch Asparagin substituiert, zusätzlich vier Bindungsorte (Lys 296, His 297, Arg 298, Arg 299) durch Alanin. Diese strukturellen Veränderungen haben zur Folge, daß TNK-t-PA sehr resistent ist gegenüber der Hemmung durch PAI-1. Die Halbwertszeit von TNK-t-PA beträgt 15–19 Minuten. TNK-t-PA wird körpergewichtsbezogen in einer Dosierung von 30 mg (bei einem Körpergewicht unter 60 kg) bis 50 mg (über 90 kg Körpergewicht) als Bolus intravenös verabreicht. 90 Minuten nach Behandlungsbeginn zeigte sich eine ähnliche Wiedereröffnungsrate der Infarktgefäße wie bei t-PA.

[1] Rapilysin®
[2] Metalyse®

23.3.6 Antifibrinolytika

Antifibrinolytika werden eingesetzt, um eine gesteigerte lokale oder generalisierte Fibrinolyse zu therapieren bzw. ihr vorzubeugen. Zwei Gruppen von Hemmstoffen stehen zur Verfügung: der natürlich vorkommende Proteaseinhibitor Aprotinin und die synthetisch hergestellten ω-Aminocarbonsäuren.

Aprotinin

Der Proteaseinhibitor Aprotinin[1] ist ein basisches einkettiges Polypeptid aus 58 Aminosäuren, das über drei Disulfidbrücken vernetzt ist. Aprotinin wird vorwiegend aus Rinderlunge isoliert, neuerdings steht auch rekombinantes Aprotinin zur Verfügung. Aprotinin, ein Serpin, hemmt die Serinproteasen Trypsin, Kallikrein, Plasmin und Chymotrypsin. Zur Hemmung der Enzyme Elastase, Thrombin und Protein C sind vergleichsweise höhere Konzentrationen erforderlich. Aprotinin bildet mit den Enzymen einen inaktiven Enzym-Inhibitor-Komplex, die Dissoziationskonstanten liegen im Bereich von 10^{-13} mol/l für Trypsin und zwischen 10^{-10} und 10^{-8} mol/l für Plasmin, Gewebe- und Plasmakallikrein. Aprotinin wird in KIE (Kallikrein-Inhibitor-Einheiten) standardisiert, wobei 0,14 μg Aprotinin einer KIE entsprechen.

Pharmakokinetik

Aprotinin wird enteral nicht resorbiert, es ist daher parenteral zu applizieren. Die Halbwertszeit nach i.v.-Gabe beträgt 42–100 Minuten. Aprotinin wird im Extrazellulärraum verteilt und über die Niere in inaktiver Form ausgeschieden. Wahrscheinlich wird es tubulär reabsorbiert und im Tubulusepithel durch lysosomale Enzyme inaktiviert. Für die therapeutische Anwendung wird die Infusion empfohlen, um eine ausreichend hohe Konzentration im Blut zu gewährleisten. Zur Hemmung der Plasminaktivität reicht eine Konzentration von 50 bis 100 KIE/ml aus, zur Hemmung von Plasmakallikrein sind 200 KIE/ml erforderlich.

Indikationen und Dosierung

Aprotinin wird bei hyperfibrinolytischen Hämostasestörungen, insbesondere bei einer **generalisierten Hyperfibrinolyse** angewendet. Weitere Indikationen sind **traumatisch-hämorrhagische Schockformen**, bei denen hyperproteolytische Prozesse auftreten können. **Blutungskomplikationen als Folge einer thrombolytischen Therapie** können gleichfalls mit Aprotinin behandelt werden. In den letzten Jahren hat sich als eine weitere Indikation die Anwendung von Aprotinin **bei Patienten mit kardiochirurgischen Eingriffen, mit aortokoronarem Bypass und extrakorporaler Zirkulation** ergeben. Bei diesen Eingriffen konnten intraoperative Blutverluste um 50 % vermindert werden, daher waren signifikant weniger Bluttransfusionen erforderlich. Der günstige Effekt des Aprotinins bei diesen Patienten beruht wahrscheinlich auf seiner Antiplasminwirkung. Darüber hinaus werden auch Effekte auf die Plättchenfunktionen diskutiert.

Wird Aprotinin bei extrakorporaler Zirkulation eingesetzt, infundiert man 2 Mio. KIE innerhalb von 20 Minuten, danach werden 500000 KIE/Stunde für 4 Stunden infundiert. Zusätzlich sollen 2 Mio. KIE in das extrakorporale Zirkulationssystem gegeben werden. Derzeit laufen klinische Studien, um die Dosierung von Aprotinin zu reduzieren. Erheblich geringere Dosen sind notwendig, um Blutungen infolge thrombolytischer Therapie zu behandeln (250000–500000 KIE innerhalb von 20 Minuten, anschließend 125000–250000 KIE/Stunde bis die Blutung sistiert).

Unerwünschte Wirkungen

Anaphylaktische Reaktionen wurden in weniger als 0,5 % der Fälle beobachtet. Um allergische Reaktionen auszuschließen, sollte vor der eigentlichen Therapie mit Aprotinin eine Testdosis (z.B. 10000 KIE innerhalb von 10 Minuten) i.v. appliziert werden. Ein **reversibler Anstieg von Transaminasen und Serumkreatinin** kann auftreten. Aprotinin hat keinen signifikanten Einfluß auf die Rate der Bypass-Stenose und -Reokklusion oder auf die Reinfarktrate.

Interaktionen

Aprotinin hemmt dosisabhängig die thrombolytische Wirkung von Streptokinase, t-PA und Urokinase. Ein erhöhtes Risiko des Nierenversagens und der Mortalität besteht bei aprotininbehandelten Patienten mit extrakorporaler Zirkulation unter tiefer Hyperthermie. Eine unmittelbare prothrombotische Wirkung von Aprotinin wurde nicht beobachtet. Dennoch ist bei Patienten mit erhöhtem thromboembolischem Risiko Vorsicht geboten.

ω-Aminocarbonsäuren

Die synthetischen ω-Aminocarbonsäuren weisen gegenüber Aprotinin einige Vorteile auf, z.B. sind sie oral wirksam und bringen nicht die Gefahr einer Sensibilisierung mit sich. Als erste Substanz mit antifibrinolytischer Wirkung wurde **ε-Aminocapronsäure** (EACA) eingeführt. Sie weist strukturelle Ähnlichkeit mit Lysin auf. Die antifibrinolytische Wirkung ist an die freie Amino- und Carboxylgruppe gebunden. Später wurden **p-Aminomethylbenzoesäure**[2] (PAMBA) und **Tranexamsäure**[3] (AMCHA) in die Therapie eingeführt (Abb. 23.9). Ihre Aktivität ist 5- bzw. 10fach stärker als die von ω-Aminocapronsäure. ω-Aminocarbonsäuren hemmen in

[1] Trasylol®, Antagosan®

[2] Gumbix®, Pamba®

[3] Anvitoff®, Cyklokapron®, Ugurol®

Formel		rel. Wirksamkeit
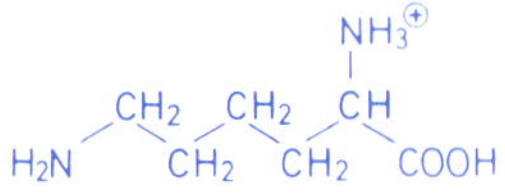 $H_2N-CH_2-CH_2-CH_2-CH_2-CH(NH_3^{+})-COOH$	Lysin	–
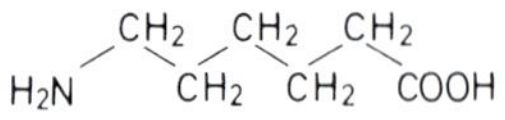 $H_2N-CH_2-CH_2-CH_2-CH_2-CH_2-COOH$	Epsilon-Aminocapronsäure[1] (EACA)	1
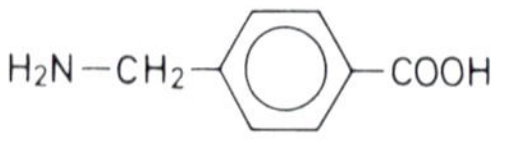 $H_2N-CH_2-C_6H_4-COOH$	p-Aminomethylbenzoesäure (PAMBA)	5
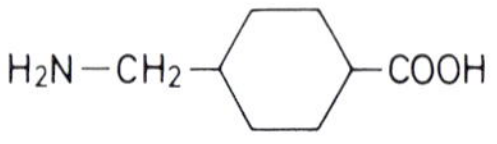 $H_2N-CH_2-C_6H_{10}-COOH$	Tranexamsäure (AMCA) (Trans-AMCA)	10

[1] Potentiell teratogen; sie war die erste, therapeutisch angewandte Substanz aus dieser Reihe.

Abb. 23.9 Strukturformeln, Bezeichnungen und relative Wirksamkeit von Antifibrinolytika.

therapeutischen Dosen spezifisch die Fibrinolyse, andere proteolytische Prozesse werden nicht beeinflußt. Ihre antifibrinolytische Wirkung beruht darauf, daß sie die spezifischen Lysinbindungsstellen am Plasmin(ogen) besetzen und dadurch die Bindung an Fibrin verhindern, so daß die intravasale Fibrinolyse unterbrochen wird. Sie verhindern auch die Wirkung von Plasminogenaktivatoren, die an Fibrin gebundenes Plasminogen aktivieren.

Pharmakokinetik

Nach oraler Applikation werden etwa 40–60 % der Substanzen enteral resorbiert; maximale Plasmakonzentrationen werden nach 2–3 Stunden erreicht. Je nach klinischer Situation können die Substanzen oral, i.v. oder i.m. appliziert werden. Die Halbwertszeit liegt bei 1 bis 2 Stunden. Innerhalb von 24 Stunden werden 40–70 % der applizierten Dosis in unveränderter Form im Urin ausgeschieden.

Indikationen und Dosierung

Synthetische Antifibrinolytika werden bei **lokaler und generalisierter Fibrinolyse** angewendet, **insbesondere bei lokal bedingten Blutungen** in der Gynäkologie und Geburtshilfe, Otolaryngologie und Zahnheilkunde, bei urologischen Operationen sowie bei gastroenteralen Hämorrhagien.

Bei oraler Gabe von **Tranexamsäure** werden 500 bis 2000 mg täglich bis zum Stillstand der Blutung verabreicht, jedoch nicht länger als 7 Tage. Bei intravenöser Gabe werden initial 500 mg langsam injiziert, anschließend 250 mg/Stunde infundiert. Für **p-Aminomethylbenzoesäure** beträgt die orale Dosis 300–600 mg/Tag, die intravenöse Dosis 50–150 mg (langsam injizieren!).

Unerwünschte Wirkungen

Gelegentlich werden **arterielle thromboembolische Komplikationen** und bei peroraler Medikation **Übelkeit und Durchfälle** beobachtet.

Kontraindikationen

Kontraindikationen sind **Hämaturien in den oberen Harnwegen**, da die Gefahr einer Gerinnselretention in den Nieren und im Ureter besteht. Sekundäre Fibrinolysesteigerungen bei einer **DIC** sind im allgemeinen keine Indikation, da durch Mikrothromben bedingte Organnekrosen verstärkt werden könnten.

23.3.7 Hämostyptika

Zu den Hämostyptika, d.h. blutstillenden Arzneimitteln, gehören Substanzen, die gerinnungsfördernd, vasokonstriktorisch oder fibrinolysehemmend wirken.

Lokale Hämostyptika

Lokale Hämostyptika sind eiweißdenaturierende Verbindungen mit adstringierenden Eigenschaften, wie z.B. Eisen(III)chloridlösung, Kaliumaluminiumsulfat, Chromoxid oder verdünnte Wasserstoffperoxidlösung. Man nimmt an, daß die denaturierten Plasmaeiweiße die Gefäße verstopfen und so im Bereich der kleinen Gefäße und Kapillaren blutstillend wirken. Hochmolekulare Verbindungen wie Kollagen-[1], Gelatine-[2] oder Fibrinschwamm aktivieren durch ihre Oberflächeneigenschaften die Gerinnungsfaktoren des intrinsischen Aktivierungswegs (s. Abb. 23.1). Die Fibrinbildung kann auch durch lokale Applikation von Thrombin[3] (10–25 E/ml) eingeleitet werden. Humanes Thrombin und häufig auch F XIII sind als Teilkomponente im Fibrinkleber[4] enthalten. Die lokale Blutstillung wird auch durch vasokonstriktorisch wirksame Substanzen wie Adrenalin oder Noradrenalin unterstützt. Da Catecholamine schnell abgebaut werden, ist der Effekt flüchtig.

Unerwünschte Wirkungen

Obwohl bei der Herstellung dieser biologischen Hämostyptika Virusinaktivierungsverfahren angewendet werden, muß das Infektionsrisiko beachtet werden.

Systemisch wirksame Hämostyptika

Vasopressinderivate, z.B. **Desmopressin**[5] (vgl. S. 686), bewirken eine verstärkte endotheliale Freisetzung des F VIII-von-Willebrand-Komplexes und können somit in begrenztem Ausmaß einen Mangel an FVIII und an von-Willebrand-Faktor ausgleichen. Zur Behandlung einer schweren Hämophilie oder eines schweren von-Willebrand-Syndroms (s. Kap. 23.2.1) ist der Effekt nicht ausreichend. Desmopressin hat sich auch zur Behandlung von – z.B. medikamentös induzierten – Thrombocytopathien und bei Blutungen als Folge leichterer Thrombocytopenien bewährt. Auch bei ASS-induzierten Blutungen kann versucht werden, mit Desmopressin die Blutstillung zu verbessern.

Selten verursacht Desmopressin Kopfschmerzen, Übelkeit, abdominale Krämpfe, sehr selten Hirndrucksteigerung und Hirnödem. Sorgfältig zu überwachen sind Patienten mit kardiovaskulären Erkrankungen, mit Hypertonie und Erkrankungen, die mit erhöhter Flüssigkeitsaufnahme verbunden sind.

Die Therapie mit den **anabolen Steroiden** (vgl. S. 691, 700) führt zu einer vermehrten Synthese von Gerinnungsfaktoren, AT III, C1-Inhibitor und α_1-Antitrypsin. Danazol wurde vereinzelt erfolgreich angewendet bei hereditärem C1-Inhibitor- oder AT-Mangel.

Antifibrinolytika s. Kap. 23.3.6.

Substitutionstherapie mit Blutkomponenten

Schwere (hereditäre oder erworbene) Defekte von Einzelfaktoren des Gerinnungssystems können wirksam nur mittels gezielter und kontrollierter Substitution der fehlenden Blutkomponenten (Tab. 23.8) behandelt werden.

Zum Teil stehen auch gentechnologisch hergestellte Präparate zur Verfügung. Obwohl die Bestimmungen für pharmazeutische Hersteller und das Arzneimittelgesetz in der Regel strikt beachtet werden, bleibt ein Restrisiko der Übertragung infektiöser, besonders viraler Erkrankungen. Aus diesem Grund ist sehr streng zwischen dem Risiko der unterlassenen Therapie und den möglichen unerwünschten Wirkungen im Einzelfalle abzuwägen.

Unerwünschte Wirkungen

Wenn Faktorenkonzentrate in hoher Dosierung verabreicht werden, ist mit Hypervolämie zu rechnen oder mit Hämolysen, falls keine blutgruppenspezifischen Faktorenkonzentrate angewendet werden. Bei den hochgereinigten Faktorenkonzentraten kommt es sehr selten zu Temperaturanstieg und allergischen Reaktionen. Bei Patienten mit vererbten Faktorendefekten ist mit der Entwicklung von Hemmkörpern (Antikörpern) zu rechnen.

Nach Gabe von Blutkomponenten, insbesondere von Thrombocytenkonzentraten und Plasmakomponenten (Tab. 23.8), können febrile Reaktionen auftreten, besonders bei vortransfundierten Patienten. Typisch sind auch schnell eintretende urtikarielle und anaphylaktische Reaktionen. Sie können in der Regel mit Antihistaminika oder Glucocorticoiden wirksam behandelt werden. Als Folge granulocytenspezifischer Antikörper in den Blutkomponenten wird die gefürchtete transfusionsassoziierte akute Lungeninsuffizienz beobachtet. 7 bis 10 Tage nach der Transfusion von thrombocytenhaltigen Blutkomponenten kann eine posttransfusionelle Purpura eintreten, Folge einer Immunreaktion zwischen Plättchen und plättchenspezifischen Antikörpern. Bei Patienten mit GVHR(Graft-versus-Host-Reaktion)-Risiko dürfen zellhaltige Blutkomponenten nur gammabestrahlt verwendet werden. Mit Blutkomponenten können Viren (z.B. Hepatitis-, HI-, Zytomegalievirus) übertragen werden, falls es sich nicht um virusinaktivierte Präparate handelt, oder andere Erreger.

[1] Tachotop®
[2] Gelaspon®, Gelastypt®
[3] TachoComb Schwamm®
[4] Beriplast®, Tussicol-Kit®
[5] Minirin®

Tabelle 23.8: Blutstillende und antithrombotische Therapie mit Blutkomponenten, Faktorenkonzentraten und Plasmaderivaten

Aus der Differenz zwischen der gemessenen, behandlungsbedürftigen Konzentration des Gerinnungsfaktors oder der Blutkomponente (Ist-Wert) und dem therapeutisch anzustrebenden Wert (Sollwert) pro kg Körpergewicht wird die **Initialdosis** eines Faktorenkonzentrats oder einer Blutkomponente errechnet:

Initialdosis = Differenz zwischen Ist- und Sollwert × kg Körpergewicht

Der **Sollwert** ist die im Blut durch Behandlung zu erzielende Mindestkonzentration, bei der erfahrungsgemäß mit einer ungestörten Blutstillung zu rechnen ist (z.B. beträgt der Sollwert von F VIII bei Hirnblutungen > 80 %, bei Gelenkblutungen > 60 %).

Die **Halbwertszeit ($t_{1/2}$) der biologischen Wirkung** zeigt an, nach wieviel Stunden das Faktorenkonzentrat bzw. die Blutkomponente erneut verabreicht werden muß, um den Sollwert über längere Zeit zu halten.

„Bypass"-Präparate sind aktivierte Faktoren, die bei Immunkoagulopathien, z.B. bei Hemmkörper-Hämophilie (Vorliegen von Antikörpern gegen F VIII oder F IX), zur Blutstillung angewendet werden: Der aktivierte Prothrombinkomplex (FEIBA®S-TIM4) wird in einer Dosis von 50–100 E/kg alle 12 Stunden i.v. verabreicht, das rekombinante F VIIa-Präparat (Novoseven®) in einer Dosis von 60–120 µg/kg i.v. alle 2–3, später alle 4–12 Stunden.

Faktorenkonzentrate (FK), Blut- (BK) und Plasmakomponente (PK)	$t_{1/2}$ der biologischen Wirkung	Sollwert (%)
Prothrombinkomplex-FK[1] (PPSB) (enthält F II, VII, IX sowie Protein C, S und Protein Z)	II 46–60 h VII 1,5–6 h IX 20–24 h X 24–48 h Protein C 1,5–6 h Protein S 24–48 h	20–40 5–30 25–60 10–40 40–60 40–60
F VII-FK[2]	4–7 h	5–30
F VIII/ von-Willebrand (vWF)-FK[3]	VIII 9–18 h vWF 9–13 h	25–80 20–70
F IX-FK[4]	20–24 h	25–60
F XIII-FK[5]	12 d	5–25
AT-III-FK[6]	3 d	40–70
gefrorenes Frischplasma (PK)[7]	V 15–36 h XI 40–80 h	20–40 15–25
Fibrinogen[8] (Fibrinkleber für lokale Anwendung)	3–4 d	60–80
Thrombozytenkonzentrate (BK)	4 d	Anstieg um 2–3 × 10^{10} Thrombozyten/l

[1]Beriplex P/N® , PPSB-Konzentrat S-TIM 4®
[2]Faktor VII S-TIM 4®
[3]Beriate®, Profilate®, Kongenate®
[4]Berinin®, Octanyne®, BeneFIX®
[5]Fibrogammin®
[6]Kybernin®, Atenativ®
[7]Octaplas®
[8]Haemocomplettan®, Beriplast®

23.4 Grundzüge der antithrombotischen und der blutstillenden Therapie

23.4.1 Antithrombotische und thrombolytische Therapie

Heparin (UFH, NMH), **Heparinoide, orale Antikoagulantien** und neuerdings auch **Hirudin** haben sich bei thrombotischen Prozessen im venösen und arteriellen Gefäßsystem außerordentlich gut bewährt.

Plättchenfunktionshemmer spielen eine wichtige Rolle bei der **sekundären Prophylaxe bzw. Behandlung arterieller thromboembolischer Komplikationen.**

Um **thrombotisch verschlossene Blutgefäße wieder zu eröffnen**, hat sich neben der systemischen auch die lokale **thrombolytische Therapie** durchgesetzt, insbesondere bei der Behandlung von akuten Herzinfarkten und bei ausgewählten Patienten mit PTCA, bei peripherer arterieller Verschlußkrankheit (PAVK) und sogar bei akutem cerebralem Gefäßverschluß mit (ischämischem!) Infarkt.

In Abhängigkeit vom Ausmaß des erzielten antikoagulatorischen Effekts bzw. der induzierten fibrino(geno)lytischen Aktivität ist die Blutungsneigung erhöht, als **unerwünschte Wirkung** können **Blutungen** auftreten. Mit schwerwiegenden Blutungskomplikationen (s. Tab. 23.9), auch mit tödlichem Ausgang, ist je nach Grundkrankheit in 0,1–4 % aller Fälle von antithrombotischer bzw. thrombolytischer Therapie zu rechnen.

Keinesfalls dürfen während einer Therapie mit Antikoagulantien invasive therapeutische Maßnahmen (z.B. Lumbalanästhesie, i.m.-Injektion) oder operative Eingriffe durchgeführt werden (s. Tab. 23.10).

Bevor eine thrombolytische oder antikoagulatorische Therapie eingeleitet wird, muß der fachkundige Arzt kritisch den **Nutzen** und das **Risiko dieser Therapie** unter Berücksichtigung der Grundkrankheit und der individuellen Situation des Patienten **abwägen** und den Patienten darüber aufklären. Dies ist besonders bei nicht lebensbedrohlichen thromboembolischen Ereignissen zu beachten.

Für die kritische Indikationsstellung und die angemessene Überwachung der eingeleiteten pharmakotherapeutischen Maßnahmen, also z.B. zur Dosissteuerung („Therapie nach Maß") ist es unentbehrlich, auch Laboranalysen gezielt und rationell einzusetzen (s. Abb. 23.10) und über die Aussagekraft entsprechender laboranalytischer Methoden Bescheid zu wissen. Diese laboranalytische Überwachungsstrategie sollte rationellerweise vom einfachen Suchtest ggf. schrittweise bis zu speziellen Analysen einzelner Faktoren voranschreiten. Die Interpretation der Werte muß sich jeweils auf das aktuelle klinische Bild stützen und die Aussagekraft der angewendeten Labormethode berücksichtigen (Abb. 23.10).

Tabelle 23.9: Häufigkeit, Schweregrad und Art von Blutungskomplikationen unter antithrombotischer bzw. thrombolytischer Therapie.

Inwieweit tatsächlich Blutungskomplikationen eintreten, hängt in starkem Maße davon ab, an welcher Grundkrankheit der Patient leidet, inwieweit er zu Blutungen besonders disponiert ist (z.B. latente vererbte Hämostasedefekte, Stoffwechselstörungen) und inwieweit zusätzlich verabreichte Medikamente die Wirkung von Antithrombotika bzw. Fibrinolytika beeinflussen. Falls Antikoagulantien bzw. Thrombolytika höher dosiert oder orale Antikoagulantien, Heparin oder Hirudin zusammen mit Plättchenfunktionshemmern verordnet werden, ist mit einer deutlich erhöhten Blutungsneigung und eventuell auch mit einer höheren Rate an Blutungskomplikationen zu rechnen. Über diese „voraussehbare Blutungsgefährdung" ist der Patient sorgfältig aufzuklären. Er muß zumindest mit einfachen Globaltesten (s. Abb. 23.10) laboranalytisch regelmäßig überwacht werden.

Substanzklasse	Risiko und Art tödlicher und schwerer Blutungen	Risiko und Art leichter Blutungen	das Blutungsrisiko verstärkende Faktoren	Bemerkungen
orale Antikoagulantien	tödliche Blutungen: < 1% schwere Blutungen: 3–7 % intraperitoneale Einblutung („Antikoagulantienileus"), z.B. Mikrohämaturie, Zahnfleischbluten, Blutung in das Rückenmark, ausgedehnte Muskeleinblutungen (zumeist nach i.m.-Injektion!) Bei etwa 60 % der schweren Blutungen sind zusätzlich lokale Faktoren (Ulcera, Tumoren) beteiligt.	12–20 % z.B. Mikrohämaturie, Zahnfleischbluten, Nasenbluten, geringfügige Hämatome	höheres Lebensalter, Hypertonie	

Tabelle 23.9: Häufigkeit, Schweregrad und Art von Blutungskomplikationen unter antithrombotischer bzw. thrombolytischer Therapie. (Forts.)

Substanzklasse	Risiko und Art tödlicher und schwerer Blutungen	Risiko und Art leichter Blutungen	das Blutungsrisiko verstärkende Faktoren	Bemerkungen
Heparin (UFH/ NMH)	tödliche Blutungen: < 1% schwere Blutungen dosisabhängig bis 15 % z. B. Hirnblutung, Blutungen aus dem Gastrointestinal- und Urogenitaltrakt	5–48 % z. B. Mikrohämaturie, Zahnfleischbluten, Nasenbluten	Begleitmedikation mit Aggregationshemmern bzw. gleichzeitige thrombolytische Therapie. Frauen über 60 Jahre sollen ein höheres Blutungsrisiko aufweisen.	Bei s.c.-Gabe weisen UFH und NMH im Hochdosisbereich (NMH: 175–200 IE/kg/d, UFH: > 15000 bis 20000 IE/d) ein vergleichbares Blutungsrisiko auf. Das Blutungsrisiko ist bei UFH bei Infusion höher als bei s.c.-Gabe.
Hirudin	tödliche Blutungen: 0,5–1 % schwere Blutungen: 1–9 % z. B. gastrointestinale Blutungen, transfusionspflichtiger Blutverlust	12–15 % z. B. Mikrohämaturie, Wundhämatome, Nasenbluten	Kombination mit Thrombozytenfunktionshemmern	Rate der Blutungskomplikationen bei hohen Dosen (Therapie der HIT II) und niedrigen Dosen (Thromboseprophylaxe) niedriger als bei UFH und NMH, allerdings liegen mit Hirudin weniger Erfahrungen vor als mit UFH und NMH.
Thrombozytenfunktionshemmer	tödliche Blutungen: keine verbindlichen Fallzahlen bekannt schwere Blutungen: Acetylsalicylsäure: 0,5–2 %, Ticlopidin und Clopidogrel: eher etwas geringer bis vergleichbar hoch z. B. Blutungen aus dem Gastrointestinaltrakt	keine verbindlichen Fallzahlen bekannt Petechien, Purpura, Hämatome, Nasenbluten, Hämaturie Abciximab: in 5–10 % flüchtige Thrombocytopenien (zumeist in den ersten Stunden der Therapie)		Abciximab und Tirofiban: Blutungsrate 3–4 % (Ergebnisse klinischer Studien bei KHK)
Fibrinolytika (Thrombolytika)	tödliche Blutungen: 0,5 % z. B. Hirnblutung, Blutungen in den Retroperitonealraum, Gastrointestinal- und Urogenitaltrakt (am häufigsten ab dem 3. Tag)	15 % z. B. Hämatome, Petechien, Purpura, Nasenbluten, Hämaturie zunehmend ab etwa dem 6. Behandlungstag	Kombination mit Antikoagulantien (die thromboembolische Rezidivrate nimmt hierbei allerdings deutlich ab)	**zu Beginn der Therapie** vorwiegend „Stichkanal"- bzw. Hautblutungen und Blutungen aus Körperhöhlen **später:** Gefahr von Hirnblutungen, Blutungen in innere Organe und Nachblutungen aus Operationswunden bis 3 Wochen post operationem

Prophylaxe und Therapie venöser Thrombosen und Lungenembolien

In multizentrischen klinischen Studien wurde überzeugend nachgewiesen, daß die **Prophylaxe** insbesondere der postoperativen **Venenthrombosen** mit **Heparin** (s.c. in niedriger Dosierung) das Risiko für venöse Thrombosen um etwa zwei Drittel erniedrigt. UFH wird für die Prophylaxe (low dose) mit 2 × 5000–7500 IE oder 3 × 5000–7500 IE s.c. eingesetzt. Intravenös können 5–7 IE/kg/Stunde für die Prophylaxe als Dauerinfusion angewendet werden. Zunehmend werden niedermolekulare Heparine (NMH) zur Prophylaxe eingesetzt, da sie aus pharmakokinetischen Gründen nur 1 × täglich s.c. appliziert werden müssen. Sie werden in Einzeldosen zwischen 2500 und 5000 IE, zum Teil auch angepaßt an

Tabelle 23.10: Kontraindikationen für antithrombotische und thrombolytische Therapie

Bei folgenden Erkrankungen ist eine besonders kritische Risiko-Nutzen-Analyse geboten und eine sorgfältige (auch laboranalytische) Überwachung des Patienten notwendig.

Bei den folgenden Erkrankungen bzw. in folgenden Situationen sind Antikoagulantien daher aufgrund der erhöhten Blutungsneigung relativ kontraindiziert, falls der mögliche Nutzen nicht gegenüber dem zu erwartenden Risiko von Blutungen überwiegt:
- therapierefraktäre Hypertonie und Retinopathie Stadium III und IV (auch bei Diabetes mellitus)
- Leber- und Nierenerkrankungen mit eingeschränkter Funktion, akute Pankreatitis
- schwere Stoffwechselerkrankungen, z. B. Diabetes mellitus
- fortgeschrittenes Malignom
- fortgeschrittenes Alter (mit erhöhter Morbidität)
- intensivmedizinisch betreute (z. B. intubierte) Patienten

Kontraindiziert sind daher außerdem: Thrombolytika (bzw. hochdosierte Antikoagulantien) bei
- bestehenden oder drohenden inneren Blutungen, z. B. Aortenaneurysma, Ulcera im Gastrointestinaltrakt, unmittelbar nach cerebrovaskulärem Insult (< 3 Monate)
- Punktion an Arterien und parenchymatösen Organen, i.m.-Injektion (< 7 Tage)
- frischen Operationen (abhängig von Art und Dauer des Eingriffs)
- bakterieller Endokarditis
- Mitralvitien mit Vorhofflimmern
- bei Streptokinase und APSAC: bestehende Sensibilisierung (zumeist als Folge vorausgegangener Behandlungen)

orale Antikoagulantien auch bei
- Schwangerschaft
- mangelnder Akzeptanz bzw. Compliance des Patienten

Heparin (UFH und NMH) auch bei
- Überempfindlichkeit, insbesondere vorausgegangene HIT II

Hirudin bei
- bekannter Überempfindlichkeit
- Schwangerschaft und Stillzeit

Plättchenfunktionshemmer bei
- rezidivierenden Ulcera des Gastrointestinaltraktes (auch länger zurückliegend)
- ausgeprägter Thrombocytopenie oder Thrombocytopathie mit Blutungsneigung
- bekannter Überempfindlichkeit z. B. gegen ASS, Ticlopidin oder Clopidogrel
- Antikörpern gegen Abciximab als Folge vorausgegangener Therapie

das Körpergewicht eingesetzt. Die IE von UFH und NMH sind nicht vergleichbar, da sie sich auf unterschiedliche Standards beziehen. Bei Kontraindikationen gegenüber Heparin (z. B. HIT Typ II) dürfen UFH oder NMH nicht eingesetzt werden.

Alternativ stehen rekombinantes **Hirudin** (Desirudin oder Lepirudin) oder das Heparinoid **Danaparoid** zur Verfügung. Hirudin hat sich bei der perioperativen Prophylaxe bei Hochrisikopatienten (Hüftgelenkersatz) in einer Dosierung von 2 × täglich 15 mg Desirudin s.c. gegenüber UFH und NMH als deutlich wirksamer erwiesen.

Zur **Langzeitprophylaxe** können auch **Cumarinderivate** niedrig dosiert alternativ angewendet werden (INR 1,2–1,5).

Plättchenfunktionshemmer wie ASS erwiesen sich bei der Prophylaxe und Behandlung venöser Thrombosen als ungenügend wirksam.

Neben den medikamentösen Maßnahmen kann man auch auf die aufwendige intermittierende Wadenkompression zur Thromboseprophylaxe zurückgreifen

Die **antithrombotische** (antikoagulatorische) **Therapie bei venösen Thrombosen** soll das Fortschreiten des thrombotischen Prozesses vermindern und eine tödliche Lungenembolie vermeiden helfen. Darüber hinaus soll eine möglichst gute Reperfusion der thrombosierten Gefäße bei Erhaltung der Klappenfunktionen erreicht und ein späteres postthrombotisches Syndrom verhindert werden. Zur Behandlung der akuten Venenthrombosen hat sich die Therapie mit **Heparin**, zunächst als Dauerinfusion und danach als s.c.-Applikation als wirksam erwiesen. Es wird eine Verlängerung der aPTT auf das 1,5- bis 2,5fache angestrebt. Die Ergebnisse prospektiver klinischer Studien haben gezeigt, daß die 2malige s.c.-Gabe von Heparin zur Behandlung venöser Thrombosen ebenso effektiv und sicher ist wie die kontinuierliche intravenöse Applikation. Im allgemeinen wird dabei nach einem Bolus von 5000 IE die Dauerinfusion mit 15–18 IE/kg/Stunde angeschlossen (also 1000–1500 IE/Stunde). Auch NMH in Tagesdosierungen von 175–200 IE/kg als 1- bis 2malige s.c.-Injektionen haben sich für die initiale Behandlung der akuten tiefen Venenthrombose bewährt. Im allgemeinen wird nach wenigen Tagen die **Therapie mit oral wirksamen Antikoagulantien fortgesetzt.**

Um die Spätkomplikation der chronisch-venösen Insuffizienz und des postthrombotischen Syndroms **zu verhindern**, strebt man bei frischeren und ausgedehnten tiefen Venenthrombosen entweder den operativen Eingriff oder eine **thrombolytische Therapie mit Streptokinase oder Urokinase** an. Die thrombolytische Therapie erstreckt sich im allgemeinen über 2–7 Tage (Dosierungshinweise s. Kap. 23.3.5.)

Die Ergebnisse größerer kontrollierter klinischer Studien haben allerdings nicht bestätigt, daß die thrombolytische Therapie der Heparintherapie bei der Verhütung des postthrombotischen Syndroms überlegen ist.

Bei der **akuten Lungenembolie** hängt es vom Ausmaß der Verlegung der Lungengefäße und von der Kreislaufsituation des Patienten (Schockstadium) ab, ob die fibrinolytische Therapie oder eine chirurgische Maßnahme geboten ist. Bei Verdacht auf eine lebensbedrohliche Lungenembolie ist sofort eine **Heparintherapie** einzuleiten, da sie erwiesenermaßen in der Lage ist, die Letalität der Lungenembolie um ein Drittel zu senken.

Heparin wird in einer Dosis von 5000 IE intravenös als Bolus und dann als Dauerinfusion (1100–1500 IE/Stunde) verabreicht. Dabei wird eine Verlängerung der aPTT auf das 1,5- bis 2,5fache angestrebt. Auch das NMH Tinzaparin ist für die Behandlung der nicht massiven Lungenembolie zugelassen (175 IE/kg einmal täglich s.c.).

Eine schnelle Verbesserung der Lungenperfusion und Abnahme des pulmonalen Widerstandes wird bei **fibrinolytischer Therapie** beobachtet, die entweder mit Urokinase oder Streptokinase über einen Zeitraum von 12 bzw. 24 Stunden oder mit t-PA als 2stündige Infusion einer Dosis von 100 mg durchgeführt wird. Die Komplikationsrate von Lungenembolien soll unter fibrinolyti-

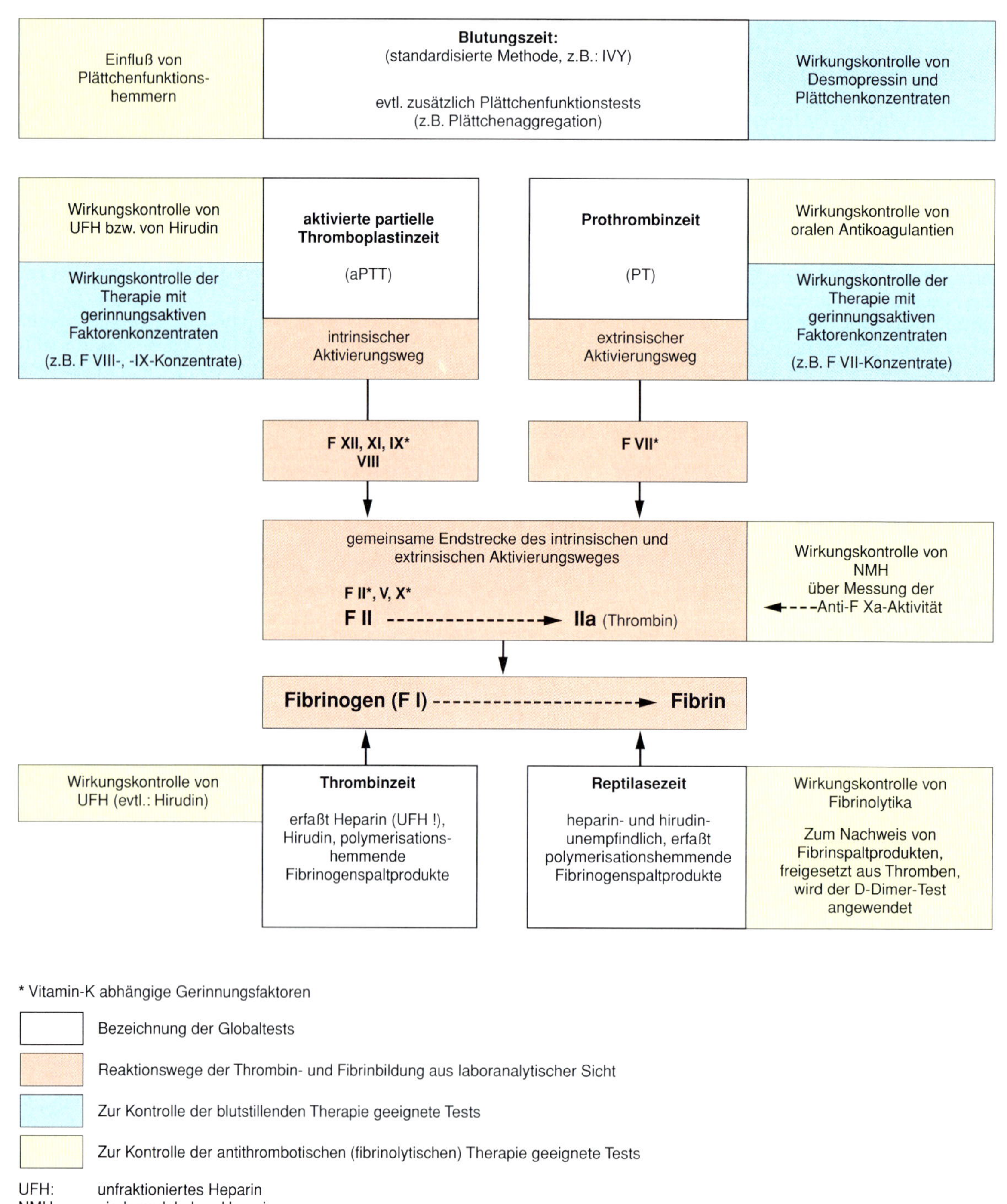

scher Therapie geringer sein als unter Heparintherapie. Bei trotz Antikoagulation bzw. thrombolytischer Therapie rezidivierenden Lungenembolien müssen temporär Filter in die Vena cava eingesetzt werden (sog. Cava-Filter).

Antithrombotische und thrombolytische Therapie arterieller Thrombosen und Embolien

Koronare Herzkrankheit (KHK)

Die KHK tritt klinisch als (stabile oder instabile) Angina pectoris oder als akuter Myokardinfarkt (AMI) bzw. als plötzlicher Herztod in Erscheinung. Ziel der fibrinolytischen Therapie ist es, bei eingetretener Thrombosierung von Koronargefäßen eine schnelle Reperfusion des geschädigten Myokards und eine Verbesserung der linksventrikulären Herzfunktion zu erzielen. Antikoagulantien und Plättchenfunktionshemmer werden eingesetzt, um Thrombosen, insbesondere in den Koronararterien, zu verhindern.

Wenn keine gravierenden Kontraindikationen vorliegen und der AMI nicht mehr als 12 Stunden zurückliegt, hat sich die systemische hochdosierte **fibrinolytische Therapie** mit Streptokinase (Kurzzeit- oder „Bolus"-Lyse) bzw. t-PA, r-PA oder Urokinase durchgesetzt (s. Kap. 23.3.5). t-PA scheint eine schnellere Lyse der Thromben in den Koronararterien zu bewirken. Im allgemeinen sind 90 Minuten nach Beginn der Fibrinolyse mehr als 50 % der Gefäße wieder eröffnet.

Der gleichzeitige Einsatz von **Heparin** (s. S. 564) und **ASS** (s. S. 244) vermindert die Reokklusionsrate in den ersten 24 Stunden signifikant. UFH und NMH werden zum Teil auch subkutan als Basistherapie verabreicht, um beim bettlägerigen Infarktpatienten venöse Thromboembolien und die neuerliche Entstehung von kardiogenen Thromboembolien zu verhindern.

GPIIb/IIIa-Rezeptor-Antagonisten (Abciximab und Tirofiban) werden zum Teil gleichzeitig mit ASS bzw. Ticlopidin oder Clopidogrel und Heparin bei der KHK eingesetzt. Abciximab wird als i.v.-Infusion bei der PTCA und bei therapieresistenter Angina pectoris zunehmend erfolgreich angewendet. Tirofiban wird insbesondere bei instabiler Angina pectoris und bei „Non-Q-Wave-Myokardinfarkt" eingesetzt. Allerdings ist bei der gleichzeitigen Anwendung von Plättchenaggregationshemmern und Antikoagulantien mit einem erhöhten Blutungsrisiko zu rechnen. Ist Heparin kontraindiziert, z.B. bei HIT II, kann Hirudin anstelle von Heparin zur Antikoagulation bei KHK angewendet werden.

In den letzten Jahren haben zahlreiche klinische Studien überzeugend bewiesen, daß eine jahrelange konsequente **Sekundärprophylaxe mit ASS** die Reinfarktrate um 25–30 % senkt. Für diese Indikation und für die Behandlung der (instabilen) Angina pectoris wird heute zumeist eine tägliche ASS-Dosis von 100–300 mg/Tag empfohlen. Darüber hinaus wurde gezeigt, daß auch die Prävention mit oralen Antikoagulantien effektiv ist.

Cerebrovaskuläre Durchblutungsstörungen

Klinisch manifestieren sich cerebrovaskuläre Durchblutungsstörungen als „transiente ischämische Attacken" (TIAs) bzw. als Hirninfarkt. Flüchtige cerebrale Durchblutungsstörungen (z.B. TIAs) dauern gewöhnlich nicht länger als 24 Stunden und hinterlassen keine bleibenden

---

←

Abb. 23.10 Bedeutung einfacher laboranalytischer Untersuchungsmethoden („Globaltests") für die Überwachung der antithrombotischen bzw. der blutstillenden Therapie. Mittels der **Prothrombinzeit** (**PT**, „Quick-Test") wird der **extrinsische** und mit der **aktivierten partiellen Thromboplastinzeit** (**aPTT**) der **intrinsische Aktivierungsweg** im Reagenzglas, also im mit Citrat antikoagulierten plättchenfreien Plasma, gemessen. Dem mit Citrat antikoagulierten Plasma muß bei beiden Tests Calciumchlorid zugesetzt werden („Rekalzifizierungsprinzip"), ergänzend zu den spezifischen Aktivator-Reagentien. Mit dem Zusatz von Thrombin (**„Thrombinzeit"**) **oder mittels der aPTT** wird die **Antithrombinaktivität von UFH** (bzw. von Hirudin, allerdings mit Thrombinaktivitäten des Reagens über 5 IE!) gemessen. NMH wirken überwiegend antikoagulatorisch, indem sie F Xa hemmen („Anti-F Xa-Aktivität" des AT III/NMH-Komplexes) und beeinflussen die Thrombinzeit (bzw. die aktivierte partielle Thromboplastinzeit) nur geringfügig. Die gerinnungshemmende Wirkung von NMH wird mittels Anti-F Xa-Aktivität gemessen. Die Wirkung der **Cumarine** wird mit einem möglichst Heparin- unempfindlichen Gewebsthromboplastin (TF: tissue factor) erfaßt (**PT**), allerdings werden die Werte als INR angegeben (s. S. 573). Die plasmatischen Gerinnungstests erfassen nicht die Funktionsfähigkeit der Plättchen und sind damit für die Analyse der primären Blutstillungsphase nicht geeignet. Die **Wirkung von Plättchenfunktionshemmern** kann überwiegend mit der **Blutungszeit** erfaßt bzw. mit speziellen **Plättchenfunktionstests** gemessen werden. Auch **die Wirkung blutstillender Medikamente** wird mit **Normalisierung der** vorher – in der Regel – erheblich **verlängerten Blutungszeit**, z.B. nach Transfusion von Thrombozytenkonzentraten, bewiesen.
Der einfache Globaltest **„Reptilasezeit"** erfaßt grob die fibrinolytischen Aktivitäten: Mit dem thrombinähnlich wirkenden Schlangengift „Reptilase" läßt sich die fibrinpolymerisationshemmende Wirkung von Fibrinogenspaltprodukten messen. Antithrombine (Heparin und Hirudin) beeinflussen die Reptilasezeit nicht. Zur **Kontrolle der Therapie mit gerinnungsaktiven Faktorenkonzentraten** genügt es, nach erfolgter Substitution z.B. die **Normalisierung** einer vorher verlängerten **aPTT** (Faktoren des intrinsischen Aktivierungsweges) oder der **PT** (bei Störungen der Vitamin-K-abhängigen Gerinnungsfaktoren) zu **überprüfen**. Die Substitutionstherapie mit F VIII- bzw. F IX-Präparaten wird mit der aPTT, ggf. auch mit Einzelfaktoranalysen kontrolliert. Globaltests dürfen bei diesen Fragestellungen nur angewendet werden, falls die Thrombin- bzw. die Reptilasezeit normal und somit der Störeffekt von Heparin oder Fibrinogenspaltprodukten auf diese Testsysteme ausgeschlossen ist.

neurologischen Schäden und Ausfälle. Sie äußern sich in flüchtigen motorischen Störungen oder anfallsweiser monookulärer Erblindung. Der akute cerebrale Gefäßverschluß (Schlaganfall) ist Folge einer Ischämie und/oder Blutung in einem umschriebenen Hirnbezirk. 85 % der Schlaganfälle sind ischämisch, 15 % sind hämorrhagisch bedingt.

Für Patienten, die innerhalb von 3 bis längstens 6 Stunden nach Diagnose des Hirninfarktes in eine entsprechend ausgerüstete Schlaganfall-Spezialstation („Stroke Unit") eingeliefert werden, hat sich zur **Behandlung des ischämischen Infarktes** eine systemische intravenöse Thrombolyse-Therapie mit rt-PA, nicht aber mit Streptokinase bewährt, falls eine intracerebrale Einblutung verläßlich ausgeschlossen werden kann (Computertomographie). In der Regel sollte bei Patienten mit ischämischem Infarkt eine subkutane, niedrigdosierte Heparinisierung eingeleitet oder ein NMH zur venösen Thromboseprophylaxe verabreicht werden. Die hochdosierte Heparinisierung ist lediglich bei Patienten mit besonderem kardiogenem Risiko der Hirnembolie zu empfehlen (z.B. Patienten mit künstlichen Herzklappen, frischem Vorderwandinfarkt, Vorhofflimmern oder Mitralstenose mit intrakardialen Thromben). Beim ischämischen Infarkt ist die frühe Sekundärprävention mit ASS geboten, reduziert allerdings die Mortalität nur geringfügig. Bei ASS- Unverträglichkeit soll Clopidogrel oder Ticlopidin eingesetzt werden. Clopidogrel könnte für die Sekundärprophylaxe nach TIA bzw. eingetretenem Infarkt wirksamer sein als ASS.

Periphere arterielle Verschlußkrankheit (PAVK)

Bei der **Therapie akuter arterieller thromboembolischer Verschlüsse** im Bereich der Extremitäten ist die sofortige intravenöse Therapie mit **Heparin** mit 5000 I.E. als Bolus i.v. und anschließend als Infusion anzustreben, so daß es zu einer mindestens 1,5fachen Verlängerung der aPTT kommt. Zusätzlich ist die Thrombektomie oder die fibrinolytische Therapie zu erwägen. Abhängig von der Lokalisation und der Dauer eines Verschlusses sind mit **Fibrinolytika**, z.B. Streptokinase oder Urokinase, Reperfusionsraten von 50–80 % erreicht worden. Die Durchgängigkeit der Gefäße war nach 1 Jahr noch höher als 50 %. Bei den wenigen Studien mit t-PA wurden noch höhere Perfusionsraten erreicht. Bei der Behandlung arterieller Thrombosen hat sich die lokale Lyse über den arteriellen Gefäßkatheter, unter Umständen mit einer Angioplastie bewährt. Des weiteren werden heute auch Stents eingesetzt, um ein Offenhalten der Gefäße über einen längeren Zeitraum zu erreichen.

Bei **chronischer PAVK** kommt bei **Sekundärprophylaxe mit oralen Antikoagulantien** ein erneuter thrombotischer Verschluß signifikant seltener vor. Auch **Plättchenaggregationshemmer** wie ASS (oder Ticlopidin, wenn die ASS-Therapie nicht anspricht) werden eingesetzt. Unter der Therapie mit Plättchenaggregationshemmern, insbesondere Clopidogrel, konnte eine signifikante Verminderung der Inzidenz von kardiovaskulären Komplikationen bei Patienten mit fortgeschrittenem Stadium der PAVK erzielt werden (s. auch Kapitel 19.6).

Hämorheologische Therapie

Bereits im Mittelalter wurde versucht, mittels Aderlaß den Hämatokrit zu senken und so die Fließfähigkeit des Blutes zu verbessern. Diese hypovolämische Hämodilution gilt heute als obsolet, da sie z.B. über eine Minderung des Perfusionsdruckes die cerebrale Mangeldurchblutung verstärkt. Höhermolekulare, osmotisch wirksame Substanzen, sog. Kolloidosmotika, werden vorzugsweise als Plasmaersatzstoffe in der Intensiv- und in der Unfallmedizin eingesetzt. Zu diesen Wirkstoffen zählen die Dextrane, Hydroxyethylstärke, Gelatine und Albumin. Da infolge ihrer Volumenwirksamkeit insbesondere auch die Mikrozirkulation verbessert wird, wurden Kolloide wie Dextrane und Hydroxyethylstärke auch bei arteriellen Durchblutungsstörungen in Form der isovolämischen (mit Aderlaß) und hypervolämischen (ohne Aderlaß) Volumentherapie eingesetzt. Positive Erfahrungen liegen für den Hirninfarkt, die arterielle Verschlußkrankheit und den Diabetes mellitus vor (s. auch Kapitel 20).

23.4.2 Blutstillende Therapie

Therapie der thrombocytopathisch und thrombocytopenisch bedingten Blutung

Die charakteristischen Störungen der primären Blutstillungsphase sind überwiegend Folge vererbter oder erworbener Thrombocytopathien und des von-Willebrand-Syndroms (s. Kap. 23.2.1 und 23.2.2). **Blutungen als Folge hereditärer Thrombocytopathien** oder infolge einer **Thrombocytopenie** unterschiedlicher Ursache (Hemmung der Bildung und Freisetzung von Thrombocyten aus dem Knochenmark, verstärkter Abbau, medikamentös induzierter Verbrauch) sind mit einer **Plättchentransfusion** zu behandeln (s. Tab. 23.8). Beim **von-Willebrand-Syndrom** (außer beim Typ II bzw. beim „Plättchentyp") können Blutungen wirksam mit Desmopressin[1] bzw. durch Substitution von Blutkomponenten, insbesondere von von-Willebrand-Faktor-haltigen F VIII-Konzentraten, behandelt werden (s. Tab. 23.8). Auch bei thrombocytopathischen Blutungen und normaler Plättchenzahl wird Desmopressin erfolgreich eingesetzt. **Immunthrombocytopenien** werden mit **Cortison** behandelt; auch **Immunglobuline** werden in hohen Dosen erfolgreich eingesetzt. Bestimmte **immunsuppressive Substanzen** (wie Azathioprin, Cyclophosphamid) haben sich vorzugsweise **bei sekundären Thrombocytopenien** (bei Systemerkrankungen des Knochenmarks) bewährt.

[1] Minirin®

Blutstillende Therapie bei Störungen der Thrombin- bzw. der Fibrinbildungsphase

Zur blutstillenden **Therapie bei schwerem isoliertem Faktorenmangel** werden **virusinaktivierte Faktorenkonzentrate** (s. Tab. 23.8) angewendet. Humanplasmafraktionen mit geringem Reinheitsgrad und Frischplasma werden selten angewendet, da sie die einzelnen wirksamen Komponenten nur in physiologischen Konzentrationen enthalten und daher bei der Behandlung eines ausgeprägten isolierten Faktorenmangels eine Volumenbelastung des Patienten zu fürchten ist. **Hochkonzentrierte Faktorenkonzentrate des Prothrombinkomplexes** (s. Tab. 23.8) werden häufig **bei Mangel der Vitamin-K-abhängigen Gerinnungsfaktoren** (z.B. bei lebensbedrohlichen Blutungen unter oralen Antikoagulantien) benötigt. Bei Gabe von Prothrombinkomplex kann es zu (überwiegend venösen) **thromboembolischen Komplikationen** kommen. Es ist daher besondere Vorsicht bei Patienten mit einem erhöhten Thromboserisiko geboten. Für eine **ungezielte Substitutionsbehandlung mit Plasmafaktoren**, z.B. bei lebensbedrohlichen Blutungen, kommt auch **gefrorenes Frischplasma** (s. Tab. 23.8) in Frage, falls virusinaktivierte Faktorenkonzentrate mit ausreichender Aktivität nicht zur Verfügung stehen. Gefrorenes Frischplasma enthält alle Plasmabestandteile und entfaltet die beste Wirksamkeit bei komplexen plasmatischen Störungen des Hämostasesystems.

Bei hochgereinigten Faktorenkonzentraten ist das Infektionsrisiko vermindert, und allergische Reaktionen sowie Volumenbelastungen werden nur selten beobachtet.

Therapie fibrinolytischer Blutungen

Blutstillungsstörungen, die auf eine erhöhte lokale oder generalisierte Fibrinolyse zurückzuführen sind, werden mit Antifibrinolytika behandelt. Bei **lokalen Blutungen** ist **p-Aminomethylbenzoesäure oder Tranexamsäure** indiziert. Bei schwerer **generalisierter Hyperfibrinolyse** oder Plasminämie – bei Anwendung von Thrombolytika – ist **Aprotinin** einzusetzen (s. Kap. 23.3.6).

Therapie medikamentös bedingter Blutungen

Bei dem Verdacht einer arzneimittelinduzierten Blutung sollte das verdächtige Mittel abgesetzt werden (Auslaßversuch). Der Erfolg dieser Maßnahme muß klinisch und laboranalytisch kontrolliert werden.

Bei durch Antikoagulantien oder Fibrinolytika induzierten Blutungen sollten ggf. Antagonisten eingesetzt werden. Bei Blutungen infolge **Heparinüberdosierung** ist **Protamin** das Mittel der Wahl (s. Kap. 23.3.2).

Bei Blutungen als Folge der Wirkung **oraler Antikoagulantien** ist **Vitamin K_1** einzusetzen (s. Kap. 23.3.3). Seine Wirkung setzt allerdings erst verzögert ein, so daß bei **schweren Blutungen** unter Umständen auch **Faktorenkonzentrate** angezeigt sind (s. Tab. 23.8). Bei arzneimittelinduzierten, **thrombocytopathisch bedingten Blutungen** (z.B. unter ASS, Ticlopidin oder Clopidogrel, unter GPIIb/IIIa-Rezeptor-Antagonisten, unter nichtsteroidalen Antiphlogistika oder unter β-Adrenozeptor-Antagonisten) ist ein Versuch mit **Desmopressin** zu empfehlen.

23.4.3 Therapie der disseminierten intravasalen Coagulation (DIC), Verbrauchskoagulopathie

Unter **disseminierter intravasaler Coagulation** (**DIC**) versteht man eine systemische Aktivierung des Gerinnungs- und Fibrinolysesystems, die zur Bildung disseminierter Mikrothromben führt. Die symptomatische Therapie der DIC zielt darauf ab, lebensbedrohliche Blutungen wirkungsvoll zu stillen und der gleichzeitigen Neigung zu Thrombosen und Mikrozirkulationsstörungen wirksam zu begegnen. Bei Verminderung des AT III sollte umgehend eine kontrollierte Substitutionstherapie mit AT-III-Konzentraten eingeleitet werden.

Fibrinolytika und andere besondere therapeutische Maßnahmen (Plasmapherese, Substitution mit Frischplasma) müssen dann eingesetzt werden, wenn besonders **akute thrombotische Verlaufsformen der DIC** im Vordergrund stehen (z.B. Purpura fulminans, thrombotisch-thrombocytopenische Purpura, Goodpasture-Syndrom).

Bei ausgeprägten **hyperfibrinolytischen Verlaufsformen** (z.B. bei vorzeitiger Plazentalösung, bei Blutungen unter thrombolytischer Therapie) sind **Antifibrinolytika** dringlich indiziert. In diesem Falle, bei klinisch bzw. laboranalytisch nachweislich erheblich gesteigerter Fibrinolyse, wird **Aprotinin** in einer Dosis von 250000 KIE innerhalb von 30 Minuten gegeben, danach kann mit einer Infusion von 20000–50000 KIE/Stunde die Therapie für 1–6 Stunden fortgesetzt werden. **Bei gleichzeitig erhöhtem Thromboserisiko** soll **Heparin** zusätzlich niedrig dosiert infundiert werden (300 IE/Stunde).

Cumarine und Plättchenfunktionshemmer haben sich bei DIC als weniger wirksam erwiesen.

Bei der Bildung der Mikrothromben werden Gerinnungsfaktoren und Plättchen verbraucht, und es kommt zur hämorrhagischen Diathese (**Verbrauchskoagulopathie**). Bei ausgeprägter Abnahme der Anzahl der Blutplättchen und der Konzentration gerinnungsaktiver Proteine mit **deutlicher Blutungsneigung** muß eine **Substitutionstherapie mit Thrombocyten- bzw. Faktorenkonzentraten** durchgeführt und laboranalytisch gesteuert werden. Da Thrombocytenkonzentrate, Fibrinogen und Faktorenpräparate die Progredienz einer DIC in gefährlicher Weise verstärken, sollte gleichzeitig eine Substitutionsbehandlung mit **niedrig dosiertem Heparin** (100 bis 200 IE/Stunde) erfolgen und sollten ggf. AT-III-Konzentrate verabreicht werden. Eine bereits bestehende Blutungsneigung wird hierdurch nicht verstärkt.

Auch die effiziente antithrombotische und blutstillende Therapie bei der DIC ist eine symptomatische Behandlung und vermag in der Regel den Verlauf der auslösenden Grundkrankheit nicht direkt zu beeinflussen.

Weiterführende Literatur

Colman, R./Hirsh, J./Marder, V.J./Salzman, E.W. (Hrsg.): Hemostasis and Thrombosis, Basis Principles and Clinical Practice. 3. Aufl. J.B. Lippincott Comp., Philadelphia 1994.

Barthels, M./Poliwoda, H.: Gerinnungsanalysen, Schnellorientierung, Befundinterpretation, klinische Konsequenzen. Georg Thieme Verlag Stuttgart-New York, 1997.

Bode, C./Kohler, B./Moser, M./Schmittner, M./Smalling, R.W./Strasser, R.H.: Reteplase (r-PA): a new plasminogen activator. Exp. Opin. Invest. Drugs **6**, 1099-1104 (1997).

Bruchhausen, F.v./Walter, U. (Hrsg.): Platelets and their Factors. Handbuch der exp. Pharmakologie, Band 126. Springer Berlin, Heidelberg, New York, 1997.

Gawaz, M. Das Blutplättchen: Physiologie, Pathophysiologie, Membranrezeptoren, antithrombozytäre Wirkstoffe und antithrombotische Therapie bei koronarer Herzerkrankung. Thieme Verlag, Stuttgart, New York, 1999.

Gerlach, E./Becker, B.F.: Interaktion von Blut und Gefäßwand: Hämostaseologische Aspekte. Z. Kardiol. **82**, Suppl. 2, 13-21 (1993).

Hankey, GJ./Sudlow, CL./Dunbabin, DW.: Thienopyridines or aspirin to prevent stroke and other serious vascular events in patients at high risk of vascular disease? A systematic review of the evidence from randomized trials. Stroke 2000; 31: 1779-84.

Harenberg, J./Huhle, G./Hoffmann, U.: Pharmakologie der Heparine und Heparinoide. In: Müller-Berghaus G./Pötzsch B. (Hrsg.): Hämostaseologie, molekulare und zelluläre Mechanismen, Pathophysiologie und Klinik. 684-697, Springer, 1998.

Heller, R./Glusa, E.: Wechselwirkungen zwischen Thrombozyten und Endothelzellen. In: Müller-Berghaus G./Pötzsch B. (Hrsg.): Hämostaseologie, molekulare und zelluläre Mechanismen, Pathophysiologie und Klinik. 440-442, Springer, 1998.

Hudson, MP./Granger, CB./Topol, EJ./Pieper, KS./Armstrong, PW./ Barbash, GI./Guerci, AD./Vahanian, A./Califf, RM./Ohman, EM.: Early reinfarction after fibrinolysis: experience from the global utilization of streptokinase and tissue plasminogen activator (alteplase) for occluded coronary arteries (GUSTO I) and global use of strategies to open occluded coronary arteries (GUSTO III) trials. Circulation 2001; 104: 1229-35.

Ludewig, R,: Akute Vergiftungen. Ratgeber zu Erkennung, Verlauf, Behandlung und Verhütung toxikologischer Notfälle. 9. neubearbeitete und erweiterte Auflage, Wissenschaftliche Verlagsgesellschaft, Stuttgart, 1999.

Mannucci, PM.: Hemostatic drugs. N Engl J Med 1998: 339: 245-53.

Markwardt, F.:The development of hirudin as an antithrombotic drug. Thromb. Res. **74**, 1-23 (1994).

Sasahara, A.A./Loscalzo, J.(Hrsg.): New Therapeutic Agents in Thrombosis and Thrombolysis. Marcel Dekker Inc., New York, 1997.

Unkrig C: Therapie mit Antifibrinolytika. In: Müller-Berghaus G./ Pötzsch B. (Hrsg.): Hämostaseologie, molekulare und zelluläre Mechanismen, Pathophysiologie und Klinik. 715-726, Springer, 1998.

Uprichard, A.C.G./Gallagher, K.P.(Hrsg.): Antithrombotics. Handbuch der exp. Pharmakologie, Band 132. Springer Berlin, Heidelberg, New York, 1999.

Warketin, T.E./Chong, B.H./Greinacher, A.: Heparin-induced thrombocytopenia: Towards Consensus. Thromb. Haemost. **79**, 1-7 (1998).

Wenzel, E./Hellstern, P.: Hämostaseologische Diagnostik. Rationelle Differentialdiagnose der Blutungs- und der Thromboseneigung in der Chirurgie. In: Häring, R./ Zilch, H. (Hrsg.): Diagnose und Differentialdiagnose in der Chirurgie und benachbarten Fachgebieten, Band 1, S. 305-367. Chapman & Hall, 1995.

Wenzel, E./Keller-Stanislawski B./Tiaden J.D./Mörsdorf S./Pindur G./ Graul A./Seyfert U.T.: Antithrombotische, blutstillende und antianämische Mittel. In: Müller-Oerlingenhausen, B./Lasek R./Düppenbecker H./Munter K.-H. (Hrsg.): Handbuch der unerwünschten Arzneimittelwirkungen. S. 120-160. Urban & Fischer, 1999.

Richtlinien für Transfusionsmedizin, herausgegeben vom Vorstand und Wissenschaftlichen Beirat der Bundesärztekammer. Deutscher Ärzteverlag, Köln 2001.

Leitlinien zur Therapie mit Blutkomponenten und Plasmaderivaten, herausgegeben vom Vorstand und Wissenschaftlichen Beirat der Bundesärztekammer. Deutscher Ärzteverlag, Köln 2001.

24 Pharmaka zur Beeinflussung der Funktionen von Magen, Dünn- und Dickdarm

Pharmakotherapie im Gastrointestinaltrakt

Argan: „*Ferner, am gleichen Tage, ein gutes, reinigendes Klistier, nach ärztlicher Verordnung zusammengestellt aus einer doppelten Dosis Latwerge von Sennesstrauch und Rhabarber, Rosenhonig und anderen Ingredienzien, um den Unterleib des gnädigen Herrn auszufegen, zu spülen und zu säubern, dreißig Sous*"

Molière: *Le Malade imaginaire*

24.1 Pharmaka zur Beeinflussung der Funktionen des Magens

M. Diener, Gießen, und O. Adam, München[1]

Pharmakotherapeutische Interventionen am Magen sind bei sekretorischen Unter- bzw. Überfunktionen der Schleimhaut bzw. bei Störungen der motorischen Funktionen indiziert. Zum Verständnis der Wirkungsweise der hierbei angewendeten Arzneimittel sei eine kurze Beschreibung der Physiologie der Magenfunktion vorangestellt. Zur Vertiefung des Wissens wird auf die Lehrbücher der Physiologie und Pathophysiologie (s. weiterführende Literatur) verwiesen.

24.1.1 Die sekretorische Funktion des Magens

Die Elektrolyte im Magensaft

Die Zusammensetzung des Magensafts ist unterschiedlich, je nachdem, ob der Magen in Ruhe lediglich ein Basissekret oder in Aktivität ein Verdauungssekret produziert. Der Elektrolytgehalt des Basissekrets entspricht etwa der Zusammensetzung des Plasmas (Tab. 24.9). Beim Verdauungssekret tritt H^+ an die Stelle von Na^+.

Der Magensaft ist auch beim Gesunden keineswegs immer sauer. Nur bei etwa der Hälfte eines gesunden Probandenkollektivs liegt in Ruhe ein pH-Wert zwischen 1 und 2 vor. Von **Anazidität** spricht man deshalb erst dann, wenn trotz Provokation der Säuresekretion, beispielsweise mit Pentagastrin, keine ausreichende Säureproduktion erreicht wird.

Bei wiederholtem Erbrechen tritt innerhalb kurzer Zeit ein erheblicher Mangel an Wasser, Säureäquivalenten und Elektrolyten, insbesondere an Chlorid, auf. Es kommt zur Ausbildung schwerer Grade von Dehydratation, Hypokaliämie, Hypochlorämie und Alkalose.

[1] Auf der Grundlage des Kapitels 21 von W. Forth, München, und W. Rummel, Homburg/Saar, in der 7. Auflage des Buches

Die Verdauungsenzyme

Das wichtigste Verdauungsenzym im Magensaft ist **Pepsin**, das in den Hauptzellen der Drüsenschläuche des Magens als Pepsinogen gebildet wird. In Gegenwart von H^+-Ionen wird, bei einem pH-Wert des Magensaftes unter 3, Pepsinogen durch bereits vorhandenes Pepsin proteolytisch aktiviert. Überschlagsweise läßt sich errechnen, daß innerhalb von 24 h durchschnittlich 200 mg Pepsinogen gebildet und sezerniert werden; diese Sekretionsrate kann durch Provokation auf Werte von 0,5–1 g/Tag gesteigert werden. Außer Pepsin enthält der Magensaft in geringen Mengen **Lipase**, deren Esterase-Aktivität sich bevorzugt auf Fettsäuren mit einer Kettenlänge von C_8 bis C_{10} auswirkt.

Mechanismus der Produktion von H^+-Ionen

Die Produktion von Protonen im Magensaft geht in den Belegzellen vor sich (vgl. Abb. 24.1). Die Belegzellen (syn. Parietalzellen; engl. oxyntic cells) enthalten in Ruhe Sekretionsvesikel, die in der Phase der Aktivität konfluieren und zum Lumen der Drüsenschläuche sich öffnende kanalikuläre Membranen bilden.

In diesen kanalikulären Membranen befindet sich eine **H^+,K^+-ATPase (Protonenpumpe)**, die K^+-Ionen in die Belegzellen hinein- und Protonen aus ihnen herauspumpt. Diese Protonenpumpe ist imstande, im Magenlumen eine mehr als einmillionmal höhere H^+-Konzentration als in der Mucosa zu erzeugen. Cl^--Ionen diffundieren durch Cl^--Kanäle der kanalikulären Membranen der Belegzellen. Carboanhydrase katalysiert die Bildung von H_2CO_3 aus H_2O und CO_2 und stellt die Protonen für die H^+,K^+-ATPase zur Verfügung; HCO_3^- wird an der basolateralen Membran gegen Cl^- ausgetauscht (vgl. Abb. 24.1).

In Ruhe ist die Magensaftsekretion gering; sie wird mit maximal 15 ml/h, d.h. mit maximal 360 ml/Tag veranschlagt. Mit der durch die Nahrungsaufnahme gesteigerten Produktion von Magensaft wird ein Gesamtvolumen von 2–3 l/Tag erreicht.

Die neurale und humorale Steuerung der Magensaftsekretion

An den Haupt- und den Belegzellen befinden sich voneinander unabhängige Rezeptoren, über die die Sekretion von Magensaft aktiviert werden kann. Die intrazellulären „zweiten Boten" (second messenger) sind cAMP und/oder Ca^{2+}-Ionen (Abb. 24.1).

Die **zentrale Steuerung** der Magensaftsekretion erfolgt **über den Vagus** durch Acetylcholin und vermittelt durch Muscarinrezeptoren. Die säuresezernierenden Belegzellen haben daneben Rezeptoren für Gastrin und Histamin (vgl. Abb. 24.1 und S. 233). Beide Stoffe sind neben Acetylcholin an der Steuerung der Salzsäureproduktion beteiligt. Die Bildung der Magensäure folgt einem zirkadianen Rhythmus; nachts zwischen 22 und

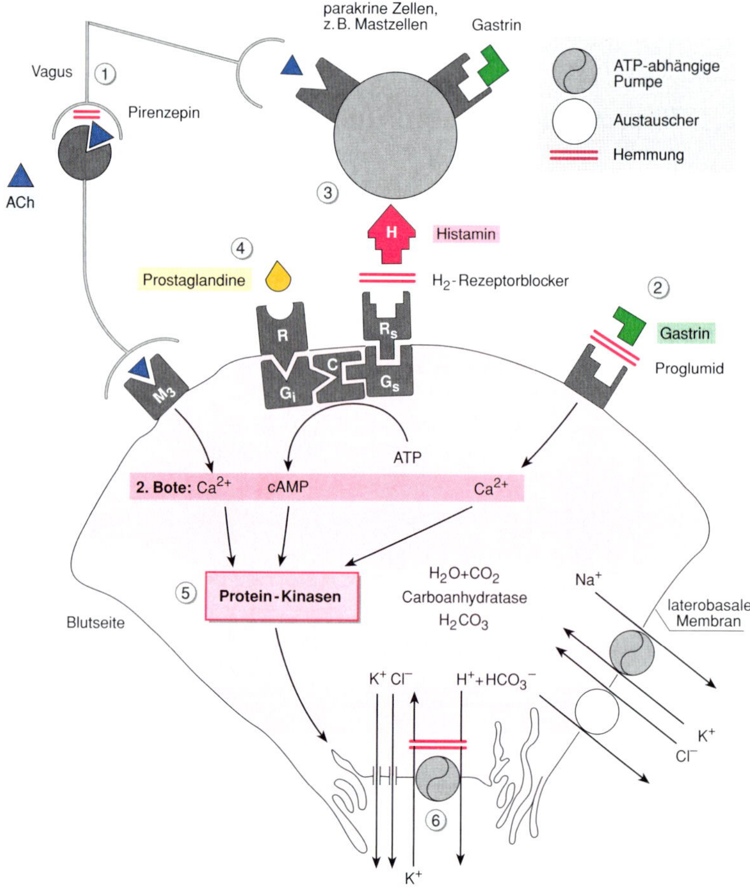

Abb. 24.1 Schematische Darstellung der Aktivierungsmöglichkeiten einer Parietalzelle.
1) Über den Vagus erfolgt die stärkste Anregung der Magensaftsekretion. Der Transmitter Acetylcholin löst eine Freisetzung des intrazellulären zweiten Boten (engl. second messenger) Calcium aus. Die cholinerge Stimulation kann durch Nicotin- bzw. Muscarin-Rezeptor-Antagonisten, z. B. **Pirenzepin,** blockiert werden. Pirenzepin gilt als selektiver M_1-Muscarin-Rezeptor-Antagonist. M_1-Muscarin-Rezeptoren werden vornehmlich in ganglionären Nervenzellen gefunden. An der Parietalzelle befinden sich M_3-Muscarin-Rezeptoren.
2) Auch die durch **Gastrin** ausgelöste Steigerung der Protonensekretion wird intrazellulär über Ca^{2+}-Ionen vermittelt. **Proglumid,** ein Gastrin- bzw. Cholecystokinin-Analogon, blokkiert den Gastrinrezeptor.
3) **Histamin,** das aus histaminspeichernden Zellen, Mast- und ECL-(enterochromaffin-like cells)Zellen stammt, aktiviert den H_2-Rezeptor. Der zweite Botenstoff ist cAMP, das aus ATP nach Aktivierung der Adenylatcyclase (C) gebildet wird. Die durch Histamin ausgelöste Erregung kann durch **H2-Rezeptor-Antagonisten** verhindert werden.
4) Am gleichen System wirken **Prostaglandine** (z. B. PGE_2). Sie aktivieren den inhibierenden Rezeptor (R_i), der ein inhibierendes, Guanyl-Nucleotid-bindendes Protein aktiviert (G_i). Die gemeinsame Endstrecke der Wirkung von Prostaglandinderivaten ist wie beim Histamin die Adenylatcyclase, die durch Prostaglandine gehemmt, durch Histamin aktiviert wird.
5) Die zweiten Botenstoffe, Ca^{2+}-Ionen bzw. cAMP, führen über verschiedene Reaktionsketten im Zellstoffwechsel zur Aktivierung von Proteinkinasen mit der Konsequenz, daß sich aus Vesikeln mit H^+,K^+-ATPase die kanalikulären Membranen der Belegzellen bilden.
6) Der Protonengenerator für die H^+,K^+-ATPase ist die Carboanhydrase. Sie katalysiert die Bildung von Kohlensäure (H_2CO_3) aus H_2O und CO_2. Die Kohlensäure dissoziiert spontan zu Protonen und Bicarbonat-Anionen, die über einen Anionen-Austauscher in der basolateralen Membran die Zelle verlassen. Ein Beispiel für die Inhibitoren der H^+,K^+-ATPase ist **Omeprazol.**

Zum Verständnis der Tatsache, daß sowohl cholinerge Erregungsvorgänge als auch die gastrinvermittelte Aktivierung der Magensäureproduktion durch Histamin verstärkt und durch H_2-Rezeptor-Antagonisten abgeschwächt werden können, muß man sich vergegenwärtigen, daß in den Drüsenschläuchen, vor allem der antralen Magenabschnitte, sogenannte histaminkompetente Zellen gefunden werden. Diese Zellen werden in der Literatur oft parakrine Zellen genannt; mit histologischen bzw. immunhistochemischen Methoden ist ihre Fähigkeit, Histamin zu produzieren, nachgewiesen worden. Mittlerweile werden fast 20 verschiedene parakrine Zelltypen im Magen-Darm-Trakt voneinander unterschieden. Es ist im einzelnen noch nicht vollständig geklärt, wie Gastrin freigesetzt wird und wie die dadurch ausgelöste Histaminabgabe erfolgt. Das gilt auch für die durch elektrische Vaguserregung nachgewiesene Histaminfreisetzung, die aus Mastzellen oder anderen histaminkompetenten Zellen in der Magenwand erfolgt. (Nach Soll, Aliment. Pharmacol. Therap. 1, 77–89 [1987], und Wolfe und Soll, New Engl. J. Med. 319, 1707–1715 [1988].)

24 Uhr erreicht sie ihr Maximum und morgens um 7 Uhr ihren Tiefpunkt.

Bei der Steuerung der Magensaftsekretion ist zwischen der Basissekretion und der **kephalen**, d.h. vom Zentralnervensystem ausgelösten, der **gastrischen** und der **intestinalen** Sekretionsphase zu unterscheiden. Während einer Mahlzeit entfallen rund 15% der Magensaftproduktion auf die basale Sekretion, 30% auf die kephale Phase, 50% auf die gastrische Phase und 5% auf die intestinale Phase. Das Zusammenspiel von Magenfüllung, Protonenkonzentration und Sekretionsrate der H^+-Ionen ist in Abb. 24.2 veranschaulicht.

Sekretion von Schleim und Bicarbonat

Die Schleimschicht im Magen ist normalerweise durchschnittlich 180 μm dick. Sie besteht aus einem zähen, eng am Mucosaepithel haftenden Schleim. Auf dieser Schicht liegt dünner Schleim, der sich durch seine besondere Gleitfunktion auszeichnet. Die Schleimschicht hat nicht nur einen „Schmiereffekt“, durch den die Gleitfähigkeit der mechanisch zerkleinerten Speisen erleichtert wird. Dieser Schicht kommt auch eine **physikochemische Schutzfunktion** für das Mucosaepithel zu. Infolge seiner anionischen Gruppen hat der Mucus Eigenschaften eines Kationen-Austauschers und vermittelt den Austausch von sezernierten Protonen gegen Na^+-Ionen. Außerdem bildet der Schleim ein Diffusionshindernis und ermöglicht es, daß durch sezerniertes Bicarbonat an der Oberfläche des Epithels ein pH-Wert von 7 aufrechterhalten wird, während an der Oberfläche des Schleimfilms ein pH von 1–2 herrschen kann (Abb. 24.3). Schleim- und Bicarbonatsekretion sind die beiden wichtigsten protektiven Faktoren für die Magenschleimhaut. Sie werden durch den Vagus und durch Prostaglandine sowie die Peptidhormone Secretin, Gastrin und Cholecystokinin (CCK) gesteuert.

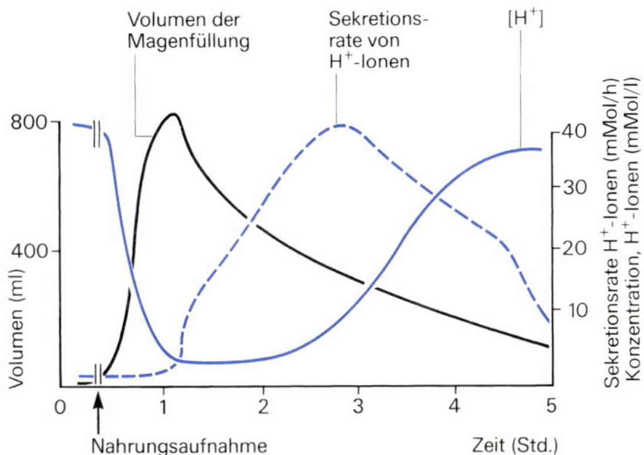

Abb. 24.2 Verlaufskurven der H^+-Ionen-Konzentration, der Sekretionsrate von H^+-Ionen und des Volumens des Mageninhalts nach einer Mahlzeit. Die hohe H^+-Ionen-Konzentration vor der Mahlzeit ist der kephalen Phase der Sekretionssteuerung zuzuschreiben. Mit zunehmendem Volumen des Speisebreis im Magen sinkt die H^+-Ionen-Konzentration ab. In der gastrischen Phase, die sich während des Essens mit der kephalen und schließlich der intestinalen Phase der Steuerung der Magensaftsekretion überschneidet, nimmt die Sekretionsrate von H^+-Ionen zu. Bei Zunahme der Sekretionsrate und sich durch die Magenentleerung verringerndem Volumen des Mageninhalts steigt die Protonenkonzentration wieder an. Dadurch wird aus den endokrinen Zellen der Magendrüsen Somatostatin freigesetzt, das zu einer Verringerung der Sekretionsrate von H^+-Ionen führt (negative Rückkopplung).
(Nach K. C. K. Lloyd/H. T. Debas, Peripheral Regulation of Gastric Acid Secretion, in: Physiology of the Gastrointestinal Tract. [L. R. Johnson, Ed.] Raven Press, New York 1994.)

Nichtsteroidale Antiphlogistika, die als **Hemmstoffe der Cyclooxygenase** die Biosynthese von Prostaglandinen einschränken, hemmen die Schleimbildung und begünstigen so – neben ihrer direkt ulcerogenen Wirkung – indirekt die Entstehung von peptischen Ulcera (vgl. Abb. 24.3). Man hofft, daß sich die bei Entzündungen induzierte Form der Cyclooxygenase, die COX-2, selektiv durch bestimmte Pharmaka hemmen läßt, ohne die physiologische Bildung von Prostaglandinen im Magen-Darm-Trakt durch die konstitutive Form des Enzyms, die COX-1, zu beeinträchtigen. Dann könnte durch den Einsatz selektiver COX-2-Blocker diese Nebenwirkung nichtsteroidaler Antiphlogistika vermieden werden.

Auch Corticosteroide und ACTH vermindern den Schleimbelag der Magenmucosa. Sie hemmen die Phospholipase A_2 (s. Kap. 15, S. 388) und vermindern so die Prostaglandin-Produktion.

24.1.2 Motorik des Magens

Hinsichtlich der Motorik sind **zwei Regionen** am Magen zu unterscheiden. Die obere Region, die den Fundus und das obere Drittel des Corpus umfaßt, dient der Aufnahme der Speisen aus dem Ösophagus. Die zweite Region, die den größeren Teil des Corpus, das Antrum und die Pylorusregion beinhaltet, ist zu peristaltischen Bewegungsabläufen befähigt, die durch Schrittmacher in Gang gesetzt werden. Die Schrittmacherregion befindet sich unmittelbar an der Grenze zwischen druckerzeugender Kuppel und der zur Peristaltik befähigten Corpusregion des Magens und ist zur großen Kurvatur hin orientiert.

Die für die Magenfunktion und vor allem die Entleerung wichtigen motorischen Bewegungsabläufe werden **neural und humoral gesteuert.** Den Abschluß des Magens nach oben gewährleistet die Cardia. Öffnung bzw. Verschluß des Pylorus steuern Reflexe und/oder humorale Reize, die von der Schleimhaut des Magens bzw. des Duodenums und oberen Jejunums ihren Ausgang nehmen. Beispielsweise wird durch den Kontakt mit saurer Flüssigkeit in diesen Schleimhautregionen die Magenmotorik gehemmt und der Pylorus verschlossen.

Die **Magenentleerung** unterliegt vielfältigen Einflüssen. So ist die Entleerungsgeschwindigkeit des Magens direkt proportional der Wurzel des Füllungsvolumens. Das bedeutet, daß eine Entleerung um so rascher erfolgt, je stärker der Magen gefüllt ist. Allerdings gilt das lediglich für Magenfüllungen mit wäßrigen Inhalten. Die Zusammensetzung des Speisebreis spielt nämlich eine große Rolle für die Magenentleerung unter physiologischen Bedingungen. Die Entleerung des Magens wird verzögert:

a) mit steigendem Säuregrad des Mageninhalts,
b) mit steigender Osmolarität des Mageninhalts und
c) durch Fettsäuren, vor allem langkettige Fettsäuren mit einem Wirkungsmaximum bei einer Kettenlänge von C_{12} und C_{14} (Laurinsäure, Myristinsäure).

Diese Zusammenhänge sind von erheblicher praktischer Bedeutung. Da der obere Dünndarm der Hauptresorptionsort ist, gewinnt die von der Zusammensetzung des Speisebreis abhängige Magenentleerungszeit ganz erheblichen Einfluß auf die Anflutung eingenommener Arzneistoffe (s. S. 32 und Tab. 24.9).

24.1.3 Anregung der Magensaftsekretion und Substitution von Salzsäure und Enzymen

Die seit alters benutzten, mit Bitterstoffen versetzten Schnäpse (**Digestiva**) regen den Appetit an; dieses Gefühl wird durch Leerbewegungen des Magens und des Dünndarms sowie durch die Sekretion von Verdauungssekreten (Magensaft, Pankreassaft, Galle) vermittelt. Den Anteil des Alkohols an der Wirkung derartiger Verdauungshilfen sollte man nicht unterschätzen, denn durch Alkohol kann Gastrin freigesetzt werden. Die meisten Gewürze und Küchenkräuter enthalten ätherische Öle, die die gleiche Wirkung haben, z.B. Kardamom, Ingwer, Pfefferminze, Dill, Anis, Fenchel, Koriander, Zimt etc. Diese Stoffe regen die Sekretion der großen Verdauungsdrüsen sowie die Motilität an und beseitigen Gasansammlungen (**Karminativa**). Die gleiche Wirkung soll durch oberflächenaktive Stoffe erzielt werden, z.B. mit Dimethylpolysiloxan (Dimeticon).

Verdauungsbeschwerden werden oft **bei Hyp- bzw. Anazidität** manifest. Anazidität des Magensafts, insbesondere die gegenüber Provokation refraktäre, muß diagnostisch abgeklärt werden. Wie die Erfahrung zeigt, treten Magenkarzinome gehäuft bei Anazidität und gleichzeitigem Mangel an „intrinsic factor" (Perniciosa-Faktor) des Magensafts auf (Therapie der perniziösen Anämie s. S. 771). Oft wird eine **Säuresubstitution** subjektiv als hilfreich empfunden. Allerdings ist hinzuzufügen, daß es kaum gelingt, die Gesamtmenge an saurem Magensaft, die ein normaler Erwachsener am Tage pro-

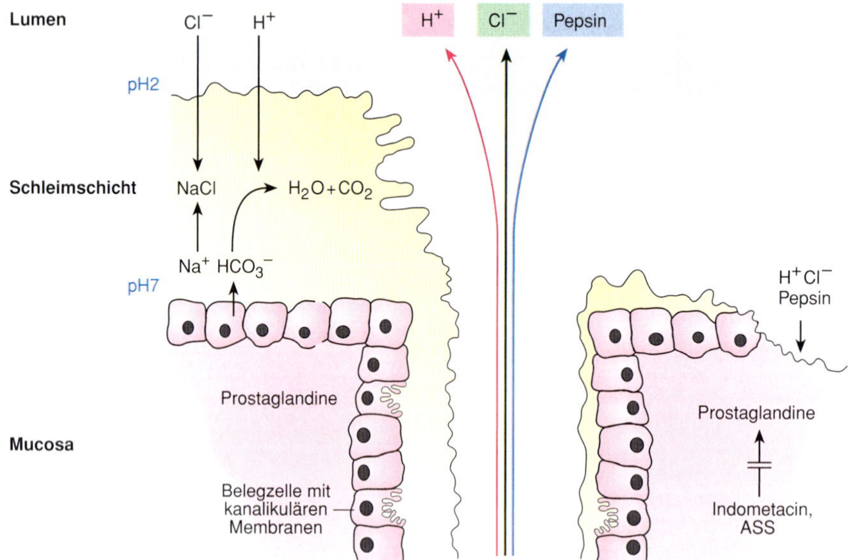

Abb. 24.3 Schematische Darstellung der Schutzwirkung der Sekretion von Schleim und Natriumbicarbonat für die Integrität der Magenschleimhaut. Dargestellt ist die Mündung einer Magendrüse, aus der im aktiven Zustand Salzsäure und Pepsin ins Magenlumen entleert werden. Im linken Teil ist die Anregung der Schleim- und Bicarbonatsekretion durch Prostaglandine dargestellt. Da er elektronegative Ladungen trägt, wirkt der Schleim als Kationen-Austauscher für Protonen. Dies führt zusammen mit der neutralisierenden Wirkung durch die Bicarbonatsekretion dazu, daß den Verdauungssekreten der Zutritt zur Mucosaoberfläche verwehrt wird. Rechts im Bild ist veranschaulicht, wie sich die Hemmung der Schleimsekretion, z.B. durch Prostaglandinsynthese-Hemmstoffe wie Acetylsalicylsäure (ASS) oder Indometacin, auswirkt. Vor allem das Fehlen der schützenden Schleimschicht eröffnet den Verdauungssäften den Zugang zur Mucosa und ermöglicht damit die Bildung von peptischen Ulcera. Wegen der bei Rauchern oft verminderten Durchblutung der Schleimhaut sind sie besonders anfällig für derartige Ulcerationsvorgänge. Wenn von cytoprotektiven Wirkungen der Pharmaka zur Ulcustherapie die Rede ist, versteht man darunter die Anregung der Schleimproduktion und der Sekretion von Natriumbicarbonat, die Steigerung der Mucosadurchblutung sowie die Hemmung der Salzsäureproduktion.

duziert, zu substituieren: 1–2 l einer 0,1molaren HCl-Lösung(!) kann man nur mit einem Strohhalm einnehmen, andernfalls werden die Zähne geschädigt. Ein probates Vorgehen besteht darin, 0,1molare HCl-Lösung mit Leitungswasser 1:1 bzw. 1:2 zu verdünnen und davon jeweils ⅛ l nach den Mahlzeiten (1 Weinglas) zu trinken. Daneben finden Zitronensäurekonzentrate Verwendung, die leicht zu verdünnen sind und ihrer Geschmackskorrigentien wegen gerne eingenommen werden. Trotz inadäquater Säuremengen empfinden die Patienten dies als Erleichterung.

Die **Enzymsubstitution** zur Verdauungshilfe ist kritisch zu beurteilen. Die Substitution von Pepsin bei einer Achylie ist nicht notwendig. Die Hauptlast der Proteinverdauung wird durch die Pankreasenzyme getragen. Fraglos läßt sich mit einer Substitution von Pankreasenzymen bei Achylie eine wohltuende Wirkung erzielen. Die Substitution muß aber dann in den adäquaten Mengen erfolgen. Da die Pankreasenzyme im sauren Magensaft zerstört werden, sind die Dragees mit einem säureresistenten Überzug versehen. Aus dem gleichen Grund dient auch die gleichzeitige Gabe von Antazida dazu, die Wirkung von Enzympräparaten zu steigern. Eine rationale Therapie im Sinne einer ökonomischen Verschreibung ist dies allerdings nicht. Als einzige rational begründbare Indikation für die Anwendung von Pankreasenzympräparaten wird die Pankreasinsuffizienz mit Fettstühlen angesehen.

24.1.4 Prinzipien der Ulcustherapie

Pathophysiologische Vorbemerkungen

Peptische Geschwüre können im Ösophagus, im Magen, im Duodenum und oberen Jejunum auftreten. Die Lokalisation deutet schon darauf hin, daß die Ursachen in einer Selbstverdauung zu suchen sind. Denn derartige Geschwüre kommen nur dort vor, wo saurer, pepsinhaltiger Magensaft vorhanden ist. Die Gründe, weshalb der beim Gesunden funktionierende Schutz der Epithelien in diesen Abschnitten des Gastrointestinaltrakts zusammenbricht, sind bis heute noch nicht vollständig aufgeklärt; unter anderem sind nicht selten psychische Faktoren an der Entstehung beteiligt.

Als wichtigster pathophysiologischer Faktor für die Entstehung **peptischer Ulcera** wird heute die Besiedlung der Magenschleimhaut mit *Helicobacter pylori (H. pylori)* angesehen. Durch die Infektion mit *H. pylori* kann sich eine chronisch-aktive Typ-B-Gastritis entwickeln. Dabei löst die infektionsbedingte antrale Alkalisierung eine vermehrte Freisetzung von Gastrin und damit eine vermehrte Abgabe von Salzsäure aus, was peptische Läsionen der Duodenalschleimhaut verursachen kann. **Streßulcera** hingegen scheinen ihren Ausgang von Regionen mit mangelnder Durchblutung der Schleimhaut zu nehmen.

Am Schutz der Schleimhaut vor dem aggressiven Magensekret sind die in der Mucosa gebildeten Prostaglandine beteiligt (vgl. Abb. 24.3). Die indirekten, ulcerogenen Eigenschaften der nichtsteroidalen Antiphlogistika werden mit deren inhibitorischer Wirkung auf die Cyclooxygenase in Zusammenhang gebracht (s. S. 388).

Therapeutische Ziele beim akuten Ulcus sind die **Schmerzlinderung** und die **Abheilung** bzw. die **beschleunigte Abheilung des Geschwürs.** Den Gastroenterologen steht heute eine Vielzahl von direkten Interventionsmöglichkeiten unter endoskopischer Kontrolle zur Verfügung, darunter gegebenenfalls auch chirurgische Eingriffe. Die in der Ulcustherapie gegenwärtig angewendeten Pharmaka sind in Tab. 24.1 charakterisiert.
Unter dem Aspekt, daß die Sekretion von saurem Magensaft bzw. die Besiedlung der Magenschleimhaut mit *H. pylori* eine besondere Rolle in der Ulcuspathogenese spielt, werden derzeit **verschiedene therapeutische Prinzipien** wie H_2-Rezeptor-Antagonisten, Inhibitoren der H^+,K^+-ATPase, Muscarin-Rezeptor-Antagonisten, Antazida und Antibiotika zur Eradikation von *H. pylori* genutzt.

H_2-Rezeptor-Antagonisten

Die chemischen Formeln der therapeutisch angewendeten H_2-Rezeptor-Antagonisten sind in Abb. 24.4 zu-

Tabelle 24.1: Pharmakotherapeutische Möglichkeiten zur Behandlung von peptischen Ulcera des Magens und des Dünndarms

Pharmakon-Typ	Wirkungsmechanismus
H_2-Rezeptor-Antagonisten	Hemmung der histaminvermittelten Sekretion von Salzsäure
Benzimidazolderivate	Hemmung der H^+,K^+-ATPase und damit der HCl-Produktion
Muscarin-Rezeptor-Antagonisten	Hemmung der cholinerg vermittelten Sekretion von Salzsäure und Pepsin sowie der Magenentleerung
PG-Derivate, z. B. Misoprostol	Schutz der Mucosa durch Aktivierung der HCO_3^-- und der Schleimsekretion; Steigerung der Durchblutung der Mucosa; Hemmung der Salzsäuresekretion
Proglumid	Hemmung der gastrinvermittelten Sekretion von Säure und Pepsin
Antazida	Neutralisation von Säure und dadurch Hemmung der Aktivität von Pepsin; Abdeckung von Ulcera(?)
Sucralfat	Abdeckung von Ulcera
Antibiotika	Eradikation von H. pylori bei entsprechendem Erregernachweis

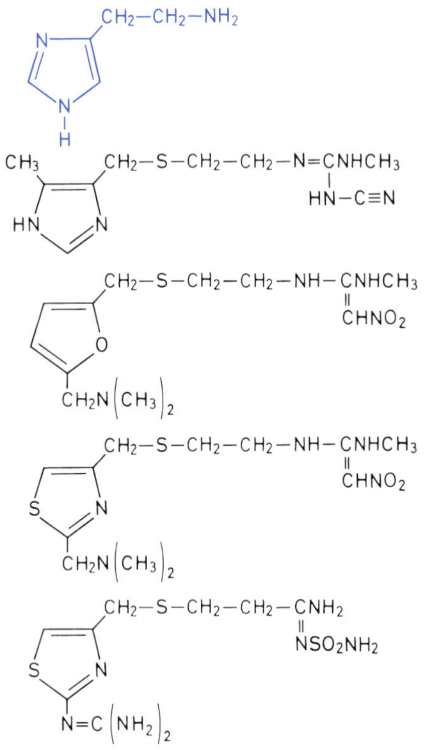

Histamin

Cimetidin

Ranitidin

Nizatidin

Famotidin

Abb. 24.4 H_2-Rezeptor-Antagonisten.

sammengefaßt. In der Ulcustherapie werden vor allem Cimetidin[1] und Ranitidin[2] verwendet. Famotidin[3] und Nizatidin[4] sind neu hinzugekommen. Hinsichtlich des Wirkungsmechanismus dieser Verbindungen vgl. Abb. 24.1. H_2-Rezeptor-Antagonisten hemmen die histaminvermittelte Säureproduktion des Magens. Dadurch führen sie indirekt zur Schmerzlinderung; die Abheilung der Ulcera wird beschleunigt. Die bisher bekannten pharmakokinetischen Eigenschaften sind in Tab. 24.2 zusammengefaßt.

Für **Cimetidin** wird eine Dosis von 800 mg abends empfohlen; die Wirkung kann noch den ganzen nächsten Tag anhalten. **Ranitidin** wird niedriger dosiert: 300 mg abends. Für **Famotidin** lautet die Dosierungsempfehlung bei Duodenal- und Magenulcera 40 mg/Tag vor dem Einschlafen, 4–8 Wochen lang. Bei eingeschränkter Nierenfunktion muß die Dosis verringert werden. Dies gilt gleichermaßen für Cimetidin, Ranitidin, Famotidin und Nizatidin, weil sie alle zu 50–70% renal ausgeschieden werden (Tab. 24.2). Daran ist auch zu denken, wenn die Patienten zwar keine Nierenerkrankung haben, aber älter als 60 Jahre sind. Alle erwähnten H_2-Rezeptor-Antagonisten stehen für intensivmedizinische Zwecke wie z.B. bei Streßulcera auch als i.v.-Anwendungsformen zur Verfügung.

[1] Tagamet®, Tagagel®
[2] Sostril®, Zantic®
[3] Pepdul®, Ganor®
[4] Gastrax®, Nizax®

Unerwünschte Wirkungen

Hinsichtlich der allgemeinen Auswirkungen bei einer länger dauernden Anwendung von Arzneistoffen, die die Säureproduktion des Magens hemmen, vgl. S. 600. Da die verschiedenen H_2-Rezeptor-Antagonisten unterschiedlich lange am Markt sind, ist heute noch kein endgültiger Vergleich der Risiken möglich: Cimetidin wird schon seit Jahren benutzt und dementsprechend konnten an vielen Millionen Patienten Erfahrungen gewonnen werden, während zu den neueren Präparaten Ranitidin, Famotidin und Nizatidin noch nicht so umfangreiche Kenntnisse vorliegen. Aufgrund der niedrigeren Dosierung der modernen H_2-Rezeptor-Antagonisten ist zu erwarten, daß nicht alle der nach Anwendung von Cimetidin beschriebenen unerwünschten Wirkungen auftreten.

Wirkungen auf das ZNS. Subjektive Beschwerden wie Müdigkeit, Konzentrationsschwäche, Antriebsarmut, Desorientiertheit oder Apathie, Unruhe und Halluzina-

Tabelle 24.2: Dosierung und pharmakokinetische Daten einiger H_2-Rezeptor-Antagonisten

INN	Handelsname	Dosierung (mg) über den Tag	oder vor dem Schlafengehen	Bioverfügbarkeit (%)	Plasma-HWZ (h)	renale Elimination (% der Dosis)
Cimetidin	Tagamet®, Tagagel®	2 x 400	800	60–70	2–3	50–60
Ranitidin	Sostril®, Zantic®	2 x 150	300	60–80	2–3	50
Nizatidin	Gastrax®, Nizax®	2 x 150	300	ca. 90	ca. 1,5	61
Famotidin	Pepdul®, Ganor®	2 x 20	40	40–45	3	65–70

Nach Gugler/Musch: Med. Welt 33, 1083–1086 (1982) sowie L. Z. Benet/R. L. Williams: Appendix 11, Design and Optimization of Dosage Regimens: Pharmacokinetic Data. In: Goodman and Gilmans: The Pharmacological Basis of Therapeutics, 8th Ed. Pergamon Press, New York, Oxford, Beijing, Frankfurt, São Paulo, Sydney, Tokyo, Toronto 1990

tionen sind zwar selten, müssen aber ernstgenommen werden. Die Gefahr für derartige Wirkungen ist bei Patienten mit eingeschränkter Nierenfunktion besonders hoch. Deshalb finden sich unter den Betroffenen wegen der eingeschränkten Nierenfunktion häufiger ältere Menschen.

Endokrine Störungen. Zu den am besten untersuchten unerwünschten Wirkungen von Cimetidin gehört die antiandrogene Wirkung. Sie äußert sich beim Mann in einer Gynäkomastie und tritt bei 0,2% der behandelten Patienten auf. Bei Zollinger-Ellison-Syndrom soll die Gynäkomastie häufiger sein, was mit der höheren und länger dauernden Dosierung zusammenhängen könnte. Außerdem sind Verlust der Libido und Verminderung der Spermatozoenzahl beschrieben worden. Im Plasma steigt die Prolactinkonzentration an. Die antiandrogene Wirkung von Ranitidin scheint wesentlich schwächer ausgeprägt zu sein, obwohl über Einzelfälle von Gynäkomastie unter der Therapie mit Ranitidin berichtet worden ist. Eine Erhöhung der Prolactinkonzentration im Plasma konnte dabei nicht nachgewiesen werden.

Wirkungen auf die Leber. Unter Cimetidin wurden vorübergehende Konzentrationserhöhungen der Transaminasen (SGOT, SGPT) im Serum beobachtet. Sie gehen nach Dosisreduktion häufig zurück. In einigen wenigen Fällen ließ sich durch Reexposition der Nachweis führen, daß mit Cimetidin Funktionsstörungen der Leber provoziert werden können. Ein cholestatischer Ikterus kann vor allem bei älteren Patienten vorkommen. Cholestatische Reaktionen bei Kindern verschwanden nach Absetzen der Therapie. Auch unter der Therapie mit Ranitidin wurden Leberfunktionsstörungen beobachtet, in ganz seltenen Fällen sogar schwere.

Wirkungen auf die Niere. Unter der Therapie mit Cimetidin kann die Creatininkonzentration im Plasma ansteigen. Gewöhnlich wird diese Beobachtung mit einer Interferenz zwischen der Ausscheidung von Cimetidin, das tubulär mit einem Basentransportsystem sezerniert wird, und Creatinin interpretiert. Der Konzentrationsanstieg von Creatinin im Plasma kann aber auch Vorbote der seltenen, durch Cimetidin ausgelösten interstitiellen Nephritis sein. Unter Ranitidin kommt es nur sehr selten zu einer Erhöhung der Creatinin-Plasmawerte. Der Grund dafür könnte die niedrigere Dosierung sein.

Wirkungen auf Blut und blutbildende Organe. Neutropenie, Thrombocytopenie und selten Agranulocytose sind als Nebenwirkungen von Cimetidin und auch der drei anderen H_2-Rezeptor-Antagonisten angegeben worden. Unter Cimetidin werden Nierentransplantate unter Umständen rascher abgestoßen. Es wird vermutet, daß eine Immunstimulation die Ursache sein könnte.

Wie viele Arzneimittel können auch H_2-Rezeptor-Antagonisten **Überempfindlichkeitsreaktionen** wie Urticaria, Anaphylaxie, Quincke-Ödem, Bronchialkrämpfe und Schock verursachen. Diese Zwischenfälle sind jedoch sehr selten. Cimetidin und Ranitidin werden mit einem vermehrten Haarausfall in Zusammenhang gebracht.

Wechselwirkungen

Je vollständiger und anhaltender die Salzsäuresekretion gehemmt wird, desto eher kommt es zu einer Besiedlung des Magens mit Mikroorganismen. Damit erklärt man die vermehrte Bildung von Nitriten und Nitrosaminen im Magensaft, die unter Cimetidinmedikation beobachtet wurde. Es wurde auch darüber spekuliert, ob dies die Entstehung von Magenkarzinomen begünstigen könnte.

Cimetidin geht eine ziemlich feste Verbindung mit Cytochrom P_{450} (Monoxygenase) ein. Dadurch kann der Abbau anderer Arzneistoffe behindert werden. Diese Wechselwirkung setzt rasch ein, vor allem nach hohen Cimetidindosen. Davon betroffen ist eine ganze Reihe von Arzneistoffen, z.B. Carbamazepin, Clomethiazol, Chlordiazepoxid, Morphin, Phenytoin, Propranolol, Theophyllin, Warfarin, Triazolam, Chinidin, Imipramin, Pentazocin und Lidocain. Bei den anderen H_2-Rezeptor-Antagonisten sind derartige Interferenzen nicht beobachtet worden.

Inhibitoren der H^+,K^+-ATPase

Omeprazol, Lansoprazol und Pantoprazol (Abb. 24.5) sind Benzimidazolderivate. Sie sind inaktive Vorläufer (prodrugs), die nach der enteralen Resorption und systemischen Verteilung über die basolaterale Membran in die Parietalzelle aufgenommen werden und dort die

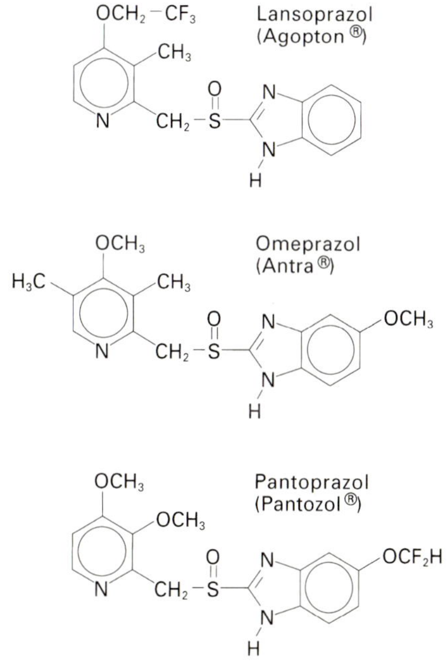

Lansoprazol (Agopton®)

Omeprazol (Antra®)

Pantoprazol (Pantozol®)

Abb. 24.5 H^+,K^+-ATPase-Blocker (Protonenpumpen-Inhibitoren).

kanalikulären Membranen erreichen. Erst in den Canaliculi, d.h. erst am Wirkort, entstehen die eigentlich aktiven Formen bei pH-Werten unterhalb von 4 durch Umwandlung in Sulfenamidderivate, die kovalent die H^+,K^+-ATPase binden und sie so hemmen (Abb. 24.6). Sie heißen deshalb auch Protonenpumpen-Inhibitoren. Die Hemmung ist irreversibel, d.h., sie hält so lange an, bis neue Enzymmoleküle synthetisiert wurden. Die Halbwertszeit der H^+,K^+ATPase beträgt etwa 50 Stunden. In einer Dosierung von 20–40 mg/Tag können diese Enzyminhibitoren bei Einnahme über längere Zeit die Säureproduktion um mehr als 90% vermindern (Abb. 24.7). Die Protonenpumpenhemmer dürften in Zukunft die Mittel der Wahl werden.

Pharmakokinetik

Die Bioverfügbarkeit der drei Protonenpumpen-Inhibitoren, die im Dünndarm resorbiert werden, ist gut – vorausgesetzt, sie werden durch einen säureresistenten Überzug vor der Magensäure geschützt – und liegt zwischen 60 und 80%. Die Proteinbindung beträgt mehr als 95%. Die Halbwertszeit liegt zwischen 0,7 und 1,3 Stunden – Zeiten, die bei dem zugrundeliegenden Wirkungsmechanismus von untergeordneter Bedeutung sind. Alle drei werden durch Monoxygenasen in der Leber oxidiert und dann mit Schwefel- und/oder Glucuronsäure konjugiert. Die Metaboliten werden renal ausgeschieden. Trotz dieser Gemeinsamkeit bei der metabolischen Elimination gibt es Unterschiede hinsichtlich der Metabolisierung im einzelnen. Aus diesem Grund treten die für Omeprazol beschriebenen Interaktionen mit anderen metabolisch eliminierten Arzneistoffen bei Pantoprazol nicht in Erscheinung.

Unerwünschte Wirkungen, Wechselwirkungen

Omeprazol verändert **beim Menschen** die Pharmakokinetik von Diazepam, Carbamazepin, Warfarin und Phenytoin. Die Clearance von Diazepam kann um bis zu 50% vermindert sein. Dafür verantwortlich ist die Kompetition von Omeprazol mit Diazepam, die am Cytochrom-CYP2Cmeph stattfindet. Weder Pantoprazol noch Lansoprazol hemmen den Metabolismus von Diazepam.

Bei der Langzeitanwendung von Omeprazol **an Ratten** wurden Carcinoid-Tumoren in der Magenschleimhaut beobachtet, die auf eine gastrinvermittelte Aktivierung enterochromaffiner Zellen im Gastrointestinaltrakt zurückgeführt wurden. Die gesteigerte Gastrinsekretion ist eine zwangsläufige Folge der gehemmten Säureproduktion. Diese läßt sich zwar bei entsprechender Dosierung und Dauer experimentell bei allen die Säureproduktion hemmenden Arzneistoffen beobachten, doch nicht von ungefähr tritt sie besonders bei den stark und lang anhaltend wirkenden Protonenpumpen-Inhibitoren in Erscheinung. Das ist auch der Grund, weshalb die Anwendungsdauer möglichst auf 8 Wochen begrenzt werden soll. Muß Omeprazol, beispielsweise beim Zollinger-Ellison-Syndrom, langfristig und auch in sehr hohen Dosen, nämlich bis zu 2 × 60–70 mg/Tag, eingenommen werden, ist dem potentiellen Risiko der Carcinoid-Entstehung besondere Aufmerksamkeit zu widmen. Bisher gibt es noch keine einschlägigen Beobachtungen beim Menschen.

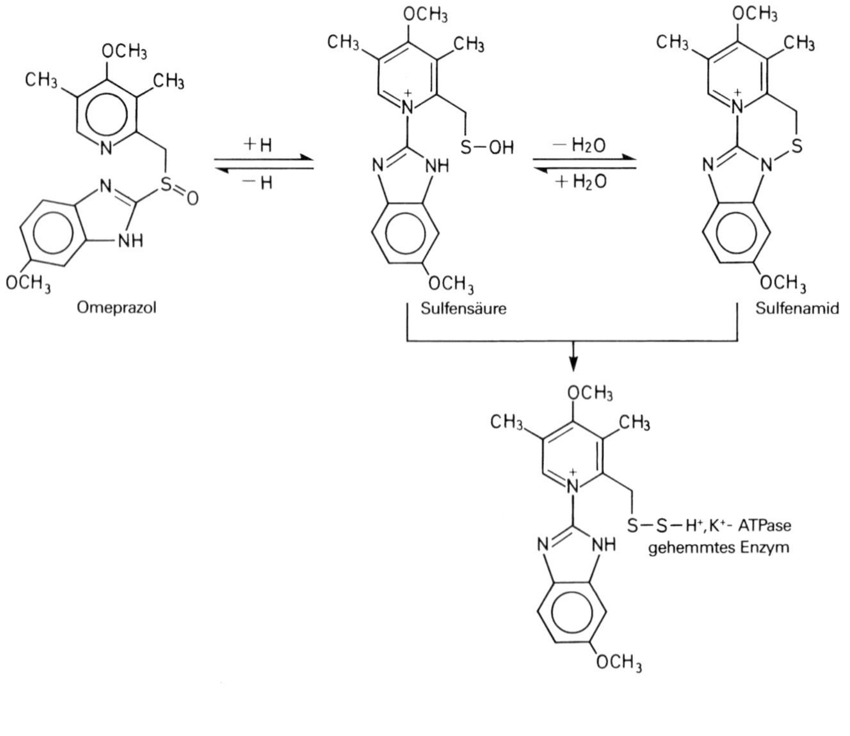

Abb. 24.6 Die Aktivierung von Omeprazol in Gegenwart von Protonen und Vorstellungen zur Hemmung der H^+,K^+-ATPase. Omeprazol, das im normalen pH-Bereich stabil ist, wird im sauren pH-Bereich, nämlich unterhalb von pH 4, protoniert und in der Parietalzelle zu einer Sulfensäure bzw. einem Sulfenamid umgebildet. Dies sind die reaktionsfähigen Formen des Arzneistoffs. Sulfensäure kann unter Bildung einer Disulfidbrücke kovalent an das Enzym, die H^+,K^+-ATPase, in den Belegzellen gebunden werden und es auf diese Weise irreversibel inaktivieren.

Misoprostol

Mit Misoprostol[1], einem Analogon von Prostaglandin E_2, versucht man die für PGE_2 bekannten Wirkungen, nämlich die Hemmung der Salzsäuresekretion, die Aktivierung der Bicarbonat- und der Schleimsekretion sowie Steigerung der Durchblutung therapeutisch zu nutzen (s. S. 386). Misoprostol wird in einer Dosierung von 3 × 200 mg zur Prophylaxe des Ulcus ventriculi und duodeni verwendet. In der Therapie haben sich die Protonenpumpen-Inhibitoren als wirksamer erwiesen.

Wirkungsweise

Die protektiven Wirkungen der Prostaglandine wurden bereits auf S. 597 beschrieben. Die klinischen Untersuchungen haben gezeigt, daß die Hemmung der Säuresekretion durch Misoprostol in ähnlicher Weise erfolgt wie mit H_2-Rezeptor-Antagonisten, daß aber die Nebenwirkungsrate, besonders das Auftreten von Durchfällen, höher ist.

[1] Cytotec®

Pharmakokinetik

Nach der oralen Einnahme wird Misoprostol vor allem in der Darmwand angereichert, nur etwa 1–5% werden resorbiert. Die Plasmahalbwertszeit von Misoprostol beträgt 20–40 Minuten, die seiner Metaboliten 1,5 Stunden. Der größte Teil der Metaboliten wird über die Nieren (70%) und nur zu 15% mit dem Kot ausgeschieden. Die Proteinbindung von Misoprostol wird mit 80–90% angegeben.

Unerwünschte Wirkungen

Bei 15% der Patienten stehen, wie bei Prostaglandinderivaten zu erwarten, Diarrhöen und Spasmen im Vordergrund. Außerdem werden Übelkeit, Kopfschmerzen und Benommenheit genannt.

Schwangerschaft gilt als Kontraindikation für Misoprostol, obwohl die Resorption und die Plasmaspiegel

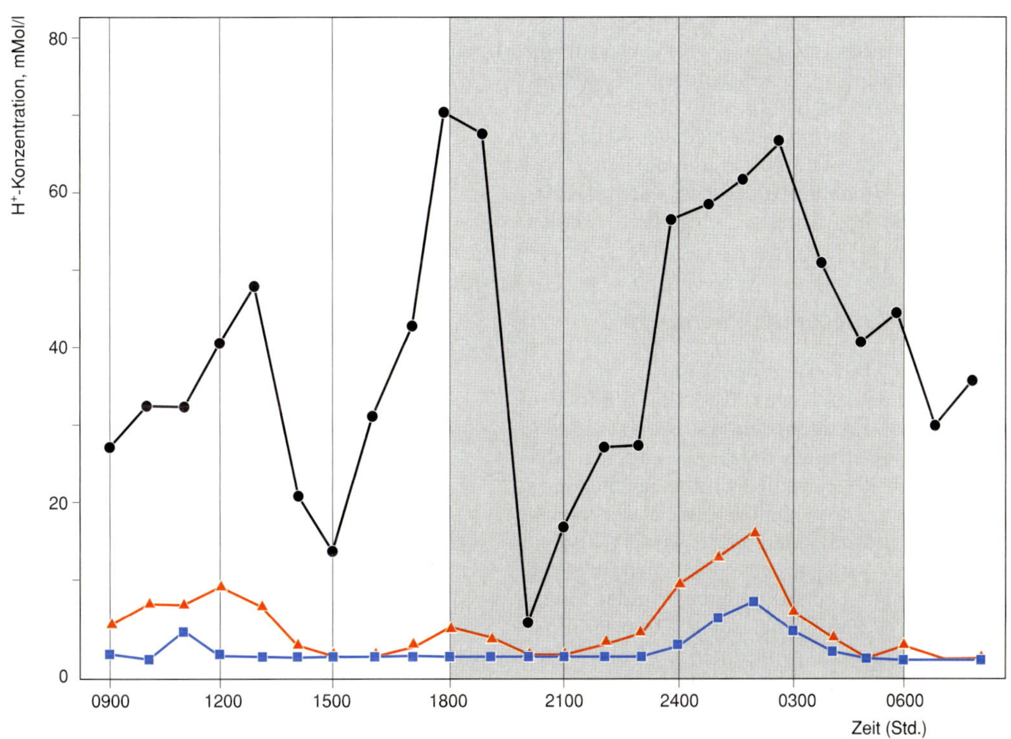

Abb. 24.7 Der circadiane Ablauf der Azidität im Mageninhalt vor und während einer Behandlungsperiode mit Omeprazol. In stündlichen Abständen wurde die Protonenaktivität im Mageninhalt von 6 Patienten gemessen. Der Übersichtlichkeit halber sind die Streuungen der Meßwerte nicht eingezeichnet. Kontrollen: schwarze Kreise.
Die Behandlung mit Omeprazol wurde 6 Tage vor der Untersuchung begonnen. Die 7. Dosis wurde jeweils um 9 Uhr des Versuchstages eingenommen. Omeprazol 20 mg/Tag: rote Dreiecke. Omeprazol 30 mg/Tag: blaue Vierecke. Mit der höchsten Omeprazol-Dosis in diesem Test deutet sich die physiologische Steigerung der Protonenkonzentration nach Mitternacht nur noch gerade eben an. Eine Woche nach dem Absetzen einer 14 Tage dauernden Omeprazol-Anwendung von 30–60 mg/Tag war das circadiane Muster der Protonenkonzentration im Mageninhalt wieder normalisiert (nicht dargestellt).
(Nach: Pounder et al., 24-hour intergastric acidity during treatment with oral omeprazole, in: lst International Symposium on Omeprazole [Borg et al. Eds.], S. 108–116. A.B. Hässle, S-43183 Mölndal, Schweden, 1986.)

bei oraler Zufuhr niedrig sind. Tritt während der Behandlung eine Schwangerschaft auf, muß Misoprostol abgesetzt werden. Über die mögliche Wirkung von Misoprostol auf Säuglinge ist bisher nichts bekannt; deshalb ist Misoprostol während der Stillzeit nicht zu empfehlen.

Hohe Dosen von Misoprostol führen beim Tier zu einer Erschlaffung der glatten Gefäßmuskulatur; die Vasodilatation bewirkt eine Hypotonie. Dies ist nur bei parenteraler Gabe von Misoprostol zu erwarten, da oral gegebenes Misoprostol infolge der Anreicherung in der Darmwand und der damit verbundenen Steigerung der Darmmotiliät rasch zu Durchfall führt. Systemische Wirkungen sind daher kaum zu erwarten.

Toxische Dosen von Misoprostol verursachen Koliken im Magen-Darm-Trakt, Pyloruskonstriktionen, Diarrhöen, Bradykardie und Hypotonie sowie Dämpfung des ZNS mit Eintrübung, Tremor, Krämpfen und Dyspnoe. Die Behandlung ist symptomatisch.

Wechselwirkungen

Interaktionen mit anderen Pharmaka sind bisher nicht bekanntgeworden und sind bei den geringen Dosierungen auch nicht zu erwarten. Wie beschrieben, kann Misoprostol die gastrointestinalen Nebenwirkungen nichtsteroidaler Antiphlogistika verhindern. Neuere Untersuchungen weisen darauf hin, daß darüber hinaus auch die renalen Nebenwirkungen nichtsteroidaler Antiphlogistika oder des Ciclosporins, die auf einer verminderten Nierendurchblutung beruhen, durch das stabile Prostaglandin-E_2-Analogon verhindert werden können.

Muscarin-Rezeptor-Antagonist: Pirenzepin

Die reflektorische Aktivierung der Sekretion von Magensaft erfolgt über den Vagus. Deshalb vermindern Muscarin-Rezeptor-Antagonisten die Säuresekretion. Die cholinergen Terminalen des Vagus enden in der Nachbarschaft der Parietalzellen und möglicherweise auch an Mastzellen. Das bedeutet, daß bei der Vaguserregung auch Histamin freigesetzt wird. Während Muscarin-Rezeptor-Antagonisten wie Atropin (vgl. Tab. 3.3) kaum mehr Bedeutung haben, findet Pirenzepin[1] weiterhin Verwendung. Auch Pirenzepin ist heute, verglichen mit den wirksamen und nebenwirkungsarmen Protonenpumpen-Inhibitoren, nur noch als Reservemittel zu betrachten.

Wirkungsmechanismus

Die Hemmung der Magensaftsekretion durch Pirenzepin beruht auf einer Blockade der Muscarin-Rezeptoren (M_1, s. Abb. 24.1) in der Magenschleimhaut. Pirenzepin unterscheidet sich in einem für die therapeutische Anwendung entscheidenden Punkt von Atropin: Die therapeutische Breite zwischen den Dosen, die sekretionshemmend wirken, und denjenigen, bei denen mit einer Akkommodationslähmung zu rechnen ist, ist bei Pirenzepin viel größer als bei Atropin.

Pharmakokinetik, Dosierung und Kombination mit H_2-Rezeptor-Antagonisten

Nach oraler Verabreichung von Pirenzepin werden nur rund 20% der Dosis systemisch wirksam. Die Bindung an Plasmaproteine beträgt rund 10%. Pirenzepin wird nur zu 10% metabolisch umgewandelt, der Rest wird zu gleichen Teilen renal und biliär ausgeschieden.

Die Halbwertszeit beträgt 10–14 Stunden. Demnach reichen 2 Dosen pro Tag aus, um eine therapeutisch wirksame Plasmakonzentration (20–50 ng/ml) aufrechtzuerhalten. Bei Dosen zwischen 50 und 75 mg Pirenzepin pro Tag kann innerhalb von 4 Wochen mit einer Abheilungsrate von 50–75% gerechnet werden. Bei höheren Dosen, z.B. 100–150 mg/Tag, steigt diese Rate auf 70–90%. Für diese Dosierung ließ sich in kontrollierten Studien auch eine schmerzlindernde Wirkung nachweisen, nicht dagegen für die niedrigere Dosierung. Aufgrund der unterschiedlichen Angriffspunkte ist die Kombination von Pirenzepin mit einem H_2-Rezeptor-Antagonisten sinnvoll.

Pirenzepin verursacht im Unterschied zu den H_2-Rezeptor-Antagonisten keinen Anstieg des Gastrins. Mit einer reaktiven Hypersekretion ist deshalb nicht zu rechnen. Auch die basale Bicarbonatsekretion des Pankreas bleibt unbeeinträchtigt.

Unerwünschte Wirkungen

Parenteral und hochdosiert verabreicht, verursacht Pirenzepin genau die gleichen unerwünschten Wirkungen wie alle anderen Muscarin-Rezeptor-Antagonisten (s. S. 155). Dabei sind auch Tachykardien zu registrieren.

Bei der üblichen Dosierung von Pirenzepin bis zu 150 mg täglich oral spielen die systemischen, parasympatholytischen Wirkungen nur selten eine Rolle. In einer kontrollierten Studie haben unter diesen Bedingungen 16% der Patienten über Mundtrockenheit und 13% über Sehstörungen (Akkommodationsstörung) geklagt. Bei Reduktion der Dosis auf 100 mg Pirenzepin pro Tag sank der Prozentsatz bei der Mundtrockenheit auf 6% und bei den Akkommodationsstörungen auf 1%. Immerhin verdienen die Akkommodationsstörungen Beachtung, da sie die Fähigkeit zur Bedienung von komplizierten Maschinen, z.B. Kraftfahrzeugen, einschränken. Miktionsstörungen sollen nicht vorkommen.

Proglumid

Der Gastrin- bzw. Cholecystokinin-Antagonist weist eine Strukturähnlichkeit mit der terminalen Peptidstruktur der beiden Enterohormone auf. Proglumid hat

[1] Gastrozepin®

sekretionshemmende und spasmolytische Eigenschaften. Sein therapeutischer Wert ist nicht überzeugend. Proglumid[1] wird in täglichen Dosen von 3–4 × 400 mg als Filmtabletten empfohlen.

Hinsichtlich der allgemein zu beachtenden unerwünschten Wirkungen bei der Anwendung von Arzneistoffen mit magensekretionshemmender Wirkung vgl. S. 604. Spezifische unerwünschte Wirkungen und daraus abzuleitende Kontraindikationen sind nicht bekannt.

Antazida

Eine zu starke Säureproduktion des Magens mit Reflux in den Ösophagus („Sodbrennen") ist für viele Patienten Anlaß zum Griff nach einem der rezeptfrei erhältlichen Antazida. Das bei Laien zur Selbstmedikation beliebte **Natriumhydrogencarbonat** („Bicarbonat", oft mit dem falschen Trivialnamen „Natron" bezeichnet) ist wegen seiner unerwünschten Wirkungen kaum noch Gegenstand ärztlicher Verschreibungen. Dagegen scheint es in der Selbstmedikation von Laien nach wie vor eine Rolle zu spielen.

Die modernen Antazida auf der Basis von **Aluminium-** bzw. **Magnesiumhydroxid-Gelen** vereinigen eine adsorptive mit der neutralisierenden Wirkung:

$$Al(OH)_3 + 3\,HCl \leftrightarrow AlCl_3 + 3\,H_2O \leftrightarrow Al(OH)Cl_2 + HCl + 2\,H_2O$$

Beurteilung der Wirksamkeit von Antazida

Die im Handel befindlichen Präparate unterscheiden sich beträchtlich hinsichtlich ihrer **Neutralisationskapazität**. Die Neutralisationskapazität kann titrimetrisch bestimmt werden und ist eine für die Beurteilung der Wirksamkeit der Präparate entscheidende Größe. Bei der Bemessung der Dosierung geht man davon aus, daß die Sekretionsrate des Magens nach Stimulation durchschnittlich 50 mmol HCl pro Stunde beträgt. Welche Dosis zur Erhöhung des pH-Werts auf 3,5 notwendig ist, ist entsprechend der unterschiedlichen Neutralisationskapazität sehr verschieden (s. Tab. 24.3). Da bei Hypersekretion unter Umständen 150 mmol HCl pro Stunde produziert werden, müßte man die Dosis, um das gleiche Ziel zu erreichen, auf das Dreifache erhöhen. Das ist bei einzelnen Präparaten mengenmäßig dem Patienten kaum noch zuzumuten.

Es bleibt noch kritisch anzumerken, daß es aufgrund der in vitro ermittelten Neutralisationskapazität keineswegs möglich ist, die Wirkung von Antazida widerspruchsfrei zu bemessen. Die in Tab. 24.3 aufgeführten Zahlen lassen beispielsweise die unterschiedlichen Pufferkapazitäten der einzelnen Antazida außer Betracht. So ist die Neutralisationskapazität von Magaldrat, dem Inhaltsstoff von Riopan®, bezogen auf die Gewichtseinheit in vitro etwa gleich stark wie die der Inhaltsstoffe von Maaloxan®. Auch die proteinbedingten Wirkungsverluste in einem künstlichen Versuchsansatz sind bei beiden Antazida etwa gleich. Dennoch erweist sich Magaldrat in vivo als vergleichsweise stärker wirksam, was auf seine besondere Pufferwirkung im sauren pH-Bereich sowie seine Viskosität und pH-abhängige Löslichkeitseigenschaften zurückgeführt wird.

Neuerdings wird aluminiumhaltigen Antazida und ähnlichen Verbindungen wie Sucralfat eine gastroprotektive Wirkung zugeschrieben, die mit einer vermehrten Freisetzung von PGE_2 erklärt wird. Außer Frage steht, daß ähnlich wie Sucralfat natürlich auch andere

[1] Milid®

Tabelle 24.3: Zusammensetzung und in vitro bestimmte Wirkungsstärke einiger Antazida

Handelsname (Beispiele)	Zusammensetzung	mmol/g	Dosis in g zur Einstellung von 50 mmol HCl auf pH 3,5
Aludrox®	Aluminiumhydroxid	0,35	28
Phosphalugel®	Aluminiumphosphat	1,1	325
Maaloxan®	Magnesiumhydroxid Aluminiumhydroxid	0,65 0,22	19
Maalox 70®	Magnesiumhydroxid Aluminiumhydroxid	0,91 0,78	9
Riopan®	Magnesiumaluminathydrat	0,18	25
Rennie®	Calciumcarbonat Magnesiumcarbonat	5,11 0,71	6,4

Zahlenangaben abgerundet nach K. H. Holtermüller et al., Med. Klin. 72, 1229–1241 (1977), und C. Walther et al., Zschr. f. Gastroenterologie 20, 263–272 (1982)

gelartige Aluminiumverbindungen einen Schutz des Ulcusgrundes vor Säureeinwirkung bzw. Einwirkung der Verdauungsenzyme bewirken können. Eine geringe, aber kontinuierliche Dissoziation von Al^{3+}-Ionen könnte durch den „adstringierenden Effekt" am Ulcusgrund entzündungshemmend wirken.

Aluminiumhydroxid als Phosphatfänger

Die phosphatbindenden Eigenschaften von Aluminiumhydroxid werden bei nierenkranken Patienten therapeutisch dazu genutzt, die Dialysefrequenz herabzusetzen. Denn nicht nur mit der Nahrung zugeführtes Phosphat wird durch das in Gegenwart der Magensäure gebildete Aluminiumchlorid in unlösliches $AlPO_4$ überführt, sondern auch aus dem Blut in das Darmlumen sezerniertes Phosphat. Phosphat wird dabei als schwerlösliches $AlPO_4$ mit den Faeces ausgeschieden:

$$Na_2HPO_4 + NaH_2PO_4 + 2AlCl_3 \leftrightarrow 2\,AlPO_4 + 3\,NaCl + 3\,HCl$$

Dies bedarf bei länger dauernder Anwendung der sorgfältigen Kontrolle, da Aluminium sich im Körper anreichert und toxische Wirkungen entfalten kann. Um die Belastung mit Aluminium zu verhindern, wird Calciumcarbonat als Phosphatbinder gegeben; in Erprobung befinden sich calcium- und aluminiumfreie Phosphatbinder. Den Phosphatgehalt der Nahrung zu verringern ist kaum möglich, da Dialysepatienten eine eiweiß- und damit phosphatreiche Kost erhalten müssen. Es wird lediglich auf besonders phosphatreiche Lebensmittel wie magere tierische Produkte und Schmelzkäse verzichtet. Das Syndrom der **Phosphatdepletion** kann bei langfristiger Anwendung von aluminiumhydroxidhaltigen Antazida auftreten. Davon betroffen sind vor allem immobilisierte Patienten, die wegen eines Ulcusleidens oder zur Verhinderung von Streßulcera behandelt werden. Das Phosphatdepletionssyndrom ist durch allgemeine Schwäche, Knochenschmerzen, Übelkeit und Appetitlosigkeit gekennzeichnet. Neurologisch kann es zu Paresen und einem Intentionstremor kommen, in fortgeschrittenen Stadien auch zu Konvulsionen. Allerdings wird heute eine Ulcustherapie kaum noch mit Aluminiumhydroxid durchgeführt, daher hat dieses Syndrom an Bedeutung verloren.

Die bei Dialysepatienten auftretende **Enzephalopathie** wird heute vor allem durch die hohe Aluminiumzufuhr mit den Austauschflüssigkeiten erklärt. In einem Jahr wird das Blut eines Dialysepatienten gegen 18000 bis 36000 l Austauschflüssigkeit dialysiert! Der Aluminiumgehalt der Dialyseflüssigkeit ist auf maximal 30 µg/l festgelegt. Als Ersatz für aluminiumhaltige Phosphatfänger tritt mehr und mehr Calciumcarbonat[1] in den Vordergrund.

[1] z.B. Rennie®

Systemische Toxizität von aluminium- und magnesiumhaltigen Antazida

Trotz der geringgradigen Resorption von nur rund 1% (vgl. Tab. 24.4) können bei chronischer Einnahme von aluminiumhaltigen Antazida nicht zu vernachlässigende Aluminiummengen in den Organismus gelangen. Bedrohlich wird die chronische Aufnahme von Aluminium, wenn gleichzeitig eine Niereninsuffizienz besteht. Zur Toxizität von Aluminium vgl. S. 1055.

Das gleiche gilt auch für Magnesium; die Resorption von Magnesium aus magnesiumhydroxidhaltigen Antazida kann bis zu 10% betragen (vgl. Tab. 24.4). Auch hier nimmt das Risiko erheblich zu, wenn gleichzeitig eine Niereninsuffizienz besteht. Es ist zu Todesfällen gekommen! Hinsichtlich der physiologischen und toxischen Wirkung von Magnesium siehe S. 537.

Unerwünschte Wirkungen von Antazida

Alkalose. Durch die Neutralisation der Magensäure verliert der Organismus Säureäquivalente; das kann aber bei normaler Nierenfunktion durch die Ausscheidung von Bicarbonat bzw. die Rückresorption von Protonen kompensiert werden. Dies gilt allerdings nur für den Fall, daß das Antazidum ausschließlich im Magen wirkt und den Säure-Basen-Haushalt systemisch nicht belastet. Wie Tab. 24.4 zu entnehmen ist, trifft dies jedoch nur für die aluminiumhydroxidhaltigen Verbindungen zu, von denen lediglich rund 1% resorbiert wird. Bestandteile anderer Antazida werden in erheblich größerem Umfange in den Organismus aufgenommen und vermehren dementsprechend die Bicarbonat-Reserve, d.h., sie belasten den Säure-Basen-Haushalt. Es leuchtet ein, daß die Alkalibelastung des Organismus bei Gabe von **Natriumbicarbonat**, das nahezu vollständig resorbiert werden kann, am größten ist. Mit anderen Worten: Bei zunehmender Resorption der Metallanteile der Antazida steigt die Alkalibelastung des Organismus an. Die Folgen sind eine metabolische Alkalose und die Ausscheidung eines alkalischen Urins. Es hängt lediglich

Tabelle 24.4: Resorption verschiedener Antazida-Typen aus dem Darmtrakt

Antazidum-Typ	Resorption in Prozent
Bicarbonat	bis 100
Ca^{2+}-haltige Antazida	bis 20
Mg^{2+}-haltige Antazida	bis 10
Al^{3+}-haltige Antazida	bis ≈1

Werte aufgerundet nach Arzneimittelbrief No. 10, 89–94 (1982)

von der kompensatorischen Leistungsfähigkeit von Lunge und Nieren ab, in welchem Umfang der Organismus die Alkalibelastung ausgleichen kann. Eine Alkalisierung des Urins über lange Zeit begünstigt die Steinbildung in Niere und Blase.

Die **Milch-Alkali-Syndrom** genannte Symptomatik ist auf die Alkalisierung sowie die gleichzeitige Belastung mit Calcium bzw. Calciferolen (D-Vitamine, vgl. S. 758) nach längerer Einnahme von natriumbicarbonat- und/oder calciumcarbonathaltigen Antazida sowie Milch bzw. Milchprodukten zurückzuführen. Sie spielt heute keine Rolle mehr. Calciumcarbonat wird jedoch in zunehmendem Maße als Ersatz für Aluminiumhydroxid bei Dialysepatienten benutzt, bei denen zur Ausschleusung von Phosphatäquivalenten mit den Faeces sogenannte Phosphatfänger angewendet werden, um die Dialysefrequenz zu senken.

Osteomalazie. Wenn Nierengesunde aluminiumhydroxidhaltige Antazida lediglich zur Neutralisation der Magensäure in der empfohlenen normalen Dosierung und nicht länger als 6–8 Wochen einnehmen, ist diese unerwünschte Wirkung selten. Bei diesen Patienten ist die Osteomalazie zum größten Teil auf den sekundären Hyperparathyreoidismus zurückzuführen. Er ist als Ergebnis der Phosphatverarmung des Organismus infolge der dauernden Aluminiumzufuhr zu betrachten. Dabei werden Osteoklasten und Osteoblasten aktiviert, doch in der Bilanz überwiegt der Knochenabbau.

Bei Patienten **unter Hämodialyse** kommt es durch die zuweilen jahrelange Exposition gegenüber aluminiumhaltigen Phosphatbindern und durch den Aluminiumgehalt der Dialyseflüssigkeit zu einer direkten toxischen Wirkung von Aluminiumionen auf die Knochensubstanz. Mit einer Osteomalazie ist schon nach einer 6monatigen kontinuierlichen Antazida-Einnahme zu rechnen. Die geringste Tagesdosis, bei der sich eine Osteomalazie entwickelte, betrug 10,8 g Aluminiumhydroxid.

Störung des Elektrolyt- und Flüssigkeitshaushalts. Antazida können eine nicht unerhebliche Menge **Natrium** enthalten. Dies ist zum Teil Folge des Produktionsprozesses und zum Teil auf geschmackskorrigierende Maßnahmen zurückzuführen. Bei länger dauernder hochdosierter Einnahme sind vor allen Dingen Patienten gefährdet, die an einem nicht erkannten und deshalb nicht behandelten Bluthochdruck leiden. Die Hersteller von Antazida geben in den USA deshalb den Natriumgehalt ihrer Präparate an. Einer britischen Studie zufolge kann bei Gabe äquieffektiver Dosen von Antazida der Natriumgehalt von 0,1 bis fast 10 mmol, d.h. um das Hundertfache, schwanken! Deshalb ist einer möglichen unkontrollierten Natriumzufuhr mit Antazida eine besondere Aufmerksamkeit zu schenken. Unter dem Aspekt der unkontrollierten und lang dauernden Natriumeinnahme ist Natriumbicarbonat aus ärztlicher Sicht als Antazidum abzulehnen.

Magnesiumhaltige Präparate wirken laxativ und verursachen deshalb oft **Durchfälle. Aluminiumhaltige** Präparate hingegen wirken **obstipierend**. Durch Wahl entsprechender Mischungen kann man die Verschreibung auf die individuelle Situation des Patienten abstimmen (s. Tab. 24.5). Hinsichtlich der toxischen Magnesiumwirkungen vgl. S. 537.

Wechselwirkungen von Antazida mit anderen Pharmaka

Die gelartigen Al- und Mg-haltigen Antazida sind Adsorbentien, die mit vielen Pharmaka bei der oralen Anwendung interferieren. Vielfach verzögert sich nur das Erreichen der maximalen Blutkonzentration, doch oft verringert sich auch der Anteil der insgesamt resorbierten Menge. Dies kann z.B. bei der oralen Eisentherapie eine Rolle spielen. In der Regel soll deshalb zwischen der Einnahme von Antazida und der anderer Arzneistoffe eine Spanne von 2–3 Stunden liegen.

Sucralfat

Sucralfat[1] ist eine salzartige, wasserunlösliche Verbindung von Aluminiumhydroxid und Saccharosesulfat. Die Wirkungsweise ist vielgestaltig. In verdünnter salzsaurer Lösung bildet sich aus Sucralfat ein gelartiger Niederschlag, der mit Proteinen eine stabile Verbindung eingeht. Sucralfat bildet so einen schützenden Überzug, vor allem an den ulcerierten Stellen der Schleimhaut. Daneben adsorbiert Sucralfat Pepsin und Gallensäuren, denen zusammen mit Lysolecithin eine wichtige Rolle bei der Ausbildung refluxbedingter (Inhalt des oberen Dünndarms) Schleimhautschädigungen zugeschrieben wird.

Sucralfat hat auch schmerzlindernde Wirkung bei Ulcera des Magens und des Zwölffingerdarms. In kontrollierten klinischen Studien wurde nachgewiesen, daß

Tabelle 24.5: Rezeptur von Antazida-Mischungen

bei:	Magnesia usta*	Aluminium-hydroxid sicc.
Durchfall	–	100 g
normalem Stuhl	20 g	80 g
Obstipation	40 g	60 g
schwerer Obstipation	70 g	30 g
Mischpulver teelöffelweise mit Wasser bei Bedarf und vor den Mahlzeiten einnehmen		

* Kontraindiziert bei eingeschränkter Nierenfunktion; Mg-Vergiftung; Benommenheit, Herzschwäche, neuromuskuläre Blockade mit Atemstillstand.

[1] Ulcogant®

Zwölffingerdarmgeschwüre beschleunigt abheilten, wenn Sucralfat jeweils (1 Stunde) vor den Mahlzeiten eingenommen wurde. Auch bei Streßulcera konnte in einer kontrollierten klinischen Studie der therapeutische Effekt nachgewiesen werden.

Unerwünschte Wirkungen

Sucralfat zeichnet sich durch eine bemerkenswert geringe Anzahl unerwünschter Wirkungen aus. Neben unspezifischen Wirkungen wie Nausea, Schwindel und Exanthemen steht die durch Aluminium verursachte Obstipation im Vordergrund; für sie wurde in einer kontrollierten Studie an 1600 Personen eine Häufigkeit von 1,4% ermittelt.

Sucralfat wird in 4 Einzeldosen von je 1 g jeweils 1 Stunde vor den Mahlzeiten verabreicht. Wichtig ist, Sucralfat auf leeren Magen einzunehmen, damit es seine schleimhautprotektiven Eigenschaften entfalten kann. Durch eine Erhaltungstherapie mit täglich 2 Dosen von je 1 g konnte die Rezidivfrequenz eindeutig gesenkt werden.

Helicobacter-pylori-Eradikation

Man vermutet, daß *Helicobacter pylori* an der Entstehung von Magen- und Duodenalulcera beteiligt ist. Bei etwa 95% der Patienten mit Duodenalulcera und 70% mit Magenulcera ist die Schleimhaut mit *H. pylori* infiziert. Außerdem scheint eine carcinomatöse Entartung der Ulcera begünstigt zu werden. Deshalb wird nach Feststellung einer Infektion der Magenschleimhaut mit *H. pylori* eine Therapie mit Antibiotika eingeleitet. Durch kombinierte Anwendung von z.B. Amoxicillin (s. S. 815) oder Metronidazol (s. S. 850) und eines Protonenpumpen-Inhibitors (s. S. 599) ließ sich in kontrollierten klinischen Studien in 90% der Fälle eine Eradikation von *H. pylori* erzielen. Die Kombination verkürzt nicht nur die Zeit bis zur Ausheilung, sondern vermindert auch drastisch die Rezidivrate, die ohne *H.-pylori*-Eradikation ausgesprochen hoch sein kann. Auch kolloidales Wismut ist wirksam gegen *H. pylori* und findet mancherorts als dritte Komponente in Kombinationsstrategien zur Ulcustherapie Verwendung. Wegen seiner Nebenwirkungen (z.B. Enzephalopathien, Osteodystrophien) und da Zahlen zur Pharmakokinetik bislang fehlen, ist besondere Vorsicht geboten. Auch unter mikrobiologischen Aspekten besteht keine zwingende Notwendigkeit, die bisher übliche antibiotische Behandlung um Wismut zu erweitern. Mögliche Therapieschemata sind in Tab. 24.6 aufgelistet.

Tabelle 24.6: Therapieschemata zur Eradikation von H. pylori

Wirkstoffanteil	Dosierung
1. Omeprazol	2 x 20–40 mg/d präprandial
2. Amoxicillin	2 x 1 g/d postprandial
1. Wismutsubsalicylat	3 x 600 mg/d präprandial
2. Metronidazol	3 x 400 mg/d postprandial
3. Tetracyclin	3 x 500 mg/d postprandial
Dauer: jeweils 14 Tage	

nach: J. Labenz/G. Börsch: Therapie der Helicobacter-pylori-Infektion. Dtsch. med. Wschr. 119, 669–672 (1994)

Die konservative Ulcustherapie

Es gibt nur wenige Gebiete in der Medizin, in denen sich in den letzten Jahren ein ähnlich drastischer Wandel der therapeutischen Konzepte vollzogen hat wie in der Therapie der Magen- und Duodenalulcera. In den chirurgischen Kliniken hat die Zahl der Ulcusoperationen abgenommen. Die Zahl der Ulcusperforationen ist allerdings kaum zurückgegangen. Es bedarf sicherlich noch weiterer Beobachtung, um die endgültigen Indikationen für die konservative und die chirurgische (z.B. selektive proximale Vagotomie) Therapie festzulegen. Dieser Wandel begann mit der Einführung der H_2-Rezeptor-Antagonisten und erreichte mit derjenigen der Protonenpumpen-Inhibitoren seinen Höhepunkt.

Hinsichtlich der Hemmung der Magensäuresekretion spielen die Protonenpumpen-Inhibitoren Lansoprazol, Omeprazol und Pantoprazol wegen ihrer hohen Effektivität eine große Rolle. Bei allen drei liegen bei Dosen von 20–40 mg pro Tag die Abheilungsquoten nach einer 4-Wochen-Therapie für das Ulcus duodeni bei über 90%; bei Ulcus ventriculi werden diese Werte erst nach 8 Wochen erreicht. Auch bei der Refluxösophagitis dauert es 8 Wochen bis zum Erreichen von Abheilungsquoten in dieser Höhe. Das sind Erfolge, die bei dieser Indikation mit H_2-Rezeptor-Antagonisten nicht annähernd erzielt werden konnten.

Bei der Beurteilung der Wirksamkeit von Ulcustherapeutika muß immer beachtet werden, daß Ulcera spontan abheilen. Zur Spontanremissionsrate gibt es national unterschiedliche Angaben; in Schottland beträgt sie beispielsweise 30% und in der Schweiz 50%.

Ulcuskranke neigen zu Rezidiven. Bei ⅕ bis ¼ der lediglich mit H_2-Rezeptor-Antagonisten behandelten Patienten kommt es innerhalb von 2 Jahren nach Abschluß der Behandlung zu einem Rezidiv mit Ulcussymptomen. Bei Patienten mit nachgewiesener Besiedlung durch *H. pylori* läßt sich die Rezidivrate durch antibiotische Eradikation des Keims auf Werte nahe Null vermindern.

Schließlich sind bestimmte Risikogruppen unter den Patienten zu berücksichtigen. Die Abheilungstendenzen von Ulcera sind beispielsweise bei nichtbehandelten Rauchern wesentlich schlechter als bei nichtbehandelten Nichtrauchern. Außerdem spielen Alkoholkonsum und die Einnahme von schleimhautschädigenden Medikamenten, z.B. nichtsteroidalen Antiphlogistika, eine Rolle.

Gastrinom

Beim Gastrinom (Zollinger-Ellison-Syndrom) handelt es sich um einen endokrinen Tumor im Pankreas, der Gastrin produziert und deshalb die Salzsäureproduktion im Magen abnorm aktiviert. Die Folge sind therapieresistente Ulcera ventriculi und/oder duodeni. Weil die zuweilen multipel auftretenden Tumoren in der Regel chirurgisch nicht vollständig entfernt werden können, muß eine medikamentöse Therapie zur Hemmung der Magensekretion mit H^+,K^+-ATPase-Inhibitoren durchgeführt werden.

Unerwünschte Wirkungen

Ganz allgemein ist bei länger dauernder Anwendung von Stoffen, die entweder die Säuresekretion des Magens hemmen oder die im Magen befindliche Säure neutralisieren, zu beachten, daß sich dies auf den Säureschutz auswirkt, der eine große Bedeutung für die Verhinderung von Superinfektionen hat. Es gibt Einzelberichte über Candida-Infektionen des Magens unter diesen Bedingungen. Die Neutralisation des pH-Werts im Magenlumen ist manchmal auch Ausgangspunkt für Kalkniederschläge, die sich mit Nahrungsresten zu Bezoarsteinen verfestigen können. Eine Langzeit-Anwendung hoher Dosen von Antazida und/oder sekretionshemmender Pharmaka ist vor allem beim Gastrinom (Zollinger-Ellison-Syndrom) unausweichlich.

24.2 Die Behandlung chronisch entzündlicher Darmerkrankungen

Der Morbus Crohn und die Colitis ulcerosa gehören zu den chronisch entzündlichen Darmerkrankungen, deren Ätiologie noch weitgehend unklar ist. Im Verlauf der Entzündungsvorgänge kommt es zu Veränderungen in der Produktion proinflammatorisch wirkender Cytokine (s. S. 241) in Makrophagen und T-Lymphozyten.

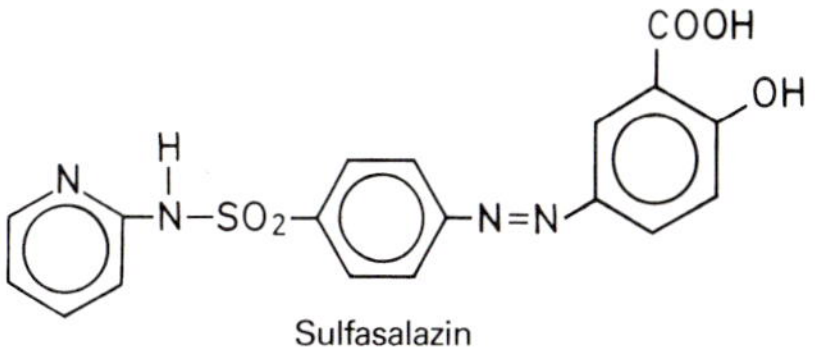

Abb. 24.8 Sulfasalazin

Sulfasalazin

Es liegen zahlreiche kontrollierte Studien vor, denen zufolge mit Sulfasalazin[1] (Abb. 24.8), einer Verbindung aus Sulfapyridin und 5-Aminosalicylsäure (5-ASA; Mesalazin), die Beschwerden bei Colitis ulcerosa und Morbus Crohn gelindert werden können. Außerdem konnten die Intervalle zwischen den Attacken verlängert werden.

Während man ursprünglich dem Sulfonamid-Anteil der Verbindung die Wirksamkeit zuschrieb, steht heute fest, daß der 5-Aminosalicylsäure die therapeutische Rolle zukommt. Sie hat wie alle Salicylsäurederivate entzündungshemmende Wirkungen. Welche Beziehungen dabei zu den Stoffwechselprodukten der Arachidonsäure bestehen, ist noch unklar. Die Wirkung der 5-Aminosalicylsäure als Radikalfänger wird mit ihren entzündungshemmenden Eigenschaften in Verbindung gebracht.

Pharmakokinetik

Sulfasalazin wird als Träger für Mesalazin[2] betrachtet; das intakte Molekül wird aus dem Magen-Darm-Trakt nur in begrenztem Umfang resorbiert. In den unteren Darmabschnitten wird Sulfasalazin mikrobiell in Sulfapyridin (s. S. 799) und Mesalazin gespalten. Während der Sulfonamid-Anteil schnell resorbiert werden kann, wird Mesalazin offensichtlich nur langsam resorbiert, da es im Gewebe zurückgehalten wird. Beide, Sulfapyridin wie Mesalazin, werden als Acetylierungsprodukte mit dem Urin ausgeschieden. Sulfapyridin wird zusätzlich hydroxyliert und mit Glucuronsäure gekoppelt.

Unerwünschte Wirkungen

Sulfasalazin ist mit einer Reihe unerwünschter Wirkungen behaftet, vor allem wenn die behandelten Patienten sogenannte Langsam-Acetylierer (vgl. S. 51) sind, was zum Abbruch der Therapie zwingen kann. Neben Kopfschmerzen, Schwindel und Übelkeit treten gelegentlich Sulfonamid-Fieber, Gelenkschmerzen und allergische Dermatitiden (Syndrom der verbrühten Haut, Stevens-Johnson-Syndrom) auf. Seltener sind Schäden der blutbildenden Organe wie Leukopenie, Thrombocytopenie und Agranulocytose. Eine Methämoglobinbildung ist möglich. Bei Glucose-6-Phosphat-Dehydrogenasemangel kann es zu hämolytischen Krisen und Anämien

[1] Azulfidine®, Colo-Pleon®
[2] Asacolitin®, Claversal®, Salofalk®

kommen. Außerdem liegen Berichte über hämolytische Krisen mit immunologischen Ursachen vor. Hypoprothrombinämien sind beschrieben. Sulfasalazin ist ein Hemmstoff der intestinalen Folsäureresorption; bei länger dauernder Behandlung kann eine Megaloblastenanämie (vgl. S. 773) auftreten.

Sulfasalazin ist **im letzten Drittel der Schwangerschaft kontraindiziert**; wegen der Verdrängung von Bilirubin aus der Plasmaeiweißbindung ist die Ausbildung eines Kernikterus zu befürchten. Eine retrospektive Studie über die Anwendung von Sulfasalazin bei 531 Schwangeren ergab keinen Hinweis auf teratogene Wirkungen beim Menschen. Hohe Dosen von Sulfonamiden sind im Tierversuch teratogen. Ein Grund für die Ungefährlichkeit von Sulfasalazin mag die bei therapeutischer Dosierung verzögerte Freisetzung und Resorption des Sulfonamid-Anteils sein. Beim Mann kann Sulfasalazin zu reversibler Oligospermie und Infertilität führen.

Wechselwirkungen

Sulfasalazin kann die Resorption von Digoxin verzögern; deshalb sollte die Einnahme beider Medikamente unabhängig voneinander mit einem Zeitintervall von 2–3 Stunden erfolgen. Bei Erkrankungen wie Colitis ulcerosa oder Ileitis regionalis besteht immer ein Folsäuremangel, der durch Sulfasalazin verstärkt wird. Dem ist durch Gabe von Folsäure Rechnung zu tragen, wenn eine ausreichende Zufuhr des Vitamins mit der Nahrung nicht gewährleistet ist (s. S. 772).

Medikamentöse Behandlung der Colitis ulcerosa

Sulfasalazin steht in Form magensaftresistenter Dragees (500 mg) bzw. als Klysma (3 g für 100 ml Flüssigkeit) zur Verfügung. Bei der Behandlung werden 2–3 g pro Tag oder 3–4 orale Einzeldosen ca. 2–3 Wochen lang verabfolgt. Eine deutlich geringere Belastung des Organismus mit Sulfasalazin bzw. seinem Metaboliten Sulfapyridin wird mit dem Klysma erreicht. Die systemische Belastung mit dem Sulfonamid läßt sich durch Verwendung von Mesalazin vermeiden.

Mesalazin steht heute in Form von magensaftresistenten Tabletten und Suppositorien[1] zur Verfügung. Dabei werden die Suppositorien (250 mg) bevorzugt während des symptomfreien Intervalls zur Vermeidung eines Rezidivs der Colitis ulcerosa angewendet; die empfohlene Dosierung sind dreimal täglich 2 Zäpfchen. Die Tabletten werden etwa im gleichen Dosierungsschema während eines akuten Schubs der Colitis ulcerosa und bei Morbus Crohn eingesetzt.

Andere Behandlungsarten

Die **immunsuppressive Therapie** mit Azathioprin[2] hat bisher keinen überzeugenden Erfolg erbracht. Bei schweren Attacken können **Glucocorticoide** mit Erfolg angewendet werden, allerdings sind bei länger dauernder Anwendung auch die unerwünschten Wirkungen zu berücksichtigen. Zum Einsatz kommt auch Budenosid[3], das rektal in Form von Klysmen appliziert wird. Aufgrund seiner geringen Bioverfügbarkeit von nur ca. 15% bei rektaler Anwendung ist nur mit geringen systemischen Nebenwirkungen zu rechnen.

Die unter der Glucocorticoidtherapie auftretenden bakteriellen Colitiden und Proktitiden sind Indikationen für die chirurgische Behandlung unter Antibiotikaschutz.

Behandlung des Morbus Crohn

Die gegenwärtig verfügbaren Schemata zur Behandlung des Morbus Crohn gleichen weitgehend denjenigen zur Behandlung der Colitis ulcerosa: Sulfasalazin und Corticosteroide sowie die übliche symptomatische schleimhautprotektive Therapie bei Diarrhö (vgl. S. 621) finden Anwendung.

Heftigere Attacken erfordern oft den Einsatz von NNR-Steroiden: z.B. 40 mg Prednisolon 4 Tage lang, anschließend Reduktion der Tagesdosis auf 15 mg und Weitergabe für 1–2 Wochen, bis sich ein Erfolg einstellt. Hierzu kann auch Budenosid[4] oral eingesetzt werden. Wegen der starken metabolischen Inaktivierung in der Leber beträgt seine systemische Bioverfügbarkeit nur ca. 10%. Versagt diese Art der Therapie, kommen Versuche mit Tumor-Nekrose-Faktor(TNFα)-Antikörpern oder mit TNFα-Rezeptor-Antagonisten in Betracht. Bei Therapie mit Glucocorticoiden bzw. ACTH besteht die Gefahr einer Darmruptur, die unter Immunsuppression mit Glucocorticoiden besonders gefährlich ist.

[1] Claversal®, Salofalk®

[2] Imurek®

[3] z.B. Entocort® rektal

[4] z.B. Entocort® Kapseln

24.3 Stoffe zur Regulierung gestörter Bewegungsabläufe im Magen-Darm-Trakt

H. KILBINGER, MAINZ

24.3.1 Neuronale und humorale Steuerung der Motilität

Die motorischen Funktionen des Magen-Darm-Trakts werden durch das Darmnervensystem gesteuert (s. S. 145). Von den zahlreichen Neurotransmittern des Darmnervensystems hat das Acetylcholin für die Auslösung der Kontraktionen von Ring- und Längsmuskulatur sowie für die propulsive Peristaltik die weitaus größte Bedeutung. Folglich beeinflussen die meisten der für die Behandlung gastrointestinaler Motilitätsstörungen eingesetzten Arzneistoffe die cholinerge Neurotransmission, entweder durch Blockade oder Stimulierung von muskulären Muskarinrezeptoren (z.B. Atropin oder Carbachol) oder dadurch, daß sie die Freisetzung von Acetylcholin steigern (5-HT_4-Agonisten) oder hemmen (α_2-Agonisten; Botulinus-Toxin). Eine gezielte Beeinflussung anderer Neurotransmitter, die die Darmmuskulatur entweder kontrahieren (Substanz P) oder relaxieren (ATP, VIP, NO) ist mit den bisher verfügbaren Arzneimitteln nicht möglich. NO ist als inhibitorischer Überträgerstoff in sogenannten nitrergen Neuronen im gesamten Gastrointestinaltrakt zu finden und hat wahrscheinlich pathophysiologische Bedeutung. Bei Erkrankungen wie Achalasie und Pylorospasmus (hypertrophe Pylorusstenose) ist die Zahl der nitrergen Neurone deutlich reduziert. Dadurch kommt es zum Überwiegen cholinerger exzitatorischer Einflüsse, und einer unvollständigen Relaxation der Sphinkteren am ösophagogastralen und gastroduodenalen Übergang. Ebenso fehlen NO enthaltende Neurone in dem engen aganglionären Segment des Dickdarmes bei der Hirschsprung-Krankheit.

Die Motilität kann auch durch eine Reihe von gastrointestinalen Peptiden wie z.B. Gastrin, Cholecystokinin, Motilin, Gastric inhibitory Peptide (GIP) und Somatostatin moduliert werden. Da diese Peptide sowohl in Nervenzellen als auch in endokrinen Zellen des Magen-Darm-Trakts vorkommen, ist es nicht möglich, klar zwischen ihrer Funktion als Neurotransmitter und als Hormon zu unterscheiden. Über die physiologische Funktion dieser Peptide bei der propulsiven Peristaltik weiß man noch recht wenig. Dagegen ist ihre Wirkung nach exogener Applikation durch Injektion in einigen Studien untersucht worden. Dabei zeigte sich, daß Gastrin, Cholecystokinin und Motilin stimulierend, und GIP sowie Somatostatin hemmend auf Kontraktionen der Darmmuskulatur wirken. Da die Peptide jedoch vielfältige Hormonwirkungen an anderen Organen besitzen, haben sie für die Therapie gastrointestinaler Motilitätsstörungen bisher keine Anwendung gefunden. Erwähnenswert ist, daß das Makrolid-Antibiotikum Erythromycin (S. 852) ein Agonist am Motilin-Rezeptor ist und in antibiotischen Dosen die gastroduodenale Motilität steigert. Bei Patienten mit diabetischer Gastroparese wurde mit Erythromycin eine Beschleunigung der Magenentleerung erzielt.

Da die Zahl der Motilin-Rezeptoren zum terminalen Ileum hin abnimmt, besitzt Erythromycin keine Wirkung auf die Ileum- und Kolonmotilität. Die Fähigkeit, Motilin-Rezeptoren zu stimulieren, besitzen in schwächerem Ausmaß auch andere Makrolid-Antibiotika mit einem 14gliedrigen Laktonring (z.B. Clarithromycin, Roxithromycin), nicht dagegen Markolide mit 16gliedrigem Laktonring (z.B. Spiramycin, Josamycin). Erythromycin-Analoga ohne antibakterielle Aktivität, aber mit noch stärkerer Wirkung am Motiltin-Rezeptor sind als zukünftige Gastroprokinetika in Entwicklung.

24.3.2 Stoffe zur Anregung der Motilität (Gastroprokinetika)

5-HT_4-Rezeptoragonisten: Cisaprid, Metoclopramid

Pharmakodynamik

Die substituierten Benzamide Cisaprid und Metoclopramid (Abb. 24.9) sind Agonisten an 5-HT_4- und kompetitive Antagonisten an 5-HT_3-Rezeptoren, die beide im Darmnervensystem lokalisiert sind. Stimulation der 5-HT_4-Rezeptoren führt zu einer gesteigerten Freisetzung von Acetylcholin und dadurch zu einer Zunahme des Tonus der glatten Muskulatur und der propulsiven Peri-

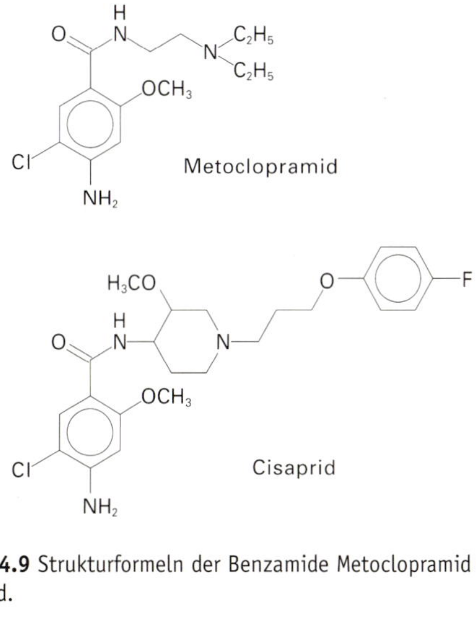

Metoclopramid

Cisaprid

Abb. 24.9 Strukturformeln der Benzamide Metoclopramid und Cisaprid.

staltik. Die motilitätssteigernde Wirkung beider Benzamide ist deshalb durch Atropin hemmbar. Die Bedeutung der 5-HT_3-Rezeptoren für die gastrointestinale Motilität ist unklar. Es gibt Hinweise auf eine Hemmung der Kolonmotilität durch 5-HT_3-Antagonisten; dies würde erklären, warum als unerwünschte Wirkung nach Ondansetron und Tropisetron gelegentlich eine Obstipation auftritt. Die Selektivität von Metoclopramid ist nicht sehr groß, da die Substanz auch ein potenter Antagonist an D_2-Rezeptoren ist (Tab. 24.7).

Metoclopramid und Cisaprid steigern den Tonus des unteren Ösophagussphinkter und erhöhen die Peristaltik im Ösophagus, so daß ein Reflux von Mageninhalt in die Speiseröhre verhindert wird. Außerdem beschleunigen sie die Magenentleerung und die Dünndarmpassage. Cisaprid – aber nicht Metoclopramid – verkürzt auch die Transitzeit im Dickdarm.

Pharmakokinetik

Die beiden Benzamide werden nach oraler Gabe rasch und vollständig resorbiert. Cisaprid wird durch das Cytochrom-P_{450}-Enzym CYP 3A4 metabolisiert. Die Ausscheidung von Cisaprid und Metoclopramid erfolgt überwiegend in Form von Metaboliten mit Urin und Faeces. Durch die beschleunigte Magenentleerung kann die Resorption anderer Pharmaka erhöht sein (S. 32).

Unerwünschte Wirkungen

Nach Cisaprid treten selten abdominelle Krämpfe und Diarrhö auf. Cisaprid besitzt in hohen Dosen Eigenschaften eines Klasse-III-Antiarrhythmikums und kann als seltene Nebenwirkung lebensbedrohliche Herzrhythmusstörungen (ventrikuläre Tachykardien, Torsades de Pointes, QT-Verlängerungen) hervorrufen. Arzneimittel, die das CYP-3A4-Enzymsystem stark hemmen, können zu einem Anstieg des Cisaprid-Plasmaspiegels führen und somit das Risiko von Arrhythmien erhöhen. Aufgrund dieser schweren Nebenwirkung hat das BfArM ein (zunächst bis Juli 2001 befristetes) Ruhen der Zulassung von Cisaprid angeordnet.

Im Gegensatz zu Cisaprid kann Metoclopramid durch die Blockade zentraler Dopaminrezeptoren extrapyramidalmotorische Wirkungen hervorrufen. Am häufigsten findet man die Akathisie, eine Bewegungsunruhe, die sich beim Sitzen vornehmlich durch unwillkürliche Bewegungen der Beine zu erkennen gibt. Sie tritt erst nach mehrwöchiger Behandlungsdauer auf. Dagegen werden Frühdyskinesien bereits nach wenigen Stunden oder in den ersten Tagen der Behandlung mit Metoclopramid beobachtet. Sie treten häufiger bei Kindern auf und machen sich vor allem als Dyskinesien im Kopf-, Hals- und Schulterbereich mit krampfartigem Herausstrecken der Zunge, Trismus, Torticollis und Opisthotonus bemerkbar. Die Frühdyskinesien sind durch zentral wirkende Anticholinergika (z.B. Biperiden i.m. oder i.v.) rasch und vollständig zu beheben. Ein Parkinson-Syndrom und Spätdyskinesien wurden nur nach Langzeittherapie mit Metoclopramid beobachtet. Metoclopramid blockiert die Dopamin-vermittelte Hemmung der Prolaktinsekretion. Bei längerer Anwendung kann es daher – wie unter Neuroleptika – durch einen Anstieg der Prolaktinplasmakonzentration zu Galaktorrhö und Gynäkomastie kommen.

Tabelle 24.7: Vergleich der Eigenschaften motilitätswirksamer Pharmaka

	Cisaprid	Metoclopramid	Domperidon
5-HT_4-Agonist	++	+	–
5-HT_3-Antagonist	+	+	–
D_2-Antagonist	–	+	++
Prokinetische Wirkung an:			
Ösophagus, Magen, Ileum	+	+	+
Colon	+	–	–

Domperidon

Domperidon beschleunigt, ähnlich wie Metoclopramid, die Magenentleerung. Allerdings wirkt Domperidon nicht über eine vermehrte Freisetzung von Acetylcholin aus dem Darmnervensystem; daher ist seine gastroprokinetische Wirkung nicht durch Atropin hemmbar. Der Mechanismus der motilitätssteigernden Wirkung ist nicht bekannt. Da Domperidon ein Antagonist an D_2-Rezeptoren ist, wurde vermutet, daß es Dopaminrezeptoren im Magen blockiert, deren Erregung durch endogenes Dopamin zu einer Relaxation von Corpus und Antrum führen soll. Bisher sind aber solche inhibitorischen Dopaminrezeptoren im Gastrointestinaltrakt nicht nachgewiesen worden. Auch besitzen andere D_2-Rezeptor-Antagonisten (z.B. Haloperidol) keine gastroprokinetische Wirkung.

Domperidon passiert nur schwer die Blut-Hirn-Schranke und ruft daher, anders als Metoclopramid, nur sehr selten zentrale unerwünschte Wirkungen hervor.

Therapeutische Anwendung

Metoclopramid und **Domperidon** sind indiziert bei der **Gastroparese**, die postoperativ und bei einigen Grunderkrankungen auftreten kann (z.B. Diabetes mellitus, Anorexia nervosa, Sklerodermie). Sie werden auch bei der **funktionellen Dyspepsie** (Reizmagen) gegeben, als deren Ursache Störungen der gastrointestinalen Motilität vermutet werden. Hierbei ist aber zu beachten, daß psychische Faktoren in der Pathogenese der funktionellen Dyspepsie eine wichtige Rolle spielen und daß bei circa 50 % der Patienten die Beschwerden auch unter Placebotherapie verschwinden. Metoclopramid bewirkt eine Tonuszunahme des unteren Ösophagussphinkter und ist zur symptomatischen Behandlung der unkomplizierten **gastroösophagealen Refluxkrankheit** geeignet. Bei der erosiven Ösophagitis sind dagegen Säuresekretionshemmer (Protonenpumpenhemmer, H_2-Rezeptor-Antagonisten) Mittel der ersten Wahl (s. S. 597).

Zur Anregung der Darmperistaltik bei **paralytischem Ileus** können als Analoga des Überträgerstoffs Acetylcholin länger wirkende Muskarinrezeptor-Agonisten wie z. B. **Carbachol** bzw. reversible Hemmstoffe der Cholinesterase, z. B. **Neostigmin**, gegeben werden. Sie sind kontraindiziert bei einem mechanischen Ileus.

24.3.3 Stoffe zur Dämpfung der Motilität

Zur Lösung von Spasmen im Magen-Darm-Trakt werden **Muskarinrezeptor-Antagonisten** eingesetzt (s. S. 151). Quartäre Ammoniumverbindungen, wie z. B. Butylscopolamin, sollten nur parenteral verabreicht werden, da sie bei oraler oder rektaler Applikation nur zu etwa 5 % resorbiert werden. Eine spasmolytische Wirkung besitzen auch Arzneistoffe, die den glatten Muskel direkt relaxieren (**myotrope Spasmolytika**). Hierzu gehören Mebeverin[1] und Tiropramid[2], deren Wirkung auf einer Zunahme der cAMP-Konzentration in der Muskelzelle beruhen soll. **Calcium-Antagonisten** (z. B. Nifedipin) und **NO-Donatoren** (Glyceroltrinitrat, Isosorbiddinitrat) verringern den Tonus der glatten Muskulatur im Gastrointestinaltrakt und senken insbesondere den erhöhten Druck im unteren Ösophagussphinkter. Wegen ihrer ausgeprägten Wirkungen auf das Herz-Kreislauf-System ist ihre Anwendung auf die Behandlung der Achalasie und diffuser Ösophagusspasmen beschränkt.

Eine neue Entwicklung in der konservativen Therapie der Achalasie stellt die Behandlung mit Botulinus-Toxin dar. Botulinus-Toxin wird spezifisch von cholinergen Nervenendigungen durch Endozytose aufgenommen und blockiert die Freisetzung von Acetylcholin (s. S. 124, Kap. 2, und S. 1059, Kap. 34). Dadurch wird das gestörte Gleichgewicht zwischen exzitatorischer (cholinerger) und inhibitorischer (nitrerger) Neurotransmission wieder hergestellt und der erhöhte Sphinktertonus gesenkt. Botulinus-Toxin wird endoskopisch direkt in den unteren Ösophagussphinkter injiziert; die Wirkung hält ca. 8 Monate an.

Mit dem α_2-Agonisten **Clonidin** (s. S. 208) kann die bei diabetischer Neuropathie häufig auftretende Diarrhö behandelt werden. Clonidin hemmt die Motilität und fördert durch Verlängerung der Darmpassage-Zeit die Wasser- und Elektrolytresorption im Magen-Darm-Trakt.

[1] Duspatal®; [2] Alphospas®

24.3.4 Erbrechen

Pathophysiologie

Die komplexen reflektorischen Vorgänge, die zum Erbrechen führen, werden von einem Brechzentrum koordiniert, das aus einem diffusen Netzwerk von Neuronen in der lateralen Formatio reticularis besteht. Das Brechzentrum erhält stimulierende Nervenimpulse vom Nucleus tractus solitarii, aus der Chemorezeptor-Triggerzone, vom Vestibularapparat und von höheren Hirnzentren (Abb. 24.10). In diesen Regionen wurden Neurotransmitter-Rezeptoren nachgewiesen, die durch Antiemetika blockiert werden. Man vermutet daher, daß Antiemetika die synaptische Übertragung an unterschiedlichen Stellen der afferenten Bahnen des Brechreflexes hemmen. Die Chemorezeptor-Triggerzone befindet sich in der Area postrema im Boden des vierten Hirnventrikels und enthält neben Neurotransmitter-Rezeptoren auch Chemorezeptoren, die z. B. durch Herzglykoside oder zytotoxische Substanzen des Blutes erregt werden. Da die Blut-Hirn-Schranke im Bereich der Area postrema durchlässiger ist, wird dieses Gebiet über die systemische Zirkulation auch von nicht ZNS-gängigen Substanzen erreicht. In der Mucosa des oberen Gastrointestinaltrakts finden sich ebenfalls Chemorezeptoren, die durch ganz unterschiedliche Stoffe (z. B. bakterielle Toxine, Emetin, hypertone Kochsalzlösung, Kupfersulfat) aktiviert werden. Diese Chemorezeptoren spielen eine wichtige Rolle als Detektoren von Giften, die über den Mund aufgenommen werden. Das auf diesem Weg ausgelöste Erbrechen ist somit ein Schutzreflex des Körpers gegen Intoxikationen. Die afferenten Vagusfasern in der Darmschleimhaut besitzen außerdem 5-HT_3-Rezeptoren, die durch 5-Hydroxytryptamin aus den enterochromaffinen Zellen stimuliert werden können. Die Erregung all dieser peripheren emetogenen Rezeptoren führt zur Aktivierung afferenter Nervenfasern, die hauptsächlich im N. vagus verlaufen und zum Nucleus tractus solitarii und zur Area postrema ziehen. Im Nucleus tractus solitarii wurden zahlreiche Neurotransmitter nachgewiesen, u. a. Substanz P. Substanz P wirkt über spezifische Rezeptoren, die als NK_1-, NK_2- und NK_3-Rezeptoren bezeichnet werden (s. S. 138, Kap. 2). Im Tierversuch wirken NK_1-Rezeptorantagonisten antiemetisch, und zwar gegenüber ganz unterschiedlichen emetogenen Stimuli. Dies verdeutlicht, daß die Freisetzung von endogener Substanz P bei der Auslösung von Erbrechen eine wichtige Rolle spielt. Bei Kinetosen (Bewegungskrankheiten) wird das Brechzentrum vom Vestibularapparat aus erregt; H_1- und Muscarinrezeptoren sind bei der Weiterleitung von Impulsen beteiligt. Das Brechzentrum kann auch von höheren Hirnzentren aus (Cortex, limbisches System) aktiviert werden; die daran beteiligten Neurotransmitter oder Rezeptoren sind unbekannt.

Vom Brechzentrum aus werden motorische und autonome Nerven aktiviert, wodurch der Brechvorgang ausgelöst wird (Abb. 24.10).

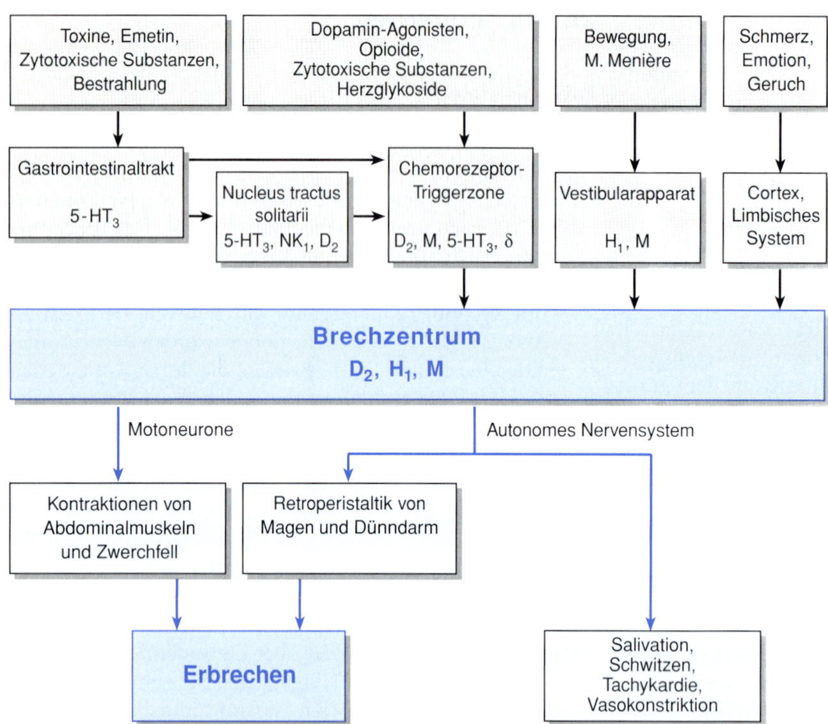

Abb. 24.10 Schematische Darstellung des Brechreflexes mit afferenten (schwarz) und efferenten Bahnen (blau). Angegeben ist die Lokalisation von Muscarin (M)-, D_2-, H_1-, 5-HT_3-, NK_1- und δ-Opioid-Rezeptoren, deren Stimulation Erbrechen auslöst.

Emetika

Medikamentös wird Erbrechen heute nur noch in Notfällen, bei Vergiftung zur Entleerung des Magens ohne Schlauch, ausgelöst. Voraussetzung ist, daß das Bewußtsein des Patienten nicht eingeschränkt ist, damit das Erbrochene nicht aspiriert wird. **Ipecacuanha-Sirup** enthält das Alkaloid Emetin (aus der Brechwurzel, Radix Ipecacuanhae), das den Brechreflex durch Stimulation sensorischer Vagusfasern in der Magenschleimhaut auslöst. **Apomorphin** wirkt durch Stimulation der D_2-Rezeptoren in der Area postrema. Bei Kindern ist Apomorphin kontraindiziert, da es zu Kreislaufkollaps und Atemhemmung führen kann.

Antiemetika

Nausea und Erbrechen treten als Symptome verschiedener Erkrankungen auf (z. B. bei Gastroenteritis, Hepatitis, Urämie, M. Addison, Hirndrucksteigerung), bei Kinetosen, in der Schwangerschaft und als unerwünschte Wirkungen von Arzneimitteln. Antiemetika dienen zur Prophylaxe und symptomatischen Behandlung des Erbrechens. Ihre Anwendung ist nur bei ausgeprägtem und langanhaltendem Erbrechen indiziert, das zu Wasser- und Elektrolytverlusten führen kann. Kurzdauerndes Erbrechen (z. B. nach Nahrungsmittelvergiftung) bedarf im allgemeinen keiner Therapie mit Antiemetika (Tab. 24.8).

Dopaminrezeptor-Antagonisten

Phenothiazine (z. B. Perphenazin), **Butyrophenone** (z. B. Haloperidol) sowie **Metoclopramid** und **Domperidon** blockieren D_2-Rezeptoren in der Area postrema und im Brechzentrum. Dadurch wird Erbrechen aus ganz unterschiedlichen Ursachen beeinflußt, allerdings nicht Übelkeit und Erbrechen bei Bewegungskrankheiten. Als Folge der Blockade von Dopamin-Rezeptoren im Striatum werden Dyskinesien und Parkinson-Symptome beobachtet. Diese unerwünschten Wirkungen fehlen bei Domperidon.

H_1-Rezeptor-Antagonisten

H_1-Rezeptor-Antagonisten (vgl. S. 237) werden prophylaktisch zur Verhinderung von Übelkeit und Erbrechen bei Bewegungskrankheiten angewandt. Als wirksam haben sich nur relativ unselektive Histaminrezeptor-Antagonisten erwiesen, die nicht nur H_1-Rezeptoren, sondern zusätzlich auch Muscarinrezeptoren blockieren (z. B. Meclozin). Substanzen mit höherer H_1-Selektivität und fehlender antimuscarinischer Wirkung (Chlorphenamin) sind bei Kinetosen nicht geeignet. Als unerwünschte Wirkung rufen die H_1-Antagonisten Müdigkeit hervor. Einige Präparate werden deshalb als Schlafmittel benutzt.

H_1-Antagonisten oder Metoclopramid können auch bei der Hyperemesis gravidarum gegeben werden. Hier-

Tabelle 24.8: Antiemetika

Internationaler Freiname	Beispiele für Handelsnamen	Halbwertszeit (h)	Einzeldosis	indiziert bei Erbrechen durch
Dopaminrezeptor-Antagonisten				
Perphenazin	Decentan®	8–12	4 mg	Gastroenteritis
Haloperidol	Haldol®	13–30	1–3 mg	Urämie, postoperativ
Domperidon	Motilium®	7	10–40 mg	
Metoclopramid	Paspertin®	3-8	10–20 mg	
H_1-Rezeptor-Antagonisten				
Promethazin	Atosil®	8–15	25–50 mg	Kinetosen,
Meclozin	Bonamine®	2-3	25–50 mg	Hyperemesis gravidarum
Dimenhydrinat	Vomex A®	6-9	200 mg	
Muscarinrezeptor-Antagonist				
Scopolamin	Scopoderm®	Membranpflaster; 0,5 mg in 3 Tagen		Kinetosen
5-HT_3-Rezeptor-Antagonisten				
Ondansetron	Zofran®	3–5	8 mg	Zytostatika,
Tropisetron	Navoban®	8	5 mg	Strahlentherapie
Granisetron	Kevatril®	9	3 mg	
Dolasetron	Anemet®	7–9	200 mg	
Metoclopramid	Paspertin®	3–8	1–3 mg/kg KG	

bei gilt jedoch der Grundsatz, während der ersten 3 Monate einer Schwangerschaft so wenig wie möglich Arzneistoffe zu verwenden. Bei starkem Erbrechen und bedrohlichem Elektrolytverlust ist indes die Verwendung dieser Antiemetika nicht zu umgehen.

Muscarinrezeptor-Antagonisten

Scopolamin blockiert Muscarinrezeptoren in den Vestibulariskernen und im Brechzentrum und ist besonders wirksam zur Prophylaxe von Übelkeit und Erbrechen bei Kinetosen. Atropin ist weniger geeignet, da es schlechter als Scopolamin die Blut-Hirn-Schranke penetriert. Oral oder i.m. verabreichtes Scopolamin (Einzeldosis 0,6 mg) hat einen schnellen Wirkungseintritt, jedoch nur eine kurze Wirkungsdauer (Halbwertszeit 3 Stunden) und ruft zahlreiche Nebenwirkungen hervor (u.a. starke Sedation, Mundtrockenheit, verschwommenes Sehen), die seine Anwendung limitieren. Scopolamin[1]-Membranpflaster sind so aufgebaut, daß insgesamt nur 0,5 mg Scopolamin in 3 Tagen gleichmäßig durch die Haut in das Blut freigesetzt werden. Das Pflaster soll 5–6 Stunden vor Reiseantritt aufgeklebt werden. Im Vergleich zu i.m. oder oraler Applikation ist transdermales Scopolamin weniger wirksam, erzeugt aber weniger schwere unerwünschte Wirkungen.

[1] Scopoderm TTS®

5-HT_3-Rezeptor-Antagonisten

Sie sind wirksam gegen Übelkeit und Erbrechen, die durch Zytostatika (z.B. Cisplatin oder Dacarbazin) und Strahlentherapie ausgelöst werden. Hinsichtlich des Wirkungsmechanismus vermutet man, daß Zytostatika oder abdominelle Bestrahlung die enterochromaffinen Zellen im Gastrointestinaltrakt schädigen, so daß aus diesen vermehrt 5-Hydroxytryptamin freigesetzt wird. 5-Hydroxytryptamin stimuliert 5-HT_3-Rezeptoren an den afferenten Vagusfasern und in der Area postrema und löst so Erbrechen aus. Die selektiven 5-HT_3-Rezeptorantagonisten **Ondansetron, Tropisetron, Granisetron und Dolasetron** (Abb. 24.11) verhindern bei 70–80 % der Patienten das akute Erbrechen, das 1–3 Stunden nach Zytostatikagabe auftritt. Dagegen wird das verzögert auftretende Erbrechen (Dauer bis zu 5 Tagen) weniger gut beeinflußt. Tropisetron, Ondansetron und Dolasetron werden nach oraler Gabe rasch resorbiert. Granisetron gibt es nur als i. v.-Injektionslösung. Tropisetron, Granisetron und Dolasetron haben eine längere Halbwertszeit als Ondansetron, was eine einmal tägliche Gabe erlaubt. Häufigste Nebenwirkungen sind Kopfschmerzen und Obstipation. Hochdosiertes Metoclopramid (1–3 mg/kg) blockiert ebenfalls 5-HT_3-Rezeptoren und vermag das akute Erbrechen nach Zytostatikatherapie zu unterdrücken. Allerdings verursacht Metoclopramid durch die Blockade zentraler D_2-Rezeptoren extrapyramidal-motorische Störungen, die besonders bei Kindern und Jugendlichen sehr ausgeprägt sind. Auch **Glucocorticoide** (z.B. Dexamethason) verhindern Übelkeit und Erbrechen unter zytostatischer Therapie. Bei verzögertem Erbrechen sind sie den 5-HT_3-Rezeptorantagonisten sogar überlegen. Der Mechanismus der antiemetischen Wirkung von Glucocorticoiden ist nicht bekannt. Mit der Kombination Dexamethason plus 5-HT_3-Rezeptorantagonist werden zytostatikainduzierte Übelkeit und Erbrechen am wirksamsten unterdrückt.

In einer klinisch-experimentellen Studie wurde gefunden, daß die zusätzliche Gabe eines nicht-peptidischen **NK_1-Rezeptorantagonisten** zu Granisetron und Dexamethason das akute und verzögerte Erbrechen nach Cisplatin weiter reduzierte. Es ist damit zu rechnen, daß in absehbarer Zeit NK_1-Rezeptorantagonisten beim Zytostatika-induzierten Erbrechen zum Einsatz kommen werden.

Cannabinoide

Nabilon und Dronabinol (in Deutschland nicht im Handel) sind synthetische Cannabinoide, die gegen leichtes bis mäßiges Erbrechen durch Zytostatika wirksam sind. Der Wirkungsmechanismus ist nicht bekannt. Unerwünschte Wirkungen sind häufig, besonders Müdigkeit, Verwirrtheit, Schwindel, Mundtrockenheit und Halluzinationen. Der Einsatz dieser Präparate in den USA und England bleibt daher therapierefraktären Patienten vorbehalten.

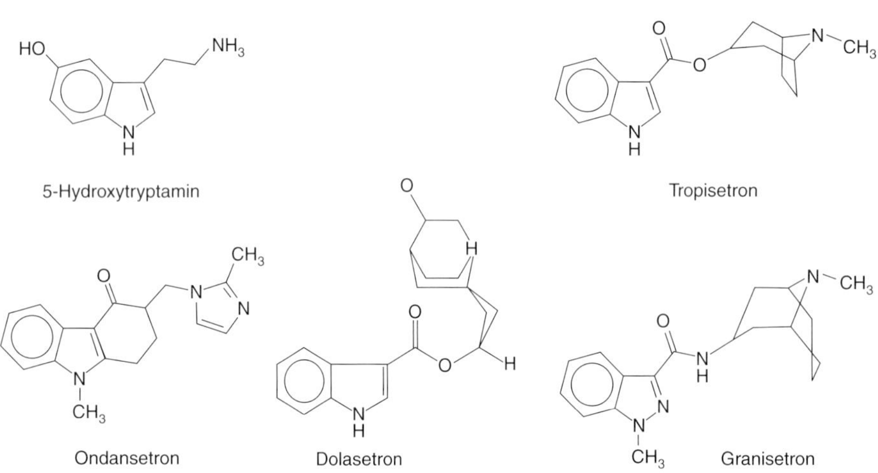

Abb. 24.11 Strukturformeln von Ondansetron, Tropisetron, Granisetron und Dolasetron. Diese 5-HT_3-Antagonisten enthalten den Indolring des 5-Hydroxytryptamin.

24.4 Wasser- und Elektrolytbewegungen, Laxantien-Pharmakotherapie der Obstipation

O. Adam, München, M. Diener, Giessen, W. Forth, München, und W. Rummel, Homburg/Saar

Passage der Ingesta und Defäkation

Eine Mahlzeit passiert in Sekundenschnelle den Ösophagus, bleibt aber für rund 1 Stunde im Magen und 2–3 Stunden im Dünndarm; im Colon verweilt der Darminhalt 24 Stunden und länger. Die Entleerung des Magens ist ebenso wie die von proximal nach distal erfolgende Bewegung der Ingesta im Darmtrakt ein reflektorischer, vom autonomen Nervensystem bzw. humoral gesteuerter Vorgang (s. S. 145). Im Dünndarm verläuft der Transport der Ingesta von proximal nach distal. Im Dickdarm gibt es auch einen Transport in umgekehrter Richtung: die Faeces werden hin- und hergeschoben. Unter Entzug von Flüssigkeit und Elektrolyten wird der Kot eingedickt.

Die **Defäkation** ist, soweit die Funktion des Sphincter ani externus betroffen ist, ein der willkürlichen Beeinflussung unterworfener Akt. Eingeleitet wird sie durch eine peristaltische Welle im Colon, durch die die Faeces ins Rectum transportiert werden. Die Füllung des Rectums ruft das Gefühl des Stuhldrangs hervor. Der Defäkationsreflex läßt sich im Rectum auch durch andere Reize auslösen, z.B. durch ein Zäpfchen oder eine hypertone Lösung (Klysma). Normalerweise bleibt das Rectum zwischen den Stuhlentleerungen frei von Kot. Der Zustand mit einer unvollständigen Entleerung des

Rectums und/oder einem ständigen Übertritt von Faeces aus den Endabschnitten des Colons in das Rectum wird **Dyschezie** genannt.

Die Defäkation ist bekanntermaßen vielfältigen psychischen und physischen **Störungen** unterworfen. Hast und Eile oder Reisefieber können zur willkürlichen oder unwillkürlichen Unterdrückung des Reflexes führen, der die initiale Peristaltik auslöst. Als Resultat kommt es zu einer längeren Verweildauer der Faeces im Dickdarm und damit zu einer übernormalen Eindickung infolge des Flüssigkeitsentzugs in diesem Darmabschnitt. Die den Defäkationsreflex auslösende Dehnung hängt vom Füllungszustand ab, der durch die Zusammensetzung der Nahrung mitbestimmt wird. Ballaststoffarme Kost begünstigt daher eine Obstipation. Durch Ballaststoffe nimmt der Füllungszustand des Darmes und damit seine Motilität zu, sie sind deshalb die am meisten kausal eingreifenden Therapeutika der Obstipation. Der durch raffinierte Lebensmittel (weißes Mehl, Fett, Schokolade) verminderte Ballaststoffanteil der Nahrung kann durch Obst, Gemüse oder durch extrahierte Ballaststoffe (Kleie, Pectine, Quellstoffe wie Guar, Johannisbrotkernmehl oder indische Flohsamen) ausgeglichen werden. Bei ausreichender Flüssigkeitszufuhr quellen diese Ballaststoffe im Darm. Dadurch erhöht sich bei längerfristiger Anwendung das Stuhlgewicht und verkürzt sich die Passagezeit. Von den Patienten werden üblicherweise Präparate bevorzugt, die nicht schon bei der Einnahme mit Flüssigkeit im Glas zu Gelen eindicken.

Die Flüssigkeitsbewegungen

Wenn Bewegungsabläufe im Magen-Darm-Trakt gestört sind, sind Auswirkungen auf den Flüssigkeitshaushalt und die Verdauungsfunktionen unausweichlich. Es fehlt bislang noch eine einheitliche Theorie zu den verschiedenen Funktionsabläufen, die in der physiologischen Steuerung eng miteinander verzahnt sind und hier nur skizzenhaft wiedergegeben werden können.

Der Inhalt des Magen-Darm-Trakts besteht aus der Nahrung und den Verdauungssekreten, die ins Lumen abgegeben werden. Wie eine 24-Stunden-Bilanz der Aufnahme und Abgabe von Flüssigkeit im Magen-Darm-Trakt (Tab. 24.9) zeigt, werden – wie in den Nieren – normalerweise über 99% der aufgenommenen

Tabelle 24.9: Bilanz der Aufnahme und Abgabe von Flüssigkeit im Magen-Darm-Trakt sowie von Natrium, Kalium und Chlorid in Nahrung, Verdauungssekreten und Kot in 24 Stunden

	Volumenangebot mit Nahrung und Verdauungssekreten (l)		Elektrolytangebot mit Nahrung und Verdauungssekreten (Werte approximativ, mmol)			
			Na^+	K^+	Cl^-	HCO_3^-
Nahrung	2,0		150	50	200	–[1]
Speichel	1,0		50	20	40	10
Magensaft	1,0		100	15	280	30
Galle	0,5		5	5	40	30
Pankreassaft	2,0		280	5	40	160
„Succus entericus" (Jejunum und Ileum)	2,5		150	5	100	40
Summe	**9,0 = 100% =**		**880**	**100**	**700**	**270**
Aufnahme in den Organismus, Resorption aus dem	**(l)**	**%**				
Jejunum	4,0	45				
Ileum	3,6	40				
Colon	1,3	14,3				
im Kot ausgeschieden						
(l)	0,10					
mmol			3,5	7,5	1,5	3,0
%		0,7	0,4	7,5	0,2	1,1

[1] Keine Angaben verfügbar; variabel.

bzw. sezernierten Flüssigkeit auf dem oro-analen Weg wieder resorbiert. Nur 0,7% der Flüssigkeit werden mit dem Kot ausgeschieden. Eine ähnliche Bilanz ergibt sich für die wichtigsten Elektrolyte (Tab. 24.9). Lediglich Kalium macht eine Ausnahme: Nur 92–93% der mit der Nahrung zugeführten bzw. aus dem Organismus in den Magen-Darm-Trakt sezernierten Menge werden resorbiert. Im Dickdarm wird Kalium sezerniert. Daher ist der Darm als sekretorisches Organ in die Homöostase der Kalium-Ionen mit einbezogen.

Es besteht eine enge Verbindung zwischen den sekretorischen Aktivitäten der für die Flüssigkeitsproduktion zuständigen Organe, ihrer Verdauungsleistung und der motorischen Aktivität der verschiedenen Darmabschnitte. Störungen der motorischen Aktivität sind in der Regel von Störungen der Verdauungsleistungen bzw. der Flüssigkeits- und Elektrolytbilanzierung gefolgt und umgekehrt.

Erst die eingehende Kenntnis dieser Zusammenhänge hat es erlaubt, bei bestimmten Krankheiten lebensrettende Maßnahmen zu ergreifen. Eindrucksvolle Beispiele sind die lebensrettenden Maßnahmen bei Cholera, die ohne Antibiotika allein durch Wasser- und Elektrolytsubstitution mit Hilfe von Zuckerzusatz erfolgreich behandelt werden kann. Das gleiche gilt für die oft lebensbedrohlichen Störungen des Elektrolyt- und Wasserhaushalts bei Diarrhöen im Kleinkindesalter (s. S. 621).

Einteilung der Laxantien

Zur Beseitigung einer Obstipation müssen Laxantien
a) die eingedickten Faeces aufweichen und
b) die Defäkation in Gang setzen.
Nach ihrer Wirkungsweise lassen sich Laxantien in vier Gruppen einteilen:
1) Gleitmittel
2) Füll- und Quellmittel
3) salinische und osmotisch wirksame Abführmittel
4) antiresorptiv und sekretagog wirkende Stoffe
Bei den auf dem Markt befindlichen Präparaten sind die Stoffe der vier Gruppen oft kombiniert.

Gleitmittel

Diese Mittel (Lubrikantien) machen die Faeces durch einen „Schmiereffekt“ gleitfähiger (Tab. 24.10). Man benutzt hierzu nicht bzw. schwer resorbierbare Öle wie Paraffinum subliquidum. Als Klysma oder Suppositorien wird auch Glycerin angewendet. Neben einem gewissen „Schmiereffekt“ wird hierbei die Defäkation durch den Kontakt der Rectumschleimhaut mit einer hypertonen Lösung reflektorisch ausgelöst.

Tabelle 24.11: Füll-, Quellmittel, salinische und osmotisch wirksame Abführmittel

Hauptinhaltsstoffe	therapeutische Dosis	Wirkungseintritt (h)	Bemerkungen
Leinsamen (DAB)	50–100 g	10–20	siehe [1]
Agar-Agar	1–2 Teelöffel	8–12	
Lactose, Lactulose	20–30 g	8–12	
Na_2SO_4	10–20 g	2–4	siehe [2]

[1] wird auch mit Agar-Agar kombiniert angeboten
[2] Na_2SO_4 = Glaubersalz (DAB). Bestandteil von Karlsbader Salz; Sal Carolinum factitium = künstliches Karlsbader Salz. Um 10–20 g Salz in isotoner Lösung einzunehmen, müßte die Menge in 0,7–1,4 l Wasser gelöst sein; mit anderen Worten: Bei der Einnahme von Karlsbader Salz, gewöhnlich in 1 Glas Wasser gelöst, wird eine hypertone Flüssigkeit getrunken. Zum Ausgleich der Tonizität gibt der Organismus Flüssigkeit in den GI-Trakt ab

Füll- und Quellmittel

Verwendet werden Stoffe wie Agar-Agar, Methylcellulose oder andere, teilweise aus Naturprodukten gewonnene Quellstoffe, die kaum verdaut und nicht resorbiert werden (Tab. 24.11). Sie quellen unter Aufnahme von Wasser und vergrößern das Volumen des Darminhalts beträchtlich. Dadurch wird die Darmwand gedehnt und reflektorisch die Defäkation in Gang gebracht. Ein bewährtes Hausmittel sind Leinsamen.

Salinische und osmotisch wirksame Abführmittel

Sulfat-Anionen halten eine osmotisch äquivalente Menge Flüssigkeit im Darmlumen zurück und verhindern dadurch eine Eindickung der Faeces. Um Flüssigkeitsverluste zu vermeiden, werden die Salze nach Möglichkeit in isotoner Lösung eingenommen (Tab. 24.11). Dieses osmotische Prinzip wird gelegentlich auch bei der Behandlung von Vergiftungen angewendet. Unter den Nichtelektrolyten werden aus der Reihe der Zucker-

Tabelle 24.10: Gleitmittel

Hauptinhaltsstoff	therapeutische Dosis für Erwachsene	laxierende Zusätze	Wirkungseintritt (h)
Paraffinum subliquidum (DAB)	1 Eßlöffel	–	8–12
Glycerin (DAB)	5–10 ml als Klysma bei Dyschezie (fehlende Rectum-Entleerung)	–	innerhalb von 2 h

alkohole **Sorbit**, vornehmlich in Form von Klysmen und Einläufen, sowie die schwer resorbierbaren Zucker **Lactose** und **Lactulose**[1] wegen ihrer Fähigkeit, Flüssigkeit im Darmlumen osmotisch zu binden bzw. aus dem Gewebe anzuziehen, als Laxantien verwendet. Lactulose spielt darüber hinaus als Lebertherapeutikum eine Rolle. Dieser Zucker wird nämlich durch bakterielle Einwirkung im Enddarmbereich in Essigsäure und Milchsäure zerlegt, wodurch der pH-Wert im Darmlumen abgesenkt wird. Unter diesen Bedingungen wird möglicherweise weniger Ammoniak resorbiert, das für die Enzephalopathie bei schweren Leberschäden verantwortlich ist. Die aus Lactulose im Enddarm gebildete Säure soll außerdem die Motilität und damit die Darmentleerung anregen.

Antiresorptiv und sekretagog wirkende Laxantien

Hierunter versteht man Stoffe (Tab. 24.12), die die Resorption von Natrium und damit aus osmotischen Gründen auch die von Wasser hemmen, d.h. die antiresorptiv wirken. Außerdem können sie einen Einstrom von Flüssigkeit und von Na^+, Cl^-, K^+ und Ca^{2+} (vgl. Nebenwirkungen) ins Darmlumen hinein verursachen, d.h. sekretagog wirken (Abb. 24.12). Es handelt sich um Laxantien wie Anthrachinone (Emodine), Rizinolsäure und diphenolische Laxantien, z.B. Bisacodyl und Phenolphthalein, sowie um Gallensäuren. Einige dieser Stoffe werden im Hinblick auf ihren Wirkort auch „Dickdarmmittel" genannt. Die antiresorptive und sekretagoge Wirkung hat zweierlei zur Folge:
1) die Aufweichung der Faeces und
2) die Zunahme der Füllung des Dickdarms; sie führt zu einer Dehnung der Darmwand, die die Darmpassage beschleunigt und reflektorisch die Defäkation einleitet.

Rizinusöl. Es enthält das Triglycerid der Ricinolsäure (12-Hydroxyölsäure). Im Magen-Darm-Trakt wird durch Einwirkung von Lipasen der Träger der abführenden Wirkung, die Ricinolsäure, freigesetzt. Sie regt die Peristaltik im Dünndarm an. Wie bei jedem Öl ist hier außerdem mit einer cholagogen Wirkung zu rechnen. Auf vermehrten Gallefluß folgt immer eine verstärkte Peristaltik des Dünndarms.

Anthrachinon-Derivate. Anthrachinone sind in einer Reihe von Phytopräparaten, die als Laxantien benutzt werden, enthalten: Folia Sennae, Rhizoma Rhei, Cortex Frangulae, Cascara Sagrada, Aloe. In diesen Drogen liegen die Anthrachinone als Glykoside vor. Die Aglykone nennt man Emodine. Die Glykoside werden im Darm gespalten und die Emodine im Dickdarm mikrobiell zu den eigentlich wirksamen Anthranolen bzw. Anthronen reduziert. Anthrachinone werden resorbiert.

[1] Lactofalk®, Lactoflor®, Laevilac®, Lactulose Neda®, Hepa Merz Lact®

Tabelle 24.12: Antiresorptiv und sekretagog wirkende Laxantien

Laxans	therapeutische Dosis	Wirkungseintritt (h)
Rizinusöl (DAB, Ricinolsäure)	1–2 Eßlöffel	2–4
Anthrachinone	0,15–0,30 g bezogen auf 1,8-Dihydroxyanthrachinon	
Diphenolische Laxantien:		
Phenolphthalein	0,005 g	8–12
Bisacodyl (Dulcolax®)	0,005–0,01 g	8–12
Natriumpicosulfat (Laxoberal®)	0,01 g	8–12
Gallensäuren, Galle:		
Cholsäure, Dehydrocholsäure	0,1–0,3 g	8–12

Diphenolische Laxantien. Die unter diesem Begriff subsumierten Verbindungen Phenolphthalein, Bisacodyl und Natriumpicosulfat können als Methanverbindungen aufgefaßt werden, die mit Aromaten substituiert sind, welche phenolische OH-Gruppen tragen. Wirksam sind die freien Diphenole. Bei **Bisacodyl** sind die beiden Phenolgruppen mit Essigsäure verestert. Die Esterspaltung erfolgt teils hydrolytisch im Darmlumen, teils wahrscheinlich enzymatisch in Kontakt mit dem Mucosaepithel, so daß die diphenolische Verbindung bereits im Dünndarm entsteht und dort resorbiert wird. In der Leber wird das Diphenol mit Glucuronsäure und/oder Schwefelsäure konjugiert und mit der Galle wieder ausgeschieden (enterohepatischer Kreislauf). Die hydrophilen Konjugate werden nicht im Dünndarm resorbiert

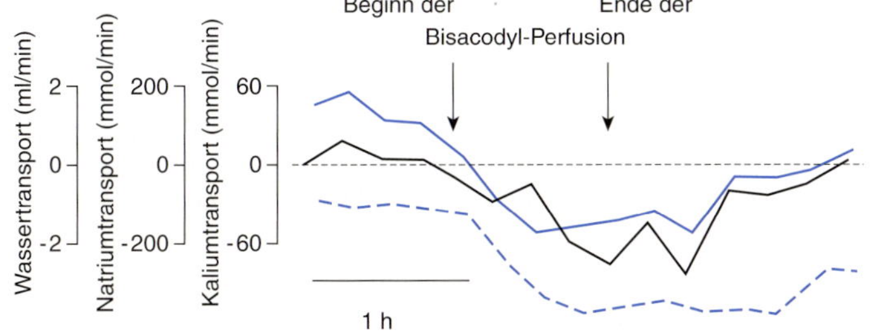

Abb. 24.12 Antiresorptive und sekretagoge Wirkung von Bisacodyl. Bisacodyl (10 mg/l in der Perfusionslösung) hemmt die Na^+- und Wasserresorption und stimuliert die Na^+-, K^+- und Wassersekretion am in vivo perfundierten Colon einer Versuchsperson (einer von 5 getesteten Probanden). (Nach: K. Ewe/B. Hölker, Klin. Wschr. 52, 827–833 [1974]).

und gelangen in den Dickdarm. Dort werden sie mikrobiell wieder dekonjugiert, so daß die freien Diphenole wirksam werden können. Der Umweg über die Leber ist der Grund dafür, daß die laxierende Wirkung von Phenolphthalein oder Bisacodyl erst 8–12 Stunden nach der oralen Gabe eintritt. Ein Schwefelsäureester des Bisacodyls, **Natriumpicosulfat,** wird nur in geringem Umfang aus dem Dünndarm resorbiert; ihm bleibt deshalb der Umweg über die Leber erspart. Es wird im Dickdarm von Bakterien gespalten. Das so entstandene Diphenol ist identisch mit dem des Bisacodyls und wirkt am Mucosaepithel antiresorptiv und sekretagog.

Unerwünschte Wirkungen

Eine Reihe von Laxantien gilt ihrer drastischen Wirkung und vor allem ihrer gefährlichen Nebenwirkungen (hämorrhagische Enteritis) wegen heute als obsolet. Hierher gehören Kalomel (Hg_2Cl_2, Hydrargyrum chloratum) und Crotonöl (s. S. 1126). Podophyllin gilt als potentiell karzinogen und teratogen. Insbesondere die beiden zuletzt aufgezählten Naturstoffe sind auch heute noch Bestandteile vieler sogenannter „natürlicher" Laxantienkombinationen.

Alle Laxantien – auch die „natürlichen" – verursachen, insbesondere bei chronischem Gebrauch, Störungen des Wasser- und Elektrolythaushalts. Die Natriumverluste können so stark sein, daß sich ein sekundärer Hyperaldosteronismus ausbildet. Dadurch kommt es zu renalen Kaliumverlusten, die wiederum Ursache einer verminderten Darmmotilität sind und die Obstipation verstärken (Circulus vitiosus; Abb. 24.13). Hypokaliämien sind außerdem vor allem bei gleichzeitiger Therapie mit Herzglykosiden gefährlich. Wenn starke Calciumverluste hinzukommen, tritt als Folge davon im Röntgenbild eine Osteoporose in Erscheinung. Deshalb sollen Laxantien immer nur für einen begrenzten Zeitraum angewandt werden.

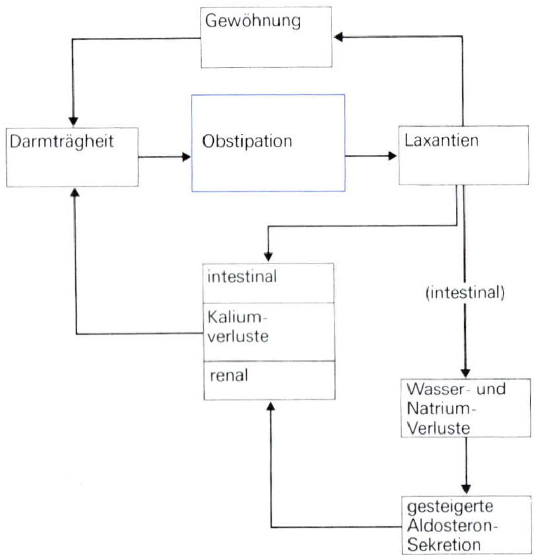

Abb. 24.13 Circulus vitiosus bei chronischem Laxantiengebrauch.

Salinische Abführmittel

Das gelegentlich verwendete Bittersalz, das Magnesiumsalz der Schwefelsäure, gilt heute als obsolet, weil besonders bei Kindern eine sogenannte „Magnesium-Narkose" infolge einer zu hohen Magnesium-Resorption beobachtet werden konnte. Besonders gefährlich ist der Gebrauch von magnesiumhaltigen Präparaten bei eingeschränkter Nierenfunktion (s. S. 537 und 604).

Gleitmittel

Paraffinum subliquidum kann bei übermäßigem, chronischem Gebrauch in geringen Mengen in den Organismus aufgenommen werden und verursacht dann Fremdkörpergranulome. Außerdem vermindert es die Resorption der fettlöslichen Vitamine (A, D, E und K), was bei chronischer Einnahme negative Auswirkungen haben kann.

Antiresorptiv und sekretagog wirkende Laxantien

Anthrachinone. Das sogenannte „Laxantien-Colon" ist zwar eine ungefährliche Begleiterscheinung, verrät jedoch dem Gastroenterologen bei einer Koloskopie einen chronischen Laxantiengebrauch. Die bräunliche Imprägnierung der Darmschleimhaut stammt von Reduktionsprodukten der Emodine.

Bei Kleinkindern, bei denen ein Hautkontakt mit den Faeces nicht zu vermeiden ist, aber auch bei psychisch Kranken und Patienten mit Sensibilitätsstörungen in der Analregion wurden Ekzeme bis großflächige, bullöse Abhebungen der Haut beobachtet (s. S. 1131). Sie werden von den Reduktionsprodukten der Emodine verursacht. Früher bezeichnete man sie als „Cignolin-Exanthem" (äußerliche Anwendung von Dithranol bei Psoriasis). Anthrachinone[1] können bei mißbräuchlicher Anwendung Albuminurie und Hämaturie verursachen. Bei chronischer Anwendung anthrachinonhaltiger Abführmittel kommt es – histologisch nachweisbar – zur Zerstörung der Dendriten des Plexus myentericus.

Phenolphthalein kann bei mißbräuchlicher Verwendung gefährlich sein; schwere hämorrhagische Enteritiden, Kreislaufkollaps und Dyspnoe sowie lebensbedrohliche Überempfindlichkeitsreaktionen sind mitgeteilt worden.

Bisacodyl verursacht gelegentlich Magenunverträglichkeiten; sie sind wahrscheinlich auf die Hydrolyse und die Freisetzung des Diphenols im Magen zurückzuführen. Die Dragees sind mit einem säureresistenten Überzug vor Zerfall im Magen geschützt. Deshalb nicht zusammen mit Milch oder Antazida einnehmen!

[1] z.B. X-Prep®

Therapeutische Anwendung und Indikationen für Laxantien

Obstipation kann das Symptom einer organischen Erkrankung sein: Leber- und Gallenerkrankungen, Ileus, Verwachsungen, Karzinome im Darmbereich, Appendizitis, Hämorrhoiden und Analfissuren. Das Symptom Obstipation bedarf deshalb immer einer sorgfältigen diagnostischen Klärung.

Oft liegt einer Obstipation eine **Verkrampfung des Dickdarms** („spastisches" Colon) zugrunde; derartige motorische Überfunktionen stellen sich bei abnormer Aktivität im vegetativen Nervensystem ein. Morphium verursacht durch Steigerung der Kontraktion der glatten Darmmuskulatur eine Obstipation (s. S. 254). Diese spastische Form der Obstipation läßt sich durch Spasmolytika (s. S. 151) wie z.B. Atropin oder Papaverin beheben.

Obstipation kann **durch Medikamente** verursacht sein: durch Opiate, Sedativa, Anticholinergika, Psychopharmaka, Antazida wie Calciumcarbonat oder Aluminiumhydroxid oder durch Bariumsulfat nach Röntgenuntersuchungen des Gastrointestinaltrakts.

Nach chirurgischen Eingriffen ist eine Obstipation oft die Folge einer Atonie der Muskulatur des Magen-Darm-Trakts. Sie kann durch Neostigmin (s. S. 169) behoben werden, das erfahrungsgemäß am besten wirkt, wenn es gleichzeitig mit 10–20 ml physiologischer Kochsalzlösung i.v. verabreicht wird.

Funktionelle Störungen der normalen Abläufe bei der Defäkation lassen sich oft durch eine Aufklärung über die Zusammenhänge und durch Änderung der Lebensweise beheben. Sie stellen jedenfalls keine zwingende Indikation für die Anwendung von Laxantien dar. Die Auswahl unter den Laxantien hängt nicht zuletzt von der Zeit ab, die bis zum Wirkungseintritt verstreicht (Tab. 24.10 bis 24.12). Bei Hämorrhoiden, Analfissuren, Hernien, Hypertonie, zerebraler und koronarer Gefäßsklerose (Apoplexiegefahr!) sind Laxantien indiziert, um weiche Stühle zu erzielen. Hierfür sind besonders Füll- und Gleitmittel geeignet. Laxantien – bevorzugt salinische – können auch bei Vergiftungen angewendet werden, um unerwünschten Darminhalt zu entfernen. Vor Operationen und Röntgenuntersuchungen des Magen-Darm-Trakts und der Nieren werden Abführmittel verabfolgt. Wenn es sich nur um die Röntgenuntersuchung des Enddarms handelt, können Laxantien, die antiresorptiv und sekretagog wirken, als Klysmen verabreicht werden.

Der Konsum von Laxantien ist sicher viel größer als vom Standpunkt einer rationalen Therapie her vertretbar. Der tägliche Stuhlgang muß keineswegs erzwungen werden. Er ist kein physiologisches Erfordernis. Eine „purgative" Maßnahme zur Reinigung des Darmes ist keine rationale Therapie: Der „Horror autotoxicus" ist ein mittelalterliches Relikt.

Nach dem Gebrauch von Laxantien dauert es mitunter 1–3 Tage, bis der Enddarm wieder so gefüllt ist, daß der normale Defäkationsreflex ausgelöst wird. Die Schädlichkeit der chronischen Laxantien-Anwendung ist zu wenig bekannt (siehe unerwünschte Wirkungen). Es ist unverantwortlich, Laxantien allein oder zusammen mit Appetitzüglern als Schlankheitsmittel zu nehmen.

Gallensäuren

Insbesondere die im Dickdarm durch Einwirkung von Mikroorganismen entstehende freie **Desoxycholsäure,** aber auch **Chenodesoxycholsäure, Ursodesoxycholsäure** und die **Trihydroxycholansäure** (Cholsäure) (s. Abb. 24.14) können als Laxantien betrachtet werden, deren

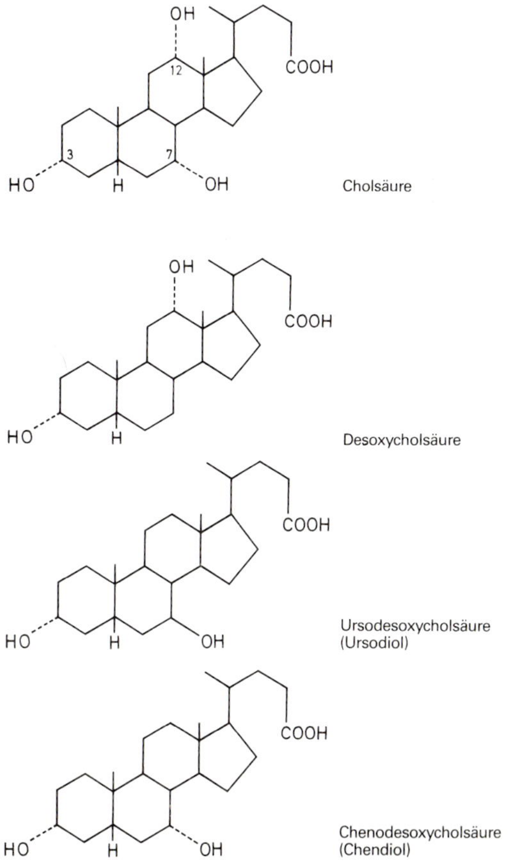

Abb. 24.14 Gallensäuren. Die Trihydroxycholansäure (Cholsäure) und die Dihydrocholansäure (Chenodesoxycholsäure) sind körpereigene (primäre) Produkte. Im Darm wird durch Einwirkung von Mikroorganismen aus Cholsäure Desoxycholsäure und aus Chenodesoxycholsäure 7-Ketolithocholsäure (sekundäre Gallensäure; nicht abgebildet). Die sekundären Gallensäuren werden rückresorbiert und in der Leber zum Teil in die körpereigenen Gallensäuren resynthetisiert. Aus 7-Ketolithocholsäuren kann im Darm durch Mikroorganismen Ursodesoxycholsäure (tertiäre Gallensäure) gebildet werden. (Nach Fromm/Bazzoli: Enterohepatischer Kreislauf der Gallensäuren. In: Handbuch der Inneren Medizin, 3. Band, Verdauungsorgane; Teil 111 A [Hrsg. Caspari], S. 352f., Springer; Berlin, Heidelberg, New York 1983).

physiologische Aufgabe darin besteht, eine allzu starke Eindickung der Faeces im Colon zu verhindern. Im Tierexperiment gleicht die Wirkung dieser Gallensäuren auf die Wasser- und Elektrolytbewegungen durch die Darmmucosa derjenigen der antiresorptiv und sekretagog wirkenden Laxantien (s. S. 618).

In vielen Enzympräparaten, die als Digestiva empfohlen werden, sind Gallensäuren enthalten. Sie liegen entweder als definierte Verbindungen oder als Gallensäuregemisch aus Blasengalle des Rindes, z.B. Fel tauri, vor. Zumeist handelt es sich dabei um freie, d.h. nicht konjugierte Gallensäuren.

Mit der Galle werden ausschließlich konjugierte Gallensäuren ausgeschieden, die im Ileum mit besonderen Transporteinrichtungen zum Teil wieder resorbiert werden. Wenn im Bereich des Dünndarms – oral eingenommen oder aus pathologischen Gründen als Folge abnormer bakterieller Besiedlung („blind loop syndrome") – freie Gallensäuren auftreten, werden sie aufgrund ihrer Lipophilie rasch resorbiert. Konjugierte Gallensäuren können indirekt laxierend wirken, nämlich durch Anregung der Ausscheidung von Galle. Einen ähnlichen Effekt hat **Dehydrocholsäure,** die im Tierversuch selbst nicht antiresorptiv und sekretagog wirkt. Stoffe, die wie die Dehydrocholsäure die Gallenausscheidung anregen, werden Cholagoga genannt. Sie haben eine choleretische Wirkung; bei der Dehydrocholsäure spricht man obendrein von einer hydrocholeretischen Wirkung, weil die hydragoge Wirkung so stark ist, daß das spezifische Gewicht der ausgeschiedenen Galle geringer als normal ist.

Chenodiol und Ursodiol

Die **Auflösung von Gallensteinen** wird durch verschiedene Mechanismen erklärt.

Ursodiol[1] (Ursodesoxycholsäure, UDC) (s. Abb. 24.14) wird biliär ausgeschieden und bewirkt eine Verminderung der Cholesterinsättigung der Galle, indem es die Cholesterinresorption im Darm hemmt und die Sekretion von Cholesterin in die Galle verringert. Zur Auflösung soll auch eine „Verflüssigung" der Cholesterin-Gallensteine durch UDC wesentlich beitragen.

Chenodiol[2] (s. Abb. 24.14) kann ebenso die Freisetzung von Cholesterin aus der Leber in die Galle vermindern, aber erst nach chronischer Einnahme.

Chenodiol und UDC wird die Fähigkeit zugeschrieben, die Synthese von Gallensäuren durch Hemmung der Cholesterin-7α-Hydroxylase hemmen zu können. Beide, Chenodiol und UDC, vermindern auch die Neubildung von Cholesterin durch Hemmung der Hydroxymethylglutaryl-CoA-Reductase. Chenodesoxycholsäure kann Hepatocyten angreifen, UDC wirkt dagegen protektiv. Dies ist vor allem bei der primär biliären Zirrhose wichtig, da bei dieser Krankheit Antikörper gegen Gallengangsepithelien gebildet werden.

Therapeutische Anwendung: Die medikamentöse Auflösung von Gallensteinen wird heute nur noch bei einer funktionstüchtigen und nicht mehr als zur Hälfte mit Steinen gefüllten Gallenblase versucht, wenn der Ductus cysticus offen und der Ductus choledochus steinfrei ist. Steine, die im Röntgenbild schattengebend sind oder einen Durchmesser > 15 mm haben, können medikamentös nicht aufgelöst werden. Schattengebende Steine enthalten in höherem Prozentsatz schwerlösliche Verbindungen (Ca, Si), die eine Auflösung verhindern. Seit Einführung der endoskopischen Steinentfernung, der ERCP mit endoskopischer Sphinkterotomie und der Steinzertrümmerung (Lithotripsie) mit extrakorporalen Stoßwellen (ESWL) wird die Indikation zur Auflösung von Gallensteinen mit UDC strenger gestellt. Es ist allerdings Standard, nach der Lithotripsie die Auflösung von Reststeinen und die Rezidivprophylaxe mit UDC durchzuführen. Die Therapie mit UDC war mit abends 12 mg/kg KG als Einzeldosis erfolgreicher als die dreimalige Gabe. Clofibrat, Östrogene (erhöhen den Cholesteringehalt der Galle) sowie Antazida und Colestyramin (binden UDC) sollen nicht gleichzeitig gegeben werden. Nach erfolgreicher Steinauflösung wird UDC in einer Dosierung von 8–10 mg/kg KG, auch in Kombination mit Chenodiol (Lithofalk®) in einer Dosierung von 5–8 mg/kg KG, bis zu einem Monat nach Steinfreiheit gegeben, um Rezidive zu vermeiden.

Die Bedeutung der UDC in der Behandlung der primär biliären Zirrhose hat zugenommen. Es handelt sich um eine Autoimmunerkrankung, bei der neben Antikörpern, die sich z.B. gegen Gallengangsepithelien richten, regelmäßig mitochondriale Antikörper auftreten, insbesondere Anti-M_2-Antikörper. UDC vermindert den Juckreiz und senkt SGOT (30–40%) und alkalische Phosphatase (56%), besonders in frühen Stadien der Erkrankung. Durch UDC bessern sich somit die Laborparameter und das Befinden des Patienten; ob die Überlebenszeit durch diese Behandlung verlängert wird, ist fraglich. Da sich aber die Behandlung mit Immunsuppressiva als nebenwirkungsreich und wenig wirksam erwiesen hat, wird zunehmend UDC eingesetzt. UDC kann die Resorption von Ciclosporin aus dem Darm erhöhen, dessen Spiegel muß daher bei einer Kombinationstherapie besonders genau kontrolliert werden. Noch fragliche Indikationen für eine Behandlung mit UDC sind die primär sklerosierende Cholangitis, Hepatitis C und andere Erkrankungen mit cholestatischen Verlaufsformen.

[1] Ursofalk®, Cholit- ursan®
[2] Chenofalk®, Cholit-Chenosan®

24.5 Pharmakotherapie der Diarrhö

Bei der Behandlung einer **schweren Diarrhö** steht der Ersatz der Wasser- und Elektrolytverluste ganz im Vordergrund. Ihr kommt lebensrettende Bedeutung zu. Die orale Substitution ist, wenigstens zur Überbrückung der Zeit bis zur Infusionstherapie, dann ausreichend, wenn die Elektrolytlösung Glucose oder auch Saccharose enthält (Tab. 24.13). Denn Glucose ist trotz der z.B. durch Choleratoxin verursachten abnormen sekretorischen Aktivität des Dünndarmepithels wirksam, weil der Natriumtransport aus dem Darmlumen ins Blut noch funktioniert. Aufgrund der physiologischen Kopplung ihres Transports mit dem von Natrium vermag Glucose den Natriumtransport und damit aus osmotischen Gründen auch den von Wasser zu aktivieren (Abb. 24.15). Die antibiotische Therapie ist daneben, z.B. bei der **Cholera,** von untergeordneter Bedeutung; sie kommt meist zu spät, da bei Diagnose der Krankheit das diarrhöauslösende Toxin von Vibrio cholerae bereits im Darm zur Wirkung gelangt ist.

Durch **Enterotoxine** verursachte Diarrhöen werden auch auf einige Stämme von Escherichia coli (Reisediarrhö) und Clostridium perfringens zurückgeführt. Die Enterotoxine hemmen nicht nur die Resorption von Na^+ und Wasser, sondern aktivieren auch die Sekretion von Cl^-. Bei enterotoxischer Diarrhö werden „Reiswasser"-Stühle ausgeschieden; die Mucosa des Dünndarms ist im histologischen Bild bemerkenswert wenig verändert.

Bei **Shigellosen** (Ruhr) und **Salmonellosen** (Typhus, Paratyphus) hingegen sind im histologischen Bild ausgedehnte Zerstörungen der Mucosa zu erkennen. Die antibiotische Therapie ist an den Erregernachweis und nicht zuletzt an große klinische Erfahrung geknüpft.

Zur Verhinderung größerer Wasser- und Elektrolytverluste kann es bei einer Diarrhö indiziert sein, Obstipantien (Stopfmittel) anzuwenden. Dies darf allerdings erst nach sorgfältiger Klärung der Diarrhö-Ursachen erfolgen und nur eine vorübergehende Maßnahme sein.

Neben pectinhaltigen Stopfmitteln **(Mucilaginosa),** die sich vor allem in der Kinderheilkunde bewährt haben, sind hier tanninhaltige Präparate zu nennen. Mucilaginosa bilden im Darm einen Schleim, der die irritierte Mucosa schützt. Tannin (Gerbsäure) wirkt aufgrund seiner eiweißfällenden Eigenschaften adstringierend. Da Gerbsäure die Leberzellen schädigt, wird sie ausschließlich in schwer resorbierbarer Form, z.B. als Tanninalbuminat[1] verwendet. Die bei toxischen Enteritiden zur Adsorption von Giftstoffen verabreichte Kohle (Carbo medicinalis) hat ebenfalls stopfende Wirkung.

Tabelle 24.13: Flüssigkeits- und Elektrolyt-Ersatz bei profusen Durchfällen

Rp	
Natriumchlorid	3,5 g
Kaliumchlorid	1,5 g
Natriumbicarbonat	2,5 g
Glucose	20 g
Wasser ad	1000 g

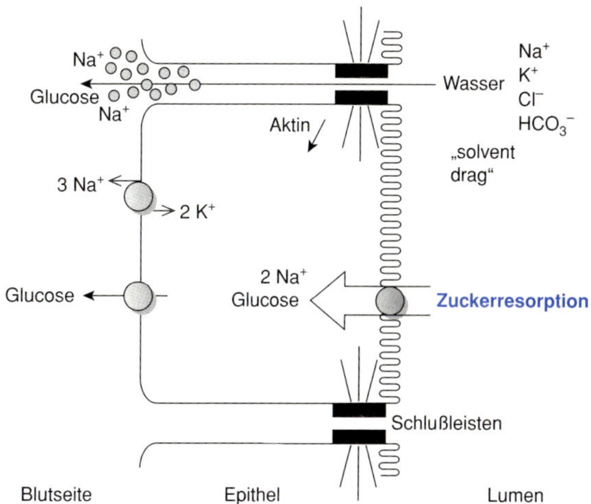

Abb. 24.15 Wirkung der Glucose bei der oralen Rehydratation. Glucose wird mit Hilfe eines Na^+-Glucose-Cotransporters in der Bürstensaummembran sekundär aktiv aus dem Darmlumen aufgenommen und auf die basolaterale Seite der Epithelzellen transportiert. Dieses Resorptionssystem ist bei sekretorischen Diarrhöen nicht vermindert. Die Aktivierung des Na^+-Glucose-Cotransporters geht einher mit einer durch Actinfasern erzeugten Erweiterung der Schlußleisten (tight junctions) der Epithelzellen. Damit kann Wasser leichter durch die Schlußleisten – entlang dem durch Na^+ und Glucose in der basolateralen Zone gebildeten osmotischen Gradienten – nach parazellulär fließen. In diesem Wasserstrom, dem *solvent drag*, werden konvektiv Elektrolyte mittransportiert.

Kohle (Carbo medicinalis) und **tanninhaltige Präparate** interferieren mit gleichzeitig oral verabfolgten Arzneistoffen. Kohle verringert die resorbierte Menge eines Pharmakons durch adsorptive Bindung, Tannin durch chemische Inaktivierung, z.B. von Alkaloiden. Durch Tannin soll auch die resorptive Aktivität der Mucosa beeinträchtigt werden.

Bei schweren Diarrhöen wird versucht, die abnorm verkürzte Darmpassagezeit zu normalisieren und auf diese Weise den Elektrolyt- und Wasserverlust zu vermindern. Dies gelingt mit Codein oder den Phenylpiperidin-Derivaten **Diphenoxylat**[2] und Loperamid. Diphenoxylat wird mit Atropin kombiniert angeboten. Seine Halbwertszeit beträgt 4 Stunden, die von **Loperamid**[3],

[1] Tannalbin®
[2] Reasec®
[3] Loperamid ratiopharm®, Imodium®

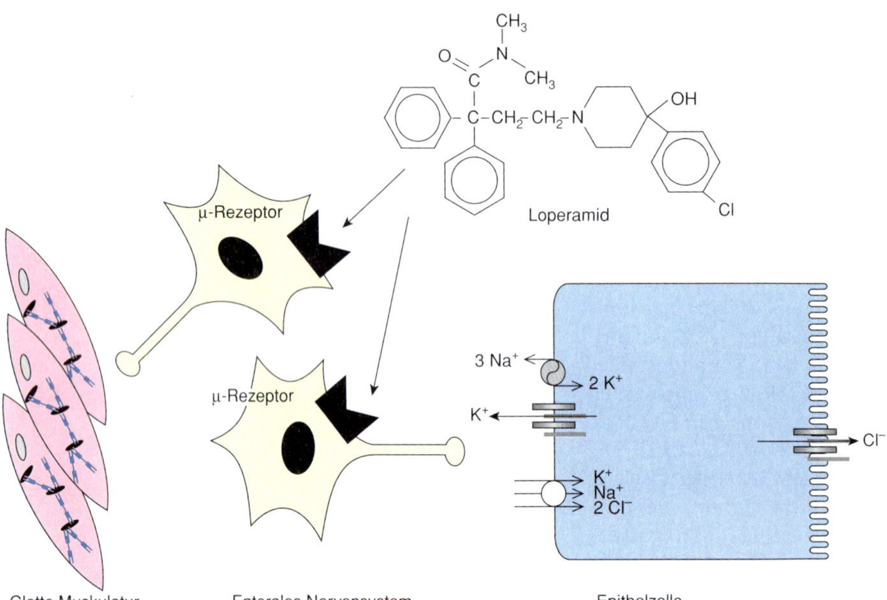

Abb. 24.16 Antisekretorische Wirkung von Loperamid. Loperamid verlängert die Transitzeit der Ingesta im Magen-Darm-Trakt durch seine Wirkung an Opioid-Rezeptoren (μ-Rezeptoren auf enteralen Neuronen), so daß mehr Zeit für die Resorption zur Verfügung steht. Hinzu kommt eine durch μ-Rezeptoren auf sekretomotorischen Neuronen im enteralen Nervensystem vermittelte antisekretorische Wirkung. In hohen Konzentrationen werden auch sekretorische Prozesse an den Epithelzellen selbst gehemmt (nicht eingezeichnet).

das stärker wirksam ist als Diphenoxylat, wird mit 11–15 Stunden angegeben. Ihre Wirkung auf die Darmmotorik (Abb. 24.16) entspricht der von Opioiden (vgl. S. 257). Der Vorteil dieser Verbindungen gegenüber den Opiaten beruht darauf, daß sie – von Überdosierung und Vergiftungen abgesehen – weitgehend frei von unerwünschten Wirkungen am Zentralnervensystem sind. Diphenoxylat besitzt noch ein gewisses Suchtpotential. Der Zusatz von Atropin soll vor Mißbrauch schützen. Bei Vergiftungen kann es zur Atemdepression kommen; Naloxon ist dann ein wirksames Antidot. Loperamid ist, z.B. für die Reiseapotheke, verschreibungsfrei erhältlich.

Die Hemmung der Darmmotorik ist dann problematisch, wenn der Durchfall bakteriell verursacht wurde. Bei Salmonellosen kann es so zu einem verzögerten Krankheitsverlauf kommen. Im Rahmen von Kolitiden ist als Komplikation ein toxisches Megacolon aufgetreten.

Zur antibiotischen Therapie bei infektiösen Darmerkrankungen mit Durchfall vgl. S. 836, 840 und 847. Handelt es sich um eine **cholugene** Diarrhö, z.B. nach Ileumresektion, kann man den Versuch unternehmen, die Gallensäuren mit **Colestyramin** zu binden. Colestyramin[1] ist ein hochmolekulares Anionen-Austauscherharz, das Gallensäuren gegen Cl^--Ionen austauscht. Als Dosierung werden 3- bis 4mal täglich 4 g angegeben. Bei einem Therapieversuch ist zu klären, ob gleichzeitig eine Steatorrhö vorliegt. Ist dies der Fall, sollte zuvor der Versuch gemacht werden, die Steatorrhö zu „kompensieren". Das kann durch Ersatz der langkettigen Fettsäuren der Nahrungsfette, deren Resorption unabdingbar auf Gallensäuren angewiesen ist, durch Fette mit mittelkettigen Fettsäuren geschehen, deren Emulgation einfacher ist, da sie mit einer geringeren Menge Gallensäuren im Darm noch ausreichend resorbiert werden. Colestyramin wird auch bei **Pruritus** verabreicht, der durch Gallensäuren verursacht ist. Voraussetzung für den Therapieerfolg ist jedoch, daß der Gallefluß in den Darm nicht unterbrochen ist. Hinsichtlich der Behandlung der Hypercholesterinämie mit Colestyramin vgl. S. 641. Colestyramin bindet nicht nur Gallensäuren, sondern auch andere Anionen, aber auch ungeladene Stoffe und Kationen. Bei hypothyreoten Patienten stieg durch Colestyramin der Thyroxin-Bedarf. Experimentell ist nachgewiesen, daß Colestyramin auch Herzglykoside und Metalle, z.B. Eisen, bindet und deren Resorption beeinträchtigt.

[1] Quantalan®

Weiterführende Literatur

Physiologie und Pathophysiologie des GI-Trakts

Handbuch der Inneren Medizin, Band 3, Verdauungsorgane:

Teil 1: Diseases of the Esophagus (Hrsg.: G. Vantrappen, J. Hellemanns) 1974; Teil 2: Magen (Hrsg.: L. Demling) 1974; Teil 3 A und B: Dünndarm (Hrsg.: W. F. Caspary) 1983; Teil 4: Dickdarm (Hrsg.: K. Müller-Wieland) 1982. Springer, Berlin, Heidelberg, New York.

Pharmacology of Gastro-Intestinal Motility and Secretion, Vols. I + II, in: Intern. Encyclop. of Pharmacol. and Therap. Sect. 39 A (P. Holton/ N. Emmelin Eds.). Pergamon Press, Oxford 1973.

Pharmacology of Gastrointestinal Absorption, Vols. I + II, in: Intern. Encyclop. of Pharmacol. and Therap. Sect. 39 B (W. Forth/W. Rummel Eds.). Pergamon Press, Oxford 1975.

Handbook of Experimental Pharmacology. Vol. 59/I u. II. Springer, Berlin, Heidelberg, New York, 1993.

Bertaccini, G. (Eds.): Mediators and Drugs in Gastrointestinal Motility. Vol. 70/I and II. Springer; Heidelberg, Berlin, New York, Tokyo 1982.

Csaky, T. Z. (Eds.): Pharmacology of Intestinal Permeation. Springer; Heidelberg, Berlin, New York, Tokyo 1984.

Johnson, L. R.: Physiology of the Gastrointestinal Tract, Vols. I + II. Raven Press, New York 1994.

Lebenthal E., Duffey M. E. (Eds.): Textbook of Secretory Diarrhea. Raven Press, New York 1990.

Ulcustherapie

Collen, M. S., Benjamin, St. B.: Pharmacology of Peptic Ulcer Disease. Handbook of Experimental Pharmacology, Vol. 99. Springer, Berlin, Heidelberg, New York, London, Paris, Tokyo, Hong Kong, Barcelona, Budapest 1991.

Holtermüller, K.-H.: Was ist gesichert in der konservativen Ulcustherapie? Der Internist **23,** 653–679 (1982).

Huber, R., Kohl, B., Sachs, G., Senn-Bilfinger, J., Simon, W. A., Sturm, E.: Review article: The continuing development of proton pump inhibitors with particular reference to pantoprazole. Aliment. Pharmacol. Ther. **9,** 363–378 (1995).

Kromer, W.: Similarities and differences in the properties of substituted benzimidazoles: A comparison between pantoprazole and related compounds. Digestion **56,** 443–454 (1995).

Sachs, G., Carlsson, E., Lindberg R., Wallmark, B.: Gastric H^+-K^+-ATPase as therapeutic target. Ann. Rev. Pharmacol. Toxicol. **28,** 269–284 (1988).

Sachs, G., Shin, J. M., Briving, C., Wallmark, B., Hersey, S.: The pharmacology of the gastric acid pump: The H^+-K^+-ATPase. Ann. Rev. Pharmacol. Toxicol. **35,** 277–305 (1995).

Walther, C., Herzog, P., Hissnauer, K. H., Kühl, K.-H., Holtermüller, K.-H.: Ein Vergleich der Neutralisationskapazität von Antazida in verdünnter Salzsäure und salzsaurer Pepton-Lösung. Z. Gastroenterol. **20,** 263–272 (1982).

Stoffe zur Beeinflussung der Motilität des GI-Trakts; Emesis und Antiemetika

Briejer, M. R., Akkermans, L. M. A., Schuurkes, J. A. J.: Gastrointestinal prokinetic benzamides: The pharmacology underlying stimulation of motility. Pharmacol. Rev. **47,** 631–651 (1995).

Gwee, K. A., Read, N. W.: Disorders of gastrointestinal motility – therapeutic potentials and limitations. Aliment. Pharmacol. Therapeut. **8,** 105–118 (1994).

Mitchelson, F.: Pharmacological agents affecting emesis. Drugs **43,** 295–315, 443–463 (1992).

Regulierung gestörter Bewegungsabläufe im Magen-Darm-Trakt

Allscher H.-D.: Einsatz von Botulinum-Toxin in der Gastroenterologie. Münch. med. Wschr. **140,** 486–489 (1998).

Briejer M. R., Akkermans, L. M. A., Schuurkes J. A. J.: Gastrointestinal prokinetic benzamides: The pharmacology underlying stimulation of motility. Pharmacol Rev **47,** 631–651 (1995).

De Ponti F., Malagelada J. R.: Functional gut disorders: From motility to sensitivity disorders. A review of current and investigational drugs for their management. Pharmacol Ther 80: 49–88 (1998).

Schwörer H., Ramadori G.: Nausea und Emesis. Dtsch. Med. Wschr. **122,** 1014–1019 (1997).

Wasser- und Elektrolytbewegungen, Laxantien, Therapie der Diarrhö

Awouters, F., Megens, A., Verlinden, M., Schuurkes, J., Niemegeers, C., Janssen, P. A. J.: Loperamide: Survey of studies on the mechanism of its antidiarrheal activity. Dig. Dis. Sci. **6,** 977–995 (1993).

Bridges, R. J., Rummel, W.: Mechanistic Basis of alterations in mucosal water and electrolyte transport. Clinics in Gastroenterology (Ed. G. I. Krejs) **15,** 491–506 (1986).

Forth, W., Rummel, W.: Activation and Inhibition of Absorption by Drugs, in: Pharmacology of Gastrointestinal Absorption. Intern. Encyclop. of Pharmacol. and Therap. Sect. 39b (W. Forth/W. Rummel Eds.). Pergamon Press, Oxford 1975.

25 Purinstoffwechsel, Urikostatika, Urikosurika[1]

Pharmakotherapie der Gicht

I. Walter-Sack, Heidelberg, und W. Gröbner, Balingen

25.1 Physiologie des Purinstoffwechsels

Purine werden im Organismus aus kleinen Bruchstükken aufgebaut oder mit der Nahrung aufgenommen. Als Endprodukt des Purinstoffwechsels (Abb. 25.1) entsteht beim Menschen Harnsäure überwiegend in der Leber und Dünndarmmukosa. Ausgangssubstanz der Purinsynthese ist 5-Phosphoribosylpyrophosphat (PRPP), das mit Glutamin zu 5-Phosphoribosylamin reagiert. Dieser Schritt ist geschwindigkeitsbestimmend. Über eine Reihe weiterer Syntheseschritte entsteht Inosin-5-phosphat (IMP), aus dem die anderen Nucleotide, nämlich Adenosin-5-phosphat (AMP) und Guanosin-5-phosphat (GMP), hervorgehen. Ein weiterer Weg führt von IMP über Inosin, Hypoxanthin und Xanthin zu Harnsäure. Die beiden letzten Schritte werden durch das Enzym Xanthinoxidase katalysiert. AMP, GMP sowie IMP hemmen den ersten Schritt der Purinsynthese, nämlich die Bildung von 5-Phosphoribosylamin aus PRPP und Glutamin, im Sinne eines Feedback-Mechanismus. AMP und GMP hemmen außerdem auch ihre eigene Bildung aus IMP. Besondere Bedeutung für die Aufrechterhaltung der intrazellulären Konzentration von AMP, IMP und GMP kommt den Enzymen Hypoxanthin-Guanin-Phosphoribosyltransferase (HPRTase) sowie Adeninphosphoribosyltransferase (APRTase) zu (Abb. 25.1).

Die **Ausscheidung von Harnsäure** erfolgt zu 20–30 % über den Darm und unterliegt dort der bakteriellen Urikolyse; der Hauptanteil der Harnsäure wird jedoch über die Niere eliminiert. Die renale Ausscheidung von Harnsäure ist durch glomeruläre Filtration sowie tubuläre Rückresorption und Sekretion gekennzeichnet. Aus dem Zusammenwirken dieser Funktionen ergibt sich – bei physiologischen Harnsäurekonzentrationen und

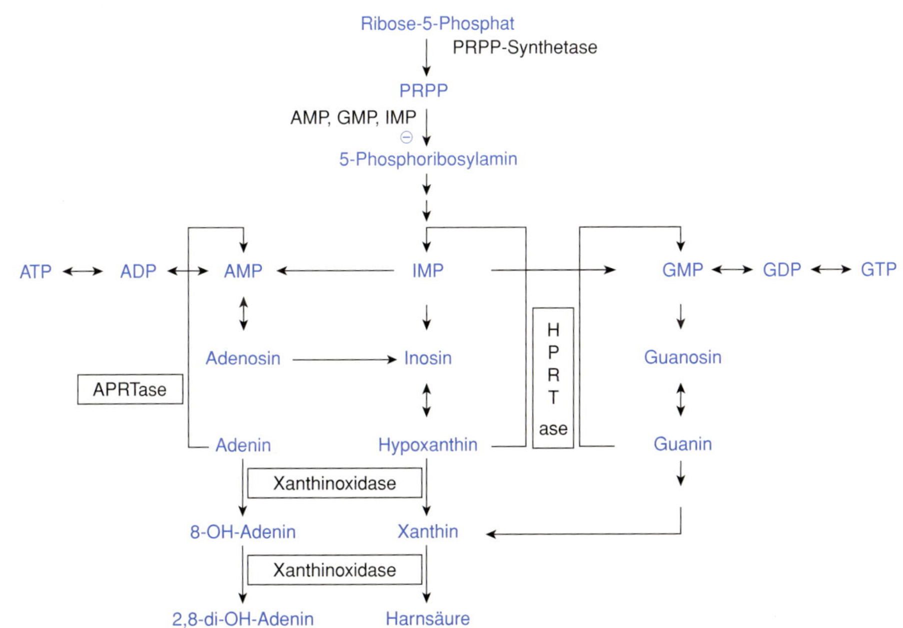

Abb. 25.1 Purinstoffwechsel. APRTase: Adeninphosphoribosyltransferase, HPRTase: Hypoxanthin-Guanin-Phosphoribosyltransferase, PRPP: 5-Phosphoribosylpyrophosphat; ⊖: hemmende Wirkung.

[1] Auf der Grundlage des Kapitels von N. Zöllner, München, W. Gröbner, Balingen, und U. Gresser, München, in der 7. Auflage

glomerulären Filtrationsraten – eine Harnsäureclearance von 8,7 ± 2,5 ml/min. In den Tubuluszellen der Niere existieren Transportsysteme für Anionen, über die auch die Harnsäure transportiert wird (Abb. 25.2).

Nahrungspurine werden vorwiegend als Adenosin und Guanosin resorbiert und größtenteils zu Harnsäure abgebaut. Ein kleinerer Teil wird zu AMP und GMP phosphoryliert. Nahrungspurine beeinflussen die endogene Purinsynthese nicht. Da beim Menschen alle Purine zu Harnsäure abgebaut werden, ist die Harnsäurebildung ein Maß für den **Purinumsatz**. Umsatz und Poolgröße können mit Hilfe der Isotopenverdünnung bestimmt werden. Beim Menschen ergibt sich eine durchschnittliche Poolgröße von 1200 mg und bei üblicher Ernährung ein Tagesumsatz von etwa 700 mg. Die mittlere Ausscheidung im Harn beträgt 560 mg täglich, das entspricht 80 % der umgesetzten Menge. Unter purinfreier, isoenergetischer und eiweißkonstanter Ernährung beträgt die renale Harnsäureausscheidung 330 mg täglich. Daraus ergibt sich eine endogene Purinbildung in Höhe von etwa 400 mg täglich.

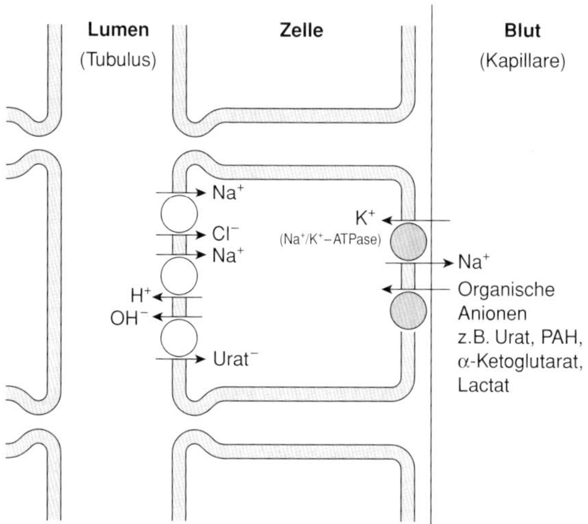

Abb. 25.2 Tubuläre Transportmechanismen für Harnsäure (modifiziert nach Deetjen; Verh. Dt. Ges. Inn. Med. 92, 461 [1986]; Inui et al. Kidney International 58, 944 [2000]).

25.2 Störungen des Purinstoffwechsels

25.2.1 Hyperurikämie

Unter Hyperurikämie versteht man eine Harnsäurekonzentration im Plasma oder Serum oberhalb des Normalbereichs. Zwischen Serum- und Plasmaharnsäurekonzentration läßt sich mit enzymatischen Bestimmungsmethoden kein Unterschied nachweisen. Unter Berücksichtigung der Löslichkeitsgrenze von Natriumurat im Plasma kann man die Hyperurikämie als eine Harnsäurekonzentration oberhalb 6,4 mg/dl (380,6 µmol/l) bei Männern und Frauen definieren. Bei Anstieg der Serumharnsäure auf höhere Werte liegt eine übersättigte Lösung vor, und Harnsäure kann ausfallen.

Pathogenese der Hyperurikämie

Eine Hyperurikämie entsteht, wenn Harnsäure vermehrt gebildet oder vermindert ausgeschieden wird. In seltenen Fällen sind beide Mechanismen kombiniert (Tab. 25.1). Man unterscheidet zwischen primärer und sekundärer Hyperurikämie. Die **primäre Hyperurikämie** (Synonym: familiäre Hyperurikämie) ist genetisch bedingt. Bei 99% der Patienten ist die Ausscheidung von Harnsäure gestört: bei gleicher Serumharnsäurekonzentration ist die tubuläre Sekretion von Harnsäure im Vergleich zum Gesunden vermindert. Eine vermehrte endogene Harnsäuresynthese wird lediglich bei ca. 1% der Patienten beobachtet (z.B. HPRTase-Mangel, vermehrte Aktivität der PRPP-Synthetase; Abb. 25.1). Die **sekundäre Hyperurikämie** ist erworben. Ursache ist eine Erkrankung (z.B. Polycythaemia vera, Niereninsuffizienz) oder eine Arzneimitteltherapie (z.B. Saluretika, Cyclosporin A, Cytostatika). Erhöhte Alkoholzufuhr führt vor allem infolge der Hyperlactacidämie über eine verminderte renale Harnsäureausscheidung ebenfalls zu einer Hyperurikämie.

Tabelle 25.1: Einteilung der Hyperurikämien

Familiäre (primäre) Hyperurikämien
- Störung der tubulären Harnsäuresekretion (bei etwa 99% aller Patienten)
- vermehrte endogene Harnsäuresynthese infolge von Enzymdefekten des Purinstoffwechsels (bei etwa 1% aller Patienten)

Sekundäre Hyperurikämien
- vermehrte Harnsäurebildung, z.B. bei Leukosen, unter Cytostatikatherapie oder alimentär, d.h. bei hoher Purinzufuhr mit der Nahrung
- verminderte renale Harnsäureausscheidung (z.B. bei Niereninsuffizienz)
- vermehrte Bildung zusammen mit verminderter renaler Ausscheidung von Harnsäure (z.B. bei der Glykogenspeicherkrankheit Typ I oder bei reichlicher Zufuhr alkoholischer Getränke)

Folgen der Hyperurikämie

Überschreitet die Harnsäurekonzentration in den Körperflüssigkeiten die Löslichkeitsgrenze, die für Natriumurat im Plasma bei 6,4 mg/dl (380,6 µmol/l) liegt, fällt Urat (Harnsäurekristalle) aus. Erfolgt dies unter Bildung phagocytierbarer Mikrokristalle, kommt es zum **akuten Gichtanfall** (Arthritis, Bursitis, Tendovaginitis). Bei einer akuten Steigerung der Harnsäureausscheidung kann es zu **Nierenversagen** kommen (akute Harnsäurenephropathie). Bei **chronischer Ablagerung** entstehen **Tophi** (Weichteiltophi, Knochentophi) und **renale Veränderungen**. Die **Gichtniere** (Uratnephropathie) ist eine primär abakterielle interstitielle Nephritis. Nicht selten kommt eine Pyelonephritis hinzu. Bei chronisch vermehrter renaler Harnsäureausscheidung bilden sich häufig **Harnsäuresteine** in den ableitenden Harnwegen. Sie können auch bei der primären Hyperurikämie mit normaler Harnsäureausscheidung entstehen.

25.2.2 Familiäre juvenile hyperurikämische Nephropathie

Die familiäre juvenile hyperurikämische Nephropathie wurde bei einigen Familien als autosomal-dominant vererbte Ursache einer frühzeitigen Niereninsuffizienz bei Hyperurikämie und Hypertonie beschrieben. Sie ist durch eine im Vergleich zur Kreatininclearance stark verminderte Harnsäureclearance charakterisiert. Das Verhältnis von Harnsäureclearance zur Kreatininclearance verringert sich dadurch von etwa 10% auf Werte um etwa 5 %. Optimale Blutdruckeinstellung und Therapie der Hyperurikämie verbessern die Langzeitprognose.

25.2.3 2,8-Dihydroxyadeninurie

Das Enzym Adeninphosphoribosyltransferase (APRTase) katalysiert die Bildung von AMP aus Adenin (Abb. 25.1). Bei einem Mangel an APRTase wird Adenin durch die Xanthinoxidase zu 2,8-Dihydroxyadenin abgebaut, welches über die Nieren ausgeschieden wird. Da es extrem schlecht wasserlöslich ist, entstehen schon im Kindesalter **Nierensteine**. Der APRTase-Mangel wird autosomal-rezessiv vererbt; nur bei homozygoten Merkmalsträgern treten Symptome auf. Die Therapie besteht in vermehrter Flüssigkeitszufuhr, purinarmer Ernährung und der Gabe von Allopurinol, das die Xanthinoxidase und damit den Abbau von Adenin zu 2,8-Dihydroxyadenin hemmt (Abb. 25.1).

25.2.4 Xanthinurie

Das Enzym Xanthinoxidase katalysiert die Oxidation von Hypoxanthin zu Xanthin und Harnsäure (Abb. 25.1). Bei dem autosomal-rezessiv vererbten **Mangel an Xanthinoxidase** werden Hypoxanthin und Xanthin vermehrt im Urin ausgeschieden; bei einem Drittel der Patienten führt dies zur **Urolithiasis** und **Xanthinnephropathie**. Die Therapie besteht in vermehrter Flüssigkeitszufuhr und purinarmer Ernährung. Eine Arzneimitteltherapie ist nicht möglich.

25.3 Therapieprinzipien der Hyperurikämie

Ziel der Behandlung ist die dauerhafte Senkung der Harnsäurekonzentration im Serum auf einen Wert von 5,0–5,5 mg/dl (297,4–327,1 µmol/l). Neben **diätetischen Maßnahmen** (purinarme Ernährung, Gewichtsreduktion bei Übergewicht, Einschränkung des Alkoholkonsums) als Basistherapie kommen Arzneimittel in Frage, die entweder die Harnsäurebildung hemmen (**Urikostatika**) oder die renale Harnsäureausscheidung erhöhen (**Urikosurika**). Auch eine fixe Arzneimittelkombination, die sich aus dem Urikostatikum Allopurinol und dem Urikosurikum Benzbromaron zusammensetzt, steht zur Verfügung.

Bei einer asymptomatischen Hyperurikämie bis etwa 9,0 mg/dl (535,3 µmol/l) sind lediglich Ernährungsempfehlungen angebracht. Erst bei Serumharnsäurewerten über 9,0 mg/dl (535,3 µmol/l) oder bei Vorliegen von klinischen Komplikationen einer Hyperurikämie (z.B. Gichtanfälle, Nephrolithiasis) besteht die Indikation für zusätzliche medikamentöse Maßnahmen. Da zu Beginn einer harnsäuresenkenden Arzneimitteltherapie Gichtanfälle auftreten können, empfiehlt es sich, über etwa 3 Monate eine **Prophylaxe mit Colchicin** (0,5–1,5 mg/Tag) durchzuführen.

Zweck der Dauerbehandlung ist die Verhütung und Rückbildung von Komplikationen einer Hyperurikämie. Unter ausreichender Dauerbehandlung sistieren Ureterkoliken, Steine im Nierenbecken lösen sich auf, Tophi verschwinden und Knochentophi können durch normalen Knochen ersetzt werden. Bei Absetzen der Therapie kommt es zu einem Wiederanstieg der Serumharnsäure und erneutem Auftreten von Gichtanfällen und Tophi.

Der **akute Gichtanfall** kann weder mit einem Urikostatikum noch mit einem Urikosurikum behandelt werden; vielmehr sind hier entzündungshemmende Arzneimittel erforderlich, wie z.B. nicht-steroidale Antiphlogistika (s. S. 398) oder Colchicin, gegebenenfalls auch Glucocorticoide.

25.3.1 Urikostatika

Allopurinol

Wirkungen und Wirkungsmechanismus

Allopurinol (Abb. 25.3), ein Isomer des Hypoxanthins, **hemmt** ebenso wie sein Oxidationsprodukt Oxipurinol die **Xanthinoxidase** (Abb. 25.4). Die Konzentration von (löslicherem) Hypoxanthin und Xanthin in den Körperflüssigkeiten nimmt dadurch zu und die Verbindungen erscheinen im Harn, während die Konzentration der Serumharnsäure und die renale Harnsäureausscheidung abnehmen (Abb. 25.5).

Unter Allopurinolbehandlung ist die renale Gesamtpurinausscheidung (Harnsäure + Xanthin + Hypoxanthin) geringer als vor der Gabe von Allopurinol. Daher wird vermutet, daß Allopurinol auch eine Hemmung der Purinsynthese bewirkt, z.B. auf folgende Weise: Durch Hemmung der Xanthinoxidase steigt die Hypoxanthinkonzentration im Gewebe; dies führt zu einer erhöhten Konzentration von IMP, wodurch die Synthese von 5-Phosphoribosylamin gehemmt wird (Abb. 25.4). Wahrscheinlich kommt es aber auch zu enteralen Verlusten von Hypoxanthin und Xanthin, die sich wegen der Hemmung der Xanthinoxidase in der Dünndarmmukosa anreichern.

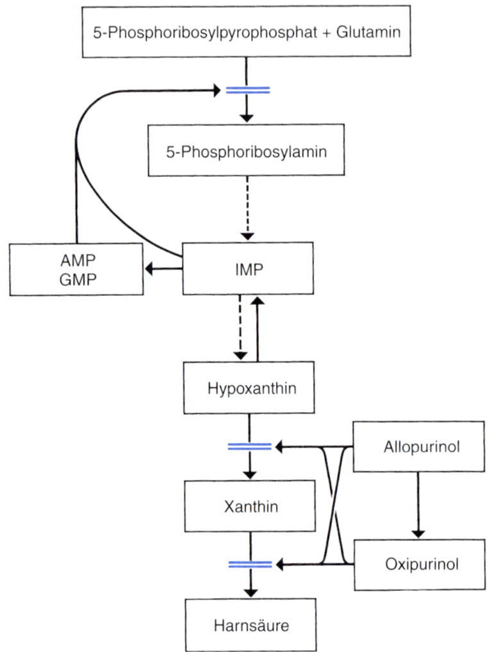

Abb. 25.4 Mögliche Mechanismen der Hemmung der Purinsynthese durch Allopurinol.

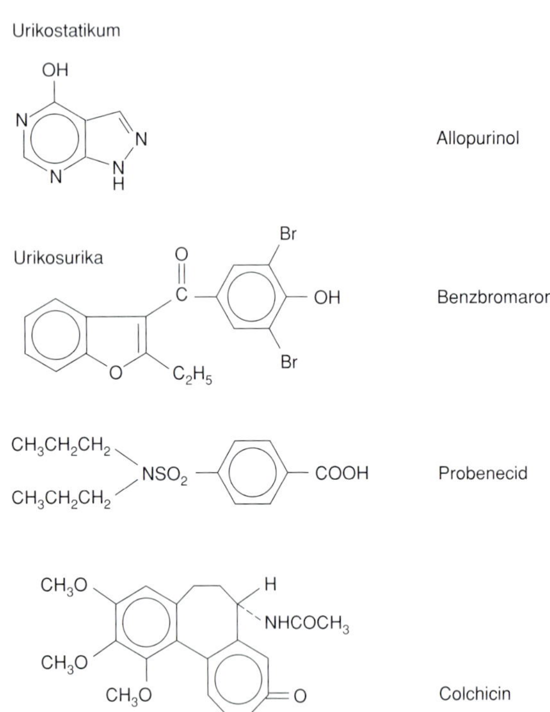

Abb. 25.3 Struktur der wichtigsten Arzneimittel zur Therapie der Gicht: Allopurinol, Benzbromaron, Probenecid und Colchicin.

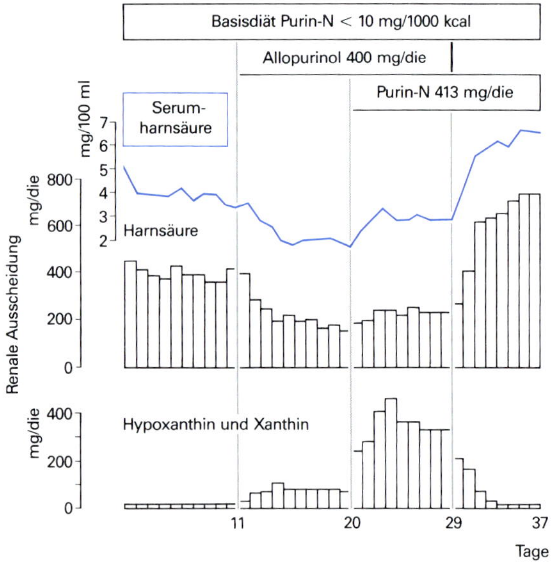

Abb. 25.5 Serumharnsäure und renale Tagesausscheidung von Harnsäure, Hypoxanthin und Xanthin unter purinfreier Basisdiät sowie nach zusätzlicher Gabe von Allopurinol bzw. Allopurinol und Ribonucleinsäure (413 mg Purin-Stickstoff täglich). Die hemmende Wirkung von 400 mg Allopurinol auf Purinstoffwechsel/Harnsäurewerte ist so ausgeprägt, daß die tägliche Zulage von 4 g Ribonucleinsäure (entsprechend 413 mg Purin-Stickstoff) nur noch zu einem geringen Anstieg der Serumharnsäure und der renalen Harnsäureausscheidung führt (Gröbner und Zöllner, 1989).

Allopurinol führt zwar auch zu einer **Hemmung der Pyrimidinsynthese;** klinisch spielt dies jedoch keine Rolle.

Möglicherweise wirkt Allopurinol auch als „**Radikalfänger**". Tierexperimente und orientierende klinische Studien ergaben Hinweise darauf, daß Allopurinol Reperfusionsschäden nach Ischämie vermindert.

Pharmakokinetik

Allopurinol wird gut aus dem Gastrointestinaltrakt resorbiert und rasch in seinen aktiven **Hauptmetaboliten Oxipurinol** umgewandelt. Nach oraler Gabe einer konventionellen Zubereitung ist die durchschnittliche Zeit bis zum Erscheinen der Ausgangssubstanz im systemischen Kreislauf (venöses Plasma), die sogenannte lag time (t_{lag}), mit 0,45 Stunden länger als die t_{lag} von Oxipurinol, die nur etwa 0,35 Stunden beträgt. Diese Beobachtungen sprechen für eine hohe präsystemische Umwandlung von Allopurinol in Oxipurinol in der Dünndarmwand und/oder der Leber, möglicherweise über einen sättigbaren Prozeß. Die **Metabolisierung** von Allopurinol zu Oxipurinol erfolgt überwiegend **durch die Xanthinoxidase**; darüber hinaus spielt auch die Aldehydoxidase eine Rolle. Wird Oxipurinol selbst oral eingenommen, so hängen Geschwindigkeit und Ausmaß der Resorption sehr stark von den pharmazeutischen Eigenschaften der gewählten Zubereitung ab.

In geringem Umfang werden Allopurinol und Oxipurinol weiter metabolisiert zu **Ribosiden**. Nahrungspurine verändern den Metabolismus von Allopurinol. Bei einer ausgewogenen Ernährung ist dies jedoch klinisch nicht relevant.

Die Halbwertszeit der Elimination ($t½_{(e)}$) von Allopurinol aus dem Plasma ist kurz im Vergleich zu Oxipurinol (Tab. 25.2). Aufgrund der langen Eliminationshalbwertszeit **kumuliert Oxipurinol** bei täglicher Einnahme von Allopurinol; Steady-state-Konzentrationen werden bei nierengesunden Personen nach 5–8 Tagen erreicht. Bei eingeschränkter Nierenfunktion kommt es zu einer weiteren Kumulation, sofern keine Dosisreduktion erfolgt. Oxipurinol ist gut dialysierbar.

Allopurinol und Oxipurinol treten in die Muttermilch über. In Schwangerschaft und Stillzeit ist daher eine strenge Indikationsstellung erforderlich.

Indikationen

Der Vorteil von Allopurinol gegenüber urikosurisch wirksamen Substanzen liegt in der Hemmung der Harnsäurebildung und der dadurch bedingten Verminderung der renalen Harnsäureausscheidung. Daraus leiten sich auch die Indikationen zur Allopurinoltherapie ab. **Unbedingte Indikationen** zur Allopurinolbehandlung stellen die **Harnsäurenephrolithiasis**, die **Uratnephropathie,** die **Hyperurikämie infolge von Enzymdefekten des Purinstoffwechsels** sowie verschiedene **sekundäre Hyperurikämien** dar.

Dosierung

Die therapeutische Tagesdosis von Allopurinol liegt meist bei 200–300 mg (Tab. 25.3). In Einzelfällen kann die Dosis gesteigert werden; dabei sollte jedoch wegen der Gefahr einer generalisierten Überempfindlichkeitsreaktion eine Oxipurinolkonzentration von 100 µmol/l im Serum (15,2 µg/ml) nicht überschritten werden. Da Allopurinol weitgehend zu dem gleichermaßen aktiven

Tabelle 25.2: Pharmakokinetische Kenngrößen von Arzneimitteln zur Behandlung der Gicht

In der Literatur sind die Angaben zur Eliminationshalbwertszeit wie auch zu anderen pharmakokinetischen Charakteristika insbesondere bei Colchicin, jedoch auch bei Probenecid zum Teil sehr unterschiedlich. M_1/M_2: Metabolit 1 und 2; t_{lag}: Zeit bis zum Erscheinen einer Substanz im großen Kreislauf (Plasma); t_{max}: Zeit bis zum Erreichen der maximalen Plasmakonzentration; V_D: Verteilungsvolumen; $t½_{(e)}$: Eliminationshalbwertszeit; n. d.: keine Daten.

Substanz	Bioverfügbarkeit (%)	t_{lag} (h)	t_{max} (h)	Eiweißbindung (%)	V_D (l/kg)	Clearance (l/h)	Halbwertszeit $t½_{(e)}$ (h)	Metaboliten	Aktivität der Metaboliten	Halbwertszeit $t½_{(e)}$ (h) der Metaboliten
Allopurinol	90	0,45	1	< 10	0,6–1,6	60	0,9–1,3	Oxipurinol	+	22–35*
Benzbromaron	ca. 50 (?)	0,5	1,5–2	> 99	n. d.	n. d.	3,5–5	M_1/M_2	?	18–20
Probenecid	100	0,5	1–4	74–93	0,2	1,5–4	2–8	therapeutisch nicht relevant	–	–
Colchicin	25–50 (–88)	< 1	1–3	50	4–5 (–21)	0,7 l/h/kg	9–20	therapeutisch nicht relevant	–	–

*7 Tage bei einer Creatininclearance von etwa 40 ml/min (Einzelfallbeobachtung).

Oxipurinol umgewandelt wird, genügt infolge der langen Plasma-Eliminationshalbwertszeit von Oxipurinol eine einmalige Einnahme in 24 Stunden. Die harnsäuresenkende Wirkung beginnt innerhalb weniger Stunden und nimmt über 5–10 Tage zu.

Bei eingeschränkter Nierenfunktion muß die Allopurinoldosis reduziert werden (Tab. 25.3). Da Allopurinol und Oxipurinol gut dialysierbar sind, sollten dialysepflichtige niereninsuffiziente Patienten die erforderliche Allopurinoldosis jeweils **nach** der Dialyse einnehmen.

Unerwünschte Wirkungen

Unerwünschte Wirkungen von Allopurinol sind **selten** und werden insgesamt mit einer Häufigkeit von 1–2 % angegeben.

Zu Beginn einer Allopurinoltherapie können wie bei jeder medikamentösen harnsäuresenkenden Therapie **vermehrt Gichtanfälle** auftreten. Daher wird während der ersten Therapiemonate eine Prophylaxe mit Colchicin empfohlen.

Bei der Chemotherapie von Leukämien sind unter Allopurinol gelegentlich Xanthinsteine beobachtet worden.

Selten treten **gastrointestinale Störungen** oder **allergische Reaktionen** auf. Sehr selten entsteht eine **Vaskulitis** als Ausdruck einer generalisierten **Überempfindlichkeitsreaktion**. Diese tritt meist nur dann auf, wenn bei eingeschränkter Nierenfunktion die Dosis von Allopurinol nicht reduziert wurde. Zu den Symptomen gehören Fieber, Eosinophilie, Dermatitis (meist in Form eines juckenden, makulopapulösen Exanthems), Leberfunktionsstörungen sowie zunehmende Niereninsuffizienz. In Einzelfällen kommt es zu Alopezie, Knochenmarksdepression, granulomatöser Hepatitis, interstitieller Nephritis, Cholangitis und peripherer Neuropathie.

Interaktionen

Eine vermeidbare, lebensbedrohliche Interaktion mit **Azathioprin und Mercaptopurin** läßt sich aus der Hemmung der Xanthinoxidase durch Allopurinol herleiten: Auch die enzymatische Oxidation von Azathioprin zu 6-Mercaptopurin und von 6-Mercaptopurin zu 6-Mercaptoharnsäure wird gehemmt. Bei gleichzeitiger Gabe von Allopurinol muß deshalb die Dosis von Azathioprin oder 6-Mercaptopurin um etwa 75 % reduziert werden, um eine Zunahme der unerwünschten Wirkungen von Azathioprin oder 6-Mercaptopurin, insbesondere der **Knochenmarkstoxizität**, zu vermeiden. Daher wird vor allem in der Transplantationsmedizin zunehmend auf eine gleichzeitige Behandlung mit Azathioprin und Allopurinol verzichtet.

Allopurinol kann die Biotransformation von **Cumarinen** wie Warfarin, Phenprocoumon und Dicoumarol hemmen und dadurch die **antikoagulatorische Wirkung verstärken.** Auch die Metabolisierung von **Theophyllin** kann durch Allopurinol gehemmt werden. Die **Toxizität von Cyclophosphamid** (Knochenmark) **und Vidarabin** (Neurotoxizität) **wird verstärkt.**

Kontraindikationen

Eine **Kontraindikation** besteht nur bei einer **Allergie** gegen Allopurinol.

Andere Arzneimittel mit urikostatischer Wirkung

Andere Urikostatika wie z. B. Thiopurinol, 6-Mercaptopurin, Azathioprin und Orotsäure spielen in der Behandlung der Hyperurikämie keine Rolle.

25.3.2 Urikosurika

In Mitteleuropa ist Benzbromaron das am häufigsten eingesetzte Urikosurikum, während in den englischsprachigen Ländern überwiegend Probenecid bevorzugt wird. In Deutschland stehen beide Medikamente zur Verfügung. Sulfinpyrazon wird nicht mehr verwendet.

Tabelle 25.3: Anwendungshinweise für Arzneimittel zur Behandlung der Hyperurikämie

Substanz	Durchschnittliche Tagesdosis bei normaler Nierenfunktion	bei Cl_{Creat} (ml/min) 80	60	40	20	< 20	Dosierung einschleichen	Urinvolumen > 1,5 l	Urin-Neutralisierung
Allopurinol	200–300 mg	250 mg*	200 mg*	150 mg*	100 mg*	100 mg jd. 2./3. Tag*	–	–	–
Benzbromaron	25–100 mg	–	–	–	–	–	+	+	+
Probenecid	3 x 0,5–1 g	–	–	–	–	–	+	+	+

Cl_{Creat}: Creatininclearance
*Dosierung von Allopurinol bei eingeschränkter Nierenfunktion modifiziert nach Cameron und Simmonds 1987; im Einzelfall kann eine weitere Dosisreduktion erforderlich sein, insbesondere wenn die Creatininclearance nicht gemessen, sondern nur geschätzt wurde. Dosierungshinweise bei eingeschränkter Nierenfunktion siehe auch www.dosing.de.

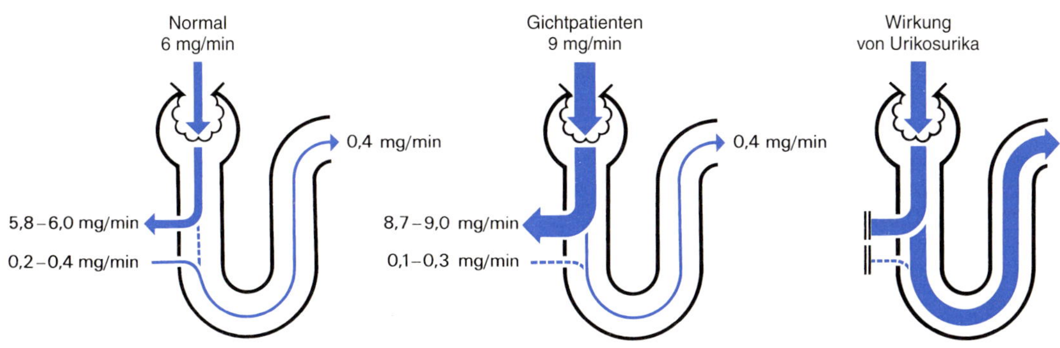

Abb. 25.6 Renale Harnsäureausscheidung bei Gesunden, bei Gichtpatienten und unter dem Einfluß von Urikosurika.

Wirkungen und Wirkungsmechanismus

Als Urikosurika werden chemisch unterschiedliche Substanzen zusammengefaßt, deren Gemeinsamkeit eine **Steigerung der renalen Harnsäureausscheidung durch Hemmung der tubulären Rückresorption** von Harnsäure ist (Abb. 25.6 und 25.7). In niedriger bis sehr niedriger Dosierung können einige urikosurisch wirksame Verbindungen (z. B. Probenecid) die tubuläre Harnsäuresekretion blockieren, so daß eine verminderte renale Harnsäureausscheidung resultiert (sogenannte **„paradoxe Harnsäureretention“**). Bei höheren Dosierungen bzw. Konzentrationen kommt es durch die zusätzliche Hemmung der tubulären Harnsäurerückresorption zu einem urikosurischen Netto-Effekt.

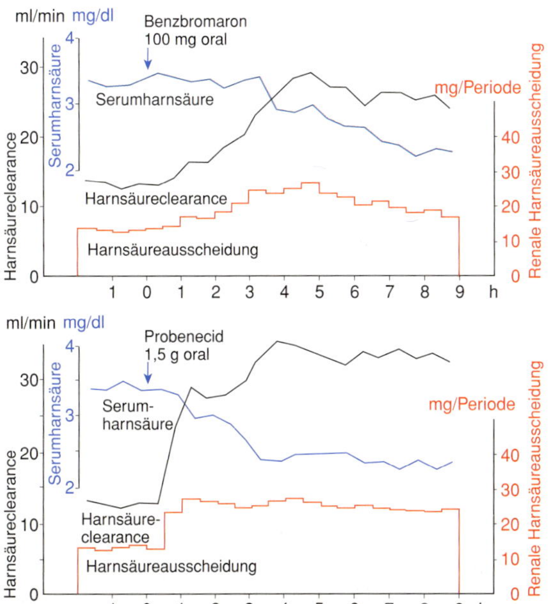

Abb. 25.7 Vergleich der Wirkung von Benzbromaron und Probenecid (Zöllner, Dofel und Gröbner 1970).

Da Urikosurika mit zunehmender Niereninsuffizienz an Wirkung verlieren, sind sie bei niereninsuffizienten Patienten nur bedingt anwendbar. Die Schwelle zur Wirkungslosigkeit liegt bei einer Creatininclearance von 20–25 ml/min.

Pharmakokinetik

Urikosurika werden aufgrund der hohen Proteinbindung nur zu einem kleinen Teil glomerulär filtriert und bevorzugt **tubulär sezerniert.** Die Sekretion der Urikosurika erfolgt über eines der Systeme für schwache organische Säuren im proximalen Tubulus. Bei gleichzeitiger Gabe mehrerer urikosurisch wirksamer Arzneimittel konkurrieren diese Substanzen untereinander und z. B. mit Paraaminohippursäure (PAH) um die Transportsysteme.

Indikationen

Urikosurika können bei jedem Patienten mit einer **Hyperurikämie** (= asymptomatisch) oder **Gicht** (= symptomatisch) eingesetzt werden, wenn keine der unten genannten Kontraindikationen besteht. Bei der diuretikainduzierten Hyperurikämie können – sofern überhaupt eine Behandlung nötig ist – ebenfalls Urikosurika verabreicht werden. Für Patienten unter einer Dauerbehandlung mit Azathioprin, insbesondere im Rahmen der Transplantationsmedizin, wird zunehmend die Anwendung von Benzbromaron anstelle von Allopurinol empfohlen, um die gefürchtete Knochenmarksaplasie bei der Interaktion von Allopurinol und Azathioprin zu vermeiden.

Dosierung

Urikosurika müssen einschleichend dosiert werden. Die initiale harnsäuresenkende Wirkung ist abhängig von der Arzneimitteldosis und der Größe des Harnsäurepools.

Unerwünschte Wirkungen

Die zu Beginn vermehrte renale Harnsäureausscheidung unter der Therapie mit einem Urikosurikum hält je nach Größe des Harnsäurepools mehr oder weniger lange an (bei Normalpersonen 1–2 Tage, bei Patienten mit Hyperurikämie unter Umständen mehrere Wochen). Dadurch besteht die **Gefahr einer Ausfällung von Harnsäure in den Tubuli** und einer **Anurie**, wenn nicht besondere Vorsichtsmaßnahmen beachtet werden, wie einschleichende Dosierung, ausreichende Flüssigkeitszufuhr (angestrebtes Tagesurinvolumen > 1,5 l zur Verminderung der Harnsäurekonzentration im Urin) und Harnneutralisation (angestrebter Harn-pH-Wert 6,4–6,8). **Gichtanfälle** zu Beginn einer urikosurischen Therapie sind unerwünschte Wirkungen jeder medikamentösen harnsäuresenkenden Therapie.

Kontraindikationen

Wegen der Gefahr der Ausfällung von Harnsäure sollten Patienten mit Niereninsuffizienz, Harnsäurenephrolithiasis, Uratnephropathie oder Hyperurikämie infolge vermehrter Harnsäuresynthese (Enzymdefekte des Purinstoffwechsels, verschiedene sekundäre Hyperurikämien) keine Urikosurika verabreicht bekommen.

Benzbromaron

Pharmakokinetik

Bei Verwendung einer mikronisierten Zubereitung wird Benzbromaron ausreichend rasch aus dem Gastrointestinaltrakt resorbiert. Entgegen älteren Befunden wird Benzbromaron nicht debromiert (auch nicht bei einer Intoxikation), sondern primär über oxidative bzw. reduktive Prozesse metabolisiert. Bei der Biotransformation entstehen die beiden **Hauptmetaboliten M1 und M2** sowie mehrere andere Metaboliten. Die Halbwertszeit der Elimination von Benzbromaron aus dem Plasma ist mit etwa 3,5 Stunden kurz im Vergleich zu derjenigen der beiden hydroxylierten Hauptmetaboliten (s. Tab. 25.2). Da die harnsäuresenkende Wirkung einer Einzeldosis etwa 3 Tage lang anhält, Benzbromaron selbst jedoch rasch eliminiert wird, ist anzunehmen, daß mindestens einer der beiden Hauptmetaboliten pharmakologisch aktiv und für die protrahierte harnsäuresenkende Wirkung verantwortlich ist. Der Metabolismus von Benzbromaron ist durch einen möglicherweise genetisch determinierten Polymorphismus der Hydroxylierung gekennzeichnet; nach bisheriger Kenntnis ist bei etwa 1–2 % der exponierten Personen mit dem Phänotyp „langsamer Metabolisierer“ (poor metabolizer, PM) zu rechnen. Dabei können zwei Typen unterschieden werden. Es ist nicht geklärt, ob der Metabolisiererstatus für die therapeutische Wirksamkeit oder die Verträglichkeit von Benzbromaron relevant ist. Sowohl die Ausgangssubstanz als auch die Metaboliten werden **biliär ausgeschieden**. Bei einer kompensierten Leberzirrhose ist die Elimination von Benzbromaron nicht wesentlich verändert.

Indikationen

Für Patienten, die nach einer Organtransplantation oder aus anderen Gründen **Azathioprin** erhalten und eine behandlungsbedürftige **Hyperurikämie** entwickelt haben, wird Benzbromaron empfohlen, um die potientiell gefährliche Interaktion von Azathioprin mit Allopurinol zu vermeiden.

Dosierung

Aufgrund der protrahierten Wirkung von Benzbromaron ist nur eine Einzeldosis pro Tag nötig. Die Therapie wird einschleichend begonnen, die Tagesdosis beträgt 25–100 mg (s. Tab. 25.3).

Unerwünschte Wirkungen

Die häufigsten unerwünschten Wirkungen sind **gastrointestinale Störungen** wie Übelkeit, Sodbrennen und Diarrhö. Zu Therapiebeginn können Kopfschmerzen und vermehrter Harndrang auftreten. Allergische Reaktionen werden in ca. 0,3 % der Fälle beobachtet. Einzelfälle von schweren Leberschäden sind beschrieben. Auch bei einer Dauerbehandlung tritt keine Bromintoxikation auf, da Benzbromaron nicht debromiert wird.

Interaktionen

Salicylate und **Pyrazinamid hemmen die urikosurische Wirkung von Benzbromaron.** Benzbromaron hemmt die tubuläre Sekretion einiger organischer Säuren. Im Unterschied zu Probenecid beeinflußt Benzbromaron die renale Ausscheidung von Penicillin jedoch nicht. **Benzbromaron verstärkt** die **antikoagulatorische Wirkung von Warfarin.**

Kontraindikationen

s.o.

Probenecid

Pharmakokinetik

Probenecid wird rasch und praktisch vollständig aus dem Gastrointestinaltrakt resorbiert. Bei Einzeldosen von 0,5–2 g erfolgt die Resorption linear. Die Albuminbindung von Probenecid ist konzentrationsabhängig (sättigbar, d.h. die freie Fraktion nimmt mit steigender Probenecidkonzentration zu; Tab. 25.2). Im Gegensatz zur Resorption verläuft die Elimination von Probenecid aus dem Plasma nicht linear, sondern dosisabhängig. Die durchschnittliche Plasma-Eliminationshalbwertszeit beträgt 2–8 Stunden (max. 12 Stunden).

Probenecid wird in der Leber metabolisiert. Die Elimination der Metaboliten erfolgt überwiegend durch renale Ausscheidung. Probenecid ist liquorgängig und passiert die Plazentarschranke.

Indikationen

s.o.

Dosierung

Die durchschnittliche Dosierung beträgt 1–3 g/Tag, wobei eine Aufteilung der ermittelten Tagesdosis auf drei Einzeldosen erforderlich ist, um größere Schwankungen der renalen Harnsäureausscheidung zu vermeiden (s. Tab. 25.3). Die Behandlung beginnt einschleichend, und der harnsäuresenkende Effekt von Probenecid tritt relativ rasch ein (s. Abb. 25.7).

Unerwünschte Wirkungen

Unerwünschte Wirkungen treten bei Probenecid selten auf. Gastrointestinale Störungen und allergische Reaktionen werden beobachtet; in Einzelfällen wurden eine Lebernekrose sowie ein nephrotisches Syndrom beschrieben.

Interaktionen

Probenecid hemmt den Transport zahlreicher organischer Säuren. Die **Hemmung der tubulären Sekretion von Penicillin** und p-Aminosalicylsäure erlangte therapeutische Bedeutung, weil sie höhere Plasmakonzentrationen gewährleistet. Die **Ausscheidung von Indometacin wird vermindert**; die Arzneimittelplasmakonzentrationen und die Wirkung nehmen zu. Im Gegensatz dazu wird die **Ausscheidung von Oxipurinol erhöht**, die Plasmakonzentrationen nehmen ab. **Salicylate heben** sowohl in niedriger als auch hoher Dosierung **die urikosurische Wirkung von Probenecid auf.** Additive Effekte bezüglich der renalen Harnsäureausscheidung bestehen dagegen, wenn Probenecid in Kombination mit Benzbromaron oder Sulfinpyrazon verabreicht wird.

Kontraindikationen

s.o.

25.3.3 Kombinierte Behandlung

Als fixe Arzneimittelkombination sind Präparate im Handel, die 20 mg Benzbromaron und 100 mg Allopurinol enthalten. Ihre harnsäuresenkende Wirkung entspricht der von 300 mg Allopurinol bzw. weniger als 100 mg Benzbromaron. Die Wirkung der Kombination ist geringer als die Summe der Wirkungen der einzelnen Bestandteile. Für den Einsatz des Kombinationspräparates in der Behandlung der Hyperurikämie gibt es keine zwingende Notwendigkeit.

25.4 Mittel gegen den Gichtanfall

Zur Behandlung akuter Gichtanfälle werden nicht-steroidale Antiphlogistika oder Colchicin verabreicht. Corticosteroide sollten erst dann eingesetzt werden, wenn die Behandlung mit den erwähnten Arzneimitteln nicht erfolgreich oder aus anderen Gründen nicht möglich ist.

25.4.1 Nicht-steroidale Antiphlogistika

Bei **gesichertem Gichtanfall** und **normaler Nierenfunktion** stellen nicht-steroidale Antiphlogistika das **Mittel der ersten Wahl** dar, es werden jedoch meistens hohe Dosen benötigt. Wegen ihrer guten Wirksamkeit sind **Indometacin** und sein Glycolsäureester, **Acemetacin**, besonders geeignet; **Diclofenac** und **Ibuprofen** haben sich ebenfalls als wirksam erwiesen.

Bei Piroxicam ist die lange Eliminationshalbwertszeit als nachteilig anzusehen. Die starken Schmerzen können die Patienten zu einer eigenmächtigen Dosiserhöhung verleiten; infolge der Kumulation der Substanz ist dann eine Zunahme der gastrointestinalen Unverträglichkeitserscheinungen möglich.

Phenylbutazon hat im Vergleich zu den oben genannten Substanzen nur Nachteile: Es sollte insbesondere wegen der ausgeprägten ulcerogenen Wirkung und der Beeinträchtigung der Nierenfunktion – mit erheblicher Natriumretention, die bei Patienten mit einer Herzinsuffizienz zu einer klinisch manifesten Dekompensation führen kann – nicht mehr eingesetzt werden.

25.4.2 Colchicin

Wirkungsmechanismus

Die Mechanismen der entzündungshemmenden Wirkung sind nicht vollständig geklärt. Colchicin wirkt unter anderem hemmend auf die Bildung von Mikrotubuli und dadurch auf die Mitose, es vermindert die phagocytotische Aktivität neutrophiler Leukocyten und beeinflußt auch die Funktion von T-Lymphocyten. Darüber hinaus wird über Auswirkungen auf die Bildung von Interleukin-1 berichtet.

Pharmakokinetik

Colchicin wird rasch aus dem Gastrointestinaltrakt resorbiert und in erheblichem Umfang in zelluläre Bestandteile des Blutes aufgenommen. Da es in mehreren Geweben, unter anderem im Knochenmark, gespeichert wird, ist das Verteilungsvolumen entsprechend hoch (s. Tab. 25.2). Colchicin wird überwiegend durch Metabolisierung in der Leber eliminiert, u.a. durch Biotransformation mittels CYP 3A4, die mit Cimetidin gehemmt werden kann, und durch Konjugation mit Glucuronsäure. Darüber hinaus wird Colchicin in unveränderter Form biliär ausgeschieden. Eine wichtige Rolle wird hierbei einem aktiven Transport via P-Glykoprotein zugesprochen (s. S. 52). Colchicin unterliegt einer enterohepatischen Rezirkulation. Bei Patienten mit alkoholischer Leberzirrhose nimmt die Clearance um mehr als 50 % ab.

Bis zu 30 % einer Colchicindosis werden in unveränderter Form renal ausgeschieden. Deshalb muß man bei Patienten mit eingeschränkter Nierenfunktion – wenn die Dosis nicht reduziert wird – infolge der Kumulation mit einer erhöhten Toxizität rechnen. Bei Verwendung moderner Membransysteme ist Colchicin ausreichend dialysierbar. Colchicin geht in die Muttermilch über und passiert möglicherweise die Plazentarschranke.

Indikationen

Colchicin kann zur **Therapie** eines bereits bestehenden **Gichtanfalls** und in niedriger Dosierung auch zur **Prophylaxe** angewendet werden, z.B. zu Beginn einer medikamentösen harnsäuresenkenden Therapie. Darüber hinaus kommt Colchicin auch bei anderen Krankheiten, wie z.B. familiärem Mittelmeerfieber, Morbus Behçet, verschiedenen Lebererkrankungen und rezidivierender Perikarditis zum Einsatz.

Dosierung

Bei einem **akuten Gichtanfall** nehmen Patienten mit normaler Nierenfunktion im Verlauf von 4 Stunden 4 mg Colchicin oral (z.B. als Colchicum dispert® Tabletten à 0,5 mg), dann in Abständen von 2 Stunden jeweils 0,5–1,0 mg ein. Die Höchstdosis beträgt am ersten Tag 6–8 mg. Treten Durchfälle auf, ist Colchicin nur bei größeren Flüssigkeitsverlusten abzusetzen, anderenfalls kann die Colchicintherapie bei gleichzeitiger Behandlung der Diarrhö (z.B. mit Loperamid; s. S. 609) fortgesetzt werden. Dabei ist auf eine ausreichende Flüssigkeitszufuhr zu achten, damit es nicht rasch zu einer prärenalen Verschlechterung der Nierenfunktion kommt.

Die rechtzeitige und ausreichende Colchicinbehandlung führt fast immer zu einer deutlichen Besserung; dennoch wird die Behandlung am nächsten Tag wiederholt, allerdings meist nur mit halber Dosis; vom 3. Tag an gibt man nur noch 1,5 mg täglich. In der Regel genügt eine 3- bis 5tägige Behandlung.

Zur **Prophylaxe von Gichtanfällen** wird Colchicin für etwa 3 Monate in einer Dosierung von 0,5–1,5 mg täglich eingesetzt.

Unerwünschte Wirkungen

Colchicin hat ein außerordentlich enges therapeutisches Fenster: Die üblichen Tagesdosen zur Behandlung eines Gichtanfalls liegen bei 6–8 mg; eine Einzeldosis von 15 mg kann bereits tödlich sein. Die häufigsten unerwünschten Wirkungen im Rahmen der Gichttherapie sind **Übelkeit** und zum Teil schwere **Diarrhöen.** Sind die Durchfälle mit größeren Volumenverlusten verbunden, kann es zu einem akuten Nierenversagen kommen. Ohne Dosisreduktion muß bei eingeschränkter Leber- oder Nierenfunktion mit einer Knochenmarkschädigung, aber auch mit einer Myo- oder Neuropathie und bei einer akuten Intoxikation mit einem Multiorganversagen gerechnet werden. Insbesondere bei einer akuten Intoxikation kann es zu einer ausgedehnten Rhabdomyolyse kommen, die das Auftreten eines Nierenversagens begünstigt. Bei der Langzeittherapie von Patienten mit familiärem Mittelmeerfieber wurden in Einzelfällen Störungen der Fertilität beobachtet; eine regelhafte Beeinträchtigung der Spermienbildung und -funktion ist nicht nachgewiesen. Colchicin wirkt bei Tieren teratogen. Beim Menschen weisen die Berichte nicht auf ein erhöhtes Fehlbildungsrisiko hin. Es ist zu empfehlen, bei Gicht-Patientinnen im reproduktionsfähigen Alter mit der Therapie eine durchgreifende Konzeptionshemmung einzuleiten.

Interaktionen

Bei **Kombination von Colchicin mit folgenden Arzneimitteln ist Vorsicht geboten**: Substanzen, **die** entweder **via CYP 3A4 metabolisiert werden** und/oder **hemmend auf CYP 3A4 wirken oder** aber selbst **eine Myopathie auslösen** können, wie z.B. **Cyclosporin A, Fibrate, einige HMG-CoA-Reduktase-Hemmer, Erythromycin und Azol-Fungistatika.** Inwieweit eine Beeinflussung des P-Glykoproteins zu klinisch relevanten Interaktionen führen kann, ist nicht bekannt.

Kontraindikationen

Bei Patienten mit eingeschränkter Leber- oder Nierenfunktion darf Colchicin (sofern überhaupt) nur mit größter Vorsicht verabreicht werden. Bei Patienten mit Niereninsuffizienz können selbst niedrige Dosen wie 1 mg täglich innerhalb weniger Tage zu einer schweren Intoxikation führen.

25.4.3 Glucocorticosteroide

Glucocorticosteroide sollten beim akuten Gichtanfall erst angewendet werden, wenn nicht-steroidale Antiphlogistika bzw. Colchicin versagt haben (sogenannter protrahierter Gichtanfall; ist sehr selten).

Glucocorticosteroide gibt man über 4 Tage, beginnend mit 40 (30–50) mg Prednisolon-Äquivalent p.o. am 1. Tag, 30 mg am 2. Tag, 20 mg am 3. Tag und 10 mg am 4. Tag. In besonders schweren Fällen kann die initiale Dosis auch über 3–5 Tage beibehalten werden.

Für Patienten mit eingeschränkter Nierenfunktion, bei denen Colchicin wegen der mit Kumulation verbundenen erhöhten Toxizität ungeeignet ist und ein nichtsteroidales Antiphlogistikum zu einer akuten Verschlechterung der Nierenfunktion führen könnte, sind Steroide die Mittel der ersten Wahl. Dabei kann Prednisolon nach demselben Schema verordnet werden wie beim protrahierten Gichtanfall; wenn eine orale Therapie nicht möglich ist, kann initial eine Einzeldosis von 50–100 mg Prednisolon i.v. verabreicht und bei Bedarf wiederholt werden.

Weiterführende Literatur

Ben-Chetrit, E./Levy, M.: Colchicine: 1998 update. Semin. Arthritis Rheum. **28**, 48 (1998).

Cameron, J. S./Simmonds, H. A.: Use and abuse of allopurinol. Br. Med. J. **294**, 1504 (1987). Druckfehlerberichtigung in: Br. Med. J **295**, 350 (1987).

Emmerson, B. T.: The management of gout. N. Engl. J. Med. **334**, 445 (1996).

Gröbner, W./Walter-Sack, I.: Hyperurikämie und Gicht-Diagnostik. Dtsch. Med. Wschr. **127**, 207-209 (2002).

Gröbner, W./Walter-Sack, I.: Hyperurikämie und Gicht-Therapie. Dtsch. Med. Wschr. **127**, 210-213 (2002).

Gröbner, W./ Zöllner, N.: Hyperurikämie. Der Internist **36**, 1207 (1995).

Gröbner, W./Gross, M./Zöllner, N.: Erkrankungen durch Störungen des Purin- und Pyrimidinstoffwechsels. In: Gerok, W./Huber, Ch./Meinertz, Th./Zeidler, H. (Hrsg): Die Innere Medizin, 10. Aufl., S. 1165, Schattauer, Stuttgart 2000.

Scriver, C. R./Beaudet, A. L./Sly, W. S./Valle, D. (eds.): The Metabolic and Molecular Bases of Inherited Disease. Vol. II, Part 7, Purines and Pyrimidines. McGraw-Hill, New York 1995.

Walter-Sack, I./de Vries, J. X./von Bubnoff, A./Pfeilschifter, V./Raedsch, R.: Biotransformation and uric acid lowering effect of benzbromarone in patients with liver cirrhosis – evidence for active benzbromarone metabolites. Eur. J. Med. Res. **1**, 16 (1995).

Walter-Sack, I./de Vries, J. X./Ittensohn, A./Raedsch, R.: Biliary excretion of benzbromarone and its hydroxylated main metabolites in humans. Eur. J. Med. Res. **3**, 45 (1998).

Zöllner, N./Dofel, W./Gröbner, W.: Die Wirkung von Benzbromaron auf die renale Harnsäureausscheidung Gesunder. Klin. Wochenschr. **48**, 426 (1970).

Zürcher, R. M./Bock, H. A./Thiel, G.: Excellent uricosuric efficacy of benzbromarone in cyclosporine-A-treated renal transplant patients: a prospective study. Nephrol. Dial. Transplant. **9**, 548 (1994).

26 Fettstoffwechsel; Lipidsenker

Pharmakotherapie bei Fettstoffwechselstörungen

CH. KELLER UND G. WOLFRAM, MÜNCHEN

26.1 Pathophysiologie

Der Mitteleuropäer nimmt rund 40 % der Energie der Nahrung als Fett auf. Einige mehrfach ungesättigte Fettsäuren (Prototypen Linolsäure [n-6] und α-Linolensäure [n-3]) sind essentiell, d.h., sie müssen mit der Nahrung zugeführt werden. Zur Deckung dieses Bedarfs werden pro Tag etwa 10 g Linolsäure und 2 g α-Linolensäure empfohlen. Langkettige n-6- und n-3-Fettsäuren sind die Ausgangssubstanzen für Eicosanoide, die als Gewebshormone die Funktion von Thrombocyten, Endothelzellen und Monocyten steuern und in die Pathophysiologie der Atherosklerose eingreifen.

26.1.1 Fettspeicherung und Lipolyse

Wird mit der Nahrung mehr Energie in Form von Kohlenhydraten oder Triglyceriden zugeführt, als in der gleichen Zeit umgesetzt wird, wird die im Überschuß zugeführte Energie in Form von Triglyceriden in den Adipocyten des Fettgewebes gespeichert. Dementsprechend enthält das Fettgewebe zum einen die Fettsäuren der jeweiligen Nahrungsfette, zum anderen die Produkte der Umwandlung von Glucose in Fett. Bei Bedarf wird die gespeicherte Energie durch Lipolyse, die hormonellen und pharmakologischen Einflüssen unterworfen ist, abgerufen. 3,5-c-AMP dient als Vermittler.

26.1.2 Fetttransport

Fette werden im Plasma als freie Fettsäuren, gebunden an Albumin, oder in Lipoproteinen transportiert. Am Aufbau der Lipoproteine sind Cholesterin, Triglyceride, Phospholipide und Eiweiße, sog. Apolipoproteine, beteiligt. Die Lipoproteine werden nach ihrer Dichte oder nach ihrer elektrischen Mobilität benannt (Tab. 26.1 und 26.2). Triglyceridreich sind Chylomikronen und VLDL, erstere transportieren Triglyceride aus der Nahrung, letztere endogene Triglyceride aus der Synthese in der Leber (Abb. 26.1). Cholesterinreich sind LDL und in geringerem Maße HDL (Tab. 26.2). Beim Abbau von VLDL durch die Lipoproteinlipase im Plasma entstehen LDL.

Die periphere Zelle deckt ihren Bedarf an Cholesterin bevorzugt durch die Aufnahme von LDL aus dem Plasma. Im Falle einer unzureichenden Versorgung auf diesem Wege wird die zelleigene Cholesterinsynthese gesteigert (Abb. 26.2). LDL werden vorwiegend (65 bis 80 %) über LDL-Rezeptoren und nur zu einem geringen Teil mittels Pinocytose durch die Zellwand transportiert. Zum Rücktransport von Cholesterin aus den peripheren Geweben zur Leber sind HDL, LCAT und CETP notwendig.

Tabelle 26.1: Einteilung von Hyperlipoproteinämien aufgrund des Lipoproteinmusters in der Elektrophorese

Typ	Häufigkeit	Elektrophoretische Charakteristik	Aussehen des Plasmas	Erhöhte Konzentration im Serum	
				Cholesterin	Triglyceride
I	sehr selten	starke Chylomikronen-Bande	beim Stehen Ausbildung eines sahnigen Überstandes	+	+++
II	häufig	starke β-Bande	a) klar oder nur b) schwach opaleszent	+++ +++	 +
III	ziemlich selten	breite β-Bande	milchig	++	+
IV	sehr häufig	starke Prä-β-Bande	milchig	+	++
V	selten	Chylomikronen-Bande, Prä-β-Bande	sahniger Überstand auf milchiger Flüssigkeit	++	+++

+ deutlich; ++ stark; +++ sehr stark.

Tabelle 26.2: Die Lipoproteine des menschlichen Plasmas

Lipoproteine	Dichte	Beweglichkeit in der Elektrophorese	Durchmesser (nm)	Protein (%)*	Cholesterin (%)*	Triglyceride (%)*
Chylomikronen	< 0,95	keine	100–1000	2	5	85
VLDL	0,95–1,006	prä-β	25–75	5–12	25	50
IDL	1,006–1,019	β oder prä-β	25	15–20	35	10
LDL	1,019–1,063	β	20–25	20–25	45	10
HDL	1,063–1,210	α	5–12	40–55	20	10

VLDL: very low density lipoproteins; IDL: intermediate density lipoproteins; LDL: low density lipoproteins; HDL: high density lipoproteins
*der Trockenmasse

Im Plasma tauschen HDL mit VLDL während des Abbaus Cholesterin und Apolipoproteine aus. LDL transportieren Cholesterin zu den peripheren Geweben, HDL wirken ihrer Überladung mit Cholesterin durch Abtransport zur Leber und durch Übertragung auf andere Lipoproteine entgegen (Abb. 26.1). Das mit HDL zur Leber transportierte Cholesterin wird auch zur Synthese von Gallensäuren verwendet. Ein kleiner Teil der Gallensäuren wird mit dem Stuhl ausgeschieden, der größere im Ileum rückresorbiert (enterohepatischer Kreislauf).

26.1.3 Cholesterinstoffwechsel und seine Regulation

Das Cholesterin (s. 3D-Abb. auf CD-Rom) zur Bildung von Gallensäuren, Hormonen und Zellmembranen stammt aus der exogenen Cholesterinzufuhr mit der Nahrung (ca. 0,5 g/Tag) und der endogenen Cholesterinsynthese des Körpers (ca. 1,0 g/Tag).

Von dem mit der Nahrung zugeführten Cholesterin werden nur etwa 40 % (0,2 g/Tag) resorbiert. Die intrazelluläre Synthese wird durch die 3-Hydroxy-3-methylglutaryl-Coenzym-A-Reduktase (HMG-CoA-Reduktase) gesteuert. Es besteht eine Rückkopplung, die bei hohen Konzentrationen von LDL-Cholesterin im Serum und bei großer alimentärer Cholesterinzufuhr die endogene Synthese von Cholesterin vermindert, und zwar über eine Suppression des LDL-Rezeptors und eine Hemmung des Enzyms HMG-CoA-Reduktase in der Leberzelle (negativer Feedback). Trotz Kontrolle durch Rückkopplung kann es aber bei reichlicher Zufuhr von Fett mit langkettigen gesättigten Fettsäuren oder bei erhöhter Energiezufuhr zu einer Hypercholesterinämie kommen, da durch gesättigte Fettsäuren der LDL-Abbau in der Leberzelle gehemmt werden kann, möglicherweise durch Modifikation der LDL-Zusammensetzung und verminderte Affinität dieses LDL zum Rezeptor. Darüber hinaus führt die Suppression der Aktivität des LDL-Rezeptors zu einem Anstieg des LDL-Cholesterins im Serum.

Die Ausscheidung von Cholesterin erfolgt mit der Galle über den Darm als Cholesterin (ca. 600 mg/Tag) oder als Gallensäuren (ca. 400 mg/Tag). Demgegenüber sind die Verluste von Abbauprodukten steroidaler Hor-

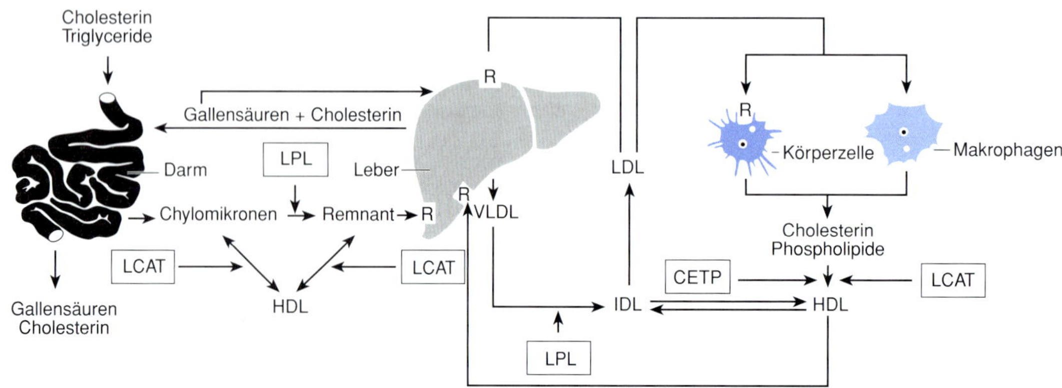

Abb. 26.1 Schematische Darstellung der Interkonversion der Lipoproteine. R: Rezeptor, LPL: Lipoproteinlipase, LCAT: Lecithin-Cholesterin-Acyltransferase, CETP: Cholesterinester-Transfer-Protein, weitere Abkürzungen s. Tab. 26.2.

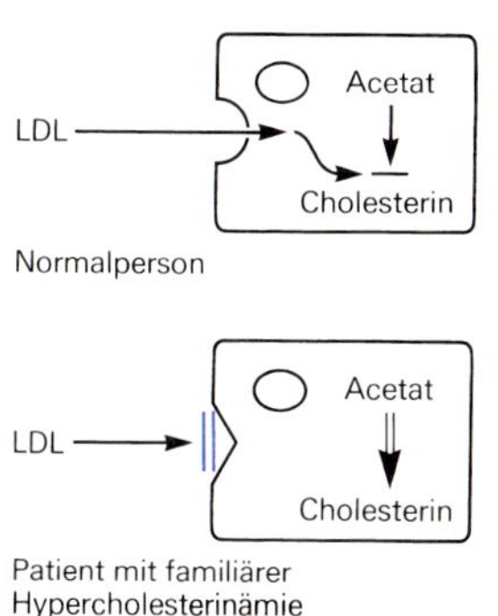

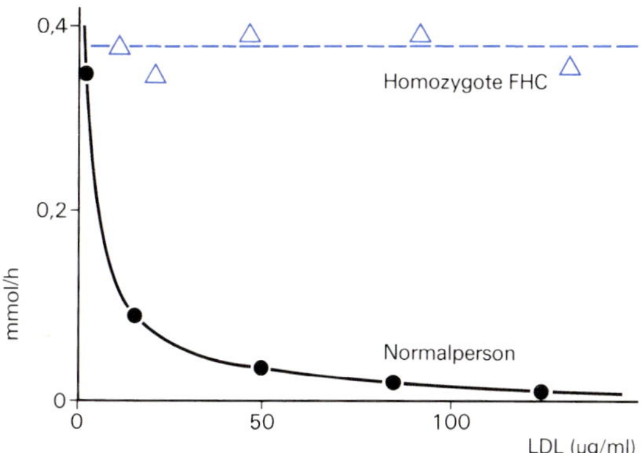

Abb. 26.2 Abhängigkeit der intrazellulären Cholesterinsynthese von den LDL-Rezeptoren in Fibroblasten (Zellkultur) von Gesunden und von Patienten mit homozygoter familiärer Hypercholesterinämie. Der obere Teil der Abbildung zeigt, daß LDL-Cholesterin bei Gesunden die Cholesterinsynthese hemmt, während bei homozygoter familiärer Hypercholesterinämie ein Rezeptordefekt oder -mangel diese Hemmung verhindert. Der untere Teil der Abbildung zeigt entsprechende kinetische Messungen des Acetateinbaues in Cholesterin (Ordinate) in Abhängigkeit (Unabhängigkeit beim Patienten) von der LDL-Konzentration im Medium (vereinfacht nach Brown, Goldstein, P.N.A.S. (USA) Bd. 76, S. 3330–3337; 1979).

mone mit dem Urin (ca. 50 mg/Tag) und von Cholesterin durch Abschilferung der obersten Hautschichten (ca. 85 mg/Tag) gering (Abb. 26.3).

26.1.4 Hyperlipidämien

Die Nomenklatur der Hyperlipidämien richtet sich nach dem am meisten vermehrten Lipid im Plasma. Hypercholesterinämie, Hypertriglyceridämie oder gemischte Hyperlipidämie.

Immer sind primäre von sekundären, durch andere Krankheiten hervorgerufene Hyperlipidämien voneinander zu trennen. Sekundäre Hyperlipidämien bessern sich durch die Therapie der Grundkrankheit und werden nur in Ausnahmefällen mit Arzneimitteln, die den Fettstoffwechsel beeinflussen, behandelt.

Den **primären Hyperlipidämien** liegen mono- oder polygenetisch vererbte Defekte zugrunde, deren Ausprägung durch äußere Faktoren, z.B. Fehlernährung oder Arzneimittel, verstärkt werden kann. Die häufigste monogenetisch vererbte primäre Hyperlipidämie ist die **familiäre Hypercholesterinämie,** der eine genetisch determinierte Strukturanomalie oder Funktionsstörung des LDL-Rezeptors zugrunde liegt (s. Abb. 26.2). Auch Punktmutationen im Apolipoprotein B100 behindern die Bindung von LDL an seinen Rezeptor und führen dadurch zu einer Hypercholesterinämie. Bei etwa 50 % der Betroffenen mit familiären Hypercholesterinämien ist eine frühzeitige, oft tödliche koronare Atherosklerose die Folge.

Sekundäre Hypercholesterinämien treten bei Hypothyreose und Erkrankungen der Niere, Bauchspeicheldrüse oder Leber auf.

Hypertriglyceridämien sind selten genetisch bedingt. Viel häufiger findet man sie sekundär bei Diabetes mellitus, bei Alkoholabusus und alkoholischer Fettleber oder bei Adipositas. Durch die Insulinresistenz der Adipocyten und der Muskulatur kommt es bei Adipositas oder beim Diabetes mellitus Typ II zu einem reaktiven Hyperinsulinismus mit Beschleunigung der VLDL-Synthese in der Leber und nachfolgender Hypertriglyceridämie.

Die **Diagnose** einer Hyperlipidämie wird durch Messung von Cholesterin (Normalwert 190 mg/dl) und Triglyceriden (Normalwert 180 mg/dl) im Nüchternserum gestellt. Genauere Informationen liefert die Bestimmung von HDL-Cholesterin nach Fällung der Apolipoprotein-B-haltigen Lipoproteine oder eine Messung der einzelnen Lipoproteinfraktionen mittels präparativer Ultrazentrifugation (s. Tab. 26.2). Die elektrophoretische Auftrennung der Lipoproteine zur Unterscheidung der fünf Lipoproteinmuster Typ I–V ist weitgehend verlassen worden, wird aber zum Verständnis der älteren Literatur dargestellt (s. Tab. 26.1).

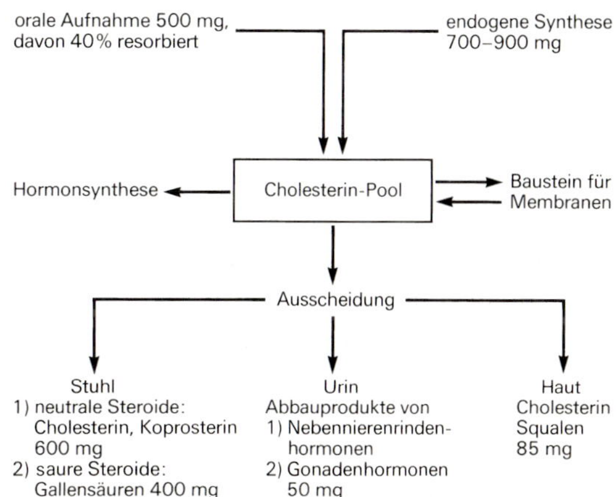

Abb. 26.3 Größe des Cholesterinumsatzes (Näherungswerte mg/Tag) beim Menschen.

26.2 Ziele und Prinzipien der Therapie von Hyperlipidämien

Erhöhte Plasmakonzentrationen von Cholesterin, insbesondere LDL-Cholesterin, aber auch von cholesterinreichen VLDL-Partikeln, spielen in der Pathogenese der Atherosklerose eine wesentliche Rolle. Das Risiko einer koronaren Atherosklerose korreliert außerdem negativ mit der Höhe des HDL-Cholesterins.

Eine wirksame lipidsenkende Therapie mit anhaltender Normalisierung der Cholesterinkonzentration im Plasma kann die Progression der Atherosklerose sowohl in den nativen Koronararterien als auch in Bypassgefäßen aufhalten und sogar zur Regression von Stenosen führen, wie in neueren Interventionsstudien zur primären und sekundären Prävention der koronaren Atherosklerose bei Patienten mit Hypercholesterinämie gezeigt werden konnte. Im Rahmen der Sekundärprävention der Atherosklerose müssen alle Gefäßrisikofaktoren intensiv behandelt werden (Hypercholesterinämie, Hypertonie, Diabetes mellitus, Nicotingenuß). Zur Bekämpfung der Atherosklerose und ihrer Folgeerkrankungen wird immer mehr eine Primärprävention angestrebt. Die Ziele und die Möglichkeiten, sie zu erreichen, sind ausführlich bei Wood et al. niedergelegt (Abb. 26.4).

Die **Therapie von Hyperlipidämien** zielt auf eine **Normalisierung der Konzentration** von Cholesterin und/oder Triglyceriden im Plasma.

Die **erste therapeutische Maßnahme** ist eine **Diät** mit Einschränkung der Gesamtenergiezufuhr bei Übergewicht.

Bei Hypertriglyceridämie sind die **Gewichtsreduktion** durch verminderte Zufuhr von Fett und Zucker sowie die **Einschränkung des Alkoholkonsums** am wirksamsten und führen meistens zur Normalisierung einer hohen Triglyceridkonzentration.

Bei einer **Hypercholesterinämie** ist die **Verminderung der Fettzufuhr** der wichtigste Schritt. Die tägliche Fettzufuhr soll von 120 auf 80 g und weniger, die Zufuhr von Cholesterin von 500 auf 300 mg oder weniger gesenkt werden. Der Verzehr von Fett mit langkettigen gesättigten Fettsäuren, d.h. im wesentlichen Fetten tierischen Ursprungs, soll zugunsten von Fett mit ungesättigten Fettsäuren, zumeist pflanzlichen Ursprungs, eingeschränkt werden. Dabei sollte weniger als ein Drittel als gesättigte, mehr als ein Drittel als einfach ungesättigte, der Rest als mehrfach ungesättigte Fettsäuren zugeführt werden. Das Verhältnis von n-6- zu n-3-Fettsäuren sollte 5:1 betragen. Reicht die Diät zur Normalisierung des Plasmacholesterins nicht aus, ist eine Pharmakotherapie notwendig.

Für die **Pharmakotherapie der Hypercholesterinämien** gibt es mehrere Prinzipien, deren Wirkmechanismen nur zum Teil verstanden werden:

1. Unterbrechung des enterohepatischen Kreislaufes der Gallensäuren mit nachfolgender Verminderung des Cholesteringehaltes der Leberzellen, Stimulation der Expression und Funktion des LDL-Rezeptors und Steigerung des LDL-Abbaus, z.B. durch Anionenaustauschharze,
2. Hemmung der Resorption von Cholesterin, z.B. durch Sitosterin und Sitostanol,
3. Hemmung der HMG-CoA-Reduktase mit Verminderung des Cholesteringehaltes der Leberzellen, Stimulation der Expression und Funktion des LDL-Rezeptors und Steigerung des LDL-Abbaus, z.B. durch HMG-CoA-Reduktase-Inhibitoren, „Statine".
4. Hemmung der Synthese cholesterintransportierender Lipoproteine, z.B. durch Nicotinsäure oder Abkömmlinge der Clofibrinsäure, „Fibrate".

Heute sind für die Arzneimitteltherapie einer Hypercholesterinämie **in erster Linie zwei Arzneimittelgruppen indiziert: Anionenaustauschharze für Kinder und Jugendliche** und **HMG-CoA-Reduktase-Inhibitoren für Erwachsene.** Sitosterin hat in der Therapie der Hypercholesterinämie versagt, möglicherweise ergibt sich aus der Anwendung von Sitostanol, vor allem in der Primärprä-

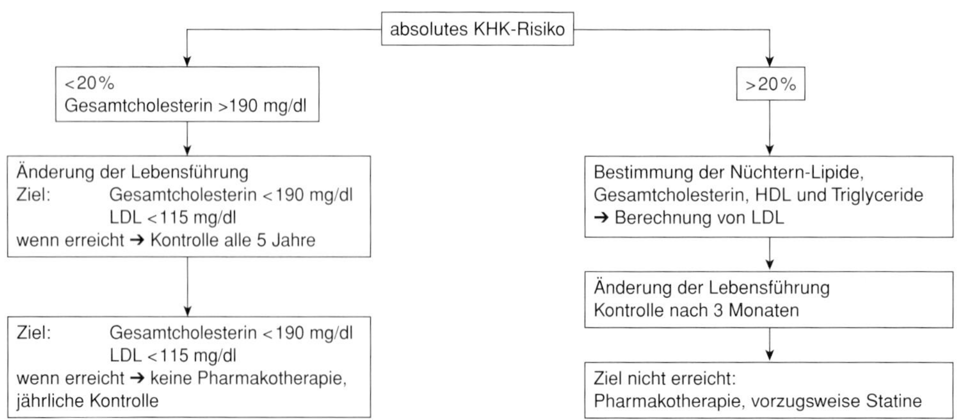

Abb. 26.4 Primärprävention der koronaren Herzerkrankung (KHK).

vention der koronaren Herzerkrankung, ein neuer Ansatz. Neomycin und D-Thyroxin haben in der Therapie von Hypercholesterinämien keinen Platz mehr, Probucol ist in der experimentellen Atheroskleroseforschung vorwiegend als Antioxidans von Interesse, weniger als cholesterinsenkendes Arzneimittel. Die Nicotinsäureabkömmlinge, vor allem der Methylalkohol in retardierter Form, waren vor der Ära der HMG-CoA-Reduktase-Inhibitoren wertvolle Arzneimittel, sind heute aber in Deutschland nicht mehr verfügbar, obwohl in großen Interventionsstudien ihre Wirksamkeit bewiesen worden ist.

Fibrate kommen hauptsächlich für die Therapie gemischter Hyperlipidämien in Frage.

26.3 Arzneistoffe zur Senkung der Konzentration der Plasmalipide (Lipidsenker)

Colestyramin und Colestipol

Wirkungsmechanismus

Colestyramin[1] (Polymer aus Styren und Divinylbenzol, Abb. 26.5a) und Colestipol[2] (Polymer aus Tetraethylenpentamin und Epichlorhydrin, Abb. 26.5b) sind basische Anionenaustauschharze, die nicht resorbiert werden. Sie binden im Darm Gallensäuren, unterbrechen dadurch deren enterohepatischen Rücktransport und bewirken eine deutlich vermehrte Ausscheidung von sauren und neutralen Sterolen mit dem Stuhl. Für die dadurch notwendige vermehrte Bildung von Gallensäuren aus Cholesterin in der Leber werden die LDL-Rezeptoren aktiviert und die zelluläre Aufnahme von Cholesterin gesteigert. Dadurch sinkt die Cholesterinkonzentration im Serum ab.

Wirkungen

Innerhalb 1 Woche kommt es zu einer deutlichen Abnahme des LDL-Cholesterins im Plasma, nach 2 Wochen sind 90 % der maximalen Wirkung erreicht. Die durchschnittliche Senkung des LDL-Cholesterins, die dosisabhängig ist, beträgt 20–30 %. Nach Absetzen kommt es zu einem schnellen Wiederanstieg des Plasmacholesterins. Patienten mit homozygoter familiärer Hypercholesterinämie, die keine LDL-Rezeptoren besitzen, sprechen nicht auf Colestyramin an.

Mit Beginn der Behandlung erfolgt eine Steigerung der Sekretion triglyceridreicher VLDL-Partikel aus der Leber in das Blut. Bei Personen mit vor der Behandlung normaler Triglyceridkonzentration im Plasma steigen die Triglyceride nur in den ersten Tagen an und kehren dann zur Norm zurück, bei gemischten Hyperlipidämien ist der Triglyceridanstieg im Plasma anhaltend. Deshalb besteht für diese Formen der Hyperlipidämie eine Kontraindikation für Anionenaustauschharze. Durch die Therapie ändert sich die LDL-Zusammensetzung, der Cholesteringehalt der an Zahl verminderten LDL-Partikel sinkt. Die Verminderung von Cholesterin drückt sich in geringeren Cholesterin/Triglycerid- und Cholesterin/Protein-Quotienten aus. Im HDL wird eine Zunahme von Apolipoprotein AI gegenüber AII durch Zunahme der Synthese von AI beobachtet. Die Synthese von HDL_2 steigt an.

[1] Quantalan®
[2] Cholestabyl®, Colestid Granulat®

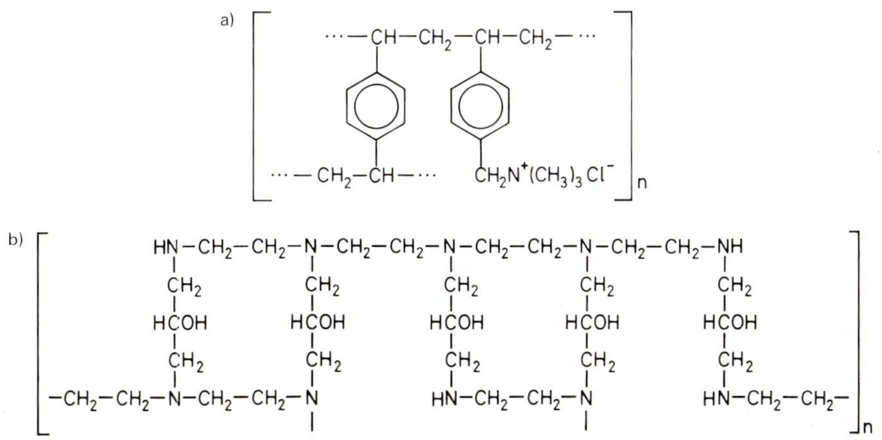

a) [···–CH–CH₂–CH–CH₂–··· ; ···–CH₂–CH–··· ; CH₂N⁺(CH₃)₃ Cl⁻]n

b) [HN–CH₂–CH₂–N–CH₂–CH₂–N–CH₂–CH₂–N–CH₂–CH₂–NH ; CH₂ ; HCOH ; CH₂ ; –CH₂–CH₂–N–CH₂–CH₂–N ; HN–CH₂–CH₂–N ; HN–CH₂–CH₂–]n

Abb. 26.5 Anionenaustauschharze zur Ausschleusung von Gallensäuren und neutralen Sterolen mit dem Stuhl: a) Colestyramin; b) Colestipol.

Indikationen und Dosierung

Indikationen für Colestyramin und Colestipol sind die heterozygote familiäre Hypercholesterinämie und andere primäre Hypercholesterinämien. Die Tagesdosis für Colestyramin beträgt 16–24 g, für Colestipol 20–25 g.

Unerwünschte Wirkungen

Die unerwünschten Wirkungen betreffen den Gastrointestinaltrakt: Bei 50 % aller Patienten kommt es zu **Obstipation**, außerdem zu **Anorexie, Übelkeit, Meteorismus** und **Sodbrennen.** Höhere Dosen können eine **Steatorrhö** mit Störung der Resorption fettlöslicher Vitamine bewirken (sehr selten).

Interaktionen

Colestyramin und Colestipol können die **Resorption anderer Arzneimittel stören.** Dies betrifft insbesondere Cumarinderivate, Herzglykoside, vor allem Digitoxin, Thiazide, Schilddrüsenhormone und Tetracycline. Deshalb sollen Arzneimittel, die zusätzlich zu Anionenaustauschharzen verordnet werden, 1 Stunde vorher oder 4 Stunden später eingenommen werden.

Kontraindikationen

Bei **Obstipation** ist Vorsicht geboten. Bei totalem Gallengangsverschluß und bei gemischten Hyperlipidämien sind Colestyramin und Colestipol kontraindiziert.

β-Sitosterin und Sitostanol

β-Sitosterin[1] ist ein pflanzliches Sterin, strukturell dem Cholesterin verwandt. Es hemmt in einer Tagesdosis von 6 g und mehr die Resorption des Nahrungscholesterins an der Darmmucosa.

Sitostanol, in 5-α-Stellung gesättigtes Sitosterin, wird praktisch nicht resorbiert und reduziert die enterale Resorption von Cholesterin. Sein cholesterinsenkender Effekt ist besonders ausgeprägt, wenn es in löslicher Form verabreicht wird. In zwei Studien hat es, mit Fettsäuren verestert, als Zusatz zu Margarine Gesamt-und LDL-Cholesterin um 10,2 bzw. 14,1 % gesenkt.

Nicotinsäure und Nicotinylalkohol

Nicotinylalkohol wird durch die Alkoholdehydrogenase der Leber rasch zu Nicotinsäure[2] (Abb. 26.6) oxidiert. Es wird deshalb angenommen, daß Nicotinylalkohol erst nach seiner Oxidation zu Nicotinsäure wirkt.

[1] Sito-Lande®, Sitosterin-Delalande®
[2] Niconacid®

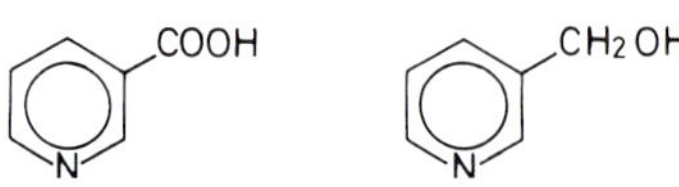

Abb. 26.6 Nicotinsäure und Nicotinylalkohol.

Wirkungsmechanismus

Der Wirkungsmechanismus beider Substanzen ist sehr ähnlich. Beide Stoffe wirken als Vitamin (Nicotinsäure s. S. 768), für die Wirkung auf den Cholesterinspiegel im Plasma sind aber sehr viel höhere Tagesdosen nötig (6 g vs. 10 mg). Der Wirkungsmechanismus der Nicotinsäure ist nicht völlig aufgeklärt. Wahrscheinlich hemmt Nicotinsäure die Lipolyse im Fettgewebe, wodurch die Konzentration der freien Fettsäuren im Plasma absinkt. Dadurch wird die Bildung der Lipoproteine, insbesondere der VLDL, in der Leber (s.o.) verringert. Außerdem nimmt die Veresterung von Glycerol in der Leber ab, die Aktivität der Lipoproteinlipase am Kapillarendothel zu.

Wirkungen

Orale Dosen von 200 mg führen bei gesunden Versuchspersonen innerhalb 1 Stunde zu einer minimalen Konzentration freier Fettsäuren im Plasma; auf ihre Abnahme folgt ein über den Ausgangswert hinausreichender Wiederanstieg. Nach wenigen Stunden sinkt die Konzentration der Triglyceride, nach 1 Tag beginnt die Abnahme des Plasmacholesterins. Bei pathologisch erhöhten Serumlipiden ist diese Reihenfolge nicht obligatorisch, und bei manchen Patienten kommt es nur zur Abnahme der freien Fettsäuren.

Im Plasma kommt es zu einer Verminderung der VLDL um 15–70 %, durchschnittlich um 25 % innerhalb weniger Tage. Die Senkung der LDL ist weniger ausgeprägt als die der VLDL und tritt erst nach 5–7 Tagen auf, während HDL langsam ansteigen, möglicherweise durch Verminderung ihrer fraktionellen Abbaurate.

Pharmakokinetik

Bei oraler Zufuhr therapeutischer Dosen ist die Resorption rasch und vollständig, nach Einnahme von Nicotinylalkohol läßt sich auch Nicotinsäure im Blut nachweisen. Die Halbwertszeit der Nicotinsäure beträgt 1 Stunde in Blut und Leber. Große Mengen unveränderter Substanz erscheinen im Harn, daneben viele Metaboliten, denen ein intakter Pyridinring gemeinsam ist (die wichtigsten sind Nicotinursäure, N-Methyl-Nicotinamid, Nicotinamid-N-Oxid).

Indikationen und Dosierung

Bei der **familiären Hypercholesterinämie** sind Nicotinsäure und Nicotinylalkohol zuverlässig wirksam. Bei Heterozygoten kommt es meist zu einer Normalisierung des Plasmacholesterinspiegels. Die orale Anwendung von 3–6 g Nicotinsäure/Tag führt zu einer dauerhaften Cholesterinsenkung. Für das Retardpräparat des Nicotinylalkohols werden Dosen von 0,9–1,5 g/Tag angegeben. Es hat sich bewährt, die Behandlung mit niedriger Dosis zu beginnen und erst innerhalb von 2–4 Wochen auf die volle Dosis zu steigern.

Unerwünschte Wirkungen

Eine **akute Nebenwirkung** ist der **Flush,** manchmal gesteigert bis zu einer juckenden **Urticaria.** Durch langsame Erhöhung der Dosis kann der Flush erträglich gehalten werden, bei Langzeittherapie verliert er sich meist. Er soll durch die Gabe von 125 mg Acetylsalicylsäure 10 Minuten vor Einnahme von Nicotinsäure zu unterdrücken sein. Gastrointestinale Reizerscheinungen wie **Sodbrennen** und **epigastrales Druckgefühl** können durch die gleichzeitige Gabe von Antacida gemildert werden.

Bei einer **Dauertherapie** mit hohen Dosen Nicotinylalkohol kommen eine **Abnahme der Glucosetoleranz, passagere Anstiege der Transaminasen und der alkalischen Phosphatase** vor. Als seltene Nebenwirkung kommt es bei einzelnen Patienten zu **Fettumverteilung in der Leber,** die im Ultraschallbild einer Metastasenleber ähnelt. Diese Veränderungen sind nach Absetzen des Präparates reversibel. Während der Therapie mit **unretardierter Nicotinsäure** sind **einzelne Fälle akuten Leberversagens** aufgetreten. Darüber hinaus wurden **Hyperurikämie** und Gichtanfälle beobachtet, die bei der Therapie mit Nicotinylalkohol nicht vorkamen. Bei beiden Arzneimitteln kann es schon nach kurzer Therapiedauer zu einem **cystoiden Maculaödem** kommen, das meist asymptomatisch und nach Beendigung der Therapie reversibel ist. Außerdem läßt sich eine Störung des Blausehens nachweisen. Insgesamt sind die Nicotinsäurepräparate als gut wirksame Arzneimittel anzusehen.

Kontraindikationen

Ein manifester Diabetes mellitus ist eine relative Kontraindikation, da die Glucosetoleranz durch Nikotinsäure verschlechtert wird. Aktive Lebererkrankungen stellen eine Kontraindikation dar.

HMG-CoA-Reduktase-Inhibitoren (Statine)

Die ersten HMG-CoA-Reduktase-Inhibitoren wurden aus einem Penicillium- (Mevastatin) und einem Aspergillus-Pilz (Lovastatin) isoliert. Die Modifikation der Seitenkette von Lovastatin[1] führte zu Simvastatin[2] (Epistatin), die Weiterentwicklung von Mevastatin (Compactin) zu Pravastatin[3] (Eptastatin). Mittlerweile sind auch drei vollsynthetische Enzyminhibitoren (Fluvastatin[4], Atorvastatin[5] und Cerivastatin[6]) verfügbar. Fluvastatin ist ein Mevalonlactonderivat eines fluorophenylsubstituierten Indolringes, Atorvastatin ein Calciumsalz eines fluorophenylsubstituierten Pyrrolringes, Cerivastatin das Natriumsalz eines fluorophenylsubstituierten Pyridinringes, das enantiomerfrei vorliegt (Abb. 26.7).

Wirkungsmechanismus

HMG-CoA-Reduktase-Inhibitoren **hemmen kompetitiv das geschwindigkeitsbestimmende Enzym der Cholesterinsynthese, die HMG-CoA-Reduktase.** Sie haben eine bis zu zwanzigtausendfach höhere Affinität zu dem Enzym als das Substrat HMG-CoA. Sie hemmen die Cholesterinbiosynthese intrazellulär auf einer frühen Stufe, der Umwandlung von HMG-CoA zu Mevalonat (Abb. 26.7), aus dem neben Cholesterin Isopentenyladenin sowie Farnesyl, die Vorstufen von Dolichol und Ubichinon, hervorgehen (Abb. 26.8). Der durch die Wirkung der HMG-CoA-Reduktase-Inhibitoren induzierte Mangel an intrazellulärem Cholesterin führt zu einer gesteigerten Transkription des LDL-Rezeptor-Gens. Die Zahl der LDL-Rezeptoren auf der Zelloberfläche und die fraktionelle katabole Rate für LDL (der pro 24 Stunden umgesetzte Anteil des intrazellulären LDL-Pools) nehmen zu. Die Zellen decken ihren Cholesterinbedarf durch gesteigerte Aufnahme von LDL-Cholesterin aus dem Plasma. Die intrazelluläre Neusynthese von LDL wird vermindert.

Die Mevalonat-regulierte Replikation von DNA ist von Isopentenyladenin abhängig und wird **in vitro** von Mevastatin gehemmt. **In-vitro-Studien** an Kulturen von Gliazellen zeigen auch eine Hemmung der Dolicholvermittelten Glykoprotein- und DNA-Synthese. Jedoch werden **in vivo** die von Mevalonat ihren Ausgang nehmende Synthese von Isopentenyladenin und die von Farnesyl ihren Ausgang nehmenden Synthesen von Dolichol und Ubichinon durch die Therapie mit HMG-CoA-Reduktase-Inhibitoren nicht verändert. Es gibt bisher auch keinen Hinweis, daß die DNA-Replikation beim Menschen nach Einnahme dieser Arzneimittel gehemmt wird.

Wirkungen

Die Einnahme eines HMG-CoA-Reduktasehemmers führt zu einer **dosisabhängigen Reduktion von Gesamt- und LDL-Cholesterin im Plasma um bis zu 50 %.** Es sinken sowohl die Zahl der LDL-Partikel als auch der Cholesteringehalt des einzelnen Partikels.

Umsatzstudien von Cholesterin am Menschen zeigen, daß während einer Therapie mit Lovastatin die Synthese von Cholesterin nicht so stark unterdrückt wird, daß lebensnotwendige Speicher von Cholesterin entleert werden. Nach einer Einzeldosis von Lovastatin kehrt

[1] Mevinacor®
[2] Zocor®, Denan®
[3] Pravasin®, Liprevil®
[4] Cranoc®, Locol®
[5] Sortis®
[6] Lipobay®

Abb. 26.7 Kompetitive Hemmung der HMG-CoA-Reduktase durch die HMG-CoA-Reduktase-Inhibitoren aufgrund ihrer Strukturanalogie mit HMG-CoA. Lovastatin und Simvastatin werden als inaktive Formen (sogenannte „prodrug") aufgenommen. Sie weisen einen Laktonring auf, der in der Leber enzymatisch in die aktive Form, die Hydroxysäure, überführt wird. Simvastatin unterscheidet sich von Lovastatin durch die Methylgruppe an R_2. Pravastatin wird bereits als Säure verabreicht („aktive" Form). Es trägt an R_1 ein Wasserstoffatom, an R_2 eine Hydroxylgruppe. Fluvastatin und Cerivastatin werden als Na-Salze verabreicht, Atorvastatin als Ca-Salz.

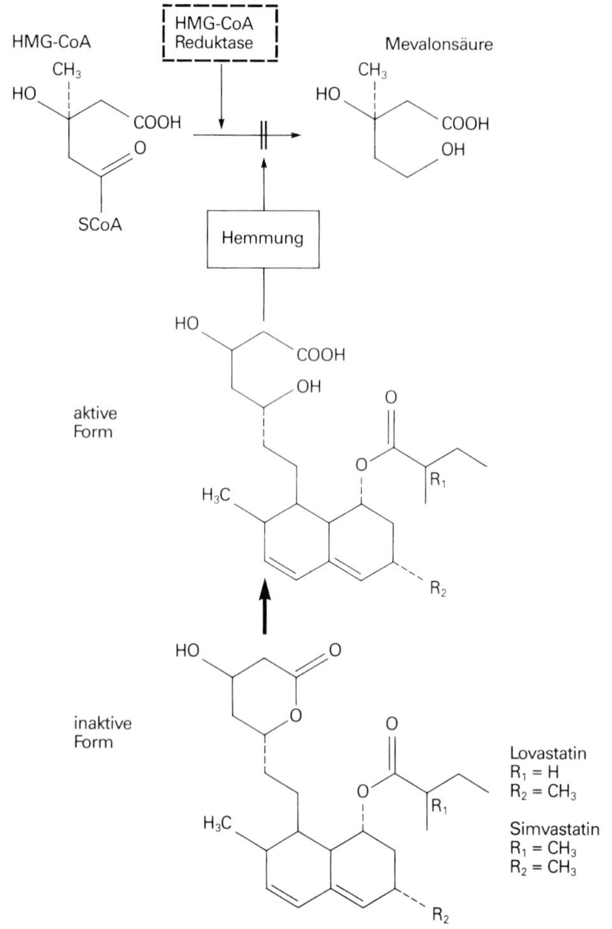

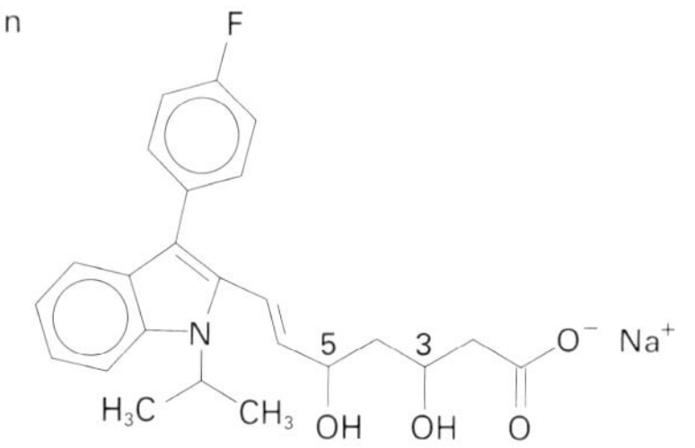

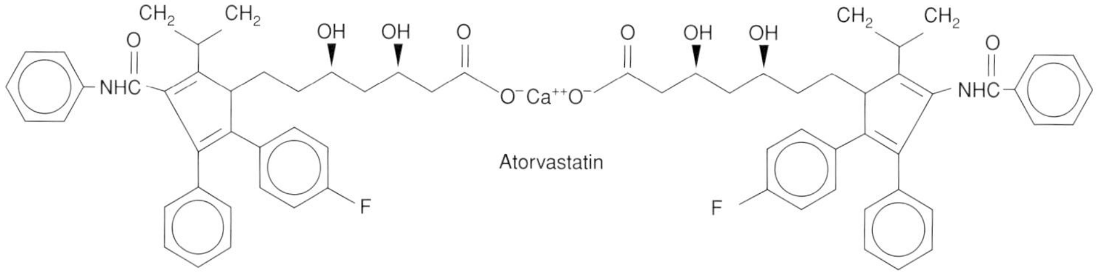

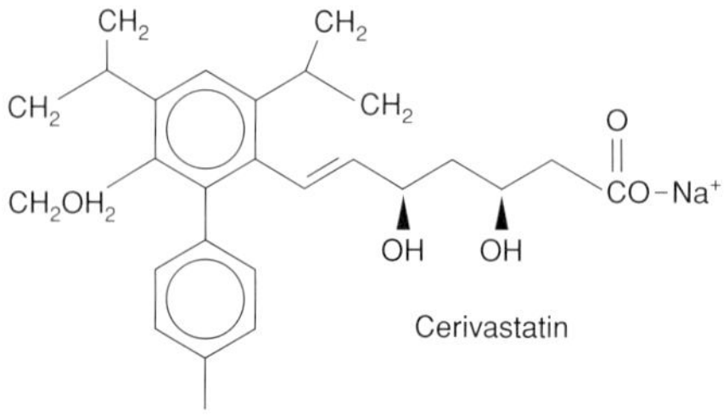

die Ausscheidung von Mevalonat im Urin in weniger als 24 Stunden zum Ausgangswert zurück.

Untersuchungen zur Funktion der Nebennieren und der Testes ergaben keine Einschränkung der Hormonproduktion während einer Therapie mit Lovastatin, Simvastatin, Pravastatin oder Fluvastatin. Für Atorvastatin und Cerivastatin liegen diesbezüglich keine Daten vor.

Triglyceride werden in einzelnen Studien **um bis zu 25 % reduziert.** In VLDL wird der Cholesteringehalt mäßig gesenkt, der Triglyceridgehalt deutlicher. HDL

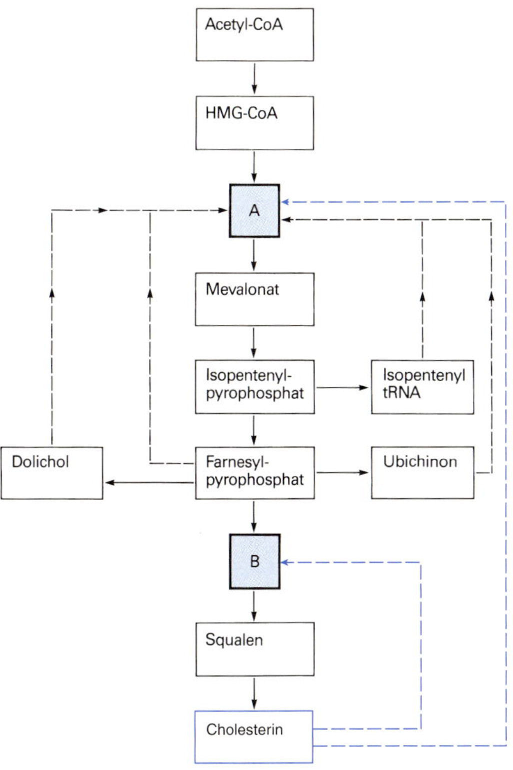

Abb. 26.8 Schematische Darstellung der Regulation des Schlüsselenzyms der Cholesterinsynthese, der HMG-CoA-Reduktase (A), durch mehrfache Rückkopplung. Die schwarz gestrichelten Linien zeigen die Regulation durch Nicht-Sterole (Farnesylpyrophosphat, Dolichol, Ubichinon und Isopentenyl), die blau gestrichelten Linien die Regulation durch Cholesterin, das auch aus der Aufnahme von LDL-Cholesterin durch den LDL-Rezeptor stammt. Dieses LDL-Cholesterin hemmt die HMG-CoA-Reduktase und in geringerem Umfang auch die Squalen-Synthetase (B) (nach Brown und Goldstein, 1980).

steigen oft nur mäßig an. Die Senkung der Apolipoproteine B und E geht der der Lipide parallel.

Pharmakokinetik

Alle Substanzen werden nach oraler Zufuhr schnell aus dem Magen-Darm-Trakt resorbiert. Während bei Simvastatin und Cerivastatin die Bioverfügbarkeit von der Nahrung unabhängig ist, wird die Bioverfügbarkeit von Pravastatin, Fluvastatin und Atorvastatin durch Essensaufnahme um etwa 37 %, 22 % bzw. 13 % vermindert, die Bioverfügbarkeit von Lovastatin um 50 % gesteigert. Die maximale Plasmakonzentration von Simvastatin, Pravastatin, Fluvastatin und Atorvastatin wird schon nach weniger als 2 Stunden erreicht, die von Lovastatin nach 4 Stunden, die von Cerivastatin nach 2–3 Stunden.

Die Eiweißbindung im Plasma beträgt bei Lovastatin, Simvastatin, Fluvastatin, Atorvastatin und Cerivastatin über 95 %, bei Pravastatin 55–60 %. Lovastatin, Simvastatin, Atorvastatin sind lipophil, Pravastatin und Fluvastatin hydrophil.

Lovastatin und Simvastatin haben einen Laktonring, der bei der ersten Passage durch die Leber in die zugehörige Hydroxysäure überführt wird, wodurch aus der inaktiven Vorstufe das wirksame Arzneimittel wird. Gleichzeitig werden Lovastatin und Simvastatin bei der ersten Leberpassage zu mehreren aktiven Metaboliten umgebaut und biliär ausgeschieden, so daß ihre Konzentration in anderen Körpergeweben wie Niere, Milz, Nebenniere oder Testes gering ist. Das Blut erreichen weniger als 5 % der Ausgangsdosis. Für die Wirkung von Cerivastatin sind auch drei hochaktive Metaboliten mit verantwortlich. Aus Atorvastatin entstehen durch First-pass-Metabolismus ebenfalls zwei hochaktive Metaboliten, wodurch eine sehr lange Eliminationshalbwertszeit von etwa 30 Stunden zustande kommt.

Pravastatin und Fluvastastin werden in aktiver Form verabreicht. Pravastatin findet sich in erheblich niedrigerer Konzentration in der Leber als Lovastatin, aber in höherer Konzentration in extrahepatischen Geweben. In der Augenlinse ist hingegen die Konzentration von Pravastatin geringer als die von Lovastatin oder Simvastatin. Für die neuen Substanzen liegen nur wenige Daten vor, im Lebergewebe werden Cerivastatin und Atorvastatin in hoher Konzentration gefunden.

Die HMG-CoA-Reduktase-Inhibitoren werden durch die Isoenzyme des Cytochrom-P450-Systems der Leber metabolisiert. Mit Ausnahme von Fluvastatin, das über CYP2D6 abgebaut wird, spielt für die anderen HMG-CoA-Reduktase-Inhibitoren das CYP3A4 die wesentliche Rolle im Katabolismus.

Alle Substanzen außer Pravastatin sollen bei einer Niereninsuffizienz mit einer Kreatininclearance von weniger als 30 ml/min in ihrer Dosis reduziert werden.

Zu den pharmakokinetischen Daten von Statinen s. Kap. 1.8, S. 95.

Indikationen

HMG-CoA-Reduktase-Inhibitoren sind bei diätresistenter primärer Hypercholesterinämie indiziert. Diese Indikation gründet auf den Ergebnissen großer Interventionsstudien von durchschnittlich 5 Jahren Dauer, in denen die koronare Morbidität und Mortalität sowie die Gesamtmortalität sowohl in der Sekundär- als auch in der Primärprävention der Atherosklerose, erheblich reduziert werden konnten. Auch die Zahl koronarer Interventionen (Gefäßdilatationen, Bypass-Operationen) konnte deutlich vermindert werden. Für die neuen synthetischen Präparate fehlen bislang Langzeiterfahrungen und Daten für die Prävention der atherosklerotischen Gefäßerkrankungen.

Für Kinder und Jugendliche mit heterozygoter familiärer Hypercholesterinämie sind die Substanzen zur Therapie nicht zugelassen. Die Ausnahme bildet Atorvastatin, das für die homozygote familiäre Hypercholesterinämie zugelassen ist. Die Zahl der behandelten Kinder ist minimal.

Unerwünschte Wirkungen

Unerwünschte Wirkungen – und Interaktionen, s.u. – sind vor allem mit Lovastatin, dem am längsten angewandten Präparat, beobachtet worden, gelten aber wohl für die ganze Stoffklasse. Asymptomatische **passagere Anstiege der Serum-Transminasen und der CPK** sind bei der Anwendung aller sechs Präparate aufgetreten. Eine klinisch manifeste **Myopathie** ist selten (weniger als 0,2 % unter Lovastatin). Typisch sind ziehende Schmerzen, vor allem in der Extremitätenmuskulatur. **Hintere Schalentrübungen der Augenlinse,** wie sie bei Beaglehunden während hochdosierter Therapie aufgetreten sind und die bei Unterbrechung der Therapie reversibel waren, wurden beim Menschen nur **vereinzelt** festgestellt. Gelegentliche Augenuntersuchungen während einer Therapie mit HMG-CoA-Reduktase-Inhibitoren sind deshalb wohl anzuraten. Bisweilen treten **Dyspepsien, Flatulenz** und **epigastrale Schmerzen** milder Ausprägung, noch seltener Hautausschläge, Kopfschmerzen oder Schlafstörungen auf. Nach den bislang vorliegenden Daten sind die HMG-CoA-Reduktase-Inhibitoren gut verträgliche Substanzen mit relativ seltenen Nebenwirkungen, wenn die im folgenden genannten Interaktionen bedacht werden.

Interaktionen

Bei einzelnen Patienten ist bei **gleichzeitiger Therapie mit HMG-CoA-Reduktase-Inhibitoren und Phenprocoumon** eine **Verlängerung der Prothrombinzeit** aufgefallen. Daher sollte der Quick-Wert überprüft werden, wenn diese Substanzen gleichzeitig zum Einsatz kommen.

Während einer **Therapie mit Lovastatin und Ciclosporin, Gemfibrozil, Nicotinsäure oder Erythromycin** sind Fälle **akuter Rhabdomyolyse mit Myoglobinurie und akutem Nierenversagen** beobachtet worden. Messungen des Plasma-Lovastatinspiegels während einer Ciclosporintherapie zeigen, daß es zu einer verminderten Ausscheidung von Lovastatin kommt und der Plasmaspiegel bei gleicher Lovastatindosis deutlich höher ist als bei alleiniger Lovastatintherapie. Bei immunsupprimierten Patienten, insbesondere nach Herztransplantation, muß deshalb die Lovastatindosis reduziert werden und sollte 20 mg/Tag nicht überschreiten.

Viele Interaktionen der HMG-CoA-Reduktase-Inhibitoren erklären sich durch ihre Konkurrenz mit anderen Arzneimitteln an CYP3A4. Ein Teil dieser Arzneimittel wirkt als Substrat des Enzyms, ein Teil als Inhibitor, andere induzieren das Enzym. Kürzlich wurde berichtet, daß über eine Aktivierung des nuclearen Transkriptionsfaktors hPXR (humaner Pregnan-X-Rezeptor) die Transkription des CYP3A4-Gens gesteigert wird, wobei Arzneimittel als Liganden am Responseelement des Genpromotors dienen. Für folgende Arzneimittel bzw. Nahrungsmittel sind Interaktionen mit den HMG-CoA-Reduktase-Inhibitoren beschrieben worden, die auf diesem Mechanismus beruhen: Cyclosporin, Ketoconazol, Itraconazol, Diltiazem, Verapamil, Nifedipin, Felodipin, Erythromycin, Clarithromycin, Rifampicin, Saquinavir, Indinavir, Gemfibrozil, Nicotinsäure, Cumarine, Carbamazepin, Amitriptylin, Grapefruitsaft u.a.

Cerivastatin wurde 2001 aus dem Handel genommen, nachdem in kurzer Zeit in den USA 31 Todesfälle und weltweit 21 weitere durch Rhabdomyolyse und akutes Nierenversagen berichtet worden waren. Zurückgeführt wurde die Mehrzahl auf die Arzneimittelinteraktion von Cerivastatin in Höchstdosis (0,8 mg/d) und Gemfibrozil.

Kontraindikationen

Bei Leber- und Muskelerkrankungen sowie in Schwangerschaft und Stillzeit sind HMG-CoA-Reduktase-Inhibitoren kontraindiziert.

Fibrate

Wirkungsmechanismus

In jüngster Zeit wurde die Wirkung der Fibrate, also des Ethylesters der Clofibrinsäure, **Clofibrat**[1], und ihrer Derivate sowie Analoga, zu denen **Bezafibrat**[2], **Fenofibrat**[3] und **Gemfibrozil**[4] zählen (Abb. 26.9), auf zellulärer Ebene zum Teil aufgeklärt. Über eine Klasse nucleärer Transkriptionsfaktoren, die Peroxisomen-Proliferator-aktivierten Rezeptoren (PPAR-α), werden mehrere Stoffwechselwege der Lipoproteine in der Leberzelle beeinflußt. Fibrate binden an die PPAR-α und aktivieren die Transkription mehrerer Gene, die für Apolipoprotein AI und AII, Lipoproteinlipase, für das Fettsäuren-transportierende Protein (FATP), für Acetyl-CoA-Synthase und für CYP3A4 mit Steigerung der β-Oxidation kodieren. Das Gen für Apolipoprotein CIII wird hingegen in seiner Expression vermindert.

Wirkungen

Fibrate **reduzieren die Konzentration zirkulierender VLDL** innerhalb von 2–5 Tagen nach Beginn der Therapie. Durch Steigerung der Aktivität der Lipoproteinlipase **steigt die Verwertung von VLDL deutlich an,** aber auch die Umwandlung von VLDL in IDL und LDL. Die Aktivität der hepatischen Triglycerid-Lipase bleibt unverändert.

Gesamt- und LDL-Cholesterin werden gesenkt. Der Mechanismus ist unklar, möglicherweise verändert sich die Konformation der LDL-Partikel, die dadurch besser an den LDL-Rezeptor binden. Es gibt Befunde, die darauf hinweisen, daß Bezafibrat und Fenofibrat in

[1] Regelan®, Skleromexe®
[2] Cedur®
[3] Lipanthyl®, Normalip®, Lipidil®
[4] Gevilon®

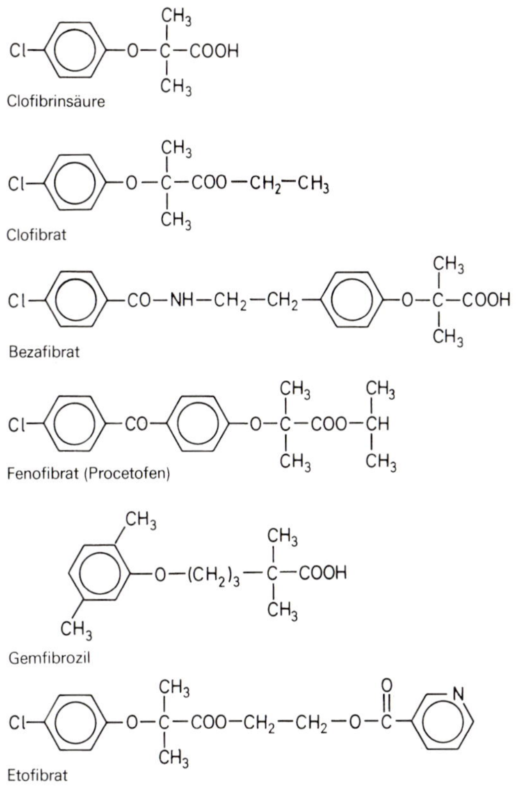

Clofibrinsäure

Clofibrat

Bezafibrat

Fenofibrat (Procetofen)

Gemfibrozil

Etofibrat

Abb. 26.9 Clofibrinsäure, Derivate und Analoga.

geringem Umfang die HMG-CoA-Reduktase hemmen. Diese Wirkung spielt nur eine untergeordnete Rolle für die Cholesterinsenkung. **HDL steigt während der Therapie deutlich an,** eine Folge der in der Leber ansteigenden Synthese von Apolipoprotein AI und AII.

Bezafibrat und Fenofibrat haben eine geringe harnsäuresenkende Wirkung. Auch die Fibrinogenkonzentration im Plasma wird durch beide Arzneimittel vermindert. Die Mechanismen hierfür sind nicht bekannt.

Pharmakokinetik

Fibrate werden rasch und vollständig aus dem Magen-Darm-Trakt resorbiert. Die Halbwertszeit im Plasma für Clofibrat beträgt 12 Stunden, für die Analoga 2 Stunden oder weniger. Die Elimination von Clofibrat erfolgt biliär, die der Analoga renal. Zu den pharmakokinetischen Daten s. Kap. 1.8, S. 95.

Indikationen und Dosierung

Clofibrat und seine Analoga sind indiziert bei Hypercholesterin-und Hypertriglyceridämie. Die Analoga scheinen, insbesondere im Hinblick auf die Senkung von Gesamt-und LDL-Cholesterin und die Anhebung von HDL-Cholesterin, wirksamer zu sein als Clofibrat und können in wesentlich geringerer Dosis angewandt werden. Die Tagesdosis für Clofibrat beträgt 1500 mg, für Bezafibrat 600 mg, für Fenofibrat 300 mg, für Gemfibrozil 900 mg. Für Fenofibrat liegt eine neue galenische Zubereitung vor, die besser bioverfügbar ist, so daß die Tagesdosis auf 200 mg reduziert werden kann.

Etofyllinclofibrat[1], ein Ester der Clofibrinsäure mit Hydroxyethyltheophyllin, hat keinen Vorteil gegenüber den oben aufgeführten Substanzen.

Unerwünschte Wirkungen

Vorübergehende, meist asymptomatische Anstiege von Transaminasen der Leber und der CPK werden beobachtet und rechtfertigen eine Unterbrechung der Therapie, wenn sie das Dreifache bzw. das Zehnfache der Norm übersteigen. Ein Myalgie-Syndrom ist selten.

Haarausfall, Impotenz, Hautausschläge, dyspeptische Beschwerden und epigastrale Schmerzen treten gelegentlich auf. Eine vermehrte Bildung von Gallensteinen ist wahrscheinlich.

Etofibrat[2], ein Doppelester aus Clofibrinsäure und Nicotinsäure, kann zusätzlich Nebenwirkungen von Nicotinsäure hervorrufen.

Interaktionen

Interaktionen werden vor allem mit Phenprocoumonderivaten und Sulfonylharnstoffen beobachtet. Engmaschige Kontrollen des Quickwertes und eine Reduktion der Cumarindosis sind ebenso nötig wie eine Messung des Blutzuckers und eine Dosisreduktion des Antidiabetikums.

Kontraindikationen

Bei Erkrankungen mit eingeschränkter Nierenfunktion (erhöhtes Serum-Creatinin) sind Clofibrinsäure, ihre Derivate und Analoga kontraindiziert. Es empfiehlt sich in jedem Fall, bei einer neu begonnenen Therapie mit einem Fibrat die Nierenfunktion zu überprüfen, da es auch bei einem normalen Ausgangswert des Serum-Creatinins zum Anstieg kommen kann.

[1] Duolip®
[2] Lipo-Merz®

Weiterführende Literatur

Brown A. S., Bakker-Arkema R.G., Yellen L. et al.: Treating patients with documented atherosclerosis to national cholesterol education program-recommended low-density-lipoprotein cholesterol goals with atorvastatin, fluvastatin, lovastatin and simvastatin. JACC **32**, 665 (1998).

Christians, U./Jacobsen, W./Floren, L.C.: Metabolism and drug interactions of 3-hydroxy-3-methylglutaryl coenzyme A reductase inhibitors in transplant patients: are statins mechanistically similar? Pharmacol. Ther. **80**, 1 (1998).

Fruchart J.C., Brewer Jr. B., Leitersdorf E.: Consensus for the use of fibrates in the treatment of dyslipoproteinemia and coronary heart disease. Am. J. Cardiol. **81**, 912 (1998).

Lehmann J.M., McKee D.D., Watson M. A. et al.: The human orphan nuclear receptor PXR is activated by compounds that regulate the CYP3A4 gene expression and cause drug interactions. J. Clin. Invest. **102**, 1016 (1998).

Meyler´s side effects of drugs (M. N. G. Dukes, ed.). 13th ed. Elsevier, Amsterdam 1996.

Müller-Wieland D., Faust M., Krone W.: Cholesterinsynthesehemmer. Klinische Studien zur Senkung des koronaren Risikos und Plaque-Stabilisierung. Internist **39**, 934 (1998).

Scriver C.R., Beaudet A. L., Sly W.S., Valle D.: The metabolic and molecular bases of inherited disease. 7th ed. MacGraw Hill, New York 1995.

Shepherd J., Cobbe S.M., Ford I. et al.: Prevention of coronary heart disease with pravastatin in men with hypercholesterolemia. N. Engl. J. Med. **333**, 1301 (1995).

The Scandinavian Simvastatin Survival Study Group: Randomized trial of cholesterol lowering in 4444 patients with coronary heart disease: the Scandinavian Simvastatin Survival Study (4S). Lancet **344**, 1383 (1994).

Tomlison, B./Wei Lan, I.: Combination therapy with cerivastain and gemfibrozil causing rhabdomyolysis: is the interaction predictable? Am I Med **110**, 670 (2001).

Wood D., De Backer G., Faergeman O. et al., together with members of the Task Force: Prevention of coronary heart disease in clinical practice: Recommendations of the Second Joint Task Force of European and other Societies on coronary prevention. Atherosclerosis **140**, 99 (1998).

27 Glucosestoffwechsel; Insuline; oral wirksame, blutzuckersenkende Arzneimittel

Therapie des Diabetes mellitus

A. Hasselblatt, Göttingen, und U. Panten, Braunschweig

27.1 Pathophysiologie des Kohlenhydratstoffwechsels

Die Glucosekonzentration im Blut schwankt normalerweise innerhalb enger Grenzen. Durch einen Expertenausschuß der WHO ist 1980 definiert worden, daß ein **Diabetes mellitus** vorliegt, wenn die Glucosekonzentration im Kapillarblut beim nüchternen Menschen 126 mg/100 ml oder 7,0 mmol/l übersteigt oder wenn zwei Stunden nach einer oralen Glucosebelastung (75 g Glucose) im Kapillarblut mehr als 11,1 mmol/l Glucose oder mehr als 200 mg/100 ml gefunden werden. Eine Zwischenstellung zwischen Stoffwechselgesunden und Diabetikern nehmen die Patienten ein, die eine **eingeschränkte Glucosetoleranz** haben. Bei ihnen ist im Kapillarblut zwei Stunden nach einer Glucosebelastung die Glucosekonzentration $\geq$ 140, jedoch niedriger als 200 mg/100 ml.

Wir wissen heute, daß Glucose nicht nur ein Nährstoff ist, sondern, wenn sie in höheren Konzentrationen im Blut über längere Zeit auftritt, auch schädigende Wirkungen haben kann. Die Glucose kann nämlich mit Körperproteinen reagieren, sich an sie anlagern und dadurch ihre Funktion verändern. Dies ist möglicherweise eine der Ursachen für die gefährlichen **diabetischen Spätkomplikationen**. Bei längerdauernder diabetischer Stoffwechselstörung, insbesondere bei schlecht eingestellten Diabetikern verdickt sich die Basalmembran kleiner Blutgefäße. Es entwickelt sich das Bild der diabetischen Mikroangiopathie. Die Gefäßveränderungen führen in der Netzhaut zur Erblindung und an der Niere zu Funktionsstörungen. Eine weitere Spätkomplikation ist die diabetische Neuropathie, bei der vor allem sensible, aber auch vegetative Nerven ihre Funktion einstellen. In der diabetischen Makroangiopathie sind die größeren Gefäße betroffen, arteriosklerotische Veränderungen können zu Herzinfarkten führen.

Der Diabetes mellitus hat zwei unterschiedliche **Verlaufsformen**. Beim **jugendlichen Patienten** tritt er in **akuter Form** auf, weil die insulinbildenden B-Zellen in den Pankreasinseln schnell absterben und die körpereigene Insulinproduktion erlischt. Damit verliert der Körper die Fähigkeit, seine Brennstoffe normal zu verwerten. Da Insulin fehlt, kann die Glucose sehr viel schwerer in die Zellen von Muskel und Fettgewebe eindringen und damit Zugang zum Zellstoffwechsel finden. In dem Bestreben, die mangelhafte Glucoseverwertung auszugleichen, wird die Konzentration von Glucose im Blut stark erhöht. Aminosäuren werden aus dem Muskeleiweiß freigesetzt, um in der Leber in Glucose umgewandelt zu werden. Die hohen Glucosekonzentrationen im Blut überschreiten die Nierenschwelle, Glucose gelangt in den Urin und geht damit für den Stoffwechsel verloren. Die im Harn gelöste Glucose wirkt wie ein osmotisches Diuretikum, sie nimmt also Wasser mit, so daß die Patienten große Harnvolumina ausscheiden, Flüssigkeit verlieren, austrocknen und als typisches Symptom der Erkrankung unter unstillbarem Durst leiden. Da die Glucose nicht mehr verwertet wird, muß der Organismus auf Fettdepots zurückgreifen. Fettsäuren werden massenhaft aus dem Fettgewebe mobilisiert und überschwemmen die Leber, die nicht mehr in der Lage ist, die durch β-Oxidation anfallende Essigsäure (Acetyl-CoA) weiter zu CO_2 und Wasser zu oxidieren. Statt dessen entstehen die Ketonkörper, also Acetoacetat und β-Hydroxybutyrat.

Beide sind starke Säuren und binden Alkali, so daß eine metabolische Acidose entsteht. Diese diabetische Ketoacidose äußert sich beim Patienten in einer tiefen Atmung, in einer unruhigen Benommenheit, die schließlich über Bewußtlosigkeit und Koma zum Tode führen kann.

Diese Verlaufsform des Diabetes mellitus, die meist im jugendlichen Alter eintritt, und unter **absolutem Insulinmangel** zur diabetischen Ketoacidose und zum Coma diabeticum führt, wird als **„Typ I" des Diabetes mellitus** bezeichnet. Man spricht auch von einem **juvenilen** oder von einem **Insulinmangel-Diabetes.**

Ein durchaus anderes Krankheitsbild bietet der **„Typ-II"-Diabetes**. Er tritt meist in **höherem Lebensalter** auf, also jenseits des 40. Lebensjahres („Altersdiabetes", engl. maturity onset diabetes). Die Patienten haben selten eine diabetische Ketoacidose, sie verfügen noch über körpereigene Insulinreserven, die jedoch nicht ausreichen, um den Stoffwechsel voll unter Kontrolle zu halten, so daß Glucose mit dem Urin ausgeschieden wird. Es besteht also ein **relativer Insulinmangel**. Viele dieser Patienten sind übergewichtig. Bei Adipositas nimmt die Insulinempfindlichkeit der Gewebe ab, beim übergewichtigen Typ-II-Diabetiker ist also eine periphere Insulinresistenz am Krankheitsbild beteiligt. Langsam über Jahre erschöpft sich die körpereigene Insulinbildung des Typ-II-Diabetikers. Der relative Insulinmangel geht schrittweise in einen absoluten Insulinmangel über.

Die Unterscheidung der beiden grundsätzlich verschiedenen Krankheitsbilder des Diabetes mellitus ist für die **Therapie** bedeutsam. Der jugendliche Insulinmangel-Diabetiker muß Insulin erhalten, weil er sonst in eine diabetische Ketoacidose und ein diabetisches Koma gerät. Der ältere Typ-II-Diabetiker neigt nicht zur Ketoacidose, er ist in erster Linie durch Spätkomplikationen, aber auch durch das hyperosmolare Koma gefährdet (s. S. 657), das mit sehr hohen Blutzuckerwerten einhergeht und lebensbedrohlich ist. In der Behandlung des Typ-II-Diabetes ist das wichtigste Ziel, eine Reduktion des Körpergewichts zu erreichen und so die periphere Insulinresistenz zurückzudrängen. Da noch körpereigenes Insulin gebildet wird, ist es nicht immer notwendig, Insulin zu injizieren. Wenn diätetische Maßnahmen allein nicht ausreichen, gelingt es meist die Stoffwechselsituation durch oral wirksame blutzuckersenkende Substanzen zu kontrollieren. Diese Sulfonylharnstoffderivate wirken, indem sie die körpereigene Insulinsekretion anregen. Sie sind daher unwirksam bei absolutem Insulinmangel des Typ-I-Diabetikers, wenn keine körpereigene Insulinproduktion mehr möglich ist.

27.2 Insulin

Die Entdeckung des Insulins in der Bauchspeicheldrüse und seine Gewinnung aus tierischen Organen gehört sicher zu den aufregendsten Episoden der Medizingeschichte. Mit der erfolgreichen Darstellung des Insulins hat die Geschichte die Namen von Banting und Best verknüpft, die mit dem Biochemiker Collip in den 20er Jahren des vorigen Jahrhunderts zum ersten Mal das Hormon aus der Bauchspeicheldrüse in einer Form extrahierten, die auch am Menschen anwendbar wurde.

27.2.1 Struktur, Reinheit und Antigenität

Das Insulin aller Tierspecies ist ein Peptidhormon, dessen Aminosäuren in zwei Ketten angeordnet sind, die durch zwei Schwefelbrücken verknüpft werden. Die Synthese des Insulinmoleküls erfolgt in den insulinbildenden Zellen des Inselorgans der Bauchspeicheldrüse, und zwar an den Ribosomen, also an Zellorganellen, in denen die einzelnen Aminosäuren aneinandergekettet werden (Abb. 27.1). Es entsteht zunächst eine Vorstufe des Insulins, eine einkettige Verbindung (**Präproinsulin**), die einen hydrophoben, gut lipidlöslichen Peptidrest trägt, der das Insulinmolekül abdeckt, so daß es leichter durch Lipidmembranen der Zellorganellen hindurchtreten kann. So bewegt sich der Vorläufer des Insulins in Vesikel hinein, in denen es jetzt als **Proinsulin** gespeichert wird. In diesen Vesikeln wird das verbindende Peptid (C-Peptid, engl. connecting peptide) abgespalten, und es entsteht freies **Insulin**, dessen chemische Struktur durch Sanger in konsequenter zehnjähriger Arbeit aufgeklärt wurde und dessen tertiäre Struktur im Raum wir jetzt langsam zu verstehen beginnen. Insulin und Proinsulin nehmen die gleiche Raumstruktur ein und sind deshalb auch im gleichen Kristallgitter angeordnet, so daß Proinsulin nicht durch mehrfache Kristallisation vom Insulin abgetrennt werden kann. Proinsulin tritt normalerweise nicht oder nur in kleinem Umfang aus der Inselzelle in das Blut über. Da Proinsulin im C-Peptid eine Struktur enthält, die starke Speciesunterschiede aufweist, ist verständlich, daß tierisches Proinsulin beim Menschen eine Antikörperbildung auslöst, die sich gegen diese artfremde Proteinstruktur richtet.

Die Vorstellung, daß eine Substanz, die sich kristallin darstellen läßt, auch eine hohe Reinheitsstufe erreicht hat, gilt nur mit Einschränkungen für das Insulin, das ja in den Insulinkristallen auch Proinsulin mit einschließt. Das wurde erkannt, als sog. Molekularsiebe zur Anwendung kamen, mit denen die Molekülgröße zu erkennen ist. Derartige Molekularsiebe sind in den letzten Jahren erfolgreich zur Reinigung tierischer Insulinpräparate eingesetzt worden, so daß man heute ausschließlich über hochgereinigte Insuline vom Rind und vom Schwein verfügt, die nur noch selten allergische Reaktionen auslösen.

Das Insulinmolekül ist ein kompaktes, globulär gebautes Protein, mit einer hydrophoben Oberfläche, die die Bildung von Dimeren begünstigt. Das bedeutet, daß sich zwei Moleküle Insulin zusammenlagern zu einem Zwillingsmolekül.

Die Form das Moleküls wird durch zwei Schwefelbrücken zwischen beiden Ketten stabilisiert, sowie durch eine weitere Schwefelbrücke innerhalb der A-Kette. Dadurch erhält das Peptidhormon eine spezifische Form, die es befähigt, seine Information an Rezeptoren in der äußeren Zellmembran zu übertragen, die das Peptidhormon erkennen, es binden und ein Signal an das Zellinnere weitergeben. Die Bindung an den Insulinrezeptor, also die Übertragung der Botschaft auf das Erfolgsorgan, kommt dem schlecht wasserlöslichen hydrophoben Bezirk des Moleküls zu. Getrennt von dieser Bindungsfläche läßt sich am Insulinmolekül die-

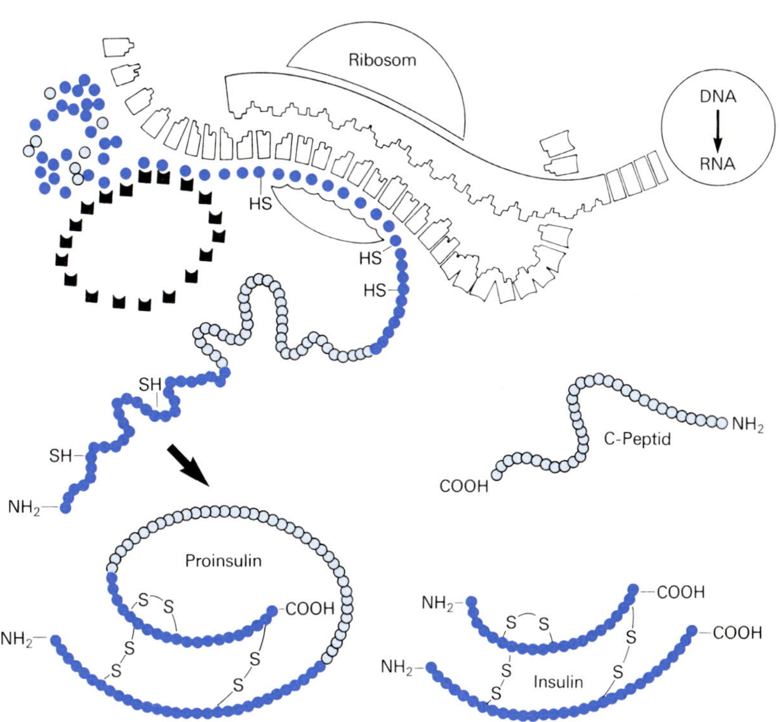

Abb. 27.1 Synthese von Insulin über Proinsulin, wie sie in Coli-Keimen mit Hilfe der menschlichen DNA nachgeahmt werden kann. Andere Keimkulturen synthetisieren die A- und die B-Kette getrennt. Sie werden dann zu Insulin vereinigt, das frei von Proinsulin ist.

jenige Oberfläche lokalisieren, von der aus die Antikörperbildung ausgelöst wird. Auch menschliches Insulin kann, wenn es in einer dimeren, also zusammengelagerten und damit unphysiologischen Form injiziert wird, als körperfremdes Eiweiß empfunden werden und Antikörperbildung auslösen. Durch die Zusammenlagerung treten atypische Aminosäurekonfigurationen nach außen und können eine, wenn auch schwache, antigene Wirkung entfalten.

27.2.2 Herstellung von Insulin

Das menschliche Insulin unterscheidet sich vom Insulin des Schweins nur durch eine Aminosäure, und zwar durch das endständige Threonin in B 30, das beim Schwein durch Alanin ersetzt ist (vgl. Abb. 27.2). Das Insulin des Rindes dagegen weicht in drei Aminosäuren vom menschlichen Insulin ab. Es ist daher verständlich, daß man bemüht war, menschliches Insulin für den therapeutischen Einsatz bereitzustellen. Hierfür eröffneten sich zwei Wege: Der konventionelle Weg geht vom Schweineinsulin aus und tauscht die letzte Aminosäure Alanin der B-Kette gegen Threonin aus (vgl. Abb. 27.2). So entsteht das biosynthetisch gewonnene Humaninsulin, das natürlich letztlich tierischen Ursprungs ist und durch tierische Eiweißstoffe verunreinigt sein kann. Bei

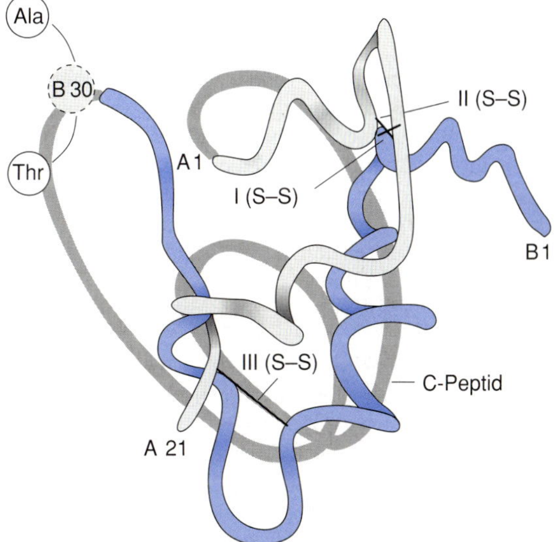

Abb. 27.2 Raumstruktur von Proinsulin und Insulin. Das C-Peptid (connecting peptide) ist dunkelgrau. Die A-Kette (A 1–A 21, hellgrau) mit einer Schwefelbrücke (I [S–S]) wird durch zwei weitere (II [S–S]) und (III [S–S]) an die B-Kette (blau) gebunden. Durch Austausch des Alanin in B 30 gegen Threonin wird aus Schweineinsulin menschliches Insulin gebildet.

dem zweiten, revolutionären Weg wird die Information, menschliches Insulin zu synthetisieren, also das entsprechende Gen, in Coli-Keime eingebracht, die nun beginnen, dieses Peptid zu bilden. Da diese Keime in Kultur in beliebiger Zahl gehalten werden können, ist damit der Weg geöffnet zur Produktion von unbegrenzten Mengen des menschlichen Hormons Insulin.

27.2.3 Insulinbedarf

Bis vor wenigen Jahren war man für die Gewinnung des Peptidhormons Insulin auf Bauchspeicheldrüsen des Schlachtviehs angewiesen. Dabei läßt sich der Insulinbedarf in der Bundesrepublik Deutschland abschätzen. Wenn man annimmt, daß 5 % der Bevölkerung an Diabetes mellitus leiden, ⅓ davon insulinpflichtig ist und ein Mensch täglich durchschnittlich 40 IE (oder 1,6 mg) Insulin braucht, dann beläuft sich der Jahresbedarf auf rund 800 kg Insulin. Da 1 kg Bauchspeicheldrüse nur 0,1 g Insulin enthält, müßten 8 Millionen kg dieses Organs aufgearbeitet werden, um den jährlichen Bedarf zu decken. Es ist daher abzusehen, daß der wachsende Insulinbedarf eines Tages nicht mehr von Schlachttieren gedeckt werden kann; so ist es ein Fortschritt, daß heute durch die Gentechnologie Bakterien zur Insulinsynthese veranlaßt werden können.

27.2.4 Wirkungsweise: Kontakt von Insulin mit dem Erfolgsorgan

Insulin kann die Lipidmembran der Zelle schlecht durchdringen. Daher müssen Zellen, die die Botschaft des Insulins erkennen wollen, auch Erkennungsstrukturen ausbilden, die Insulin spezifisch binden und aus dieser Bindung ein Signal entstehen lassen, das eine Insulinwirkung im Zellinneren einleitet. Erste Hinweise darauf, daß der Insulinrezeptor Proteinstruktur hat, ergaben sich aus enzymatischen Andauungsversuchen. Wenn man Fettzellen mit Trypsin inkubiert, verlieren sie die Fähigkeit, Insulin zu binden und auf das Hormon zu reagieren, bevor sonstige Zellfunktionen durch diese Maßnahme beeinträchtigt werden. Die Struktur des Rezeptors, der eine Molekularmasse von etwa 300000 hat und damit einem hochmolekularen Protein entspricht, ist heute weitgehend bekannt. Wenn dieser Rezeptor Insulin bindet, treten Effekte auf, die beschrieben werden können, ohne daß die Vorgänge, die sich im Zellinneren abspielen, in allen Einzelheiten bekannt wären. Wenn Insulin mit seinem Rezeptor reagiert, so hat das für die Zelle dreierlei Konsequenzen (Abb. 27.3):

- Die mit Insulin beladenen Rezeptoren werden in das Zellinnere aufgenommen, wo das Insulin bei saurem pH abgespalten und inaktiviert wird (Internalisierung des Insulin-Rezeptor-Komplexes). Die Rezeptoren können, zumindestens teilweise, wieder den Weg zur Zellmembran finden und erneut zum Einsatz kommen. Ein Ergebnis dieser Internalisierung ist, daß die Zahl der Rezeptoren einer Zellmembran abnimmt, nachdem hohe Konzentrationen von Insulin auf diese Membran eingewirkt haben. Man nennt dieses „Herabregulation“ (down regulation).
- Durch Bindung von Insulin wird der Rezeptor zu einem Enzym aktiviert, das in der Zelle Proteine phosphorylieren kann. Auf diesem Wege können möglicherweise die bekannten Insulinwirkungen auf den Zellstoffwechsel ausgelöst werden; nämlich in der **Leber** eine **Glykogenablagerung** sowie eine **Protein- und Fettsynthese**, im **Muskel** eine **Glykogenspeicherung** und in der **Fettzelle** der **Aufbau von Triglyceriden.**
- Eine Folge der Reaktion von Insulin mit seinem Rezeptor ist im Muskel- und Fettgewebe die Mobilisierung von Glucosetransporteinheiten. Diese Transportsysteme liegen im Ruhezustand zum Teil nicht an der äußeren Zellmembran, sondern im Zellinneren, so daß sie sich funktionell in Reservestellung befinden. Nachdem die Zelle Kontakt mit Insulin gehabt hat, werden diese Transporteinheiten an die äußere Zellmembran verlagert, so daß an der Oberfläche die Zahl der Glucosetransportsysteme ansteigt. Das Ergebnis ist ein gesteigerter Transport von Glucose aus dem Extrazellulärraum in das Zellinnere, wo diese alsbald phosphoryliert und dann in den weiteren Zellstoffwechsel einbezogen wird. **Insulin fördert** daher die **Glucoseverwertung.** Dieser grundlegende Effekt von Insulin wurde erstmals mit einem Zucker demonstriert, der nicht wie Glucose schnell verstoffwechselt wird, aber ebenso den Glucose-Carrier benutzen kann, nämlich der Galaktose. An Hunden, denen Leber und Niere entfernt wurden, so daß sie Galaktose weder ausscheiden noch im Stoffwechsel verwerten konnten, steigert Insulin

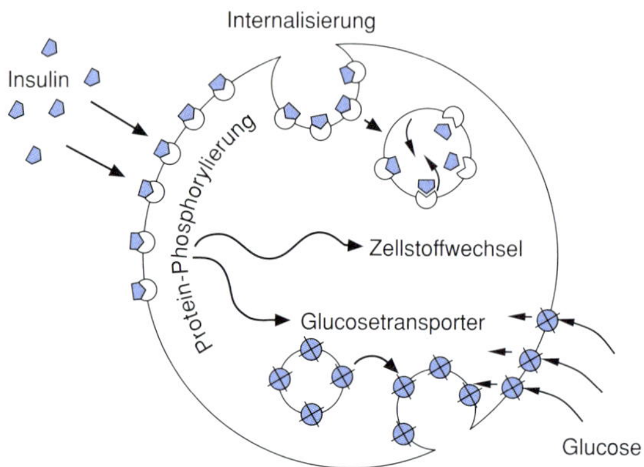

Abb. 27.3 Folgen der Interaktion Insulin-Rezeptor. Der Kontakt mit Insulin aktiviert den Rezeptor zu einem phosphorylierenden Enzym. Folgereaktionen dieses Kontaktes sind: die Internalisierung des Insulin-Rezeptor-Komplexes, die Verlagerung von Glucosetransporteinheiten an die äußere Zellmembran und eine Umstellung des Zellstoffwechsels.

den Verteilungsraum von Galaktose von 45 % des Körpergewichtes auf etwa 70 %. Das wird erreicht, indem Insulin den Transport der Galaktose in die Zelle fördert, so daß sich Galaktose auch im Intrazellulärraum verteilen kann (Abb. 27.4). Die Schlußfolgerung aus diesen Versuchen lautete, daß Insulin auch der Glucose auf diesem Weg den Zugang in die Zellen eröffnet.

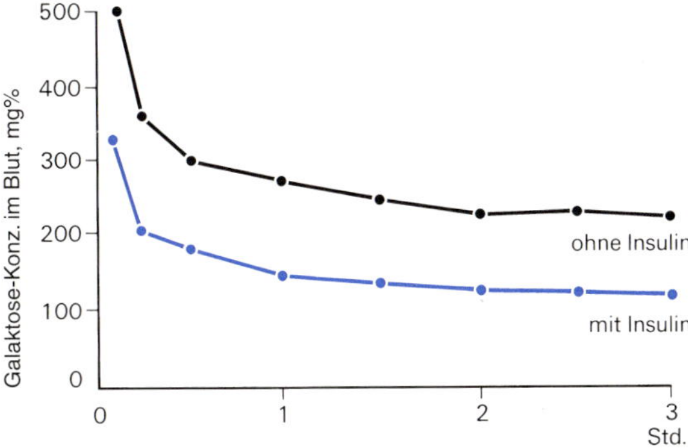

Abb. 27.4 Die Wirkung von Insulin auf die Galaktose-Verteilung im Organismus. Unter dem Einfluß von Insulin nimmt bei nephrektomierten, pankreatektomierten und eviscerierten Hunden der Verteilungsraum von Galaktose, einem Zucker, der nur in geringem Umfang metabolisiert wird, von 45 % des Körpergewichtes auf 70 % zu. Die einfachste Erklärung für diese Vergrößerung des „Galaktose-Raums" ist die Steigerung der Permeabilität, insbesondere die an den Zellmembranen der Muskeln, durch Insulin, die eine gesteigerte Aufnahme von Galaktose in die Muskelzellen zur Folge hat. Die Punkte sind die Mittelwerte von je 4 Hunden. Galaktose-Dosis: 1 g/kg (nach Levine, R. et al., Am. J. Physiol. **163**, 70; 1950).

Die Symptome des Diabetes mellitus werden aus dem Wegfall bekannter Insulinwirkungen erklärbar. Die Hyperglykämie zeigt an, daß Glucose nicht mehr verwertet wird.

Eine gesteigerte Glucosebildung beim Diabetes erklärt sich durch den Wegfall der hemmenden Wirkung von Insulin auf die Bereitstellung von Vorläufern der Gluconeogenese, während Glucagon, das zweite Hormon aus dem Inselorgan, beim Diabetes im Überschuß vorliegt und die Umwandlung von Eiweiß in Glucose begünstigt. Ein starker Anstieg der freien Fettsäuren im Blut folgt dem Wegfall der Hemmung, die Insulin auf die hormonempfindliche Triglyceridlipase ausübt. Er ist auch Ausdruck der ungehemmten Wirkung von Glucagon, das als lipolytisches Hormon Fettsäuren aus den Speichergeweben in das Blut bringt. Die diabetische Ketoacidose schließlich ist Folge der Überflutung der Leber mit freien Fettsäuren, die zwar bis zur Essigsäure oxidiert, aber nicht vollständig verwertet werden können, so daß Acetessigsäure und β-Hydroxybuttersäure als Ketonkörper und starke Säuren an das Blut abgegeben werden.

27.2.5 Pharmakokinetik: Verteilung und Ausscheidung von Insulin

Insulin wird in Internationalen Einheiten (IE) nach Maßgabe seiner blutzuckersenkenden Wirksamkeit dosiert. Je nach Reinheit sind 26–28 IE in 1 mg Insulin-Protein enthalten. Im Hungerzustand produziert die Bauchspeicheldrüse eine basale Insulinmenge von etwa 20 µg/h und unterhält damit im peripheren Blut Konzentrationen, die im Bereich von 15 Mikroeinheiten pro ml liegen. Sobald Glucose oder auch Aminosäuren die insulinbildenden Zellen erreichen, kommt es zu einem steilen Anstieg der Insulinsekretion in das Blut. Die Plasmahalbwertszeit des Peptidhormons Insulin nach intravenöser Injektion ist beim Menschen kürzer als 12 min, d.h., die Konzentration von Insulin fällt sehr schnell ab, obwohl die Wirkung über das an der Zelloberfläche gebundene Hormon natürlich länger anhält. Hauptabbauort für Insulin ist die Leber, der mit Abstand die Niere folgt. Subkutan injiziertes Insulin, das aus dem Unterhautgewebe resorbiert werden muß, wofür natürlich Zeit erforderlich ist, wirkt nur etwa 4–6 Stunden.

Durch chemische Veränderungen am Insulinmolekül versucht man künstliche Insuline zu erhalten, die gegenüber dem natürlichen Hormon Vorzüge aufweisen. Ein Produkt dieser Bemühungen hat therapeutische Bedeutung erlangt. Es ist das sog. **„Lis-Pro-Insulin"**, bei dem die Reihenfolge von 2 Aminosäuren am Ende der B-Kette des Insulinmoleküls vertauscht wurde. Aus der natürlichen Folge Prolin (B28)-Lysin (B29) ist ein Lysin (B28)-Prolin (B29)-Insulin entstanden, daher der Name „Lis-Pro-Insulin".

Dieses künstliche Insulin wird nach der subkutanen Injektion schneller resorbiert als das natürliche Insulin. Das Lis-Pro-Insulin neigt weniger dazu, sich zu Dimeren und Hexameren zusammenzulagern. Dadurch wird die monomere Form begünstigt, die leichter aus dem Gewebe in die Blutbahn gelangt.

Nach intravenöser Injektion entspricht der Wirkungsablauf von Lis-Pro-Insulin annähernd dem vom natürlichen Insulin. Anders ist es dagegen nach subkutaner Injektion. Nach regulärem Insulin beginnt die Konzentration von Insulin im Serum nach etwa 30 min anzusteigen und erreicht nach etwa 100 min maximale Werte. Nach Lis-Pro-Insulin steigen die Werte doppelt so schnell an und ein hoher Maximalwert stellt sich schon nach 42 min ein, die Serumwerte sinken dafür auch schneller wieder ab als bei regulärem Insulin.

Als Vorteil des Lis-Pro-Insulin wird herausgestellt, daß die Patienten sich dieses schnell wirkende Insulin direkt zu den Mahlzeiten injizieren können, ohne wie bei regulärem Insulin ein zeitliches Intervall von 20–30 min, den sog. Spritz-Eß-Abstand einhalten zu müssen.

Aus dem schnelleren An- und Abfluten von Lis-Pro-Insulin leitet sich ab:

- daß es leichter zu Hypoglykämien kommt, wenn kurz nach dem Essen und der Injektion des schnell wirksamen Insulins sportliche Anstrengungen unter-

nommen werden, die ihrerseits den Insulinbedarf senken;
- daß es notwendig werden kann, die Dosis des basalen Insulins zu erhöhen, weil die Wirkung des Lis-Pro-Insulin zu kurz anhält, um im Intervall zwischen den Mahlzeiten noch einen ausreichenden Beitrag zur Deckung des basalen Insulinbedarfs zu leisten;
- daß in den Fällen, in denen eine Insulinresistenz auf vermehrtem Abbau von Insulin schon am Injektionsort beruht, das Lis-Pro-Insulin besser zur Wirkung kommt, weil es das inaktivierende Gewebe schneller verlassen kann.

Verzögerungsinsuline

Um die Wirkungsdauer einer Insulininjektion zu verlängern, wurden Verzögerungsinsuline entwickelt, die vom Injektionsort nur langsam aufgenommen werden (Tab. 27.1). Hierbei nutzt man die Tatsache aus, daß Insulin bei physiologischem pH-Wert als Säure reagiert und mit alkalisch reagierenden Partnern salzartige Komplexe bilden kann. Zinkionen fördern die Kristallbildung von Insulin. Wenn also das alkalisch reagierende Protein Protamin in Gegenwart von Zinkionen mit Insulin gemischt wird, bildet sich bei physiologischem pH-Wert ein Niederschlag. Wird dieser unter die Haut gespritzt, muß erst der Eiweißstoff Protamin abgebaut werden, bevor Insulin sich lösen und in die Blutbahn gelangen kann. Das amorphe Protamin Zinkinsulin wirkt daher länger als 24 Stunden, sein Wirkungseintritt ist jedoch sehr langsam.

Wenn diesem Gemisch, das Protamin und Zink im Überschuß enthält, normales Insulin zugesetzt wird, wird dieses ebenfalls komplex gebunden und verzögert resorbiert. Daher verzögert sich die Wirkung von Normalinsulin, wenn es amorphem Protamin-Zinkinsulin beigemengt wird. Dagegen verzögern sogenannte isophane Insuline den Wirkungseintritt von Normalinsulin nicht. Diese erhält man, indem Protamin und Insulin in einer Weise vereinigt werden, daß bei der Präzipitation keiner der beiden Reaktionspartner im Überschuß vorliegt. Unter dem Einfluß der ebenfalls zugesetzten Zinkionen erhält man so eine Kristallsuspension, die als **NPH-Insulin** („neutrales Protamin-Insulin Hagedorn") bezeichnet wird. NPH-Insuline sind die wichtigsten Verzögerungsinsuline, da sie mit Normalinsulin mischbar sind. Sie gehören zu den intermediär wirksamen Insulinen; ihre Wirkung beginnt langsam innerhalb der ersten 60 min, um sich zwischen 4 und 8 Stunden voll zu entfalten und dann innerhalb von 24 Stunden nach der Injektion abzuklingen. Fast alle verzögert wirkenden Humaninsulin-Präparate gehören zur Gruppe der NPH-Insuline.

Grundsätzlich nach dem gleichen Prinzip werden **Surfen-Insuline** hergestellt. Hier dient Aminoquinurid (Surfen) als basischer Partner des Insulins. Da nur Insuline vom Rind und vom Schwein als Surfen-Insuline angeboten werden, man jedoch heute Humaninsulin vorzieht, ist die Bedeutung der Surfen-Insuline rückläufig.

Insuline der Lente-Gruppe entstehen, wenn sich in Acetatpuffer und in Gegenwart von Zink Insulinkristalle bilden, die nur sehr langsam in Lösung gehen. Lente-Insuline sind nur untereinander mischbar und mit Ausnahme des lang wirkenden Präparates Ultratard HM® tierischen Ursprungs und daher zur Ersteinstellung diabetischer Patienten nicht geeignet.

Verzögerungsinsuline vermögen die normale Funktion der insulinbildenden Zellen nicht zu ersetzen; es reicht nicht aus, das Hormon dem Organismus zuzuführen, die Zufuhr muß auch zeitgerecht erfolgen. Die Insulinabgabe aus der Bauchspeicheldrüse des Gesunden beginnt, sobald Nahrung aufgenommen wird. Zunächst auf nervösem Wege, später durch die Anwesenheit der Nahrungsstoffe im Blut, wird die insulinbildende Zelle zur Sekretion angeregt. Mit dem Blutzuckerspiegel steigt die Insulinabgabe aus der Bauchspeicheldrüse schnell an, erreicht innerhalb weniger Minuten ein Maximum, um dann wieder abzufallen. Innerhalb von nicht ganz 2 Stunden wird z.B. nach einer Frühstücksmahlzeit der Basalwert wieder erreicht. Ähnliche Anstiege folgen beim Mittagessen oder beim Abendbrot. Es ist leicht verständlich, daß ein einmal injiziertes Insulindepot diesen empfindlichen Tagesablauf nicht ersetzen kann. Nach einer morgendlichen Injektion würde das resorbierte Insulin in die Blutbahn gelangen, die Konzentration würde fortlaufend ansteigen, um dann langsam wieder abzufallen. Der Ausgangswert würde erst abends oder in der Nacht wieder erreicht. Es zeigt sich also, daß nicht so sehr die Herstellung von Verzögerungsinsulinen, sondern vielmehr die zeitgerechte Zufuhr von Insulin das Problem der Diabetes-Therapie darstellt.

Tabelle 27.1: Insulin-Präparationen und ihre Wirkungsdauer

Präparate-Typen	Wirkung nach subkutaner Injektion:		
	beginnt in	ist ausgeprägt in	klingt ab nach
Schnell wirkende Insuline (syn. reguläres Insulin, Normalinsulin, Altinsulin)	1/2 Std.	2–3 Std.	5–8 Std.
Intermediär wirkende Insuline (NPH-, Semilente-, Surfen-Insuline)	1 Std.	4–8 Std.	12–18 Std.
Lang wirkende Insuline (Ultralente-, Long-, Ultratard-Insuline)	2–3 Std.	7–24 Std.	28–34 Std.

Bei der modernen „intensivierten" Insulin-Therapie versucht man durch Injektionen des schnell wirkenden Normalinsulins 15–20 min vor der Mahlzeit, morgens, mittags und abends, die fehlende Funktion des Inselorgans nachzuahmen. Zusätzlich wird morgens und spät abends ein Verzögerungsinsulin injiziert, um den Basalbedarf des Organismus zu decken.

Insulinpumpen

Mit der Entwicklung der Technik gelang es, tragbare Insulinpumpen herzustellen, die auf einen Knopfdruck ein vorher eingestelltes Volumen über eine Injektionsspritze und einen Plastik-Katheter in das Unterhautfettgewebe injizieren. Eine fortlaufende Blutzuckerkontrolle, wie sie durch die endokrine Pankreaszelle erfolgt, ist hier nicht möglich. Es gelingt nämlich (noch) nicht, Sensoren zur fortlaufenden Messung der Blutzuckerkonzentration über längere Zeiträume funktionsfähig zu erhalten, da sie vom Bindegewebe abgekapselt werden. Damit kann die im Blut gelöste Glucose sie praktisch nicht mehr erreichen. Die heute üblichen Insulinpumpen arbeiten aus diesem Grunde mit einem eingegebenen Programm, das für jeden Patienten ein angemessenes Insulinprofil injizieren soll. Der Patient ist angehalten, dieses Programm etwa eine Viertelstunde vor der Nahrungsaufnahme durch Knopfdruck abzufordern.

27.2.6 Unerwünschte Wirkungen einer Insulinbehandlung

Der wichtigste Zwischenfall während einer Insulinbehandlung ist die **Hypoglykämie**. Die Blutglucosekonzentration kann plötzlich stark absinken, so daß Symptome der Gegenregulation in den Vordergrund treten. Durch die Ausschüttung von Adrenalin aus dem Nebennierenmark und einer Erregung des sympathischen Nervensystems kommt es zu tachykarden Reaktionen, zu Erregtheitszuständen, es treten Heißhunger, Schwäche und Schwitzen auf. Ein typisches Symptom ist auch der Tremor der Finger. Bei langsamem Abfall der Blutzuckerkonzentration überwiegen zentrale Symptome, wie verschwommenes Sehen, Verwirrtheitszustände, Orientierungsstörungen, also Symptome, die denen einer Zerebralsklerose ähnlich sind. Am Ende des hypoglykämischen Schocks steht ein Koma mit generalisierten tonisch klonischen Krämpfen. Derartige hypoglykämische Reaktionen treten besonders dann auf, wenn Insulin gespritzt wird, aber die Patienten nicht regelmäßig essen. Außerdem besonders nach schwerer körperlicher Arbeit oder sportlichen Wettkämpfen, weil Muskelarbeit den Glucosetransport in den Muskel begünstigt und damit den Insulinbedarf herabsetzt. Schließlich kommen besonders bei älteren Patienten, die schlecht sehen, irrtümliche Dosisüberschreitungen vor. Die Therapie des hypoglykämischen Schocks besteht in der intravenösen Infusion von Glucose, sowie in der Gabe von Glucagon, das die Kohlenhydratbestände des Organismus mobilisiert und in den meisten Organen insulinantagonistisch wirksam wird.

Während Glucose im Schock, wenn eine orale Gabe nicht mehr möglich ist, intravenös infundiert werden muß, bietet Glucagon den Vorteil, daß es auch intramuskulär oder subkutan injiziert werden kann, wenn im Kreislaufkollaps die Punktion einer Vene auf Schwierigkeiten stößt.

Die Patienten müssen einen Paß bei sich führen, der sie als Diabetiker ausweist und Hinweise zur Bekämpfung der Hypoglykämie enthält; ferner leicht resorbierbare Kohlenhydrate, z. B. Stückzucker.

Lokale Reaktionen am Injektionsort, die zu einer länger dauernden Belastung für den Patienten führen, sind selten geworden, seitdem nur hochgereinigte Insulinpräparate eingesetzt werden. Zu diesen Zwischenfällen gehörten früher Hautrötungen und Nesselfieber, die allergisch bedingt waren. Auch ein eigenartiges Symptom, die lokalisierte Fettgewebsatrophie, bei der das subkutane Fettgewebe verschwindet, tritt heute selten auf. Noch seltener ist eine umschriebene Hypertrophie des Fettgewebes.

Durch zirkulierende Antikörper im Blut kann Insulin gebunden und vorübergehend inaktiviert werden. Eine Folge ist, daß höhere Insulindosen erforderlich sind. Bei allen immunologischen Zwischenfällen, die, wenn überhaupt, besonders gegen tierische Insuline auftreten, muß ein Wechsel auf Humaninsulin erwogen werden.

Die Wirkungen von Insulin lassen sich heute zum Teil bis in ihre molekularen Grundlagen verstehen, und das Krankheitsbild des Diabetes mellitus läßt sich durch das Fehlen von wirksamem Insulin erklären. Die Therapie des Insulinmangels besteht in der Injektion von Insulin. Nur dort, wo noch eine körpereigene Insulinproduktion möglich ist, wie beim Typ-II-Diabetes, kann vorübergehend durch blutzuckersenkende Arzneimittel vermehrt Insulin verfügbar gemacht und zur Wirkung gebracht werden, so daß hier die Injektion von Insulin zumindest zeitweilig durch die Einnahme von Tabletten ersetzt werden kann.

27.2.7 Therapeutische Anwendung von Insulin

Typ-I-Diabetes

Solange bei den meist jugendlichen Patienten Durst, Polyurie und Hyperglykämie im Vordergrund der Symptomatik stehen, sich jedoch noch keine diabetische Ketoacidose entwickelt hat, kann sofort mit der Einstellung auf injiziertes Insulin begonnen werden. Am Anfang steht dabei die **kontrollierte Diät**, durch die die Kohlenhydrataufnahme auf ein definiertes Maß beschränkt wird. Die diätetische Einstellung ist notwendig, um stabile Stoffwechselverhältnisse zu schaffen. Die Einstellung muß individuell erfolgen und richtet sich nach der Schwere der Stoffwechselstörung. Ist diese geringer, so wird man ausgehend von einer Insulindosis, die 50 % des physiologischen Tagesbedarfs ausmacht, also mit 16–20 Einheiten, beginnen und sich dann an den tatsächlichen Bedarf herantasten. Zunächst wird vor der Mahlzeit Normalinsulin injiziert, je nach Höhe des Blutzuckers 4–16 Einheiten, mit dem Ziel, die präprandialen Blutzuckerwerte in dem Bereich der Norm zu senken. Sinkt die Blutglucose-Konzentration, nimmt auch der Insulinbedarf deutlich ab. Die basale Insulinsekretion beträgt physiologischerweise etwa eine Einheit pro Stunde. Sie ist am höchsten in den frühen Morgenstunden. Um diese basale Insulinsekretion zu ersetzen, wird morgens vor dem Frühstück und abends vor dem Schlafengehen das NPH-Verzögerungsinsulin in einer Dosis injiziert, die etwa ein Drittel des Gesamtinsulins ausmacht. Meist ist es möglich, mit einer Tagesdosis von 20–30 Einheiten NPH-Insulin auszukommen, die, unterteilt in zwei Einzelgaben, morgens vor dem Frühstück und abends vor dem Schlafengehen injiziert wird. Dazu tritt dreimal täglich die Injektion des Normalinsulins vor den Mahlzeiten. Je häufiger injiziert wird, desto besser läßt sich die Dosis dem tatsächlichen Bedarf anpassen. Wenn irgend möglich, sollte, um die gefürchteten Spätkomplikationen zu vermeiden oder hinauszuschieben, jeder jugendliche Diabetiker auf eine intensivierte Insulintherapie eingestellt werden. Das bedeutet, täglich 5 Insulininjektionen, davon dreimal Normalinsulin vor den Mahlzeiten. Das bedeutet ferner, daß der Patient vor jeder Insulininjektion seine Blutglucose-Konzentration selbst mißt. Nur wenn diese Behandlung nicht durchführbar oder nicht durchzusetzen ist, muß man sich damit abfinden, daß Insulin seltener, z.B. nur zweimal täglich injiziert wird. In diesem Fall wird morgens und abends ein intermediär wirkendes Insulin gegeben, z.B. NPH, dem Normalinsulin beigemengt werden kann. Die Dosierung wird nur unter besonderen Umständen, z.B. bei Insulinresistenzen, eine Gesamtmenge von 40 IE morgens und 20 IE abends überschreiten. Heute sieht man die seltene, nur ein- oder zweimal tägliche Injektion von Insulin nicht als ausreichenden Ersatz für die Funktion des Inselorgans an.

Eine zeitgerechte Zufuhr von Insulin kann durch eine Infusionspumpe erfolgen. Die Faszination für die technische Perfektion dieser kleinen Infusionsmaschinen sollte jedoch nicht dazu verführen, sie bei jedem Patienten gegenüber der Injektionsbehandlung als überlegen anzusehen. Tatsächlich zeigt eine klinische Studie, daß die intensivierte Insulinbehandlung durchaus mit der Insulinpumpe konkurrieren kann.

Therapiekontrolle

Diabetische Patienten müssen verstehen, daß sie selbst für ihre Stoffwechselführung verantwortlich sind. Hierzu gehört nicht nur die Einhaltung der Diät und die rechtzeitige Injektion von Insulin, sondern auch die Selbstkontrolle des Stoffwechsels. Diabetiker, die mit einer oder zwei täglichen Injektionen gut eingestellt sind, sollten täglich bis zu 4 Harnportionen auf Glucose testen. Eine besondere Bedeutung kommt dabei dem Morgenurin zu, der nächtliche Blutzuckeranstiege erkennen läßt. Die Ergebnisse der Glucosebestimmung im Urin sind zu dokumentieren. Der Urin sollte frei von Glucose sein. Patienten, die eine intensivierte Insulinbehandlung mit mehr als zwei täglichen Injektionen erhalten, müssen mehrfach, besonders aber vor der Insulininjektion, selbst die Blutglucose bestimmen, um festzustellen, ob die angestrebte Normoglykämie erreicht wurde oder gar hypoglykämische Blutzuckerwerte auftreten. Im letzteren Fall ist die Insulindosis zu reduzieren. Die Blutglucosekonzentration im Kapillarblut soll zwischen 70 und 160 mg/100 ml betragen. Der letzte Wert soll auch nach Nahrungsaufnahme nicht überschritten werden. Auch der behandelnde Arzt wird sich in regelmäßigen Zeitabständen ein Urteil über die Blutzucker-Tagesprofile bilden. Er hat außerdem die Möglichkeit, sich durch die Bestimmung des mit Glucose verbundenen, also glykierten Hämoglobins (HbA_1) einen Überblick über hyperglykämische Episoden in den letzten Wochen zu beschaffen. Für die Fraktion des HbA_{1C} wird bei Schwankungen durch die eingesetzte Methode ein Normalwert von < 6,5 % angegeben.

Wahl des Insulinpräparats

In der Tab. 27.1 sind die verschiedenen Insulintypen aufgeführt, die vor allem nach ihrer Wirkungsdauer charakterisiert werden. Hinsichtlich der Handelsnamen wird unter dem Stichwort „Insulin" auf die „Rote Liste" (Editio Cantor, Aulendorf/Württbg.) oder die „Arzneiverordnungen" (Deutscher Ärzteverlag, Köln) verwiesen.

Rinderinsulin, das sich in drei Aminosäuren vom menschlichen Insulin unterscheidet, führt häufiger zur Antikörperbildung und zu allergischen Reaktionen, so daß es nur bei den Patienten eingesetzt werden sollte, die bereits längere Zeit gut darauf eingestellt sind. Das hochgereinigte Schweineinsulin ist dagegen dem Humaninsulin in seiner Wirkung durchaus vergleichbar. Der Unterschied von nur einer Aminosäure fällt kaum ins Gewicht. Allerdings ist Humaninsulin etwas schneller wirksam, wenn es in löslicher Form injiziert wird. Bisher ungeklärt ist die wiederholt bestätigte Beobachtung, daß hypoglykämische Reaktionen auf Humaninsulin von den Patienten selbst weniger gut bemerkt werden, als solche, die durch tierische Insuline ausgelöst wurden.

Humaninsulin wird heute in Form von NPH- und Normalinsulin angeboten, und zwar zum gleichen Preis wie tierische Insuline. Es sollte daher immer eingesetzt werden, wenn neuentdeckte Diabetiker auf Insulin eingestellt werden. Lediglich bei Patienten, die mit tierischen Insulinen bereits gut eingestellt sind, erscheint ein Wechsel des Präparats nicht unbedingt sinnvoll. Wenn aber ein solcher Wechsel durchgeführt wird, muß beachtet werden, daß Rinderinsulin bei gleicher Anzahl der im Tierversuch ermittelten IE weniger wirksam ist als das Insulin vom Schwein oder vom Menschen, so daß bei einer Umstellung von Rinderinsulin auf menschliches Insulin die Dosis gesenkt werden muß.

Unterschiede zwischen Insulin und Lis-Pro-Insulin ergeben sich aus der veränderten Pharmakokinetik bei subkutaner Injektion. Lis-Pro-Insulin wirkt schneller und kürzer, es muß daher nicht wie reguläres Insulin schon 20 min vor dem Essen injiziert werden, sondern kann zu den Mahlzeiten gegeben werden. Weil Lis-Pro-Insulin schneller resorbiert wird, ist auch sein Abbau im subkutanen Gewebe geringer. Experimentell ließ sich zeigen, daß die Affinität von Lis-Pro-Insulin zum Rezeptor des Wachstumsfaktors IGF (Insulin Like Growth Factor) höher ist, als die von regulärem Insulin. Es wurde allerdings bisher nicht beobachtet, daß unter der Behandlung mit Lis-Pro-Insulin häufiger Tumoren auftreten oder ihr Wachstum beschleunigt wird.

Diabetische Ketoacidose

Ein Mangel an Insulin kann zu einem lebensbedrohenden Zustand führen. Wenn vermehrt Fettsäuren mobilisiert werden und in der Leber Ketonkörper entstehen, die in das Blut gelangen und in den Urin übertreten, kann sich je nach Ausmaß der Stoffwechselstörung eine milde Ketonurie oder eine schwere diabetische Ketoacidose entwickeln, die durch Glucosurie, durch Ketonurie, eine Ketonämie, eine metabolische Acidose und eine Hypovolämie gekennzeichnet ist und unter Kreislaufkollaps zum Tode führen kann. Das Ziel der Behandlung muß es sein, die Flüssigkeitsverluste auszugleichen, Insulin zuzuführen und den Elektrolythaushalt zu normalisieren. Da Glucose und Ketonkörper Lösungswasser in den Urin mitnehmen, kann es zu einer schweren Dehydratation kommen. Daher wird Kochsalzlösung (zunächst plasmaisoton, dann auch hypoton) intravenös infundiert. Um eine Überwässerung zu vermeiden, ist der zentrale Venendruck und der Hämatokritwert fortlaufend zu bestimmen. Es können 5–6 Liter notwendig sein, um den Flüssigkeitsverlust auszugleichen. Eine wichtige Todesursache ist das Hirnödem. Da eine schnelle Abnahme der Plasmaosmolarität den Übertritt von Wasser in die Zelle fördert, ist empfohlen worden, nicht mehr als 4 l Flüssigkeit/m^2 und Tag zu infundieren. Der Infusion wird rasch wirksames reguläres Insulin (2–10 IE/Std.) zugesetzt und so lange infundiert, bis die Plasmaglucosekonzentration 200–300 mg/100 ml erreicht hat. Die Insulindosis ist dem Bedarf anzupassen, da insulinresistente Patienten sehr viel mehr benötigen. Kaliumionen werden aus dem Zellinneren in den Extrazellulärraum abgegeben, teilweise als Gegenionen für die dort vorhandenen Säuren, wie Acetessigsäure und β-Hydroxybuttersäure. Sie gehen ebenfalls vermehrt mit dem Urin verloren. Das Defizit kann z.B. 5 mmol/kg Körpergewicht betragen, was 10 % des gesamten Körperkaliums ausmacht. Es wird sichtbar, sobald unter der Wirkung von Insulin Kaliumionen in die Zellen aufgenommen werden und die vorhandenen Bestände durch Auffüllen des extrazellulären Raums weiter verdünnt werden. Eine Infusion von 10 mmol K^+/h kann dieses Defizit innerhalb von 24 h annähernd ausgleichen. Die Kaliumgabe richtet sich im Einzelfalle nach dem gemessenen Defizit und setzt eine ausreichende Nierenfunktion voraus, da es sonst zu Hyperkaliämien kommen kann. Zur Behandlung einer schweren Acidose (pH unter 7,1) wird Natriumbicarbonat eingesetzt.

Hyperosmolares Koma

Während die diabetische Ketoacidose vor allem bei jungen Patienten und bei akutem Insulinmangel auftritt, ist eine andere Form des diabetischen Komas, das hyperosmolare Koma, ein lebensbedrohender Zwischenfall bei älteren Patienten, die häufig vorher kein Insulin benötigten. Weil für die Hemmung der Lipolyse im Fettgewebe niedrigere Konzentrationen von Insulin erforderlich sind als diejenigen, die den Glucosetransport stimulieren, reichen bei diesen Patienten die geringen, noch vorhandenen Insulinmengen aus zu verhindern, daß vermehrt Fettsäuren mobilisiert und in der Leber zu Ketonkörpern abgebaut werden. Die Glucosekonzentration im Blut aber steigt an, Glucose gelangt in den Urin und nimmt Lösungswasser mit, so daß eine Hypovolämie entsteht und die Nierendurchblutung und damit die Ausscheidungsfunktion der Niere beeinträchtigt wird. So ist es verständlich, daß Glucose, die jetzt nicht mehr in den Urin gelangt, sich im Plasma ansammelt, bis hohe Konzentrationen erreicht werden. Es kommt zum hyperosmolaren Koma, das durch Zufuhr von hypotonen Natriumchloridlösungen, von Insulin und von Elektrolyten bekämpft werden muß.

Diabetes in der Schwangerschaft

Jede Schwangerschaft einer Diabetikerin ist mit einem Risiko vor allem für das Kind belastet, das aber durch eine besonders strenge Stoffwechselkontrolle vermindert werden kann. Um dieses Ziel zu erreichen, sind zwei tägliche Insulininjektionen nicht ausreichend. Viele Patientinnen müssen sich dreimal, einige vier- oder fünfmal täglich Insulin spritzen. Bei dieser intensivierten Insulintherapie wird bevorzugt reguläres Insulin verwendet. Die Einstellung muß individuell erfolgen. Sie hat das Ziel, die kapillären Blutzuckerwerte zwischen 60 und 120 mg/100 ml zu halten. Wenn die Normalisierung des Stoffwechsels durch Injektionen nicht erreicht werden kann, ist unter Umständen der Einsatz von tragbaren Insulinpumpen indiziert. Eine Behandlung mit **oral wirksamen blutzuckersenkenden Stoffen** ist dagegen **in der Schwangerschaft kontraindiziert.**

Zur Überwachung der Stoffwechselsituation soll die Patientin selbst fortlaufend Urinproben auf Glucose prüfen. Dabei soll der Harnzucker stets negativ sein, bei positivem Befund ist eine Blutzuckerkontrolle und unter Umständen eine Änderung der Insulintherapie notwendig. Darüber hinaus wird gefordert, daß die Patientin sich während der gesamten Schwangerschaft zweimal wöchentlich selbst ein Blutzuckertagesprofil mit mindestens vier Werten pro Tag entnimmt, und zwar morgens nüchtern, anderthalb Stunden nach dem ersten Frühstück, vor dem Mittagessen und vor dem Abendessen. Auch wenn Komplikationen fehlen, soll eine ärztliche Kontrolle in zweiwöchigem Abstand erfolgen, wobei vor allem Körpergewicht, Blutdruck, Harnstatus und Blut- und Harnzucker bestimmt und die von der Patientin protokollierten Meßwerte besprochen werden sollen.

Sofort nachdem die Schwangerschaft bei einer Diabetikerin festgestellt wurde, ist eine klinisch stationäre Behandlung zur intensiven Insulintherapie und zu eingehender Schulung der Patientin erforderlich. Fehlen im weiteren Schwangerschaftsverlauf Komplikationen, so sollte trotzdem 4 Wochen vor dem Geburtstermin die stationäre Aufnahme erfolgen.

27.3 Oral verabreichbare, blutzuckersenkende Arzneimittel

Der Typ-II-Diabetes ist gekennzeichnet durch eine Insulinresistenz, eine erhöhte Neubildung von Glucose in der Leber und durch eine gestörte Insulinsekretion. Das Ziel, die erhöhten Blutzuckerwerte zu normalisieren, kann durch Medikamente erreicht werden, die entweder vermehrt körpereigenes Insulin bereitstellen, wie die Sulfonylharnstoffderivate, oder die Neubildung von Glucose und deren Aufnahme aus dem Darm hemmen, wie die Biguanide. Besonders sinnvoll wäre es, die primäre Störung der Erkrankung, nämlich die Insulinresistenz, zu bekämpfen. Dementsprechend verdanken Sulfonylharnstoffe und Biguanide ihren therapeutischen Effekt teilweise der verbesserten Wirksamkeit von Insulin.

Die **Sulfonylharnstoffderivate** binden an den Sulfonylharnstoffrezeptor der Insulin-bildenden B-Zellen der Pankreasinseln. Sie regen diese an, zusätzliches Insulin abzugeben. Damit sind neben der erwünschten Blutzuckersenkung auch unerwünschte Effekte verbunden, wie hypoglykämische Reaktionen und eine Hyperinsulinämie.

Die zweite Gruppe **Biguanide**, von denen allein das **Metformin** als Arzneimittel zur Verfügung steht, hemmt die Glucoseneubildung in der Leber, was die Verwertung von Lactat, nämlich seine Umwandlung in Glucose bei der Gluconeogenese, beeinträchtigt. Dadurch wird das Auftreten einer Lactatacidose begünstigt. Die Insulinsekretion wird dagegen durch Metformin nicht angeregt, Hypoglykämien treten praktisch nicht auf.

Die **Acarbose** hemmt Enzyme im Darmlumen, die resorbierbare Glucose aus den Kohlenhydraten der Nahrung freisetzen. Dadurch wird der plötzliche Anstieg der Blutzuckerwerte nach kohlenhydratreicher Kost abgefedert, so daß der Körper Zeit gewinnt, die aus dem Darm anflutende Glucose zu verwerten.

Schließlich stehen neuerdings auch Substanzen zur Verfügung, die gezielt die Insulinempfindlichkeit erhöhen. Sie werden allerdings bisher noch nicht in breitem Umfang eingesetzt, weil ihre unerwünschten Wirkungen dem entgegenstehen. Die **Thiazolidinione** (Prototyp Troglitazone) binden an Rezeptoren im Zellkern und steigern die Expression von Genen. Sie können so die Ausstattung der Zellen mit Insulinrezeptoren, mit Glucosetransportern und mit Enzymen erhöhen. Diese, als „Insulinsensitizer" bezeichneten Stoffe dürften große Bedeutung erlangen, wenn es gelingt, ihre unerwünschten Wirkungen zu beherrschen.

27.3.1 Sulfonylharnstoffderivate

Die blutzuckersenkende Wirkung bestimmter Sulfonamide ist zweimal, 1942 und 1955, entdeckt worden. Beide Male war es ein Zufall, der aufmerksame Ärzte auf diesen Effekt hinwies. 1942 wurde in Frankreich ein Sulfonamid zur Behandlung von Typhus-Patienten eingesetzt. Dabei zeigte es sich, daß dieses Medikament schwere hypoglykämische Reaktionen an den ohnehin geschwächten Patienten auslöste. Obgleich die mögliche therapeutische Bedeutung dieser Beobachtung erkannt worden war, unterblieben zunächst weitere Untersuchungen, in erster Linie wohl infolge der Kriegsereignisse, zumal durch Mangelernährung ohnehin der Diabetes vom Typ II, der vor allem bei übergewichtigen Menschen im fortgeschrittenen Alter auftritt, selten geworden war. Günstiger war die Situation für die Sulfonylharnstoffderivate 1955, als in der Nachkriegszeit durch die zunehmende Überernährung der Typ-II-Diabetes zu einer allgemeinen Volkskrankheit wurde. Von Franke und Fuchs wurde damals ein neues Sulfonamid im Humanversuch getestet, das später den Namen Carbutamid[1] erhielt. Diese Ärzte schluckten das Sulfonamid zunächst selber und stellten fest, daß Tremor der Hände und Schweißausbruch, begleitet von einer gewissen Euphorie, auftrat. Sie interpretierten diesen Effekt richtig als Folge einer Hypoglykämie und erkannten die Möglichkeit, mit diesem Sulfonamid auch diabetische Patienten zu behandeln. Damit begann die Ära der Sulfonylharnstofftherapie des Typ-II-Diabetes, den man früher auch als Alters- oder Gegenregulations-Diabetes bezeichnet hat, bei dem also noch eine körpereigene Insulinproduktion vorhanden ist. Obwohl in den vergangenen Jahrzehnten fast unübersehbar viel Literatur zur Frage der Anwendung und der Wirkungsweise der Sul-

[1] Nadisan®

fonylharnstoffderivate publiziert wurde, stellt sich auch heute noch die Frage, wodurch diese relativ einfach gebauten chemischen Stoffe in der Lage sind, so selektiv nur an einem Zelltyp des Organismus, nämlich an den insulinbildenden Zellen des Inselorgans der Bauchspeicheldrüse, zu wirken und das granulär gespeicherte Insulin freizusetzen.

Chemische Struktur

Die Zahl der Verbindungen mit blutzuckersenkender Wirkung, die bis heute synthetisiert wurden, geht in die Tausende. Für die Anwendung in der Klinik stehen jedoch nur wenige Stoffe zur Verfügung (Tab. 27.2). In der Strukturformel erkennt man in der Mitte des Moleküls den Sulfonamidanteil, dessen Amidstickstoff gleichzeitig Bestandteil eines Harnstoffrestes ist (Abb. 27.5). Da sowohl das sauerstofftragende Kohlenstoffatom als auch der oxidierte Schwefel elektronenanziehend wirken, wird der zwischen beiden stehende Stickstoff bereitwillig seinen Wasserstoff in protonierter Form abgeben. Es handelt sich also hier um eine saure und damit hydrophile Gruppierung, die zur Salzbildung, z.B. mit Natronlauge, befähigt ist. Der zweite Substituent am Harnstoff ist hydrophob. Bei der klassischen Verbindung des Carbutamid ist es ein n-Butylrest. Die Bedeutung dieses hydrophoben Anteils des Moleküls für den blutzuckersenkenden Effekt wird dadurch deutlich, daß der Einbau von hydrophilen Sauerstoff-Funktionen in diesem Bereich der Wirkung abträglich ist. Auch die linke Seite des Moleküls trägt am Schwefel einen hydrophoben Anteil. Bei den klassischen Verbindungen handelt es sich um einen Benzolring. Die Substitution an diesem Ringsystem ist für die Wirkungsdauer der Sulfonylharnstoffderivate von entscheidender Bedeutung. Die Methylgruppe im Tolbutamid wird im Stoffwechsel rasch hydroxyliert, und es entsteht die entsprechende Carbonsäure als inaktiver Metabolit, der über die Niere ausgeschieden wird (Abb. 27.6). Die Acetylierung einer Aminogruppe in dieser Position verläuft langsamer, so daß das Carbutamid, die älteste Verbindung dieser Gruppe, eine längere Wirkungsdauer hat als Tolbutamid.

Tabelle 27.2: Beispiele für die im Handel befindlichen Sulfonylharnstoffderivate

Internationaler Freiname	Handelspräparate	Wirkstoffgehalt einer Tablette in mg
Carbutamid	Nadisan®	500
Tolbutamid	Rastinon®, Artosin®, Guabeta N®, Tolbutamid-Tablinen®, Tolbutamid RAN®, Tolbutamid ratiopharm®	500–1000
Glymidin	Redul®	500
Tolazamid	Norglycin®	250
Gliclazid	Diamicron®	80
Gliquidon	Glurenorm®	30
Glibornurid	Gluborid®, Glutril®	25
Glipizid	Glibenese®	5
Glisoxepid	Pro-Diaban®	4
Glibenclamid	Euglucon N®	3,5
Glimepirid	Amaryl®	1, 2 und 3
Repaglinide	Novo-Norm®	0,5, 1 und 2

Im Jahre 1966, also etwa elf Jahre nach der Einführung von Tolbutamid und Carbutamid in die Therapie, wurde ein neues Sulfonylharnstoffderivat vorgestellt, nämlich das Glibenclamid, das in einer 200fach niedrigeren Dosierung blutzuckersenkend wirksam ist. Hier ist durch Säureamidbildung zwischen einer substituierten Benzoesäure und dem Ethylaminrest am Benzolring ein zusätzlicher lipophiler Anteil in das Molekül eingeführt und die Möglichkeit für Wasserstoffbrückenbindungen geschaffen worden.

Pharmakokinetik der Sulfonylharnstoffderivate

Nach oraler Gabe werden Sulfonylharnstoffderivate im allgemeinen schnell und gut resorbiert. Für **Glibenclamid** ist eine unvollständige Resorption beschrieben worden, was offenbar auf eine zu große Teilchengröße in dem Handelspräparat zurückzuführen war. Erst kürzlich hat sich gezeigt, daß durch Verbesserung der Zubereitung die Dosierung von Glibenclamid um ein Drittel gesenkt werden kann (von 5 mg auf 3,5 mg im Euglucon N®).

Während die klassischen Sulfonylharnstoffe sich im extrazellulären Raum verteilen, zeichnen sich die hochwirksamen Substanzen, insbesondere das Glibenclamid, durch ein höheres scheinbares Verteilungsvolumen aus (Tab. 27.3). Vermutlich ist damit zu erklären, daß dieses Derivat lange Zeit an den B-Zellen des Inselorgans haftet und eine verlängerte Insulinfreisetzung auslösen kann. Die stärkere Lipophilie erklärt möglicherweise auch die Anreicherung von Glibenclamid in der Leber von Versuchstieren, in der es offenbar an Proteine gebunden Konzentrationen erreicht, die ein Vielfaches des Plasmawertes darstellen. Durch diese Anreicherung im Gewebe wird verständlich, daß die Wirkungsdauer von Glibenclamid seine Anwesenheit im Plasma überdauern kann.

Die Dauer der Wirkung von **Tolbutamid** ist dagegen mit der Plasmakonzentration korreliert. Diese hängt

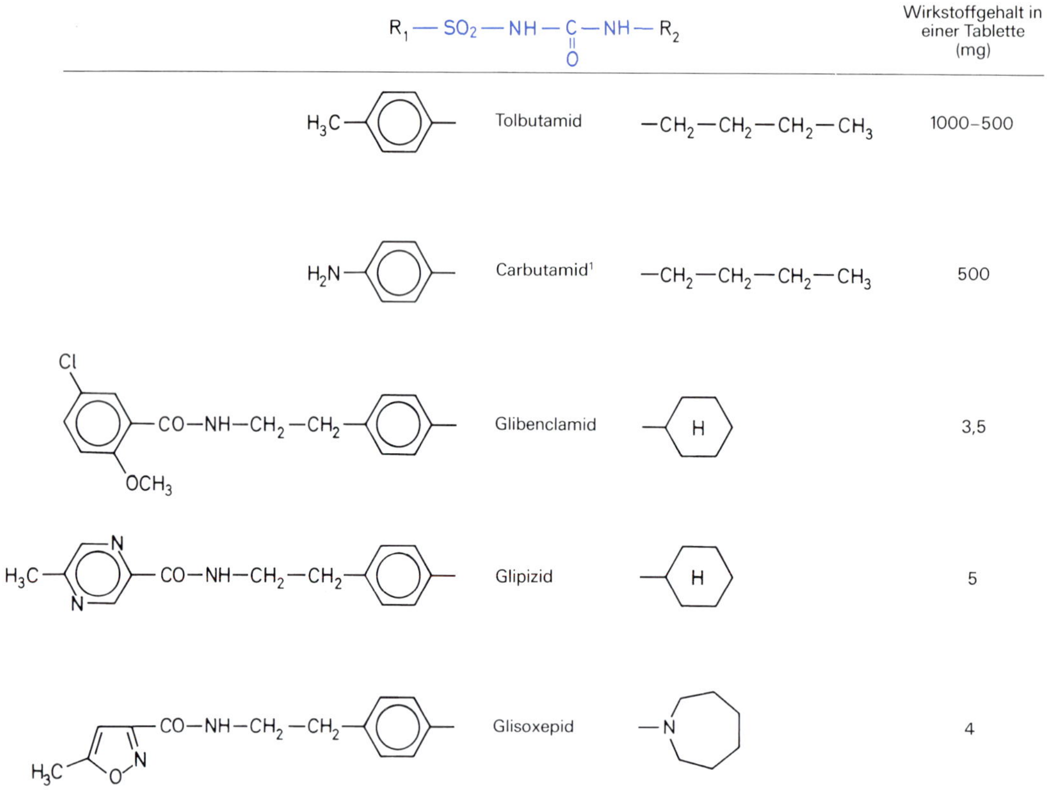

$R_1—SO_2—NH—C(=O)—NH—R_2$

R_1		R_2	Wirkstoffgehalt in einer Tablette (mg)
$H_3C—C_6H_4—$	Tolbutamid	$—CH_2—CH_2—CH_2—CH_3$	1000–500
$H_2N—C_6H_4—$	Carbutamid[1]	$—CH_2—CH_2—CH_2—CH_3$	500
Cl, OCH_3–C_6H_3–$CO—NH—CH_2—CH_2—C_6H_4—$	Glibenclamid	—(H)	3,5
H_3C–(Pyrazin)–$CO—NH—CH_2—CH_2—C_6H_4—$	Glipizid	—(H)	5
H_3C–(Isoxazol, O, N)–$CO—NH—CH_2—CH_2—C_6H_4—$	Glisoxepid	—N(Azepan)	4

[1] Carbutamid ist als Sulfonamid bakteriostatisch wirksam.

Abb. 27.5 Struktur und Wirksamkeit einiger Sulfonylharnstoffderivate der „ersten" und der „zweiten Generation".

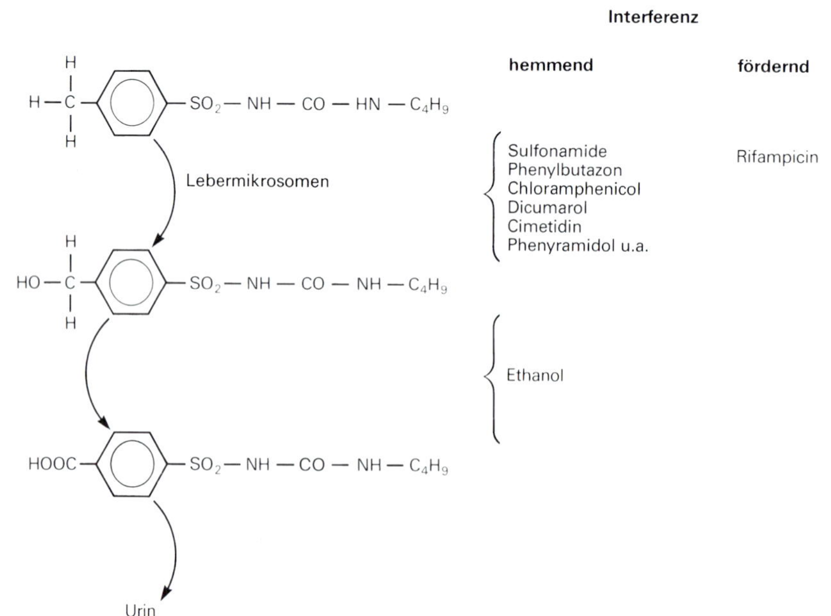

Abb. 27.6 Inaktivierung von Tolbutamid im Organismus und Störung derselben durch andere Stoffe.

entscheidend von der Fähigkeit der Leber ab, die paraständige Methylgruppe am Benzolring zu hydroxylieren. Wichtige Informationen zur Pharmakokinetik von Sulfonylharnstoffderivaten sind in Tab. 27.3 zusammengefaßt.

Repaglinide[1] hat als Benzoesäure-Derivat eine andere chemische Struktur als die Sulfonylharnstoffe, wirkt aber ebenso stimulierend auf die Insulinsekretion. Die Wirkung setzt schnell ein, ist schon nach 45 min maximal und klingt schnell ab. Die Plasma-Halbwertszeit beträgt nur 1 Std. Repaglinide soll daher nicht, wie die Sulfonylharnstoffderivate 1–2 × tägl. genommen werden, sondern unmittelbar vor den drei Hauptmahlzeiten. Seine Wirkung soll sich auf die Verdauungsphase beschränken, wodurch hypoglykämische Reaktionen zwischen den Mahlzeiten oder während der Nacht vermieden werden könnten.

Wirkungsweise der Sulfonylharnstoffderivate

In den B-Zellen der Bauchspeicheldrüse ist Insulin in granulärer Form gespeichert. Sobald Nährstoffe, wie Glucose oder auch einige Aminosäuren, die Zelle erreichen, werden die insulinhaltigen Granula durch Exozytose abgegeben. Die Steuerung dieses Vorganges hat in den letzten Jahren besondere Aufmerksamkeit gefunden. Die ursprüngliche Vorstellung, daß Glucose auf einen Rezeptor in der Zellmembran trifft und von hier aus dann durch eine Reihe von sekundären, intrazellulären Prozessen schließlich die Insulinsekretion in Gang gesetzt wird, ist heute verlassen worden. Dagegen spricht zunächst die Tatsache, daß eine Vielzahl von Substraten des Zellstoffwechsels zur Insulinsekretion führt, daß man also eine größere Anzahl verschiedener Rezeptorpopulationen für chemisch unterschiedliche Substrate annehmen müßte. Es spricht zweitens dagegen, daß Glucose in einem millimolaren Bereich die Insulinsekretion stimuliert, in einem Bereich also, der verglichen mit rezeptorvermittelten Reaktionen eine extrem hohe Transmitterkonzentration bedeuten würde. Andererseits muß jeder Versuch, die Wirkung der Glucose zu erklären, auch deutlich machen, warum gerade die B-Zelle in der Lage ist, so empfindlich auf Schwankungen der Glucosekonzentration in ihrer Umgebung zu reagieren. Von anderen Körperzellen scheint sich die B-Zelle dadurch zu unterscheiden, daß sie bei normaler Glucosekonzentration nur unvollständig energiereiches Phosphat bilden kann, bei Hyperglykämie dagegen ihr Phosphorylierungspotential voll ausnutzt. Es ist gezeigt worden, daß in Gegenwart von ATP die Kaliumpermeabilität der Zellmembran abnimmt und als Folge davon

[1] Novo-Norm®

Tabelle 27.3: Angaben zur Pharmakokinetik der Sulfonylharnstoffderivate und des Benzoesäurederivats Repaglinide. Die meisten Substanzen werden in Geweben festgehalten und langsam freigegeben („tiefe Compartimente"), so daß sich eine zweite wesentlich längere Halbwertszeit ergibt (Spätphase).

	Scheinbares Verteilungsvolumen (% des Körpergewichts)	Plasma-Halbwertszeit in Stunden			Ausscheidungsweg
		mittlere	Frühphase	Spätphase	
Carbutamid	34	36	6	89	Urin, ⅓ acetyliert, sonst frei
Tolbutamid	17,5	5,7 (genetisch variabel 2,5–15,5)			Urin, weniger aktive Metaboliten
Glymidin	26	4	3,8	21	Urin, inaktiver und aktiver Metabolit
Tolazamid	–	7	–	–	Urin, Metaboliten inaktiv
Gliclazid	20–36	11	1,7	–	Urin, wenig aktive Metaboliten
Gliquidon	–	–	1,3	24	Galle, kleiner Anteil Urin
Glibornurid	24	8,2	5,4	–	Urin ⅔, Galle ⅓ (Metaboliten)
Glipizid	22	7	4	–	Urin, Metaboliten, auch Galle
Glisoxepid	20	–	1,7	25	Urin und Galle mit Metaboliten
Glibenclamid	52	9	2	20	Urin und Galle, weniger aktive Metaboliten
Glimepirid	–	5–8	–	–	Urin und Galle, Metabolite mit kürzerer HWZ
Repaglinide	–	1	–	–	92 % in der Galle als Metabolit

die Zellmembran depolarisiert wird, wodurch spannungsabhängige Calciumkanäle sich öffnen. Durch den Calciumeinstrom in die Inselzelle wird die Sekretion von Insulin ausgelöst.

Sulfonylharnstoffderivate können die Kaliumpermeabilität der Zellmembran vermindern und dadurch ohne den Umweg über den Zellstoffwechsel die Aktivierung spannungsabhängiger Calciumkanäle einleiten (Abb. 27.7). Sie blockieren den gleichen Kaliumkanal, der auch durch ATP verschlossen wird. Dadurch wird die Zellmembran depolarisiert, und über spannungsabhängige Ca^{2+}-Kanäle strömen Calcium-Ionen ein. So wird die Exocytose des granulär gespeicherten Insulins durch Sulfonylharnstoffe in der Endphase in gleicher Weise ausgelöst wie durch Glucose. Die Blockierung des ATP-abhängigen K^+-Kanals durch Sulfonylharnstoffe läßt sich mit der „patch-clamp-Methode" direkt nachweisen (Abb. 27.8).

Sulfonylharnstoffe führen im intakten Organismus, an der isoliert perfundierten Bauchspeicheldrüse oder an der isoliert inkubierten Pankreasinsel zu einer Abgabe von Insulin. Dieser Effekt wird durch Anwesenheit von Glucose besonders begünstigt. Er tritt jedoch auch bei niedrigen Blut-Glucose-Konzentrationen auf. Es ist daher verständlich, daß Sulfonylharnstoffderivate auch bei stoffwechselgesunden Menschen schwere Hypoglykämien auslösen können und nicht nur bei Diabetikern der Hyperglykämie entgegenwirken. Es ist zweitens verständlich, daß diese Stoffgruppe auf das Vorhandensein von funktionsfähigem Inselgewebe angewiesen ist, um eine blutzuckersenkende Wirkung zu entfalten. Beim jugendlichen Typ-I-Diabetiker, der über eigene insulinbildende Zellen nicht mehr verfügt, sind Sulfonylharnstoffderivate ohne therapeutische Wirkung.

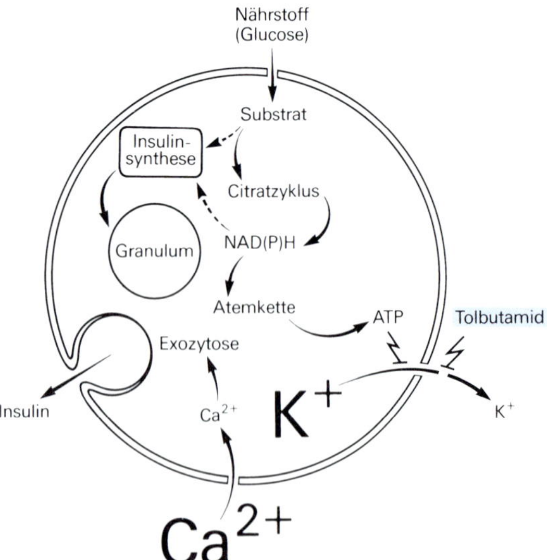

Abb. 27.7 Stoffwechseltheorie der Insulinsekretion. Aus dem Stoffwechsel von Glucose oder bestimmten Aminosäuren wird Wasserstoff für die mitochondriale Atemkette bereitgestellt. Der ATP-Anstieg hemmt den K^+-Ausstrom und vermindert so das Membranpotential, bis spannungsabhängige Ca^{2+}-Kanäle aktiviert werden. Der Einstrom von Ca^{2+} löst die Insulinsekretion aus. Sulfonylharnstoffe blockieren den K^+-Kanal ohne den Umweg über den Energiestoffwechsel der Zelle (nach Panten, Lenzen 1988).

Seit der Einführung der Sulfonylharnstoffderivate wird diskutiert, ob außerhalb der Bauchspeicheldrüse andere zusätzliche Stoffwechseleffekte an ihrer therapeutischen Wirkung beteiligt sind. Hierfür sprechen Tierversuche, die zeigen, daß Sulfonylharnstoffe die Glucoseabgabe aus der Leber hemmen können. Auch die klinische Erfahrung spricht in diesem Sinne, weil nämlich am Menschen bei der langdauernden Behandlung die Sulfonylharnstoffe eine diabetische Hyperglykämie verhindern können, obwohl sie jetzt bei langfristiger Gabe praktisch kein zusätzliches Insulin mehr bereitstellen. Während also die akute Wirkung auf den Blutzucker durch zusätzlich verfügbares Insulin zustande kommt, ist die Langzeitwirkung, die über Monate und Jahre hin nachweisbar ist, offenbar komplex, und andere Ursachen können an ihr beteiligt sein.

Die Vorstellung, daß Sulfonylharnstoffe nicht nur die Sekretion, sondern auch die Wirkung von Insulin in der Peripherie begünstigen könnten, ist seit Jahrzehnten diskutiert worden. Mit dem Fortschritt unserer Kenntnisse über den Insulinrezeptor in der Zellmembran hat sich diese Vorstellung zur Hypothese verdichtet, daß Sulfonylharnstoffe die Ausstattung der peripheren Zellen mit Insulinrezeptoren begünstigen. Es gibt jedoch keine überzeugenden Beweise dafür, daß Sulfonylharnstoffderivate die Rezeptordichte unmittelbar beeinflussen. Die Zahl der Rezeptoren an der äußeren Zellmembran ist abhängig vom jeweiligen Angebot an Insulin. Wenn Insulin auf die Zelle trifft und sich an die Rezeptoren bindet, werden diese zusammen mit dem Insulinmolekül in die Zelle aufgenommen, also internalisiert. Die Zahl der Rezeptoren an der Außenfläche nimmt daher ab. Wenn bei einem Altersdiabetiker (Typ-II-Diabetes) eine Insulinresistenz vorliegt, so daß bei erhöhten Glucosewerten im Blut länger erhöhte Insulinwerte anzutreffen sind als beim Gesunden, kann es zu einer solchen Abnahme der Rezeptordichte kommen. Gelingt es dagegen, die Insulinresistenz zu vermindern, weil der Patient sein Übergewicht abbaut oder die Sulfonylharnstoffe die Insulinwirkung fördern, kann die basale Insulinsekretion absinken und dementsprechend der Rezeptorbesatz der Zellen wieder ansteigen. Außerdem gehen Veränderungen der Rezeptorzahl nicht notwendigerweise mit einer gleichsinnigen Verschiebung der Insulinempfindlichkeit einher. In den meisten Geweben muß vielmehr nur ein kleiner Anteil der Rezeptoren durch Insulin besetzt werden, um eine maximale Insulinwirkung auszulösen. Demnach scheinen die Sulfonylharnstoffe die Insulinwirkung nicht dadurch zu verstärken, daß sie die Zahl der Rezeptoren in der Peripherie erhöhen, sondern vielmehr, indem sie nachgeschaltete Reaktionen begünstigen.

Sulfonylharnstoffe würden damit nicht nur vermehrt Insulin bereitstellen, sondern auch die Wirkung des

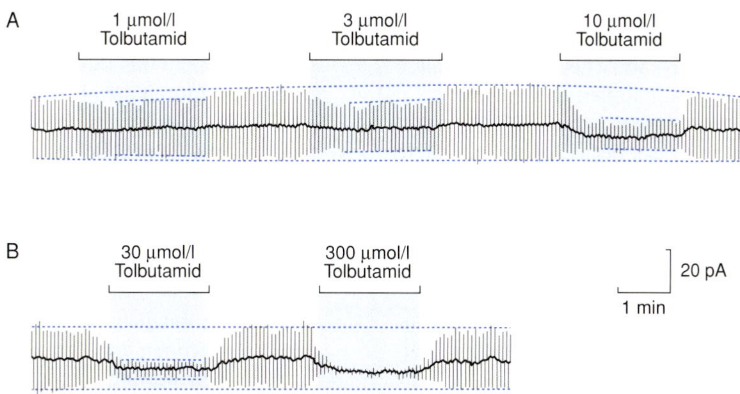

Abb. 27.8 Mechanismus der blutzuckersenkenden Wirkung durch Sulfonylharnstoffderivate. Das Ruhepotential insulinsezernierender Zellen bei niedrigen Glucosekonzentrationen liegt zwischen –60 und –70 mV. Es wird durch eine hohe Kaliumleitfähigkeit der Membran bestimmt (Meissner et al. 1978, FEBS Lett. **94**, 87–89). Untersuchungen mit intrazellulären Mikroelektroden und von Ionenflüssen durch die Zellmembran haben gezeigt, daß in Gegenwart hoher Glucosekonzentrationen die Kaliumleitfähigkeit abnimmt und die Membran depolarisiert wird. Dadurch öffnen sich spannungsabhängige Calciumkanäle, und Calciumionen dringen in die Zelle ein (Henquin, Meissner: Experientia **40**, 1043 f.; 1984). Verantwortlich für diese Depolarisierung ist hauptsächlich die Schließung eines bestimmten Kaliumkanals durch ATP in Abhängigkeit von Glucose. Diesen Kaliumkanal blokkieren auch Sulfonylharnstoffderivate (vgl. hierzu Abb. 27.7). Die experimentell gewonnenen Resultate zeigen, daß Sulfonylharnstoffderivate die Zellmembran von B-Zellen depolarisieren, weil sie den Ausstrom von K^+-Ionen hemmen. Sulfonylharnstoffderivate wie Tolbutamid lösen diesen Effekt konzentrationsabhängig aus. Eine B-Zelle wurde mit einer feinen Glaspipette angestochen und das Membranpotential auf –75 mV fest eingestellt. Unter diesen Bedingungen stellt sich ein Gleichgewicht ein, und es fließt kein Strom durch die Zellmembran (die dick ausgezogene Linie zeigt die Lage des Gleichgewichts an). Die senkrechten Striche repräsentieren die Stromflüsse, die durch kurze elektrische Impulse alle 2 sec ausgelöst werden und zwar durch abwechselnde hyper- und depolarisierende Spannungsstöße von 10 mV Amplitude und 200 msec Dauer. Dadurch wird das Gleichgewicht gestört, und K^+-Ionen bewegen sich durch die offenen Kaliumkanäle der Zellmembran entweder nach außen oder nach innen. Der dadurch ausgelöste Strom ist registriert und wird in Pico-Ampere angegeben. Wenn dieser Ionenfluß durch steigende Konzentrationen von Tolbutamid unterdrückt wird, können die Spannungsstöße den entsprechenden Stromfluß durch die Zellmembran nicht mehr auslösen: Abnahme der senkrechten Linien bis zu deren völligem Verschwinden. Die Abbildung zeigt eine Konzentrations-Wirkungskurve von Tolbutamid an einer einzelnen B-Zelle (nach B. J. Zünkler et al. N. S. Arch. Pharmakol. **337**, 225–230; 1988).

Insulins begünstigen. Dieser Effekt wird besonders für das kürzlich eingeführte Sulfonylharnstoffderivat Glimepirid[1] beansprucht. Er wurde allerdings bisher nur nach hohen Dosen im Experiment beobachtet. Es wäre günstig, wenn auch durch therapeutische Dosen die Insulinwirkung verstärkt würde. Dann könnte die für Sulfonylharnstoffe typische Hyperinsulinämie, die eine Gewichtszunahme begünstigt, geringer ausfallen. Die Insulinempfindlichkeit läßt sich bei übergewichtigen Patienten durch Gewichtsreduktion und ohne Tabletten erhöhen. Bei übergewichtigen Diabetikern soll daher jede Therapie mit dem Versuch beginnen, das erhöhte Körpergewicht zu senken.

Unerwünschte Wirkungen

Die wichtigste unerwünschte Wirkung der Sulfonylharnstoffderivate ist die unkontrollierte Verstärkung ihrer blutzuckersenkenden Wirkung, die zu schweren und langanhaltenden hypoglykämischen Zuständen führt. Solche Hypoglykämien treten besonders bei älteren Menschen auf, die unregelmäßig essen und bei denen interkurrente Erkrankungen die Möglichkeit zur Gegenregulation weiter einengen. Sulfonylharnstoffhypoglykämien entwickeln sich langsam und können daher verkannt werden. Manchmal sind sie durch neurologische Ausfälle, durch Konzentrationsschwäche und Orientierungsverlust sowie durch Lähmungszustände und Sprachstörungen gekennzeichnet, durch Symptome also, die auch bei einem Schlaganfall auftreten. Da blutzuckersenkende Tabletten bei älteren Menschen häufig verordnet werden, muß bei unklaren neurologischen Symptomen in dieser Altersgruppe stets daran gedacht werden, die Blut-Glucose-Konzentration zu messen. Die Sulfonylharnstoffhypoglykämie hält lange an. Es muß daher Glucose fortlaufend infundiert werden, um einen Rückfall in die Hypoglykämie zu vermeiden.

Es ist verständlich, daß Sulfonylharnstoffderivate mit langer Verweildauer im Organismus im Körper kumulieren und dann Hypoglykämien auslösen. Auch Tolbutamid mit einer kurzen Halbwertszeit kann hypoglykämische Zwischenfälle verursachen, besonders dann, wenn seine Verweildauer im Organismus durch andere Medikamente verlängert wird. Glibenclamid ist besonders oft für schwere und lang anhaltende hypoglykämische Zustände verantwortlich. Seine längere Haftung am

[1] Amaryl®

Gewebe kann eine andauernde blutzuckersenkende Wirkung erklären.

Die Gefahr von hypoglykämischen Zwischenfällen läßt sich durch folgende Maßnahmen reduzieren:

Erstens durch die Wahl eines geeigneten Sulfonylharnstoffderivates. Es wäre zu begrüßen, wenn ältere Diabetiker zuerst mit Tolbutamid eingestellt würden, weil es in seinen unerwünschten Wirkungen am besten bekannt ist und seltener schwere hypoglykämische Reaktionen auslöst als die hochwirksamen Sulfonylharnstoffderivate.

Zweitens sollte ein Patient, der mit blutzuckersenkenden Tabletten eingestellt wurde, möglichst keine zusätzlichen Medikamente einnehmen, zumindest nicht ohne daß die Blutzuckerkonzentration genau beobachtet wird.

Drittens sollten Patienten ihre Diät strikt einhalten und keine Mahlzeiten auslassen. Sie sollten besonders nach starker körperlicher Arbeit auf Anzeichen einer Hypoglykämie achten und sich im Bedarfsfall leicht resorbierbare Kohlenhydrate (Zucker, Weißbrot) zuführen.

Durch Hemmstoffe kohlenhydratspaltender Enzyme wird versucht, die Freisetzung von Glucose im Darm und damit ihre Resorption in die Blutbahn zu verzögern. Auf diese Stoffe, z.B. die Acarbose, wird am Ende des Kapitels eingegangen. Hier sei jedoch vermerkt, daß bei Patienten, die Acarbose geschluckt haben, aus Weißbrot oder Rohrzucker, die Glucose verzögert freigesetzt wird. Sie sollten also, um im Notfall einer Hypoglykämie begegnen zu können, Glucose selbst in Form von Traubenzucker bei sich haben.

Unerwünschte Wirkungen der Sulfonylharnstoffderivate, die nicht mit ihrer Stoffwechselwirkung zusammenhängen, ähneln denen der Sulfonamide. So kommt es gelegentlich zu einem Wachstum der Schilddrüse, was auf einer Hemmung der Hormonsynthese in diesem Organ beruht. Weiterhin kann ein cholestatischer Ikterus auftreten, auch eine Leukopenie oder Thrombozytopenie. Sehr selten kommt es zu Agranulozytosen. Relativ häufig sind gastrointestinale Störungen, die jedoch in der Regel nicht dazu führen müssen, daß die Behandlung unterbrochen wird. Allergische Reaktionen der Haut und Fälle von Arzneimittelfieber sind beschrieben worden.

Interaktionen

Sulfonylharnstoffe gehören zu den Medikamenten, die eine Alkoholunverträglichkeit auslösen können (Antabus-Syndrom).

Beim Menschen sind genetisch bedingte Verzögerungen der Hydroxylierung von Tolbutamid (vgl. S. 659) beschrieben worden, so daß die Halbwertszeit und damit auch die Wirkung sich bei manchen Patienten auf ein Vielfaches des normalen Wertes verlängern kann. Dadurch können schwere hypoglykämische Zwischenfälle auftreten.

Auch andere Medikamente, die, gleichzeitig genommen, Tolbutamid von seinem Stoffwechselweg verdrängen, können die Inaktivierung und Ausscheidung verzögern und dadurch die blutzuckersenkende Wirkung unkontrolliert verstärken. Derartige Wechselwirkungen haben immer dann Bedeutung, wenn ein Patient auf eine Langzeittherapie eingestellt wurde und nun unvermittelt mit einem zweiten Arzneimittel belastet wird. Tabellarisch werden einige Beispiele gegeben, in denen Veränderungen der Halbwertszeit von Tolbutamid durch ein zweites Medikament gemessen wurden (Tab. 27.4). Grundsätzlich ist mit Wechselwirkungen jedoch immer zu rechnen und deshalb sollten Patienten, die auf die orale Behandlung eingestellt sind und bei denen auf ein zweites Medikament nicht verzichtet werden kann, sorgfältig kontrolliert werden. Die Biotransformation der neuen Sulfonylharnstoffderivate, die in niedrigerer Konzentration wirken, wird durch gleichzeitig gegebene andere Medikamente offenbar geringfügiger gestört. Auch hier aber kann es zu Störungen der blutzuckersenkenden Wirkung kommen, z.B. durch Stoffe, die selbst den Kohlenhydratstoffwechsel beeinflussen, oder wenn z.B. Betablocker die Möglichkeiten des Organismus zur Gegenregulation bei Hypoglykämien einschränken.

Tabelle 27.4: Plasmahalbwertszeit von Tolbutamid vor und nach mehrtägiger Einnahme eines zusätzlichen Medikamentes (nach Hansen und Christensen)

Zweites Medikament	Mittlere Halbwertszeit von Tolbutamid in Stunden vor dem zweiten Medikament	nach dem zweiten Medikament
Sulfonamide:		
Sulfaphenazol	4,0	27,5
Sulfadiazin	3,5	5,5
Antibiotika:		
Chloramphenicol	5,5	14,7
Novobiocin	5,5	9,8
Rifampicin	5,5	3,3 (Enzyminduktion!)
Antikoagulantien:		
Dicoumarol	4,9	17,5
Warfarin	4,5	5,0
Phenprocoumon	5,0	5,3
Analgetika, Antiphlogistika:		
Phenyramidol	7,0	18,0
Phenylbutazon	4,5	10,5
Gichtmittel:		
Sulfinpyrazon	7,1	9,5
Allopurinol	6,3	7,4

Therapie mit Sulfonylharnstoffderivaten oder Metformin

In den vergangenen Jahrzehnten ist immer wieder die Frage diskutiert worden, ob Sulfonylharnstoffe lebensverlängernd wirken und insbesondere die Sekundärerkrankungen des Typ-II-Diabetes, wie die koronare Herzkrankheit, die Mikroangiopathie und die Niereninsuffizienz hinausschieben können. Eine großangelegte Studie in den USA, die unter dem Namen „University Group Diabetes Program" (UGDP) in die Literatur Eingang fand, hat Ergebnisse vorgelegt, nach denen mit Tolbutamid behandelte Patienten stärker infarktgefährdet sein sollen als solche, die nur diätisch behandelt werden. Diese Schlußfolgerung wird durch Fehler bei der Durchführung der Studie in Frage gestellt. Weil damit voll aussagefähige Langzeitstudien fehlten, bestand Unklarheit darüber, ob Patienten, die mit Diät allein nicht ausreichend einzustellen sind, zusätzlich Insulin injizieren oder Tabletten nehmen sollten. Die kürzlich bekannt gewordenen Ergebnisse der sog. UKPDS (United Kingdom Prospektive Diabetes Study) hat hier klärend gewirkt. In einer Teilstudie über 6 Jahre zeigte sich, daß die Insulinbehandlung häufiger schwere Hypoglykämien und eine stärkere Gewichtszunahme auslöste, als die Sulfonylharnstoffe. Am günstigsten in dieser Hinsicht schnitt die Metformin-Gruppe ab. Gemessen am glykosylierten Hämoglobin, dem HbA1c, war die Stoffwechselführung in allen drei Gruppen gleichwertig und gut. Hieraus wurde geschlossen, daß es vernünftig wäre, die Behandlung mit Sulfonylharnstoffen und bei Übergewicht mit Metformin zu beginnen, wenn keine Kontraindikationen dagegen sprechen. Auf Insulin wäre dann überzugehen, wenn die Therapieziele mit der Tablettenbehandlung nicht mehr erreicht würden.

Auch im Hinblick auf die umstrittene UGDP-Studie sind Befunde von weiteren Gruppen wichtig, die über 10 Jahre beobachtet wurden. Hier wurde zusätzlich zur Diät Sulfonylharnstoff, Insulin oder Metformin gegeben. Mit der Diät allein waren die Patienten vertretbar eingestellt, dafür spricht der HbA1c-Wert von 7,9 %. In den behandelten Gruppen war er mit 7,0 % allerdings deutlich niedriger. Das Risiko, die typischen Komplikationen des Diabetes zu erleiden, wurde durch die Behandlung signifikant gesenkt. Das betraf vor allem mikrovaskuläre Störungen, nicht dagegen makrovaskuläre Komplikationen, die auch weniger spezifisch durch die diabetische Stoffwechselstörung bedingt sind.

Im Hinblick auf die umstrittene UGDP-Studie scheint es wichtig, daß hier kardiovaskuläre Ereignisse unter Sulfonylharnstoffen nicht gehäuft auftreten.

Überraschend ist das günstige Abschneiden des Metformin in dieser Studie. Weil es eine gute Einstellung ermöglichte und das Risiko von diabetischen Komplikationen verminderte, gleichzeitig seltener Hypoglykämie und Gewichtsanstieg auslöste, erscheint es bei Patienten mit Übergewicht und einer nicht beeinträchtigten Nierenfunktion für die Anfangstherapie des Typ-II-Diabetes geeignet.

Sulfonylharnstoffe und Metformin werden allgemein viel zu freizügig verordnet, dafür wird die Basistherapie des Typ-II-Diabetikers, nämlich Diät und Reduktion des Übergewichts vernachlässigt. Die Verordnung von Sulfonylharnstoffderivaten oder von Metformin ist nur indiziert, wenn es bei einer intensiven vorherigen Behandlung mit Diät nicht zu einer befriedigenden Einstellung der Blut-Glucose-Werte und des HbA1c gekommen ist. Bei Übergewicht muß eine Reduktion des Körpergewichts erreicht werden. Ziel der Einstellung ist es, die Blut-Glucose-Konzentration im Tagesverlauf nicht über 180 mg/100 ml ansteigen zu lassen und die HbA1c-Werte im Bereich von < 6,5 Prozent zu halten. Auch Typ-II-Diabetiker sollen ihre Stoffwechselführung selber kontrollieren. Sie sollen täglich die nach dem Frühstück gelassene Harnportion oder an einem Wochentag mehrere Portionen auf Glucose testen. Das Ergebnis ist zu protokollieren. Regelmäßig in halbjährlichen bis jährlichen Abständen wird der Arzt auch gut eingestellte Typ-II-Diabetiker kontrollieren. Dabei wird ein Blutzucker-Tagesprofil aufgenommen und die Glucoseausscheidung im 24-Std.-Urin bestimmt. Eine gute Einstellung bedeutet, daß die Blutzuckerwerte morgens unter 130, nach dem Mittag unter 150 und nachmittags ebenfalls unter 130 mg/100 ml liegen. Die Zuckerausscheidung im Urin sollte negativ sein, bei guter Einstellung jedoch keineswegs mehr als 5 g in 24 Std. betragen. Wenn mit Diät und Sulfonylharnstoffen eine optimale Einstellung des Diabetes nicht zu erreichen ist, muß der Patient rechtzeitig auf Insulin umgestellt werden. Lediglich in einer Übergangsphase können sie bei manchen Patienten, die Insulin benötigen, zusätzliche körpereigene Hormonreserven mobilisieren, so daß diese Typ-II-Diabetiker vorübergehend mit niedrigeren Insulindosen auskommen, wenn sie zusätzlich Sulfonylharnstoffderivate oder Metformin erhalten.

Auch bei zunächst gutem Erfolg der oralen Therapie ist im weiteren Verlauf ein Wirkungsverlust möglich. Man kann aufgrund zahlreicher Untersuchungen annehmen, daß 5–10 % der Patienten eines Kollektivs nach jedem Behandlungsjahr nicht mehr auf Sulfonylharnstoffe ansprechen. Man spricht von einem sekundären Versagen der Sulfonylharnstofftherapie.

Andererseits muß bei gutem Erfolg der oralen Behandlung auch sichergestellt werden, daß der Patient weiter auf die Tabletten angewiesen ist. Ein Auslaßversuch zeigt nämlich, daß viele Patienten nach optimaler Diabetes-Einstellung mit Diät alleine gut kontrolliert werden können und die Tabletten nicht mehr benötigen.

27.3.2 Biguanide

Bereits bevor Insulin zur Verfügung stand, sind Guanidderivate in Deutschland als oral wirkende blutzuckersenkende Substanzen bei Diabetikern eingesetzt worden.

Im Gegensatz zu den Sulfonylharnstoffen, die Säuren sind, reagieren die Biguanide alkalisch, wie die Strukturformel zeigt (Abb. 27.9). Entsprechend ihrer Lipidlöslichkeit reichern sie sich vor allem in den Epithelzellen des Darmtraktes und in der Leber an. Hier können Biguanide die Atmungskette hemmen. Damit erklärt sich, daß sie die **Aufnahme von Glucose** über den aktiven Transport **aus dem Darm beeinträchtigen**, denn für diesen Transport ist energiereiches Phosphat erforderlich, das in den Darmepithelzellen gebildet werden muß. Weil Biguanide den Substratfluß in die Mitochondrien hemmen, können sie die ATP-Synthese in den Darmepithelzellen unterdrücken und damit aktive Transportvorgänge behindern. Da der Transport von Ionen und Aminosäuren ebenfalls gestört ist, kommt es zu Durchfällen und zu Appetitverlust.

In der Leber wird durch Biguanide die Verwertung der Milchsäure gehemmt. Man hat berechnet, daß bei einem 70 kg schweren Menschen täglich 140 g Milchsäure zu Kohlendioxid und Wasser verbrannt werden. Eine Hemmung dieses Umsatzes muß dementsprechend zu einem Rückstau von erheblichen Mengen an Milchsäure führen, so daß sich eine schwere Acidose entwickeln kann. Auch die Glucoseneubildung in der Leber aus Milchsäure wird gehemmt. Diese Effekte erklären sich dadurch, daß Biguanide sich in der Membran der Mitochondrien anreichern und den Eintritt der Brenztraubensäure, die in der Zelle aus Milchsäure gebildet wird, behindern. Die Brenztraubensäure findet daher keinen Zugang zur Oxidation im Citratcyclus oder zur Gluconeogenese, so daß der Rückstau von Brenztraubensäure und damit von Milchsäure verständlich wird (Abb. 27.10).

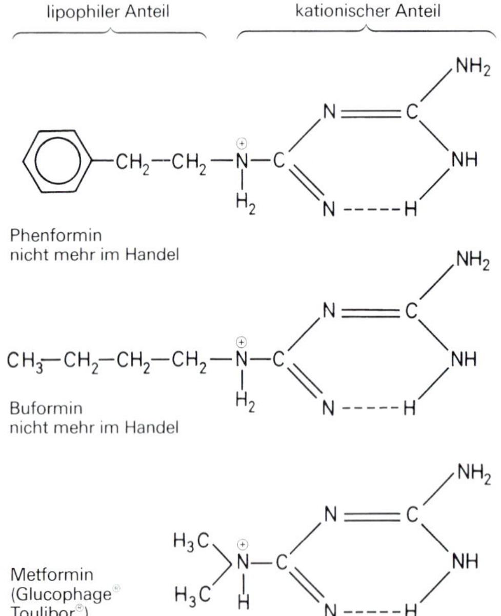

Abb. 27.9 Struktur von stoffwechselwirksamen Biguaniden. Je länger der lipophile Anteil des Moleküls, desto fester wird der den Substrattransport störende kationische Anteil an die Mitochondrienmembran gebunden. Nur das flüchtig wirkende Metformin ist noch zugelassen.

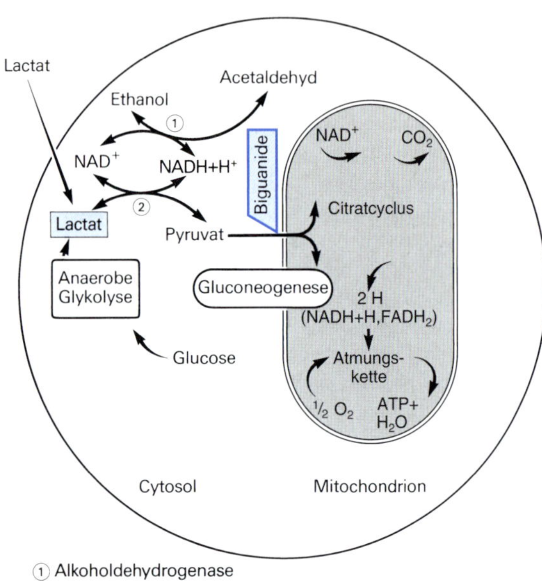

Abb. 27.10 Biguanide hemmen den Substratfluß in die Mitochondrien und damit die Lactatverwertung (Lactacidose), die Gluconeogenese und die ATP-Synthese. Ethanol verbraucht NAD^+ und hemmt die Bildung von Pyruvat aus Lactat.

Der Membraneffekt der Biguanide ist besonders dann ausgeprägt, wenn diese Verbindungen durch eine hydrophobe Seitenkette in die Lage versetzt werden, sich in Lipidmembranen anzureichern. Solche Verbindungen, wie das Phenformin und das Buformin, wurden wegen der höheren Gefahr der Lactacidose 1978 nach fast zwanzigjähriger, breiter Anwendung in Deutschland vom Markt genommen. Allein das Metformin[1] ist auch heute noch erhältlich. Diese Substanz wird unverändert und schnell über die Niere ausgeschieden, so daß eine Plasmahalbwertszeit von nur 2 h resultiert. Damit ist die Gefahr einer langanhaltenden Wirkung auf den Leberstoffwechsel gebannt. Wie alle Biguanide kann auch das Metformin Lactacidosen auslösen, wenn seine Ausscheidung über die Niere verzögert erfolgt. Das ist besonders bei Patienten mit akutem Nierenversagen beschrieben worden. Sonst aber kommt es durch die kurze Verweildauer im Organismus nicht zu schwerwiegenden Störungen des oxidativen Zellstoffwechsels.

Die Ursache der blutzuckersenkenden Wirkung der Biguanide bei Diabetikern ist komplex. Der Effekt tritt innerhalb von mehreren Tagen auf, während Sulfonylharnstoffe sofort wirksam sind. Er erklärt sich aus einer Hemmung der Glucoseresorption im Darm, aus einer Störung der Glucoseneubildung in der Leber und aus einer verstärkten Wirkung von Insulin, insbesondere im Muskelgewebe, wie tierexperimentell nachgewiesen wurde. Im Gegensatz zu den Sulfonylharnstoffderivaten wirken Biguanide beim Stoffwechselgesunden nicht

[1] Glucophage®, Toulibor®

blutzuckersenkend. Schwere hypoglykämische Reaktionen treten im Gegensatz zu den Sulfonylharnstoffderivaten beim diabetischen Patienten extrem selten auf. Sie werden meistens dann beobachtet, wenn nach Einnahme von Biguaniden Alkohol in größeren Mengen getrunken wird.

Die **Lactacidose** ist ein gefährlicher Zwischenfall, weil die Hälfte der Patienten sie nicht überlebt, wenn erst ein komatöser Zustand eingetreten ist. Besonders gefährdet sind Patienten mit Nieren- und Lebererkrankungen und Alkoholiker. Aber auch bei älteren Menschen in schlechtem Ernährungszustand kann diese Komplikation auftreten. Eine Gewebshypoxie kann die auslösende Ursache für die Lactacidose sein, die durch die Anwesenheit von Biguaniden unterstützt wird. So ist verständlich, daß Patienten mit Herzinsuffizienz oder mit schweren Infektionskrankheiten, schließlich Menschen, die sich einer Operation unterziehen müssen, von der Biguanidbehandlung ausgenommen werden sollten. Man muß sich bei der Indikationsstellung vor Augen halten, daß jeder Patient unvorhergesehen durch einen Herzinfarkt oder einen Verkehrsunfall in eine Stoffwechselsituation geraten kann, in der Biguanide eine Lactacidose begünstigen können. Metformin wirkt nur in Anwesenheit von Insulin, es wird daher, ähnlich wie die Sulfonylharnstoffe, beim Typ-II-Diabetes eingesetzt, der nicht insulinabhängig ist. Unter Beachtung der Kontraindikationen kann Metformin auch mit Sulfonylharnstoffen kombiniert werden. Die Kombination ist zwar manchmal wirksamer als die Monotherapie mit einem der beiden Partner allein, bei ungenügender Wirkung der Tablettenbehandlung ist jedoch meistens eine Umstellung auf Insulin geboten.

Metformin wird ausschließlich über die Nieren ausgeschieden. Die Plasma-Halbwertszeit beträgt 1,5 bis 4,5 Std. Die Tagesdosen liegen zwischen 0,5 bis 2,5 g. Um die Unverträglichkeitserscheinungen vom Magen-Darm-Trakt, wie Diarrhö, Übelkeit und Flatulenz geringzuhalten, beginnt die Behandlung einschleichend mit Dosen von 0,5 bis 1 g oder 850 mg der Retardform. In Abhängigkeit von der Stoffwechsellage wird die Dosis schrittweise erhöht. Eine Tagesdosis von 2,5 g Metformin sollte nicht überschritten werden.

Da Metformin über die Niere ausgeschieden wird und sich bei Niereninsuffizienz schnell im Körper anreichert, ist eine Voraussetzung für die Anwendung von Metformin, daß eine ausreichende Nierenfunktion (Creatinin-Clearance über 80 ml/min) gesichert ist. Bei älteren Patienten muß die Creatinin-Clearance gemessen werden. Allgemein sollten unter der Behandlung in halbjährlichem Abstand die Serum-Creatinin-Werte bestimmt werden. Jenseits des 70. Lebensjahres sollte Metformin nicht mehr gegeben werden.

27.3.3 Hemmer der Resorption von Nährstoffen, insbesondere von Kohlenhydraten

Guar

Ballaststoffe in der Nahrung können die Motilität von Magen und Darm beeinflussen und die Resorption von Glucose verzögern. Therapeutisch eingesetzt wird das Guar[1], ein aus der Guar-Bohne gewonnenes, aus Mannose-Molekülen zusammengesetztes Polysaccharid, das außerdem Galaktose enthält. Mit Wasser bildet Guar ein visköses Kolloid, so daß flüssige oder wäßrige Nahrung durch seinen Zusatz viskös und damit länger im Magen zurückgehalten wird. Auch die Darmpassage erfolgt verzögert. Guar bindet Nährstoffe, und das Gel lagert sich auf die Dünndarmschleimhaut, so daß die Nahrungsstoffe die resorbierende Oberfläche verzögert erreichen. Daher kann die Einnahme von Guar den Blutzuckeranstieg nach einer kohlenhydratreichen Mahlzeit dämpfen und verzögern. Durch Glätten der Blutzuckerspitzen kann die Ausscheidung von Glucose im Harn vermindert werden.

Ein geringer Effekt ist auch auf Cholesterin- und Triglyceridspiegel im Plasma beschrieben worden. Eine Senkung der Cholesterin-Werte wird auf eine Resorptionsverzögerung von Gallensäuren zurückgeführt. Eine Wirkung also, die der des Colestyramins entsprechen würde, jedoch geringer und unzuverlässiger eintritt.

Guar wird vor den Mahlzeiten meistens in einer Dosis von 5 g aufgeschwemmt, in einem Viertelliter kalter Flüssigkeit eingenommen.

Unerwünschte Wirkungen dieser nicht resorbierbaren Substanz beschränken sich auf Abneigung der Patienten gegen Konsistenz und Volumen des Guar-Trunkes.

Alle günstigen Wirkungen von Guar auf den Stoffwechsel können vermutlich auch durch diätetische Beschränkungen und eine Diät, die reich an Ballaststoffen ist, erzielt werden.

Enzym-Hemmstoffe

Eine Gruppe von anderen Substanzen hemmt die enzymatische Spaltung von Stärke oder von Rohrzucker und anderen Disacchariden im Darm. Dadurch wird aus den Nahrungsstoffen verzögert Glucose freigesetzt, die dann resorbiert werden kann. Dementsprechend steigen nach einer Kohlenhydratmahlzeit auch in Gegenwart dieser Enzymhemmstoffe (**Hemmstoffe der Glucosidase und der Amylase**; Acarbose[2], Miglitol[3]) die Blutglucose-Werte langsamer an, so daß extreme Schwankungen der Blutzuckerwerte nach den Mahlzeiten vermieden werden und die Patienten besser einzustellen sind.

---

[1] Guar Verlan® Granulat
[2] Glucobay®
[3] Diastabol®

Durch diese Enzymhemmstoffe kann es zu einer Malabsorption von Nahrungsstoffen kommen, so daß Kohlenhydrate tiefere und von Bakterien besiedelte Darmabschnitte erreichen. Sie werden dann hier von Darmbakterien abgebaut unter Gasentwicklung, so daß Flatulenz und Meteorismus, Bauchschmerzen und Durchfälle auftreten. Diese Effekte versucht man über eine einschleichende und niedrige Dosierung zurückzudrängen.

27.4 Glucagon

In den Langerhansschen Inseln der Bauchspeicheldrüse finden sich neben den insulinbildenden B-Zellen A-Zellen, die Glucagon freisetzen. Möglicherweise ist die enge Nachbarschaft der glucagonbildenden A-Zellen und der B-Zellen, in denen Insulin entsteht, von Bedeutung, weil sie beiden Zelltypen die Möglichkeit gibt, sich gegenseitig unmittelbar zu beeinflussen. Im Gegensatz zum Insulin, durch das die Nahrungsstoffe in Speicher eingelagert werden, führt Glucagon zu einer Mobilisierung von Glucose und Fettsäuren. Es ist also das Hormon des Mangels, das im Hunger Substrate bereitstellt. Insulin dagegen wird, wenn Substrate im Überfluß angeboten werden, ihre Speicherung einleiten. Ein Anstieg der Plasma-Glucose-Konzentration führt zu einer vermehrten Insulinsekretion und hemmt gleichzeitig die Abgabe von Glucagon. Trotzdem sind Insulin und Glucagon nicht in jedem Falle entgegengesetzt wirksam. Ein Anstieg der Aminosäurekonzentration im Blut stimuliert die Sekretion beider Hormone, wobei Insulin die Verwertung der Aminosäuren bei der Proteinsynthese begünstigt, während unter der Wirkung von Glucagon Aminosäuren desaminiert und für die Glucoseneubildung verwendet werden.

Glucagon ist wie Insulin ein Peptid, besteht jedoch nur aus einer Kette von 29 Aminosäuren. Das Molekül enthält kein Cystein und weist daher auch keine Schwefelbrücken auf.

27.4.1 Wirkungen von Glucagon

Ähnlich wie Insulin reagiert auch Glucagon mit einem Rezeptor an der äußeren Zellmembran (vgl. Abb. 27.11). Die Aktivierung des Hormonrezeptors führt in der Zelle zur Bildung eines „zweiten Botenstoffes“ (second messenger), dem cyclischen Adenosin-3′-5′-Monophosphat (cAMP). Das Peptidhormon, das selbst die Zellmembran nicht durchdringen kann, bedient sich also über den Rezeptor eines intrazellulären Transmitters, eben des cAMP's, das dann zur Aktivierung von Proteinkinasen im Zellinneren führt. Diese Enzyme können Enzymproteine phosphorylieren und dadurch den Stoffwechsel verändern. Durch eine solche Phosphorylierung wird in der Leber die Glykogenphosphorylase aktiviert und die Spaltung von Glykogen eingeleitet. Gleichzeitig ist die Neusynthese von Glykogen gehemmt, weil die Glykogensynthetase durch die Phosphorylierung inaktiviert wird. Das Ergebnis dieser Wirkungen ist, daß **Glucagon** über cAMP **die Glykogenreserven in der Leber mobilisiert**, so daß Glucose in das Blut gelangt. Dieser Effekt wird unterstützt durch eine **gleichzeitige Zunahme der Glucoseneubildung** aus entsprechenden Vorstufen, z.B. aus Aminosäuren oder Abbauprodukten der Glykolyse, wie Milchsäure bzw. Brenztraubensäure. Bei der Umwandlung von Aminosäuren in Glucose wird Stickstoff frei, so daß ebenfalls die **Harnstoffsynthese in der Leber** unter der Wirkung von Glucagon ansteigt.

Im **Fettgewebe** führt Glucagon zu einer **Spaltung des Depotfetts**. Dadurch wird gespeicherte Energie beim Hunger mobilisiert. Glucagon ist also nicht nur ein Hormon des Glucosemangels, sondern wird auch dann freigesetzt, wenn Energieträger im Stoffwechsel ganz allgemein fehlen. Es ist daher sinnvoll, daß nicht nur ein Anstieg der Glucosekonzentration im Blut, sondern ebenso eine Zunahme der Konzentration an freien Fettsäuren die Abgabe von Glucagon aus der Pankreasinsel hemmt. Andererseits gehen Zustände, bei denen ein erhöhter Bedarf an Stoffwechselenergie besteht, z.B. bei körperlicher Arbeit oder im Hunger, mit einer vermehrten Glucagonsekretion einher.

Bei hohen Konzentrationen von Glucagon treten zusätzliche Effekte auf, die ebenfalls therapeutisch ausgenutzt werden können. Hierzu gehört eine positiv inotrope Wirkung am Herzen, die möglicherweise auch über cAMP vermittelt wird, ferner eine spasmolytische Wirkung am Darm und ein hemmender Einfluß auf die Salzsäureproduktion des Magens.

27.4.2 Therapie mit Glucagon

Während Insulin durch seine Bedeutung in der Therapie des Diabetes mellitus zu einem der wichtigsten Medikamente unserer Zeit wurde, findet sich nur selten Veranlassung, die typische Wirkung des Glucagon[1] therapeutisch beim Menschen zu nutzen.

Eine wichtige **Indikation** sind **schwere hypoglykämische Zustände**, bei denen Glucagon injiziert wird, um Kohlenhydratreserven der Leber rasch zu mobilisieren und die Glucoseneubildung zu fördern.

Eine gezielte Hemmung der Glucagonsekretion könnte in Zukunft Bedeutung für die Behandlung des Diabetes mellitus gewinnen. Verschiedentlich ist ge-

[1] GlucaGen®

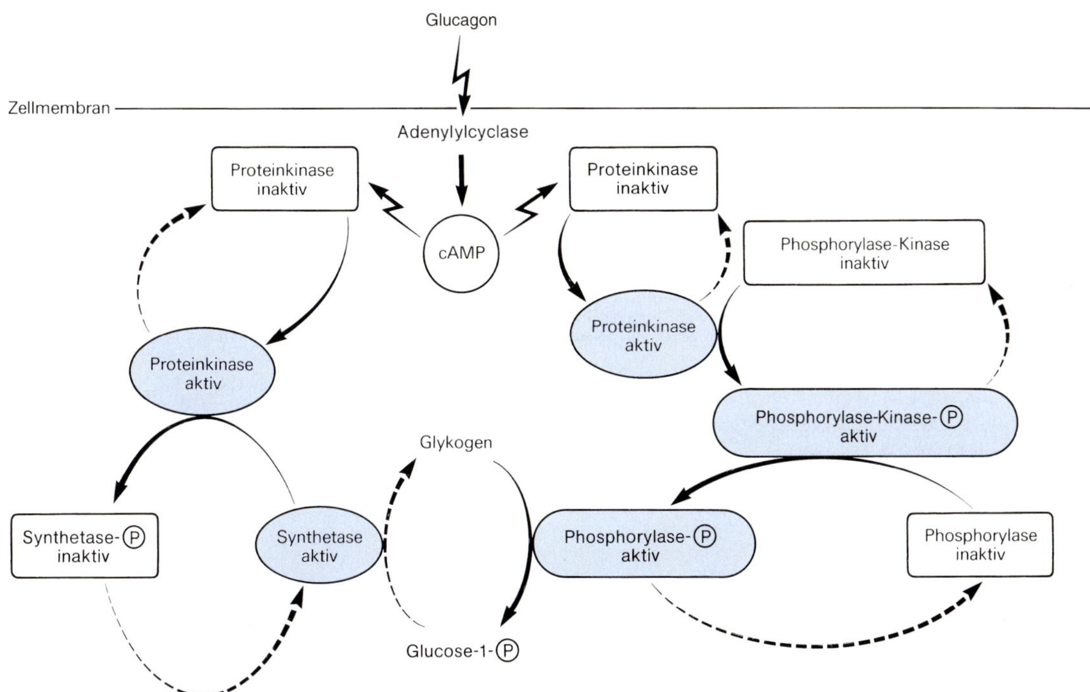

Abb. 27.11 Wirkung von Glucagon in der Zelle. Der Kontakt von Glucagon mit der Zellmembran aktiviert die Adenylatcyclase. Als „zweiter Botenstoff" in der Zelle entsteht cAMP. In der Leber führt das zur Glykogenolyse, Gluconeogenese und Harnstoffsynthese, im Fettgewebe zur Lipolyse.

zeigt worden, daß im Tierexperiment Sulfonylharnstoffe die Glucagonsekretion hemmen, ein Effekt, der beim Menschen noch nicht sicher nachgewiesen wurde, aber die blutzuckersenkende Wirkung unterstützen könnte.

Eine wichtige Rolle spielt Glucagon auch in der Behandlung der durch Insulin oder Sulfonylharnstoffe ausgelösten Hypoglykämie. Besonders bei hypoglykämischen Zwischenfällen im Kindesalter hat sich Glucagon bewährt, weil es auch bei intramuskulärer Injektion zur Wirkung kommt, während Glucose intravenös zugeführt werden muß und insbesondere bei Kindern im hypoglykämischen Schock der venöse Zugang gelegentlich nicht schnell genug gefunden wird.

Eine andere Indikation beruhte auf der positiv inotropen und chronotropen Wirkung von Glucagon am Herzen. Dieser Effekt wurde ausgenutzt, um die Schlagarbeit des Herzens zu erhöhen und eine schwere Herzinsuffizienz, zumindest für eine kurze Zeitspanne, zu überbrücken. Glucagon mußte auch hier injiziert werden und löste in den hohen Dosen, die erforderlich waren, Übelkeit und Erbrechen aus. Gegenüber den sympathomimetisch wirkenden Aminen hatte Glucagon den Vorteil, am Herzen seltener Rhythmusstörungen auszulösen.

Behandlung von hypoglykämischen Zuständen bei Tumorerkrankungen des Pankreas

Hypoglykämien, die durch eine vermehrte Insulinproduktion und/oder -abgabe aus den Inselzellen des Pankreas verursacht wurden, z.B. durch benigne und/oder maligne Insulinome, können mit Diazoxid[1] (S. 500) behandelt werden. Auf dem US-Markt ist für diese Indikation zusätzlich Streptozocin[2] verfügbar, das selektiv in Pankreas-Tumorzellen – auch metastasierten – aufgenommen wird. Die Anwendung dieser alkylierenden Verbindung wird mit Fluorouracil (vgl. S. 964) vorgenommen. Hinsichtlich des Behandlungsregimes und der zu beachtenden Vorsichtsmaßnahmen muß hier auf die einschlägige Fachliteratur verwiesen werden.

[1] Proglicem®
[2] Zanosar®

Weiterführende Literatur

Asmal, C. A./Marble, A.: Oral hypoglycemic agents – An update. Drugs **28**, 62 (1984).

Broder, L. E., Carter, S.K. (1973): Pancreatic Islet Cell Carcinoma (II). Results of Therapy with Streptozocin in 52 Patients, Ann. Intern. Med. 79, 108-118.

Czech, M. P. (Ed.): Molecular basis of insulin action. Plenum Press, New York 1985.

Diabetes Control and Complications Trial Research Group. N. Engl. J. Med. **329**, 977 (1993).

Hammond, P./Wallis, S.: Cerebral oedema in diabetic ketoacidosis. Brit. Med. J. **305**, 203 (1992).

Hardman, J. G. et. al.: The Pharmacological Basis of Therapeutics (Eds.: Goodman-Gilman, A. et. al.), 9th edition, McGraw-Hill, New York 1996.

Hasselblatt, A. und F. von Bruchhausen (Ed.): Insulin II. Handb. exper. Pharm. 32. Springer, New York 1975.

Jackson, J. E./Bressler, R.: Clinical pharmacology of sulphonylurea hypoglycemic agents. Drugs **22**, 211 (1981).

Larner, J.: Insulin and oral hypoglycemic drugs; Glucagon. In: The Pharmacological Basis of Therapeutics (Eds.: Goodman-Gilman, A. et al.), 7th edition, McGraw-Hill, New York 1985.

Lefèbvre, P. J. (Ed.): Glucagon I und II. Handb. exper. Pharm. 66. Springer, Berlin 1983.

Panten, U./Lenzen, S., in: „The Energetics of Secretion Responses“ (J. W. N. Akkerman, Ed.). CRC-Press; Boca Raton; Florida 1988, II, 109–123.

Sauer, H.: Aktuelle Aspekte der Insulintherapie. Dtsch. Ärztebl. **79**, 29–40 (1983).

Stellungnahmen der Deutschen Diabetes-Gesellschaft (Korr. Adr.: H. Otto): Die ärztliche Führung der graviden Diabetikerin. Dtsch. Ärztebl. **79**, 37 (1982).

Orale Diabetestherapie mit Medikamenten vom Typ der Sulfonylharnstoffe. Dtsch. Ärztebl. **80**, 38 (1983).

Therapie des Diabetes mellitus: Einstellungskriterien und Erfolgskontrollen. Dtsch. Med. Wschr. **110**, 477 (1985).

UK Prospective Diabetes Study Group: Effect of intensive blood glucose control with sulphonylureas. Lancet **352**, 837, 1998.

UK Prospective Diabetes Study Group: Effect of intensive blood glucose control with metformin. Lancet **352**, 854, 1998.

28 Endokrinpharmakologie[1]

Pharmakotherapie mit Hormonen

R. Gärtner, München, und E. Haen, Regensburg

Der Terminus „Hormon“ kommt aus dem Griechischen und bedeutet „antreiben“, „in Bewegung setzen“. Hormone bilden zusammen mit den Neurotransmittern und den immunologischen Botenstoffen (Cytokinen) die drei miteinander verbundenen und interagierenden Informationsübertragungssysteme des Körpers.

Hormone sind Botenstoffe, die nach der historischen Definition in bestimmten Organen (Drüsen mit innerer Sekretion, endokrine Organe) gebildet und in das Blut abgegeben werden und in anderen Organen – meist fernab – ihre Wirkung entfalten. Diese Definition trifft heute nicht mehr ganz zu. Es wurden in den letzten Jahrzehnten verschiedene hormonähnliche Substanzen entdeckt, z.B. Prostaglandine, Wachstumsfaktoren u.a., die am Ort ihrer Bildung wirksam werden und nicht erst nach Transport über den Blutkreislauf an entfernten Organen. Man unterscheidet heute zwischen

- endokriner Funktion (entspricht der klassischen historischen Definition),
- parakriner Funktion (ein Hormon wird in einer Zelle gebildet, abgegeben und übt in einer benachbarten Zelle unter Umgehung des Blutkreislaufs seine Wirkung aus) und
- autokriner Funktion (das Hormon übt in der Zelle eine bestimmte Wirkung aus, in der es gebildet wird).

Hormone sind essentiell für die Erhaltung des Individuums und die Erhaltung der Art. Die Hormonwirkungen können in vier Hauptbereiche zusammengefaßt werden:

- Aufrechterhaltung des internen Milieus (z.B. Elektrolythaushalt, Mineralhaushalt),
- Energieproduktion und -nutzung, Reaktionen auf Notfallsituationen (Hunger, Streß, Unfall, Infektionen),
- Wachstum und Entwicklung und
- Fortpflanzung.

Fast alle lebenswichtigen Funktionen werden durch zwei oder mehr Hormonsysteme abgesichert.

Im Prinzip kommen bei allen Wirbeltierspezies die gleichen endokrinen Drüsen vor. Stoffe mit Hormonwirkung treten im Laufe der Entwicklungsgeschichte im Tierreich schon sehr früh auf, z.B. bei Krebsen und Mollusken.

Es besteht, von Ausnahmen bei den Peptid- und Proteohormonen abgesehen, keine Artspezifität hinsichtlich der produzierten Hormone. So bilden z.B. sämtliche Wirbeltiere die identischen Schilddrüsen- und Steroidhormone. Das gleiche Hormon hat aber bei verschiedenen Spezies z.T. unterschiedliche Wirkungen.

Klinisch verursacht der Mangel an Hormonen ebenso wie deren Überproduktion Krankheiten, die eine therapeutische Intervention erfordern (Substitutionstherapie z.B. bei Morbus Addison, Hypogonadismus, Diabetes, Hypothyreose; Suppressionstherapie z.B. bei Akromegalie, Morbus Cushing, Hyperthyreose, Hyperprolaktinämie). Mit pharmakologischen Dosen, die über die physiologische Eigenproduktion des Körpers hinausge-

Tabelle 28.1: International übliche Abkürzungen für Hormone (zumeist auf englische Begriffe zurückgehend)

ACTH	adrenocorticotropes Hormon = Corticotropin
ADH	antidiuretisches Hormon = Vasopressin
CRH	Freisetzungshormon für Corticotropin = Corticoliberin (engl. releasing hormone)
CT	Calcitonin
DOC	Desoxycorticosteron
DOCA	Desoxycorticosteron-acetat
FSH	Follikel-stimulierendes Hormon = Follitropin
GH	Wachstumshormon (engl. growth hormone)
= STH	somatotropes Hormon = Somatotropin
GnRH	Freisetzungshormon für Gonadotropin = Gonadoliberin
= LHRH	Freisetzungshormon für das luteinisierende Hormon
GRH	Freisetzungshormon für Wachstumshormon
HCG	humanes Choriongonadotropin
HCS	humanes Chorionsomatotropin
= HPL	humanes Placentalactogen
HMG	humanes Menopausengonadotropin
LH	luteinisierendes Hormon = Lutropin
= ICSH	Hormon zur Stimulierung der interstitiellen Zellen
MSH	Melanocyten-stimulierendes Hormon
PIF	Prolaktin-Hemmfaktor (engl. inhibiting factor)
PMSG	Gonadotropin aus dem Serum trächtiger Stuten
= PMS	(engl. pregnant mare serum gonadotropin)
PTH	Parathormon = Parathyrin
T_3	Triiodthyronin = Liothyronin
T_4	Tetraiodthyronin = Thyroxin
TRH	Thyrotropin-Freisetzungshormon = Thyroliberin
= TRF	Thyrotropin-Freisetzungsfaktor
TSH	Schilddrüsen-(Thyroidea-)stimulierendes Hormon = Thyrotropin

[1] Auf der Grundlage des Kapitels von F. Neumann, Berlin, B. Schenck, Herne, H. Schleusener, Berlin, H. U. Schweikert, Bonn, sowie K.-G. Eckert und E. Haen, München, in der 7. Auflage

hen, können klinisch erwünschte therapeutische Effekte erzielt werden (z.B. entzündungshemmende Wirkungen der Glucocorticoide).

Hormone entfalten ihre physiologische Wirkung in z.T. extrem niedrigen Konzentrationen, 10^{-11}–10^{-12} mol/l. Sie werden im allgemeinen mit der gleichen Geschwindigkeit inaktiviert, mit der sie Funktionen regulieren, d. h. in Minuten bis Stunden.

Die in diesem Kapitel benutzten Abkürzungen für Hormone sind in Tab. 28.1 aufgeführt.

28.1 Allgemeine Biochemie der Hormone

28.1.1 Chemie der Hormone

Es gibt vier Hauptgruppen von Hormonen:

1) Glykoproteine: Dazu gehören die Gonadotropine FSH, LH, HCG und das TSH.
2) Steroidhormone, zu denen die Sexualhormone und die Hormone der Nebennierenrinde gehören.
3) Proteo- und Peptidhormone: Dazu gehören u.a. Wachstumshormon, Prolaktin, Insulin, ACTH und Calcitonin. Auch bei den hypothalamischen Freisetzungshormonen handelt es sich um Peptide.
4) Hormone, die sich von Aminosäuren ableiten, wie Thyroxin (T_4), Triiodthyronin (T_3) und Adrenalin.

28.1.2 Transport der Hormone

Die Organe, an denen Hormone wirken, nennt man Erfolgs- oder Zielorgane (engl. target organs). Beim Transport von einigen nicht wasserlöslichen Hormonen im Blut spielen Transportproteine eine Rolle. Das gilt z.B. für die Steroidhormone und die Schilddrüsenhormone. In Tab. 28.2 sind diese Transportproteine aufgeführt.

Diese Bindungsproteine werden in der Leber synthetisiert. Ihre Serumkonzentrationen steigen regelhaft in der Schwangerschaft oder unter Oestrogeneinfluß an und sind bei Leber- und Nierenerkrankungen erniedrigt. Dadurch ändern sich die jeweiligen Gesamthormonspiegel, die freien Hormonspiegel jedoch, die für die biologische Aktivität verantwortlich sind, bleiben in der Regel normal. Eine Reihe von Medikamenten können mit den Bindungsstellen der Hormone an den Transportproteinen konkurrieren, was ebenfalls zu Veränderungen der freien Hormonkonzentrationen führen kann. Klinisch-pharmakologisch ist dies wichtig für die Interpretation von Hormonwerten, die meist als Gesamthormonspiegel angegeben werden.

Tabelle 28.2: Transportproteine für Hormone

Hormon	Transportprotein
Schilddrüsenhormone (T_3, T_4)	TBG[1] = Thyroxin-bindendes Globulin TBPA[1] = Thyroxin-bindendes Präalbumin
Glucocorticoide	Transcortin oder CBG = Corticoid-bindendes Globulin
Oestrogene Androgene Gestagene	SHBG = Sexualhormon-bindendes Globulin

[1] Die Gesamtheit des an Plasmaproteine gebundenen Iods wird mit PBI bezeichnet (engl. protein bound iodine).

28.1.3 Wirkungsmechanismen von Hormonen

Da Hormone mit dem Blut transportiert werden, könnte man annehmen, daß sie sich in allen Geweben und Organen, je nach Durchblutung, mehr oder weniger gleichmäßig verteilen. Für die meisten Hormone trifft dies aber nicht zu. Wenn man z.B. radioaktiv markiertes Oestradiol oder Progesteron an ein Versuchstier verabfolgt und dann die Radioaktivität im Uterus und der quergestreiften Muskulatur über die Zeit mißt, dann sieht man, daß die Radioaktivität aus dem Muskel rasch verschwindet, während sie im Uterus sehr viel länger nachweisbar ist (s. Abb. 28.1). Das hat seinen Grund darin, daß es für Hormone spezifische Rezeptoren gibt, deren Konzentrationen in den einzelnen Organen unterschiedlich sein kann. Für die meisten Steroid-, aber auch Schilddrüsenhormonrezeptoren gibt es verschiedene Rezeptor-Isoformen (α- und β-Rezeptoren für Oestradiol oder heterodimere α_1-, α_2-, β_1-, β_2-Rezeptoren für Triiodthyronin), deren Expression und Aktivität gewebetypisch reguliert wird. Oestrogenrezeptoren der Gefäßendothelien, des Knochens und der Leber sind β-E_2-Rezeptoren, die des Uterus α-E_2-Rezeptoren. Die Schilddrüsenhormonrezeptoren (TR) des Herzmuskels und des Gehirns sind $TR\alpha_1$-Rezeptoren, $TR\beta_1$-Rezeptoren sind vorwiegend in der Niere und Leber exprimiert. Dies bedeutet also, daß die einzelnen Organe zumindest partiell die Wirkung der Hormone selbst regulieren.

Hormone gehören zu den regulativen Stoffen. Ganz allgemein besteht ihr Wirkungsmechanismus darin, eine Zielzelle oder ein Zielgewebe zu einer spezifischen Leistung anzuregen. Augenblicklich werden zwei verschie-

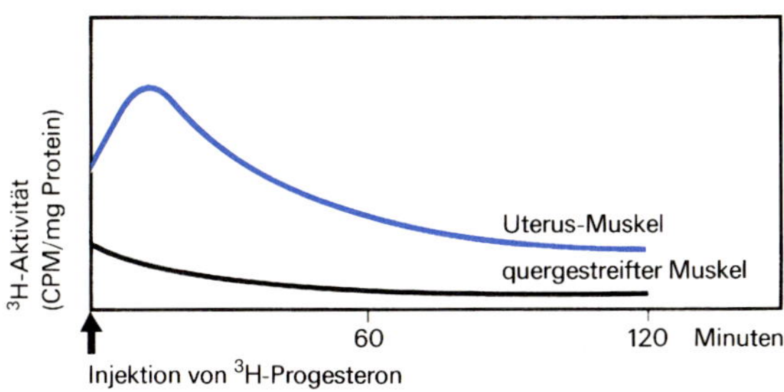

Abb. 28.1 Nachweis der Bindung von Progesteron in der Uterus-Muskulatur. Nach Injektion von ^{3}H-markiertem Progesteron wird die Radioaktivität in der Muskulatur des Uterus rasch aufgenommen und langsam wieder abgegeben. Im Unterschied dazu reichert die quergestreifte Muskulatur, die offenbar keine spezifischen Bindungsstellen für dieses Hormon besitzt, das ^{3}H-markierte Progesteron nicht an (nach Wiest und Rao, In: Advances in the Biosciences 7, Pergamon Press, Oxford 1971).

dene molekulare Wirkungsmechanismen unterschieden, einer für Proteopeptid- sowie Glykoproteinhormone und einer für Steroid- und Schilddrüsenhormone.

Wirkungsmechanismus der Peptid- und Proteohormone

Peptidhormone sind hydrophil und deshalb nicht in der Lage, die Zellmembran zu passieren. Deshalb muß das Hormonsignal über Rezeptoren in der Zellmembran vermittelt werden. Solche Membranrezeptoren bestehen in der Regel aus einem Rezeptorprotein, das sich durch die ganze Membran erstreckt und extra- sowie intrazelluläre Interaktionsstellen aufweist. Nach der Interaktion zwischen diesem Rezeptorprotein und seinem Liganden auf der extrazellulären Seite der Zellmembran kommt es je nach Rezeptor zu einer G-Protein-vermittelten Hemmung oder Stimulierung eines intrazellulären Enzyms (z.B. Adenylylcyclase, Phospholipase C), zu einer G-Protein-vermittelten oder direkten Beeinflussung eines Ionenkanals oder zur Aktivierung einer Rezeptor-Tyrosinkinase (s. Kap. 2, S.116). Intrazellulär kommt es zur Bildung von sekundären Botenstoffen (engl. second messenger, z.B. cAMP, cGMP, IP_3, DAG etc.); häufig wird die intrazelluläre Ca^{2+}-Ionen-Konzentration verändert (Beeinflussung des Ca^{2+}-Einstroms in die Zelle und/oder der intrazellulären Ca^{2+}-Verteilung, z.B. der Ca^{2+}-Speicherung im endoplasmatischen Reticulum). Die so völlig voneinander verschiedenen Wirkungen der Peptid- und Proteohormone werden über die unterschiedliche Ausstattung der Zellen mit den verschiedenen Rezeptoren und den nachgeschalteten sekundären Botenstoffen vermittelt. Offensichtlich sind dabei auf verschiedenen Ebenen stimulierende und hemmende Einflüsse miteinander verbunden. Was als Hormonwirkung aber letztlich resultiert, hängt nicht zuletzt von der enzymatischen Ausstattung der Zellen des Zielorgans ab. So wird z.B. in Nebennierenrindenzellen die Synthese von Glucocorticoiden angeregt, im Hoden aber die Synthese von Androgenen.

Wirkungsmechanismus der Steroid- und Schilddrüsenhormone

Die lipophilen Steroid- und Schilddrüsenhormone sind in der Lage, sich mehr oder weniger gut ins Zellinnere zu verteilen. Mit Ausnahme der Glucocorticoide, die bereits im Cytoplasma an Rezeptoren gebunden werden können, gibt es für Steroid- und Schilddrüsenhormone wahrscheinlich nur Rezeptoren im Zellkern. Fest steht heute jedenfalls, daß der Hormon-Rezeptor-Komplex nach Transformation im Zellkern eine starke Bindung mit der DNA eingeht. Das Rezeptorprotein besitzt u.a. eine hormonbindende und eine DNA-bindende Domäne.

Durch die Stimulierung der RNA-Polymerase wird die Genexpression auf der Ebene der Transkription moduliert, d. h., die Synthese von mRNA (messenger-Ribonucleinsäure oder Boten-RNA) wird in Gang gesetzt, die ihrerseits die Synthese spezifischer Proteine und Enzyme in den Ribosomen anregt (Translation) und somit die eigentliche Hormonwirkung auslöst. Abb. 28.2 gibt grobschematisch den Wirkungsmechanismus der Steroid- und Schilddrüsenhormone wieder. Eine auf diesem Wege induzierte Wirkung tritt erst nach mehreren Stunden bis Tagen ein.

28.1.4 Regulationsmechanismen

Zwischen Hormonproduktion, Ausschüttung (engl. release) und Wirkung bestehen vielseitige Wechselbeziehungen. Die Aktivität der Nebenschilddrüse, d. h. die Ausschüttung von Parathormon (Parathyrin), hängt vom Calciumgehalt des Blutes ab (s. S. 731). Der Stimulus für die Insulinsekretion ist ein Anstieg der Glucosekonzentration im Blut. Dies sind Beispiele für einfache Regelmechanismen.

Die Hormonsynthese und Ausschüttung einiger anderer endokriner Organe werden ihrerseits durch Hormone reguliert. Solche Hormone, deren Funktion darin besteht, die Hormonproduktion anderer endokriner Organe zu regulieren und zu kontrollieren, nennt man „trope“ Hormone. Dazu gehören ACTH, TSH, LH und FSH[1]. Außerdem gibt es hypothalamische Peptidhormone, die die Synthese und Sekretion dieser Hormone des Hypophysenvorderlappens (HVL) regulieren (Freisetzungshormone, engl. releasing hormones). Zu den Freisetzungshormonen gehören TRH, GnRH, GRH und CRH[1].

An einem Beispiel sei ein solches Regulationssystem näher erläutert. Das Hypophysenvorderlappenhormon LH stimuliert die Synthese und Ausschüttung von Androgenen im Hoden. Der Hypophysenvorderlappen selbst ist aber ebenfalls „Befehlsempfänger“, denn die Synthese und Ausschüttung von LH wird durch das

[1] hinsichtlich der Abkürzungen der Hormonbezeichnungen s. Tab. 28.1

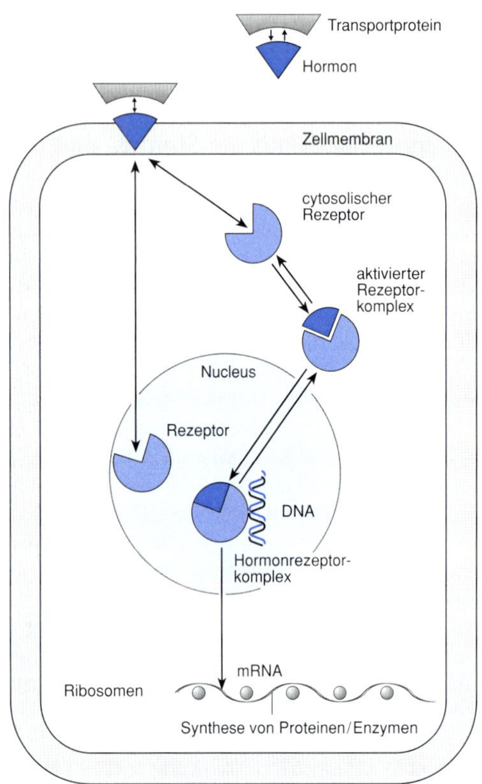

Abb. 28.2 Schematische Darstellung des zellulären Wirkungsmechanismus von Steroid- und Schilddrüsenhormonen. Das Hormon gelangt durch Diffusion in die Zelle und an das Rezeptorprotein. Der Rezeptor wird transformiert und bindet mit hoher Affinität an die DNA. Das Enzym RNA-Polymerase regt die Synthese von mRNA an (Transkription). mRNA gelangt an die Ribosomen und stimuliert die Synthese von Proteinen, Enzymen usw. (Translation).

hypothalamische Freisetzungshormon GnRH (engl. gonadotropin releasing hormone) gesteuert. Freisetzungshormone werden in bestimmten Kerngebieten des Zwischenhirns gebildet. Die Aktivität jener hypothalamischen Zentren, die das GnRH bilden, hängt umgekehrt proportional von der Konzentration der Androgene im Blut ab. Ist also die Androgenkonzentration im Blut hoch, so wird wenig GnRH gebildet und umgekehrt. Bei einem solchen sich weitgehend selbst steuernden Regelkreis spricht man von einer Rückkopplung mit negativer Wirkung (engl. negative feedback; s. Abb. 28.3). Bei der Regulation der Schilddrüsen-, Gonaden- und Nebennierenrindenfunktion spielt die Rückkopplung mit negativer Wirkung eine übergeordnete Rolle. Der Therapeut muß wissen, daß er bei der Anwendung von Schilddrüsen-, Sexual- oder Nebennierenrindenhormonen entscheidend in diesen Regelkreis eingreift.

Eine Rückkopplung mit positiver Wirkung (engl. positive feedback) liegt dann vor, wenn ein peripheres Hormon die Bildung des übergeordneten tropen Hormons stimuliert; dies spielt bei Sexualhormonen und Gonadotropinen eine Rolle. Bei den Oestrogenen (Follikelhormone) und Gestagenen (Gelbkörperhormone) dominiert zwar die negative Rückkopplung auf die entsprechenden Zentren des Hypothalamus (Hemmung von GnRH), unter bestimmten Bedingungen kann aber auch eine positive Rückkopplung vorliegen; d. h., Oestrogene können die Ausschüttung von LH stimulieren. Dieser Mechanismus spielt bei der Ovulationsauslösung eine ganz entscheidende Rolle (s. S. 698, Abb. 28.20). Bei der positiven Rückkopplung der Oestrogene auf die LH-Sekretion spricht man auch – nach seinem Entdecker – vom Hohlweg-Effekt.

In diesem System ist aber offensichtlich auch eine Modulation durch nichthierarchische Stimuli, gewissermaßen von der Seite her, möglich (engl. feedsideward mechanism, „Seitenkopplung", „Quereinspeisung"), die in ihrer Wirkung eine ausgeprägte Zeitabhängigkeit aufweist: Sanchez de la Peña und Mitarbeiter inkubierten in vitro Nebennieren der Maus mit Hypophysen, die denselben Tieren zu denselben Zeiten entnommen worden waren, und einem wäßrigen Epiphysenhomogenat (Abb. 28.4): Je nach dem Entnahmezeitpunkt der Organe wurde die durch ACTH stimulierte Corticosteronausschüttung durch eine oder mehrere Substanzen aus den Epiphysen entweder verstärkt oder aber gehemmt.

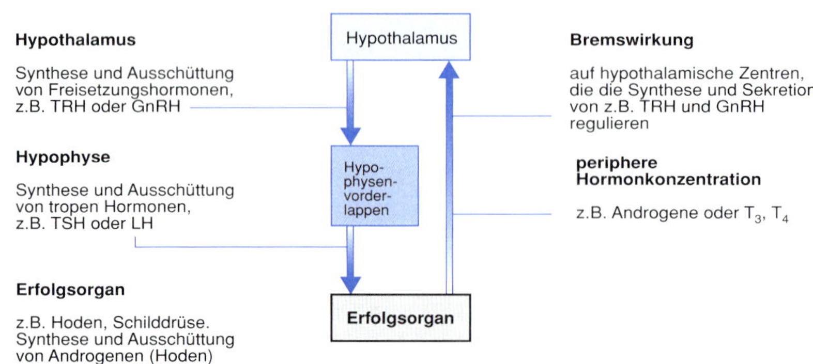

Abb. 28.3 Prinzip der Rückkopplung mit negativer Wirkung (engl. negative feedback). Der Rückkopplungsmechanismus ist ein sich selbst steuernder Regelkreis. Die sekretorische Aktivität des Hypothalamus-Hypophysen-Systems hängt ab von der aktuellen Konzentration des entsprechenden peripheren Hormons (= Istwert). Dadurch wird jede Abweichung von der erforderlichen Hormonkonzentration (= Sollwert) rasch ausgeglichen. Manche peripheren Hormone wirken auch direkt hemmend auf die Sekretion hypophysärer Hormone.

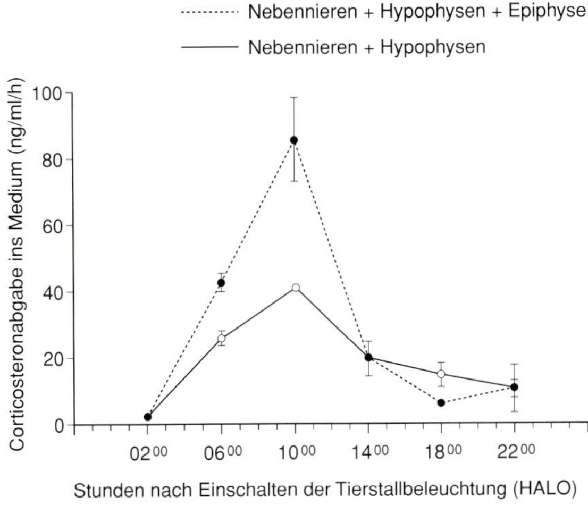

Abb. 28.4 Modulation der Hormonsekretion durch Seitenkopplung („feedsideward"-Mechanismus). Bei Koinkubation von Nebennieren mit Hypophysen in vitro (beide Organe wurden Mäusen zum gleichen Zeitpunkt entnommen) wird erwartungsgemäß im Inkubationsmedium das Glucocorticoid der Nagetiere (Corticosteron) nachgewiesen. Je nach dem Entnahmezeitpunkt ist der Corticosterongehalt des Mediums höher oder niedriger mit einem Maximum kurz vor Ende der Ruhepause der Nagetiere (10 Stunden nach Einschalten der Tierstallbeleuchtung bei 12 Stunden Licht und 12 Stunden Dunkel, L : D = 12 : 12). Wird den beiden Organen auch noch ein Epiphysenhomogenat zugesetzt, so ist die Corticosteronausschüttung im ersten Teil des Ruhe-Aktivitäts-Zyklus der Tiere verstärkt, 8 Stunden später dagegen abgeschwächt: Zum Zeitpunkt des Maximums der Glucocorticoidausschüttung fand sich in einer amerikanischen Untersuchung mehr als doppelt soviel Corticosteron im Inkubationsmedium, 8 Stunden später dagegen nur knapp halb soviel wie ohne Zusatz des Epiphysenhomogenates (modifiziert nach Sanchez de la Peña, S., Halberg, F., Ungar, F., Haus, E., Lakatua, D., Scheving, I. E., Sanchez, E., Vecsei, P., Circadian Pineal Modulation of Pituitary Effect on Murine Corticosterone in vitro. Brain Res. Bull. **10**: 559–565, 1983).

28.2 Neurotransmitter, hypothalamische und hypophysäre Hormone

28.2.1 Neurotransmitter

An dieser Stelle kann nur so viel aufgeführt werden, wie zum Verständnis des Folgenden notwendig ist (s. a. S. 112).

Zu den Neurotransmittern gehören Noradrenalin, Dopamin, Serotonin (= 5-Hydroxytryptamin) sowie die γ-Aminobuttersäure (GABA). Noradrenalin und Dopamin gehören zu den Catecholaminen. Die Synthese und Ausschüttung der hypothalamischen Freisetzungshormone wird durch adrenerge, dopaminerge und serotoninerge Mechanismen reguliert. So wird die Prolaktinsekretion durch Dopamin gehemmt und durch Serotonin stimuliert. Wachstumshormon wird beim Gesunden durch Dopamin stimuliert, beim Akromegalen dagegen gehemmt (s. S. 677). Noradrenalin ist der Neurotransmitter (fördernd) für Gonadotropine, GH (Wachstumshormon) und TSH (thyreotropes Hormon), Serotonin wirkt hemmend. Klinisch wichtig ist heute der therapeutische Einsatz von Dopamin-Agonisten (s. S. 677).

28.2.2 Hypothalamische Freisetzungs- und Hemm-Hormone

Die meisten tropen Hormone des Hypophysenvorderlappens werden durch hypothalamische Freisetzungs-oder Hemm-Hormone reguliert. Es handelt sich um Peptide, die über ein besonderes Gefäßsystem, die Portalgefäße, direkt vom Hypothalamus in die Hypophyse gelangen.

Diagnostische Bedeutung haben TRH (engl. thyreotropin releasing hormone), CRH (engl. corticotropin releasing hormone) und GRH (engl. growth hormone releasing hormone). GnRH und möglicherweise auch GRH haben außerdem therapeutische Bedeutung. Die Sekretion von Wachstumshormon wird durch Somatostatin gehemmt. Ein Derivat des Somatostatins (ein Octapeptid), wird heute bereits klinisch angewendet (s. S. 677). Prolaktin wird im wesentlichen durch einen Hemmfaktor, Dopamin, reguliert. Ob es physiologischerweise ein Freisetzungshormon für Prolaktin gibt, ist umstritten. Pharmakologisch wird die Prolaktinsekretion durch TRH stimuliert. Für die Hypophysenvorderlappenhormone, also TSH, ACTH, und die Gonadotropine LH und FSH gibt es keine Hemmhormone.

Die hypothalamischen Freisetzungshormone wirken physiologischerweise bereits im Nanogrammbereich (Wirkungsmechanismus s. S. 673).

TRH (thyreotropin releasing hormone, Protirelin, Thyroliberin)

TRH ist ein Tripeptid (Struktur s. Abb. 28.5).

Es stimuliert die Synthese und Ausschüttung von TSH. Darüber hinaus stimuliert TRH auch die Prolaktinsekretion. Bei Akromegalen stimuliert TRH auch die GH-Ausschüttung.

Die Halbwertszeit beträgt 5 Minuten, die Ausscheidung erfolgt renal. Da das TRH-Molekül am carboxyterminalen Ende geschützt ist, kann es auch p.o. verabfolgt werden. TRH wird nur zur Diagnose und Differentialdiagnose von Schilddrüsenerkrankungen genutzt.

TRH-Test[1]: Bereits bei geringster Hyperthyreose (ohne klinische Symptomatik) ist der TSH-Anstieg ge-

TRH:
Pyroglu-His-Pro-NH_2

GnRH = LH-RH:
Pyroglu-His-Trp-Ser-Tyr-Gly-Leu-Arg-Pro-Gly-NH_2

Somatostatin:
H-Ala-Gly-Cys-Lys-Asn-Phe-Phe-Trp-Lys-Thr-Phe-Thr-Ser-Cys-OH

CRH:
H-Ser-Gln-Glu-Pro-Pro-Ile-Ser-Leu-Asp-Leu-Thr-Phe-His-Leu-Leu-Arg-Glu-Val-Leu-Glu-Met-Thr-Lys-Ala-Asp-Gln-Leu-Ala-Gln-Gln-Ala-His-Ser-Asn-Arg-Lys-Leu-Leu-Asp-Ile-Ala-NH_2

GRH:
Tyr-Ala-Asp-Ala-Ile-Phe-Thr-Asn-Ser-Tyr-Arg-Lys-Val-Leu-Gly-Gln-Leu-Ser-Ala-Arg-Lys-Leu-Leu-Gln-Asp-Ile-Met-Ser-Arg-Gln-Gln-Gly-Glu-Ser-Asn-Gln-Glu-Arg-Gly-Ala-Arg-Ala-Arg-Leu-NH_2

Abb. 28.5 Aminosäuresequenz von TRH, GnRH, Somatostatin, CRH und GRH.

hemmt. Bei primärer Hypothyreose mit erhöhtem TSH kommt es nach TRH-Gabe zu einem überschießenden Anstieg von TSH. Bei Hypophyseninsuffizienz bleibt nach TRH-Gabe der TSH-Anstieg aus. Bei hypothalamischen Störungen erfolgt der TSH-Anstieg langsamer. TRH kann i.v., i.m., nasal oder oral appliziert werden.

Durchführung: 200 µg i.v. oder 40 mg oral; unmittelbar vor der TRH-Applikation und 30 Minuten danach wird Blut abgenommen für die radioimmunologische Bestimmung von TSH. Bei i.v.-Gabe kann es vorübergehend zu Nausea, Harndrang und Schwindelgefühl kommen.

CRH (Corticotropin releasing hormone, Corticoliberin)

Die Aminosäuresequenz findet sich in Abb. 28.5.

Der **CRH-Stimulationstest** dient der **Differentialdiagnose des gesicherten Cushing-Syndroms.** Beim zentralen (hypothalamisch-hypophysär bedingten) Cushing-Syndrom kommt es zu einem überschießenden ACTH- und Cortisolanstieg, während die Patienten mit einem cortisolproduzierenden Nebennierenrindentumor (Adenom oder Karzinom) keinerlei Anstieg der – nicht meßbaren – ACTH-Basalspiegel nach CRH aufweisen, bei unveränderter Cortisolsekretion. Auch bei Patienten mit ektoper (paraneoplastischer) ACTH-Sekretion werden die ACTH-Spiegel nicht oder nur geringgradig stimuliert, die Cortisolsekretion bleibt konstant.

Durchführung: 1 µg/kg CRH i.v.; maximale ACTH- und Cortisolanstiege finden sich nach ca. 30 Minuten bzw. 45 bis 60 Minuten (Cortisol).

Indikationen für den therapeutischen Einsatz gibt es nicht.

GRH (growth hormone releasing hormone)

Aminosäuresequenz s. Abb. 28.5.

GRH wird zur **Diagnostik von Prozessen im Sellabereich** (Hypophysenadenome, suprasellär gelegene Kraniopharyngeome, Hypophysennekrosen etc.) eingesetzt. Da GRH im Gegensatz zu den anderen GH-Sekretagoga direkt am Hypophysenvorderlappen ansetzt, ist es möglich, durch Untersuchung der GH-Sekretion nach GRH und nach Stimulation durch z.B. Insulinhypoglykämie eine Lokalisationsdiagnostik („Etagendiagnostik") zu treiben. So finden sich typischerweise bei Patienten mit hypophysären Schädigungen weder nach GRH noch während des Insulinhypoglykämie-Tests GH-Anstiege, wogegen Patienten mit rein suprasellären Läsionen, z.B. Kraniopharyngeomen, noch eine regelrechte GH-Sekretion nach GRH, aber nicht nach einem hypothalamisch ansetzenden Stimulus aufweisen. Bei Ansprechen der Hypophyse auf GRH (50 µg i.v.) liegen maximale Wachstumshormonkonzentrationen ca. 30 Minuten danach vor.

50 % der Patienten mit idiopathischem hypophysärem Minderwuchs sprechen auf GRH mit Wachstum an, d.h., bei diesen Kindern ist die Ursache des GH-Mangels hypothalamisch bedingt (Mangel an GRH). GRH wird wie GnRH pulsatil i.v. verabfolgt.

GnRH (gonadotropin releasing hormone, Gonadoliberin)

GnRH (= LH-RH) ist ein Dekapeptid (Struktur s. Abb. 28.5). Es stimuliert die Synthese und Ausschüttung von LH und FSH.

Durch Modifikation an den Positionen 6 und 10 des Moleküls ist es gelungen, die Wirksamkeit und die Wirkungsdauer erheblich zu steigern. GnRH wird im Plasma sehr rasch hydrolysiert, die Halbwertszeit beträgt 4 Minuten, die Ausscheidung erfolgt renal. Physiologischerweise wird GnRH nicht stets gleichbleibend, sondern pulsatil freigesetzt.

Daraus haben sich therapeutische Konsequenzen für die Therapie von Fertilitätsstörungen mit GnRH ergeben. GnRH-Antagonisten befinden sich in der Entwicklung. Sie verdrängen endogenes GnRH von GnRH-Rezeptoren in der Hypophyse. Chemisch zeichnen sie sich aus durch Modifikation der Aminosäuresequenz in den Positionen 1 und 3.

Diagnostischer und therapeutischer Einsatz von GnRH

Der **GnRH-Test** hat diagnostische Bedeutung zur **Differenzierung des hypogonadotropen Hypogonadismus** bei Mann und Frau. Überprüft wird, ob durch die GnRH-Gabe die hypophysäre Ausschüttung von LH stimulierbar ist. Es gibt viele Testmodifikationen. Bewährt hat sich die i.v.-Gabe von 100 µg GnRH[1]. Unmittelbar vorher sowie 30 und 60 Minuten nachher wird Blut für die radioimmunologische LH-Bestimmung abgenom-

[1] Relefact TRH®, Antepan® 200/400/oral, Thyroliberin TRH Merck®, TRH Ferring®

[1] GnRH Serono®

men. Der Test ist positiv, wenn LH um etwa den Faktor 3–4 gegenüber dem Ausgangswert ansteigt.

Für die Behandlung von **hypothalamisch bedingten Fertilitätsstörungen** (GnRH-Mangel) hat sich die pulsatile Applikation (alle 60–90 Minuten) von GnRH mittels eines batteriebetriebenen, rechnergesteuerten Infusionsgerätes (Zyklomat der Fa. Ferring) bewährt. Überstimulierung der Ovarfunktion und Mehrlingsschwangerschaften sind seltener als bei der Therapie mit Gonadotropinen. Die nasale GnRH-Behandlung ist eine Alternative zur HCG-Therapie des Kryptorchismus (4wöchige Behandlung mit täglich 1–2 mg, verteilt auf mehrere Einzeldosen[1]).

Bei nicht pulsatiler GnRH-Zufuhr kommt es zu einer Abnahme (engl. down regulation) der GnRH-Rezeptoren in der Hypophyse, es fehlt der Stimulus für die Gonadotropinsynthese und -sekretion, die Gonaden stellen die Synthese von Sexualhormonen ein. GnRH-Analoga werden heute in der **palliativen Therapie des Prostatakarzinoms** allein oder in Kombination mit Antiandrogenen eingesetzt[2]. GnRH-Antagonisten könnten hier den Agonisten überlegen sein (kein initialer LH- und damit auch kein Testosteronanstieg).

Weitere Indikationen sind prämenopausales Mammakarzinom, Endometriose, Pubertas praecox, Standardisierung der Ovulation bei der assistierten Fertilisation (In-vitro-Fertilisation) und Uterus myomatosus.

Somatostatin

Das Tetradekapeptid Somatostatin wurde aus dem Hypothalamus isoliert und seine Struktur aufgeklärt (s. Abb. 28.5); es wird heute synthetisch hergestellt. Somatostatin hemmt die Sekretion von GH. Es ist wahrscheinlich das physiologische GH-Hemmhormon. Darüber hinaus hemmt Somatostatin aber auch die Sekretion von TSH, ACTH, Insulin, Glucagon, Gastrin, Sekretin, Pankreozymin, Pepsin und Renin. Es hemmt ferner die Wirkungen von Pentagastrin und Histamin auf die Salzsäureproduktion im Magen.

Die Halbwertszeit von Somatostatin beträgt nur wenige Minuten, es muß deshalb infundiert werden.

Seit kurzem steht mit dem Octapeptid Sandostatin® ein synthetisches Somatostatin mit längerer Halbwertszeit (ca. 2 Stunden) für die subkutane Applikation zur Verfügung.

Indikationen

Somatostatin wird mit Erfolg in der Therapie schwerer Ulcusblutungen bzw. der hämorrhagischen Gastritis und von Ösophagusvarizenblutungen eingesetzt.

Die Hauptindikation des Octapeptids ist die Akromegalie. Möglicherweise ist Somatostatin auch geeignet zur palliativen Therapie anderer peptidhormonsezernierender Tumoren.

[1] Kryptocur®
[2] Zoladex®, Suprefact®, Decapeptyl®

Unerwünschte Wirkungen und Interaktionen

Nach anfänglichem Blutzuckerabfall kommt es nach 2–3 Stunden zu einer Blutzuckererhöhung. Brechreiz und Hitzegefühl wurden nach zu rascher Infusion beobachtet.

Das Octapeptid scheint selektiver zu wirken. Bei der Therapie der Akromegalie wurden vorübergehende abdominale Beschwerden und bei einigen Patienten eine Verschlechterung der Glucosetoleranz beobachtet.

Bei gleichzeitiger Gabe von Barbituraten ist die Schlafzeit verlängert. Somatostatin steigert die Wirkung von Pentetrazol.

Kontraindikationen

Schwangerschaft ist als Kontraindikation angegeben.

Somatomedine

Als Somatomedine bezeichnet man eine Gruppe von Peptiden, die im Serum vorkommen und eine relative Molekülmasse von 7000–10000 haben. Sie sind identisch mit Polypeptiden, die als insulinähnliche Wachstumsfaktoren (insulin like growth factors, IGF-1 und IGF-2) bezeichnet werden. IGF-1 oder Somatomedin C ist der Mediator der Wirkung von GH (s. S. 682). Bei der Therapie der Akromegalie mit Somatostatin kommt es zum parallelen Abfall der GH- und Somatomedin-C- (= IGF-1-)Serumkonzentrationen. Die Synthese von Somatomedin C erfolgt hauptsächlich in der Leber, aber auch in anderen Organen und Geweben – wie Niere und Muskulatur – und ist GH-abhängig. In allen Geweben kommen Rezeptoren für Somatomedine vor, die Homologie zum Insulinrezeptor aufweisen. Im Blut sind Somatomedine an große Carrier-Proteine gebunden. Dadurch wird die Clearance verzögert. Die Halbwertszeit beträgt 3–4 Stunden. Bei einer selteneren Form von Zwergwuchs, bei der GH-Rezeptoren fehlen, haben sich Somatomedin C bzw. IGF-1 als wirksam erwiesen.

Dopamin-Agonisten – Prolaktin-Antagonisten

Dopamin ist der physiologische Inhibitor der Prolaktinfreisetzung. Dopamin wird in den hypophysären prolaktinproduzierenden Zellen gebunden und hemmt die Prolaktinsynthese und -ausschüttung (s. S. 672 f.). Dopamin-Agonisten, die die Blut-Hirn-Schranke passieren können, werden daher in der Therapie der Hyperprolaktinämie eingesetzt. Bromocriptin[3], ein Mutterkornderivat, war das erste speziell zur Therapie der Hyperprolaktinämie entwickelte Medikament mit dopaminerger Wirkung auf Hypophyse und Hypothalamus. Lisurid[4], Metergolin[5], Cabergolin[6] und Quinagolid[7] sind

[3] Pravidel®, Kirim®
[4] Dopergin®
[5] Liserdol®
[6] Dostinex®, Cabaseril®
[7] Norprolac®

neuere dopaminerge Substanzen, die sich vor allem durch eine höhere Wirksamkeit und längere Wirkdauer auszeichnen (Abb. 28.6).

Indikationen

Dopamin-Agonisten haben heute einen festen Platz in der Therapie verschiedenster Erkrankungen, die durch **Hyperprolaktinämie** bedingt sind oder bei denen Prolaktin von pathogenetischer Bedeutung ist. In Tab. 28.3 sind die wichtigsten Indikationen und Dosierungen für Bromocriptin, Metergolin[3], Cabergolin und Qinagolid aufgeführt.

Für primäres und sekundäres **Abstillen** sind Dopamin-Agonisten die Mittel der Wahl, ebenso für die mit Hyperprolaktinämie einhergehenden Fertilitätsstörungen der Frau. Auch durch Hyperprolaktinämie bedingte Potenzstörungen des Mannes können erfolgreich behandelt werden. Während Dopamin und Dopamin-Agonisten beim Gesunden die Sekretion von GH stimulieren, haben sie bei der **Akromegalie** den gegenteiligen Effekt. Prämenstruelles Syndrom, Präeklampsie und Mastodynie werden ebenfalls mit dem weiten Wirkungsspektrum von Prolaktin in Verbindung gebracht und können versuchsweise mit Dopamin-Agonisten behandelt werden. Dem Parkinsonismus liegt ein Dopaminmangel zugrunde, deshalb können Parkinsonpatienten erfolgreich mit Dopamin-Agonisten behandelt werden (s. S. 330 f.).

Unerwünschte Wirkungen

In hohen Dosierungen können Dopamin-Agonisten Übelkeit, Erbrechen, Schwindel, Müdigkeit, Blutdrucksenkung, psychomotorische Unruhe und Halluzinationen hervorrufen.

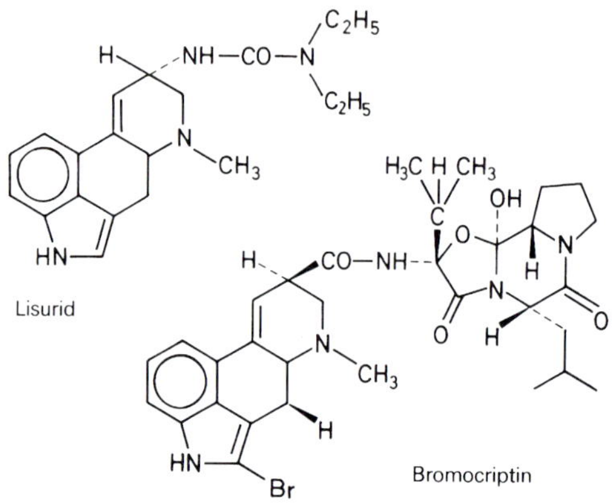

Abb. 28.6 Strukturformeln von Lisurid und Bromocriptin.

Kontraindikationen

Absolute Gegenanzeigen sind nicht bekannt. Bei der Behandlung der hyperprolaktinämischen Sterilität sollte die Therapie nach eingetretener Schwangerschaft abgebrochen werden, weil die Kenntnisse hinsichtlich der Teratogenität noch unzureichend sind. Nach den bislang vorliegenden Statistiken ist das Fehlbildungsrisiko jedoch nicht erhöht. Beim Vorliegen inoperabler prolaktinproduzierender Hypophysenadenome kann aber auch in der Gravidität eine Therapie mit Dopamin-Agonisten gerechtfertigt sein.

Enkephaline, Endorphine

Aus Gehirnen und Hypophysen wurden in den letzten Jahren zahlreiche Peptide isoliert und in ihrer Struktur aufgeklärt, deren physiologische Bedeutung noch nicht völlig geklärt ist.

Tabelle 28.3: Indikationen und empfohlene Dosierungen[1] (mg) für Dopamin-Agonisten

Indikationen	Bromocriptin	Metergolin	Cabergolin	Quinagolid
Prolaktinbedingte Fertilitätsstörungen, Amenorrhö und Galaktorrhö	2–3 x 2,5/d	1–3 x 4/d	1–3 x 0,5/Woche	0,075– 0,150/d
Prolaktinome und Akromegalie	3 x 2,5–4 x 5/d	3 x 4–6 x 4/d	2 x 0,5/Woche–1 x /d	0,150 – 0,300/d
Abstillen	2 x 2,5/d über 14 Tage	3 x 4/d über 7–10 Tage	1 x 1 als Einzeldosis	
Puerperale Mastitis	3 Tage 3 x 2,5 11 Tage 2 x 2,5			
Parkinsonismus	3–6 x 2,5–10/d		2–6/d	

[1] grundsätzlich zu Beginn einschleichen mit niedrigen Dosen abends, je nach Verträglichkeit und Wirkung langsam steigern

Tabelle 28.4: Opioide Peptide und ihre Vorläufermoleküle

Vorläufer	Opioide Peptide	Zahl der Aminosäuren
Proenkephalin	Met-Eenkephalin	5
	Leu-Eenkephalin	5
	Octapeptide	8
	Heptapeptide	7
Proopiomelanocortin	β-Endorphin	30
Prodynorphin	Dynorphin 1–8	8
	Dynorphin 1–17	17

Sie entstehen aus drei großen Vorläufermolekülen (s. Tab. 28.4), die im Gehirn, aber auch im Nebennierenmark, im Gastrointestinaltrakt sowie Vorder- und Zwischenlappen der Hypophyse vorkommen (s. S. 139f.).

Im Gehirn spielen wahrscheinlich Met-Enkephalin und Leu-Enkephalin als Transmitter eine Rolle, Endorphine hemmen die Sekretion von Transmittern der hypothalamischen Releasinghormone und von Dopamin, d. h., sie hemmen letztlich die Gonadotropin- und ACTH-Sekretion; Prolaktin wird stimuliert (Hemmung von Dopamin). Diese Peptide, vor allem Endorphine, binden an Opiatrezeptoren und haben analgetische Eigenschaften. Man spricht deshalb auch von endogenen Opiaten (s. S. 253). Es gibt heute noch keine Indikation für diese Peptide.

28.2.3 Die Hormone des Hypophysenvorderlappens

Die Hormone des Hypophysenvorderlappens sind überwiegend trope Hormone, d. h. sie regulieren die Funktion anderer endokriner Organe, und zwar der Gonaden (Gonadotropine), der Schilddrüse (TSH) und der Nebennierenrinde (ACTH). Daneben werden im Hypophysenvorderlappen Hormone gebildet, deren Wirkung nicht nur auf ein einziges Organ gerichtet ist. Dazu gehören das Wachstumshormon und das Prolaktin. Die hormonale Aktivität der Hypophyse unterliegt der Kontrolle hypothalamischer Faktoren. Hypophysenvorderlappenhormone regeln direkt oder indirekt (Einschaltung eines zweiten endokrinen Organs) Stoffwechsel und Reproduktionsvorgänge. Ein partieller oder vollständiger Ausfall des Hypophysenvorderlappens hat deshalb auch schwerwiegende Störungen im Stoffwechsel zur Folge, die generative und inkretorische Aktivität der Gonaden erlischt.

Gonadotropine

Gonadotropine (engl. gonadotropins) sind Hypophysenvorderlappenhormone, deren Wirkung primär auf die Gonaden gerichtet ist. Es gibt zwei hypophysäre Gonadotropine:

1) das FSH (Follitropin); Follikelstimulierendes Hormon;
2) LH oder ICSH (Lutropin); Luteinisierungshormon, Zwischenzellstimulierendes Hormon; beide Begriffe werden synonym benutzt (s. S. 671 und Tab. 28.1).

In der Plazenta verschiedener Spezies, so z.B. in der Primatenplazenta, werden ebenfalls Peptid- bzw. Glykoprotein-Hormone gebildet, die teilweise ähnliche Eigenschaften besitzen wie die hypophysären Hormone. Zu nennen sind das HCG, das vorwiegend LH-Aktivität besitzt, ferner das HPL oder HCS. Frauen in der Menopause scheiden vermehrt hypophysäre Gonadotropine aus. Dies wird heute kommerziell ausgenutzt. Man gewinnt aus dem Urin von Frauen in der Menopause das sog. HMG, das in der weiblichen Sterilitätsbehandlung eine Rolle spielt. Es handelt sich bei dem HMG jedoch um kein spezifisches Hormon, vielmehr um ein Gemisch aus hypophysärem FSH und LH. In Tab. 28.5 sind die Gonadotropine und die Proteohormone der Plazenta aufgeführt. Außerdem werden die wichtigsten physiologischen Wirkungen und die Indikationen für diese Hormone genannt.

Chemie

Gonadotropine sind hochmolekulare Glykoproteide. Der Zuckeranteil ist wie folgt: LH 23 %, FSH 28 %, HCG 33 %. FSH, LH und HCG bestehen aus zwei dissoziierbaren Ketten, die als α- und β-Einheit bezeichnet werden. Die α-Einheiten sind beim FSH, LH, HCG und TSH identisch, die β-Einheiten sind dagegen hormonspezifisch. Molekülmassen: LH 29 400, FSH 32 600, HCG 38 600. Da z.B. das FSH-Molekül aus schätzungsweise 200 bis 300 Aminosäuren besteht (ACTH besitzt nur 39 Aminosäuren), ist mit der synthetischen Herstellung von Gonadotropinen in absehbarer Zeit nicht zu rechnen. Als Ausgangsmaterial zur Gewinnung von Gonadotropinen kommen nur Hypophysen und Harn in Frage. Die Standardisierung der Gonadotropine erfolgt in Einheiten, die auf ein entsprechendes international definiertes Referenzpräparat bezogen sind.

Indikationen und Dosierung

Weibliche Sterilität: Indikationen sind die hypophysär bedingte primäre und sekundäre Amenorrhö. Man bevorzugt heute zur Ovulationsauslösung HMG[1] und HCG[2], wobei zunächst über 8–10 Tage HMG, daran anschließend 2–3 Tage lang HCG verabfolgt wird.

Die Dosierung erfolgt individuell. Im allgemeinen werden täglich 1–2 Ampullen HMG (1 Ampulle enthält 75 IE FSH + 75 IE LH) verabreicht. HCG wird in Tagesdosen von 5 000 IE gegeben.

[1] Humegon®, Pergonal®

[2] Choragon®, Predalon®, Pregnesin®, Primogonyl®

Tabelle 28.5: Gonadotropine und Hormone der Plazenta mit tropen Wirkungen

Hormonproduzierendes Organ	Hormon	wichtige physiologische Wirkungen	klinische Anwendung
Hypophysenvorderlappen	LH (ICSH) Luteinisierungshormon	Regulation der inkretorischen (Steroidbiosynthese) und der generativen Funktion der Gonaden wie Spermatogenese, Follikelreifung	Steht nur ausnahmsweise zur Verfügung. Anstelle von LH wird HCG vor allem zur weiblichen Sterilitätsbehandlung benutzt.
	FSH (Follikel-stimulierendes Hormon)	Beteiligt an der Regulation der generativen Gonadenfunktion (Spermatogenese, Follikelreifung)	Stimulation der Follikelentwicklung bei Follikelreifungsstörungen. Anstelle von reinem FSH wird meist HMG zur weiblichen und männlichen Sterilitätsbehandlung benutzt.
	Prolaktin	Bei Primaten an der Laktopoese beteiligt, wahrscheinlich auch an der Mammogenese. Physiologische Wirkungen beim Mann sind bisher unklar.	Steht nur ausnahmsweise zur Verfügung. Denkbare Indikation: Stimulierung der Laktopoese
	HMG (human menopausal gonadotropin)	Gemisch von hypophysärem FSH und LH, vermehrt ausgeschieden im Harn menopausischer Frauen	Weibliche und männliche Sterilitätsbehandlung
Menschliche Plazenta	HCG (human chorionic gonadotropin)	HCG besitzt fast ausschließlich LH-Aktivitäten, es ist das luteotrope Hormon in der Schwangerschaft.	Weibliche Sterilitätsbehandlung (Ovulationsauslösung). Differentialdiagnostik bei männlicher und weiblicher Sterilität (HCG-Test). Kryptorchismustherapie
	HPL oder HCS (human placental lactogen oder human chorionic somatotropin)	Hat u.a. GH-ähnliche Eigenschaften. Möglicherweise von Bedeutung für die Mammogenese in der Gravidität	Steht nur ausnahmsweise zur Verfügung.
Pferdeplazenta	PMS (pregnant mare serum gonadotropin)	Luteotropes Hormon beim Pferd. Besitzt FSH- und LH-Aktivitäten.	Wurde früher mit sehr mäßigem Erfolg zur weiblichen und männlichen Sterilitätsbehandlung benutzt.

Der Erfolg oder Mißerfolg dieser Therapie wird anhand von Parametern wie der Basaltemperatur, Veränderungen des Cervicalsekrets (Spinnbarkeit, Farnkraut-Phänomen, s. S. 693) bzw. durch Hormonanalytik (Oestrogen-, Progesteron-, Pregnandiolbestimmungen) kontrolliert. Alternativ zu HMG steht jetzt auch ein gereinigtes FSH-Präparat zur Verfügung[1]. Weitere Möglichkeiten der Ovulationsauslösung s. oestrogenwirksame Verbindungen und Releasinghormone (S. 676 und 693).

Männliche Sterilität: Nur dann, wenn die Hypophysenunterfunktion nachgewiesen ist (hypogonadotroper Hypogonadismus), ist eine Therapie mit Gonadotropinen erfolgversprechend.

Bewährt hat sich folgendes Behandlungsschema: 6wöchige Initiierungsphase mit wöchentlich 2 × 5000 IE HCG. Daran schließt sich dann eine Behandlung mit 75–225 IE HMG täglich, 2500 IE HCG 2 × wöchentlich an. Der Erfolg der Therapie läßt sich durch Bestimmung der Testosteronkonzentrationen und Ejakulatuntersuchungen kontrollieren.

Kryptorchismus: HCG fördert den Descensus testiculorum. Die Prognose ist um so günstiger, je früher die Therapie einsetzt. Bereits nach dem zweiten Lebensjahr sind irreversible Schäden der Spermatogenese zu erwarten.

Dosierungen: 1. und 2. Lebensjahr 2 × 250 IE HCG pro Woche. 3. bis 6. Lebensjahr 2 × 500 IE pro Woche. Nach dem 6. Lebensjahr 2 × 1000 IE pro Woche. Die Behandlung wird jeweils über 5 Wochen durchgeführt. Stellt sich nach maximal 2 Behandlungsperioden kein Erfolg ein, so ist operativ vorzugehen (s. a. GnRH zur Therapie des Kryptorchismus, S. 675).

[1] Fertinorm®

Funktionsdiagnostik bei Infertilität des Mannes (HCG-Test): Durch Gabe von HCG kann in Fällen von Hypogonadismus überprüft werden, ob die Ursache in den Gonaden zu suchen ist. Beim gesunden Manne kommt es nach einer HCG-Behandlung zu einer vermehrten Bildung von Testosteron. Der HCG-Test wird auch durchgeführt zur Differentialdiagnose des Maldescensus testis und der Anorchie (kein Testosteronanstieg bei Anorchie).

Dosierung: 3 Tage lang 5000 IE HCG/Tag. Am 4. Tag wird die Testosteronkonzentration im Serum bestimmt.

In-vitro-Fertilisation: Gonadotropine werden allein oder in Kombination mit GnRH-Analoga angewandt, um zum einen den Zeitpunkt der Eizellentnahme besser planen zu können, zum anderen ist es Ziel, mehrere Oocyten zur Reifung zu bringen.

Bei der Behandlung der **Adipositas** hat sich HCG als wirkungslos erwiesen.

Unerwünschte Wirkungen

Alle Präparate, die zur Ovulationsauslösung eingesetzt werden, können Anlaß zur **Hypertrophie der Ovarien** sein, die Kindskopfgröße erreichen können. Die Ruptur solcher Ovarien, die riesige Zysten enthalten, kann lebensbedrohlich sein. Im Falle einer übermäßigen Stimulierung ist die Therapie abzubrechen, weil sonst mit Mehrlingsschwangerschaften (u.U. Vier- bis Siebenlinge) zu rechnen ist. Bei Anwendung von GnRH zur Ovulationsauslösung soll eine Überstimulation der Ovarien seltener auftreten.

Kontraindikationen

Eigentliche Kontraindikationen gibt es für menschliche Gonadotropine und synthetische Stoffe mit ähnlichen Eigenschaften nicht.

Thyreotropes Hormon (TSH, Thyrotropin)

TSH reguliert die Funktion der Schilddrüse, die Synthese und Sekretion von Thyroxin (T_4) und Triiodthyronin (T_3). Die Iodaufnahme in die Schilddrüse wird durch TSH erhöht. Ob das Wachstum der Schilddrüse durch TSH direkt oder indirekt stimuliert wird, ist strittig. Die TSH-Sekretion wird durch das hypothalamische Freisetzungshormon TRH stimuliert (s. S. 675). Schilddrüsenhormone hemmen die TSH-Sekretion durch negative Rückkopplung (s. S. 724).

Chemie und Pharmakokinetik

TSH ist ein Glykoprotein (Molekülmasse 28 000), bestehend aus einer α- und β-Untereinheit. Die Plasmahalbwertszeit von TSH beträgt etwa 50–60 Minuten, die tägliche Produktionsrate 50–200 mE. Die TSH-Sekretion unterliegt einer circadianen Rhythmik; die maximalen Werte werden am frühen Morgen, die niedrigsten am späten Nachmittag gemessen.

Indikationen

Für die **Stimulation des Einbaus von radioaktivem Iod in Metastasen bzw. Rezidiven von differenzierten Schilddrüsenkarzinomen** steht heute rekombinantes humanes TSH zur Verfügung. Sein Vorteil besteht darin, daß bei den Patienten nicht mehr durch Absetzen der Schilddrüsenhormonsubstitution eine endogene TSH-Erhöhung und damit eine schwere Hypothyreose induziert werden muß. In Deutschland wird rekombinantes TSH bisher nur im Rahmen von Studien eingesetzt, ist also nicht nicht allgemein erhältlich.

Adrenocorticotropes Hormon (ACTH, Corticotropin) und verwandte Peptide

ACTH ist ein tropes Hormon des Hypophysenvorderlappens, das die Synthese von Nebennierenrindenhormonen stimuliert, vorwiegend zwar die Glucocorticoidsekretion, daneben aber auch die Mineralocorticoid- und Androgensekretion der Nebennierenrinde.

Chemie und Pharmakokinetik

Das Vorläufermolekül für ACTH ist **Proopiomelanocortin, POMC** (Molekülmasse 28 500). ACTH besteht aus 39 Aminosäuren (s. Abb. 28.7) und hat eine Molekülmasse von 4 500. Aus dem Vorläufermolekül entstehen neben ACTH u.a. α- und β-MSH (Melanophoren-stimulierendes Hormon), β-LPH (Lipotropin), β-Endorphin, Metenkephalin. Die Aminosäuresequenz von MSH ist identisch mit einer Teilsequenz des ACTH. Bei Morbus Addison wird ACTH und damit auch MSH gegenregulatorisch vermehrt sezerniert; daher ist die Haut der Patienten bronzefarben. Endorphin ist ein endogenes Opiat (s. S. 253), über die physiologische Bedeutung der übrigen Peptide ist wenig bekannt.

Pro Tag werden etwa 20 mg ACTH sezerniert. Die Halbwertszeit beträgt ca. 15 Minuten.

H-Ser–Tyr–Ser–Met–Glu–His–Phe–Arg–Try–Gly–Lys–Pro–Val–
1 2 3 4 5 6 7 8 9 10 11 12 13

Gly–Lys–Lys–Arg–Arg–Pro–Val–Lys–Val–Tyr–Pro–Asp–Gly–Ala–
14 15 16 17 18 19 20 21 22 23 24 25 26 27

Glu–Asp–Glu–Leu–Ala–Glu–Ala–Phe–Pro–Leu–Glu–Phe–OH
28 29 30 31 32 33 34 35 36 37 38 39

Abb. 28.7 Aminosäuresequenz von ACTH.

Regulation

Die Stimulation der ACTH-Sekretion erfolgt durch CRH. Stimuli der ACTH-Sekretion sind u.a. schwere Infektionen, Traumen, Operationen, Geburt, Kälte, schwere körperliche Arbeit und psychischer Streß. Dabei wird der normale Regelkreis durchbrochen. Innerhalb von Minuten kommt es zu einer vermehrten Sekretion von ACTH und Glucocorticoiden. Die ACTH-Sekretion erfolgt episodisch mit einem Tag-Nacht-Rhythmus. Beim Menschen findet man Maxima am Morgen und Tiefstwerte am Abend (s. Abb. 28.8). Die ACTH-Sekretion unterliegt einer negativen Rückkopplung. Sie wird durch Glucocorticoide gehemmt (s. S. 704).

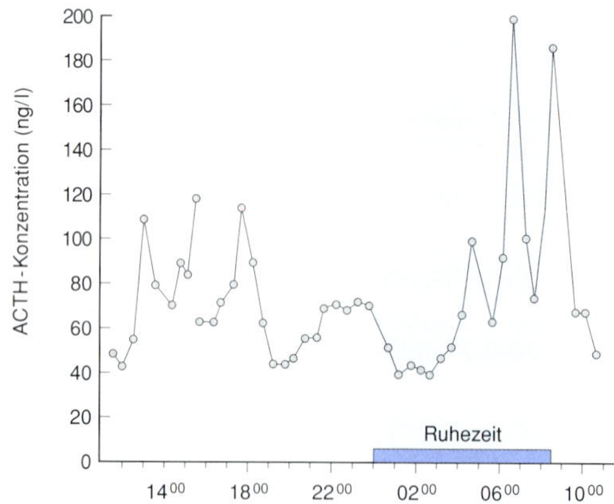

Abb. 28.8 Circadiane Variation der ACTH-Konzentration im Plasma. Einer 16jährigen Frau wurde alle 30 Minuten eine venöse Blutprobe abgenommen (s. a. die dazugehörige Cortisolkonzentration im Plasma in Abb. 28.27; modifiziert nach Krieger, D. T., Allen, W., Rizzo, F., Krieger, H. P., Characterization of the Normal Temporal Pattern of Plasma Corticosteroid Levels. J. Clin. Endocr. **32**: 266–284, 1971).

Wirkungen

Wichtigster Angriffspunkt des ACTH ist die oxidative Seitenkettenspaltung von Cholesterin und damit die Bereitstellung von Pregnenolon für die weitere Steroidsynthese (s. Abb. 28.11 und 28.26). In hohen Dosen hat ACTH bei adrenalektomierten Tieren auch extraadrenale Effekte, z.B. Lipolyse, Hypoglykämie (früher Effekt) und Insulinresistenz (später Effekt). Diese Wirkungen sind von zweifelhafter physiologischer Bedeutung. Bei Erwachsenen wurde ferner eine Erhöhung der GH-Sekretion beobachtet.

Indikationen

ACTH wird heute fast ausschließlich diagnostisch zur **Überprüfung der Nebennierenrindenfunktion** (NNR) eingesetzt. Parameter für die Ansprechbarkeit der NNR ist der Anstieg der Cortisolkonzentration im Serum. Bevorzugt wird heute synthetisches ACTH[1] (Aminosäuresequenz 1–24). Die am häufigsten angewandte Testmodifikation ist der Kurzzeit-Synacthen®-Test (0,25 mg i.m., Blutentnahme unmittelbar vor und 30 Minuten nach Injektion).

In der Therapie der sekundären Nebennierenrindeninsuffizienz weist ACTH keine Vorteile gegenüber der Substitution mit Glucocorticoiden auf. Wirkungslos ist ACTH bei primärer Nebennierenrindeninsuffizienz mit erhöhter ACTH-Sekretion.

Unerwünschte Wirkungen

Bei einer Langzeittherapie mit ACTH werden prinzipiell die gleichen Wirkungen und Nebenwirkungen beobachtet wie bei der Therapie mit Glucocorticoiden (s. S. 704 f.).

Bedingt durch eine vermehrte Sekretion von Mineralocorticoiden, kommt es aber zu einer stärkeren Natrium- und Wasserretention sowie zu stärkerer hypokalämischer Alkalose als bei der Therapie mit Glucocorticoiden. Die vermehrte Sekretion adrenaler Androgene kann außerdem bei Frauen Akne und Hirsutismus hervorrufen. Mitunter wurden allergische Reaktionen beobachtet (seltener bei synthetischen ACTH-Präparaten).

Somatotropes oder Wachstumshormon (GH, Somatotropin)

Das somatotrope oder Wachstumshormon (STH bzw. GH) stellt insofern eine Ausnahme unter den tropen Hormonen des Hypophysenvorderlappens dar, als es an keinem spezifischen Zielorgan angreift. GH beeinflußt die Aktivität und den Stoffwechsel nahezu aller Körperzellen. Es fördert das Wachstum aufgrund seiner Wirkungen auf den Kohlenhydrat-, Fett- und Eiweiß-Stoffwechsel. Die Wirkung des GH wird durch Somatomedin C vermittelt (s. S. 677 und Abb. 28.9).

Chemie und Pharmakokinetik

GH ist ein Proteohormon, bestehend aus 191 Aminosäuren (Molekülmasse ca. 22000). Die Halbwertszeit von GH beträgt ca. 20 Minuten. Die Aminosäuresequenz weist erhebliche Speziesunterschiede auf. Das ist der Grund, weshalb aus tierischem Ausgangsmaterial gewonnenes GH beim Menschen nicht wirksam ist.

Regulation

Es gibt eine ganze Reihe von Faktoren, die die GH-Sekretion beeinflussen: Insulin-induzierte Hypoglykämie, Hunger, Streß, körperliche Aktivität, Aminosäureinfusion, andere Hormone u.a.m. (Abb. 28.9). Die GH-Sekretion wird via GRH, durch Dopamin und Dopamin-Agonisten stimuliert. Sie steigt während der Tiefschlafphasen an. Somatostatin hemmt die GRH- und damit GH-Sekretion (s. Abb. 28.9 und S. 677). Ge-

[1] Synacthen®

hemmt wird die GH-Sekretion auch durch Glucoseinfusionen, freie Fettsäuren und Glucocorticoide.

Wirkungen

Kohlenhydrat- und Fettstoffwechsel: GH bewirkt eine Verschlechterung der Glucoseutilisation. Es wirkt also antagonistisch zum Insulin, darauf ist die diabetogene Wirkung zurückzuführen. Bei herabgesetzter Glucoseutilisation sind die Blutglucosespiegel erhöht, das Inselorgan ist einem dauernden Reiz zur Insulinsekretion ausgesetzt. Hinsichtlich des Glykogenaufbaus verhalten sich GH und Insulin synergistisch. Während Insulin die Umwandlung von Kohlenhydraten zu Fetten fördert, hat GH den gegenteiligen Effekt.

GH wirkt lipolytisch, die freien Fettsäuren im Serum steigen an. Hinsichtlich der Beeinflussung des Fettstoffwechsels wirken GH und Insulin antagonistisch.

Eiweiß-Stoffwechsel: GH wirkt anabol. Es fördert die Eiweiß-Synthese. Diese Wirkung ist bedingt durch eine erhöhte Einschleusung von Aminosäuren in die Zellen. In dieser Hinsicht wirken Insulin und GH synergistisch. Mit der erhöhten Stickstoffretention geht eine Zunahme von Natrium, Kalium, Calcium, Phosphat, Chlorid und anderen Elementen einher.

GH und Energiehaushalt: Betrachtet man alle Eigenschaften des GH im Zusammenhang, dann fällt auf, wie sinnvoll biologisch das Vorhandensein so verschiedener Partialwirkungen für das Wachstum, aber auch für die Erhaltung des Individuums ist. Das Wachstumshormon ist ein „Sparhormon", was z.B. beim Hunger erkennbar wird. Im Zustand des Hungerns wird durch GH Fett aus Fettzellen mobilisiert und damit notwendige Energie bereitgestellt. Andererseits wird durch Herabsetzung der Glucoseutilisation der Glucoseverbrauch reduziert und somit Energie gespart. Ähnlich lassen sich die vermehrte GH-Sekretion beim Streß sowie die hohen GH-Werte im Tiefschlaf (Energieeinsparung während des Schlafes) interpretieren.

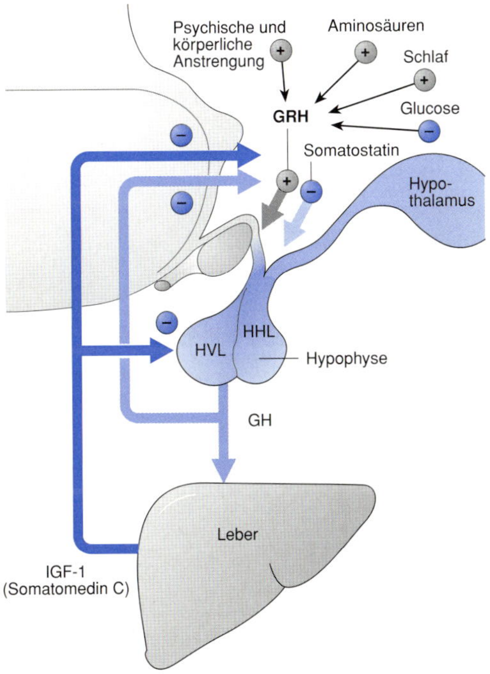

Bei erhöhter GH-Sekretion (z.B. GH-sezernierende Tumoren) kommt es zur Akromegalie.

Abb. 28.9 Regulation der Sekretion von GH durch hypophysäre und hypothalamische Zentren. HVL: Hypophysenvorderlappen; HHL: Hypophysenhinterlappen; ⊕ = Stimulation; ⊖ = Hemmung.

Indikationen und Dosierung

GH wird heute wie Insulin gentechnisch hergestellt[1]. Das aus menschlichen Hypophysen gewonnene Wachstumshormon ist sehr knapp bemessen und steht ferner im Verdacht, das Jakob-Creutzfeld-Syndrom auszulösen. Aus den genannten Gründen wird nur noch gentechnisch hergestelltes GH zur Therapie des **hypophysären Zwerg- und Minderwuchses** verwendet.

Da gentechnologisch gewonnenes GH unlimitiert verfügbar ist, wird es z. Zt. auch in anderen Indikationen unter Ausnutzung der eiweißanabolen Wirkung geprüft, vor allem bei GH-Mangel älterer Menschen.

Die Anwendung im Leistungssport zwecks Vermehrung der Muskelmasse ist abzulehnen.

Die zur Therapie des hypophysären Zwerg- und Minderwuchses erforderlichen **Dosen** liegen bei 0,05 mg ≅ 0,1 IE kg Körpergewicht/Tag. Die erforderliche Tagesdosis wird am Abend vor dem Schlafengehen subkutan verabreicht.

Unerwünschte Wirkungen und Kontraindikationen

Gelegentlich schlägt bei einer langdauernden Therapie mit GH der diabetogene Effekt durch, erkennbar an den erhöhten Blutzuckerwerten.

Kontraindikationen sind nicht bekannt.

Prolaktin

Prolaktin ist ein reines Peptidhormon mit einer Molekülmasse von 22 500. Es besteht aus 198 Aminosäuren.

Die Prolaktinsekretion unterliegt vorwiegend einer negativen hypothalamischen Kontrolle. Der Hemmfaktor für die Sekretion ist Dopamin. Die Prolaktinsekretion wird durch TRH stimuliert. Ob dieser Mechanismus unter physiologischen Bedingungen relevant ist, ist ungeklärt (s. S. 675). Stimuli der Prolaktinsekretion sind u.a. Saugreiz, Oestrogene, Hypoglykämie und Streß. Die Sekretion unterliegt einem circadianen Rhythmus mit Höchstwerten während des Schlafes. Prolaktin ist mitbeteiligt an der Laktogenese und wahrscheinlich auch an der Mammogenese.

[1] Genotropin®, Humatrope®

Die Gonadotropinsekretion ist bei Zuständen mit erhöhter Prolaktinsekretion herabgesetzt (Laktationsamenorrhö, sekundäre Amenorrhö bei Hyperprolaktinämie, Libidoverlust und Infertilität bei Männern). Beim Manne sind bisher keine gesicherten physiologischen Wirkungen bekannt. Für Prolaktin gibt es keine Indikationen, da es mit Ausnahme der Agalaktie keine Erkrankungen gibt, die durch Prolaktinmangel verursacht werden (Therapie der Hyperprolaktinämien s. S. 678).

Hypophysenvorderlappeninsuffizienz

Ein Ausfall der Hypophysenfunktion kann alle Hormone des Hypophysenvorderlappens umfassen (Panhypopituitarismus) oder einzelne Hormone (partielle Hypophyseninsuffizienz). Die Hypophyseninsuffizienz kann Folge von Schädigungen der Hypophyse selbst, der übergeordneten Zentren oder deren Verbindung zur Hypophyse sein. Ursachen eines Panhypopituitarismus sind Nekrosen des Hypophysenvorderlappens infolge von postpartalen Blutungen (Sheehan-Syndrom) oder Schock, Traumen, chirurgischen Eingriffen, Bestrahlungen, intra- und extrasellären Tumoren oder Zysten, eitrigen oder chronischen nichteitrigen Entzündungen sowie granulomatösen Prozessen. Prozesse im Bereich übergeordneter Zentren und Adenome haben eine partielle Hypophysenvorderlappeninsuffizienz zur Folge.

Das klinische Bild des Panhypopituitarismus nach plötzlichem Ausfall (z.B. nach operativer Entfernung) der Hypophyse unterscheidet sich von dem sich langsam entwickelnden Funktionsverlust. Bei **akutem Panhypopituitarismus** ist die Reihenfolge der Ausfallserscheinungen wie folgt:

1) sekundäre Nebennierenrindeninsuffizienz,
2) sekundäre Hypothyreose,
3) sekundärer Hypogonadismus.

Anders entwickelt sich das Krankheitsbild beim **langsam fortschreitenden Verlust der Funktion des gesamten Hypophysenvorderlappens**, da noch 25 % des Hypophysenvorderlappen-Gewebes in der Lage sind, die Funktionen aufrechtzuerhalten. Erste klinische Symptome sind Folge des sekundären Hypogonadismus, später entwickelt sich die sekundäre Hypothyreose, die meist weniger ausgeprägt ist als eine primäre Hypothyreose. Die sekundäre Nebennierenrindeninsuffizienz manifestiert sich anfänglich durch Neigung zu Hypoglykämien, Kollapsneigung und Intoleranz gegen Belastungen.

Bei der **partiellen Hypophyseninsuffizienz** werden nur einzelne Hormone vermindert sezerniert oder fehlen vollständig. Am häufigsten kommt der isolierte Ausfall der Gonadotropine, sog. sekundärer Hypogonadismus, vor. GH-Mangel führt im Kindesalter zum Krankheitsbild des hypophysären Zwergwuchses.

Überfunktion des Hypophysenvorderlappens

Eine Überproduktion troper Hormone tritt bei Insuffizienz der untergeordneten endokrinen Drüsen auf. Daneben kommen aber auch Überfunktionszustände des Hypophysenvorderlappens vor, deren Ursachen im Hypothalamus oder in der Hypophyse selbst liegen. Hierzu gehören folgende Krankheitsbilder: Cushing-Syndrom mit beidseitiger Hyperplasie der Nebennierenrinde durch vermehrte ACTH-Sekretion aus dem Hypophysenvorderlappen, die hypothalamische Pubertas praecox, Syndrome der vermehrten Prolaktinsekretion und die Krankheitsbilder, die mit vermehrter GH-Sekretion einhergehen, hypophysärer Riesenwuchs und Akromegalie.

28.2.4 Die Hormone des Hypophysenhinterlappens

Der Hypophysenhinterlappen (HHL) sezerniert zwei Hormone: Oxytocin und Vasopressin, das seiner Wirkung wegen auch als antidiuretisches Hormon (ADH) bezeichnet wird. Die Biosynthese beider Hormone findet in hypothalamischen Kerngebieten statt, dem Nucleus supraopticus (vorwiegend Synthese von Vasopressin) und dem Nucleus paraventricularis. Durch Neurosekretion gelangen die Hormone über den Tractus supraoptico-hypophyseus in den Hypophysenhinterlappen, wo sie als Granula in den Enden der Axone gespeichert werden.

Die Hormone sind an spezifische Proteine, Neurophysine, gebunden. Die Freisetzung aus dieser Bindung erfolgt in Anwesenheit von Calcium-Ionen auf adäquate Stimuli.

Chemisch sind Oxytocin und Vasopressin cyclische Nonapeptide, die sich nur in den Aminosäureresten in Position 3 und 8 unterscheiden (Abb. 28.10). Beide Hormone werden synthetisch hergestellt.

Oxytocin

Pharmakokinetik

Die Halbwertszeit von Oxytocin beträgt eine bis mehrere Minuten, sie ist in der Schwangerschaft und Laktation kürzer als normal. Die Inaktivierung erfolgt vorwiegend in Niere, Leber und laktierender Mamma. Im Plasma Schwangerer wurde eine Aminopeptidase nachgewiesen, die Oxytocin (Oxytocinase) und Vasopressin inaktiviert. Man nimmt an, daß dieses Enzym aus dem Uterus und der Plazenta stammt.

Regulation

Physiologische Stimuli für die Oxytocinausschüttung sind der Saugreiz und die Dilatation der Milchgänge sowie auch die Stimulation der Cervix und Dilatation der Vagina (Coitus, Geburt). Die Ausschüttung von Oxytocin wird auch durch viele Stimuli hervorgerufen, die zu einer Freisetzung von Vasopressin führen.

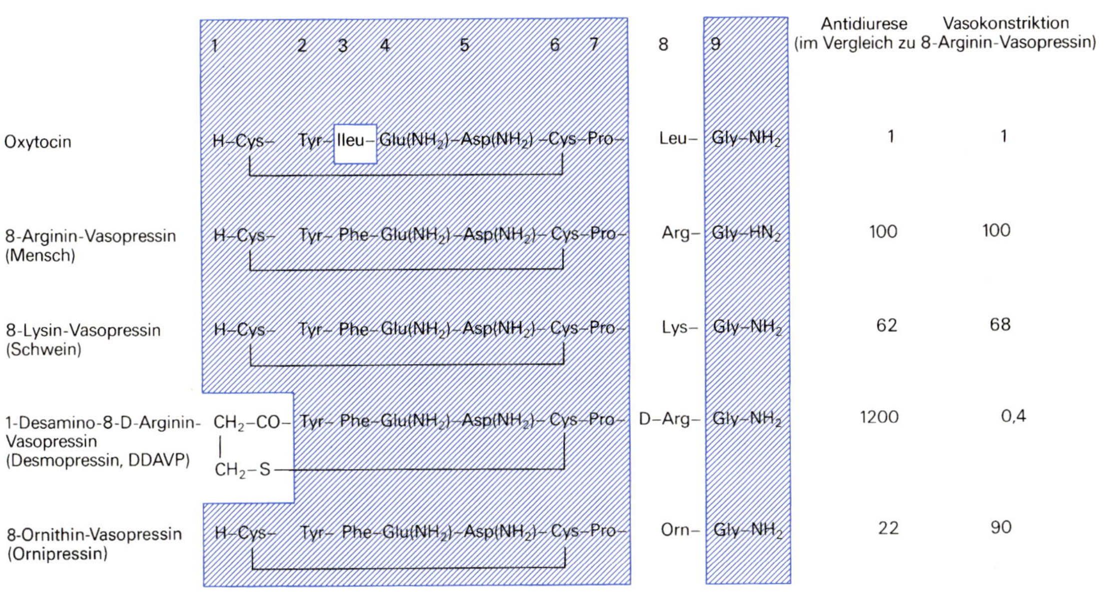

Abb. 28.10 Aminosäuresequenzen der physiologischen und synthetischen Hypophysenhinterlappenhormone.

Wirkungen

Oxytocin wirkt vornehmlich auf die Uterusmuskulatur über Membranrezeptoren, die in den glatten Muskelzellen des Myometriums nachgewiesen wurden: Die Kontraktionskraft nimmt zu, die Frequenz der Kontraktionen wird gesteigert. Die Ansprechbarkeit des Uterus für Oxytocin wird durch Oestrogene erhöht, durch Gestagene vermindert. Während der Schwangerschaft ist der Uterus für Oxytocin unempfindlich. Erst gegen Ende der Schwangerschaft nimmt die Empfindlichkeit des Uterus wieder zu und erreicht bei der Geburt und unmittelbar post partum ein Maximum. Für den normalen Ablauf der Geburt scheint Oxytocin nicht unbedingt erforderlich zu sein, obwohl beim Fehlen von Oxytocin der Geburtsablauf verzögert ist. Im Myometrium induziert Oxytocin die Ausschüttung von Prostaglandinen, wobei nicht geklärt ist, ob es sich dabei um einen primären Effekt oder um eine Folge der gesteigerten Uteruskontraktionen handelt. Auch an den myoepithelialen Elementen der Milchdrüse bewirkt Oxytocin Kontraktionen und führt damit zur Milchejektion. Diese findet bei Oxytocinmangel nicht statt. Die Spermatozoenaszension im weiblichen Genitaltrakt wird durch Oxytocin begünstigt. Beim Mann sind keine physiologischen Wirkungen bekannt.

Indikationen und Dosierung

- vorzeitige Einleitung der Geburt bei Erkrankungen von Mutter oder Kind (z.B. fötale Erythroblastose, Diabetes mellitus, Präeklampsie, Eklampsie, Hypertonie),
- Einleitung der Geburt wegen übertragener Schwangerschaft oder nach vorzeitigem Blasensprung,
- primäre und sekundäre Wehenschwäche,
- postpartale Uterusatonie (heute finden meist Prostaglandine Verwendung),
- Uteruskontraktion nach Kaiserschnitt oder anderen Operationen am Uterus (für diese Indikation wurden früher auch Secale-Alkaloide wie Methylergometrin und Ergometrintartrat verwendet),
- Stillschwierigkeiten durch mangelhafte Milchejektion.

Oxytocin[1] wird je nach Indikation i.m., i.v. oder als Dauerinfusion appliziert.

Dosierungen: Bei der Geburtseinleitung und Wehenschwäche 0,5–2 IE i.m. oder 4–20 mIE pro Minute als Dauerinfusion. In der Nachgeburtsperiode werden 3 bis 10 IE i.m. oder langsam i.v., nach Sectio 5–10 IE intramural verabfolgt.

Unerwünschte Wirkungen

Bei Überdosierungen kann es zur uterinen Tetanie kommen, in deren Folge die utero-plazentare Zirkulation vermindert wird. Es können Rupturen des Uterus, der Cervix uteri oder des Dammes auftreten. Eine zu schnelle Geburt durch verstärkte Uteruskontraktionen birgt Gefahren für das Kind in sich durch Hypoxie oder

[1] Orasthin®, Oxytocin Horm®, Syntocinon®

intrakranielle Blutungen (Kontrolle der kindlichen Herztöne und des Kontraktionszustandes des Uterus!).

In hohen Dosen bewirkt Oxytocin vorübergehend eine Relaxation der Gefäßmuskulatur mit Abfall besonders des diastolischen Blutdrucks, reflektorischer Tachykardie und erhöhtem Herzzeitvolumen.

Nach langandauernder Infusion hoher Dosen folgt dem Blutdruckabfall ein geringer, aber anhaltender Blutdruckanstieg. In hohen Dosen kann auch ein antidiuretischer Effekt auftreten, bedingt durch die inhärente Vasopressin-ähnliche Wirkung.

Nasal oder buccal sollte Oxytocin wegen der lokalen Reizung und der ungenauen Dosierung nicht mehr verwendet werden.

Kontraindikationen

Wegen Gefahr der Uterusruptur:
- Geburtshindernisse,
- Querlagen,
- Zustand nach Schnittentbindung oder anderen Operationen am Uterus sowie
- bei Multipara.
- Oxytocin sollte nicht zur Beschleunigung einer in Gang befindlichen Geburt verwendet werden, besonders nicht im ersten und zweiten Stadium bei nichteröffneter oder rigider Cervix uteri.

Wegen drohender kindlicher Asphyxie:
- vorzeitige Plazentalösung.

Vasopressin (ADH)

Chemie

Das beim Menschen physiologische ADH ist das 8-Arginin-Vasopressin[1] (beim Schwein 8-Lysin-Vasopressin[2]). Durch gezielte Modifikationen an bestimmten Positionen des Moleküls können die Partialwirkungen dissoziiert werden. Von besonderer Bedeutung für die klinische Anwendung ist die **Dissoziation von antidiuretischer und vasokonstriktorischer Aktivität.** Desaminierung in Position 1 verstärkt die antidiuretische Wirkung, die Einführung eines D-Arginins in Position 8 führt zu einem Verlust der vasokonstriktorischen Aktivität. Eine solche Verbindung ist z. B. 1-Desamino-8-D-Arginin-Vasopressin (DDAVP, Desmopressin[3]), das auch eine viel längere Halbwertszeit als die natürlich vorkommenden Verbindungen hat. Eine Dissoziierung zugunsten der vasokonstriktorischen Wirkung weisen 8-Ornithin-Vasopressin[4] und Na-Triglycil-8-lysin-vasopressin-acetat (Terlipressin[5]) auf (s. Abb. 28.10).

[1] Pitressin®
[2] Vasopressin-Sandoz®
[3] Minirin®
[4] POR 8 Sandoz
[5] Glycylpressin®

Pharmakokinetik

ADH zirkuliert vorwiegend frei im Blut. Die Halbwertszeit beträgt ca. 1 Minute. Die Inaktivierung erfolgt vorwiegend in der Niere und Leber. Auch die Plasmaoxytocinase Schwangerer inaktiviert Vasopressin, scheint aber keine physiologische Bedeutung zu haben. Nur 5 bis 20 % des Hormons werden im Urin, an ein Protein gekoppelt, ausgeschieden. Die Sekretionsrate von Vasopressin beträgt 7–50 mU pro Stunde.

Vasopressin-Tannat in öliger Lösung hat eine Wirkungsdauer von 24 bis 48 Stunden nach s.c.- oder i.m.-Injektion. Auch DDAVP wirkt etwa 12 Stunden lang.

Regulation

Die Regulation der Vasopressin-Sekretion erfolgt über Osmorezeptoren im Bereich des Nucleus supraopticus. Erhöhung des osmotischen Druckes im Plasma um weniger als 2 % bewirkt bereits eine Ausschüttung von Vasopressin. Eine weitere Regulation erfolgt über Volumenrezeptoren bzw. Barorezeptoren in den Pulmonalvenen, im linken Vorhof, im Aortenbogen und Sinus caroticus. Bei Abnahme des zirkulierenden Blutvolumens infolge von Blutungen, Reduktion des Herzzeitvolumens, Hypalbuminämie etc. kommt es zur Ausschüttung von Vasopressin, auch bei hypotoner Dehydratation, d. h., die Volumenregulation hat Priorität vor der Osmoregulation. Die Vasopressin-Sekretion ist unter tonisch inhibierender Kontrolle durch die Barorezeptoren. Blutdruckabfall bewirkt Ausschüttung von Vasopressin und umgekehrt. Die Vasopressin-Sekretion unterliegt einem circadianen Rhythmus. Maximale Konzentrationen werden zwischen 0 und 4 Uhr gemessen.

Die Vasopressin- und auch die Oxytocin-Sekretion werden außerdem durch Streß, Schmerz, Erbrechen, Trauma sowie durch visuelle, auditive, olfaktorische und psychische Reize stimuliert. Auch verschiedene Pharmaka, wie cholinerge Agonisten (Acetylcholin, Nikotin etc.), Barbiturate, Clofibrat, tricyclische Antidepressiva und bestimmte Antikonvulsiva, können die Vasopressin-Sekretion stimulieren. Alkohol, Phenylhydantoin, aber auch Glucocorticoide, Chlorpromazin und Reserpin wirken inhibierend.

Wirkungen

In physiologischen Dosen wirkt Vasopressin ausschließlich antidiuretisch. Die physiologischen Wirkungen an der Niere werden auf S. 524 abgehandelt. In höheren Dosen, z. B. im hypovolämischen Schock (s. u.), ist Vasopressin auch vasokonstriktorisch wirksam. Es bewirkt Konstriktion der Kapillaren und Arteriolen in der Haut, im Bindegewebe und in den inneren Organen einschließlich der Koronargefäße, besonders aber im Splanchnikusbereich, weniger der Kapillaren der Skelettmuskulatur. Vasopressin erhöht die Kontraktilität der glatten Muskelzellen u. a. auch im Darm und Uterus.

Alle diese Effekte beruhen auf einer direkten Wirkung von Vasopressin an den kontraktilen Elementen. Dieser Effekt wird durch adrenerge Rezeptorenblocker nicht antagonisiert und durch Denervation nicht verhindert.

Vasopressin in hohen Dosen setzt den an Gefäßendothel gebundenen Faktor VIII frei, wodurch die Blutgerinnung gesteigert wird.

Vasopressin kann die ACTH-Sekretion stimulieren. Die physiologische Bedeutung dieser Wirkung ist umstritten. Basierend auf diesem Effekt wird Vasopressin zur Diagnostik von Störungen der Achse Hypothalamus–HVL–NNR eingesetzt (Vasopressin-Test).

Vasopressin soll die Lern- und Erinnerungsfähigkeit verbessern.

Indikationen und Dosierung

Diabetes insipidus: Beim primären (familiärer Diabetes insipidus, idiopathischer Diabetes insipidus) und sekundären Diabetes insipidus (infolge von Schädel-Hirn-Traumen, Tumoren und Infektionen im Bereich des Hypothalamus-Hypophysen-Systems) besteht, im Gegensatz zum nephrogenen Diabetes insipidus (Resistenz der Tubuli und Sammelrohre gegen Vasopressin), ein Mangel an Vasopressin. Die diagnostische Entscheidung wird durch den Vasopressin-Test getroffen, mit dem geprüft wird, ob nach Vasopressin-Gabe der Harn konzentriert werden kann oder nicht.

Für die Therapie wird heute vorzugsweise DDAVP[1] wegen der fast fehlenden vasokonstriktorischen Wirkung und der langen Wirkungsdauer verwendet (Dosierung: 5–20 µg 2 × täglich intranasal). In Ausnahmefällen (Nichtansprechen auf DDAVP) kann Vasopressin[2] in Dosierungen von 2–5 E alle 2 bis 3 Tage i.m. oder s.c. injiziert werden.

Ösophagusvarizenblutung: Vasopressin senkt den Druck im Bereich der Pfortader durch Vasokonstriktion der Gefäße im Splanchnikusbereich. Als unterstützende Maßnahme für die Behandlung der Ösophagusvarizenblutung empfehlen sich die synthetischen Vasopressin-Analoga 8-Ornithin-Vasopressin[3] und Terlipressin[4], die ausgesprochen vasokonstriktorisch, aber gering antidiuretisch wirken.

Auch bei großen abdominalen Operationen bei Patienten mit portaler Hypertension wird Vasopressin bzw. 8-Ornithin-Vasopressin zur Reduktion der Durchblutung im Portalgefäßgebiet eingesetzt (Dosierung: 20 IE/100 ml physiologischer NaCl-Lösung während 10 bis 20 Minuten infundiert).

Gerinnungsstörungen: Bei von Willebrandscher Krankheit und mittelschwerer Hämophilie nutzt man den Effekt von ADH auf die Freisetzung von Faktor VIII. Dosierung: Desmopressinacetat 4 µg × 6 i.v. (6 Amp. Minirin®) innerhalb von 30 Minuten.

Nur die subkutane Injektion von Desmopressinacetat führt zu einer Wasserretention, nicht die kurzfristige, hochdosierte i.v.-Injektion.

1 Minirin®
2 Pitressin®
3 POR 8 Sandoz
4 Glycylpressin®

Unerwünschte Wirkungen

Überdosierung von Vasopressin kann zu Flüssigkeitsretention führen, in schweren Fällen bis zur Wasserintoxikation, besonders bei Anwendung von Depotpräparaten.

Die durch die vasokonstriktorische Partialwirkung des natürlichen Vasopressins bedingten Nebenwirkungen (Blutdruckanstiege, myokardiale Ischämien, erhöhte Darmperistaltik, Uteruskrämpfe, Menorrhagien) treten bei DDAVP nicht oder kaum mehr auf. Nur bei Dosen über 40 µg DDAVP können Kopfschmerzen und Blutdruckanstiege auftreten.

Kontraindikationen

Kontraindikationen, die für Arginin- bzw. Lysin-Vasopressin gelten (koronare Herzkrankheiten, Hypertonie), entfallen bei Anwendung von DDAVP.

28.3 Sexualhormone

Zu den Sexualhormonen gehören die Hormone der Gonaden (Hoden und Ovarien). Die Gesamtheit der physiologisch vorkommenden als auch der synthetischen männlichen Sexualhormone bezeichnet man als Androgene. Bei den weiblichen Sexualhormonen wird unterschieden zwischen Oestrogenen (brunsterzeugende Stoffe) und Gestagenen (schwangerschaftserhaltende Stoffe). Bei den Hormonen der Gonaden handelt es sich um Steroidhormone. Steroidhormone sind in ihrer Chemie dem Cholesterin verwandt. Androgene, Oestrogene und Gestagene werden nicht nur in den Gonaden, sondern auch in der Plazenta und in den Nebennieren gebildet.

28.3.1 Androgene

Androgene werden hauptsächlich in den Leydigschen Zwischenzellen des Hodens gebildet, daneben aber auch in den Nebennieren und im Ovar. Das vorwiegend zirkulierende Androgen beim Mann ist Testosteron.

Chemie

Androgene sind Steroidhormone mit 19-Kohlenstoffatomen (C_{19}-Steroide). In den meisten Zielorganen, z. B. der Prostata, ist die reduzierte Form des Testosterons, das 5α-Dihydrotestosteron, das biologisch wirksamste Androgen. Das Enzym 5α-Reduktase reduziert Testosteron zu Dihydrotestosteron.

Androgen-Depotpräparate (s. Tab. 28.7) erhält man durch Veresterung der OH-Gruppe in Position C-17 mit längerkettigen Fettsäuren, z. B. Oenanthat (7C-Atome). Das in Position C-1 in α-Stellung methylierte Dihydrotestosteron (Mesterolon) ist oral schwach wirksam. Testosteronundecanoat ist ebenfalls oral wirksam, weil es teilweise über die Lymphe, unter Umgehung der Leber, in die Zirkulation gelangt (s. 3D-Abb. auf CD-Rom).

Biosynthese

Wie bei der Biosynthese anderer Steroidhormone, der Oestrogene und des Progesterons, verlaufen die frühen Stufen der Synthese über Squalen, Cholesterin und Pregnenolon. Hierbei spielen verschiedene Enzyme eine Rolle (s. Abb. 28.11).

Stoffwechsel und Pharmakokinetik

Die tägliche Testosteronproduktion beim Mann beträgt etwa 7 mg (24 µmol), bei Frauen etwa 10 % davon. Testosteron ist im Blut zu 98 % an ein Transportprotein gebunden (SHBG, s. Tab. 28.2), bei Frauen zu 99 %. Die Plasmahalbwertszeit beträgt 10–20 Minuten. Die Serumtestosteronkonzentrationen von Männern betragen 3–10 µg/l (10–35 nmol/l).

Der Abbau des Testosterons findet vorwiegend in der Leber statt und erfolgt im wesentlichen durch Oxidation am Kohlenstoffatom 17 zu Androstendion, Androsteron, Etiocholanolon und Etiocholandiol. Deshalb bezeichnet man die Abbauprodukte des Testosterons auch als 17-Keto-Steroide. Ein geringer Anteil des Testosterons und Androstendions wird zu Oestrogenen aromatisiert (s. Abb. 28.11).

Die Ausscheidung der Metaboliten erfolgt über die Nieren; dazu müssen sie wasserlöslich sein. Die meisten Metaboliten liegen als Glucuronsäureester (Glucuronide) oder Schwefelsäureester (Sulfate) vor.

Regulation

Die Androgensynthese in den Leydigschen Zwischenzellen des Hodens wird durch das hypophysäre LH gesteuert, wobei die Synthese und Ausschüttung von LH durch GnRH reguliert wird. Androgene haben eine negative Rückkopplungswirkung auf die GnRH- und LH-Sekretion (s. Abb. 28.12). Diese Tatsache hat praktische Bedeutung für die Therapie mit Androgenen.

Auch die Testosteronsekretion scheint einem circadianen und circaannualen Rhythmus zu unterliegen (Maximalwerte zwischen 4 und 6 Uhr morgens sowie im Frühjahr). Starke körperliche Anstrengung und emotionaler Streß können die Androgensekretion herabsetzen.

Wirkungen

Androgene bewirken die Ausprägung der männlichen sekundären Geschlechtsmerkmale. Sie besitzen außerdem eine Reihe von weniger sexualspezifischen Wirkungen; die sexualspezifischen und die unspezifischen Wirkungen sind in Tab. 28.6 aufgeführt. Die pharmakologisch wichtigste sexualunspezifische ist die protein-anabole Wirkung.

Die stärkere Ausprägung der Muskelmasse beim Manne im Vergleich zur Frau ist androgenbedingt, ebenfalls der andere Teint des Mannes. Die männliche Glatzenbildung wird bei Vorhandensein einer genetischen Disposition ebenfalls durch Androgene verursacht oder gefördert. Das gilt übrigens auch für die Frau, vorausgesetzt, beide Komponenten – genetische Disposition und erhöhte Androgenproduktion in Nebennieren und/oder Ovarien – kommen zusammen.

An den Ausfallserscheinungen nach dem Wegfall der Androgene – etwa nach der Kastration oder der Behandlung mit einem Antiandrogen (s. Abb. 28.12) – wird die physiologische Bedeutung dieser Hormone am deutlichsten erkennbar. Erfolgt die Kastration im Erwachsenenalter, so kommt es zur Atrophie der akzessorischen Geschlechtsdrüsen, die Libido nimmt ab. Eine Kastration vor dem Erreichen der Pubertät führt zu dem typischen Bild des Eunuchen; die Verknöcherung der Epiphysenfugen ist verzögert, der Stimmbruch bleibt aus, ebenso die Ausbildung eines männlichen Behaarungstyps.

Tabelle 28.6: Physiologische Wirkungen der Androgene

a) Einige sexualspezifische Wirkungen der Androgene:
Funktion der Geschlechtsdrüsen (Prostata, Samenblasen), Reifung von Samenzellen
Sekundäre männliche Geschlechtsmerkmale (Bartwachstum, Stimmbruch usw.)
Geschlechtstrieb (Libido), Ausbildung männlicher Geschlechtsorgane

b) Einige sexualunspezifische Wirkungen der Androgene:
Stoffwechselwirkungen (z. B. eiweißaufbauende Wirkung)
Wirkung auf Knochenreifung und Längenwachstum
Beschaffenheit der Muskulatur, der Haut, Funktion der Talgdrüsen

Indikationen und Dosierung

Primärer und sekundärer Hypogonadismus: Beim Hypogonadismus oder bei Kastraten (Hodentumor, -torsion, schwere Traumen) können durch eine adäquate Andro-

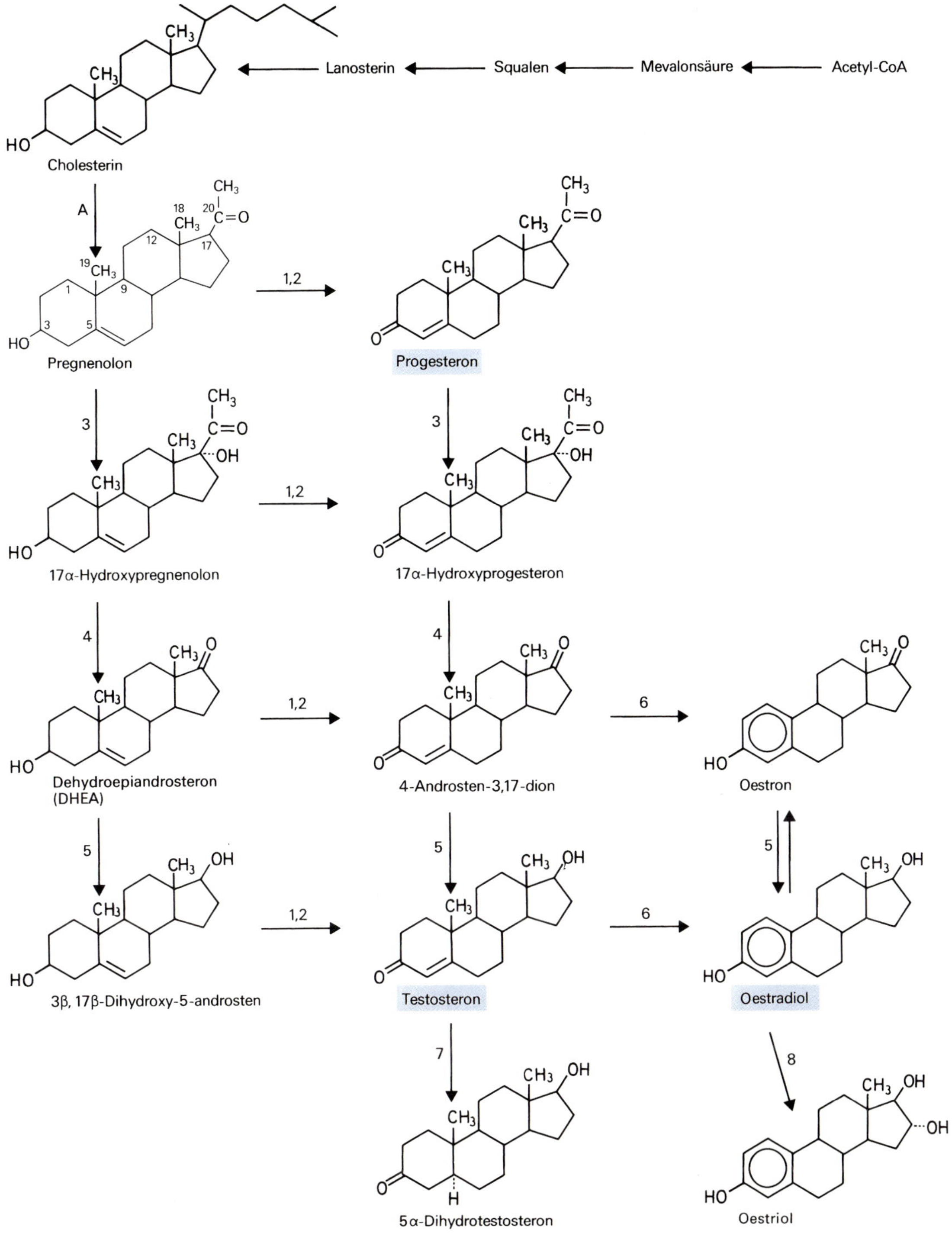

Cholesterin ← Lanosterin ← Squalen ← Mevalonsäure ← Acetyl-CoA

Cholesterin

Pregnenolon

Progesteron

17α-Hydroxypregnenolon

17α-Hydroxyprogesteron

Dehydroepiandrosteron (DHEA)

4-Androsten-3,17-dion

Oestron

3β, 17β-Dihydroxy-5-androsten

Testosteron

Oestradiol

5α-Dihydrotestosteron

Oestriol

Abb. 28.11 Biosynthese von Sexualhormonen.

A: 20,22-Desmolase (Mitochondrien)
1,2: 3β-Hydroxy-Steroid-Dehydrogenase, $\Delta^{4,5}$-Isomerase
3: Steroid-17α-Hydroxylase
4: 17,20-Desmolase
5: 17β-Hydroxysteroid-Dehydrogenase
6: Aromatase
7: 5α-Reduktase
8: P_{450}-abhängige Hydroxylierung in der Leber

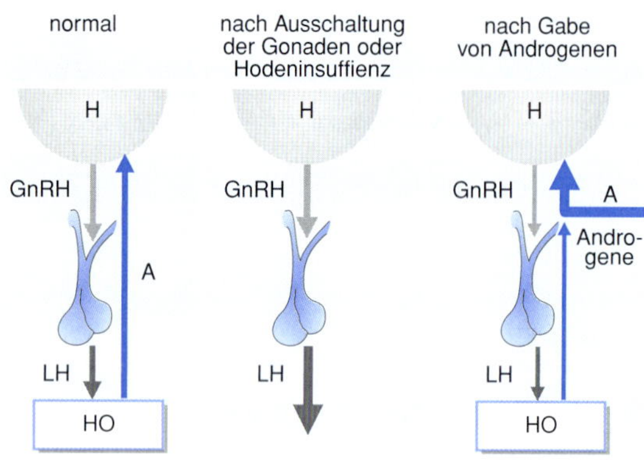

Abb. 28.12 Regulation der Androgensekretion. Zwischen dem hypothalamisch-hypophysären System und der Konzentration von Androgenen im Blut besteht ein negativer Rückkopplungsmechanismus (s. Abb. 28.3). Nach Ausschaltung der Gonaden, z.B. durch Kastration, fehlt die bremsende Wirkung der Androgene auf das hypothalamisch-hypophysäre System; der Freisetzungs-Faktor GnRH und die entsprechenden tropen Hormone werden vermehrt ausgeschüttet. Umgekehrt liegen die Verhältnisse bei der exogenen Zufuhr von Androgenen aus therapeutischen Gründen. Die Hemmung der Ausschüttung von GnRH und damit der tropen Hormone kann eine Atrophie der Hoden nach sich ziehen (Oligo- oder Azoospermie). (H = Hypothalamus, HO = Hoden, GnRH = Freisetzungsfaktor für LH und FSH, LH = Luteinisierungshormon, A = Androgenkonzentration im Serum.)

gentherapie die sekundären Geschlechtsmerkmale, die Libido und die Funktion der akzessorischen Geschlechtsdrüsen aufrechterhalten werden. Dosierungen sind Tab. 28.7 zu entnehmen. Als wirksamste Präparate für die Substitutionstherapie haben sich injizierbare Depotpräparate erwiesen.

Oligozoospermie: In Einzelfällen kann bei normogonadotroper Oligozoospermie durch Auslösung eines Rebound-Phänomens nach Absetzen einer hochdosierten Behandlung mit Androgenen die Spermatogenese stimuliert werden (s. Abb. 28.13). Die Auslösung des **Rebound-Effekts** gelingt nicht mit Testosteronundecanoat und Mesterolon. Die Behandlungserfolge sind nicht überzeugend.

„Climacterium virile“: Es ist umstritten, ob es ein dem Klimakterium der Frau vergleichbares Phänomen beim Manne gibt. Männer können bis in das hohe Alter hinein fertil sein, und die Androgenkonzentrationen können auch beim älteren Manne auf einem ausreichenden Niveau liegen. Allerdings ist zu berücksichtigen, daß der Anteil des SHBG-gebundenen Testosterons mit zunehmendem Alter ansteigen kann und damit das biologisch verfügbare Testosteron abnimmt.

Therapeutisch ist der Einsatz von Androgenen nur sinnvoll, wenn die testikuläre Produktion tatsächlich erniedrigt ist. Es gelingt nicht, mit Androgenen die Potenz über das normale Maß hinaus zu steigern.

Sonstige Indikationen: Pubertas tarda und übermäßiges Längenwachstum.

Tabelle 28.7: Therapeutisch verwendete Androgene

Bezeichnung	Dosis	Handelsnamen
Testosteron-oenanthat	100–250 mg i.m. alle 2–3 Wochen	Testoviron-Depot®
Testosteron-undecanoat	80–120 mg/Tag p.o.	Andriol®
Mesterolon	50–100 mg/Tag p.o.	Proviron®
Transdermalpflaster:		
Testosteron	2,5 mg	Androderm®
Testosteron	6 mg	Testoderm®

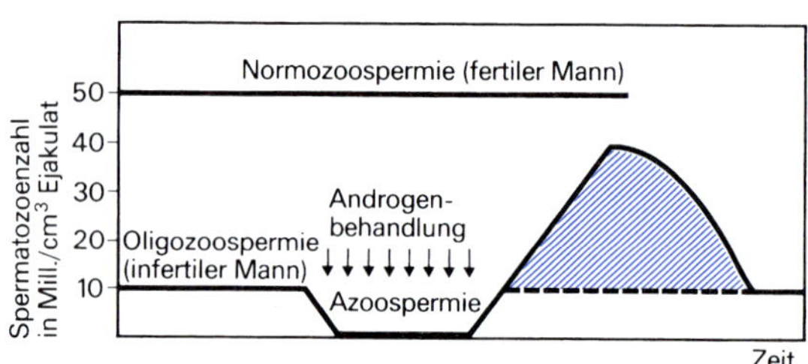

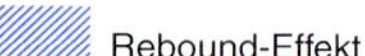

Abb. 28.13 Prinzip des Rebound-Effekts. Der Rebound-Effekt ist darauf zurückzuführen, daß nach längerer Androgen-Behandlung jene hypothalamischen Zentren, die die Gonadotropinproduktion (LH und FSH) regulieren, desensibilisiert werden, d. h., sie sprechen vorübergehend nach Absetzen der Behandlung weniger empfindlich auf Androgene an. Der Rückkopplungsmechanismus läuft für eine gewisse Zeit auf einem höheren Niveau ab. Im dargestellten Beispiel kommt es dadurch zu einer gesteigerten Spermatogenese für eine begrenzte Zeit. Allerdings sind die Therapieerfolge mäßig.

Unerwünschte Wirkungen

Cholestase und Störungen der Leberfunktion treten unter der Therapie mit C-17-alkylierten, oral wirksamen Androgenen (z.B. Methyltestosteron) häufiger auf als bei Verwendung anderer oral oder parenteral wirksamer Androgene. Mit dem Auftreten derartiger Wirkungen muß bei C-17-alkylierten Verbindungen bereits in einem Dosisbereich gerechnet werden, der zur Erzielung therapeutischer Wirkungen beim Menschen notwendig ist. Methyltestosteronhaltige Präparate sind deshalb in Deutschland nicht mehr im Handel.

Bei einer hochdosierten Langzeittherapie kann es ferner zu Veränderungen im Elektrolythaushalt kommen, die zu Ödemen führen können. Die Retention von

Kalium, Natrium, Chlorid, Calcium, anorganischem Phosphat und Wasser ist mit der protein-anabolen Wirkung verknüpft.

Kontraindikationen

Bei Patienten mit Tumoren der Prostata (Prostatahyperplasie und -karzinom) sind Androgene kontraindiziert. Die Schwangerschaft stellt wegen der Gefahr einer Virilisierung weiblicher Föten stets eine Kontraindikation dar. Bei Frauen ist unter der Androgentherapie mit Maskulinisierungssymptomen wie unerwünschtem Haarwuchs, Auftreten von Akne, Bartwachstum, Stimmbruch usw. zu rechnen (s. u.).

28.3.2 Anabolika

Die eiweiß-anabolen Hormone leiten sich von den Androgenen ab. Unter dem Begriff Anabolie versteht man ganz allgemein aufbauende Prozesse, unter Katabolie dagegen abbauende.

Chemie

Die erste Verbindung, bei der anabole und androgene Wirkungen dissoziiert werden konnten, war 19-Nortestosteron (Abb. 28.14).

Viele heute im Handel befindliche Anabolika leiten sich vom 19-Nor-testosteron ab. Aber auch andere Modifikationen des Steroidmoleküls führten zu anabolen Hormonen, wie z.B. die Einführung einer weiteren Doppelbindung zwischen den C-Atomen 1 und 2, die Substitution von Methylgruppen am C-Atom 1 u. a. m. Am C-17 alkylierte Verbindungen sind oral gut wirksam. Die Veresterung an der C-17-β-Hydroxylgruppe führte zu Depotpräparaten.

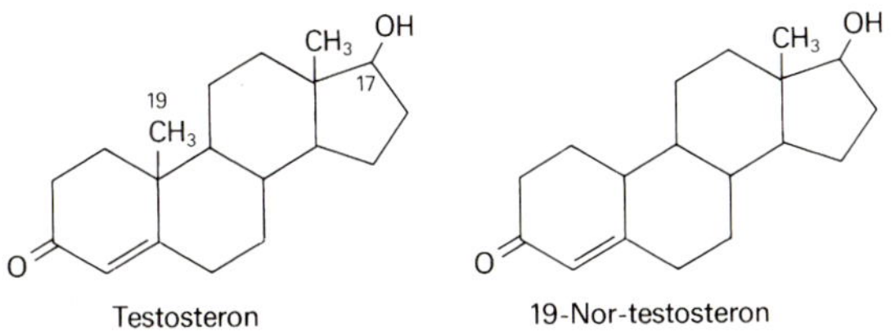

Abb. 28.14 Strukturformeln von Testosteron und 19-Nor-testosteron.

Wirkungen

Zu den wichtigsten Eigenschaften der Anabolika zählt die Positivierung der Stickstoffbilanz; hierdurch werden Wachstumsprozesse beschleunigt, was sich sowohl im Längenwachstum als auch in einer Zunahme des Körpergewichtes zeigt. Diese Wachstumsstimulierung ist ganz allgemeiner Natur, sie betrifft alle Organe und Organsysteme, soweit sie die Fähigkeit des Wachstums besitzen. Auch die stimulierende Wirkung auf die Erythropoese ist hierzu zu rechnen. Anabolika bewirken die Retention von Calcium, Phosphat, Kalium und Creatinin, eine Vermehrung der Mucopolysaccharide, vor allem in der Knochengrundsubstanz, sowie eine Retention von Wasser; sie geht dem Wasserbindungsvermögen des neugebildeten Eiweißes parallel.

Indikation und Dosierung

In der Vergangenheit war das Indikationsgebiet für Anabolika sehr weit gefaßt (konsumierende Erkrankungen, Untergewicht und Appetitlosigkeit in der Rekonvaleszenz, schwere Operationen, reduzierter Allgemeinzustand vor allem im Alter, Strahlen-und Cytostatika-Therapie, anämische Zustände, Osteoporose, chronische Leber- und Nierenerkrankungen, Muskeldystrophie, angioneurotisches Ödem u. a. m.). Heute sind Anabolika in Deutschland nur noch für die Indikation **aplastische Anämie** zugelassen. Bei Anämie infolge Niereninsuffizienz hat sich Erythropoetin als hochwirksam erwiesen. Die wichtigsten therapeutisch verwendeten Anabolika sind in Tab. 28.8 zusammengefaßt. Bei der aplastischen Anämie werden bis zu dreimal höhere Dosen als in der Tabelle angegeben verwendet.

Tabelle 28.8: Anabolika

Internatationaler Freiname	Dosis	Handelsnamen
Nandrolon	25–50 mg/Monat i.m.	Anadur®
Metenolonacetat	10–20 mg/Tag p.o.	Primobolan®
Nandrolon-decanoat	25–50 mg alle 3–4 Wochen i.m.	Deca-Durabolin®
Metenolon-oenanthat	100 mg alle 2 Wochen i.m.	Primobolan-Depot®

Unerwünschte Wirkungen

Die wichtigste Nebenwirkung ist die **androgene Wirkung**. Bei Frauen kann es zu Virilisierung kommen, zum Auftreten von Akne, Heiserkeit und rauchiger Stimme als erstem Anzeichen eines bevorstehenden Stimmbruches, zu Behaarungen an den Beinen und in extremen Fällen zu Bartwuchs. In höheren Dosierungen hemmen Anabolika die gonadotrope Partialfunktion der Hypophyse. Das kann bei Frauen zu Zyklusstörungen, etwa Menstruationsverschiebungen führen, bei Männern vor allem zu Störungen der Hodenfunktion (Spermatogenese). Bei C-17-alkylierten anabolen Hormonen kann es zu Störungen der Leberfunktion (cholestatischer Ikterus) kommen. Werden Anabolika bei Kindern angewandt, so ist auf eine Beschleunigung der Knochenreifung zu achten, die möglicherweise zu einer Reduzierung der zu erwartenden Endgröße führen könnte.

Kontraindikationen

Da durch die androgene Nebenwirkung der Anabolika auch die weibliche Sexualdifferenzierung beeinflußt wird, ist die Anwendung von Anabolika in der **Schwangerschaft** immer kontraindiziert. Kontraindiziert sind Anabolika ferner bei **Tumoren der Prostata,** weil man heute wohl annehmen kann, daß das Wachstum dieser Tumoren zumindest zeit- oder teilweise androgenabhängig ist. Bei **eingeschränkter Leberfunktion** sind Anabolika kontraindiziert. Frauen, vor allem mit Sing- oder Sprechberufen, sollten nicht mit Anabolika behandelt werden. Die Anwendung von Anabolika bei Leistungssportlern zur Vermehrung der Muskelmasse ist abzulehnen.

28.3.3 Antiandrogene

Antiandrogene sind Substanzen, die die Wirkung von Androgenen aufheben. Die antiandrogene Wirkung beruht auf einem kompetitiven Antagonismus an den Androgenrezeptoren. Antiandrogene sind geeignet zur Behandlung von Erkrankungen und krankhaften Zuständen, die durch Androgene hervorgerufen oder ungünstig beeinflußt werden. Zu nennen sind hier z.B. Tumoren der Prostata, der Hirsutismus, die Akne und Seborrhö, die androgenetische Alopecie bei Frauen sowie die männliche Hypersexualität und Sexualdeviationen. Im Handel befinden sich **Cyproteronacetat**[1], ein Hydroxyprogesteronderivat, und **Flutamid**[2], ein Toluidinderivat (Abb. 28.15). Cyproteronacetat ist gleichzeitig ein starkes Gestagen (s. S. 697f.), d. h., es hemmt auch die Gonadotropinsekretion. Flutamid besitzt keine andere Partialwirkung.

5-α-Reduktase-Hemmer

Finasterid ist ein spezifischer Inhibitor der Typ-II-5-α-Reduktase, eines Enzyms, welches das stoffwechselinaktive Testosteron zum aktiven Dihydrotestosteron (DHT) umwandelt.

Indikationen, Dosierung und unerwünschte Wirkungen

Prostatakarzinom: Das Prostatakarzinom ist in seinem Wachstum teil- und zeitweise androgenabhängig, daher kann sein Wachstum durch Antiandrogene vermindert

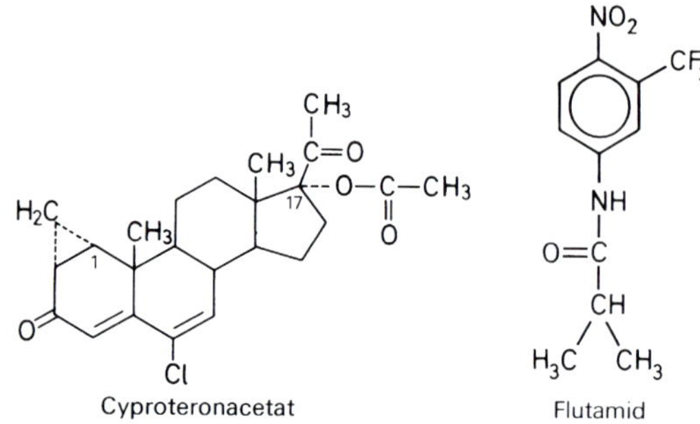

Abb. 28.15 Strukturformel der Antiandrogene Cyproteronacetat und Flutamid.

werden. Man verabreicht 200–300 mg **Cyproteronacetat** pro Tag p.o. oder 300 mg pro Woche i.m. Nach Kastration wird niedriger dosiert. **Flutamid** wird nur in dieser Indikation eingesetzt (Dosierung: 750 mg/Tag p.o.). Vielfach werden Antiandrogene auch in Kombination mit GnRH-Analoga angewandt (Ausschaltung der testikulären Androgene durch nicht-pulsatile Gabe von GnRH [s. S. 677] und Hemmung der adrenalen Androgene durch das Antiandrogen).

Benigne Prostatahypertrophie: Finasterid in einer Dosierung von 5 mg[3] wird in der Behandlung der benignen Prostatahypertrophie (BPH) eingesetzt und führt zu einer etwa 30 %igen Reduktion der Prostatagröße. Eine signifikant meßbare Zunahme des Urinflusses ist die Folge.

Sexualdeviationen und Hypersexualität beim Mann: Die Libido ist androgenabhängig und kann durch Antiandrogene unterdrückt werden. Antiandrogene stellen daher eine Alternative zur Kastration bei Sexualdelinquenten dar. **Cyproteronacetat** wird p.o. in einer Dosis von 100–200 mg/Tag oder i.m. in einer Dosis von 300 mg pro Woche appliziert.

Androgenetische Alopecie: Bedingt durch die gestagene Partialwirkung führt die alleinige Gabe von Cyproteronacetat zu Zyklusstörungen. Deshalb hat sich folgendes Behandlungsschema bei **Frauen** bewährt: 100 mg/Tag **Cyproteronacetat** p.o. in den ersten 10 Zyklustagen plus 50 µg Ethinyloestradiol[4]/Tag p. o. bis zum 21. Zyklustag. Je nach therapeutischem Effekt kann die Cyproteronacetatdosis reduziert werden. Die Alopecie des **Mannes** spricht auf **Finasterid** an: In einer Dosierung von 1 mg/Tag[5] über 2 Jahre kommt es zu einer signifikanten Zunahme der Haardichte und einem Rückgang der männlichen Glatzenbildung. Nebenwirkungen sind selten, Libido- und Potenzstörungen werden in dieser Dosierung nur von etwa 1–2 % der Männer angegeben, und diese sind nach Absetzen des Medikamentes voll reversibel.

[1] Androcur®
[2] Fugerel®
[3] Proscar®
[4] Diane 35®
[5] Propecia®

Akne, Seborrhö und Hirsutismus: Ein 2 mg Cyproteronacetat enthaltendes Kombinationspräparat mit Ethinyloestradiol wird zur Therapie der Akne, Seborrhö und des leichten Hirsutismus angewendet.

28.3.4 Oestrogene

Oestrogene (Follikelhormone) sind Steroidhormone wie die Gestagene und Androgene auch. Sie werden im Ovar und der Plazenta gebildet, daneben auch in geringer Menge in den Nebennieren und im Hoden. Oestrogene können auch durch Aromatisierung von Androgenen im Fettgewebe entstehen. Zusammen mit Gestagenen (Progesteron) regulieren Oestrogene nahezu alle Vorgänge der Reproduktion bei der Frau. Sie bewirken – wie die Androgene beim Manne – die Ausprägung der sekundären weiblichen Geschlechtsmerkmale. Neben diesen mehr sexualspezifischen Wirkungen haben Oestrogene auch eine Reihe sexualunspezifischer Wirkungen.

Chemie

Die Strukturformeln der wichtigsten Oestrogene sind in Abb. 28.16 dargestellt. Oestradiol, Oestron, Oestriol und Ester dieser natürlich vorkommenden Oestrogene sind auch oral wirksam, aber nur, wenn sie in verhältnismäßig hohen Dosierungen angewandt werden. Deshalb hat man versucht, durch die Einführung von Alkylgruppen in das Steroidmolekül zu oral wirksameren Verbindungen zu kommen. Für die orale Oestrogentherapie haben das 17α-Ethinyloestradiol und sein 3-Methylether (Mestranol) (Abb. 28.16) die größte Bedeutung erlangt, vor allem als Oestrogenkomponenten in oralen Kontrazeptiva.

Durch Veresterung der Hydroxylgruppe am Kohlenstoffatom 17 oder 3 mit ungesättigten Fettsäuren verschiedener Kettenlänge gelangt man zu injizierbaren Depotpräparaten. Zu nennen sind hier das Oestradiol-3-benzoat, das Oestradiol-17-Oenanthat, -valerianat und -undecylat. Konjugierte Oestrogene sind die wasserlöslichen Glucuronide und Sulfate der natürlich vorkommenden Oestrogene. Diese Ester werden nach oraler Applikation bei der Magen-Darm-Passage im Dickdarm gespalten. Handelspräparate enthalten unter dieser Bezeichnung die aus dem Harn trächtiger Stuten gewonnenen konjugierten Oestrogene Oestron, Equilin und Equilelin. Die wichtigsten im Handel befindlichen Oestrogen-Präparate sind in Tab. 28.9 zusammengefaßt.

Stoffwechsel und Pharmakokinetik

Zwischenstufen in der Biosynthese der Oestrogene sind Testosteron und Androstendion (s. Abb. 28.11).

Die tägliche Sekretionsrate von Oestrogenen beträgt bei der Frau je nach Zyklusphase 25–100 µg (90 bis 350 nmol). Gegen Ende der Schwangerschaft werden bis 30 mg/Tag sezerniert. Frauen in der Postmenopause produzieren 5–10 µg/Tag (17–35 nmol). Männer produzieren 2–25 µg/Tag (7–90 nmol).

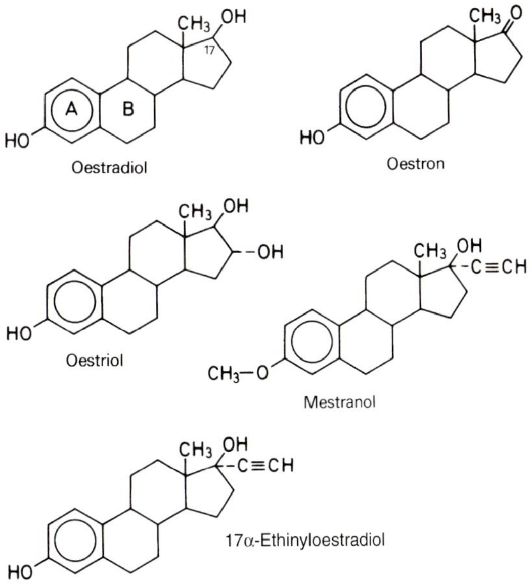

Abb. 28.16 Oestrogene. Oestrogene zeichnen sich durch einen aromatischen Ring A und das Fehlen der angulären Methylgruppe zwischen dem A- und B-Ring des Steroidmoleküls aus. Oestrogene sind also Steroide mit nur 18 Kohlenstoffatomen (Androgene haben 19, Glucocorticoide und die natürlich vorkommenden Gestagene 21 Kohlenstoffatome). Das wirksamste natürlich vorkommende Oestrogen ist das Oestradiol. Oestron besitzt nur etwa $^1/_3$, Oestriol etwa $^1/_{10}$ der biologischen Aktivität des Oestradiols. Durch Alkyl-Substitution wurden oral wirksame Derivate synthetisiert: 17α-Ethinyloestradiol und der Methylether (Mestranol).

Tabelle 28.9: Oestrogenpräparate und Oestrogengemische

Substanz	Handelsnamen
Oestradiolundecylat	Progynon-Depot-10®
Oestradiolvalerianat	Progynova®
Ethinyloestradiol	Progynon C®
Oestriol	Hormomed® Ovestin® Synapause E®
Oestradiol/Oestriol	NeoÖstrogynal®
Konjugierte Oestrogene	Presomen® Östrofeminal® Transannon®

Die Halbwertszeit von Oestron beträgt etwa 90 Minuten. Oestrogene werden im Blut, vorwiegend an SHBG, aber auch an Albumin gebunden, transportiert. Sie stimulieren die SHBG-Synthese in der Leber.

Oestrogene werden in der Leber metabolisch inaktiviert. Hauptabbauprodukt ist Oestriol. Nach Glucuronidierung und Sulfatierung werden die Metaboliten über die Galle und den Harn ausgeschieden.

Regulation

Die ovarielle Oestrogenbiosynthese wird durch Gonadotropine reguliert. Je nach Zyklusphase und Hormonstatus können Oestrogene eine negative oder positive Rückkopplungs-Wirkung auf die Gonadotropinsekretion ausüben (vgl. S. 674, s. a. Abb. 28.3). Bisher nicht vollständig geklärt ist die Regulation der Oestrogensynthese in der Plazenta.

Wirkungen

Ihre **sexualspezifischen Wirkungen** entfalten Oestrogene an den gleichen Organen und Organsystemen wie Gestagene. Oestrogene und Progesteron verhalten sich dabei in bestimmten Dosisrelationen und bei einer bestimmten zeitlichen Sequenz des Zusammenwirkens synergistisch. Erfolgsorgane für Oestrogene sind der Uterus, die Cervix, Vagina und die Mamma. Im Zusammenwirken mit Progesteron erhalten sie die Schwangerschaft. Aber auch der Eitransport, die Uterusmotilität und die Zusammensetzung der Sekrete in Tuben und Uterus werden durch Oestrogene mitgesteuert.

Am **Uterus** bewirken Oestrogene ein Wachstum aller Schichten. Das Endometrium proliferiert. Unter Oestrogeneinwirkung ändert sich die Menge und Zusammensetzung des Cervicalsekretes. Cervicalsekret wird vermehrt gebildet, es ist dünnflüssig und läßt sich zu Fäden ausziehen (hohe „Spinnbarkeit"). In getrockneten Ausstrichpräparaten kommt es zu charakteristischen farnkrautähnlichen Kristallablagerungen (Farnkraut-Phänomen). Die Spermatozoenpenetration wird durch diese Beschaffenheit des Sekretes begünstigt.

Am **Vaginalepithel** bewirken Oestrogene eine Zunahme kernloser pyknotischer Zellen. Das Verhältnis dieser zu kernhaltigen Zellen wird als Karyopyknose-Index bezeichnet.

Sexualunspezifische Wirkungen: Oestrogene besitzen wie Androgene **protein-anabole** Eigenschaften. Das Auftreten von Osteoporose bei Frauen in der Menopause ist mit auf das Defizit an Oestrogenen zurückzuführen. Oestrogene fördern die Resorption und den Einbau von Calcium in den Knochen.

Die oestrogenbedingte **Wasserretention** geht über das aufgrund der proteinanabolen Wirkung zu erwartende Ausmaß hinaus. Nicht nur der Wassergehalt in Vagina und Uterus ist erhöht, sondern auch der Wassergehalt in anderen Schleimhäuten und in der Haut (zur Vermehrung des Blutvolumens in der Schwangerschaft s. S. 743).

Oestrogene führen zu einer **Dilatation der kleinen Blutgefäße.** Der kapillare Blutdruck sinkt ab.

Der **Melanin-Gehalt** innerhalb und außerhalb der Melanophoren **nimmt** in allen Hautregionen unter Oestrogeneinwirkung **zu,** insbesondere an Prädilektionsstellen wie der Linea alba und dem Warzenhof. Das Chloasma gravidarum wird den in der Schwangerschaft vermehrt gebildeten Oestrogenen zugeschrieben.

Die **Knochenreifung** wird durch Oestrogene noch mehr als durch Androgene gefördert.

Auf die **Talgdrüsenfunktion** wirken Oestrogene **hemmend.**

Den Oestrogenen werden ferner **psychotrope Effekte** zugeschrieben. Diese Eigenschaft der Oestrogene ist wichtig für die Therapie klimakterischer Beschwerden bei Frauen.

Oestrogene stimulieren die Prolaktinsekretion und die Synthese von Transportproteinen für Hormone (SHBG, CBG, TBG) in der Leber.

Indikationen, Dosierung und unerwünschte Wirkungen

Weibliches Klimakterium, Substitutionstherapie: Die klimakterischen Beschwerden sind hauptsächlich auf ein Absinken der ovariellen Oestrogenproduktion zurückzuführen, dies führt zu Störungen des hormonalen Gleichgewichtes. Im Vordergrund stehen vegetative Störungen. Aufgrund des Oestrogendefizits können noch somatisch-trophische Störungen hinzukommen, z. B. Craurosis vulvae et vaginae, Pruritus vulvae. Die in der Postmenopause häufig auftretende Osteoporose kann durch Langzeitbehandlung mit Oestrogenen verhindert werden. Entsprechendes wie für das Klimakterium gilt für die **Gonadenagenesie und -dysgenesie** (Turner-Syndrom).

Zur **Osteoporoseprophylaxe** sind die im Folgenden angegebenen Mindestdosen notwendig und sollten nicht unterschritten werden, wenn auch niedrigere Dosen zur Behebung vegetativer Beschwerden ausreichen würden. Eine höhere Dosis kann im Einzelfall notwendig sein, um subjektive Beschwerden zum Schwinden zu bringen.

In ihrer Wirksamkeit belegt und empfohlen sind:

- konjugierte Oestrogene, 0,6 mg/Tag
- Oestradiol-Valerat, 2 mg/Tag
- mikronisiertes Oestradiol-17β, 2 mg/Tag (in Kombination mit Oestriol).

Diese Oestrogene werden i. d. R. zyklusgerecht mit Gestagenen kombiniert; es liegen für die genannten Oestrogene fixe Kombinationspräparate vor[1]. Unter der Behandlung pflegen Entzugsblutungen aufzutreten.

Nicht wirksam zur Osteoporoseprophylaxe ist Oestriol, es kann jedoch psychovegetative Symptome und lokale Befunde im Genitalbereich beheben.

In mehreren amerikanischen Publikationen wurde darauf hingewiesen, daß möglicherweise Assoziationen

[1] Presomen compositum®, Cyclo-Progynova®

zwischen langfristiger Oestrogeneinnahme und dem Auftreten von Endometriumkarzinomen bestehen, bedingt durch die proliferative Wirkung am Endometrium. Um jedem möglichen Risiko vorzubeugen, wird deshalb empfohlen, die Oestrogensubstitution im Klimakterium nach Möglichkeit zyklisch und mit einem Gestagen am Schluß einer ein- bis mehrmonatigen Einnahmephase durchzuführen. Dabei wird die Abstoßung des Endometriums durch Gestagene und deren antiproliferativer Effekt therapeutisch genutzt.

Z. Zt. lassen sich keine verbindlichen Aussagen darüber machen, ob sich eine längerfristige Substitutionstherapie mit Oestrogen/Gestagen-Kombinationen positiv oder negativ auf die Entstehung eines Mammakarzinoms auswirkt.

Laktationshemmung: Es ist grundsätzlich möglich, das Abstillen mit Oestrogenen oder oestrogenhaltigen Präparaten durchzuführen. In bezug auf die Sicherheit der Wirkung und die Eindeutigkeit des pharmakologischen Wirkungsmechanismus sind Dopamin-Agonisten (s. S. 677 f.), die die Prolaktinsekretion hemmen, den Oestrogenpräparaten überlegen und sind als Mittel der ersten Wahl zu betrachten. Die reine hochdosierte orale Oestrogentherapie ist abzulehnen. Auf die parenterale Gabe von Oestrogen- und Gestagen- und/oder Androgen-Kombinationen als Mittel der zweiten Wahl kann in solchen Fällen ausgewichen werden, bei denen Kontraindikationen für Dopamin-Agonisten bestehen.

Drohender und habitueller Abort: Bei drohendem und habituellem Abort werden seit gut drei Jahrzehnten Oestrogen- und/oder Gestagenpräparate mit substituierender bzw. pharmakodynamischer Zielsetzung appliziert, ohne daß die schwangerschaftserhaltende Wirkung dieser Therapie bisher überzeugend nachgewiesen ist. Effekte können nur in Fällen erwartet werden, bei denen anamnestisch ein Hormondefizit (vorausgegangene Aborte) vermutet oder durch entsprechende Untersuchungen nachgewiesen werden kann.

Implantationshemmung: In hohen Dosen verhindern Oestrogene innerhalb der ersten 2–3 Tage nach erfolgter Exposition den Eintritt einer Schwangerschaft. Hierzu wird Ethinyloestradiol an 3 aufeinanderfolgenden Tagen in der extrem hohen Dosis von 5 mg/Tag p.o. verabfolgt. Nach erfolgter Implantation kann mit Oestrogenen ein Abort nicht mehr induziert werden. Bedingt durch die hohen Dosen müssen starke Nebenwirkungen in Kauf genommen werden: Nausea, Erbrechen und Diarrhö, Natrium- und Wasserretention sowie Brustspannung treten auf.

Durch Gabe höher dosierter Kombinationspräparate mit einem Gestagen (0,25 mg Levonorgestrel, 50 µg Ethinyloestradiol, s. S. 697) wird der Eintritt einer Schwangerschaft ebenfalls verhindert. Die Nebenwirkungen sind weitaus geringer als bei Gabe von Ethinyloestradiol allein. Ein speziell für diesen Zweck zugelassenes Präparat ist im Handel. Je 2 Dragées müssen innerhalb der ersten 48 Stunden nach der Exposition an 2 aufeinanderfolgenden Tagen eingenommen werden (Tetragynon®).

Topische Behandlung von atrophischen Genitalveränderungen: Es gibt Vaginalcremes und Ovula. Es muß beachtet werden, daß lokal applizierte Oestrogene zum Teil resorbiert werden und systemisch wirksam werden können.

Hochwuchs bei Mädchen: Durch Oestrogene kann ein vorzeitiger Epiphysenschluß und damit ein früherer Abschluß des Längenwachstums bewirkt werden. Unter strenger Indikationsstellung kann diese Behandlung bei hochwuchsbedingtem Vorliegen psychischer und somatischer Störungen angezeigt sein (Dosierung: z. B. 0,1 bis 0,5 mg Ethinyloestradiol/Tag p.o.).

Hämorrhagische Diathesen: Oestrogene sollen kapillare Blutungen sowie hämorrhagische Diathesen bei primärer und sekundärer Thrombocytopenie günstig beeinflussen (Oestrioldihemisuccinat). Der genaue Wirkungsmechanismus dieses Effektes ist bisher nicht bekannt.

Prostatakarzinom: Das Prostatakarzinom ist zumindest zeit- und/oder teilweise androgenabhängig. Oestrogene hemmen die Gonadotropinsekretion und damit die Testosteron-Synthese. Hinsichtlich der Nebenwirkungen sind Oestrogene den Antiandrogenen und LHRH-Agonisten unterlegen: **Gynäkomastie** und **Spermatogenesehemmung** müssen in Kauf genommen werden, außerdem treten häufiger **kardiovaskuläre Komplikationen** auf (Myokardinfarkte, Lungenembolien; s. S. 702f.).

Hinsichtlich der Oestrogen-Gestagen-Kombinationspräparate und ihrer Indikationen s. S. 701f. Über die Anwendung von Oestrogenen in Ovulationshemmern s. S. 701f.

Kontraindikationen

- bestehendes Mamma- und Korpuskarzinom,
- Endometriose,
- akute und schwere chronische Lebererkrankungen,
- idiopathischer Schwangerschaftsikterus und Schwangerschaftspruritus (Dubin-Johnson-Syndrom, Rotor-Syndrom),
- vorausgegangene oder bestehende Thromboembolien,
- Fettstoffwechselstörungen,
- Sichelzellanämie.

28.3.5 Selektive Oestrogenrezeptor-Modulatoren (SERMs)

Chemisch handelt es sich bei den früher als Antioestrogenen bezeichneten selektiven Oestrogenrezeptor-Modulatoren um Derivate des Diethylstilboestrols (s. Abb. 28.17), das heute nicht mehr im Handel ist. SERMs haben eine partielle oestrogene und gleichzeitig antioestrogene Wirkung. Oestrogene binden wie alle Steroidhormone an spezifische Rezeptoren im Zellkern. Früher hatte man angenommen, daß es nur einen Oestrogenrezeptor gibt, heute weiß man, es gibt mindestens zwei dieser Rezeptoren, nämlich die α- und β-Rezeptoren, die beide vergleichbare Affinitäten zum Oestradiol haben. Die Verteilung dieser Rezeptoren in den Geweben ist unterschiedlich. So findet man α-Rezeptoren vorwiegend im Brustdrüsengewebe, dem Uterus, der Hypophyse und Hypothalamus, die β-Rezeptoren vorwiegend im Knochen, den Gefäßen, der Prostata, dem Hippocampus und den höheren Zentren des ZNS. In den Ovarien sind beide Rezeptorformen vorhanden. Neuere sogenannte Designer-Oestrogene wurden entwickelt, um selektiv vor allem nur die β-Rezeptoren stimulieren zu können.

Clomiphen und Tamoxifen (früher als typische Antioestrogene bezeichnet) sind die am längsten bekannten Substanzen dieser Gruppe (SERMs der 1. Generation).

Clomiphen[1] wirkt vor allem auf die Gonadotropinfreisetzung und hat eine ovulationsauslösende Wirkung bei **normogonadotroper, normoprolaktinämischer Infertilität**, z.B. bei anovulatorischen Zyklen nach längerer Einnahme von Ovulationshemmern oder beim Syndrom der polyzystischen Ovarien (PCO-Syndrom, Synonym: Stein-Leventhal-Syndrom).

Tamoxifen[2] wird zur adjuvanten und palliativen **Therapie bei oestrogenabhängigen Adenokarzinomen der Mamma** eingesetzt. Es hat auch einen positiven Effekt auf die Verhindung einer Osteoporose in der Postmenopause oder nach Radiomenolyse. Tamoxifen hat aber eine leichte Oestrogenrezeptor-stimulierende Wirkung auf das Endometrium, und Endometriumkarzinome wurden unter Tamoxifen beschrieben, daher wird es heute mit Zurückhaltung eingesetzt. Weitere unerwünschte Wirkungen sind Wassereinlagerungen, Thrombopenien, Übelkeit und Erbrechen.

Wegen des steigenden Interesses an den zahlreichen positiven Effekten der Oestrogene auf den Knochen, das kardiovaskuläre System, den Lipidstoffwechsel, Haut, Muskel und ZNS in der Postmenopause wurden eine ganze Reihe neuerer SERMs entwickelt, von denen Raloxifen[3] bisher am genauesten untersucht und in Deutschland mit der Indikation zur **Behandlung der postmenopausalen Osteoporose** auch im Handel erhältlich ist.

[1] Dyneric®

[2] Nolvadex®

[3] Evista®

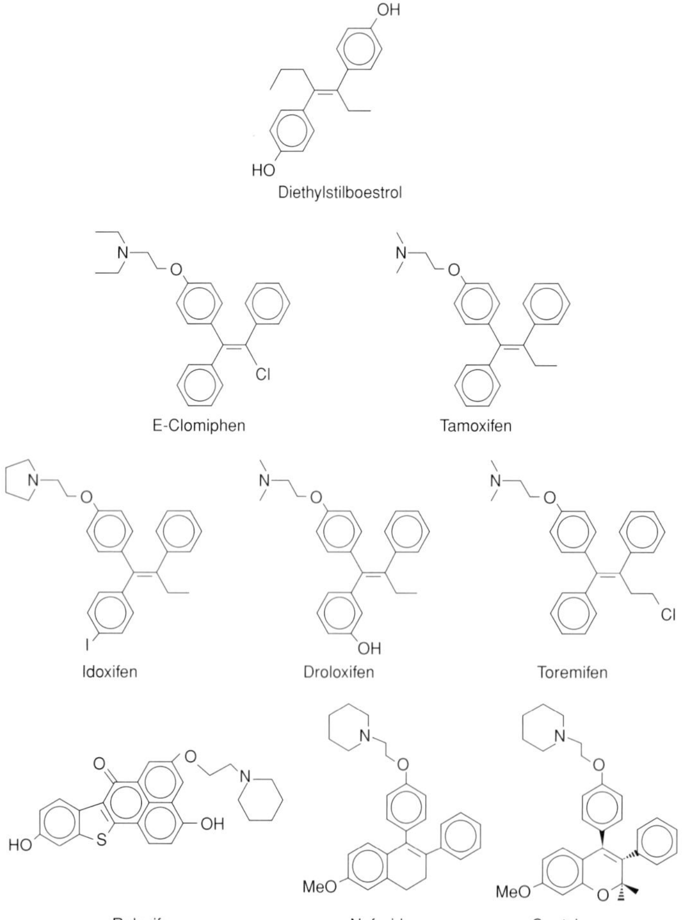

Abb. 28.17 Strukturformeln der selektiven Oestrogenrezeptor-Modulatoren. In Deutschland sind derzeit Clomiphen, Tamoxifen und Raloxifen im Handel.

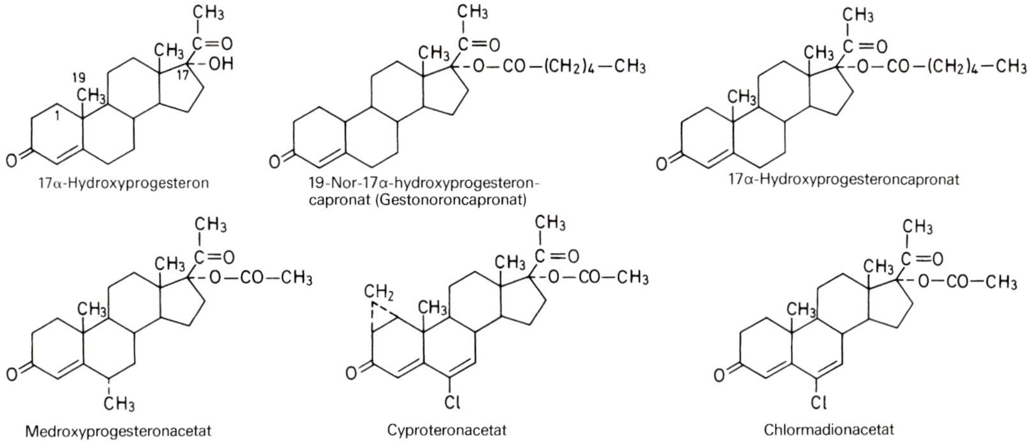

Abb. 28.18 Strukturformeln von Gestagenen, die sich vom Hydroxyprogesteron ableiten (C-21-Steroide).

Raloxifen stimuliert selektiv vor allem die β-Rezeptoren und hat einen antiresorptiven Effekt auf den Knochen und eine positive Wirkung auf den Lipidstoffwechsel, vergleichbar mit Oestradiol. Raloxifen verhindert aber nicht die psychovegetativen Beschwerden postmenopausaler Frauen und wird daher vor allem dann als Hormonersatztherapie eingesetzt, wenn Oestrogene kontraindiziert, aber die Hormonersatztherapie wegen Osteoporose oder erhöhtem Arterioskleroserisiko erwünscht ist. Inwieweit Raloxifen im Vergleich zu Tamoxifen eine bessere Alternative zur adjuvanten Therapie oestrogenabhängiger Mammakarzinome ist, wird in groß angelegten Studien derzeit noch untersucht.

Die anderen, neueren SERMs sind noch im Stadium der klinischen Erprobung. Die SERMs stellen eine interessante Alternative zur herkömmlichen Hormonersatztherapie in der Postmenopause dar. Die Hormonersatztherapie wird wegen ihrer in zahlreichen Studien belegten Reduktion der Morbidität postmenopausaler Frauen immer häufiger durchgeführt. Die herkömmliche Hormonersatztherapie mit Oestradiol oder konjugierten Oestrogenen hat jedoch aufgrund des erhöhten Mammakarzinomrisikos eine schlechte Compliance.

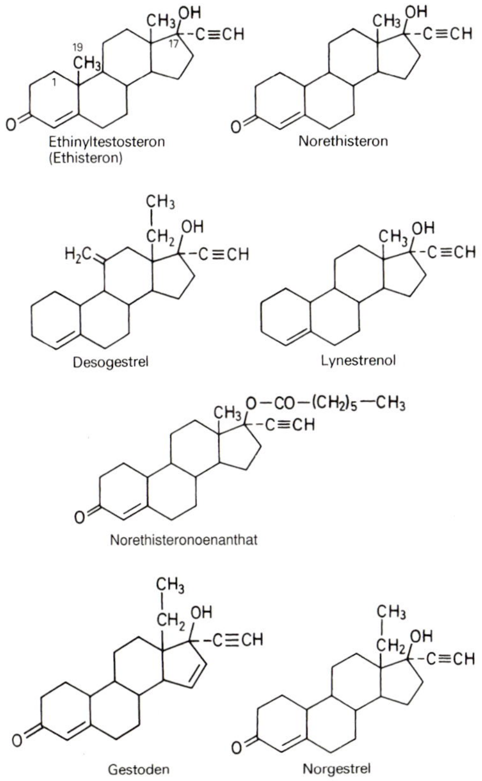

Abb. 28.19 Strukturformeln von Gestagenen, die sich vom Testosteron bzw. 19-Nor-testosteron ableiten.

28.3.6 Gestagene

Unter dem Begriff Gestagene wird eine Stoffklasse von Sexualhormonen zusammengefaßt, die nur z.T. ähnliche Eigenschaften wie das physiologische Gelbkörperhormon, Progesteron, haben. Nahezu alle biologischen Gestageneffekte werden nicht durch Gestagene allein, sondern im Zusammenwirken mit Oestrogenen ausgelöst. Die Reaktion hängt dabei ab

1) von dem Oestrogen-Gestagen-Verhältnis und
2) von der zeitlichen Sequenz des Zusammenwirkens.

Die verschiedenen synthetischen Gestagene unterscheiden sich nicht nur quantitativ stark voneinander, sondern auch qualitativ. Sie besitzen ein unterschiedliches Spektrum an Partialwirkungen. Das physiologische Gelbkörperhormon ist das Progesteron. Es entsteht hauptsächlich im Corpus luteum des Ovars, daneben aber auch in der Plazenta und in der Nebenniere. Beim Manne taucht es als Intermediärprodukt in der Testosteronbiosynthese auf.

Chemie

Progesteron besitzt 21 Kohlenstoff-Atome (C-21-Steroide, s. Abb. 28.11, S. 689).

Bei den therapeutisch verwendeten synthetischen Gestagenen handelt es sich entweder um Derivate des Hydroxyprogesterons (Abb. 28.18) oder um Derivate des Testosterons bzw. 19-Nor-testosterons (Abb. 28.19).

Stoffwechsel und Pharmakokinetik

Die Vorstufe des Progesterons ist das Pregnenolon (Biosynthese s. Abb. 28.11, S. 689). Die täglichen Sekretionsraten von Progesteron schwanken von einigen mg in der Follikelphase bis zu 20 mg (60 µmol) in der Lutealphase und einigen hundert mmol in der Schwangerschaft. Die Halbwertszeit von Progesteron im Plasma beträgt etwa 20 Minuten.

Progesteron wird hauptsächlich in der Leber abgebaut. Der Abbau erfolgt stufenweise über die Reduktion der Doppelbindung und der beiden Ketogruppen an den C-Atomen 3 und 20. Es entstehen Pregnandiole, das wichtigste Ausscheidungsprodukt ist 3α-20α-Pregnandiol. Die Metaboliten des Progesterons werden als Glucuronide bzw. Sulfate vorwiegend renal eliminiert.

Regulation

Die ovarielle Progesteronsynthese wird durch Gonadotropine, vor allem LH, stimuliert. Die Regulation der plazentaren Progesteronsynthese ist nicht sicher geklärt.

Wirkungen

Progesteron steuert den zyklischen **Auf- und Abbau des Endometriums im Verlaufe des Menstruationszyklus** mit. In der ersten Zyklushälfte wirken vorwiegend Oestrogene. Sie bewirken eine Proliferation des Endometriums. Nach der Ovulation wird vermehrt Progesteron gebildet und bewirkt die sekretorische Umwandlung des Endometriums (Abb. 28.20).

Progesteron ist an der **Regulation nahezu aller Vorgänge der weiblichen Reproduktion** beteiligt. Im Zusammenwirken mit Oestrogenen gehören dazu der Eitransport, die Vorbereitung des Endometriums für die Nidation, die Zusammensetzung und Beschaffenheit des Tuben-, Uterus- und Cervicalsekretes, Veränderungen am Vaginalepithel, die schwangerschaftserhaltende Wirkung (Abb. 28.21). Bei vorzeitigem Absinken der Progesteronsekretion kommt es zum Abort.

Bei Kastratinnen kann durch entsprechende Oestrogen-Gestagen-Behandlung ein Menstruationszyklus imitiert werden. Gestagene lassen sich auf diese Art klinisch testen (Aufbauversuch nach Kaufmann). Durch Behandlung mit Gestagenen läßt sich der Menstruationstermin hinausschieben (Menstruationsverschiebungstest). Unter dem Einfluß von Gestagenen wird die Beschaffenheit des **Cervicalsekrets** so beeinflußt, daß es für Spermatozoen schwer oder nicht mehr penetrierbar ist. Vorwiegend auf dieser Eigenschaft der Gestagene beruht die kontrazeptive Wirkung niedriger Gestagendosen (sog. „Minipille") (s. S. 702).

Am **Vaginalepithel** zeigt sich die Gestagenwirkung an einer Änderung des sog. Karyopyknose-Index (Verhältnis von kernlosen zu kernhaltigen Zellen in Vaginalabstrichpräparaten). Unter der Einwirkung eines Gestagens nehmen die kernhaltigen Zellen zu.

Eine auch therapeutisch wichtige Wirkung der Gestagene ist ihre Eigenschaft, die **Gonadotropinsekretion**, vor allem die LH-Ausschüttung, zu **hemmen**. Darauf beruht die ovulationshemmende Wirkung der Gestagene.

Eine wichtige, weniger sexualspezifische, ist die **thermogenetische Wirkung** der Gestagene. Darauf ist die Erhöhung der Körpertemperatur in der zweiten Hälfte des Zyklus (0,6–1 °C) zurückzuführen. Progesteron hat auch gewisse Anti-Mineralocorticoid-ähnliche Wirkungen. In hohen Dosen wirkt Progesteron katabol und anästhetisch.

Die **synthetischen Gestagene** besitzen ein unterschiedliches Spektrum an Wirkungen: **19-Nor-testosteron-Derivate** wirken **androgen-anabol**, **Cyproteronacetat** und **Chlormadinonacetat** wirken **antiandrogen**, und **Hydroxyprogesteroncapronat** hat ähnlich wie Progesteron **schwangerschaftserhaltende Wirkung**.

Indikationen

Für die meisten Indikationen werden Gestagene in Kombination mit Oestrogenen angewandt. Einige Präparate sind in Tab. 28.10 aufgeführt.

Dysfunktionelle Blutungen und Polymenorrhö: Dysfunktionelle Blutungen (langdauernde Blutungen bei anovulatorischem Zyklus) und Polymenorrhöen (zu häufige Menstruationen in kurzen Abständen bei ovulatorischen Zyklen) können mit Gestagenen oder Gestagen-Oestrogen-Kombinationen behandelt werden.

Dysmenorrhö und prämenstruelle Beschwerden: Gestagene oder Gestagen-Oestrogen-Kombinationen können auch bei Dysmenorrhö (schmerzhafter Symptomenkomplex bei Eintritt der Regelblutung) eingesetzt werden. Sie werden auch beim prämenstruellen Syndrom (vegetative Störungen und Depressionen, Gewichtszunahme durch Wasserretention, Mastodynie), bei Mastodynie und Mastopathie empfohlen. Für diese Indikationen stehen u.a. folgende Gestagenpräparate zur Verfügung: Norethisteronacetat[1], Lynestrenol[2], Dydrogesteron[3], Medroxyprogesteronacetat[4], Chlormadinonacetat[5].

Menstruationsverschiebung: Durch Behandlung mit einer Oestrogen-Gestagen-Kombination läßt sich die Regelblutung hinausschieben. Man bedient sich dieses Verfahrens z.B. bei Leistungssportlerinnen.

1 Primolut-Nor®
2 Orgametril®
3 Duphaston®
4 Clinovir®
5 Gestafortin®

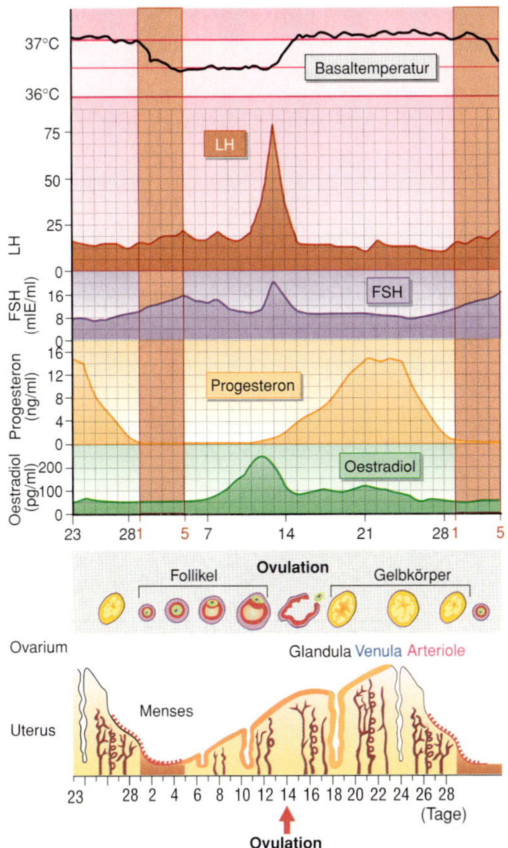

Abb. 28.20 Hormonkonzentrationen im Serum während des Zyklus und Veränderungen am Endometrium (halbschematische Darstellung). Die im reifenden Follikel vermehrt gebildeten Oestrogene bewirken durch Rückkopplung mit positiver Wirkung eine gipfelartige LH- und FSH-Ausschüttung. Durch LH wird die Ovulation ausgelöst. Ein Anstieg der Progesteronsynthese setzt kurz vor der Ovulation ein, Maximalwerte werden etwa 8 Tage nach der Ovulation gefunden; bei nicht stattgefundener Konzeption fallen dann die Konzentrationen wieder ab. Die Progesteronquelle ist der Gelbkörper, der sich bei nicht eingetretener Schwangerschaft zum Zyklusende hin zurückbildet. Am Beginn eines Zyklus ist das Endometrium niedrig, es proliferiert dann bis zur Zyklusmitte, wobei zahlreiche Mitosen, vor allem in den Drüsenschläuchen, auftreten. Mit beginnender Sekretionsphase (Ovulation) fällt eine starke Glykogeneinlagerung in den basalen Bereichen der Epithelzellen (vor allem in den Uterusdrüsen) auf, später, bei maximaler Sekretion (etwa 1 Woche nach der Ovulation, Zeitpunkt der Implantation), findet sich Glykogen auch in den Lumina der Drüsen. Besonders auffällig ist noch die Entwicklung von sogenannten Spiralarterien im Verlaufe des Zyklus. Sie sind maximal entwickelt in der Sekretionsphase (nach S. J. Segal. Scient. Amer. **231**: 53, 1974).

Gestagentest: Zur Differentialdiagnose der weiblichen Sterilität wird der Gestagentest nach Ausschluß einer Schwangerschaft durchgeführt (Medroxyprogesteronacetat oder Norethisteronacetat täglich über ca. 10 Tage). Der Test ist positiv, wenn eine Abbruchblutung auftritt.

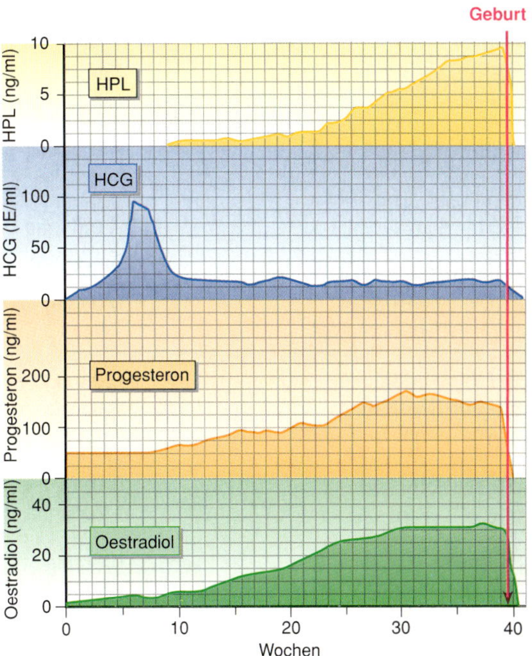

Abb. 28.21 Hormonkonzentrationen im Serum während der Schwangerschaft (HCG = human chorionic gonadotropin, Choriongonadotropin, HPL = human placental lactogen). HCG ist bereits wenige Tage nach Konzeption nachweisbar. Es ist sicher verantwortlich für die Aufrechterhaltung der Progesteronsynthese in den Corpora lutea graviditatis. Maximalwerte werden in der 5. bis 6. Woche erreicht, danach fällt die HCG-Produktion ab. Dies hängt damit zusammen, daß vom 3. Monat an die Progesteronsynthese in der Plazenta abläuft. HPL steigt später an als HCG. HPL wirkt wie Prolaktin; daneben hat es auch GH-ähnliche Eigenschaften, daher wird es auch als HCS (human chorionic somatotropin) bezeichnet. Ein Abfall der HPL-Werte signalisiert eine akute Bedrohung der Schwangerschaft. Das gleiche gilt für ein Absinken der Oestrogene und des Progesterons. Der Geburtstermin wird durch die Reife des Fötus bestimmt. Dessen Nebennierenrinde ist der Zeitgeber für die Geburt. Die komplizierten Beziehungen zwischen foetalen und maternalem Endocrinium werden gegenwärtig noch nicht vollständig verstanden.

Endometriose: Die Endometriose (Ansiedlung von Uterusschleimhaut außerhalb des Cavum uteri) kann mit relativ hohen Gestagendosen therapiert werden: 10 bis 20 mg Norethisteronacetat/Tag oder andere Gestagenpräparate in entsprechenden Dosen ab 5. Zyklustag über mindestens 6 Monate. Heute werden auch GnRH-Analoga zur Endometriosetherapie eingesetzt.

Sekundäre Amenorrhö: Bei Amenorrhö kommt es nach Behandlung mit einem Gestagen oder Gestagen-Oestrogen-Gemisch zu einer menstruationsähnlichen Blutung, die man als Abbruchblutung bezeichnet. Dieses Verfahren wurde früher benutzt, um zwischen einer sekundären Amenorrhö und einer eingetretenen Schwangerschaft zu unterscheiden. Bei eingetretener Schwangerschaft trat keine Abbruchblutung auf. Die Schwangerschaftsdiagnose mit Hormonpräparaten gilt heute als obsolet. Für die Schwangerschaftsdiagnose

Tabelle 28.10: Gestagen-Oestrogen-Kombinationspräparate (Auswahl)

Steroid	Zusammensetzung	Handelsnamen
Norethisteronacetat + Ethinyloestradiol	2,00 mg + 0,01 mg pro Tablette	Primosiston oral®
Norgestrel + Ethinyloestradiol	0,50 mg + 0,05 mg pro Dragée	Stediril®
1) Ethinyloestradiol 2) Ethinyloestradiol + Norethisteronaceteat	0,05 mg pro Tablette 0,05 mg + 1,00 mg pro Tablette	Sequostat®
1) Ethinyloestradiol 2) Ethinyloestradiol + Lynestrenol	0,05 mg pro Tablette 0,05 mg + 2,50 mg pro Tablette	Ovanon®
Ethinyloestradiol + Lynestrenol	0,0375 mg + 0,75 mg pro Tablette	Pregnon L®
Mestranol + Chlormadinonacetat	0,08 mg + 2,00 mg pro Tablette	Ovosiston®

müssen immunologische, extrakorporale Verfahren angewandt werden.

Die Therapie der sekundären Amenorrhö mit Oestrogen-Gestagen-Kombinationspräparaten[1] darf frühestens 8 Wochen nach der letzten Menstruation nach sicherem Ausschluß einer Schwangerschaft (zwei negative immunologische Tests im Abstand von mindestens 8 Tagen) durchgeführt werden.

Drohender und habitueller Abort: Auf die Problematik dieser Indikation wurde bereits hingewiesen (s. S. 695). Es werden sowohl Oestrogen-Gestagen-Kombinationen als auch Gestagene allein verwendet (Hydroxyprogesteroncapronat[2], Allylestrenol[3], Dydrogesteron[4]).

Für die Behandlung von **Störungen der Schwangerschaft** eignen sich Hydroxyprogesteron-Derivate, wie etwa das Hydroxyprogesteroncapronat (Depotgestagen).

Metastasierendes Mamma- und Endometriumkarzinom: Bei hochdosierter Gestagenbehandlung kommt es in etwa 30–40 % der Fälle zu vorübergehenden Remissionen. Es handelt sich um eine palliative Therapie (Medroxyprogesteronacetat[5], Lynestrenol[6], Norethisteronacetat[7]).

Zur **hormonalen Kontrazeption** mit niedrig dosierten Gestagenpräparaten s. S. 702.

Androgenisierungserscheinungen bei der Frau können effektiv durch Gestagene mit antiandrogener Partialwirkung (Cyproteronacetat, Chlormadinonacetat) therapiert werden.

[1] Östro-Primolut®
[2] Proluton-Depot®
[3] Gestanon®
[4] Duphaston®
[5] Clinovir 500/1 000®
[6] Orgametril®
[7] Primolut-Nor®

Unerwünschte Wirkungen

Gestagene mit androgen-anabolen Partialwirkungen (19-Nor-testosteron-Derivate) können in höheren Dosierungen Androgenisierungserscheinungen und Gewichtszunahme bewirken.

Detailliert werden die unerwünschten Wirkungen von Gestagenen sowie Gestagen-Oestrogen-Gemischen auf S. 702f. behandelt.

Kontraindikationen

Die Kontraindikationen für Gestagene entsprechen weitgehend denen für Oestrogene (s. S. 695): Leberfunktionsstörungen, Dubin-Johnson-Syndrom, Rotor-Syndrom, idiopathischer Schwangerschaftsikterus. Entsprechendes gilt für die Oestrogen-Gestagen-Kombinationen (s. a. S. 704).

Nahezu alle 19-Nor-testosteron-Derivate sowie Gestagene mit antiandrogenen Partialwirkungen (z.B. Cyproteronacetat, s. S. 692) sind in der Schwangerschaft kontraindiziert, weil es zu Virilisierung bzw. Feminisierung des Fötus kommen kann.

28.3.7 Danazol

Danazol[8] ist ein Isoxazolderivat des 17α-Ethinyl-testosterons. Dieses Steroid ist nur schwach androgen-anabol, aber verhältnismäßig stark antigonadotrop wirksam. Danazol wird zur Therapie von Erkrankungen eingesetzt, bei denen durch Hemmung der hypophysären Gonadotropinsekretion und damit sekundär der

[8] Winobanin®

gonadalen Hormonproduktion Besserung erzielt werden kann. Dazu gehören u.a. die **Endometriose** und **gutartige Erkrankungen der Brust** (Mastodynie, zystische Mastopathie). Im allgemeinen werden Tagesdosen von 600 mg p.o. appliziert. Danazol wird weiterhin zur Therapie des angioneurotischen Ödems eingesetzt. Die **unerwünschten Wirkungen** sind einerseits auf die androgen-anabole Partialwirkung (Gewichtszunahme, Androgenisierungserscheinungen), andererseits auf den hypo-oestrogenen Zustand unter der Danazoltherapie (klimakterische Beschwerden) zurückzuführen. **Kontraindikationen** sind Schwangerschaft, schwere Leberschäden, Pruritus gravidarum, Rotor-Syndrom sowie Dubin-Johnson-Syndrom.

28.3.8 Antigestagene

Antigestagene sind Steroidhormone, die die Wirkung von Progesteron kompetitiv hemmen (Verdrängung des Progesterons vom Rezeptor). Einziger Wirkstoff im Handel ist Mifepriston (RU 486, Abb. 28.22) mit der **Indikation Schwangerschaftsabbruch in Kombination mit Prostaglandinen.** An potentiellen Indikationen zeichnen sich die Endometriose, das Mammakarzinom (und Meningeom) sowie die Cervixdilatation zur Geburtseinleitung ab.

Abb. 28.22 Mifepriston (RU 486).

28.3.9 Die hormonale Kontrazeption

Die hormonale Kontrazeption hat den Zweck, für einen bestimmten Zeitraum eine funktionelle Sterilität herbeizuführen. Von der Kontrazeption unterscheidet man die Interzeption: Hier wird postkoital durch hochdosierte Oestrogene die Implantation der befruchteten Eizelle gehemmt (s. S. 695).

Die vier wesentlichen Kriterien für die Anwendung hormonaler Kontrazeptiva sind:

1. Sicherheit,
2. geringes Nebenwirkungspotential,
3. Zykluskontrolle (Vermeidung von Schmier- und Durchbruchblutungen),
4. Praktikabilität.

Im individuellen Fall erfolgt die Anwendung eines bestimmten Präparates unter Berücksichtigung dieser vier Kriterien (Nutzen-Risiko-Abwägung). Es gibt orale und parenterale Kontrazeptiva.

Bei den **oralen Kontrazeptiva** unterscheidet man zwischen Präparaten, die eine Oestrogen-Gestagen-Kombination enthalten, und der „Minipille", die nur Gestagen enthält. Die Oestrogen-Gestagen-Kombinationspräparate kann man wiederum unterteilen in

- Einphasenpräparate: Dies sind die klassischen Kombinationspräparate;
- abgestufte Einphasenpräparate: Zwei- bzw. Dreistufenpräparate und
- Zweiphasen- oder Sequentialpräparate

(s. Abb. 28.23). Sie unterscheiden sich nicht nur in der Zusammensetzung der verwendeten Substanzen, sondern oft auch in der Dosierung der einzelnen Komponenten.

Als Oestrogenkomponenten in oralen Kontrazeptiva werden Ethinyloestradiol und Mestranol (3-Methylether des Ethinyloestradiols) verwendet. Die Gestagenkomponente der meisten oralen Kontrazeptiva ist ein 19-Nortestosteron-Derivat (Norethisteron, Norethisteronacetat, Ethynodioldiacetat, Lynestrenol, Norethinodrel, Norgestrel, Levonorgestrel, Desogestrel, Gestoden). Als Hydroxyprogesteron-Derivate werden die beiden antiandrogen wirksamen Gestagene Cyproteronacetat und Chlormadinonacetat angewendet.

Parenterale Kontrazeptiva sind die **Depotpräparate:** reine, hochdosierte Gestagene, die i.m. injiziert werden. Die Depotwirkung eines medroxyprogesteronhaltigen Präparates[1] wird durch die besondere galenische Zubereitung (Kristallsuspension) erzielt. Beim Norethisteronoenanthat[2] beruht die Depotwirkung auf der Veresterung mit einer langkettigen Fettsäure.

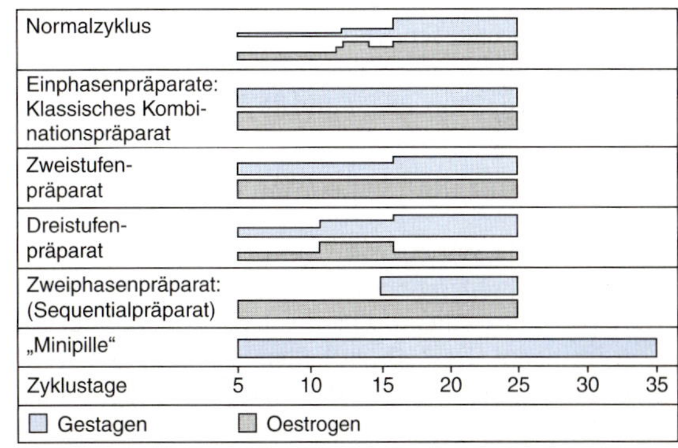

Abb. 28.23 Präparatetypen bei den oralen Kontrazeptiva.

Oestrogen-Gestagen-Präparate

Einphasenpräparate (Kombinationspräparate)

Die klassischen Kombinationspräparate[3] enthalten eine Kombination aus Oestrogen und Gestagen, deren Dosis über den gesamten Einnahmezyklus hinweg konstant

[1] Depot-Clinovir®
[2] Noristerat®
[3] Marvelon®, Microgynon®

ist. Ihre Wirkung basiert hauptsächlich auf einer Hemmung der Gonadotropinsekretion. Der sonst die Ovulation auslösende LH-Gipfel in der Zyklusmitte wird unterdrückt (s. Abb. 28.20). Zusätzliche kontrazeptive Mechanismen kommen hinzu, wie eine Beeinflussung des Endometriums und des Cervicalsekretes; möglicherweise auch eine Beeinflussung des Eitransportes und des Tuben- und Uterussekretes.

Es sollten möglichst Präparate verordnet werden, die weniger als 50 µg Ethinyloestradiol enthalten (sogenannte Mikropille – nicht zu verwechseln mit der „Minipille"!). In Einzelfällen muß man wegen schlechter Zykluskontrolle auf höher dosierte Präparate ausweichen.

Bei Frauen mit Androgenisierungssymptomen (Seborrhö, Akne, leichter Hirsutismus) werden Präparate mit einer antiandrogenen Gestagenkomponente[1] (Cyproteronacetat, Chlormadinonacetat) empfohlen.

Abgestufte Einphasenpräparate (Zwei- und Dreistufenpräparate)

Abgestufte Einphasenpräparate unterscheiden sich von den Einphasenpräparaten dadurch, daß die Dosis der Oestrogen-Gestagen-Kombination im Verlauf des Einnahmezyklus variiert. Bei den **Zweistufenpräparaten**[2] ist die Gestagendosis an den ersten 11 Tagen niedriger als an den folgenden Tagen des Einnahmezyklus, die Oestrogendosis ist konstant. Eine noch bessere Anpassung an die hormonalen Verhältnisse des Normalzyklus wird mit den **Dreistufenpräparaten**[3] angestrebt. Hier variieren sowohl die Gestagen- als auch die Oestrogendosen in weitgehender Übereinstimmung mit Anstieg und Abfall der normalen Hormonsekretion während des Zyklus (s. Abb. 28.20 und 28.23).

Zweiphasenpräparate (Sequentialpräparate)

Die Zweiphasenpräparate[4] unterscheiden sich von den Einphasenpräparaten dadurch, daß man hier versucht, die physiologischen Verhältnisse im Verlaufe des Zyklus zu imitieren. Deshalb enthalten die Tabletten während der ersten 7–11 Tage eines Einnahmezyklus nur die Oestrogenkomponente, die übrigen Tabletten enthalten die Oestrogen-Gestagen-Kombination.

Die Zykluskontrolle ist bei den Zweiphasenpräparaten nicht so gut wie bei den Einphasen- und den abgestuften Einphasenpräparaten. Da die Ovulationshemmung vorwiegend auf der Oestrogenkomponente beruht, liegt die Oestrogendosis bei keinem dieser Präparate unter 50 µg Ethinyloestradiol pro Tag (unerwünschte Wirkungen s. u.).

[1] Diane®, Femovan®
[2] Sequilar®, Neo-Eunomin®
[3] Trinordiol 21®, Triquilar®
[4] Ovanon®

Niedrig dosierte Gestagene („Minipille")

Die kontrazeptive Wirkung niedrig dosierter Gestagene[5] beruht vorwiegend auf der Beeinflussung des Cervixsekretes, was eine Behinderung der Spermatozoenaszension zur Folge hat.

Andere Mechanismen, wie Beeinflussung des Endometriums (ungünstige Verhältnisse für eine Implantation) und des Eitransportes werden diskutiert. Bei ca. 30 % der Frauen ist aber auch die Ovulation gehemmt.

Die Hormonbelastung ist bei diesem Prinzip am geringsten. Dem stehen aber schwerwiegende Nachteile gegenüber, wie geringere kontrazeptive Sicherheit und schlechte Zykluskontrolle. Diese Nachteile haben die Anwendung der „Minipille" stark eingeschränkt. Die Anwendung kann nur noch bei Frauen empfohlen werden, bei denen Oestrogene kontraindiziert sind.

Depotpräparate

Die Wirkungsdauer beträgt 8–12 Wochen. Hinsichtlich des Wirkungsmechanismus kommen alle bereits genannten Faktoren in Betracht: Ovulationshemmung am Anfang, später vor allem andere Mechanismen wie Beeinflussung des Endometriums und des Cervicalsekretes. Dem Vorteil – Schutz vor Einnahmefehlern – stehen aber Nachteile wie die geringere kontrazeptive Sicherheit, der unregelmäßigere Zyklusablauf (gehäuft Schmier- und Durchbruchblutungen) und zum Teil Amenorrhöen nach dem Absetzen gegenüber. Depotpräparate werden vorwiegend in der dritten Welt eingesetzt.

Erwünschte Wirkungen

Hauptwirkung der hormonalen Kontrazeptiva ist die funktionelle Sterilität. Davon abgesehen haben sie zahlreiche **erwünschte Nebenwirkungen:** So bessert sich beispielsweise die Dysmenorrhö unter der Einnahme hormonaler Kontrazeptiva in einem hohen Prozentsatz. Eisenmangelanämie tritt seltener auf. Die Entwicklung von Akne, häufig ein Problem der Adoleszenz, läßt sich günstig therapeutisch beeinflussen. Mastopathische Beschwerden und gutartige Brustdrüsenveränderungen werden unter der Einnahme hormonaler Kontrazeptiva seltener gesehen, ebenso wie unspezifische Adnexitiden: Da hormonale Kontrazeptiva nicht nur die Ovulation unterdrücken, sondern auch auf die Funktion der Cervix wirken, führen sie zu einem schwer penetrierbaren Cervixschleim, der pathogenen Keimen die Aszension erschwert.

Unerwünschte Wirkungen

Den hormonalen Kontrazeptiva wird auch eine Vielzahl von **unerwünschten Wirkungen** zugeschrieben, von denen nur wenige gut dokumentiert sind. Am wichtigsten

[5] Exlutona®, Microlut®

sind **thromboembolische und kardiovaskuläre Nebenwirkungen.** Grundsätzlich muß im Einzelfall das Verhältnis von Nutzen (hohe kontrazeptive Sicherheit im Vergleich zu anderen kontrazeptiven Methoden) zum Risiko (speziell im Hinblick auf die Risiken einer unerwünschten Schwangerschaft, eventuelle Abtreibung) abgewogen werden.

Thromboembolische bzw. kardiovaskuläre Komplikationen

Die Erkenntnisse hierzu stützen sich insbesondere auf epidemiologische Erhebungen, die teils prospektiv, teils retrospektiv als Fallkontrollstudien oder als Kohortenstudien angelegt waren.

Über ein gehäuftes Auftreten thromboembolischer Komplikationen wurde erstmals 10 Jahre nach Einführung der oralen Kontrazeption berichtet. Diese Beobachtungen gaben Anlaß, nur noch hormonale Kontrazeptiva zuzulassen, die 50 µg Ethinyloestradiol oder weniger enthielten. Insbesondere wurde der gehäuften Inzidenz thromboembolischer Komplikationen in klinischen Studien Aufmerksamkeit geschenkt. Dabei konzentrierten sich die Untersuchungen auf Veränderungen im plasmatischen Gerinnungssystem, in denen sich in der Tat zeigen ließ, daß durch die Einnahme oral wirksamer Oestrogene die Konzentration bestimmter Gerinnungsfaktoren wie Faktor VII und Faktor VIII ansteigt und die Konzentration gerinnungshemmender Faktoren, wie des Antithrombin III, dosisabhängig absinkt. Aus diesen Veränderungen im plasmatischen Gerinnungssystem läßt sich jedoch nicht zwingend eine erhöhte Gerinnbarkeit des Blutes ableiten, da sich die Werte immer noch im oberen bzw. unteren Bereich der normalen Streuung bewegen. Vielmehr muß unterstellt werden, daß andere Risikofaktoren wie Trauma, Nikotinabusus, Alter, Immobilität und Übergewicht hinzukommen müssen, damit es zu einer solchen Komplikation kommt.

Die Zulassungsbehörde sah sich deshalb veranlaßt, einen Warnhinweis in die Packungsbeilage oraler Kontrazeptiva aufzunehmen, dem zufolge für Frauen, die Kontrazeptiva einnehmen, ein erhöhtes Risiko für ernste Folgen von Gefäßveränderungen, beispielsweise Herzinfarkt oder Schlaganfall, besteht – insbesondere dann, wenn sie älter als 30 Jahre sind und rauchen.

Fett- und Kohlenhydratstoffwechsel

Die epidemiologischen Daten, die auf ein erhöhtes Myokardinfarktrisiko hinweisen, waren Anlaß für eine Vielzahl von klinischen Untersuchungen zum Cholesterin- und Triglycerid-Stoffwechsel vor, während und nach Einnahme hormonaler Kontrazeptiva. Aus diesen Untersuchungen ging hervor, daß hochdosierte Gestagene mit androgener Partialwirkung zu einer Beeinträchtigung des Lipoproteinprofils führten mit einer ungünstigen Relation von VLDL- zu HDL-Cholesterin. Gestagene wie Levonorgestrel, Desogestrel, Gestoden, Norgestimat sind in dieser Hinsicht in umfangreichen Untersuchungen überprüft worden (in niedrigen Dosen in Kombination mit Ethinyloestradiol). Dabei hat sich ergeben, daß sie die Parameter des Lipoprotein-Stoffwechsels nicht negativ beeinflussen. Auch scheint die tatsächliche Inzidenz an Herzinfarkten bei Frauen, die hormonale Kontrazeptiva einnehmen, nicht angestiegen zu sein. Epidemiologische Langzeitstudien, die dieser Frage nachgegangen sind, weisen kein erhöhtes Risiko für Herzinfarkt oder Schlaganfall auf.

Die Wirkung hormonaler Kontrazeptiva auf die Glucosetoleranz ist mehrfach untersucht worden. Nach dem heutigen Kenntnisstand kann davon ausgegangen werden, daß niedrig dosierte hormonale Kontrazeptiva zu keiner nennenswerten peripheren Insulinresistenz führen. Bei manifestem Diabetes ist der Effekt oraler Kontrazeptiva nicht vorhersehbar. Diabetes ist aber keine absolute Kontraindikation.

Tumorrisiko

Die Frage nach der Onkogenität oraler Kontrazeptiva ist nie verstummt. Es erscheinen immer wieder Publikationen, die auf eine gehäufte Inzidenz bestimmter Malignome hinweisen, wobei mittlerweile als gesichert gelten darf, daß das relative Risiko für ein Endometriumkarzinom, das in der Gruppe der nicht die Pille einnehmenden Frauen mit 1 veranschlagt wird, durch die Einnahme hormonaler Kontrazeptiva auf einen Wert von 0,4 und damit deutlich gesenkt wird. Auch die protektive Wirkung hinsichtlich des Ovarialkarzinoms (relatives Risiko ebenfalls 0,4) wird allgemein als gesichert akzeptiert. Nach heutiger Kenntnis gibt es generell keinen Hinweis darauf, daß die Einnahme oraler Kontrazeptiva mit einem erhöhten Mammakarzinom-Risiko vergesellschaftet ist.

Eine englische Studie weist darauf hin, daß unter der Einnahme hormonaler Kontrazeptiva das Carcinoma in situ der Cervix und Cervixdysplasien mit einem relativen Risiko von 2,9 belastet sind. Für das invasive Cervixkarzinom wurde ein relatives Risiko von 1,8 errechnet. Der Kausalzusammenhang mit oralen Kontrazeptiva ist jedoch nach wie vor fraglich.

Der Kausalzusammenhang zwischen Leberzelladenomen und der Einnahme hormonaler Kontrazeptiva scheint hingegen dadurch belegt zu sein, daß sich Adenome nach Absetzen der Präparate zurückbilden und auch in einer nachfolgenden Schwangerschaft nicht wieder aktiviert werden. Diese Leberzellveränderungen sind meist gutartiger Natur und führen zu keiner klinisch-chemisch meßbaren Veränderung der Leberfunktion. Die Häufigkeit solcher Leberzelladenome läßt sich nur schätzen und kann mit einer Inzidenz von 1 : 200 000 angenommen werden.

Teratogenität

Die Einnahme oraler Kontrazeptiva während der Frühschwangerschaft geschieht fast immer versehentlich. Nach dem heutigen Stand der Kenntnisse läßt sich ein Schwangerschaftsabbruch wegen eines teratogenen Risikos nicht rechtfertigen.

Leberfunktion

Die Leberfunktion gesunder Frauen wird durch hormonale Kontrazeption im allgemeinen nicht beeinflußt. Selten werden ein Konzentrationsanstieg der Leucin-Aminopeptidase im Serum und eine verstärkte Bromphthaleinretention beobachtet.

Einfluß auf Transportproteine

Ähnlich wie in der Schwangerschaft führen orale Kontrazeptiva zu einer Erhöhung der Transportproteine für Thyroxin (TBG), Glucocorticoide (CBG) und für Sexualhormone (SHBG). Diese Effekte beruhen auf der Oestrogenkomponente und sind klinisch nicht relevant.

Sonstige unerwünschte Wirkungen

Gewichtszunahme, Wasserretention, Ödeme, Appetitsteigerung, Übelkeit, Erbrechen, Kopfschmerzen, cervicale Hypersekretion, trockene Scheide (Kohabitationsbeschwerden), Soor-Kolpitis, Hyperpigmentierung, Wadenkrämpfe, Varizenbeschwerden, Brustschmerzen, Spannungsgefühl in den Brüsten, Dysmenorrhö, Hypermenorrhö, Hypo- und Amenorrhö, Durchbruchblutungen, Nervosität, Müdigkeit, Depressionen, Verminderung der Libido, Seborrhö, Akne sind seltenere und weniger schwer wiegende unerwünschte Wirkungen.

Einige dieser Wirkungen werden den Oestrogenen zugeschrieben, wie z.B. die Neigung zu Ödemen, Übelkeit und Erbrechen, Brustspannung, Hypermenorrhö und cervicale Hypersekretion; andere sollen gestagenbedingt sein, wie z.B. trockene Scheide, Soor-Kolpitis, Dysmenorrhöen. Die etwas erhöhte Neigung zu Seborrhö und Akne sowie die Appetitsteigerung und Gewichtszunahme werden den androgenen und anabolen Restwirkungen der Gestagene (19-Nor-testosteron-Derivate!) zugeschrieben.

Interaktionen

Schwangerschaften können auftreten bei gleichzeitiger Einnahme verschiedener anderer Pharmaka, die über eine Induktion mikrosomaler Leberenzyme (Cytochrom-P450) einen beschleunigten Abbau, vor allem der Oestrogene, bewirken (erhöhte Hydroxylierung). Zu nennen sind u.a. Hydantoine, Rifampicin, Phenylbutazon und Barbiturate.

Kontraindikationen

Bei vorausgegangenen oder bestehenden thromboembolischen Prozessen sind orale Kontrazeptiva stets kontraindiziert. Bei akuter und schwerer chronischer Hepatitis, vor allem bei primärer Leberzirrhose, bei idiopathischem Schwangerschaftsikterus und Schwangerschaftspruritus in der Anamnese (Dubin-Johnson-Syndrom, Rotor-Syndrom) sollte von der Medikation ebenfalls abgesehen werden. Eine Kontraindikation ist auch ein bestehendes Mamma- oder Korpuskarzinom. Eine seltene Kontraindikation stellt der Herpes gestationis in der Anamnese dar.

Ein orales Kontrazeptivum soll abgesetzt werden, wenn gehäuft Kopfschmerzen und migräneartige Anfälle auftreten bzw. Sehstörungen beobachtet werden (Hinweise auf cerebrale thromboembolische Prozesse), ferner vor geplanten Operationen und nach Unfällen für die Dauer der Immobilisation, beim Auftreten eines Ikterus sowie bei stärkeren Blutdruckanstiegen.

28.4 Nebennierenrindenhormone

Nach ihrer biologischen Wirkung lassen sich die Nebennierenrindenhormone in drei Gruppen einteilen:
1) Glucocorticoide
2) Mineralocorticoide und
3) Androgene.

Die Glucocorticoide werden überwiegend in der Zona fasciculata der Nebennierenrinde, die Mineralocorticoide in der Zona glomerulosa und die Androgene in der Zona reticularis gebildet.

28.4.1 Glucocorticoide

Die Glucocorticoide sind nicht nur, wie der Name sagt, an der Regulation des Kohlenhydratstoffwechsels beteiligt; sie beeinflussen auch den Fett- und Eiweiß-Stoffwechsel. Sie nehmen beim Streß eine zentrale Rolle ein. Glucocorticoide haben eine große therapeutische Bedeutung erlangt, als ihre antiphlogistischen Eigenschaften entdeckt wurden. Diese entzündungshemmende Wirkung hängt wohl mit den immunsuppressiven Eigenschaften der Glucocorticoide zusammen. Klinische Relevanz erreicht sie aber erst nach pharmakologischen Dosen, doch wird dieser Punkt derzeit heftigst diskutiert: Unter dem Stichwort „niedrigdosierte Glucocorticoidtherapie" (engl. low-dose therapy) sucht man intensiv nach der niedrigsten Dosis, mit der diese Effekte bewirkt werden.

Chemie

Alle Stoffe mit mineralocorticoider oder glucocorticoider Wirkung sind Derivate des Pregnans, bestehend aus 21 C-Atomen. Die physiologisch wichtigsten Glucocorticoide sind Cortisol, Corticosteron und Cortison (s. Abb. 28.24). Die glucocorticoide Wirkung ist abhängig von der Ketogruppe an C-3, der Doppelbindung zwischen C-4 und C-5, der Ketolseitenkette an C-17 sowie der Hydroxylgruppe an C-11. Sie wird verstärkt durch eine Hydroxylgruppe an C-17 in α-Stellung (s. Abb. 28.24). Eine Ketogruppe an C-11 (Cortison, Prednison) macht das Molekül vollständig unwirksam; diese beiden Verbindungen werden im Körper schnell zu den wirksamen Verbindungen Cortisol und Prednisolon reduziert.

Viele Steroide mit glucocorticoider Wirkung sind synthetisiert worden. Die Erwartungen, die mit der Synthese derartiger Steroide verknüpft waren, wirksamere Verbindungen mit geringeren Nebenwirkungen zu schaffen, haben sich nur z.T. erfüllt. Es gelang zwar, die Wirksamkeit gegenüber den natürlichen Glucocorticoiden zu steigern, doch wurden bisher keine Steroide synthetisiert, die qualitativ ein anderes Wirkungsspektrum als die natürlichen Glucocorticoide zeigen (antiphlogistische und antiallergische Wirkung, Wirkung auf den Kohlenhydratstoffwechsel, katabole Wirkung etc.). Die einzige Wirkqualität, die tatsächlich gemindert werden konnte, ist die mineralocorticoide Wirkung, und zwar durch Einführung einer zweiten Doppelbindung im Ring A zwischen C-1 und C-2; so entstanden aus Cortisol und Cortison die ersten synthetischen Glucocorticoide Prednisolon bzw. Prednison. Die meisten synthetischen Glucocorticoide leiten sich deshalb von

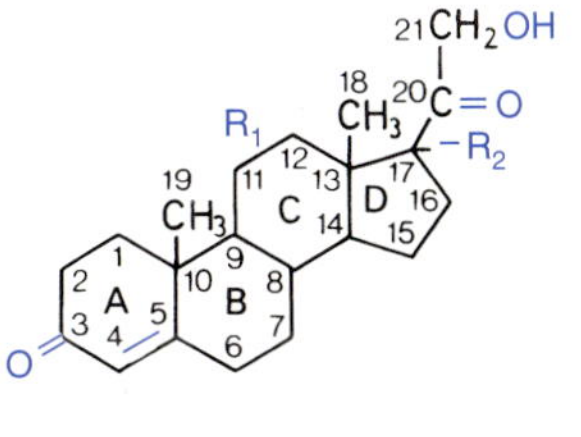

	R_1	R_2
Hydrocortison (Cortisol)	–OH	–OH
Cortison	=O	–OH
Corticosteron	–OH	–H

Abb. 28.24 Strukturformeln der physiologischen Glucocorticoide. Die für die glucocorticoide Wirkung verantwortlichen Strukturmerkmale sind blau gezeichnet.

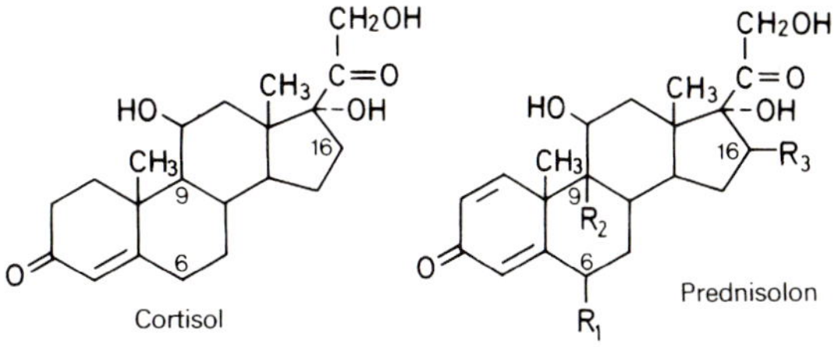

Cortisol

Prednisolon

R_1	R_2	R_3	Verbindung
H	H	H	Prednisolon
6α-Methyl	H	H	Methylprednisolon
6α-Fluor	H	16α-Methyl	Paramethason
H	9α-Fluor	16α-Hydroxy	Triamcinolon
H	9α-Fluor	16β-Methyl	Betamethason
H	9α-Fluor	16α-Methyl	Dexamethason

Abb. 28.25 Strukturmerkmale der synthetischen Glucocorticoide.

Prednisolon ab. Nur Fluocortolon (6α-F; 16a-Methyl) ist ein Derivat des Corticosterons.

Generell steigt die antiinflammatorische Potenz mit zunehmender Lipophilie, zunehmender Bindungsaffinität zum Glucocorticoidrezeptor und langsamerer Metabolisierung. Die Forderung nach langsamer Metabolisierung steht dabei im Gegensatz zum Postulat nach schneller Elimination. Die Lipophilie wird verstärkt durch (Abb. 28.25)

- die zweite Doppelbindung im Ring A,
- durch Halogenierung im Ring B mehr als durch Methylierung (6 alpha, 9 alpha),
- durch Ester- oder Acetalbildung an Position 17 und/oder nach Hydroxylierung an Position 16,
- durch Esterbildung oder Halogenierung an Position 21.

So wünschenswert eine Steigerung der Lipophilie zur Verstärkung der glucocorticoiden Wirkung auch sein mag, für die Gesamtbeurteilung eines Wirkstoffes mag sie auch Nachteile haben: Je höher die Lipophilie, desto höher die Neigung des Wirkstoffes, in fettreichen Geweben ein Depot zu bilden, aus dem er nur langsam wieder mobilisiert wird. So kann erklärt werden, daß manche Wirkstoffe zur lokalen Applikation nach anfänglich guter Verträglichkeit im Laufe einer Dauerapplikation eben doch zu systemischen Wirkungen führen.

Insbesondere die Ester- und Acetalbildungen an den OH-Gruppen in den Positionen 16, 17 und 21 haben zu vielfältigen Glucocorticoid-Derivaten geführt. Hydrophile Ester in Position 21 haben auch besser wasserlösliche Derivate zur parenteralen Applikation ergeben. Auch wenn sie durch die Namensgebung an die Ausgangssubstanz erinnern, so sind doch alle diese Derivate als eigenständige Wirkstoffe anzusehen, die ihre eigene glucocorticoide Aktivität aufweisen und durch Spaltung der Ester- bzw. Acetalbildung quasi zu „aktiven Metaboliten", eben den Ausgangssubstanzen, verstoffwechselt werden. Eindrucksvoll wird dies an dem in der Pneumologie verwendeten Beclometason-dipropionat deutlich, das über Beclomethason-monopropionat schließlich zu dem immer noch aktiven Beclometason metabolisiert wird (s. Tab. 28.12).

Stoffwechsel und Pharmakokinetik

Die Biosynthese der Glucocorticoide nimmt, wie bei allen Steroiden, vom Cholesterin ihren Ausgang (s. Abb. 28.26). Beim Menschen beträgt die Sekretionsrate von Cortisol 12–30 mg/Tag (30–80 µmol), von Corticosteron 1–4 mg/Tag (3–12 µmol); bei Gesunden schwanken die Cortisolkonzentrationen im Blut zwischen 5 und 25 µg/100 ml (138–690 nmol/l). Die Cortisolsekretion erfolgt pulsatil in einem circadianen Rhythmus (Abb. 28.27): Zwischen 3 und 10 Uhr steigt die Cortisolkonzentration im Blut steil an und fällt im Laufe des Nachmittags allmählich wieder ab; zwischen Mitternacht und 3 Uhr unterschreitet sie bei vielen Gesunden die Nachweisgrenze der üblicherweise in den klinischen Labors zur Bestimmung eingesetzten Radio-Immuno-Assays (RIA).

Mehr als 90 % des Cortisols sind im Blut an Proteine gebunden, davon etwa 75 % an ein spezifisches Transportprotein (Transcortin, CBG, s. Tab. 28.2), 15 % sind an Albumin gebunden, nur etwa 10 % zirkulieren frei. CBG ist ein Glykoprotein mit einer Molekülmasse von etwa 52 000, das Cortisol mit hoher Affinität bindet. Die Bindungskapazität des Plasmas für Cortisol beträgt etwa 25 µg/100 ml (690 nmol/l). Übersteigt die Cortisolkonzentration die Bindungskapazität, so wird das Cortisol an Albumin gebunden oder zirkuliert frei.

Die CBG-Konzentration ist nach Oestrogenapplikation (auch Ovulationshemmer) und während der Schwangerschaft erhöht. ACTH und die pathologischen Veränderungen der Nebennierenrindenfunktion haben keinen Einfluß auf das CBG. Bei Erkrankungen mit Störungen des Proteinstoffwechsels kann die Konzentration von CBG im Plasma vermindert sein.

Die synthetischen Glucocorticoide werden mit Ausnahme von Prednisolon kaum an CBG gebunden. Die meisten synthetischen Glucocorticoide werden zu etwa 60 % unspezifisch an Albumin gebunden, der Rest zirkuliert frei.

Die Plasmahalbwertszeit von Cortisol beträgt ca. 90 Minuten. Die Plasmahalbwertszeiten der synthetischen Glucocorticoide sind wesentlich länger, wodurch teilweise die größere biologische Wirksamkeit erklärt werden kann. Die längere Eliminationshalbwertszeit bewirkt nämlich, daß auch nach morgendlicher Applikation zu Tageszeiten erhöhter Glucocorticoidempfindlichkeit (nachmittags, abends und vor allem nachts) noch effektive Glucocorticoidmengen im Körper verbleiben. Die Inaktivierung der Glucocorticoide erfolgt überwiegend in der Leber. Die Cortisolmetaboliten werden zu mehr als 99 % als Glucuronide über die Nieren ausgeschieden, nur etwa 0,5 % erscheinen als freies Cortisol im Urin.

Regulation der Nebennierenrindenfunktion

Die Synthese und Sekretion der Glucocorticoide wird durch ACTH stimuliert. Die ACTH-Sekretion unterliegt der Regulation durch das hypothalamische Freisetzungshormon CRH (s. S. 676). Die CRH-Sekretion wird von übergeordneten Zentren durch Neurotransmitter reguliert. Zwischen den einzelnen Zentren (Hypophysenvorderlappen, Hypothalamus und übergeordnete Zentren) und den zirkulierenden Glucocorticoiden besteht ein negativer Rückkopplungsmechanismus, d. h., Glucocorticoide können an allen übergeordneten Zentren inhibierend wirken (Abb. 28.28, s. a. S. 672).

Die negative Rückkopplung der Glucocorticoide hat zwei Phasen. Die schnelle Phase erfolgt beim Anfluten des Glucocorticoids, auch nach einmaliger morgendlicher Gabe kommt es sofort zur Suppression der endogenen Cortisolsekretion (Abb. 28.29), vermutlich durch Hemmung der Sekretion von CRH und von ACTH. Eine verzögerte Phase wird nach Hemmung der Synthese von ACTH beobachtet.

In Streßsituationen nimmt die Frequenz und Höhe der Sekretionsspitzen von ACTH und Corticoiden zu. Intensiver Streß überspielt den verzögerten Rückkopplungsmechanismus der Glucocorticoide.

Der circadiane Rhythmus ist unter physiologischen Bedingungen stabil. Anpassungen an Zeitverschiebung erfordern einige Tage (bis zu 2 Wochen). Entsprechend der circadianen Rhythmik ändert sich die Empfindlichkeit der übergeordneten Zentren des Rückkopplungssystems, sie ist während des physiologischen Sekretionstiefs am höchsten. Schon sehr geringe Glucocorticoidkonzentrationen wirken in dieser Phase inhibierend (Abb. 28.30).

Die Behandlung mit einem Glucocorticoid führt zu einer Hemmung der ACTH-Sekretion durch negative Rückkopplung. Dies hat eine Atrophie der Nebennierenrinde und eine herabgesetzte Biosynthese von Glucocorticoiden zur Folge (s. a. Abb. 28.28). Wird die Medikation abgesetzt, vergeht in Abhängigkeit von Dauer und Dosis der Medikation eine gewisse Zeit, bis sich die Sekretion von ACTH und die Funktion der Nebennierenrinde wieder normalisieren (s. S. 717).

Das adrenogenitale Syndrom (AGS, kongenitale adrenale Hyperplasie)

Wenn zu wenig oder gar keine biologisch aktiven Glucocorticoide synthetisiert werden, entfällt die Bremswirkung auf jene hypothalamischen Zentren, die die ACTH-Sekretion steuern. Das ist beim AGS der Fall (s. Abb. 28.28 g). Die möglichen Enzymdefekte, die dieser angeborenen Erkrankung zugrunde liegen können, sind in Abb. 28.26 erläutert. Beim AGS bleibt die Biosynthese der Glucocorticoide auf einer Vorstufe mit androgenen Effekten stehen, ohne daß biologisch aktive Glucocorticoide entstehen. Es wird vermehrt CRH gebildet und damit vermehrt ACTH sezerniert. Die Nebenniere wird stimuliert, sie wird hyperplastisch und sezerniert nun immer mehr androgen wirkende Steroide. Die Folge dieser Androgenwirkung ist eine schon im Uterus beginnende Förderung der Entwicklung männlicher Geschlechtsmerkmale bei genetisch weiblichen Föten. Es kommt zu einer Maskulinisierung. Solche Mädchen haben eine phallusartig vergrößerte Klitoris und weisen

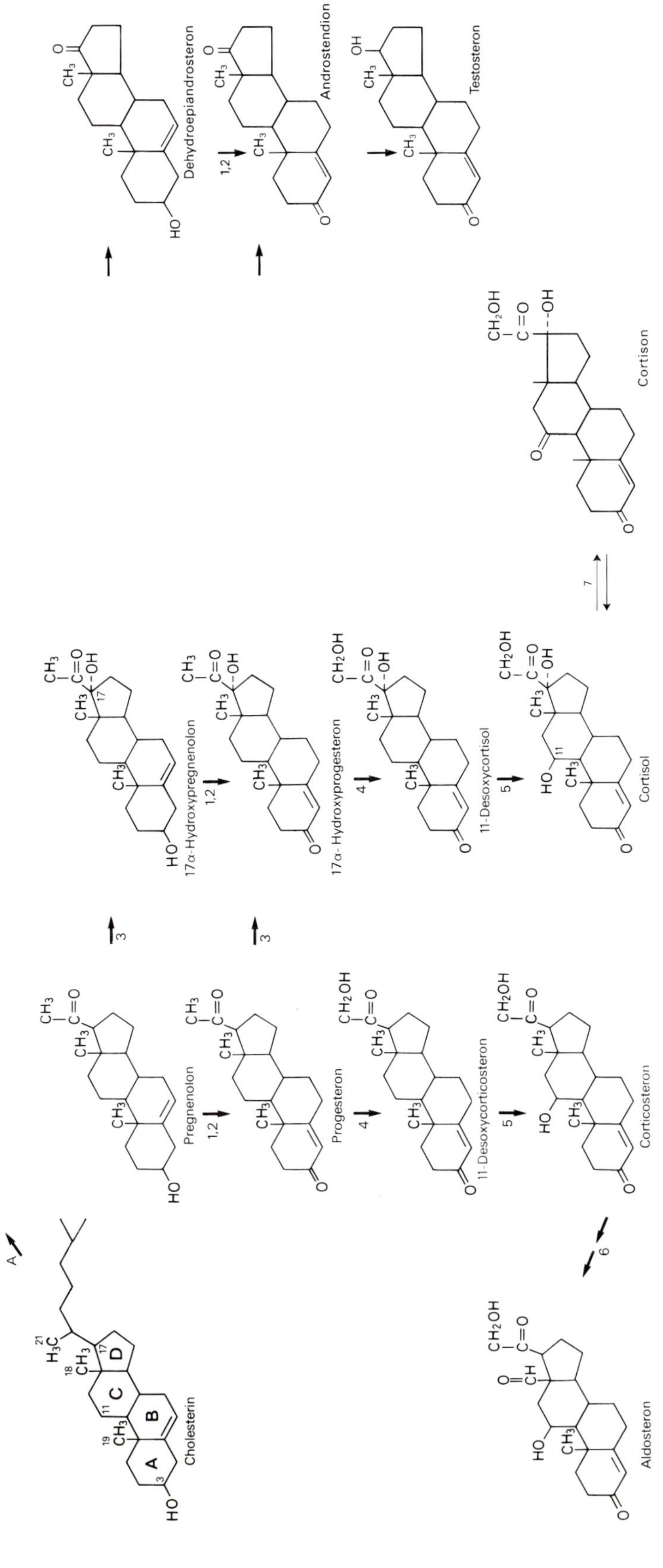

Abb. 28.26 Biosynthese der Corticoide und Enzymdefekte der Cortisolsynthese bei der kongenitalen adrenalen Hyperplasie (adrenogenitales Syndrom, AGS). A: Pregnenolon-Synthetase (Mitochondrien), 1,2: 3β-Hydroxy-$\Delta^{4,5}$-Isomerase-Dehydrogenase, 3: 17α-Hydroxylase, 4: 21-Hydroxylase, 5: 11β-Hydroxylase, 6: 18-Hydroxylase, 18-Hydroxysteroid-Dehydrogenase, 7: reversible Dehydrierung. Der kongenitalen adrenalen Hyperplasie können folgende Enzymdefekte zugrunde liegen:

1. **Cholesterin-Desmolase-Mangel (A):** Die Bildung von Pregnenolon (A) ist gehemmt, es können keine Steroide synthetisiert werden. Durch das Fehlen der Androgene ist die Differenzierung der männlichen Genitalorgane gestört. Der Mineralocorticoidmangel führt zum Salzverlust (Salzverlustsyndrom).
2. **3β-Hydroxy-Steroid-Dehydrogenase-Mangel (1,2):** Durch Hemmung der Bildung von Androgenen ist die männliche Sexualdifferenzierung gestört. Dehydroepiandrosteron wird in großen Mengen gebildet und kann zur Maskulinisierung des weiblichen Genitales führen. Es besteht ein Salzverlustsyndrom.
3. **17α-Hydroxylase-Mangel (3):** Die Androgensynthese ist gestört, folglich auch die männliche Sexualdifferenzierung. Durch ACTH-Stimulation werden Mineralocorticoide vermehrt gebildet, wodurch Hypertonien auftreten können.
4. **21-Hydroxylase-Mangel (4):** Durch vermehrte Bildung von Androgenen tritt eine Maskulinisierung des weiblichen Genitales auf. Ein Salzverlustsyndrom kann vorhanden sein. Der 21-Hydroxylase-Mangel ist mit etwa 90 % der häufigste Defekt.
5. **11β-Hydroxylase-Mangel (5):** Maskulinisierung des weiblichen Genitales durch vermehrte Bildung adrenaler Androgene ohne Salzverlustsyndrom, da 11-Desoxycorticosteron ein potentes Mineralocorticoid ist. Dieser Defekt ist mit etwa 5 % der zweithäufigste.

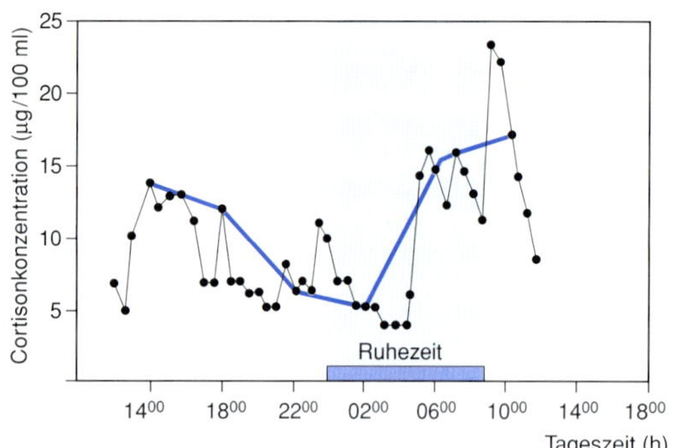

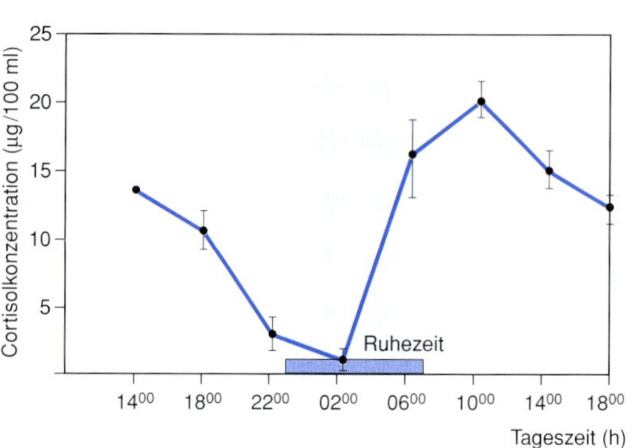

Abb. 28.27 Circadiane Variation der endogenen Cortisolsekretion. In der rechten Abbildung ist die Cortisol-Plasmakonzentration einer Gruppe von acht gesunden Männern wiedergegeben, denen alle 4 Stunden venöses Blut abgenommen wurde. Die linke Abbildung zeigt die Cortisoldaten der Untersuchung von Krieger und Mitarbeitern (s. die korrespondierenden ACTH-Plasmakonzentrationen in Abb. 28.8), die ihren Probanden alle 30 Minuten venöses Blut abnahmen. Deutlich sind bei den kürzeren Intervallen der Probennahme die Pulsationen der Cortisolsekretion zu erkennen. Verbindet man jedoch die der rechten Abbildung entsprechenden Zeitpunkte, so wird der Eindruck einer kontinuierlichen Sekretion erweckt (aus Haen, E., und Emslander, H. P., Circadiane Cortisolsekretion – Ein falsches Dogma oder nur ein falscher Begriff? Dtsch. Apotheker Ztg. **133**: 3208–3214, 1993).

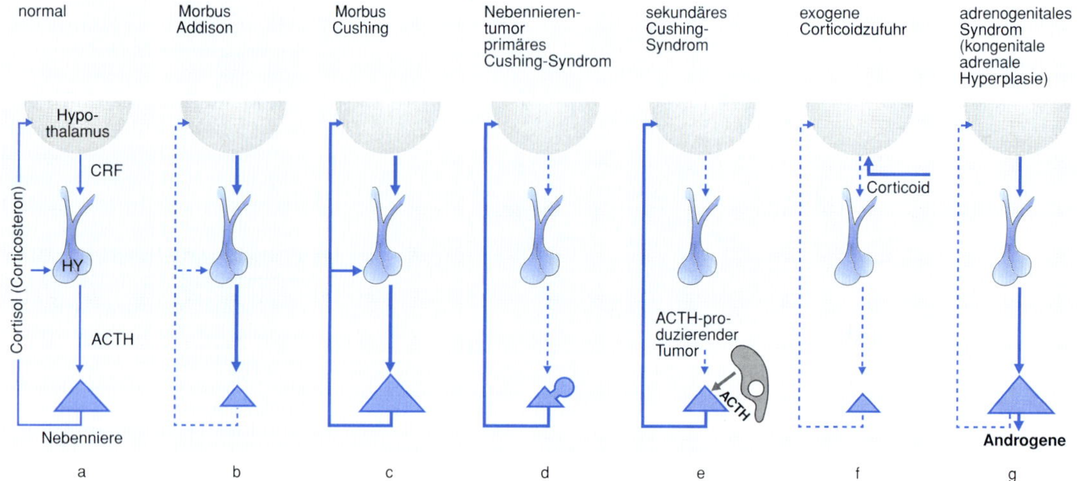

Abb. 28.28 Normale Regulation der Nebennierenrindenfunktion und Möglichkeiten ihrer Störung. a) Zwischen der Sekretion des hypothalamischen Freisetzungshormons für ACTH (engl. corticotropin releasing hormone, CRH) bzw. der von ACTH und den Glucocorticoiden besteht eine negative Rückkopplung, die normalerweise das Gleichgewicht zwischen der Sekretion von ACTH und Glucocorticoiden reguliert. b) Bei primärer Nebennierenrindeninsuffizienz (Morbus Addison) oder nach Exstirpation der Nebennieren sinkt die Glucocorticoide-Konzentration im Plasma ab, es wird vermehrt CRH und damit auch ACTH gebildet. Die sekundäre Nebennierenrindeninsuffizienz beruht auf einer Störung der übergeordneten endokrinen Zentren, der Hypophyse und/oder des Hypothalamus (z.B. Panhypopituitarismus, Mangel an ACTH). c) Dem Morbus Cushing liegt eine vermehrte Sekretion von CRH und ACTH zugrunde, die eine bilaterale Hyperplasie der NNR hervorruft. Die vermehrt gebildeten Glucocorticoide sind nicht in der Lage, die erhöhte ACTH-Sekretion zu supprimieren. Umgekehrt sind die Verhältnisse beim primären Cushing-Syndrom, ausgelöst durch einen Tumor der Nebennierenrinde (d), oder beim sekundären Cushing-Syndrom, verursacht durch einen ektopischen, ACTH-produzierenden Tumor, z.B. ein Bronchialkarzinom (e). In beiden Fällen ist die Produktion von ACTH in der Hypophyse gebremst. Unterschiede bestehen jedoch insofern, als beim Nebennierenrinden-Tumor (d) die gesunde Nebenniere selbst infolge des ACTH-Mangels atrophisch, beim ektopischen ACTH-produzierenden Tumor (e) dagegen in der Regel hyperplastisch ist. Daß in diesem Fall die ACTH-Produktion der Hypophyse gedrosselt ist, kann durch Vergleich der Konzentrationen im Blut der Cubitalvene und des Bulbus venosus jugularis superior gezeigt werden; sie sind dort niedriger als im Blut der Cubitalvene. f) Die exogene Zufuhr von Glucocorticoiden zu therapeutischen Zwecken wirkt wie die endogene Überproduktion der Hormone: das hypothalamisch-hypophysäre System wird gedrosselt, und es kommt zur Atrophie der Nebennieren. Diese Tatsache ist vor allem beim Abbruch der Therapie zu bedenken; er darf nie abrupt erfolgen, man „schleicht sich aus", d. h., die Dosen werden allmählich verringert. g) Beim adrenogenitalen Syndrom bleibt infolge eines angeborenen Enzymdefektes (s. Abb. 28.26) die Biosynthese der Glucocorticoide auf einer Vorstufe mit androgener Wirkung stehen, ohne daß glucocorticoide Aktivität erzeugt wird. Dementsprechend ist die Produktion von ACTH gesteigert, und es kommt zur Hyperplasie der Nebennierenrinde, die nun ständig mehr Androgene sezerniert. Eine ähnliche Wirkung entfaltet Metyrapon, ein Hemmstoff der 11β-Hydroxylase, der im Metyrapon-Test zur Prüfung der Funktionseinheit Hypothalamus-Hypophyse verwendet wurde.

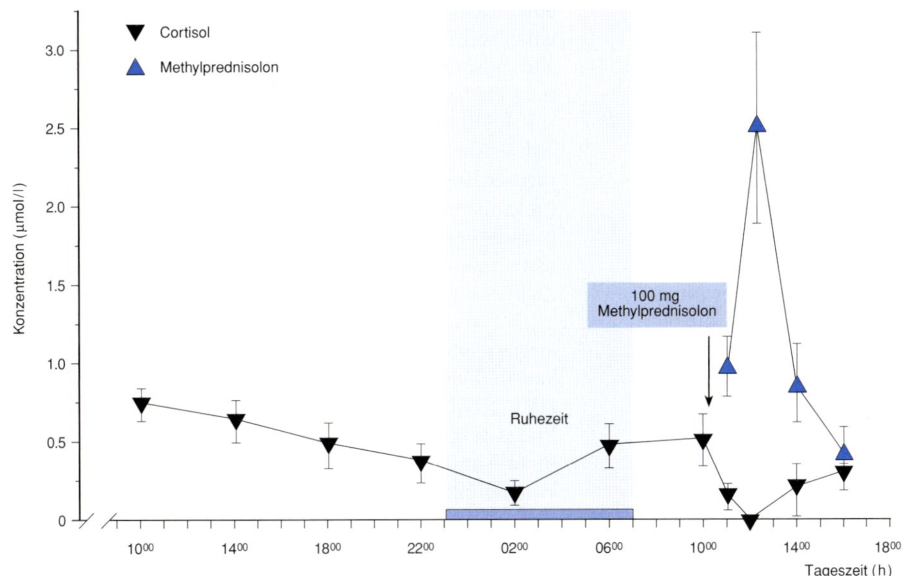

Abb. 28.29 Cortisolkonzentration im Plasma während 24 Stunden vor und 6 Stunden nach einer einmaligen oralen Gabe von 100 mg Methylprednisolon um 10 Uhr. Cortisol und Methylprednisolon wurden mit Hochleistungsflüssigkeitschromato graphie (HPLC) nachgewiesen (aus Hampe, S., Haen, E., Emslander, H. P., Unmittelbare Unterdrückung der endogenen Cortisolsekretion nach oraler Einzeldosis 6α-Methylprednisolon. Atemw.-Lungenkrkh. **20**: 475–477, 1994).

eine Verschmelzung der Labien zu einem scrotumähnlichen Gebilde auf. Bei dem 3β-OH-Steroid-Dehydrogenase-Defekt (Abb. 28.26, 1, 2) ist auch die männliche Sexualdifferenzierung gestört, weil neben der Cortisol- auch die Testosteronbiosynthese im fötalen Hoden vermindert ist. Ist die Mineralocorticoidsynthese gestört (3β-OH-Steroid-Dehydrogenase- und 21-Hydroxylase-Defekt; Abb. 28.26, 1, 2 bzw. 4), tritt das Salzverlustsyndrom auf (nicht aber Abb. 28.26, 5).

Nebennierenrindenfunktionstests

Metyrapon-Test: Metyrapon (in Deutschland nicht mehr im Handel) hemmt die 11β-Hydroxylase (Abb. 28.26, 5). Dadurch entstehen biologisch nur schwach wirksame Glucocorticoide, die ACTH-Sekretion steigt an. Man benutzte Metyrapon zur Überprüfung der Funktionseinheit Hypothalamus-Hypophyse-Nebennierenrinde. Unter normalen Verhältnissen muß beim Metyrapon-Test die ACTH-Sekretion und damit die Aktivität der Nebennierenrinde ansteigen.

ACTH-Stimulationstest: Dieser Test ist heute durch den CRH-Test (s. S. 676) abgelöst. Das Prinzip beruhte darauf, die Stimulierbarkeit der Nebennierenrinde durch ACTH zu bestimmen (s. S. 681). Parameter war der Anstieg der Konzentration von Cortisol im Serum. Fehlende Stimulierbarkeit deutete auf Morbus Addison, d. h. eine primäre Nebennierenrindeninsuffizienz, hin.

Dexamethason-Test: Glucocorticoide supprimieren die ACTH-Sekretion. Nach einmaliger Gabe von 2 mg Dexamethason um 23.00 Uhr sind beim Gesunden die morgendlichen Cortisolkonzentrationen unter 5 μg/dl supprimiert. Dieser Kurzzeittest erlaubt eine Differenzierung zwischen funktionellem Hypercortisolismus und Cushing-Syndrom. Beim AGS sinken auch die Androgenkonzentrationen im Blut ab.

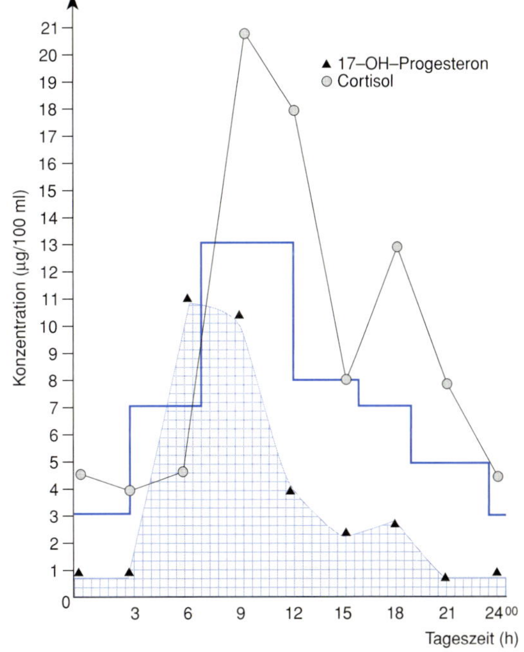

Abb. 28.30 Circadiane Variation der Empfindlichkeit übergeordneter Zentren des Glucocorticoid-Rückkopplungssystems (stufenförmige Kurve). Beim adrenogenitalen Syndrom (AGS) kann eine ausreichende Cortisolsubstitutionstherapie an der Plasmakonzentration von 17-OH-Progesteron verfolgt werden (gefüllte Dreiecke, kariertes Feld). Immer wenn die substituierte Cortisolkonzentration (gefüllte Punkte, durchgezogene Kurve) die Wirksamkeitsschwelle überschreitet, ist die Substitution ausreichend und sinkt die 17-OH-Progesteronkonzentration ab. Gleichzeitig steigt aber auch die Wahrscheinlichkeit für das Auftreten eines iatrogenen Cushing-Syndroms (nach Möller, H., Chronopharmacology of Hydrocortisone and 9α-Fluorhydrocortisone in the Treatment for Congenital Adrenal Hyperplasia. Eur. J. Pediatr. **144**: 370–373, 1985).

Eine bessere Differenzierung erlaubt der Dexamethason-Langzeittest. Hierbei werden täglich 2 mg Dexamethason (in 4 Einzeldosen pro Tag an 2 Tagen) appliziert. Die Bewertung entspricht der des Kurzzeittests.

Falls keine Suppression der Cortisolkonzentrationen erfolgt, werden in einer weiteren Stufe mindestens 8 mg Dexamethason/Tag (wieder verteilt auf 4 Einzeldosen) an 2 Tagen gegeben. Bei hypothalamisch-hypophysär bedingtem sekundärem Cushing-Syndrom (= Morbus Cushing) fallen die Cortisolkonzentrationen um mehr als 50 % ab, während sie beim Vorliegen eines Nebennierenrindenadenoms oder -karzinoms erhöht bleiben.

Insulin-Hypoglykämie-Test: Die insulininduzierte Hypoglykämie bewirkt bei gesunden Individuen einen signifikanten Anstieg der Cortisolsekretion. Bei Patienten mit Cushing-Syndrom tritt dieser Effekt nicht auf. Wichtig ist, daß die Blutzuckerwerte 50 mg/100 ml (2,2 mmol/l) unterschreiten. Dieser Test dient der Überprüfung der Achse Hypothalamus–Hypophysenvorderlappen–Nebennierenrinde. Wegen der Gefahr schwerer Hypoglykämien wird dieser Test heute nicht mehr durchgeführt.

CRH-Test s. S. 676.

Wirkungsmechanismus

Wie für andere Steroidhormone ist auch für Glucocorticoide ein Wirkmechanismus über intrazelluläre Rezeptoren belegt, so wie er in Abb. 28.2 dargestellt ist. Jedoch lassen sich nicht alle Glucocorticoideffekte über eine DNA-vermittelte Induktion der Proteinsynthese erklären. Einige der besonders auffallenden Effekte setzen nicht erst mit einer Latenz von mehreren Stunden ein, sondern zeigen einen sofortigen Wirkungseintritt mit einem Verlauf parallel zum Ansteigen der Glucocorticoid-Plasmakonzentration. Hierzu zählen die Suppression der endogenen Cortisolsekretion (Hemmung der Hypothalamus-HVL-NNR-Achse, Abb. 28.29) und die Veränderungen bei der Zusammensetzung des weißen Blutbildes (Abb. 28.31). Welche molekularen Mechanismen diesen Sofortwirkungen zugrunde liegen, ist bis heute nicht bekannt. Diskutieren kann man eine direkte Beeinflussung der Fluidität der Zellmembran durch Entfernung von Cholesterin.

Die Wirkungsstärke der Glucocorticoide zeigt eine ausgeprägte Abhängigkeit von der Tageszeit ihrer Applikation. Dies ist für die Suppression der Hypothalamus-HVL-NNR-Achse gut belegt (Abb. 28.30). Die klinische Praxis zeigt aber auch, daß dies wahrscheinlich ebenso für die anderen erwünschten und unerwünschten Wirkungen gilt, da sich gleiche Dosen am Nachmittag oder Abend gegeben sehr viel potenter erweisen als nach morgendlicher Applikation. Dies soll auf einer vermehrten Expression von Glucocorticoidrezeptoren in der zweiten Tageshälfte beruhen, die bislang aber nicht experimentell belegt wurde.

Wirkungen

Aufgrund ihrer vielfältigen Effekte (Bereitstellung von schnell verfügbarer Energie, Wirkung auf Elektrolythaushalt, kardiovaskuläres System, ZNS etc.), die eine Anpassung an sich ändernde äußere Einflüsse gestatten, sind Glucocorticoide mit für die lebensrettende Streßreaktion des Organismus verantwortlich.

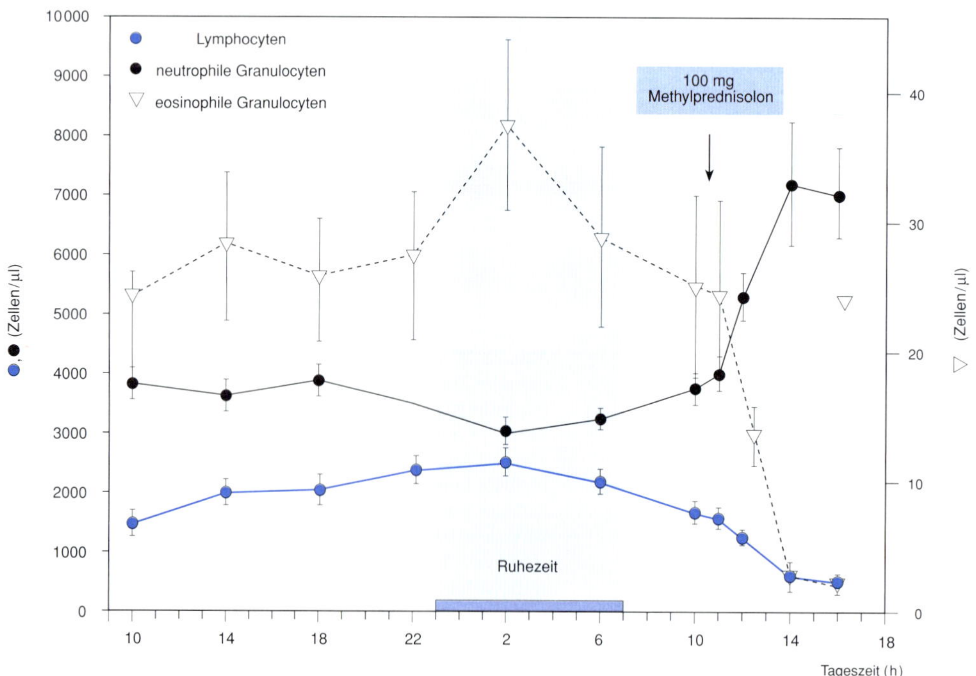

Abb. 28.31 Veränderungen des weißen Blutbildes vor und nach Applikation von 100 mg Methylprednisolon um 10 Uhr bei Patienten mit chronisch-obstruktiven Atemwegserkrankungen (aus Bodensteiner, S., Haen, E., Lederer, T., Emslander, H. P., Hauck, R., Wirkung einer oralen Einzeldosis von 6α-Methylprednisolon auf die Zusammensetzung des weißen Blutbildes bei Patienten mit chronisch-obstruktiven Atemwegserkrankungen. Atemw.-Lungenkrkh. **18**: 390–392, 1992).

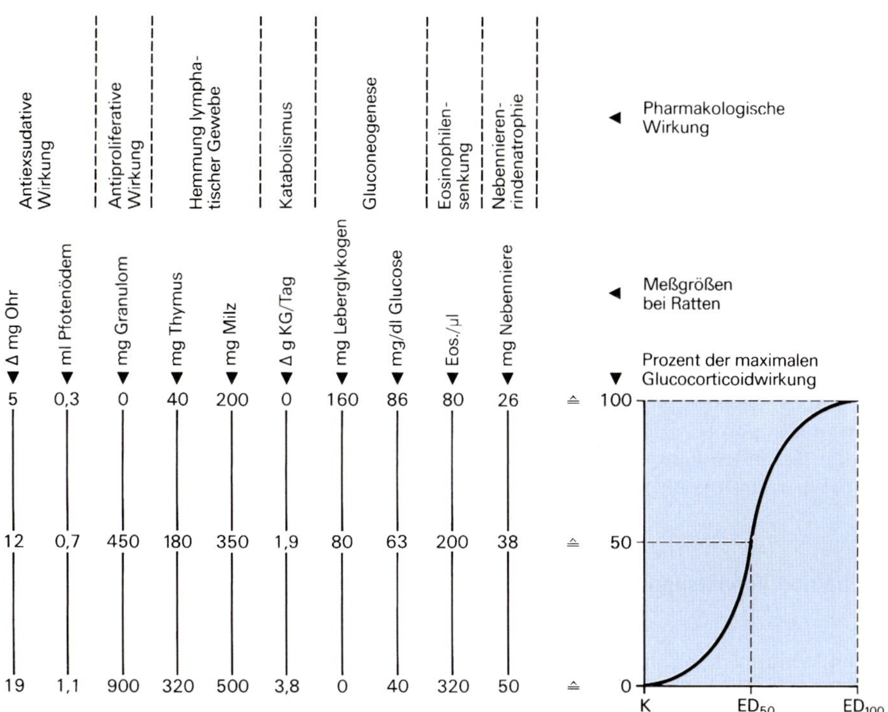

Abb. 28.32 Wirkungen der Glucocorticoide an Ratten und ihre Quantifizierung: Rückgang eines experimentell erzeugten Ohr- oder Pfotenödems (antiexsudative Wirkung), Hemmung der Fremdkörpergranulombildung (antiproliferative Wirkung), Abnahme des Thymus- oder Milzgewichtes (Hemmung lymphatischer Gewebe), Hemmung des Wachstums junger Tiere (Katabolismus), Steigerung des Leberglykogens und der Glucose im Blut bei adrenalektomierten Tieren (Gluconeogenese), Senkung der Zahl eosinophiler Leukocyten (Eosinophilensenkung) und Verringerung des Nebennierenrindengewichtes (Nebennierenrindenatrophie). Die absoluten Zahlen stellen das Mittel der Meßwerte von jeweils 10–100 Ratten dar. Untere Zahlen: Wirkung bei unbehandelten Kontrolltieren (entsprechend K in der Dosis-Wirkungs-Beziehung). Mittlere Zahlen: halbmaximale Wirkung (entsprechend der ED_{50} in der Dosis-Wirkungs-Beziehung). Obere Zahlen: maximale Wirkung (entsprechend der ED_{100} in der Dosis-Wirkungs-Beziehung). Der Darstellung kann entnommen werden, daß beispielsweise durch die Gabe der maximalen Dosis von Glucocorticoiden die artifizielle Ödembildung am Ohr von 19 auf 5 mg Ohrgewicht und das Rattenpfotenödem von 1,1 auf 0,3 ml gesenkt werden können. Die Fremdkörpergranulombildung kann durch die maximale Dosis von Glucocorticoiden sogar total unterdrückt werden. Unter dem gleichen Dosisregime sinkt das Gewicht der Thymusdrüse auf $^1/_8$ des Ausgangsgewichtes ab, das der Milz wird um etwas mehr als $^1/_3$ verringert (nach Schulz, V., Groß, R., DÄB 77, Heft 2, S. 61 f., 1980).

Die Dosen, die zur Erzielung eines bestimmten klinischen Effektes mindestens erforderlich sind, müssen empirisch für jede Indikation und individuell für jeden Patienten ermittelt werden. Die Bemessung der Wirkungen von Glucocorticoiden im Tierversuch kann der Abb. 28.32 entnommen werden.

Wirkungen auf den Stoffwechsel

Glucocorticoide fördern die **Gluconeogenese** aus Aminosäuren, die durch Abbau von Proteinen frei werden. Die neugebildete Glucose wird z.T. als Glykogen in der Leber gespeichert. Der Glucoseumsatz wird gesteigert, die Glucosetoleranz und die Insulinempfindlichkeit nehmen ab. Durch Glucocorticoide kann ein Prädiabetes in einen latenten oder klinisch manifesten Diabetes überführt werden. Bei längerer Anwendung von Glucocorticoiden steigt die Glucosekonzentration im Plasma an.

Glucocorticoide wirken **katabol**, d. h., sie fördern den **Proteinabbau** und führen zu einer negativen Stickstoffbilanz, z.T. auch bedingt durch vermehrte Ausscheidung von Aminosäuren und Harnsäure. Die katabole Wirkung zeigt sich vor allem an der Muskulatur, der Haut und dem Skelett. Infolge Störungen des Aufbaus der Knochenmatrix kann es zur Osteoporose kommen (s.u.).

Glucocorticoide beeinflussen den **Fettstoffwechsel**, indem sie die lipolytische Wirkung von Catecholaminen und lipolytischen Peptiden des Hypophysenvorderlappens fördern. Andererseits führen hohe Konzentrationen von Glucocorticoiden zu einer Umverteilung von Fettgewebe. Es tritt Fettverlust an den Extremitäten und Fettzunahme am Stamm sowie im Nacken und Gesicht auf. Dies führt zum typischen Bild der Stammfettsucht beim Cushing-Syndrom.

Wirkungen auf den Wasser- und Elektrolythaushalt

Die natürlichen Glucocorticoide und einige synthetische Analoga besitzen mineralocorticoide Wirkung. Durch Förderung der Natriumretention nimmt das Volumen des Extrazellularraumes zu, durch vermehrte Kaliumausscheidung kommt es zu Hypokaliämie und metabolischer Alkalose. Unter Cortisol ist die glomeruläre Filtration gesteigert und die Wasserdurchlässigkeit der distalen Tubuli gehemmt.

Glucocorticoide hemmen auch die Resorption von **Calcium** im Darm und erhöhen die Ausscheidung von Calcium über die Nieren. Diese Mechanismen sowie die erhöhte Phosphatclearance bewirken eine vermehrte Calcium- und Phosphatausscheidung und fördern die Entwicklung einer Osteoporose. Die **hypocalciämische Wirkung** wird beim Gesunden kompensiert, kann aber therapeutisch bei Hypercalciämien genutzt werden.

Antiinflammatorische und immunsuppressive Wirkungen

Speziell auf diesen Wirkungen beruht die breite therapeutische Anwendung der Glucocorticoide. Unabhängig von der auslösenden Noxe hemmen Glucocorticoide frühe (z.B. Ödem, Dilatation der Kapillaren, Fibrinablagerung, Migration von Leukocyten) und späte entzündliche Reaktionen (z.B. Kapillarproliferation, Fibroblastenproliferation, Kollagenablagerungen). Der antiinflammatorische Effekt ist abhängig von der direkten lokalen Wirkung der Glucocorticoide im Entzündungsgebiet. Glucocorticoide schützen die Integrität der Zell- und Plasmamembranen und stabilisieren die Membranen der Lysosomen, wodurch die Freisetzung lysosomaler Enzyme verhindert wird. Die Phospholipase A_2 und damit die Synthese von Leukotrienen, Hydroxyfettsäuren, Prostacyclin, Prostaglandin E_2 und Thromboxan A_2 wird durch Glucocorticoide gehemmt. Die Ausbildung des entzündlichen Ödems wird durch Normalisierung der erhöhten Permeabilität des Kapillarendothels vermindert. Die Migration von Leukocyten, Makrophagen und Mastzellen ins Gewebe wird verringert. Unter Glucocorticoidtherapie nimmt die Anzahl der neutrophilen Leukocyten im Blut durch vermehrte Ausschüttung sowie verminderten Abbau zu, während Lymphocyten, Monocyten, eosinophile und basophile Leukocyten abnehmen (s. Abb. 28.31).

Das lymphatische Gewebe wird durch Glucocorticoide gehemmt. Im Gegensatz zu Nagern, bei denen die Lymphopenie durch Lymphocytolyse bewirkt wird, erfolgt beim Menschen eine Umverteilung der Lymphocyten und Monocyten in extravasale Kompartments (Milz, Lymphknoten, Knochenmark). Die Funktionen der Lymphocyten werden durch Glucocorticoide unterschiedlich beeinflußt. Die Proliferation wird gehemmt. Die Freisetzung vieler Cytokine (Botenstoffe, mittels deren Lymphocyten, Makrophagen und Monocyten untereinander und mit anderen Zellen kommunizieren, wie z.B. Interleukin-1 und osteoklastenaktivierender Faktor) wird durch Glucocorticoide gehemmt. Auch die durch T-Lymphocyten vermittelte Cytotoxizität sowie die spontane Cytotoxizität werden supprimiert.

Glucocorticoide hemmen nicht die Synthese spezifischer Antikörper; in therapeutischen Dosen werden die Konzentrationen zirkulierender Antikörper (IgG und IgE) nicht signifikant beeinflußt. Allerdings werden die Bindung von Immunglobulinen an ihren Rezeptor (Fc-Rezeptor) sowie die Komplement-Reaktion gehemmt.

Wirkungen auf das kardiovaskuläre System

Die Effekte von Cortisol auf das kardiovaskuläre System (z.B. Blutdruckanstieg) beruhen z.T. auf der mineralocorticoiden Wirkung. Störungen des kardiovaskulären Systems bei der NNR-Insuffizienz sind jedoch nicht allein durch Mineralocorticoide zu beheben.

Glucocorticoide wirken positiv inotrop. Sie erhöhen die Ansprechbarkeit der kleinen Gefäße für Adrenalin und β_2-Agonisten und verbessern dadurch die Mikrozirkulation beim Schock.

Wirkungen am ZNS

Unabhängig von der indirekten Beeinflussung des ZNS durch Effekte auf Stoffwechsel, Elektrolythaushalt und Zirkulation scheinen Glucocorticoide auch direkte Effekte zu haben. Sie steigern die Erregbarkeit des Gehirns, die Reizschwelle für eine Reihe von Stimuli wird gesenkt, EEG-Veränderungen werden beobachtet. Meist tritt eine Besserung der Stimmung auf. Seltener sind Euphorie, Unruhe, erhöhte motorische Aktivität und Schlafstörungen. Bei höheren Dosen können auch Dysphorien vorkommen, selten tritt auch ein endokrines Psychosyndrom mit akuten Stimmungs- und Antriebs-Schwankungen bis hin zu Psychosen auf.

Weitere Wirkungen der Glucocorticoide

Glucocorticoide können eine **Zunahme der Erythrocytenzahl** und der **Hämoglobinkonzentration** bewirken, vermutlich durch Verzögerung des Erythrocytenabbaus. Dieser Effekt wird deutlich beim Cushing-Syndrom, bei dem häufig eine Polycythämie nachzuweisen ist. Auch die **Thrombocytenzahl** im Blut nimmt unter Glucocorticoiden zu. Die Skelettmuskulatur wird durch Glucocorticoide indirekt durch Beeinflussung der Zirkulation und des Stoffwechsels, aber auch direkt beeinflußt. Bei NNR-Insuffizienz treten Muskelschwäche und rasche Ermüdbarkeit auf. Beim Cushing-Syndrom sowie unter hochdosierter Glucocorticoidtherapie kann es zur Atrophie der Muskulatur kommen. Die Ursache dieser **Steroidmyopathie** beruht sicher nicht nur auf der katabolen Wirkung der Glucocorticoide.

Wachstum und Zellteilung werden durch Glucocorticoide beeinflußt. Bei Kindern können pharmakologische Dosen eine Retardierung bzw. **Hemmung des**

Wachstums hervorrufen. Die DNA-Synthese und die Zellteilung in einer Reihe von Geweben, z.B. Fibroblasten, Magenschleimhaut, Epidermis, Thymocyten u.a., werden durch Glucocorticoide gehemmt. Dieser Effekt scheint selektiv zu sein, da andere Gewebe wie Knochenmark und Darmschleimhaut nicht betroffen sind. Dieser antiproliferative Effekt spielt für die antiinflammatorische Wirkung eine große Rolle.

Anwendungsarten

Für die **systemische** Glucocorticoidtherapie wird die **orale** Applikation bevorzugt. Für Notfälle, in denen schnell hohe Konzentrationen im Blut erreicht werden sollen, stehen wasserlösliche Präparate für i.v.-Applikationen zur Verfügung. Diese Präparate sind an C-21 substituiert (z.B. 21-Hemisuccinat, 21-Hydrogensuccinat, 21-Dihydrogenphosphat und 21-Tetrahydrophthalat). Kristallsuspensionen von Glucocorticoiden werden als i.m. injizierbare Depotpräparate angeboten (Wirkdauer 4–6 Wochen). Diese Form der systemischen Glucocorticoidtherapie hat neben den lokalen Nebenwirkungen, wie Fettgewebsatrophie, Muskelatrophie, Abszesse, die Nachteile einer geringen oder fehlenden Steuerbarkeit. Aus diesen Gründen ist die systemische Glucocorticoidtherapie mit injizierbaren Depotpräparaten für die wiederholte, längerdauernde Behandlung abzulehnen. Beim gelegentlichen Gebrauch injizierbarer Depotpräparate (Heuschnupfen, Asthma) ist darauf zu achten, daß zwischen den Injektionen ein Intervall von wenigstens 2–3 Wochen liegt. Auch die oral applizierbaren sogenannten „Retard-Präparate" der Glucocorticoide sind aufgrund ihrer schlechten Steuerbarkeit nicht zu empfehlen. Die systemische Therapie kann auch mit **Suppositorien** durchgeführt werden, ist aber wegen wechselnder Resorptionsverhältnisse der oralen Therapie unterlegen.

Für die **lokale** Anwendung stehen Lösungen, Salben, Cremes, Augentropfen, Klistiere, Dosieraerosole sowie Kristallsuspensionen für die intraartikuläre Injektion zur Verfügung. Prinzipiell muß bei allen lokalen Anwendungen mit Resorption und entsprechenden systemischen Nebenwirkungen gerechnet werden. Dies gilt besonders für die großflächige **kutane** Anwendung unter Okklusionsverbänden sowie für die **intraartikulär** injizierten Kristallsuspensionen. Ein Fluocortinbutylester[1] soll bei kutaner Applikation keine systemischen Nebenwirkungen haben. Auch bei **Dosieraerosolen** treten systemische Wirkungen auf. Beclomethason-Dipropionat[2], Budesonid[3], Flunisolid[4] und Fluticason[5] scheinen dagegen in den derzeit üblichen Dosen, deren Wirkungsstärke etwa der systemischen Gabe von 5–10 mg Prednisolon äquivalent ist, keine oder nur geringe systemische Effekte zu haben.

Kombinationspräparate aus Glucocorticoiden und Antiphlogistika sind mit einem deutlich höheren Risiko von Magen-Darm-Blutungen belastet. Die neu auf den Markt gekommenen Dosieraerosole mit fixen Kombinationen aus lang wirksamen β-Sympathomimetika und inhalativen Glucocorticoiden (Salmeterol + Fluticason[6], Formoterol + Budesonid[7]) scheinen für die Langzeiteinstellung von Asthmapatienten eine sinnvolle Bereicherung darzustellen, vorausgesetzt, die Gefahr eigenmächtiger Überdosierungen durch den Patienten wird ausgeschlossen.

Indikationen

Prinzipiell unterscheidet man die Substitutionstherapie von der pharmakodynamischen Therapie.

Substitutionstherapie

Für die Substitutionstherapie bei NNR-Insuffizienz (Morbus Addison) und adrenogenitalem Syndrom (AGS) sind die natürlichen Glucocorticoide Cortisol und Cortison die Mittel der Wahl. Bei chronischer primärer und sekundärer NNR-Insuffizienz sind Dosen in Höhe der normalen endogenen Tagesproduktion, also 20–30 mg Cortisol/Tag bzw. 25–37,5 mg Cortisonacetat/Tag, erforderlich.

Die Applikation ist den physiologischen Sekretionsverhältnissen anzupassen (s. S. 706). Die Hälfte der Tagesdosis wird morgens, ein Drittel mittags, ein Sechstel abends appliziert. Die pulsatile Sekretion ist derzeit nicht imitierbar, die Sekretionspause zwischen Mitternacht und 3 Uhr nur sehr ungenügend.

Bei **NNR-Insuffizienz** ist meist auch die Gabe eines Mineralocorticoids (0,1 mg Fludrocortison[8]/Tag) erforderlich. Bei akuter NNR-Insuffizienz (Addison-Krise) werden Dosen von 300–400 mg eines wasserlöslichen Cortisolpräparats (z.B. Cortisol-21-Hemisuccinat) pro Tag intravenös infundiert oder in 3–4 Einzeldosen injiziert. Bei Patienten mit chronischer NNR-Insuffizienz können entsprechend hohe Dosen unter besonderen Streßsituationen wie Traumen, Operationen, schweren Infektionen oder in der Intensivmedizin erforderlich werden.

Beim **adrenogenitalen Syndrom** (AGS) ist neben der Substitution fehlender Glucocorticoide auch die Hemmung der ACTH-Sekretion von Bedeutung, um die Sekretion von Androgenen bei einigen Formen des AGS zu supprimieren (s. Abb. 28.30). Bei den Formen des AGS mit Salzverlustsyndrom ist ebenfalls die Substitution von Mineralocorticoiden notwendig. Die Dosen entsprechen denen für die Substitution bei NNR-Insuffizienz.

Um eine Wachstumshemmung bei Kindern zu vermeiden, sollte die Dosierung so gering wie möglich

1 Vaspit®
2 Sanasthmyl®
3 Pulmicort®
4 Inhacort®
5 Flutide®
6 Viani®
7 Symbicort®
8 Astonin-H®, Fludrocortison®

gehalten werden (s. Abb. 28.30). Die Dosen sind den kindlichen Sekretionsraten von Cortisol anzupassen (ca. 12 mg/m^2 Körperoberfläche und Tag).

Pharmakodynamische Therapie

Die Mehrzahl der Indikationen für eine systemische Glucocorticoidtherapie beruht auf der akuten oder chronischen antiinflammatorischen Wirkung (antiexsudative bzw. antiproliferative Wirkung) bzw. auf der immunsuppressiven Wirkung. Daneben gibt es einige Indikationen, die nicht durch diese Wirkungen begründet sind, z.B. die Palliativtherapie metastasierender Tumoren, die Hypercalciämie infolge Vitamin-D-Intoxikation oder maligner Tumoren, die Thyreotoxikose. In all diesen Fällen sind Dosen über der endogenen Eigenproduktion notwendig.

Bei vielen Erkrankungen kann auf die systemische Applikation von Glucocorticoiden zugunsten einer lokalen Anwendung verzichtet werden. Hierzu gehören die allergischen, entzündlichen und pruriginösen Dermatosen sowie Hautmanifestationen einiger Kollagenosen. Dafür werden neben den freien Glucocorticoidalkoholen Ester oder Acetate eingesetzt (z.B. C_{17}- oder C_{21}-Ester, $C_{17,\,21}$-Diester). Durch intraartikuläre Injektionen von Kristallsuspensionen werden arthritische Symptome positiv beeinflußt, wobei die Risiken, die mit den systemischen Wirkungen verbunden sind, vermindert sind. Lokale Anwendung finden Glucocorticoide bei chronisch obstruktiven Lungenerkrankungen, außerdem bei entzündlichen Augenkrankheiten, rektal können sie bei Colitis ulcerosa angewendet werden. In Tab. 28.11 sind einige Indikationen für Glucocorticoide angegeben.

Cushing-Schwellendosis

Als Cushing-Schwellendosis wurde früher die Dosis eines Glucocorticoids gemeint, die, über längere Zeit angewendet, ein Cushing-Syndrom auslöst. Ein derartiger Begriff hat sich in der klinischen Praxis aber nicht bewährt. Die unter pharmakodynamischer Therapie mit Glucocorticoiden auftretenden unerwünschten Wirkungen (und das Cushing-Syndrom ist nur eine davon, s. Tab. 28.14) sind mit der klinisch erwünschten Partialwirkung eng verbunden. Es ist daher immer mit dem Auftreten unerwünschter Wirkungen zu rechnen, wenn die exogen zugeführte Menge glucocorticoider Aktivität längere Zeit die endogen gebildete Menge übersteigt. Die endogene Sekretion unterliegt aber starken individuellen Schwankungen, die bei den früher angegebenen Cushing-Schwellendosen nicht berücksichtigt wurden. Außerdem haben diese Dosen nur sehr grob die unterschiedlichen pharmakokinetischen Eigenschaften der einzelnen Substanzen erfaßt, die auch nach morgendlicher Applikation ein unterschiedlich langes Verweilen im Körper bis in glucocorticoidempfindlichere Tageszeiten hinein bewirken. Diese Tageszeitabhängigkeit der Glucocorticoidempfindlichkeit des Körpers (s. S. 706f.) wurde schließlich gar nicht erfaßt, da durch sie gleiche Dosen in der zweiten Tageshälfte sehr viel potenter erwünschte wie unerwünschte Wirkungen auslösen.

Wirkstoffe

Für die pharmakodynamische Therapie mit Glucocorticoiden stehen eine Reihe synthetischer Derivate zur Verfügung (Auswahl s. Tab. 28.12). Die einzelnen synthetischen Substanzen weisen, abgesehen von einer mineralocorticoiden Restwirkung, keine qualitativen Wirkungsunterschiede auf, d. h., signifikante Dissoziationen zwischen den typischen glucocorticoiden Effekten, wie gluconeogenetischer Wirkung und antiinflammatorischer oder immunsuppressiver Wirkung, konnten bisher nicht nachgewiesen werden. Dagegen bestehen deutliche quantitative Unterschiede hinsichtlich der Wirkungsstärke. Hierfür scheinen einerseits Unterschiede der Affinität der einzelnen Substanzen zum Glucocorticoidrezeptor (Cortisolrezeptor), andererseits die pharmakokinetischen Eigenschaften der Substanzen verantwortlich zu sein. Substanzen mit längerer Halbwertszeit sind prinzipiell biologisch wirksamer als solche mit kurzer Plasmahalbwertszeit (s. S. 706). Wasserlöslichkeit des jeweiligen Präparates sowie Veresterung oder Depotzusätze beeinflussen die Pharmakokinetik und damit Wirkungsstärke und Dauer gegenüber der Ausgangssubstanz. Dies ist bei den Daten der Tab. 28.12 zu beachten, die nur für die jeweilige Substanz, aber nicht deren unterschiedliche Ester oder galenische Zubereitungen gelten.

Heute hat sich die Forschung auf die Entwicklung vor allem **lokal applizierbarer Wirkstoffe** verlagert, die in hoher Dosierung direkt an ihren Wirkort appliziert und nach erfolgter Absorption möglichst schnell systemisch eliminiert werden. Diese Wirkstoffe sollen eine hohe antiinflammatorische Potenz haben. Bei ihnen ist die bei den zur systemischen Applikation eingesetzten Wirkstoffen zu beobachtende Parallellität zwischen glucocorticoider Potenz und langsamer Elimination durchbrochen (s. Tab. 28.12): Trotz der um ein Vielfaches gesteigerten glucocorticoiden Potenz ist die Eliminationshalbwertszeit wieder in Richtung auf die Größenordnung des endogenen Hormons Cortisol abgesunken.

Im Bereich der Dermatologie werden einige Wirkstoffe mit sehr hoher glucocorticoider Potenz eingesetzt. Die Wirkungsstärke ist aber nicht nur von dieser Potenz, sondern auch von den pharmakokinetischen Eigenschaften der Substanz (Lipophilie, s. S. 706) und vor allem von der eingesetzten Konzentration (Dosis) abhängig. Entscheidend ist in der Dermatologie aber auch die Salbengrundlage und die Art des Verbandes: Die höchste Wirkungsstärke wird unabhängig vom einzelnen Wirkstoff durch Okklusionsverbände erreicht, die allerdings auch die meisten unerwünschten Wirkungen (lokal wie systemisch) verursachen. Tab. 28.13 gibt eine Einteilung der in der Dermatologie am häufigsten eingesetzten Glucocorticoide.

Tabelle 28.11: Indikationen für eine pharmakodynamische Glucocorticoidtherapie*

a) Systemische Anwendung		b) Lokale Anwendung
Rheumatische und andere entzündliche Gewebserkrankungen: akutes rheumatisches Fieber mit Carditis primäre chronische Polyarthritis Polyarthritiden anderer Ätiologie (z. B. Psoriasis-Arthritis, Spondylitis ankylopoetica) **Kollagenosen und Vaskulitiden:** systemischer Lupus erythematodes Polymyositis Dermatomyositis Panarteriitis nodosa Arteriitis temporalis Polymyalgia rheumatica **Nierenerkrankungen:** nephrotisches Syndrom **Allergische Erkrankungen:** anaphylaktischer Schock Serumkrankheit allergische Rhinoconjunctivitis atopische Dermatitis Urticaria Quinckesches Ödem Insektenstiche mit Komplikationen allergische Reaktionen auf Arzneimittel, Blutderivate, Kontrastmittel **Lungenerkrankungen:** toxisches Lungenödem chronisch obstruktive Atemwegserkrankung Asthma bronchiale Sarkoidose u. a. Granulomatosen kindliche Lungenreifungsstörung (auch pränatal)	**Blutkrankheiten:** erworbene hämolytische Anämien idiopathische Thrombocytopenie **Tumoren:** akute lymphatische Leukämie maligne Lymphome ausgedehnte Metastasierungen (u. a. bei Mamma- und Prostatakarzinom) **Gastrointestinale Erkrankungen:** akuter Leberzerfall Morbus Crohn Colitis ulcerosa **Endokrine Erkrankungen:** subakute Thyreoiditis de Quervain endokrine Orbitopathie thyreotoxische Krise **Neurologische Erkrankungen:** Hirnödem akute Encephalomyelitis **Hauterkrankungen:** Pemphigus vulgaris endogene Ekzeme Ekzema vulgare Erythema exsudativum multiforme Erythema nodosum **Augenerkrankungen:** Neuritis nervi optici Ophthalmia sympathica akute Chorioiditis **Hypercalciämie:** Vitamin-D-Intoxikation metastasierende Tumoren **Transplantationen:** Bekämpfung der Abstoßungsreaktion	**Hauterkrankungen:** Psoriasis vulgaris Strahlenerytheme Verätzungen Rosacea Balanitis Vulvitis Hautmanifestationen einiger Kollagenosen **Atemwegserkrankungen:** Asthma bronchiale allergische Rhinoconjunctivitis **Augenerkrankungen:** allergische Blepharitis Keratitis Conjunctivitis **Gelenkerkrankungen** (intraartikuläre Injektionen): bei arthritischen Symptomen an einzelnen Gelenken bei den Erkrankungen, die auch eine Indikation für die systemische Therapie darstellen arthritische Symptome bei degenerativen Gelenkerkrankungen traumatische Arthritiden

* Die Liste ist keine vollständige Aufzählung aller Indikationen. Bei vielen der aufgeführten Erkrankungen sind Glucocorticoide nicht das erste und einzige Mittel in der Therapie. Einige Erkrankungen, bei denen die systemische Anwendung indiziert ist, können auch lokal behandelt werden.

Dosierungsschemata für Glucocorticoide

Circadiane Therapie: 1956 und 1958 haben Di Raimondo und Forsham vorgeschlagen, die gesamte Tagesdosis eines exogen zuzuführenden Glucocorticoids zu einem Zeitpunkt zu applizieren, zu dem der überwiegende Teil des endogen gebildeten Cortisols bereits ins Blut ausgeschüttet ist. In diesem Fall wird durch das exogen zugeführte Glucocorticoid nur noch ein kleiner Teil der endogenen Tagesproduktion supprimiert, der therapeutische Effekt wird so am wenigsten durch endogene Gegenregulation geschmälert. Es ist offensichtlich, daß diese Überlegungen nur für niedrige Dosen kurzwirksamer Präparate gelten.

Unter einer „circadianen Therapie" versteht man medikamentöse Applikationsschemata, bei denen angestrebt wird, zu jeder Tageszeit nur die (geringsten!) Wirkstoffkonzentrationen im Körper zu haben, mit denen der erwünschte klinische Effekt gerade noch erreicht werden kann. Bezüglich der pharmakodynamischen Therapie mit Glucocorticoiden gibt es hierzu nur sehr wenige Untersuchungen, aus denen sich die Hypothese ableiten läßt, Glucocorticoide bei Asthma bronchiale am Nachmittag, dann aber mit deutlich niedrigeren Dosen als am Vormittag zu applizieren. Zu anderen Erkrankungen liegen keine Daten vor.

Akrophasische Therapie: Abgeleitet aus den Überlegungen von Di Raimondo und Forsham wird bei Pati-

Tabelle 28.12: Pharmakologische Eigenschaften einiger Glucocorticoide

Glucocorticoid	Handelsname	relative RBA	Plasma-Proteinbindung (%)	$t_{1/2}$ (min)	relative glucocorticoide Potenz	relative mineralocorticoide Potenz
orale Glucocorticoide						
Cortisol (Hydrocortison)	Hydrocortison	9	87	78–96	1	1
Fluocortolon	Ultralan	67	89	58–92	5	0
Cloprednol	Synthestan	64	85	110–126	8	0,6
6α-Methylprednisolon	Urbason	42	62	141–168	5	0
Prednisolon	Decortin H	16	87	162–240	4	0,6
16-Methylen-prednisolon (Prednyliden)	Decortilen	14	80–90	132–192	4	0
Triamcinolon	Delphicort u.a.	89	42	160–300	6	0
Dexamethason	Fortecortin u.a.	100	75	201–255	30	0
Betamethason	Celestamine u.a.	56	67	300–400	30	0
inhalative Glucocorticoide						
Beclometason-dipropionat	Sanasthmax u.a.	< 40	87	30	18 750	k. A.
Hauptmetaboliten:						
– Beclometason-monopropionat		1022	k. A.	90	13 500	k. A.
– Beclometason		59	k. A.	k. A.	3000	k. A.
Budenosid	Pulmicort	54	88	150–168	31 125	k. A.
Flunisolid	Inhacort	246	k. A.	96–108	3750	k. A.
Fluticason	Flutide	1800	81–95	180	93 375	k. A.

Angegeben sind die Daten der Grundmoleküle. Für die häufig zur intravenösen Injektion eingesetzten C-21-Ester müssen zusätzlich die Halbwertszeiten der Esterspaltung (zwischen 9 und 30 Minuten) berücksichtigt werden. Einige der Ester haben darüber hinaus pharmakodynamische Eigenschaften, die von denen des Grundmoleküls verschieden sein können. So ist zum Beispiel die relative glucocorticoide Potenz von Triamcinolon-acetonid (z.B. Triam-Injekt® oder Volon A®) deutlich höher als die von Triamcinolon selbst.
Relative Potenz: auf Cortisol (f = 1) bezogene Faktoren, um die sich Dosen der einzelnen Wirkstoffe unterscheiden, mit denen die gleichen pharmakodynamischen Effekte erzielt werden können. Die Faktoren basieren auf klinischen Erfahrungen und (auch tier)experimentellen Untersuchungen. Sie sind sicherlich nur ein sehr grobes Maß zum Vergleich der zweifelsfrei vorhandenen unterschiedlichen Wirkungsstärken der einzelnen Substanzen. Sie berücksichtigen nicht Unterschiede der individuellen Empfindlichkeit und der tageszeitlichen Variation der Empfindlichkeit. Die Faktoren sind außerdem belastet mit dem Problem der Äquivalenz unterschiedlicher Glucocorticoideffekte und der Übertragbarkeit tierexperimenteller Befunde auf den Menschen.
RBA: Rezeptorbindungsaffinität: auf Dexamethason (= 100) bezogene Affinität zum Glucocorticoidrezeptor der menschlichen Lunge
$t_{1/2}$: Eliminationshalbwertszeit
k. A.: keine Angaben

enten, bei denen aufgrund der Erkrankung eine tägliche Gabe des Glucocorticoids erforderlich ist, die gesamte Tagesdosis einmal morgens gegeben (möglichst zwischen 6 und 8 Uhr, zum Zeitpunkt des Maximums der endogenen Cortisolsekretion, der sog. Akrophase). Da zu diesem Zeitpunkt die Glucocorticoidempfindlichkeit des Körpers am geringsten ist, ist die Verträglichkeit eines solchen Dosierungsschemas am besten – aber eben die Wirksamkeit des klinisch erwünschten Effektes auch am geringsten! Wenn in der Praxis nach dem Eintritt des erwünschten Effektes behandelt wird, ist es häufig nötig, eine weitere, kleinere Dosis am Nachmittag zu verabreichen.

Alternierende Therapie: Bei dieser Spezialform der akrophasischen Therapie wird die für 2 Tage erforderliche Dosis eines kurz wirksamen Glucocorticoids alle 2 Tage morgens appliziert. Unter diesem Regime setzt die ACTH-Sekretion in Abhängigkeit von der Halbwertszeit des verwendeten Glucocorticoids meist innerhalb von 12–36 Stunden wieder ein. Die Entstehung einer sekundären Nebennierenrindeninsuffizienz und anderer unerwünschter Wirkungen kann dadurch vermieden werden. In der Praxis hat sich dieses Dosierungsschema wegen zu geringer klinischer Wirksamkeit nicht bewährt.

Dosierungsschema bei Langzeitanwendung: Wegen der bei pharmakodynamischer Therapie auftretenden Nebenwirkungen sollte eine erforderliche Langzeittherapie nur nach exakter Indikationsstellung und mit der **geringsten effektiven Dosis** durchgeführt werden. Die Therapie chronischer Entzündungen, die keine vitale Indikation darstellen, sollte mit niedrigen Dosierungen begonnen werden, die bis zu der Dosis gesteigert werden, unter der der erwünschte klinische Effekt eintritt, worauf die Dosis dann wieder auf die gerade noch effektive Erhaltungsdosis reduziert wird. Bei akuten Entzündungen und Schüben chronischer Entzündungen, die zu Dauerschäden führen, sowie bei lebensbedrohlichen entzündlichen oder allergischen Erkrankungen wird dagegen mit hohen Dosierungen begonnen, die dem individuellen Krankheitsverlauf entsprechend sobald wie möglich reduziert oder abgesetzt werden. Um Exazerbationen der Erkrankung zu vermeiden, hat die Dosisreduktion langsam und schrittweise zu erfolgen. Die Glucocorticoid-Dosis muß also ständig individuell überwacht und angepaßt werden. In jedem Fall sollte versucht werden, nach 4–6 Wochen unter Ausschleichen (s. u.) eine Therapiepause einzulegen.

Dosierungsschema bei Beendigung der Therapie: Glucocorticoide hemmen die ACTH-Sekretion. Die zentral hemmende Wirkung der einzelnen Substanzen korreliert mit ihrer gluconeogenetischen und antiphlogistischen Wirkung. Auch eine einmalige Applikation exogener Glucocorticoide unterdrückt sofort die endogene Cortisolsekretion (s. Abb. 28.29). Werden kontinuierlich über 1 oder 2 Wochen Dosen verabreicht, deren glucocorticoide Aktivität die endogene Glucocorticoidsekretion auch nur knapp übersteigt, so ist bereits eine klinisch relevante sekundäre (iatrogene) Nebennierenrindeninsuffizienz zu bemerken, d. h., die Cortisolsekretion ist gedrosselt, die Ansprechbarkeit für ACTH ist reduziert, normalisiert sich aber innerhalb von 12–36 Stunden. Nach mehreren Monaten einer kontinuierlichen Glucocorticoidtherapie mit pharmakodynamisch wirksamen Dosen ist die Zona fasciculata atrophiert. Diese Atrophie der Nebennierenrinde kann mehrere Monate anhalten.

Aus diesem Grund darf insbesondere eine längerfristige und höherdosierte systemische Therapie mit Glucocorticoiden nur ausschleichend beendet werden, d. h., das Medikament darf nicht abrupt abgesetzt, sondern die Dosis muß langsam reduziert werden. Bis zu einer Dosis in der Größenordnung der körpereigenen Cortisolproduktion kann dies in größeren Schritten erfolgen (z. B. alle 3–4 Tage 5 mg Prednisolon weniger). Danach muß bei weiterer Dosisreduktion das Wiederingangkommen der körpereigenen Cortisolsekretion überprüft werden (Vorsicht: Die üblicherweise in den klinisch-chemischen Laboratorien zur Bestimmung von Cortisol eingesetzten Radio-Immuno-Assays zeigen Kreuzreaktionen mit vielen synthetischen Glucocorticoiden; dadurch kann ein falsch positiver „Cortisol"-Nachweis zustande kommen!). Als Faustregel kann gelten, daß sich das Ausschleichen über den gleichen Zeitraum erstrecken muß, über den mit exogenen Glucocorticoiden therapiert wurde. Die letzte Phase muß wie eine Substitutionstherapie die circadiane Variation der endogenen Cortisolsekretion imitieren. Wie oben bereits erwähnt, soll durch das Ausschleichen nicht nur eine Unterversorgung des Patienten mit Glucocorticoiden vermieden, sondern auch ein Wiederaufflackern der therapierten Erkrankung (engl. rebound) verhindert werden.

Tabelle 28.13: In der Dermatologie gebräuchliche Glucocorticoide

Potenz	Substanz
niedrig (Gruppe 1)	Hydrocortison Hydrocortison-acetat Methylprednisolon
mäßig (Gruppe 2)	Clobetason-butyrat 0,05 % Fluocinolon-acetonid 0,01 % Fluocortolon Methylprednisolon-acetat Prednicarbat 0,25%
hoch (Gruppe 3)	Beclomethason-dipropionat 0,025 % Betamethason-17-valerat Budesonid Desonid 0,05 % Difluocortolon-valerat 0,1 % Fluclorolon-acetonid 0,025 % Fluocinolon-acetonid 0,025 % Fluocinonid 0,05 % Flumethason-pivalat 0,02 % Fluprednylidin-acetat 0,1 % Fluticason Halcinonid 0,1 % Hydrocortison-butyrat 0,1% Triamcinolon-acetonid
sehr hoch (Gruppe 4)	Clobetasol-propionat 0,05 % Fluocinolon-acetonid 0,2 % Beclomethason-dipropionat 0,5 % Diflucortolon-valerat 0,3 % Halcinonid 0,1 %

Dies gilt nicht für die hochdosierte kurzdauernde Glucocorticoidtherapie, z.B. bei anaphylaktischem Schock, hypercalciämischer Krise, akuter Transplantatabstoßungsreaktion u.a., bei der Dosen über 1 g Prednisolon oder Methylprednisolon/Tag appliziert werden. Eine solche Therapie, die nicht länger als 2–3 Tage durchgeführt werden sollte, kann ohne die Gefahr einer sekundären NNR-Insuffizienz beendet werden. Die unerwünschten Wirkungen der langdauernden systemischen Glucocorticoidtherapie sind hierbei nicht zu erwarten.

Unerwünschte Wirkungen

Unerwünschte Wirkungen treten unter richtig eingestellter Substitutionstherapie mit Glucocorticoiden (s. S. 713) nicht auf. Die bei pharmakodynamischer Therapie auftretenden unerwünschten Wirkungen (Tab. 28.14) sind – von der mineralocorticoiden Wirkung abgesehen – mit der gewünschten Partialwirkung eng verknüpft. Die Häufigkeit und Schwere der unerwünschten Wirkungen korreliert im wesentlichen mit der **Dauer der Therapie und der Höhe der Dosis.** Nach einmaliger Applikation selbst extrem hoher Dosen (z.B. 1–2 g Prednisolon oder Methylprednisolon) sind keine unerwünschten Wirkungen zu erwarten (s.o.). Dissoziationen hinsichtlich der Häufigkeit des Auftretens bestimmter unerwünschter Wirkungen und der Anwendung bestimmter Substanzen sind bisher nicht sicher nachgewiesen, aufgrund der Verknüpfung von erwünschter und unerwünschter Wirkung aber auch nicht zu erwarten. Dagegen scheinen einige unerwünschte Wirkungen bei bestimmten Grunderkrankungen häufiger aufzutreten.

Patienten unter pharmakodynamischer Glucocorticoidtherapie sind hinsichtlich Blutdruck, Körpergewicht, Blutbild, Blutzucker, Serumelektrolyten, Symptomen von seiten des Gastrointestinaltraktes und des Bewegungsapparates sowie ophthalmologisch zu überwachen.

Die unerwünschten Wirkungen lassen sich in zwei Gruppen unterteilen:

1) unerwünschte Wirkungen, die während oder nach Glucocorticoidentzug auftreten,
   Nach schnellem Absetzen einer hochdosierten längerdauernden Glucocorticoidtherapie kann aufgrund der supprimierten Achse Hypothalamus–HVL–NNR eine **akute NNR-Insuffizienz** auftreten. Häufiger sind **latente NNR-Insuffizienzen**, die sich erst bei Streßsituationen wie Traumen, schweren Infektionen und Operationen bemerkbar machen. Die verminderte Reagibilität des Regelkreises kann mehrere Monate anhalten (s. S. 717f.). Prinzipiell ist die durch exogene Glucocorticoide induzierte sekundäre NNR-Insuffizienz voll reversibel.

Tabelle 28.14: Unerwünschte Wirkungen von Glucocorticoiden

a) Besonderheiten nach systemischer Applikation	b) Besonderheiten nach lokaler Applikation
Auftreten nach Einmalapplikation bislang keine Beobachtungen **Auftreten während oder nach Glucocorticoidentzug** Unterdrückung der körpereigenen Cortisolproduktion bis hin zur NNR-Insuffizienz Exazerbation der Grunderkrankung Glucocorticoid-Entzugssyndrom (Fieber, Arthralgien, Myalgien, allgemeines Krankheitsgefühl) **Auftreten unter hochdosierter Langzeittherapie** iatrogenes Cushing-Syndrom (Vollmondgesicht, Stammfettsucht, Stiernacken, Striae) Osteoporose Magen-, Darmulcera mit Blutungen erhöhte Infektanfälligkeit (Pilzinfektionen, Tuberkulose) diabetogene Stoffwechsellage Blutdruckanstieg, Hypernatriämie, Hypokaliämie Thromboseneigung Myopathie Verhaltens- und Wesensänderungen (Euphorie, Depression, Schizophrenie) erhöhte Erregbarkeit des ZNS (epileptische Krämpfe) am Auge: Kataraktbildung, Glaukom Atrophie des subkutanen Gewebes (Pergamenthaut) Ekchymosen Akne bei Kindern: Wachstumshemmung	**nach inhalativer Applikation** Soor der Mund- und Rachenschleimhaut Heiserkeit **nach lokaler Applikation am Auge** Atrophie der Hornhaut (Cornea) Glaukom Katarakt **nach lokaler Applikation an der Haut** Pilz- und bakterielle Infektionen Akne Atrophie der Haut **nach intramuskulärer Injektion** Gewebsatrophie an der Injektionsstelle (Fettgewebsatrophie, Muskelatrophie) **nach intraartikulärer Injektion** Infektion des Gelenkspaltes

Die **Exazerbation der Grundkrankheit** nach Dosisreduktion oder Beendigung der Therapie ist eine weitere Komplikation, die besonders bei bestehender Nebennierenrindeninsuffizienz fatal sein kann.
Ferner kann ein **Corticoidentzugssyndrom** auftreten, mit Fieber, Arthralgien, Myalgien und allgemeinem Krankheitsgefühl, das differentialdiagnostisch von der Exazerbation einer rheumatischen Erkrankung schwer abzugrenzen ist. Eine seltene Komplikation nach Beendigung einer Glucocorticoidtherapie ist der Pseudotumor cerebri mit Papillenödem.

2) unerwünschte Wirkungen, die unter hochdosierter Langzeittherapie auftreten.
Die wichtigsten unter einer langdauernden pharmakodynamischen Glucocorticoidtherapie auftretenden unerwünschten Wirkungen und ihre Ursache sind in Tab. 28.14 zusammengestellt. Das **iatrogene Cushing-Syndrom** tritt bei Dosen, die über der endogenen Cortisolsekretion liegen, auf: Vollmondgesicht, Stammfettsucht, Stiernacken, Striae. Hypernatriämie, Ödeme, Hypertonie, Gewichtszunahme und hypokalämische Alkalose. Diese Effekte sollen angeblich nicht bei C-16-substituierten Glucocorticoiden vorkommen. **Diabetes mellitus** bzw. Verschlechterung einer bestehenden diabetischen Stoffwechsellage beruhen auf der gluconeogenetischen Wirkung der Glucocorticoide.

Ein **erhöhtes Infektionsrisiko**, Exazerbation von Infektionen (vor allem Pilzinfektionen wie Aspergillose und Soor, Tuberkulose) und Superinfektionen werden durch die antiinflammatorische und immunsuppressive Wirkung verursacht. Diese unerwünschten Wirkungen sind nicht unbedingt ein Grund zum Absetzen der Glucocorticoidtherapie, sondern erfordern, wo möglich, zusätzlich eine spezifische Behandlung der Infektion. **Störungen der Wundheilung und Atrophie des subkutanen Gewebes** sind Folge der antiproliferativen Wirkung (Hemmung der Fibroblasten).

Ulcera duodeni oder ventriculi sind schwere Komplikationen. Ob Glucocorticoide kausal an der Entstehung von Ulcera beteiligt sind, ist bisher nicht geklärt. Sicher ist, daß sie bestehende Ulcera verschlimmern. Die Häufigkeit beträgt etwa 1,5 %. Die Ulcera unter Glucocorticoidtherapie sind häufig symptomarm. Perforationen scheinen öfter aufzutreten. Auch gastrointestinale Blutungen sind unter Glucocorticoidtherapie häufiger. Als Ursache werden die antiproliferative Wirkung (Störungen der Ulcusheilung, Reaktivierung alter Ulcera) sowie verminderter Schleimhautschutz diskutiert.

Die **Myopathie** betrifft vorwiegend die proximale Muskulatur der Extremitäten und den Schulter- und Beckengürtel. Eine Ursache dürfte die katabole Wirkung sein. Elektrolytstörungen scheinen keine Rolle zu spielen. Myopathien treten gelegentlich schon früh nach Therapiebeginn auf, sie sind in der Regel reversibel. Die Myopathie ist eine seltene unerwünschte Wirkung, die meist zur Beendigung der Therapie zwingt. Vermehrtes Auftreten von Myopathien bei 9α-fluorierten Derivaten ist nicht bewiesen.

Osteoporose: Kompressionsfrakturen der Wirbelkörper und aseptische Knochennekrosen beruhen auf der katabolen Wirkung. Die Osteoblasten werden gehemmt. Ferner beeinflussen Glucocorticoide den Calcium-Stoffwechsel durch ihre Vitamin-D-antagonistische Wirkung. Die Calcium-Absorption im Darm wird gehemmt, die Parathyrinsekretion stimuliert, wodurch die Osteoklasten aktiviert werden. Die Calcium-Rückresorption in der Niere wird vermindert, wodurch auch das Auftreten einer Nephrolithiasis begünstigt wird. Gegenmaßnahmen sind die Gabe von Calcium sowie die Verminderung der Immobilität als begünstigendem Faktor durch Krankengymnastik.

Psychische Störungen äußern sich in Nervosität, Schlaflosigkeit, Inappetenz, Antriebsstörungen und Euphorie, aber auch Dysphorien kommen vor. Es können manisch-depressive Psychosen und Schizophrenie auftreten. Frühere psychiatrische Erkrankungen stellen keine Prädisposition dar. Aufgrund der erhöhten Erregbarkeit können bei latenter Epilepsie Krampfanfälle ausgelöst bzw. kann bei manifestem Anfallsleiden die Anfallsbereitschaft erhöht werden.

Am Auge sind **posteriore subkapsuläre Katarakte** und **Glaukome** Komplikationen, die bei langdauernder hochdosierter Therapie auftreten.

Die **Wachstumshemmung bei Kindern** wurde bereits erwähnt. Ursache dürfte u.a. die katabole Wirkung sein. GH kann den Effekt nicht antagonisieren.

Ekchymosen und Neigung zu Purpura sind Komplikationen, die auf eine erhöhte Brüchigkeit der Kapillaren zurückgeführt werden. Unter Corticoidtherapie ist eine erhöhte **Thromboseneigung** zu beobachten, die besonders bei Patienten mit Gefäßerkrankungen zu Komplikationen führen kann und gelegentlich die Behandlung mit Antikoagulantien erforderlich macht.

Unerwünschte Wirkungen der lokalen Glucocorticoidtherapie haben meist die gleichen Ursachen wie die der systemischen Therapie. **Infektionen** bzw. Superinfektionen spielen eine große Rolle bei der lokalen Anwendung an der Haut, am Auge, als Dosieraerosol in den Atemwegen und intraartikulär. An der Haut treten häufig Pilz- und bakterielle Infektionen auf. Eine typische Nebenwirkung ungezielter kutaner Glucocorticoidanwendung ist die **Steroid-Akne. Atrophie der Haut** tritt nach langdauernder kutaner Anwendung auf. **Glaukome** sind eine Komplikation, die nach langdauernder lokaler Therapie bei bis zu 30 % der Patienten beobachtet wird. Zur Vermeidung der spezifischen unerwünschten Wirkungen nach inhalativer Applikation werden dringend der Einsatz von Inhalationshilfen (engl. spacer) und die Applikation vor Mahlzeiten bzw. Mundausspülen nach der Applikation empfohlen.

Kontraindikationen

Für die **Substitutionstherapie** gibt es keine Kontraindikationen, da unerwünschte Wirkungen bei richtiger Dosierung nicht auftreten. Für die **pharmakodynamische**

Therapie gibt es nur **relative Kontraindikationen,** da bei vitalen Indikationen selbst schwerste Nebenwirkungen in Kauf genommen werden, zumal in diesen Fällen die Glucocorticoidtherapie meist nur kurzfristig erforderlich ist. Generell muß bei jeder Glucocorticoidtherapie eine individuelle Nutzen-Risiko-Analyse erfolgen.

Relative Kontraindikationen sind **Osteoporose, Ulcusanamnese** und **Infektionskrankheiten,** besonders Tuberkulose, Pilz- und Virusinfektionen. Das Auftreten einer glucocorticoidinduzierten Myopathie muß in den meisten Fällen als Kontraindikation für die Fortführung einer Glucocorticoidtherapie gelten. Obwohl eine teratogene Wirkung von Glucocorticoiden beim Menschen nicht nachgewiesen wurde, stellt eine **Schwangerschaft,** insbesondere die Frühschwangerschaft, eine relative Kontraindikation dar.

28.4.2 Mineralocorticoide

Die wichtigsten natürlichen Mineralocorticoide sind Aldosteron und 11-Desoxycorticosteron (Cortexon, DOC). DOC hat nur geringe biologische Bedeutung, da die Konzentrationen im Serum und die biologische Wirksamkeit im Vergleich zu Aldosteron gering sind.

Chemie, Stoffwechsel und Pharmakokinetik

Mineralocorticoide sind wie die Glucocorticoide C-21-Steroide (Abb. 28.33). Die Biosynthese von Aldosteron und Desoxycorticosteron findet überwiegend in der Zona glomerulosa statt (Syntheseweg s. Abb. 28.26). Die tägliche Sekretionsrate von Aldosteron beträgt ca. 50 bis 150 µg (140–420 nmol), die von DOC 50–200 µg (140–560 nmol). Aldosteron ist im Blut zu ca. 65 % an Proteine, vorwiegend Albumin, gebunden. Die Aldosteronkonzentration im Plasma beträgt ca. 10 ng/100 ml (270 pmol/l).

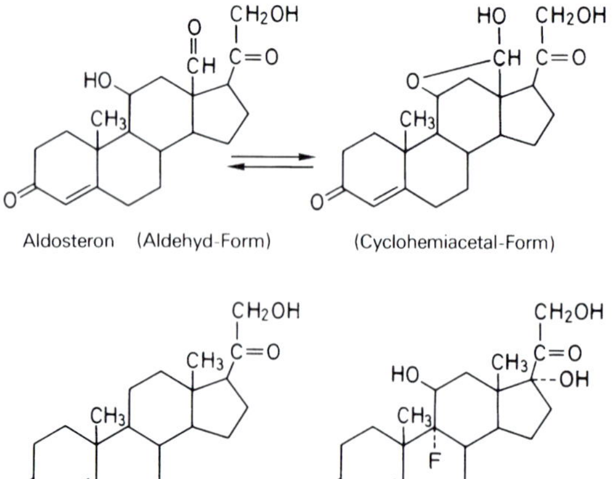

Aldosteron (Aldehyd-Form) ⇌ (Cyclohemiacetal-Form)

Desoxycorticosteron (Desoxycorton, DOC)

Fludrocortison (9α-Fluorocortisol)

Abb. 28.33 Strukturformeln der Mineralocorticoide.

Die Halbwertszeit von Aldosteron im Plasma liegt unter 30 Minuten. Von den Aldosteronmetaboliten wird der größte Teil über die Nieren ausgeschieden, vorwiegend als Glucuronide, deren Hauptanteil Tetrahydroaldosteronglucuronid ist.

Regulation

An der Regulation der Aldosteronsekretion sind drei Mechanismen beteiligt, das Renin-Angiotensin-System, die Konzentrationen von Kalium und Natrium sowie ACTH. Weitere Einzelheiten über die Regulation der Aldosteronsekretion s. S. 524f.

Wirkungen

Der zelluläre Wirkungsmechanismus der Mineralocorticoide entspricht dem aller Steroidhormone (s. S. 672). Folge ist die Synthese von Proteinen, die am aktiven Natriumtransport beteiligt sind. Dies erklärt die Latenzzeit zwischen Applikation und Wirkungseintritt. Aldosteron kann von den Rezeptoren kompetitiv durch Steroide mit synergistischer oder antagonistischer Wirkung, z.B. durch Progesteron oder Spironolacton, verdrängt werden.

Wie die Wirkung der mineralocorticoidinduzierten Proteine auf den transepithelialen Natriumtransport zustande kommt, ist unklar. Als Mechanismen werden eine Erhöhung der Permeabilität der luminalen Zellmembranen für Natrium, eine Steigerung des transepithelialen Natriumtransports oder eine vermehrte Bereitstellung von ATP als Energielieferant für diesen Transport diskutiert.

Mineralocorticoide **hemmen die Natriumexkretion.** Das wichtigste Zielorgan ist die Niere, weitere sind der Gastrointestinaltrakt sowie die Schweiß- und Speicheldrüsen. Mineralocorticoide bewirken besonders im distalen Tubulus eine Steigerung der Natriumrückresorption und einen vermehrten Austausch von Natrium-Ionen gegen Kalium- und Wasserstoff-Ionen mit der Folge einer vermehrten Kaliumausscheidung. Auch die Magnesiumausscheidung wird durch Mineralocorticoide gesteigert. Der durch Aldosteron regulierte Anteil der Natriumreabsorption beträgt beim Menschen weniger als 2 %.

Beim **primären Hyperaldosteronismus** oder nach Gabe von Mineralocorticoiden in höheren Dosen nimmt einige Zeit später die Reabsorption von Natrium, wahrscheinlich vorwiegend im proximalen Tubulus, ab; die Kalium-Ausscheidung ist dabei nicht beeinträchtigt. Dieses sogenannte „escape"-Phänomen tritt nicht an anderen Zielorganen von Aldosteron auf. Die Zeichen des primären Hyperaldosteronismus sind Hypertonie, Hypokaliämie, Alkalose, Expansion des Extrazellularvolumens sowie pathologisch erhöhte Konzentrationen von Mineralocorticoiden im Plasma bei supprimierter Reninkonzentration.

Zum **sekundären Hyperaldosteronismus** kommt es bei pathologischen Zuständen außerhalb der Nebennierenrinde, die eine Stimulation der Aldosteronsekretion oder eine Aldosteron-Abbauhemmung zur Folge haben. Meistens erfolgt diese Stimulation der Aldosteronsekretion über das Renin-Angiotensin-System. Die gesteigerte Reninsekretion ist entweder Folge des verminderten zirkulierenden Blutvolumens, z.B. bei Erkrankungen mit Ödemen – wie nephrotisches Syndrom, Herzinsuffizienz, Leberzirrhose, idiopathische Ödeme –, oder der reduzierten Nierenperfusion, z.B. bei maligner Hypertonie oder Nierenarterienstenose.

Therapeutische Anwendung

Für die Therapie steht ein synthetisches Mineralocorticoid, das Fludrocortison[1] (9α-Fluorocortisol), zur Verfügung. Hinsichtlich der qualitativen mineralocorticoiden Wirkung unterscheidet es sich nicht von Aldosteron, es bestehen aber deutliche quantitative Unterschiede (s. Tab. 28.15). Daneben besitzt es neben seiner mineralocorticoiden auch eine ausgeprägte glucocorticoide Wirkung.

Indikationen

Mineralocorticoide sind indiziert zur **Substitution bei primärer NNR-Insuffizienz.** Die sekundäre NNR-Insuffizienz erfordert selten eine zusätzliche Gabe von Mineralocorticoiden, da die Aldosteronsekretion weitgehend erhalten bleibt. Ferner sind Mineralocorticoide erforderlich für die Therapie des **adrenogenitalen Syndroms mit Salzverlustsyndrom** (21-Hydroxylase-Defekt, 3β-OH-Steroid-Dehydrogenase-Defekt, s. Abb. 28.26).

Für die Substitution bei primärer NNR-Insuffizienz sind meist 0,1 mg Fludrocortison pro Tag ausreichend.

[1] Astonin-H®, Fludrocortison®

Tabelle 28.15: Vergleich der glucocorticoiden und mineralocorticoiden Wirkungsstärke (bezogen auf Cortisol von natürlichen Corticoiden und Fludrocortison)

Corticoid	gluco-corticoide Wirkung	mineralo-corticoide Wirkung
Cortisol	1	1
Corticosteron	0,3	15
11-Desoxycorticosteron	–	100
Aldosteron	–	>1000
Fludrocortison	10	125

Unerwünschte Wirkungen

Die unerwünschten Wirkungen der Mineralocorticoide sind durch die Hormonwirkungen bedingt. Hohe Dosen bewirken Hypokalämie und metabolische Alkalose. Die Natriumretention geht mit einer Wasserretention einher. Das Extrazellularvolumen nimmt zu, selten entwickeln sich Ödeme, und der Blutdruck steigt an. Bei der Anwendung von Fludrocortison ist die glucocorticoide Partialwirkung zu berücksichtigen, die entsprechende unerwünschte Wirkungen verursachen kann (s. S. 718f.).

Kontraindikationen

Es gibt keine Kontraindikationen bei richtig dosierter Substitutionstherapie. Bei Überdosierung kann es zur Natriumretention mit Ausbildung von Ödemen und Hypertonie sowie zu Kaliumverlust kommen. Bestehende Hypertonie und Ödeme sind somit allenfalls eine relative Kontraindikation.

28.5 Schilddrüsenhormone und Thyreostatika

28.5.1 Schilddrüsenhormone

Schilddrüsenhormone haben in fast allen Organen eine wichtige Steuerungsfunktion. Sie beeinflussen vor allem den Metabolismus, Wachstum und Reifung. Thyroxin (T_4) ist ein biologisch schwach wirksames Prohormon. In den Zellen vieler Gewebe, z.B. in der Niere, der Leber und in den Muskeln, wird T_4 in das 3- bis 5mal wirksamere Hormon Triiodthyronin (T_3) umgewandelt. Nur ein kleiner Teil des im Serum verfügbaren T_3 wird in der Schilddrüse gebildet und sezerniert. T_3 übt bei Euthyreose, Hyperthyreose und Hypothyreose verschiedenartige, teilweise entgegengesetzte Wirkungen aus.

Chemie

Die Hormone der Schilddrüse – Levothyroxin (Tetraiodthyronin; T_4) und Liothyronin (Triiodthyronin; T_3) – sind, wie Adrenalin, Derivate der Aminosäure L-Tyrosin (Abb. 28.34).

Biosynthese

Die Biosynthese der Schilddrüsenhormone (Abb. 28.35) erfordert Iod, das mit der Nahrung und dem Trinkwasser ganz überwiegend in Form von anorganischen Iodsalzen zugeführt und auf noch nicht näher untersuchte Weise resorbiert wird. Das tägliche Angebot an Iod schwankt weltweit zwischen 10 und 1000 µg/Tag und sollte mindestens 200 µg/Tag betragen. In Deutschland beträgt die mittlere tägliche Iodzufuhr ca. 100 µg. Iodid wird in der Schilddrüse aktiv über den Natrium-Iod-Symport (NIS) aus dem Plasma in die Zelle transportiert und auf das 20- bis 50fache, bei Hyperthyreose auf mehr als das 100fache der Plasmakonzentration (ca. 2 µg/l = 16 nmol/l) angereichert. Der Iodvorrat der Schilddrüse reicht für mehrere Wochen, dagegen der Vorrat an Hormonen nur für einige Tage.

Wie andere aktive Transportmechanismen braucht der thyreoidale Iodidtransport Energie, die aus der ATP-Spaltung gewonnen wird. Er ist von O_2 und der oxidativen Phosphorylierung abhängig sowie vom gleichzeitigen Na^+-Transport. Auch in anderen Organen – wie der Magenschleimhaut, Speicheldrüse, Mamma und Plazenta – wird Iodid aktiv gegen einen Konzentrationsgradienten transportiert. Anoxie, Cyanide, Fluoride, Entkoppler der oxidativen Phosphorylierung wie Dinitrophenol, Dicoumarol und Ouabain hemmen durch Eingriff in die energieliefernden Prozesse den Iodidtransport. Der gesamte Iodvorrat der Schilddrüse beträgt ca. 7 mg, wobei der tägliche Umsatz etwa 70 µg (1 %) ausmacht.

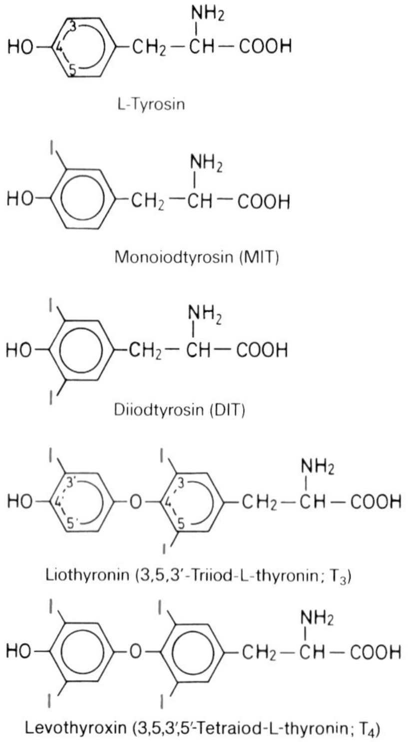

In der Schilddrüse existieren mehrere Iodpools. 80 bis 90 % des Iods sind im Thyreoglobulin gebunden; etwa 10 % liegen als Iodid vor: Das in die Schilddrüse aufgenommene Iodid wird durch eine an der apikalen Membran der Drüsenzelle gebundene Peroxidase unter Verwendung von Wasserstoffperoxyd als Coferment oxidiert und dann in die Tyrosinreste eines spezifischen Proteins, des Thyreoglobulins, eingebaut, wobei 3-Monoiodtyrosin(MIT)- oder 3,5-Diiodtyrosin(DIT)-Verbindungen im Thyreoglobulin entstehen (MIT-TG, DIT-TG, Abb. 28.35). MIT- und DIT-Reste des Thyreoglobulins werden durch die Peroxidase zu T_3 und T_4 gekoppelt (Abb. 28.35). MIT, DIT, T_3 und T_4 werden im Thyreoglobulin gebunden und im Kolloid der Schilddrüsenfollikel gelagert.

Thyreoglobulin (TG) ist ein Glykoprotein, das einen Kohlenhydratanteil von ≈ 10 % besitzt. Die relative Molekülmasse von TG beträgt etwa 65×10^4. Es besteht aus zwei Untereinheiten und enthält 140 Tyrosinreste. Sein Iodanteil beträgt 0,02–0,5 %, das entspricht 1–26 Iodatomen pro Molekül TG. Thyreoglobulin enthält pro Mol etwa 3 Mol T_4 und 0,3–0,4 Mol T_3. Das im Kolloid gelagerte Thyreoglobulin gelangt unter TSH-Stimulation durch Pinocytose in die Schilddrüsenzelle. Die Kolloidtropfen bilden mit Lysosomen sogenannte Phagolysosomen. Durch hydrolytische Spaltung werden T_4 und T_3 freigesetzt und ins Blut sezerniert. MIT und DIT werden durch die Iodtyrosin-Deiodase deiodiert. Das frei werdende Iodid gelangt zum Teil ins Blut (40 bis 50 µg/Tag) und wird wieder in Thyreoglobulin eingebaut.

L-Tyrosin

Monoiodtyrosin (MIT)

Diiodtyrosin (DIT)

Liothyronin (3,5,3′-Triiod-L-thyronin; T_3)

Levothyroxin (3,5,3′,5′-Tetraiod-L-thyronin; T_4)

Abb. 28.34 Strukturformeln von Schilddrüsenhormonen und Vorläufern der Schilddrüsenhormone.

Pharmakokinetik und Metabolismus

Die Schilddrüse sezerniert täglich etwa 90 µg T_4 und 8 µg T_3. Die mittlere Serumkonzentration von T_4 beträgt 6–8 µg/100 ml (75–105 nmol/l), von T_3 100–150 ng/100 ml (1,5–2,3 nmol/l). Die Normalbereiche variieren unter Verwendung verschiedener Bestimmungsansätze erheblich. Etwa 84 % des sezernierten T_4 werden zu T_3 oder zu dem hormonell inaktiven rT_3 (engl. reverse T_3 = 3,3′,5′-Triiodthyronin) monodeiodiert. Der überwiegende Teil des zirkulierenden T_3 entsteht durch periphere Konversion, etwa 25 µg täglich (s. u.). Darüber hinaus sezerniert die Schilddrüse auch Thyreoglobulin. Die Bestimmung von Thyreoglobulin ist nach radikaler Thyreoidektomie für den Nachweis von Metastasen bei Schilddrüsenkarzinomen von Bedeutung. Im Blut werden T_4 und T_3 vorwiegend an Plasma-Proteinen gebunden transportiert. Von T_4 zirkulieren nur etwa 0,5 ‰ ungebunden, von T_3 5 ‰. Die Bindung erfolgt an Thyroxin-bindendes Globulin (TBG), Thyroxin-bindendes Präalbumin (TBPA) (s. Tab. 28.2) und Albumin. T_4 wird überwiegend an TBG gebunden transportiert (ca. 70 %), der Rest an TBPA und Albumin. T_3 wird anscheinend nicht an TBPA gebunden, sondern ebenfalls überwiegend durch TBG transportiert. Die Bindung der Schilddrüsen-

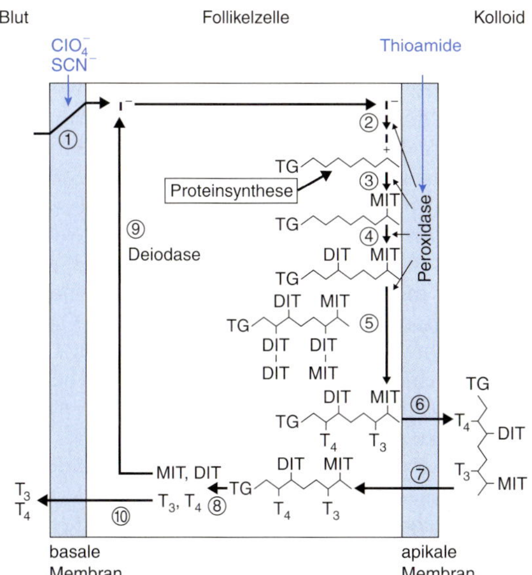

Abb. 28.35 Biosynthese der Schilddrüsenhormone. Das im Blut zirkulierende Iodid wird aktiv über den Natrium-Iod-Symport (NIS) in die Follikelzelle transportiert (1). Dieser aktive Transport wird durch Perchlorat oder Thiocyanat gehemmt. Iodid wird oxidiert (2) und in die Tyrosinreste des Thyreoglobulins (TG) eingebaut, wobei Mono-Iod-und Di-Iod-Tyrosin-Reste (MIT, DIT) entstehen (3, 4). Durch Kopplung von zwei DIT-Resten entsteht T_4, aus einem DIT- und einem MIT-Rest T_3 (5). Die Reaktionen (2) bis (5) werden durch die thyreoidale Peroxidase katalysiert unter Verwendung von H_2O_2 als Co-Faktor. Die Peroxidase wird durch die Thyreostatika der Thioamidgruppe gehemmt. Schilddrüsenhormone T_3, T_4 sowie MIT und DIT werden am Thyreoglobulin gebunden im Kolloid der Schilddrüse gespeichert (6). Durch Endocytose wird das TG in die Schilddrüsenzellen aufgenommen (7). Die durch Endocytose aufgenommenen Kolloidtröpfchen fusionieren mit Lysosomen. Durch Proteolyse werden aus dem TG T_3, T_4, MIT und DIT freigesetzt (8). MIT und DIT werden durch eine Deiodase deiodiert (9). Das frei werdende Iodid wird z.T. wieder für die Synthese von Schilddrüsenhormonen verwertet. T_3 und T_4 werden ins Blut sezerniert (10).
TSH stimuliert die Aufnahme von Iodid in die Zelle sowie die Oxidation von Iodid, die Synthese von TG und alle nachfolgenden Schritte der Biosynthese. Auch die Endocytose und nachfolgende Freisetzung werden durch TSH stimuliert.

hormone an ihre Transportproteine wird durch eine Reihe von Substanzen beeinflußt: Salicylate, Heparin, Diazepam, Sulfonylharnstoffe, Phenylbutazon und Diphenylhydantoin konkurrieren mit T_4 und T_3 um die Bindung an TBG, Salicylate und Penicillin um die Bindung an TBPA. Dies führt zu einer passageren Erhöhung der Konzentrationen von nicht gebundenem T_4 und T_3, in deren Folge die TSH-Sekretion und folglich die Sekretion von Schilddrüsenhormonen abnehmen. Die totalen Hormonkonzentrationen im Serum nehmen ab, und die Konzentrationen der nicht proteingebundenen Hormone normalisieren sich. Diese Veränderungen haben jedoch nur eine geringe klinische Bedeutung.

Die Verordnung von Oestrogenen kann zu einer erhöhten TBG-Kapazität und damit zu erhöhten Gesamt-Thyroxin- und Triiodthyronin-Werten führen. Die Verfügbarkeit an freiem T_4 und T_3 wird davon nicht berührt. Weitere Substanzen, die eine Zunahme der Bindungskapazität für Schilddrüsenhormone zur Folge haben, sind Methadon, Clofibrat, 5-Fluorouracil und Heroin.

Erhöhte TBG-Konzentrationen werden auch in der Schwangerschaft (oestrogenbedingt), bei akuter intermittierender Porphyrie, bei akuter Hepatitis und bei biliärer Leberzirrhose gefunden.

Hypoproteinämien bei Malabsorptionssyndrom, nephrotischem Syndrom, terminaler Niereninsuffizienz oder dekompensierter Leberzirrhose und eine Überfunktion der Nebennierenrinde (mit vermehrter Androgen- und Glucocorticoidproduktion) vermindern die TBG-Konzentrationen, ebenso die Gabe von Androgenen, Anabolika und Glucocorticoiden zur pharmakodynamischen Therapie. Die Effekte auf die Bindungskapazität und damit auf die Konzentrationen der freien Hormone werden weitgehend durch die Gegenregulation via Sekretion von TSH und Schilddrüsenhormonen ausgeglichen.

Die biologische Halbwertszeit von T_4 beträgt etwa 7 Tage, von T_3 etwa 1 Tag, sie ist bei Hyperthyreose kürzer, bei Hypothyreose länger. In der Leber befindet sich etwa $^1/_3$ des gesamten Thyroxins, das schnell mit dem T_4 im Plasma ausgetauscht werden kann. Die hepatozelluläre Bindung von T_4 wird durch Phenobarbital erhöht.

Der Metabolismus der Schilddrüsenhormone erfolgt durch folgende Mechanismen:

1) T_4 und T_3 werden durch spezifische Deiodasen, die Iod vom Phenolring oder vom nichtphenolischen Ring abspalten, deiodiert. Die Deiodierung von T_4 am Phenolring entspricht einer Aktivierung, da T_3 entsteht, das eigentlich wirksame Hormon. Die Affinität von T_3 zum Rezeptor ist ca. zehnmal höher als die von T_4. Dagegen entspricht die Deiodierung von T_4 am nichtphenolischen Ring einer Inaktivierung. Es entsteht rT_3. T_3 und rT_3 werden durch die Deiodase weiter deiodiert.
Das bei der Deiodierung frei werdende Iod zirkuliert im Körper und gelangt zum Teil wieder in die Schilddrüse oder wird in der Niere filtriert und teilweise rückresorbiert. Die Deiodierung findet in praktisch allen Organen statt; die höchste Aktivität zeigen Leber und Nieren. Die Deiodierung wird durch Propylthiouracil, Propranolol, Amiodaron, Glucocorticoide und einige Röntgenkontrastmittel gehemmt. Phenobarbital stimuliert die Deiodierung von T_4.
2) In der Leber werden T_3 und T_4 an der Phenolgruppe mit Glucuronsäure und zum geringen Teil mit Schwefelsäure konjugiert. Die Glucuronide werden mit der Galle ausgeschieden, im Darm erfolgt bakterielle Aufspaltung und z.T. Reabsorption. Ein kleiner Teil des Thyroxins wird mit dem Stuhl ausgeschieden.

3) Vorwiegend in der Niere, aber auch in Leber, Muskel und Gehirn werden T_4 und T_3 durch oxidative Desaminierung und Decarboxylierung inaktiviert. Bei der Desaminierung entsteht Tetra- bzw. Triiodthyroessigsäure; beide besitzen noch eine geringe biologische Wirksamkeit.

Regulation

Die Synthese und Sekretion der Schilddrüsenhormone wird vom Hypothalamus-Hypophysenvorderlappen-System durch negative Rückkopplungsmechanismen reguliert (s. Abb. 28.36). TSH stimuliert innerhalb von Minuten die Sekretion von Schilddrüsenhormonen und führt zu einer verstärkten Iodaufnahme (maximal 15 bis 24 Stunden nach TSH-Applikation). Nach langdauernder Einwirkung von TSH kommt es zu einer vermehrten Vaskularisation und Hypertrophie der Thyreocyten. Der Einfluß von TSH auf eine Vermehrung der Thyreocyten (Hyperplasie) ist umstritten.

TSH bewirkt eine Steigerung des Stoffwechsels sowie der Nucleinsäuresynthese und der Proteinsynthese in der Schilddrüse. Die TSH-Sekretion wird durch TRH stimuliert. Die TRH-Sekretion wird durch adrenerge Neurone reguliert; α-noradrenerge Impulse stimulieren, dopaminerge Impulse hemmen die TRH-Sekretion (s. a. S. 675f.). Schilddrüsenhormone hemmen die TSH-Sekretion, vermutlich auch die TRH-Sekretion, durch negative Rückkopplung.

Somatostatin und Dopamin hemmen die TSH-Sekretion und scheinen physiologische Inhibitoren zu sein. Auch Glucocorticoide hemmen in pharmakologischen Dosen die TSH-Sekretion. Oestrogene erhöhen die Ansprechbarkeit der thyreotropen Zellen für TRH, die physiologische Bedeutung dieses Mechanismus ist bisher nicht geklärt. Eine Reihe von Substanzen, die in die neuroendokrine Regulation eingreifen, beeinflussen ebenfalls die Achse Hypothalamus–HVL–Schilddrüse.

Wirkungen der Schilddrüsenhormone

Hinsichtlich des molekularbiologischen Wirkmechanismus wird auf Seite 671f. verwiesen.

Schilddrüsenhormone sind für das normale Wachstum und die Reifung mitverantwortlich. Beim Fehlen von Schilddrüsenhormonen kommt es zum Stillstand der körperlichen und geistigen Entwicklung. T_3 und T_4 beeinflussen den Metabolismus von Kohlenhydraten, Proteinen, Lipiden, Vitaminen, Nucleinsäuren und Ionen, und sie modulieren die Effekte einiger Hormone. Schilddrüsenhormone erhöhen in den meisten Organen den O_2-Verbrauch und die Wärmeproduktion. Dies macht sich in einer Erhöhung des Grundumsatzes bemerkbar.

T_3 stimuliert die Synthese der Na^+, K^+-ATPase. Ihre Aktivitätszunahme geht parallel mit dem O_2-Verbrauch. In höheren Konzentrationen hemmen Schilddrüsenhormone die Glykogensynthese und vermindern den Glykogengehalt von Muskulatur und Leber. Kleine Dosen von Schilddrüsenhormonen dagegen fördern die Glykogensynthese.

Schilddrüsenhormone haben einen modulierenden Effekt auf die glykogenolytische Wirkung von Glucagon und Catecholaminen. Die Wirkung von Insulin wird potenziert, wodurch die Glucoseaufnahme in die Zellen verstärkt wird. Andererseits fördern Schilddrüsenhormone den Insulinabbau; dieser Effekt ist für die postprandiale Hyperglykämie bei Hyperthyreose verantwortlich. Schilddrüsenhormone stimulieren den Lipidmetabolismus, Fette werden mobilisiert, die Synthese von Lipiden wird stimuliert. Der lipolytische Effekt von Glucagon und Catecholaminen wird durch T_3 potenziert. In niedrigen Dosen stimulieren, in höheren Dosen hemmen Schilddrüsenhormone die Proteinsynthese und erhöhen die Proteolyse. Schilddrüsenhormone steigern den Stoffwechsel von Calcium und Phosphat. Die Osteoklasten und Osteoblasten werden aktiviert, die Ausscheidung von Calcium im Urin ist bei Hyperthyreose erhöht.

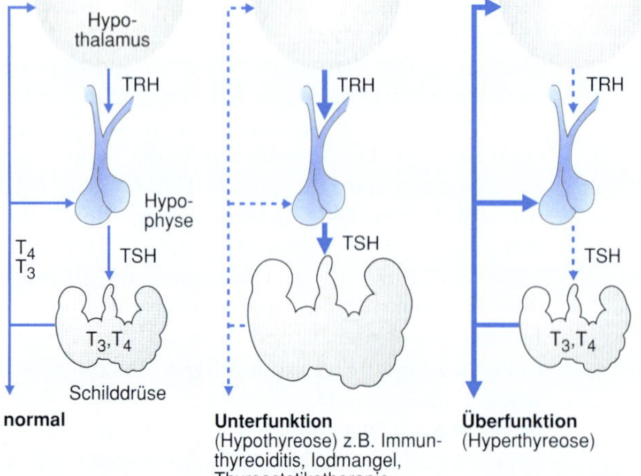

Abb. 28.36 Regelmechanismus bei normaler und gestörter Schilddrüsenfunktion. Das normale Gleichgewicht zwischen TSH und Schilddrüsenhormonen wird durch Rückkopplung (s. Abb. 28.3), reguliert. T_3 hemmt die TRH- und TSH-Synthese und -Inkretion. Sinkt die periphere Konzentration der Schilddrüsenhormone ab, wird vermehrt TRH vom Hypothalamus sezerniert und damit auch thyreotropes Hormon (TSH) aus dem Hypophysenvorderlappen. Dies geschieht z.B. bei einer durch eine atrophische Immunthyreoiditis oder Thyreoidektomie bedingten Hypothyreose. Andauernde TSH-Stimulation, z.B. durch Thyreostatika-induzierte Hypothyreose, kann zur Zellhyperplasie führen. Umgekehrt wirkt sich eine Hyperthyreose aus; die Produktion von TRH und TSH wird gebremst. Bei der Pathogenese der endemischen euthyreoten Struma spielt der alimentäre Iodmangel die größte Rolle. Die sporadische Struma entsteht infolge von genetisch bedingten intrathyreoidalen Enzymdefekten, die z.B. zu einer fehlerhaften Thyreoglobulinsynthese führen. Auch bei Patienten mit Iodmangel spielen diese Enzymdefekte evtl. eine zusätzliche Rolle bei der Strumabildung.

Die normale Entwicklung und Funktion des ZNS ist von der Wirkung von Schilddrüsenhormonen abhängig. Bei Hyperthyreose ist die Erregbarkeit des Nervensystems gesteigert, bei Hypothyreose herabgesetzt. Bei Hypothyreose ist der Ablauf der Muskelkontraktionen verlangsamt. Bei Hyperthyreose kommt es zu erhöhtem Energieverbrauch bei gleicher Arbeit. Schilddrüsenhormone erhöhen die Kontraktilität der Herzmuskelfaser und somit das Schlagvolumen sowie die Herzfrequenz. Das erhöhte Herzzeitvolumen bewirkt einen Anstieg der Blutdruckamplitude bei vermindertem totalem peripherem Widerstand. Der Sauerstoffverbrauch des Myokards wird durch Schilddrüsenhormone gesteigert. T_3 und T_4 steigern die Erregbarkeit des Reizleitungssystems, wodurch die erhöhte Neigung zu Extrasystolie und Vorhofflimmern bei Patienten mit Hyperthyreose erklärt wird. Diese sind gegenüber Catecholaminen besonders empfindlich. Ursache ist eine Interaktion von Schilddrüsenhormonen und Catecholaminen. Catecholamine wirken über die Stimulation der Adenylylcyclase. T_3 erhöht die Aktivität dieses Enzyms im Fettgewebe und reduziert die Aktivität der Phosphodiesterase, die cyclisches AMP spaltet. Der wichtigste Effekt von T_3 hinsichtlich der Interaktion mit Catecholaminen scheint aber die vermehrte Bildung von β-Adrenozeptoren zu sein. Auf der Interaktion mit Catecholaminen beruhen eine Reihe thyreotoxischer Symptome. Unter β-Adrenozeptor-Antagonisten kommt es zu einer Senkung, allerdings nicht zu einer völligen Normalisierung der Herzfrequenz bei Patienten mit Hyperthyreose.

Therapeutische Anwendung

Für die Therapie stehen die reinen Schilddrüsenhormone Thyroxin (T_4, Levothyroxin-Natrium)[1] und Triiodthyronin (T_3, Liothyronin)[2] sowie Kombinationen[3] der beiden Hormone zur Verfügung. Thyreoidea-sicca-Präparate sollten wegen des unbekannten Gehaltes an T_4, T_3 und Iod nicht mehr verwendet werden.

Generell ist T_4 das Mittel der Wahl, da T_4 peripher zu T_3 deiodiert wird. Um ähnlich ausgeglichene Hormonspiegel wie nach T_4-Behandlung zu erhalten, wären von dem bei exogener Applikation 3- bis 5mal wirksameren T_3 aufgrund der kürzeren Halbwertszeit 5–6 Dosen pro Tag erforderlich. Bei den Kombinationen[4] mit einem T_3/T_4-Verhältnis von 1 : 5 können etwa 2 Stunden nach Applikation resorptionsbedingte erhöhte T_3-Konzentrationen auftreten, die entsprechende Nebenwirkungen zur Folge haben. Ein Kombinationspräparat[5] im Verhältnis 1 : 10 (T_3/T_4), das den physiologischen Sekretionsverhältnissen entspricht, soll keine erhöhten T_3-Konzentrationen mehr verursachen. Im allgemeinen sollte jedoch nur noch Thyroxin verwendet werden. Die Verwendung von Kombinationspräparaten und Triiodthyronin erscheint wegen der Konversion von T_4 zu T_3 wenig sinnvoll.

Die Erniedrigung von T_3 bei schweren Erkrankungen ist wahrscheinlich ein Schutzmechanismus des Körpers. Zugrunde liegt eine geringere periphere Umwandlung von T_4 in T_3, die auch bei Mangelernährung (Fasten), nach Traumen sowie postoperativ eingeschränkt ist. Hohes Alter und Arzneimittel können die periphere Deiodierung zu T_3 ebenfalls reduzieren. Die Absorption von T_4 beträgt nüchtern etwa 75–85 %, von T_3 etwa 90 bis 100 % (s. Tab. 28.16).

Tabelle 28.16: Pharmakokinetische Eigenschaften von Thyroxin (Levothyroxin; T_4) und Triiodthyronin (Liothyronin; T_3) nach oraler Applikation

	T_4	T_3
Absorption	75–85 %*	90–100 %
Wirkungseintritt	3–5 Tage	12–48 Stunden
Wirkungsdauer	7–10 Tage	3–5 Tage
Halbwertszeit	7 Tage	14–48 Stunden

* Die Absorption ist bei gleichzeitiger Nahrungsaufnahme bis auf 35 % vermindert!

Durch gleichzeitige Einnahme von T_4 mit der Nahrungsaufnahme kann die Absorption von T_4 reduziert werden. Es empfiehlt sich daher die einmalige morgendliche Einnahme der Tagesdosis von T_4 ca. 30 bis 60 Minuten vor dem Frühstück. T_3 und T_4 können auch parenteral appliziert werden. Dies ist für das Myxödem-Koma wichtig.

Indikationen

- Substitution bei allen Formen der Hypothyreose
- Rezidivprophylaxe der Struma nach Strumektomie
- Suppressionsbehandlung der endemischen oder sporadischen Struma
- hypertrophe Form der Immunthyreoiditis (Hashimoto-Struma)
- Suppressionsbehandlung nach Thyreoidektomie und Radioiodbehandlung von Schilddrüsenmalignomen
- Begleittherapie bei thyreostatischer Therapie der Hyperthyreose.

Hypothyreose: Die Substitution mit T_4 bei Patienten mit kardialen Erkrankungen soll einschleichend erfolgen. Die Initialdosen betragen je nach Empfindlichkeit des Patienten 12,5–50 µg T_4/Tag und sollen in 1- bis 4wöchigen Abständen um die Initialdosis erhöht werden. Eine alternative Behandlung besteht in intial höheren Dosen von 100 µg/Tag bzw. der vollen Erhaltungsdosis. Die einschleichende Therapie sollte vor allem bei älteren Patienten mit kardialen Problemen durchgeführt werden. Die Erhaltungsdosen liegen zwischen 100 und 200 µg/Tag, wobei meist 100–150 µg T_4/Tag ausreichen.

[1] Euthyrox®, Thevier®, L-Thyroxin Henning®
[2] Thybon®
[3] Novothyral®, Thyroxin-T_3 Henning®; Prothyrid®
[4] Novothyral®, Thyroxin-T_3 Henning®
[5] Prothyrid®

Die Therapie kann einerseits am Rückgang der subjektiven Beschwerden wie Müdigkeit, Kälteempfindlichkeit, kardiologischer Symptome, andererseits anhand objektiver Kriterien wie der basalen TSH-Konzentration, die Normwerte erreichen soll, kontrolliert werden. Weitere Parameter sind die Konzentrationen von T_4 und freiem T_4 (FT_4) im Serum. Bei Patienten mit sekundärer Hypothyreose, bei denen TSH niedrig oder normal sein kann, ist die T_4-Konzentration der wichtigste Parameter.

Bei **konnataler Hypothyreose** beginnt die Behandlung bei Frühgeborenen mit 25 µg, bei reifen Neugeborenen mit 50 µg täglich. Nach dem ersten Lebensjahr sind Dosen von 2,5–5 µg/kg/Tag (entspricht etwa 100 µg/m^2 Körperoberfläche/Tag) erforderlich.

Beim **Myxödem-Koma** werden 500 µg T_4 intravenös injiziert. Nach 6 Stunden tritt die Wirkung ein. Vom 2. Tag an werden 100–200 µg T_4 täglich i.v. injiziert. Nach mehreren Tagen kann mit der oralen Substitution begonnen werden. Bei Patienten mit koronarer Herzkrankheit kann es zu Herz- und Koronarinsuffizienz bis zum Myokardinfarkt kommen!

Rezidivprophylaxe nach Strumaresektion bei euthyreoter Struma: Zur Rezidivprophylaxe kann eine Behandlung mit Thyroxin (ca. 100 µg; Einstellung von TSH auf Werte im Grenzbereich Eu-/Hyperthyreose z.B. 0,2 bis 0,3 mE/l oder schwach positiver TRH-Test) oder mit Iodid (ca. 200 µg täglich oder wöchentlich mit 1–2 Tabletten Jodetten® depot mit je 2000 µg) durchgeführt werden.

Suppressionsbehandlung der endemischen oder sporadischen Struma: Sie wird mit Thyroxin durchgeführt und erfolgt im wesentlichen nach den gleichen Richtlinien wie die Rezidivprophylaxe nach Strumaresektion. Früher wurde bei der Behandlung der euthyreoten Struma mit Thyroxin ein negatives TSH-Ergebnis angestrebt. In den letzten Jahren geht die Tendenz eher dazu, ein mit modernen sensitiven Methoden gerade meßbares TSH (z.B. 0,2–0,3 mE/l) zuzulassen. Hat die Thyroxin-Therapie zu einer deutlichen Volumenreduktion geführt (z.B. nach 6 Monaten), kann die Behandlung mit ca. 200 µg Iodid täglich oder 1–2 Tabletten Jodetten® depot pro Woche weitergeführt werden.

Seit einigen Jahren wird auch eine initiale Behandlung der endemischen Struma mit 400–500 µg Iodid täglich propagiert. Ist die Volumenreduktion eingetreten, wird auch hier die Behandlung auf 200 µg Iodid täglich oder 1 (bis 2) Tabletten Jodetten® depot/Woche umgestellt.

Vor Einleitung der Iodid-Therapie muß besonders sorgfältig das Vorhandensein autonomer Schilddrüsenareale ausgeschlossen werden (normaler TSH-Spiegel im Serum, normaler TRH-Test, normale Echotextur im Sonogramm, evtl. Suppressionstest).

Die Kontrolle der Therapie erfolgt durch den Tastbefund (Halsumfang) und Sonographie. Eine Volumenreduktion unter der Behandlung mit T_4 und Iod ist nur bei Patienten mit diffusen Strumen und normaler Echotextur zu erwarten.

Bei Struma-Patientinnen ist **Schwangerschaft** keine Kontraindikation für eine Thyroxin-Behandlung. T_4 ist nur in sehr geringem Maße diaplazentar durchgängig. In der Schwangerschaft ist die renale Iodclearance erhöht. Daher ist eine zusätzliche Iodidsubstitution mit 200 µg täglich zu empfehlen (WHO-Empfehlung).

Nach Thyreoidektomie und Radioiodtherapie wegen eines **Schilddrüsenkarzinoms** müssen die Patienten lebenslang mit Schilddrüsenhormonpräparaten behandelt werden. Bei allen papillären und follikulären Karzinomen muß die TSH-Sekretion postoperativ vollständig supprimiert sein. Die Dosen betragen 150–300 µg T_4/Tag.

Unerwünschte Wirkungen

Bei **Überdosierung** von Schilddrüsenhormonen treten Symptome der Hyperthyreose auf. Als Folge der erhöhten Reizbarkeit des vegetativen und zentralen Nervensystems kommt es zu Unruhe, Nervosität, Schlaflosigkeit, Tremor und psychischen Symptomen, die Reflexe sind gesteigert. Der Stoffwechsel ist gesteigert, die Patienten verlieren an Körpergewicht. Da die Wärmeproduktion erhöht ist, schwitzen die Patienten leicht und weisen gelegentlich erhöhte Temperaturen auf. Weitere bekannte Symptome sind Erbrechen und Diarrhöen sowie Muskelschwäche und schnelle Ermüdbarkeit. Die Herzfrequenz, Schlagvolumen und Blutdruckamplitude sind erhöht. Bei älteren Patienten mit kardiovaskulären Erkrankungen können Angina-pectoris-Anfälle vorkommen. Diese unerwünschten Wirkungen von Schilddrüsenhormonen lassen sich mit β-Adrenozeptor-Antagonisten weitgehend vermeiden. Schilddrüsenhormone verstärken die Wirkung von Antikoagulantien (z.B. Marcumar®).

Kontraindikationen

Eine Kontraindikation für die Therapie mit Schilddrüsenhormonen ist der frische Myokardinfarkt, bei Athyreose und schwerer Hypothyreose jedoch wird T_4 gegeben werden müssen, wobei die Dosierung möglichst niedrig zu erfolgen hat. Weitere relative Kontraindikationen sind tachykarde Rhythmusstörungen, koronare Herzkrankheit und Myokarditis. Ein Diabetes mellitus kann bei Beginn einer T_4-Behandlung entgleisen, stellt aber keine eigentliche Kontraindikation dar.

28.5.2 Thyreostatika

Thyreostatika hemmen die Synthese von Schilddrüsenhormonen. Sie werden zur Behandlung verschiedener Formen der Hyperthyreose eingesetzt. Aufgrund des Wirkungsmechanismus können vier Gruppen von Thyreostatika unterschieden werden:

1) Substanzen, die direkt die Synthese von Schilddrüsenhormonen hemmen (Iodisationshemmstoffe),
2) Ionen, die den Iodid-Transport in die Schilddrüse hemmen (Iodinationshemmstoffe),
3) Iodid, das in hohen Dosen vorübergehend die Freisetzung von Schilddrüsenhormonen hemmt,
4) Radioiod, das durch ionisierende Strahlen die Schilddrüse zerstört.

Hemmstoffe der Hormonsynthese

Chemie

Die Substanzen dieser Gruppe sind Derivate des Thioharnstoffes (Thioamide, Abb. 28.37). Therapeutisch verwendet werden vor allem Carbimazol und Thiamazol, außerdem Propylthiouracil, jedoch nicht mehr Methylthiouracil.

Pharmakokinetik

Carbimazol und Thiamazol sind auf Gewichtsbasis etwa 10mal wirksamer als Propylthiouracil: 15 mg Carbimazol werden vor Eintritt in die Schilddrüse in ca. 10 mg Thiamazol, die pharmakologisch wirksame Substanz, umgewandelt. Die Absorption der Thioamide nach oraler Gabe erfolgt rasch. Die Halbwertszeit von Propylthiouracil im Plasma beträgt etwa 2 Stunden. Hohe Dosen wirken nur etwa 6–8 Stunden. Dagegen beträgt die Halbwertszeit von Thiamazol ca. 6–13 Stunden. Die Halbwertszeit der Thyreostatika im Serum sagt allerdings nichts über die Wirkungsdauer der Thioamide in der Schilddrüse aus. In der Schilddrüse werden die Thioamide durch Schwefeloxidation und in der Leber durch Glucuronidierung inaktiviert. Die Produkte werden vorwiegend mit dem Urin, aber auch biliär eliminiert. Die Thioamide passieren die Plazenta und gelangen in geringen Mengen in die Milch. Für die parenterale Therapie steht Thiamazol zur Verfügung.

Wirkungsmechanismus

Die Thioamid-Thyreostatika konkurrieren mit Iod um die thyreoidale Peroxidase und hemmen somit kompetitiv die Oxidation von Iodid und den Einbau von Iod in die Tyrosinreste des Thyreoglobulins.

Noch empfindlicher als diese beiden Schritte scheint die durch die Peroxidase katalysierte Kopplungsreaktion von Iodtyrosinen zu den Hormonen T_4 und T_3 zu sein. Aufgrund dieses Wirkungsmechanismus ist selbstverständlich, daß die klinische Wirkung erst einsetzt, wenn die Hormondepots in der Schilddrüse geleert sind und die peripheren Hormonkonzentrationen abnehmen. Propylthiouracil hemmt in sehr hohen Dosen auch die periphere Deiodierung von T_4 zu T_3. Dieser Effekt ist unabhängig von Iod, daher wird Propylthiouracil vor allem bei Iodkontamination bevorzugt eingesetzt.

Hemmstoffe der Iodidaufnahme

Einige einwertige Ionen wie **Perchlorat, Nitrat** und **Thiocyanat** sind kompetitive Hemmstoffe des Iodidtransportes in die Schilddrüse, hohe Iodkonzentrationen heben ihre Wirkung auf. Für die thyreostatische Therapie stehen Kalium- und Natrium-Perchlorat zur Verfügung. Die Wirkung tritt rasch ein, hält aber nur wenige Stunden an.

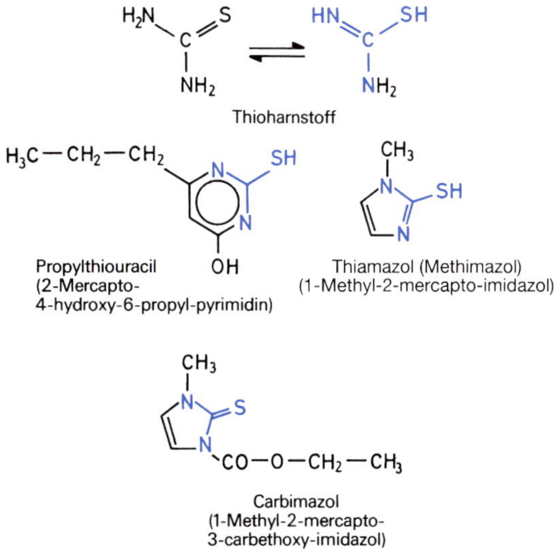

Abb. 28.37 Strukturformeln der Thioamid-Thyreostatika.

Hemmung der Hormonfreisetzung – Iodid

Die Symptome der Hyperthyreose nehmen nach Iodidgabe bereits innerhalb von 24 Stunden ab, da hohe Ioddosen die Iodorganifizierung und Schilddrüsenhormonfreisetzung kurzfristig hemmen (Wolf-Chaikoff-Effekt). In Dosen von mehr als 5 mg/Tag hat Iodid einen zeitlich begrenzten thyreostatischen Effekt („Plummerung")[1]. Iodid hemmt die Freisetzung von Schilddrüsenhormonen aus dem Thyreoglobulin durch Inhibition der Proteasen. Außerdem inaktiviert Iodid die thyreoidalen Peroxidasen und reduziert dadurch seinen Einbau in die Tyrosinreste des Thyreoglobulins, diese Wirkung hält nur kurz an und wird durch ein „escape"-Phänomen abgelöst.

Für die Iodtherapie wird Kalium- oder Natrium-Iodid verwendet. Thioamide wirken erheblich langsamer. Da die Wirkung nur kurz anhält, wird Iodid nur noch zur **Operationsvorbereitung bei Patienten mit Basedow-Hyperthyreose in Kombination mit Thioamiden** verwandt, weil hierdurch die Durchblutung der Schilddrüse vermindert wird.

Ähnlich wie Iodid hemmen **Lithium**-Ionen die Freisetzung von T_3 und T_4. Die Iodaufnahme in die Schilddrüse wird durch Lithium-Ionen nicht beeinflußt. Lithium besitzt gegenüber den Thioamiden keine therapeutischen Vorteile.

Zerstörung von Schilddrüsengewebe – Radioiodtherapie

Zur Therapie von Schilddrüsenerkrankungen wird ^{131}Iod eingesetzt. 90 % der Strahlung von ^{131}Iod sind β-

[1] Iodidblockade der Schilddrüse (nach Henry St. Plummer, Endokrinologe, Minnesota, 1874–1937).

Strahlen, die im Gewebe eine Reichweite von etwa 1 mm haben, 10 % sind γ-Strahlen. Wegen der geringen Reichweite der β-Strahlung gelingt es, Schilddrüsengewebe weitgehend selektiv zu zerstören, ohne daß umgebendes Gewebe geschädigt wird. Die nur in geringer Menge abgegebene γ-Strahlung wird gleichzeitig für diagnostische Zwecke verwendet. Für diagnostische Zwecke wird auch ^{99m}Tc (Pertechnetat) oder ^{123}I verwendet.

Einige Stunden nach Applikation von ^{131}Iod sind bei Hyperthyreose durchschnittlich 60 % des Isotops in der Schilddrüse gespeichert. Die effektive Halbwertszeit bei Hyperthyreose beträgt ca. 4–5 Tage. Innerhalb mehrerer Wochen nach ^{131}Iod-Applikation wird das Isotop – überwiegend in Schilddrüsenhormon eingebaut – von der Schilddrüse an das Blut abgegeben.

Die **Radioiod-Behandlung der Hyperthyreose** wurde früher in Deutschland/Europa im allgemeinen bei Patienten jenseits des 35. bis 40. Lebensjahres durchgeführt. Die Tendenz geht jetzt dahin, auch bei jüngeren Patienten (ab 25 bis 30 Jahren) die Rezidiv-Hyperthyreose mit Radioiod zu behandeln. Da eine Balance zwischen Hyperthyreose und Euthyreose sehr schwierig ist, wird auch bewußt die mögliche Entstehung einer Hypothyreose in Kauf genommen (leicht zu behandeln). Sinnvoll erscheint die Applikation einer Organdosis von 200 Gray (Erfolgsrate 80 % bei einer Hypothyreoserate von 40 %).

Bei der **Radioiodbehandlung des** follikulären und papillären **Schilddrüsenkarzinoms** dient das ^{131}Iod nach einer Thyreoidektomie zum Aufspüren und zur Therapie iodspeichernder Metastasen. Vor dieser Diagnostik/Therapie muß der Patient durch Entzug von T_4 bzw. T_3 hypothyreot werden (erhöhter TSH-Spiegel). Zur Fahndung nach Metastasen dient auch die Thyreoglobulin-Bestimmung.

Bei schwangeren oder stillenden Frauen und bei **Kindern** ist die **Radioiodtherapie kontraindiziert.**

Indikationen für Thyreostatika

Hyperthyreose: Hyperthyreose bedeutet ein erhöhtes Angebot von Schilddrüsenhormonen an die Körperzellen. Eine Hyperthyreose kann durch folgende Erkrankungen bedingt sein:

- immunogen bedingte Hyperthyreose, Immunhyperthyreose vom **Typ Basedow:** Dies ist eine Autoimmunerkrankung, in der TSH-Rezeptor-Antikörper die Schilddrüse unkontrolliert stimulieren. Wie bei anderen Autoimmunerkrankungen treten spontan Remissionen, aber auch Rezidive auf. Die thyreostatische Behandlung (s.u.) soll die Zeit bis zum Eintritt einer Remission überbrücken. Nach Beendigung einer einjährigen Behandlung beträgt die Rezidivquote ca. 50 %. Eine zuverlässige Prognose des klinischen Verlaufs nach Beendigung der thyreostatischen Behandlung ist beim einzelnen Patienten nicht möglich; auch der Suppressionstest und die Bestimmung der TSH-Rezeptor-Antikörper haben diesbezüglich keinen prognostischen Wert.

  Die **endokrine Orbitopathie** ist eine eigenständige Autoimmunerkrankung, die gesondert behandelt werden muß (Glucocorticoide, Retrobulbärbestrahlung, Lidoperation, Dekompressionsoperation). Die Ergebnisse sind häufig unbefriedigend.
- **autonome Struma**, einschließlich des autonomen Schilddrüsenadenoms: Die autonome Struma entsteht durch Vermehrung der in jeder Schilddrüse in geringerer Zahl vorhandenen autonomen Zellklone. Die Entwicklung beginnt mit einer Struma in zunächst euthyreoter Funktionslage, später kommt es zur latenten und schließlich zur klinisch manifesten Schilddrüsenüberfunktion. Bei Patienten mit Hyperthyreose bei autonomer Struma kann eine thyreostatische Behandlung (s.u.) durchgeführt werden. Hier stehen aber eher Operation oder Radioiodbehandlung zur Diskussion. Auch bei Patienten mit Rezidiv-Hyperthyreose sollten Operation oder Radioiodbehandlung erwogen werden. Von Chirurgen wird häufig eine „near total thyroidectomy" angestrebt, um die Gefahr einer Rezidiv-Hyperthyreose weitgehend auszuschalten. Die postoperative Hypothyreose gilt als das kleinere Übel.
- ungesteuerte TSH-Sekretion (Hypophysenadenome, T_3-Resistenz): Bei der **hypophysären Hyperthyreose** steht entweder die Operation (bei Hypophysen-Adenom) oder die Behandlung, z.B. mit T_3-Analoga (bei Rezeptor-Defekt), zur Diskussion.
- Schilddrüsenkarzinome mit hormonell aktiven Metastasen (äußerst selten).

Die **Initialtherapie** beginnt bei Patienten mit leichter Hyperthyreose mit einer Tagesdosis von 10 mg, bei Patienten mit einer mittelschweren oder schweren Hyperthyreose mit einer Tagesdosis von 20–40 mg **Thiamazol bzw. der Dosis-Äquivalente der anderen Thyreostatika**; s. Tab. 28.17.

Perchlorat hat eine geringe therapeutische Breite. Nachteilig ist ferner, daß die Applikation von Radioiod (zu Diagnose und Therapie) wie auch von Iod (präoperativ) nicht möglich ist: Die Elimination von Perchlorat dauert einige Wochen. Bei einer möglichen Anwendung von iodhaltigen Röntgenkontrastmitteln ist zu bedenken, daß dadurch die Wirkung von Perchlorat abgeschwächt wird.

Bei Patienten mit Iodexposition, z.B. durch Medikamente oder Röntgen-Kontrastmittelgabe, sind Anfangsdosen von 40 mg Thiamazol (und ggf. höher) notwendig. Thiamazol und Carbimazol können in einer Tagesdosis gegeben werden. Propylthiouracil muß in mehreren Dosen täglich eingenommen werden: bis zum Eintritt der Euthyreose 3mal täglich (in schweren Fällen 4mal täglich), danach reicht die Verteilung auf 2 Einzeldosen aus.

Der Wirkungseintritt wird durch die Besserung der Beschwerden und Befunde sowie durch eine Normalisierung der Schilddrüsenhormone gekennzeichnet. Unter der Therapie sind regelmäßige Kontrollen der Schilddrüsenhormonwerte und zu Beginn Untersuchungen des weißen Blutbildes erforderlich. Innerhalb von 1–3 Mo-

Tabelle 28.17: Thyreostatika

internationaler Freiname	Initialdosis (g/Tag*)	Erhaltungsdosis (g/Tag**)	Handelsnamen
Propylthiouracil	0,15–0,4	0,025–0,15	Propycil® Thyreostat II®
Thiamazol	0,01–0,04	0,0025–0,01	Favistan® Thyrozol®
Carbimazol*	0,015–0,06	0,005–0,01	Carbimazol Henning® Neo-Thyreostat®
Na-Perchlorat	0,8–1,5	0,4	Irenat®

* Die Dosierung sollte individuell sein. Heute werden oft niedrigere Dosen gegeben, als in den Prospekten empfohlen wird.
** Nach neueren Untersuchungen wird Carbimazol im Organismus vollständig in Thiamazol umgewandelt.

naten stellt sich eine Euthyreose ein, die eine Reduzierung der Tagesdosis auf die Erhaltungsdosis erlaubt. Sie liegt meistens zwischen 2,5 und 5 (10) mg Thiamazol/Tag und kann monatelang beibehalten werden.

Gelingt eine definitive Remission der Hyperthyreose nicht, so ist eine subtotale Strumektomie bzw. eine Radioiodtherapie als endgültige Therapiemaßnahme indiziert.

Die **Struma-Operation** erfolgt nicht bei florider Hyperthyreose, sondern stets bei euthyreoter Stoffwechsellage. Ausnahmen können Patienten mit schwerer iodinduzierter Hyperthyreose sein, die völlig therapierefraktär gegenüber Thyreostatika sind. Hier kann die sofortige Operation sogar lebensrettend sein.

Die Euthyreose kann durch eine ambulante Prämedikation mit Thyreostatika erreicht werden; die gleichzeitige Iodid-Gabe („Plummerung") bei Basedow-Patienten dient der Verringerung der Durchblutung des Organs. β-Adrenozeptor-Antagonisten und Sedativa wirken symptomatisch. Bereits wenige Tage post operationem ist eine normale Schilddrüsenfunktion auch ohne thyreostatische Therapie nachweisbar.

Die **thyreotoxische Krise** ist ein lebensbedrohlicher Notfall, der sofortiger stationärer Betreuung, möglichst auf einer Intensivstation, bedarf. Die thyreotoxische Krise führt auch heute noch trotz intensivmedizinischer Therapien in etwa 50 % zum Tode. Neben der hochdosierten intravenösen Gabe von Thiamazol müssen eine Reihe von Maßnahmen ergriffen werden: Gabe von β-Adrenozeptor-Antagonisten und Hydrocortison, außerdem Gabe von Heparin gegen die erhöhte Emboliegefahr. Eine möglichst frühe komplette Thyreoidektomie kann lebensrettend sein. In einigen Lehrbüchern wird noch die Gabe von Lithium genannt; Lithium hemmt zwar die T_3- und T_4-Sekretion durch die Schilddrüsenzelle, es hat jedoch erhebliche Nebenwirkungen bei nur geringer therapeutischer Breite. Sein Nutzen bei der thyreotoxischen Krise ist nicht belegt.

Unerwünschte Wirkungen

Thioamide

Die Nebenwirkungsrate ist für die Thioamide „fast linear" dosisabhängig.

Die schwerste Nebenwirkung ist die bei weniger als 0,5 % der Patienten vorkommende **Agranulocytose**, die meist innerhalb der ersten 2–6 Wochen der Therapie auftritt und sich innerhalb von 1–2 Tagen entwickeln kann. Erstes klinisches Zeichen ist oft eine eitrige Angina tonsillaris. In diesen Fällen ist die Therapie sofort abzubrechen, wodurch es in den meisten Fällen zur Remission kommt. Eine antibiotische Therapie ist angezeigt. Häufiger sind geringgradige, sich langsam entwickelnde **Leukopenien**, die im allgemeinen kein Absetzen der Medikation erforderlich machen.

Allergische Reaktionen sind nicht selten. So kann es unter der Therapie zu Erythemen oder Urticaria kommen, selten sind Fieber, Gelenkschwellungen und Ödeme. Gelegentlich treten auch Kopfschmerzen, Schwindel oder gastrointestinale Beschwerden auf. Allergische Reaktionen verschwinden oft spontan. Ein Präparatewechsel von Thiamazol zu Propylthiouracil kann hilfreich sein, da Kreuzreaktionen ungewöhnlich sind. Extrem seltene unerwünschte Wirkungen sind Hepatitis, Nephritis und Arzneimittelfieber.

Thioamide können die intrathyreoidale Hormonsynthese u.U. übermäßig blockieren, so daß ein **Hormonmangel** und somit eine **Hypothyreose** auftreten kann, sie wirken folglich strumigen. Dieser „Nebenwirkung" kann man begegnen, indem man die Dosierung des Thioamids so reduziert, daß eine Euthyreose resultiert.

Perchlorat

Wie die Hemmstoffe der Hormonsynthese wirkt Perchlorat **strumigen.** Neben **allergischen Reaktionen** kommt es gelegentlich zu **Irritationen der Magenschleimhaut.** Schwere unerwünschte Wirkungen sind **aplastische Anämie, Agranulocytose, Thrombopenien** und **nephrotisches Syndrom.** Die Wirkungen sind dosisabhängig.

Iod

Nach Zufuhr hoher Ioddosen (> 1000 µg Iodid) können **Reizungen der Haut und der Schleimhäute** auftreten, die man unter dem Begriff **Iodismus** zusammenfaßt: Iodnachgeschmack, Schnupfen, Conjunctivitis, Kopfschmerzen, Gastroenteritis, Bronchitis und Speicheldrüsenschwellungen.

Selten treten **allergische Reaktionen** wie Pruritus, Exanthem, Eosinophilie, Fieber und in schweren Fällen auch Gelbsucht, Schleimhautblutungen und Bronchospasmen auf. Sehr selten kommt es nach langdauernder, hochdosierter Iodzufuhr (> 10 mg Iodid/Tag), insbesondere bei Patienten mit intrathyreoidalen Enzymstörungen, zur Entwicklung einer Iodstruma und zur Iodhypothyreose (Myxödem). Iodzufuhr kann bei Patienten mit latenter Hyperthyreose zur klinischen Manifestation der Hyperthyreose führen.

Radioiod

Das Risiko einer genetischen Schädigung wird heute als minimal erachtet. Ein vermehrtes Auftreten von Leukämien und Mammakarzinomen konnte bei den zur Behandlung von Schilddrüsenüberfunktion notwendigen Dosen bisher nicht nachgewiesen werden. Anders liegt die Situation bei der Behandlung von Schilddrüsenkarzinomen mit Metastasen mit Radioiod: Hier müssen weitaus höhere Aktivitätsdosen teilweise mehrfach nach der Operation gegeben werden. Die Schwellendosis ^{131}Iod, die zu Knochenmarksschädigungen und Leukämien führen kann, ist individuell sehr verschieden. Als Richtwert mag gelten, daß kumulative Dosen ab 300 mCi ^{131}Iod das Risiko erhöhen. Über das Risiko der Entwicklung von Karzinomen des Magens, der Blase und Mammae liegen sehr widersprüchliche Berichte vor. Es soll jedoch noch einmal betont werden, daß diese Risiken nur für die Behandlung des Schilddrüsenkarzinoms mit den dabei notwendigen hohen, wiederholten Radioiod-Dosen gelten.

Gelegentlich kommt es zur sog. Bestrahlungsthyreoiditis, die sich durch geringe Schmerzen und Schwellung der Schilddrüse manifestiert. Außerdem können vermehrt Hormone und Iodoproteine ins Blut übergehen und die Symptome der Hyperthyreose vorübergehend verstärken. Daher sollte eine Radioiodtherapie bei manifester Hyperthyreose vermieden werden.

Die Entwicklung einer posttherapeutischen Hypothyreose wird nicht als unerwünschte Wirkung angesehen, da sie durch Thyroxin problemlos zu kompensieren ist.

Kontraindikationen

Thioamid-Thyreostatika sind nicht indiziert bei bekannten **allergischen Reaktionen**, bei **Leuko- und Thrombopenie.**

Schwangerschaft und Laktation stellen keine Kontraindikation zur Behandlung mit Thioamiden dar. Allerdings sollte die kleinste mögliche Dosis von Propylthiouracil oder Thiamazol gewählt werden, die zur Euthyreose führt bzw. später die Euthyreose gewährleistet. Propylthiouracil vermindert – im Gegensatz zu anderen Thioamiden – die periphere Umwandlung von T_4 in T_3. Zudem wurden im Blut des Fötus geringere Konzentrationen von Propylthiouracil als im mütterlichen Blut festgestellt. Das wird mit einer vergleichsweise stärkeren Bindung von Propylthiouracil an Plasmaeiweißkörper in Verbindung gebracht, wodurch auch die Anwendung bei der stillenden Mutter mit einer geringeren Belastung des Säuglings mit Propylthiouracil erfolgen soll.

Die Kombination mit Thyroxin ist hier kontraindiziert. Die T_4-/T_3-Spiegel sollten auf hochnormale Werte eingestellt werden. In der Schwangerschaft auftretende Hyperthyreosen gehen mit einer höheren Fehlbildungs- und Abortrate einher. Deshalb ist eine Behandlung der Hyperthyreose in der Schwangerschaft unbedingt erforderlich.

Perchlorat-Ionen sind kontraindiziert vor diagnostischer und therapeutischer Radioiodanwendung sowie präoperativ, da sie ein „Plummern" unmöglich machen.

Iodid ist bei allen Formen einer Hyperthyreose und auch bei der autonomen Struma mit euthyreoter Funktionslage kontraindiziert, mit Ausnahme der präoperativen Applikation bei Morbus Basedow und der thyreotoxischen Krise, sofern diese nicht ohnedies iodinduziert war („Iod-Basedow", „Struma basedowificata").

Radioiod ist kontraindiziert während der Schwangerschaft und Stillzeit, im Wachstumsalter und bei unzureichender Radionuclidspeicherung der Schilddrüse bzw. Struma. Auch bei manifester Hyperthyreose ist die Radioiodtherapie kontraindiziert. Diese sollte immer erst nach thyreostatischer Vorbehandlung und Erreichung einer peripheren Euthyreose durchgeführt werden.

28.5.3 Iodprophylaxe

Die blande Struma (Kropf, endemische Struma) tritt bei 15 % der Bevölkerung der Bundesrepublik auf.

Sie ist die häufigste Schilddrüsenerkrankung. Ursache ist der alimentäre Iodmangel. Der tägliche Iodbedarf von etwa 150–200 µg/Tag wird nicht allein durch die Nahrung gedeckt. In einigen Nachbarländern konnte seit Jahren eine erfolgreiche Strumaprophylaxe durch iodangereichertes Speisesalz erzielt werden. In Deutschland besteht bisher keine obligatorische Iodsalzprophylaxe.

Da die Iodzufuhr durch iodiertes Speisesalz allein zu niedrig ist, empfiehlt sich die Einnahme von Iodtabletten, insbesondere in Gebieten mit hoher Strumainzidenz; Schwangere oder stillende Frauen sollten in Deutschland täglich 200 µg Iodid einnehmen.

28.6 Parathormon (Parathyrin) und Calcitonin

Parathormon, Vitamin D und Calcitonin sind für die Regulation des Calcium- und Phosphatstoffwechsels verantwortlich. Einzelheiten über Vitamin D s. S. 758f.

In Abb. 28.38 ist die Regulation der Calciumhomöostase durch Parathormon und Calcitonin schematisch dargestellt.

28.6.1 Parathormon (PTH, Parathyrin)

Parathormon (PTH) wird in den Nebenschilddrüsen (Epithelkörperchen) gebildet. Das PTH-Molekül von Schwein, Rind und Mensch besteht aus 84 Aminosäuren, es hat ein Molekulargewicht von 9500. Die Amino-

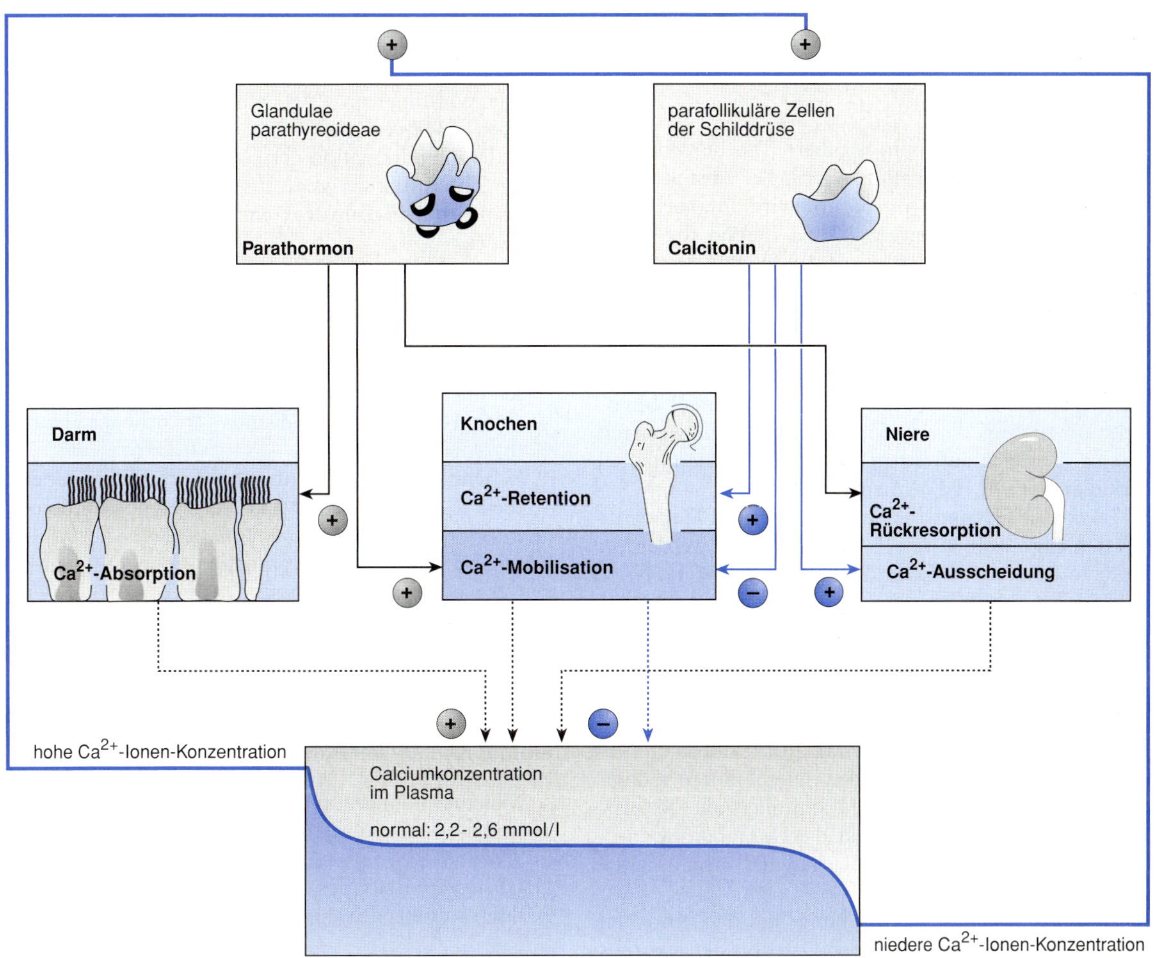

Abb. 28.38 Die Wirkung von Parathormon und Calcitonin auf die Homöostase der Calciumkonzentration im Plasma. Eine Steigerung der Calciumkonzentration über die Norm führt zur Ausschüttung von Calcitonin aus den parafollikulären Zellen der Schilddrüse, die über das ganze Organ verteilt sind. Die Senkung der Plasma-Calciumkonzentration löst die Ausschüttung von Parathormon aus den Glandulae parathyreoideae aus. An den Erfolgsorganen sind die beiden Hormone als Gegenspieler zu betrachten. In unserem Schema ist die Wirkung von Parathormon durch schwarze Pfeile symbolisiert, die von Calcitonin durch rote. ⊕ bedeutet eine Steigerung, ⊖ eine Senkung der jeweiligen Funktion. Die Bilanz der Wirkungen beider Hormone, die sich dann auf die Calciumkonzentration im Plasma auswirkt, ist durch die unterbrochenen schwarzen und roten Pfeile gekennzeichnet. Hier ist außerdem darauf hinzuweisen, daß Parathormon in der Niere die α_1-Hydroxylase aktiviert. Dadurch werden die Menge und die Aktivität der Cholecalciferole vermehrt (s. S. 758f.). Parathormon bedient sich mit anderen Worten der Cholecalciferole zur Wirkungsverstärkung. Durch die Steigerung des Hydroxylapatitabbaus im Knochen verursacht Parathormon eine Steigerung der HPO_4^{2-}-Konzentration im Blut. Dies hat eine verstärkte Phosphatausscheidung über die Nieren zur Folge.
Umgekehrt werden durch Calcitonin bei einer erhöhten Konzentration von Calcium-Ionen im Blut Calcium und Phosphat in den Knochen aufgenommen und dort in das Hydroxylapatit des Knochens eingebaut.

säuresequenzen für die genannten Spezies sind bekannt, sie unterscheiden sich geringfügig, ihre biologischen Aktivitäten sind nahezu gleich.

Synthese

PTH wird zunächst in einer Prähormonform (Prä-Pro-PTH), bestehend aus 115 Aminosäuren, synthetisiert, im endoplasmatischen Reticulum und Golgi-Apparat enzymatisch zum 1–84-PTH abgebaut und in dieser Form zum überwiegenden Teil ins Blut sezerniert.

Funktion

Zusammen mit Calcitonin reguliert Parathormon den extrazellulären Calciumstoffwechsel. Bei Absinken der Calciumkonzentration im Serum wird intaktes PTH (1–84) in das Blut abgegeben, hier beträgt die Halbwertszeit ca. 2–5 Minuten, das Hormon wird zum überwiegenden Teil in der Leber und Niere abgebaut.

Radioimmunologisch wird das Hormon im allgemeinen als intaktes PTH (84 Aminosäuren) nachgewiesen. Das carboxyterminale und mittregionale Fragment sind im Gegensatz zum aminoterminalen Fragment biologisch unwirksam, da sie jedoch eine Serumhalbwertszeit von ca. 1 Stunde aufweisen, stellen sie den Hauptanteil zirkulierender PTH-Fragmente dar.

Intaktes PTH und die aminoterminalen Fragmente (Kettenlänge größer als 27 Aminosäuren) werden an Rezeptoren der wichtigsten Zielorgane von PTH, Niere und Skelett, gebunden.

Wirkung am Skelett

Am Skelett **fördert** PTH **die Freisetzung von Calcium und Phosphat.** Die Calciumfreisetzung erfolgt durch die Resorption von älterem Knochenmineral durch Osteocyten und Osteoklasten. PTH stimuliert die Resorptionsrate dieser Zellen, bewirkt die Umwandlung mesenchymaler Zellen in Osteoklasten und erhöht deren Lebensdauer.

Bei chronischer PTH-Wirkung auf den Knochen erhöht sich auch die Zahl der Osteoblasten, woraus ein höherer Knochenumbau (turnover) resultiert. Da die auf den PTH-Reiz hin neu gebildeten Osteoblasten weniger aktiv sind, als dies normalerweise der Fall ist, und PTH außerdem die Kollagensynthese der Osteoblasten hemmt, überwiegt der Knochenabbau, vor allem am kortikalen Knochen, gegenüber dem Knochenaufbau.

Wirkung auf die Niere

Die wichtigste renale Wirkung des Hormons besteht in der **tubulären Resorption von Calcium** sowie der **Förderung der Phosphatausscheidung.**

PTH hemmt weiterhin die Ausscheidung von Magnesium und Wasserstoffionen. Es fördert die Ausscheidung von Natrium, Kalium, Chlorid, Bicarbonat, Sulfat und Aminosäuren.

Wirkung auf den Gastrointestinaltrakt

Im Darm bewirkt PTH, indirekt über die Stimulation der renalen 1,25-Dihydroxycholecalciferolsynthese, eine **vermehrte Calcium- und Phosphataufnahme.**

Wirkungsmechanismus

Die Wirkung von PTH wird zumindest in der Niere über cAMP vermittelt.

Durch Stimulation der 1α-Hydroxylase im proximalen Nierentubulus wird aus 25-Hydroxycholecalciferol vermehrt 1,25-Dihydroxycholecalciferol (Calcitriol) gebildet.

Hypoparathyreoidismus

Operationen an der Schilddrüse, den Nebenschilddrüsen oder dem Kehlkopf sind die häufigsten Ursachen für einen Hypoparathyreoidismus (erworbener Hypoparathyreoidismus).

Sehr viel weniger häufig sind Erkrankungen der Epithelkörperchen (idiopathischer Hypoparathyreoidismus) oder eine Hypo- bzw. Aplasie der Nebenschilddrüsen im Rahmen eines partiellen oder kompletten Di-George-Syndroms (Immundefizienz unbekannter Genese).

Folgen der chronischen Hypocalciämie bei Hypoparathyreoidismus sind:

Neuromuskuläre Veränderungen

Mißempfindungen (Parästhesien) an den Extremitäten sind das erste Frühsymptom des Hypoparathyreoidismus. Wichtigstes Symptom ist die manifeste Tetanie, d. h. eine Übererregbarkeit des Nervensystems, die sich in episodisch auftretenden tonischen Muskelkrämpfen äußert.

Veränderungen am ZNS

Eine chronische Hypocalciämie kann zu fokalen und generalisierten Anfällen und psychischen Veränderungen führen; immer wieder werden Patienten mit Hypocalciämie als Epileptiker verkannt. Intrakranielle Verkalkungen, insbesondere der Basalganglien, finden sich bei etwa der Hälfte der Patienten.

Veränderungen am Auge

Eine wichtige Langzeitfolge einer Hypocalciämie ist die hypocalciämische Katarakt.

Ektodermale Veränderungen

Zahnanomalien, Alopecie und eine kutane Candidiasis können auftreten, die Nägel können brüchig, die Haut kann trocken und rissig werden.

Hyperparathyreoidismus

Ursache des Hyperparathyreoidismus ist eine chronische Übersekretion von PTH. Man unterscheidet zwischen primärem und sekundärem Hyperparathyreoidismus. Ursachen des primären Hyperparathyreoidismus können Tumoren der Nebenschilddrüse sein. Dem sekundären Hyperparathyreoidismus können Niereninsuffizienz, Calcium- und Vitamin-D-Mangel oder Malabsorption zugrunde liegen. Bei letzterem sind die Calciumspiegel im Plasma wieder normal.

In 90 % der Fälle von primärem Hyperparathyreoidismus liegt Hypercalciämie vor. Die Krankheitssymptome sind z.T. wenig spezifisch (Oberbauchbeschwerden, Obstipation, Rückenschmerzen, Polyurie, Anorexie, Gewichtsverlust, Adynamie, psychische Veränderungen, rheumaähnliche Beschwerden).

Therapeutische Anwendung

Menschliches Parathormon (PTH) steht derzeit in Deutschland noch nicht zur therapeutischen Anwendung zur Verfügung.

Das synthetisch hergestellte Teriparatide, ein PTH-Fragment mit den Sequenzen 1–34[1], wird im Rahmen klinischer Studien zur Differentialdiagnose des Hypoparathyreoidismus eingesetzt: Da bei Patienten mit Pseudohypoparathyreoidismus eine Endorganresistenz gegenüber PTH vorliegt, kommt es bei ihnen im Gegensatz zu Patienten mit Hypoparathyreoidismus nach PTH-Gabe zu keinem Anstieg des Calciums im Serum und der Phosphatausscheidung im Urin. PTH 1–34 wird neuerdings zur Stimulation des Knochenumbaus bei Osteoporose eingesetzt. Klinische Studien werden zur Zeit mit teils gutem Erfolg durchgeführt.

28.6.2 Calcitonin

Calcitonin ist ein Peptidhormon; die Aminosäuresequenz ist für eine Reihe von Spezies bekannt. Das Molekül besteht beim Schwein, Lachs und Menschen aus einer Peptidkette von 32 Aminosäuren, die Aminosäuresequenz ist speziesspezifisch.

Lachs- und Aal-Calcitonin erweist sich in vivo und in vitro im Vergleich mit dem menschlichen Hormon als potenter.

[1] Parathar®, in Deutschland nicht zugelassen

Synthese

Calcitonin entsteht beim Menschen aus einer Prähormonform von 115 Aminosäuren in den parafollikulären Zellen (clear cells = c-Zellen) der Schilddrüse. Darüber hinaus läßt sich das Hormon in vielen neuroendokrinen Zellen nachweisen.

Funktion

Die physiologische Funktion des Hormons beim Menschen ist bisher unbekannt. Weder erhöhte Calcitoninspiegel im Serum, wie sie beim medullären Schilddrüsenkarzinom vorkommen, noch Calcitoninmangel, wie er nach totaler Entfernung der Schilddrüse vorliegt, sind mit Veränderungen des Serumcalciumspiegels und des Knochenstoffwechsels verbunden. Es ist daher postuliert worden, daß die wichtigste Funktion des Hormons darin besteht, das Skelett während Wachstum, Schwangerschaft und Laktation vor einem übermäßigen Calciumverlust zu schützen. Wird das Hormon in pharmakologischer Dosierung verabreicht, lassen sich eine Reihe von Wirkungen nachweisen; sie werden auf zellulärer Ebene über cAMP vermittelt.

Wirkung am Skelett

Calcitonin vermindert die Knochenresorption, indem es die Wirkung von Osteocyten und Osteoklasten hemmt.

Wirkung auf die Niere

Auf den Zellmembranen der Tubuli (ebenso wie auf den Osteoklasten) finden sich Calcitonin-Rezeptoren; in pharmakologischer Dosierung bewirkt Calcitonin eine Zunahme der renalen Calcium- und Phosphatausscheidung; beim Menschen werden außerdem vermehrt Natrium, Chlorid, Kalium und Magnesium ausgeschieden.

Wirkung auf das Zentralnervensystem

Die intracerebrale Verabreichung von Calcitonin hat eine analgetische Wirkung, führt zu einer Verminderung der Magensäuresekretion und der Magen-Darm-Motilität.

Regulation der Calcitonin-Sekretion

Die Faktoren, die die Calcitonin-Sekretion steuern, sind beim Menschen noch weitgehend unbekannt. Die Sekretion ist vom Serumcalciumspiegel abhängig, erhöhte Calciumspiegel wirken stimulierend auf die Sekretion. Hemmend wirken Dopamin, Somatostatin, H_2-Rezeptor-Antagonisten und 1,25-Dihydroxycholecalciferol.

Die tägliche Calcitonin-Sekretionsrate beim Menschen beträgt etwa 100–200 µg, die Serumspiegel sind beim Mann höher als bei der Frau und betragen 50 pg/ml bzw. 50 ng/l. Die Halbwertszeit beträgt ca. 10 Minuten, wobei das Hormon hauptsächlich in den Nieren abgebaut wird.

Therapeutische Anwendung

Calcitonin-Präparate

Für therapeutische Zwecke stehen synthetische Calcitonin-Präparate vom Lachs und menschliches Calcitonin zur Verfügung.

Lachs-Calcitonin: Calsynar® Lyo L; Calsynar® (Calcitoninacetat), Karil® ; jeweils Amp. mit 50 IE und 100 IE.

Menschliches Calcitonin: Cibacalcin® ; Amp. 100 IE.

Indikationen und Dosierung

Hypercalciämie: Mit Calcitonin lassen sich bei Hypercalciämie beispielsweise infolge von Hyperparathyreoidismus, infantiler idiopathischer Hypercalciämie, Vitamin-D-Intoxikation und osteolytischen Knochenmetastasen die erhöhten Serumcalciumspiegel senken. Das Hormon bewirkt weiterhin eine Senkung der Phosphatspiegel. Der Abfall der Calcium- und Phosphatspiegel beruht in erster Linie auf der Hemmung der Knochenresorption. Eine Einzelinjektion wirkt ca. 6–10 Stunden. Obwohl Calcitonin bei Hypercalciämie verschiedenster Ursachen initial wirksam ist (und zur Initialtherapie meist auch mitverwendet wird), stehen heute für deren Behandlung eine Reihe weiterer wirksamer Medikamente zur Verfügung, die insbesondere für die Langzeitbehandlung besser geeignet sind (u.a. deshalb, weil sich bei einer Reihe von Patienten eine Resistenz gegenüber der Hormonwirkung [„Calcitonin escape"] entwickelt).

Dosierung: Bei einer Hypercalciämie verabreicht man alle 4–6 Stunden 1 Ampulle = 100 IE der synthetischen Lachspräparate oder infundiert intravenös 500–11 000 IE über 24 Stunden.

Morbus Paget: Calcitonin wird meist und am wirkungsvollsten beim Morbus Paget angewendet. Die langdauernde Gabe des Hormons führt zu einer Besserung der Beschwerden (z.B. Knochenschmerzen) und einer Verminderung des Knochenumsatzes (Abfall der alkalischen Phosphatase im Serum).

Dosierung: Lachs-Calcitonin 3 × wöchentlich 100 IE bis 100 IE täglich, menschliches Calcitonin 0,5 mg = 100 IE sc. täglich.

Osteoporose: Calcitonin wird gelegentlich zur Behandlung der postmenopausalen Osteoporose eingesetzt – insbesondere dann, wenn der Knochenverlust auf einem erhöhten Knochenumsatz beruht („high turn over"-Osteoporose).

Dosierung: 50–100 IE Lachs-Calcitonin jeden 2. Tag sc.

Tumorbedingte Knochenschmerzen: Infolge seiner analgetischen Wirkung kann das Hormon hier adjuvant angewendet werden.

Unerwünschte Wirkungen

1) Gastrointestinale Unverträglichkeit: Übelkeit, Erbrechen, Durchfälle,
2) allergische Reaktionen (selten),
3) Verlust der Wirksamkeit („Calcitonin escape") durch Down-regulation, d. h. passageren Verlust von Calcitonin-Rezeptoren am Erfolgsorgan,
4) Antikörperbildung möglich, damit Wirkungsverlust.

28.6.3 Osteoporose

Die Osteoporose ist definiert als ein Verlust der Knochenmasse um mehr als die 2,5fache Standardweichung eines normalen jugendlichen Kontrollkollektives. Folge des Knochenschwunds ist eine erhöhte Frakturgefährdung von Wirbelkörpern, Radius und Femurhals. Eine Fraktur kann bereits nach Bagatelltraumen auftreten. Verlust der Knochenmasse ist in der Postmenopause physiologisch (Wegfallen der Oestrogenwirkung), und etwa ein Drittel aller Frauen sind dann durch Osteoporose gefährdet. Neben therapeutischen kommen daher auch prophylaktische Maßnahmen zum Einsatz.

Nach der Ursache unterscheidet man zwischen primärer und sekundärer Osteoporose.

Bei der **primären Osteoporose** ist die **Ursache unbekannt.** Man unterscheidet man drei Formen:

1) Die **primär idiopathische Osteoporose** tritt bei Jugendlichen und jungen Erwachsenen auf. Als Ursache werden genetische Defekte der Knochenmatrix oder Vitamin-D-Rezeptormutationen diskutiert. Bei Männern wurden auch Aromatasedefekte beschrieben, die die Bildung von Oestrogenen im Knochen verhindern. Auch bei Männern könnte demnach die lokale Bildung von Oestrogenen im Knochen für den normalen Knochenstoffwechsel von bedeutsam sein.
2) Die **Typ-I-Osteoporose** (**postmenopausale Osteoporose**), die häufigste Form der primären Osteoporose, tritt bei etwa 30 % aller Frauen in der frühen Menopause auf. Sie ist charakterisiert durch einen überdurchschnittlich raschen Verlust vor allem des trabekulären Knochens. Folgen sind Kompressionsfrakturen der Wirbelkörper oder auch Radiusfrakturen nach Bagatelltrauma. Neben dem Verlust des Oestradiols spielen bestimmte Risikofaktoren bei der Entstehung der Typ-I-Osteoporose eine wichtige Rolle. Zu diesen Risikofaktoren gehören:
   - schlanker Körperbau
   - Osteoporose in der Familie
   - Kinderlosigkeit, frühe Menopause, späte Menarche
   - Bewegungsarmut
   - calciumarme Ernähung, Alkoholgenuß und Rauchen.
3) Die **Typ-II-Osteoporose** (**senile Osteoporose**) betrifft Frauen und Männer nach dem 70. Lebensjahr. Charakterististikum ist der Verlust sowohl von trabekulärem als auch von kortikalem Knochen, am häufigsten kommen hier Oberschenkelhals- und Wirbel-

körperfrakturen vor. Als Ursachen werden eine verminderte Osteoblastenaktivität, Bewegungsarmut, verminderte Sonnenexpostion und damit verminderte Vitamin-D-Produktion sowie Mangelernährung diskutiert.

Bei der **sekundären Osteoporose** ist der Knochenschwund **Folge von** Erkrankungen oder physikalischen und chemischen Prozessen, die mit **Störungen des Calcium- und Knochenstoffwechsels** einhergehen (s. Tab. 28.18).

Behandlung der Osteoporose

Es ist zu unterscheiden zwischen **prophylaktischen Maßnahmen**, die bei Vorliegen von Risikofaktoren die Entstehung einer Osteoporose verhindern können, und **therapeutischen Maßnahmen**, die zu einer Zunahme der Knochendichte und Abnahme der Frakturrate führen.

Generell unterteilt man die **Therapeutika** in sogenannte **antiresorptive Substanzen** (Oestrogene, s. S. 693, Bisphosphonate), die vorwiegend die Osteoklastenaktivität hemmen, **anabole Substanzen** (Fluoride, s. S. 1029 Gifte, Calcitonin, s. S. 733) mit Wirkung auf die Osteoblasten und **Substanzen mit komplexer Wirkung** (Vitamin D und seine aktiven Metaboliten, s. S. 758).

Bisphosphonate

Bisphosponate sind chemisch Phosphonat-Kohlenstoff-Phosphonat (P-C-P)-Verbindungen, die dem endogenen Pyrophosphat ähnlich sind. Sie binden mit hoher Aktivität an Calciumphosphat. Bisphosponate wurden früher ausschließlich in der Behandlung des Morbus Paget oder der Therapie der tumorbedingten Hypercalciämie eingesetzt. Sie werden heute zunehmend zur Therapie der Osteoporose eingesetzt. Bisphosphonate **hemmen** spezifisch **die resorptive Aktivität von Osteoklasten**. Bisphosphonate der älteren Generation (**Etidronat**[1], **Clodronat**[2]) binden intrazelluläres ATP in den Osteoklasten und hemmen zusätzlich die Protonenpumpe der Osteoklasten, hemmen somit deren knochenresorptive Aktivität. Die neueren Aminobisphosphonate (**Alendronat**[3], **Pamidronat**[4], **Ibandronat**[5] und **Risendronat**[6]) hemmen die Protonenpumpe und verhindern außerdem die Verankerung von Wachstumsfaktorrezeptoren in den Osteoklasten. Den Aminobisphos-

[1] Didronel®
[2] Diphos®
[3] Fosamax®
[4] Aredia®
[5] Bondronat®
[6] Actonel®

Tabelle 28.18: Ätiologie der sekundären Osteoporose

Oberbegriff	Ursache
iatrogene/medikamentöse Osteoporose	Langzeitsteroidtherapie mit mehr als 7,5 mg Prednisolon-Äquivalent, z.B. bei Asthma bronchiale, bei rheumatoider Arthritis, Morbus Crohn immunsuppressive Therapie mit Steroiden und Ciclosporin A bei Patienten nach Organtransplantation: Transplantations-Osteoporose Schilddrüsenhormone in einer TSH-suppressiven Dosierung bei postmenopausalen Frauen Cholestyramin Laxantien
Osteoporose nach Konsum von Genußmitteln	Alkohol, Nicotin
endokrin-metabolische Osteoporose	endogen gesteigerte Steroidproduktion (Cushing-Syndrom) Hyperthyreose, vor allem bei postmenopausalen Frauen Hypogonadismus bei Männern und Frauen, z.B. infolge Hypophyseninsuffizienz oder primärer Gonadeninsuffizienz Hyperparathyreoidismus
myelogene/onkologische Osteoporose	Multiples Myelom lymphoproliferative Erkrankungen Mastocytose
immunogene Osteoporose	chronische Polyarthritis
Inaktivitäts-/Immobilisationsosteoporose	Paraplegie, Hemiplegie, Bettruhe, Raumfahrt komplexe Osteopathien
Calciummangel-Osteoporose	renale Erkrankungen intestinale Erkrankungen: Malabsorptionssyndrom

phonaten wird deshalb auch eine antitumoröse Wirkung und Hemmung der Metastasenbildung bei Tumoren (z.B. Mammakarzinomen), die den Knochen infiltrieren, zugeschrieben.

Man nimmt heute an, daß die Zunahme der Knochendichte unter der Therapie mit Biphosphonaten dadurch zustande kommt, daß die Osteoklasten, die in den Umbauzonen des Knochens aktiv sind, gehemmt und diese Umbauzonen durch die Osteoblastenaktivität wieder aufgefüllt werden. Dies erklärt, warum Bisphosphonate – im Gegensatz zu Fluoriden – nicht zu einer kontinuierlichen, sondern zu einer nach etwa 1–2 Jahren abflachenden Zunahme der Knochendichte führen. Die Abnahme der Frakturrate, die durch Bisphosphonate erzielt wird, dokumentiert aber, daß die Stabilität des Knochens durch diese Auffüllung der Umbauzonen zunimmt. Eine Osteomalazie, früher als unerwünschte Wirkung von Biphosphonaten postuliert, wurde in bis über 7 Jahre dauernden Therapiestudien mit Etidronat nicht beobachtet. Für die Therapie der Osteoporose sind bisher in Deutschland nur Etidronat, Alendronat und Risendronat zugelassen.

$$\begin{array}{ccccccc} & & OH & & R_1 & & OH \\ & & | & & | & & | \\ HO & — & P & — & C & — & P & — OH \\ & & | & & | & & | \\ & & HO & & R_2 & & HO \end{array}$$

Substanz	R_1	R_2
Etidronat	HO	CH_3
Clodronat	Cl	Cl
Pamidronat	OH	$(CH_2)_2$-NH_2
Alendronat	OH	$(CH_2)_3$-NH_2
Risedronat	OH	CH_2(3-pyridyl)
Zoledronat	OH	CH_2(N-imidazoyl)

Abb. 28.39 Struktur der Bisphosphonate.

Prophylaxe der Osteoporose

Bei einer Steroidtherapie, die länger als 3 Monate und mit einer höheren Dosis als 7,5 mg Prednisolonäquivalent durchgeführt werden muß, sollte eine Osteoporoseprophylaxe durchgeführt werden. Diese besteht in der Gabe entweder von 1000 mg Calcium pro Tag und zusätzlich 1 000 IE Vitamin D oder von einem aktiven Vitamin-D-Metaboliten, z.B. 1-α-Hydroxycholecalciferol (1–3 µg pro Tag).

Alternativ können Bisphosphonate plus Calcium eingesetzt werden. **Dosierung:** zyklische Applikation von Etidronat: 400 mg pro Tag für 14 Tage, danach Calcium 1000 mg pro Tag für 76 Tage, dann wieder Etidronat 400 mg für 14 Tage usw.

Unerwünschte Wirkungen: Bei Einsatz von **1-α-Hydroxycholecalciferol**, vor allem in höheren Dosen, kann eine Hypercalciämie auftreten, daher sind regelmäßig die Calciumspiegel im Serum zu kontrollieren. Selten tritt Hyperphosphatämie auf. Diese normalisiert sich nach Dosisreduktion.

Bei Etidronat treten häufig Übelkeit und Diarrhöen auf, selten allergische Reaktionen.

Bei Alendronat können bei Refluxkrankheit eine Ösophagitis oder oropharyngeale Ulcerationen auftreten.

Therapie der manifesten Osteoporose

Die Indikation zum Einsatz von Calcitonin in der Behandlung der Osteoporose beschränkt sich heute vorzugsweise auf den osteoporotisch bedingten Knochenschmerz. Eine Langzeittherapie ist wegen der Nebenwirkungen und des geringen Effektes auf den Knochen eher fraglich.

Typ-I-Osteoporose: Hier ist als Basismedikation eine **Hormonersatztherapie** indiziert.

Dosierung: Oestradiol (1–2 mg pro Tag) oder konjugierte Oestrogene (0,625–1,25 mg pro Tag), bei noch vorhandenem Uterus immer in Kombination mit Gestagenen.

Kontraindikationen sind:

- absolut: Mamma- oder Endometrium- oder Ovarialkarzinom,
- relativ: Uterus myomatosus, Thrombosen.

Wird eine Hormonersatztherapie aus persönlichen Gründen abgelehnt oder bestehen Kontraindikationen, so können anstelle von Oestrogenen entweder **Raloxifen** (60 mg pro Tag) oder **Bisphosphonate** gegeben werden.

Bisposphonate senken signifikant das Frakturrisiko und führen zu einer Zunahme der Knochendichte um 5–10 %. In Kombination mit Oestrogenen wird das Frakturrisiko weiter gesenkt, die zusätzliche Gabe von Bisphosphonaten ist bei manifester Osteoporose daher sinnvoll.

Dosierung: zyklische Applikation von Etidronat, wie oben beschrieben. Kontinuierlich Alendronat täglich 10 mg in Kombination mit 1000 mg Calcium pro Tag. Dabei wird Alendronat morgens (auf nüchternen Magen) eingenommen, Calcium dagegen abends, denn die gleichzeitige Einnahme von Alendronat und Calcium verhindert die Resorption von Alendronat.

Risendronat 5 mg täglich auf nüchternen Magen ebenfalls mit 1000 mg Calcium.

Die neueren, intravenös verabreichbaren Bisphosphonate sind für die Indikation Osteoporose in Deutschland nicht zugelassen.

Für die beiden zur Verfügung stehenden **aktiven Vitamin-D-Metaboliten 1-α-Hydroxycholecalciferol** (Alfacalcidol) und **1,25-Dihydroxycholecalciferol** (Calcitriol) ist eine Wirksamkeit auf die Reduktion der Frakturrate und Zunahme der Knochendichte ebenfalls gezeigt.

Dosierung: Alfacalcidol 1–3 µg pro Tag oder Calcitriol 0,5–1 µg pro Tag.

Typ-II-Osteoporose: Auch hier können **Bisphosphonate** erfolgreich eingesetzt werden. Alternativ kommen **Fluoride** zusätzlich zu **Calcium- und Vitamin-D-Substitution** zum Einsatz.

Dosierung: 15–25 mg Natriumfluorid oder 76 mg Natriumfluorophosphat pro Tag, wobei eine Gesamtdosis von 25 g Fluoridionen pro Behandlung nicht überschritten werden sollte.

Weiterführende Literatur

Baynes, K. C. R./Compston, E.: Selective oestrogen receptor modulators: a new paradigm for HRT. In: Curr. Opin. in Obstet. and Gynecol. **10**, 189–192 (1998).

Döcke, F. (Ed.): Veterinärmedizinische Endokrinologie. Gustav Fischer Verlag, Jena, Stuttgart 1994.

Eastell, R.: Treatment of postmenopausal osteoporosis. New Engl J Med **338**, 736–746 (1998).

Greenspan, F. S./Forsham, P. H.: Basic and Clinical Endocrinology. Appleton Century Crofts, East Norwalk, Connecticut 1986.

Grossman, A. (Ed.): Clinical Endocrinology. Blackwell Scientific Publications, Oxford, London, Edinburgh, Boston, Melbourne, Paris, Berlin, Vienna: 1992.

Hardmann, J. G./Linebird, L. E./Molinoff, P. B./Ruddon, R. W./Goodman-Gilman, A. (Eds.): Goodman & Gilman's the Pharmacological Basis of Therapeutics, 9th Edition, McGraw-Hill, New York 1996.

Hesch, R. D. (Ed.): Endokrinologie – Teil A: Grundlagen. Urban & Schwarzenberg, München, Wien, Baltimore 1989.

Hesch R. D. (Ed.): Endokrinologie – Teil B: Krankheitsbilder. Urban & Schwarzenberg, München, Wien, Baltimore 1989.

Johnson, S./Johnson, F. N. (Eds.): Reviews in Contemporary Pharmacotherapy, Vol 9, Marius Press, Carnforth, UK 1998.

Labhart, A. (Ed.): Klinik der Inneren Sekretion. Springer Verlag, Berlin, Heidelberg, New York 1978.

Leidenberger, F. A. (Ed.): Klinische Endokrinologie für Frauenärzte. Springer Verlag, Berlin, Heidelberg, New York 1992.

Lyritis, G. P.: Advances in Osteoporosis, Vol 1. Hylonome Editions, Athens 1998.

Martini, L. (Series Ed.): Comprehensive Endocrinology. In: James, V. H. T. (Ed.), The Adrenal Gland. Raven Press, New York 1980, p. 332.

Nieschlag, E./Behre, H. M. (Eds.): Testosterone – Action, Deficiency, Substitution, Springer Verlag, Berlin, Heidelberg, New York, London, Paris, Tokyo, Hong Kong, Barcelona 1990.

Realini, I. P./Goldzieher, J. W.: Oral contraceptives and cardiovascular disease: A critique of the epidemiologic studies. Amer. J. Obst. Gyn. **152** (6), 729 (1985).

Reinwein, D./Benker, G. (Ed.): Checkliste Endokrinologie und Stoffwechsel. In: Sturm, A./Largiader, F./Wicki, O. (Series Eds.), Checklisten der Aktuellen Medizin, S. 104. Thieme Verlag, Stuttgart 1988.

Speroff, L./Glass, R. H./Kase, N. G. (Eds.)/Bohnet, H. G. (Hrsg. deutsche Ausgabe): Gynaekologische Endokrinologie & Steriles Paar. Diesbach Verlag, Berlin 1989.

Taubert, H. D./Kuhl, H.: Kontrazeption mit Hormonen. Thieme Verlag, Stuttgart, New York 1981.

Wilson, J. D./Forster, D. W. (Eds.): Williams Textbook of Endocrinology, 8th Edition, Saunders Company, Philadelphia, London, Toronto, Montreal, Sydney, Tokyo 1992.

29 Eisen

Pharmakotherapie des Eisenmangels

W. Forth, München, W. Rummel und P. Wollenberg, Homburg/Saar

Unter therapeutischem Aspekt können Anämien in vier Gruppen eingeteilt werden:

1. aplastische,
2. hämolytische,
3. makrocytäre Anämien (Cobalamin- und/oder Folsäure-Mangel) und
4. Anämien, die auf Störungen der Hämoglobinbildung zurückzuführen sind.

Bei 1. und 2. spielt die Pharmakotherapie keine Rolle. Die Therapie von Anämien aufgrund eines Cobalamin- oder Folsäuremangels wird auf S. 772 abgehandelt. Innerhalb der Gruppe der Störungen der Hämoglobinbildung (4.) hat die Eisenmangel-Anämie praktisch die größte Bedeutung. Dabei ist der Eisenmangel entweder auf eine zu geringe Zufuhr zurückzuführen oder durch Blutverluste verursacht.

Die Ursachen der Tumor- bzw. Infektanämien können vielfältig sein; aus bisher noch unbekannten Gründen kommt es bei diesen Krankheiten zu einer Verteilungsänderung des Eisens. Das Eisen wird in die Depots verlagert bei gleichzeitig gehemmter Eisenresorption.

29.1 Eisenstoffwechsel

Der **Gesamtbestand** des Organismus an Eisen beträgt 4–5 g (Abb. 29.1); rund 70 % davon sind im Hämoglobin gebunden. Die täglichen Verluste, z. B. durch abgeschilferte Epithelzellen des Magen-Darm-Trakts oder der Haut, sind gering. Weder mit dem Urin noch mit der Galle oder dem Schweiß werden nennenswerte Mengen ausgeschieden.

29.1.1 Regulation der Eisenresorption

In der Mucosa des oberen Dünndarmes (Duodenum und Jejunum) existiert ein Transportsystem für Eisen, das die Resorption an den Bedarf anpaßt. Im Normalfall werden die täglichen Eisenverluste (vorwiegend durch Zellabstoßung von Haut und Schleimhäuten) durch die Resorption aus der Nahrung voll ersetzt. Sie werden beim gesunden erwachsenen Mann pro Tag mit 1 mg veranschlagt. Das entspricht einer Resorptionsquote von 10 % des Nahrungseisens bei der in Industriestaaten üblichen Durchschnittsernährung. Im Unterschied zu anderen Metallen wie z. B. Natrium und Calcium kann der Eisenhaushalt nur über die Resorption reguliert werden.

Die **Kinetik des Eisens bei Eisenmangel** unterscheidet sich von derjenigen bei ausgeglichener Eisenbilanz in zweierlei Hinsicht:

1. wird das Angebot von Eisen in der Nahrung besser ausgenutzt (Abb. 29.2) und
2. ist die Überführung von Depot- in Funktions-Eisen, z. B. Hämoglobin und Myoglobin, beschleunigt (Abb. 29.3).

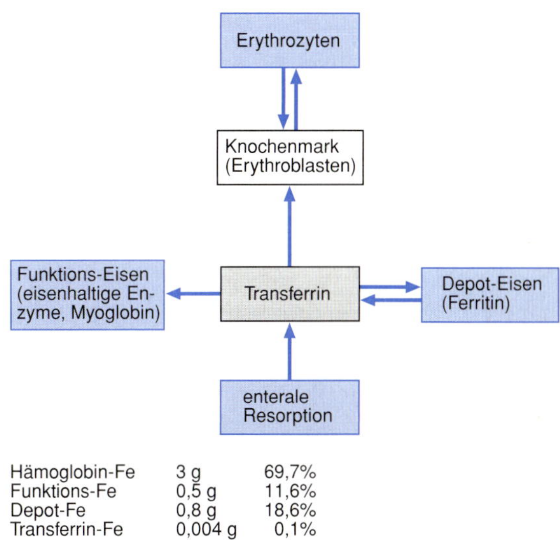

Abb. 29.1 Einfaches Schema des Eisenstoffwechsels.

Im **Tierversuch** kann die Quote des resorbierten Eisens in Abhängigkeit vom Grad der Anämie im Extremfall 80–90 % des Angebots erreichen. Wie die Abb. 29.2 zeigt, nimmt bei Eisenmangel die epitheliale Transportrate für Eisen erheblich zu, ohne daß davon auch andere Transportvorgänge betroffen sind. Eine Zusammenfassung dessen, was heute über den Mechanismus der intestinalen Resorption von Eisen bekannt ist, enthält die Abb. 29.4.

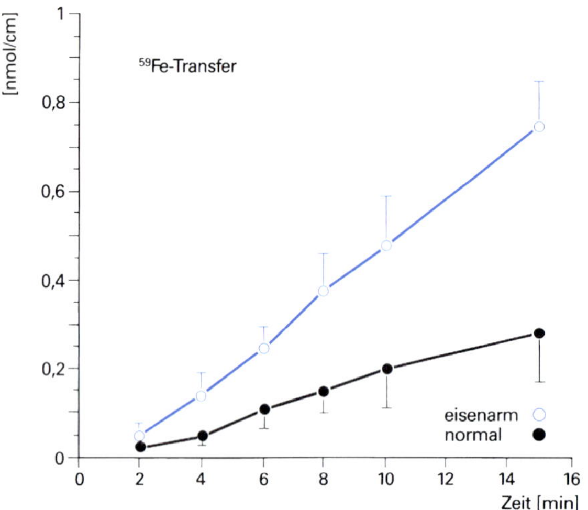

Abb. 29.2 Steigerung des Eisentransfers durch das Mucosaepithel von Duodenalschlingen bei normalen und eisenarmen Ratten. Die Duodenalschlingen wurden in Narkose mit physiologischer Kochsalzlösung perfundiert, die 100 µmol/l ^{59}Fe-($FeCl_3$) (1 mCi/l) mit 30fachem molarem Überschuß an Ascorbinsäure und 30 mmol/l Galaktose enthielt. Die Perfusionsgeschwindigkeit betrug 0,15 ml/min. Der Hämoglobingehalt des Blutes der normalen Tiere betrug 14,7 g/dl, derjenige der eisenarmen 9,1 g/dl. Zu den angegebenen Zeitpunkten wurden die Fe-Radioaktivität im Blut und die Galaktosekonzentration im Plasma des Mesenterialvenenblutes gemessen und kumulativ in nmol/cm umgerechnet $\bar{X} \pm SD$; n = 5). Die Duodenalsegmente der eisenarmen Ratten transportieren offensichtlich Eisen rascher aus dem Darmlumen ins Blut als die Segmente normaler Tiere mit ausgeglichener Eisenbilanz. Die Transportleistung der Duodenalsegmente für Galaktose ist indes gleichgeblieben. (Nach K. Schümannn et al.: Digestion **46**, 35–45; 1990.)

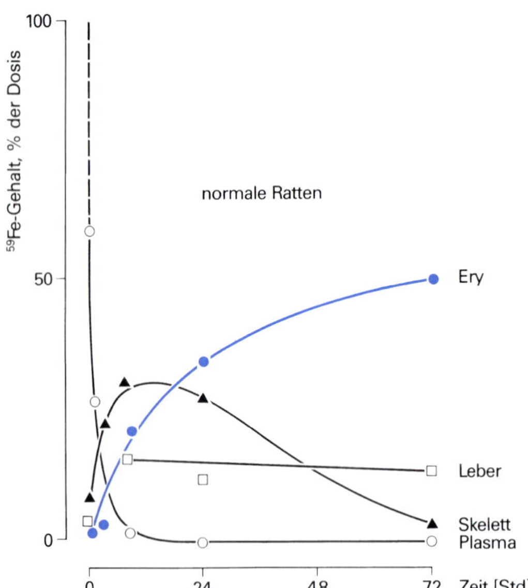

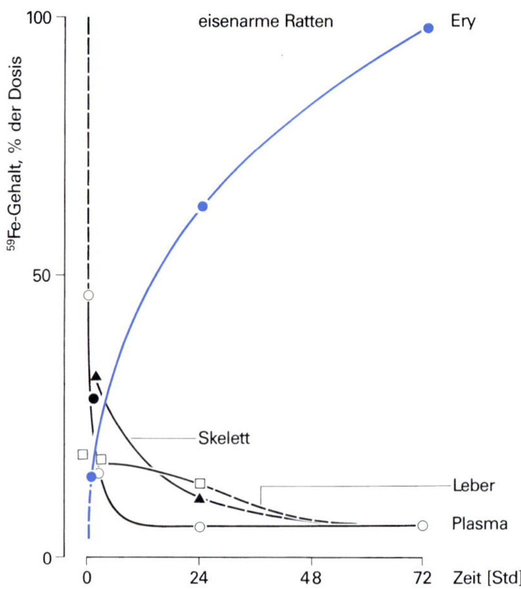

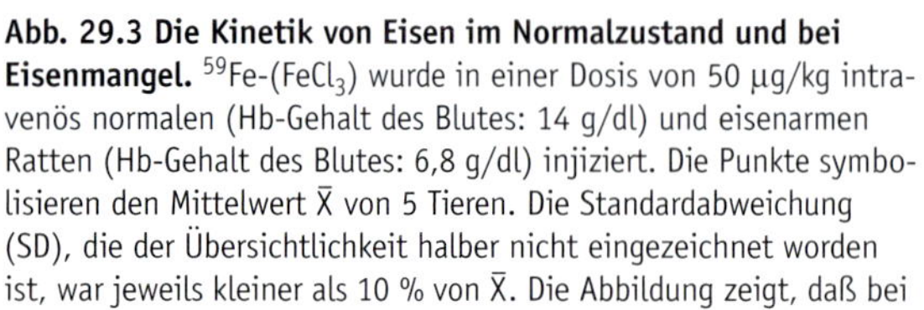

Abb. 29.3 Die Kinetik von Eisen im Normalzustand und bei Eisenmangel. ^{59}Fe-($FeCl_3$) wurde in einer Dosis von 50 µg/kg intravenös normalen (Hb-Gehalt des Blutes: 14 g/dl) und eisenarmen Ratten (Hb-Gehalt des Blutes: 6,8 g/dl) injiziert. Die Punkte symbolisieren den Mittelwert $\bar{X}$ von 5 Tieren. Die Standardabweichung (SD), die der Übersichtlichkeit halber nicht eingezeichnet worden ist, war jeweils kleiner als 10 % von $\bar{X}$. Die Abbildung zeigt, daß bei Eisenmangel das radioaktiv markierte Eisen rasch aus dem Plasma über das blutbildende Knochenmark (Skelett) in die roten Blutzellen eingebaut wird. Bei den Kontrolltieren mit ausgeglichener Eisenbilanz erscheint es dagegen deutlich später in den Erythrocyten. Außerdem verbleibt über die gesamte Versuchszeit ein erheblicher Anteil des injizierten radioaktiv markierten Eisens in den Depots der Leber. (Unveröffentlichte Befunde: Forth, Rummel 1965.)

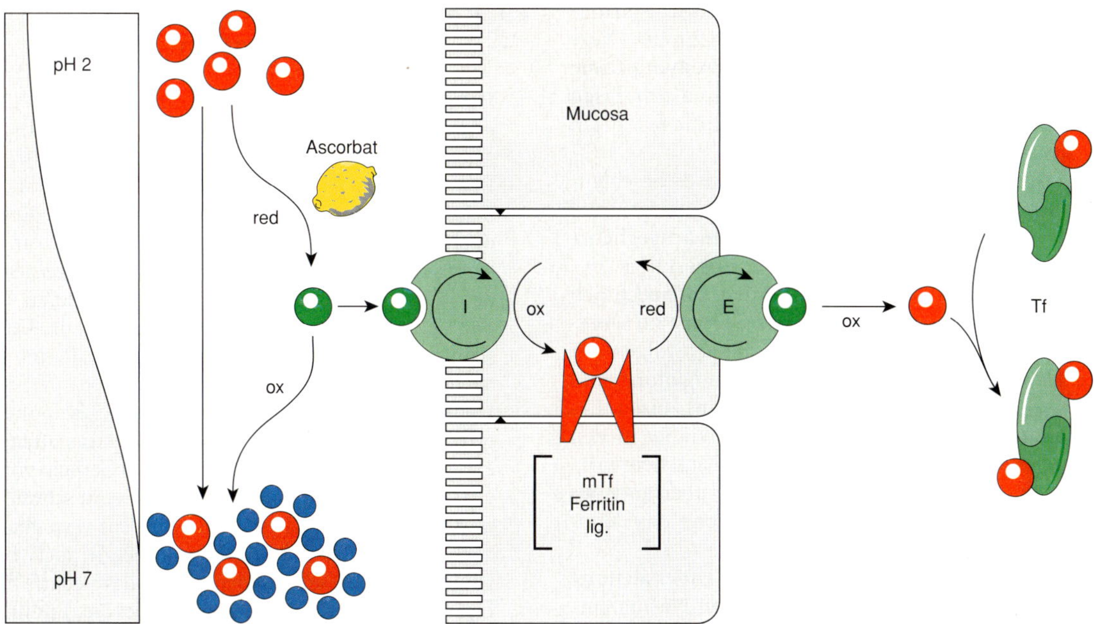

Abb. 29.4 Resorption von Eisen im oberen Dünndarm (rote Kugeln: Eisen [III]; grüne Kugeln: Eisen [II]; blaue Kugeln: O^{2-}, OH^- und H_2O; Zitrone: Ascorbat; I: Importer; ox: Oxidation; red: Reduktion; mTf: mucosales Transferrin; lig.: Liganden; E: Exporter; Tf: Plasmatransferrin). Nahrungseisen, soweit es nicht als Hämin vorliegt, wird im sauren Milieu des Magensafts aus der Bindung an Liganden wie Polyphosphate, Phytat o.ä. freigesetzt. Durch Reduktionsmittel, z.B. Glucose oder Ascorbinsäure, wird es in die zweiwertige Form überführt und komplex gebunden. Es kann in dieser Form, nach Magenentleerung und vermittelt durch einen Importer (DCT 1: **d**ivalent **c**ation **t**ransporter), der zweiwertiges Eisen bindet, durch die Bürstensaum-Membran von Duodenum und Jejunum in die Mucosazellen aufgenommen werden. Die Menge dieses Membranproteins ist bei Eisenmangelanämien und Hämochromatose erhöht. Im Darmlumen fällt der nicht reduzierte bzw. reoxidierte Teil des mobilisierten Eisens mit infolge von Bicarbonat-Sekretion steigendem pH-Wert in Form von Oxid-Hydraten wieder aus und steht damit nicht mehr für die Resorption zur Verfügung. Das in die Enterocyten des oberen Dünndarmes aufgenommene Eisen wird an nieder- und hochmolekulare Liganden gebunden. Identifizierte makromolekulare Liganden sind mucosales Transferrin (mTf) und Ferritin. Die niedermolekularen Liganden (lig), wie z.B. Glycin und andere Aminosäuren oder Ascorbinsäure und Glucose, stammen postprandial größtenteils aus der Nahrung und werden aktiv, stereoselektiv durch die Mucosazellen des oberen Dünndarms transportiert. An Ferritin gebundenes Eisen wird bei der Zellmauserung wieder ins Lumen abgegeben und geht damit für die Resorption verloren. Der Teil, der an mucosales Transferrin oder niedermolekulare Liganden gebunden ist, kann nach Reduktion in der zweiwertigen Form mit Hilfe eines Exporters (E), Ferroportin, in der Basolateralmembran die Epithelzelle wieder verlassen. Die Konzentration von Ferroportin in der kontraluminalen und DCT 1 in der luminalen Membran ist bei Eisenmangel oder Hypoxie erhöht. Danach wird das Eisen von kupferhaltigen Proteinen, Ferroxidasen, dem Hephaestin an der kontraluminalen Membran der Enterocyten und Caeruloplasmin im Plasma, in die dreiwertige Form überführt (ox) und an Transferrin gebunden. Dieser Schritt ist im Kupfermangel gehemmt, so daß Eisen trotz systemischem Eisenmangel in der Mucosa akkumuliert. Substitution von Caeruloplasmin im Kupfermangel führt darum zu einer sofortigen Zunahme des transepithelialen Eisentransports. Die Bedeutung von Hephaestin für die Eisenresorption wird deutlich bei Mäusen, die aufgrund eines genetischen Defektes (sla: **s**ex **l**inked **a**nemia) dieses Protein nicht mehr bilden können. Auch bei diesen Tieren kommt es wie bei Kupfermangel zu einer Akkumulation von resorbiertem Eisen in den Mucosazellen bei gleichzeitiger Anämie. (Nach Forth, W./Rummel, W.: Physiol. Rev. **53**, 742–792 [1973]; Rummel, W., Wollenberg, P.: Wissensch. Verlagsges., Stuttgart [1995]; Volpe et al., Nature Genetics **21**, 195–199 [1999]; McKie, A. T. et al., Molecular Cell **5**, 299–309 [2000].)

Beim **Menschen** beträgt im Eisenmangel – entstanden z.B. durch Hypermenorrhö – die Resorptionsrate im Mittel 3,8 mg/Tag (1,8–5); die Resorptionsquote kann 50 % und mehr der mit der Nahrung angebotenen Eisenmenge erreichen. Die Sonderstellung des Eisens unter den Metallen hinsichtlich der enteralen Resorption wird hier deutlich. Die Resorptionsquote wird vom Organismus bedarfsgerecht eingestellt. Nur wenn eine genetisch bedingte Fehlsteuerung vorliegt – wie bei der genetisch verursachten Hämochromatose, bei der die Resorptionsquote nicht mehr bedarfsgerecht eingestellt ist – kommt es im Verlauf von Jahren als Folge von Eisenüberladung zu schweren lebensbedrohlichen Organschäden (s. S. 748).

29.1.2 Eisentransport

Das resorbierte Eisen wird im Portalblut vom **Plasma-Transferrin** übernommen und an die Stellen des Bedarfs weitergeleitet. Die Bindungskapazität des Transferrins, an das Eisen in dreiwertiger Form gebunden ist, wird normalerweise nur zu 30 % ausgenutzt (Tab. 29.1).

Bei voller Sättigung kann das gesamte Plasma-Transferrin maximal 12 mg Eisen aufnehmen. Diese Menge ist sehr klein, woran bei der **Eisenvergiftung** und auch bei der parenteralen Therapie mit Eisen zu denken ist, da freies, nicht gebundenes Eisen toxisch ist.

Bei Eisenmangel ist die Kinetik von Eisen beschleunigt (s. Abb. 29.3). Wie der Tierversuch belegt, wird das Eisen aus der Blutbahn rascher als bei ausgeglichener Eisenbilanz in die roten Blutzellen überführt.

Mit der höchsten Priorität werden offensichtlich die eisenhaltigen Enzyme (Funktions-Eisen) im Organismus mit Eisen versorgt. Gleich danach folgen das rote Knochenmark (Bildung von Hämoglobin) und die Muskulatur (Bildung von Myoglobin). Eisen, das funktionell nicht benötigt wird, verschwindet in den Depots, vor allem in Leber, Milz und Knochenmark, und wird dort vorwiegend als Ferritin, aber auch als Hämosiderin gelagert. Im Bedarfsfall kann das deponierte Ferritin-Eisen mobilisiert werden.

Transferrin, das A. Schade bei der Untersuchung der bakteriostatischen Eigenschaften von Plasma entdeckt hat, spielt auch eine wichtige Rolle in der **unspezifischen Infektabwehr.** Es behindert die Versorgung der Mikroorganismen mit diesem Metall durch die hohe Affinität, mit der es Eisen bindet. Freßzellen, wie polymorphkernige Granulocyten, Monocyten und Makrophagen, besitzen Transferrin-Rezeptoren, was darauf hindeutet, daß sie in den Kreis derjenigen Zellen einbezogen sind, die über Transferrin mit Eisen versorgt werden. Das gilt auch für Tumorzellen. Das Gehirn wird mit Hilfe einer Transcytose von Transferrin durch die Blut-Hirn-Schranke genauso wie der Embryo durch die Placentarschranke mit Eisen versorgt. Reife Erythrocyten haben im Unterschied zu Reticulocyten ihre Transferrin-Rezeptoren verloren.

Tabelle 29.1: Wichtige hämatologische Daten

	♂	♀
Hämoglobin (g/dl)	16	14
Fe-Gehalt des Hämoglobins (µg/l)	544	476
mittlerer Hämoglobingehalt eines Erythrocyten (pg)	29 ± 2	
Plasma-Eisen (1) (µg/dl)	120 ± 20	100 ± 30
totale Eisenbindungskapazität (2) berechnet als Fe (µg/dl)	300 ± 100	
freie Eisenbindungskapazität µg Fe/dl [berechnet aus (2)-(1)]	~180 -200	
Plasma-Ferritin µg/l	165 (39–340)	50 (14–148)

29.1.3 Verfügbarkeit von Eisen für die Resorption

Hauptorte der Resorption von Eisen sind das Duodenum und das obere Jejunum. Diese Darmabschnitte zeichnen sich durch die höchste Resorptionsrate für Eisen aus. In den unteren Abschnitten des Dünndarms, beispielsweise im Ileum, kann die geringere Resorptionsrate durch die längere Verweildauer des Nahrungsbreies bis zu einem gewissen Grade kompensiert werden. Die Erfahrungen mit eisenarmen Tieren lehren, daß sich die gesteigerte resorptive Aktivität der Darmabschnitte bei Eisenmangel bis ins obere Ileum hinein ausdehnen kann.

Im biologischen Milieu können freie Eisenionen aufgrund ihrer physiko-chemischen Eigenschaften nicht existieren. Sie bilden in pH-Bereichen oberhalb von pH 6 vielfältige **Eisen-Oxid-Hydrate**, die allesamt schwerlöslich und deshalb für die Resorption schlecht verfügbar sind. Nicht nur bei der Resorption, sondern auch bei der Utilisation des Eisens an den Stellen des Bedarfs müssen Liganden zur Verfügung stehen, die die Bildung von Eisen-Oxid-Hydraten verhindern können.

Es kann nur der Teil des Eisens resorbiert werden, der aufgrund seiner chemischen Form auch Kontakt zum Transporter bekommen kann (s. Abb. 29.4).

In der Nahrung ist Eisen nur zum geringsten Teil in ionisierter Form zu finden. Der weitaus größere Anteil des Nahrungseisens ist komplex gebunden. Für die optimale Ausnutzung des Nahrungseisens, das überwiegend in dreiwertiger Form vorliegt, ist eine genügende **HCl-Produktion im Magensaft** eine wichtige Voraussetzung. Die meisten Eisenkomplexe dissoziieren bei niedrigen pH-Werten und setzen ihr Eisen frei. Dementsprechend wird bei Achylie oder nach einer Magenresektion oft eine verminderte Eisenresorption beobachtet.

Wenn ein Nahrungsbolus den Magen verläßt, wird durch Sekretion von HCO_3^- aus den Brunnerschen Drüsen der pH-Wert von 1–2 im Duodenum in wenigen Minuten auf Werte von 5–7, lokal unter Umständen sogar bis 8 erhöht (s. Abb. 29.4) und Eisen-Oxid-Hydrat entsteht. Das kann nur in dem Maße verhindert werden, wie **Komplexbildner und Reduktionsmittel** im Nahrungsbrei vorhanden sind, die mit Eisen lösliche Verbindungen eingehen. Das sind in Nahrungsstoffen pflanzlicher Herkunft z.B. Polyoxycarbonsäuren oder Ascorbinsäure. Pflanzliche Nahrung enthält aber auch beachtliche Mengen von Phosphaten und Phytaten, die mit Eisen sehr stabile, schwerlösliche und deshalb schlecht verfügbare Verbindungen eingehen (Abb. 29.5). Es verwundert deshalb nicht, daß die Verfügbarkeit von Eisen je nach Zusammensetzung der Nahrungsmittel eher schlecht ist. Im Spinat und ähnlichen Gewächsen, die sich durch einen hohen Oxalsäuregehalt auszeichnen, ist die geringe Verfügbarkeit des Eisens auf die Bildung schwerlöslicher Oxalsäurekomplexe zurückzuführen. Im Schwarztee ist Tannin dafür verantwortlich.

Die vergleichsweise gute Verfügbarkeit von **Eisen in Sojabohnen** wird mit deren Gehalt an Proteinen in Verbindung gebracht. Die Proteine und deren Abbauprodukte, die Aminosäuren, die mit Nahrungsstoffen tierischer Herkunft zugeführt werden, halten Eisen im Gastrointestinaltrakt in einer für die Resorption gut verfügbaren Form. Man kann davon ausgehen, daß Eisen aus einer Nahrung mit tierischem Eiweiß 10- bis 20mal besser ausgenutzt werden kann als aus pflanzlicher Nahrung.

Wie die Abb. 29.5 zeigt, kann die Verfügbarkeit von Eisen aus phytathaltigen Nahrungsmitteln durch gleichzeitigen Verzehr von **Fleisch** oder den Zusatz von **Ascorbinsäure** gesteigert werden. Daraus lassen sich diätetische Empfehlungen bei Eisenmangel einerseits und bei Hämochromatose andererseits ableiten. Es wird außerdem verständlich, weshalb auch strenge Vegetarier nicht zwangsläufig einen Eisenmangel entwickeln müssen und daß bei ausgeglichener Ernährung auch der erhöhte Eisenbedarf von Frauen im reproduktionsreifen Alter durch das Nahrungsangebot gedeckt werden kann, unter der Voraussetzung, daß die Verfügbarkeit des Nahrungseisens, z.B. durch die gleichzeitige Zufuhr von sauren, Ascorbinsäure-haltigen Fruchtsäften, gesteigert wird.

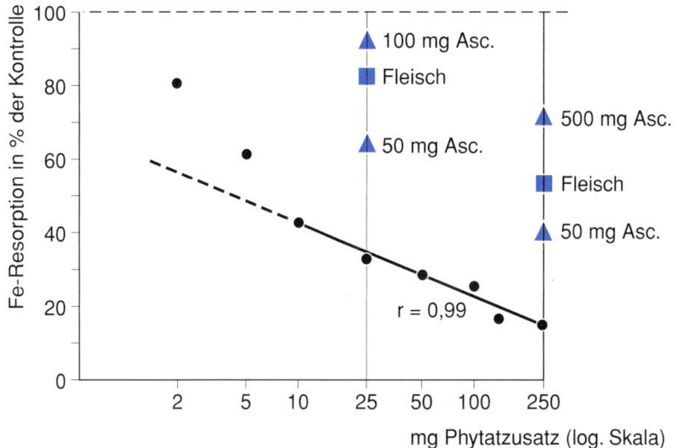

Abb. 29.5 Die Auswirkung steigender Phytatzusätze auf die Resorption von Eisen aus Weizenbrötchen. Die steigenden Phytatzusätze zu Weizenbrötchen, die 3 mg anorganisches Eisen enthielten, vermindern zwischen 10 und 250 mg streng exponentiell die Verfügbarkeit von Eisen für die Resorption. Wird das Brötchen mit einem „Hamburger" zusammen verzehrt (82 g Hackfleisch), dann steigt die Resorptionsrate von Eisen an; dieser Effekt läßt sich selbst bei hohen Phytatzusätzen (250 mg) nachweisen. Eine ähnliche Wirkung hat der Zusatz von Ascorbinsäure zu den Weizenbrötchen. Bei hohen Phytatgehalten muß der Ascorbinsäurezusatz entsprechend gesteigert werden. Hier dürfte der Grund dafür zu suchen sein, daß selbst konsequente Vegetarier keinen Eisenmangel entwickeln müssen. In Ländern, in denen traditionell Nahrung mit hohen Phytatgehalten verzehrt wird, empfiehlt sich zur Sicherstellung der Bioverfügbarkeit des Nahrungseisens ein Ascorbinsäurezusatz zur Nahrung, beispielsweise der Genuß von ascorbinsäurehaltigen Fruchtsäften, weil die andere Möglichkeit, nämlich die Zulage von ausreichenden Proteinmengen zur Nahrung, in der Regel aus ökonomischen Gründen nicht durchführbar ist. (Nach L. Hallberg, Skand. J. Gastroenterol. **22**, Suppl. **129**, 73–79 [1987].)

29.1.4 Eisenmangel

Wichtige hämatologische Parameter zur Beurteilung der Situation des Eisenstoffwechsels im Organismus sind in Tab. 29.1 zusammengefaßt. Den Tabellen 29.2 und 29.3 kann der tägliche Eisenbedarf des Menschen in verschiedenen Lebensabschnitten und besonderen physiologischen Situationen entnommen werden.

Zu einer **Verarmung** des Organismus an Eisen kommt es dann, wenn das Eisenangebot in der Nahrung bzw. seine Verfügbarkeit nicht ausreicht, um einen erhöhten Bedarf zu decken. Das ist besonders häufig der Fall in der Phase des Wachstums oder bei Frauen als Folge der Menstruation bzw. einer Schwangerschaft. Der tägliche **Bedarf** an Eisen (s. Tab. 29.2) sollte durch die **alimentäre** oder **ärztlich verordnete Zufuhr** gedeckt werden. Durch die Verluste infolge der individuell stark variierenden **Bioverfügbarkeit**, muß das Angebot rund fünfmal höher sein als der Bedarf.

Menstruation

Der Eisengehalt im Blut der Frau im reproduktionsfähigen Alter ist niedriger als der des Mannes (s. Tab. 29.1). Dieser Unterschied verschwindet unter der Einnahme oraler Kontrazeptiva – wohl infolge der Verminderung der monatlichen Blutverluste um durchschnittlich 50 %

Tabelle 29.2: Der tägliche Eisenbedarf des Menschen in verschiedenen Lebensaltern

	mg/Tag
Kleinkind	0,5–1,5
Kind	0,4–1
Teenager	1–2
Mann, nicht menstruierende Frau	0,5–1
menstruierende Frau	0,7–2
Frau in der Schwangerschaft	2–5

(Committee on Iron Deficiency, JAMA, 203, 407; 1968)

Tabelle 29.3: Eisenhaushalt in der Schwangerschaft

Eisenbedarf für:	
Fötus	0,4 g
Plazenta	0,1 g
Blutvolumen-Zunahme der Mutter	0,5 g
insgesamt also	1,0 g
Einsparung durch Ausbleiben der Menstruation	0,3 g
tatsächlicher Bedarf also	0,7 g

– wobei sich auch die Transferrin- und Eisenwerte denjenigen des Mannes angleichen. Der durchschnittliche Blutverlust während der Menstruation beträgt 30–60 ml, das entspricht rund 15–30 mg Eisen. Bei optimaler Ernährung und aufgrund der im Eisenmangel gesteigerten Resorptionsrate können diese Verluste ausgeglichen werden. Das ist allerdings dann nicht möglich, wenn sich – wie immer häufiger zu beobachten – Frauen einseitig ernähren oder wenn die Blutverluste so hoch sind wie bei Hypermenorrhöen (bis zu 800 ml) oder wie beim Uterus myomatosus (bis zu 1200 ml).

Schwangerschaft

Die **Bilanz** des Eisenhaushalts in der Schwangerschaft ist in Tab. 29.3 wiedergegeben. Für eine Schwangerschaft sind demnach rund 0,7 g Eisen erforderlich. Das Eisendepot beträgt nur 0,3 g. Es muß deshalb – vor allem angesichts der bei manchen Ernährungsgewohnheiten unzureichenden Zufuhr von Eisen – zusätzlich Eisen gegeben werden. Dabei ist zu berücksichtigen, daß der Eisenbedarf in der Schwangerschaft nicht kontinuierlich ansteigt (Abb. 29.6). Er steigt gemäß dem Wachstum der Frucht **exponentiell**, so daß, entsprechende Laborwerte vorausgesetzt, erst in der zweiten Hälfte der Schwangerschaft Eisen substituiert werden muß.

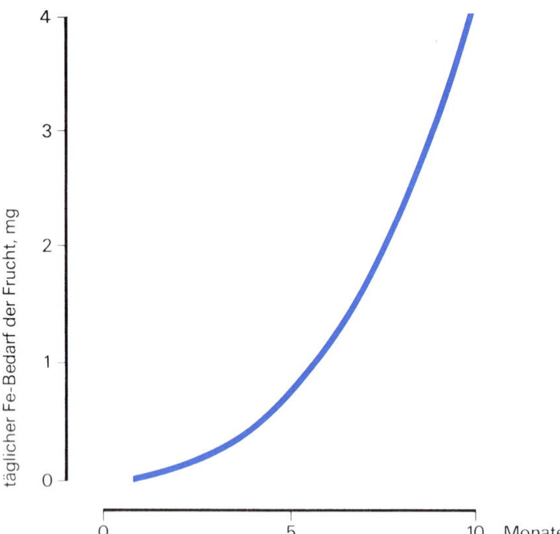

Abb. 29.6 Der tägliche Eisenbedarf der Frucht während der Schwangerschaft. Der Eisenbedarf der Frucht steigt im zweiten Teil der Schwangerschaft steil an. (Nach Pribilla, W. et al., in: Iron in Chemical Medicine; Wallerstein, R. O. and Mettier, R. S. (eds.); Univ. Calif. Press, Los Angeles; 1958.)

In der ersten Hälfte der Schwangerschaft findet eine Zunahme des Blutvolumens statt, wobei das Plasmavolumen stärker zunimmt als die Zahl der Erythrocyten. Der Hämatokrit nimmt ab; demzufolge sinkt die Zahl der Erythrocyten und die Hämoglobinmenge pro dl ab, wenngleich die absolute Menge zunimmt. Das muß beachtet werden, bevor man von einer Anämie bei Schwangeren sprechen kann. Der Eisenbedarf im ersten Teil der Schwangerschaft kann normalerweise unschwer aus den **Körperdepots** (s. Abb. 29.1) und der **Nahrung** gedeckt werden. Wenn die Eisendepots nicht ausreichen, kommt es erst im zweiten oder dritten Trimenon zu einem Mangel, der eine therapeutische Intervention notwendig macht. Ein Absinken der Hämoglobinwerte im Blut **unter 12 g/dl** wird als Indikation für die Substitution mit Eisen angesehen.

Wachstum

In den Phasen des Wachstums braucht der jugendliche Organismus mehr Eisen (Tab. 29.2). Das zirkulierende Blutvolumen kann mit 70–80 ml pro kg Körpergewicht veranschlagt werden. Nimmt man an, daß zwei Drittel des Körpereisens als Hämoglobin-Eisen vorliegen, dann läßt sich der Bedarf pro kg Gewichtszunahme mit ca. 45–50 mg abschätzen. Im **Kindesalter** ist zu berücksichtigen, daß nach der postnatalen Reduktion der Erythrocytenzahl und des Hämoglobin-Gehaltes des Blutes nach dem 1. Lebensvierteljahr (Trimenon-Reduktion) bis zur Pubertät eine sogenannte **„physiologische Anämie“** besteht, d.h. der Hämoglobingehalt des Blutes liegt beim Kind deutlich unter dem des Erwachsenen. Bei Frühgeborenen kann allerdings die hypochrome Anämie während der Trimenon-Reduktion erhebliche Ausmaße annehmen.

Bestimmte, früher charakteristische Formen des Eisenmangels, z.B. die Chlorose junger Mädchen, sind mit der Verbesserung der Ernährungsbedingungen und der Hebung des allgemeinen hygienischen Standards aus unserem Gesichtskreis verschwunden. Trotzdem ist der **alimentär bedingte Eisenmangel** auch heute noch sehr verbreitet, insbesondere bei der z.T. mangelhaft ernährten Bevölkerung tropischer Gebiete. Die Ursache ist oft gar nicht ein niedriger Eisengehalt, sondern ein niedriger Protein- und ein hoher Phosphatgehalt der Nahrung. Eisenmangel spielt aber auch in zunehmendem Maße eine Rolle in sog. „Überflußgesellschaften“, z.B. in den USA; das ist auf die oft einseitige Ernährung, vor allem Jugendlicher, zurückzuführen. Bei Kindern, die sich wochenlang vorwiegend von Eis, Candy und Coca-Cola ernährten, wurden Symptome schweren Eisen- und Zinkmangels beobachtet.

29.2 Therapie mit Eisen

Präparate zur oralen Anwendung

Die einfachste und billigste Art der Eisentherapie ist die Anwendung von **anorganischem Eisen(II)-Sulfat**. Demgegenüber sind die anorganischen Salze des dreiwertigen Eisens im Nachteil; sie bilden schon oberhalb von pH 3 Eisen-Oxid-Hydrate, die für die Resorption schlecht verfügbar sind. Dagegen ist im Tierversuch und beim Menschen erwiesen, daß im Eisenmangel auch komplex gebundenes dreiwertiges Eisen utilisiert werden kann.

In Tab. 29.4 sind einige Präparate zur **oralen Behandlung** des Eisenmangels zusammengestellt. Dabei handelt es sich entweder um Eisenkomplexe mit Komplexbildnern aus der Reihe der Polyoxycarbonsäuren oder der Aminosäuren. In jedem Falle sind es Eisenkomplexe mittlerer Stabilität (log K ≈ 12). Komplexe mit höheren Stabilitätskonstanten wie Fe-EDTA geben ihr Eisen nur in geringem Umfang an das Transportsystem in der Mucosa ab.

Tabelle 29.4: Einige Präparate zur oralen Behandlung des Eisen-Mangels

Handelsname	Inhalt
Eryfer	$FeSO_4$, Ascorbinsäure, Na-Bicarbonat[1]
Rulofer N	Fe(II), Fumarsäure
Ferroglukonat-ratiopharm	Fe(II)-Gluconat
ferro-sanol	Fe(II), Glycin-Sulfat-Komplex
Spartocine N	Fe(II), Asparaginsäure

[1] Der Bicarbonat-Zusatz soll zur Dispersion des Kapselinhaltes im Magen führen und so die Verträglichkeit bessern und die Resorption steigern.

Präparate zur parenteralen Anwendung

Eine Malabsorption von Eisen ist selten, abgesehen von Tumor- und Infektanämien. Es gibt Hinweise darauf, daß im Kindesalter bei bestimmten Formen der Sprue auch Eisen vermindert resorbiert wird. In diesen Fällen, zuweilen auch bei schlechter Kooperation der Patienten, ist die parenterale Anwendung von Eisen unumgänglich. Sie soll aber, der hohen Zahl gefährlicher Nebenwirkungen wegen, der Ausnahmefall bleiben (vgl. S. 747). Sehr stabile Komplexe wie Fe(III)-Sorbit-Citrat[1] werden zu rund 40 % renal ausgeschieden.

Die parenterale Applikation von Eisen ist dann gefährlich, wenn die angewendeten Verbindungen Eisen rasch freisetzen und/oder ihr Eisen an Transferrin abgeben, so daß dessen Bindungskapazität überschritten wird (s. Tab. 29.1). Nicht gebundenes, freies, d.h. ionisiertes Eisen wirkt toxisch (s. S. 747). Die besten Erfahrungen bei der parenteralen Applikation von Eisen hat man mit **Fe(III)-Hydroxid** z.B. komplex gebunden an Polymaltose[2] oder ähnlichen Präparaten gemacht, die dreiwertiges Eisen in sogenannten polynuklearen Komplexen enthalten und i.m. angewendet werden. Aus den **polynuklearen Fe(III)-Komplexen** wird Eisen langsam freigesetzt und an Transferrin abgegeben bzw. von Ferritin aufgenommen, das im Knochenmark bei der Bildung von Hämoglobin eine wichtige Eisenquelle darstellt.

Bei der parenteralen Anwendung von Fe(III) in Form polynuklearer Komplexe zur **Unterstützung der Erythropoietinwirkung** beginnt man in der Regel mit Niedrigdosen von 50 mg, die dann langsam auf 100–200 mg zweimal wöchentlich gesteigert werden. In dieser Form sind bis zu 2,1 g dreiwertiges Eisen parenteral ohne größere Schwierigkeiten angewendet worden.

Dosierung von Eisen

Zur Abschätzung des Eisenmangels dient der Hämoglobingehalt des Blutes, wobei 14 g/dl Blut für die Frau und 16 g/dl für den Mann als Normwert zugrunde gelegt werden (s. Tab. 29.1). Auf erniedrigte Hämoglobingehalte des Blutes im Kindesalter bzw. während der Schwangerschaft ist bereits hingewiesen worden; sie haben nicht in jedem Fall Krankheitswert (s. S. 744). Als Interventionspunkt für ein therapeutisches Vorgehen gilt gewöhnlich ein Hämoglobingehalt des Blutes von 12 g/dl. Das Ziel der Therapie ist die Wiedererlangung normaler Hämoglobinwerte. Vor jeder Eisentherapie muß die Dosis überschlagsweise errechnet werden. Leider gibt es keine einfache, für die Praxis geeignete Methode, den Füllungszustand der Eisendepots direkt zu bestimmen.

Aus Gründen der **Verträglichkeit** sollte Eisen in Einzeldosen von etwa 50 mg, das entspricht rund 250 mg $FeSO_4$, verabreicht werden. Die Tagesdosis wird am besten in 2 bis 4 Einzelportionen eingenommen, wegen der besseren Ausnutzung wenn möglich vor einer Mahlzeit. Bei schlechter Verträglichkeit kann die Einnahme auch während des Essens oder danach erfolgen; dadurch wird allerdings die Bioverfügbarkeit des Eisens vermindert.

Eine Überprüfung des **Behandlungserfolgs** ist bei einer dem Beispiel (Tab. 29.5) entsprechenden Patientin nach 3 Wochen vorzunehmen, wenn die Einzeldosis von 50 mg dreimal täglich verabreicht wurde. Danach ist das Behandlungsschema erneut festzulegen. Zur ständigen Überprüfung des Behandlungserfolgs genügt zunächst die einfache Bestimmung des Hämoglobingehaltes des Blutes. Sie hilft auch, die Kooperation des Patienten zu überprüfen.

[1] Jectofer®

[2] Ferrum-Hausmann®

Wird als Ursache einer Anämie ein Cobalamin- oder Folsäuremangel diagnostiziert, so ist dieser gezielt zu behandeln (s. S. 772). Als Ausnahme kann die Behandlung einer **Anämie in der Schwangerschaft** mit Eisen in Kombination mit Folsäure und/oder Cobalamin gelten. Es ist jedoch anzumerken, daß der ganz überwiegende Teil der Schwangerschaftsanämien einfache Eisenmangelanämien sind; nur bei etwa 10 % der Patientinnen besteht eine makrocytäre Anämie, die auf einen Folsäuremangel zurückzuführen ist.

Tabelle 29.5: Faustregel zur Abschätzung von Fehlbestand und Eisendosis zur Behandlung einer Eisenmangelanämie bei einer Frau[1]

$(Hb_{normal} - Hb_{aktuell}) \times 0{,}255$ = Fe-Fehlbestand in g
Zahlenbeispiel: $Hb_{aktuell}$ 10 g/dl
(14–10) × 0,255 ≅ 1 g Fe-Fehlbestand, bei einer Resorptionsquote von 40–50 % müssen demnach 2–2,5 g Eisen verabfolgt werden.

[1] Vgl. Tabelle 20.1; zur Berechnung des Fehlbestands beim Mann ist der normale Hämoglobingehalt des Blutes von 16 g/dl einzusetzen.

29.2.1 Unerwünschte Wirkungen bei der Therapie mit Eisen

Von den Patienten, die Eisenpräparate einnehmen, klagen 15–20 % über **gastrointestinale Beschwerden** und Unbekömmlichkeit. Hier lohnt es sich abzuklären, wie das Eisen eingenommen worden ist. Die Einnahme mit der Nahrung senkt zwar die Bioverfügbarkeit von Eisen etwas ab, steigert aber erfahrungsgemäß die Verträglichkeit. Bei besonders empfindlichen Patienten ist auch der Wechsel zu einem Präparat sinnvoll, das Eisen in magensaftresistenten Pellets enthält[1].

Die Therapie mit Eisen kann in seltenen Fällen eine paroxysmale nächtliche **Hämoglobinurie** (Bildung von komplementempfindlichen Erythrocyten in großer Zahl), eine **erythropoetische Porphyrie** und eine **Porphyria cutanea tarda** auslösen.

Die meisten Zwischenfälle mit Eisen ereignen sich bei der **parenteralen** Eisentherapie, deren Indikation deshalb zu Recht eingeschränkt ist. Die parenterale Applikation von Eisenpräparaten birgt die Gefahr ausgedehnter Organsiderosen in sich. Unter der bisher durchgeführten i.m. Anwendung von Eisen in Form polynuklearer Fe(III)-Komplexe sind keine ernsthaften Zwischenfälle vorgekommen. Bei der i.v. Anwendung[2] klagen die Patienten zuweilen zu Beginn der Therapie über Kopfschmerzen und auch über Muskelschmerzen, Übelkeit, Erbrechen und Blutdruckabfall. Diese unerwünschten Wirkungen stehen in engem Zusammenhang mit der Infusions- bzw. Injektionsgeschwindigkeit und der Dosierung von Fe(III) und können dementsprechend durch verlangsamte Zufuhr, Verringerung der Dosierung und Verlängerung der Dosierungsintervalle unter Kontrolle gebracht werden.

Wechselwirkungen mit Arzneimitteln

Die Bioverfügbarkeit von Eisen, das zusammen mit oder unmittelbar nach der Einnahme von Antacida zur Neutralisation der Magensäure (s. S. 603) eingenommen wurde, ist vermindert. Zwischen der Eisengabe und der Einnahme von Antacida sollen 2–3 Stunden liegen. Eisen bildet, wie z.B. auch Calcium, mit Tetracyclinen schwerlösliche und schlecht resorbierbare Chelate; dies muß bei einer eventuell nötigen Antibiotikatherapie im Hinblick auf die Wahl der Einnahmezeiten beachtet werden.

[1] ferro sanol® duodenal
[2] Ferrlecit®

29.3 Erythropoietin

Die Bildung von Erythrocyten aus den pluripotenten Stammzellen des Knochenmarks ist ein komplizierter Vorgang, dessen regulärer Ablauf durch eine Reihe von Hormonen (Poietinen) und parakrinen Wachstumfaktoren in Gang gesetzt wird. Auf Zellen in Kulturen in vitro haben die Faktoren Kolonie-bildende Auswirkungen und werden dementsprechend im angelsächsischen Sprachraum „colony stimulating factors“ (CSF) genannt. Das Hormon Erythropoietin (Epoetin; Epo) ist besonders wichtig für die Bildung von Erythrocyten. Es wird in der Nierenrinde gebildet und bei **Hypoxie**, z.B. bei Hämoglobinmangel oder der Höhenanpassung, freigesetzt.

Therapie mit Erythropoietin

Zur therapeutischen Anwendung steht **rekombinantes, menschliches Epoetin** zur Verfügung, das aus Kulturen gentechnisch veränderter Säugetierzellen aufgereinigt wird. Die Aminosäuresequenz dieses Proteins ist identisch mit der des körpereigenen Epoetins, wie es im menschlichen Urin ausgeschieden wird. Über die **Pharmakokinetik** von Epoetin weiß man, daß es nach intravenöser Applikation eine Halbwertszeit von ca. 5 Stunden hat. Diese Angaben stammen von Patienten mit chronischem Nierenversagen. Bei ihnen kommt es zu einem Mangel an Epoetin. Er ist die Ursache der renalen Anämie und bedarf einer Substitution. Nach subkutaner Injektion von Epoetin werden die Spitzenkonzentrationen im Plasma nach 12–24 Stunden erreicht. Die therapeutische Anwendung von Epoetin wird gegenwärtig auf höchstens dreimal in der Woche begrenzt. Dafür gibt es zwei Gründe:

1. Ein zu rascher Anstieg des Hämatokrits nach Epoetin ist zu vermeiden. Ein Wert von 35 % darf nicht überschritten werden, um eine unerwünschte Eindickung des Blutes mit erhöhter Thromboseneigung und die Ausbildung eines Hochdrucks zu vermeiden. Eine sorgfältige Kontrolle des Hämatokrits und eine **Sicherstellung der Eisenversorgung** unter Kontrolle von Transferrin und Ferritin muß die Anwendung von Epoetin begleiten.
2. Nicht selten sind die im Organismus vorhandenen Eisendepots unzureichend. Eisen muß dann oral oder parenteral zugeführt werden.

Die in der Literatur gelegentlich berichteten **epileptiformen Anfälle** unter der Therapie mit Epoetin werden ebenfalls mit einer zu raschen Vermehrung der roten Blutzellen und der Veränderung der Blutviskosität in Zusammenhang gebracht. Bei Patienten, bei denen schon vor der Behandlung ein behandlungsbedürftiger Bluthochdruck bestand, ist besondere Sorgfalt bei der Dosierung notwendig. Der Blutdruck muß regelmäßig kontrolliert werden.

Indikation, unerwünschte Wirkungen und Dosierung

Renale Anämien, z.B. bei dialysepflichtigen Patienten, sind die Hauptindikation von Epoetin. Auch bei Tumorpatienten, die sich einer **Chemotherapie mit Platinpräparaten** unterziehen müssen, sowie bei der Prophylaxe von **Frühgeborenen-Anämien** ist es indiziert. Über positive Effekte bei der Hochdosis-Chemotherapie im Zuge von Knochenmarkstransplantationen wurde berichtet. Schließlich kann Epoetin bei beabsichtigter autologer Transfusion im Rahmen von Operationsvorbereitungen angewendet werden. Es soll nicht verschwiegen werden, daß das Hormon zur Leistungssteigerung bei Sportlern mißbraucht wird, die früher durch Höhentraining erzielt wurde.

Die Wirksamkeit von Epoetin hat ausreichende Eisenreserven des Organismus zur Voraussetzung. Serumferritinwerte von < 150 ng/ml gelten als Indikator für die Erschöpfung der Eisenreserven.

Gentechnisch hergestelltes Epoetin kann Fremdproteine enthalten. Die Antigenität des Handelsproduktes im Tierversuch ist nicht nennenswert. Bis acht Wochen beim Menschen geprüft, ergaben sich keine Anstiege der IgG- und IgM-Antikörper im Blut. Die Dosierung von Epoetin[1] verdient höchste Aufmerksamkeit, weil die Präparate der verschiedenen Hersteller in der Wirkungsstärke pro Gramm Protein differieren. Gegenwärtig ist ein übliches Dosierungsschema 3 · 40–150 IE/kg Epoetin in der Woche (Erhaltungsphase), je nach Präparat, Indikation und Ausmaß der Anämie.

[1] Erypo®; Recormon®; Neo-Recormon®

29.4 Eisenvergiftung

29.4.1 Akute Vergiftung mit Eisen

Die **akute Eisenvergiftung** ist selten; die Opfer sind meist Kinder, oft infolge des unachtsamen Umgangs der Erwachsenen mit Eisenpräparaten. Der zeitliche Ablauf der Vergiftungssymptomatik ist in der Tab. 29.6 zusammengefaßt. Innerhalb der ersten sechs Stunden steht der Kreislaufkollaps im Vordergrund. Oft werden Blutungen im Bereich des Gastrointestinaltraktes beobachtet, denen massive Epitheldefekte zugrunde liegen. Die Hemmung von Serinproteasen (s. Kap. 23) durch Eisenionen wird für die Herabsetzung der Gerinnungsfähigkeit des Blutes verantwortlich gemacht. Die Folge ist eine Verlängerung der Prothrombin-, Thrombin- und partiellen Thromboblastinzeit. Wenn der Patient die ersten Stunden überlebt, kann es unter der klinischen Behandlung zunächst zu einer Besserung kommen. Sie geht, wenn die Eisendosis nicht allzu hoch war, in die Ausheilung der Vergiftung über. Sind allerdings hohe Dosen in den Organismus aufgenommen und die Therapie nicht rechtzeitig eingeleitet worden, dann schreitet die Vergif-

Tabelle 29.6: Die Symptomatik der Eisen-Vergiftung

Zeit nach der Einnahme	Symptome
1–6 h	Erbrechen, Diarrhö, Koma; Blutungen in den Gastrointestinaltrakt, Schock
6–24 h	Fieber, Leukozytose; metabolische Acidose, Blutgerinnungsstörungen, Leber- und Nierenschaden
Wochen	Vernarbungen im Gastrointestinaltrakt mit ileusartigen Beschwerden

tung fort. Fieber und Leukocytose treten auf. Leber- und Nierenfunktion brechen zusammen. In vielen Fällen ist die Gerinnungsfähigkeit des Blutes herabgesetzt bzw. das Blut bleibt über Stunden ungerinnbar. Das vierte Stadium der Vergiftung fällt in die Rekonvaleszenz. Es ist vor allem durch die narbigen Verwachsungen im Gastrointestinaltrakt und die dadurch verursachten ileusartigen Beschwerden gekennzeichnet. Diese können auch erst Wochen nach der Vergiftung auftreten.

Therapie der akuten Eisenvergiftung

Das therapeutische Ziel besteht darin, die **Resorption** größerer Eisenmengen aus dem Magen-Darm-Trakt zu **verhindern** und das bereits eingedrungene Eisen aus dem Organismus **auszuschleusen.** Außerdem gilt es, die Symptomatik der Vergiftung zu behandeln, insbesondere den **Schock.** Wenn der Zustand des Patienten es zuläßt, soll durch Auslösen des Brechreflexes und/oder durch eine Magenspülung mit warmer Kochsalzlösung eine Entleerung des Magens herbeigeführt werden. Die Magenspülflüssigkeit kann mit 1,5 % Natriumhydrogencarbonat versetzt werden, um gelöstes Eisen zu präzipitieren. Allerdings ist die Gasentwicklung dabei zu berücksichtigen, zumal große Gewebsdefekte im Magen-Darm-Trakt leicht zu einer Ruptur führen können. Aktivkohle ist nicht indiziert.

Noch nicht aufgelöste Tabletten lassen sich oft noch im Röntgenbild darstellen. Dann kann eine Darmlavage oder ein endoskopischer bzw. operativer Eingriff angezeigt sein.

Maßnahmen, die zur vorübergehenden Bindung des Eisens führen, wie die Einnahme von Milch oder rohem Ei sowie die orale Zufuhr von Deferoxamin[1], gelten deshalb als gefährlich, weil sie über kurz oder lang durch Steigerung der Bioverfügbarkeit die Aufnahme von Eisen aus dem Gastrointestinaltrakt eher fördern. **Deferoxamin** muß zum frühestmöglichen Zeitpunkt parenteral gegeben werden, um freie Eisenionen, die durch Transferrin und andere Plasmaproteine nicht mehr abgefangen werden können, zu binden und über die Nieren auszuschleusen. Initial werden 0,5–1 g i.m. oder i.v. in 200 ml Glucoselösung verabfolgt. Die Tagesdosis soll nicht mehr als 1–4 g betragen. Deferoxamin kann toxisch wirken. Besonders gefürchtet sind neuritische Störungen, die indes bei kurzfristiger Anwendung nur selten auftreten.

29.4.2 Chronische Vergiftungen mit Eisen – Siderosen

Neben der genetisch bedingten **primären Hämochromatose** treten auch **sekundäre** (Siderosen) auf, z.B. als Folge multipler Transfusionen, z.B. bei sideroachrestischer Anämie oder Thalassämie. In wenigen Fällen kann auch die Einnahme von Eisen über Jahre infolge unkontrollierter Verschreibung oder Selbstmedikation die Ursache sein. Die Hauptmenge des deponierten Eisens findet sich in der Leber. Je nach der Dauer der exzessiven Eisenzufuhr kommen auch vermehrte Eisendepositionen in den Endothelien vor.

Therapie der chronischen Eisenvergiftung

Die beiden Formen der Eisenüberladung müssen sorgfältig diagnostisch abgeklärt werden, weil die Therapie unterschiedlich ist. Bei sideroachrestischen Anämien oder der Thalassämie kann die Eisenüberladung nicht mit der bei der genetischen Hämochromatose sehr wirksamen **Aderlaßtherapie** angegangen werden. Die sekundären Hämochromatosen können nur mit **Deferoxamin** behandelt werden. Der sehr stabile Desferrioxamin-Eisenkomplex wird über die Nieren ausgeschieden. Über die Herkunft des Eisens, das an Deferoxamin gebunden wird, bestehen kontroverse Ansichten. Fest steht, daß es nicht nur aus dem Plasma, d.h. aus der Transferrinbindung, stammt. Es gibt auch einen intrazellulären, austauschbaren Eisenpool, der für Deferoxamin zugänglich ist. Dies gilt wenigstens für die Langzeittherapie über Wochen und Monate. Der Wunsch nach einem Komplexbildner, der Eisen aus den zellulären Depots quantitativ mobilisieren und rasch ausschleusen kann, ist noch nicht erfüllt. Deferoxamin, ein Fe-Chelator, gewonnen aus Streptomyces pilosus mit sehr hoher Affinität für Eisen (log K = 31) und geringer für Fe^{2+}, Cu^{2+}, Zn^{2+} und Ca^{2+} (log K < 14), stellt bisher das Optimum dar. Hinsichtlich der Ausschleusung von Aluminium mit Deferoxamin vgl. S. 1055. In England sind gute Erfahrungen mit subkutanen Infusionen von 1–4 g täglich gemacht worden. Auf diese Weise können 4–10 g Eisen pro Jahr entfernt werden.

Die **unerwünschten Nebenwirkungen** von **Deferoxamin** werden vor allem bei längerer Anwendung bemerkt. Trotz seiner hohen Affinität für Eisen werden auch andere Metalle komplex gebunden (s. S. 839). So ist die Versorgung des Organismus mit den Biometallen Zink und Kupfer zu kontrollieren. Neben Linsentrübungen am Auge und einer vorübergehenden Einschränkung der Nierenfunktion sind Hypotonie und Kollapsneigung zu befürchten. Es muß sorgfältig auf pseudoallergische, aber auch anaphylaktische Reaktionen geachtet werden. Niereninsuffizienz gilt von vornherein als eine Kontraindikation für Deferoxamin. Bei transfusionsabhängiger Thalassaemia major wurden bei hoher Dosierung auch neurotoxische Wirkungen beschrieben. Da teratogene Wirkungen im Tierexperiment aufgetreten sind, gilt das erste Trimenon in der Schwangerschaft als relative Kontraindikation.

Bei den primären genetisch bedingten Hämochromatosen (das abnorme Gen ist eng verbunden mit dem A-Lokus des HLA-Komplexes auf Chromosom 6) wird mehr Eisen resorbiert als dem Bedarf entspricht, d.h. die Regulation der enteralen Eisenresorption ist gestört. Der

[1] Desferal®

Deferoxamintherapie kommt hier neben der Aderlaßtherapie nur eine unterstützende Bedeutung zu. In der Regel läßt sich dem Körper mit Deferoxamin bestenfalls die Hälfte dessen an Eisen entziehen, was durch Aderlaß erreichbar ist. Unterstützende diätetische Maßnahmen sind phytatreiche Kost sowie das häufige Trinken von Schwarztee, dessen Tanningehalt die Verfügbarkeit von Eisen in der Nahrung durch die Bildung schwer resorbierbaren Eisentannats reduziert. Allerdings bleibt die Resorption von hämgebundenem Eisen unbeeinflußt. Fleischeiweiß sollte daher weitgehend durch Milcheiweiß ersetzt werden. Außerdem muß die gleichzeitige Zufuhr von Fruchtsäften eingeschränkt werden, deren Inhaltsstoffe, wie z.B. Ascorbat und Citrat, die Eisenresorption begünstigen können.

Weiterführende Literatur

Adamson, J. W./Eschbach, J. W.: Treatment of the anemia of chronic renal failure with recombinant human erythropoietin. Annu. Rev. Med. **41**, 349–360 (1990).

Bothwell, T. H./Charlton, R. W./Cook, J. D./Finch, C. A.: Iron Metabolism in Man. Blackwells, Oxford (1979).

Engle, J. P./Polin, K. S./Stile, I. L.: Acute Iron Intoxication: Treatment Controversies. Drug Intell. Clin. Pharm. **21**, 153–159 (1987).

Erslev, A. J.: Erythropoietin. N. Engl. J. Med. **324,** 1339–1344 (1991).

Forth, W.: Intestinale Resorption von Eisen und chemisch verwandten Metallen. In: Handbuch der Inneren Medizin IIV3 A Dünndarm (W. Caspary, Hrsg.) S. 267–287. Springer, Berlin, Heidelberg, New York, Tokyo (1983).

Forth, W./Rummel, W.: Iron Absorption. Physiol. Rev. **53,** 724–792 (1973).

Hallberg, L.: Iron Absorption and Iron Deficiency. Hum. Nutr.: Clin. Nutr. **36 C,** 259–278 (1982).

Hallberg, L.: Wheat Fibre, Phytates and Iron Absorption. Scand. J. Gastroenterol. **22,** Suppl. 129, 73–79 (1987).

Hallberg, L./Brune, M./Rossander, L.: Effect of Ascorbic Acid on Iron Absorption from Different Types of Meals. Human Nutr.: Appl. Nutr. **40 A,** 97–113 (1986).

Heimpel, H./Raghavachar, A.: 15. Blut, blutbildende Organe und Hämostasesysteme. In: Hierholzer, K., Schmidt, R. F. (Hrsg.): Lehrbuch der Pathophysiologie des Menschen. VCH, Weinheim (1991).

Hierholzer, K./Ritz, E.: 5. Nieren und ableitende Harnwege, Erythropoietin (15.1 f.). In: Hierholzer, K., Schmidt, R. F. (Hrsg.): Lehrbuch der Pathophysiologie des Menschen. VCH, Weinheim (1991).

Huebers, H./Rummel, W.: Protein-Mediated Epithelial Iron Transfer. In: Pharmacology of Intestinal Permeation, Handbook of Exper. Pharmacology I, p. 513–541 (T. Z. Czaky ed.). Springer, Berlin, Heidelberg, New York, Tokyo (1984).

Jacobs, A./Worwood, M.: Iron in Biochemistry and Medicine. Academic Press, London (1974; 1980).

Kaltwasser, J. P./Werner, E.: Serum-Ferritin. Springer, Berlin, Heidelberg, New York, Tokio (1980).

Kaltwasser, J. P./Werner, E.: Assessment of Bioavailability of Oral Iron Preparations in Man. In: Forth, W. (ed.): Iron – Bioavailability, Absorption, Utilization. Vol. 2, p. 31–58. BI-Wissenschaftsverlag, Mannheim, Leipzig, Wien, Zürich (1993).

Rosenmund, A./Haeberlin, A./Straun, P. W.: Blood Coagulation and Acute Iron Toxicity. J. Lab. Clin. Med. **103,** 524–533 (1984).

Rummel, W./Wollenberg, P.: Eisen reichlich vorhanden, aber schwer verfügbar. In: Haas, J. (Hrsg.): Mechanismen des Transports von Mineralstoffen und Spurenelementen. Wissenschaftliche Verlagsgesellschaft, Stuttgart (1995).

Sieff, C. A.: Biology and clinical aspects of haematopoietic growth factors. Annu. Rev. Med. **41,** 483–496 (1990).

Spiro, H. G./Saltman, P.: Polynuclear complexes of iron and their biological implications. In: Hemmerich, P., Jorgensen, C. K., Neilands, J. B., Nyholm, R. S., Reinen, D., Williams, J. P. (eds.): Structure and Bonding, Vol. **6,** 116-156. Springer, Berlin, Heidelberg, New York (1969).

Wollenberg, P./Mahlberg, R./Rummel, W.: The Valency State of Absorbed Iron Appearing in the Portal Blood and Ceruloplasmin Substitution. Biol. Metals **3,** 1–7 (1990).

Wollenberg, P./Rummel, W.: Dependence of Intestinal Iron Absorption on the Valency State of Iron. Naunyn-Schmiedebergs Arch. Pharmacol. **336,** 578–582 (1987).

30 Vitamine[1] und Spurenelemente

Therapie des Vitaminmangels

30.1 Vitamine

O. Adam und B. Elsenhans, München

Begriffsbestimmung

Vitamine sind organische Verbindungen, die im Organismus entweder nicht oder nicht in ausreichender Menge gebildet werden, zur Aufrechterhaltung der Lebensvorgänge aber unentbehrlich sind (vgl. Abb. 30.1). Die Bedeutung des Begriffs „Vitamin" ist speziesspezifisch, da die Fähigkeit zur Vitaminsynthese im Laufe der Evolution bei einigen Spezies verlorenging (Defektmutanten). Vitamin A, C und E haben in der Phylogenese erst im Bereich der höheren Wirbellosen Vitamincharakter, während das Vitamin D sogar nur von den Wirbeltieren benötigt wird. Der Mensch kann Vitamin D unter Einwirkung von UV-Licht aus der Vorläufersubstanz 7-Dehydrocholesterin (vgl. Abb. 30.3, S. 757) bilden, bei den übrigen Vitaminen ist er auf die Zufuhr mit der Nahrung angewiesen, die das Vitamin oder seine Vorstufe (Provitamin) enthält. Vitamine werden weder zur Stoffsynthese noch zur Energiegewinnung verwendet, sondern haben katalytische (als Coenzyme) oder steuernde (hormonähnliche) Funktionen. Der Mengenbedarf an Vitaminen ist deshalb gering.

Nomenklatur

Die Bezeichnung der Vitamine nach dem Alphabet hat historische Gründe. 1915 wurden in den USA zwei essentielle Bestandteile aus der Nahrung extrahiert: ein fettlöslicher, der mit A, und ein wasserlöslicher, der mit B bezeichnet wurde. Die Einteilung in fett- und wasserlösliche Vitamine erscheint auch heute noch sinnvoll, weil Resorption, Transport, Verteilung, Speicherung und Ausscheidung vom Löslichkeitsverhalten abhängig sind. Aus der wasserlöslichen Fraktion wurde in der Folge die Gruppe der B-Vitamine isoliert und mit B_1, B_2 usw. fortlaufend numeriert. Diese Bezeichnung mit Ziffern hat sich nur bei den B-Vitaminen erhalten, da es sich bei ihnen um chemisch sehr unterschiedliche Verbindungen handelt, die nicht austauschbar sind. Diese Vitamine können sich also nicht gegenseitig vertreten. Das ist bei den fettlöslichen Vitaminen A, D, E oder K anders; hier bedeutet die Bezeichnung A_1, A_2 oder D_1, D_2 usw., daß es sich um Strukturanaloga des jeweiligen Vitamins handelt, die sich wechselseitig vertreten können.

Weil die chemische Struktur aller Vitamine bekannt ist, hat das IUPAC-IUB (International Union of Pure and Applied Chemistry – International Union of Biochemistry) strukturbezogen eine einheitliche Benennung nach den chemischen Gemeinsamkeiten vorgeschlagen. Heute werden die meisten Vitamine synthetisch hergestellt oder durch Biosynthese aus Mikroorganismen gewonnen (Vitamin B_{12}).

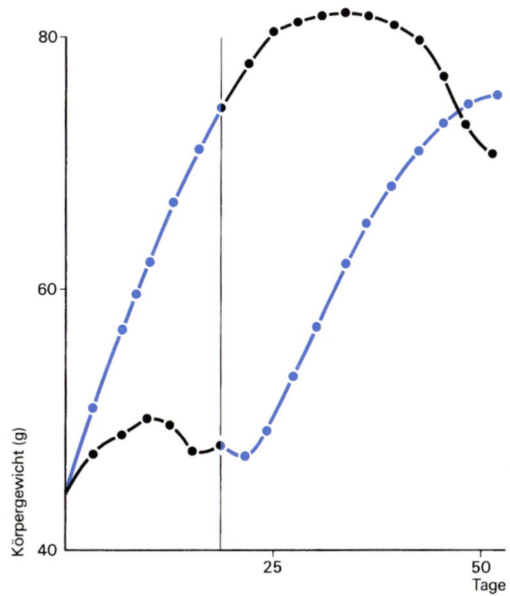

Abb. 30.1 Nachweis des Vitamingehalts von Milch. Das Experiment wurde von Sir F. Gowland Hopkins 1912 im J. of Physiology veröffentlicht. Das Bild trug die folgende Legende (Übersetzung!): „Untere Kurve (bis zum 18. Tag), acht männliche Ratten auf Minimaldiät; obere Kurve, acht vergleichbare Ratten, die eine Zulage von 3 ml Milch pro Tag erhielten. Am 18. Tag, durch eine vertikale Linie markiert, wurde die Milch der einen Serie entzogen und der anderen zugelegt. Durchschnittsgewicht in Gramm: senkrechte Achse; Zeit in Tagen: horizontale Achse". Die Minimaldiät bestand aus gereinigtem Kasein, Schmalz, Stärke, Zucker und anorganischen Salzen. Die Gesamttrockenmasse der Milch betrug weniger als 4%, bezogen auf die des gesamten Futters.

[1] auf der Grundlage des Kapitels von W. Forth und W. Rummel in der 7. Auflage

Bedarf an Vitaminen

Der Vitaminbedarf des Menschen weist individuelle Unterschiede auf, die durch genetische Variationen in der Resorptionsrate, im Stoffwechsel und in der Ausscheidung bedingt sind. Zudem verändern klimatische und Umweltfaktoren, das Lebensalter, die Lebens- und Arbeitsweise, Krankheiten und Ernährungsgewohnheiten den Bedarf an Vitaminen. Um trotzdem Empfehlungen geben zu können und klinisch manifeste Vitamin-Mangelzustände auszuschließen, hat die Deutsche Gesellschaft für Ernährung (DGE) bestimmte Sicherheitszuschläge zu den experimentell ermittelten Bedarfszahlen hinzugerechnet. Der angegebene Bedarf bezieht sich deshalb nur auf Gesunde und beinhaltet eine Sicherheitsmarge von 2 Standardabweichungen, um individuellen Unterschieden Rechnung zu tragen.

Die Nomenklatur und die wirksamen Verbindungen der Vitamine sind in Tab. 30.1 angegeben. Der tägliche Vitaminbedarf des Menschen ist in Tab. 30.2 wiedergegeben. Der Vitamingehalt im Plasma bzw. Serum und der Gesamtbestand im Organismus sind in Tab. 30.3 dargestellt. Die als Quellen für Vitamine wichtigsten Nahrungsmittel sind in Tab. 30.4 zusammengefaßt.

Die Verbesserung der Ernährungslage in den Industrieländern hat die früher häufigen Vitaminmangelerscheinungen zu einer Seltenheit werden lassen. Es sollte jedoch nicht übersehen werden, daß der Wunsch vieler Menschen, naturnah zu leben und vor allem natürliche, unbearbeitete Nahrung zu konsumieren, einerseits die Quelle von Fehlernährungen neuen Typs sein kann, andererseits aber auch viele Menschen Geschäftemachern aller Art ausliefert. Beispiele für die letztgenannte Entwicklung sind z. B. die Propaganda für Tocopherol (Vitamin E), Ascorbinsäure (Vitamin C) oder – aus der Reihe der Spurenelemente – für das Selen. Hier sind Ärzte als Sachverständige besonders gefordert, den Laien vernünftig zu beraten.

Tabelle 30.1: Nomenklatur und wirksame Verbindungen der wasser- und fettlöslichen Vitamine

Historische Bezeichnung	Nomenklatur nach IUPAC-IUB*	Wirksame Verbindungen
Wasserlösliche Vitamine		
B-Vitamine		
Vitamin B_1	Thiamin	Thiamin
Vitamin B_2	Riboflavin	Riboflavin
Niacin	Niacin	Nicotinsäure Nicotinamid
Vitamin B_6	Pyridoxin	Pyridoxol Pyridoxamin
Pantothensäure	Pantothensäure	Pantothensäure
Biotin	Biotin	Biotin
Folsäure	Folsäure	Folsäure
Vitamin B_{12}	Cobalamin	Cyanocobalamin Hydroxocobalamin Aquocobalamin (Speicherform)
Vitamin C	Ascorbinsäure	Ascorbinsäure
Fettlösliche Vitamine		
Vitamin A	Retinol	Retinol (alle Wirkungen) Retinal Retinsäure (spezielle Wirkungen)
Vitamin D	Calciferole	Ergocalciferol (D_2) Cholecalciferol (D_3)
Vitamin E	Tocopherole	α-, β-, γ-, δ-Tocopherol Tocotrienol
Vitamin K	Phyllochinone	Phytomenadion (K_1) Menachinon (K_2) Menadion (K_3, synthetisch) Menadion-Hydroxylchinon (K_4, synthetisch)

* internationale chemische Nomenklatur der Vitamine (**I**nternational **U**nion of **P**ure and **A**pplied **C**hemistry – **I**nternational **U**nion of **B**iochemistry)

Tabelle 30.2: Von der Deutschen Gesellschaft für Ernährung empfohlene Tageszufuhr an Vitaminen für Gesunde (Referenzwerte für die Nährstoffzufuhr, 2000)

Bezeichnung nach IUPAC-IUB*	Vitamin	Säuglinge und Kleinkinder	Kinder	Jugendliche	Erwachsene	Schwangere, stillende Mütter
Retinol	A	0,5 mg	0,7–1,0 mg	1,1 mg	1,1 mg	1,1–1,5 mg
β-Carotin		2–4 mg	2–4 mg	2–4 mg	2–4 mg	2–4 mg
Cholecalciferol[2]	D	0,01 mg	0,005 mg	0,005 mg	0,005 mg	0,01 mg
α-Tocopherol	E	4 mg	6–15 mg	15 mg	15 mg	15 mg
Phytomenadion	K	0,01 mg	0,03 mg	0,07 mg	0,08 mg	0,07 mg
Thiamin	B_1	0,2–0,4 mg	0,7–1,2 mg	1,2 mg	1,2 mg	1,4 mg
Riboflavin	B_2	0,3–0,5 mg	0,8–1,5 mg	1,5 mg	1,5 mg	1,8 mg
Pyridoxin	B_6	0,3 mg	0,4–1,4 mg	1,5 mg	1,5 mg	1,9 mg
Niacin		2–5 mg	9–17 mg	17 mg	14 mg	17 mg
Folsäure		0,08 mg	0,2–0,4 mg	0,4 mg	0,4 mg	0,6 mg
Cyanocobalamin[1]	B_{12}	0,8 µg	1,5 µg	3 µg	3 µg	4 µg
Ascorbinsäure	C	50 mg	75 mg	100 mg	100 mg	150 mg

* internationale chemische Nomenklatur der Vitamine (**I**nternational **U**nion of **P**ure and **A**pplied **C**hemistry – **I**nternational **U**nion of **B**iochemistry)
[1] Dosisangaben von Cyanocobalamin sind in µg angegeben, sonst in mg.
[2] Bei diesen Angaben wird davon ausgegangen, daß der Säugling prophylaktisch grundsätzlich Cholecalciferol erhält.

Zwischen einem Mangel (Hypovitaminose) und einer Überdosierung (Hypervitaminose) liegen viele Bereiche, die durch Begriffe wie minimalen Bedarf, optimale Versorgung, therapeutische Wirkung und Überdosierung beschrieben werden können. Plasmaspiegel sind für manche Vitamine kein Maßstab für die Versorgung, da Speicher vorhanden sein können, die über lange Zeit stabile Plasmaspiegel, z.B. für Vitamin A, aufrechterhalten. Verbrauch und vorhandene Depots bestimmen, wie lange der Körper ohne Zufuhr auskommen kann, d.h., bei geringerer Speicherkapazität muß eine häufigere Zufuhr des jeweiligen Vitamins gewährleistet sein. So hat Vitamin B_1 beispielsweise eine Halbwertszeit von wenigen Tagen, während diese für Vitamin B_{12} bei 1 bis 2 Jahren liegt.

30.1.1 Fettlösliche Vitamine

Unter dieser Bezeichnung werden Retinoide (A-Vitamine), Chole- und Ergocalciferole (D-Vitamine), α-Tocopherol und Tocole mit Vitamin-E-Aktivität (E-Vitamine) sowie Phytomenadion und Menachinon (K-Vitamine) zusammengefaßt (s. Tab. 30.1).

Allen fettlöslichen Vitaminen ist gemeinsam, daß ihre intestinale Resorption an eine intakte Fettresorption geknüpft ist. Das bedeutet, daß ihre Resorption von der Sekretion von Gallensäuren abhängt. Fettlösliche Vitamine werden, wie Fette mit langkettigen Fettsäuren, emulgiert, pinocytotisch in die Mukosazellen aufgenommen und mit den Chylomikronen langsam, über Stunden, in die Lymphe ausgeschieden.

Vitamin A und Retinoide

Vitamin A ist ein Produkt des tierischen Stoffwechsels, im Pflanzenreich kommen nur die Vorstufen, die Retinoide, als Provitamine vor. Es handelt sich demzufolge um eine heterogene Substanzgruppe mit unterschiedlicher biologischer Wirksamkeit.

Die im menschlichen und tierischen Organismus vorkommenden Formen von Vitamin A sind das Retinol, das Retinal, die Retinylester, die Retinsäure und die glucuronidierten Verbindungen der Retinsäure und des Retinols. Diese chemisch unterschiedlichen Formen haben auch unterschiedliche Aufgaben.

Retinol (Alkohol) ist die Transportform des Vitamins A, aus der alle anderen Formen gebildet werden können, und es erfüllt alle Funktionen. In Nahrungsmitteln tierischer Provenienz kann es als Retinol oder als Retinylester vorliegen (Tab. 30.4 und 30.5). Zur Resorption gelangt Retinol, das aus den Retinylestern durch eine pankreatische Esterase im Darmlumen freigesetzt wird.

Tabelle 30.3: Nahrungsmittel als Vitaminquelle

Retinol	Leber, Fischöl, Butter, Eigelb
β-Carotin	Obst, Gemüse (gelb und tiefgrün)
Cholecalciferol	Leber, Fischöle, Milch
α-Tocopherol	Weizenkeime, Pflanzenöle, Vollkornprodukte
Phyllochinon	Kohlgemüse, insbes. Spinat
Thiamin	Fleisch, Leber, Kornprodukte
Riboflavin	Fleisch, Leber, Milch, Gemüse, Vollkornprodukte
Pyridoxin	Leber, Fleisch, Getreide, Reis (ungeschält)
Nicotinsäure	Leber, Fleisch, Erdnüsse, Hülsenfrüchte
Cobalamine	Leber, Fleisch, Milch
Folsäure	Leber, Gemüse, Milch
Ascorbinsäure	Gemüse, Paprika, Tomaten, Zitrusfrüchte, Obst, Leber, Kartoffeln, Milch

Besonders empfindlich gegen Kochen sind Ascorbinsäure und Folsäure (bis zu 90% Wirkungsverlust). Wirkungsverluste von Ascorbinsäure in der Nahrung, die in Großküchen zubereitet wurde, waren früher durch Kupferspuren bedingt, die aus den Kochkesseln stammten. Wirkungsverluste durch Kochen treten auch auf bei Thiamin, Riboflavin, Cobalamin und Nicotinsäure (bis zu 30%). Über Wirkungsverluste von Vitaminen in Tiefkühlkost ist wenig bekannt; ganz allgemein büßen α-Tocopherol und Ascorbinsäure durch längere Lagerung an Aktivität ein.

Tabelle 30.4: Fettlösliche Vitamine und ihre wichtigsten Strukturanaloga mit Vitaminaktivität

chemische Kurzbezeichnung	Trivialbezeichnung	relative Aktivität
	A-Vitamine	
Retinol	Vitamin A_1	100[1]
3-Dehydro-Retinol	Vitamin A_2	40
13-cis-Retinol	Neo-Vitamin A_1	75
Retinal	Vitamin-A_1-Aldehyd	90
Retinsäure	Vitamin-A_1-Carbonsäure	65
	D-Vitamine	
1α,25-Dihydroy-cholecalciferol	–	100[2]
25-Hydroxy-cholecalciferol	–	20
Ergocalciferol	Vitamin D_2	≈ 2
Cholecalciferol	Vitamin D_3	≈ 4
	E-Vitamine	
α-Tocopherol		100[3]
β-Tocopherol		30
Tocochromanol-3		30
γ-Tocopherol		10
δ-Tocopherol		1
	K-Vitamine	
Phyllochinon	Vitamin $K_1(20)$[5]	100[4]
Menachinon-6	Vitamin $K_1(30)$[5]	60

[1] Standard: Wachstum von Vitamin-A-Mangel-Ratten;
[2] Standard: Vergleich der kurativen Dosen bei Rachitis des Menschen
[3] Standard: Wirksamkeit bei sterilen weiblichen Vitamin-E-Mangel-Ratten
[4] Standard: Bestimmung der Blutgerinnungszeit bei Vitamin-K-Mangel-Küken
[5] Die Zahlen in Klammern geben die Zahl der C-Atome in der Phytyl-Seitenkette von Phyllochinon an (vgl. Formel S. 763, Abb. 30.6)

Retinol wird in Mizellen aufgenommen, wobei Fette und Gallensäuren die Resorption durch Emulgierung erleichtern. In Enterocyten wird Retinol an das zelluläre retinolbindende Protein (CRBP, cellular retinol binding protein) gebunden und durch das Enzym Lecithin-Retinol-Acyltransferase (LRAT) mit Palmitinsäure verestert. Wird Retinol in pharmakologischen Dosen zugeführt, kommt es zusätzlich zur Veresterung über das Enzym Acyl-CoA-Retinol-Acyltransferase (ARAT), der Weitertransport erfolgt mit den Fetten. Während die Resorption des an CRBP gebundenen Retinols geregelt über einen Carrier verläuft, diffundiert das freie Retinol passiv in das Blut. Sein Transport zu den Zielzellen erfolgt über den Cotransport mit den Fettsäuren durch die Aktivität der Lipoproteinlipase (LPL). Von diesem ungeregelten Transport, der möglicherweise für die unerwünschten Vitamin-A-Wirkungen (s. Hypervitaminose) verantwortlich ist, unterscheidet sich der mit Hilfe des RBP (retinol binding protein). Die in Enterocyten gebildeten RBP-Retinol-Komplexe werden mit den Chylomikronen zunächst im Blut transportiert. Dabei spaltet die LPL, wie oben beschrieben, Fettsäuren zur Energieversorgung peripherer Zellen ab, und die entsprechend verkleinerten Chylomikronen (Chylomikronen-Remnants) gelangen rezeptorgesteuert in die Leber. Dort werden die Retinylester durch Hydrolyse gespalten, meist mit Palmitinsäure wieder verestert und als Retinylpalmitinsäure gespeichert.

Retinylester werden bedarfsabhängig durch mikrosomale Enzyme hydrolytisch gespalten und das entstehende Retinol an RBP gebunden. Die Retinol-RBP-Komplexe werden in das Plasma abgegeben. Infolge ihres geringen Molekulargewichts würden sie sofort über die Niere ausgeschieden. Doch die Ausscheidung wird durch Bindung an das Transthyretin verhindert.

Tabelle 30.5: Retinol, Retinal, Retinylester und Retinsäure.

A-Vitamin	Funktion	Wirkung
Retinol $R=CH_2OH$	Transportform Bezugsgröße für die Vitamin-A-Wirkung der anderen Formen (RÄ = Retinoläquivalente)	alle Wirkungen und Funktionen
Retinal $R=CHO$	all-trans-Retinal wird in der Choroidea des Auges zu 11-cis-Retinal, das durch Bindung an Opsin die Umwandlung des Photoimpulses in einen Nervenimpuls steuert	speziell beim Sehvorgang
Retinylester $R=CH_2OR_1$	Speicherform, in der Retinol in den Parenchymzellen (Kurzspeicher) und den Stellatumzellen (Langzeitspeicher) der Leber sowie in Zellen gespeichert wird, die Vitamin A zur Funktion brauchen. R_1 = Palmitin-, Stearin- oder Ölsäure.	wirken nach hydrolytischer Spaltung zu Retinol
Retinsäure $R=COOH$	Endprodukt des Vitamin-A-Stoffwechsels, das nicht mehr zu Retinol oder Retinal zurückverwandelt werden kann. Funktion bei der Bildung des Testosterons	steigert die Proliferation der Zellen und die Zelldifferenzierung. In der Schwangerschaft eingenommen, kann sie teratogene Schäden verursachen.

Retinol ist das wirksamste der A-Vitamine, da es alle Funktionen erfüllt, indem es zu den anderen Formen umgewandelt wird. Retinal hat seine spezifischen Aufgaben nach Isomerisierung beim Sehvorgang, Retinylester sind die Speicherform für das Retinol, Retinsäure ist das Endprodukt der Retinoloxidation und kann nicht mehr rückgeführt werden.

Transthyretin ist ein Präalbumin, das in seiner Funktion dem thyroxinbindenden Präalbumin entspricht. Trotz Bindung des Retinol-RBP-Komplexes an Transthyretin werden nicht unerhebliche Anteile dieses Holo-RBP-Transthyretin-Komplexes glomerulär filtriert und tubulär rückresorbiert. Das Ausmaß der Rückresorption bestimmt die Plasmaspiegel mit. Demzufolge sind die Retinol-Plasmaspiegel bei tubulären Nierenerkrankungen vermindert und bei Niereninsuffizienz erhöht. Entsprechend dem Bedarf wird Retinol in der Zielzelle über Retinal zu Retinsäure oxidiert, so daß alle biologischen Wirkungen des Vitamins A von Retinol ausgeübt werden können.

Retinal (Aldehyd) ist ausschließlich für spezielle Funktionen beim Sehvorgang zuständig. Wie bei allen Transportvorgängen ist Retinol an spezifische Transportproteine gebunden. Es wird in den Choriokapillaren als Holo-RBP-Transthyretin-Komplex angeliefert. In der Bruchschen Membran entsteht durch Oxidierung all-trans-Retinal, das durch Isomerisierung zu 11-cis-Retinal wird und an das zelluläre retinalbindende Protein (CRALBP, cellular retinal binding protein) gebunden ist. Im Rhodopsin-Isomerase-Cyclus ist 11-cis-Retinal über einen Lysinrest als protonierte Schiffsche Base an das Rhodopsin gebunden. Nach Deprotonierung durch Lichteinwirkung wird all-trans-Retinal wieder frei und in Dunkelheit in das aktive 11-cis-Retinal zurückgeführt (Abb. 30.2). Die komplexen Vorgänge sind in der Speziailiteratur beschrieben und umfassen unter anderem einen Verstärkereffekt und die Umwandlung der Photoenergie in Nervenimpulse.

Retinsäure ist das Endprodukt des Vitamin-A-Stoffwechsels, sie kann nicht in Retinal oder Retinol zurückverwandelt werden. Retinsäure erfüllt spezifische Funktionen bei der Bildung des Testosterons, andererseits ist sie auch ein wichtiger Regulator der Zellproliferation und der Zelldifferenzierung, z.B. in der Embryonalentwicklung. Experimentell konnte ihre Wirkung auf die Bildung der Extremitätenknospen beim Küken gezeigt werden. Im Eigelb ist Retinsäure in hoher Konzentration vorhanden, an den Extremitätenknospen wird sie zusätzlich angereichert.

Die Konzentration des zellulären retinsäurebindenden Proteins (CRABP, cellular retinic acid binding protein) verläuft entgegengesetzt zum Gradienten der Retinsäure und reguliert damit deren Wirkung. Das CRABP hat in diesem System die wichtige Aufgabe, die Verfügbarkeit der Retinsäure für Kernrezeptoren zu regulieren.

Die im Cytoplasma befindliche Retinsäure interagiert mit zwei Subfamilien nukleärer Retinsäurerezeptoren, dem RAR (retinic acid receptor, α, β, τ) und dem RXR (retinoid X receptor, α, β, τ). Zwar werden beide Rezeptorarten durch all-trans-Retinsäure angesprochen, aber die Bindungsaffinität der Retinsäure zu RAR und RXR ist unterschiedlich stark. An RAR bindet Retinsäure mit hoher Affinität und verändert damit die Genexpression, während RXR nur eine geringe Bindungsaffinität für Retinsäure aufweist. Allerdings wird das Isomerisationsprodukt 9-cis-Retinsäure mit hoher Affinität an RXR gebunden. Das führt dazu, daß durch Isomerisierung der Retinsäure differenzierte Signaltransduktionen zum Zellkern erreicht werden.

Die mehr als 30 bisher identifizierten Kernrezeptoren für Retinsäure gehören zur Familie der Steroid-Thyroid-Hormonrezeptoren, an die Östrogene, Androgene, Mineralocorticoide, Glucocorticoide, Vitamin D und Pro-

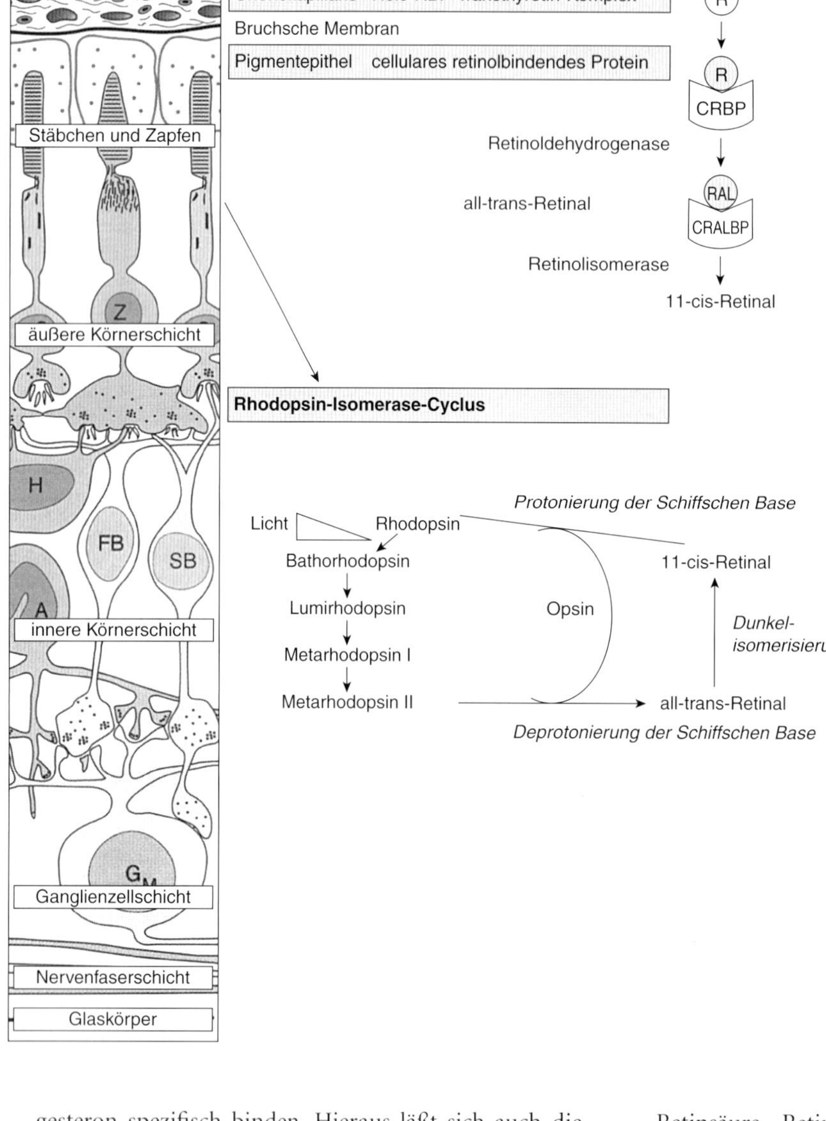

Abb. 30.2 Der Stoffwechsel des Vitamins A beim Sehvorgang Im Stoffwechsel des Vitamins A im Auge spielen die zahlreichen Bindungsproteine für Vitamin A eine Rolle. Es kommt zur Bildung von Retinal, das ausschließlich für den Sehvorgang von Bedeutung ist. Im choriokapillaren Gefäßsystem wird Retinol vom Holo-RBP-Transthyretin-Komplex abgespalten und gelangt über die Bruch-Membran in das Pigmentepithel. Dort wird Retinol an das **c**elluläre **R**etinol-**b**indende **P**rotein (CRBP) gebunden. Über die Retinoldehydrogenase entsteht all-trans-**R**etin**al** (RAL), das sich an das **c**elluläre **R**etin**al**-**b**indende **P**rotein (CRALBP) anlagert. Durch die Retinalisomerase entsteht 11-cis-Retinal, das sich beim Sehvorgang durch Protonierung einer Schiffschen Base mit Opsin zu Rhodopsin verbindet. Der Rhodopsin-Isomerase-Zyklus bewirkt die Umwandlung der Lichtenergie in Nervenimpulse. Dabei kommt es zur Deprotonierung der Schiffschen Base, und es entstehen wiederum Opsin und all-trans-Retinal. Während Dunkelheit erfolgt eine Isomerisierung zu 11-cis-Retinal, so daß es erneut für den Sehvorgang zur Verfügung steht (geändert nach H.K. Biesalski et al.: Vitamine. Physiologie, Pathophysiologie, Therapie, 1997, und K.H Bässler et al.: Vitamin-Lexikon 1997).

gesteron spezifisch binden. Hieraus läßt sich auch die Beobachtung erklären, daß bei Vitamin-A-Mangel häufig eine Hyperthyreose auftritt. Denn in dem Fall fehlen die Rezeptoren für das thyroxinbindende Globulin (TBG), die für die Rückkopplung des Hormonsignals (s. Schilddrüsenhormone etc., S. 721) erforderlich sind. Durch die Kernrezeptoren werden sowohl Faktoren geregelt, die in das Wachstum und die Differenzierung der Zellen eingreifen (wie Interleukine, Cytokine, Onkogene), als auch Faktoren, die Verbindungen zwischen den Zellen regulieren (wie Fibronectin und Laminin). Hieraus resultieren die Effekte der Retinsäure auf das Respirationsepithel, die Darmschleimhaut, die Haut (Hyperkeratosen bei Vitamin-A-Mangel), die Hämatopoese (Differenzierung der myeloiden Zellen), aber auch die Tumorpromotion bei einem Überangebot an Retinsäure. Retinsäure wird nach Glucuronidierung über die Galle oder die Niere ausgeschieden (s. Tab. 30.5). **Retinylester** sind die Speicherform von Vitamin A. Sie werden vor allem durch Veresterung des Retinols mit Palmitinsäure, Stearinsäure oder Ölsäure gebildet und finden sich überwiegend in der Leber. In funktionell Vitamin-A-abhängigen Geweben, wie Retina, Hoden, Ovar, Lunge, Gastrointestinal- und Urogenitaltrakt dienen Retinylester als Kurzspeicher für die Versorgung. Durch Hydrolyse können Retinylester in Retinol zurückverwandelt werden und so im Bedarfsfall Versorgungsdefizite dekken, bis schließlich der Antransport aus den Speichern der Leber erfolgt (Hepatocyten = Kurzzeitspeicher, Stellatumzellen = Langzeitspeicher).

Retinoide sind chemisch unterschiedliche Substanzen, die als Provitamine fungieren und im Körper zu

Vitamin A umgebaut werden können. Quantitativ am bedeutsamsten sind α-, β- und γ-Carotin. Sie enthalten in ihrer offenen C-Atomkette neun trans-Doppelbindungen. β-Carotin enthält zwei β-Iononringe; durch Vermittlung der 15,15-Dioxygenase wird das Molekül in der Leber oder bereits in der Mucosazelle in 2 Moleküle all-trans-Retinal gespalten, die dann über die Retinal-Reductase zu all-trans-Retinol umgewandelt werden. Dieser Prozeß hängt von der Versorgungslage des Organismus, der Protein- und Fettzufuhr, der Menge an zugeführtem β-Carotin und Vitamin E ab. Bei gleichzeitiger Gabe von Retinol geht die Umwandlung auf Null zurück. Bisher konnte durch Zufuhr von β-Carotin noch nie eine Hypervitaminose erzeugt werden, obwohl β-Carotin als Provitamin theoretisch doppelt so aktiv wie die anderen Carotinoide ist (Abb. 30.3).

Nach neueren Untersuchungen soll den Carotinoiden eine Bedeutung in der Prävention von Krebs und Arteriosklerose zukommen. Diese protektiven Wirkungen üben die Carotinoide durch ihre Eigenschaft als Antioxidantien und Radikalfänger aus; sie sind von ihrer Wirkung als Provitamine abzutrennen. Aufgrund der Vitamin-A-unabhängigen Wirkungen wird β-Carotin teilweise als eigener Wirkstoff angesehen. Deshalb werden in jüngster Zeit von den Ernährungsgesellschaften Empfehlungen für eine zusätzliche Zufuhr von Carotinoiden gegeben, die aber experimentell noch nicht abgesichert sind. Toxische Wirkungen konnten auch bei sehr hoher Zufuhr von Carotinoiden nicht gefunden werden. Allerdings zeigt sich in bezug auf Speicherung und Stoffwechsel der Carotinoide eine erhebliche individuelle Varianz, die der des Fettstoffwechsels (Triglyceride) entspricht. Möglicherweise sind diese unterschiedlichen individuellen Faktoren in den Untersuchungen zur Krebsprävention mit Carotinoiden für Responder und Nonresponder verantwortlich.

Dagegen wirkt eine zu hohe Vitamin-A-Zufuhr teratogen, vermutlich wegen der über die Kernrezeptoren gesteuerten Wirkung auf die Wachstumshormone. Dies ist besonders bedeutsam für Schwangere, die zwar einen höheren Bedarf an Vitamin A aufweisen (s. Tab. 30.1), bei denen aber vor allem nach überhöhter Zufuhr von Retinsäure gehäuft Aborte und kindliche Fehlbildungen auftreten.

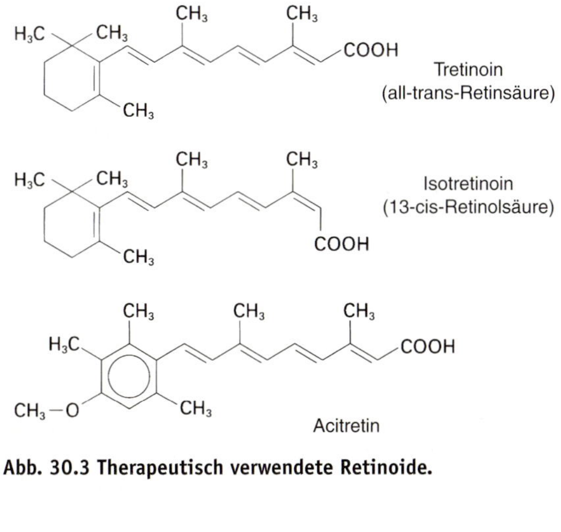

H_3C CH_3 CH_3 CH_3 COOH CH_3
Tretinoin
(all-trans-Retinsäure)

H_3C CH_3 CH_3 CH_3 CH_3 COOH
Isotretinoin
(13-cis-Retinolsäure)

CH_3 CH_3 CH_3 H_3C COOH CH_3-O CH_3
Acitretin

Abb. 30.3 Therapeutisch verwendete Retinoide.

Hypovitaminosen

Weltweit ist der Mangel an Vitamin A die häufigste Hypovitaminose. Man findet sie fast ausschließlich in unterentwickelten Ländern. Dabei läßt sich nicht unterscheiden, ob ein Eiweißmangel zum Fehlen der zahlreichen Vitamin-A-Transportproteine geführt hat oder ob der Vitaminmangel an sich Ursache für die Hypovitaminose ist. Die häufigsten Symptome sind Nachtblindheit und erhöhte Blendempfindlichkeit. Eine abnorme Keratinisierung in Form der Keratomalazie (Verhornung der Cornealzellen), Xerophthalmie (Verhornung der Talgdrüsen, Eintrocknung der Binde- und Hornhaut), Atrophie der Speicheldrüsen sowie der Schleimhaut des Respirations-, Magen-Darm- und Urogenitaltrakts sind Zeichen des fortgeschrittenen Vitamin-A-Mangels. Vitamin-A-Mangel geht mit einer erhöhten Mortalität einher. Todesursachen sind Infektionen des Respirationstrakts oder Diarrhöen.

In Industrienationen ist ein Mangel an Vitamin A selten. Als Ursachen finden sich gelegentlich eine nutritive Unterversorgung (alleinlebende Senioren, alkoholtrinkende Raucher), Magen-Darm-Erkrankungen (Colitis ulcerosa, Malabsorption, Maldigestion), eine Leberzirrhose (fehlende Synthese der Transportproteine), rezidivierende Infekte (gesteigerter Verbrauch) oder eine Dünndarmresektion und längere parenterale Ernährung. Wichtige, wenn auch seltenere Ursachen des Vitamin-A-Mangels sind die Mukoviszidose, bei der es infolge der gestörten Fettverdauung zu einer verminderten Resorption kommt, und die A-β-Lipoproteinämie. Sie ist durch einen intestinalen Mangel an β-Lipoprotein gekennzeichnet, es fehlen die Vitamin-A-transportierenden Chylomikronen. Frühgeborene haben keine hepatischen Vitamin-A-Reserven und bedürfen deshalb besonders der regelmäßigen Zufuhr von Vitamin A.

Laborchemisch kann der Vitamin-A-Mangel kaum an den Plasmaspiegeln erkannt werden, da diese bis zur vollständigen Entleerung der Speicher annähernd konstant bleiben. Bessere Indikatoren sind die Bestimmung der Retinylester (Speicherform) oder des RBP.

Hypervitaminosen

Die Versorgung mit Vitamin A ist in den industrialisierten Ländern meist ausreichend. In Deutschland wird sogar eine Überversorgung festgestellt, die sich auf den hohen Fleischkonsum zurückführen läßt. Intoxikationen wurden erstmals bei Eskimos und Antarktisreisenden beschrieben, die rohe Eisbärleber verzehrt hatten. Seitdem Vitamin A zur Psoriasistherapie verwendet wurde und Präparate mit 400000 I.E. Vitamin A zur Verfügung standen, traten auch iatrogen bedingte akute

Intoxikationen auf. Bei oraler Zufuhr hoher Mengen treten nach etwa 5 Stunden Benommenheit, starke Kopfschmerzen, Übelkeit und Erbrechen auf. Nach parenteraler Zufuhr von 3,5 Mio. I.E. über 21 Tage kam es zu vollständiger Alopezie, Hepatosplenomegalie und zu einer toxischen Hepatitis (Leicht et al. 1973). Eine chronisch erhöhte Zufuhr führt zu Appetitverlust, Haarausfall, Austrocknung der Haut, Mundwinkelrhagaden, und durch die meist zusätzlich erhöhte Vitamin-D-Zufuhr kommt es zu Knochenschmerzen, Hypercalciämie und Hyperostosen. Infolge der Vitamin-A-Wirkung auf die Östrogenrezeptoren können bei Frauen Zwischenblutungen auftreten.

Teratogene Wirkungen der Vitamin-A-Hypervitaminose wurden bei 154 Frauen beschrieben, die in der Schwangerschaft Retinsäure (Isotretinoin) zur Therapie einer Akne erhalten hatten. Bei 95 der Frauen wurde ein aus medizinischen Gründen indizierter Schwangerschaftsabbruch durchgeführt, 12 Frauen hatten spontane Aborte, bei 21 Kindern traten Fehlbildungen (Mikrotie, Mikrognathie, Gaumenspalten, Herz- und Gefäßanomalien, ZNS-Anomalien) auf. Dagegen scheint Retinol weniger teratogen als Retinsäure zu wirken. Die Zufuhr von 10 000 I.E. Vitamin A wird als unbedenklich angesehen. Mit 100 g frischer Leber werden zwischen 3600 und 250 000 I.E. Vitamin A zugeführt, denn das Tierfutter wird häufig mit Vitamin A angereichert. Inzwischen wird das Zufüttern zwar aufgegeben, trotzdem ist Frauen im gebärfähigen Alter vom Verzehr frischer Leber abzuraten. Da etwa 40% des Vitamins A zur Resorption gelangen, würde dies bei einer üblichen Portion Leber bereits einer Zufuhr von bis zu 100000 I.E. entsprechen.

Vitamin A und Retinoide in der Prävention

Frauen im gebärfähigen Alter bedürfen einer ausreichenden Versorgung mit Vitamin A, die mit 1,1–1,8 mg Retinol (6000 I.E., 0,3 µg Retinol entspr. 1 I.E.) angegeben wird (s. Tab. 30.2), aber experimentell nicht belegt ist. Der sich entwickelnde Fötus ist auf die Versorgung durch die Mutter angewiesen, die z. B. bei einer vegetarischen Ernährung keine ausreichenden Vitamin-A-Speicher aufbauen kann. Gehäuft auftretende Neuralrohrdefekte und bronchopulmonale Dysplasien beim Neugeborenen werden darauf zurückgeführt.

Die Vitamin-A-Speicher von Neugeborenen sind noch gering und reichen bei Infektionen nur wenige Tage. Deshalb ist eine pränatale Versorgung wichtig, auch wenn mit der Muttermilch Vitamin A zugeführt wird. Während der Stillperiode werden täglich etwa 0,5 mg Retinol abgegeben, was bei längeren Stillperioden zu einer Unterversorgung der Mutter führt.

Präventivstudien mit Vitamin-A-Supplementierung werden kaum noch durchgeführt, seit eine Studie (4 Jahre lang 30 mg β-Carotin + 25000 I.E. Retinylester) im fünften Jahr abgebrochen werden mußte wegen einer signifikanten Zunahme von Lungenkrebs in der supplementierten Gruppe. Dagegen zeigen epidemiologische Studien, daß eine erhöhte Zufuhr von β-Carotin mit der Verminderung einiger Krebsformen wie Lungen- und Dickdarmkrebs, besonders aber der Arteriosklerose einhergeht.

Vitamin D

In der Leber, zu einem geringen Teil auch in den Nieren und im Darm wird aus Cholecalciferol durch Einwirkung einer 25-Hydroxylase 25-Hydroxycholecalciferol (25-OH-Vit. D_3, Calcidiol) gebildet. Fast ausschließlich in den Nieren (nur geringe Aktivitäten finden sich auch in Keratinocyten, Placenta und Milchdrüse) entsteht dann aus 25-OH-Vit. D_3 durch Einwirken einer weiteren Hydroxylase 1α,25-OH-Vit. D_3 (Calcitriol).

Die körpereigene Calcitriol-Synthese wird an mehreren Stellen geregelt; eine hohe Zufuhr von Vorstufen kann allerdings eine Hypervitaminose auslösen. Das 7-Dehydrocholesterin wird in der Haut bei starker UV-Licht-Einwirkung zu den inaktiven Isomeren Lumisterol und Tachysterol umgewandelt. Die Calcitriol-Plasmakonzentration ist über das Parathormon an die Plasmaspiegel von Calcium und Phosphat gekoppelt. Sinkt die Calcium- (2,2–2,6 mmol/l ≈ 8,8–10,4 mg/dl) oder die Phosphatkonzentration (0,87–1,67 mmol/l ≈ 2,7 bis 5,2 mg/dl) unter den Normalwert, wird Parathormon (s. S. 731) ausgeschüttet, das die Calcidiol-1α-Hydroxylase stimuliert. Hohe Calcitriol-Konzentrationen hemmen dieses Enzym, stimulieren aber die Aktivität einer weiteren Hydroxylase im Nierengewebe, nämlich der 24-Hydroxylase. Das von ihr gebildete 24,25-OH-Vit. D_3 hat nur geringe Vitaminwirkung. Neuere Untersuchungen haben gezeigt, daß an Vitamin-D-bindendes Protein als Carrier im Plasma gebundenes Calcidiol in den Nieren glomerulär abgegeben und tubulär wieder reabsorbiert und zu Calcitriol weiter hydroxyliert wird (Nykjaer et al. 1999). Als Rezeptor dient auf der luminalen Seite des proximalen Tubulus Megalin, das zur Familie der LDL-Rezeptoren gehört. Eine verminderte Aktivität von Megalin führt zu einer renalen Ausscheidung von Calcidiol und kann damit den Calcitriol-Plasmaspiegel maßgeblich verändern (Abb. 30.4).

Biochemische Wirkungen

Calcitriol (1α,25-OH-Vit. D_3) und die anderen Stoffe mit Vitamin-D-Aktivität wirken auf drei Organsysteme: auf die **resorbierenden Zellen des Darmepithels** und des **tubulären Apparats der Nieren** sowie auf die **Knochenmatrix.** Es regt zudem die Bildung von Calbindin an, das die Aufnahme von Calcium in die Zellen reguliert. Hierdurch hat Calcitriol Einfluß auf die Insulinsekretion, da bei Vitamin-D-Mangel kein Calbindin in den B-Zellen des Pankreas gebildet wird. Im Immunsystem werden Funktion, Proliferation und Differenzierung der Lymphocyten und Monocyten durch Calcitriol beeinflußt.

Wirkungen auf die resorbierenden Zellen des Darmepithels. Calcitriol regt die Resorption von Calcium-Ionen aus dem Darmlumen an. Es wurde nachgewiesen, daß

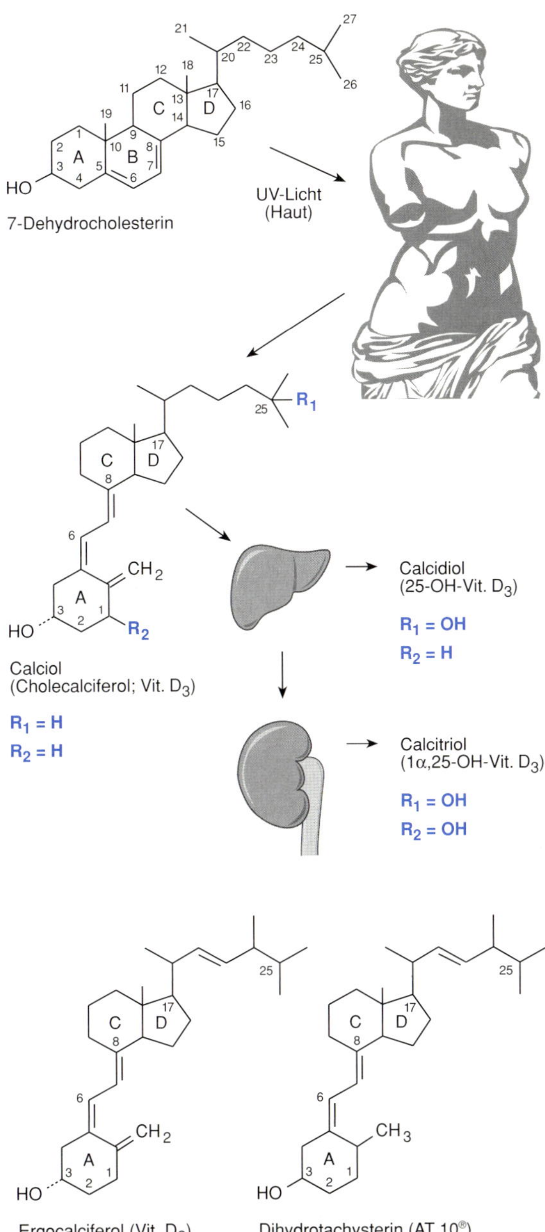

Abb. 30.4 Stoffe mit Vitamin-D-Aktivität. Die Bildung der körpereigenen Cholecalciferole nimmt ihren Ausgang von Cholesterin; durch UV-Bestrahlung der Haut bildet sich aus 7-Dehydrocholesterin Cholecalciferol (Vit. D_3), das in der Leber in Position 25, in der Niere in Position 1 α-hydroxyliert wird. Calcitriol wird heute als die aktive Form der D-Vitamine betrachtet. Früher wurde durch Bestrahlung von Ergosterin aus Hefe Ergocalciferol (Vit. D_2) gebildet, das bei der Ratte antirachitisch äquuieffektiv ist. Unter den Bestrahlungsprodukten wurde unter vielen anderen auch ein antirachitisch wirksames Präparat entdeckt, das zwar eine erheblich schwächere Vitamin-D-Wirkung zeigte, aber die gleiche hypercalcämische Wirkung wie Vit. D_3 aufwies: Dihydrotachysterin.

Calcitriol über Bindung an Kernrezeptoren binnen ein bis zwei Stunden die vermehrte Transkription und Bildung des calciumbindenden Proteins (CaBP, calcium binding protein) und der alkalischen Phosphatase auslöst. Zusätzlich erfolgt durch Calcitriol eine proteinunabhängige Steigerung der Calciumresorption, die innerhalb weniger Minuten einsetzt (Nemere 1993), ihr Maximum nach 12 Stunden erreicht und auf einer Permeabilitätssteigerung des intestinalen Bürstensaumepithels beruht.

Wirkungen auf die resorbierenden Zellen des tubulären Apparats der Nieren. Calcitriol fördert die Reabsorption von Calcium-Ionen aus dem Primärharn. Als mögliche Erklärung für den Feinmechanismus wird eine ähnliche Wirkung des Calcitriols wie auf die Darmepithelzellen diskutiert. Es muß jedoch hinzugefügt werden, daß Calcitriol in den Nieren synergistisch mit PTH (Parathormon, Parathyrin) wirkt. Wahrscheinlich ist dieser Synergismus darauf zurückführen, daß PTH die Ausscheidung von Phosphat-Ionen durch Hemmung der Reabsorption steigert, möglicherweise indem es den intratubulären pH-Wert moduliert. Andere Autoren nehmen eine direkte Förderung der Calciumreabsorption durch PTH in den Tubuluszellen an.

Wirkung auf die Knochenmatrix. Über die Feinwirkung der Cholecalciferole am Knochen ist wenig bekannt. Fest steht, daß es durch Cholecalciferole in physiologischen Dosen ebenso wie bei Überdosierung zu einer Freisetzung von Calcium-Ionen aus dem Knochen kommt. Dies wird damit erklärt, daß in den Osteoklasten, ähnlich wie etwa in den Nierentubuluszellen bzw. den Darmmucosazellen, die Aktivität eines Calcium-Transportsystems angeregt wird. Im gleichen Sinne wirkt PTH, das zur Entfaltung seiner Wirkung der Präsenz von Cholecalciferolen bedarf.

Mangelerscheinungen

Mangelerscheinungen sind bei Naturvölkern unbekannt, da die Exposition gegenüber der für die Überführung der Vitaminvorstufen in Cholecalciferol notwendigen UV-Bestrahlung offensichtlich ausreicht. In den hochindustrialisierten Ländern dagegen gingen Mangelerscheinungen Hand in Hand mit der Überzivilisation.

Beim Erwachsenen ist die Eigenproduktion von Cholecalciferol ausreichend. Ausnahmen gibt es bei Nachtarbeitern, u.U. auch bei Bergleuten, und allgemein bei Menschen, deren Exposition gegenüber dem für die Synthese nötigen Sonnenlicht zu gering ist. Ob Cholecalciferol exogen zugeführt werden muß, hängt deshalb auch von der geographischen Lage ab. In unseren Breiten kommen Säuglinge und Kleinkinder nicht ohne zusätzliche Zufuhr von Cholecalciferol aus.

Die klassische Mangelerscheinung ist **Rachitis,** die mangelhafte oder fehlende Verknöcherung der Knorpelmatrix des Knochens. Ein frühes Zeichen ist der Anstieg der alkalischen Phosphatase im Serum. Hingegen ergibt sich durch Bestimmung der Stoffe mit Vitamin-D-Aktivität im Blut oder Plasma kein sicherer Anhaltspunkt für eine Unterversorgung des Organismus, allenfalls durch die Bestimmung der eigentlich wirksamen Verbindung Calcitriol. Unspezifische Zeichen sind Ruhelosigkeit und Appetitlosigkeit sowie Reizbarkeit bei Kindern. Im Röntgenbild imponiert die Rachitis als mangelhafte oder fehlende Verknöcherung der Knorpelmatrix des Knochens. Die Verkalkungszone der Epiphysenfugen fehlt. An der Knorpel-Knochen-Grenze der Epiphysen werden Auftreibungen sichtbar („Rosenkranz"). Außerdem können Skelettdeformitäten sowie Störungen beim Schluß der Fontanellen und der Zahnbildung beobachtet werden. Unbehandelt hinterläßt die Rachitis schwere Defekte. Seit Einführung der Prophylaxe für Neugeborene kommt die Vitamin-D-Mangel-Rachitis in Deutschland kaum noch vor.

Dihydrotachysterol (DHT)

Bei der UV-Bestrahlung von Ergosterin entstehen neben Ergocalciferol noch andere Stoffe. Aus ihnen wurde ein antirachitisches Prinzip isoliert und als antitetanisches Präparat Nr. 10 registriert: AT 10. Wie die nachfolgende Strukturaufklärung ergab, enthält es Dihydrotachysterol (DHT) (vgl. Abb. 30.4). DHT unterscheidet sich zwar chemisch von den Cholecalciferolen, nicht aber in den Wirkungen. Trotz seiner erheblich schwächeren antirachitischen Wirkung, verglichen mit Cholecalciferol (1/450), senkt DHT rasch die Calcium-Plasmakonzentration und wirkt so antitetanisch.

Unerwünschte Wirkungen, Wechselwirkungen

Stoffe mit Vitamin-D-Aktivität haben eine geringe therapeutische Breite und müssen deshalb individuell und sehr sorgfältig dosiert werden.

Die Zeichen einer **Cholecalciferol-Überdosierung** sind zum Teil uncharakteristisch: Müdigkeit, Schwäche und Antriebsarmut, Übelkeit, Erbrechen und Durchfall; Durst und Poly- bzw. Nykturie sind die frühen Zeichen einer **Nierencalcinose.** Sie manifestiert sich später in einer eingeschränkten renalen Konzentrationsfähigkeit und Proteinurie. Die diffuse Nierencalcinose kann von einer Nephrolithiasis begleitet sein. Bei langdauernder Cholecalciferol-Überdosierung kann es zu Osteoporose kommen. Auch der Fötus kann von einer übermäßigen Cholecalciferol-Einnahme der Mutter betroffen sein. Die Funktion der Parathyreoidea wird gehemmt, und Hypocalciämie mit Tetanieanfällen kann die Folge sein.

Die Behandlung der Überdosierung besteht zunächst darin, die Quelle der Vitamin-D-Aktivität zu eruieren. Reichliche Flüssigkeitszufuhr soll die Löslichkeit der Calciumsalze im Urin gewährleisten. Die Calciumresorption läßt sich durch Glucocorticoide hemmen (vgl. S. 712).

Wechselwirkungen. Bei einer länger dauernden Behandlung mit Antiepileptika vom Phenytoin- bzw. Phenobarbital-Typ kann eine Osteoporose auftreten. Als Erklärung nimmt man an, daß die Hydroxylierung von Cholecalciferol induktiv verstärkt wird.

Therapie

Eine Rachitisprophylaxe wird heute nur noch bei Säuglingen durchgeführt, die ausschließlich gestillt werden. Sie bekommen je 5 mg Cholecalciferol (Calciferol DAB, Cholecalciferol-Cholesterin DAB) nach der 1., 4., 12. und 20. Lebenswoche verabreicht. Als Stoßtherapie können auch 15 mg oral oder i.m. auf einmal verabfolgt werden. Cholecalciferol wird im Organismus gespeichert. Zur **Kariesprophylaxe** (vgl. S. 1029) wird **Cholecalciferol** auch **mit Fluorid**[1] kombiniert. Die Dosierung erfolgt altersabhängig. Hinsichtlich der Therapie mit Cholecalciferol und Fluorid bei Osteoporose vgl. S. 736 Die **Vitamin-D-abhängige Rachitis** kann auf einem Mangel oder einer **mangelhaften Funktion der 25-OH-D_3-1α-Hydroxylase in den Nieren** beruhen. Dementsprechend ist die Anwendung einer 1α-hydroxylierten Verbindung, **Alfacalcidol**[2], oder von **Calcitriol**[3] (0,5–1 µg/Tag) indiziert. Die Therapie muß einschleichend beginnen, mit individueller Dosierung, und gehört in die Hand eines Erfahrenen. Bei Frauen im gebärfähigen Alter, in der Schwangerschaft und Stillzeit ist besonders sorgfältig zu dosieren.

Die Ursache für die ebenfalls genetisch bedingte sogenannte **hypophosphatämische Vitamin-D-resistente Rachitis** wird in einem tubulären Defekt der Phosphat-Rückresorption gesucht. Es kommt dabei zu einer Osteomalazie. Therapeutisches Ziel ist die Beseitigung der Hypophosphatämie durch orale **Phosphatgaben.** Zur Verbesserung der Knochenmineralisation wird **Cholecalciferol** eingesetzt.

Eine andere Indikation zur Gabe von Cholecalciferol ist der **Pseudohypoparathyreoidismus,** bei dem die Tubuluszellen der Nieren offensichtlich resistent gegen Parathyrin geworden sind. Auch beim **Hypoparathyreoidismus** muß zur Beseitigung der Tetanie therapeutisch ein Wiederanstieg der Calcium-Ionenkonzentration im Plasma erzwungen werden. Dazu eignet sich **Vitamin D; Dihydrotachysterol (DHT)**[4] hat sich bei dieser Indikation seit Jahrzehnten bewährt. Seine Wirkung setzt bereits nach 10–15 Tagen ein und klingt ebenso rasch wieder ab. Aus diesem Grund ist DHT besser steuerbar als Cholecalciferole.

Zur Prophylaxe und Therapie der Osteoporose wird Vitamin D in einer Dosierung von 1000 I.E. angewendet. Bei der Altersosteoporose sind die Ergebnisse der Studien nicht überzeugend, da wahrscheinlich nur Personen mit einer zu geringen Lichtexposition profitieren. Bei der renalen Osteoporose wird Calcitriol eingesetzt, um den renalen Syntheseschritt zu umgehen, oder häufig auch Alfacalcidiol, das über die Leber steuerbar ist.

[1] Fluor-Vigantoletten®
[2] Eins Alpha®, Doss®
[3] Rocaltrol®
[4] AT 10®

Eine Überwachung der Calciumhomöostase ist bei jeder Form der Vitamin-D-Therapie erforderlich.

Tocole und Tocotrienole mit Vitamin-E-Aktivität

Chemie

Natürlich vorkommende Verbindungen mit Vitamin-E-Aktivität sind je vier Tocole und Tocotrienole, die jeweils mit α, β, γ, δ bezeichnet werden. Tocol ist das Grundgerüst der Mono- (δ), Di- (β, γ) und Trimethyltocole (α). Tocotrienole haben in der Phytolseitenkette drei Doppelbindungen und kommen in der Natur mit denselben Substituenten vor (Abb. 30.5). Zusätzlich finden sich Ester der Tocole und Tocotrienole, bei denen die Hydroxylgruppe des Chromanolrings mit Essig- oder Bernsteinsäure verestert ist. Seitdem α-Tocopherol voll- oder halbsynthetisch hergestellt werden kann, sind auch noch Racemate im Handel.

Zur Herstellung von α-Tocopherol wird Trimethylhydrochinon mit synthetischem oder natürlichem Isophytol gekoppelt. Da synthetisches Isophytol drei Asymmetriezentren hat, resultieren hieraus acht Stereoisomere, während es bei der Verwendung von natürlichem Isophytol nur zwei sind. Zur Unterscheidung wird vorgeschlagen, natürliches α-Tocopherol als RRR-α-Tocopherol, das synthetische Produkt als all-rac-α-Tocopherol (12,5% α-Tocopherol-Gehalt) und das mit natürlichem Isophytol als 2-ambo-α-Tocopherol (50% α-Tocopherol-Gehalt) zu bezeichnen.

Tocole und Tocotrienole sind nicht wasserlöslich, aber leicht löslich in organischen Lösungsmitteln und Fetten. An der Luft oxidieren sie langsam, dabei entstehen Tocopheroxide, Tocopherylchinon, Tocopherylhydrochinon sowie Di- und Trimere. In Abwesenheit von Sauerstoff sind sie hitzestabil, unter Sauerstoffeinwirkung wird die Oxidation durch Hitze, Alkalien sowie Eisen- und Kupfersalze beschleunigt (Machlin 1995).

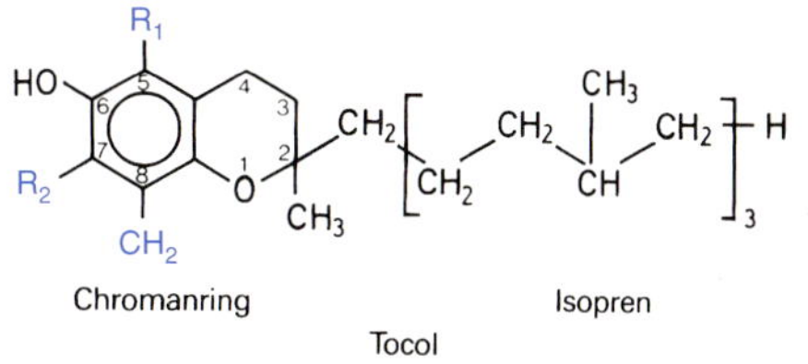

R_1	R_2	% Wirksamkeit	
CH_3	CH_3	100	α-Tocopherol
CH_3	H	50	β-Tocopherol
H	CH_3	25	γ-Tolopherol
H	H	1	δ-Tocopherol

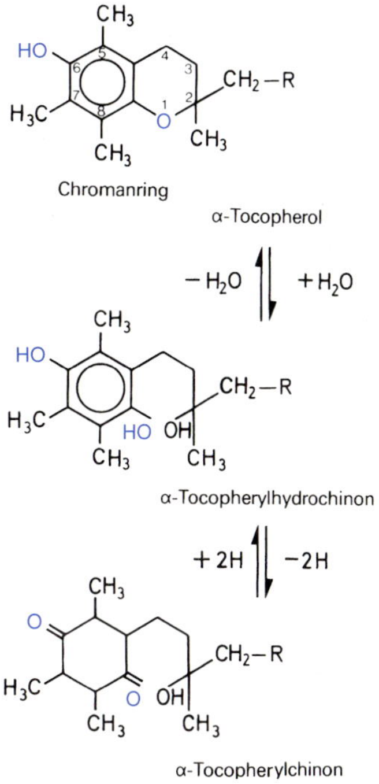

Abb. 30.5 Tocole und Tocopherole. Voraussetzung für die Vitamin-Funktion beim Menschen ist der Chromanring mit einer OH-Gruppe in Position 6 und wenigstens 1 Methylgruppe. Hinsichtlich der Wirkungsstärke der Tocopherole s. Tab. 30.4. Bei der Darstellung der Redoxfunktion von α-Tocopherol ist der Isopren-Rest als R bezeichnet (nach Löffler/Petrides: Physiologische Chemie; Berlin, Heidelberg, New York, London, Paris, Tokyo 1988).

Biologische Aktivität und Mangelerscheinungen

Bisher wurde noch keine Syntheseleistung des Körpers entdeckt, für die Vitamin E erforderlich wäre. Vitamin-E-Mangel führt bei Tieren zu Infertilität, bei männlichen Tieren zur Degeneration der Leydig-Zellen, bei weiblichen Tieren zur Resorption der Föten. Hierauf beruht der **Fötusresorptionstest:** Weibliche Vitamin-E-defiziente Ratten werden mit nicht-defizienten männlichen Tieren gepaart. Danach werden sie oral entweder mit ausreichend RRR-α-Tocopherol (fötale Überlebensrate 100%) versorgt oder erhalten verschiedene Dosen des zu testenden Vitamin-E-Präparats. Am 20. oder 21. Tag post conceptionem werden sie getötet. Aus dem Prozentsatz der lebenden Föten in der Versuchsgruppe ergibt sich die prozentuale Aktivität des getesteten Präparats. Andere Testverfahren sind der **Erythrocytenhämolysetest,** bei dem 40–44 Stunden nachdem Ratten das zu testende Präparat verabreicht bekommen haben, die Hämolyse der Erythrocyten bei Exposition gegen Wasserstoffperoxid gemessen wird, sowie der **Muskeldystrophietest.** Untersucht werden die Pyruvatkinaseaktivität als Ausdruck der Rhabdomyolyse, die wachstumsstimulierende Wirkung am Ganztier oder in der Zellkultur sowie die Verhinderung der Enzephalopathie.

Die genannten biologischen Wirkungen können auch beim Menschen nachgewiesen werden, haben allerdings nur in Extremfällen klinische Bedeutung. Hierzu zählen Früh- und Neugeborene, bei denen die Vitamin-E-Speicher in der Leber noch leer sind, Patienten mit Mucoviscidose, bei denen die cystische Fibrose des Pankreas die Fettverdauung beeinträchtigt, ebenso wie Gallengangsatresien oder schwere Lebererkrankungen mit verringerter Speicherfähigkeit für Vitamin E und eingeschränkter Synthese der Transportproteine (α-Tocopherol-Bindungsprotein). Patienten, denen dieses Protein fehlt (FIVE, familial isolated vitamin E deficiency), oder Personen mit autosomal-rezessiv vererbter A-β-Lipoproteinämie können klinische Symptome des Vitamin-E-Mangels aufweisen, zu denen auch neurologische Symptome wie Areflexie, Gangstörungen, Maculadegeneration, Retinitis pigmentosa und retrolentale Fibroplasie gerechnet werden.

Wie die Hämolyse der Erythrocyten sind die neurologischen Symptome wahrscheinlich Ausdruck einer Schädigung der Zellmembran, die vor allem durch Oxidation der hier vorhandenen mehrfach ungesättigten Fettsäuren erfolgt. Nach den bisherigen Erkenntnissen scheint der **Schutz der Zellwand vor Sauerstoffradikalen** die wichtigste biologische Wirkung von Vitamin E zu sein. Als lipidlösliches Molekül mit mehreren Doppelbindungen kann es leichter als mehrfach ungesättigte Fettsäuren durch Sauerstoffradikale oxidiert werden. Hierauf beruht seine Wirkung als Antioxidans. Neben seiner Schutzfunktion vor der ungeregelten cytotoxischen Lipidperoxidation der Zellmembran hat Vitamin E auch eine hemmende Wirkung auf die enzymatisch geregelte Oxidation mehrfach ungesättigter Fettsäuren, die für die Bildung der Eicosanoide (Prostaglandine, Leukotriene, Lipoxine und Hydroxyfettsäuren) zuständig sind. Hierdurch kann es Einfluß auf entzündliche, immunologische, allergische und neoplastische Zellreaktionen ausüben. Da in diese Funktion des Vitamins E jedoch häufig zu hohe Erwartungen gesetzt werden, resultieren ungerechtfertigte Empfehlungen für eine unkontrollierte Supplementierung mit diesem Vitamin. Allerdings wurden unter Supplementierung von RRR-α-Tocopherol unerwünschte Wirkungen selbst bei Dosierungen von 3500 I.E. über Monate nicht beobachtet.

Stoffwechsel und Pharmakokinetik

Die Resorption der fettlöslichen Tocole und Tocotrienole erfolgt analog wie bei den anderen fettlöslichen Vitaminen. Tocopherolester werden vor der Resorption hydrolysiert, die Resorptionsrate im Jejunum beträgt zwischen 20 und 60% und nimmt mit steigender Zufuhr ab. Verglichen mit den anderen Tocolen wird RRR-α-Tocopherol bevorzugt aus Estern freigesetzt, aus dem Darm resorbiert, in VLDL (very low density lipoproteins) eingebaut und in die Leber aufgenommen. Deshalb findet sich im menschlichen Körper zu 90% RRR-α-Tocopherol.

Im Blut folgt Vitamin E dem Stoffwechsel der Fette und gelangt aus den VLDL in die Lipoproteine niedriger (LDL) und hoher (HDL) Dichte. Die Körperzellen werden über eine rezeptorgesteuerte Aufnahme, teilweise auch durch einfachen Transfer, mit den Lipoproteinen versorgt. Die höchsten α-Tocopherol-Konzentrationen haben das Fettgewebe und die Muskulatur. Aus diesen Kompartimenten wird es kaum mobilisiert. In den LDL dagegen hat α-Tocopherol eine antioxidative Wirkung und wird offenbar rasch abgegeben oder verbraucht. Da nach neueren Untersuchungen nur die oxidierten LDL atherogen wirken, wird dem antioxidativen Schutz durch Vitamin E eine protektive Wirkung vor degenerativen Gefäßerkrankungen zugeschrieben. Die Resorption des γ-Tocopherols beträgt nur etwa 10%, verglichen mit der des RRR-α-Tocopherols, und die Stereoisomere werden durch die Transportproteine vom Stoffwechsel weitgehend ausgeschlossen. Über Chinon erfolgt der Abbau der Tocopherole zu Tocopheronsäure, die über die Faeces und zu 1% nach Glucuronidierung über den Harn ausgeschieden wird.

Zufuhr und Bedarf

Vitamin E ist Bestandteil jeder pflanzlichen und tierischen Zelle, in höheren Konzentrationen findet es sich vor allem in Keimölen. Weizenkeim-, Sonnenblumen- und Olivenöl enthalten überwiegend RRR-α-Tocopherol (49–100%), während in Soja-, Maiskeim- und Palmöl γ-Tocopherol vorherrscht. Entsprechend den unterschiedlichen Ernährungsgewohnheiten konsumieren Amerikaner mit ihrer Kost zu 60% γ-Tocopherol, während Europäer mit der üblichen Fettzufuhr (Weizenkeim-, Sonnenblumen- und Olivenöl) vor allem α-Tocopherol aufnehmen. Zwar ist in vitro die antioxidative Wirkung von γ-Tocopherol größer, doch da in Präventionsstudien bei Patienten mit Herz-Kreislauf-Erkrankungen nur RRR-α-Tocopherol wirksam war, ist der zugeführten Vitaminart Beachtung zu schenken.

Mit der bei uns üblichen Kost können höchstens 20 mg Vitamin E zugeführt werden. Eine Steigerung ist nur möglich durch vermehrte Verwendung von Weizenkeimöl, das aber reich an mehrfach ungesättigten Fettsäuren ist. Der Vitamin-E-Bedarf steigt in Abhängigkeit von dem Verzehr mehrfach ungesättigter Fettsäuren erheblich an. Nach Bässler (1992) beträgt die zum Schutz der oxidationsgefährdeten Doppelbindungen erforderliche Vitamin-E-Menge (α-Tocopherol) bei Linolsäure (zwei Doppelbindungen) 0,6 mg/g und bei Eicosapentaensäure (fünf Doppelbindungen) 1,8 mg/g. Somit erfordert eine Ernährung, die reich an mehrfach ungesättigten Fettsäuren ist, auch eine höhere Zufuhr von Vitamin E.

Die Bedarfszahlen werden fast jährlich neu diskutiert, und die Empfehlungen der Ernährungsgesellschaften sind unterschiedlich. Die DGE geht von 7 mg Grundbedarf aus, der sich durch die übliche Zufuhr von 14 g Linolsäure auf 12 mg erhöht. Die Recommended Dietary Allowances (RDA) der USA geben 10 mg/Tag an. Unter Berücksichtigung der Oxidation der LDL ohne den Schutz durch Vitamin E und im Hinblick auf die zunehmende Inzidenz von koronarer Herzkrankheit, Morbus Alzheimer, verschiedener Krebsarten, allergischer und immunologischer Erkrankungen wird immer wieder diskutiert, ob nicht generell eine höhere Zufuhr von Vitamin E zu empfehlen ist. Dies ließe sich aber mit einer gewöhnlichen Kost nicht erreichen. Eine Supplementierung wird von den Ernährungsgesellschaften bisher nicht empfohlen.

Therapie

Ein Mangel an α-Tocopherol ist bei der A-β-Lipoproteinämie beschrieben worden. Hier wird die Zufuhr von Vitamin E in Dosen von 100 mg/kg und Tag empfohlen.

Voraussetzung für die optimale Resorption von α-Tocopherol ist die Anwesenheit von Galle im Darm. Um bei Patienten, die mit Diät oder parenteraler Ernährung hochungesättigte Fettsäuren zugeführt bekommen, eine Peroxidbildung der Fettsäuren zu verhindern, sollten sie Tocopherole erhalten: 100–200 mg/Tag (RRR-α-Tocopherol).

Reif geborene Säuglinge bedürfen keiner Tocopherol-Zufuhr. Dagegen zeigt sich bei Frühgeborenen eine Unterversorgung, die zuweilen als Ursache für Anämie, bronchopulmonale Dysplasien, zerebrale Blutungen oder Retinopathie angesehen wird. Der Nutzen einer Zufuhr von Vitamin E als Antioxidans ist lediglich für die häufig auf die Sauerstoffbeatmung zurückzuführende Retinopathie (retrolentale Fibroplasie) bei Neugeborenen erwiesen.

Phytomenadion, Menachinon (K-Vitamine)

Chemie

Die Bedeutung von Vitamin K (**K**oagulations-Vitamin) liegt in der γ-Carboxylierung der Glutaminsäure, die zur Adhäsion von Molekülen an einer Matrix dient. Die dadurch entstehende γ-Glutaminsäure bewirkt die Aktivierung verschiedener Faktoren der Blutgerinnung. Doch auch beim Knochenaufbau oder bei Arteriosklerose finden ähnliche, auf einer Vitamin-K-Wirkung beruhende Aktivierungsvorgänge statt.

Die zahlreichen Substanzen mit Vitamin-K-ähnlicher Wirkung sind durch eine 2-Methylgruppe am Naphthochinonring gekennzeichnet. Dagegen bestimmt nur der Substituent an der 3-Position, etwa eine Phytyl- (Phytomenadion, K_1) oder Prenylgruppe (Menachinon, K_2), die chemischen Eigenschaften, wie Wasser- oder Fettlöslichkeit. In Pflanzen wird das auch als Vitamin K_1 bezeichnete Phytomenadion gebildet. Es wird wie andere fettlösliche Vitamine im Jejunum bei Anwesenheit von Gallensäuren mit den Fetten resorbiert und transportiert. Niedere Lebewesen, wie Bakterien, sind ebenfalls zur Vitamin-K-Synthese befähigt. Die im Colon vorhandenen Escherichia coli bilden Menachinon, das auch als Vitamin K_2 bezeichnet wird. Vitamin K_2 ist keine einheitliche Substanz, sondern kann entsprechend den Seitenketten in fett- oder wasserlöslicher Form vorliegen. Der Beitrag von (Coli-)Bakterien zur Versorgung mit Vitamin K in fettlöslicher Form dürfte zu vernachlässigen sein, da im Colon kaum Gallensäuren und Fette vorkommen. Für die wasserlösliche Form ist eine Resorption nicht auszuschließen; tatsächlich wurden in der Leber Menachinone nachgewiesen, ihre Herkunft ist aber unklar. Die Vitamin-K-Synthese der Darmbakterien reicht jedoch für die Versorgung des Menschen nicht aus.

Das synthetisch hergestellte wasserlösliche Menadion (Vitamin K_3), ohne Seitenkette an C4, weist ebenfalls Vitamin-K-Aktivität auf (Abb. 30.6), die Isoprenreste können in transisomerer Form im Stoffwechsel angefügt werden. Wegen unerwünschter und toxischer Wirkungen, besonders bei Neugeborenen, ist die Substanz nicht mehr im Handel.

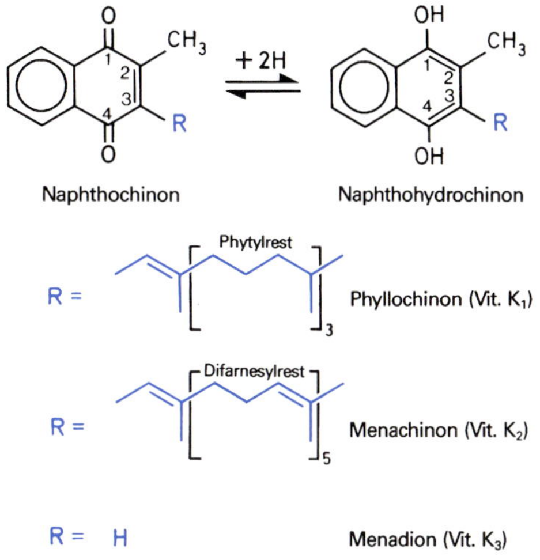

Naphthochinon + 2H ⇌ Naphthohydrochinon

R = Phytylrest: Phyllochinon (Vit. K_1)

R = Difarnesylrest: Menachinon (Vit. K_2)

R = H: Menadion (Vit. K_3)

Abb. 30.6 Stoffe mit Vitamin-K-Aktivität.

Biochemische Wirkungen

Vitamin K ist als Kofaktor für die Carboxylierung der Glutaminsäure an den Faktoren II, VI, IX und X (vgl. Abb. 23.1, S. 556) des plasmatischen Gerinnungssystems erforderlich. Diese Gerinnungsfaktoren sind Glykoproteine mit einer Reihe von Glutaminsäureresten an ihrem N-terminalen Ende. Durch Carboxylierung der Glutaminsäure zu γ-Carboxy-Glutaminsäure (GLA, γ-carboxy-glutaminic acid) werden die Glykoproteine in Gegenwart von Calcium-Ionen an die Phospholipidmembran der Thrombocyten gebunden. Dazu wird Vitamin K im rauhen endoplasmatischen Reticulum der Leber in seine Naphthohydrochinonform überführt und dient so als Kofaktor der γ-Glutamylcarboxylase. Unter Verbrauch von O_2 und CO_2 entsteht die γ-Glutaminsäure an den Gerinnungsfaktoren. Dabei wird Vitamin K in sein Epoxid umgewandelt, das über die Epoxid-Reductase wieder zu Vitamin K wird und nach Reduktion durch die Vitamin-K-Reductase erneut in den Vitamin-K-Zyklus eintreten kann (Abb. 30.7).

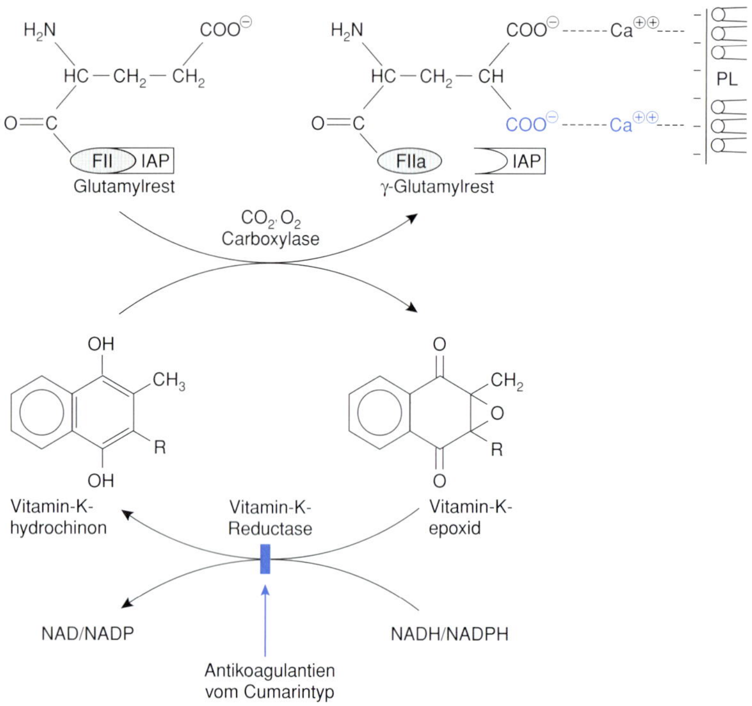

Abb. 30.7 Wirkung des Vitamins K bei der Aktivierung von Gerinnungsfaktoren am Beispiel des Prothrombins (Gerinnungsfaktor II ⇒ F IIa). Durch eine Carboxylase erfolgt zunächst die Carboxylierung der Glutaminsäure. Der entstehende γ-Glutamylester trägt mehr negative Ladungen. Hierdurch kommt es einerseits zur Abspaltung des Inaktivator-Proteins (IAP), das an den Gerinnungsfaktor gebunden ist, dadurch wird Prothrombin zum aktiven Thrombin. Andererseits führen die negativen Ladungen dazu, daß der Thrombin-Glutamylester-Komplex in Gegenwart von Calcium an saure Phospholipide (PL), besonders an die Membran der Thrombocyten, gebunden wird und deren Aggregation bewirkt. Die Reaktion beginnt beim Vitamin-K-Hydrochinon, das zu Vitamin-K-Epoxid oxidiert wird. Die Reduktion des Vitamin-K-Epoxids in das Vitamin-K-Hydrochinon ist abhängig von H-Donatoren, NADH bzw. NADPH. Angriffspunkt der Antikoagulantien vom Cumarintyp ist die Dithiol-abhängige Vitamin-K-Reductase. Ihre Hemmung unterdrückt die Bildung des Vitamin-K-Hydrochinons. Außer den zum Prothrombin-Komplex gerechneten Gerinnungsfaktoren (F II, F IV, F V und F X) werden die Gerinnungsfaktoren F VI und F IX, die C- und S-Proteine sowie Osteocalcin Vitamin-K-abhängig aktiviert (nach Suttie, J.W.: Ann Rev. Biochem. 54, 459f., 1985).

Durch die Carboxylierung der Glutaminsäure nimmt die Zahl der negativen Ladungen im Glykoproteinmolekül der Gerinnungsfaktoren zu. Gleichzeitig erfolgt eine über Calcium-Ionen vermittelte Adhäsion an saure Phospholipide der Thrombocytenmembran. Wenn Vitamin K fehlt, nehmen die gerinnungsinaktiven Faktoren (PIVKA, proteins induced by vitamin K absence or antagonists) im peripheren Blut zu. Die PIVKA-Bestimmung eignet sich als Maß für die Carboxylierung der Gerinnungsfaktoren und auch als Test dafür, ob die Leber diese Gerinnungsfaktoren in ausreichendem Umfang bildet.

Das geschilderte Prinzip der Carboxylierung wurde erst spät entdeckt, scheint aber weit verbreitet zu sein. Auf die Aktivierung durch γ-Glutamylcarboxylierung angewiesen sind auch die C- und S-Proteine mit ihrem hemmenden Einfluß auf die plasmatische Gerinnung (s. S. 558). Als Kofaktor ist Vitamin K auf gleiche Weise an der Mineralisation des Knochens durch Osteocalcin beteiligt. Unter physiologischen Umständen hat eine Behandlung mit Marcumar®, bei Erwachsenen keinen Einfluß auf die Knochenmineralisation. Bei Kindern, deren Mütter während des ersten Trimenons der Schwangerschaft mit Marcumar® (im amerikanischen Sprachgebrauch Warfarin) behandelt wurden, kommt es zu dem sogenannten Warfarin-Syndrom. Diese Kinder haben durch vorzeitigen Epiphysenschluß verkürzte Extremitäten. Die Bedeutung von Vitamin K bei der postmenopausalen Osteoporose wird derzeit untersucht. Weitere Proteine, die durch γ-Glutamylcarboxylierung ihre Wirksamkeit erhalten, sind das Atherocalcin, das bei der Atherogenese eine Rolle spielt, sowie das renale GLA-Protein.

Vitamin K wird zu 50% nach Glucuronidierung über die Galle und zu 20% in wasserlöslicher Form über die Niere ausgeschieden.

Mangelerscheinungen und Überdosierung

Neugeborene sind von einem Mangel bedroht, da wegen des geringen transplacentaren Transports und der unzureichenden Synthese der Gerinnungsfaktoren in der Leber die Versorgung unsicher ist. Bei Neugeborenen können unmittelbar post partum Blutungen auftreten, wenn die Mütter nicht ausreichend mit Vitamin K versorgt waren, mit Antikonvulsiva oder mit Tuberkulostatika behandelt wurden. Daher sollten Neugeborene am ersten Lebenstag eine **Vitamin-K-Prophylaxe** von 1 mg erhalten. Als sicherer hat sich die orale Gabe von jeweils 2 mg am Termin der drei ersten Vorsorgeuntersuchungen bis zur vierten Lebenswoche erwiesen. Bei Frühgeborenen ist initial eine parenterale Gabe angezeigt. Werden Kinder lange gestillt, muß Vitamin K supplementiert werden, da die Versorgung mit der Muttermilch nicht ausreicht.

Bei gesunden Erwachsenen ist ein Vitamin-K-Mangel nicht zu befürchten. Mangelerscheinungen, die meist durch eine Abnahme des „Quick-Werts" (% der normalen Prothrombinzeit, vgl. S. 561) diagnostiziert werden, treten bei Störungen der Fettverdauung (Cholestase, Resorptionsstörungen bei Darmerkrankungen) oder bei Synthesestörungen der Leber (Leberzirrhose) sowie unter der Einnahme von Antikonvulsiva, Tuberkulostatika oder gerinnungshemmenden Substanzen auf.

Überdosierungserscheinungen sind bei gesunden Erwachsenen ebenfalls nicht bekannt. Der Icterus neonatorum kann allerdings durch hohe Gaben von Vitamin K erheblich verstärkt werden, da die zusätzlich erforderliche Vitamin-K-Glucuronidierung zu einer Überlastung des Systems und damit fehlenden Ausscheidung von Bilirubin führt. Besonders gefährdet sind Kinder mit einem angeborenen Glucose-6-Phosphat-Dehydrogenase-Mangel (Favismus) oder anderen Ursachen einer konstitutionellen Hämolyse, die unter zu hohen Vitamin-K-Gaben Gelbsucht, Schüttelfrost und Fieber entwickeln.

Eine grenzwertige Versorgung haben häufig Alkoholiker, aber auch Frauen unter langfristiger Einnahme von Antikonzeptiva. Tricyclische Antidepressiva sind strukturelle Riboflavin-Antagonisten und erhöhen deshalb den Bedarf.

Therapie

Besteht für das Neugeborene die Gefahr einer **Hypoprothrombinämie,** kann die Mutter noch vor der Geburt mit Vitamin K_1 behandelt werden, da Phytomenadion[1] die Placentaschranke passiert (10–20 mg oral). Bei hämorrhagischer Diathese des Neugeborenen wird 1 mg i.m. verabreicht. In den ersten Lebenstagen soll die Dosis von insgesamt 5 mg/Tag nicht überschritten werden.

Da sich eine hämorrhagische Diathese besonders bei Brustkindern entwickeln und zu intrazerebralen Blutungen mit hoher Mortalität führen kann, empfehlen viele Neonatologen grundsätzlich eine Behandlung von Neugeborenen mit 1 mg Phytomenadion i.m.

Hinsichtlich der Dosierung von Phytomenadion bei einer **Überdosierung von Dicumarol**-Derivaten bzw. bei Vergiftungen (Dicumarol-Derivate sind in Ratten- und Mäusegift enthalten) siehe S. 570. Überdosierungen von Phytomenadion sind nicht bekannt.

Die intravenöse Verabfolgung von Phytomenadion kann zum Schock führen. Die Auslösung des anaphylaktischen Schocks geht wahrscheinlich zu Lasten des Emulgators.

Die früher gebräuchlichen wasserlöslichen Derivate von Menadion werden heute nicht mehr verwendet. Menadion, das als Glucuronsäurekonjugat ausgeschieden wird, ist vor allem für Neugeborene gefährlich, wenn es überdosiert wird. Es sind Fälle von Methämoglobinbildung vorgekommen, außerdem intravasale Hämolyse und Hyperbilirubinämie mit nachfolgendem Kernikterus in Einzelfällen.

[1] Konakion®

30.1.2 Wasserlösliche Vitamine

Dieser Gruppe gehören die B-Vitamine sowie Vitamin C an.

Unter der Bezeichnung „B-Gruppe" faßt man die folgenden Stoffe zusammen: Thiamin, Riboflavin, Pyridoxin, Cobalamin, Nicotinsäure, Folsäure, Pantothensäure (Panthenol), Biotin, Inosit, Cholin, p-Aminobenzoesäure, Orotsäure und Thioctsäure. Von der Pantothensäure an hat keiner der Stoffe dieser Aufzählung für den Menschen Vitamincharakter, wenn nicht besondere, genetisch determinierte Defekte des Intermediärstoffwechsels bestehen, wie es beispielsweise für Biotinabhängige Enzyme bekannt ist (vgl. Lehrbücher der physiologischen Chemie oder der Stoffwechselerkrankungen). Es ist noch anzufügen, daß die normale mitteleuropäische Ernährung diese Wirkstoffe in ausreichender Menge enthält. Nur Biotin wird bei entsprechenden genetischen Defekten in hohen Dosen (5 bis 10 mg/Tag) als Arzneimittel verabfolgt.

Thiamin (Vitamin B_1)

Chemie

Thiamin (syn. Aneurin; Abb. 30.8) ist aus einem substituierten Pyrimidin- und Thiazolring zusammengesetzt.

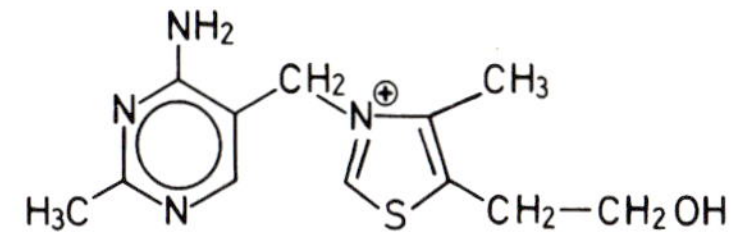

Abb. 30.8 Thiamin.

Biochemische Wirkungen

Thiamin ist als Pyrophosphat (Thiamindiphosphat) Coenzym einer Reihe von Enzymen wie Pyruvat-Decarboxylase, Acetoin- und Acetolacetat-Synthetase (Pyruvat-Dehydrogenase, Transketolase, Phosphoketolase und Glyoxylsäurecarboxyligase), um nur die wichtigsten zu nennen. Die im Organismus aufgefundenen Mono- bzw. Triphosphat-Thiaminverbindungen haben wahrscheinlich nur Depotfunktion.

In der Nahrung ist vor allem Thiaminpyrophosphat vorhanden, das jedoch im Darm dephosphoryliert wird. Thiamin gelangt aus dem Darm per diffusionem und mit Hilfe von Transporteinrichtungen der Enterocyten ins Blut; der letztgenannte Vorgang spielt nur bei niedriger Thiaminzufuhr mit der Nahrung eine Rolle. Thiamin wird in allen Zellen dort, wo es gebraucht wird, abhängig von ATP als Phosphosäuredonator, mit Hilfe von Thiaminpyrophosphokinase bzw. Thiamindiphosphatkinase phosphoryliert und durch Thiamintriphosphatase dephosphoryliert und damit in das aktive Coenzym übergeführt. Außerdem verfügen die Körperzellen über Thiaminpyrophosphatase und Thiaminmonophosphatase. Die Halbwertszeit von Thiamin im Organismus wird auf 10–20 Stunden geschätzt.

Im Urin wurden bisher über 20 Ausscheidungsprodukte nachgewiesen. Es handelt sich im wesentlichen um Oxidationsprodukte des unveränderten Thiamins bzw. dessen Spaltprodukte, nämlich des Pyrimidin- und des Thiazol-Anteils, deren Entstehung mit großer Wahrscheinlichkeit auf bakterielle Enzyme im Magen-Darm-Trakt zurückzuführen sein dürfte. Das Thiazol-Spaltprodukt ähnelt chemisch Clomethiazol (s. S. 306). Die Oxidationsprodukte werden zum Teil durch Phase-II-Reaktionen konjugiert (s. S. 45).

Mangelerscheinungen

Hinreichend verläßliche Anhaltspunkte für die Beurteilung des Versorgungszustands des Organismus bieten neben der Thiaminkonzentration im Plasma (vgl. Tab. 30.3) die Messungen der von Thiamin-Pyrophosphat abhängigen Enzymaktivitäten, z.B. der Transketolase-Aktivität der Erythrocyten; dieses Enzym spielt eine wichtige Rolle beim Hexosemonophosphat-Abbau.

Das voll ausgebildete Krankheitsbild des Thiaminmangels wird **Beri-Beri** genannt. Beri-Beri ist gekennzeichnet durch Muskelschwäche, Parästhesien, Paresen und paralytische Erscheinungen. Im Unterschied zur „trockenen" Form bestehen bei der „feuchten" Form Ödeme, deren Ursache einstweilen noch unklar ist. Möglicherweise besteht nämlich gleichzeitig ein Proteinmangel. Bradykardie und psychische Veränderungen wie Vergeßlichkeit (Wernicke-Syndrom), Verwirrtheit und Depressionen (Korsakow-Syndrom) gehören zur Symptomatik. Gelegentlich tritt auch das Vollbild einer Enzephalopathie (Wernicke-Korsakow-Syndrom) in Erscheinung.

Bei Alkoholikern kommt es entweder infolge einer einseitigen Ernährung oder infolge von Malabsorption zum Thiaminmangel, der durch eine Kardiomyopathie und Dilatation des rechten Ventrikels gekennzeichnet ist. Nicht selten werden derartige Patienten fälschlicherweise und entsprechend erfolglos mit Herzglykosiden behandelt. Reine Formen des Thiaminmangels sind selten. Zumeist sind sie von einer allgemeinen Unterernährung und einem Mangel an anderen Vitaminen begleitet.

Unerwünschte Wirkungen

Überdosierungserscheinungen sind selten. Sie treten beim Menschen erst nach 100fach höheren Dosen auf, als sie für die Vitaminsubstitution notwendig sind (s. Tab. 30.2). Sie sind gekennzeichnet durch unspezifische Beschwerden wie Kopfschmerzen und allgemeine Schwächesymptome, manchmal auch durch Krämpfe und Lähmungen. Außerdem sind Störungen der Erregungsbildung und -leitung des Herzens beschrieben worden. Bei wiederholten i.v.-Injektionen von Thiamin ist es auch zum Kreislaufkollaps gekommen, der dem Bild des anaphylaktischen Schocks ähnelt. Allergische Reaktionen sind möglich, es ist aber noch unklar, inwieweit sie auf Verunreinigungen der Thiamin-Präparate zurückzuführen sind.

Erwähnenswert ist, daß im Tierversuch (Hund) hohe Dosen zum Atemstillstand führten. Hier ergibt sich eine Parallele zur Wirkung von Clomethiazol, das einem der möglichen Spaltprodukte von Thiamin ähnlich ist (s. S. 306).

Therapie

Thiamin steht als Salz (Nitrat bzw. Hydrochlorid)[1] zur Verfügung. In Dosen zur Substitution sind diese Präparate hinsichtlich ihrer Bioverfügbarkeit befriedigend. Neuerdings finden auch lipidlösliche Stoffe mit Vitamin-B_1-Aktivität Anwendung, die als Allithiamine bezeichnet werden können. Ein lipidlöslicher Thiamin-Vorläufer ist Benfotiamin[2]. Es wird unter dem Indikationsanspruch einer besonderen neurotropen Wirksamkeit angeboten.

Bei **Beri-Beri**-Symptomen wird Vitamin B_1[3] in Dosen von 50–100 mg i.v. über 1–2 Wochen verabreicht. Danach geht die Behandlung oral mit 100–300 mg täglich weiter. Die gleiche Dosierung wird zur Behandlung der Wernicke-Enzephalopathie empfohlen; Kriterien zur zuverlässigen Beurteilung des Wertes dieser Therapie stehen bislang noch nicht zur Verfügung.

Riboflavin

Riboflavin (Abb. 30.9) ist in Form des Flavinmononucleotids (FMN) bzw. des Flavinadenindinucleotids (FAD) Coenzym der wasserstoffübertragenden Flavoproteide. Mehr als 40 Flavoproteide sind bekannt, die als Oxidasen wirken: Aldehydoxidase (FAD), Xanthinoxidase (FAD), L-Aminosäureoxidase (FMN), D-Aminosäureoxidase (FAD) bzw. Dehydrogenasen, Acyl-CoA-Dehydrogenase (FAD), Succinatdehydrogenase (FAD), Glutathionreductase (FAD), $NADH_2$- bzw. $NADPH_2$-Dehydrogenase (FAD).

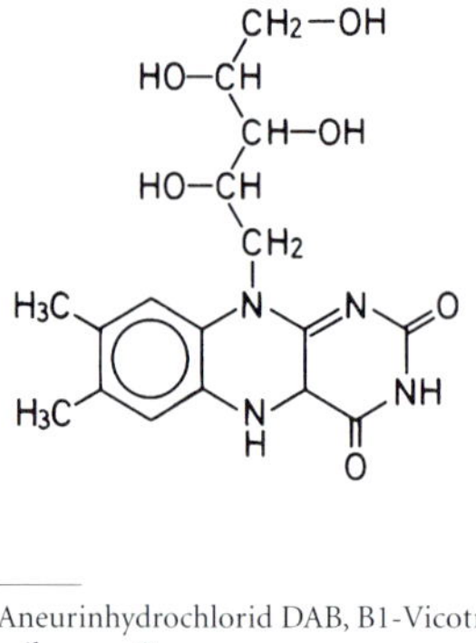

Abb. 30.9 Riboflavin.

[1] Aneurinhydrochlorid DAB, B1-Vicotrat®, Betabion®
[2] milgamma®
[3] Vitamin B_1-ratiopharm®

Die Phosphorylierung des Riboflavins in die biologisch aktive Form findet bereits in den Mucosazellen statt und ist Voraussetzung für die Resorption. Die Ausscheidung erfolgt über die Nieren als unverändertes Riboflavin bzw. als FMN. Bei Injektion des physiologischen Tagesbedarfs werden 9% mit dem Urin ausgeschieden. Es gibt biologisch inaktive Metaboliten, die chemisch noch nicht identifiziert sind.

In der Literatur wird Riboflavin zuweilen als Vitamin B_2 bezeichnet. Das ist unzutreffend, weil schon seit langem bekannt ist, daß Vitamin B_2 ein Komplex ist, der aus Folsäure, Nicotinsäure, Pantothensäure und Riboflavin besteht; dementsprechend bunt sind die Ausfalls- und Mangelerscheinungen, die bei tierexperimentellen Untersuchungen, aber auch im Selbstversuch mit Mangelernährung in der Frühphase der Vitaminforschung beschrieben worden sind.

Mangelerscheinungen

Angesichts der vielfältigen Funktionen der riboflavinhaltigen Coenzyme im Stoffwechsel ist es nicht verwunderlich, daß der Riboflavinmangel nicht von eng umgrenzten Ausfallserscheinungen begleitet ist. Rhagaden an den Mundwinkeln, Glossitis, Läsionen an Haut und Schleimhäuten sind die wenig typischen Erscheinungen.

Die Cornea des Auges kann entzündlich verändert sein; eine erhöhte Vaskularisation ist die Folge. Einige Probanden klagten beim Selbstversuch mit Riboflavin-Mangelernährung über Lichtscheu. Dabei wurden am Augenhintergrund die Zeichen einer retrobulbären Neuritis beobachtet.

Als spezifisches Zeichen für einen Mangel an Riboflavin gilt eine erniedrigte Aktivität der erythrocytären Glutathion-Reductase. Bei ausgewogener Ernährung ist ein Riboflavinmangel selten; meist tritt er vergesellschaftet mit einer allgemeinen Unterernährung auf.

Im Tierversuch verursacht ein Riboflavinmangel Entwicklungsstörungen von Föten, z.B. Phokomelien, ähnlich denjenigen, die durch Gaben von Thalidomid erzeugt werden können (s. S. 89, 307). Durch Gabe von Riboflavin ließ sich im Tierversuch die Rate der durch teratogene Stoffe verursachten Fehlbildungen senken.

Unerwünschte Wirkungen

Beim Menschen sind keine Intoxikationserscheinungen bekannt.

Therapie

Entsprechend seinen vielfältigen Funktionen im Stoffwechsel müßte Riboflavin auf den Energieumsatz bezogen dosiert werden. Der Einfachheit halber wird Riboflavin jedoch in Dosen von 10 mg täglich über Wochen und Monate verabfolgt. Die Indikation für Riboflavin bei Polyneuropathien, insbesondere Sensibilitätsstörungen im Bereich der unteren Extremitäten, ist umstritten.

Pyridoxin-Gruppe (B_6-Vitamine)

Pyridoxin, Pyridoxamin und Pyridoxal (Abb. 30.10) sind die Vorläufer des Pyridoxal-5-Phosphats, das als Coenzym einer Reihe von Enzymen dient: Aminosäuredecarboxylase, Aminotransferase (Synthese von Noradrenalin, Adrenalin, Tyramin, Dopamin und 5-Hydroxytryptamin, S. 124), Kynureninhydrolase des Tryptophanstoffwechsels (Bildung von Nicotinsäure bzw. Nicotinamid), Cystathionase und Phosphatasen. Bei den Reaktionen, an denen Pyridoxal-5-Phosphat als Coenzym beteiligt ist, handelt es sich mit anderen Worten um Transaminierungen, Decarboxylierungen und Aldolspaltungen. Im Glykogenstoffwechsel spielt ein Pyridoxin-haltiges Enzym als Transphosphorylase eine Rolle.

Die Vitamine der Pyridoxingruppe werden gut resorbiert. Hauptausscheidungsprodukt im Urin ist die 4-Pyridoxinsäure.

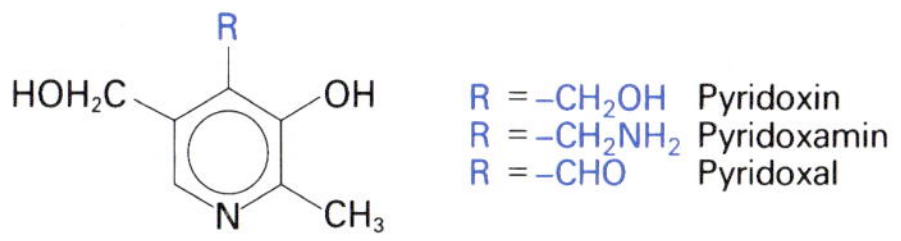

R
HOH_2C OH
N CH_3

R = $-CH_2OH$ Pyridoxin
R = $-CH_2NH_2$ Pyridoxamin
R = $-CHO$ Pyridoxal

Abb. 30.10 Pyridoxin-Gruppe.

Mangelerscheinungen

Ein Mangel an B_6-Vitaminen läßt sich aufgrund der 4-Pyridoxin-Ausscheidung im Urin feststellen. Beim Erwachsenen beträgt sie 0,05–0,1 µmol/kg (≈ 8,5–17 µg/kg) Körpergewicht und Tag; bei Neugeborenen ist sie rund doppelt so groß. Zur Feststellung eines Mangels an Vitamin B_6 eignet sich auch der Tryptophan-Belastungstest, wobei 0,1 g L-Tryptophan oral verabreicht wird. Die Ausscheidung von Xanthuren, einem Abbauprodukt des Tryptophans, ist normalerweise kleiner als 30 mg/24 Stunden; hohe Werte weisen auf eine Mangelsituation hin. Die Messung der Konzentration der B_6-Vitamine im Blut bietet lediglich einen Anhaltspunkt für den aktuellen Versorgungszustand des Organismus.

Klinisch sind die Mangelerscheinungen angesichts der vielfältigen Wirkungen des Vitamins als Coenzym nicht immer eindeutig erkennbar.

Im Bereich des Gesichts wird eine seborrhoische Dermatitis um Nase, Augen und Mund beschrieben. Daneben tritt eine Glossitis auf. Beim Säugling stehen Neuritiden, Sensibilitätsstörungen und Krämpfe im Vordergrund.

Während der **Schwangerschaft** ist der Bedarf an B_6-Vitaminen etwa verdoppelt. Bei vielen Frauen, die Kontrazeptiva einnehmen, kommt es zur vermehrten Xanthurensäure-Ausscheidung bei Belastung mit Tryptophan und zur Minderung der Aktivität der erythrozytären Aspartat-2-Oxoglutarat-Aminotransferase; einige Frauen reagieren mit Depressionen, die auf einen Mangel an B_6-Vitaminen zurückgeführt werden. Während der Therapie mit energiereichen Strahlen besteht infolge des gesteigerten Proteinkatabolismus häufig ein Mangel an B_6-Vitaminen.

Unerwünschte Wirkungen, Wechselwirkungen

Im Tierversuch sind Konvulsionen und Koordinationsstörungen nach hohen Dosen von B_6-Vitaminen aufgetreten. Bei Menschen, die mehr als 2 g(!) Vitamin B_6 täglich eingenommen haben, sind ähnliche Symptome beobachtet worden: Neuropathien mit Ataxie und Sensibilitätsstörungen, zerebrale Konvulsionen mit Änderungen des EEG, hypochrome Anämien und seborrhoische Dermatitis.

Die Aldehyd-Gruppe des Pyridoxals kann mit NH_2- bzw. Hydrazin-Gruppen reagieren (vgl. S. 1040). Deshalb gelten eine ganze Reihe von Arzneistoffen als Antagonisten des Vitamins B_6: Isonicotinsäurehydrazid (INH), D-Penicillamin, Levodopa, Thiosemicarbazon, um nur einige zu nennen. Bei der Anwendung dieser Pharmaka können Vitamin-B_6-Mangelerscheinungen auftreten.

Die Decarboxylierung einer Reihe von Arzneimitteln, z.B. Levodopa, wird durch eine Pyridoxin-abhängige Decarboxylase katalysiert. Überdosierungen von Vitamin B_6 können dementsprechend zu einem beschleunigten Abbau führen. Die Abnahme der Plasmakonzentrationen von Phenytoin- und Barbitursäure-Derivaten durch hohe Dosen von Vitamin B_6 soll ebenfalls auf die vermehrte Aktivität von Pyridoxin-abhängigen Enzymen zurückzuführen sein. Orale Kontrazeptiva können insbesondere bei langdauernder Einnahme Anlaß für einen Vitamin-B_6-Mangel sein. Er wird mit einem verstärkten Abbau von B_6-Vitaminen in Zusammenhang gebracht; der Nachweis der gesteigerten Bildung von Pyridoxal-Metaboliten, z.B. Pyridoxinsäure, steht allerdings noch aus.

Therapie

In der **Schwangerschaft** werden dreimal täglich 40 mg B_6-Vitamine (Pyridoxinhydrochlorid DAB) oral empfohlen. Zur Verhinderung von Parästhesien und zerebralen Störungen bei Behandlung mit den obengenannten Antagonisten der Pyridoxin-Gruppe werden prophylaktisch dreimal 100 mg Vitamin B_6[1] oral verabreicht. Weitere Indikationen sind sideroblastische Anämien und Agranulocytosen. Nicht nur bei Schwangerschaftserbrechen, auch bei Reisekrankheit sollen B_6-Vitamine gute Wirkungen zeigen; indes sind die Erfahrungen widersprüchlich.

Störungen des Pyridoxin-Stoffwechsels ergeben sich bei angeborenen Stoffwechselkrankheiten wie der Störung der Cystathion-β-Synthase (Homocystinämie, Homocystinurie), der Cystathionin-γ-Lyase (Cystathionurie), der Kynureninase (Xanthurenacidurie) bzw. der Histidin-Aminotransferase (Histidinämie) und Störungen des Serin- bzw. Glycin-Stoffwechsels (Hyperglycinämie), die oft durch exogene Zufuhr von Pyridoxin günstig zu beeinflussen sind. Bei den erwähnten angeborenen Stoffwechselstörungen sind Vitamindosen zwischen 250 mg und 1 g/Tag angewendet worden.

[1] Vitamin B_6 ratiopharm®

Nicotinsäure (Niacin), Nicotinamid (Niacinamid)

Chemie, biochemische Wirkungen

Nicotinamid (Abb. 30.11) ist Bestandteil der Pyridinnucleotide NAD^+ bzw. $NADP^+$. Ihre Synthese führt über Nicotinsäuremononucleotid; deshalb ist Nicotinsäure als Antipellagra-Wirkstoff gleichwertig. Hinsichtlich der Synthese und des Stoffwechsels der Coenzyme NAD^+ und $NADP^+$, die an allen wichtigen Oxidoreductase-abhängigen Reaktionen des Organismus beteiligt sind, vgl. die Lehrbücher der Biochemie. Nicotinsäure und Nicotinamid werden intestinal gut resorbiert.

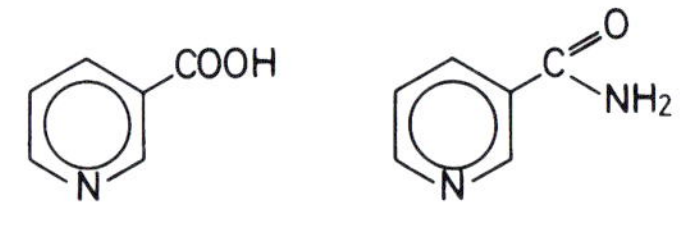

COOH
N
C=O
NH₂
N

Abb. 30.11 Nicotinsäure und Nicotinamid.

Normalerweise werden ⅔ des Nicotinamid-Bedarfs aus dem Tryptophanstoffwechsel gedeckt. Nur ⅓ des Bedarfs muß als Nicotinamid oder Nicotinsäure von außen zugeführt werden. 60 mg Tryptophan sind etwa 1 mg Nicotinamid äquivalent.

Das unveränderte Vitamin wird nur in Spuren im Urin ausgeschieden. Hauptausscheidungsprodukte sind N_1-Methylnicotinamid und dessen Oxidationsprodukt N_1-Methyl-6-pyridon-3-carboxamid.

Mangelerscheinungen

Ein Mangel an Nicotinsäure bzw. Nicotinamid läßt sich anhand der im Plasma gemessenen Konzentrationen (vgl. Tab. 30.3) nicht hinreichend sicher beurteilen. Verläßlicher ist die Metaboliten-Bestimmung im Urin des nüchternen Patienten am Morgen; innerhalb einer Stunde sollen nicht weniger als 30 µg N_1-Methylnicotinamid ausgeschieden werden. Zur Beurteilung kann auch eine Nicotinsäure- bzw. Nicotinamid-Belastung oder die Bestimmung der Vitamin-Metaboliten im Plasma herangezogen werden.

Vollbild des Nicotinamid-Mangels ist die **Pellagra;** sie ist gekennzeichnet durch Dermatitis, Dementia und Diarrhö. Die Krankheit beginnt mit Appetitlosigkeit, Gewichtsverlust, Schwindelanfällen und Depressionen. Die Haut zeigt eine gesteigerte Lichtempfindlichkeit. Der Bedarf an Nicotinsäure ist von der Kalorienzufuhr abhängig. Zur Verhinderung einer Pellagra gilt eine Zufuhr von 4,4 mg Nicotinsäureamid bzw. Nicotinsäure pro 1000 kcal als ausreichend. Da der Nicotinamid-

Bedarf zum überwiegenden Teil aus dem Proteinstoffwechsel (Tryptophan) gedeckt wird, treten Mangelerscheinungen überall dort auf, wo der Eiweißanteil der Nahrung gering ist, z.B. bei überwiegender Ernährung mit Cerealien. Der Tryptophangehalt bestimmter Maissorten ist besonders niedrig.

Angesichts der Strukturähnlichkeit überrascht es nicht, daß Isonicotinsäurehydrazid (INH) nicht nur einen Mangel an Vitamin B_6, sondern – wenn auch in geringerem Umfang – an Nicotinsäure verursacht und die entsprechenden Symptome hervorruft. Dabei wird INH offenbar anstelle von Nicotinsäure in ein Coenzym eingebaut, das seine katalytischen Funktionen nicht erfüllen kann. Hinsichtlich des durch INH verursachten Mangels an Pyridoxal vgl. S. 867.

Unerwünschte Wirkungen, Wechselwirkungen

Nicotinsäure und Nicotinamid zeigen eine bemerkenswert geringe akute Toxizität, die bei Tieren (LD_{50}) nach oraler Einnahme im Grammbereich pro kg Körpergewicht liegt. Da Nicotinsäure pharmakotherapeutisch zur Senkung der Plasmalipide verwendet wird, ist auch die Anwendung von Dosen zwischen 3 und 6 g beim Menschen nichts Ungewöhnliches (s. S. 642). Zu Beginn der Therapie, die einschleichend erfolgt, leiden die Patienten in der Regel unter der gefäßerweiternden Wirkung (flush). In therapeutisch verwendeten hohen Dosen senken Nicotinsäure und Nicotinamid die Glucosetoleranz. Dies bedeutet eine Steigerung des Insulinbedarfs beim Insulin-abhängigen Diabetiker, bei Anwendung oraler Antidiabetika (Typ-II-Diabetes) wird deren Wirksamkeit beeinträchtigt.

Therapie

Die Behandlung der **Pellagra** wird mit täglich 300 bis 500 mg Nicotinamid (Nicotinsäureamid DAB) durchgeführt. Eine ausreichende Versorgung des Organismus bei Malabsorptionssyndrom wird mit 100–200 mg oral bzw. parenteral gewährleistet.

Hinsichtlich der Anwendung hoher Nicotinsäure-Dosen zur Senkung der Plasmalipide vgl. S. 642. Dort sind auch die wichtigsten Nebenwirkungen der Nicotinsäure beschrieben.

Cobalamine (Corrinoide)

Chemie

Die Grundstruktur der Corrinoide ist ein Corrin-Ring, der im Unterschied zum Porphyrin durch 3 und nicht durch 4 Methin-Gruppen verknüpft ist. Die Corrinoide mit Vitamincharakter werden Cobalamine genannt.

Die Wirkstoffe dieser Gruppe (Abb. 30.12) zeichnen sich durch antiperniziöse Wirksamkeit aus; sie sind identisch mit dem „extrinsic factor" des antiperniziösen Prinzips. Früher wurden sie in der Vitamin-B_{12}-Gruppe zusammengefaßt.

Biochemische Wirkungen

Cobalamine wirken in zweierlei Form als Coenzyme: als 5-Desoxyadenosylcobalamin und als Methylcobalamin. **5-Desoxyadenosylcobalamin**-enthaltende Enzyme spielen beim Menschen nur eine begrenzte Rolle. Es handelt sich immer um einen intermolekularen Austausch von H-Atomen gegen andere Substituenten. So dient die Methylmalonyl-Coenzym-A-Mutase-Reaktion im Fettsäureabbau dem Stoffwechsel der Propionsäure. L-α-Leucinmutase scheint für den Leucinstoffwechsel von Bedeutung zu sein.

Eine wichtige Rolle spielen Enzyme, die **Methylcobalamin** als Coenzym enthalten. Hier gibt es eine Überschneidung der C_1-Tetrahydrofolsäure, die ihrerseits ein

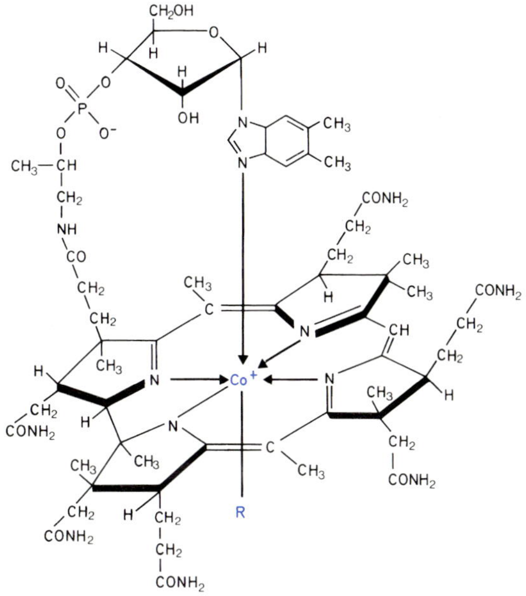

R = CN; Cyanocobalamin (Vit. B_{12})
R = OH; Hydroxocobalamin (Vit. B_{12a})
R = H_2O; Aquocobalamin (Vit. B_{12b}); geht bei alkalischem pH in Vit. B_{12a} über!
R = CH_3; Methylcobalamin (Cobalamin-Coenzym)

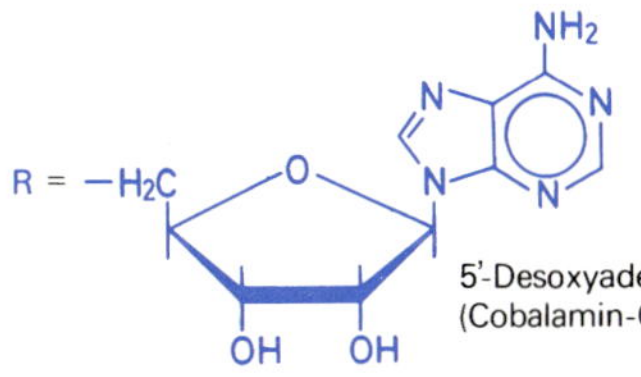

5'-Desoxyadenosylcobalamin (Cobalamin-Coenzym)

Abb. 30.12 Cobalamin und seine Coenzyme. Das Ringsystem der Cobalamin-Coenzyme wird Corrin-Ring genannt, im Unterschied zum Prophyrin-Ring ist es nur durch 3 und nicht 4 Methin-Gruppen verknüpft. Die beständigste Verbindung ist das Cyanocobalamin. Hydroxo- und Aquocobalamin gehen, abhängig vom pH-Wert der Lösung, ineinander über; sie können bei Cyanidvergiftung als Cyanidfänger fungieren (s. S. 1033). Als Coenzyme wirken 5'-Desoxyadenosyl- bzw. Methyl-Cobalamin.

C_1-Bruchstück auf ein Cobalamin-Coenzym überträgt, das dann zur Bildung von z.B. Methionin aus Homocystein dient.

Über dieses Enzymsystem erfolgt übrigens auch die Bildung der C_1-substituierten Tetrahydrofolsäure-Coenzyme. Ein Cobalamin-Coenzym- und/ oder ein Folat-Coenzym-Mangel führen über den Ausfall der entsprechenden Synthese im DNA-Stoffwechsel, der auf die Übertragung von C_1-Bruchstücken angewiesen ist, zur Megaloblasten-Anämie (vgl. S. 771). So erklärt sich auch der sekundäre Mangel an Folat-Coenzymen bei Vitamin-B_{12}-Mangel (perniziöse Anämie).

Der Intrinsic-Faktor (Castle factor)

Wie bei vielen Säugetieren wird in den Parietalzellen der Magenschleimhaut des Menschen ein Glykoproteid gebildet, der Intrinsic-Faktor, der das Cobalamin bindet. Die Bindung ist sehr spezifisch; mit anderen in der Nahrung vorhandenen bzw. bakteriell gebildeten Corrinoiden geht dieses Proteid keine Verbindung ein. Dieses Glykoproteid wird auch „Castle factor" genannt. Gebunden an dieses Glykoproteid gelangt Vitamin B_{12} ins Ileum, wo es mit Hilfe eines Rezeptors durch Endocytose ins Epithel aufgenommen wird (Abb. 30.13).

Im Innern der Mucosazelle des Ileums wird Cobalamin vom Intrinsic-Faktor abgehängt und an Transcobalamin II, ein β-Globulin, gebunden (MM ≈ $3{,}8 \cdot 10^4$). Dieser Komplex aus Cobalamin und Transcobalamin II verläßt die Zelle offenbar durch einen exocytotischen Vorgang zur Blutseite hin.

Der Durchtritt von Cobalamin durch die Mucosazelle des Ileums erfolgt langsam; wenn radioaktiv markiertes Cobalamin von gesunden Probanden mit der Nahrung aufgenommen wird, dann ist erst 6–8 Stunden später die maximale Blutkonzentration erreicht.

Bei einem großen Teil der Patienten, die an perniziöser Anämie leiden, fanden sich Antikörper, die offensichtlich die Bindungsstelle des Intrinsic-Faktors für die Anheftung der Cobalamine bzw. die Bindungsstelle für die Anheftung des Cobalamin-Intrinsic-Faktor-Komplexes an die Mucosazellen des Ileums besetzt halten. Während der Intrinsic-Faktor bzw. Transcobalamin II für die organspezifische Verteilung der Cobalamine sorgen, ist die Rolle der sogenannten R-Proteine, die ebenfalls Cobalamine binden, bisher nicht klar. Einzelheiten müssen der einschlägigen Literatur entnommen werden (z.B. R. M. Donaldsen: Intrinsic Factor and the Transport of Cobalamin, in: Physiology of the Gastrointestinal Tract, Ed.: L. R. Johnson. Raven Press, New York 1994).

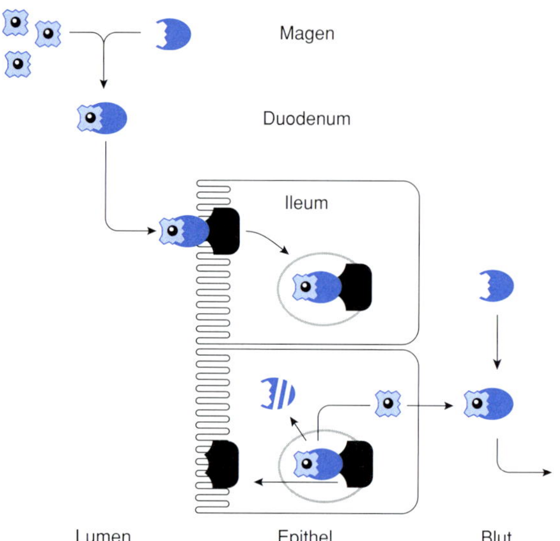

Abb. 30.13 Resorption von Cobalamin im Dünndarm. Das mit der Nahrung aufgenommene Cobalamin wird im Dünndarm aus seiner Bindung an Proteine freigesetzt und an den Intrinsic-Faktor (IF) gebunden. Der Komplex aus IF und Cobalamin wird im terminalen Ileum an Rezeptoren gebunden, die in der Bürstensaummembran der Enterocyten lokalisiert sind. Nach der rezeptorvermittelten endocytotischen Aufnahme wird IF abgebaut und Cobalamin freigesetzt. Das Cobalamin verläßt die Enterocyten durch die Basolateralmembran, wird im Plasma an Transcobalamin II gebunden und in dieser Form im Blut transportiert. Für den Menschen die weitaus wichtigste Quelle von Cobalamin sind Nahrungsmittel tierischen Ursprungs. Wird Cobalamin (zumeist Cyanocobalamin) therapeutisch verabreicht, geschieht dies häufig in sehr hohen Dosen, das heißt, es wird wenigstens das 50- bis 100fache der üblicherweise mit der Nahrung aufgenommenen, den täglichen Bedarf deckenden Menge verabfolgt. Die Aufnahme in den Organismus erfolgt dabei am Intrinsic-Faktor vorbei per diffusionem durch die Epithelzellen der Darmschleimhaut. Bei Kleinkindern, deren Mütter sich vegan (also unter Verzicht auf jegliche Tierprodukte) ernähren, sind durch Cobalaminmangel verursachte Entwicklungsstörungen im Sinne einer mentalen Retardierung beschrieben. Im Colon wird zwar von der Darmflora reichlich Cobalamin gebildet, doch wegen des fehlenden Transportsystems ist es nicht verfügbar. Kaninchen als reine Pflanzenfresser decken ihren Cobalaminbedarf, indem sie speziell abgesetzten Kot fressen. (Cobalamin: hellblau, IF: grau, Rezeptor: schwarz, Transcobalamin II: dunkelblau)

Mangelerscheinungen

Die Ausscheidung von Methylmalonsäure im Urin kann als empfindliches Zeichen für einen Mangel an Corrinoiden betrachtet werden. Hinsichtlich der Cobalaminkonzentrationen im Plasma vgl. Tab. 30.3.

Eine differentialdiagnostische Verfeinerung stellt der **Schilling-Test** mit exogener Zufuhr von Extrinsic-Faktor dar. Die Abgrenzung zu einem durch exokrine Pankreasinsuffizienz bedingten Cobalaminmangel ermöglicht der modifizierte Schilling-Test, bei dem eine Doppelmarkierung mit radioaktiven Kobaltisotopen verwendet wird.

Bei Mangel an Cobalaminen kommt es zur **perniziösen Anämie,** einer makrozytären Anämie, die durch Megaloblasten im Markausstrich gekennzeichnet ist. Blutbild und Markausstrich sind bei Folsäuremangel praktisch nicht von denen bei Cobalaminmangel zu unterscheiden. Gleichzeitig mit der Anämie ist bei Cobalaminmangel eine neurologische Erkrankung zu beobachten, die zur progressiven Zerstörung der Achsenzylinder der Rückenmarksneurone führt und mit Lähmungen einhergeht: die **funikuläre Myelose.** Neurologische Störungen durch Antikonvulsiva (Phenobarbital, Phenytoin, Primidon) sollen auf eine Störung des Folsäure- und/oder Cobalamin-B_{12}-Stoffwechsels zurückzuführen sein.

Bei ausgewogener Kost nimmt der Mensch täglich 1 bis 5 µg Vitamin B_{12} bzw. Cobalamine zu sich; davon werden maximal 5 µg resorbiert.

Die Verarmung des Organismus an Cobalaminen wird auch durch einen enterohepatischen Kreislauf begünstigt, über den täglich rund 3 µg Cobalamine mit der Galle ausgeschieden werden. Normalerweise können diese Mengen im Ileum reabsorbiert werden. Nach Ileumresektion kann sich aber auf diese Weise, allerdings erst nach Jahren, eine negative Cobalaminbilanz des Organismus einstellen. Die Halbwertszeit von Cobalamin beträgt im Plasma, wo es zum größten Teil an Transcobalamin gebunden ist, 5 Tage, in der Leber jedoch mehr als 1 Jahr. Verluste durch die täglich ausgeschiedene Cobalaminmenge, die mit 0,1–0,2% des Gesamtkörperbestands veranschlagt werden, entsprechen etwa dem täglichen Bedarf (s. Tab. 30.2).

Unerwünschte Wirkungen

Die akute Toxizität von Cobalaminen ist extrem gering. Cobalamine in der Aquo- bzw. Hydroxo-Form können CN^--Anionen binden (s. S. 1034). Dies macht sie für die Detoxifikation bei Cyanidvergiftungen geeignet, allerdings müssen Gramm-Dosen verabfolgt werden (s. u.).

Therapie

Bei **perniziöser Anämie** ist die Therapie der Wahl die parenterale Verabreichung von Cobalamin, 14 Tage lang täglich 100 µg Hydroxocobalamin, dann 2mal wöchentlich und nach Normalisierung des Blutbilds 1mal im Monat die gleiche Dosis. Zur Dauertherapie gibt es Depotpräparate (500 µg alle 6–8 Wochen). Hohe Dosen zur Substitution bei Mangelerscheinungen sind wieder verlassen worden, seitdem man erkannt hat, daß nach Gabe von 100–1000 µg innerhalb von 2 Tagen 50–95% der Dosis mit dem Urin ausgeschieden werden. Die Therapie wird meistens mit der Gabe von Folsäure kombiniert (s. u.).

Brustkinder, bei denen nicht zugefüttert wird, müssen, wenn die Mutter über lange Jahre strikt vegetarisch gelebt hat, Cobalamin erhalten (vgl. Tab. 30.2). Das gleiche gilt natürlich auch für die erwachsenen strengen Vegetarier („Veganer"), die Milchprodukte und Eier ablehnen.

Beim **Tic douloureux** soll Cobalamin in hohen Dosen (1 mg/Tag) gute Wirkungen zeigen.

Überdosierungserscheinungen von Cobalaminen sind nicht bekannt.

Der Anwendung von Cobalaminen als Fänger für CN^--Anionen bei der Cyanidvergiftung (vgl. S. 1034) steht in der Regel ihre Nichtverfügbarkeit entgegen; die hierfür notwendige Form des Hydroxo- bzw. Aquocobalamins ist pharmazeutisch-technisch schwer zu stabilisieren. Deshalb müssen Lösungen aus der Trockensubstanz jeweils frisch bereitet werden. Die Gramm-Mengen, in denen es zur Therapie gebraucht wird, sind überdies extrem teuer. Zur **Toxizität** so exzessiver Cobalamin-Dosierungen liegen noch keine ausreichenden Erfahrungen vor. Die wenigen Fälle, die bisher mit Aquocobalamin behandelt wurden, haben außer der Blaufärbung durch die Einlagerung in die Haut keine Hinweise auf unerwünschte Wirkungen gegeben.

Folsäure

Chemie, biochemische Wirkungen

Die Folsäure ist ein Pteridin-Derivat (Abb. 30.14). Die als Coenzym wirksame Form ist 5,6,7,8-Tetrahydrofolsäure. Ihre Bedeutung ist in der Übertragung von C_1-Einheiten (Syn.: 1-Kohlenstoff-Bruchstücke) zu sehen, die sich vor allem auf die Basensynthese im Nucleinsäurestoffwechsel auswirkt (Abb. 30.15). Rasch wachsende Gewebe sind deshalb besonders betroffen. Die im weißen Blutbild auftretenden Megaloblasten haben der Folsäuremangelanämie ihren Namen gegeben.

Die Rolle der Ascorbinsäure bei der Bildung von Tetrahydrofolsäure aus Folsäure wird nicht ganz verstanden. Hinsichtlich der Megaloblastenanämie, die bei Skorbut auftreten kann, vgl. S. 774.

Eine Schlüsselrolle spielt N5-N10-Methenyl-THF als Coenzym in der Thymidylatsynthese bei der DNA-Synthese. Dabei werden neben einem C_1-Bruchstück auch zwei Wasserstoffatome übertragen.

Daran ist Cobalamin als Coenzym beteiligt. Wie der Abb. 30.15 zu entnehmen ist, kann ein Mangel an Corrinoiden nicht nur zu einem Methioninmangel, sondern auch sekundär und lokal zu einem Mangel an Tetrahydrofolsäure führen, die nicht mehr in ausreichendem Maße aus Dihydrofolsäure reaktiviert werden kann.

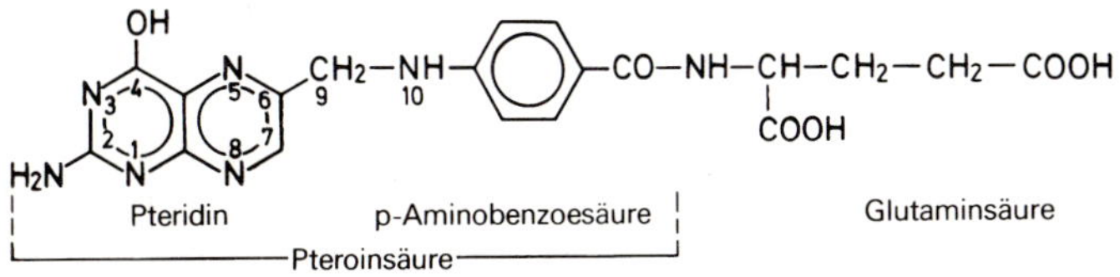

OH
H_2N (Pteridin-Ring, Positionen 1–8) – CH_2–NH – (Benzolring) – CO–NH–CH–CH_2–CH_2–COOH
9 10
COOH
Pteridin | p-Aminobenzoesäure | Glutaminsäure
Pteroinsäure

Abb. 30.14 Folsäure.

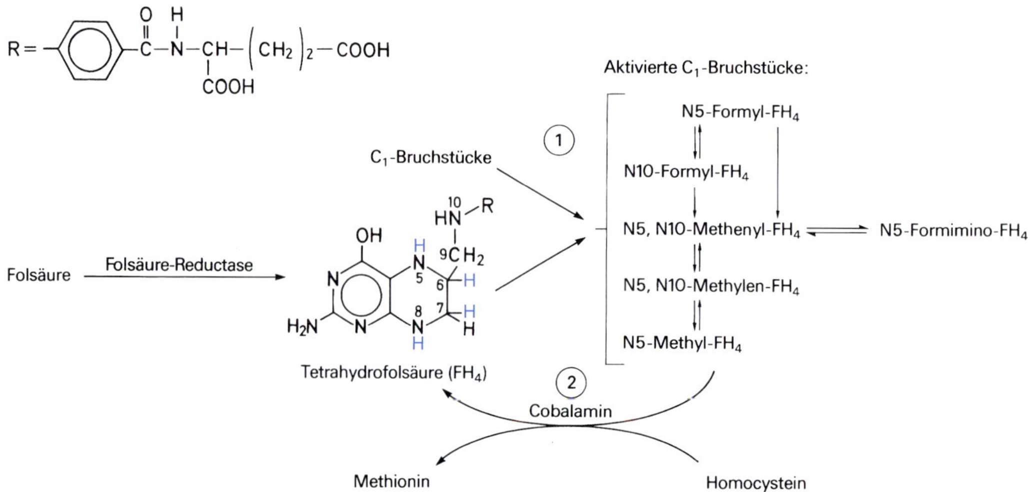

Abb. 30.15 Vereinfachtes Schema des Folatzyklus; Mechanismen für den Transfer von C_1-Bruchstücken im Stoffwechsel.
1 Aus dem Abbau von Glycin, Threonin und Histidin sowie dem Umbau von Serin und Glycin stammen die C_1-Bruchstücke, die in unterschiedlichem Oxidationszustand durch Verbindung mit 5,6,7,8-Tetrahydrofolsäure (FH_4) „aktiviert" werden. Sie werden zur Synthese von Aminosäuren, von Cholin (Acetylcholin) und vor allem von Purinbasen gebraucht.
2 Die Resynthese von FH_4 aus N5-Methyl-FH_4 wird durch das Enzym Methioninsynthase katalysiert, wobei Cobalamin zur Aufnahme des C_1-Bruchstücks dient. Mit diesem Schritt wird auch Methionin aus Homocystein regeneriert. Wegen seiner besonderen Bedeutung für C_1-übertragende Reaktionen im Organismus wird Methionin auch als partielles Vitamin bezeichnet. Über eine dritte Möglichkeit zur Übertragung von C_1-Bruchstücken verfügt der Organismus mit Biotin. Gebunden an Eiweiß, überträgt Biotin C_1-Bruchstücke. Für einige Spezies hat Biotin Vitamincharakter. Der Einfachheit halber sind im Schema die Details der Reaktionsschritte sowie die energieliefernden Reaktionen nicht verzeichnet.

In der Nahrung liegt Folsäure in Form von Pteroylpolyglutamaten vor. Voraussetzung für die Resorption der Folsäure ist die Abspaltung der Glutaminsäuren bis auf eine. Dafür ist eine Konjugase (Pteroyl-γ-Glutamylcarboxylpeptidase) notwendig, die im Bürstensaum der Mucosazellen, vor allem im Duodenum und im oberen Jejunum, aber auch in den unteren Darmabschnitten nachzuweisen ist. In den Mucosazellen wird Dihydrofolsäure zur Tetrahydrofolsäure reduziert und zum größten Teil methyliert.

Folsäure wird enteral bis zu einer Dosis von 15 mg vollständig resorbiert. Im Bereich der Mengen, die für die physiologische Substitution des Vitamins täglich notwendig sind (s. Tab. 30.2), erfolgt die Aufnahme überwiegend durch Vermittlung eines Transportsystems in den Mucosazellen. Höhere Dosen werden überwiegend per diffusionem inkorporiert. Der Vorrat an Folsäure im Organismus beträgt maximal 12–15 mg. Diese Menge deckt den Bedarf für 3–4 Monate.

Folsäure und insbesondere die nichtmethylierten Analoga werden an Plasmaproteine gebunden und so mit dem Blut im Organismus verteilt. Folsäurehaltige Enzyme sind nicht nur im Cytosol, sondern auch in den Mitochondrien und der Mikrosomenfraktion der Zellen nachzuweisen. Ein großer Teil, etwa 200 µg/Tag, der Pteroylglutamate wird mit der Galle ausgeschieden und ist einem enterohepatischen Kreislauf unterworfen. Auch in der Leberzelle kann der Aufbau von C_1-Tetrahydrofolsäure-Coenzymen erfolgen. Die Leber gilt als das Hauptdepotorgan für Tetrahydrofolsäure-Coenzyme.

Mangelerscheinungen

Mangelerscheinungen treten bei einheimischer Sprue, Malabsorptionssyndrom, z.B. nach Dünndarmresektion, und in der Schwangerschaft auf. Folsäuremangelerscheinungen werden nach Einnahme von Ovulationshemmern und bei Therapie mit Pyrimethamin (s. S. 918) und mit Antikonvulsiva wie Primidon, die beide strukturelle Beziehungen zu Pyrimidin haben, beobachtet. Sie hemmen die Dihydrofolsäurereductase und damit die Bildung des aktiven Coenzyms. Folsäuremangel tritt auch bei der Therapie mit Folsäureantagonisten auf (vgl. S. 961).

Zu Folsäuremangel kann es unter der Behandlung mit vielen Pharmaka kommen. Bei länger dauernder Anwendung von **Antiepileptika** wie Phenytoin, Primidon und Barbitursäurederivaten wird die Resorption von Folsäure beeinträchtigt. Dies kann entweder durch Hemmung der Dekonjugasen im Bürstensaum der Mucosazellen oder durch Hemmung des Transfervorgangs der Folsäure bedingt sein. Die Folge des Folsäuremangels, die Megaloblastenanämie, ist dagegen selten. Sie wird nur bei etwa 1% derjenigen Patienten manifest, bei denen infolge der antiepileptischen Behandlung die Konzentration der Folsäure im Plasma abgesunken war.

Außerdem wird diskutiert, ob durch die Antiepileptika die Aufnahme von Folsäure in die Körperzellen gehemmt wird. Auch Sulfasalazin kann die Folsäureresorption hemmen (vgl. S. 607).

Bei der Einnahme von **Östrogenen** über längere Zeit, z.B. in oralen **Kontrazeptiva** (vgl. S. 693), kann es zu einem Folsäuremangel kommen. Als Ursachen vermutet man eine Resorptionshemmung und eine Verteilungsstörung. Ein Folsäuremangel tritt immerhin bei 20% der Dauereinnehmerinnen von Kontrazeptiva auf.

Methotrexat (vgl. S. 961) und Aminopterin bzw. Trimethoprim (vgl. S. 800) sind Hemmstoffe der Dihydrofolatreductase. Sie verhindern die Bildung des aktiven FH_4 aus FH_2. Bei Belastung mit Histidin wird bei Folsäuremangel vermehrt Formiminoglutaminsäure im Urin gefunden. Hinsichtlich des sekundären Folsäuremangels, der bei Mangel an Corrinoiden immer auftritt, vgl. S. 769.

Überdosierungserscheinungen, unerwünschte Wirkungen

Überdosierungen von Folsäure sind beim Menschen so gut wie unbekannt. Früher wurden hohe Dosen, bis zu 100 mg/Tag, therapeutisch benutzt. Die Patienten litten unter Schlaflosigkeit, Reizbarkeit und Stimmungsschwankungen. Einzelbeobachtungen deuten darauf hin, daß die Symptomatik der Patienten, die an Schizophrenie leiden, durch Folsäuregaben (1–3 mg/Tag) über mehrere Wochen intensiviert werden kann. Wie im Tierversuch die Krampfbereitschaft der Ratte durch Folsäure verstärkt werden kann, scheinen auch einzelne Epileptiker empfindlich zu sein. Folsäure inhibiert in hohen Dosen die antiepileptische Wirkung von Phenytoin, Primidon und Phenobarbital. Vor allem bei Kindern ist es zu vermehrter Anfallshäufigkeit gekommen. In den USA ist deshalb die Höchstmenge in Folsäuretabletten auf 1 mg limitiert worden.

Bei **Leukämie** ist Folsäure kontraindiziert (ausgenommen zur Behebung eines Folsäuremangels nach Behandlung mit Folsäureantagonisten; s. S. 961).

Bei Tieren führten hohe Dosen zur Auskristallisation von Folsäure und ihren Metaboliten in den Nierentubuli.

Therapie

Makrozytäre Anämien werden immer kombiniert mit Vitamin B_{12} und Folsäure behandelt: 5–20 mg Folsäure (DAB) oral oder parenteral. Wichtig ist, daß durch alleinige Folsäurebehandlung bei einer perniziösen Anämie zwar das Blutbild normalisiert wird, die funikuläre Myelose jedoch unbeeinflußt bleibt. Eine weitere Indikation für Folsäure ist die Behandlung mit Folsäureantagonisten und Ovulationshemmern.

Wie bei Störungen der Resorption aufgrund von Malabsorption und/oder Folsäure-Dekonjugasemangel in der Mucosa muß Folsäure in hohen Dosen (50 bis 100 mg) oral oder parenteral verabreicht werden.

L-Ascorbinsäure (Vitamin C)

Chemie, biochemische Wirkungen

L-Ascorbinsäure ist chemisch 2,3-Endiol-L-Gulonsäure-γ-Lacton (Abb. 30.16, s. 3D-Abb. auf CD-Rom).

Die biologische Wirkung der L-Ascorbinsäure beruht darauf, daß sie als Elektronendonator bzw. -akzeptor wirken kann. Sie steht dabei in einem Redoxgleichgewicht mit der radikalischen L-Semidehydroascorbinsäure. L-Ascorbinsäure wirkt als ein 1-Elektronendonator (vgl. Abb. 30.16). Das Ascorbinsäure-Elektronendonator- bzw. -akzeptorsystem wird an vielen Stellen des Stoffwechsels gebraucht. Die Rolle der L-Ascorbinsäure bei der Kollagensynthese wird mit dem Hauptsymptom des Skorbuts, der gesteigerten Fragilität der Blutgefäße, in Zusammenhang gebracht. Bei L-Ascorbinsäure-Mangel ist die Hydroxylierung von Prolin und Lysin im Prokollagen zu Hydroxyprolin bzw. Hydroxylysin blokkiert. Möglicherweise fungiert L-Ascorbinsäure als Elektronendonator bei der Hydroxylierung von Aminosäuren. Eine andere Hypothese geht davon aus, daß die Prokollagen-Hydroxylase selbst aus einer inaktiven Vorstufe mit Hilfe der L-Ascorbinsäure aktiviert wird.

Die L-Ascorbinsäure spielt nicht nur bei der Hydroxylierung von Nebennierenrindensteroiden, Dopamin (zu Noradrenalin) und Tryptophan (zu 5-Hydroxytryptophan) als Redoxsystem eine Rolle, sondern auch beim

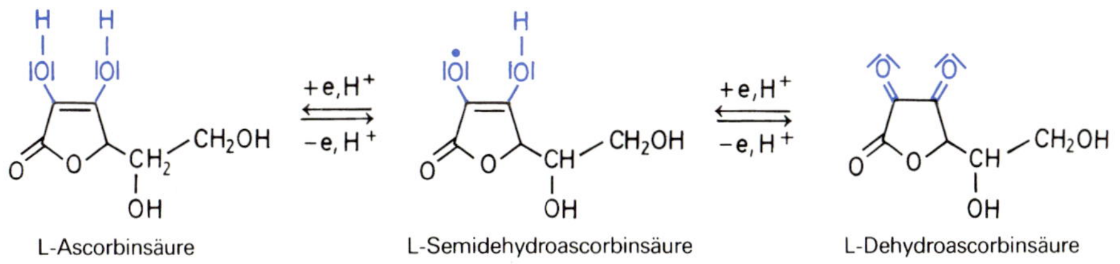

L-Ascorbinsäure ⇌ (+e,H⁺ / −e,H⁺) L-Semidehydroascorbinsäure ⇌ (+e,H⁺ / −e,H⁺) L-Dehydroascorbinsäure

Abb. 30.16 Ascorbinsäure als Protonen- bzw. Elektronendonator und -akzeptor. Die biologisch wichtigen Redoxvorgänge laufen zwischen L-Ascorbinsäure und der radikalischen L-Semidehydroascorbinsäure ab. L-Ascorbinsäure ist ein 1-Elektronen-Donator (pK_{a1} und pK_{a2} der beiden Säuren 4,1 u. 11,8). L-Dehydroascorbinsäure entsteht durch Disproportionierung der L-Semidehydroascorbinsäure (nach H. Staudinger, TIBS Sept. 1978, 211–213).

enzymatischen Abbau von Fremd- und Arzneistoffen. Beim Meerschweinchen nimmt der Cytochrom-P450-Gehalt der Leber bei L-Ascorbinsäure-Mangel ab. Zu den wichtigen durch L-Ascorbinsäure vermittelten Stoffwechselschritten gehört die Bildung der Tetrahydrofolsäure aus Folsäure (vgl. Abb. 30.15). Die makrozytäre Anämie beim Skorbut wird auf den daraus resultierenden Mangel an Tetrahydrofolsäure zurückgeführt. Die mikrozytäre Anämie soll die Folge eines Eisenmangels sein (Verfügbarkeit von Eisen für die Resorption), vgl. S. 743.

L-Ascorbinsäure ist für den Abbau cyclischer Aminosäuren von Bedeutung, insbesondere für den Abbau des Tyrosins, und zwar für die Spaltung des Rings der Homogentisinsäure. Das spielt bei Säuglingen eine Rolle, die mit proteinreicher Kuhmilch ernährt werden. Die dabei auftretenden Störungen beim Abbau cyclischer Aminosäuren können durch L-Ascorbinsäure normalisiert werden.

Das Interesse der Biochemie gilt heute vornehmlich der Rolle von L-Ascorbinsäure als Antioxidans. L-Ascorbinsäure zählt nach deutschem Recht zu den Lebensmitteln und ist in Backmehl, Fleisch, Obst- und Gemüsesäften sowie in Fetten, hier als Palmitinsäureester, enthalten.

In den Lebensmitteln wird durch L-Ascorbinsäure, die in der Regel zusammen mit einem Chelatbildner zur Metallkomplexierung angewendet wird, die oxidative Denaturierung (d.h. das Ranzigwerden) von Fleisch und außerdem die Bildung von Nitrosaminen verhindert.

L-Ascorbinsäure wird in physiologischen Konzentrationen vor allem in den oberen Abschnitten des Dünndarms, stereoselektiv durch Vermittlung eines Transportsystems und getrieben von der Na-K-ATPase, bergauf durch das Epithel transportiert. Der prozentuale Anteil der resorbierten Mengen sinkt mit steigender Dosis: Bei 100 mg werden rund 70% der Dosis resorbiert, bei 1,5 g nur noch 50% und bei 12 g rund 16% der Dosis. Die absolut resorbierten Mengen nehmen dabei ständig zu: rund 125 mg bei der Dosis von 180 mg, 750 mg bei der Dosis von 1,5 g und fast 2 g bei der Dosis von 12 g.

Rund 35–50% der täglichen Oxalatmenge im Harn (30–40 mg) stammen beim gesunden Erwachsenen, der sich normal ernährt, aus der L-Ascorbinsäure. Die Umwandlung von L-Ascorbinsäure in Oxalsäure ist sättigbar; oberhalb eines Gesamtumsatzes von 80–120 mg/Tag bleibt der Anfall von 40–50 mg Oxalsäure bemerkenswert stabil. Bei Menschen mit einer entsprechenden Disposition sind bei täglichen Dosen von 4 g L-Ascorbinsäure Oxalatsteine in den ableitenden Harnwegen beobachtet worden. Deshalb ist mit Dosen von mehr als 2–3 g/Tag bei diesen Menschen Vorsicht geboten. Ohne eine entsprechende Anamnese oder familiäre Belastung werden aber derartige Dosen von Gesunden problemlos vertragen. Die Oxalsäure bei Patienten, die an einer Hyperoxalurie leiden, stammt nur zum geringsten Teil aus dem L-Ascorbinsäure-Stoffwechsel.

Mangelerscheinungen

Folgen des L-Ascorbinsäure-Mangels sind **Skorbut** bei Erwachsenen und die **Möller-Barlowsche Erkrankung** bei Kleinkindern. Früher sehr gefürchtet, sind sie aus unserem Gesichtskreis vollständig verschwunden. Die Symptome sind petechiale Blutungen, die auf eine erhöhte Kapillarfragilität, besonders infolge der Kollagenstoffwechselstörung, zurückgeführt werden, Ekchymosen, vor allem subperiostal, Schwellungen und Blutungen der Gingiva. Ferner ist die Bildung von Osteoid und Dentin in Mitleidenschaft gezogen; Knochen- und Zahnwachstum des Kindes sind retardiert. Abgeschlagenheit, Muskelschwäche, Atemnot und Depressionen sind die uncharakteristischen Anfangserscheinungen.

Als brauchbares Maß für die Beurteilung der Versorgung des Organismus gilt die Konzentration von L-Ascorbinsäure in Leukocyten: 30 mg/100 g Zellen gelten als Norm. Die Konzentration von L-Ascorbinsäure im Plasma ist in Tab. 30.3 verzeichnet. Bei **Tyrosinbelastung** tritt im Urin p-Hydroxyphenylpyruvat auf, wenn ein L-Ascorbinsäure-Mangel besteht. Normalerweise wird p-Hydroxyphenylpyruvat durch eine Hydroxylase, die der Gegenwart von L-Ascorbinsäure bedarf, in Homogentisat übergeführt. Der Mechanismus der Reaktion ist noch nicht endgültig aufgeklärt.

Unerwünschte Wirkungen, Wechselwirkungen

L-Ascorbinsäure wird bemerkenswert gut vertragen. Diese Aussage basiert auf den Erfahrungen bei der Anwendung von Megadosen in den USA. Megadosen sind Einnahmen von täglich über 10–100 g! Wie sich dieser Mißbrauch allerdings bei langjähriger, unter Umständen jahrzehntelanger Einnahme derartiger Dosen darstellt, kann heute noch nicht beurteilt werden. Auf die Möglichkeit der Oxalatsteinbildung bei prädisponierten Menschen ist bereits oben hingewiesen worden. Die bei hohen Dosen manchmal zu beobachtende Diarrhö ist vermutlich auf die osmotische Wirkung der L-Ascorbinsäure im Darmlumen zurückzuführen. In der Literatur wird über den Einzelfall eines Greises berichtet, der nach 80 g L-Ascorbinsäure (i.v., innerhalb von 2 Tagen) an Niereninsuffizienz verstorben ist.

Bei Patienten mit Glucose-6-phosphat-Dehydrogenase-Mangel können Megadosen von L-Ascorbinsäure eine Hämolyse bewirken.

Inwieweit für L-Ascorbinsäure, wiederum in hohen Dosen, **Interaktionen** mit anderen Arzneimitteln zutreffen, kann gegenwärtig noch nicht endgültig beurteilt werden. Sicher ist, daß viele klinisch-chemische Bestimmungen durch die hohen Konzentrationen von L-Ascorbinsäure im Plasma gestört werden.

Therapie

Der **tägliche Bedarf** an L-Ascorbinsäure kann der Tab. 30.2 entnommen werden. Der Bedarf ist gesteigert in der Schwangerschaft (100–125 mg/Tag) sowie bei **Früh-** und **Neugeborenen;** er wird bei ihnen mit 50 mg/Tag veranschlagt.

L-Ascorbinsäure wird bei **Malabsorption,** insbesondere zur Steigerung der Resorption von Eisen (vgl. S. 742), empfohlen. Bei Methämoglobinämie werden Erwachsenen 1–3 g, Kindern 0,5–1 g L-Ascorbinsäure i.v. appliziert (s. S. 1036). Die Gabe von L-Ascorbinsäure bei Erkältungskrankheiten (0,2–0,5 g/Tag) zeigte im kontrollierten klinischen Versuch eine gewisse Schutzwirkung. Die Bedeutung dieser Beobachtung für die praktische Therapie ist nach wie vor umstritten.

Erwähnenswert ist, daß die Zahl von Carcinomen und anderen neoplastischen Erkrankungen negativ mit dem Ascorbinsäuregehalt der Nahrung korreliert; das trifft z.B. für das Coloncarcinom oder das Cervixcarcinom zu. Die Überlebenszeit von Krebspatienten konnte durch hochdosierte L-Ascorbinsäure-Zulagen (4–10 g/Tag) verlängert werden. Da L-Ascorbinsäure zu den wirksamsten Inhibitoren der N-Nitrosierung gehört, wird auch erwartet, daß sie zur Verringerung der Häufigkeit von Tumoren, die durch N-Nitrosamine ausgelöst werden, beiträgt. Neben anderen Antioxidantien wie α-Tocopherol, den antioxidativ wirksamen Verbindungen aus der Gruppe der Retinoide und Selen taucht auch Ascorbinsäure in zunehmendem Maße in den Spalten der Standes- und Tagespresse auf, um Erwartungen hinsichtlich der Schutzfunktion dieser Antioxidantien vor Herz-Kreislauf-Erkrankungen, Krebs und Alterserscheinungen zu propagieren. Daraus lassen sich zwar Empfehlungen für die Ernährungsgewohnheiten ableiten, jedoch keinesfalls Indikationen für die Verschreibung von L-Ascorbinsäure.

30.2 Spurenelemente

S. Wolffram, Kiel

Definition

In der belebten Materie kommt eine Vielzahl von Elementen vor, deren Menge aufgrund ihrer geringen Gewebskonzentrationen und unzureichender Bestimmungsmethoden zur Zeit ihrer Entdeckung nicht mit ausreichender Genauigkeit bestimmt werden konnte. In diesem Zusammenhang wurde der Begriff „Spurenelemente“ geprägt, der bis zur heutigen Zeit trotz der Entwicklung und Anwendung hochempfindlicher Nachweisverfahren im allgemeinen und wissenschaftlichen Sprachgebrauch etabliert ist. Alle chemischen Elemente, deren Anteil an der Gesamtkörpermasse kleiner als 0,01% ist, werden dieser Konvention entsprechend der Gruppe der Spurenelemente zugeordnet.

Ein Spurenelement erfüllt die Voraussetzungen der biologischen Essentialität, wenn folgende Kriterien zutreffen: (1) Es sollte in allen Geweben – zumindest innerhalb einer zoologischen Familie – regelmäßig nachweisbar sein. Die Gewebskonzentrationen von Spezies zu Spezies sollten dabei nicht um Größenordnungen voneinander abweichen. (2) Nach dem Entzug des Elements werden unabhängig von der untersuchten Spezies elementspezifische Mangelerscheinungen beobachtet; (3) die Veränderungen in physiologischer und struktureller Hinsicht können auf molekularer Ebene einem umschriebenen biochemischen Defekt zugeordnet werden; (4) alle spezifischen Mangelerscheinungen bzw. im Zusammenhang mit dem Entzug auftretenden biochemischen Veränderungen werden durch Zufuhr des Elements verhindert bzw. normalisiert.

Für eine Reihe von Spurenelementen ist der Nachweis dieser Kriterien auch heute noch Gegenstand der Forschung. Übereinstimmend werden entsprechend dem heutigen Kenntnisstand die Elemente Mangan (Mn), Eisen (Fe), Kobalt (Co), Kupfer (Cu), Zink (Zn), Selen (Se), Molybdän (Mo) und Jod (I) als für Mensch und Tier essentiell eingestuft. In Tab. 30.6 sind einige Daten über Wirkorte und Funktion dieser Spurenelemente zusammengestellt. Fluor (F) wird aufgrund seiner positiven Wirkungen auf die Zahngesundheit (Kariesprophylaxe) und den Knochenstoffwechsel ebenfalls den essentiellen Spurenelementen zugeordnet. Für Chrom, das von einigen Autoren als essentielles Spurenelement eingestuft wird, ist bis heute der genaue Wirkungsmechanismus unklar. Eine bisher nicht näher charakterisierte, als Glucosetoleranzfaktor bezeichnete organische Chromverbindung kann aus Brauereihefe gewonnen werden. Sie enthält neben Aminosäuren auch Nicotinsäure. Im Tierversuch verstärken Chromverbindungen die Wirkungen von Insulin.

Als Kandidaten für die Liste der essentiellen Spurenelemente werden zahlreiche weitere Elemente – Aluminium (Al), Arsen (As), Bor (B), Brom (Br), Cadmium (Cd), Blei (Pb), Germanium (Ge), Lithium (Li), Nickel (Ni), Rubidium (Rb), Silicium (Si), Zinn (Sn) und Vanadium (V) – diskutiert. Allerdings muß betont werden, daß für diese Elemente bisher keine spezifischen Wirkungen bzw. Wirkungsmechanismen bekannt sind. Die postulierte Essentialität dieser „neuen Spurenelemente“ beruht überwiegend bzw. ausschließ-

Tabelle 30.6: Wirkorte und Funktionen von Spurenelementen*

Element	Verbindung, die das Element enthält
Eisen	Hämoglobin, Myoglobin, Cytochrom, Katalase-Peroxidase, Flavoproteine
Zink	Carboanhydrase, Isocitrat-Dehydrogenase, Carboxypeptidase, Alkohol-Dehydrogenase, Phosphoglycerinaldehyd-Dehydrogenase, Glutamat-Dehydrogenase, Lactat-Dehydrogenase, DNA-Polymerase, RNA-Polymerase, Transkriptionsfaktoren (Zinkfinger-Proteine)
Kupfer	Cytochrom-Oxidase, Diphenyl-Oxidase, Aminoxidase, Tyrosin-Hydroxylase, Uricase, Superoxid-Dismutase (Cupreine), Flavoproteine, Ferroxidase (Coeruloplasmin)
Jod	Schilddrüsenhormone (T_3, T_4)
Mangan	Peptidasen, Arginase, Glutamin-Synthetase, Pyruvat-Carboxylase, Glykosyl-Transferasen, ATP
Molybdän	Aldehyd-Oxidase, Xanthin-Oxidase, Sulfit-Oxidase
Kobalt**	Corrinoide (Cobalamin), Glycylglycin-Dipeptidase, β-Hydroxybutyrat-Dehydrogenase
Selen	Glutathion-Peroxidasen, Deiodasen (Typ I bis III), Thioredoxin-Reductase, Selenoprotein P, Selenoprotein W

* Im Stoffwechsel spielen Spurenelemente, soweit es sich um Metalle handelt, vor allem bei katalytischen Vorgängen als Enyzmaktivatoren oder in Form von Metalloenzymen eine regulierende Rolle.

Enzymaktivatoren: Vor allem Hydrolasen (z.B. Phosphatasen, verschiedene Peptidasen etc.) benötigen für ihre katalytische Wirkung die Anwesenheit von Spurenelementen wie Eisen, Mangan, Nickel oder Zink. Die Spurenelemente schaffen dabei im Apoprotein strukturelle Voraussetzungen für die Erkennung, Bindung und chemische Umsetzung des Substrats.

Metalloenzyme: Ungefähr ein Drittel der heute bekannten Enzyme enthalten in ihrem Molekül Metallionen, die für die katalytische Funktion von Bedeutung sind. Bei einem Teil dieser Enzyme wird das Metallion infolge einer sehr starken koordinativen Bindung an das Apoenzym zum integralen Bestandteil des Proteinmoleküls. In Abwesenheit des Metallions geht die katalytische Funktion des Enzyms verloren.

**Anorganisches Kobalt ist nicht für alle Organismen ein essentielles Spurenelement; der Mensch ist vor allem auf die Zufuhr der wirksamen organischen Verbindung Cobalamin angewiesen (vgl. S. 769).

lich darauf, daß eine Depletion im Tierversuch zu meist unspezifischen Einschränkungen biologischer Funktionen führt, die bei Zufuhr physiologischer Mengen des in Frage stehenden Elements reversibel sind. Abb. 30.17 gibt einen Überblick über die Stellung der Spurenelemente im Periodensystem.

Tabelle 30.7: Empfohlene tägliche Zufuhr einiger Spurenelemente

Spurenelement	täglicher Bedarf
Eisen	10–30 mg
Zink	12–20 mg
Kupfer	1,5–3 mg
Mangan	2–5 mg
Jod	0,1–0,3 mg
Fluor	2–4 mg
Molybdän	75–250 µg
Selen	20–100 µg

Die empfohlene tägliche Zufuhr liegt aufgrund der stark variierenden Bioverfügbarkeit über dem eigentlichen Bedarf. Der Bedarf von Spurenelementen variiert in Abhängigkeit von Alter, Geschlecht und Leistungszustand (Schwangerschaft etc.). Die Angaben beziehen sich auf gesunde Erwachsene.

Im Idealfall läßt sich anhand einer vollständigen Dosis-Wirkungs-Kurve für jedes Element der Bereich einer sicheren und adäquaten Aufnahme ermitteln. Die mit der Nahrung aufgenommene Menge bzw. applizierte Dosis, bei der die verschiedenen biologischen Wirkungen in Erscheinung treten, sowie die Breite der verschiedenen Wirkungsbereiche sind jedoch für jedes Element spezifisch. Ferner kann der Verlauf u.a. durch Interaktionen mit anderen Elementen bzw. Verbindungen im Organismus sowie in der Nahrung erheblich beeinflußt werden.

Stoffwechsel von Spurenelementen

Der Stoffwechsel von Spurenelementen umfaßt Vorgänge bei der Resorption, der Verteilung, der Speicherung, der Funktionsausübung und der Exkretion des jeweiligen Elements. Im Zusammenhang mit der Spurenelementversorgung beschreibt der Begriff „Bioverfügbarkeit" den Teil der resorbierten Menge eines Elements, der zur Aufrechterhaltung normaler Strukturen und physiologischer Prozesse des Organismus im Intermediärstoffwechsel verfügbar ist. Zahlreiche Faktoren, wie z.B. Höhe der Zufuhr mit der Nahrung, Leistungsstatus des Organismus (u.a. Wachstum, Schwangerschaft, Laktation, Hochleistungssport), Stoffwechsel anderer Elemente und Nährstoffe, Krankheiten, Medikamente und Alter, beeinflussen die „Bioverfügbarkeit" (Abb. 30.18) und machen den Stoffwechsel von Spurenelementen zu einem dynamischen und komplexen Geschehen. Da jedoch erhebliche Informationslücken über den intermediären Stoffwechsel von Spurenelementen bestehen, wird der Begriff „Bio-

H																	He
Li	Be											B	C	N	O	F	Ne
Na	Mg											Al	Si	P	S	Cl	Ar
K	Ca	Sc	Ti	V	Cr	Mn	Fe	Co	Ni	Cu	Zn	Ga	Ge	As	Se	Br	Kr
Rb	Sr	Y	Zr	Nb	Mo	Tc	Ru	Rh	Pd	Ag	Cd	In	Sn	Sb	Te	I	Xe
Cs	Ba	La	Hf	Ta	W	Re	Os	Ir	Pt	Au	Hg	Tl	Pb	Bi	Po	At	Rn

Abb. 30.17 Essentielle Spurenelemente in den Haupt- und Nebengruppen des Periodensystems. Essentielle Spurenelemente sind durch blaue ausgefüllte Buchstaben, Spurenelemente mit bisher weitgehend unbekannten Funktionen durch blaue nichtausgefüllte Buchstaben gekennzeichnet. Mengenelemente sind durch schwarze ausgefüllte Buchstaben, Edelgase durch schwarze nichtausgefüllte Buchstaben markiert.

verfügbarkeit“ meist im Sinne der scheinbaren oder wahren Resorbierbarkeit benutzt (scheinbare Resorbierbarkeit = Differenz zwischen Aufnahme und Ausscheidung mit dem Stuhl; bei der wahren Resorbierbarkeit wird die Ausscheidung um endogene Verluste korrigiert). Im Unterschied dazu beschreibt der pharmakologische Begriff Bioverfügbarkeit die nach oraler Applikation eines Pharmakons aus dem zeitabhängigen Konzentrationsverlauf im Plasma ermittelte Fläche unter der Kurve (vgl. S. 58).

Für die Abklärung der Spurenelementversorgung eines Individuums ist aus den genannten Gründen der analytisch bestimmte Gehalt eines Spurenelements in der Nahrung oder in Lebensmitteln allein – wie häufig in Lebensmitteltabellen angegeben – wenig aussagekräftig. Tab. 30.7 gibt Auskunft über die empfohlene tägliche Zufuhr von Spurenelementen bei gesunden Erwachsenen.

Ein erwähnenswertes Phänomen des Spurenelementstoffwechsels ist die Fähigkeit des Organismus, den Spurenelementgehalt in den Körperzellen bzw. ihren Kompartimenten über einen relativ weiten Bereich der Zufuhr einerseits in physiologisch notwendigen, andererseits in aus toxikologischer Sicht tolerierbaren Grenzen zu halten. Diesem Streben nach Homöostase dienen regulative Mechanismen auf verschiedenen Stoffwechselebenen (z.B. Resorption, Intermediärstoffwechsel, Exkretion). Speziell in den Leistungsstadien Wachstum, Gravidität und Laktation läßt sich bezüglich der Versorgung verschiedener Organe eine Priorität der involvierten „Leistungsorgane bzw. -produkte“ gegenüber anderen Organen beobachten. Die bevorzugte Versorgung tritt besonders bei mangelhafter Zufuhr des betreffenden Elements in Erscheinung.

Die folgende Darstellung beschränkt sich auf die Spurenelemente Zink, Kupfer und Selen, da deren Bedeutung für die menschliche Gesundheit in den letzten Jahren vermehrt Beachtung gefunden hat. Eisen (s. S. 739), Fluorid (s. S. 1029) und Jod (s. S. 721) wurden bereits eingehend behandelt.

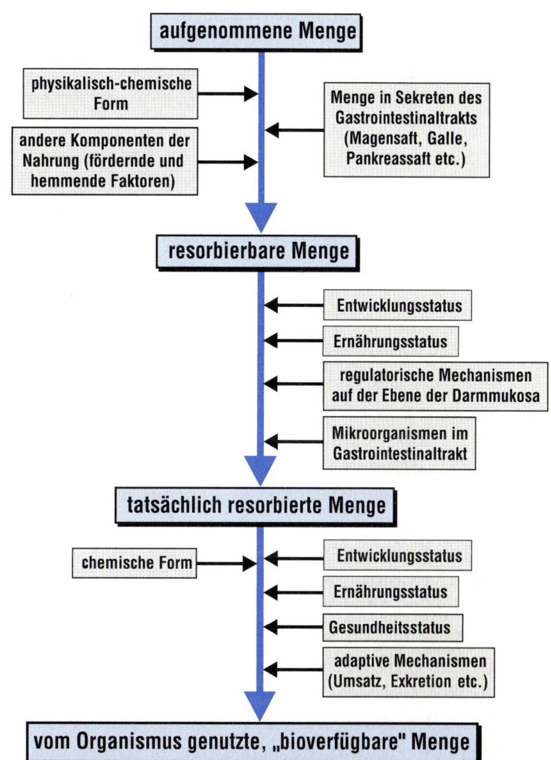

Abb. 30.18 Einflüsse auf die „Bioverfügbarkeit“ eines Elements. Linke Seite: exogene Faktoren (Nahrung); rechte Seite: endogene (physiologische) Faktoren

30.2.1 Zink

Stoffwechsel. Der Körper eines erwachsenen Menschen enthält ca. 1,5–2,5 g Zink. Im Unterschied zu den meisten Spurenelementen ist Zink mit Ausnahme einiger spezialisierter Gewebe relativ gleichmäßig im gesamten Organismus verteilt. Die höchsten Zinkkonzentrationen bei Säugetieren wurden in der Chorioidea (Tapetum lucidum) des Auges bestimmter Spezies (z. B. Hund, Fuchs, Marder) gemessen. Relativ hohe Zinkkonzentrationen finden sich auch in der Prostata und der Leber (an Metallothionein gebunden). Im Blut, das weniger als 0,5% des Gesamtzinks enthält, befinden sich 80–90% in den Erythrocyten (hohe Carboanhydraseaktivität) und nur 10–20% im Plasma, wo es im wesentlichen an Albumin (57%), α_2-Makroglobulin (40%) und freie Aminosäuren (3%) gebunden ist.

Für Zink scheint kein spezifischer „Speicher" im Organismus zu existieren. Deshalb führt eine drastische Reduktion der alimentären Zinkzufuhr rasch zu einem Zinkmangel.

Die **Resorption** des mit der Nahrung aufgenommenen und aus endogenen Sekreten des Gastrointestinaltrakts (z. B. Galle, Pankreassaft etc.) stammenden Zinks erfolgt überwiegend im Jejunum. Neben passiver Diffusion ist auch ein aktiver Transportmechanismus an der Zinkresorption beteiligt. In diesem Zusammenhang ist erwähnenswert, daß in der Bürstensaummembran des Dünndarms, vor allem im Duodenum, die Existenz eines Metallionentransporters (DCT1 = divalent-cation transporter) nachgewiesen wurde[1]. Ein kürzlich in der Darmmucosa identifiziertes Protein, das sogenannte cysteinreiche intestinale Protein, scheint als zinkbindendes Protein eine Rolle bei der Zinkresorption zu spielen (ähnlich wie Calbindin bei der Resorption von Calcium oder mucosales Transferrin bei der Eisenresorption [S. 742]). Zwischen diesem Protein und den besonders durch Cadmium und Zink induzierten Metallothioneinen (s. S. 1053) scheint eine Konkurrenz um die Bindung von Zink zu bestehen, wobei mucosales Metallothionein die Zinkresorption einschränkt. Eine große Zahl niedermolekularer organischer Verbindungen (z. B. Citrat, Picolinat, Cystein, Glutamat) fördert durch Chelat-Bindung die intestinale Resorption von Zink.

Ein wesentlicher Faktor, der die Zinkresorption **negativ beeinflußt**, ist der Gehalt der Nahrung an **Phytinsäure** (Myoinositolhexaphosphat). Phytinsäure ist eine Speicherform für Phosphor und Inositol in Pflanzen. Die Bildung von schlecht wasserlöslichen Komplexen zwischen Zink und Phytat im Lumen des Gastrointestinaltrakts führt zu einer reduzierten Resorption von Zink. Eine hohe alimentäre Calciumzufuhr verstärkt diesen Effekt noch, da sich unter diesen Verhältnissen Zink-Calcium-Phytat-Komplexe bilden, die noch schlechter löslich sind als Zink-Phytat-Komplexe. Da pflanzliche Produkte meist einen hohen Phytat- und Calciumgehalt und einen niedrigen Zinkgehalt aufweisen, kann eine vegetarische oder laktovegetarische Ernährungsweise, besonders während des Wachstums, zumindest einen marginalen Zinkmangel bedingen. Die Exkretion von Zink erfolgt zu ca. 90% über die Faeces, der Rest wird renal ausgeschieden.

[1] Mittels dieses Carriers können verschiedene divalente Kationen wie Fe^{2+}, Zn^{2+}, Mn^{2+}, Cu^{2+}, Co^{2+} oder Cd^{2+} zusammen mit Protonen in die Epithelzellen aufgenommen werden. Eisenmangel führt zu einer verstärkten Expression dieses membranalen Transportproteins.

Physiologische Funktionen. Zink kommt im Körper praktisch nicht als freies Ion vor und erfüllt seine Funktionen vor allem **in proteingebundener Form** (Zink-Metalloenzyme, andere Proteine). Über 300 Enzyme benötigen Zink für ihre optimale Funktion. Dabei nimmt Zink an katalytischen und regulatorischen Funktionen teil und trägt zur Stabilisierung der Proteinstruktur bei. Zink-Metalloenzyme finden sich in sechs Enzymklassen (Oxidoreductasen, Transferasen, Hydrolasen, Lyasen, Isomerasen, Ligasen) und sind am Stoffwechsel aller Hauptgruppen endogener Verbindungen (Proteine, Kohlenhydrate, Fette etc.) beteiligt. Zink spielt auch eine Rolle bei der Aufrechterhaltung von Struktur und Funktionen biologischer Membranen. Darüber hinaus erfüllt Zink zahlreiche Aufgaben im Stoffwechsel von Nucleinsäuren und Proteinen, wie z. B. Stabilisierung der Struktur von DNA, RNA und Ribosomen, oder als Bestandteil von Schlüsselenzymen der Nucleinsäuresynthese (z. B. DNA-Polymerasen). Zink spielt auch eine wesentliche Rolle bei der Expression bestimmter Gene, wobei unter anderem zinkhaltige Transkriptionsfaktoren (Zinkfinger-Proteine) beteiligt sind. Daneben sind zahlreiche physiologisch relevante Interaktionen zwischen Zink und verschiedenen Hormonen (z. B. Testosteron, Corticoide, Insulin, Wachstumshormon) bekannt, wobei sowohl Produktion, Speicherung und Sekretion als auch Hormon-Rezeptor-Interaktionen involviert sein können. Es sei noch erwähnt, daß Zink eine wichtige Rolle als Modulator immunologischer Prozesse – ähnlich wie andere Spurenelemente, z. B. Selen – spielt. Auch bei der Geschmackswahrnehmung scheint Zink beteiligt zu sein, obgleich die Mechanismen nicht näher bekannt sind.

Mangel. Die Symptomatik eines schweren Zinkmangels beim Menschen, wie er z. B. nach längerer ausschließlich parenteraler Ernährung mit zinkfreien Nährstofflösungen auftreten kann, entspricht weitgehend den pathologischen Veränderungen bei der Acrodermatitis enteropathica, einer genetisch bedingten Störung des Zinkstoffwechsels. Neurologisch werden Funktionsstörungen des ZNS, Geruchs- und Geschmacksstörungen und Appetitlosigkeit festgestellt; die Patienten sind unter Umständen ataktisch. An der Haut finden sich neben Ausschlägen zuweilen bullöse Abhebungen, außerdem Schädigungen der Mundschleimhaut und eine verzögerte Wundheilung.

Ein alimentär bedingter Zinkmangel, charakterisiert durch eine Verzögerung von Wachstum und sexueller Entwicklung, kann vor allem in sogenannten Entwicklungsländern auftreten. Ein Hauptfaktor bei der Pathogenese des Mangels ist die ausschließliche oder überwiegende Aufnahme von Cerealien mit einer, bedingt durch den hohen Phytatgehalt, geringen Menge an verfügbarem Zink.

Genetisch bedingte Störungen des Zinkstoffwechsels. Die Acrodermatitis enteropathica (AE) ist eine seltene, autosomal-rezessiv vererbte Störung des Zinkstoffwechsels. Sie kann sich schon im Säuglingsalter manifestieren, tritt jedoch oft erst nach dem Abstillen und dem

Nahrungswechsel klinisch in Erscheinung. Die Krankheit ist charakterisiert durch Hautveränderungen, Alopezie, Durchfälle und psychische Störungen. Der zugrundeliegende Defekt bei dieser Erkrankung betrifft die intestinale Resorption von Zink. Bei Patienten mit AE scheinen die spezifischen Transportmechanismen für Zink in der Darmmucosa gestört zu sein. Daraus resultiert eine Verschlechterung der Zinkresorption. Die renale Exkretion von Zink ist dagegen nicht gestört. Trotz der Resorptionsstörung sind hohe orale Dosen von Zink (täglich 35–160 mg Zink in 2–3 Portionen) für Patienten mit AE oft lebensrettend, da bei hohen Zinkkonzentrationen im Darminhalt auch ohne spezifische Transportmechanismen eine ausreichende passive Resorption stattfindet.

Zur Therapie geeignete Zinksalze gibt es als Mono- bzw. Kombinationspräparate, wobei die Zusammensetzung der letzteren in den seltensten Fällen einer rational begründeten Indikation entspricht. Die orale Therapie mit Zink wird am besten mit Zinkaspartat[1] bzw. -gluconat[2] oder Bis-(L-histidinato-)Zink[3] durchgeführt. Eine proteinreiche Kost erhöht die Verfügbarkeit von Zink für die Resorption im Gastrointestinaltrakt.

Vergiftungen. In der Literatur beschriebene Fälle von akuter Zinkvergiftung ließen sich in den meisten Fällen auf den Konsum von säurehaltigen Nahrungsmitteln oder Getränken zurückführen, die längere Zeit in verzinkten Behältnissen aufbewahrt wurden. Bei einer akuten Zinkvergiftung stehen meist **gastrointestinale Symptome** im Vordergrund. Bei chronisch überhöhter Zufuhr von Zink kann sich eine **hypochrome Anämie** entwickeln, die zumindest teilweise auf einem Kupfermangel beruht. Dabei spielen Interaktionen zwischen Kupfer und Zink auf der Ebene der intestinalen Resorption eine Rolle: Zink induziert die Synthese von Metallothioneinen in der Darmschleimhaut, die Kupfer binden (die Bindungsaffinität von Metallothioneinen für Kupfer ist wesentlich höher als für Zink) und im Darmepithel sequestrieren. Zur Therapie von Zinkvergiftungen hat sich D-Penicillamin bewährt (vgl. S. 1041).

Die Inhalation von Zinkoxid in Gießereien oder beim Einsatz von Rauchbomben verursacht das sogenannte Gießerfieber bzw. Metalldampffieber (vgl. S. 1054), das mit hohem Fieber und Schüttelfrost beginnt. Die Wirkung von inhaliertem Zinkoxid ist unspezifisch; auch Metalle wie Cadmium, Mangan, Quecksilber, Kupfer, Vanadium, Chrom und Nickel lösen derartige Fieberschübe aus.

Anorganische Zinksalze sind starke Ätzmittel; 1–2 g $ZnCl_2$ und 3–5 g $ZnSO_4$ sind für den Menschen tödlich. Die lokale Wirkung dieser Substanzen (adstringierend, trocknend, antiseptisch) wird in Pudern, Pasten und Augentropfen therapeutisch genutzt.

[1] Unizink® Köhler
[2] Zink-D-Longoral®
[3] Zinkamin-Falk®

30.2.2 Kupfer

Stoffwechsel. Der Kupfergehalt eines erwachsenen, gesunden Menschen liegt im Bereich von 50–120 mg. Der Hauptort für die Resorption von Kupfer scheint der Dünndarm zu sein. An der Resorption von Kupfer ist neben einer diffusiven Aufnahme auch ein spezifischer, sättigbarer Transportmechanismus beteiligt (s. S. 778). Aufgrund vielfacher Interaktionen zwischen Kupfer und anderen Nahrungsbestandteilen sowie des Einflusses von Alter, Leistungsstatus etc. werden 10 bis 70% der aufgenommenen Kupfermenge resorbiert. Metallothionein in der Darmmucosa scheint bei der Regulation der Kupferresorption und damit der Kupferhomöostase eine Rolle zu spielen. Während bei Tieren die Wechselwirkung zwischen Kupfer und Thiomolybdat von großer praktischer Bedeutung ist, kann beim Menschen die Interaktion zwischen Kupfer und hohen Dosen von Ascorbinsäure wichtig sein. In beiden Fällen tritt eine deutliche Abnahme der Bioverfügbarkeit von Kupfer auf, wobei neben Interaktionen auf der Ebene der intestinalen Resorption auch postresorptive Mechanismen eine Rolle spielen können. Des weiteren sind Interaktionen zwischen Kupfer einerseits und Calcium, Zink bzw. Eisen andererseits bekannt.

Die **Leber** ist das zentrale Organ im Kupferstoffwechsel. Der Kupfergehalt der Leber spiegelt den Versorgungsstatus des Organismus wider. Das aus dem Gastrointestinaltrakt resorbierte Kupfer wird im Blut an Albumin und Aminosäuren (v.a. Histidin, 1:2-Kupfer-Histidin-Komplex) gebunden und rasch von der Leber aufgenommen, wo es vor allem gebunden an Metallothionein (Cytosol) und ein mitochondriales Cuprein gespeichert wird. Die Abgabe von Kupfer aus der Leber erfolgt in Form des in der Leber synthetisierten Coeruloplasmins, das ca. 90% des im Blut zirkulierenden Kupfers enthält. Die Zellen der Zielorgane weisen spezifische Coeruloplasminrezeptoren an ihrer Oberfläche auf. Nach Bindung des Coeruloplasmins wird das Kupfer reduziert und in die Zellen aufgenommen. Daneben ist auch die Aufnahme von Kupfer-Histidin-Komplexen möglich.

Die Hauptausscheidung von Kupfer erfolgt über die Faeces. Endogenes Kupfer wird dabei vor allem über die Galle in den Gastrointestinaltrakt sezerniert, wobei dieser Mechanismus auch an der Kupferhomöostase beteiligt zu sein scheint.

Physiologische Funktionen. Von den vielen bekannten kupferhaltigen Proteinen spielen vier Enzymsysteme eine Schlüsselrolle: (1) die Ferroxidase-Aktivität des Coeruloplasmins für den Eisenstoffwechsel (s. S. 742, Abb. 29.4); (2) die Monoaminoxidase-Enzyme bei der Pigmentierung und bei der Kontrolle von Neurotransmittern und -peptiden; (3) die Lysyl-Oxidase im Bindegewebsstoffwechsel und (4) die Kupfer-Metalloenzyme Cytochrom-c-Oxidoreductase und Superoxid-Dismutase im oxidativen Stoffwechsel bzw. für die Beseitigung von Superoxid-Anionen.

Mangel. Ein klinisch manifester Kupfermangel beim Menschen ist sehr selten und kommt praktisch nur bei Kindern vor. Kupfermangel hat einen Mangel an Coeruloplasmin zur Folge. Coeruloplasmin ist verantwortlich für die Abgabe von resorbiertem Eisen aus der Mucosa des Dünndarms ins Blut (s. S. 742). Bei Coeruloplasminmangel staut sich – gebunden an Ferritin – das resorbierte Eisen in der Mucosa. Das Resultat ist trotz normaler Eisenversorgung mit der Nahrung eine Eisenmangelanämie. Bei einer mikrozytären, hypochromen Anämie, die oft im Gefolge unbehandelter Digestions- und Resorptionsstörungen beim Säugling und beim Kleinkind zu beobachten ist, muß differentialdiagnostisch ein Kupfermangel in Erwägung gezogen werden.

Vergiftungen. Bezüglich der Toleranz gegenüber einer hohen alimentären Kupferaufnahme bestehen erhebliche Speziesunterschiede, wobei Schafe besonders anfällig für eine Kupferintoxikation sind. Für den Menschen ist Kupfer offenbar weniger toxisch als für viele Tiere, was möglicherweise mit den gut funktionierenden homöostatischen Kontrollmechanismen zusammenhängt. Auch aus der Zeit der beginnenden Industrialisierung sind bei exponierten Minen- und Schmelzereiarbeitern keine chronischen Vergiftungen mit Kupfer bekannt, wenn man von einer Art Gießerfieber absieht (vgl. S. 1054). Die Erfahrungen mit akuten Vergiftungen beschränken sich auf **Kupfersulfat,** bei dem die Ätzwirkung im Vordergrund steht. Für den Menschen schätzt man die tödliche Dosis auf 10 g. Die Therapie ist symptomatisch. Zur Ausschleusung von Kupferionen aus dem Organismus wird D-Penicillamin (vgl. S. 1041) angewendet.

Genetisch bedingte Störungen des Kupferstoffwechsels. Eine besondere Störung der Kupferresorption und des zellulären Kupferstoffwechsels ist die „Menkes' kinky hair disease". Diese Erkrankung wird X-chromosomal-rezessiv vererbt und kommt mit einer Häufigkeit von 1:50 000 bis 1:100 000 vor. Die Föten sind bereits intrauterin geschädigt, so daß alimentäre Kupferzulagen nach der Geburt nur zur Normalisierung des Kupfergehalts von Geweben und Organen, mit Ausnahme des Gehirns, sowie der Haaranomalien führen. Fehlbildungen des Neuralrohrs sowie die für diese Krankheit typische Schlängelung der Arteriolen sind dagegen irreparabel. Die Kinder werden selten älter als 3–4 Jahre; oft ist ein Aneurysma die Todesursache. Zu therapeutischen Zwecken steht Kupfer als Orotat[1] zur Verfügung.

Die **hepatolentikuläre Degeneration (Wilson-Krankheit)** wird auf eine Überflutung des Organismus mit Kupfer zurückgeführt, die wahrscheinlich auf einer gestörten Synthese von Coeruloplasmin beruht. In der Leber sind abnorme kupferbindende Proteine vorhanden. Kupferablagerungen finden sich vor allem in der Leber, den Nieren und im Gehirn (besonders im Bereich des Corpus striatum). Bekannt ist die typische Ablagerungsstelle für Kupfer (grünlich-braune Verfärbung) an der Grenze zwischen Cornea und Sclera (Kayser-Fleischerscher Ring). Die Therapie beschränkt sich auf den Versuch der Ausschleusung von Kupfer aus dem Organismus über die Nieren mit Hilfe von Komplexbildnern wie D-Penicillamin[2] (6- bis 10mal täglich 150 mg; die Dosis kann unter Kontrolle des Kupfer-Plasmaspiegels noch gesteigert werden). Die Therapie muß langfristig durchgeführt werden (s. S. 1041). Zur Einschränkung der Kupferaufnahme wird empfohlen, Nahrungsmittel mit relativ hohem Kupfergehalt, wie z. B. Schokolade, Kakao, Leber und Pilze, zu meiden. Zu den Mahlzeiten eingenommenes Kaliumsulfid (20 mg) soll die Verfügbarkeit des Kupfers für die Resorption reduzieren.

[1] Kupferorotat®

[2] Metalcaptase®

30.2.3 Selen

Stoffwechsel. Sowohl pflanzliche als auch tierische Nahrungsmittel enthalten Selen überwiegend in organischer Form, d.h. als Selenoaminosäuren wie z. B. Selenomethionin und Selenocystein. Anorganische Selenverbindungen wie Selenat und Selenit werden dagegen vor allem bei der Fütterung von Nutztieren zur Supplementierung selenarmer Rationen eingesetzt.

Das Ausmaß der **Resorption** von Selen aus dem Dünndarm wird in erster Linie durch die chemische Form des in der Nahrung enthaltenen Selens bestimmt. Sowohl Selenoaminosäuren als auch die anorganischen Formen Selenat und Selenit werden effizient aus dem Gastrointestinaltrakt resorbiert; dagegen werden stärker reduzierte Formen wie stabile Metallselenide oder elementares Selen aufgrund ihrer schlechten Wasserlöslichkeit kaum resorbiert. Die Bildung solcher Metallselenide dürfte auch einer der Gründe für die „Entgiftung" von Schwermetallen bei gleichzeitiger Zufuhr von Selen sein. An der Resorption von Selenat aus dem distalen Dünndarm ist neben einem Na^+/Selenat-Cotransportmechanismus auch ein Selenat/OH^--Austauschmechanismus (bzw. Selenat/H^+-Cotransport) beteiligt. Beide Transportmechanismen werden durch physikalisch-chemisch verwandte Oxyanionen wie Sulfat, Thiosulfat, Molybdat etc. kompetitiv gehemmt. Selenit wird dagegen nicht über die an der Resorption von Selenat beteiligten Mechanismen in die Dünndarmschleimhaut aufgenommen. Allerdings aktivieren bestimmte Thiole wie L-Cystein oder Glutathion die Resorption von Selenit. Dabei scheinen Reaktionsprodukte zwischen diesen Verbindungen und Selenit zu entstehen, die teilweise über Aminosäuren-Carrier resorbiert werden. Selenoaminosäuren, wie z. B. Selenomethionin, werden über dieselben Mechanismen wie die schwefelhaltigen analogen Verbindungen (z. B. Methionin) resorbiert.

Unter normalen Ernährungsbedingungen scheint die intestinale Resorption kein limitierender Faktor für die Bioverfügbarkeit von Selen zu sein, da auf der Ebene der Resorption offenbar keine homöostatische Kontrolle stattfindet.

Sämtliche bis heute näher charakterisierten Selenoproteine (Glutathion-Peroxidasen, Deiodasen I–III, Selenoprotein P, Thioredoxin-Reductasen) enthalten Selen in Form der Aminosäure Selenocystein. Der Einbau von Selenocystein in die Peptidkette wird durch ein spezifisches Codon gesteuert und erfolgt cotranslational.

Bezüglich der Selenkonzentration in verschiedenen Organen findet sich bei Säugerspezies die absteigende Reihenfolge Nieren – Leber – Pankreas – Herz – Muskulatur. Die hohen Konzentrationen in den Nieren dürften damit zusammenhängen, daß die Nieren das primäre Ausscheidungsorgan für Selen sind. Erwähnenswert ist, daß einige Gewebe, wie z.B. Hoden, Hypophyse und Zirbeldrüse, deutlich höhere Selenkonzentrationen als die Niere aufweisen. In der Regel führt die Aufnahme organischer Selenverbindungen zu höheren Gewebskonzentrationen von Selen, was im wesentlichen darauf beruht, daß in Abhängigkeit von der Methioninzufuhr Selenomethionin unspezifisch mehr oder weniger umfangreich anstelle von Methionin in Körperproteine eingebaut wird.

Ein Selenmangel bedingt einen mehr oder weniger deutlichen Aktivitätsverlust der funktionellen Selenoproteine. Allerdings bestehen dabei deutliche Unterschiede zwischen verschiedenen Selenoproteinen. Während z.B. die Aktivität der cytosolischen Glutathion-Peroxidase (GSH-Px) bei Selenmangel rasch sinkt, wird die Aktivität anderer Selenoenzyme, wie z.B. der Phospholipidhydroperoxid-GSH-Px oder auch der Deiodasen, länger aufrechterhalten. In diesem bei Selenmangel zu beobachtenden „channeling" von Selen für die vorrangige Synthese bestimmter Selenoproteine spielt die Stabilität der entsprechenden mRNA-Moleküle eine Rolle.

Physiologische Funktionen. Selen ist Bestandteil einer Reihe sogenannter Selenoproteine. Bisher sind vier genetisch verschiedene **Formen der selenabhängigen GSH-Px** bekannt. Die cytosolische sowie die Plasma-GHS-Px können Wasserstoffperoxid und freie organische Hydroperoxide einschließlich freier Fettsäurehydroperoxide reduzieren, wobei reduziertes Glutathion die Reduktionsäquivalente liefert. Während die Funktion der cytosolischen Form der GSH-Px vor allem im Abbau von Wasserstoffperoxid liegt, scheint eine antioxidative Wirkung der im Plasma vorliegenden glykosylierten Form unwahrscheinlich, da im Unterschied zum Cytosol im Plasma nur eine sehr niedrige Konzentration an reduziertem Glutathion vorliegt und keine extrazellulären Mechanismen zur Regenerierung von reduziertem Glutathion vorhanden sind. Kürzlich wurde eine weitere cytosolische GSH-Px charakterisiert, die speziell in Geweben des Gastrointestinaltrakts exprimiert und deshalb als gastrointestinale Form bezeichnet wird. Die Phospholipid-Hydroperoxid-GSH-Px, die vor allem in endokrinen Geweben und Reproduktionsorganen exprimiert wird, kann im Unterschied zur cytosolischen GSH-Px auch Hydroperoxidgruppen in peroxidierten Phosphatiden intakter Membranen reduzieren und liefert letztendlich eine Erklärung für die seit langem bekannten synergistischen Effekte von Selen und Vitamin E.

Neben den verschiedenen Formen der GHS-Px wurden bis heute die im Stoffwechsel der Schilddrüsenhormone involvierten Deiodasen (Typ I–III), die Thioredoxin-Reductasen, das Selenoprotein P im Plasma und ein Selenoprotein W in der Muskulatur als **Selenoproteine** identifiziert. Aufgrund der Tatsache, daß die Deiodasen zu den Selenoproteinen zählen, ergeben sich interessante Verbindungen zwischen dem Stoffwechsel von Selen und dem der Schilddrüsenhormone, die allerdings noch nicht vollständig geklärt sind. Die Thioredoxin-Reductasen spielen im menschlichen wie im tierischen Organismus eine Rolle bei der Kontrolle der Bildung reaktiver Sauerstoffverbindungen und sind an der Reduktion zahlreicher Verbindungen beteiligt. Im Vergleich zu den anderen bekannten Selenoproteinen fällt der außerordentlich hohe Selengehalt von Selenoprotein P auf (7–10 Selenatome). Die genaue Funktion des Selenoproteins P ist bis heute noch unbekannt. Neben einer antioxidativen Funktion im Plasma wurde auch eine Transportfunktion vermutet. Die physiologischen Funktionen des Selenoproteins W sind ebenfalls noch nicht geklärt.

Mangel. Im Zusammenhang mit einem natürlichen Selenmangel beim Menschen ist die nach einer Region in der nordostchinesischen Provinz Heilungjiang benannte **Keshan-Krankheit** zu nennen. Es handelt sich dabei um eine in ländlichen Gebieten bei extremem Selenmangel endemisch auftretende Kardiomyopathie, von der vor allem Kinder im Alter bis zu 10 Jahren sowie teilweise auch junge multipare Frauen betroffen waren. Am massiven Rückgang der Inzidenz dieser Erkrankung im Verlauf der letzten zwei Jahrzehnte waren sicher die Maßnahmen beteiligt, die zur Verbesserung des Selenstatus der Bevölkerung in den betroffenen Gebieten ergriffen wurden. Dennoch weisen verschiedene Umstände darauf hin, daß der massive Selenmangel nicht der einzige Grund für das Auftreten der Keshan-Krankheit war. Als weitere Faktoren werden die schlechte Proteinversorgung der Betroffenen sowie eine virale Infektion (Coxsackie-B-Virus) diskutiert. So konnte vor kurzem gezeigt werden, daß ein durch Selen- oder Vitamin-E-Mangel bedingter oxidativer Streß die Virulenz eines normalerweise avirulenten Coxsackie-B3-Virus verursacht.

Die **Kaschin-Beck-Krankheit** (KBK) ist eine endemische, chronisch verlaufende, degenerative Osteoarthritis, die in ländlichen Regionen Chinas, Nordkoreas, Nordvietnams und im Südosten Sibiriens auftritt. Die Tatsache, daß die KBK in China im wesentlichen in denselben Regionen wie die Keshan-Krankheit vorkommt, macht die Beteiligung eines Selenmangels bei der Ätiologie der KBK wahrscheinlich. Der ursächliche Zusammenhang ist aber wesentlich unklarer als bei der KBK. Obwohl nach wie vor Selenmangel als ein möglicher kausaler Faktor gilt, werden nach neueren Untersuchungen eine schlechte Proteinversorgung sowie Fulvinsäure und Mykotoxine als wichtige Umweltfaktoren bei der Pathogenese der KBK diskutiert. Selen sowie die Vitamine E und C werden aufgrund ihres antioxidativen Potentials als protektive Faktoren betrachtet.

Vergiftungen. Vor der Entdeckung der Essentialität von Selen galt dieses Spurenelement als eines der toxischsten Elemente (vgl. S. 1054). Es existieren zwar keine definierten Grenzwerte für die zu akuten bzw. chronischen Vergiftungen führenden Selenmengen, doch in der Literatur wird als obere „sichere" Grenze der täglichen Selenaufnahme ein Wert von 400 µg empfohlen. Fälle von akuter Selenintoxikation sind – außer in Gebieten mit extrem hohem Selengehalt im Boden – selten und lassen sich meist auf eine massive orale Aufnahme von Selen zurückführen. Wegen der Vielfalt der Selenverbindungen, die in hohen Konzentrationen Vergiftungen hervorrufen können (Selenid, Selenit, Selenat, Selenoaminosäuren usw.), und der verschiedenen Aufnahmewege in den Organismus (Lunge, Haut, Gastrointestinaltrakt) gibt es keine einheitliche allgemeine Symptomatik. Auffällig ist bei Selenintoxikationen der intensive Geruch der Atemluft nach Knoblauch. Bei akuten und chronischen Selenvergiftungen treten ferner häufig Veränderungen der Haare (vermehrter Ausfall, Brüchigkeit), der Fingernägel (weiße Flecken und Streifen), periphere Neuropathien, Reizbarkeit, Müdigkeit sowie gastrointestinale Symptome auf. Wegen der Zunahme der Selbstmedikation mit Selenpräparaten soll darauf hingewiesen werden, daß im Zusammenhang mit falsch spezifizierten selenhaltigen Präparaten mehrere Fälle von akuter Selenvergiftung beschrieben wurden.

30.2.4 Prophylaktische und therapeutische Zufuhr von Spurenelementen

Die ärztliche Verordnung von Spurenelementen sollte, von wenigen Ausnahmen abgesehen, unter dem Aspekt der Substitution und Prophylaxe vorgenommen werden. Bezüglich der Versorgung mit Mineralstoffen und Spurenelementen verdienen z.B. Leistungssportler, längerfristig parenteral ernährte Personen, schwangere und stillende Frauen, Kinder und alte Menschen besondere Aufmerksamkeit. Bei einer ausgewogenen Ernährung treten normalerweise keine Mangelsituationen auf. Wenn der Verdacht einer Mangelversorgung besteht, ist dieser zu begründen; die wahllose Verschreibung oder Selbstmedikation von bzw. mit Spurenelementen ohne eindeutige Indikation ist genauso wie die von Vitaminen unökonomisch.

Weiterführende Literatur

Vitamine

Bässler, K.H., Grühn, K., Loew, D., Pietrzik, K.: Vitamin-Lexikon. Gustav Fischer Verlag, Stuttgart, Jena (1997).

Biesalski, H.K., Schrezenmeir, J., Weber, P., Weiß, H.E.: Vitamine. Physiologie, Pathophysiologie, Therapie. Georg Thieme Verlag, Stuttgart, New York (1997).

Leicht, E., Strunz, J, Seebach, H.D., et al.: Akute Vitamin-A-Intoxikation mit hämolytischer Anämie, Hyperkalzinose und toxischer Hepatose. Med. Klin. **67**, 54 (1973).

Nykjaer, A., Dragun, D., Walther, D. et al.: An endocytic pathway essential for renal uptake and activation of the steroid 25-(OH) vitamin D_3. Cell **96**, 507 (1999).

Spurenelemente

Beck, M.A., Levander, O.A.: Dietary oxidative stress and the potentiation of viral infection. Ann. Rev. Nutr. **18**, 93–116 (1998).

Burk, R.F. (ed.): Selenium in biology and human health. Springer Verlag, Berlin, Heidelberg, New York (1994).

Chester, J.K.: Trace element-gene interactions. Nutr. Rev. **50/8**, 217–223 (1992).

Combs, G.F., Combs, S.B.: The role of selenium in nutrition. Academic Press, San Diego, London (1986).

Danks, D.M.: Inborn errors of trace element metabolism. Clin. Endocrinol. Metabol. **14/3**, 591–615 (1985).

DiDonato, M., Sarkar, B.: Copper transport and its alterations in Menkes and Wilson diseases. Biochim. Biophys. Acta **1360**, 3–16 (1997).

Gunshin, H., Mackenzie, B., Berger, U.V., et al.: Cloning and characterization of a mammalian proton-coupled metal-ion transporter. Nature **388**, 482–488 (1997).

Hempe, J.M., Cousins, R.J.: Cysteine-rich intestinal protein and intestinal metallothionein: An inverse relationship as a conceptual model for zinc absorption in rats. J. Nutr. **122**, 89–95 (1992).

Krämer, K.: Zur Bioverfügbarkeit von Mineralstoffen, Spurenelementen und Vitaminen. PZ **139/35**, 9–15 (1994).

McDowell, L.R.: Minerals in animal and human nutrition. Academic Press, San Diego, London (1992).

Mertz, W.: Essential trace metals: new definitions based on new paradigms. Nutr. Rev. **51/10**, 287–295 (1993).

Mertz, W. (ed.): Trace elements in human and animal nutrition, 5th ed. Academic Press, San Diego, London (1987).

Mineralstoffe und Spurenelemente – Leitfaden für die ärztliche Praxis. Verlag Bertelsmann Stiftung, Gütersloh (1992).

Nielsen, F.H.: Ultratrace elements in nutrition: Current knowledge and speculation. J. Trace Elem. Exp. Med. **11**, 251–274 (1998).

St.Germein, D.L., Galton, V.A.: The deiodinase family of selenoproteins. Thyroid **7**, 655–668 (1997).

Taylor, A.: Therapeutic uses of trace elements. Clin. Endocrinol. Metabol. **14/3**, 703–724 (1985).

Ursini, F., Maiorino, M., Brigelius-Flohé, R., et al.: Diversity of glutathione peroxidases. Meth. Enzymol. **252**, 38–53 (1995).

Vallee, B.L., Falchuk, K.H.: The biochemical basis of zinc physiology. Physiol. Rev. **73/1**, 79–118 (1993).

Walsh, C.T., Sandstead, H.H., Prasad, A.S., et al.: Zinc: health effects and research priorities for the 1990s. Environ. Health Perspect. **102/ Suppl. 2**, 5–46 (1994).

Wolffram, S.: Intestinale Absorption und Bioverfügbarkeit des Spurenelements Selen. In: Haas, H.J. (Hrsg.): Mechanismen des Transports von Mineralstoffen und Spurenelementen. Schriftenreihe der Gesellschaft für Mineralstoffe und Spurenelemente e.V., S. 83–93. Wissenschaftliche Verlagsgesellschaft mbH, Stuttgart (1995).

31 Kontrastmittel für bildgebende Verfahren und ihre Anwendung

U. Speck, Berlin[1]

Kontrastmittel sind Hilfsmittel bei der Röntgendiagnostik einschließlich Computertomographie, bei der Magnetresonanz-Tomographie und Ultraschalldiagnostik. Sie sind keine Arzneimittel im engeren Sinne. Um das geeignetste auszuwählen, das bestmögliche diagnostische Ergebnis zu erzielen und das Risiko unerwünschter Wirkungen so gering wie möglich zu halten, muß man jedoch die pharmakologischen Eigenschaften kennen.

31.1 Wirkungsmechanismus

Unter Kontrast versteht man in der bildgebenden Diagnostik den Helligkeitsunterschied, mit dem das Auge die Dinge innerhalb des Gesichtsfeldes wahrnimmt.

Beim **Röntgenbild** sind die Unterschiede in der Dichte zwischen verschiedenen Geweben umgesetzt in solche der Helligkeit des Bildes. Dies ist möglich, weil Gewebe unterschiedlicher Dichte Röntgenstrahlen unterschiedlich stark absorbieren. Bei geringeren Dichte-Unterschieden zwischen Geweben ist der Kontrast zwischen ihnen gering. Dann kommt ein Röntgenkontrastmittel zum Einsatz. Seine Aufgabe ist es, die Dichte-Unterschiede zwischen dem darzustellenden Organ und dem umliegenden Gewebe zu vergrößern.

Röntgen-Kontrastmittel, die die Dichte des durchstrahlten Organs bzw. Hohlraums erhöhen, wie z.B. Barium, nennt man **positive Kontrastmittel**, solche, die die Dichte verringern, **negative Kontrastmittel** (z.B. Kohlendioxid). Positive Kontrastmittel enthalten ein Element hoher Ordnungszahl, das Röntgenstrahlen stark absorbiert. Die meisten Röntgen-Kontrastmittel gehören zur ersten Gruppe.

Es lassen sich zwei Arten der Kontrastdarstellung unterscheiden:

- die passive Kontrastdarstellung, bei der das Kontrastmittel in das darzustellende, meist hohle Organ eingebracht wird, und
- die aktive Kontrastdarstellung, bei der sich das Kontrastmittel aufgrund seiner pharmakokinetischen Eigenschaften im darzustellenden Organ anreichert.

Als **Kontrastmittel zur Magnetresonanz-Tomographie** wählt man ein paramagnetisches Element, das zur Intensitätsveränderung des Signals und damit möglichst zur Kontrastanhebung bei der Magnetresonanz-Tomographie führt (z.B. Gadolinium, Gd, Mangan, Mn, oder Eisen, Fe). Auch hier kann man zwischen helligkeitserhöhenden oder helligkeitsvermindernden Meßmodi oder Substanzen wählen.

Zur Verstärkung der Echosignale bei der Ultraschalluntersuchung z.B. **des Herzens** dienen fein verteilte, sehr kleine Gasbläschen. Sie reflektieren oder streuen Ultraschall oder senden selbst Ultraschall aus.

Die **Nuklearmedizin** erzeugt räumlich aufgelöste Verteilungsbilder von **Radiopharmaka** im Körper. Dabei werden geringe Mengen kurzlebiger γ-Strahler, wie Technetium 99m, oder Positronenstrahler (z.B. ^{11}C, ^{19}F) mit hoher spezifischer Radioaktivität verabreicht und deren meist krankheitsspezifische Anreicherung in bestimmten Körperregionen gemessen.

31.2 Kontrastmittel in der Röntgendiagnostik

Zwei Elemente werden als Bestandteile von Röntgen-Kontrastmitteln eingesetzt, um Röntgenstrahlen zu absorbieren: **Barium** und **Iod**. Bariumionen sind giftig. Daher wird das unlösliche und somit ungiftige **Bariumsulfat** verwendet.

31.2.1 Bariumsulfat

Bariumsulfat wird in Form einer Suspension in Wasser zur Kontrastdarstellung des Gastrointestinaltrakts eingesetzt. Es wird bei oraler Gabe nicht aus dem Gastrointestinaltrakt resorbiert und hat keinerlei Eigenwirkung.

Die Viskosität und Haftfähigkeit der Bariumsulfatsuspension wird durch Zusätze so eingestellt, daß die

[1] Auf der Grundlage des Kapitels von K. H. Kimbel, Hamburg, in der 7. Auflage

Suspension die Magen-Darm-Schleimhaut gleichmäßig bedeckt, ihre Einnahme durch Geschmackszusätze erleichtert.

Bei **Verdacht auf Perforation des Gastrointestinaltrakts** ist Bariumsulfat **kontraindiziert**, da es bei Austritt in den Peritonealraum am Peritoneum eine Fremdkörperreaktion und damit eine **Peritonitis** auslöst.

31.2.2 Iodhaltige Kontrastmittel

Iodhaltige Kontrastmittel lassen sich einteilen in wasser- und fettlösliche Kontrastmittel.

Wasserlösliche iodhaltige Kontrastmittel

Die wasserlöslichen iodhaltigen Kontrastmittel sind Derivate der Triiodbenzoesäure. Man unterteilt sie in ionische und nicht-ionische Kontrastmittel.

- Die **ionischen Kontrastmittel** (Tab. 31.1) wurden früher zur Uro- und Angiographie eingesetzt, d. h. intravasal appliziert. Ihre Osmolalität ist um den Faktor 5 bis 8 höher als die des Blutes (Abb. 31.1). Die Osmolalität von Ioxaglinsäure enthaltenden Kontrastmitteln ist geringer, aber dennoch höher als die des Blutes. Die Anwendung stark hypertoner Präparate hat daher **Störungen des Wasser- und Elektrolythaushaltes** (Hypervolämie, Diurese, Vasodilatation und Blutdruckabfall) zur Folge. Mit Datum vom 30.9.00 hat das Bundesinstitut für Arzneimittel, Berlin, die Zulassung von sogenannten ionischen, stark hypertonen Kontrastmitteln (Amidotrizoesäure, Iotalaminsäure, Metrizoesäure und Iodamid) widerrufen. Diese Maßnahme wird mit der negativen Nutzen-Risiko-Abschätzung dieser Kontrastmittel bei der intravasalen Anwendung begründet. Die Vielfalt der aufgetretenen unerwünschten Wirkungen bei diesen Kontrastmitteln wird auf deren chemo- und osmotoxische Auswirkungen zurückgeführt. Demgegenüber erscheinen die nicht-ionischen Kontrastmittel eindeutig besser verträglich.

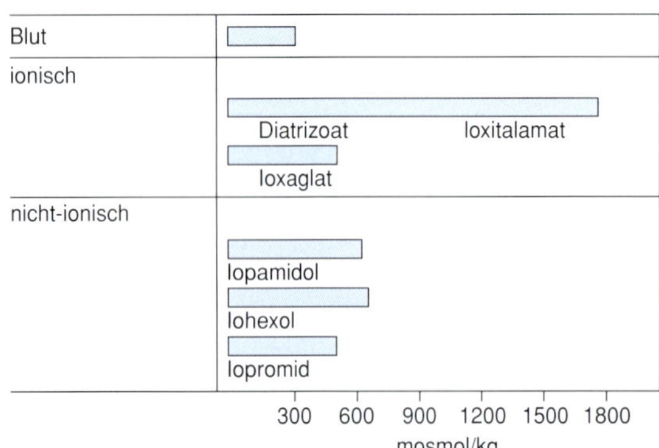

Abb. 31.1 Osmolalität des Blutes im Vergleich zu derjenigen ionischer und nicht-ionischer iodhaltiger Kontrastmittel (300 mg Iod/ml).

- Die Osmolarität der **nicht-ionischen Kontrastmittel** ist im Vergleich zu den ionischen Kontrastmitteln geringer, aber immer noch höher als die des Blutes (Abb. 31.1). Ausnahmen sind lediglich Iodixanol[1] und Iotrolan[2], letztere sind in allen Konzentrationen blut- und liquorisoton. Die diuretische Wirkung der nicht-ionischen ist geringer als die der ionischen Kontrastmittel, ihre Verträglichkeit besser. Daher haben sie sich weitgehend durchgesetzt.

Pharmakokinetik

Die drei erstgenannten **ionischen** sowie **alle nicht-ionischen wasserlöslichen iodhaltigen Kontrastmittel** aus Tab. 31.1 werden **überwiegend renal eliminiert**. Sie sind im allgemeinen nicht in der Lage, Zellmembranen zu passieren. Daher werden sie nicht enteral resorbiert, sondern verteilen sich nur passiv mit dem Blutstrom. Sie werden nicht oder kaum an Plasmaproteine gebunden. Aus dem Blutstrom gelangen sie durch Poren in den Kapillaren in den interstitiellen Raum der meisten Gewebe. Sie werden glomerulär filtriert und nicht rückresorbiert. Die intakte Blut-Hirn-Schranke passieren sie nicht, die Plazentarschranke nur wenig; sie gelangen nur zu einem sehr geringen Teil in die Muttermilch.

Natrium-Iopodat[3] **und Iotroxinsäure**[4] werden **biliär eliminiert**. Voraussetzung für eine effektive biliäre Ausscheidung sind mindestens eine negative elektrische Ladung, ein gewisses Maß an Lipophilie und das Überschreiten einer Mindest-Molekülgröße (beim Menschen 400 Dalton), wobei das Iod zwar wesentlich zum Molekulargewicht, jedoch wenig zur Molekülgröße beiträgt. Die ausreichende Molekülgröße ist bei Iotroxinsäure von vornherein gegeben, sie wird bei den peroral zu verabreichenden Präparaten (Natrium-Iopodat) erst durch Bindung an körpereigene Glucuronsäure (in der Leber) erreicht. Bei den Substanzen mit biliärer Elimination verhindert die ausgeprägte Proteinbindung eine frühzeitige renale Ausscheidung. Die oralen Cholegraphika können nach biliärer Ausscheidung zu einem großen Anteil enteral rückresorbiert und schließlich renal eliminiert werden.

Trotz der festen Bindung von Iod an den Benzolring werden wasserlösliche iodhaltige Kontrastmittel im Körper teilweise **deiodiert**. Aus diesem Grund interferieren sie mit der Schilddrüsen-Funktionsdiagnostik und sind bei Patienten mit Hyperthyreose kontraindiziert (s. S. 788).

Fettlösliche iodhaltige Kontrastmittel

Die fettlöslichen (= öligen) iodhaltigen Kontrastmittel sind Derivate ungesättigter Fettsäuren, nicht wasserlöslich und werden im Körper nur sehr langsam abgebaut.

[1] Visipaque®
[2] Isovist®-300
[3] Biloptin®
[4] Biliscopin®

Tabelle 31.1: Wasserlösliche iodhaltige Kontrastmittel

	internat. Freiname	Salze[1]	Anwendungsgebiet	enthalten in:
Ionische Kontrastmittel (Benzolring mit $COO^{\ominus}$, 3 × I, $H_3C-CO-HN$, R)				
$R=NH-CO-CH_3$	Amidotrizoesäure (Diatrizoesäure)	Na + MG, (MG) L-Lysinsalz	Körperhöhlen, außer Myelographie! Magen und Darm	Urografin®, Urovison®, Gastrografin®, Peritrast®-oral GI
$R=CO-NH-(CH_2)_2-OH$	Ioxitalaminsäure	Na + MG, (MG)	Körperhöhlen, außer Myelographie! Magen und Darm	Telebrix®
$HO-CH_2-CH_2-NH-OC-$[Ring: $COO^{\ominus}$, 3 × I]$-NH-CO-CH_2-NH-CO-$[Ring: $CO-NH-CH_3$, 3 × I]$-N-CH_2-CO-CH_3$	Ioxaglinsäure	Na + MG	Körperhöhlen, außer Myelographie!	Hexabrix® (weicht von der Struktur der anderen ionischen Kontrastmittel ab)
[Ring: $COO^{\ominus}$, 3 × I]$-NH-CO-(CH_2-O-CH_2)_3-CO-NH-$[Ring: $COO^{\ominus}$, 3 × I]	Iotroxinsäure		i.v.-Cholegraphie (Cholecysto-, Cholangiographie)	Biliscopin® (weicht von der Struktur der anderen ionischen Kontrastmittel ab)
[Ring: 3 × I, $-CH_2-CH_2-COONa$, $-N=CH-N(CH_3)_2$]	Natrium-Iopodat		Cholecystographie (oral)	Biloptin® (weicht von der Struktur der anderen ionischen Kontrastmittel ab)

[1] Na und MG (Methylglucamin) bezeichnen die Kationen; wenn sie durch + verbunden sind, liegen die Mischungen der Salze vor. Angaben über Kationen in ( ) bedeuten, daß es außer den verzeichneten Handelspräparaten andere mit den entsprechenden Salzen gibt.

Tabelle 31.1: Wasserlösliche iodhaltige Kontrastmittel (Forts.)

	internat. Freiname	Anwendungsgebiet	enthalten in:
Nicht-ionische Kontrastmittel	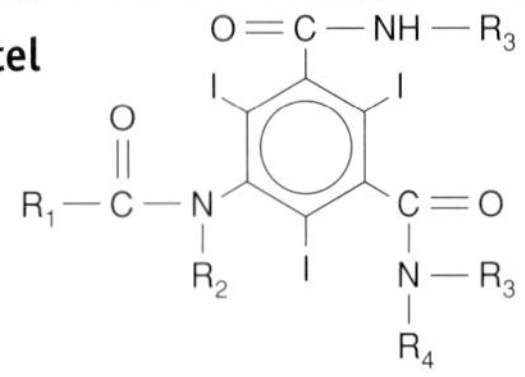		
R_1=CH_3 R_2, R_3=CH_2-CH(OH)-CH_2OH R_4=H	Iohexol	Urographie, Angiographie, Computertomographie, Körperhöhlen	Omnipaque®
R_1=CH(OH)-CH_3 R_2=H R_3=CH(CH_2OH)$_2$ R_4=H	Iopamidol	Urographie, Angiographie, Computertomographie, Körperhöhlen, Myelographie	Iopamiro®, Solutrast®
R_1=CH-O-CH_3 R_2=H R_3=CH_2-CH(OH)-CH_2OH R_4=CH_3	Iopromid	Urographie, Angiographie, Computertomographie, Körperhöhlen	Ultravist®
R_1=CH_2OH R_2=CH_2-CH_2OH R_3=CH_2-CH(OH)-CH_2OH R_4=H	Ioversol	Urographie, Angiographie, Computertomographie	Optiray®
R_1=CH_3 R_2=CH_2-CH(OH)-CH_2-O-CH_3 R_3=CH_2-CH(OH)-CH_2OH R_4=H	Iopentol	Urographie, Angiographie, Computertomographie	Imagopaque®
R_1=CH_2OH R_2=CH_3 R_3=CH_2-CH(OH)-CH_2OH R_4=H	Iomeprol	Urographie, Angiographie, Computertomographie, Körperhöhlen	Iomeron®
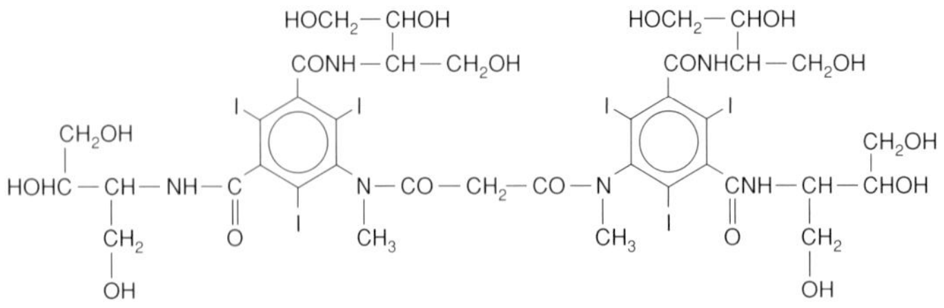	Iotrolan	Gastrographie, Bronchographie, Myelographie, Hysterosalpingographie	Isovist®-300
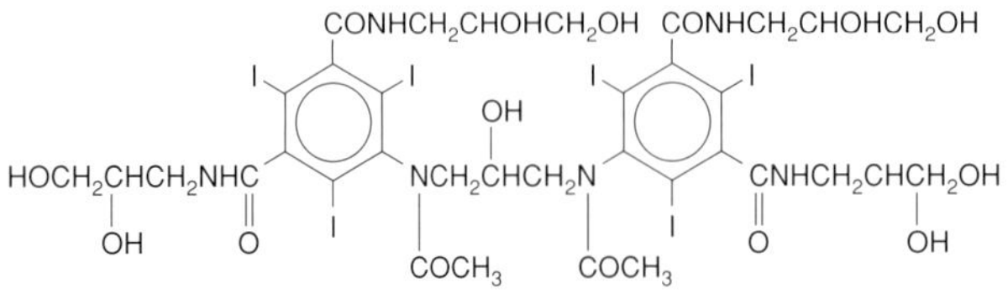	Iodixanol	Urographie, Angiographie, Computertomographie	Visipaque®

Sie dürfen nicht in Blutgefäße injiziert werden, da sie sonst eine Ölembolie verursachen können. Früher wurden Fettsäureethylester des iodierten Mohnöls zur Lymphographie eingesetzt.

Indikationen

s. Tab. 31.1.
Bariumsulfat wird zur Kontrastdarstellung des Gastrointestinaltrakts eingesetzt, wenn kein Verdacht auf Perforation besteht. Gelegentlich verabreicht man Pharmaka oral, um die Passagezeit zu beschleunigen (z. B. Metoclopramid oder Domperidon, s. S. 610 f.) oder zu verlangsamen (z. B. Spasmolytika, s. S. 611) oder zusammen mit Bariumsulfat im Klysma, um Kontraktionen anzuregen (z. B. Bisacodyl, s. S. 617 f.) und funktionelle Abläufe sichtbar zu machen.

Insbesondere bei Perforationsverdacht kommen zur Kontrastdarstellung des Magens und Darms wasserlösliche ionische Kontrastmittel, z. B. Amidotrizoesäure, oder nicht-ionische Kontrastmittel, z. B. Iotrolan, zum Einsatz (s. Tab. 31.1).

Iotrolan eignet sich besonders zur Myelographie, da es blut- und liquorisoton ist, ionische Kontrastmittel dagegen verursachen bei dieser Art der Anwendung aufgrund ihrer chemischen Natur und hohen Osmolalität schwere Krampfanfälle mit häufig tödlichem Ausgang.

Bei der peripheren Angiographie lassen sich durch Anwendung weitgehend isotoner nicht-ionischer Kontrastmittel Gefäßwandreizung und damit Schmerzen an der Injektionsstelle vermeiden.

Unerwünschte Wirkungen

Die Häufigkeit unerwünschter Wirkungen bei der Anwendung iodhaltiger Röntgenkontrastmittel zu verschiedenen diagnostischen Zwecken ist in Tab. 31.2 zusammengefaßt. Dabei entfällt nach neuesten Statistiken 1 Todesfall auf deutlich mehr als 100 000 Untersuchungen; das Risiko der cerebralen Angiographie bzw. der Angiokardiographie ist untersuchungsbedingt höher.

Wie bei der Arzneitherapie hat jeder Verabreichung von Stoffen zu diagnostischen Zwecken eine Nutzen-Risiko-Abwägung vorauszugehen. Vor einer Röntgenkontrastuntersuchung sollten alle weniger riskanten diagnostischen Möglichkeiten ausgeschöpft sein. Selbst nicht resorbierbare Röntgenkontrastmittel können **Fremdkörperreaktionen** auslösen. Die Venenpunktion und die Injektion beliebiger Lösungen können **vagovasale Reaktionen** auslösen (s. S. 508, auch bezüglich der Behandlung).

Überempfindlichkeitsreaktionen nach parenteraler bzw. oraler Gabe resorbierbarer iodhaltiger Kontrastmittel werden entgegen früherer Ansicht nicht durch freies Iod, sondern durch das Kontrastmittelmolekül ausgelöst; man unterscheidet **pseudoallergische**, d. h. nicht durch spezifische Antikörper bedingte (anaphylaktoide), und **allergische** Reaktionen. Als Mechanismen der pseudoallergischen Reaktion werden

- Histaminfreisetzung,
- Komplementaktivierung und
- Aktivierung von Komponenten der Gerinnungskaskade

diskutiert. Als Beweis für das Vorkommen allergischer Reaktionen werden spezifische Antikörper gegen Röntgenkontrastmittel angesehen, die bei einigen Patienten nachgewiesen wurden. Gegen eine häufige Beteiligung von Antikörpern an kontrastmittelbedingten unerwünschten Reaktionen spricht allerdings, daß oft eine unerläßliche Zweituntersuchung mit dem gleichen Kontrastmittel reaktionslos überstanden wird.

Während leichtere Überempfindlichkeitsreaktionen mit Hitzegefühl, Übelkeit, Erbrechen und Venenschmerz keiner Behandlung bedürfen, hat für mittelschwere und schwere Überempfindlichkeitsreaktionen mit generalisierter Urticaria, Gesichts- und Larynxödem, Bronchospasmus, temporärem bis andauerndem Blutdruckabfall bis zum Kollaps geschultes Hilfspersonal und Notfallbesteck bereitzustehen. Die intravenöse Kontrastmittelgabe soll durch eine Verweilkanüle erfolgen, die bei Nebenwirkungen eine rasche intravenöse Therapie ermöglicht.

Unerwünschte Wirkungen auf Organsysteme betreffen vor allem Nieren, Herz und Kreislauf, zentrales Nervensystem und Schilddrüse.

Trotz hoher Dosierungen und Konzentrationen der iodhaltigen Kontrastmittelpräparate werden **Nierenschäden** selten beobachtet, jedoch scheinen folgende Faktoren eine Nierenschädigung zu begünstigen:

- vorbestehende Niereninsuffizienz,
- nephrotoxische Pharmakotherapie,
- höhergradige Proteinurie,
- Dehydration,
- Dys- und Paraproteinämien mit Dehydration,
- Herzinsuffizienz oder
- Bluthochdruck.

Auch zu kurze Intervalle zwischen Kontrastdarstellungen scheinen das Risiko zu erhöhen.

Schnelle intravenöse Kontrastmittelinjektion führt durch direkte Wirkung auf die Gefäßwand zur Gefäßerweiterung und zum **Blutdruckabfall** mit **reflektorischer Tachykardie**, es kann aber auch zu **Bradykardie** kommen.

Bei der cerebralen Angiographie und der Kontrastdarstellung der Liquorräume kann es zu **neurologischen Defiziten** oder **Krämpfen** kommen.

Obwohl Kontrastmittel kaum noch freies Iodid enthalten, kann dieses oder im Körper durch Deiodierung freigewordenes Iodid die Schilddrüsenfunktion beeinflussen. So verwundert es nicht, daß die **Funktionsdiagnostik der Schilddrüse** nach Gabe iodhaltiger Röntgenkontrastmittel über Wochen **behindert** ist. Bei Patienten mit latenter und manifester **Hyperthyreose** kann es durch iodhaltige Röntgenkontrastmittel, aber auch durch andere iodhaltige Arzneimittel zu akuter Exacerbation bis zur thyreotoxischen Krise kommen.

Tabelle 31.2: Häufigkeit von unerwünschten Wirkungen bei verschiedenen Kontrastmitteluntersuchungen[1]

Untersuchungsart	Patientenzahl	Häufigkeit unerwünschter Wirkungen (%)	Anzahl von Todesfällen	errechnete Zahl von Todesfällen/ Anwendungen[2]
Urographie	214 033	10 257 (4,80)	11	1:20 000
Cholangiographie	33 778	2 676 (8,00)	2	1:11 000
cerebrale Angiographie	12 771	263 (2,06)	1	1:6 000
Angiocardiographie	7 911	179 (2,26)	2	1:4 000
Aortographie	24 885	665 (2,67)	1	1:25 000
sonstige Angiographien	2 815	101 (3,58)	0	–
Venographie	5 890	160 (2,72)	1	1:6 000
Summe	302 083	14 301 (4,73)	18 (0,006%)	

[1] nach Shehadi und Toniolo 1980; die Zahlen beziehen sich noch auf die schlechter verträglichen ionischen Kontrastmittel.
[2] auf- oder abgerundete Werte. Die Zahl der Todesfälle ist glücklicherweise gering; deshalb können die in dieser Rubrik errechneten Verhältniszahlen nicht als tatsächliche Inzidenz gewertet werden. Sie geben aber ein anschauliches Bild des differenzierten Risikos bei verschiedenen Anwendungsformen von Röntgenkontrastmitteln.

Risikominderung bei Kontrastmitteluntersuchungen

Die Vortestung mit kleinen Mengen iodhaltiger Kontrastmittel ist wegen Unzuverlässigkeit aufgegeben worden. Einige **prophylaktische Maßnahmen** haben sich als wirksam im Hinblick auf die Verminderung der Wahrscheinlichkeit von unerwünschten Reaktionen im Zusammenhang mit Kontrastmitteln erwiesen:

1. **Ausgleich des Wasserhaushaltes:** Generell gilt, daß dehydrierte Patienten empfindlicher reagieren und ein Ausgleich des Wasserhaushaltes, auch des Wasserverlustes durch osmotisch bedingte Diurese noch Stunden nach der Kontrastmittelgabe, das Risiko von Nebenwirkungen insbesondere in bezug auf die Nierenfunktion vermindert.
2. Die Gabe von **Corticoiden** mindestens 12 und nochmals 2 Stunden vor der Kontrastmittelinjektion hilft pseudoallergische Reaktionen zu vermeiden. Der gleiche Effekt wurde bei Vorbehandlung der Patienten mit H_1- und H_2-Rezeptor-Antagonisten beobachtet.
3. Der Überreaktion der Schilddrüse auf iodhaltige Röntgenkontrastmittel wird durch Gabe von **Perchlorat** und **Carbimazol** bzw. Thiamazol vorgebeugt.

Interaktionen

Interaktionen mit Kontrastmitteln wurden vereinzelt in Labortests besonders im Harn beobachtet.

Wichtig ist die wesentlich **erhöhte Häufigkeit pseudoallergischer Reaktionen bei Patienten, die mit Interleukin-2 behandelt werden. Biguanide** sollen abgesetzt werden, bis nach einer Röntgenkontrastmitteluntersuchung klar ist, daß die Nierenfunktion nicht wesentlich verschlechtert ist.

Kontraindikationen

Eine absolute Kontraindikation für den Einsatz iodhaltiger Kontrastmittel ist die **manifeste Hyperthyreose.** Relative Kontraindikationen sind die Neigung zu Überempfindlichkeitsreaktionen (evtl. Vorbehandlung mit Glucocorticoiden und Antihistaminika, s.o.), Leber- und Nierenfunktionsstörungen sowie schwere Störungen der Herz-Kreislauf-Funktion.

31.3 Kontrastmittel in der Magnetresonanz-Tomographie

Paramagnetische Substanzen, insbesondere Komplexe der seltenen Erde Gadolinium wie Gadopentetsäure (Abb. 31.2), haben sich als kontrastverstärkende Substanzen in der Magnetresonanz-Tomographie bewährt. Die meisten von ihnen weisen die gleiche Pharmakokinetik auf wie die wasserlöslichen iodhaltigen Röntgenkontrastmittel.

Indikationen von Gadopentetsäure[1]: Nach intravenöser Injektion wird Gadopentetsäure u.a. zur Darstellung von Blutgefäßen, von Hirnarealen mit gestörter oder fehlender Blut-Hirn-Schranke, von Entzündungen, Tumoren sowie über-oder minderperfundierten Geweben eingesetzt, nach oraler Gabe[2] zur Abgrenzung von Magen und Darm.

[1] Magnevist®
[2] Magnevist® enteral

Lipophilere Chelate reichern sich im gesunden Leberparenchym an und erlauben so z.B. die Erkennung von Lebermetastasen. Kolloidale Eisenoxidpartikel markieren nach intravenöser Injektion den Blutraum und werden durch das reticuloendotheliale System von Leber, Milz und z.T. auch Lymphknoten und Knochenmark aufgenommen.

Die **unerwünschten Wirkungen** gadoliniumhaltiger Chelate sind – mit Ausnahme der Wirkung auf die Schilddrüse – identisch mit denen iodhaltiger Röntgenkontrastmittel nach intravenöser Injektion, jedoch wesentlich seltener. Als unerwünschte Wirkungen der Metallchelate treten aufgrund der Komplexierung und Ausscheidung essentieller Metallionen (z.B. Zink, s. S. 777) durch im Überschuß eingesetzte Komplexbildner in toxikologischen Untersuchungen Mangelerscheinungen auf. Diese äußern sich in Haarausfall und Hodenatrophien.

31.4 Kontrastmittel in der Sonographie

Die Echogenität des Blutes, anderer echoarmer Flüssigkeiten und der Gewebe läßt sich durch ausreichend stabile Gasbläschen im Durchmesser bis zu ca. 10 µm wirkungsvoll verstärken. Solche Präparationen sind heute als zugelassene Präparate im Handel[3]. Sie streuen die eingestrahlten Ultraschallsignale, geraten selbst in Schwingungen und senden Ultraschall der eingestrahlten oder unterschiedlicher harmonischer Frequenzen aus oder können unter dem Einfluß stärkerer Ultraschallsignale kollabieren und dabei Signale beliebiger Frequenz aussenden.

Die heute verfügbaren Ultraschallkontrastmittel bestehen meist aus natürlichen Substanzen (Zucker, Fettsäure, Albumin), deren Verträglichkeit bekannt bzw. abschätzbar ist. Als Gas verwendet man Luft oder die noch schlechter wasserlöslichen Perfluorcarbongase. Die festen Bestandteile dieser Ultraschallkontrastmittel lösen sich rasch im Blut auf und werden vom Organismus abgebaut. Selbst die schlecht löslichen Perfluorcarbone bleiben nur für wenige Minuten im Blut nachweisbar.

[3] Echovist®, Levovist®, Optison®

Indikationen: Herzdiagnostik, transkranielle Ultraschalldiagnostik, Nachweis der Durchblutung in Gebieten mit sehr kleinen Gefäßen und ungerichtetem Fluß, Leberdiagnostik, Nachweis der Durchlässigkeit der Tuben und des vesiko-renalen Refluxes, besonders im Kindesalter.

Unerwünschte Wirkungen: Nach den bisherigen, begrenzten Erfahrungen sind unerwünschte Begleiterscheinungen selten und überwiegend gering ausgeprägt. Häufig läßt sich kein ursächlicher Zusammenhang mit der Verabreichung des Kontrastmittels herstellen.

31.5 Radiopharmaka

Die Kinetik oder Verteilung der Radiopharmaka im Körper wird aufgrund der nach außen gelangenden hochenergetischen γ-Strahlung aufgezeichnet. Als radioaktive Elemente kommen kurzlebige γ-oder Positronenstrahler zur Anwendung. Entscheidend ist das rasche Abklingen der Radioaktivität, das durch die kurze physikalische Halbwertszeit der bevorzugten Isotope bedingt ist (Tab. 31.3). Als Radiopharmaka werden entweder Salze radioaktiver Elemente oder organische Verbindungen mit spezieller Pharmakokinetik, Rezeptoraffinität oder sonstiger Bindungsfähigkeit verwendet.

Tabelle 31.3: Isotope für die nuklearmedizinische Diagnostik und ihre Eigenschaften

Isotope	Strahlung	Energie γ	Halbwertszeit
Technetium 99 m (aus Tc-Generatoren)	γ	140 keV	6 h
Iod 131	γ, β	284–637 keV	8 d
Iod 123	γ	159 keV	13 h
Indium 111	γ	172 keV	3 d
Thallium 201	γ	breites Spektrum	3 d
Gallium 67	γ	300 keV	3 d

Die wichtigsten diagnostischen **Indikationen** für Radiopharmaka sind die Beurteilung der Herz- und Schilddrüsenfunktion, der Lungen- und Hirnperfusion sowie der Nachweis/Ausschluß von Tumoren und Metastasen. Thallium verhält sich ähnlich wie Kalium: Es wird bevorzugt in Muskelzellen aufgenommen. Das Ausmaß der Aufnahme in das Myokard entspricht der Durchblutung, so daß Thallium nach intravenöser Gabe als Meßsonde für die Myokarddurchblutung dient. Jodid wird sehr rasch und selektiv von der Schilddrüse aufgenommen (s. S. 727).

Unerwünschte Wirkungen: Die verabreichten Substanzmengen liegen im Bereich von µg bis mg, so daß toxische Effekte kaum zu erwarten sind. Allerdings sind allergische Reaktionen (z. B. die Bildung von Antikörpern gegen Fremdproteine) und, sehr selten, pseudoallergische Reaktionen bei einer Vielzahl unterschiedlicher Tc-99m-Präparate beobachtet worden.

Weiterführende Literatur

Cosgrove, D.: Echo enhancers and ultrasound imaging. Eur. J. Radiol. **26**, 64–76 (1997).

Elke, M.: Kontrastmittel in der radiologischen Diagnostik. Eigenschaften – Nebenwirkungen – Behandlung. 3. Auflage, Georg Thieme Verlag, Stuttgart, New York 1992.

Felix, R./Heshiki, A./Hosten, N./Hricak, H. (eds): Magnevist. 3rd, revised edition, Blackwell Wissenschafts-Verlag, Berlin, Wien 1998.

Sovak, M. (ed.): Radiocontrast Agents. Handbook of Experimental Pharmacology, Vol. 73. Springer, Berlin 1984.

Speck, U. (ed.): Kontrastmittel. Übersicht, Anwendung und pharmazeutische Aspekte. 4. Auflage, Springer-Verlag, Berlin, Heidelberg, New York 1999.

Thomsen, H. S./Muller, R. N./Mattrey R. F. (eds.): Trends in Contrast Media. Springer-Verlag, Berlin, Heidelberg, New York 1999.

32 Antibiotika und Chemotherapeutika

Antiinfektiöse Therapie

R. Stahlmann und H. Lode, Berlin

32.1 Entwicklung, Grundbegriffe und Grundlagen der antiinfektiven Chemotherapie

32.1.1 Historischer Überblick

Der Begriff **Chemotherapie** wurde 1906 von **Paul Ehrlich** geprägt. Er definierte ihre Zielsetzung als selektive „Abtötung der Parasiten ohne erhebliche Schädigung des Organismus ... wir müssen chemisch zielen lernen!" Ausgehend von seinen Arbeiten mit Vitalfarbstoffen begründete er die systematische chemotherapeutische Forschung als „möglichst vielseitige Variation der in Betracht kommenden Stoffe auf dem Wege der chemischen Synthese" und ihre Untersuchung „im Heilversuch am infizierten Tier", bis die Substanz gefunden ist, die *„optimal parasitotrop*, aber *minimal organotrop"* wirkt. Diese Konzeption verfolgend entwickelte er zusammen mit seinem japanischen Assistenten **Hata** aus Atoxyl, einem Arsenderivat des Anilins, das Neoarsphenamin[1], das erste organische Chemotherapeutikum gegen die Syphilis. Bei der von **Gerhard Domagk** geleiteten Untersuchung von metallfreien, rein organischen Azo- und Akridinverbindungen entdeckte man 1932 die Streptokokkenwirksamkeit des **Prontosils.** Diese Verbindung besitzt in vitro zwar keine antibakterielle Aktivität, doch wird Prontosil in vivo zum wirksamen Metaboliten Sulfanilamid umgewandelt. Daher beobachtete Domagk eine heilende Wirkung, als er Streptokokken-infizierte Mäuse mit Prontosil behandelte. Dies leitete die vielfältige Entwicklung der **Sulfonamide**, die Suche nach synthetisch hergestellten **Chemotherapeutika** allgemein ein. Die chemische Ähnlichkeit von organischen Arsenikalien und einigen Sulfanilsäurederivaten ist augenfällig (vgl. Abb. 32.1).

Das große Interesse an den Sulfonamiden überschattete zeitweise die Beschreibung der antibakteriellen Aktivität des Naturstoffes **Penicillin** durch **Alexander Fleming** 1929. Erst 1940 entwickelten **E. Chain** und **H. W. Florey** Methoden zur Gewinnung großer Penicillinmengen aus den Kulturfiltraten des Flemingschen *Penicillium*-Stammes. Der hohe therapeutische Wert von Penicillin gegen Streptokokken-, Staphylokokken- und Gasbrand-Infektionen, gegen Meningitis epidemica, Gonorrhoe und Syphilis wurde durch die herrschende Kriegszeit dramatisch belegt. Die **Antibiotikaforschung,** die Suche nach weiteren therapeutisch anwendbaren antibakteriellen Naturstoffen und vorteilhaften chemischen Abwandlungen, wurde jetzt intensiviert. Weitere Meilensteine in der nun stürmisch verlaufenden Entwicklung sind die Isolierung des **Streptomycins**, des u.a. ersten Tuberkulosemittels, 1943 durch **S. A. Waksman**, und die Entwicklung der **Cephalosporine**, basierend auf Forschungsarbeiten von **G. Brotzu**, 1948.

Obwohl es heute zahlreiche hochaktive Antibiotika/Chemotherapeutika gibt, stellt die bakterielle Resistenzentwicklung immer neue Anforderungen. Für die erdgeschichtlich sehr viel älteren Bakterien scheinen auch die *„modernsten" Antibiotika* immer wieder keine *„unbekannte Überraschung"* zu bieten.

Verglichen mit den Möglichkeiten der antibakteriellen Chemotherapie ist die Zahl der oral und parenteral anwendbaren **Antimykotika** sehr begrenzt. Amphotericin B, das 1955 erstmals beschrieben wurde, ist immer noch das wichtigste Chemotherapeutikum gegen Organmykosen. Es wird therapeutisch durch 5-Fluorcytosin (seit 1957) gut ergänzt. Die Imidazole stellen heute die größte Gruppe der Antimykotika dar. Während die ersten Vertreter dieser Gruppe (z.B. Clotrimazol, Miconazol) überwiegend zur topischen Therapie eingesetzt wurden, stellen die neueren Imidazol- und Triazolderivate (Fluconazol, Itraconazol) wichtige Therapeutika zur systemischen Behandlung von Mykosen dar.

Auch die Entwicklung der **antiparasitären Chemotherapie** wurde seit Paul Ehrlich intensiviert. Seine Vorversuche mit Trypanrot gegen Trypanosomen in Ratten setzten sich in der Entwicklung des Suramin-Natrium (Germanin) fort. Große Anstrengungen wurden stets der **Malariatherapie** gewidmet. Herausragende Bedeutung hatten oder haben Chinin (aus der Cinchona-Rinde), das Akridin-Derivat Mepacrin (Atebrin), das Chloroquin[2] und gegen Chloroquin-resistente *Plasmodium falciparum*-Stämme die Präparate Pyrimethamin/Sulfadoxin[3] und Mefloquin[4].

Insgesamt ist das Spektrum der antiparasitären Chemotherapeutika fast so vielfältig wie die Gruppen parasitärer Infektionserreger selbst. Seltener besteht gruppenübergreifende Aktivität, wie z.B. durch die Nitroimidazole gegen Trichomonas und Lamblien, durch Mebendazol[5] gegen Fadenwürmer (Oxyuren, Ascaris,

[1] Neosalvarsan® (nicht mehr im Handel)

[2] Resochin®

[3] Fansidar®

[4] Lariam®

[5] Vermox®

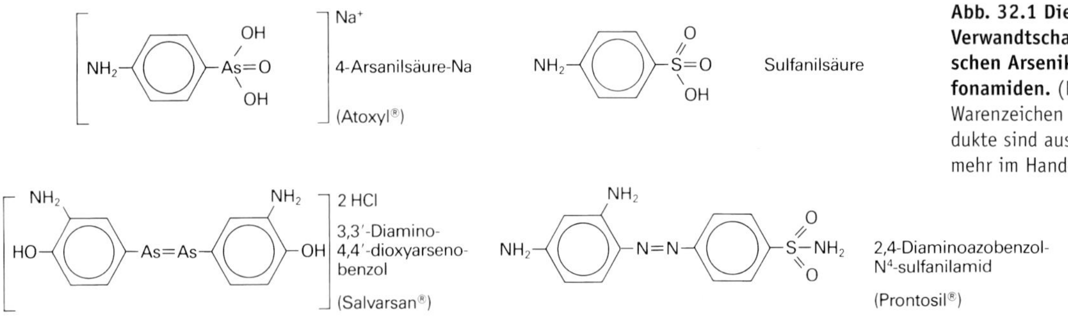

Abb. 32.1 Die chemische Verwandtschaft von organischen Arsenikalien und Sulfonamiden. (Die mit Warenzeichen versehenen Produkte sind ausnahmslos nicht mehr im Handel.)

Trichiuris) und – in höherer Dosierung – gegen *Echinococcus cysticus* oder durch Praziquantel[1] gegen Schistosoma-(Bilharziose) und Taenia-(Bandwurm-)Arten.

Die **antivirale Chemotherapie** gestaltet sich wegen der schwer eruierbaren potentiellen Angriffspunkte und der engen Integration der Virusvermehrung in den Stoffwechsel der Wirtszelle als schwierig. Ein wesentlicher Fortschritt in der antiviralen Chemotherapie wurde mit der Entwicklung von Vidarabin und Aciclovir[2] erreicht (Ende der 70er bis Anfang der 80er Jahre). Bei schweren Infektionen durch Herpesviren (z.B. Enzephalitis) wurde mit diesen Nucleosid-Analoga erstmals eine therapeutische Wirksamkeit nachgewiesen. In die gleiche Wirkstoffgruppe gehören Chemotherapeutika wie Zidovudin[3] oder Lamivudin[4], die zur Therapie der HIV-Infektion angewandt werden. Neben diesen Hemmstoffen der reversen Transkriptase stehen heute weitere antiretroviral wirksame Substanzen zur Verfügung (z.B. Protease-Inhibitoren); keine dieser Substanzen führt jedoch zu einer völligen Beseitigung der HI-Viren aus dem menschlichen Organismus. Obwohl sich die Kombinationstherapie bei HIV-Infektionen durchgesetzt hat, bleiben zahlreiche Probleme der antiviralen Chemotherapie auch zu Beginn des 21. Jahrhunderts ungelöst.

32.1.2 Definitionen

Zur modernen antiinfektiösen Therapie gehören alle ärztlichen Maßnahmen, die geeignet sind, einen Infektionsprozeß zu kupieren und den Infektionsherd zu sanieren bzw. zu entfernen. Die **antiinfektiöse Pharmakotherapie** kann dabei unnötig, nützlich oder auch entscheidend sein. Sie wird entweder **symptomatisch** ausgerichtet, d. h. die pathologischen Veränderungen bekämpfend, z.B. bei Grippe, oder **kausal**, d. h. die ursächlichen Erreger bekämpfend, z.B. Penicillin-Behandlung bei Scharlach, oder es werden beide Ziele gleichzeitig verfolgt, z.B. bei septischem Schock.

Zur **Kausaltherapie** dienen Antibiotika und antimikrobielle Chemotherapeutika. Sie sollen weiteres Wachstum und Vermehrung der Infektionserreger hemmen oder diese direkt abtöten. Die antiinfektiöse Chemotherapie unterscheidet sich damit grundsätzlich von der sonstigen medikamentösen Behandlung.

Als **antimikrobielle Chemotherapie** bezeichnet man allgemein die Behandlung vermehrungsfähiger, krankheitserregender Mikroorganismen (z.B. Bakterien, Viren) mit selektiv angreifenden Arzneimitteln. In der Onkologie wird von **antineoplastischer Chemotherapie** („Cytostatikatherapie“) gesprochen, wenn durch die Behandlung Tumorzellen beseitigt werden sollen.

Chemotherapeutika – im engeren Sinne – sind **chemisch-synthetisch** hergestellte, antimikrobiell wirksame Substanzen, z.B. die Sulfonamide. Inzwischen erstreckt sich der Anwendungsbereich von Chemotherapeutika außer gegen Bakterien, Parasiten und Pilze auch zunehmend gegen Viren und Tumorzellen.

Antibiotika sind – in der ursprünglichen Definition – **biosynthetisch** gewonnene, antibakteriell wirksame Naturstoffe. Aus der sehr großen Vielfalt von Substanzen, die Mikroorganismen in der Natur – vor allem Bakterien und Pilze im Erdreich – gegen die Konkurrenz anderer Mikroorganismen produzieren, sind viele Antibiotika durch partialsynthetische Abwandlung nach drei Kriterien selektiv fortentwickelt worden:

1. starke antibakterielle Aktivität gegen humanpathogene Bakterienarten;
2. günstige pharmakokinetische Eigenschaften;
3. bessere Verträglichkeit.

Einige Antibiotika lassen sich inzwischen chemisch voll synthetisieren. Bei vielen anderen bestimmen die chemischen Modifikationen der biosynthetischen Grundstruktur die therapeutische Qualität so wesentlich, daß die traditionelle Abgrenzung zwischen Antibiotika und Chemotherapeutika zunehmend schwierig wird. Die Bezeichnung „Antibiotika“ wird bevorzugt und häufig auf alle antibakteriellen Pharmaka ausgedehnt.

Begriffe zur Beschreibung der antibakteriellen Aktivität in vitro

Bakteriostase heißt die **reversible** antibiotische Hemmung des Wachstums bzw. der Vermehrung einer Bakterienpopulation.

[1] Biltricide®
[2] Zovirax®
[3] Retrovir®
[4] Epivir®

Die **MHK** (minimale Hemmkonzentration) ist die niedrigste Antibiotikum-Konzentration, ab der – unter standardisierten In-vitro-Bedingungen – eine bakteriostatische Hemmung des Inokulums eintritt. In der Bouillon-Verdünnungsmethode nach DIN-Norm ist die MHK die niedrigste Wirkstoffkonzentration, die ein makroskopisch sichtbares Wachstum des Inokulums im Reagenzglas verhindert. Nachteile dieses Verfahrens bestehen aber z.B. darin, daß artifizielle Medien eingesetzt werden und daß Konzentrationen der Substanzen über den Untersuchungszeitraum konstant sind. Damit ergeben sich wesentliche Unterschiede zur In-vivo-Situation.

Zur Behandlung gut durchbluteter Infektionsherde bei Patienten mit normalem Immunstatus genügt in der Regel ein wachstumshemmender Effekt (Bakteriostase). Die gehemmten Bakterien werden durch Mitwirkung der körpereigenen Abwehr eliminiert.

Bakterizidie heißt die **irreversible** Schädigung und Abtötung einer Bakterienpopulation.

Die **MBK** (minimale bakterizide Konzentration) ist die niedrigste Antibiotikum-Konzentration, ab der – unter standardisierten In-vitro-Bedingungen – die Abtötung (Bakterizidie) von mindestens 99,9 % der inokulierten Bakterien einsetzt. Die MBK ist immer größer als die MHK. Werden Antibiotika mit deletär schädigendem Wirkungsmechanismus ausreichend hoch dosiert, läßt sich auch in vivo Bakterizidie erreichen. In den therapeutischen Konzentrationsbereichen können vor allem β-Laktam- und Aminoglykosid-Antibiotika sowie Fluorchinolone bakterizid wirksam sein. Bei anderen Antibiotika (mit anderem Wirkmechanismus) begrenzt oft das Toxizitätsrisiko den Dosierungsspielraum, die therapeutische Breite (vgl. S. 4), so stark, daß viele Erreger in vivo nur bakteriostatisch gehemmt werden. Im Einzelfall hängen Bakteriostase oder Bakterizidie aber auch noch von der Anzahl, der individuellen Empfindlichkeit und der Proliferation der Erreger ab. Eine **bakterizide therapeutische Wirkung** ist nötig, wenn:

1. die Erreger am Infektionsort für die Immunabwehr schwer erreichbar sind, z.B. bei Endokarditis oder Meningitis;
2. bei Sepsis;
3. bei starker Immundefizienz des Patienten.

In solchen Situationen sind MBK-Bestimmungen der in Frage kommenden Antibiotika oder Antibiotika-Kombinationen indiziert.

Begriffe zur therapeutischen Wertbemessung in vivo

Chemotherapeutischer **Erfolg** stellt sich ein, wenn die Antibiotikumkonzentration am Infektionsort über der MHK des Erregers liegt; Erreger mit niedrigerer MHK reagieren auf höhere Antibiotikumkonzentrationen am Wirkort **sensibel.**

Chemotherapeutischer **Mißerfolg** resultiert, wenn die Antibiotikumkonzentration am Infektionsort unter der MHK des Erregers bleibt; Erreger mit höherer MHK verhalten sich gegen niedrigere Antibiotikumkonzentrationen am Wirkort **resistent.**

Der Vergleich zwischen den MHK- (in vitro) und den erreichbaren Wirkstoffspiegeln in vivo bildet die Grundlage der bakteriologischen Resistenzbestimmung. Aus der Resistenzbestimmung resultiert das Antibiogramm. In ihm wird der untersuchte Erreger als „sensibel", „mäßig sensibel" oder „resistent" gegen die geprüften Antibiotika beurteilt. Das therapeutische Urteil **„sensibel"** wird erteilt, wenn die MHK des Erregers niedriger ist als die bei üblicher (niedriger) Dosierung am Infektionsort erreichbare Antibiotikumkonzentration. Als **„mäßig sensibel"** wird der Erreger bezeichnet, wenn seine MHK nur durch die hohe Dosierung des Antibiotikums (vom Hersteller aber noch empfohlen) erreicht wird. Das Urteil **„resistent"** bedeutet, daß die MHK des Erregers im Rahmen der vom Hersteller des Antibiotikums empfohlenen und von den Behörden zugelassenen maximalen Dosierung in vivo nicht realisierbar ist.

Da die tatsächlichen Antibiotikakonzentrationen am Infektionsort in den meisten Fällen nicht bekannt sind, werden bei der bakteriologischen Resistenzbestimmung besser meßbare „Näherungswerte" benutzt (z.B. Konzentrationen im Blutplasma). Dabei muß jedoch beachtet werden, daß einige Antibiotika sich in phagocytierenden Zellen anreichern und so auch am Ort der Infektion in relativ hohen Konzentrationen vorliegen. Dies betrifft vor allem die Makrolide und Fluorchinolone. Eine isolierte Betrachtung der Plasmakonzentrationen führt in diesen Fällen zu einer falschen Einschätzung. Hinsichtlich der Konzentrationen in der Lunge lassen sich z.B. die Konzentrationen in dem epithelialen Flüssigkeitsfilm sowie in der Bronchialschleimhaut und in den Alveolarmakrophagen differenzieren. Bei jedem Versuch der Extrapolation von in vitro gewonnenen Ergebnissen muß berücksichtigt werden, daß in vivo die Verhältnisse komplexer sind. Durch Proteinbindung, Veränderungen des pH-Werts, Anwesenheit von Kationen und andere Einflüsse kann die Aktivität eines Antibiotikums am Infektionsort reduziert werden; andererseits wird die Wirkung durch die körpereigene Abwehr ganz wesentlich unterstützt. Die in vitro gewonnenen Daten können in jedem Fall nur der Orientierung dienen und müssen stets durch sorgfältig durchgeführte klinische Studien verifiziert werden.

32.1.3 Pharmakologische und mikrobiologische Grundlagen

In der antiinfektiösen Chemotherapie gelten die allgemeinen pharmakologischen Gesetzmäßigkeiten, Parameter und Wechselbeziehungen (vgl. S. 2). Besonderheiten ergeben sich dadurch, daß die Angriffsorte dieser Pharmaka in biologisch selbständigen Parasiten, Mikroorganismen oder virusvermehrenden Zellen gelegen sind.

Das charakteristische Dreiecksverhältnis zwischen Patient – Chemotherapeutikum – Infektionserreger und die Haupteinflußfaktoren auf die pharmakologische Wirkung sind in Abb. 32.2 veranschaulicht.

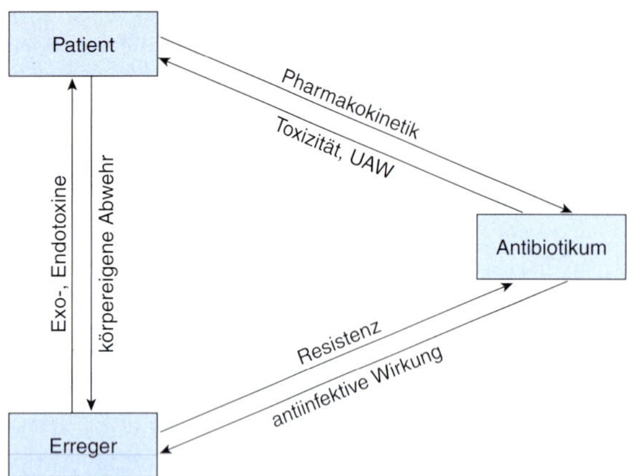

Abb. 32.2 Wechselbeziehungen und Wirkungsparameter bei antimikrobieller Chemotherapie.

Pharmakologische Grundlagen

Der antimikrobielle Effekt in vivo beruht auf der Präsenz des Wirkstoffes am Ort der Infektion.

Die im Infektionsherd präsenten Konzentrationen des freien aktiven Chemotherapeutikums sind abhängig von: Dosierung, Applikationsart, pharmakokinetischen Eigenschaften, Organdurchblutung sowie anderen morphologischen und physikochemischen Auswirkungen (z.B. pH-Wert) des entzündeten Gewebebereichs auf das Pharmakon.

Die **Zielgröße,** d. h. die zur Hemmung oder Abtötung des Infektionserregers erforderliche Konzentration, kann mikrobiologisch bestimmt werden. Es ist auch angezeigt, die pharmakologischen Vorgänge der **Invasion**, des Antransportes des Pharmakons zum Wirkort, und der **Evasion**, seines Abtransportes, detailliert **quantitativ** zu ermitteln und therapeutisch zu berücksichtigen.

Insbesondere gehören zum **ärztlich erforderlichen Wissen** Kenntnisse über:

1. Resorption, Bioverfügbarkeit nach oraler Einnahme;
2. Plasmakonzentrationen, Eliminations-Halbwertszeiten, Verteilungsräume und Gewebegängigkeit in den interstitiellen und intrazellulären Raum;
3. **Membranpermeation** (z.B. durch Blut-Liquor-Schranke, durch die Plazenta, den Übertritt in die Muttermilch);
4. **Speicherung und Metabolismus**, die renale und biliäre Exkretion, die Clearance, das Kumulationsrisiko – auch in Abhängigkeit von Krankheiten, Lebensalter oder Wechselwirkungen mit anderen Pharmaka;
5. **Risiken** unerwünschter (Neben-)Wirkungen.

Nur mit diesen Kenntnissen ist eine optimale antimikrobielle Chemotherapie möglich, die einerseits subinhibitorische Konzentrationen am Infektionsort (Therapieversager sowie Rezidive) und andererseits überhöhte Konzentrationen (unnötige Toxizitätsrisiken) vermeidet.

Auf der Grundlage mikrobiologischer Daten und pharmakologisch-toxikologischer Daten kann antimikrobielle Chemotherapie rational und meßtechnisch weitgehend begründbar durchgeführt werden.

Allerdings bleiben dennoch **zahlreiche Imponderabilien einer Behandlung am Krankenbett, die** vom Arzt klinisch-empirisch bewertet und **therapeutisch berücksichtigt werden müssen:**

1. die beim individuellen Patienten nur grob schätzbare Stärke der unspezifischen und spezifischen körpereigenen Immunabwehr;
2. das Ausmaß entzündlich-ödematös bedingter Mikrozirkulationsstörungen;
3. der Grad entzündlich-degenerativer, fibrotisch-thrombotischer Diffusionshindernisse für das Pharmakon;
4. der Einfluß physikochemischer Faktoren im Entzündungssekret;
5. die Zahl und Stoffwechsellage (Proliferation) der Erreger im Entzündungsherd.

Pharmakodynamik

Antibiotika besitzen spezifische Angriffsorte in den Bakterien, an denen sie in **Wechselwirkung mit den Mikroorganismen** treten. Aus der Vielfalt ihrer pharmakodynamischen Wirkungen betreffen die wichtigsten **antibiotischen Effekte** (Abb. 32.3):

1. Zellwandsynthese (β-Laktam-Antibiotika, Glykopeptid-Antibiotika);
2. Cytoplasmamembran (Polymyxin B, Colistin);
3. ribosomale Proteinsynthese;
   a) inhibierend (Chloramphenicol, Tetracycline, Erythromycin-Gruppe, Lincomycine),
   b) fehlsteuernd (Aminoglykosidantibiotika),
4. Folsäuresynthese (Sulfonamide, Trimethoprim);
5. RNA-Synthese (Rifampicin);
6. DNA-Replikation (Chinolone).

Wesentliche Unterschiede in der Pharmakodynamik der wichtigsten antibakteriellen Wirkstoffgruppen sind:

Zeitabhängige Bakterizidie der β-Laktam-Antibiotika

Ergebnisse aus In-vitro-Versuchen und aus Tierexperimenten haben ergeben, das β-Laktam-Antibiotika eine zeitabhängige Abtötung der Bakterien aufweisen. Die maximale antibakterielle Wirkung wird meist bei einer Konzentration, die drei-bis vierfach oberhalb der MHK liegt, erreicht. Höhere Konzentrationen bringen keinen zusätzlichen Nutzen (Abb. 32.4). Ein postantibiotischer Effekt ist nicht immer vorhanden. In Tierexperimenten wurden die Variablen „Spitzenkonzentration im Serum (C_{max})", „Zeit oberhalb der MHK" und „Fläche unter der Konzentrations-Zeit-Kurve (AUC)" hinsichtlich ihrer Bedeutung für den antibiotischen Effekt analysiert. Bei den β-Laktam-Antibiotika erlaubt der Parameter „Zeit oberhalb der MHK" die beste Voraussage. Für die klinische Anwendung bedeutet dies, daß die Konzentration des Antibiotikums zumindest bei neutropenischen

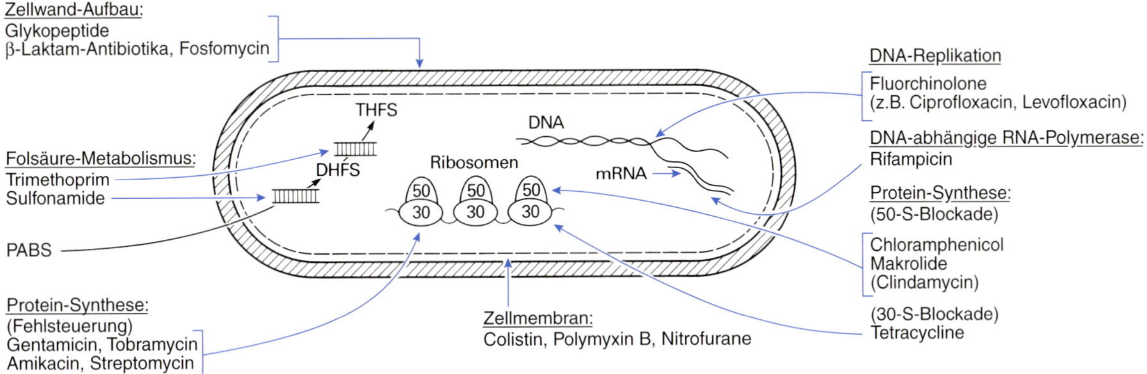

Abb. 32.3 Angriffspunkte der Antibiotika bei Bakterien (PABS = p-Aminobenzoesäure, DHFS = Dihydrofolsäure, THFS = Tetrahydrofolsäure).

Patienten den MHK-Wert des Erregers während des gesamten Applikationsintervalles übersteigen sollte. Die Möglichkeiten der Dauerinfusion von β-Laktam-Antibiotika (im Vergleich zur Applikation dreimal täglich) werden derzeit klinisch geprüft.

Konzentrationsabhängige Bakterizidie der Aminoglykoside

Im Gegensatz zu den β-Laktam-Antibiotika verursachen Aminoglykoside eine konzentrationsabhängige Bakterizidie (Abb. 32.4). Weiterhin läßt sich mit Aminoglykosiden ein postantibiotischer Effekt bei grampositiven und gramnegativen Bakterien nachweisen. Darüber hinaus weisen Aminoglykoside eine „adaptive Resistenz" auf; das bedeutet, daß nach der ersten Gabe eines Aminoglykosids eine weitere Aufnahme des Antibiotikums in die bakterielle Zelle erst nach einem gewissen Zeitraum erfolgt. Zusammengenommen haben diese Erkenntnisse dazu geführt, daß Aminoglykoside nur einmal täglich appliziert werden sollten. Dieses Konzept hat sich heute weitgehend durchgesetzt, zumal die toxischen Wirkungen der Aminoglykoside eher mit der Zeitdauer der Therapie und den Talspiegeln als mit den Spitzenkonzentrationen korrelieren (s. S. 833).

Fluorchinolone

Ähnlich wie die Aminoglykoside verfügen auch die Fluorchinolone über einen postantibiotischen Effekt und weisen eine konzentrationsabhängige Bakterizidie auf (Abb. 32.4). Experimentell konnte gezeigt werden, daß für das Ergebnis der Therapie der Quotient aus der Spitzenkonzentration zur MHK entscheidend war. Ein Quotient von mehr als 10–20 war notwendig, um zu günstigen Ergebnissen zu kommen. Die Konsequenzen

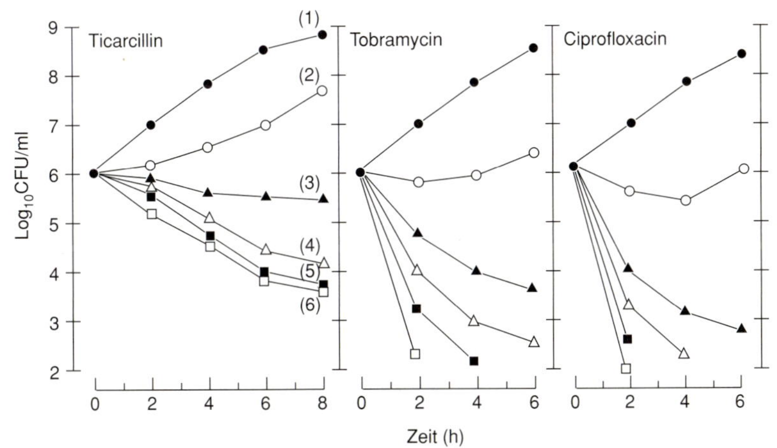

Abb. 32.4 Wirkung von Ticarcillin, Tobramycin und Ciprofloxacin auf *P. aeruginosa* (ATCC 27853) bei verschiedenen Konzentrationen oberhalb und unterhalb der minimalen Hemmkonzentration (MHK).

Die folgenden Konzentrationen wurden untersucht:
1. Kein Antibiotikum (Kontrolle)
2. $^1/_4$ MHK
3. $^1/_1$ MHK
4. 4fache MHK
5. 16fache MHK
6. 64fache MHK

Es wird deutlich, daß das Ausmaß der Bakterizidie bei Tobramycin (und anderen Aminoglykosiden) mit steigenden Konzentrationen deutlich zunimmt, während sich mit Ticarcillin (und anderen Penicillinen) bei Konzentrationen oberhalb der 4- bis 5fachen MHK keine wesentliche Zunahme der bakteriziden Aktivität nachweisen läßt. Die Fluorchinolone, z. B. Ciprofloxacin, verhalten sich hinsichtlich ihrer bakteriziden Wirkung in diesem experimentellen Ansatz ähnlich wie die Aminoglykoside (modifiziert nach Craig und Ebert, 1991).

für die klinische Anwendung sind derzeit noch nicht abschließend beurteilbar, zumal mit einigen Fluorchinolonen angesichts neurotoxischer Wirkungen kein wesentlicher Dosierungsspielraum besteht.

Bakteriologische Grundlagen

Abgesehen von den o.g. klinisch-pharmakologischen Überlegungen ist die Wahl eines Chemotherapeutikums von der **Art und Antibiotika-Empfindlichkeit** des jeweiligen Infektionserregers abhängig. Manche Bakterien besitzen eine **speziesspezifische** Resistenz, z.B. sind alle Gruppe-A-Streptokokken, Meningokokken oder Gasbrand-Clostridien Penicillin-G-empfindlich. Von anderen Erregerarten ist erfahrungsgemäß die **überwiegende Mehrzahl** der Stämme in der Region gegen bestimmte Antibiotika empfindlich bzw. resistent, z.B. sind in Deutschland *Haemophilus influenzae*-Stämme oder *Proteus mirabilis*-Stämme meistens noch Ampicillin-empfindlich. Bei vielen Bakterienarten, insbesondere Erregern nosocomialer Infektionen, variiert die Antibiotika-Empfindlichkeit von **Stamm zu Stamm** so stark, daß eine **bakteriologische Resistenzbestimmung** des individuellen Erregerstammes für eine adäquate Therapiewahl nötig ist.

Aufgrund von Symptomen, Anamnese und klinischen Untersuchungsergebnissen wird zunächst die **Indikation** zur Chemotherapie erkannt. Die Therapiewahl wird dann auf zweierlei Art getroffen (Abb. 32.5):

1. **kalkuliert**, abgeleitet aus klinischem Bild, Anamnese, aktuellen epidemiologischen Daten und der eigenen ärztlichen Erfahrung;
2. **mikrobiologisch-diagnostisch**, abgeleitet aus Erregerisolierung, -identifizierung und Resistenzbestimmung.

Akut lebensbedrohliche Infektionen zwingen, nach Entnahme repräsentativen Untersuchungsmaterials für die mikrobiologische Diagnostik, zu einer **Kombination** von zuerst klinisch-empirischer, „blinder" Initialtherapie und anschließend gezielter Therapie. Der für die Testung erforderliche Zeitaufwand zwingt dabei zum sequentialen Vorgehen.

Die ausschlaggebende Bedeutung der mikrobiologischen Diagnostik und Resistenzbestimmung für die Wahl und Durchführung der Chemotherapie verlangt die Verständigung auf einheitliche Begriffsdefinitionen, normierte Methoden zur Empfindlichkeitsprüfung von Krankheitserregern und normierte Bewertungsmaßstäbe der Ergebnisse für die Therapie. Solche qualitätssichernden Empfehlungen liegen für die bakteriologische Diagnostik und Empfindlichkeitsbestimmung von Bakterien gegen Chemotherapeutika als DGHM-Richtlinien und DIN-Normen vor.

Bakterielle Resistenz

Folgende Resistenzarten stehen im Vordergrund:

1. **Natürliche Resistenz** (Unempfindlichkeit) von allen Stämmen einer Species gegen bestimmte Antibiotika; es resultieren definierte **Lücken im Wirkspektrum** der Substanz.
2. **Mutations**-bedingte Resistenz:
   a) **spontan**, ohne Kontakt zum Antibiotikum auftretend – ein Teil der Stämme einer Species wird **primär** resistent.
   b) **sekundär** unter dem Selektionsdruck einer Therapie eintretend – man spricht von durch Mutation bzw. strukturelle Adaptation **„erworbener"** verringerter Empfindlichkeit oder Resistenz.

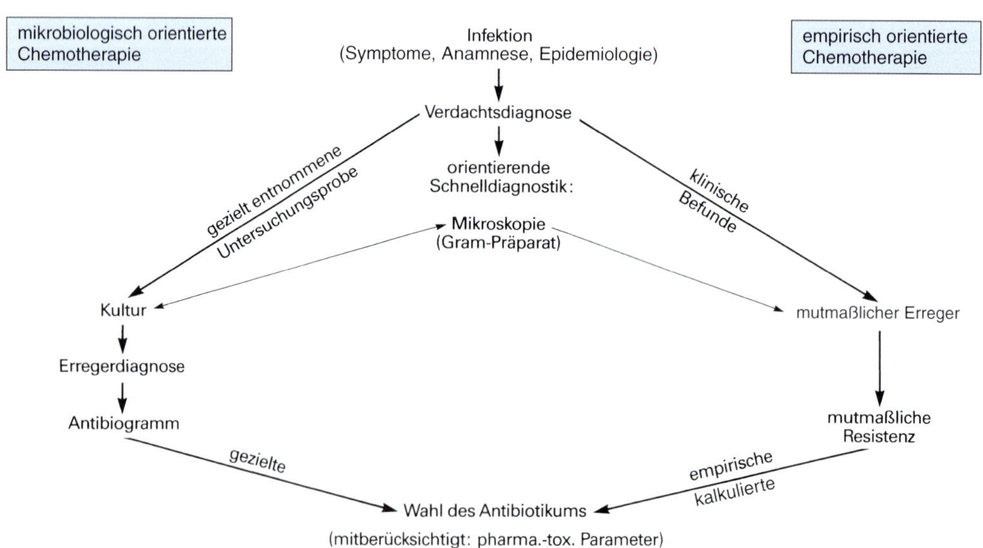

Abb. 32.5 Entscheidungswege bei der Antibiotikawahl.

3. **R-Plasmid-** bzw. **Transposon**-bedingte Resistenz: Extrachromosomal gelegene ringförmige genetische Substanzen, **Plasmide** oder **Prophagen**, vermehren sich unabhängig von der Teilung des Bakteriums und können zu mehreren Kopien in seinem Cytoplasma vorliegen (Abb. 32.6). Bestimmte Bruchstücke,

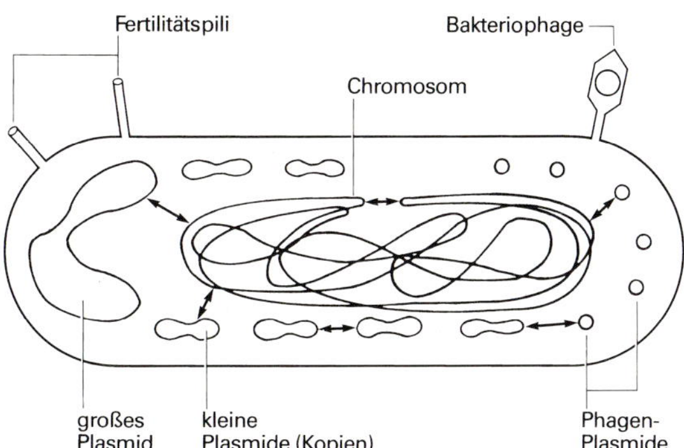

Abb. 32.6 Mechanismen genetischer Änderungen in Bakterien.

Transposons, können von einem Plasmid auf ein anderes oder auch auf das Chromosom überspringen. Durch solche **Insertionen** (Pfeile in Abb. 32.6) und den damit verbundenen Genaustausch sind vielfältige rasche Veränderungen der genetischen Information möglich.

Diese Mechanismen verleihen den Bakterien eine äußerst flexible Anpassungs- und Überlebensfähigkeit. Große Plasmide, Fertilitätsplasmide, befähigen zu cytoplasmatischen Kontakten (über Fertilitätspili) mit Bakterienzellen derselben Species oder auch anderer Species und genetischem Informationsaustausch. Solche Übertragungen von Resistenzfaktoren nehmen in einer Bakterienpopulation, z. B. in der Darmflora, unter dem Selektionsdruck einer Chemotherapie sprunghaft zu. Es kommt zur epidemischen Resistenzausbreitung.

Die beiden letztgenannten Resistenzarten und die **Selektion** (Selektion resistenter Species innerhalb einer Flora und Selektion resistenter Stämme innerhalb einer Species) führen zur Anreicherung hochresistenter Bakterienpopulationen dort, wo viel chemotherapeutischer Selektionsdruck herrscht, im Krankenhaus, dem Nosocomium. Sie verschärfen die Probleme des **infektiösen Hospitalismus**, der **nosocomialen Infektionen**, z. B. Resistenzzunahme bei *Pseudomonas aeruginosa* und Enterobacteriaceae oder Ausbreitung multiresistenter *Staphylococcus aureus*-Stämme (MRSA-Stämme) sowie Vancomycin-resistenter Enterokokken.

Von besonderer Problematik für den **öffentlichen Gesundheitsdienst** sind Resistenzübertragungen und die zunehmende Resistenzausbreitung bei hochvirulenten Erregern meldepflichtiger übertragbarer Krankheiten, z. B. bei Shigellen, *Salmonella typhi* und *Vibrio cholerae.*

32.1.4 Leitregeln für die Antibiotikatherapie

Einsatz von Antibiotika

Vermeidung einer unnötigen Chemotherapie

Zur Verminderung der Selektion resistenter Mikroorganismen im Körper und ihrer Anreicherung in der Umgebung des Patienten (Hospitalismusgefahr!) ist die Anwendung bei banalen Infekten zu vermeiden. Die stets zu erwartenden Nebenwirkungen (UAW) fordern zur sorgfältigen Risiko-Nutzen-Abwägung auf.

Diagnose – zumindest begründete Verdachtsdiagnose – und Infektionslokalisation sollten vor der Antibiotikatherapie stehen.

Gezielte Chemotherapie

Eine gezielte Chemotherapie ist effektiver und ungefährlicher als unnötige Breitspektrumbehandlung. „Schmalspektrum"-Antibiotika bevorzugen! – wo und wann immer möglich.

Chemo-Prophylaxe

Eine Chemo-Prophylaxe ist selten indiziert, jedoch unumstritten bei:

1. Malaria;
2. rheumatischem Fieber (A-Streptokokken-Prophylaxe);
3. Familien- oder Heimmitgliedern eines Meningokokken-Erkrankten;
4. Endokarditisprophylaxe während zahnärztlicher, gastroenterologischer oder urologischer Eingriffe bei Patienten mit vorgeschädigtem Endocard;
5. bei colon-chirurgischen Eingriffen;
6. bei vaginalen Hysterektomien.

Präventive Chemotherapie

Eine präventive Chemotherapie kann insbesondere bei Patienten mit Immunschwäche die Reaktivierung latenter Infektionen unterdrücken, z. B. Isoniazid (INH) eine Reaktivierung abgekapselter tuberkulöser Herde unter Cortisonbehandlung oder Sulfamethoxazol/Trimethoprim eine *Pneumocystis carinii*-Pneumonie bei Immunsuppression (z. B. bei AIDS-Patienten).

Antibiotika-Kombinationen

Noch immer gilt: Der Idealtyp ist die Monotherapie. Kombinationen sollten Ausnahmen bleiben.

Indikationen für eine Behandlung mit mehreren Antibiotika:

1. Steigerung der antibakteriellen Aktivität (Synergismus);
2. Erweiterung des Wirkspektrums (Addition);
3. Verzögerung der Resistenzentwicklung (die Wahrscheinlichkeit resistenter Mutanten sinkt; Beispiele: *M. tuberculosis*, HIV);
4. Reduzierung der Toxizität (Niedrigdosis des toxischen Partners).

Generell gilt, daß nur die Ergebnisse eines klinischen Versuchs darüber entscheiden können, ob eine Kombination empfehlenswert ist oder nicht.

Sinnvolle Antibiotika-Kombinationen

1. Die Kombination von β-Laktam-Antibiotika mit Aminoglykosiden hat sich besonders bewährt bei:
   - bakterieller Endokarditis (synergistische Steigerung der Bakterizidie),
   - Infektionen durch *Pseudomonas aeruginosa*,
   - schwerer Sepsis.
2. **Fixe Kombinationen von Penicillinen mit β-Laktamase-Inhibitoren** (z.B. Clavulansäure, Sulbactam, Tazobactam). Durch Hemmung der β-Laktamasen wird das Wirkspektrum der Penicilline erweitert. Derartige Kombinationen sind allerdings nur sinnvoll, wenn es sich bei den infektionsverursachenden Erregern um β-Laktamase-Bildner handelt.
3. In der Praxis hat sich die **Kombination eines β-Laktam-Antibiotikums mit Erythromycin** zur intravenösen Anfangstherapie bei ambulant erworbener Pneumonie durchaus bewährt, während früher die strenge Regel verfolgt wurde, bakterizid und bakteriostatisch wirksame Antibiotika keinesfalls zu kombinieren. Dadurch wird der Vielfalt der möglichen Erreger Rechnung getragen (z.B. Pneumokokken, *H. influenzae*, Chlamydien, Legionellen etc.), die durch eines dieser Antibiotika nur unzureichend erfaßt würden. Eine Monotherapie mit einer dieser Substanzen wird allerdings empfohlen, sobald die Ätiologie geklärt ist.
4. Bei polymikrobiellen Infektionen, z.B. durch aerobe und anaerobe Bakterien. Da viele Antiinfektiva nur gegen aerobe oder anaerobe Bakterien wirken, werden in diesen Fällen (z.B. bei bakterieller Peritonitis oder anderen abdominellen Infektionen) häufig Kombinationen angewandt (z.B. **Metronidazol zusammen mit einem β-Laktam-Antibiotikum**).
5. **Kombination aus Sulfamethoxazol und Trimethoprim (Cotrimoxazol).** Sie bewirkt eine Blockade von zwei verschiedenen Schritten der bakteriellen Folsäuresynthese („Sequentialblockade"). Dies führt zur Wirkungsverstärkung und reduziert das Risiko für eine Resistenzentwicklung.
6. **Kombinationen von Antituberkulotika**, da bei Anwendung einer Monotherapie mit einer raschen Resistenzentwicklung zu rechnen ist.
7. **Kombinationen von antiretroviral wirksamen Chemotherapeutika** bei HIV-infizierten Patienten, um die Resistenzentwicklung zu verzögern und die Viruslast effektiv zu reduzieren.

Nicht sinnvolle Antibiotika-Kombinationen

Fixe Kombinationspräparate von „vorwiegend gegen gramnegative" plus „vorwiegend gegen grampositive" Bakterien wirksamen β-Laktam-Antibiotika, z.B. Ampicillin plus Oxacillin oder Mezlocillin plus Oxacillin (Oxacillin ist ein „Staphylokokken-Penicillin"). Staphylokokkenherde enthalten selten ein gramnegatives Stäbchenbakterium als zweiten Erreger. Meist ist in fixen Kombinationen die Dosis beider Partner dem klinischen Erfordernis nicht adäquat. Solche Kombinationen sind daher abzulehnen.

32.2 Sulfonamide

Herkunft, Struktur, physikochemische Eigenschaften

Amide aromatischer Sulfonsäuren sind in sehr unterschiedlich wirksamen Pharmaka enthalten. Die Hauptgruppen sind:

1. Diuretika (meist Disulfonamidderivate) (vgl. S. 543);
2. orale Antidiabetika (Sulfonylharnstoffpräparate) (vgl. S. 658);
3. antimikrobielle Chemotherapeutika, „Sulfonamide".

Die Bezeichnung **„Sulfonamide"** wird international auf die letzteren, die antimikrobiell wirksamen N^1-substituierten Abkömmlinge des p-Aminobenzolsulfonamids (Sulfanilamids) begrenzt.

Herkunft der Sulfonamide

Ein systematisches Untersuchungsprogramm neu synthetisierter Azofarbstoffe (Verbindungen mit der chromophoren **Azogruppe –N=N–**), in dessen Rahmen man die herausragende Heilwirkung von **Prontosil rubrum** auf Streptokokkeninfektionen im Tierversuch und beim

Menschen entdeckte, leitete **1935** die Ära der **antibakteriellen Chemotherapie** ein. Die Substanz ist in vitro unwirksam – erst im Säugetierorganismus entstehen die antibakteriell wirksamen Metaboliten. Kurz darauf hatten mehrere europäische Arbeitsgruppen **p-Aminobenzolsulfonamid** (**Sulfanilamid**) (Abb. 32.7) als die eigentliche antibakterielle Wirkstoffkomponente im Prontosil rubrum eruiert. Vielfältige chemische Modifikationen führten dann zu einer großen Zahl von **Sulfonamiden** mit stark differierenden pharmakokinetischen und toxikologischen Eigenschaften, jedoch relativ gleichbleibendem Wirkungsspektrum.

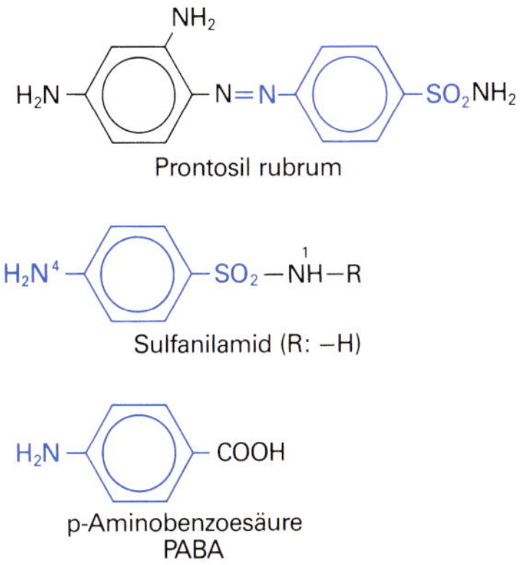

Abb. 32.7 Das erste Sulfonamid, der Farbstoff Prontosil, der wirksame Metabolit Sulfanilamid und der Antagonist PABA.

Der therapeutische Masseneinsatz und der einheitliche Wirkmechanismus der Sulfonamide induzierten eine baldige, viele Erregerarten erfassende Resistenzentwicklung. Ihre Bedeutung fiel weit hinter die der inzwischen entwickelten Antibiotika zurück. Erst in der Kombination mit **Trimethoprim** (seit 1965) erlangten einige der Sulfonamide wieder breitere therapeutische Anwendung. Präparate mit fixer **Sulfonamid-Diaminopyrimidin-Kombination** sind inzwischen die Regel.

Struktur und physikochemische Eigenschaften der Sulfonamide

Abb. 32.7 ermöglicht den strukturchemischen Vergleich von Prontosil rubrum, Sulfanilamid und p-Aminobenzoesäure (**PABA**), die von den Sulfonamiden aus dem mikrobiellen Stoffwechsel verdrängt wird (s. Abb. 32.10).

Essentiell für den antibakteriellen Effekt ist die **freie Aminogruppe in para-Stellung** (H_2N^4-). Die H_2N^1-Gruppe kann durch Substituenten modifiziert werden. Als solche fungieren meist einfache heterocyclische Ringe – Pyrimidin, Pyridazin, Pyrazin oder Isoxazol –, die ihrerseits noch Methyl- oder Methoxygruppen enthalten. Der jeweilige Substituent bestimmt den Namen des Sulfonamids. Etwaige N^4-Substituenten müssen in vivo hydrolytisch abgespalten werden, damit wieder eine antimikrobielle Wirksamkeit (freie H_2N^4-Gruppe) entsteht. So wird das bei Morbus Crohn und Colitis ulcerosa eingesetzte **Sulfasalazin**[1] (vgl. S. 607) durch Darmbakterien zu 5-Aminosalicylsäure (5-ASA) und in das antibakteriell aktive Sulfapyridin umgewandelt (Abb. 32.8).

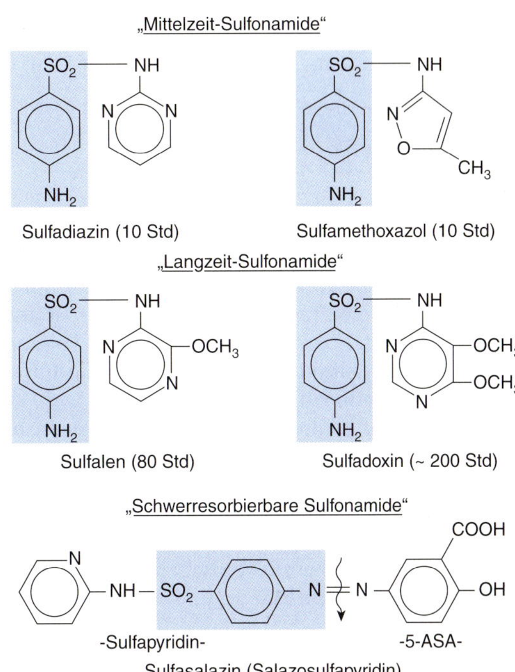

Abb. 32.8 Strukturformeln gebräuchlicher Sulfonamide (in Klammern stehen jeweils die Eliminationshalbwertszeiten).

Die Molekularmasse der Sulfonamide liegt zwischen 210 und 330, also nur wenig über der des Sulfanilamids (MM ≈ 172). Als kristalline Pulver lösen sie sich in Wasser unterschiedlich gut. Die im allgemeinen geringe Löslichkeit (meistens < 10 mg/100 ml Wasser) steigt mit dem pH-Wert (Alkalisierung), der Temperatur und in Abhängigkeit von der Salzform.

Trimethoprim und **Tetroxoprim** sowie **Pyrimethamin**, die in fixer Kombination mit bestimmten Sulfonamiden gebräuchlichen Dihydrofolat-Reduktasehemmer sind Benzylpyrimidine (Abb. 32.9). Sie besitzen ähnliche physikochemische Eigenschaften wie die zugehörigen Sulfonamide.

1 Azulfidine®

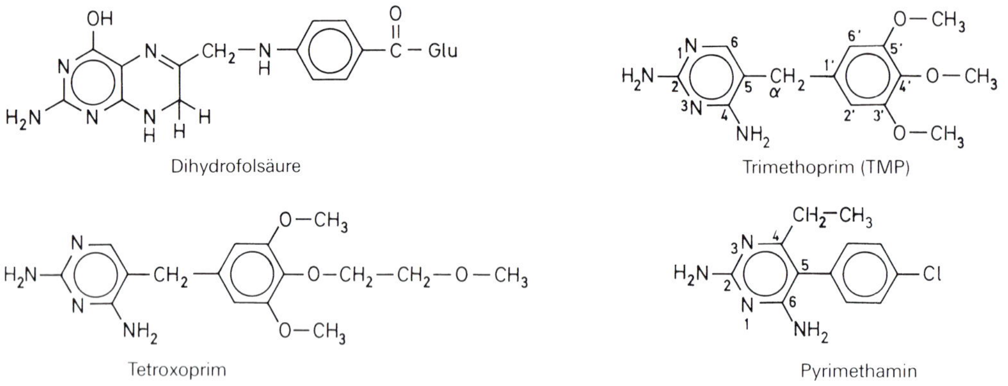

Dihydrofolsäure

Trimethoprim (TMP)

Tetroxoprim

Pyrimethamin

Abb. 32.9 Strukturelle Beziehung zwischen Dihydrofolsäure und Diaminopyrimidinen.

Pharmakodynamik

Wirkungsmechanismus

In sensiblen Mikroorganismen verdrängen Sulfonamide p-Aminobenzoesäure kompetitiv aus dem Syntheseweg zur Tetrahydrofolsäure (Abb. 32.10). Daher ist der Wirkungstyp bakteriostatisch. Da der Mensch Folsäure mit der Nahrung aufnimmt, umgeht sein Zellstoffwechsel diesen Sulfonamideffekt (Abb. 32.10).

Tetrahydrofolsäure dient als Coenzym der Übertragung aktivierter C_1-Fragmente bei der Synthese von Purinnucleotiden und Thymidin. Sulfonamide hemmen also vorrangig die Neubildung von DNA und RNA und dadurch – nach einer Latenz – die Vermehrung von Bakterien. Der Ruhestoffwechsel wird durch ihren bakteriostatischen Effekt erst sekundär beeinträchtigt. Daher vermehren sich Sulfonamid-gehemmte Bakterien rasch wieder, sobald die Wirkstoffkonzentration unter die MHK absinkt. Können Bakterien präformiertes Thymidin oder andere Endprodukte des Folsäure-abhängigen Stoffwechsels aus ihrer Umgebung nutzen, entgehen sie zumindest partiell dem Hemmeffekt der Sulfonamide (Antagonismus der Sulfonamidwirkung).

Wirkungsspektrum

Das Wirkungsspektrum der Sulfonamide ist ursprünglich sehr breit gewesen. Es umfaßte viele grampositive und gramnegative Bakterienarten. Die zur Bakteriostase erforderlichen Konzentrationen sind allerdings oft sehr hoch, von 3–100 µg/ml. Besonders hervorzuheben ist nach wie vor die Aktivität gegen die sonst **sehr resisten-**

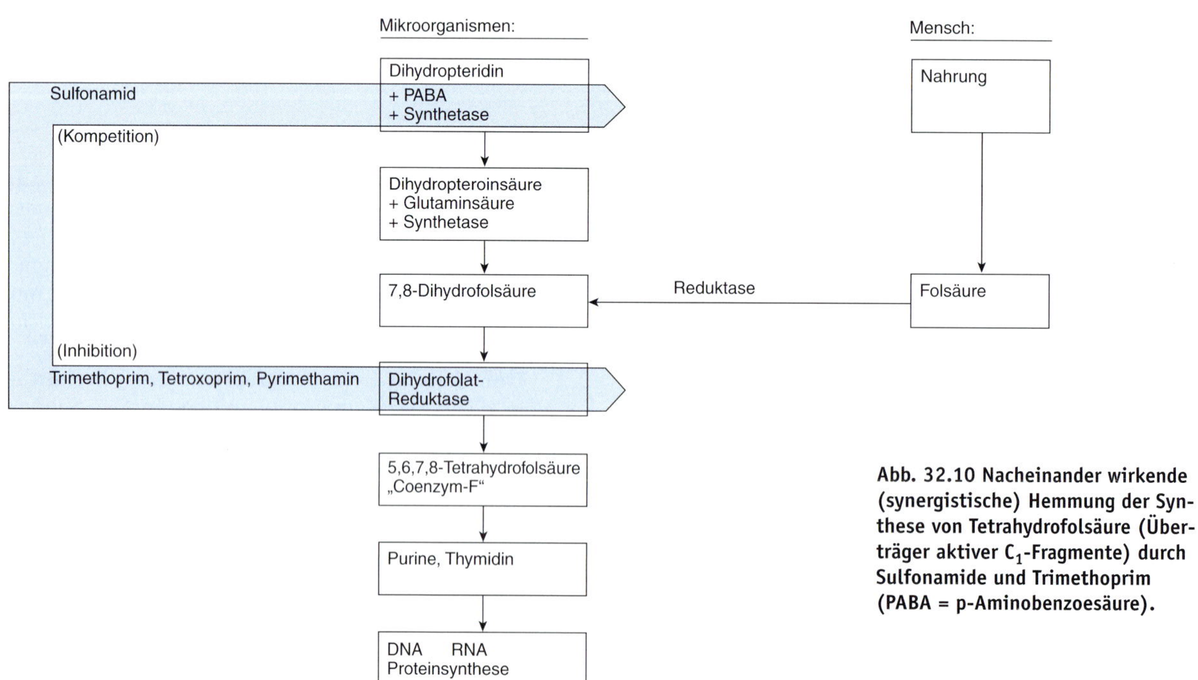

Abb. 32.10 Nacheinander wirkende (synergistische) Hemmung der Synthese von Tetrahydrofolsäure (Überträger aktiver C_1-Fragmente) durch Sulfonamide und Trimethoprim (PABA = p-Aminobenzoesäure).

ten Nocardien, gegen einige **Chlamydia- und Yersinia-Stämme** sowie Stämme bestimmter **atypischer Mykobakterien**, z.B. *M. kansasii* oder *M. scrofulaceum*. Anaerob wachsende Species sind jedoch resistent!

Neben der antibakteriellen Aktivität besitzen sie auch hemmende Einflüsse auf die Protozoen: *Toxoplasma gondii*, manche Malaria-Plasmodien und *Pneumocystis carinii*.

Inzwischen hat eine plasmidvermittelte Resistenzentwicklung viele Stämme innerhalb des Wirkungsspektrums erfaßt. Resistente Stämme synthetisieren übermäßig viel p-Aminobenzoesäure oder besitzen Isoenzyme der Dihydropteroinsäure-Synthetase mit geringerer Sulfonamid-Affinität.

In der Kombination mit den empfohlenen **Dihydrofolat-Reduktasehemmern** wird die Sulfonamid-Aktivität additiv oder synergistisch ergänzt (Abb. 32.10). **Trimethoprim**[1] (auch als Monosubstanz erhältlich) und **Tetroxoprim** blockieren empfindliche bakterielle Reduktasen mit viel höherer Affinität (um das 1000- bis 10000fache höher) als die in menschlichen Zellen. Die Benzylpyrimidine wirken gegen Staphylokokken, Pneumokokken, *H. influenzae*, *Yersinia enterocolitica*, *E. coli*, Salmonellen und gegen Stämme anderer Enterobacteriaceae. Ihre eigene antibakterielle Aktivität ist etwa 20 bis 100fach stärker als die der Sulfonamide. In der Kombination resultiert Synergismus nur, wenn das Sulfonamid selbst auch aktiv ist. Der sequentielle, synergistische Wirkungsmechanismus (Abb. 32.10) führt zur Erniedrigung der gemeinsamen MHK und bei sehr empfindlichen Erregerstämmen zu bakteriziden Effekten.

Monotherapie mit Trimethoprim induziert rasche chromosomale (selten Plasmid-vermittelte) Resistenzbildung; sie wird daher nicht empfohlen. Zur Toxoplasmose- und Malariabehandlung wird der Dihydrofolat-Reduktasehemmer **Pyrimethamin**[2] als Kombinationspartner für Sulfonamide bevorzugt (vgl. S. 918).

Pharmakokinetik

Resorption und Verteilung

Schwer resorbierbare Sulfonamide

Es sind zahlreiche schwer resorbierbare Präparate synthetisiert worden. Sie dringen aber nicht in die Tiefe der Darmmucosa ein und sind daher obsolet.

Eine **Ausnahmeposition** nimmt jedoch das bei Morbus Crohn und Colitis ulcerosa bewährte **Sulfasalazin** (Salazosulfapyridin) ein (vgl. S. 607). Diese Sulfonamid-Salicylsäure-Verbindung verhält sich auch pharmakokinetisch anders; Sulfasalazin wird im oberen Dünndarm resorbiert, aber direkt biliär wieder ins Darmlumen zurückgeleitet. In den tieferen Dünndarmabschnitten und im Colon bindet es sich an Kollagen- und Elastinfasern des subepithelialen Gewebes von Mucosaläsionen. Ein Teil des Sulfasalazins wird von Darmbakterien in die Wirkungskomponenten **5-Aminosalicylsäure (5-ASA)** und **Sulfapyridin** gespalten.

Der 5-Aminosalicylsäure-Anteil stellt die wesentliche Wirkkomponente bei chronisch entzündlichen Darmerkrankungen dar.

Sulfapyridin wird zum Teil noch resorbiert und unverändert oder metabolisiert renal ausgeschieden. Nur wenig einer Sulfasalazindosis gelangt unverändert in die Faeces.

Systemisch wirksame Sulfonamide

Oral eingenommen, werden die meisten Sulfonamide über die Mucosa des Magens und des Dünndarms gut resorbiert. Die maximalen Plasmakonzentrationen werden nach 2–6 Stunden erreicht.

Das Verteilungsvolumen der freien, nicht an **Plasmaproteine** gebundenen Anteile ist sehr groß. Sie permeieren auch durch intakte Meningen in den Liquor cerebrospinalis, in die Pleura-, Peritoneal- und Synovialflüssigkeit, ins Augenkammerwasser, in den fetalen Kreislauf sowie in intrazelluläre Kompartimente. Der therapeutische Effekt kann jedoch – vor allem innerhalb nekrotisierender Entzündungsherde – durch Proteinbindung, sauren pH oder freigesetzte Antagonisten (z.B. Thymin/Thymidin aus Zelldetritus) beeinträchtigt werden.

Proteinbindung

Vor allem **Albumin** bindet Sulfonamide in quantitativ und qualitativ stark unterschiedlichem Maße. Neben polaren Bindungskräften liegen der Proteinbindung Dispersionskräfte und **hydrophobe Wechselwirkungen** zugrunde. Fest an Plasmaproteine gebundene Sulfonamide verweilen lange, in anhaltend **hohen Gesamtkonzentrationen** im Blut – bei jedoch **niedriger freier Konzentration**. Nach den sehr unterschiedlichen Eliminationshalbwertszeiten und den daran angepaßten Dosierungsintervallen wurden die Sulfonamide früher in Kurzzeit-, Mittelzeit- und Langzeitsulfonamide unterteilt. Heute spielen praktisch nur noch Mittelzeitsulfonamide (HWZ ca. 8–16 Stunden) eine Rolle.

Außer einer hohen Proteinbindung (wie beim Sulfadoxin) kann auch eine hochgradige tubuläre Rückresorption für eine lange Plasmahalbwertszeit verantwortlich sein (wie beim Sulfalen).

Metabolisierung

Sulfonamide werden in unterschiedlichem Maße verstoffwechselt. Die Biotransformation (in der Leber) setzt vor allem an der freien p-Aminogruppe an, sog. N^4-Acetylierung. Die N^4-Acetylmetaboliten sind in der Lage, durch noch stärkere Affinität zum Albumin einen Teil der Sulfonamide aus der Proteinbindung zu ver-

[1] z.B. Trimanyl®, Trimono®
[2] Daraprim®

drängen. Außer der N^4-Acetylierung erfolgen in der Leber auch N^1-Glucuronidierungen sowie Hydroxylierungen und andere Stoffwechselreaktionen. Die jeweiligen Ansatzpunkte sind in Abb. 32.11 dargestellt.

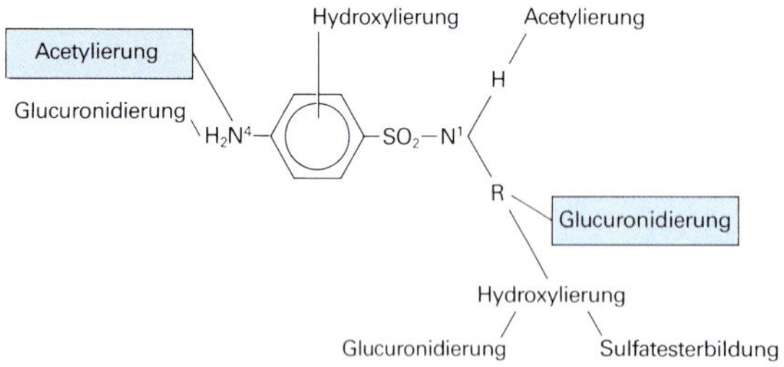

Abb. 32.11 Ansatzpunkte des Sulfonamid-Metabolismus (die Hauptstoffwechselwege sind blau unterlegt).

Exkretion

Sulfonamide und ihre Metaboliten werden überwiegend (> 90 %) **renal eliminiert. Nach der glomerulären Filtration** werden die Wirkstoffe sowie die Metaboliten mehr oder weniger **tubulär rückresorbiert.** Undissoziierte lipophile Formen (bei saurem Harn-pH vorliegend) werden durch passive Diffusion im proximalen Tubulus stärker rückresorbiert (nonionic diffusion, vgl. S. 29); in der ionisierten Form (nach Alkalisierung des Harn-pH) werden sie rascher eliminiert. Eine mengenmäßige Überlastung des proximalen Nephrons kann zur folgenschweren Auskristallisation der Sulfonamide und/oder ihrer Metaboliten führen. Bei den heute üblichen Sulfonamiden besteht jedoch aufgrund der relativ guten Löslichkeit bei normaler Flüssigkeitszufuhr kein Risiko für Kristallurie. Auch die Mechanismen der **tubulären Sekretion** konjugierter Verbindungen (Hippurate, Carboxylate, Sulfonate, Glucuronide) wirken an der Sulfonamid-Exkretion mit. Manche Metaboliten werden hauptsächlich tubulär sezerniert. Tubulusläsionen steigern das Risiko unerwünschter Wirkungen durch Kumulation dieser Metaboliten.

In der **Galle** erreichen manche Sulfonamide plasmaäquivalente Konzentrationen; insgesamt ist die biliäre Elimination jedoch gering (etwa 1 %). Der biliär dem Darm zugeleitete Wirkstoff wird zum Teil wieder resorbiert (enterohepatischer Kreislauf). Die **fäkale** Ausscheidung von Sulfonamiden ist **minimal.**

Präparate, Indikationen und Dosierung

Sulfonamid-Monotherapie

Für die Sulfonamid-Monotherapie gibt es nur noch wenige, fakultative Indikationen. Dementsprechend hat sich die früher große Zahl der kommerziell angebotenen Präparate auf wenige reduziert.

- **Mittelzeitsulfonamide: Sulfadiazin**[1] kann bei Nocardiose (in hoher Dosierung) und als Alternative bei Ulcus molle, Trachom und Einschlußkörperchenconjunctivitis in Erwägung gezogen werden. Zur Toxoplasmosebehandlung ist die (freie) Kombination mit Pyrimethamin unter Beachtung der sehr unterschiedlichen Eliminationshalbwertszeiten möglich.
  Dosierung: Erwachsene: initial 2 g, dann 1 g alle 12 Stunden; bei Toxoplasmose 4 g/d (plus Pyrimethamin); bei Nocardiose 4 g/d.
  Kinder: initial 0,5 g, dann 25–30 mg/kg/d
- **Langzeitsulfonamide: Sulfalen**[2] kann in Kombination mit Pyrimethamin zur Prophylaxe der Malaria angewandt werden (z.B. bei chloroquinresistenten Stämmen von *Plasmodium falciparum*).
  Dosierung: Erwachsene und Jugendliche: 2 g jeden 8. Tag (1 ×/Woche).
- **schwer resorbierbare Sulfonamide: Sulfasalazin**[3] wird vor allem zur Behandlung des Morbus Crohn und der Colitis ulcerosa (vgl. S. 607) eingesetzt.

Sulfonamid-(Diaminopyrimidin-)Kombinationen

Sulfonamide plus Trimethoprim/Tetroxoprim

Nach oraler Einnahme werden die Kombinationspartner gleichermaßen gut resorbiert. Andere pharmakokinetische Eigenschaften sind in Tab. 32.1 zum Vergleich zusammengefaßt.

[1] Sulfadiazin-Heyl®
[2] Longum®
[3] Azulfidine®

Tabelle 32.1: Vergleich pharmakokinetischer Eigenschaften von therapeutisch gebräuchlichen Sulfonamiden und Diaminopyrimidinen

	Trimethoprim	Tetroxoprim	Sulfamethoxazol	Sulfametrol	Sulfadiazin
Bioverfügbarkeit (%)	> 90 %	> 90 %	> 90 %	> 90 %	> 90 %
Proteinbindung (%)	45	15	65	80	50
Plasmahalbwertszeit (h)	12	6	10	8	10
Unveränderter Anteil im Urin (%)	60	50	15	18	60

Die Mengenverhältnisse in den fixen Kombinationspräparaten sind so abgestimmt, daß sich die Konzentrationsverhältnisse in vivo dem antibakteriellen Optimum von 1 : 20 (Pyrimidin : Sulfonamid) nähern. Die empfohlenen Tagesdosierungen ergeben maximale wirksame Plasmakonzentrationen der Diaminopyrimidine von 1 bis 2 µg/ml und der Sulfonamide von 30–50 µg/ml. Das Verteilungsvolumen der Diaminopyrimidine ist eher noch größer als das der Sulfonamide. Die Penetration von Trimethoprim durch intakte Meningen in den Liquor cerebrospinalis erreicht 20 % der Serumkonzentrationen, die des Sulfamethoxazol nur 12 %. Außerdem erreicht Trimethoprim schon in 60 Minuten sein Maximum im Liquor, Sulfamethoxazol erst nach 480 Minuten. Gewebsspezifische Verteilungsunterschiede können das Konzentrationsverhältnis der Kombinationspartner derart verschieben, daß der antibakterielle Synergismus nicht überall gewährleistet ist.

Die Diaminopyrimidine werden weniger stark metabolisiert (Hydroxy-, Oxi-, Glucuronidderivate) als die Sulfonamide. Im Gegensatz zu diesen werden sie bei saurem Harn-pH rascher eliminiert als bei alkalischem. Kumulationsgefahr besteht bei Nierenfunktionseinschränkung. Bei einer Creatinin-Clearance von 15 bis 30 ml/min muß die Dosierung halbiert werden. Die Dialysierbarkeit der Wirkstoffe ist gut. Da allerdings einige Metabolite nicht dialysabel sind und toxische Reaktionen bewirken, ist die Behandlung mit Sulfonamiden und den Kombinationspräparaten bei hochgradiger Niereninsuffizienz problematisch.

- **Sulfamethoxazol + Trimethoprim** (Cotrimoxazol, TMP + SMZ)[1]: Die Kombination dieser Wirkstoffe ist die mit Abstand am häufigsten angewandte Kombination eines Sulfonamids mit einem Diaminopyrimidinderivat. Die anderen analog zusammengesetzten Kombinationen bieten keine klinisch relevanten Vorteile.

Falls keine Sulfonamid-Allergie beim Patienten vorliegt, ist Cotrimoxazol geeignet zur Behandlung von:

a) **Harnwegsinfektionen:** Kurzzeittherapie der Cystitis, akute Pyelonephritis (bei geprüfter Erregerempfindlichkeit), akute Prostatitis.
b) Zur Sanierung von *Salmonella typhi*-Dauerausscheidern ist eine langfristige Gabe von SMZ/TMP eine mögliche Alternative. Sowohl zur Sanierung von Dauerausscheidern als auch zur Therapie des akuten **Typhus abdominalis** werden heute jedoch Fluorchinolone (z.B. Ciprofloxacin) bevorzugt angewandt.
c) Besondere klinische Bedeutung hat die **SMZ/TMP-Prophylaxe** gegen ***Pneumocystis carinii***-Infektionen, z.B. bei cytostatisch behandelten Leukämiepatienten und bei AIDS-Patienten. Zur **Therapie** einer manifesten Pneumocystis-Pneumonie sind sehr hohe SMZ/TMP-Dosierungen mit einem Trimethoprim-Anteil von 15–20 mg/kg/d erforderlich (**cave:** Unverträglichkeitsreaktionen bei AIDS-Patienten!). Ähnlich hohe Dosierungen sind auch bei **Nokardiose** angezeigt.
d) **eitriger Bronchitis:** Bei einer akuten Exazerbation einer chronischen Bronchitis werden aufgrund der zunehmend ungünstigeren Resistenzsituation andere Antiinfektiva bevorzugt angewandt. Die Verordnung von Cotrimoxazol ist bei dieser Indikation nicht sinnvoll.

Hinweis:

Dosierung: (oral, i.v.) Erwachsene: 320 mg Trimethoprim plus 1600 mg Sulfamethoxazol/d in zwei Einzelgaben (= 2 × 2 der handelsüblichen Tabletten mit 400/80 mg Wirkstoff bzw. 2 × 1 „forte"-Tablette).

Schwere Verläufe einer *Pneumocystis carinii*-Pneumonie werden intravenös behandelt (3 × täglich 5 Ampullen mit 400/80 mg Wirkstoff), bei leichtem Verlauf können 4 × täglich 2 Tabletten mit 800/160 mg Wirkstoff gegeben werden; zur Prophylaxe gibt man täglich 1 Tablette (400/80 mg) oder jeden zweiten Tag eine Tablette mit 800/160 mg Sulfamethoxazol/Trimethoprim.

Kinder: 8 mg/kg TMP plus 40 mg/kg SMZ/d in zwei Einzelgaben.

- **Sulfadiazin + Tetroxoprim**[2] (Cotetroxacin, SDZ + TXP): gegen Harnwegsinfektionen und Atemwegsinfektionen durch sensible Erreger (etwas schwächere Aktivität als SMZ/TMP).
  Dosierung: Erwachsene: initial 200 mg Tetroxoprim plus 500 mg Sulfadiazin, dann 1 Tablette alle 12 Stunden oral.
  Kinder: 2 × 5 mg/kg Cotetroxacin/d oral (= 3,5 mg/kg Sulfadiazin plus 1,4 mg/kg Tetroxoprim).
- **Sulfadiazin + Trimethoprim**[3] (Cotrimazin, SDZ + TMP): oral behandelbare Indikationen wie bei SMZ/TMP.
  Dosierung: Erwachsene: 180 mg Trimethoprim plus 820 mg Sulfadiazin/d oral.
  Kinder: 1 × $^1/_2$ Tablette.

Sulfonamide plus Pyrimethamin

- **Sulfadoxin + Pyrimethamin**[4]: Das Diaminopyrimidin Pyrimethamin bindet sich in ähnlich hohem Prozentsatz (> 90 %) an Plasmaproteine wie Sulfadoxin. Die Eliminationshalbwertszeit beider Präparate liegt im Bereich von 100–200 Stunden; bei Pyrimethamin beträgt sie eher 100, bei Sulfadoxin eher 200 Stunden.
  Beide Substanzen werden nur wenig (zu ca. 5 %) metabolisiert und schließlich renal eliminiert.
  Sie kommen bei der Malaria-Behandlung zum Einsatz (vgl. S. 912).

1 Eusaprim®

2 Sterinor®
3 Triglobe®
4 Fansidar®

Unerwünschte Wirkungen

Bei der Anwendung von Sulfonamiden treten unerwünschte Wirkungen von seiten des Gastrointestinaltraktes und Überempfindlichkeitsreaktionen auf. In der Literatur bewegen sich die Angaben über die Häufigkeit unerwünschter Arzneimittelwirkungen nach Sulfonamid-Anwendungen zwischen 1 und 15 %, jedoch bis zu 70 % bei AIDS-Patienten!

1. **Gastrointestinale Störungen:** Appetitlosigkeit, Übelkeit, Magenschmerzen, Erbrechen, Durchfälle.
2. **Überempfindlichkeitsreaktionen:** Sie reichen vom Hautausschlag mit Juckreiz, Arzneimittelfieber bis zu schweren Reaktionen an der Haut wie Stevens-Johnson-Syndrom und Epidermolysis toxica (Lyell-Syndrom). Derartige Reaktionen sind besonders problematisch bei Langzeitsulfonamiden und Kombinationen mit Langzeitsulfonamiden, bei denen die Wirkstoffe lange im Organismus verbleiben; solche Präparate sind daher nur unter einer sehr strengen Nutzen-Risiko-Abwägung anzuwenden.
3. **Phototoxizität:** Erytheme; dementsprechend müssen mit Sulfonamiden behandelte Patienten darauf hingewiesen werden, daß sie sich nicht der direkten Sonneneinstrahlung aussetzen.
4. **Neurotoxizität (selten):** Kopfschmerzen und Müdigkeit, Sehstörungen, Verwirrtheit, psychotische Syndrome, depressive Verstimmung.
5. **Hepatotoxizität (selten):** Zumeist toxisch-allergisch bedingte Cholestase, Leberzellschädigungen („Hepatitis“) und zuweilen herdförmige bis diffuse Leberläppchennekrosen.
6. **Hämatotoxizität:** Leuko- und Thrombocytopenie, besonders bei Störungen des Folsäurehaushalts und bei längerer Anwendung. Bei gleichzeitiger Gabe von Diuretika (Thiaziden) besteht ein erhöhtes Risiko für eine Thrombocytopenie mit Purpura. Eine Agranulocytose oder Anämien (aplastisch, hämolytisch oder megaloblastär) sind sehr selten. Hämolytische Anämien können bei erblichem Glucose-6-phosphat-Dehydrogenase Mangel entstehen. Es kommt zur Methämoglobinbildung mit Cyanose (vgl. S. 1036). Auch Diaminopyrimidine können derartige oxidationskatalytische Wirkungen neben den megaloblastären Folsäuremangelanämien verursachen. Bei einer Langzeittherapie sind regelmäßige Blutbildkontrollen notwendig.
7. **Nephrotoxizität:** Durch Auskristallisation der Sulfonamide und deren schwerlöslicher Metaboliten ist es früher zur Oligo- bis Anurie, Hämaturie und Nierenkoliken gekommen. Bei den heute bevorzugten, relativ gut löslichen Sulfonamid-Kombinationen und deren Dosierung ist es bei ausreichender Flüssigkeitszufuhr (> 1 Liter/d) ausgesprochen selten, daß nephrotoxische Wirkungen beobachtet werden.
8. **Schwangerschaft, Stillzeit:** In hohen Dosierungen haben sich Sulfonamide plus Diaminopyrimidine im Tierexperiment als teratogen erwiesen, die Anwendung im ersten Drittel der Schwangerschaft ist daher nicht indiziert. Eine Erhöhung des Risikos für Fehlbildungen durch Cotrimoxazol in üblicher therapeutischer Dosierung ist bisher beim Menschen nicht beobachtet worden. Aufgrund einer unbeabsichtigten Exposition im ersten Trimenon wird daher üblicherweise keine Indikation für einen Schwangerschaftsabbruch abgeleitet.
9. Bei **Neugeborenen** (besonders bei Frühgeborenen) kann es durch Verdrängung des Bilirubins aus der Plasmaproteinbindung zur Hyperbilirubinämie kommen. Dadurch entsteht ein Risiko für einen Kernikterus (Ablagerung des Bilirubins in den Basalganglien). Diese Zusammenhänge haben auch Bedeutung hinsichtlich einer Anwendung in der Schwangerschaft (letztes Trimenon) und Stillzeit, da die Sulfonamide auf den Feten übergehen und in der Milch nachweisbar sind.

Interaktionen

1. Wirkungsverstärkung durch
   a) Proteinbindungs-Konkurrenz: Phenylbutazon, Sulfonylharnstoff-Antidiabetika, Salicylate, Cumarine, Antiepileptika,
   b) Enzymkonkurrenz: Diphenylhydantoin, Antikoagulantien,
2. Wirkungsverstärkung anderer Folsäure-Antagonisten, z.B. Methotrexat;
3. Wirkungsabschwächung von/durch Procain, Procainamid, Benzocain, Tetracain (Antagonismus);
4. Interferenz mit Methotrexat-Assays (außer RIA).

Kontraindikationen

1. Überempfindlichkeit gegen Sulfonamide, inkl. Sulfonamid-Diuretika und -Antidiabetika, obwohl keine regelmäßige Parallel-Allergie besteht;
2. Ausscheidungsinsuffizienz bei Nierenschäden, Herzmuskelschwäche, Exsikkose und Stoffwechselinsuffizienz bei Leberschaden;
3. hämatologische Anomalien und Folsäuremangel;
4. Gravidität (insbesondere kurz vor Entbindung), Stillzeit;
5. Früh- und Neugeborene während der ersten 4 Lebenswochen;
6. **Cave:** lokale Anwendung von Sulfonamiden fördert Sensibilisierung und Resistenzentwicklung!

32.3 β-Laktam-Antibiotika

Herkunft, Struktur, physikochemische Eigenschaften

Alle β-Laktam-Antibiotika besitzen in ihrem Molekül den **β-Laktam-Ring** als antibakteriell **aktives Zentrum** und kennzeichnendes **chemisch/mikrobiologisches Merkmal.** Aufgrund der anderen Molekülkomponenten werden vier Wirkstoffklassen unterschieden:

- **Penicilline** (> 20 Derivate);
- **Cephalosporine** (> 20 Derivate);
- **Monobactame** (zur Zeit nur Aztreonam);
- **Carbapeneme** (Imipenem, Meropenem).

Penicilline werden im Kern (Grundgerüst) biosynthetisch von *Penicillium notatum/chrysogenum* gewonnen.

Penicillin G (säurelabil) und Penicillin V (säurestabil) sind natürliche Penicilline. Aus Penicillin G wird mit Hilfe einer bakteriellen Acyltransferase 6-Amino-Penicillansäure (6-APS) abgespalten (Abb. 32.12). Die 6-APS ist die Ausgangssubstanz zur Darstellung der zahlreichen semisynthetischen Derivate.

Zum Arsenal der therapeutisch einsetzbaren β-Laktam-Antibiotika gehören derzeit mehr als 50 verschiedene Wirkstoffe oder fixe Wirkstoffkombinationen. Es ist das Besondere dieser Antibiotikagruppe, daß neuentwickelte Derivate die älteren Wirkstoffe zwar ergänzen, aber nur zum Teil ablösen oder verdrängen. Die älteste Substanz, z.B. das Penicillin G, ist in seinem Indikationsgebiet nach wie vor das Mittel der Wahl.

Cephalosporine leiten sich vom **Cephalosporin C** ab, einem Produkt der Pilzart *Cephalosporium acremonium.* Hydrolytisch wird aus Cephalosporin C die **7-Amino-Cephalosporansäure** abgespalten. Alle in die Therapie eingeführten Cephalosporine sind **semisynthetische** Entwicklungen auf der Basis der **7-ACS** (Abb. 32.12).

Die **Cephamycine** sind den Cephalosporinen chemisch und mikrobiologisch so ähnlich, daß sie diesen – trotz einer anderen Herkunft – im allgemeinen zugeordnet werden. Das originäre **Cephamycin C** (mit einer 7α-Methoxygruppe am 7-ACS-Grundgerüst) ist ein **bakterielles**

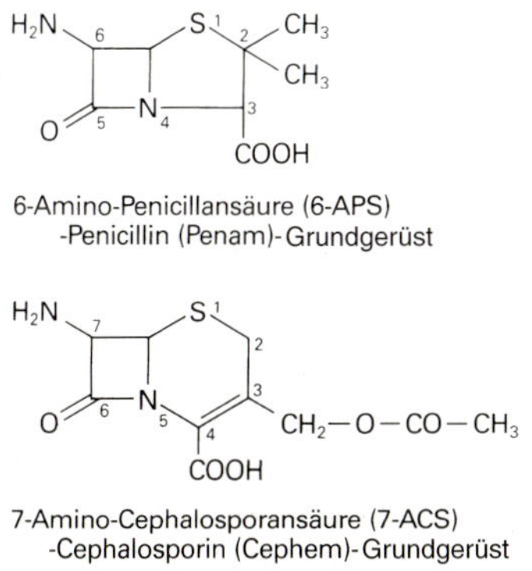

6-Amino-Penicillansäure (6-APS)
-Penicillin (Penam)-Grundgerüst

7-Amino-Cephalosporansäure (7-ACS)
-Cephalosporin (Cephem)-Grundgerüst

Abb. 32.12 Grundstruktur von Penicillinen und Cephalosporinen.

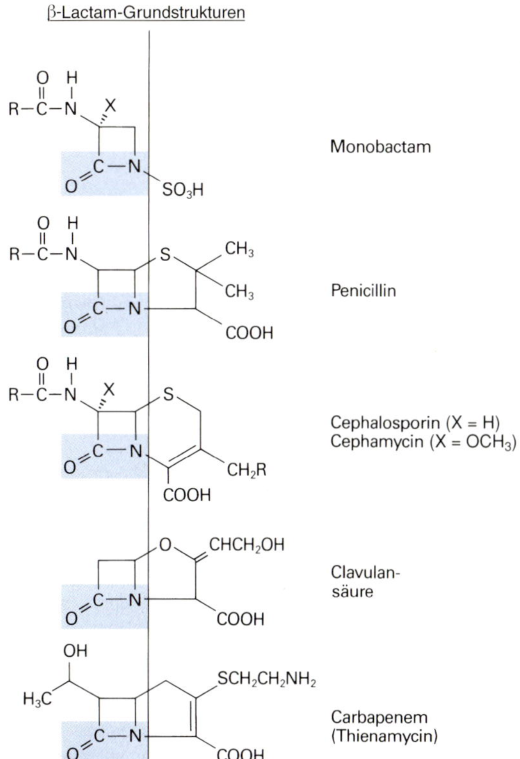

Abb. 32.13 Grundstrukturen therapeutisch eingesetzter β-Laktam-Verbindungen.

Streptomyces-Produkt und Ausgangssubstanz für mehrere therapeutisch verwendete Derivate (z.B. Cefoxitin).

Monobactame werden in der Natur von gramnegativen Stäbchenbakterien als monocyclische β-Laktam-Antibiotika produziert. Die **chemisch vollsynthetisch** hergestellten Monobactame besitzen einen aktivierten **β-Laktam-Ring** und eine den Naturstoffen dadurch überlegene antibakterielle Aktivität.

Carbapeneme sind eine Klasse von β-Laktam-Antibiotika, mit einem C-Atom („Carba-") an der Stelle des Schwefels bei den Penicillinen (vgl. Abb. 32.13) und einer Doppelbindung im 5er-Ring („-penem").

Neben diesen vier **Antibiotika-Gruppen** werden natürlich vorkommende oder chemisch hergestellte β-Laktam-Verbindungen therapeutisch genutzt, die zwar keine direkte antibiotische Aktivität besitzen, aber eine Enzymblockade bestimmter β-Laktamase-Typen bewirken. Diese **„β-Laktamase-Inhibitoren"** (**Clavulansäure, Sulbactam, Tazobactam**) werden in fixer Kombination mit („β-Laktamase-labilen") Penicillinen angeboten. Sulbactam steht auch als Monopräparat für die freie Kombination mit β-Laktam-Antibiotika zur Verfügung.

Die zentralen Strukturunterschiede zwischen den β-Laktam-Antibiotika-Klassen sind in Abb. 32.13 skizziert: Alle besitzen den antibakteriell wirkenden β-Laktam-Ring, der durch Acylierung das aktive Zentrum von

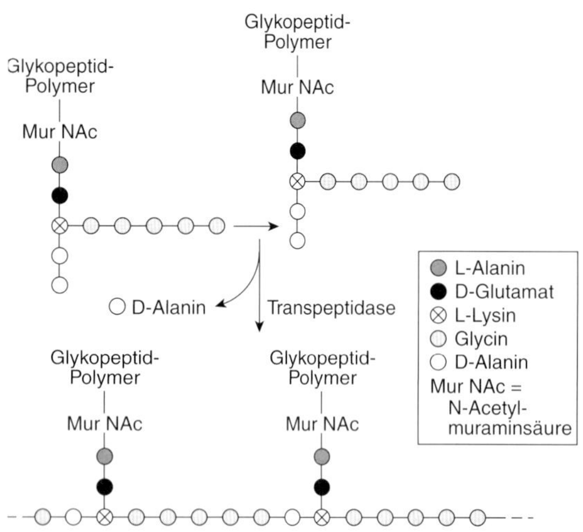

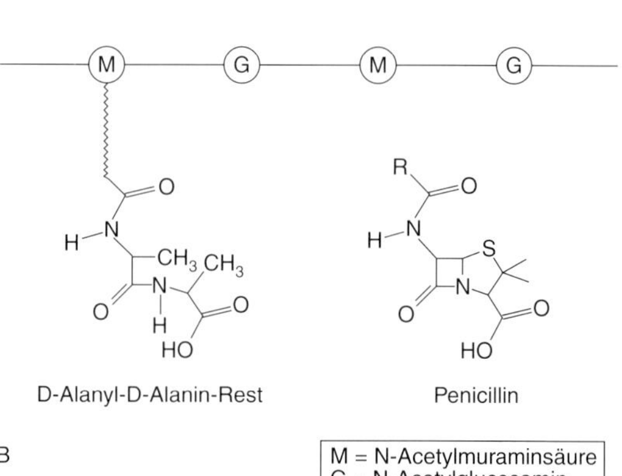

Abb. 32.14 Molekularer Angriffspunkt der β-Laktam-Antibiotika. A) Die Stabilität der Bakterienzelle wird durch Peptidoglykan gewährleistet. Es besteht aus Glykanketten, deren Bestandteile N-Acetylglucosamin und N-Acetylmuraminsäure abwechselnd vorkommen. Diese polymeren Ketten sind durch Peptidketten quervernetzt. β-Laktam-Antibiotika hemmen die Peptidoglykansynthese durch Inhibition von Enzymen, die am Aufbau dieses Zellwandbestandteils beteiligt sind. Ein wichtiges derartiges Enzym ist die **Transpeptidase**. Sie verbindet zwei Peptidoglykanstränge, indem sie einen Glycinrest einer Pentaglycinbrücke mit einem D-Alanin des anderen Stranges verknüpft. Charakteristisches Merkmal in dem Substrat der Transpeptidase ist das D-Alanyl-D-Alanin-Dipeptid.

B) Die Formeln zeigen die strukturelle Ähnlichkeit des D-Alanyl-D-Alanin-Restes mit dem β-Laktam-Grundgerüst. Nach Anlagerung wird das Enzym unter Spaltung des β-Laktam-Ringes acyliert, d. h., es kommt zu einer kovalenten Bindung des Antibiotikums an das Enzym. Das Enzym wird irreversibel gehemmt. Es resultieren sphärische oder filamentöse Deformierungen der Bakterien oder so große Defekte in der Zellwand, daß der hohe osmotische Druck im Inneren der Bakterien die Cytoplasmamembran durch den Defekt vorstülpt, bis sie zerreißt (potentiell **bakterizider** Wirkungsmechanismus der β-Laktam-Antibiotika). Die Bakterien reagieren mit Wachstumsstop und „Reparaturmechanismen". Bakterienformen, die unter dem Einfluß von β-Laktam-Antibiotika – im Zustand der Bakteriostase – überleben, heißen **Persister**.

Zellwand aufbauenden Enzymen blockiert. Die jeweils benachbarte Ringstruktur der bicyclischen Substanzen sowie deren Seitenketten und die an den β-Laktam-Ringen selbst (in Abb. 32.13 nur mit R symbolisiert) variieren stark. Sie sind für die Antibiotikum-spezifischen Eigenschaften jeder Substanz verantwortlich. Da das Grundgerüst der Cephalosporine an zwei Seiten (s. Abb. 32.13) variable R-Substitutionen zuläßt, sind die qualitativen Unterschiede zwischen den zahlreichen Präparaten dieser Klasse besonders vielfältig.

Die β-Laktam-Antibiotika (MM zwischen 300 und 500) sind nur im **trockenen Zustand**, < 25 °C **lagerungsstabil**. Sie sind bei leicht saurem pH meist gut in **Wasser löslich**, aber dann – in Abhängigkeit von Temperatur-, Licht- und UV-Licht-Einfluß – nur mehr oder **weniger lösungsstabil**. Für die parenterale Therapie sind stets **nur ganz frisch** zubereitete Lösungen zu verwenden.

Pharmakodynamik

Wirkungsmechanismus, Wirkungsspektrum

Die **Angriffsorte der β-Laktam-Antibiotika**, die bakteriellen Peptidoglykansynthetasen (Mureinsynthetasen) der Zellwand sind im menschlichen Gewebe nicht vorhanden. Diese Enzyme haben je nach Standort an der Bakterienoberfläche verschiedene konstruktive Aufgaben zu erfüllen. Hauptsächlich fungieren sie als Transpeptidasen, die Glykanstränge durch kurze Peptidbrücken quervernetzen und so das Peptidoglykangerüst aufbauen und stabilisieren. Das β-Laktam-Gerüst ist der terminalen D-Alanyl-D-Alanin-Gruppe strukturverwandt und blockiert die Transpeptidasen. Die strukturelle Ähnlichkeit wird in der Abb. 32.14 verdeutlicht.

Die antibakterielle Aktivität und das Wirkungsspektrum jedes β-Laktam-Antibiotikums sind vor allem von drei Faktoren abhängig:

1. **Penetrationsgeschwindigkeit:** Um zu ihren Zielenzymen zu gelangen, müssen die β-Laktam-Antibiotika die bakterielle Zellwand und den periplasmatischen Raum passieren. Manche von ihnen durchdringen sehr leicht die Zellwand der grampositiven Bakterienarten (z.B. Penicillin G), manche auch die der gramnegativen Bakterien (z.B. neuere Cephalosporine). Bei grampositiven Bakterien sind dicke Peptidoglykan-Teichonsäure-Schichten (Mureingerüst) zu überwinden, bei gramnegativen eine das

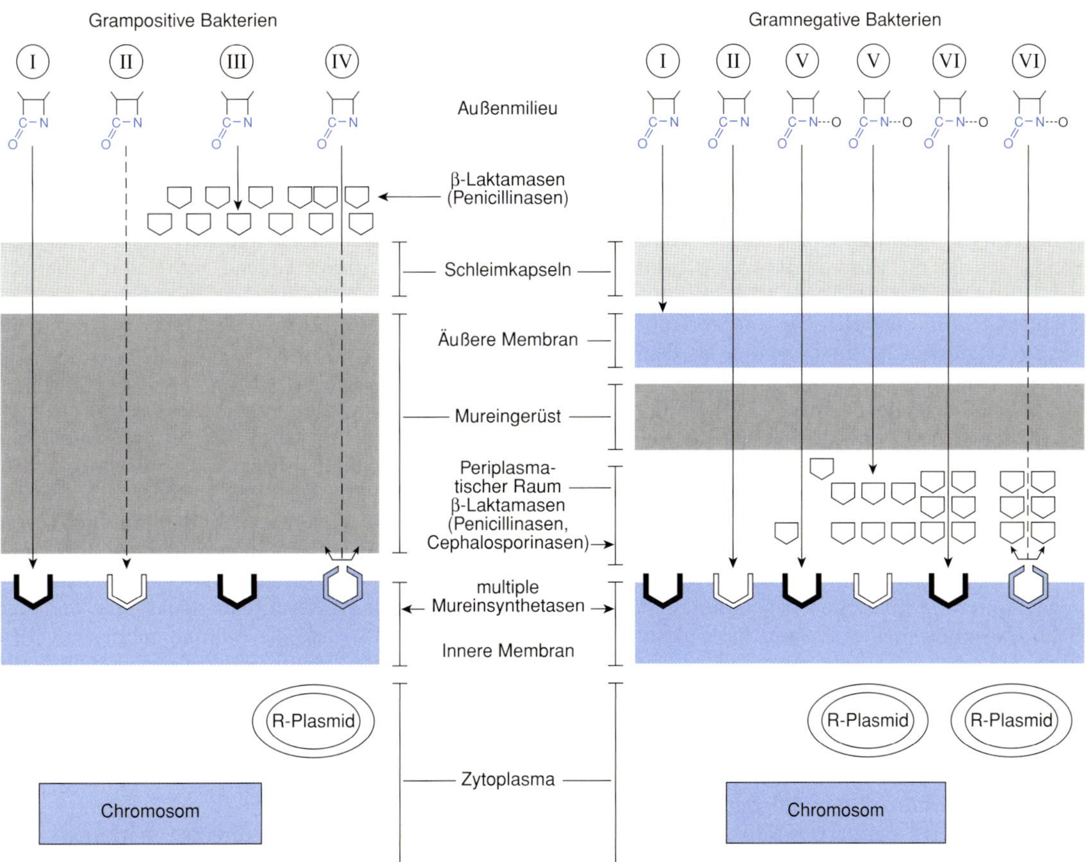

Abb. 32.15 Zellwandaufbau von grampositiven und gramnegativen Bakterien sowie Penetrationsverhalten verschiedener β-Laktam-Antibiotika (Seitenkette I–VI) zu den Zielenzymen, den Mureinsynthetasen, auch PBP (Penicillin-bindende Proteine) genannt. I: z. B. Penicillin G (grampositiv: gute Penetration; gramnegativ: keine Penetration); **II:** z. B. Ampicillin (grampositiv: mäßige Penetration; gramnegativ: gute Penetration); **III:** Inaktivierung Penicillinase-labiler Penicilline, z. B. durch Staphylokokken; **IV:** z. B. Oxacillin (Penicillinase-stabil, hier aber ohne Affinität zu verändertem PBP, d. h., dieses Bakterium ist resistent gegen das Penicillinase-stabile Penicillin); **V:** z. B. Mezlocillin: a) gute Wirkung bei wenig β-Laktamasen; b) keine Wirkungen bei viel β-Laktamasen; **VI:** z. B. Cefotaxim: a) gute Wirkung trotz vieler β-Laktamasen; b) Wirkungsverlust bei verändertem PBP.

(dünnere) Mureingerüst umhüllende, selektiv wirkende äußere Membran. Dieser prinzipielle Unterschied im Zellwandaufbau und die Penetrationsfähigkeit von sechs verschiedenen Gruppen von β-Laktam-Antibiotika sind in Abb. 32.15 skizziert.

Repräsentant der Gruppe I könnte Penicillin G sein, das optimal das Mureingerüst durchdringt, aber von der äußeren Membran gramnegativer Stäbchenbakterien abgehalten wird. Für die Gruppe II könnte Ampicillin angeführt werden, das zwar gut die Zellwand gramnegativer, aber schlecht die grampositiver Bakterien penetriert.

Die Durchlässigkeit der Zellwand gramnegativer Stäbchenbakterien für β-Laktam-Antibiotika ist veränderlich. Sie wird von der Zahl und der Funktion der „Poren", bestimmter Porin-Proteine in der äußeren Membran, beeinflußt. Insbesondere unter dem Selektionsdruck potenter moderner β-Laktam-Antibiotika entwickeln sich Mutanten vor allem bei *Pseudomonas aeruginosa* sowie Enterobacter- und Serratia-Stämmen mit stark reduzierter Zellwandpermeabilität. Die dadurch bedingte Resistenzsteigerung kann sich unspezifisch auf zahlreiche β-Laktam-Antibiotika erstrecken.

2. **Wirkortaffinität:** Als spezifische „Rezeptoren" der Penicilline und anderer β-Laktam-Antibiotika werden die bakteriellen Mureinsynthetasen auch **„PBP"** (**Pe**nicillin-**b**indende **P**roteine) genannt. Sie stellen eine heterogene Gruppe von Enzymen mit jeweils unterschiedlicher Bedeutung für das Bakterienwachstum dar. Die Transpeptidasen entsprechen z. B. dem PBP I. Wirkstoffe, die sich bevorzugt an die sogenannten **essentiellen PBP** binden, besitzen eine hohe antibakterielle Aktivität und bakterizide Potenz.

Mutationen (durch chromosomale Insertion, vgl. S. 797) können zu strukturell veränderten PBP führen, zu denen die β-Laktam-Antibiotika nur noch eine reduzierte oder keine Affinität mehr haben (Gruppe IV in Abb. 32.15). Neu auftretende resistente Stämme verfügen oft gleichzeitig über veränderte PBP und eine reduzierte Zellwandpermeabilität (zweite Gruppe VI in Abb. 32.15).

3. **β-Laktamase-Stabilität:** Der häufigste Resistenzmechanismus ist die Produktion von β-Laktamasen, d. h. Enzymen, die die β-Laktam-Bindung hydrolytisch spalten und dadurch das Antibiotikum inaktivieren. Es gibt solche, die besonders als **Penicillinasen** wirken, z. B. bei Staphylokokken, oder solche, die speziell als **Cephalosporinase** aktiv sind, z. B. bei Pseudomonas, oder solche, die auch Monobactame und Carbapeneme spalten.
   Wie in Abb. 32.15 angedeutet, entlassen grampositive Bakterien ihre β-Laktamasen nach außen ins umgebende Milieu; gramnegative Bakterien konzentrieren ihre β-Laktamasen sehr wirkungsvoll im sogenannten periplasmatischen Raum, dem engen Spalt zwischen Zellwand und Cytoplasmamembran.
   Bei grampositiven Bakterien gibt es nur Entweder-oder-Urteile, z. B. bei *Staphylococcus aureus* entweder **keine Produktion von Penicillinasen** und damit das Urteil **Penicillin-„sensibel“** oder die Fähigkeit zur **Penicillinaseproduktion** und damit das Urteil **Penicillin-„resistent“**. Bei gramnegativen Bakterien lassen die quantitativen Relationen von Penetrationsgeschwindigkeit, Menge und Substratspezifität der β-Laktamasen im schmalen periplasmatischen Raum sowie die Affinität zu den PBP graduelle Aktivitätsabstufungen zu und damit auch das Urteil „mäßig sensibel“. Bei hoher Dosierung kann die hohe vorliegende Konzentration des Antibiotikums eine geringere Penetration, eine geringe Menge vorhandener β-Laktamasen oder eine geringe Bindungsstärke erfolgreich überwinden.
   Es ist aber zu beachten, daß die β-Laktamase-Produktion quantitativ veränderlich sein kann. Bei induzierbarer (chromosomal vermittelter) β-Laktamase-Produktion wird die Menge der gebildeten Abwehrenzyme unter dem Einfluß bestimmter β-Laktam-Antibiotika stark erhöht (reversibler, chromosomal reprimierbarer Effekt). Ampicillin z. B. aktiviert bei gramnegativen Stäbchenbakterien β-Laktamasen, durch deren Überzahl es dann inaktiviert wird. Einige Acylureidopenicilline und die meisten modernen Cephalosporine wirken nicht so stark aktivierend wie ältere Präparate und bleiben auf niedrigem Niveau effektiv, z. B. Gruppe V in Abb. 32.15. Während einer Phase hoher, induzierter β-Laktamase-Produktion häufen sich Mutationen. Es können resistente Mutanten mit dauerhaft hoher, nunmehr **„konstitutiver“** oder **„stabil dereprimierter“** β-Laktamase-Produktion hervorgehen.
   Daneben hat die Plasmid- oder Transposon-vermittelte β-Laktamase-Produktion eine große klinische Bedeutung. Durch die Flexibilität im Austausch „beweglicher Gene“ (Transposons) (vgl. S. 797) entstehen qualitativ neuartige β-Laktamasen. Diese inaktivieren auch die neuesten, gegen altbekannte β-Laktamasen stabilen Wirkstoffe. Zahlreiche β-Laktamasen sind bereits charakterisiert. Neue Varianten (mehr als 100 sind bekannt) tauchen unter therapeutischem Selektionsdruck laufend auf. Damit dieser „Circulus vitiosus“ nicht unnötig unterhalten oder gar beschleunigt wird, gilt besonders bei den β-Laktam-Antibiotika folgende Regel: Stets das Antibiotikum wählen, das – bei ausreichender Aktivität gegen den zu behandelnden Erreger – das **schmalste Wirkungsspektrum** und damit die geringste „unerwünschte“ Wirkung auf die allgemeine Körperflora des Patienten hat!

Die hohe β-Laktamase-Stabilität einiger β-Laktam-Antibiotika läßt andere **„intrinsische“ Resistenzmechanismen** in den Vordergrund treten (vgl. Abb. 32.15):

1. chromosomal vermittelte strukturelle Veränderungen der PBP, so daß die Affinität zahlreicher β-Laktam-Antibiotika zu ihren Zielenzymen beeinträchtigt wird;
2. strukturelle Veränderungen der Zellwand, so daß die Penetration zahlreicher β-Laktam-Antibiotika beeinträchtigt wird.

Der antibakterielle Effekt von β-Laktam-Antibiotika ist nicht nur von den direkten Wirkungs- und Resistenzmechanismen abhängig, sondern sehr stark auch vom Stoffwechsel der Erreger. Stoffwechselinaktive, „ruhende“ Bakterienzellen sind unempfindlich („Persister“).

Die **bakterizide Effektivität** wird beträchtlich durch die Aktivität des bakterieneigenen Systems von Murein-Hydrolasen beeinflußt, das zum Umbau der Zellwand während des Wachstums benötigt wird. Mutationsbedingte Defizienz der Zellwand-Autolyse führt zur sogenannten **Toleranz**, z. B. Penicillin-Toleranz bei Streptokokken-Stämmen. Penicillin-tolerante Stämme werden durch normal niedrige Penicillinkonzentrationen bakteriostatisch gehemmt (MHK = normal niedrig), aber erst bei sehr hohen Penicillinkonzentrationen bakterizid geschädigt (MBK > 32 × MHK). Auch bakteriostatisch die Proteinsynthese hemmende Antibiotika, z. B. Chloramphenicol oder Tetracycline, reduzieren die Aktivität des autolytischen Systems. Insgesamt besteht zwischen β-Laktam-Antibiotika und Bakteriostatika in der Regel ein **Antagonismus**.

Grundsätzlich **ohne Wirkung** und daher nicht indiziert **sind β-Laktam-Antibiotika bei**:

1. zellwandlosen Bakterien: Mykoplasmen, Ureaplasmen;
2. obligat intrazellulär wachsenden Bakterien: Chlamydien, Rickettsien, Legionellen;
3. vorwiegend intrazellulär parasitierenden Bakterien: z. B. *Salmonella typhi*, Brucellen;
4. langsam wachsenden Bakterien: z. B. Mykobakterien.

Penicillin-Resistenz

Während Staphylokokken relativ rasch nach Einführung des ersten Antibiotikums gegen Penicillin Resistenz entwickelten (durch Penicillinasebildung), waren resistente Streptokokken lange unbekannt. Seit den 70er Jahren wurden jedoch einzelne Isolate von *S. pneumoniae* beschrieben, die nicht mehr voll empfindlich gegenüber Pencillin waren. Beunruhigend ist vor allem die Tatsache, daß diese klinisch sehr wichtigen Erreger auch gegen andere β-Laktam-Antibiotika weniger empfindlich sind und auch gegen Tetracyclin, Erythromycin, Chloramphenicol und Wirkstoffe aus anderen Gruppen resistent sein können. Mittlerweile ist der Anteil resistenter Streptokokken in einigen Ländern deutlich angestiegen. Innerhalb Europas werden vor allem in Spanien und Ungarn hohe Resistenzraten (30–50 %) beobachtet, während in Deutschland weniger als 5 % der Pneumokokken resistent sind. Allerdings zeichnet sich auch bei uns ein kontinuierlicher Anstieg ab. Die Resistenz der Pneumokokken wird nicht durch β-Laktamasen vermittelt, sondern durch Veränderungen in den chromosomal codierten Targetproteinen (PBPs). Zur Ausbreitung der Resistenz trägt die Eigenschaft zur natürlichen „genetischen Kompetenz“ von *S. pneumoniae* und anderen Streptokokken entscheidend bei, wobei homologe PBP-Gene durch Transformation innerhalb einer Spezies, aber auch zwischen verschiedenen Spezies ausgetauscht werden können.

Pharmakokinetik

Resorption und Verteilung

Die meisten β-Laktam-Antibiotika werden **parenteral** verabreicht. Die intravenöse 30minütige Kurzinfusion wird bevorzugt. Intramuskuläre Injektionen sind bei vielen Präparaten schmerzhaft!

Nur wenige β-Laktam-Antibiotika sind magensäurestabil und über die Darmmucosa so gut resorbierbar, daß sie sich zur **oralen Therapie** eignen. Bei einigen Präparaten wird die ungenügende Absorption aus dem Magen-Darm-Trakt durch Esterbildung im Sinne des **„Pro-Drug-Konzeptes“** überwunden. Die veresterten Derivate („Pro-Drugs“) besitzen eine deutlich höhere Bioverfügbarkeit (z.B. Bacampicillin, Cefuroxim-Axetil). Nach der Resorption werden die Ester durch unspezifische Esterasen gespalten und der aktive Wirkstoff in der Blutbahn freigesetzt.

Das Verteilungsvolumen der β-Laktam-Antibiotika ist klein. Der **Verteilungsraum** des freien, ungebundenen Wirkstoffanteils entspricht im allgemeinen dem **Extrazellularraum.** β-Laktam-Antibiotika dringen praktisch nicht in die Zellen des menschlichen Körpers ein. Daher können sie nicht zur Behandlung von Infektionen durch intrazellulär lokalisierte Erreger (z.B. Legionellen) angewandt werden. Dies ist ein wichtiger Unterschied zu einigen anderen Antibiotikagruppen (z.B. Makrolide oder Fluorchinolone). β-Laktam-Antibiotika permeieren in Abhängigkeit von der relativen Lipophilie nur in geringem Maße biologische Membranen und Lipidbarrieren. Die intakte Blut-Liquor-Schranke wird nicht überwunden. Bei bakterieller Meningitis nimmt die Liquorgängigkeit mit dem Entzündungsgrad der Meningen zu. Allerdings geht sie bei Therapieerfolg und Regeneration der Schrankenfunktion auch rasch wieder zurück!

Der in bakteriellen Entzündungsherden meist leicht saure pH-Wert begünstigt die antibakterielle Aktivität der β-Laktam-Antibiotika.

Proteinbindung

In der Blutbahn werden die β-Laktam-Antibiotika in sehr unterschiedlichem Maße an Plasmaproteine und andere Makromoleküle gebunden. Die Proteinbindung ist meistens sehr labil und leicht reversibel.

Wird die Bindungskapazität der Plasmaproteine durch sehr hohe Dosierung überschritten, steigt die Konzentration des frei gelösten Medikaments im extravaskulären Raum überproportional.

β-Laktam-Antibiotika besitzen eine **große therapeutische Breite.** Manche Präparate sind bis zu einer Tagesdosis von 20 g bei Erwachsenen zugelassen. Ein therapeutisches „drug monitoring“ mit Überwachung der Plasmakonzentrationen ist nur in Ausnahmefällen indiziert.

Metabolisierung

Die β-Laktam-Antibiotika werden im menschlichen Körper in der Regel **nur wenig metabolisiert.** Der durch die Lösungsinstabilität bedingte Zerfall in den Infusionslösungen kann sich im Plasma fortsetzen und strukturabhängig durch metabolischen Abbau in der Leber ergänzt werden. Bei Penicillinen führt die hydrolytische Spaltung der β-Laktam-Bindung zu Penicillinsäuren und Penicilloatverbindungen. Sie werden als mikrobiologisch inaktive Metaboliten im Harn ausgeschieden oder tragen als **immunogene** Penicilloatkonjugate zur Bildung von Antikörpern und dadurch zu **allergischen Reaktionen** bei.

Einige Penicilline werden an der Seitenkette biotransformiert. Die Hydroxylierung der Methylgruppe des Isoxazolrings bei Oxacillin, Dicloxacillin und Flucloxacillin führt zu mikrobiologisch noch aktiven Hydroxymethylderivaten. Bei den Cephalosporinen unterliegen vor allem die mit Acetoxymethylsubstituenten ($-CH_2-O-CO-CH_3$) in 3-Stellung dem metabolischen Abbau durch Esterasen des Menschen, z.B. Cefotaxim.

Exkretion

Der größere Teil der β-Laktam-Antibiotika wird jedoch unverändert ausgeschieden. Die Eliminationshalbwertszeiten der Penicilline liegen bei etwa 1 Stunde (Penicillin G und Penicillin V etwa 30 Minuten). Mit Ausnahme von Ceftriaxon (Halbwertszeit: etwa 8 Stunden!) werden auch die meisten Cephalosporine relativ rasch mit Halbwertszeiten von 1–2 Stunden eliminiert. Die **renale Elimination** steht fast immer im Vordergrund. Neben der **glomerulären Filtration** hat die **tubuläre Sekretion** einen unterschiedlich hohen Anteil an der renalen Clearance. Daneben spielt eine hohe **biliäre** Ausscheidung bei einigen Substanzen und Niereninsuffizienz eine klinisch bedeutende Rolle. Es können erhebliche Störungen der physiologischen Darmflora resultieren.

Die meisten β-Laktam-Antibiotika werden als Natriumsalze der mono- oder dibasischen, mikrobiologisch aktiven Säuren angeboten. Bei hoher Tagesdosis erfolgt dadurch auch eine hohe Na^+-Zufuhr. Diese ist klinisch bei bestimmten Herzerkrankungen, schweren Nierenfunktionsstörungen und in der Intensivmedizin zu beachten. Den höchsten Natriumgehalt weisen Ticarcillin und Clavulansäure auf (jeweils > 5 mmol Natrium/g Antibiotikum).

Unerwünschte Wirkungen

1. **Allergie:** Die Häufigkeit von Allergien nach β-Laktam-Antibiotika wird mit 1–10 % angegeben, sie treten häufiger nach Penicillinen als nach anderen β-Laktam-Antibiotika auf. Ihre schwerste Form, die Anaphylaxie (letaler Ausgang in 10 % der Fälle), wird bei 0,05 % der Patienten beobachtet. Schwer verlaufende Allergien sind bei parenteraler Applikation häufiger als nach oraler Einnahme. Topische Anwendung von β-Laktam-Antibiotika auf der Haut führt zu rascher Allergisierung und ist obsolet.
   Bei **echter Penicillinallergie** ist der Patient gegen alle Penicillinderivate parallel allergisch; aber nur in ca. 5 % der Fälle auch gegen Cephalosporine. Bei echter Penicillinallergie verbinden sich der Wirkstoff oder bestimmte Metabolite als **Haptene** mit Makromolekülen des Patienten (speziell dem HLA-B_5-Antigen). Es folgt eine spezifische Immunreaktion mit Generierung von Gedächtniszellen. Klinisch charakteristisch ist das **urtikarielle Exanthem**. Bindet sich das Medikament an lösliche, zirkulierende Serumproteine, verläuft die Allergie wie eine **Vaskulitis**. Die klinisch nicht oder nur schwer zu unterscheidende **pseudoallergische Reaktion** erzeugt immunologische Effektormechanismen unter Umgehung der Antigenerkennung und ohne Bildung von Gedächtniszellen. Schätzungsweise haben 40 % der angeblich auf Penicillin allergischen Patienten nur pseudoallergische Reaktionen erlitten (z.B. Exanthem nach Aminopenicillinen). Weitere allergische oder pseudoallergische Symptome sind das **Arzneimittelfieber**, bei sehr hoher Gesamtdosis **Neutropenien**, selten **Thrombocytopenien**.
   Aminopenicilline (Ampicillin, Amoxicillin) führen relativ häufig (5–20 % der Patienten) zu einem **Masern-ähnlichen Exanthem**, dessen Ätiologie unbekannt ist. Es handelt sich dabei jedoch nicht um eine echte Penicillinallergie. Wenn Patienten mit Mononucleose (Virusinfektion!) aufgrund einer Fehldiagnose mit Aminopenicillinen behandelt werden, kann bei fast allen Patienten mit dem Auftreten eines derartigen morbilliformen Exanthems gerechnet werden.
2. **Hämostasestörungen, Alkoholunverträglichkeit:** β-Laktam-Antibiotika disponieren in unterschiedlichem, präparateabhängigem Ausmaß und Modus zu Hämostasestörungen mit Blutungsneigung. Penicillinderivate (besonders Carboxylpenicilline) führen vor allem zu Störungen der Thrombocytenfunktion mit Verlängerung der Blutungszeit insbesondere bei Patienten mit Anomalien des Gerinnungssystems oder weiteren Risikofaktoren (Niereninsuffizienz).
   Von den Cephalosporinen bewirken insbesondere solche mit einem **NMTT (N-Methyl-Thiotetrazol)-Ring** (Cefamandol, Cefoperazon, Cefmenoxim) Hämostasestörungen mit Blutungsneigung durch eine **verminderte Synthese Vitamin-K-abhängiger Gerinnungsfaktoren** und/oder Inhibition der Vitamin-K-Epoxidreduktase und/oder ebenfalls Störung der Plättchenfunktion. Die Störungen des Vitamin-K-Haushalts werden zum Teil durch die hohe biliäre Elimination dieser Substanzen und die Beeinträchtigung der Vitamin-K-produzierenden Darmflora *(Bacteroides fragilis, E. coli)* erklärt. Es liegen Anwendungsbeschränkungen für betreffende Cephalosporine bei Risikopatienten vor. Vorsorglich werden 2 bis 3tägige Kontrollen des Quick-Wertes und die prophylaktische Gabe von Vitamin K (10 mg/Woche) empfohlen.
3. Die Cephalosporine mit einem NMTT-Substituenten führen auch zu einer **Hemmung des Alkoholmetabolismus** und können schon mit kleinen Mengen Alkohol (z.B. in „Nervenmitteln", „Stärkungsmitteln", „Venenmitteln" usw.) zu ernsten **Disulfiram-Effekten** führen (vgl. S. 1080).
4. **Potentielle Nephrotoxizität:** Kombinationen von älteren, heute nicht mehr gebräuchlichen Cephalosporinen mit Aminoglykosidantibiotika erhöhen deren nephrotoxisches Risiko (vgl. S. 834). Bei Kombination mit modernen Cephalosporinen wird dies seltener beobachtet. Die dem Cefsulodin eigene nephrotoxische Potenz begrenzt die Tagesdosis auf maximal 6 g/d beim Erwachsenen. Kristallbildung im Nierenparenchym kann bei > 6 g Amoxicillin/Tag i.v. auftreten.
5. **Neurotoxizität:** Ein gewisses neurotoxisches Potential der β-Laktam-Antibiotika wird bei hochdosierter intrathekaler Applikation oder z.B. bei Tagesdosierungen von über 40 Megaeinheiten Penicillin G bei Patienten mit eitriger Meningitis und stärkerer Destruktion der Blut-Liquor-Schranke provoziert. An den ersten beiden Behandlungstagen sollte die Penicillin-G-Dosierung 30 Megaeinheiten pro Tag (beim Kind 0,5 Megaeinheiten/kg/Tag) nicht übersteigen. Gelegentliche Störungen des peripheren

Nervensystems sind nach Behandlung mit Cephalosporinen bei Patienten mit Niereninsuffizienz beobachtet worden.

Interaktionen

β-Laktam-Antibiotika werden oft in **Kombination mit Aminoglykosiden** angewandt. Sie dürfen jedoch **nicht zusammen in einer Infusionsflasche gemischt werden**, da es zur Inaktivierung der Substanzen kommt.

Kontraindikationen

Penicillin-Allergie, Penicillin-plus-Cephalosporin-Allergie (bei etwa 5–8 % der Penicillin-Allergiker).

32.3.1 Penicilline

Die heute verfügbaren Penicilline können in **vier Gruppen** eingeteilt werden: Neben dem klassischen **Penicillin G und seinen direkten Derivaten** („Oral-Penicilline", Depot-Penicilline) stehen die **Isoxazolylpenicilline, Aminopenicilline** und **Acylaminopenicilline** zur Verfügung (Tab. 32.2). Die Empfindlichkeit der Erreger kann regional sehr unterschiedlich sein, und diese ändert sich auch im Laufe der Zeit.

Etliche Penicilline, die früher zum Teil weit verbreitet waren, sind heute entbehrlich geworden und nicht mehr im Handel (z.B. Pivampicillin, Carindacillin, Carbenicillin, Azlocillin, Temocillin, Apalcillin). Sie werden hier nicht mehr aufgeführt; diesbezüglich wird auf frühere Ausgaben dieses Buches verwiesen.

Tabelle 32.2: Überblick über die Wirkungsschwerpunkte der Penicilline

Gruppe Substanz	Wirkungsschwerpunkt Strepto-kokken	Pneumo-kokken	S. aureus	Haem. infl.	E. coli	Entero-kokken	Proteus	P. aerug.	B. fragilis
Penicillin G und Derivate									
Penicillin G, V	+++	+++	–	–	–	–	–	–	–
Propicillin	+++	+++	–	–	–	–	–	–	–
Azidocillin	+++	+++	–	+	–	–	–	–	–
Isoxazolyl-penicilline									
Oxacillin	++	+	+++	–	–	–	–	–	–
Dicloxacillin	++	+	+++	–	–	–	–	–	–
Flucloxacillin	++	+	+++	–	–	–	–	–	–
Amino-penicilline									
Ampicillin(-Ester)	+++	+++	–	++	±	++	–	–	–
Amoxicillin	+++	+++	–	++	±	++	–	–	–
Amoxicillin/ Clavulansäure	+++	+++	+++	+++	++	++	±	–	++
Ampicillin/ Sulbactam	+++	+++	+++	+++	++	++	±	–	++
Acylamino-penicilline									
Mezlocillin	+++	+++	–	+++	+	++	±	–	+
Piperacillin	+++	+++	–	+++	+	+	±	++	+
Piperacillin/ Tazobactam	+++	+++	+++	+++	+++	+	+++	+++	+++

Aktivität: sehr gut +++; gut ++; mittel +; schwach oder hohe Resistenzquoten ±; keine –

Penicillin G und verwandte Derivate

Wirkungsspektrum

Das klassische Penicillin G (= Benzylpenicillin) gilt nach wie vor als Mittel der Wahl bei Infektionen durch empfindliche Erreger. Eng verwandt sind die Depot-Penicilline (s.u.) und Penicillin V, das nach oraler Gabe besser resorbiert wird. (*Anmerkung:* Die Bezeichnung „Oral-Penicilline" für Penicillin V, Propicillin und ähnliche Penicilline ist historisch bedingt. Heute sind jedoch über diese Gruppe hinaus weitere Penicilline bekannt, die ebenfalls nach oraler Gabe resorbiert werden.)

Das Wirkungsspektrum von **Penicillin G, Penicillin V und Propicillin** (Tab. 32.3) umfaßt:

1. **grampositive Bakterienarten** außer Penicillinase-bildende Staphylokokken, Enterokokken und Listerien;
2. **gramnegativen Kokkenarten** außer Penicillinase-produzierende Gonokokken (PPNG-Stämme),
3. **anaerobe gramnegative Stäbchen** (Fusobakterien, *Sphaerophorus*-Arten und die meisten *Bacteroides*-Arten) außer z.B. *Bacteroides fragilis* und Spirochäten, Leptospiren sowie Borrelien (einschließlich *Borrelia burgdorferi*).

Trotz des gleichen Spektrums wird eine parenterale, intravenöse Therapie mit Penicillin G bei ganz anderen Indikationen in Frage kommen als eine orale Therapie mit Penicillin V. Auch die intramuskuläre Behandlung mit Depot-Penicillinen ist nur bestimmten Indikationen vorbehalten (sehr niedrige Serumspiegel!).

Tabelle 32.3: Wirkungsspektrum von Penicillin G (Benzylpenicillin), Penicillin V und Propicillin

α- und β-hämolysierende Streptokokken
Pneumokokken (zunehmende Resistenz!)
Penicillin-G-sensible Staphylokokken (ca. 20 % der Stämme)
Pepto-, Peptostreptokokken
Meningokokken
Gonokokken (Ausnahme: β-Laktamase-bildende Stämme)
Corynebakterien *(C. diphtheriae)*
Bacillus anthracis
Clostridien
Actinomyces-Arten
Fusobacterium-Arten
zahlreiche Bacteroides-Arten (außer z.B. *B. fragilis*)
Spirochäten *(Treponema pallidum)*
Borrelien
Leptospiren

Penicillin G (Benzylpenicillin-Na)

$C_6H_5-CH_2-CO-NH-$ [β-Laktam-Thiazolidin-Ring: S, CH_3, CH_3, COOH, O, N, 6, 3]

Pharmakokinetik

MM: 356; 1,0 Mill. IE = 0,59 g.
Plasma-HWZ: 0,5 h **Plasmaeiweißbindg.:** ca. 45 %
renale Ex.: 50–70 % **biliäre Ex.:** ca. 2 %
Metabolism.: 30–50 % **Hämodialyse:** 50–60 %

Die **Haltbarkeit** in der zubereiteten wäßrigen Lösung ist **sehr gering** (max. 30 Minuten bei 22 °C).

Indikationen und Dosierung

(Hochdosierte) Behandlung in Kurzinfusionen bei schwer verlaufenden oder schwer sanierbaren Infektionen durch die im Wirkungsspektrum liegenden Erreger (s. Tab. 32.3), z.B. Sepsis, Osteomyelitis, akute Endokarditis durch Penicillin-sensible Staphylokokken oder β-hämolysierende Streptokokken; schwere Pneumokokken-Pneumonie; Endocarditis lenta durch „Viridans"-Streptokokken (oft kombiniert mit Aminoglykosid);

Tabelle 32.4: Plasmakonzentration bei der Therapie mit Penicillinen

Wirkstoff	Dosis (Erw.)	Plasmakonzentrationen in IE/ml max.	nach 1–2 h	nach 4 h	nach 6 h	nach 8–12 h
Penicillin G	0,5 ME i.m.	20	10	2	0,5	0,1
	1,0 ME i.v.	75	20–10	0,5	0,2	0,1
	5 ME 30′ Infus.	130	50–30	3–2	1	0,1
	10 ME 30′ Infus.	500	80–50	10–5	3–2	1–0,5
Procain-Pen. G + Benzylpenicillin	1,0 ME i.m.	6	4–3	2	1	0,5
Clemizol-Pen. G	1,0 ME i.m.	–	3–2	2–1	1	0,5
Benzathin-Pen. G	1,2 ME i.m.	0,3–0,2 über ca. 20–30 Tage				

Syphilis, insbesondere Neurosyphilis und Lyme-Borreliose; Gasbrand (unterstützend zur vorrangigen chirurgischen Intervention); Tetanus und Diphtherie (unterstützend zur vorrangigen Gabe von antitoxischem Hyperimmunglobulin).

Penicillin G (3–)4 × 2 ME/d i.v. bis zu max. 3(– 4) × 10 ME/d in Kurzinfusionen; 1 ME = 1 Mega-Einheit (= 1 Million IE Penicillin G).

Depot-Penicilline (Depotformen von Penicillin G)

Es handelt sich um Salze des Penicillins (schwache Säure) mit organischen Verbindungen (schwache Basen). Nach intramuskulärer Injektion wird das Antibiotikum nur langsam aus dem Depot freigesetzt. Obwohl die Eliminationshalbwertszeit des Penicillins nicht verändert ist, resultieren lang anhaltende (aber sehr niedrige!) Serumspiegel aufgrund der verzögerten Resorption aus dem Muskelgewebe (verlängerte Invasion). Die bei Therapie mit Penicillin G oder den Depotformen resultierenden Plasmakonzentrationen sind in Tab. 32.4 angegeben.

Procain-Benzylpenicillin

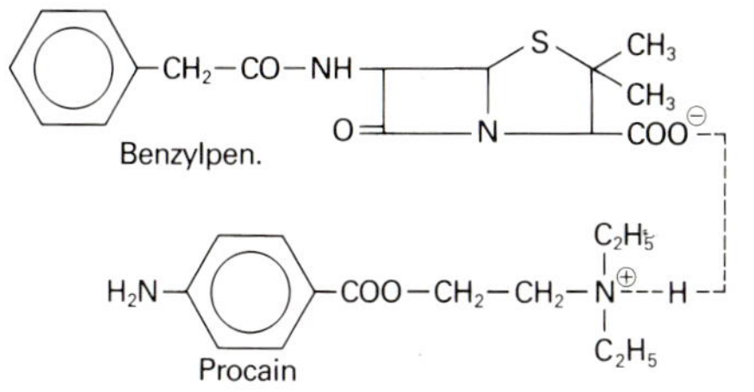

CH_2–CO–NH, S, CH_3, CH_3, O=, N, $COO^{\ominus}$
Benzylpen.
H_2N–, –COO–CH_2–CH_2–$N^{\oplus}$---H, C_2H_5, C_2H_5
Procain

Procain (Novocain) = p-Aminobenzoesäure-β-diethylaminoethylester (relativ schmerzfreie Injektion durch die lokalanästhetische Wirkung des Procains).
MM: 588; (1 ME = 400 mg Procain, **cave:** Procain-Allergie).

Pharmakokinetische Abweichungen von Penicillin G:
Plasma-Spiegel: > 12 h **renale Ex.:** 20 %/24 h

Clemizol-Benzylpenicillin

Clemizol = 1-p-Chlorbenzyl-2-pyrrolidylmethyl-benzimidazol.
MM: 660; (1 ME = 500 mg Clemizol; **cave:** mögliche sedierende Wirkung des Antihistaminikums Clemizol).

Pharmakokinetische Abweichungen von Penicillin G:
Plasma-Spiegel: > 24 h **renale Ex.:** 10 %/24 h

Benzathin-Benzylpenicillin

Benzathin = Dibenzylethylendiamin
MM: 981;

Pharmakokinetische Abweichungen von Penicillin G:
Plasma-Spiegel: 10–20 d! **renale Ex.:** < 10 %/24 h.

Indikationen und Dosierung

Clemizol- oder Procain-Penicillin G vor allem bei Gonorrhoe (außer PPNG, Penicillinase-produzierende *N. gonorrhoeae*-Stämme); Benzathin-Penicillin G zur Langzeit-Prophylaxe bei rheumatischem Fieber.

Procain-Penicillin G: 2 × 1,2 ME/d bis 3 × 1 ME/d **i.m.** (!).

Clemizol-Penicillin G: 1 × 1 ME/d **i.m.** (!).

Benzathin-Penicillin G: 1 × 1,2 ME bis 2,4 ME/**Monat i.m. (!)**.

Oral-Penicilline (säurestabil)

Als „Oral-Penicilline" werden die im pH-Bereich von 1–5 stabilen und daher **oral** applizierbaren Penicilline bezeichnet, die dasselbe Wirkungsspektrum haben wie Penicillin G. Die Säurestabilität wird durch die Einführung eines Sauerstoffatoms in die Benzyl-Seitenkette erreicht. Aus dieser Gruppe ist Penicillin V das bei weitem am häufigsten verwendete Antibiotikum. Die bei Therapie mit „Oral-Penicillinen" und oral verabreichbaren Penicillinase-stabilen „Staphylokokken-Penicillinen" resultierenden Plasmakonzentrationen sind in Tab. 32.5 angegeben.

Penicillin V (Phenoxymethyl-Penicillin)

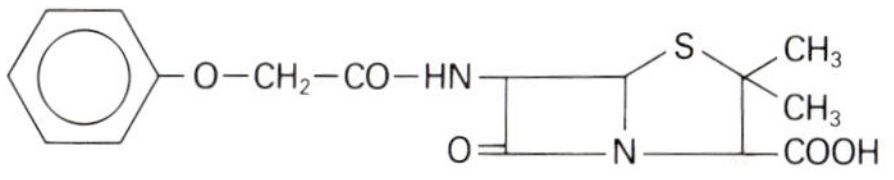

O–CH_2–CO–HN, S, CH_3, CH_3, O=, N, COOH

MM: 388; 1,0 Mill. IE = 0,59 g.
Plasma-HWZ: 0,5 h **Plasmaeiweißbindg.:** ca. 65 %
renale Ex.: 20–40 % **biliäre Ex.:** 1–5 %
Metabolism.: ca. 60 % **Hämodialyse:** –

Propicillin (Phenoxypropyl-Penicillin)

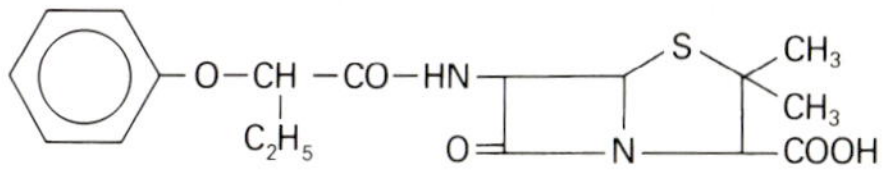

O–CH –CO–HN, C_2H_5, S, CH_3, CH_3, O=, N, COOH

MM: 416; 1,0 Mill. E = 0,7 g.
Plasma-HWZ: 0,7 h **Plasmaeiweißbindg.:** 75 %
renale Ex.: 30–50 % **biliäre Ex.:** 1–5 %
Metabolism.: ca. 50 % **Hämodialyse:** –

Die im Vergleich zu Penicillin V um den Faktor 2–3 geringere Wirkungsintensität wird durch die bessere Resorption des Propicillins in etwa ausgeglichen (s. Tab. 32.5).

Tabelle 32.5: Plasmakonzentration bei der Therapie mit „Oral-Penicillinen" und „Staphylokokken-Penicillinen"

Wirkstoff	Resorption	Dosis (Erw.)	Serumkonzentrationen in µg/ml nach 1–2 h	4 h	6 h	8–12h
Säurefeste Penicilline:						
Penicillin V	ca. 30 %	1 ME	2–3	0,5–1	0,25	–
Propicillin	ca. 60 %	1 ME	5–7	2	0,5	–
Azidocillin	ca. 80 %	0,75 g	10	3	0,7	–
Penicillinase-stabile Penicilline						
Dicloxacillin	ca. 70 %	0,5 g	6–8	2–3	0,5–1	–
Flucloxacillin	ca. 50–60 %	0,5 g	6–8	1–2	0,5	–

Azidocillin (Azidobenzyl-Penicillin)

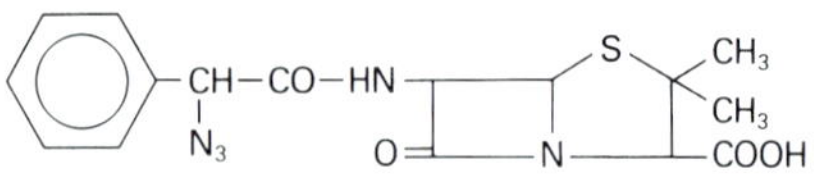

MM: 397; 1,0 Mill. E = 0,63 g.
Plasma-HWZ: 0,7 h **Plasmaeiweißbindg.:** ca. 80 %
renale Ex.: 60–70 % **biliäre Ex.:** –

Indikationen und Dosierung

Ambulante Penicillinbehandlung, z.B. bei Streptokokken-Angina, Scharlach; Phlegmone, Erysipel; Otitis, Sinusitis; Bronchitis; Pneumokokken-Pneumonie. Bei bakteriellen Infektionen der Atemwege spielt neben den Pneumokokken auch *Haemophilus influenzae* eine wichtige Rolle. In diesen Fällen sind die Penicilline dieser Gruppe nicht die Mittel der ersten Wahl. Obwohl Azidocillin auch gegen Haemophilus eine ausreichende Aktivität aufweist, hat sich bei diesen Indikationen die Therapie mit Aminopenicillinen (meist: Amoxicillin) durchgesetzt (s. S. 815).

Penicillin V: 4 × 1,0–1,2 ME/d oral.
Propicillin: 3 × 1,0 ME/d oral.
Azidocillin: 3 × 750 mg/d oral.

Penicillinasefeste Isoxazolylpenicilline

Fast alle Penicilline werden durch Penicillinasen von *Staphylococcus aureus* hydrolysiert und damit unwirksam. Eine Ausnahme bilden nur die Isoxazolylpenicilline. Sie verfügen durch längere, „sperrige", polare Seitenketten über eine gute Penicillinasefestigkeit. Diese stellen für den Angriff der Penicillinasen auf den β-Laktam-Ring ein sterisches Hindernis dar. Gegen „Penicillin-sensible" Staphylokokken-Stämme und andere Erreger sind sie allerdings deutlich schwächer wirksam als Penicillin G und verwandte Derivate (bessere Zellwand-Penetration von Penicillin G, s. Abb. 32.15). Die Isoxazolylpenicilline werden zu > 90 % an Plasmaproteine gebunden, die Gewebegängigkeit ist schlecht.

Isoxazolylpenicilline werden auch **„Staphylokokken-Penicilline"** genannt (einzige Indikation!), inzwischen sind jedoch etwa 60 % der Koagulase-negativen Staphylokokken und ca. 10 % der *Staphylococcus aureus*-Stämme auch gegen diese Penicilline resistent (Mechanismus: Veränderungen an den Zielstrukturen der Penicillinwirkung, d. h. an den Penicillin-bindenden Proteinen). Diese Stämme werden nach einer international üblichen Abkürzung als MRSA-Stämme bezeichnet (**M**ethicillin-**r**esistente ***S**taphylococcus **a**ureus* -Stämme).

Methicillin ist wie die Isoxazolylpenicilline Penicillinase-stabil. Es dient als Testsubstanz, hat aber keine therapeutische Bedeutung. Es ist durch die Entwicklung der „Oxacilline" überholt und hier nicht im Handel. Da die MRSA-Stämme auch gegen zahlreiche andere Antibiotika resistent sind, können sie auch als **multi**resistente ***S**taphylococcus **a**ureus*-Stämme bezeichnet werden.

Pharmakokinetik

Oxacillin[1]

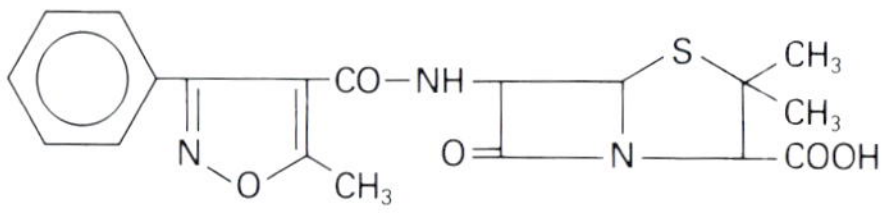

MM: 441
Plasma-HWZ: 0,5 h **Plasmaeiweißbindg.:** ca. 90 %
renale Ex.: 40 % (i.v.) **biliäre Ex.:** 5–10 %
Metabolism.: ca. 60 % **Hämodialyse:** gering

[1] Stapenor®

Dicloxacillin[1]

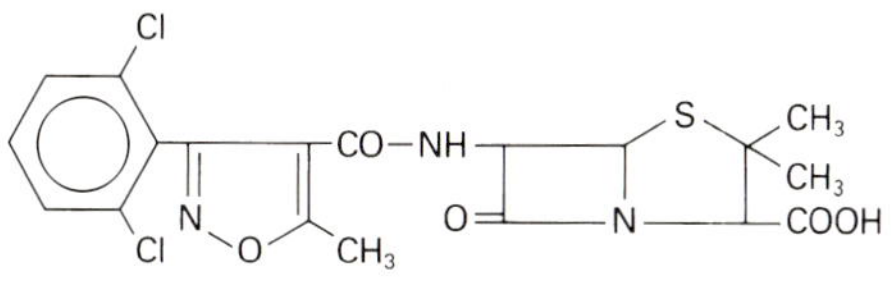

MM: 510
Plasma-HWZ: 0,8 h **Plasmaeiweißbindg.:** 90–95 %
renale Ex.: 65 % (i.v.) **biliäre Ex.:** 3–5 %
Metabolism.: ca. 20 %* **Hämodialyse:** gering
*Bei Niereninsuffizienz zunehmend.

Flucloxacillin[2]

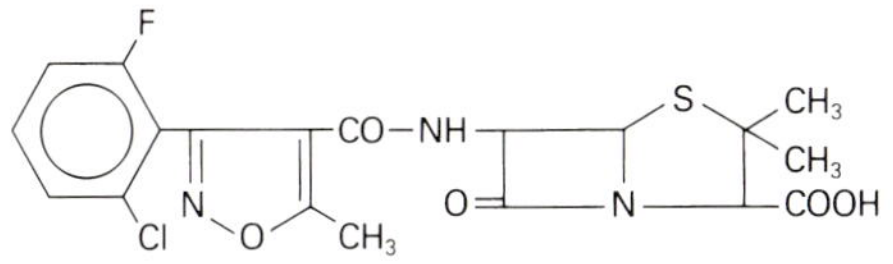

MM: 493
Plasma-HWZ: 1 h **Plasmaeiweißbindg.:** 95 %
renale Ex.: 75 % (i.v.) **biliäre Ex.:** 3–5 %
Metabolism.: ca. 10 %* **Hämodialyse:** gering
*Bei Niereninsuffizienz zunehmend.

Indikationen und Dosierung

Infektionen durch Penicillinase-bildende Staphylokokken, außer bei Oxacillin-resistenten *Staphylococcus aureus*-Stämmen.

Generell werden orale Isoxazolylpenicilline bevorzugt bei leichteren Infektionen durch Penicillinase-bildende Staphylokokken angewandt, bei schweren Staphylokokken-Infektionen werden andere Antibiotika eingesetzt (z. B. Cefazolin, Clindamycin, Vancomycin).

Oxacillin: 3–4 × 1–2 g/d i.v.; als Kurzinfusion max. 3 bis 4 × 5 g/d;
Dicloxacillin: 3–4 × 0,5 g/d oral;
Flucloxacillin: 3 × 0,5 g/d bis 3 × 1 g/d i.v. oder 4 × 0,5 g/d oral.

Penicilline mit erweitertem Wirkspektrum (Aminopenicilline)

Aminopenicilline sind über das Wirkspektrum von Penicillin G hinaus gut wirksam gegen *Haemophilus influenzae*, Listerien, Enterokokken und im Bereich der Enterobacteriaceae gegen ca. 60 % der *E. coli*-Stämme und > 90 % der *Proteus mirabilis*-Stämme. Aufgrund der Erweiterung des antibakteriellen Spektrums gegen die wichtigsten gramnegativen Erreger von purulenten Atemwegsinfektionen *(H. influenzae)* und Harnwegsinfektionen *(E. coli)* konnten diese häufigen Erkrankungen nach der Entwicklung von Ampicillin in den 60er Jahren erstmals mit einem Penicillin behandelt werden. Heute ist vor allem Amoxicillin ein wichtiges, sehr häufig angewandtes Penicillin. Die antibakterielle Aktivität der Aminopenicilline ist identisch. Vom Ampicillin unterscheiden sich Amoxicillin und die Ampicillin-Ester durch deutlich bessere Resorption nach oraler Gabe. Nach oralen Gaben von Ampicillin (heute nicht mehr empfohlen) führt der hohe, nicht resorbierte, im Darmlumen verbleibende Anteil relativ häufig zu Störungen der physiologischen Darmflora mit Diarrhöen.

Die bei einer Therapie mit Aminopenicillinen resultierenden Plasmakonzentrationen sind in Tab. 32.6 angegeben.

Pharmakokinetik

Ampicillin

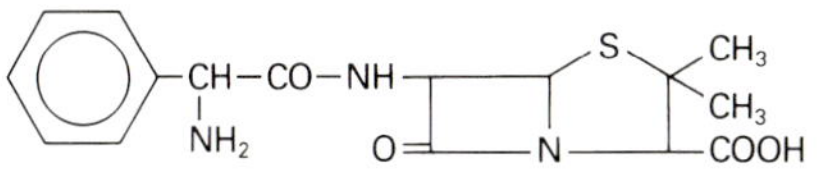

MM: 371
Plasma-HWZ: 1 h **Plasmaeiweißbindg.:** 20 %
renale Ex.: ca. 30 % (p.o.*) **biliäre Ex.:** 5 %
ca. 60 % (i.v.)
Metabolism.: 20–30 % **Hämodialyse:** 50–60%
*Resorption nach oraler Gabe: 30–40 %!

Amoxicillin

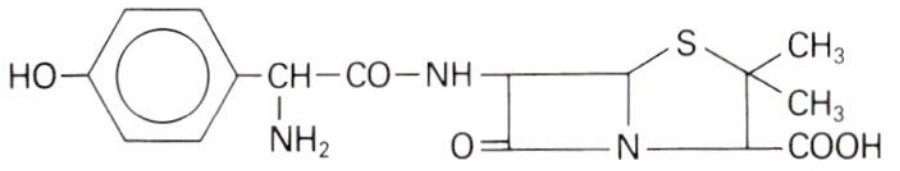

MM: 419
Plasma-HWZ: 1 h **Plasmaeiweißbindg.:** 20 %
renale Ex.: ca. 60 % (p.o.*) **biliäre Ex.:** 1 %
70–80 % (i.v.)
Metabolism.: 10–20 % **Hämodialyse:** 50–60 %
*Resorption nach oraler Gabe: 70–80 %.

Bacampicillin (Ethoxycarbonyloxyethyl-Ester des Ampicillin)

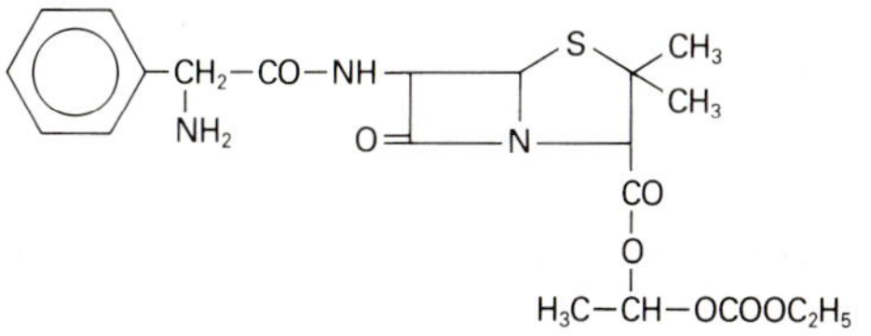

MM: 502; 800 mg = 556 mg Ampicillin.
Resorption nach oraler Gabe: > 90 %

[1] Dichlor-Stapenor®
[2] Staphylex®

Tabelle 32.6: Plasmakonzentrationen bei der Therapie mit Aminopenicillinen

Wirkstoffe	Dosis (Erw.)	Plasmakonzentrationen in µg/ml max.	nach 4–6 h	nach 8–12 h
Ampicillin	0,5 g oral	3–2	1	0,1
	1,0 g oral	5	3–2	0,5
	0,5 g i.m.	8	2	0,1
	1,0 g i.v.	30	2	0,1
Amoxicillin	0,5 g oral	6	2–1	0,5
	1,0 g oral	9	4–3	1
Bacampicillin	0,8 g oral	12	2–1	0,1

Indikationen und Dosierung

Harnwegsinfektionen durch sensible *E. coli, Proteus mirabilis* oder Enterokokken (die Verordnung von Ampicillin zur oralen Einnahme wird zugunsten der besser resorbierbaren Präparate nicht mehr empfohlen); Atemwegsinfektionen, insbesondere durch *Haemophilus influenzae;* Otitis media, Sinusitis, Enterokokken-Endokarditis (stets kombiniert mit Aminoglykosid!), Listeriose.

Ampicillin: 3–4 × 0,5 g/d i.m. oder 3–4 × 1 g/d i.v., bis zu max. 3–4 × 2–5 g/d in Kurzinfusionen.

Amoxicillin: 3 × 0,5–1 g/d oral–die parenterale Applikation ist gegenüber Ampicillin nicht vorteilhaft und nur bis zu max. 6 g/d i.v. zugelassen (**cave:** Auskristallisationen in den Nieren).

Bacampicillin: 3–4 × 0,8 g/d oral.

Unerwünschte Wirkungen

Nachteilig sind die bei Aminopenicillinen gehäuft auftretenden pseudoallergischen Reaktionen in Form von **Hautexanthemen**, die nach etwa 6–10 Tagen auftreten können (s. S. 810).

Breitspektrum-Penicilline

Carboxyl- und Acylaminopenicilline besitzen ein erweitertes Spektrum im Bereich der Enterobacteriaceae und z.T. auch gegen die Anaerobier-Spezies *Bacteroides fragilis* sowie gegen *Pseudomonas aeruginosa.* Sie sind nicht β-Laktamase-fest. Da sie nur parenteral gegeben werden können, werden sie praktisch nur in der Klinik eingesetzt.

Carboxylpenicilline

Carbenicillin (Carboxybenzylpenicillin)

Carbenicillin war das erste „Pseudomonas-Penicillin", es wurde von **Ticarcillin** (bessere Pseudomonas-Wirksamkeit) abgelöst, das heute nur noch in Kombination mit Clavulansäure im Handel ist (s. S. 818).

Ticarcillin

MM: 428.
Plasma-HWZ: 1,2 h — **Plasmaeiweißbindg.:** 45 %
renale Ex.: 90 % — **biliäre Ex.:** 1–2 %
Metabolism.: < 10 % — **Hämodialyse:** ca. 50 %

Ticarcillin ist im Vergleich zu Ampicillin gegen grampositive Bakterien schwächer bis ungenügend aktiv und ebenfalls Penicillinase-labil. Abb. 32.16 und Tab. 32.7 veranschaulichen das pharmakokinetische Verhalten von Ticarcillin und den nachfolgend beschriebenen Acylamino-Penicillinen (Ureidopenicillinen).

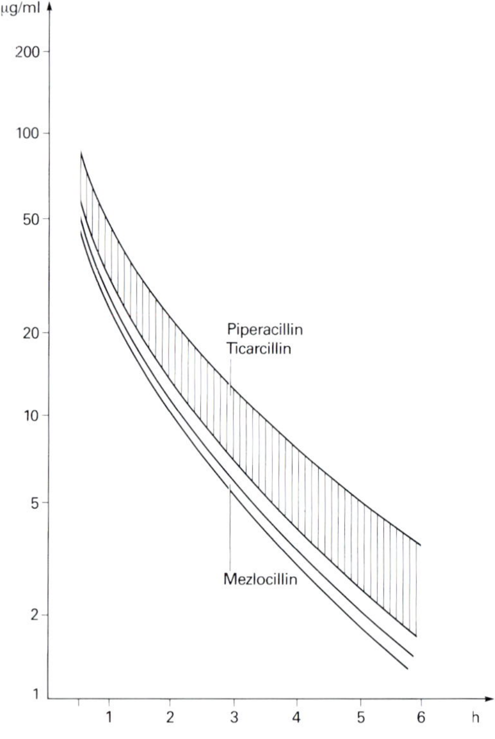

Abb. 32.16 Serumkonzentrationen nach i.v.-Injektion von je 2 g.

Indikationen und Dosierung

Die Carboxypenicilline spielen therapeutisch heute keine wesentliche Rolle mehr. Als einziges Derivat dieser Gruppe ist Ticarcillin in Kombination mit Clavulansäure verfügbar.

Ticarcillin/Clavulansäure: 3 × 3/0,2 g/d bis max. 3 × 5/0,2 g/d in Kurzinfusionen.

Acylaminopenicilline (Ureidopenicilline)

Acylaminopenicilline sind gegen grampositive Kokken ähnlich aktiv wie Ampicillin, gegen gramnegative Stäbchenbakterien etwa wie Ticarcillin (s. Tab. 32.7); sie besitzen jedoch eine graduell bessere Zellwandpermeabilität und Wirkortaffinität.

Mezlocillin

MM: 579
s. pharmakokinetische Daten in Tab. 32.7.
Metabolism.: ca. 10 % **Hämodialyse:** ca. 25 %

Mezlocillin ist gegen *Pseudomonas aeruginosa* weniger wirksam als Azlocillin oder Piperacillin.

Piperacillin

MM: 539
s. pharmakokinetische Daten in Tab. 32.7.
Metabolism.: 10–15 % **Hämodialyse:** ca. 50 %

Piperacillin weist eine **gute Aktivität gegen Pseudomonas** und gegen **Enterobacteriaceae** auf.

Indikationen und Dosierung

Acylaminopenicilline sind wichtige Antibiotika zur Behandlung schwerer Infektionen durch gramnegative Erreger (Infektionen des Urogenitaltraktes, der Gallenwege, Septikämie, Endokarditis, Pneumonie bei Beatmung, infizierte Verbrennungen und andere). Sie werden bei Patienten mit Immunsuppression oder bei nosocomialen Infektionen oft in Kombinationen mit einem Aminoglykosid angewandt. Wenn *Pseudomonas aeruginosa* als Erreger vermutet wird, ist Piperacillin das bevorzugte Penicillin zur kalkulierten Therapie.

Tabelle 32.7: Pharmakokinetische Daten neuerer Breitspektrum-Penicilline

	Ticarcillin	Mezlocillin	Piperacillin
Serum-HWZ (min)	70	55	65
Proteinbindung (%)	45	30	20
Harnausscheidung (%)	90	55	80
Galleausscheidung (%)	1–2	30	6–15
Na-Gehalt (mg/g)	120	45	45

Mezlocillin: 3–4 × 2 g/d i.v., als Kurzinfusion 3 × 5 g/d.
Piperacillin: 3 × 2 g/d i.v.; als Kurzinfusion 3–4 × 4 g/d.

Kombination von Penicillinen mit β-Laktamase-Inhibitoren

Durch die Kombination der β-Laktamase-labilen Penicilline mit einem β-Laktamase-Inhibitor (Amoxicillin und Ticarcillin mit Clavulansäure, Ampicillin mit Sulbactam und Piperacillin mit Tazobactam) kann die Resistenz von Bakterien gegen β-Laktamase-labile Penicilline überwunden werden. **β-Laktamase-Inhibitoren** üben keine oder kaum direkte antibakterielle Aktivität aus. Sie **blockieren** jeweils bestimmte, klinisch häufig vorkommende **β-Laktamasen irreversibel**. Die meisten **Plasmid-vermittelten** Penicillinasen werden gehemmt, weniger oder gar nicht die chromosomal vermittelten Cephalosporinasen.

Der positive Effekt der Inhibitoren wird jedoch von den quantitativen und zeitlichen Relationen bestimmt, unter denen Antibiotikum und Inhibitor einerseits sowie Erregerstamm und Erregerzahl (Inokulumeffekt!) andererseits im Entzündungsherd zusammentreffen. Obwohl Inhibitoren mit sehr gut zum Antibiotikum passenden pharmakokinetischen Eigenschaften gewählt wurden, ist mit gewissen kinetischen Imponderabilien im individuellen parenchymatösen Entzündungsherd oder bei Nierenfunktionsstörungen und Dialysebehandlung des Patienten zu rechnen.

Daneben können auch bakterielle Reaktionen auf die Inhibitorenwirkung die therapeutische Effektivität der Kombinationen beeinträchtigen. Im Vordergrund steht die Induktion einer β-Laktamasen-Hyperproduktion. **Antagonistische Effekte** sind insbesondere bei *Pseudomonas aeruginosa, Enterobacter-* und *Serratia*-Stämmen, vereinzelt aber auch bei anderen Species beobachtet worden.

Clavulansäure

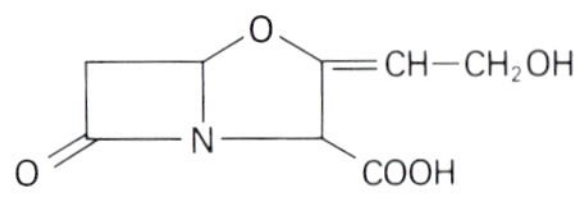

MM: 237

Plasma-HWZ: 1 h	**Plasmaeiweißbindg.:** 20 %
renale Ex.: 40–60 % (p.o.)	**biliäre Ex.:** gering
Metabolism.: 40 %	**Hämodialyse:** ca. 50 %

Resorption nach oraler Gabe: 80–90 %.

Sulbactam

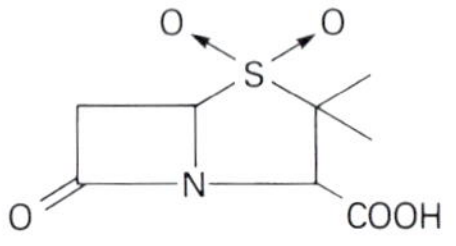

MM: 255

Plasma-HWZ: 1 h	**Plasmaeiweißbindg.:** 38 %
renale Ex.: 80 % (i.v.)	**Hämodialyse:** 50–60 %

Während das **injizierbare** Kombinationspräparat eine **Mischung** der beiden Wirkstoffe Ampicillin und Sulbactam enthält, liegen die beiden Substanzen in der **oralen Zubereitung** als **Esterverbindung** vor. Dadurch wird die Bioverfügbarkeit erhöht („Einschleus-Ester"); der Ester wird bei bzw. nach der Resorption rasch in die beiden Komponenten gespalten.

Darüber hinaus ist Sulbactam als einziger β-Laktamase-Inhibitor auch als Monopräparat erhältlich. Es kann mit β-Laktamase-labilen Penicillinen, wie z.B. Piperacillin oder Mezlocillin, kombiniert werden.

Tazobactam

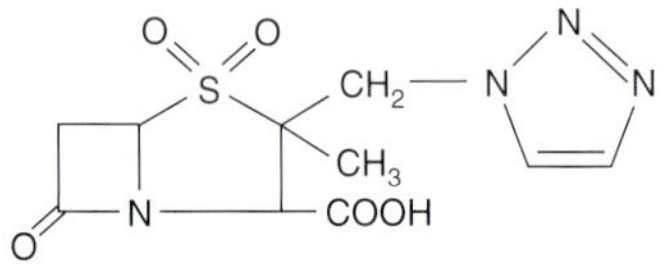

MM: 300

Plasma-HWZ: 45 min	**Plasmaeiweißbindg.:** 23 %
renale Ex.: 60–70 %	**Hämodialyse:** ca. 35 %

Indikationen und Dosierung

Die oralen Zubereitungen (Amoxicillin plus Clavulansäure oder Sultamicillin) können bei Infektionen der Atemwege oder Harnwege sowie bei Weichteilinfektionen durch Aminopenicillin-resistente Erreger angewandt werden (z.B. β-Laktamase-bildende *H. influenzae*-Stämme, Klebsiellen oder Staphylokokken). Piperacillin/Tazobactam wird vor allem bei schweren nosocomialen Infektionen (z.B. intraabdominellen Infektionen) eingesetzt (Peritonitis, Appendizitis, Cholangitis u.a.).

Amoxicillin/Clavulansäure: 2–3 × 500/125 mg/d oral, bis 2–3 × 1000/250 mg/d oral.

Ticarcillin/Clavulansäure: 3 × 3/0,2 g/d i.v. bis 3 × 5/0,2 g/d in Kurzinfusionen.

Ampicillin/Sulbactam: 4 × 1,5 g/d i.v. bis 4 × 3 g/d in Kurzinfusionen (Verhältnis Ampicillin/Sulbactam = 2:1, d. h. bei 12 g der Kombination 8 g Ampicillin/4 g Sulbactam).

Zur oralen Therapie werden 2 × täglich 1–2 Filmtabletten mit 375 mg Sultamicillin verabreicht; Säuglinge und Kinder erhalten 2 × täglich 25 mg/kg Körpergewicht.

Unerwünschte Wirkungen

Insbesondere bei höherer Dosierung verursacht Clavulansäure **gastrointestinale Nebenwirkungen**; in seltenen Fällen wurden ein **cholestatischer Ikterus** oder **reversible Leberfunktionsstörungen** beobachtet. Ähnliche Unverträglichkeitsreaktionen wurden unter der Therapie mit anderen Kombinationen beschrieben. Es sollte beachtet werden, daß die Wirkung von Ticarcillin gegen Pseudomonas durch die Clavulansäure nicht erhöht wird; aufgrund der notwendigen hohen Dosierung kommt es zu einer relativ hohen Rate an unerwünschten Wirkungen (Hypernatriämie, Blutungsneigung).

Penicillin-Kombination mit Isoxazolylpenicillinen

Diese als fixe Kombinationen angebotenen Präparate enthalten ein nicht Penicillinase-festes, im gramnegativen Bereich wirksames Penicillin und ein „Staphylokokken-Penicillin"; z.B. Mezlocillin + Oxacillin. Ihre **therapeutische Bedeutung** ist aufgrund einiger wesentlicher Nachteile **gering**. Meist ist einer der Kombinationspartner überflüssig. Es stehen heute bessere Alternativen bei derartigen Indikationen zur Verfügung!

32.3.2 Cephalosporine

Die Cephalosporine stellen eine große Gruppe von halbsynthetischen β-Laktam-Antibiotika dar. Die Struktur der Cephalosporine kann vor allem an den zwei Substituenten in den Positionen 3 und 7 verändert werden. Sie können in Cephalosporine zur parenteralen Gabe und in solche, die zur oralen Therapie geeignet sind, unterteilt werden.

Cephalosporine zur parenteralen Anwendung

Die parenteralen Cephalosporine werden nach einer Empfehlung der Paul-Ehrlich-Gesellschaft für Chemotherapie (PEG) entsprechend ihrem Wirkungsspektrum in fünf Gruppen eingeteilt (Tab. 32.8). Die häufig benutzte Einteilung nach drei oder sogar vier „Generationen" ist nicht einheitlich definiert.

Tabelle 32.8: Gruppeneinteilung der Cephalosporine zur parenteralen Verabreichung (nach PEG-Empfehlung, 1994)

INN	Handelsname®	Gruppenmerkmale
Gruppe 1		
Cefazolin	Elzogram Gramaxin	wirksam gegen grampositive und teilweise gramnegative Bakterien stabil gegenüber Penicillinasen aus Staphylokokken instabil gegenüber β-Laktamasen gramnegativer Bakterien
Gruppe 2		
Cefamandol Cefuroxim Cefotiam	Mandokef Zinacef Spizef	ausreichend, aber schwächer wirksam als Gruppe 1 gegen grampositive Bakterien besser wirksam gegen gramnegative Bakterien als Gruppe 1 stabil gegenüber Penicillinasen aus Staphylokokken begrenzt stabil gegenüber β-Laktamasen gramnegativer Bakterien
Gruppe 3a		
Cefotaxim Ceftriaxon Cefodizim	Claforan Rocephin Opticef	deutlich besser wirksam als Gruppe 1 und 2 gegen gramnegative Bakterien stabil gegenüber zahlreichen β-Laktamasen gramnegativer Bakterien schwächer wirksam gegen einige grampositive Bakterien (Staphylokokken)
Gruppe 3b		
Ceftazidim Cefepim	Fortum Maxipime	ähnliches antibakterielles Wirkungspektrum wie Gruppe 3a zusätzlich wirksam gegen Pseudomonas aeruginosa
Gruppe 4		
Cefsulodin	Pseudocef	schmales antibakterielles Spektrum Therapeutisch relevant ist nur die Aktivität gegen Pseudomonas aeruginosa.
Gruppe 5		
Cefoxitin*	Mefoxitin	wirksam gegen anaerobe Bakterien stärker wirksam gegen gramnegative Bakterien als Gruppe 2, schwächer als Gruppe 3a/b unzureichende Aktivität gegen Staphylokokken

* Cefoxitin besitzt zusätzlich eine Methoxygruppe (-OCH_3) am C7 des Grundgerüstes (bewirkt Stabilität gegenüber einigen β-Laktamasen)

In der Abb. 32.17 sind die Strukturformeln der Substanzen dargestellt, um die strukturellen Gemeinsamkeiten aufzuzeigen, die teilweise mit den antibakteriellen und/oder pharmakokinetischen Eigenschaften der Cephalosporine korrelieren (z.B. Aminothiazol-Substituent in der Seitenkette am C7 der Cephalosporine in der Gruppe 3). Der NMTT-Substituent (N-Methyl-thiotetrazol) in C3-Stellung der Cephalosporine Cefamandol, Cefmenoxim und Cefoperazon ist mit einem erhöhten Risiko für unerwünschte Wirkungen verbunden (Blutungsgefahr, Alkoholunverträglichkeit). Diese Cephalosporine werden nur selten therapeutisch verwendet und sind überwiegend nicht mehr im Handel.

Hinsichtlich der antibakteriellen Aktivität ist es therapeutisch bedeutsam, daß alle derzeit erhältlichen Cephalosporine nicht gegen Enterokokken und nicht gegen Methicillin- bzw. multiresistente Staphylokokken (MRSA-Stämme) wirksam sind. Auch alle intrazellulär lokalisierten Erreger werden nicht erfaßt. Einen Überblick über die Wirkungsschwerpunkte der Cephalosporine gibt die Tab. 32.9.

Cefazolin ist die einzige Substanz in der **Gruppe 1.** Es besitzt eine gute Wirksamkeit gegenüber Streptokokken und Staphylokokken, einschließlich der Penicillinase-bildenden Stämme, aber nur eine schwache Aktivität gegenüber gramnegativen Erregern.

Cephalosporine der **Gruppe 2** weisen eine deutlich bessere Aktivität gegenüber gramnegativen Mikroorganismen auf. Die Wirkungssteigerung kommt vor allem durch die Stabilität dieser Antibiotika gegenüber den β-Laktamasen aus gramnegativen Bakterien

Tabelle 32.9: Wirkungsschwerpunkte der Cephalosporine im Überblick

Gruppe	Wirkungsschwerpunkt								
Substanzname	**Streptokokken**	**Pneumo kokken**	**S. aureus**	**Haem. infl.**	**E. coli**	**Enterokokken**	**Proteus**	**P. aerug.**	**B. fragilis**
Gruppe 1									
Cefazolin	+++	+++	+++	+	–	–	–	–	–
Gruppe 2									
Cefamandol	+++	+++	+++	+++	+++	–	–	–	–
Cefuroxim	+++	+++	+++	+++	+++	–	–	–	–
Cefotiam	+++	+++	+++	+++	+++	–	–	–	–
Gruppe 3a									
Cefodizim	+++	+++	+	+++	+++	–	+++	–	–
Cefotaxim	+++	+++	+	+++	+++	–	+++	–	–
Ceftriaxon	+++	+++	+	+++	+++	–	+++	–	–
Gruppe 3b									
Ceftazidim	+++	++	+/±	+++	+++	–	+++	+++	–
Cefepim	+++	+++	+	+++	+++	±	+++	++	–
Gruppe 4									
Cefsulodin	+	+	+	–	–	–	–	+	–
Gruppe 5									
Cefoxitin	+	+	+	+	+	±	±	–	+

Aktivität: sehr gut +++; gut **++**; mittel **+**; schwach oder hohe Resistenzquoten ±; keine –

zustande und beruht auf bestimmten molekularen Strukturen in der Nachbarschaft zum β-Laktamring (z.B. die Methyloximgruppe im Cefuroxim oder der Aminothiazolrest im Cefotiam). Unter den drei Substanzen dieser Gruppe besteht eine weitgehende Kreuzresistenz.

Cefotaxim war das erste Antibiotikum der **Gruppe 3a**, das zur Therapie zur Verfügung stand (im Handel seit 1980). Es wird auch heute noch häufig angewandt. Wie die anderen Vertreter dieser Gruppe zeichnet es sich durch eine weitere Steigerung der Aktivität gegen gramnegative Erreger aus. Die Wirkung gegen Staphylokokken ist jedoch im Vergleich zu den Substanzen der Gruppen 1 und 2 geringer. Wie die Abb. 32.17 zeigt, weisen alle Cephalosporine dieser Gruppe das gleiche Strukturmerkmal in Position 7 des Grundgerüstes auf. Es handelt sich um die Kombination einer Methyloximgruppe mit dem Aminothiazolrest. Aufgrund der langen Eliminationshalbwertszeit von 8 Stunden kann **Ceftriaxon** einmal täglich verabreicht werden, während die anderen Cephalosporine zwei- oder dreimal täglich verabreicht werden müssen.

Die Cephalosporine der Gruppe 3b weisen zusätzlich eine ausreichende Aktivität gegen Pseudomonas aeruginosa auf. Hinsichtlich der chemischen Struktur besteht eine enge Verwandtschaft zu den Substanzen der Gruppe 3a (auch in dieser Gruppe besitzen die meisten Substanzen einen Aminothiazolrest), doch weisen die Cephalosporine mit ausgeprägter Pseudomonas-Aktivität außerdem einen positiv geladenen Substituenten in Position 3 des Grundgerüstes auf.

Eine Sonderstellung nimmt das selten gebrauchte **Cefsulodin** ein (**Gruppe 4**). Von therapeutischer Relevanz ist nur seine Aktivität gegen *Pseudomonas aeruginosa* (auch diese Pseudomonas-wirksame Substanz besitzt eine positive Ladung in dem Rest am C3). Da es nicht ausreichend gegen gramnegative Stäbchen wirkt, kommt es zur kalkulierten Therapie bei unklarem Erreger nicht in Frage.

Zur gezielten Therapie bei Pseudomonas-Infektionen kann es jedoch eingesetzt werden (im allgemeinen in Kombination mit einem Aminoglykosid).

Die Cephalosporine der **Gruppe 5** besitzen eine klinisch relevante Aktivität gegenüber Anaerobiern. Hierzu zählen **Cefoxitin** und einige andere Cephalosporine, die in Deutschland nicht im Handel sind (z.B. Cefotetan, Cefmetazol). Hinsichtlich der Wirkung gegen gramnegative Bakterien ist Cefoxitin besser wirksam als die Substanzen der Gruppen 1 und 2, aber weniger wirksam als die Substanzen der Gruppe 3. **Flomoxef** (ebenfalls wirksam gegen Anaerobier; in Deutschland nicht im Handel) weist im Grundgerüst ein Sauerstoffatom anstelle eines Schwefelatoms auf (sog. Oxacephem). Alle Cephalosporine dieser Gruppe besitzen in Position 7 des Grundgerüstes eine zusätzliche Methoxygruppe; solche Derivate werden gelegentlich auch als „Cephamycine" bezeichnet, um auf die andere Herkunft hinzuweisen. (Diese 7α-Methoxy-Variante des Grundgerüstes wurde zuerst in Antibiotika aus Streptomyces-Arten identifiziert, im Gegensatz zu den „klassischen" Cephalosporinen, die auf Stoffwechselprodukte aus Cephalosporium-Arten zurückgehen.)

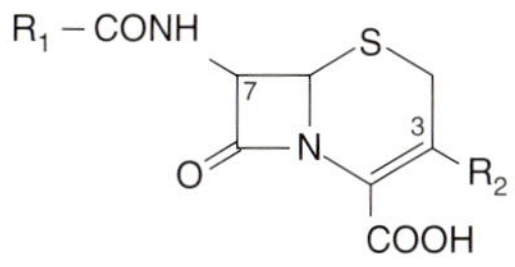

Freiname	R_1	R_2
Gruppe 1		
Cefazolin	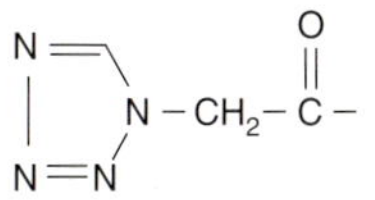	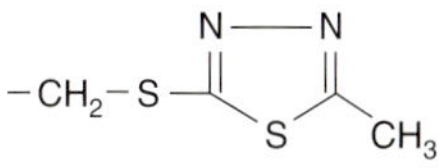
Gruppe 2		
Cefamandol	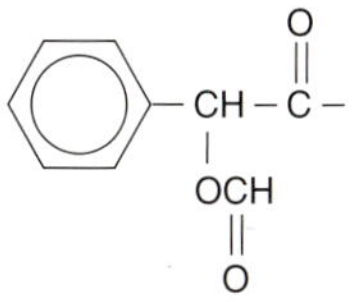	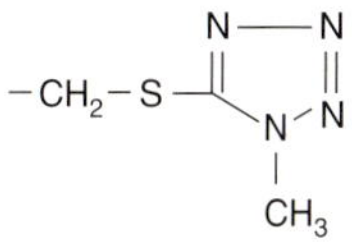
Cefuroxim	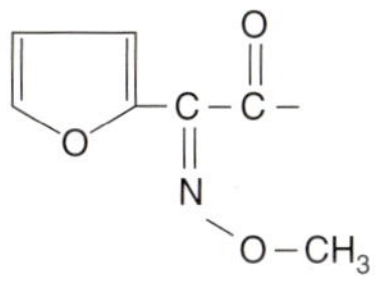	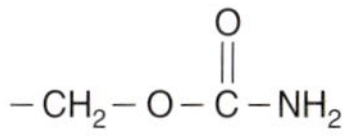
Cefotiam	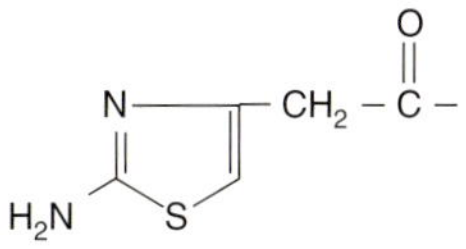	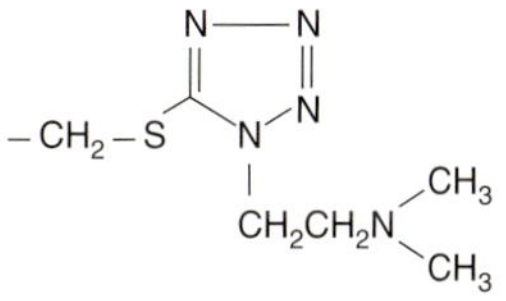 2 HCl
Gruppe 4		
Cefsulodin	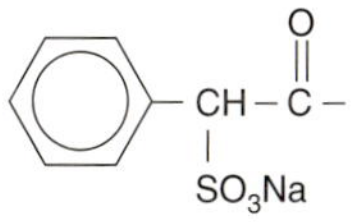	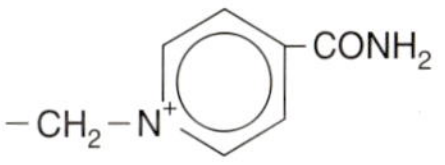
Gruppe 5		
Cefoxitin	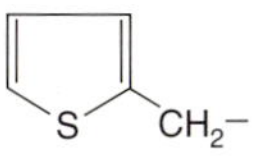	$-OCONH_2$

Abb. 32.17 Cephalosporine zur parenteralen Gabe – chemische Struktur.

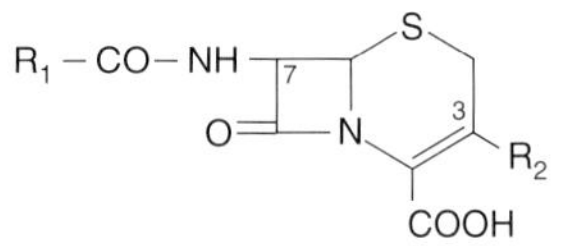

R_1 – CO – NH – 7 … S … 3 – R_2; O=, N, COOH

Freiname	R_1	R_2
Gruppe 3a		
Cefotaxim	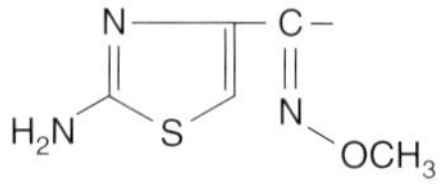 N, C–, N, H_2N, S, OCH_3	$-CH_2-OCOCH_3$
Ceftizoxim	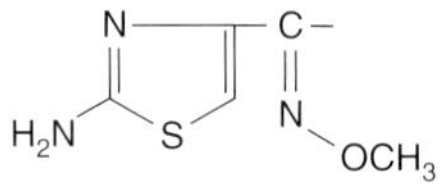 N, C–, N, H_2N, S, OCH_3	$-H$
Cefmenoxim	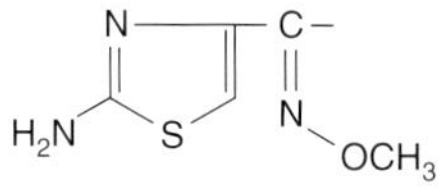 N, C–, N, H_2N, S, OCH_3	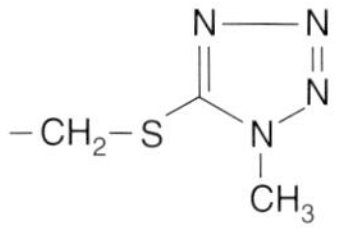 N, N, N, $-CH_2-S$, N, CH_3
Ceftriaxon	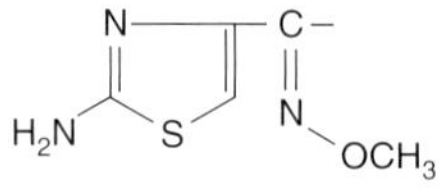 N, C–, N, H_2N, S, OCH_3	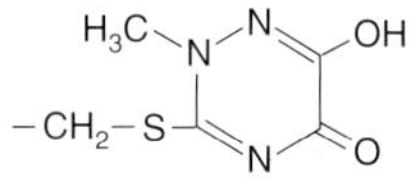 H_3C, N, N, OH, $-CH_2-S$, N, O
Cefodizim	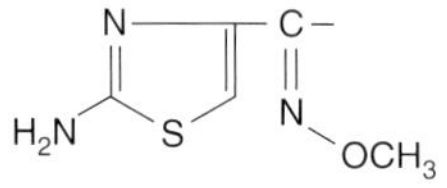 N, C–, N, H_2N, S, OCH_3	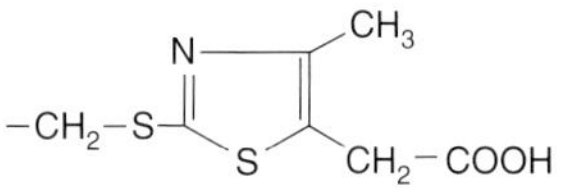 CH_3, N, $-CH_2-S$, S, CH_2-COOH
Gruppe 3b		
Cefoperazon	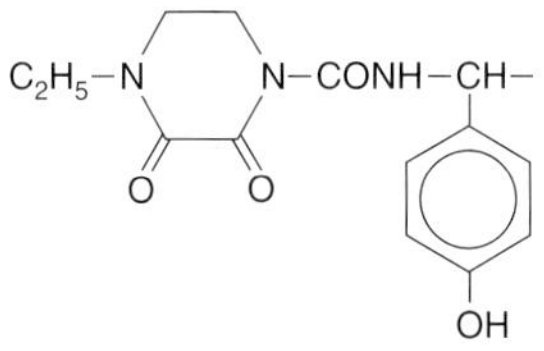 C_2H_5-N, N–CONH–CH–, O, O, OH	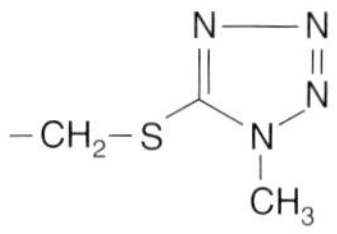 N, N, N, $-CH_2-S$, N, CH_3
Ceftazidim	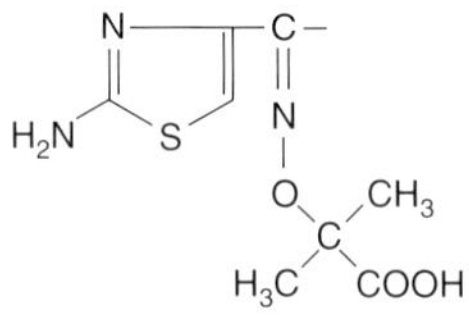 N, C–, N, H_2N, S, O, C, CH_3, H_3C, COOH	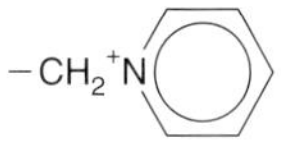 $-CH_2{}^+N$
Cefepim	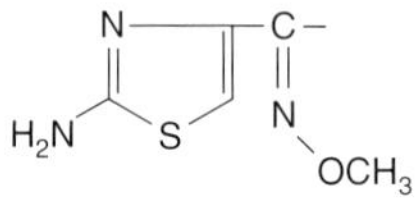 N, C–, N, H_2N, S, OCH_3	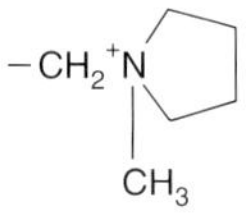 $-CH_2{}^+N$, CH_3

Abb. 32.17 (Forts.) Cephalosporine zur parenteralen Gabe – chemische Struktur.

Tabelle 32.10: Dosierung und pharmakokinetische Parameter der Cephalosporine zur parenteralen Verabreichung

INN	Dosierung (g)	HWZ (h)	Urin (%)	Protein-bindung (%)
Gruppe 1				
Cefazolin	3 × 1–2/d	1,5	90	80
Gruppe 2				
Cefamandol	3 × 1/d	0,5	85	65
Cefuroxim	3 × 1,5/d	1,2	90	30
Cefotiam	3 × 2/d	0,7	80	40
Gruppe 3a				
Cefotaxim	3 × 1–2/d	1	60	30
Ceftriaxon	1 × 1–2/d	8	60	90
Cefodizim	2 × 1–2/d	2,5	80	85
Gruppe 3b				
Ceftazidim	3 × 1–2/d	2	> 80	10
Cefepim	2 × 1–2/d	2	> 80	20
Gruppe 4				
Cefsulodin	2–3 × 1–2/d	1,5	80	30
Gruppe 5				
Cefoxitin	3 × 1–2/d	1	> 90	60

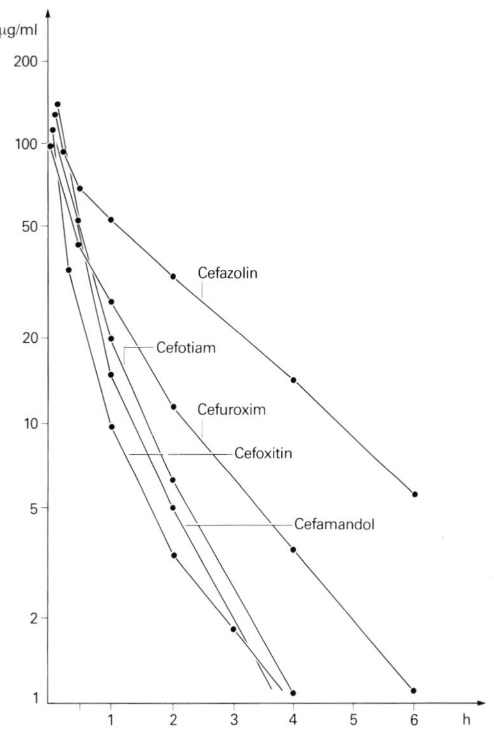

Abb. 32.18 Mittlere Konzentrationsverläufe nach i.v.-Injektion von 1 g einiger Cephalosporine der Gruppen 1, 2 und 5.

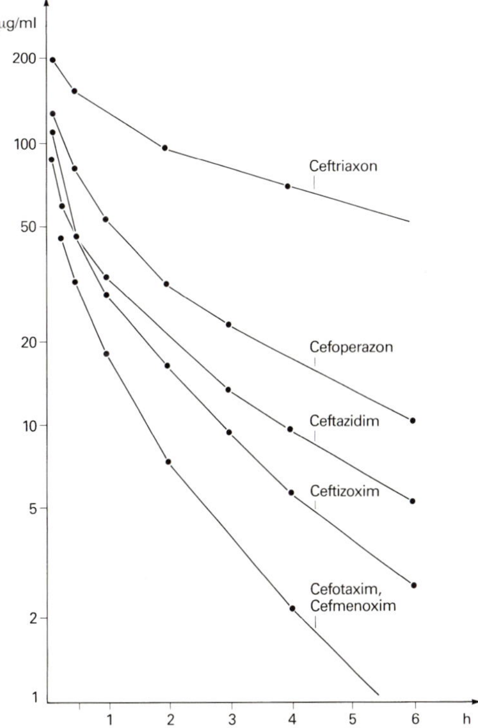

Abb. 32.19 Mittlere Konzentrationsverläufe nach i.v.-Injektion von 1 g einiger Cephalosporine der Gruppe 3.

Pharmakokinetik

Die Unterschiede im pharmakokinetischen Verhalten der einzelnen parenteralen Cephalosporine sind gering (Tab. 32.10).

Das Verteilungsvolumen der Cephalosporine ist begrenzt, sie verteilen sich nur im Extrazellulärraum. Fast alle Cephalosporine werden überwiegend renal eliminiert. **Ceftriaxon** wird in relativ hohem Maße biliär eliminiert (ca. 40 %).

Die Eliminationshalbwertszeiten der parenteralen Cephalosporine liegen bei etwa 1–2 Stunden. Eine Ausnahme stellt **Ceftriaxon** mit einer Eliminationshalbwertszeit von etwa 8 Stunden dar. Einen Überblick über die erzielten Plasmakonzentrationen nach intravenöser Gabe von 1 g der verschiedenen Cephalosporine geben die beiden Abb. 32.18 und Abb. 32.19. Es wird deutlich, daß die Spiegel der meisten Cephalosporine unter diesen Bedingungen nach 6 Stunden bereits auf niedrige Werte unter 1 mg/l gefallen sind, nur mit **Cefazolin** und **Ceftazidim** werden Spiegel von 5–10 mg/l erreicht, während die Konzentrationen von **Ceftriaxon** unter diesen Bedingungen bei etwa 50 mg/l liegen.

Cephalosporine zur oralen Anwendung

Die Cephalosporine zur oralen Anwendung lassen sich nach einem Vorschlag der Paul-Ehrlich-Gesellschaft für Chemotherapie in drei Gruppen unterteilen: solche Cephalosporine, die hauptsächlich im grampositiven Bereich wirken und stabil gegenüber der Penicillinase aus Staphylokokken sind (**Gruppe 1**), und solche Derivate, die über eine höhere Aktivität im gramnegativen Bereich verfügen, was zum Teil durch eine ausgeprägte Stabilität gegenüber den β-Laktamasen dieser Erreger erklärt werden kann (**Gruppe 2**), und in eine **Gruppe 3** mit weiter gesteigerter Aktivität gegen gramnegative Bakterien mit reduzierter Aktivität im grampositiven Bereich. Wie aus den Strukturformeln in der Abb. 32.20 hervorgeht, sind die Substanzen innerhalb der jeweiligen Gruppe untereinander sehr ähnlich.

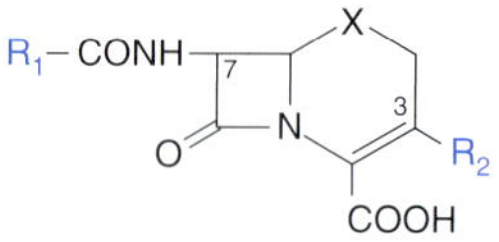

R_1–CONH, 7, X, N, 3, O, R_2, COOH

Freiname	R_1	R_2	X
Gruppe 1			
Cefalexin	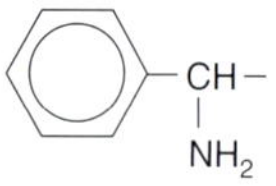 C_6H_5–CH(NH$_2$)–	$-CH_3$	S
Cefadroxil	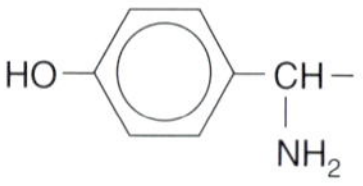 HO–C_6H_4–CH(NH$_2$)–	$-CH_3$	S
Cefaclor	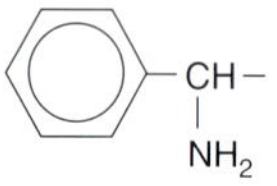 C_6H_5–CH(NH$_2$)–	–Cl	S
Loracarbef	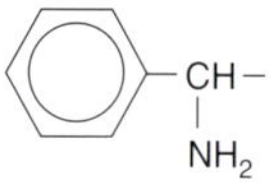 C_6H_5–CH(NH$_2$)–	–Cl	C

R_1–CONH, S, N, O, R_2, $COOR_3$

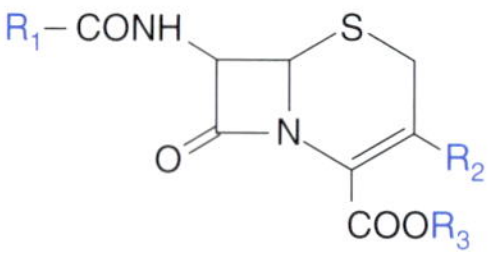

Freiname	R_1	R_2	R_3
Gruppe 2			
Cefixim	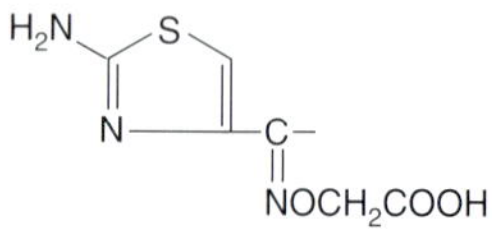 H_2N-Thiazolyl–C(=NOCH$_2$COOH)–	$-CH=CH_2$	–H
Cefibuten	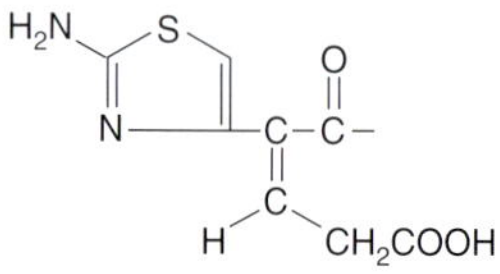 H_2N-Thiazolyl–C(=CH–CH$_2$COOH)–C(=O)–	–H	–H

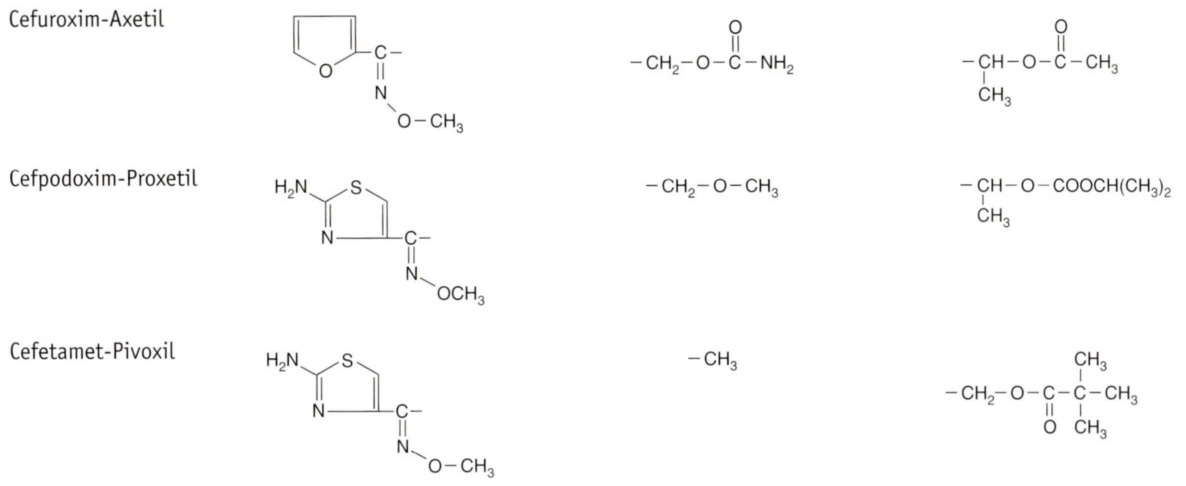

Cefuroxim-Axetil	(Furan)–C(=N–O–CH_3)–	$-CH_2-O-C(=O)-NH_2$	$-CH(CH_3)-O-C(=O)-CH_3$
Cefpodoxim-Proxetil	H_2N–(Thiazol)–C(=N–OCH_3)–	$-CH_2-O-CH_3$	$-CH(CH_3)-O-COOCH(CH_3)_2$
Cefetamet-Pivoxil	H_2N–(Thiazol)–C(=N–O–CH_3)–	$-CH_3$	$-CH_2-O-C(=O)-C(CH_3)_2-CH_3$

Abb. 32.20 Cephalosporine zur parenteralen Gabe.

Pharmakokinetik

Die Unterschiede im pharmakokinetischen Verhalten der wichtigsten Cephalosporine können der Abb. 32.21 entnommen werden. Fast alle Oral-Cephalosporine werden überwiegend renal eliminiert. Eine oral verabreichte Dosis von **Cefixim** ist jedoch nur zu etwa 20 % im Urin nachweisbar. Die Eliminationshalbwertszeiten der Oral-Cephalosporine betragen etwa 1–4 Stunden. Cefaclor wird am raschesten eliminiert (HWZ: < 1 Stunde), und Cefixim ist das Derivat mit der längsten Halbwertszeit (3–4 Stunden). Einen Überblick über die Wirkungsschwerpunkte der Oral-Cephalosporine gibt die Tab. 32.11, die üblichen Dosierungen und wichtigsten pharmakokinetischen Daten können der Tab. 32.12 entnommen werden.

Cefalexin war das erste bedeutsame Cephalosporin der **Gruppe 1** zur oralen Anwendung. Es weist eine optimale Bioverfügbarkeit auf (> 90 %), besitzt jedoch eine deutlich geringere antibakterielle Aktivität als die Cephalosporine zur parenteralen Gabe. Zum Spektrum gehören Staphylokokken (auch Penicillinase-bildende, Streptokokken und gramnegative Keime wie *E. coli;* jedoch nicht die β-Laktamase-bildenden Stämme). Es kann bei Atemwegsinfektionen oder unkomplizierten Harnwegsinfektionen angewandt werden. **Cefadroxil** ist eine nahe verwandte Substanz mit etwas längerer Halbwertszeit ohne größere klinische Bedeutung.

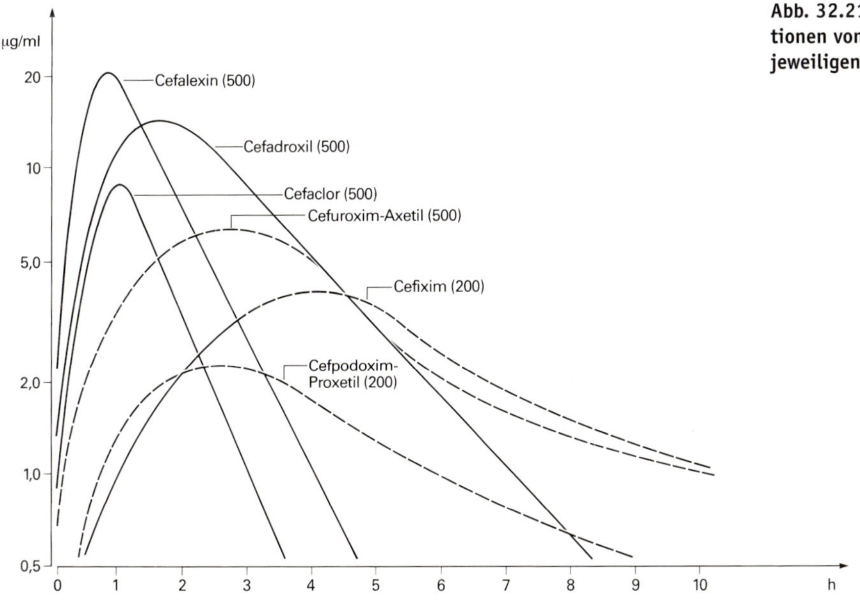

Abb. 32.21 Vergleich der Plasmakonzentrationen von Oral-Cephalosporinen nach der jeweiligen Normaldosis 500 bzw. 200 mg.

Tabelle 32.11: Wirkungsschwerpunkte der Oral-Cephalosporine

Cephalosporin	Wirkungsschwerpunkte: S. pyog.	S. pneum.	S. aureus	H. infl.	M. catarrh.	E. coli	Klebsiella ssp.	Proteus spp.	Serratia spp.
Gruppe 1									
Cefalexin	+++	+++	++	+	+	++	++	±	0
Cefaclor	+++	++	++	++	+	++	++	±	0
Cefadroxil	+++	+++	++	+	+	++	++	±	0
Gruppe 2									
Loracarbef	+++	+++	++	+++	+++	++	++	++	+
Cefuroxim-Axetil	+++	+++	++	+++	+++	++	++	++	0
Gruppe 3									
Cefpodoxim-Proxetil	+++	+++	+	+++	+++	+++	+++	+++	++
Cefetamet-Pivoxil	+++	+++	0	++	++	++	++	++	+
Cefixim	+++	+++	0	+++	+++	+++	+++	+++	++
Ceftibuten	+++	++	0	+++	+++	+++	+++	+++	+++

Aktivität: sehr gut +++; gut ++; mittel +; schwache oder hohe Resistenzquoten ±; keine 0

Tabelle 32.12: Dosierung und pharmakokinetische Parameter der Oral-Cephalosporine

Cephalosporin	Dosis (g) pro Tag	Bioverfügbarkeit (%)	C_{max} (mg/l)	T_{max} (h)	t ½ (h)	Urin (%)
Gruppe 1						
Cefalexin	3 × 0,5	> 90	15	1,3	1,0	95
Cefaclor	3 × 0,5	75	12	1,0	0,9	75
Cefadroxil	3 × 0,5	90	14	1,6	1,4	85
Gruppe 2						
Loracarbef	2 × 0,4	90	19	1,1	1,2	85
Cefuroxim-Axetil*	2 × 0,5	50*	8,0	1,8	1,2	40
Gruppe 3						
Cefpodoxim-Proxetil*	2 × 0,2	50*	2,4	2,1	3,6	40
Cefetamet-Pivoxil*	2 × 0,5	50*	4,1	4,0	2,3	50
Cefixim	2 × 0,4	50	3,7	3,7	3,8	20
Ceftibuten	2 × 0,4	90	17	2,0	2,3	70

* bei Nüchterneinnahme geringere Bioverfügbarkeit, bessere Resorption bei Einnahme mit dem Essen!

Cefaclor ist ebenfalls eng verwandt mit **Cefalexin** und weist zusätzlich eine gewisse Aktivität gegenüber *H. influenzae* (Atemwegsinfektionen!) auf, wird jedoch in geringerem Maße resorbiert. Ersetzt man den Schwefel im Molekül von Cefaclor durch Kohlenstoff, so erhält man Loracarbef (ein sog. Carbacephem), das stabiler ist als die Ausgangssubstanz und eine bessere Bioverfügbarkeit besitzt (ca. 90 %). Es wirkt besser gegen *H. influenzae* und einige Enterobakterien und sollte daher dem Cefaclor vorgezogen werden.

Bei einer Vielzahl von ursprünglich nur parenteral anwendbaren Cephalosporinen wurde durch Esterbildung die Bioverfügbarkeit so weit verbessert, daß sie oral anwendbar wurden (sogenannte Einschleus-Ester, „Prodrugs"). Diese Cephalosporine der **Gruppen 2 und 3** (z.B. Cefuroxim-Axetil, Cefpodoxim-Proxetil) sind deutlich stabiler gegenüber β-Laktamasen aus gramnegativen Bakterien. Bei der Resorption aus dem Gastrointestinaltrakt werden die Ester gespalten. Im Blut lassen sich nur die Ausgangssubstanzen, allerdings in niedrigeren Konzentrationen als nach parenteraler Gabe, nachweisen (z.B. Cefuroxim). Deshalb können diese Cephalosporine auch nicht ohne weiteres bei den gleichen Indikationen angewandt werden, wie die zur parenteralen Therapie vorgesehenen Ausgangsstoffe.

Des weiteren stehen mehrere relativ neue Cephalosporine zur oralen Anwendung zur Verfügung, die bei deutlicher Wirkungssteigerung im gramnegativen Bereich nicht mehr ausreichend gegen einige grampositive Bakterien, wie z.B. Staphylokokken, wirken (z.B. Cefixim, Ceftibuten). Diese wichtige Wirkungslücke ist bei der Anwendung dieser Präparate zu beachten. Allen Cephalosporinen gemeinsam ist eine recht gute Verträglichkeit, doch ist bei Derivaten mit hoher Aktivität im gramnegativen Bereich (besonders bei nicht vollständiger Resorption aus dem Magen-Darm-Trakt) mit einer ausgeprägteren Störung der Darmflora und mit Durchfällen als unerwünschten Wirkungen zu rechnen.

Indikationen

Die Oral-Cephalosporine können bei bakteriellen Infektionen der oberen und unteren Atemwege, einschließlich Tonsillitis, Pharyngitis und Otitis media angewandt werden, wenn diese durch empfindliche Erreger hervorgerufen werden. Sie sind ferner indiziert bei Infektionen der Harnwege sowie bei Haut- und Weichteilinfektionen. Bei überwiegend guter Verträglichkeit werden sie nicht selten auch in der Pädiatrie eingesetzt. Die Unterschiede im antibakteriellen Spektrum müssen beachtet werden. Dosierungen und Handelsnamen werden in der Tabelle 32.12 angegeben.

32.3.3 Monobactame

Monobactame („β-Laktame mit monocyclischer Ringstruktur") werden in der Natur von gramnegativen Bakterien produziert und können synthetisch modifiziert werden, um ihre Eigenschaften als Arzneimittel zu optimieren. Das erste Monobactam, **Aztreonam**, wurde 1985 in die Therapie gegen aerobe gramnegative Erreger eingeführt. Es besitzt keine Aktivität gegen grampositive Kokkenarten und wirkt nicht gegen Anaerobier. Es steht nur zur parenteralen Therapie zur Verfügung.

Aztreonam

Pharmakokinetik

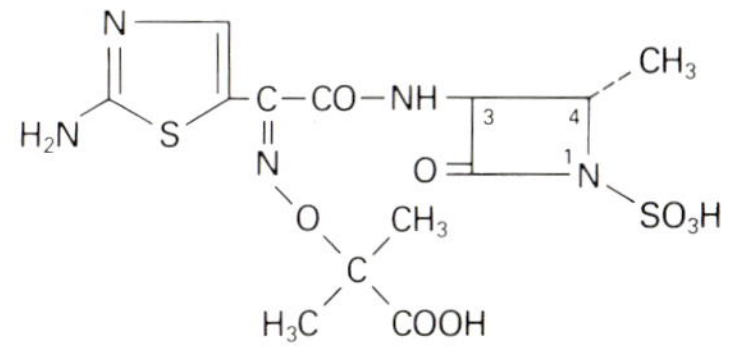

MM: 481

Plasma-HWZ: 1,6 h	**Plasmaeiweißbindg.:** 55 %
renale Ex.: 60–70 %	**biliäre Ex.:** < 1 %
Metabolism.: 20–30 %	**Hämodialyse:** 40–50 %

Indikationen und Dosierung (bei Erwachsenen)

Es kann bei Penicillin- und Cephalosporin-allergischen Patienten eine Alternative sein. Dabei ist jedoch seine Unwirksamkeit gegen grampositive Bakterien und Anaerobier zu beachten. Es wird nur relativ selten therapeutisch verwendet; die Dosis liegt bei 3 × 1–2 g/d i.v.

32.3.4 Carbapeneme

Carbapeneme (C-Atom, „Carba-", statt Schwefel im 5er-Ring) stellen eine weitere Klasse chemotherapeutisch genutzter β-Laktam-Antibiotika dar. Sie sind sehr stabil gegenüber fast allen β-Laktamasen. Die aus *Streptomyces cattleya* isolierte Ausgangssubstanz, **Thienamycin**, ist jedoch im Organismus nicht stabil und kann nicht als Arzneimittel angewandt werden. Diese Probleme wurden mit der Entwicklung der synthetischen Carbapeneme überwunden. Imipenem und Meropenem sind gegen ein außerordentlich breites Erregerspektrum hochwirksam. Dazu zählen fast alle relevanten grampositiven Bakterien (einschließlich Penicillinase-bildende Staphylokokken), gramnegative Bakterien (einschließlich Pseudomonas) sowie therapeutisch relevante Anaerobier. Die erforderlichen minimalen Hemmkonzentrationen sind oft deutlich niedriger als die der jeweils auch in Frage kommenden Penicilline der Cephalosporine. Eine abnehmende Empfindlichkeit von Pseudomonas während der Therapie ist nicht selten, *Stenotrophomonas maltophila* kann durch Carbapeneme selektiert werden.

Imipenem/Cilastatin (1:1 auf Gewichtsbasis)

Pharmakokinetik

Imipenem; MM: 317. Cilastatin; MM: 380.
Plasma-HWZ: 1 h **Plasmaeiweißbindg.:** 25 %
renale Ex.: 60–70 % **biliäre Ex.:** < 1 %
Metabolism.: 30–40 %* **Hämodialyse:** 60–80 %
*Durch Dehydropeptidase in den Nieren.

Cilastatin inhibiert das Enzym Dehydropeptidase I im Bürstensaum der proximalen Tubuluszellen der menschlichen Niere, das Imipenem spalten und inaktivieren kann. Erst durch diese Nierenenzymblockade erreicht Imipenem die therapeutisch notwendige Verweildauer im Plasma.

Indikationen und Dosierung

Imipenem wird in fixer Kombination (1:1) mit dem Enzyminhibitor Cilastatin angeboten und sollte für folgende Indikationen reserviert bleiben:
a) akut lebensbedrohliche Hospitalinfektionen durch unbekannte Erreger;
b) schwere polymikrobielle Infektionen, z.B. diffus-eitrige Peritonitis;
c) Erreger mit Resistenz gegen andere β-Laktam-Antibiotika.

Cave: Unter der breit wirksamen Imipenem-Therapie können sich leicht resistente Mikroorganismen, nicht zuletzt auch Hefen, anreichern und zur sekundären Infektionsgefahr für den Patienten und Nachbarpatienten werden.
Dosierung: 3–4 × 0,5–1 g/d i.v.

Meropenem

Meropenem ist ein weiteres Carbapenem mit ähnlichen Eigenschaften und Indikationen wie Imipenem/Cilastatin. Aufgrund verbesserter Stabilität muß Meropenem jedoch nicht mit einem Hemmstoff der Dehydropeptidase kombiniert werden. Darüber hinaus ist die Verträglichkeit – insbesondere hinsichtlich ZNS-Reaktionen – günstiger als bei Imipenem/Cilastatin. Während die Aktivität im gramnegativen Bereich zum Teil deutlich höher ist als die von Imipenem, wirkt Meropenem gegen grampositive Bakterien etwas schwächer.

Die pharmakokinetischen Eigenschaften sind sehr ähnlich wie die von Imipenem.

Indikationen und Dosierung (bei Erwachsenen)

Meropenem hat ähnliche Eigenschaften und Indikationen wie Imipenem/Cilastatin. Die Dosis beträgt 3 × 0,5 bis 1,0 g/d i.v.

32.4 Aminoglykosid-Antibiotika

Das älteste Aminoglykosid, **Streptomycin**, wird heute nur noch bei Patienten mit Tuberkulose angewandt. Auch bei dieser Indikation zählt es nicht zu den Medikamenten erster Wahl, besitzt aber bei Infektionen durch multiresistente Stämme von *M. tuberculosis* therapeutische Bedeutung. Die anderen Aminoglykoside (Gentamicin, Tobramycin, Amikacin und Netilmicin) sind bei schweren Infektionen unentbehrliche Antibiotika (vor allem bei Patienten mit Immunsuppression). Bei Infektionen durch *Pseudomonas aeruginosa* werden sie üblicherweise in Kombination mit entsprechenden β-Laktam-Antibiotika eingesetzt.

Herkunft, Struktur, physikochemische Eigenschaften

Aminoglykosid-Antibiotika werden biosynthetisch oder semisynthetisch von Streptomyces-Arten (dann **y** in Namensendung -mycin) oder von Micromonospora-Arten (dann -micin) gewonnen. Sie sind farblose, basische, sehr gut wasserlösliche Substanzen, lösungsstabil im pH-Bereich 2,2–10 sowie bei Kälte und sogar bei kurzfristiger Erhitzung bis > 100 °C, in kristalliner Form sehr lagerungsstabil.

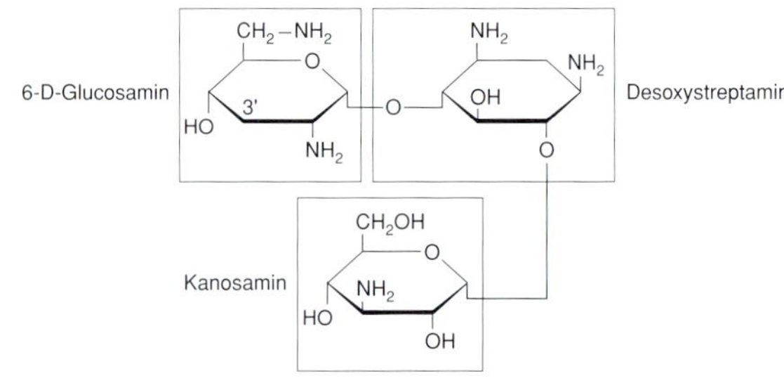

Abb. 32.22 Strukturformel eines typischen Aminoglykosids (Tobramycin).

Ihre Grundstruktur ist in Abb. 32.22 skizziert. Das zentrale 2-Desoxystreptamin ist glykosidisch mit zwei Aminozuckern verbunden (wechselnde Substituenten an den mit Schrägstrich markierten OH- und NH_2-Gruppen). Die freibleibenden OH-Gruppen vermitteln die starke Hydrophilie und Stabilität in kristalliner Form, bieten aber auch Angriffspunkte für inaktivierende Enzyme. Die freibleibenden NH_2-Gruppen geben den Aminoglykosiden im neutralen und alkalischen Milieu leicht **basische** und **nucleophile** Eigenschaften. Die Erhaltung dieser Eigenschaften ist für die antibakterielle Aktivität entscheidend. Im sauren Milieu, in der NH_3^+-Form, reduziert sich daher ihre Wirksamkeit.

Pharmakodynamik

Wirkungsmechanismen

Ihre Bedeutung als Notfallantibiotika gewinnen Aminoglykoside durch:

1. breites Wirkungsspektrum;
2. primär bakterizide Wirkung;
3. rascher Wirkungseintritt;
4. synergistische Wirkungssteigerung in Kombination mit β-Laktam-Antibiotika.

Diese Vorteile kommen vor allem bei **gramnegativen Stäbchenbakterien** zur Geltung. Diese beeinflussen über Poren (funktionell veränderbare Porin-Moleküle) in der äußeren Membran ihrer Zellwand die Permeation zahlreicher Stoffe sehr selektiv. Aminoglykoside haben den

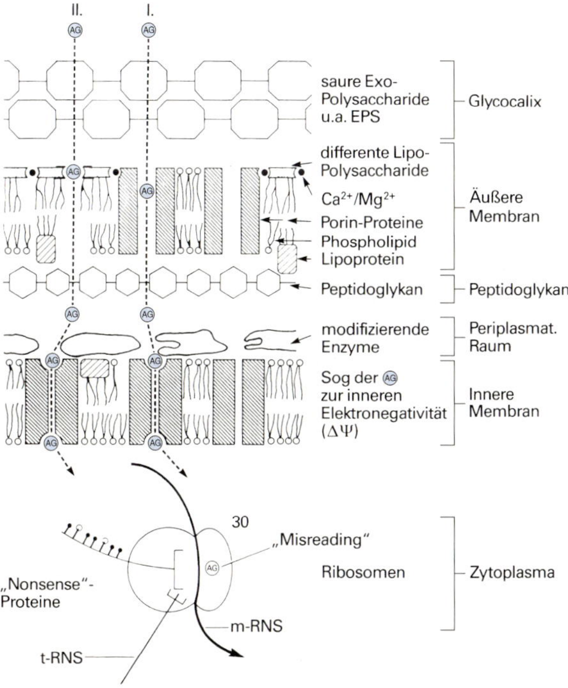

Abb. 32.23 Aminoglykosid-Penetration in gramnegative Bakterien.

Vorteil, daß sie **nicht nur** durch die **Poren**, sondern zusätzlich **auch direkt** durch die Lipopolysaccharid-Doppelschicht der äußeren Membran penetrieren können. In Abb. 32.23 ist mit „I." der Permeationsweg durch offene Poren markiert. β-Laktam-Antibiotika können nur diesen Weg zu ihren Bindungsstellen nehmen. Aminoglykoside penetrieren zusätzlich über den Weg „II.", wenn sie aufgrund ihrer Nucleophilie (basisches oder neutrales Umgebungsmilieu vorausgesetzt!) die Ca^{2+}- und Mg^{2+}-Ionen verdrängen, die als quervernetzende Stabilisatoren der Lipopolysaccharid-Moleküle fungieren.

Nach der Zellwandpassage – im periplasmatischen Raum vor der Cytoplasmamembran (s. Abb. 32.23) – müssen die Aminoglykoside mit ihren NH_2-Gruppen H^+-Ionen aufnehmen und in der NH_3^+-Form elektropositiv geladen werden. Nur dann können sie – bei hohem Potentialgefälle (ca. –200 mV) – in wirksamer Menge auch die zweite Barriere, die Cytoplasmamembran, penetrieren. Ein ausreichend hohes Potentialgefälle (hoher Ausstoß von Substrat-H^+) bauen Bakterien nur bei oxidativer Energiegewinnung und hoher Stoffwechselaktivität auf. Bei anaerobem Stoffwechsel sind alle Bakterien aminoglykosidunempfindlich. Bei **Sepsis** z.B. sind optimale Wirkungsvoraussetzungen für Aminoglykoside im strömenden Blut gegeben, weniger gute im oft sauren und/oder anaeroben Milieu des Sepsisherdes, also für die Herdsanierung. Das reduziert den Wert einer Monotherapie mit Aminoglykosiden.

Sind die Aminoglykosid-Moleküle in ausreichender Menge im Cytoplasma der Bakterien eingeschleust, binden sie sich an die 30-S-Untereinheiten der Ribosomen (s. Abb. 32.23) und verursachen Fehlsteuerungen („Misreading") der Proteinsynthese. Die Proteinsynthese wird nicht blockiert – wie bei Bakteriostatika –, sondern auf deletäre, bakterizid wirksame Weise zur Bildung funktionsuntüchtiger „Nonsense-Proteine" umgelenkt (primäre Bakterizidie).

Aminoglykoside weisen eine **konzentrationsabhängige Bakterizidie** auf: In Abhängigkeit von der Konzentration nehmen Ausmaß und Geschwindigkeit der Bakterizidie zu. Dies ist ein pharmakodynamischer Unterschied zu den β-Laktam-Antibiotika, deren Bakterizidie vor allem mit der Zeitdauer und nicht so sehr mit der Höhe der Konzentration korreliert.

Ein konzentrationsabhängiger „postantibiotischer Effekt" wird bei Aminoglykosiden beobachtet: In vitro kommt es nach Exposition gegenüber einem Aminoglykosid zu einer Hemmung der Bakterienzelle für etwa 3–6 Stunden – auch wenn der Wirkstoff aus dem umgebenden Milieu entfernt wurde. Falls eine Bakterienzelle die erste Exposition gegenüber einem Aminoglykosid überlebt, wird sie in ihrer Funktion für einige Zeit deutlich beeinträchtigt. Bei einer rasch folgenden zweiten Exposition ist die Wirksamkeit des Antibiotikums geringer. Dieses Phänomen wird **„transitorische Resistenz"** oder **„first exposure effect"** genannt. Aus diesen Erkenntnissen folgt, daß eine einmalige hohe Dosis wirksamer sein kann als mehrere rasch aufeinanderfolgende Gaben. Tierexperimentell konnte diese Überle-

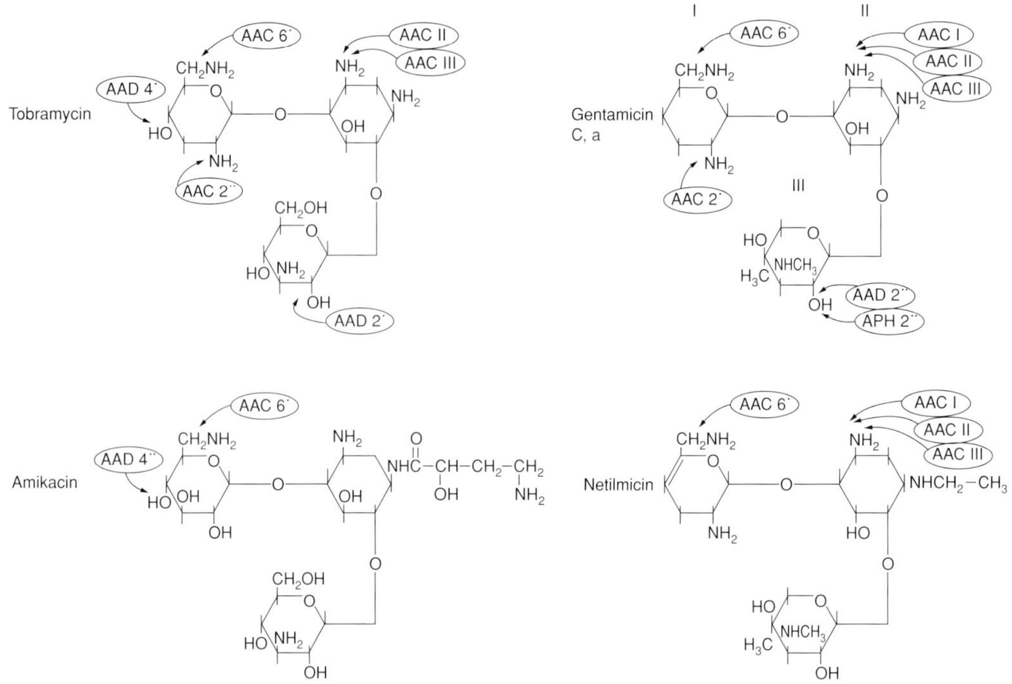

Abb. 32.24 Angriffspunkte verschiedener bakterieller Enzyme, die in der Lage sind, Aminoglykoside zu inaktivieren. Durch die Fähigkeit zu diesen Reaktionen werden die entsprechenden Erreger resistent. Es handelt sich um Acetyltransferasen (AAC), Adenyltransferasen (AAD) und Phosphotransferasen. In der Abbildung sind die Angriffspunkte einiger dieser Enzyme angegeben. Die Moleküle der Aminoglykoside sind in unterschiedlichem Ausmaß vor dem Angriff dieser Enzyme geschützt, d. h., es besteht nur eine partielle Kreuzresistenz. Die Abbildung zeigt, daß *Amikacin* nur von relativ wenigen Enzymen verändert werden kann. Es ist also noch wirksam, wenn ein bestimmter Erreger gegen andere Antibiotika dieser Gruppe bereits resistent ist.

gung bestätigt werden. Diese Erkenntnisse stellen eine wichtige Voraussetzung für das **Konzept der „Einmal-täglich-Dosierung"** dar, das sich heute bei einer Aminoglykosidtherapie weitgehend durchgesetzt hat (s. S. 833).

Wirkungsspektrum

Unter aeroben Bedingungen und im neutralen/alkalischen Milieu sind Aminoglykoside gegen ein breites Spektrum von Bakterien in sehr niedrigen Konzentrationen wirksam. Als **sensibel** gegen die Gentamicin-Gruppe (Gentamicin, Tobramycin, Sisomicin, Netilmicin) gelten Erreger mit einer **MHK $\leq$ 1 µg/ml.**

Abgesehen von *Staph. aureus*, den Koagulase-negativen Staphylokokken und der Mehrzahl der A-Streptokokken-Stämme sind jedoch B-Streptokokken, Enterokokken und die meisten anderen grampositiven Bakterienarten nur **mäßig sensibel bis resistent** gegen Aminoglykoside. Grundsätzlich resistent sind alle Anaerobier (s. o.).

Es bestehen keine wesentlichen Unterschiede zwischen den einzelnen Aminoglykosiden wie **Gentamicin, Tobramycin** oder **Netilmicin.** Gegen *Pseudomonas aeruginosa* ist Tobramycin im allgemeinen jedoch das aktivste Derivat. Zu beachten ist, daß die MHK-Werte von Amikacin grundsätzlich bei empfindlichen Stämmen etwa um den Faktor 4 über denen der Gentamicin-Gruppe liegen. **Amikacin** muß daher um diesen Faktor höher dosiert werden.

Tab. 32.13 kann als Richtlinie bei der Auswahl eines Aminoglykosids bei verschiedenen Indikationen dienen; im Zweifelsfall sollte ein Präparat selbstverständlich auf der Basis der mikrobiologischen Befunde (z. B. Antibiogramm) ausgewählt werden.

Resistenz gegen Aminoglykoside wird auch durch Aufnahme von **R-Faktoren** erworben. Bei plasmidvermittelter Resistenz treten im periplasmatischen Raum (s. Abb. 32.23) **Aminoglykosid-modifizierende** Enzyme auf. Es sind Acetyltransferasen, Adenyltransferasen oder Phosphotransferasen, die die NH_2-/OH-Gruppen der Aminoglykoside modifizieren. Die für den „elektrochemischen Sog" ins Cytoplasma nötige positive Ladung (NH_3^+-) der Aminoglykoside wird dadurch verhindert. Hinsichtlich der Empfindlichkeit der verschiedenen Aminoglykoside gegenüber diesen Enzymen bestehen zwischen den einzelnen Substanzen Unterschiede, wodurch sich die partielle Kreuzresistenz erklären läßt. Die Verhältnisse sind in der Abb. 32.24 schematisch wiedergegeben.

Für therapeutische Belange besteht jedoch eine weitgehende **Parallelresistenz** zwischen **Gentamicin** und **To-**

Tabelle 32.13: Auswahl von Aminoglykosiden nach mikrobiologischer Wirksamkeit (modifiziert nach Gilbert, 2000)

Erreger	Aminoglykosid	Kombinationspartner
Gramnegative Erreger		
Klebsiella spp.	A, G, N, T	β-Laktam[1]
Enterobacter aerogenes	A, G, N, T	β-Laktam[1]
Serratia marcescens	G	β-Laktam[1]
Pseudomonas aeruginosa	T	β-Laktam[1]
Francisella tularensis	S, G	Monotherapie
Brucella abortus	G, S	Doxycyclin
Yersinia pestis	S, G	Monotherapie
Grampositive Erreger		
Viridans-Streptokokken	G	Penicillin G
Enterococcus faecalis	G	Penicillin G/Aminopenicillin
Staphylococcus aureus	G	Penicillinase-stabiles Penicillin[2]
Staphylococcus epidermidis	G	Vancomycin
Mycobacterium tuberculosis	S, A	mehrere AT[3]
M. avium intracellulare	A	mehrere AT[3]

A = Amikacin; G = Gentamicin; N = Netilmicin; T = Tobramycin; S = Streptomycin
[1] Penicillin mit Pseudomonas-Aktivität (z. B. Azlocillin, Piperacillin) oder ein β-Laktamase-festes Cephalosporin (z. B. Ceftazidim)
[2] Penicillinase-festes Penicillin mit Staphylokokken-Aktivität (z. B. Cloxacillin, Flucloxacillin)
[3] Kombination mit anderen Antituberkulotika (= AT)

bramycin (Ausnahme: *Pseudomonas aeruginosa*). **Netilmicin** wird durch einen Teil der bei Pseudomonas und Klebsiella vorkommenden Enzyme nicht verändert. **Amikacin** kann am wenigsten leicht modifiziert werden, es kann also noch wirksam sein, wenn die Erreger gegenüber den anderen Aminoglykosiden resistent sind. Um diesen Vorteil möglichst lange zu erhalten, wird es sehr strikt als „Reserveantibiotikum" gehandhabt.

Pharmakokinetik

Resorption und Verteilung

Aminoglykoside sind hydrophile Arzneistoffe, die nach oraler Gabe **nicht resorbiert** werden und deshalb zur systemischen Therapie intravenös oder intramuskulär gegeben werden müssen. Meist werden sie in Form von Kurzinfusionen über 60 Minuten verabreicht (**cave:** Bei schneller i.v.-Injektion kann es zur neuro-muskulären Blockade mit Atemstillstand kommen! s. S. 834).

Ihre Passage durch intakte biologische Membranen, z. B. Blut-Liquor-Schranke, Epithelbarrieren, ist gering. Sie penetrieren nicht in den allgemeinen intrazellulären Raum.

Proteinbindung und Metabolisierung

Die Aminoglykoside werden **nicht** in nennenswertem Maße **an Plasmaproteine gebunden**. Eine **Metabolisierung** erfolgt nicht.

Exkretion

Aus dem Blut werden Aminoglykoside praktisch nur **renal** durch glomeruläre Filtration **eliminiert.**

Sie werden mit Halbwertszeiten von etwa 1,5–2 Stunden renal ausgeschieden. Nach Gabe von dreimal täglich 1,5 mg/kg Gentamicin oder Tobramycin i.v. oder i.m. liegen die Spitzenkonzentrationen im Plasma bei 5 bis 8 mg/l und die minimalen Konzentrationen (Talspiegel) bei 1–2 mg/l. Die nach einer Normdosis bei gesunden Erwachsenen resultierenden Blutspiegel sind in Abb. 32.25 wiedergegeben.

Bei eingeschränkter Nierenfunktion werden sie verzögert ausgeschieden, und es kann zur Kumulation kommen. Hierdurch wird das Risiko für toxische Wirkungen erhöht. Daher muß die Dosierung beim Vorliegen einer Nierenfunktionsstörung reduziert werden (Tab. 32.14).

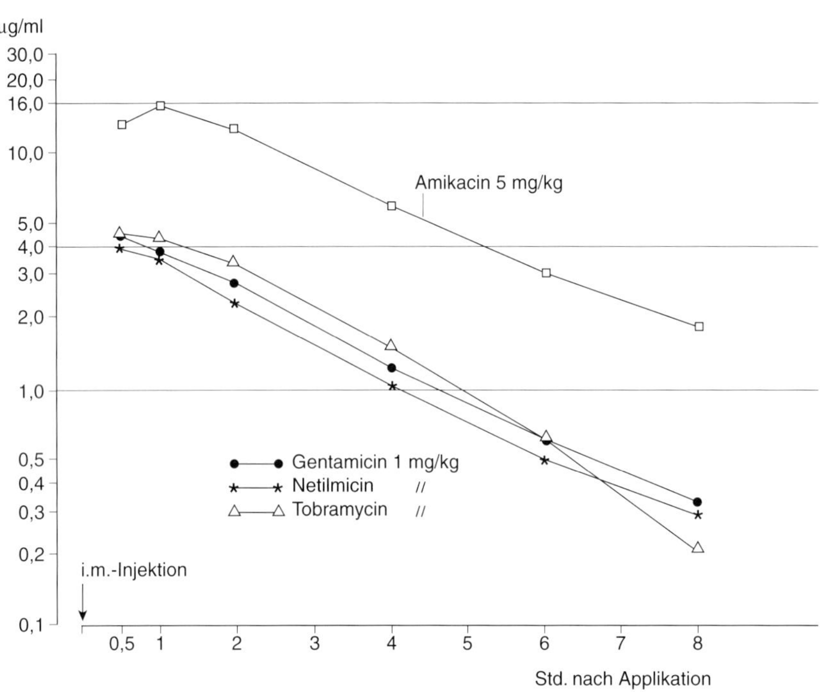

Abb. 32.25 Mittlere Plasmaspiegel nach einmaliger i.m.-Injektion von 1 mg/kg Gentamicin, Netilmicin und Tobramycin sowie von 5 mg/kg Amikacin.

Bei Neugeborenen empfiehlt sich aufgrund der physiologisch bedingten Verlängerung der Eliminationshalbwertszeit von Aminoglykosiden die „Einmal-täglich-Dosierung". Bei Frühgeborenen ist das Dosierungsintervall entsprechend dem Gestationsalter zu verlängern.

Durch Bestimmung der Plasmaspiegel der Aminoglykoside kann die Therapie mit diesen Antibiotika optimiert, überwacht und das Risiko unerwünschter Wirkungen reduziert werden. Allerdings ist dies auch mit erheblichen Kosten verbunden. Ein „drug monitoring" wird vor allem dann empfohlen, wenn länger als 5 bis 7 Tage behandelt wird. Bei der „Dreimal-täglich-Dosierung" sollten Spitzenspiegel von 10 mg/l Plasma (Amikacin: 25 mg/l) sowie ein Talspiegel von 2 mg/l nicht überschritten werden, bei „einmal-täglicher Gabe" sollten Werte unter 1,0 mg/l eingehalten werden (für Amikacin gelten höhere Werte).

Tabelle 32.14: Dosierung der Aminoglykoside bei eingeschränkter Nierenfunktion

Substanz	Einzeldosis (mg/kg)	Dosisintervall (h) bei Niereninsuffizienz* (Creatinin-Clearance; ml/min) [reduzierte Dosis]			
		normal (> 80)	80–50	50–10	< 10
Amikacin	5,0–7,5	8	8–12	12–24**	Serumkonz.**
Gentamicin	1,0–1,7	8	8–12	12–24**	Serumkonz.**
Netilmicin	2,0–2,2	8	8–12	12–24**	Serumkonz.**
Streptomycin	7,5–15	12–24	24 [7,5]	12–24**	72–96 [7,5]
Tobramycin	1,0–1,7	8	8–12	24 –48 [7,5]	Serumkonz.**

* Überwiegend werden heute die Aminoglykoside nach dem „Einmal-täglich-Schema" verabreicht (einmalige Gabe der gesamten Tagesdosis); bei einer Creatinin-Clearance von < 10 ml/min muß sich die Dosierung an den jeweiligen Serumkonzentrationen orientieren (Talspiegel!).
**Bei deutlich eingeschränkter Nierenfunktion muß sich die Dosierung an den Serumkonzentrationen orientieren.

Aminoglykoside werden durch **Hämodialyse** gut (ca. 50 % des Antibiotikums während einer 6 bis 8stündigen Dialyse), durch Peritonealdialyse nur in geringem Maße (geringe Passage durch intakte biologische Membranen) aus dem Blut eliminiert.

Einmal-täglich-Dosierung

Der kurzen Halbwertszeit entsprechend sind Aminoglykoside früher dreimal täglich gegeben worden. Experimentelle und klinische Untersuchungen haben jedoch gezeigt, daß die **gesamte Tagesdosis** der Aminoglykoside auf einmal gegeben werden kann. Da die Erreger nachhaltig im Wachstum gehemmt werden („postantibiotischer Effekt“) und die Toxizität weniger mit den Spitzenspiegeln als vielmehr mit den Talspiegeln und der Therapiedauer korreliert, waren sowohl die therapeutische Wirksamkeit als auch die Verträglichkeit bei der „Einmal-täglich-Dosierung“ tendenziell günstiger.

Präparate, Indikationen und Dosierung

Ältere Aminoglykoside

Nur noch bei spezieller Indikation.

Streptomycin[1]

Bei **Tuberkulose**: nur in Kombination mit anderen Antituberkulotika; **Dosierung**: 7,5–15 mg/kg KG/d i.m. (einmal täglich).

Neomycin[2] und Paromomycin[3]

a) Oral zur **Reduktion der aeroben Darmflora,** z.B. präoperativ, bei granulocytopenischen Patienten, bei Coma hepaticum;
Dosierung: s. Herstellerempfehlung; trotz normalerweise vernachlässigbarer enteraler Resorption Vorsicht bei ausgedehnten entzündlichen, blutenden Läsionen der Darmschleimhaut!
b) Paromomycin zur oralen Nachbehandlung bei **intestinaler Amoebiasis** (s. Kap. 32.18.5).

Neomycin, Kanamycin[4] und Framycetin[5]

In diversen Salben, Tropfen, Pudern u.a. Präparationen, oft zusammen mit anderen Wirkstoffen, zur lokalen, topischen Behandlung; trotz im allgemeinen geringen Sensibilisierungsrisikos ist strenge Indikationsstellung anzuraten (cave: Toxizitätsrisiken bei langfristiger lokaler Therapie!).

[1] Strepto-Fatol®
[2] Bykomycin®
[3] Humatin®
[4] Kanamytrex Augentropfen®
[5] Leukase®

Neuere Aminoglykoside

Gentamicin[6], Tobramycin[7], Netilmicin[8], Amikacin[9]

a) Zur **parenteralen Behandlung** akut lebensbedrohlicher **septischer Infektionen**, insbesondere nosocomialer Infektionen, in Kombination mit β-Laktam-Antibiotika (**cave:** Aminoglykoside und β-Laktam-Antibiotika dürfen nicht in einer Infusionsflasche gemischt werden – Inaktivierung!). Aminoglykoside sind nach wie vor unverzichtbare Antibiotika bei **Endokarditis** und schweren **Infektionen durch Pseudomonas**. Sie besitzen auch Bedeutung bei der Behandlung von **Mykobakteriosen** sowie bei **schweren Infektionen durch Enterokokken, Listerien, Staphylokokken und Enterobakterien**. Der Nutzen einer längeren Behandlungsdauer muß sehr streng gegen die Gefahr potentieller Toxizität abgewogen werden (**cave:** das Risiko für toxische Wirkungen nimmt mit der Behandlungsdauer deutlich zu!). Jedes Aminoglykosid kann – in Abhängigkeit von Dosierung, Therapiedauer, Grundleiden des Patienten und Begleitmedikationen – zu nephro- und ototoxischen Nebenwirkungen (s. S. 834) führen. Die Auswahl des jeweiligen Präparates spielt hinsichtlich der toxischen Wirkungen nur eine sehr untergeordnete Rolle. **Amikacin** ist ein **„Reserveantibiotikum“** gegen Erreger, die gegen die anderen Aminoglykoside resistent sind.
Dosierung: 3–5 mg/kg KG/d für Gentamicin, Tobramycin und Netilmicin; 15–20 mg/kg KG/d für Amikacin (max. 1,5 g Tagesdosis, 15 g Gesamtdosis beim Erwachsenen). Die tägliche Einmalgabe der gesamten Tagesdosis in Form einer Infusion über 60 Minuten gilt heute als Standard. Die **vorbeugenden Maßnahmen** gemäß Abb. 32.26 werden empfohlen!
b) Wegen der hohen Hitzeresistenz und der geringen allergenen Potenz wird vor allem Gentamicin **in Trägermaterialien** eingebracht, z.B. in sogenannte Knochenzemente (Gentamicin-PMMA-Kugeln u.a.). In **Problemsituationen der Knochenchirurgie** haben sich diese Materialien bewährt.

Unerwünschte Wirkungen

Das Risiko unerwünschter Wirkungen besteht grundsätzlich bei allen systemisch eingesetzten Präparaten und nimmt mit der Behandlungsdauer zu. Die **therapeutische Breite** der Aminoglykoside ist **gering**!

Steigen die Plasmakonzentrationen – durch Überdosierung oder Kumulation bei Nierenfunktionseinschränkung – über den kritischen Spiegel, so nimmt das Risiko für **nephrotoxische Reaktionen** und für **irreversi-**

[6] Refobacin®
[7] Gernebcin®
[8] Certomycin®
[9] Biklin®

ble Innenohrschäden (Ertaubung!) des Patienten gefährlich zu.

Ausschlaggebend für die Toxizitätsrisiken sind die „Talspiegel" und vor allem die Dauer der Behandlung, da es zu einer kontinuierlichen Anreicherung in der Nierenrinde (Zellen des proximalen Tubulus) kommt. Da Aminoglykoside nicht durch passive Diffusion, sondern durch aktive Transportmechanismen in die Zelle gelangen, handelt es sich dabei um einen Sättigungsprozeß. Bei Überschreiten der Sättigungskonzentration wird das Antibiotikum nicht vermehrt aufgenommen. Dadurch erklärt sich, daß eine einmalige hohe Konzentration am Zielort der Toxizität geringere Wirkungen verursacht als ein langdauernder Kontakt mit niedrigen Konzentrationen. Da die Aminoglykoside auch nur sehr langsam aus den Tubuluszellen eliminiert werden, besteht auch bei vorangegangener Aminoglykosid-Therapie (innerhalb von 6 Wochen) ein erhöhtes Risiko für toxische Wirkungen. Geringe Mengen der Aminoglykoside werden wochenlang nach Abschluß einer Therapie aus den „tiefen Kompartimenten" (z.B. Zellen des proximalen Tubulus) freigesetzt.

Strenge Indikationsstellung und Dosierung nach der Nierenfunktion (Creatinin-Clearance) sind bei der Therapie mit Aminoklykosiden geboten.

Unerwünschte Wirkungen sind im einzelnen:

1. **Nephrotoxizität:** Aminoglykoside werden in die proximalen Tubuluszellen eingeschleust und akkumulieren in den dortigen Lysosomen. Die Aminoglykosid-induzierte (meist reversible) Nierenfunktionseinschränkung verlangsamt die weitere Aminoglykosidausscheidung (s. Abb. 32.26). Die Kombination von Aminoglykosiden mit anderen Pharmaka mit nephrotoxischer Komponente, wie Furosemid, bestimmten Immunsuppressiva, bestimmten Antibiotika u.a. verstärkt die Nierenschädigung.
2. **Ototoxizität:** Am Innenohr führt schon ein geringer Aminoglykosidübertritt in die Haarzellen zum irreversiblen Verlust der Sinneshärchen. Es kommt zu Gleichgewichtsstörungen und zum im Hochtonbereich beginnenden Hörverlust. Die selektiv die **Haarzellen des Innenohrs** betreffende Toxizität könnte dadurch erklärt werden, daß zwischen Endolymphe und dem Inneren der Haarzellen eine weit höhere Potentialdifferenz (> –150 mV) besteht als an den Membranen anderer Körperzellen (zwischen –55 und –100 mV). Diese elektrophysiologische Besonderheit könnte begünstigen, daß Aminoglykoside – bei längerfristig hohen Plasmakonzentrationen – vorrangig ins Haarzell-Cytoplasma eingeschleust werden (vgl. Abb. 32.23). Bei Urämikern, in geringerem Maß auch bei Ikterus, treten ototoxische Reaktionen eher ein.
3. **Neuromuskuläre Blockaden:** Durch lokale Anwendung konzentrierter Aminoglykosid-Lösungen können neuromuskuläre Blockaden provoziert werden, z.B. anläßlich von Herzklappen-Operationen.

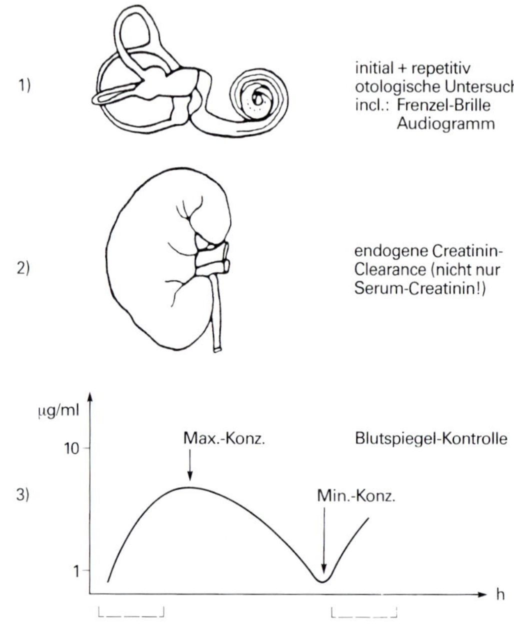

Abb. 32.26 Vorbeugende Maßnahmen gegen toxische Nebenwirkungen von Aminoglykosid-Antibiotika (Gruppe I = Gentamicin, Tobramycin; Gruppe II = Amikacin):

1. Nur i.m.-Injektionen oder 1-h-Infusionen!
2. Dosierungsschemata der Hersteller bei konstanter Nierenfunktionseinschränkung bis Creatinin-Clearance 20 ml/min.
   Cave: Abnahme der Nierenfunktion durch Aminoglykosid! Blutspiegel-Kontrolle bei längerer Behandlung!
3. Blutspiegel-Überwachung (ca. 2×/Woche, ab 3. Behandlungstag) bei
   a) wechselnder Nierenfunktion;
   b) Dialyse-Verfahren;
   c) Creatinin-Clearance < 20 ml/min.
4. In der Regel genügt Bestimmung des „Talspiegels":
   Richtwert für Gruppe I: < 2 µg/ml Plasma,
   Richtwert für Gruppe II: < 5 µg/ml Plasma.
5. Im besonderen Fall auch Bestimmung des „Spitzenspiegels" bei
   a) besonderer Prädisposition für unerwünschte Wirkungen der Aminoglykoside,
   b) Hochdosis-Behandlung, z.B. bei Immundefizienz.

4. **Allergische Reaktionen** treten bei parenteraler Behandlung in < 1 % d.F. auf, bei topischer Anwendung etwas häufiger.

Interaktionen

1. **Zunahme der Nephrotoxizität** durch andere Arzneimittel mit nephrotoxischem Potential:
   – Schleifendiuretika, z.B. Ethacrynsäure, Furosemid,
   – Immunsuppressiva, z.B. Ciclosporin,

- Chemotherapeutika, z. B. Amphotericin B, Vancomycin hochdosiert u. a.
- Anaesthetika, z. B. Methoxyfluran;

2. **Verstärkung neuromuskulär-blockierender Tendenz** durch
   - Ether,
   - Muskelrelaxantien, z. B. d-Tubocurarin, Suxamethonium, Pancuronium;
3. **Inaktivierungen** bei Zumischung von Aminoglykosiden zu Infusionslösungen von β-Laktam-Antibiotika.

Kontraindikationen

1. Gravidität;
2. Aminoglykosid-Allergie;
3. Vorschädigungen des Innenohrs;
4. strenge Indikation bei Urämie;
5. **Cave:** lokale Anwendung im Mittelohr oder im Gehörgang bei offenem Trommelfell.

Spectinomycin

Das von *Streptomyces spectabilis* produzierte Antibiotikum Spectinomycin unterscheidet sich in seiner Struktur von den Aminoglykosiden, doch weist der Wirkungsmechanismus gewisse Gemeinsamkeiten auf. Es bindet ebenfalls an die 30-S-Untereinheit der bakteriellen Ribosomen, jedoch verursacht es **kein „Misreading"** und wirkt auch **nicht bakterizid.** Wegen der relativ geringen antibakteriellen Wirkung hat es **kaum therapeutische Bedeutung.**

Als einzige Indikation gilt die Behandlung der **unkomplizierten Gonorrhö** durch Erreger, die gegen die Mittel der ersten Wahl resistent sind (Penicillinase-produzierende *Neisseria gonorrhoeae* (= PPNG)-Stämme). Dabei ist zu beachten, daß Spectinomycin bei Syphilis unwirksam ist; auch gegen *Chlamydia trachomatis* (Erreger der nicht-gonorrhoischen Urethritis) wirkt es nicht.

Dosierung: einmalig 2,0 g i.m.; bei vermuteter oder gesicherter Infektion mit PPNG-Stamm: einmalig 4,0 g i.m.

32.5 Chloramphenicol

Chloramphenicol und Tetracycline gehören zu den sogenannten klassischen Breitband-Antibiotika. Da im Laufe des jahrzehntelangen Gebrauchs dieser Antibiotika viele Erreger in hohem Maße gegenüber diesen Wirkstoffen resistent geworden sind, ist die Bezeichnung heute nicht mehr sinnvoll. Die teilweise sehr hohen Anteile resistenter Stämme haben zu einer deutlichen Einschränkung der therapeutischen Verwendbarkeit dieser Antibiotika geführt. Die Anwendbarkeit von Chloramphenicol wird ferner durch das hämatotoxische Potential der Substanz reduziert.

Herkunft, Struktur und physikochemische Eigenschaften

Ursprünglich (1947) aus *Streptomyces venezuelae* isoliert, wird Chloramphenicol – wegen seiner einfach darstellbaren Molekülstruktur (Phenylpropanolamin-Derivat) – schon seit 1950 chemisch-synthetisch hergestellt.

Aufgrund zweier asymmetrischer C-Atome in Position 1 und 2 sind vier Stereoisomere möglich. Nur das natürliche Isomer mit der D(–)-threo-Konfiguration (Abb. 32.27) ist antibakteriell aktiv. Bemerkenswert ist das Vorliegen einer Nitro- und einer Dichloressigsäure-Gruppe in einem Naturstoff.

Das kristalline Chloramphenicol ist sehr stabil. In Wasser löst es sich nur bis zu ca. 3 g/l.

In Alkohol und anderen organischen Lösungsmitteln ist es dagegen gut zu lösen. Sein Geschmack ist extrem bitter. Daher wird die nötige Wasserlöslichkeit für die parenterale Applikation oder für Ophthalmika bzw. eine Geschmacksneutralität für Saft-Präparationen durch Veresterung herbeigeführt. Die Veresterung zum z. B. Chloramphenicol-Monosuccinat (i.v.) erfolgt über die 3ständige Hydroxylgruppe des Propandiol-Restes (Abb. 32.27). Aus diesen antibakteriell inaktiven Esterverbindungen muß das aktive Chloramphenicol im menschlichen Körper durch unspezifische Hydrolasen freigesetzt werden.

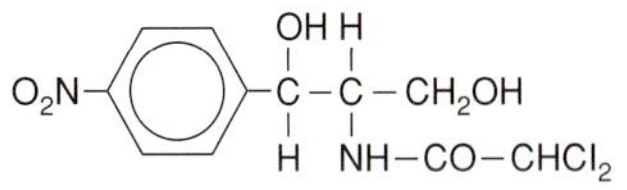

O_2N–C₆H₄–CH(OH)–CH(NH–CO–$CHCl_2$)–CH_2OH

Abb. 32.27 Chemische Struktur von Chloramphenicol.

Pharmakodynamik

Wirkungsmechanismen

Chloramphenicol wirkt bakteriostatisch; **nur bei sehr empfindlichen Stämmen** – z. B. *Haemophilus influenzae*-Stämmen – wird auch **Bakterizidie** beobachtet.

Chloramphenicol hemmt die Proteinsynthese nach Bindung an die 50 S-Untereinheiten bakterieller Ribosomen. Die Integrität seiner Propandiol-Seitenkette (Abb. 32.27) ist für diese stereospezifische Reaktion essentiell.

Es wird eine bestimmte Peptidbindung beim Aufbau der Proteine blockiert.

Resistenz entsteht am häufigsten durch R-Plasmid-induzierte, Chloramphenicol-modifizierende Enzyme. Vorherrschend ist die **Acetylierung** der 1- oder 1,3ständigen Hydroxylgruppen. Eine solche Modifikation der Propandiol-Seitenkette hebt die antibakterielle Aktivität des Moleküls auf. Chloramphenicolresistenz übertragende R-Plasmide vermitteln häufig **Mehrfachresistenz** auch gegen Tetracycline, Aminoglykoside und Ampicillin. Solche Mehrfachresistenzen breiten sich vor allem bei Enterobacteriaceae – auch Salmonellen und Shigellen – aus.

Gramnegative Stäbchen werden ebenfalls durch Abnahme der Zellwandpermeabilität (Porin-Verlust) Chloramphenicol-resistent.

Wirkungsspektrum

Das Wirkungsspektrum von Chloramphenicol umfaßt grampositive Erreger, wie hämolysierende Streptokokken oder Pneumokokken, ebenso wie gramnegative Bakterien, wie z.B. *Salmonella typhi.* Die minimalen Hemmkonzentrationen liegen meist > 1,0 mg/l. Da innerhalb der einzelnen Arten heute mit einem hohen Anteil resistenter Stämme gerechnet werden muß, ist die therapeutische Anwendbarkeit sehr eingeschränkt.

Pharmakokinetik

Resorption und Verteilung

Chloramphenicol wird vorzugsweise als aktive Chloramphenicolbase in Kapseln oral verabreicht. In der Regel kann mit einer nahezu vollständigen Freisetzung des Wirkstoffes im Milieu des oberen Dünndarms gerechnet werden. Aufgrund seiner Lipophilie wird das aktive Chloramphenicol dann rasch resorbiert. Im Einzelfall – vor allem bei Säuglingen und Kleinkindern – kann die Bioverfügbarkeit jedoch stark schwanken. Auch nach i.v.-Injektion von Chloramphenicol-Monosuccinat kann die Hydrolyse und Freisetzung des Wirkstoffes inter- und intraindividuell sehr variieren.

Daher wird empfohlen, jede Chloramphenicoltherapie durch Kontrolle der Plasmaspiegel zu überwachen und die Dosierung gegebenenfalls anzupassen. Therapeutisch optimal sind Konzentrationsverläufe zwischen einem Talspiegel von 5 µg Chloramphenicol/ml Plasma und einem Spitzenspiegel von maximal 25 µg/ml.

Freies, aktives Chloramphenicol verteilt sich aus der Blutbahn in die meisten Körperflüssigkeiten und -gewebe. Für die Behandlung des Typhus abdominalis ist seine **intrazelluläre Wirksamkeit** gegen die intrazellulär parasitierende *Salmonella typhi* ausschlaggebend.

Bei Meningitis hat die **gute Liquorgängigkeit** Bedeutung. Sie beträgt durch entzündete Meningen etwa 50 %. Aber auch durch intakte Meningen treten immerhin noch 15–20 % der Plasmakonzentrationen in den Liquor über. Die meisten anderen Antibiotika penetrieren die intakte bzw. aufgrund einer effektiven Initialtherapie regenerierende Blut-Liquor-Schranke kaum.

Metabolisierung

Chloramphenicol wird zu **70–90 % in der Leber glucuronidiert**. Bei Unreife der Leberfunktion (Neugeborene) oder Leberfunktionsstörungen muß die Chloramphenicoldosis reduziert oder die Applikationsintervalle müssen verlängert werden. Andere untergeordnete Stoffwechselreaktionen sind in Abb. 32.28 skizziert.

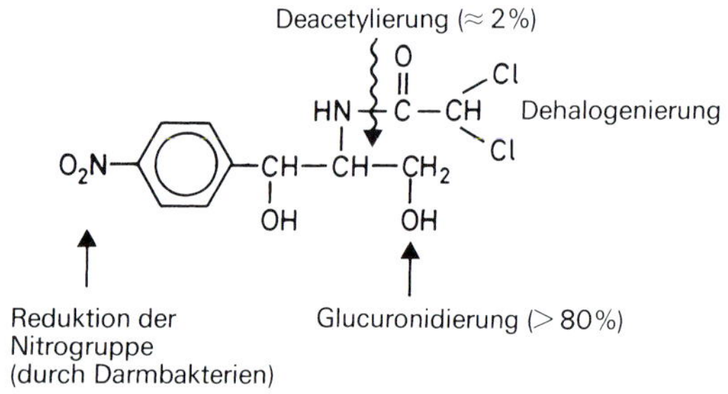

Deacetylierung (≈ 2 %)
Dehalogenierung
Reduktion der Nitrogruppe (durch Darmbakterien)
Glucuronidierung (> 80 %)

Abb. 32.28 Chloramphenicolmetabolismus beim Menschen.

Exkretion

Das Glucuronid wird **renal** durch tubuläre Sekretion **ausgeschieden**. Nur 5–10 % der resorbierten Dosis gelangen glomerulär filtriert als freier, aktiver Wirkstoff in den Urin. Etwa 3 % des Chloramphenicols werden mit der Galle ausgeschieden – nur 5 % davon als aktiver Anteil.

Präparate, Indikationen und Dosierung

Chloramphenicol ist heute bei keiner Infektion mehr Mittel der ersten Wahl. Seine Anwendung kommt nur noch in seltenen Situationen unter stationären Bedingungen in Betracht:

1. **Typhus** und **Paratyphus abdominalis** oder andere **septische Salmonellosen**, wenn die Fluorchinolone (z.B. Ciprofloxacin, Ofloxacin u.a.) nicht anwendbar sind;
2. **schwere Allgemeininfektionen** (z.B. Meningitis purulenta, Brucellose, Rickettsiose), wenn aufgrund der mikrobiologischen Untersuchungen oder wegen Kontraindikationen andere geeignete Antibiotika nicht in Frage kommen;
3. Infektionen in „pharmakokinetisch schwer erreichbaren" Geweben (z.B. Infektion des Augapfels).

Die Anwendung von Chloramphenicol erfolgt stets unter Blutbildkontrolle, gegebenenfalls auch unter Blutspiegelkontrolle (Säuglinge, Kleinkinder)! Die Konzentrationen im Plasma sollten im Bereich von 5–20 mg/l liegen. Therapiedauer: 7–10, maximal 14 Tage.

Präparate für die orale Applikation

Chloramphenicol-Kapseln

Dosierung: Erwachsene: 2–4 g/d, Maximal-Gesamtdosis: 25 g
Kleinkinder: 50–100 mg/kg/d, Maximal-Gesamtdosis: 700 mg/kg KG
Säuglinge: 25–50 mg/kg/d.

Präparate für die parenterale Applikation

Chloramphenicol-Monosuccinat

Dosierung: wie bei oraler Therapie.

Präparate für die topische Applikation

Chloramphenicol-Augentropfen, -Augensalbe, -Ohrentropfen, -Salbe.

Unerwünschte Wirkungen

1. **Hämatotoxizität:** Chloramphenicol kann zwei verschiedene Formen von Hämatotoxizität verursachen:
   - eine sehr seltene **dosisunabhängige**, aber tödliche Knochenmarksschädigung (**aplastische Anämie**). Sie kann schon nach der ersten Dosis auftreten oder (häufiger) erst einige Wochen nach Absetzen des Chloramphenicol. Der ursächliche Mechanismus ist unbekannt.
   - eine **dosisabhängige reversible Depression der Hämatopoese.** Diese Blutbildveränderungen bilden sich innerhalb von 2–3 Wochen nach Absetzen des Antibiotikums wieder zurück.
2. Das **„Grey-Syndrom"** tritt infolge einer Überdosierung von Chloramphenicol auf. Es wird vor allem bei Früh- und Neugeborenen beobachtet, die aufgrund der **physiologischen Glucuronidierungsschwäche** Chloramphenicol nicht so rasch eliminieren. Infolge extrem hoher Dosierungen ist das Syndrom jedoch auch bei älteren Kindern/Erwachsenen beschrieben worden. Zu dem Syndrom gehören Meteorismus, Erbrechen, zunehmende Blässe und Cyanose (graue Hautverfärbung, daher der Name!). Es kann zu kardiovaskulärem Kollaps und Atemstörungen mit häufig tödlichem Ausgang kommen, wenn das Antibiotikum nicht sofort im Beginn der Symptomatik abgesetzt wird.
3. Es kann zu **neurotoxische Reaktionen** (N.-opticus- und Visusschäden) und zentralnervösen Störungen (Abnahme der Gedächtnisleistung) kommen.
4. Gastrointestinale Störungen und Leberzellschädigungen können auch isoliert auftreten.

Interaktionen

Interaktionen sind vor allem mit anderen in der Leber metabolisierten Arzneimitteln zu beachten:

1. Verlängerung der Halbwertszeit und gegebenenfalls lebensbedrohliche Kumulation von **Cumarinen, Phenytoin, Chlorpropamid** und **Tolbutamid** (verminderte Biotransformation durch Hemmung des Cytochrom-P450).
2. **Paracetamol** kann die Glucuronidierung und Ausscheidung von Chloramphenicol vermindern.
3. **Barbiturate** können durch Enzyminduktion die metabolische Elimination von Chloramphenicol beschleunigen.

Kontraindikationen

1. Schwere Leberfunktionsstörungen, Leberunreife perinatal;
2. Erkrankungen des hämatopoetischen Systems;
3. Kombination mit anderen leberbelastenden oder myelosuppressiven Medikamenten;
4. kurzfristige Wiederholungen einer Chloramphenicoltherapie;
5. akut intermittierende Porphyrie.

32.6 Tetracycline

Herkunft, Struktur und physikochemische Eigenschaften

Anfang der 50er Jahre in die Therapie eingeführt, haben Tetracycline in Praxis und Klinik immer noch große Bedeutung. Bei bestimmten Erregerarten muß jedoch inzwischen mit einem hohen Prozentsatz resistenter Stämme gerechnet werden. Die von Streptomyces-Arten gewonnenen Tetracycline bestehen aus vier (Tetra-) linear kondensierten Sechserringen (-cycline) (Abb. 32.29).

Die therapeutisch genutzten Derivate unterscheiden sich vom Tetracyclin nur durch verschiedene Substituenten an den Ringpositionen 5, 6 und 7 (Abb. 32.30).

In kristalliner Form, als gelbliches trockenes Pulver, sind alle Tetracyclin-Antibiotika lagerungsstabil. In

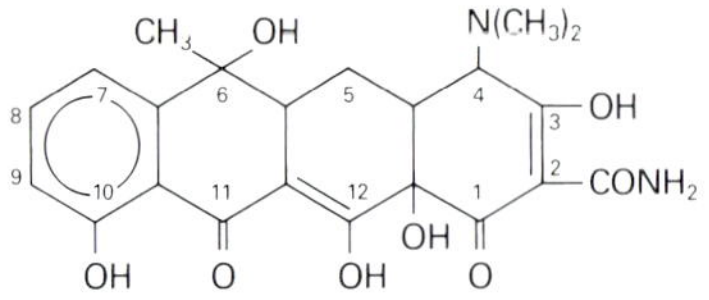

Abb. 32.29 Strukturformel von Tetracyclin.

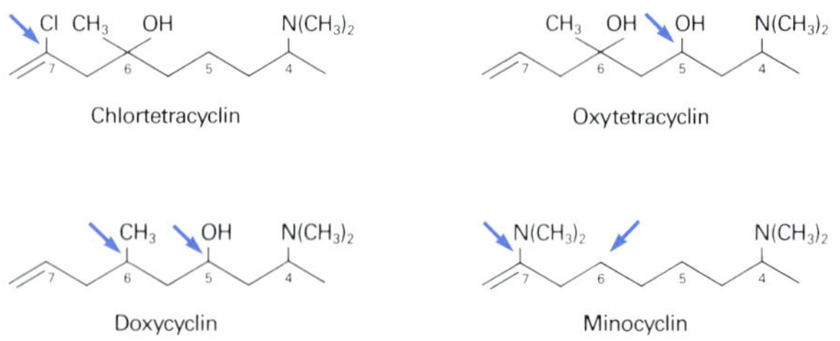

Abb. 32.30 Substituenten der Tetracyclin-Derivate.

wäßriger Lösung ist ihre Stabilität geringer, variiert aber substanzspezifisch in Abhängigkeit von pH und Temperatur. Mit bi- und trivalenten Kationen, vor allem Ca^{2+}, Mg^{2+}, Al^{3+} und Fe^{3+}, bilden Tetracycline schwer lösliche Chelate. Dadurch wird die nahrungsmittelabhängige Resorptionsquote verständlich; außerdem kommt es zur Speicherung von Tetracyclinen in Knochen und Zähnen. Doxycyclin hat die geringste Affinität zu Calcium.

Pharmakodynamik

Wirkungsmechanismen

Tetracycline **hemmen** vorrangig **die Proteinsynthese** in Bakterien, indem sie mit der Bindung von Aminoacyl-t-RNA an der Akzeptorseite der Ribosomen interferieren. Tetracyclinmoleküle binden sich dabei besonders fest an der Interphase zwischen der großen und kleinen Untereinheit der **bakteriellen 70-S-Ribosomen**.

Mit anderen ribosomalen Stellen und anderen Mediatoren der Proteinsynthese gehen Tetracycline schwächere, funktionell weniger bedeutende Bindungen ein. Auch die Komplexierung von Metallionen zu Chelaten trägt in vielfältiger Weise zu den inhibitorischen Effekten dieser Antibiotika bei.

Zu den cytoplasmatischen **80-S-Ribosomen** von **Eukaryonten** besitzen Tetracycline eine geringere Affinität. Bei Überdosierung werden auch menschliche Zellen – zuerst die der stoffwechselaktivsten Organe (z.B. Pankreas, Darmtrakt) – beeinträchtigt. Da die Ribosomen unserer Mitochondrien denen der Bakterien ähneln, reagiert insbesondere die Mitochondrienfunktion empfindlich auf überhöhte Tetracyclinkonzentrationen. So kann z.B. die Migration und Phagocytoseaktivität der Granulocyten reduziert werden (kataboler, antiinflammatorischer Effekt der Tetracycline).

Wirkungsspektrum

Sie wirken bakteriostatisch auf zahlreiche grampositive, gramnegative und nach Gram nicht färbbare Bakterien. Gute Wirksamkeit besitzen die Tetracycline gegen die meisten Stämme der Propionibakterien *(P. acnes)*, Brucellen, Yersinien, Cholera-Vibrionen und gegen die zellwandlosen Mykoplasmen/Ureaplasmen, Chlamydien sowie Rickettsien. Selbst einige Protozoenarten werden inhibitorisch beeinflußt.

Innerhalb der Tetracyclin-Gruppe wurden pharmakokinetische und toxikologische Eigenschaften verbessert. Das Wirkspektrum der verschiedenen Derivate ist nahezu identisch, mit geringen Unterschieden in der Wirkungsintensität. Im allgemeinen kann eine Parallelresistenz angenommen werden.

Proteus-Species, *Providencia, Pseudomonas aeruginosa* und *Serratia marcescens* besitzen natürliche Resistenz (Unempfindlichkeit) gegen Tetracycline. Bei anderen Bakterienarten hat ein zum Teil hoher Prozentsatz der Stämme Tetracyclin-Resistenz erworben: Vor allem bei Staphylokokken, Enterokokken und – regional sehr variierend – bei Pneumokokken, Gonokokken sowie den Enterobacteriaceae, insbesondere Salmonellen und Shigellen. Abgesehen vom häufigen therapeutischen Einsatz kommen auch Tetracyclin-Beimengungen zum Tierfutter für Schlachttiere als Ursache der Resistenzentwicklung in Betracht.

Die erworbene Resistenz ist Plasmid-vermittelt. Die Resistenzplasmide codieren ein System, durch das bereits aufgenommene Tetracyclin-Moleküle aktiv und selektiv aus der Bakterienzelle wieder hinausgepumpt werden. Bei gramnegativen Bakterien wird zuerst durch Wegfall von Porinproteinen der äußeren Membran eine Halbierung der Penetrationsgeschwindigkeit durch die Zellwand erreicht. Auch die passive Diffusion durch die Cytoplasmamembran wird auf ⅓ bis ⅕ reduziert.

Die nun langsamer ins Bakterieninnere permeierenden Tetracyclin-Moleküle werden zusätzlich durch ein Plasmid-induziertes Transportsystem sofort wieder ausgeschieden. So wird die Akkumulation des Antibiotikums im Cytoplasma und seine Bindung an die Ribosomen verhindert.

Aufgrund der regional sehr unterschiedlichen Ausbreitung der Tetracyclinresistenz ist bei allgemeinen bakteriellen Erregern die Resistenzbestimmung stets indiziert.

Pharmakokinetik

Resorption und Verteilung

Nach oraler Gabe werden die älteren Tetracycline nur mäßig gut, die neueren Präparate Doxycyclin und Minocyclin aufgrund ihrer hohen Lipidlöslichkeit mit > 90 % sehr gut resorbiert (Tab. 32.15).

In Abhängigkeit vom Füllungszustand des Magens und von der Zusammensetzung der Speisen unterliegt

Tabelle 32.15: Pharmakokinetische Eigenschaften von Tetracyclinen					
Internat. Freiname	**Enterale Resorption (%)**	**Plasma-halbwertszeit (h)**	**Plasmaprotein-bindung (%)**	**Urinaus-scheidung (%)**	**Fäkale Ausscheidung (%)**
Oxytetracyclin	60	8–10	20–40	≈ 30	≈ 50
Tetracyclin	80	8–10	25–55	≈ 40	20–50
Doxycyclin	> 90	12–18	80–90	≈ 25	20–40
Minocyclin	> 90	12–18	70–80	10–15	30–40

die Resorptionsquote aller Derivate erheblichen individuellen Schwankungen.

Vor allem Milch und Milchprodukte, Antacida, calciumhaltige Vitamintabletten und Eisenpräparate reduzieren die Resorption durch **Bildung schwer löslicher Chelate** und vice versa. Die unter optimalen Bedingungen nach therapeutischer Applikation resultierenden Plasmakonzentrationen sind in Tab. 32.16 angegeben.

In Abhängigkeit von ihrer Lipophilie verteilen sich Tetracycline leicht im Körpergewebe. Sie erreichen **auch intrazellulär** parasitierende Erreger, z.B. Chlamydien oder Brucellen. In nekrotischen und ischämischen Arealen reichern sie sich an. Mit störendem Einfluß auf das Knochenwachstum und die Dentinbildung werden sie im Knochen und Zahnschmelz als schwer lösliche, antibakteriell inaktive Tetracyclin-Calcium-Orthophosphat-Chelate gebunden (s.u.).

Tetracycline **passieren leicht die Plazentarschranke** (Kontraindikation in der Schwangerschaft!) und gehen in die Muttermilch über. Ihre **Liquorgängigkeit ist dagegen unregelmäßig** und für die Behandlung bakterieller Meningitiden unzureichend.

Metabolisierung

Alle Tetracycline werden **in der Leber rasch an Glucuronsäure gekoppelt** und zum Teil mit der Galle ausgeschieden, vor allem aber **Doxycyclin** und **Minocyclin**. Sie unterliegen im Darmlumen partiell der Inaktivierung durch Chelatbildung, partiell der Degradation durch die Darmflora, in unterschiedlichem Ausmaß aber auch einem enterohepatischen Kreislauf.

Minocyclin wird in der Leber zu etwa 40 % und in etwa 6 Metaboliten abgebaut. Doxycyclin sowie Oxytetracyclin werden dagegen kaum metabolisiert.

Exkretion

Tetracyclin und Oxytetracyclin werden in aktiver Form vorwiegend **renal** (durch glomeruläre Filtration) **ausgeschieden.** Nierenfunktionseinschränkungen führen bei ihnen zu beachtenswerten Verlängerungen der Plasmahalbwertszeit. Bei einer Kumulation werden die unerwünschten katabolen Tetracyclin-Effekte als zusätzlicher Rest-N-Anstieg im Patientenplasma erkennbar. Nieren-

Tabelle 32.16: Vergleichsdaten für die Tetracyclin-Therapie								
Wirkstoff	**Handelsnamen**	**Resorption**	**Dosis (Erw.)**	**Serumkonzentrationen in mg/ml nach**				**Empfohlene Tagesdosis**
				1–2 h	**4 h**	**6 h**	**8–12 h**	
Tetracyclin-HCl	Achromycin® u.a.	80 %	500 mg oral	2,5–3,5	3,5	2,5–3,0	1,5	1–2 g/d oral
Oxytetracyclin	Oxytetracyclin Jenapharm® u.a.	60 %	500 mg oral	1,2–1,5	2,5	1,5–2,0	1,0–1,5	1–2 g/d oral
Doxycyclin	Vibramycin® u.a.	> 90 %	100 mg oral	1,5–2,0	1,5	1,0	0,5–1,0	0,1–0,2 g/d oral
Minocyclin	Klinomycin® u.a.	> 90 %	100 mg oral	0,5–1	1,5–2,0	1,5	0,5–1,0	0,1–0,2 g/d oral
Doxycyclin	Vibravenös®	–	100 mg i.v.	3,5	3	2,5	1,5	0,2 g/d i.v.

insuffizienz ist daher als relative Kontraindikation für Tetracycline zu werten. Doxycyclin erlaubt die Verordnung der Regeldosis ohne Berücksichtigung der Nierenfunktion.

Präparate, Indikationen und Dosierung

Hauptindikationen

1. **Atemwege:** akute Exazerbation einer chronischen Bronchitis durch sensible Stämme von *Haemophilus influenzae,* Pneumokokken u.a. Erregern (**cave:** zunehmende, regional unterschiedliche Resistenzhäufigkeit der relevanten Erreger); atypische Pneumonien durch *Mycoplasma pneumoniae, Chlamydia* Species oder *Coxiella burneti* (Q-Fieber).
2. **Harnwege:** nicht-gonorrhoische Urethritis durch *Chlamydia trachomatis,* Mykoplasmen/Ureaplasmen; Lymphogranuloma inguinale; Prostatitis.
3. **Haut:** Acne vulgaris; Lyme-Borreliose.
4. **Darm:** Cholera, Yersiniose.
5. **Mischinfektionen:** Chlamydien-bedingte Pelveoperitonitis und Salpingitis; Morbus Whipple; Aktinomykose (bei Penicillin-Allergie).
6. **Weitere Indikationen:** Brucellose, Leptospirose, Tularämie, Rickettsiosen, Melioidosis, Pest, Trachom, Malaria durch Chloroquin-resistente Plasmodien.

Doxycyclin[1]

Da **Doxycyclin** unter Berücksichtigung aller Eigenschaften (gute Resorption und Verträglichkeit, kaum Kumulation und Metabolisierung) als das günstigste Tetracyclinderivat anzusehen ist, wird es heute bevorzugt verordnet.

Dosierung: 0,1–0,2 g/d oral; 0,2 g/d i.v. (**cave:** bei Niereninsuffizienz Kumulation des Lösungsvermittlers PVP).

Minocyclin[2]

Minocyclin besitzt die höchste Lipophilie unter den Tetracyclinen; dadurch gegebenenfalls vorteilhaft bei Morbus Whipple (intestinale Lipodystrophie), individuellen Akne-Formen oder Nocardiose und Infektionen durch sensible atypische Mykobakterien.

Tetracyclin-HCl[3]

Tetracyclin-HCl wird parenteral wegen der höheren Dosierbarkeit zusammen mit Chinin-Infusionen gegen chloroquinresistente Malariaerreger eingesetzt.

Dosierung: 1–2 g/d oral; 1–1,5 g/d in Kurzinfusionen.

[1] Vibramycin ® oral, Vibravenös ® i.v.
[2] Klinomycin ®
[3] Achromycin®, Supramycin® pro Infusione

Oxytetracyclin[4]

Oxytetracyclin bietet gegenüber Doxycyclin keinen Vorteil und sollte nicht mehr verwendet werden.

Dosierung: 1–2 g/d oral.

Chlortetracyclin[5]

Chlortetracyclin wird wegen der schlechten Resorptionsquote und hohen Belastung der Darmflora (s. Tab. 32.15) nur noch zur topischen Anwendung angeboten.

Unerwünschte Wirkungen

1. **Knochen- und Zahnschäden** begründen die Kontraindikation der Tetracycline während der Schwangerschaft (Odontogenese in den letzten 4 Monaten) und bei Kindern unter 9 Jahren (bis nach der 2. Dentition). Ablagerungen von Tetracyclin-Calcium-Orthophosphat-Chelaten in Knochenwachstumszonen und im Zahnschmelz können das Wachstum beeinträchtigen und bandförmige Gelbverfärbungen in den Zähnen mit erhöhter Kariesanfälligkeit nach sich ziehen.
2. **Gastrointestinale Störungen** sind die häufigsten unerwünschten Wirkungen der Tetracycline. Durch Reizung der Darmwand und vor allem Störung der physiologischen Darmflora resultieren Übelkeit, Erbrechen, Durchfälle (selten pseudomembranöse Enterocolitis). Nach oraler Einnahme älterer Tetracycline wurden Staphylokokken-Enteritiden (oft mit Durchbruch in die Blutbahn), Staphylokokken-Endokarditis und Sproßpilzbefall des Magen-Darm-Traktes (Soor) beobachtet.
3. Bei der Behandlung akuter Brucellose, Leptospirose u.a. Spirochätosen muß mit **Jarisch-Herxheimer-Reaktionen** gerechnet werden.
4. **Phototoxizität.** An belichteter Haut können sich Photodermatosen mit Erythemen und urtikariellem Ödem, eventuell Restpigmentierung und Nagelablösung manifestieren. Die Ursache sind phototoxische (und selten photoallergische) Reaktionen nach Anreicherung der Tetracycline im Hautgewebe. Daher keine Sonnenbäder während einer Tetracyclintherapie!
5. **Leberschädigung:** Bei Überdosierung von Tetracyclinen, nierenbedingter Kumulation oder Kombinationsbehandlung mit anderen hepatotoxischen Substanzen kann eine fettige Degeneration in den Leberläppchen resultieren. Eine Pankreatitis und nephrotoxische Schäden können begleitend auftreten.
6. **ZNS-Reaktionen:** Kopfschmerz, Übelkeit, Photophobie, reversible Ataxie (besonders bei Frauen), selten intrakranialer Druckanstieg mit Papillenödem (besonders bei Minocyclin).
7. **Katabole Effekte:** Diverse Blutbildveränderungen, erhöhte Rest-N-Werte (Harnstoff), verstärkte Ascor-

[4] Terramycin® (nur zur topischen Therapie)
[5] Aureomycin®

binsäure-Ausscheidung, Creatininanstieg, Proteinurie u.a. reversible Stoffwechselstörungen können beobachtet werden.

8. **Allergien und lokale Reizerscheinungen:** Allergische Reaktionen bis hin zur Anaphylaxie sind sehr selten. Phlebitis und Kreislaufstörungen sind bei zu rascher i.v.-Injektion möglich. Kapseln und Tabletten sollten mit genügend Flüssigkeit eingenommen werden, um Ulcerationen der Oesophagusmukosa vorzubeugen. I.m.-Injektionen sind schmerzhaft und zu vermeiden!

Interaktionen

1. Ausfällungen von Tetracyclinen entstehen in Lösungen mit **Natriumbicarbonat, Ringer-Lactat**-Lösungen und solchen mit di- oder trivalenten **Metallionen.**
2. Die Resorption der Tetracycline aus dem Magen-Darm-Trakt wird insbesondere durch **Antacida, Laxantien** und **eisenhaltige** Präparate vermindert. Umgekehrt vermindern Tetracycline die Bioverfügbarkeit von Eisen. Deshalb soll jede Begleitmedikation bei der Therapie mit Tetracyclinen zeitlich deutlich (2–3 Stunden) abgesetzt erfolgen.
3. Interferenzen mit oral eingenommenen **Antikoagulantien** müssen durch Gerinnungskontrollen überwacht werden.
4. **Barbiturate, Carbamazepin und Phenytoin** können über Enzyminduktion den Abbau der Tetracycline beschleunigen.
5. Präoperative oder postoperative Tetracyclingabe an Patienten unter **Methoxyflurannarkose** wirkt stark nephrotoxisch!
6. Bei Tetracyclintherapie kann der Schutz vor einer Schwangerschaft durch **orale Kontrazeption** reduziert sein.

Kontraindikationen

1. Gravidität;
2. Kinder < 9 Jahre;
3. Myasthenia gravis (bei parenteralem Einsatz Mg^{2+}-haltiger Tetracycline: z.B. Vibravenös®);
4. Tetracyclin-Allergie.

32.7 Chinolone

Herkunft, physikochemische Eigenschaften, Struktur-Wirkungs-Beziehungen

Nalidixinsäure (1962) ist die Ausgangssubstanz dieser synthetisch hergestellten Wirkstoffklasse. Sie wird heute kaum noch angewandt, ebenso wie einige weitere Derivate (z.B. Pipemidsäure, Piromidsäure), die in den 60er und 70er Jahren entwickelt wurden.

Wegen ihres Hemmeffekts auf die bakterielle DNA-Gyrase wurden „Chinolone" früher auch **„Gyrasehemmer"** genannt, jedoch wirken insbesondere die neueren Derivate auch auf andere bakterielle Enzyme (s.u.), so daß diese Nomenklatur nicht empfehlenswert ist.

Die unter der Kurzbezeichnung „Chinolone" zusammengefaßten Substanzen besitzen nicht alle im strengen chemischen Sinne ein Chinolon-Grundgerüst. Unter der Berücksichtigung der Strukturen wäre es korrekter, von Chinoloncarbonsäuren und deren Aza-Analoga zu sprechen. Den Kern können die in Abb. 32.31 skizzierten vier Ringsysteme bilden. So sind z.B. Nalidixinsäure, Enoxacin und Trovafloxacin Naphthyridin-Carbonsäuren. Im medizinischen Sprachgebrauch hat sich jedoch die Bezeichnung dieser Arzneimittelgruppe als „Chinolone" bzw. „Fluorchinolone" durchgesetzt.

Norfloxacin (1982) war das erste in 6-Stellung fluorierte Derivat, das zur Behandlung bakterieller Infektionen angeboten wurde. Da durch die Fluorierung eine wesentliche Aktivitätssteigerung erreicht wird, ist es sinnvoll, die heute üblichen Substanzen dieser

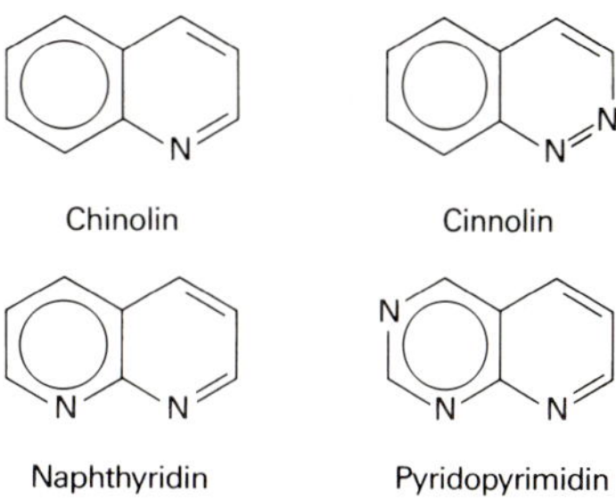

Abb. 32.31 Als Grundgerüst der „Chinolone" mögliche Ringsyteme.

Gruppe (Abb. 32.32) als **Fluorchinolone** zu bezeichnen. Nachdem in den achtziger Jahren diese Arzneimittelgruppe durch häufig gebrauchte Substanzen wie **Ciprofloxacin** und **Ofloxacin** erweitert wurde, kamen in den letzten Jahren weitere Fluorchinolone in den Handel (z.B. Levofloxacin und Moxifloxacin). Einige weitere Chinolone wurden aufgrund von Unverträglichkeitsreaktionen bzw. selten auftretenden toxischen Komplikationen wieder vom Markt genommen (z.B. Grepafloxacin und Trovafloxacin). Um die verfügbaren Fluorchinolone hinsichtlich ihrer Anwendung zu differenzieren, hat sich eine Einteilung in vier Gruppen bewährt (Tab. 32.17). In der Tabelle wird die Marktsituation in Deutschland wiedergegeben, weitere Fluor-

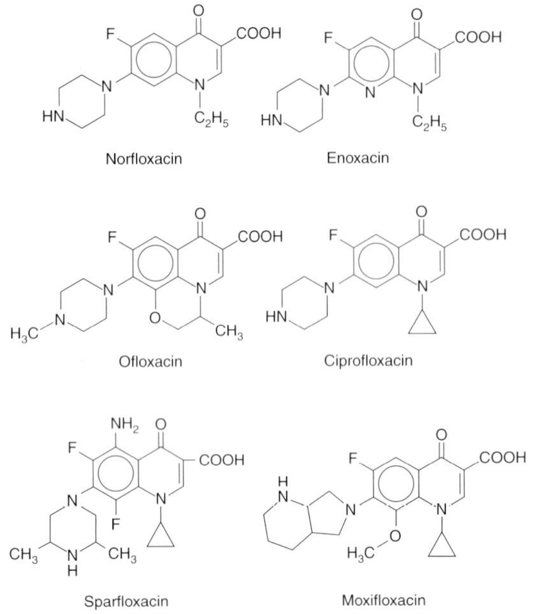

Norfloxacin Enoxacin Ofloxacin Ciprofloxacin Sparfloxacin Moxifloxacin

Abb. 32.32 Chemische Struktur einiger Fluorchinolone.

chinolone sind in anderen Ländern verfügbar (z.B. Lomefloxacin) oder stehen für ein breiteres Indikationsgebiet zur Verfügung (z.B. Sparfloxacin). Die Entwicklung ist noch nicht abgeschlossen, mit weiteren Fluorchinolonen (z.B. Gatifloxacin, Gemifloxacin etc.) wird in den nächsten Jahren zu rechnen sein.

Aufgrund der Erfahrungen, die mit mehreren tausend verschiedenen Derivaten des Grundgerüstes gemacht worden sind, lassen sich einige Struktur-Wirkungs-Beziehungen hinsichtlich der erwünschten (antibakteriellen), aber auch hinsichtlich der unerwünschten Wirkungen erkennen. Dabei handelt es sich nicht um strenge Gesetzmäßigkeiten, sondern vielmehr um Assoziationen, die auch unter einer gegenseitigen Beeinflussung stehen. Die wichtigsten, weitgehend gesicherten Beziehungen zwischen Struktur und Wirkung sind in der Abb. 32.33 zusammengefaßt.

Beispiele für einige Struktur-Wirkungs-Beziehungen

Die Substituenten in **Position 3 und 4** können nicht ohne Wirkungsverlust verändert werden. An dieser Stelle erfolgt eine Chelatbildung mit mehrwertigen Kationen. (Wahrscheinlich binden Chinolone über ein Magnesiumion an den DNA-Topoisomerase-Komplex, s.u.) Wegen der Affinität der Chinolone zu Kationen (Chelatbildung!) kommt es zu einer deutlichen Resorptionsverminderung bei gleichzeitiger Einnahme mit Magnesium- und/oder Aluminium-haltigen Antazida, sowie anderen Medikamenten, die Metallionen (z.B. Fe^{2+}, Zn^{2+}) enthalten.

Tabelle 32.17 Einteilung der Fluorchinolone (nach PEG, 1998).
Alle Fluorchinolone stehen zur oralen Therapie zur Verfügung; der Zusatz „i.v." bedeutet, daß das betreffende Fluorchinolon zusätzlich auch zur intravenösen Gabe angeboten wird.

	Eigenschaften	Beispiele
Gruppe I	Fluorchinolone, die fast nur bei Harnwegsinfektionen angewandt werden	**Norfloxacin, Pefloxacin** (Pefloxacin ist in Deutschland nur zur Einmaltherapie von Harnwegsinfektionen zugelassen.)
Gruppe II	Fluorchinolone zur Anwendung bei zahlreichen Indikationen	**Ciprofloxacin (i.v.), Ofloxacin (i.v.), Fleroxacin (i.v.), Enoxacin** (Die antibakterielle Aktivität nimmt in der genannten Reihenfolge ab, die beiden zuletzt genannten Derivate werden wegen einer ungünstigeren Nutzen-Risiko-Relation nur relativ selten angewandt.)
Gruppe III	Fluorchinolone mit verbesserter Aktivität gegen grampositive und „atypische" Erreger	**Levofloxacin (i.v.)*, Sparfloxacin** (Sparfloxacin ist nur für die Behandlung von Infektionen durch Penicillin-resistente Pneumokokken zugelassen.)
Gruppe IV	wie Gruppe III, jedoch mit besserer Aktivität gegenüber anaeroben Bakterien	**Gatifloxacin (i.v.), Moxifloxacin (i.v.)**

* Levofloxacin, das als linksdrehendes Enantiomer des Racemats Ofloxacin die antibakteriell wirksame Hälfte von Ofloxacin ausmacht, verfügt über das gleiche antibakterielle Spektrum und auch die gleichen pharmakokinetischen Eigenschaften wie Ofloxacin. Levofloxacin könnte aus systematischen Gründen auch der Gruppe II zugerechnet werden. Da Levofloxacin gegenüber Ofloxacin aber über eine doppelt so hohe antibakterielle Aktivität in vitro verfügt und auch in höherer Dosierung zum klinischen Einsatz kommen kann, hat Levofloxacin neben den Indikationen des Ofloxacins auch die Pneumokokken-Pneumonie als Indikation. Aus diesem Grund wurde Levofloxacin der Gruppe III zugeordnet.

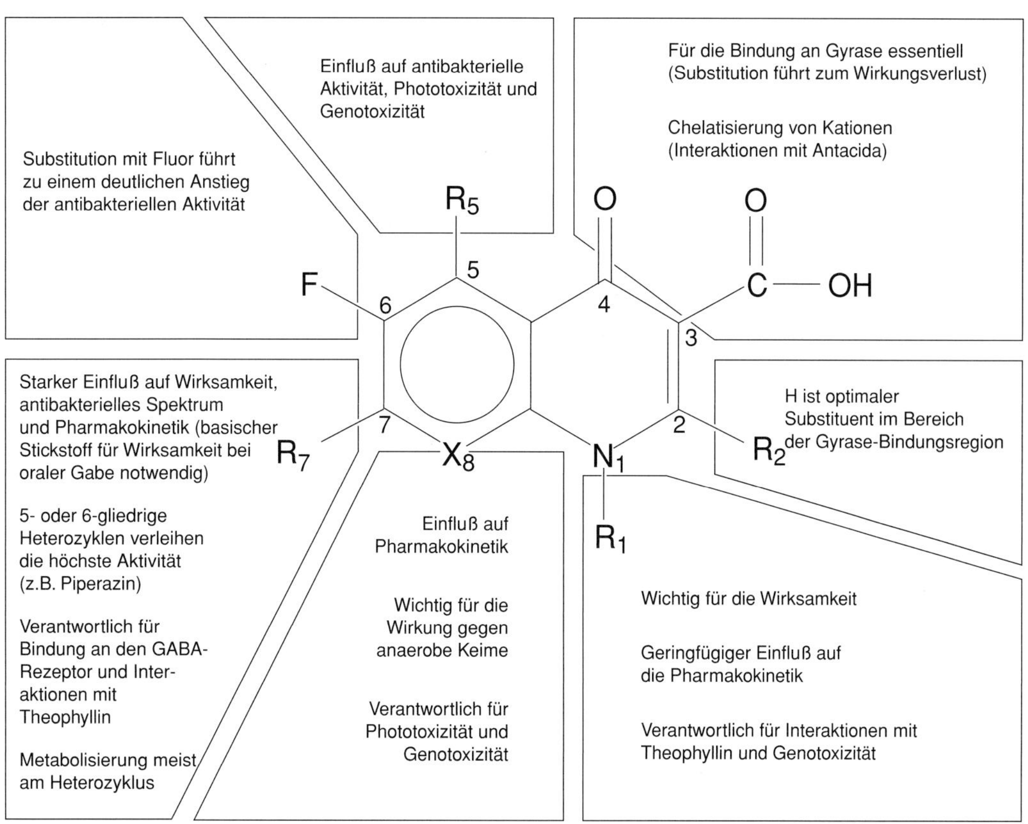

Abb. 32.33 Grundgerüst der Fluorchinolone und einige Struktur-Wirkungs-Beziehungen.

Die Substitution mit **Fluor in Position 6** verbessert die antibakterielle Aktivität erheblich (etwa 10- bis 100fach).

Die Substitution mit einem Halogenatom (Fluor oder Chlor) in **Position 8** erhöht die Aktivität gegenüber Anaerobiern und verbessert die Bioverfügbarkeit, erhöht aber auch das phototoxische Potential.

Ein Cyclopropylrest in **Position 1** erhöht die antibakterielle Aktivität (ist in zahlreichen Fluorchinolonen enthalten, z.B. Ciprofloxacin, Sparfloxacin, Gatifloxacin, Moxifloxacin).

Alle Chinolone stehen zur oralen Therapie zur Verfügung. Sie sind in kristalliner Form sehr stabil und in Tabletten bzw. Kapseln lange haltbar. Die Löslichkeit in Wasser, Salzlösungen oder organischen Lösungsmitteln ist von Substanz zu Substanz sehr unterschiedlich. Einige Fluorchinolone stehen auch zur intravenösen Anwendung zur Verfügung (z.B. Ciprofloxacin und Levofloxacin).

Pharmakodynamik

Wirkungsmechanismen, Wirkungsspektrum

Der Hauptangriffspunkt der Chinolone sind die **bakteriellen Topoisomerasen.** Je nach Substanz wird primär die Topoisomerase II (DNA-Gyrase) oder die Topoisomerase IV beeinflußt. Die Aktivität beider Enzyme ist für die regelrechte Struktur und Funktion der bakteriellen DNA essentiell.

Das bakterielle Chromosom besteht aus einer zirkulären, etwa 1300 µm langen doppelsträngigen DNA-Helix (Abb. 32.34a). Damit dieses lange DNA-Molekül in den tausendfach kleineren Umfang eines Bakteriums (ca. 2 × 1 µm) paßt, muß sie sehr eng und dennoch funktionell günstig gefaltet werden. Dies erfolgt, indem die DNA-Helix an der Oberfläche eines RNA-Kerns durch das Enzym Topoisomerase II (Gyrase) zu Schleifen („Schleifen-Domänen", Abb. 32.34b) gefaltet wird und die Schleifen gleichzeitig noch spiralig verdrillt werden („Überhelices", „supercoils", Abb. 32.34c). Die Topoisomerase II besteht aus jeweils zwei A- und B-Untereinheiten („Tetramer"). Die ATP-unabhängigen A-Untereinheiten schneiden die doppelsträngige DNA-Helix und verknüpfen die Enden sofort wieder, nachdem die ATP-verbrauchenden B-Untereinheiten sie so „eingefädelt" haben, daß nun spannungsfreie **negative** (der sonstigen helikalen Drehung entgegengesetzte) Windungen (Gyri) resultieren („negatives Supercoiling"). Die Verdrillung in „negativen Überhelices" löst das Platzproblem und begünstigt energetisch eine

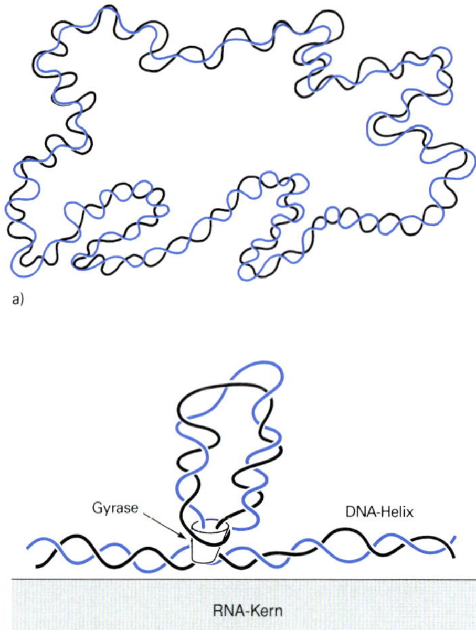

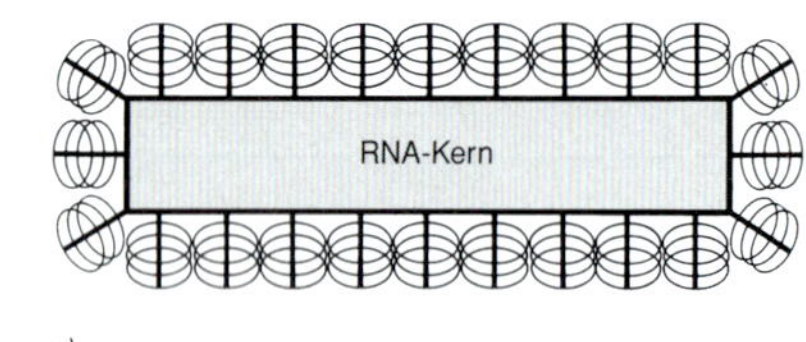

Abb. 32.34 a) Entfaltetes bakterielles Chromosom ohne „Überhelices"; b) Gyrase bildet „Überhelix"; c) durch „Überhelices" verdichtetes bakterielles Chromosom.

schnelle DNA-Synthese, schnelle Replikation, Transkription und Rekombination der DNA.

Die Topoisomerase IV ist ein ähnlich aufgebautes bakterielles Enzym (ebenfalls ein „Tetramer"), das zusammen mit anderen Topoisomerasen in der Bakterienzelle für die DNA-Synthese notwendig ist und durch Fluorchinolone gehemmt werden kann. Dieses Enzym bewirkt die Trennung von zwei verbundenen DNA-Molekülen nach der Replikation („Decatenierung"). Der Angriff an der Topoisomerase IV steht vor allem mit der Aktivität einiger Fluorchinolone gegen grampositive Bakterien in Beziehung, doch scheinen hinsichtlich des primären Angriffspunktes bei den einzelnen Chinolonen Unterschiede zu bestehen.

Mutationen in den Genen *gyrA* und *gyrB*, die zu geringfügigen Veränderungen in der Aminosäuresequenz der Topoisomerase II führen können, sind mit einer deutlichen Reduktion der Empfindlichkeit der Erreger – also einer Resistenzentwicklung – verbunden. So führt z.B. bei *E. coli* der Ersatz der Aminosäure Serin in Position 83 des Proteins der A-Untereinheit durch Leucin oder Tryptophan zu deutlich höheren minimalen Hemmkonzentrationen. Neben diesen Veränderungen an den Zielproteinen der Chinolonwirkung sind andere Resistenzmechanismen bekannt. Bakterien können auch durch Veränderungen der bakteriellen Zellmembran, die zu geringeren Konzentrationen der Chinolone in der Bakterienzelle führen, Resistenz erwerben.

Fluorchinolone wirken darüber hinaus noch über weitere, bisher nicht im einzelnen geklärte Mechanismen.

In der Regel verfügen die Fluorchinolone über eine rasch einsetzende, konzentrationsabhängige **bakterizide Wirkung** (s. S. 847). Hemmung der Proteinsynthese (Chloramphenicol) oder RNA-Synthese (Rifampicin) unterbindet die Bakterizidie.

In der Tab. 32.18 wird die antibakterielle Aktivität der Chinolone wiedergegeben. Die Angaben basieren auf minimalen Hemmkonzentrationen und repräsentieren damit die Ergebnisse von In-vitro-Untersuchungen. Diese Werte können regional unterschiedlich sein, entsprechend der lokalen Resistenzsituation. Es wird jedoch deutlich, daß z.B. Ciprofloxacin das aktivste Derivat gegen *Pseudomonas* ist und daß erhebliche Unterschiede hinsichtlich der Aktivität gegen Pneumokokken zwischen den Fluorchinolonen der Gruppen I und II einerseits sowie denen der Gruppen III und IV andererseits bestehen. Erreger sind im allgemeinen als sensibel anzusehen, wenn der MHK-Wert unter 1 mg/l liegt, sie sind mäßig sensibel bzw. resistent, wenn der MHK-Wert über 2–4 mg/l liegt, denn diese Konzentrationen sind bei einer Therapie mit Fluorchinolonen in üblicher Dosierung nicht über einen ausreichend langen Zeitraum im menschlichen Körper erreichbar.

Eine einfache Gegenüberstellung der minimalen Hemmkonzentationen zu den Konzentrationen, die während einer Therapie gemessen werden, ist nicht ausreichend, um die komplexen Verhältnisse der Wirkung eines antibiotisch wirksamen Arzneimittels zu erklären. Solch ein Vergleich kann nur eine grobe Abschätzung einer möglichen therapeutischen Wirksamkeit erlauben.

Die Wirkung der Fluorchinolone kann beeinträchtigt werden durch:

1. ein anaerobes Milieu;
2. verlangsamtes Bakterienwachstum, längere Generationszeiten;
3. Antagonismus durch bakteriostatische Protein- und RNA-Synthese-Inhibitoren;
5. di- und trivalente Metallionen (Bildung von Chelatkomplexen mit Mg^{2+}, Al^{3+} u.a.);
6. saures Milieu (pH < 6,0).

Pharmakokinetik

Die Chinolone werden nach **oraler Gabe** gut resorbiert (Ausnahme: Norfloxacin). Einige Chinolone, wie z.B. Ciprofloxacin und Levofloxacin, werden auch zur Infusionstherapie angeboten.

Tabelle 32.18: Antibakterielle Aktivität der Fluorchinolone*

Erreger	Norfloxacin (Gr. I)	Ciprofloxacin (Gr. II)	Levofloxacin (Gr. III)	Moxifloxacin (Gr. IV)
1. Grampositive Kokken				
Staphylococcus aureus (Meth-sens)	+	++	++	+++
Staphylococcus epidermidis	+	++	+	++
Streptococcus pyogenes (Gruppe A)	+	+	+	++
Streptococcus pneumoniae	0	+	+	+++
Enterococcus faecalis	0	+	+	++
2. Enterobakterien				
Escherichia coli	++	+++	+++	+++
Klebsiella pneumoniae	++	+++	+++	+++
Enterobacter spp.	+	+++	+++	+++
Serratia marcescens	+	+++	++	++
Proteus mirabilis	++	+++	+++	+++
Shigella spp.	++	+++	+++	+++
3. Andere gramnegative Bakterien				
Pseudomonas aeruginosa	0	++	+	+
Neisseria meningitidis	+++	+++	+++	+++
Neisseria gonorrhoeae	+++	+++	+++	+++
Haemophilus influenzae	+++	+++	+++	+++
Legionella spp.	+	+++	+++	+++
4. Anaerobier				
Peptostreptococcus	0	0	+	++
Bacteroides fragilis	0	0	+	++
5. Andere Erreger				
Mycobacterium tuberculosis	0	+	++	++
Mycoplasma pneumoniae	0	+	++	++
Chlamydia trachomatis	0	+	+	+++
Ureaplasma	0	0	+	++

***Aktivität:** sehr gut +++ ; gut ++ ; mittel + ; keine 0.

Charakteristisch für die gesamte Arzneimittelgruppe ist das **hohe Verteilungsvolumen.** Die errechneten Verteilungsvolumina liegen für alle Fluorchinolone bei etwa 2 l/kg Körpergewicht. Damit unterscheiden sie sich deutlich z.B. von den β-Laktam-Antibiotika und den Aminoglykosiden (Verteilungsvolumina meist im Bereich von etwa 0,2 l/kg). Das hohe Verteilungsvolumen der Fluorchinolone deutet auf die gute Gewebegängigkeit und die intrazelluläre Anreicherung dieser Wirkstoffe hin. Dies hat vor allem Bedeutung bei der Behandlung von Infektionen in „schwer erreichbaren Kompartimenten", wie z.B. Knochen oder Prostata. Auch intrazellulär gelagerte Erreger (Legionellen, Chlamydien, Mykoplasmen) lassen sich nur mit Substanzen behandeln, die auch in den Zellen des menschlichen Körpers antibakteriell wirksame Konzentrationen erreichen. Die pharmakokinetischen Daten der Fluorchinolone sind in Tab. 32.19 dargestellt.

Tabelle 32.19: Pharmakokinetische Daten der Fluorchinolone

Fluorchinolon	Dosis (mg)	C_{max}*	$t_{1/2}$**	Bioverfügbarkeit (%)	AUC***	Renale Ausscheidung (%)[a]
Pefloxacin	400	3,2	10,5	> 95	55,0	11[b]
Norfloxacin	400	1,5	3,3	(50)	5,4	27
Ciprofloxacin	500	2,5	3,2	70	9,9	29
Ofloxacin	400	4,0	5,0	> 95	29,0	73
Enoxacin	400	2,3	4,9	88	16,0	44
Fleroxacin	400	4,3	11,2	92	66,0	50[c]
Sparfloxacin	400	1,6	17,6	> 60	32,0	35[d]
Levofloxacin	500	5,2	6,5	> 95	47,7	80
Gatifloxacin	400	4,2	7,5	> 95	34,4	> 70
Moxifloxacin	400	4,5	13	90	26,9	20

a = kumulativer prozentualer Anteil der Dosis im Urin nach 24 Stunden; b = nach 48 Stunden; c = nach 72 Stunden; d = nach 52 Stunden
* C_{max} = Spitzenkonzentration (mg/l);
** $t_{1/2}$ = Eliminationshalbwertszeit (h);
*** AUC = Fläche unter der Kurve (mg × h/l)

Pharmakokinetische Unterschiede der einzelnen Fluorchinolone

Pefloxacin

Pefloxacin wird rasch und **nahezu vollständig resorbiert**. Nach einer Dosis von 400 mg resultieren maximale Plasmakonzentrationen von 3–5 mg/l. Die Plasmahalbwertszeit ist mit 10–11 Stunden relativ lang. Pefloxacin wird in hohem Maße **in der Leber verstoffwechselt** (unter anderem zu Norfloxacin, darüber hinaus sind andere Metaboliten bekannt). Nur 10–20 % werden renal eliminiert, der größte Teil wird mit oder ohne hepatische Biotransformation **über die Galle ausgeschieden**. Leberfunktionsstörungen können die Elimination von Pefloxacin verlängern!

Norfloxacin

Norfloxacin wird **nur zu 30–40 % aus dem Darm resorbiert**. Nach einer 400-mg-Dosis erreichen die maximalen Plasmakonzentrationen Werte um 1,0 mg/l. Die Eliminationhalbwertszeit beträgt 3–4 Stunden. Etwa 30 % der verabreichten Dosis gelangen unverändert in den Urin. Bei Nierenfunktionseinschränkung mit einer Creatinin-Clearance < 30 ml/min ist eine Halbierung der Tagesdosis angezeigt.

Ciprofloxacin

Ciprofloxacin wird **rasch resorbiert**; die Bioverfügbarkeit liegt bei 70 %. Die Fertigarzneimittel sind mengenmäßig so abgestimmt, daß die orale Normdosis (250 mg/Tabl.) und die intravenöse (200 mg/Infusionsflasche) zu gleichen Konzentrationsverläufen im Plasma führen. Ciprofloxacin wird **zu etwa 15–20 % metabolisiert**. Der Anteil gefundener Metaboliten ist nach oraler Gabe höher als nach intravenöser! Ein Teil der verschiedenen biliär und renal ausgeschiedenen Metaboliten ist antibakteriell aktiv. Die **Ausscheidung** von Ciprofloxacin in unveränderter Form erfolgt **renal** (ca. 40 % nach oraler, ca. 60 % nach intravenöser Gabe), **biliär** (ca. 1–5 %) und zu etwa 15 % auch **transintestinal** (durch direkte Sekretion in den Darm). Wegen der extrarenalen Ausscheidungswege ist bei Nierenfunktionseinschränkung keine Dosisreduktion erforderlich.

Ofloxacin

Ofloxacin stellt ein Racemat aus gleichen Anteilen der antibakteriell aktiven L- und der inaktiven R-Form dar (L-Form = Levofloxacin). Es wird rasch und **nahezu vollständig resorbiert. Die Plasmaeiweißbindung liegt < 10 %.** Nach Einnahme von 200 mg steigt die Plasmakonzentration bei Erwachsenen in 1,2 Stunden auf 2–3 mg/l, nach 400 mg auf etwa 4–5 mg/l. Es wird **kaum metabolisiert**, zu etwa 3 % extrarenal und zu **> 90 % unverändert renal eliminiert.**

Bei Nierenfunktionseinschränkung ist eine sorgfältige Dosisanpassung von Ofloxacin geboten, da die Eliminationshalbwertszeit sich von etwa 4 Stunden bei normaler Nierenfunktion auf ca. 40 Stunden verlängern kann. Hämodialyse (11 %) und Peritonealdialyse (ca. 2 %) sind praktisch nicht eliminierend wirksam.

Enoxacin

Enoxacin wird **zu etwa 80 %** (individuell sehr unterschiedlich) **resorbiert** und erreicht bei Gabe von 400 mg nach 1,5–2 Stunden maximale Plasmakonzentrationen von 2–2,5 mg/l. Die Plasmahalbwertszeit liegt bei etwa 4 Stunden. 50–60 % der verabreichten Dosis werden **unverändert renal ausgeschieden.** Bei einer Creatinin-Clearance < 30 ml/min soll die Tagesdosis halbiert werden. Dialysierbarkeit ist praktisch nicht gegeben.

Fleroxacin

Fleroxacin wird fast **vollständig resorbiert**; nach Gabe von 400 mg werden Spitzenkonzentrationen von 4 bis 5 mg/l im Plasma erreicht. Unter den Fluorchinolonen der Gruppe II weist es die längste Eliminationshalbwertszeit auf. Fleroxacin wird überwiegend **unverändert renal eliminiert**; bei einer Creatinin-Clearance < 30 ml/min soll die Tagesdosis halbiert werden.

Levofloxacin

Levofloxacin besitzt die gleichen pharmakokinetischen Eigenschaften wie Ofloxacin.

Sparfloxacin

Sparfloxacin wird **zu mehr als 60 % resorbiert**; nach Gabe von 400 mg werden Spitzenkonzentrationen von etwa 1,5 mg/l im Plasma erreicht. Es wird mit einer terminalen Halbwertszeit von etwa 18 Stunden eliminiert; es wird nicht durch Cytochrom-P450-abhängige Monooxygenasen metabolisert, sondern **nach Glucuronidierung renal eliminiert**. Bei Niereninsuffizienz kann das Glucuronid kumulieren. Der überwiegende Teil einer Dosis **wird unverändert mit den Faeces eliminiert**.

Moxifloxacin

Moxifloxacin wird nach oraler Gabe **zu etwa 90 % resorbiert**. Nach Gabe einer Dosis von 400 mg werden Spitzenkonzentrationen im Plasma von etwa 2–3 mg/l gemessen. Es wird mit einer Halbwertszeit von etwa 13 Stunden **überwiegend hepatisch eliminiert**.

Gatifloxacin

Gatifloxacin wird ebenfalls zu > 90 % resorbiert, die Spitzenkonzentrationen liegen bei über 4 mg/l. Es wird überwiegend renal mit einer Halbwertszeit von ca. 7 Stunden ausgeschieden. Bei Patienten mit Niereninsuffizienz muß die Dosierung reduziert werden.

Indikationen

Substanzen der Gruppe I

Wichtigste Indikationen sind Harnwegsinfektionen. **Pefloxacin** ist in Deutschland nur zur Einmaltherapie der unkomplizierten Cystitis zugelassen, da die längerfristige Behandlung mit diesem Chinolon mit relativ hohen Raten an unerwünschten Wirkungen verbunden ist (s.u.). Auch **Norfloxacin** ist zur Therapie von Harnwegsinfektionen zugelassen; darüber hinaus ist Norfloxacin auch bei bakterieller Enteritis, Gonorrhoe und Prostatitis indiziert.

Substanzen der Gruppe II

Die Vertreter dieser Gruppe haben im wesentlichen eine hohe bzw. sehr hohe In-vitro-Aktivität gegen Enterobakterien und *Haemophilus influenzae.* Sie besitzen jedoch nur mittlere bzw. schwächere antibakterielle Aktivität gegen Staphylokokken, Pneumokokken, Enterokokken und „atypische" Erreger (z.B. Chlamydien, Mykoplasmen). Die In-vitro-Aktivität gegenüber *Pseudomonas aeruginosa* ist unterschiedlich; **Ciprofloxacin** ist derzeit das aktivste Fluorchinolon gegen diesen Erreger. Die Vertreter dieser Gruppe sind, abgesehen von **Enoxacin,** das im wesentlichen bei Harnwegsinfektionen eingesetzt wird, sowohl oral als auch parenteral anwendbar. Dazu kommt im Gegensatz zur Gruppe I ein wesentlich breiteres Indikationsspektrum. Dies umfaßt als Hauptindikationen neben Harnwegsinfektionen auch Infektionen der Atemwege, insbesondere verursacht durch gramnegative Erreger, Haut-, Weichteil- sowie Knocheninfektionen und systemische Infektionen bis hin zur Sepsis. Fleroxacin wird aufgrund einer relativ ungünstigen Nutzen-Risiko-Relation nur selten angewandt.

Substanzen der Gruppen III und IV

Die Fluorchinolone dieser Gruppen weisen im Gegensatz zu denen der Gruppe II eine bessere Aktivität gegen grampositive Erreger wie Staphylokokken, Streptokokken, Pneumokokken und Enterokokken auf – bei vergleichbarer Aktivität gegen gramnegative Erreger. Dazu kommt die verbesserte Aktivität gegen sog. atypische Erreger, z.B. Chlamydien, Mykoplasmen, und auch eine verbesserte Aktivität gegen Anaerobier (Gruppe IV). Diese Substanzen haben im allgemeinen eine hohe Bioverfügbarkeit und längere Halbwertszeiten als die meisten Substanzen der Gruppen I und II. Sie unterscheiden sich durch ihr renales Ausscheidungsverhalten. Eine relativ geringe Ausscheidung über die Nieren liegt bei Moxifloxacin und Sparfloxacin vor. Daraus ergeben sich für die Substanzen der Gruppen III und IV als Hauptindikation alle Formen von Atemwegsinfektionen und – je nach renalem Ausscheidungsverhalten – auch Harnwegsinfektionen.

Die Indikationen von **Levofloxacin** entsprechen denen von Ofloxacin, darüber hinaus kann es auch bei Pneumokokken-Infektionen (Pneumonie, akute Exazerbation der chronischen Bronchitis) angewandt werden. **Sparfloxacin** ist nur für die ambulant erworbene Pneumonie, die auf eine konventionelle Therapie nicht angesprochen hat, zugelassen (Indikationseinschränkung aufgrund des photo- und cardiotoxischen Potentials).

Indikationen für Ciprofloxacin und Ofloxacin (bzw. Levofloxacin)

1. **Typhus abdominalis**: Anstelle von Chloramphenicol sind heute die Fluorchinolone die Mittel der Wahl.
2. **Chronische Infektionen durch Haemophilus-Species:** Die extrem hohe Empfindlichkeit von *Haemophilus influenzae* ist bei der Behandlung chronisch rezidivierender Bronchitiden durch diesen Erreger von Vorteil. Aber auch gegen *Haemophilus ducreyi*, den oft multiresistenten Erreger des Ulcus molle, sind Fluorchinolone die Mittel der Wahl.
3. Die gute Aktivität von Ciprofloxacin gegen sonst **hochresistente Stämme von *Pseudomonas aeruginosa, Serratia marcescens* und andere Erregerarten nosocomialer Infektionen** ist therapeutisch so wertvoll, daß es ärztlich unbedingt geboten ist, zugunsten dieser Situationen jeden ungezielten, nicht zwingend nötigen Einsatz der Fluorchinolone zu unterlassen. Der therapeutische Stellenwert von Ciprofloxacin und anderen potenten Chinolonen ist ähnlich hoch einzuschätzen wie der von Imipenem oder der Aminoglykoside.

Dosierung

Norfloxacin: 2 × 400 mg/d oral;
Pefloxacin: 1 × 800 mg/d oral (nur zur Einmaltherapie);
Ciprofloxacin: 2–3 × 200 mg/d in Infusionen, 2 × 250 bis 750 mg/d oral;
Ofloxacin: 2 × 200 bis 2 × 400 mg/d oral/i.v.;
Enoxacin: 2 × 200 bis 2 × 400 mg/d oral;
Fleroxacin: 1 × 400 mg/d oral /i.v.;
Levofloxacin: 1–2 × 250–500 mg/d oral /i.v.;
Sparfloxacin: 1 × 200 mg/d oral (am ersten Behandlungstag: 400 mg);
Gatifloxacin: 1 × 400 mg/d oral;
Moxifloxacin: 1 × 400 mg/d oral /i.v.

Unerwünschte Wirkungen

Bei etwa 5–20 % der Patienten ist mit unerwünschten Wirkungen zu rechnen.

1. **gastrointestinale Störungen** (bis zu 15 %): Nausea, Appetitlosigkeit, Leibschmerzen, Erbrechen, Diarrhöen. Insbesondere die Symptome Übelkeit und Erbrechen treten dosisabhängig auf; Diarrhöen sind im Vergleich zu anderen antibakteriell wirksamen Arzneimitteln relativ selten.
2. **Störungen des Nervensystems:** Erhöhte Erregbarkeit, Unruhe, Schlafstörungen, Benommenheit, Schwindel.
   Schwere neurotoxische Symptome, wie Verwirrtheit bis zu Halluzinationen und Krämpfen, psychische Alterationen bis zu psychotischen Zuständen, sind insgesamt selten. Es ist dringend angezeigt, den Patienten vorsorglich auf mögliche Beeinträchtigungen seiner Reaktionsfähigkeit hinzuweisen! Die ursächlichen Mechanismen sind unklar (Rezeptor-Interaktionen, z.B. an den GABA oder NMDA-Rezeptoren im ZNS).
3. **allergische Reaktionen:** vaskulitisch-allergische Erscheinungen, Ödembildung (relativ selten).
4. **Phototoxizität:** Fluorchinolone sind im UV-Licht in unterschiedlichem Ausmaß labil. Die Degradationsprodukte (Radikale!) führen dosisabhängig zu phototoxischen Reaktionen (vor allem bei Fleroxacin und Sparfloxacin; s. „Struktur-Wirkungs-Beziehungen"). Bei Behandlung mit Fluorchinolonen sollte direkte Exposition mit UV-Licht auf jeden Fall vermieden werden (Höhensonne, Solarium).
5. **Störungen der Hämatopoese** (< 1 %): selten Eosinophilie, Thrombocytopenie (petechiale Blutungen) Anämie, Leukopenie bis Agranulocytose.
6. **Kardiotoxizität:** Tierexperimentell wurde ein kardiotoxisches Potential der Chinolone erkannt. Bei üblichen Dosierungen lassen sich relevante Veränderungen im EKG (QT-Zeit-Verlängerung) vor allem mit Sparfloxacin nachweisen. Bei gleichzeitiger Gabe anderer Substanzen mit ähnlicher Wirkung kann ein Risiko für Arrhythmien bestehen (Torsades de pointes).
7. **Muskel- und Gelenkbeschwerden, Tendopathien:** Alle Chinolone besitzen ein chondrotoxisches Potential. Die chondrotoxischen Dosierungen unterscheiden sich je nach Chinolon und in Abhängigkeit von der untersuchten Spezies.
   Tierexperimentelle Befunde: Schädigung des Gelenkknorpels bei juvenilen Tieren in bestimmten Wachstumsphasen (Arthropathie). Bei sehr jungen Tieren wurden auch Veränderungen der Wachstumsfuge, verbunden mit einer irreversiblen Hemmung des Knochenwachstums beobachtet. Pathogenetisch scheint diese toxische Wirkung mit den chelatbildenden Eigenschaften zusammenzuhängen. Da die Effekte schon bei Expositionen auftreten können, die nahe am therapeutischen Bereich liegen, sind diese Medikamente bei Kindern und Jugendlichen bis zum Abschluß der Wachstumsphase sowie bei Schwangeren und Stillenden kontraindiziert.
   Erfahrungen beim Menschen: Die meisten Berichte über Fluorchinolon-induzierte Gelenkbeschwerden stehen mit der Gabe von Pefloxacin in Zusammenhang. Umfangreiche Erfahrungen mit Ciprofloxacin haben dagegen bei jugendlichen Mukoviszidose-Patienten gezeigt, daß offenbar bei Behandlung mit diesem Chinolon kein ausgeprägtes Risiko für Knorpelschäden besteht.

Im Zusammenhang mit der Behandlung mit einem Fluorchinolon sind **Tendopathien** (Tendinitis, Ruptur der Achillessehne) beobachtet worden, die zum Teil erst einige Wochen nach Absetzen der Präparate auftraten. Sie wurden überwiegend bei Patienten mit einem Lebensalter von > 65 Jahren beschrieben; die gleichzeitige Therapie mit Glucocorticoiden erhöht das Risiko. Die meisten Fälle wurden im Zusammenhang mit der Gabe von Pefloxacin beobachtet. Als Kontraindikationen für Pefloxacin werden daher „Alter > 65 Jahre", bekannte Sehnenerkrankungen" angeführt, doch können derartige Beschwerden auch mit anderen Chinolonen auftreten.

Interaktionen

1. **Mineralische Antacida** ($Ca^{2+}/Mg^{2+}/Al^{3+}$-haltig) und andere Arzneimittel, die **zwei- oder dreiwertige Metallionen** enthalten (z.B. Fe^{2+}, Zn^{2+}) reduzieren die Bioverfügbarkeit von Chinolonen teilweise um bis zu 90 % (Bildung von Chelatkomplexen).
2. Die **Elimination** anderer **oxidativ in der Leber metabolisierter Pharmaka** wird **verzögert**, z.B. Theophyllin oder Coffein: vor allem durch Enoxacin, in geringem Maße von Ciprofloxacin und Pefloxacin, vernachlässigbar wenig durch Norfloxacin und Ofloxacin oder die anderen Fluorchinolone (Ursache: Hemmung von CYP1A2).
3. In **Kombination mit steroidalen und nicht-steroidalen Antiphlogistika** (z.B. Fenbufen) werden verstärkt Übererregbarkeitsreaktionen bis zu Krämpfen beobachtet (z.B. nach Enoxacin).
4. Bei gleichzeitiger Gabe von **Digoxin** und Gatifloxacin oder Moxifloxacin wurden im Plasma von einigen Patienten erhöhte Digoxinspiegel gemessen.

Kontraindikationen

1. Schwangerschaft und Stillzeit;
2. Kindheit und Jugend bis zum Ende der Wachstumsphase (ca. 16. Lebensjahr);
3. Erkrankungen des ZNS, z.B. Epilepsie, oder Störungen der Blut-Liquor-Schranke;
4. Allergie gegen Chinolone;
5. Pefloxacin: Alter > 65 Jahre, vorbestehende Sehnenerkrankungen;
6. Sparfloxacin: angeborene oder erworbene QT-Intervall Verlängerung (Risiko für Arrhythmien, vor allem bei gleichzeitiger Einnahme von anderen Arzneistoffen, die das QT-Intervall verlängern, z.B. Antiarrhythmika).

32.8 Nitroimidazol-Chemotherapeutika

Herkunft, Struktur, physikochemische Eigenschaften

Nitroimidazole (Metronidazol, Tinidazol) bewähren sich seit etwa 1965 als Chemotherapeutika gegen Trichomonaden, Lamblien und Amöben; um etwa 1975 wurde der therapeutische Nutzen gegen obligat anaerob wachsende Darmbakterien bekannt.

Die chemisch-synthetisch hergestellten Chemotherapeutika haben einen Imidazol-Ring als Grundgerüst mit einer freien Nitro-Gruppe in der 5-Position (Abb. 32.35).

Die Nitro-Chemotherapeutika müssen lichtgeschützt aufbewahrt werden. Metronidazol (MM: 171) und Tinidazol sind gut wasserlöslich. Bei physiologischem pH sind sie wenig ionisiert (pK = 7).

Pharmakodynamik

Wirkungsmechanismen

Die Nitroimidazole sind **selbst antimikrobiell unwirksam**. Sie sind lediglich die stabilen, penetrationsfähigen Ausgangsstoffe, aus denen intramikrobiell (intrazellulär) hochwirksame, die DNA angreifende **Metaboliten** entstehen können. Schädigende Derivate resultieren, wenn die Nitro-Gruppe nicht oxidativ, sondern reduktiv verstoffwechselt wird. Als Nitroreduktasen wirken verschiedene Enzymsysteme; manche reduzieren unter aeroben Bedingungen, andere nur im anaeroben Milieu.

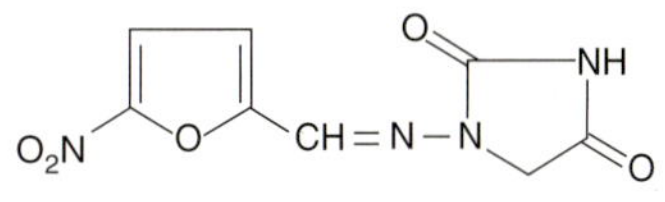

Nitrofurantoin

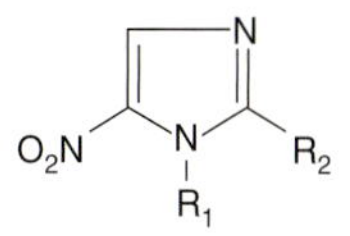

Substanz	R_1	R_2
Metronidazol	$-CH_2-CH_2OH$	$-CH_3$
Tinidazol	$-CH_2-CH_2-SO_2-CH_2-CH_3$	$-CH_3$

Abb. 32.35 Struktur von Nitroimidazolen.

Generell begünstigt der anaerobe Energietransfer die Reduktion der Nitro-Gruppe, so z.B. im ausschließlich anaeroben Stoffwechsel der Trichomonaden. O_2 dagegen schützt durch **Reoxidation** partiell reduzierter toxischer Nitro-Derivate.

Die reaktiven Zwischenprodukte können selbst **mutagen** sein und zusätzlich durch mikrobielle Transacetylasen weitere mutagene Aktivierung erfahren. Die DNA-Schädigung entsteht vorwiegend durch kovalente Adduktbildung von zwei benachbarten Basenpaaren eines DNA-Stranges. Geringere Veränderungen werden im allgemeinen durch das SOS-repair-System wieder behoben. Stärkere Störungen führen jedoch zu **DNA-Strangbrüchen.** In anaerob wachsenden Kulturen setzt nach 2- bis 8stündiger Metronidazoleinwirkung bakterizider Untergang ein.

Menschliche Zellen sind im gut durchbluteten Gewebe durch den oxidativen Stoffwechsel und die geringere Nitroreduktase-Aktivität weitgehend geschützt. Metronidazol ist im Tierversuch schwach kanzerogen. Ein Nachweis mutagener, karzinogener oder kokarzinogener Wirkungen bei Menschen konnte bisher nicht geführt werden. Die prinzipielle Möglichkeit solcher Effekte begrenzt jedoch die Dosierungshöhe und Therapiedauer.

Neben der DNA-Schädigung hemmt allein schon der **Elektronenentzug** durch die Intermediärprodukte der Nitroverbindungen zahlreiche auf den Elektronentransfer angewiesene Enzymsysteme, Stoffwechselaktivitäten und Membranfunktionen.

Wirkungsspektrum

Die minimalen Hemmkonzentrationen von **Metronidazol** und **Tinidazol** liegen bei empfindlichen Stäbchenbakterien, z.B. *Bacteroides fragilis*, bei durchschnittlich 0,5–1 µg/ml; die relativ O_2-toleranten Peptokokken und Peptostreptokokken sind dagegen weniger empfindlich. Nur mäßig sensibel bis resistent sind *Actinomyces*- und *Eubacterium*-Stämme. Die MHK-Werte von *Trichomonas vaginalis* liegen bei 1–10 µg/ml.

Pharmakokinetik

Resorption und Verteilung

Metronidazol und **Tinidazol** werden **nach oraler Gabe** rasch und **zu etwa 80 % resorbiert**. Metronidazol-Plasmakonzentrationen unterscheiden sich nach oraler und intravenöser Gabe kaum. Nach einer Dosis von 500 mg werden durchschnittlich maximale Plasmakonzentrationen von 20–40 µg/ml erreicht. Die Plasmahalbwertszeit beträgt bei Metronidazol 6–8 Stunden, bei Tinidazol 10 –12 Stunden. Als kleine, bei physiologischem pH ungeladene Moleküle verteilen sich beide Substanzen sehr gut im Gewebe und **penetrieren** auch leicht durch **Zellmembranen**. Auch im Liquor cerebrospinalis, in Hirnabszessen, anderen Entzündungsherden sowie im Peritoneal- und Vaginalsekret werden antimikrobiell wirksame Konzentrationen erreicht.

Proteinbindung

Die **Proteinbindung** ist mit 15–20 % **gering**.

Metabolisierung und Exkretion

Nur etwa 8 % einer Metronidazoldosis und etwa 18 % einer Tinidazoldosis erscheinen unverändert im Urin. Der größte Teil wird **in der Leber metabolisiert** und **biliär eliminiert**. Schwere Leberfunktionsstörungen verdoppeln die Plasmahalbwertszeit von Metronidazol! Bei Nierenfunktionsstörungen wird sie kaum verändert. Lediglich die Konzentrationen nachgewiesener Metaboliten (Hydroxymetabolit, Essigsäuremetabolit) kumulieren bei Niereninsuffizienz leicht. Der Urin kann durch Metronidazolmetaboliten dunkel gefärbt werden. Die Ausgangssubstanzen und die Hauptmetaboliten sind gut dialysabel.

Präparate

Metronidazol[1]

Verabreichung: oral, in Infusionen und in Vaginaltabletten.

Tinidazol[2]

Verabreichung: nur oral.

Indikationen und Dosierung

Behandlung von Infektionen durch:

1.a ***Trichomonas vaginalis*** (Trichomoniasis)
Bei Erwachsenen: Einzeittherapie durch kombinierte orale und lokale Applikation oder 5tägige orale Behandlung mit 2 × 400 mg bzw. 3 × 250 mg Metronidazol pro Tag; alternativ an 2 Tagen je 1 g Tinidazol oral. Die Partnerbehandlung ist zu berücksichtigen.

1.b ***Gardnerella vaginalis*** (sog. Amin-Kolpitis)
Gegen das ursächliche empfindliche Bakterium analoge Behandlung wie bei Trichomoniasis.

2. ***Giardia lamblia*** (Lambliasis, Giardiasis)
Bei Erwachsenen: 3 × 250 mg Metronidazol/d über 7 Tage; alternativ Tinidazol 1 g/d oral über 3 Tage.

---

[1] Clont®, Flagyl®
[2] Simplotan®

Bei Kindern: Metronidazol 3 × 5 mg/kg/d über 7 Tage.

3. ***Entamoeba histolytica*** (Amöbenruhr, Amöben-Leberabszeß)
   Bei Erwachsenen: 3 × 400 mg bis 2 × 800 mg Metronidazol/d über 10 Tage; alternativ 2 × 1 g Tinidazol/d über 5 Tage oral.
   Bei Kindern: Metronidazol 3 × 7 mg/kg/d über 10 Tage oral.
   Bei schweren Fällen von Leberamoebiasis kann eine Wiederholung der Behandlung oder eine Kombination mit Chloroquin bzw. Dihydroemetin indiziert sein (s. Kap. 34.18.5).
4. **Anaerobierinfektionen** (intraabdominelle, gynäkologische Infektionen, Aspirationspneumonie, Hirnabszeß und andere in Kombination mit einem Antibiotikum, das gegen aerobe Bakterien wirkt, z.B. einem Cephalosporin oder Aminoglykosid).
   Bei Erwachsenen: Metronidazol in Infusionen: 3 × 500 mg/d langsam i.v., gegebenenfalls 3–4 × 400 mg/d oral; alternativ Tinidazol (1–)2 g/d oral.
   Bei Kindern: 3 × 7 mg/kg/d langsam i.v. oder oral.

Unerwünschte Wirkungen

1. **gastrointestinale Störungen:** In Einzelfällen kommt es zu bitterem Aufstoßen, metallischem Geschmack, Übelkeit, selten zu Diarrhö.
2. **neurologische Störungen:** In Einzelfällen können Kopfschmerzen, Schwindel, Ataxie, Juckreiz, Parästhesien, bei hoher Dosierung und Langzeitbehandlung reversible periphere Neuropathien auftreten.
3. **allergische Reaktionen,**
4. **hämatologische Störungen.**

Interaktionen

1. Disulfiram-Effekt bei **Metronidazol** und gleichzeitiger Alkoholeinnahme (vgl. S. 1030) (alkoholhaltige Präparate);
2. Erhöhung von **Antikoagulantien**-Konzentrationen im Plasma und verstärkte Gerinnungshemmung möglich.

Kontraindikationen

1. Allergien;
2. ZNS-Erkrankungen;
3. simultane Alkoholaufnahme;
4. In der Frühschwangerschaft und während der Stillzeit nur bei vitaler Indikation;
5. Bei schwerer Lebererkrankung reduzierte Dosis!

Nitrofurantoin[1]

Pharmakodynamik

Wirkungsmechanismen, Wirkungsspektrum

Es ist **schwach bakteriostatisch** wirksam. Der Wirkungsmechanismus ist im einzelnen nicht geklärt, wahrscheinlich **wirkt** es jedoch **ähnlich wie die Nitroimidazole** (d. h. nach Reduktion der Nitrogruppe im bakteriellen Stoffwechsel). Angesichts besser wirksamer und verträglicher Chemotherapeutika sollte Nitrofurantoin heute nicht mehr angewandt werden.

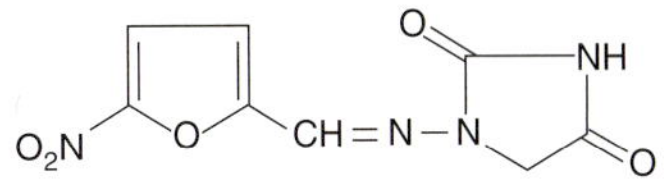

O_2N — O — CH = N — N — NH — O — O

Nitrofurantoin

Pharmakokinetik

Nach oraler Gabe wird es gut resorbiert, aber auch sehr rasch renal eliminiert. Die Plasmahalbwertszeit beträgt knapp 20 Minuten. Antibakteriell wirksame Konzentrationen werden im Plasma und Gewebe nicht erreicht. Daher eignet sich Nitrofurantoin nur zur Behandlung von Harnwegsinfektionen.

Indikationen

Es ist früher z.B. zur Behandlung der akuten und rezidivierenden Cystitis eingesetzt worden. Problematisch ist besonders die Anwendung zur länger dauernden Prophylaxe von Harnwegsinfektionen.

Unerwünschte Wirkungen

1. **allergische Reaktionen** (im Prozent-Bereich): Exantheme, Fieber. Seltener, aber gefährlicher sind anaphylaktische Reaktionen und allergische Lungeninfiltrate („Nitrofurantoin-Pneumonie"), Asthma.
2. **Störungen des Gastrointestinaltrakts:** Erbrechen und Übelkeit, cholestatischer Ikterus.
3. **zentralnervöse Symptome:** Schwindel, Kopfschmerzen, Nystagmus, ataktische Reaktionen, psychotische Reaktionen, „burning-feet"-Syndrom, periphere Polyneuritis; Parästhesien, Lähmungen (**cave:** insbesondere bei eingeschränkter Nierenfunktion).
4. **hämatologische Veränderungen:** Einzelfälle von Anämien und Leukocytopenien sind beschrieben.
5. Die Substanz besitzt ein **mutagenes und kanzerogenes Potential**.

[1] Furadantin® u. a.

32.9 Makrolid-Antibiotika

Herkunft, Struktur und physikochemische Eigenschaften

Erythromycin (das klinisch verwendete Erythromycinisomer A) wurde 1952 aus Stoffwechselprodukten von *Streptomyces erythreus* isoliert. **Erythromycin** ist das Leitantibiotikum in der Gruppe der Makrolid-(makrocyclische Lakton-)Antibiotika. Es wird in verschiedenen Ester- und Salz-Formen zur oralen und parenteralen Gabe angeboten. Die kristalline Substanz ist nur gering wasserlöslich und hat einen bitteren Geschmack. Sie besitzt einen großen, 14gliedrigen Laktonring (Erythronolid), eine Ketogruppe und zwei glykosidisch gebundene Zucker: einen Neutralzucker (Cladinose) und einen Aminozucker (Desosamin), der ihr basische Eigenschaften verleiht. Die funktionellen Gruppen in Position 6 und 9, die an der Umlagerung des Moleküls im sauren Milieu beteiligt sind, wurden mit Pfeilen markiert. In den neueren, synthetischen Makroliden wurden diese Gruppen modifiziert und so das Molekül vor einer Umlagerung geschützt (Abb. 32.36).

Nur die freie Base des Erythromycins ist antibiotisch aktiv; sie ist bei saurem pH (pH < 6,0) jedoch sehr instabil. Als Grund für die Säureinstabilität des Erythromycins wurde eine chemische Reaktion zwischen zwei funktionellen Gruppen des Moleküls im saueren Milieu erkannt: Die Verbindung wird durch Reaktion einer Alkoholgruppe in C6- und einer Ketogruppe in C9-Stellung unter Wasserabspaltung und Hemiketalbildung inaktiviert.

Andere seit längerem therapeutisch eingesetzte Makrolide sind **Spiramycin** und **Josamycin**. Dies sind – ebenfalls biosynthetisch von Streptomyces-Arten gewonnene – Makrolide mit 16gliedrigen Laktonringen (Leukonolide) (s. Abb. 32.36). Beide Antibiotika sind gegenüber den meisten Erregern generell schwächer wirksam und werden kaum therapeutisch verwendet. Spiramycin ist praktisch nur noch der Sonderindikation „Toxoplasmose in der Schwangerschaft" vorbehalten.

Mit der Möglichkeit, die Makrolid-Struktur synthetisch herzustellen und mit der Aufklärung der Häufigkeit von Legionella-, Chlamydia- und Campylobacterinfektionen wuchs das Interesse an neuen Makrolid-Antibiotika mit verbesserten pharmakologischen und antibakteriellen Eigenschaften. Roxithromycin, Clarithromycin und Azithromycin werden heute dem Erythromycin zur oralen Terapie vorgezogen.

Um die Stabilität im Magensaft und damit die Bioverfügbarkeit nach oraler Gabe zu erhöhen oder um die Wasserlöslichkeit für die parenterale Applikation zu verbessern, werden entsprechend geeignete Salz- und/oder Esterverbindungen in der Therapie eingesetzt. Die Veresterung erfolgt an der 2ständigen Hydroxylgruppe des Desosamin (Erythromycin-Ethylsuccinat), die Salzbildung über die dimethylierte Aminogruppe (Erythromycin-Stearat-Lactobionat) (Abb. 32.36). Erythromycin-Estolat ist eine Kombination von Ester (-Propionat) und Salz (-Laurylsulfat). Die neuen, **synthetisch hergestellten Makrolide** sind der Struktur nach Derivate des Erythromycin A, die an den „Schwachstellen" chemisch modifiziert wurden. **Roxithromycin** (MM 837) ist ein Ether-Oxim-Erythromycin (Abb. 32.36), **Clarithromycin** (MM 748) ist das 6-O-Methyl-Erythromycin (Abb. 32.36). Beim **Azithromycin** (MM 749) wird die Ketalbildung im Sauren durch eine zusätzliche N-Methylaminomethylen-Gruppe verhindert. Dadurch wird der 14gliedrige Lactonring zu einem 15gliedrigen Ring mit einem Stickstoffatom erweitert. Um auf diese Unterschiede hinzuweisen, wird die Substanz auch als „Azalid" bezeichnet. Alle Derivate weisen im Vergleich zu Erythromycin eine verbesserte Säurestabilität und eine verbesserte Bioverfügbarkeit auf.

Der Wirkstoffgehalt wird stets auf mg der freien Erythromycinbase (MM ≈ 734) bezogen.

Pharmakodynamik

Wirkungsmechanismen, Wirkungsspektrum

Die 50-S-Untereinheiten der bakteriellen 70-S-Ribosomen sind der Ansatzpunkt der antibakteriellen Wirkung von Makroliden – ähnlich wie der von Lincosamiden. Makrolid-Antibiotika **behindern** den **Proteinsyntheseprozeß** während der Elongationsphase der Polypeptidkette am Ribosom. Durch ihre Bindung blockieren sie die Translokation der Peptidyl-t-RNA von der Akzeptorstelle zur Donorstelle. Die Fixierung der Peptidyl-t-RNA an der Akzeptorstelle führt zur Arretierung der Proteinsynthese auf Polypeptid-Zwischenstufen. Es resultiert in der Regel **Bakteriostase**.

Wohl durch eine eng benachbarte Bindung der **Makrolide** und **Lincosamide** am Ribosom interferieren beide Antibiotika-Gruppen funktionell miteinander. Dies begründet einerseits antagonistische Effekte ihrer Kombination, andererseits eine **weitgehende Parallelresistenz. Resistenz** wird durch Plasmidübertragung induziert. Nachgewiesen sind plasmidvermittelte RNA-Methylasen, die durch Methylierung der Bindungsstellen die Affinität der Makrolide und oft auch der Lincosamide vermindern.

Das **Wirkungsspektrum** der Makrolid-Antibiotika umfaßt vier Bereiche:

1. **grampositive Bakterien** (gegen Staphylokokken weniger aktiv als Lincosamide; Nocardien sind resistent).
2. **gramnegative Bakterien** der Gattungen: *Neisseria, Haemophilus, Bordetella, Legionella, Brucella* **und Anaerobier** (gegen *Bacteroides* weniger aktiv als Lincosamide).
3. **Zellwandlose:** Mykoplasmen, Chlamydien, Rickettsien.

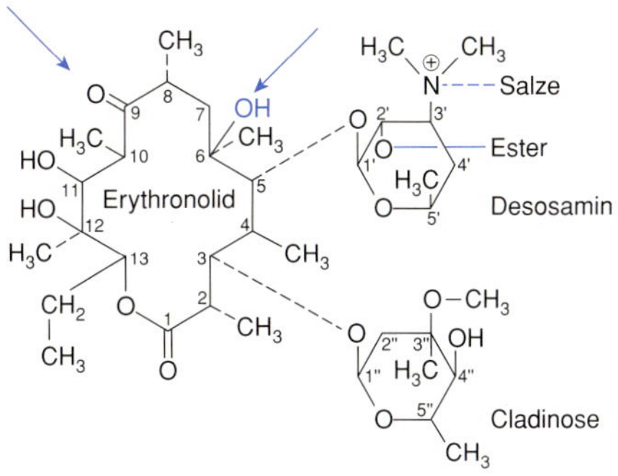

Erythronolid
Desosamin
Cladinose
Salze
Ester

Erythromycin (Erythromycin A)

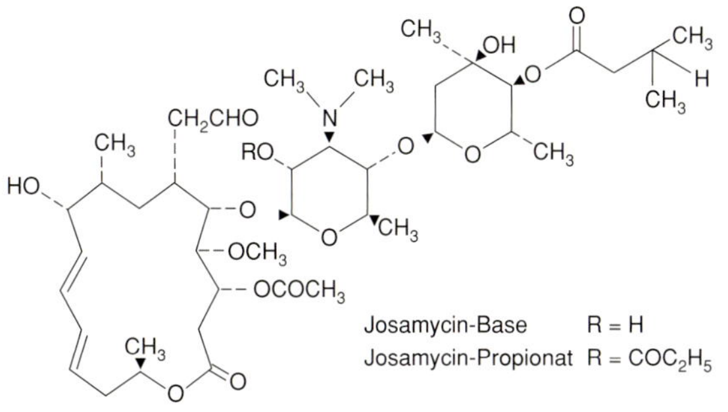

Josamycin-Base R = H
Josamycin-Propionat R = COC_2H_5

Josamycin

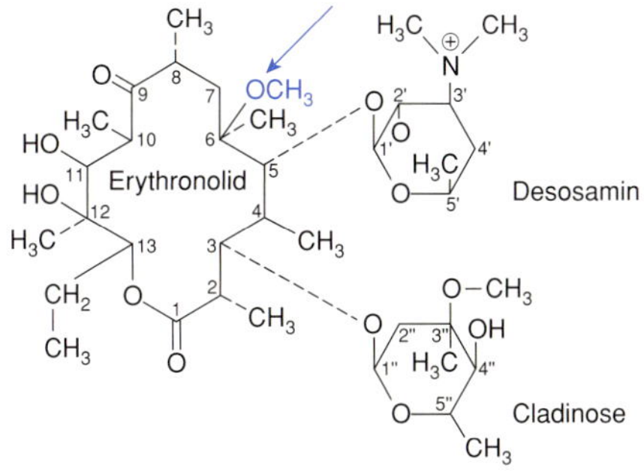

Erythronolid
Desosamin
Cladinose

Clarithromycin

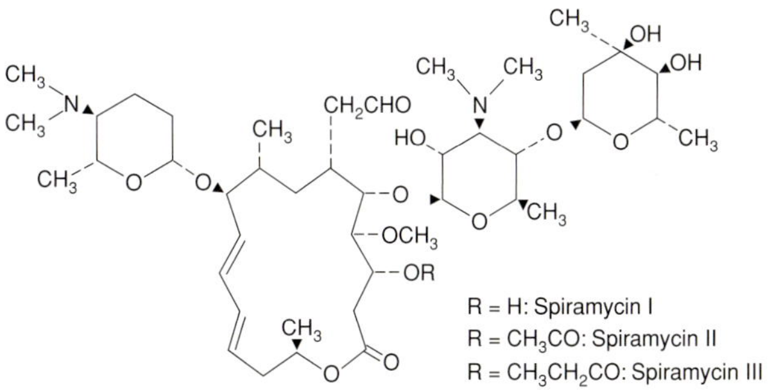

R = H: Spiramycin I
R = CH_3CO: Spiramycin II
R = CH_3CH_2CO: Spiramycin III

Spiramycin

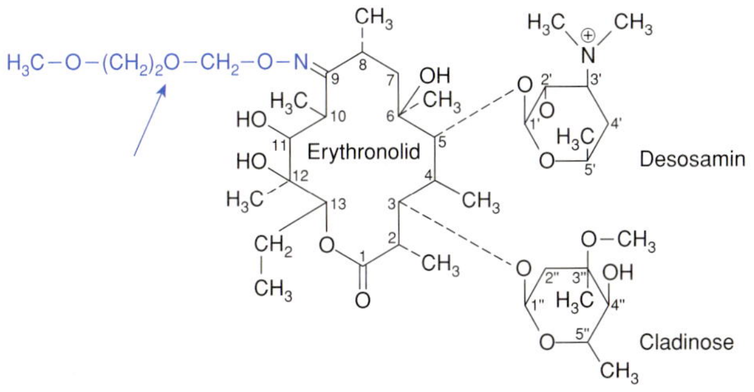

$H_3C-O-(CH_2)_2O-CH_2-O-N=$
Erythronolid
Desosamin
Cladinose

Roxithromycin

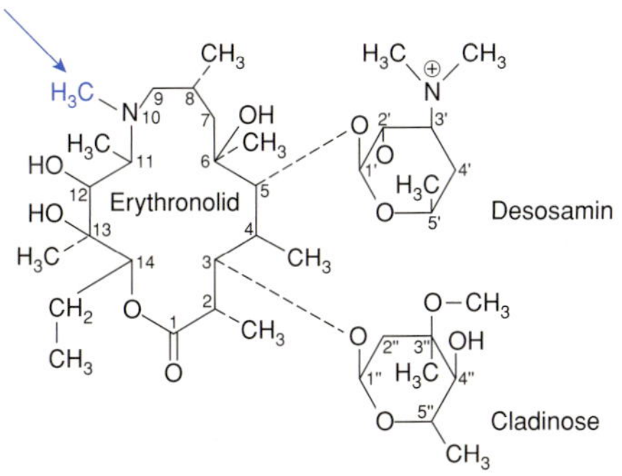

Erythronolid
Desosamin
Cladinose

Azithromycin

Abb. 32.36 Makrolide.

4. **Schraubenförmige:** Treponemen, Borrelien, Campylobacter.

Damit beinhaltet das Spektrum der Makrolid-Antibiotika **häufige Erreger bakterieller Atemwegsinfektionen und sexuell übertragbarer Infektionen.**

Erythromycin, Roxithromycin und **Clarithromycin** unterscheiden sich in ihrer antibakteriellen Aktivität nur geringfügig. Hinsichtlich der Anwendung bei Infektionen der Atemwege ist die relativ schwache Aktivität gegen *H. influenzae* nachteilig. Azithromycin ist deutlich wirksamer gegen *H. influenzae*, aber im Vergleich zu den anderen etwas schwächer wirksam gegen Pneumokokken. Einen Vergleich der Aktivität der therapeutisch wichtigen neueren Makrolide mit der Aktivität von Erythromycin gestattet die Tab. 32.20. Es muß beachtet werden, daß vor allem bei den Makroliden ein einfacher Vergleich der in vitro ermittelten Aktivität (d. h. Hemmung des Erregers bei einer bestimmten Konzentration) mit den Serumkonzentrationen keinen zuverlässigen Rückschluß auf die therapeutische Wirksamkeit zuläßt. Die antibakterielle Aktivität der Makrolide unterliegt zahlreichen Einflüssen. Bei niedrigen pH-Werten kommt es z.B. zu einer Wirkungsabschwächung, die je nach Präparat unterschiedlich stark ausgeprägt ist. Es muß auch berücksichtigt werden, daß es bei den einzelnen Makroliden zu einer unterschiedlich starken Anreicherung in den Phagocyten und damit zu unterschiedlich hohen Konzentrationen am Ort der Infektion kommt.

Tabelle 32.20: In-vitro-Aktivität von Erythromycin im Vergleich mit neueren Makrolid-Antibiotika

Erreger	Erythromycin	Roxithromycin	Clarithromycin	Azithromycin
Streptococcus pyogenes	+++	+++	+++	++
Streptococcus pneumoniae	+++	+++	+++	++
Staphylococcus aureus	+	+	+	+
Moraxella catarrhalis	++	++	++	+++
Haemophilus influenzae	±	±	±	++
Legionella spp.	+	+	+	+
Chlamydia trachomatis	+++	+++	+++	++
Mycoplasma pneumoniae	+++	+++	+++	+++

Aktivität: sehr gut +++; gut ++; mittel +; schwach oder hohe Resistenzquoten ±

Tabelle 32.21: Pharmakokinetik und Interaktionen von Makrolid-Antibiotika

Arzneistoff	Dosis (mg)	Halbwertszeit (h)	C_{max} (mg/l)	AUC (mg/l · h)	Säurestabilität	Bioverfügbarkeit	Einfluß von Nahrung auf die Resorption	Interaktionen mit Cytochrom-P450-Enzymen
Erythromycin	500	1,7	1,8	7,0	–	variabel, ca. 25 %	+	+++
Clarithromycin	400	4,7	2,1	17,4	+	50 %	–	++
Roxithromycin	300	10,5–11,9	10,8	116–132	+	60 %	+	+
Azithromycin	500	10–40	0,45	3,4	+	40 %	–	–

Pharmakokinetik

Die hauptsächlichen Unterschiede zwischen den Makrolid-Antibiotika bestehen in ihrem pharmakokinetischen Verhalten (Tab. 32.21).

Sie werden in erster Linie oral eingenommen (in Deutschland ist zur intravenösen Therapie nur Erythromycin erhältlich). Da sie nur langsam (maximale Plasmakonzentration erst 1–3 Stunden nach Gabe), zum Teil von der Nahrungsaufnahme beeinflußt und unvollständig resorbiert werden, unterliegt die individuelle Bioverfügbarkeit starken Schwankungen.

Clarithromycin und **Roxithromycin** erreichen trotz niedriger Tagesdosis gleich hohe oder sogar höhere Plasmakonzentrationen als die älteren Makrolide. Die Plasmakonzentrationen von **Azithromycin** sind relativ niedrig, sie liegen nach Einnahme von 500 mg nur bei etwa 0,4 mg/l. Charakteristisch für Azithromycin ist die sehr lange Eliminationshalbwertszeit von etwa 20 bis 40 Stunden.

Nach **intravenöser Erythromycin-Gabe** von 0,5–1,0 g als 1-h-Infusion resultieren maximale Plasmakonzentrationen von 20–30 mg/l.

Vom Blut aus **verteilen** sich die Makrolid-Antibiotika **gut in die Gewebe**, wo meist höhere Konzentrationen als im Blut gemessen werden können. Sie **penetrieren auch in Phagocyten** und können intrazellulär antibakteriell wirksam sein, z. B. gegen Chlamydien. Die Anreicherung in phagocytierenden Zellen ist bei **Azithromycin** stärker ausgeprägt als bei den anderen Makroliden. Es findet eine Anreicherung im Gewebe und vor allem am Ort der Infektion um mehr als das Hundertfache statt. Die Ursache für dieses Verhalten liegt in dem zusätzlichen basischen Stickstoffatom im Molekül begründet. Dadurch findet eine besonders ausgeprägte Anreicherung in den sauren Lysosomen der Phagocyten statt.

Die Penetration der Makrolide in den Liquor cerebrospinalis ist gering. Sie sind **plazentagängig** und können in hohen Konzentrationen in der Muttermilch nachgewiesen werden. Bei einer Hämodialyse werden nur geringe Makrolidmengen im Dialysat gefunden. Bei intakter Leberfunktion werden dem Dialysepatienten dennoch Normdosen verordnet.

Alle Makrolid-Antibiotika werden **größtenteils in der Leber verstoffwechselt** und **biliär** – anteilig variierend – **in unveränderter Form** oder als zum Teil noch bioaktive Metaboliten **eliminiert**.

Präparate, Indikationen und Dosierung

Erythromycin, Clarithromycin, Roxithromycin und Azithromycin

Dem Wirkungsspektrum entsprechend haben Erythromycin, Clarithromycin, Roxithromycin und Azithromycin einen breiten therapeutischen Anwendungsbereich, vor allem in der ambulanten Praxis:

1. (alternativ zu Penicillin) gegen hämolysierende A-Streptokokken, z. B. bei **Scharlach, Tonsillitis, Erysipel, Prophylaxe des rheumatischen Fiebers;**
2. (alternativ zu Aminopenicillin) **eitrige obere und untere Atemwegsinfektionen** (außerhalb der Klinik erworben), z. B. Otitis media, Sinusitis, Tracheobronchitis, beginnende Pneumonie;
3. **Keuchhusten** (Therapie und Umgebungsprophylaxe);
4. (alternativ zu Penicillin) **Diphtherie** (auch Ausscheider-Sanierung), (alternativ zu Ampicillin) **Listeriose**;
5. (alternativ zu Tetracyclinen) **interstitielle (nicht-virale) Pneumonie** durch Mykoplasmen, Chlamydien, Rickettsien;
6. (alternativ zu Tetracyclinen) **nicht-gonorrhoische Urethritis u. a. sexuell übertragbare Infektionen** durch Mykoplasmen und Chlamydien; Einschlußkörperchen-Conjunctivitis einschließlich Trachom;
7. **Legionella-Pneumonien** (in schweren Fällen in Kombination mit Rifampicin);
8. **Campylobacter-jejuni-Enteritis** (bei schwerer Verlaufsform);
9. (bei Penicillinallergie) **Lues und Gonorrhoe**;
10. (alternativ zu Tetracyclinen) **Acne vulgaris**; neuere Makrolide eventuell auch bei **Mycobacterium-marinum-Infektionen der Haut.**

Erythromycin-Stearat[1] – Ethylsuccinat[2]

Normdosis bei Erwachsenen: (3–)4 × 500 mg/d oral; bei Kindern: 30–50 mg/kg/d oral.

Erythromycin-Base[3]– Estolat[4]

Normdosis bei Erwachsenen: 4 × 250 mg/d oral (nur Estolat); bei Kindern: 20–50 mg/kg/d oral.

Bei Estolat-Präparaten Begrenzung der Therapiedauer auf maximal 7–10 Tage.

Erythromycin-Lactobionat[5]

Normdosis bei Erwachsenen: 4 × 0,5 g oder 2 × 1 g/d in 1-h-Infusionen; bei Kindern: 20–30 mg/kg/d in 1-h-Infusionen.

Bei schwer verlaufender Legionellose oder zur Behandlung einer Neurolues werden höhere Dosierungen gewählt, z. B. 3 g/d in Infusionen.

Roxithromycin[6]

Normdosis bei Erwachsenen 2 × 150 mg/d oral (in Frankreich z. B. bis 2 × 300 mg/d zugelassen).

[1] Erythrocin®
[2] Paediathrocin®
[3] Eryhexal 250®
[4] Infectomycin®
[5] Erythrocin® i.v.
[6] Rulid®

Clarithromycin[1]

Normdosis bei Erwachsenen 2 × 250 mg/d oral.

Azithromycin[2]

Normdosis: 1 × 500 mg/d (Erwachsene) bzw. 10 mg/kg (Kinder) oral.

Aufgrund der langen Halbwertszeit und der Anreicherung von Azithromycin im Gewebe muß das Antibiotikum bei den meisten Indikationen nur 3 Tage lang eingenommen werden. Dies ist vor allem unter Compliance-Gesichtspunkten von Vorteil. Eine entsprechende Behandlung erwies sich klinisch als gleich gut wirksam wie eine länger dauernde Therapie mit anderen Antibiotika. Bei der Therapie der durch Chlamydien hervorgerufenen unspezifischen Urethritis war eine Einmaltherapie mit 1 g Azithromycin ebenso wirksam wie die mehrtägige Standardtherapie mit Doxycyclin.

Josamycin[3]

Normdosis bei Erwachsenen (3–)4 × 500 mg/d oral (als Erstdosis wird die Einnahme von 1 g empfohlen); bei Kindern: 30–50 mg/kg/d oral.

Spiramycin[4]

Zur Behandlung der akuten **Toxoplasmose in der Schwangerschaft** werden 3 g/d oral empfohlen. Nach 3- bis 4wöchiger Erstbehandlung und 14tägiger Pause ist eine wiederholte Gabe zu erwägen.

Unerwünschte Wirkungen

Die Makrolide sind im allgemeinen sehr gut verträglich. Als unerwünschte Wirkungen treten auf:

1. **gastrointestinale Störungen:** Durch Erythromycin-Estolat (deswegen wieder verlassen), seltener durch andere Ester, kann es zum reversiblen cholestatischen Ikterus mit Erbrechen, Schmerzen im Oberbauch, leichtem Fieber und Transaminasenerhöhung kommen. Störungen der Darmflora infolge des im Darm verbleibenden Wirkstoffanteils verursachen Meteorismus und gelegentlich leichte Durchfälle (in 2–5 % der Fälle).
2. **Allergische Reaktionen** sind selten (< 0,5 %).
3. **Teratogenität:** Tierexperimentell ergaben sich mit Clarithromycin im Gegensatz zu anderen Makroliden Hinweise auf ein teratogenes Potential. Direkt vergleichende Untersuchungen liegen aber nicht vor. Erythromycin gilt als unbedenklich während der Schwangerschaft.
4. Zu rasche intravenöse Gabe ohne ausreichende Verdünnung der Infusionslösung führt zu Thrombosen, u. U. zu **Thrombophlebitis**.

[1] Klacid®
[2] Zithromax®
[3] Wilprafen®
[4] Selectomycin®, Rovamycine®

Interaktionen

Durch **Bindung am Cytochrom-P450** (z.B. CYP3A4) kann Erythromycin die Clearance anderer in der Leber metabolisierter Medikamente behindern. Dies ist bei Substanzen mit geringer therapeutischer Breite zu beachten, z.B. bei Theophyllin oder auch bei Carbamazepin. Schwere Unverträglichkeitsreaktionen können resultieren, wenn die Dosierung dieser Medikamente nicht angepaßt wird. Klinisch relevante Interaktionen bestehen auch mit Ergot-Alkaloiden, Cyclosporin, Terfenadin und zahlreichen anderen Arzneimitteln. Die Makrolide unterscheiden sich hinsichtlich ihres Interaktionspotentials. Während das Potential von **Clarithromycin** zur Beeinflussung der Cytochrome als etwa ebenso hoch wie das von **Erythromycin** eingestuft werden kann, waren die entsprechenden Interaktionen mit **Roxithromycin** weniger ausgeprägt. **Azithromycin** scheint **keine Beeinflussung** der Cytochrom-P450-abhängigen Monooxygenasen zu bewirken.

Erythromycin darf nicht in anorganischen Salzlösungen aufgenommen werden. In Lösung ist Erythromycin mit zahlreichen anderen Medikamenten, auch anderen Antibiotika, **inkompatibel**.

Kontraindikationen

1. Stillzeit (Übertritt in Muttermilch);
2. Allergie (Unverträglichkeitsreaktion).

32.10 Lincosamide

Herkunft, Struktur, physikochemische Eigenschaften

Lincomycin war das erste therapeutisch verwendete Antibiotikum aus dieser Gruppe. Von dieser Substanz leitet sich das halbsynthetisch produzierte **Clindamycin** ab, das dem Ausgangsstoff in mehrerer Hinsicht überlegen ist. Heute wird daher überwiegend Clindamycin verwendet.

Lincomycin wird aus dem Kulturfiltrat von *Streptomyces lincolnensis* isoliert: **Clindamycin** (7-Chlor-Lincomycin) wird halbsynthetisch hergestellt, indem eine Hydroxylgruppe durch ein Chloratom ersetzt wird (Abb. 32.37).

Beide Substanzen bestehen aus zwei Heterocyclen: aus der substituierten heterocyclischen Aminosäure Prolin (5-Ring) und dem substituierten, schwefelhaltigen Aminozucker Galacto-Octapyranose (6-Ring), die als Säureamid verbunden sind (Abb. 32.37).

Beide Antibiotika sind leicht basisch, gut wasserlöslich und auch in wäßriger Lösung im pH-Bereich von 2 bis 9 stabil.

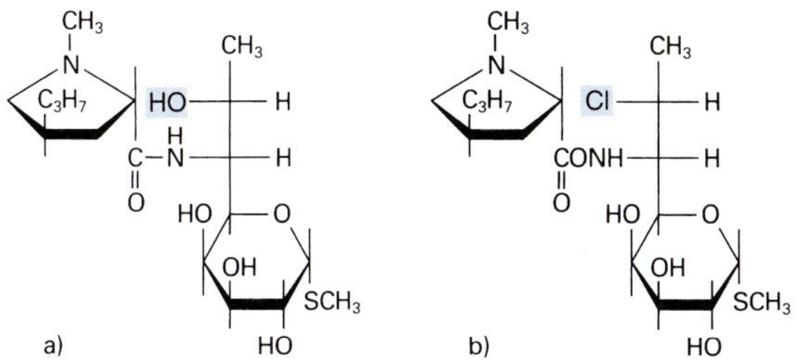

Abb. 32.37 Struktur von Lincomycin (a) und Clindamycin (7-Chlor-Lincomycin) (b).

Pharmakodynamik

Wirkungsmechanismen

Bei empfindlichen Bakterienzellen binden sich die Lincosamide an die 50-S-Untereinheiten der Ribosomen. Dadurch wird die Reaktion der Aminoacyl-t-RNA mit dem Peptidyltransferase-Zentrum der Ribosomen blokkiert. Die **Störung der Proteinsynthese** führt in der Regel zur **Bakteriostase.** Bei sehr empfindlichen Stämmen und hohen Wirkstoffkonzentrationen entstehen auch deletäre Stoffwechselstörungen mit bakteriziden Effekten. Die Bindung der Lincosamide an Ribosomen interferiert funktionell mit der von Makroliden. So sind Lincomycin-resistente Stämme meistens auch Erythromycin-resistent; umgekehrt induziert der Resistenzmechanismus gegen Erythromycin nicht zwangsläufig auch Lincomycin-Resistenz (s. S. 852).

Wirkungsspektrum

Zum Wirkungsspektrum gehören **grampositive Bakterien,** insbesondere Staphylokokken, und **nur anaerob wachsende gramnegative Stäbchen,** so auch die meisten Bacteroides-fragilis-Stämme. **Clindamycin** ist um den Faktor 2–10 **aktiver** als Lincomycin. Die gute Aktivität gegen Staphylokokken (unabhängig von der Penicillinaseproduktion) sowie gegen Anaerobier in Mischinfektionen wird therapeutisch am häufigsten genutzt.

Pharmakokinetik

Lincomycin und Clindamycin werden in **oralen und parenteralen Verabreichungsformen** angeboten. Die wichtigsten pharmakokinetischen Parameter der beiden Substanzen werden in der Tab. 32.22 zusammengefaßt.

Beide Lincosamide **permeieren gut in Weichteil- und auch Knochengewebe.** Clindamycin penetriert ähnlich gut wie Erythromycin und ist auch intrazellulär gegen Bakterien wirksam. Die Aktivität innerhalb der Phagolysosomen selbst wird aber wegen des dort stark sauren

Tabelle 32.22: Vergleich pharmakokinetischer Eigenschaften von Lincomycin und Clindamycin (Durchschnittswerte)

	Lincomycin	Clindamycin
Resorption nach oraler Gabe (Bioverfügbarkeit)	20–35 % stark abhängig von der Nahrungsaufnahme	70–80 % wenig abhängig von der Nahrungsaufnahme
Plasmaproteinbindung	20–30 %	80–90 %
Plasmahalbwertszeit	4–5 h	2–3 h
Elimination		
a) renal nach i.v.-Gabe in unveränderter Form	40 %	25 %
b) biliär insgesamt (einschl. bioaktiver und inaktiver Metaboliten)	10 %	> 60%
Kumulationstendenz (Dosisanpassung)		
a) bei Niereninsuffizienz	ja	nein
b) bei Leberinsuffizienz	ja	ja

pH-Wertes in Frage gestellt. **Plazentagängigkeit** ist gegeben (bei Clindamycin stärker als bei Lincomycin). Beide Antibiotika treten in die **Muttermilch** über, Lincomycin jedoch weniger stark als Clindamycin. Die Blut-Liquor-Schranke wird von beiden Wirkstoffen nicht in therapeutisch ausreichendem Maße passiert. Beide sind auch **nicht dialysierbar.**

Präparate, Indikationen und Dosierung

Lincomycin und Clindamycin sind im Rahmen ihres Wirkungsspektrums indiziert:

1. bei **Penicillin/Cephalosporin-Allergie** des Patienten;
2. bei chronischer Osteomyelitis;
3. als **Kombinationspräparat** zu anderen Antibiotika gegen die Anaerobier **in polymikrobiellen Mischinfektionen,** z.B. bei eitriger (Pelveo-)Peritonitis oder Aspirationspneumonie.

Lincomycin-Hydrochlorid[1]

Anstelle von Lincomycin werden heute die oralen **Clindamycin**-Präparate bevorzugt.

Clindamycin[2]

Zur Therapie erhältlich als:

- Clindamycin-HCl in Kapseln,
- Clindamycin-2-palmitat in Granulatform,
- Clindamycin-2-dihydrogenphosphat in Ampullen.

Im Rahmen der oben genannten Indikationen wird **Clindamycin** zur **oralen** Behandlung verordnet oder, wenn keine besonders hohe i.v.-Dosierung nötig ist,

1. bei **Penicillin/Cephalosporin-Allergikern** mit Furunkulose, Spritzenabszeß, Erysipel, Tonsillitis usw.
2. bei **akuten Infektionen mit** (potentieller) **Anaerobierbeteiligung** (Peritonitis, Adnexitis, Leberabszeß, beginnende Aspirationspneumonie u.ä.);
3. zum langfristigen oralen **Sanierungsversuch chronischer, fibrinös-thrombotisch-kollagenös veränderter Entzündungsherde** (Osteomyelitis-Nachbehandlung);
4. zur **Endokarditis-Prophylaxe bei Penicillin-Allergie** vor Dental-, HNO-, Bronchialeingriffen bei Patienten mit vorgeschädigten Herzklappen (Endokarditis-Risiko!): einmalig 10–15 mg Clindamycin/kg KG, ca. 30–60 Minuten vor dem Eingriff oral.

Tagesdosierungen beim Erwachsenen: Normdosis 10 bis 15 mg/kg KG/d oral oder i.v., entsprechend 4 × 150 mg bis 3 × 300 mg/d oral/i.v.;

Hochdosis: 25–40 mg/kg KG/d i.v., entsprechend 3 × 600 mg/d bis max. 2,4 g/d als Kurzinfusionen (30–60 Minuten).

[1] Albiotic®
[2] Sobelin®

Unerwünschte Wirkungen

1. **Gastrointestinale Störungen:** Beeinträchtigungen der physiologischen anaeroben Darmflora (5–20 %). Nach Lincomycin- oder Clindamycintherapie kann eine schwere **pseudomembranöse Enterocolitis** (anhaltende, oft hämorrhagische Diarrhö) auftreten. Diese Komplikation kommt auch nach anderen Antibiotikatherapien vor (sogenannte **„Antibiotika-assoziierte Colitis"**, AAC), vor allem bei künstlich ernährten (Intensiv-)Patienten. Ursächlich ist die Anreicherung des gegen Lincosamide und viele andere Antibiotika resistenten ***Clostridium difficile*** im Darm, wenn die physiologische residente Flora zu stark dezimiert wird. *Clostridium difficile* bildet ein mucosaschädigendes Enterotoxin. Zur Therapie werden Metronidazol oder Vancomycin 4 × 250 bis 500 mg/d oral bis zum Sistieren der Diarrhö (s. S. 860) angewandt. Gelegentlich steigen unter Clindamycin die Bilirubin- und Leberenzymwerte im Blut.
2. **Überempfindlichkeitsreaktionen** (relativ selten): Sie verlaufen meist mit masernähnlichem Exanthem, Juckreiz und/oder arzneimittelbedingtem Fieber (sehr selten schwere Allgemeinreaktionen im Sinne des Stevens-Johnson-Syndroms).
3. **hämatologische Störungen:** Unter (längerer) Therapie mit Lincosamiden sind Thrombocytopenie, Leukopenie u.a. Blutbildveränderungen möglich.
4. Bei **zu schneller Infusion** von Lincomycin oder Clindamycin können **Nausea, Herzrhythmusstörungen** und **Blutdruckabfall** auftreten.

Interaktionen

Durch Interaktionen der Lincosamide mit bestimmten **Muskelrelaxantien** (z.B. Suxamethoniumchlorid, Tubocurarin) können sich neuromuskulär blockierende Wirkungen verstärken bis zu (selten) lebensbedrohlichen perioperativen Zwischenfällen!

Kontraindikationen

Absolute Kontraindikationen

1. Allergie gegen Lincomycin/Clindamycin;
2. Clindamycin in der **Stillzeit** (hohe Übertrittsrate in die Muttermilch);
3. Lincomycin- und Clindamycin-Lösungen (wegen Gehalt an Benzylalkohol) bei **Neugeborenen und unreifen Frühgeborenen.**

Relative Kontraindikationen

1. Die sichere Anwendung von Clindamycin in der **Schwangerschaft** ist noch nicht ausreichend nachgewiesen.
2. Sorgfältige Nutzen-Risiko-Abwägung bei Patienten mit vorbestehenden **chron. Darmerkrankungen.**

32.11 Glykopeptid-Antibiotika

Die Glykopeptid-Antibiotika sind eine wichtige **therapeutische Reserve gegen multiresistente *Staphylococcus aureus*- und Enterokokken-Stämme.** Für Patienten mit lebensbedrohlichen **MRSA-Infektionen** (Infektionen durch Methicillin/Oxacillin-resistente *Staph. aureus*-Stämme) ist die Verfügbarkeit von **Vancomycin** und **Teicoplanin** von lebenswichtiger Bedeutung.

Herkunft, Struktur, physikochemische Eigenschaften

Vancomycin

Schon seit 1955 bekannt, wird es aus dem Kulturfiltrat von *Streptomyces orientalis* isoliert. Der dringende Bedarf wirksamer Alternativen gegen multiresistente Staphylokokken hat um 1980 die Vancomycin-Forschung neu belebt. Es gelang, die Struktur dieses großmolekularen Wirkstoffes aufzuklären (Abb. 32.38).

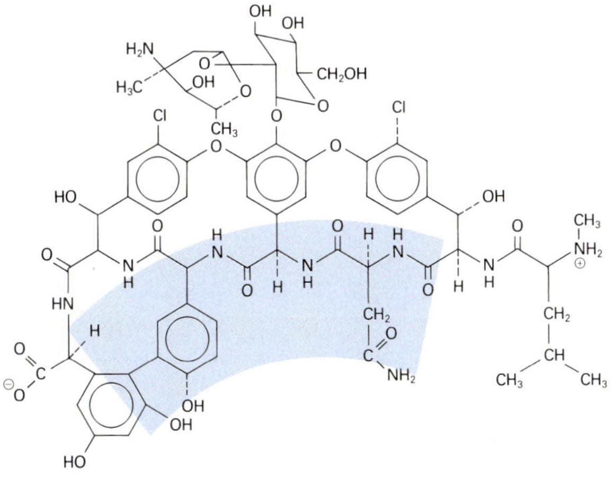

Abb. 32.38 Vancomycin (MM 1448).

Das komplexe, tricyclische Molekül enthält mehrere funktionelle Gruppen (eine Carboxyl-, zwei Amino- und drei Phenol-Gruppen) und damit Voraussetzungen zur Chelatbildung mit Metallionen. Der **antibakteriell entscheidende Teil** ist in Abb. 32.38 farbig markiert. Er geht während des Peptidoglykanaufbaus mit den C-terminalen D-Alanyl-D-Alanin-Gruppen der Peptidseitenketten einen Komplex ein.

Die Vancomycin-Base (pH = 8,0) ist als Hydrochlorid im Handel. Seit 1987 wird die – früher aus einem nebenwirkungsreichen Glykopeptid-Gemisch bestehende – Therapiesubstanz mit einem Reinheitsgrad von etwa 95 % angeboten (dadurch wesentlich bessere Verträglichkeit!). Ihre Wasserlöslichkeit und Stabilität ist pH-Wert abhängig. **Im sauren Bereich** ist Vancomycin **gut löslich, im alkalischen Milieu aber instabil.** Mischung mit anderen Medikamenten oder vorschriftswidrigen Lösungsmitteln begünstigt Ausfällungen.

Teicoplanin

Seit 1989 ist es in die Therapie eingeführt. Es wird aus Kulturfiltrat einer Actinomyces-Art *(Actinoplanes teichomyceticus)* gewonnen. Die Therapiesubstanz besteht aus einem Gemisch von fünf großmolekularen, nur in der aliphatischen Seitenkette voneinander unterschiedlichen Komponenten (Teichomycin-A_2-Komplex) und einer kleineren Komponente (Teichomycin A_3). Der A_2-Komplex macht 90–95 % des Teicoplanins aus. Das identische tetracyclische Grundgerüst seiner 5-Komponenten und die jeweils unterschiedlichen Fettsäure-Seitenketten (TA_2-1 bis TA_2-5) sind in Abb. 32.39 dargestellt.

Der farbige Bereich in Abb. 32.39 zeigt die Konfiguration, die – ähnlich wie beim Vancomycin – während des Peptidoglykanaufbaus an die endständigen D-Alanyl-D-Alanin-Gruppen des Muramylpentapeptids binden kann.

Die Teicoplanin-Komponenten sind Säuren (pH = 5,1). Als Na^+-Salze sind sie bei neutralem pH wasserlöslich. Die aliphatischen Seitenketten verleihen ihnen eine **starke Lipophilie** und **hohe Proteinbindung.**

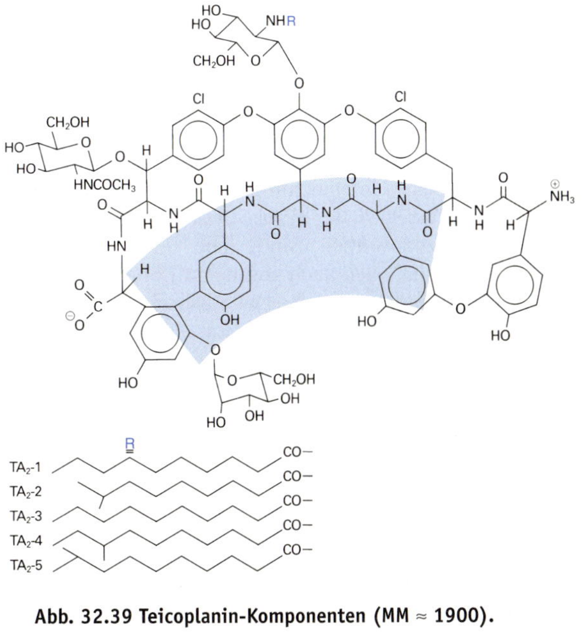

Abb. 32.39 Teicoplanin-Komponenten (MM ≈ 1900).

Pharmakodynamik

Wirkungsmechanismen, Wirkungsspektrum

Vancomycin und Teicoplanin **hemmen den Zellwandaufbau grampositiver Bakterien** auf gleiche Weise. Gegen gramnegative Bakterien, deren äußere Membran sie nicht durchdringen, sind sie unwirksam. Nur die Zellwand grampositiver Bakterien gestattet den Zugang zu ihren Wirkorten, den freien C-terminalen D-Alanyl-D-Alanin-Gruppen der Pentapeptidseitenkette vor ihrer enzymatischen Quervernetzung zum Peptidoglykangerüst (vgl. „Wirkungsmechanismus der β-Laktam-Antibiotika", S. 805).

Die **Glykopeptid-Antibiotika blockieren** somit **die Bausteine für die Quervernetzung**, wohingegen **β-Laktam-Antibiotika die quervernetzenden Enzyme** inhibieren.

Der Wirkungsmechanismus von Vancomycin und Teicoplanin hat **besondere Vorteile**:

1. keine Parallelresistenz zu anderen Antibiotika;
2. Mutanten mit andersartigen Peptidoglykanbausteinen entstehen nur schwer.

Dennoch gibt es in der Natur grampositive Bakterienarten, die gegen Glykopeptid-Antibiotika **natürliche Resistenz** besitzen, z.B. Streptokokken der Leuconostoc-Gruppe (in Milchprodukten vorkommend). Der Resistenzmechanismus ist **Plasmid-vermittelt** und übertragbar. **Erworbene Resistenz** beruht bei den Enterokokken darauf, daß im Verlauf der Peptidoglykansynthese das endständige D-Alanin durch Milchsäure ersetzt wird. Glykopeptide können dann nicht mehr an das Substrat binden, die Verknüpfung kann jedoch erfolgen. Enterokokken sind relativ häufig Erreger von nosocomialen Infektionen. Dabei ist *E. faecalis* die mit Abstand am häufigsten isolierte Enterokokken-Spezies. Aufgrund der geringeren Pathogenität betreffen Infektionen mit *E. faecium* vor allem Patienten mit Immunschwäche. Bisher sind sechs Genotypen der Glykopeptid-Resistenz bei Enterokokken bekannt: *vanA*, *vanB*, *vanD* sind übertragbare Resistenzen, *vanC-1*, *vanC-2* und *vanC-3* sind intrinsische Resistenzen bestimmter Enterokokken. Untersuchungen in Deutschland zeigten, daß etwa 90 % der *E. faecium*-Stämme dem *vanA*-Genotyp zuzuordnen sind. Die Mehrzahl dieser Stämme verhält sich auch gegen Aminopenicilline und Aminoglykoside resistent. Die Ausbreitung der Resistenzen scheint durch den Einsatz des Glykopeptids Avoparcin als „Leistungsförderer" in der Tiermast begünstigt worden zu sein. Avoparcin wurde in EU-Ländern seit 1974 verwendet, die Anwendung ist heute verboten. Besorgniserregend ist auch die seltene, aber in einigen Ländern zunehmende **Glykopeptid-Resistenz bei Staphylokokken**.

In vitro zeigen beide Glykopeptid-Antibiotika nur geringe Aktivitätsunterschiede. Teicoplanin ist in vitro gegen einen Teil der Staphylokokken-Stämme und die Mehrzahl der Enterokokken sowie anderer Streptokokken um den Faktor 2–3 aktiver als Vancomycin (vgl. „Dosierung" S. 861).

Die physikochemischen Unterschiede zwischen beiden Substanzen werden für den ungünstigeren Inokulum-Effekt bei Teicoplanin verantwortlich gemacht (Anstieg der MHK bei hohen Inokula). Um die in vitro – also methodenabhängig – ermittelte Bakterizidie auch in vivo zu erreichen, bedarf es, z.B. bei Enterokokken-Endokarditis, der Kombination mit Aminoglykosid-Antibiotika.

Pharmakokinetik

Resorption und Verteilung

Nach **oraler** Gabe werden Vancomycin und Teicoplanin normalerweise nicht resorbiert, sondern wirken nur im Darmlumen (beispielsweise bei der Behandlung der „pseudomembranösen Enterocolitis" durch *Clostridium difficile*).

Ihre Penetration in interstitielle Flüssigkeit und durch Diffusionsbarrieren wie die Blut-Liquor-Schranke ist relativ gering, wenn auch bei Vancomycin größer als bei Teicoplanin.

Nach **i.v.-Injektion** weicht das pharmakokinetische Verhalten beider Substanzen stark voneinander ab (Abb. 32.40).

Die in Tab. 32.23 zusammengefaßten Daten erklären die unterschiedlichen Konzentrationsverläufe im

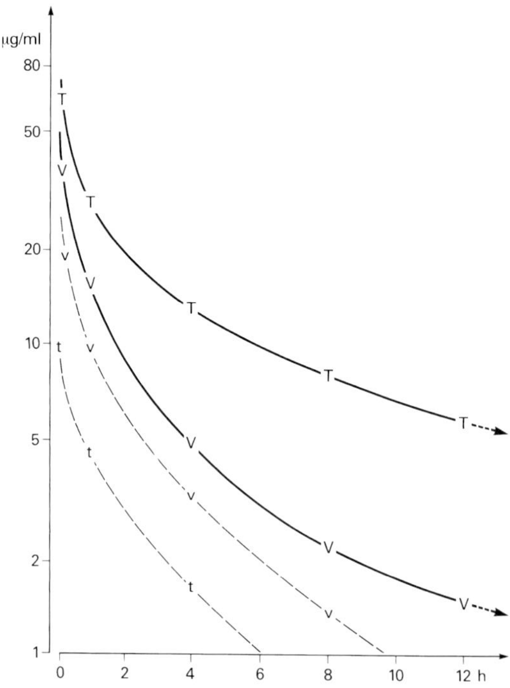

Abb. 32.40 Plasmakonzentrationsverläufe von Vancomycin (V = Gesamtkonzentration, v = geschätzte freie Konzentration, nach 500 mg i.v.) **und Teicoplanin** (T = Gesamtkonzentration, t = geschätzte freie Konzentration, nach 400 mg i.v.).

Tabelle 32.23: Pharmakokinetische Daten von Vancomycin und Teicoplanin im Vergleich

Pharmakokinetische Daten	Vancomycin	Teicoplanin
Plasmaproteinbindung (%)	10–50	90
Plasmahalbwertszeit (h)	2–6	(3-)32(-45)
Totale Clearance (ml/min)	95	15
Fäkale Elimination (%)	./.	3

Plasma als Folge der starken Plasmaeiweißbindung von Teicoplanin.

Proteinbindung

Durch die starke Proteinbindung ist die Plasmahalbwertszeit etwa um den Faktor 10 länger und die renale Clearance um den gleichen Faktor niedriger als bei Vancomycin.

Bei Vancomycin variiert der proteingebundene Anteil konzentrationsabhängig zwischen 10–50 %; dagegen wird die Sättigungsgrenze der Teicoplaninbindung bei empfohlenen Dosierungen nicht annähernd erreicht. Die niedrige freie Konzentration von Teicoplanin speziell und die Größe der Moleküle bei beiden Antibiotika schränken ihre chemotherapeutische Effektivität in parenchymatösen/chronischen Entzündungsherden ein.

Metabolisierung und Exkretion

Beide Substanzen werden **wenig metabolisiert** und sind **nicht hämodialysierbar**.

Indikationen

Im Hinblick auf das identische Wirkungsspektrum haben Vancomycin[1] und Teicoplanin[2] **ähnliche Indikationen**, nämlich **Infektionen durch multiresistente grampositive Erreger**:

1. Oxacillin- und Cephalosporin-resistente Staphylokokken,
2. Ampicillin-resistente Enterokokken,
3. hochresistente *Corynebacterium*-JK-Stämme (Onkologie),
4. das multiresistente *Clostridium difficile* („pseudomembranöse Enterocolitis").

Bei einer Enterokokken-Endokarditis kann die Kombination mit einem Aminoglykosid-Antibiotikum erforderlich sein, unter Kontrolle der Nierenfunktion!

[1] Vancomycin CP®, Vancomycin Enterocaps®
[2] Targocid®

Dosierung

Vancomycin: Bei Erwachsenen 2 × 1,0 g/d in 1-h-Infusionen, unter Kontrolle der Nierenfunktion oder Konzentrationsüberwachung im Plasma (empfohlener Konzentrationsbereich: C_{max} = 25 µg/ml, C_{min} = 5 µg/ml; zur oralen Behandlung der „pseudomembranösen Enterocolitis": 2–3 × 0,5 g der i.v.-Präparation über die Magensonde oder 3–4 × 250 mg als Kapsel. Bei eingeschränkter Nierenfunktion: s. Herstellerempfehlung. Bei Kindern: 3–4 × 10–15 mg/kg in Infusionen, vorbeugende Maßnahme wie bei Erwachsenen; zur oralen Behandlung (s.o.) 3–4 × 10 mg/kg/d. Bei eingeschränkter Nierenfunktion: s. Herstellerempfehlung.

Teicoplanin: Bei Erwachsenen initial 400–800 mg/d, danach 200–400 mg/d i.v./i.m. Bei Kindern: initial 20 mg/kg/d, danach 6–10 mg/kg/d; s. a. Gebrauchsinformation.

Unerwünschte Wirkungen

1. **Nephrotoxizität:** Aufgrund der schnelleren renalen Clearance bei Vancomycin ist die Nierenbelastung und damit das Risiko einer **reversiblen Nephrotoxizität** höher als bei Teicoplanin.
   Cave: Risikosteigerung bei vorgeschädigten Nieren und in Kombination mit Aminoglykosiden, Amphotericin B, Cyclosporin, Cisplatin, Furosemid oder Etacrynsäure.
2. **Ototoxizität:** Bei Vorschädigung des Hörnerven, bei – relativer (!) – Überdosierung insbesondere von Vancomycin und bei Kombination mit Aminoglykosid-Antibiotika besteht das Risiko einer potentiellen (reversiblen/irreversiblen) Ototoxizität. Kurzfristige otologische Kontrollen zur Vorbeugung und „drug monitoring" empfohlen!
3. **Überempfindlichkeitsreaktionen:** Blutdruckabfall mit Hauterythem („**red man's syndrome**") bei zu schneller Infusion (< 30 Minuten). Selten: Allergie mit anaphylaktoiden Reaktionen.
4. **lokale Reaktionen:** Schmerz, Phlebitis bei zu schneller Infusion. **Cave:** Vancomycin ist nicht zur intramuskulären Anwendung geeignet.

Interaktionen

Vancomycin nicht mit alkalischen Lösungen mischen.

Kontraindikationen

1. Allergie;
2. akutes Nierenversagen;
3. nur aus vitaler Indikation: bei **Gravidität** und bestehender **Schwerhörigkeit**.

32.12 Peptidantibiotika (Lokalantibiotika)

Zu dieser Antibiotika-Gruppe gehören Polymyxin B, Colistin (= Polymyxin E) und Bacitracin. Diese Antibiotika werden bei systemischer Gabe nur schlecht vertragen und werden daher heute nur noch zur topischen Therapie eingesetzt.

32.12.1 Polymyxin B[1], Colistin[2]

Pharmakodynamik und Pharmakokinetik

Polymyxin B und Colistin **reagieren mit Phospholipid-Komponenten der Cytoplasmamembran** und wirken auch bei nicht proliferierenden Keimen durch deletäre Membranfunktionsstörungen **bakterizid.**

Sie zeigen **gute Aktivität gegen *Pseudomonas aeruginosa*** und ***Enterobacteriaceae***, außer der Proteus-Gruppe. Unempfindlich sind Neisserien und alle grampositiven Bakterien.

Wegen schwerer nephro- und neurotoxischer Reaktionen werden sie nicht mehr systemisch eingesetzt. Nach lokaler Anwendung und oraler Gabe werden sie normalerweise nicht resorbiert (**cave:** Resorption über größere Wundflächen!).

Indikationen

1. in Ausnahmefällen **Harnblasenspülung**: 2–3 × 2 Mega-E. Colistin in 100 ml Spülflüssigkeit.
2. **orale Gaben zur partiellen Darmdekontamination** (z. B. bei Leberzirrhose, Leukämie, vor Operationen).

[1] Polymyxin B „Pfizer“
[2] Colistin

Dosierung

Bei Erwachsenen: 3–4 × 2 Mega-E. Colistin/d oral. Bei Kindern: 3–4 × 0,5–1 Mega-E. Colistin/d oral.

32.12.2 Bacitracin[3]

Pharmakodynamik und Pharmakokinetik

Bacitracin ist ein Polypeptid-Komplex, dessen Wirkungsmechanismus dem der Glykopeptid-Antibiotika gleicht.

Es weist eine **gute Aktivität gegen grampositive Bakterienarten** auf.

Wegen starker Nephrotoxizität ist der systemische Einsatz kontraindiziert. Bei lokaler und oraler Anwendung wird Bacitracin kaum resorbiert.

Indikationen

Bacitracin in Kombination mit dem Aminoglykosid-Antibiotikum Neomycin ist in zahlreichen Präparaten zur topischen Anwendung enthalten. **Cave:** Sensibilisierungsgefahr.

[3] Nebacetin®

32.13 Fusidinsäure

Fusidinsäure gewinnt neuerdings wieder zunehmende Bedeutung zur Therapie von Infektionen durch multiresistente Staphylokken. Es ist auch zur oralen Nachbehandlung chronischer Staphylokokken-Infektionen geeignet.

Herkunft, Struktur, physikochemische Eigenschaften

Von *Fusidium coccineum* gewonnen, ist Fusidinsäure der einzige therapeutisch genutzte Vertreter aus der Gruppe der Steroid-Antibiotika (Abb. 32.41). Das Na^+-Salz der Fusidinsäure ist wenig wasserlöslich. Die parenterale Präparation enthält das lösliche Iminodiethanolsalz.

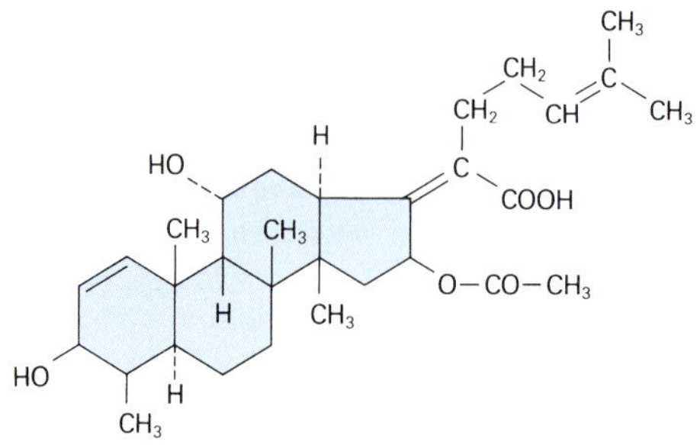

Abb. 32.41 Fusidinsäure (MM 517). Das Steroid-Grundgerüst ist blau hinterlegt.

Pharmakodynamik

Wirkungsmechanismen, Wirkungsspektrum

Fusidinsäure wirkt **bakteriostatisch.** Sie **hemmt die Eiweißsynthese** in einem späten Stadium am Ribosom. Das Wirkungsoptimum liegt bei pH 6,0. Mit MHK-Werten von durchschnittlich 0,1–0,5 µg/ml sind Staphylokokken empfindlicher als Streptokokken und andere grampositive Bakterienarten. Die Wirkungsstärke nimmt bei großen Inokula ab. Unter 10^6 empfindlichen Keimen kann schon mit einer resistenten Mutante gerechnet werden. Resistenz beruht bei grampositiven Bakterien auf einer geringeren Affinität der Fusidinsäure zum Rezeptor. Gramnegative Bakterien sind generell unempfindlich.

Pharmakokinetik

Nach **oraler Gabe** wird Fusidinsäure **langsam resorbiert;** 2–4 Stunden nach einer oralen Dosis von 0,5 g Fusidinsäure resultieren maximale Plasmakonzentrationen von 20–30 µg/ml. Zwischen 90 und 95 % der Substanz werden **an Plasmaproteine gebunden** (pK = 5,3). Die Plasmahalbwertszeit beträgt 4–6 Stunden. Die renale Elimination ist gering. Fusidinsäure wird **vor allem in der Leber verstoffwechselt** und in inaktiver Form **biliär ausgeschieden.**

Indikationen und Dosierung

Fusidinsäure[1] eignet sich zur **oralen Nachbehandlung von Staphylokokken-Infektionen,** nach vorheriger Keimzahlreduktion durch hochdosierbare andere Antibiotika. Sie kann bei klinischer Indikation, z. B. bei **Osteomyelitis,** auch mehrere Wochen lang verabreicht werden. Die lokale Anwendung von Fusidinsäure wird ebenfalls günstig beurteilt. Von i.m.-Gaben wird abgeraten.

Dosierung: Beim Erwachsenen: 3 × 0,5 g/d oral oder i.v. (2–4 Stunden); bei Kindern: 3 × 10 –15 mg/kg/d oral oder i.v. (2–4 Stunden).

Unerwünschte Wirkungen

1. **hämolytische Reaktionen** ausgelöst durch i.v.-Injektionen;
2. **schmerzhafte Nekrosen** verursacht durch i.m.-Injektionen;
3. **Störungen im Magen-Darm-Trakt** (Übelkeit, Erbrechen u.a.) können durch Einnahme mit den Mahlzeiten reduziert werden.

Kontraindikationen

1. **I.m.-Injektionen** müssen vermieden werden;
2. **Allergien** (sehr selten);
3. schwere Lebererkrankungen.

[1] Fucidine®

32.14 Fosfomycin

Fosfomycin kommt (als **Mittel der 2. Wahl**) **bei** ***Staphylococcus aureus*****-Infektionen** in Betracht, wenn

- der Infektionsherd pharmakokinetisch schwer erreichbar ist;
- Multiresistenz des Erregers die Therapiewahl einengt;
- der Patient gegen β-Laktam-Antibiotika allergisch ist.

Herkunft, Struktur, physikochemische Eigenschaften

Ursprünglich von *Streptomyces-Arten* gewonnen, wird Fosfomycin jetzt chemisch-synthetisch hergestellt. Als einfaches Phosphonsäure-Epoxid ist es das Chemotherapeutikum mit der niedrigsten Molekülmasse (Abb. 32.42). Die Substanz ist gut wasserlöslich, stabil und wird als **Dinatrium-Salz** pro Infusion angeboten.

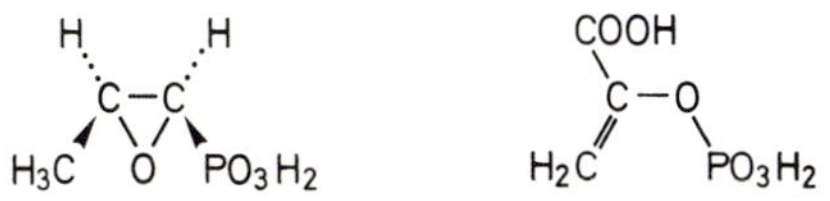

Abb. 32.42 Fosfomycin (MM 138) und Phosphoenolpyruvat (rechts).

Pharmakodynamik

Wirkungsmechanismen, Wirkungsspektrum

Fosfomycin **wirkt nur in einem Glucose-6-Phosphat-haltigen Milieu.** Glucose-6-Phosphat induziert das Transportsystem, über das Fosfomycin aktiv in die Bakterien aufgenommen wird. Dort **blockiert Fosfomycin** – als sterisches Analogon des Phosphoenolpyruvats – **die Pyruvyltransferase,** welche erste Vorstufen des Peptidoglykans bildet. Infolge von Hämolyse kann genügend Glucose-6-Phosphat am Entzündungsort vorhanden sein. Die beim Antibiogramm in vitro stets mit Glucose-6-Phosphat-Zusatz gemessene Fosfomycinaktivität ist in vivo nicht immer zu erwarten. Diese therapeutische Unsicherheit macht Fosfomycin zu einem Antibiotikum

2. Wahl, das nur in Sonderfällen zu **Behandlungsversuchen** herangezogen wird.

Staphylococcus aureus haemolyticus ist in vitro und in vivo der empfindlichste Erreger. Koagulase-negative Staphylokokken sind weniger gut behandelbar. Auch gegen *E. coli* und **einzelne Stämme** anderer Bakterienarten kann Fosfomycin wirksam sein. Mehrere chromosomale und plasmidvermittelte Resistenzmechanismen sind beschrieben.

Pharmakokinetik

Fosfomycin verteilt sich nach parenteraler Gabe rasch im Körper und **penetriert leicht** in die interstitielle Flüssigkeit vieler Organe. Es **permeiert auch die intakte Blut-Liquor-Schranke**. Die Plasmahalbwertszeit beträgt 2 Stunden. Fosfomycin wird **kaum an Protein gebunden**, **kaum metabolisiert** und zu über 90 % **unverändert mit dem Urin ausgeschieden**. Es ist **gut dialysabel**.

Indikation

Ein Behandlungsversuch mit Fosfomycin[1] ist zu erwägen, wenn andere Therapieformen versagen und die sehr gute Gewebegängigkeit dieses Antibiotikums von Vorteil sein kann, z.B. Hirnventrikel-Shunt-Infektionen, oder wenn andere Chemotherapeutika wegen Allergie des Patienten bzw. Resistenz der Erreger ausscheiden.

Dosierung

Beim Erwachsenen: 3 × 5 g/d i.v. Bei Kindern: 200 mg/kg/d i.v.

Unerwünschte Wirkungen

1. Exanthem;
2. Leberenzymerhöhungen;
3. Kopfschmerzen.

Kontraindikationen

Es sind keine Kontraindikationen bekannt. Die Na^+-Belastung ist bei Patienten mit Herzinsuffizienz, Ödemneigung und Kaliummangel zu beachten. **Cave:** Mit 1 g Fosfomycin werden 14,5 mval Na^+ zugeführt.

[1] Infectofos®

32.15 Antituberkulotika

Diese Antibiotika/Chemotherapeutika-Gruppe dient zur Behandlung der **Tuberkulose**, der **Lepra** und der **atypischen Mykobakteriosen**. Die traditionelle Bezeichnung „Tuberkulostatika" ist überholt, seitdem in der antituberkulösen Chemotherapie auch bakterizide Effekte erreichbar sind.

Folgende **Merkmale der Mykobakterien** erfordern besondere Chemotherapeutikaeigenschaften:
1. **hydrophobe Zellwand** mit hohem Anteil wachsartiger Lipide (Ursache der „Säurefestigkeit");
2. **langsames Wachstum** (im Vergleich zu anderen Erregern: Generationszeit ca. 15–20 Stunden statt 15–20 Minuten. Positive Kultur nach 48 Tagen statt 24–48 Stunden);
3. intrazelluläre Langzeitpersistenz in Makrophagen;
4. **leichte Mutation zur Chemoresistenz** (Mutationsrate bei 10^{-5}–10^{-6}).

Zusätzlich bestehen **ungünstige Einflüsse in den spezifischen granulomatösen Entzündungsherden**:
1. **saurer pH-Wert** in den Phagolysosomen;
2. **O_2-Mangel** und dadurch langsame/intermittierende Proliferation der Erreger im Zentrum verkäsender Tuberkulome;
3. **hohe metabolische Aktivität** bei extrazellulären und in belüfteten Kavernen proliferierenden Erregern.

Diese unterschiedlichen Verhältnisse sind in Tab. 32.24 skizziert.

Voraussetzungen für eine erfolgreiche Tuberkulosetherapie – d. h. Rezidivrate < 1 %) – sind daher:
1. **ununterbrochener Einsatz** der Antituberkulotika über 6–9 Monate (Kurzzeittherapie, s. Tab. 32.26); in komplizierten Fällen Weiterbehandlung – kontinuierlich/intermittierend – für bis zu 18–24 Monate (Langzeittherapie);
2. **Kombination** von zwei, drei oder vier Antituberkulotika;
3. **Stufentherapie** in Form der Initial- bzw. Intensivphase und der anschließenden Stabilisierungs- bzw. Sicherungsphase.

Als Orientierungshilfe für die Therapiewahl und Therapieüberwachung wird der Detailbeschreibung der Einzelsubstanzen eine **Übersicht der wichtigsten pharmakologischen Daten** vorangestellt (Tab. 32.25).

32.15.1 Antituberkulotika 1. Wahl (Standardmittel)

Zu den Antituberkulotika 1. Wahl zählen:
- Isoniazid (INH);
- Rifampicin (RMP);
- Ethambutol (EMB);
- Streptomycin (SM);
- Pyrazinamid (PZA).

Tabelle 32.24: Stadien der Tuberkulose und Bedingungen für die Chemotherapie

Krankheitsstadien	Chemotherapie
1. Frisches Granulom: Monocyten sowie Epitheloid- und Riesenzellen mit hoher Zahl aktiver, proliferierender Erreger, meistens im sauren Milieu der Phagolysomen	INH, RMP, EMB, PZA
2. Käsig verändertes Tuberkulom: dichter Randwall aus Monocyten um das nekrotische, käsig degenerierende Zentrum des Granuloms; darin nur wenige, wegen O_2-Mangels nur gering proliferierende Erreger	RMP, INH, EMB/PTH
3. Offene Kaverne: nach Durchbruch des Granuloms in den Bronchus durch Sauerstoffzutritt erhöhte Proliferation, auch extrazellulär im kavernösen Sekret	INH, RMP, SM/EMB
4. Abgekapselter Kalkherd: im abgekapselten, verkalkten Herd – meist Lungenspitzenherde – wenige, ruhende, chemotherapeutisch nicht erreichbare Mykobakterien	

EMB: Ethambutol, INH: Isoniazid, PZA: Pyrazinamid, RMP: Rifampicin, SM: Streptomycin.

Kombinationen dieser Medikamente erlauben bei zuvor unbehandelten, unkomplizierten Fällen von Lungentuberkulose eine Kurzzeittherapie gemäß Tab. 32.26.

Begleitkrankheiten, Störungen der Leber- oder Nierenfunktion des Patienten, Lokalisation der Entzündungsherde oder Resistenz der Erreger machen im Einzelfall Modifikationen der bewährten Therapie-Schemata und eventuell einen Rückgriff auf Reservemedikamente nötig.

Isoniazid (INH)[1]

Herkunft, Struktur und physikochemische Eigenschaften

Isonicotinsäurehydrazid: $C_6H_7N_3O$ (Abb. 32.43a); MM: 137; wird seit 1951 synthetisch hergestellt. INH ist im Vollblut, Serum und auch in wäßriger Lösung bei steigendem pH-Wert, Phosphat-, Metallionen- und Zuckergehalt sowie unter Lichteinfluß (Chelatbildung, Kondensations- und Oxidationsreaktionen) lagerungslabil.

Pharmakodynamik

Wirkungsmechanismus

Isoniazid wird bei aerobem Stoffwechsel zu Isonicotinsäure oxidiert und anstelle von Nicotinsäure (Abb. 32.43b und c) in NAD eingebaut. NAD-Blockierung und die durch Flavinenzyme kompensatorisch gesteigerte Oxidation des Substratwasserstoffs zu H_2O_2 lassen **reaktive Sauerstoffmetaboliten** im Übermaß entstehen. Diese schädigen die DNA, die Enzyme und durch Lipidperoxidation Membranfunktionen sowie den Zellwandaufbau (Verlust der Säurefestigkeit und Virulenz).

[1] Isozid®, tebesium®

Tabelle 32.25: Übersicht über die wichtigsten pharmakologischen Daten der Standard-Antituberkulotika

Substanz	MHK (µg/ml)	Tagesdosis	Verteilung	Ausscheidung	Nebenwirkungen
Isoniazid (INH)	0,02–0,2	Erw.: 5(–8) mg/kg Ki.: 8(–10) mg/kg	sehr gut, 20–60 % i.d. Liquor	Lebermetabolismus (Schnell-Langsam-inaktivierer)	Hepatitis, Neuritis, (Vit.-B_6-Schutz)
Rifampicin (RMP)	0,05–0,1	Erw.: 8–10 mg/kg Ki.: 10–15 mg/kg	sehr gut, 10–20 % i.d. Liquor	Lebermetabolismus, Enzyminduktion	Cholestase, gastrointestinale Störungen, Interaktionen
Ethambutol (EMB)	1–2	25 mg/kg (in der Kombination 20 mg/kg)	gut, bis zu 50 % i.d. Liquor	70–80 % aktiv im Urin, cave: Niereninsuffizienz	(keine Leberbelastung), N.-opticus-Schäden (Kontrollen!), Harnsäure ↑
Streptomycin (SM)	2–10	10–15 mg/kg, max. 2 g/d	gering, nur extrazellulär	glomeruläre Filtration, cave: Niereninsuffizienz	(keine Leberbelastung), Ototoxizität! Nephrotoxizität!
Pyrazinamid (PZA)	25–50 (bei saurem pH niedriger)	30–35 mg/kg, in Kombination 1,5–2,0 g/d	sehr gut, auch liquorgängig	Lebermetabolismus, < 10 % aktiv im Urin	Leberbelastung! Harnsäure ↑, Blutzucker ↑, Blutbildveränderung

Tabelle 32.26: Empfohlene Wirkstoffkombination für die antituberkulöse Kurzzeittherapie

6monatige Therapiedauer:			
Isoniazid Rifampicin Ethambutol Pyrazinamid	2 Monate	Isoniazid Rifampicin	4 Monate
9monatige Therapiedauer:			
Isoniazid Rifampicin Ethambutol	3 Monate	Isoniazid Rifampicin	6 Monate

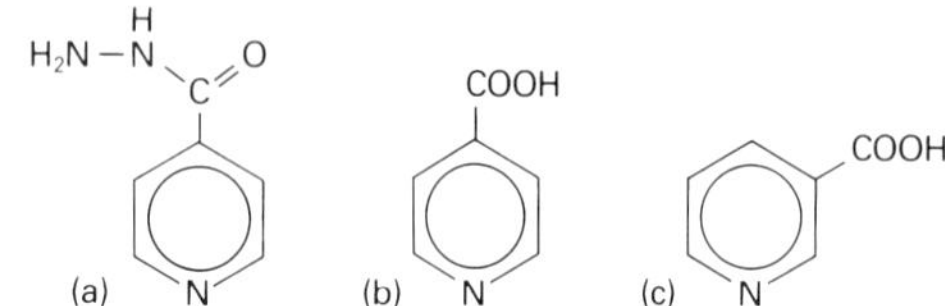

Abb. 32.43 Isoniazid (a), Isonicotinsäure (b), Nicotinsäure (c).

Stark proliferierende Mykobakterien werden **tuberkulozid**, metabolisch weniger aktive nur **tuberkulostatisch** geschädigt. **Resistenz** resultiert durch Selektion von Mutanten mit geringerer Peroxidase/Katalase-Aktivität (geringere INH-Oxidation) oder durch geringere Permeabilität der bakteriellen Zellwand.

Wirkungsspektrum

Isoniazid ist gegen beide Tuberkuloseerreger, *M. tuberculosis* und *M. bovis*, **sehr aktiv** mit MHK-Werten von 0,02–0,2 µg/ml. Allerdings sind etwa 5–10 % der Erregerstämme INH-resistent geworden. Bei den meisten Stämmen atypischer Mykobakterien liegt natürliche INH-Unempfindlichkeit vor.

Pharmakokinetik

Resorption und Verteilung

INH wird in der Regel oral verabreicht. Die **Bioverfügbarkeit** ist mit etwa **90 %** sehr gut. 1–2 Stunden nach einer Dosis von 300 mg resultieren maximale Plasmakonzentrationen von 3–5 µg/ml. **30 % sind an Plasmaproteine gebunden.** INH **diffundiert gut ins Gewebe** und penetriert auch in Makrophagen sowie andere menschliche Zellen. Innerhalb menschlicher Zellen wird Isoniazid **durch Acetyltransferasen inaktiviert.** Die INH-Acetylierung läuft individuell (genetisch determiniert) unterschiedlich schnell ab. Die Plasmahalbwertszeit beträgt bei **Schnellinaktivierern** ca. 60 Minuten, bei sog. **Langsaminaktivierern** ca. 160–180 Minuten. Während 50 bis 65 %

unserer Bevölkerung INH langsam acetylieren und 50–35 % schnell, überwiegt bei Asiaten mit über 80 % der Anteil der Schnellinaktivierer. Bei Patienten mit erhöhtem Kumulations- und Nebenwirkungsrisiko wird die Ermittlung des gegebenen Inaktivierungstyps empfohlen: 4–6 Stunden nach einer oralen Dosis von 3–4 mg/kg beträgt die Plasmakonzentration von INH < 4 µg/ml beim Schnellinaktivierer, > 5 µg/ml beim Langsaminaktivierer.

Metabolisierung und Exkretion

80 % einer Isoniaziddosis werden **metabolisiert** und dann **renal eliminiert**. Bei Leber- und Nierenfunktionsstörung verlängert sich die Plasmahalbwertszeit nur bei Langsaminaktivierern.

Indikationen

Hauptindikation ist die **Tuberkulosebehandlung** stets in Kombination mit mindestens einem anderen antituberkulösen Medikament, bevorzugt mit Rifampicin.

Eine **Sonderindikation** ist die **Chemoprävention einer Tuberkulose mit Isoniazid allein:**

1. nach Konversion des Tuberkulintests, vor Manifestation eines Tuberkuloms;
2. bei ungeimpften Kontaktpersonen eines Patienten mit offener Tuberkulose;
3. bei Patienten mit positivem Tuberkulintest, die hochdosiert mit Cortison und anderen Immunsuppressiva behandelt werden und dadurch eine Aktivierung ruhender, abgekapselter Tbc-Herde erfahren können.

Dosierung

Als therapeutisch ausreichend und nebenwirkungsarm wird **beim Erwachsenen eine mittlere Dosierung** von 5 mg/kg KG/d empfohlen (Gesamtdosis nicht > 400 mg/d).

Unerwünschte Wirkungen

Bei Überdosierung beeinträchtigt Isoniazid Stoffwechselleistungen, die von Vitamin B_6 bzw. Pyridoxal-5′-Phosphat abhängig sind, da INH mit diesem eine chemische Bindung eingeht (Abb. 32.44). Prophylaktische Gaben von Pyridoxin (20–40 mg täglich!) sind u.a. bei Alkoholikern, Diabetikern, bei Unterernährung, in der Schwangerschaft und bei neurologischen Vorerkrankungen indiziert.

INH hat im einzelnen folgende unerwünschte Wirkungen:

1. **hepatische Effekte** (ca. 10 % leicht; sehr selten progressiv): Nach der Acetylierung wird N-Acetyl-INH in den Leberzellen zu verschiedenen Hydrazinverbindungen weiter abgebaut. Dem Monoacetylhydrazin und Cytochrom-P450-abhängigen N-Hydroxylierungsprodukten wird eine hepatotoxische Wirkung zugeschrieben. Hohes Lebensalter des Patienten und Vorschädigung der Leber prädisponieren zu (seltener) progredienter Leberzellschädigung. Kurzfristige Kontrollen zu Beginn der Therapie sind indiziert.
2. **neurologische Effekte:** Zeichen der peripheren Neuritis mit Parästhesien an Füßen und Händen, Kopfschmerzen, psychische Störungen durch Induktion eines relativen Vitamin-B_6-Mangels (Vitamin-B_6-Prophylaxe!).
   INH kann mit Pyridoxal ein Hydrazon bilden (Abb. 32.44). Dieses hemmt die Kinase, welche Pyridoxal zum Coenzym Pyridoxal-5′-Phosphat umwandelt. Dieses ist Coenzym z.B. bei Decarboxylasen, Transaminasen, Dehydratasen, Desulfhydrasen und ist auch an der Biosynthese von Neurotransmittern – wie GABA, Serotonin und Catecholaminen – beteiligt. Bei Überdosierung von Isoniazid entstehen Krampfneigung, Stupor und Coma.
3. Seltene Nebenwirkungen sind:
   - **Hautreaktionen** (Exantheme, Arzneimittelfieber, vereinzelt Lupus-erythematodes-Syndrom);
   - **hämatologische Störungen** (vereinzelt Blutbildungs-oder Gerinnungsstörungen, diesbezüglich werden BB-Kontrollen in 4wöchigen Abständen empfohlen);
   - **Beeinträchtigung der Lungenfunktion** bei Überdosierungen.

Interaktionen

1. **Verstärkung der Wirkung von Alkohol** ähnlich wie Disulfiram (vgl. S. 1030);
2. **Verstärkung der Wirkung von Phenytoin**, insbesondere bei Kombination von INH mit Cycloserin, Protionamid und PAS;
3. **Antacida** reduzieren durch Chelatbildung die INH-Bioverfügbarkeit.

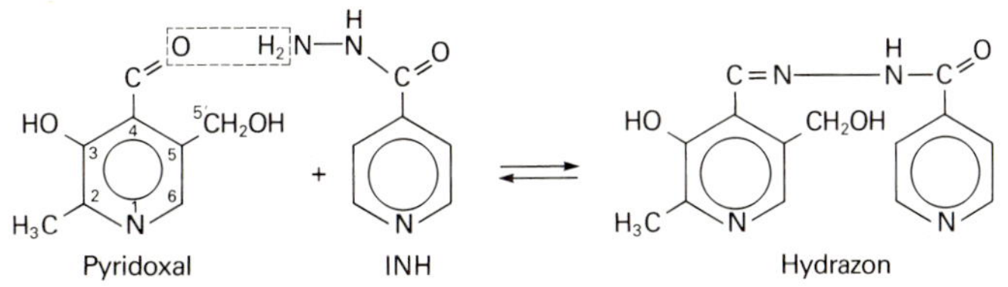

Abb. 32.44 Reaktion von Isoniazid mit Pyridoxal.

Kontraindikationen

1. INH-**Allergie**;
2. akute, schwere **Lebererkrankungen**;
3. cerebrales Anfallsleiden, Psychosen und Neuritiden.

Rifampicin (RMP)[1]

Herkunft, Struktur und physikochemische Eigenschaften

Bei RMP (Abb. 32.45) handelt es sich um ein seit 1965 halbsynthetisch hergestelltes Ansamycin-Antibiotikum. Das rot-orange gefärbte Pulver ist bei pH < 6,0 mäßig wasserlöslich, aber relativ stabil.

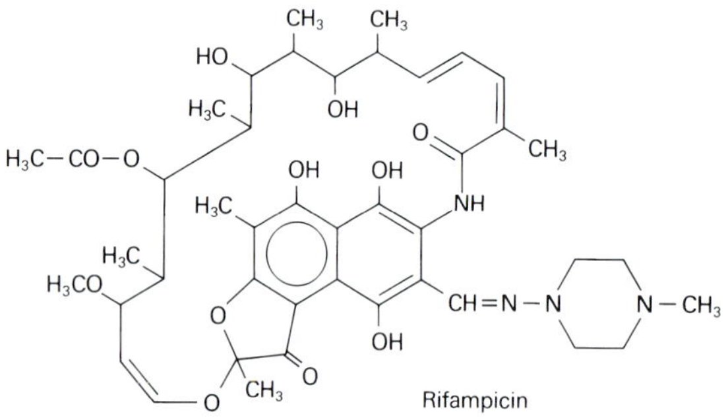

Rifampicin

Abb. 32.45 Chemische Struktur von Rifampicin (MM: 823).

Pharmakodynamik

Wirkungsmechanismen, Wirkungsspektrum

Rifampicin hat die stärkste antimykobakterielle Aktivität. Es **hemmt** die DNA-abhängige RNA-Polymerase und dadurch die **RNA- und Proteinsynthese.** Auf proliferierende Mykobakterien wirkt es **bakterizid;** als einziges Antituberkulotikum ist es auch noch gegen fast ruhende Erreger in der Tiefe verkäsender Tuberkulome aktiv. Neben den Tuberkelbakterien sind auch *M. leprae* und zahlreiche atypische Mykobakterien empfindlich.

Rifampicin hat auch eine gute Aktivität gegen zahlreiche andere Erreger, vor allem *Staphylococcus aureus*, Enterokokken, Meningokokken und *Legionella pneumophila.* Wegen **guten Diffusionsvermögens** wird es bei schwer sanierbaren Entzündungsherden auch gegen diese Erregergruppen eingesetzt. Von solchen Indikationen abgesehen sollte Rifampicin jedoch der Therapie mykobakterieller Infektionen vorbehalten sein.

Eine primäre Rifampicin-Resistenz (Veränderung der RNA-Polymerase) ist bei Tuberkelbakterien viel seltener als eine INH-Resistenz.

[1] Rifa®, Eremfat®

Pharmakokinetik

Nüchtern eingenommen, wird Rifampicin **fast vollständig** und schnell **resorbiert.** Durch Mahlzeiten wird die Resorption beeinträchtigt. 2 Stunden nach einer oralen Dosis von 600 mg Rifampicin auf nüchternen Magen resultieren maximale Plasmakonzentrationen von 7 bis 10 μg/ml. **75–80 % sind an Plasmaproteine gebunden.** Dennoch **diffundiert** Rifampicin **gut** in die meisten Organe und Körperflüssigkeiten, auch in den Liquor cerebrospinalis und Muttermilch. Die Plasmahalbwertszeit von normalerweise 3–5 Stunden wird bei (obstruktiver) Lebererkrankung verlängert, nicht jedoch bei Niereninsuffizienz. Rifampicin wird **durch Hämo- oder Peritonealdialyse kaum eliminiert.**

Das pharmakokinetische Verhalten von Rifampicin ändert sich

1. mit der Dauer der Therapie durch **Enzyminduktion und schnelleren Metabolismus**, der die Halbwertszeit auf 1,5 Stunden senken kann;
2. mit steigender Dosis, da die **hepatische Exkretion** sättigbar ist und ab 450 mg Einzeldosis die relative Ausscheidungsquote im Urin zunimmt.

Indikationen

Hauptindikationen sind:

1. **alle Formen und Stadien der Tuberkulose** (Kombinationstherapie mit INH und/oder Ethambutol sowie anderen Präparaten);
2. **Lepra** (Kombinationstherapie mit u.a. Dapson oder Clofazimin);
3. **atypische Mykobakteriosen** durch *M. kansasii* und andere sensible Erreger.

Sonderindikationen sind:

1. in Ausnahmefällen die **Staphylokokken-Endokarditis** und **-Osteomyelitis** (Kombinationstherapie mit Vancomycin);
2. die **schwere Legionellose** (Kombinationstherapie mit Erythromycin);
3. die Prophylaxe bei Meningokokken-Kontaktpersonen und -Keimträgern.

Dosierung

Beim Erwachsenen ca. 10 mg/kg KG/d in einer Dosis morgens nüchtern (Gesamtdosis nicht > 750 mg/d).

Unerwünschte Wirkungen

1. **gastrointestinale Störungen** (ca. 10 %): Nausea, Anorexie, Flatulenz, krampfartige Bauchschmerzen. Abschwächung durch Einnahme während oder kurz nach Mahlzeiten.
2. **hepatische Effekte** (5–20 %): Erhöhung von Transaminasen und alkalischer Phosphatase; selten „RMP-Hepatitis"; Interferenz mit Bilirubin-Ausscheidung (selten Ikterus).

3. seltene Nebenwirkungen:
   - **neurologische Störungen** (vorübergehend Kopfschmerzen, Schwindel, Ataxie, Sehstörungen, Muskel- und Gelenkschmerzen),
   - **allergisch-hyperergische Effekte** bei einer Dosis > 750 mg/d, z.B. **Flu-Syndrom** mit grippalen Symptomen, Erytheme oder asthmatische Beschwerden,
   - **Blutbildveränderungen**,
   - **Beeinträchtigung der Nierenfunktion** (interstitielle Nephritis),
   - **hormonelle Störungen** (Hypermenorrhö, Zwischenblutungen),
   - **Teratogene Effekte** sind nicht auszuschließen (im Tierversuch nachgewiesen; beim Menschen fraglicher Zusammenhang mit intrauterinem Fruchttod und Fehlbildung),
   - **Verfärbung von Ausscheidungen** (Urin, Sputum, Schweiß und Tränen können orange-rot verfärbt sein).

Interaktionen

Als starker Enzyminduktor **beschleunigt** Rifampicin **den Stoffwechsel zahlreicher anderer Medikamente**, z.B. Antikoagulantien (Dosiserhöhung von Marcumar®!), hormonelle Antikonzeptiva (Zuverlässigkeit in Frage stellend!), Corticosteroide, Herzglykoside, Barbiturate, Methadon, Chloramphenicol, Ketoconazol und andere.

Kontraindikationen

Absolute Kontraindikationen

1. Allergie gegen Rifampicin;
2. Ikterus oder Gallengangsobstruktion;
3. Gravidität im 1. Trimenon.

Relative Kontraindikationen

1. Dysfunktion der Leber;
2. schwere Blutungsneigung;
3. Stillperiode.

Ethambutol (EMB)[1]

Herkunft, Struktur und physikochemische Eigenschaften

EMB ist ein chemisch-synthetisches Ethylen-Diamin-Derivat. Es ist lagerungs- und hitzestabil sowie sehr gut wasserlöslich.

Dextro-Isomer: $C_{10}H_{24}N_2O_2 \cdot 2\ HCl$; MM: 277.

[1] Myambutol®, EMB-Fatol®

CH_2OH, C_2H_5, C, H, N, H, CH_2, $\cdot$ 2 HCl, CH_2OH, CH_2, C_2H_5, C, H, N, H

Ethambutol

Pharmakodynamik

Der **Wirkungsmechanismus** ist nicht geklärt; in sensiblen Mykobakterien kommt es zu Stoffwechselstörungen mit degenerativen Effekten. Die Wirkung von INH und RMP wird synergistisch ergänzt.

Wirkungsspektrum: Ethambutol wirkt **tuberkulostatisch** auf proliferierende Tuberkelbakterien. Die Aktivität gegen atypische Mykobakterien variiert stark und muß im Einzelfall geprüft werden. *M. kansasii* z.B. ist oft sensibel, *M. avium/intracellulare* meistens primär resistent.

Pharmakokinetik

Resorption und Verteilung

Ethambutol ist parenteral verabreichbar, wird aber auch nach oraler Gabe schnell und **zu etwa 80 % resorbiert.** 2 Stunden nach einer oralen Dosis von 25 mg/kg KG resultieren maximale Konzentrationen von 3–5 µg/ml Plasma. Es **diffundiert gut ins Körpergewebe**, auch durch die Plazenta und in die Muttermilch. Bei entzündeten Meningen werden im Liquor cerebrospinalis therapeutisch wirksame Konzentrationen von 1–2 µg/ml erreicht. Die Halbwertszeit beträgt ca. 4 Stunden. Sie verlängert sich leicht bei Leberfunktionsstörung, stärker jedoch bei Niereninsuffizienz, so daß Dosisreduktionen nötig sind.

Proteinbindung

Die **Plasmaeiweißbindung ist niedrig** (10–20 %).

Metabolisierung und Exkretion

Durch **glomeruläre Filtration** werden etwa 80 % der Dosis eliminiert; davon ca. **15 % als in der Leber verstoffwechselte Metaboliten**. EMB ist **dialysierbar**.

Indikationen

1. **Initial-Behandlung der Tuberkulose;**
2. Erkrankungen durch sensible atypische Mykobakterien gemäß Antibiogramm.

Dosierung

1 × 25 mg/kg KG – nach dem Frühstück.

In der Kombination mit INH und RMP sind auch 20 mg/kg KG/d gegen sensible Erreger therapeutisch ausreichend.

Bei einer Creatinin-Clearance von 25–50 ml/min wird die Dosis auf 15 mg/kg KG/d reduziert, bei weniger als 25 ml/min auf 15 mg/kg KG jeden 2. Tag mit Überwachung der Plasmakonzentrationen und wöchentlichen Visuskontrollen.

Unerwünschte Wirkungen

Im allgemeinen ist EMB gut verträglich. Bei 10 % der Behandelten treten leichtere (reversible) unerwünschte Wirkungen auf, wie Brechreiz, Gelenkschmerzen und Störungen des ZNS wie Kopfschmerzen oder Verwirrtheit.

Bei Überdosierung nimmt das Risiko einer **Nervus-opticus-Schädigung** zu. Es tritt eine axiale oder periaxiale, einseitige oder beidseitige **retrobulbäre Neuritis** auf. Die Sehschärfe, das Farbsehen (rot–grün) oder das Gesichtsfeld (Skotome) werden beeinträchtigt. Vor Therapiebeginn ist eine Visuskontrolle zu empfehlen. Regelmäßige augenärztliche Kontrollen in vierwöchigem Abstand – bei Niereninsuffizienz häufiger! – sind vorgeschrieben. Im Frühstadium erkannte Visusschäden können sich nach Absetzen des Medikamentes zunächst noch verschlimmern, bilden sich dann jedoch innerhalb von 6 Monaten zurück. Sehr selten sind sie irreversibel.

Interaktionen

Interaktionen sind nicht bekannt.

Kontraindikationen

1. EMB-Allergie;
2. Vorschädigung des N. opticus;
3. Augenschäden, die eine Visuskontrolle behindern;
4. Kleinkinder, bei denen eine zuverlässige Visuskontrolle noch nicht möglich ist.

Streptomycin (SM)[1]

Herkunft, Struktur und physikochemische Eigenschaften

Streptomycin (s. S. 828) war das erste „Tuberkulostatikum" (Waksman, 1944) und ein medizinhistorischer Meilenstein in der Tuberkulosebekämpfung. SM ist ein Aminoglykosid-Antibiotikum, basisch, gut wasserlöslich, lagerungsstabil, chelatbildend, als Sulfat bevorzugt.

$(C_{21}H_{39}N_7O_{12})_2 \cdot 3\ H_2SO_4$; MM: 582.

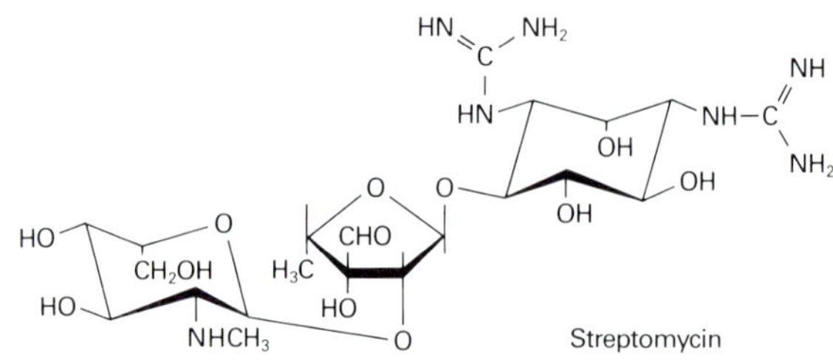

Pharmakodynamik

Streptomycin ist in vitro gegen *M. tuberculosis, M. bovis* und viele Stämme atypischer Mykobakterien **bakterizid** wirksam. In vivo beschränkt sich seine Aktivität auf die extrazellulär, in einem neutralen bis alkalischen, sauerstoffreichen Milieu befindlichen Erreger. Das sind im wesentlichen die Erreger im Sekret offener Kavernen und der Bronchien.

Pharmakokinetik

s. S. 831f.

Indikationen

Floride, offene Tuberkulose: Kombinationstherapie mit INH und RMP, eventuell alternierend mit EMB.

Dosierung

Beim Erwachsenen mit intakter Nierenfunktion 1 × 10 mg/kg/d i.m. oder in 1-h-Infusionen, entsprechend 10 bis 20 mg/kg KG/d unter laufender Kontrolle der Nierenfunktion und des Hörnerven, gegebenenfalls mit Überwachung der Plasmakonzentrationen. Konzentrationen von 40 µg/ml sollen im Plasma nicht überschritten werden. Eine jeweils 10tägige Anwendung im Wechsel mit z.B. EMB reduziert das Nebenwirkungsrisiko von Streptomycin.

Unerwünschte Wirkungen

Im Vordergrund steht das Risiko der **Oto- und Nephrotoxizität** (s. S. 834)!

Pyrazinamid (PZA)[2]

Herkunft, Struktur und physikochemische Eigenschaften

Pyrazinamid, ein chemisch-synthetisches Niacinamid-Derivat (Abb. 32.46), ist in Wasser nur schwer löslich, pK_a = 0,5. Es muß in Tablettenform dicht verschlossen und bei 15–30 °C gelagert werden.

[1] Streptomycin-Grünenthal®, Strepto-Fatol®

[2] Pyrafat® u. a.

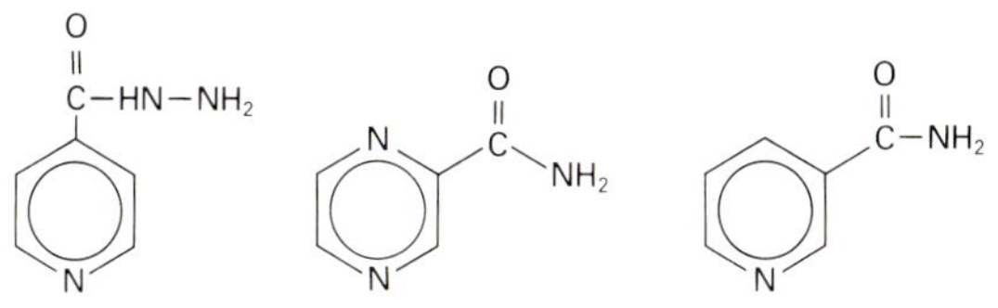

Isoniazid Pyrazinamid Nicotinamid

Abb. 32.46 Pyrazinamid und verwandte Stoffe.

Pharmakodynamik

Als **Wirkungsmechanismus** wird ein Einfluß auf den Nicotinamidstoffwechsel angenommen – ähnlich wie bei Isoniazid.

Wirkungsspektrum: PZA wirkt spezifisch gegen *M. tuberculosis*, nicht jedoch gegen *M. bovis* und die meisten atypischen Mykobakterien. Die bei neutralem pH schwache Aktivität wird im sauren Milieu verstärkt (MHK bei 25 µg/ml). Gegen phagocytierte Tuberkelbakterien wirkt Pyrazinamid daher am stärksten. In der Kombination mit INH und RMP trägt es synergistisch zur Ausschaltung intrazellulärer „Persister" und dadurch zur Therapieverkürzung bei (s. Tab. 32.24 und 32.26).

Pharmakokinetik

Die orale Verabreichung der Tagesdosis von 2 g Pyrazinamid führt zu Plasmakonzentrationen, die 10–12 Stunden lang über dem durchschnittlichen MHK-Wert von *M. tuberculosis* liegen. Bei einer Halbwertszeit von 9–10 Stunden und einer **Plasmaeiweißbindung von 50 %** wird eine **gute Verteilung ins Körpergewebe** angenommen, auch gute Liquorgängigkeit.

Nach der glomerulären Filtration der unveränderten Substanz gelangen 10 % direkt in den Harn. Der größte Teil wird wieder tubulär rückresorbiert und erst nach der Verstoffwechselung in der Leber in Form mehrerer Metabolite – hauptsächlich als Pyrazincarbonsäure – **über die Nieren eliminiert**.

Indikationen

Der therapeutische Nutzen von Pyrazinamid ist in den ersten 2 Monaten der Intensivbehandlung von *Mycobacterium tuberculosis* am größten. Es reduziert wesentlich die Zahl intraphagocytärer „Persister".

Dosierung

Als optimal gilt für den Erwachsenen die Einmaldosis von 1,5 bis maximal 2,5 g Pyrazinamid/d oral, entsprechend 25–35 mg/kg KG/d.

Unerwünschte Wirkungen

Bei der empfohlenen Dosierung und Applikationsdauer treten in 10–15 % der Fälle auf:

1. **Leberzellschäden** mit Transaminasenerhöhung, Bilirubinanstieg, Lebervergrößerung; sehr selten gelbe Leberatrophie. Bei Vorschädigung der Leber (Alkoholismus!) sind kurzfristige Leberfunktionsprüfungen indiziert.
2. **renale Effekte:** Der Metabolit Pyrazincarbonsäure stört die Harnsäureausscheidung. Zur Überwachung des Hyperurikämierisikos sind 3- bis 4wöchige Kontrollen indiziert.
3. **Selten** sind Störungen des Magen-Darm-Traktes, der Blutbildung, der Nebennierenrinden- und Schilddrüsenfunktion (Kontrolle der 17-Ketosteroid-Ausscheidung und des Thyroxinspiegels), ZNS-Störungen (verminderte Reaktionsfähigkeit!), Blutzuckersteigerung und Allergien.

Interaktionen

Interaktionen sind nicht bekannt.

Kontraindikationen

1. Allergie;
2. akute Lebererkrankung;
3. schwere Niereninsuffizienz;
4. Gicht;
5. Schwangerschaft und Stillzeit.

32.15.2 Antituberkulotika 2. Wahl (Reservemittel)

Neben den sogenannten Erstrangmedikamenten, die eine günstige Kombination von guter therapeutischer Wirksamkeit und Verträglichkeit aufweisen, stehen weitere Antituberkulotika zur Verfügung. Sie werden eingesetzt bei Resistenz des Erregers oder wenn Kontraindikationen gegen die Medikamente der 1. Wahl bestehen. Angesichts der weltweit zunehmenden Mehrfachresistenz von *M. tuberculosis* nimmt die Bedeutung der Antituberkulotika 2. Wahl wieder zu, es besteht sogar ein Bedarf an neuen Wirkstoffgruppen. Auch zur **Leprabekämpfung** und zunehmend bei Erkrankung durch **atypische Mykobakterien** sind sie erforderlich.
Zu den Antituberkulotika 2. Wahl zählen:

- Protionamid (PTH);
- Capreomycin (CM);
- Terizidon (Cycloserinderivat);
- Dapson (DDS);
- Paraaminosalicylsäure (PAS).

Einige dieser Substanzen sind in Deutschland nicht mehr im Handel und müssen zur Behandlung von Infektionen mit multiresistenten Stämmen von *M. tuberculosis* aus dem Ausland besorgt werden.

Zunehmende Bedeutung als Reservemittel zur Tuberkulosetherapie haben auch die **Fluorchinolone**. Wurden früher Ofloxacin und Ciprofloxacin bei dieser Indikation eingesetzt, wird heute bevorzugt **Sparfloxacin** angewandt, das in vitro eine höhere Aktivität besitzt. Auch **Moxifloxacin** und einige weitere Flurochinolone wirken zumindest in vitro bereits bei geringen Konzentrationen gegen den Tuberkuloseerreger. Ergebnisse aus umfassenden klinischen Studien mit diesen Chemotherapeutika stehen noch nicht zur Verfügung.

Bei Infektionen durch atypische Mykobakterien, z.B. *M. avium/intracellulare* bei HIV-Infizierten, werden ebenfalls Fluorchinolone, Rifabutin (ein Rifampicin-Derivat) und Makrolide (Clarithromycin, Azithromycin) therapeutisch oder prophylaktisch angewandt.

Protionamid (PTH)[1]

Protionamid

Pharmakodynamik

Als besser magenverträglich löste PTH das ältere Ethionamid ab. Es besitzt gute Aktivität gegen *M. tuberculosis*, zum Teil auch gegen *M. bovis* und einige atypische Mykobakterien (besonders *M. kansasii*) und *M. leprae*. Nach Abspaltung von H_2S entstehen in den Mykobakterien Isonicotinsäurederivate, und es resultieren INH-ähnliche Hemmeffekte.

Pharmakokinetik

PTH wird oral oder in frisch zubereiteten Infusionslösungen verabreicht. Bei einer Proteinbindung von 10 % und einer Halbwertszeit von 2–3 Stunden **diffundiert** es **gut ins Körpergewebe**, auch in den **Liquor cerebrospinalis**. PTH wird in der Leber zu mehreren Metaboliten verstoffwechselt. Nur ein kleiner Teil wird unverändert mit dem Urin ausgeschieden.

Indikationen

1. Tuberkulose durch EMB- oder RMP-resistente Erreger;
2. **Lepra**, insbesondere bei Kombinationstherapie – zusammen mit der fixen Kombination INH plus PTH plus Dapson[2].

Dosierung

0,5–1 g/d oral oder 500 ml Lävulose i.v., entsprechend 15 mg/kg KG/d. Bei Kombination mit INH Dosisreduktion auf 7,5 mg/kg KG/d.

Unerwünschte Wirkungen

1. **gastrointestinale Beschwerden** (u.a. metallischer bzw. schwefeliger Geschmack);
2. **neurotoxische und psychische Störungen**, insbesondere in Kombination mit INH und Cycloserin (u.a. Krampfneigung bei Alkoholikern und Epileptikern);
3. **Leberfunktionsstörungen** (u.a. Abfall von Prothrombin und Fibrinogen);
4. hämatotoxische Störungen (selten);
5. Allergie.

Diese Nebenwirkungen sind zum Teil durch Vitamin B_6 reduzierbar.

Interaktionen

1. Abbauprodukte der Thioamide interferieren mit dem Phosphor- und ATP-Stoffwechsel;
2. Blutzuckersenkung;
3. Interferenz mit Plasma-Cholinesterase und curareartige Wirkungssteigerung von Suxamethoniumchlorid (Muskelrelaxans).

Capreomycin (CM)[3]

Capreomycin ist ein cyclischer Polypeptid-Komplex aus vier Einzelkomponenten, MM: 849. Früher wurde es als Streptomycin-Alternative bei SM-Resistenz der Tuberkelbakterien eingesetzt. Heute wird es wegen potentiell schwerer Nebenwirkungen kaum angewandt (u.a. Nephro-, Oto-, Neurotoxizität, neuromuskuläre Blockade, Elektrolytstörungen, Blutbildveränderungen, allergische Reaktionen). Die klinisch erprobte Dosierung beträgt beim Erwachsenen 1,0 g/d i.m.

Terizidon[4]

Terizidon ist ein Kondensationsprodukt des klassischen Tuberkulostatikums Cycloserin. Seine insgesamt mäßige antituberkulotische Aktivität ist partiell etwas günstiger als die von Cycloserin. Wegen der hohen Rate neurotoxischer Nebenwirkungen (sedativer, exzitatorischer, konvulsiver und psychotischer Reaktionen) bei bis zu 30 % der Behandelten wird es nur in Ausnahmefällen (gegen hochresistente atypische Mykobakterien) in Betracht gezogen. Dann wird eine einschleichende Dosie-

[1] Ektebin®, Peteha®
[2] Dapson-Fatol®
[3] Ogostal®
[4] Terizidon®

rung empfohlen, bis zu 1 g/d beim Erwachsenen oral, verteilt auf 3–4 Gaben mit den Mahlzeiten.

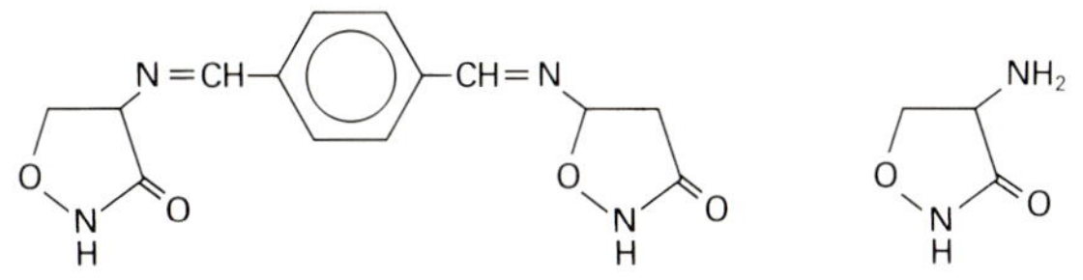

Terizidon

Cycloserin (CS)

Dapson (DDS)

Struktur, Herkunft und physikochemische Eigenschaften

Diaminodiphenylsulfon (Dapson, DDS) ist bei neutralem pH kaum, bei saurem pH etwas besser wasserlöslich; es ist lagerungsstabil.
$C_{12}H_{12}N_2O_2S$; MM: 248.

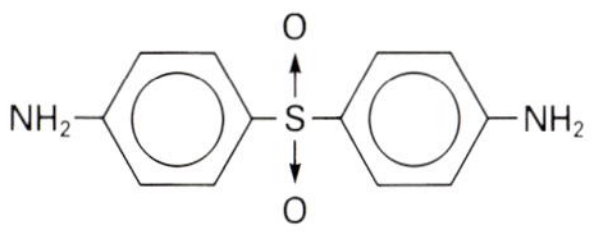

Dapson (DDS)

Pharmakodynamik

Wie die Sulfonamide greift Dapson als **kompetitiver Antagonist der p-Aminobenzoesäure** in den Folsäurestoffwechsel ein (vgl. S. 800). Der therapeutische Nutzen beruht auf einer Wirkungssteigerung von INH und PTH. Dapson wird bevorzugt in fixer Kombination mit diesen Substanzen eingesetzt: 175 mg INH + 175 mg PTH + 50 mg DDS pro Tablette. Im Rahmen der **Lepra- und Tbc-Bekämpfungsprogramme in Entwicklungsländern** spielt dieses Kombinationspräparat eine wichtige Rolle.

Der klinische Wert für die Behandlung atypischer Mykobakterien ist noch unklar. Als Monosubstanz wird Dapson auch bei immunpathologischen Hauterkrankungen angewandt, z.B. bei Dermatitis herpetiformis und bullösen Dermatosen.

Pharmakokinetik

Die Bioverfügbarkeit ist gut; bei Frauen werden höhere Plasmakonzentrationen erreicht als bei Männern; ein Verteilungsgleichgewicht mit gleichbleibenden Plasmakonzentrationen wird nach etwa 6tägiger Therapie erreicht.

Dosierung

Dapson® allein: 100–200 mg/d, **nur kurzfristig** bis zu 300 mg/d.
Isoprodian® : 2 × 1 Tabl./d beim Erwachsenen.

Unerwünschte Wirkungen

1. **hämatotoxische Reaktionen:** hämolytische Anämie und Methämoglobinbildung (infolge einer verkürzten Lebensdauer der Erythrocyten) insbesondere bei Glucose-6-phosphat-Dehydrogenase-Mangel und Dosierungen über 300 mg/d. Bei einer DDS-Dosierung von 100 mg/d werden diese Effekte weitgehend durch erhöhte Hämatopoese (erhöhte Retikulocytenzahl) kompensiert. Absetzen des Medikaments bei Hb-Abfall auf 8–9 g/100 ml!
2. **Hautreaktionen:** gelegentlich Juckreiz und verschiedene Exanthemformen.
3. **Dapson-Syndrom:** Selten tritt etwa 6 Wochen nach Therapiebeginn das „Dapson-Syndrom" (Sulfon-Syndrom) mit Fieber, exfoliativer Dermatitis, Leberzellschädigung mit Gelbsucht, mononucleoseartiger Lymphadenopathie und Methämoglobinanstieg auf. **Cave:** Dosis > 300 mg/d!
4. Selten treten eine Beeinträchtigung der Herzfunktion, Störungen des ZNS, der Nierenfunktion und bei Langzeittherapie der Leberfunktion (Hypalbuminämie mit Ödemen und Ascites) auf.

32.16 Antimykotika

Pilze sind im Unterschied zu den Bakterien **Eukaryonten**. Ähnlich wie die Zellen in einem Säugetierorganismus besitzen sie z.B. einen umschlossenen Zellkern, ein endoplasmatisches Reticulum und ein Cytoskelett. Charakteristischer Bestandteil der Zellmembran ist **Ergosterol**. Sie vermehren sich durch Hyphen- oder Sproßwachstum. Pilze sind nicht als obligat pathogen anzusehen. Die Mehrheit der Arten besiedelt Haut und Schleimhäute, ohne Krankheiten zu verursachen. Ihre ätiologische Bewertung beim Nachweis im Untersuchungsmaterial kann Schwierigkeiten bereiten.

Im einzelnen ist über die **Bedingungen, die eine Pilzinfektion begünstigen können**, wenig bekannt. Disponierende Faktoren sind bestimmte Grunderkrankungen wie Diabetes, maligne Erkrankungen und Immundefekte (insbesondere eine Granulocytopenie). Auch einige pharmakotherapeutische Maßnahmen begünstigen die Entwicklung von Mykosen. Hierzu zählen unter anderem die Behandlung mit antibakteriell wirksamen Antiinfektiva, die Gabe von Glucocorticoiden und eine cytostatische Therapie.

Im Vergleich zu den vielfältigen Möglichkeiten der antibakteriellen Behandlung sind die Optionen zur antimykotischen Therapie begrenzt. Dies gilt weniger für die Behandlung von Hautmykosen, als vielmehr für die systemischen Pilzinfektionen, die in Europa ganz überwiegend durch Candida- und Aspergillus-Arten hervorgerufen werden. Solche Infektionen haben in den vergangenen Jahren erheblich an Bedeutung gewonnen. Eine Ursache dafür liegt in den wesentlichen Verbesserungen der Prophylaxe und Therapie bakterieller Infektionen, die in der Onkologie eine Intensivierung der myelosuppressiven Therapie möglich gemacht hat. Auch durch die zunehmende Zahl von Patienten mit langfristiger Immunsuppression (Organtransplantationen, HIV-Infektion) werden lebensbedrohliche systemische Pilzinfektionen häufiger.

Da systemische Mykosen lebensbedrohliche Erkrankungen darstellen, besitzen die **systemisch verabreichbaren Antimykotika** eine erhebliche medizinische Bedeutung und werden daher in diesem Abschnitt ausführlich dargestellt. Diese Gruppe besteht aus:

1. Amphotericin B (ein Polyen-Antimykotikum);
2. Flucytosin;
3. den Azol-Derivaten Miconazol, Ketoconazol, Fluconazol und Itraconazol;
4. Terbinafin (ein Allylamin);
5. Griseofulvin.

Antimykotika zur Lokaltherapie sind:

1. Nystatin (ein Polyen);
2. Azol-Derivate;
3. Naftifin (ein Allylamin);
4. Amorolfin;
5. Tolnaftat u.a.

Typische **Indikationen für eine topische Therapie in der Dermatologie** sind Candidiasis, Dermatophytosen, Tinea versicolor, Tinea pedis und andere. Bei der Wirksamkeit der Präparate spielt neben den eigentlichen Wirkstoffen auch die galenische Zubereitung eine große Rolle. Bevorzugt werden die Substanzen als Cremes oder Lösungen appliziert. Die meisten Zubereitungen sind nicht verschreibungspflichtig und stehen zur Selbstmedikation zur Verfügung, obwohl insbesondere bei chronischen Verläufen die fachärztliche Betreuung angebracht wäre. Ähnliches gilt für Indikationen in der **Gynäkologie** (s. „Azole zur lokalen Anwendung").

32.16.1 Amphotericin B

Die Polyen-Antimykotika – Amphotericin B (AmB) sowie die Lokalantimykotika Nystatin, Natamycin (Pimaricin) – besitzen ähnliche chemische Struktur, physikochemische Eigenschaften sowie antimykotische Aktivität. Aber nur **AmB** läßt sich **intravenös** applizieren. **Nystatin** und **Natamycin** werden ausschließlich **lokal** angewandt.

Herkunft, Struktur, physikochemische Eigenschaften

Die Polyen-Antimykotika werden seit etwa 1955 aus Kulturfiltraten von *Streptomyces-Arten* isoliert.

Wie Abb. 32.47 an der Struktur des AmB-Moleküls zeigt, besitzen die Polyene einen makrocyclischen Laktonring mit einer stark hydrophoben Seite (mehrere konjugierte Doppelbindungen) und einer hydrophilen Seite, einschließlich des glykosidisch gebundenen Aminozuckers Mykosamin.

Der Laktonring des AmB enthält 38 Ringatome, eine Heptaen-Kette, zahlreiche Hydroxylgruppen und ein cyclisches 6-Ring-Ketal, das die Kohlenstoffatome C_{13} und C_{17} miteinander verbindet. Aufgrund der starken hydrophoben Eigenschaften ist freies AmB bei neutralem pH **in Wasser** fast unlöslich, im stark sauren bzw. alkalischen Bereich ($pH < 2$ und $pH > 11$) mit 0,1 µg/ml **gering löslich**. Am besten löst es sich in polaren organischen Lösungsmitteln wie DMSO (Dimethylsulfoxid).

Die **hohe Licht- und Oxidationsempfindlichkeit** des Doppelbindungssystems einerseits und die hydrolytische Instabilität (s. Abb. 32.47) andererseits erfordern bei der Herstellung, Lagerung und Applikation von AmB besondere Schutzvorkehrungen.

Für die Therapie liegt AmB als Komplex mit Natrium-Desoxycholat vor, in mit Stickstoff gefüllten Durchstechflaschen, die lichtundurchlässig verpackt sind. Etwa zwei Moleküle des ebenfalls amphiphilen Na-Desoxycholats maskieren die hydrophobe Molekülseite von AmB und machen dadurch den Komplex allseits hydrophil.

Vorbereitung und Durchführung einer AmB-Infusion müssen sehr strikt die Gebrauchsinformation des Herstellers befolgen.

Pharmakodynamik

Wirkungsmechanismen

Die antimykotische Wirkung, aber auch die Nebenwirkungen von AmB entstehen durch hydrophobe **Anlagerung seiner Moleküle an das Ergosterin in den Zellmembranen der Pilze** bzw. an das **Cholesterin in den Membranen menschlicher Zellen**. Beide, AmB und die Sterine, besitzen ein starres, planares, hydrophobes, durchkonjugiertes Doppelbindungssystem von etwa gleicher Länge. Diese Molekülflächen passen so gut zueinander, daß ihre **Aneinanderlagerung durch die Hydrophobie maximal gefestigt** wird. Daneben verstärken noch mehrere kleinere strukturelle Details die Wechselwirkungen zwischen beiden Partnern so, daß Ergosterin und Cholesterin zu den optimalen und damit **endgültigen Bindungsstellen** für die infundierten AmB-Moleküle werden.

Abb. 32.48 veranschaulicht die Funktion der Membransterine und die Auswirkungen der AmB-Bindung auf die Membran. In der oberen Hälfte der Abbildung ist angedeutet, daß die Membran-Phospholipide dann

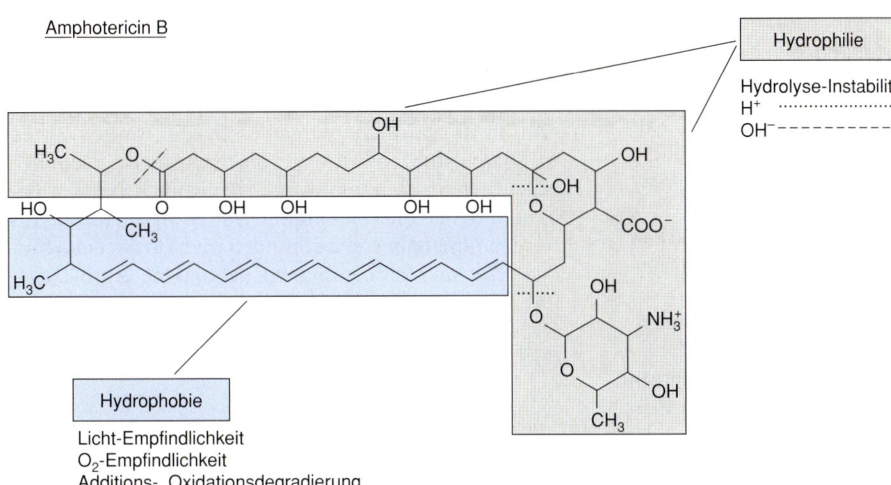

Abb. 32.47 Struktur (Summenformel: $C_{46}H_{73}NO_{20}$; MM: 924) **und physikochemische Eigenschaften von Amphotericin B.**

parallel und dicht aneinander gelagert sind, wenn sie entweder gesättigte Fettsäuren enthalten (links im Bild) oder wenn ungesättigte Fettsäuren durch eingelagerte Sterine in eine solche parallele, dichte Anordnung gebracht werden (Bildmitte). In derart abgedichteten Membrandomänen ist auch die Aktivität der Funktionsproteine „eingeengt". So dient der Ein- und Ausbau der Sterine (Ergosterin bei Pilzen, Cholesterin beim Menschen) einer raschen bzw. rasch änderbaren „Fluiditäts"- und Permeabilitätsminderung der Zellmembranen. Durch Cortison wird Cholesterin aus den Membranen kurzfristig entfernt und die Membranfluidität erhöht. Bei einer Anlagerung von AmB an die Sterine wird dessen hydrophile Seite den Phospholipiden zugekehrt. Dadurch lockert sich der Phospholipidverband auf (untere Bildhälfte, links). Die Aktivität der Porinmoleküle nimmt zu. Auch die Bildung unnatürlicher Poren (untere Bildhälfte, rechts) durch Ringschluß mehrerer AmB-Moleküle wird diskutiert. So erhöht AmB den Efflux von Elektrolyten und anderen cytoplasmatischen Stoffen. Bei den Pilzen resultieren **fungistatische bis fungizide Effekte**.

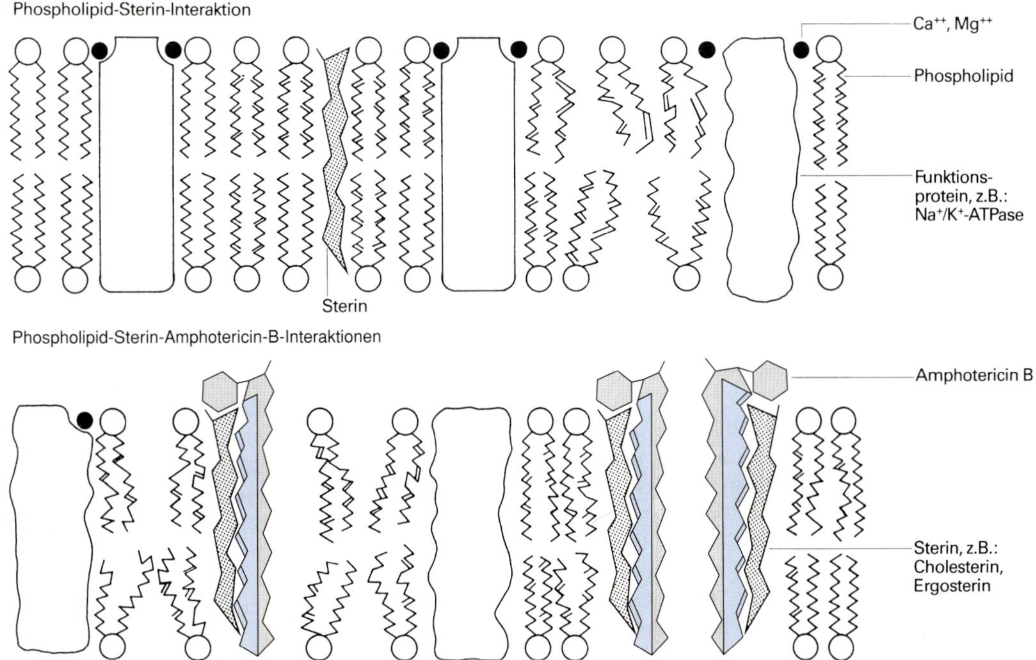

Abb. 32.48 Funktion von Ergosterin/Cholesterin in biologischen Membranen. Interaktion von Amphotericin B mit Sterinen.

Wirkungsspektrum

Alle Erreger menschlicher Systemmykosen benötigen das Membran-Ergosterin; daher sind ausnahmslos **alle Erreger tiefer Organmykosen AmB-sensibel:**

a) **die einheimischen:** *Candida albicans* u.a. Candida- sowie Torulopsis-Arten, *Cryptococcus neoformans*, *Aspergillus fumigatus* und die Mucor-Species;
b) **die außereuropäischen:** *Coccidioides immitis*, *Histoplasma capsulatum*, *Sporothrix schenkii* (Hefe-Phase) und die Blastomyces-Arten.

Resistenzentwicklung wird praktisch nicht beobachtet! Resistenzprüfung gegen AmB ist unnötig.

Die MHK-Werte der oben genannten Pilze liegen im Mittel bei 0,1–0,5 µg/ml. Dermatophyten sind um den Faktor 5–10 weniger empfindlich.

AmB kann auch gegen **Protozoen** wirksam sein, z.B. Leishmanien, Trypanosomen, Amoeben. **Bakterien** dagegen – da ohne Membransterine – besitzen eine natürliche Unempfindlichkeit gegen AmB.

Pharmakokinetik

Tab. 32.27 faßt die wesentlichen pharmakokinetischen Daten von AmB zusammen.

Tabelle 32.27: Pharmakokinetische Merkmale von Amphotericin B.

Plasma
therap. Konzentrationen: 1–2 µg/ml
Wiederfindung im Urin: ≈ 10 %
Sekrete und Interstitium
Konzentrationen: < 0,1–0,5 µg/ml
Ausscheidung
Dauer: > 4 Wochen lang nachweisbar
Nachweis in Geweben bei Autopsie
(in % der Gesamtdosis)
Leber ≈ 30, Lunge ≈ 3, Nieren ≈ 1

Resorption und Verteilung

Nach oraler bzw. lokaler Applikation von AmB-Lösung wird das Medikament **nicht resorbiert**. Die systemische Behandlung tiefer Organmykosen erfolgt mit langsamen AmB-Infusionen.

Beim Eintritt in den Blutstrom löst sich der infundierte AmB-Na-Desoxycholat-Komplex. Aus dem Blutkreislauf wechselt AmB schließlich zu den Membransterinen von Mykoseerregern oder zu humanen Gewebezellen über. An langsam regenerierenden Geweben, z.B. Leberzellen, kann es wochenlang fixiert bleiben. Am Ende einer AmB-Infusion lassen sich in der Regel AmB-Konzentrationen von 1–2 µg/ml Plasma nachweisen. Dosissteigerungen führen nicht zu linearem Anstieg der Plasmakonzentrationen. Die Plasmahalbwertszeit wird mit 18–24 Stunden angegeben. Sie rechtfertigt ein Applikationsintervall von 48 Stunden zwischen den AmB-Infusionen. Die **Penetration** von AmB **ins Gewebe** ist wegen seiner Membranaffinität schwer beurteilbar und im allgemeinen wohl **gering**. Im Liquor cerebrospinalis und in interstitieller Organflüssigkeit werden selten meßbare Konzentrationen nachgewiesen. Dennoch nützt systemisch verabreichtes AmB auch bei der Behandlung der Pilz-Meningitis. Nur 5–10 % einer Dosis werden innerhalb von 24 Stunden im Urin wiedergefunden. Das an Zellmembranen gebundene AmB-Depot löst sich nur allmählich. An autoptisch untersuchten Organen wurden hohe gebundene Anteile der verabreichten Gesamtdosis nachgewiesen.

Metabolisierung und Exkretion

Eine **renale und biliäre AmB-Elimination** ist noch wochenlang nach Therapieende nachweisbar. AmB-**Metaboliten** sind **nicht bekannt**.

Präparate, Indikationen und Dosierung

Amphotericin B (AmB)[1]

Die Infusionstherapie mit AmB ist nach wie vor die wirksamste Behandlung **aller tiefen Organmykosen**, unabhängig vom jeweiligen Erreger. Die häufigen, zum Teil gravierenden Nebenwirkungen von AmB dürfen bei manifester Organmykose nicht vom AmB-Einsatz abhalten. Eine **initiale** (2- bis 3wöchige) **Kombination von AmB mit 5-Fluorcytosin** ist bei 5-FC-sensiblen Erregern stets indiziert.

Die in dunkle Folie gehüllten, unter Stickstoff abgefüllten Durchstechflaschen enthalten 50 mg AmB und 41 mg Na-Desoxycholat als Lösungsvermittler. Zur Verringerung unerwünschter AmB-Wirkungen erfolgt die Auflösung des Medikaments und die Durchführung der Infusion streng nach den Herstellerempfehlungen (s. S. 874).

Die AmB-Dosierung beginnt **einschleichend** mit 0,1 mg/kg KG/Infusion. Sie kann täglich um 0,1–0,2 mg/kg KG erhöht werden. Die therapeutische Regeldosis bei AmB-Monotherapie beträgt 0,6 mg/kg KG/Infusion bei **2tägiger Applikation**. In besonderen Fällen kann eine Dosissteigerung auf 1,0 mg/kg KG/Infusion bzw. bis zur Verträglichkeitsgrenze indiziert sein. Im allgemeinen ist jedoch eine lange Behandlungsdauer bei mittlerer, noch gut verträglicher Dosis effektiver als eine hochdosierte (nebenwirkungsreiche) Kurzzeit-Behandlung. Organmykosen müssen **mindestens 4–8 Wochen** lang behandelt werden. Dosisanpassungen an die Nieren- oder Leberfunktion sind nicht nötig. AmB ist **nicht dialysierbar.**

Organmykosen, deren Erreger auch gegen 5-Fluorcytosin sensibel sind, werden durch die Kombination beider Antimykotika am besten saniert. Die AmB-

[1] Amphotericin B®, pro infusione

Dosierung kann (und sollte) in dieser Kombination **auf 0,3 mg/kg KG/Infusion** reduziert werden.

Liposomales Amphotericin B[1]

Liposomales AmB ist weniger nephrotoxisch und besser verträglich. Die Zubereitung der Infusion ist weniger aufwendig als bei dem nicht-liposomalen AmB.

Einem breiten Einsatz des Medikamentes steht der sehr hohe Preis entgegen. Es kann aber bei schweren systemischen Mykosen angewandt werden, wenn der Einsatz der konventionellen Zubereitung aufgrund einer bestehenden Nierenschädigung des Patienten kontraindiziert ist. Die mit diesen Zubereitungen mögliche höhere AmB-Dosis (bis 4 mg/kg pro Tag) hat klinisch jedoch nicht zu eindeutig verbesserten Ergebnissen beigetragen.

Amphotericin-B-Externa

Für die orale und lokale antimykotische Behandlung werden die beiden anderen Polyen-Antimykotika bevorzugt – **Nystatin**[2] und **Natamycin** (früher „Pimaricin")[3]. AmB kommt zusammen mit Nystatin im Ampho-Moronal® zur Anwendung. Indikationen zur oralen/lokalen Anwendung der Polyen-Antimykotika sind z.B. Mund-Soor, Soor-Ösophagitis, Soor-Enteritis oder Vaginal-Soor.

Unerwünschte Wirkungen

Allgemeine Nebenwirkungen

In 50–80 % der Behandlungsfälle treten gravierende Unverträglichkeitsreaktionen auf – wahrscheinlich aufgrund von Membranschädigungen der menschlichen Zellen:

1. Fieber, mit Schüttelfrost, sogar bis zum Hyperthermie-Schock (wahrscheinlich durch Freisetzung von Interleukin-1 und Tumornekrosefaktor aus Monocyten und Makrophagen);
2. Kopfschmerzen, Nausea, Erbrechen, Diarrhöen, Kreislaufkollaps, Muskel- und Gelenkschmerzen;
3. Blutbildveränderungen; Thrombophlebitis an der Injektionsstelle.

Spezifische Nebenwirkungen

1. **Nephrotoxizität:** Im Vordergrund steht die Schädigung des proximalen Tubulus durch Lyse der cholesterinreichen lysosomalen Membranen. Es kommt zu vermehrtem Chlorid-Anfall im distalen Tubulus. Dadurch setzt eine intrarenale Gegenregulation, der tubuloglomeruläre Feedback (TGF), ein, mit renaler Vasokonstriktion und Abnahme der GFR (um etwa 40 %!). Vorbeugend wirkt ausreichende Kochsalzzufuhr. Die NaCl-Ausscheidung im Urin sollte während der AmB-Behandlung kontrolliert und bei 300 mval/d gehalten werden.
   Bei ca. 20 % der Patienten entwickelt sich eine substitutionsbedürftige Hypokaliämie infolge renaler Azidose oder Kaliumverlusten über die Colonmukosa. Die erforderliche Substitutionsmenge kann mit Hilfe des kaliumsparenden Diuretikums Amilorid reduziert werden.
   Blutbild, Elektrolyte und Nierenfunktion sind bei AmB-Therapie 1–2 × wöchentlich zu überwachen.
   Irreversible Tubulusschäden können eine Nephrocalcinose nach sich ziehen.
2. **neurotoxische Reaktionen:** Parästhesien, Paresen, Krämpfe sind seltener. Sehr risikoreich sind intralumbale/intrathekale Injektionen.
3. **Leberbelastung:** Bei Anstieg von alkalischer Phosphatase und Bilirubin muß Amphotericin B abgesetzt werden!

Interaktionen

1. AmB nie in Salzlösungen verdünnen, da toxische Präzipitate entstehen;
2. Auswirkungen einer Hypokaliämie auf Herzglykoside und curareartige Muskelrelaxantien;
3. **Cave:** gleichzeitige Gabe anderer potentiell nephrotoxischer Medikamente (Aminoglykoside, Cytostatika, Immunsuppressiva u.a.).

Kontraindikationen

1. schwere Leber- und Niereninsuffizienz;
2. Überempfindlichkeit gegen AmB.

32.16.2 Flucytosin (5-Fluorcytosin, 5-FC)

Flucytosin wird bevorzugt **in Kombination mit Amphotericin B** eingesetzt. Diese Kombination gilt als effektivste Chemotherapie tiefer Organmykosen durch Candida- und andere Hefen sowie der schwer behandelbaren Aspergillose.

NH_2, N, F, H, O, N, H

Flucytosin (MM 129)

[1] AmBisome®
[2] z.B. Moronal®
[3] z.B. Pimafucin®

Herkunft, Struktur, physikochemische Eigenschaften

Die **indirekte** Wirkung (s.u.) der in 5-Position fluorierten Nucleobase **Cytosin** als **Antimykotikum** ist seit 1971 bekannt.

Flucytosin ist **mäßig wasserlöslich** (bis zu 1,5 %). In Lösung ist die Substanz **stabil,** wenn sie **lichtgeschützt** und bei Temperaturen **zwischen 15 und 20 °C** gelagert wird! Unter 15 °C kommt es zu Ausfällungen; über 20 °C kann (nicht sichtbar!) Umwandlung in das Cytostatikum **5-Fluoruracil** einsetzen.

Pharmakodynamik

Wirkungsmechanismen

Flucytosin wird in Pilzzellen nach Umwandlung in 5-Fluoruracil wirksam: Sensible Pilzzellen verfügen über das Enzym **Cytosinpermease**, mit dem sie 5-FC einschleusen. Intrafungeal wird 5-FC durch die Cytosindeaminase, die in menschlichen Zellen (wohl) fehlt, in den Antimetaboliten 5-Fluoruracil (5-FU) umgewandelt.

5-FU wirkt über folgende, in Abb. 32.49 dargestellte Mechanismen fungistatisch bis fungizid:

1. Störung der Proteinsynthese und/oder des Aminosäurepools;
2. Blockade der DNA-Synthese.

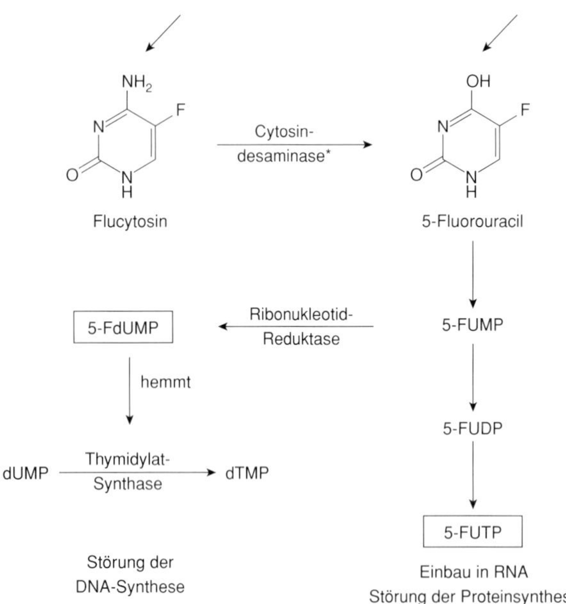

Abb. 32.49 In der Pilzzelle stattfindender Metabolismus und Wirkmechanismus von Flucytosin (nach A. Polak);
* weitgehend selektiver Schritt (nur in Pilzzellen).

Wirkungsspektrum

Das Wirkungsspektrum ist auf Candida- und andere Hefe-Arten, Cryptokokken sowie Aspergillen beschränkt. **Primär resistente** Stämme innerhalb des Spektrums machen Resistenzbestimmungen gegen 5-FC nötig. **Meistens sensibel** (MHK bei 0,1–0,5 µg/ml) sind *Candida albicans, Cryptococcus neoformans* u.a. Hefen (Primärresistenz 5–10 %). **Mäßig sensibel** (MHK bei 1–25 µg/ml) sind Aspergillen (Primärresistenz bei 40 %!).

Neben der Rate primär resistenter Stämme bereitet **sekundäre Resistenzentwicklung** unter der Therapie Probleme. Auch primär sensibel erscheinende Pilzstämme enthalten eine Minorität von Zellen mit (meist heterozygoten) 5-FC-Resistenzgenen. Diese vermehren sich auch unter der Therapie und setzen als resistente Population die Infektion eventuell fort. Bei Aspergillen vollzieht sich die Sekundärresistenz rascher als bei Hefen. Sie wird verzögert durch:

1. Kombinationstherapie mit AmB;
2. permanent hohe Wirkstoffkonzentrationen während der Behandlung („Talspiegel" nicht unter 25 µg/ml Plasma).

Pharmakokinetik

Flucytosin kann oral und i.v. verabreicht werden. Trotz **guter Bioverfügbarkeit** (75–90 % der Dosis) wird zur Infusionstherapie geraten (s. S. 879). 5-FC **verteilt sich sehr gut in die meisten Körpergewebe**, auch in den Liquor cerebrospinalis.

Die **Proteinbindung liegt < 5 %.** Es wird von menschlichen Zellen **nicht metabolisiert**. Bei **vorwiegend renaler Ausscheidung** beträgt die Plasmahalbwertszeit 3–5 Stunden. Ab einer Creatinin-Clearance unter 40 ml/min ist eine Dosisreduktion indiziert. 5-FC ist **dialysierbar.** Therapeutisch optimal sind Konzentrationsmaxima um 100 µg/ml und -minima ≥ 25 µg/ml Plasma. Tab. 32.28 faßt die pharmakokinetischen Daten von Flucytosin zusammen.

Tabelle 32.28: Pharmakokinetische Merkmale von 5-Fluorcytosin

Enterale Resorption: 75–90 % der Dosis
Dosis-Empfehlung: 150–200 mg/kg/d bzw. der Nierenfunktion angepaßt

Plasma
Konzentrationen: 25–100 µg/ml

Sekrete und Interstitium
relativ hohe Konzentrationen, insbesondere auch im Liquor cerebrospinalis
Metabolisierung durch Humanzellen: < 1 % der Dosis

Ausscheidung
Urin: 90–95 % der Dosis
Galle: 5–10 % der Dosis

Indikationen

Flucytosin[1] wird fast nur in Kombination mit Amphotericin B empfohlen. Die intravenöse wird der oralen Medikation vorgezogen.

Die **Hauptindikationen** sind:

1. Pilzmeningitis, insbesondere Cryptococcose;
2. disseminierte Organmykose;
3. Candida-Endokarditis;
4. Urogenitalmykose.

Dosierung

- bei intakter Nierenfunktion: 150–200 mg/kg KG/d.
- **bei Niereninsuffizienz:** Dosisreduktion ab Creatininclearance < 40 ml/min gemäß Beipackzettel. Bei Patienten mit wechselnder Nieren- und Kreislauffunktion, z.B. durch AmB-Nebenwirkungen oder mit CAPD bzw. Hämofiltration, sind Konzentrationsbestimmungen von 5-FC und auch 5-FU im Serum indiziert. Der **Richtwert 100 µg/ml** für die **Konzentrationsmaxima** dient der Vorbeugung der Nebenwirkungen; der **Richtwert 25 µg/ml als Konzentrationsminimum** („Talspiegel") dient der Vorbeugung der Sekundärresistenz. 5-FU sollte im Plasma nicht erscheinen oder den toxikologisch kritischen Wert von 1 µg/ml Plasma nicht überschreiten. Regelmäßige Kontrollen von Blutbild, Leber- und Nierenfunktion sind unerläßlich.

Unerwünschte Wirkungen

Flucytosin wird im allgemeinen gut vertragen. Die bei rund **15 % der Behandelten registrierten unerwünschten Wirkungen sind** nicht auf 5-FC selbst, sondern eher **auf 5-FU zurückzuführen**:

1. reversible **gastrointestinale Störungen,** vereinzelt aber auch ulceröse Enteritis/Colitis.
   5-FC kann durch Bakterien im Darm des Patienten zu 5-FU umgewandelt werden. Daher häufen und verstärken sich die unerwünschten Wirkungen immer, wenn größere 5-FC-Mengen mit der Darmflora in Kontakt kommen:
   - bei oraler Gabe hoher Dosen, da sie zu etwa 20 % nicht resorbiert werden,
   - bei Plasmakonzentrationen über 100 µg/ml und deswegen vermehrter biliärer 5-FC-Ausscheidung in den Darm.
2. **Leberzellschädigung** (reversibler Transaminasenanstieg bei ca. 6 %);
3. **hämatologische Störungen** mit Neutropenie/Thrombocytopenie (5 %), vereinzelt Knochenmarkdepression mit tödlicher Agranulocytose.

[1] Ancotil® Roche, Infusionslösung und Tabletten

Interaktionen

1. In Kombination mit AmB: einerseits Steigerung der antimykotischen Aktivität, andererseits – zunehmend nach 3(max. 4)wöchiger Kombinationsbehandlung – partielle Erhöhung der Toxizitätsrisiken.
2. Aufhebung der Flucytosin-Wirkung durch das Cytostatikum Cytarabin.

Kontraindikationen

1. Schwangerschaft;
2. Allergie (selten);
3. **Cave** bei Vorschädigung des hämatopoetischen Systems, Cytostatika- und Strahlentherapie.

32.16.3 Azol-Antimykotika

Die „Azole" stellen die größte Gruppe der Antimykotika dar. Sie können in **Imidazole** und **Triazole** eingeteilt werden (s. S. 880). Die Triazole besitzen im Vergleich mit den Imidazolen eine höhere Selektivität für die Enzyme der Pilzzellen. Die am längsten bekannte Substanz ist **Clotrimazol**, die jedoch nur zur lokalen Therapie in Frage kommt. Zahlreiche andere Azole stehen zur topischen Therapie zur Verfügung.

Ausschließlich lokal anwendbare Azole sind Bifonazol, Clotrimazol, Croconazol, Econazol, Fenticonazol, Isoconazol, Omoconazol, Oxiconazol, Sertaconazol, Tioconazol u.a.

Neben dem **Einsatz** von zahlreichen Zubereitungen zur Behandlung von oberflächlichen Mykosen **in der Dermatologie** spielen Azole auch in der **Gynäkologie** eine wichtige Rolle **zur lokalen Therapie bei Pilzinfektionen.** Vaginalcremes, Vaginaltabletten und andere Zubereitungen mit Wirkstoffen aus der Gruppe der **Imidazol-Antimykotika** werden häufig zur Therapie bei **Vaginalcandidosen** angewandt. Einige der Präparate sind als niedrig- oder hochdosierte Präparate erhältlich, wobei durch die höher dosierten Formen eine kürzere Behandlungsdauer erreicht werden soll. Die häufigsten unerwünschten Wirkungen der Lokaltherapeutika sind lokale Irritationen (Brennen, Juckreiz). Bei einigen Präparaten muß bei vaginaler Anwendung mit einer Resorption von 1–5 % (bis 10 %) des Wirkstoffs gerechnet werden.

Die Erfahrungen mit **Terconazol** haben gezeigt, daß auch mit Azolen bei lokaler (vaginaler) Anwendung ernste systemische Nebenwirkungen auftreten können, die nicht akzeptabel sind: Terconazol-haltige Zubereitungen wurden vom Markt genommen, weil es zu Kopfschmerzen, Fieber und Hypotension nach vaginaler Anwendung kam.

Systemisch anwendbare Azole sind Miconazol, Ketoconazol, Fluconazol und Itraconazol.

Das Triazolderivat **Voriconazol** weist strukturelle Ähnlichkeit mit **Fluconazol** auf, hinsichtlich der antimykotischen Aktivität ist es jedoch überlegen (besonders gegen Aspergillus spp.). Es befindet sich derzeit als ein neues Präparat zur systemischen Therapie in der klinischen Prüfung. Die Entwicklung einiger anderer Azole, z. B. **Saperconazol**, mußte wegen toxikologischer Risiken eingestellt werden.

Herkunft, Struktur, physikochemische Eigenschaften

Die Entwicklung der Azol-Antimykotika begann in den 60er Jahren. Die antimykotische Aktivität wird durch den **Imidazol**- („Diazol") oder **Triazol**-Substituenten vermittelt. Die Moleküle können an anderen Positionen vielfältig chemisch variiert werden (Abb. 32.50 und 32.51).

1,3-Diazol (Imidazol)

1,2,3-Triazol

Abb. 32.50 Grundgerüst der Azol-Antimykotika.

Substitutionen am heterocyclischen Azol-Ring selbst mindern die antimykotische Aktivität. Sehr variabel sind jedoch die Liganden des am Azol-Ring gebundenen zentralen C-Atoms. Die Liganden bestimmen die physikochemischen Eigenschaften der Medikamente:
1. die Penetrationsfähigkeit in die Pilzzellen;
2. die Affinität zu den Wirkorten;
3. das pharmakokinetische Verhalten;
4. pharmakologisch-toxikologische Wirkungen an menschlichen Zellen.

Die meisten Azol-Antimykotika sind sehr lipophil und **kaum wasserlöslich** – mit Ausnahme des gut wasserlöslichen **Fluconazol**.

Pharmakodynamik

Wirkungsmechanismen, Wirkungsspektrum

Alle Azole wirken antimykotisch durch **Hemmung der Cytochrom-vermittelten Ergosterolsynthese** der Pilze; sie hemmen ebenfalls Cytochrom-P450-abhängige Monooxygenasen in den Zellen des menschlichen Körpers.

Wie aus Abb. 32.52 (S. 882) ersichtlich ist, wird vor allem die C_{14}-Demethylierung während der Ergosterolsynthese unterbunden. Das zuständige Enzym, die 14α-Demethylase, wird gehemmt. Sie gehört zu den pilzspezifischen Cytochrom-P450-Isoenzymen. Die Abbildung zeigt ferner, daß einige weitere Substanzklassen durch **Hemmung** unterschiedlicher Schritte **der Ergosterolsynthese** antimykotisch wirken.

Gemäß Abb. 32.53 (S. 882) komplexieren die Azole mit ihrem π-elektronenreichen N in Position 3 des Heterozyklus das Fe(III) im Cytochrom. So verhindern sie die oxidative 14-α-Demethylierung des Lanosterols.

Dieser **Hauptwirkmechanismus** – die Hemmung der Ergosterin-Synthese – verleiht den Azol-Antimykotika ein **sehr breites Wirkungsspektrum**.

Es umfaßt mit **MHK-Werten** von < 0,5–5 µg/ml:
1. Sproßpilze;
2. Fadenpilze;
3. Dermatophyten;
4. dimorphe Pilze (außereuropäisch).

Resistenzentwicklung ist wegen der (fast) Unverzichtbarkeit von Ergosterin **kaum** möglich.

Aktivitätsunterschiede ergeben sich aus den individuellen physikochemischen Eigenschaften der Präparate:
1. Hohe **Lipophilie begünstigt** die Penetration zum Cytochrom-P450$_{14DM}$ innerhalb des **endoplasmatischen Reticulums** und im Inneren der **Mitochondrien** der Pilzzellen.
2. Selektive Substratspezifität begünstigt die Affinität zum Zielenzym und die Komplex-Stabilität.

Aktive und selektiv gegen Pilze wirkende Azol-Derivate zu entwickeln, ist besonders schwierig, da auch die menschlichen Zellen über ein komplexes Cytochrom-P450-Enzymsystem mit sehr breitem Substratprofil verfügen. Ein Teil der von Azol-Antimykotika hervorgerufenen unerwünschten Wirkungen ist auf Störungen wichtiger menschlicher Cytochrom-P450-Isoenzyme zurückzuführen. Mit den beiden neuen Triazol-Derivaten **Fluconazol** und **Itraconazol** wurden bedeutende Fortschritte hinsichtlich Aktivität und Selektivität erzielt.

Pharmakokinetik

Miconazol

Das **kaum wasserlösliche** Miconazol wird wenig (≈ 25 bis 30 %) und **unregelmäßig** aus dem Magen-Darm-Trakt **resorbiert**. Zur Behandlung von Organmykosen wurde eine i.v.-Präparation entwickelt (in Deutschland nicht mehr im Handel).

Ketoconazol

Das **wenig wasserlösliche** Ketoconazol wird aus dem Magen-Darm-Trakt **gut resorbiert**. Einnahme mit der Mahlzeit scheint durch feinere Dispersion des Wirkstoffes und längere Resorptionsphase die Resorption zu steigern. Die Bioverfügbarkeit kann bis zu 75 % betragen. Nach 200 mg Ketoconazol oral resultieren Plasmakonzentrationen von maximal 3–5 µg/ml. Die **Plasmaeiweißbindung beträgt 99 %**, die Halbwertszeit ca. 8 Stunden. Ketoconazol wird **fast vollständig in der Leber verstoffwechselt** und in Form inaktiver Metaboliten vorwiegend **biliär eliminiert**. 2–4 % der aktiven Substanz gelangen in den Urin.

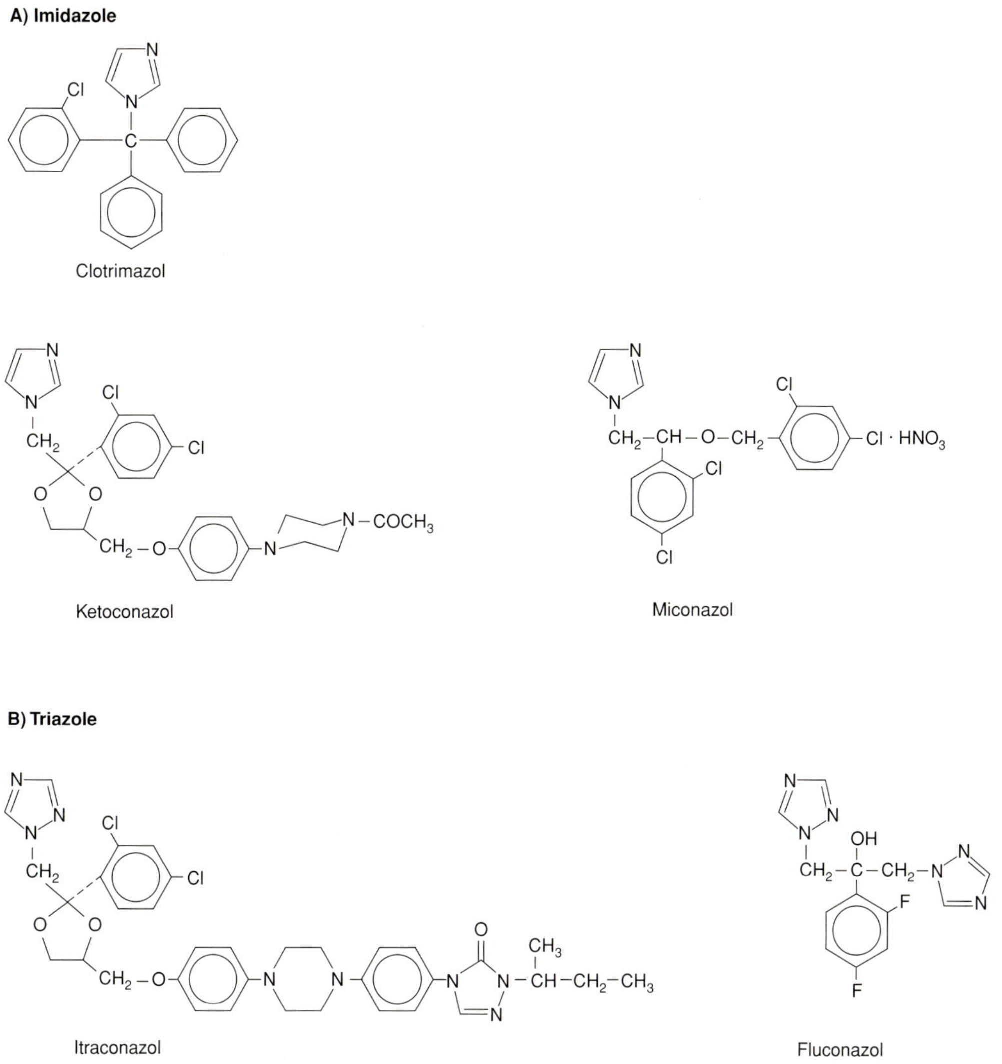

A) Imidazole

Clotrimazol

Ketoconazol

Miconazol

B) Triazole

Itraconazol

Fluconazol

Abb. 32.51 Azol-Antimykotika.

Fluconazol

Fluconazol ist das erste **gut wasserlösliche** Azol-Antimykotikum (Wasserlöslichkeit: 6 µg/ml). Es ist wahlweise oral und parenteral verabreichbar. Die Bioverfügbarkeit beträgt > 90 %. Nach einer Einzeldosis von 200 mg resultieren maximale Plasmakonzentrationen um 3 µg/ml. Die **Plasmaeiweißbindung** ist mit 10–12 % sehr **niedrig.** Die Halbwertszeit beträgt ca. 30 Stunden. Die Liquorgängigkeit ist auch bei nicht entzündeten Meningen sehr gut. Im Liquor cerebrospinalis wurden 60 bis 80 % der Plasmakonzentrationen gemessen. Fluconazol wird nur zu **ca. 10 % verstoffwechselt.** Etwa 80 % einer Dosis werden in aktiver Form **renal eliminiert.** Bei Niereninsuffizienz empfiehlt der Hersteller an die Creatininclearance angepaßte Dosisreduktionen. Fluconazol ist **hämodialysierbar.**

Itraconazol

Itraconazol ist sehr lipophil und praktisch **wasserunlöslich.** Die **Bioverfügbarkeit** wird mit **ca. 50–55 %** angegeben. Bei einer Dosierung von 2 × 200 mg/d werden Plasmakonzentrationen um 4 µg/ml erreicht; > **99 %** davon sind **proteingebunden.** In einigen Organen werden höhere Konzentrationen als im Plasma gemessen. Nach Therapieende erfolgt die Redistribution ins Blut mit einer Halbwertszeit von ebenfalls ca. 20 Stunden. Itraconazol wird **fast vollständig metabolisiert.** Nur ein minimaler Anteil wird renal ausgeschieden.

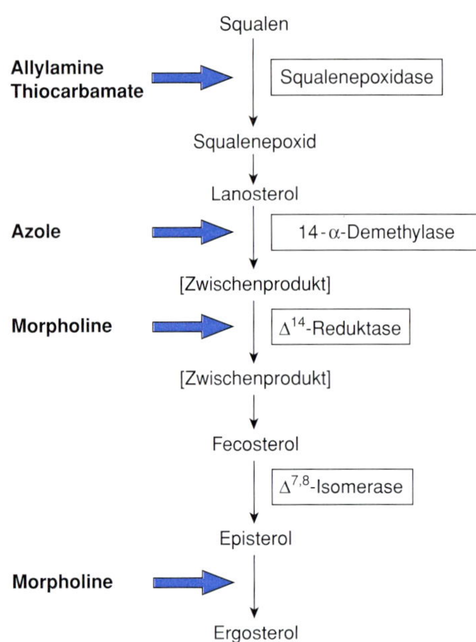

Abb. 32.52 Eingriff der Azol-Antimykotika in die Ergosterin-Synthese.

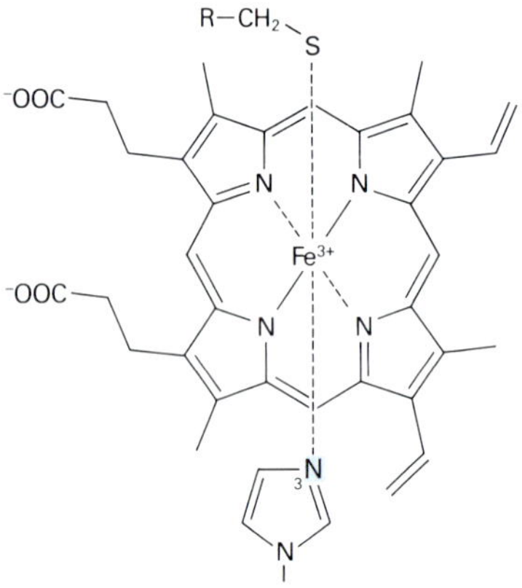

Abb. 32.53 Schema eines Azol-Eisen-Protoporphyrin-Komplexes; $R\text{-}CH_2\text{-}S$ repräsentiert ein Cystein des Enzymproteins (nach Van den Bossche, H. et al., Mycoses **32**, Suppl. 1, 35–52; 1989).

Präparate, Indikationen und Dosierung

Miconazol[1]

Der systemische Einsatz von Miconazol verliert zugunsten von Fluconazol an Bedeutung. Seine **Hauptindikationen** liegen bei der oral/lokalen Anwendung im Magen-Darm-Trakt und bei topischem Einsatz.

Ketoconazol[2]

Hauptindikationen: Oropharyngeale Candidamykose, wenn lokale Behandlung nicht genügt; Candida-Ösophagitis; Prophylaxe der mukokutanen Candidiasis bei Immunschwäche/Immunsuppression (optimale Wirkung nur im aeroben Bereich).

Insgesamt hat die therapeutische Bedeutung von Ketoconazol durch die Entwicklung der spezifischer wirkenden Triazole deutlich nachgelassen.

Dosierung: Erwachsene: 1–2 × 200 mg/d (mit der Mahlzeit); Kinder: 3–6 mg/kg/d (mit der Mahlzeit).

Fluconazol[3]

Hauptindikationen:

1. Nachbehandlung der ZNS-Cryptococcose nach initialer Therapie mit Amphotericin B + Flucytosin;
2. i.v.-Behandlung der oberflächlichen und tiefgreifenderen Candidiasis des Verdauungstraktes und der Atemwege (bei disseminiertem Lungenbefall vorzugsweise Amphotericin B + Flucytosin);
3. Candidamykose des Harntraktes;
4. Candida-Peritonitis;
5. „Candida-Sepsis“ ohne manifesten Organbefall.

Dosierung: Erwachsene: initial 400 mg/d, dann 200 mg/d. Infusionsgeschwindigkeit < 10 ml/min (bei fortgeschrittener Organ-Candidiasis und starken klinischen Bedenken gegen AmB + 5-FC; notfallmäßig: initial 800 mg/d, dann 400 mg/d).

Itraconazol[4]

Indikation:

1. orale Behandlung von Haut- und rezidivierenden Vaginalmykosen;
2. systemische Aspergillosen und Candidosen.

Im Unterschied zu den anderen Azolen zeigt Itraconazol bei Organ-Aspergillose und -Aspergillom (z. B. im ZNS) überraschend gute Ergebnisse. Behandlungsversuche seltener, schwer behandelbarer tiefer Mykosen, z. B. durch Mucoraceae oder *Petriellidium boydii*, können erfolgreich sein.

Dosierung:

1. innerhalb der Zulassung: Erwachsene: 200–400 mg/d oral;
2. **notfallmäßig:**
   - Erwachsene initial 800 mg/d, dann 400 (bis max. 600) mg/d.
   - Kinder: initial 10 mg/kg KG/d, dann 5 mg/kg KG/d.

[1] Daktar®, oral, topisch

[2] Nizoral®

[3] Diflucan® i.v., oral

[4] Sempera®

Unerwünschte Wirkungen

Die zur systemischen Therapie zugelassenen Azol-Antimykotika sind in den empfohlenen Dosierungen relativ nebenwirkungsarm. Häufiger treten auf:
1. **gastrointestinale Störungen** (5–10 %), z.B. Übelkeit, Leibschmerzen, Durchfall;
2. leichtere **ZNS-Störungen**, z.B. Kopfschmerzen, Schläfrigkeit, Benommenheit;
3. **allergische Reaktionen:** Juckreiz, zum Teil mit Hautausschlag.

Bei hoher Dosierung, langfristiger Behandlung und eher bei Miconazol/Ketoconazol als bei Fluconazol/Itraconazol werden **Interaktionen mit Cytochrom-P450-Isoenzymen** des Patienten manifest:
- **hepatotoxische Reaktionen:** vereinzelt toxische Hepatitis und Cholestase;
- **endokrine Störungen**, insbesondere der Steroid-Synthese: Beeinträchtigung der Nebennierenrindenfunktion, Gynäkomastie, Oligospermie, Menstruationsstörungen.

Interaktionen

1. Resorptionsminderung durch Antacida;
2. Wirkungsverlängerung oraler Antidiabetika;
3. Wirkungsverstärkung von Phenytoin u.a. zentral wirksamen Substanzen;
4. Wirkungsverstärkung oraler Antikoagulantien;
5. Verlangsamung der Ciclosporin-A-Ausscheidung;
6. Rifampicin senkt Azol-Konzentrationen.

Kontraindikationen

Absolute Kontraindikationen

1. Schwangerschaft und Stillzeit;
2. schwerere Lebererkrankung.

Relative Kontraindikationen

Für Kinder liegt mit Fluconazol und Itraconazol noch nicht genügend Erfahrung vor.

32.16.4 Allylamine (Terbinafin, Naftifin)

Herkunft, Struktur, physikochemische Eigenschaften

Naftifin wurde bereits in den 70er Jahren beschrieben und steht seit 1985 zur Lokaltherapie von Pilzerkrankungen zur Verfügung; einige Jahre später wurde **Terbinafin** zugelassen (Abb. 32.54). Untersuchungen zu den Struktur-Wirkungs-Beziehungen haben gezeigt, daß die Allylamingruppe essentiell ist. Allylamine sind nur in der Transform wirksam. Neben den beiden bisher therapeutisch benutzen Derivaten sind weitere Derivate synthetisiert worden.

Pharmakodynamik

Wirkungsmechanismen

Allylamine wirken wie die Azole über eine **Hemmung der Ergosterolsynthese** in der Pilzzellmembran. Unterschiede zu den Azolen bestehen hinsichtlich des genauen Angriffspunktes im Ablauf der Synthese von Ergosterol aus Squalen über zahlreiche Zwischenstufen. Durch **Inhibition der Squalenepoxidase** (s. Abb. 32.52) blockieren die Allylamine auf einer frühen Stufe die Umwandlung von Squalen in Lanosterol, was zu einer Squalenanreicherung und einem Ergosterolmangel in der Membran führt. Nachgeschaltete Syntheseschritte der Sterolsynthese werden durch Allylamine nicht gehemmt.

In vitro besitzt **Terbinafin** eine deutlich höhere antimykotische Aktivität als Naftifin. Da Terbinafin auch zur systemischen Therapie geeignet ist, kommt dieser Substanz besondere Beachtung zu.

Wirkungsspektrum

Das Wirkungsspektrum umfaßt Dermatophyten wie *Trichophyton mentagrophytes*, *T. rubrum*, *T. verrucosum*, *Epidermophyton floccosum* sowie Microsporum-Arten. Gegen Aspergillus-Arten zeigt Terbinafin ebenfalls antimykotische Aktivität, die Wirkung gegen Hefen ist jedoch sehr variabel. *Candida albicans*, *C. glabrata* und *C. tropicalis* sind resistent.

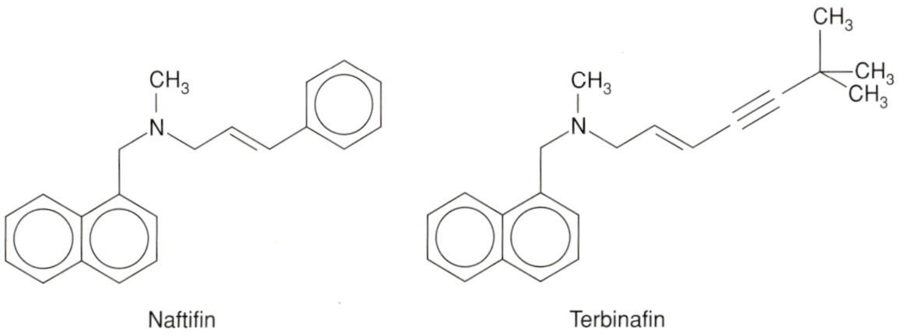

CH_3 N — Naftifin

CH_3 N, CH_3, CH_3, CH_3 — Terbinafin

Abb. 32.54 Allylamine.

Pharmakokinetik

Resorption und Verteilung

Naftifin kann nicht zur oralen Therapie eingesetzt werden, da es einem **ausgeprägten First-pass-Metabolismus** unterliegt.

Etwa **70–80 %** einer oral verabreichten Dosis von **Terbinafin** werden aus dem Gastrointestinaltrakt **resorbiert.** Die gleichzeitige Gabe einer Mahlzeit beeinträchtigt die Resorption kaum. 2 Stunden nach der Gabe einer Dosis von 250 mg werden maximale Konzentrationen von etwa 1,0 mg/l im Plasma erreicht. Terbinafin ist **sehr lipophil** und hat ein hohes Verteilungsvolumen.

Proteinbindung

Es wird zu etwa 99 % an Plasmaproteine gebunden.

Metabolisierung und Exkretion

Terbinafin wird **intensiv verstoffwechselt**, die **Ausscheidung** der inaktiven Metaboliten erfolgt zu etwa 80 % **über den Urin.** Die wesentlichen Stoffwechselwege sind N-Demethylierung, N-Oxidation sowie Oxidation der endständigen Methylgruppen, insgesamt sind mehr als 15 Metaboliten bekannt. Die Elimination erfolgt biphasisch: Die initiale Halbwertszeit beträgt 11–15 Stunden, gefolgt von einer terminalen Halbwertszeit von etwa 100 Stunden.

Bei Einschränkungen der Leber- oder Nierenfunktion kann eine Dosisreduktion erforderlich sein. Eine Halbierung der Dosis wird bei einer Creatininclearance von < 50 ml/min empfohlen.

Indikationen und Dosierung

Terbinafin kann zur systemischen Behandlung von schweren therapieresistenten Pilzinfektionen der Füße (**Tinea pedis**) und anderer Lokalisation angewandt werden, wenn diese durch Dermatophyten verursacht werden und durch eine Lokaltherapie nicht ausreichend zu behandeln sind. Auch bei **Onychomykosen** durch Dermatophyten ist die Substanz wirksam. Candida-Infektionen sind durch eine systemische Therapie mit Terbinafin **nicht** behandelbar.

Dosierung: 1 × 250 mg/d.

Terbinafin- und Naftifin-haltige Zubereitungen stehen darüber hinaus zur Lokaltherapie zur Verfügung.

Unerwünschte Wirkungen

Bei einer systemischen Therapie mit Terbinafin können folgende unerwünschte Wirkungen auftreten:

1. **gastrointestinale Störungen**, z.B. Übelkeit, Bauchschmerzen;
2. **Hautreaktionen:** Exanthem, Urticaria, zum Teil schwer (Stevens-Johnson-Syndrom, in Einzelfällen toxische epidermale Nekrolyse);
3. **ZNS-Reaktionen** (selten), z.B. Kopfschmerzen, Schwindel;
4. **Blutbildveränderungen** (in Einzelfällen);
5. **Leberfunktionsstörungen:** vorübergehender Anstieg der Transaminasen, in seltenen Fällen wurden auch Fälle von Cholestase und Hepatitis, zum Teil mit Ikterus, berichtet;
6. **Geschmacksstörungen:** selten, < 0,5 %.

Interaktionen

Rifampicin verursacht einen beschleunigten Abbau von Terbinafin; **Cimetidin** kann die Elimination von Terbinafin verlangsamen.

Im Gegensatz zu den Azolen inhibiert Terbinafin unter therapeutischen Bedingungen nicht in klinisch relevantem Ausmaß die Cytochrom-P450-abhängigen Monooxygenasen, daher kommt es in der Regel weder zu Interferenzen mit dem Hormonstoffwechsel noch zu einer entsprechenden Hemmung des Arzneimittelmetabolismus. Ein geringfügiges Potential für Interaktionen mit Arzneimitteln, die über Monooxygenasen abgebaut werden, konnte jedoch in Studien an gesunden Probanden nachgewiesen werden.

Kontraindikationen

1. Überempfindlichkeit gegenüber Terbinafin;
2. Anwendung bei Alkoholabusus.

32.16.5 Griseofulvin[1]

Griseofulvin ist gegen Dermatophyten wirksam. Es kann oral verabreicht werden. Bei einem insgesamt heute als ungünstig anzusehenden Nutzen-Risiko-Verhältnis erscheint die Substanz als weitgehend entbehrlich. Sie ist in den vergangenen Jahren zunehmend durch die systemisch wirksamen Azole oder Terbinafin ersetzt worden.

Herkunft, Struktur, physikochemische Eigenschaften

Griseofulvin (MM 353) wird aus Kulturfiltraten von *Penicillium*-Arten isoliert.

Die Benzofuran-Verbindung ist nur **minimal wasserlöslich.** Im Fertigarzneimittel liegt sie mikronisiert oder ultramikronisiert vor.

[1] Fulcin®, Likuden®

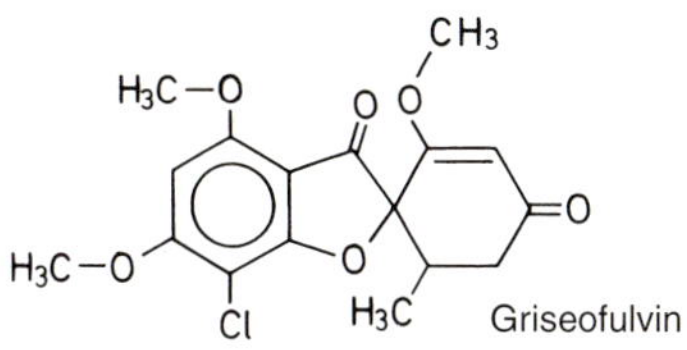

Pharmakodynamik

Der **Wirkungsmechanismus** ist nicht genau bekannt. Griseofulvin wirkt spezifisch gegen **Dermatophyten**: Trichophyton- und Microsporon-Species sowie *Epidermophyton floccosum*.

Pharmakokinetik

Die Resorption im **Duodenum** ist individuell unterschiedlich und beträgt in Abhängigkeit vom Mikronisierungsgrad bis zu 70 % der Dosis.

Fettreiche Mahlzeiten können die Resorption verbessern. 4–8 Stunden nach einer Dosis von 330 bzw. 500 mg resultieren Plasmakonzentrationen zwischen 0,5 und 2 µg/ml. Griseofulvin wird in der Haut und Hautanhangsgebilden angereichert, zum Teil auch in Leber, Fettgewebe und Muskeln. Speziell **in** Vorstadien **keratinproduzierender Zellen** wird es **aufgenommen** und dann fest an frisch gebildetes Keratin gebunden.

Indikationen und Dosierung

Anwendung nur **nach mykologischem Erregernachweis.** Behandlungsdauer bei Hautmykose mindestens 2 bis 4 Wochen, bei Nagelmykose bis zu 1 Jahr oder auch länger. Adjuvante Maßnahmen wie Keratolytika oder Nagelresektion oft zusätzlich indiziert.

Dosierung: Erwachsene: mikronisiert: 0,5–1,0 g/d oral, ultramikronisiert: 0,3–0,6 g/d oral. Kinder: mikronisiert: 10 mg/kg/d oral, ultramikronisiert: 6–7 mg/kg/d oral.

Unerwünschte Wirkungen

1. **Kopfschmerzen**: initial häufig, im Laufe der Therapie oft nachlassend;
2. **gastrointestinale Beschwerden:** Übelkeit, Erbrechen, Diarrhö;
3. **Photosensibilisierung** – **cave:** intensive UV-Exposition;
4. leichte Benommenheit im Zusammenwirken mit Alkohol.

Kontraindikationen

1. Schwangerschaft;
2. akute intermittierende Porphyrie;
3. schwere Lebererkrankung.

32.16.6 Weitere Antimykotika zur lokalen Therapie

Morpholine (Amorolfin)

Amorolfin (Abb. 32.55) ist die einzige therapeutisch verfügbare Substanz aus der Gruppe der Morpholine. Auch diese Antimykotika greifen in den Ergosterolstoffwechsel der Pilze ein. Im Vergleich zu den Azolen oder Allylaminen erfolgt die **Hemmung der Ergosterol-Synthese** jedoch an anderer Stelle (Beeinflussung der Δ^{14}-Reduktase und der $\Delta^{7,8}$-Isomerase, s. Abb. 32.52).

Amorolfin wirkt gegen ein **breites Spektrum humanpathogener Pilze fungistatisch bis fungizid**. Es wird **nur lokal angewandt**. Für die Behandlung von Onychomykosen wird eine 5%ige Lackzubereitung angeboten, die

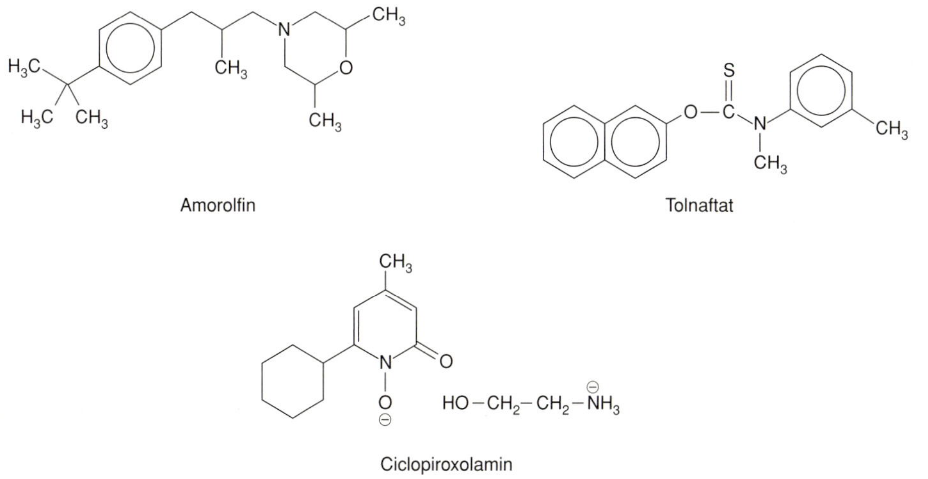

Abb. 32.55 Zur Lokaltherapie angewandte Antimykotika.

einmal pro Woche aufgetragen wird. Als Creme-Zubereitung (0,25 %) wird Amorolfin zur Behandlung superfizieller Dermatomykosen angeboten.

Zu den **unerwünschten Wirkungen** zählen Erythem, Juckreiz oder Brennen am Auftragungsort.

Thiocarbamate (Tolnaftat)

Tolnaftat (s. Abb. 32.55) ist ein lokal anwendbares Antimykotikum, das ausschließlich gegen **Dermatophyten** wirkt. Es **hemmt** ähnlich wie die Allylamine das für die Ergosterolsynthese essentielle Enzym **Squalenepoxidase** (s. Abb. 32.52).

Ciclopirox

Ciclopirox (Olamin) (s. Abb. 32.55) besitzt ein **breites Wirkspektrum**. Es kommt nur zur lokalen Therapie in Frage. Die Substanz **stört wahrscheinlich die Funktion der Pilzzellmembran** und verursacht einen Mangel an essentiellen Substraten in den Pilzzellen.

Der Wirkstoff **penetriert gut in tiefere Hautschichten**, doch findet keine systemische Anreicherung statt. Cremes und Lotionen mit 1 % Ciclopirox stehen für die Behandlung diverser Dermatomykosen zur Verfügung. Bei Pilzinfektionen der Scheide kann eine 1%ige Vaginalcreme angewandt werden.

32.17 Virostatika

Viren besitzen keinen eigenen Stoffwechsel und keine zelluläre Organisation. Viren bedürfen einer Wirtszelle und benutzen deren Zellfunktionen zur Virusproduktion. Die enge Verbindung von Viren mit normalen Strukturen und Stoffwechselprozessen der Wirtszelle macht sie dem chemotherapeutischen Ansatz nur schwer zugänglich. Hinsichtlich der molekular-biologischen Aufklärung von viralen Strukturen und Funktionen sind vor allem durch die Erforschung von HIV (humanes Immundefizienz-Virus) in den vergangenen Jahren deutliche Fortschritte erreicht worden.

Potentielle virusspezifische Zielorte und Wirkungsmechanismen sind:

1. **spezifische Rezeptoren:** Viren nutzen häufig fremde Rezeptoren, z.B. nutzt HIV den CD4-Rezeptor, EBV einen Komplement(C3d)-Rezeptor.
2. **Penetration und „Uncoating“:** Die Freisetzung des Virusgenoms aus dem Nucleokapsid ist von spezifischen Kapsidproteinen abhängig. Die Blockade dieser Moleküle ist ein mögliches Ziel für antivirale Chemotherapeutika, z.B. Amantadin.
3. **Transkription und DNA-Replikation:** Die virusspezifischen Enzyme, die diese zentralen Vorgänge katalysieren, sind das Ziel der meisten verfügbaren Virostatika, z.B. der Nucleosid-Analoga.
4. **Kapsid-Formation und Virusgenom-Einlagerung:** Diese noch wenig bekannten molekularen Prozesse dürften sehr gute virusspezifische Ansatzpunkte ergeben.
5. **Virus-Ausschleusung:** Sie geschieht an ganz bestimmten Stellen der Zellmembran.

Die Zahl der therapeutisch eingesetzten Virostatika hat in den vergangenen Jahren erheblich zugenommen. Dies ist vor allem auf zahlreiche neue Chemotherapeutika zur Behandlung HIV-infizierter Patienten zurückzuführen; einige neue Arzneimittel wurden aber auch zur systemischen Behandlung von Infektionen durch Herpesviren entwickelt.

32.17.1 Virostatika zur Behandlung von Herpesinfektionen (Nucleosid-Analoga)

Als erster Wirkstoff mit erwiesener therapeutischer Wirksamkeit gegen Herpesviren stand Ende der 70er Jahre **Vidarabin** zur Verfügung. Das besser verträgliche **Aciclovir** löste dieses Nucleosid-Analogon einige Jahre später ab. Diese Substanz kann als „Prototyp“ einer großen Gruppe von Chemotherapeutika bezeichnet werden, die nach intrazellulärer Phosphorylierung die virale Nucleinsäuresynthese hemmen. Weitere Substanzen mit sehr ähnlicher chemischer Struktur und analogem Wirkungsmechanismus sind **Penciclovir** und **Ganciclovir**, das zur Behandlung von CMV-Infektionen angewandt wird (s. S. 89). Allen gemeinsam ist die acyclische Seitenkette anstelle der physiologisch vorkommenden Desoxyribose in Desoxyguanosin, dessen Formel im Vergleich zu den Analoga in Abb. 32.56 wiedergegeben wird. Auch für die zur antiretroviralen Therapie eingesetzten Nucleoside gelten ähnliche Beziehungen (s. S. 895 ff.).

Aciclovir und Valaciclovir

Aciclovir ist ein **Guanosin-Analogon**, das **speziell gegen Viren der Herpesgruppe** aktiv ist. Es wird vor allem zur Behandlung von **HSV- und VZV-Infektionen** genutzt. **Valaciclovir** ist ein Derivat mit verbesserten pharmakokinetischen Eigenschaften („prodrug“).

Herkunft, Struktur, physikochemische Eigenschaften

Aciclovir leitet sich vom Guanosin ab, unterscheidet sich aber von dem Nucleosid durch die acyclische Seitenkette (Abb. 32.56). **Valaciclovir** ist der Valylester von Aciclovir. Als Na-Salz ist Aciclovir in Form der Trockensubstanz für die Herstellung der Infusionslösung bei pH 10–11

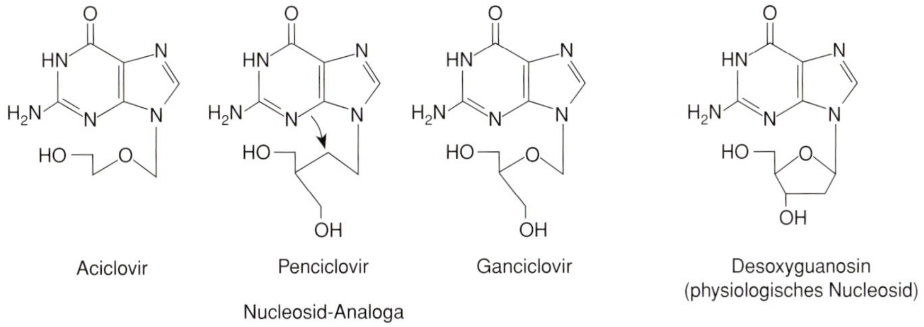

Aciclovir
Penciclovir
Ganciclovir
Desoxyguanosin (physiologisches Nucleosid)
Nucleosid-Analoga

Abb. 32.56 Strukturformeln von Aciclovir, Penciclovir und Ganciclovir im Vergleich zum physiologischen Desoxyguanosin. Diese Nucleosid-Analoga leiten sich vom Guanosin ab. Es wurden Veränderungen im Zuckeranteil des Moleküls vorgenommen. Anstelle der Ringstruktur der Desoxyribose sind acyclische Substituenten getreten. Penciclovir und Ganciclovir unterscheiden sich lediglich in einer Position (Kohlenstoff- anstelle des Sauerstoffatoms, Pfeil).

gut wasserlöslich. Im Plasma, bei neutralem pH und 37 °C, ist die **Wasserlöslichkeit** jedoch **gering** (2,5–3 mg/l).

Pharmakodynamik

Um antiviral wirksam zu sein, muß Aciclovir in das Triphosphat überführt werden. Die **Phosphorylierung erfolgt vorzugsweise in virusinfizierten Zellen durch die viruscodierte Thymidin-Kinase**, die Aciclovir zum Monophosphat umwandelt. Die weiteren Phosphorylierungsschritte zum Aciclovir-triphosphat erfolgen durch wirtszelleigene Enzyme. In nicht-infizierten Zellen fehlt die spezielle viruscodierte Thymidin-Kinase und Aciclovir wird nur in geringen Mengen phosphoryliert. **EBV** und **CMV codieren nicht für eine Thymidin-Kinase**, daher ist Aciclovir gegen EBV- und CMV-Infektionen nicht hinreichend wirksam.

Aciclovir-triphosphat hat zur viralen DNA-Polymerase eine etwa 30fach höhere Affinität als zur wirtszelleigenen DNA-Polymerase. Die polymerasevermittelte **Bindung von Aciclovir-triphosphat an die wachsende Virus-DNA hat zur Folge:**

1. Mit der acyclischen Seitenkette können keine weiteren Nucleotide verknüpft werden (es fehlt die 3'-Hydroxylgruppe!);
2. Die Polymerase selbst bleibt am eingebauten Aciclovir fixiert. Die Virusbiosynthese bricht ab.

Einen Überblick über die biochemischen Vorgänge in virusinfizierten Zellen und die resultierende Hemmung der DNA-Replikation gibt Abb. 32.57.

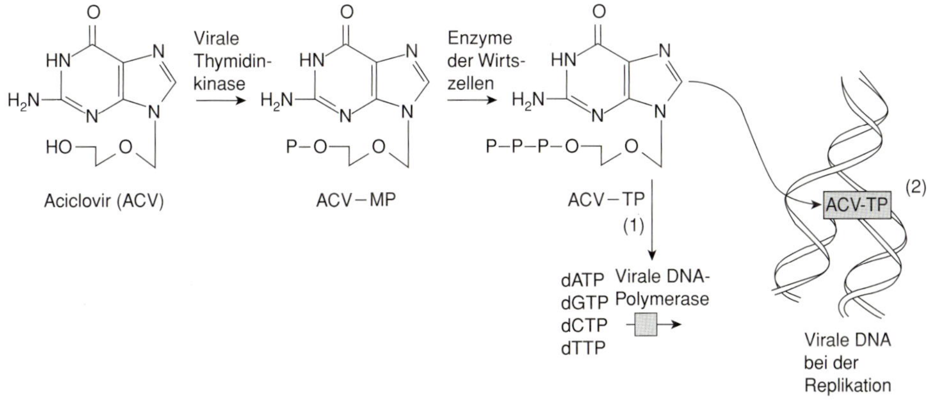

Virale Thymidin-kinase
Enzyme der Wirts-zellen
Aciclovir (ACV)
ACV–MP
ACV–TP
(1)
(2)
ACV-TP
dATP
dGTP
dCTP
dTTP
Virale DNA-Polymerase
Virale DNA bei der Replikation

Abb. 32.57 Umwandlung von Aciclovir in das antiviral wirksame Triphosphat und Hemmung der viralen Replikation. Bevor das Nucleo**sid**-Analogon Aciclovir seine Wirkung entfalten kann, muß es zum biologisch aktiven Triphosphat (Nucleo**tid**-Analogon) umgewandelt werden. Der entscheidende erste Schritt erfolgt bevorzugt in virusinfizierten Zellen durch eine viruscodierte Thymidin-Kinase. Durch die Aktivität zelleigener Kinasen werden die beiden anderen Phosphatreste angefügt. Die Beeinträchtigung der Virusreplikation erfolgt auf zweierlei Weise: (1) Blockade der viralen DNA-Polymerase, die aus den physiologischen Triphosphaten dATP, dGTP, dCTP und dTTP den DNA-Strang polymerisiert, und (2) Abbruch des DNA-Stranges nach Einbau des Aciclovir-triphosphats (modifiziert nach Balfour, 1983).

Pharmakokinetik

Einige pharmakokinetische Daten von Aciclovir sind in Tab. 32.29 aufgeführt. Zum Vergleich sind auch die Werte für Famciclovir/Penciclovir und Ganciclovir mit angegeben.

Aciclovir verteilt sich gut im Organismus. Im Liquor cerebrospinalis werden bis zu 50 % der Plasmakonzentrationen erreicht. Bei intravenöser Gabe von 5 mg/kg KG alle 8 Stunden resultieren Plasmakonzentrationen zwischen 0,5 und 10 mg/l beim Erwachsenen. Nach oraler Gabe (200 bzw. 400 mg) werden Konzentrationen von etwa 0,3–1,2 mg/l im Plasma erreicht. Problematisch ist die hohe Variabilität der Plasmaspiegel; die Bioverfügbarkeit nimmt mit steigenden Dosen ab.

Valaciclovir wird nach oraler Gabe rasch und praktisch vollständig in Aciclovir umgewandelt (First-pass-Metabolismus im Darm und in der Leber). Die Bioverfügbarkeit von Aciclovir wird dadurch um das 3- bis 5fache gesteigert. Etwa 2 Stunden nach der Gabe einer Dosis von 1000 mg Valaciclovir werden Spitzenkonzentrationen von 5–6 mg Aciclovir/l Plasma gemessen. Die Ausgangssubstanz ist nur in sehr geringen Mengen (< 5 %) nachweisbar.

Die beim Herpes genitalis bedeutsamen Wirkstoffkonzentrationen im Vaginal- und Urethralsekret sowie in der Samenblasenflüssigkeit entsprechen in etwa den Plasmakonzentrationen.

Aciclovir wird **glomerulär und tubulär eliminiert**. Die Plasmahalbwertszeit verlängert sich mit dem Grad der Niereninsuffizienz bis auf 20 Stunden bei Anurie. Aciclovir ist **gut dialysierbar**. Bei Hämodialyse-Patienten ist mit einer durchschnittlichen Plasmahalbwertszeit von 5–6 Stunden zu rechnen.

Indikationen

Vorbemerkung: Insbesondere bei **Patienten mit gestörtem Immunsystem** verlaufen Infektionen durch Herpesviren oft dramatisch. In diesen Fällen können durch die Gabe von Aciclovir deutliche therapeutische Erfolge erzielt werden. Auch bei lebensbedrohlichen Infektionen **immunkompetenter Patienten** stellt die intravenöse Therapie mit Aciclovir oft eine lebensrettende Maßnahme dar.

Grundsätzlich ist jedoch zu bedenken, daß der therapeutische Effekt bei **immunkompetenten Patienten** weniger deutlich ausfällt als bei immunsupprimierten Patienten. Aufgrund der immunologischen Reaktionen werden Herpesinfektionen in den meisten Fällen effektiv kontrolliert und das (oral verabreichte) Virostatikum trägt zum Gesamttherapieerfolg kaum bei. In diesen Fällen ist der Therapieerfolg im Vergleich zur Wirkung eines Placebos oft nur durch einen geringfügig verkürzten Krankheitsverlauf charakterisiert und auch nur bei frühzeitigem Therapiebeginn nachweisbar.

Indikationen für die Aciclovir-Infusionstherapie sind:

1. mukokutane Herpes-simplex-Virusinfektionen (HSV-1 und HSV-2) immunsupprimierter Patienten;
2. besonders schmerzhafter primärer Herpes genitalis;
3. Herpes-simplex-Virusencephalitis (früher Therapiebeginn wichtig!);
4. Varizellen und Zoster bei Immunsupprimierten.

Indikationen für die orale Applikation von Aciclovir sind:

1. primärer und rezidivierender Herpes genitalis mit stärkeren Beschwerden,
2. Herpes zoster (Gürtelrose), vor allem bei schweren Verlaufsformen (z. B. Zoster ophthalmicus). Nur bei sehr frühzeitigem Behandlungsbeginn, d. h. innerhalb von 48(–72) Stunden nach Beginn der Symptomatik, kann bei immunkompetenten Patienten

Tabelle 32.29: Pharmakokinetische Eigenschaften von Aciclovir, Famciclovir und Ganciclovir

Eigenschaften	Aciclovir/Valaciclovir[1]	Penciclovir/Famciclovir[2]	Ganciclovir
Bioverfügbarkeit	15 (50) %[1]	70 %[2]	3–7 %
Proteinbindung	< 20 %	< 20 %	1–2 %
Halbwertszeit	2,5–3 h	2 h	2,5–3 h
Metabolisierung	ca. 10 %	ca. 10 %	–
Renale Elimination nach i.v.-Infusion (unverändert)	ca. 70 %	90 %	ca. 95 %

[1] Aciclovir wird zu etwa 15 % aus dem Magen-Darm-Trakt resorbiert, die Bioverfügbarkeit von Valaciclovir beträgt etwa 50 %, es wird im Organismus rasch und vollständig in Aciclovir umgewandelt; die Angaben der pharmakokinetischen Eigenschaften gelten für Aciclovir.

[2] Penciclovir wird kaum aus dem Magen-Darm-Trakt resorbiert; Famciclovir ist ein Prodrug von Penciclovir; es wird im Organismus rasch zu Penciclovir umgewandelt, welches die antiviral wirksame Substanz darstellt. Die Bioverfügbarkeit beträgt etwa 70 %. Die übrigen Angaben der pharmakokinetischen Eigenschaften beziehen sich auf Penciclovir.

mit einem Therapieerfolg (Verkürzung der Krankheitsdauer) gerechnet werden. Für diese Indikation ist auch **Valaciclovir** zugelassen. Für beide Medikamente gilt, daß auch bei sehr frühzeitigem Therapiebeginn **nicht mit einer deutlichen Reduzierung der Zoster-assoziierten Schmerzen oder der post-herpetischen Neuralgien gerechnet werden kann.**

3. Prophylaxe bei immunsupprimierten Patienten mit erhöhtem Infektionsrisiko (z.B. vor Transplantation).
4. in besonderen Fällen, z.B. häufig rekurrierendem Herpes, auch Dauerprophylaxe.

Indikationen für die topische Applikation von Aciclovir: Aciclovir-haltige Augensalbe wird bei Herpes-simplex-Keratitis oder einem Zoster der Hornhaut angewandt; die Hautcreme dient zur unterstützenden Behandlung bei Herpes genitalis und Herpes labialis (unsichere Wirkung). Entscheidend ist in jedem Falle ein sehr frühzeitiger Behandlungsbeginn.

Dosierung

1. Aciclovir-Infusionen: 3 × 5–10 mg/kg KG/d (jeweils Infusion über 1 Stunde).
   Cave: Da Aciclovir sich bei neutralem pH-Wert schlecht lösen läßt, ist die Infusionslösung stark alkalisch. **Infusionen** von Aciclovir-Na **stets über 1 Stunde**, sonst Kristallurie!; **keinesfalls als schnelle i.v.-Injektion, nicht i.m. oder s.c. oder lokal!**
2. Aciclovir oral: 5 × 200 bis 5 × 800 mg/d oral, je nach Indikation, s. Fachinformation des Herstellers.
3. Valaciclovir oral: 3 × 1000 mg/d (Zoster; nur bei frühzeitigem Behandlungsbeginn sinnvoll!)

Unerwünschte Wirkungen

1. **lokale Irritation** der Venen an der Infusionsstelle und Thrombophlebitis;
2. **Nephrotoxizität** (5–10 %) infolge Ausfällung von Aciclovir-Kristallen in den Tubuli. Vorbeugung: langsame Infusion, ausreichende Flüssigkeitszufuhr (auf jeweils 1 g Aciclovir 500 ml Infusionslösung/24 h);
3. **neurologische Störungen** (ca. 10 %): Kopfschmerzen, Schwindel, Bewußtseinsstörung; selten (1 %) Agitation, Halluzinationen, Krampfneigung;
4. **gastrointestinale Störungen** (2–5 %): Nausea, Erbrechen, Diarrhö;
5. **mutagenes, kanzerogenes Risiko:** In Experimenten mit hohen Konzentrationen traten zum Teil mutagene Effekte auf, beim Menschen wurden noch keine entsprechenden Wirkungen nachgewiesen.
6. **Teratogenität:** Aciclovir besitzt ein teratogenes Potential. Eine Behandlung während der Organogenese führt bei Ratten zu Fehlbildungen. Eine Zusammenstellung von Fällen schwangerer Frauen mit Aciclovir-Exposition wurde vom Hersteller initiiert („Aciclovir in Pregnancy Registry"). Danach gibt es bisher keinen Hinweis auf ein Risiko für pränatal-toxische Wirkungen bei üblicher therapeutischer Dosierung. Es liegen jedoch nur wenige Erfahrungen mit höheren Dosierungen vor.

Interaktionen

1. Risiko der Nephrotoxizität bei Kombination mit anderen nephrotoxischen Medikamenten;
3. Ausfällung in Paraben-haltigen Lösungen.

Kontraindikationen

Absolute Kontraindikationen

1. Gravidität und Stillzeit, außer bei vitaler Indikation;
2. Neutropenie < 500 Zellen/µl oder Thrombocytopenie < 25000 Zellen/µl.

Relative Kontraindikationen

1. Patienten mit schwerer Vorschädigung der Nieren;
2. Kinder und Jugendliche < 18 Jahren (zu wenige Erfahrungswerte).

Penciclovir und Famciclovir

Penciclovir ist ein Nucleosid-Analogon mit antiviralen Eigenschaften. Die Bioverfügbarkeit des Wirkstoffes ist jedoch nicht ausreichend, um ihn zur oralen Therapie einzusetzen. Seine Anwendung beschränkt sich auf die **topische Behandlung des Herpes labialis. Famciclovir** ist ein Prodrug von Penciclovir, der sich durch eine **gute Bioverfügbarkeit** nach oraler Gabe auszeichnet.

Herkunft, Struktur, physikochemische Eigenschaften

Penciclovir besitzt große strukturelle Ähnlichkeit mit Aciclovir und Ganciclovir: es stellt ebenfalls ein Guanosin-Analogon dar. Die Seitenkette unterscheidet sich von Ganciclovir dadurch, daß ein Sauerstoffatom durch ein Kohlenstoffatom ersetzt wurde (s. Abb. 32.56). **Famciclovir** ist das Diacetyl-5-deoxy-Analog des **Penciclovirs** (Abb. 32.58). Die Abspaltung der beiden Acetylreste und die Oxidation des Moleküls erfolgen so rasch, daß Famciclovir nach oraler Gabe im Plasma und Urin kaum nachweisbar ist.

Pharmakodynamik

Der Wirkmechanismus des **Penciclovir** ist mit dem Mechanismus von Aciclovir vergleichbar, doch zeichnet sich das biologisch aktive Triphosphat durch eine deutlich längere (ca. 10fache) intrazelluläre Halbwertszeit aus.

Zum antiviralen Spektrum von Penciclovir gehören in erster Linie das Varizella-Zoster-Virus, Herpes-simplex-Virus Typ 1 und Typ 2 und das Epstein-Barr-Virus.

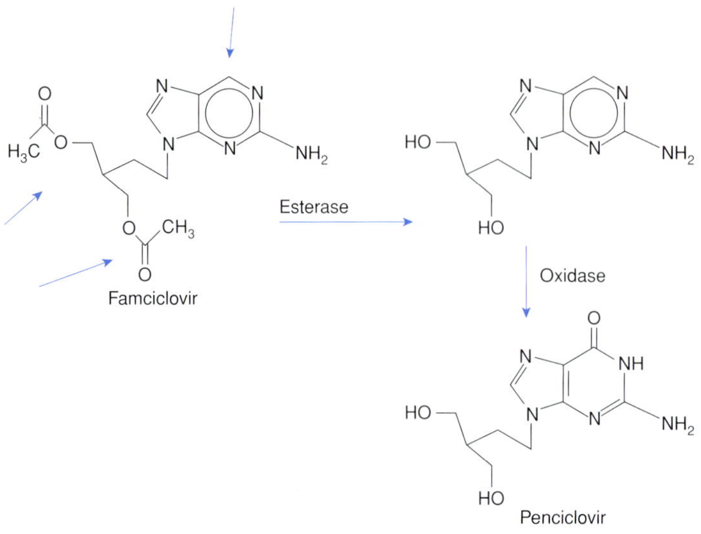

Esterase
Oxidase
Famciclovir
Penciclovir

Abb. 32.58 Umwandlung von Famciclovir (Prodrug) in das antiviral wirksame Penciclovir. Da Penciclovir nicht aus dem Magen-Darm-Trakt resorbiert wird, muß zur oralen Therapie das Prodrug Famciclovir verabreicht werden. Durch Spaltung der Esterverbindungen und durch einen weiteren oxidativen Schritt (alle Schritte durch Pfeile gekennzeichnet) wird aus Famciclovir im Organismus das antiviral wirksame Penciclovir gebildet.

Auch gegenüber Cytomegalieviren und Hepatitis-B-Viren ist die Verbindung in vitro wirksam.

Pharmakokinetik

Die pharmakokinetischen Eigenschaften von Famciclovir/Penciclovir sind in Tab. 32.29 (S. 888) dargestellt.

Indikationen und Dosierung

Famciclovir kann zur **Behandlung eines akuten Herpes zoster bei immunkompetenten Patienten** angewandt werden. Es ist bei niedrigeren Dosierungen ebenso wirksam wie Aciclovir. Auch Famciclovir muß möglichst rasch nach Auftreten der Symptomatik gegeben werden (< 72 Stunden).

Dosierung: bei Erwachsenen 3 × 250 mg/d (Herpes zoster, primärer Herpes genitalis); 3 × 125 mg/d (rezidivierender Herpes genitalis).

Unerwünschte Wirkungen

1. gastrointestinale Störungen;
2. ZNS-Reaktionen.

Brivudin und Sorivudin

Herkunft, Struktur, physikochemische Eigenschaften

Brivudin[1] wurde bereits in den 70er Jahren in der DDR und in England synthetisiert. Die chemische Bezeichnung ist 5-(Bromvinyl)-2´-Desoxyuridin; es handelt sich also um ein **Nucleosid-Analogon**, das an der Base modifiziert wurde, während der Zuckeranteil einer unveränderten Desoxyribose entspricht.

Sorivudin weist eine enge chemische und pharmakologische Verwandtschaft zu Brivudin auf, es ist bereits in sehr niedrigen Konzentrationen gegen das Varicella-Zoster-Virus wirksam. In diesem Nucleosid ist im Vergleich zu Brivudin zusätzlich auch der Zuckeranteil modifiziert. Sorivudin-haltige Arzneimittel sind in Deutschland nicht im Handel.

Pharmakodynamik

Voraussetzung für die biologische Wirkung ist die Umwandlung in das Triphosphat.

Pharmakokinetik

Brivudin wird nach oraler Gabe in ausreichendem Maße resorbiert, die Bioverfügbarkeit liegt bei etwa 30 % **(hoher First-pass-Effekt).** Die Plasmakonzentrationen unterliegen einer erheblichen Variabilität. Die **Plasmaeiweißbindung** ist mit bis 99 % **relativ hoch** (Interaktionen sind möglich mit anderen Substanzen, die ebenfalls in hohem Maße an Plasmaeiweiße gebunden sind). Die terminale Halbwertszeit liegt bei 12–15 Stunden.

Etwa **zwei Drittel der Substanz** werden **renal eliminiert**, bei eingeschränkter Nierenfunktion muß die Dosierung angepaßt werden.

Indikationen und Dosierung

Brivudin kann bei Infektionen durch HSV-1 oder VZV angewandt werden.

Dosierung: 4 × 125 mg/d.

[1] Helpin®

Unerwünschte Wirkungen

1. gastrointestinale Störungen (Übelkeit, Erbrechen, Diarrhö);
2. Störungen des ZNS (Kopfschmerzen, Schwindelgefühl);
3. renale Reaktionen;
4. hepatische Reaktionen.

Präparate zur topischen Anwendung

Neben Aciclovir und Penciclovir (s.o.) stehen weitere Nucleosid-Analoga zur topischen Therapie zur Verfügung. **Idoxuridin**[1], **Trifluridin**[2] und **Vidarabin**[3] werden zur **topischen Therapie bei Herpes-simplex-Infektionen des Auges** angewandt und stellen damit Alternativen zur lokalen Therapie mit Aciclovir dar. Trifluridin zeigt auch Wirkung bei Aciclovir-resistenten Herpesviren. Die lokale Verträglichkeit von Idoxuridin ist relativ schlecht, auch bei Anwendung der anderen Nucleosid-Analoga kann es zu lokalen Irritationen kommen.

32.17.2 Virostatika zur Behandlung von CMV-Infektionen

Ganciclovir[4]

Ganciclovir wird bei Patienten mit Immunschwäche bzw. Immunsuppression und **nekrotisierender Retinitis** oder anderen **schweren Cytomegalievirus(CMV)-Infektionen** angewandt. Wegen der relativ schlechten Nutzen-Risiko-Relation wird es bei anderen Indikationen nicht eingesetzt.

Herkunft, Struktur, physikochemische Eigenschaften

Ganciclovir besitzt eine ähnliche Struktur wie Aciclovir (Guanosin-Analogon). Sie unterscheidet sich geringfügig in der acyclischen Seitenkette (s. Abb. 32.56).

Pharmakodynamik

Ganciclovir hat denselben Wirkungsmechanismus und die gleiche Aktivität gegen HSV und VZV wie Aciclovir; seine antivirale Wirkung ist jedoch weniger selektiv. Es unterscheidet sich von Aciclovir dadurch, daß es in nichtinfizierten Zellen in höherem Maße phosphoryliert wird, insbesondere in Knochenmarkzellen, und als Triphosphat auch die DNA-Polymerase des Menschen blockiert. Die Ganciclovir-Therapie ist viel nebenwirkungsreicher als die mit Aciclovir.

Der **therapeutische Nutzen** von Ganciclovir beruht auf:

1. etwa 10fach stärkerer Phosphorylierung **in CMV-infizierten** Zellen als in gesunden Zellen;
2. **Hemmwirkung auf die CMV-DNA-Polymerase** schon **bei niedrigen Konzentrationen**, während die menschliche Polymerase erst von höheren Konzentrationen gehemmt wird;
3. Ganciclovir-triphosphat wird **langsamer** von unspezifischen intrazellulären Phosphatasen abgebaut als das phosphorylierte Aciclovir.

Pharmakokinetik

Einige pharmakokinetische Daten von Ganciclovir sind in Tab. 32.29 (s. S. 888) wiedergegeben. Bei einer Dosierung von 5 mg/kg KG alle 12 Stunden in 1-h-Infusionen resultieren maximale Plasmakonzentrationen von 10–12 mg/l und „Talspiegel" von 1–2 mg/l. Im Auge, **subretinal**, wurden Wirkstoffkonzentrationen wie im Plasma gemessen, im Glaskörper waren die Konzentrationen etwa halb so hoch.

Die absolute Bioverfügbarkeit von Ganciclovir bei oraler Gabe beträgt etwa 3–7 % (3 × 4 Kapseln/d oder 6 × 2 Kapseln à 250 mg täglich). Trotz der **geringen und variablen Bioverfügbarkeit** von Ganciclovir konnte die klinische Wirksamkeit der Erhaltungstherapie nachgewiesen werden.

Die **Bindung** von Ganciclovir **an Plasmaproteine** ist mit 1–2 % **gering**. Ganciclovir wird **glomerulär und tubulär eliminiert**. Die Plasmahalbwertszeit nimmt mit dem Grad der Niereninsuffizienz zu und erreicht bei Anurie ca. 30 Stunden. Durch vierstündige Hämodialyse werden etwa 40–50 % der Dosis entfernt.

Indikationen

Ausschließliche Anwendung bei Patienten mit **Immunschwäche/Immunsuppression:**

1. **CMV-Retinitis** (Erblindungsgefahr!);
2. **lebensbedrohliche CMV-Infektionen anderer Lokalisation** (Pneumonie, Hepatitis, Encephalitis) unter sorgfältiger Risiko-Nutzen-Abwägung und nur **ergänzend zur Gabe von CMV-Hyperimmunserum;**
3. **Prophylaxe** mit CMV-Hyperimmunserum plus (initial) Ganciclovir, z.B. **bei Knochenmarktransplantation;**
4. Therapieversuche **schwerer EBV-Infektionen**;
5. **orale Erhaltungstherapie bei CMV-Retinitis** nach erfolgreicher intravenöser Behandlung.

Dosierung

Initial 2 × 5 mg/kg KG/d in 1h-Infusionen, danach 1 × 5 mg/kg KG/d. Dosierung und Behandlungsdauer auf den individuellen Fall abgestimmt und nach Herstellerempfehlung, s. Fachinformation. **Cave:** Ganciclovir-Na-Lösungen stets langsam infundieren, Dauer > 1 Stunde; **keinesfalls als schnelle i.v.-Injektion, nicht i.m.**! Bei der Vorbereitung der Infusion Einmalhandschuhe und

[1] Virunguent®, Zostrum® u. a.
[2] Triflumann® u. a.
[3] Vidarabin 3 % Thilo®
[4] Cymeven®

Schutzschirm/Schutzbrille tragen zum Schutz vor Kontakt mit Spritzern und Aerosolen. **Cave:** kanzerogenes Potential!

Zur oralen Erhaltungstherapie mit Ganciclovir[1] stehen Kapseln mit 250 mg Wirkstoff zur Verfügung.

Unerwünschte Wirkungen

Während der Therapie ist mit häufigen, zum Teil gravierenden unerwünschten Wirkungen zu rechnen:

1. **hämatologische Effekte:** Neutropenie oder gar Agranulocytose treten bei 15–20 % der Patienten innerhalb der 1. und 2. Behandlungswoche auf. Nach Absetzen von Ganciclovir erholt sich die Leukocytenzahl in der Regel innerhalb von 3–7 Tagen; sie kann aber auch längerfristig im Zelltief verharren und sekundäre Infektionen begünstigen. Auch bei einem Rückgang der Thrombocytenzahl < 25000/µl muß Ganciclovir sofort abgesetzt werden. Die Schwere der **myelotoxischen Wirkung** ist **dosisabhängig.** Die Angaben über die Häufigkeit hämatologischer Nebenwirkungen schwanken in der Literatur zwischen 25 und 50 %.
2. **ZNS-Störungen** reichen von Kopfschmerz über Krampfanfälle bis zum Koma. Auch Verhaltensstörungen und Psychosen treten auf. Die Häufigkeit von ZNS-Störungen wird auf 5–15 % geschätzt.
3. **Kanzerogenität, Teratogenität:** Im Tierexperiment erwies sich Ganciclovir als kanzerogen und embryotoxisch, es hemmt die Spermatogenese und kann zur Hodenatrophie führen.
4. Weitere Nebenwirkungen sind **Leberzellschäden** (sie lassen sich ursächlich schwer vom CMV-Infektionsprozeß abgrenzen), **gastrointestinale Störungen, Funktionsstörungen der Nieren**, lokale Reaktionen (**Thrombophlebitis**), **Exantheme** und **Kreislaufstörungen**.

Interaktionen

1. Verstärkung der myelotoxischen Effekte durch andere hämatotoxische Medikamente (z.B. Zidovudin) und Bestrahlung;
2. Probenecid und andere, die tubuläre Sekretion reduzierende Medikamente verringern die Clearance von Ganciclovir;
3. Bei Kombination mit Imipenem können Krämpfe auftreten.

Kontraindikationen

1. hochgradige vorbestehende Neutropenie und Thrombocytopenie;
2. hochgradige Niereninsuffizienz und/oder Dehydratation;
3. Schwangerschaft und Stillzeit;
4. Allergie gegen Ganciclovir oder Aciclovir.

Grundsätzlich ist **stets eine kritische Abwägung** zwischen den potentiellen Vorteilen einer Ganciclovir-Therapie und dem Toxizitätsrisiko vorzunehmen und die **Behandlungsindikation äußerst streng** zu stellen.

Cidofovir

Herkunft, Struktur, physikochemische Eigenschaften

Cidofovir ist ein Analogon des Desoxycytidin-monophosphats (Abb. 32.59).

Wie aus den Formeln der Abbildung ersichtlich wird, ist der Phosphatrest nicht über ein Sauerstoffatom mit dem Molekül verknüpft, sondern direkt über ein Kohlenstoffatom gebunden (Phosphonylmethylether). Diese Verbindung wird zum Cidofovir-diphosphat umgewandelt, welches als ein Analogon des Desoxycytidin-triphosphats (dCTP) fungiert.

Pharmakodynamik

Da die Substanz bereits als Nucleotid-Analogon vorliegt, entfällt jener Phosphorylierungsschritt, der z.B. beim Ganciclovir essentiell ist, um die biologisch aktive Verbindung zu erhalten. Cidofovir wird intrazellulär in das entsprechende Diphosphat umgewandelt, welches die viralen Polymerasen hemmt.

Cidofovir kann **bei AIDS-Patienten mit CMV-Retinitis** eingesetzt werden, wenn andere Substanzen ungeeignet erscheinen. Die **ausgeprägte Toxizität** dieses Virostatikums verbietet eine breitere Anwendung.

Pharmakokinetik

Die Halbwertszeit von Cidofovir-diphosphat in der Zelle beträgt 17–65 Stunden. Mehr als 80 % des infundierten Cidofovirs werden innerhalb von 24 Stunden **unverändert im Urin ausgeschieden.**

Indikationen

Cidofovir ist indiziert bei **AIDS-Patienten mit CMV-Retinitis,** wenn keine Nierenfunktionsstörung vorliegt und andere Substanzen ungeeignet sind. (Ganciclovir und Foscarnet, die als Alternativen in Frage kommen, besitzen ebenfalls erhebliche Nachteile, so daß die therapeutischen Optionen bei der CMV-Retinitis nach wie vor sehr unbefriedigend sind.)

Dosierung

Wegen der langen Verweildauer in den Zellen kann Cidofovir in relativ großen zeitlichen Abständen verabreicht werden. Während der 14tägigen Initialphase wird das Medikament in einer Dosierung von 5 mg/kg

[1] Cymeven® oral

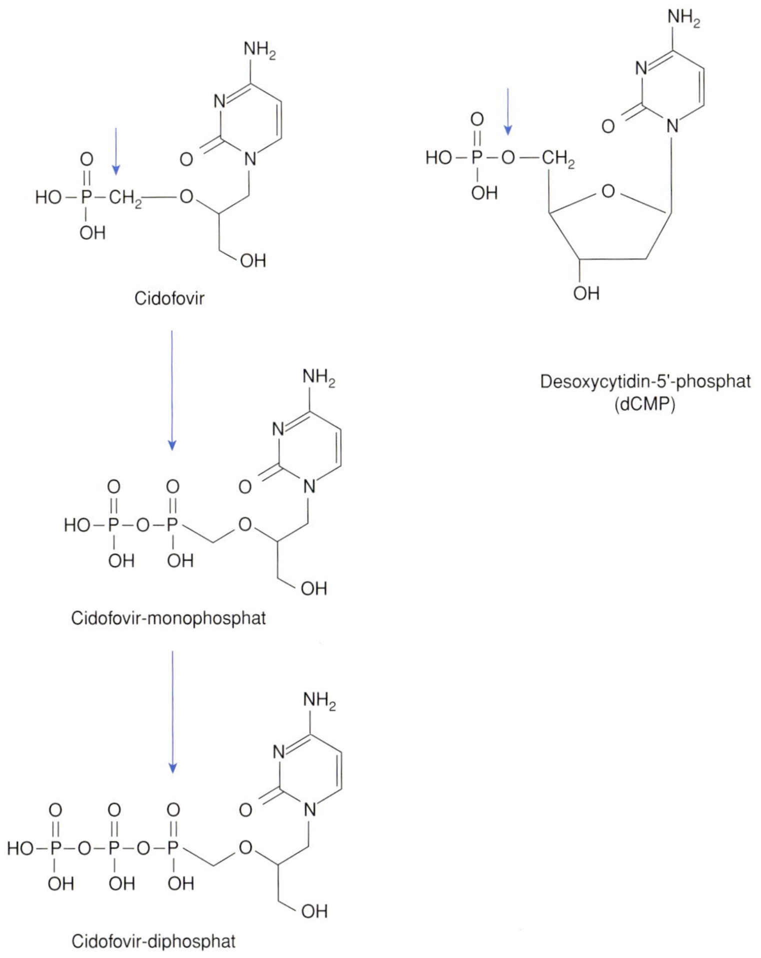

Abb. 32.59 Cidofovir (Aktivierung zum Diphosphat). Cidofovir ist ein Nucleo**tid**-Analogon. Die Verbindung zeigt Ähnlichkeiten mit dem physiologischen Desoxy-cytidin-5'-phosphat, das zum Vergleich abgebildet ist. Beachte die unterschiedliche Verknüpfung mit dem Phosphatrest (Pfeile). Das biologisch aktive Cidofovir-diphosphat stellt ein Analogon des Desoxy-cytidin-triphosphats dar.

Körpergewicht zweimal im Abstand von einer Woche gegeben, anschließend erfolgt die Infusion alle 2 Wochen.

Unerwünschte Wirkungen

1. Die **Nephrotoxizität** von Cidofovir ist dosislimitierend. Um die nephrotoxische Wirkung zu reduzieren, sollten begleitend insgesamt 4 g **Probenecid** oral sowie NaCl-Infusionen verabreicht werden. Trotzdem muß bei etwa jedem 2. Patienten mit einer Proteinurie gerechnet werden. Bei 15 % der Patienten kommt es zum Anstieg des Creatinins.
2. **Hämatotoxizität:** Neutropenie bei ca. 20 % der Patienten.
3. **mutagene, kanzerogene und teratogene Wirkungen:** In den präklinischen Studien wurden mutagene, kanzerogene und teratogene Wirkungen nachgewiesen, die im subtherapeutischen Dosisbereich auftraten. Frauen im gebärfähigen Alter müssen darauf hingewiesen werden, daß während und nach der Therapie mit dem Präparat eine wirksame Kontrazeption erfolgen muß.

Interaktionen

Da Probenecid (das zusammen mit Cidofovir gegeben werden soll) die Zidovudinclearance reduziert, sollen Patienten, die mit Zidovudin behandelt werden, während der Behandlung mit Cidofovir die Zidovudin-Dosis um 50 % reduzieren.

Kontraindikationen

1. **Einschränkung der Nierenfunktion** (Serumcreatinin > 133 µmol bzw. > 1,5 mg/dl, Creatininclearance < 55 ml/min) oder **Proteinurie;**
2. **gleichzeitige Verabreichung anderer potentiell nephrotoxischer Medikamente** (Aminoglykoside, Amphotericin B, Foscarnet oder Vancomycin).

Foscarnet

Herkunft, Struktur, physikochemische Eigenschaften

Foscarnet ist ein virostatisches Trinatrium-Phosphonoformat (Abb. 32.60).

Die therapeutisch verwendete Substanz, Foscarnet-Na-Hexahydrat, ist **bei Raumtemperatur stabil.** Im Kühlschrank kommt es zu Ausfällungen, die sich nach Erwärmung allmählich wieder lösen. Bei neutralem pH beträgt die **Wasserlöslichkeit nur 5 %.**

```
      O   O
      ||  ||
NaO — P — C — ONa
      |
      ONa
```

Abb. 32.60 Foscarnet.

Pharmakodynamik

Foscarnet hemmt reversibel und nichtkompetitiv virale DNA-Polymerasen, indem es mit der **Bindungsstelle für Pyrophosphat** interferiert.

Foscarnet ist eine Alternative zu Ganciclovir und Cidofovir bei **CMV-Infektionen.** Da es im Gegensatz zu Ganciclovir **keine myelotoxische/neutropenische Wirkung** besitzt, ist die Substanz zur Kombination mit Zidovudin geeigneter.

Die menschliche α-DNA-Polymerase ist etwa um den Faktor 100 unempfindlicher als die Polymerasen der genannten Viren.

Pharmakokinetik

Foscarnet wird infundiert. Bei Erwachsenen resultieren bei der empfohlenen Dosierung von 3 × 60 mg/kg KG/d Spitzenkonzentrationen von ca. 160 mg/l Plasma und „Talspiegel" um 40 mg/l. Foscarnet **verteilt sich gut** in die Organe und Körperflüssigkeiten. Die Konzentration im Liquor cerebrospinalis erreicht bis zu 50 % der Plasmakonzentration. Die **Plasmaeiweißbindung beträgt 15 %.** Foscarnet wird **nicht metabolisiert.** Allerdings binden sich etwa 20 % einer Dosis an Knochengewebe und bleiben dort über mehrere Monate fixiert. Die Eliminationshalbwertszeit liegt bei 3–6 Stunden, darüber hinaus erfolgt eine langsame Freisetzung aus dem Depot im Knochengewebe. Foscarnet wird **glomerulär und tubulär ausgeschieden.** Parallel zur Niereninsuffizienz nimmt die Halbwertszeit zu und erfordert sorgfältige Dosisanpassung gemäß Herstellerempfehlung.

Indikationen

1. CMV-Retinitis bei AIDS-Patienten;
2. im Notfall Behandlungsversuch anderer schwerer CMV-Infektionen bei AIDS.

Dosierung

3 × 60 mg/kg KG/d in 1h-Infusionen. Zur Rezidivprophylaxe 90–120 mg/kg KG/d über 2 Stunden. Stets Dosisanpassung bei eingeschränkter Nierenfunktion, s. Fachinformation des Herstellers.

Unerwünschte Wirkungen

1. **Nephrotoxizität** (ca. 20–30 %): Unter Foscarnet-Therapie kommt es oft zur Einschränkung der Nierenfunktion, eventuell als Folge der Interferenz mit der renalen Phosphatausscheidung. Tubuläre Atrophie tritt auf. Es kann zu Hypocalciämie und Hyperphosphatämie kommen. Kurzfristige Prüfungen der Nierenfunktion sowie 2tägige Elektrolyt-Kontrollen sind indiziert. Zur Vermeidung von Hypocalciämien wird eine Calcium-Lösung unmittelbar vor der Foscarnet-Infusion infundiert. Eine Infusion von 1 l isotonischer Kochsalzlösung kann das Nephrotoxizitätsrisiko reduzieren.
2. **gastrointestinale Störungen** (häufig): Übelkeit, Leibschmerzen, Diarrhö.
3. **hämatologische Effekte** (ca. 25 %): Hämoglobinabfall; aber kein Effekt auf die Anzahl der Leuko- und Thrombocyten.
4. **neurologische Symptome:** Kopfschmerzen, Parästhesien, Tremor, Ataxie; bei Hypocalciämie Unruhe, Angstzustände, Krampfneigung.
5. **Knochenveränderungen:** Erhöhung der Osteoklastenaktivität durch das gebundene Medikament.
6. **Überempfindlichkeitsreaktionen:** Etwa 16 % der Patienten reagieren mit Hautausschlag, 60 % mit Temperaturanstieg.
7. Durch lokale Einwirkung der renal ausgeschiedenen Substanz kann es zu **Ulcerationen am Penis** kommen (vermeidbar bei sorgfältiger Hygiene nach jeder Miktion).
8. **mutagenes/kanzerogenes Potential:** Bei sehr hohen Dosierungen bzw. Konzentrationen wurde experimentell ein gentoxisches Potential nachgewiesen. Hinweise auf reproduktionstoxische Effekte wurden als Ergebnis der Routinestudien nicht erhalten.

Interaktionen

Höheres Risiko für renale Schäden in Kombination mit anderen nephrotoxischen Medikamenten.

Kontraindikationen

1. nephrotoxische Kombinationen;
2. Schwangerschaft und Stillzeit;
3. Foscarnet-Allergie.

32.17.3 Virostatika zur antiretroviralen Therapie

Spezielle Aspekte der antiretroviralen Therapie

Das erworbene Immundefektsyndrom „AIDS“ wurde erstmals 1980 beschrieben. Wenig später wurde der Erreger, das Retrovirus HIV („human immunodeficiency virus“) entdeckt. Sein Replikationszyklus ist in Abb. 32.61 dargestellt. Die provirale DNA des HIV wird in das Genom verschiedener Zelltypen des menschlichen Organismus integriert (z.B. CD4-positive Helferzellen und Monocyten/Makrophagen). Mit den mobilen Zellen des lymphatischen Systems gelangt das Virus in diverse Organe (Gehirn, Knochenmark). Das Virus persistiert wahrscheinlich lebenslang; bis heute ist keine Therapie bekannt, die zu einer definitiven Eradikation des Virus führt. Während der langen klinischen Latenzphase (zwischen Infektion und klinischer AIDS-Manifestation) werden täglich wohl etwa 10^9 Viren gebildet und eine enorm große Zahl CD4-positiver Zellen „verbraucht“. Es ist bemerkenswert, daß diese Veränderungen im Immunsystem über viele Jahre ohne klinische Manifestation bleiben.

Die pharmakologische Forschung hat in den vergangenen Jahren in rascher Folge neue antiretroviral wirksame Medikamente hervorgebracht, mit denen HIV prinzipiell gehemmt werden kann. Die **wichtigsten Angriffspunkte** dieser Arzneimittel sind zwei virusspezifische Enzyme (s. Abb. 32.61):

1. die **reverse Transkriptase**, die die RNA des Erregers in DNA übersetzt, damit die genetische Information in das Genom der Wirtszelle integriert werden kann;
2. die **Protease**, die das funktionslose virale Polyprotein in funktionelle virale Proteine umwandelt (eine Voraussetzung für die Entstehung neuer infektiöser Viruspartikel).

Weitere virusspezifische Enzyme („Integrase“) kommen als Angriffspunkt für antiretrovirale Chemotherapeutika in Frage, doch stehen derzeit keine entsprechenden Medikamente zur Verfügung.

Die Wirkstoffe lassen sich in folgende Gruppen einteilen:

1. Hemmstoffe der reversen Transkriptase (Nucleosid-Analoga);
2. Hemmstoffe der reversen Transkriptase (Nicht-Nucleosid-Analoga);
3. Hemmstoffe der Protease.

Neben den Handelsnamen und den international üblichen Freinamen werden auch die biochemisch orientierten Bezeichnungen bzw. deren Abkürzungen verwendet. Im anglo-amerikanischen Sprachgebrauch sind die Abkürzungen NRTI (nucleoside reverse transcriptase inhibitor), NNRTI (non-nucleoside reverse transcriptase inhibitor) und PI (protease inhibitor) üblich. Einen Überblick über die derzeit zur Therapie der HIV-Infektion zur Verfügung stehenden Medikamente gibt die Tab. 32.30.

Zahlreiche weitere Medikamente aus diesen Wirkstoffklassen befinden sich zur Zeit in der präklinischen oder klinischen Entwicklung (Nucleosid-Analoga: z.B. Abacavir, Adefovir; Protease-Inhibitoren: z.B. Amprenavir, Tipranavir). Sie scheinen die therapeutischen

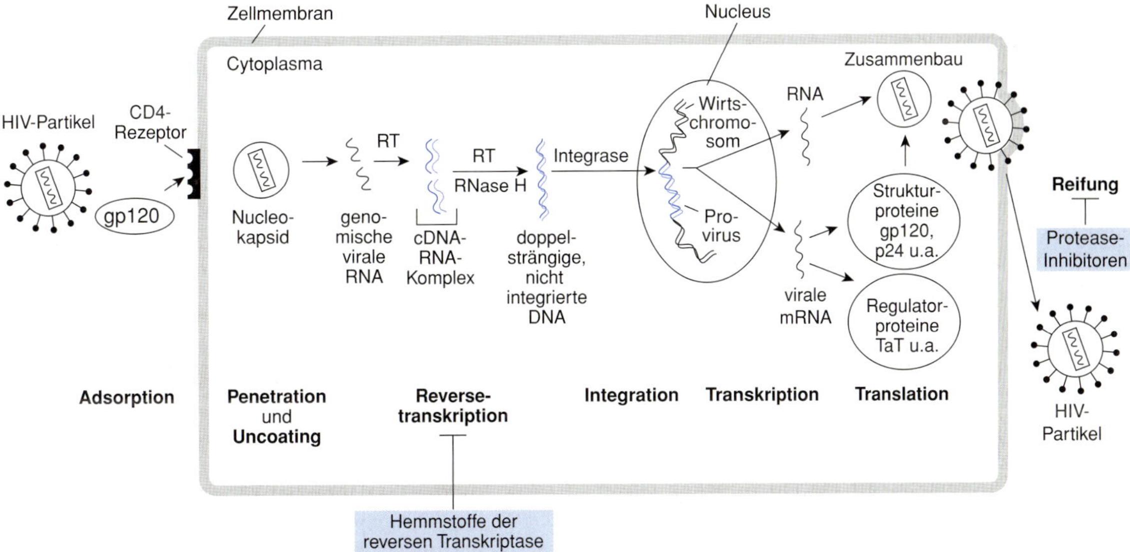

Abb. 32.61 Replikationszyklus des Retrovirus HIV-1.
Die Wirkorte der beiden wichtigsten Arzneimittelgruppen, der Hemmstoffe der viralen reversen Transkriptase und der viralen Protease, sind markiert.

Abkürzungen: RT: reverse Transkriptase, cDNA: komplementäre DNA (Kopie einer RNA); mRNA: messenger-RNA; TaT: virales Protein, das die Transkription und Replikation reguliert. RNase H: Ribonuclease H; gp120: glykosyliertes Hüllprotein.

Tabelle 32.30: Übersicht über die verfügbaren Arzneimittel zur antiretroviralen Kombinationstherapie

1. Hemmstoffe der reversen Transkriptase (Nucleosid-Analoga; NRTI = nucleoside reverse transcriptase inhibitor)	
Zidovudin (AZT)	Retrovir®
Lamivudin (3TC)	Epivir®
Didanosin (DDI)	Videx®
Stavudin (d4T)	Zerit®
Zalcitabin (DDC)	Hivid®
2. Hemmstoffe der reversen Transkriptase (Nicht-Nucleosid-Analoga; NNRTI = non-nucleoside reverse transcriptase inhibitor)	
Nevirapin	Viramune®
Delavirdin	Rescriptor®
Efavirenz	Sustiva®
3. Hemmstoffe der Protease (PI = protease inhibitor)	
Saquinavir	Invirase®, Fortovase®
Ritonavir	Norvir®
Indinavir	Crixivan®
Nelfinavir	Viracept®

Möglichkeiten bei HIV-infizierten Patienten zwar in einigen Fällen zu verbessern (Alternativen bei bestimmten Unverträglichkeitsreaktionen), jedoch nicht grundsätzlich zu verändern.

Probleme der antiretroviralen Therapie

Zu den wesentlichen Problemen der antiretroviralen Therapie gehören:
1. die Bildung resistenter Virusmutanten;
2. die unerwünschten Wirkungen der Medikamente.

Mit allen antiretroviral wirksamen Medikamenten wird **bei** einer **Monotherapie rasch Resistenzentwicklung** beobachtet. Grundsätzlich hat sich daher heute das Prinzip der **Kombinationstherapie** durchgesetzt („highly active antiretroviral therapy, HAART"). Durch die Gabe von drei oder vier verschiedenen Wirkstoffen wird der Resistenzentwicklung von HIV effektiv entgegengewirkt. Da in jeder Wirkstoffgruppe mehrere Substanzen verfügbar sind, die sich zum Teil in ihrem toxikologischen Profil unterscheiden, ist es in einigen Fällen möglich, auf die individuellen Unverträglichkeitsreaktionen zu reagieren.

Angesichts der komplexen infektiologischen Situation ist es notwendig, jede neue antiretrovirale Therapie in Form randomisierter klinischer Studien zu überprüfen, um zu validen Aussagen zu kommen – einfache Extrapolationen von In-vitro-Daten auf den möglichen Therapieerfolg sind nicht mit der notwendigen Zuverlässigkeit möglich.

In den klinischen Studien werden neben klinischen Endpunkten (Häufigkeit opportunistischer Infektionen, Lebensverlängerung) vor allem die folgenden beiden **Marker zur Beurteilung des Therapieerfolgs herangezogen:**
1. die **Viruslast** („viral load", Anzahl der HIV-RNA-Kopien im Blut);
2. die **Anzahl der CD4-positiven Zellen im peripheren Blut**.

Ungelöste Fragen der HIV-Therapie sind:
1. Wann soll mit der Therapie begonnen werden?
2. Welches ist die wirksamste und am besten verträgliche Kombination?
3. Wie läßt sich der Therapieerfolg optimal kontrollieren?
4. Welches Folgeregime ist bei Versagen der Primärtherapie das beste?

Von zahlreichen Fachgesellschaften wurden im In- und Ausland in den vergangenen Jahren Richtlinien publiziert, die die antiretrovirale Therapie vereinheitlichen und optimieren sollen (http://www.hiv.net).

Aktuelle Therapieempfehlungen

1. Die Gabe einer Kombination aus zwei Nucleosid-Analoga (z.B. **Zidovudin** + **Lamivudin**) zusammen mit **Indinavir** oder einem anderen Protease-Inhibitor ist derzeit die am häufigsten durchgeführte initiale Therapie.
2. **Asymptomatische Patienten** sollen behandelt werden, wenn die Viruslast > 5000–10000 RNA-Kopien/ml Blut liegt (zwei Messungen) bzw. die Anzahl der CD4-positiven Zellen < 350/µl Blut beträgt. Die Dynamik dieser Parameter soll mit berücksichtigt werden, d. h. bei einer plötzlich einsetzenden, deutlichen Verschlechterung der Werte kann mit einer Therapie begonnen werden, obwohl die zuvor angegebenen Grenzwerte nicht erreicht sind.
3. Alle **Patienten mit HIV-assoziierten Symptomen oder AIDS-definierenden Komplikationen werden behandelt**, unabhängig von der Anzahl der CD4-positiven Zellen oder der Viruslast.
4. Durch **Zidovudin** kann das **Risiko einer vertikalen Transmission von HIV** (von der Mutter auf das Kind) während einer **Schwangerschaft** um etwa zwei Drittel **reduziert** werden (die Übertragung erfolgt überwiegend perinatal). Detailfragen dieser Therapie sind derzeit Gegenstand wissenschaftlicher Studien. Die Betreuung schwangerer Frauen mit HIV-Infektion ist spezialisierten Zentren vorbehalten.
5. Eine **Postexpositionsprophylaxe** sollte bei medizinischem Personal nach Nadelstichverletzungen mit kontaminiertem Blut durchgeführt werden. Es müssen zwei oder drei antiretroviral wirksame Substanzen möglichst innerhalb weniger Stunden nach der Exposition für mindestens 4 Wochen gegeben werden.

Hemmstoffe der reversen Transkriptase (Nucleosid-Analoga)

Die Nucleosid-Analoga, wie Zidovudin, sind die am längsten angewandten Arzneimittel zur antiretroviralen Therapie. Dementsprechend umfangreiche klinische Erfahrungen liegen mit diesen Wirkstoffen vor. Sie stellen wichtige Bestandteile der Kombinationstherapie gegen HIV dar. Zwischen den Substanzen besteht keine komplette, sondern nur eine partielle Kreuzresistenz, die therapeutisch wichtig sein kann. Auch hinsichtlich der unerwünschten Wirkungen der einzelnen Nucleosid-Analoga bestehen therapeutisch relevante Unterschiede.

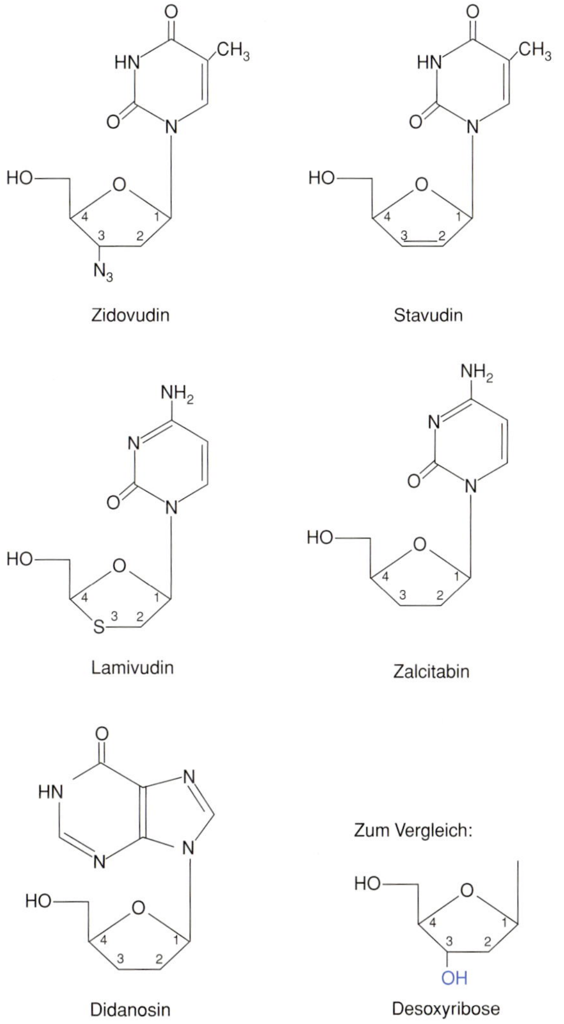

Zidovudin

Stavudin

Lamivudin

Zalcitabin

Didanosin

Zum Vergleich:

Desoxyribose

Abb. 32.62 Nucleosid-Analoga. Zidovudin und Stavudin sind Analoga des Thymidins, Lamivudin und Zalcitabin sind Analoga des Cytidins, und Didanosin besitzt Ähnlichkeit mit Guanosin. Gemeinsames Merkmal dieser Nucleosid-Analoga ist der modifizierte Zuckeranteil. Da in den Molekülen der Analoga die zur DNA-Synthese essentielle 3'-OH-Gruppe der Desoxyribose fehlt, kommt es nach dem Einbau in die DNA zum Strangabbruch und zur Hemmung der viralen Replikation (vgl. Abb. 32.57, s. S. 887).

In der Abb. 32.62 sind Strukturformeln der heute üblichen Nucleosid-Analoga wiedergegeben. Bei allen Nucleosiden wurde der Zuckerrest chemisch modifiziert. Da stets die 3'-Hydroxylgruppe fehlt, resultiert nach Einbau dieser Analoga in die DNA ein Kettenabbruch.

Zidovudin

Herkunft, Struktur, physikochemische Eigenschaften

Zidovudin (**Azidothymidin, AZT,** Abb. 32.62) wurde bereits 1964 auf der Suche nach einem Cytostatikum synthetisiert (also mehr als 15 Jahre vor Beginn der HIV-Epidemie!). Es war das erste zur antiretroviralen Therapie zugelassene Virostatikum. Es ist ein Thymidin-Analogon. Unter der Bezeichnung **Zidovudin** wird es seit 1987 als Virostatikum therapeutisch gegen HIV-Infektionen eingesetzt.

Pharmakodynamik

Zidovudin ist **selbst nicht antiviral aktiv.** Es **muß** intrazellulär **durch wirtszelleigene Kinasen in das 5'-Triphosphat überführt werden.** Die Aktivität dieser Phosphorylierung ist in den menschlichen Körperzellen unterschiedlich hoch und variiert in Abhängigkeit von der Stoffwechsellage. In T-Lymphocyten verläuft sie offenbar effektiver als in Makrophagen oder anderen Zellen.

Das gebildete Zidovudin-triphosphat hat zur **reversen Transkriptase** der Retroviren, einschließlich HIV-1 und HIV-2, eine **höhere Bindungsaffinität als zu anderen DNA-Polymerasen.** Das therapeutisch in Frage kommende Wirkungsspektrum ist daher auf **HIV** begrenzt. Virostase wird bereits bei Konzentrationen von 0,01–0,1 µg/ml erreicht. Nach dem Einbau des Thymidin-Antimetaboliten in die DNA des Provirus bricht die weitere Nucleinsäuresynthese ab, denn die Azido-Gruppe in 3-Position des Zidovudin (Abb. 32.62) erlaubt keine weitere Nucleotid-Verknüpfung. Außerdem wird auch die beteiligte reverse Transkriptase blockiert.

Zidovudin **hemmt** also **nur die neu in eine Wirtszelle penetrierten HI-Viren.** Die bereits ins Zellgenom integrierten HIV-DNA-Proviren bleiben dagegen unbeeinflußt. Sie unterhalten die weitere Produktion neuer HIV-RNA-Viren. Diese sind zwar sekundär in den jeweils neuen Wirtszellen virostatisch erfaßbar, indem jetzt ihre Transkription zum DNA-Provirus auf einer „unfertigen" Entwicklungsstufe angehalten wird. Das setzt aber die permanente Anwesenheit inhibitorischer Wirkstoffkonzentrationen (AZT-triphosphat) in allen infizierbaren Zellen des Patienten voraus.

Diese Erfordernis wird therapeutisch jedoch nur zeitweise in einem Teil der Patientenzellen erreicht.

Der **Hemmeffekt** wird **aufgehoben,**

1. wenn der Stoffwechsel der Wirtszelle sich so ändert, daß intrazellulär vorhandenes Zidovudin nicht genügend phosphoryliert wird;

2. wenn natürliche Nucleoside das Virostatikum kompetitiv von der reversen Transkriptase verdrängen;
3. wenn Zidovudin unregelmäßig oder zu niedrig dosiert wird und auf subinhibitorische Konzentrationen absinkt;
4. bei Resistenzentwicklung von HIV: Sie setzt erfahrungsgemäß nach etwa sechsmonatiger Zidovudintherapie ein (kann aber schon nach einigen Wochen relevant sein). Multiple Mutationsschritte (Wechsel von Aminosäuren) machen die reverse Transkriptase gegen AZT-triphosphat unempfindlicher. Insbesondere der im Laufe einer längerfristigen Zidovudintherapie auftretende Austausch mehrerer Aminosäuren (Tab. 32.31) führt zu einem deutlichen Anstieg der inhibitorischen Konzentrationen, also zu einer Abnahme der Empfindlichkeit von HIV.

Tabelle 32.31: Mutationen bei der reversen Transkriptase von HIV und deren Auswirkung auf die Empfindlichkeit der Viren gegenüber Zidovudin

Substitution an Codon Nr.	Art des Aminosäureaustausches	Anstieg der inhibitorischen Konzentrationen (IC_{50})
41	Met → Leu	4 ×
67	Asp → Asn	
70	Lys → Arg	8 ×
215	Thr → Tyr/Phe	16 ×
67 + 70 + 215		31 ×
41 + 67 + 70 + 215		180 ×

Pharmakokinetik

Die pharmakokinetischen Daten von Zidovudin sind in Tab. 32.32 dargestellt.

Indikationen

Zidovudin **wird nur in Kombination mit anderen antiretroviral wirksamen Chemotherapeutika** angewandt (s. S. 895).

Dosierung

Erwachsene: 2 × 250 mg/d oder 3 × 200 mg/d; Kinder: 2 × 6 mg/kg/d (Säuglinge > 3 Monate: 2 × 4 mg/kg/d).

Unerwünschte Wirkungen

Gerade bei AIDS-Patienten lassen sich arzneimittelbedingte Reaktionen von den krankheitsbedingten Reaktionen nicht immer sicher abtrennen. Zidovudin-Unverträglichkeit begrenzt oft die Therapiedauer und Dosierungshöhe. Folgende unerwünschte Wirkungen können auftreten (s. auch Tab. 32.33):

1. **hämatotoxische Wirkungen:** Die Knochenmarkschädigung steht klinisch im Vordergrund. Es kommt zur megaloblastisch-makrocytären Anämie (schon ab der 2.–4. Woche) und zur Neutropenie (meist ab der 6.–8. Woche). Die Myelosuppression führt häufig zu deutlichen Blutbildveränderungen: Hämoglobinabfall < 7,5 g/dl, Leukocyten < 1500/µl, Neutrophile < 750/µl. In diesen Fällen ist eine Dosisreduktion notwendig. Wenn die Veränderungen weiter zunehmen, muß das Medikament abgesetzt werden. Bluttransfusionen und/oder die Gabe von stimulierenden Cytokinen, z.B. Erythropoetin, GM-CSF, G-CSF, können erforderlich sein.
2. **neurotoxische Wirkungen:** Kopfschmerz (bei 50 % der Behandelten) kann zum Teil sehr heftig sein. Eine mehrwöchige Unterbrechung der Therapie wird empfohlen, sobald er rekurrierend und heftig über 2–3 Stunden anhält. Weiterhin treten auf: Bewußtseinstrübungen, Somnolenz, Parästhesien, Agitation, Insomnie (10–20 %); psychische Veränderungen (5–10 %).
3. **Myopathien** (bei Langzeittherapie): Asthenie, Myalgie (20–30 %), Muskelatrophie infolge nekrotisierender Myositis (Indikation zum Abbruch der Therapie!).
4. **gastrointestinale Störungen:** Nausea (50 %), Leibschmerzen (20 %), Diarrhö, Erbrechen (10 %).
5. Sonstige unerwünschte Wirkungen: Fieber (15 %) und Hautausschlag (5 %).

Interaktionen

1. erhöhtes Risiko bei Kombination mit cytotoxischen, myelosuppressiven und neurotoxischen Medikamenten; Verstärkung der Hämatotoxizität z.B. mit Cotrimoxazol, Pyrimethamin, Paracetamol, Interferon, Ganciclovir, Vincristin; Verstärkung der Neurotoxizität z.B. mit Aciclovir (schwere Schläfrigkeit, Lethargie).
2. Erhöhung der Zidovudin-Plasmakonzentration und demzufolge der unerwünschten Wirkungen durch alle Medikamente,
   - die mit der **Glucuronidierung** von Zidovudin in der Leber **interferieren**, z.B. Antituberkulotika, Acetylsalicylsäure, Cimetidin, Indomethacin, Lorazepam;
   - die mit der **renalen Ausscheidung interferieren**, z.B. Probenecid, Amphotericin B, Aminoglykoside.

Tabelle 32.32: Pharmakokinetische Daten der antiretroviral wirksamen Nucleoside

Parameter	Zidovudin	Lamivudin	Didanosin	Stavudin	Zalcitabin
Orale Bioverfügbarkeit (%)	60–70	ca. 80	35–45	70–85	ca. 80
Einfluß von Mahlzeiten auf die AUC	↓ (ca. 24 %)	kaum	↓↓ (ca. 50 %)	kaum	↓ (ca. 15 %)
Eliminationshalbwertszeit (h)	0,9–1,5	5–7	0,6–1,5	0,9–1,2	1,2–3
Eliminationshalbwertszeit der Triphosphate intrazellulär (h)	3–4	10–15	8–24	3,5	2–3
Liquor/Plasma-Ratio (Mittelwert)	0,3–0,5	0,12	0,2	0,5	0,2
Proteinbindung (%)	20–38	16–36	< 5	sehr gering	< 4
Metabolismus	Glucuronidierung	5–10 %	Purin-Metabolismus	nicht bekannt	nicht bekannt
Renale Exkretion (%) (Muttersubstanz)	15	70	ca. 20	40	75
Dosisanpassung bei Niereninsuffizienz	Cl_{cr} < 10	Cl_{cr} < 50	Cl_{cr} < 60	Cl_{cr} < 50	Cl_{cr} < 40

Abkürzungen: AUC (area under the curve): Fläche unter der Plasmakonzentration-Zeit-Kurve; Cl_{cr}: Creatininclearance in ml/min; ↓: Abfall; Liquor: Liquor cerebrospinalis.

Tabelle 32.33: Wichtige unerwünschte Wirkungen der antiretroviral wirksamen Nucleoside

Unerwünschte Wirkung	Zidovudin	Lamivudin	Didanosin	Stavudin	Zalcitabin
Anämie	+++	*	–	–	–
Leukopenie	+++	*	–	–	–
Neutropenie	+++	*	–	–	–
Thrombocytopenie	+	–	–	–	–
Periphere Neuropathie	–	(+)	+	++	++
Pankreatitis	–	(+)	+++	+	+
Hepatitis	+	–	+	?	+
Myopathie	++	–	?	?	?
Schleimhautulcerationen	–	–	+	–	++

* Hämatologische Veränderungen wurden in Kombination mit Zidovudin beobachtet.
+++ = relativ häufig und/oder therapielimitierend; ++ = wichtige Nebenwirkung, u. U. therapielimitierend; + = selten auftretende unerwünschte Wirkung; (+) sehr selten, ursächlicher Zusammenhang unklar; – = kommt nicht vor; ? = unzureichende Daten

Kontraindikationen

- absolut: Allergie und „Zidovudin-Intoleranz";
- relativ: Schwangerschaft und Stillzeit sowie Leber- und Niereninsuffizienz.

Lamivudin

Lamivudin ist ein Nucleosid-Analogon, das in vitro eine ähnliche antiretrovirale Aktivität aufweist wie Zidovudin. Es ist gut verträglich und innerhalb kurzer Zeit zu einem Standardmedikament zur initialen Therapie von HIV-Patienten in Kombination mit anderen Chemotherapeutika geworden.

Herkunft, Struktur, physikochemische Eigenschaften

Lamivudin (s. Abb. 32.62) ist ein Analogon von Cytosin. Im Vergleich zum physiologischen Nucleosid fehlt die 3'-Hydroxylgruppe im Zuckeranteil; das 3'-Kohlenstoffatom wurde durch ein Schwefelatom ersetzt.

Pharmakodynamik

Lamivudin wird intrazellulär in das entsprechende 5'-Triphosphat umgewandelt, welches die reverse Transkriptase hemmt. Die intrazelluläre Halbwertszeit des Triphosphats liegt bei etwa 10–15 Stunden. In der biologisch aktiven Form kann es in die DNA eingebaut werden und führt dann zum Abbruch der DNA-Synthese. Hinsichtlich der prinzipiellen molekularen Wirkmechanismen unterscheidet sich Lamivudin also nicht von den anderen Nucleosid-Analoga. HI-Viren werden rasch resistent, wobei im Molekül der reversen Transkriptase z.B. die Aminosäure Methionin in der Position 184 durch Valin ersetzt wird. Die Resistenzentwicklung ist bei einer gleichzeitigen Gabe von Zidovudin verzögert. Beide Substanzen entfalten eine synergistische Wirkung. Darüber hinaus ist auch die Hemmung der DNA-Polymerase von Hepatitis-B-Viren therapeutisch relevant.

Pharmakokinetik

Die pharmakokinetischen Daten von Lamivudin sind in Tab. 32.32 dargestellt.

Präparate

Angesichts der großen Zahl von Tabletten und Kapseln, die im Rahmen einer antiretroviralen Therapie täglich eingenommen werden müssen (oft mehr als 20), ist die Verfügbarkeit eines Kombinationspräparates, das Zidovudin und Lamivudin enthält, als vorteilhaft anzusehen (bessere Compliance). Das Präparat Combivir® enthält die Wirkstoffe Zidovudin und Lamivudin in geeigneter Dosierung (150 bzw. 300 mg). Es wird zweimal täglich unabhängig von den Mahlzeiten eingenommen.

Für Patienten, die keine Tabletten einnehmen können, steht Lamivudin auch als Lösung zur oralen Behandlung zur Verfügung.

Indikationen

Die Therapie mit Lamivudin führt bei HIV-infizierten Personen in Kombination mit Zidovudin zu einem deutlich besseren Ergebnis als die Monotherapie mit Zidovudin (Kriterien: Viruslast und Anstieg der CD4-positiven Zellen im Blut der Patienten). Die Kombination Lamivudin/Zidovudin ist der Kombination Lamivudin/Zalcitabin überlegen. Lamivudin ist in Kombination mit anderen antiretroviralen Arzneimitteln indiziert. Heute wird es überwiegend als Dreifachkombination zusammen mit Zidovudin und Indinavir angewandt.

Neben der Anwendung bei **HIV-Infizierten** wird Lamivudin auch bei Patienten mit **chronischer Hepatitis B** angewandt[1]. Bei kontinuierlicher Einnahme von Lamivudin in einer Dosierung von 100 mg/d tritt bei diesen Patienten seltener eine Leberzirrhose auf als bei einer Behandlung mit Interferon oder Placebo.

Dosierung

Die empfohlene Dosis für Erwachsene beträgt 2 × 1 Tablette (150 mg/d). Bei eingeschränkter Nierenfunktion (Creatininclearance zwischen 30 und 50 ml/min) wird nur eine Tablette pro Tag eingenommen.

Unerwünschte Wirkungen

Lamivudin ist relativ gut verträglich. Es ergaben sich keine signifikanten Unterschiede in der antiretroviralen Behandlung zwischen Patienten, die nur mit Zidovudin behandelt wurden und jenen, die zusätzlich Lamivudin erhielten. Bei jenen Patienten, die beide Medikamente erhielten, wurde die Behandlung nicht häufiger abgebrochen als unter Zidovudin alleine.

Zu den häufigsten unerwünschten Wirkungen der Kombinationstherapie gehörten:

1. gastrointestinale Symptome (Übelkeit);
2. Schwächegefühl;
3. neurologische Störungen: periphere Neuropathie, Kopfschmerzen (s. Tab. 32.33).

Interaktionen

Da Lamivudin nicht über hepatische Monooxygenasen (CYP3A) verstoffwechselt wird, sind Wechselwirkungen mit Protease-Inhibitoren oder anderen hepatisch metabolisierten Arzneistoffen unwahrscheinlich. **Trimethoprim** führt jedoch zu einer etwa **40%igen Erhöhung der**

[1] Zeffix®

Plasmakonzentrationen von Lamivudin. Ursache ist wahrscheinlich die Wechselwirkung an einem aktiven Transportsystem der Niere, welches bei der Elimination organischer Kationen eine Rolle spielt. Die gleichzeitige Anwendung von **Cotrimoxazol in hohen Dosen** (Pneumocystis-carinii-Pneumonie!) sollte vermieden werden. Bei prophylaktischer Gabe von Cotrimoxazol ist jedoch keine Anpassung der Dosierung von Lamivudin notwendig, solange die Nierenfunktion nicht eingeschränkt ist.

Didanosin

Didanosin ist ein Nucleosid-Analogon, das als Bestandteil von Kombinationsregimen zur Therapie von HIV-infizierten Patienten angewandt wird. Didanosin verursacht praktisch keine Hämatotoxizität.

Herkunft, Struktur, physikochemische Eigenschaften

Didanosin (s. Abb. 32.62) ist das Analogon des natürlichen Nucleosids Inosin. Die Substanz ist säurelabil und zerfällt bei pH 3 rasch zu Hypoxanthin. Die Tabletten enthalten daher noch Antacida als Puffer.

Pharmakodynamik

Didanosin ist **selbst nicht antiviral aktiv.** Nach seinem Transport in die menschlichen Zellen wird es rasch in die **aktive Substanz** – 2',3'-Didesoxyadenosin-5'-triphosphat (**ddATP**) – überführt. Diese hat, wie Zidovudin-triphosphat, eine besondere **Bindungsaffinität zur reversen Transkriptase** von HIV und anderen Retroviren. Der Mechanismus der antiviralen Wirkung gleicht im Prinzip dem anderer Nucleosid-Analoga. Didanosin ist auch gegen Zidovudin-resistente HIV aktiv (keine Parallelresistenz).

Pharmakokinetik

Die pharmakokinetischen Daten von Didanosin sind in Tab. 32.32 dargestellt.

Indikationen

Didanosin ist in Kombination mit anderen antiretroviralen Wirkstoffen zur Therapie von **HIV-infizierten Patienten** indiziert sowie bei Erwachsenen und Kindern ab dem 6. Lebensmonat, die eine Zidovudin-Behandlung nicht vertragen.

Dosierung

Erwachsene: 2 × 100 mg/d (< 50 kg KG); 2 × 200 mg/d (50–74 kg KG); 2 × 300 mg /d (> 75 kg KG). Einnahme auf nüchternen Magen.

Kinder: 2 × 100 mg/m^2 Körperoberfläche.

Unerwünschte Wirkungen

1. **Pankreatitis** (bis zu 10 % der Fälle) bei Langzeitbehandlung mit den empfohlenen Dosierungen (bei höheren Dosierungen häufiger, früher eintretend und schwerer verlaufend!). Erste Symptome dieser potentiell tödlich verlaufenden Komplikation sind Erbrechen, Bauchschmerzen und ein Anstieg der Amylasewerte im Serum.
2. **periphere Neuropathie** (30–40 %): Sie setzt nach einer Behandlungsdauer von etwa 1 Jahr mit Schmerzen und Parästhesien in den Beinen ein (Taubheitsgefühl, „Prickeln"). Sie ist reversibel, wenn die Dosis reduziert wird (erhöhtes Risiko bei Alkoholabusus).
3. Sonstige unerwünschte Wirkungen sind Hautausschläge, Diarrhö und Retina-Depigmentierung.

Vorschädigung der Leberfunktion erhöht die Plasmakonzentration und demzufolge das Risiko für unerwünschte Wirkungen.

Interaktionen

Da die Tabletten mineralische Antacida enthalten, kann die Resorption von Fluorchinolonen oder Tetracyclinen bei gleichzeitiger Einnahme beeinträchtigt sein.

Kontraindikationen

1. Schwangerschaft und Stillzeit;
2. Pankreatitis;
3. Allergie gegen Didanosin oder die verschiedenen Begleitstoffe.

Stavudin

Stavudin ist ähnlich wie Zidovudin ein Thymidin-Analogon, das als Bestandteil von Kombinationstherapien vor allem dann angewandt wird, wenn Zidovudin nicht vertragen wird. Da Zidovudin und Stavudin antagonistisch wirken, werden sie nicht zusammen eingesetzt.

Herkunft, Struktur, physikochemische Eigenschaften

Auch in diesem Nucleosid-Analogon fehlt in der Position 3 am Zuckeranteil die physiologisch wichtige Hydroxylgruppe (s. Abb. 32.62).

Pharmakodynamik

Der Wirkmechanismus entspricht dem der anderen Nucleosid-Analoga. Die Substanz ist in vitro etwas schwächer wirksam als Zidovudin. In Kombination mit anderen antiviralen Wirkstoffen konnten additive oder leicht synergistische Wirkungen beobachtet werden. In vitro konnte die Entwicklung Stavudin-resistenter HI-Viren nachgewiesen werden.

Pharmakokinetik

Die pharmakokinetischen Daten von Stavudin sind in Tab. 32.32 dargestellt.

Indikationen

Stavudin wird in Kombination mit anderen antiretroviralen Wirkstoffen zur Therapie HIV-infizierter Patienten angewandt.

Dosierung

Erwachsene: 2 × 30–40 mg/d; Kinder: 2 × täglich 1 mg/kg Körpergewicht; bei einem Körpergewicht von > 30 kg wird die Erwachsenendosis verabreicht.

Unerwünschte Wirkungen

1. periphere Neuropathie (ca. 20 %);
2. Pankreatitis (ca. 1 %, s. a. Tab. 32.33);
3. gastrointestinale Reaktionen: Übelkeit, Erbrechen, Diarrhö;
4. Exantheme.

Zalcitabin

Zalcitabin ist ein antiretroviral wirksames Nucleosid-Analogon, das relativ selten therapeutisch verwendet wird.

Herkunft, Struktur, physikochemische Eigenschaften, Wirkmechanismus

Zalcitabin ist ein Analogon des physiologischen Desoxycytidins. Da die 3'-Hydroxylgruppe durch Wasserstoff ersetzt wurde, kommt es zum Strangabbruch nach Einbau in die DNA und zur Hemmung der reversen Transkriptase (s. Abb. 32.62).

Pharmakokinetik

Die pharmakokinetischen Daten von Zalcitabin sind in Tab. 32.32 dargestellt.

Dosierung

Erwachsene: 3 × 0,75 mg/d.

Unerwünschte Wirkungen

Unerwünschte Wirkungen (s. a. Tab. 32.33) traten bei der Mehrzahl der AIDS-Patienten, die mit Zalcitabin behandelt wurden, auf. Unklar ist, inwieweit die fortgeschrittene Erkrankung zu einer schlechten Toleranz des Virostatikums beiträgt. Häufig mußte die Behandlung aus Verträglichkeitsgründen abgebrochen werden. Zu den häufigsten unerwünschten Wirkungen zählten **periphere Neuropathien** (Schmerzen, Kribbeln, Taubheitsgefühl an Händen und Füßen), **Übelkeit** und **Erbrechen** sowie **Haut- und Schleimhautveränderungen**. Durchfall und Pankreatitis (Reaktionen, die nach Didanosin häufig auftreten oder schwerwiegend sein können) wurden dagegen nur selten beobachtet.

Hemmstoffe der reversen Transkriptase (Nicht-Nucleoside)

Zur Therapie HIV-infizierter Patienten stehen derzeit mit Delavirdin, Nevirapin und Efavirenz drei Hemmstoffe der reversen Transkriptase zur Verfügung, die keine strukturelle Ähnlichkeit mit Nucleosiden aufweisen und die daher als „nicht-nucleosidische Hemmstoffe der reversen Transkriptase" bezeichnet werden. Sie besitzen sehr unterschiedliche chemische Strukturen (Abb. 32.63). Sie lagern sich an Regionen der reversen Transkriptase an, die dem katalytischen Zentrum benachbart sind, und **hemmen das Enzym** auf diese Weise **indirekt**. Sie führen nicht zum DNA-Kettenabbruch. HI-Viren werden rasch resistent gegen diese Wirkstoffe. Daher gilt auch für diese Chemotherapeutika, daß sie nur in Kombination mit anderen Virostatika angewandt werden können.

Die nicht-nucleosidischen Hemmstoffe der reversen Transkriptase **beeinflussen die hepatischen Monooxygenasen**. Da zur Vermeidung der Resistenzentwicklung stets eine **Kombinationstherapie** notwendig ist, ergeben sich **vielfältige Interaktionsmöglichkeiten**. Grundsätzlich sollte bedacht werden, daß die Angaben von Mittelwerten über veränderte Bioverfügbarkeiten oder Halbwertszeiten zu Fehlschlüssen führen können. Da die Aktivität der hepatischen Monooxygenasen einer erheblichen individuellen Variabilität unterliegt, muß auch bei den Wechselwirkungen mit großen interindividuellen Unterschieden gerechnet werden.

Delavirdin

Pharmakodynamik

Delavirdin weist in vitro eine Aktivität gegen HIV-1, aber nicht gegen HIV-2 auf. Die Mutationen der reversen Transkriptase betreffen in der Regel Codon 103, 181 und 236. Zwischen Delavirdin und den anderen Medikamenten dieser Substanzklasse (Nevirapin, Efavirenz) besteht eine fast 100%ige Kreuzresistenz.

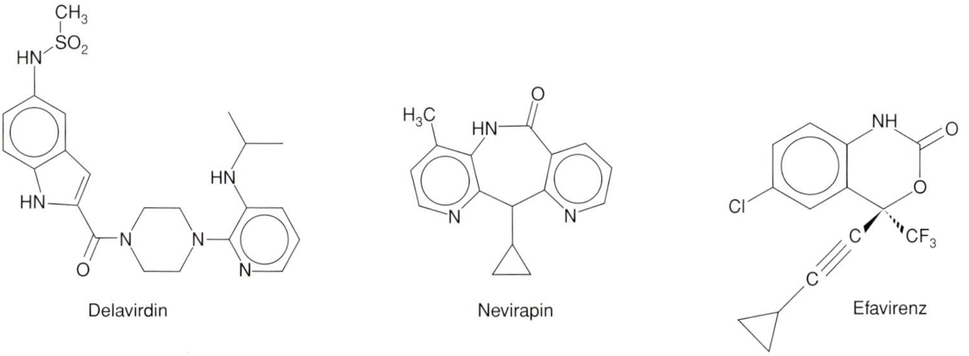

Abb. 32.63 Nicht-nucleosidische Hemmstoffe der reversen Transkriptase.

Delavirdin

Nevirapin

Efavirenz

Pharmakokinetik

Delavirdin wird mit einer **Bioverfügbarkeit** von **etwa 80 %** aus dem Magen-Darm-Trakt resorbiert und **zu etwa 98 % an Plasmaeiweiß gebunden**. Die Substanz wird jeweils etwa **zur Hälfte über die Leber und über die Nieren eliminiert**. Die Eliminationshalbwertszeit ist dosisabhängig; bei einer Dosierung von 3 × 400 mg beträgt sie etwa 6 Stunden. Die hepatische Metabolisierung erfolgt durch die Cytochrom-P450-abhängigen Monooxygenasen CYP3A und CYP2D6. Der Wirkstoff ist nicht nur Substrat für die Monooxygenasen, sondern kann die Aktivität dieser Enzyme auch hemmen.

Präparate, Indikationen und Dosierung

Delavirdin wird in Kombination mit anderen antiretroviral wirksamen Chemotherapeutika zur Therapie von HIV-infizierten Patienten angewandt. Im Handel sind Tabletten mit 100 mg Wirkstoff.

Unerwünschte Wirkungen

1. gastrointestinalen Störungen, wie z. B. Übelkeit;
2. Transaminasenerhöhungen;
3. **Exanthem** (**bei bis zu 50 %** der Patienten): Das Exanthem tritt meist in der 2. oder 3. Therapiewoche vorzugsweise am Oberkörper und an den Oberarmen auf. Es ist häufiger bei Patienten mit niedrigen CD4-Werten. In schweren Fällen, in denen das Exanthem von systemischen Manifestationen wie Fieber, Conjunctivitis, Muskel- und Gelenkschmerzen begleitet ist, sollte Delavirdin sofort abgesetzt werden.

Interaktionen

Delavirdin kann durch **Hemmung von CYP3A** erhebliche Interaktionen mit anderen gleichzeitig verabreichten Arzneimitteln verursachen. Von besonderem Interesse sind dabei die **Interaktionen mit Protease-Inhibitoren**, da Delavirdin stets in Kombination mit anderen Virostatika verabreicht werden muß. Die AUC-Werte der Protease-Inhibitoren steigen bei einer kombinierten Therapie mit Delavirdin auf ein Mehrfaches an. Gezielt durchgeführte Studien haben gezeigt, daß bei einer kombinierten Gabe zusammen mit Indinavir die Tagesdosis des Protease-Inhibitors offenbar reduziert werden kann. Da die hepatischen Monooxygenasen individuell in sehr unterschiedlichen Mengen in der Leber vorhanden sind, muß stets hinsichtlich der (beabsichtigten oder unbeabsichtigten) Interaktionen mit einer erheblichen Variabilität gerechnet werden.

Nevirapin

Pharmakodynamik

Nevirapin hemmt selektiv die reverse Transkriptase von HIV-1; das entsprechende Enzym aus HIV-2 und die Polymerasen aus eukaryontischen Zellen werden nicht inhibiert. Wenn die Substanz als Monotherapie verabreicht wird, kommt es rasch zu Resistenzentwicklung.

Pharmakokinetik

Nevirapin wird bei oraler Gabe **gut resorbiert**; die Bioverfügbarkeit liegt bei über 90 %. Die Resorption wird durch gleichzeitige Nahrungsaufnahme oder die Einnahme von Antacida nicht beeinflußt. Das Verteilungsvolumen wurde mit 1,2 l/kg Körpergewicht berechnet, und die **Proteinbindung beträgt etwa 60 %**. Nevirapin wird durch die Cytochrom-P450-abhängigen Monooxygenasen der Familie CYP3A metabolisiert und glucuronidiert; nur etwa 5 % einer verabreichten Dosis werden unverändert ausgeschieden. Die Eliminationshalbwertszeit beträgt zu Beginn der Behandlung im Mittel etwa 45 Stunden, bei einer erheblichen interindividuellen Variabilität (22 bis 77 Stunden). Im Laufe der Behandlung erfolgt durch **Induktion der hepatischen Monooxygenasen** eine Verkürzung der Halbwertszeit auf etwa 25–30 Stunden.

Präparate, Indikationen und Dosierung

Nevirapin wird in Form von Kapseln mit 200 mg Wirkstoff angeboten; während der ersten 14 Tage der Behandlung wird täglich eine Kapsel genommen, anschließend erfolgt die Therapie mit zwei Kapseln täglich. Das Medikament kann in Kombination mit Zidovudin oder anderen Nucleosid-Analoga bei HIV-positiven Patienten angewandt werden; die Indikation ist jedoch beschränkt auf Personen mit Progredienz der Symptomatik bzw. Verschlechterung der relevanten Laborwerte. Da die Anwendung mit erheblichen Risiken verbunden ist, muß eine sorgfältige Nutzen-Risiko-Bewertung erfolgen.

Unerwünschte Wirkungen

Hautreaktionen führten bei etwa 10 % der Patienten zum Therapieabbruch. Häufig kommt es zu Exanthemen (ca. 30–50 % der Patienten). Bei etwa 1 % der Behandelten muß mit schwersten dermatologischen Komplikationen (Stevens-Johnson-Syndrom) gerechnet werden.

Interaktionen

Nevirapin senkt den Plasmaspiegel von Indinavir um etwa ein Drittel, so daß bei einer Kombinationstherapie eine Dosisanpassung erforderlich erscheint. Der Einfluß auf die Spiegel von Ritonavir ist offenbar geringer.

Efavirenz

Pharmakodynamik

Konzentrationen von Efavirenz im unteren nanomolaren Bereich waren in Zellkulturuntersuchungen ausreichend, um die Vermehrung von HIV-1 zu hemmen. Auch Efavirenz darf nur in Kombination mit anderen antiretroviral wirksamen Medikamenten eingesetzt werden, da es sonst rasch zur Resistenzentwicklung kommen kann.

Pharmakokinetik

Efavirenz wird in ausreichender Menge aus dem Magen-Darm-Trakt resorbiert. Es wird empfohlen, das Medikament **nicht zusammen mit einer fettreichen Mahlzeit einzunehmen** (hohe Variabilität der Resorption!). Die maximalen Plasmakonzentrationen liegen nach Einstellung eines Fließgleichgewichts bei etwa 2–4 mg/l. Efavirenz wird **zu > 99 % an Plasmaeiweiß gebunden** und überwiegend **über die Leber eliminiert**. Die Eliminationshalbwertszeit beträgt etwa 40–50 Stunden. Die hepatische Metabolisierung erfolgt zunächst durch Cytochrom-P450-abhängige Monooxygenasen (z.B. CYP3A4); die inaktiven, hydroxylierten Metaboliten werden dann glucuronidiert und eliminiert.

Indikationen

Efavirenz wird in Kombination mit anderen antiretroviral wirksamen Chemotherapeutika zur Therapie von HIV-infizierten Patienten angewandt.

Unerwünschte Wirkungen

1. **zentralnervöse Symptome** wie Schwindel, Benommenheit oder Schlaflosigkeit;
2. Hautausschläge.

Diese Nebenwirkungen treten meist zu Beginn der Behandlung auf und lassen oft bei Fortsetzung der Therapie nach.

Interaktionen

In-vitro-Untersuchungen zeigten, daß Efavirenz die **P450-Isoenzyme** CYP2C9, CYP2C19 und CYP3A4 im Bereich von therapeutisch relevanten Konzentrationen **hemmt.** In vivo führt Efavirenz auch zu einer **Induktion der Monooxygenasen**. Die Dosis von Indinavir soll z.B. von 3 × 800 mg auf 3 × 1000 mg täglich erhöht werden.

Kontraindikationen

Efavirenz führte bereits bei relativ niedrigen Dosierungen im Tierexperiment zu Fehlbildungen (Anophthalmie, Anenzephalie, Gaumenspalte). Das Medikament soll daher nicht bei schwangeren Frauen angewandt werden; **vor Beginn der Therapie muß eine Schwangerschaft ausgeschlossen werden.**

Hemmstoffe der Protease

Die therapeutische Verwendbarkeit von Protease-Inhibitoren stellt einen der wichtigsten Fortschritte in der Behandlung von HIV-Patienten dar. Die HIV-Protease ist ein für die Replikation von HIV essentielles Enzym, das sich wesentlich in Struktur und Substrat von den humanen Proteasen unterscheidet. Dadurch ergibt sich die Möglichkeit, spezifische Inhibitoren der viralen Protease zu entwickeln und selektiv die Vermehrung der Viren zu hemmen. Zur Zeit sind vier Inhibitoren der retroviralen Protease zur Behandlung von HIV-infizierten Patienten zugelassen: Saquinavir, Indinavir, Ritonavir und Nelfinavir. In Kombination mit Hemmstoffen der reversen Transkriptase führen sie zu deutlichen Verbesserungen der Surrogatmarker (Viruslast, Anzahl der CD4-positiven Zellen im peripheren Blut) und wirken auch lebensverlängernd.

In klinischen Studien traten in Kombination mit Nucleosid-Analoga akute Reaktionen von seiten des Magen-Darm-Traktes und vor allem bei Langzeitanwendung der Protease-Inhibitoren Störungen des Fett- und Kohlenhydratstoffwechsels auf. Die **Hemmung von** Arzneimittel-metabolisierenden **Cytochrom-P450-abhängi-**

gen Monooxygenasen durch Protease-Inhibitoren stellt eine Ursache für zahlreiche klinisch relevante Interaktionen dar.

Herkunft, Struktur, physikochemische Eigenschaften

Bei den Protease-Inhibitoren handelt es sich um peptidähnliche Strukturen, deren Peptidbindungen jedoch chemisch derart modifiziert wurden, daß eine Spaltung nicht erfolgen kann (Abb. 32.64). Die virale Protease hydrolysiert, im Gegensatz zu den menschlichen Proteasen, überwiegend Bindungen zwischen Phenylalanin und Prolin (Phe-Pro-Bindungen). Da die meisten derzeit in Gebrauch und Entwicklung befindlichen Protease-Inhibitoren auf einer stabilisierten Phe-Pro-Bindung basieren, wird eine hohe Spezifität der Protease-Inhibitoren für die HIV-Protease erreicht.

Pharmakodynamik

Die HIV-Protease ist, neben der Integrase, der RNase und der reversen Transkriptase, eines der vier viralen Enzyme, das als therapeutischer Ansatz in Frage kommt (s. Abb. 32.61). Nach der Translation werden die „gag"- und „gag-pol"-Polyproteine durch die HIV-Protease prozessiert, d. h., die funktionellen Proteine werden aus den Polyproteinen „herausgeschnitten" (Abb. 32.65). Hierdurch werden die oben erwähnten viralen Enzyme und zusätzlich virale Hüllproteine gebildet. **Unter dem Einfluß der Protease-Inhibitoren** wird das **Prozessieren verhindert**, so daß nur das **funktionslose Polyprotein synthetisiert** wird und **keine infektiösen Viren gebildet** werden können.

Die HIV-Protease ist von der Struktur her ein symmetrisches Homodimer, das aus zwei identischen Polypeptidketten aus je 99 Aminosäuren zusammengesetzt ist. Jede der beiden Ketten enthält als aktives Zentrum einen Peptidanteil von drei Asparaginsäure-Molekülen. Auch beim Menschen finden sich Aspartat-Proteasen wie Renin, Pepsin, Gastrin, Cathepsin C und D. Diese unterscheiden sich jedoch deutlich von der viralen Protease: Sie bestehen jeweils aus nur einer Polypeptidkette.

Die Protease-Inhibitoren benötigen im Gegensatz zu den Nucleosiden keine intrazelluläre Phosphorylierung und sind **ohne Aktivierung antiviral wirksam.** Dieses kann als Vorteil angesehen werden, da die Phosphorylierung von Zelltyp und Vitalität der Zellen abhängig ist. Der therapeutische Einsatz einer Prüfsubstanz (SC-52151) scheiterte trotz hervorragender In-vitro-Wirksamkeit an unzureichender Penetration in die Zellen aufgrund einer ausgeprägten und kaum reversiblen Plasmaproteinbindung.

Resistenzen gegen Protease-Inhibitoren bilden sich durch Veränderungen der Aminosäuresequenz der Protease aus. Je nach Inhibitor sind unterschiedliche Mutationen bekannt geworden, welche eine Resistenz der Viren induzieren (Abb. 32.66). Zwischen den Protease-Inhibitoren besteht keine generelle Kreuzresistenz.

Die Wahrscheinlichkeit, daß entsprechende Mutationen auftreten, ist abhängig von der Replikationsrate des Virus, die sich durch die quantitative Bestimmung der HIV-RNA im Serum abschätzen läßt. Daher ist davon auszugehen, daß bei einer maximalen Suppression der viralen Replikation die Dauer bis zum Auftreten resistenter Mutanten am längsten ist.

Eine wichtige Strategie zur Verminderung bzw. Verzögerung der Resistenzentwicklung ist die Kombinationstherapie mit Medikamenten aus anderen Wirkstoffgruppen. Wurde die Viruslast unter Protease-Inhibitoren-Monotherapie um durchschnittlich 1 log-Stufe vermindert (= 90 %), so waren unter Kombinationsbehandlung Reduktionen um bis zu 3 log-Stufen (= 99,9 %) beobachtet worden. Allerdings sind auch unter einer Kombinationstherapie schon multiresistente Virusstämme aufgetreten.

Pharmakokinetik

Die Protease-Inhibitoren werden aus dem Magen-Darm-Trakt resorbiert, doch bestehen erhebliche Unterschiede in der Bioverfügbarkeit. Einen Überblick über die wichtigsten pharmakokinetischen Daten der Protease-Inhibitoren gibt die Tab. 32.34. Mit Ausnahme von Indinavir weisen sie eine relativ **hohe Proteinbindungsrate** auf. Die **ZNS-Gängigkeit** all dieser Substanzen ist **gering** (ca. 1 % der Serumspiegel werden im Liquor erreicht), so daß eine Kombination mit ZNS-gängigen Nucleosid-Analoga geboten scheint. Sie werden **überwiegend hepatisch eliminiert** und nur zu einem geringen Anteil unverändert über die Niere ausgeschieden. Die Eliminationshalbwertszeiten liegen zwischen etwa 2 und 5 Stunden.

Saquinavir

Aufgrund eingeschränkter Resorption und einer ausgeprägten first-pass-Metabolisierung ist die orale **Bioverfügbarkeit** von Saquinavir **mit 1–9 % gering** und zudem sehr variabel. Die Bioverfügbarkeit kann durch eine spezielle galenische Zubereitung (Soft-Gel-Kapsel) deutlich verbessert werden. Durch Einnahme nach den Mahlzeiten – und insbesondere mit Grapefruitsaft (enthält Hemmstoffe der Cytochrom-abhängigen Monooxygenasen!) – läßt sich die Bioverfügbarkeit verbessern, ebenso durch andere Inhibitoren des Cytochrom-P450-Isoenzyms CYP3A4, z.B. Ritonavir. Die Liquorgängigkeit ist gering, die Konzentrationen erreichen nur etwa 1 % der Serumspiegel. Trotz geringer Bioverfügbarkeit und **hoher Plasmaproteinbindung** ist Saquinavir klinisch wirksam. Seine Wirksamkeit wurde in mehreren klinischen Studien anhand der Surrogatparameter Viruslast und CD4-Zellzahl belegt.

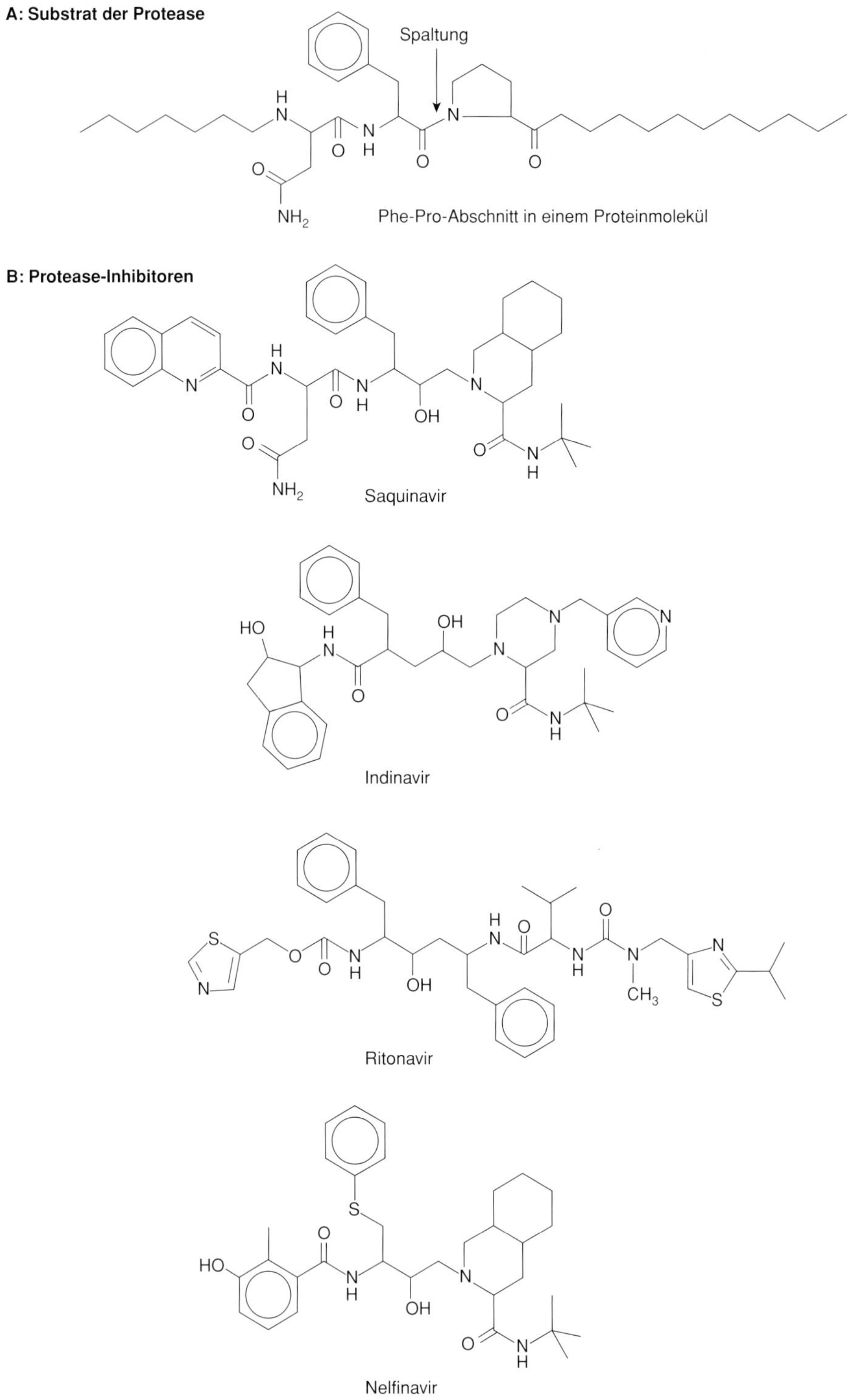

A: Substrat der Protease

Spaltung

Phe-Pro-Abschnitt in einem Proteinmolekül

B: Protease-Inhibitoren

Saquinavir

Indinavir

Ritonavir

Nelfinavir

Abb. 32.64 Protease-Inhibitoren. Die HIV-Protease spaltet Peptidbindungen zwischen den Aminosäuren Phenylalanin und Prolin des Substrats (**A**). Die Protease-Inhibitoren besitzen Phe-Pro-ähnliche Strukturmerkmale, die sich nicht spalten lassen (**B**). Protease-Inhibitoren lagern sich an das katalytische Zentrum des für die Vermehrung von HIV essentiellen Enzyms an und blockieren es (modifiziert nach Riecke et al., 1997).

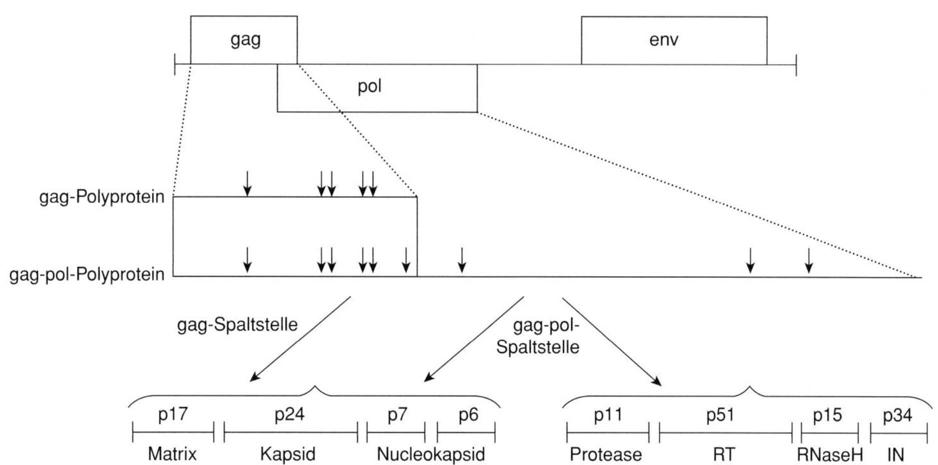

Abb. 32.65 Spaltung der HIV-Polyproteine in Funktionsproteine. Nach dem „Bauplan" der viralen RNA werden zunächst Polyproteine („gag", „gag-pol") synthetisiert, die durch die HIV-Protease zu funktionellen Proteinen hydrolysiert werden. Dies sind einerseits Strukturproteine (Matrix, Kapsid, Nucleokapsid), andererseits Enzyme (Protease [!], reverse Transkriptase [RT], Ribonuclease H [RNaseH], Integrase [IN]).

Protease-Inhibitor	Position der Aminosäuren										
	20	30	36	46	48	54	63	71	82	84	90
Saquinavir					X						X
Ritonavir	X		X	X		X	X	X	X	X	
Indinavir			X	X		X	X	X	X	X	X
Nelfinavir		X									

Abb. 32.66 Resistenzvermittelnde Mutationen in der HIV-Protease. Mutationsstellen in der Protease, die für die Resistenzentwicklung verantwortlich sind.

Ritonavir

Die **orale Bioverfügbarkeit** von Ritonavir beträgt etwa **60 %**, die Elimination erfolgt überwiegend durch hepatische Metabolisierung durch die Cytochrom-P450-abhängigen Monooxygenasen CYP3A4 und CYP2D6, die Eliminationshalbwertszeit liegt bei etwa 3–4 Stunden.

Indinavir

Die **orale Bioverfügbarkeit** von Indinavir liegt bei etwa **60 %** und wird im Gegensatz zu Saquinavir und Ritonavir durch Einnahme nach einer Mahlzeit vermindert. Im Vergleich zu anderen Protease-Inhibitoren weist Indinavir eine **geringere Plasmaproteinbindung** von rund 60 % auf. Auch Indinavir wird hepatisch durch die Cytochrom-P450-abhängige Monooxygenase CYP3A4 metabolisiert. Ähnlich wie beim Ritonavir kommt es hierdurch zu einer Konkurrenz mit anderen auf diesem Wege metabolisierten Arzneistoffen. Die Metaboliten werden mit den Faeces und renal eliminiert, die Plasmahalbwertszeit des Indinavirs ist mit rund 1,8 Stunden relativ kurz.

Nelfinavir

Zur Bioverfügbarkeit von Nelfinavir nach oraler Gabe gibt es keine genauen Angaben; die Plasmahalbwertszeit beträgt 1,2 Stunden nach intravenöser Gabe. Wie auch die anderen Protease-Inhibitoren, wird Nelfinavir im wesentlichen über CYP3A4 metabolisiert, die daraus resultierenden Interaktionen ähneln denen von Indinavir.

Unerwünschte Wirkungen

Exakte Aussagen zur Verträglichkeit der Protease-Inhibitoren sind kaum möglich, da die Substanzen stets in Kombination mit anderen Medikamenten eingenommen und nur selten umfangreiche vergleichende Studien durchgeführt werden. Folgende unerwünschte Wirkungen treten auf:

1. **Gastrointestinale Störungen** wie Übelkeit, Erbrechen, Diarrhö zählen zu den häufigsten Unverträglichkeitsreaktionen. Eine Diarrhö wurde z.B. bei 20 % der mit Nelfinavir behandelten Patienten beobachtet.
2. **hepatische Veränderungen:** Anstieg der Transaminasen, fast stets reversibel. Unter Indinavir treten Hyperbilirubinämien auf. In Einzelfällen kommt es zu einer Hepatitis (Leberfunktionsparameter kontrollieren!).
3. **Veränderungen im Lipidstoffwechsel**: Erhöhte Triglyceride, erhöhtes Cholesterin oder Insulin im Plasma wurden in einigen Studien bei mehr als der Hälfte aller Patienten festgestellt. Die Symptome der **Hyperlipidämie und Anreicherung von abdominalem Fett** sind mit einer **peripheren Lipodystrophie** assoziiert. Die metabolischen Störungen können zu einer klinisch manifesten koronaren Herzkrankheit

Tabelle 32.34: Pharmakokinetische Parameter von Protease-Inhibitoren*

Pharmakokinetische Parameter	Indinavir	Nelfinavir	Ritonavir	Saquinavir
Dosis (mg)	800	750	600	600
Bioverfügbarkeit (%)	60	kA	> 60	4 (15)[a]
C_{max} (µg/ml)	7–8	3–4	10–11	0,25
T_{max} (h)	1	2–4	3–4	4
AUC (µg × h/ml)	19	kA	60	0,75
Halbwertszeit (h)	2	5	3	5
Proteinbindung (%)	60	98	98	98
Haupteliminationsweg	hepatisch	hepatisch	hepatisch	hepatisch
Renale Elimination (%)	< 20	< 5	< 15	< 5

C_{max} = max. Plasmakonzentration; T_{max} = Zeit bis zur max. Plasmakonzentration; AUC = Fläche unter der Plasmakonzentrations-Zeit-Kurve; kA = keine Angaben.
a Soft-Gel-Zubereitung.
* Bei den Angaben handelt es sich um gerundete Mittelwerte, die zum Teil einer erheblichen Variabilität unterliegen (s. Text). Insbesondere bei länger dauernder Behandlung, bei Kombination mit anderen Medikamenten oder bei Funktionseinschränkungen der Eliminationsorgane können abweichende pharmakokinetische Daten resultieren.

führen. Die Pathogenese ist unklar, in Frage kommen direkte Wirkungen auf Regulationsvorgänge im menschlichen Körper oder indirekte Effekte über eine Beeinflussung des Retinsäurestoffwechsels.

4. **neurologische Beschwerden** wie periorale und periphere Parästhesien oder Kopfschmerzen (Ritonavir). Unter Nelfinavir wurden auch Müdigkeit und Konzentrationsstörungen beobachtet.
5. Mundtrockenheit, Geschmacksstörungen (Indinavir).
6. allergische Reaktionen (Exantheme).
7. **Blutbildveränderungen:** Neutropenie (nach Nelfinavir).
8. **Nephrolithiasis, Nierenfunktionsstörungen:** Eine Nephrolithiasis fand sich bei bis zu 5 % der mit Indinavir behandelten Patienten (insbesondere nach höherer Dosierung); eine großzügige Hydratation der Patienten soll die Häufigkeit der Nephrolithiasis mindern.

Interaktionen

Einige Protease-Inhibitoren haben eine eingeschränkte orale Bioverfügbarkeit, vor allem aufgrund eines **ausgeprägten First-pass-Metabolismus durch** das Cytochrom-P450-Isoenzym **CYP3A4**. Hieraus ergeben sich **zahlreiche Wechselwirkungen mit anderen Arzneimitteln**. Bei Gabe von Ritonavir kommt es auch zur Hemmung von CYP2D6 und CYP2C9.

32.17.4 Sonstige Virostatika

Amantadin

Amantadin-HCl kann zur **Prophylaxe und frühzeitigen Chemotherapie der Influenza A** angewandt werden. Die Erfolge der Grippe-Schutzimpfung beschränken diese Indikation auf die noch **ungeimpften Risikopatienten**. Daneben wird Amantadin auch als Antiparkinsonmittel angewandt (s. S. 332).

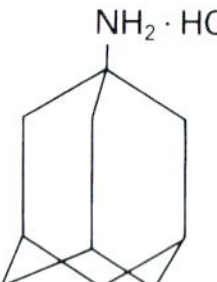

Abb. 32.67 Amantadin.

Pharmakodynamik

Amantadin hemmt die Biosynthese von **Influenza-A-** und Influenza-C-Viren. Es wirkt auf das **„uncoating"**, die Freisetzung der Virusnucleinsäure in das Cytoplasma der infizierten Zelle. Konzentrationen von < 1 mg/l wirken inhibitorisch, Influenza-B-Viren dagegen sowie andere umhüllte Viren werden erst bei Konzentrationen erfaßt, die sich therapeutisch nicht erreichen lassen.

Pharmakokinetik

Amantadin-HCl wird aus dem Magen-Darm-Trakt gut resorbiert. Die Plasmahalbwertszeit beträgt normalerweise 15–20 Stunden. Sie **verlängert sich** schon **bei leichter Nierenfunktionseinschränkung** (sie beträgt z.B. bei älteren Patienten ca. 30 Stunden).

Indikationen

1. **Prophylaktisch** verabreicht verhütet Amantadin 70 bis 90 % der Influenza-A-Infektionen; **therapeutisch** muß es innerhalb von 48 Stunden nach Krankheitsbeginn verabreicht werden, damit die Schwere der Erkrankung noch signifikant gemildert wird.
2. **Risikopatienten bei Influenza-A-Epidemie ohne Grippe-Schutzimpfung:** Kinder und ältere Menschen mit chronischen Herz- und Lungenkrankheiten, Asthma, Stoffwechsel- und hämatologischen Erkrankungen, Immunschwäche.
3. **Ungeimpfte des medizinischen Pflegepersonals bei Influenza-A-Epidemie** in Krankenhäusern, Heimen usw. zur Überbrückung des schutzlosen Intervalls von etwa 2 Wochen, bevor durch Impfung eine protektive Antikörperbildung erreicht ist.

Dosierung

Erwachsene < 65 Jahre: 2 × 100 mg/d oral; Erwachsene > 65 Jahre: 1 × 100 mg/d oral; Kinder > 5 Jahre: 1 × 100 mg/d oral.

Cave: Bei Niereninsuffizienz stets Dosisreduktion proportional zur Abnahme der Creatininclearance!

Unerwünschte Wirkungen

Unerwünschte Wirkungen treten vor allem nach Überdosierung auf:

1. **gastrointestinale Störungen** (5–10 %): Nausea, Trockenheit im Mund, Erbrechen, Bauchschmerzen.
2. **neurologische Störungen** (ca. 5 %): Unruhe, Tremor, Konzentrationsschwäche, Verwirrtheit, Schlaflosigkeit, Ataxie, Krämpfe (verminderte Krampfschwelle), Psychosen.
3. Seltenere Nebenwirkungen sind **Hautreaktionen** (ekzematöse Dermatitis, Photosensibilisierung), **periphere Ödeme**, **Sehstörungen** und **Blutbildveränderungen**.

Interaktionen

1. Verstärkung anticholinerg wirksamer Substanzen (atropinähnliche parasympatholytische Effekte);
2. Verstärkung zentral wirkender Stimulantien.

Kontraindikationen

Absolute Kontraindikationen

1. schwere Lebererkrankungen;
2. ZNS-Erkrankungen, z.B. Epilepsie, Psychosen;
3. ekzematöse Dermatitis;
4. hochgradige Niereninsuffizienz.

Relative Kontraindikationen

1. Kinder < 1 Jahr (wenig Erfahrungswerte);
2. Schwangerschaft und Stillzeit.

Zanamivir und Oseltamivir

Herkunft und Pharmakodynamik

Die Glykoproteine Hämagglutinin (H) und Neuraminidase (N) sind charakteristische Merkmale an der Oberfläche von Influenzaviren. Das virale Enzym Neuraminidase (= Sialidase) spaltet Sialinsäurereste (N-Acetylneuraminsäure-Reste) von zellulären Glykokonjugaten ab und erleichtert unter anderem die Virusreplikation und Ausbreitung in den Epithelzellen des Respirationstraktes. Zanamivir und Oseltamivir sind neu entwickelte potente **Hemmstoffe der Neuraminidase**, die bei rechtzeitiger Gabe eine therapeutische Beeinflussung der Influenza möglich machen. Zu beachten ist jedoch, daß die Mehrzahl der viralen Infektionen des Respirationstraktes nicht durch Influenzaviren, sondern andere Viren hervorgerufen wird. Bei diesen Infektionen („grippaler Infekt") sind die Hemmstoffe der Neuraminidase nicht wirksam.

Pharmakokinetik

Zanamivir wird nach oraler Gabe nur **minimal resorbiert** und muß per Inhalation verabreicht werden; die antivirale Wirkung nach dieser Applikationsart ist überwiegend durch die lokal an den Schleimhäuten der Atemwege erzielten Konzentrationen bedingt. Der Wirkstoff liegt in Pulverform vor und wird mit Hilfe eines speziellen Gerätes (Diskhaler) inhaliert, Kooperationsbereitschaft des Patienten ist erforderlich.

Oseltamivir stellt ein **Prodrug** dar, das nach oraler Gabe rasch in den eigentlichen Wirkstoff metabolisiert wird. Die Plasmahalbwertszeit liegt bei 6–8 Stunden.

Indikationen und Dosierung

Zanamivir und Oseltamivir sind bei **Influenza A und B** indiziert. Bei frühzeitigem Behandlungsbeginn kann der Erkrankungsverlauf um 1–2 Tage verkürzt werden.

Die empfohlene Dosis von Zanamivir beträgt 2 × 2 Inhalationen täglich über 5 Tage.

Unerwünschte Wirkungen

Die inhalative Verabreichung von Zanamivir ist gut verträglich. Mit Oseltamivir liegen bisher nur sehr begrenzte Erfahrungen vor, auch diese Substanz scheint jedoch gut verträglich zu sein. Gelegentlich kommt es zu Übelkeit oder Erbrechen.

Interferone

„Interferon" wurde primär als **zellulärer Abwehrstoff gegen die Ausbreitung von Virusinfektionen im Gewebe** entdeckt und beschrieben. Heute stehen zusätzlich die antiproliferativen **Anti-Tumor-Wirkungen** und die immunmodulatorischen **Anti-Autoimmun-Wirkungen** im Vordergrund des Interesses.

Herkunft, Struktur, physikochemische Eigenschaften

Interferone (IFN) haben folgende gemeinsame Eigenschaften:

1. Sie sind hochaktive Proteine mit einer Molekularmasse von 15000–25000.
2. Sie entstehen als kurzfristige, unspezifische zelluläre Antwort auf verschiedene exogene Reize.
3. Sie treten ins benachbarte Interstitium und kurzfristig in das Blut über.
4. Als Cytokine beeinflussen sie den Stoffwechsel anderer Zellen.
5. Sie wirken Species-spezifisch.

Die therapeutisch eingesetzten **Human-Interferone** werden zunehmend **rekombinant** produziert.

Aufgrund immunologischer und physikochemischer Unterschiede werden die humanen Interferone in drei Typ-Gruppen eingeteilt:

- **IFN-α:** Proteine aus Leukocyten, etwa 16 bekannte, bis zu 23 mögliche Subtypen. Innerhalb IFN-α2 wird noch zwischen Wirkstoffen differenziert, die sich in nur ein oder zwei Aminosäurepositionen unterscheiden. Sie werden **IFN-α2a, IFN-α2b** und **IFN-α2c** genannt.
- IFN-β: Glykoproteine aus Fibroblasten, zwei Subtypen;
- IFN-γ: Glykoproteine aus aktivierten T-Lymphocyten.

Innerhalb dieser drei Typ-Gruppen besteht eine 60- bis 80%ige Homologie der Aminosäurensequenz.

Pharmakodynamik

Die **Wirkungsmechanismen** sind erst in groben Umrissen bekannt. Interferone induzieren die Synthese zahlreicher Proteine und eine Kaskade von Stoffwechselprozessen, die mit der weiteren Virusvermehrung „interferieren", z.B. die Bildung von Virushüllproteinen unterbinden oder den Abbau von Nucleinsäuren bewirken.

Neben solchen **direkt „antiviralen" Wirkungsmechanismen** tragen auch **immunmodulatorische Effekte** zum therapeutischen Nutzen bei Virusinfektionen bei. Besondere Bedeutung haben die durch Interferon **erhöhte HLA-1-Expression** (verstärkte Präsentation von MHC-Klasse I-Antigen) und die **Aktivierung cytotoxischer Lymphocyten** bei der Hepatitis-B-Virus-Elimination.

IFN-α und IFN-β erzeugen vorrangig **antivirale** Aktivität, während **IFN-γ** mehr **immunmodulatorisch** wirkt.

Pharmakokinetik

Das pharmakokinetische Verhalten wird durch die **hohe Bindungskapazität der Körperzellen für Interferone** geprägt. Konzentrationsbestimmungen im Plasma ergeben große individuelle Streuungen.

Die Schwankungsbreite ist nach intravenösen Infusionen von **IFN-α** besonders groß. Dagegen resultieren nach intramuskulärer oder subkutaner Verabreichung regelmäßigere, prolongierte, bis zu 18–36 Stunden nachweisbare Plasmakonzentrationen. Die Eliminationshalbwertszeit liegt dann bei ≈ 3 Stunden. IFN-α wird **nach glomerulärer Filtration tubulär rückresorbiert** und dann **in den Tubuluszellen proteolytisch abgebaut**.

Die Glykoproteine **IFN-β und IFN-γ** werden im Plasma – unabhängig von der Applikationsart – nur in Spuren nachgewiesen. Aber auch bei sehr **niedrigen Plasmakonzentrationen** erzeugen sie systemische Wirkungen und Nebenwirkungen. **IFN-β** und IFN-γ werden **in der Leber metabolisiert**.

Präparate

Häufig angewandte Präparate sind **humanes IFN-α2a**[1] und **humanes IFN-β**[2].

Indikationen

Abgesehen von verschiedenen **topischen** Interferon-Anwendungen – z.B. bei Keratitis herpetica – kommt die **systemische** Interferontherapie **nur bei sehr schwer verlaufenden**, auf andere Behandlungen nicht ansprechende **Virusinfektionen** in Frage:

1. **schwere, anders nicht beherrschbare Herpesinfektionen:** Encephalitis, generalisierter Zoster, Varizellen bei Immunsupprimierten;
2. **chronisch-aggressive Virushepatitis durch HBV, HCV** und **HDV** (mit Gefahr des Übergangs in Leberzirrhose).
   Hinweis: Zur Behandlung der **chronischen Hepatitis B** kann Lamivudin oral verabreicht werden (s. S. 897). Neuere Studien zeigen, daß bei der **chronischen Hepatitis C** eine Kombinationstherapie aus Interferon zusammen mit dem oral verabreichten Nucleosid-Analogon Ribavirin anderen therapeutischen Ansätzen überlegen ist. Ribavirin ist zur oralen Therapie derzeit in Deutschland nicht im Handel.

[1] Roferon A®
[2] Fiblaferon®

3. lokale Injektion bei **Condylomata acuminata** (Erreger: humanes Papillomavirus, HPV).
4. **Kaposi-Sarkom bei AIDS-Patienten,**
5. zur Behandlung anderer **Tumoren** (s. S. 949).

Dosierung

Die IFN-Dosierung erfolgt in „internationalen Einheiten" (IE). Beim IFN-α2a entspricht 1 IE einer Menge von 6 pg Reinsubstanz.

Die Dosierung muß sehr sorgfältig auf die Bedingungen im Einzelfall abgestimmt werden. Auch eine optimale adjuvante Medikation (andere Virostatika, Antiphlogistika usw.) ist jeweils zu berücksichtigen. Eine wochen- oder monatelange Therapiedauer in zweitägigen oder einwöchigen Applikationsintervallen kann indiziert sein. In jedem Fall bedarf der **systemische** Einsatz von Interferon-Präparaten **spezieller klinischer Erfahrung.**

Unerwünschte Wirkungen

Anders als die endogen produzierten, vorwiegend direkt am Entzündungsort wirkenden Interferone führen die von außen, systemisch zugeführten Interferon-Präparate sehr häufig zu **gravierenden Nebenwirkungen.** Ihr Schweregrad **hängt stark von der Dosis und der Applikationsform ab.** Es werden **akute** Nebenwirkungen (innerhalb von 2–4 Stunden auftretend) und **subakute** (nach mehreren Wochen auftretend) beobachtet. Sie sind nach Absetzen der Interferontherapie reversibel. Im einzelnen treten auf:

1. **Grippe-ähnliches Syndrom** (80–100 %, akut) mit Fieber, Schüttelfrost, Kopfschmerzen, Myalgien und Arthralgien. Meist entwickelt sich bei wiederholter Gabe eine Toleranz gegenüber dieser Symptomatik. Das Fieber kann durch Gabe von Antipyretika (z. B. Paracetamol) wirksam gelindert werden.
2. **Suppression der Hämatopoese:** Leukopenie (innerhalb von 24 Stunden nach Behandlungsbeginn), Anämie und Thrombocytopenie bei längerer Anwendung;
3. **gastrointestinale Störungen:** Appetitlosigkeit, Übelkeit, Erbrechen, Diarrhö;
4. **Leberzellschädigung;**
5. **Nierenfunktionsstörungen;**
6. **neurologische Störungen** (vor allem bei Langzeittherapie): zuerst Mattigkeit, Lethargie, Somnolenz, Parästhesien, später Verwirrtheit, Halluzinationen, Koma. Auch Depressionen und Angstzustände können vorkommen.
7. Seltenere Nebenwirkungen sind **Exantheme, Haarausfall, Sehstörungen** und **Herz-Kreislauf-Störungen.**

Interaktionen

Interferone **hemmen hepatische Monooxygenasen** (Cytochrom-P450) und können z. B. zu einem Anstieg der Theophyllin-Spiegel führen.

Kontraindikationen

1. Allergie;
2. Herzkrankheiten;
3. Erkrankungen des ZNS;
4. schwere Leberfunktionsstörungen;
5. stärkere Niereninsuffizienz;
6. schwere Knochenmarkschäden;
7. relativ: Gravidität.

32.18 Antiprotozoenmittel

Protozoen sind tierische Einzeller. Einige können als Endoparasiten Krankheiten hervorrufen, die in tropischen und subtropischen Ländern zum Teil weit verbreitet sind. Charakteristisch im Lebenszyklus pathogener Protozoen ist der parasitische Aufenthalt in verschiedenen Wirten, und zwar in der Regel in Insekten und im Menschen. Mit dem **Wirtswechsel** durch Insektenstich erfolgt die Infektion, und zwar in beiden Richtungen: Ein Teil des Entwicklungszyklus erfolgt im Menschen, der andere im Insekt. Sowohl die Art und Aufteilung der Zyklen auf beide Wirte als auch die in die Entwicklung einbezogenen Organsysteme sind erregerspezifisch. Das obligate Phänomen des Wirtswechsels ermöglicht zwei grundsätzlich verschiedene **Ansätze der Krankheitsbeherrschung:**

1. Bekämpfung der Insekten als Überträger (Vektor) durch Insektizide (vgl. S. 1057f.);
2. Bekämpfung der Parasiten im Menschen durch Chemotherapeutika.

Die wichtigsten Protozoenerkrankungen sind **Malaria, Trypanosomiasis, Amoebenruhr, Leishmaniose** und **Toxoplasmose.** Eine systematische Übersicht der zoologischen und medizinischen Klassifizierungen gibt Tab. 32.35. Eine Sonderstellung nimmt die Trichomoniasis ein, die nicht durch Zwischenwirte oder Medien, sondern durch Sexualkontakte übertragen wird.

Tabelle 32.35: Die wichtigsten pathogenen Protozoen nach Klassen, Erregerart, Erkrankung, Vektoren und Chemotherapie

Klasse	Erregerart	Krankheit (Verteilung*)	betroffene Organe	Vektor	Pharmaka
Mastigophora (Flagellaten)	Trypanosoma gambiense Trypanosoma rhodesiense	Schlafkrankheit (Af) Schlafkrankheit (Af)	Haut, Blut, ZNS lymphat. Org.	Tsetsefliegen	1. Stadium: Suramin, Pentamidin 2. Stadium: Melarsoprol
	Trypanosoma cruzi	Chagas-Krankheit (L)	Haut, Blut, lymphat. u. innere Organe	Raubwanzen	Nifurtimox
	Leishmania donovani Leishmania tropica Leishmania brasiliensis	Kala-Azar (Af, I, L, M) Orientbeule (Af, L, M, I) Espundia (L, T)	Milz, Leber Haut Haut, Schleimhaut v. Nase u. Rachen	Sandmücken	Stibogluconat-Natrium, Pentamidin, Amphotericin B
	Trichomonas vaginalis	Kolpitis Urethritis (W)	weibl. Genitalbereich männl. Urethra	–	Metronidazol
Rhizopoda	Entamoeba histolytica	Amöbenruhr (T)	Leber, Dickdarm		Metronidazol (Clioquinol)
Sporozoa	Plasmodium vivax Plasmodium malariae Plasmodium falciparum	Malaria tertiana (Af, As, L, M) Malaria quartana (Af, As, L, M) Malaria tropica (Af, As, L, M)	Leber, Erythrocyten	Anopheles-Mücken	Chinin, Chloroquin Mefloquin Pyrimethamin, Primaquin Sulfonamide Halofantrin Mefloquin
	Toxoplasma gondii	Toxoplasmose (W)	Leber, ZNS, lymphat. Org.		Pyrimethamin, Sulfonamide

* Af = Afrika, As = Asien, I = Indien, M = Mittelmeer, L = Lateinamerika, T = trop. und subtrop. Gebiete, W = weltweit.

32.18.1 Malaria

Sieht man von bestimmten Alters- und Zivilisationskrankheiten ab, so stellt die Malaria noch immer die weitest verbreitete Krankheit in der Welt dar. Verbreitung, Schwere und Verlauf der Erkrankung schwanken beträchtlich. Die Zahl der jährlichen Malariatodesfälle geht seit Bestehen statistischer Erhebungen in die Millionen.

Der charakteristische **Entwicklungszyklus** pathogener Malariaplasmodien ist in Abb. 32.68 dargestellt. Sporozoiten werden von weiblichen Anopheles-Mücken mit Stich in die menschliche Blutbahn übertragen. Im Infizierten erfolgt die Vermehrung (ungeschlechtlich, **Schizogonie**) in zwei Schritten: In der Leber bilden sich **Gewebs-Schizonten** und Merozoiten, die in die Blutbahn zurückgelangen. Diese entwickeln sich in einem Kreisprozeß in den Erythrocyten zu **Blutschizonten** und Merozoiten fort. Als Gametocyten gelangen sie durch Insektenstich in (weibliche) Anopheles-Mücken und bilden dort Gameten, die eigentliche fortpflanzungsfähige geschlechtliche Form (**Gamogonie**). Aus ihnen bilden sich im Mückenorganismus über verschiedene Zwischenstufen die infektionsfähigen Sporozoiten (**Sporogonie**).

Die Dauer des **Leberzyklus** ist je nach Erregerart verschieden und bestimmt die Inkubationszeit bis zum ersten, für die Krankheit insgesamt charakteristischen

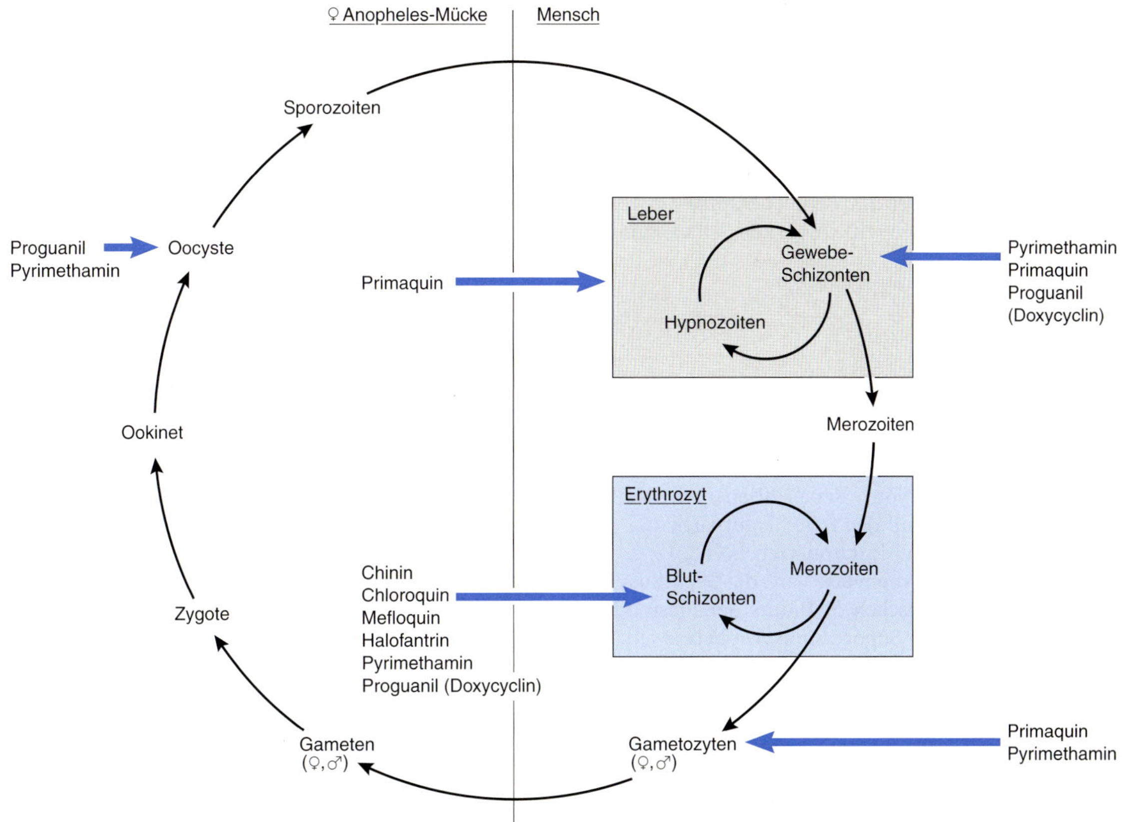

Abb. 32.68 Schema der Entwicklungszyklen von Plasmodien in Mensch und Mücke und Angriffspunkte der Antimalariamittel. I. Gametogonie und Sporogonie **in der Mücke:** Aufsaugen von Gametocyten mit Menschenblut; Ausbildung der Geschlechtsform (Gameten), Befruchtung – Fortentwicklung der vereinigten Form über Zygote, Ookinet und Oocyste zu den übertragungsfähigen Sporozoiten.

II. Schizogonie (ungeschlechtliche Formen) **im Menschen:** Übertragung von Sporozoiten aus dem Speichel der Mücke ins Blut – Transport in die Leber – dort Bildung von Schizonten und Zerfall zu Merozoiten (Leberzyklus) – Ausschwemmung von Merozoiten ins Blut, Aufnahme in Erythrocyten mit weiterer Vermehrung – Zellzerfall und Eindringen der Blutschizonten in weitere Erythrocyten – Bildung einiger Gametocyten mit geschlechtlicher Differenzierung.

Fieberanfall. Je nach Länge des Intervalls unterscheidet man **Malaria tertiana** (48-Stunden-Intervall), **Malaria quartana** (72 Stunden), und schließlich **Malaria tropica** (die bösartigste Form mit wechselnden Intervallen). Die diesen Krankheitsbildern zugrunde liegenden Erregerarten sind in Tab. 32.35 vermerkt.

Das Krankheitsbild ist neben den Wechselfieberanfällen, gepaart mit Schüttelfrösten, durch starke Kopf- und Muskelschmerzen, hämolytische Anämie mit Milzvergrößerung und mehr oder weniger raschem Verfall gekennzeichnet, mit tödlichem Ausgang eventuell schon nach wenigen Tagen oder auch nach Monaten. Bei chronischen Verlaufsformen gibt es Rückfälle nach Monaten, Jahren und eventuell Jahrzehnten.

Die **Chemotherapie** der verschiedenen Malariaformen gründet sich auf mehrere Angriffsmöglichkeiten auf sich vermehrende Erreger-Zwischenstufen:

1. Gewebsschizonten (Pyrimethamin und Primaquin);
2. Blutschizonten (Chloroquin, Chinin, Halofantrin);
3. Gametocyten (Pyrimethamin, Primaquin).

Die Einwirkungsmöglichkeiten sind sehr spezifisch und werden bei den einzelnen Wirkstoffen detaillierter abgehandelt.

Neben der Therapie spielt heute die **Malariaprophylaxe** eine sehr große Rolle. Die hierfür eingesetzten Chemotherapeutika zielen auf die ersten Vermehrungsformen in Blut und Leber ab. Da die Vermehrungszyklen (Inkubationszeiten) verschieden sind, müssen die Wirkstoffe über längere Zeit in Blut und Leber in hinreichend hohen Konzentrationen gegenwärtig sein. Die Angriffsmöglichkeiten für Therapie und Prophylaxe sind in Abb. 32.68 aufgezeigt.

Chinin diente über drei Jahrhunderte als zwar schwaches, aber langfristig unverändert wirksames Therapieprinzip. Mit der Einführung synthetischer Abwandlungsprodukte wurde überraschend eine gegen diese gerichtete Resistenzentwicklung beobachtet, die regional und stoffspezifisch stark schwanken kann. Da es – anders als bei bakteriellen Infektionskrankheiten – keine Möglichkeiten der Erregertestung gibt, ist die Therapie auf Empirie angewiesen. Dies kompliziert die heutigen Therapiestrategien in dem Sinne, daß die einzelnen, verfügbaren Wirkstoffe im Wechsel oder auch in Kombination eingesetzt werden müssen. Therapieempfehlungen können regional wie zeitlich starken Schwankungen unterworfen sein.

Malaria-Prophylaxe

Im Vordergrund der prophylaktischen Bemühungen steht die Verhinderung der Infektion durch Vermeidung von Mückenstichen. Die Maßnahmen umfassen:

1. das Tragen langärmeliger Hosen und Hemden;
2. die Anwendung von Repellentien wie DEET (Diethyltoluamid) auf den freien Hautpartien;
3. die Anwendung von Moskitonetzen.

Unter einer **kausalen Prophylaxe** wird die Beeinflussung des frühen intrahepatischen Stadiums der Plasmodien verstanden, unter einer **Suppressionsprophylaxe** versteht man die Zerstörung der intraerythrocytären Formen (Schizonten).

Die Empfehlungen zur Malariaprophylaxe orientieren sich an der aktuellen Resistenzsituation und werden jährlich von der WHO und anderen Organisationen bekannt gegeben. Die letzten verfügbaren Angaben sind in der Tab. 32.36 zusammengefaßt. Aktuelle Informationen zur Malariaprophylaxe sind via Internet von der Deutschen Gesellschaft für Tropenmedizin und Internationale Gesundheit unter der folgenden Adresse verfügbar: http://www.dtg.mwn.de.

Chinin

Herkunft und Struktur

Als Drogenauszug schon seit Beginn des 17. Jahrhunderts gegen Malaria und andere Fieberanfälle in Gebrauch, 1820 rein dargestellt (Pelletier und Caventou), hat das Hauptalkaloid der Chinarinde, Chinin (s. Abb. 32.71, S. 918), bis in die 50er Jahre unseres Jahrhunderts hinein Verwendung gefunden. Seit den 30er Jahren werden synthetische Wirkstoffe entwickelt und eingesetzt. Sie haben Chinin zunächst vollständig verdrängt. Mit dem Auftreten Chloroquin-resistenter Stämme von *P. falciparum* (Abb. 32.69) in den 60er Jahren gewinnt Chinin wieder an Bedeutung.

Pharmakodynamik

Chinin **hemmt** wahrscheinlich **die Hämpolymerase**, welche das toxische Stoffwechselprodukt Häm in das schlecht lösliche „Malariapigment" Hämazoin umwandelt (s. Abb. 32.70).

Chinin weist eine **schizontozide Wirkung** gegenüber Blutschizonten auf und wirkt ebenfalls auf Gametocyten von *P. malariae* und *P. vivax*. Für den **therapeutischen Einsatz** kommen in erster Linie resistente Stämme von ***Plasmodium falciparum*** (Malaria tropica) in Betracht.

Pharmakokinetik

Nach oraler Gabe wird Chinin **fast vollständig resorbiert**. Wiederholte Gabe von 1 g täglich ergibt eine C_{max} von ≈ 7 mg/l und T_{max} von ≈ 1,3 h. Die **Plasmaeiweißbindung beträgt ca. 70 %** und die Plasmahalbwertszeit 4–12 Stunden.

Tabelle 32.36: Empfohlene Malaria-Medikamente nach Resistenzzonen (WHO 1998)*

Zone	Charakteristika	Medikamente zur Vorbeugung**	Notfallmedikation
A	Gebiete ohne Chloroquinresistenz oder ohne P. falciparum	Chloroquin	Chloroquin
B	Gebiete mit Chloroquinresistenz	Chloroquin + Proguanil	Mefloquin (Atovaquon/Proguanil)
C	Gebiete mit hochgradiger Chloroquinresistenz oder Multiresistenzen	Chloroquin + Proguanil Mefloquin (Doxycyclin)	Mefloquin (Atovaquon/Proguanil)

* s. a. Abb. 32.69
** Es ist in allen drei Zonen auch möglich, auf eine medikamentöse Prophylaxe zu verzichten, wenn ein geringes Infektionsrisiko besteht und die entsprechende Notfallmedikation zur Verfügung steht.

Es **verteilt sich gut** in den verschiedenen Kompartimenten (scheinbares Verteilungsvolumen 1,2–1,7 l/kg). Eine Ausnahme stellt der Liquorraum dar (nur 2–5 % der zeitgleichen Serumkonzentrationen). Chinin überschreitet die Plazentarschranke. Chinin unterliegt einem sehr **ausgeprägten Metabolismus**. So werden nur ca. 5 % einer Dosis unverändert wie seine Metaboliten **im Harn ausgeschieden**. Bei saurem Harn-pH ist die Exkretion beschleunigt, bei alkalischem pH verlangsamt.

Indikationen

Chinin[1] wird bei **Malaria tropica** (chloroquinresistente bzw. multiresistente Erreger) eingesetzt.

Dosierung

Die Therapie muß hoch dosiert und über wenigstens 1, besser $1^1/_2$–2 Wochen durchgeführt werden. Die orale Applikation wird bevorzugt, z.B. Chinin-Sulfat (alle 8 Stunden 650 mg über 8–14 Tage). In Notfällen i.v.-Infusionen als Chinin-Hydrochlorid (10 mg/kg Chinin-Base), z.B. bei cerebraler Beteiligung. Wegen lokaler Gewebeschädigungen kann Chinin nicht s.c. und i.m. angewendet werden.

[1] Chininum sulfuricum „Buchler“, Chininum hydrochloricum „Buchler“

Unerwünschte Wirkungen

Nebenwirkungen treten in leichterer Form stets, zum Teil aber auch mit schwerem Verlauf auf (Cinchonismus; vgl. S. 443). Mit Seh- und Hörstörungen sind frühe Warnsymptome gegeben, die zur Dosisreduktion bzw. zum Therapieabbruch führen können. Das bei Malaria tropica beobachtete „Schwarzwasserfieber“, eine massive intravasale Hämolyse mit allen denkbaren Komplikationen bis zur tödlichen Urämie, ist der forcierten Chininbehandlung zur Last gelegt worden. Wahrscheinlich sind aber nur vorwiegend Individuen mit genetischem Glucose-6-phosphat-Dehydrogenase-Mangel betroffen. Im einzelnen treten folgende unerwünschte Wirkungen auf:

1. **gastrointestinale Störungen**;
2. **neurotoxische Effekte**, insbesondere auf das Seh- und Gehörorgan mit vielgestaltiger Symptomatik (z.B. Kopfschmerzen, Tinnitus, Sehstörungen, Verwirrtheitszustände);
3. **hämatologische Störungen**: intravasale Hämolyse, Leuko- u. Thrombopenie;
4. **Herz-Kreislauf-Reaktionen**, EKG-Veränderungen (Verbreiterung des QRS-Intervalls);
5. **Atemdepressionen**;
6. diverse **Hautreaktionen** (zum Teil allergischer Natur);
7. **Leberzellschädigung**.

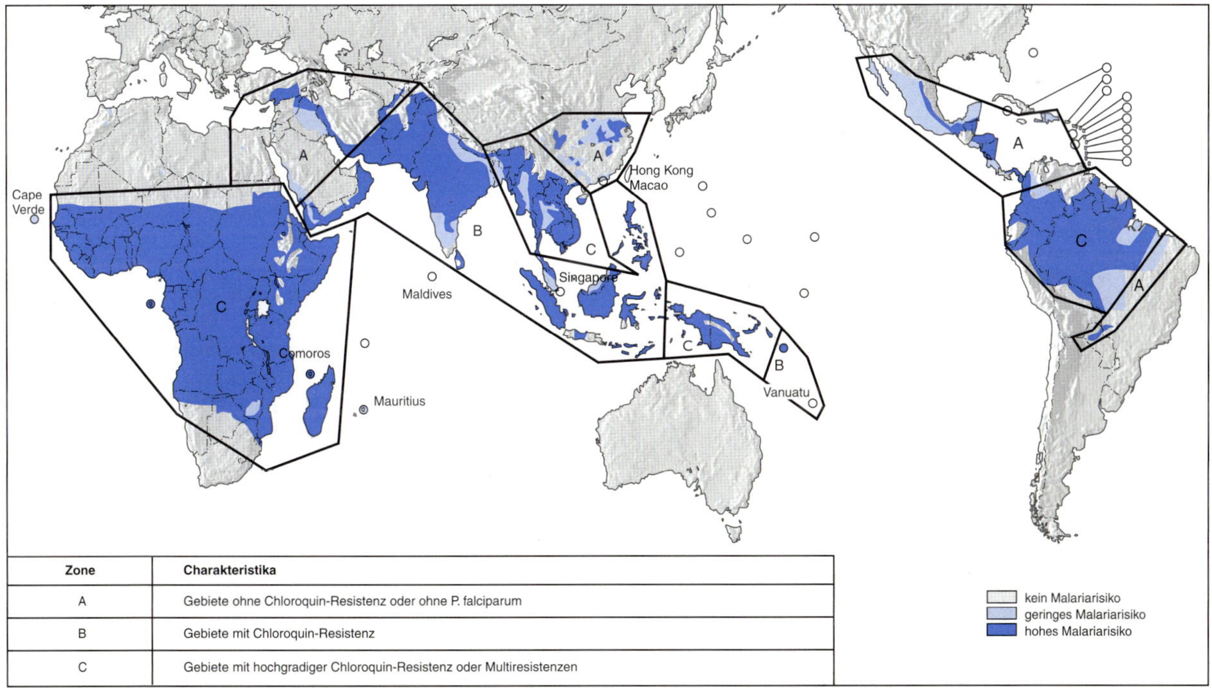

Zone	Charakteristika
A	Gebiete ohne Chloroquin-Resistenz oder ohne P. falciparum
B	Gebiete mit Chloroquin-Resistenz
C	Gebiete mit hochgradiger Chloroquin-Resistenz oder Multiresistenzen

Abb. 32.69 Einteilung der tropischen und subtropischen Gebiete in Zonen der Malariagefährdung (nach WHO). Zone **A**: *P. falciparum* und Chloroquinresistenz nicht zu erwarten; Zone **B**: Chloroquinresistenz bei *P. falciparum* nachgewiesen; Zone **C**: hochgradige Resistenz bei *P. falciparum*-Stämmen gegen Chloroquin und (zunehmend) gegen andere Mittel (WHO 1998).

Interaktionen

1. **Antacida** (Al^{3+}) können die Resorption von Chinin vermindern.
2. Die Plasmakonzentrationen von **Digoxin und Digitoxin** können bei gleichzeitiger Chiningabe erhöht sein.
3. Cinchona-Alkaloide können die Biosynthese von **Vitamin-K-abhängigen Gerinnungsfaktoren** unterdrücken; die Wirkung von Antikoagulantien kann dadurch verstärkt werden.
4. Die Wirkung von **Muskelrelaxantien** (z.B. Pancuronium, Tubocurarin, Suxamethonium) kann durch Chinin potenziert werden.
5. **Alkalisierung des Urins** kann zu erhöhten Chinin-Plasmakonzentrationen führen und dadurch die toxischen Wirkungen verstärken.

Kontraindikationen

1. Überempfindlichkeit gegen Chinin;
2. Patienten mit Tinnitus sowie mit Vorschädigungen des Nervus opticus;
3. Glucose-6-phosphat-Dehydrogenase-Mangel;
4. Schwangerschaft (bei hohen Chinin-Dosen wurden fruchtschädigende Wirkungen beobachtet, z.B. Taubheit);
5. Nieren- und Leberschäden.

Chloroquin

Herkunft und Struktur

Systematische Studien zur Entwicklung neuer Malariamittel, die durch die Schaffung eines Infektionsmodells an Kanarienvögeln erleichtert wurden, führten Mitte der 30er Jahre in Deutschland zur Entwicklung des Wirkstoffs. Das Grundgerüst des 4-Aminochinolins (vgl. Abb. 32.71) läßt die Fortentwicklung aus Chinin erkennen. Auch in der Seitenkette sind gewisse Strukturanalogien erkennbar.

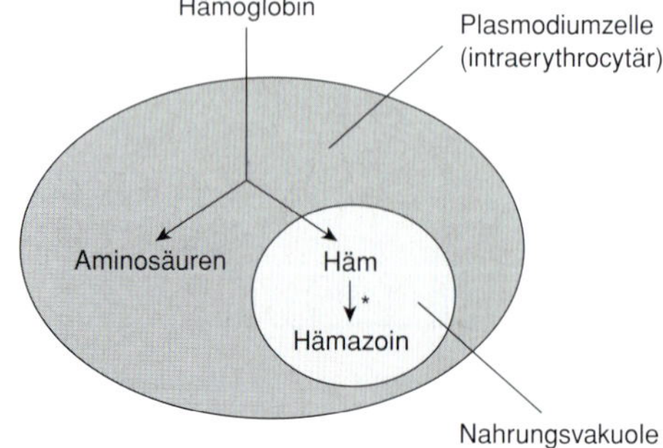

Abb. 32.70 Wirkungsmechanismus von Chloroquin und einigen anderen Malariamitteln. * = Hämpolymerase

Pharmakodynamik

Die Vorstellungen zum **Wirkungsmechanismus** von Chloroquin und anderen, ähnlich wirkenden Malariamitteln (Chinin, Mefloquin) haben sich in den vergangenen Jahren gewandelt. Es wird heute angenommen, daß der primäre Angriffspunkt der Chemotherapeutika die **Hämpolymerase** der Plasmodien ist. Die erythrocytären Formen der Plasmodien gewinnen essentielle Aminosäuren durch den Abbau von Hämoglobin. Dabei wird Häm (Ferriprotoporphyrin) freigesetzt. Dieses toxische Stoffwechselprodukt wird durch die Hämpolymerase zu Hämazoin, dem schlecht löslichen „Malariapigment", polymerisiert und in der Nahrungsvakuole der Erreger abgelagert (Abb. 32.70). Wenn diese Reaktion durch die Malariamittel inhibiert wird, reichern sich membranschädigende Hämmetaboliten an, und es kommt zur Zerstörung der Erreger. Die für die Hemmung erforderlichen Konzentrationen von Chloroquin werden in der Nahrungsvakuole durch Anreicherung der Wirkstoffe erzielt. Resistente Plasmodien können die Wirkstoffe rasch eliminieren, so daß keine wirksamen Konzentrationen erreicht werden.

Den guten therapeutischen Eigenschaften, die Chloroquin zum beherrschenden Malariamittel der 50er und 60er Jahre stempelten, steht eine ständig zunehmende **Resistenzentwicklung** bei *P. falciparum* entgegen. Ursachen und Mechanismen der Resistenzbildung sind noch weitgehend unbekannt. Der breite Einsatz als Prophylaktikum hat wahrscheinlich über einen starken Selektionsdruck die Resistenzentwicklung, vor allem in Südamerika und Südostasien, begünstigt (s. Abb. 32.69).

Der Stoff ist hervorragend wirksam auf Blutschizonten aller vier Erregerarten der Malaria, in geringerem Maße auch auf Gametocyten (vgl. Abb. 32.68).

Pharmakokinetik

Chloroquin wird nach oraler Aufnahme **fast vollständig resorbiert.** Bei wiederholter Gabe von 0,5 g wöchentlich ergibt sich eine C_{max} von ≈ 150–200 µg/l und T_{max} von ≈ 1–2 Stunden. Die **Plasmaeiweißbindung beträgt ca. 55–60 %** (an Albumin und saures α_1-Glykoprotein), die Plasmahalbwertszeit 3–13 Tage. Die gute Resorption und lange Verweildauer macht den Stoff auch zur Malariaprophylaxe besonders geeignet.

Hohe Konzentrationen des Wirkstoffs (200- bis 700faches der Plasmawerte) finden sich in Auge, Leber, Milz, Nieren, Lunge und in Melanin enthaltenden Geweben sowie in Leukocyten; Erythrocyten, ZNS, Intestinum (10- bis 30faches der Plasmawerte: Anreicherung in von Parasiten befallenen Erythrocyten).

Chloroquin unterliegt einem **ausgeprägten Metabolismus.** Hauptmetabolit ist Desethylchloroquin, daneben treten auch Bisdesethylchloroquin und andere auf. Ca. 55 % einer Dosis werden im **Urin** wiedergefunden (davon ca. $^2/_3$ als Muttersubstanz und ca. $^1/_4$ als Desethylchloroquin) und ca. 10 % in den Faeces. Saurer Urin-pH beschleunigt die Exkretion.

Indikationen und Dosierung

Chloroquin[1] ist indiziert zur

1. **Therapie der Malaria** (bei *P. falciparum* und bei *P. vivax*)
   Dosierung: Erwachsene: **oral:** initial 0,6 g Chloroquin-Base (entsprechend 1 g Chloroquin-diphosphat), dann im Abstand von 6, 24 und 48 Stunden je 0,3 g Chloroquin-Base.
   i.m.: (bei schweren Formen der Malaria tropica) initial 0,2–0,4 g Chloroquin-Base, dann im Abstand von 4, 24 und 48 Stunden je 0,2 g Base (entspricht 0,25 g Hydrochlorid).
   Um Resistenzentwicklung zu verhindern, wird die Therapie heute hochdosiert, sehr konsequent und über mindestens 3 Tage durchgeführt. Ist ein akuter Malariaanfall innerhalb 48 Stunden nach Beginn der Therapie nicht beherrscht, gilt dies als Zeichen von Erregerresistenz und ist Anlaß zum Wechsel der Therapie.
2. **Malariaprophylaxe**
   Dosierung: Erwachsene: 0,3 g Base (entspricht 0,5 g Diphosphat) einmal wöchentlich oral. Kinder: 5 mg (Base)/kg Körpergewicht einmal wöchentlich.
   Beginn: 1–6 Tage vor Abreise.
   Ende: 6 Wochen nach Verlassen des Malariagebietes.
3. In geringeren Dosen und langfristig wird Chloroquin auch als Basistherapeutikum bei **rheumatischen Erkrankungen** und bei **Lupus erythematodes** eingesetzt (vgl. S. 402).

Unerwünschte Wirkungen

Sie sind seltener und im allgemeinen weniger schwer als bei Chinin.

1. **ophthalmologische Effekte:** Durch **Einlagerung** des Stoffes **in Hornhaut** (reversible Hornhauttrübungen) **und Retina** (dosisabhängig auch irreversibel) können schwerste Augenschäden auftreten, besonders bei längerfristiger Therapie und stärkerer Sonneneinstrahlung. Erste Zeichen von Schädigungen am Auge sind Doppeltsehen, Flimmerskotome und Akkomodationsstörungen. Gesichtsfeldeinschränkungen deuten auf eine beginnende Retinopathie.
2. **gastrointestinale Störungen** (häufig): z.B. Übelkeit, Erbrechen, Durchfälle.
3. **neurotoxische Reaktionen:** Schwindel, Kopfschmerzen, Benommenheit, Parästhesien, Unruhe, Psychosen, Krampfanfälle.
4. **Hautreaktionen:** Exantheme, Juckreiz, Pigmentverschiebungen, Haarausfall.
5. **hämatologische Störungen:** Agranulocytose, Thrombocytopenie, intravasale Hämolyse bei Glucose-6-phosphat-Dehydrogenase-Mangel.
6. Seltene Nebenwirkungen sind **Tinnitus, Hörschäden, Verminderung des Skelettmuskeltonus** und **Absenkung der T-Welle** im EKG.

[1] Resochin®

Interaktionen

Die gleichzeitige Verabreichung von Gold oder Phenylbutazon erhöht die Wahrscheinlichkeit der Entwicklung einer exfoliativen Dermatitis.

Kontraindikationen

1. Chloroquin-Allergie;
2. Retinopathien;
3. Myasthenia gravis;
4. Glucose-6-phosphat-Dehydrogenase-Mangel;
5. Erkrankungen des blutbildenden Systems;
6. Porphyrie;
7. schwere Leberfunktionsstörungen;
8. Schwangerschaft (Organschäden beim Fötus möglich);
9. Chloroquin darf nicht zusammen mit MAO-Hemmern oder Stoffen mit hepatotoxischem Potential eingenommen werden.

Primaquin

Herkunft und Struktur

Im Gegensatz zu Chloroquin handelt es sich um ein 8-Aminochinolin-Derivat (vgl. Abb. 30.71), das das erste, 1924 von Schulemann und Mitarbeitern hergestellte und 1926 in die Therapie eingeführte synthetische Antimalariamittel Pamaquin[2] abgelöst hat.

Pharmakodynamik

Primaquin interkaliert an doppelsträngiger Plasmodien-DNA. Dies führt zur Synthesehemmung und zum Absterben der Malariaerreger. Resistenzentwicklung ist (bisher) nicht bekannt.

Zum Wirkungsspektrum gehören alle Malariaformen. Es wirkt auf Gewebsschizonten sowie auf Gametocyten (s. Abb. 32.68) und ergänzt so das Spektrum der Wirkstoffe vorteilhaft. Zur akuten Anfallsbehandlung ist Primaquin dagegen nicht geeignet, weil Blutschizonten nicht angegriffen werden.

Pharmakokinetik

Primaquin weist eine **gute Resorption** aus dem Magen-Darm-Trakt auf, ist jedoch **schlecht gewebegängig.** Es wird unter Bildung eines Chinonimins mit Elektronenakzeptoreigenschaft, das Met-Hb (vgl. S. 1036) bilden kann, metabolisiert. Die Plasmahalbwertszeit beträgt 24 Stunden.

[2] Plasmochin®

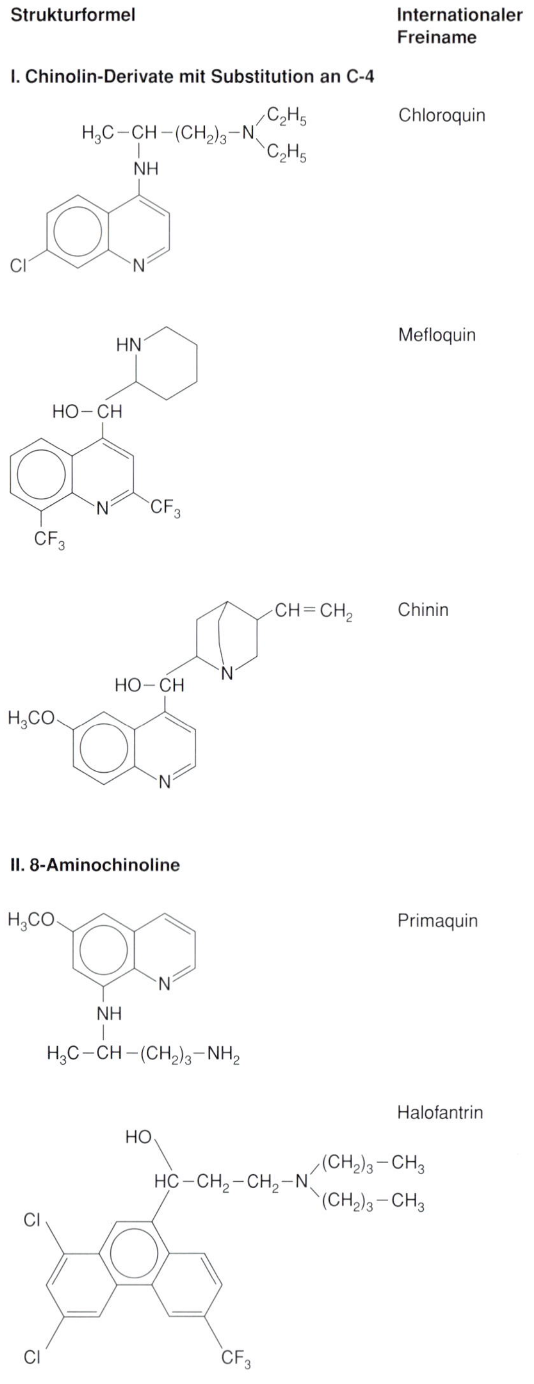

Strukturformel	Internationaler Freiname
I. Chinolin-Derivate mit Substitution an C-4	
	Chloroquin
	Mefloquin
	Chinin
II. 8-Aminochinoline	
	Primaquin
	Halofantrin

Abb. 32.71 Chemische Struktur einiger Malariamittel.

Indikationen und Dosierung

Primaquin[1] wird zusammen mit Chloroquin als geeignetes Therapieprinzip zur **vollen Ausheilung von Malaria tertiana und quartana** eingesetzt. Vor allem zur Behandlung von Rückfällen bei Befall mit *P. vivax* und *P. ovale* wird Primaquin mit längerer Therapiedauer angewendet.

Dosierung: 15 mg/d (als Base), Dauer der Behandlung: 2 Wochen.

Unerwünschte Wirkungen

Nebenwirkungen sind seltener und insgesamt schwächer als bei Chinin und Chloroquin:

1. **intravasale Hämolyse**, vor allem bei Glucose-6-phosphat-Dehydrogenase-Mangel;
2. **gastrointestinale Störungen**.

Kontraindikationen

Die Kontraindikationen entsprechen denen von Chloroquin (s. S. 917).

Pyrimethamin

Struktur

Pyrimethamin ist ein Diaminopyrimidin-Derivat (Abb. 32.72).

Pharmakodynamik

Dieser Wirkstoff unterscheidet sich sowohl im Hinblick auf die chemische Konstitution als auch durch seinen **Wirkungsmechanismus** von den anderen Malariamitteln. Es ist ein Hemmstoff der Dihydrofolsäure-Reduktase und greift damit in den C_1-Stoffwechsel ein (vgl. S. 800). Pyrimethamin ist auch als bakteriostatische Komponente kombiniert mit Sulfonamiden im Einsatz (vgl. S. 803). Diese Kombination ist auch bei Toxoplasmose wirksam (vgl. S. 801).

Resistenzentwicklung ist selten, sie beruht möglicherweise auf der Ausbildung einer resistenten Form der Dihydrofolsäure-Reduktase.

Pyrimethamin schädigt Gewebs- und Blutschizonten sowie Gametocyten. Es weist damit ein sehr **breites Wirkungsspektrum** auf und kann daher bei allen Malariaformen, auch zur Prophylaxe, eingesetzt werden. Bemerkenswert ist, daß nach Aufsaugen von Blut behandelter Patienten die Fortentwicklung der Gameten in der Mücke ebenfalls gehemmt wird.

Pharmakokinetik

Pyrimethamin wird nach oraler Zufuhr **vollständig resorbiert**. Die C_{max} liegt bei ≈ 0,2 mg/l und die T_{max} bei ≈ 4 Stunden. Die **Plasmaeiweißbindung beträgt 80 %,** die Plasmahalbwertszeit 4 Tage.

Es **verteilt sich gut** in alle Gewebe. Pyrimethamin wird **mäßig metabolisiert** und überwiegend **unverändert ausgeschieden** (Exkretion langsam über Nacht).

[1] Primaquine Bayer®

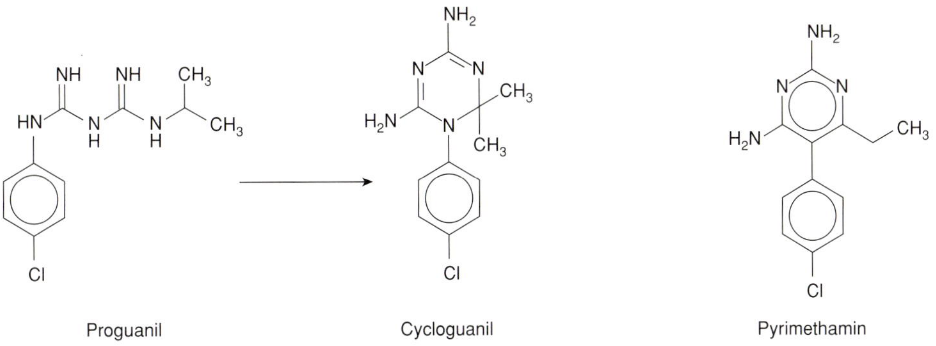

Proguanil Cycloguanil Pyrimethamin

Abb. 32.72 Hemmstoffe der Dihydrofolat-Reduktase.

Indikationen und Dosierung

1. **Therapie der Malaria tropica bei Chloroquinresistenz:** 75 mg oral, kombiniert mit 1,5 g Sulfadoxin[1], 1 × pro Woche;
2. **Prophylaxe:** 1 × 25 mg/Woche als Monosubstanz[2] oder in Kombination mit Sulfadoxin (Fansidar®).

Unerwünschte Wirkungen

Nebenwirkungen sind seltener, meist schwächer als bei Chinin und Chloroquin und in der Regel reversibel nach Absetzen der Medikation. Sie beruhen zum Teil auf Hemmung des C_1-Stoffwechsels.

1. gastrointestinale Unverträglichkeit;
2. Leberfunktionsstörungen;
3. Neurotoxizität (Tremor, Krämpfe);
4. Hämatopoesestörung (reversibel);
5. Haarausfall.

Kontraindikationen

1. Schwangerschaft;
2. Blutbildungsstörungen.

Mefloquin

Mefloquin ist ein 4-Chinolin-Methanol-Derivat (s. Abb. 32.71).

Pharmakodynamik

Mefloquin ist eine von zahlreichen Substanzen, die zur Beherrschung Chloroquin-resistenter Stämme von *P. falciparum* entwickelt worden sind und sich wegen guter Verträglichkeit klinisch bewährt haben. Dies macht den Stoff auch zur Malariaprophylaxe sehr geeignet, zumal nicht nur die Malaria tropica erfaßt wird. Mefloquin hat außerdem eine schizontozide Wirkung auf *P. vivax*, *P. ovale*, *P. malariae*. Der Wirkungsmechanismus ist nicht bekannt (keine Interkalation mit der DNA; Mefloquin besitzt eine sehr hohe Affinität zum Malariapigment).

Zunehmend wird in Gebieten der Zone C (s. Abb. 32.69) Resistenz beobachtet; da sie zum Teil mit Chloroquinresistenz gekoppelt ist, muß in solchen Fällen auf **Halofantrin** umgestellt werden.

Pharmakokinetik

Mefloquin wird nach oraler Aufnahme **gut** (zu ca. 87 %) **resorbiert**. Unter seinen Eigenschaften ragt die **hohe Proteinbindung** heraus (≥ 98 %), die zu der langen Verweildauer beiträgt.

Die Plasmahalbwertszeit beträgt etwa 20–21 Tage (14–31).

Mefloquin **verteilt sich sehr gut.** Hohe Konzentrationen finden sich vor allem in Leber und Lunge; Akkumulation in Erythrocyten. Über die Abspaltung des Piperazinrings bilden sich mehrere Metabolite. Die **Exkretion** erfolgt hauptsächlich **mit den Faeces**; im Urin erscheinen nur ca. 9 % einer Dosis. Mefloquin unterliegt einer kontinuierlichen enterohepatischen und enterogastralen Zirkulation.

Indikationen und Dosierung

Indikationen für Mefloquin[3] sind

1. die **Therapie der Malaria:** bei Erwachsenen initial 750 mg, nach 6–8 Stunden weitere 500 mg. Kinder: Einmaldosis von 25 mg/kg;
2. die **Malariaprophylaxe:** 1.–4. Dosis (250 mg) einmal wöchentlich; nach der 4. Dosis weitere Einnahmen in zweiwöchigen Intervallen.

[1] im Kombinationspräparat Fansidar®
[2] Daraprim®
[3] Lariam®

Unerwünschte Wirkungen

1. **gastrointestinale Störungen:** Appetitlosigkeit, Übelkeit, Erbrechen, Durchfall;
2. **ZNS-Störungen:** Kopfschmerz, Schwindel, Gleichgewichtsstörungen, psychische Veränderungen;
3. **Überempfindlichkeitsreaktionen:** Hautausschlag, Juckreiz;
4. **Herzrhythmusstörungen:** Bradykardie;
5. **Anstieg von Leberenzymen** (z.B. Transaminasen) im Plasma.

Interaktionen

Mefloquin sollte nicht gleichzeitig mit Chinin verabreicht werden.

Kontraindikationen

1. schwere Leber- und Nierenfunktionsstörungen;
2. erstes Trimenon der Schwangerschaft.

Halofantrin

Herkunft und Struktur

Bei Halofantrin handelt es sich um ein Phenanthrenderivat. Es ist seit 1970 bekannt, wurde aber erst 1991 wegen zunehmender Chloroquinresistenz in die Therapie eingeführt. Diese Substanz unterscheidet sich in ihrer Struktur (s. Abb. 32.71) deutlich von anderen Antimalariamitteln.

Pharmakodynamik

Der **Wirkungsmechanismus** scheint ebenfalls anders als der von Chloroquin zu sein. Dies macht Halofantrin als Notfallmedikament in Ländern der Zone C (s. Abb. 32.69) besonders nützlich, auch zur Selbstbehandlung im Verdachtsfall („Stand-by-Medikament"). Zur Malariaprophylaxe eignet sich Halofantrin wegen der relativ kurzen Halbwertszeit und wegen der kardiotoxischen Risiken nicht.

Halofantrin besitzt schizontozide und gametozide Wirkung gegen alle Plasmodium-Arten.

Pharmakokinetik

Halofantrin ist eine sehr lipophile Substanz mit variabler Resorption aus dem Magen-Darm-Trakt. Die Bioverfügbarkeit steigt bei Einnahme zusammen mit fetthaltiger Nahrung und ist abhängig von der galenischen Aufbereitung (Mikronisierungsgrad). Die Plasmahalbwertszeit beträgt etwa 24 bis 48 Stunden und kann bei Malariapatienten bis auf 100 Stunden verlängert sein. Es verteilt sich gut in alle Gewebe und wird nur gering metabolisiert.

Indikation und Dosierung

Halofantrin[1] wird zur **Therapie der Malaria** eingesetzt.

Dosierung: 3 × 2 Tabl. (3 × 500 mg) alle 6 Stunden nach 4–6 Tagen Wiederholung. Kinder (Saft) nach Körpergewicht: 10–15 mg/kg KG; nicht auf nüchternen Magen nehmen.

Unerwünschte Wirkungen

1. **gastrointestinale Störungen** wie Erbrechen, Diarrhö;
2. **leichtere Leberfunktionsstörungen**;
3. **Juckreiz** (selten);
4. **Kardiotoxizität:** Die Anwendbarkeit von Halofantrin wird wesentlich durch das kardiotoxische Potential der Substanz eingeschränkt. Sie kann bereits in therapeutischer Dosierung zu einer **Verlängerung des QT-Intervalls** führen. Bei hohen Plasmaspiegeln, die bei Einnahme hoher Dosen resultieren oder auch bereits durch eine gesteigerte Bioverfügbarkeit der Substanz auftreten können (Einnahme mit fetthaltiger Nahrung!), kann es zu ventrikulären Arrhythmien kommen. Todesfälle wurden beschrieben.

Proguanil

Herkunft und Struktur

Proguanil ist ein Biguanidderivat (s. Abb. 32.72) und fungiert als Prodrug. Die Substanz ist seit den 40er Jahren bekannt und Resistenzen entwickelten sich rasch in Südostasien, wo es breit angewandt wurde. Eine Renaissance erlebte die Substanz, als sie Mitte der 90er Jahre von der WHO als **Prophylaktikum in Kombination mit Chloroquin für Gebiete mit mäßigem bis hohem Malariarisiko** aufgeführt wurde.

Das Chemotherapeutikum ist ein Vorläufer von Pyrimethamin und ähnlichen Hemmstoffen der Dihydrofolat-Reduktase.

Pharmakodynamik

Proguanil weist selbst jedoch nur eine schwache inhibitorische Wirkung an der Dihydrofolsäure-Reduktase der Plasmodien auf – erst die **Metabolisierung zum Cycloguanil** führt zu einer Verbindung mit ausreichender Wirkung gegen das Enzym. Die Affinität zum entsprechenden Enzym aus Säugetierzellen ist wesentlich geringer. Proguanil bzw. Cycloguanil wirkt gegen Gewebsschizonten, insbesondere von *P. falciparum* und gegen Blutschizonten. Die Substanz zeigt keine Wirkung auf die sexuellen Formen der Erreger. Die Einsatzmöglichkeiten des Arzneimittels werden durch zunehmende Resistenzen von *P. falciparum* begrenzt. Die Kombination von Chloroquin und Proguanil wird zur Langzeit-

[1] Halfan®

prophylaxe gegen *P. vivax* und *P. falciparum* empfohlen, Voraussetzung ist allerdings eine ausreichende Empfindlichkeit der Erreger gegen Proguanil.

Pharmakokinetik

Die Substanz wird **gut aus dem Magen-Darm-Trakt resorbiert.** In der Leber werden etwa 20 % des Arzneistoffes zu Cycloguanil metabolisiert; dabei bestehen erhebliche individuelle Unterschiede. Bei einigen Menschen erfolgt dieser Metabolisierungsschritt in sehr viel geringerem Ausmaß („poor metabolizer"), die Häufigkeit dieses Phänomens ist von der ethnischen Zugehörigkeit der Personen abhängig (etwa 3 % der Kaukasier, 20 % der Asiaten und Kenianer). Dieser genetische Polymorphismus beruht auf Isoformen der 2C-Subfamilie des Cytochrom-P450. Die Plasmahalbwertszeit liegt bei etwa 16 Stunden, die Angaben zur Halbwertszeit des wirksamen Metaboliten sind sehr unterschiedlich (ca. 2–12 Stunden). Etwa **60 %** der Ausgangssubstanz werden unverändert **über die Niere eliminiert.**

Unerwünschte Wirkungen

In den zur Prophylaxe angewandten Dosierungen ist Proguanil ein gut verträgliches Medikament. An unerwünschten Wirkungen treten auf:

1. leichte gastrointestinale Störungen;
2. Haarausfall (selten);
3. Hautreaktionen;
4. hämatologische Störungen treten vor allem bei Patienten mit Nierenfunktionsstörungen auf.

Atovaquon[1]

Herkunft und Struktur

Atovaquon (Abb. 32.73) wurde Anfang der 80er Jahre erstmals synthetisiert. Es ist chemisch gesehen ein Hydroxynaphthochinon und weist eine Strukturanalogie zu Ubichinon auf.

Pharmakodynamik

Der **Wirkungsmechanismus** von Atovaquon ist **nicht genau geklärt.** Durch Hemmung des Cytochrom-bc1-Komplexes in den Mitochondrien und damit des Elektronentransportes in der Atmungskette wird wahrscheinlich die Nucleinsäure- und ATP-Synthese in den Protozoen blokkiert. Es wird vermutet, daß es in die De-novo-Pyrimidinsynthese der empfindlichen Erreger eingreift (Protozoen sind nicht in der Lage, vorgefertigte Pyrimidine zu resorbieren). Da die primären Angriffspunkte der Substanz Reaktionen betreffen, die in menschlichen Zellen nicht vorkommen (De-novo-Pyrimidinsynthese), besteht

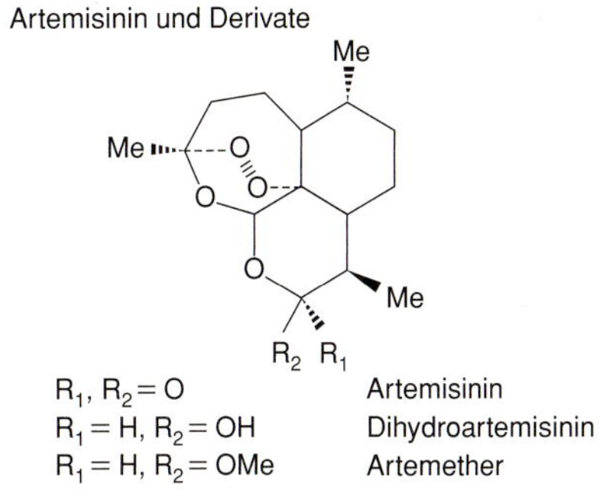

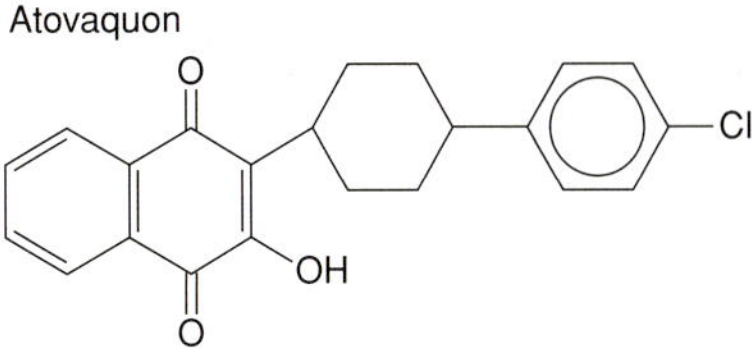

Abb. 32.73 Artemisinin und Derivate und Atovaquon.

eine **selektive Toxizität für die Mikroorganismen.** Atovaquon wirkt gegen **Malaria- und Toxoplasmoseerreger,** aber auch gegen *Pneumocystis carinii.*

Pharmakokinetik

Atovaquon ist eine lipophile Substanz. Die absolute **Bioverfügbarkeit ist relativ gering** und unterliegt ausgeprägten interindividuellen Schwankungen. Die Einnahme des Medikamentes mit einer fettreichen Mahlzeit verbessert die Resorptionsquote um das 2- bis 4fache. Atovaquon wird **zu mehr als 99,9 % an Plasmaproteine gebunden.** Die Substanz wird **nicht metabolisiert.** Ein enterohepatischer Kreislauf ist wahrscheinlich wesentlich für die lange Eliminationshalbwertszeit von 2–4 Tagen verantwortlich. Mehr als 94 % einer Dosis werden innerhalb von 3 Wochen **mit den Faeces ausgeschieden.**

Indikationen

Atovaquon wird zur **Therapie und Prophylaxe der Malaria** vor allem in Kombination mit Proguanil empfohlen (Malarone®). Es ist auch zur **Akutbehandlung** von leichten bis mäßig schweren Formen der **Pneumocystis-carinii-Pneumonie** indiziert, wenn die Therapie mit Cotrimoxazol nicht vertragen wird (Wellvone®).

Unerwünschte Wirkungen

1. Exantheme;
2. gastrointestinale Störungen (Übelkeit, Erbrechen und Durchfall);
3. ZNS-Störungen (Kopfschmerzen, Schlaflosigkeit);
4. Fieber.

[1] Wellvone® zur Behandlung der Pneumocystis-carinii-Pneumonie, Malarone® zusammen mit Proguanil zur Malariatherapie

Artemisinin

Herkunft und Struktur

Artemisinin wurde aus *Artemisia annua* isoliert, die Struktur konnte 1979 aufgeklärt werden (s. Abb. 32.73). Teezubereitungen dieser Pflanze werden in der chinesischen Volksmedizin wohl bereits seit 2000 Jahren bei Fieber verwendet (Quinhaosu). Derivate des Artemisinins, wie Dihydroartemisinin oder Artemether, sind wirksamer als die Ausgangsverbindung. Mit der Zulassung dieser Arzneimittel in Deutschland ist demnächst zu rechnen.

Pharmakodynamik

Es wird angenommen, daß Häm oder Fe^{2+} aus dem Hämoglobin freigesetzt wird. Dieses reagiert mit der Endoperoxidgruppe im Molekül des Artemisinins. Dadurch werden Radikale gebildet, welche zu irreversiblen Veränderungen in Proteinen und Nucleinsäuren der Erreger führen.

Die Verbindungen wirken rasch gegen Blutschizonten und weisen auch Aktivität gegen solche Stämme von *Plasmodium falciparum* auf, die gegen andere Chemotherapeutika resistent sind.

Weitere klinische Studien sind notwendig, um die Bedeutung dieser Substanzen bei der Prophylaxe und Therapie der Malaria genauer definieren zu können.

32.18.2 Trypanosomenerkrankungen

Auch Trypanosomenerkrankungen werden durch Zwischenwirte übertragen (vgl. Tab. 32.35). Doch ist deren Bekämpfung weniger erfolgreich als bei Malaria, so daß der Chemotherapie entscheidende Bedeutung zukommt. Sie ist bei der Schlafkrankheit und Chagas-Krankheit verschieden.

Tsetsefliegen übertragen *Trypanosoma gambiense* und *rhodesiense* durch Stich in die Haut des Menschen, wo sich ein Primäraffekt (Trypanosomenschanker) ausbildet. Erst danach folgt Aussaat ins Blut, von dort Ausbreitung in die lymphatischen Organe, wo starke Vermehrung zu generalisierter Lymphdrüsenschwellung und Fieber führt. Über das Blut gelangen Erreger in das ZNS und erzeugen Meningoencephalitis, als deren Folge narkoleptische Zustände auftreten, die der Krankheit den Namen gegeben haben. Der Verlauf kann akut bis schleppend sein, die Mortalität ist ohne Behandlung hoch. Im ersten Stadium setzt man Suramin und Pentamidin ein, im zweiten Stadium (ZNS-Beteiligung) Tryparsamid und Melarsoprol (Formeln s. Abb. 32.74).

Die **Chagas-Krankheit,** durch *Trypanosoma cruzi* ausgelöst und nur in Südamerika heimisch, wird durch eine Wanzenart übertragen. Das Mittel der Wahl ist heute **Nifurtimox**[1].

[1] Lampit®

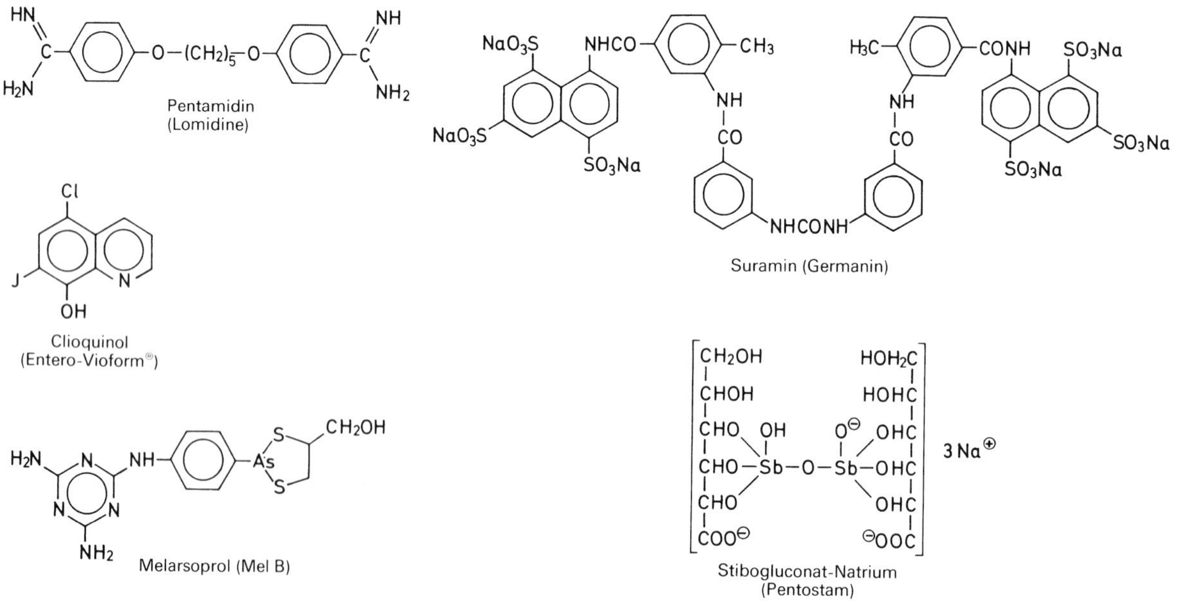

Pentamidin (Lomidine)

Suramin (Germanin)

Clioquinol (Entero-Vioform®)

Melarsoprol (Mel B)

Stibogluconat-Natrium (Pentostam)

Abb. 32.74 Chemische Strukturen ausgewählter Antiprotozoenmittel.

Suramin

Suramin wurde als „Germanin" bereits 1921 mit großem Erfolg in die Therapie eingeführt. Die Elektronegativität des Moleküls (sechs Sulfonatgruppen) bedingt schlechte Resorbierbarkeit einerseits, hohe Plasmaeiweißbindung (99 %) andererseits.

Zur **Therapie von Trypanosomenerkrankungen** gibt man Einzeldosen von 1 g als 10%ige Lösung intravenös in 3-Tages-Abständen; zur **Trypanosomen-Prophylaxe** reicht eine einmalige Gabe alle 3 Monate aus.

Nebenwirkungen sind häufig, jedoch von eher leichterer Natur und meist reversibel: Kreislaufschwäche mit Bewußtseinstrübung während oder kurz nach der Injektion, Kopf- und Gliederschmerzen, Augenreizungen und Hautreaktionen.

Melarsoprol

Das arsenhaltige Melarsoprol wird zur Bekämpfung des zweiten Krankheitsstadiums eingesetzt. Es ist einer der wenigen, noch in der Therapie verwendeten Vertreter der ersten Ära der Chemotherapie nach Paul Ehrlich. Im Gegensatz zum Suramin ist es besser lipidlöslich und gelangt auch ins ZNS. Die chemische Struktur (s. Abb. 32.74) läßt einen Dimercaprolrest (vgl. S. 1040) erkennen; tatsächlich entsteht Melarsoprol aus Melarsenoxid und Dimercaprol. Dadurch wird die Toxizität des Metalloids Arsen zurückgedrängt, der Stoff ist so besser verträglich. Bei Melarsoprolresistenz, die man zunehmend beobachtet, wird Nitrofurazon eingesetzt, jedoch mit großer Zurückhaltung, weil der Stoff selbst neurotoxische Eigenschaften besitzt.

Pentamidin

Pentamidin ist weniger gut wirksam als Suramin, ergänzt aber dessen Wirksamkeit bei Anwendung in der ersten Krankheitsphase.

Seine wesentliche Bedeutung liegt heute in der **Prophylaxe,** die – im Gegensatz zu Suramin – auch durch orale Gaben bewerkstelligt werden kann. Wegen der sehr langen Verweildauer reicht die Gabe von 4 mg/kg alle 6 Monate.

Die **Nebenwirkungen** ähneln denen nach Suramin-Gabe. Hautreaktionen stehen wegen der histaminliberierenden Wirksamkeit mehr im Vordergrund.

32.18.3 Leishmaniosen

Die drei Leishmaniaarten erzeugen sehr unterschiedliche Krankheitsbilder:

1. **Kala-Azar** mit Affektion von Milz und Leber;
2. **Orientbeule** mit entzündlichen Reaktionen an der Haut;
3. **Espundia** mit Erscheinungen auch an den Schleimhäuten des oberen Atem- und Verdauungstraktes (vgl. Tab. 32.35).

Der Verlauf aller drei Krankheiten ist weniger charakteristisch als bei anderen Protozoen-Erkrankungen, vielfach schleichend.

Die **Therapie** stützt sich im wesentlichen noch auf alt eingeführte Antimonpräparate, vor allem **Stibogluconat-Natrium** (Pentostam, vgl. Abb. 32.74). Man verabreicht Tagesdosen von 0,6–1 g über 2–3 Wochen, muß dann ein 1- bis 2wöchiges behandlungsfreies Intervall einlegen, weil häufige **Nebenwirkungen** bedrohliche Ausmaße erreichen und irreversibel werden können: Magen-Darm-Reizungen, Kreislaufstörungen bis zum Schock, Leberparenchymschädigung. Wegen stark lokal reizender Wirkungen muß der Stoff i.v., eventuell i.m. verabreicht werden. Auch **Amphothericin B** (S. 874) und **Pentamidin** sind gleich wirksam und werden in Kombination oder allein im Falle von Antimonunverträglichkeit gegeben.

32.18.4 Trichomoniasis

Trichomonaden-Infektionen betreffen vor allem die Vagina und die männliche Harnröhre. Sie können längere Zeit latent verlaufen, bei Abwehrschwäche oder Misch-Infektionen aber plötzlich aufflammen. Partnerbehandlung ist stets anzustreben zur Unterdrückung fortgesetzter wechselseitiger Infektion. Die Erkrankung ist heute durch Metronidazol gut beherrschbar.

Metronidazol[1] (vgl. S. 851) besitzt als Nitroimidazolderivat auch eine antibakterialle Aktivität gegen Anaerobier. Die Hauptwirkung liegt aber gegen Amoeben und Trichomonas. Es wird rasch und vollständig resorbiert und diffundiert infolge guter Lipidlöslichkeit in alle Gewebe. Einzeldosen sind über 12–24 Stunden wirksam. Der überwiegende Anteil wird unverändert im Harn ausgeschieden; ein Metabolit kann den Harn rot einfärben. Als Methylimidazolderivat führt Metronidazol zu typischer Alkoholunverträglichkeit (vgl. S. 1079f.). Wie andere Nitroimidazolderivate, ist Metronidazol mutagen und im Tierversuch kanzerogen; eine Eigenschaft, die das Präparat für Langzeitbehandlung von banalen Infektionen sowie zur Prophylaxe nicht geeignet erscheinen läßt.

Zur **Therapie der Trichomoniasis** verabfolgt man 1,5 bis 3 g, aufgeteilt in zwei bis drei Einzeldosen über 1–2 Wochen oral.

Die **Nebenwirkungen,** häufig beobachtet, aber insgesamt mäßig ausgeprägt, sind Kopfschmerz, Schwindel, Parästhesien, Metallgeschmack, Magen-Darm-Reizung mit Glossitis, Stomatitis und Diarrhö; selten allergische Hautreaktionen und Depression der peripheren Leukocyten.

32.18.5 Amöbenruhr

Entamoeba histolytica, der Erreger der in heißen Klimazonen weit verbreiteten Amöbenruhr, wird durch ge-

[1] Clont®

schlechtsreife Cysten übertragen, die mit dem Kot ausgeschieden in Nahrung und Trinkwasser gelangt sind. Diese vermehren sich nach oraler Aufnahme im Darm und treten dort bei der vegetativen Vermehrung in einer Minutaform und einer Magnaform auf. Nur die Magnaform dringt ins Darmgewebe ein und erzeugt dort, im wesentlichen im Dickdarm, nekrotische Geschwüre. **Schwere Durchfallerkrankungen** mit entsprechenden Konsequenzen für den Wasser- und Salzhaushalt sind die Folge. Die Amöben können im Pfortadersystem fortwandern und in der Leber, von dort aus aber auch in anderen Organen, fokale, mit Nekrosen einhergehende Entzündungsherde erzeugen, aus denen sich große Abszesse entwickeln können. Latente Darmbesiedelungen durch *E. histolytica* sind in tropischen und subtropischen Gegenden weit verbreitet, der akute Ausbruch der Amöbenruhr wird meist durch Phasen der Abwehrschwäche begünstigt.

Für die **Therapie** stehen, neben unspezifischen Maßnahmen des Ersatzes von Flüssigkeit, Elektrolyten und Protein (vgl. S. 551) spezifische Pharmaka zur Verfügung. Deren Wirkungsspektrum und pharmakokinetische Eigenschaften bestimmen die Einsatzmöglichkeiten:

1. **Halogenierte Hydroxychinoline** (Clioquinol, s. Abb. 32.74) **und Antibiotika** (Tetracycline s. S. 840, Paromomycin s. S. 833) wirken gegen die vegetativen Vermehrungsstadien im Darmlumen.
2. **Chloroquin und Dehydroemetin** sind geeignet zur Behandlung von Gewebsinfestationen (auch in der Darmwand).
3. Für alle Formen, und damit als wirksamsten Stoff setzt man **Metronidazol** ein.

Die Monotherapie mit Metronidazol hat sich, konsequent durchgeführt, als sehr erfolgreich erwiesen und frühere Kombinationstherapien weitgehend abgelöst. Dosierung und Zeitdauer richten sich nach Stadium und Schwere der Erkrankung. Zur Prophylaxe wird noch **Clioquinol**[1] eingesetzt, das über vier Jahrzehnte auch in der Therapie eine große Rolle spielte und – wegen des unspezifischen, breiten antibakteriellen Wirkungsspektrums – prophylaktisch gegen Durchfallserkrankung in tropischen und subtropischen Ländern zum Teil in hohen Dosen und über sehr lange Zeiträume eingesetzt wurde. In den 50er Jahren wurde jedoch in Japan eine neue Nebenwirkung entdeckt, **SMON** (**s**ubakute **M**yelo-**o**ptico-**N**europathie), Ausdruck einer neurotoxischen Wirksamkeit, deren Mechanismus nicht befriedigend aufgeklärt ist. Die Nervenschädigungen betreffen alle Systeme und können bis zur Optikus-Atrophie gehen. Ca. 10000 Fälle sind in Japan, ca. 100 Fälle in Europa und Amerika beobachtet worden. Seither unterliegt Clioquinol strengeren Anwendungsvorschriften: Die Erwachsenen-Tagesdosis beträgt 750 mg, die Therapiedauer eine Woche, bei prophylaktischem Einsatz sollte nach jeder Woche eine längere Pause eingelegt werden.

[1] Entero Vioform®

32.18.6 Toxoplasmose

Diese durch *Toxoplasma gondii* ausgelöste Infektionskrankheit mit Wirten auch im Tierreich (Säuger, Vögel) wird mit der Nahrung übertragen. Der Verlauf ist uncharakteristisch, da offenbar andere Faktoren wie Immunschwäche, Allgemeinerkrankungen u.a. als auslösende oder verschlimmernde Ursache hinzukommen müssen; man geht heute davon aus, daß die Mehrzahl der Infestationen latent verläuft. In vielen Fällen erfolgt die Infektion transplazentar (konnatale Toxoplasmose). Im Kindes- wie Erwachsenenalter können Entzündungsherde im ZNS auftreten (Meningitis, Encephalitis), an den Augen und – meist wenig charakteristisch – in den Lymphknoten.

Art und Dauer der medikamentösen Therapie sind abhängig von der Symptomatik und der klinischen Situation des Patienten. Immunkompetente Patienten, bei denen eine Lymphadenopathie einziges klinisches Zeichen einer akuten Toxoplasmose ist, sind in der Regel nicht behandlungsbedürftig. Ausnahmen bilden schwere und länger persistierende Verlaufsformen.

Indikationen für eine medikamentöse Behandlung sind in jedem Fall:

1. Organbeteiligungen (Hirn, Herz u.a.);
2. Chorioretinitis;
3. akute Infektionen in der Schwangerschaft;
4. Kinder mit kongenital erworbenen Defekten.

Zur Therapie der akuten Toxoplasmose wird eine **Kombinationstherapie** durchgeführt:

- Pyrimethamin (100 mg für 2 Tage, dann 50 mg täglich) plus
- Sulfadiazin (75–100 mg/kg täglich).

Die Behandlung wird bis 2 Wochen nach Abklingen der Symptomatik fortgesetzt.

Unerwünschte Wirkungen: Pyrimethamin kann eine Myelosuppression verursachen (Blutbildkontrollen! Gabe von Folinsäure in einer Tagesdosis von 10–20 mg zur Prophylaxe).

Bei Kindern und Schwangeren kann Spiramycin gegeben werden, da **Pyrimethamin zumindest in der Frühschwangerschaft** als **problematisch** angesehen wird. Die medikamentöse Therapie bei Schwangeren mit akuter Toxoplasmose verhindert nicht die fetale Infektion, jedoch kann ihre Inzidenz gesenkt werden.

32.19 Anthelminthika[1]

W. Forth, München

Man geht heute weltweit von über 2 Milliarden Menschen aus, die unter Wurmbefall leiden. Die Hälfte davon ist von Ascariden, ein gutes Drittel von Hakenwürmern befallen. Über ein Fünftel leidet jeweils zur Hälfte unter der Schistosomiasis, die hierzulande meist Bilharziose genannt wird, bzw. unter Trichuriasis und Filariosen. Auch bei Haus- und Nutztieren ist Wurmbefall weit verbreitet.

Als Anthelminthika werden Wirkstoffe bezeichnet, die sowohl im Darm als dem Hauptaufnahmeort für die meisten Würmer zu einer Abtötung der Parasiten führen, als auch im Blut, in dem sich teils die ausgewachsenen Würmer, bei anderen Spezies aber vor allem Larven aufhalten.

Eine nachhaltige therapeutische Beeinflussung von Wurminfektionen hat die Kenntnisse der Lebenszyklen der Würmer, ihrer Zwischenwirte außerhalb des menschlichen Organismus und vor allem ihrer Infektionswege zur Voraussetzung. Menschenpathogene Würmer (Helminthen) gehören zwei Stämmen an, den Fadenwürmern (Tab. 32.37) und den Plattwürmern. Band- und Saugwürmer (Tab. 32.38 und 32.39) werden in der Systematik als Flachwürmer (Plathelminthes) zusammengefaßt, die Fadenwürmer werden auch als Rundwürmer (Nemathelminthes) bezeichnet. Von den rund 150 menschenpathogenen Wurmarten spielen knapp 30 % eine praktische Rolle.

Die Symptomatik eines Wurmbefalls kann vielfältig sein. Je nach Zahl der vorhandenen Parasiten und Art der befallenen Organe und Gewebe kann es zu Schädigungen im Bereich der Schleimhäute, der Unterhaut mit Durchbruch zur Haut und von Blut- und Lymphgefäßen kommen. Entsprechend den Durchflußbehinderungen kann es zu Stauungserscheinungen kommen, die bei Behinderung des Lymphabflusses groteske Ausmaße annehmen können (Elephantiasis). Stauungserscheinungen können sich auch im Darm oder in den Luftwegen ergeben, wenn der Wurmbefall so massiv ist, daß die doch recht großen Lumina verlegt werden. Aufsteigender Wurmbefall aus dem Darm kann die Gallengänge erreichen und dort für mechanische Verlegung sorgen. Unter den Organschäden sind vor allen Dingen die an Augen, in Lunge, Leber, im ZNS oder der Harnblase gefürchtet; auch Muskelschäden kommen vor. Zu fortlaufenden Blutverlusten in den Darm kann es bei den Würmern kommen, die sich im Gewebe verankern und durch Blutsaugen zu Blutverlusten führen; Blutungsanämien sind die Folgen. Außerdem wird der Wirtsorganismus durch Antigene der Würmer (Toxine) sensibilisiert. Hieran ist vor allem auch bei der erfolgreichen Therapie zu denken, die in der Regel mit der Abtötung und der nachfolgenden proteolytischen Auflösung der Würmer im Organismus einhergeht. Der Entzug von Nährstoffen durch Würmer, die sich im Darm aufhalten und bei massivem Befall durchaus mit dem Wirt um das Nahrungsangebot in Konkurrenz treten können, wird vom Laien in der Regel überbewertet.

Trotz der chemischen Verwandtschaft einiger Anthelminthika ist es nicht möglich, die Stoffgruppe nach chemischen Gruppen geordnet darzustellen. Auch die Wirkungsweise ist bei den einzelnen Stoffen höchst unterschiedlich, z.T. noch nicht einmal endgültig erforscht, so daß sich auch hier keine zusammenfaßbaren Pharmakagruppen ergeben. Deshalb werden im Folgenden die wichtigsten therapeutisch verwendeten Anthelminthika besprochen, und zwar jeweils die Anthelminthika der ersten Wahl und zweiten Wahl. Ein Teil der Stoffe, die als zweite Wahl aufgeführt sind, befindet sich erst in der klinischen Untersuchung.

Angesichts der Tatsache, daß ein Teil der Wurmerkrankungen in Europa nicht heimisch ist, kann es nicht verwundern, wenn nicht alle Mittel, die hier aufgeführt werden, in unseren Apotheken vorrätig bzw. in Deutschland überhaupt registriert sind. Hier muß sich der Apotheker der Hilfe sogenannter **internationaler Apotheken** versichern, die in allen größeren deutschen Städten zu finden sind.

Im Gegensatz zu früheren Behandlungsschemata ist heute die Anwendung von Abführmitteln nach einer Wurmkur nicht mehr zwingend. Es ist allerdings klug, die Patienten während der Wurmkur nach der Stuhlfrequenz zu befragen. Wenn Abführmittel indiziert sind, ist den schonenden natürlichen Füll- und Quellstoffen bzw. den salinischen Verfahren der Vorzug zu geben (s. S. 617).

Benzimidazole

Hierzu zählen neben Mebendazol auch Tiabendazol, Albendazol und Flubendazol. Die beiden letzteren sind weniger gut untersucht und in einigen Ländern in der klinischen Prüfung. Ihr Wirkungsmechanismus ist nicht vollständig geklärt. Man vermutet, daß die Substanzen in die Teilungsphase der Zellen eingreifen und die Mikrotubuli hemmen. Sie verhindern die Bindung von Colchicin an Mikrotubuli.

Im Folgenden werden Mebendazol und Tiabendazol vorgestellt. Nach bisherigen Erfahrungen stimmen die Indikationen und die unerwünschten Wirkungen für Albendazol und Flubendazol mit denjenigen von Mebendazol weitgehend überein.

[1] Herrn Prof. Dr. H. M. Seitz, Bonn, wird für kritisches Gegenlesen des Kapitels und für zahlreiche Anregungen herzlich gedankt.

Tabelle 32.37: Nematoden (Fadenwürmer)

Gattung/Art	Verbreitung	in Frage kommende Anthelminthika 1. Wahl	2. Wahl	Bemerkungen
Enterobius (Oxyuris) vermicularis (Madenwurm)	weltweit	Mebendazol[1] Pyrantel[3]	Piperazin[2] Tiabendazol[4]	Die Oxyuriasis (Enterobiasis) betrifft den Dickdarm. Die Madenwürmer haben keinen Zwischenwirt; die Infektion erfolgt durch anoorale Kontakte bzw. durch Autoinfektion von Mensch zu Mensch.
Ascaris lumbricoides (Spulwurm)	weltweit, vor allem in warmen Zonen	Mebendazol[1] Pyrantel[3]	Piperazin[2] Bephenium-naphthoate[7]	Die Ascariasis betrifft den Dünndarm; die Würmer können auch in die Leber eindringen. Die Infektion erfolgt vornehmlich durch Kopfdüngung von Gemüse und Salaten mit Fäkalien. Zwischenwirte sind nicht bekannt.
Toxocara canis T. cati (Hunde- bzw. Katzen-spulwurm)	weltweit (nur gelegentliche Erkrankungen!)	Tiabendazol[4]	Diethylcarbamazin[5]	Die Infektion der Menschen durch Faeces der betroffenen Tiere bzw. mit verunreinigtem Erdreich und Sand (Spielplätze!) ist selten. Die larvenhaltigen Eier werden oral aufgenommen. Larvae migrantes viscerales bzw. Larven in Leber und Lunge, selten in Auge und Gehirn. Die Therapie muß als unbefriedigend betrachtet werden.
Trichinella spiralis (Trichine)	weltweit, ausgenommen Australien	Tiabendazol[4]	Mebendazol[1]	Die Trichinose ist in Deutschland wie in anderen Ländern mit funktionierender Fleischbeschau sehr selten. Es gibt keinen Zwischenwirt. Die Erkrankung betrifft den Dünndarm, aus dem die Larven (Trichinen) ins Muskelfleisch auswandern. Die Infektion erfolgt meist durch den Genuß rohen (Wild-)Schweinefleischs; in letzter Zeit sind auch Epidemien aufgetreten, die von Pferdefleisch ausgegangen sind.
Trichuris trichiura (Peitschen-wurm)	weltweit, insbesondere in warmen Zonen	Mebendazol[1]	Tiabendazol[4]	Die Trichuriasis betrifft den Dickdarm. Die Würmer sind zuweilen die Ursache einer Appendicitis und, wenn sie auswandern, einer Peritonitis. Die Würmer haben keinen Zwischenwirt. Die Infektion erfolgt vornehmlich durch Kopfdüngung von Gemüsen und Salaten mit Fäkalien.
Necator americanus (Hakenwürmer) Ancylostoma duodenale	Tropen und Subtropen zwischen dem 40. nördl. und dem 30. südl. Breitengrad	Pyrantel[3] Mebendazol[8] Albendazol[6] Bephenium-naphthoate[7]	Tiabendazol[4]	Die Larven leben in feuchtem Erdreich und infizieren den Menschen perkutan (miners disease, tunnel disease); kein Zwischenwirt. Die Ancylostomiasis betrifft den Dünndarm; auf ihrem Weg dorthin passieren die Larven andere Organe, z.B. die Lunge.
Ancylostoma brasiliense Ancylostoma caninum		Tiabendazol[4]	Diethylcarbamazin[5]	Die Infektionen des Menschen erfolgen nur gelegentlich bei Kontakt mit Hunde- bzw. Katzenfaeces oder Erdreich, das damit verseucht ist (Badestrände!). Die Larven penetrieren die Haut: „Hautmaulwurf", Larvae migrantes cutaneae bei A. brasiliense bzw. Epidermislarven bei A. caninum.

Tabelle 32.37: Nematoden (Fadenwürmer) (Forts.)

Gattung/Art	Verbreitung	in Frage kommende Anthelminthika 1. Wahl	2. Wahl	Bemerkungen
Strongyloides stercoralis (Zwergfadenwurm)	Tropen und Subtropen; besonders verbreitet im Iran und in Äthiopien bzw. in Kolumbien und Peru	Tiabendazol[4]	Mebendazol[1]	Die Infektion erfolgt aus feuchtem Erdreich (Minen!) oder von Mensch zu Mensch; auch Autoinfektionen möglich. Kein Zwischenwirt. Die Strongylodiasis ist im Dünndarm lokalisiert; passager kann die Lunge betroffen sein.
Dracunculus medinensis (Medina-, Guinea-oder Drachenwurm)	Afrika und Asien; insbesondere Arabien, Irak bzw. Iran, Indien und Pakistan	Metronidazol[9] (s. S. 923)	Nimoratik[10] Tinidazol[11] Diethylcarbamazin[5]	Die Infektion erfolgt durch Trinken von Wasser, das den Zwischenwirt, einen Flohkrebs der Gattung Cyclops, enthält. Die Drakunkulose macht sich durch den Wurmbefall im Unterhautbindegewebe bemerkbar: zuweilen brechen die Würmer nach außen durch; dabei können sie von Erfahrenen sorgfältig, langsam herausgezogen werden (Aesculapstab!). Die Chemotherapie von Dracunculus ist als klinisch nicht gesichert zu betrachten.
Filarien – Wuchereria bancrofti – Brugia malayi	Tropen, Subtropen, Südostasien	Diethylcarbamazin[5]	Flubendazol[14] Ivermectin[13]	Zwischenwirt und Überträger sind Insekten, z. B. Culex, Anopheles. Die Filariose ist eine Erkrankung der Lymphknoten und Lymphgefäße, deren Verlegung als Spätfolge zur Elephantiasis führt (chirurgische Intervention!). Mikrofilarien sind im Blut nachweisbar.
Loa loa	West- und Zentralafrika	Diethylcarbamazin[5]	Flubendazol[13] Ivermectin[12]	Zwischenwirt und Überträger sind Fliegen der Gattung Chrysops (Blindbremsen). Die Loiasis betrifft die Unterhautbindegewebe (Kamerunbeule) und die der Augenbindehaut. Mikrofilarien sind im Blut nachweisbar.
Onchocerca volvulus	Afrika, Lateinamerika	Ivermectin[12]	Diethylcarbamazin[5] Flubendazol[13]	Zwischenwirt und Überträger sind Mücken (Kriebelmücken) der Gattung Simulium. Die Onchozerkose (Flußblindheit) betrifft das Unterhautbindegewebe; die Filarien können bis in die Augen vordringen.

[1] Vermox®; [2] Vanisil®, Vermizine®; [3] Helmex®; [4] Mintelzol®; [5] Hertrazan®; [6] Exkazole®; [7] Alcopar®; [8] Vermox® forte; [9] Arilin®, Clont®, Flagyl®; [10] Esclama®; [11] Simplotan®, Sorquetan®; [12] Mectizan®; [13] Flubenol® (Tierarzneimittel).

Tabelle 32.38: Cestoden (Bandwürmer)

Gattung/Art	Verbreitung	in Frage kommende Anthelminthika 1. Wahl	2. Wahl	Bemerkungen
Taenia solium (Schweinebandwurm)	weltweit	Niclosamid[4] Praziquantel[2,3]	Mebendazol[1]	Der Bandwurmbefall des Dünndarms wird Taeniasis genannt. Er ist vor allem dort verbreitet, wo es keine leistungsfähige Fleischbeschau gibt. Die Larven (Finnen) nisten sich beim Zwischenwirt (Schwein, Mensch) in der Muskulatur, in den Augen und im ZNS ein: Zystizerkose. Die Infektion erfolgt über den Genuß rohen Schweinefleisches.
Taenia saginata (Rinderbandwurm)	weltweit	Niclosamid[4] Praziquantel[2]	Mebendazol[1]	Der Zwischenwirt ist das Rind. Hinsichtlich Verbreitung, Infektion etc. s. Schweinebandwurm. Das Vorkommen einer Zystizerkose ist nicht gesichert.
Echinococcus granulosus (Hundebandwurm) E. multilocularis (Fuchsbandwurm)	weltweit	Mebendazol[1]	Albendazol[6] Flubendazol[7]	Der Mensch ist als Fehlzwischenwirt zu betrachten. Der Befall des Menschen wird Echinokokkose genannt. Die Larven (Finnen) bilden Zysten, die vor allem in der Leber, selten in anderen Organen wie Lunge oder ZNS angesiedelt sind. Die Infektion erfolgt durch die orale Aufnahme von Eiern, z.B. bei Kontakt mit Haustieren wie Hund und Katze, die auch die Überträger des Fuchsbandwurms sein können, und durch kontaminierte Nahrung.
Diphyllobothrium latum D. pacificum (Fischbandwürmer)	weltweit im Süßwasser	Niclosamid[4] Praziquantel[2,5]	–	Der Befall (Diphyllobothriasis) betrifft den Dünndarm. Als Zwischenwirte dienen Flohkrebse (z.B. Cyclops, Diaptomus) bzw. Süßwasserfische. Die Infektion erfolgt über den Genuß roher Fische.
Hymenolepis nana (Zwergbandwurm)	weltweit in warmen Zonen	Praziquantel[2]	Niclosamid[4]	Der Befall (Hymenolepiasis) betrifft den Dünndarm. Als Zwischenwirte können Insekten auftreten. Die Infektion erfolgt über kontaminierte Nahrung, von Mensch zu Mensch bzw. als anoorale Infektion.

[1] Vermox® forte; [2] bei Zystizerose; [3] Biltricide®, Cesol®, Cysticide®; [4] Niclocide®, Yomesan; [5] wirksam gegen Finnen (Syn. Zystizerken); [6] Valbazen®; [7] Flubenol® (Tierarzneimittel).

Tabelle 32.39: Trematoden (Saugwürmer, „Egel“)

Gattung/Art	Verbreitung	in Frage kommende Anthelminthika 1. Wahl	2. Wahl	Bemerkungen
Schistosoma haematobium (1)	warme Zonen: Arabien, Afrika u. Madagaskar u.a.	Praziquantel[1]	Metrifonat[2]	Bilharziose (Schistosomiasis). Die frei schwimmenden Larven (Zerkarien) durchdringen die Haut. Die geschlechtsreifen Würmer sitzen beim Menschen in den kleinen Venen der Pfortaderverzweigungen und in den kleinen Venen des kleinen Beckens, insbesondere der Blase. Zwischenwirt im Süßwasser: Schnecken, z. B. Bulinus, Biomphalasia, Oncomelania.
Sch. mansoni (2)	zusätzlich zu (1) Lateinamerika	Praziquantel[1]	Oxamniquin[3]	
Sch. japonicum (3)	Ostasien	Praziquantel[1]		
Sch. intercalatum (4)	Zaire, Gabun Kamerun	Praziquantel[1]		
Clonorchis sinensis (1)	Ostasien	Praziquantel[1]	-	Die Würmer (Leberegel) sitzen bevorzugt in den Gallengängen (Clonorchiasis). Als erster Zwischenwirt dienen Wasserschnecken, z. B. Parafossarulus, als zweiter verschiedene Süßwasserfische. Die Infektion erfolgt über den Genuß rohen Fischfleisches. Andere Spezies als (1) und (2) sind in Rußland und Osteuropa bekannt.
Opisthorchis viverrini (2)	wie (1), dort insbesondere in Thailand	Praziquantel[1]	-	
Paragonimus westermani	Ostasien	Praziquantel[1]		Erreger der Paragonimiasis. Die Lungenegel bilden Granulome; Befall auch anderer Organe. Zwischenwirte sind in Süßwasserschnecken (z. B. Semisulcospira) und Krabben (z. B. Potamon). In Afrika und Amerika sind weitere Spezies bekannt.
Fasciola hepatica	weltweit; in Europa, Cuba, Chile	Praziquantel[1]		Eier in den Faeces von Schafen; Zwischenwirt: Süßwasserschnecken. Infektionen des Menschen über Kresse und Salate.

[1] Biltricide®, Cesol®, Cysticide®; [2] Vermicid Bayer®; [3] Vanzil®.

Mebendazol

Mebendazol[1] (Methyl-benzoyl-1H-benzimidazol-2-yl)-carbamat wurde 1971 als Anthelminthikum zur Therapie befallener Menschen und Tiere eingeführt. Es ist gegen eine Reihe von Fadenwürmern und gegen Hunde- und Fuchsbandwurmlarven wirksam.

Mebendazol

[1] Vermox®

Pharmakodynamik

Die Wirkungsweise wird mit der Hemmung der Glucoseaufnahme in Verbindung gebracht, wobei unter anderem eine Verarmung der Parasiten an Glykogen erfolgen soll.

Pharmakokinetik

Mebendazol wird nur in geringem Umfang aus dem Magen-Darm-Trakt resorbiert. Deshalb sind die Plasmaspiegel niedrig. Bis zu 10 % einer Dosis können innerhalb von 48 Stunden im Urin wiedergefunden werden, der größte Teil in Form des decarboxylierten Metaboliten. Die geringen Mengen an resorbiertem Mebendazol werden über die Nieren ausgeschieden.

Indikationen und Dosierung

- **Fadenwürmer:** Mebendazol ist Mittel der 1. Wahl bei **Trichuriasis** (2 × 100 mg oral an 3 aufeinanderfolgenden Tagen).
- **Oxyuriasis:** 1 × 100 mg als einmalige Gabe; die Therapie muß nach 2 – 4 Wochen wiederholt werden.
- Bei **Ascariasis** und **Ancylostomiasis** wird wie bei der Trichuriasis dosiert.
- **Strongyloidiasis:** 200 – 300 mg 2 × täglich an 3 aufeinanderfolgenden Tagen; bei Kindern die Hälfte.
- **Bandwürmer:**
  - Neben der chirurgischen Behandlung ist bei der **Echinokokkose** Mebendazol Mittel der 1. Wahl. Es hat nur parasitostatische Wirkung. Einschleichende Dosierung bis zu 3 × 1,5 g täglich über 4 – 6 Wochen (bei Erwachsenen). Die Dosierungsanweisungen sind speziellen Informationen zu entnehmen.
  - Bei der **Trichinose** ist Mebendazol vielversprechend. Man verabreicht bis zu 1,5 g in 3 Einzeldosen über 14 Tage; auch hier ist die Dosierung einschleichend. Die endgültige Beurteilung der Stellung von Mebendazol bei dieser Indikation ist noch nicht möglich.
  - **Taeniasis:** 300 mg 2 × täglich an 3 aufeinanderfolgenden Tagen bei Erwachsenen. Bei Kindern reicht ein Drittel der Dosis. Untersuchungen über die Wirksamkeit bei niedrigeren Dosen sind im Gange.
- Für **Mischinfektionen** mit verschiedenen Würmern ist Mebendazol aufgrund seines breiten Wirkungsspektrums besonders geeignet.

Unerwünschte Wirkungen

Dank der geringen Resorptionsrate sind systemische toxische Wirkungen von Mebendazol bislang unbekannt geblieben. Es kann vorübergehend zu **Bauchschmerzen** und **Diarrhö** kommen, die bei massivem Wurmbefall jedoch mit der Reaktion des Organismus auf die Abtötung der Würmer in Zusammenhang gebracht werden.

Bei Patienten, die mit hohen Dosen von Mebendazol behandelt werden, kommt es zu **allergischen Reaktionen**, zu **Haarausfall** und **reversibler Neutropenie**.

Kontraindikationen

Da Mebendazol bei Ratten teratogen wirkt, gilt die **Schwangerschaft** als Kontraindikation. Außerdem ist anzumerken, daß über die Anwendung von Mebendazol bei **Kindern unter 2 Jahren** noch keine ausreichenden Erfahrungen vorliegen.

Tiabendazol

Tiabendazol[1], das in Deutschland als Humanarzneimittel nicht mehr zugelassen ist, ist ein substituiertes Benzimidazol mit vorwiegend nematozider Wirkung.

N N S N H

Tiabendazol

Pharmakodynamik

Sein **Wirkungsmechanismus** ist noch nicht aufgeklärt. Welche Rolle die Hemmung einer wurmspezifischen Fumaratreduktase für den Wirkungsmechanismus spielt, ist völlig offen. Tiabendazol wirkt vermizid.

Das **Wirkungsspektrum** reicht von *Enterobius (Oxyuris) vermicularis, Ascaris lumbricoides, Ancylostoma duodenale, Necator americanus, Strongyloides stercoralis, Dracunculus medinensis, Trichuris trichiura, Trichinella spiralis* bis zu den Larvenstadien von *Toxocara canis* und *T. cati, Ancylostoma brasiliense* und *A. caninum* sowie anderen, hier nicht erwähnten tierpathogenen Nematoden.

Pharmakokinetik

Tiabendazol wird aus dem Magen-Darm-Trakt rasch resorbiert. Das Maximum der Plasmakonzentration ist schon 1 Stunde nach der oralen Gabe erreicht. Die Ausscheidung erfolgt überwiegend über die Nieren als 5-Hydroxy-Tiabendazol bzw. dessen Konjugat mit Glucuronsäure und/oder Schwefelsäure.

Indikationen und Dosierung

Wegen seiner Nebenwirkungen (s.u.) ist Tiabendazol nur noch bei **Strongyloidiasis** indiziert. Dosierung: täglich 2 x 50 mg/kg Körpergewicht, nach den Mahlzeiten eingenommen. Die Maximaldosis, die am Tag nicht überschritten werden soll, ist 3 g. Behandlungsdauer 2 Tage.

Weitere Behandlungsversuche können bei **Larvae migrantes cutaneae et viscerales von Fadenwürmern** gemacht werden; Behandlungsdauer 2 Tage. Die Behandlung kann nach weiteren 2 Tagen wiederholt werden. Die kutanen Formen von Fadenwürmer können auch lokal behandelt werden.

Die Behandlungsdauer bei **Trichinose** beträgt 5 Tage. Muskeltrichinen werden wahrscheinlich mit Tiabendazol nicht erreicht. Eine Vorbehandlung der Patienten mit Glucocorticoiden, z.B. Dexamethason, 2–4 mg 2 × täglich ist zu empfehlen, um die entzündlich-allergischen Reaktionen, die durch die absterbenden Parasiten

[1] Mintecol® (USA)

verursacht werden, unter Kontrolle zu halten. Tiabendazol hat im Tierversuch bis zu einem gewissen Grade selbst entzündungshemmende und fiebersenkende bzw. analgetische Wirkung.

Tiabendazol gilt als Mittel der 2. Wahl bei **Trichuriasis**; auch hier ist die Erfolgsrate noch nicht überzeugend, jedoch ist Tiabendazol die einzige Ausweichmöglichkeit, wenn Mebendazol nicht eingesetzt werden kann.

Ancylostomiasis, Oxyuriasis und Ascariasis: Bei der Oxyuriasis ist eine eintägige Behandlung ausreichend, die allerdings nach 14 Tagen zum Ausschluß einer Reinfektion wiederholt werden muß.

Tiabendazol kann bei **Drakunkulose** als Mittel der 2. Wahl nach Metronidazol (s. S. 923) angesehen werden. Hier ist die chemotherapeutische Behandlung als Begleitbehandlung anzusehen, Priorität hat die Wurmextraktion, die sich über mehrere Tage erstreckt und mit Geschick und Umsicht betrieben werden muß: Die einheimischen Ärzte ziehen den Wurm mit großer Geschicklichkeit durch Aufwickeln auf Holzstäbchen unversehrt aus der Haut. Reißt er ab, sind gefährliche lokale Entzündungen die Folge. Als Alternative zur Extraktion ist die Schnittextraktion unter Lokalanästhesie zu betrachten, wobei der „Maulwurfgang“ in Haut und Unterhaut vollständig gespalten werden muß.

Tiabendazol ist auch bei **Mischinfektionen** mit verschiedenen **Fadenwürmern** indiziert.

Unerwünschte Wirkungen

Häufige unerwünschte Wirkungen sind **Appetitlosigkeit**, **Schwindel**, **Übelkeit** und **Erbrechen**. Weniger häufig sind **Diarrhöen**, **Oberbauchschmerzen**, **Müdigkeit** und **Kopfschmerzen**, noch seltener, aber schwerwiegender sind **optische** und **akustische Störungen** wie Tinnitus oder Gelbsehen, **Hyperglykämie**, **Blutdruckabfall** und **Abnahme der Pulsfrequenz** sowie **Enuresis nocturna**. Vorübergehend kann die Leberfunktion gestört sein (Austritt zellulärer Enzyme in das Blutplasma). Unerwünschte Wirkungen, die mit dem Parasitenbefall bzw. der Abtötung der Parasiten in Zusammenhang gebracht werden, sind **Fieber**, **Hauterythem** und **Conjunctivitis**, **angioneurotisches Ödem**, **Juckreiz** und **Lymphadenopathie**. In seltenen Fällen ist eine **Leukopenie** beobachtet worden. Im Urin, der einen merkwürdigen Geruch wie nach Spargelgenuß annimmt, werden Kristalle beobachtet, jedoch keine Erythrocyten.

Kontraindikationen

Aus den unerwünschten Wirkungen wurden bisher keine Kontraindikationen abgeleitet außer der Empfehlung, die Patienten auf die **Einschränkung ihrer Wachheit** und Fähigkeit, komplizierte Maschinen – wie Automobile – führen zu können, hinzuweisen. **Patienten mit eingeschränkter Leberfunktion** müssen besonders sorgfältig beobachtet werden.

Bephenium

Bephenium embonat: Frantin®
Bepheniumhydroxynaphthoat: z. B. Alcopar®, Acorol®, Befenal®, Nemacil®, Nemex

Bepheniumembonat: Frantin®
Bepheniumhydroxynaphthoat: z. B. Alcopar®, Acorol®, Befenal®

Als **Wirkungsmechanismus** von Bephenium wird eine nicotinähnliche Erregung muskulärer Strukturen vermutet, die dann in eine Lähmung übergeht. Bei dem beschriebenen Wirkungsmechanismus verwundert es nicht, daß bei Mensch und Säugetier auch die parasympathischen Ganglien betroffen sein können.

Bephenium wird als quaternäres Ammonium aus dem Magen-Darm-Trakt schlecht resorbiert.

Es gilt als **Mittel der zweiten Wahl bei Ascariasis und Hakenwurminfektionen.**

Unter den **unerwünschten Wirkungen** stehen Schwindel und Erbrechen, Diarrhö sowie Koliken im Vordergrund.

Diethylcarbamazin

Diethylcarbamazin[1] (Diethylcarbamyl-4-methylpiperazin, DEC) wurde während des Zweiten Weltkriegs erstmals angewendet, als bei den US-Streitkräften im Pazifik gehäuft Fadenwurminfektionen auftraten.

Diethylcarbamazin

Pharmakodynamik

Wirkungsmechanismus von DEC soll zum einen die Immobilisation der Würmer durch Hemmung ihrer Muskelaktivität sein, dadurch werden die Würmer veranlaßt, ihren normalen Aufenthaltsort zu verlassen, zum anderen soll DEC die Oberfläche der Würmer so beeinflussen, daß die natürlichen, unspezifischen Abwehrmechanismen des Organismus (Phagocytose) leichter greifen.

Sein **Wirkungsspektrum** umfaßt die menschenpathogenen (vgl. Tab. 32.37) sowie die tierpathogenen

[1] Hetrazan®

Filarien. Zumeist, vor allem bei Onchocerca volvulus, sind nur die Mikrofilarien empfindlich. Außerdem wirkt DEC gegen Ascariden sowie die Larvenstadien von *Toxocara canis* und *Toxocara cati*, *Ancylostoma brasiliense* und *A. caninum*.

Pharmakokinetik

DEC wird aus dem Gastrointestinaltrakt rasch resorbiert. Das Maximum der Plasmakonzentration ist nach einer einmaligen Dosis von 200–400 mg innerhalb von 1–2 Stunden erreicht. Nach einer Dosis von 200 mg beträgt die Plasmahalbwertszeit 8 Stunden, nach Vervierfachung der Dosis steigt sie auf 12 Stunden an. DEC hat Zugang zu fast allen Körperkompartimenten, am wenigsten allerdings zum Fettgewebe. Es wird nahezu vollständig metabolisiert. Die Ausscheidung erfolgt über die Nieren, zu mehr als 70 % in Form von Metaboliten. Es besteht nur wenig Kumulationsneigung.

Indikationen und Dosierung

DEC gilt **als Mittel der 1. Wahl bei Wuchereria bancrofti bzw. Brugia malayi und Loa loa**. Bei allen Filariosen tötet DEC nur die Mikrofilarien. Die Mikrofilarien von *Wuchereria bancrofti* können allerdings in einer Hydrozele die Therapie überleben. Deshalb muß die Therapie gegebenenfalls wiederholt werden. Die adulten Würmer von Loa loa werden zwar geschädigt, aber bei der Therapie wahrscheinlich nicht alle getötet.

Dosierung: 2–3 mg/kg KG bis zu 3 × täglich nach den Mahlzeiten. Behandlungsdauer: 10–30 Tage (je nach Therapieerfolg).

Auch bei **Onchocerca volvulus** erreicht die Therapie lediglich die Mikrofilarien. Die weiblichen Formen der ausgewachsenen Würmer, die in Knoten – vor allem in der Subkutis – vorkommen, werden nicht abgetötet. An die Therapie mit DEC muß eine Kur mit Suramin[1] (vgl. S. 923) angeschlossen werden: 100–200 mg Suramin werden als Testdosis intravenös gegeben, danach 1 g Suramin i.v. 1 × wöchentlich für 5 Wochen. Neben den toxischen Wirkungen von Suramin (vgl. S. 923) ist mit den üblichen toxinbedingten Reaktionen durch das Abtöten der reifen Würmer zu rechnen. Die Anwendung von Suramin wird heute wegen der Nebenwirkungen (Nierenschäden) mit großer Zurückhaltung empfohlen. Sie gehört jedenfalls nur in die Hand eines erfahrenen Arztes. Zur Minderung der toxinbedingten Reaktionen können die Patienten mit Glucocorticoiden, beispielsweise mit Dexamethason, 2–4 mg 2 × täglich, vorbehandelt werden. Gegenwärtig sind Untersuchungen im Gange mit dem Ziel, das toxische Suramin durch Mebendazol oder andere Anthelminthika zu ersetzen.

[1] Germanin®

Unerwünschte Wirkungen

Die unerwünschten Wirkungen sind zwar häufig, aber meist nur initial und in der Regel erträglich. Es kommt zu **Übelkeit**, **Erbrechen**, **Kopfschmerzen**, **Schwindel** sowie **allergischen Reaktionen**. Viele der aufgeführten Wirkungen lassen sich mit der Abtötung der Würmer in situ in Verbindung bringen.

Kontraindikationen

Vorsicht ist bei **Epileptikern** und **Patienten mit eingeschränkter Nierenfunktion** geboten. Ausgesprochene Kontraindikationen von Diethylcarbamazin sind nicht bekannt.

Ivermectin

Ivermectin[2] (Abb. 32.75) gehört zu den Avermectinen, makrocyclischen Laktonen aus *Streptomyces avermitilis*, die in der Natur als 2-Desoxyzucker-Glykoside vorkommen und im Land- und Gartenbau als Pestizide sowie in der Veterinärmedizin als Parasitenmittel seit Jahren angewendet werden.

Pharmakodynamik

Die Abtötung der Würmer beruht wahrscheinlich auf einer Hemmung der neuromuskulären Erregung, die in einer Lähmung resultiert. Ivermectin setzt entweder präsynaptisch GABA frei oder wirkt selbst GABAerg. In der Literatur wird außerdem eine Interaktion von Ivermectin mit dem GABA-Rezeptor-Cl^--Kanal-Komplex bzw. mit dem Cl^--Ionen-Flux diskutiert. Ähnliche Wirkungen lassen sich auch bei Vertebraten nachweisen.

Indikationen und Dosierung

In der Humanmedizin hat sich Ivermectin als Mittel der Wahl bei **Onchozerkose** erwiesen, obgleich es nur die Mikrofiliarien und nicht die ausgereiften Würmer erreicht. Zwar wird keine Heilung erzielt, die Krankheit kann jedoch mit einer Einzeldosis von 0,2 mg/kg in Abständen von 6–12 Monaten unter Kontrolle gehalten werden.

Unerwünschte Wirkungen

Da Ivermectin nur 1- oder 2mal jährlich in niedriger Dosis angewendet wird, sind unerwünschte Wirkungen, wie sie aufgrund von Überdosierungen erwartet werden könnten, so gut wie ausgeschlossen. Dementsprechend zeichnet sich Ivermectin durch seine gute Verträglichkeit aus. Dies hat dazu geführt, daß bei Onchozerkose Ivermectin gegenwärtig ohne Konkurrenz ist.

[2] in der Bundesrepublik nicht registriert; USA: Mectizan®

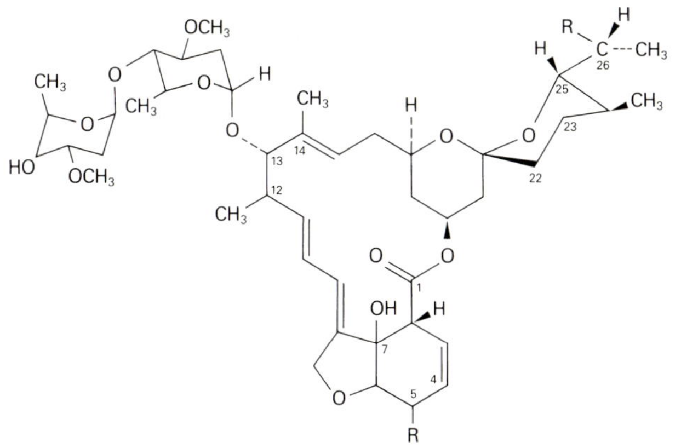

Abb. 32.75 Ivermectin und Abamectin aus Streptomyces avermitilis (nach W. C. Campbell, Ed.: Ivermectin and Abamectin; Springer; New York, Berlin, Heidelberg, London, Paris, Tokyo 1989).

INN	Bestandteile	R_5	R_{26}	$-C_{22}-C_{23}$
Ivermectin	Komponente B_{1a} (80 %)	– OH	$-C_2H_5$	$-CH_2-CH_2-$
(Anthelminthikum)	Komponente B_{1b} (20 %)	– OH	$-CH_2$	$-CH_2-CH_2-$
Abamectin	Komponente B_{1a} (80 %)	– H	$-C_2H_5$	$-CH=CH-$
(Pestizid)	Komponente B_{1b} (20 %)	– H	$-CH_3$	$-CH=CH-$

Anders liegen die Dinge bei der Herstellung der Avermectine bzw. der Anwendung in der Landwirtschaft. Hier ist die hochgradige Exposition der Betroffenen zu berücksichtigen. Nur durch besondere Schutzmaßnahmen in den Produktionsstätten bzw. bei der Ausbringung der Pestizide können sie sich vor unerwünschten Wirkungen schützen: Entsprechend der Wirkung hoher Dosen bei Vertebraten ist mit Sedation (eingeschränkte Fahrtüchtigkeit) zu rechnen.

Avermectine zeigen weder Mutagenität noch Cancerogenität. In hohen Dosen, die auch maternotoxisch wirkten, ergaben sich bei Kaninchen fetotoxische Wirkungen (Gaumenspalten, Pfotenmißbildungen).

Metrifonat

Metrifonat[1] ist in der Bundesrepublik nicht registriert; es wurde zur Behandlung von *Schistosoma haematobium* in Nord- und Ostafrika eingesetzt.

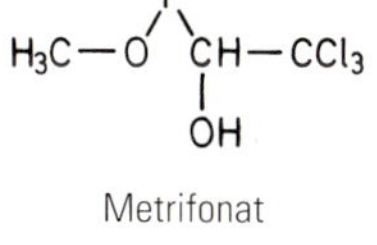

Metrifonat

Pharmakodynamik

Viele Autoren sehen die Hemmung der Cholinesterase als Wirkungsmechanismus von Metrifonat.

Pharmakokinetik

Metrifonat wird gut resorbiert und im Organismus weitgehend metabolisiert. Dabei entsteht 2,2-Dichlorvinyl-dimethylphosphat (Dichlorvos, DDVP), ein Cholinesterase-Inhibitor, der als Insektizid bei uns bekannt ist (vgl. S. 1059f.). Nach einer mittleren Dosis von 10 mg (≅ 0,03 Mmol) pro kg KG finden sich im Plasma 0,3 µmol/l. Die Konzentration des unveränderten Metrifonats ist 100mal höher. Dichlorvos wird im Plasma sowohl des Menschen als auch von *S. haematobium* rasch abgebaut. Trotzdem wird nach Gabe von Metrifonat eine rasche und nahezu vollständige Hemmung der Plasmacholinesterase-Aktivität beobachtet. Die Aktivität der Plasmacholinesterase erholt sich innerhalb weniger Wochen.

Indikationen und Dosierung

Therapie von Infektionen mit S. haematobium: Die spezifische Wirkung von Metrifonat mag darauf zurückzuführen sein, daß dieser Wurm sich vor allem im Gefäßplexus der Harnblase aufhält. Dosierung: 5 bis 15 mg/kg Körpergewicht an 3 aufeinanderfolgenden Tagen mit Wiederholung der Therapie nach 2 Wochen.

Zur **Prophylaxe** bei Besuch von *S. haematobium*-gefährdeten Gebieten werden 7,5 mg pro kg Körpergewicht einmal in Abständen von 4 Wochen empfohlen.

Unerwünschte Wirkungen

Trotz der Hemmung der Plasmacholinesterase gibt es keine wesentlichen unerwünschten Wirkungen außer

[1] Dipterex®, Dylox®

Schwindel und **Übelkeit**, bei höheren Dosen **kolikartige Beschwerden**.

Interaktionen

Wechselwirkungen mit **neuromuskulär angreifenden Stoffen** müssen beachtet werden (s. S. 160). Außerdem ist Vorsicht bei Menschen geboten, die beruflich mit **organischen Phosphorsäureestern** in Berührung kommen, die als Hemmstoffe der Plasmacholinesterase wirken.

Niclosamid

Niclosamid[1] (N-[2´Chlor-4´-Nitrophenyl]-5-Chlorsalicylamid) wurde 1960 eingeführt.

Cl, Cl, CO–NH, NO_2, OH

Niclosamid

Pharmakodynamik

Der **Wirkungsmechanismus** wird als vermizid beschrieben. Niclosamid soll die Glucoseaufnahme sowie die anaerobe Glykolyse der Würmer hemmen. Dadurch sind die Würmer nicht mehr vor den im Darm vorhandenen Proteasen geschützt und werden wenigstens zum Teil durch sie verdaut.

Wirkungsspektrum: Niclosamid gilt vor allem bei Bandwürmern als wirksam, z.B. bei *T. saginata*, *T. solium*, *Hymenolepis nana*, *Diphyllobotrium latum* und einigen in Tab. 32.38 nicht aufgeführten tierpathogenen Bandwürmern.

Pharmakokinetik

Niclosamid wird aus dem Gastrointestinaltrakt nur in ganz geringem Umfang resorbiert.

Indikationen und Dosierung

Niclosamid gilt als Anthelminthikum der 1. Wahl bei **Taeniasis** und **Diphyllobothriasis.** Die Zukunft wird lehren, ob Praziquantel (vgl. S. 935) sich dem Niclosamid überlegen zeigt. Anzumerken ist, daß bei **Taenia solium** die Gefahr der **Zystizerkose** besteht. Deshalb gilt unter dieser Indikation Praziquantel (vgl. S. 936) als das Mittel der Wahl.

Dosierung: bei Erwachsenen und Kindern > 6 Jahren 2 g/Tag, bei Kindern zwischen 2 und 6 Jahren 1 g/Tag und bei Kindern < 2 Jahren 0,5 g/Tag. Nach laxierender Behandlung wird die gesamte Dosis nach dem Frühstück eingenommen.

Beim **Zwergbandwurm** ***(Hymenolepis nana)*** wird ebenfalls Praziquantel Niclosamid vorgezogen. Wenn Niclosamid als Mittel der 2. Wahl angewendet wird, muß eine 7tägige Behandlung mit der vollen Tagesdosis am 1. Tag (vgl. Anwendung bei Taeniasis) und der halben Tagesdosis an den folgenden 6 Tagen durchgeführt werden.

Unerwünschte Wirkungen

Dank der geringen Resorbierbarkeit sind die unerwünschten Wirkungen nicht systemisch bedingt. In seltenen Fällen kommt es zu **vorübergehender Übelkeit** und **Abdominalschmerzen**, die mit der vermiziden Wirkung in Zusammenhang gebracht werden können.

Kontraindikationen

Es bestehen keine Kontraindikationen, auch nicht für Schwangere, wenngleich hier die Indikation zur Anwendung von Arzneistoffen prinzipiell besonders sorgfältig gestellt werden muß.

Oxamniquin

Oxamniquin[2], das in der Bundesrepublik nicht registriert ist und vor allem in Südamerika verwendet wird, ist ein Metabolit von 2-Aminomethyltetrahydrochinolin-Verbindungen, die ausgesprochene schistosomizide Wirkung gezeigt haben.

HOH_2C, O_2N, N, H, $CH_2NHCH(CH_3)_2$

Oxamniquin

Pharmakodynamik

Der Wirkungsmechanismus ist nicht bekannt. Man schreibt Oxamniquin eine anticholinerge Wirkung zu; die Acetylcholinesterase-Aktivität wird nicht beeinflußt.

Pharmakokinetik

Oxamniquin wird gut resorbiert; die maximale Konzentration im Plasma ist 2–3 Stunden nach der oralen Gabe erreicht. Oxamniquin wird vornehmlich über die Niere ausgeschieden; mehr als zwei Drittel davon erscheinen als das 6-Carboxylderivat, während das 2-Carboxylderivat nur in Spuren im Urin nachzuweisen ist. Das 6-Carboxylderivat wird schon während der Resorption im Mucosaepithel des Darmes gebildet; es hat keine schistosomizidale Wirkung.

[1] Yomesan®

[2] Vansil®

Indikationen und Dosierung

Oxamniquin wird oral eingenommen. Die Dosierungsrichtlinien sind im Einzelfall an Ort und Stelle zu erfragen, da die Dosierung von der Empfindlichkeit der lokalen Erreger abhängt. Seine therapeutische Wirksamkeit ist vor allem bei Befall mit ***Schistosoma mansoni*** erwiesen. Dagegen ist es gegen *S. haematobium* und *S. japonicum* wirkungslos. In der Regel wird es **mit Metrifonat kombiniert**, wenn der gemischte Befall mit ***S. mansoni*** und ***S. haematobium*** therapiert werden muß. Unter dieser Indikation sind die genannten Stoffe Anthelminthika der 2. Wahl nach Praziquantel.

Unerwünschte Wirkungen

Im Vordergrund stehen **zentralnervöse Störungen** bis zur Auslösung von Krämpfen bei Patienten mit epileptischer Anamnese. Die Beeinträchtigung der Leberfunktion soll bei Oxamniquin keine große Rolle spielen; die Erhöhung der Transaminasewerte im Plasma soll nur passager sein. Der Urin wird während der Therapie orangerot gefärbt. Abgestorbene Würmer können **allergische und/oder toxische Reaktionen** auslösen.

Kontraindikationen

Oxamniquin trägt am Chinolin-Ring eine Nitrogruppe, die Anlaß zu Vorsicht bei Patienten mit genetisch determiniertem **Glucose-6-phosphat-Dehydrogenase-Mangel** gibt. Allerdings ist anzumerken, daß in der Literatur bislang noch keine Zwischenfälle, beispielsweise mit intravasaler Hämolyse, bekannt geworden sind.

Piperazin

Piperazin[1] wurde 1949 eingeführt und spielt heute nur noch als Anthelminthikum 2. Wahl bei der Therapie von Fadenwurmbefall eine Rolle. Seine Wirkung ist für Ascariden und für *Enterobius (Oxyuris) vermicularis* nachgewiesen.

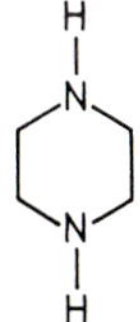

Piperazin

Pharmakodynamik

Durch Piperazin werden Ascariden im Darm gelähmt und durch die Propulsion der Peristaltik nach außen befördert. Piperazin blockiert die durch Acetylcholin vermittelte Erregungsübertragung auf die Muskulatur der Ascariden. Man nimmt an, daß es die Permeabilität der Muskelmembran für Ionen verändert. Piperazin verursacht eine Hyperpolarisation und blockiert auf diese Weise die Erregungsübertragung. Einzelheiten über die Angriffspunkte von Piperazin an verschiedenen Ionenkanälen sind nicht bekannt.

Pharmakokinetik

Piperazin wird aus dem Magen-Darm-Trakt **nahezu vollständig resorbiert**. Die **Ausscheidung** erfolgt **vornehmlich über den Urin**.

Indikationen und Dosierung

Zur Behandlung der **Ascariasis** werden 75 mg/kg an 2 aufeinanderfolgenden Tagen in einer einzigen Dosis, maximal 3,5 g, verabfolgt. Diese Dosierung gilt auch für Kinder.

Bei der **Oxyuriasis** werden 65 mg/kg, jedoch nicht mehr als insgesamt 2,5 g an 2 aufeinanderfolgenden Tagen verabreicht. Bei Oxyuriasis muß 2 Wochen nach der ersten Therapiephase eine zweite Phase angeschlossen werden, um die erneute Einnistung der Würmer im Darm durch Selbstinfektion auszuschließen.

Die Mittel der 1. Wahl sowohl bei Ascariasis wie bei Oxyuriasis sind Mebendazol und Pyrantel (s. S. 930 und 936).

Praziquantel

Praziquantel[2] ist ein Pyrazinoisochinolin-Derivat, das 1972 eingeführt worden ist. In der Zwischenzeit hat es einen wahren Siegeszug bei der Behandlung des Saugwurmbefalls angetreten.

Praziquantel

Pharmakodynamik

Der **Wirkungsmechanismus** wird als vermizid bezeichnet. Praziquantel hat eine depolarisierende Wirkung an der motorischen Endplatte, die Würmer sterben in spastischer Lähmung der Muskulatur ab und verlieren ihren Halt. So werden *Schistosoma mansoni* und *S. japonicum* aus den Mesenterialvenen in die Lebervenen ausgetrieben. Bei den Bandwürmern erfolgt nach ihrer Läh-

[1] Vermizine®

[2] Biltricide®, Cesol®, Cysticide®

mung offensichtlich die propulsive Expellation mit dem Stuhl. Außerdem kommt es im Tegument zu Schädigungen (Vacuolisierungen). Störungen der Permeabilität werden mit einer Verarmung der Würmer an Glucose in Zusammenhang gebracht.

Das **Wirkungsspektrum** von Praziquantel erfaßt *Schistosoma haematobium, S. mansoni, S. japonicum, S. intercalatum; Clonorchis sinensis, Opisthorchis viverrini; Paragonimus westermani* sowie einige nicht aufgeführte tierpathogene Saugwürmer. Bei den Bandwürmern ist es vor allem bei *Taenia saginata, T. solium* – einschließlich der Komplikationen der Zystizerkose –, *Hymenolepis nana, Diphyllobothrium latum, D. pacificum* sowie einigen tierpathogenen Spezies wirksam.

Pharmakokinetik

Praziquantel wird oral eingenommen und prompt resorbiert; die maximale Plasmakonzentration ist 1 bis 2 Stunden nach der oralen Gabe erreicht. Die Plasmahalbwertszeit beträgt 1,5 Stunden; das schnelle Verschwinden ist durch die Hydroxylierung und Konjugation von Praziquantel bedingt. Im Urin sind nur Spuren des nicht metabolisierten Praziquantels nachweisbar. Die Ausscheidung erfolgt vorzugsweise über die Nieren. Nach einer einmaligen Dosis von Praziquantel werden innerhalb von 4 Tagen 80 % wieder ausgeschieden. Der ganz überwiegende Teil davon, nämlich 90 %, entfällt auf die ersten 24 Stunden.

Indikationen und Dosierung

Indikationen sind **Schistosomiasis** und die **Infektion mit einigen Taenien** (s. Wirkungsspektrum). Die Dosierung erfolgt in Abhängigkeit von der Art des Wurmes, in Dosen von 10–60 mg pro kg Körpergewicht, 1–3 × täglich. Die **Zystizerkose** bei **Taeniasis** ist auch nach der Einführung von Praziquantel ein Problem. Klinische Untersuchungen über die Wirksamkeit hoher Dosen über längere Zeit sind noch nicht abgeschlossen.

Unerwünschte Wirkungen

Praziquantel ist erfreulicherweise wenig toxisch. Außer gelegentlichen **Bauchschmerzen, Kopfschmerzen** und **Schwindel** unmittelbar nach der Einnahme – bei hohen Dosen mehr als bei geringerer Dosierung – treten keine wesentlichen Beeinträchtigungen auf. Angesichts eines „First pass"-Effektes bei Leberpassage bzw. der hohen Ausscheidungsrate über die Nieren ist bei Funktionseinschränkung dieser Organe strenge Überwachung der Therapie indiziert.

Kontraindikationen

Die intensive Untersuchung von Praziquantel auf Mutagenität, Teratogenität und Carcinogenese war im Tierversuch negativ; trotzdem sollte in der **Schwangerschaft, vor allem im ersten Trimenon**, Zurückhaltung bei der Anwendung geübt werden. Da Praziquantel in die Muttermilch übertritt, soll der Säugling einer behandlungsbedürftigen Mutter während der Behandlung anderweitig ernährt werden.

Pyrantel-Embonat

Pyrantel[1], das als Tierarzneimittel eingeführt wurde, gilt gegenwärtig als Mittel der 2. Wahl bei **Fadenwurmerkrankungen** (Ascariasis, Oxyuriasis und Ancylostomiasis). Als Mittel der 1. Wahl gelten hier Benzinidazole. In der Zwischenzeit ist ein m-Oxyphenol-Analogon von Pyrantel (Oxantel-Embonat) in der klinischen Prüfung, dessen Wirksamkeit bei einer Reihe von Fadenwurmerkrankungen sehr vielversprechend ist; es wird in den USA für die Einmalbehandlung der Trichuriasis verwendet.

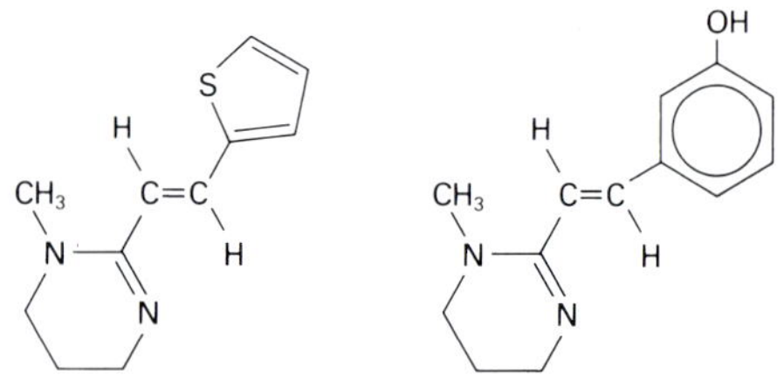

Pyrantel-Embonat

Oxantel-Embonat

Pharmakodynamik

Der **Wirkungsmechanismus** wird mit einer depolarisierenden Wirkung auf die Wurmmuskulatur erklärt, die zu einer spastischen Lähmung führt. Die Würmer werden nicht abgetötet, sondern lebend ausgeschieden. Piperazin, das zu einer Hyperpolarisation und Lähmung führt, ist in vitro am Wurmpräparat ein Antagonist von Pyrantel.

Das **Wirkungsspektrum** erstreckt sich auf *Enterobius (Oxyuris) vermicularis, Ascaris lumbricoides, Ancylostoma duodenale, Necator americanus* und einige andere, hier nicht erwähnte tierpathogene Fadenwürmer.

Pharmakokinetik

Pyrantel wird aus dem Magen-Darm-Trakt nur in geringen Mengen resorbiert; die Resorptionsquote wird mit weniger als 10 % angegeben. Pyrantel wird vornehmlich über die Nieren sowohl als unverändertes Pyrantel wie als Metabolite ausgeschieden.

Indikationen und Dosierung

S. Wirkungsspektrum. In der Regel reicht eine einmalige Dosierung von 10 mg Pyrantel-Base/kg Körpergewicht. Die maximal verabfolgte Dosis soll 1 g nicht überstei-

[1] Helmex®

gen. Bei **Oxyuriasis** ist nach 14 Tagen eine Wiederholung der Therapie indiziert, damit einer möglichen Reinfektion vorgebeugt werden kann. Bei **schwerer Ancylostomiasis** wird eine dreitägige Behandlung mit derselben Dosis, die oben erwähnt ist, empfohlen.

Unerwünschte Wirkungen

Auch Pyrantel ist bemerkenswert gut verträglich. Lediglich vorübergehende **Beschwerden im Magen-Darm-Trakt** sowie **Schwindel** und **Kopfschmerzen** sind beobachtet worden. Fieber kann als **Arzneimittelfieber** gedeutet werden. Es wäre auch möglich, daß Wurmtoxine im Spiel sind.

Kontraindikationen

Da Pyrantel weder bei **Schwangeren** noch bei **Kindern < 2 Jahren** geprüft ist, wird die Anwendung bei diesen Patientengruppen nicht empfohlen.

32.20 Desinfektion

H.-G. Sonntag

Ab heute, dem 15. Mai 1847, ist jeder Arzt oder Student, der vom Sezierraum kommt, verpflichtet, vor dem Betreten der Säle der Gebärklinik seine Hände in einem vor dem Eingang angebrachten Becken mit Chlorwasser ordentlich zu waschen. Diese Verfügung gilt für alle. Ohne Ausnahme.

I. P. Semmelweis

32.20.1 Definitionen

Die **Desinfektion**, d. h. Maßnahmen zur Verhütung der Übertragung von Infektionskrankheiten, hat erst durch die Entdeckung der Infektionserreger Mitte bis Ende des 19. Jahrhundert eine wissenschaftlich begründete Definition erhalten. Diese legte fest, daß mit der Desinfektion eine Entfernung oder Abtötung krankmachender Keime erreicht werden sollte. Heute wird für eine regelrechte Desinfektionsmaßnahme gefordert, auf dem zu desinfizierenden Objekt die Keimzahl in dem Maße zu reduzieren, daß von dort keine Infektion mehr ausgehen kann. Mit dieser Definition ist einerseits dem häufig nicht zu erbringenden Nachweis der Pathogenität des Infektionserregers und andererseits der quantitativen Reduktionsrate (Reduktion ≥ log 5,0) Rechnung getragen worden.

Von der Desinfektion ist die **Antisepsis** abzugrenzen. Sie umfaßt antimikrobielle Maßnahmen am Ausgangsort bzw. an der Eintrittspforte einer möglichen Infektion mit dem Ziel, einer unerwünschten Kolonisation oder Infektion vorzubeugen bzw. diese zu behandeln, unabhängig vom Funktionszustand der Mikroorganismen. Damit ist jede Anwendung mikrobiell wirksamer Präparate auf der intakten Körperoberfläche vor diagnostischen oder therapeutischen Eingriffen, ebenso die auf Wunden oder auf eröffneten Arealen, z.B. bei der Peritonealspülung, der Antiseptik zuzuordnen.

32.20.2 Verfahren der Desinfektion

Desinfektion läßt sich durch physikalische oder chemische Desinfektionsverfahren erreichen. Bei der physikalischen Desinfektion stehen die feuchte Hitze (Abb. 32.76), die trockene Hitze, Strahlen sowie mechanische Verfahren, bei der chemischen Desinfektion die chemischen Desinfektionsmittel im Vordergrund.

Physikalische Desinfektionsverfahren

Der Einsatz von Desinfektionsverfahren hat sich an der Resistenz der Infektionserreger und der infektiösen Partikel (Viren) zu orientieren. Tab. 32.40 zeigt das Verhalten von ausgewählten Infektionserregern, Viren und Sporen bei Einwirkung von feuchter Hitze bei unterschiedlichen Temperaturen und Einwirkzeiten. Die dort aufgeführten physikalischen Desinfektionsverfahren bei den Resistenzstufen I bis IV finden auch heute noch eine regelrechte Anwendung. Bei den Stufen V und VI handelt es sich um Sterilisationsverfahren.

Verbrennen, Ausglühen, Abflammen

Diese Verfahren werden ausschließlich in mikrobiologischen Laboratorien angewendet, um unerwünschte Keimübertragungen zu verhindern. Die Methoden sind in ihrer Wirkung unsicher.

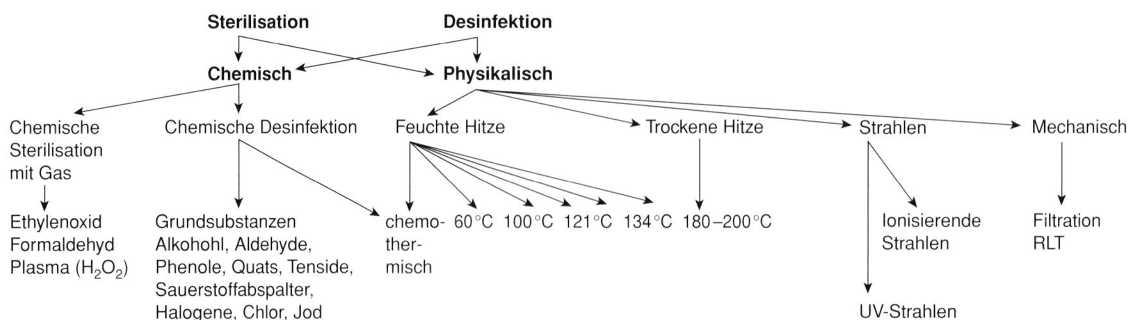

Abb. 32.76 Entkeimungsverfahren.

Filtration

Mit keimdichten Filtern (< 0,2 µm) ist es möglich, Mikroorganismen aus Flüssigkeiten abzutrennen. Diese Methode wird für die Herstellung keimfreier Arzneimittel oder Impfstoffe verwendet, wobei beachtet werden muß, daß Viren die üblichen bakteriendichten Filter passieren.

Luftfilter werden bei Klimaanlagen, z.B. für Operationssäle, Intensivstationen, unter anderem zur Rückhaltung von Mikroorganismen eingesetzt. Durch Schwebstoffilter können bis zu 99,997 % der Luftkeime (z.B. 10^5 Keime/m^3 Luft) zurückgehalten werden. Filtermaterialien sind unter anderem gesinterte Glas-Kolloid-Membranen, Porzellan, Keramik oder Kiesel mit unterschiedlich großen Porenweiten.

Auskochen

Kochendes Wasser tötet die meisten vegetativen Krankheitserreger in ca. 3–5 Minuten ab, wenn die Keime nicht durch Schleim, Protein oder Luft geschützt sind. Bei der Anwendung dieses Verfahrens schreibt das frühere Bundesgesundheitsamt einen Zusatz von 0,5 % Soda sowie eine Mindesteinwirkzeit von 15 Minuten vor.

Strömender Dampf

Der Vorteil gegenüber kochendem Wasser besteht darin, daß der Dampf besser in das Desinfektionsgut eindringen kann. Durch das Vakuum-Dampf-Vakuum-Verfahren läßt sich die Sicherheit dieses Verfahrens weiter erhöhen und die Desinfektionszeit verkürzen.

Pasteurisieren

Es handelt sich um eine Teildesinfektion, die durch ein unterschiedlich langes Erhitzen von Flüssigkeiten auf verschiedenen Temperaturstufen mit anschließender schneller Abkühlung erreicht wird. Mit dem Pasteurisieren werden nur bestimmte Bakterien in einer Flüssigkeit abgetötet, so z.B. in der Milch die Mykobakterien, Brucellen, Streptokokken, Staphylokokken und Salmonellen, während die Sporenbildner vermehrungsfähig bleiben.

Zur Anwendung kommen

1. die **Kurzzeitmethode:** 40 s bei 71–74 °C;
2. die **Hocherhitzung:** ca. 10–15 s bei 85 °C;
3. die **Ultrahocherhitzung:** Bruchteile von Sekunden bei 135–150 °C.

In den letzten Jahren hat für die physikalischen Desinfektionsverfahren eine deutliche Verbesserung im technischen Bereich stattgefunden. Bezüglich der Anwendungsbereiche, d. h. der Einflußnahme auf Erreger und Erregerprodukte, haben sich jedoch praktisch keine Veränderungen ergeben. Eine Ausnahme stellen die UV-Strahlen dar. Durch die Entwicklung geeigneter Strahlenquellen stellt die UV-Desinfektion von Wasser und Flüssigkeiten in letzter Zeit eine ernst zu nehmende Alternative zur chemischen Desinfektion dar.

Chemische Desinfektion

Chemische Desinfektionsmittel

Für die chemische Desinfektion steht eine Reihe von chemischen Grundsubstanzen zur Verfügung, deren Einsatzbereich sich deutlich breiter darstellt als der der physikalischen Desinfektionsverfahren.

Grundanforderungen an chemische Desinfektionsmittel sind:

1. Sie müssen Mikroorganismen abtöten oder irreversibel schädigen.
2. Sie sollten gegenüber den verschiedensten Materialien so wenig wie möglich aggressiv sein.
3. Sie sollten wasserlöslich und benetzend sein.
4. Sie müssen licht- und luftbeständig sein und dürfen sich beim Stehen über längere Zeit nicht zersetzen oder in ihrer Wirkung nachlassen.
5. Sie sollten für den Menschen in gewissen Grenzen ungiftig sein und nach Möglichkeit wenig geruchsintensiv und wenig haut- und schleimhautreizend sein.

Tabelle 32.40: Hitzeresistenzstufen für feuchte Hitze (nach Wallhäußer, 1988)

Resistenzstufe	Verfahren	Verfahrensbedingungen Temperatur	Zeit	Erfaßte Keimarten und Viren Leitkeime (Viren)	D-Wert
I	Pasteurisieren Niederpasteurisieren	61,5 °C	30 min	*Mycobacterium tuberculosis,* Brucellen (Abortus Bang), pathogene Streptokokken, Listerien, Polioviren	$D_{61,5}$ = 2–3 min
	Hochpasteurisieren	72 °C	15 s	*Mycobacterium tuberculosis,* Rickettsien, Coxiella (Q-Fieber), Polioviren	D_{72} = 1–2 s
	Langzeit-Pasteurisierung	60 °C	10 h	Hepatitis-A-Virus, Hepatitis-C-Virus, Epstein-Barr-Virus, HIV	
II	gelindes Erhitzen	80 °C	30 min	die meisten vegetativen Bakterien, alle bisher genutzten gentechnologisch veränderten Bakterien, auch asporogene Mutanten von *Bacillus subtilis* (jedoch keine Sporen von *B. subtilis*), Bakteriophagen und Plasmide, Hefen und Schimmelpilze, alle Viren mit Ausnahme von Hepatitis-B-Virus	
III	Kochen	100 °C	10 min	Hepatitis-B-Virus	
			15–30 min	*B. anthracis*-Sporen, die meisten Pilzsporen	
			15 min	*B. anthracis*-Sporen (ABC)[1]	
	Auskochen mit 0,5 % Soda (Geräte)	100 °C	3 min	(AB)[1]	
	Dampfströmungsverfahren		5 min	(AB), 15 min (ABC)[1]	
IV	gespannter Dampf	105 °C	5 min	*B. anthracis*-Sporen	
V	gespannter Dampf			*Clostridium-perfringens-* (Gasbrand), *Clostridium-novyi-* (Gasödem), *Clostridium-tetani*-Sporen (Wundstarrkrampf) (D)[1]	
	Standardverfahren Äquivalenzverfahren (gleiche Effektivität wie Standardverfahren)	121 °C 115–135 °C	15 min erforderliche Zeit (entspricht dem D-Wert)	*B. stearothermophilus*-Sporen sowie nahezu alle übrigen Sporenbildner mit wenigen Ausnahmen	D_{121} = 1,5–2 min D_{115} = 10–24 min D_{134} = 10–15 s
	Alternativverfahren	115–134 °C	erforderliche Zeit (entspricht dem D-Wert)	*Clostridium perfringens*-Sporen	D_{121} = 0,8–1,4 min D_{115} = 2,8–3,6 min

Tabelle 32.40: Hitzeresistenzstufen für feuchte Hitze (nach Wallhäußer, 1988) (Forts.)

Resistenz-stufe	Verfahren	Verfahrensbedingungen Temperatur	Zeit	Erfaßte Keimarten und Viren Leitkeime (Viren)	D-Wert
	UHT-Verfahren	130 °C		*B. subtilis*-Sporen	D_{130} = 7–11 s
	gespannter Dampf (Autoklaven)	134 °C	3 min	*B. stearothermophilus*-Sporen	D_{134} = 10–15 s
	UHT-Verfahren	140–147 °C	60 min	*B. subtilis*-Sporen	D_{140} = 1 s D_{147} = 0,5 s
VI	gespannter Dampf	134 °C	60 min	Jakob-Creutzfeldt-Erreger (infektiöses Protein) hochresistente Sporen von Fadenagar	D_{134} ca. 30 min

[1] Bezeichnung der Wirkungsbereiche der einzelnen Verfahren nach der Liste der vom BGA geprüften und anerkannten Desinfektionsmittel und -verfahren (BGesundBl 30, Nr. 8, Aug. 1987, S. 279): **A** = Abtötung vegetativer bakterieller Keime, einschließlich Mykobakterien, Pilze und Pilzsporen, **B** = Inaktivierung von Viren, **C** = Abtötung von Milzbrandsporen *(B. anthracis)*, **D** = Abtötung von *Cl. perfringens-*, *Cl. novyi-* und *Cl. tetani*-Sporen (120 °C, 20 min).

6. Sie sollten keinen oder nur einen geringen Eiweißfehler haben, d. h., die Wirkung sollte bei Vorhandensein von Eiweiß weitestgehend erhalten bleiben.
7. Sie sollten biologisch abbaubar sein.
8. Sie sollten wirtschaftlich sein.

Die unten aufgeführten Desinfektionsmittel-Grundsubstanzen (Tab. 32.42) finden heute als Einzelsubstanzen oder als Gemische in verschiedensten Desinfektionsmittelformulierungen Verwendung.

Wirkungsmechanismen der Desinfektionsmittel sind:
1. Schädigung der Cytoplasmamembran;
2. Hemmung von Enzymen;
3. Reaktion mit Nucleinsäuren.

Ablauf des Desinfektionsprozesses

Die Bedingungen für den Ablauf des Desinfektionsprozesses sind je nach Desinfektionsart sehr verschieden.

Tabelle 32.41: Alkohole

Wirkungsspektrum:
Bakterien einschl. Mykobakterien, jedoch keine Sporen; bedingt Viren

Wirkungsmechanismus:
Denaturierung von Proteinen

Unerwünschte Wirkungen:
Hautreizung (Austrocknung)

Akute Vergiftung: s. S. 1079f.

Anwendung in der Desinfektion:
Haut, vor allem Hände

Einzelstoffe:
Ethanol, iso-Propanol, n-Propanol, Benzylalkohol

Folgende Faktoren beeinflussen den Ablauf des Desinfektionsprozesses:
1. **Keimart:** Grampositive Erreger sind im allgemeinen leichter beeinflußbar als gramnegative. Mykobakterien werden nur von bestimmten Desinfektionsmitteln, Sporen in der Regel nicht abgetötet. Pilze zählen nur bei einigen Mitteln zum Wirkungsspektrum. Eine breite antivirale Wirksamkeit besitzt nur Formaldehyd.
2. **Keimdichte,**
3. **Belastung der Desinfektionsmittelwirkung durch Proteine und andere organische Substanzen,** Eiter, Sputum und Stuhl sowie Schmutz,
4. **pH-Wert** von Geweben und Ausscheidungen,
5. **Temperatur,**
6. **Oberflächenbeschaffenheit des Objektes.**

Alkohole (Ethylalkohol, Isopropyl-Alkohol, n-Propanol)

Obwohl die drei Alkohole nur in hohen Konzentrationen wirksam sind, liegen ihre Vorteile in der Wasserlöslichkeit, der schnellen Abtrocknung und den günstigen pharmakologisch-toxischen Eigenschaften (Tab. 32.41). Das Wirkungsoptimum des Ethylalkohols wird als 70%iges Gemisch mit Wasser erreicht. Isopropyl-Alkohol und n-Propanol finden ihre Anwendung als 50- bis 60%ige Gemische mit Wasser. Der Wirkungsmechanismus ruht auf Proteindenaturierung. Durch Alkohol werden keine bakteriellen Sporen erfaßt. Die wichtigsten Anwendungsbereiche liegen bei der Haut- und Händedesinfektion, wobei Alkohole meist in Kombination mit mikrobiostatisch wirkenden Substanzen eingesetzt werden. Alkohole sind zur Schleimhautdesinfektion nicht geeignet. Ein weiteres Anwendungsgebiet, allerdings mit strenger Indikation, ist die Desinfektion von Arbeitsflächen und Untersuchungsbereichen, wenn eine kurze Einwirkzeit unbedingt erforderlich ist.

Tabelle 32.42: Wirkungsspektrum von Desinfektionsmitteln

	Mikrobizid				Viruzid	
Desinfektions-mittel	**Gram-positive Bakterien**	**Gram-negative Bakterien**	**Bakterien-Sporen**	**Myco-bacterium tuberculosis**	**Viren ohne Hülle**	**Viren mit Hülle**
Alkohole (70–85 %)	+	+	0	+	(+)	+
Aldehyde	+	+	+	+		+
Phenole	+	+	(+)	+	(+)	+
Oxidantien	+	+	(+)	+	+	+
Oberflächen-aktive Substanzen	+	(+)	0	0	0	0
Halogene: Chlor	+	+	0	+	+	+
Iod	+	+	0	+	+	+
Chlorhexidin	+	+	0	(+)	0	0

Aus der Reihe aromatischer Alkohole finden die Substanzen Benzylalkohol, Phenetylalkohol und Phenoxyethanol begrenzte Verwendung, meist in Kombination mit anderen Wirkstoffen.

Aldehyde (Formaldehyd, Succindialdehyd, Glutardialdehyd, 2-Ethylhexanal, Glyoxal, o-Phthalaldehyde [OPA])

Die genannten Aldehyde zeigen eine ausgesprochen gute Wirksamkeit gegen alle Erregerarten. So werden neben Bakterien (auch Mykobakterien), Pilzen, insbesondere Viren (außer Papovaviren) und Sporen erreicht. Die Wirksamkeit beruht im wesentlichen auf einem proteindenaturierenden Effekt (Tab. 32.43). Aldehyde werden häufig als Kombinationspräparate verwendet, da hierbei nicht nur additive, sondern auch synergistische Effekte beobachtet werden können. Die Anwendungsgebiete liegen im wesentlichen bei der Flächendesinfektion und der Instrumentendesinfektion.

Die Frage einer potentiellen Kanzerogenität des Formaldehyds für den Menschen wurde anläßlich von Versuchsergebnissen diskutiert. Bei Ratten traten nach chronischer Inhalation von Formaldehyd in hohen Konzentrationen (bis 15 ml/m^3, 6 Stunden täglich, 5 Wochentage, 18 Monate lang) Karzinome der Nasenschleimhaut auf, die sich auf dem Boden einer chronischen Entzündung entwickelten. Folgende Gründe erschweren eine gültige Beurteilung, ob Formaldehyd für den Menschen ein krebserzeugendes Risiko darstellt:

1. Formaldehyd ist in vitro eindeutig mutagen, nicht jedoch in Versuchen an intakten Tieren; der Stoff wird nach Aufnahme in den Organismus extrem rasch oxidativ entgiftet.
2. Die im Tierversuch verwendeten Konzentrationen sind deutlich höher als die, die bei Langzeiteinwirkung an Arbeitsplätzen angetroffen werden.

Tabelle 32.43: Aldehyde

Wirkungsspektrum:
Bakterien einschl. Mykobakterien, Viren, Pilze; bedingt Sporen

Wirkungsmechanismus:
Reaktion mit freien Aminogruppen von Proteinen, dadurch denaturierende und adstringierende Wirkung

Unerwünschte Wirkungen:
gasförmig: Schleimhautreizung, insbesondere Augen und Atemwege;
als konzentrierte Lösung: Verätzen von Haut und Schleimhäuten

Akute Vergiftung (Toxikologie s. S. 1028):
nach oraler Aufnahme Verätzungen im Gastrointestinaltrakt, Acidose

Anwendung in der Desinfektion:
Flächen, Instrumente

Einzelstoffe:
Formalin, Glutardialdehyd

3. Epidemiologische Untersuchungen haben bisher keinen Anhalt für das erhöhte Auftreten von Nasenkrebs bei Berufsgruppen, die während ihres Berufslebens Formaldehyd inhalieren (unter anderem Anatomen und Pathologen), ergeben. Die Epidemiologie ist hier aber nicht besonders aussagekräftig, da die Krebsmanifestation in den tiefen Atemwegen zu erwarten ist und dort geringe Erhöhungen der sonstigen Tumorrate (z.B. durch Zigarettenrauchen) sich statistisch nur sehr schwer differenzieren lassen. Zur Toxikologie s. S. 1038.

Phenole (o-Phenyl-Phenol, Tetrabrom-o-Kresol, Parachlor-m-Kresol)

Phenol als Grundkörper wurde bereits 1867 von Lister für die Wund- und Raumdesinfektion eingeführt. Durch die Einführung von Alkylsubstituenten sowie Chlor- und Bromsubstituenten konnte die Wirksamkeit von Phenolen deutlich erhöht werden. Eine gute Wirkung zeigt sich gegenüber Bakterien, Pilzen und behüllten Viren; gegenüber Sporen und unbehüllten Viren sind sie wirkungslos. Phenol wirkt als starkes Protoplasmagift, das nach Adsorption an die Zelloberfläche rasch in die Zelle eindringen kann (Tab. 32.44). Die Wirkung im sauren Bereich ist dabei deutlich besser. Tenside können die Wirksamkeit negativ beeinflussen. Wegen der toxischen Eigenschaften und auch des ausgeprägten Geruchs finden Phenole in der Regel nur noch als Kombinationspräparate bei der Flächen- und Instrumentendesinfektion und wegen des geringen Eiweißfehlers bei der Desinfektion von Fäkalien Anwendung.

Thymol, ein Bestandteil des ätherischen Öles im Thymian, ist z.B. 30mal so wirksam wie Phenol und besitzt nur ein Viertel von dessen Toxizität. Thymol hat neben der mikroziden ein stark fungizide Wirkung. Ähnliches gilt für **Eugenol**, das im Nelkenöl vorkommt. Diese beiden Phenolderivate finden vor allem in der Zahnheilkunde Verwendung.

Tabelle 32.44: Phenolderivate

Wirkungsspektrum:
Bakterien einschl. Mykobakterien, keine Sporen; Pilze, bedingt Viren

Wirkungsmechanismus:
Schädigung der Zellmembran, Denaturierung von Proteinen

Unerwünschte Wirkungen:
Hautreizungen

Akute Vergiftung:
nach oraler Aufnahme gastrointestinale Unverträglichkeiten, Herz-Kreislauf-Störungen (Hypotonie), neurotoxische Erscheinungen (Bewußtseinsstörungen, Krämpfe); insbesondere bei Hexachlorophen auch nach Resorption über die Haut neurotoxische Reaktionen

Anwendung in der Desinfektion:
Ausscheidungen, Instrumente, Flächen, als Kombinationspräparate: Hände und Haut

Einzelstoffe:
Chlor-Alkylphenole (p-Chlor-m-kresol, p-Chlor-m-xylenol u.a.),
Chlor-Arylphenole (insbesondere o-Benzyl-p-Chlorphenol),
Arylphenole (insbesondere o-Phenylphenol),
Hexachlorophen

Oxidantien (Ozon, Wasserstoffperoxid, Persäuren)

Diesen Substanzen ist das Vorhandensein von aktivem Sauerstoff und die damit verbundene Fähigkeit einer starken oxidierenden Wirksamkeit gemeinsam. Wegen dieser starken oxidierenden Wirkung lassen sich allerdings stabile Präparate, die neben den Wirkstoffen auch z.B. reinigungsaktive, hautpflegende oder antikorrosive Hilfsstoffe enthalten, nur schwer formulieren.

Ozon findet z.B. Anwendung bei der Desinfektion von Trink-oder Badewasser. Wegen seiner Toxizität für den Menschen muß es nach der desinfizierenden Einwirkung wieder durch Aktivkohleadsorption aus dem Wasser entfernt werden.

Wasserstoffperoxid läßt sich kaum stabil halten. Es findet gelegentlich bei der Wundantisepsis und auch in der Lebensmittelindustrie sowie in Küchen Anwendung. Zudem wird es als wesentliche Grundsubstanz für die Plasmasterilisation verwendet.

Persäuren (unter anderem Peressigsäure) haben eine sehr gute mikrobizide Wirkung gegenüber Bakterien, Viren und Sporen, zeigen jedoch eine starke korrosive Wirksamkeit. Wegen der guten Abbaubarkeit steht der Einsatz als Wäschedesinfektionsmittel heute deutlich im Vordergrund.

Kationische Verbindungen (Benzalkoniumchlorid, Chlorhexidindigluconat, Octenidin, polymere quaternäre Ammoniumsalze, Biguanide)

Kationische Verbindungen wurden bereits 1935 durch Domagk als antimikrobielle Wirkstoffe eingeführt. Dabei zeigten sich eine Wirksamkeit gegenüber grampositiven Keimen in sehr niedrigen Konzentrationen, deutliche Wirkungsschwächen gegen gramnegative Keime und Unwirksamkeit gegenüber Mykobakterien.

Benzalkoniumchlorid wird heute als Wirkstoffkomponente im Rahmen von Formulierungen, z.B. für die Flächendesinfektion, aber auch für die alkoholische Hände- und Hautdesinfektion eingesetzt.

Chlorhexidin in der Form des Digluconats wird insbesondere in Haut- und Händedesinfektionsmitteln eingesetzt. Die Wirkung ist pH-abhängig und wird durch die Anwesenheit von organischem Material stark vermindert. Der Wirkungsmechanismus von Chlorhexidin (Gluconat) liegt in einer primären Schädigung der äußeren Erregerzellwand mit Erhöhung der Durchlässigkeit und einer anschließenden Schädigung der cytoplasmatischen Membran (Tab. 32.45). Die alleinige Anwendung von Chlorhexidingluconat als 4%ige Waschlotion erreicht nur eine Keimreduktion von ca. 2 log-Stufen und kann somit nicht als echte Händedesinfektionsmaßnahme gewertet werden. Ebenfalls ist eine Wirksamkeit gegenüber Polio- Adeno- wie auch Herpesviren praktisch nicht vorhanden.

Octenidin findet neben PVP-Iod und Chlorhexidindigluconat Anwendung als Schleimhautantiseptikum.

Für den Anwendungsbereich Schleimhautdesinfektion sind bisher keine standardisierten Anforderungen bezüglich der Wirksamkeit definiert worden.

Amphotenside

Amphotere Verbindungen werden aus Glycin durch Substitution eines Wasserstoffes durch eine Alkylamingruppe hergestellt. So zeigen Invertseifen ebenso wie die kationischen Verbindungen gute Wirksamkeit gegenüber grampositiven Bakterien, eingeschränkte Wirksamkeit gegenüber gramnegativen Erregern und praktisch keine Wirksamkeit gegenüber unbehüllten Viren (Tab. 32.45). Ihre eiweißdenaturierende Wirkung ist allerdings ebenso gering wie ihre Toxizität nach oraler Aufnahme, so daß sie gut zum Einsatz in der Lebensmittelindustrie geeignet sind. Wegen der positiven oberflächenaktiven Eigenschaften werden sie auch als Kombinationsprodukte bei Formulierungen für die Flächendesinfektion eingesetzt.

Tabelle 32.45: Oberflächenaktive Substanzen, Amphotenside

Wirkungsspektrum:
vorwiegend grampositive Bakterien, aber nicht Mykobakterien und Sporen; bei Ampholyten auch Pilze

Wirkungsmechanismus:
Alteration der Zellmembran bis zur Desintegration, Denaturierung von Proteinen

Unerwünschte Wirkungen:
Hautreizung (Entfettung), Ekzeme

Akute Vergiftung:
Durch Resorption nach oraler Aufnahme von Invertseifen sowie nach Verwendung als Abortivum können systemische Konzentrationen erreicht werden, die zu Vergiftungsbildern neurotoxischer Art mit curareähnlicher Wirkung führen.

Anwendung in der Desinfektion:
als Kombinationspräparate: Flächen, Hände; als Antiseptika zu Wund- und Vaginalspülungen

Einzelstoffe:
quartäre Ammoniumsalze (Quats), amphotere Verbindungen, Chlorhexidin, Biguanide

Halogene (halogenfreisetzende Substanzen, Chlor, Iod, Brom)

Beim Einsatz von Chlor als Desinfektionswirkstoff handelt es sich im wesentlichen um wäßrige Lösungen von elementarem Chlor, Hypochlorit und unterchloriger Säure. Die Wirkung des Chlors beruht auf der Oxidation lebensnotwendiger Gruppen an den Proteinmolekülen der Mikroorganismen (Tab. 32.46). Wäßrige Lösungen von Chlor und Hypochlorit sind ausgesprochen wirksam gegenüber Bakterien, einschließlich Mykobakterien, Viren und auch Sporen. Durch organische Verunreinigung kann jedoch die Wirkung des Chlors stark vermindert werden. Ebenfalls reduziert die Verschiebung des Milieus in den alkalischen Bereich (pH 8) die Chlorwirksamkeit deutlich. Die Haupteinsatzbereiche für Chlor sind die Desinfektion von Trinkwasser und Badewasser sowie von Anlagen in der Lebensmittelindustrie. Chlorkalk findet Verwendung bei der Desin-

Tabelle 32.46: Halogene

	Chlor, als Chlorgas und Chloramine	Iodophore
Wirkungsspektrum:	Bakterien, einschl. Mykobakterien, Pilze; Viren; bedingt Sporen	
Wirkungsmechanismus:	Enzymhemmung durch hypochlorige Säure	Enzymhemmung durch elementares Iod
Unerwünschte Wirkungen:	Reizung von Haut und Schleimhäuten	Iodüberempfindlichkeit
Akute Vergiftung: (s. Toxikologie S. 1029f.)	nach Einatmung als Gas: Glottis- und Lungenödem, Atemstillstand	nach oraler Aufnahme: Gastroenteritis, Nierenschädigung, Kreislaufversagen
Anwendung in der Desinfektion:	Ausscheidungen, Trink- und Badewasser	Haut, Wundränder, Blenorrhöprophylaxe

fektion von Fäkalien, und Chloramine werden zum Teil noch für die Händedesinfektion und als Antiseptikum benutzt.

Iod findet heute praktisch ausschließlich als Iodophor in der Kombination mit Polyvinylpyrrolidon (PVP-Iod) für die Hautdesinfektion, z.B. in Kombination mit Alkoholen bzw. für die Schleimhautantisepsis Anwendung.

Brom wirkt stark desinfizierend und findet als alkoholische Bromlösung bei der Hautdesinfektion Anwendung.

Chemische Desinfektionsverfahren

Die wesentlichen Desinfektionsverfahren mit chemischen Substanzen sind:
1. Hände- und Hautdesinfektion;
2. Instrumentendesinfektion;
3. Flächendesinfektion;
4. Desinfektion menschlicher Ausscheidungen;
5. Desinfektion im Lebensmittelbereich;
6. Hände- und Hautdesinfektion.

Unbestritten als Präventivmaßnahme mit erster Priorität ist die **Händedesinfektion**, da die größte Zahl der Übertragungen von Keimen über die Hände stattfindet. Dabei wird zwischen der **hygienischen Händedesinfektion** (Reduktion der Transienten, d. h. der Anflugs-Hautflora, durch Einreiben der Hände für 30 s mit mindestens 3 ml eines Händedesinfektionsmittels) und der **chirurgischen Händedesinfektion** (zusätzliche Beseitigung der Residenten, d.h. der in den Hautporen vorhandenen Hautflora, durch 2minütiges Waschen mit Seife und anschließendem 3- bis 5minütigem Desinfizieren mit alkoholischen Mitteln) unterschieden. Für beide Verfahren stehen mit den Alkoholen als Einreibedesinfektionsmittel potente Substanzen zur Verfügung, durch die sich innerhalb einer halben Minute eine Reduktion der Keimzahl um wenigstens das Hunderttausendfache und durch das Zumischen anderer Desinfektionsmittel, z.B. Chlorhexidindigluconat, sogar eine Langzeitwirkung erreichen läßt.

Instrumentendesinfektion

Die chemische Instrumentendesinfektion ist ein Eintauchverfahren, bei dem Instrumente in einer Desinfektionsmittellösung mit entsprechender Wirkkonzentration über eine bestimmte Einwirkzeit eingelegt und anschließend mit Wasser abgespült werden. Sie stellt aufgrund der hohen Anfälligkeit für Anwendungsfehler einen Grenzbereich der Desinfektion dar. Eine Eintauchdesinfektion sollte daher nur dann erfolgen, wenn eine Desinfektion auf andere Art und Weise nicht möglich ist (z.B. Thermolabilität des Desinfektionsgutes). Für alle Desinfektionsgüter, die eine Thermostabilität von mehr als 60 °C besitzen, sollte die wesentlich sichere chemothermische Desinfektion und gleichzeitige Reinigung im Waschautomaten vorgezogen werden. Mit einem Eintauchdesinfektionsverfahren wird keine Sterilität der Instrumente erreicht! Auch wenn die hierfür verwendeten Desinfektionsmittel eine gewisse Sporozidie aufweisen, ist der hier häufig verwendete Begriff der sogenannten Kaltsterilisation irreführend, schon allein deswegen, weil eine Nachbehandlung der Instrumente nach der Desinfektion erforderlich ist und dabei unkontrollierbare Reinfektionen auftreten können.

Flächendesinfektion

Flächendesinfektion und -reinigung werden heute in der Regel mit dem Mop-System durchgeführt; dabei werden genormte Mops auf ein Wischgerät aufgezogen, mit Desinfektionsmittel befeuchtet und nach Flächenreinigung abgeworfen, um dann in einer Waschmaschine zur Wiederverwendung aufbereitet zu werden. Dies gewährleistet, daß die organische Belastung so gering wie möglich ist. Als Desinfektionsmittel hierfür besonders geeig-

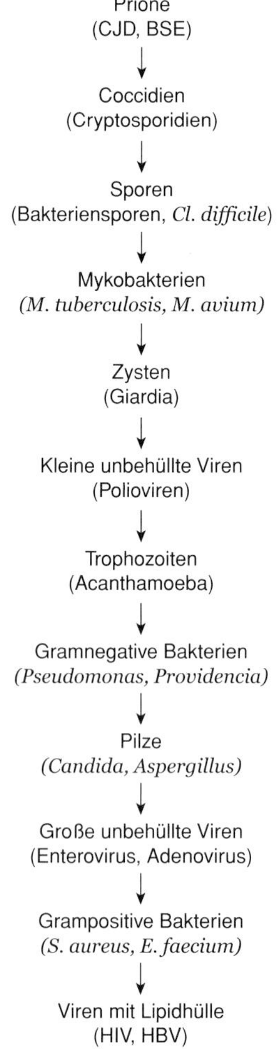

Abb. 32.77 Absteigende Rangordnung von Infektionserregern bezüglich ihrer Resistenz gegenüber Desinfektionsmitteln.

net sind Aldehyde und Phenolderivate. Zwei wesentliche Parameter sind für die Flächendesinfektion zu beachten: Zum einen ist mit der Flächendesinfektion eine Keimreduktion auf Flächen, insbesondere in Funktionseinheiten, in denen diagnostische und therapeutische Maßnahmen am Patienten durchgeführt werden, zu etablieren, und zum anderen muß durch diese Maßnahme eine Weiterverbreitung von Keimen, z.B. über das Putzwasser, verhindert werden. Eine sinnvoll durchgeführte Flächendesinfektion, bei der auch gleichzeitig eine Reinigung der Flächen erfolgt, ist als Präventivmaßnahme zur Verhütung des infektiösen Hospitalismus erforderlich.

Wäschedesinfektion

Krankenhauswäsche kann grundsätzlich einer thermischen (95 °C) oder einer chemothermischen Wiederaufbereitung unterzogen werden. Die üblichen Verfahren arbeiten heute mit 60 °C Waschtemperatur, 4 ml Persäure pro Liter Waschflotte und einer Einwirkzeit von 12–15 Minuten.

Desinfektion menschlicher Ausscheidungen

Die Anwendung chemischer Substanzen für die Desinfektion von menschlichen Ausscheidungen ist in ihrer Bedeutung deutlich zurückgegangen, da heute die Entsorgung dieser Materialien zum Teil mit automatischen Verfahren (Stuhl über thermisch-physikalische Spülgeräte) über das Abwasser erfolgt. Für die Desinfektion von Sputum, bei Kontamination mit Mykobakterien, können Desinfektionsmittel auf Aldehyd- bzw. Phenolbasis Verwendung finden.

Desinfektion im Lebensmittelbereich

Für die Desinfektion im Lebensmittelbereich sind strenge Festlegungen hinsichtlich der Anwendung von Desinfektionsmitteln vorgegeben, insbesondere bezüglich des Ausschlusses toxischer Wirkungen auf den Menschen (z.B. durch das Lebensmittel- und Bedarfsgegenständegesetz sowie die 1998 in Kraft getretene Hygieneverordnung für den Lebensmittelbereich). Eine Zusammenstellung von geprüften Desinfektionsmitteln für den Lebensmittelbereich liegt in der Liste der Deutschen Veterinärmedizinischen Gesellschaft (DVG) vor.

Resistenzmechanismen bei chemischen Desinfektionsmitteln

Die verschiedenen Arten von Mikroorganismen zeigen unterschiedliche Sensibilität gegenüber Desinfektionsmitteln (Abb. 32.77). Dies überrascht nicht, da Mikroorganismen unterschiedliche Zellwandstrukturen und unterschiedliches Wachstums- sowie physiologisches Verhalten zeigen. Abb. 32.77 zeigt eine Rangordnung von Mikroorganismen bezüglich ihrer Resistenz gegenüber Desinfektionsmitteln.

Resistenz kann einerseits in einer natürlichen Eigenart eines Mikroorganismus (**natürliche oder intrinsische Resistenz**) begründet liegen oder erworben sein. Beispiele für natürliche Resistenz zeigt Tab. 32.47.

Bei der **erworbenen Resistenz** gegenüber Desinfektionsmitteln stehen extrachromosomale, d. h. plasmidcodierte Resistenzmechanismen (vgl. S. 797), im Vordergrund. Solche Resistenzmechanismen sind unter anderem bei *S. aureus* und *S. epidermidis* gegenüber Chlor-

Tabelle 32.47: Natürliche Resistenz von Bakterien gegen Desinfektionsmittel

Resistenztyp	Resistenzmechanismus	Beispiel
Undurchlässigkeit		
gramnegative Bakterien	Die äußere Zellwand (Glycocalix einbezogen) verhindert die Aufnahme von Desinfektionsmittel.	quartäre Ammoniumsalze (Quats), Triclosan, Diamine
Mykobakterien	Die Zellwand aus Wachsen und Lipiden verhindert den Durchtritt von Desinfektionsmittel; hohe Resistenzquoten bei einigen Stämmen von *M. chelonii*	Chlorhexidin, Quats, Glutaraldehyd
Bakteriensporen	Sporenmantel und -hülle stellen eine Barriere für das Eindringen von desinfizierenden Substanzen dar.	Chlorhexidin, Quats, Phenole
grampositive Bakterien	Die Glycocalix bzw. Mucopolysaccharide sind verantwortlich für die reduzierte Diffusion desinfizierender Substanzen.	Chlorhexidin
Inaktivierung (chromosomenvermittelt)	Verantwortlich für die Resistenz ist die Desintegration der Chlorhexidinmoleküle.	Chlorhexidin

hexidin, quartären Ammoniumsalzen und für *Pseudomonas aeruginosa* gegenüber Formaldehyd nachgewiesen worden. Erworbene Desinfektionsmittelresistenz durch chromosomale Mutation konnte für eine Reihe von gramnegativen Erregern nachgewiesen werden: für *S. marcescens* gegenüber quartären Ammoniumsalzen und für *P. mirabilis*, *S. marcescens* sowie *Salmonella enteritidis* gegenüber Chlorhexidin.

Wenig bekannt sind Mechanismen der Desinfektionsmittelresistenz bei Pilzen, Viren oder Protozoen.

Eine hohe Resistenzquote gegenüber Desinfektionsmitteln zeigen **Prione.** Diese infektiösen Partikel überleben Säurebehandlung, während ein synergistischer Effekt durch die kombinierte Behandlung mit Natriumhydroxid und Autoklavieren beobachtet werden konnte. Formaldehyd, ungepuffertes Glutaraldehyd und Ethylenoxid zeigen einen geringen Effekt bezüglich der Ausschaltung der Infektiosität, während chlorbasierte Präparate (insbesondere Hypochlorit), Natriumhydroxid, einige Phenole und Guanidinthiocynat eine bessere Wirksamkeit zeigen. Eine Erklärung für die hohe Resistenzquote könnte die ausgeprägte Stabilität des proteaseresistenten Proteins gegenüber chemischen Einwirkungen sein.

Weiterführende Literatur

Allgemeine Grundlagen

Atlas, R. M. (ed): Principles of Microbiology. 2nd edition. Wm. C. Bron. Publishers, Dubuqhe 1997.

Gold, H. S./Moellering, R. C. Jr.: Antimicrobial-drug resistance. Drug Therapy **335**, 1445–1453 (1996).

Gorbach, S. L./Bartlett, Z. G./Blacklow, N. R. (eds): Infectious Diseases. 2nd Edition. W. B. Saunders Co, Philadelphia 1998.

Kayser, F. H./Bienz,, K. A./Eckert, J./Zinkernagel, R. M. (Hrsg.): Medizinische Mikrobiologie. 9. Auflage. Georg Thieme Verlag, Stuttgart – New York 1998.

Kucers, A./Crowe S./Grayson, M. L./Hoy J. (eds): The Use of Antibiotics. 5th edition. Butterworth-Heinemann, Oxford 1997.

Mandell, G. L./ Bennett, J. E./Dolin, R. (eds): Principles and Practice of Infectious Diseases. 5th edition. Vol. **1** and **2**, Churchill Livingstone, New York 2000.

Moellering, Jr./Phillips, I. (eds): Bacterial resistance: laboratory explanations and clinical consequences. Clin. Infect. Dis. **27**, Suppl. 1, 2–142 (1998).

Paumgartner, G./Brandt, Th./Greten, H. et al. (eds): Therapie innerer Krankheiten. 9. Auflage. Springer-Verlag, Berlin 1999.

Root, R. K./Waldvogel, F./Corey, L./Stamm, W. E. (eds): Clinical Infectious Diseases. A Practical Approach. Oxford University Press, Oxford 1999.

Simon, C./Stille, W. (eds): Antibiotika-Therapie in Klinik und Praxis. 10. Auflage. Schattauer Verlagsgesellschaft, Stuttgart 2000.

Antibiotika, antibakterielle Chemotherapeutika

Andriole, V. T. (ed): The Quinolones. 3rd edition. Academic Press, San Diego 2000.

Bryskier, A. J./Butzler, J. P./Neu, H. C./Tulkens, P. M. (eds): Macrolides. Chemistry, Pharmacology and Clinical Use. Arnette Blackwell, Paris 1993.

Dunn, C. J./Barradell, L. B.: Azithromycin. A review of its pharmacological properties and use as 3-day therapy in respiratory tract Infections. Drugs **51**, 483–505 (1996).

Friedel, H. A./Campoli-Richards, D. M./Goa, K. L.: Sultamicillin. A review of its antibacterial activity, pharmacokinetic properties and therapeutic use. Drugs **37**, 491–522 (1989).

Gilbert, D. N. Aminoglycosides. In Mandell G. L./ Bennett, J. E./ Dolin, R. (eds.): Principles and Practise od Infectious Diseases. 5th edition. Vol. 1 and 2, Churchill Livingstone, New York, 307–336 (2000).

Guay, D. R. P.: Macrolide antibiotics in paediatric Infectious diseases. Drugs **51**, 515–536 (1996).

Kuhlmann, J./Dalhoff, A./Zeiler, H. J. (eds): Quinolone Antibacterials. Handbook of Experimental Pharmacology, Vol **127**, Springer-Verlag, Berlin 1998.

Markham, A./Faulds, D.: Roxithromycin. An update of its antimicrobial activity, pharmacokinetic properties and therapeutic use. Drugs **48**, 297–326 (1994).

Mingeot-Leclercq, M. P./Tulkens, P. M.: Aminoglycosides: nephrotoxicity. Antimicrob. Agents Chemother. **43**, 1003–1012 (1999).

Naber, K. G./Adam, D. unter Mitwirkung einer Expertengruppe der PEG für Chemotherapie e.V.: Einteilung der Fluorchinolone. Chemotherapie J. **7**, 66–68 (1998).

Nathwani, D./Wood, M. J.: Penicillins. A current review of their clinical pharmacology and therapeutic use. Drugs **45**, 866–894 (1993).

PEG-Konsensuskonferenz: Cephalosporine zur parenteralen Applikation. Chemotherapie J. **3/3**, 101–115 (1994).

Periti, P./Mazzei, T./Mini, E./Novelli, A.: Adverse effects of macrolide antibacterials. Drug Safety **9**, 346–364 (1993).

Peters, D. H./Clissold, S. P.: Clarithromycin. A review of its antimicrobial activity, pharmacokinetic properties and therapeutic potential. Drugs **44**, 117–164 (1992).

Sanders, W. E. Jr./Sanders, C. C.: Piperacillin/tazobactam: a critical review of the evolving clinical literature. Clin. Infect. Dis. **22**, 107–123 (1996).

Scholz, H./Naber, K. G. und die Expertengruppe der Paul-Ehrlich-Gesellschaft für Chemotherapie e.V.: Einteilung der Oralcephalosporine. Chem. J. **8,** 227–229 (1999)

Stahlmann, R./Höffler, D.: Unerwünschte Wirkungen und Risiken von Fluorchinolonen. Dt. Ärzteblatt **45,** A3022–3026 (2000).

Stahlmann, R./Lode, H.: Nebenwirkungen der neueren Fluorchinolone. Arzneimitteltherapie **16/12**, S. 385–394 (1998).

Vogel, F./Naber, K.G./Wacha, H. et al. und eine Expertengruppe der PEG für Chemotherapie e.V.: Parenterale Antibiotika bei Erwachsenen. Chemotherapie J. **8**, 2–49 (1999).

von Rosenstiel, N.A./Adam, D.: Macrolide antibacterials. Drug interactions of clinical significance. Drug Safety **13**, 105–122 (1995).

Antimykotika

Grant, S.M./Clissold, S.P.: Fluconazole. A review of its pharmacodynamic and pharmacokinetic properties, and therapeutic potential in superficial and systemic mycoses. Drugs **39**, 877–916 (1990).

Gupta, A.K./Sauder, D.N./Shear, N.H.: Antifungal agents: an overview. Part. I. J. Am. Acad. Dermatol. **30**, 677–698 (1994).

Gupta, A.K./Sauder, D.N./Shear, N.H.: Continuing medical education. Antifungal agents: an overview. Part. II. J. Am. Acad. Dermatol. **30**, 911–936 (1994).

Kerridge, D./van den Bossche, H.: Drug discovery. A biochemist's approach. Handbook of Experimental Pharmacology (GVR Born, P Cuatrecasas, H Herken, eds). Vol. 96, Chapter 2, pp. 31–76, Springer-Verlag, Berlin 1990.

Virostatika

Balfour, H. H. Jr.: Antiviral drugs. N. Engl. J. Med. **340**, 1255–1268 (1999).

Beutner, K. R./Friedman, D. J./Forszpaniak, C. et al.: Valaciclovir compared with acyclovir for improved therapy for herpes zoster in immunocompetent adults. Antimicrob. Agents Chemother. **39**, 1546–1553 (1995).

Brodt, H. R./Helm, E.B./Kamps, B.S. (eds): AIDS 2000. Diagnostik and Therapie. 10. Auflage. Steinhäuser Verlag, Wuppertal-Beyenburg 2000.

Carpenter, C.C. J./Fischl, M. A./Hammer, S. M. et al.: Antiretroviral therapy for HIV Infection in 1998. Updated recommendations of the International AIDS Society-USA Panel. JAMA **280**, 78–86 (1998).

Katz, M. H./Gerberding, J.L.: Postexposure treatment of people exposed to the human immunodeficiency virus through sexual contact or injection-drug use. N. Engl. J. Med. **336**, 1097–1100 (1997).

Malaty, L. I./Kuper, J. J.: Drug interactions of HIV protease inhibitors. Drug Safety **20**, 147–169 (1999).

Riecke, K./Stahlmann, R./Lode, H.: Inhibitoren der HIV-Protease. Pharmakologie, therapeutischer Einsatz, Perspektiven. Arzneimitteltherapie **15**, 345–354 (1997).

Antiprotozoenmittel

Newton, P./White, N.: Malaria: new developments in treatment and prevention. Annu. Rev. Med. **50**, 179–192 (1999).

Slater, A. F./Cerami, A.: Inhibition by chloroquine of a novel haem polymerase enzyme activity in malaria trophozoites. Nature **355**, 167–169 (1992).

van Agtmael, M. A./Eggelte, T. A./van Boxtel, C. J.: Artemisinin drugs in the treatment of malaria: from medicinal herb to registered medication. TiPS **20**, 199–205 (1999).

White, N. J.: The treatment of malaria. N. Engl. J. Med. **335**, 800–806 (1996).

Anthelminthika

Campbell, W. C. (Ed.): Ivermectin and Abamectin. Springer Verlag, New York, Berlin, Heidelberg, London, Paris, Tokyo 1989.

Hahn, H./Falke, D./Klein, P.: Medizinische Mikrobiologie, Springer Verlag, Berlin, Heidelberg, New York, London, Paris, Tokyo, Hongkong, Barcelona, Budapest 1991.

Katz, M.: Anthelmintics. Current concepts in the treatment of helminthic Infections. Drugs **32**, 358–371 (1986).

Olson Robbie, M./Sweet, R. L.: Metronidazole use in obstetrics and gynecology (a review). Am. J. Obstet. Gynecol. **45**, 865–881 (1983).

Piekarski, G.: Medizinische Parasitologie (3. Auflage). Springer Verlag, Berlin, Heidelberg, New York, London, Paris, Tokyo 1987.

Schulze-Röbbecke, R.: Malariaprophylaxe – Stand 1986. Deutsches Ärzteblatt **83** (5. September 1986), 2351–2360.

Ungemach, F. R.: Antiparasitika. In: W. Löscher/F.R. Ungemach/R. Kroker (Hrsg.): Grundlagen der Pharmakotherapie bei Haus- und Nutztieren, P. Parey, Berlin, Hamburg (1944) S. 243–409.

Van den Bossche, H./Thienpont, D./Janssens, P. G., (Eds.): Chemotherapy of Gastrointestinal Helminths. Hand. Exp. Pharm., Vol. 77. Springer Verlag, Berlin, Heidelberg, New York, Tokyo 1985.

White, N. I.: Clinical Pharmacokinetics of Antimalarial Drugs. Clin. Pharmacokin. **10**, 187–215 (1985).

WHO: International Travel and Health. Vaccination Requirements and Health Advoice. Genf 1993.

Desinfektion

Hahn, H./Falke, D./Kaufmann, S. H. E./Ulmann, U.: Medizinische Mikrobiologie und Infektiologie. Springer, Berlin, Heidelberg, New York, London, Paris, Tokyo, Hongkong, Barcelona, Budapest 1999.

McDonnell, G./Russell, A. D.: Antiseptics and Disinfectants. Activity, Action and Resistance. Clin. Microb. Rev. **12**, 147–179 (1999).

Sonntag, H.-G./Hingst, V.: Hygiene. Ökologisches Stoffgebiet (Hrsg.): W. Gaus, V. Hingst, R. Mattern et al. Duale Reihe (3. Auflage), S. 479–611, Hippokrates Verlag, Stuttgart 1999.

Wallhäußer, K. H.: Praxis der Sterilisation – Desinfektion – Konservierung. G. Thieme, Stuttgart 1998.

WHO: International Travel and Health. Vaccination Requirements and Health Advice. Genf 1998.

Internet-Empfehlungen

AIDS bzw. HIV-Infektion: http: //hiv.net

Centers of Disease Control (CDC): http://www.cdc.gov

Deutsche Gesellschaft für Tropenmedizin und Internationale Gesundheit e.V.: http://www.dtg.mwn.de

European Agency for the Evaluation of Medicinal Products (EMEA): http://www.eudra.org/emea.html

Food and Drug Administration (FDA): http://www.fda.gov

Medline-Zugang der NIH-Library (PubMed): http://www.ncbi.nlm.nih.gov/PubMed/medline.html

National Institutes of Health (NIH): http://www.nih.gov

World Health Organisation (WHO): http://www.who.ch

Zeitschrift für Chemotherapie: http://www.zct-berlin.de

33 Mittel zur Behandlung von Tumoren

Tumorchemotherapie

K. Aktories und C. Unger, Freiburg i. Br.

33.1 Bedeutung der Chemotherapie

Eine der großen medizinischen Herausforderungen unserer Zeit ist die Therapie von Tumoren, die für ca. 30% der Todesfälle in Deutschland verantwortlich sind. Während bei lokalisierten Tumoren chirurgische Entfernung und Strahlentherapie im Mittelpunkt stehen, ist bei **disseminierten Tumoren**, bei **Metastasen** und **ausgedehnten Rezidiven** die Tumorchemotherapie von besonderer Bedeutung.

Die Tumorchemotherapie ist eine relativ **junge** Behandlungsmethode. Die erste erfolgreiche Pharmakochemotherapie wurde 1941 bei der Behandlung des Prostatakarzinoms mit dem synthetischen Oestrogen Diethylstilboestrol durchgeführt. Nahezu zur gleichen Zeit (1942) wurden erstmals Patienten mit einem Stickstoff-Lost-Derivat therapiert und die Entwicklung weiterer alkylierender Cytostatika eingeleitet. 1948 wurde zum ersten Mal die Therapie einer akuten lymphatischen Leukämie beim Kind mit dem Folsäure-Antagonisten Aminopterin durchgeführt.

Therapieziele

Obwohl beachtliche Fortschritte in der Tumorchemotherapie erreicht wurden, ist die Heilung bzw. eine deutliche Verlängerung der Überlebenszeit durch Anwendung von Cytostatika (**kurative Chemotherapie**) nur bei wenigen Tumoren möglich (Tab. 33.1). Oftmals wird durch die Chemotherapie nur eine Teilremission, eine Linderung tumorbedingter Symptome und eine begrenzte Lebenszeitverlängerung erreicht (**palliative Chemotherapie**). Dies gilt besonders bei metastasierenden Neoplasien. Die Chemotherapie hat jedoch große Bedeutung nach einer erfolgreichen chirurgischen Entfernung des Tumors oder nach Bestrahlung, um restliche Tumorzellen zu eliminieren (**adjuvante Chemotherapie**). Von einer **neoadjuvanten Chemotherapie** wird gesprochen, wenn Cytostatika **vor** dem chirurgischen Eingriff gegeben werden, um die Chancen einer radikalen Operation zu verbessern.

Grundlage einer Chemotherapie von Tumoren ist heute nahezu in allen Fällen die Anwendung verschiedener Typen von Cytostatika als **Kombinationstherapie**. Bei hormonsensitiven Tumoren werden zunehmend **hormonale** Agonisten und Antagonisten eingesetzt.

Neue Therapieansätze

Eine Vielzahl neuer Therapieansätze wird derzeit geprüft. Hierzu zählen die Anwendung **monoklonaler Antikörper** gegen spezifische Antigene der Tumorzelle bzw. gegen Wachstumsfaktor-Rezeptoren, der Einsatz von Substanzen zur Induktion der **Differenzierung** oder **Apoptose** (s.u.) der Tumorzellen, die Therapie mit **Hemmstoffen** der mi-

Tabelle 33.1: Erfolg der Chemotherapie bei verschiedenen Tumoren

Tumor	Heilungsrate	Volumenverdopplungszeit des Tumors (Tage)	Anteil an der Gesamttumormortalität (%)
Chorionkarzinom	60–90	1,5	< 0,01
Akute lymphatische Leukämie (beim Kind)	75	1,5	0,2
Burkitt-Lymphom	50	1	0,3
Morbus Hodgkin	80	3–4	0,6
Hodenkarzinom	90	5–6	0,7
Kolonkarzinom		80	7,5
Bronchialkarzinom		90	11,2

togenen Signaltransduktion, der **Tumorangiogenese** und **Metastasierung** sowie mit **Immunmodulatoren** (biological response modifiers), die eine spezifische Immunantwort gegen den Tumor fördern sollen. Bereits etabliert bei der Tumortherapie ist der Einsatz von **Wachstumsfaktoren hämatopoetischer Zellen**, welche die Knochenmarktoxizität von Cytostatika reduzieren können.

Weitere Therapieansätze, die derzeit noch nicht abschließend beurteilbar sind, umfassen die Applikation spezifischer Gene (z.B. Tumorsuppressorgene) in Tumorzellen (**Gentherapie**) oder das Ausschalten bestimmter Gene durch Antisense-DNA oder -RNA (**Antisense-Therapie**). Es soll hier daran erinnert werden, daß die klinische Prüfung neuer Tumortherapeutika wegen der zu erwartenden Toxizität bereits in der Phase I (Prüfung der Verträglichkeit) bei Patienten mit fortgeschrittenem Tumor und nicht an Probanden durchgeführt wird.

33.2 Zellzyklus und Wachstumskinetik von Tumorzellen

Aus der Liste der Tumoren, die besonders sensitiv gegenüber einer Chemotherapie sind, ist ersichtlich, daß Chemotherapeutika bei **schnell wachsenden Tumoren** besonders gut wirksam sind (s. Tab. 33.1).

Beim Burkitt-Lymphom und beim Chorionkarzinom, die extrem schnell wachsen und eine Tumorvolumenverdopplung innerhalb von 1–1,5 Tagen haben, ist eine Chemotherapie mit nur einem Cytostatikum möglich (allerdings werden auch hier heute meistens Cytostatikakombinationen eingesetzt). Beim Hodentumor, bei akuter lymphatischer Leukämie und bei Morbus Hodgkin mit Volumenverdopplungszeiten von etwa 5 bis 6 Tagen kann Heilung ebenfalls durch eine Kombinationstherapie erreicht werden. Die meisten Tumoren haben jedoch weitaus längere Verdopplungszeiten (Kolonkarzinom, Bronchialkarzinom: 80–90 Tage) und sind durch Chemotherapie nicht mehr heilbar.

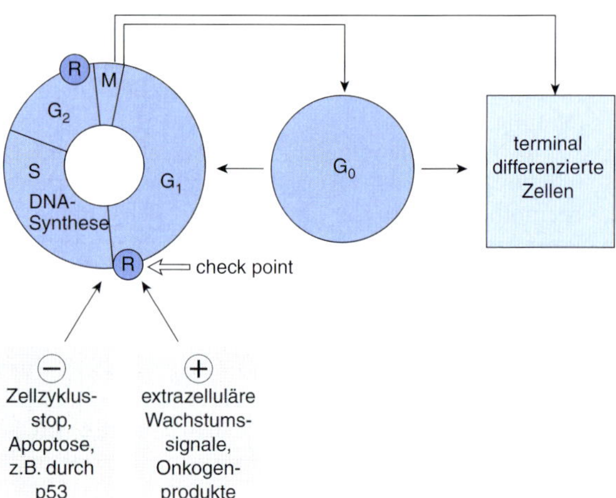

Abb. 33.1 Zellzyklus und Wirkung von Cytostatika. Bei proliferierenden Zellen sind verschiedene Zellzyklusphasen zu unterscheiden. Als G_1 (Gap) wird die Phase zwischen Abschluß der Mitose und Beginn der DNA-Synthese bezeichnet. In der S-Phase findet die DNA-Synthese statt, und in der G_2-Phase wird die DNA-Verdopplung überprüft. Die eigentliche Mitose findet in der M-Phase statt. Beim Übergang von der G_1- zur S-Phase und von der G_2- zur M-Phase wird an Kontrollpunkten (R, check points) geprüft, ob die Zelle in die nächste Phase des Zellzyklus eintreten kann.
An den **Kontrollpunkten** wirken extrazelluläre Wachstumssignale, aber auch „pathogene" Signale von Onkogenprodukten fördernd auf die Zellzyklusprogression. Andererseits können hier eine Arretierung des Zellzyklus und die Eliminierung einer geschädigten Zelle durch Tumorsuppressoren (z.B. durch das Protein p53) eingeleitet werden.
Nach erfolgter Mitose können die Zellen erneut in den Zellzyklus eintreten, in die Ruhe-Phase (G_0) gelangen oder durch terminale Differenzierung die Zellteilungsfähigkeit verlieren. Aus der G_0-Phase können die Zellen erneut in den Zellzyklus eintreten.
Alle **Cytostatika** wirken vorzugsweise auf proliferierende Zellen. Nitrosoharnstoffe, Alkylantien, cytostatische Antibiotika und Cisplatin sind dabei phasenunspezifisch wirksam. In der S-Phase wirken besonders die Antimetaboliten wie 6-Mercaptopurin, Methotrexat und Cytosinarabinosid, aber auch Hydroxyharnstoff. Cytostatika, die bevorzugt in der M-Phase wirken, sind Vinca-Alkaloide und Taxane.

Wachstumskinetische Aspekte

Diese Beispiele weisen darauf hin, daß wachstumskinetische Aspekte von Tumorzellen für die Tumortherapie von großer Bedeutung sind. Vereinfacht kann man die Zellen eines Tumors in drei unterschiedliche Populationen einteilen. Die erste Population bilden Zellen, die gerade **proliferieren** (Wachstumsfraktion). Die zweite Population bilden **ruhende**, zeitweise nicht proliferierende Zellen. Diese Zellen können jedoch prinzipiell in die Wachstumsfraktion zurückkehren. Bei einer dritten Zellpopulation handelt es sich um **differenzierte** Zellen, die dauerhaft die Fähigkeit verloren haben zu proliferieren. Für die Chemotherapie sind die proliferierenden Zellen und die ruhenden, die in die Proliferationsphase zurückkehren können, von Bedeutung.

Zellzyklus

Vorgänge, die bei der Proliferation von Zellen auftreten, werden durch den Zellzyklus beschrieben (Abb. 33.1). Ruhende Zellen, die jedoch in den Zellzyklus zurückkehren können, befinden sich in der **G_0-Phase**. In der **G_1-Phase**, die am längsten dauert, bereitet sich die Zelle auf die nachfolgende Synthese-Phase (**S-Phase**), in der die DNA-Replikation stattfindet, vor. In der nachfolgenden **G_2-Phase** wird die Replikation geprüft, und es werden etwaige Fehler beseitigt. Schließlich erfolgt die eigentliche Zellteilung in der Mitose-Phase (**M-Phase**).

Die Präzision dieses Zyklus wird an sogenannten Kontrollpunkten (**check points**) beim Übergang von der G_1- zur S-Phase und von der S- zur G_2-Phase geprüft. An diesen Punkten wird entschieden, ob die nächste Zyklusphase durchlaufen werden soll oder nicht. Werden

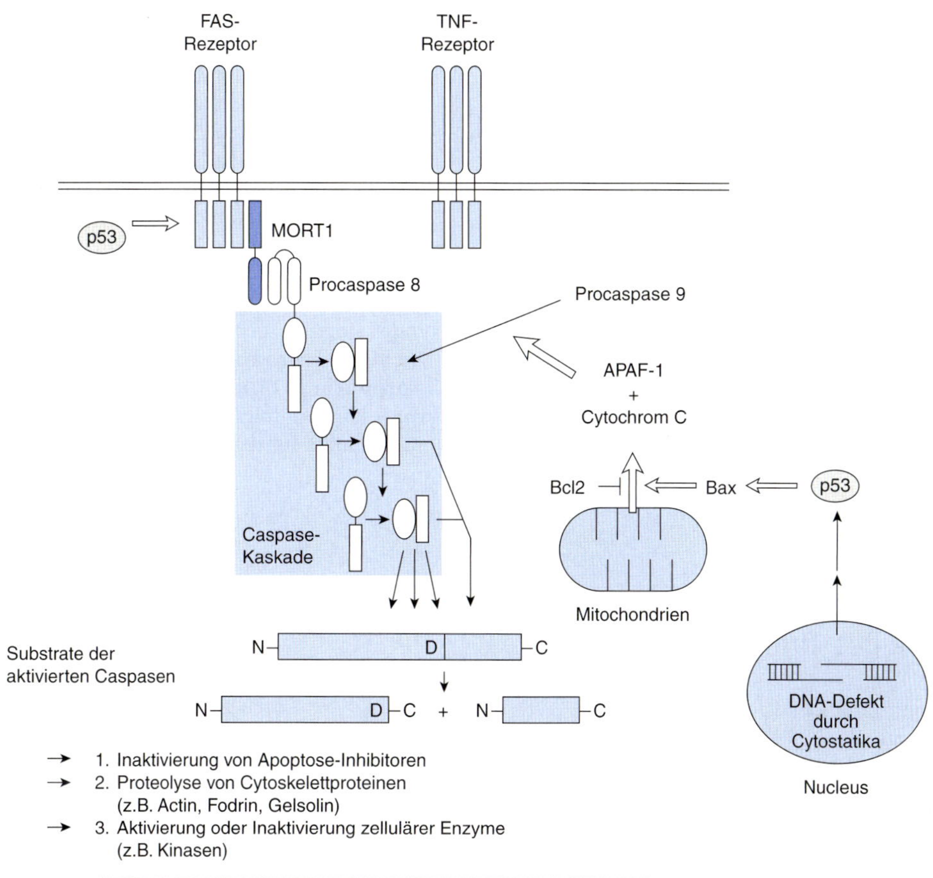

Abb. 33.2 Induktion der Apoptose nach DNA-Schäden durch Cytostatika. Die Apoptose ist ein zelluläres Programm (programmierter Zelltod), bei dem nach Durchlaufen typischer morphologischer und biochemischer Veränderungen die Zelle durch Phagocytose eliminiert wird, ohne daß eine Entzündungsreaktion induziert wird. Apoptose wird durch intrazelluläre (DNA-Schäden) oder extrazelluläre Signale ausgelöst.
DNA-Schäden führen z. B. zur Aktivierung des Tumorsuppressorproteins p53, das unter anderem das Protein Bax aktiviert. Bax führt zur Freisetzung von Cytochrom C aus Mitochondrien, das zusammen mit APAF-1 (Apoptose-aktivierender Faktor) die Aktivierung der Protease Procaspase 9 bewirkt. Die aktive Caspase 9 kann wiederum andere Caspasen aktivieren.
Extrazellulär kann Apoptose über bestimmte Membranrezeptoren („death-receptors“), die zur Familie der Tumor-Nekrose-Faktor-(TNF)-Rezeptoren gehören, ausgelöst werden. Typische „Todesrezeptoren“ sind FAS-Rezeptoren (auch als ApoI und CD95 bezeichnet), und TNF-Rezeptoren. Liganden dieser Rezeptoren sind Cytokine wie FASL am FAS-Rezeptor oder TNF-β am TNF-Rezeptor. Das Tumorsuppressorprotein p53 führt auch zu einer vermehrten Expression von FAS-Rezeptoren in der Zellmembran. Nach Aktivierung des trimeren FAS-Rezeptors wird eine intrazelluläre Domäne („receptor death domain“) aktiviert, die ein Adaptorprotein, MORT1 (auch FADD, FAS-associated death domain, genannt), bindet. MORT1 aktiviert die Caspase-Kaskade.
Caspasen sind Cystein-Proteasen, die hinter einem Aspartat-Rest ihre Substrate spalten und ähnlich wie bei den Gerinnungsfaktoren kaskardenartig aktiviert werden. Inzwischen sind mehr als zehn verschiedene Caspasen bekannt; Caspase 1 ist mit dem Interleukin-1β-Converting-Enzyme (ICE) identisch. Die aktiven Caspasen führen 1. zum Abbau von Apoptoseinhibitoren (positiver Feedback), 2. zum Abbau von Cytoskelettproteinen (Actin, Fodrin, Gelsolin) sowie des Kernmembranproteins Lamin A und 3. zur Aktivierung oder Inaktivierung einer Vielzahl von Enzymen (z. B. Kinasen), die in Signal- und Regulatorprozesse eingeschaltet sind. Hieraus resultieren schließlich die morphologischen Konsequenzen der Apoptose, wie Kondensation des Kernchromatins, Fragmentierung der DNA, Abnahme des Zellvolumens und Bildung von Membranausstülpungen („membrane blebbing“). Schließlich wird die apoptotische Zelle durch Phagocytose beseitigt.
In der Abbildung ist ebenfalls dargestellt, daß das **Protein Bcl-2** die Auslösung der Apoptose hemmt. Eine Überexpression von Bcl-2, die bei zahlreichen Tumoren gefunden wird, kann somit die Apoptose verhindern.

DNA-Schäden erkannt, so kommt es zur Reparatur oder – bei zu großen Schäden – zum Zyklusstop und zum Zelltod.

Bei dieser Regulation kommt dem **Tumorsuppressorprotein p53** eine besondere Rolle zu. p53 führt durch Expression des Zellzyklus-Inhibitors p21 zur **Arretierung** des Zellzyklus in der G_1- oder G_2-Phase oder bewirkt durch Induktion des programmierten Zelltodes (**Apoptose**) die Eliminierung der geschädigten Zelle. In Krebszellen sind diese Kontrollen oft nicht mehr funktionsfähig. So betrifft eine der häufigsten Mutationen in Tumorzellen das Tumorsuppressorgen p53.

Chemotherapeutika wirken besonders gut auf **proliferierende** Zellen, die sich im Zellzyklus befinden. Dies erklärt die gute Wirksamkeit der Chemotherapie bei Tumoren, die kurze Verdopplungszeiten, d. h. eine große Wachstumsfraktion, haben (s. Tab. 33.1). In der G_0-Phase sind die Zellen meistens unempfindlich gegenüber Chemotherapeutika. Man kann danach wenigstens zwei Gruppen von Chemotherapeutika unterscheiden:

Die erste Gruppe bilden Cytostatika, die **phasenspezifisch** wirken. Hierzu gehören die meisten Antimetabolite und Mitosehemmstoffe. Die Antimetabolite, welche die Synthese von DNA-Bausteinen hemmen, wirken verständlicherweise in der S-Phase, während z.B. die Vinca-Alkaloide und Taxane in der späten G_2- und M-Phase wirksam sind.

Phasenunspezifisch wirken Anthrazykline, Alkylantien und Cisplatin. Dennoch wirken auch diese Chemotherapeutika besonders effektiv auf proliferierende Zellen. Man klassifiziert sie deshalb auch als **zyklusspezifische** Substanzen. Durch Einsatz von **Cytostatikakombinationen** werden die an sich asynchronen Tumorzellen in unterschiedlichen Zyklusphasen abgetötet.

Viele Cytostatika, die primär auf unterschiedliche Weise wirken (Alkylantien, interkalierende Substanzen, Topoisomerasehemmstoffe, Antimetaboliten), führen zur Elimination von Tumorzellen, indem sie die Apoptose induzieren. Die **Apoptose** ist eine besondere Form des Zelltodes (programmierter Zelltod): geschädigte oder störende Zellen werden beseitigt. Dieser Prozeß ist in vielen Fällen ebenfalls abhängig vom Tumorsuppressorprotein p53 (Abb. 33.2). Mutationen oder Fehlen von p53 können folglich zu Resistenz der Tumore gegen Cytostatika führen.

33.3 Kinetik des Tumorwachstums

Die Verdopplungszeit der Tumormasse hängt ab

1. von der Dauer des Zellzyklus,
2. von der Größe der Wachstumsfraktion und
3. vom Zellverlust.

Die Wachstumsfraktion gibt an, welcher Teil der Tumorzellen sich im Zellzyklus befindet und welcher Teil ruht. Bleiben Wachstumsfraktion und Zellverlust während des Tumorwachstums konstant, so liegt eine exponentielle Wachstumskinetik vor. Unter diesen Bedingungen erhält man bei halblogarithmischer Darstellung eine Wachstumsgerade, bei der die Verdopplungszeit eines Tumors unabhängig von der Gesamtzellmasse ist.

Bei den meisten Tumoren liegt jedoch **nicht** ein **exponentielles Wachstum** vor. Zum einen wird die Wachstumsfraktion mit Zunahme der Tumorgröße geringer, und zum anderen nimmt der Zellverlust zu. Beides kann durch eine schlechtere Versorgung des Tumors bei steigender Tumorgröße erklärt werden. Das bedeutet, die **Wachstumskurve flacht mit zunehmender Tumorgröße ab** (Abb. 33.3). Im allgemeinen ist ein Tumor von 10^9 Zellen (ca. 1 g Masse) tastbar. Ausgehend von einer Tumorstammzelle sind hierfür ca. 30 Verdopplungen notwendig. Zehn weitere Verdopplungen erhöhen die Zellzahl auf etwa 10^{12} Zellen. Der Tumor hat damit eine Masse von ca. 1 kg erreicht.

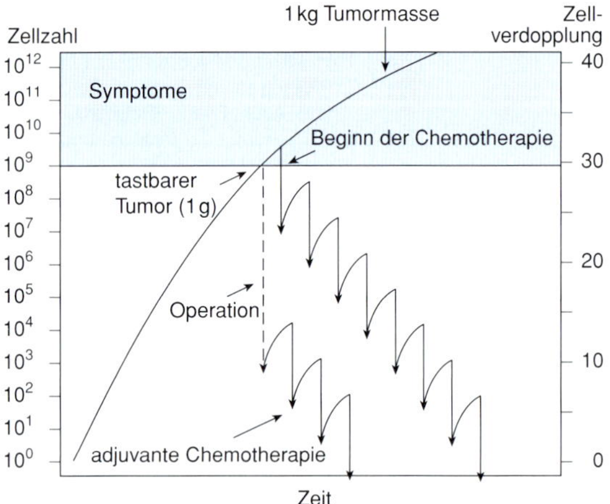

Abb. 33.3 Tumorwachstumskurve. Nach ca. 30 Zellverdopplungen hat sich aus der Tumorstammzelle ein Tumor von ca. 1 g Masse (10^9 Zellen) gebildet, der damit tastbar ist und beginnt symptomatisch zu werden. Zehn weitere Zellverdopplungen führen zu einem 1 kg schweren Tumor (10^{12} Zellen). Jeder Chemotherapiezyklus führt zu einer Verminderung des gleichen prozentualen Zellanteils. Im freien Intervall nimmt die Zellzahl jeweils wieder exponentiell zu. Nach der Operation werden durch die adjuvante Chemotherapie restliche Tumorzellen beseitigt.

„Fractional cell kill"

Untersuchungen mit exponentiell wachsenden Tumoren haben am Tiermodell gezeigt, daß Chemotherapeutika bei konstanter Dosis eine konstante Fraktion der Zellen abtöten („fractional cell kill"-Hypothese). So wird ein Cytostatikum, das 99 % der Tumorzellen abtötet, einen Tumor von 10^{10} Zellen auf 10^8 Zellen reduzieren oder einen Tumor von 10^8 auf 10^6 Zellen vermindern. Es wird somit **nicht die gleiche absolute Zellzahl**, sondern der **gleiche Prozentsatz an Zellen abgetötet**. Eine erhöhte fraktionelle Abtötungsrate ist einer der Gründe für die Anwendung einer Polychemotherapie. Wird durch eine Chemotherapie wie im obigen Beispiel die Tumormasse von 10^{10} auf 10^8 Zellen reduziert, so könnte man von einer vollen Remission sprechen. Dennoch ist eine weitere Therapie notwendig, um den Tumor bei dem nächsten Therapiezyklus von 10^8 auf 10^6 Zellen (1 mg Tumor), dann auf 10^4 Zellen zu reduzieren und ihn schließlich bei weiterer Therapie komplett zu beseitigen.

33.4 Tumorresistenz

Verschiedene **Ursachen** führen zu einer verminderten Wirksamkeit von Cytostatika:

1. Die optimale Dosis kann nicht gegeben werden, da die unerwünschten Wirkungen zu hoch sind (s.u.).
2. Eine pharmakokinetische Resistenz tritt ein, wenn das Körperkompartiment, in dem sich der Tumor befindet, nicht durch das Cytostatikum erreicht werden kann (z.B. schlechte Liquorgängigkeit vieler Cytostatika).
3. Weiterhin sind **spezifische zelluläre Resistenzmechanismen** (Abb. 33.4) bekannt, die die Folge von Mutationen und/oder Selektion von resistenten Tumorzellen darstellen. Dabei ist zu berücksichtigen, daß **Mutationen** wegen einer genetischen Instabilität von Tumorzellen gehäuft auftreten.
   - Es kommt zur **Hemmung der zellulären Aufnahme** des Cytostatikums, z.B. bei Methotrexat (Folattransporter) und bei Cytosin-Arabinosid (Nucleosidtransporter).
   - Es tritt eine **verstärkte Inaktivierung** des Cytostatikums ein (Überexpression der Bleomycin-Hydrolase und der Aldehyddehydrogenase bei Cyclophosphamid).
   - Die **Aktivierung** des Cytostatikums ist **vermindert.** Dieser Resistenzmechanismus ist besonders häufig bei den Antimetaboliten, die im allgemeinen aktiviert werden müssen. So tritt z.B. eine Resistenz gegenüber Mercaptopurin durch Reduktion der Aktivität von Hypoxanthin-Guanin-Phosphoribosyltransferase ein.
   - Es erfolgt eine **verstärkte DNA-Reparatur** bei Alkylantien, Cisplatin, Antitumorantibiotika und Topoisomerase-II-Inhibitoren. Auf die Bedeutung des Fehlens bzw. von Mutationen des Tumorsuppressorproteins p53 wurde bereits oben hingewiesen.
   - Das zelluläre **Zielsubstrat** wird **verändert**, wodurch die Bindung des Cytostatikums gehemmt wird. Dies gilt z.B. für die Topoisomerase II bei Podophyllotoxin-Derivaten.
   - Auch die **Überexpression des Zielproteins** durch Genamplifikation kann zur Resistenz führen, wie z.B. bei Methotrexat (Dihydrofolat-Reduktase) und bei 5-Fluorouracil (Thymidylat-Synthase).
   - Schließlich kann ein verstärkter **Cytostatikatransport aus der Zelle** zu einer Tumorresistenz führen. Von besonderer Bedeutung ist hier das Glykoprotein P-170. Glykoprotein P-170 ist ein ATP-abhängiger Transporter, der vom MDR-Gen

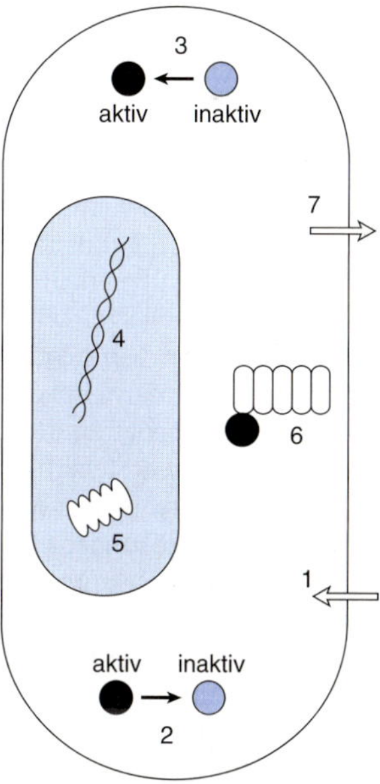

Abb. 33.4 Zelluläre Resistenzmechanismen. Resistenz gegenüber Cytostatika tritt auf durch eine verminderte Cytostatikaaufnahme (**1**), verstärkte Inaktivierung des Cytostatikums (**2**), verminderte Aktivierung des Cytostatikums (**3**), verstärkte DNA-Reparatur (**4**), Hemmung der Bindung des Cytostatikums durch Veränderung des Zielsubstrates (**5**), Überexpression des Zielproteins (**6**) und durch verstärkten Auswärtstransport des Cytostatikums aus der Zelle (**7**).

(„multidrug resistance"-Gen) codiert wird. Dieser Transporter ist physiologischerweise für den Export unterschiedlicher Fremdstoffe zuständig. Bei einer vermehrten Expression des Transporters kann eine Resistenz gegenüber verschiedenen Cytostatika, z. B. Antitumorantibiotika, Vinca-Alkaloide, Podophyllotoxin-Derivaten und wahrscheinlich Taxane induziert werden. Der Transport über Glykoprotein P-170 wird durch Verapamil oder Cyclosporin gehemmt. Derzeit wird geprüft, ob durch diese Substanzen die Resistenz von Tumoren vermindert werden kann.
Die vielfältigen Resistenzmechanismen sind ein weiterer Grund für eine **Kombinationschemotherapie.**

33.5 Unerwünschte Wirkungen der Cytostatikatherapie

Auch die normalen Zellen werden durch Cytostatika geschädigt. Insbesondere betroffen sind normale Zellen und Gewebe mit einer hohen Proliferationsrate, wie das Knochenmark, das Epithel des Gastrointestinaltraktes sowie die Haarfollikel. Cytotoxische Wirkungen auf diese Gewebe führen zur **Knochenmarksuppression,** die häufig dosislimitierend ist, zur **Mucositis** und **Stomatitis** sowie zu **Haarausfall.** Zusammen mit **Übelkeit** und **Erbrechen** sind dies die häufigsten unerwünschten Wirkungen vieler Tumorchemotherapeutika (Tab. 33.2).

Cytostatika sind **teratogen, mutagen** und **onkogen,** d. h., durch die Therapie kann ein **Zweittumor** entstehen. Solche Sekundärneoplasien sind maligne Erkrankungen, die nach Strahlen- und/oder Chemotherapie mit einer zeitlichen Latenz von 2 bis über 30 Jahren auftreten können und dann meist therapieresistent sind. Vor allem Alkylantien und Nitrosoharnstoffe haben ein hohes kanzerogenes Potential. Sekundärneoplasien können als myelodysplastische Syndrome, akute und chronische Leukämien, Non-Hodgkin-Lymphome und solide Tumoren auftreten. Langzeitbeobachtungen von Patienten mit Morbus Hodgkin über mehr als 20 Jahre haben gezeigt, daß eine kombinierte MOPP[1]-Chemo- und Strahlentherapie zu einem kumulativen Risiko für die Entwicklung einer Sekundärneoplasie von über 10% führen kann. Diese Eigenschaften der Cytostatika erfordern auch einen besonderen Sicherheitsaufwand bei der Zubereitung der Präparate in der Klinik (z.B. bei der Herstellung von Infusionslösungen).

Weitere häufige Nebenwirkungen sind **Leberschädigung, Hyperurikämie** durch den Tumorzerfall sowie **Sterilität** und **Wachstumshemmung** bei Kindern.

Die hohe Cytotoxizität kann bei paravasaler Gabe zu **Nekrosen** und **Gangrän** führen. Einige Cytostatika zeigen **spezifische Komplikationen,** die dosislimitierend sind, wie z. B. die **Kardiotoxizität** bei Doxorubicin und Daunorubicin oder die **Neurotoxizität** bei Vinca-Alkaloiden.

Bei der **Kombinationschemotherapie** wird versucht, durch Auswahl geeigneter Cytostatika mit unterschiedlichen dosislimitierenden Nebenwirkungen die Antitumorwirkung, aber nicht die toxischen Wirkungen zu erhöhen.

[1] MOPP-Schema: Mechlorethamin, Oncovin [Vincristin], Procarbazin und Prednison. Heute wird anstelle von Mechlorethamin Cyclophosphamid eingesetzt (COPP-Schema).

Tabelle 33.2: Unerwünschte Wirkungen von cytotoxischen Substanzen
1. Frühreaktionen
Übelkeit, Erbrechen, Fieber, Allergie, Blutdruckabfall, Herzrhythmusstörungen, Venenentzündungen
2. Reversible Spätreaktionen
Knochenmarkdepression (Erythro-, Leuko- und Thrombopenie) Schleimhautschäden (Mucositis), Stomatitis, aregenerative Enteropathie mit Appetitlosigkeit und Diarrhö Haarausfall, Hautveränderungen (Pigmentierungen, Hyperkeratosen) Lungen-, Nieren-, Leberfunktionsstörungen Gerinnungsstörungen Amenorrhö, Azoospermie
3. Bleibende chronische Toxizität
Kardiotoxizität, Nieren- und Leberschädigung, Neurotoxizität (Lähmungen, Sensibilitätsstörungen), Mutagenität, Teratogenität, Karzinogenität (Zweittumor)
4. Indirekte Wirkungen
immunsuppressive Wirkung als Folge der Leukopenie Erhöhung des Harnsäurespiegels mit akuter Nephropathie und Nierenversagen

33.6 Alkylierende Substanzen

In diese Gruppe gehören Tumorchemotherapeutika, die ihre cytotoxische Wirkung durch Alkylierung verschiedener Zellbestandteile hervorrufen. Von entscheidender Wirkung ist dabei die **Alkylierung der DNA**.

Historisch leiten sich die Substanzen vom **Schwefel-Lost** (Senfgas) ab, das im ersten Weltkrieg als Gelbkreuzkampfstoff eingesetzt wurde. Beim Einsatz des Kampfstoffes wurde beobachtet, daß neben den toxischen Wirkungen von Schwefel-Lost auf Augen, Respirationstrakt und Haut eine Schädigung des blutbildenden und lymphatischen Systems sowie der Magenschleimhaut auftrat. Doch war zunächst eine therapeutische Anwendung von Schwefel-Lost aufgrund seiner hohen Toxizität nicht möglich.

Stickstoff-Lost erwies sich als geringer toxisch. Bereits 1942 wurden die ersten klinischen Studien mit dieser Substanz durchgeführt. Nachfolgend wurden Hunderte von Substanzen synthetisiert, die alle auf Stickstoff-Lost zurückgingen. Nur sehr wenige Substanzen erwiesen sich als therapeutisch brauchbar.

33.6.1 Stickstoff-Lost-Verbindungen

Alle Stickstoff-Lost-Verbindungen (Abb. 33.5) unterliegen im Organismus dem gleichen **Aktivierungsmechanismus**. Durch Chloridabspaltung wird unter Ringschluß ein hochreaktives **Aziridinium-Ion** gebildet, das nucleophile Amino-, Sulfhydryl-, Hydroxyl- oder Carboxylgruppen in Proteinen oder Nucleinsäuren alkyliert (Abb. 33.6).

Die **Alkylierung** der DNA erfolgt am Guaninstickstoff in Position N-7, der besonders nucleophil ist. Es werden aber auch N-1, N-3 von Adenin und N-3 von Cytosin und O-6 von Guanin modifiziert. Da es sich bei den meisten alkylierenden Tumorchemotherapeutika um bi-

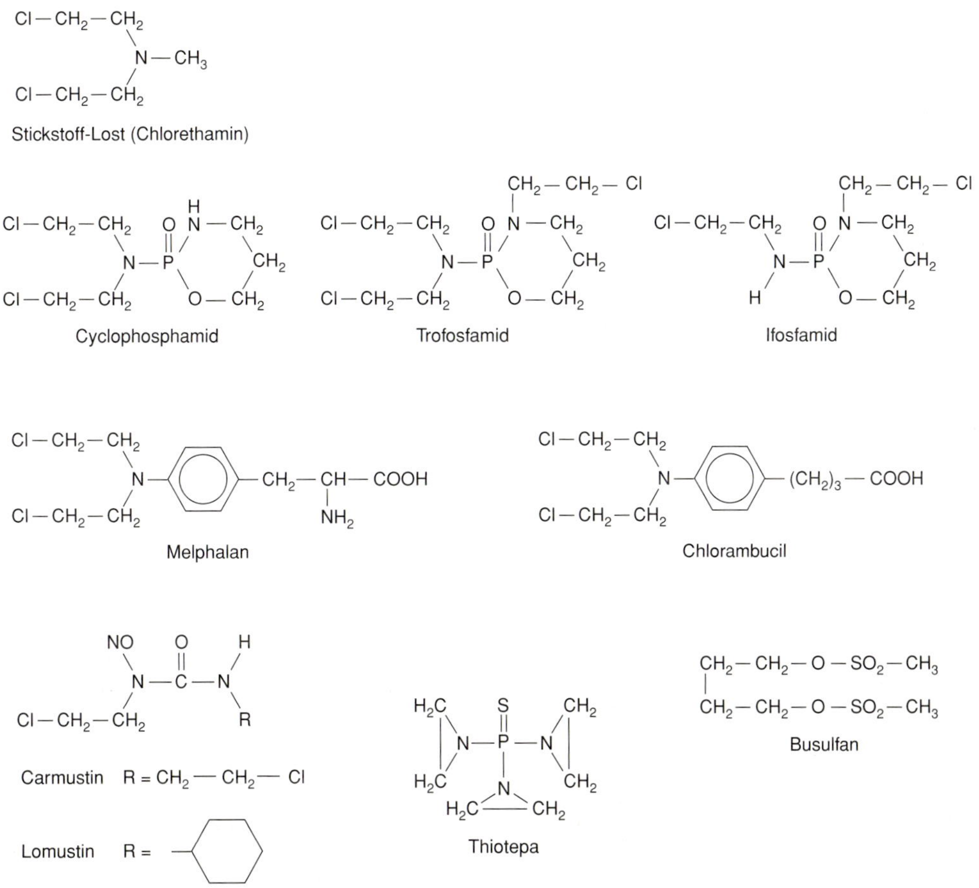

Stickstoff-Lost (Chlorethamin)

Cyclophosphamid

Trofosfamid

Ifosfamid

Melphalan

Chlorambucil

Carmustin R = CH_2-CH_2-Cl

Lomustin R = Cyclohexyl

Thiotepa

Busulfan

Abb. 33.5 Chemische Strukturen alkylierender Cytostatika. Die Reaktivität der Stickstoff-Lost-Verbindungen, d. h. die Tendenz zur Cyclisierung und Bildung eines Aziridinium-Ions, hängt wesentlich von dem weiteren Substituenten am Stickstoff ab. Während Stickstoff-Lost (Chlorethamin) aufgrund seiner hohen Reaktivität instabil ist und nicht oral gegeben werden kann, wird durch einen aromatischen (Chlorambucil) oder heteroalicyclischen (Cyclophosphamid) Substituenten am Stickstoff die Reaktivität vermindert. Die Substanzen sind stabil und können oral gegeben werden.

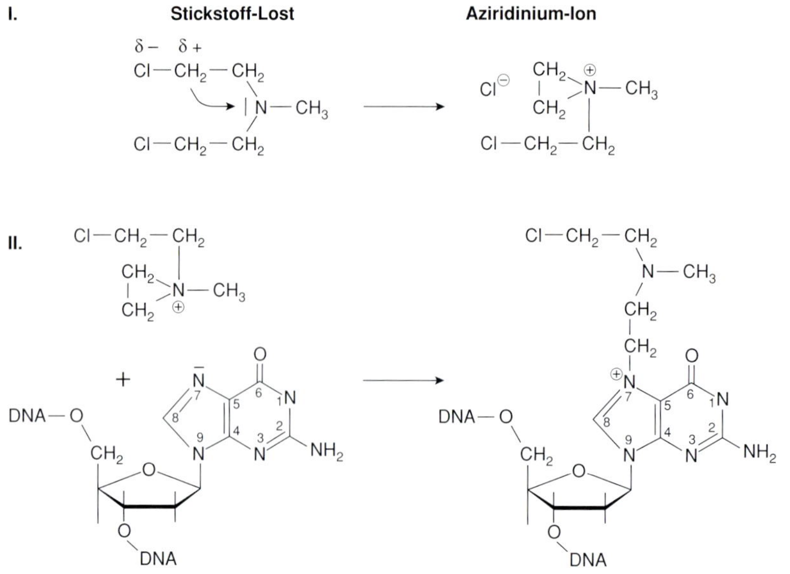

I. Stickstoff-Lost → Aziridinium-Ion

II.

Abb. 33.6 Aktivierung von Stickstoff-Lost-Verbindungen und Alkylierung von DNA. Durch Chloridabspaltung entsteht unter Ringschluß ein Aziridinium-Ion (**I**), das Elektronendonatoren (z. B. das freie Elektronenpaar von N-7 des Guanins) elektrophil angreift (**II**).

funktionelle Substanzen handelt, treten auch Quervernetzungen innerhalb eines DNA-Stranges auf (**DNA-Interstrang-Quervernetzung**). Darüber hinaus werden DNA-Protein-Quervernetzungen beobachtet.

Die **cytotoxische Wirkung** der Alkylantien ist bei rasch proliferierenden Zellen am größten. Obwohl die Substanzen nicht zellzyklusspezifisch wirken, sind Zellen in der späten G_1- und S-Phase besonders sensitiv.

Cyclophosphamid

Cyclophosphamid wurde 1958 als Tumortherapeutikum eingeführt und gehört auch heute noch zu den wichtigsten Alkylantien. Cyclophosphamid, das ein Oxazaphosphorin darstellt, besitzt selbst keine alkylierende Aktivität und muß zunächst metabolisch aktiviert werden. Die **Aktivierung** von Cyclophosphamid (Abb. 33.7) erfolgt in der **Leber** durch Hydroxylierung durch mischfunktionelle Oxidasen zu 4-Hydroxy-Cyclophosphamid, das mit der ringoffenen Form Aldophosphamid im Gleichgewicht steht. Nachdem die Metaboliten über das Blut zum eigentlichen Wirkort (Tumor) gelangt sind, findet dort eine nicht-enzymatische Spaltung in Acrolein und das eigentliche alkylierende Agens **Chlorethylphosphorsäureamid** statt.

Pharmakokinetik

Cyclophosphamid wird oral und intravenös verabreicht. Die Bioverfügbarkeit ist nach oraler Gabe gut (mehr als 70 %). Das Verteilungsvolumen beträgt ca. 0,7 l/kg. Nur 13 % des Cyclophosphamids werden über die Nieren eliminiert. Hauptsächlich wird die Substanz in der Leber weiter zum nahezu inaktiven 4-Ketocyclophosphamid und Carboxyphosphamid metabolisiert. Die Metaboliten werden allerdings primär über die Nieren ausgeschieden. Die Plasmahalbwertszeit von Cyclophosphamid beträgt 3–10 Stunden, die des aktiven Metaboliten Phosphoramid-Lost ca. 8 Stunden.

Indikationen

Cyclophosphamid ist bei zahlreichen Malignomen einschließlich malignen Lymphomen, Mamma-, Bronchial- und Ovarialkarzinom wirksam und wichtiger Bestandteil vieler Cytostatikakombinationen (CMF-Schema: Cyclophosphamid, Methotrexat und Fluorouracil beim Mammakarzinom). Aufgrund seiner immunsuppressiven Wirkung wird Cyclophosphamid bei rheumatischen Erkrankungen (rheumatoider Arthritis, Kollagenosen, Wegener-Granulomatose) niedrig dosiert eingesetzt.

Unerwünschte Wirkungen

Die häufigsten unerwünschten Wirkungen sind Übelkeit, Erbrechen und Haarausfall. Dosislimitierend ist die Myelosuppression, wobei in erster Linie die Granulo- und Lymphopoese betroffen sind.

Cyclophosphamid wirkt urotoxisch (Acrolein). Es kommt zur Cystitis und Hämaturie (5–10%). Vorbeugend ist eine hohe Flüssigkeitszufuhr. Die urotoxischen Wirkungen lassen sich durch **Mesna**, einer hydrophilen Thiolverbindung (2-Mercaptoethansulfonat-Na), die in der Harnblase mit Acrolein reagiert, vermeiden.

In hohen Dosen (120–240 mg/kg) ist Cyclophosphamid auch kardiotoxisch. Interstitielle Pneumonitis und pulmonale Fibrose sowie eine gestörte ADH-Sekretion sind seltene Komplikationen.

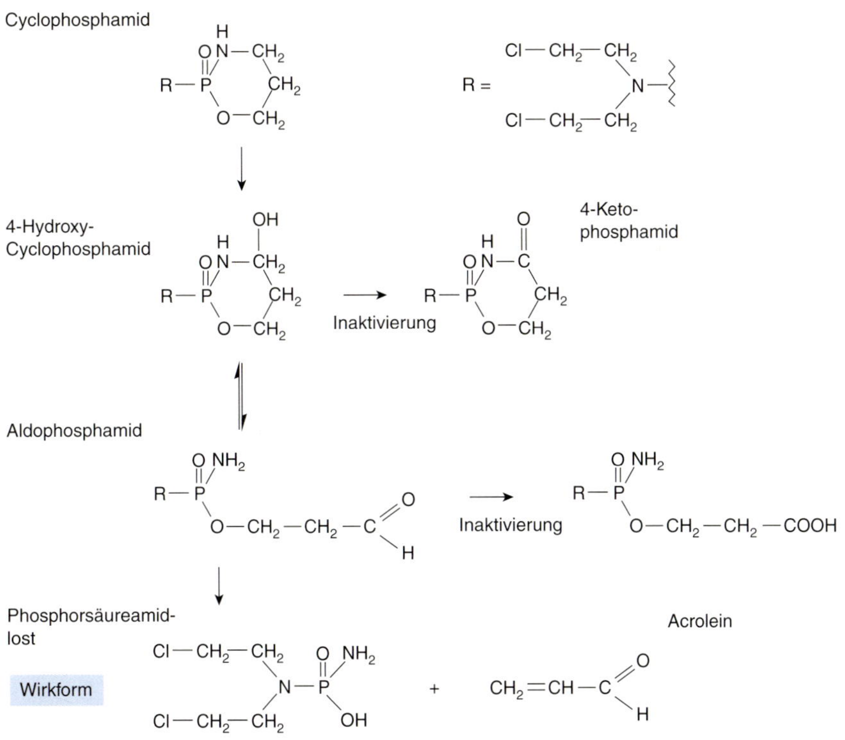

Cyclophosphamid

4-Hydroxy-Cyclophosphamid

Inaktivierung

4-Ketophosphamid

Aldophosphamid

Inaktivierung

Phosphorsäureamid-lost

Wirkform

Acrolein

Abb. 33.7 Aktivierung von Cyclophosphamid.

Ifosfamid

Ifosfamid unterscheidet sich von Cyclophosphamid durch die räumliche Anordnung der reaktiven Chlorethylgruppen (s. Abb. 33.5). Hierdurch entstehen andere Vernetzungsprodukte als beim Cyclophosphamid. Das Cytostatikum wird ebenfalls in der Leber durch Hydroxylierung aktiviert.

Unerwünschte Wirkungen

Bei 10–30 % der Patienten wird eine reversible Encephalopathie mit Somnolenz, Verwirrtheit, Krämpfen und Koma beobachtet. Der Metabolit Chloracetaldehyd wird hierfür verantwortlich gemacht. Die anderen unerwünschten Wirkungen entsprechen denen von Cyclophosphamid (einschließlich der Cystitis und ihre Prävention durch Mesna).

Trofosfamid

Trofosfamid ist eine weitere Substanz, die direkt auf Cyclophosphamid zurückgeht (s. Abb. 33.5). Es trägt im Gegensatz zu den beiden anderen Vertretern drei Chlorethylgruppen. Trofosfamid zeigt im wesentlichen das gleiche Wirkungs- und Nebenwirkungsspektrum wie Cyclophosphamid.

Chlorambucil und Melphalan

Chlorambucil und Melphalan sind ebenfalls Stickstoff-Lost-Derivate und führen durch bifunktionelle Alkylierung zu DNA-Quervernetzungen (s. Abb. 33.5).

Chlorambucil wird insbesondere bei der **chronisch lymphatischen Leukämie** und bei **Makroglobulinämie** (Morbus Waldenström, Lymphocytom) eingesetzt. **Melphalan** wird häufig beim **Plasmocytom** angewendet.

Beide Substanzen werden oral und intravenös gegeben. Die Plasmahalbwertszeit liegt bei 90 Minuten für beide Substanzen. Wie bei den anderen Alkylantien ist die Knochenmarksuppression dosislimitierend.

Thiotepa

Ausgehend vom Aktivierungsmechanismus der Stickstoff-Lost-Derivate über Aziridin-Intermediate wurden Verbindungen entwickelt, die bereits eine reaktive Aziridin-Gruppe im Molekül enthalten. Hierzu gehört Thiotepa, das insbesondere bei oberflächlichen Harnblasenkarzinomen und bei karzinomatösen Pleuraergüssen lokal angewendet wird.

Busulfan

Busulfan ist ein Sulfonsäurealkylester, der bifunktionell DNA, RNA und Proteine alkyliert (s. Abb. 33.5). Auch hier kommt es zur DNA-Vernetzung. Die Substanz ist schwer löslich und kann nur oral eingesetzt werden.

Busulfan ist durch eine **ausgeprägte Myelosuppression** charakterisiert und wird deshalb insbesondere **palliativ bei der chronisch myeloischen Leukämie** (CML) mit gutem Erfolg eingesetzt. Neben der dosislimitierenden Knochenmarksuppression (mit dominanter Thrombopenie) treten als spezifische Nebenwirkung Hyperpigmentierung der Haut (5–10 %) und selten, meist erst nach mehrjähriger Therapie, eine interstitielle Lungenfibrose („Busulfan-Lunge") auf.

33.6.2 Nitrosoharnstoffverbindungen

Eine Alkylierung und DNA-Quervernetzung ist auch das Wirkprinzip verschiedener Alkylnitrosoharnstoff-Derivate, wie **Carmustin** (BCNU, 1,3 Bischlorethyl-Nitrosourea) und **Lomustin** (CCNU, Chlorethyl-Cyclohexyl-Nitrosourea). Diese Substanzen zerfallen spontan (Plasmahalbwertszeiten im Minutenbereich) und setzen unter anderem über Chlorethyldiazohydroxid das alkylierende 2-Chlorethylcarbonium-Ion frei, das zu einer Alkylierung des O-6 von Guanin führt und nachfolgend durch Alkylierung des N-3 des Cytosins eine DNA-Vernetzung herbeiführt (Abb. 33.8). Außerdem werden Isocyanate abgespalten, die mit Proteinen reagieren und die Toxizität der Substanzgruppe mitbestimmen.

Nitrosoharnstoff-Verbindungen zeichnen sich durch eine **hohe Lipophilie** aus und werden deshalb insbesondere bei Hirntumoren eingesetzt. Im ZNS findet man 30–40 % der Plasmaaktivität.

Bei den **unerwünschten Wirkungen** ist die verzögerte Knochenmarkdepression hervorzuheben. Der Thrombocytentiefpunkt tritt nach 3–5 und der Leukocytentiefpunkt nach 4–6 Wochen auf. Die Thrombocyten- bzw. Leukocytendepression kann bis zu 60 Tage andauern. Weiterhin treten Hepato- und Lungentoxizität auf.

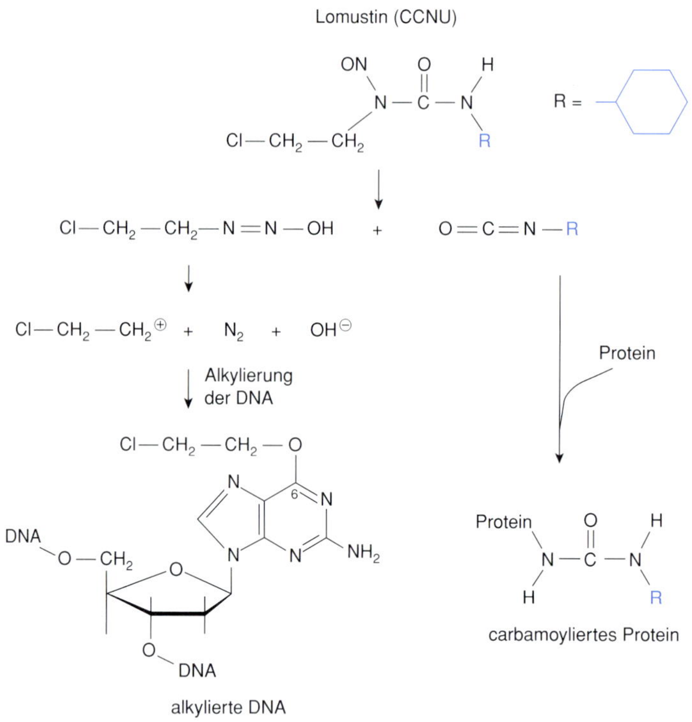

Abb. 33.8 Aktivierung und Wirkungsmechanismus des Nitrosoharnstoff-Derivates Lomustin.

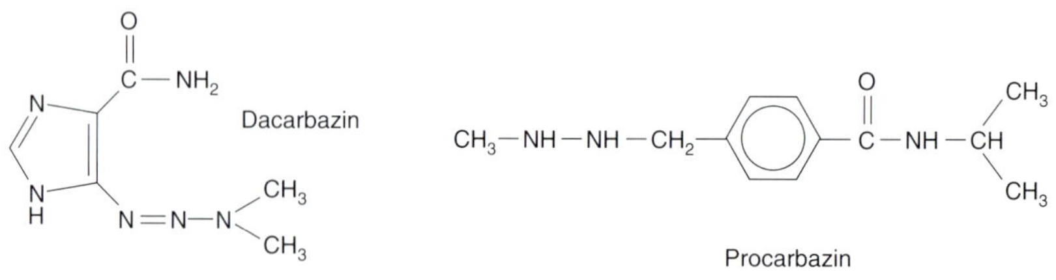

Abb. 33.9 Chemische Strukturen von Dacarbazin und Procarbazin.

Dacarbazin

Dacarbazin ist ein Triazenderivat, das ursprünglich als Antimetabolit synthetisiert wurde, jedoch ebenfalls als alkylierende Substanz wirkt (Abb. 33.9). Es wird in der Leber aktiviert und scheint unter Freisetzung von Diazomethan DNA zu methylieren.

Die Substanz wird insbesondere bei **malignem Melanom**, aber auch **bei Morbus Hodgkin** und **Weichteilsarkomen** eingesetzt.

Dosislimitierend ist die Knochenmarkdepression. Daneben treten Erbrechen, Haarausfall, Exantheme und grippeähnliche Beschwerden („flu-like-syndrome"), Neuro- und Lebertoxizität auf.

Procarbazin

Procarbazin, das bei der Suche nach einem MAO-Hemmer synthetisiert wurde, ist eine alkylierende Substanz, die ebenfalls aktiviert werden muß (s. Abb. 33.9). Die Aktivierung erfolgt über P450-Enzyme der Leber und geht einher mit der Bildung von Azoprocarbazin-Derivaten, wobei unter anderen das sehr reaktive **alkylierende Diazomethan** freigesetzt wird. Procarbazin führt zu DNA-Brüchen und zur Hemmung der DNA-, RNA- und Proteinsynthese.

Insbesondere wird das Cytostatikum in der Kombinationstherapie bei **Morbus Hodgkin** eingesetzt.

Dosislimitierend ist die Knochenmarksuppression. Da ein Metabolit von Procarbazin die Monoaminooxidase hemmt, kann zusammen mit Catecholaminen, Antidepressiva oder Tyramin (z.B. aus Wein und Käse; siehe MAO-Hemmer) eine Bluthochdruckkrise auftreten.

Neben typischen **Nebenwirkungen**, wie Übelkeit und Erbrechen, sind eine ZNS-Toxizität mit Agitiertheit und Depression und die starke genotoxische Wirkung mit der Gefahr eines Zweittumors hervorzuheben.

33.7 Platinverbindungen

Die Antitumorwirkung von Platinverbindungen wurde von Rosenberg (1965) zufällig entdeckt, als er die Wirkung von elektrischen Feldern auf das Bakterienwachstum untersuchte. Dabei zeigte sich, daß bei Verwendung von Platinelektroden die Bakterien ihr Wachstum einstellten und Filamente bildeten. Solche Veränderungen kannte man bereits von anderen Tumorchemotherapeutika. Ausgehend von diesen Beobachtungen wurde 1969 die Antitumoraktivität von **Cisplatin** erstmals beschrieben. Bereits 1971 wurden die ersten klinischen Studien mit der Substanz durchgeführt.

Cisplatin und Carboplatin

Cisplatin stellt einen planaren Komplex dar, der am zentralen Platinatom zwei cis-ständige Chloridliganden und zwei NH_3-Gruppen gebunden hat (Abb. 33.10). Beim **Carboplatin**, einem weiteren Vertreter dieser Gruppe, sind die beiden Chloridliganden durch einen Dicarboxycyclobutanring ersetzt (Abb. 33.10). Beide Verbindungen müssen zunächst aktiviert werden, wobei intrazellulär (niedrige Chloridkonzentration!) die Chlorliganden durch Wasser ersetzt werden (Aquoliganden; Abb. 33.11).

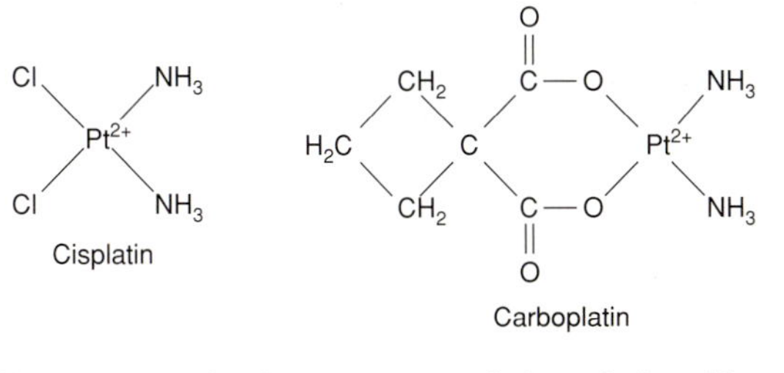

Abb. 33.10 Grundgerüste von cytostatischen Platinverbindungen.

Wirkungsmechanismus

Cisplatin wirkt ähnlich wie bifunktionelle Alkylantien durch Vernetzung von DNA-Strängen. Aufgrund der hohen Nucleophilie des Aquo-Cisplatin-Komplexes reagiert bevorzugt das N-7 von Guanin und Adenin. Es entstehen so Verknüpfungen innerhalb eines DNA-Stranges (Intrastrang-Quervernetzung; Abb. 33.12) und zwischen benachbarten DNA-Strängen (Interstrang-Quervernetzungen).

Der Wirkungsmechanismus von **Carboplatin** entspricht dem von Cisplatin. Jedoch ist die Umwandlung in die aktive Form beim Carboplatin bedeutend langsamer als bei Cisplatin, so daß die Wirkung langsamer einsetzt und die Substanz weniger aktiv ist.

Resistenzmechanismus

Bedeutung für die Resistenzentwicklung sollen intrazelluläre Konzentrationen an Glutathion und die zahlreiche SH-Gruppen tragenden Metalloproteine haben, die die Platinverbindungen binden und inaktivieren. Auch eine vermehrte DNA-Reparatur soll beteiligt sein.

Carboplatin hat das gleiche Anwendungsspektrum wie Cisplatin und zeigt Kreuzresistenz. Allerdings ist das Nebenwirkungsspektrum unterschiedlich.

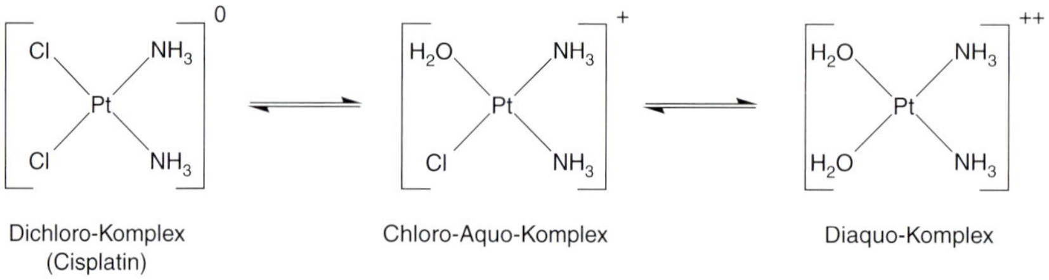

Dichloro-Komplex (Cisplatin) ⇌ Chloro-Aquo-Komplex ⇌ Diaquo-Komplex

Abb. 33.11 Intrazelluläre Bildung eines Diaquo-Komplexes aus Cisplatin.

Pharmakokinetik

Cisplatin wird intravenös appliziert. Es wird zu 90 % an Serumproteine gebunden und unterliegt einer dreiphasigen Eliminationskinetik ($t_{0,5\alpha}$ = 20–30 min, $t_{0,5\beta}$ = 40 bis 70 min, $t_{0,5\gamma}$ = 24 h). In der tertiären Phase wird das Plasmaprotein-gebundene Cisplatin eliminiert. Die Verteilung von Cisplatin zeigt besonders hohe Konzentrationen in Nieren, Leber, Gonaden, Milz und Nebennieren. Die Aufnahme ins Gehirn und in den Liquor ist gering.

Indikation

Hauptanwendungsgebiete für **Cisplatin** sind **Tumoren des Urogenitaltraktes**, besonders Hoden-, Ovarialtumoren, Bronchialkarzinom und Plattenepithelkarzinome im Kopf-Hals-Bereich.

Unerwünschte Wirkungen

Eine **Nephrotoxizität**, die in der 2. Woche nach Therapiebeginn auftritt, ist für die Cisplatintherapie dosislimitierend. Um Nierenschäden zu verhindern, ist eine verstärkte Diurese und ausreichende Flüssigkeitszufuhr vor, während und nach der Anwendung zu gewährleisten. Weiterhin kommt es häufig zu **Hörschäden**, die sich insbesondere auf hohe Frequenzen erstrecken und bei Kindern besonders ausgeprägt sind.

Cisplatin führt zu Übelkeit und starkem Erbrechen, das gut durch 5-HT_3-Antagonisten, wie Ondansetron, therapiert werden kann. Nach wiederholter Gabe kann eine periphere Neuropathie mit Parästhesien, Krämpfen und Verlust motorischer Funktionen auftreten. Weitere unerwünschte Wirkungen sind Knochenmarksuppression und in seltenen Fällen anaphylaktoide Reaktionen.

Die unerwünschten Wirkungen von **Carboplatin** unterscheiden sich von denen des Cisplatins. Dosislimitierend ist häufig die Knochenmarksuppression. Nephro- und Neurotoxizität sowie Erbrechen sind weniger stark ausgeprägt als bei Cisplatin.
Eine weitere neue Platinverbindung ist **Oxaliplatin**, bei der das Platinatom mit 1,2-Diaminocyclohexan und einer Oxalatgruppe komplexiert ist. Die Substanz wird beim Kolonkarzinom in Kombination mit 5-Fluorouracil und Folinsäure eingesetzt. Neben Erbrechen und Übelkeit tritt bei Oxaliplatin eine dosislimitierende periphere sensorische Neurotoxizität mit Parästhesien an Händen und Füßen auf. Nephro- und hämatotoxische Wirkungen sind selten.

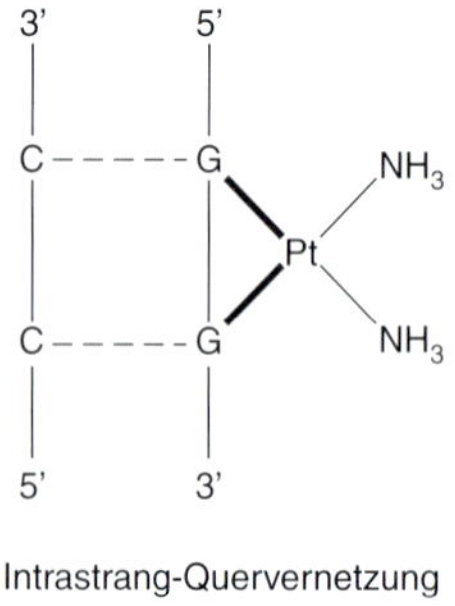

Intrastrang-Quervernetzung

Abb. 33.12 Intrastrang-Quervernetzung durch Platinverbindungen.

Amifostin

Amifostin ist ein Aminothiophosphorsäureester, der gesundes Gewebe vor Schäden durch Chemo- und Strahlentherapie schützen soll. Die Substanz wird nach Dephosphorylierung durch alkalische Phosphatase von normalen Zellen rasch, von Tumorzellen dagegen langsam aufgenommen. Das freie Thiol soll die normalen Zellen vor reaktiven Chemotherapeutika und strahleninduzierten Radikalen schützen. Die Substanz wird insbesondere bei Cisplatin-induzierter Toxizität angewendet. **Unerwünschte Wirkungen** sind Übelkeit und Erbrechen sowie Blutdruckabfall.

33.8 Hydroxyharnstoff

Hydroxyharnstoff (Abb. 33.13) **hemmt die Ribonucleotid-Reduktase**, die Ribonucleosiddiphosphate in die Desoxribonucleotide umwandelt. Dadurch wird letztlich die **DNA-Synthese blockiert.** Die Substanz inaktiviert ein Tyrosylradikal im katalytischen Zentrum der Ribonucleotid-Reduktase und blockiert dadurch deren enzymatische Aktivität. Hydroxyharnstoff ist für die **S-Phase** des Zellzyklus spezifisch und führt zu einer Akkumulation von Zellen in der G_1-Phase (partielle Synchronisierung).

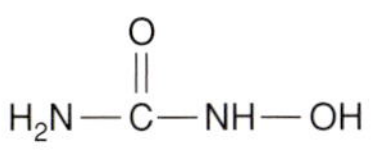

$$H_2N-\overset{\overset{\displaystyle O}{\|}}{C}-NH-OH$$

Abb. 33.13 Chemische Struktur von Hydroxyharnstoff.

Indiziert ist das Cytostatikum bei **myeloproliferativen Erkrankungen** (z.B. bei chronisch myeloischer Leukämie) und aufgrund des synchronisierenden Effektes (strahlensensitive G_1-Phase) bei **Strahlentherapie.** Die Substanz wird oral angewendet.

Nebenwirkungen sind eine rasch reversible Knochenmarkdepression, seltener Erytheme, Haarausfall und Stomatitis.

33.9 Antimetabolite

Als Antimetabolite werden Tumortherapeutika zusammengefaßt, die als „falsche" Stoffwechselbausteine die Synthese von DNA und RNA hemmen. Obwohl Tumorzellen prinzipiell die gleichen Stoffwechselwege aufweisen wie normale Zellen, gibt es quantitative Unterschiede, die Tumorzellen sensitiver gegenüber Antimetabolite machen. Die meisten Antimetaboliten beeinflussen die Synthese von Nucleotiden und Nucleinsäuren. Antimetabolite gehören deshalb zu den phasenspezifischen Tumorchemotherapeutika und wirken bevorzugt in der **S-Phase.** Die wichtigsten Antimetabolite lassen sich drei Gruppen zuordnen:

1. Folsäure-Antagonisten,
2. Purin- und Purinnucleosidanaloga und
3. Pyrimidin- und Pyrimidinnucleosidanaloga.

33.9.1 Folsäure-Antagonisten

Folsäure-Antagonisten gehören zu den ersten erfolgreich eingesetzten Tumorchemotherapeutika. Von besonderer Bedeutung ist **Methotrexat.** Methotrexat unterscheidet sich von der Folsäure durch eine 4-NH_2-Gruppe und eine Methylgruppe am N10-Atom (Abb. 33.14). Hierdurch bindet Methotrexat mit 10^5fach höherer Affinität als das natürliche Substrat Dihydrofolat an das katalytische Zentrum der Dihydrofolat-Reduktase und blockiert seine Aktivität.

Methotrexat

Methotrexat hemmt die Dihydrofolat-Reduktase nahezu aller Spezies einschließlich die der Bakterien. Die Dihydrofolat-Reduktasehemmer Trimethoprim und Pyrimethamin sind dagegen spezifische Inhibitoren bakterieller bzw. parasitärer Enzyme und beeinflussen kaum das menschliche Enzym.

Methotrexat ist stark hydrophil und gelangt (bei niedrigen Plasmaspiegeln) über einen spezifischen Transporter in die Zelle, wo es durch Anheftung von **Polyglutamatresten** modifiziert wird. Polyglutaminiertes Methotrexat kann die Zelle nur schlecht verlassen und kumuliert. Die Bildung von **Methotrexat-Polyglutamat** ist für die tumortoxische Wirkung von Bedeutung.

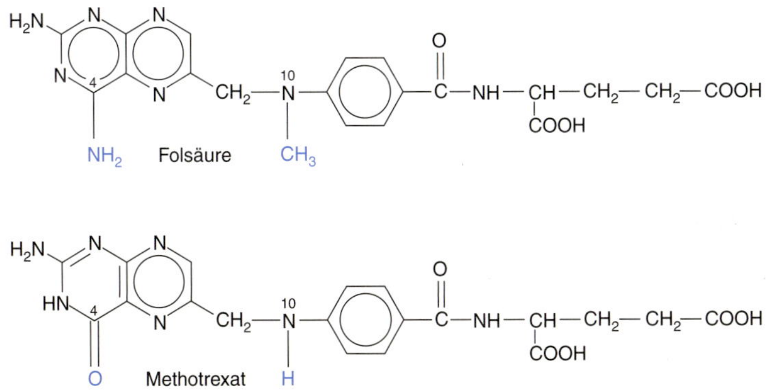

H2N N N 4 10 CH2—N— —C—NH—CH—CH2—CH2—COOH COOH NH2 Folsäure CH3

H2N N N HN 4 10 CH2—N— —C—NH—CH—CH2—CH2—COOH COOH O Methotrexat H

Abb. 33.14 Chemische Struktur der Folsäure und des Folsäure-Antagonisten Methotrexat.

Wirkungsmechanismus

Methotrexat greift in den **C1-Stoffwechsel** ein, der für die Thymidin-, Purin-, Methionin- und Serinsynthese wichtig ist. Bei der Synthese von Desoxythymidinmonophosphat (dTMP) durch die Thymidylat-Synthase wird von N5,N10-Methylen-Tetrahydrofolsäure (5,10-Methylen-FH4) ein C1-Rest auf Desoxyuridinmonophosphat (dUMP) übertragen. Um anschließend erneut für eine C1-Übertragung zur Verfügung zu stehen, muß Dihydrofolat durch die Dihydrofolat-Reduktase in FH4 umgewandelt werden. Dieser Prozeß wird durch Methotrexat bzw. durch das Polyglutamatderivat gehemmt (Abb. 33.15).

Der C1-Transfer bei der Neosynthese von Purinen wird ebenfalls durch Methotrexat blockiert. Hierbei wird N10-Formyltetrahydrofolsäure bei zwei Reaktionsschritten benötigt. Allerdings scheint hierbei nicht die direkte Hemmung der Dihydrofolsäure-Reduktase durch Methotrexat entscheidend zu sein, sondern die Methotrexat-Polyglutamate hemmen die Enzyme, die für die Formylierung (C1-Transfer) von Zwischenprodukten der Purinsynthese notwendig sind. Auch FH2-Polyglutamate, die sich aufgrund der Dihydrofolsäure-Reduktasehemmung durch Methotrexat anhäufen, inhibieren die Thymidylat-Synthase und die Neosynthese von Purinen.

Resistenzmechanismus

Die Mechanismen der Resistenzentwicklung gegenüber Methotrexat sind vielfältig und beinhalten:

1. Verminderung des hochaffinen Membrantransportes,
2. Reduktion der Affinität von Methotrexat zur Dihydrofolat-Reduktase,
3. Zunahme der Dihydrofolat-Reduktasespiegel durch Genamplifikation und
4. Reduktion der Polyglutamatbildung von Methotrexat.

Um höhere zelluläre Konzentrationen an Methotrexat zu erreichen, werden hohe Dosen des Antimetaboliten zusammen mit Formyltetrahydrofolsäure (**Leukovorin**) eingesetzt. Bei hohen Dosen an Methotrexat erfolgt die Aufnahme in die Tumorzelle auch durch Diffusion. Leukovorin, das gleichzeitig oder kurz nach Methotrexat gegeben wird, kann nicht in die Tumorzelle diffundieren. Es blockiert aber effektiv die Wirkung von Methotrexat in den gesunden Zellen, in das es über den aktiven Transport gelangt (**Rescue-Therapie**).

Neue lipophile Folsäurederivate (Trimetrexat), deren zelluläre Aufnahme nicht von Folattransportern abhängt, werden derzeit klinisch geprüft.

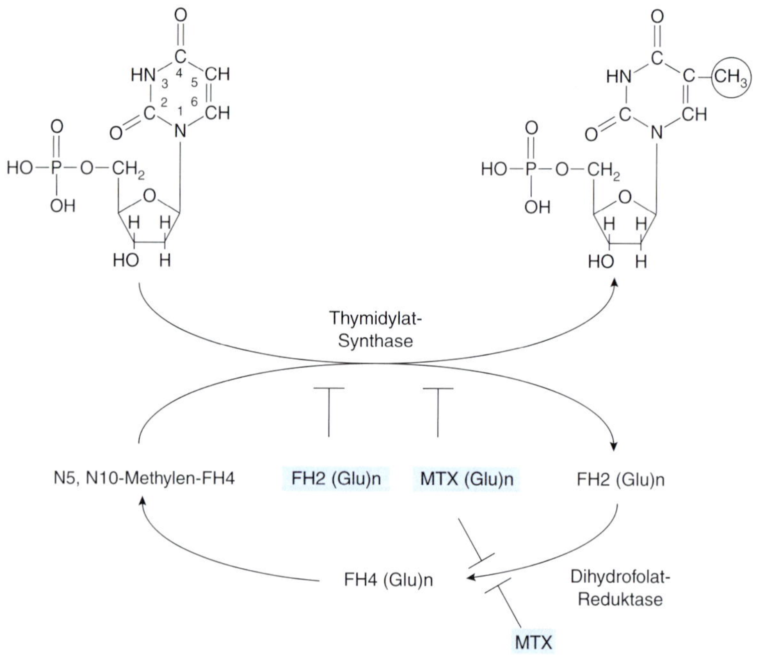

Abb. 33.15 Hemmung der Thymidinsynthese durch Methotrexat. Methotrexat (MTX) wird in der Zelle wie Folsäure polyglutaminiert. Sowohl glutaminiertes (MTX[Glu]n) als auch nicht glutaminiertes Methotrexat hemmen die Dihydrofolatreduktase. Glutaminiertes Methotrexat blockiert wie polyglutaminiertes Dihydrofolat (FH2[Glu]n) direkt die Thymidylat-Synthase.

Pharmakokinetik

Methotrexat wird in Dosierungen bis ca. 30 mg/m^2 nach oraler Gabe gut aufgenommen. Höhere Dosierungen erfordern eine intravenöse Gabe, da die gastrointestinale Aufnahme dann inkomplett ist. Bis zu 90 % von Methotrexat werden unverändert innerhalb von 12 Stunden renal ausgeschieden. Methotrexat-Polyglutamat verbleibt allerdings über Wochen (Nieren) bzw. Monate (Leber) in den Zellen.

Indikation

Methotrexat wird bei zahlreichen Tumoren eingesetzt. Kurativ ist die Monotherapie beim **Chorionkarzinom.** Weitere Indikationen sind unter anderem die **akute lymphatische Leukämie, Lymphome** und das **Mammakarzinom.**

Darüber hinaus hat Methotrexat eine gesicherte Indikation bei **rheumatoider Arthritis** und schweren Formen der **Psoriasis.** Allerdings sind hier die angewendeten Dosierungen deutlich niedriger als bei der Tumortherapie. Die entzündungshemmenden Wirkungen von Methotrexat sind offenbar auf eine vermehrte Bildung von Adenosin zurückzuführen.

Unerwünschte Wirkungen

Die dosislimitierende unerwünschte Wirkung von Methotrexat ist die Knochenmarksuppression. Weitere toxische Wirkungen sind Schleimhautschäden insbesondere im Mund und Rachen, Diarrhö, Haarausfall, Nephro- und Hepatotoxizität. Bei intrathekaler Gabe treten Lähmungen und zentralnervöse Störungen auf.

33.9.2 Purinanaloga

6-Mercaptopurin und 6-Thioguanin

6-Mercaptopurin und 6-Thioguanin sind Analoga des Hypoxanthins und Guanins. Beide Substanzen werden durch die Hypoxanthin-Guanin-Phosphoribosyltransferase (HGPRT) in 6-Thioinosin-5'-Phosphat (Thio-IMP) bzw. Thioguanosin-5-Phosphat (Thio-GMP) umgewandelt.

Wirkungsmechanismus

Thio-IMP und Thio-GMP hemmen die Umsetzung von IMP zu AMP und GMP und sind darüber hinaus „feedback"-Inhibitoren der Purin-Biosynthese. Weiterhin

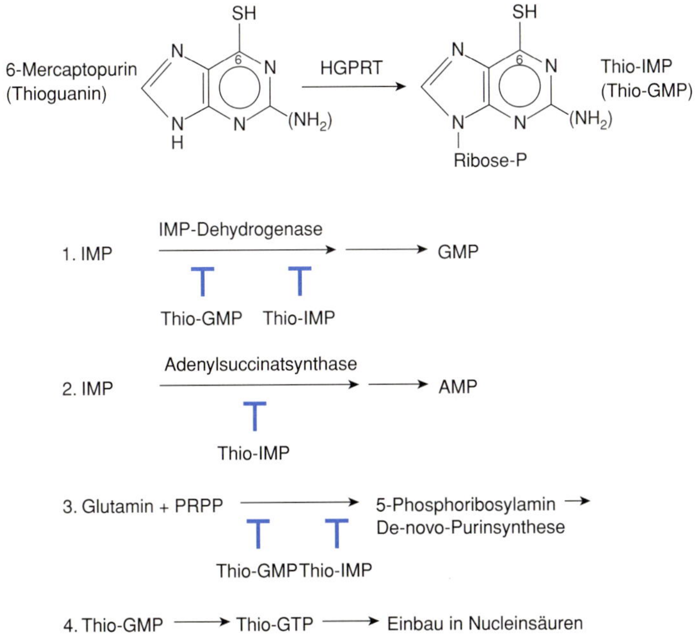

6-Mercaptopurin
(Thioguanin)
SH
N
N
N
H
N
6
(NH$_2$)
HGPRT
SH
N
N
N
N
6
(NH$_2$)
Ribose-P
Thio-IMP
(Thio-GMP)

1. IMP
IMP-Dehydrogenase
GMP
Thio-GMP Thio-IMP

2. IMP
Adenylsuccinatsynthase
AMP
Thio-IMP

3. Glutamin + PRPP
5-Phosphoribosylamin →
De-novo-Purinsynthese
Thio-GMP Thio-IMP

4. Thio-GMP → Thio-GTP → Einbau in Nucleinsäuren

Abb. 33.16 Wirkungsmechanismen von 6-Mercaptopurin und 6-Thioguanin. Hypoxanthin-Guanin-Phosphoribosyltransferase (HGPRT) überführt 6-Mercaptopurin in Thio-IMP und 6-Thioguanin in Thio-GMP. Hierdurch werden unter anderem die GMP- (1.), die AMP- (2.) und die De-novo-Purinsynthese (3.) gehemmt. Weiterhin wird Thio-GTP als „falsches" Nucleotid in Nucleinsäuren eingebaut (4.).

werden Thio-GTP bzw. Desoxy-Thio-GTP als „falsche" Nucleotide in RNA und DNA eingebaut (Abb. 33.16).

Resistenz gegenüber 6-Mercaptopurin und 6-Thioguanin entsteht durch eine Verminderung der HGPRT-Aktivität.

Pharmakokinetik

Die Plasmahalbwertszeit von Mercaptopurin ist kurz (ca. 50 Minuten). Die Substanz wird überwiegend metabolisch inaktiviert, wobei unter anderem Thioharnsäure entsteht.

Indikation

6-Mercaptopurin wird bei **akuten Leukämien** eingesetzt. **6-Thioguanin** ist offenbar besonders gut wirksam bei **nicht-lymphatischen Leukämien** und wird hier zusammen mit Cytarabin eingesetzt.

Unerwünschte Wirkungen

Hauptsächliche Nebenwirkungen sind die Knochenmarksuppression und eine reversible Hepatotoxizität.

Interaktionen

Allopurinol, ein Xanthinoxidase-Hemmstoff, der bei Gicht und Hyperurikämie eingesetzt wird, **hemmt die Metabolisierung von 6-Mercaptopurin** und kann somit zu toxischen Plasmaspiegeln führen. Deshalb muß bei gleichzeitiger Anwendung von Allopurinol die Dosis von 6-Mercaptopurin drastisch gesenkt werden (75%ige Reduktion). Dies gilt nicht für 6-Thioguanin, das nur wenig zu 6-Thioharnsäure metabolisiert wird.

Weitere Purinanaloga

Azathioprin ist ein Derivat von 6-Mercaptopurin. Wirkungsträger ist wahrscheinlich 6-Mercaptopurin, das aus Azathioprin freigesetzt wird (Abb. 33.17). Weitere Purinanaloga sind **Fludarabin** und **Cladribin** sowie **Pentostatin**, das ursprünglich aus *Streptomyces-antibioticus*-Kulturen isoliert wurde. Pentostatin wirkt als Adenosin-Desaminase-Hemmstoff und erhöht die dATP-Spiegel, wodurch über eine „feedback"-Hemmung der Ribonucleotid-Reduktase die Bildung anderer Desoxyribonucleotide verhindert wird.

Azathioprin wird als **Immunsuppressivum** eingesetzt. **Cladribin** und **Pentostatin** sind besonders gut wirksam bei der **Haarzell-Leukämie. Fludarabin** wird vor allem bei der **chronischen lymphatischen Leukämie** (CLL) eingesetzt.

33.9.3 Pyrimidinanaloga

5-Fluorouracil

5-Fluorouracil (5-FU) muß zunächst zu den entsprechenden Ribosyl- und Desoxyribosylnucleotiden aktiviert werden (Abb. 33.18).

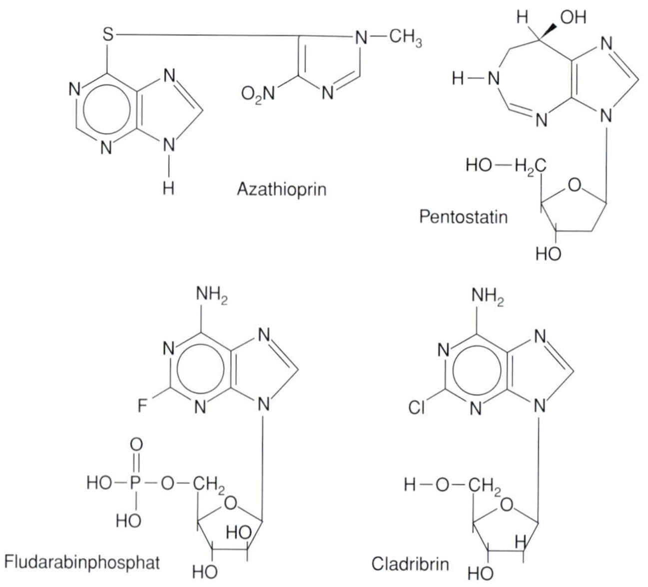

Abb. 33.17 Chemische Struktur von Purinanaloga.

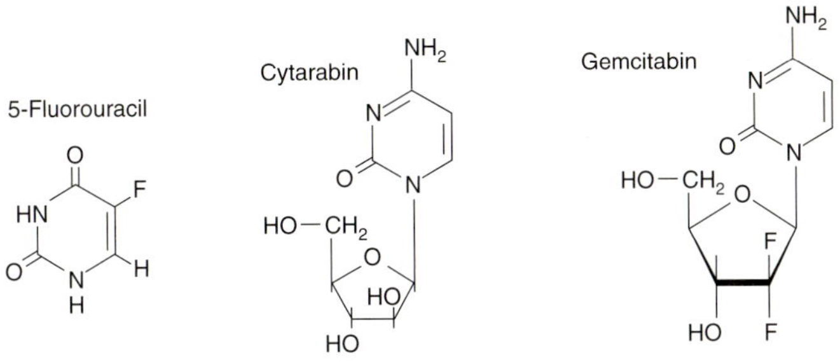

5-Fluorouracil Cytarabin Gemcitabin

Abb. 33.18 Chemische Struktur von Pyrimidinanaloga.

Wirkungsmechanismus

Mindestens zwei Mechanismen werden für die cytotoxische Antitumorwirkung verantwortlich gemacht. FdUMP hemmt als „Selbstmord"-Substrat die Thymidylat-Synthase, indem es zusammen mit dem Cofaktor N5, N10-Methylentetrahydrofolat und dem Enzym einen stabilen, nur langsam reversiblen inaktiven Komplex bildet, der die Synthese von Thymidinnucleotiden verhindert. Die Bildung des ternären Komplexes erklärt, warum die Gabe von Folinsäure die Wirkung von 5-FU steigern kann. Weiterhin wird FUTP als „falsches" Nucleotid in RNA bzw. FdUTP in DNA eingebaut.

Resistenzmechanismus

Für eine Resistenzentwicklung werden verschiedene Mechanismen verantwortlich gemacht. Hierzu zählen Verminderung der Aktivierung von 5-FU, Amplifikation der Thymidylat-Synthase bzw. Expression einer Thymidylat-Synthase, die nicht durch FdUMP gehemmt wird.

Pharmakokinetik

5-FU wird parenteral gegeben, da die Resorption nach oraler Gabe unzuverlässig ist. Die Substanz ist gut liquorgängig. Eine Inaktivierung von 5-FU erfolgt durch Reduktion des Pyrimidinrings. Die Plasmaelimination erfolgt rasch (Plasmahalbwertszeit 10–20 Minuten).

Indikation

5-FU wird bei der Therapie solider Tumoren (**kolorektale Tumoren**, **Mammakarzinom**) eingesetzt. Außer durch Folinsäure wird die Wirkung von 5-FU durch Methotrexat gesteigert. Allerdings muß es **vor** und nicht nach 5-FU gegeben werden.

Unerwünschte Wirkungen

Knochenmarkdepression und Schädigung der Schleimhaut des gesamten Verdauungstraktes (mit Stomatitis, Mucositis und Diarrhö) sind typische Nebenwirkungen. Weiterhin können Dermatitis, Haarverlust und neurotoxische Nebenwirkungen auftreten. Bei Langzeitinfusionen kann es zu einer schmerzhaften Ablösung der Haut an Hand- und Fußinnenflächen (Hand-Fuß-Syndrom) kommen. Selten treten Koronarspasmen auf.

Cytarabin

Cytarabin (Cytosin-Arabinosid) unterscheidet sich nur im Zuckeranteil vom natürlich vorkommenden Cytosinnucleosid (s. Abb. 33.18). Nach Umwandlung in Arabinosid-CTP erfolgt der Einbau in die DNA. Die veränderte Stellung der 2'-OH-Gruppe bei der Arabinose führt zur sterischen Hinderung der Rotation der Pyrimidinbase um die glykosidische Bindung, wodurch letztlich die DNA-Polymerase gehemmt und die DNA-Kettenverlängerung blockiert wird.

Cytarabin wird insbesondere bei der Therapie der **akuten myeloischen Leukämie** eingesetzt.

Die **Hauptnebenwirkung** ist die Knochenmarksuppression. Daneben treten Erbrechen, Diarrhö, Mucositis, Fieber sowie eine pulmonale Toxizität auf.

Gemcitabin

Gemcitabin (Difluordesoxycytidin) unterscheidet sich durch zwei Fluoratome in der Desoxyribose von Desoxycytidin. Die Substanz wird nach Bildung des Triphosphates als „falsche" Base in die DNA eingebaut. Hierdurch kommt es zum Abbruch der DNA-Synthese.

Die Substanz wird bei **Pankreaskarzinom, nichtkleinzelligem Bronchialkarzinom** und **Harnblasenkarzinom** eingesetzt.

Gemcitabin ist mäßig knochenmarktoxisch, führt häufiger zu Fieberanstieg nach Infusionen und zu Hautausschlägen. Bedrohlich kann in Einzelfällen das Auftreten eines interstitiellen Lungenödems sein.

33.10 Mikrotubuli-Inhibitoren

33.10.1 Vinca-Alkaloide

Zu den Vinca-Alkaloiden (Abb. 33.19), gehören **Vincristin**, **Vinblastin**, die in Immergrün-Arten vorkommen, und die partialsynthetischen Derivate **Vindesin** und **Vinorelbin**.

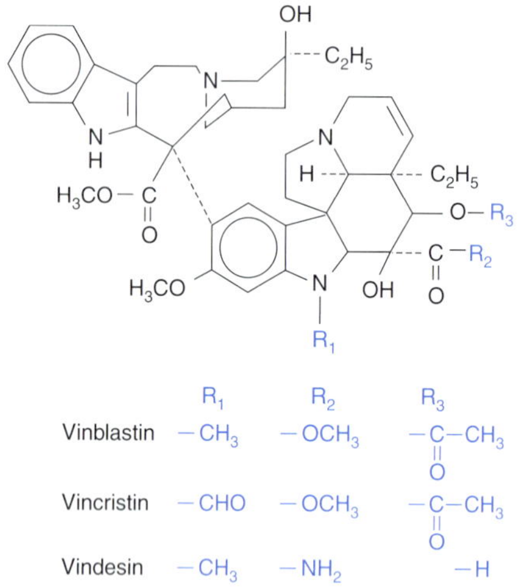

	R_1	R_2	R_3
Vinblastin	$-CH_3$	$-OCH_3$	$-C(=O)-CH_3$
Vincristin	$-CHO$	$-OCH_3$	$-C(=O)-CH_3$
Vindesin	$-CH_3$	$-NH_2$	$-H$

Abb. 33.19 Chemische Struktur von Vinca-Alkaloiden.

Wirkungsmechanismus

Die Alkaloide sind **Mitosehemmstoffe**, die spezifisch an das Cytoskelettprotein Tubulin binden und die Polymerisation zu Mikrotubuli und damit die Ausbildung des Spindelapparates blockieren (Abb. 33.20). Dadurch wird die Zelle in der Metaphase der Mitose arretiert. Das Ausbleiben der Chromosomentrennung führt wahrscheinlich zum Zelltod durch Apoptose. Mikrotubuli sind an einer Vielzahl zellulärer Motilitäts- und Transportprozesse beteiligt und für den axonalen Transport in Neuronen essentiell. Eine Störung dieser Prozesse ist vermutlich für die neurotoxischen Wirkungen verantwortlich.

Resistenzmechanismus

Der wichtigste Resistenzmechanismus ist die vermehrte Expression des P170-Glykoproteins („multi-drug resistance"-Protein). Als weiterer Resistenzmechanismus wurde eine Veränderung der Tubulinstruktur gefunden.

Pharmakokinetik

Bis auf Vinorelbin müssen die Vinca-Alkaloide intravenös gegeben werden. Die Elimination erfolgt über Metabolismus der Leber und Ausscheidung über die Galle.

Indikationen

Vinca-Alkaloide sind bei einer Vielzahl von Tumoren, wie z.B. bei akuter Leukämie, malignen Lymphomen, Bronchial- und Mammakarzinom indiziert. Obwohl die Struktur der einzelnen Substanzen sehr ähnlich ist, bestehen sowohl vom Indikationsspektrum als auch vom Spektrum der Nebenwirkungen Unterschiede zwischen den einzelnen Substanzen (s.u.).

Unerwünschte Wirkungen

Während bei **Vincristin** die **Neurotoxizität** dosislimitierend ist, steht bei **Vinblastin** die **Knochenmarksuppression** im Vordergrund. Die periphere Neurotoxizität ist durch sensorische und motorische Ausfälle gekennzeichnet. Es kommt zu Parästhesien an Fingern und Zehen, Reflexverlust und Muskelschwäche. Die Schädigung der Hirnnerven führt zu Facialisparese, Doppelsehen, Hörverlust und Stimmbandlähmung. Encephalopathien treten auf. Störungen des autonomen Nervensystems führen zu Obstipation bis hin zum paralytischen Ileus sowie zur Blasenatonie. Extravasate müssen strengstens vermieden werden, da Nekrosen zu befürchten sind.

33.10.2 Taxane

Paclitaxel

Paclitaxel gehört zu den Taxanen, einer Gruppe relativ neuer Cytostatika (Abb. 33.21). Das Alkaloid stammt aus der pazifischen Eibe *(Taxus brevifolia)*, einem langsam wachsenden Nadelbaum, der in den Küstenregionen der USA beheimatet ist. Heute wird Paclitaxel aus verwandten Alkaloiden schnell wachsender Eiben oder aus Pilzkulturen partialsynthetisch hergestellt.

Wirkungsmechanismus

Auch Paclitaxel greift am Tubulin an. Anders als Vinca-Alkaloide oder Colchicin führt es zu einer Stabilisierung der Mikrotubuli und verhindert die Depolymerisation (s. Abb. 33.20). Da die Funktion des mikrotubulären Apparates einen dynamischen Umbau voraussetzt, wirkt Paclitaxel ebenfalls als **Mitosegift**. Resistenz tritt ähnlich wie bei Vinca-Alkaloiden durch vermehrte Synthese des P170-Glykoproteins (multi-drug resistance) auf.

Pharmakokinetik

Paclitaxel wird parenteral gegeben. Die Substanz wird durch hepatische P450-Enzyme metabolisiert. Weniger als 10 % werden unverändert über die Nieren ausgeschieden.

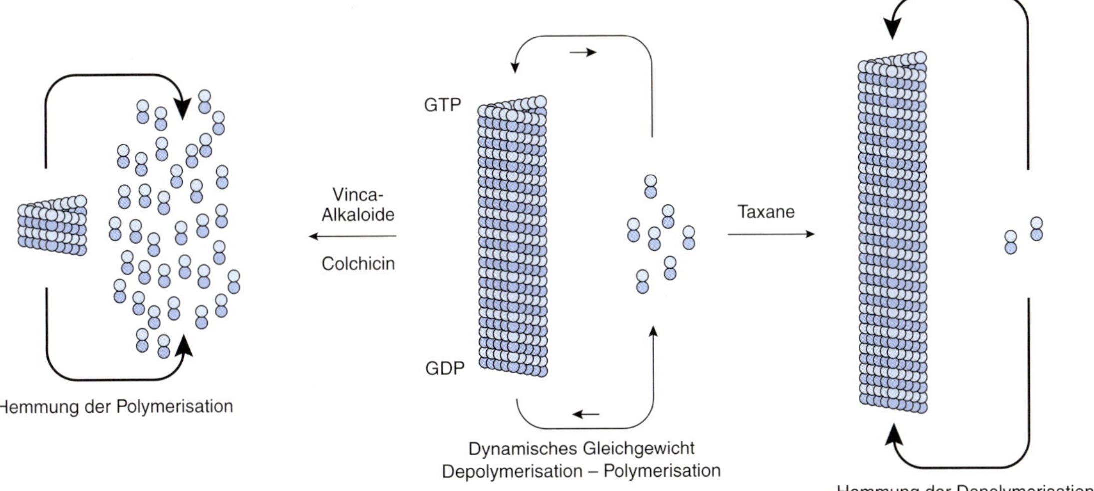

Abb. 33.20 Cytostatika mit Wirkung auf Mikrotubuli. Mikrotubuli werden aus dem GTP/GDP-bindenden Cytoskelettprotein Tubulin gebildet. Die vielfältigen Funktionen des mikrotubulären Apparates (z. B. Spindelbildung während der Mitose) hängen von einem dynamischen Gleichgewicht zwischen Polymerisation und Depolymerisation der Tubulindimere ab. Angedeutet ist der polare Aufbau der Mikrotubuli. Am Pluspol, der primär GTP-Tubulin enthält, polymerisieren und am Minuspol, der von GDP-Tubulindimeren gebildet wird, depolymerisieren die Mikrotubuli. **Taxane** binden an Tubulin, fördern hierdurch die Polymerisation von GDP- und GTP-Tubulin und hemmen deren Depolymerisation. **Vinca-Alkaloide** und **Colchicin** (s. Kap. 25) blockieren die Polymerisation und induzieren bei höherer Konzentration die Depolymerisation der Mikrotubuli.

Indikationen

Paclitaxel wird vor allem beim **Ovarial-, Mammakarzinom** und **nicht-kleinzelligen Bronchialkarzinom** eingesetzt.

Unerwünschte Wirkungen

Dosislimitierend ist die Knochenmarksuppression. Schwere Überempfindlichkeitsreaktionen mit Bronchospasmus, Hypotonie und Urtikaria, die eventuell auf den Lösungsvermittler zurückgehen, können auftreten. Deshalb wird eine Prämedikation mit Corticosteroiden, Histamin-(H_1- und H_2-)Antagonisten durchgeführt. Weiterhin wurden Erregungsüberleitungsstörungen am Herzen und periphere Neuropathien beschrieben.

Docetaxel

Docetaxel ist ein partialsynthetisches Derivat von Paclitaxel. Wirkungsspektrum und Spektrum der unerwünschten Wirkungen sind sehr ähnlich. Bei Docetaxel kann es zu erheblicher Flüssigkeitsretention mit Ödemen kommen.

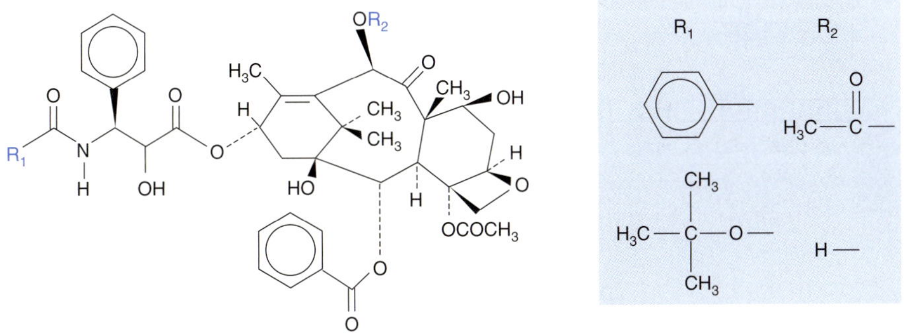

Abb. 33.21 Chemische Struktur von Taxanen.

33.11 Topoisomerase-Inhibitoren

Etoposid und Teniposid

Etoposid und Teniposid sind Glykosidderivate des Podophyllotoxins (Abb. 33.22). **Podophyllotoxin** ist in Extrakten aus *Podophyllum peltatum*, dem Flußblatt, enthalten. Es ruft durch seine Wirkung auf Tubulin eine Mitosehemmung hervor und wird bei Condylomata acuminata angewendet.

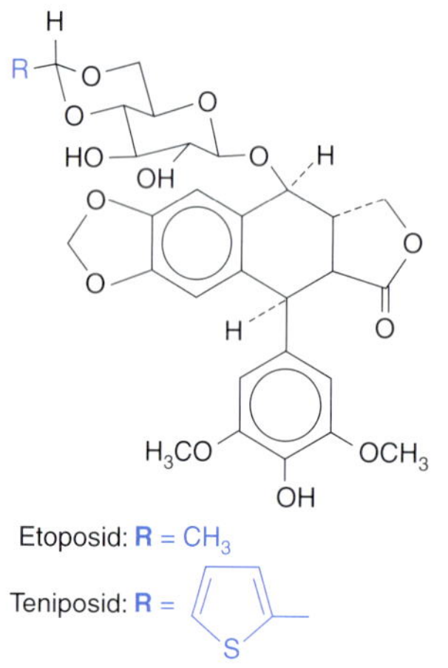

Etoposid: R = CH_3

Teniposid: R =

Abb. 33.22 Chemische Struktur von Podophyllotoxinderivaten.

Wirkungsmechanismus

Die Tumortherapeutika **Etoposid** und **Teniposid hemmen** nicht das Tubulin, sondern die **Topoisomerase II.** Topoisomerasen sind an der Entwindung bestimmter Chromosomenabschnitte beteiligt. Durch Öffnen und anschließendes Wiederverknüpfen von DNA-Strängen schaffen sie die strukturellen Voraussetzungen der Replikation. Etoposid und Teniposid hemmen einerseits die Enzymaktivität der Topoisomerase II, andererseits stabilisieren sie die Bindung von Topoisomerase II an DNA-Spaltstellen, die nachfolgend nicht verschlossen werden können (Abb. 33.23). Zum Zelltod kommt es wahrscheinlich durch Apoptose.

Resistenzmechanismus

Resistenzentwicklung beruht wie bei den anderen Cytostatika-Alkaloiden auf einer vermehrten Expression des Multi-drug-resistance-Gens (P170-Glykoprotein) und zusätzlich auf Veränderungen der Aktivität von Topoisomerase II.

Indikation

Etoposid wird bei **Bronchial-**, **Hoden-** und **Ovarialkarzinom** sowie bei **Lymphomen** eingesetzt. **Teniposid,** das etwa 10mal aktiver ist als Etoposid wird in erster Linie bei **akuten Leukämien** und **Lymphomen** sowie bei **ZNS-Tumoren** und beim **Harnblasenkarzinom** angewendet.

Unerwünschte Wirkungen

Dosislimitierend ist bei beiden Substanzen die Knochenmarksuppression.

Irinotecan und Topotecan

Irinotecan und Topotecan sind neue Tumorchemotherapeutika, die auf **Camptothecin,** ein Chinolin-Alkaloid aus der Rinde des chinesischen Baums *Camptotheca acuminata*, zurückgehen (Abb. 33.24).

Wirkungsmechanismus

Beide Cytostatika wirken als **Topoisomerase-I-Inhibitoren.** Die Topoisomerase I spaltet und verknüpft im

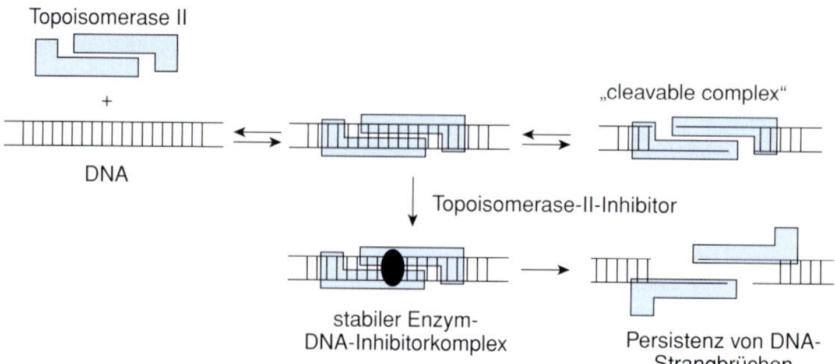

Abb. 33.23 Wirkung von Topoisomerase-II-Inhibitoren. Das Dimer Topoisomerase II bindet an DNA und schneidet den DNA-Doppelstrang, um so den Durchtritt eines benachbarten DNA-Stranges durch die Lücke („cleavable complex") zu ermöglichen. Anschließend wird die Lücke wieder verschlossen. Topoisomerase-II-Inhibitoren stabilisieren den „cleavable complex" und führen zur Persistenz von Strangbrüchen.

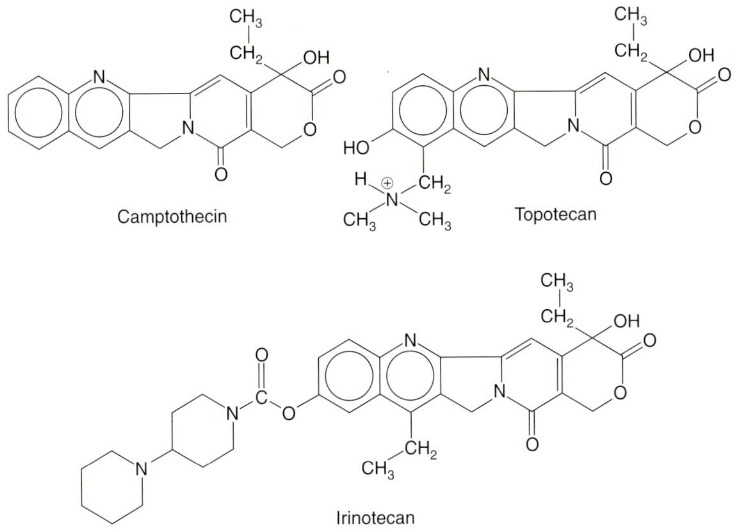

Camptothecin

Topotecan

Irinotecan

Abb. 33.24 Chemische Struktur von Topoisomerase-I-Inhibitoren.

Gegensatz zur Topoisomerase II nur einen DNA-Strang. Die funktionellen Konsequenzen sind ähnlich wie bei den Topoisomerase-II-Inhibitoren.

Indikationen

Irinotecan wird beim Kolonkarzinom, Topotecan beim metastasierenden Ovarialkarzinom nach Versagen der Primärtherapie eingesetzt.

Unerwünschte Wirkungen

Als spezifische Nebenwirkung treten massive, oftmals erst nach mehreren Tagen beginnende Diarrhöen auf. Weiterhin kommt ein akutes cholinerges Syndrom vor, das mit Atropin behandelt wird. Dosislimitierende Toxizität beim Topotecan ist die Knochenmarksuppression.

33.12 Antibiotika

Zu den Antibiotika mit cytostatischer Wirkung gehören Anthracycline, Actinomycine, Bleomycine, Mitomycin und davon abgeleitete synthetische Substanzen (Abb. 33.25).

33.12.1 Anthracycline

Daunorubicin und Doxorubicin

Die Anthraycline Daunorubicin und Doxorubicin wurden ursprünglich aus den Kulturen von *Streptomyces peucetius* isoliert. Die Substanzen bestehen aus einem Tetracyclinring, der glykosidisch mit dem Aminozucker Daunosamin verbunden ist. Die beiden Substanzen unterscheiden sich nur in einer OH-Gruppe.

Wirkungsmechanismus

Die cytotoxische Wirkung der Anthracycline ist besonders in der **S-Phase** des Zellzyklus ausgeprägt. Verschiedene Wirkmechanismen sind offenbar daran beteiligt. Von großer Bedeutung ist die **Interkalation des planaren Moleküls in die DNA bzw. RNA.** Hierdurch wird die **DNA- und RNA-Synthese gestört** (Abb. 33.26). Weiterhin kommt es zu **Strangbrüchen**, die einerseits auf eine Hemmung der Topoisomerase II und andererseits auf die Bildung von Radikalen zurückgeführt werden. Die Bildung reaktiver Sauerstoffspezies kann über ein intermediäres Semichinonradikal nach Reduktion durch Cytochrom-P450-Enzyme in Gegenwart von NADPH erfolgen oder wird über einen Anthracyclin-Eisenkomplex katalysiert.

Ein wesentlicher **Resistenzmechanismus** der Anthracycline ist der verstärkte Auswärtstransport aus der Zelle durch das Glykoprotein P170.

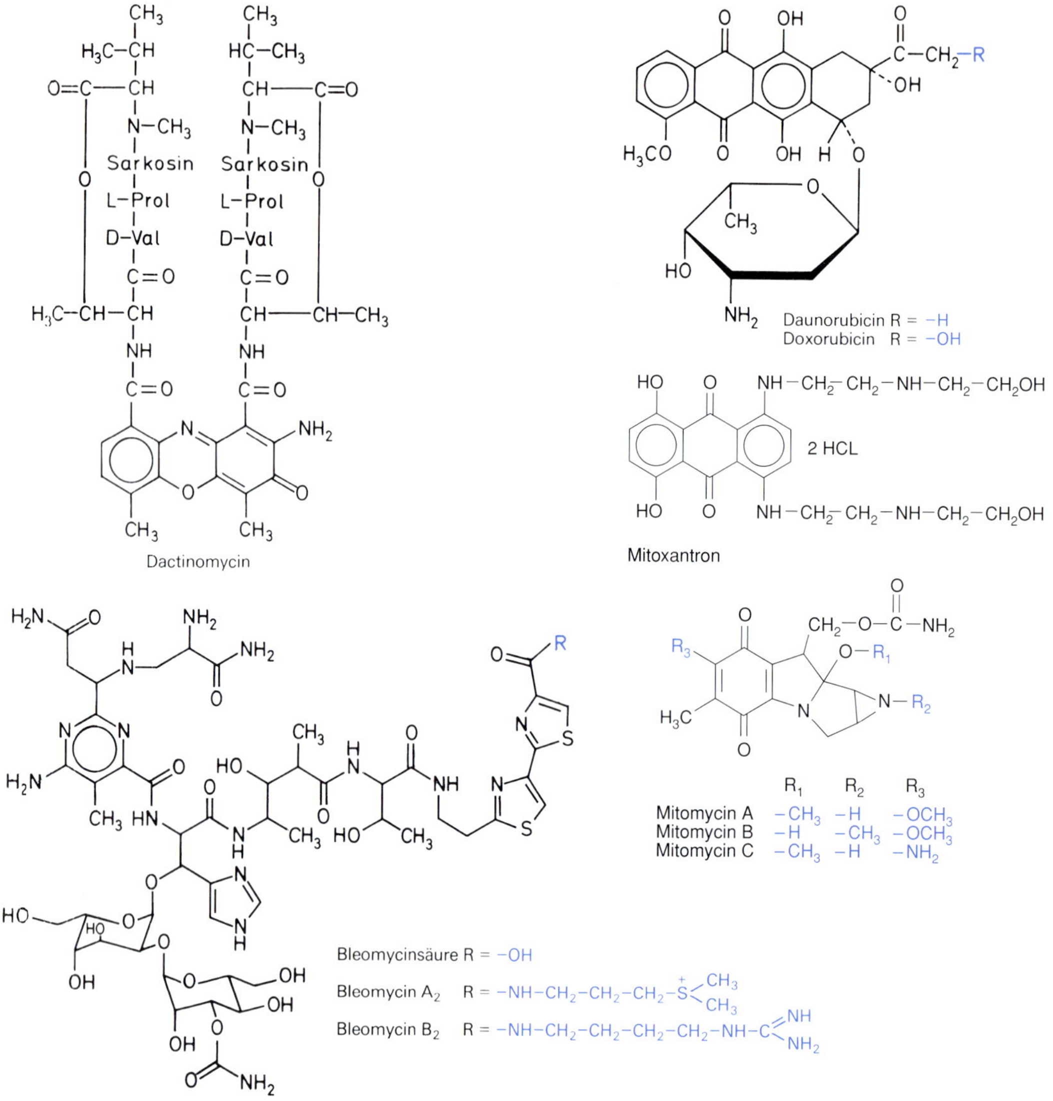

Abb. 33.25 Chemische Struktur von cytostatischen Antibiotika.

Pharmakokinetik

Anthracycline werden intravenös gegeben. Sie werden zu zahlreichen aktiven und inaktiven Metaboliten umgewandelt, wobei eine Reduktion und Hydrolyse der Ringsubstituenten einschließlich einer Glykosidspaltung vorkommen.

Indikation

Während **Doxorubicin** bei einer Vielzahl von **soliden Tumoren** (Mamma-, Bronchialkarzinom, Lymphome, Weichteilsarkome) eingesetzt wird, verwendet man das stärker knochenmarksuppressive **Daunorubicin** nur bei **akuter lymphatischer und myeloischer Leukämie.**

Unerwünschte Wirkungen

Dosislimitierend ist meistens die Knochenmarkdepression. Neben den typischen unerwünschten Wirkungen sind die Anthracycline durch eine hohe **Kardiotoxizität** gekennzeichnet. Hierbei kommt es entweder früh (Soforttyp, reversible Herzrhythmusstörungen) oder nach einer dosisabhängigen Kumulation zu Myokardschäden (Spättyp, irreversible Kardiomyopathie). Die irreversible

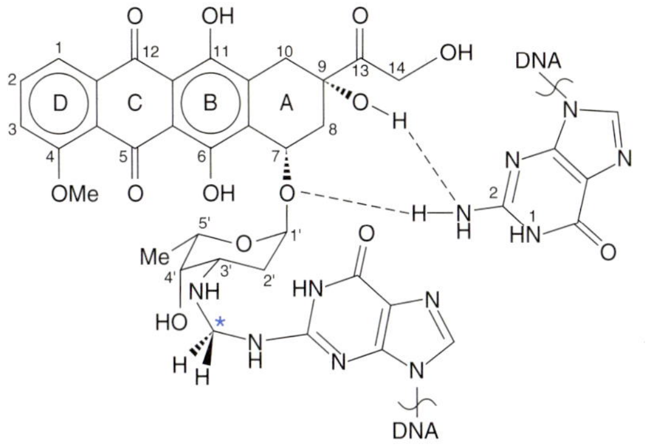

Abb. 33.26 **Der Daunorubicin-DNA-Komplex.** Das Modell zeigt die Bedeutung der Zuckeraminogruppe für die Komplexbildung. Der Daunorubicin-DNA-Komplex wird über eine Methylengruppe stabilisiert (* zeigt das Methylen-C-Atom), deren Herkunft noch nicht geklärt ist (modifiziert nach Zeman et al., Proc. Natl. Acad. Sci. USA **95**, 11561–11565, 1998).

Kardiomyopathie erfordert die kritische Beachtung von kumulativen Gesamtdosen (550 mg/m^2 beim Erwachsenen bei Doxorubicin), oberhalb deren die Wahrscheinlichkeit der irreversiblen Kardiotoxizität sprunghaft ansteigt. Besonders gefährdet sind ältere Patienten und Patienten mit einer Vorschädigung des Herzens. Die Ursache der Kardiotoxizität wird in der Radikalbildung durch Anthracycline vermutet.

Eine Verminderung der Kardiotoxizität wird ebenfalls durch die liposomale Verkapselung von Anthracyclinen erreicht. Die paravasale Applikation ist streng zu vermeiden, da sie zu Gewebeulcerationen führt. Schwere lokale Reaktionen können auch in bestrahlten Hautarealen auftreten.

Epirubicin und Idarubicin

Epirubicin und Idarubicin sind partialsynthetische Derivate, die im wesentlichen den Muttersubstanzen in therapeutischen und toxischen Wirkungen gleichen. Die kumulative Kardiotoxizität ist bei Epirubicin niedriger. Idarubicin ist säurestabil und kann per os gegeben werden. Es ist lipophiler als die verwandten Anthracycline und wird besser in Zellen aufgenommen. (Die intrazelluläre Konzentration ist 300mal höher als die Plasmakonzentration.) Entsprechend ist die Cytotoxizität höher. Ein aktiver Metabolit (Idarubicinol) hat eine verlängerte Halbwertzeit von 70 Stunden.

33.12.2 Actinomycine

Dactinomycin

Dactinomycin wurde aus *Streptomyces*-Kulturen isoliert. Es besteht aus einem tricyclischen Phenoxazon-Ringsystem, das zwei identische Pentapeptidringe trägt.

Die Substanz **interkaliert in DNA**, und zwar bevorzugt zwischen Guanin-Cytosin-Basenpaaren. Es kommt vor allem zur **Hemmung der RNA- und Proteinsynthese.**

Die Substanz wird parenteral gegeben und über Galle und Nieren unverändert ausgeschieden. Die Plasmahalbwertszeit beträgt ca. 36 Stunden.

Wichtige **Anwendungsgebiete** sind der Wilms-Tumor und das Rhabdomyosarkom beim Kind.

Dosislimitierend ist die Knochenmarksuppression. Häufige **unerwünschte Wirkungen** sind Übelkeit und Erbrechen sowie ausgeprägte Schleimhautschäden und eine Verstärkung der Strahlentoxizität.

Mitoxantron

Mitoxantron ist ein planares tricyclisches Anthracendionderivat. Es interkaliert in DNA und führt durch Interaktion mit Topoisomerase zu DNA-Strangbrüchen. Die Radikalbildung über den Chinonring ist weniger stark ausgeprägt als bei den Anthracyclinen. Die Kardiotoxizität der Substanz ist deshalb geringer aber noch vorhanden und tritt vor allem bei Vorbehandlung mit Anthracyclinen auf. Die Substanz wird in der Therapie des Mammakarzinoms, Non-Hodgkin-Lymphoms, der akuten myeloischen Leukämie und beim metastasierenden, hormonrefraktären Prostatakarzinom eingesetzt.

Amsacrin

Amsacrin ist ein Acridinderivat, das in die DNA interkaliert und ebenfalls die Funktion der Topoisomerase II hemmt, wodurch DNA-Strangbrüche persistieren.

Die Substanz wird insbesondere bei der **akuten Leukämie** angewendet.

Die wichtigsten **unerwünschten Wirkungen** sind die Knochenmarksuppression und Kardiotoxizität vor allem bei niedrigen Kaliumspiegeln.

33.12.3 Mitomycin C

Mitomycin C wurde aus *Streptomyces caespitosus* isoliert. Mitomycin ist ein Indolderivat, das durch einen 3-gliedrigen Aziridinring ausgezeichnet ist und metabolisch aktiviert werden muß. Seine Wirkform, ein Semichinon mit geöffnetem Aziridinring und eliminierter Methoxygruppe, führt zur bifunktionellen Alkylierung von DNA.

Die Substanz wird bei der **palliativen Kombinationstherapie** bei verschiedenen Tumoren eingesetzt.

Neben einer protrahiert auftretenden Knochenmarkdepression treten häufig Übelkeit, Erbrechen und Diarrhö auf. Selten kommt es zu einer Mikroangiopathie mit hämolytisch-urämischem Syndrom.

33.12.4 Bleomycin

Bleomycine sind eine Familie metallbindender Glykoproteine, die von *Streptomyces verticillus* produziert werden. Das klinisch angewendete Bleomycin besteht aus einer Substanzmischung, deren hauptsächliche Bestandteile Bleomycin A2 und Bleomycin B2 sind. Bleomycin zeichnet sich durch eine außerordentlich gute Aktivität gegenüber soliden Tumoren aus. Vorteilhaft ist, daß es im Gegensatz zu anderen Tumorchemotherapeutika kaum zu einer Knochenmarksuppression führt.

Wirkungsmechanismus

Der cytotoxische Effekt des Bleomycins beruht auf einer **DNA-Fragmentierung** und **-Synthesehemmung**. Zunächst bildet es einen Komplex mit Fe(II)-Ionen und O_2, der in DNA interkaliert. Dieser Komplex zerfällt unter Bildung des Superoxidradikalanions $O_2^{-\cdot}$ und Bleomycin-Fe(III). Nachfolgend gebildetes reaktives OH-Radikal führt zur Zerstörung der DNA. Nach einer Reduktion von Fe(III) im Metall-Bleomycin-Komplex durch NADPH-Cytochrom-P450-Reduktase kann Bleomycin erneut katalytisch die reaktive Sauerstoffspezies generieren. Bleomycin wird durch eine spezifische Hydrolase („Bleomycin-Hydrolase"), deren Aktivität bei Tumorresistenz erhöht ist, durch Deamidierung inaktiviert. Bleomycin ist daher besonders gut wirksam in Geweben, in denen die Aktivität der Bleomycin-Hydrolase niedrig ist, z.B. in der Lunge und im Plattenepithel.

Pharmakokinetik

Bleomycin wird intravenös gegeben. Eine intramuskuläre oder subkutane Gabe ist jedoch möglich. Die Halbwertszeit von Bleomycin beträgt ca. 3 Stunden. Fast 60 % des Bleomycins wird über die Nieren ausgeschieden.

Indikation

Bleomycin ist besonders gut wirksam bei **Hodentumoren** sowie bei **Morbus Hodgkin** und **Non-Hodgkin-Lymphomen**. Weiterhin wird es bei verschiedenen **Plattenepithelkarzinomen** eingesetzt.

Unerwünschte Wirkungen

Die hauptsächlichen Nebenwirkungen von Bleomycin sind Fieber, Kopfschmerzen, allergische Reaktionen (schockähnliche Symptomatik) und Lungentoxizität. Vor allem bei pulmonaler Vorbelastung kann sich eine progressive interstitielle Fibrose (**Bleomycin-Lunge**) entwickeln. Daneben besitzt Bleomycin insbesondere eine hohe Hauttoxizität, die sich in Hyperpigmentierung, Schwellungen und Ulcerationen äußert.

33.13 Verschiedene Cytostatika

Asparaginase

Asparaginase (L-Asparaginamidohydrolase) ist ein Enzym, das Asparagin zu Asparaginsäure deamidiert. Es wird aus *Erwinia chrysanthemi*-Bakterien gewonnen. Während für die meisten normalen Zellen Asparagin keine essentielle Aminosäure darstellt, sind **Leukämiezellen auf extrazelluläres Asparagin angewiesen**.

Nebenwirkungen sind schwere allergische Reaktionen, Störungen der Blutgerinnung, Hyperglykämien, Pankreatitis und Encephalopathie. Wegen der Immunogenität wird die Substanz nur über 14 Tage angewendet.

In Pegaspargase ist das Enzym kovalent an Polyethylenglykol gebunden. Hierdurch soll eine Verminderung der Immunogenität erreicht werden.

Miltefosin

Miltefosin ist ein Phospholipidderivat (Hexadecylphosphocholin). Der Wirkmechanismus ist unklar. Die Substanz hemmt die Biosynthese von Membranphospholipiden, greift in Phospholipid-abhängige Signalwege von Wachstumsfaktoren ein und induziert Apoptose.

Die Substanz wird lokal bei Hautmetastasen des Mammakarzinoms angewendet.

Als Nebenwirkungen treten Hautreizungen auf.

33.14 Hormone zur Tumortherapie

Bei hormonsensitiven Tumoren ist oftmals eine spezifische Hormontherapie möglich. Eingesetzt werden dabei die physiologischen Hormone, Hormon-Analoga, Hormon-Antagonisten und Substanzen, die in die Hormonsynthese eingreifen.

33.14.1 Glucocorticoide

Glucocorticoide haben als cytotoxische Substanzen seit langem eine große Bedeutung bei der Therapie von Lymphomen (steroidsensitive Lymphome). **Prednison** ist hier die Standardsubstanz. Daneben werden Glucocorticoide mit höherer Potenz wie z.B. Dexamethason häufig „unspezifisch" zur lokalen antiödematösen Therapie während der Bestrahlungstherapie bei Hirnmetastasen eingesetzt.

33.14.2 Sexualhormone

Eine besondere Bedeutung hat die Therapie mit **Sexualhormonen** beim Protastata-, Mamma- und Endometriumkarzinom. Während beim metastasierenden Prostatakarzinom generell eine Hormontherapie indiziert ist, richtet sich die Anwendung von Hormonen beim Mammakarzinom nach dem Steroidrezeptorbestand, dessen Bestimmung zur Laborroutine gehört.

Beim **metastasierenden Prostatakarzinom** ist die Androgendeprivation (= Androgenentzug) angezeigt. Dies kann chirurgisch durch Entfernung des Hodens (Orchiektomie) oder pharmakologisch durch Oestrogene, Antiandrogene und durch LHRH-Analoga erreicht werden.

Oestrogene

Oestrogene blockieren über eine hypothalamisch-hypophysäre „feedback"-Hemmung die Testosteronproduktion, so daß die Hormonspiegel auf Kastrationsniveau vermindert sind.

Verwendet wird das synthetische Oestrogen Diethylstilboestrol als Diphosphat (**Fosfestrol**), das erst nach Hydrolyse der Phosphatreste aktiv ist. Das Konzept einer selektiven Aktivierung des Prodrugs im Prostatakarzinom (hoher Gehalt an Phosphatasen) erwies sich jedoch als falsch. Weiterhin wird **Estramustin**, ein Oestrogen, das durch Stickstoff-Lost derivatisiert ist, eingesetzt. Estramustin bindet an Tubulin und wirkt auf die Tubulinpolymerisation.

Wegen der typischen Oestrogennebenwirkung (= Gynäkomastie), Thromboembolie, Ödeme und der Entwicklung von LHRH-Agonisten hat die Oestrogentherapie an Bedeutung eingebüßt.

LHRH

LHRH (Luteinisierendes-Hormon-releasing-Hormon, Synonym: GnRH, Gonadotropin-releasing-Hormon) wird pulsatil freigesetzt. Sowohl Frequenz als auch Amplitude der Sekretion von LHRH beeinflussen die Freisetzung von LH/FSH aus der Hypophyse. Eine langdauernde Besetzung der hypophysären LHRH-Rezeptoren durch einen Agonisten führt (nach initialer Steigerung der LH/FSH-Ausschüttung) zu einer Rezeptor-Desensibilisierung (Down-Regulation), so daß die LH/FSH-Ausschüttung ausbleibt und damit die Testosteron- und Östrogenspiegel auf Kastrationsniveau absinken.

Zur Verfügung stehen die LHRH-Agonisten **Buserelin**, **Goserelin**, **Leuprorelin** und **Triptorelin** (Abb. 33.27), die eine höhere Aktivität und Stabilität als das physiologische LHRH haben. Die LHRH-Analoga werden mehrmals täglich nasal oder als Implantat subkutan mit einer Wirkdauer von bis zu 4 Wochen appliziert.

Unerwünschte Wirkungen

Zu Beginn der Therapie kann der Testosteronspiegel ansteigen und bei Knochenmetastasen zu vermehrten Schmerzen führen. Durch gleichzeitige Gabe von Antiandrogen versucht man diese Wirkung zu verhindern. Weitere unerwünschte Wirkungen sind Potenz- und Libidoverlust sowie Hitzewallungen. Die Störungen der Sexualfunktion sind nach Absetzen der Therapie reversibel.

Flutamid

Flutamid (Abb. 33.28) ist ein nicht-steroidales Antiandrogen, das vor allem zusammen mit LHRH-Agonisten in der Anfangsphase der Therapie eingesetzt wird. Flutamid bindet an den Androgenrezeptor, verhindert aber seine Aktivierung und Translokation in den Kern. Flutamid fördert von sich aus die Freisetzung von LH/FSH und erhöht den Testosteronspiegel. Die Testosteronwirkungen sind allerdings blockiert. Dennoch kommt es seltener zu Potenz- und Libidostörungen. Häufigste **Nebenwirkung** ist die Gynäkomastie, daneben treten Übelkeit und Diarrhö auf.

Mit gleicher Indikation wird das Steroid **Cyproteronacetat** eingesetzt. Hier tritt eine Verminderung der Testosteronspiegel mit Potenz- und Libodostörungen auf.

Tamoxifen und Toremifen

Tamoxifen (Abb. 33.28) leitet sich strukturell vom Diethylstilboestrol ab und ist ein Triphenylethen-Derivat. Eingesetzt wird das trans-Enantiomer, das eine

Pyr – His – Trp – Ser – Tyr – Gly – Leu – Arg – Pro – Gly – NH_2

LHRH

tert – Butyl
Pyr – His – Trp – Ser – Tyr – D – Ser – Leu – Arg – Pro – NH – C_2H_5

Buserelin

tert – Butyl
Pyr – His – Trp – Ser – Tyr – D – Ser – Leu – Arg – Pro – NH – NH – C(=O) – NH_2

Goserelin

Pyr – His – Trp – Ser – Tyr – D – Ser – Leu – Arg – Pro – Gly – NH_2

Triptorelin

Pyr – His – Trp – Ser – Tyr – D – Leu – Leu – Arg – Pro – NH – C_2H_5

Leuprorelin

Abb. 33.27 Peptidsequenzen verschiedener LHRH-Agonisten.

höhere Affinität zum Oestrogenrezeptor hat. **Toremifen** (Abb. 33.28) ist ein Tamoxifen-Analogon, das weniger Oestrogen-agonistische Wirkung hat. Wirkungen und Nebenwirkungen (Metabolisierung ebenfalls durch Cyp3A4) sind ähnlich.

Wirkungsmechanismus

Tamoxifen wirkt als **kompetitiver Antagonist am Oestrogenrezeptor**. Es blockiert die Expression oestrogenregulierter Gene, die Wachstumsfaktoren codieren und für die parakrine und autokrine Kontrolle des Tumorwachstums bedeutsam sind. Hieraus resultiert ein Block in der G_1-Phase des Zellzyklus. Weiterhin wird dem Tamoxifen eine Rolle bei der Induktion der Apoptose zugeschrieben. Tamoxifen hat jedoch ebenfalls Oestrogen-agonistische Wirkungen (**partieller Antagonist**), die offenbar stark gewebe- und speziesabhängig sind.

Pharmakokinetik

Tamoxifen wird oral gut aufgenommen. Die Serumalbuminbindung ist hoch (99 %). Metabolisierung erfolgt durch Demethylierung, Hydroxylierung (Cyp3A4) und Konjugation. Die Halbwertszeit von Tamoxifen und seines hauptsächlichen aktiven Metaboliten (N-Desmethyltamoxifen) beträgt 7 bzw. 14 Tage. Die Ausscheidung erfolgt über den Darm. Nach Absetzen ist die Substanz für mehrere Monate im Tumorgewebe nachweisbar.

Indikationen

Tamoxifen wird beim **metastasierenden Mammakarzinom** prä- und postmenopausal eingesetzt. Indikation ist ebenfalls die adjuvante Therapie.

Unerwünschte Wirkungen

Unerwünschte Wirkungen sind Hitzewallungen, Übelkeit und vaginale Blutungen. Tamoxifen steigert geringfügig (Faktor 2) das Risiko, an Endometriumkarzinom zu erkranken. Thromboembolien treten vermehrt auf.

Interaktionen

Tamoxifen kann den Abbau von Cumarinen hemmen.

33.14.3 Aromatasehemmstoffe

Aminoglutethimid

Aminoglutethimid (Abb. 33.28), das ursprünglich als Antiepileptikum entwickelt wurde, ist ein relativ unspezifischer Inhibitor von P450-vermittelten Hydroxylierungen von Steroiden.

Für die **antioestrogene Wirkung** ist die **Hemmung der Aromatase** entscheidend. Dieses Enzym ist in einer Reihe von Geweben (Ovarien, Fett- und Muskelgewebe, Mammakarzinomgewebe) vorhanden und bewirkt die Umwandlung von Androgenen in Oestrogene. Vor der

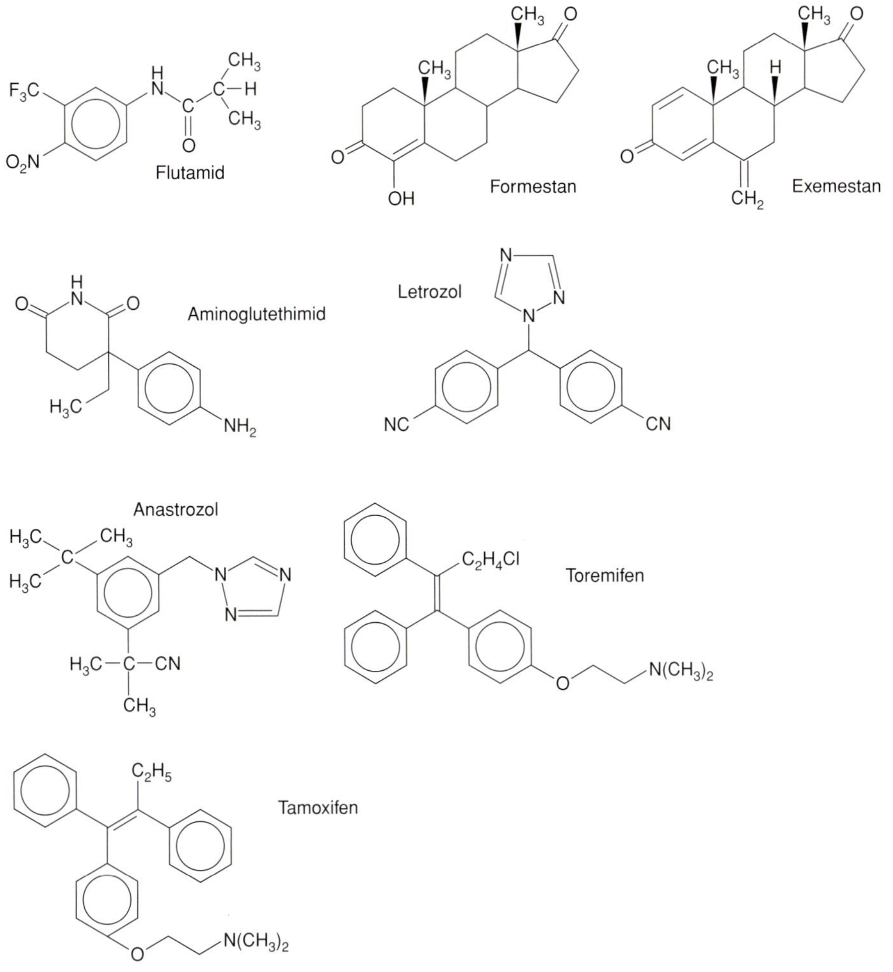

Abb. 33.28 Chemische Struktur von Antiandrogenen, Antiöstrogenen und Aromatasehemmstoffen.

Menopause sind die Ovarien für die Oestrogenproduktion entscheidend, nach der Menopause erfolgt die Synthese hauptsächlich extraovarial. Aminoglutethimid hemmt auch die Glucocorticoid- und Mineralocorticoidsynthese. Hierdurch wird ACTH vermehrt freigesetzt. Um einen möglichen Cortisolmangel zu vermeiden und um den ACTH-Spiegel zu vermindern, werden gleichzeitig Glucocorticoide gegeben.

Die häufigsten **Nebenwirkungen** sind Müdigkeit, depressive Verstimmung, Exantheme und Übelkeit.

Spezifische Aromataseinhibitoren

In letzter Zeit sind mehrere spezifische Aromataseinhibitoren eingeführt worden. Eine Gruppe leitet sich von Steroiden ab, wie das **Formestan** (Abb. 33.28). Formestan (4-Hydroxyandrostendion) und **Exemestan** sind Suizidinhibitoren, die nach Bindung die Aromatase irreversibel hemmen. Formestan wird als Depot in der Regel 14tägig intramuskulär verabreicht. Exemestan kann per os angewendet werden. Häufige Nebenwirkungen, wie Hitzewallungen, sind durch die Oestrogensynthesehemmung bedingt. Weiterhin kommt es zu Haarausfall, Müdigkeit und Obstipation.

Eine andere Gruppe bilden nicht-steroidale hochspezifische Aromataseinhibitoren, wie **Letrozol** und **Anastrozol** (Abb. 33.28). Nebenwirkungen sind ebenfalls Hitzewallungen, weiterhin Kopfschmerzen, Müdigkeit, periphere Ödeme und Muskelschmerzen.

33.15 Immunmodulatoren und Cytokine (biological response modifiers)

Die konventionelle Behandlung von Tumoren schließt neben Operation, Strahlen- und Chemotherapie noch eine vierte Therapiemöglichkeit ein, die als **biologische Therapie** bezeichnet wird und bei der Immunmodulatoren und Cytokine zum Einsatz kommen.

Therapeutisch verwendet werden rekombinante Cytokine, die ausgeprägte **immunmodulierende** oder direkte **antiproliferative** Eigenschaften aufweisen, wie Interferone oder Interleukin-2. Andere rekombinante Cytokine, wie z. B. Kolonie-stimulierende Faktoren (CSF), besitzen **stimulierende** Effekte auf die Hämatopoese und auf Immunzellen. Dazu zählen das Erythropoietin (Epo), der Granulocyten-stimulierende Faktor (G-CSF) und der Granulocyten-/Makrophagen-stimulierende Faktor (GM-CSF). Obwohl diese Faktoren selbst keine Antitumorwirksamkeit zeigen, stimulieren sie ausgeprägt die Regeneration der nach Chemo- oder Radiotherapie toxisch geschädigten Myelopoese des Knochenmarks.

Interleukin-2

Der T-Zell-Wachstumsfaktor Interleukin-2 (Aldesleukin, IL-2) ist ein Glykoprotein, das direkt in die durch T-Zellen vermittelte Immunantwort eingeschaltet ist. Das Interleukin bindet spezifisch an IL-2-Rezeptoren und aktiviert cytotoxische T-Lymphocyten und natürliche Killerzellen (NK-Zellen). Eine Antitumorwirksamkeit ist gesichert beim Nierenzellkarzinom.

Neben Einschränkung der Nierenfunktion und der Ejektionsfraktion des Herzens wird bei höheren Dosierungen häufig eine Ödembildung („vaskuläres Leak-Syndrom") beobachtet. Dabei kommt es zu Flüssigkeitsaustritt in die umliegenden Gewebe sowie zu Hypotonie.

Interferon-α

Innerhalb der Interferonfamilie spielt das Interferon-α (INF-α) klinisch eine besondere Rolle. INF-α ist aktiv gegenüber verschiedenen soliden Tumoren, wie Nierenzellkarzinom, malignem Melanom und dem Karzinoid. Besonders empfindlich sind hämatologische Neoplasien, wie maligne Lymphome, die chronisch myeloische Leukämie, das multiple Myelom und die Thrombocythämie.

Die **antiproliferative Wirkung** von INF-α wird auf eine Suppression von Protoonkogenen und/oder auf eine Aktivierung von RNAse und einen beschleunigten Abbau von mRNA zurückgeführt.

Typische **Nebenwirkungen** sind grippeartige Symptome, wie Fieber, Müdigkeit und Gliederschmerzen sowie Blutdruckschwankungen und Ödemneigung. In den ersten 1–2 Wochen nach Therapiebeginn sind diese Symptome besonders stark und können, z. B. durch Paracetamol, deutlich vermindert werden.

Erythropoietin und G-CSF

Von den rekombinanten hämatopoetischen Wachstumsfaktoren werden insbesondere Erythropoietin sowie das G-CSF klinisch eingesetzt.

Rekombinantes humanes **Erythropoietin** dient der Vorbeugung und Behandlung einer durch Cytostatika (z. B. bei Platinverbindungen) induzierten Anämie. Erythropoietin steigert die Erythropoese durch Stimulation früher Vorläuferzellen sowie durch Induktion der Differenzierung später Vorläuferzellen (Normoblasten). **Nebenwirkungen** des subkutan applizierten Wachstumsfaktors sind lokale Rötung, allergische Reaktionen, Blutdruckanstieg und Kopfschmerzen.

G-CSF verstärkt die Proliferation, Differenzierung und Aktivierung von Progenitorzellen der Granulopoese. Die Substanz wird subkutan verabreicht, die Hauptindikation besteht in der Vorbeugung und Behandlung der therapiebedingten Granulocytopenie. Selten werden Hypersensitivität, Knochenschmerzen und LDH-Erhöhung beobachtet. Ausgeprägte Leukocytosen können induziert werden.

Trastuzumab

Trastuzumab ist ein rekombinanter humanisierter monoklonaler Antikörper, der gegen das humane HER2-Onkoprotein *(human epidermal growth factor receptor 2)* gerichtet ist. HER2 wird auf der Plasmamembran von 20–30 % der Mammakarzinomzellen überexprimiert, was mit einer schlechten Prognose einhergeht. Der Antikörper kann allein oder in Kombination mit Paclitaxel beim metastasierenden Mammakarzinom angewendet werden. Häufige Nebenwirkungen sind Fieber und Schüttelfrost, schwerwiegender sind anaphylaktische Reaktionen mit Bronchospasmus und Atemnot, die insbesondere bei der Erstanwendung auftreten. Bei Patienten, die mit Anthracyclinen vorbehandelt waren, kann Trastuzumab kardiotoxisch wirken.

Imatinib

Imatinib wird neuerdings bei chronisch myeloischer Leukämie (CML) eingesetzt. Bei der CML liegt häufig eine Translokation des Gens für die ABL-Tyrosinkinase im Chromosom 22 („Philadelphia"-Chromosom) vor. Die Folge ist die Aktivierung der Tyrosinkinase. Imatinib hemmt die ABL-Tyrosinkinase, die für die Ausbildung der Leukämie essentiell ist. Schwerwiegende Nebenwirkungen von Imatinib scheinen selten zu sein. Es treten Übelkeit, periorbitale Ödeme und Muskelkrämpfe auf.

Retinoide

Ein anderer therapeutischer Ansatz ist die Anwendung von Retinoiden, die durch Induktion von Differenzierungsprozessen antiproliferativ wirken sollen.

33.16 Therapeutische Anwendung von Cytostatika

Die Therapie maligner Erkrankungen orientiert sich weitgehend an Standards, die als Konsensus- und Therapieempfehlungen durch klinische Prüfungen validiert wurden. Diese Therapieempfehlungen für maligne Erkrankungen müssen fortlaufend dem aktuellen wissenschaftlichen Erkenntnisstand angepaßt werden. Dies bedeutet, daß sie immer nur den momentanen Stand der wissenschaftlichen Erkenntnis darstellen und veränderbar sind.

Im folgenden Abschnitt werden Therapieempfehlungen für wichtige solide Tumoren und Hämatoblastosen exemplarisch dargestellt. Dosierungen von Cytostatika werden im allgemeinen in mg/m^2 Körperfläche angegeben. Diese Angabe soll einen besseren Vergleich bei Therapieschemata ermöglichen und hat sich besonders bei präklinischen Studien mit unterschiedlichen Tierspezies bewährt.

33.16.1 Mammakarzinom

Hormontherapie

In der **Postmenopause** bei Nachweis von Hormonrezeptoren und axillärem Lymphknotenbefall: 20–30 mg **Tamoxifen** täglich. Eine adjuvante Hormontherapie wird für die Zeitdauer von 5 Jahren empfohlen. Bei Therapieversagen erfolgt die Umstellung auf Aromatasehemmer (z.B. Anastrozole oder Letrozol). Bei Versagen von Aromatasehemmern kann die Umstellung auf Gestagene (Medroxyprogesteronazetat bzw. Megestrolazetat) erwogen werden.

In der **Prämenopause** wird bei Nachweis von Hormonrezeptoren eine ablative Hormontherapie medikamentös mit **GnRH-Analoga** (z.B. Buserelin, Goserelin, Leuprorelinacetat) durchgeführt.

Adjuvante Chemotherapie

Eine Risikominderung des Tumorrückfalls von 25–30% kann durch adjuvante Chemotherapie erreicht werden. Standard ist das CMF-Schema (Tab. 33.3), das über sechs Zyklen gegeben wird. Alternativ wird mit vier Zyklen nach dem EC-Schema (Tab. 33.3) oder mit Doxorubicin (Adriamycin)/Cyclophosphamid (AC-Schema) therapiert.

33.16.2 Bronchialkarzinom

Nicht-kleinzelliges Bronchialkarzinom

Lokalisierte Stadien (T1–3, N0, M0) sollten operiert werden (Lobektomie). Beim inoperablen lokalen Tumor ist die Strahlentherapie primär zu empfehlen. Bei Fernmetastasierung ist Strahlentherapie oder Chemotherapie (Tab. 33.4) berechtigt.

Kleinzelliges Bronchialkarzinom

Aufgrund der hohen Wahrscheinlichkeit, daß zum Zeitpunkt der Diagnose bereits okkulte Fernmetastasen vorhanden sind, ist primär eine Chemotherapie (Tab. 33.5) indiziert. Bei Chemotherapie-sensiblen Tumoren

Tabelle 33.3: Schemata zur adjuvanten Chemotherapie des Mammakarzinoms

Substanz	Dosierung	Applikationsart	Zeitpunkt der Applikation
CMF (sechs Zyklen)			
Cyclophosphamid	100 mg/m^2	p.o.	Tag 1–14
oder			
Cyclophosphamid	600 mg/m^2	i.v.	Tag 1+8
Methotrexat	40 mg/m^2	i.v.	Tag 1+8
Fluorouracil	600 mg/m^2	i.v.	Tag 1+8
EC Normaldosis (vier Zyklen)			
Epirubicin	60 mg/m^2	i.v.	Tag 1
Cyclophosphamid	600 mg/m^2	i.v.	Tag 1 Wiederholung Tag 29

Tabelle 33.4: Schemata zur Chemotherapie des nicht-kleinzelligen Bronchialkarzinoms

Substanz	Dosierung	Applikationsart	Zeitpunkt der Applikation
MV-Schema			
Mitomycin	10 mg/m²	i.v.	Tag 1
Vindesin	3 mg/m²	i.v.	Tag 1+8 Wiederholung Tag 29
CE-Schema			
Carboplatin	300 mg/m²	Infusion (30 min)	Tag 1
Etoposid	120 mg/m²	Infusion (1 h)	Tag 1–3 Wiederholung Tag 29

Tabelle 33.5: Schemata zur Chemotherapie des kleinzelligen Bronchialkarzinoms

Substanz	Dosierung	Applikationsart	Zeitpunkt der Applikation
ACO-Schema			
Adriamycin	60 mg/m²	i.v.	Tag 1
Cyclophosphamid	1000 mg/m²	i.v.	Tag 1
Vincristin	2 mg total	i.v.	Tag 1 Wiederholung Tag 29
PE-Schema			
Cisplatin	50 mg/m²	i.v.	Tag 1–2
Etoposid	100 mg/m²	i.v.	Tag 1–3 Wiederholung Tag 29

kommt es in bis zu 50% der Fälle zu einer kompletten Remission. Eine prophylaktische Schädelbestrahlung nach Vollremission kann das Risiko einer ZNS-Metastasierung senken, eine Überlebensverlängerung ist nicht gesichert.

33.16.3 Hodenkarzinom

Seminome

Im **Stadium IIC/D** (befallene retroperitoneale Lymphknoten > 5 cm bzw. großer, abdominal palpabler Tumor) sowie im **Stadium III** (Lymphknoten-Befall oberhalb des Zwerchfells bzw. hämatogene Metastasierung) ist eine primäre Chemotherapie mit drei bis vier Zyklen nach dem PEB-Schema indiziert. Bei Resttumoren wird eine sekundäre Operation und/oder Strahlentherapie erwogen.

Nicht-seminomatöse Hodentumoren

Im **Stadium IIA** (maximal 5 LK < 2 cm im Durchmesser) und im **Stadium IIB** (multiple LK oder LK von 2 bis 5 cm Durchmesser) wird nach Semikastration und retroperitonealer Lymphadenektomie fakultativ eine adjuvante Chemotherapie mit zwei Zyklen nach dem PEB-Schema (Tab. 33.6) durchgeführt. Im Stadium **IIC/D** und **III** (s.o.) werden vier Zyklen nach dem PEB-Schema gegeben. Ein Tumorrest wird operativ entfernt. Zur Rezidivtherapie wird häufig das PEI-Schema (Tab. 33.6) eingesetzt. Insgesamt können heute über 90 % der metastasierenden Hodenkarzinome durch Chemotherapie geheilt werden.

Tabelle 33.6: Schemata zur Chemotherapie von Hodentumoren

Substanz	Dosierung	Applikationsart	Zeitpunkt der Applikation
PEB-Schema (Adjuvant-Standardtherapie)			
Cisplatin	20 mg/m²	i.v.	Tag 1–5
Etoposid	100 mg/m²	i.v.	Tag 1–5
Bleomycin	30 mg absolut	i.v.	Tag 1, 8, 15 Wiederholung Tag 22
PEI-Schema (auch Rezidivtherapie)			
Cisplatin	20 mg/m²	i.v.	Tag 1–5
Etoposid	75 mg/m²	i.v.	Tag 1–5
Ifosfamid	1,2 g/m²	Infusion (3 h)	Tag 1–5 Wiederholung Tag 22

33.16.4 Kolorektale Tumoren

Adjuvante Therapien

Nach kurativer Operation eines **Rektumkarzinoms ab Stadium T3N+** (Dukes-Stadium C) sollte eine kombinierte adjuvante Strahlen-Chemotherapie (Tab. 33.7) durchgeführt werden.

Nach kurativer Operation eines **Kolonkarzinoms ab Stadium T3N+** (Dukes-Stadium C) wird derzeit die kombinierte Chemo-Immuntherapie mit 5-Fluorouracil und Levamisol (Tab. 33.8) für die Dauer eines Jahres als Standard angesehen. Die Kombination von 5-FU mit Folinsäure wird für die adjuvante Therapie als gleichwertig betrachtet.

Palliative Therapien

Bei hämatogener Metastasierung (Leber, Lunge, Knochen) kann eine palliative Therapie mit 5-FU (Tab. 33.9) begonnen werden. Zur Wirkungsverstärkung von 5-FU wird häufig mit Folinsäure (Tab. 33.9) kombiniert. Jedoch ist eine Verlängerung der Überlebenszeit mit dieser Kombinations-Chemotherapie gegenüber einer Monotherapie mit 5-FU bisher nicht belegt. Bei fehlender dosislimitierender Toxizität kann durch Steigerung der 5-FU-Dosierung (z. B. Ardalan-Schema, Tab. 33.9) ein verbessertes Ansprechen erreicht werden. Bei Versagen von 5-FU wird versucht, durch Irinotecan ein erneutes Tumoransprechen zu erreichen.

33.16.5 Ovarialkarzinom

Nach einer Primäroperation richtet sich die Chemotherapie nach dem Tumorstadium. Bei postoperativer Tumorfreiheit werden vier Zyklen, bei Resttumoren sechs Zyklen einer Kombinations-Chemotherapie verabreicht. Sollte danach der postoperativ gemessene Tumormarker CA-125 noch nicht im Normbereich liegen, wird die Chemotherapie weitergeführt. Standardvorgehen ist die Verabreichung von Cisplatin/Cyclophosphamid (PC-Schema) bzw. Cisplatin/Paclitaxel (PP-Schema) (Tab. 33.10).

Tabelle 33.7: Schema zur kombinierten adjuvanten Strahlen-Chemotherapie von Rektumkarzinomen

Substanz	Dosierung	Applikationsart	Zeitpunkt der Applikation
5-Fluorouracil	500 mg/m²	i.v.	Tag 1–5 (Woche 1, 4, 16, 20)
Radiotherapie	45–54 Gy		in den Wochen 8–12 + simultan
5-Fluorouracil	500 mg/m²	i.v.	Tag 1–3 (Woche 8, 12)

Tabelle 33.8: Schemata zur kombinierten Chemo-Immuntherapie von Kolonkarzinomen			
Substanz	**Dosierung**	**Applikationsart**	**Zeitpunkt der Applikation**
5-Fluorouracil	450 mg/m^2	i.v.	Tag 1–5, dann 1 × wöchentlich ab Tag 29 für 1 Jahr
Levamisol	150 mg tgl.	p.o.	Tag 1–3, Wiederholung alle 14 Tage für 1 Jahr
alternativ			
5-Fluorouracil	425 mg/m^2	i.v.	Tag 1–5 (Dosissteigerung bei fehlender Toxizität)
Folinsäure	20 mg/m^2	i.v.	Tag 1–5, insgesamt 6 Zyklen im Abstand von 4 Wochen

Tabelle 33.9: Schemata zur palliativen Chemotherapie von Kolonkarzinomen			
Substanz	**Dosierung**	**Applikationsart**	**Zeitpunkt der Applikation**
Mono-5-FU			
5-Fluorouracil	500–600 mg/m^2	i.v.	Tag 1–5 alle 3 Wochen
Mayo-Schema			
Folinsäure	20 mg/m^2	i.v.	Tag 1–5
5-Fluorouracil	425 mg/m^2	i.v.	Tag 1–5 Wiederholung Tag 29
Ardalan-Schema			
Folinsäure	500 mg/m^2	Infusion (15 min)	wöchentlich × 6
5-Fluorouracil	2400 mg/m^2	Infusion (24 h)	wöchentlich × 6 Wiederholung Tag 56
Irinotecan	250–300 mg/m^2	i.v. (1 h)	Tag 1 alle 3 Wochen

Tabelle 33.10: Schemata zur Chemotherapie von Ovarialtumoren			
Substanz	**Dosierung**	**Applikationsart**	**Zeitpunkt der Applikation**
PC-Schema			
Cisplatin	75 mg/m^2	i.v.	Tag 1
Cyclophosphamid	1000 mg/m^2	i.v.	Tag 1 Wiederholung Tag 22
PP-Schema			
Paclitaxel	175 mg/m^2	i.v.	Tag 1
Cisplatin	80 mg/m^2	i.v.	Tag 1 Wiederholung Tag 22

33.16.6 Magenkarzinom

Nach Gastrektomie und ausgedehnter Lymphadenektomie ist der Wert einer adjuvanten Chemotherapie bislang nicht belegt. Daher wird eine Chemotherapie (z. B nach dem ELF-Schema, Tab. 33.11) nur in der Palliation bei einem Resttumor nach Operation oder bereits vorliegender Fernmetastasierung durchgeführt.

33.16.7 Maligne Lymphome

Morbus Hodgkin

Die Behandlung ist von der Anzahl der befallenen Lymphknoten sowie vom Vorliegen von Risikofaktoren abhängig. Frühe Stadien ohne Risikofaktoren werden derzeit nur bestrahlt. Fortgeschrittene Stadien bzw. frühe Stadien mit Risikofaktoren (großer Mediastinaltumor, extranodaler Befall, deutlicher Milzbefall, hohe BSG, 3 oder mehr befallene Lymphknotenareale) werden primär cytostatisch behandelt (Tab. 33.12), wobei sich die Anzahl der Therapiezyklen nach dem Ausmaß des Lymphknotenbefalls und den Risikofaktoren richtet. Dazu erfolgt eine anschließende Bestrahlung.

Hochmaligne Non-Hodgkin-Lymphome (NHL)

Grundsätzlich ist bei hochmalignen NHL wegen der ausgeprägten Tendenz zur Disseminierung und zum Rezidiv auch bei frühen Stadien eine primäre Chemotherapie (meistens nach dem CHOP-Schema, Tab. 33.13) indiziert, die im Einzelfall durch eine Strahlentherapie ergänzt werden kann. Derzeit wird der Wert einer Hochdosistherapie mit peripherem Stammzellsupport bei rezidivierenden hochmalignen Lymphomen geprüft.

Tabelle 33.11: ELF-Schema zur palliativen Chemotherapie bei Magenkarzinom

Substanz	Dosierung	Applikationsart	Zeitpunkt der Applikation
Etoposid	300 mg/m^2	i.v.	Tag 1–3
Folinsäure	120 mg/m^2	i.v.	Tag 1–3
5-Fluorouracil	500 mg/m^2	i.v.	Tag 1–3 Wiederholung Tag 22

Tabelle 33.12: COPP + ABVD-Schema (Standard-Therapie) des Morbus Hodgkin

Substanz	Dosierung	Applikationsart	Zeitpunkt der Applikation
COPP-Schema			
Cyclophosphamid	650 mg/m^2	i.v.	Tag 1 + 8
Vincristin	1,4 mg/m^2 (max. 2 mg)	i.v.	Tag 1 + 8
Procarbacin	100 mg/m^2	p.o.	Tag 1–14
Prednison	40 mg/m^2	p.o.	Tag 1–14
ABVD-Schema			
Adriamycin	25 mg/m^2	i.v.	Tag 29 + 43
Bleomycin	10 mg/m^2	i.v.	Tag 29 + 43
Vinblastin	6 mg/m^2	i.v.	Tag 29 + 43
Dacarbacin	375 mg/m^2	i.v.	Tag 29 + 43 Wiederholung Tag 57

Niedrigmaligne Non-Hodgkin-Lymphome

Niedrigmaligne NHL werden fast immer erst im generalisierten Erkrankungsstadium diagnostiziert (typisches Beispiel: CLL). Sie sind nur in frühen Stadien (nodulär, lokal begrenzt) durch eine Strahlentherapie kurativ zu behandeln. In fortgeschrittenen Stadien wird palliativ mit Chemotherapie (auch in Kombination mit Strahlentherapie) behandelt (Tab. 33.14).

Tabelle 33.13: CHOP-Schema zur Behandlung hochmaligner Non-Hodgkin-Lymphome

Substanz	Dosierung	Applikationsart	Zeitpunkt der Applikation
Cyclophosphamid	750 mg/m^2	i.v.	Tag 1
Adriamycin	50 mg/m^2	i.v.	Tag 1
Vincristin	1,4 mg/m^2 (max. 2 mg)	i.v.	Tag 1
Prednison	100 mg/m^2	p.o.	Tag 1–5 Wiederholung Tag 22

Tabelle 33.14: Schemata zur palliativen Chemotherapie bei niedrigmalignen Non-Hodgkin-Lymphomen

Substanz	Dosierung	Applikationsart	Zeitpunkt der Applikation
Knospe-Schema			
Chlorambucil	5 mg/m^2	p.o.	Tag 1–3
Prednison	75 mg	p.o.	Tag 1
	50 mg	p.o.	Tag 2
	25 mg	p.o.	Tag 3 Wiederholung Tag 15
COP-Schema			
Cyclophosphamid	400 mg/m^2	p.o. (i.v.)	Tag 1–5
Vincristin	1,4 mg/m^2 (max. 2 mg)	i.v.	Tag 1
Prednison	100 mg/m^2	p.o.	Tag 1–5 Wiederholung Tag 22

33.16.8 Chronische Leukämien

Chronisch lymphatische Leukämie (B-CLL)

Bei rascher Progredienz, großen Lymphomen und/oder Hepato-/Splenomegalie wird eine Chemotherapie nach dem Knospe-Schema (alternativ: COP- und CHOP-Schema) durchgeführt. Bei neueren Therapieschemata werden Fludarabin oder 2-Chlorodesoxyadenosin angewendet.

Haarzell-Leukämie

Indikation zur Therapie bei Thrombopenie/Anämie bzw. Hepato-/Splenomegalie. Standardtherapie ist die Behandlung mit Interferon-α (3–6 Mio E. s.c. 3 × pro Woche). Neuere Therapien, die in Bezug auf eine komplette Remission effektiver sind, werden mit Pentostatin oder Cladribin durchgeführt.

Chronisch myeloische Leukämie (CML)

Bei geeignetem Familienspender und einem Lebensalter unter 55 Jahren wird eine frühe allogene Knochenmarktransplantation durchgeführt. Steht kein Familienspender zur Verfügung und ist das Alter unter 45 Jahren, erfolgt nach Spendersuche die fremdallogene Knochenmarktransplantation. Zur Initialtherapie der CML wird Interferon-α gegeben. Bei unzureichender Wirksamkeit und/oder starken Nebenwirkungen erfolgt die Kombination von Interferon-α in reduzierter Dosierung mit Hydroxyharnstoff bzw. Monotherapie mit Hydroxyharnstoff (40 mg/kg, tgl., p.o.).

Akute Leukämien

Es handelt sich um hochmaligne Erkrankungen, die unbehandelt in kurzer Zeit zum Tod führen. Bei der Therapie der akuten Leukämien sind Leukämietyp, begleitende Organerkrankungen, prognostische Faktoren sowie Verfügbarkeit eines Knochenmarkspenders zu berücksichtigen. Ziel der Cytostatikatherapie ist die weitgehende Vernichtung aller Leukämiezellen (sogenannte Induktionstherapie). Nach Erreichen einer kompletten Remission wird eine Konsolidierungs- oder Intensivierungstherapie mit dem Ziel durchgeführt, auch nicht nachweisbare Leukämiezellen (minimale Resterkrankung) zu vernichten.

Weiterführende Literatur

Boyle, F. T./Costello, G. F.: Cancer therapy: A move to the molecular level. Chemical Society Reviews **27**, 251–261 (1998).

De Vita, V. T./Mellman, S./Rosenberg S. A. (eds.): Cancer Principles & Practice of Oncology. Lippincott-Raven Publishers, 5th edition 1997.

Favoni, R. E./de Cupis, A.: Steroidal and nonsteroidal oestrogen antagonists in breast cancer: basic and clinical appraisal. Trends in Pharmacological Sciences **19**, 406–415 (1998).

Hardman, J. G./Limbird, L./Molinoff, P. B./et al. (eds.): Goodman & Gilman, Pharmakologische Grundlagen der Arzneimitteltherapie. McGraw-Hill, London, Übersetzung der 9. Auflage 1998.

Kamen, B.: Folate and antifolate pharmacology. Seminars in Oncology **24** (Suppl. 18), 18–39 (1997).

Nagata, S.: Apoptosis by death factor. Cell **88**, 355–365 (1997).

Oncology. Supplement to The Lancet **349**, 1–30 (1997).

Zeller, W. J./zur Hausen H. (eds): Onkologie, Grundlagen, Diagnostik, Therapie, Entwicklungen. ecomed Verlagsgesellschaft, Landsberg/Lech, 1995.

34 Wichtige Gifte und Vergiftungen

W. Dekant, S. Vamvakas und D. Henschler, Würzburg

Was ist das nit gifft ist / alle ding sind gifft und nichts ohn gifft / Allein die dosis macht das ein ding kein gift ist.

Paracelsus

if you poifon vs doe we not die?

William Shakespeare: *The Merchant of Venice*

34.1 Einführung in die Toxikologie, Aufgaben und Arbeitsweise

Toxikologie ist die Lehre von Schadwirkungen chemischer Stoffe auf Lebewesen. Schadwirkungen sind gesundheitsschädliche Folgen biologischer Wechselwirkungen von chemischen Stoffen mit körpereigenen Strukturen. Sie sind nicht nur von dem chemischen Stoff an sich, sondern auch von der **Dosis** (bzw. Konzentration), der **Einwirkungsart** (Kontaktort bzw. Aufnahmeweg), der **Einwirkungshäufigkeit** und der **Einwirkungs(gesamt)zeit** abhängig.

Die Toxikologie hat die Aufgabe, die Art und das Ausmaß dieser Schadwirkungen zu erfassen, zugrundeliegende Mechanismen aufzuklären und das Risiko für die Gesundheit bei einer Exposition gegenüber einem chemischen Stoff abzuschätzen. Die Toxikologie leistet ferner Beratung bei der Entwicklung von Schutz- und Vorsorgemaßnahmen und leitet Ärzte bei Erkennung und Behandlung von Vergiftungen an.

Bisher galt die Toxikologie als Schwesterwissenschaft der Pharmakologie. Bei den früher empirisch ermittelten Wirkstoffen für die Arzneimitteltherapie entschied in der Regel die angewendete Dosis, ob die Wirkung therapeutisch verwertbar wurde (Pharmakon) oder die schädliche Wirkung überwog (Vergiftung). Toxikologie und Pharmakologie haben sich in den letzten 50 Jahren jedoch in verschiedene Richtungen entwickelt. Heute machen in der kaum noch übersehbaren Zahl der Chemikalien, die die Toxikologie zu bearbeiten hat, die Arzneimittel nur noch einen kleinen, wenn auch wichtigen Teil aus. Auch ist das Urteil über Nutzen und Schaden bei Arzneimitteln von ganz anderen Elementen getragen als etwa bei Schädlingsbekämpfungsmitteln oder synthetischen Nahrungszusätzen. Gleichwohl hat die moderne Toxikologie die Entwicklung ihrer experimentellen Methoden überwiegend der Arzneimitteltoxikologie zu verdanken.

Toxikologie ist ein interdisziplinäres Fach und steht mit zahlreichen Fächern aus Chemie, Biologie und Medizin in Wechselbeziehung (Abb. 34.1).

Entsprechend vielfältig sind die angewendeten Methoden und das nötige Wissen. Die wesentlichen Arbeitsgebiete der Toxikologie sind in Tab. 34.1 zusammengestellt. Die Gliederung bringt Überschneidungen, die teils durch die historische Entwicklung, teils durch den fachlichen Zugang bedingt sind.

34.1.1 Arbeitsbereiche der Toxikologie

Arzneimitteltoxikologie

Dieser Zweig hat bisher die weiteste methodische Entwicklung erfahren. Die Gesetzgebung[1] schreibt für neue Arzneimittel vor der Anwendung am Menschen eine gründliche tierexperimentelle Prüfung vor. Sie soll dem geplanten therapeutischen Einsatz hinsichtlich Dosis, Häufigkeit und Dauer der Anwendung angepaßt sein und mögliche unerwünschte Wirkungen voraussagen helfen. Alle wirksamen Arzneimittel können unerwünschte Wirkungen entfalten. Sie werden vielfach in Kauf genommen, wenn der therapeutische Nutzen überwiegt: kalkuliertes Risiko aufgrund einer Nutzen-Schaden-Abwägung (s. S. 85).

[1] Arzneimittelgesetz vom 24.8.1976, BGBl. I, S. 2445; III, S. 2121 – 2151; 10. Novellierung vom 1.2.1998.

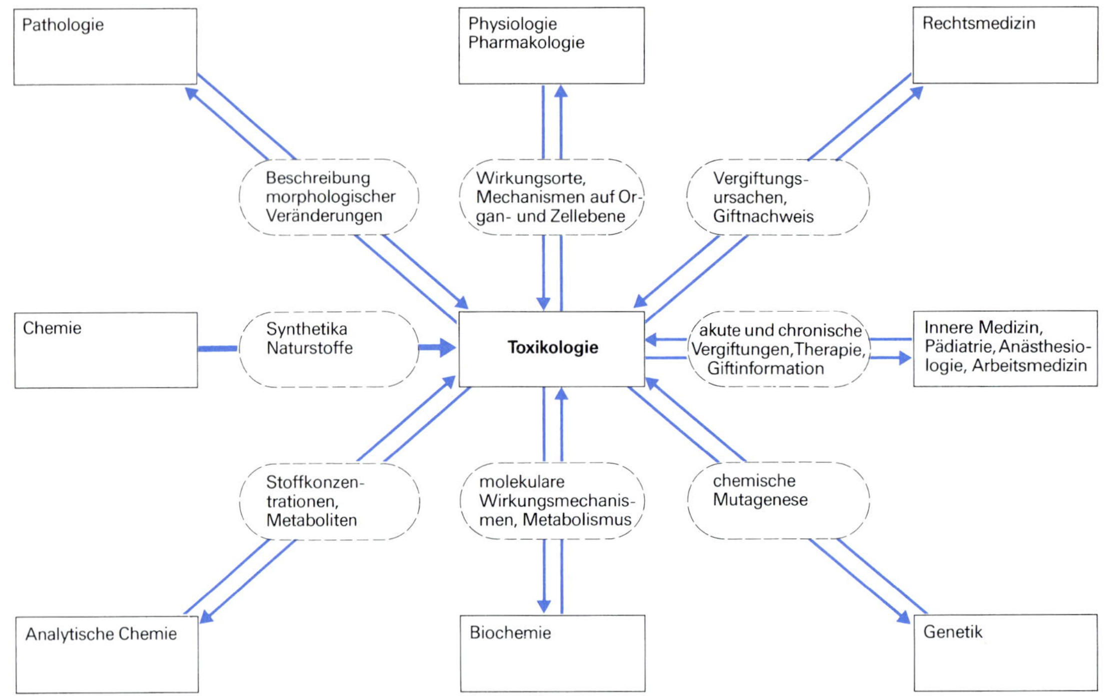

Abb. 34.1 Verbindungen zwischen der Toxikologie und anderen Fächern.

Neben Tierversuchen kommen beim Abschätzen des toxischen Risikos von Arzneimitteln auch Beobachtungen am Menschen eine besondere Bedeutung zu. Schon im frühen Stadium der Pharmaka-Entwicklung werden erste Verträglichkeitsprüfungen mit vorsichtig gesteigerten Dosen an gesunden Probanden oder Patienten vorgenommen (s. S. 87). Die Prüfung auf klinische (therapeutische) Wirksamkeit im klinisch-pharmakologischen Versuch wird stets mit der Suche nach Nebenwirkungen verbunden. Häufig werden toxische Effekte jedoch erst später bei der Anwendung der Arzneimittel im größeren Maßstab entdeckt. Jeder Arzt sollte deshalb besonders bei neuen Pharmaka auf unerwünschte Wirkungen achten und diese an bestehende zentrale Registrierstellen[1] melden. Nationale und internationale Datenbanken versuchen, aus solchen Meldungen qualitative und quantitative Nebenwirkungsprofile der wichtigen Arzneimittel zu erstellen; die Europäische Union hat eine zentrale Registrierung und Auswertung bei der zentralen Zulassungsbehörde[2] eingerichtet.

Beobachtete toxische Wirkungen am Menschen können erneute Laborversuche zur Klärung des ursächlichen Zusammenhangs und der Mechanismen veranlassen. Eine enge Zusammenarbeit zwischen Laboratorium, Klinik und praktisch tätigem Arzt ist zur Optimierung des Schutzes vor unerwünschten Wirkungen besonders wichtig. Wesentliche Informationen können auch aus der sorgfältigen Analyse akzidenteller, iatrogener oder suizidaler akuter Arzneimittelvergiftungen resultieren.

Gewerbetoxikologie

Gewerbekrankheiten werden durch schädliche Stoffe am Arbeitsplatz hervorgerufen. Gewerbegifte sind in der Regel leichter als Ursache von Krankheiten zu ermitteln als etwa Rückstände in Nahrungsmitteln, Trinkwasser- oder Umweltverunreinigungen. Arbeitsstoffe können qualitativ und quantitativ in der Luft am Arbeitsplatz erfaßt und die Exposition der Beschäftigten kann kontrolliert werden. Neben besonderen Arbeitsschutzvorschriften besteht als wichtige Präventivmaßnahme die Aufstellung **m**aximaler **A**rbeitsplatz-**K**onzentrationen (**MAK-Werte**), bei deren Einhaltung in 8-Stunden-Schichten die Gesundheit auch bei langfristiger Beschäftigung nicht beeinträchtigt wird. Für einige wichtige Gewerbegifte sind MAK-Werte in Tab. 34.2 aufgeführt. Seit kurzem kontrolliert man auch die Schadstoffaufnahme beim Individuum durch Analysen im biologischen Material (Harn, Blut, Kot, Exhalationsluft) mit besonderen Toleranzwerten (**BAT** = **B**iologische **A**rbeits-

[1] Bundesinstitut für Arzneimittel und Medizinprodukte, Friedrich-Ebert-Allee 38, 53113 Bonn; Arzneimittelkommission der deutschen Ärzteschaft, Herbert-Lewin-Str. 5, 50931 Köln.

[2] European Agency for the Evaluation of Medicinal Products (EMEA). Human Medicines Evaluation Unit, 7 Westferry Circus, Canary Wharf, London, EH14 4HB, U.K.

Tabelle 34.1: Aufgabengebiete der Toxikologie

Teilgebiet	Aufgaben
Arzneimitteltoxikologie	präklinische Prüfung neuer Arzneimittel auf Verträglichkeit im Tierversuch schädliche Nebenwirkungen bei bestimmungsgemäßem Gebrauch Folgen von Überdosierung (akute Vergiftung)
Gewerbetoxikologie	akute und chronische Vergiftungen durch Arbeitsstoffe Schutz- und Verhütungsmaßnahmen Aufstellung von Toleranzgrenzen (MAK-Werte für Schadstoffe in der Luft, BAT-Werte in biologischem Material) Berufskrebs
Pestizidtoxikologie	Toxizität bei Anwendung im Feld Schutzvorschriften Rückstände in Nahrung und Gebrauchsgegenständen (Insektizide, Herbizide, Fungizide, Bakterizide, Rodentizide, Vermizide etc.)
Klinische Toxikologie	Diagnose und Therapie akuter Vergiftungen Auskunft an Ärzte (eventuell Laien) Behandlungsvorschläge in Notfällen Giftstoffregister Vergiftungsstatistik
Nahrungsmitteltoxikologie	Schadwirkungen natürlicher und synthetischer Nahrungsbestandteile (Farbstoffe, Konservierungsmittel, Füllstoffe, Emulgatoren, Schönungsmittel; Mykotoxine) Verunreinigungen im Trinkwasser
Kosmetiktoxikologie	lokale und systemische Verträglichkeit und Nebenwirkungen von Kosmetika-Inhaltsstoffen
Toxikologie von Luftverunreinigungen	Analyse und Wirkungsermittlung von Schadstoffen in der Atmosphäre Aufstellung von Toleranzgrenzen (MIK-Werte) Begründung restriktiver Maßnahmen
Umwelttoxikologie	Schadwirkungen chemischer Stoffe auf Öko-Systeme (Luft, Boden, Wasser, Pflanzen, Tiere) und Rückwirkungen auf den Menschen Empfehlung von Präventivmaßnahmen

stoff-Toleranz). Für karzinogene Stoffe können zur Zeit keine unbedenklichen Werte fixiert werden (s. S. 998ff.). Für solche Stoffe hat man **t**echnische **R**icht-**K**onzentrationen (**TRK-Werte**) eingeführt, die unter Einbeziehung sozioökonomischer und technologischer Zwänge festgesetzt werden.

Umwelttoxikologie

Hier werden neben direkten Schadwirkungen von Umweltchemikalien auf den Menschen die Einflüsse auf verschiedene ökologische Systeme und deren Rückwirkungen auf die menschliche Gesundheit untersucht. Dies schließt das Verhalten der Fremdstoffe in den einzelnen Umweltsektoren wie Luft, Wasser, Boden, Pflanzen- und Tierreich sowie chemische Stoffwandlungen darin ein. Die exakte analytische Bestimmung der Umweltgifte in möglichst geringen Konzentrationen ist die Voraussetzung dafür. Besondere Bedeutung erlangen Anreicherungen von Fremdstoffen in Nahrungsketten, z.B. Wasser – Plankton – Fisch – Nutztier – Mensch (vgl. Abb. 34.64 und 34.67), oder in Geweben des Menschen. Sie entstehen durch besondere Affinitäten und/oder mangelnde chemische Abbaubarkeit in der Umwelt. Als Beispiele seien DDT (s. S. 1057ff.) und Methylquecksilber (Speicherung in Fisch und menschlichem Fett, s. S. 1047) genannt. Die systematische chemisch-analytische Kontrolle von Konzentrationen solcher Stoffe in Endgliedern der Nahrungsketten (z.B. Muttermilch) läßt auch den Erfolg von Gegenmaßnahmen (Nutzungseinschränkungen) erkennen (vgl. Abb. 34.68 und 34.69).

Der Versuch, gesundheitsschädliche Wirkungen von Umweltgiften am Menschen zu erfassen und zu quantifizieren, stößt auf große Schwierigkeiten. Die Schadstoffkonzentrationen bzw. -dosen und die erwarteten Effekte sind meist so gering, daß sie mit epidemiologischer Methodik wegen vieler anderer Einflußgrößen selbst in großen Untersuchungskollektiven nicht differenziert werden können. Bei Luftverunreinigungen fehlen oft auch geeignete tierexperimentelle Modelle, da Labortiere

Tabelle 34.2: MAK-Werte (maximale Arbeitsplatz-Konzentrationen) wichtiger Gewerbegifte (Gase in ml/m³; Aerosole in mg/m³)*

Stoff	ml/m³ (mg/m³)
Ammoniak	20
Arsenwasserstoff	0,05
Blausäure (Cyanwasserstoff)	10
Blei	0,1 (mg/m³)
Chlor	0,5
Chloroform	10
Chlorwasserstoff	5
DDT	1 (mg/m³)
Dichlormethan	100
Formaldehyd	0,5
Kohlenmonoxid	30
Parathion	0,1 (mg/m³)
Phosgen	0,02
Propan	1000
Quecksilber	0,01
Schwefelkohlenstoff	5
Stickstoffdioxid	5
1,1,2,2-Tetrachlorethan	1
Tetrachlorkohlenstoff	10
1,1,1-Trichlorethan	200
Trichlorfluormethan	1000

* Auszug aus Mitteilung 36 der Kommission zur Prüfung gesundheitsschädlicher Arbeitsstoffe der Deutschen Forschungsgemeinschaft, Bonn-Bad Godesberg, 2000.

wegen des sehr wirksamen Nasenfilters, der horizontalen Körperlage und wegen ihres Pelzkleides (Wärmeregulation, Atemtypus) anders reagieren als der Mensch. Allerdings ist sicher, daß Atemwegserkrankungen durch Automobil-, Industrie- und Hausbrandabgase sehr viel seltener sind als Bronchitis und Lungenkrebs durch Tabakrauchen (s. Kap. 34.9). In dem Bestreben, eine Verringerung der Expositionen gegenüber Luftverunreinigungen zu erreichen, hat der Gesetzgeber höchstzulässige Konzentrationen (**m**aximale **I**mmissions-**K**onzentrationen = **MIK-Werte**) aufgestellt. Bei der Festlegung dieser Grenzwerte stützt man sich oft auf gesicherte Erkenntnisse von Einwirkungen am Arbeitsplatz. Allerdings muß eine eventuelle besondere Empfindlichkeit von Kindern, alten Menschen und Kranken berücksichtigt werden, ferner auch die Tatsache, daß Allgemeinluft-Verunreinigungen 24 Stunden/Tag auftreten können, Erholungspausen wie am Arbeitsplatz also fehlen.

Die Umwelttoxikologie orientiert sich deshalb weniger an Wirkungen als mehr an analytischen Daten über Exposition und Aufnahme (eventuell Kumulation) von Fremdstoffen im menschlichen Organismus. Das Hauptproblem, die gleichzeitige Einwirkung einer Vielzahl von Stoffen, ist bisher nur in Ansätzen gelöst. Obwohl bei der Mehrzahl der **Stoffkombinationen** die Komponenten unabhängig voneinander den Organismus durchlaufen, gibt es doch Fälle von Addition der Wirkung an gleichen Rezeptoren, Konkurrenz der Entgiftung an Enzymsystemen, selten auch echte Potenzierung durch Blockade eines Entgiftungsmechanismus durch einen zweiten Stoff. In der Klärung der quantitativen Verhältnisse im Bereich sehr niedriger Fremdstoffkonzentrationen liegt eine der wichtigsten Zukunftsaufgaben der Umwelttoxikologie.

34.1.2 Arten der Exposition gegenüber chemischen Stoffen und Arten toxischer Wirkungen

Zur Auslösung toxischer Wirkungen muß ein chemischer Stoff in direkten Kontakt mit dem Organismus treten. Eine **Exposition** gegenüber einem chemischen Stoff kann durch **Hautkontakt**, **Einatmen**, **Verschlucken** oder **parenterale Applikation** auftreten. Auf charakteristische Weise beeinflußt die Art der Exposition die Art und das Ausmaß toxischer Wirkungen.

Toxische Wirkungen lassen sich nach **Wirkdauer** (akut, chronisch), **Wirkort** (lokal, systemisch, organspezifisch) oder der **Art der Wechselwirkung zwischen Substanz und Organismus** (reversibel, irreversibel) einteilen.

Akute toxische Wirkungen treten meist innerhalb einer kurzen Zeitspanne nach Kontakt mit dem chemischen Stoff auf. **Chronische** Wirkungen, die sich oft von akuten Wirkungen (Beispiele s. Tab. 34.3) unterscheiden, werden nach mehrmaligem, oft wochen- oder monatelangem Kontakt mit dem chemischen Stoff beobachtet. Krebserzeugende Wirkungen als besonderes Beispiel chronischer Wirkungen haben eine besonders lange Latenzzeit, Tumorbildung wird oft erst Jahre oder Jahrzehnte nach der Exposition beobachtet. Beim Kontakt mit toxischen Stoffen am Arbeitsplatz oder in der Umwelt sind die Grenzen zwischen akuter und chronischer Exposition oft fließend.

Akute Expositionen führt man meist mit einmaliger Gabe des jeweiligen Stoffes durch, bei stärker toxischen Substanzen kann die einmalige Dosis auf mehrere Gaben verteilt werden. Im Experiment dauern akute Expositionen weniger als 24 Stunden. Inhalationsversuche sind wegen des großen Aufwands und zur Simulierung der beruflichen Arbeitszeiten oft auf 6–8 Stunden beschränkt.

Toxizitätsuntersuchungen mit wiederholter Gabe eines Stoffes fallen in drei Zeit-Kategorien: **subakut, subchronisch** und **chronisch**. Für eine **subakute Exposition** wird der Stoff wiederholt (oft an 5 Tagen/Woche) über einen Zeitraum von ca. 1 Monat verabreicht, bei **subchronischer Gabe** über 3 Monate. **Chronische Expositionen** dauern meist die ganze Lebenserwartung eines Versuchstieres (bei Nagern 18–24 Monate) an. Die Applikationswege richten sich nach den erwarteten Expositionsmöglichkeiten. Die orale Verabreichung ist die am wenigsten aufwendige Applikationsform; der Stoff wird einfach dem Futter oder Trinkwasser beigemischt. Flüchtige oder in Futter oder Trinkwasser nicht stabile Stoffe können auch per Schlundsonde direkt in den Magen gegeben werden.

Nach einmaliger Gabe eines Giftstoffes können bei guter Resorption toxische Effekte schnell, aber auch zeitlich verzögert bis zum Spät- und Dauerschaden auftreten.

In Untersuchungen zur chronischen Toxizität werden nach jeder Stoffgabe oft auch akute Effekte beobachtet, die sich durchaus von den gegen Ende des Versuches beobachteten chronischen Wirkungen unterscheiden. Bei bestimmten lipophilen Stoffen wie einigen Lösemitteln kann nach Expositionsspitzen Narkose auftreten, dagegen zeigen sich chronische Wirkungen niedrigerer Expositionen in Leber- und Nervenschäden. Daher müssen zur Charakterisierung der Gefährlichkeit eines Stoffes – je nach zu erwartender Expositionsdauer – sowohl die Ergebnisse der Studien zur akuten als auch jene zur chronischen Toxizität herangezogen werden.

Toxische Wirkungen können auch nach dem **Ort der Wirkung** charakterisiert werden. Hier unterscheidet man lokale, systemische und organspezifische Wirkungen.

Lokal wirksame Stoffe schädigen die Stelle ihres Kontakts mit dem Organismus, z.B. beim Verschlucken ätzender Stoffe oder bei der Inhalation von Reizgasen. Die Wirkungen sind meist auf die unmittelbar betroffenen Körperpartien wie Auge, Mund, Speiseröhre, Haut oder Lunge beschränkt. Lebensbedrohende Vergiftungen können auftreten, wenn für den Organismus lebenswichtige Organe (Atemtrakt) irreversibel geschädigt werden.

Im Gegensatz dazu werden **systemisch** wirksame Stoffe über verschiedene Wege in den Organismus aufgenommen und dort verteilt. Die toxische Wirkung tritt an einem von der Eingangspforte entfernten Gewebe auf. Bis auf hochreaktive Stoffe wirken die meisten toxischen Verbindungen auf diese Weise; einige Verbindungen zeigen sowohl lokale als auch systemische Wirkungen (Tab. 34.3). Bei systemisch wirksamen Stoffen ist die Toxizität auf verschiedene Organe unterschiedlich, meist werden nur bestimmte Organe oder Gewebe geschädigt. Die selektive Organschädigung bei systemischer Verteilung eines Stoffes wird als organspezifische oder **organotrope Toxizität** bezeichnet. Organspezifische Wirkungen sind bei vielen Stoffen charakteristisch und häufig auch in unterschiedlichen Spezies identisch (Tab. 34.4). Für die organotrope Toxizität eines Stoffes können selektive Anreicherungsmechanismen, die Konzentration von aktivierenden Enzymen im Zielorgan oder auch eine besondere Empfindlichkeit des Zielorgans gegenüber dem jeweiligen Stoff verantwortlich sein. Das häufigste Zielgewebe bei akuter Belastung ist das zentrale Nervensystem, gefolgt vom Blut und vom blutbildenden System. Organspezifische Wirkungen nach chronischer Gabe von chemischen Stoffen treten häufig auf, beispielsweise zeigen viele chemische Kanzerogene eine ausgeprägte Organspezifität.

Toxische Wirkungen können auch nach dem Typus der **Wechselwirkungen zwischen dem chemischen Stoff und dem Organismus** eingestuft werden. Toxische Wirkungen können durch reversible oder irreversible Wechselwirkungen ausgelöst werden. Bei **reversiblen Wirkungen** ist die Konzentration des chemischen Stoffes am Wirkort die für die Wirkungsstärke ausschlaggebende Größe. Durch Elimination des toxischen Stoffes, z.B. durch Abatmung oder Biotransformation, wird das Ausmaß der toxischen Wirkungen herabgesetzt, nach kompletter Ausscheidung ist keine Wirkung mehr nachweisbar. Als Beispiel kann der Verlauf der Kohlenmonoxid-

Tabelle 34.3: Beispiele toxischer Effekte von chemischen Stoffen, eingeteilt nach Zeit und Wirkort

Exposition	Ort	Effekt	chemischer Stoff
akut	lokal	Lungenödem	Phosgen
	systemisch	Leberschädigung Narkose	Tetrachlorkohlenstoff Halothan
subchronisch	lokal	Sensibilisierung	Toluoldiisocyanat
	systemisch	Neurotoxizität	n-Hexan
chronisch	lokal	Bronchitis Nasenkrebs	Schwefeldioxid Formaldehyd
	systemisch	Blasenkarzinom Nierenschädigung	4-Aminobiphenyl Cadmium

Tabelle 34.4: Organspezifische Toxizität durch chemische Stoffe mit systemischer Verteilung im Organismus

chemischer Stoff	Spezies	Zielorgan
Benzen	Mensch	Knochenmark
Hexachlorbutadien	Nager	Schädigung des proximalen Tubulus der Niere
Paraquat	Mensch, Nager	Lunge
tri-o-Kresylphosphat	Mensch, Huhn	Nervensystem
Cadmium	Mensch	Niere
1,2-Dibrom-3-chlorpropan	Mensch, Nager	Hoden
n-Hexan	Mensch, Nager	Nervensystem
Anthracycline	Mensch, Nager	Herz

vergiftung gelten (s. S. 1030ff.). **Irreversible Wirkungen** werden häufig durch kovalente Bindung eines chemischen Stoffes an körpereigene, essentielle Makromoleküle wie Proteine oder DNA ausgelöst. Falls das modifizierte Makromolekül nicht repariert oder durch Neusynthese ersetzt wird, bleibt die toxische Wirkung auch nach Ausscheidung des chemischen Stoffes bestehen. Weitere Exposition gegenüber dem Stoff führt zu additiven Effekten. Irreversible Wechselwirkungen chemischer Stoffe mit DNA spielen in der chemischen Kanzerogenese eine wichtige Rolle (Tab. 34.5).

Akute Vergiftungen

Bei reversiblen Wirkungen existiert eine Grenzkonzentration, unterhalb der kein toxischer Effekt zu beobachten ist. Wird diese Grenzkonzentration überschritten, ergibt sich ein toxischer Effekt, dessen Dauer und Stärke hauptsächlich durch die Toxikokinetik der Substanz beeinflußt wird.

Eine direkte Korrelation zwischen der Konzentration des Stoffes am Wirkort und der toxischen Wirkung stellt den einfachsten Fall einer zeitabhängigen Wirkungsbeziehung dar.

Die Charakterisierung akuter Vergiftungen durch chemische Stoffe und deren Therapie war lange Zeit eine Hauptaufgabe der Toxikologie, erst in den letzten 20 Jahren hat sich wegen der Erkennung des Potentials für chronische Wirkungen vieler chemischer Stoffe und dem Nachweis dieser Stoffe in der Umwelt eine Umorientierung zum Studium chronischer Wirkungen ergeben. Daten zur Charakterisierung akut toxischer Wirkungen fließen maßgeblich in die Einstufung toxischer Stoffe nach Toxizitätskriterien ein (Tab. 34.6).

Als Kennzahl für die Wirkungsstärke eines chemischen Stoffes nach einmaliger Applikation dient oft immer noch der sogenannte LD_{50}-Wert (LD = **l**etale **D**osis). Die erhaltene Zahl gibt die Dosis an, bei der (theoretisch) 50 % der mit dem Stoff behandelten Individuen sterben. Bei Inhalation wird, da eine exakte Dosis nicht angegeben werden kann, die letale Konzentration (LC = **l**ethal **c**oncentration) verwendet. Dabei wird als einfachster Parameter die Letalität bei Versuchstieren bestimmt und durch Extrapolationsverfahren ein Zahlenwert bestimmt. Obwohl die erhaltenen Zahlenwerte von Labor zu Labor schwanken können, erlauben sie doch eine grobe Charakterisierung der Wirkungsstärke und liefern Informationen über betroffene Organe und Funktionen, Vergiftungssymptome, Zeitverlauf und Dosisabhängigkeit der Wirkungen. Allerdings ist die exakte Bestimmung eines LD_{50}-Wertes wissenschaftlich nicht sinnvoll und aus ethischen Gründen

Tabelle 34.5: Irreversible und reversible Reaktionen als Mechanismen toxischer Wirkungen

Mechanismus	toxische Wirkung	Beispiel
irreversible Reaktion		
irreversible Hemmung der Esterase	verzögerte Neurotoxizität	tri-o-Kresylphosphat
kovalente Bindung an DNA	Krebs	Dimethylnitrosamin
reversible Reaktion		
reversible Bindung an Hämoglobin	Sauerstoffmangel in Geweben	Kohlenmonoxid
reversible Bindung an die Cholinesterase	Neurotoxizität	Carbamate, Organophosphate

Tabelle 34.6: Akute Toxizität (minimaltödliche Dosen bei einmaliger oraler Aufnahme, bezogen auf Körpergewicht), abgeschätzt für den Menschen, und Molekülmassen (MM) einiger wichtiger organischer Stoffe*

Bezeichnung	Toxizität (µg/kg)	MM
Botulinustoxin A	0,00003	900000
Tetanustoxin	0,0001	150000
Ricin	0,02	66000
Diphtherietoxin	0,3	72000
Crotoxin (s. S. 1111)	0,2	30000
TCDD (s. S. 1023f. u. 1098f.)	1	320
Tetrodotoxin (s. S. 1115)	10	319
Aflatoxin B_1 (s. S. 1019)	10	312
Curarin (s. S. 32)	500	696
Strychnin (s. S. 314 u. 1117)	500	334
Nicotin (s. S. 165f. u. 1090f.)	1000	162
DFP (s. S. 1063)	3000	184
Natriumcyanid	10000	49
Phenobarbital	100000	232

* Viele Naturstoffe weisen viel höhere Wirksamkeiten auf als Syntheseprodukte!

nicht mehr vertretbar, alternative Verfahren unter Nutzung geringerer Tierzahlen wurden entwickelt.

Häufigkeit und Ursachen akuter Vergiftungen

Pro Jahr ereignen sich in der Bundesrepublik Deutschland nach Schätzungen der Senatskommission für klinisch-toxikologische Analytik der Deutschen Forschungsgemeinschaft 200000 behandlungsbedürftige Vergiftungen; davon werden etwa 80000 Vergiftungsfälle stationär behandelt. Die Zahl tödlicher Vergiftungen im Jahr 1993 betrug 3602. Im Vergleich dazu verursachten Verkehrsunfälle pro Jahr ungefähr 9000 Todesfälle. In der Bundesrepublik Deutschland besteht seit 1990 nach der Novellierung des Chemikaliengesetzes für alle Ärzte eine Meldepflicht für akute Vergiftungen[1] (außer Arzneimittelvergiftungen).

Unter die Meldepflicht fallen alle chemischen Stoffe und Zubereitungen, die im Haushalt Verwendung finden, z.B. Wasch- und Putzmittel, Heimwerker- und Hobbyartikel sowie Pestizide. Chronische Gesundheitsschäden durch Umwelteinflüsse (falls erkannt) sind ebenfalls meldepflichtig, wie auch Vergiftungen im Berufsleben. Vergiftungen durch Medikamente, die gegenwärtig häufigste Vergiftungsursache, oder Vergiftungen durch Pflanzen oder andere Naturprodukte fallen nicht unter diese Meldepflicht. 1997 erhielt das BgVV 1168 Meldungen über Vergiftungen durch Chemikalien, während in den Registern der 18 deutschen Giftinformationszentren ca. 30000 Anfragen zu Vergiftungen mit Stoffen, welche unter das Chemikaliengesetz fallen, eingegangen sind. Etwa 80 % dieser Anfragen betreffen tatsächliche oder vermutete Vergiftungen. Nach diesen Daten wird der gesetzlichen Meldepflicht noch nicht in ausreichendem Maße Genüge getan.

Eine zentralisierte Auswertung der Daten der Giftinformationszentren für das gesamte Land gibt es nicht. Eine zentralisierte Datenerhebung findet jährlich in der Schweiz statt, einem Land mit ähnlicher Struktur und medizinischer Versorgung[2]. Aus diesem Grund eignen sich diese Daten sehr gut, um sich ein Bild zu Giften und Vergiftungen in einem zentraleuropäischen Land zu machen.

Mehr als die Hälfte aller Vergiftungen treten bei Kindern und Jugendlichen bis zum 15. Lebensjahr auf; besonders betroffen sind Kleinkinder zwischen dem 1. und 4. Lebensjahr. Bei einem Großteil der gemeldeten Vergiftungen im Kleinkindesalter handelt es sich jedoch nur um mutmaßliche Vergiftungen, die symptomlos verlaufen.

[1] Bundesinstitut für gesundheitlichen Verbraucherschutz und Veterinärmedizin (BgVV), Berlin

[2] Schweizerisches Toxikologisches Informationszentrum, Klosbachstr. 107, 8030 Zürich. Jahresberichte können angefordert werden.

Die meisten Vergiftungen im Kindesalter sind Unfälle, während im Erwachsenenalter die Vergiftungen in Selbstmordabsicht überwiegen. Bei den Erwachsenen fällt der höchste Anteil an Vergiftungen in die Altersgruppe von 20–49 Jahren, die anderen Altersgruppen sind erheblich seltener vertreten. Gegenwärtig ist die Einnahme von Medikamenten in suizidaler Absicht (vor allem Schlafmittel, Psychopharmaka und Schmerzmittel) die häufigste Vergiftungsursache.

Dagegen nehmen im Kindesalter die Haushaltsmittel die erste Position ein, was sicherlich sowohl mit deren oft guter Zugänglichkeit als auch der natürlichen Neugier der Kinder zusammenhängt. Schwere Vergiftungen im Kindesalter mit chemischen Pneumonien und Todesfällen werden seit Jahrzehnten durch Ingestion von Lampenöl (Petroleumdestillat) verursacht.

Giftspezifische Symptomatik und Identifizierung des Giftes

Nur in wenigen Fällen kann man aus den klinischen Symptomen einer Vergiftung auf den Giftstoff schließen. Grund dafür ist, daß einerseits die Symptome ein und derselben Vergiftung sehr stark vom Schweregrad abhängen und daß andererseits viele Symptome nicht spezifisch für eine Giftstoffgruppe sind, sondern bei mehreren Vergiftungsarten und auch bei internistischen oder neurologischen Krankheiten auftreten können. Dazu kommt, daß in vielen Fällen Mischintoxikationen vorliegen, die das klinische Bild verwischen.

Symptomenkomplexe bestimmter Vergiftungen

- Miosis, Atemdepression und tiefe Bewußtlosigkeit deuten (vor allem bei jungen Patienten) auf eine Heroinüberdosierung hin.
- Ein sympathomimetisches Syndrom mit Tachyarrhythmie und Tremor deutet auf Cocain und die heute sehr häufig vorkommenden Amphetaminderivate wie Methylendioxymethamphetamin (Ecstasy) hin.
- Tricyclische Antidepressiva, Neuroleptika, Antihistaminika und einige Pflanzen sowie *Amanita muscaria* verursachen ein charakteristisches Vergiftungsbild mit Mydriasis, Bewußtseinsverlust, fehlenden Darmgeräuschen und schweren Herzrhythmusstörungen aufgrund ihrer anticholinergen Wirkung.
- Das gleichzeitige Vorkommen von Miosis, Hypersalivation und Hyperaktivität des Magen-Darm-Traktes deutet auf eine Vergiftung mit insektizid wirkenden Organophosphatverbindungen oder mit Carbamaten hin (s. S. 1061ff.).

Identifizierung des Giftes

Die Angaben zu möglichen Ursachen und Umständen der Erkrankung stammen meistens von den Personen, welche den Patienten aufgefunden haben. Anhand dieser Informationen kann der Arzt in vielen Fällen die Verdachtsdiagnose „Vergiftung" stellen; die Feststellung des in Frage kommenden Giftstoffes gelingt jedoch auf diese Weise nur in weniger als der Hälfte der Fälle. Da für die weitere Behandlung die Kenntnis des ursächlichen Giftstoffes bedeutsam ist, **muß so früh wie möglich** entsprechendes **Untersuchungsmaterial** (wie Blut-, Urinproben und Magenspülflüssigkeit) **sichergestellt werden.** Obwohl nur der Nachweis des Giftstoffes in den Körperflüssigkeiten des Patienten die Ursache der Vergiftung eindeutig belegen kann, sind in der Praxis häufig auch von Angehörigen mitgebrachte Behälter, in denen der Giftstoff vermutet wird, sehr hilfreich.

Die **Giftaufnahme per os** kommt am häufigsten vor. In diesen Fällen müssen Mageninhalt, Blutplasma und Urin asserviert werden.

Auch bei Vergiftungen durch **Aufnahme des Stoffes über die Haut** ist es wichtig, Material für den Nachweis des Giftes zu asservieren (10–50 ml des ersten Spülwassers). Das resorbierte Gift wird auch hier in Blut- und Urinproben nachgewiesen.

In nur wenigen Fällen gelingt der Giftnachweis mittels Schnelltests (Screening-Tests), meistens anhand von Färbungstests. In jedem Fall bedürfen aber die Ergebnisse einer Bestätigung. Nachdem heute instrumentell-analytische Verfahren zum Standard der toxikologischen Analytik gehören, setzt man Schnelltests allenfalls als grob orientierende Vortests ein.

Zur zweifelsfreien Identifizierung organischer Giftstoffe dienen heute hauptsächlich die Gaschromatographie-Massenspektrometrie (GC/MS) und die Flüssigkeitschromatographie-Massenspektrometrie (Liquid-chromatography, LC/MS).

Bei einigen spezifischen Vergiftungen wählt man andere Verfahren, wie z.B. die Spektralphotometrie, zur Bestimmung von Methämoglobin und Kohlenmonoxid-Hämoglobin. Bei Schwermetallvergiftungen kommt die Atomabsorptionspektrometrie zum Einsatz, Lithium wird flammenphotometrisch quantifiziert.

Therapie

Therapieziele bei akuter Vergiftung sind
1. Aufrechterhaltung der Vitalfunktionen,
2. Verhütung weiterer Resorption,
3. Beschleunigung der Giftelimination.

Aufrechterhaltung der Vitalfunktionen

Zu den Vitalfunktionen des Organismus gehören Atmung, Blutzirkulation, Urinproduktion und im weiteren Sinne auch die Aktivität des zentralen Nervensystems (ZNS). Die im nachfolgenden beschriebenen Maßnahmen gelten, unabhängig von der Art des Giftes, für jede Intoxikation, die mit Bewußtseinsstörung/Koma, Krämpfen, Atem-oder Kreislaufstörungen sowie sonstiger schwerwiegender Beeinträchtigung des Patienten einhergeht.

Aufrechterhaltung von Atmung und Kreislauf: Eine Beeinträchtigung der Atmung ist die häufigste Todesursache bei Vergiftungen mit Beruhigungs- und Schlafmitteln, Heroin und Ethanol. Neben der Atemdepression aufgrund zentralnervöser Störungen können mechanische Hindernisse in den Atemwegen, wie z. B. aspirierte Speisereste aus dem Magen oder Verlegung des Luftröhreneingangs durch die zurückgefallene, schlaffe Zunge, zum Sauerstoffmangel führen. Für freie Atemwege sorgen die **stabile Seitenlagerung** des Patienten, die **Entfernung von** Speiseresten und anderen **Fremdkörpern aus den oberen Luftwegen** und das **Absaugen** von Schleim. Bei schwerer Ateminsuffizienz kann als vorübergehende Maßnahme die **Maskenbeatmung** mit Hilfe des Guedel-Tubus herangezogen werden, der Patient muss aber in diesen Fällen so schnell wie möglich intubiert und künstlich beatmet werden. Im schwersten Notfall, wenn eine **Intubation** z. B. aufgrund eines Glottisödems oder eines Fremdkörpers nicht möglich ist, kann eine **Koniotomie** lebensrettend sein.

Bei **Vergiftungen mit Reizgasen** (Stickoxiden, Phosgen) führt häufig ein toxisches Lungenödem zu einer massiven Beeinträchtigung des Gasaustausches zwischen den Lungenbläschen und dem Blutkapillarraum (s. S. 1026). In diesen Fällen muß eine **Beatmung mit reinem Sauerstoff** erfolgen. Die Zufuhr von reinem Sauerstoff **oder Carbogen** (95 % O_2/5 % CO_2; der CO_2-Anteil im Carbogen regt das Atemzentrum an) ist auch bei Vergiftungen mit Kohlenmonoxid indiziert. Bei Reizgasen kann akut die pulmonale Verabreichung eines Corticosteroides helfen, z. B. Budesonid[1].

Dem akuten Herzversagen bei Vergiftungen liegen in den meisten Fällen sowohl ein relativer Volumenmangel als auch ein Pumpversagen des Herzens zugrunde. Daher ist eine angemessene Volumensubstitution von ausschlaggebender Bedeutung für das Aufrechterhalten der Blutzirkulation.

Bei allen Formen des **Kreislaufstillstandes** ist **Adrenalin** angezeigt: 1 mg i.v.(= 1 ml = 1 Ampulle Suprarenin®) verdünnt mit 9 ml 0,9 %igem NaCl). Bei Asystolie nach erfolgloser Gabe von Adrenalin kann zusätzlich Atropin gegeben werden: 0,5 mg (= 1 ml = 1 Amp. Atropin). Viele Arzneimittel, darunter bestimmte Gruppen von Psychopharmaka können **Herzrhythmusstörungen** verursachen. Schwerwiegende Beeinträchtigungen der Reizbildung und der Erregungsleitung im Herzmuskel können zu einer akuten und ausgeprägten Verringerung der Herzauswurfleistung und damit zur Minderdurchblutung lebenswichtiger Organe führen. Bei **Kammerflimmern** oder pulsloser Kammertachykardie (EKG-Diagnose) ist sofortige **Defibrillation** indiziert. Antiarrhythmika werden heute nur nach defibrillationsresistentem Kammerflimmern gegeben: Ajmalin[2] oder Lidocain[3] oder Amiodaron[4].

Therapie zentralnervöser Symptome: Während sich Bewußtseinsstörungen erst durch das Abfallen der Giftkonzentration bessern, müssen toxisch induzierte **Krämpfe** medikamentös behandelt werden. Das Mittel der Wahl ist **Diazepam** i.v. oder rektal (Gesamtdosis: Kleinkinder bis 5 mg, Schulkinder bis 10 mg, Erwachsene bis 20 mg), bei Therapieresistenz kommt Phenytoin, ebenfalls i.v. oder rektal, in Frage. Wenn es bei einer schweren Vergiftung nicht gelingt, einen Status epilepticus medikamentös zu durchbrechen, soll frühzeitig die Induktion einer Narkose erwogen werden, um irreversible neurologische Schäden zu vermeiden.

Therapie einer Nieren- und/oder Leberinsuffizienz: Dazu gehören eine **Korrektur von Störungen im Elektrolythaushalt**, **Ausgleich einer metabolischen Azidose** durch Natriumbicarbonat oder Trispuffer (s. S. 533) und **Kontrolle der Wasserbilanz.** Bei Substanzen, die über die Induktion von oxidativem Streß hepatotoxisch wirken, kann die Gabe von N-Acetylcystein (s. S. 251) lebensrettend sein.

Verhütung weiterer Giftresorption

Der Wachheitsgrad und die allgemeine Aktivität des Nervensystems des Patienten (sowohl Hyper- als auch Hypoaktivität) spielen bei der Auswahl und Durchführung von Maßnahmen zur Verhinderung weiterer Giftresorption (primäre Dekontamination) oder zur beschleunigten Giftausscheidung nach erfolgter Resorption (s. u.) eine entscheidende Rolle.

Lange Zeit waren die medikamentöse Induktion von Erbrechen und die Magenspülung die wichtigsten Maßnahmen der primären Giftelimination. Sie werden aber zunehmend durch die Applikation von aktivierter Kohle abgelöst.

Auslösen von Erbrechen (Emesis):

- **Ipecacuanha-Emesis:** Die Wurzel der subtropischen Blütenpflanze *Uragoga ipecacuanha* enthält mehrere Alkaloide (darunter Emetin und Cephaelin), welche Erbrechen auslösen. Die Verabreichung von Ipecacuanha-Sirup[5] ist heute die einzige empfohlene Maßnahme zur medikamentösen Induktion von Emesis sowohl bei Kindern als auch bei Erwachsenen.
  Dosis: Kinder bis 1 Jahr 5 ml, 1–1½ Jahre 10 ml, 1½–2 Jahre 15 ml, 2–3 Jahre 20 ml, über 3 Jahre 30 ml, Erwachsene 30 ml; anschließend 10 ml/kg KG Wasser oder Saft trinken lassen. Die Wirkung tritt frühestens nach etwa 15 Minuten ein.
- Neben dem Ipecacuanha-Sirup hat die Auslösung von Erbrechen **durch mechanische Reizung der Rachenhinterwand** weiterhin ihren Stellenwert, wenn keine anderen Möglichkeiten zur Verfügung stehen. Die Induktion von Erbrechen durch Trinkenlassen hypertoner Kochsalzlösung wird als obsolet betrachtet.
- **Apomorphin-Emesis:** Der starke D_2-Rezeptoragonist Apomorphin wurde früher – heute nur noch gelegentlich – zur medikamentösen Induktion von Erbrechen eingesetzt: 0,1–0,15 mg/kg Körpergewicht s.c. oder i.m., zusätzlich 10 mg Norfenefrin[6] zur

[1] Pulmicort®
[2] Gilurytmal®
[3] Xylocain®
[4] Cordarex®

[5] Orpec®
[6] Novadral®

Stabilisierung des Kreislaufs, da Apomorphin stark hypotensiv wirkt. Die Wirkung tritt in 4–7 Minuten ein. Apomorphin ist ein Derivat des Morphins und kann wie dieses die Atemfunktion beeinträchtigen. Aus diesem Grund müssen zur Aufhebung einer eventuellen Atemdepression ein Morphinantagonist (Naloxon) sowie ein Intubationsbesteck bereitstehen. Auch unstillbares Erbrechen kann durch Naloxon gestoppt werden. Die Apomorphin-Emesis ist eine risikoreiche Maßnahme und ist heute auch bei Erwachsenen umstritten. Apomorphin darf bei Kindern nicht angewendet werden.

Kontraindikationen für das Auslösen von Erbrechen:
1. stark eingetrübtes Bewußtsein,
2. Krämpfe,
3. manifeste Atem- und/oder Herzinsuffizienz,
4. Schwangerschaft,
5. die Aufnahme starker Säuren oder Laugen, da dann die Gefahr der Ösophagusperforation besteht (hier ist Giftverdünnung durch Trinken von Wasser die wichtigste Maßnahme),
6. das Verschlucken organischer Lösungsmittel, da eine Lungenentzündung (Ölpneumonie) die Folge sein könnte (hier ist die Gabe von 100–200 ml Paraffinöl angezeigt),
7. die Aufnahme schaumbildender Substanzen aufgrund der Gefahr des Hochquellens und der Aspiration. Bei Spülmittelvergiftungen verabreicht man den Entschäumer Simethicon[1].

Magenspülung: Eine Magenspülung kann bei begründetem Verdacht auf gefährliche Vergiftungen durch orale Giftaufnahme, besonders bei Bewußtseinstrübung, durchgeführt werden. Auch im Anschluß an die Emesis wurde früher häufig eine Magenspülung zur sicheren Entfernung noch im Magen verbliebener Giftstoffreste durchgeführt. Die Maßnahme ist sinnvoll in den ersten 3–4 Stunden nach Gifteinnahme. Bei Giftstoffen, die parasympatholytisch wirken (z.B. die klassischen tricyclischen Antidepressiva), kann jedoch eine Magenspülung auch zu einem späteren Zeitpunkt effektiv sein.

In den meisten Fällen wird der Patient vor Beginn der Magenspülung intubiert. Auf diese Maßnahme kann nur dann verzichtet werden, wenn die Husten- und Schluckreflexe vollständig erhalten sind, die Atmung ungestört ist und aufgrund des Allgemeinzustandes des Patienten und des vermutlich eingenommenen Giftstoffes nicht zu erwarten ist, daß eine Beeinträchtigung dieser Funktionen in den nächsten 60 Minuten auftreten wird. Die Magenspülung wird in Halbseiten- und Kopftieflage nach Einführung eines Magenschlauches mit 37°C warmem Leitungswasser durchgeführt. Die Dauer der Spülung und das insgesamt eingesetzte Volumen der Spülflüssigkeit (meistens 30–40 l) hängen vom Schweregrad der Vergiftung ab. In Zweifelsfällen sollte das Verbleiben von Tablettenklumpen durch Gastroskopie ausgeschlossen werden. Im Anschluß daran wird Aktivkohle (Carbo medicinalis) in den Magen instilliert (s.u.).

Instillation von Aktivkohle: Aktivkohle hat eine Adsorptionsfläche von 1000–2000 m^2 pro Gramm. Der daran gebundene Giftstoff wird mit der im Magen-Darm-Trakt nicht resorbierbaren Aktivkohle im Kot ausgeschieden. Aktivkohle adsorbiert eine große Anzahl der gängigen Giftstoffe. Nur **bei folgenden Vergiftungen** ist diese Maßnahme aufgrund schlechter Adsorption **nicht geeignet**: Ethanol und Methanol, Ethylenglykol, Schwermetalle, organische Lösungsmittel, starke Säuren und Laugen. Als Initialbehandlung sollten 1–2 g/kg KG suspendiert in Wasser verabreicht werden. Die Applikation kann oral oder durch den Magenschlauch erfolgen. Im Anschluß an die Kohlegabe werden Laxantien gegeben, in der Regel Natriumsulfat 20–30 g (2 Eßlöffel) in Wasser, bei Kindern 0,5–1 g/kg KG. Bei schweren Vergiftungen kann man die Aktivkohle nach 2–4 Stunden absaugen, ersetzen und erst beim zweiten Mal Laxantien verabreichen. Die Aspiration der Kohle bei einem eventuellen Erbrechen und eine Obstruktion des Darmes durch Kohle sind zwei der seltenen Nachteile der Aktivkohlegabe; beide lassen sich in den meisten Fällen vermeiden.

Vorteile der Instillation von Aktivkohle:
1. sofortige Einsetzbarkeit ohne spezielle intensivmedizinische Infrastruktur,
2. gute Wirksamkeit (Aktivkohle ist bezüglich der prozentualen Entfernung der eingenommenen Giftstoffmenge aus dem Organismus mindestens so wirksam, wenn nicht wirksamer als Emesis oder Magenspülung),
3. Risiken gering,
4. Aktivkohle kann repetitiv als Maßnahme der sekundären Giftelimination im weiteren Therapieverlauf gegeben werden (s.u.).

Dekontamination der äußeren Haut: Bei fettlöslichen Giftstoffen wie Alkylphosphaten und Kohlenwasserstoffen sind wiederholt lebensbedrohliche Vergiftungen durch Hautkontamination beobachtet worden. Obwohl es sich um lipophile Verbindungen handelt, darf auf keinen Fall ein lipophiles Lösungsmittel zur Dekontamination der Haut verwendet werden, da dieses die Giftresorption noch verbessern könnte. Die kontaminierte Haut sollte mit viel Wasser und Seife abgespült und anschließend mit Polyethylenglykol 400 abgetupft werden. Polyethylenglykol 400 entzieht als hygroskopischer Stoff der Haut Wasser und damit auch den Giftstoff.

Beschleunigung der Giftelimination (sekundäre Giftelimination)

Als Maßstab der Giftstoffelimination gilt der Verlauf der Giftstoff-Konzentration im Blut und/oder im Harn. Entscheidend für den Erfolg therapeutischer Maßnahmen ist jedoch die Entfernung des Giftes aus dem Gewebe. Da man die Gewebekonzentrationen in den

[1] z. B. sab simplex®, Kinder 20 Tropfen, Erwachsene 40 Tropfen

meisten Fällen nicht oder nur schwer bestimmen kann, bleibt nur die Abschätzung über den Konzentrationsverlauf im Blut. Die verfügbaren Maßnahmen zur Giftelimination nach der Resorption greifen hauptsächlich am Blut an. Die Senkung der Blutkonzentrationen wiederum bewirkt ein Nachströmen des Giftstoffes aus dem Gewebe in die Blutbahn. Dekontaminierungsmaßnahmen sind immer dann erschwert, wenn sich Giftstoffe stark im Gewebe anreichern (z.B. tricyclische Antidepressiva) oder wenn die Giftstoffe so stark im Gewebe haften, daß auch eine Senkung des Blutspiegels nur ein sehr geringes Nachströmen in die Blutbahn auslöst. Letzteres gilt beispielsweise für die Unkrautbekämpfungsmittel Paraquat und Diquat (s. S. 1066).

Die **wichtigsten Maßnahmen** zur Steigerung der Eliminationsgeschwindigkeit nach der Resorption sind:

1. Steigerung der physiologischen Elimination über den Darm (Aktivkohlegabe zur Unterbrechung des enterohepatischen Kreislaufs und zur Steigerung der Exkretion),
2. Steigerung der physiologischen Elimination über die Nieren (forcierte Diurese),
3. Steigerung der physiologischen Elimination über die Lungen (Hyperventilation),
4. Giftelimination mit Hilfe eines extrakorporalen Kreislaufs (Hämoperfusion oder Hämodialyse).

Unterbrechung des enterohepatischen Kreislaufs und Steigerung der gastrointestinalen Elimination: Einige Giftstoffe, wie bestimmte tricyclische Antidepressiva, u.a. Amitriptylin und Imipramin, oder Digitoxin, gelangen aus der Leber mit der Galle in den Darm. Im weiteren Verlauf werden sie jedoch nicht mit dem Stuhl ausgeschieden, sondern zum großen Teil rückresorbiert und zur Leber zurücktransportiert. Dieser enterohepatische Kreislauf läßt sich durch orale Applikation von Adsorbentien unterbrechen: **Aktivkohle** (4 × 40 g pro Tag) oder **Colestyramin**[1] (4 × 4 g pro Tag).

Obwohl die Wirksamkeit der repetitiven Kohlegabe (25–50 g alle 2–4 Stunden unter Kontrolle der Darmmotilität) noch nicht systematisch untersucht wurde, bestehen starke Hinweise, daß diese Maßnahme auch eine Steigerung der Giftelimination aus dem Darm im Sinne einer „gastrointestinalen Dialyse“ bewirken kann. Die große Oberfläche der Aktivkohle kann entlang der ebenfalls großen Oberfläche des Darmes einen Diffusionsgradienten ins Darmlumen hinein aufbauen, da in der Darmwand die gleichen Transportsysteme vorhanden sind wie in den Hepatocyten. Neben dem schlechten Geschmack gehören gastrointestinale Störungen wie Obstipation und Erbrechen zu den Nebenwirkungen der repetitiven Kohlegabe.

Forcierte Diurese: Diese Maßnahme ist sinnvoll bei Vergiftungen, bei denen der Ausgangsgiftstoff oder die im Organismus entstehenden toxischen Metaboliten primär über die Nieren ausgeschieden werden (wie z.B. Salicylsäure, Ethylenglykol und Methanol). Die Nieren filtrieren täglich ungefähr 180 l Primärharn. Davon werden mehr als 99 % rückresorbiert, so daß effektiv nur 1–2 l Urin pro Tag zur Ausscheidung gelangen. Damit hat man für die Steigerung des Urinvolumens einen großen Spielraum zur Verfügung. In der Regel wird bei der forcierten Diurese ein Urinfluß von 8–12 l/24 Stunden durch Infusion des entsprechenden Volumens einer Elektrolytlösung ausgelöst. Zur Unterstützung der Harnproduktion verabreicht man stark wirksame Diuretika wie z.B. Furosemid[2]. Die Elimination einiger Giftstoffe über die Nieren läßt sich durch Veränderungen des Urin-pH-Wertes wesentlich steigern. Durch Zusatz von Natriumbicarbonat kann man eine Alkalisierung des Urins bis zu einem pH von 8,0 erreichen. Durch diese „alkalische“ forcierte Diurese läßt sich die Elimination von sauren Giftstoffen wie Phenobarbital und Salicylaten um ein Vielfaches steigern, da solche Giftstoffe in alkalischem Milieu dissoziiert vorliegen und daher nicht rückresorbiert werden. Die forcierte Diurese ist **kontraindiziert bei Herzinsuffizienz, Creatinin > 2 mg/100 ml, Hirnödem** und **Schock.**

Extrakorporale Giftelimination: Das Prinzip der **Hämodialyse,** die hauptsächlich bei der chronischen Niereninsuffizienz eingesetzt wird, besteht darin, daß eine semipermeable Membran das Blut des Patienten von einer umgebenden wäßrigen Elektrolytlösung, dem Dialysat, trennt. Die semipermeable Membran ist nur für Wasser und alle niedermolekularen, im Dialysat oder Plasmawasser gelösten Stoffe durchlässig. Dem Dialysat setzt man diejenigen Substanzen in physiologischen Konzentrationen zu, die nicht aus dem Blut entfernt werden sollen, so daß nur das jeweilige Gift aus dem Plasma in das Dialysat übergeht. Wenn zusätzlich Korrekturen von Elektrolytstörungen vorgenommen werden müssen, wird das Elektrolytmuster des Dialysats so eingestellt, daß zwischen ihm und dem Plasma die gewünschten Gradienten entstehen. Das Dialysat wird kontinuierlich erneuert, um eine maximale Differenz der Giftstoffkonzentration zwischen dem Blut und dem Dialysat aufrechtzuerhalten. Eine Hämodialyse ist bei schweren, lebensbedrohlichen Vergiftungen mit Methanol, Ethanol, Ethylenglycol, Isopropylalkohol, Salicylaten und Lithium angebracht.

Bei der **Hämoperfusion** wird das Blut des Vergifteten über stecknadelkopfgroße, mit Kunststoff beschichtete Aktivkohlegranula oder Kunstharzgranula (z.B. Amberlite XAD-4 = Haemoresin) geleitet. Die Hämoperfusion ist effizienter als die Hämodialyse bei Vergiftungen durch Stoffe mit höherem Molekulargewicht oder bei Giftstoffen, die stark an Plasmaproteine gebunden sind. Die Effektivität der Hämoperfusion hängt wesentlich von der Verteilung der Giftstoffe zwischen Blut und Gewebe ab. Je stärker sich ein Giftstoff im Gewebe anreichert, um so schwieriger gestaltet sich seine Entfernung aus dem Organismus durch Hämoperfusion. Für den klinischen Verlauf ist entscheidend, welche Menge der toxischen Substanz aus den Geweben des Körpers in einem bestimmten Zeitraum entfernt werden kann, mit

[1] Quantalan®

[2] Lasix®

anderen Worten, um wieviel sich der Gesamtkörperbestand des Giftes vermindert.

Das aufwendige Verfahren ist nur **bei schweren Vergiftungen angezeigt**. Eine wichtige **Kontraindikation** ist eine **Thrombocytopenie**; auf einen stärkeren Abfall der Thrombocytenzahl aufgrund der mechanischen Belastung durch dieses Verfahren ist zu achten. In der Praxis spielt die Hämoperfusion eine quantitativ untergeordnete Rolle.

Bei Giftstoffen, welche eine Plasmaeiweißbindung von > 90% und ein kleines Verteilungsvolumen (< 0,6 l/kg) aufweisen, kann eine **Plasmapherese** das Leben des Patienten retten: Dabei wird extrakorporal durch Zentrifugation oder durch Filtrierung das Blutplasma von den korpuskulären Bestandteilen getrennt, und letztere werden mit geeignetem Plasmaersatz reinfundiert.

Hyperventilation: Analog zur forcierten Diurese über die Nieren läßt sich die abgeatmete Wirkstoffmenge durch Hyperventilation steigern. Dazu führt man dem Patienten mit Kohlendioxid (5–8 %) angereicherte Atemluft zu. Die dadurch bewirkte Ansäuerung des Blutes (respiratorische Acidose) regt die Atemfrequenz stark an. Bei der Hyperventilation wird eine Steigerung des Atemminutenvolumens auf ungefähr 25 l angestrebt; die normalen Werte betragen 6–8 l/min. Die Hyperventilation wird bei **Vergiftungen mit leicht flüchtigen Verbindungen** (Kohlenmonoxid, Tetrachlorkohlenstoff, Dichlormethan) angewendet, die über die Atemwege ausgeschieden werden können.

Antidote

Antidote werden nach ihrem Wirkungsmechanismus eingeteilt in

1. Substanzen, welche mit dem Giftstoff oder einem seiner Metabolite eine chemische Bindung eingehen. Dadurch entsteht ein Komplex mit stark verminderter oder fehlender Toxizität (**Dekorporierungsantidote**, Tab. 34.7).
2. Substanzen, welche die Wirkungen des Giftstoffes funktionell hemmen, indem sie z.B. die für den Giftstoff relevanten Rezeptoren blockieren oder die Bioaktivierung des Giftstoffes beeinflussen (**funktionelle Antidote**, Tab. 34.7).

Chronische Vergiftungen

Chronische Vergiftungen entstehen durch

1. Kumulation von Fremdstoff (oder toxischen Metaboliten) im Organismus oder
2. Summierung toxischer Einzelereignisse auch ohne Stoff-Kumulation (Wirkungskumulation, **Summationsgifte**).

Eine wirkungsfreie Konzentration eines Stoffes kann daher aus zwei Vorgängen abgeleitet werden:

1. Die Eliminationsgeschwindigkeit (Inaktivierung und/oder Exkretion) überspielt die Invasionsgeschwindigkeit.
2. Die biologischen Veränderungen durch toxische Einzelereignisse werden mit höherer Geschwindigkeit zurückgebildet (repariert), als sie entstehen.

Substanzkumulation tritt auf, wenn pro Zeiteinheit mehr Stoff zugeführt wird als durch Eliminationsvorgänge ausgeschieden werden kann. Da auch die Stoffelimination von der Konzentration im Plasma abhängig ist, stellt sich nach mehrmaliger Gabe ein Gleichgewicht zwischen Aufnahme und Ausscheidung ein. Die Gleichgewichtskonzentration ist stoffabhängig. Viele Stoffe sind schlecht über die Nieren ausscheidbar oder reichern sich in Speichergeweben wie Fett oder Knochen an. In diesen Speichergeweben gelagerte Stoffe zeigen wegen geringer Verfügbarkeit am Wirkort keine toxischen Effekte. Erst nach Absättigung der Speichergewebe treten Wirkungen auf, deren Intensität dann mit den Plasmaspiegeln des Stoffes korreliert ist.

Bei gleichmäßig fortgesetzter Einwirkung von Summationsgiften ergibt sich eine Dosis-Zeit-Beziehung, bei der die Wirkung des Stoffes der aufgenommenen Gesamtdosis entspricht. Stoffe, die diesen Dosis-Wirkungs-Beziehungen unterliegen, werden auch $c \times t$-Gifte (c = Konzentration, t = Zeit der Einwirkung) genannt. Die erzielte Wirkung ist nicht von der Staffelung der Einzeldosen (Dosierungsintervall) abhängig; das Ausmaß (Häufigkeit) der Wirkung wird nur von der Gesamtdosis bestimmt. Zu dieser Gruppe gehören viele chemische Kanzerogene. In dem klassischen Experiment von Druckrey (1962) wurden Gruppen von Ratten unterschiedliche Tagesdosen des Kanzerogens 4-Dimethylaminoazobenzen zugeführt und in jeder Gruppe die Zeit bis zum Auftreten von Tumoren bestimmt. Bei hohen Einzeldosen traten Tumoren früher auf, bei niedrigeren Einzeldosen später, aber die Gesamtdosis ($c \times t$) bis zum Auftreten der Tumoren war in allen Gruppen gleich.

34.1.3 Prüfung auf toxische Wirkungen

Das Vorgehen bei der toxikologischen Prüfung von Fremdstoffen vollzieht sich nach bestimmten Regeln (Tab. 34.8). Die Durchführung toxikologischer Prüfungen ist gesetzlich vorgeschrieben. Dabei sind gewisse Hierarchien der Prüfschritte gegeben, da die Ergebnisse aus dem einen Schritt notwendige Grundinformationen zur Planung der folgenden darstellen. Ein Schema der so entstehenden Zeitabfolge zeigt Abb. 34.2.

Die Prüfstrategie beginnt mit der Charakterisierung der akuten Toxizität, gefolgt von Untersuchungen zu Wirkungen nach längerfristiger Gabe des Stoffes. Parallel zur Charakterisierung der Wirkungen laufen meist Untersuchungen zu spezifischen Wirkungen in vitro (Gentoxizität) und zur Pharmakokinetik des Stoffes. Daneben werden in speziellen Untersuchungen Haut-und Schleimhautverträglichkeit, Potential für Sensibilisierung und Wirkungen auf das Reproduktionssystem untersucht. Trotz großen Forschungsaufwands gibt es heute mit Ausnahme der Gentoxizi-

Tabelle 34.7: Beispiele spezifischer Antidote

Vergiftung durch	Antidote, die den Giftstoff durch chemische Bindung dekorporieren
Schwermetalle (s. S. 1037ff.): Quecksilber, Arsen, Gold, Blei	Chelatbildner: Dimercaptopropansulfonat (DMPS)
Blei, Kupfer, Quecksilber, Gold, Kobalt, Zink, Nickel Eisen, Aluminium	Ca-Na_2-Ethylendiamintetracetat D-Penicillamin Diethyldithiocarbamat Deferoxamin
Blausäure (s. S. 1033)	Natriumthiosulfat zur Bildung von Thiocyanat
	Methämoglobinbildner (Dimethylaminophenol) zur Bindung des Cyanidions
Fluorwasserstoff	Calciumgluconat
Schlangen- und Spinnenbisse (s. S. 1110ff.)	spezifische Antiseren vom Pferd – in Deutschland nur anwenden bei Allgemeinsymptomen oder rasch zunehmender Schwellung, da Schlangenbisse in der Regel nicht gefährlich sind
Acetaminophen	*N*-Acetylcystein
Digitalis	Digitalis-Antitoxin (Immunglobulinfragmente von Digoxin-immunisierten Schafen)
Heparin	Protamin
	Antidote, die die Giftwirkung funktionell hemmen
Methämoglobinbildner (s. S. 1036f.): Oxidationsmittel, Nitrite, aromatische Amino- und Nitroverbindungen	Redoxfarbstoffe wie Thionin und Methylenblau
orale Antikoagulantien (s. S. 555)	Vitamin K
Methanol (s. S. 1086f.)	Ethanol (Enzym-Antagonist, unterbricht die Bildung von Ameisensäure)
Morphin und seine Derivate (s. S. 253)	Naloxon (Morphin-Antagonist)
Benzodiazepine (s. S. 365): Flunitrazepam, Diazepam	Flumazenil (Benzodiazepinrezeptor-Antagonist)
Antidepressiva (vgl. S. 347)	Physostigmin
Organophosphate (vgl. S. 1059ff.)	Atropin
MAO-Hemmer, Neuroleptika, Ecstasy und andere Amphetaminderivate (Induktion von maligner Hyperthermie)	Dantrolen (verhindert Calciumeinstrom ins Myoplasma, unterbricht übermäßige Wärmeproduktion in Muskulatur)

tätsuntersuchung noch keine praktikablen Alternativen zum Tierversuch.

Wegen der Bedeutung der toxikologischen Prüfungen eines chemischen Stoffes für Richt-und Grenzwerte oder Zulassungsverfahren ist das Protokoll zur Durchführung solcher Studien vom Gesetzgeber in einem engen Rahmen vorgegeben.

Besonders auf dem Gebiet der chemischen Kanzerogenese wird der aufwendige 2-Jahres-Kanzerogenitäts-Tierversuch durch schnelle und preiswerte Kurzzeittests ergänzt. Kurzzeitprüfungen auf Gentoxizität haben zum Ziel, Substanzen zu erkennen, die beim Menschen potentiell kanzerogen sind. Die potentielle Gentoxizität neuer Arzneimittel und chemischer Stoffe wird anhand einer standardisierten dreiteiligen Testbatterie untersucht (Tab. 34.9).

Bei Berücksichtigung der in den drei Testbereichen erzielten Ergebnisse kann man in den meisten Fällen voraussagen, ob ein Stoff beim Menschen potentiell kanzerogen ist. Wenn z.B. die Ergebnisse durchgehend

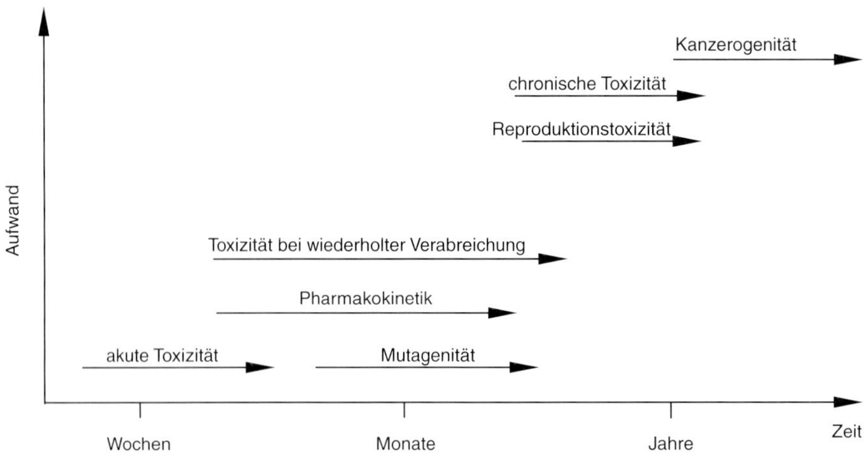

Abb. 34.2 Grundmuster der Stufenstrategie von Toxizitätsprüfungen. Das Schema verdeutlicht zugleich den steigenden Zeit- und Mittelaufwand. Die Prüfgänge können je nach Stoffart (Arzneimittel, Pestizid, Nahrungsmittelzusatz u.a. m.) gewisse Abwandlungen erfahren; auch die Einwirkungsart (Aufnahmewege, Häufigkeit, Dauer) kann von Einfluß sein. Die toxikologische Prüfung neuer Stoffe beruht fast ausschließlich auf Untersuchungen an Versuchstieren, aus praktischen Gründen werden meist kleine Nager, wie Ratte und Maus, verwendet.

eindeutig positiv sind, wird die Weiterentwicklung eines Stoffes in der Regel ohne den teuren Langzeit-Kanzerogenitätsversuch im Tier unterbrochen, bei uneinheitlichen Ergebnissen muß dieser die Antwort geben.

34.1.4 Prinzipien der Risikoermittlung

Der Gesetzgeber ist bestrebt, toxische Risiken durch Gesetze und Verordnungen auszuschalten oder auf ein akzeptables Maß zu reduzieren. Ein grundsätzliches Verbot aller giftigen Stoffe ist jedoch unsinnig, da alle chemischen Stoffe unter bestimmten Expositionsbedingungen toxische Wirkungen zeigen. Auch sind viele Chemikalien mit hohem Potential für toxische Wirkungen für bestimmte technische Prozesse unentbehrlich. Abgase aus Verbrennungsvorgängen sind nicht quantitativ ausschaltbar und andere potentielle Gifte, z.B. CO, NO_2, O_3, kommen in geringen Konzentrationen natürlich vor. Man versucht daher, den Kontakt mit potentiell schädlichen Stoffen auf ein unbedenkliches Maß zu reduzieren. Voraussetzung dafür ist die Ermittlung einer Dosis (auf einen bestimmten Zeitraum bezogen) oder einer Konzentration in den Umweltmedien (Luft, Wasser, Nahrung etc.), die bei langfristiger Einwirkung keine toxischen Effekte mehr auslöst. Man spricht von Wirkungsschwellen, sogenannten **Schwellenwerten**. Aus ihnen leitet man – unter Einlegen einer sogenannten „Sicherheitsspanne" und unter Berücksichtigung des sozio-ökonomisch Zumutbaren – **Toleranzwerte** oder **Grenzwerte** ab, die auch als maximale Konzentrationen bzw. akzeptierbare tägliche Einnahmemengen zugelassen werden. Ein wissenschaftlich fundierter Grenzwert zeigt eine Expositionsgrenze an, bei deren Überschrei-

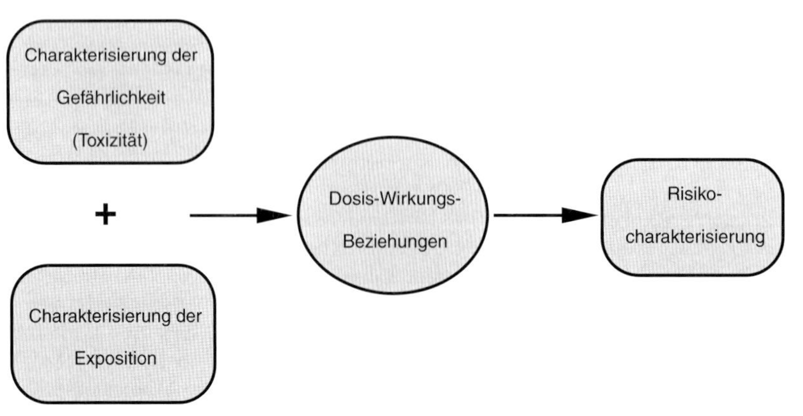

Abb. 34.3 Prozeß der Risikocharakterisierung von Chemikalien.

Tabelle 34.8: Vorgehen bei der toxikologischen Prüfung neuer Stoffe

Ansatz	Prüfkriterien	Aussage
1. **Akute Toxizität** (Ganztier, mehrere Tierarten, beide Geschlechter, verschiedene Dosen und Zufuhrwege)	Allgemeinverhalten Organfunktionen Letalität Todesursache	Angriffsorte Wirkungsmechanismus Todesursache Dosis-Wirkungs-Kurve Vergiftungsbehandlung
2. **wiederholte Gabe**	Änderung der Wirkungsstärke	Sensibilisierung, Toleranz Auftreten neuer Wirkungen
3. **Pharmakokinetik und Biotransformation** (Verabfolgung einmal und wiederholt, evtl. mehrere Zufuhrwege) mehrere Tierarten und Mensch	Blutspiegel Gewebsspiegel Harn- und Galleausscheidung, Ausscheidung mit dem Kot Identifizierung der Metaboliten	Resorption, Verteilung, enterohepatischer Kreislauf Metabolismus, reaktive Metaboliten Exkretion, Kumulation Vergleichbarkeit Tier – Mensch, Wirkungsmechanismen
4. **chronische Toxizität** (meist zwei Tierarten mit ähnlicher Pharmakokinetik wie Mensch) drei Dosierungen Versuchsdauer in der Regel 18 Monate	Entwicklung des Körpergewichts Nieren- und Leberfunktion Herz- und Kreislauffunktion Verhalten (evtl. Motilität) Hämatologie evtl. Sinnesorgane u.a. m. nach Abschluß: Organgewichte Histologie, Suche nach Tumoren	höhere Dosierung: Auftreten toxischer Effekte, Analyse derselben mittlere Dosierung: wenig oder zweifel hafte Effekte niedrigste Dosierung: keine Effekte mehr Ermittlung eines Schwellenwertes
5. **chemische Kanzerogenese** (meist Ratte und Maus, drei Dosierungen, Versuchsdauer 24 Monate)	Ganztier: benigne und maligne Tumoren in vitro: maligne Transformation in Zellkulturen	Krebsgefährdung, Krebsrisiko
6. **chemische Mutagenese**	in Mikroorganismen (z.B. Mangelmutanten: Ames-Test) in Zellkulturen (Änderung von Stoffwechsel, Chromosomen, Wachstum u.a.) im Ganztier (Chromosomenschäden, Keimzellveränderungen u.a.)	Erbgutänderungen Kurzzeittests für Krebsgefährdung
7. **Reproduktionstoxizität**	Embryonalentwicklung Resorption der Frucht, Aborte	Keimbahn, Fertilität, Fruchtschädigung Fehlbildungsrisiko
8. **spezielle Prüfungen**	Hautverträglichkeit Schleimhautverträglichkeit, Sensibilisierung, Verhaltenstoxikologie (kognitive Funktionen, Verhalten)	

tung eine toxische Wirkung auftreten kann. Der Gesetzgeber reagiert aber auf neu aufgetretenen Verdacht von Schadwirkungen durch Chemikalien aus der Umwelt mit einer Flut neuer Grenzwerte, ohne daß entsprechende toxikologische Daten verfügbar wären; man spricht von „Vorsorgewerten", die nach dem Minimierungsprinzip festgelegt werden. Diese „Vorsorgewerte" sind nicht an toxischen Wirkungen orientiert, meist liegen diese Grenzwerte um Größenordnungen unter den Konzentrationen, die erste toxische Wirkungen auslösen. Eine Überschreitung solcher Vorsorgewerte bedeutet daher noch kein toxisches Risiko.

Zur Abschätzung der Gesundheitsgefährdung durch einen chemischen Stoff sind Kenntnisse zur Toxizität (**Bestimmung der Gefährlichkeit**) und zur Exposition zu erarbeiten (**Risikoermittlung**) (Abb. 34.3).

Durch Analyse der Dosis-Wirkungs-Beziehungen aus Tierversuchen, der aus experimentellen Beobachtungen abgeleiteten Wirkungsmechanismen und, falls möglich, der höchsten Dosis ohne erkennbare Wirkungen läßt sich dann das gesundheitliche Risiko einer bestimmten Exposition beschreiben (**Risikocharakterisierung**).

Mit hinreichender Sicherheit ist meist nur die **Charakterisierung der Gefährlichkeit** eines Stoffes möglich. Zur

Tabelle 34.9: Prinzipien von Kurzzeit-Gentoxizitätstests und Beispiele häufig angewendeter Tests

Testprinzip	Beispiele
Test auf Mutationen in Bakterien	**Ames-Test:** Test auf Mutationen im Histidin-Gen von *Salmonella typhimurium*
Test auf Mutationen in Säugerzellen oder cytogenetische Untersuchung auf chromosomale Schäden in vitro	**Maus-Lymphom-Test:** Test auf Mutationen im Thymidinkinase(TK)-Locus in kultivierten Mauslymphomzellen
cytogenetische Untersuchung auf chromosomale Schäden in vivo	**Mikrokerntest:** Test auf Induktion von Mikrokernen durch Chromosomenbrüche oder Chromosomenfehlverteilung in Erythrocyten nach In-vivo-Applikation der zu untersuchenden Substanz an Nagern

Charakterisierung der Gefährlichkeit werden die Ergebnisse aller in Tab. 34.8 dargestellten Untersuchungen zusammengeführt. Bei neuen Stoffen und auch bei vielen schon intensiv genutzten Stoffen beruht die Charakterisierung schädlicher Wirkungen und damit der Gefährlichkeit hauptsächlich auf Tierversuchen. Das umfangreiche Datenmaterial zur Toxizität von Chemikalien in Versuchstieren und die bislang vorhandenen Erfahrungen beim Menschen belegen, daß in den meisten Fällen zwischen Mensch und Versuchstier keine qualitativen Unterschiede in den Schadwirkungen bestehen. Daher kann man toxische Wirkungen, die im Tierexperiment beobachtet werden, bei entsprechender Exposition auch für den Menschen annehmen. Beispielsweise sind 96 % der beim Menschen als krebserzeugend nachgewiesenen Stoffe auch in Versuchstieren kanzerogen. Um eine optimale Voraussagbarkeit von toxischen Effekten oder auch von deren Ausbleiben beim Menschen zu gewährleisten, sollten vor Beginn aufwendiger Tierversuche diejenige(n) Tierart(en) ausgesucht werden, die dem Menschen diesbezüglich am ähnlichsten ist (sind). Im Hinblick auf Pharmokokinetik und Metabolismus gelingt das, wenn in möglichst frühen Stadien der Prüfung der Fremdstoffumsatz auch im Menschen geprüft wird. Moderne chemisch-analytische und molekularbiologische Methoden erbringen häufig wichtige Informationen aus Kurzzeitversuchen am Menschen, durchgeführt mit sehr geringen, nicht schädlichen Dosen.

Der wesentliche Vorteil der toxikologischen Untersuchungen an Versuchstieren gegenüber Erfahrungen am Menschen besteht darin, daß mögliche Risiken vorab ermittelt und frühzeitig geeignete Präventionsmaßnahmen eingeleitet werden können. Leider bestehen dabei viele Unsicherheiten und der Zwang zur Extrapolation.

Die **Risikoermittlung** ist wegen oft fehlender Daten oder auch aus Kostengründen nur unter bestimmten Voraussetzungen (berufliche Belastung, rezeptpflichtiges Arzneimittel) durchführbar.

Anhand der Gefährlichkeit des jeweiligen Stoffes, der aufgenommenen Menge und der Dauer der Einwirkung ist die **Risikocharakterisierung** möglich. Wirkungsmechanismen von Stoffen spielen für die zu erwartenden Gesundheitsgefährdungen eine bedeutsame Rolle. Für Stoffe mit reversiblen Wirkungen („**Konzentrationsgifte**") und für solche mit irreversiblen Wirkungen („**Summationsgifte**", z. B. gentoxische Kanzerogene) fällt die Risikocharakterisierung unterschiedlich aus.

Bei „**Konzentrationsgiften**" kann man wegen der Reversibilität der Interaktionen wirkungsfreie Dosen, sogenannte „**n**o **o**bserved **e**ffect **l**evels" (NOEL), beobachten. Zu ihrer Identifizierung dient die Untersuchung der Dosis-Wirkungs-Beziehungen bei subchronischer oder chronischer Exposition von Versuchstieren.

Von diesen Daten ausgehend bestimmt man die maximal zulässigen Belastungen für den Menschen. Für nicht krebserzeugende Verbindungen lassen sich dann tägliche Dosen (ADI-Werte, **a**cceptable **d**aily **i**ntake) definieren. ADI-Werte werden festgelegt, indem man die in den Tierversuchen abgeleiteten NOEL verwendet und unter Einführung von Sicherheitsfaktoren eine akzeptable tägliche Höchstaufnahmemenge definiert. Der zur Festlegung der zulässigen Dosis für den Menschen herangezogene tierexperimentelle NOEL beruht auf der Reaktion der jeweils empfindlichsten Tierart bzw. des empfindlichsten Tierstammes.

$$\frac{\text{„no observed effect level" aus Toxizitätsstudie}}{\text{Sicherheitsfaktor}} = \text{„zulässige Höchstmenge"}$$

Die Einführung von Sicherheitsfaktoren dient der Risikominderung. Dadurch sollen mögliche Unterschiede in der toxischen Wirkung des betreffenden Stoffes in verschiedenen Altersklassen, bei Krankheiten oder Schwangerschaft berücksichtigt werden. Für Unterschiede in der Empfindlichkeit zwischen Mensch und Tier setzt man oft einen Sicherheitsfaktor von 10 ein; ein weiterer, ebenso großer Sicherheitsfaktor soll mögliche interindividuelle Unterschiede in der menschlichen Bevölkerung und Wechselwirkungen mit anderen Stoffen kompensieren. Die genaue Größe des Gesamtsicherheitsfaktors ist allerdings abhängig von dem Umfang und der Qualität der vorhandenen Daten und der Steilheit der Dosis-Wirkungs-Kurve.

Problematisch hingegen ist die Risikocharakterisierung für **Summationsgifte**. Bei der Risikoabschätzung

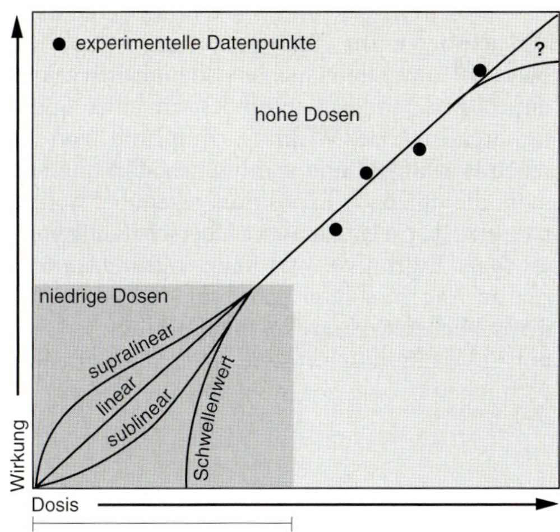

Abb. 34.4 Probleme bei der Dosis-Extrapolation aus Kanzerogenitätsstudien an Nagern. Möglicher Verlauf der Dosis-Wirkungs-Kurven im niedrigen, für die menschliche Exposition relevanten Dosisbereich. Die Wirkung bei sehr niedrigen Dosen läßt sich im Experiment nicht erfassen; in diesem Bereich sind sehr unterschiedliche Dosis-Wirkungs-Kurven möglich.

erfolgt in diesen Fällen die Festlegung eines „akzeptablen Risikos". Beispielsweise akzeptiert man häufig ein durch Exposition hervorgerufenes zusätzliches Krebsrisiko von 1 : 10^6. Die Dosis, die dem zusätzlichen Risiko von 1 : 10^6 entspricht, wird als „praktisch sichere Dosis" (**virtually safe dose**) bezeichnet. Zur Festlegung solcher Dosen muß das Risiko quantifiziert werden.

Bei neuen Verbindungen ohne aussagekräftige epidemiologische Daten sind langfristige Kanzerogenitätsuntersuchungen an Nagern das wichtigste Hilfsmittel bei der Charakterisierung möglicher krebserzeugender Wirkungen.

Trotzdem bleibt der Zwang zur Extrapolation, da durch Kanzerogenitätsversuche an Nagern nur ein kleiner Dosisbereich abgedeckt werden kann. Dieser liegt meist um mehrere Größenordnungen über der menschlichen Exposition gegenüber diesem Stoff. Zur Kompensation der geringen Tierzahlen werden hohe Dosen eingesetzt und auf die tatsächlichen Expositionen des Menschen extrapoliert. Als maximal applizierte Dosen werden Mengen verwendet, die nur eine geringe cytotoxische Wirkung haben (bezogen auf Gewichtszunahme und Sterblichkeit). Die höchste tolerierte Dosis wird als MTD (maximal tolerierte Dosis) bezeichnet. Ausgehend von dieser Dosis (meist bestimmt in zeitlich begrenzten Studien, z.B. 90-Tage-Studien) werden weitere Dosisgruppen definiert. Die untere Begrenzung stellt die statistische Signifikanzschwelle dar. Bei den verwendeten Dosis-Gruppengrößen von 50–60 Tieren bewegt sich, falls die Kontrolltiere keine Tumoren entwickeln, die niedrigste noch nachweisbare Erhöhung der Krebsinzidenz bei 5 % (5×10^{-2}). Für den Menschen akzeptable Risiken (zusätzliche Krebsinzidenz von 1×10^{-5} bis 1×10^{-7}) liegen um mehrere Größenordnungen tiefer – in einem Dosisbereich, der in Tierversuchen keine für die Bewertung nutzbare Ergebnisse liefern kann.

Durch quantitative Risikoabschätzungen (mathematische Extrapolationen auf der Grundlage der Krebsinzidenz im Tierversuch) versucht man – besonders in den USA – das zusätzliche Krebsrisiko des Menschen bei Exposition gegenüber niedrigen Dosen in Zahlenwerten auszudrücken. Die angewendeten Extrapolationsmodelle errechnen von den Dosis-Wirkungs-Kurven im Tierversuch aus die dosisabhängige Obergrenze für die

Tabelle 34.10: Möglichkeiten und Grenzen der Auswertung von Daten aus Kanzerogenitätsstudien bei hohen Dosen (maximal tolerierte Dosen, MTD)

Aussagemöglichkeiten	Grenzen
Kanzerogenitätsstudien identifizieren Stoffe, die unter den Versuchsbedingungen kanzerogen sind.	Kanzerogenitätsstudien erlauben ohne weitere Daten keine Aussagen über Wirkungen bei niedrigen Dosen.
Kanzerogenitätsstudien liefern Werte über relative Wirkungsstärken bei unterschiedlichen Stoffen.	Aus den Ergebnissen lassen sich mechanistische Aussagen nicht ableiten.
Kanzerogenitätsstudien charakterisieren Zielorgane und Art der induzierten Tumoren.	Wenn die Applikation von sehr hohen Dosen über die Induktion allgemeiner Toxizität sowie spezifischer, nur bei hohen Dosen auftretender Effekte zur Krebsentstehung führt, kommt es zur Überschätzung/Fehleinschätzung des Risikos für den Menschen.
Kanzerogenitätsstudien ermöglichen das Erstellen von Struktur-Wirkungs-Beziehungen.	Die krebserzeugende Wirkung kann unter Umständen unaufgedeckt bleiben (unempfindliche Spezies; spezielle Art der Applikation).
Kanzerogenitätsstudien zeigen bei sachgerechter Durchführung fehlende Kanzerogenität.	Akute Toxizität verhindert die längerfristige Applikation von wirksamen Dosen.

Erhöhung der Krebsinzidenz in der menschlichen Bevölkerung bei einer entsprechenden Exposition. Grundlage aller Modelle ist die Annahme, daß die im experimentell zugänglichen Bereich beobachtete Dosis-Häufigkeits-Beziehung bis in extrem niedrige Dosisbereiche gültig ist, daß keine Schwellenwerte für gentoxische Stoffe existieren und daß die gesamte akkumulierte Dosis in die Betrachtung eingeht (Abb. 34.4).

Zur Bestimmung des Risikos für den Menschen ist die Auswahl des mathematischen Modells sehr wichtig; welches der vorhandenen Modelle das reale Risiko am besten wiedergibt, läßt sich mit dem aktuellen Kenntnisstand nicht entscheiden.

Die alleinige Nutzung von Kanzerogenitätsstudien in Versuchstieren zur Risikobewertung ist problematisch. Bis zu 40 % der untersuchten Chemikalien zeigten unter diesen Bedingungen zumindest in einer Spezies eine tumorerzeugende Wirkung. Aufgrund von cytotoxischen Wirkungen und spezifischen Wirkungsmechanismen, die nur nach Exposition gegenüber hohen Dosen auftreten, kann eine massive Überschätzung von Risiken erfolgen. Ergebnisse von Kanzerogenitätsuntersuchungen an Nagern sollten daher für eine Abschätzung des menschlichen Krebsrisikos einer bestimmten Exposition nur in Verbindung mit weiteren toxikologischen Untersuchungen herangezogen werden (Tab. 34.10).

34.2 Chemische Kanzerogenese

Bei der Bestimmung toxischer Wirkungen und der toxikologischen Bewertung von chemischen Stoffen spielen krebserzeugende Eigenschaften sehr oft eine dominierende Rolle. Dies beruht auf der großen Bedeutung von Krebserkrankungen als Todesursache in allen entwickelten Ländern (Krebs ist nach Herz-Kreislauf-Erkrankungen die zweithäufigste Todesursache), der schlechten Heilbarkeit und des bösartigen Verlaufs der Erkrankungen mit einem hohen Leidensdruck für den Betroffenen. Der dadurch bedingte hohe gesundheitspolitische Stellenwert der Erkrankung hat seit langer Zeit eine intensive Untersuchung der Ursachen veranlaßt. Krebs hat

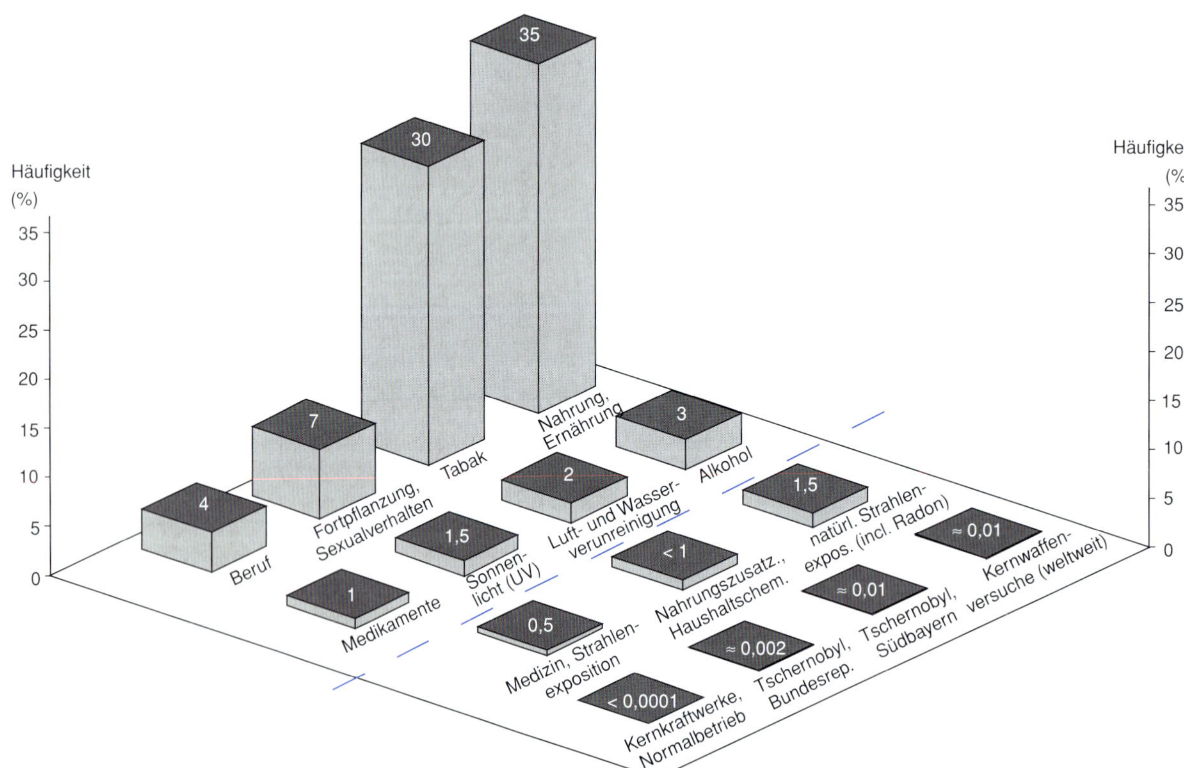

Abb. 34.5 Die wesentlichen Ursachen für Krebskrankheiten in hochentwickelten Industrieländern, ermittelt aus epidemiologischen Vergleichsstudien unterschiedlich exponierter Populationen. **Rechter Teil:** Extrapolationen nach konservativen Rechenmodellen. **Linker Teil:** Fallbeobachtungen (nach Doll und Peto, J. Natl. Canc. Inst. **66**; 1981. – Deutsche Strahlenschutzkommission 1988).

überwiegend äußere Ursachen; die Beteiligung genetischer Prädisposition bei der Tumorentstehung ist zahlenmäßig ausgesprochen gering (Abb. 34.5).

Die Feststellung eines ursächlichen Zusammenhangs zwischen der Einwirkung exogener Noxen und der Entstehung von Tumoren geht auf Beobachtungen am Menschen zurück (Tab. 34.11 und 34.12). Krebserkrankungen, die bei Beschäftigten in bestimmten Berufszweigen gehäuft auftraten, zeigten einen Zusammenhang zwischen der Exposition und der Tumorhäufigkeit bei bestimmten starken Kanzerogenen sowie eine gewisse Organspezifität (Tab. 34.11). Tierexperimente zur Erzeugung von Tumoren und die Vielzahl neu synthetisierter oder aus komplexen Gemischen identifizierter und isolierter Stoffe haben mehr als 2000 natürliche und zivilisationsbedingte Stoffe identifiziert, die unter bestimmten Bedingungen im Versuchstier Krebs erzeugen können. Der Kontakt des Menschen mit der Mehrzahl dieser Stoffe kann unter bestimmten Expositionsbedingungen auch zur Erzeugung von Tumoren führen. Bisher können jedoch, meist basierend auf Einzelfallbeobachtungen, weniger auf epidemiologischen Untersuchungen, nur etwa 30 Stoffe mit der Entstehung menschlicher Tumoren in einen ursächlichen Zusammenhang gebracht werden (Tab. 34.11, zur Häufigkeit vgl. Abb. 34.5).

Tabelle 34.11: Stoffe mit krebserzeugender Wirkung auf den Menschen (nachgewiesen oder begründeter Verdacht)

Stoff	Zielorgan
Umweltchemikalien und Arbeitsstoffe	
polycyclische Aromaten	Haut, Lunge
Vinylchlorid	Leber
Benzidin	Harnblase
Bis(chlormethyl)ether	Lunge
4-Chlortoluidin	Harnblase
Asbest	Lunge, Pleura
4-Aminobiphenyl	Harnblase
2-Naphthylamin	Harnblase
Benzol	blutbildendes System
Nickel und seine Verbindungen	Lunge, Nasenraum
Arsen	Haut, Lunge, Leber
Cadmium	Lunge
Chrom	Lunge
Beryllium	Lunge
Schieferöl	Haut
Naturstoffe	
Aflatoxin B_1	Leber
Cycasin	Leber
Arzneimittel	
Nitrosoharnstoffderivate	Knochenmark
Schwefel- und Stickstofflost, andere Alkylantien	Knochenmark
Etoposid	blutbildendes System
Diethylstilböstrol	transplazentar, Vagina
Genußmittel	
Tabakrauch	Bronchien, Rachen, Ösophagus, Harnblase
Alkohol	Leber, Magen, Mundhöhle, Speiseröhre, Bauchspeicheldrüse
Betel	Mundhöhle

34.2.1 Das Mehrstufenkonzept der chemischen Kanzerogenese

Die Induktion gut- und bösartiger Tumoren durch chemische Stoffe wird als **chemische Kanzerogenese** bezeichnet. Kriterien für die Einstufung eines chemischen Stoffes als Kanzerogen im Versuchstier sind:

1. Erhöhung der Inzidenz (spontan) auftretender Tumoren durch Einwirkung des Stoffes. Als spontan bezeichnet man die Häufigkeit bestimmter Tumoren in Individuen in Abwesenheit einer definierten exogenen Exposition.
2. Verkürzung der Zeit bis zum Auftreten von Spontantumoren im Vergleich zu unbehandelten Kontrollen;
3. Erzeugung von Tumoren in anderen Zielorganen;
4. Erhöhung der Zahl von Tumoren pro Tier und im Kollektiv.

Alle Erfahrungen bei Menschen und in Versuchstieren zeigen, daß die Krebsentstehung ein über einen längeren Zeitraum ablaufender Prozeß ist: Zwischen der Einwirkung einer krebserzeugenden Noxe und dem Auftreten eines klinisch manifesten Tumors können bei Menschen bis zu 40 Jahre vergehen.

Bösartige Tumoren gehen von einer einzigen Zelle aus, sie sind stets monoklonal. Tumorzellen unterscheiden sich von den normalen Zellen durch ihren stark veränderten Stoffwechsel, ihre Morphologie, vor allem aber durch ihr autonomes (unkontrolliertes, überschießendes) Wachstum.

Die Umwandlung einer normalen Zelle in eine Tumorzelle verläuft in mehreren Schritten. Besonders wichtig und auch am besten charakterisiert sind dabei Veränderungen im Erbgut, die bei der Umwandlung einer normalen Zelle in eine Krebszelle eine wichtige Rolle spielen. Grob unterscheidet man drei Phasen:

Tabelle 34.12: Historische Entwicklung und Beispiele für den Zusammenhang zwischen Krebsrisikofaktoren und Tumorentstehung beim Menschen

Tumorlokalisation	Risikogruppe	Erstmals beobachtet durch	Ursache
Brust	Nonnen	Rammazzini, 1743	Kinderlosigkeit
Nase	Tabakschnupfer	Hill, 1761	Reizstoffe und Mutagene im Tabak
Scrotum	Kaminkehrer	Percival Pott, 1775	aromatische Kohlenwasserstoffe im Ruß
Lippen	Pfeifenraucher	Soemmering, 1795	aromatische Kohlenwasserstoffe im Ruß
Haut	mit Arsen behandelte Patienten	Ayrton, ca. 1820	Arsen
Haut	Teerarbeiter	Volkmann, 1874	aromatische Kohlenwasserstoffe im Teer
Blase	„Anilin"-Arbeiter	Rehn, 1895	aromatische Amine als Verunreinigung
Haut	Radiologen	Frieben, 1902	Röntgengeräte
Nase	Nickel-Arbeiter	CIF (England), 1933	Nickel
Lunge	Asbest-Nutzung	Lynch, Smith, 1935	Asbest
Lunge	Raucher	Müller, 1940	aromatische Kohlenwasserstoffe und Amine
Blut	Schuhindustrie	Vigliani, 1941	Benzol
Mesothelium	Asbest-Nutzung	Wedler, 1943	Asbest
Leber	Kunststoffproduktion	mehrere, 1974	Vinylchlorid

Initiation, Promotion und Progression. Diese Einteilung wurde überwiegend anhand spezifischer tierexperimenteller Modelle getroffen. Vor mehr als 50 Jahren wurde gezeigt, daß die mechanische Reizung des Kaninchenohres (Kratzen), das vorher mit polycyclischen Kohlenwasserstoffen bepinselt worden war, das Auftreten von Tumoren im Vergleich zum anderen Ohr, das nur mit polycyclischen Kohlenwasserstoffen behandelt wurde, beschleunigt. Auch die regelmäßige Behandlung mit dem Hautreizstoff Crotonöl führte zu einem beschleunigten Auftreten von Tumoren an der mit polycyclischen Kohlenwasserstoffen vorbehandelten Mäusehaut (Abb. 34.6). In diesem experimentellen Initiations-Promotions-Modell stellt die **Initiation** eine dauerhafte vererbbare Veränderung dar. In den meisten Fällen handelt es sich um einen **DNA-Schaden**, der nicht repariert wird und nach einem Replikationsschritt zu einer **Mutation** führt. **Promotion** stellt die **Beschleunigung der Tumorentstehung** durch die präferentielle Vermehrung initiierter Zellen dar: Initiierte Zellen reagieren auf einen Tumorpromotor in deutlich stärkerem Maße mit Vermehrung als normale Zellen des gleichen Gewebes.

Die im Laufe der Jahre neu gewonnenen Erkenntnisse haben zur Definition eines dritten Stadiums geführt. Ein klinisch faßbarer Tumor stellt keinen Endzustand dar. Weitere Mutationen führen zu einer Zunahme der Wachstumsautonomie, des destruierenden Potentials und der Metastasierungsfähigkeit des Tumorgewebes. Dieses Stadium der **Zunahme der Malignität** der Tumorzellen bezeichnet man als **Progression** (Abb. 34.7).

Die Initiation wird als irreversibler Vorgang angesehen, da Einwirkung eines Promotors auch nach langer Zeit (1 Jahr im Mausmodell) noch die Tumorbildung fördert. Bei ausreichender Dosierung kann ein Initiator auch ohne nachfolgende Applikation eines Promotors Tumoren erzeugen; man spricht dann von einem **kompletten Kanzerogen**. Dagegen werden die Effekte des Promotors als reversibel angesehen, weil Tumorpromotoren in dem oben beschriebenen experimentellen Ansatz nicht mehr wirksam waren, wenn der Abstand zwischen den Applikationen zu groß wurde (mehr als 2 bis 4 Wochen). Bei zu langen Applikationsintervallen wurden auch dann keine Tumoren beobachtet, wenn man die Gesamtdosis des Promotors konstant hielt (s. Abb. 34.6).

34.2.2 Molekulare Grundlagen gentoxischer Wirkungen

Bei der Umwandlung einer normalen Zelle in eine Tumorzelle spielen DNA-Schäden, die nicht repariert werden und zu bleibenden Veränderungen im Genom – also zu Mutationen – führen, eine wichtige Rolle.

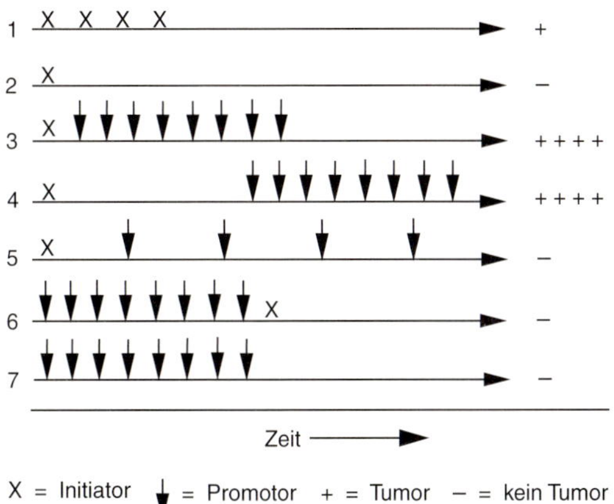

Abb. 34.6 Mehrstufenmodell der Krebsentstehung am Beispiel der Erzeugung von Hauttumoren bei der Maus. Promotoren verkürzen die Latenzzeit und erhöhen die Zahl der Tumoren pro Tier nur, wenn sie in bestimmten Intervallen nach dem Initiator verabreicht werden (**3**, **4**). Ist die Applikationsfrequenz des Promotors zu niedrig (**5**) oder erfolgt die Applikation in umgekehrter Reihenfolge – zuerst Promotor, dann Initiator (**6**) –, bleibt die Entstehung von Tumoren aus; gleiches gilt für die alleinige Verabreichung des Promotors (**7**). Initiatoren können in ausreichender Dosierung auch in Abwesenheit von Promotoren Tumoren erzeugen (**1**); in diesem Fall wirken sie als **komplette Kanzerogene.** Bei zu geringer Dosis wird kein Krebs induziert (**2**).

Struktur und Funktion der DNA

Die gesamte Information über Aufbau und Funktion eines Organismus ist in der DNA enthalten. Die Übertragung der Information von der DNA zum Protein (Transkription und Translation) sowie die Verdopplung der DNA bei der Zellteilung werden durch eine Reihe von Kontrollmechanismen weitgehend gewährleistet, so daß beide Vorgänge sehr präzise vonstatten gehen. Die Fehlerquote bei der Verdopplung beträgt nur $1:10^8$ bis $1:10^9$ eingebaute Basen.

Im Zellkern von Eukaryonten ist die DNA-Doppelhelix stark verdichtet (Abb. 34.8).

Die DNA liegt in Säugerzellen überwiegend in einer rechtsgängigen Doppelhelix mit glattem Rückgrat (B-Form) vor. Die linksgängige Doppelhelix (Z-Form) wird nicht transkribiert und hat deshalb wahrscheinlich Kontrollfunktion. In einer differenzierten Zelle werden nur etwa 7 % der in der DNA enthaltenen genetischen Information exprimiert. Transkribierte Bereiche sind weniger stark verdichtet (Euchromatin) und damit auch chemischen Angriffen besser zugänglich.

Folgende Beobachtungen sprechen dafür, daß Kanzerogene die DNA schädigen:

1. Die meisten (kompletten) Kanzerogene sind in geeigneten Testsystemen mutagen, und
2. sie lösen DNA-Reparatur aus.
3. Bei Patienten mit angeborenen Defekten der DNA-Reparatur, wie bei der Hautkrankheit Xeroderma pigmentosum, ist die Tumorinzidenz sehr hoch.
4. Bei den meisten Tumoren werden Chromosomenanomalien beobachtet.

Mechanismen und Folgen der DNA-Schädigung

Initiatoren sind entweder selbst chemisch reaktiv oder werden durch den Stoffwechsel in eine reaktive Zwischenstufe (**ultimales Kanzerogen**) umgewandelt (Abb. 34.9). Dieser Vorgang wird **Aktivierung** genannt und durch verschiedenste metabolische Enzyme katalysiert. Die Reaktion ultimaler Kanzerogene mit der DNA führt zur Ausbildung kovalenter Bindungen bzw. stabiler Veränderungen und damit zu einer promutagenen Läsion in der DNA. Dadurch wird die in der DNA enthaltene genetische Information verändert.

In der chemischen Kanzerogenese sind die **häufigsten DNA-Basenmodifikationen Reaktionsprodukte** elektrophiler Fremdstoffe oder Fremdstoffmetaboliten mit DNA-Basen (Abb. 34.10).

Neben Fremdstoffen können verschiedene endogene Stoffe DNA-Schäden auslösen, z.B. Produkte aus der

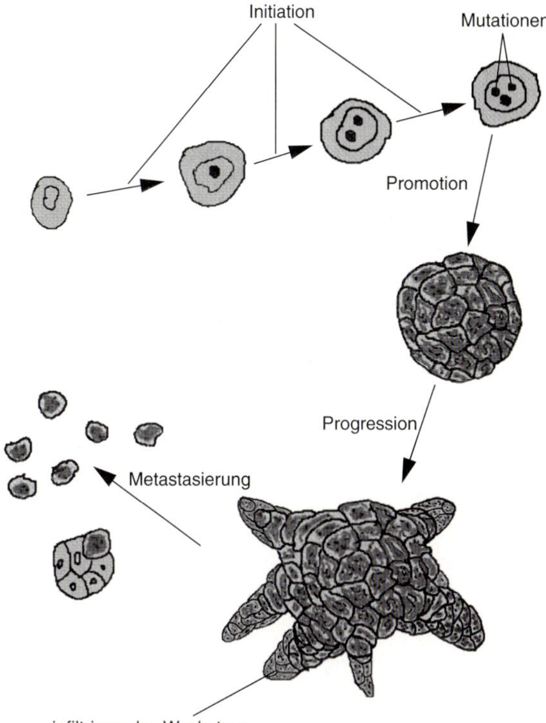

Abb. 34.7 Der lange Weg von einer normalen Zelle zu einem bösartigen Tumor: Mehrere Mutationen in Proliferations- und Differenzierungsgenen bewirken die Umwandlung einer normalen Zelle in eine Tumorzelle (**Initiation**). Ein klinisch erfaßbarer Tumor entsteht aber erst, wenn Tumorpromotoren die initiierte Zelle dazu bringen, sich stark zu vermehren (**Promotion**). In der dritten Phase nimmt die Bösartigkeit des Tumors zu (**Progression**). Er wächst destruierend in das benachbarte Gewebe, infiltriert Blutgefäße und bildet Tochtergeschwülste (Metastasen) in entfernten Organen.

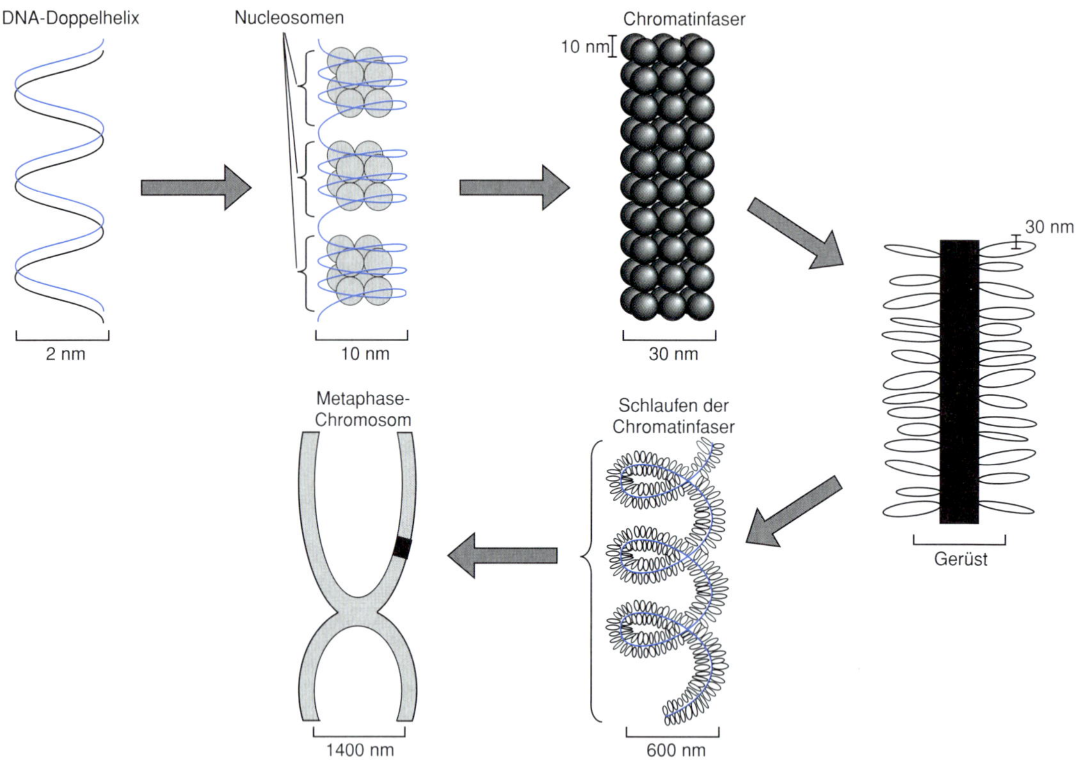

Abb. 34.8 Verdichtung der DNA zur chromosomalen Struktur. Das Chromosom entsteht durch eine mehrstufige Verdichtung der DNA-Doppelhelix. Transkribierte Bereiche (ca. 70 % der Gene) sind weniger stark verdichtet und damit besser zugänglich.

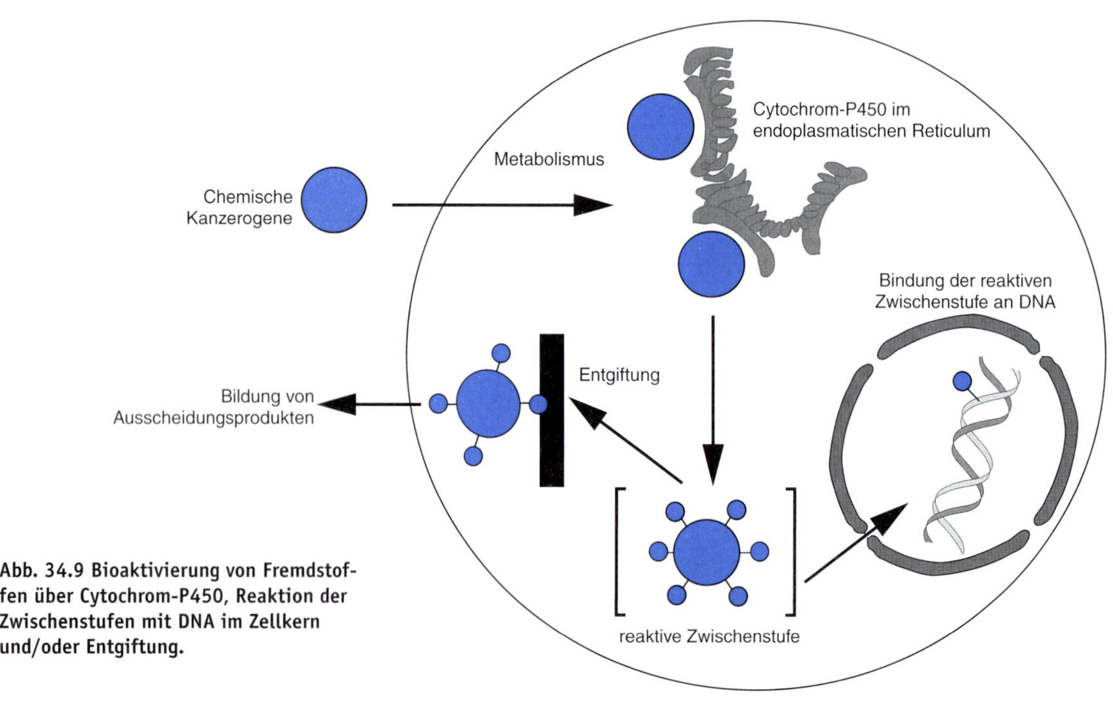

Abb. 34.9 Bioaktivierung von Fremdstoffen über Cytochrom-P450, Reaktion der Zwischenstufen mit DNA im Zellkern und/oder Entgiftung.

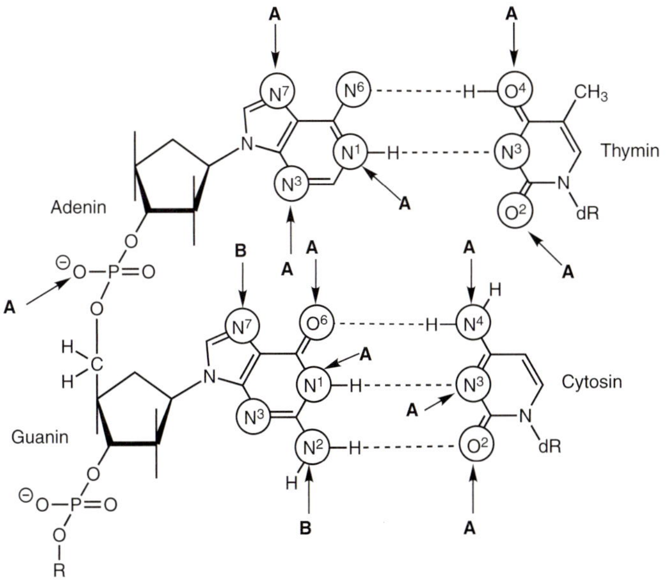

Abb. 34.10 Bildung kovalenter Bindungen zwischen elektrophilen Stoffen (A, B) und der DNA. Elektrophile Stoffe können mit allen nucleophilen Zentren der DNA (Sauerstoff- und Stickstoffatome der Purine und Pyrimidine, Hydroxyl in Phosphatgruppen) reagieren. Die bevorzugte Reaktion bestimmter Strukturen in der DNA läßt sich nach dem Konzept der „harten und weichen Säuren und Basen" erklären. „Harte" Elektrophile (Säuren, **A**) wie „Methylkationen" reagieren bevorzugt mit „harten" Nucleophilen (Basen) wie den Sauerstoffatomen von Guanosin, „weiche" Elektrophile (**B**) reagieren bevorzugt mit „weichen" Nucleophilen wie der exocyclischen Aminogruppe (N^6) oder dem N^7 in Guanosin.

Lipidperoxidation wie α,β-ungesättigte Carbonylverbindungen, reaktive Sauerstoffspezies, vgl. S. 394. Eine wichtige Rolle dieser „endogenen" DNA-Addukte (Abb. 34.11) bei der krebsauslösenden Wirkung von Promotoren wird diskutiert.

Neben DNA-Addukten können auch andere chemische Veränderungen in der DNA induziert werden, meist durch Einwirkung von Sauerstoffradikalen:

Der wesentliche Mechanismus der Entstehung von **DNA-Strangbrüchen** ist die Hydrolyse einer Zucker-Phosphat-Bindung eines Nucleotids. DNA-Einzel-und -Doppelstrangbrüche können durch die Reaktion von DNA mit Sauerstoffradikalen entstehen. Während die Zelle DNA-Einzelstrangbrüche meistens ohne bleibende Schäden wieder verknüpfen kann, kommt es bei der Reparatur von DNA-**Doppelstrangbrüchen** häufig zu Deletionen und Translokationen und damit zu **Mutationen**. Eine **AP-Läsion** (**ap**urinische/**ap**yrimidinische Stelle) entsteht durch die Hydrolyse einer glykosidischen Bindung und Verlust einer DNA-Base. Täglich gehen so etwa 5000 Basen aus dem Genom jeder menschlichen Zelle verloren. Die Hydrolyse von Guanin-Zucker-Bindungen wird durch die N^7-Alkylierung von Purinen erheblich erleichtert.

Bifunktionelle Elektrophile, z.B. Lost-Derivate oder Cis-Platin-Abkömmlinge, können mit beiden DNA-Strängen reagieren und so zu einer **Quervernetzung** der beiden DNA-Helices führen (**interstrand-crosslink**). Entsteht eine Quervernetzung zwischen einem Kernprotein (z.B. einem Histon) und der DNA, spricht man von einem **DNA-Protein-Crosslink**. Bei der Reparatur von DNA-DNA-Crosslinks entstehen DNA-Doppelstrangbrüche. Ferner können zwei Basen des gleichen DNA-Stranges miteinander vernetzt werden (**intrastrand-crosslink**).

Die **Folgen** der fremdstoffinduzierten und der spontanen, im Rahmen der DNA-Replikation und des körpereigenen Stoffwechsels entstehenden DNA-Schäden können sehr unterschiedlich sein. Viele DNA-Schäden bleiben ohne Folgen. So führt z.B. die Methylierung von Guanin am N^7 weder zu einer Blockade der DNA-Replikation noch zum Einbau von falschen Basen. Andere Arten von DNA-Schäden werden meist schnell und fehlerfrei über DNA-Reparaturmechanismen behoben. Dazu gehören Basenmodifikationen (Abb. 34.11) und DNA-Einzelstrangbrüche, die als Folge des physiologischen oxidativen Metabolismus entstehen. DNA-Schäden können die DNA-Transkription, DNA-Replikation

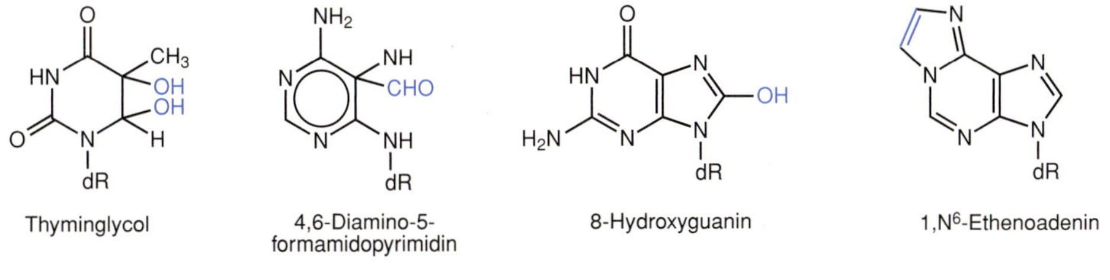

Thyminglycol | 4,6-Diamino-5-formamidopyrimidin | 8-Hydroxyguanin | 1,N^6-Ethenoadenin

Abb. 34.11 Strukturen von DNA-Addukten, die im Rahmen von endogenen oxidativen Prozessen entstehen.

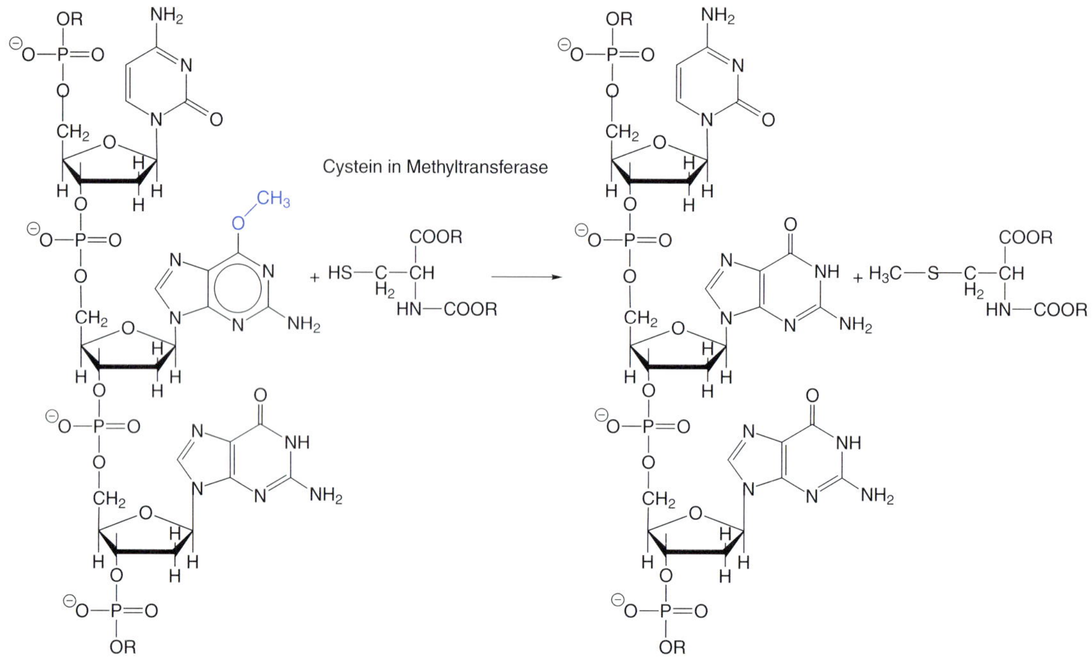

Abb. 34.12 Mechanismus der Reparatur von O^6-Methylguanosin in DNA durch O^6-Methylguanin-DNA-Methyltransferase. Dabei wird das Enzym durch Übertragung der Methylgruppe auf die Aminosäure Cystein inaktiviert.

oder Zellteilung – und damit die Proteinsynthese – so schwerwiegend beeinträchtigen, daß die betroffene Zelle stirbt. Daher führen nur wenige DNA-Läsionen zu bleibenden DNA-Veränderungen, den Mutationen.

DNA-Reparatur

Die DNA wird ständig durch chemische und physikalische Einwirkungen geschädigt, Basen werden abgespalten oder umgewandelt. Daher besitzen alle Zellen Reparaturmechanismen zum Erhalt der Stabilität der genetischen Information. Es gibt eine Reihe von Enzymen, die mit hoher Substratspezifität veränderte DNA-Basen erkennen und aus der DNA entfernen. Alkylierungen des O^6 am Guanosin werden in Säugerzellen ohne Ausschneiden der Base durch direkte Übertragung der Alkylgruppe des O^6-Alkylguanosins auf die Aminosäure Cystein im Reparaturenzym Guanosin-O^6-Alkyltransferase repariert. Die DNA-Reparatur durch dieses Enzym wird durch DNA-Alkylierung induziert, beim Reparaturprozeß wird das Enzym selbst inaktiviert, daher ist die Reparaturkapazität beschränkt (Abb. 34.12).

Häufiger als eine direkte Reparatur der veränderten Base ist das Entfernen der veränderten Base aus dem DNA-Doppelstrang und Auffüllen der Lücke mit der korrekten Base. Bei dieser **Basen-Exzisions-Reparatur** werden veränderte Basen durch eine DNA-Glykosylase entfernt. Dabei entsteht zuerst eine apurinische/apyrimidinische Stelle, danach wird der DNA-Strang durch eine Endonuclease geschnitten und durch DNA-Ligase und DNA-Polymerase das korrekte Nucleotid wieder eingeführt (Abb. 34.13).

Bei der **Nucleotid-Exzisions-Reparatur** (Abb. 34.14) wird ein Bereich von ungefähr 30 Nucleotiden, der den Fehler enthält, durch eine für DNA-Schäden spezifische Endonuclease ausgeschnitten. DNA-Polymerasen füllen danach die Lücke, und DNA-Ligasen schließen die Verbindung im DNA-Strang. Dieser Reparaturtyp läuft bevorzugt in transkriptionsaktiven Bereichen des Genoms ab. Endonucleasen sprechen auch auf Störungen der Helixstruktur, die beispielsweise durch Pyrimidindimere oder raumfüllende DNA-Basenaddukte ausgelöst werden, an.

DNA-Einzelstrangbrüche werden nach Reparatur der beschädigten Enden ebenfalls von einer DNA-Ligase durch Exzisions-Reparatur geschlossen. Nucleotid-Exzisions-Reparatur entfernt beispielsweise durch UV-Bestrahlung entstandene Thymindimere aus DNA.

Auch die **Reparatur von DNA-Doppelstrangbrüchen** kann in der Zelle ablaufen, die Mechanismen sind kompliziert, verschiedene Wege der Doppelstrangbruch-Reparatur sind beschrieben worden.

Auch nach der DNA-Replikation können noch Reparaturvorgänge (**Postreplikationsreparatur**) ablaufen. Falls die DNA-Polymerase während der Replikation durch einen DNA-Schaden gehindert wird, eine komplementäre Base einzufügen, wird der DNA-Schaden übersprungen und die DNA-Replikation ein Stück weiter entfernt fortgeführt. An dem gebildeten Einzelstrangbereich bindet ein spezifisches Protein (RAD18), diese Bindung indu-

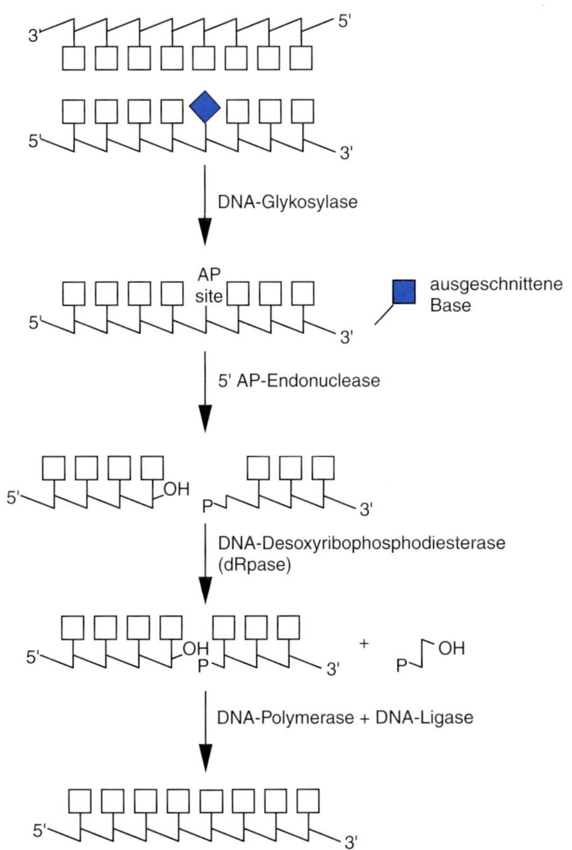

Abb. 34.13 Mechanismus der Basen-Exzisions-Reparatur. Veränderte DNA-Basen werden durch DNA-Glykosylasen erkannt und ausgeschnitten. An der entstandenen apurinischen Stelle entsteht ein Einzelstrangbruch, der durch DNA-Polymerasen und DNA-Ligasen wieder geschlossen wird (nach Friedberg et al.: DNA repair and mutagenesis, ASM Press, Washington, 1995).

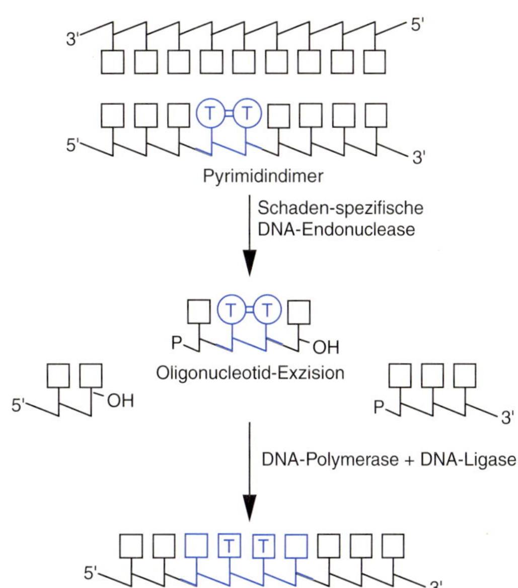

Abb. 34.14 Mechanismus der Nucleotid-Exzisions-Reparatur am Beispiel eines durch UV-Strahlung gebildeten Pyrimidindimers (nach Friedberg et al.: DNA repair and mutagenesis, ASM Press, Washington, 1995).

ziert die Synthese von Enzymen zur Exzisions- und Postreplikationsreparatur sowie die Synthese einer DNA-Polymerase, die die Lücke schließt, jedoch beim Auffüllen von Lücken neue Fehler machen kann (Abb. 34.15).

Mechanismen der Genmutation

Die für den Prozeß der Kanzerogenese wichtigen **Punktmutationen** entstehen, wenn DNA-Schäden nicht repariert werden und eine Basenmodifikation oder eine AP-Läsion von der DNA-Polymerase fehlinterpretiert wird und so zu einer Basensubstitution führt. Das O^6-Methylguanin paart z.B. nicht mehr mit Cytosin, sondern mit Thymin. Als Folge dieser Fehlpaarung wird in der nachfolgenden DNA-Replikation in einer der Tochterzellen ein G-C-durch ein A-T-Basenpaar ersetzt (Transition, Abb. 34.16). Einige Basenpaarsubstitutionen bewirken bei der Translation entweder den Einbau einer falschen Aminosäure und damit Veränderungen in Struktur und Funktion des betroffenen Proteins oder eine Unterbrechung der Translation unter Entstehung eines gekürzten Proteins.

Schwerwiegende Veränderungen in Proteinen können entstehen, wenn in Anwesenheit eines Interkalators oder bestimmter Basenaddukte die DNA-Polymerase eine Base überspringt (Deletion) oder eine Base zusätzlich einbaut (Insertion). Interkalatoren sind planare Moleküle, die sich in die DNA-Doppelhelix einlagern können und dadurch die dreidimensionale Struktur der DNA verändern. Dadurch entsteht eine Verschiebung des DNA-Leserasters (**Frameshift-Mutation**, Abb. 34.17), so daß im Protein ab diesem Punkt alle Aminosäuren positionell falsch sind.

DNA-Strangbrüche können größere Deletionen und Umlagerungen im Genom (**gene rearrangements**) verursachen, die viele Basenpaare, eventuell auch ganze Gene betreffen.

Schließlich können **irreguläre Rekombinationsprozesse** zu einer Vervielfachung von DNA-Abschnitten führen (**Genamplifikation**).

Schäden in Form von **Chromosomenbrüchen** und **Chromosomentranslokationen** entstehen dadurch, daß Chromosomenteile für das Genom verlorengehen oder auf ein anderes Chromosom übertragen werden. In beiden Fällen müssen DNA-Strangbrüche vorausgegangen sein.

Den **Verlust eines ganzen Chromosoms** oder **den Erwerb eines zusätzlichen, überzähligen Chromosoms** nennt man **Genommutation**. In beiden Fällen hat der Zellkern nicht mehr die für die jeweilige Spezies richtige Anzahl von Chromosomen, er ist aneuploid.

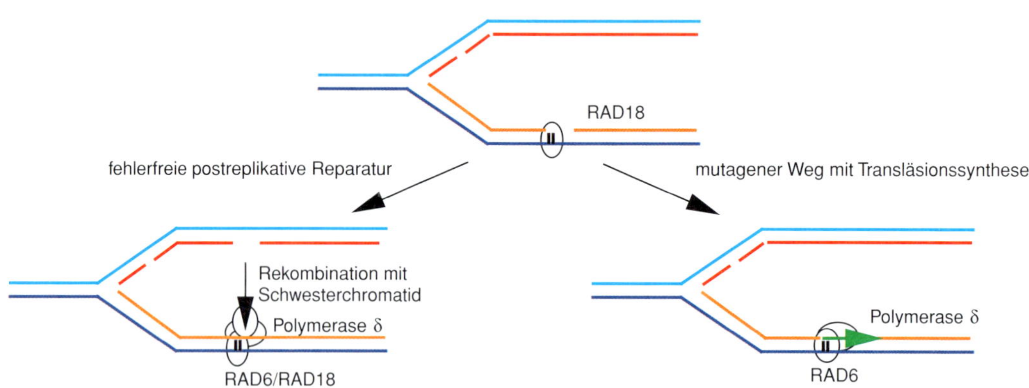

Abb. 34.15 Mechanismus der Postreplikationsreparatur. Nicht reparierte Basenaddukte können bei der DNA-Replikation die DNA-Polymerase hemmen. Hinter diesem Schaden entsteht ein Stück einzelsträngige DNA (gap). Im fehlerfreien Weg bindet das RAD18-Protein an die einzelsträngige DNA und bildet einen Komplex, der die Aktivität der Polymerase unterstützt, welche eine Kopie auf dem Schwesterchromatid abliest, um die Lücke zu füllen. Im induzierten Mutageneseweg überliest die RAD6/Polymerase den Schaden, was zu Mutationen führen kann.

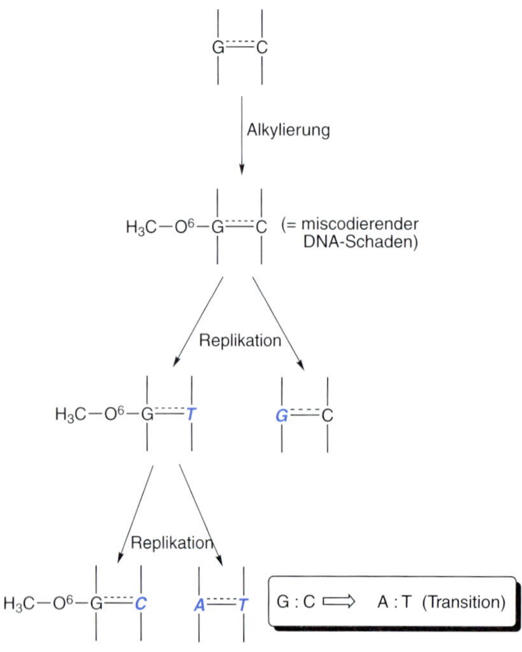

Abb. 34.16 Mechanismus einer Punktmutation durch O^6-Methylierung von Guanin. Zum Zeitpunkt der DNA-Replikation liegt ein nicht repariertes Basenaddukt vor; im Gegenstrang wird ein falsches Nucleotid eingebaut. Durch eine weitere Zellteilung entsteht in einer Tochter-DNA ein stabiles neues Triplett.

a) SIE GAB IHM DAS EIS VOR DEM TOR

b) SIE GAB LIH MDA SEI SVO RDE MTO R

c) SIE GBL IHM DAS EIS VOR DEM TOR

Abb. 34.17 Mechanismus einer Frameshift-Mutation. a) Normales Leseraster aus Basentripletts; **b)** Verschiebung des Rasters durch Insertion; **c)** Durch eine Deletion in der Nähe der Insertion kommt das Raster in Leserichtung rechts davon wieder in die Reihe.

34.2.3 Onkogene und Tumorsuppressorgene

Da nur ein kleiner Bruchteil des Genoms transkriptionell aktiv ist, verursachen die meisten Mutationen keine Veränderungen im Muster der Genexpression der Zelle. Dagegen können Läsionen in wachstumsregulierenden Genen, den sogenannten **Protoonkogenen**, schwerwiegende Folgen für die Zelle haben. Protoonkogene gehören zum normalen Genbestand jeder Zelle, die von ihnen codierten Proteine sind an der Regulation der Proliferation und Differenzierung beteiligt.

Die meisten bisher identifizierten Protoonkogenprodukte sind an der Signaltransduktion beteiligt. Sie übernehmen z.B. Funktionen als Membranrezeptoren, als Proteinkinasen oder sind als DNA-Bindungsproteine direkt an der Regulation der Genexpression beteiligt (Tab. 34.13).

Die Aktivierung eines normalen Protoonkogens zu einem **Onkogen** kann durch Basenmodifikation, Genamplifikation oder Genumlagerung auf eine neue, für das entsprechende Gen falsche Position im Genom erfolgen. Als Folgen können sowohl eine Störung in der Regulation der Genexpression (erhöhte Expression oder Expression zum falschen Zeitpunkt) als auch strukturelle Veränderungen der Onkogenprodukte auftreten. Diese Abweichungen vom physiologischen Genexpressionsmuster tragen zur Umwandlung einer normalen Zelle in eine Krebszelle bei (**maligne Transformation**). Für die maligne Transformation einer normalen Zelle müssen mindestens zwei Protoonkogene zu Onkogenen aktiviert werden.

An der Umwandlung einer normalen Zelle in eine Krebszelle sind nicht nur Veränderungen in der Expression wachstumsfördernder Protoonkogene beteiligt, sondern auch Verlust oder Inaktivierung von **Tumorsuppressorgenen** (Tab. 34.14). Die meisten bisher identifizierten Tumorsuppressorgene codieren für Proteine, die

Tabelle 34.13: Protoonkogene sowie Funktion und Lokalisation der von ihnen codierten Proteine

Protoonkogen	Funktion des Proteins	Lokalisation des Proteins
Proteine als Zelloberflächenrezeptoren		
erb R	epidermaler Wachstumsfaktor-Rezeptor	Plasmamembran
ros	Insulinrezeptor	Plasmamembran
Proteine mit Funktionen in der intrazellulären Signaltransduktion		
src	tyrosinspezifische Proteinkinase	Plasmamembran-assoziiert
abl	tyrosinspezifische Proteinkinase	Cytosol
fes	tyrosinspezifische Proteinkinase	Cytosol
mos	Serin-Threonin-Kinase	Cytosol
raf	Serin-Threonin-Kinase	Cytosol
ras	GTP-bindendes Protein mit GTPase-Aktivität	Plasmamembran-assoziiert
Proteine mit Funktionen im Zellkern		
myc	DNA-Bindungsprotein	Zellkern
fos	DNA-Bindungsprotein	Zellkern
myb	DNA-Bindungsprotein	Zellkern

ihrerseits die Expression von Zellteilungsproteinen hemmen und damit die Zellteilung kontrollieren. Im Gegensatz zu den Onkogenen müssen in der Regel beide Allele eines Tumorsuppressorgens inaktiviert werden, damit die wachstumskontrollierende bzw. tumorsupprimierende Wirkung entfällt. Das Ausschalten beider Allele ist ein relativ seltenes Ereignis. Es gibt jedoch eine Reihe erblicher Defekte, bei denen ein Allel eines Tumorsuppressorgens inaktiviert ist. Durch die (exogene) Inaktivierung des zweiten Allels fällt die tumorsupprimierende Wirkung des zweiten Allels aus.

Das in humanen Tumoren am häufigsten – in ungefähr 50 % aller Tumoren – mutierte Gen, das p53-Gen, ist ebenfalls ein Tumorsuppressorgen. Bei diesem Tumorsuppressorgen reicht schon die Mutation und Inaktivierung eines Allels aus, um es wirkungslos werden zu lassen. Der Grund liegt darin, daß das Wildtyp-Protein die Eigenschaften eines rezessiven Tumorsuppressorgenprodukts hat, sich die mutierten Formen aber wie dominante Onkogenprodukte verhalten und so das Wildtyp-Allelprodukt inaktivieren.

Das p53-Gen wird durch DNA-Schäden aktiviert. Die wichtigste Funktion des p53-Proteins besteht darin, in Zellen mit DNA-Schäden Wachstumsstop und/oder Apoptose (programmierter Zelltod) zu induzieren. Welches von beiden Ereignissen eintritt, hängt vor allem vom Stadium des Zellzyklus und von der Art und dem Ausmaß der DNA-Schädigung ab: In Zellen mit DNA-Schäden, die sich in der frühen G_1-Phase befinden, bewirkt das p53-Gen eine Hemmung der weiteren Progression des Zellzyklus. Dies soll ausreichend Zeit für die DNA-Reparatur vor Eintritt der Zelle in die S-Phase gewährleisten. Befindet sich die Zelle zum Zeitpunkt der DNA-Schädigung bereits in der Teilungsphase oder ist der DNA-Schaden sehr ausgeprägt, induziert das p53-Gen den programmierten Zelltod. Sowohl der Wachstumsstop als auch die Apoptose verhindern, daß geschä-

Tabelle 34.14: Beispiele für in bestimmten Tumorarten fehlende oder inaktivierte Tumorsuppressorgene

Gen	Tumor
p53	50 % aller Tumoren beim Menschen
APC	familiäre adenomatöse Polyposis/colorektales Karzinom
MCC	colorektales Karzinom
VHL	Nierentumoren
WT1	Wilms-Tumor
RB1	Retinoblastom/Osteosarkom
NF1	Neurofibromatom/Sarkom
DCC	colorektales Karzinom

digte DNA mit potentiell malignen Eigenschaften an Tochterzellen weitergegeben wird. Das p53-Gen wurde sehr treffend als „guardian of the genome" (Wächter des Genoms) beschrieben.

34.2.4 Indirekte Wirkungen von Kanzerogenen

Fremdstoffinduzierte Mutationen sind zwar häufig an der Krebsentstehung beteiligt, jedoch nicht eine unbedingte Voraussetzung. In den letzten Jahren wurden viele krebserzeugende Stoffe identifiziert, welche keine direkten Veränderungen im Genom erzeugen können und in den gängigen Kurzzeittests nicht mutagen oder DNA-schädigend sind. Krebserzeugende, nicht-mutagene Stoffe werden auch „epigenetische Kanzerogene" genannt. Die Mechanismen, die man für die krebserzeugende Wirkung dieser **nicht-gentoxischen** (**promovierenden**) **Kanzerogene** verantwortlich macht, sind nur in wenigen Fällen hinreichend aufgeklärt. Nicht-gentoxische Kanzerogene wirken über verschiedenartige Mechanismen. Die **Induktion der Zellproliferation** ist bei den bisher abgeleiteten Mechanismen ein bedeutender Schritt in der Kanzerogenese durch nicht-gentoxische Verbindungen.

Grundsätzlich können proliferationsinduzierende, nicht-gentoxische Kanzerogene in zwei Gruppen eingeteilt werden.

Stoffe der ersten Gruppe wirken cytotoxisch und verursachen Zellnekrosen. Die darauffolgende massive Zellproliferation dient dem schnellstmöglichen Ersatz des zerstörten Gewebes (**regenerative Hyperplasie**). Auch im Menschen wurden mehrfach chronische Entzündungsprozesse in verschiedenen Organen (z.B. im Magen oder Darm) mit erhöhter Tumorinzidenz in Zusammenhang gebracht. Daraus darf man aber nicht schließen, daß Krebs eine unvermeidbare Folge von cytotoxischen Prozessen ist; die meisten cytotoxischen Stoffe erzeugen auch bei längerer Einwirkung keine Tumoren. Die Gründe für diese Diskrepanzen sind nicht aufgeklärt.

Im Gegensatz zur regenerativen Hyperplasie induzieren eine Reihe von kanzerogenen Fremdstoffen Zellproliferation in Abwesenheit von allgemeiner Cytotoxizität und Zellnekrosen. Diese direkt die Zellteilung fördernde Wirkung – **additive Hyperplasie** – wird bei Hormonen und einer Reihe von Leberkanzerogenen beobachtet, z.B. bei polybromierten Biphenylen sowie Di(2-ethylhexyl)phthalat und Ciprofibrat. Häufig spielen hier rezeptorvermittelte Wirkungen eine wichtige Rolle (Tab. 34.15).

Mehrere Mechanismen kommen als Verknüpfungsglieder zwischen erhöhter Zellproliferation und Tumorentstehung in Betracht. Induktion von Zellproliferation führt zur **Erhöhung der spontanen Mutationsrate,** da die vermehrt stattfindende DNA-Replikation nicht mit absoluter Genauigkeit abläuft. Außerdem erhöht sich in schnell proliferierenden Zellen die Wahrscheinlichkeit der Konvertierung von DNA-Basenaddukten endogenen oder exogenen Ursprungs in Mutationen, weil die zur Reparatur verfügbare Zeit bis zum nächsten Replikationszyklus reduziert ist.

Der Nachweis von gentoxischen Effekten schließt die Beteiligung der Induktion von Zellproliferation bei der Erzeugung von Tumoren nicht aus. Viele gentoxische Kanzerogene produzieren Tumoren im Tierversuch nur in Dosen, die gleichzeitig ausgeprägte toxische Wirkungen hervorrufen. Die Tatsache, daß in vielen Fällen Art und Ausmaß der DNA-Bindung allein die organspezifische Kanzerogenese nicht erklären können, ist ein weiterer Hinweis auf die Bedeutung der gegenseitigen Beeinflussung von gen- und cytotoxischen Prozessen für die Tumorentstehung.

Nicht-gentoxische Kanzerogene lassen sich auch unter dem Oberbegriff „Tumorpromotoren" einordnen. Man nimmt an, daß bei der Wirkung nicht-gentoxischer Kanzerogene „endogene" DNA-Basenaddukte eine wichtige Rolle spielen. Die Feststellung promovierender Eigenschaften ist jedoch an bestimmte Initiations-Promotions-Modelle gebunden (Mäusehaut, Rattenleber, Zelltransformationstests). Nur in diesen Modellen lösen Promotoren die bevorzugte Vermehrung initiierter Zellen aus. Es ist nicht klar, welcher Mechanismus die Ursache der Promotion ist. Als Ursache kommen eine Modulation der Signaltransduktion bei der genetisch kontrollierten Wachstumsregulation und die Auslösung

Tabelle 34.15: Beispiele für „epigenetische Wirkungsmechanismen" der Krebsentstehung*

Wirkungsmechanismen „epigenetischer Kanzerogene"	Beispiele
Induktion von Cytotoxizität und Zellproliferation	unter die Haut implantierte Feststoffe; stark cytotoxische Verbindungen wie Tetrachlorkohlenstoff
Zellproliferation durch rezeptorvermittelte Wirkungen	Hormone wie Östradiol; Peroxisomenproliferatoren wie Di-(2-ethylhexyl)phthalat
Stimulierung der Zellteilung, Mechanismus unbekannt	Phenobarbital

* nach Dekant/Vamvakas, Toxikologie für Chemiker und Biologen, Spektrum Verlag, 1994.

Tabelle 34.16: Typische Eigenschaften von Krebsrisikofaktoren

Komplette Kanzerogene	Bedingt krebsauslösende Faktoren
reagieren mit DNA	reagieren nicht mit DNA
sind mutagen	sind nicht mutagen
lösen DNA-Reparatur aus	wirken proliferationssteigernd (hormonartig oder cytotoxisch)
sind Initiatoren	sind Promotoren
irreversible Wirkung	reversible Wirkung
additive Wirkung	Wirkung kann additiv sein
theoretisch keine Wirkungsschwelle	Wirkungsschwelle möglich

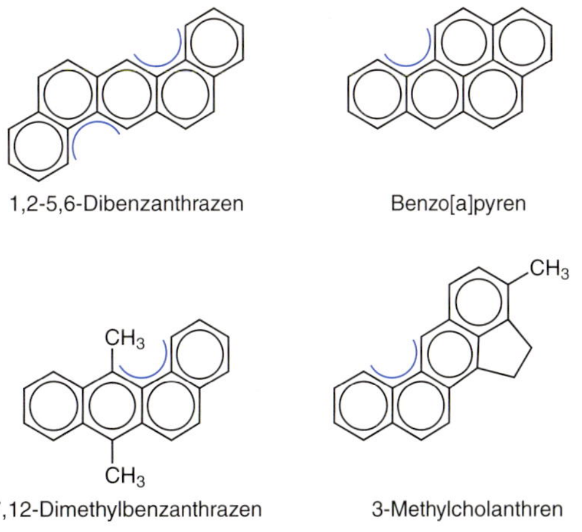

1,2-5,6-Dibenzanthrazen

Benzo[a]pyren

CH_3 CH_3

7,12-Dimethylbenzanthrazen

CH_3

3-Methylcholanthren

Abb. 34.18 Kanzerogene polycyclische aromatische Kohlenwasserstoffe. Die meist planaren und stark lipophilen Verbindungen lassen sich vom Phenanthren durch Einführen von Methylgruppen oder von weiteren Benzolringen ableiten. Aus der Anordnung der Benzolringe im Phenanthren ergibt sich auch die für die metabolische Aktivierung wichtige „Bay-Region" (blauer Halbkreis).

adaptativer Prozesse oder die indirekte Erzeugung von DNA-Schäden in Frage. Stoffe mit promovierenden Eigenschaften werden auch als **bedingt krebsauslösende Faktoren** bezeichnet (Tab. 34.16).

34.2.5 Krebserzeugende Stoffe

Die intensive Suche nach krebsauslösenden Wirkungen von chemischen Stoffen hat bisher über 2000 Verbindungen identifiziert, die in Versuchstieren unter bestimmten Expositionsbedingungen Krebs auslösen können (Übersicht in „Carcinogenicity potency database"[1]). Krebserzeugende Stoffe sind von vielfältiger Struktur und umfassen einfache Metallsalze bis hin zu komplex aufgebauten Naturstoffen. Die wichtigsten Gruppen chemischer Kanzerogene sind polycyclische aromatische Kohlenwasserstoffe, aromatische Amine, N-Nitrosoverbindungen, Alkylantien, einige Metalle, Olefine und bestimmte Naturstoffe. Zu den im Menschen wirksamen chemischen Kanzerogenen müssen auch noch Mineralfasern und bestimmte Feinpartikel gerechnet werden.

Polycyclische aromatische Kohlenwasserstoffe

Polycyclische aromatische Kohlenwasserstoffe (PAK, Abb. 34.18) entstehen hauptsächlich durch unvollständige Verbrennung von organischen Materialien (z.B. in Verbrennungsmotoren) und bei der Pyrolyse von Aminosäuren, Fettsäuren und Kohlehydraten. PAK sind auch im Haupt- und Nebenstromrauch von Zigaretten und in geräucherten Lebensmitteln vorhanden. Emittierte PAK werden hauptsächlich in an Partikel gebundener Form in der Luft verteilt. Im Bereich von Verkehrswegen, Industriestandorten (Kokereien, Metallhütten) und Altlaststandorten und auch in landwirtschaftlich genutzten Böden (durch Nutzen von Klärschlamm, Müllkompost und Torf als Dünger) wurden zum Teil außerordentlich hohe Werte zwischen 1,3 mg/kg und 60 mg/kg Benzo[a]pyren (Benzo[a]pyren als Leitsubstanz für PAK) gemessen. Wichtigste Belastungsquellen des Menschen sind neben beruflicher Exposition die Nahrung (geschätzte tägliche Aufnahme bis 500 ng bei Genuß von großen Mengen an gebratenem Fleisch) und Tabakrauch (400 ng/Tag bei 20 Zigaretten).

Das krebserzeugende Potential dieser Verbindungen ist seit einem Jahrhundert bekannt. Auf der Skala der kanzerogenen Potenz besetzen Vertreter aus dieser Stoffgruppe ein sehr breites Spektrum, das von „nicht nachweisbar" (z.B. Benzo[e]pyren) bis zu „sehr stark wirksam" (z.B. Benzo[a]pyren, 1,2-Dimethylbenzanthrazen) reicht. Kanzerogene PAK sind sowohl lokal als auch systemisch wirksam. Motorabgase mit hoher PAK-Konzentration haben bei beruflich stark Exponierten sowie bei Ratten nach Inhalation dosisabhängig Lungentumoren erzeugt. Nach intensivem Hautkontakt mit PAK-reichen Gemischen wurde eine kanzerogene Wirkung auf die Haut beobachtet. Aus zahlreichen weiteren Tierexperimenten geht hervor, daß in der Lunge und auf der Haut kanzerogen wirkende PAK auch auf andere Gewebe krebserzeugend wirken, allerdings mit sehr unterschiedlicher Stärke.

Die krebserzeugenden Wirkungen von PAK beruhen auf der Interaktion von im Stoffwechsel gebildeten, reaktiven Metaboliten mit DNA (Beispiel für Benzo[a]pyren dargestellt in Abb. 34.19).

[1] Internet-Adresse http://potency.berkeley.edu/cpdb.html

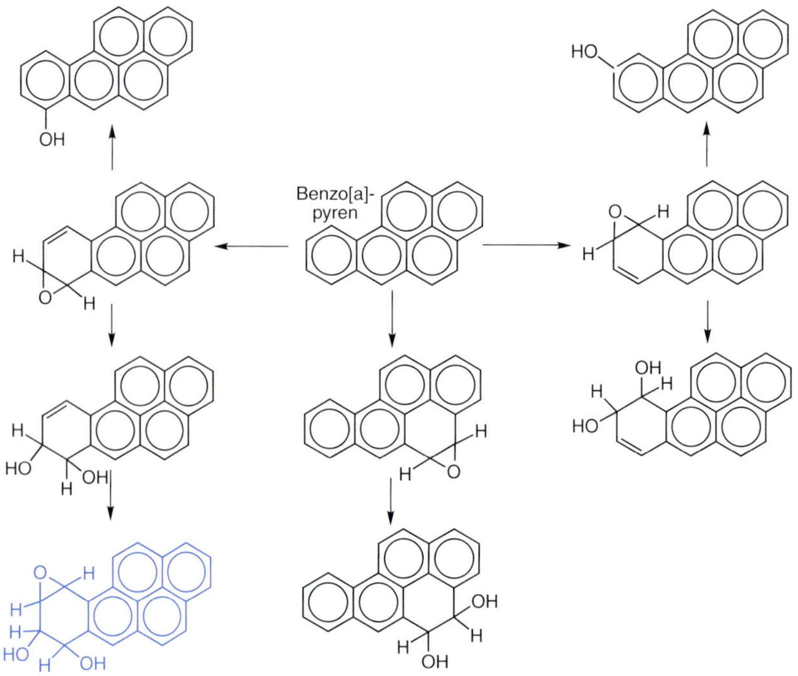

Abb. 34.19 **Bildung wichtiger DNA-reaktiver Metaboliten von Benzo[a]pyren.** Als ultimales Kanzerogen gilt das Diolepoxid (blau).

Eine Reihe von DNA-Basenaddukten polycyclischer aromatischer Kohlenwasserstoffe wurde identifiziert (beispielhafte Struktur in Abb. 34.20).

Das Ausmaß der DNA-Bindung bei PAK korreliert nicht mit der Tumorigenität im Zielorgan und läßt sich daher nicht als biochemischer Parameter zur Risikobewertung nutzen. Die Kanzerogenität einzelner PAK oder von PAK-Gemischen kann daher nur experimentell in vivo bestimmt werden.

Bei vergleichenden Untersuchungen zur Kanzerogenität mit PAK fiel auf, daß nur solche Substanzen eindeutige kanzerogene Eigenschaften haben, die aufgrund eines angulären Benzolringes eine Einbuchtung („Bay-Region") im Ringsystem aufweisen und hier epoxidiert werden. Die hiervon abgeleitete Bay-Region-Theorie ist bei der Voraussage von kanzerogenen Eigenschaften zahlreicher PAK erfolgreich angewendet worden (s. Abb. 34.18). Allerdings gibt es auch Ausnahmen, wie z.B. das nicht kanzerogene Phenanthren.

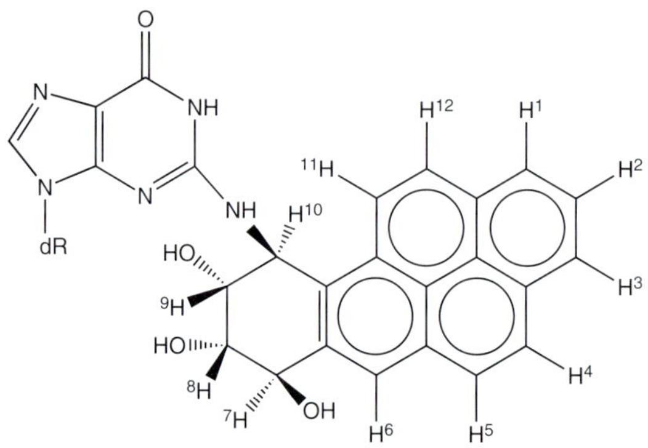

Abb. 34.20 **Hauptprodukt der Umsetzung von (+)-anti-7,8-Dihydroxy-9,10-epoxy-7,8,9,10-tetrahydro-3,4-benzpyren (Diolepoxid) mit Nucleinsäuren.** Das Epoxid reagiert mit der exocyclischen Aminogruppe (N^2) von Guanin.

Aromatische Amine

Aromatische Amine (Arylamine) werden als Grundstoffe in der Farbenindustrie (Azofarbstoffe) und für viele andere Zwecke eingesetzt. Die wichtigsten kanzerogenen aromatischen Amine sind in Abb. 34.21 dargestellt.

Bestimmte Azofarbstoffe werden im Organismus reduktiv in aromatische Amine umgewandelt. Aromatische Amine sind nicht lokal wirksam und erzeugen nach systemischer Zufuhr Tumoren in bestimmten, für die Substanz spezifischen Zielgeweben. In Nagern erzeugen sie häufig Leber-, Harnblasen- und Brustkrebs. Die in technischem Anilin enthaltenen Verunreinigungen 2-Naphthylamin und 4-Aminobiphenyl waren für die bei „Anilin"-Arbeitern erstmals vor 100 Jahren beobachteten Blasenkrebse verantwortlich (s. Tab. 34.12).

Untersuchungen zur DNA-Bindung und Biotransformation von aromatischen Aminen, oft mit der Modellsubstanz N-Acetyl-2-aminofluoren, haben einen wichtigen Beitrag zum Verständnis von Bioaktivierungsreak-

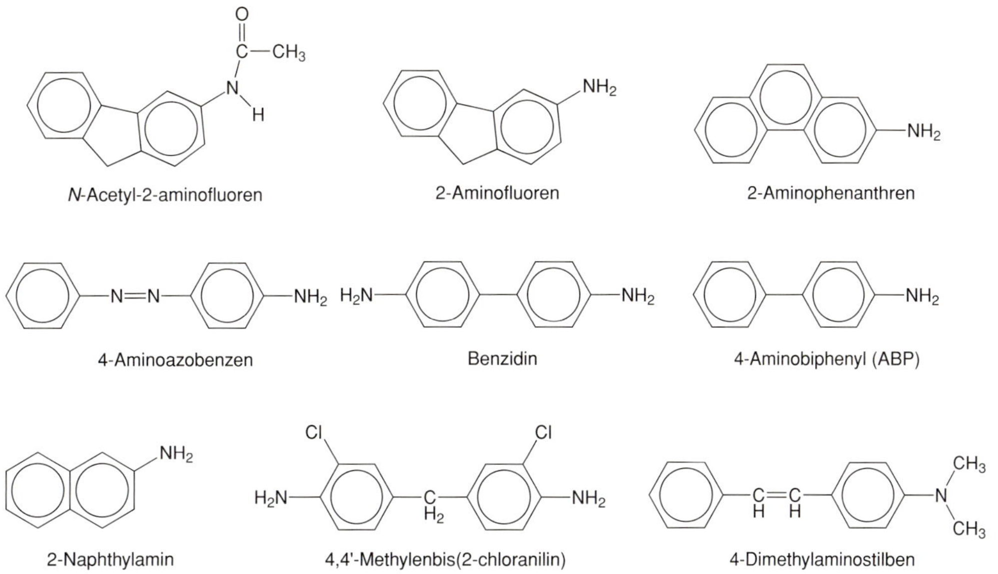

N-Acetyl-2-aminofluoren | 2-Aminofluoren | 2-Aminophenanthren

4-Aminoazobenzen | Benzidin | 4-Aminobiphenyl (ABP)

2-Naphthylamin | 4,4'-Methylenbis(2-chloranilin) | 4-Dimethylaminostilben

Abb. 34.21 Strukturen krebserzeugender aromatischer Amine.

tionen und den biologischen Folgen der Interaktion ultimaler Kanzerogene mit DNA geleistet. Die Bioaktivierung von aromatischen Aminen ist komplex, ultimale Kanzerogene entstehen auf mehreren Wegen, die oft miteinander gekoppelt sind oder Konkurrenzreaktionen darstellen (Abb. 34.22). Als **ultimale Kanzerogene** werden **Nitreniumionen** angesehen, die spontan nach Oxidation der Amine und/oder Kopplung mit Sulfat, Acetat oder Glucuronsäure entstehen. Viele der an Aktivierung und Desaktivierung beteiligten Enzyme zeigen ausgeprägte Speziesunterschiede in ihrer Aktivität und Organverteilung. Dies kann die erheblichen Speziesunterschiede in der Empfindlichkeit gegenüber den kanzerogenen Wirkungen von aromatischen Aminen und die unterschiedliche Organotropie erkären.

Mehrkernige Nitroaromaten wie das in Dieselmotoremissionen enthaltene **1-Nitropyren** sind ebenfalls hochmutagen und kanzerogen. Solche Verbindungen werden im Stoffwechsel nach Reduktion ebenfalls in Nitreniumionen umgewandelt, allerdings kann auch Bildung von Epoxiden für die kovalente Bindung an DNA verantwortlich sein.

Heterocyclische aromatische Amine entstehen in bei hoher Temperatur gebratenem Fleisch und Fisch (Abb. 34.23). Erstmals wurde 1980 ein aromatisches Amin mit heterocyclischem Ringsystem aus gebratenem Fleisch und Sardinen isoliert. Das 2-Amino-3-methylimidazo[4,5-*f*]chinolin (Kurzbezeichnung IQ nach dem englischen imidazo-quinoline) fiel durch seine starke Mutagenität in Bakterien auf. In den folgenden Jahren isolierte man weitere nah verwandte heterocyclische Amine, die sich beim Braten und Grillen von Fleisch bilden. Diesen Verbindungen ist eine Aminoimidazo-Struktur gemeinsam (Abb. 34.23). Sie entstehen durch die Hitzebehandlung aus Creatin/Creatinin (als Lieferanten des Imidazolrings), Zuckern und Aminosäuren. Die geschätzte tägliche Pro-Kopf-Aufnahme aller heterocyclischen Amine des Menschen schwankt sehr stark, zwischen 3,5 und 100 µg, abhängig von der Nahrung und der Nahrungszubereitung.

Nitrosamide

Verschiedene Nitrosamide sind krebserzeugend (Abb. 34.24). Nitrosamide zerfallen in Wasser spontan zu alkylierenden Zwischenstufen und werden zur experimentellen Erzeugung von Tumoren in Versuchstieren wegen ihrer großen Wirkungsstärke gerne eingesetzt. Einige Nitrosamide wie N,N'-bis(2-Chlorethyl)nitrosoharnstoff haben eine gewisse klinische Bedeutung als antineoplastische Verbindungen (s. S. 558).

Nitrosamine

Nitrosamine kommen in geringen Mengen in vielen Lebensmitteln (gepökeltes Fleisch, alkoholische Getränke) vor und werden auch im Tabakrauch gefunden. Dort kommen neben flüchtigen Nitrosaminen wie Dimethylnitrosamin auch tabakspezifische Nitrosamine (Abb. 34.25) vor. N-Nitrosoverbindungen können auch im sauren Milieu des Magens aus sekundären Aminen der Nahrung und aus Nitrit gebildet werden. Nitrit entsteht durch Reduktion von über Nahrung und Trinkwasser aufgenommenem Nitrat durch die intestinale Mikroflora.

Nitrosamine sind stark wirksame Kanzerogene, die im Tierversuch eine ausgeprägte Organotropie zeigen. Die Organotropie wird wesentlich durch die chemische

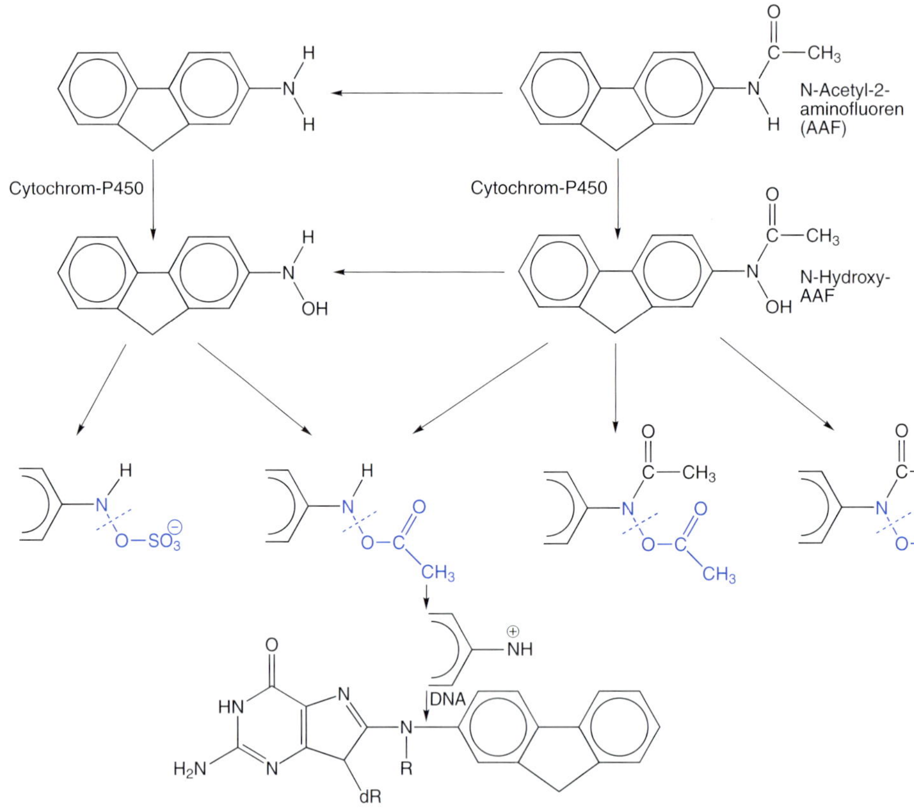

Abb. 34.22 Bioaktivierung von N-Acetyl-2-aminofluoren. R = H, CH_3-CO. DNA-reaktive Metaboliten sind farbig.

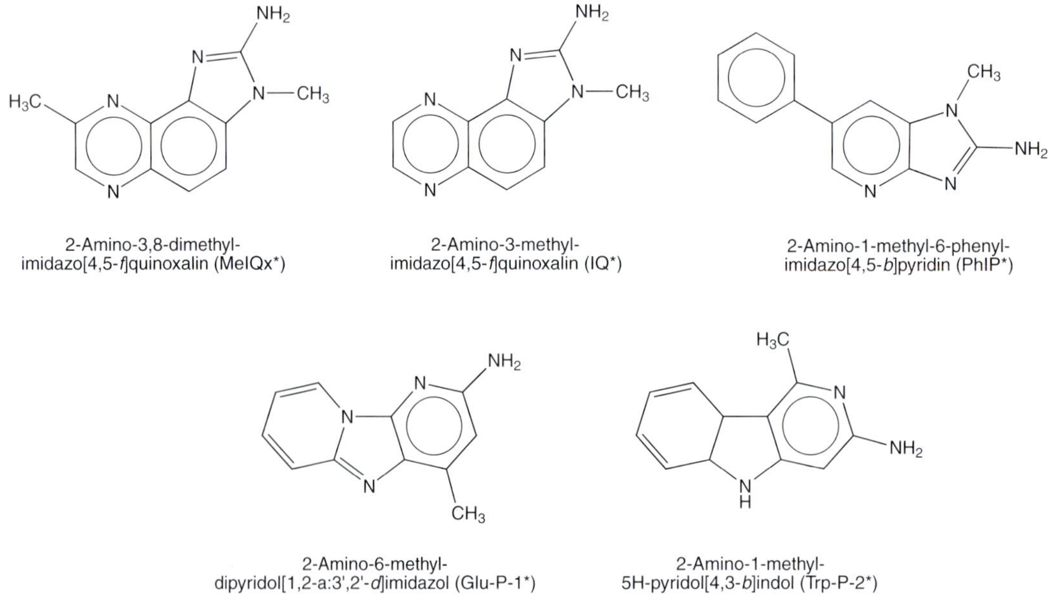

Abb. 34.23 Beispiele einiger heterocyclischer aromatischer Amine (*Kurzname), die in gebratenem Fleisch und Fisch vorkommen. Die bisher untersuchten Verbindungen sind stark mutagen in Bakterien und Säugerzellen; sie erzeugen Tumoren in Ratten und Mäusen.

Struktur der Verbindung bestimmt; Tierspezies, Applikationsweg und Behandlungsdauer spielen ebenfalls eine Rolle (Abb. 34.26). Eine durchgängige Systematik, im Sinne z.B. einer Struktur-Organ-Beziehung, konnte jedoch bis jetzt nicht erarbeitet werden. Nitrosamine induzieren in allen bisher untersuchten Spezies Tumoren.

Nitrosamine werden durch Bioaktivierungsreaktionen in ultimale Kanzerogene umgewandelt. Die Bioaktivierung von Dialkylnitrosaminen wird durch Cytochrom-P450 katalysiert. Dabei entsteht aus Dimethylnitrosamin im ersten Schritt ein instabiler Alkohol, der über Methylnitrosamin zu einem Methylierungsmittel zerfällt. Methylierende Zwischenstufen entstehen ebenfalls durch den spontanen Zerfall von Nitrosamiden oder durch N-Oxidation kanzerogener Dialkyhydrazine oder des Naturstoffs Cycasin. Cycasin ist in den Wurzeln, Blättern und Nüssen von *Cycas*-Palmen enthalten. Der für die Kanzerogenität verantwortliche Cycasinmetabolit ist Methylazoxymethanol, das nach Abspaltung des Zuckers durch bakterielle Hydrolasen im Darm entsteht (Abb. 34.27).

Auch einige in Speisepilzen enthaltene Hydrazine (s. S. 1135) sind im Versuchstier kanzerogen und werden über N-Nitrosoverbindungen als Zwischenstufen verstoffwechselt.

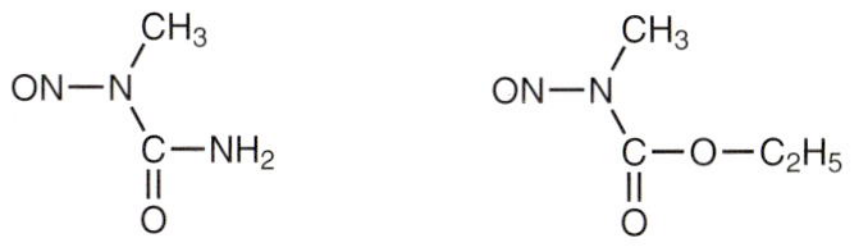

N-Nitroso-N-methyl-harnstoff
Magen (oral), Gehirn (i.v.)

N-Nitroso-N-methyl-urethan
Magen (oral), Lunge (i.v.)

Abb. 34.24 Kanzerogene N-Nitrosamide. Angegeben ist die Tumorlokalisation bei der Ratte nach der in Klammern angeführten Applikationsform.

Alkylierende Verbindungen

Zu dieser Gruppe chemischer Kanzerogene gehört eine Reihe von Verbindungen mit elektrophilen Eigenschaften wie Stickstoff- und Schwefel-Lost (Senfgas, der Name Lost kommt von den beiden Erfindern **L**ommel und **St**einkopf), Epoxide und Lactone, α-Chlorether und Dialkylsulfate (Abb. 34.28). Stoffe aus diesen Gruppen werden als industrielle Zwischenstufen für chemische Synthesen, aber auch als chemische Kampfstoffe und als Wirkprinzipien in Cytostatika eingesetzt. Epoxide sind auch Umwandlungsprodukte, die bei der Bioaktivierung von Olefinen entstehen.

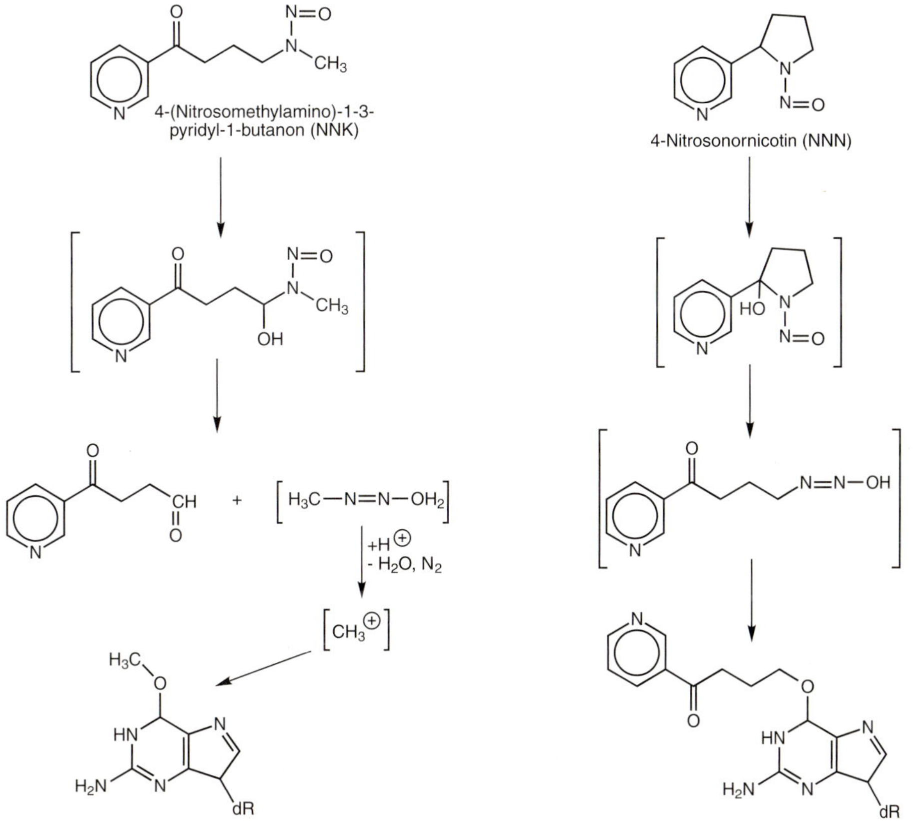

4-(Nitrosomethylamino)-1-3-pyridyl-1-butanon (NNK)

4-Nitrosonornicotin (NNN)

Abb. 34.25 Bioaktivierung tabakspezifischer Nitrosamine und Bildung von DNA-Basenaddukten.

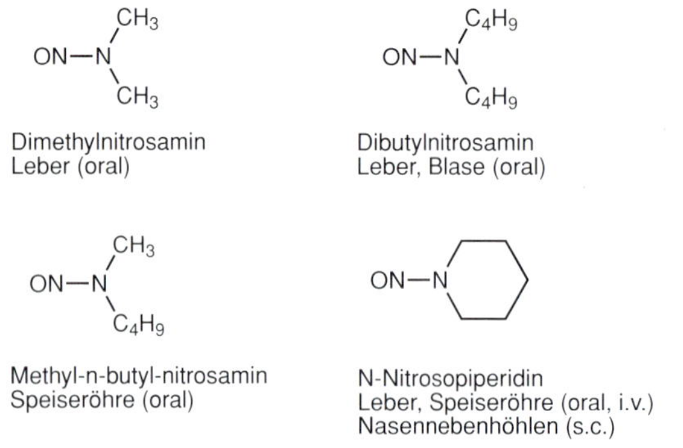

Dimethylnitrosamin
Leber (oral)

Dibutylnitrosamin
Leber, Blase (oral)

Methyl-n-butyl-nitrosamin
Speiseröhre (oral)

N-Nitrosopiperidin
Leber, Speiseröhre (oral, i.v.)
Nasennebenhöhlen (s.c.)

Abb. 34.26 Kanzerogene N-Nitrosamine. Angegeben ist die Tumorlokalisation bei der Ratte nach der in Klammern angeführten Applikationsform.

Alkylantien benötigen keine metabolische Aktivierung, sie sind direkt DNA-reaktiv und mutagen. Die Wirkpotenz der Verbindungen ist sehr unterschiedlich und abhängig von der chemischen Struktur, Stabilität unter physiologischen Bedingungen und Effizienz entgiftender Reaktionen (vor allem Konjugation mit Glutathion). Beispielsweise ist Bis(chlormethyl)ether ein hoch potentes Kanzerogen und hat in der Vergangenheit im Menschen selbst bei relativ kurzer Exposition am Arbeitsplatz Lungenkrebs erzeugt, Methylbromid ist nur schwach wirksam. Viele Alkylantien sind starke Reizstoffe (z.B. Schwefel-Lost) und erzeugen nach Kontakt mit der Haut oder Einatmen Verätzungen der Haut und des Atemtrakts mit nachfolgenden Nekrosen; bei chronischer Exposition kann auch Krebs direkt an der Einwirkungsstelle entstehen. Dazu haben einige Alkylantien auch systemische Wirkungen und erzeugen Tumoren in von der Eingangspforte entfernten Geweben.

Metalle

Aus epidemiologischen Studien ist bekannt, daß Nickel, Chrom und Arsen krebserzeugende Wirkungen im Menschen haben (Tab. 34.17), Hinweise auf eine Kanzerogenität von Cadmium und Beryllium sind ebenfalls vorhanden. Im Tierversuch sind Nickel und Chrom eindeutig kanzerogen, Cadmium, Blei, Platinverbindungen und die essentiellen Metalle Eisen, Zink und Mangan erzeugen nach Gabe sehr hoher Dosen ebenfalls Krebs. Die Mechanismen der Krebserzeugung durch Metalle sind nur in Ansätzen verstanden. Den derzeitigen Erkenntnissen zufolge sind für die Kanzerogenität einzelner Metalle, sogar für unterschiedliche Zustandsformen desselben Metalls (elementares Metall als Pulver, Metallkation) unterschiedliche Mechanismen verantwortlich.

Bei einer auf die chemische Reaktivität reduzierten Betrachtung sollte die DNA wegen ihrer vielen nucleophilen Gruppierungen für die meisten Metalle ein idealer Reaktionspartner sein. Stabile DNA-Basenaddukte konnten aber nur selten charakterisiert werden. Die meisten Metalle sind jedoch in Gentoxizitätstests, wie z.B. dem Ames-Test, nicht oder nur schwach mutagen, so daß Genmutationen nur eine geringe Bedeutung für den Mechanismus der Metallkanzerogenese zu haben scheinen. Veränderungen der DNA-Reparatur durch Wechselwirkungen kanzerogener Metalle mit den Reparaturenzymen sowie Veränderungen der DNA-Konformation und Beeinflussung der DNA-Replikation durch Bindung von Metal-

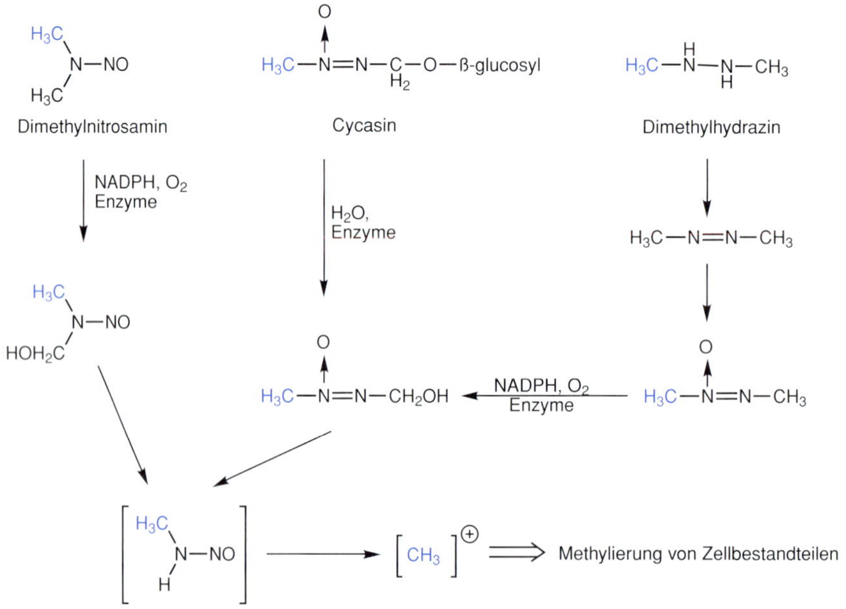

Dimethylnitrosamin — NADPH, O_2, Enzyme
Cycasin — H_2O, Enzyme
Dimethylhydrazin
NADPH, O_2, Enzyme
Methylierung von Zellbestandteilen

Abb. 34.27 Bildung von alkylierenden Zwischenstufen aus Nitrosaminen und Hydrazinderivaten.

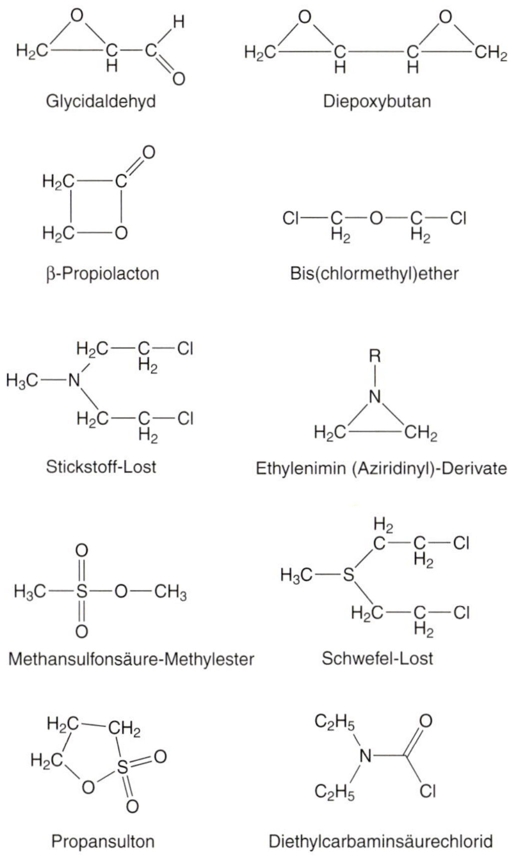

Glycidaldehyd
Diepoxybutan
β-Propiolacton
Bis(chlormethyl)ether
Stickstoff-Lost
Ethylenimin (Aziridinyl)-Derivate
Methansulfonsäure-Methylester
Schwefel-Lost
Propansulton
Diethylcarbaminsäurechlorid

Abb. 34.28 Kanzerogene alkylierende Verbindungen.

len an Chromatinproteine hat man ebenfalls beobachtet. Diese treten jedoch nur in isolierten Systemen und nur bei hohen, cytotoxischen Metallkonzentrationen auf. Daher können auch diese Mechanismen die Kanzerogenität von Metallen nicht befriedigend erklären.

Neuere experimentelle Befunde zeigen einen möglicherweise allgemeingültigen Mechanismus der Kanzerogenese durch Metalle auf. In Säugerzellen erzeugen Übergangsmetalle Effekte an der DNA (Strangbrüche, oxidierte Basen), die auf die Bildung reaktiver Sauerstoffspezies zurückzuführen sind. Reaktive Sauerstoffspezies können durch Redoxreaktionen von Sauerstoff mit fast allen bis jetzt als kanzerogen identifizierten Metallen (außer Beryllium) gebildet werden. Oxidierte Basen sind promutagene DNA-Veränderungen. Zusätzlich schwächen mehrere kanzerogene Metalle die Abwehrmechanismen der Zelle gegen oxidativen Streß ab. Reaktive Sauerstoffspezies sind scheinbar auch an der Kanzerogenität von Stäuben elementarer Metalle beteiligt; sie entstehen bei der Phagocytose der abgelagerten Partikel durch polymorphkernige Leukocyten.

Olefine

In Versuchstieren sind verschiedene Olefine, die technisch genutzt werden (z.B. Butadien, Abb. 34.29), aber auch natürlich vorkommende Verbindungen mit aliphatischen Doppelbindungen wie Isopren, Ethen oder Limonen krebserzeugend. Im Menschen eindeutig krebserzeugend ist Vinylchlorid, das Hämangiosarkome in der Leber erzeugt. Die krebserzeugende Wirkung vieler Olefine beruht auf ihrer Bioaktivierung über Cytochrom-P450 zu Epoxiden, die mit DNA-Basen reagieren können (Abb. 34.30).

Naturstoffe

Die krebserzeugenden Wirkungen vieler Naturstoffe wurden erst in den letzten Jahrzehnten entdeckt. Wichtige Vertreter sind die von Schimmelpilzen produzierten Aflatoxine, das in den Nüssen von *Cycas*-Arten (Palmfarne) enthaltene Cycasin, die früher als Arzneimittel verwendete Aristolochiasäure sowie verschiedene Alkaloide mit Pyrrolizidinkern und Safrol.

Aflatoxine sind Stoffwechselprodukte des Schimmelpilzes *Aspergillus flavus.* Der Hauptvertreter, das Aflatoxin B_1, ist eines der stärksten bisher identifizierten chemischen Kanzerogene. Aflatoxinbildende Schimmelpilze sind in der Umwelt weit verbreitet und können bei feuchtwarmer Lagerung verschiedene Nahrungsmittel, vor allem Nüsse, Getreide und Mohn, befallen. Die toxischen und krebserzeugenden Wirkungen von Aflatoxin B_1 betreffen vor allem die Leber. In der Ratte erhöht Aflatoxin B_1 schon ab einer Konzentration von 1 µg/kg Nahrung die Inzidenz von Lebertumoren signifikant.

Die hepatokanzerogene Wirkung von Aflatoxin B_1 wurde in vielen Tierarten demonstriert, allerdings existieren ausgeprägte Speziesunterschiede in der Empfindlichkeit. Ratten sind sehr empfindlich und Mäuse

Tabelle 34.17: Krebs durch Metallexposition des Menschen am Arbeitsplatz

Metall	technischer Prozeß/Aufnahmeweg	Zielorgane
Nickel	metallurgische Prozesse/Inhalation	Lungen- und Nasenkrebs
Chrom	metallurgische Prozesse und Darstellung von Chromatpigmenten/Inhalation	Lungen- und Nasenkrebs
Arsen	Herstellung von Arsentrioxid/Inhalation und Hautkontakt	Lungen- und Hautkrebs, Tumoren des Magen-Darm-Trakts

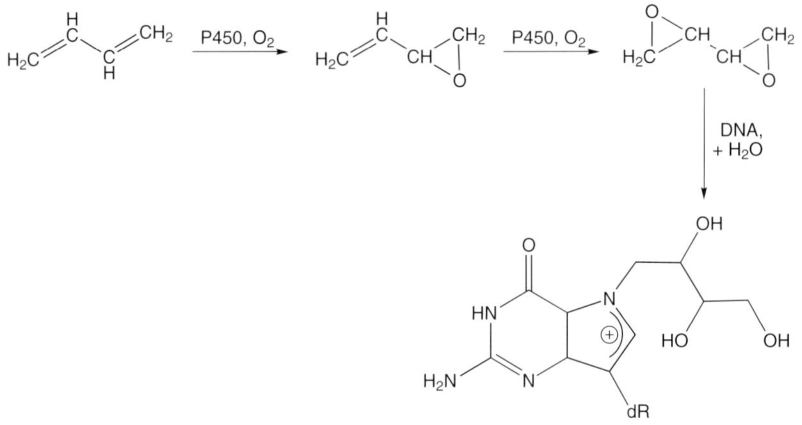

Abb. 34.29 Bioaktivierung von 1,3-Butadien zu einem DNA-reaktiven Diepoxid (dR: Desoxyribose).

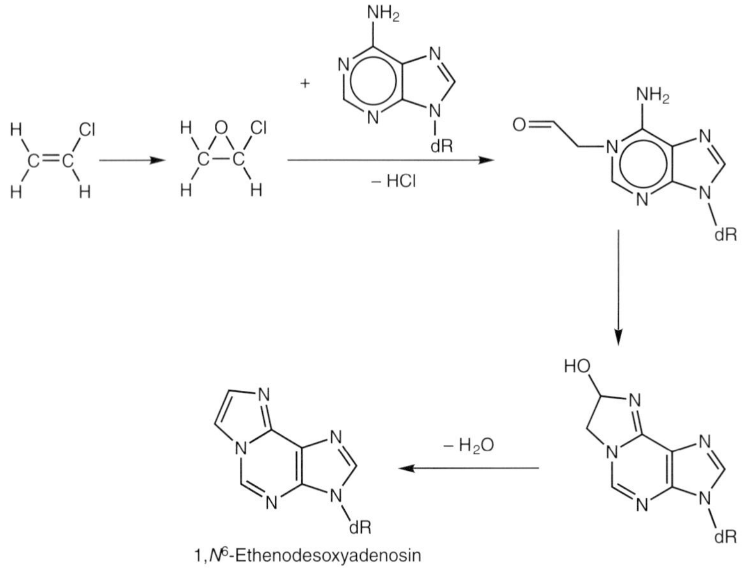

1,N^6-Ethenodesoxyadenosin

Abb. 34.30 Metabolische Bioaktivierung von Vinylchlorid zu Chloroxiran und Modifizierung von Desoxyadenosin zu 1,N^6-Ethenodesoxyadenosin (dR: Desoxyribose).

relativ resistent. Aflatoxin B_1 wird zu einem Epoxid aktiviert, das sowohl mit Proteinen als auch mit DNA (überwiegend mit N-7 von Guanin) reagiert (Abb. 34.31).

Die relative Resistenz der Maus ist durch die selektive Expression eines bestimmten Glutathion-*S*-Transferase-Isoenzyms begründet; nur dieses Isoenzym, das in anderen Tierarten nicht vorkommt, kann das Aflatoxin B_1-Epoxid effizient unter Bildung eines Glutathionkonjugats entgiften.

Das Ausmaß der Aflatoxinkontamination hängt vom Klima und von der Lebensmittelqualität ab. In Industriestaaten mit hoher Lebensmittelhygiene und gemäßigtem Klima ist der Aflatoxinbefall der Lebensmittel sehr niedrig und wird gut überwacht. In tropischen Ländern verzehren manche Bevölkerungsgruppen regelmäßig Nahrungsmittel mit Aflatoxinmengen im mg/kg-Bereich, dort gibt es einen eindeutigen Zusammenhang zwischen der Aflatoxinaufnahme und der hohen Inzidenz von Leberkrebs.

Zu den Mykotoxinen mit kanzerogenen Eigenschaften gehört auch das **Ochratoxin A** (Abb. 34.32). Ochratoxine finden sich als Verunreingung in Mais, Weizen, grünen Kaffeebohnen und Erdnüssen. In Versuchstieren induziert Ochratoxin A Nierentumoren, wobei Ratten viel empfindlicher sind als Mäuse. Die Mechanismen

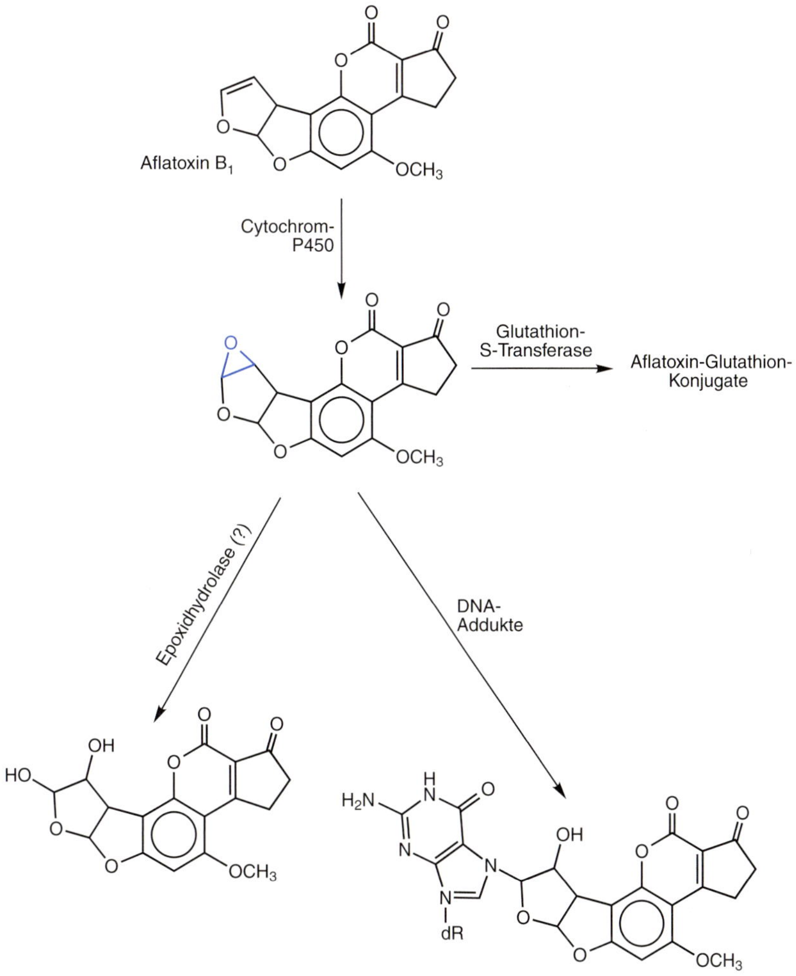

Aflatoxin B_1

Cytochrom-P450

Glutathion-S-Transferase

Aflatoxin-Glutathion-Konjugate

Epoxidhydrolase (?)

DNA-Addukte

Abb. 34.31 Metabolische Epoxidierung von Aflatoxin B_1 und Reaktion des entstandenen Aflatoxin-B_1-8,9-oxids mit Desoxyguanosin (dR: Desoxyribose). Das gebildete Guanosinderivat stellt eine prämutagene DNA-Läsion dar.

der Nierentumorigenität von Ochratoxin A sind nicht bekannt, die Verbindung ist nicht gentoxisch in den gängigen In-vitro-Untersuchungssystemen.

Alkaloide mit Pyrrolizidinkern (Abb. 34.33) kommen in zahlreichen Pflanzen der Gattungen *Senecio, Crotalaria, Heliotropium* und *Echinum* vor. Die hepatotoxische Wirkung dieser Verbindungen wurde wiederholt auch beim Menschen nach Genuß von Tee beobachtet, der aus diesen Pflanzen gewonnen wurde und hohe Konzentrationen an Pyrrolizidinalkaloiden enthielt. Mehrere der bisher im Tierversuch untersuchten Vertreter dieser Gruppe (wie Isatidin, Lasiocarpin und Monocrotalin) zeigten eine krebserzeugende Wirkung, vorwiegend in der Leber.

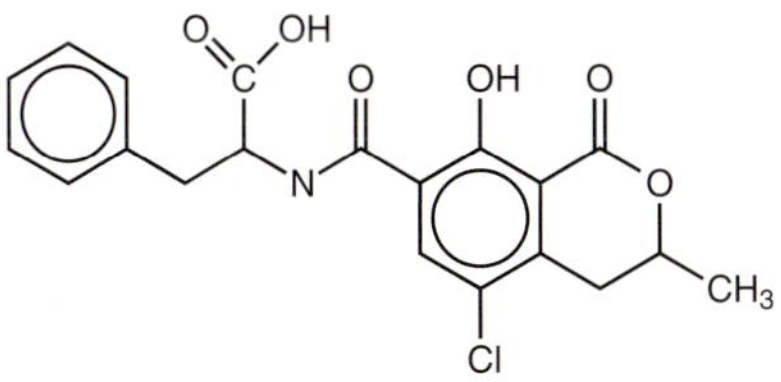

Abb. 34.32 Chemische Struktur von Ochratoxin A (N-[(3R)-(5-Chlor-8-hydroxy-3-methyl-1-oxo-7-isochromanyl)carbonyl]-L-phenylalanin).

Die für die gentoxischen Wirkungen von **Monocrotalin** verantwortlichen metabolischen Reaktionen sind mittlerweile aufgeklärt (Abb. 34.34). Im ersten Schritt der Reaktionssequenz wird Monocrotalin durch Cytochrom-P450 oxidiert; durch Hydrolyse der Zwischenstufe entsteht Dehydroretronecin, das schließlich zu einem reaktiven Elektrophil zerfällt und an DNA bindet.

Aristolochiasäure, eine Nitrophenanthrencarbonsäure (Abb. 34.33), kommt in Osterluzeigewächsen (Familie *Aristolochiaceae*) vor. In der homöopathischen

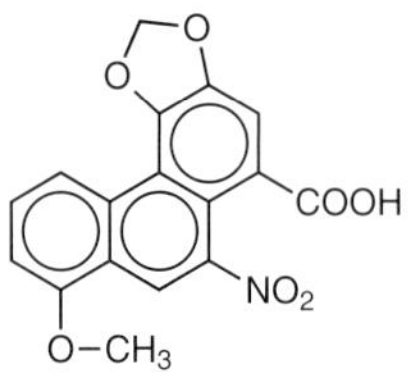

Aristolochiasäure

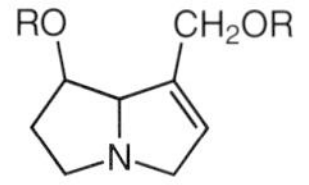

Pyrrolizidinderivate

Abb. 34.33 Chemische Strukturen von Pyrrolizidinalkaloiden und Aristolochiasäure.

Arzneimitteltherapie wurde sie früher als Immunstimulans bei chronischen Eiterungen verwendet; die angenommene pharmakodynamische Wirkung besteht in einer Erhöhung der Aktivität der Makrophagen. Das Präparat wurde aber vom Markt genommen, als im Tierversuch die ungewöhnlich starke krebserzeugende Wirkung der Aristolochiasäure in Ratten demonstriert wurde: Die Verabreichung führte zum Teil binnen weniger Wochen zu einer erhöhten Inzidenz von Magen-, Dünndarm-, Leber-, Nieren- und Hauttumoren. Aristolochiasäure ist gentoxisch, nephrotoxisch und bildet DNA-Basenaddukte in hohen Ausbeuten.

Mehrere **Alkenylbenzole** (**Estragol**, **Methyleugenol** und **Safrol**, Abb. 34.35) sind Geschmacksstoffe in Gewürzen. Safrol (4-Allyl-1,2-methylendioxybenzol) ist der Hauptbestandteil des Safraöls, das in der Vergangenheit als Geschmackszusatzstoff verwendet wurde. In geringeren Konzentrationen findet sich Safrol in Anisöl, Kampferöl, Zimtöl und Muskatnußöl, in Spuren auch in Ingwer, Kakao, schwarzem Pfeffer und anderen Gewürzen. Die Anwendung von Safrol als Lebensmittelzusatzstoff wurde verboten, nachdem man seine kanzerogene Wirkung in der Ratte bewiesen hatte. Safrol ist gentoxisch und bildet DNA-Basenaddukte, die auch im Menschen nachgewiesen wurden. Die Bioaktivierung von Safrol und anderen Alkenylbenzolen läuft über die Bildung eines reaktiven Sulfatesters ab, der in eine DNA-bindende Zwischenstufe zerfällt (Abb. 34.36).

Festkörper und Partikel

Eine Reihe von Festkörpern und Partikeln zeigt kanzerogene Eigenschaften. Bei Versuchstieren lassen sich durch subkutane Implantation von Kunststoffplättchen Sarkome erzeugen, in Pulverform dagegen sind diese Stoffe wirkungslos. Man nimmt daher an, daß es sich um einen Festkörpereffekt handelt, der wenig stoffspezifisch, aber von Form, Größe und Oberflächenstruktur des Festkörpers abhängig ist.

Die wichtigste Gruppe von **Feststoffen** mit krebserzeugenden Eigenschaften stellen verschiedene Asbestformen dar. **Asbeste** sind faserförmige Calcium-Aluminium-Silicate, die wegen ihrer mechanischen und thermischen Stabilität und geringen Wärmeleitfähigkeit häufig verwendet wurden. Im Menschen induziert berufliche Exposition gegen Asbestfasern Lungenfibrosen und Lungenkrebs sowie Pleuramesotheliome. Die Latenzzeiten zwischen dem Beginn der Asbestexposition und dem Auftreten von Tumoren sind lang, berichtet werden Latenzen von bis zu 60 Jahren. Die kanzerogene Wirkung von Mineralfasern ist weniger von der chemischen Zusammensetzung abhängig, sondern vielmehr von der Beständigkeit der Fasern in der Lunge und der Fasergeometrie; eine kanzerogene Wirkung wurde für Fasern mit einem Länge/Durchmesser-Verhältnis von ≥ 3, einer Länge > 5 µm und einem Durchmesser < 3 µm demonstriert. Die krebserzeugende Wirkung von Asbestfasern wird durch Zigarettenrauchen überadditiv verstärkt. Als Wirkmechanismen werden unter anderem DNA-Schädigung durch reaktive Sauerstoffradikale, Einflüsse der Fasern auf die Mitose und erhöhte Zellproliferation diskutiert.

Auch einige inhalierbare **Feinpartikel** sind kanzerogen. Beispielsweise erzeugt die Inhalation von bestimmten **Holzstäuben** beim Menschen unter beruflichen Expositionsbedingungen Nasenkrebs. In Ratten können durch Inhalation sehr hoher Konzentrationen von Partikeln aus Dieselmotorabgasen Lungentumoren erzeugt werden. Die Wirkmechanismen der tumorerzeugenden Wirkung von Partikeln aus Dieselmotorabgasen sind noch nicht bekannt. Obwohl Dieselmotorabgase hochmutagene Verbindungen (Nitropyrene und polycyclische aromatische Kohlenwasserstoffe) enthalten, scheinen die Lungentumoren überwiegend ein Partikeleffekt

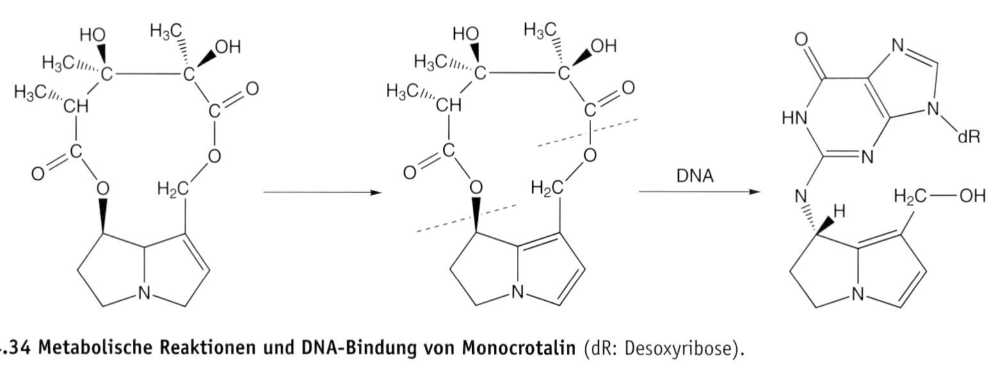

DNA

Abb. 34.34 Metabolische Reaktionen und DNA-Bindung von Monocrotalin (dR: Desoxyribose).

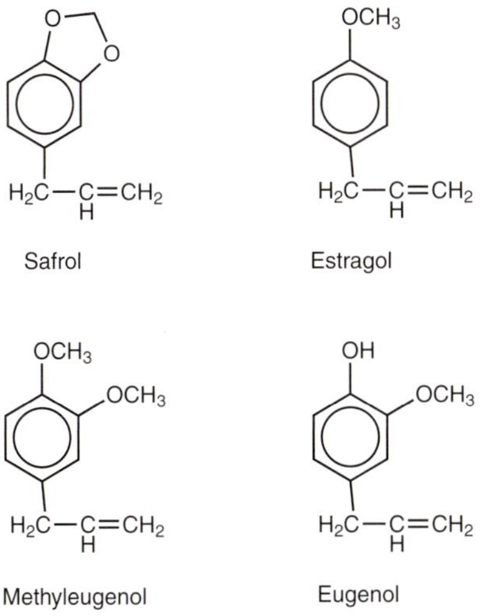

Safrol
Estragol
Methyleugenol
Eugenol

Abb. 34.35 Strukturen einiger krebserzeugender Alkenylbenzole.

Tabelle 34.18: Vergleich der Wirkungsstärke von TCDD und anderen chemischen Kanzerogenen im Langzeitversuch in Nagern

Kanzerogen	TD_{50}* (mg/kg)	relative Wirkungsstärke
Anilin	100	1
1,2-Dibromethan	1	100
Diethylstilboestrol	0,1	1000
Aflatoxin B_1	0,001	100000
TCDD	0,0001	1000000

*Dosis, mit der in 50 % der Tiere nach langfristiger Gabe Tumoren erzeugt wurden.

zu sein. In der Ratte können die gleichen Tumoren auch durch Kohlepartikel oder andere inerte Partikel gleicher Geometrie erzeugt werden. Festkörperinduzierte Tumoren können auch nach Gabe löslicher Verbindungen auftreten, falls diese wegen sehr hoher Konzentrationen in einem Kompartiment des Körpers auskristallisieren. Das beste Beispiel für einen solchen Mechanismus ist die Induktion von Blasentumoren durch den Süßstoff Saccharin in der Ratte. Nach Gabe sehr hoher Dosen dieser Verbindung fallen in der Blase Saccharinkristalle aus, chronische Reizung des Blasenepithels durch die ausgefallenen Kristalle löst dann Blasentumoren aus.

Krebsrisikofaktoren mit promovierenden Eigenschaften

Aus dem Samenöl des Wolfsmilchgewächses *Croton tiglium* L. (Crotonöl) wurde **12-Tetradecanoyl-porbol-13-acetat** (TPA, Abb. 34.37) isoliert. Diese Verbindung hat stark tumorpromovierende Eigenschaften und wird als Standardsubstanz für das Studium der Mechanismen der Tumorentstehung in der Mäusehaut und in verschiedenen Zellsystemen verwendet (s. S. 1126). In der Familie der *Euphorbiaceen* sind Diterpene mit verwandten Grundstrukturen weit verbreitet.

Andere Stoffe mit promovierenden Eigenschaften sind mit TPA strukturell nicht verwandt (Abb. 34.37). Einen der am stärksten wirksamen Tumorpromotoren stellt das 2,3,7,8-Tetrachlordibenzo-1,4-dioxin (Tetrachlordibenzo-*p*-dioxin, **TCDD**, Abb. 34.37), häufig als **Dioxin** bezeichnet, dar. Diese Verbindung ist trotz fehlender Gentoxizität eines der am stärksten wirksamen chemischen Kanzerogene. Tagesdosen von 10–100 ng/kg (im Futter verabreicht) erzeugen bei Ratten Tumoren.

TCDD ist ähnlich stark wirksam wie Aflatoxin B_1 und um Größenordungen wirksamer als andere klassische krebserzeugende Stoffe (Tab. 34.18). Bei Gabe von TCDD an Ratten im Futter oder mit der Schlundsonde (Dosis 100 ng/kg) bildeten sich Tumoren in Leber, Lunge und Nasenbereich sowie in der Schilddrüse. Eine TCDD-Dosis von 1 ng/kg/Tag führte nicht zu einer Erhöhung, sondern zu einer Abnahme der Tumorinzidenz.

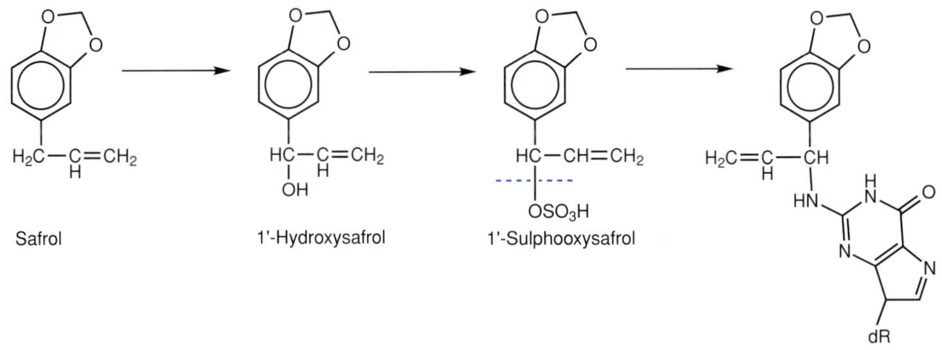

Safrol
1'-Hydroxysafrol
1'-Sulphooxysafrol
dR

Abb. 34.36 Bioaktivierung und DNA-Basenaddukt-Bildung durch Safrol.

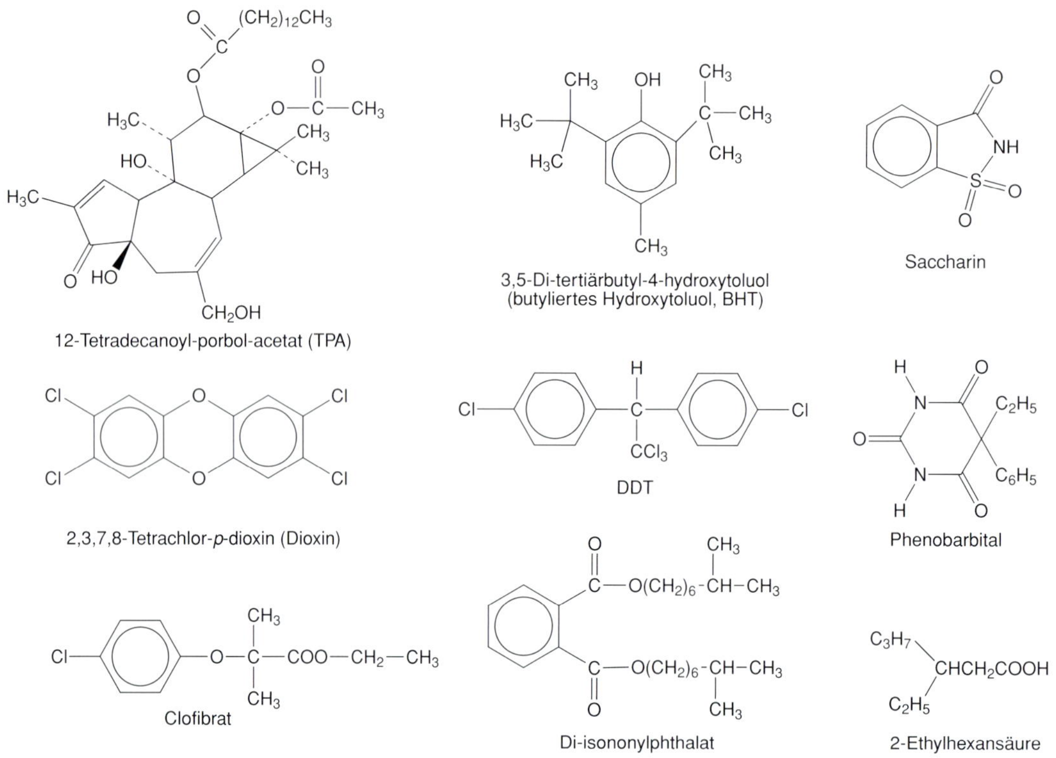

12-Tetradecanoyl-porbol-acetat (TPA)
3,5-Di-tertiärbutyl-4-hydroxytoluol (butyliertes Hydroxytoluol, BHT)
Saccharin
2,3,7,8-Tetrachlor-p-dioxin (Dioxin)
DDT
Phenobarbital
Clofibrat
Di-isononylphthalat
2-Ethylhexansäure

Abb. 34.37 Stoffe mit promovierenden Eigenschaften.

Nach gegenwärtigem Kenntnisstand beruhen alle Mechanismen der toxischen Wirkung von TCDD auf einem rezeptorvermittelten Prozeß (Abb. 34.38). Dioxin und andere planare Moleküle binden mit hoher Affinität an einen cytosolischen Rezeptor. Dieser Rezeptor wurde wegen seiner Affinität zu polycyclischen aromatischen Verbindungen **Ah-Rezeptor** (Ah = aryl hydrocarbon) benannt; seine physiologischen Funktionen sind noch nicht bekannt. Nach Bindung des Dioxins und Abspaltung anderer mit dem Ah-Rezeptor assoziierten Proteine wandert der Dioxin-Rezeptor-Komplex in den Zellkern, bindet an DNA und führt dort zu einer Aktivierung der DNA-Transkription und damit zu vermehrter Proteinsynthese. Unter Kontrolle des Ah-Rezeptors stehen sowohl das P-450-Enzym 1A1 als auch bestimmte UDP-Glucuronyltransferasen und andere Enzyme (Abb. 34.38). Für die Kanzerogenität von Dioxin könnte eine über den Rezeptor-TCDD-Komplex ausgelöste Erhöhung der Zellproliferationsrate verantwortlich sein, die über Tumorpromotion zur Tumorauslösung beiträgt.

T
T + Ah-R
HSP
T Ah-R
+
HSP
T Ah-R
Zellkern
nuclearer Bindungsort an DNA
Cytoplasma
Cytochrom-P450 1A1 mRNA
induzierte mRNA
induzierte Proteine
erhöhte Synthese von Cytochrom-P450 1A1

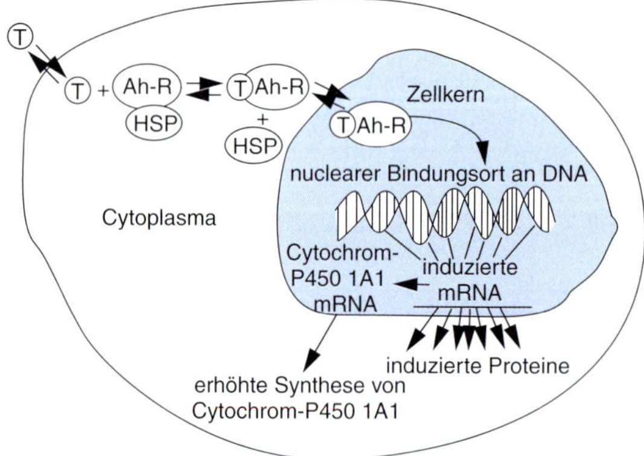

Abb. 34.38 Mechanismus der rezeptorvermittelten Wirkung von Dioxinen (T = 2,3,7,8-Tetrachlordibenzo-*p*-dioxin). Nach Bindung des Dioxinmoleküls (T) an den Ah-Rezeptor (Ah-R) werden mit dem Ah-Rezeptor assoziierte Proteine (HSP = Hitzeschockproteine) abgelöst, und der Komplex des Ah-Rezeptors mit dem Dioxin tritt in den Zellkern ein und bindet an DNA. Als Folge der Bindung wird die Expression verschiedenster Proteine wie Cytochrom-P450 1A1 erhöht.

34.3 Gasförmige Stoffe

Die Möglichkeiten der Exposition des Menschen gegenüber gasförmigen Stoffen in der Atemluft sind vielfältig. Wegen der Empfindlichkeit verschiedener anatomischer Strukturen des Atemtrakts führt Inhalation chemisch reaktiver und toxischer Gase oft zu massiven Vergiftungen durch Gewebereizung und Zerstörung. Andererseits können wenig reaktive Gase wegen der großen Oberfläche der Lunge und des intensiven Gasaustausches schnell ins Blut gelangen, werden dann wegen der hohen Durchblutung der Lunge schnell im Organismus verteilt und so systemisch wirksam.

Stoffe aus der zweiten Gruppe können zum „inneren Ersticken“ durch Sauerstoffmangel oder zentralen Atemversagen führen.

34.3.1 Lokal wirksame Verbindungen (Reizstoffe)

Pathophysiologische Vorbemerkungen

Chemisch stark reaktive Stoffe schädigen bei Inhalation die Atemwege in charakteristischer Weise. In allen Bereichen des Niederschlags erzeugen die Reizstoffe eine durch Proteindenaturierung bedingte „chemische“ Entzündung einhergehend mit Schleim- und Flüssigkeitsabsonderung und Verengung der Atemwege.

Während die Schleimhäute des Auges, des Nasen-Rachen-Raums und des Kehlkopfs äußerst empfindlich reagieren, wird in tieferen Lungenabschnitten der Reiz nicht wahrgenommen, eine Warnwirkung fehlt. Die resultierenden Krankheitsbilder werden nicht von spezifischen chemischen Eigenschaften der Moleküle bestimmt, sondern vom Ausmaß der Wasserlöslichkeit und von den pathophysiologischen Reaktionsmöglichkeiten der Abschnitte des Atemtrakts (Abb. 34.39).

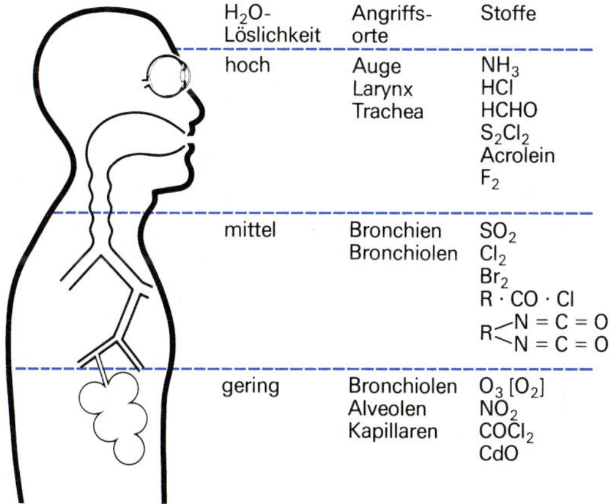

Abb. 34.39 Angriffsorte von Reizstoffen im Atemtrakt in Abhängigkeit von der Wasserlöslichkeit.

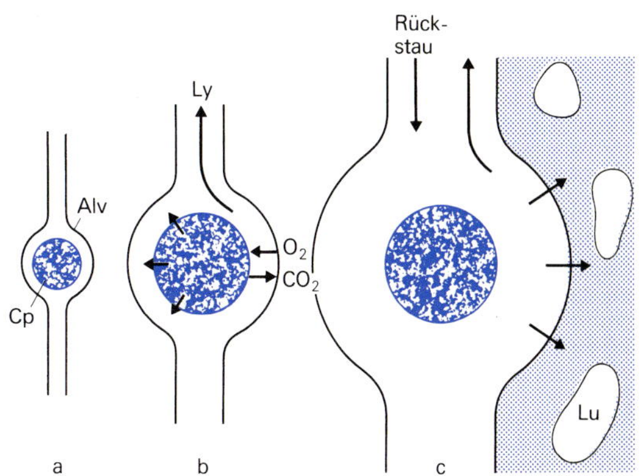

Abb. 34.40 Schematische Darstellung der Entstehung eines toxischen Lungenödems. a:Kapillare (Cp) mit normalem Alveolarepithel (Alv). b:Austritt von Blutflüssigkeit in den Interstitialraum des Alveolarseptums, Abtransport in das Lymphgefäßsystem (Ly). Verbreiterung der Diffusionsstrecke für O_2 und CO_2. c:Versagen der Lymphdrainage: alveoläres Ödem mit Schaumbildung (Lu), Verlegung der Atemwege.

Die Folgen der Gewebeschädigung in verschiedenen Abschnitten des Atemtraktes sind grundverschieden:

Toxische Gase mit hoher Wasserlöslichkeit schlagen sich auf den feuchten Schleimhäuten schnell nieder und gelangen nicht über die Trachea hinaus (Gruppe 1). Sie erzeugen – je nach Konzentration – subjektiven Augen-, Rachen- und Trachealreiz, eventuell Verätzungen der oberen Epithelschichten mit langwierigen Entzündungen und Narbenbildungen. Im Kehlkopf kann Stimmritzenkrampf und Glottisödem ausgelöst werden (typisch für Ammoniak, hier auch mögliche Todesursache).

Stoffe mit mittlerer Löslichkeit im Wasser erreichen auch tiefere Abschnitte, Bronchien und Bronchiolen (Gruppe 2) reagieren hauptsächlich mit Schleimabsonderung, Hustenreiz, Bronchokonstriktion und -spasmus (bis zu schwerster inspiratorischer Dyspnoe), später können sich Bronchitis und Peribronchitis sowie Bronchopneumonie ausbilden.

Toxische Gase mit geringer Wasserlöslichkeit, aber hoher Lipophilie erreichen die Alveolen in höheren Konzentrationen (Gruppe 3). In die Bronchioli respiratorii und Alveolen gelangte Gase diffundieren durch die dünne Alveolardeckzelle (0,3–1 µm) an die Kapillarwand, die empfindlichste Struktur des gesamten Atemtrakts. Dabei spielen sich folgende Vorgänge ab (Abb. 34.40): Die Kapillarwand beantwortet den chemischen Reiz mit einer Permeabilitätserhöhung. Plasma tritt in den Interstitialraum über und das Alveolarepithel schwillt an. Dadurch wird die Diffusionsstrecke für O_2 und CO_2 (Luft/Blutschranke) stark verlängert. Infolge schlechterer Wasserlöslichkeit tritt die Austauschstörung für O_2 eher ein als für CO_2:

Sauerstoffuntersättigung des Hämoglobins ohne vermehrte Atmung (Symptom der „grauen Cyanose“). Zunächst kann die Ödemflüssigkeit noch über die Lymphspalten abtransportiert werden. Zunehmende Kapillar- und Gefäßdilatation, Einschränkung auch der CO_2-Diffusion und damit weitere Vertiefung der Atmung und O_2-Mangel an der Kapillarwand verstärken den Flüssigkeitsaustritt weiter. Die Lymphdrainage wird insuffizient, es tritt Ödemflüssigkeit in die Alveole über; ein alveoläres Ödem bildet sich aus. Nunmehr wird folgender Kreisprozeß ausgelöst: Bildung von Ödemschaum mit der Durchlüftung bei jedem Atemzug – Aufsteigen des Schaumes und Verlegung größerer Bronchien – Sinken des O_2-Druckes in der Alveole, Anstieg der CO_2-Spannung im Blut – weitere Vertiefung der Atmung – Verstärkung des Flüssigkeitsaustritts. Das volle Bild dieses **toxischen Lungenödems** entwickelt sich so im typischen Fall mit einer Latenz von bis zu 24 Stunden. Subjektive Beschwerden können anfangs ganz fehlen. Verschlechterungen treten bei körperlicher Anstrengung, im Spätstadium schon bei Lagewechsel ein. Präfinal tritt Schaum vor den Mund, da die Ödemblasen durch einen Phospholipidfilm sehr stabil sind. Todesursache ist Ersticken, indem die Lunge förmlich im Ödem ertrinkt. Bei Überleben der Ödemphase kann als Nachkrankheit Bronchiolitis obliterans zur sekundären Todesursache werden. Über den typischen zeitlichen Ablauf der Erscheinungen informiert Abb. 34.41.

Unter Extrembedingungen (Inhalation höchster Konzentrationen bei Versagen von Schutzmechanismen beim Ersticken) können auch Stoffe der Gruppen 1 und 2 in die Tiefe der Lungen geraten.

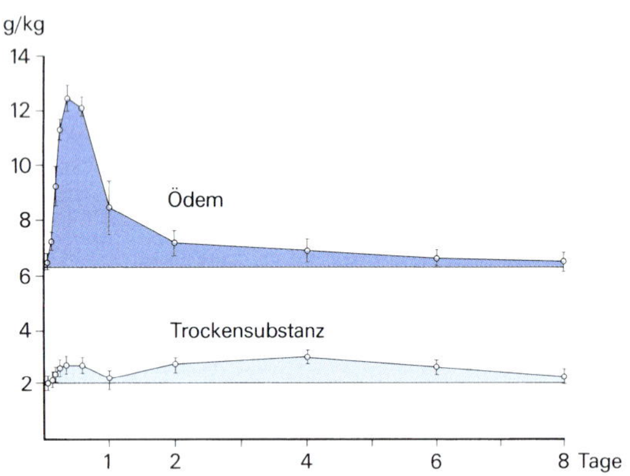

Abb. 34.41 Verlauf eines toxischen Lungenödems nach halbstündiger Inhalation von 90 ml/m³ NO_2. Versuch an Mäusen. Das Ödem (gemessen als relativer Wassergehalt) beginnt verzögert und erreicht erst nach ca. 10 h das Maximum; die Rückbildung erfolgt langsam in mehreren Tagen. Gleichlaufend mit dem Ödem nimmt die organische Trockenmasse der Lunge zu (Hyperämie), später erneuter Anstieg als Ausdruck starker Zellproliferation in Alveolen und Bronchiolen (Bronchiolitis obliterans als Nachkrankheit).

Therapie

Das Krankheitsbild ist sehr schwer zu beeinflussen, da – im Gegensatz zum hämodynamisch bedingten Lungenödem – die Alveolarstrukturen anatomisch geschädigt und zur Resorption nicht mehr befähigt sind. Die Mortalität ist hoch. Prinzipien der Behandlung sind:

1. Ruhigstellung (Diazepam, 5–10 mg),
2. Sauerstoff, zunächst 4–8 l/min, danach nach Blutgasanalyse,
3. Inhalative Gabe von Dexamethason-Trockenaerosol[1] so früh wie möglich, 5 Hübe/10 Minuten, gegebenenfalls Glucocorticoide i.v. (z.B. 250 mg Prednisolon[2] i.v.).

Einzelne Reizgase

Von **Stickstoffoxiden** sind NO (Monoxid, farblos) und NO_2 (Dioxid, intensiv braun gefärbt) wichtig in der Umwelt und am Arbeitsplatz. NO wird durch Luftsauerstoff zu NO_2 aufoxidiert, in niedrigen Konzentrationsbereichen jedoch sehr langsam. NO und NO_2 kommen daher meist in wechselnden Anteilen vergesellschaftet vor („nitrose Gase“, NO_x). Stickstoffoxide haben natürliche und anthropogene Quellen – NO und NO_2 bilden sich aus N_2 und O_2 bei Verbrennungsvorgängen und unter UV-Strahlung. In den oberen Schichten der Erdatmosphäre werden ständig Stickoxide gebildet. Höhere Konzentrationen können in zahlreichen chemischen Produktionsprozessen entstehen. Automobilabgase ohne Katalysator enthalten bis zu 1000 ml/m³ NO/NO_2, Tabakrauch bis zu 300 ml/m³. Die Bildung von Nitrosaminen (s. S. 1015) aus NO/NO_2 und Aminoverbindungen des Tabakrauchs als mitauslösende Faktoren des „Raucherkrebses“ ist möglich (vgl. Tab. 34.39, S. 1089). NO wird endogen gebildet und dient als Überträgerstoff sowie als Mediator bei Entzündungsvorgängen (vgl. S. 395).

Die NO_2-Konzentrationen in der Außenluft in Deutschland liegen in Ballungsgebieten zwischen 0,02 und 0,03 ml/m³ und in ländlichen Gebieten bei 0,01 ml/m³.

Reines NO besitzt keinerlei Reizwirkung, es bildet nach Resorption Methämoglobin und ist für die toxischen Wirkungen von NO_x nicht verantwortlich. NO_2 ist dagegen ein typisches Reizgas mit geringer Wasserlöslichkeit. Als Mechanismus wird eine Reaktion mit olefinischen Bindungen in Fettsäuren diskutiert, wobei Radikalbildung mit nachfolgender Lipidperoxidation (vgl. Abb. 34.82) im Kapillarbereich auftritt. Dazu werden allerdings relativ hohe Konzentrationen benötigt. Erste Effekte auf die Lungenfunktion in kontrollierten Studien treten bei Exposition von über 1 ml/m³ bei zweistündiger Exposition auf, Effekte bei Langzeitexposition können bei Konzentrationen ab 0,03 ml/m³ beobachtet werden. Die Reizwirkung ist sehr gering.

Ozon (O_3): Dieses Gas entsteht ebenso durch Einwirkung elektrischer Energie oder UV-Strahlung aus O_2. In

[1] z. B. Auxiloson®
[2] z. B. Soludecortin®

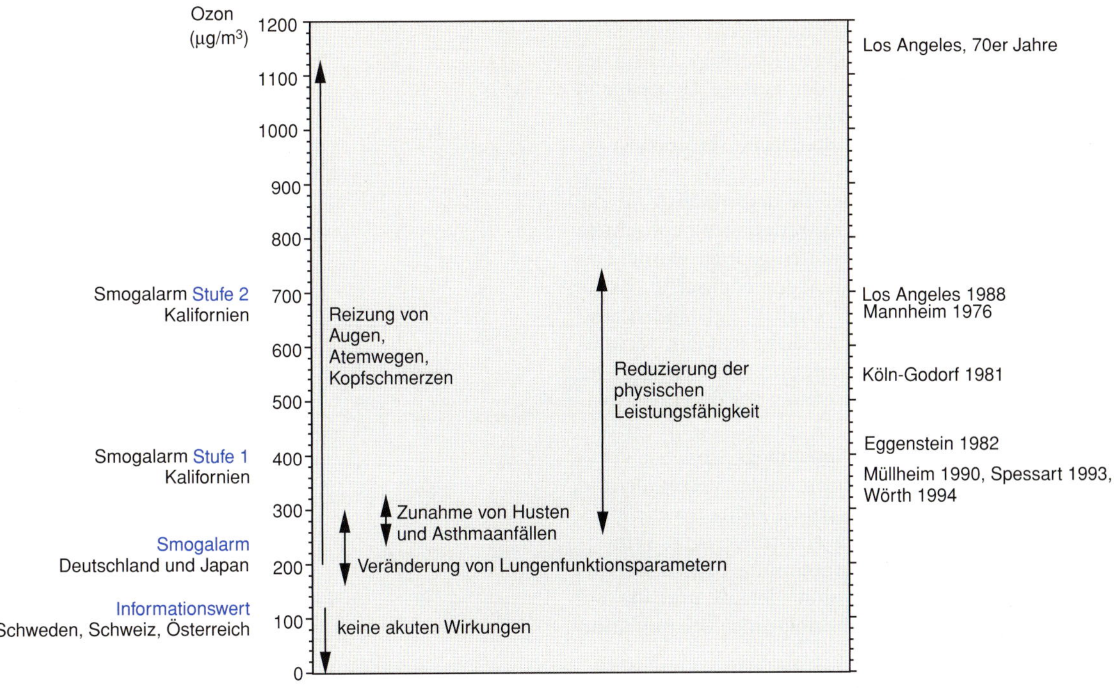

Abb. 34.42 Grenzwerte für Ozonbelastungen, Wirkungen und maximal gemessene Ozonkonzentrationen (Einstundenmittelwerte).

Spuren ist es ubiquitär. Gewerbliche Vergiftungen ereignen sich bei Verwendung sog. „Inertgas"-Schweißelektroden. Ozon dringt wegen geringer Wasserlöslichkeit bis in die Alveolen und Kapillaren vor und erzeugt durch Oxidation von Membranbestandteilen bei Inhalation höherer Konzentrationen ein toxisches Lungenödem, die Warnwirkung ist gering. Die Riechschwelle für Ozon liegt zwar niedrig (40 µg/m³, ≈ 0,02 ml/m³), das Riechempfinden läßt aber schnell nach.

Akute Expositionen des Menschen gegenüber Ozon führen zu Reizungen der Atemwege, Veränderung von Lungenfunktionsparametern und entzündlichen Reaktionen des Lungengewebes oberhalb von Konzentrationen von 160–240 µg/m³ (Abb. 34.42). Für das Auftreten von Wirkungen ist allerdings nicht die Ozonkonzentration in der Atemluft, sondern die Gewebedosis verantwortlich. Die unten genannten Wirkungen treten nur bei körperlicher Belastung, erhöhter Atemfrequenz und vergrößertem Atemvolumen über einen längeren Zeitraum auf.

Chronische Exposition gegen Ozon (im Sommersmog) mit Entzündungsfolgen (mehr als 100 Tage/Jahr Spitzenwerte von über 500 µg/m³) führen zur Alterung der Lunge mit verringerter Gewebselastizität. Adaptation bei längerfristiger Ozonbelastung ist beschrieben, die an den ersten Tagen einer Smog-Episode aufgetretenen Beschwerden gehen nach 2–3 Tagen trotz weiterhin hoher Ozonkonzentrationen wieder zurück (Abb. 34.43).

Schwefeldioxid, SO_2, besitzt starke subjektive Reizwirkung. Inhalation höherer Konzentrationen (mehr als 27 ml/m³) löst Niesreiz und Tränenfluß aus. An Partikel adsorbiertes SO_2 kann auch tiefer in den Atemtrakt (abhängig von Partikelgröße) vordringen und toxische

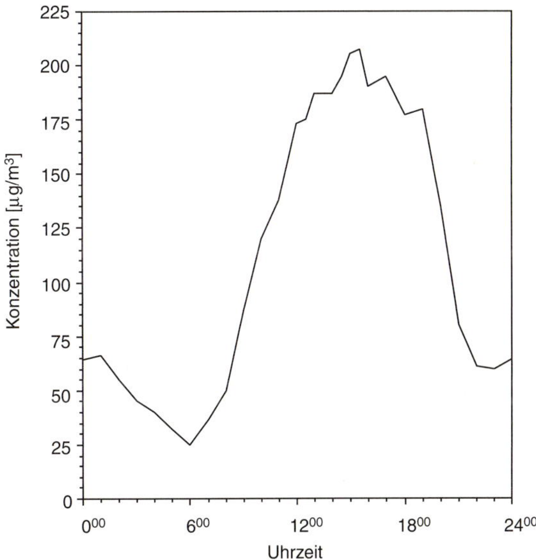

Abb. 34.43 Tagesgang der Halbstunden-Mittelwerte der Ozonkonzentration für einen Julitag, Los Angeles 1976 (nach Handbuch der Umweltmedizin).

Wirkungen (z. B. Bronchokonstriktion) am Ort der Ablagerung erzeugen (s. Wintersmog). Wichtigste SO_2-Quelle ist die Energieerzeugung in Kraftwerken und der Hausbrand. Die Belastungen der Luft in Deutschland liegen bei 0,01 ml/m^3, Spitzenwerte von bis zu 0,5 ml/m^3 können unter bestimmten Wetterlagen („Inversionswetter") auftreten.

Smog ist eine Bezeichnung, die ursprünglich für die im Winter bei austauscharmen Wetterlagen beobachtete Anreicherung von Luftschadstoffen geprägt wurde. Das Wort ist aus der Kombination der englischen Worte „smoke" (Rauch) und „fog" (Nebel) entstanden und wird heute auch für das sommerliche Pendant verwendet. Winter- und Sommersmog unterscheiden sich jedoch stark in der Zusammensetzung aus potentiell toxischen Stoffen.

Hauptbestandteile des **Wintersmogs** sind Schwefeldioxid und dessen Oxidationsprodukte, Stickoxide und Schwebstaub. An die Staubpartikel können viele stark reizende und toxische Stoffe adsorbiert sein. Wintersmog entsteht durch die Verbrennung fossiler Brennstoffe (hauptsächlich Kohle und Heizöl) und die bei austauscharmen Wetterlagen erfolgende Akkumulation der Abgase.

Studien der Effekte des Wintersmogs zeigen geringfügige, reversible Veränderungen der Lungenfunktion und einen Anstieg der Häufigkeit akuter Atemwegserkrankungen. Als besonders gefährdet müssen vor allem Menschen mit höherem Lebensalter, präexistierenden Herz-Kreislauf-Erkrankungen oder besonderer Empfindlichkeit angesehen werden. Die Wintersmogepisoden in London, New York und Lüttich in den fünfziger Jahren forderten mehrere hundert Todesopfer (Abb. 34.44).

Die während besonders ausgeprägter Wintersmogepisoden auftretenden Schadstoffkonzentrationen liegen viel näher an der Toxizitätsgrenze als die hochsommerliche Ozonbelastung. Wegen der fehlenden Beeinflussbarkeit durch Verhalten und besonderer Risikogruppen stellen in Mitteleuropa Smogepisoden mit hoher Belastung im Winter eine größere Gesundheitsgefährdung dar als Sommersmog.

Sommersmog dagegen enthält stark oxidierende Komponenten, Ozon ist der toxikologisch bedeutsamste Einzelstoff. Ozon entsteht durch photochemische Reaktionen aus Stickoxiden und Sauerstoff. Eine wichtige Rolle als Katalysatoren der Ozonbildung spielen Kohlenwasserstoffe. Der Ozonanteil am Gesamtoxidantiengehalt des Sommersmogs beträgt bis zu 90 %. Peroxynitrate und Aldehyde sind ebenfalls enthalten und für die bei Sommersmog auftretenden Augenreizungen verantwortlich, ohne jedoch für die toxikologische Beurteilung maßgeblich zu sein (s. Abb. 34.43).

Sommersmog mit Ozon als Hauptkomponente führt nur am Ort des direkten Kontakts mit dem Gewebe zu Schadwirkungen, deren Auftreten ist abhängig von der Gewebedosis. Diese wird maßgeblich durch die körperliche Belastung bestimmt.

Die Ozonkonzentration ist bei Sommersmogepisoden über den Tag nicht konstant, sondern erreicht im Laufe des Tages am frühen Nachmittag Höchstwerte, die nach Sonnenuntergang wieder schnell absinken (s. Abb. 34.43).

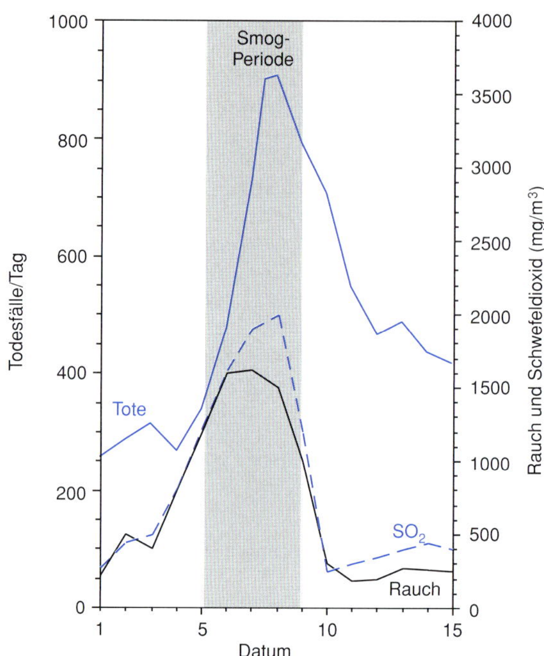

Abb. 34.44 Schwefeldioxid und Rauchkonzentrationen während einer Wintersmogepisode und Todesfälle/Tag im Großraum London, Dezember 1952.

In der Bundesrepublik werden nur an wenigen Tagen im Jahr Ozonspitzenkonzentrationen von mehr als 240 µg/m^3 erreicht, während dieser Wert in stark belasteten Gegenden der USA an mehr als 200 Tagen pro Jahr teilweise massiv überschritten wird (Abb. 34.42).

Bei Sommersmog ist die Exposition durch Änderungen des persönlichen Verhaltens beeinflußbar. Daher die Empfehlung, bei hochsommerlichen Smogperioden keinen Ausdauersport (hohe Gewebedosis von Ozon) am Nachmittag zu betreiben.

Phosgen, $COCl_2$, gehört zu den am stärksten wirksamen, lungenödemerzeugenden Gasen. Im Ersten Weltkrieg diente es als Kampfstoff. Gewerbliche Vergiftungen ereigneten sich nicht selten, wenn $COCl_2$ als Zwischenprodukt für organische Synthesen verwendet wurde (z. B. Diisocyanatherstellung). Es entsteht auch aus einigen niederen chlorierten aliphatischen Kohlenwasserstoffen (technische Lösemittel) wie CCl_4, $CHCl_3$, Trichlorethen u. a. beim Kontakt mit heißen Metalloberflächen. Der Geruch ist ähnlich faulendem Heu, er wird erst in bereits schädlichen Konzentrationen wahrgenommen. Das toxische Lungenödem entsteht oft ohne vorherige Reizwahrnehmung und nach vielen Stunden Latenzzeit.

Formaldehyd, HCHO, spielt bei zahlreichen industriellen Prozessen sowie als Desinfektionsmittel (vor allem Räume, s. S. 941) und bei der Konservierung von Geweben (histologische Technik) eine wichtige Rolle.

Reizerscheinungen der Schleimhäute der oberen Atemwege stehen bei den akuten Wirkungen von Formaldehyd durch Inhalation im Vordergrund. Formaldehyd wird von empfindlichen Personen bereits ab 0,05 ml/m^3 als stechend riechendes Gas wahrgenommen; Konzentrationen über 0,1 ml/m^3 sind von nahezu jeder Person geruchlich wahrnehmbar. Die geruchliche Wahrnehmung eines Stoffes bedeutet allerdings noch keine Gesundheitsgefährdung oder Beeinträchtigung. Bei Formaldehydkonzentrationen von mehr als 0,5 ml/m^3 (Tab. 34.19) kommt es zu Tränenfluß, Husten, Atemnot und, bei sehr hohen Konzentrationen, zu massiven Vergiftungserscheinungen. Wegen des stechenden Geruchs von Formaldehyd kommen Situationen, in denen hohe Konzentrationen über einen längeren Zeitraum einwirken können, nicht vor. Dementsprechend sind schwere akute gewerbliche Vergiftungen beim Menschen nicht bekannt.

Mehrere Untersuchungen zu der Frage, ob Formaldehydexposition allergische bronchiale Obstruktion und Asthma induzieren kann, verliefen negativ.

Eine chronische Einwirkung von Formaldehyd im unteren Konzentrationsbereich auf den Menschen ist an bestimmten Arbeitsplätzen gegeben und kann auch im Wohnbereich auftreten. Bei beruflicher Exposition bei maßgeblich höheren Konzentrationen, als in Wohnungen gemessen, werden lediglich leichte histopathologische Veränderungen in der Nasenschleimhaut festgestellt. Die fehlende Konsistenz unter den Studien und die fehlende Dosis-Wirkungs-Beziehung in den Effekten stellen jedoch auch den kausalen Beitrag von Formaldehyd zu diesen geringen Effekten in Frage.

Tabelle 34.19: Konzentrationsabhängige irritative Effekte bei inhalativer Aufnahme von Formaldehyd

Reizerscheinungen	ab Konzentration
geruchliche Wahrnehmung (bei extrem hoher Geruchsempfindlichkeit)	0,125 ml/m^3 (0,05 ml/m^3)
Reizungen der Augen	0,1 ml/m^3
Reizungen des Kehlkopfes	0,5 ml/m^3
Reizungen der Atemwege leichtes Stechen in Nase/Rachen	2–3 ml/m^3
akute Atemstörung mit starkem Husten, Brennen in Nase und Rachen, Tränenfluß	10–20 ml/m^3
Schleimhautnekrosen durch die eiweißdenaturierende Wirkung, Kehlkopfschwellung, Stimmritzenkrampf und Lungenödem (Lebensgefahr)	30–50 ml/m^3

Lebenslange Exposition von Ratten gegenüber sehr hohen Formaldehydkonzentrationen (15 ml/m^3) führten zur erhöhten Bildung von Tumoren in der Nasenhöhle. Die Tumoren traten nur in massiv toxisch verändertem Gewebe auf. Niedrigere Konzentrationen, die weniger Gewebeschäden verursachten, waren nicht kanzerogen; auch in anderen Organen war Formaldehyd nicht kanzerogen. Die krebserzeugende Wirkung von Formaldehyd in der Ratte kann daher auf die hohe Toxizität dieser Verbindung und eine hohe Gewebsdosis durch die spezifische Atemphysiologie der Ratte zurückgeführt werden. Epidemiologisch ergaben sich keine Hinweise für eine kanzerogene Wirkung von Formaldehyd im Menschen.

Isocyanate: Bifunktionelle Isocyanate sind wegen des Auftretens von Querverknüpfungen in Proteinen potentiell stärker wirksam als monofunktionelle Isocyanate. Isocyanate sind Ausgangsstoffe für die Herstellung von Polyurethankunststoffen. Die Freisetzung von mehr als 40 Tonnen des sehr leicht flüchtigen Methylisocyanats in Bophal, Indien (1984), führte zu mehr als 3000 Todesfällen durch toxisches Lungenödem und zu mehr als 200000 Vergifteten. Toluoldiisocyanat und 4,4'-Methylen-bis(phenylisocyanat) werden häufig verwendet (bestimmte Isoliermassen). Beide Monomere werden auch bei der Erhitzung und Verbrennung von Polyurethanprodukten freigesetzt. Es sind starke Reizstoffe für die oberen Atemwege mit starker sensibilisierender Wirkkomponente („Isocyanat-Asthma"), eine lungenkrebserzeugende Wirkung im Versuchstier ist nicht sicher belegt. Im Gegensatz zu Toluoldiisocyanat, bei dem wegen des relativ hohen Dampfdruckes eine Exposition gegenüber der gasförmigen Verbindung auftreten kann, liegt 4,4'-Methylen-bis(phenylisocyanat) wegen des weit niedrigeren Dampfdrucks bei Raumtemperatur hauptsächlich als Aerosol vor. Daher beeinträchtigen Aerosolcharakteristika wie Teilchengröße, Luftfeuchtigkeit und Temperatur die toxischen Wirkungen von 4,4'-Methylen-bis(phenylisocyanat) und erschweren die Extrapolation von Tierversuchen zur Bestimmung toxischer Wirkungen auf den Menschen bei Arbeitsplatzexposition.

Elementares Fluor, F_2, ist Grundstoff der lange Zeit stetig expandierenden fluororganischen Chemie und gewann damit Bedeutung als Gewerbegift. Es ist das aggressivste der Halogene und verätzt auch in stärkeren Verdünnungen die äußere Haut und die Schleimhäute des Auges und der oberen Luftwege (s. Abb. 34.39).

Fluorwasserstoff, $(HF)_x$, in Luft stets als Oligomer auftretend, erzeugt als wäßrige Lösung (Flußsäure) auf Haut und Schleimhäuten äußerst schmerzhafte Entzündungen, die sich durch weitere Diffusion der undissoziierten Säure rasch ausbreiten können. Sie gehen in hartnäckige Geschwüre über, die durch sehr schlechte Heilungstendenz gekennzeichnet sind. Zur Therapie umspritzt man die betroffenen Gewebspartien schnellstmöglich mit Calciumgluconat, wobei F^- in das unlösliche CaF_2 übergeführt und an der weiteren Penetration gehindert wird.

Auch **Sauerstoff**, zu 21 Vol.- % als lebenswichtigstes Element in der Atmosphäre enthalten, kann in höheren Konzentrationen toxisch wirken. Sauerstoff ist das wichtigste Cosubstrat im Energiestoffwechsel von Zellen und wird im Zuge der zellulären Energieproduktion durch enzymatische Reaktionen unter Bildung von Radikalen als Zwischenstufen umgewandelt. Normalerweise werden die bei der Sauerstoffverwertung in der Zelle gebildeten Radikale durch Antioxidantien effizient entgiftet. Sauerstoffradikale und durch sie ausgelöste Zellschäden spielen eine wichtige Rolle beim Alterungsprozeß von Mensch und Tier. Sauerstoff kann schon in den in Normalluft vorkommenden Konzentrationen schädlich sein, wenn die Fähigkeit zur Reduktion von Oxidationsprodukten vermindert ist. Ein Beispiel hierfür sind „spontane", durch genetisch bedingten Reduktasemangel entstehende Methämoglobinämien (s. S. 1036).

Bei Inhalation höherer Konzentrationen zeigt Sauerstoff eindeutige toxische Wirkungen. Setzt man Versuchstiere in einer Druckkammer 3 bar reinem O_2 aus, setzen innerhalb einer Stunde Krämpfe ein, die bald tödlich enden. Ursache ist eine starke Anreicherung von CO_2 in den Geweben, besonders im Gehirn. Die CO_2-Anreicherung beruht auf dem Verlust der Bindungsfähigkeit des Hämoglobins für CO_2 im venösen Blut und behinderter Abdiffusion von CO_2 in der Lunge durch Ausbildung eines **toxischen Lungenödems**. Diese lungenschädigende Wirkung tritt bei langfristiger Exposition gegen reinen Sauerstoff in den Vordergrund. Bei vorgeschädigter Lunge sind schon 60 % O_2, über viele Stunden gegeben, bedenklich. Sauerstoffinhalationen mit oder ohne Überdruck, z.B. bei Vergiftungen, Herz-Kreislauf-Erkrankungen, Gasbrandinfektionen und Lungenaffektionen sollten daher immer mit Unterbrechungen zur Erholung der Lungenalveolarstrukturen durchgeführt werden. Die Empfindlichkeit gegenüber O_2 schwankt von Tierart zu Tierart stark, der Mensch ist mäßig empfindlich. 100 % O_2 bei Unterdruck von 0,5 bar bleiben ohne toxische Wirkung, entscheidend ist der Partialdruck. Dies ist eine der Voraussetzungen für die Verwendung von O_2 in der Raumfahrt. In der Vergangenheit erzeugte langfristige O_2-Beatmung bei Normaldruck mit mehr als 60 Vol.- % bei Frühgeburten (Sauerstoffzelt) eine proliferative Reaktion der Linsenkapsel, die manchmal zur Erblindung führt (retrolentale Fibroplasie).

34.3.2 Systemisch wirksame Gase

Schwefelwasserstoff

Eigenschaften, Vergiftungsmöglichkeiten

Schwefelwasserstoff, H_2S, ein intensiv nach faulen Eiern riechendes Gas (Geruchsschwelle bei 0,025 ml/m^3), entsteht bei der Einwirkung von Säuren auf Schwermetallsulfide und bei reduktiver Zersetzung von Eiweiß. Es ist der toxikologisch wichtigste Bestandteil von Erdgas (Gehalte bis 10 %). Große Mengen entstehen in Zellulosefabriken und in Ställen bei Massentierhaltung. Vergiftungen ereignen sich im Gewerbe, in chemischen Laboratorien (schlecht ziehende Abzüge in Schwefelwasserstoffräumen) und bei Kanalreinigungen. Typisch sind Reihenvergiftungen. Die geruchliche Warnwirkung ist nur bei relativ geringen H_2S-Konzentrationen gegeben, es tritt rasch Gewöhnung ein, und höhere (gefährliche) Konzentrationen betäuben die Geruchsrezeptoren. H_2S ist schwerer als Luft und sammelt sich in tieferen Teilen von Räumen und Behältern an.

Die wichtigsten betroffenen Organe bei einer akuten Schwefelwasserstoffvergiftung sind das zentrale Nervensystem und der Atemtrakt. Bei Inhalation hoher H_2S-Konzentrationen treten Bewußtseinsverlust und zentrale Atemlähmung auf. Eine zentrale Atemlähmung kann schon nach wenigen Atemzügen eintreten (apoplektiforme Vergiftung). Geringere H_2S-Konzentrationen erzeugen Hyperpnoe, Schwäche und Krämpfe sowie Reizerscheinungen im Atemtrakt und teilweise Lungenödem. Spätfolgen sind Pneumonie und Herzmuskeldegeneration. Bei chronischem Kontakt kann sich Corneaschädigung entwickeln („Spinnerkeratitis" in der Kunstfaserherstellung). Chronische Exposition von trächtigen Versuchstieren gegenüber H_2S in niedrigen Konzentrationen (< 75 ppm) führte zu Veränderungen der Gehirnentwicklung und neurologischen Veränderungen in den Nachkommen.

Wirkungsmechanismus

Der Wirkungsmechanismus ist nicht endgültig geklärt. H_2S kann in hoher Konzentration Enzyme durch Sulfidbildung an zentralen Metallatomen oder durch Disulfidbildung blockieren. Wahrscheinlich werden Enzyme, die an der oxidativen Phosphorylierung beteiligt sind, durch H_2S inhibiert, der Mechanismus der Vergiftung ist daher ähnlich der **Cyanid-Vergiftung.** Die direkten H_2S-Wirkungen sind voll reversibel. H_2S wird im Organismus rasch zu Sulfat oxidiert und als solches ausgeschieden.

Therapie

Erhaltung der Atmung, im übrigen symptomatisch.

Kohlenmonoxid

Eigenschaften, Vergiftungsmöglichkeiten

Kohlenmonoxid, CO, ist ein ubiquitär vorkommendes Gas. Ein großer Teil des in der Erdatmosphäre angetroffenen CO stammt aus Algen im Meer. Die toxikologisch wichtigsten Quellen sind jedoch Verbrennungsprozesse, in denen CO – neben CO_2 – in stark schwankendem Ausmaß entstehen kann. Maßgeblich für die Ausbeuten von CO und CO_2 ist der verfügbare Sauerstoff. Hauptquelle für CO-Emissionen ist heute der Verkehr, gefolgt von Industrie und Privathaushalten.

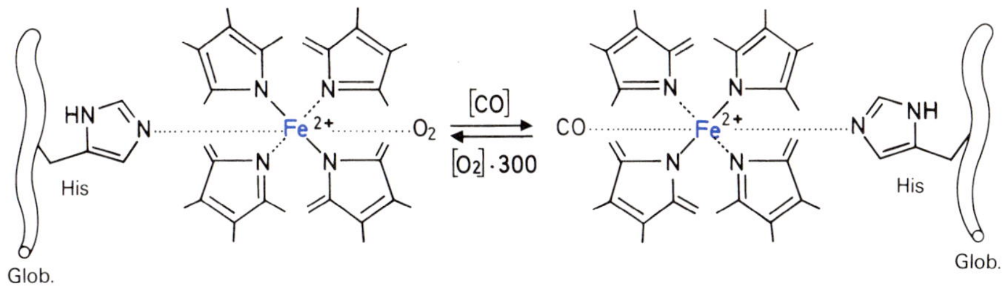

Abb. 34.45 Bindungsstelle von O_2 und CO in einer Hämoglobinuntereinheit

Berechnungen über den Jahresausstoß an CO sind nutzlos für die Risikobeurteilung; entscheidend ist die aktuelle CO-Konzentration in der Atemluft. Die CO-Konzentrationen in der Luft von Ballungsräumen liegen im Bereich von 1–2 ml/m^3, in verkehrsreichen Orten bei 10 ml/m^3. In Innenräumen sind beim Kochen mit Gas Konzentrationen von bis zu 100 ml/m^3 CO gemessen worden. CO ist auch ein Produkt des Porphyrinabbaus, ohne äußere CO-Belastung werden Hb-CO Spiegel von 0,5–1 % erreicht (Raucher bis 10 %).

Wirkungsmechanismen

Kohlenmonoxid blockiert im Hämoglobin durch Komplexbildung die Sauerstoffbindungsstelle (Fe^{2+}) (Abb. 34.45). Alle Wirkungen von CO sind auf eine Sauerstoffunterversorgung von gegenüber Sauerstoffmangel empfindlichen Geweben und einen eingeschränkten Abtransport von metabolisch gebildetem CO_2 zurückzuführen.

Die Bindung von CO an Hämoglobin ist eine Gleichgewichtsreaktion und reversibel, die Lage des Gleichgewichts ist abhängig von den Konzentrationen an O_2 und CO sowie den relativen Bindungsaffinitäten.

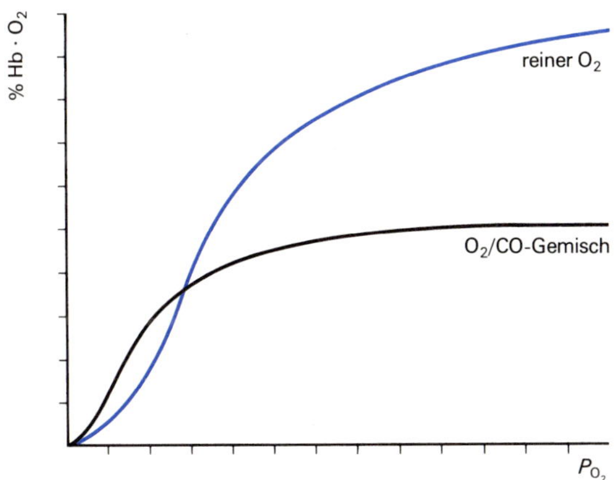

Abb. 34.46 Sauerstoffdissoziationskurve von Hämoglobin in Gegenwart von CO. Die Belegung der 4 im Hämoglobinmolekül enthaltenen Fe^{2+}-Zentralatome des Häms mit O_2 bzw. CO erfolgt nicht unabhängig voneinander; je mehr Fe^{2+}-Zentralatome mit CO beladen sind, desto schwerer wird O_2 abgegeben (Haldane-Effekt).

Wegen der hohen Affinität des CO zu Hämoglobin (200 bis 300fach höher als O_2) reichen nach Gleichgewichtseinstellung schon geringe CO-Mengen in der Atemluft (0,066 Vol.-%) aus, um 50 % des Hämoglobins zu blockieren. Die Bindung von CO an Hämoglobin führt auch zu einer Verschiebung der Sauerstoffdissoziationskurve und einer erschwerten Abgabe des noch transportierten O_2 im Gewebe (Haldane-Effekt). Daher ist der Effekt von CO auf den Sauerstoffmangel im Gewebe größer, als die reine Mengenangabe von % CO-Hb anzeigt (Abb. 34.46).

Neben Hämoglobin existieren noch andere Fe^{2+}-haltige, an O_2-Bindung und Verwertung beteiligte Proteine, z.B. Myoglobin. Sie sind jedoch weit weniger empfindlich als Hb.

Sinkt die CO-Konzentration im Blut ab oder steigt die O_2-Konzentration, stellt sich ein neues Gleichgewicht ein und der Hb-CO-Anteil sinkt ab. So kann im intakten Organismus bei Atmung von CO-freier Luft schließlich sämtliches CO abgegeben und durch O_2 ersetzt werden; die Funktionsfähigkeit des Hb wird voll wiederhergestellt. Mit reinem Sauerstoff läuft der Regenerationsvorgang schneller ab.

Wirkungen

Die toxischen Wirkungen von CO (Tab. 34.20) werden hauptsächlich durch den Hb-CO-Spiegel bestimmt. Folgende Faktoren beeinflussen den Verlauf der Vergiftung:

1. **die Konzentration von CO in der Atemluft:** CO wird bei der Inhalation mit der Lungen-Restluft vermischt, diffundiert dann über die Alveolarmembran und das Blutplasma der Lungenkapillaren in die Erythrocyten, wo rasche Bindung an Hb stattfindet. Limitierender Schritt in dieser Kette ist die Diffusion durch die Alveolarmembran und das Plasma, CO ist schlecht wasserlöslich, daher erfolgt die Aufsättigung des zirkulierenden Blutes (Erreichen des Gleichgewichtszustandes) relativ langsam. Je höher die CO-Konzentration in der Luft, um so rascher werden toxische Konzentrationen von Hb-CO erreicht (Abb. 34.47).
2. **das Atem-Zeit-Volumen:** Je häufiger in der Zeiteinheit und je tiefer geatmet wird, um so länger die Kontaktzeit von CO an der kritischen Austauschfläche (Alveolen) und desto rascher die Aufsättigung.

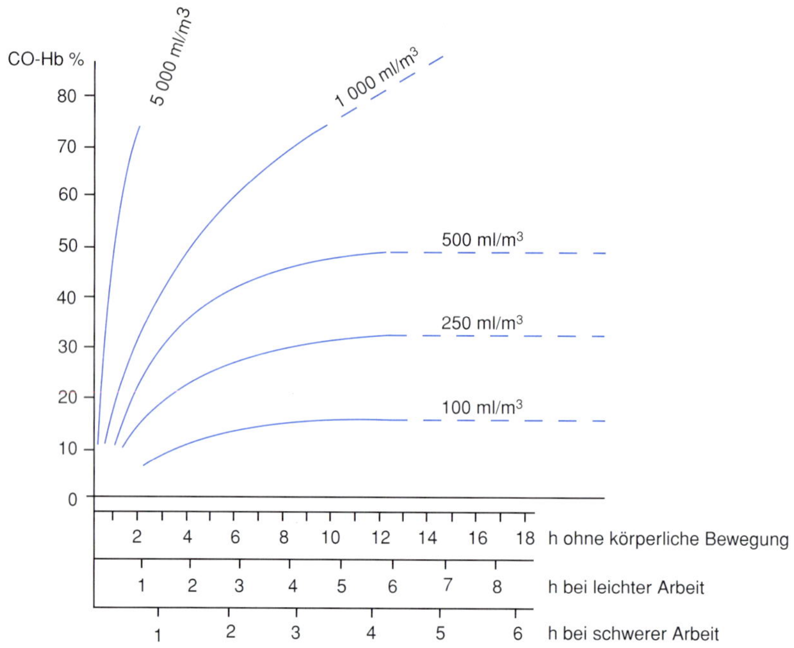

Abb. 34.47 CO-Aufnahme in Abhängigkeit von der Expositionsdauer und -höhe und dem Atemminutenvolumen.

3. **die Zeitdauer der Einwirkung:** Das annähernde CO-Gleichgewicht Luft/Blut wird in Ruheatmung erst in ca. 10h erreicht (Abb. 34.48). Auch die relativ hohe Konzentration von 0,1 Vol.- % CO erzeugt in 1 h erst ca. 30 % Hb-CO, in 5 h ist dann die tödliche Grenze erreicht. 0,01 Vol.- % CO bleiben in 1 Arbeitsschicht (8 h) noch unter der klinischen Wirkungsgrenze von 10 % Hb-CO (Abb. 34.48).
4. **der Sauerstoffbedarf der Gewebe und der Hämoglobinbestand:** Bei schwerer Arbeitsind 30–40 % Hb-CO schon kritisch, in körperlicher Ruhe dagegen erst 60 bis 70 %. Auch Krankheiten mit hohem O_2-Bedarf wie Thyreotoxikose und Infektionen können höhere CO-Toxizität bedingen. Vögel mit (normal) 40 °C Körpertemperatur sind viel empfindlicher als der Mensch.

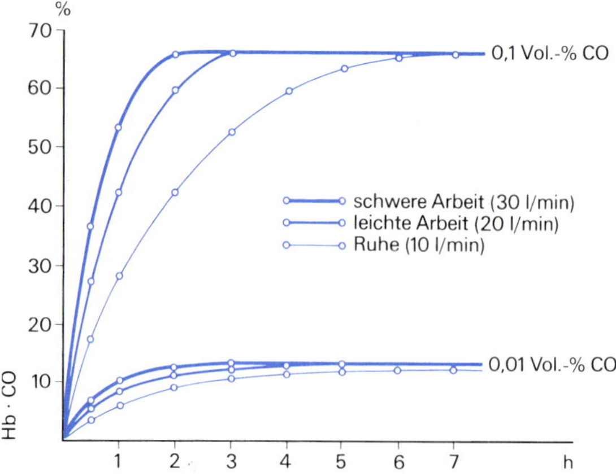

Abb. 34.48 Erreichen der Hb-CO-Sättigung in Abhängigkeit von der Atemintensität.

Nachweis

Hb-CO hat kirschrote Farbe, sein Absorptionsspektrum unterscheidet sich kaum von dem des HbO_2. Zum spektroskopischen Nachweis versetzt man ein Bluthämolysat mit einem Reduktionsmittel (Na-Dithionit): HbO_2 geht in reduziertes Hb über, Hb-CO wird nicht reduziert und kann bestimmt werden.

Verlauf der Vergiftung

Zielorgane der CO-Vergiftung sind besonders hypoxieempfindliche Gewebe wie das Myokard und das Gehirn. Bei raschem Vergiftungseintritt wird das Finalstadium durch hypoxidotische Krämpfe bestimmt, bei protrahiertem Verlauf können Cheyne-Stokes-Atmen und stärkere Acidose auftreten. Die klinischen Erscheinungen sind dann weniger unmittelbare, vielmehr sekundäre Folgen der Hypoxie: Myokardstörungen, Leberschäden, Ausfälle im Zentralnervensystem; hierbei spielen sowohl Hyper- als auch Hypoglykämie eine ursächliche Rolle. Als Spätschäden sind Leukoenzephalopathien, Parkinsonismus, Herdepilepsien und periphere Lähmungen sowie Herzmuskelnekrosen bekannt.

Tabelle 34.20: Symptome bei Kohlenoxid-vergiftung in Abhängigkeit vom Hb-CO-Gehalt

Hb-CO	Erscheinungen
3–5 %	Einschränkung der körperlichen Leistungsfähigkeit bei Herz-Kreislauf-Erkrankten und bei gesunden Menschen unter Belastung
5–15 %	leichte, eben meßbare Einschränkung des Visus (Schwelle der Verschmelzungsfrequenz gesenkt)
10–20 %	leichter Kopfschmerz, Mattigkeit, Unwohlsein, Kurzatmigkeit bei Anstrengung, Herzklopfen
20–30 %	Schwindel, Bewußtseinseinschränkung, Gliederschlaffheit und -lähmung
30–40 %	Haut rosafarben, Bewußtseinsschwund, Atmung verflacht, Kreislaufkollaps
40–60 %	tiefe Bewußtlosigkeit, Lähmung, Cheyne-Stokes-Atmung, Sinken der Körpertemperatur
60–70 %	tödlich in 10 min bis 1 h
> 70 %	tödlich in wenigen min

Der menschliche Fötus ist gegenüber CO besonders empfindlich. Nach Inhalation von CO und Gleichgewichtseinstellung liegen die Hb-CO-Werte im Fötus um 10 bis 15 % höher als im mütterlichen Blut, der Sauerstoffpartialdruck im fötalen Blut ist niedriger und die Affinität von fötalem Hämoglobin für O_2 geringer. Diese Faktoren machen den Fötus gegenüber Sauerstoffmangel bei gleichen Hb-CO Konzentrationen empfindlicher als den mütterlichen Organismus. Ein Zusammenhang zwischen chronischer Belastung des Fötus durch CO durch Rauchen der Mutter und den geringeren Geburtsgewichten bei Kindern von Raucherinnen wird diskutiert.

Im Bereich der Gewerbetoxikologie gibt es Berichte über uncharakteristische Beschwerden (Müdigkeit, Schlafstörungen, Kopfschmerz) bei chronischer Einwirkung von CO. Der bekannte Wirkungsmechanismus von CO liefert keine Erklärungsmöglichkeit für solche Erkrankungen; es sei denn, daß nicht eine gleichbleibende CO-Konzentration einwirkte, sondern gelegentlich stark überhöhte Spitzenwerte manifeste Intoxikationsfolgen erzeugten. Starke Zigarettenraucher können im Tagesverlauf bis zu 15 % Hb-CO bilden. Leichte Einschränkungen sinnlicher Wahrnehmungen und deren Verarbeitung können ab 10 % Hb-CO eintreten. Dauerschäden dadurch sind nicht bekannt. Dagegen können kardiovasculär Vorgeschädigte (vor allem mit Angina pectoris) eventuell schon ab 3–4 % Hb-CO ein erhöhtes Anfallsrisiko aufweisen.

Therapie

1. rasches Verbringen in CO-freie Luft;
2. bei Atemstillstand: Atemspende (Beatmung Mund zu Nase oder Pulmotor);
3. Zufuhr von reinem Sauerstoff oder Carbogen (95 % O_2, 5 % CO_2) zur Anregung des Atemzentrums (bei langfristiger Carbogen-Atmung jedoch Gefahr der Verstärkung bestehender Acidose!). Rasche Beseitigung aller Vergiftungssymptome ist möglich durch Sauerstoffatmung im Überdruck (Verbringen in Druckkammer, O_2-Maske): Bei 3 bar Druck sind 4 Vol.- % O_2 im Plasma gelöst, womit alle Gewebe – einschließlich Gehirn – hinreichend versorgt werden können.
4. weitere Maßnahmen: Kreislauf und Körpertemperatur normalisieren, Acidose korrigieren.

Blausäure und Cyanide

Eigenschaften, Vorkommen, Vergiftungsmöglichkeiten

Blausäure, Cyanwasserstoff, ist eine sehr schwache Säure (pK_a = 9,2), die mit Alkalien leicht wasserlösliche Salze bildet. KCN und NaCN haben große technische Bedeutung in der Metallhärtung (s. 3-D-Abb. auf CD-Rom). Toxisch wirksam ist das Cyanid-Ion CN^-, das auch aus organischen Verbindungen und aus glykosidischer Bindung im Organismus enzymatisch oder nichtenzymatisch freigesetzt werden kann. Beispielsweise enthalten Bittermandeln CN^- gebunden an das Glykosid Amygdalin, 0,05–0,1 % HCN (50 Mandeln eventuell tödlich). Gasförmige Blausäure gilt noch heute als wirksames Entwesungsmittel in Schiffen, Wohnungen und Speichern. Große HCN-Mengen entstehen beim Abbrennen organischer Materialien (Brandgase, auch Tabakrauch). Nitroprussid-Natrium, zur Behandlung von hypertonischen Krisen eingesetzt, spaltet im Organismus CN^- ab, was bei Nichteinhaltung der Anwendungsvorschriften zu Cyanidvergiftung führen kann. Der typische Geruch von Blausäure wird infolge genetischer Veranlagung von manchen Individuen extrem empfindlich, von anderen so gut wie gar nicht wahrgenommen. Eine Warnwirkung des Gases kann durch einen leichten, aber typisch lokalisierten Rachenreiz gegeben sein.

Wirkungsmechanismus

Das Cyanid-Ion hat zu bestimmten Schwermetallen wie Eisen(III) eine hohe Affinität. CN^- blockiert im Organismus die Cytochrom-Oxidase durch Bildung eines sehr stabilen Komplexes mit einem Eisen(III)Atom dieses Enzyms (Abb. 34.49). Die Cytochrom-Oxidase enthält wie das Hämoglobin eine Hämgruppe mit einem Eisenatom. Anders als das Hämoglobin katalysiert die Cytochrom-Oxidase Elektronenübertragungsreaktionen, ihr Eisenatom kann leicht die Oxidationsstufe wechseln. Sie ist Bestandteil der Atmungskette der Zelle, die in der inneren Mitochondrienmembran lokalisiert

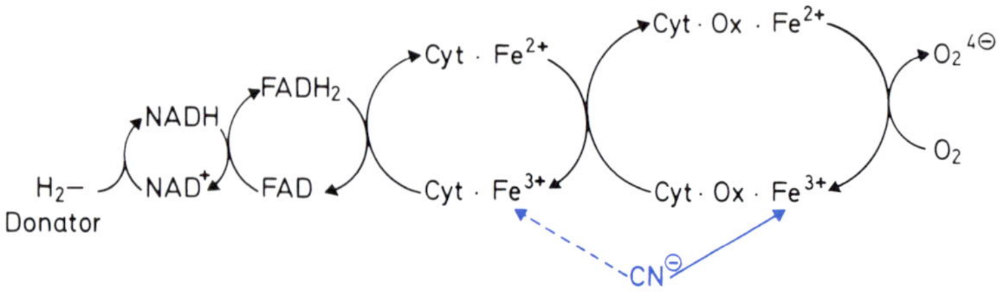

Abb. 34.49 Angriff von Cyanid in der Atmungskette (vereinfacht): Blockade der Cytochromoxidase in der dreiwertigen Stufe.

ist. In der Atmungskette wird durch Übertragung von Elektronen auf molekularen Sauerstoff über NADH und $FADH_2$ und mehrere Cytochrome ATP gebildet. Cytochrom-Oxidase ist das letzte Glied in dieser Kette, durch Blokkierung der Cytochrom-Oxidase durch Komplexbildung unterbricht Cyanid die Atmungskette und damit die Produktion von Stoffwechselenergie; dies führt im Extrem zum Tod der Zelle. In isolierten Systemen wird die Cytochrom-Oxidase auch nach Gabe von Kohlenmonoxid durch Komplexbildung mit dem Eisen(II)Atom in reduzierter Form gehemmt; durch die große Menge an Eisen(II) im Hämoglobin wird Kohlenmonoxid im Körper jedoch abgefangen, eine Hemmung von Cytochrom-Oxidase wird bei der Kohlenmonoxidvergiftung nicht beobachtet. Die Komplexbildung von Cyaniden mit dem Eisen(III)Atom der Cytochrome ist reversibel; nach Dissoziation des Komplexes kann die Cytochrom-Oxidase wieder am Elektronentransport teilnehmen.

Verlauf der Vergiftung

Für den Zeitverlauf der Vergiftung ist der Aufnahmeweg entscheidend. Da HCN wegen der geringen Dissoziation (bei pH 7,4 nur 1,6 %) sehr schnell durch Membranen diffundiert, werden bei Inhalation von HCN schnell hohe Blutkonzentrationen an Cyanid erreicht und erste Symptome treten nach wenigen Sekunden auf. Bei oraler Aufnahme von Cyanid wird Blausäure durch die Magensäure gebildet und über den Pfortaderkreislauf resorbiert; erste Symptome können sich hier nach mehreren Minuten einstellen. Bei Einnahme von Nitrilen oder glykosidhaltigen Pflanzen (Bittermandeln, Leinsamen u. a.) beträgt die Latenzzeit meist ¼–1 h. Das erste Symptom einer Cyanidvergiftung ist eine Hyperpnoe, die durch Sauerstoffmangel an den dafür sehr empfindlichen Rezeptoren des Carotissinus entsteht. Als nächstes tritt eine Rotfärbung der Haut auf, die durch eine Arterialisierung des Venenblutes bedingt ist; der im Oxyhämoglobin gebundene Sauerstoff kann von den Zellen nicht mehr aufgenommen und verwertet werden. Oxyhämoglobin verbleibt auch im venösen Blut. Die für den Menschen tödlichen Dosen an Cyaniden liegen zwischen 50 und 200 mg, nach oraler Aufnahme stellt sich der Tod innerhalb von 20 Minuten ein, tödliche Blutkonzentrationen liegen bei mehr als 5 µg CN^-/ml. Die Hintergrundbelastung bei Nichtrauchern liegt um 15 ng CN^-/ml Vollblut, bei Rauchern um 40 ng CN^-/ml.

Entgiftung

Blausäure wird durch das in der Leber besonders angereicherte Enzym Rhodanese mit Schwefel zu Thiocyanat (CNS^-) umgewandelt. Der geschwindigkeitsbegrenzende Faktor dieser Entgiftungsreaktion ist die Menge an Schwefel, die durch den Stoffwechsel bereitgestellt werden kann. Durch therapeutische Gabe von Schwefelverbindungen (Natriumthiosulfat) läßt sich die Entgiftung beschleunigen.

Es gibt auch die Umkehr der Reaktion: ein Enzym Thiocyanatoxidase setzt aus Rhodanid CN^- frei. Das Gleichgewicht im Organismus liegt jedoch weit auf der Seite von CNS^-. Die Entgiftungsgeschwindigkeit von CN^- ist hoch: ca. 1 mg/kg/h aus Tierversuchen; ca. 0,1 mg/kg/h beim Menschen nach Aufnahme von Nitroprussid-Natrium zu therapeutischen Zwecken. Die minimal tödliche Dosis wird also in ca. 1–10 Stunden im Organismus komplett entgiftet. Cyanide neigen deshalb nicht zur Kumulation.

Therapie

Sie zielt auf Beschleunigung der körpereigenen Entgiftung und auf Komplexbindung des Cyanid-Ions an andere schwermetallhaltige Strukturen. Es bieten sich folgende praktische Möglichkeiten:

1. **Natriumthiosulfatgabe** ($Na_2S_2O_3$) als Bereitstellung von Schwefel zur enzymatischen Thiocyanatbildung. Man verabfolgt 10%ige Lösung[1], 10–20 ml i.v., eventuell in 10minütigen Abständen wiederholt (Thiosulfat wird auch in sehr hohen Dosen gut vertragen). Gemessen am Ausmaß der Cyanidinaktivierung ist dies die wirksamste Maßnahme. Der Wirkungseintritt erfolgt langsam, bei akuten Vergiftungen oft zu langsam.
2. **Methämoglobinbildung:** Das dreiwertige Eisen im Methämoglobin (s. S. 1036) bindet CN^- ebenfalls, wenn auch mit geringerer Bindungskonstante als Cytochrom-Oxidase; doch ist „therapeutisch" induzier-

[1] Natriumthiosulfat® 10 % Injektions- und Infusionslösung

tes Met-Hb in so großem Überschuß vorhanden, daß schon wenige % vom Gesamt-Hb – bei sehr rascher HCN-Diffusion und Gleichgewichtseinstellung – entscheidende Entlastung bringen (Abb. 34.50). Man verwendet **p-N,N-Dimethylaminophenol** (3 mg/kg i.v.). Diese Injektion führt innerhalb kürzester Zeit zu einer 30%igen Met-Hb-Bildung ohne nennenswerte Kreislaufbeeinflussung.
Zur Zeit ist eine Kombination von Met-Hb-Bildung mit Thiosulfatgabe optimal. Raschestes Handeln ist erforderlich und entscheidet meist über den Ausgang.

Chronische Blausäurevergiftungen sind – wegen der raschen Entgiftung von Cyanid – sehr unwahrscheinlich. Häufige subletale akute Vergiftungen können durch den von O_2-Mangel induzierten Zelltod zu irreversiblen zentralen und peripheren Nervenschäden führen. Bei chronischer Cyanidexposition (Cassava-haltige Nahrungsmittel mit glycosidisch gebundenem Cyanid) wurden beim Menschen auch Schädigungen der Schilddrüse beobachtet. Mangelnde Cyanidentgiftung wegen genetisch bedingter Störung des B_{12}-Umsatzes wird als Ursache einer hereditären Netzhautdegeneration und der sog. tropischen Neuropathie diskutiert.

$$\begin{array}{ccc} \text{Cyt} \cdot \text{Ox} \cdot Fe^{3\oplus} + CN^{\ominus} & & \text{Hb} \cdot Fe^{2\oplus} + NaNO_2 \\ \rightleftharpoons & & \downarrow \\ \text{Cyt} \cdot \text{Ox} \cdot Fe^{3\oplus} \cdot CN^{\ominus} & + & \text{Hb} \cdot Fe^{3\oplus} \\ & & \rightleftharpoons \\ & & \text{Cyt} \cdot \text{Ox} \cdot Fe^{3\oplus} + \text{Hb} \cdot Fe^{3\oplus} \cdot CN^{\ominus} \end{array}$$

Abb. 34.50 Ablösung von Cyanid aus Cytochromoxidase durch therapeutisch mit Nitrit induziertes Methämoglobin.

Stickgase

Darunter versteht man chemisch inerte Gase, die unter gegebenen Umständen in so hoher Konzentration auftreten können, daß der Sauerstoff der Luft unter die zur Erhaltung der vitalen Körperfunktionen notwendige Mindestkonzentration sinkt (je nach Leistungserfordernis 9–14 Vol.-%). Prototypen von Stickgasen sind die Edelgase, die praktisch keine chemische Reaktivität haben. Doch wird bei diesen wie bei Stickstoff eine leichte narkotische Komponente unabhängig vom Sauerstoffdruck diskutiert (vgl. S. 1026). Grenzfälle zwischen Narkose- und Stickgas stellen Distickstoffmonoxid (N_2O, Lachgas, s. S. 1026) und halogenierte aliphatische Kohlenwasserstoffe mit hohem Fluorgehalt dar (Fluorcarbone, z.B. CF_4, CF_3Cl, CF_2Cl_2, $CFCl_3$, $C_2F_4Cl_2$ etc.). Wegen ihres niedrigen Siedepunktes wurden sie unter der Bezeichnung „Frigene" als Verdampferflüssigkeit in Kältemaschinen sowie als Treibmittel in Sprühdosen verwendet. In diesem Zusammenhang hat es tödliche Erstickungen gegeben, wenn aus solchen Druckdosen unter weitgehendem Abschluß des Kopfes unter Plastiktüten die Treibmittel zu Berauschungszwecken freigesetzt wurden. Mit der Aufdeckung der ozonzerstörenden Wirkung ist der Einsatz dieser „Frigene" stark eingeschränkt worden.

Als Sonderfall eines Stickgases kann **Kohlendioxid,** CO_2, betrachtet werden. Das Kohlendioxid ist schwerer als Luft und reichert sich am Boden von Gärkellern oder in Höhlen an und kann, wenn die Konzentration ca. 50 Vol.- % übersteigt, rasch tödlich wirken. Geringere Konzentrationen führen zu respiratorischer Acidose. Übersteigt die inhalierte Konzentration den normalen CO_2-Gehalt der Alveolarluft (3–4 Vol.- %), so kommt es über eine Erregung des Atemzentrums und des Carotissinus zur Hyperventilation. Langfristig können bis zu 5000 ml/m^3 (= 5 ml/l, MAK) auch bei körperlicher Belastung ohne Folgen überstanden werden, solange man Erholungspausen einlegt. Bei permanenter Einatmung führen auch wesentlich niedrigere CO_2-Konzentrationen zu einer Vermehrung der harten Knochensubstanz, indem CO_2 als Carbonat abgelagert wird. Die atemstimulierende Wirkung von CO_2 nutzt man im **Carbogen** (Zusammenziehung aus carbon dioxide und oxygen), einem Gemisch von 95 % O_2 und 5 % CO_2; Einsatz aus Druckgasflaschen bei manchen Vergiftungen (vgl. S. 1026).

Rauch- und Brandgase

Nach Großbränden sind bis zu 75 % der innerhalb weniger Stunden nach dem Brand auftretenden Todesfälle auf die Inhalation toxischer Brandgase zurückzuführen. Hierbei treten als Todesursache sowohl lokale Effekte auf den Respirationstrakt (Lungenödem, vgl. S. 1026) als auch systemische Wirkungen auf. Durch die hohen Temperaturen der inhalierten Gase werden die lokalen Wirkungen auf den Respirationstrakt u.U. verstärkt.

Brandgase sind komplexe Gemische, deren Zusammensetzung von den Brandbedingungen und dem brennenden Material abhängt. Bei Verbrennung oder Verschwelung von Kunststoffen entstehen in wechselnden Anteilen Chlorwasserstoff (Polyvinylchlorid), Formaldehyd, Fluorwasserstoff (Teflon) oder Isocyanate (Polyurethan). Abhängig vom verbrennenden Material können auch Isocyanate und stark lungentoxische Verbindungen (Perfluorisobutylen beim Verschwelen von Teflon®) entstehen.

Die toxikologisch wichtigsten Bestandteile von Rauch und Brandgasen sind Kohlenmonoxid und Blausäure. Massiv erhöhte Hb-CO-Konzentrationen (> 50 % des gesamt Hb) wurden häufig bei Brandkatastrophen in den Opfern gefunden, in Zusammenhang mit Sauerstoffmangel können diese Konzentrationen tödlich sein. Häufig werden bei Rauchvergiftungen auch toxische Konzentrationen an Cyanid im Blut (2–10 µg/ml) gefunden.

34.4 Methämoglobinbildende Stoffe

Die Fähigkeit des Hämoglobins (Hb), Sauerstoff leicht und reversibel zu binden, ist geknüpft an die Oxidationsstufe des Eisenatoms im Hämverband (vgl. Abb. 34.45); nur zweiwertiges Eisen (Fe^{2+}) kann Sauerstoff reversibel binden. Nach Oxidation des Eisens zu Fe^{3+} ist ein Sauerstofftransport nicht mehr möglich. Hämoglobin mit dreiwertigem Eisen wird Methämoglobin (Met-Hb) oder Ferrihämoglobin (Hb-Fe^{3+}) genannt. Hämoglobin in Lösung geht in Gegenwart von O_2 langsam in Met-Hb über. In intakten Erythrocyten findet man aber nur Spuren von Met-Hb, da Met-Hb, sobald es gebildet worden ist, ständig durch die Met-Hb-Reductase unter Verbrauch von NADPH reduziert wird. Das Schlüsselenzym zur Bereitstellung von NADPH ist Glucose-6-phosphat-Dehydrogenase. Bei einer erblichen Form der hämolytischen Anämie, die vor allem im Mittelmeerraum, in Afrika und Asien vorkommt, ist die Aktivität dieses Enzyms verringert. Die Betroffenen zeigen eine erhöhte Empfindlichkeit gegenüber Met-Hb-Bildnern (z.B. dem Arzneimittel Primaquin oder Favabohnen) und Neigung zu hämolytischen Krisen.

Der Met-Hb-Spiegel im menschlichen Blut bleibt in der Regel unter 1%. Früh- und Neugeborene neigen stärker zur Met-Hb-Bildung als Erwachsene, ihr Hämoglobin ist leichter oxidierbar und die Reductasen sind weniger aktiv. Vergiftungen mit Met-Hb-Bildnern verlaufen daher in den ersten Lebensmonaten meist schwerer.

34.4.1 Mechanismen der Met-Hb-Bildung

Es gibt verschiedene Arten von Met-Hb-Bildnern. **Oxidationsmittel wie Chlorate** (ClO_3^-), z.B. in Reinigungs- und Bleichmitteln, können Hämoglobin direkt oxidieren. Die Vergiftung ist durch Met-Hb-Bildung, Met-Hb-Urie, Hämolyse und Nierenversagen gekennzeichnet.

Bei **Nitriten** erfolgt eine gekoppelte Oxidation: Sauerstoff aus Oxyhämoglobin wird unter Bildung von Nitrat auf Nitrit übertragen und gleichzeitig das Eisenatom oxidiert. Anorganische Nitrite sind in Spuren ubiquitär, **Nitrate** können im menschlichen Darm mikrobiell in Nitrit umgewandelt werden. Besonders gefährdet sind Säuglinge, da ihre Darmflora eine höhere reduzierende Kapazität hat als die des Erwachsenen. Nitratreiche Brunnenwässer bei der Zubereitung von Säuglingsnahrung und stark nitratgedüngte Gemüse, vor allem Spinat, können eine Methämoglobinämie bei Säuglingen induzieren. Nitrate sind daher auch in die Reihe der Met-Hb-Bildner einzuordnen. Organische „Nitrate" wie Amylnitrit, Nitroglycerin u.a. wirken wie Nitrit.

Aromatische Amino- und Nitroverbindungen sind indirekte Met-Hb-Bildner, sie müssen erst im Organismus in die eigentlichen Met-Hb-Bildner, **Arylhydroxylamine**, umgewandelt werden.

Die Umwandlung von Hämoglobin zu Met-Hb vollzieht sich hier in einem Kreisprozeß (Abb. 34.51): Das Arylhydroxylamin wird zur Nitrosoverbindung oxidiert und sauerstofftragendes Hb-Fe^{2+} zu Hb-Fe^{3+} umgewandelt, der Sauerstoff wird reduziert. Ein NAD-abhängiges Enzym generiert dann aus der Nitrosoverbindung das Hydroxylaminderivat. So kann 1 Mol Arylhydroxylamin mehrere Mol Oxyhämoglobin oxidieren. Für die Rückführung der Nitroso- zur Hydroxylaminverbindung sind Reduktionsäquivalente nötig, und sie steht damit in Konkurrenz zur Reduktion von Met-Hb zu Hämoglobin.

So ist die Dynamik der Vergiftung durch aromatische Amino- und Nitroverbindungen ganz anders als bei Nitriten und Oxidationsmitteln: langsamer Beginn wegen der erforderlichen metabolischen Aktivierung, dann

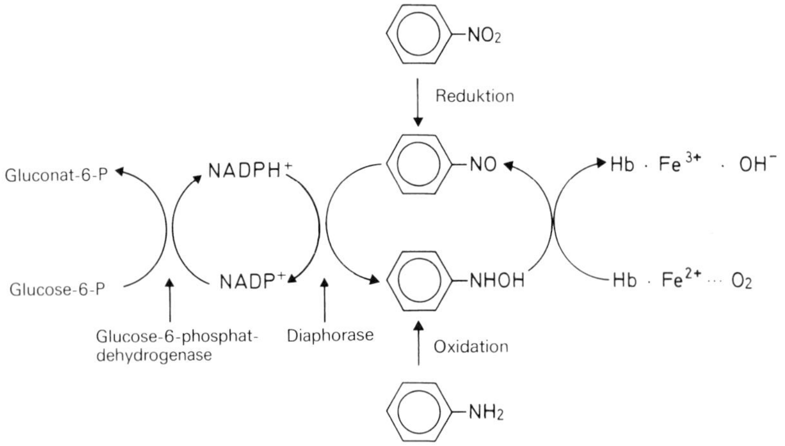

Abb. 34.51 Oxidation von Hämoglobin zu Methämoglobin durch Nitrosobenzol und Phenylhydroxylamin. Sie entstehen im körpereigenen Stoffwechsel durch Oxidation (aus Anilin) oder Reduktion (aus Nitrobenzol). Ein Molekül Nitrosobenzol kann mehrmals Hb-Fe^{2+} oxidieren, da ein anderes Enzym (Flavoprotein) für eine Reduktion des gebildeten Nitrosobenzols sorgt.

aber länger anhaltend hohe Met-Hb-Spiegel, die erst mit der Exkretion oder der weiteren Metabolisierung der Stoffe abfallen (Abb. 34.52).

Neben den stark wirksamen Grundverbindungen **Nitrobenzol** und **Anilin** gibt es zahlreiche meist schwächer wirksame Derivate, darunter auch einige früher verwendete Arzneimittel (Sulfonamide und Phenacetin).

Phenothiazinfarbstoffe wie Methylenblau oder Thionin können einerseits Oxyhämoglobin zu Met-Hb oxidieren, indem sie Elektronen aufnehmen. Andererseits können diese Farbstoffe die körpereigene enzymatische Rückbildung hoher Met-Hb-Spiegel beschleunigen, indem sie die Reduktion von NAD^+ fördern. Zwischen Met-Hb-Bildung und Rückbildung stellt sich nach Gabe von Redoxfarbstoffen ein Gleichgewicht bei ungefähr 10 % Met-Hb ein. Höhere Met-Hb-Werte werden auf diese Gleichgewichtskonzentration reduziert und damit die Gefahr der inneren Erstickung durch Sauerstoffmangel beseitigt. Thionin ist stärker wirksam als Methylenblau (= Tetramethythionin).

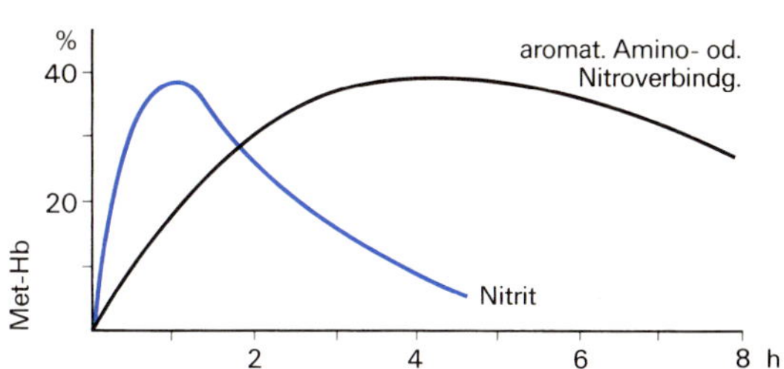

Abb. 34.52 Schematische Erläuterung des unterschiedlichen Verlaufs von Methämoglobinämien. Bei Nitriten wird die Anstiegsgeschwindigkeit von der Geschwindigkeit der Resorption, der Abfall von der Reductasekapazität bestimmt. – Aromatische Amino- oder Nitroverbindungen müssen nach Resorption erst im Stoffwechsel zu Met-Hb-Bildnern aktiviert werden. Abfall des Met-Hb-Spiegels erfolgt dann mit der Exkretion der Wirkstoffe.

34.4.2 Methämoglobinämie

Symptome: Die braune Farbe von Met-Hb und der Mangel an Oxyhämoglobin bedingen eine Blässe der Haut, die wegen der ausgeprägten Lippenverfärbung „Blausucht" genannt wird. Alle Folgen der Vergiftung sind auf eine Unterversorgung der Gewebe mit Sauerstoff zurückzuführen und damit qualitativ und quantitativ mit der CO-Vergiftung vergleichbar (s. Tab. 34.20). Der Tod tritt bei Werten zwischen 60 und 80 % Met-Hb ein. Die Spontanrückbildung von Met-Hb ist von der Art des auslösenden Stoffes abhängig. Nach Ausscheidung oder Entgiftung des Met-Hb-Bildners erfolgt die Met-Hb-Rückbildung mit einer Rate von ca. 10 %/h. Bei oralen Vergiftungen ist mit einer Nachresorption und langsamerer Rückbildung zu rechnen. Manche Met-Hb-Bildner wirken zugleich hämolytisch. Sie erzeugen auch Schäden am Globin und an Membraneiweißen. Häufig finden sich bei erhöhten Met-Hb-Spiegeln in den Erythrocyten dunkle Einschlußkörperchen (Heinz-Körperchen). Ab 30 % Met-Hb ist das Blut deutlich ins Braune verfärbt. Zur Bestimmung von Met-Hb benutzt man die Eigenschaft von Met-Hb, mit Cyanid einen Komplex (vgl. S. 1029) unter Farbänderung zu bilden.

Therapie: Durch Gabe von Thionin[1] 0,2 %, 10 ml i.v., oder Methylenblau 2 %, 10 ml i.v., eventuell einmal wiederholt, tritt meist prompte Besserung ein. Im übrigen O_2-Atmung.

[1] Katalysin®

34.5 Metalle

Eigenschaften, Wirkungsmöglichkeiten

Metalle und einige Metalloide haben in der Vergangenheit vielfältige therapeutische Anwendung gefunden. Ihre bakterizide Wirkung nutzte Paul Ehrlich Ende des 19. Jahrhunderts zur systemischen Anwendung gegen Infektionskrankheiten aus, indem er sie in organische Moleküle einbaute (z.B. Arsen in Salvarsan; vgl. Tab. 34.24). So begann die erste Ära der Chemotherapie mit Metallverbindungen. Beginnend in den 30er und 40er Jahren sind sie durch Antibiotika abgelöst worden. Die toxikologische Bedeutung der Metalle hat dagegen in jüngster Zeit wieder zugenommen. Der Nachweis stark toxischer Metalle aus der Umwelt im Körper des Menschen und die Bildung radioaktiver Metalle bei Kernspaltung und Fusion hat den Metallen erneut hohe Aktualität verschafft.

Viele Metalle sind toxisch, auch einige lebenswichtige Spurenelemente wie Kupfer oder Eisen zeigen nach Aufnahme hoher Dosen oder bei Versagen homoöstatischer Mechanismen toxische Wirkungen. Einige essentielle Metalle können nach massiv erhöhter Zufuhr Krebs erzeugen. Der Versuch, einheitliche Wirkungen von Metallvergiftungen abzuleiten, ist aber aussichtslos. Viele Metallionen können mit funktionellen Gruppen (SH–, –OH, $–NH_2$, –COOH) in Proteinen reagieren, andere Metalle können oxidativen Streß auslösen. Dies wird oft zur Erklärung der proteindenaturierenden Wirkung der Metalle herangezogen. Keiner dieser Effekte ist jedoch geeignet, die außerordentliche Verschiedenartigkeit der im sonst intakten Organismus beobachteten Krankheitsbilder befriedigend zu erklären. Wirkungen der Metalle manifestieren sich an den unterschiedlichsten Geweben mit hoher Spezifität für einzelne Metalle, es resultieren charakteristische Krankheitsbilder.

34.5.1 Chelatbildende Stoffe

Chelatbildner sind wichtige **chemische Antidote für Metalle**. Ein wesentlicher Teil dieser Verbindungen wurde zur Dekontamination von radioaktiven Spaltprodukten entwickelt. Darüber hinaus haben sich jedoch weitere Indikationsgebiete eröffnet.

Chelate sind Komplexverbindungen von mehrwertigen Metallen mit organischen Molekülen, wobei mehrere Bindungsstellen eines Moleküls mit einem Metallatom binden. So entsteht eine besondere Art von Komplex, ein Chelat. Der Name ist abgeleitet von χηλη′ = Krebsschere; daran erinnert die konventionelle Formeldarstellung (vgl. Abb. 34.55).

Die Reaktion von Chelatbildnern, im Folgenden kurz Ligand (L) genannt, mit einem Metall (M) gehorcht dem Massenwirkungsgesetz und gibt das Verhältnis zwischen gebildetem Metallchelat und freiem Metall und Chelat im Gleichgewichtszustand wieder:

$$K = \frac{[ML]}{[M] \times [L]}$$

K wird die **Stabilitäts-oder Komplexbildungskonstante** genannt. Wegen der großen Stabilität vieler Metallchelate ist *K* meist sehr groß und wird daher als log *K* angegeben. Zur Erläuterung ein Beispiel: Die Stabilitätskonstante (log *K*) des eisenbindenden Proteins Transferrin beträgt 31. Dies bedeutet, daß im Gleichgewicht auf 1 Molekül freies Eisen 10^{31} Moleküle des Eisen-Transferrin-Komplexes kommen. Im Plasma liegt daher praktisch kein freies Eisen vor. Die Stabilitätskonstanten sind abhängig von der Art des Metalls und des Chelatbildners (Tab. 34.21).

Für die Beurteilung der Wirkung von Chelatbildnern im Organismus ist die Tatsache wichtig, daß keine absolute **Spezifität** für die Bindung bestimmter Metalle vorhanden ist. Eine relative Spezifität kommt dadurch zustande, daß die Affinitäten von Chelatbildnern für unterschiedliche Metalle verschieden sind. Daher wird im Organismus die Wirksamkeit eines Liganden durch konkurrierende Metalle wie Calcium (Plasmakonzentration von 2,5 mmol/l) beeinträchtigt.

Die Wirksamkeit von Chelatbildnern im Organismus kann dadurch gesteigert werden, daß man für einen möglichst hohen Überschuß an freiem Chelat sorgt. Das Verhältnis der Konzentrationen des komplexgebundenen Metalls [ML] zum freien Metall [M] verschiebt sich dann um so weiter zum Chelat hin, je größer die Stabilitätskonstante *K* und je größer die Konzentration des Liganden [L] ist. In der Praxis ist die **Erhöhung der Dosis des Chelatbildners** [L] **begrenzt durch die Toxizität**, die oft durch Reaktionen mit körpereigenen Metallen ausgelöst wird. Oft kann die Toxizität dadurch herabgesetzt werden, daß Chelatbildner als Calcium- bzw. Zinkkomplexe zugeführt werden.

Tabelle 34.21: Stabilitätskonstanten (als log *K*) einiger Metalle mit Edetat, D-Penicillamin, Deferoxamin und Dimercaptopropansulfonat (DMPS) (in vitro bestimmt)

Metall	Edetat	D-Penicillamin	Deferoxamin	DMPS
Mg^{2+}	8,7	–	4	–
Ca^{2+}	10,6	–	2	–
Mn^{2+}	13,4	5,6	–	–
Fe^{2+}	14,2	7,6	–	–
Cd^{2+}	16,5	10,9	8	18,0
Pb^{2+}	18,2	13,0	–	17,4
Cu^{2+}	18,3	16,5	14	17,8
Ni^{2+}	18,0	11,1	11	–
Zn^{2+}	16,0	10,0	11	14,7
Fe^{3+}	25,0	–	31	–
Hg^{2+}	–	–	–	27,1
$Ch_3\text{-}Hg^+$	–	–	–	21,0

Die Abhängigkeit der Komplexstabilität vom pH des Milieus hat praktische Bedeutung, weil manchmal die Dissoziation von Metallen in den Nierentubuli – vor allem bei saurem Harn – zu Nierenschädigungen führen kann. Diese Komplikation ist vor allem bei der Ausschleusung von Blei, aber auch für Eisen, Arsen und Quecksilber bekannt.

Der **therapeutische Einsatz von Chelatbildnern** als Antidote bei Metallvergiftungen soll folgendes erreichen:

1. Mobilisierung von Metallen aus Bindungsorten im Organismus durch höhere Affinität zum Chelatbildner
2. Abfangen zirkulierender Metalle in Körperflüssigkeiten
3. rasche Ausscheidung der gebildeten Chelate mit Harn und/oder Galle.

Dementsprechend sollten Chelatbildner folgende **Eigenschaften** aufweisen:

1. hohe Komplexbildungskonstante für toxische Metalle, dagegen niedrige für körpereigene Metalle
2. Löslichkeitseigenschaften, die das Vordringen zu den Bindungs- und Depotorten des Metalls im Organismus gewährleisten
3. Harn- oder Gallengängigkeit der Chelate
4. hinreichende Stabilität des Chelats bei „physiologischem" pH (6,9–7,4) und im sauren Harn (bis pH = 4)
5. geringe Toxizität und fehlende Biotransformation der Chelatbildner und gebildeter Chelate

Alle diese Eigenschaften sind praktisch nie in idealer Weise in einem Chelatbildner vereinigt. Die Bildungskonstanten können nur als erster grober Anhalt für die therapeutische Eignung einer Substanz dienen, sind jedoch nicht repräsentativ für die Brauchbarkeit eines Chelatbildners bei bestimmten Metallvergiftungen. Der Tierversuch und die Erprobung bei Vergiftungen des Menschen entscheiden letztlich über Wert und Einsatzmöglichkeiten der Chelatbildner. Manche sind nur für ein bestimmtes Metall geeignet, andere haben ein größeres Anwendungsspektrum. Alle Chelatbildner entfalten unerwünschte, z.T. schwerwiegende Nebenwirkungen, die von der Dosis und der Zeitdauer der Anwendung abhängen.

Für die **Therapie** gelten folgende **allgemeine Richtlinien:**

1. Bei akuten Metallvergiftungen richtet sich die Dosierung nach der Menge des aufgenommenen Metalls.
2. Der Therapieerfolg ist durch ständige Kontrollen der Metallausscheidung im Harn (gegebenenfalls Kot) zu kontrollieren. Das Ergebnis bestimmt die Dosishöhe bei fortgesetzter Therapie.
3. Ist eine mehrwöchige Anwendung erforderlich, muß auf Nebenwirkungen durch Verlust von essentiellen (körpereigenen) Metallen geachtet werden; gegebenenfalls empfiehlt sich eine Therapie in Intervallen und Substitution des Verlusts.
4. Bei langfristiger Anwendung im Falle chronischer Intoxikationen ist eine strenge Einhaltung der von Präparat zu Präparat unterschiedlichen Höchstdosen mit Zwischenschaltung dosierungsfreier Intervalle nötig.

Dimercaptopropansulfonsäure (DMPS)

Das Natriumsalz von DMPS (Abb. 34.53) wird heute als wichtigstes Antidot bei Metallvergiftungen eingesetzt. Dieser Chelatbildner kann bei vielen Metallvergiftungen (s.u.) eingesetzt werden. DMPS wird manchmal auch zur Mobilisation bei „Amalgamvergiftung" empfohlen und soll als Test für die Hg-Belastung des Organismus aus Amalgamen geeignet sein. Ein Nachweis von Quecksilber im Urin mit dieser Methode hat jedoch keine klinische Relevanz.

DMPS besitzt zwei benachbarte SH-Gruppen, die mit Metallen stabile Komplexe bilden und über die Nieren ausgeschieden werden. Ein wichtiger Vorteil dieses Chelatbildners gegenüber den älteren Vertretern (z.B. Dimercaprol, s.u.) ist die Möglichkeit der oralen Applikation (Bioverfügbarkeit ca. 45 %). DMPS selbst wird zu 90 % renal eliminiert, die Halbwertszeit beträgt ca. 10 Stunden. Als Chelatbildner kann DMPS den Haushalt verschiedener essentieller Mineralstoffe beeinflussen, tierexperimentell führt diese Substanz jedoch nur bei sehr langer Behandlungsdauer und sehr hoher Dosierung zu einer Konzentrationsabnahme von Biometallen (Zink und Kupfer) im Plasma. Es kann davon ausgegangen werden, daß bei der üblichen Dosierung/Applikationsdauer die in der Nahrung enthaltenen Spurenelemente ausreichen, um die erhöhte Dekorporierung zu kompensieren.

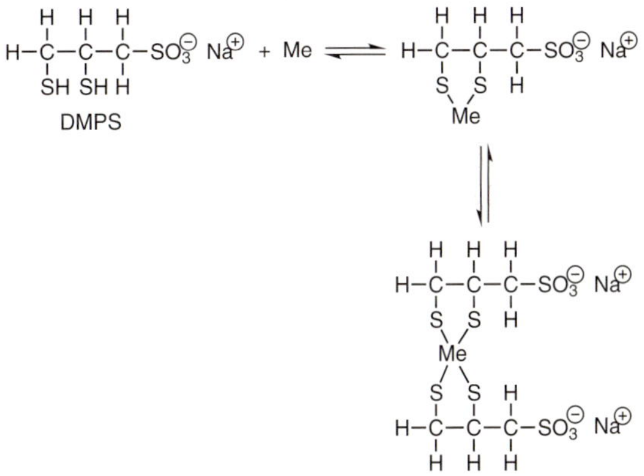

Abb. 34.53 DMPS bildet über seine benachbarten SH-Gruppen Komplexe mit Metallen.

Indikationen

- Vergiftungen mit anorganischen und organischen Hg-Verbindungen
- Vergiftungen mit Hg-Dämpfen und metallischem Hg
- auch bei Bleivergiftungen
- Vergiftungen mit Arsen (ausgenommen AsH_3), Kupfer, Antimon, Chrom und Kobalt

Dosierung

Schwere akute Vergiftungen: 250 mg DMPS[1] i.v. 1. Tag 6 ×, 2. Tag 4 ×, 3. Tag 3 ×, 4. Tag 2 ×. Grundsätzlich sollte die i.v. Applikation von DMPS langsam (3–5 min) erfolgen.

Leichte akute Vergiftungen: 1200–2400 mg/Tag DMPS oral[2], Dauer abhängig von der Giftkonzentration im Plasma.

Chronische Vergiftungen: 3 × 100 mg/Tag oral.

Unerwünschte Wirkungen

Die unerwünschten Wirkungen sind nach Absetzen der Therapie in der Regel reversibel:
1. allergische Hautreaktionen (Juckreiz, Hautausschlag)
2. Fieber und Schüttelfrost
3. Erhöhung der Transaminasen in Einzelfällen.

Bei zu schneller Injektion kann es zu Übelkeit, Schwindel und Blutdruckabfall kommen.

Dimercaprol (BAL)

Bei Versuchen zur Entgiftung des arsenhaltigen Kampfstoffes Lewisit (s. S. 1102) fanden englische Biochemiker ca. 1940 ein hochwirksames Antidot, 2,3-Dimercaptopropanol (Abb. 34.54). Unter der Kurzbezeichnung BAL (= **B**ritish **A**nti **L**ewisite) war es jahrzehntelang der wichtigste Chelatbildner bei Metallvergiftungen. Das basierte auf der Erfahrung, daß SH-Verbindungen, wie Cystein und Glutathion, Arsenvergiftungen günstig beeinflussen können. Wegen schwerer Nebenwirkungen und seitdem bessere Alternativen zur Verfügung stehen wird BAL nicht mehr angewendet.

```
    H   H   H
    |   |   |
H—C—C—C—H
    |   |   |
   SH  SH  OH
```

Abb. 34.54 Strukturformel von Dimercaprol.

Natriumcalciumedetat (Na_2-Ca-Edetat)

Die freie Säure (Edetinsäure) ist als analytisches Reagens für Metalle, besonders Calcium, schon lange bekannt. Bei i.v.-Zufuhr würde der Stoff freies Ca^{2+} unverzüglich binden und so eine Tetanie auslösen. Das Na_2-Ca-Salz (Abb. 34.55) wird hingegen vergleichsweise gut vertragen; im Organismus wird das Calcium gegen Metalle mit höheren Bildungskonstanten ausgetauscht (s. Tab. 34.21).

[1] DMPS-Heyl®
[2] Dimaval®

```
⊖OOC—H2C                CH2—COO⊖
          \            /
           N—CH2—CH2—N
          /            \
⊖OOC—H2C                CH2—COO⊖
```

Ethylendiamintetraacetat

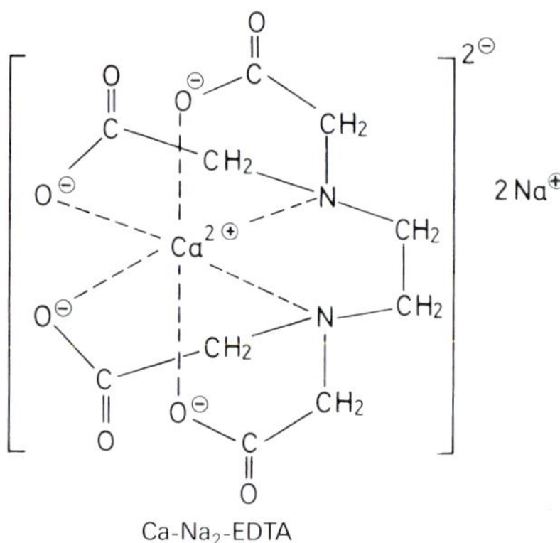

Abb. 34.55 Dinatriumcalciumsalz der Ethylendiamintetraessigsäure (Na_2-Ca-Edetat).

Pharmakokinetik

Na_2-Ca-Edetat[3] wird aus dem Magen-Darm-Trakt nur wenig resorbiert. Es muß i.v. zugeführt werden, am besten langsam als Infusion; die Halbwertszeit im Blut liegt bei 1 h. Es verteilt sich lediglich extrazellulär, intrazelluläre Metalldepots werden daher nur sehr langsam abgebaut. Metallchelate von Na_2-Ca-Edetat sind sämtlich gut nierengängig. Stets erscheinen – neben dem zu dekorporierenden Fremdmetall – auch Biometalle vermehrt im Harn. Da deren Verlust die Therapie limitiert, sollte sie in Intervallen durchgeführt werden.

Indikationen

1. akute und chronische Bleivergiftungen
2. als diagnostischer Bleitest
3. Entfernung von Radioisotopen (Uran)
4. Diagnose und Therapie der Eisenspeicherkrankheit, gelegentlich auch noch bei anderen Metallvergiftungen.

Dosierung

Akute Vergiftungen: Infusion von 10–20 mg/kg/Tag in 200 ml 5%iger Glucoselösung über etwa 2 Stunden an 3 aufeinanderfolgenden Tagen; anschließend 3tägige Pause und abhängig von den Meßwerten Wiederholung des Behandlungszyklus.

Bei schweren Vergiftungen und Mobilisierung der in tiefen Kompartimenten abgelagerten Metalle kann der Behandlungszyklus 5- bis 10mal wiederholt werden.

[3] Calcium "Vitis"® (1 ml enthält 200 mg Na_2-Ca-Edetat)

Unerwünschte Wirkungen

Na_2-Ca-Edetat führt in hohen Dosen bei Bleivergiftung zu tubulären Nierenschäden, selbst Todesfälle sind vorgekommen. Daher ist immer eine Kontrolle der Nierenfunktion erforderlich. Als Ursache diskutiert wird eine direkte Metallwirkung auf die Tubuluszellen durch partielle Dissoziation der Chelate bei der Konzentrierung im Harn. Kopfschmerzen, Unwohlsein, Temperaturanstieg sowie Thrombophlebitis an der Applikationsstelle sind seltenere, gegebenenfalls tragbare Nebenwirkungen.

D-Penicillamin

D-Penicillamin ist eine Aminosäure, die nicht natürlich vorkommt. Sie wird im Organismus nicht in Proteine eingebaut und kaum metabolisiert. Das trifft für das L-Penicillamin nicht zu. D-Penicillamin[1] kann nach Gabe von Penicillin als Spaltprodukt in unbedeutenden Mengen auftreten.

Wirkungen

Im Organismus kann D-Penicillamin drei verschiedene pharmakologische Wirkungen ausüben:

1. **Chelatbildung:** Metalle können in unterschiedlichem stöchiometrischem Verhältnis gebunden werden: über die freien Elektronenpaare von Stickstoff und Schwefel (Abb. 34.56) unter Bildung einer 1 : 1-Verbindung (vor allem mit Cu), als 2 : 1- oder auch 3 : 1-Verbindung, ferner auch unter Beteiligung der COOH-Gruppe. Alle Chelate sind gut harngängig. Aufgrund der Einführung besserer Chelatbildner ist heute D-Penicillamin nur noch bei akuten und chronischen Vergiftungen mit Kupfer Mittel erster Wahl. Bei der autosomal-rezessiv erblichen **Kupferspeicherkrankheit** (Morbus Wilson) wird D-Penicillamin als Dauertherapie eingesetzt.
2. **Austausch mit Disulfiden:** D-Penicillamin kann in Disulfiden, die aus S-Aminosäuren gebildet sind, ein oder beide Glieder austauschen, so daß ein gemischtes oder ein reines Penicillamin-Disulfid entsteht (Abb. 34.57). Das körpereigene Disulfid wird auf diese Weise gespalten. Dieses Austauschvermögen des D-Penicillamins nutzt man zur allmählichen Auflösung von Cystin-Harnsteinen bei Cystinurie. Ferner wird die Spaltung von S–S-Verknüpfungen in Proteinen, vor allem in Immunglobulinen, als Erklärung für die klinisch nutzbare **immunsuppressive Wirkung** (s. S. 402) von D-Penicillamin diskutiert.
3. **Reaktion mit Aldehydgruppen:** D-Penicillamin bildet mit Aldehyden cyclische Verbindungen: Thiazolidinderivate. Bekannt ist die Reaktion mit Pyridoxalphosphat (Abb. 34.58), die beim L-Penicillamin stärker ausgeprägt ist als bei der D-Form. Bei längerer Zufuhr können so Vitamin-B_6-Mangelzustände erzeugt werden. Es wird vermutet, daß die Fähigkeit zur Aldehydbindung bei der therapeutischen Wirkung auf den chronischen **Gelenkrheumatismus** eine Rolle spielt.

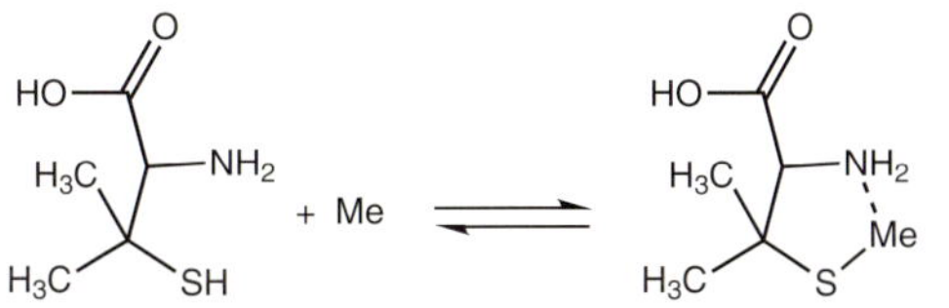

HO–C(=O)–C(H)(NH₂)–C(CH₃)₂–SH + Me ⇌ Chelat (NH₂···Me···S)

Abb. 34.56 Bildung eines Metallchelats mit D-Penicillamin.

[1] Metalcaptase®

Indikationen

Mittel erster Wahl bei Kupfervergiftungen, Cystinurie und Morbus Wilson, Mittel letzter Wahl bei Vergiftungen mit Blei, Zink und Gold sowie bei chronischer rheumatoider Arthritis.

Dosierung

Bei Metallvergiftungen: 900–1800 mg/Tag (über den Tag verteilt) p.o. nüchtern, nur in schweren Fällen bis zu 3000 mg/Tag i.v. als Infusion.

Bei Morbus Wilson und Cystinurie 900–2400 mg/Tag in Abhängigkeit von den Kupfer-Plasmakonzentrationen bzw. der Cystinausscheidung.

Bei chronischer Arthritis: s. S. 402.

Unerwünschte Wirkungen

Gastrointestinale Beschwerden (Übelkeit, Erbrechen), Hautreaktionen (Exantheme), selten Haarausfall. Zu den schwerwiegenden unerwünschten Wirkungen gehö-

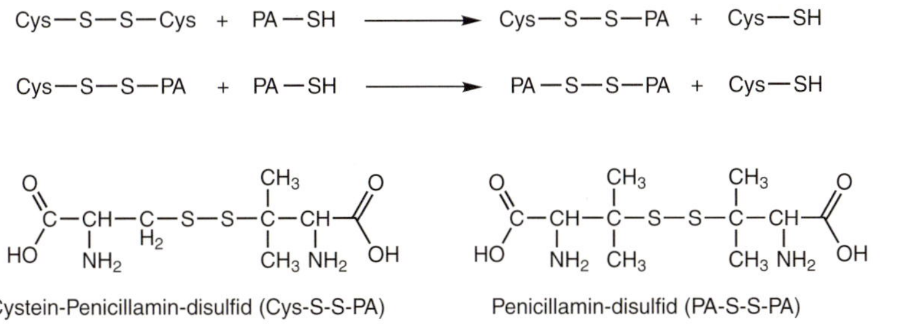

Cys—S—S—Cys + PA—SH ⟶ Cys—S—S—PA + Cys—SH

Cys—S—S—PA + PA—SH ⟶ PA—S—S—PA + Cys—SH

Cystein-Penicillamin-disulfid (Cys-S-S-PA)

Penicillamin-disulfid (PA-S-S-PA)

Abb. 34.57 Austausch von Penicillamin (PA) mit Disulfiden, dargestellt am Beispiel des Cystins.

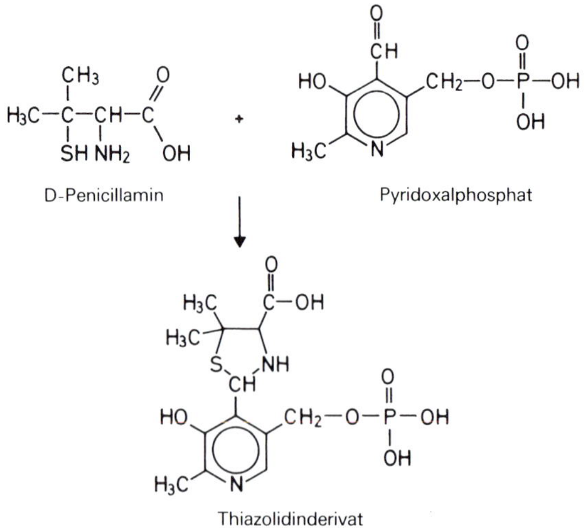

D-Penicillamin + Pyridoxalphosphat → Thiazolidinderivat

Abb. 34.58 Reaktion von Penicillamin mit Pyridoxalphosphat unter Bildung eines Thiazolidinderivats.

ren Proteinurie und Hämaturie, die auf eine Immunkomplexnephritis hindeuten, sowie Störungen der Hämatopoese, die in eine aplastische Anämie übergehen können (daher sind engmaschige Blutbild- und Urinkontrollen notwendig).

Deferoxamin

Deferoxamin[1] ist eine höhermolekulare Verbindung mit drei Hydroxamsäureresten, die dreiwertiges Eisen außerordentlich fest binden (Abb. 34.59). In dieser Form wird es als rötlicher Farbstoff in dem Pilz *Streptomyces pilosus* aufgefunden. Die Komplexbildungskonstante liegt für Fe^{3+} im Vergleich zu anderen Metallen so hoch (s. Tab. 34.21), daß Nebenwirkungen durch Mangelerscheinungen bei kurzdauernder Anwendung kaum auftreten. Auf die Langzeitbehandlung, z. B. der Hämochromatose (s. Kap. 29), trifft das hingegen nicht zu.

Erfahrungen mit der therapeutischen Anwendung von Deferoxamin liegen für die akute Eisenvergiftung und die Hämochromatose vor.

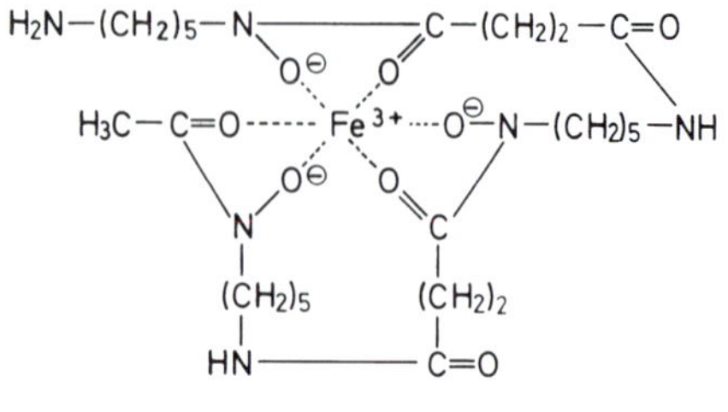

Abb. 34.59 Struktur von Deferoxamin.

[1] Desferal®

Indikationen

Bei Eisenvergiftung, orale und intramuskuläre Anwendung. Zur Mobilisation und Ausschleusung abnormer Eisenablagerungen (primäre Hämochromatose, sekundäre Hämosiderose nach Bluttransfusionen und bei Leberzirrhose, Porphyrieformen). Diagnostisch wird der Deferoxamin-Test[2] zur Feststellung pathologischer Eisenablagerungen eingesetzt.

Dosierung

Bei Eisenvergiftung: einmalig 5–10 g oral und gleichzeitig 1–2 g i.m.

Bei Hämochromatose: 500–1000 mg/Tag i.v. oder i.m.

Unerwünschte Wirkungen

Die Verträglichkeit ist im allgemeinen gut, vereinzelt kommt es zu Urticaria, Exanthemen, Fieber, Schmerzen am Injektionsort, Leberschäden, Blutbildveränderungen, Hör- und Sehstörungen. Der ausgeschiedene Eisenkomplex führt häufig zu einer rötlich-braunen Verfärbung des Urins.

34.5.2 Blei

Vorkommen, Vergiftungsmöglichkeiten

Wegen seiner leichten Schmelzbarkeit aus Erzen ist das weiche Metall Blei schon in frühester Zeit zur Nutzung herangezogen worden. Bleivergiftungen waren bereits im Altertum bekannt. Ihre Zahl nahm plötzlich stark zu, als im ausgehenden Mittelalter die Verwendung als Schießblei eine industrialisierte Produktion erforderlich machte. Im letzten Jahrhundert fanden Bleifarben breite Verwendung. Organische Bleiverbindungen (z. B. $Pb[CH_3COO]_3$ = Bleizucker) haben jahrzehntelang medizinale Verwendung gefunden und gelegentlich – vielfach auch durch Hautresorption – Vergiftungen ausgelöst. Bleirohre in der Trinkwasserversorgung waren häufig Auslöser von Gruppen- und Massenvergiftungen, wenn lange Verweilzeit, Wärme und saure Wasserbestandteile (Huminsäuren) erhebliche Bleimengen in Lösung gebracht hatten. Glasuren von Töpferwaren enthielten früher Bleisilikate, aus denen saure Speisen (Salate, Fruchtsäfte etc.) toxische Bleimengen freisetzen konnten. In Deutschland ist diese Verwendung von Blei per Verordnung verboten worden, dagegen sind bleihaltige Glasuren in exotischen Ländern teilweise noch üblich.

Blei und seine Verbindungen werden trotz des Verzichts auf Bleialkyle in Kraftstoffen immer noch verbreitet angewendet, die Bleibelastung der Bevölkerung ist aber seit den 70er Jahren rückläufig (Abb. 34.60). Hauptbelastungsquelle sind Nahrungsmittel. Abgesehen von Wein sind Getränke nur gering belastet. Die täglich

[2] Desferal®-Test

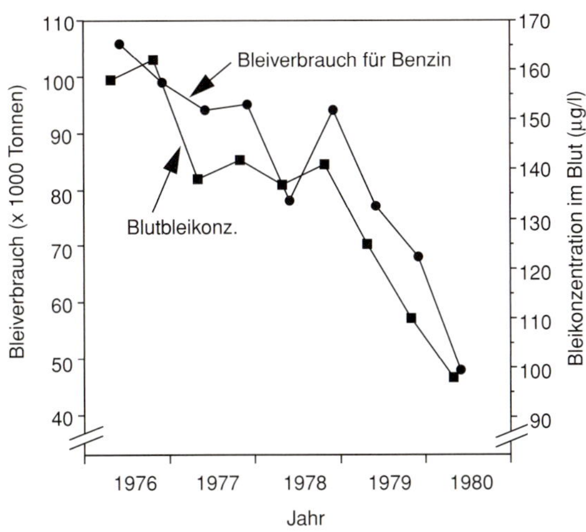

Abb. 34.60 Abnahme der Bleikonzentrationen im Blut von Kindern und Erwachsenen in den USA **im Verhältnis zur Verringerung des Bleiverbrauchs für Benzin** (modifiziert nach CDC-Statement, 1991, U.S. Department of Health and Human Services, Atlanta).

aufgenommenen Bleimengen liegen zwischen 0,5 und 30 µg/Tag, wobei die Körperdosen für Kinder etwas höher sind als für Erwachsene. Bedeutsamer als die alimentäre Aufnahme kann nur die Verwendung von Trinkwasser aus bleihaltigen Leitungen oder die orale Aufnahme bleihaltiger Stäube (Kinder) sein. Die Bleibelastung der Bevölkerung liegt heute im Schnitt unter 50 µg/l Blut und unter 5 µg/l Urin.

Wirkungsmechanismus

Blei beeinträchtigt die Hämoglobinsynthese auf mehreren Stufen; nicht verwertete Zwischenprodukte werden dann vermehrt mit dem Harn ausgeschieden oder reichern sich im Organismus an. Koproporphyrin III, ein brauner Farbstoff, verfärbt die Haut und den Harn dunkelbraun. Durch Hemmung des Eiseneinbaus in Protoporphyrin IX kommt es zur hypochromen Anämie, zur Bildung stark basophiler Erythrocyteneinschlüsse (basophile Tüpfelung) sowie zu Erythrocytenverformungen (Abb. 34.61).

Blei hat **außer dem erythrocytären System drei weitere Angriffsorte**: die glatte Muskulatur, das motorische Nervensystem und die Nieren. Daraus leiten sich Krankheitssymptome des Dickdarms und verschiedener Endstrombahnen ab (Tab. 34.22). Das Nervensystem ist besonders empfindlich. Langfristige gewerbliche Exposition kann zur Degeneration motorischer Neurone führen; betroffen sind fast ausschließlich die oberen Extremitäten, die Gebrauchshand stets stärker. Bei Kindern sind ab einem Blutbleigehalt von 100 µg/l neuropsychologische Veränderungen zu beobachten, die sich als persistierende Intelligenzdefizite, motorische und psychische Probleme äußern. Bei Blutbleispiegeln von mehr als 100 µg/l treten bei Kindern auch subtile Nierenfunktionsstörungen auf. Bei Erwachsenen werden auch geringe Blutdruckveränderungen als eine empfindliche Bleiwirkung diskutiert.

Die neurotoxischen Wirkungen von Blei sind auf die chemische Ähnlichkeit von Blei zu Calcium zurückzufüh-

Tabelle 34.22: Symptome der chronischen Bleivergiftung, Ursachen und niedrigste Blutplasmakonzentrationen, bei denen diese Wirkungen beobachtet wurden

Angriffsort	Symptome	Pb-Konzentration im Blut (µg/l)
Hämoglobinsynthese, rote Blutzellen		
δ-ALA-Dehydratase-Hemmung	vermehrte δ-ALA-Ausscheidung im Harn	100
Koproporphyrinogen-Decarboxylase-Hemmung	vermehrte Koproporphyrin-III-Ausscheidung; gelbliche Verfärbung von Haut und Bindehaut	100 400
Eiseneinbau in Häm gehemmt	Bleianämie (hypochrom), Anisocytose, basophile Tüpfelung der Erythrocyten	1000
Nervensystem	Bleilähmung (N. radialis); die führende Hand ist stärker betroffen verringerte Intelligenzleistung bei Kindern	1000 100
Gefäßmuskulatur		
Haut	Bleiblässe	1000
Hirnhaut	Enzephalopathie	1200
Darmmuskulatur	Bleikolik	1000
Gingiva, Ablagerung von Bleisulfid in den subpapillären Plexus	Bleisaum, grauschwärzliche anuläre Verfärbung des Zahnfleischrandes um die Zahnhälse	1200

ren. Blei interferiert mit verschiedenen calciumabhängigen biochemischen Prozessen.

Wirkungen von Blei

Akute Bleiintoxikationen ohne erhöhte Bleidepots treten – wegen der schlechten Resorbierbarkeit und der Fängerfunktion von Knochen und Erythrocyten – nur bei Aufnahme sehr hohe Dosen ein.

Über **chronische Bleivergiftungen** liegen umfangreiche Erkenntnisse aus der Gewerbetoxikologie sowie bei Kindern vor. Typisch für die chronische Bleivergiftung ist der schleichende Beginn, da in kleinen Dosen beständig aufgenommenes Blei überwiegend in den Knochen abgelagert wird. Mit steigendem Depot wird der Plasma- und Harnspiegel im Zuge der Gleichgewichtseinstellung angehoben. Bleibt die Aufnahmerate konstant, stellt sich nach vielen Monaten auch ein Gleichgewichtszustand des Skeletts ein.

Pharmakokinetik

Die Resorption von Blei über den Magen-Darm-Trakt und über die Atemwege erfolgt sehr unterschiedlich. **Oral** aufgenommenes Blei wird **schlecht resorbiert.** Bei Zufuhr kleiner Dosen beträgt die Retentionsquote etwa 10 %, bei Kindern 50 %. Die Inkorporation größerer Mengen wird hauptsächlich durch starke Ausscheidung mit der Galle (enterohepatischer Kreislauf) verhindert; erst in distaleren Darmabschnitten wird Pb zunehmend durch Bindung als unlösliches Sulfid aus diesem Kreislauf herausgenommen und mit dem Kot ausgeschieden. Bei Stoßaufnahme sehr hoher Dosen können allerdings akut toxische Mengen inkorporiert werden. Mit Auspuffgasen freigesetzte Bleisalze oder Bleioxide werden dagegen als lungengängige **Aerosole** – je nach Partikelgröße und Löslichkeit – **zu 50–80 % resorbiert.**

Im Blut sind mehr als 95 % des zirkulierenden Bleis an die Erythrocyten gebunden (Abb. 34.62). Geringe Anteile des im Plasma gelösten Bleis diffundieren in die weichen Gewebe ab. Auch in Zähne wird Blei eingelagert, die gefundene Konzentration spiegelt die Exposition im Kindesalter wider. Die Hauptmenge wird im Knochen in Form des schwerlöslichen Bleiphosphats gebunden (Bleidepot). Die **Halbwertszeit von Blei** im Blut beträgt etwa 20 Tage, im trabekulären Knochen einige Jahre und im kortikalen Knochen 10–25 Jahre.

Durch alle Einflüsse, die zum Knochenabbau führen, wird Blei beschleunigt mobilisiert, z. B. physischer Streß, Acidose, katabole Steroide, Infektionskrankheiten. Andererseits bewirkt die „Knochenfalle“ in Verbindung mit der Calciumhomöostase die Aufrechterhaltung eines relativ konstanten Blut- und Harnbleispiegels.

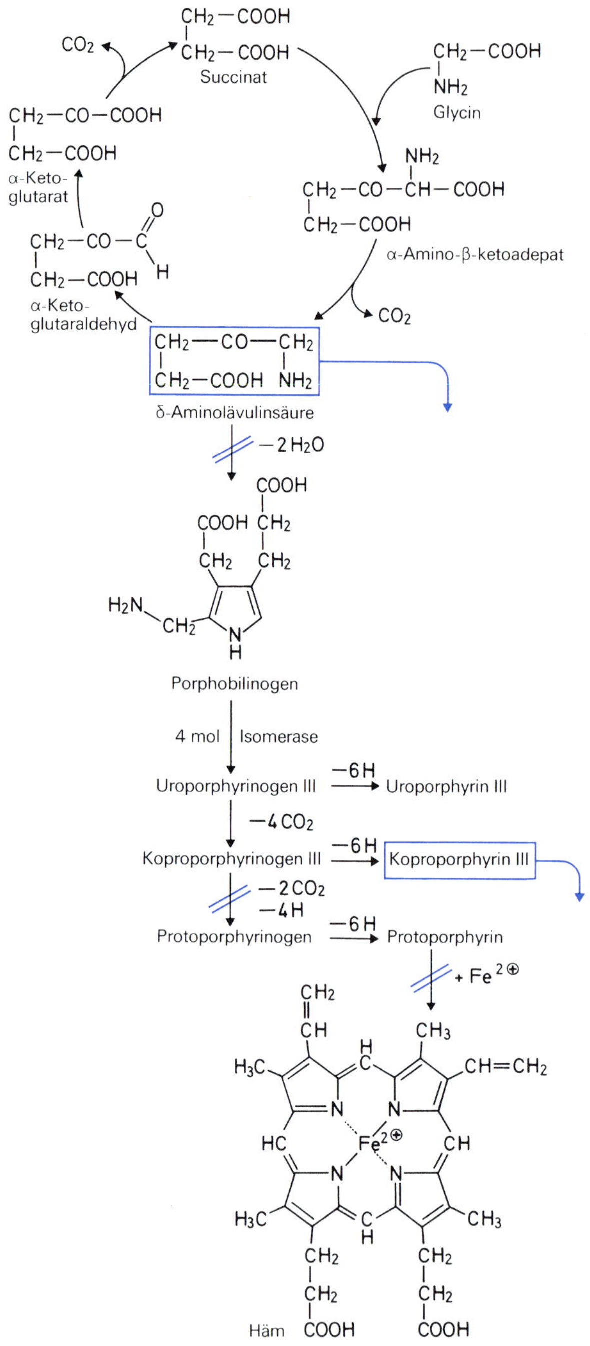

Abb. 34.61 Schema der Hämsynthese und der drei Angriffspunkte von Blei. δ-Aminolävulinsäure und Koproporphyrin III fallen vermehrt an und werden im Harn ausgeschieden.

Diagnostische Zeichen und Verlauf der Vergiftung

δ-Aminolävulinsäure-(δ-ALA)-Konzentrationen bis 0,2 µg/ml Harn gelten als normal, schon geringfügige Erhöhungen der Bleiaufnahme führen zu deutlich höheren Werten. Bis zu 1000/Mio basophil getüpfelte Erythrocyten („Tüpfelzellen“) – mit Brillantkresylblau im Blutausstrich deutlich sichtbar zu machen – gelten noch als unbedenklich. Ab 2000/Mio treten Bleisymptome auf,

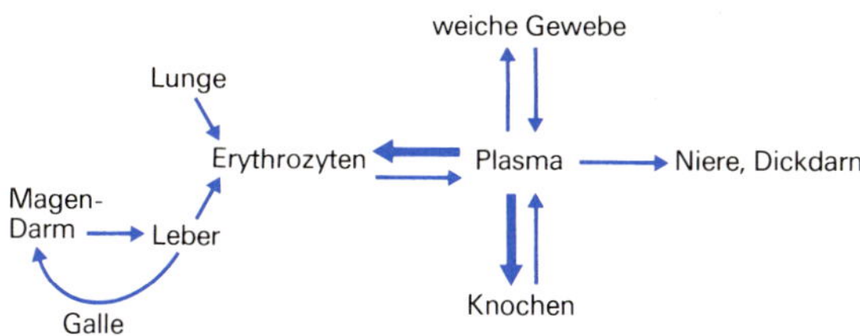

Abb. 34.62 Aufnahme, Verteilung, Deponierung und Exkretion von Blei.

als Maximalwerte sind 40000/Mio gemessen worden. Erstes Zeichen einer **Bleilähmung** des Unterarms ist eine Extensorenschwäche (N. radialis). Bei chronischer Vergiftung stehen **Anämie** mit Blässe und subikterischer Verfärbung („Bleikolorit") und eine eventuelle Bleilähmung im Vordergrund, bei der akuten Vergiftung dagegen Koliken mit stärksten Schmerzen und – besonders im Kindesalter – **Bleienzephalopathie**. Diese endet – ohne Behandlung – in 30 % der Fälle tödlich. Aber auch bei chronischer Vergiftung können diese Symptome plötzlich auftreten (Bleikrisen), wenn die Blutkonzentration durch Neuaufnahme oder Mobilisierung deponierten Bleis die genannte Schwelle rasch überschreitet. Wird die Bleiaufnahme unterbrochen, sinken die Bleiwerte in Knochen, Blut und Harn sehr langsam ab, Normalwerte werden erst nach Jahren wieder erreicht.

Therapie

Mittel erster Wahl bei akuten Vergiftungen ist Na_2-Ca-Edetat. Anfallsartig auftretende Koliken und Enzephalopathie klingen in der Regel rasch ab. Bei chronischen Vergiftungen ist auch DMPS gut wirksam. Gegen die überwältigenden Schmerzen bei Bleikoliken hilft die Gabe von Pethidin[1] (s. S. 254). Wenn die klinische Symptomatik auf ein beginnendes Hirnödem hinweist, müssen Diuretika und Glucocorticoide verabreicht werden.

Bleitetraethyl

Diese Verbindung diente als Zusatz zu Motoren-Treibstoffen (0,05–0,1%). In dieser Verdünnung war keine Vergiftungsgefahr gegeben, wohl aber bei der Herstellung, beim Transport und beim Zumischen. Die hochlipophile Substanz wird auch durch die äußere Haut gut resorbiert.

Das **Vergiftungsbild** ist völlig verschieden von dem der anorganischen Bleiverbindungen. Ganz im Vordergrund stehen Reiz-und Degenerationserscheinungen am ZNS: psychomotorische Erregungszustände, epileptiforme Krämpfe, delirante Krisen. Als Spät- und Dauerschäden sind Lähmungen und Parkinsonismus beobachtet worden. Nicht Tetraethylblei, sondern das durch oxidative Spaltung entstehende Triethylbleiion ist die wirksame Form. Chelatbildner sind hier wirkungslos.

[1] Dolantin®

34.5.3 Quecksilber

Metallisches Quecksilber und Quecksilbersalze

Vorkommen, Vergiftungsmöglichkeiten

Metallisches Quecksilber besitzt einen im Vergleich zu anderen Metallen hohen Dampfdruck: $1{,}2 \cdot 10^{-3}$ Torr (0,16 Pa). Eine Dampfsättigung der Luft ist bei 15 mg/m^3 (entspr. 1,8 ml/m^3) erreicht. Diese Konzentration reicht aus, um bei langfristiger Inhalation eine chronische Hg-Vergiftung auszulösen. Eine Gefährdung stellen feinstverteilte Quecksilbertröpfchen mit großer Oberfläche (Fußboden- und Tischritzen in Laboratorien und früher im Gewerbe, z.B. Amalgambereitung bei Zahnärzten) dar. Quecksilberdämpfe aus erhitztem Metall oder Amalgamen haben früher häufig zu gewerblichen Vergiftungen geführt. Durch die Therapie der Lues mit Hg-Metall enthaltender grauer Salbe (Unguentum cinereum, 33 % Hg in Schweinefett feinst verrieben) kam es jahrhundertelang zu Hg-Vergiftungen. Hierbei erfolgte die Aufnahme mehr inhalativ über die Lunge als durch Resorption über die Haut.

Quecksilbersalze sind **unterschiedlich giftig**. Quecksilber(I)chlorid (Kalomel, Hg_2Cl_2) wird nur in sehr kleinen Mengen resorbiert. Früher wurde es als Abführmittel und Diuretikum verwendet. Im Darm kann es in die höhere, gut resorbierbare zweiwertige Stufe umgewandelt werden und Vergiftungen hervorrufen. Quecksilber(II)chlorid (Sublimat, $HgCl_2$) ist leicht wasserlöslich und wurde wegen seiner microbiziden Wirkung zur Desinfektion verwendet.

Quecksilber und Quecksilberverbindungen in der Umwelt sind stabil und können aus verschiedenen Quellen in den Organismus aufgenommen werden. Die tägliche Aufnahme liegt in Deutschland bei durchschnittlich 3 µg (90 % als Methylquecksilber, CH_3Hg^+), bei chronischer beruflicher Hg-Aufnahme sollen bis 250 µg/Tag ohne Symptome vertragen worden sein. Bei normal belasteten Individuen wird 1 µg Hg/l Urin gemessen, bei Ausscheidung von bis zu 200 µg Hg/l Urin (BAT-Wert) ist nicht mit toxischen Wirkungen zu rechnen. Bei schweren chronischen Hg-Vergiftungen konnten bis zu 40 mg Hg/l Urin nachgewiesen werden. Der MAK-Wert von Quecksilber beträgt 0,1 mg Hg/m^3 Luft. Beim Erwachsenen sind 0,2–1 g $HgCl_2$ oder ca. 2 g des Desinfektionsmittels $HgO \cdot Hg(CN)_2$ bei einmaliger oraler Aufnahme tödlich.

Wirkungsmechanismus

Quecksilberionen reagieren leicht mit freien SH-Gruppen von Proteinen und sind starke Enzyminhibitoren. Durch Chelatbildner lassen sich solche Enzymblockaden aufheben. Die bei akuten Vergiftungen beobachtete Hypersekretion im Magen-Darm-Trakt, weshalb Hg als Laxans genutzt wurde, kommt zum Teil auch über Anregung der Prostaglandinsynthese zustande.

Pharmakokinetik

Quecksilberdampf wird über die Lungen gut resorbiert, die **Resorption** von metallischem Quecksilber aus dem Magen-Darm-Trakt und durch die Haut ist dagegen sehr gering. Metallisches Quecksilber verteilt sich relativ rasch im Körper, kann die Blut-Hirn-Schranke überwinden und im Gehirn angereichert werden. Quecksilbersalze werden in geringem Ausmaß aus dem Magen-Darm-Trakt und auch über die Haut resorbiert.

Quecksilber und seine Salze werden im Organismus metabolisiert. Metallisches Quecksilber (Hg) wird zu Hg^{2+} oxidiert; dieses kann durch Reductasen in Erythrocyten und in Darmbakterien wieder zu Hg reduziert werden. Metallisches Quecksilber kann Membranen leicht durchdringen und ist daher als Transportform in Organe anzusehen. Eine wenig effiziente Reduktion von Hg^{2+} zu Hg im Gehirn wird als Ursache für die Anreicherung von Hg^{2+} diskutiert, denn Hg^{2+} kann Membranen nicht durchdringen. Neben der Anreicherung im Gehirn wird auch eine Anreicherung von Quecksilber in den Nieren und in der Leber beobachtet. Hauptausscheidungswege für Quecksilber sind der Harn und der Kot, wobei Hg^{2+} hauptsächlich mit dem Urin und Hg mit dem Kot ausgeschieden wird. Die Elimination erfolgt langsam mit Halbwertszeiten von 30–80 Tagen.

Verlauf der Vergiftung

Akute Quecksilbervergiftungen (Abb. 34.63) sind selten, die Initialsymptome unterscheiden sich je nach Aufnahmeart und Verbindung: Nach dem Verschlucken von Sublimatlösung beherrschen die sofort auftretenden Ätzwirkungen (sehr schmerzhafter Schorf in Mund, Rachen und Speiseröhre) das Bild; ist die Glottis mitbetroffen, kann ein Glottisödem rasch zum Erstickungstod führen. Erbrechen kann lebensrettend sein, oft werden erhebliche Giftmengen eliminiert. Unterhalten wird es durch die Schleimhautnekrose.

Durch Inhalation hoher Dampfkonzentrationen (durch erhitztes oder im Vakuum freigesetztes Quecksilber) kommt es zur Lungenentzündung und verzögert zu Übelkeit, starkem Metallgeschmack, Koliken und Erbrechen. Eine heftige **Gastroenteritis** kann viele Stunden anhalten und führt zu Eiweiß- und Elektrolytverlusten mit Austrocknungserscheinungen und entsprechenden Rückwirkungen auf den Kreislauf. Innerhalb weniger Stunden reagieren die Nieren zunächst mit Polyurie, gefolgt von Oligurie und – in schweren Fällen – Anurie mit **Urämie**, falls der Betroffene nicht rechtzeitig hämodialysiert wird. Unbehandelt kann die Urämie zur Todesursache werden. Wird sie überlebt, stellt sich in einer dritten Phase eine von heftigsten Koliken begleitete **Colitis mucomembranacea** ein, dabei gehen membranöse Fetzen mit großen Flüssigkeitsmengen ab. Ursache ist eine vermehrte Ausscheidung des von den Nieren nicht mehr eliminierten Quecksilbers über die Dickdarmwand. In ihr entwickeln sich stark entzündliche Veränderungen. Wird die Colitis nicht mit Flüssigkeits- und Elektrolytersatz behandelt, ist eine **Exsikkose** unvermeidlich und kann in 2–4 Wochen zum Tod führen.

Gleichzeitig mit der Colitis löst das mit dem Speichel in der Mundhöhle abgeschiedene Quecksilber eine **Stomatitis** aus: Sie ist durch starken Metallgeschmack, Schwellung und Rötung aller Schleimhautpartien mit einem besonders dunklen Gingivasaum gekennzeichnet. Nach mehreren Tagen können tief ausgestanzte, mit weißlichem Belag in der Tiefe abgedeckte Ulcera aufbrechen. Sie sind äußerst schmerzhaft und zeigen schlechte Heilungstendenz. Lockerung und Verlust von Zähnen waren in der Vergangenheit nicht selten.

Chronische Quecksilbervergiftung: Als Übergangsform existiert eine gewerbliche subakute Vergiftung, bei der die Stomatitis im Vordergrund steht. Diese kann – ebenso wie leichtere Koliken – auch Symptom der chronischen Intoxikation sein. Ptyalismus, oft zusammen mit Drüsenschwellungen, und ein schwärzlicher Quecksilbersaum am Zahnfleischrand, aus HgS in der Submukosa, können erste Zeichen sein (Tab. 34.23).

Hauptmanifestationsort der chronischen Quecksilbervergiftung ist das **ZNS**. Vor allem in den motorischen Zentren bilden sich entzündliche Veränderungen und

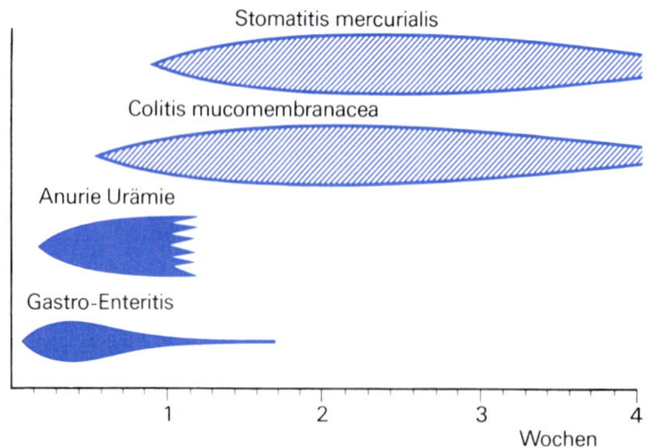

Abb. 34.63 Akute Quecksilbervergiftung. Zeitliche Aufeinanderfolge der Organschäden und Symptome.

Tabelle 34.23: Symptome der chronischen Quecksilbervergiftung
Ulcera im Mundbereich
Parotisschwellung
Quecksilbersaum (HgS-Ablagerung im Zahnfleisch)
psychische Erregbarkeit
Konzentrationsschwäche
Intentionstremor, Zitterschrift
Sprachstörungen (Stammeln)

bewirken einen feinschlägigen Intentionstremor, der besonders im Verlauf durch wiederholte Schriftproben quantitativ erfaßt werden kann. Auch Reizbarkeit, Schlaflosigkeit, Angstgefühle, Sprachstörungen, Konzentrations- und Erinnerungsschwäche werden beobachtet. Am Auge kann bei gewerblicher Hg-Exposition eine braune, durch HgS verursachte Verfärbung der vorderen Linsenkapsel auftreten, sie ist irreversibel. Symptome von seiten des Magen-Darm-Trakts und der Nieren, die das Bild der akuten Vergiftung beherrschen, sind bei der chronischen Form selten.

Therapie

Mittel der Wahl bei der **akuten Quecksilbervergiftung** ist DMPS. Bei totaler Anurie kann Hämodialyse unter Umständen noch rettend sein. Doch wenn die Nieren bereits irreversibel geschädigt sind, was bei schweren Vergiftungen nach dem 3. Tag der Fall sein kann, bleibt eventuell auch diese Maßnahme ohne nachhaltigen Erfolg. Gegen Ätzschmerzen werden periphere und zentrale Analgetika (Opiate) verordnet, gegen Koliken Spasmolytika. Flüssigkeits- und Elektrolytverluste müssen rasch und fortlaufend ersetzt werden. Bei Colitis können Glucocorticoid-Einläufe nützlich sein.

Die Therapie der **chronischen Quecksilbervergiftung** besteht – neben Meidung weiterer Hg-Aufnahme – in der längerfristigen Applikation von **DMPS**.

Amalgamfüllungen

Amalgamfüllungen werden seit langem in der Zahnheilkunde verwendet und gelten als technisch wie preislich optimales Verfahren. Mit der modernen Spurenanalytik konnte man eine minimale Freisetzung von elementarem Hg aus Amalgamplomben nachweisen. Sehr selten sind auch allergische Reaktionen der Mundschleimhaut beobachtet und ihrem Typ nach dem Hg zugeordnet worden. Selbst bei einer großen Zahl von Amalgamplomben wird durch die Hg-Menge, die aus den Plomben entweicht, zusammen mit der durch Nahrung aufgenommenen Hg-Menge der ADI-Wert (s. S. 1000) für Quecksilber nicht ausgeschöpft. Denn bei Menschen mit vielen Amalgamfüllungen werden täglich um 8 µg Hg freigesetzt und mit der Nahrung ca. 3 µg/Tag aufgenommen, der ADI-Wert für Hg beträgt jedoch 30 µg Hg/Tag. Die Ausscheidung von Quecksilber im Urin ist bei Trägern von vielen Amalgamfüllungen auf maximal 4 µg/g Creatinin erhöht und liegt damit immer noch um den Faktor 10 unter der Toxizitätsgrenze. Bei Hg-Konzentrationen von 50 µg/g Creatinin wurden erste subtile Wirkungen (erhöhte Ausscheidung von Albumin im Urin) beobachtet. Das Bundesgesundheitsamt ließ daher 1992 verlautbaren, es lägen keine wissenschaftlichen Erkenntnisse vor, die den Verdacht eines unvertretbaren gesundheitlichen Risikos begründen[1]. Dennoch warnte die Behörde vor umfangreicher Amalgamanwendung während der Schwangerschaft, bei schweren Nierenfunktionsstörungen und bei Kleinkindern. Die langjährige kontroverse Diskussion über die möglichen toxischen Wirkungen von Amalgam hat paradoxerweise dazu geführt, daß viele Patienten und Zahnärzte Amalgamfüllungen ablehnen.

Organische Quecksilberverbindungen

Vorkommen, Vergiftungsmöglichkeiten

Die größte Quecksilberbelastung der Durchschnittsbevölkerung erfolgt durch Aufnahme von organischen Quecksilberverbindungen, hauptsächlich als Methylquecksilber (Abb. 34.64). Wichtigste Quelle sind Fische und Schalentiere (0,2 mg/kg Frischgewicht). Methylquecksilber entsteht durch Methylierung von Hg^{2+} in der aquatischen Umwelt durch Mikroben. Fische nehmen das Methylquecksilber auf, können es aber nur sehr langam ausscheiden, so daß die Biokonzentrationsfaktoren bis zu 10×10^6 betragen.

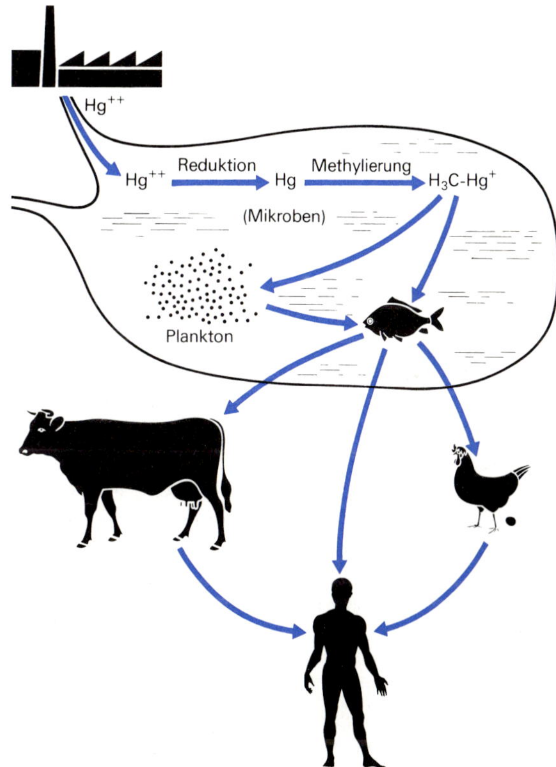

Abb. 34.64 Einschleusung von Quecksilber als Industrieabfall in Nahrungsketten. Die Überführung von ionogenem in metallisches Quecksilber durch Mikroben in Gewässern (Methylierung) führt zu Lipoidlöslichkeit und langer Verweildauer in Organismen: Plankton, Fisch, Schlachttier, Mensch.

[1] BGBl.34, 613

Wirkungsmechanismus

Auch Methylquecksilber hat eine sehr hohe Affinität für freie SH-Gruppen in Proteinen. Die hohe Neurotoxizität ist auf eine sehr rasche Aufnahme von Methylquecksilber in das Gehirn zurückzuführen.

Pharmakokinetik

Organische Quecksilberverbindungen zeigen grundsätzlich andere pharmakokinetische Eigenschaften als entsprechende anorganische Verbindungen. Organische Quecksilberverbindungen werden aus dem Magen-Darm-Trakt bei oraler Aufnahme fast vollständig resorbiert. Nach Aufnahme gelangt Methylquecksilber, scheinbar durch Bildung von Glutathion- und Cysteinkonjugaten, schnell in die Zellen und wird nahezu gleichmäßig im Organismus verteilt. Im Gehirn werden Methylquecksilberkonjugate gespalten und als Hg^{2+} angereichert. In der Leber gebildete Hg-Glutathionkonjugate unterliegen einem enterohepatischen Kreislauf. Oral aufgenommenes Methylquecksilber kann auch im Darm in Hg^{2+} überführt werden.

Verlauf der Vergiftung

Eine **akute Vergiftung** durch organische Quecksilberverbindungen ist durch Unruhe, psychomotorische Erregung, Tremor, Einschränkung aller sinnlichen Wahrnehmungsqualitäten, Krämpfe, schließlich Lähmungszustände gekennzeichnet. Symptome von seiten des Magen-Darm-Trakts und der Nieren sind wenig ausgeprägt oder fehlen ganz.

Je nach Höhe und Dauer der Stoffaufnahme gibt es Übergänge zur **chronischen Vergiftung.** Bei chronischer Aufnahme können Wochen oder Monate vergehen, bevor klinische Symptome auftreten. Außer bei sehr hohen Dosen bleiben die toxischen Wirkungen auf das ZNS beschränkt. Die Enzephalopathie ähnelt der durch anorganisches Quecksilber ausgelösten, ist aber meist schwerwiegender. Im Mutterleib exponierte Kinder sind besonders empfindlich und erleiden schwere, irreversible Hirnschäden. Im Unterschied zu den fokalen Veränderungen im Gehirn exponierter Erwachsener zeigen sich bei ihnen diffuse, das ganze Gehirn umfassende Veränderungen.

Klinische Symptome einer Methylquecksilbervergiftung treten ab einer Blutkonzentrationen von 0,2 µg Hg/ml auf. Derartige Konzentrationen können bei Verzehr stärker kontaminierter Fische erreicht werden. Wegen der mit 70–80 Tagen sehr langen Halbwertszeit von Methylquecksilber im Menschen ist die **Kumulationsgefahr** groß. Im ZNS verweilt es noch deutlich länger (Halbwertszeit > 100 Tage). Eine Massenvergiftung in den 50er Jahren in Minimata (Japan) ist ein warnendes Beispiel für die deletären Folgen (111 Erkrankungen mit irreversiblen neurologischen Ausfällen, 48 Todesfälle; von 400 Geburten 41 mit Hirnschäden) unkontrollierter Umweltverschmutzung durch industrielle Prozesse[1]. Allerdings ist Quecksilber ein lokales und kein globales Umweltproblem: Aus fossilen und musealen Fundanalysen geht hervor, daß der durchschnittliche Hg-Gehalt von Wasser- und Landtieren, den Menschen eingeschlossen, nicht generell mit der steigenden Produktion und Verwendung von Quecksilber zugenommen hat. Von der WHO ist die noch duldbare tägliche Aufnahmemenge mit der Nahrung auf 0,1 mg Methylquecksilber, der Höchstgehalt an Quecksilber in Fisch mit 0,5 mg/kg und mit 0,05 mg/kg in anderen Lebensmitteln festgesetzt worden.

Therapie

Die erfolgreichste Methode zur Therapie der Methylquecksilbervergiftung scheint im Moment eine Kombination aus Chelatbildnern (Gabe von DMPS) und Hämodialyse in Anwesenheit von Cystein zu sein.

Dimethylquecksilber

Dimethylquecksilber, früher als Saatbeizmittel benutzt, ist hoch toxisch; mehrere Todesfälle sind selbst unter Anwendung als ausreichend angesehener Schutzmaßnahmen (Handschuhe, Abzug) vorgekommen. Dimethylquecksilber wird vom Organismus sehr schnell aufgenommen und zu Methylquecksilber und Hg^{2+} oxidiert. Eine Vergiftung führt mit einer Latenzzeit von mehreren Monaten zu irreversiblen Hirnschäden und endet oft tödlich.

34.5.4 Arsen

Vorkommen, Bedeutung, Vergiftungsmöglichkeiten

Arsenverbindungen sind früher häufig als Medikamente und auch als Nahrungszusatz bei Nutztieren verwendet worden. Grundwasser kann hohe Arsenkonzentrationen (bis zu 3,4 mg/l) enthalten und als Trinkwasser benutzt zu chronischen Massenvergiftungen führen (Bangladesh, Taiwan). Arsen in der Umwelt wird sowohl aus natürlichen Quellen (z.B. Vulkanausbrüche) als auch durch menschliche Aktivitäten freigesetzt (z.B. Metallverhüttung). Wichtigste Quelle einer Arsenaufnahme bei Menschen in entwickelten Ländern ist der Verzehr von Fisch und Schalentieren, die Arsen aus der aquatischen Umwelt anreichern können. In Spuren ist Arsen ubiquitär, die Gesamtzufuhr liegt in Deutschland bei Erwachsenen im Bereich von 100 µg/Tag. Arsenverbindungen haben große technische Bedeutung in der Halbleitertechnik (Galliumarsenid).

Arsenik (As_2O_3) ist über Jahrhunderte das **Mordgift** par excellence gewesen. Das weiße Pulver ist ohne Geruch und Geschmack und kann z.B. leicht in alkoholische

[1] In Minimata wurden durch ein lokales Werk jahrzehntelang große Quecksilbermengen in das Wasser einer Meeresbucht eingeleitet.

Getränke gemischt werden. Seitdem bekannt ist, daß es empfindliche chemische Nachweise für Arsen im Leichenmaterial gibt, ist diese Mordart seltener geworden.

Die toxische Wirkung von Arsen auf Bakterien und Würmer führte zur systematischen Entwicklung von Salvarsan und Neosalvarsan (Tab. 34.24) durch Paul Ehrlich. Diese Verbindungen waren jahrzehntelang die wirksamsten Mittel zur Behandlung der Lues. Dabei sind viele, auch tödliche Vergiftungen vorgekommen. Diese Therapie ist seit vielen Jahren durch Penicillin ersetzt worden.

Wirkungsmechanismus

Arsen blockiert die Sulfhydrylgruppen in Proteinen. Die Sulfhydrylgruppen des Cysteins im Glutathion können Arsen abfangen.

Pharmakokinetik

Die meisten Arsenverbindungen werden rasch resorbiert, auch über die Haut können toxische Mengen aufgenommen werden. Resorbiertes Arsen wird nur geringfügig in der Leber gespeichert, vor allem aber in das Keratin der Haut durch Bindung an Sulfhydrylgruppen eingelagert. Die Halbwertszeit beträgt deshalb mehrere Wochen. Ein Teil wird mit Schuppen und Haaren abgestoßen; dort ist Arsen chemisch gut nachweisbar. Vergiftungsepisoden lassen sich durch Haar-und Fingernagelanalysen auch zeitlich gut lokalisieren.

Aufgenommene Arsen(III)-Verbindungen können im Organismus zu Arsen(V) oxidiert werden, Arsen(V) kann wieder zu dem stärker toxischen Arsen(III) reduziert werden. Hauptausscheidungsprodukt ist Dimethylarsinsäure. Die Elimination verläuft langsam mit einer terminalen Halbwertszeit von 7–38 Tagen, die Ausscheidung erfolgt hauptsächlich mit dem Urin. Die Hintergrundbelastung mit Arsen führt zu Konzentrationen von 10–15 µg Arsen/l Urin.

Verlauf der Vergiftung

Akute Vergiftung

Die Giftigkeit der Arsenverbindungen schwankt sehr stark. As_2O_3 kann bereits bei Aufnahme einer einzelnen Dosis von 100 mg tödlich sein. Arsen(V)-Verbindungen und organische Arsenverbindungen sind weniger toxisch.

Wird As_2O_3 oral aufgenommen, kommt es innerhalb einer Stunde durch lokale Wirkung auf die Kapillaren zu Gewebsödem, Übelkeit, Brechreiz und (meist) Erbrechen; so kann die Resorption tödlicher Mengen verhin-

Tabelle 34.24: Toxikologisch wichtige Arsenverbindungen

Bezeichnung	Formel	Bedeutung, Toxizität
Metall (Scherbenkobalt)	As	kann zu As_2O_3 oxidiert werden
Erz	As_2S_3	ungiftig, aber meist mit As_2O_3 und As_2O_5 verunreinigt
Arsentrioxid (Arsenik)	As_2O_3	Mord- und Selbstmordgift, geschmack- und geruchlos, hochtoxisch früher als Medikament benutzt (Fowlersche Lösung = 1 %ig; heute noch manchmal in „fernöstlicher Naturmedizin") Rattengift
Arsenpentoxid	As_2O_5	weniger giftig, geht aber im Organismus in As_2O_3 über
Arsentrichlorid	$AsCl_3$	zur Metalloberflächenbearbeitung; Reizstoff, zerfällt in As_2O_3 und HCl
Kupferarsenit (Schweinfurter Grün) in Verbindung mit Kupferacetat	$3Cu(AsO_2)_2$	früher Insektizid, Fungizid, u.a. im Weinbau
Bleiarsenat	$Pb_3(AsO_4)_2$	früher in Farben und Lacken
Neoarsphenamin (Neosalvarsan®)	As=As; H_2N, OH, OH, $NH{-}CH_2{-}SO_2Na$	Chemotherapeutikum, früher gegen Lues
Arsenwasserstoff (Arsin)	AsH_3	hochgiftiges Gas mit Knoblauchgeruch

dert werden. In 2–3 Stunden entwickelt sich eine äußerst heftige Gastroenteritis mit reiswasserähnlichen Durchfällen. Wasser-, Elektrolyt- und Eiweißverluste führen zu einem Schockzustand, begünstigt durch Gefäßtonusverlust und Bluteindickung. Ohne Behandlung kann die Austrocknung so stark werden, daß abgehobene Hautfalten lange stehen bleiben. In diesem Zustand kann nach 1–3 Tagen der Tod eintreten. Zusätzlich ist mit Komplikationen von seiten der Nieren (Oligurie, Anurie) zu rechnen. Selten tritt, bei Resorption sehr hoher Dosen, der Tod schon innerhalb weniger Stunden durch zentrale Atemlähmung ein.

Chronische Vergiftung

Das Bild ist vielgestaltig (Tab. 34.25), Symptome von seiten der Endstrombahnen, des ZNS und vor allem der Haut können in wechselnder Ausbildung vorkommen. Typisch (und diagnostisch bedeutsam) sind Pigmentverschiebungen der Epidermis (Melanose) und Hyperkeratosen. Auf deren Boden können sich maligne Hauttumoren bilden.

Arsenverbindungen sind bei Menschen eindeutig krebserzeugend, dagegen gibt es nur spärliche Hinweise auf eine krebserzeugende Wirkung in Versuchstieren. Bei inhalativer Exposition des Menschen besteht eine erhöhtes Lungenkrebsrisiko, durch orale Aufnahme werden Haut-, Nieren- und Blasentumoren hervorgerufen.

Therapie

DMPS ist das Mittel der Wahl bei akuter Arsenvergiftung. Alternativ können auch D-Penicillamin und Na_2-Ca-Edetat eingesetzt werden. Erfolgversprechend ist eine rasche Magenspülung mit nachfolgender Kohleinstillation zur Bindung des Giftes im Magen-Darm-Trakt noch bis mehrere Stunden nach der Einnahme. Wasser- und Elektrolytverluste müssen fortlaufend kompensiert werden.

34.5.5 Thallium

Vorkommen, Bedeutung, Vergiftungsmöglichkeiten

Thallium nimmt unter den Metallen in vielerlei Hinsicht eine Sonderstellung ein. Es tritt ein- und dreiwertig auf (Thallo-, Thalliverbindungen), im Organismus entsteht die toxische einwertige Form. Bei Versuchen zur Chemotherapie der Lues mit Thallium fiel auf, daß Thallium regelmäßig zu Haarausfall führte. Daher ist Thalloacetat drei Jahrzehnte lang zur Epilation benutzt worden. Dabei ereigneten sich fast stets Vergiftungen, z.T. leichtere, aber auch schwere und tödliche, vor allem bei wiederholter Gabe. Seit den 20er Jahren ist Thallium(I)-sulfat, Tl_2SO_4, als **Rattengift** gebräuchlich[1]. Die Verbindung ist geruch- und geschmacklos. Zahlreiche Morde und Selbstmorde sind damit durchgeführt worden. Obwohl die Symptomatologie der Vergiftung hochcharakteristisch und der chemische Nachweis leicht ist, kommt es immer wieder zu Fehldiagnosen, besonders bei protrahiertem Verlauf nach wiederholter Zufuhr unterschwelliger Dosen. Die letale Dosis liegt bei 10 bis 15 mg Thallium/kg Körpergewicht. Da Thallium ubiquitär in geringen Konzentrationen vorkommt, liegen die täglichen Aufnahmeraten in Deutschland zwischen 10 und 20 µg Thallium/Tag, der ADI-Wert für Erwachsene beträgt 34 µg Thallium/Tag.

[1] Zelio®-Paste (2,5 % mit blauer Warnfarbe) und Zelio®-Körner (2 %, Rotfärbung)

Wirkungsmechanismus

Thallium ist ein Epithel- und Nervengift; Haut, Schleimhäute und periphere (z.T. auch zentrale) Nervenbahnen sind von degenerativen Veränderungen betroffen. Der Wirkungsmechanismus ist nicht näher bekannt.

Pharmakokinetik

Thalliumverbindungen werden nach oraler Aufnahme, Inhalation oder Hautkontakt rasch resorbiert. Die Halbwertszeit ist mit 14 Tagen sehr lang. Analysen der Haare und Nägel erlauben die zeitliche Fixierung von Thalliumaufnahmen. Nach Resorption wird Thallium relativ gleichmäßig über den Organismus verteilt.

Für die Aufnahme, Verteilung und Exkretion ist von Bedeutung, daß sich das Thallium-Ion in Ladung und Größe nur wenig vom Kalium-Ion unterscheidet. Entsprechend behandelt die Na-K-abhängige ATPase Tl^+ wie K^+. Tl^+ wird in Erythrocyten angereichert und besonders im Darm ausgeschieden. Da es in der Niere jedoch den für K^+ wirksamen Rückresorptionsmechanismen unterworfen ist, trägt ein enteroenteraler Kreislauf maßgeblich zur Verzögerung der Ausscheidung aus dem Organismus bei.

Verlauf der Vergiftung

Akute Vergiftung

Leichte, nicht obligate **Initialsymptome** nach oraler Aufnahme sind Übelkeit, Brechreiz und Erbrechen, selten leichter Durchfall. Nach einem symptomfreien Intervall von 2–3 Tagen kommt es, beginnend mit einer Obstipationsphase, zu einer generalisierten **Gastroenteritis** mit schweren Brechkrämpfen und Diarrhöen. Einige Tage danach entwickelt sich eine hochcharakteristische, toxische **Polyneuropathie**. Sie beginnt mit Parästhesien und geht rasch in extreme Hyperästhesie, vor allem der Beinnerven, über; die taktile Empfindlichkeit kann so übersteigert sein, daß selbst die Bettdecke auf den Beinen nicht ertragen wird. Bei schweren Vergiftungen kann es zu motorischer Schwäche und **Lähmungen** kommen. Betroffen sind zuerst und am stärksten die unteren, schwächer und nicht regelmäßig die oberen Extremitäten, selten auch einzelne Hirnnerven. **Psychi-**

Tabelle 34.25: Manifestation chronischer Arsenwirkungen

Angriffsort	Erscheinungen
Kapillaren der Schleimhäute	Nasopharyngealkatarrh („Arsenschnupfen"), Hypersalivation, Diarrhö
ZNS	allgemeine Schwäche, Mattigkeit, Apathie, Enzephalopathie (selten)
peripheres Nervensystem	Polyneuropathie (selten)
Leber	latente Hepatopathie
Haut	Arsenmelanose, Hyperkeratose = Präkanzerose, Haarausfall

sche Veränderungen können sich einstellen. Der Höhepunkt ist in der dritten bis vierten Woche erreicht. Periphere Lähmungen und psychische Störungen können bestehenbleiben.

Mit großer Regelmäßigkeit **fallen die** (Kopf-)**Haare** am 13. Tag **aus**, nie früher. Diese Latenzzeit läßt sich dadurch erklären, daß die Epithelschädigung in der Tiefe der Haarbälge, also der jüngsten Zellschicht, stattfindet und die Nachschubphase bis zur Lockerung (Ausfall des Haares) die genannte Zeitspanne benötigt. Die medialen Augenbrauen, phylogenetisch die jüngere Partie, bleiben stehen. Meist ist auch die Sekundärbehaarung an Scham und Achseln betroffen, Lanugo hingegen selten. In Grenzfällen beschränkt sich der Haarverlust auf ein tonsurähnliches Bild. Einige Zeit nach überstandener Vergiftung wächst das Haar wieder nach.

Weitere Symptome sind trophische Störungen der Haut (feuchte, pustulöse Entzündungen) und Störungen im vegetativen Nervensystem, z.B. Miktionsstörungen, Sphinkterschwäche. In den Fingernägeln sind noch lange Zeit weiße Querstreifen sichtbar.

Therapie

Die klassischen Chelatbildner sind wirkungslos, da sie das Metall nicht komplexieren können. Doch Eisen(III)-hexacyanoferrat(II)[1] (Berliner Blau) scheint sich zu bewähren. Die unlösliche kolloidale, nichtresorbierbare Verbindung tauscht auf der Oberfläche Kationen gegen Tl^+ aus. Bei fortlaufender oraler Gabe wird das toxische Metall im Darm an diese nichtresorbierbare „Falle" gebunden und ausgeschieden.

34.5.6 Vanadium

Vanadium (V) ist auf der Erdoberfläche in Form von Salzen der Vanadinsäure oder deren Anhydrid Vanadiumpentoxid, V_2O_5, weit verbreitet. Fossile Brennstoffe, besonders Erdöl, sind reich an Vanadium; Menschen in Gegenden mit hohem Erdölanteil am Hausbrand weisen einen höheren Gehalt an V_2O_5 in ihren Lungen auf. Gewerblich wird Vanadium als Katalysator, Edelstahlzusatz und zur Farbstoffherstellung benutzt.

Bei Inhalation vanadiumhaltiger Stäube kommt es zur Reizung von Nase, Trachea und Bronchien, und es können sich hartnäckige Bronchitiden mit Temperaturanstieg und bronchospastischer Komponente entwikkeln. Der MAK-Wert für V_2O_5 beträgt 0,1 mg/m^3 (Rauch) bzw. 0,5 mg/m^3 (Staub).

34.5.7 Mangan

Vorkommen, Bedeutung, Vergiftungsmöglichkeiten

Mangan hat im katalytischen Zentrum einiger Enzyme (z.B. Peptidasen) essentielle Bedeutung. Der Tagesbedarf des Menschen wird mit 3 mg angegeben. Das Metall ist ubiquitär, Mangelkrankheiten sind daher selten. Toxikologisch bedeutsam sind Manganerze und deren Hauptbestandteil, Braunstein (MnO_2), sowie Kaliumpermanganat, das als Desinfektionsmittel eingesetzt wurde. In Nordamerika wird Methylcyclopentadienylmangantricarbonyl, ein organischer Mangankomplex, zur Verbesserung der Oktanzahl dem Benzin zugesetzt. Diese Verbindung wird im Motor umgesetzt und in Form von Manganoxiden aus dem Auspuff emittiert.

Verlauf der Vergiftung

Akute Vergiftungen durch Verschlucken höherprozentiger (1 % und mehr) Lösungen von $KMnO_4$ kommen gelegentlich bei Selbstmordversuchen vor. Die starken Verätzungen der Schleimhäute, die dabei auftreten, färbt der durch Reduktion entstehende Braunstein intensiv braun. Eine Gastroenteritis kann schwere Grade annehmen. 5–8 g $KMnO_4$ gelten als tödliche Grenzdosis.

Chronische Vergiftungen gab es im Erzbergbau und in Erzmühlen. Bei der **Manganpneumonie** handelt es sich um ein akutes Ereignis infolge stärkerer Staubeinatmung auf dem Boden einer längeren Vorbelastung mit Mangan; die hochfieberhafte Erkrankung kann tödlich verlaufen, der Mechanismus ist unbekannt. Nach monate- bis jahrelanger Exposition kann ein **Manganismus** mit vielfältigen neurologischen Störun-

[1] Antidotum Thallii® Heyl

gen auftreten: Parkinsonismus, Maskengesicht (Starre der mimischen Muskulatur), psychische Labilität (Zwangslachen und -weinen), Sprach- und Gedächtnisstörungen. Periphere Lähmungen zusammen mit Gleichgewichtsstörungen führen zum Bild des sogenannten Hahnentritts mit Pro- und Retropulsion. Zitterschrift, die bei fortgesetzter Bemühung immer kleiner wird, ist ein weiteres charakteristisches Zeichen. Der Krankheitsverlauf ist schleppend, und auch die Erholung verläuft langsam; meist bleiben Dauerschäden zurück. Der MAK-Wert von Mangan beträgt 5 mg/m^3.

Therapie

Zur Therapie der akuten Manganvergiftung kann DMPS eingesetzt werden, bei chronischer Intoxikation ist es wirkungslos. Mit L-Dopa läßt sich die Parkinson-ähnliche Symptomatik erfolgreich behandeln.

34.5.8 Gold und Silber

Gold wird in Form kolloidaler Verbindungen in der Therapie der rheumatoiden Arthritis in fortgeschrittenen Stadien eingesetzt (s. S. 401). Eine unspezifische Stimulierung des retikuloendothelialen Systems wird als Wirkungsmechanismus diskutiert. Problematisch ist, daß die toxischen Effekte des Goldes weitgehend unabhängig von den jeweiligen Serumspiegeln sind. Zu den häufigen **unerwünschten Wirkungen** (Häufigkeit 5 bis 25 %) gehören Haarausfall, allergische und toxische Haut-und Schleimhautreaktionen (Dermatitis, Stomatitis, in Einzelfällen Durchfälle bis zur hämorrhagischen Colitis), Nierenschäden (Immunkomplexnephritis), Blutbildungsstörungen (Thrombopenien, in Einzelfällen Agranulocytose). Selten sind auch Neuritis, Enzephalitis und Conjunctivitis beobachtet worden. Nach langfristiger Goldtherapie kann ohne erkennbaren zeitlichen Zusammenhang und ohne klinische Beschwerden eine generalisierte Ablagerung von Goldsulfid in der Subcutis auftreten: **Auriasis** (= Chrysiasis), eine bronzeähnliche, intensive Verfärbung der Haut, die jeder Therapie trotzt.

Silber findet als Lapisstift oder Höllenstein ($AgNO_3$) gelegentlich noch Verwendung beim Ätzen überschießender Wundgranulationen und als 0,5%ige $AgNO_3$-Lösung in der Gonorrhöprophylaxe des Auges (1 Tropfen) bei Neugeborenen. Adstringierende organische Silberpräparate wurden früher häufig zur Therapie von Ulcera ventriculi et duodeni benutzt. Dabei kam es vereinzelt nach Jahren zur Ausbildung einer generalisierten **Argyrie** (= Argyrose), einer Ablagerung von Silbersulfid im bindegewebigen Anteil der Haut (Corium), ohne klinische Beschwerden. Eine lokale Argyrie tritt am Auge auf, wenn $AgNO_3$ auf die verletzte Hornhaut gebracht wird; sie ist medikamentös kaum zu beeinflussen.

34.5.9 Nickel und Kobalt

Nickel ist ein essentielles Spurenelement. Die tägliche Aufnahme von Nickel aus der Umwelt beträgt beim Menschen ungefähr 0,5 mg. Von toxikologischem Interesse sind Nickelmetall, Nickelsalze und Nickeltetracarbonyl. Länger andauernder Kontakt mit Nickelmetall an immer der gleichen Hautstelle (Schmuck, Armbanduhren, Fingerringe) ruft bei einem relativ hohen Prozentsatz der weißen Bevölkerung (ca. 5–13 % der Frauen) eine **Nickeldermatitis** hervor. Es handelt sich um ein typisches Kontaktekzem ohne Generalisierungstendenz.

Das in Nickel-Galvanisierungsbädern frei werdende Nickelsulfat kann bei den dort beschäftigten Personen eine sogenannte **Nickelkrätze** an Händen, Armen und eventuell im Gesicht, soweit es exponiert ist, verursachen. Es handelt sich um eine Nickeldermatitis, deren Entstehung und Intensität durch die begleitende Schwefelsäure verstärkt wird. Auch Schäden an der Nasenschleimhaut sind möglich.

Nickeltetracarbonyl, $Ni(CO)_4$, gehört zu den stärksten Inhalationsgiften. Die Flüssigkeit siedet bei 44 °C, und der eingeatmete Dampf erzeugt schon in Konzentrationen von wenigen ml/m^3 starke Reizungen des Respirationstrakts (Husten, Bronchitis, toxisches Lungenödem; s. S. 1026) und nach Resorption Kopfschmerz, Schwindel und Nausea. Im Organismus wird die Verbindung in Nickel und Kohlenmonoxid gespalten. Der eigentliche Mechanismus der Giftwirkung ist noch unbekannt. Der MAK-Wert beträgt nur 0,1 ml/m^3.

Therapeutisch kann DMPS eingesetzt werden.

Nickelstaub ist – neben einigen schlecht wasserlöslichen Nickelverbindungen – kanzerogen. Bei Arbeitern in nickelherstellenden Betrieben sind (lokale) Nasennebenhöhlenkarzinome aufgetreten. Orale Aufnahme scheint nicht zu einem erhöhten Krebsrisiko zu führen.

Cobalt ist katalytisches Zentrum in Vitamin-B_{12}-Coenzymen des C1-Stoffwechsels (s. S. 769). Im Tierexperiment sind Cobaltsalze, parenteral verabfolgt, kanzerogen.

Hohe Dosen von Cobalt(II)-chlorid, die zur Anregung der Blutbildung bei sekundären Anämien verabreicht wurden, hatten in der Vergangenheit starke Nebenwirkungen zur Folge: Hitzegefühl, Durchfall mit Koliken, Erbrechen. Bei langfristiger Verabfolgung von 10–50 mg/Tag entwickelte sich eine Hypothyreose.

Zur Stabilisierung des Schaums hatte man Anfang der 60er Jahre in Kanada, USA und Belgien dem Bier $CoSO_4$ in einer Konzentration von ca. 1 mg/l zugesetzt. Es kam zu zahlreichen chronischen Vergiftungen bei starken Biertrinkern, in deren Verlauf neben gastroenteritischen Erscheinungen toxische Herzmuskeldegenerationen auftraten. Die Mortalität war teilweise hoch (bis 40 %). Inhalation von Cobaltsalzen erzeugt lokale Schleimhautreizungen.

Therapie: Vergiftungen können mit DMPS behandelt werden.

34.5.10 Cadmium

Vorkommen und Bedeutung

Cadmium ist auf der Erde ubiquitär verbreitet. Cadmium-Metall (Cd) findet wegen seiner Korrosionsfestigkeit in der Metallurgie als Legierungszusatz vielfältige Verwendung. Auch in Farbstoffen war es enthalten, hier in praktisch unlöslicher Form. Klärschlamm aus großen Kommunen enthält erhebliche Mengen Cadmium, ebenso Phosphatdünger vor allem aus afrikanischen Quellen; nach dem Ausbringen auf Ackerland kann Cadmium über Nutzpflanzen in die Nahrungsketten eingeschleust werden. Für Nichtraucher ist die Nahrung die bedeutendste Cadmiumquelle, die täglichen Aufnahmemengen liegen bei 7–12 µg. Auch Tabakrauch ist eine wichtige Cd-Quelle, er enthält 0,1–0,2 µg Cd/Zigarette.

Pharmakokinetik

Cadmiumstaub wird über die Lunge bis zu 50 % resorbiert; mit der Nahrung werden – wie bei Blei – nur 3 bis 8 % aufgenommen. Bei Calcium- und Eisenmangel ist die Cd-Resorption aus dem Darm erhöht, was auf die Mitbenutzung von spezifischen Carriersystemen hindeutet. Cadmium wird durch Bindung an bestimmte Proteine im Körper gespeichert. Bei den für die Bevölkerung typischen Aufnahmen finden sich **50 % des im Körper vorhandenen Cadmiums in den Nieren** und **15 % in der Leber**. In der Leber induziert Cadmium die Synthese von Metallothioneinen. Diese Gruppe von metallbindenden Proteinen (MM 6000–7000) besitzt bis zu 20 freie SH-Gruppen (von Cystein), an die Metalle als Thiolat-Komplexe gebunden werden können. In der Niere speichert sich Cd als Metallothionein-Komplex. Die Halbwertszeit ist umgekehrt proportional zum Alter, wahrscheinlich aufgrund der effizienteren Bildung von Metallothioneinen im jungen Organismus, und beträgt ca. 34 Jahre (Kleinkind) bis 12 Jahre (hohes Alter). Im Laufe des Lebens steigt der Cadmiumgehalt der Nierenrinde bis zum 50. Lebensjahr an, danach fällt er wieder ab (Abb. 34.65).

Cadmium wird schon in den Darmmukosazellen von Metallothionein abgefangen. Zum großen Teil wird Cadmium mit absterbenden Zellen wieder abgestoßen, zum kleineren Teil zunächst zur Leber, von dort langsam zu den Nieren transportiert. Bei stärker saurem Harn (pH < 5,8) dissoziiert Cadmium vermehrt vom Komplex und wird entweder ausgeschieden oder reabsorbiert und erneut gespeichert. **Bei Überschreiten einer bestimmten Speicherkonzentration (200 µg/g Nierenrinde)** treten **Nierenschäden** auf. Aus diesem komplexen Verhalten wird verständlich, daß die Cadmiumausscheidung mit dem Harn kein verläßliches Zeichen für die aufgenommene Cadmiummenge ist.

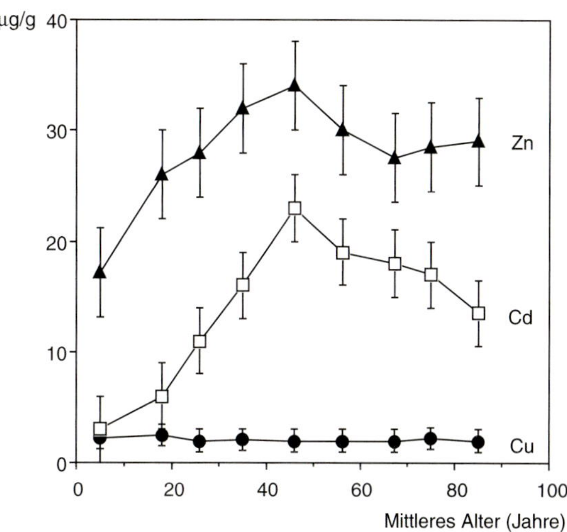

Abb. 34.65 Kupfer-, Cadmium- und Zinkkonzentrationen in der Nierenrinde von 338 Verstorbenen aus dem Raum Düsseldorf und Duisburg. Geometrische Mittelwerte von 10-Jahres-Altersgruppen mit 95-%-Vertrauensbereichen (modifiziert nach Wichmann, 1992, 5479).

Verlauf der Vergiftung

Akute Vergiftung

Akute Vergiftungen können bei oraler Aufnahme von Cadmiumsalzen auftreten, systemische Effekte sind aber wegen des ausgelösten Erbrechens und dadurch bedingter schlechter Resorption selten. Bedrohlich ist hingegen die Inhalation von Cadmiumoxid(CdO)-Rauch bei Unfällen am Arbeitsplatz. Beim Schweißen oder Schneidbrennen von Cd-haltigen Legierungen frei werdender Dampf wird in der Luft sofort zu dem roten, feinstverteilten festen Oxid oxidiert. Nach einer Latenzzeit von z.T. mehr als 24 Stunden entwickelt sich ein typisches **toxisches Lungenödem** mit seinen Folgeerscheinungen (s. S. 1026), das schon vielfach tödlich endete.

Chronische Vergiftung

Chronische Cd-Vergiftungen wurden bei bestimmten gewerblichen Prozessen beobachtet. Das typische Krankheitsbild ist durch **Symptomenvielfalt** gekennzeichnet: entzündliche Degeneration der Schleimhäute der Atemwege („Cadmiumschnupfen" und chronische Bronchitis), Cadmiumsaum der Zähne (gelber Ring von CdS um den Zahnhals), Zerstörung der Riechepithelien (Hyposmie, Anosmie), persistierender Nierenschaden mit Proteinurie, Knochendefekte und Knochenschmerzen durch die kompetitive Wirkung mit Calcium, allgemeine Kachexie, Schädigung der Keimzellen, besonders der Spermatogonien. Die **Toxizität** des Cadmiums ist **hoch**, die MAK betrug früher 0,05 mg/m^3 Luft, mit der Nahrung soll nicht mehr als 0,5 mg/Woche aufgenommen werden. In

Japan ist es durch lokale Umweltverschmutzung mit Cadmium zu Massenvergiftungen gekommen („Itai-itai"-Krankheit). Cadmium kann durch saure Speisen auch aus Keramiküberzügen und aus dem Dekor (Cd-haltige Farben) herausgelöst werden. Bei starken **Rauchern**, die regelmäßig Lebensmittel mit hohem Cd-Gehalt verzehren oder durch die Umwelt Cd-exponiert sind, können im Alter auch ohne berufliche Exposition in den Nieren Cd-Dosen akkumulieren, die zu **Nierenschäden** (Proteinurie) und **Bluthochdruck** führen.

Krebserzeugende Wirkung: Nachdem sich durch Injektion verschiedener Cadmiumverbindungen in Tierversuchen Tumoren unterschiedlicher Art und Lokalisation erzeugen ließen, ist neuerdings an Ratten nachgewiesen worden, daß Cadmiumchlorid auch Lungenkrebs erzeugen kann, wenn es als Aerosol in geringer Konzentration (12–50 $\mu g/m^3$) langfristig inhaliert wird. Cadmiumverbindungen, bei denen das Ion bioverfügbar ist, müssen daher als kanzerogenes Risiko auch für den Menschen betrachtet werden. Verdachtsmomente, wenn auch nicht der endgültige Beweis für eine krebserzeugende Wirkung von Cadmium im Menschen lassen sich aus einer Reihe neuerer epidemiologischer Studien ableiten.

Therapie

Therapeutisch kann Na_2-Ca-Edetat eingesetzt werden. DMPS ist bei diesem Metall noch nicht klinisch validiert.

34.5.11 Beryllium

Vorkommen, Bedeutung, Vergiftungsmöglichkeiten

Das Leichtmetall Beryllium, Be (im Mittelalter stellte man aus dem Erz Beryll Brillen her), findet seit ca. 40 Jahren zunehmend im technischen Bereich Verwendung. Das in elementarem Zustand spröde, weißgraue, oxidable und brennbare Metall wird hauptsächlich in Legierungen verwendet.

Vergiftungen ereignen sich vorwiegend durch Inhalation des Staubs. Die Resorption ist – auch vom Intestinaltrakt aus – nur gering, da Beryllium stark an das Eiweiß der Schleimhäute gebunden wird. Von dort wird es sehr langsam freigesetzt und inkorporiert. Die Harnausscheidung nach beendeter Exposition zieht sich bis zu 10 Jahren hin. Eine gewisse Speicherung erfolgt in Lunge, Lymphknoten, Leber, Milz und Knochen.

Verlauf der Vergiftung

1. **Metalldampffieber:** 24–48 Stunden nach Inhalation von Dampf oder Rauch erfolgt eine hochfieberhafte Reaktion mit Nasopharyngitis, Conjunctivitis und Laryngitis.
2. **Toxische Pneumonie:** Sie tritt nach wiederholter, in Ausnahmefällen schon nach einmaliger Inhalation mit sehr wechselnder Latenzzeit ohne erkennbare akute Belastung auf. Der Verlauf ist sehr schleppend; der Tod kann nach Monaten eintreten. Späte Heilung geht mit irreversiblen Schäden ganzer Lungenabschnitte einher.
3. **Berylliose:** Dies ist eine sich langsam entwickelnde granulomatöse Reaktion des Lungengewebes. Pathologisch-anatomisches Substrat sind histiocytäre Granulome, die die Alveolen ausfüllen, eventuell mit nekrotischen Zentren. Auf ihrem Boden können sich Sarkome entwickeln. Im Tierversuch erzeugt Beryllium Sarkome, beim Menschen sind bisher nur wenige Fälle von Lungenkrebs beobachtet worden.
4. **Berylliumgranulome** der Haut bilden sich um versprengte Metallsplitter.

Therapie

Therapeutisch können Na_2-Ca-Edetat oder DMPS eingesetzt werden.

34.5.12 Selen, Tellur

Die beiden Metalloide ähneln sich in ihren toxikologischen Eigenschaften.

Selen

Selen (Se) ist ein essentielles Spurenelement (s. S. 780ff.) mit geringer therapeutischer Breite. Bei einer Erhöhung der täglichen Zufuhr um den Faktor 10 (von 80 µg/Tag auf 800 µg/Tag) treten bereits toxische Wirkungen auf. Die gelegentlich propagierte hochdosierte Selentherapie zur Behandlung von „Umwelterkrankungen" ist daher wenig sinnvoll. Selen ist in Glutathionperoxidase enthalten. Selenmangel erzeugt eine Kardiomyopathie. Lebensmittel sind die wichtigste Selenquelle, die tägliche Zufuhrmenge beträgt 20–60 µg Selen. Salze der selenigen Säure (Selenite) und der Selensäure (Selenate) sind gut resorbierbar und stark toxisch; im Organismus wird Selenit zu Selenat aufoxidiert. Der Mechanismus von Selenwirkungen ist unbekannt. Nicht Selen selbst, sondern Selenocystein und -thionin sind möglicherweise die wirksamen Metaboliten. Vitamin E wirkt antagonistisch. Se wird als Selenat-Ion und in Form des Methylselenonium-Ions im Harn ausgeschieden; das flüchtige Dimethylselenid, $Se(CH_3)_2$, erscheint in der Atemluft und verleiht dieser einen knoblauchartigen Geruch. Die Halbwertszeit von Selen beträgt 1–2 Wochen.

Verlauf der Vergiftung

Akute Vergiftung

Selenite und Selenate lösen bei oraler Einnahme Magen- und Darmschleimhautreizungen aus, in hohen Dosen auch Leberschäden bis zum Leberkoma. Aufnahme von Selen bei Kindern aus bestimmten Nüssen oder aus Präparaten für die Landwirtschaft führt zu Erbrechen, Durchfall und Muskelspasmen. Selenwasserstoff, H_2Se, kann ein toxisches Lungenödem erzeugen, daneben gibt es auch resorptive Selenvergiftungen.

Chronische Vergiftung

Pustulöse Dermatitiden durch Hautkontakt sind beschrieben worden. Die systemische Vergiftung ist beim Menschen uncharakteristisch: Diarrhö und Obstipation, Hepatopathie, zentralnervöse Reizzustände, Porphyrinurie. In USA sind bei Pferden, die Pflanzen von selenreichen Böden aufgenommen hatten, als charakteristische Erkrankungen „alkali disease“ und „blind stagger“ aufgetreten: Sehstörungen, Lähmungen, Gelenksteife, struppiges Fell und Haarausfall, Anämie. Hautveränderungen traten auch bei den Menschen in diesen Gebieten auf.

Selendisulfid, SeS_2, ist nicht wasserlöslich, wird nicht resorbiert und ist nur wenig toxisch. Die Verbindung wird extern gegen Kopfschuppen und Seborrhö angewendet.

Tellur

Tellur und seine Verbindungen sind weniger toxisch als die Selenanaloga. Die Halbwertszeit ist mit ca. 50 Tagen erheblich länger. Bei Verschlucken von Tellurdioxid kommt es – neben vorübergehenden enteralen Reizerscheinungen – zu monatelangem Knoblauchgeruch der Atemluft durch Abscheidung von $Te(CH_3)_2$.

Die MAK-Werte betragen für Selenstaub und Rauch 0,1 mg/m^3, für SeH_2 0,05 ml/m^3 und für Tellurstaub 0,1 mg/m^3.

34.5.13 Chrom

Von den fünf Formen des Chroms (II, III, IV, V, VI) hat praktisch nur die sechswertige toxikologische Bedeutung. Vergiftungen ereignen sich durch Kontakt mit oder Aufnahme von Chromtrioxid (CrO_3), Kaliumchromat (K_2CrO_4) und Kaliumdichromat ($K_2Cr_2O_7$). Sie sind starke Oxidationsmittel. Ferner sind chromhaltige Farben im Rostschutz von Bedeutung, sofern sie Chrom oder Chromsäure abgeben. Chromsäurelösungen und Alkalichromate haben eine starke Ätzwirkung.

Verlauf der Vergiftung

Akute Vergiftungen durch Trinken von Chromat- oder Dichromatlösungen sind durch stärkste Verätzungen gekennzeichnet. Die Schleimhäute sind grün gefärbt (dreiwertige Chromverbindung, z. B. Cr_2O_3, die im Organismus durch Reduktion aus der sechswertigen entsteht). Als Todesursachen kommen neben Schock und Exsikkose auch Anurie und Urämie sowie später ein toxischer Leberschaden mit starkem prämortalem Ikterus in Betracht. Die tödliche Dosis liegt bei 2–5 g Chromat.

Bei (gewerblicher) Exposition gegenüber Chromstaub, auch dem Staub chromhaltiger Erze, bilden sich auf Schleimhäuten des Atemtrakts schlechtheilende Ulzerationen. In manchen Gewerbezweigen sind früher Nasenseptumperforationen als Endzustand aufgetreten. Verletzungen, auch kleine Rhagaden der Hautoberfläche, ulzerieren bei Kontakt mit geringen Mengen Chromat; die Heilungstendenz ist sehr schlecht. Sechswertiges Chrom hat eine starke allergisierende Wirkung auf die Haut. Diese Art von Kontaktdermatitis ist besonders häufig bei Zementarbeitern, bedingt durch Spuren von Chromat im Zement.

Chromat ist kanzerogen. In verschiedenen Studien sind Bronchialkarzinome bei Chromatarbeitern gefunden und kausal mit der Chromatexposition assoziiert worden.

Therapie

Therapeutisch ist DMPS Mittel der ersten Wahl.

34.5.14 Aluminium

Aluminium ist, überwiegend in Form von Aluminiumsilikaten, ubiquitär auf der Erdoberfläche verteilt. In löslicher Form gelangt es auch in Trinkwasser und Nahrung, die tägliche Aufnahme des Menschen wird auf 10–100 mg geschätzt. Man nahm lange Zeit an, daß oral aufgenommenes Al nicht resorbiert wird. Neuere Studien beweisen aber eindeutig meßbare Aufnahmen, z. B. aus aluminiumhydroxidhaltigen Antacida.

Verlauf der Vergiftung

Die akute Toxizität löslicher Aluminiumverbindungen ist gering (LD_{50} von $AlCl_3$ bei der Ratte: 420 mg/kg). Bei wiederholter und längerfristiger Aufnahme, wie es z. B. früher bei Dialysepatienten zur Elimination von Phosphat der Fall war, kommt es jedoch zu Störungen des Calcium- und Phosphathaushalts mit entsprechender Verminderung der Knochenfestigkeit (Osteomalazie). Ferner sind Enzephalopathien sowohl im Tierversuch als auch in der Vergangenheit beim Menschen nach längerfristiger Aufnahme höherer Dosen beobachtet worden. Bei Dialysepatienten trat früher auch eine möglicherweise durch Aluminium verursachte Demenz nach langfristiger Dialyse auf. Ein Zusammenhang zwischen Aluminiumbelastung und Alzheimer-Erkrankung wurde diskutiert. Diese Hypothese ist weitgehend verlassen worden.

Therapie

Neuerdings wird Deferoxamin zur Dekorporierung eingesetzt.

34.5.15 Radioaktive Metalle

Radioaktive Metalle sind als Diagnostika und als Therapeutika, als Abfälle beim Betrieb und bei Betriebsstörungen von Kernreaktoren und als „fall out" bei Atomexplosionen von Bedeutung. Radioaktive Metalle können wie viele andere Metalle auch im Körper angereichert werden, zudem können sie durch Kernreaktionen in andere Elemente umgewandelt werden. Daher muß man bei radioaktiven Metallen die biologische Halbwertszeit (Ausscheidungsgeschwindigkeit des Stoffes) von der physikalischen Halbwertszeit (Zeitdauer, in der Radioaktivität abklingt, unabhängig von dem pharmakokinetischen Verhalten) unterscheiden. Schädliche Wirkungen erzielen radioaktive Metalle durch ihre Strahlenemission, die das **genetische Material der Zellen schädigt** und dadurch zu malignen Tumoren und Erbgutveränderungen führt. Neben Art und Intensität der Strahlung hat aber besonders das pharmakokinetische Verhalten der Metalle Einfluß auf Art und Ausmaß des Gewebeschadens: je länger die Verweildauer und je spezifischer die Anreicherung, um so größer ist der radiobiologische Effekt.

Radium

Das Isotop ^{226}Ra, ein α-, β- und γ-Strahler, hat in den Bergwerken von Joachimsthal und Schneeberg bei vielen Bergleuten Bronchialkarzinome verursacht. Wegen der langen Latenzzeit sind sie erst spät als Berufskrankheit eingestuft worden. Auch das für die Tumorbestrahlung verwendete Radium kann Krebs auslösen. Da Radium sich ähnlich wie Calcium verhält, wird es teilweise in den Knochen eingebaut. Die Folge sind Knochenmarksdepression und Knochensarkome. Selbst sehr geringe Mengen (10–20 µg) scheinen auszureichen. Das Radiumzerfallsprodukt Radon dringt aus Böden oder Baumaterial (Granit) in Wohnräume ein, wird inhaliert und kann Lungenkrebs erzeugen; Radonexposition hat den größten Anteil an der „natürlichen" Strahlenbelastung (vgl. Abb. 34.5).

Thorium

Thorium wurde in Form des Dioxids (ThO_2) in kolloidaler Form in den 30er Jahren als Röntgenkontrastmittel verwendet. Es enthielt mehrere strahlende Isotope. Die biologische Halbwertszeit beträgt wegen intensiver Speicherung im RES mehrere Jahre. Mit einer Latenz von mehreren Jahren entwickelten sich maligne Tumoren, vor allem Knochensarkome und Hämangiosarkome der Leber.

Strontium

Das Isotop ^{90}Sr ist neben einer großen Zahl anderer radioaktiver Metalle der toxikologisch wichtigste Vertreter im „fall out" nach Atombombenexplosionen. Die Atmosphäre der Erde wurde in den 50er und Anfang der 60er Jahre durch die oberirdischen Testexplosionen zunehmend mit ^{90}Sr kontaminiert. Durch Inhalation, Ingestion kontaminierter Nahrung (Abb. 34.66) und vor allem Trinkwasser wurde ^{90}Sr in meßbaren Mengen von allen Erdbewohnern aufgenommen. Strontium ist nahe mit Calcium verwandt und wird wie dieses in die Knochenhartsubstanz eingebaut. Der wachsende Organismus baut entsprechend dem Massenzuwachs besonders viel ^{90}Sr ein. Infolge der langen physikalischen Halbwertszeit von 28 Jahren und der langen Verweildauer im Knochen ist eine andauernde Strahlenbelastung gegeben. Das Ausmaß der Gefährdung ist indessen nur schwer abzuschätzen.

Plutonium

Plutonium entsteht als wichtigstes Spaltprodukt bei Kernwaffenexplosionen und in Kernkraftwerken, kommt aber in geringen Mengen auch natürlich vor.

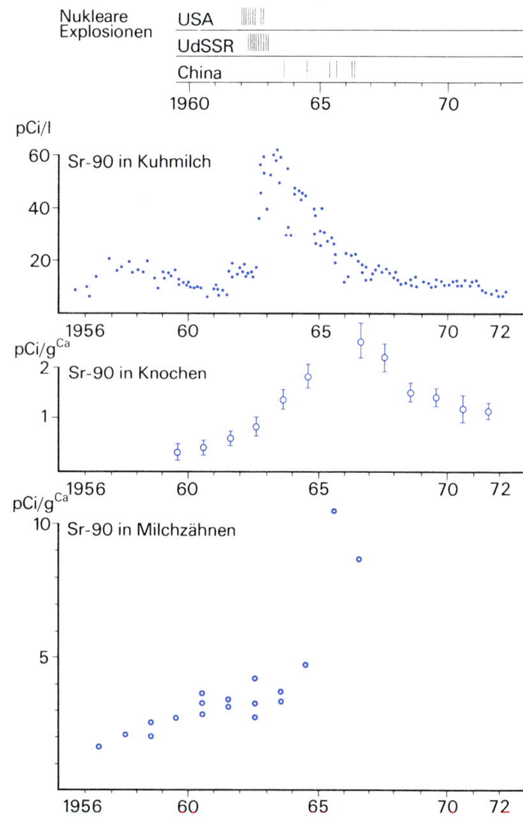

Abb. 34.66 Strontium^{90}-Gehalt in Kuhmilch, menschlichen Knochen und Milchzähnen. Messungen am gleichen Ort (Lausanne) (1 pCi = 0,037 Bq = 0,037 s^{-1}). Der Anstieg erfolgt in der Kuhmilch (Trockenmilchproben), aus kontaminierter Grasnahrung, deutlich früher als im Skelett und in Milchzähnen (umgerechnet auf die Zahnbildungsperiode) (nach 14. u. 16. Bericht Eidgenöss. Kommission zur Überwachung der Radioaktivität, 1971 u. 1973).

Das in der Umwelt gefundene Plutonium entstammt zu über 99 % dem „fall out“ überirdischer Atombombenversuche der 50er und 60er Jahre. Die Resorption von Plutonium ist stark variabel, Plutonium benutzt Resorptions- und Transportwege des Eisens und wird nur sehr langsam aus dem Organismus ausgeschieden. Wegen der hohen physikalischen Halbwertszeit einiger Plutoniumisotope und der beim physikalischen Zerfall entstehenden energiereichen α-Partikel ist Plutonium als das am stärksten (radio)toxische Element anzusehen, seine krebserzeugende Wirkung bei Menschen ist belegt.

Chelatbildner, die gerade gegen die Bedrohung durch atomare Kriegsführung entwickelt worden sind, haben nur in bezug auf zirkulierende radioaktive Metalle einen deutlich dekorporierenden Effekt; nach dem Einbau in den Knochen haben sie so gut wie keine Wirkung mehr. Hingegen haben sich Edetat und Penicillamin bei akzidentellen Vergiftungen durch radioaktive Metalle (z.B. ^{269}Pu) im Laboratorium bewährt.

34.6 Pestizide

34.6.1 Allgemeine Bedeutung

Unter Pestiziden versteht man chemische Verbindungen zur Bekämpfung schädlicher oder unerwünschter Organismen, die die Nahrung des Menschen sowie andere Lebensgüter angreifen (Holz, Bauwerke etc.) oder Krankheiten durch Übertragung von Mikroben (Vektoren) durch Biß und Stich verursachen. Eine Einteilung der Pestizide nach Einsatzgebieten bringt Tab. 34.26. In manchen Gebieten werden mehr als 80% der Ernte durch fressende Insekten und/oder Nager (vor allem Ratten) vernichtet. Erkrankungen und Todesfälle durch Insekten als Vektoren, vor allem die Malaria, stehen noch immer an der Spitze aller Krankheitsursachen auf der Erde. Der Einsatz von Pestiziden ist daher zur Sicherung der Ernährung einer ständig wachsenden Erdbevölkerung und zur Verhütung von Krankheiten unentbehrlich.

Die Bekämpfung von Schädlingen außerhalb des menschlichen Körpers (Peste) und innerhalb (Infektionskrankheiten) unterscheidet sich in zwei Punkten: Pestizide werden praktisch nie direkt am Menschen angewendet, während Chemotherapeutika den menschlichen Organismus systemisch durchlaufen müssen. Der Vorteil des nur indirekten Kontakts wird aufgewogen durch die Tatsache, daß die zu bekämpfenden äußeren Schädlinge (Insekten, Nager) dem Menschen biologisch viel näher stehen als Bakterien und Viren.

Tabelle 34.26: Einteilung der Pestizide nach ihren Anwendungsgebieten

Pestizidgruppe	Einsatz zur Bekämpfung von
Insektizide	Insekten
Herbizide	Unkraut
Fungizide	Pilzen
Rodentizide	Nagern
Akarizide	Milben
Nematozide	Fadenwürmern
Molluskizide	Weichtieren, Schnecken

Bedeutung in Hinsicht für das ärztliche Handeln

1. Auftreten akuter oder chronischer Vergiftungen bei unsachgemäßem Umgang.
2. Kontamination der Umwelt mit nachteiligen Folgen für verschiedene ökologische Systeme mit Rückwirkungen auf Gesundheit des Menschen.

34.6.2 Chlorierte cyclische Kohlenwasserstoffe

Stoffe, Anwendung

Nach ihren chemischen Strukturen lassen sich mehrere Stoffgruppen chlorierter Kohlenwasserstoffe mit pestizider Wirkung unterscheiden (Tab. 34.27).

Chlorierte Kohlenwasserstoffe hatten von Mitte der 40er Jahre bis gegen Ende der 60er Jahre große Bedeutung als Pestizide, wegen der hohen Umweltstabilität und globaler Umweltkontamination wurde die Nutzung dieser Stoffgruppe in Nordamerika und Westeuropa stark eingeschränkt. Industriell weniger entwickelte Länder können jedoch nicht darauf verzichten, denn im Vergleich zu neueren Pestiziden haben Organochlorverbindungen das mit Abstand günstigste Preis-Leistungs-Verhältnis.

Alle insektizid wirksamen chlorierten Kohlenwasserstoffe sind gut fett- und nur minimal wasserlöslich. Der wichtigste Vertreter dieser Gruppe ist das **DDT,** 1,1-(4-Chlorphenyl)-2,2,2-trichlorethan. Die Verbindung wurde erstmals 1874 synthetisiert, ihre insektiziden Eigenschaften aber erst 1939 entdeckt; für diese Entdekkung wurde Paul Müller der Nobelpreis für Chemie verliehen. Für die Malariabekämpfung ist DDT weltweit

Tabelle 34.27: Strukturmerkmale insektizid wirksamer chlorierter Kohlenwasserstoffe

Chemische Klasse	Grundstruktur	Typische Vertreter	
Dichlordiphenylethane	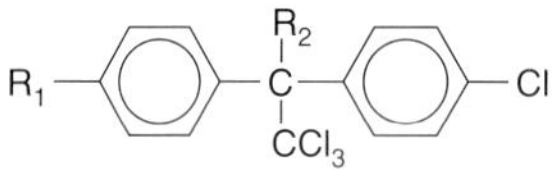	DDT, R_1 = Cl, R_2 = H, R_3 = Cl Dicofol, R_1 = Cl, R_2 = OH, R_3 = Cl Methoxychlor, R_1 = OCH_3, R_2 = H, R_3 = OCH_3	
Cyclodiene	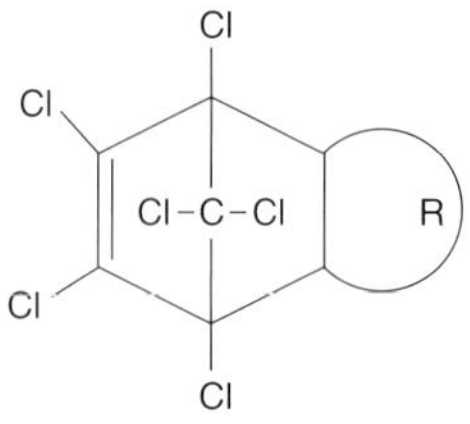	Aldrin, R =	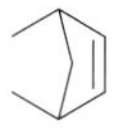
		Heptachlor, R =	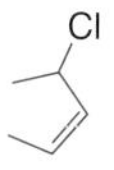
		Chlordane, R =	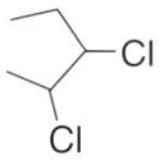
		Dieldrin, R =	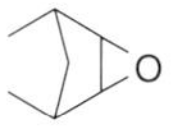
Chlorierte Benzene und Cyclohexane	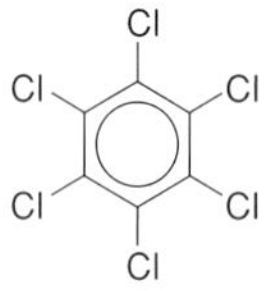	Hexachlorbenzol	
	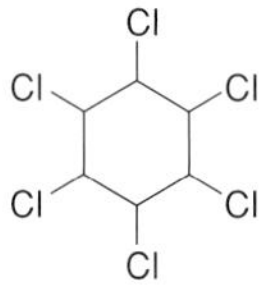	γ-Hexachlorcyclohexan (Lindan)	
Chlorierte Norbornene	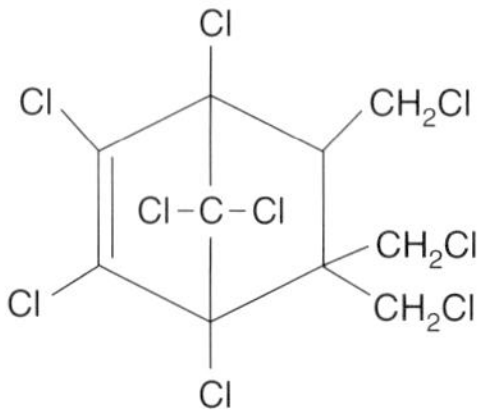	Toxaphen (Mischung aus etwa 170 Verbindungen)	

noch unentbehrlich. Zwar gibt es Resistenzentwicklungen bei einigen *Anopheles*-Arten, doch ist davon nur ein geringer Teil der Malariagebiete betroffen. Seinen Wert für die Malaria-Bekämpfung zeigt Tab. 34.28.

Ökologie der cyclischen Chlorkohlenwasserstoffe

DDT und ähnliche Insektizide werden meist großflächig von Flugzeugen ausgetragen und sind sehr stabil in der Umwelt. So gelangen die Stoffe trotz der geringen Wasserlöslichkeit in den Boden und mit Oberflächengewässern in Seen und Meere. Dort werden sie von Mikroorganismen, vor allem Plankton, aufgenommen und in marinen Nahrungsketten angereichert (Abb. 34.67).

Die Anreicherung (Anstieg der Konzentration in den Gliedern der Kette) erfolgt aufgrund der hohen Lipidlöslichkeit. Durch die Anreicherung kann es zu Schäden bei einzelnen Gliedern der Kette kommen: Fische und fischjagende Greifvögel. Nach Anwendungsbeschränkungen in einigen betroffenen Gebieten haben sich die Bestände wieder erholt. Schließlich gelangen Organochlorpestizide mit Meeresfrüchten, z.T. auch indirekt über Schlachttiere (in Eiern und Milch), in den Menschen. Im Fischtran ist die Konzentration besonders hoch. Die Geschwindigkeit des Abbaus von DDT und anderen Chlorkohlenwasserstoffen in der Umwelt ist gering, die Halbwertszeit liegt bei mehr als 10 Jahren. In den späten 60er Jahren lagen die in der Durchschnittsbevölkerung gemessenen Fettkonzentrationen an DDT zwischen 2 und 20 mg/kg. In

Tabelle 34.28: Malariamorbidität (Anzahl Krankheitsfälle) vor und nach Bekämpfung vor allem mit DDT

Land	Jahr	Krankheitsfälle
Bulgarien	1946	144631
	1969	10
Italien	1945	411602
	1968	37
Rumänien	1948	338198
	1969	4
Türkei	1950	1188969
	1969	2173
Indien	1935	>1000000*
	1969	286962
Ceylon	1946	2800000
	1961	110
	nach einem 4-jährigen Auslaß-versuch, 1968/69	2500000

* geschätzt

den 70er Jahren wurde der Gebrauch solcher Insektizide in einigen Ländern stark eingeschränkt oder ganz verboten. In Nahrungsmitteln in Deutschland darf der Rückstandsgehalt von DDT 1 mg/kg nicht übersteigen. Fetthaltige Nahrung stellt die wichtigste Quelle der Belastung des Menschen mit Organochlorpestiziden dar. Mit der gesetzlich erzielten Einschränkung des Gebrauchs sind auch die Spiegel in Mensch und Umwelt im Sinken begriffen (s. Abb. 34.68 und 34.69).

Wirkungsmechanismus

Insektizide Organochlorverbindungen sind **Nervengifte.** Durch DDT kommt es zu einer erhöhten Empfindlichkeit und Depolarisierung durch normalerweise unterschwellige Stimuli und schließlich zu einer Dauerdepolarisation, die einen funktionellen Ausfall der Zelle bedeutet. Diese Wirkungen werden durch eine Veränderung der Durchlässigkeit des Natriumkanals der Nervenzelle und die Hemmung von am aktiven Transport von Na^+, K^+ und Ca^{++} beteiligten Enzymen erzielt. Cyclodiene dagegen sind neben Hemmstoffen der Na^+- und K^+-ATPase auch GABA-Antagonisten (s. S. 313).

Die **Steigerung der Erregbarkeit** betrifft alle Nerven, erfaßt im intakten Organismus aber zuerst die motorischen Bahnen im Gehirn. Spinale Bahnen folgen erst bei höheren Konzentrationen. Von Spezies zu Spezies stark schwankend können auch sensorische Nerven frühzeitig beteiligt sein.

Toxikokinetik

DDT und andere chlorierte Diphenylethane sowie Hexachlorcyclohexan werden aus dem Magen-Darm-Trakt gut, über die Haut jedoch nur wenig resorbiert. Dagegen werden chlorierte Cyclodiene auch über die Haut gut resorbiert. Resorbierte chlorierte Kohlenwasserstoffe verteilen sich überwiegend in die Fettdepots. DDT und Cyclodiene werden vom Menschen nur langsam eliminiert, die Eliminationshalbwertszeiten liegen im Bereich von ein bis mehreren Jahren. Im Gegensatz dazu werden Lindan und Toxaphen relativ schnell verstoffwechselt und ausgeschieden.

Insektizide Organochlorverbindungen sind im Versuchstier **starke Induktoren der Monoxygenasen,** eine Induktion Geschlechtshormon-metabolisierender P450-Enzyme scheint teilweise für den gestörten Hormonhaushalt bei DDT-exponierten Vögeln und die damit assoziierten Fertilitätsstörungen verantwortlich zu sein.

Verlauf der Vergiftung

Akute Vergiftung

Die Vergiftungserscheinungen werden von Übererregung und Lähmung motorischer und sensorischer Nerven bestimmt und sind bei allen insektizid wirksamen chlorierten Kohlenwasserstoffen ähnlich. Ungefähr ½ bis 1 h nach Einnahme größerer DDT-Mengen tritt Zungentaubheit auf, es folgen Parästhesien an Extremitäten und Rumpf, Unruhe, Reizbarkeit und Schwindel. Übelkeit tritt nicht regelmäßig auf, Erbrechen selten. Beginnend mit Trismus und Tremor setzen tonisch-klonische Krämpfe ein, im Terminalstadium tritt eine totale Paralyse auf. Als Spätfolgen können (selten) motorische und sensible Lähmungen zurückbleiben. Die tödliche Dosis von DDT für Erwachsene liegt bei 10 bis 30 g. Berufliche akute Vergiftungen sind daher praktisch ausgeschlossen. Chlorierte Cyclodiene sind viel toxischer als DDT, schwere Vergiftungen dadurch ereignen sich vergleichsweise häufig.

Chronische Vergiftung

Die im Körper der Bevölkerung nachweisbaren Mengen an DDT liegen weit unter den zur Auslösung akuter und chronisch-toxischer Wirkungen nötigen Konzentrationen an DDT und Analoga. Selbst bei Arbeitern in DDT herstellenden Fabriken, in denen DDT-Gehalte (um 1000 mg/kg) um Größenordnungen über der Belastung der Bevölkerung (Abb. 34.68 und 34.69) im Fett gemessen wurden, waren noch keine toxischen Wirkungen zu beobachten.

Epidemiologische Erhebungen haben bisher keinen begründeten Verdacht für ein Krebsrisiko beim Menschen durch DDT oder Analogstoffe ergeben. Im Gegensatz zu DDT zeigten sich bei chronischer Exposition gegenüber Cyclodienen am Arbeitsplatz toxische Wirkungen, die sich in allgemeiner Schwäche, Schwindel

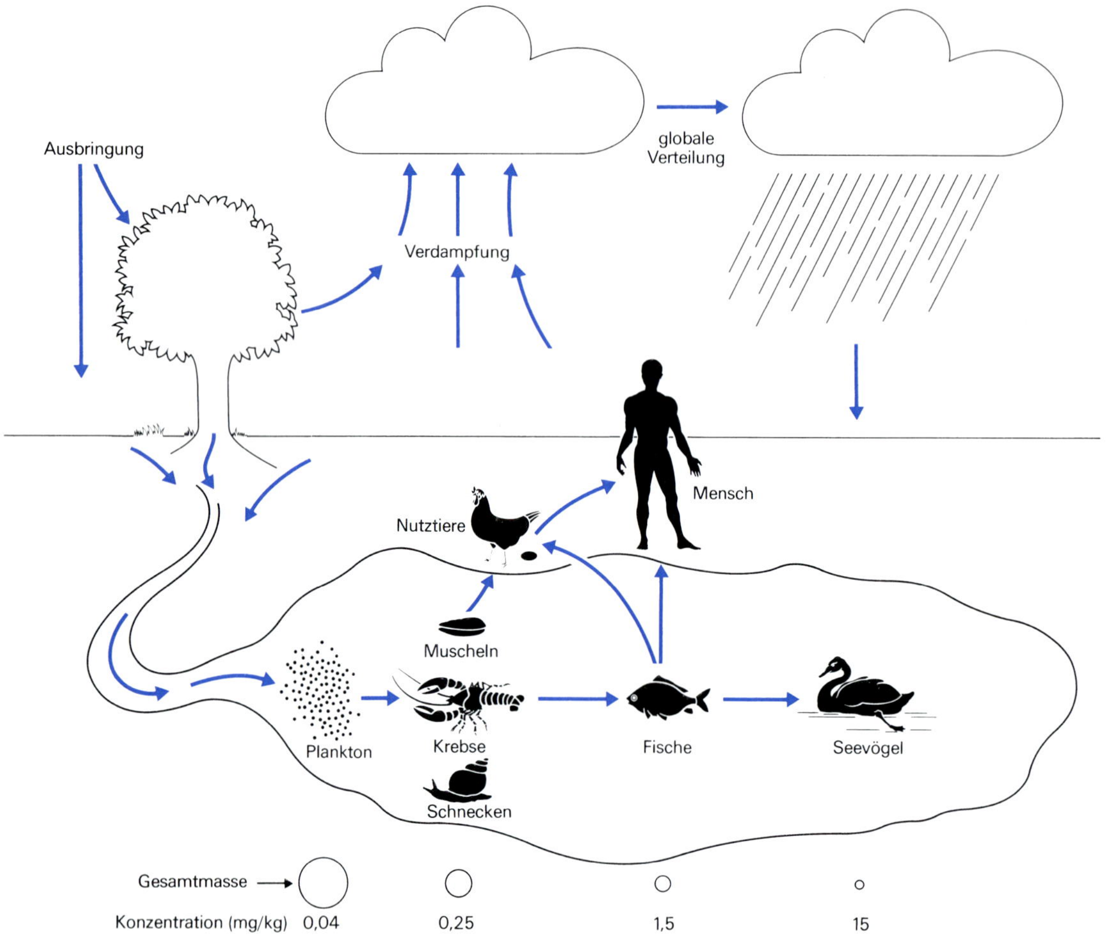

Ausbringung
Verdampfung
globale Verteilung
Mensch
Nutztiere
Muscheln
Plankton
Krebse
Fische
Seevögel
Schnecken
Gesamtmasse
Konzentration (mg/kg) 0,04 0,25 1,5 15

Abb. 34.67 Verbreitung von DDT in der Umwelt durch großflächige Anwendung in der Landwirtschaft. Einschleusung in Nahrungsketten. Der Vorgang der Anreicherung ist durch Zunahme der Konzentration bei Abnahme der Gesamtmasse gekennzeichnet.

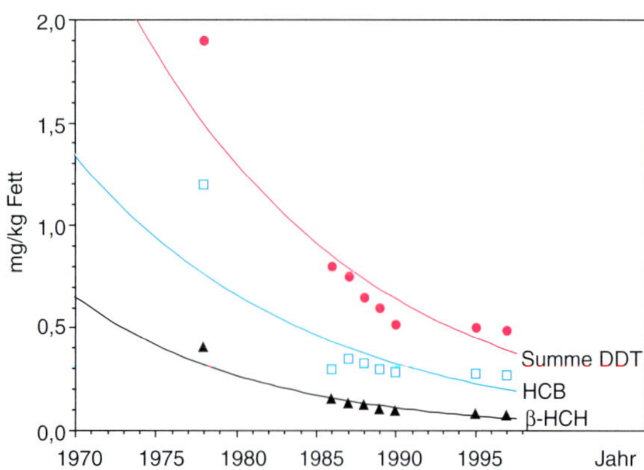

Abb. 34.68 Absinken der Gehalte dreier organischer Chlorinsektizide in Humanfett als Folge von Anwendungsverboten.

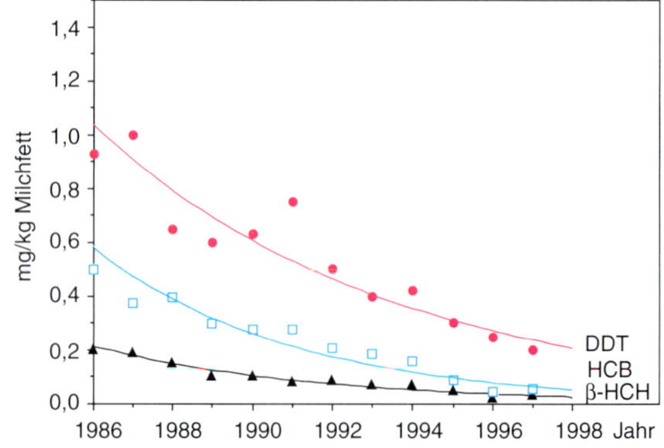

Abb. 34.69 Durchschnittswerte (mg/kg Fett) von DDT, Hexachlorbenzol (HCB) und β-Hexachlorcyclohexan (β-HCH) in menschlichen Milchproben zwischen 1986 und 1997 (nach Schade, 1998, 15401).

und Appetitlosigkeit äußerten, oft gefolgt von Krämpfen („Kepone-Shakes") und Lähmungen. Die Konzentrationen in den Vergifteten lagen aber um mehrere Größenordnungen über denen der Allgemeinbevölkerung.

34.6.3 Hemmstoffe der Cholinesterase (Organophosphate und Carbamate)

Eigenschaften, Vergiftungsmöglichkeiten, Toxizität

Insektizid wirksame Cholinesterasehemmstoffe sind bestimmte Organophosphate und Carbamate. Diese Stoffklassen unterscheiden sich von den chlorierten cyclischen Kohlenwasserstoffen in zweierlei Hinsicht: Die Stoffe sind biologisch abbaubar und werden weder in der Umwelt noch im Organismus gespeichert. Dieser Vorteil wird erkauft durch eine meist hohe akute Toxizität. Die Zahl der akuten Vergiftungen beim Umgang oder beim Transport, in suizidaler oder homozidaler Absicht ist groß, die Todesrate hoch.

Bei Organophosphaten handelt es sich um Ester oder Amide der Phosphorsäure (Tab. 34.29). Die erste Verbindung, das Tetraethylpyrophosphat (TEPP), wurde bereits 1854 synthetisiert (De Clermont), erst um 1930 erfolgte jedoch eine systematische Bearbeitung durch Schrader in Deutschland. Basierend auf diesen Erkenntnissen wurden neben insektizid wirksamen Organophosphaten auch die hochtoxischen chemischen Kampfstoffe Tabun, Sarin, Diisopropylfluorphosphat (DFP) und VX entwickelt (s. S. 1105). Organophosphate werden als Kontaktinsektizide und Systeminsektizide (Fraßgifte nach Aufnahme über die Wurzeln in alle Pflanzenteile) im Pflanzenschutz, zur Malariabekämpfung, als Fungizide und auch gegen Ekto- und Endoparasiten in der Veterinärmedizin eingesetzt. Die Zahl der synthetisierten und geprüften Verbindungen ist sehr groß, im praktischen Einsatz befinden sich zur Zeit nur wenige Stoffe. Die Giftigkeit ist sehr unterschiedlich (Tab. 34.29).

Wirkungsmechanismen

Alle pestizid wirksamen Organophosphate besitzen eine gemeinsame Grundstruktur, die sich in der sogenannten „Schrader-Formel" darstellen läßt (Abb. 34.70).

Wichtig für den Wirkmechanismus ist die Abgangsgruppe X. Wichtigster Reaktionspartner von Organophosphaten, die Abgangsgruppen enthalten, sind in biologischen Systemen die Hydroxylgruppen des Serins im katalytischen Zentrum der Acetylcholinesterase (s. Abb. 3.12 und 34.105).

Pharmakokinetik

Alkylphosphate und Carbamate werden als lipophile Substanzen leicht resorbiert. Die in Gebrauchspräparaten übliche Verwendung von Emulgatoren begünstigt die Resorption durch die Haut. Das weitere Schicksal der Stoffe im Organismus hängt von der Reaktionsfähigkeit mit esterspaltenden Enzymen ab. Einige Alkylphosphate müssen erst durch metabolische Umwandlung zu Hemmstoffen für die Esterasen umgesetzt werden (indirekte Inhibitoren), z.B. Thionoverbindungen (Abb. 34.71).

Ausgesprochene Entgiftungsreaktionen sind Veränderungen der Polarität in den Alkylketten (z.B. Abb. 34.72). Die entstandene polare Seitenkette vermindert wegen Beschleunigung der Ausscheidung die Toxizität entscheidend. Da nur Warmblüter die zur Ethanolabspaltung erforderlichen Esterasen besitzen, nicht aber Insekten, resultiert eine geringere Warmblütertoxizität und damit eine spezies-selektive Wirkung. Wird aber – eventuell durch ein anderes Alkylphosphat – diese Warmblüteresterase gehemmt, so erlangt Malathion auch für Warmblüter eine hohe Toxizität; ein Beispiel für eine überadditive Kombinationswirkung.

Verlauf der Vergiftung

Alle Symptome einer Organophosphat- oder Carbamatvergiftung erklären sich aus der übermäßigen Anhäufung von freigesetztem Acetylcholin (ACh) an Cholinrezeptoren und entsprechen einer Vergiftung mit Acetylcholin. Tab. 34.30 zeigt eine systematische Aufstellung. Der Verlauf der Vergiftung ist bei Einnahme oder nach Inhalation meist fulminant, bei dermaler Resorption oft verzögert. Die muskarinartigen Symptome dominieren meist. Todesursache ist meist eine zentrale Atemlähmung. Der Tod kann abhängig von Stoff, Dosis und Aufnahmeweg innerhalb von wenigen Minuten bis zu 24 h eintreten.

Bei akuter Vergiftung ist ein Abfall der Acetylcholinesterase (AChE)-Aktivität auf 20% des Normalwertes

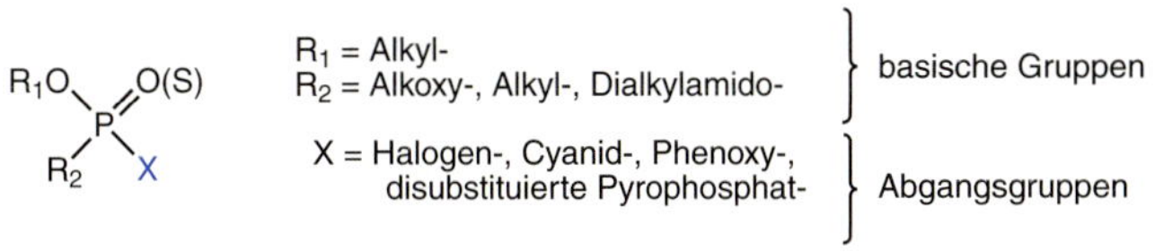

R_1O, O(S), P, R_2, X

R_1 = Alkyl-
R_2 = Alkoxy-, Alkyl-, Dialkylamido- } basische Gruppen

X = Halogen-, Cyanid-, Phenoxy-, disubstituierte Pyrophosphat- } Abgangsgruppen

Abb. 34.70 Grundstruktur insektizid wirksamer Organophosphate (Schrader-Formel).

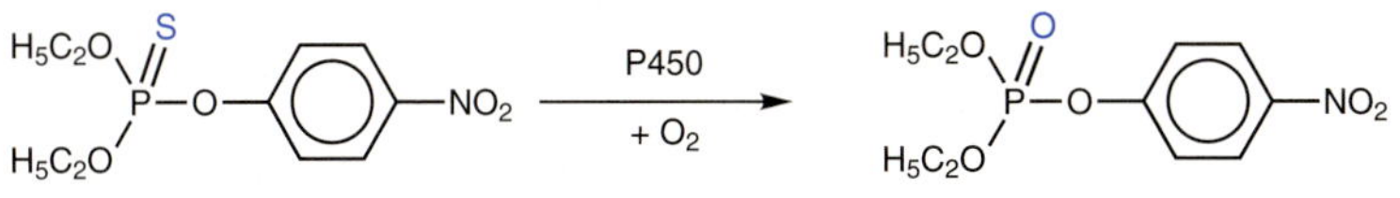

$(H_5C_2O)_2P(=S)-O-C_6H_4-NO_2 \xrightarrow[+\,O_2]{P450} (H_5C_2O)_2P(=O)-O-C_6H_4-NO_2$

Abb. 34.71 Aktivierung von Parathion zum Cholinesterasehemmstoff Paraoxon durch Cytochrom P450.

Tabelle 34.29: Strukturformel und akute Toxizität (Ratte) einiger cholinesterasehemmenden Organophosphate und Carbamate

Chemische Bezeichnung (Freiname)	Strukturformel	LD_{50} (mg/kg) (Ratte, oral)
Diethyl-(4-nitrophenyl)-thionophosphat (Parathion, E 605)	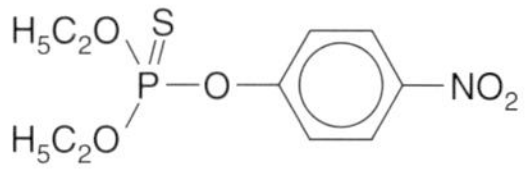 $(H_5C_2O)_2P(=S)-O-C_6H_4-NO_2$	10
Dimethyl-*S*-methyl-carbamoylmethyldithiophosphat (Dimethoat)	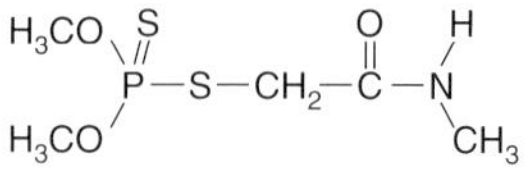 $(H_3CO)_2P(=S)-S-CH_2-C(=O)-N(H)-CH_3$	300
Malathion	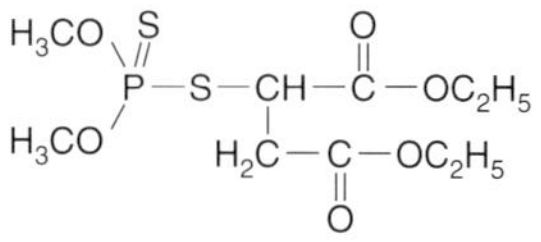 $(H_3CO)_2P(=S)-S-CH(-C(=O)-OC_2H_5)-H_2C-C(=O)-OC_2H_5$	1375
1-Naphthyl-N-methyl-carbamat (Carbaryl)	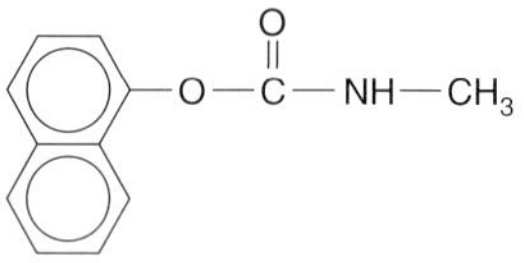 $C_{10}H_7-O-C(=O)-NH-CH_3$	700

kritisch. Entscheidend ist jedoch nicht die gemeinsame Esteraseaktivität im Blut, sondern die im ZNS; Alkylphosphate dringen leicht ins ZNS ein. Aus diesem Grund ist die klinische Symptomatik ausschlaggebend für die therapeutischen Maßnahmen. Neben den klassischen Wirkungen der Cholinesterasehemmung treten nach Überleben massiver Vergiftungen durch Organophosphate auch andere, scheinbar von der Cholinesteraseinhibition nur indirekt abhängige Wirkungen auf. Diese umfassen Verhaltensveränderungen, Depressionen und Muskelschwäche. Diese Symptome können über Monate persistieren.

Die Symptome einer Carbamatvergiftung gehen wegen der geringen Stabilität der carbamoylierten Esterase schnell zurück, Todesfälle sind selten. Der Unterschied im Zeitverlauf der Enzymhemmung bei Alkylphosphaten und Carbamaten ist in Abb. 34.73 schematisch verdeutlicht.

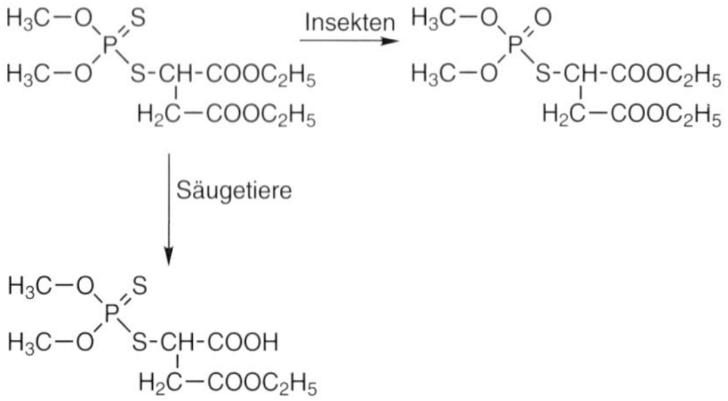

$(H_3C-O)_2P(=S)-S-CH(-COOC_2H_5)-H_2C-COOC_2H_5$ —Insekten→ $(H_3C-O)_2P(=O)-S-CH(-COOC_2H_5)-H_2C-COOC_2H_5$

Säugetiere ↓

$(H_3C-O)_2P(=S)-S-CH(-COOH)-H_2C-COOC_2H_5$

Abb. 34.72 Die Rolle spezifischer Biotransformation in der Malathionentgiftung.

Tabelle 34.30: Symptome bei Alkylphosphatvergifungen als Ausdruck überhöhter Acetylcholinkonzentrationen durch Hemmung der Acetylcholinesterase

Muskarinrezeptoren an parasympathischen Nervenendigungen
Tränen- und Speichelfluß
erhöhte Bronchialsekretion und Bronchospasmus (Dyspnoe)
erhöhte Drüsensekretion, Peristaltik und Spasmen im Magen-Darm-Trakt: Koliken, Durchfälle, Erbrechen
Miosis, Akkommodationsstörungen
Bradykardie, Gefäßdilatation, Blutdrucksenkung
Schweißdrüsenstimulierung
Nikotinrezeptoren an vegetativen Ganglien und an der motorischen Endplatte
Muskelfaszikulationen besonders in Nacken und Gesicht
Tremor, Muskelzuckungen, tonisch-klonische Krämpfe
Muskelschwäche, Lähmungen
Parästhesien
Acetylcholinrezeptoren im Gehirn
Sprachstörungen
Müdigkeit
Verwirrtheit, Bewußtseinsstörungen
Atemlähmung

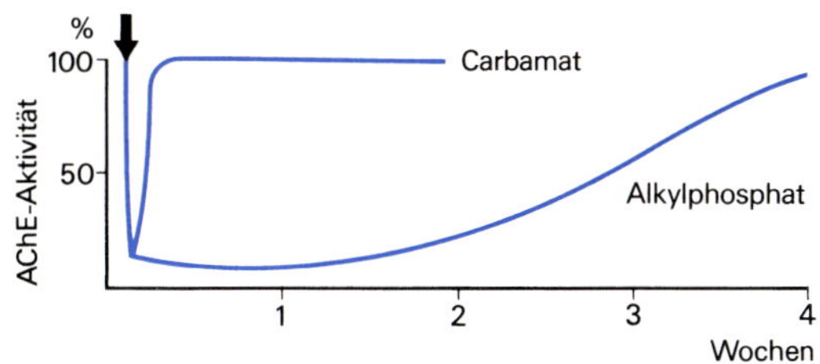

Abb. 34.73 Unterschiedlich lange Depression der Acetylcholinesterase-Aktivität im Blut bei Vergiftung durch Alkylphosphate und Carbamate (schematisch). Nach Carbamaten ist die Ausgangsaktivität in wenigen Stunden zurückgekehrt, nach Alkylphosphaten muß die esteratische Aktivität größtenteils durch Neusynthese wiederhergestellt werden.

Therapie

1. unspezifisch durch Bindung an **Aktivkohle** (sehr wirksam!) gegebenenfalls in Verbindung mit Magenspülung.
2. Antagonisierung der Acetylcholinwirkung durch **Atropin** in hohen Dosen. Da es sich um einen kompetitiven Antagonismus gegenüber ACh handelt, richtet sich die Dosis nach der Schwere der Vergiftung. Es wird nach Wirkung dosiert, indem bis zur erkennbaren Normalisierung vegetativer Funktionen (z. B. der Salivation) alle 10 min 2–5 mg Atropinsulfat i.v. gegeben werden. Die Pupillenweite ist nicht selten ein trügerisches Maß für die Atropinwirkung, z. B. wenn der Giftstoff beim Versprühen lokal auf das Auge eingewirkt hat, oder wenn in stärkster Acidose präfinale Mydriasis eintritt. Es können Gesamtdosen von Atropin bis zu mehreren 100 mg erforderlich werden. Diese Therapie, die wegen der langdauernden AChE-Hemmung lange fortgesetzt werden muß, ist spezifisch, aber im Hinblick auf den biochemischen Wirkungsmechanismus nicht kausal im Sinne der chemischen Enzymreaktivierung.
3. Bestimmte **Oxime** sind in der Lage, durch nucleophilen Angriff die Bindung des Alkylphosphats an das Serin zu lösen und damit das Enzym zu dephosphorylieren. Eine Rückreaktion des phosphorylierten Oxims mit der Esterase wird durch die schnelle Weiterreaktion zum Nitril und dem nicht mehr reaktiven Dialkylphosphat verhindert. Oxime sind nur bei einigen Alkylphosphatvergiftungen wirksam, z. B. bei Parathion. Entscheidend für den Erfolg ist auch der Zeitpunkt des Einsatzes, denn im Laufe der Zeit findet an der phosphorylierten Esterase eine enzymatische Abspaltung eines Alkylrestes vom Phosphatrest statt („Alterung"). „Gealterte" Cholinesterase ist sehr stabil, Oxime spalten dann nicht mehr. Die Therapie – stets kombiniert mit Atropin! – wird so durchgeführt: 250 mg Obidoxim[1] i.v., eventuell i.m.; wenn Erfolg nicht sichtbar, nach 10–20 Minuten einmal wiederholen, anschließend abhängig von der Symptomatik, Erhaltungsdosis als Dauerinfusion, 750 mg/Tag über 1–3 Tage. Frühzeitiger Einsatz ist Voraussetzung für gute Wirkung. Die Reaktivierung des Enzyms ist nur gewährleistet, wenn Obidoxim innerhalb der ersten sechs Stunden nach Einnahme gegeben wird.

Zur Therapie der Carbamat-Vergiftung werden hohe Atropindosen verabfolgt. Wegen der (vergleichsweise raschen) Reversibilität der Hemmung sind Oxime nicht indiziert; ihre reaktivierende Potenz ist bei Carbamaten im Vergleich zu Organophosphaten gering.

[1] Toxogonin®

Triarylphosphat-Lähmung

Ester der Orthophosphorsäure mit alkylsubstituierten Phenolen, z. B. Arylphosphate mit einem oder mehreren o-Kresylresten (Abb. 34.74), aber auch bestimmte Alkylphosphate wie Diisopropylfluorphosphat erzeugen beim Menschen und einigen Versuchstierarten ein von der akuten Alkylphosphatvergiftung völlig verschiedenes Krankheitsbild: 7–20 Tage nach der Aufnahme stellen sich motorische Lähmungen ein, zunächst an Füßen, Unter- und Oberschenkeln, dann an Händen und Armen, selten an Hirnnerven, nie ausgeprägt am Stamm. Sensible Nerven sind weniger betroffen. Nach wochen- bis monatelangem Voranschreiten der Lähmung wird der Zustand stationär, später wechseln die zunächst schlaffen Lähmungen in ein spastisches Bild über. Die Vergiftung ist nicht tödlich. Morphologisch zeigt sich eine Demyelinisierung peripherer und zentraler Leitungsbahnen, die denen bei Vitamin-B_1-Mangel sehr ähnlich ist. Die zugrundeliegende biochemische Läsion ist nicht sicher bekannt, man nimmt die irreversible Hemmung einer unspezifischen Carboxylesterase im

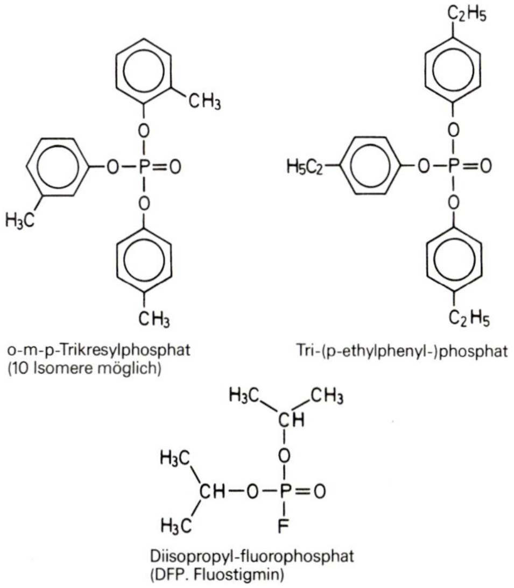

o-m-p-Trikresylphosphat
(10 Isomere möglich)

Tri-(p-ethylphenyl-)phosphat

Diisopropyl-fluorophosphat
(DFP, Fluostigmin)

Abb. 34.74 Phosphorsäureester mit verzögert auftretender neurotoxischer Wirkung.

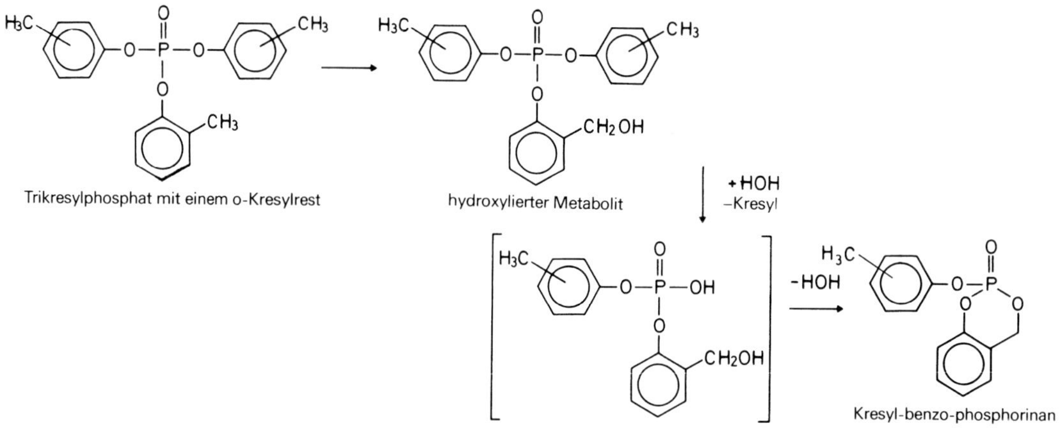

Trikresylphosphat mit einem o-Kresylrest

hydroxylierter Metabolit

+HOH
–Kresyl

-HOH

Kresyl-benzo-phosphorinan

Abb. 34.75 Aktivierung eines Trikresylphosphats im oxidativen Stoffwechsel zu einem hochreaktiven Esterasehemmstoff. Nach Hydroxylierung der Methylgruppe eines o-Kresylrestes und hydrolytischer Abspaltung eines anderen Kresylrestes kommt es durch innere Umesterung der (nicht identifizierten, daher in [ ] gesetzten) Zwischenstufe zum Ringschluß; das Phosphorinanderivat phosphoryliert zahlreiche Esterasen.

ZNS an. Cholinesterasehemmung ist nicht ursächlich beteiligt. Die Triarylphosphate müssen erst im oxidativen Stoffwechsel zu Esterasehemmern aktiviert werden; bei Trikresylphosphat ist dieser Mechanismus aufgeklärt (Abb. 34.75).

Trikresylphosphate wurden als Weichmacher in Kunststoffen, als Schmiermittelzusätze von Motorölen, als Hydraulikflüssigkeiten, Lackzusätze, Benzinzusätze u.a. eingesetzt. Es ereigneten sich zahlreiche Gruppen- und Massenvergiftungen, z.B. durch Weichmacher in PVC, mißbräuchliche Verwendung technischer Öle als Speiseöle. Die größte epidemische Vergiftung wurde 1929/30 in USA verzeichnet, als während der Prohibition Ingwerschnaps mit Trikresylphosphat verfälscht wurde („ginger paralysis", 20000 Opfer).

34.6.4 Pyrethroide

Vorkommen, Verbindungen, Toxizität

Nicht zuletzt die umweltschädlichen Wirkungen der chlorierten Insektizide und die hohe Toxizität der organischen Phosphorsäureester für den Menschen ließen eine jahrhundertealte Erfahrung bei der Schädlingsbekämpfung aufgreifen: die insektizide Wirkung von Chrysanthemenextrakten. Die chemische Aufarbeitung von Chrysanthemen förderte als wirksame Inhaltsstoffe Pyrethrine (Tab. 34.31), Ester der Chrysanthem- bzw. Pyrethrinsäure. In den sechziger Jahren wurden zahlreiche halb- und vollsynthetische Derivate hergestellt.

Für die Wirkung ist die substituierte vinylische Gruppe essentiell, sie kann sich bei den synthetischen Derivaten im aromatischen Ring verbergen. Die synthetischen Abkömmlinge sind nicht nur billiger, sondern wirksamer und beständiger als die Naturstoffe. Die akute Toxizität an Warmblütern, gemessen als LD_{50} an der Ratte, schwankt zwischen 100 und 5000 mg/kg, ist also gering im Vergleich zu den Organophosphaten und vielen Organochlorinsektiziden, d.h., die Gefährdung des Menschen beim praktischen Umgang ist trotz hoher insektizider Wirksamkeit gering. Dies hat den Pyrethroiden eine führende Position unter den Insektiziden verschafft. Viele Pyrethroide müssen allerdings wegen reversibler toxischer Wirkung bei Insektiziden mit anderen Stoffen mit synergistischer Wirkung kombiniert werden.

Wirkungsmechanismus

Pyrethroide sind wie Organochlorinsektizide Nervengifte. Sie blockieren wie diese den Ionenaustausch an der Nervenzellmembran, verzögern dadurch die Schließung des bei der Erregungsübertragung geöffneten Natriumkanals und erzeugen so an motorischen Nerven eine verlängerte Depolarisation. Sie manifestiert sich als Übererregbarkeit nach sensorischen Reizen und kann in Krampfzustände münden. Nach Befunden an Warmblütern unterscheidet man ein T-Syndrom (Tremor der gesamten Motorik), das für Pyrethrin und Permethrin charakteristisch ist, von einem CS-Syndrom (Choreoathetose und Speichelfluß), das typischerweise bei den Verbindungen mit einer CN-Gruppe wie Cypermethrin, Fenvalerat und Fluvalinat gefunden wird.

Pharmakokinetik

Alle Pyrethroide werden als lipophile Verbindungen über Schleimhäute und äußere Haut gut resorbiert. Anreicherungen im Fettgewebe können stattfinden, doch nicht in dem Maße wie bei den Organochlorinsektiziden; die Halbwertszeiten sind kürzer und bewegen sich zwischen

Tabelle 34.31: Wichtige insektizide Pyrethroidverbindungen

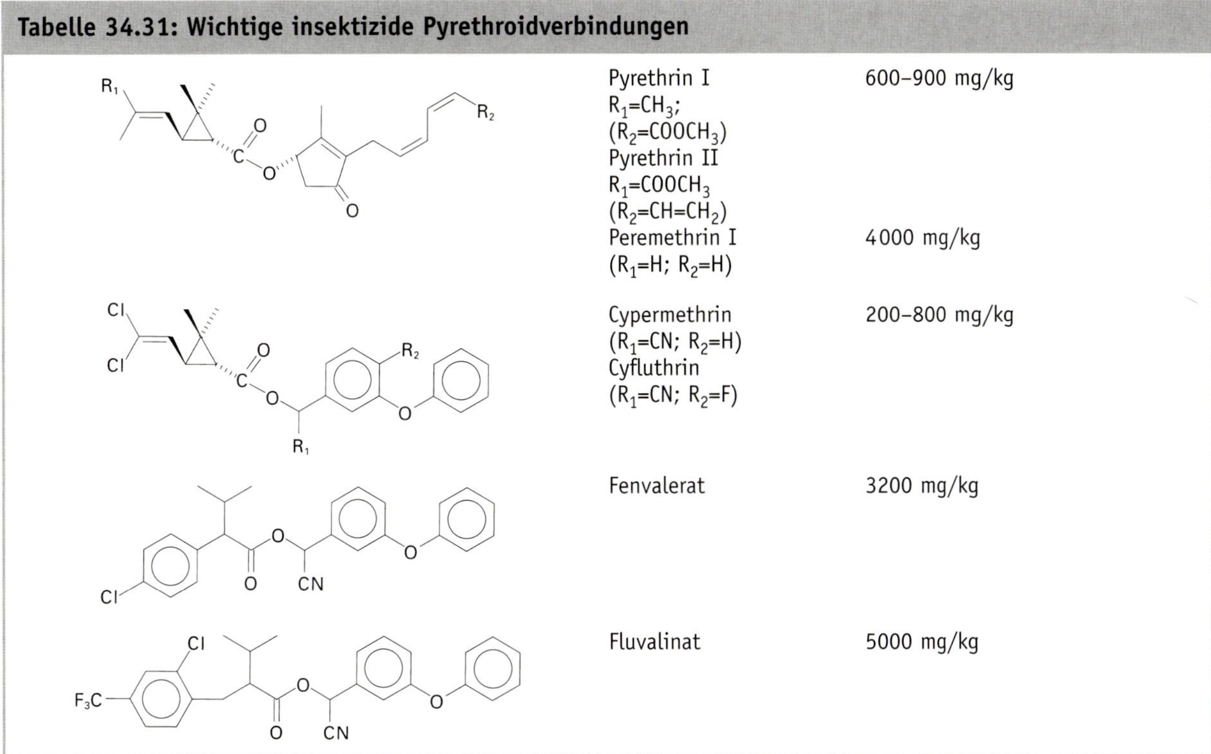

Verbindung	
Pyrethrin I R_1=CH_3; (R_2=$COOCH_3$) Pyrethrin II R_1=$COOCH_3$ (R_2=CH=CH_2)	600–900 mg/kg
Peremethrin I (R_1=H; R_2=H)	4000 mg/kg
Cypermethrin (R_1=CN; R_2=H) Cyfluthrin (R_1=CN; R_2=F)	200–800 mg/kg
Fenvalerat	3200 mg/kg
Fluvalinat	5000 mg/kg

7 und 55 Std. im Plasma (1. Eliminationsphase) und bis zu 30 Tagen (2. Phase) im Fett. Der größte Teil der aufgenommenen Menge wird innerhalb von 48 h in Form von Metaboliten eliminiert. Metabolische Transformation findet durch Esterabspaltung oder durch Hydroxylierung statt, die Phenole werden glucuronidiert und sulfatiert und danach über die Niere ausgeschieden.

Verlauf der Vergiftung

Wegen der geringen Toxizität im Warmblüterorganismus (vgl. Tab. 34.31) sind akute Vergiftungen des Menschen selten. Bei Hautkontakt werden Parästhesien und Missempfindungen (Brennen, Juckreiz) an den exponierten Hautpartien beschrieben. Nach oraler Aufnahme beginnt die Vergiftung mit sensorischen Störungen wie Mißempfindungen der Haut vorwiegend im Kopfbereich, Brennen, Juckreiz, Spannungs- und Taubheitsgefühl; von seiten des Verdauungstraktes Brechreiz und Erbrechen, gefolgt nach mehreren Minuten bis wenigen Stunden von Sehstörungen und tonisch-klonischen Krämpfen. Meist erfolgt nach Tagen bis wenigen Wochen vollständige Rückbildung, Todesfälle sind nicht berichtet. Die Therapie ist wie bei den Organochlorinsektiziden symptomatisch.

Natürliche wie synthetische Pyrethroide können Allergien auslösen, u.a. Asthma und Kontaktdermatitis. Dauerschäden am Nervensystem in Form uncharakteristischer Befindlichkeits- und Sensibilitätsstörungen werden in jüngster Zeit (auch) auf Pyrethroide bezogen; systematische Untersuchungen an beruflich Exponierten geben darauf aber keine Hinweise.

In der Umwelt reichern sich Pyrethroide nicht an, man findet sie daher zwar in Nahrungsmitteln als Folge direkter Kontamination, jedoch nicht durch Akkumulation in Nahrungsketten.

34.6.5 Herbizide und Fungizide

Chlorierte Phenoxycarbonsäuren

Unter den Unkrautbekämpfungsmitteln haben chlorierte Arylalkylcarbonsäuren die größte Bedeutung. Hauptvertreter sind **2,4-Dichlorphenoxyessigsäure** und **2,4,5-Trichlorphenoxyessigsäure** (Abb. 34.76).

In Pflanzen wirken sie systemisch als Hemmstoffe für das Wachstumshormon Auxin (Indolyl-3-essigsäure). Breitblättrige Pflanzen sind besonders empfindlich, Entlaubungen großer Baumbestände zur Schädlingsbekämpfung und zu kriegerischen Zwecken sind

2,4-Dichlorphenoxyessigsäure (2,4-D)

2,4,5-Trichlorphenoxyessigsäure (2,4,5-T)

Abb. 34.76 Herbizide chlorierte Phenoxycarbonsäuren.

durchgeführt worden. Obwohl die Toxizität an der Ratte gering ist (2,4-Dichlorphenoxyessigsäure 400 bis 600 mg/kg oral), haben sich Vergiftungen durch akzidentelle oder suizidale Einnahme hoher Dosen des Stoffes ereignet. „Agent Orange", ein im Vietnamkrieg breit eingesetztes Entlaubungsmittel (bis 1971 insgesamt ungefähr 45×10^6 Liter), war ein 1:1-Gemisch aus den Butylestern der 2,4-Di- und 2,4,5-Trichlorphenoxyessigsäure. Bei oraler Aufnahme treten ab 50 mg/kg Müdigkeit, Kopf- und Muskelschmerzen und Diarrhö auf. Ab 300 mg/kg können Schäden in Nieren, Leber, Lunge und Nervensystem induziert werden. Bei beruflich gegenüber diesen Verbindungen exponierten Personen sind in früheren Jahrzehnten oft Fälle von akneartigen Hauterkrankungen – chemical worker chloracne – beobachtet worden. Nach einem größeren Unfall 1949 in einer Produktionsstätte für 2,4,5-Trichlorphenoxyessigsäure trat die Chlorakne z.B. bei ungefähr 50% der exponierten Arbeiter auf. Die tatsächliche Ursache der Chlorakne wie auch der Teratogenität (Nierenfehlbildungen, Gaumenspalten), die sich im Tierversuch bei der Exposition gegenüber 2,4,5-Trichlorphenoxyessigsäure zeigte, liegt nicht in der Substanz selbst, sondern im Synthesebeiprodukt 2,3,7,8-Tetrachlordibenzodioxin (TCDD, vgl. S. 1023 u. 1099). Das 2,4,5-Trichlorphenoxyessigsäure-Präparat, das in Teratogenitätsstudien zu Fehlbildungen führte, enthielt z.B. 30 µg TCDD/g. Auch das Agent Orange war stark mit TCDD kontaminiert (Konzentrationen bis zu 47 µg/kg). Trotz der Exposition größerer Kollektive sind schwerwiegende Gesundheitsschäden bisher nicht nachgewiesen worden. Für 2,4-Di- und 2,4,5-Trichlorphenoxyessigsäure besteht heute in Deutschland ein vollständiges Anwendungsverbot.

Pentachlorphenol

Pentachlorphenol (Abb. 34.77) fand vor allem als Fungizid im Holzschutz Anwendung. Beim gewerblichen Umgang (MAK-Wert bis 1989: 0,005 ml/m^3) traten Probleme auf, wenn das technische Produkt mit TCDD verunreinigt war. Akute Vergiftungen sind durch die Folgen der Entkopplung der oxidativen Phosphorylierung gekennzeichnet: die bei der Elektronenübertragung anfallende Energie kann nicht in Form von ATP gespeichert werden, es kommt zu Überhitzung und Fieber. Bei Langzeiteinwirkung kommen Leberschäden (gestörter Hämabbau) und Immunsuppression ins Spiel, im Tierversuch erwies sich der Stoff als kanzerogen. Seine Verwendung wurde 1989 verboten. Polychlorierte Dibenzodioxine und Dibenzofurane (vor allem die hexa-, hepta- und octachlorierten Verbindungen, vgl. S. 1098f.) wurden mehrfach als Verunreinigungen in dem früher sehr breit angewendeten Holzschutzmittel Pentachlorphenol gefunden.

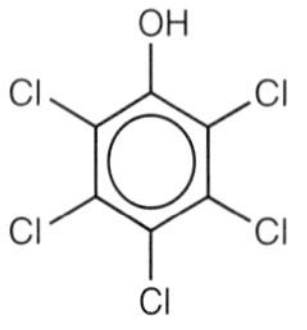

OH
Cl Cl
Cl Cl
Cl

Abb. 34.77 Pentachlorphenol.

Ein Zusammenhang zwischen Pentachlorphenolexposition und dem von einigen Ärzten diagnostizierten „Holzschutzmittelsyndrom" (Krankheitssymptome infolge von Exposition gegenüber Pentachlorphenol aus behandeltem Holz in Innenräumen) ist unwahrscheinlich. In den meisten beschriebenen Fällen sind die Beschwerden unspezifisch (Kopfschmerzen, Müdigkeit, Verlust der Konzentrationsfähigkeit) und mit den bei beruflich exponierten Personen aufgetretenen Beschwerden nicht identisch. Die im Blut Betroffener gemessenen Konzentrationen an Pentachlorphenol lagen weit unter denen beruflich Exponierter, bei denen keine Symptome beobachtet wurden.

Bispyridinium-Verbindungen

Die Hauptvertreter Paraquat und Diquat (Abb. 34.78) sind sehr wirksame Kontaktherbizide. Sie haben außerordentliche wirtschaftliche Bedeutung bei der Sicherung der Ernährung erlangt, da sie teilweise die mechanische Bodenbearbeitung zur Unkrautbekämpfung überflüssig machen. Die toxische Wirkung auf Pflanzen besteht in einer Hemmung der Photosynthese. Die stark basischen Verbindungen bilden im Körper radikalische Zwischenstufen, die den Prozeß der Lipidperoxidation (vgl. S. 394) starten.

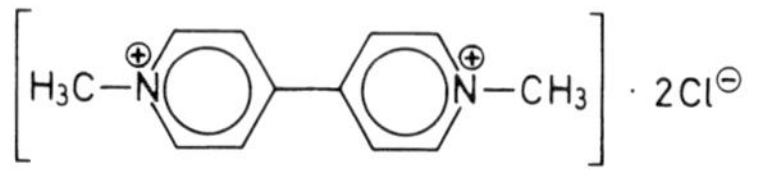

$[H_3C-N^{\oplus}\ldots N^{\oplus}-CH_3] \cdot 2Cl^{\ominus}$

Paraquat (1,1'-Dimethyl-4,4'-bispyridinium-dichlorid)[1]
LD_{50} (Ratte oral): 150 mg/kg

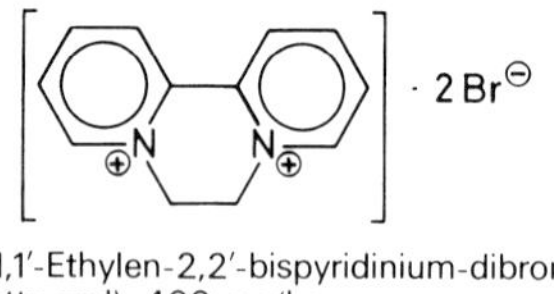

$\cdot 2Br^{\ominus}$

Diquat (1,1'-Ethylen-2,2'-bispyridinium-dibromid)[2]
LD_{50} (Ratte oral): 400 mg/kg

[1] Gramoxon®; [2] Reglone®.

Abb. 34.78 Die Herbizide Paraquat und Diquat.

Durch Paraquat haben sich bei der landwirtschaftlichen Anwendung und bei Suizidversuchen zahlreiche, teils tödliche Vergiftungen ereignet. Bei Hautkontakt mit flüssigen Bereitungen, auch in verdünnter Form, entstehen nach charakteristischer Latenzzeit bis zu mehreren Stunden zunächst schmerzfreie Blasen und Ulcerationen. Auf der Hornhaut des Auges können ebenfalls tief ausgebildete Ulcera entstehen, die erst spät, eventuell unter narbigen Defekten heilen. Nach oraler Aufnahme erfolgt ebenso in der Regel eine mehrstündige symptomarme Latenzperiode, bevor Gastritis mit Ulcusbildung und Enteritis eine schwere Krankheitsphase einleiten. Sehr bald folgen toxische Nephropathie und manchmal auch Leberschäden. Nach ca. 10 Tagen manifestiert sich eine progrediente Lungenerkrankung: Bronchiolitis obliterans, die durch fibröse Verlegung der Terminalbronchioli und Alveolen zu Dyspnoe und Tod durch Ersticken führen kann. Die spezifische Toxizität von Paraquat auf die Lunge wird durch eine Anreicherung der Substanz im Zielorgan über aktive Transportmechanismen bewirkt.

Therapie

Es gibt weder für Paraquat noch für Diquat ein spezifisches Antidot. Man bemüht sich um rasche Elimination der Stoffe. Der Hauptanteil der aufgenommenen Menge wird unverändert im Kot ausgeschieden. Nach Magenspülung ist Aktivkohlegabe mit Laxantien wirksam. In schweren Fällen kann das Gift durch extrakorporale Hämoperfusion aus dem Blut eliminiert werden. Gegen die Fibrosierungsprozesse in der Lunge werden Glucocorticoide und Immunsuppressiva in hohen Dosen mit wechselndem Erfolg eingesetzt.

34.6.6 Rodentizide

Nager sind Schädlinge in Landwirtschaft und Haushalt und können als Überträger menschlicher Erkrankungen eine besondere Gefährdung darstellen. Als Rodentizide haben Thalliumsulfat (s. S. 1050), Zinkphosphid, Fluoressigsäurederivate und Antikoagulantien praktische Bedeutung.

Zinkphosphid

Zinkphosphid entwickelt unter Einwirkung von Feuchtigkeit den für Nager hoch toxischen Phosphorwasserstoff.

Nach oraler Aufnahme von Zinkphosphid überwiegen zunächst toxische Symptome des Magen-Darm-Traktes (Schmerzen, Erbrechen und Durchfälle). Der Patient hat einen charakteristischen Knoblauchgeruch aus dem Mund. Nach Durchlauf eines symptomarmen Intervalls kommt es nach mehreren Stunden bis Tagen zu inneren Blutungen, Vergrößerung der Leber mit zunehmender Gelbsucht, Krämpfen und Bewußtseinsstörungen. Der Tod kann beim Erwachsenen nach Aufnahme von Zinkphosphid durch Herz-Kreislauf-Versagen, später auch aufgrund des ausgeprägten Leberschadens im Leberkoma auftreten.

Natriumfluoracetat und Fluoracetamid

Der Wirkungsmechanismus von Natriumfluoracetat und Fluoracetamid beruht auf der Hemmung der Aconitase, eines wichtigen Enzyms des Krebszyklus. Fluoracetat kann anstelle von Acetat in diesen Zyklus eintreten und wird dabei zu Fluorcitrat metabolisiert. Dadurch wird die Zellatmung gehemmt.

Die letale Dosis von Fluoracetat für den Menschen liegt bei 10 mg/kg Körpergewicht. Die vorherrschenden Symptome der Vergiftung sind wegen ähnlicher Grundwirkung denen von Blausäure sehr ähnlich (s. S. 1033) und bestehen in Herzrhythmusstörungen, Blutdruckabfall sowie Krämpfen, Bewußtseinsstörung und Koma.

Antikoagulantien

Antikoagulantien sind heute aufgrund ihrer geringen Toxizität im Menschen (s. S. 555f.) und ihrer starken Wirksamkeit in Nagern die am häufigsten angewandten Rodentizide. Eingesetzt werden 4-Hydroxycumarinderivate (Warfarin) sowie Brodifacoum- und Indandionderivate (Chlophacinon, Diphacinon, vgl. Abb. 23.6). Die Antikoagulantien hemmen die Synthese der Vitamin-K-abhängigen Gerinnungsfaktoren im Plasma und in der Leber und beeinträchtigen dadurch die Bildung von Thrombin und sekundär auch von Fibrin. Die verschiedenen Vitamin-K-abhängigen Gerinnungsfaktoren haben Halbwertszeiten zwischen 6 und 60 Stunden. Da die rodentiziden Antikoagulantien nur die Neusynthese beeinträchtigen und nicht die im Blut vorhandenen Gerinnungsfaktoren zerstören, dauert es im Schnitt ein bis drei Tage bis zum Auftreten einer Hypothrombinämie und innerer Blutungen. Eine einmalige Aufnahme von Warfarin bleibt meist ohne Folgen; sowohl für die rodentizide Wirkung als auch für die Giftwirkung im Menschen ist eine mehrmalige Aufnahme erforderlich. Eine Ausnahme stellt das langwirksame Antikoagulans Brodifacoum dar. Während die Eliminationshalbwertszeit von Warfarin im Menschen 37–42 Stunden beträgt, halten die Effekte von Brodifacoum bis zu 50 Tage lang an. Hinzu kommt, daß Brodifacoum auf molekularer Basis 100mal stärker wirksam ist als Warfarin, so daß wiederholt Vergiftungen beim Menschen nach einmaliger Einnahme von Brodifacoum registriert wurden. Die Vergiftung ist gekennzeichnet durch Blutungen in den Schleimhäuten der Atemwege, des Magen-Darm-Traktes und des Urogenitaltraktes sowie in Gelenken und im Gehirn. Bei Vergiftungen mit Warfarin klingen die Symptome vier bis fünf Tage nach der letzten Einnahme ab, während die Blutungen durch die langwirksamen Antikoagulantien mehrere Wochen bis Monate andauern können.

Therapie

Neben den allgemeinen intensivmedizinischen Maßnahmen zur Verhinderung einer weiteren Resorption beinhaltet die spezifische Therapie je nach Schweregrad der Vergiftung die Gabe von Vitamin K (Phytomenadion) oder von hitzeinaktivierten Gerinnungsfaktoren (z.B. Prothrombinkomplexkonzentrat).

34.7 Organische Lösungsmittel

34.7.1 Allgemeines zur Verwendung, Wirkung und Therapie

Die technische Anwendung von Lösungsmitteln ist an drei Eigenschaften geknüpft:
1. hohes Fettlösungsvermögen (Reinigung)
2. hinreichende Flüchtigkeit (Abtrocknung)
3. nur geringe chemische Reaktivität

Zahlreiche organische Verbindungen verschiedenster Struktur erfüllen diese Voraussetzungen (Tab. 34.32). Dabei kommen sowohl Einzelstoffe als auch Gemische zum Einsatz. Hauptanwendungsgebiete sind Metallentfettung, Textilentfettung in kleinem Maßstab (Fleckentfernung) und in Großbetrieben („chemische Reinigung"), Lackverdünnung, Klebstofflösung und Reaktionsmedien. Bei der Auswahl der Lösungsmittel spielen sowohl sicherheitstechnische Probleme wie Brennbarkeit und Bildung explosiver Gemische mit Luft als auch Toxizität und Abbaubarkeit in der Umwelt eine wichtige Rolle. Gemische verschiedener Komponenten bieten oft technische Vorteile und setzen sich daher gegenüber definierten Verbindungen mehr und mehr durch. Hierdurch können Veränderungen des Wirkprofils einzelner Stoffe auftreten, die sich in einer Potenzierung oder auch in einer gegenseitigen Abschwächung der toxischen Wirkungen zeigen.

Toxikologisch betrachtet ist wegen der Flüchtigkeit vieler Lösungsmittel die Inhalation der wichtigste Aufnahmeweg. Zusätzlich können einige Lösungsmittel, besonders bei Benetzung großer Hautflächen, auch maßgeblich über die Haut aufgenommen und schnell im Organismus verteilt werden.

Formen toxischer Wirkungen

1. Nach **akuter Exposition** gegenüber sehr hohen Konzentrationen kommt es wegen der hohen Lipophilie und schneller Anflutung der Stoffe im Gehirn zur Narkose. Einige Vertreter der Lösungsmittelgruppen sind auch als Narkotika verwendet worden, z.B. Chloroform, Ethylchlorid und Trichlorethen. Die narkotische Wirkung wird in manchen Lehrbuchdarstellungen auch als führendes Symptom von Lösungsmittelvergiftungen dargestellt. Dies trifft jedoch nicht immer zu.
2. Bei **subchronischer Exposition** gegen Lösungsmittel treten oft verminderte Konzentrationsfähigkeit, Müdigkeit, Schlaflosigkeit und andere unspezifische Beschwerden auf.
3. Bei vielen **akuten oder chronischen Lösungsmittelvergiftungen** spielen andere Wirkungen (mit der Ausnahme zentraler Atem- und Kreislauflähmung bei Aufnahme sehr hoher, rasch tödlicher Dosen) eine wichtige Rolle: Schädigungen des zentralen und peripheren Nervensystems, des Leber- und Nierenparenchyms und (selten) des Herz-Kreislauf-Apparates. Diese Wirkungen sind stoffspezifisch. Das Ausmaß der toxischen Wirkung und die betroffenen Zielorgane sind von Stoff zu Stoff unterschiedlich und beruhen auf metabolischen Aktivierungsreaktionen. Bei bestimmten Stoffen treten auch nach akuter Exposition stoffwechselabhängige toxische Wirkungen auf; hierfür sind stoffabhängige Unterschiede in der Kinetik und der Bioaktivierungsreaktionen verantwortlich.
4. Bei **Haut- oder Schleimhautkontakt** führen viele Lösungsmittel zu einer schnellen Entfettung der äußeren Haut und einer starken Reizung von Schleimhäuten.

Therapie

Oral aufgenommene Stoffe sollen möglichst rasch aus Magen-und Darmkanal entfernt werden, um eine weitere Resorption zu verhindern. Magenspülungen und Induktion von Erbrechen sind absolut kontraindiziert wegen der Gefahr der Aspiration und der Induktion schwerster reaktiver Pneumonien insbesondere bei aliphatischen Kohlenwasserstoffen. Zur Abbindung bestimmter Lösungsmittel im Intestinaltrakt wird die Eingabe von flüssigem Paraffin (5 ml/kg) empfohlen; dieses selbst wird nicht resorbiert, es kann das Lösungsmittel von der Resorption abhalten. Die gleichzeitige Gabe von Aktivkohle gewährleistet eine rasche Darmpassage. Rizinusöl ist, wie andere vegetarische Öle und Fette, hierzu kontraindiziert, da Triglyceride die Resorption von Lösungsmitteln eher beschleunigen.

34.7.2 Benzol und Alkylbenzole

Benzol

Verwendung, Bedeutung

Benzol fällt bei der Destillation von Erdöl an. Als Lösungs- und Reinigungsmittel wurde Benzol früher in der Gummiindustrie und als Verdünner von Klebstoffen viel verwendet. Wegen der krebserzeugenden Wirkungen beim Menschen wird Benzol nur noch selten angewendet. Heutzutage ist Benzol als wichtiger Bestandteil im bleifreien Benzin (bis zu 3 %) vorhanden, eine Reduktion der Gehalte wird angestrebt. Für den Raucher ist Zigarettenkonsum die wichtigste Benzolquelle; für Nichtraucher stellt der Aufenthalt in Innenräumen, selbst wenn diese nicht mit Tabakrauch belastet sind, aufgrund der Abluft von Heizungen und durch Benzol aus Haushaltslösungsmitteln eine beträchtliche Belastung dar. Sie liegt wegen der langen Aufenthaltszeiten deutlich über der durch Außenluftexposition verursachten Belastung.

Tabelle 34.32: Technische Lösungsmittel, nach chemischen Gruppen gegliedert; maximale Arbeitsplatzkonzentrationen (MAK)

Gruppe	Repräsentative Vertreter	Dampfdruck (hPa bei 20 °C)	MAK (ml/m^3)
Alkohole			
	Methanol	128	200
	Ethanol	59	500
	iso-Propanol	44	200
Glykolether			
	Ethoxyethanol	5	5
	Methoxyethanol	11	5
Ester			
	Ethylacetat	97	400
	1-Butylacetat	13,3	100
	Methoxyethylacetat	9	5
	Ethoxyethylacetat		5
Ketone			
	Aceton	240	500
	Methylethylketon (2-Butanon)	105	200
	Methylbutylketon (2-Hexanon)		5
Alkane (aliphatische Kohlenwasserstoffe)			
	n-Hexan	160	50
	Heptan	48	500
	Octan	15	500
Halogenierte aliphatische Kohlenwasserstoffe			
	Methylchlorid CH_3Cl (Chlormethan)		50
	Methylenchlorid CH_2Cl_2 [1] (Dichlormethan)	475	(kanzerogen)[3]
	Chloroform $CHCl_3$ [1] (Trichlormethan)	210	0,5
	Tetrachlorkohlenstoff CCl_4 [1]	120	0,5
	1,1,1-Trichlorethan	133	200
	1,1,2-Trichlorethan [1]	25	10
	1,1,2-Trichlorethen [1,2]	77	(kanzerogen)[3]
	Tetrachlorethen (Perchlorethen) [1,2,3]	19	
Aromatische Kohlenwasserstoffe			
	Benzol	101	(kanzerogen)[3]
	Toluol	29	50
	Xylole	7–9	100

[1] Auf krebserregende Wirkung verdächtig.
[2] ausgesetzt.
[3] Für kanzerogene Stoffe sind keine unbedenklichen Konzentrationen bekannt

Toxikokinetik

Resorption über die Lunge spielt wegen des hohen Dampfdrucks von Benzol die wichtigste Rolle bei der Aufnahme. Benzol wird aber auch durch Haut und Schleimhäute, auch in Dampfform, leicht resorbiert. Im Organismus verteilt es sich überwiegend im Fett. Wegen seines hohen Dampfdrucks wird es jedoch relativ rasch in drei Phasen über die Lunge ausgeschieden. Im Stoffwechsel wird Benzol dosisabhängig in polare Metaboliten umgewandelt; bei sehr niedrigen Dosen liegt der metabolisierte Anteil bei ungefähr 50 %. Für die toxischen Wirkungen von Benzol auf das blutbildende System sind Bioaktivierungsreaktionen verantwortlich (Abb. 34.79).

In der ersten Stufe entsteht unter Katalyse der Monooxygenasen ein Epoxid (1), das im Gleichgewicht mit dem entsprechendem Oxepin (2) steht. Von diesem Epoxid leiten sich alle bisher nachgewiesenen Metaboliten ab. Es kann durch Glutathion-*S*-Transferasen unter Öffnung des Dreirings in ein Glutathionkonjugat (3) umgewandelt werden; Endausscheidungsprodukt ist *N*-Acetyl-*S*-phenyl-L-cystein, das durch Wasserabspaltung und Abbau über den Merkaptursäurestoffwechselweg aus dem Glutathionkonjugat entsteht. Durch hydrolytische Öffnung des Oxirans entsteht Phenol (4), das im Menschen in Form des Sulfats ein Hauptmetabolit des Benzols im Urin ist. Die Epoxidhydrolase katalysiert die Bildung von Catechol (5). Hydrochinon (6) entsteht durch weitere Oxidation von Phenol; unter Ringöffnung über einen noch unbekannten Mechanismus werden Mukonaldehyd (7) und, als ausgeschiedenes Endprodukt dieses Stoffwechselweges, Mukonsäure gebildet. Die Ausscheidung von Muconsäure scheint auch der beste Indikator für eine Benzolexposition zu sein.

Benzolmetaboliten binden kovalent an Proteine und an DNA; der bindende Metabolit ist Benzochinon. Das Knochenmark als Zielorgan der kanzerogenen Wirkung von Benzol beim Menschen besitzt nur eine begrenzte Kapazität zur Metabolisierung von Benzol. Man nimmt an, daß in der Leber gebildete Benzolmetaboliten über das Blut in das Knochenmark verteilt werden und hier weiteren Metabolisierungsprozessen (wahrscheinlich über Peroxidasen zu Phenoxyradikal und zu Semichinonradikal-Anionen) unterliegen.

Verlauf der Vergiftung

Akute Vergiftung

Ingestion von mehr als 0,5 ml/kg Benzol oder Inhalation von mehr als 1000 ml/m^3 über mehr als 30 Minuten erzeugen narkotische Wirkungen und häufig tödliche Herzrhythmusstörungen. Wird die Vergiftung überstanden, erfolgt in der Regel rasche Erholung; das Blutbild ist dabei zunächst unauffällig.

Chronische Vergiftung

Zielorgan der toxischen Wirkungen von Benzol bei langfristiger Exposition ist das **blutbildende System.** Beim Menschen werden bei chronischer Benzolexposition am Arbeitsplatz Veränderungen des Blutbildes wie Anämie,

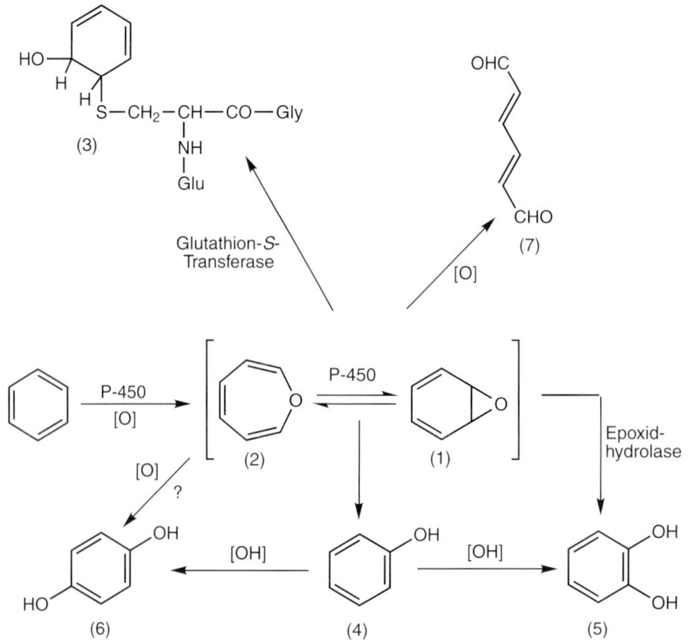

Abb. 34.79 Metabolische Aktivierung von Benzol zu hämatotoxischen Metaboliten: (1) = Benzenepoxid, (2) = Oxepin, (3) = Glutathionkonjugat, (4) = Phenol, (5) = Catechol, (6) = Hydrochinon und (7) = Mukonaldehyd.

Leukopenie oder Thrombocytopenie beobachtet. Zusätzlich hat man bei chronisch Exponierten verschiedene cytogenetische Veränderungen gefunden. Zu den frühen Indikatoren einer Benzolvergiftung beim Menschen zählt eine Verringerung der Zahl der Leukocyten. Die Wirkungen von Benzol auf das blutbildene System können nach Unterbrechung der Exposition noch jahrelang anhalten, sich aber auch erst viele Jahre nach der letzten Benzolaufnahme manifestieren. Therapeutische Einflußmöglichkeiten sind bisher nicht bekannt.

Bisher sind über 500 Fälle von **Benzol-Leukämie** berichtet worden, die Dunkelziffer scheint groß. Ungeklärt ist, ob die ein- oder mehrmalige Aufnahme hoher Dosen zur Auslösung des Tumors erforderlich ist oder ob die längerfristige Einwirkung geringer, akut nicht-toxischer Konzentrationen schon genügt. Unbedenkliche Grenzdosen sind nicht bekannt; der TRK-Wert (vgl. S. 987) ist zufolge neuer Erkenntnisse zum kanzerogenen Potential ständig von 8 auf 1 ml/m^3 abgesenkt worden. Man schätzt, daß bei der (früher lange gültigen) Arbeitsplatzkonzentration von 10 ml/m^3 10–17 Leukämiefälle auf 1000 Exponierte entfallen. In Tiermodellen erzeugt Benzol zwar Blutbildveränderungen, aber keine Leukämien; orale Gabe von Benzol führt zu Tumoren in verschiedenen Organen.

Toluol und andere Alkylbenzole

Toluol (Methylbenzol) ist bei weitem weniger toxisch als Benzol. Höhere Expositionskonzentrationen erzeugen eine Narkose; Blutbildveränderungen hat man nicht beobachtet. Die unterschiedliche Wirkung von Toluol und Benzol ist auf abweichende Metabolisierungswege zurückzuführen. Toluol wird hauptsächlich an der Methylgruppe oxidiert, Oxidationen am aromatischen Ring spielen dagegen keine Rolle. Daher haben Toluol, Xylole und andere Alkylbenzole keine blutschädigenden Wirkungen und sind nicht kanzerogen. Aus diesem Grund finden Toluol und andere Alkylbenzole heute breite Anwendung als Benzolersatz.

34.7.3 Aliphatische Kohlenwasserstoffe; Benzin

Bedeutung, Vergiftungsmöglichkeiten

Als Benzine werden technische Gemische flüssiger Alkane unterschiedlicher Zusammensetzung verstanden. Die Hauptmenge des aus Erdöl gewonnenen Benzins dient als Kraftstoff (**Leichtbenzin,** Siedebereich 50 bis 100 °C) und besteht hauptsächlich aus Aliphaten mit geringen Anteilen an Aromaten. **Testbenzine,** die für anspruchsvollere Löse- und Reinigungszwecke benutzt werden, sind weitgehend aromatenfrei. **Schweröl** (Siedebereich 100–160 °C) enthält höhere Kohlenwasserstoffe und wird vorwiegend als Treibstoff und Heizmittel verwendet. Als **Petroleum** bezeichnet man technische Destillate des Siedebereiches 150–300 °C.

Vergiftungen durch Inhalation sind nicht nur auf den gewerblichen Umgang mit Benzinen beschränkt; unsachgemäße Handhabung in geschlossenen Räumen (Garagen) und mißbräuchliche Verwendung zu Rauschzwecken sind als Vergiftungsursachen nicht selten.

Pharmakokinetik

Gesättigte und ungesättigte aliphatische Kohlenwasserstoffe werden bis zur C-Zahl 12 leicht, dann mit zunehmender Viskosität schwerer resorbiert; flüssiges Paraffin mit Kettenlängen von mehr als 16 C-Atomen wird nicht mehr resorbiert. Entsprechend ihrem Fettlösungsvermögen verteilen sie sich – bei nur geringer Löslichkeit im Blut – vorwiegend im Fettanteil der Gewebe. Die Ausscheidung erfolgt je nach Flüchtigkeit zu wechselnden Anteilen in unveränderter Form über die Lunge. Dabei wird die Geschwindigkeit im wesentlichen vom Dampfdruck der Verbindung bestimmt; doch spielt auch die Aufnahmeart und vor allem – bei Inhalation – die Aufnahmezeit eine wichtige Rolle: je höher die Aufsättigung der Fettdepots, desto langsamer die Abatmung. Die Eliminationskinetik hat meist einen dreiphasigen Verlauf. Die mittlere Halbwertszeit beträgt z. B. bei oraler Aufnahme subletaler Dosen für Hexan 10 min, Heptan 12 min und für Oktan 15 min.

Verlauf der Vergiftung

Akute Vergiftung

Im Vordergrund der akuten Vergiftung mit aliphatischen Kohlenwasserstoffen stehen die Zeichen der **Narkose.** Bei Überschreiten des Rauschstadiums stellen sich starke Excitationserscheinungen bis zu tonisch-klonischen Krämpfen ein. Nach oraler Aufnahme kann durch Magenschleimhautreizung starkes **Erbrechen** auftreten; werden dabei Benzintröpfchen in die Bronchien transportiert, schließt sich als schwere Spätkomplikation eine „Benzinpneumonie" an. Die Ursache ist offenbar eine schwere Gefäßschädigung, die auch schon bei kurzfristiger Inhalation höchster Dampfkonzentrationen auftreten kann (Lungenödem); ebenso kann bei Ingestion die Niere mit einer Glomerulopathie betroffen sein. Schwerere Leberschädigungen gehören dagegen nicht zum Bilde der Benzinvergiftung. Die **tödliche Dosis** für Leichtbenzin liegt bei 5–10 ml/kg. Ingestionsvergiftungen durch benzinhaltige Haushaltsmittel ereignen sich vor allem im Kindesalter.

Chronische Vergiftung

Wie andere narkotisch wirkende Stoffe wird auch Benzin zu Rauschzwecken mißbraucht; eine „Benzinsucht" ist beschrieben worden, häufiger werden Gemische verschiedener Lösungsmittel benutzt, z. B. Lack- und Gummiverdünner („glue sniffing"). Neben **Lungenschäden** können sich dabei uncharakteristische **psychiatrische**

Zustandsbilder entwickeln: „Neurasthenie", Depressionen, Delirien, Gedächtnisschwund, Verfall der Persönlichkeit.

n-Hexan: Der am stärksten toxische Vertreter aliphatischer Kohlenwasserstoffe mit spezifischen Wirkungen ist **n-Hexan**. n-Hexan wird wegen seiner guten Lösungsmitteleigenschaften in Gemischen mit anderen Kohlenwasserstoffen ähnlicher Siedepunkte für Farben, zur Extraktion und als Farbverdünner eingesetzt.

Bei chronischer Exposition erzeugt n-Hexan eine **Neuropathie**, die fast ausschließlich die Extremitäten betrifft. Nach ersten unspezifischen Symptomen äußert sich die toxische Nervenschädigung durch Taubheitsgefühle in den Fingern und Zehen. In leichten Fällen kann dies das einzige Symptom bleiben, und die Schädigungen sind in diesem Stadium reversibel. Bei andauernder Exposition kann es zu Störungen der Berührungs- und Temperaturempfindlichkeit sowie zu Muskelschwäche in Händen und Füßen kommen. Diese Schäden sind irreversibel. Die ersten Krankheitssymptome treten meist erst nach mehreren Monaten chronischer n-Hexan-Exposition auf. Pathologisch ist als Folge chronischer Exposition eine Degeneration der peripheren Nerven bekannt – ein Effekt, der auch in Tierexperimenten beobachtet wird. Ein identisches Bild der toxischen Wirkung auf das Nervensystem liefern die n-Hexan-Metaboliten 2-Hexanon und 2,5-Hexandion, dagegen zeigen verzweigte Kohlenwasserstoffe mit 6 C-Atomen keine solche Wirkungen.

Die **chronische Neurotoxizität** von n-Hexan beruht auf der metabolischen Umsetzung zu toxischen Metaboliten. n-Hexan wird metabolisch durch Cytochrom-P450 hydroxyliert, dabei entstehen im Organsimus neben anderen Produkten Ketone. Der für die Neurotoxizität verantwortliche Metabolit ist 2,5-Hexandion. Dieses Dion reagiert mit der ε-Aminogruppe von Lysin in

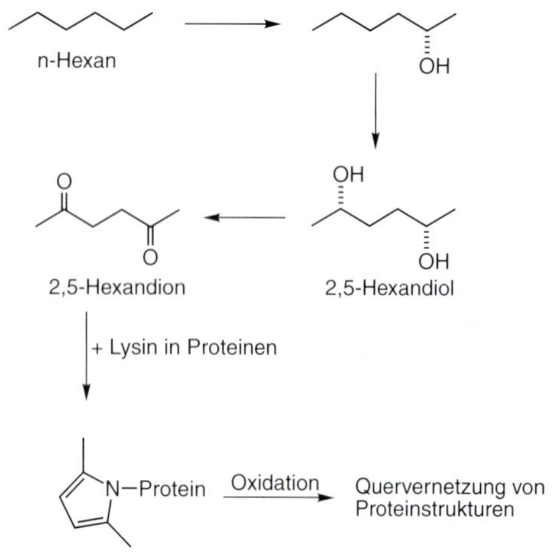

Abb. 34.80 Umwandlung von n-Hexan zu 2,5-Hexandion und Reaktion des Dions mit der Aminosäure Lysin in Proteinen. Durch Autoxidation der gebildeten Pyrrole entstehen Quervernetzungen von Proteinstrukturen.

Peptiden. Dabei entstehen unter Cyclisierung Proteinpyrrole, die durch weitere Oxidation zu Proteinvernetzungen führen (Abb. 34.80).

Solche Vernetzungen in den Axonen beeinträchtigen den axonalen Transport von Proteinen und die Leitung von elektrischen Impulsen. Folge sind die oben beschriebenen toxischen Lähmungen. Wegen gegenseitiger Beeinflussung der Metabolisierung ist die Toxizität von n-Hexan stark abhängig von der Anwesenheit anderer Kohlenwasserstoffe. Gleichzeitige Exposition gegenüber Toluol und n-Hexan vermindert die Neurotoxizität von n-Hexan signifikant.

Therapie

Die Therapie beschränkt sich auf symptomatische Maßnahmen.

34.7.4 Halogenierte aliphatische Kohlenwasserstoffe

Allgemeines zur Wirksamkeit

Mit der Einführung von Halogenen in Alkane steigt deren Fettlöslichkeit und Siedepunkt und sinkt die chemische Reaktivität und Brennbarkeit. Technisch werden große Mengen halogenierter Kohlenwasserstoffe – hauptsächlich Fluor- und Chlorverbindungen – eingesetzt, die wegen ihrer hohen Stabilität in breitem Maße in die Umwelt gelangen und dort auch relativ stabil sind. Im Vergleich zu Alkanen und Alkenen sind Haloalkane und Alkene im Menschen stärker narkotisch wirksam. Weitere Effekte akuter Intoxikationen unterscheiden sich von Stoff zu Stoff.

Pharmakokinetik und Wirkungsmechanismen

Aufnahme, Verteilung und Ausscheidung der unveränderten Verbindungen finden wie bei Inhalationsnarkotika statt, quantitative Unterschiede sind im wesentlichen durch den Dampfdruck (Abatmungsgeschwindigkeit) und das Ausmaß der metabolischen Umwandlung bedingt. Das Ausmaß und die Mechanismen der Biotransformation sind unterschiedlich, aber entscheidend für Art und Stärke chronisch toxischer Wirkungen.

Toxikologisch wichtige Mechanismen der Biotransformation halogenierter Aliphaten

1. **Bildung freier Radikale** (Prototyp Tetrachlorkohlenstoff CCl_4): Tetrachlormethan wird metabolisch durch Cytochrom-P450 zum instabilen Trichlormethylradikal reduziert (Abb. 34.81).
   Dieses spaltet in mehrfach ungesättigten Fettsäuren aus der den Doppelbindungen benachbarten Methylengruppe ein Wasserstoffatom ab. Dadurch entsteht Chloroform (als Metabolit von CCl_4 nachgewiesen)

$$CCl_4 + e^{\ominus} \xrightarrow{\text{P-450-Reduktase}} {}^{\bullet}CCl_3 + Cl^{\ominus}$$

Abb. 34.81 Bildung freier Radikale am Beispiel von Tetrachlorkohlenstoff.

und ein freies Radikal des Fettsäurerestes. Das Trichlormethylradikal und Fettsäureradikale können mit Sauerstoff zu hochreaktiven Peroxiradikalen reagieren. Als typische Bruchstücke der durch Radikalbildung induzierten Zersetzung der Lipide entstehen Malondialdehyd und 4-Hydroxy-2-trans-hexenal (beides mutagene Substanzen!); aber auch stark veränderte Fettsäurereste, u.a. verzweigte Ketten und niedere Alkane. Dieser Prozeß wird Lipidperoxidation genannt. Mit dem Auftreten freier Radikale aus chlorierten Kohlenwasserstoffen und deren Folgereaktionen wird ein an sich gut ausgebildeter Schutzmechanismus der Zelle überspielt, der mit Hilfe von Glutathion und anderen Reduktionsäquivalenten das Auftreten von Peroxidbildungen an Fettsäureketten normalerweise verhindert (Abb. 34.82).

Die Zerstörung der Lipide führt zur **Schädigung der Membranen** des endoplasmatischen Reticulums und der Mitochondrien. Dadurch werden Enzyme aus Zellorganellen freigesetzt, es kommt zum Zusammenbruch der Elektrolytgefälle und zur Anhäufung von Triglyceriden, indem deren Transport aus den Bildungsorten innerhalb der Zelle ins Blut gestört wird. Diese Prozesse haben irreversible Folgen und können so eine Zellnekrose verursachen.

2. **Bildung toxischer Metaboliten durch metabolische Oxidationen.** Hierbei entstehen durch Cytochrom-P450-katalysierte Reaktionen Aldehyde, Carbonsäurechloride und Epoxide. Im Falle des Vinylchlorids, das im exponierten Menschen Hämangiosarkome der Leber induziert hat, wird die Bildung eines Epoxids und dessen Reaktion mit DNA als Mechanismus der mutagenen und kanzerogenen Wirkung angesehen (vgl. Abb. 34.30, S. 1020).
3. Chlorierte Alkane und Olefine können durch Glutathiontransferasen an GSH gekoppelt werden. Bei 1,2-Dihaloalkanen bildet sich dabei ein dem Schwefel-Lost analoges Molekül, dessen Interaktion mit Nucleinsäuren für toxische und kanzerogene Wirkungen von 1,2-Dibromethan verantwortlich ist (Abb. 34.83). Bei einigen halogenierten Alkenen werden die gebildeten nichtreaktiven Glutathionkonjugate weiter abgebaut und in den Nieren zu toxischen Zwischenstufen umgewandelt.

Verlauf der Vergiftung

Akute Vergiftung

Die Aufnahme toxischer Dosen von Tetrachlorkohlenstoff, Trichlorethan und Tetrachlorethan durch Ingestion oder Inhalation ist durch eine rasch einsetzende Leberschädigung gekennzeichnet. Als erstes Zeichen steigen die Aktivitäten der „Leberenzyme" (SGOT, SGPT, LDH) im Plasma rasch auf sehr hohe Werte. Die Leber schwillt durch exzessive Fetteinlagerung an, sie wird druckschmerzhaft, in 1–2 Tagen stellt sich ein Ikterus ein, bei Einwirkung hoher Dosen folgt ein hepatisches Koma. In schwersten Fällen überwiegt jedoch die Nierenschädigung mit Oligurie bis zur Anurie und Einstellung eines urämischen Komas nach wenigen Tagen.

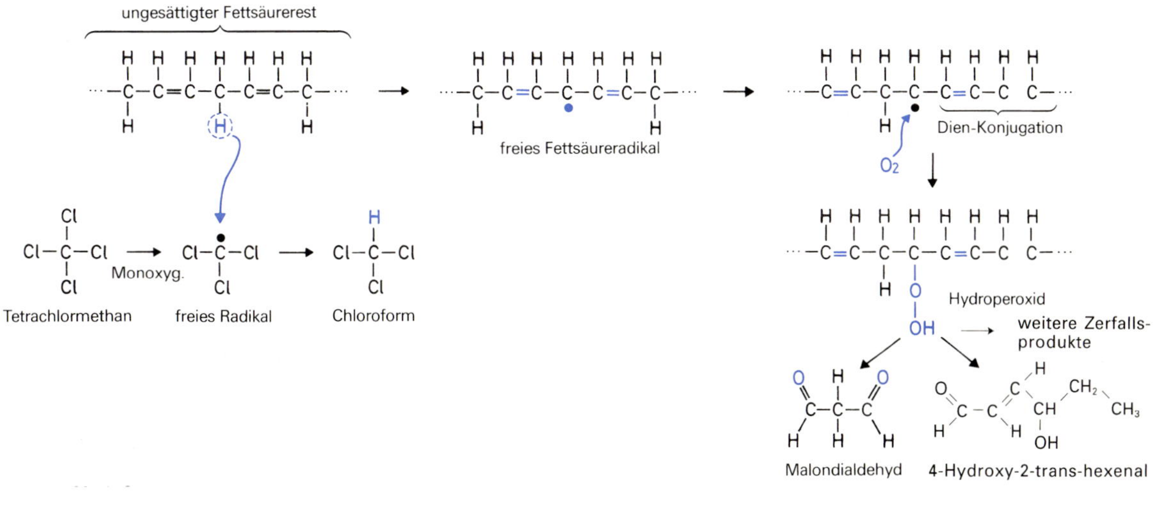

Abb. 34.82 Schema der Bildung freier Radikale in der Leberzelle aus Tetrachlorkohlenstoff. Ein durch Monoxygenase gebildetes CCl_3-Radikal entreißt der Fettsäurekette ein H-Atom, dadurch bildet diese ein freies Radikal, Chloroform wird als Metabolit gebildet. In der Fettsäurekette entsteht durch Resonanz eine Dien-Konjugation, die sich fortpflanzt; zugleich bildet O_2 am radikalischen C ein Hydroperoxid. Dieses leitet den Zerfall der Kette zu Malondialdehyd und weiteren Produkten ein. Chloroform, Malondialdehyd und Dien-Konjugation (λ_{max} = 233 nm) sowie niederkettige Alkane sind nachgewiesen.

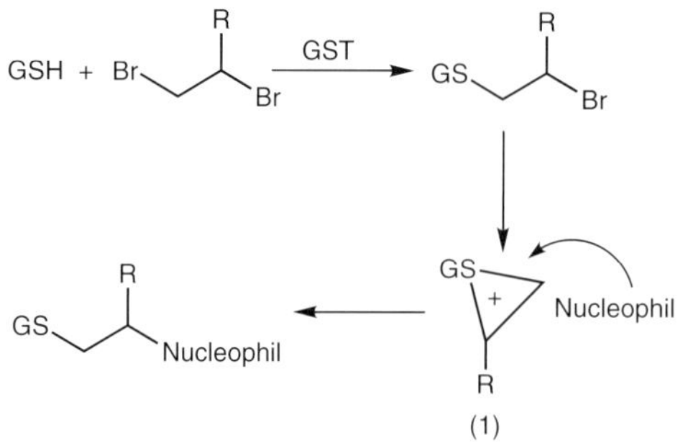

Abb. 34.83 Bioaktivierung von 1,2-Dibromalkanen durch Glutathionkonjugation. GSH = Glutathion, GST = Glutathion-*S*-Transferase. Das gebildete Episulfoniumion (1) reagiert mit nucleophilen Makromolekülen.

Die narkotische Wirkung macht sich bei den genannten Stoffen nur anfangs bemerkbar, oft fehlt sie ganz oder wird wegen ihres geringen Ausmaßes übersehen. Alkoholmißbrauch verstärkt die Lebertoxizität von Tetrachlorkohlenstoff. Durch Alkohol wird ein Cytochrom-P450 induziert, das wiederum die reduktive Aktivierung zum Trichlormethylradikal katalysiert.

Akute Vergiftungen durch Trichlorethen, Perchlorethen, Methylchloroform und Methylenchlorid (Formeln s. Tab. 34.33) sind dagegen durch starke narkotische Wirkung bei geringerer oder fehlender Leber- und Nierenbeteiligung gekennzeichnet. Todesursache ist in diesen Fällen meist Atemlähmung im Frühstadium; bei Überleben können Defektheilungen mit zentralnervösen Störungen und Herzmuskelschädigungen aufteten.

Tabelle 34.33: Beispiele von zwei Typen halogenierter aliphatischer Kohlenwasserstoffe

Bezeichnung	Chemische Formel
starke Lebergifte	
Tetrachlorkohlenstoff	CCl_4
1,1,2,2-Tetrachlorethan	$Cl_2HC{-}CHCl_2$
1,1,2-Trichlorethan	$Cl_2HC{-}CH_2Cl$
1,2-Dichlorethan	$ClH_2C{-}CH_2Cl$
schwache Lebergifte	
Trichlorethen	$Cl_2C{=}CHCl$
Tetrachlorethen (Perchlorethen)	$Cl_2C{=}CCl_2$
1,1,1-Trichlorethan (Methylchloroform)	$Cl_3C{-}CH_3$
Dichlormethan (Methylenchlorid)	CH_2Cl_2

Alle halogenierten Kohlenwasserstoffe sensibilisieren das Herz gegenüber Sympathikusreizen und Sympathomimetika (s. S. 189). Herzrhythmusstörungen gehören dabei zum Bilde der akuten Vergiftung, sie können zur Todesursache werden.

Chronische Vergiftung

Trichlorethen (Tri) wird überwiegend in der Metallentfettung verwendet, **Perchlorethen** (Tetrachlorethen, Per) in Kleiderreinigungsbetrieben. Beide wurden vor allem in der Vergangenheit zu Rauschzwecken mißbraucht. Sie können psychische Abhängigkeit erzeugen. Tri- und Perchlorethen werden schnell in den Organismus aufgenommen und teilweise im Fett gespeichert.

Trichlorethen: Das Ausmaß der metabolischen Umwandlung von Trichlorethen ist im Versuchstier und im Menschen stark dosisabhängig; selbst bei höheren Dosen werden beträchtliche Anteile der aufgenommenen Menge als Metaboliten mit dem Urin ausgeschieden. Im Gegensatz dazu erfolgt die Ausscheidung des aufgenommenen Perchlorethens hauptsächlich durch langsame Abatmung. Hauptweg der Biotransformation beider Haloolefine ist die metabolische Oxidation durch Cytochrom-P450 (Abb. 34.84). Dieses Enzym katalysiert die Umwandlung von Trichlorethen in Chloral. Die bedeutsamsten Metaboliten von Trichlorethen im Urin sind Trichlorethanol und Trichloressigsäure, die durch Reduktion bzw. Oxidation des Chloralhydrats entstehen. Trichlorethanol selbst wird schnell aus dem Organismus ausgeschieden; das entstehende Trichlorethanol, das ebenso als Metabolit des Schlafmittels Chloralhydrat auftritt und Träger der hypnotischen Wirkung ist, kann bei entsprechenden Dosen Müdigkeit, Kopfschmerzen und – besonders bei chronischer Einwirkung – uncharakteristische psychoneurotische Beschwerden verursachen. Trichloressigsäure hingegen bindet sich gut an Plasmaproteine und wird nur langsam eliminiert. Beim oxidativen Metabolismus von Perchlorethen entsteht ebenfalls Trichloressigsäure, die andere Pharmaka aus der Proteinbindung verdrängen und so zu Wirkungsverstärkungen führen kann, z.B. mit Phenylbutazon, Antikoagulantien (Dicumarolderivate) und Antikonvulsiva. Der Stoffwechselweg über die Glutathionkonjugation (Abb. 34.84), der bei beiden Verbindungen in geringem Ausmaß beobachtet wird, ist eine Aktivierungsreaktion und wahrscheinlich für die nierenkanzerogene Wirkung von Tri- und Perchlorethen in Ratten verantwortlich.

Trichlorethen kann in Gegenwart von Basen Salzsäure unter Bildung des hochreaktiven Gases Dichloracetylen abspalten (Abb. 34.85). Dichloracetylen erzeugt selbst nach sehr geringen Dosen rasch auftretende Hirnnervendegenerationen; bevorzugt ist der N. trigeminus betroffen. Dichloracetylen wurde bei der Verwendung von Trichlorethen als Narkotikum im „geschlossenen System" in beträchtlichen Mengen gebildet und hat zahlreiche schwere Vergiftungen ausgelöst.

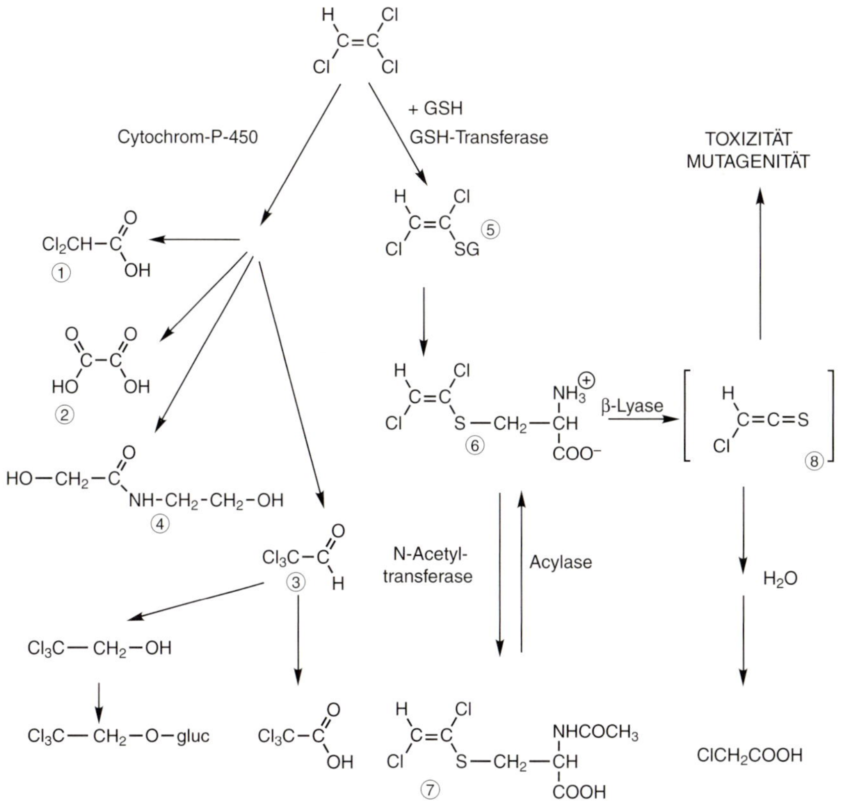

Abb. 34.84 Zwei Bioaktivierungswege von Trichlorethen: oxidativ (links) und reduktiv, Kopplung an GSH (rechts). Der oxidative Weg führt über eine Zwischenstufe zu Dichloressigsäure (1), Oxalsäure (2), Chloral (3) und N-(2-hydroxyacetyl)-Ammoethanol (4); der Weg über Glutathionkopplung führt über Dichlorvinylglutathion (5) und Abbau zum entsprechenden Cysteinkonjugat (6) und zur Mercaptursäure (7), aus 6 entsteht ein chemisch reaktives Thioketen (8).

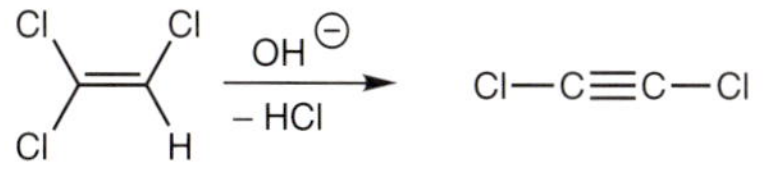

Abb. 34.85 Zersetzung von Trichlorethen unter alkalischen Bedingungen zu dem hochreaktiven Dichloracetylen.

Monochlormethan: Monochlormethan (Methylchlorid, CH_3Cl) ist relativ instabil und wird zu Ameisensäure und S-Methylglutathion metabolisiert. Es ist ein schweres Nervengift und erzeugt bei akuter wie chronischer Einwirkung hirnorganische Störungen uncharakteristischer Art, bedingt durch disseminierte Degenerationsherde in praktisch allen Teilen des Gehirns und Rückenmarks.

Methylenchlorid: Methylenchlorid erzeugt bei Mäusen Lungentumoren, wahrscheinlich nach enzymatischer Kopplung an Glutathion.

1,2-Dichlorethan: 1,2-Dichlorethan gehört zu den toxischsten Vertretern der Gruppe, es ist stärker wirksam als CCl_4. Als Bestandteil von bestimmten Rheuma-Einreibemitteln hat der Stoff zahlreiche Vergiftungen mit Leberschäden, häufig mit tödlichem Ausgang, verursacht. Es ist im Tierversuch eindeutig kanzerogen.

Chloroform: Chloroform (Trichlormethan) wurde lange als Inhalationsnarkotikum und auch als technisches Lösungsmittel verwendet. Wegen der vielen Narkosezwischenfälle wurde die medizinische Anwendung bald wieder aufgegeben; heutzutage hat Chloroform Bedeutung als Verunreinigung im Trinkwasser, es entsteht aus natürlichen Inhaltsstoffen bei der Chlorierung von Trinkwasser.

34.7.5 Glykolether

Glykolether werden als Farbverdünner und Frostschutzmittel verwendet. Für diese gut resorbierbaren Verbindungen sind beim Menschen Schädigungen von Leber und Nieren beschrieben. Chronische Exposition von Versuchstieren gegenüber 2-Methoxyethanol, 2-Ethoxyethanol und 1-Methoxy-2-Propanol führte zu toxischen Hodenveränderungen mit Sterilität; bei trächtigen Tieren wurden Fehlbildungen und erhöhte Absterberaten der Embryonen beobachtet. Diese toxischen Wirkungen beruhen auf der metabolischen Aktivierung der Ausgangssubstanzen. Für 2-Methoxyethanol ist die Metabolisierung gut beschrieben: Die Verbindung wird zu 2-Methoxyessigsäure als toxischen Metaboliten umgesetzt. Der genaue Mechanismus der Organschädigung ist jedoch nicht bekannt.

34.8 Alkohole

34.8.1 Struktur-Wirkungs-Beziehungen aliphatischer Alkohole

Alle aliphatischen Alkohole entfalten narkotische Wirkungen. Deren Stärke nimmt mit der Kohlenstoffzahl und der damit verbundenen Lipoidlöslichkeit zu (vgl. Tab. 34.34). Parallel dazu verhalten sich andere biologische Wirkungen wie Hämolyseaktivität, die direkt mit der Oberflächenspannung korreliert, keimtötende Wirkung und Letalität bei akuter Vergiftung.

Im Hinblick auf ihre toxischen Wirkungen unterscheiden sich die Vertreter der homologen Reihe primärer Alkohole. Bei Ethanol wird die akut-toxische und tödliche Wirkung vom Stoff selbst getragen. Bei den chronischen Wirkungen spielt auch der Metabolit Acetaldehyd eine maßgebliche Rolle. Bei den beiden benachbarten Gliedern der Reihe ist die Akkumulation der Metaboliten wegen zu langsamer Ausscheidung oder Entgiftung ausschlaggebend für die Toxizität: Bei Methanolvergiftung akkumuliert die gebildete Ameisensäure, bei Isopropylalkohol das gebildete Aceton. Bei den höheren Gliedern der Kette kommt mit steigender Kettenlänge wieder zunehmend die Muttersubstanz ins Spiel. Der Grund dafür liegt darin, daß alle primären Alkohole im wesentlichen von Alkoholdehydrogenase oxidativ metabolisiert werden. Die Umsatzgeschwindigkeit ist für Ethanol am größten, ab C_3 wird sie mit zunehmender Kettenlänge geringer. Die toxischen Wirkungen der Alkohole sind daher differenziert zu werten, und zwar zum einen nach den Eigenschaften ihrer Metaboliten, zum anderen nach der Wirkungsstärke der Muttersubstanzen.

34.8.2 Ethylalkohol

Vorkommen, Verbrauch, Vergiftungsmöglichkeiten

Vorkommen: Ethylalkohol entsteht aus der Vergärung von

1. Mono- und Disacchariden (Wein, Met)
2. Polysacchariden (Stärke von Gerste → Bier; Reis → Sake; Mais → Chicha etc.).

Die Gärung stoppt bei bestimmten Alkoholgehalten (vgl. Tab. 34.35).

Durch **Destillation** erreicht man eine Konzentrierung des durch Vergärung entstandenen Alkohols (Schnäpse, „Brände"); Zusatz von Fruchtessenzen kann die Produkte für Gaumen und Magen bekömmlicher machen (Liköre). Synthetisch ist Ethylalkohol im technischen Maßstab zugänglich, doch ist das Produkt so nicht genießbar.

Reiner Alkohol (96 %), Spiritus (90 %) oder Spiritus dilutus (70 %) wird wie alle höherprozentigen Getränke besteuert. Steuerfreier, zu gewerblichen (auch wissenschaftlichen) Zwecken verwendeter Alkohol muß unter Zollaufsicht vergällt werden, und zwar je nach Verwendungszweck mit Pyridin, Methylalkohol, Aceton, Petrolether, Salicylsäure u. a. Er wird so ungenießbar. **Spiritus dilutus** wurde früher zur Desinfektion von Instrumenten und äußerer Haut (Vorbereitung des Einstichs mit Injektionsnadeln) verwendet, heute findet er nur noch Einsatz zur chirurgischen Händedesinfektion. Auch Alkoholumschläge sind selten geworden.

Verbrauch: Betrachtet man den pro Kopf Verbrauch an reinem Alkohol über die letzten vier bis fünf Jahrzehnte, so fällt eine drei- bis vierfache Steigerung bis Ende der 70er Jahre auf. Mehr als ein Jahrzehnt blieb der Alkoholkonsum bei der 12-Liter-Marke (Konsum pro Kopf und Jahr), was Deutschland zur führenden Nation weltweit im Hinblick auf den jährlichen Verbrauch an Alkohol machte (Tab. 34.36, Abb. 34.86).

Im Jahre 1996 wurden 7,9 Milliarden DM alkoholbezogene Steuern eingenommen (zum Vergleich, 20,7 Milliarden tabakbezogene Steuern). Insgesamt fällt Deutschland unter den 15 EU Ländern durch die insgesamt niedrigen Anteile auf: Die Biersteuer ist nach Spanien die niedrigste, Weinsteuer wird gar nicht erhoben, und bei der Branntweinsteuer belegt Deutschland den 9. Platz und liegt damit auch unter dem Durchschnitt der 15 Länder (Stand 1998).

Akute Vergiftungen: Ursachen für akute Vergiftungen sind ganz überwiegend Trinkexzesse, selten auch die suizidale Absicht (in Kombination mit verschiedenen Medikamenten). Im Gewerbe können Ethanoldämpfe, vor allem aus erhitzten Reaktionskesseln aufsteigend, inhalatorische Vergiftungen auslösen. Bei mehrstündiger Exposition gegenüber 1000 ml/m³ Ethanol wurden bei Probanden keine Symptome induziert, dagegen berichteten Probanden nach 1900 ml/m³ von Unwohlsein

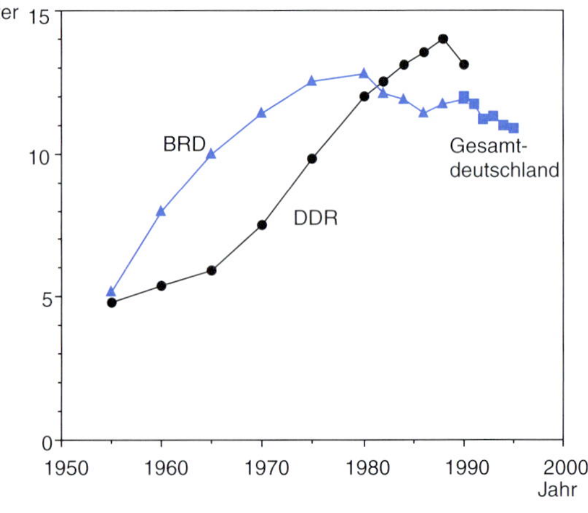

Abb. 34.86 Jahres-Pro-Kopf-Verbrauch, bezogen auf reinen Alkohol, in Deutschland.

Tabele 34.34: Lipoidlöslichkeit, Oberflächenaktivität und akute Toxizität niederer aliphatischer Alkohole

Formel	Bezeichnung	Triolein-Wasser-Verteilungsquotient	Narkot. Konzentration (Kaulquappen) (mol/l)	LD_{50} i.v. (Maus) mmol/kg	Hämolyt. Konzentration (mmol)
CH_3OH	Methanol	0,0095	0,52–0,62	177	7,3
C_2H_5OH	Ethanol	0,035	0,27–0,31	54	4,1
C_3H_7OH	n-Propanol	0,155	0,11	18	0,8
C_4H_9OH	n-Butanol	0,63	0,04	5	0,4
$C_5H_{11}OH$	n-Pentanol	2,3	0,02	2	0,2
$C_6H_{13}OH$	n-Hexanol	7,5	–	1	0,07

Tabelle 34.35: Alkoholgehalt (Vol.-%) vergorener Getränke

Getränk	Alkoholgehalt (%)
Leichtbier	~ 3
Bier	~ 5
Starkbier	~ 7
Apfelwein	5–6
Tafelweine	8–12
Portwein	15–17
Liköre	24–42
Cognac	38
Wodka	40–50
Whisky	40–60
Rum	40–70

Tabelle 34.36: Jährlicher Pro-Kopf-Konsum an alkoholischen Getränken in der Bundesrepublik

Getränke	1991	1997	% Änderung
Bier	141,9	131	- 7,7
Wein	21,3	18,4	- 13,6
Sekt	4,7	4,8	+ 2,1
Spirituosen	7,5	6,1	- 18,7
reiner Alkohol	12,2	10,9	-10,7

und Irritationen. Medizinale Vergiftungen durch Umschläge sind selten, dabei überwiegt die Inhalation meist gegenüber der Hautresorption.

Pharmakokinetik

Resorption, Verteilung, Elimination

Nach oraler Aufnahme wird Ethanol durch Diffusion praktisch vollständig resorbiert. Die Resorption beginnt schon im Mund und Pharynxbereich, der Hauptanteil wird aber im Magen und Dünndarm resorbiert. In der Regel ist sie in 1 h beendet, im Nüchternzustand viel früher, bei starker Magen-Darm-Füllung auch später. Kohlensäurehaltige Getränke (Sekt) beschleunigen den Resorptionsvorgang, da im Magen freigesetzte CO_2-Bläschen die Mukosa mechanisch reizen und resorbiertes CO_2 die Durchblutung der Schleimhaut fördert. Ethanol verteilt sich im gesamten Körperwasser. Das durchschnittliche Verteilungsvolumen beträgt für Männer ungefähr 0,7 l/kg KG, für Frauen 0,6 l/kg KG. Die Verteilung im Körperwasser erfolgt sehr rasch. Abhängig von der aufgenommenen Menge ist in 1–2 h das Maximum der Blutkonzentration erreicht (Abb. 34.87).

Ethanol tritt ungehindert in den Plazentarkreislauf über und erscheint auch in der Muttermilch. Wegen des raschen Konzentrationsausgleichs gilt der Blutalkoholspiegel als repräsentativ für die Konzentration im ZNS, dem wesentlichen Wirkungsort. Da ferner Alkohol zu den Pharmaka gehört, deren Verteilungsraum (VD) im wesentlichen das Körperwasser ist und für den Durchschnittswerte bekannt und kalkulierbar sind, eröffnet sich die Möglichkeit, aus dem Blutalkoholgehalt die aufgenommene Alkoholmenge bzw. aus der aufgenommenen Alkoholmenge den Blutalkoholgehalt ohne Berücksichtigung des Abbaus zu errechnen:

$$\text{EtOH im Blut } [g/l] = \frac{\text{EtOH aufgenommen } [g]}{\text{KG } [kg] \times \text{VD } [l/kg]}$$

$$VD_{\text{Männer}} = 0{,}7;\ VD_{\text{Frauen}} = 0{,}6$$

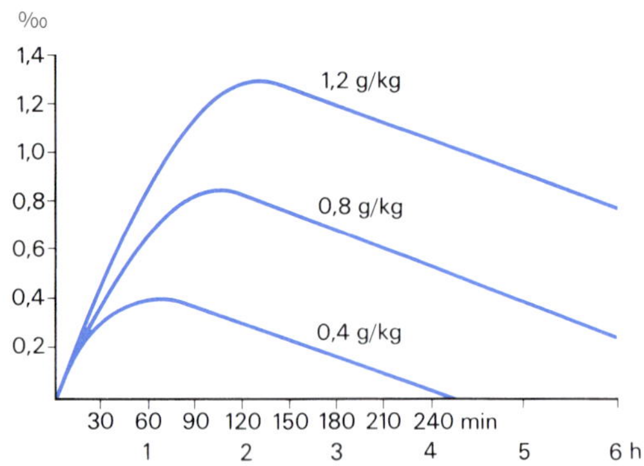

Abb. 34.87 Resorptionsgeschwindigkeit, maximale Blutkonzentration und Elimination von Ethylalkohol nach einmaliger Einnahme verschiedener Dosen.

Im Gegensatz zu fast allen anderen körperfremden Stoffen ist die Eliminationsgeschwindigkeit beim Ethylalkohol nicht von der Konzentration abhängig. Sie ist vielmehr über die gesamte Eliminationsperiode konstant und beträgt beim Mann 100 mg/kg KG/h, bei der Frau 85 mg/kg KG/h. Als Orientierungswert kann eine Reduktion der Blutkonzentration von ca. 0,15 Promille (0,1–0,2 Promille) stündlich angenommen werden. Nur unbedeutende Anteile werden über die Lunge (2–3 %) und Nieren (1–2 %) ausgeschieden.

Da die Elimination linear verläuft (Funktion 0. Ordnung), kann aus einer gemessenen Blutalkoholkonzentration unter Berücksichtigung des stündlichen Abbaus von 0,15 Promille auf einfache Weise zurückgerechnet werden, wie hoch der Wert zu einem bestimmten Zeitpunkt – etwa einem Unfall – war. Andererseits ist kalkulierbar, wann die Elimination einer vorgegebenen Alkoholkonzentration beendet sein wird. Der Grund für die lineare (nicht exponentielle) Eliminationscharakteristik besteht darin, daß das abbauende Enzymsystem im Sättigungsbereich arbeiten muß.

Die Elimination erfolgt beim Gewöhnten (Alkoholiker) praktisch gleich schnell wie beim Normalen.

Metabolismus

Ethylalkohol wird hauptsächlich von der Alkoholdehydrogenase (ADH) in der Leber zu Acetaldehyd oxidiert (Abb. 34.88). Das Enzym trägt als katalytisches Zentrum Zink und ist NAD-abhängig. Der durch ADH gebildete Acetaldehyd wird durch das Enzym Aldehyddehydrogenase schnell (Plasmahalbwertszeit 1,7 Min.) zu Essigsäure weiteroxidiert. Die anfallende Essigsäure (Plasmahalbwertszeit 6,4 Min.) wird z.T. zu Synthesen im Intermediärstoffwechsel über die Aktivierung von Coenzym A verwertet, überwiegend wird sie jedoch im Tricarbonsäurecyclus in CO_2 und H_2O aufgespalten. 1g Ethanol liefert 7,1kcal (30kJ); er kann als Teil-Energiequelle dienen.

Die humane Alkoholdehydrogenase(ADH) ist ein dimeres Zink enthaltendes cytosolisches Protein aus zwei Untereinheiten. Die Untereinheiten (α, β, γ, π, χ) werden durch fünf verschiedene Genloci codiert. Für die Oxidation von Ethanol und anderen niederen Alkoholen sind Isoenzyme dieser Untereinheiten (z.B. ADH1,

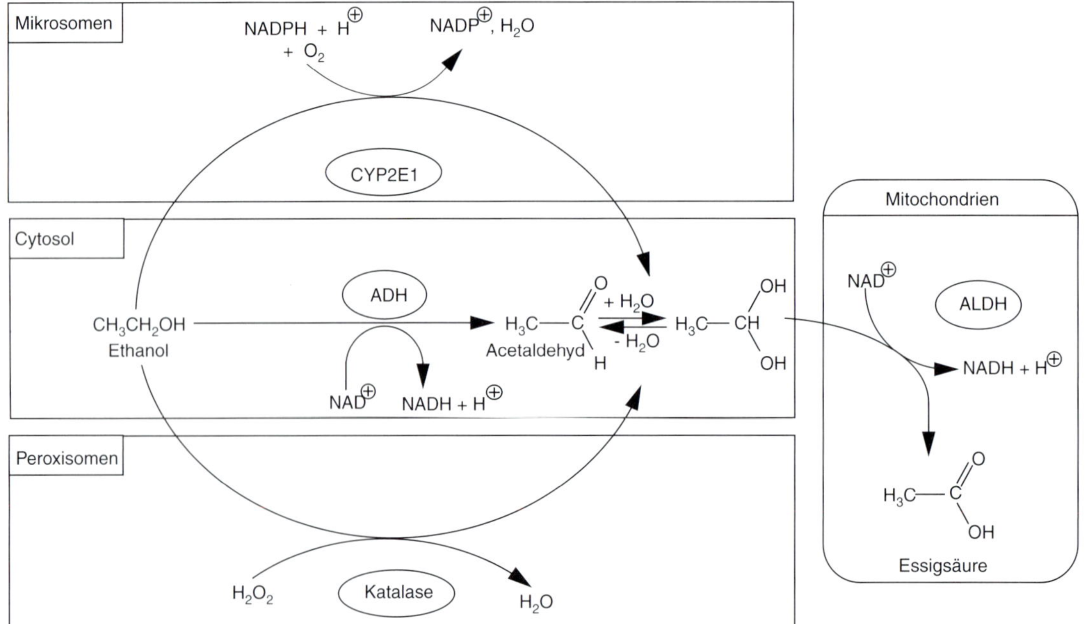

Abb. 34.88 Oxidation von Alkohol zu Acetaldehyd durch Alkoholdehydrogenase (ADH), Cytochrom-P450 (CYP2E1) und Katalase. Oxidation von Acetaldehyd zu Essigsäure durch Aldehyddehydrogenase (ALDH).

ADH2, ADH3) verantwortlich. Die „untypischen" ADH-Isoenzyme sind verantwortlich für die sehr schnelle Oxidation von Ethanol zu Acetaldehyd bei 85 % der chinesischen und japanischen Bevölkerung, während sie nur in 12 % der deutschen und 8 % der englischen Bevölkerung vorkommen.

Ethanol kann auch zu geringen Anteilen und insbesondere bei höheren Konzentrationen (ab 3000 mg/l = 3 ‰) durch das mikrosomale Cytochrom-P450-Isoenzym 2E1 und durch die peroxisomale Katalase zu Acetaldehyd oxidiert werden (Abb. 34.88). Langjähriger hoher Alkoholkonsum kann zu einer 4- bis 10fachen Induktion von P4502E1 führen, die ADH ist dagegen nicht induzierbar.

Bisher wurden mehr als 10 Aldehyddehydrogenase(ALDH)-Isoenzyme beschrieben, die ebenfalls in drei Klassen gruppiert werden (ALDH1, ALDH2, ALDH3). Ein genetischer Polymorphismus der ALDH2 ist mitverantworlich für die viel stärkere Wirkung von Ethanol in einem Teil der asiatischen Bevölkerung. Ungefähr 50% der japanischen, chinesischen und vietnamesischen Bevölkerung zeigen eine verminderte ALDH2-Aktivität aufgrund einer Mutation im Genlokus, die in einem Aminosäureaustausch resultiert (Glu→Lys). Wie oben beschrieben, kommen gerade in diesen Bevölkerungsgruppen die atypischen ADH-Isoenzyme vor, die Ethanol sehr schnell zu Acetaldehyd metabolisieren mit dem Ergebnis, daß in einem Teil dieser Populationen bereits nach Aufnahme geringer Mengen Ethanol relativ hohe Konzentrationen von Acetaldehyd entstehen. Die klinische Symptomatik, bekannt als Flush-Syndrom, wird vor allem durch eine Gefäßdilatation im Gesichtsbereich charakterisiert.

Wirkungen und Verlauf der Vergiftung

Die zentralnervösen Alkoholwirkungen (s. auch S. 371) sind dosisabhängig und sehr charakteristisch (Tab. 34.37). Ab 2 ‰ Alkohol im Blut überwiegen die Zeichen der Narkose, bei Alkoholikern kann sich jedoch diese Grenze merklich nach oben verschieben.

Weitere Vergiftungssymptome mit starker interindividuell ausgeprägter Variabilität sind Übelkeit und Erbrechen, Hyperventilation, Hypoglykämie, heiße und trockene Haut bei gleichzeitiger Abnahme der Körpertemperatur im Kern bis zu 30°C. Differentialdiagnostisch ist der typische Foetor ex ore („Fahne") bedeutsam. Verwechslungen mit akuten Abdominalerkrankungen sind häufig, ein Schnelltest auf Alkohol in der Atemluft klärt die Diagnose.

Die **Muskelleistung** scheint im leichten bis mittleren Rausch vermehrt. Messungen der körperlichen Leistungsfähigkeit (Sportmedizin) haben aber gezeigt, daß dies durch gestörte Bewegungskoordination (lauter Auftritt, Türenschlagen etc.) nur vorgetäuscht ist. In Wirklichkeit mindern selbst geringste Alkoholdosen die meßbare Muskelleistung deutlich. Nur bei starker Ermüdung oder psychischer Hemmung können kleine Alkoholdosen durch zentralnervöse Enthemmung übergeordneter Regulationszentren anregend wirken.

Tabelle 34.37: Akute zentralnervöse Alkoholwirkungen

Blutalkohol-Konzentration (‰)	Erscheinungen
0,3	erste Gangstörungen
0,4	Vigilitätseinschränkung meßbar, Gesichtsfeld leicht eingeschränkt
0,5	Blindzielbewegungen gestört, (Finger-Finger-Versuch), Romberg-Versuch positiv Grenze der Fahr- und Verkehrstüchtigkeit
0,6	Reaktionszeit verlängert, leichte Sprachstörungen
0,7	leichter Nystagmus
1,0	mäßiger Rauschzustand
1,4	kräftiger Rausch, Grenze für koordinierte Reaktionen
2,0	Bewußtsein stark eingetrübt, Erinnerungsvermögen aufgehoben
4,0–5,0	tödliche Grenzkonzentration

An **Herz und Kreislauf** bewirken kleine Alkoholspiegel leichten Blutdruckanstieg, höhere führen zur Blutverschiebung aus dem Splanchnikusgebiet in die Körperperipherie: Die Haut ist gerötet, trocken und heiß, besonders an den Akren (Schnapsnase). Die Vasodilatation ist teils zentralen Ursprungs, teils durch direkte Tonusminderung der Gefäßmuskulatur bedingt. Die erhöhte Wärmeabgabe schützt den Bezechten einerseits kurzzeitig vor Kälteeinwirkung (Erkältungskrankheiten), kann andererseits aber bei längerem Aufenthalt rascher zum Erfrierungstod führen.

Die **Atmung** ist in allen Rauschstadien gesteigert. Lediglich in präfinalen Stadien kommt es zu zentraler Atemdepression. Lautes Schnarchen der Trunkenen im Schlaf ist typisches Zeichen der Hyperventilation. Deren Ursache ist nicht eindeutig geklärt. Diskutiert wird ein Anstieg des Acetaldehydspiegels; Acetaldehyd steigert im Experiment die Atemtätigkeit. Mit der Hyperpnoe wird eine respiratorische Alkalose mit entsprechenden Elektrolytverschiebungen erzeugt. Sie kann durch starkes Erbrechen und dadurch bedingte Säureverluste verstärkt werden. Schwere Vergiftungen bedürfen daher u. U. der therapeutischen Korrektur des Säure-Basen-Haushaltes.

Alkohol steigert in allen Dosen die **Diurese** (s. S. 571). Die Art des Getränkes scheint dabei – unabhängig von der aufgenommenen Flüssigkeitsmenge – von Bedeutung; Bier wirkt z.B. stärker harntreibend als Weinbrand. Vermehrte Wärmebildung und -abgabe steigern den Grundumsatz, dabei bildet sich eine **Hypoglykämie** aus, die bei schwerer Alkoholvergiftung erhebliche Grade erreichen kann.

Schwindel und Übelkeit sind durch Lokalreiz an der Magenschleimhaut, jedoch auch durch direkte Reizung des Labyrinths bedingt. Der Einfluß auf das **sexuelle Verhalten** ist durch Steigerung der Libido, aber Minderung der Vollzugsfähigkeit gekennzeichnet.

Therapie

Ärztliches Eingreifen ist nur bei schweren Vergiftungen, insbesondere bei Mischintoxikationen in suizidaler Absicht, erforderlich.

Bei der Behandlung der schweren Alkoholintoxikation gelten die allgemeinen intensivmedizinischen Prinzipien (s. S. 371). Charakteristisch für die Alkoholintoxikation sind die Hypoglykämie und die Hypothermie, daher empfiehlt sich die Infusion von 10%iger Glucose und Abdecken des Patienten. Aktivkohle ist nicht wirkam, eine Magenspülung oder Hämodialyse nur sehr selten notwendig. Bei schweren Erregungszuständen ist Haloperidol oral oder i.v. (5–10 mg) das Mittel der Wahl, Clomethiazol und Diazepam sind vor allem aufgrund der Verstärkung der Atemdepression kontraindiziert. Bei lebensgefährlichen Konzentrationen (abhängig vom Zustand des Patienten ab 3 ‰) kann Ethanol durch Hämodialyse entfernt werden.

Interaktionen mit Pharmaka

Alkohol kann die Wirkung von Arzneimitteln verstärken, selten auch abschwächen. Verstärkung kann aus zweierlei Ursachen auftreten:

1. Der Metabolismus von Alkohol und/oder Arzneistoff wird gehemmt, so daß eine oder beide Komponenten langsamer eliminiert werden und in erhöhter Konzentration und über verlängerte Zeiträume auftreten. Einige Arzneimittel hemmen die Aldehyddehydrogenase und können dadurch bei gleichzeitiger Einnahme von Alkohol Unverträglichkeitssymptome (Antabussyndrom, s.u.) verursachen. Als Beispiele seien Sulfonylharnstoffderivate (s. S. 658), Metronidazol, und Parenteralcephalosprine mit einer N-Methylthiotetrazol-Seitenkette (Cefotiam, Cefotetan, Latamoxef, Cefoperazon) genannt. Die bei Alkoholikern nachgewiesene Induktion von P4502E1 spielt keine maßgebliche Rolle beim Arzneimittelabbau.
2. Die Wirkungen von Alkohol und Arzneistoff verstärken sich durch gleichgerichteten Angriff am selben Rezeptor. Dies betrifft viele zentraldepressorisch wirksame Pharmaka wie Narkotika, Hypnotika, Analgetika und vor allem Psychopharmaka (s. S. 335f.). Die verstärkte Rauschwirkung des Alkohols, die oft auch überlagert ist von Dysphorie und Übelkeit, kann die Verkehrstüchtigkeit stark beeinträchtigen. Medikamentenpackungen sollten deshalb entsprechende Hinweise tragen. Bei zunehmendem Alkoholverbrauch der Bevölkerung einerseits und steigender Medikamenteneinnahme vor allem in Form von Selbstmedikation andererseits ist die Zahl und Art unerwünschter Kombinationswirkungen derzeit nur z.T. bekannt. Auch vegetative Alkoholwirkungen können durch Pharmaka verstärkt werden, z.B. die Kollapsneigung durch Antihypertensiva. Es sind auch zahlreiche Unverträglichkeiten mit Gewerbegiften bekannt. Als wichtigste seien genannt: Nitrobenzol und Nitrophenol, Nitroglykol, Dimethylformamid, Schwefelkohlenstoff und Trichlorethen.

Alkoholismus und Alkoholschäden

Alkohol kann bei disponierten Individuen zur suchtartigen, dauernd wiederholten Aufnahme von großen Mengen Alkohol führen. Es kommt zu chronischer Vergiftung, in deren Verlauf einige typische Krankheitsbilder entstehen können.

Zielorgane des chronischen Alkoholabusus sind in erster Linie die Leber, das Nervensystem sowie das kardiovaskuläre System.

Leberschäden

Leberschäden sind die häufigste und schwerwiegendste Folge des chronischen Alkoholismus. Erstes Stadium ist die **Alkohol-Fettleber.** Die Ethanoloxidation benötigt NAD und erhöht dadurch das Verhältnis von NADH/NAD. Die dadurch erhöhte Produktion von α-Glycerolphosphat bewirkt eine Akkumulation von Triglyceriden in der Leber durch Abfangen von Fettsäuren. Weiterhin trägt NADH zu erhöhter Produktion von Fettsäuren bei. Eine Reihe NAD-abhängiger enzymatischer Reaktionen des Intermediärstoffwechsels wird gehemmt, u.a. die Umwandlung von β-Hydroxyfett- zu -Ketofettsäuren. Insgesamt steigen die Spiegel der Triglyceride im Plasma an, während die der freien Fettsäuren absinken, und zwar nicht nur bei akuter, sondern auch bei chronischer Alkoholaufnahme (Abb. 34.89).

Die Fettansammlung in der Leber bleibt lange Zeit reversibel. Sie kann aber zu einer zunächst noch gutartigen, stationären Fettleber führen. Auf dem Boden dieser dauernden Fettansammlung kann eine **Fettleber-Hepatitis** entstehen, meist erst nach 6–10 und mehr Jahren. In relativ kurzer Zeit proliferiert dann in diesem Entzündungszustand das Bindegewebe, die normale Leber-Architektur geht zugrunde, es entsteht die progressive **Leberzirrhose.** Der tägliche Konsum von mindestens 60 ml reinem Ethanol führt zu einem 5- bis 8fach erhöhten Risiko für Leberzirrhose. Obwohl der chronische Konsum von hohen Alkoholmengen kausal mit der Entwicklung einer Leberzirrhose assoziiert ist, müssen weitere Faktoren eine Rolle spielen, da die Inzidenz der Leberzirrhose unter Alkoholi-

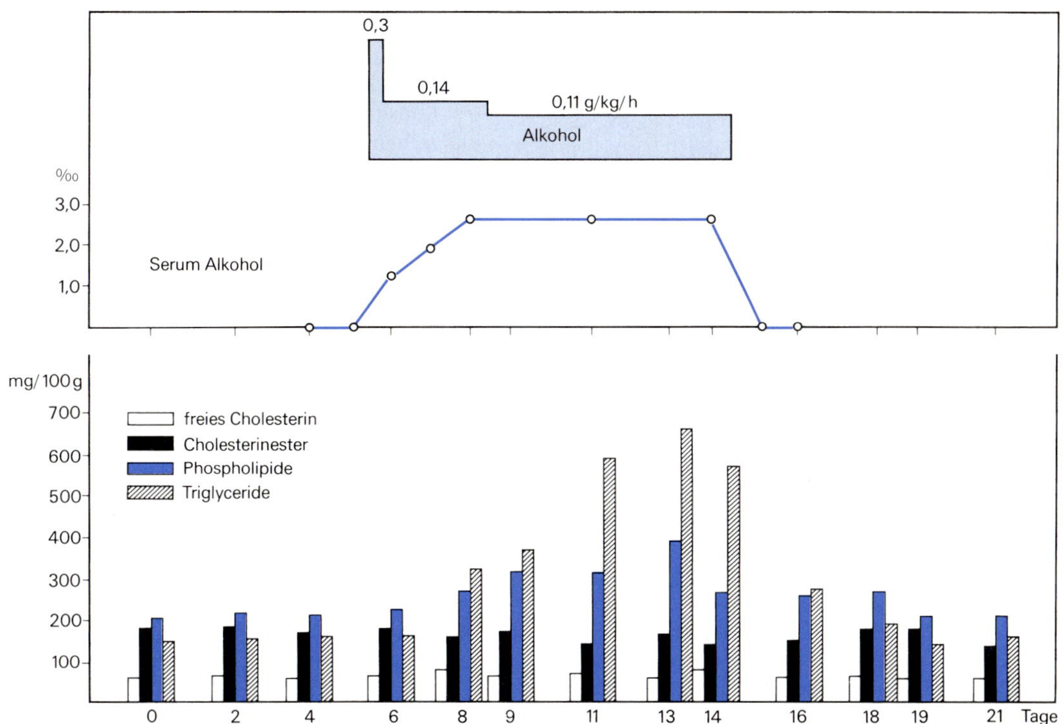

Abb. 34.89 Nüchtern-Plasmakonzentrationen von Cholesterin, Cholesterinestern, Phospholipiden und Triglyceriden im Normalzustand (Tage 0–6) und bei 7 Tage dauernder hochdosierter Alkoholaufnahme. Nach Absetzen des Alkohols erfolgt Rückkehr zur Norm. Versuch an einem Alkoholiker mit zeitweilig starker Fettleber (nach Jones, D.P. et al.: J. Labor, Clin. Med. 62, 675; 1963).

kern nur bei 18 % liegt. Zu den unterschiedlichen genetischen und Lebensstilfaktoren, die die individuelle Suszeptibilität für die Entwicklung einer Leberzirrhose beeinflussen, zählen Unterschiede in Metabolismus, Alkoholkonsummuster, Errnährung (positive Korrelation mit Fettkonsum und Mangelernährung, negative mit Protein- und Kohlenhydratkonsum) und in der Immunantwort. Dementsprechend ist es schwierig, den minimalen und den durchschnittlichen täglichen Alkoholkonsum zu definieren, der über einen bestimmten Zeitraum eine Leberzirrhose induzieren kann. Die kritische Dosis und Zeitdauer für die Entwicklung einer Leberzirhose wird mit 150–225 ml Ethanol pro Tag über mindestens 15 Jahre geschätzt, was natürlich nicht notwendigerweise das individuelle Risiko aufzeigt. Die Schwellenwerte für empfindliche Individuen können viel niedriger liegen, z.B. bei 30 ml täglich für Männer und 15 ml täglich für Frauen.

Alkoholentzug kann jedoch auch in fortgeschrittenen Stadien die Entwicklung noch zum Stillstand bringen. Seit langem wird diskutiert, ob der Leberschaden nur durch Alkohol selbst oder durch bei der Gärung entstehende toxische Beiprodukte (Fuselöl) entsteht. Neuere Untersuchungen scheinen zu bestätigen, daß solche Begleitstoffe zumindest einen wesentlichen Anteil der hepatotoxischen Wirkung von Alkoholika tragen.

Nervensystem

Alkoholkranke haben häufig einen **chronischen Tremor**, der morgens, nach nächtlichem Entzug, stärker als abends ist. Die Pathogenese beruht wahrscheinlich auf erhöhter Katecholaminstimulation der β-adrenergen Rezeptoren und ist damit ähnlich dem essentiellen Tremor.

Das **Wernicke-Korsakow-Syndrom** ist eigentlich die Kombination von zwei zentralnervösen Erkrankungen mit gleicher Pathogenese, der Wernicke-Encephalopathie und der Korsakow-Psychose; es tritt häufig kombiniert mit einer peripheren Polyneuropathie (s.u.) auf. Das Syndrom wird nach langjährigem Alkoholabusus in bis zu 5 % der Patienten beobachtet. Charakteristische Symptome der Wernicke-Encephalopathie sind zentrale Augenbewegungsstörungen (Diplopie), cerebelläre Ataxie, Desorientiertheit, psychische Störungen jeglicher Art und vegetative Dysfunktion, vor allem in Form von Hypotonie und Hypothermie. Die Korsakow-Psychose, welche auch ohne die Wernicke-Encephalopathie auftreten kann, ist gekennzeichnet durch Desorientierheit, Gedächtnis- und Merkfähigkeitsstörungen sowie Konfabulationen. Letztere können durch suggestive Fragen des Therapeuten in unterschiedlichste Richtungen gelenkt werden: Bettlägerige Patienten berichten z.B. über Einkäufe und andere Aktivitäten in der Stadt, auf denen sie den behandelnden Arzt getroffen haben usw. Pathogenetisch scheint der **alkoholbedingte Thiaminmangel** ein kausaler Faktor zu sein. Der Mangel ist bedingt durch Fehlernährung und Resorptionsstörungen. Die Thiamindefizienz induziert eine Beeinträchtigung des cerebralen Energiehaushalts und der Blut-Hirn-Schranke, fokale Laktacidose, und NMDA-Rezeptor-vermittelte Exzitation. Die zentralnervösen Schäden des Ethanols sind kein monofaktorielles Ereignis, neben der Thiamindefizienz scheint auch der direkt toxische Schaden durch Alkohol bzw. Acetaldehyd von Bedeutung zu sein. Die Tatsache, daß die meisten Menschen mit Thiamindefizienz nicht an dem Syndrom leiden, legt nahe, daß genetische Unterschiede (beispielsweise bzgl. des Thiamin-verwertenden Enzyms Transketolase) einen bestimmten Teil der Population besonders empfindlich machen. Biochemisch tritt eine Imbalance zwischen exzitatorischen (Glutamat am NMDA-Rezeptor) und dämpfenden Neurotransmittern (GABA am GABA-Rezeptor) mit erhöhter Aktivität der exzitatorischen Komponente in bestimmten Hirnarealen auf. Reduzierte Dichte von muscarinischen Acetylcholinrezeptoren im temporalen Cortex sowie reduzierte nächtliche Sekretion von Melatonin wurden ebenfalls berichtet.

Ferner wird schwerem langjährigem Alkoholkonsum eine erhöhte Prävalenz von **cerebralen degenerativen Veränderungen und Demenz** (vom cerebrovaskulären, Nicht-Alzheimer-Typ) zugeschrieben.

Chronischer Alkoholabusus ist neben Diabetes mellitus die häufigste Ursache peripherer **Polyneuropathien**. Es handelt sich um eine distale Axonopathie mit Parästhesien und Schmerzen zunächst an Füssen und Händen sowie abgeschwächtem Achillessehnenreflex und distalen Muskelatrophien und Paresen. Neben der Induktion von axonaler Degeneration inhibiert Ethanol in vitro auch die Proliferation von Schwann-Zellen und die Bildung von Myelin. Pathogenetisch wird eine Hemmung der Bildung von neuronalen Signalen für die Proliferation von Schwann-Zellen und die Demyelinisierung diskutiert. Auch eine beeinträchtigte Reaktion von Schwann-Zellen auf neuronale Signale kann eine Rolle spielen. Eine Thiamindefizienz oder andere Mangelsyndrome scheinen nach neuen epidemiologischen und experimentellen Studien der Alkoholpolyneuropathie keine kausale Rolle zu spielen. Der einzige Parameter, der positiv assoziiert ist, ist die lebenslange akkumulative Dosis des konsumierten Ethanols.

Das **Delirium tremens** wird durch das abrupte Absetzen eines chronischen, starken Alkoholkonsums induziert. Die klinische Symptomatik ist charakteristisch: Schreckhaftigkeit, Beschäftigungsunruhe, grobschlägiger Tremor, optische und akustische Halluzinationen sowie Desorientiertheit. Die Patienten sind stark suggestibel. Sie manipulieren z.B. mit einem imaginären Faden, den ihnen der Untersucher in die Hand gibt, oder sie lesen von einem leeren Blatt suggerierte, wechselnde Inhalte vor. Zahlreiche vegetative Symptome kommen dazu: Mydriasis, Hyperhidrose, Gesichtsrötung, Tachypnoe, Tachykardie und starke Schwankungen des Blutdrucks.

Kardiovaskuläres System

Im Gegensatz zur **akuten blutdrucksenkenden Wirkung** führt der chronische Ethanolkonsum ab einer bestimmten Konsummenge zu einer **Erhöhung des Blutdrucks** und **erhöhter Prävalenz von kardiovaskulären Erkrankungen.** In Anbetracht der aktuellen wissenschaftlichen Diskussion über eine protektive Rolle von kleinen Alkoholmengen im Hinblick auf kardiovaskuläre Krankheiten erhebt sich die Frage eines Schwellenwertes. Neben der individuellen Suszeptibilität dürfte auch die multifaktorielle Pathogenese von Herz- und Kreislaufleiden eine wichtige Rolle spielen. Die kritischen Dosen für den täglichen Konsum beginnen bei 30–50 ml Ethanol. Täglicher Konsum von > 250 ml wurde mit erhöhtem Blutdruck assoziiert, dem Schrittmacher kardiovaskulärer Ereignisse. Der protektive Effekt auf Herzkrankheiten wird zum großen Teil einer Erhöhung des HDL-Cholesterins zugeschrieben, wobei eine Aktivitätssteigerung der Lipoproteinlipase eine Rolle spielen könnte. Als weitere protektive Mechanismen werden Hemmung der Blutgerinnung, der Thrombocytenaggregation sowie die antioxidative Wirkung von in Wein vorkommenden Substanzen angenommen. Die Art des alkoholischen Getränkes scheint nicht von Bedeutung zu sein. Die erforderliche Menge ist nicht bekannt, in Frage kommen beispielsweise 1–2 Getränke täglich oder ungefähr 100 ml Ethanol/Woche.

Eine **alkoholische Kardiomyopathie** wird nur bei hohem Alkoholkonsum und gleichzeitigem Vitamin- und Nahrungsmangel beobachtet. Die klinische Symptomatik erinnert an die Kardiomyopathie beim Beri-Beri-Thiaminmangelsyndrom: Kammerdilatation, Tachykardie, erhöhter Venendruck und periphere Ödeme. Im Gegensatz zu der reinen Thiaminmangelkardiomyopathie findet man bei der Alkoholkardiomyopathie ein reduziertes Herzauswurfsvolumen und ventrikuläre Hypokontraktilität. Die zugrundeliegenden Mechanismen sind nicht aufgeklärt. Diskutiert wird Acetaldehyd als kausales Agens. Da die Herzmuskelzelle nicht in der Lage ist, Ethanol zu Acetaldehyd zu metabolisieren, geht man davon aus, daß dieser in der Leber gebildet und zum Herz transportiert wird. Zu den im Modell nachgewiesenen Effekten von Acetaldehyd auf das Myokard gehören Hemmung der Proteinsynthese und der Calciumspeicherung im sarkoplasmatischen Retikulum, Störung der Assoziation von Aktin und Myosin, Plasmamembranveränderungen mit reduzierter Antwort auf Calcium und Katecholamine. Die systemisch-metabolischen und die Kreislaufveränderungen der chronischen Alkoholkrankheit tragen nicht nachweislich zur Manifestation der Kardiomyopathie bei.

Kanzerogenität

Art der Tumoren: Der Konsum alkoholhaltiger Getränke führt dosis- und zeitabhängig zu einer Erhöhung der Inzidenzen von Tumoren verschiedener Lokalisation. Insgesamt könnten 3–4 % aller Tumoren in Industrieländern durch Abstellen des chronischen Alkoholkonsums vermieden werden. Zahlreiche Studien an Alkoholikern oder Brauerei-Arbeitern mit hohem Alkoholkonsum während der Arbeitszeit ergaben einen eindeutigen Zusammenhang zwischen chronischem Alkoholkonsum und erhöhtem Auftreten von Tumoren im Bereich des Mundes, Pharynx und Larynx sowie von Ösophagus- und Lebertumoren. Bei einem täglichen Konsum von 30 ml Ethanol ist das Gesamtmortalitäsrisiko an diesen Tumoren 1,5fach, bei 60 ml täglich 3fach erhöht. Gleichzeitiges Zigarettenrauchen erhöht das Risiko für Tumoren des Mundbereichs, Pharynx, Larynx und Ösophagus sehr stark, Ethanol allein stellt aber auch einen Risikofaktor für diese Tumoren unabhängig vom Rauchen dar (Abb. 34.90).

Ferner liegen Hinweise auf ein alkoholbedingtes, wenn auch weniger stark erhöhtes Risiko bei Mammakarzinom und kolorektalen Tumoren vor. Ob hier eine individuelle Suszeptibilität eine Rolle spielt, ist nicht geklärt. Die früher besonders betonte Rolle von hochprozentigen Getränken wird neuerdings in Frage gestellt; denn auch Getränke mit niedrigem Alkoholgehalt, z.B. Bier, können zu einer erhöhten Tumorinzidenz im Larynx und Pharynx führen. Doch ist eine Zuordnung zu verschiedenen Alkoholgehalten nicht möglich.

Kanzerogene Faktoren: Bei der Biotransformation von Ethanol entsteht der gentoxische und im Tierversuch krebserzeugende Metabolit **Acetaldehyd.** Es ist davon auszugehen, daß dieser zu einer erhöhten Bildung von Mutationen führt und wenigstens zum Teil das alkoholbedingte erhöhte Tumorrisiko erklärt.

Weitere Faktoren des langjährigen Alkoholkonsums spielen wahrscheinlich ebenfalls eine Rolle in der Karzinogenese:

1. Begleitstoffe, die während der Getränkeproduktion entstehen oder zugesetzt werden
2. Lokale Reizwirkung von hochprozentigen Getränken
3. Fehlernährung von alkoholabhängigen Menschen mit unterdurchschnittlichem Verzehr von krebsprotektiven Gemüse- und Obstprodukten
4. Ungünstiger Einfluß auf Detoxifizierungsmechanismen anderer Schadstoffe
5. Erhöhung der Östrogenkonzentrationen (als möglicher Beitrag zur erhöhten Brustkrebsinzidenz)
6. Erhöhung der Proliferationsrate im Dickdarmepithel

Alkoholkonsum und Gesamtmortalität

Neben den primär-toxikologisch begründeten, alkoholbedingten Todesursachen wie Herz-Kreislauf-Erkrankungen, Leberzirrhose, ZNS-Schäden und Krebs (s.o.) gibt es sekundäre, den berauschenden Eigenschaften des Ethanols zugeschriebene wie Unfälle, Gewalt und Suizid. Neuere Studien weisen große Schwankungen der

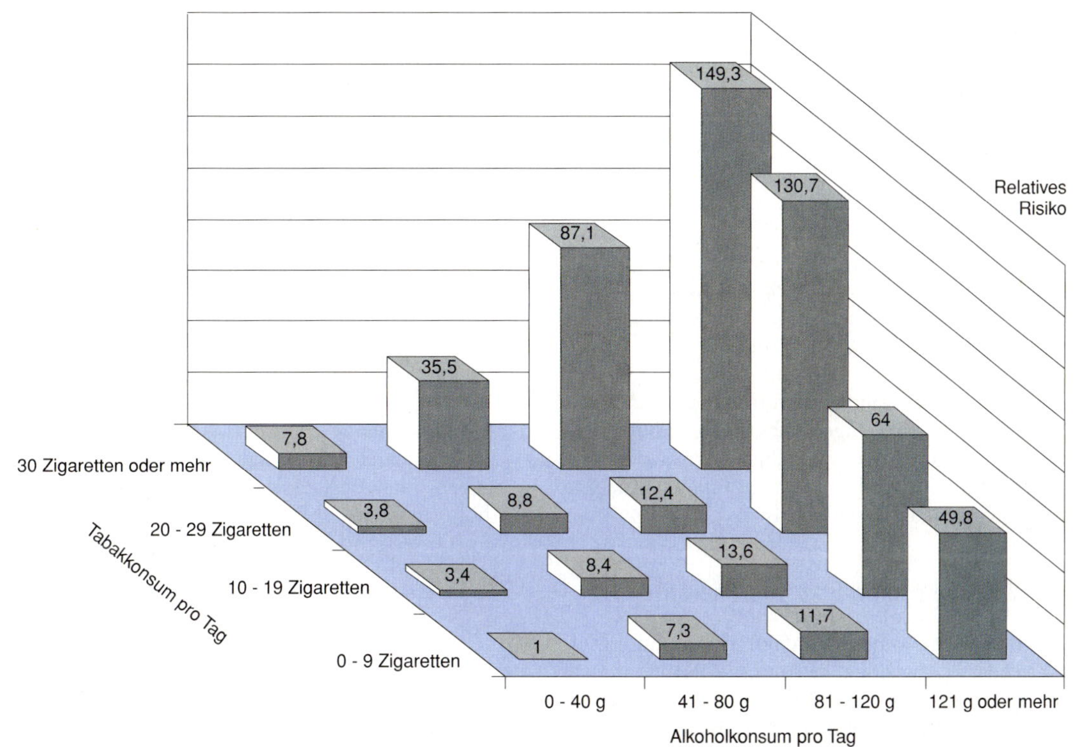

Abb. 34.90 Relatives Risiko für die Entwicklung eines Ösophaguskarzinoms bei Männern in Abhängigkeit vom Alkohol- und Zigarettenkonsum. Kombinierter Konsum von Alkohol und Zigaretten erhöht das Krebsrisiko sehr stark (nach Tuyns et al., 1977, Bull. Cancer, 64:45-60).

einzelnen Häufigkeitsanteile aus. Sie sind auf geographische (ethnische, gesellschaftliche) und auf altersbedingte Unterschiede zurückzuführen. So sterben in der Gesamtbevölkerung jenseits des 30. Lebensjahres 45 % (Männer) und 37 % (Frauen) an kardiovaskulären Erkrankungen, die eigentlich alkoholbedingten Todesursachen machen jedoch nur 7 bzw. 15 % aus.

Eine umfangreiche Untersuchung ergab: Mäßiger Alkoholgenuß (15–30 ml/Tag) senkt die Mortalität leicht. Dieser protektive Effekt wird mit zunehmender Konsummenge aufgehoben, mit steigendem Alter und steigender Tagesdosis dominiert zunehmend die alkoholbedingte Mortalität. Insgesamt überwiegt zur Zeit der schädliche Einfluß des Tabakrauchens (vgl. S. 1088) den durch Alkohol bewirkten bei weitem.

Einfluß auf die Reproduktion

Chronischer Alkoholabusus führt bei beiden Geschlechtern zur Beeinträchtigung der Fertilität. Als Ursache werden Einflüsse auf die Hypothalamus-Hypophysen-Achse diskutiert, bei Männern auch die direkte Schädigung der Hoden.

Alkoholabusus ist heute die mit Abstand häufigste Ursache für eine exogene Fruchtschädigung. Bei mehr als der Hälfte der Kinder mit **Alkoholembryopathie** liegen folgende Symptome/Merkmale vor: intrauteriner Minderwuchs, Mikrozephalus mit charakteristischer kraniofazialer Dysmorphie (Nasolabialfalten, Epikanthus – persisitierende sichelförmige Hautfalte am inneren Rand des oberen Augenlides), Hypoplasie der Mandibula sowie Retardierung der geistigen und motorischen Entwicklung. Die bei chronisch alkoholkranken Schwangeren wiederholt auftretenden schweren Hypoglykämieepisoden sowie der chronische Zink- und Folsäuremangel sind einige der Faktoren, welche zusammen mit der allgemeinen Fehlernährung an der Entwicklung einer Alkoholembryopathie beteiligt sind. Im Tierexperiment kann die schädigende Wirkung von Alkohol in der Schwangerschaft durch gleichzeitige Applikation von Zink oder Folsäure abgeschwächt, jedoch nicht gänzlich aufgehoben werden.

Das Risiko einer Alkoholembryopathie ist bei ständigem Konsum großer Mengen sehr hoch. Eine untere Risikogrenze, für die Volksgesundheit viel wichtiger, ist nicht bekannt. Noch 34 ml Ethanol-Tagesaufnahme können Fruchtschädigungen auslösen.

Alkoholentzugssymptome und ihre Therapie

Leichte Entzugssymptome mit Tremor, Angst und vegetativen Zeichen (Tachykardie, Hypertonie, Hyperhidrose) können 8–12 Stunden nach Entzug beginnen und sich innerhalb der nächsten 24 Stunden verstärken. Diese leichten Entzugssymptome (Prädelir) müssen anders therapiert werden als das seltene, schwere **Alkoholdelir**. Benzodiazepine (oral) wirken zuverlässig und sollten aufgrund der eindeutig größeren therapeutischen Breite Clomethiazol[1] vorgezogen werden. Man setzt Benzodiazepine, die unabhängig von der Leberfunktion eliminiert werden, ein: Oxazepam[2] 20–60 mg oral, 3- bis 4mal/d oder Lorazepam[3] 1–2,5 mg oral, 2–3 mg/d. Alternativ wird auch Clomethiazol noch vielfach verabreicht, obwohl es erhebliche Nebenwirkungen (Atemdepression, Blutdruckabfall, bronchiale Hypersekretion) auslösen kann. Man gibt initial 384–768 mg (2–4 Kps.), bei ungenügender Sedierung nach 30–60 min nochmals 384 mg. Insgesamt sollten nicht mehr als 6–8 Kapseln über 2 Stunden verabreicht werden. Clomethiazol ist das Mittel der Wahl beim manifesten Alkoholentzugsdelir, das 1–2 Tage nach dem Alkoholentzug bei einem kleinen Prozentsatz der Alkoholiker auftritt, mit schwerer Erregtheit, Halluzinationen, Orientierungsstörungen, Bewußteinsstörungen, Tremor, Tachykardie und Temperaturanstieg. Wenn die orale Gabe ungenügend wirkt, sollte Clomethiazol parenteral als Infusion appliziert werden: initial 300–800 mg Clomethiazoledisilat in 3–5 Minuten als Kurzinfusion, anschließend 800–1600 mg/h bis zur maximalen Gesamtdosis von 20g/24 h. Gegen die durch Clomethiazol induzierte bronchiale Hypersekretion solllte Atropin (0,5 mg) alle 4 Stunden verabreicht werden. Clonidin[4] vermindert die vegetativen, jedoch nicht die zentralnervösen Entzugssymptome, 0,15–0,9 mg i.v. initial, danach nach Erfordernis bis zu 1,8 mg/d.

Medikamentöse Unterstützung der Alkoholentwöhnung

In den letzten Jahren ist **Acamprosat**[5] zur Unterstützung der Entwöhnungstherapie und Rezidivprophylaxe eingeführt worden, ein acetyliertes Homotaurinderivat, das dem GABA verwandt ist und agonistisch am GABA-Rezeptor wirkt. Durch chronischen Alkoholabusus wird das Gleichgewicht zwischen exzitatorischen Neurotransmittern (z.B. Glutamat) und hemmenden Neurotransmittern (z.B. GABA) gestört. Aufgrund der N-Methyl-D-Aspartat-antagonistischen Eigenschaften von Ethanol steigt die Dichte dieser Rezeptoren bei chronischem Alkoholabusus an, so daß es im Alkoholentzug zu einer Übererregbarkeit glutaminerger Neurone kommt. Acamprosat soll zur Wiederherstellung des neuronalen Gleichgewichts beitragen, indem es die exzitatorischen Glutamateffekte blockiert. Acamprosat wirkt selbst nicht suchterzeuend, hat keine sedierenden, anxiolytischen oder muskelrelaxierenden Eigenschaften und erhöht nicht die Alkoholtoxizität. Auf der psychischen Ebene vermindert Acambrosat das drängende Verlangen nach dem Suchtmittel. Die empfohlene Dosierung beträgt 3 × 2 Tbl. à 333 mg/d. Unerwünschte Wirkungen von Acamprosat sind Diarrhö, gastrointestinale Beschwerden und Übelkeit. Weitere Erfahrungen müssen erweisen, ob Acamprosat generell zur Entwöhnung eingesetzt werden kann.

1 Distraneurin®
2 Adumbran®
3 Tavor®
4 Catapresan®
5 Campral®

Pharmakologisch induzierte Alkoholintoleranz

Das Phänomen, daß bei bestimmten Stoffkombinationen schon geringe Alkoholdosen zu extremer Unverträglichkeit führen, wurde erstmals bei der Anwendung von Kalkstickstoff (Calciumcyanamid) beobachtet. Später kam Tetraethylthiuramdisulfid (TETD) hinzu (Tab. 34.38).

Der Stoff wird als Vernetzungsmittel bei der Gummiherstellung eingesetzt, gelegentlich wurde er auch als Wurmmittel erprobt. Werden Kalkstickstoff oder TETD, selbst ohne Wirkung, aufgenommen, so entwickelt sich nach weiterer Einnahme von nur wenigen Gramm Alkohol rasch ein charakteristisches Symptombild: außerordentlich starke Hautrötung an Kopf, Schultern und Brust (Schulter-Brust-Gürtel scharf abgegrenzt), Hitzegefühl, starker Kopfschmerz, intensives Unwohlsein, Herzklopfen bei gleichzeitigem Blutdruckabfall bis zum Kreislaufkollaps, daneben beträchtliche Atemsteigerung, die bis zu subjektiv als beängstigend empfundener Dyspnoe gehen kann und ventilatorische Alkalose zur Folge hat. Eine Zufallsbeobachtung führte zur Einführung von Tetraethylthiuramdisulfid als Medikament (Disulfiram[1]) zur sogenannten abschreckenden Therapie des Alkoholismus. Die heftige Reaktion, bekannt als **Antabus-Syndrom**, setzt 10–30 min nach Alkoholeinnahme ein und dauert bis zu mehreren Stunden, die Alkoholunverträglichkeit kann bis zu 14 Tage nach Absetzten des Medikaments anhalten.

Als **Wirkungsmechanismus** hat man lange Zeit die Hemmung der Aldehyddehydrogenase angenommen. Durch Chelatbildung kann das Metall (Zn) im katalytischen Zentrum des Enzyms blockiert werden. Dadurch kommt es zur Anhäufung des in der ersten Alkoholoxidationsstufe entstehenden, aber wegen der raschen Weiteroxidation normalerweise stets nur in Spuren nachweisbaren Acetaldehyds, der seinerseits die oben beschriebenen Kreislauf-und Atemsymptome verursachen kann. Tatsächlich findet man eine Erhöhung der Acetaldehyd-Blutkonzentration; sie reicht jedoch nicht aus, die beobachtete Symptomatologie voll zu erklären. Disulfiram und seine Metaboliten können mit Sulfhydrylgruppen verschiedenster Enzyme reagieren und dadurch deren Funktion hemmen. Außerdem ist der Hauptmetabolit von Disulfiram, Diethyldithiocarbamat, ein starker Chelatbildner von Kupfer und anderen Metallen und hemmt dadurch auch die Aktivität von verschiedenen Metalloenzymen. Die Hemmung der Dopamin-β-Hydroxylase und der dadurch resultierende Konzentrationsabfall von Noradrenalin wird beispielsweise heute als Ursache des massiven Blutdruckabfalls nach Disulfiramgabe diskutiert. Bei dieser vielfältigen Enzymhemmung überrascht es nicht, dass es zu Interaktionen mit zahlreichen Pharmaka kommt, deren Metabolismus gehemmt wird, wie Phenytoin, oralen Antikoagulantien und verschiedenen Benzodiazepinen. Disulfiram wird zum Teil bis zu **Schwefelkohlenstoff** (CS_2) abgebaut. CS_2, ein wichtiger Arbeitsstoff, löst selbst ein „Antabus-Syndrom“ bei gleichzeitiger Alkoholeinnahme aus. CS_2 kann mit Aminogruppen in Peptiden zu Thiocarbamatverbindungen reagieren (Abb. 34.91). Damit scheint die Thiocarbamatgruppierung die gemeinsame Wirkungseinheit zu sein.

Disulfiram selbst entfaltet eine Reihe andersartiger toxischer **Nebenwirkungen**: relativ häufig sind Müdigkeit, Blutdruckabfall und unangenehmer Körpergeruch, gelegentlich treten Hautexantheme und Oberbauchbeschwerden auf; selten sind allergische Reaktionen, Leberschäden, Polyneuropathien, Optikusneuropathien, Ataxie und psychotische Zustände. Insgesamt kann zwar Disulfiram

$$\cdots\mathrm{CH}(\mathrm{NH_2})-\mathrm{C}(=\mathrm{O})-\mathrm{NH}-\cdots + \mathrm{CS_2} \longrightarrow \cdots-\mathrm{CH}(\mathrm{NH}-\mathrm{C}(=\mathrm{S})-\mathrm{SH})-\mathrm{C}(=\mathrm{O})-\mathrm{NH}-\cdots$$

Abb. 34.91 Thiocarbamatbildung an Proteinen.

[1] Antabus®

Tabelle 34.38: Alkoholintoleranzauslösende Stoffe

Chemische Bezeichnung	Formel	Verwendung
Calciumcyanamid, „Kalkstickstoff“	Ca=N—C≡N	Kunstdünger
Tetraethylthiuram-disulfid, Disulfiram	$(H_5C_2)_2N-C(=S)-S-S-C(=S)-N(C_2H_5)_2$	Gummivernetzer, Medikament (zum Alkoholentzug)
Tetramethylthiuram-disulfid	$(H_3C)_2N-C(=S)-S-S-C(=S)-N(CH_3)_2$	Vernetzungsmittel
Schwefelkohlenstoff	S=C=S	technisches Lösemittel
Faltentintling (Knotentintling)	Coprinmentarius (Formel s. S. 1136)	Speisepilz

theoretisch den Alkoholkonsum senken, in kontrollierten Studien war es aber aufgrund niedriger Compliance nicht wirksamer als ein Placebo. Durch die gleichzeitige, oft unbewußte Einnahme zu hoher Alkoholdosen kam es zu zahlreichen Todesfällen. Obwohl das Medikament noch (Stand 1998) im Handel ist, gilt diese Art der Entwöhnungstherapie heute als obsolet.

Ein Antabus-Syndrom kann auch durch Verzehr bestimmter Speisepilze (Tintlinge) induziert werden (zum Wirkstoff s. S. 1136).

34.8.3 Methylalkohol

Eigenschaften, Vergiftungsmöglichkeiten

Methylalkohol (Methanol) wird synthetisch in großen Mengen hergestellt. Aus der Holzdestillation kann er stark verunreinigt als „Holzgeist" (Vergällungsmittel von Ethanol) gewonnen werden. Er findet vielfältige Verwendung, z.B. als Lösungsmittelzusatz vor allem in Lacken und Beizen. Auch viele Haushalts-Reinigungsmittel enthalten Methanol. Vergiftungen, einzeln und vor allem gruppenweise auftretend, werden meist durch Verwechslung mit oder absichtliche Verdünnung von Ethylalkohol verursacht. Methanol-Massenvergiftungen waren in der Vergangenheit charakteristische Begleiterscheinungen von Prohibition und Armut. Zahlreiche Naturstoffe, auch solche der Nahrung, enthalten Methanol in etherischer Bindung; die daraus im Organismus enzymatisch freigesetzten Mengen sind belanglos.

Pharmakokinetik und Wirkungsmechanismus

Methanol steht in seinen physikochemischen Eigenschaften Wasser näher als Ethanol. Das Fettlösungsvermögen ist gering. Methanol wird daher deutlich langsamer resorbiert als Ethanol – wenngleich ebenfalls vollständig – und verteilt sich ganz überwiegend im Körperwasser.

Die Oxidation zu Formaldehyd (I) (Abb. 34.92) wird durch ADH (in geringen Mengen auch durch Katalase und Monooxygenasen), die zu Ameisensäure (II) durch Aldehyddehydrogenase katalysiert. Ameisensäure wird durch Tetrahydrofolsäure als Coenzym überwiegend zu CO_2 und H_2O weiteroxidiert (III). Ein geringer Teil wird neben Formaldehyd auch in Aminosäuren und andere Körperbausteine eingebaut. Die Halbwertszeit von Methanol im Plasma ist dosisabhängig. Bei Ingestion geringer Mengen (1,5 ml) beträgt sie ca. 3 Stunden, bei Vergiftungen mit hohen Dosen 30 Stunden.

Die Umsetzung der Stufe I erfolgt deutlich langsamer als bei Ethanol, der Umsatz von Formaldehyd (II) verläuft dagegen sehr rasch: Die Halbwertszeit von Formaldehyd liegt unter 1 min. Dagegen erfolgt die Oxidation von Ameisensäure zu CO_2 (III) sehr langsam. Da auch die Ausscheidung von Ameisensäure im Harn langsam erfolgt, kommt es zu einem Anstau dieser starken organischen Säure und zur metabolischen Acidose. Die zeitlichen Verhältnisse sind in Abb. 34.93 schematisch verdeutlicht. Die toxische Wirkung von Methanol auf das Sehorgan scheint jedoch eher auf eine lokale Wirkung als auf die systemische Acidose zurückzuführen sein (s.u.).

Kleinere Tierarten wie Maus, Ratte und Kaninchen haben höhere Depots von Tetrahydrofolsäure und können Ameisensäure rascher als der Mensch oxidieren; bei ihnen treten die für den Menschen und andere Primaten typischen Späterscheinungen der Intoxikation (Acidose, Erblindung) nur bei chemisch induzierter Depletion der Folsäuredepots auf. Beim Menschen ist der Abbau von Ameisensäure sehr stark von der Konzentration abhängig: je höher die aufgenommene Methanoldosis, desto länger die Halbwertszeit für Ameisensäure, desto schwerer und anhaltender die Vergiftung.

Die für Methanolvergiftung charakteristischen **Sehstörungen** verlaufen in zwei Phasen: in einer ersten, beginnend am 3. Tage, ist der Visus getrübt, aber nicht aufgehoben; dies ist Ausdruck eines Ödems der Retina, der Ausfall kann reversibel sein. Die zweite Phase ist die Folge irreversibler Degenerationserscheinungen des Sehnerven, sie führt zur dauernden Erblindung. Die Empfindlichkeit des Sehapparates scheint großen individuellen Schwankungen unterworfen und vor allem von der Ernährungslage und damit den Tetrahydrofolat-

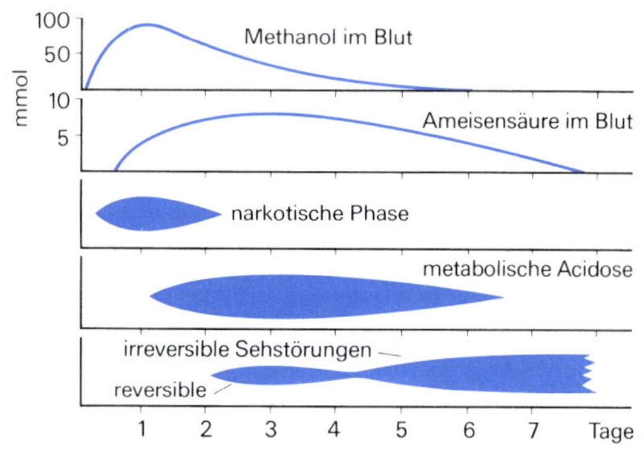

Abb. 34.93 Schema des Verlaufs einer akuten Methanolvergiftung. Abhängigkeit der Kardinalsymptome von den Gewebskonzentrationen an Methanol und dessen Oxydationsprodukt Ameisensäure.

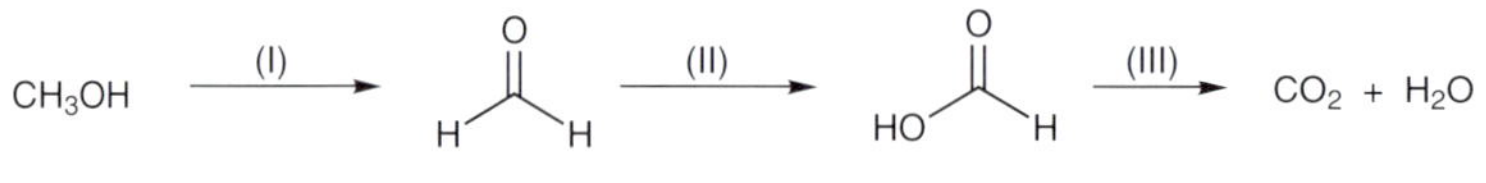

$$CH_3OH \xrightarrow{(I)} HCHO \xrightarrow{(II)} HCOOH \xrightarrow{(III)} CO_2 + H_2O$$

Abb. 34.92 Metabolismus von Methanol.

depots des Organismus abhängig zu sein. Irreversible Sehstörungen wurden bei Vergiftungen beobachtet, in denen die Blutkonzentration von aus Methanol gebildeter Ameisensäure über einen längeren Zeitraum über 0,3 mg/ml Blut lagen.

Die **Mortalität** der Vergiftung ist hoch, 30–100 ml können schon tödlich sein. Todesursache ist die allgemeine Stoffwechselstörung durch die Acidose. Höchst selten sind die aufgenommenen Mengen so groß, daß der Tod frühzeitig durch narkotische Lähmung verursacht wird.

Therapie

Die Therapie bei Methylalkoholintoxikation verfolgt zwei Ziele: die Hemmung der Methanoloxidation zu Ameisensäure und die Korrektur der metabolischen Acidose.

Hemmung der Methanoloxidation zu Ameisensäure: Die Bindungskonstante von **Ethanol** an ADH ist sehr viel höher als die von Methanol. Schon relativ geringe Ethanol-Konzentrationen blocken die Methanol-Oxidation fast völlig, Methanol kann dann vermehrt abgeatmet werden, die Bildung der giftigen Ameisesäure wird unterbunden. Bei ansprechbaren Patienten kann man oral beipielsweise 100 ml eines ca. 40%igen alkoholischen Getränks geben, um einen Blutalkoholspiegel von ≈ 1‰ zu induzieren. Die Aufrechterhaltung dieses Alkoholspiegels ist über mehrere Tage erforderlich. Zuverlässiger ist die Verabreichung von Ethanol per Infusion unter fortlaufender Kontrolle des Blutalkoholspiegels: initial 0,5 g/kg KG über 30 Minuten infundieren, anschließend 0,1 ml/kg KG/h, bis die Methanolkonzentration auf unterhalb 0,2 g/l abfällt. Die Erfolge sind bei nicht zu später und konsequenter Durchführung ausgezeichnet, Mischvergiftungen von Methanol und Ethanol verlaufen in der Regel wenig kompliziert.

Zur **Kompensation der Acidose** werden **$NaHCO_3$- oder Trispufferlösungen** infundiert. Die Menge richtet sich nach der Stärke der Acidose (vgl. S. 528). Häufige Gabe unter Kontrolle der Stoffwechsellage ist bis zum Abbau der Methanol- bzw. Ameisensäure-Bestände des Organismus erforderlich. Die lebensrettende Wirkung dieser Therapie ist in vielen Fällen erwiesen worden.

In schweren Fällen kann **Hämodialyse zur Elimination von Methanol und Ameisensäure** eingesetzt werden; mit dem Verfahren kann gleichzeitig die Acidose korrigiert werden.

Chronische Vergiftung

Chronische Vergiftungsfälle durch die Exposition gegenüber nicht akut toxischen Konzentrationen am Arbeitsplatz kamen in der Vergangenheit gelegentlich vor. Bei Einhaltung des heute geltenden MAK-Wertes von 200 ml/m^3 und BAT-Wertes von 30 mg/l Blut können jedoch chronische Schäden ausgeschlossen werden.

34.8.4 Höher homologe Alkohole

Die narkotische Wirksamkeit in der aliphatischen Alkoholreihe steigt mit zunehmender Kohlenstoffkette an, die „therapeutische Breite" nimmt dagegen von C_3 an rasch ab. Zu Desinfektionszwecken, aber auch in Kosmetika und einigen dermatologischen Bereitungen wird z. T. **Isopropylalkohol** verwendet.

Isopropylalkohol wird im Organismus durch ADH in Aceton umgesetzt. Akute Vergiftungen sind neben der Rauschwirkung durch Acidose und starken Acetongeruch der Atemluft gekennzeichnet.

34.8.5 Glykole

Zwei- und höher wertige Alkohole finden vielfältige technische Anwendung. Am bekanntesten ist **Ethylenglykol,** es wird u.a. als Frostschutzmittel in Automobilkühlern und als Lösungsvermittler in Kosmetika eingesetzt. Vergiftungen kommen u.a. durch Verwechslung mit Ethanol vor. Im Stoffwechsel wird Ethylenglykol wie Ethanol oxidiert, und zwar in mehreren Stufen zur Oxalsäure (Abb. 34.94). Diese bildet mit Ca^{2+}-Ionen ein schwerlösliches Salz, das bei der Konzentration des Harnes in den Nierenkanälchen ausfallen und eine totale Harnsperre bewirken kann („Oxalatniere"). Das eigentlich toxische Zwischenprodukt scheint jedoch Glyoxylsäure (CHO–COOH) zu sein, der eine direkte toxische Wirkung auf Nierentubuli zugeschrieben wird. Die Folge ist Urämie, viele tödliche Vergiftungen enden im urämischen Koma. Eine Hämolyse kommt vor, steht jedoch nicht im Vordergrund. Auch hirnorganische Schäden mit psychischen Störungen werden beobachtet. 100–200 ml der Flüssigkeit können tödlich sein.

$$HO-CH_2-CH_2-OH \longrightarrow HO-CH_2-C(=O)OH \longrightarrow HOOC-COOH$$

Abb. 34.94 Metabolismus von Ethylenglykol.

Die **Therapie** besteht in frühzeitigem Anschluß einer künstlichen Niere. Die Weiteroxidation von Ethylenglykol kann durch Ethanolgaben, analog der Methanolvergiftungsbehandlung, gebremst werden.

1,2-Propylenglykol ($HO–CH_2–CHOH–CH_3$) ist – im Gegensatz zu seinem Isomeren, dem 1,3-Propylenglykol – wenig giftig und wird als Lösungsmittel für schwer wasserlösliche Stoffe in Pharmakologie und Toxikologie verwendet. Als Oxidationsprodukt tritt die selbst in hohen Konzentrationen wenig toxische Milchsäure auf.

Höhere homologe Di-Glykole sind ab C_4 stärker toxisch als die C_2- und C_3-Vertreter. **Glycerin** ($CH_2OH–CHOH–CH_2OH$) kann bei Einnahme größerer Mengen und i.v. Zufuhr eine schwere Hämolyse verursachen.

34.9 Tabak

34.9.1 Allgemeines, Geschichtliches

Unter den zahlreichen Umweltgiften, denen die Menschheit heute ausgesetzt ist, steht der Tabak – gemessen an den nachweislich erzeugten Schäden – an erster Stelle. Diese Spitzenposition hat er erst zu Beginn dieses Jahrhunderts übernommen. Columbus sah als erster Weißer die Tabakpflanze bei den Indianern zu Rauschzwecken benutzt und brachte sie nach Europa. Bei den Eingeborenen Amerikas diente Tabakrauchen ausschließlich kultischen Zwecken. Von den Weißen wurde es profaniert und zum Genußmittel gewandelt. Breiteste Verwendung fand Tabak als Medizin. Jean Nicot, der Gesandte Katharinas von Medici am Hofe Portugals, förderte Anbau und Aufbereitung der Pflanze; viel später würdigte man sein Verdienst, indem man den Hauptwirkstoff mit seinem Namen belegte. Die Pflanze diente jahrhundertelang globalen Indikationen; selbst Raucheinblasungen in verschiedene Körperöffnungen wurden lange Zeit praktiziert.

Zu Genußzwecken wurde Tabak bis vor rund hundert Jahren vorwiegend in Form des Schnupfens, weniger des Zigarren- und Pfeiferauchens benutzt. Vom Krimkrieg brachten fremde Heere die von Russen und Türken übernommenen Zigaretten nach Zentraleuropa. Doch erst mit dem Ersten Weltkrieg trat dieses neue Rauchzeug seinen Siegeszug an, der auch jetzt noch scheinbar unaufhaltbar fortschreitet.

Zur Zeit rauchen weltweit ca. 70% der männlichen und ca. 34% der weiblichen Erwachsenen. In Deutschland rauchen ca. 40% der Männer und ca. 30% der Frauen. Das jährliche Steueraufkommen aus Tabakwaren beläuft sich in der Bundesrepublik auf 20 Mrd. DM. Der durchschnittliche Zigarettenkonsum beträgt ca. 20 Zigaretten am Tag pro Raucher.

Obwohl seit ca. fünf Jahrzehnten die gesundheitsschädlichen Wirkungen des Rauchens klar ausgewiesen sind und diese die Gesundheits- und Lebensbedrohung der Infektionskrankheiten erreicht, wenn nicht sogar überschritten haben, ist die kritische Einsicht der Menschen hierzu nicht gewachsen: der Pro-Kopf-Verbrauch steigt weltweit weiter an. Der Grund liegt in der süchtigen Gewohnheitsbildung, die der Tabak – einmal durch den Hang zur Nachahmung eingeführt – erzeugt und durch Unzulänglichkeiten der menschlichen Natur zu erhalten vermag.

34.9.2 Tabakabbrand, toxische Stoffe

Die Vorgänge beim Abrauchen des Tabaks sind am besten am Beispiel der **Zigarette** erläutert; im Prinzip gelten sie auch für Zigarre und Pfeife. In der **Glutzone** (Abb. 34.95) werden, unterhalten durch den Sog am Mundstück, Temperaturen um 900°C erreicht. Unter reduktiven Bedingungen (Sauerstoffmangel!) wird organisches und anorganisches Material thermisch zersetzt. Die Reaktionsprodukte, durchweg gasförmig, geraten in die dahinterliegende **Destillationszone** und vermengen sich mit Stoffen, die dort mit dem frei werdenden Wasserdampf abdestillieren. Kurz hinter diesem Bereich bildet sich durch Abkühlung ein Aerosol, in dem auch der Hauptwirkstoff, das wasserdampfflüchtige Nicotin, enthalten ist. Ein Teil des gebildeten Aerosols schlägt sich mit abnehmender Temperatur im Restteil der Zigarette, der sog. **Kondensationszone,** nieder. Mit fortschreitendem Abbrand wird das Destillat z.T. verbrannt, überwiegend aber erneut freigesetzt, um in den **Hauptstrom** zu gelangen. Zum Mundende hin findet so eine zunehmende Anreicherung des Destillats statt. Es ist daher für die toxikologische Betrachtung sehr wichtig, wie weit eine Zigarette abgeraucht wird.

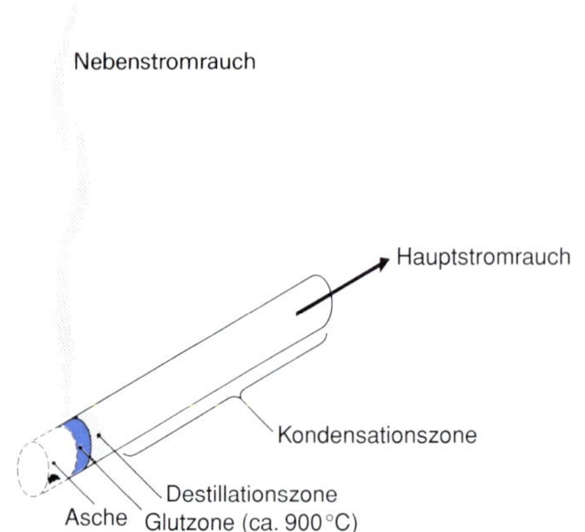

Abb. 34.95 Schema des Abbrandes von Zigarettentabak. Hinter der Glutzone, durch Sog mit dem Hauptstrom auf ca. 900°C erhitzt, werden in der Destillationszone Stoffe mit Wasserdampf freigesetzt. Ein Teil kondensiert zu feinen Rauchtröpfchen und schlägt sich größtenteils in der Kondensationszone nieder, um mit fortschreitender Glutzone erneut abzudestillieren. Im Nebenstromrauch erfolgt die Freisetzung bei sehr viel niedrigerer Temperatur („Glimmen") nach außen.

Eine Abdestillation findet in den Zugpausen auch nach außen hin im sog. **Nebenstromrauch** statt. Dessen Zusammensetzung ist anders als die des Hauptstroms, da infolge tieferer Temperaturen („Glimmen") weniger Material verbrannt, mehr abdestilliert wird. So ist hier die Nicotinkonzentration deutlich höher; dennoch geht die Hauptmenge des Alkaloids in den Hauptstrom (Tab. 34.39).

Tabakrauch ist also ein Gemisch von Gasen und Aerosolen. Bisher sind darin mehrere tausend Substanzen chemisch identifiziert worden.

Neben dem Hauptwirkstoff Nicotin sind für die Wirkungsbeurteilung noch mehrere Gase von Bedeutung. Kohlenmonoxid, NO und NO_2 und andere Reizgase sind in früheren Kapiteln auch im Zusammenhang mit Tabakrauch besprochen worden. An kanzerogenen Stoffen sind Benz(a)pyren und mehrere verwandte polycyclische aromatische Kohlenwasserstoffe (PAK), Nitrosamine, aromatische Amine und Schwermetalle wie Cr, As, Cd, V nachgewiesen.

Tabelle 34.39: Wichtige Komponenten im Haupt- und Nebenstromrauch von Zigaretten
(IARC 1986; US-EPA 1993)

	Hauptstrom [µg/Zigarette]	Nebenstrom/Hauptstrom
4-Aminobiphenyl	0,003–0,005	31
Acetaldehyd	500–1200	keine Angabe
Aceton	100–250	2–5
Acrolein	60–100	8–15
Ameisensäure	210–490	1,4–1,6
Ammoniak	50–130	3,5–5,1
Anilin	0,36	29,7
Benz[a]anthrazen	0,003–0,05	2,7
Benzo[a]pyren	0,038	2,1–3,5
Benzol	12–48	5–10
1,3-Butadien	69	3–6
Cadmium	0,1–0,12	3,6–7,2
Cyanwasserstoff	400–500	0,1–0,25
Diethylnitrosamin	0,025	< 40
Dimethylamin	7,8–10	3,7–5,1
Dimethylnitrosamin	0,01–0,04	20–100
Essigsäure	330–810	1,9–3,6
Ethylmethylnitrosamin	0,001–0,002	10–20
Formaldehyd	70–100	0,1–50
Hydrazin	0,032	3
Kohlenmonoxid	13000–22000	2,5–4,7
Kohlenoxidsulfid	12–42	0,03–0,13
Methylamin	11–29	4,2–6,4
Methylchlorid	150–600	1,7–3,3
2-Naphthylamin	0,001–0,022	30
Nickel	0,02–0,08	12–31
Nikotin	1330–1830	2,6–3,3
Nitrosopyrrolidin	0,006–0,03	6–30
Pyridin	16–40	6,5–20
Stickstoffmonoxid	100–600	4–10
2-Toluidin	0,03–0,2	19
Toluol	100–200	5,6–8,3

34.9.3 Pharmakokinetik und Metabolismus von Nicotin

Die Resorption von Nicotin ist qualitativ und quantitativ bei verschiedenen Formen des Tabakgenusses sehr unterschiedlich. Beim Schnupfen werden große Mengen, jedoch langsam über die Nasenschleimhaut, beim Kauen („Priemen“) gleichermaßen über Mundhöhle und Magen aufgenommen.

Beim Paffen von Zigarren- oder Pfeifenrauch erfolgt eine je nach Verweildauer des Rauches in Mund und Nase unterschiedliche, nie jedoch vollständige Aufnahme über die dortigen Schleimhäute. Aus inhaliertem Zigarettenrauch hingegen wird praktisch das gesamte angebotene Nicotin resorbiert, und zwar überwiegend über die Alveolarwände. Dies ist aus zwei Gründen bedeutsam:

1. Die Leber wird umgangen, das Herz jedoch unmittelbar erreicht.
2. Mit dem einzelnen Zug durchströmt eine relativ hohe Nicotinkonzentration das linke Herz und Gehirn quasi wellenförmig. Die Rezeptoren werden also stoßweise bzw. intermittierend vom Wirkstoff erreicht.

Dementsprechend stellen sich bereits mit dem ersten Zug unmittelbar Blutdruck- und Herzfrequenzerhöhung, Vasokonstriktion mit Abfall der Hauttemperatur ein und werden durch die nachfolgenden Stoßaufnahmen im wesentlichen nur noch auf der gleichen Höhe gehalten.

Nicotin wird im Organismus rasch oxidativ abgebaut (Abb. 34.96). Der Angriff erfolgt am C_5 des Pyrrolidinringes. Hauptmetaboliten sind Pyridinmethylaminobuttersäure und Kotinin; nur maximal 10 % Nicotin werden unverändert im Harn ausgeschieden. Die Halbwertszeit ist mit 2 Stunden sehr kurz. Dies ist der wesentliche Grund für die hohe Rauchfrequenz des Nicotinabhängigen. Andererseits wird auch der starke Raucher über Nacht (nahezu) nicotinfrei; eine „chronische Nicotinvergiftung“ kann also nicht auf Akkumulation des Wirkstoffes, sie muß vielmehr auf Addition der akut ausgelösten Primärveränderungen bzw. deren Folgen beruhen.

Bei chronischer Nicotinzufuhr ist die oxidative Abbaurate gesteigert (bis zu 100 %), zugleich ist der oxidative Umsatz anderer Fremdstoffe erhöht, z.B. auch die Bioaktivierung der karzinogenen polycyclischen Kohlenwasserstoffe (s. Tab. 34.39).

34.9.4 Schädigungen des Herzens und des Kreislaufsystems

Zigaretten-, jedoch nicht Zigarrenrauchen, erhöht die Inzidenz von allen wichtigen **Herz- und Kreislaufkrankheiten** wie koronare Herzkrankheit, Myokardinfarkt (die größte Anzahl von tabakbedingten Sterbefällen ist dem Herzinfarkt zuzuschreiben), Schlaganfall, Aortenaneurysma und obstruktiven peripheren Gefäßerkrankungen. Die Mortalität infolge dieser Erkrankungen steigt entsprechend an, jedoch ist die Risikoerhöhung, verglichen mit Krebs oder Krankheiten des respiratorischen Systems, eindeutig geringer (Tab. 34.40). Die große gesundheitspolitische Bedeutung liegt jedoch in der ohnehin hohen Inzidenz und Mortalität von kardiovaskulären Erkrankungen, so daß bereits eine 1,5fache Erhöhung einen beachtlichen Zuwachs des Gesamtrisikos bedeutet.

Arterienerkrankungen der unteren Extremitäten, die bei besonders Veranlagten häufig auftreten, können durch Nicotin, auch wenn es nicht mit Tabakrauch aufgenommen wird, ausgelöst und verstärkt werden. Zu nennen sind die Thrombangitis obliterans, Claudicatio intermittens und Arteriosklerose der Beinarterien. Wenn die Krankheit ausgebrochen ist, verschlimmert jede Rauchepisode den Zustand; strikter Entzug ist die Voraussetzung für eine Besserung. Das „Raucherbein“,

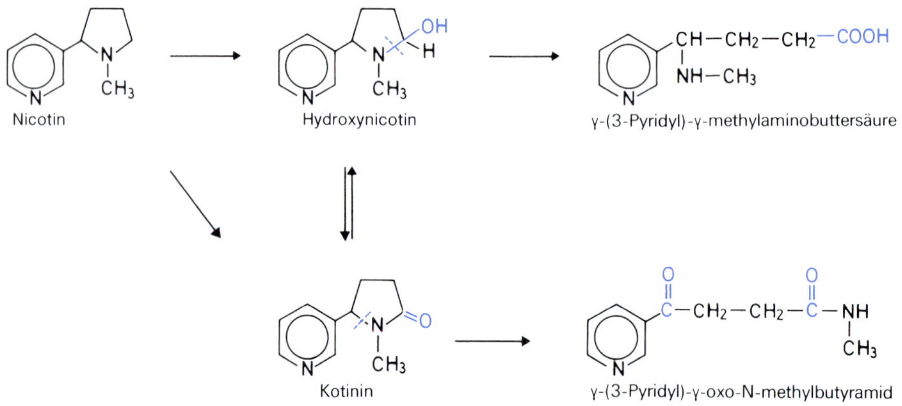

Abb. 34.96 Schema der Hauptwege des oxidativen Abbaus von Nicotin im Warmblüterorganismus. Einige quantitativ unerhebliche Nebenwege sind weggelassen. Alle Abbauprodukte sind pharmakologisch inaktiv.

Tabelle 34.40: Erhöhtes Mortalitätsrisiko (relative Risikoerhöhung) von Rauchern im Vergleich zu Nichtrauchern

	Alle Raucher	Raucher 1–14 Zig./d	Raucher 15–24 Zig./d	Raucher ≥ 25 Zig./d	Ex-Raucher
Alle Krebserkrankungen	2,2	1,6	2,1	3,1	1,3
Lunge	15	7,5	15	25	4,1
Larynx, Pharynx, Mundhöhle	24	12	18	48	3
Ösophagus	7,5	4,2	8,2	11,2	4,7
Harnblase	1,6	2,3	2,2	2,2	3,6
Pankreas	1,4	2,2	1,9	1,9	3,1
Nieren	1,4	1,4	1,6	1,3	1,2
Chronisch obstruktive Lungenerkrankungen	12,7	8,6	11,2	22,5	5,7
Alle kardiovaskulären Erkrankungen	1,6	1,4	1,6	1,9	1,2
• Herzinfarkt	1,6	1,4	1,6	1,8	1,2
• Arteriosklerose	1,8	1,4	1,7	3,3	0,8
• Aortenaneurysma	4,1	2,5	4,9	5,4	2,2

der gangränöse Endzustand, der oft zu Amputationen zwingt, ist bei Männern mit dem Ausmaß des Tabakkonsums korreliert.

Tabakrauch übt einen **direkten atherogenen Effekt** auf die Gefäße aus. Das primäre Ereignis in der Entstehung von arteriosklerotischen Veränderungen ist die Adhäsion von zirkulierenden Monocyten an Endothelzellen, die Migration in das Subendothel und die Bildung von Schaumzellen. In kultivierten Zellen induziert Tabakrauch (jedoch nicht die Einzelkomponenten Nicotin oder Cadmium) diese Adhäsion über die vermehrte Expression von Adhäsionsliganden auf der Plasmamembranoberfläche von Monocyten und Endothelzellen; dabei scheint eine Aktivierung der Proteinkinase C durch Tabakrauch beteiligt zu sein. In dem komplizierten pathogenetischen Mechanismus spielt weiterhin die Induktion von Zellproliferation in der glatten Gefäßmuskulatur eine Rolle sowie eine ungünstige Veränderung der Lipidprofile (Reduktion der Konzentration von HDL-Lipoproteinen, Erhöhung der Konzentration von Triglyceriden) und erhöhte oxidative Modifikation von LDL-Lipoproteinen durch Peroxidasen. Tabakrauch führt im Tierexperiment zur Degeneration von myokardialen Arteriolen und in vitro zur Lipidperoxidation. Eine durch Tabakrauchkomponenten induzierte Depletion von lipophilen Antioxidantien wie Tocopherolen, Carotinoiden und Retinol wird als kausaler Faktor der beobachteten Lipidperoxidation diskutiert. Erhöhte oxidative Modifikation von LDL-Lipoproteinen und erhöhter Anfall von Lipidperoxidationsprodukten wurde auch bei Passsivrauchern nachgewiesen. Hinzu kommt, daß Tabakrauch die Thrombenentstehung auf unterschiedliche Art und Weise begünstigt: durch Erhöhung der Thrombocytenaggregation und der Konzentration von Plasmafibrinogen, durch Reduktion der Erythrocytenverformbarkeit und auch durch nicotinbedingte Gefäßspasmen.

Viele Bestandteile des Tabakrauches beschleunigen den atherogenen Prozeß bei gleichzeitigem Vorliegen weiterer promovierender Risikofaktoren wie Bluthochdruck, Hypercholesterinämie, Diabetes mellitus und Übergewicht. Diese Risikofaktoren selbst werden zum Teil wiederum durch Komponenten des Tabakrauches beeinflußt.

Die **Rolle des Nicotins** bei der Entstehung von Atheromatose ist noch weitgehend unklar. Zwar erhöht es, über bekannte Mechanismen des autonomen Nervensystems (vgl. Kap. 3, S. 156), Blutdruck und Herzfrequenz und schafft so eine Voraussetzung für die Auslösung und/oder Verschlimmerung der Gefäßerkrankung. Untersuchungen zur Intimaproliferation an Rauchern und Tabakkauern wiesen aber aus, daß Nicotin selbst (Kauer) nicht zu Atheromatose führt; lediglich bewirkt es eine leichte Erhöhung der Cholesterinspiegel. Es müssen also andere Tabakrauchbestandteile für die Auslösung der Gefäßerkrankung verantwortlich sein; durchaus vorstellbar ist auch, daß Nicotin im Zusammenspiel mit anderen Rauchkomponenten atherogen wirkt. Neben anderen Erklärungsversuchen wird auch eine Rolle der PAHs diskutiert; eindeutige Beweise dafür fehlen aber. Die Vielzahl toxischer Stoffe im Rauch erschwert die Ursachenanalyse.

34.9.5 Tabakkrebs

Epidemiologische Evidenz

Zum ersten Mal hat der deutsche Pathologe Müller 1940 auf eine ausgeprägte Häufung von Plattenepithelkarzinomen bei starken Zigarettenrauchern hingewiesen. Zahlreiche weitere retrospektive Untersuchungen in vielen Ländern haben dies bestätigt. Man schätzt, daß 30 % aller Krebstodesfälle dem Tabakgenuß anzulasten sind (vgl. Abb. 34.5).

Bronchialkarzinome. Die Lungenkrebsmortalität zeigte in Deutschland wie in sämtlichen hoch industrialisierten Ländern bis in die 70er Jahre eine stark ansteigende Tendenz bei Männern. Danach trat eine Stagnation auf hohem Niveau ein, die in den Ländern des früheren „Westens" Ende der 80er Jahre einer mäßig abfallenden Tendenz zustrebt. Demgegenüber weist die Lungenkrebssterblichkeit bei Frauen seit den 50er Jahren anhaltend nach oben. Bei Männern deutet sich auch bei den Neuerkrankungsraten ein leichter Rückgang an, bei Frauen dagegen bleibt hier die ansteigende Tendenz erhalten. Die Mortalitätsraten und Inzidenzraten spiegeln mit einer Latenzzeit von 2–3 Jahrzehnten die Rauchgewohnheiten wieder. Rauchen wird in Deutschland bei den Männern für 87 % der Lungenkrebstodesfälle, bei den Frauen für 56 % verantwortlich gemacht (Deutscher Krebsatlas, 1996). In den USA ergab sich ein ähnlicher Betrag für Männer, dagegen eine deutlich höhere Inzidenz (78%) für Frauen.

Die **Risikoerhöhung** für die Entwicklung eines **Bronchialkarzinoms** bei Rauchern zeigt eine klare Dosisabhängigkeit (s. Tab. 34.40). Das Risiko nimmt ferner mit der Gesamtzeit des Rauchens zu und ist um so höher, je früher eine Person mit dem Rauchen begonnen hat.

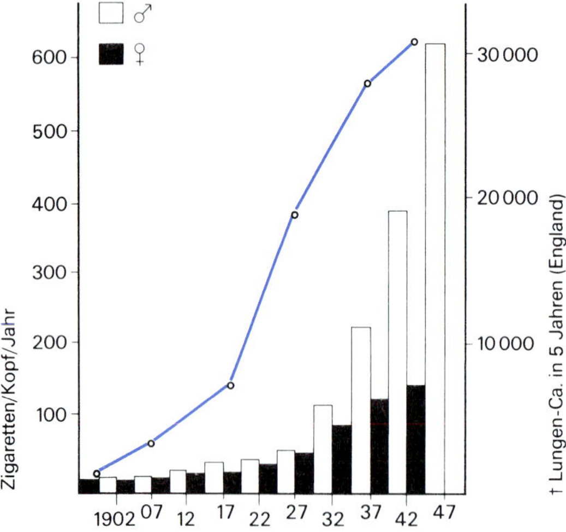

Abb. 34.97 Zunahme des Zigarettenverbrauchs (Kurve) und Häufigkeit des Lungenkrebses (Säulen) bei Männern und Frauen in England und Wales (nach Angaben von Kennaway, 1957).

Eine Verfolgung des zeitlichen Zusammenhanges zwischen Lungenkrebshäufigkeit und Pro-Kopf-Zigarettenverbrauch weist aus, daß die Kurven in etwa parallel verschoben sind (Abb. 34.97), die Auswirkung Krebs tritt erst etwa 20 Jahre später in Erscheinung (Latenzzeit der Krebsmanifestation); aus dieser frühen Graphik, die seither vielfach bestätigt worden ist, kann auch überzeugend abgelesen werden, wie die Frau als Emancipata fumans erst in den dreißiger Jahren das männliche Geschlecht einzuholen begann.

In vergleichsweise wenigen Jahren wurde eine bemerkenswerte **Verschiebung** der relativen Häufigkeit der **wichtigen histologischen Typen** des Bronchialkarzinoms registriert, welche exogen bedingt sein muß. Um 1950 war das Plattenepithelkarzinom 5- bis 10mal häufiger als das Adenokarzinom, das hauptsächlich bei Nichtrauchern beobachtet wurde. Heute ist das Adenokarzinom bei Männern genauso häufig wie das Plattenepithelkarzinom und kommt verstärkt bei Rauchern vor. Der Anstieg der Inzidenz an Adenokarzinomen war bei Frauen steiler als bei Männern, so daß heute dieser histologische Typ bei Frauen der häufigste ist (Abb. 34.98).

Welche **Ursachen** können dieser starken Verschiebung zugrunde liegen? Seit den 50er Jahren ist der durchschnittliche Nicotin- und Kondensatgehalt einer Zigarette um das Drei- bis Vierfache gesunken (von 2,5–3 mg Nicotin zu 34–40 mg Kondensat auf 0,7–1 mg zu 8–13 mg, approximative Durchschnittswerte). Seit 1993 dürfen in den westeuropäischen Ländern nur noch Zigaretten mit einer Ausbeute von maximal 15 mg Teer in den Handel gebracht werden. Hinzu kommt, daß heute fast ausschließlich Zigaretten mit Filterspitze aus Zelluloseacetat geraucht werden. Um die damit verbundenen Verluste an Nicotinausbeute pro Zigarette auszugleichen, wird häufiger und „tiefer" geraucht. Dadurch werden die tieferen Bronchialabschnitte mit den Ursprungszellen des Adenokarzinoms den Tabakkanzerogenen stärker exponiert als bei den früheren „starken" Zigaretten; der hohe Gehalt „starker" Zigaretten an Reizstoffen verhinderte eine tiefe Inhalation. So endete der Rauchstrom in zentraleren Bifurkationen, auf denen die Partikel sedimentierten. Zudem enthalten Filterzigaretten Nitrat in erhöhter Konzentration, was eine stärkere Exposition der tiefen Lungenabschnitte gegenüber den tabakspezifischen Nitrosaminen (s. u.) nahelegt.

So stellt sich die Frage, ob die Einführung der Filterspitze aus Zelluloseacetat, die 99 % der Partikelphase zurückhält, und andere technische Entwicklungen in der Produktion von Tabak und Zigaretten auch eine Abnahme des Bronchialkarzinomrisikos bewirkt haben. In Westeuropa dürfen nur noch Zigaretten mit einer Teerausbeute von < 15 mg hergestellt werden, während für Nicotin in Zigaretten keine Grenzwerte gesetzt sind. Die modernen Filter führen zusätzlich zu einer partiellen Entfernung von Phenolen, Nitrosaminen, Kohlenmonoxid, Cyanwasserstoff und flüchtigen Aldehyden. Da die Anzahl der täglich gerauchten Zigaretten hauptsächlich durch die Nicotinabhängigkeit des jeweiligen Rauchers bestimmt wird, dürfte der Raucher von Filter-

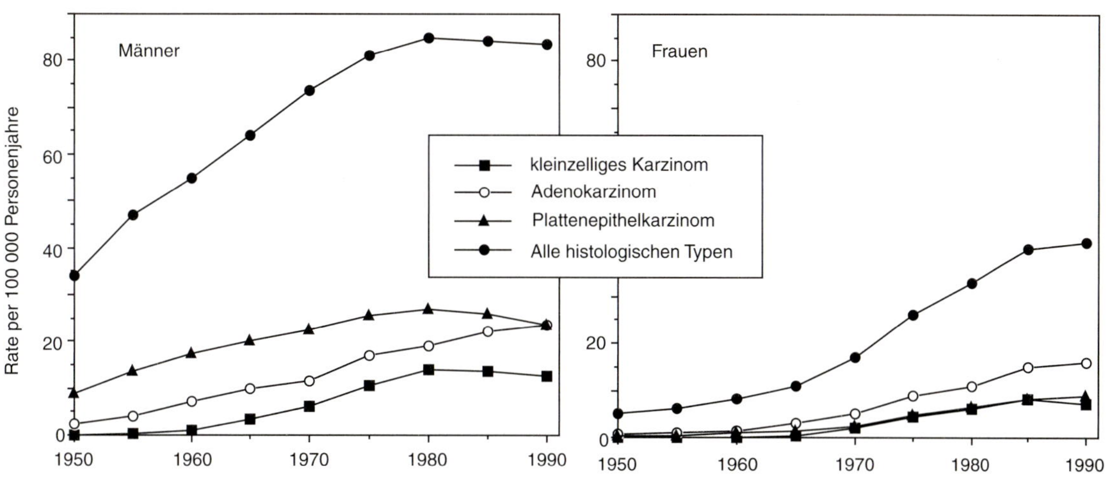

Abb. 34.98 Inzidenz von verschiedenen histologischen Typen des Bronchialkarzinoms. Auffällig ist die stetige Zunahme der Inzidenz von Adenokarzinomen (Daten aus dem Krebsregister Connecticut, USA).

zigaretten ein um 20–40 % niedrigeres Tumorrisiko im Vergleich zu dem Raucher von filterlosen Zigaretten haben; ein nur mäßiger Effekt im Hinblick darauf, daß verglichen mit Nichtrauchern das Risiko bei Rauchen von Filterzigaretten um ein Vielfaches erhöht bleibt. Ein wesentlicher Fortschritt ist also nicht erzielt.

Andere Tumoren. Zigarettenrauchen erhöht die Inzidenz und Mortalität einer Reihe weiterer Tumoren. Eine starke Assoziation besteht mit Tumoren des oberen Respirationstraktes (Mundhöhle, Pharynx, Larynx) und des Ösophagus, während für Tumoren der Harnblase, des Pankreas und der Niere ein schwächerer, jedoch zumindest für starke Raucher eindeutig nachgewiesener kausaler Zusammenhang besteht. In Tab. 34.40 sind die relativen Mortalitätsrisiken dargestellt.

Paffende Pfeifen- und Zigarrenraucher laufen ein bedeutend geringeres Krebsrisiko, hier stehen Tumoren der Lippe und der Mundhöhle im Vordergrund. Wird das Rauchen eingestellt, vermindert sich das Risiko, an Lungenkrebs zu erkranken, erheblich, und zwar in strenger Abhängigkeit von der Zeitdauer seit dem Rauchstop (Abb. 34.99). Dieser an englischen Ärzten erhobene Befund weist zugleich aus, daß der fortgesetzte Reiz der kanzerogenen Noxe für die Tumormanifestation weitaus bedeutsamer ist als die Summe der vorausgegangenen Reize.

Gegenüber Zigarettenrauchen spielen für die Lungenkrebshäufung allgemeine Luftverunreinigungen (Automobil-, Industrie- und Hausbrandabgase) nur eine sehr geringe Rolle.

Kanzerogene im Tabakrauch

Die experimentelle Tumorforschung hat bisher keinen einzelnen Stoff und keine Stoffgruppe eindeutig als Ursache des Tabakkrebses nachweisen können. Der Grund dafür liegt weniger in der Schwierigkeit, den Rauchvorgang, d.h. die aktive Inhalation, bei Versuchstieren zu simulieren, sondern in der Tatsache, daß der Tabakrauch ungefähr 40 kanzerogene Stoffe enthält, die mehr oder weniger stark an der Kanzerogenese beteiligt sind. Die Bedeutung der einzelnen Komponenten zeigt auch eine ausgeprägte Variabilität unter den verschiedenen Organen.

Tabakrauch besteht aus der **Partikel**- und der **Gasphase**. Exposition von Labortieren gegenüber der Gasphase führt nicht zu Tumorbildung, während bei Exposition gegenüber dem kompletten Gemisch Tumoren der Lunge und des oberen Respirationstraktes erzeugt werden. Obwohl der Rauchvorgang im Tierversuch

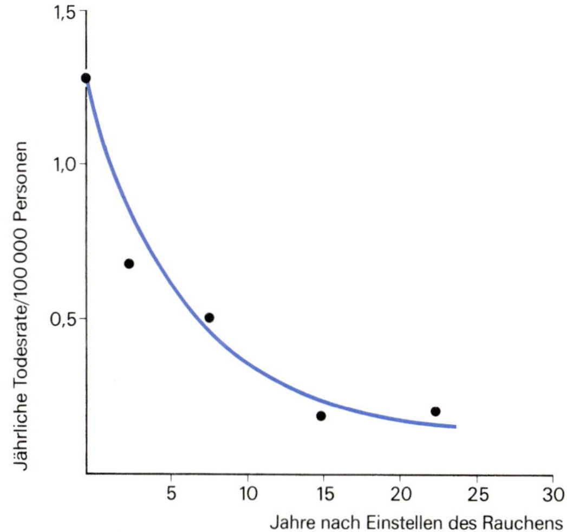

Abb. 34.99 Rückgang der Häufigkeit an Lungenkrebs in Abhängigkeit von der Zeit nach Einstellen des Zigarettenrauchens (nach Doll, R., und Hill, A. B.: Brit. med. J. 1964, I, 1407).

nicht voll simuliert werden kann, ist dies ein Hinweis, daß die **Partikelphase** des Rauches (Teer) entscheidend für die **kanzerogene Wirkung** ist. Teerfraktionen von Zigaretten, Zigarren und Pfeifen haben in zahlreichen Pinselungsversuchen an Mäusen Hauttumoren induziert. Die Konzentration verschiedener Kanzerogene im Rauch ist unter den gängigen Zigarettentypen stark unterschiedlich, und die Exposition der Lungenabschnitte hängt stark von der Intensität des Rauchens ab. Aus chemisch-analytischen Zahlen kann daher nur bedingt eine quantitative Wirkungszuordnung am Krebsgeschehen abgeleitet werden.

Inhaltsstoffe des Tabakrauchs. Neben **PAHs** gehören vor allem Nitrosamine (inkl. tabakspezifische Nitrosamine) und aromatische Amine zu den kanzerogenen Verbindungen der Partikelphase, während in der Gasphase die kanzerogenen Verbindungen 1,3-Butadien, Benzol, Formaldehyd, Acetaldehyd und Acrolein vorkommen. Insgesamt findet man 11 PAHs im Tabakrauch, die Hauptkomponente ist Benz[a]pyren (Abb. 34.18). PAHs entstehen durch die unvollständige Verbrennung von Tabak beim Rauchen. In Inhalationsversuchen induziert Benz[a]pyren Bronchial- und Larynxkarzinome (Plattenepithelkarzinome) in Labortieren.

Neben Alkylnitrosaminen kommen im Tabakrauch tabakspezifische **Nitrosamine**, N'-Nitrosonornicotin (NNN) und 4-(Methylnitrosamino)-1-(3-pyridyl)-1-butanon (NNK) vor (Formeln s. Abb. 34.25); sie entstehen durch Nitrosierungsreaktionen aus Nicotin. Im Tierversuch zeigen NNK und NNN eine Organspezifität auf, die den humanen tabakassoziierten Krebskrankheiten sehr ähnelt: Neben Bronchialkarzinomen (insbesondere Adenokarzinomen) induzieren die zwei tabakspezifischen Nitrosamine Tumoren des Pankreas, Larynx und Ösophagus. Aromatische Amine wirken kanzerogen in der Harnblase von Mensch und Tier.

Obwohl die Konzentration von 4-Aminobiphenyl, 2-Naphthylamin und 2-Toluidin im Tabakrauch sehr niedrig ist, gibt es epidemiologische Hinweise, daß die bei Rauchern beobachtete erhöhte Blasenkrebsinzidenz auf dem Gehalt an aromatischen Aminen im Tabakrauch beruht.

Die **Aldehydkonzentrationen** sind im Tabakrauch mit 100 µg Formaldehyd und 1000 µg Acetaldehyd pro Zigarette sehr hoch, 1000mal höher als diejenige von PAHs und Nitrosaminen. Beachtliche Mengen (bis 50 µg) des kanzerogenen **Benzols** werden mit dem Rauch jeder Zigarette dem Organismus zugeführt. Eine Reihe weiterer kanzerogener organischer und anorganischer Verbindungen kommen im Zigarettenrauch in geringen Konzentrationen vor. Ihr Beitrag zur Krebsauslösung kann jedoch nicht quantifiziert werden. Zu den **organischen Verbindungen** zählen z. B. Ethylen und sein kanzerogener Metabolit Ethylenoxid, Acrylnitril, Vinylchlorid, Chinolin und Aza-Arene (PAHs mit einem Stickstoffatom im Ringsystem). Auch die **kanzerogenen Metalle** Cadmium, Chrom, Nickel und Polonium 210 (ein α-Strahler) kommen im Zigarettenrauch vor; alle induzieren im Inhalationstierversuch Lungentumoren.

Auswirkungen. Neben stoffspezifischen DNA-Veränderungen induziert sowohl die Gas- als auch die Partikelphase des Zigarettenrauchs **oxidativen Streß** (vgl. S. 1073), nicht nur im oberen Respirationstrakt und in der Lunge, sondern auch in entfernten Geweben. Im Vergleich zu Nichtrauchern weisen Raucher z. B. **niedrigere Vitamin-E-Konzentrationen** in der Bronchiallavage und **niedrigere Vitamin-C-Konzentrationen** im Blutplasma auf. Exhaliertes Ethan, ein Biomarker der Lipidperoxidation, ist in der Atemluft von Rauchern erhöht, und erhöhte Konzentrationen von 8-Oxoguanin, einem Biomarker oxidativer DNA-Schäden, wurden wiederholt bei Rauchern gefunden. In der Gasphase finden sich relativ hohe Konzentrationen von Radikalen sowie Peroxynitrit- und Peroxynitratestern; sie induzieren die Bildung von reaktiven Sauerstoffspezies in pulmonalen Alveolarmakrophagen.

Auch **Semiquinonradikale**, die dominierenden Radikale im Teer der Filterspitze, führen zu erhöhter Produktion von reaktiven Sauerstoffspezies. Das Endprodukt dieser Kaskade, das Hydroxylradikal, kann mit der DNA reagieren und Mutationen auslösen. **Oxidative Schäden** stellen einen zentralen Mechanismus nicht nur der malignen Transformation, sondern auch der chronischen Toxizität und des allgemeinen Alterungsprozesses dar. Zu den physiologisch ablaufenden Veränderungen der DNA jeder Zelle kommt die zusätzliche Belastung mit Radikalen aus dem Zigarettenrauch, die chronisch sowohl zur Toxizität als auch zur Mutagenität und Kanzerogenität beiträgt.

Genetische Veränderungen in tabakrauchassoziierten Tumoren

Die Entwicklung von Tumoren basiert auf der Akkumulation von Mutationen in drei Gruppen von Genen: den Protoonkogenen, Tumorsuppressorgenen und DNA-Reparaturgenen. Histologisch werden 20–25 % der Bronchialkarzinome als kleinzellig, der Rest als großzellig charakterisiert, wobei das Plattenepithelkarzinom und das Adenokarzinom die Hauptvertreter des zweiten Typs sind. In den letzten Jahren wurden wichtige Erkenntnisse über die genetischen Veränderungen in Bronchialkarzinomen bezüglich der betroffenen Genloci und der spezifischen Mutationsspektren in diesen Genloci gewonnen.

Heterozygotieverlust (Verlust des einen Allels) auf Chromosom 3p findet sich in 100 % der kleinzelligen Bronchialkarzinome, auf 9p21 in mehr als 80 % und auf 17p in 75 %. Bei den betroffenen Tumorsuppressorgenen handelt es sich um das FHIT auf 3p14 und um das p53 auf 17p13. Dagegen sind die betroffenen Gene auf 9p noch nicht bekannt, die bisherigen Studien deuten nicht auf das sich hier befindliche Tumorsuppressorgen p16 hin. Die gleichen Genloci scheinen auch bei nichtkleinzelligen Bronchialkarzinomen von Bedeutung zu sein. Das FHIT ist in 60%, das p53 in 50% und das p16 ebenfalls in 50% dieser Tumoren betroffen. Die Rolle von genetischen Veränderungen in der klonalen Expansion kann am besten beurteilt werden, indem deren Vorkommen im normalen Gewebe untersucht wird; die oben aufgeführten Veränderungen waren überraschend häufig im normalen Lungengewebe von Rauchern und Exrauchern zu finden. Die allgemeine Prävalenz von genetischen Veränderungen auf 3p14 ist niedriger in Exrauchern und Nichtrauchern, ein Befund, der möglicherweise das reduzierte Risiko nach Rauchstopp auf molekularer Ebene erklären kann.

Vergleichende Untersuchungen der von Zigarettenkondensat verursachten **Mutationsprofile in Bakterien** mit denjenigen in Bronchialkarzinomen von Rauchern haben den molekularen Beweis für die ursachliche Rolle des Tabakrauches in der Entwicklung des Bronchialkarzinoms erbracht. In beiden Fällen finden sich in dem am besten untersuchten Tumorsuppressorgen p53 am häufigsten GC → TA-Transversionen, weniger häufig GC → AT-Transitionen. Beides sind Mutationen, die auch durch Benz[a]pyren und andere PAHs sowie durch tabakspezifische Nitrosamine induziert werden.

In **Bronchialkarzinomen von Nichtrauchern** dominieren dagegen mit Abstand GC → AT-Transitionen, während GC → TA-Transversionen vergleichsweise selten vorkommen. Die Vielfalt der kanzerogenen Verbindungen im Tabakrauch und das gleichzeitige Wirken von reaktiven Sauerstoffspezies und Radikalen sowie von anderen kanzerogenen Faktoren erklärt aber auch die Unterschiede in den Mutationsprofilen (Position und Basenpaarspezifität), welche unter den **tabakrauchassoziierten Tumoren** gefunden wurden. Die Mutationsprofile von Ösophagus- und Pharynx-/Larynxtumoren ähneln sich stark, zeigen jedoch Unterschiede zu den Bronchialkarzinomen (niedrigere Prävalenz von GC → TA-Transversionen, höhere Prävalenz von GC → AT-Transitionen), was möglicherweise durch den kanzerogenen Cofaktor Alkohol bei diesen beiden Krebserkrankungen verursacht sein kann.

34.9.6 Weitere Gesundheitsschädigungen

Stoffwechselwirkungen

Raucher haben einen höheren Grundumsatz und ein geringeres Körpergewicht als der Durchschnitt der Bevölkerung; bei Rauchstopp nimmt – ohne zusätzliche Kalorienzufuhr – das Gewicht um durchschnittlich 5% zu. Als Ursache ist die glykogeno-und lipolytische Wirkung infolge der dauernden Stimulation des sympathoadrenalen Systems durch Nicotin anzusehen. Im Extremfall stellt sich bei Exzessivrauchern, verstärkt durch verminderte Nahrungsaufnahme, eine „Raucherkachexie“ ein.

Magen- und Darmerkrankungen

Nicotin erhöht die Magensaftsekretion sowie die Motilität von Magen und Darm und übt auf diese Weise eine laxierende Wirkung aus („Verdauungszigarette“; Durchfälle bei akuter Vergiftung). Der Appetit wird gehemmt, Hungergefühle können überspielt werden; wieweit dabei ein Anstieg des Blutzuckers beteiligt ist, ist nicht eindeutig. Durch Hemmung des Pylorusverschlusses wird einerseits die Passage der Ingesta beschleunigt, andererseits kann Duodenalsaft zurückfließen und so die Magenschleimhaut schädigen. Magen- und Duodenalgeschwüre werden bei Rauchern deutlich häufiger diagnostiziert.

Lokale, nicht-kanzerogene Wirkungen des Tabakrauchs

Tabakrauch schlägt sich zum großen Teil als Teer in den Atemwegen nieder. Die reizenden Bestandteile, vor allem Phenole, Säuren, Aldehyde und Ketone verändern die Schleimhäute. Die Folgen sind: Einbuße an Geruchs- und Geschmacksvermögen, chronische Stomatitis, Pharyngitis, Laryngitis und vor allem Bronchitis. Die chronische Reizung der Bronchien kann schwerwiegendere Folgen haben: häufigere Infekte, dauernder Husten wegen starker Sekretansammlung, dadurch Auftreten von Hernien an Leiste, Zwerchfell und Bauchdecken sowie Lungenemphysem mit Einschränkungen des Atemgasabtausches und entsprechender Rückwirkung auf Herz und Kreislauf. Die Raucherbronchitis wirkt stark lebensverkürzend.

Schwangerschaft

Bei der Frucht von rauchenden Spätschwangeren ist eine Zunahme der Herzfrequenz feststellbar, der Fötus „raucht mit“. Die Reagibilität des schwangeren Uterus wird bei rauchenden Schwangeren erhöht, es kommt etwa doppelt so häufig zu Frühgeburten. Die Geburtsgewichte sind bei Kindern von Raucherinnen im Durchschnitt deutlich niedriger (Abb. 34.100).

Auch genetische Schäden durch Tabakrauch sind ausgewiesen: Die Fehlbildungsrate steigt nicht nur als Folge des Zigarettenrauchens der Mutter, sondern auch des Vaters über das Normalmaß (DFG-Studie „Schwangerschaft und Kindesentwicklung“, Bonn-Bad Godesberg 1977).

Tabakamblyopie und andere ophthalmologische Erkrankungen

Die früher beobachtete Tabak-Alkohol-Amblyopie bei gleichzeitigem Alkoholismus und Nahrungsmangel (früher auch bei beruflichem Kontakt mit feinem Tabakstaub), ein Resultat eines direkten toxischen Schadens des N. opticus, ist heute eine Rarität geworden. Chronischer Tabakgenuß kann aber zur Entwicklung einer Reihe von gängigen Augenkrankheiten beitragen. Zu nennen sind **Retinadegeneration** oder **Katarakt**, die bis zur Erblindung führen können. Die pathogenetischen Mechanismen sind nicht befriedigend geklärt. Lokale Ischämie, erhöhter Anfall von oxidativen Schäden sowie Vitaminmangel (B_{12}- und Folsäuremangel) sind einige der ungünstigen Faktoren, welche bei Ziga-

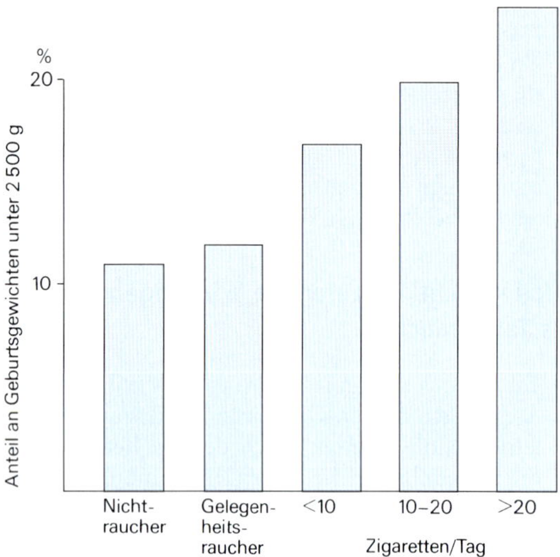

Abb. 34.100 Einfluß des Zigarettenrauchens Schwangerer auf die Frühgeburtenhäufigkeit (Erhebung an 2736 Fällen von Frazier, T. et al., Am. J. Obst. Gynec. 81, 988; 1961).

rettenrauchern chronisch zu einer Schädigung des Auges beitragen können. Eine wirksame Therapie ist nicht bekannt, Einschränkung oder Aufgabe des Rauchens bringen je nach Krankheitsstadium vollständige, später nur teilweise oder keine Rückbildung mehr.

Therapie

Medikamentöse Verabreichung von **Nicotin als Entwöhnungsmittel** setzt strikte Entwöhnungswilligkeit voraus, für sich allein ist die Therapie wirkungslos. Ein konstanter Nicotinspiegel kann im Organismus durch Nicotinkaugummi[1], Nicotinpflaster auf der Haut an Rumpf, Hüfte oder Oberarm[2] oder Nicotin-Spray[3] gewährleistet werden. Im Einzelfall ist dieser Ersatz erfolgreich, die Rückfallquote ist erwartungsgemäß hoch. Eine genaue Dosierung kann nicht angegeben werden, sie richtet sich nach dem individuellen Bedarf. Als Richtwert kann 1 Kaugummi à 2 mg pro Stunde empfohlen werden, bei starken Rauchern bis zu 4 mg pro Stunde, jedoch nicht mehr als 16 Kaugummis pro Tag. **Das Rauchen muß komplett aufgegeben werden.** Die gleichzeitige Einnahme von säurehaltigen Getränken wie Kaffee oder Fruchtsaft kann die Resorption von Nicotin durch die Mundschleimhaut beeinträchtigen, daher sollte ein Abstand von 15 Minuten eingehalten werden. Die im Handel angebotenen Nicotinpflaster stehen in drei Wirkstärken zur Verfügung. In den ersten drei Monaten der Rauchentwöhnung wird die höchste Stärke empfohlen (1 Pflaster pro Tag), danach schrittweise Reduktion auf die zwei niedrigeren Stärken im Abstand von 3 Wochen. Die unerwünschten Wirkungen und die Anwendungsbeschränkungen resultieren aus dem pharmakologischen Wirkungen des Nicotins: Neben störendem Geschmack, lokaler Reizung und Magenbeschwerden kann es vor allem bei häufiger Anwendung zu Übelkeit, Kopfschmerzen, Mattigkeit und leichten psychischen Störungen kommen. Nicotinersatz ist **kontraindiziert** während der Schwangerschaft und Stillzeit, es bestehen relative Anwendungsbeschränkungen (vorsichtige Anwendung, niedrige Dosierung) bei Vorliegen einer Angina pectoris oder Magenerkrankungen (Gastritis, Ulcus). Bei der Anwendung von Nicotinpflastern kann es zu lokalen Reizreaktionen der Haut kommen mit Erythem, Ödem, Pruritus und brennendem Gefühl, in Einzelfällen Blasenbildung. Die gleichzeitige Gabe von Anxiolytika (z.B. Buspiron[4]) scheint die Erfolgsquoten zu verbessern. Die Erfolge der Entwöhnungstherapie bleiben mit 6–20 % eher bescheiden.

[1] Nicorette®; Nikotinell®
[2] Nicorette® Membranpflaster; Nikotinell® TTS
[3] Nicorette® Nasal-Spray

Passivrauchen bei Erwachsenen

Auch der exhalierte Tabakrauch, vor allem aber der Nebenstromrauch enthält krebserzeugende Substanzen (s. Tab. 34.40). Nitrosamine sind im Nebenstrom wegen der besonderen Abbrandbedingungen sogar in eindeutig höherer Konzentration als im Hauptstrom anzutreffen.

Die seit langem bestehende Vermutung, daß die langjährige Exposition von Nichtrauchern gegenüber Tabakrauch (Passivrauchen in der Wohnung bei rauchenden Ehepartnern oder am Arbeitsplatz) ebenfalls mit einer Risikoerhöhung für Bronchialkarzinom verbunden ist, hat sich mittlerweile bestätigt. Die errechneten Risiken der Passivraucher waren – verglichen mit Nichtrauchern – im Durchschnitt 1,5- bis 2fach erhöht, am höchsten in den Gruppen mit den höheren Expositionen (beispielsweise bei Ehefrauen von Männern, die über 40 Zigaretten pro Tag rauchen). Auch für Tumoren der Nasenhöhlen und Nasennebenhöhlen haben sich schwach erhöhte relative Risiken für Passivraucher ergeben.

Passivrauchen (lebenslanges Wohnen mit einem Raucher) scheint auch das Risiko für koronare Herzkrankheit zu erhöhen. Nach Bereinigung aller Einflußfaktoren wurde ein erhöhtes Risiko von 1,23 bei Passivrauchern im Vergleich zu Nichtrauchern ermittelt.

Passivrauchen bei Kindern

In mehreren Querschnittsstudien an Kindern zeigt sich ein signifikant erhöhtes Auftreten von Asthma und anderen respiratorischen Erkrankungen wie Bronchitis und Lungenentzündung, wenn mindestens ein Elternteil Raucher ist. Bei Kindern mit allergischen Atemwegserkrankungen kommt es zur gesundheitlichen Besserung, wenn die Eltern aufhören, in Gegenwart der Kinder zu rauchen. Es gibt eine eindeutige Dosis-Wirkungs-Bezie-

[4] Bespar®

hung: Nach Exposition der Kinder gegenüber 10 Zigaretten täglich steigt das Risiko für Husten und Bronchitis um 13–18%, bei 20 Zigaretten sind es 27–40%. Weiterhin gibt es starke Hinweise, daß Säuglinge, deren Mütter rauchen, ein erhöhtes Risiko tragen, im ersten Lebensjahr an „plötzlichem Kindstod" zu sterben, unabhängig von allen anderen Risikofaktoren. Die biologischen Zusammenhänge sind nicht aufgeklärt.

Passivrauchen im Erwachsenenalter scheint zudem eine erhöhte Prävalenz von Atemwegsbeschwerden und Lungenfunktionsstörungen zu induzieren, die Zusammenhänge sind aber weniger deutlich als bei Kindern rauchender Eltern.

34.9.7 Folgerungen

Zigarettenrauchen reduziert die allgemeine Überlebensrate in jeder Altersklasse. Besonders ausgeprägt ist dieser Unterschied in der Altergruppe der 34- bis 69jährigen: In einer Studie war die Mortalität bei Nichtrauchern 20%, diejenige von Rauchern 41% und diejenige von starken Rauchern (> 25 Zigaretten/Tag) sogar 50% (Abb. 34.101). Auch im hohen Alter bleibt ein großer Unterschied in den Mortalitätsraten bestehen, auch wenn aufgrund der natürlichen Grenzen ein höherer Anteil von Nichtrauchern stirbt. Überlebende 70jährige Nichtraucher werden das 85. Lebensjahr mit einer Wahrscheinlichkeit von 41% erreichen, bei den Rauchern sind es nur 21%. Mit dem Rauchen aufzuhören lohnt sich immer, wobei die Risikoreduktion eine umgekehrte Proportionalität zum Alter beim Aufhören zeigt.

Negative Assoziation von Rauchen mit der Inzidenz von M. Parkinson, und weniger mit Colitis ulcerosa und M. Alzheimer werden berichtet. Für M. Alzheimer wird auch eine mechanistische Hypothese für diesen „Schutz" aufgestellt, nämlich die chronische Stimulation von cholinergen Rezeptoren im ZNS durch Nicotin. Medikamentöse Induktion dieser Stimulation durch Tacrin[1] oder Rivastigmin[2] erbringt bei der Erkrankung wohl eine symptomatische Linderung, ist aber als präventiver Mechanismus kaum vorstellbar.

Die allenthalben eingeleiteten Bemühungen um verstärkte Aufklärung der Öffentlichkeit über die Gesundheitsrisiken durch Rauches begegnen der resignierenden Erkenntnis eines gleichbleibend hohen Pro-Kopf-Verbrauches unserer Bevölkerung; ein Rückgang des Tabakverbrauches bei einsichtigen, am Bildungsniveau ablesbaren, vor allem auch älteren Menschen wird wettge-

[1] Cognex®
[2] Exelon®

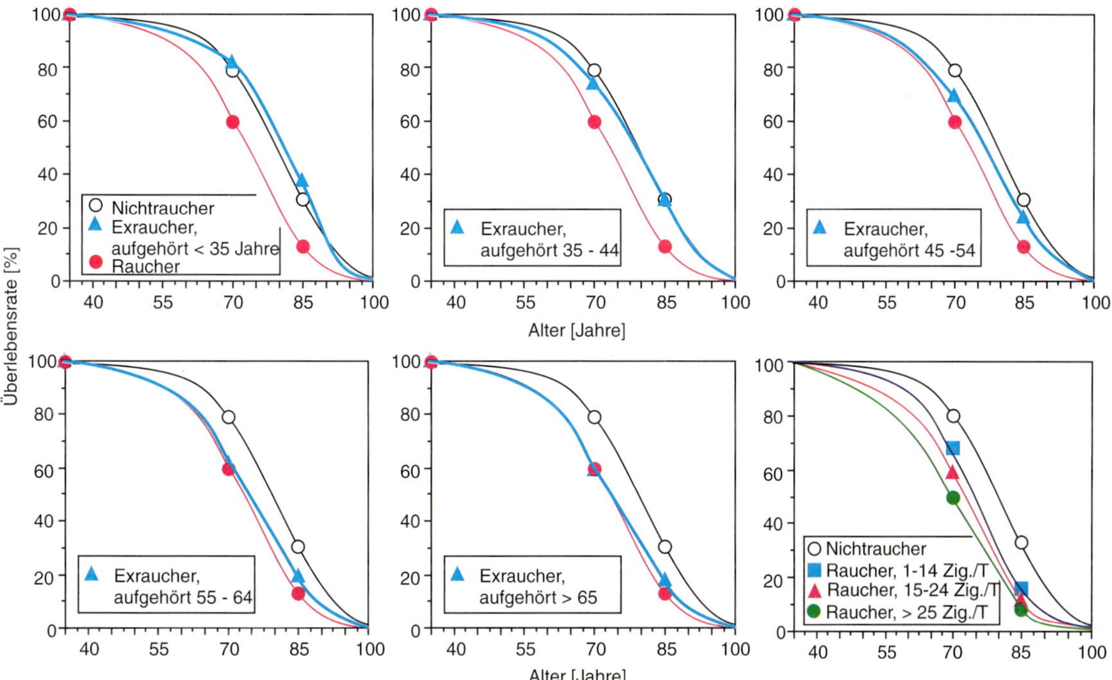

Abb. 34.101 Jahre der Abstinenz und Zunahme der Überlebensraten. Mit dem Rauchen aufzuhören lohnt sich immer; diejenigen, die vor ihrem 35. Lebensjahr aufhören, zeigen Überlebensraten, welche sich nicht signifikant von denjenigen der Nichtraucher unterscheiden. Aber selbst diejenigen, die nach ihrem 65. Lebensjahr mit dem Rauchen aufhören, haben bessere Überlebensraten als ihre Altersgenossen, die weiterhin rauchen.

macht durch Mehrverbrauch der Jugendlichen, überwiegend weiblichen Geschlechts, und den ständig in frühere Lebensphasen verlegten Rauchbeginn.

Der Arzt muß wissen, daß Rauchen, insbesondere Zigarettenrauchen, die weitaus stärkste bekannte gesundheitsschädigende chemische Noxe ist. Chemische Berufskrankheiten und Arzneimittel-Nebenwirkungen können zwar im Einzelfall oder in bestimmten Personengruppen größeres Gewicht erlangen; insgesamt jedoch steht der Tabak weit voran, auch vor dem Alkohol. Andere Umweltgifte spielen als Krankheits- und Todesursachen quantitativ eine vergleichsweise untergeordnete Rolle.

34.10 Aktuelle Probleme der Toxikologie

34.10.1 Dibenzodioxine und Dibenzofurane

Polychlorierte Dibenzo-p-Dioxine und **Dibenzofurane** (Abb. 34.102) werden bei verschiedensten technologischen Prozessen in geringen Mengen gebildet und gelangen mit der Abluft in die Umwelt. Der hauptsächliche Eintrag von Dioxinen in die Umwelt erfolgt durch Verbrennungsvorgänge (Hausbrand, Motoren, Vulkane, Unfälle) und metallurgische Verfahren; eine nach neuestem technischem Stand durchgeführte Müllverbrennung trägt allerdings nicht wesentlich zur Dioxinbelastung bei (Tab. 34.41).

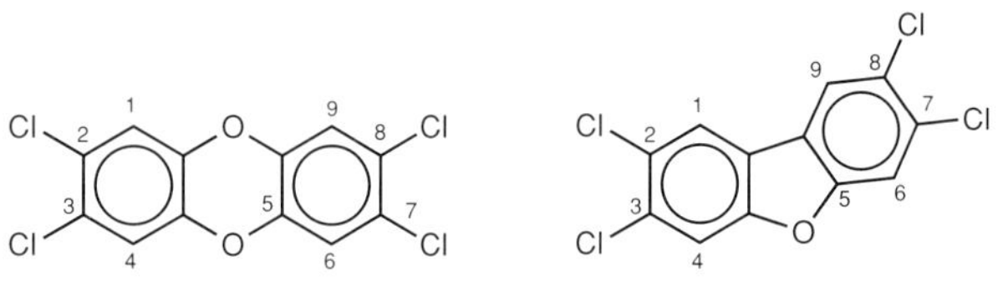

TCDD

PCDF

Abb. 34.102 Strukturen eines polychlorierten Dibenzodioxins (2,3,7,8-Tetrachlordibenzodioxin, TCDD) und eines polychlorierten Dibenzofurans (2,3,7,8-Tetrachlordibenzofuran).

Äquivalentfaktoren für Dioxine

In der Umwelt kommen polychlorierte Dibenzo-p-dioxine (PCDDs) und polychlorierte Dibenzofurane (PCDFs) in komplizierten Gemischen aus Vertretern (**Kongenere**) mit verschiedenen Chlorgehalten vor. Insgesamt sind 203 Kongenere möglich. Da die vorkommenden Gemische bezüglich ihrer möglichen toxischen Wirkungen bewertet werden müssen und chlorierte Dioxine stark unterschiedlich hinsichtlich ihrer Toxizität sind, wurden zur besseren Definition der Wirkungstärke eines Gemisches von Dioxinkongeneren für die toxikologisch bedeutsamsten Dioxine **toxische Äquivalentfaktoren (TEQs)** bestimmt. Diese TEQs definieren die Wirkungsintensität des einzelnen Kongeners im Vergleich zu TCDD. Gemessen wird dabei die Bindungsintensität an den Ah-Rezeptor, sie dient als Surrogat für die Toxizität im intakten Organismus. Durch Multiplikation der Konzentration jedes Kongeners im Gemisch mit dem zugehörigen TEQ werden die einzelnen TCDD-Äquivalenzkonzentrationen ermittelt. Die Summe dieser Konzentrationen ergibt die Gesamtheit an TCDD-Äquivalenten für das Gemisch als Bewertungsgrundlage (Tab. 34.42).

Die Zahlenwerte für TEQs zeigen, daß symmetrisch substituierte Kongenere wie TCDD die stärksten toxischen Wirkungen haben.

Der bedeutsamste Aufnahmeweg (> 95%) des Menschen für polychlorierte Dioxine ist der Verzehr von Fleisch- und Fischprodukten. Die tägliche Aufnahme liegt im Moment bei ungefähr 50 pg TEQ pro Mensch und Tag.

In der allgemeinen Bevölkerung findet man Körperfett-Konzentrationen von ungefähr 30 ng TEQ pro kg Fett; die im Fett gefundenen Konzentrationen sind altersabhängig. Nach Industrieunfällen mit Freisetzung von Dioxinen hat man in exponierten Personen Fettkonzentrationen von bis zu 5 µg/kg KG gemessen. Die

Tabelle 34.41: Geschätzte Freisetzung von polychlorierten Dibenzodioxinen und Dibenzofuranen aus verschiedenen Quellen in Deutschland (nach Handbuch Umweltmedizin)

Quelle	g I-TEQ/Jahr
Müllverbrennung	5,4–432
Sondermüllverbrennung	0,5–72
Klärschlammverbrennung	0,01–1,1
Stahlproduktion	1,3–19
Produktion von Nichteisenmetallen	38–380
Deponiegasverbrennung	0,24–2,4
Sondermüllverbrennung	5,4
Haushaltsheizungen	4,1
Kfz-Abgase	12,6
Natürlich vorkommende Gase	0,24–1,53
Private Feuerungsanlagen (Kohle, Heizöl, Holz)	3–12
Gesamt	71–942

Tabelle 34.42: Toxische Äquivalenzfaktoren (TEQs) für PCDDs und PCDFs (nach Safe, Env. Hlth Perspect. 106, Suppl. 4, 1998)

Chemische Verbindung	TEQ
PCDDs	
2,3,7,8-TCDD	1,0
1,2,3,7,8-PentaCDD	0,5
1,2,3,4,7,8-HexaCDD	0,1
1,2,3,6,7,8-Hexa-CDD	0,1
1,2,3,7,8,9-HexaCDD	0,1
1,2,3,4,6,7,8-HeptaCDD	0,01
OCDD	0,001
PCDFs	
2,3,7,8-TCDF	0,1
2,3,4,7,8-PentaCDF	0,5
1,2,3,7,8-PentaCDF	0,1/0,05
1,2,3,4,7,8-HexaCDF	0,1
2,3,4,6,7,8-HexaCDF	0,1
1,2,3,6,7,8-HexaCDF	0,1
1,2,3,7,8,9-HexaCDF	0,1
1,2,3,4,6,7,8-HeptaCDF	0,01
1,2,3,4,7,8,9-HeptaCDF	0,01
OCDF	0,001

Belastung des Menschen durch chlorierte Dioxine ist seit ungefähr zehn Jahren dank erfolgreicher Maßnahmen zur Reduktion der Dioxinentstehung rückläufig (Abb. 34.103).

Dioxine und besonders das wichtigste, weil wirkungsstärkste und am intensivsten untersuchte Isomer **2,3,7,8-Tetrachlordibenzodioxin (TCDD)** sind in der Umwelt sehr stabil; für TCDD wird eine Halbwertszeit von zehn Jahren in Abwesenheit von UV-Strahlung angegeben. Für andere Isomere sind die Halbwertszeiten sehr unterschiedlich.

Toxische Wirkungen

In empfindlichen Spezies wirkt TCDD um Größenordnungen stärker als verschiedene klassische Giftstoffe (s. Tab. 34.6, S. 991). Die akute Toxizität von TCDD variiert allerdings, abhängig von Tierart, Tierstamm und Geschlecht. Die LD_{50}-Werte für TCDD nach einmaliger oraler Gabe schwanken zwischen 1 µg/kg KG in Meerschweinchen und > 5 mg/kg KG in syrischen Goldhamstern. Primaten sind gegenüber toxischen

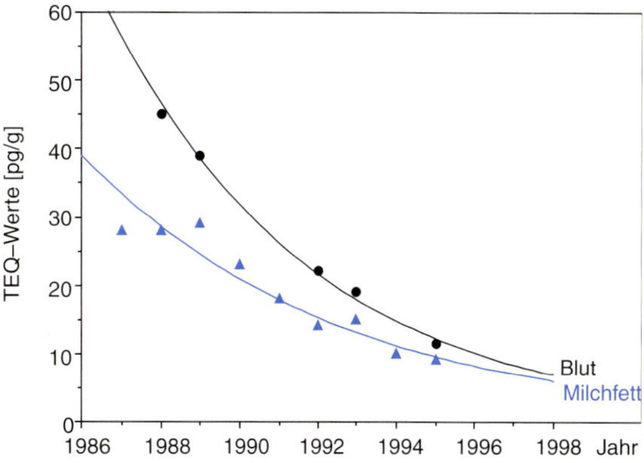

Abb. 34.103 Zeitverlauf der Konzentrationen an PCDD/PCDF in Blut und Milchfett des Menschen in Deutschland.

Wirkungen von chlorierten Dioxinen relativ wenig empfindlich.

Das Hauptsymptom der Dioxinvergiftung nach einmaliger Verabreichung oder auch chronischer Gabe an Versuchstiere ist ein **Auszehrungssyndrom**, das sich in Form eines fortschreitenden Gewichtsverlusts äußert. Dies kann auch zur Todesursache werden. Nach einmaliger Gabe hochtoxischer Dosen von TCDD tritt der Tod innerhalb einer Zeitspanne von bis zu acht Wochen ein. Weitere toxische Wirkungen sind: Atrophie der Thymusdrüse, Magen-Darm-Blutungen, Leberschäden, Teratogenität und Enzyminduktion (TCDD ist der stärkste bekannte Induktor von Cytochrom-P450). Alle toxischen Wirkungen sind von der Interaktion mit dem Ah-Rezeptor abhängig. In Mäusen ohne Ah-Rezeptor („Knock-out") wurden nach TCDD-Gabe sonst tödlicher Dosen weder akut-toxische Wirkungen noch Teratogenität beobachtet.

Toxische Wirkungen von Dioxinen auf den Menschen wurden bei mehreren Unglücksfällen in der Industrie mit etwa 1000 registrierten Vergiftungsfällen beschrieben. Typische Symptome einer akuten Exposition gegenüber hohen Dioxinkonzentrationen sind Übelkeit und Erbrechen sowie Reizungen der oberen Atemwege. Nach einer Latenzzeit von mehreren Wochen kommt es beim Menschen zur Ausbildung der charakteristischen Chlorakne, die teilweise über Jahre hinweg, im Extrem lebenslang anhält. Neben Chlorakne (beobachtet ab einer TCDD-Dosis von 1 µg/kg Körpergewicht) sind auch diffuse Nervenschäden (bis zur massiven Beeinträchtigung), Störungen des Fettstoffwechsels und Leberschäden beobachtet worden.

Die krebserzeugenden Wirkungen von TCDD sind in Kapitel 34.2 beschrieben.

Toxikokinetik

Aufgenommene Dioxine werden hauptsächlich im Fettgewebe gespeichert, Anreicherung findet auch im Muttermilchfett statt. Dioxine und besonders TCDD sind in Geweben recht stabil und werden nur sehr langsam ausgeschieden. Für TCDD wurde in der Ratte eine Halbwertszeit von etwa 3 Wochen bestimmt. Vom Menschen wird TCDD viel langsamer ausgeschieden, die Halbwertszeiten liegen bei 6–9 Jahren. Wichtigster Ausscheidungsweg für TCDD sind die Faeces, nur sehr geringe Anteile der Dosis werden metabolisiert. Dabei wird TCDD oxidiert und koppelt an Glutathion und Glukuronsäure. Diese Reaktion verläuft langsam und stellt eine Entgiftungsreaktion dar. Menschen haben wegen sehr langsamer Ausscheidung ein wesentlich höheres Akkumulationspotential für TCDD als Nager. Niedriger chlorierte Isomere werden im Menschen wahrscheinlich wie in Versuchstieren rascher metabolisch umgesetzt und eliminiert.

34.10.2 Polychlorierte und polybromierte Biphenyle

Polychlorierte Biphenyle (PCBs) stellen ebenfalls komplizierte Gemische verschiedener Kongenere dar, der Chlorgehalt der Mischungen kann zwischen 12 und 68 % liegen (Tab. 34.43). PCBs werden wegen ihrer thermischen Stabilität und ihrer geringen Entflammbarkeit als Isolierflüssigkeit und Feuerlöschmittel sowie als Hydrauliköle, Hochdruckschmiermittel und als Weichmacher in der Kunststoffherstellung genutzt. Beispielhafte Strukturen und Kurzbezeichnungen von PCBs finden sich in Tab. 34.43.

In den Handel kamen PCB-Gemische unter dem Handelsnamen **Aroclor**. Aus vielfältigen Quellen gelangen sie noch immer in die Umwelt. PCBs sind dort sehr stabil und reichern sich mit einem hohen Konzentrationsfaktor (bis 26 000) in der Nahrungskette an; in den USA enthielt aus den Großen Seen gefangener Fisch bis zu 0,5 mg/kg. Im Fettgewebe von Anwohnern in diesem Gebiet hat man zum Teil erhebliche Konzentrationen nachweisen können (bis 360 µg/kg Körpergewicht). Die Belastung des Menschen in Deutschland liegt zur Zeit bei 2 µg PCBs/Tag, wichtigste Belastungsquelle ist fetthaltige Nahrung. Die Blutspiegel einzelner Kongenere in der Bevölkerung sind wegen der unterschiedlichen Toxikokinetik verschieden und altersabhängig, die Blutkonzentrationen für Gesamt-PCBs liegen unter 15 µg/kg. Durch Anwendungseinschränkungen für PCBs ist die Belastung der Menschen in Deutschland ebenfalls rückläufig.

Wirkungsmechanismen

Als wichtigste Wirkungsmechanismen von PCBs werden östrogenartige und dioxinartige Wirkungen beschrieben. Die hormonelle Aktivität wird durch phenolische Metabolite niedrig chlorierter PCB-Kongenere als direkte Interaktion mit Östrogenrezeptoren, aber auch durch Beeinflussung der Biotransformation von Steroidhormonen und deren Vorstufen im Organismus (durch Enzyminduktion) bewirkt.

Die dioxinartigen Wirkungen beruhen auf der Interaktion von höher chlorierten PCB-Kongeneren mit dem Ah-Rezeptor (s. S. 1024), wobei 3,3',4,4',5-Pentachlorbiphenyl die höchste Affinität für den Rezeptor besitzt. Wegen der Ah-Rezeptorinteraktion wird die Verwendung von Toxizitätsäquivalenten zur Bewertung von PCB-Mischungen vorgeschlagen (Tab. 34.44).

Wirkungen

Im Tierversuch sind PCBs nur wenig toxisch, die langfristige Gabe hoher Dosen von PCBs mit Chlorgehalten > 60% führt bei Ratten zu Lebertumoren, chronische Exposition mit relativ niedrigen Dosen führt zu Leberschäden. PCBs sind potente Induktoren für Biotransformationsenzyme, sie sind hepatotoxisch. In Japan kam es durch die Nutzung von PCB-kontaminiertem Reisöl bei der Nahrungszubereitung zu einer Massenvergiftung mit mehr als 1800 Vergifteten (Yusho, Öl-Krankheit). Die wichtigsten Symptome der Vergiftung waren Chlorakne, braune Verfärbungen der Haut und Fingernägel, Nervenschäden und Leberveränderungen (Enzyminduktion). Im Mutterleib exponierte Kinder zeigten auffällige braune Verfärbungen der Haut und Wachstumsretardierung. Bei exponierten Männern war innerhalb von 20 Jahren nach Exposition die Krebsinzidenz erhöht. Allerdings sind toxische Wirkungen dieser exponierten Personen möglicherweise auch auf Exposition gegen polychlorierte Dioxine zurückzuführen, die als Kontaminanten in den PCBs vorhanden waren. PCBs führten bei hoher Exposition über die Nahrung zu ausgeprägten Beeinträchtigungen des Immunsystems mit erhöhter Infektanfälligkeit und chronischer Bronchitis. Die langfristigen Wirkungen von im Fettgewebe des Menschen bei niedriger Exposition vorhandenen PCBs sind nicht bekannt; da diese Verbindungen Immunsuppressoren und Tumorpromotoren sind, liegt ein Krebsrisiko nahe. Bei Tieren sind nach langfristiger Gabe von PCBs mit der Nahrung auch Veränderungen des Reproduktionsverhaltens beschrieben worden.

Toxikokinetik

Die Toxikokinetik einzelner polychlorierter Biphenyle ist sehr unterschiedlich. Niedrig chlorierte Kongenere werden durch Cytochrom-P450 katalysierte Epoxidierungen, Glutathionkonjugation und weiteren Abbau der Glutathionkonjugate relativ schnell verstoffwechselt und ausgeschieden. Höher chlorierte Kongenere dagegen sind metabolisch stabil und werden im menschlichen und tierischen Organismus angereichert, Halbwertszeiten betragen bis zu einem Jahr.

Tabelle 34.43: Chemische Bezeichnung, Strukturformel und Kongeneren-Indikator für die Analytik einiger polychlorierter Biphenyle

Bezeichnung	Strukturformel	Kongeneren-Nr.
2,4,4'-Trichlorbiphenyl	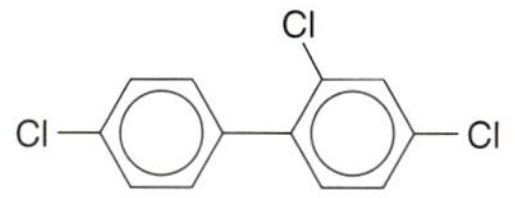	28
2,2',5,5'-Tetrachlorbiphenyl	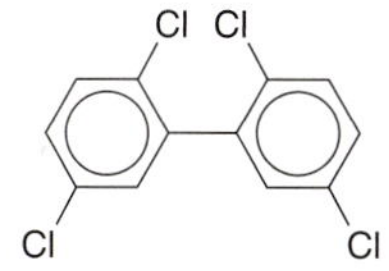	52
2,2',4,5,5'-Pentachlorbiphenyl	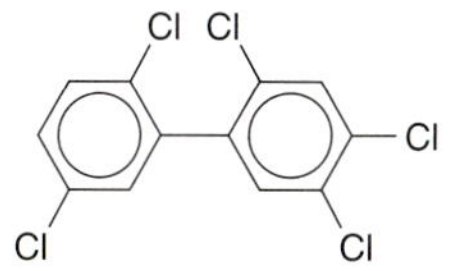	101
2,2',3,4,4',5'-Hexachlorbiphenyl	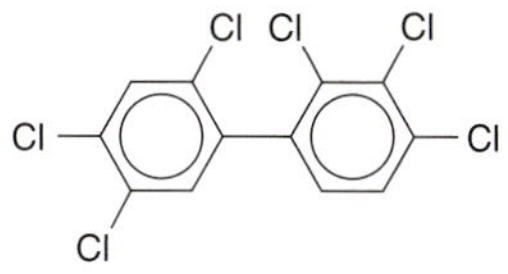	138
2,2',4,4',5,5'-Hexachlorbiphenyl	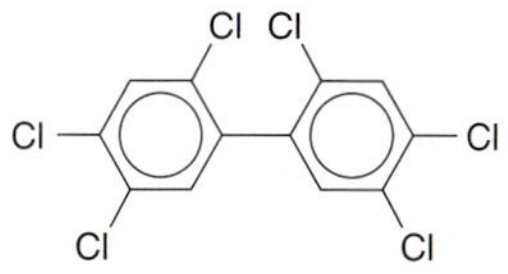	153
2,2',3,4,4',5,5'-Heptachlorbiphenyl	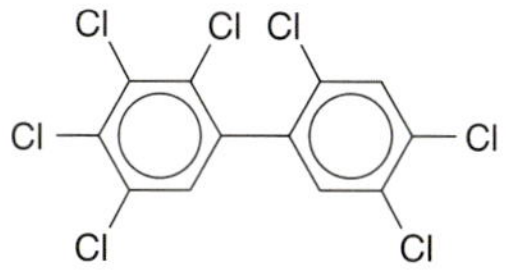	180

Tabelle 34.44: Toxische Äquivalenzfaktoren für einige PCBs

Chemische Verbindung	TEQ
3,3',4,4',5-Penta-CB	0,1
3,3',4,4',5,5'-Hexa-CB	0,01
3,3',4,4'-Tetra-CB	0,0005
2,3,3',4,4'-Penta-CB	0,0001
2,3,3',4,4',5-Hexa-CB	0,0005
2,3',4,4',5-Penta-CB	0,0001
2,3,3',4,4',5'-Hexa-CB	0,0005
2',3,4,4',5-Penta-CB	0,0001
2,3,3,3',5-Penta-CB	0,0005

34.10.3 Fluorid

Fluoride sind neutrale Salze der Fluorwasserstoffsäure und besitzen keine Reiz- und Ätzwirkung. Sie sind nur in hohen Dosen akut und chronisch toxisch. Spuren von Fluoriden kommen ubiquitär vor. F^- wird im Magen-Darm-Trakt gut resorbiert, ein Teil wird in den Knochen eingelagert, indem im Hydroxylapatit F^- gegen OH^- austauscht. Dieser Vorgang findet auch im Zahnschmelz statt. Damit wird die Zahnoberfläche härter und resistenter gegen Zahnkaries. Die Entstehung dieser häufigsten und medizinisch wie ökonomisch gleichermaßen bedeutsamen Krankheit wird als Auflösung der Schmelzoberfläche durch organische Säuren verstanden, die aus Zuckern enzymatisch von Mundbakterien gebildet werden. Besonders wichtig ist die F^--Einlagerung auf humoralem Wege vor den Zahndurchbrüchen. Danach vermag eine ständige Umspülung des nicht mehr wachsenden Zahnes von außen, wahrscheinlich überwiegend durch das F^- im Speichel bewerkstelligt, eine kariesresistente Schmelzoberschicht zu erhalten. Ohne weitere F^--Zufuhr geht die Schutzschicht verloren, sie muß also ständig erneuert werden. Es ist heute unumstritten, daß prophylaktische Dauerzufuhr geringer Fluoriddosen den Kariesbefall in einigen entwickelten Ländern – abhängig von Zahnpflege (Mikrobenbekämpfung) bzw. Eßgewohnheiten (Kohlenhydrate, Zukker) – um 30–70% vermindert hat.

Als wirksamster Schutz hat sich eine ständige Aufnahme von Fluorid mit dem Trinkwasser erwiesen. Die optimale Konzentration liegt bei 1 mg/l F^-. Geringere Dosen erzielen den gewünschten Effekt nur noch unvollkommen, mehr als 2 mg/l F^- erzeugen als unerwünschte Nebenwirkung kleine weiße Flecken auf der Schmelzoberfläche (mottled enamel). Diese Flecken stören bei stärkerer Ausprägung nicht nur kosmetisch, sondern machen auch die Zahnoberfläche weniger resistent (Abb. 34.104). In vielen Ländern wird zur Kariesprophylaxe das Trinkwasser mit 1 mg/l Fluorid angereichert. In der Bundesrepublik findet das Verfahren, obwohl von der WHO als wirksam und unbedenklich empfohlen, aus rechtlichen Gründen keine Anwendung. Als Alternativen sind Tabletteneinnahme (1 mg/Tag), Zusatz von F^- zu Speisesalz und lokale Applikation höher konzentrierter Fluoridlösungen oder -gelees auf die Zahnoberflächen möglich. Auch F^--haltige Zahnpasten sind in Gebrauch. Die Wirksamkeit dieser Maßnahmen steht jedoch hinter derjenigen der Trinkwasserfluoridierung deutlich zurück.

Werden 20 mg/Tag und mehr F^- aufgenommen, reagiert der Knochen mit Ausbildung einer verhärteten und verdichteten Kortikalis; u.U. versteifen die Gelenke, die Wirbelsäule kann komplett ankylosieren. Dieses als **Fluorose** bekannte Krankheitsbild wurde in der Vergangenheit an Arbeitsplätzen der Kryolith-Verarbeitung beobachtet, auch bei Rindern, die sich von Grünfutter mit Staubablagerungen aus Schornsteinen fluoridverarbeitender Fabriken ernährten. Die Fähigkeit hoher Fluoriddosen, das Knochenwachstum zu stimulieren, nutzt man zur Therapie verschiedener Formen der Osteoporose. Tagesdosen von 40–60 mg F^- (meist als NaF) gelten zur Zeit als wirksamste Therapieform dieser an Zahl und Intensität ständig zunehmenden Alters- und Zivilisationskrankheit.

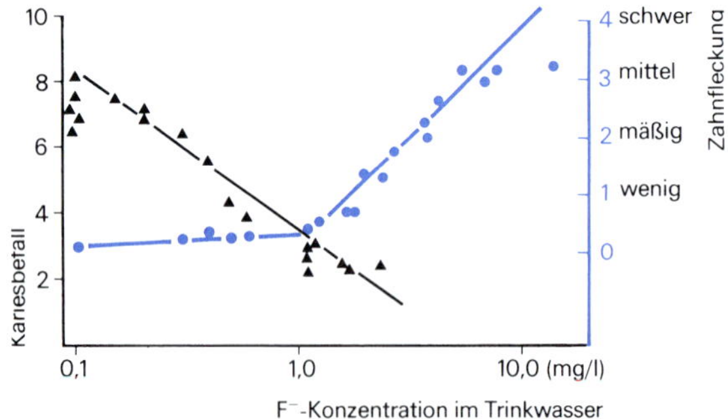

Abb. 34.104 Einfluß des Fluoridgehaltes im Trinkwasser auf Kariesbefall (Index aus schadhaften fehlenden und sanierten Zähnen; linke Ordinate und schwarze Linie) und weiße Schmelzfleckung als Nebenwirkung (rechte Ordinate und rote Linie). Aus epidemiologischen Studien nach Hodge u. Smith: Amer. Ass. Adv. Sci., Washington (1954).

34.10.4 Chemische Kampfstoffe

Der Einsatz von Giften und Gasen zur Erringung militärischer Vorteile hat bereits in der Antike begonnen. So sollen sich die Spartaner schon im 5. Jahrhundert vor Christus der Reizwirkung von Schwefeldioxid für kriegerische Zwecke bedient haben. Mit den erweiterten Kenntnissen in der Chemie wurden im 19. Jahrhundert erstmals Augenreizstoffe eingesetzt, aber auch die Nutzung von Schwefeldioxid, Blausäure und Arsen zur Kriegsführung erwogen. In großem Maßstab begann der „Gaskrieg" im Jahr 1915, als deutsche Truppen erstmals bei Ypern Chlor als Kampfgas einsetzten. Im weiteren Verlauf des Ersten Weltkriegs verwendeten dann beide Kriegsparteien mehr als 30 verschiedene chemische Kampfstoffe, darunter Phosgen, organische Arsenverbindungen und verschiedenste Reizstoffe. Neben diesen stark lungenwirksamen Verbindungen kam gegen Ende des Krieges auch bis-(2-Chlorethylsulfid) – besser bekannt als Lost (nach den Erfindern Lommel und Steinkopf) oder als „Mustardgas" (Senfgas, nach dem senfartigen Geruch) – zum Einsatz. Schätzungen zufolge kam es im Ersten Weltkrieg zu ungefähr 1 Million Vergiftungen mit 100 000 Todesfällen. Im Zweiten Weltkrieg wurden chemische Kampfstoffe, obwohl in relativ großer Menge verfügbar, nicht eingesetzt. Intensive Nutzung chemischer Waffen erfolgte wieder in den 80er Jahren, als vom Irak im ersten Golfkrieg nachweislich Lost-Verbindungen eingesetzt wurden. Durch mögliche effektive Schutzmaßnahmen und politische Übereinkünfte ist die Bedeutung chemischer Waffen für die Kriegsführung in den letzten Jahren geringer geworden; dagegen nimmt die Bedrohung als Mittel der Sabotage und des zivilen Terrors zu.

Die bisher angewendeten oder im Moment einsatzfähigen chemischen Kampfstoffe lassen sich nach Art und Zielort der Wirkung in Gruppen einteilen (Tab. 34.45).

Hautkampfstoffe

Unter dem Oberbegriff Hautkampfstoffe werden verschiedene haut- und schleimhautschädigende Stoffe zusammengefaßt, wichtigste Vertreter dieser Gruppe sind Loste und Arsenverbindungen.

Schwefel- und Stickstoff-Lost (tris-2-Chlorethylamin) sind ölige Flüssigkeiten mit einem relativ hohen Dampfdruck. Exposition im Gelände kann über Dampf oder Aerosol erfolgen, die Warnwirkung durch Geruch oder eine Schleimhautreizung ist gering. Symptome treten erst nach einer Latenzperiode von bis zu 3 Tagen auf. Hautwirkungen umfassen Juckreiz, Blasen und Nekrosen, die je nach Expositionshöhe bis zu tief in die Haut

Tabelle 34.45: Einige wichtige Gruppen chemischer Kampfstoffe

Einteilung/Beispiele	Chemische Struktur
Hautkampfstoffe	
Bis-(2-Chlorethyl)sulfide (Schwefel-Lost)	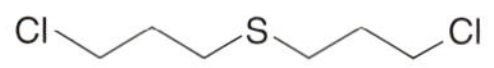 Cl, S, Cl
Chlorvinyldichlorarsin (Lewisit)	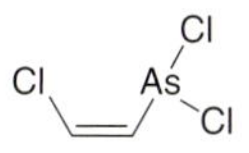 Cl, As, Cl, Cl
Lungenkampfstoffe	
Phosgen	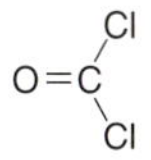 $O=C(Cl)Cl$
Trichlornitromethan	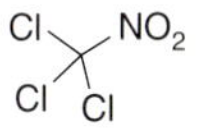 Cl, NO_2, Cl, Cl
Blutkampfstoffe	
Cyanwasserstoff	$H-C\equiv N$
Arsenwasserstoff	AsH_3
Nervenkampfstoffe	
Tabun	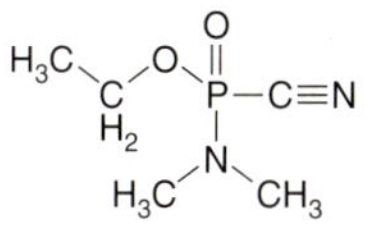 H_3C, C, H_2, O, P, O, $C\equiv N$, N, H_3C, CH_3
Sarin	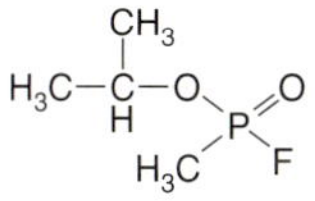 CH_3, H_3C-C-O, H, P, O, H_3C, F
Soman	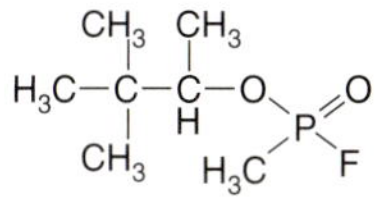 CH_3, CH_3, $H_3C-C-C-O$, H, CH_3, P, O, H_3C, F
VX	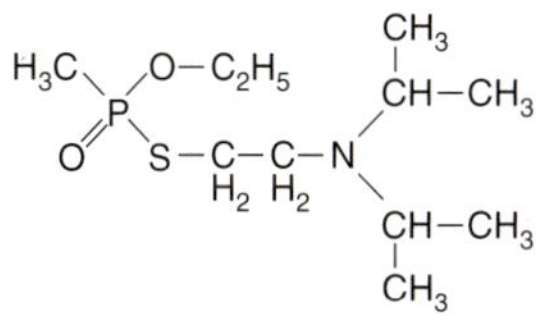 H_3C, $O-C_2H_5$, P, O, $S-C-C-N$, H_2, H_2, CH_3, $CH-CH_3$, $CH-CH_3$, CH_3
DFP	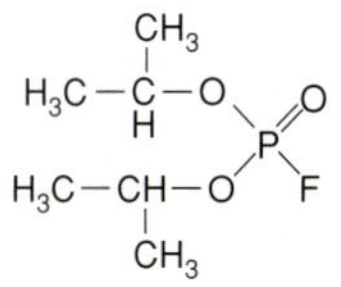 CH_3, H_3C-C-O, H, P, O, $H_3C-CH-O$, CH_3, F

reichenden Ulcerationen führen und nur sehr langsam abheilen. Schleimhäute sind weitaus empfindlicher als die Haut und reagieren mit Reizung, Tränenfluß, Conjunctivitis und Corneatrübung. Die Schleimhäute des Atemtrakts reagieren ebenfalls verzögert auf N- und S-Loste mit Heiserkeit, Hustenreiz und Bronchitis. Spätfolgen einer Lost-Exposition sind abnorme Pigmentierungen der Haut, chronische Conjunctivitis und chronische Bronchitis, Lungen- und Hautkrebs.

Organische Arsen(III)-Verbindungen mit zwei Chloratomen wie Methyldichlorarsin wurden im Ersten Weltkrieg als Hautkampfstoffe eingesetzt, Lewisit wurde später entwickelt. Dichlorarsine sind starke Reizstoffe für Haut und Schleimhäute, aber auch systemisch stark wirksam (Arsenvergiftung, s. S. 1048). Hautkontakt führt zu Blasenbildung und, bei höheren Dosen, zu tiefen, nur langsam heilenden Geschwüren. Aus Augenkontakt resultiert Tränenfluß und reversible Hornhauttrübung, die Inhalation höherer Konzentrationen führt zum toxischen Lungenödem. Die Spätfolgen sind die gleichen wie bei den Losten.

Lungenkampfstoffe

Alle Verbindungen, die als Lungenkampfstoffe eingesetzt werden, sind starke Reizstoffe für die Atemwege. Im Ersten Weltkrieg wurde von deutscher Seite als erster chemischer Kampfstoff **Chlorgas** eingesetzt, von beiden Seiten wurde später auch **Phosgen** verwendet. Auf Phosgeneinwirkung sind ungefähr 80% der Todesfälle durch Chemiewaffeneinsatz im Ersten Weltkrieg zurückzuführen. Toxische Wirkungen von Chlorgas und Phosgen sind unter Abschnitt 34.3.1 beschrieben. Da Chlor und Phosgen nur nach Inhalation wirksam sind, ist Atem-und Augenschutz zur Verhütung einer Vergiftung ausreichend. Sowohl Chlor als auch Phosgen haben als Kampfstoffe noch eine gewisse Bedeutung, da beide Stoffe als Industriechemikalien intensiv verwendet werden und ihre Verbreitung daher schwer zu kontrollieren ist.

Blutkampfstoffe

Wegen ausgeprägter kapillartoxischer Wirkung und des schnellen Wirkungseintritts wurde der Einsatz von **Arsin** (Arsenwasserstoff, AsH_3) als Kampfstoff erwogen und in einigen Ländern benutzt. Arsin riecht knoblauchartig. Nach Einatmung folgt zunächst ein mehrstündiges symptomfreies Intervall. Dabei wird AsH_3 zur eigentlichen Wirkform aktiviert, wahrscheinlich Diarsin H–As=As–H. Erstes objektives Zeichen der Vergiftung ist rotgefärbter Harn (Hämoglobinurie), hervorgerufen durch eine Hämolyse. Diese kann so stark sein, daß die Nierenkanälchen mit Hämoglobinzylindern verstopft werden (Anurie) und Leber und Milz die anfallenden Hb-Mengen nicht mehr verarbeiten können (Milztumor, Leberschaden, Ikterus). Nach Inhalation hoher Dosen kann durch den Erythrocytenmangel die innere Erstickung, bei protrahierter Vergiftung die Urämie Todesursache werden.

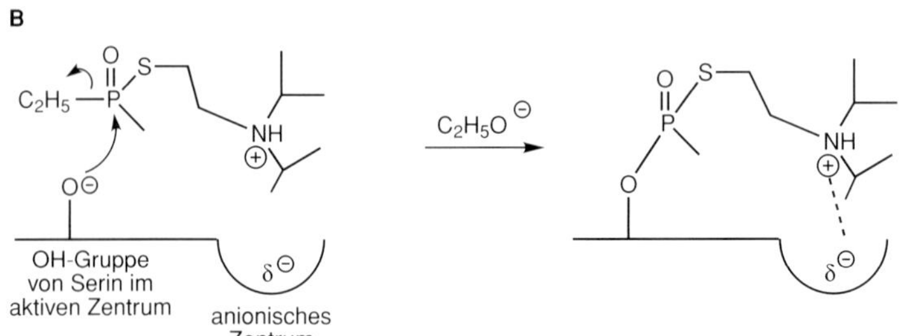

Abb. 34.105 Nach Wechselwirkung des Nervengases Soman mit der Cholinesterase (A) wird von dem an das Enzym gebundenen Organophosphat durch Reaktion mit Wasser schnell ein Alkoxyrest abgespalten; dieser Prozeß wird als „Alterung" bezeichnet, eine Oximtherapie ist deswegen nur innerhalb eines kurzen Zeitraums nach Vergiftung erfolgreich. Bei Nervengasen vom VX-Typ (B) ist wegen der ionischen Bindung zwischen dem protonierten Stickstoff und dem anionischen Zentrum des Enzyms eine Oximtherapie überhaupt nicht möglich.

Obwohl das Blut kein Ziel für **Blausäure** ist, wird dieser Stoff ebenfalls zu den Blutkampfstoffen gezählt. HCN hat wegen seiner kurzen Verweildauer am Einsatzort, dem raschen Wirkungseintritt und wegen der unzureichenden Schutzmöglichkeiten (HCN wird von Gasmaskenfiltern nur schlecht absorbiert) auch noch eine gewisse Bedeutung als Kampfstoff.

Nervenkampfstoffe

Nervenkampfstoffe zeichnen sich durch hohe Giftigkeit und sehr schnellen Wirkungseintritt aus, alle Vertreter sind **Cholinesterasehemmstoffe** aus der Gruppe der **Organophosphate.** In den dreißiger Jahren synthetisierten deutsche Chemiker im Rahmen der Entwicklung wirksamer Pestizide die **Organophosphorsäurederivate DFP, Tabun, Sarin und Soman** und damit eine neue Gruppe von Kampfstoffen, die während des Zweiten Weltkrieges zwar in beträchtlichen Mengen zur Verfügung standen, aber nicht zum Einsatz kamen. Die Organophosphatkampfstoffe wurden jedoch weiterentwickelt; die neuesten Vertreter dieser Gruppe wie VX sind äußerst wirksam, und eine Therapie (Anwendung von Oximen zur Reaktivierung der Cholinesterase) ist durch die besondere Konstruktion des Moleküls nicht mehr möglich (Abb. 34.105).

Die Verbindungen sind äußerst giftig (z.B. liegt die tödliche Dosis von VX beim Menschen bei ungefähr 3 mg; der LD_{50}-Wert der Ratte für orale Gabe beträgt für VX 0,1 mg/kg und für Tabun 3,7 mg/kg) (Tab. 34.46). Der Wirkungsmechanismus besteht in der Hemmung der Cholinesterase. Die toxischen Wirkungen und der Verlauf der Vergiftung sind daher identisch mit jenen der insektiziden Phosphorsäureester (s. S. 1059f.). Wegen der teilweise schlechten Therapierbarkeit, besonders von Somanvergiftungen, wurden im zweiten Golfkrieg prophylaktische Maßnahmen zum verbesserten Schutz der Soldaten angewendet. Durch Hemmung der Cholinesterase mit Pyridostigmin (20–40 % der Esteraseaktivität im Blut wird gehemmt) wird ein Teil der Esterase während der möglichen Expositionszeit vor der Reaktion mit dem Organophosphat geschützt, wegen der Reversibilität der Interaktion von Pyridostigmin mit Cholinesterase steht dieser Anteil des Enzyms danach weiter zur Spaltung von Acetylcholin zur Verfügung. Dies erhöht die Überlebenschancen. Wegen der gefährlichen Handhabung bei Synthese, Transport und Vernichtung chemischer Kampfstoffe sind in den siebziger Jahren sogenannte binäre Waffensysteme entwickelt worden, bei denen zwei weniger toxische Vorläufer in getrennten Kammern abgefüllt werden und erst bei ihrem Einsatz (Abfeuern des Geschosses, Abwurf der Bombe) miteinander zum toxischen Stoff reagieren.

Tabelle 34.46: Toxizitätsdaten einiger Kampfstoffe

Kampfstoff	Konzentrations-Zeit-Produkt (mg x min/m^3) bei Einwirkung als Aerosol oder Gas. Bei 50 % der Personen	
	Effekt (z.B. Kampfunfähigkeit) ECt_{50}	Tod ICt_{50}
Blausäure	3000	1000
Phosgen	120	3200
Lewisit	20	1200
S-Lost	100	1500
Tabun	100	150
Sarin	15	100
Soman	25	70
VX	5	10
Botulinus-Toxin A (oral)	0,001	0,02

34.10.5 Hormonaktive Industriechemikalien in der Umwelt

Xenoöstrogene

Die Exposition des Menschen und der Tierwelt gegenüber „**Xenoöstrogenen**“ wird als Ursache für eine Vielzahl von Schadwirkungen (z.B. erhöhte Inzidenzen von Brust- und Prostatakrebs, erniedrigte Spermienproduktion, Schädigung der Leibesfrucht, ungünstige Veränderung des Immunsystems, verringerte Fortpflanzungsfähigkeit von Vögeln, Fischen, Alligatoren und anderen Tieren) diskutiert. Als „Xenoöstrogene“ werden eine Reihe synthetischer Verbindungen mit unterschiedlichsten Strukturen bezeichnet, die in verschiedenen Untersuchungssystemen östrogene Wirkungen zeigen. Zu solchen Verbindungen gehören beispielsweise in der Umwelt persistierende chlorierte Insektizide, aber auch andere verbreitet genutzte Stoffe wie bestimmte Weichmacher, Tenside und Desinfektionsmittel.

Diese Stoffe werden vom Menschen aus der Umwelt hauptsächlich mit der Nahrung aufgenommen. Bei einigen dieser Stoffe (besonders bei chlorierten Pestiziden) sind äußere Exposition und hieraus resultierende Konzentrationen im Blut und Fett des Menschen (innere Belastung) bekannt. Die Aufnahme von chlorierten Insektiziden mit der Nahrung wird für Deutschland im Moment auf wenige Mikrogramm pro Tag geschätzt. Belastungsdaten für andere Xenoöstrogene sind nur teilweise verfügbar, Verbindungen wie Phthalsäureester, Alkylphenole und Bisphenol A tragen im Moment wesentlicher zur Belastung des Menschen mit Xenoöstrogenen als chlorierte Pestizide in Europa bei. Bei freilebenden Tieren werden geringere Reproduktionsraten und Einflüsse auf die Geschlechtsentwicklung mit Xenoöstrogenen in Verbindung gebracht. Beispielsweise wird durch Anreicherung polychlorierter Pestizide in der Nahrungskette der Bruterfolg von Greifvögeln beeinträchtigt (s. S. 1058). Ob allerdings ein Zusammenhang zwischen Xenoöstrogenexposition und Fortpflanzungsverhalten bei anderen Arten besteht, ist nicht geklärt.

Phytoöstrogene

Mit der Nahrung gelangen allerdings nicht nur Xenoöstrogene, sondern auch Östrogene (Fleisch) und **„Phytoöstrogene"** in den menschlichen Organismus. Letztere sind pflanzliche Inhaltsstoffe mit östrogener Wirkung. Die Aufnahme solcher Stoffe ist damit unvermeidbar. Eine Vielzahl von pflanzlichen Inhaltsstoffen mit östrogener Wirkung ist bekannt, die Aufnahme kann bis zu 100 Milligramm pro Tag und Person erreichen. Unter besonderen Ernährungsbedingungen (Futter mit hohen Gehalten an Phytoöstrogenen) werden Wirkungen auf die Fortpflanzungsfähigkeit bei Nutztieren oder bei Versuchstieren beobachtet. Beim Menschen jedoch konnte bisher ein kausaler Zusammenhang zwischen Erkrankungen und hoher Aufnahme von Phytoöstrogenen (z.B. bei Vegetariern) nicht gezeigt werden. Nach kontrollierter Gabe hoher Dosen von Phytoöstrogenen an Menschen werden zwar östrogene Effekte beobachtet; ob diese als Schadeffekte definiert werden können, ist jedoch umstritten (Tab. 34.47).

Die Aufnahme von Xeno- und Phytoöstrogenen mit der Nahrung kann für eine Bewertung eventueller Gesundheitsrisiken genutzt werden: In Abhängigkeit von seiner Ernährung nimmt der Mensch sehr unterschiedliche Mengen an Phytoöstrogenen auf. Die aufgenommenen Dosen liegen jedoch immer um Größenordnungen über denen der Xenoöstrogene (Tab. 34.48). Basierend auf den bekannten Dosen oraler Kontrazeptiva (s. S. 693), den errechneten täglichen Aufnahmen von Xenoöstrogenen mit der Nahrung im Vergleich zu Phytoöstrogenen und der sehr geringen östrogenen Wirkstärke dieser Stoffe (Tab. 34.49) im Vergleich zu endogenen Östrogenen und auch Phytoöstrogenen (Coumestrol) ist ein Gesundheitsrisiko durch Xenoöstrogene nicht zu begründen.

Tabelle 34.47: Östrogene, Phytoöstrogene und Xenoöstrogene

Einteilung / Beispiele	Chemische Struktur
Natürliche, therapeutisch und kontrazeptiv genutzte Östrogene	
Östradiol	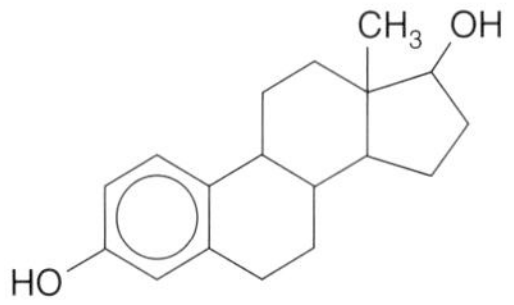
Ethinylöstradiol	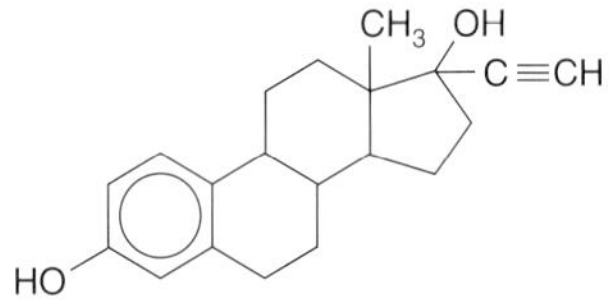
Diethylstilböstrol (obsolet)	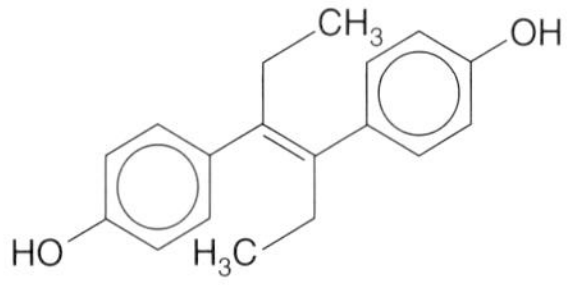
Phytoöstrogene	
Daidzein	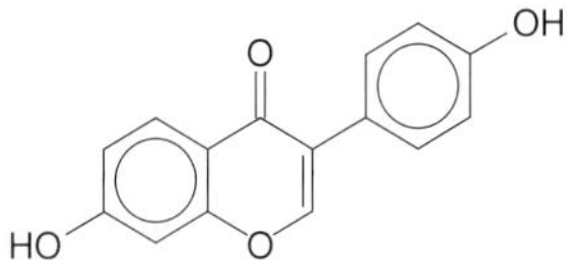
Equol	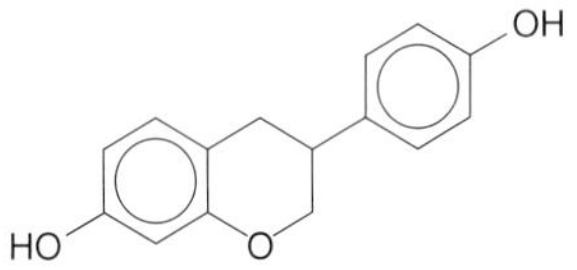
Genistein	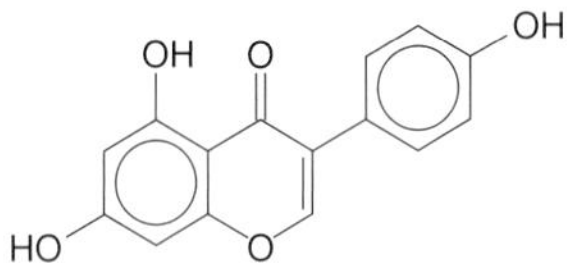
Xenoöstrogene	
4-Nonylphenol	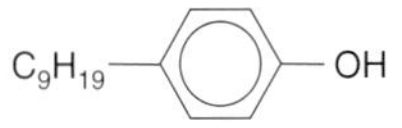
o,p'-DDT	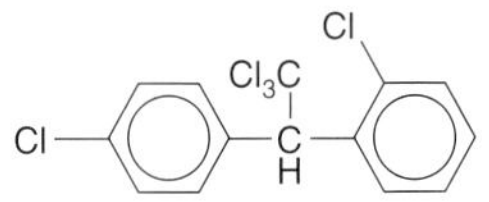
Bisphenol A	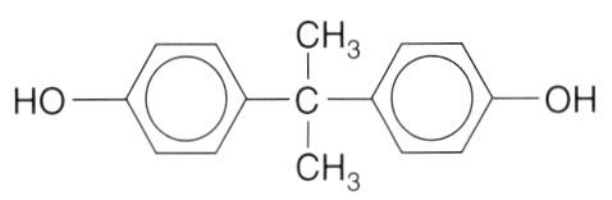

34.10.6 Chemikalienüberempfindlichkeit (multiple chemical sensitivity, MCS)

Seit ein paar Jahren wird von einigen Vertretern der Umweltmedizin ein Syndrom diskutiert, das als **multiple Chemikaliensensitivität (MCS)** bezeichnet wird. Unter dem Syndrom werden verschiedene Krankheitsbilder zusammengefaßt, die durch unterschiedlichste Chemikalien ausgelöst werden sollen.

MCS-Diagnose-Kriterien:

- dokumentierte Schadstoffexposition mit Vergiftungssymptomen

Tabelle 34.48: Aufnahme von Fremdstoffen mit östrogenen Wirkungen

Mengenangaben	Östrogenäquivalente
„Antibabypille" (20–35 µg Ethinylöstradiol)	16000
Phytoöstrogene (100–1000 µg/Tag)	100
Xenoöstrogene (2,5–10 µg/Tag)	0,00001

Tabelle 34.49: Wirkungsintensitäten von Xenoöstrogenen: Bindung an Östrogenrezeptor in Hefezellen

Stoff	Relative Wirkungsstärke
Östradiol	1,00
Diethylstilböstrol	0,74
Coumestrol	0,0067
Bisphenol A	0,00005
Methoxychlor	0,000033
o,p'-DDT	0,0000011
o,p'-DDE	0,0000004

- Symptome in mehr als einem Organsystem
- Symptom(wieder)auslösung und/oder Verstärkung bei erneuter Exposition gegenüber strukturell unterschiedlichen Chemikalien mit unterschiedlichen Wirkmechanismen, also „Unspezifität" der Wirkung
- Symptome treten in Betroffenen bei extrem niedriger Exposition auf, die bei der Allgemeinbevölkerung keine Reaktionen auslöst.

Die Ätiologie des komplexen (und beliebig wechselnden) Krankheitsbildes wird kontrovers diskutiert. Als auslösende Faktoren werden Störungen des Immunsystems, olfaktorische Reize und psychologische Konditionierung durch therapierende Ärzte erwogen. Manche Ärzte diagnostizieren MCS auch gerne bei unspezifischen Beschwerden (Schwindel, Kopfschmerzen, Augenbrennen, Müdigkeit) oder nach unzureichender Diagnostik. Furcht vor Schäden durch die „Chemisierung" unserer Umwelt, durch die Medien unsachlich dargestellt, spielt eine bedeutende Rolle. Als auslösende Stoffe werden viele unterschiedliche Verbindungen angeschuldigt, z. B. Pentachlorphenol, Hg aus Amalgamfüllungen, Pestizide, PCBs, aber auch absolut inerte Stoffe wie Helium.

Die Grundprinzipien der Toxikologie und die Kenntnisse zu toxischen Wirkungen der häufig angeschuldigten Stoffe lassen eine ursächliche Auslösung der Symptome durch solche Stoffe nicht begründen. Die genannten Stoffe zeigen spezifische toxische Wirkungen auf bestimmte Organsysteme, die bei beruflich Exponierten (mit um mehrere Größenordnungen höherer Belastung) aufgetreten sind. In niedriger exponierten Gruppen (Arbeitsplatz, Umwelt) wurden keine MCS-ähnlichen Symptome berichtet. Zusätzlich hat sich die Belastung des Menschen mit allen häufig als MCS-Auslöser angeschuldigten Stoffen über die letzten 20 Jahre reduziert (vgl. S. 1060). Trotz teilweise beträchtlich höherer Belastung, besonders mit persistierenden Organohalogenverbindungen, wurde MCS in den 60er Jahren nicht diagnostiziert.

34.11 Tierische Gifte

E. Habermann, Giessen

Tierische Gifte bieten Selektionsvorteile, indem sie potentielle Gegner vom produzierenden Tier bzw. von seinem Lebensraum fernhalten, oder andere Tiere als Beute präparieren. Ein Bienenstich z. B. warnt den Menschen davor, sich einer Biene oder ihrem Stock zu nähern (**Abschreckung**). Ein angreifendes Insekt kann durch Stiche von Bienen, Wespen oder Hornissen getötet werden (**Verteidigung**). Die Warn- und Verteidigungsfunktion kommt gelegentlich nicht dem einzelnen Gifttier, sondern nurmehr seiner Species zugute. So wird die hohe Giftigkeit des japanischen Kugelfisches nur denjenigen Gegner treffen, der die tetrodotoxinhaltigen Eingeweide verzehrt. Schlangengifte hingegen sind **Aggressiv-Gifte**. Sie werden von Verdauungsdrüsen gebildet und dienen in erster Linie dem Beutefang. Nur selten werden sie zur Verteidigung eingesetzt, da die Schlangen unnötige Konfrontationen zu vermeiden suchen und die Klapperschlangen sogar vor ihnen warnen.

Der hohe Selektionswert der Gifte hat im Verlauf der Evolution zu zahlreichen Wirkstoffen geführt, die chemisch originell, pharmakologisch überaus spezifisch und toxikologisch hoch wirksam sind. Der Forscher setzt sie als Hilfsmittel zur Aufklärung pharmakologischer und biochemischer Elementarprozesse ein. Häufig erreicht das Tier – wie die pharmazeutische Industrie – einen Selektionsvorteil durch Kombination mehrerer Wirkstoffe. Die Kombination verbreitert das Spektrum und/oder erhöht die Wirksamkeit. So kann ein Skorpiongift zugleich Toxine gegen Warmblüter und solche gegen Arthropoden enthalten. Zehn und mehr Wirkstoffe pro Gift sind keine Ausnahme. Nicht selten findet man Interaktionen zwischen den einzelnen Bestandteilen. Viele Gifte enthalten z.B. Hyaluronidasen, welche die Diffusion anderer, meist hochmolekularer Wirkstoffe durch das Interstitium erleichtern. Membranwirksame Stoffe (z.B. Melittin oder Cardiotoxine) können die Empfindlichkeit von Zellmembranen für gleichzeitig vorhandene Phospholipase A erhöhen. Wieder andere, für sich allein unwirksame Proteine bilden Komplexe mit Toxinen und ändern dadurch deren Eigenschaften in einer für das Gifttier vorteilhaften Weise, was man als **Protein-Komplementation** bezeichnet.

Eine ideale Klassifikation tierischer Gifte gibt es nicht, gleichgültig ob man sich nach Herkunft (Tab. 34.50), Chemie oder Wirkungsweise richtet. Im Folgenden wird zunächst eine Auswahl von Giften vorgestellt und die Behandlung der Vergiftungen abgeleitet. Daran schließen sich einige Beispiele zur Nutzung tierischer Gifte in der Forschung an.

34.11.1 Gifte von Landtieren

Arthropoden-Gifte

Hymenopterengifte

Für den Mitteleuropäer sind Bienen und Wespen die wichtigsten Gifttiere. Ihr Giftapparat besteht aus Giftdrüse(n), Giftblase und Stachel. Der Stachel der **Biene** trägt Widerhaken. Trifft er in die menschliche Haut, so bleibt er fixiert und reißt die Giftblase aus dem wegfliegenden Insekt. Der zurückgelassene Stechapparat pumpt das Gift in das Gewebe. Im Gegensatz dazu ist der Stich der **Wespen** und der **Hornissen** nicht suizidal.

Die Zusammensetzung des Inhalts der Giftblasen ist bei allen drei Hymenopteren formal ähnlich. Man findet drei Klassen von Wirkstoffen (Tab. 34.51):

1. **Biogene Amine:** Bienengift enthält Histamin, Wespengift (Vespula vulgaris) zusätzlich 5-Hydroxytryptamin, Hornissengift neben den beiden genannten Stoffen noch Acetylcholin. Diese Stoffe erzeugen zwar Schmerz, sind aber in der verfügbaren Menge nicht allgemeingiftig.
2. **Polypeptide:** Bienengift enthält drei pharmakologisch wirksame Peptide, von denen **Melittin** mit 26 Aminosäuren das wichtigste ist (Abb. 34.106). Es macht etwa die Hälfte der Trockensubstanz des Giftes aus. Infolge seiner invertseifenartigen Struktur – die N-terminalen 20 Aminosäuren sind im wesentlichen hydrophob, die restlichen hydrophil und meist basisch – lagert es sich in die verschiedensten biologischen Membranen ein. Die Membranschädigung führt dann zu Kaliumfreisetzung, Zelltod, Mastzell-Zerfall, Gefäßerweiterung und damit zur typischen entzündlichen Reaktion.
   Neben dem unspezifischen Melittin enthält das Gift zwei spezifisch wirkende Polypeptide in kleinerer Menge (1–2 % der Trockensubstanz). **Apamin** ist ein Peptid mit 18 Aminosäuren, das bei parenteraler Injektion schwere Unruhe und Krämpfe hervorruft. Es ist das bisher einzige neurotoxische Polypeptid mit bevorzugt zentralem Angriff. Apamin verschließt einen Ca-abhängigen K^+-Kanal, der für die Repolarisierung der durch Na^+-Eintritt depolarisierten Zelle wichtig ist. Der Apamingehalt des Giftes reicht nicht aus, um den Menschen zu schädigen. – **MCD-Peptid** (22 Aminosäuren) hat seinen Namen daher, daß es Mastzellen degranuliert. Das austretende Histamin dürfte an der Lokalreaktion beteiligt sein.

Tabelle 34.50: Herkunft tierischer Gifte	
Herkunft	**Beispiel**
Protozoen	Dinoflagellaten (→ giftige Muscheln und Fische)
Coelenteraten	Nesseltiere, Korallen
Mollusken	Schnecken, Octopusarten
Arthropoden	Bienen, Wespen, Skorpione, Spinnen
Chordaten	
Fische	Tetrodon-Arten; Fische mit Giftstacheln;
	Nahrungsketten über Pflanzen und Protozoen (s.o.)
Amphibien	Frösche, Kröten, Salamander
Reptilien	Schlangen

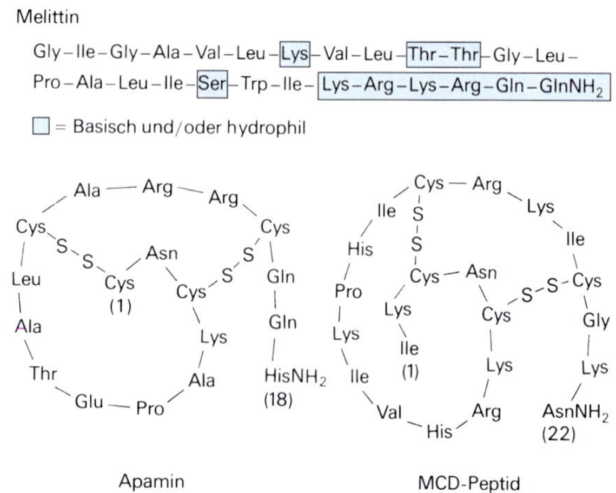

Abb. 34.106 Struktur der Bienengift-Peptide.

Tabelle 34.51: Zusammensetzung der Hymenopterengifte

	Biene	Wespe (Vespula vulgaris)	Hornisse
Biogene Amine	Histamin	Histamin 5-Hydroxytryptamin	Histamin 5-Hydroxytryptamin Acetylcholin
Peptide	Melittin Apamin MCD-Peptid	Wespenkinin	Hornissenkinin
Enzyme	Hyaluronidase	Hyaluronidase	Hyaluronidase
	Phospholipase A	Phospholipase A	Phospholipase A
		Phospholipase B	Phospholipase B

Im Wespen- und Hornissengift findet man statt der genannten Peptide **kininähnliche** Wirkstoffe. Einige Wespengifte enthalten auch histaminfreisetzende Peptide, die Mastoparane genannt werden.

3. Bienengift enthält zwei **Enzyme,** die auch in Schlangengiften regelmäßig vorhanden sind. **Hyaluronidase** baut die interstitielle Hyaluronsäure ab und macht so das Gewebe besser durchlässig für die anderen Inhaltsstoffe des Giftes. **Phospholipase A** kann die Phospholipide von Membranen, vor allem von vorgeschädigten Zellen, abbauen. Das hat drei Konsequenzen:
   a) Die als Membranbestandteile wichtigen Phospholipide werden verändert.
   b) Als Metabolit entsteht Lysolecithin, welches sich wie ein Detergens verhält. Es kann die verschiedensten Zellmembranen durchlässig machen, Histamin freisetzen und auch subzelluläre Strukturen, z.B. Mitochondrien schädigen.
   c) Die abgespaltene Fettsäure kann, wenn es sich um Arachidonsäure handelt, zu einem der entzündungsfördernden und glattmuskulär wirksamen Prostaglandine bzw. Leukotriene (s. S. 394) umgewandelt werden.

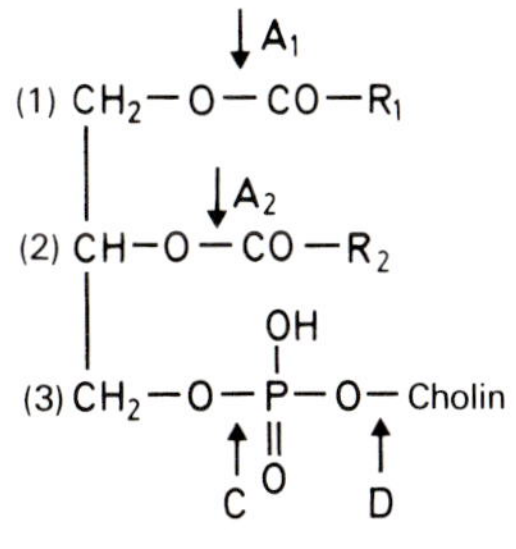

(1) $CH_2-O-CO-R_1$ ($\downarrow A_1$)
(2) $CH-O-CO-R_2$ ($\downarrow A_2$)
(3) $CH_2-O-P(OH)(=O)-O-$Cholin ($\uparrow C$, $\uparrow D$)

Phospholipase A_1 spaltet die Esterbindung an Pos. (1)

Phospholipase A_2 spaltet die Esterbindung an Pos. (2)

Phospholipase B spaltet die nach Einwirkung von Phospholipase A verbliebene Esterbindung, Phospholipase C spaltet Phosphorycholin ab.
Phospholipase D spaltet Cholin ab.

Abb. 34.107 Angriffsorte von Phospholipasen am Lecithin-Molekül.

Wespengift und Hornissengift enthalten zusätzlich eine **Phospholipase B,** welche aus dem Lysolecithin die verbliebene Fettsäure freisetzt (Abb. 34.107).

Keines der genannten Gifte ist so toxisch, daß tödliche **Vergiftungen** des gesunden Erwachsenen zu erwarten sind, selbst nicht nach zahlreichen Stichen. Das gilt auch für das Hornissengift; zu Unrecht sagt man diesem von der Ausrottung bedrohten Tier eine besondere Gefährlichkeit nach. Erst wenn mehrere hundert Bienen gestochen haben, wird der Patient durch Kollaps und zunehmende intravasale Hämolyse gefährdet. Die Therapie ist unspezifisch. Das Gift der sogenannten „african bees" in Amerika unterscheidet sich nicht von demjenigen der hiesigen Bienen. Auch wenn sie stechlustiger sind, haben sie den Namen „killer bees" nicht verdient.

Todesfälle nach einzelnen Bienen- und Wespenstichen kommen gleichwohl vor. Sie sind rein allergisch bedingt. Fast jeder Mitteleuropäer wird in seinem Leben mehrmals von Bienen bzw. Wespen gestochen, hat also Gelegenheit, eine **Allergie** zu entwickeln. Sie kann gegen die toxischen Peptide oder Enzyme der Gifte gerichtet sein; ebenso wichtig sind, zumindest beim Bienengift, höhermolekulare, ungiftige Proteine. Die Allergie ist meist vom Typ I und durch IgE vermittelt (vgl. S. 407). Im leichtesten Fall berichtet der Patient von geringem Schwindel und Hautjucken, vor allem in den Beugen. In schweren Fällen bedroht ein anaphylaktischer Schock mit massivem Blutdruckabfall und Bronchokonstriktion das Leben. Die Symptome erreichen in der Regel ihr Maximumin den ersten 15 Minuten. Danach bessert sich der Zustand. Dieser Verlauf ist natürlich, wird aber häufig (und fälschlich!) dem Erfolg ärztlicher Bemühungen zugeschrieben.

Therapie: Die **akuten Maßnahmen** entsprechen denjenigen, welche bei jedem anaphylaktischen oder anaphylaktoiden Schock angezeigt sind. Umgehend ist ein intravenöser Weg für Volumenzufuhr zu schaffen. Beim schweren Schock führt man intravenös Adrenalin zu. Es hilft dem Patienten durch seine positiv inotrope und bronchodilatatorische Wirkung sowie durch Hemmung der Histaminfreisetzung über die kurzdauernde kritische Phase hinweg. Glucocorticoide sind wirkungslos gegen den anaphylaktischen Prozeß, sobald er begonnen hat. Sie wirken den später einsetzenden allergischen Reaktionen vom Typ II und Typ III (vgl. Kap. 17) entgegen, die aber eher lästig als riskant sind. Antihistaminika können versucht werden, kommen aber gleichfalls in der akuten Situation zu spät.

Zur **Prophylaxe** empfiehlt man schwer gefährdeten Patienten ein Besteck zur ersten Hilfe. Es besteht aus Staubinde (falls in eine Extremität gestochen wurde), Pinzette zum Entfernen des Stachels und Fertigspritze mit Adrenalin. – Langfristig wird eine Desensibilisierung empfohlen; man hofft, durch vorsichtige Antigenzufuhr das Verhältnis zwischen den blockierenden IgGs und den reagierenden IgEs zugunsten der ersten zu verändern, was aber nicht immer gelingt. Die Desensibilisierung ist wirksam, aber nur bei Erwachsenen mit schweren Reaktionen sinnvoll.

Die **lokale Reaktion** auf Hymenopterenstiche spricht auf topische Glucocorticoide oder Antihistaminika an, bedarf aber grundsätzlich keiner Behandlung. Gegen ausgebreitete Schwellungen nach einzelnen Stichen genügen kühlende Umschläge.

Skorpiongifte

Sie spielen epidemiologisch eine desto größere Rolle, je weiter südlich das Land liegt. So sind die meisten südeuropäischen oder nordamerikanischen Spezies relativ harmlos; der einzige gefährliche nordamerikanische Skorpion ist *Centruroides sculpturatus*. Todesfälle nach dem Stich mexikanischer, indischer oder nordafrikanischer Skorpione sind hingegen geläufig. Kinder sind besonders gefährdet.

Skorpiongifte stellen komplexe Mischungen aus ähnlich wirkenden **basischen Polypeptiden** (Molekülmasse um 7000) dar. Theoretisch wie praktisch wichtig sind Polypeptide, welche den **spannungsabhängigen Na^+-Kanal offenhalten** (vgl. S. 1115 u. Tab. 34.55 S. 1116) oder K^+-Kanäle verschließen. Beides führt zur Depolarisation der Membranen von Nerven und Muskeln sowie zur Transmitterausschüttung. In dieser Hinsicht ähneln die Skorpiontoxine denjenigen aus Seeanemonen (s. Tab. 34.54).

Die **Symptome der Vergiftung** beginnen mit überaus starkem Schmerz an der Stelle des Stiches (wohl durch Depolarisation der feinen Schmerzfasern), Muskelfaszikulationen, gefolgt von Erbrechen. Die späteren Symptome (Speichel- und Tränenfluß, Kollaps, Atemdepression) sind wenig charakteristisch. Die Therapie ist symptomatisch. Qualifizierte Antiseren fehlen.

Spinnengifte

Spinnen produzieren ihr Gift in Drüsen, welche mit den perforierten Cheliceren in Verbindung stehen. Sie injizieren es durch Biß. Zahlreiche Spezies benutzen Gift zum Immobilisieren der Beute, jedoch sind nur wenige dem Menschen gefährlich. Aus Europa sind Giftspinnen so gut wie verschwunden. Unsere Kreuzspinne, die in Süditalien vorkommende Tarantel und die häufig mit Bananentransporten eingeschleppte Vogelspinne stellen kein Risiko dar. Gefährlich sind hingegen die asiatischen, afrikanischen und amerikanischen Latrodectus-Arten. Sie enthalten u.a. ein **α-Latrotoxin genanntes Protein mit der Molekülmasse um 130 000, das spezifisch gegen Nervenendigungen gerichtet ist.** Dort bindet es an einen präsynaptischen Rezeptor, öffnet die Zellmembran für Kationen und setzt dadurch Acetylcholin, aber auch zahlreiche andere Transmitter (γ-Aminobuttersäure, Noradrenalin) frei. Das äußert sich zuerst in massivem Schmerz, lokaler Rigidität der Muskulatur und vielfältigen vegetativen Symptomen. Todesfälle sind bekannt. Ein Antiserum ist vorhanden.

Schlangengifte

Schlangen produzieren und speichern ihr Gift in modifizierten, mit den Giftzähnen verbundenen Speicheldrüsen. Beim Biß drückt die Kiefermuskulatur die Drüsen aus, und das Sekret tritt durch einen Kanal oder eine Kerbe des Zahnes in die Wunde.

Zoologisch (Tab. 34.52) gehören die überaus zahlreichen Spezies der Giftschlangen zu zwei Familien, den **Elapiden** und den **Viperiden.** Die Elapiden umfassen vor allem die Cobra-Arten. Die Viperiden bilden zwei große Subfamilien, die Viperinen der Alten Welt und die Crotalinen (vorwiegend) der Neuen Welt. Entsprechend ihrer zoologischen Buntheit produzieren Schlangen die größte Vielfalt an Giftkomponenten. Es wäre also falsch, von „dem" Schlangengift zu sprechen. Die Wirkstoffe sind ausnahmslos Peptide oder Enzyme. Zwischen den drei genannten zoologischen Gruppen bestehen erhebliche Unterschiede. So tritt bei den Elapiden vor allem eine curareähnliche, durch toxische Peptide bedingte Neurotoxizität hervor; die Neurotoxizität mancher Klapperschlangengifte ist hingegen durch toxische Phospholipasen vermittelt. Die Vipern der Alten Welt, zu denen auch die einheimische Kreuzotter *(V. berus)* und die im südlichen Europa vorkommende *V. ammodytes* und *V. aspis* gehören, bilden kaum Neurotoxine; die Vergiftungssymptome werden vor allem durch Proteasen und Phospholipasen bestimmt. Selbst innerhalb einzelner Species können erhebliche Unterschiede in der relativen Zusammensetzung der Gifte bestehen. Im Folgenden seien wichtige Bausteine von Schlangengiften beschrieben.

Peptide

Sie bestimmen die Symptomatik nach Elapiden-Giften. Es handelt sich stets um kräftig basische Peptide mit Molekülmassen um 6000–7000. Große Bedeutung haben die **Neurotoxine.** Trotz mancher Unterschiede in der Aminosäurensequenz, der Kettenlänge und der Antigenität liegt ihnen eine gemeinsame dreidimensionale Struktur zugrunde, welche auch die Toxizität bestimmt. Alle Neurotoxine von Elapiden reagieren selektiv mit

Tabelle 34.52: Zoologische Klassifikation giftiger Schlangen

Familie	Subfamilie	Beispiele
Elapiden; ihre Frontzähne sind starr	Elapinen	Cobra-Arten (überaus zahlreich), *Micrurus, Notechis.* Hierher gehört die riesige (5–6 m) Königskobra und die überaus giftige australische Tigerotter.
	Laticaudinae	*Laticauda*-Arten
	Hydrophiidae	Seeschlangen (s. S. 1115)
Viperiden; ihre Frontzähne richten sich nur beim Biß auf	Viperinen	Vipern der Alten Welt, also die genera *Vipera* (Kreuzotter!), *Bitis, Echis, Cerastes.* Überaus gefährlich ist die indische Russell-Viper und die afrikanische Puffotter
	Crotalinen	Grubenvipern der Neuen Welt, also die Genera *Agkistrodon, Bothrops, Crotalus, Lachesis, Trimeresurus.* In Nordamerika sind besonders wichtig: verschiedene Klapperschlangen (*Crotalus*-Arten), Copperheads und Wassermokassins (*Agkistrodon*-Arten).
Colubriden	Zahlreiche Subfamilien und Genera, aber toxikologisch insgesamt unbedeutend.	
	Wichtig ist lediglich die afrikanische Baumschlange.	

den **n-Cholinozeptoren** neuromuskulärer Synapsen und blockieren dadurch, wie Curare-Alkaloide, die Bindung von Acetylcholin. Der mit dem Rezeptor verbundene unspezifische Ionenkanal kann sich also nicht mehr öffnen; es kommt zum Polarisationsblock (s. S. 156ff.). Wegen der sehr niedrigen Dissoziationskonstante der Toxine hält die Paralyse sehr lange an, so daß sich die Schlange beim Beutefang Zeit lassen kann. α-Bungarotoxin bindet praktisch irreversibel an den Rezeptor. Es dient daher als pharmakologisches Hilfsmittel, etwa zur Messung der Konzentration, zur histologischen Lokalisation und zur Erfassung der Kinetik von Synthese und Elimination dieser Rezeptoren (s. S. 12).

Die postsynaptisch wirkenden Peptid-Neurotoxine sind scharf zu trennen von den präsynaptisch angreifenden Protein-Neurotoxinen, welche stets Phospholipase-Eigenschaften besitzen (s.u.).

Eine zweite Gruppe von Elapiden-Peptiden wird als **Cardiotoxine** bezeichnet, weil ihre Wirksamkeit zuerst am isolierten Herzen beobachtet wurde. Sie erhöhen aber auch die ionale Permeabilität anderer **Membranen,** z.B. von Erythrocyten oder von quergestreifter und glatter Muskulatur. Sie fördern die Histaminfreisetzung aus der Mastzelle. Wie das Melittin des Bienengiftes, so erhöhen auch Cardiotoxine die Fähigkeit von Phospholipase A, Membran-Phospholipide zu spalten, wahrscheinlich indem sie das Substrat zugänglicher für das Enzym machen. Die Gesamttoxizität der Elapidengifte wird jedoch durch ihre Neurotoxizität bestimmt. Dementsprechend sind die Veränderungen an der Bißstelle meist unbedeutend, dies ganz im Gegensatz zu den Viperidengiften.

Eine dritte Gruppe, die in Mamba-Giften vorkommenden **Dendrotoxine**, blockiert spannungsabhängige **K^+-Kanäle**.

Enzyme

In den Elapidengiften herrschen – wie im Bienengift – Phospholipase A und Hyaluronidase vor, während bei den Viperidengiften zusätzlich Proteasen von großer Bedeutung sind.

Phospholipasen in Schlangengiften sind, wie die Phospholipase des Bienengiftes und des Pankreas, vom A_2-Typ, d. h., es wird der in Position 2 des Phospholipid-Moleküls stehende Fettsäurerest hydrolytisch entfernt (s. Abb. 34.107). Dadurch entstehen zwei pharmakologisch bedeutende Tochtersubstanzen, Lysolecithin und Fettsäuren (s. Bienengift). Für die Toxizität der Phospholipasen ist es wichtig, wie gut ihnen die Phospholipide einzelner Organe zugänglich sind. So sind einige Phospholipasen besonders neurotoxisch, andere besonders myotoxisch, wieder andere besonders hämolytisch.

Die **neurotoxischen Phospholipasen** haben noch zwei weitere Besonderheiten: sie sind – wie die neurotoxischen Peptide – kräftig basisch, und sie liegen in kovalenter oder salzartiger Bindung mit anderen Giftbestandteilen vor. Der Prototyp der neurotoxischen Phospholipasen ist **β-Bungarotoxin,** das neben dem bereits genannten α-Bungarotoxin im Gift der Elapide *Bungarus multicinctus* vorkommt. Weitere neurotoxische Phospholipasen sind **Taipoxin** (aus dem Gift der australischen Taipan-Schlange), **Notexin** (aus *Notechis-scutatus*-Gift) und **Crotoxin** (aus dem Gift der brasilianischen

Klapperschlange). Im Gegensatz zum α-Bungarotoxin und seinen Verwandten greifen diese Enzyme unter Standardbedingungen vorwiegend **präsynaptisch** an.

Eine andere Gruppe von Phospholipasen ist ausschließlich oder zusätzlich (z.B. Notexin) **myotoxisch,** trägt also zusammen mit den Proteasen zum lokalen Gewebsuntergang bei. Die myotoxische Wirkung von Schlangengiften beruht im wesentlichen auf dem Gehalt an derartigen Phospholipasen.

Proteasen findet man reichlich in Viperidengiften, deren Vergiftungsbild durch sie wesentlich bestimmt wird. Dabei ist die unspezifische Eiweiß-Verdauung von geringerer Bedeutung als Störungen der **Gerinnung,** der **Gefäßpermeabilität** und des **Kininsystems.** Wie bei den Verdauungssekreten der Wirbeltiere, so lassen sich auch bei den Schlangengiften zwei große Gruppen unterscheiden (Tab. 34.53).

1. **Esteroproteasen** werden, wie Trypsin oder Chymotrypsin, durch Alkylphosphate gehemmt. Einige wirken allgemein proteolytisch, andere thrombinähnlich, wieder andere sind zur **Kinin-Freisetzung** befähigt. Sie spalten, wie Trypsin, aus dem Kininogen-Molekül des Blutplasmas das pharmakologisch wirksame Bradykinin heraus. Bradykinin erhöht dann die Gefäßpermeabilität, erzeugt Schmerz, senkt den Blutdruck und ändert die Länge glatter Muskeln. Es spielt aber bei der Vergiftung durch Schlangengifte nur eine Nebenrolle. Selbst die Freisetzung der gesamten im Organismus vorhandenen Kininmenge würde nämlich von einem ansonsten gesunden Tier überlebt werden.
2. Auch die **Gruppe der Proteasen** im engeren Sinne ist für die Gewebszerstörungen und Kreislaufzusammenbrüche mit verantwortlich, die bei Vergiftungen durch tropische Viperiden auftreten.

Hämorrhagine sind Metalloproteasen, die recht selektiv den Halteapparat der Gefäße beeinträchtigen, so daß die Basalmembran und das umgebende kollagene Gewebe reißt, die Endothelien auseinandertreten, und schwerste Hämatome die Subcutis füllen. Die Permeabilitätserhöhung durch Hämorrhagine ist dagegen bescheiden. **Permeabilitätsfaktoren** wirken nämlich in erster Linie auf das **Endothel,** das sich zunächst retrahiert und erst bei massiver Einwirkung zerstört wird. Hierher wären die endogenen Wirkstoffe zu rechnen, welche durch Schlangengifte freigesetzt werden, wie Kinine oder Histamin (Abb. 34.108).

Andere Proteasen greifen am **Gerinnungssystem** an (Tab. 34.54). In vielen Bothrops-Arten kommen **thrombinähnliche** Faktoren (s.o.) vor. Wie Thrombin fördern sie die Fibrinbildung bei lokaler Applikation, während sie systemisch das Blut im Sinne einer Verbrauchskoagulopathie ungerinnbar machen; bei schneller Resorption findet man zahlreiche Mikrothromben. Zum gleichen Ende führen Schlangengiftenzyme, welche die **Überführung von Prothrombin in Thrombin** fördern. Einige Gifte, so das der indischen *Vipera russelli,* werden als Thrombokinase-Ersatz in der Gerinnungsforschung verwendet; sie führen **Faktor X in Xa** über. Wieder andere Gifte bauen Gerinnungsfaktoren ab, darunter **Fibrinogen,** und stören dadurch die Koagulation, oder sie lysieren das bereits gebildete Fibrin (S. 555f.).

Tabelle 34.53: Gliederung von Proteasen in Schlangengiften

Esteroproteasen (spalten auch Ester)
Kininogenasen
Thrombinähnliche Faktoren
Unspezifische Esteroproteasen
Proteasen i.e.S. (spalten nur Peptidbindungen)
F. X aktivierende
Prothrombin aktivierende
Hämorrhagine
Kininasen
Unspezifische Proteasen

Einige Enzyme aus Schlangengiften bauen Kinine ab und werden daher als **Kininasen** bezeichnet. Sie werden von Peptiden begleitet, welche nicht nur diese Kininasen, sondern auch entsprechende körpereigene Enzyme hemmen. Eine Untergruppe von Kininasen fungiert auch als Angiotensin-konvertierende Enzyme (ACE, s. Kap.19). Deren Hemmstoffe spielen in der Behandlung der Hypertonie eine große Rolle. Sie leiten sich von den inhibitorischen Peptiden aus Schlangengiften ab.

Das Zusammenwirken unspezifischer und spezifischer Proteasen mit Phospholipasen A erklärt die häufig

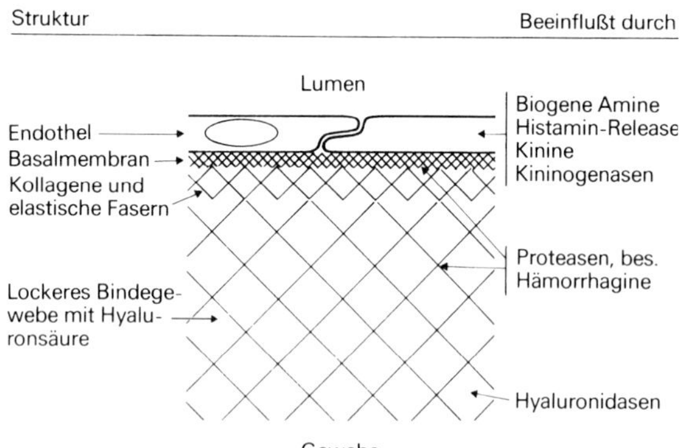

Abb. 34.108 Festigkeit und Permeabilität der Endstrombahn: Störung durch Komponenten tierischer Gifte. Die **Permeabilität** der Haut- und Muskelgefäße hängt ab von der Verfugung der Endothelzellen. Eine Retraktion der Zellen ergibt Lücken, durch welche z.B. Proteine austreten können. Die **Druckfestigkeit** der Gefäße wird durch ihren Halteapparat bestimmt, der aus der Basalmembran und den sie umgebenden kollagenen und elastischen Fasern besteht. Eine Schwächung führt zur Hämorrhagie. Hyaluronidase erhöht die **Diffusion durch das Bindegewebe,** was am „spreading" kutan injizierter Substanzen zu erkennen ist.

schweren, mit Hämorrhagien einhergehenden **Gewebszerstörungen.** Sie werden noch gefördert durch die begleitenden Hyaluronidasen, welche die Diffusion anderer Giftbestandteile fördern und die Verbreitung des austretenden Blutes oder Plasmas erleichtern. Andererseits kann die Verminderung des zirkulierenden Volumens, die Freisetzung von Kininen, die intravasale Gerinnung und eine direkte Gefäßerweiterung in einen Kreislaufschock münden.

Die **Endstrombahn** wird durch Schlangengifte also in vielfacher Weise gestört:

1. Hämorrhagine labilisieren den Halteapparat.
2. Gifteigene Faktoren, z.B. Cardiotoxine, ändern die Gefäßweite. Der stärkste Vasokonstriktor ist das Sarafotoxin, welches strukturell und in seiner Wirkung den Endothelinen des Warmblüters entspricht.
3. Mediatoren, z.B. Kinine, Lysolecithin (aus Phospholipiden), Eicosanoide (aus abgespaltenen Fettsäuren), Histamin (durch Lysolecithin aus Mastzellen freigesetzt) erhöhen die Permeabilität.
4. Proteasen stören die Gerinnung.

Symptome

Die Symptome nach Schlangenbissen hängen von der Natur des Giftes ab. Ernsthafte Vergiftungen sollten sich innerhalb der ersten Stunde manifestieren, sonst ist die Diagnose zu bezweifeln. Nach **Elapidengiften** (mit Ausnahme der Seeschlangen) sind nur geringe lokale Reaktionen zu erwarten. Vielmehr tritt eine **curareähnliche Lähmung** ein, die ohne Behandlung zum Tode führen kann. Nach **Viperidengiften** sind drei Symptomkomplexe, oft gemeinsam, zu erwarten:

1. **Lokale Schädigung** kann zu heftigen Schmerzen, Schwellungen und Hämorrhagien im Bereich der Bißstelle führen. Der Gewebszerfall kann so massiv sein, daß ein Crush-Syndrom mit Nierenversagen resultiert.
2. Die resorptive Vergiftung, zusammen mit der örtlichen Extravasation, kann einen **Kreislaufschock** bedingen.
3. Die **Gerinnungsstörung** kann das Bild beherrschen, sei es als eine akute Thrombose, sei es als lang anhaltende Verbrauchskoagulopathie.

Das **Risiko** von Schlangenbissen hängt stark davon ab, wieviel Gift die Schlange injizieren konnte, auch vom Sitz des Bisses und vom Gesundheitszustand und Lebensalter des Opfers. Die saisonalen, altersbedingten und geographischen Unterschiede sind erheblich. Als Anhalt mag dienen, daß die LD_{50} (i.v.) bei Versuchstieren zwischen 0,01 und 10 mg/kg und die pro Biß verabreichte Menge an Trockengift zwischen 2 und 700 mg angegeben wird. Die einheimische **Kreuzotter** *(Vipera berus)* ist ein schützenswertes Tier. Selbst ausgewachsene Exemplare aus unseren Breiten produzieren so wenig Gift, daß ein gesunder Erwachsener ihren Biß in aller Regel ohne stärkere Symptome übersteht. Die wichtigsten Symptome des Kreuzotterbisses sind ausgeprägtes lokales Ödem, Erbrechen und Durchfälle sowie Schock. Im 20. Jahrhundert sind Todesfälle aus England und Schweden, aber keine aus Deutschland bekannt geworden. Unter **tropischen Schlangen** gibt es dagegen nicht wenige, deren Biß mit hoher Wahrscheinlichkeit tötet. In den USA rechnet man pro Jahr mit ca. 7000 Vergiftungen durch Schlangenbisse. Dank rechtzeitiger Therapie liegt die Letalität dort unter 1 %.

Therapie

Die **Maßnahmen nach Schlangenbiß** lassen sich in zwei Gruppen gliedern:

1. **Verhütung einer schnellen Resorption:** Häufig wird empfohlen, an vergiftete Extremitäten einen Tourniquet zur Bremsung des venösen Abflusses anzulegen, der von Zeit zu Zeit geöffnet werden muß. In praxi angelegte Tourniquets sind aber meist wertlos.

Tabelle 34.54: Einfluß von Schlangengiften auf die Blutgerinnung

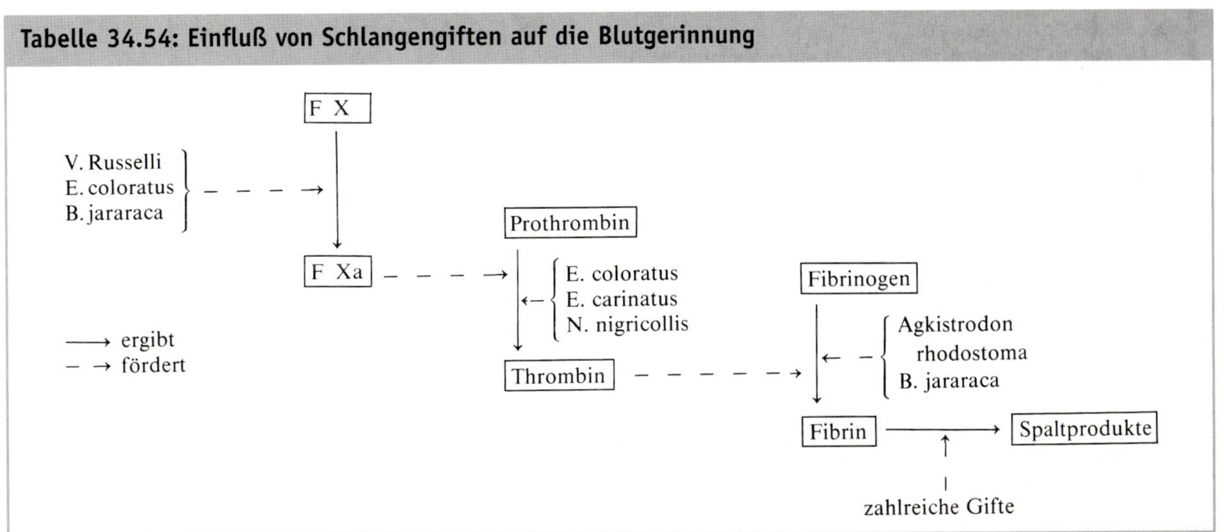

Die Hoffnung, durch Saugen, Schneiden oder gar Brennen nennenswerte Giftmengen entfernen zu können, ist trügerisch und befriedigt eher einen blinden Aktionismus. Verstümmelnde Eingriffe sind unbedingt zu vermeiden. Ruhigstellung genügt. Falls es der Ort des Bisses zuläßt, ist eine elastische (!) Wickelung zur Minderung des Lymphabflusses sinnvoll.

2. **Gabe von Antiserum:** Alle toxikologisch interessanten Komponenten sind Proteine bzw. Polypeptide, also gute bis mäßige Antigene. Die meisten Schlangengiftseren sind Mischseren, mit denen man die in einer bestimmten Region vorkommenden Schlangenbisse abdecken möchte; denn die zoologische Bestimmung gelingt nicht in jedem Fall. In zoologischen Gärten und auch in manchen Ländern stehen die Seren gegen die Gifte der jeweils besonders riskanten Schlangen zur Verfügung. Problematisch ist die Schlangenhaltung durch Liebhaber, welche nicht an die erforderlichen Seren denken.
   Wie jede andere Serotherapie, sollte auch Schlangengiftserum möglichst frühzeitig und als Monoserum angewandt werden. Eine internationale Standardisierung fehlt, daher sind die Empfehlungen zur Serum-Menge willkürlich. Wertvoll erscheint die Serotherapie bei Vergiftungen mit schwerer Verbrauchskoagulopathie; ihr Nutzen zeigt sich in der Besserung der Gerinnungswerte.
   Da es sich immer um Pferde-Serum handelt, ist mit den verschiedensten allergischen Reaktionen zu rechnen. Beim Kreuzotterbiß ist das Nutzen-/Risiko-Verhältnis der Serumgabe so ungünstig, daß sie nur bei Kindern unter 10 Jahren oder bei stark geschwächten Erwachsenen sinnvoll erscheint.

Im übrigen richtet sich die Therapie nach den Symptomen. Bei Elapidengiften kann eine assistierte oder künstliche Beatmung erforderlich werden; bei Viperiden werden lokale und allgemeine Kreislaufreaktionen im Vordergrund stehen. Allgemeinerscheinungen (Schock bei Viperiden, Paralyse bei Elapiden) bessern sich im allgemeinen innerhalb weniger Tage. Gewebszerstörungen heilen extrem langsam.

Grundsätzlich empfiehlt sich folgendes Verfahren bei **allen** schweren Vergiftungen durch Gifte mit Proteincharakter.

Erste Hilfe

Patienten beruhigen – vergiftete Extremität ruhigstellen – Identifizierung des Gifttieres – eventuell Schmerzstillung – schnellstmögliche ärztliche Betreuung.

Definitive Behandlung

Intravenöse Zufuhr schaffen – langsame Infusion von Antiserum, die bei Zeichen von Anaphylaxie unterbrochen wird – Beobachtung und eventuell Intensivtherapie. Schlangenbisse sind stets bakteriell verunreinigt; daher Tetanusprophylaxe bedenken. Auch eine kurzzeitige Prophylaxe mit Antibiotika wird empfohlen.

34.11.2 Gifte von Amphibien

Die amphibische Lebensweise erfordert eine nackte Haut, was die Tiere zu einer leichten Beute machen würde. Dem wirken die zahlreichen, aus den verschiedensten chemischen und pharmakologischen Gruppen stammenden Gifte entgegen, welche in den Drüsen der Amphibienhaut angereichert sind und – ganz im Gegensatz zu den Schlangengiften – als Fraßgifte funktionieren. Für den Menschen bieten sie selbstverständlich keine Gefahr. Sechs Gruppen lassen sich unterscheiden:

1. Die Haut vieler Krötenarten *(Bufo)* enthält **Bufadienolide,** das sind **herzwirksame Glykoside** (s. S. 475ff.).
2. Der kolumbianische Pfeilgiftfrosch *(Phyllobates aurotaenia)* enthält das Steroid-Alkaloid **Batrachotoxin.** Es öffnet den spannungsabhängigen **Na^+-Kanal** erregbarer Zellmembranen (Abb. 34.109a).
3. Das zunächst bei Fischen (S. 1115) gefundene **Tetrodotoxin** kommt auch in der Haut und in den Eiern des Kalifornischen Molches *(Taricha torosa)* (Abb. 34.109b) und in einer *Octopus*-Art vor. Es stammt von Begleitbakterien.
4. Das Spiropiperidinalkaloid **Histrionicotoxin** wurde in der Haut des kolumbianischen Frosches *Dendrobates histrionicus* gefunden. Es blockiert bevorzugt den mit dem **n-Cholinozeptor** verbundenen **Ionenkanal** (Abb. 34.109c).
5. Die Funktion mehrerer **biogener Amine,** wie Catecholamine, 5-Hydroxytryptamin und Bufotenin ist unbekannt.

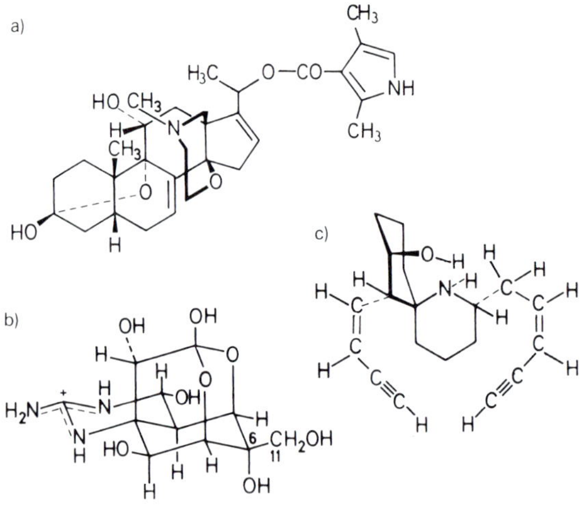

a) b) c)

Abb. 34.109 Kanalwirksame Toxine. a) Batrachotoxin, das Toxin des kolumbianischen Frosches *Phyllobates aurotaenia.* Man beachte die um zusätzliche Ringsysteme erweiterte Steroidstruktur. **b)** Tetrodotoxin, das Toxin des Kugelfisches. Man beachte die sperrige Struktur, die starke Hydrophilie (6 OH-Gruppen!) und die stark basische Guanidogruppe. Diese Eigenschaften sind wichtig für den Verschluß des spannungsabhängigen Na^+-Kanals. **c)** Histrionicotoxin, das Toxin des kolumbianischen Frosches *Dendrobates histrionicus.* Auch hydrierte Derivate kommen in der Natur vor und sind wirksam.

6. Weitaus die größte Gruppe stellen die **Peptide** in der Haut verschiedener Frösche, von denen bisher mehr als 40 charakterisiert worden sind. Sie entsprechen oder ähneln zumindest solchen Peptiden, welche beim Warmblüter funktionell bedeutend sind; einige von ihnen wurden zuerst bei Amphibien gefunden und ihre Struktur aufgeklärt. **Physalaemin** wirkt grundsätzlich wie, aber schneller als Bradykinin; es senkt den Blutdruck, erhöht die Gefäßpermeabilität und bringt glatte Muskulatur zur Kontraktion. Es ist der Prototyp einer Serie, der auch das **Eledoisin** (aus der Speicheldrüse von *Octopus*) und **Substanz P** (s. S. 137) angehören.
Caerulein hat 7 seiner 8 C-terminalen Aminosäuren mit dem körpereigenen **Cholecystokinin** gemeinsam; wie dieses hat es eine mächtige kontrahierende Wirkung auf die glatte Muskulatur des Darmes, was beim paralytischen Ileus genutzt wird, und es fördert die Pankreassekretion. Seine letzten fünf Aminosäuren entsprechen denen des **Gastrins** (s. S. 593); das macht seine partial-agonistischen Wirkungen auf die Magensaftsekretion verständlich.
Die **Ranatensin-Bombesin**-Gruppe hat nicht nur direkte Wirkungen auf die glatte Muskulatur, sondern kann auch die Freisetzung körpereigener Peptide fördern (z.B. Cholecystokinin und Gastrin) und hemmen (z.B. Insulin). Ein strukturverwandtes Peptid wurde aus Magenmucosa isoliert und als gastrin releasing peptide bezeichnet. Andere Warmblüterpeptide, die in der Froschhaut ihre Struktur- und Wirkungsäquivalente besitzen, sind **Bradykinin, Angiotensin II, Endorphine** und **TRH.**

34.11.3 Gifte von marinen Tieren

Passiv giftige Tiere

Kugelfische, von denen es zahlreiche Species gibt, gelten in Ostasien als besondere Leckerbissen, obwohl ihre Ovarien und andere Eingeweide das überaus toxische **Tetrodotoxin** (Abb. 34.109b) enthalten. In Japan dürfen nur besonders ausgebildete Personen die dort Fugu genannten Tiere zubereiten. Gleichwohl treten regelmäßig Vergiftungen auf. Bereits in der ersten Stunde beginnt eine motorische und sensible Paralyse, die häufig tödlich endet. Eine spezifische Therapie gibt es nicht. Tetrodotoxin **blockiert selektiv den spannungsabhängigen Na^+-Kanal** und ist daher ein überaus wichtiges Hilfsmittel in der Neurophysiologie.

Saxitoxine sind pharmakologisch und chemisch dem Tetrodotoxin überaus ähnlich. Sie werden von **Dinoflagellaten** produziert und reichern sich in Muscheln an, die als menschliche Nahrungsmittel dienen.

Auch die europäischen **Miesmuscheln** können Dinoflagellaten aufnehmen. Sie produzieren Okadasäure, die eine Proteinphosphatase hemmt und Durchfälle hervorruft. Auf die Rolle von Muscheln als Träger von Bakterien und Viren sei hingewiesen.

Korallen des Genus Palythoa enthalten **Palytoxin**, welches zu den giftigsten aller tierischen Gifte zählt. Das Derivat einer Polyhydroxy-Aminosäure (MM um 2760) verformt die Na^+,K^+-ATPase zu einem permanent offenen, für Na^+ und K^+ spezifischen Kanal und depolarisiert so die Zellmembran. Palytoxin kann, vermutlich über Nahrungsketten, in andere Seetiere gelangen und auf diesem Weg auch Menschen töten.

Aktiv giftige Tiere

Ihre Giftdrüsen sind nicht mit dem Verdauungstrakt verbunden, sondern mit dornartigen Abwandlungen der Brust- oder Rückenflossen. Die Gifte dienen also der Defensive. Manche giftige Arten, etwa einige der an Europas Küsten vorkommenden **Trachinusarten,** halten sich, zum Teil vergraben im Sand, am Meeresboden auf und können Badende verletzen. Andere Trachinus- und Scorpaenaarten gefährden Taucher und Fischer. Zahlreiche weitere Species (ca. 200) kommen in tropischen Meeren vor. Die Wirkstoffe sind Proteine und überaus labil.

Auch **Stechrochen** können Badende gefährden. Während sie an europäischen Küsten zu den Raritäten zählen, ist *Urobatis halleri* in Kalifornien gefürchtet. Ihre Stacheln sind beidseitig gezackt und enthalten Giftdrüsen in ventrolateralen Kerben. Zur Vergiftung tritt hier die mechanische Verletzung.

Die Vergiftung beginnt stets mit einem überaus heftigen Schmerz an der verletzten Stelle. Viele Gifte schädigen das Gewebe lokal, so daß es massiv anschwillt; bei anderen steht ein Kreislaufschock im Vordergrund.

Die in tropischen Gewässern vorkommenden **Seeschlangen** *(Hydrophiidae)*, daneben auch die *Laticauda*-Arten, stehen den Elapiden (s. S. 1111) nahe und produzieren, wie diese, neurotoxische Polypeptide. Sie gefährden vor allem Fischer, aber auch Badende. Neben den für Elapiden typischen und für den Tod verantwortlichen Peptiden enthalten sie weitere Faktoren, welche örtlich Schmerz und erhebliche Gewebsspannung hervorrufen (s. Schlangengifte).

Tropische **Meeresschnecken** der Familie Conus jagen Fische, indem sie eine hohle Harpune abschießen und Gift injizieren. Conotoxine sind hochtoxische Peptide, welche wie Curare (α), Tetrodotoxin (μ) oder als Blokker spezieller Ca^{2+}-Kanäle (ω) wirken. Sie sind auch dem Menschen gefährlich.

Mehrere **Seeanemonen-Arten** enthalten toxische Polypeptide mit einer Molekülmasse um 7000. Wie die Skorpiongifte halten sie den aktivierten **spannungsabhängigen Na^+-Kanal offen.** Sie sind nicht nur in den Nesselkapseln zu finden, sondern im gesamten Zell-Leib der Tiere verteilt. Sie sind nützlich zum Beutefang dieser Fleischfresser; beim Menschen, der sie z.B. beim Baden in der Adria berührt, produzieren sie eher lästige als gefährliche Hautreaktionen.

Tropische Nesseltiere, so manche **Quallen** und vor allem **Physalia**-Arten („Portuguese man-o-war"), können dem Menschen recht gefährlich werden. Ihre Gifte enthalten große (MM > 100000), überaus instabile Proteine. Sie rufen unmittelbar nach Kontakt schwere, brennende Schmerzen hervor, gefolgt von massiven entzündlichen Reaktionen. Todesfälle infolge Kardiotoxizität kommen vor. Die Therapie ist symptomatisch.

34.11.4 Tierische Gifte in der Forschung und als Arzneimittel

Über Jahrmillionen hatten die Gifttiere Zeit, ihre Waffen zu optimieren, indem sie diese an lebenswichtige Strukturen der Opfer anpaßten. Der **Forscher** kann die häufig recht hohe Wirksamkeit und Selektivität der Naturprodukte zu gezielten Eingriffen nutzen (Tab. 34.55). Häufig stellen die Gifte auch Konzentrate von Wirkstoffen dar, die in ähnlicher oder gleicher Weise, wenn auch schwerer zugänglich, im Warmblüter vorkommen und dort physiologisch bzw. pathophysiologisch bedeutend sind.

Hirudin aus der Speicheldrüse des Blutegels (Hirudo medicinalis) ist das einzige tierische Gift, welches derzeit international **therapeutisch** genutzt wird. Das Peptid (s. Abb. 23.5, S. 569) hemmt selektiv Thrombin durch Bildung eines hochaffinen Komplexes (s. S. 568). Es läßt sich gentechnisch in verschiedenen Varianten herstellen. Wegen seines hohen Preises verwendet man es derzeit fast nur bei Patienten, welche auf Heparin mit schwerer Thrombopenie reagieren.

Tabelle 34.55: Nutzung von Inhaltsstoffen tierischer Gifte zum Studium physiologischer Prozesse

Objekt	Substanz	Effekt
Na^+-Kanal		
Rezeptorstelle	Tetrodotoxin, Saxitoxin, μ-Conotoxin	Verschluß
Rezeptorstelle	Seeanemonentoxine, Skorpiontoxine	Verhütung des Verschlusses
Rezeptorstelle	Batrachotoxin (wie Veratridin, Grayanotoxin, Aconitin)	Förderung der Öffnung
Rezeptorstelle	Skorpiontoxine β	
K^+-Kanäle		
Ca^{2+}-aktivierte	Apamin aus Bienengift	Verschluß
Rektifizierende	Dendrotoxin aus Mambagift,	Verschluß
	mehrere Skorpiongifte	Verschluß
Ca^{2+}-Kanäle		
N-Kanal	ω-Conotoxine aus Schneckengift	Verschluß
Na^+,K^+-ATPase	Palytoxin aus Korallen	Transformation in offenen Na^+,K^+-Kanal
Nervenendigungen	Latrotoxin aus Spinnengift	Förderung der Transmitterfreisetzung
	präsynaptisch wirkende Phospholipasen	Hemmung (z.T. nach Förderung) der Transmitterfreisetzung
n-Cholinozeptor	Elapiden-Neurotoxine, α-Conotoxine	Blockade des Rezeptors
	Histrionicotoxin	Blockade des Kanals (bevorzugt)
Membranstruktur	Melittin	Nutzung als physikochemische Membranprobe
Endstrombahn	Kininogenasen, Kinine, Histamin,	Erhöhung der endothelialen
	5-Hydroxytryptamin	Permeabilität
	Hämorrhagine	Labilisierung des Halteapparats
Phosphorylierte Proteine	Okadaic acid	Hemmung einer Proteinphosphatase
Blutgerinnung	Hirudin	Hemmung von Thrombin
	Schlangengifte	s. Tab. 32.54

34.12 Giftpflanzen, Pflanzengifte

R. SEEGER, WÜRZBURG

Giftpflanzen sind seit je eine häufige Vergiftungsursache bei Kindern, die von den bunten Beeren naschen, auf Samenkörnern kauen oder Stengel und Blüten auslutschen; in letzter Zeit nehmen Pflanzenvergiftungen auch bei Erwachsenen wieder zu: Kräutertees, die von Laien verordnet werden, „alternative" Ernährungsversuche mit „Wildgemüse" und Verschnitt von Rauschgift mit anderen Pflanzengiften sind die Hauptursachen. Hinzu kommen Vergiftungen mit Gemüsepflanzen, die in bestimmten Entwicklungsstadien oder in rohem Zustand giftig sind, etwa grüne Kartoffeln oder ungekochte Bohnen.

Die Zahl der giftigen Pflanzenarten geht in die Tausende; ihre Gefährlichkeit wird eher überschätzt. Nur wenige Arten sind so giftig, daß schon die versehentliche Einnahme einer kleinen Menge, etwa das Zerkauen eines Samens oder das Auslutschen eines Blütenstengels, lebensgefährlich ist. Die meisten sind nur schwach giftig; zu tödlichen Vergiftungen kommt es hier erst durch große Mengen, etwa bei suizidaler Einnahme, Mißbrauch als Abortivum und irrtümlicher Verwendung als „Wildgemüse". Außerdem sind viele Arten zwar giftig, aber für den Menschen normalerweise unschädlich, weil die Giftstoffe vorzugsweise in Wurzel oder Rinde vorkommen, auffällig schmecken oder schlecht resorbiert werden.

Die wichtigsten Gruppen der Pflanzengifte sind in Tab. 34.56 aufgeführt. Das Wirkungsspektrum der einzelnen Stoffe reicht von hochspezifisch an Rezeptoren physiologischer Überträgerstoffe angreifend bis zu völlig unspezifisch oder erst infolge hoher Konzentration giftig.

Von vielen Pflanzenarten existieren geographische Rassen von unterschiedlicher Giftigkeit; auch schwankt der Giftgehalt ein und derselben Rasse je nach Klima, Standort und Jahreszeit; selbst wenn die aufgenommene

Tabelle 34.56: Giftstoffe in Pflanzen

Stoffgruppen	Wichtige Vertreter
Alkaloide	Tropan-Alkaloide L-Hyoscyamin; L-Hyoscin
	Indol-Alkaloide Strychnin
	Pyridin/Piperidin-Alkaloide Nicotin Coniin
	Chinolizidin-Alkaloide Cytisin; Spartein
	Steroid-Alkaloide Solanin „Veratrin"; Protoveratrin
	Isochinolin-Alkaloide Morphin Emetin
	Pyrrolizidin-Alkaloide Senecionin
	Terpen-Alkaloide Aconitin
	sonstige Alkaloide Colchicin „Taxin"
Polyine	Cicutoxin; Aethusin
toxische Aminosäuren	α-Oxalylaminopropionsäure
toxische Proteine	Abrin; Ricin; Phasin
herzwirksame Glykoside	s. Tab. 34.57
Cyanogene Glykoside	Amygdalin; Prunasin
Pflanzensäuren	Oxalsäure Parasorbinsäure und Sorbinsäure
ätherische Öle	s. Tab. 34.58
Terpene	Monoterpene s. Tab. 34.58
	Sesquiterpene Helenalin Pikrotoxinin
	Diterpene Phorbolester; Mezerein
	Triterpene Cucurbitacine
Saponine	Glycyrrhizin; Aescin
andere lokal reizende Stoffe	Protoanemonin Anthrachinonglykoside nicht definierte „Scharfstoffe"
Furanocumarine und andere phototoxische Stoffe	Psoralen; Bergapten Hypericin

Pflanzenmenge bekannt ist, läßt sich daher die aufgenommene Giftmenge nur schätzen. Außerdem enthalten die meisten Giftpflanzen mehr als einen Giftstoff, manche Dutzende; wenn die einzelnen Stoffe verschiedenartig wirken, kann die gleiche Pflanze verschiedene Krankheitsbilder hervorrufen, je nachdem, welche Komponente gerade überwiegt.

34.12.1 Alkaloide

Alkaloide sind in Pflanzen sehr verbreitet. Es sind Verbindungen mit heterocyclisch gebundenem Stickstoff, die in der Regel basisch reagieren und an Pflanzensäuren gebunden sind. Viele wirken hochspezifisch und haben eine entsprechend große Bedeutung beim Studium physiologischer Vorgänge und auch als Arzneimittel. Die wichtigsten Gruppen der Alkaloide sind in Tab. 34.56 aufgeführt.

Tropan-Alkaloide – Tollkirsche, Stechapfel, Bilsenkraut, Engelstrompete

Tollkirsche *(Atropa bella-donna*; Abb. 34.110), Stechapfel *(Datura stramonium)*, Engelstrompete *(Datura suaveolens)*, Bilsenkraut *(Hyoscyamus niger)*, Alraune *(Mandragora officinarum)* und Krainer Tollkraut *(Scopolia carniolica)* enthalten ein Gemisch aus L-Hyoscyamin und L-Hyoscin (Scopolamin). L-Hyoscyamin racemisiert schon beim Trocknen der Pflanzen zu Atropin, das nur halb so giftig ist, da die Wirkung an die L-Form gebunden ist. Alle Pflanzenteile sind giftig. Bei der als Kübelpflanze beliebten südamerikanischen Engelstrompete sind meist die prächtigen Blüten, bei der Tollkirsche die Beeren die Giftquelle. Drei bis vier Tollkirschen können für Kinder, zehn bis zwölf für Erwachsene tödlich sein.

Die Wirkungen der beiden Alkaloide, die auch therapeutisch eingesetzt werden, sind in Kap. 3 beschrieben (vgl. S. 151ff.). Bei Vergiftungen durch die Pflanzen richtet sich die **Symptomatik** nach der überwiegenden Giftkomponente. In Tollkirsche und Krainer Tollkraut überwiegt eindeutig Atropin; seine zentral erregende Wirkung, die nur allmählich einem Koma weicht, steht im Vordergrund. Die übrigen Arten enthalten reichlich Scopolamin, dessen zentral dämpfende Wirkung das Bild beherrschen kann. Hinsichtlich ihrer peripheren Wirkungen unterscheiden sich die beiden Alkaloide kaum. Bei hoher Außentemperatur kann Wärmestauung zum Tode führen, bevor nennenswerte zentrale Wirkungen auftreten.

Therapie: s. S. 154. Die Heilungsaussichten sind gut.

Indol-Alkaloide

Sie stellen die größte Alkaloidgruppe dar, kommen in mitteleuropäischen Giftpflanzen aber kaum vor. Einige Bedeutung hat Strychnin.

Strychnin

Die strychninhaltigen Gehölze *Strychnos nux-vomica* und *Strychnos ignatii* sind in Indien und auf den Philippinen beheimatet. Die bei uns auftretenden Strychninvergiftungen werden durch illegales Cocain hervorgerufen, das mit Strychnin gestreckt sein kann. Strychninhaltige Arzneimittel und Rodentizide sind obsolet.

Wirkungsmechanismus, **Vergiftungserscheinungen** und **Therapie** sind in Kap. 11 beschrieben (vgl. S. 314ff.). 100–300 mg Strychnin sind für den Erwachsenen tödlich, ausnahmsweise schon 15–30 mg. Da es von den Schleimhäuten aus rasch resorbiert wird, treten Symptome schon innerhalb einer halben Stunde auf. Der größte Teil wird rasch in der Leber metabolisiert, bis zu 15 % werden unverändert im Urin ausgeschieden, wo das Gift schon wenige Minuten nach der Einnahme nachweisbar ist. Dank der raschen Elimination ist die Prognose der Vergiftung günstig.

Pyridin/Piperidin-Alkaloide

Nicotin

s. S. 165ff. und 1088ff.

Coniin – Gefleckter Schierling

Coniin (Formel s. Tab. 34.59), das nach Mäuseurin riecht und brennend scharf schmeckt, ist ein Hauptalkaloid des Gefleckten Schierlings (*Conium maculatum*; Abb. 34.111); es ist in allen Teilen der frischen Pflanze enthalten, besonders in den Samen; beim Trocknen der Pflanze nimmt ihr Alkaloidgehalt ab. Schierlingsvergiftungen kommen vor allem beim Vieh vor, beim Menschen äußerst selten; 0,5 g Coniin gelten als tödlich für den Erwachsenen.

Coniin wird über die Schleimhäute und die intakte Haut rasch resorbiert; es wirkt an Ganglien nicotinartig, an der quergestreiften Muskulatur curareartig und ruft nach einer vorübergehenden Erregung sensibler Rezeptoren eine „Anaesthesia dolorosa" hervor.

Die **Vergiftungserscheinungen** beginnen mit einer Lähmung der Beine neben vegetativen Erscheinungen wie Speichelfluß, Erbrechen und Durchfall. Die Lähmung führt, wenn sie die Atemmuskulatur erfaßt, zum Tod durch Ersticken bei erhaltenem Bewußtsein.

Die **Therapie** besteht außer in möglichst rascher primärer Giftentfernung vor allem in Intubation und Beatmung für die Dauer der Atemlähmung bzw. -schwäche. Wenn rechtzeitig und ausreichend beatmet wird, ist völlige Heilung möglich.

Coniin wirkt im Tierexperiment fetotoxisch. Schierling im Futter trächtiger Tiere hat bei Kälbern, Lämmern und Ferkeln Fehlbildungen der Wirbelsäule und der Gelenke zur Folge. Fehlbildungen beim Menschen sind nicht bekannt.

Chinolizidin-Alkaloide

Cytisin – Goldregen, Stechginster

Das hochgiftige Cytisin (Formel s. Tab. 34.59) ist das Hauptalkaloid des als Zierstrauch beliebten Goldregens *(Laburnum anagyroides)*; alle Pflanzenteile sind giftig, besonders die reifen Samen. Als Hauptalkaloid kommt Cytisin auch im Alpengoldregen *(Laburnum alpinum)* und im Stechginster *(Ulex europaeus*; Abb. 34.112) vor, als Nebenalkaloid im Deutschen Ginster *(Genista germanica)* und im Färberginster *(Genista tinctoria)*.

Vergiftungen mit Goldregenfrüchten oder -samen sind bei Kindern außerordentlich häufig; drei bis vier Früchte oder 15–20 Samen gelten für sie als tödlich.

Cytisin wirkt ähnlich wie Nicotin, jedoch stärker erregend auf Zentralnervensystem und sympathische Ganglien. Die **Vergiftungserscheinungen** beginnen nach einer Viertel-bis einer halben Stunde und gleichen weitgehend denen der Nicotinvergiftung (s. S. 165f.); hinzu kommen Erregungszustände, Delirien und Krämpfe. Das schwere Erbrechen kann 2 Tage lang anhalten. Lähmung der Atemmuskulatur oder zentrale Atemlähmung kann nach einigen Stunden bis Tagen zum Tode führen, jedoch sind schwere Vergiftungen ausgesprochen selten; meist verhindert das rasch einsetzende Erbrechen die Resorption größerer Giftmengen.

Die **Therapie** besteht in Magenspülung (sofern noch kein Erbrechen besteht), Gabe von Aktivkohle, Flüssigkeits- und Elektrolytersatz; bei Erregungszuständen und drohender Krampfbereitschaft Diazepam[1]; bei drohender Atemlähmung Intubation und Beatmung. Unter entsprechender Behandlung treten Todesfälle heute kaum noch auf.

Spartein – Besenginster, Gelbe Lupine

Spartein (Formel s. Tab. 34.59) ist das Hauptalkaloid des Besenginsters (*Cytisus scoparius*; Abb. 34.113), des Deutschen Ginsters *(Genista germanica)* und der Gelben Lupine *(Lupinus luteus)*. Einige Samen dieser Lupine waren für ein Kleinkind tödlich. Viele Vergiftungen ereigneten sich durch sparteinhaltige Arzneimittel, besonders bei „schlechten Metabolisierern", denen das Cytochrom-P450-Isoenzym P450IID6 (vgl. auch S. 41ff.) fehlt und die Spartein unverändert im Urin ausscheiden müssen. Spartein wirkt am Herzen chinidinartig, am Uterus oxytocisch, in hohen Dosen nicotinartig auf Ganglien und curareartig auf die Skelettmuskulatur. Die **Vergiftungserscheinungen** bestehen in Schläfrigkeit, Schwindel, Kopfschmerzen, Schweißausbruch, Mydriasis und Muskelschwäche; Lähmung der Atemmuskulatur führt zum Tod an Ersticken.

Bei der **Therapie** ist vor allem auf die Entwicklung von Lähmungen zu achten und rechtzeitig zu intubieren und zu beatmen. Die Magenspülung erfolgt in diesem Falle erst nach der Intubation. Weitere Maßnahmen je nach vorherrschender Symptomatik wie bei Nicotin- (s. S. 165ff.) oder Chinidinvergiftung (s. S. 441). Die Prognose ist ernst.

[1] Valium®

Steroid-Alkaloide

Solanin – Nachtschatten, Korallenbäumchen, Kartoffel

Viele Nachtschattengewächse, darunter der Bittersüße Nachtschatten *(Solanum dulcamara)*, der Schwarze Nachtschatten *(Solanum nigrum)*, das als Zimmerpflanze beliebte Korallenbäumchen *(Solanum pseudocapsicum)* und die Kartoffel *(Solanum tuberosum)* enthalten ein Gemisch giftiger Steroid-Alkaloide, die zum Teil glykosidisch gebunden sind. Nur bei wenigen Arten, wie Tomate und Aubergine, werden die Alkaloide während der Fruchtreifung metabolisch so weitgehend entgiftet, daß die Früchte eßbar werden.

Vom Bittersüßen und vom Schwarzen Nachtschatten existieren chemische Rassen von unterschiedlicher Alkaloidkonzentration und -zusammensetzung, so daß der Verzehr solcher Pflanzen einerseits tödliche Vergiftungen hervorrufen kann, andererseits keine bedrohlichen Symptome hervorzurufen braucht. Im ungünstigsten Falle (unreife Beeren der giftigsten Rasse) dürften zehn Beeren für Kinder tödlich sein. Das Korallenbäumchen enthält überwiegend das nicht glykosidisch gebundene Solanocapsin, auch in den reifen Früchten; obwohl sie häufiger von Kindern genascht werden, treten nur selten Vergiftungen auf; ein Kind starb nach drei bis vier Beeren. Die Kartoffel enthält in allen Pflanzenteilen ein giftiges Alkaloidgemisch, in dem Solanin (Formel s. Tab. 34.59), ein Glykosid des Solanidins, überwiegt. Sehr hoch ist seine Konzentration in den Beeren, Keimen und in unreifen, grün gewordenen und auskeimenden Kartoffelknollen, hier besonders in der Rinde; in solchen Kartoffeln wurden pro Kilogramm bis zu 500 mg Solanin nachgewiesen, gegenüber 1–2 mg in normalen, gut geschälten Kartoffeln. Die Alkaloide treten ins Kochwasser über, werden aber beim Kochen nicht zerstört. Für den Erwachsenen sind 10–40 mg Solanin toxisch, über 400 mg dürften tödlich sein. Ein dreijähriges Kind starb durch einige Kartoffelbeeren.

Solanin schädigt lokal die Schleimhäute, resorptiv vor allem das Zentralnervensystem; der Mechanismus ist unbekannt. Typische **Vergiftungserscheinungen** sind Kratzen im Hals, Übelkeit, Leibschmerzen, Obstipation oder Brechdurchfall; bei schweren Vergiftungen zusätzlich Kopfschmerzen, Apathie, Muskelschwäche bis zu Lähmungen, Koma, eventuell Krämpfe und Tod an Atemlähmung. Ferner können, vielleicht durch Nebenalkaloide bedingt, sowohl parasympathomimetische als atropinartige Symptome auftreten, auch Herzversagen mit Lungenödem sowie Nierenschädigung.

Die **Therapie** erfolgt symptomatisch. Die Prognose ist in schweren Fällen ungünstig.

„Veratrin", Protoveratrin – Germer

„Veratrin" kommt in den Samen des mexikanischen Läusekrautes *(Schoenocaulon officinale)* vor. Es ist ein Gemisch aus Steroid-Alkaloiden mit ca. 25 % Veratridin (Formel s. Tab. 34.59) und 75 % Cevadin, beides Ester des Veracevins. Früher dienten galenische Zubereitungen der Samen als Kontaktinsektizid, z. B. „Läuseessig"; da die Alkaloide über die intakte Haut resorbiert werden, kam es dabei häufig zu Vergiftungen. Per os dürften 20 mg Veratrin tödlich sein. Veresterte Steroidalkaloide von gleichartiger Wirkung – Protoveratrin A und B, Germerin – enthält der einheimische Weiße Germer (*Veratrum album*; Abb. 34.114) besonders in den Rhizomen; 1–2 g der Wurzeln sind tödlich. Vergiftungen kommen durch Verwechslung mit Enzianwurzeln und Baldrianwurzeln vor. Ähnliche Alkaloide enthält der südeuropäische Schwarze Germer *(Veratrum nigrum)*.

Veratrin, neuerdings Veratridin hat Bedeutung für die physiologische Forschung. Es öffnet spannungsabhängige Natriumkanäle erregbarer Membranen (s. S.112ff.). Der vermehrte Natriumeinstrom führt sekundär zur Calciumüberladung der Zellen, zu verlängerter Depolarisation und repetitiven Entladungen. Die Primärwirkung entspricht der von Aconitin, jedoch sind die Vergiftungsbilder nicht identisch (s. u.).

Vergiftungserscheinungen: Bei oraler Aufnahme kommt es zunächst zu Niesen und Brennen von Zunge, Rachen und Speiseröhre, anschließend zu Erbrechen und (blutigen) Durchfällen; Kopfschmerzen, Benommenheit; Atemnot (eventuell anfallsweise) mit Blutdruckabfall und Bradykardie; Muskelzuckungen; Parästhesien am ganzen Körper. Da es meist rasch zu Erbrechen kommt, sind die Vergiftungen selten tödlich (Herzversagen; Atemlähmung); Arrhythmien können aber tagelang weiterbestehen.

Die **Therapie** besteht in primärer Giftentfernung und symptomatischen Maßnahmen.

Isochinolin-Alkaloide

Vergiftungen mit Opiaten werden in Kap. 7.3, S. 253ff. abgehandelt. Bei den übrigen Isochinolin-Alkaloiden steht die lokale Reizwirkung im Vordergrund, die auch für die emetische Wirkung des Emetins (Formel s. Tab. 34.59) aus der Brechwurzel *(Cephaelis ipecacuanha)* verantwortlich ist. Lokal reizend wirken auch partiell hydrierte Isochinolin-Alkaloide, die im Schöllkraut *(Chelidonium majus)*, in Narzissen – hier neben reichlich Oxalatkristallen – und in der Wurzelrinde von Mahonie *(Mahonia aquifolium)* und Berberitze *(Berberis vulgaris)* vorkommen; die Früchte der Berberitze sind harmlos, die der Mahonie schwach giftig. In der Regel rufen diese Pflanzen nur leichtere gastrointestinale **Vergiftungserscheinungen** hervor, da das frühzeitig einsetzende Erbrechen die Resorption größerer Giftmengen verhindert.

Pyrrolizidin-Alkaloide

Diese Ester substituierter Pyrrolizidine mit „Necinsäuren" (Mono- und Dicarbonsäuren, zum Teil verzweigt) kommen in zahlreichen Pflanzenfamilien vor, besonders in den in Mitteleuropa als Unkraut wachsenden Kreuzkraut-*(Senecio-)*Arten und in tropischen Crotalaria- und Heliotropium-Arten. Als Ursache akuter Vergiftungen spielen sie kaum eine Rolle. Sie wirken jedoch hepatotoxisch, mutagen und kanzerogen, wenn der Necinteil 1,2-ungesättigt ist und möglichst beide Hydroxylgruppen des Pyrrolidins verestert sind (Formel s. Tab. 34.59); im Stoffwechsel entstehen daraus alkylierende Pyrrolverbindungen. Sie schädigen die Leber, wo es zu veno-occlusiven, in Zirrhose übergehenden Veränderungen kommt. Solche chronischen Schäden wurden z. B. hervorgerufen durch Kräutertees aus Kreuzkraut- („Kruziflora"-) und Crotalaria-Arten, welche in der Volksmedizin eine Rolle spielen. Das Weidevieh meidet die Kreuzkräuter; bei Verfütterung von Heu oder Silage mit hohem Kreuzkrautanteil treten diese Leberzirrhosen aber auch beim Vieh auf.

Terpen-Alkaloide

Aconitin – Eisenhut

Der Blaue Eisenhut *(Aconitum napellus)*, eine Sammelart mit verschiedenen giftigen Unterarten, wird häufig als Zierpflanze in Gärten kultiviert; es dürfte die giftigste Pflanze Europas sein. Sie enthält ein Gemisch von veresterten Diterpen(C_{20})- und Norditerpen(C_{19})- Alkaloiden; davon sind die mehrfach veresterten Norditerpene besonders toxisch; der Hauptwirkstoff ist Aconitin (Acetylbenzoylaconin; Formel s. Tab. 34.59). Die Alkaloide kommen in allen Teilen der frischen Pflanze vor, besonders in den Wurzelknollen und den Samen. Ähnlich wirkende Norditerpen-Alkaloide kommen im Gelben Eisenhut (*Aconitum vulparia*) und in verschiedenen Rittersporn-*(Delphinium-)*Arten vor.

Akzidentelle Vergiftungen mit Eisenhut sind selten, da die Pflanze brennend scharf schmeckt. Häufig waren früher Vergiftungen mit den obsoleten aconitinhaltigen Arzneimitteln. Für den Erwachsenen sind 3–6 mg Aconitin oder 2–15 g Eisenhutwurzel tödlich. In der Volksmedizin Asiens sind *Aconitum*-Wurzeln heute noch gebräuchlich; Vergiftungen kommen auch bei Kunden chinesischer Kräuterläden außerhalb Chinas vor.

Aconitin öffnet spannungsabhängige Natriumkanäle erregbarer Membranen (s. o. Veratrin). Es wirkt am Herzen arrhythmogen, an Nervenzellen nach vorübergehender Erregung lähmend und an der Skelettmuskulatur neuromuskulär-blockierend.

Aconitin wird rasch über die Schleimhäute und die intakte Haut resorbiert. **Vergiftungserscheinungen** beginnen bei Einnahme hoher Dosen schon nach wenigen Minuten mit Parästhesien in der Mundhöhle, an den Fingern und Zehen, dazu Übelkeit, Erbrechen, Koliken und Durchfall; das Gefühl von Taubheit und eisiger Kälte breitet sich über den ganzen Körper aus. Dann treten sehr starke Schmerzen in den verschiedensten Körperregionen auf (Anaesthesia dolorosa), außerdem Herzrhythmusstörungen und Lähmungen. Kammerflimmern oder Atemlähmung führen zum Tod, bei hohen Dosen schon nach einer halben Stunde.

Die **Therapie** besteht in möglichst rascher primärer Giftentfernung und symptomatischen Maßnahmen. Die Prognose ist ernst.

Sonstige Alkaloide

Colchicin – Herbstzeitlose, Ruhmeskrone

Colchicin (Formel s. Tab. 34.59) ist das Hauptalkaloid der Herbstzeitlose *(Colchicum autumnale*; Abb. 34.115), die es besonders reichlich in den Samen enthält, und der als Zimmerpflanze kultivierten afrikanischen Ruhmeskrone *(Gloriosa superba)*; sie enthält es vor allem in der Knolle.

Colchicin wirkt als „Spindelgift" cytotoxisch. Wirkungsmechanismus, Kinetik und therapeutische Anwendung beim Gichtanfall werden in Kap. 25.4.2 abgehandelt (s. S. 633).

Zu Vergiftungen kommt es bei Kindern durch verschluckte Samen oder ausgelutschte Blütenstengel der Herbstzeitlose. Die meisten Colchicinvergiftungen kommen aber durch therapeutische Überdosierung bei der Gichtbehandlung zustande; sie können auch durch „harte Drogen" hervorgerufen werden, die mit Colchicin gestreckt worden sind. Für Kinder sind üblicherweise 5 mg Colchicin oder 1,5 g Samen der Herbstzeitlose tödlich, für Erwachsene 20 mg Colchicin bzw. 5 g Samen.

Vergiftungserscheinungen beginnen erst 2–5(–6½) Stunden nach der Einnahme. Im Vordergrund steht eine schwere, lang andauernde hämorrhagische Enteritis mit Erbrechen, Koliken und Durchfällen, die aber auch fehlen können. Ferner treten auf: Brennen und Kratzen im Mund und Rachen, Schluckbeschwerden, Atemnot, Cyanose, Granulocytopenie und Thrombopenie, Nierenschädigung, Sensibilitätsstörungen und epileptiforme Krämpfe. Der Tod tritt meist nach 2–3 Tagen durch Atemlähmung oder Herzversagen ein. Wird die Vergiftung überlebt, so kommt es nach 10–14 Tagen zum Haarausfall.

Therapie: Möglichst rasche und gründliche primäre Giftentfernung! Auch bei Verdachtsfällen bzw. wenn noch keine Symptome bestehen, soll sofort Erbrechen ausgelöst, Aktivkohle gegeben und die Einweisung in eine Klinik veranlaßt werden. Wenn die Einnahme einer größeren Dosis gesichert ist oder Symptome bestehen, zur Unterbrechung des enterohepatischen Kreislaufs weiter Aktivkohle und eventuell über eine Duodenalsonde fortlaufend Galle absaugen. Im übrigen symptomatisch. Die Prognose ist ungünstig.

„Taxin" – Eibe

Für die Giftigkeit der Eibe (*Taxus baccata*; Abb. 34.116) ist „Taxin" verantwortlich, das in allen Pflanzenteilen mit Ausnahme des roten Samenmantels enthalten ist. Es ist ein strukturell nicht vollständig aufgeklärtes Gemisch von 30 Pseudoalkaloiden. Sie binden an die polymere Form des Tubulin und wirken cytotoxisch. Taxol, ein Diterpen aus der amerikanischen Eibe, *Taxus brevifolia*, das als Begleitstoff auch im Gift von *Taxus baccata* enthalten ist, wird als Cytostatikum eingesetzt. Mit Eibe vergiften sich oft Pferde, wenn sie Gelegenheit haben, die Zweige abzufressen. Vergiftungen beim Menschen entstanden meist durch Abkochungen der Nadeln, die in suizidaler Absicht oder als Abortivum eingenommen wurden. Die roten Früchte sind harmlos, wenn der Same unzerkaut ausgespuckt wird; auch unzerkaut verschluckte Samen führen nicht unbedingt zu Vergiftungen. 50–100 g der Nadeln (als Abkochung) sind für den Erwachsenen tödlich.

Vergiftungserscheinungen: Nach 1–2 Stunden kommt es zu Trockenheit im Mund, Mydriasis, Schwindel, Koma, Bradykardie und Arrhythmie. EKG-Veränderungen weisen auf eine schwere Hyperkalämie hin. Der Tod kann innerhalb weniger Stunden durch Atemlähmung eintreten.

Therapie: Als Erstmaßnahmen Erbrechen auslösen und Aktivkohle eingeben; im Krankenhaus Behandlung der Elektrolytstörungen und der Arrhythmien. Wenn nötig, Beatmung. Die Prognose ist ungünstig.

34.12.2 Polyine

Giftige Polyine (Polyacetylenverbindungen) kommen besonders in Doldengewächsen *(Apiaceae)* vor. Es sind flüchtige, leicht zersetzliche Verbindungen; Vergiftungen werden daher fast ausschließlich durch frische Pflanzen hervorgerufen. Erhebliche praktische Bedeutung haben folgende Polyine:

Cicutoxin – Wasserschierling

Das C_{17}-Polyin Cicutoxin (Formel s. Tab. 34.59) ist der Hauptgiftstoff des Wasserschierlings (*Cicuta virosa*; Abb. 34.117), der eine der gefährlichsten Giftpflanzen ist. Es ist besonders reichlich im Saft der Wurzelstöcke enthalten, neben dem mengenmäßig überwiegenden, aber weniger giftigen C_{17}-Polyin Cicutol. Akzidentelle Vergiftung ist z.B. durch Verwechslung mit Sellerie oder Pastinak vorgekommen. Eine Knolle von 2–3 g Gewicht ist für den Erwachsenen tödlich; beim Kind führte sogar schon ein abgebissenes und wieder ausgespucktes Stück der Knolle zur schweren Vergiftung. C_{17}-Polyine von gleichartiger Wirkung enthält auch die in West- und Südeuropa vorkommende Safranrebendolde *(Oenanthe crocata)*.

Vergiftungserscheinungen treten innerhalb von 15 bis 30 Minuten auf und bestehen in Schwindel, Speichelfluß, lang anhaltendem Erbrechen und tonisch-klonischen Krämpfen.

Die **Therapie** erfolgt symptomatisch wie bei der Strychninvergiftung (s. S. 314ff.).

Aethusin – Hundspetersilie

Das C_{13}-Polyin Aethusin (Formel s. Tab. 34.59) ist der Giftstoff der Hundspetersilie *(Aethusa cynapium)*, die als Gartenunkraut auftreten kann. Sie ruft schon in einer als Suppengewürz üblichen Menge Vergiftungen hervor. Von der Gartenpetersilie unterscheidet sie sich durch ihren unangehmen Geruch nach Mäuseurin.

Die **Symptome** können denen der Cicutoxin-, aber auch denen der Coniin-Vergiftung ähneln.

Die **Therapie** erfolgt symptomatisch.

34.12.3 Toxische Aminosäuren

Toxische Aminosäuren kommen vorwiegend in tropischen Gewächsen vor; sie sind relativ schwach giftig und verursachen vor allem Vergiftungen beim Vieh. Von humantoxikologischer Bedeutung sind die hypoglykämisch wirkenden Aminosäuren Hypoglycin A und B in den Früchten des „Akee"-Baumes *(Blighia sapida)*, die die „Jamaica Vomiting Disease" hervorrufen; ferner die „lathyrogenen" Aminosäuren verschiedener Fabaceae, wie α-Amino-oxalylaminopropionsäure (Formel s. Tab. 34.59) in den Samen der Saat-Platterbse *(Lathyrus sativus)*, die neurotoxisch wirken. Verzehr großer Mengen solcher Samen („Wolfsbohnen") ist für den in Indien auftretenden „Neurolathyrismus" verantwortlich. Verwandte Verbindungen kommen auch in den Samen der Gartenwicke *(Lathyrus odoratus)* vor.

34.12.4 Toxische Proteine

Abrin – Paternostererbse und Ricin – Rizinussamen

Die giftigsten Pflanzeninhaltsstoffe sind das Abrin aus den Samen der Paternostererbse *(Abrus precatorius)* und das Ricin (Formel s. Tab. 34.59) aus den Samen der Rizinusstaude (*Ricinus communis*; Abb. 34.118). Die beiden Stoffe sind einander chemisch ähnlich und wirken gleichartig. Es sind hitzelabile, aber gegen Verdauungsfermente stabile Proteine, die aus zwei durch eine Disulfidbrücke verbundenen Peptidketten aufgebaut sind; die A-Kette ist der wirksame Bestandteil des Moleküls, die B-Kette verankert es an der Zelloberfläche. Die A-Kette, eine hochspezifische N-Glucosidase, wirkt als Ribosomen-inaktivierendes Protein („RIP"): Sie spaltet aus der ribosomalen RNA einen einzigen Adeninrest ab; die Proteinsynthese sistiert, die Zelle stirbt. Wahrscheinlich genügt ein einziges Molekül, um eine Zelle abzutöten. Durch Kopplung der A-Kette an einen monoklonalen, gegen ein Tumorantigen gerichteten Antikörper lassen sich Immuntoxine herstellen, die gegen bestimmte Tumorzellen spezifisch wirksam sind. Abrin und Ricin rufen großflächige Nekrosen der Magen- und Darmschleimhaut hervor; Nekrosen können außerdem in Leber, Nieren und Milz auftreten. Neben den toxischen Proteinen kommen Phytohämagglutinine vor, die aber per os nicht giftig sind.

Die Paternostererbse wächst nur in den Tropen und Subtropen. Die leuchtend schwarzroten Samen werden zu Schmuckketten und ähnlichen Artikeln verarbeitet, die an Touristen verkauft werden und in alle Welt gelangen. Wenn die Samen völlig unverletzt sind, widersteht ihre harte Schale vielleicht den Verdauungssäften; von den durchstochenen Samen der Ketten ist aber ein Korn für den Erwachsenen tödlich. *Ricinus communis* wird in den Tropen zur Gewinnung von Rizinusöl angepflanzt, das ungiftig ist, da das Ricin in den Preßrückständen bleibt. Die Staude kommt in den Mittelmeerländern verwildert an Straßenrändern vor und wird in Mitteleuropa als Zierstaude („Wunderbaum") angeboten. Die rotbraun marmorierten Samen werden auch zu Schmuckketten verarbeitet. Für Kinder sind etwa fünf, für Erwachsene 20 Samen tödlich, ausnahmsweise schon ein einziges Korn.

Vergiftungserscheinungen beginnen erst nach einer symptomfreien Latenz von einigen Stunden bis 2 Tagen. Es kommt zu einer hämorrhagischen Gastroenteritis, die nach 3–4 Tagen zum Tode führt. Wenn der Tod erst später eintritt, können auch Leber- und Nierenschäden manifest werden. Bei der Sektion finden sich großflächige Nekrosen der Magen- und Darmschleimhaut.

Therapie: Da lediglich symptomatische Maßnahmen möglich sind, ist eine möglichst vollständige primäre Giftentfernung um so wichtiger. Es muß sofort Erbrechen ausgelöst und das Erbrochene auf Samen oder Samenschalen untersucht werden; sind diese nicht erbrochen worden, so ist im Krankenhaus eine vorsichtige Magenspülung angebracht. Auch wenn (noch) keine Symptome bestehen, ist Einweisung in ein Vergiftungszentrum und Nahrungskarenz und parenterale Ernährung für die Dauer der Latenzzeit erforderlich. Die Prognose ist ernst.

„Phasin" – Gartenbohne, Feuerbohne

Ein toxisches Proteingemisch, „Phasin" kommt auch in den Kernen und den Schoten der Gartenbohne *(Phaseolus vulgaris)* und der Feuerbohne *(Phaseolus coccineus)* vor. Beim Kochen wird es zerstört. Fünf bis sechs ungekochte Bohnenkerne sind für Kinder tödlich; zwei ungekochte Bohnenschoten führten zur schweren Vergiftung beim Erwachsenen.

Die **Vergiftungserscheinungen** entsprechen denen nach Abrin und Ricin, jedoch ist Phasin weniger giftig, die Latenz mit 2–3 Stunden kürzer und die Prognose günstiger.

Die **Therapie** entspricht der bei Abrin- und Ricinvergiftung.

Robin – Robinie

Die falsche Akazie *(Robinia pseudoacacia)* enthält ein toxisches Protein aus zwei Peptidketten, das zum Unterschied von Abrin und Ricin keine Disulfidbrücke besitzt.

Seine Konzentration ist besonders hoch in der Rinde. Tödliche Vergiftungen ereigneten sich durch Kauen der Rinde, aber auch beim Holzdrechseln durch Einatmen des Staubes; auch vier bis fünf Samen führten zu schweren Vergiftungen.

Vergiftungserscheinungen und **Therapie** wie bei Abrin- und Ricinvergiftung.

34.12.5 Herzwirksame Glykoside

Die therapeutisch eingesetzten Herzglykoside der Fingerhut-(*Digitalis*-) und *Strophanthus*-Arten und der Meerzwiebel (*Urginea maritima*) werden in Kap. 18 ausführlich dargestellt (s. S. 457ff.). Gleichartig wirkende Glykoside kommen in einer Reihe anderer Giftpflanzen vor, die in Tab. 34.57 aufgeführt sind.

Die **Vergiftungserscheinungen** gleichen in der Regel denen der Digitalisvergiftung und werden wie diese behandelt (s. S. 461). Ausnahmen stellen Vergiftungen durch Christrose (*Helleborus niger*) und Pfaffenhütchen (Europäischer Spindelstrauch; *Euonymus europaea*) dar; sie werden meist von einer schweren Gastroenteritis beherrscht, für die bei der Christrose das lokal reizende Protoanemonin, beim Pfaffenhütchen Alkaloide und weitere, noch unbekannte Stoffe verantwortlich sind. Bei Vergiftungen mit Pfaffenhütchen treten Symptome erst nach einer Latenz von mehreren Stunden auf.

34.12.6 Cyanogene Glykoside

Diese Glykoside aus Cyanhydrinen (α-Hydroxynitrilen) und einem oder zwei Zuckern kommen in sehr vielen Pflanzen vor, meist in unbedeutender Konzentration; erhebliche Konzentrationen erreichen sie in verschiedenen Arten der Rosaceae, die in den Blättern Prunasin [D(−)-Mandelsäurenitril-β-D-glucosid] und in den Sa-

Tabelle 34.57: Giftpflanzen mit herzwirksamen Glykosiden

Species	Hauptwirkstoffe	Toxisch für Erwachsene
Digitalis purpurea (Abb. 34.119) (Roter Fingerhut)	Digitoxigenin- und Gitoxigenin-Glykoside	Tödlich: 2,5 g getrocknete Blätter Toxisch: 0,3 g getrocknete Blätter
Digitalis lanata (Wolliger Fingerhut)	Digitoxigenin-; Gitoxigenin- und Digoxigenin-Glykoside	
Strophanthus kombé	k-Strophanthosid	
Strophanthus gratus	g-Strophanthin	
Nerium oleander (Rosenlorbeer)	Cardenolide Oleandrin (Formel s.Tab. 34.59) und Stropesid	
Thevetia peruviana (Gelber Oleander)	Cardenolide Thevetin	Tödlich: 8–10 Samen
Convallaria majalis (Maiglöckchen)	Strophanthidin-Glykoside Convallatoxin (Formel s. Tab. 34.59)	Toxisch für Kinder: mehr als 5 Beeren
Adonis vernalis (Frühlings-Adonisröschen)	Etwa 20 Cardenolide; überwiegend Strophanthidin-Glykoside	Toxisch: 2 g Blätter
Adonis aestivalis (Sommer-Adonisröschen)	Strophanthidin-Glykoside	
Cheiranthus cheiri (Goldlack)	Strophanthidin-Glykoside	
Urginea maritima (Meerzwiebel)	Scillarenin-Glykoside	Tödlich: 1,5 g Zwiebel
Helleborus niger (Christrose)	Bufadienolide*	Toxisch für Kinder: 3 Samenkapseln
Euonymus europaea (Pfaffenhütchen)	Digitoxigenin-Glykosid**	Toxisch: 35 Früchte

* Außerdem Protoanemonin.
** Außerdem Alkaloide.

men Amygdalin [D(–)-Mandelsäurenitril-β-D-gentobiosid; Formel s. Tab. 34.59] enthalten. Durch Glykosidspaltung und Zerfall der Cyanhydrinverbindung wird aus den Glykosiden Blausäure frei, die für die Giftigkeit verantwortlich ist. Da aber günstige Reaktionsbedingungen für die Blausäurefreisetzung weder im Magen noch im Dünndarm herrschen, erfolgt sie nur langsam, während Blausäure im Organismus verhältnismäßig schnell entgiftet wird (s. S. 1034). Vergiftungen durch die Pflanzen sind daher nur möglich, wenn größere Mengen aufgenommen werden. Bittere Mandeln, Aprikosen-, Pfirsich- oder (eine Tasse voll) Apfelkerne können durchaus tödlich sein; da aber der bittere Geschmack der Glykoside vor dem Verzehr warnt, treten meist nur leichtere gastrointestinale Symptome auf. Dagegen hat ein aus Aprikosen- und Pfirsichkernen hergestelltes umstrittenes „Krebsmittel" („Laetrile") in den USA schwere Vergiftungen hervorgerufen.

Vergiftungserscheinungen und **Therapie** der Blausäurevergiftung sind auf S. 1034 beschrieben.

34.12.7 Pflanzensäuren

Oxalsäure – Dieffenbachia, Aronstab

Oxalsäure (Formel s. Tab. 34.59) in giftiger Konzentration kommt in einheimischen Pflanzen recht häufig vor. Sauerkleegewächse, Ampferarten, Aronstab und Gräser stellen vor allem eine Gefahr für das Vieh dar. Für Vergiftungen beim Menschen ist die als Zimmerpflanze beliebte südamerikanische Dieffenbachia von größerer Bedeutung. Wie alle Aronstabgewächse enthält sie massenhaft Calciumoxalatnadeln (Raphiden), die Rinnen aufweisen und dichtgepackt in Schießzellen liegen. Auf Druck werden sie herausgeschleudert, dringen in Haut und Schleimhäute ein und schädigen sie mechanisch. Darüber hinaus wirken sie als Injektionsnadeln für andere Gifte, z.B. lösliches Oxalat. 3–4 g Blätter der Dieffenbachia gelten als tödlich; die Vergiftung entspricht einer Oxalsäurevergiftung. Dabei ist der Gehalt an freier Oxalsäure in dieser Pflanze sogar niedriger als in Spinat oder Rhabarber; die hohe Giftigkeit entsteht durch die besondere Art der Zufuhr. Auch der einheimische Gefleckte Aronstab *(Arum maculatum)* enthält reichlich Oxalatkristalle, freie Oxalsäure und möglicherweise weitere Gifte; frische Pflanzenteile wirken lokal reizend, jedoch weniger dramatisch als die Dieffenbachia. Zwei bis vier der roten, süß schmeckenden Beeren können beim Kind zu – meist leichteren – Vergiftungen führen.

Vergiftungserscheinungen: Kauen auf einem Blatt der Dieffenbachia führt sofort zu Brennen im Mund, dann zu Schwellung von Mund und Rachen, Speichelfluß, Schluckbeschwerden und Sprachstörung bis zur völligen Aphonie für einige Tage; auf der entzündeten Schleimhaut bilden sich Blasen, später Nekrosen. Anfangs besteht Erstickungsgefahr. Wenn Pflanzenteile verschluckt werden, treten nekrotisierende Entzündungen auch in Ösophagus und Magen auf und als resorptive Giftwirkungen Muskelzuckungen, Krämpfe und Bradykardie. Am Auge verursachen Saftspritzer eine sehr schmerzhafte Conjunctivitis und Ceratitis.

Therapie: Wenn Pflanzenteile verschluckt worden sind, als Erstmaßnahme Milch; im Krankenhaus Magenspülung mit 10%iger Calciumgluconatlösung, um Oxalsäure in schwerlösliches Calciumoxalat überzuführen. Weitere Behandlung symptomatisch mit lokaler Glucocorticoidanwendung (Auxilosan®-Spray), Überwachung des Serumcalciumspiegels und reichlicher Flüssigkeitszufuhr. Bei Erstickungsgefahr Tracheotomie. Die Prognose ist sehr ernst.

Parasorbinsäure und Sorbinsäure – Eberesche

Die Vogelbeeren, die Früchte der Eberesche *(Sorbus aucuparia)* enthalten Parasorbinsäure und Sorbinsäure. Parasorbinsäure, ein ungesättigtes Lacton, ist schwach giftig, aber flüchtig und labil; beim Kochen oder Trocknen der Früchte geht es verloren. Durch Aufspaltung des Lactonringes entsteht daraus die ungiftige Sorbinsäure, ein Konservierungsstoff für Nahrungsmittel. Frische Vogelbeeren können leichte gastroenteritische **Vergiftungserscheinungen** hervorrufen; getrocknete oder gekochte Früchte sind ungiftig.

34.12.8 Ätherische Öle

Ätherische Öle sind als Aromastoffe in zahllosen Pflanzen enthalten; es sind flüssige, wasserdampfflüchtige, oft komplex zusammengesetzte Gemische lipophiler Verbindungen, in denen Terpene und Phenylpropankörper überwiegen. Sie sind im täglichen Leben allgegenwärtig als Bestandteile von Bohnerwachs (Terpentinöl), Spirituosen (Wacholderöl), Zahnpasten (Pfefferminzöl), Hustenbonbons (Eucalyptusöl), Erkältungs- und Rheumasalben und anderen Externa. Dank ihrer Lipoidlöslichkeit werden sie von den Schleimhäuten und der intakten Haut aus gut resorbiert; sie sind aber trotzdem nur mäßig giftig: Die tödlichen Dosen für Erwachsene liegen meist im Gramm- und Dekagrammbereich per os (Tab. 34.58). Vergiftungen mit den Pflanzen ereignen sich fast nur bei absichtlicher Einnahme als Abortivum. Dagegen kommen bei Kindern schwere akzidentelle Vergiftungen durch irrtümliche Einnahme von Externa vor, z.B. durch wenige Gramm der Erkältungssalbe Wick VapoRub® per os beim Kleinkind; neuerdings vermehrt durch unverdünnte ätherische Öle, die in manchem Haushalt vorhanden sind (Aromatherapie; Eigenherstellung von Kosmetika). Muskatnüsse mit dem halluzinogenen Myristicin und Wermutöl in Form von Absinthlikör werden auch als Rauschgift mißbraucht.

Obwohl die einzelnen ätherischen Öle unterschiedlich zusammengesetzt sind, ähneln sich die **Vergiftungserscheinungen:** Im Vordergrund steht die lokale Reizwirkung, die bei oraler Aufnahme zur schweren hämorrhagischen Gastroenteritis, bei Inhalation zu Bronchitis und Pneumonitis bis zum Lungenödem und bei Auf-

Tabelle 34.58: Pflanzen mit ätherischen Ölen als Hauptwirkstoffen

Species	Hauptbestandteil des ätherischen Öls	Toxisch für Erwachsene
Pinus species (Kiefern)	α-Pinen (Monoterpen) (Formel s. Tab. 34.59)	Tödlich: 60–100 g Terpentinöl Tödlich für das Kleinkind: 1 Teelöffel Terpentinöl
Juniperus communis (Wacholder)	α-Pinen (Monoterpen)	
Juniperus sabina (Abb. 34.120) (Sadebaum)	Sabinen (Monoterpen)	Tödlich: 6 Tropfen Sadebaumöl, 5–20 g Zweigspitzen Toxisch: 1 g Zweigspitzen
Thuja occidentalis (Lebensbaum)	Thujon (Monoterpen)	
Eucalyptus globosus (Eukalyptus)	Cineol (Monoterpen)	Tödlich: 20 g Eukalyptusöl
Cinnamomum camphora (Kampferbaum)	Japankampfer (Keton)	Toxisch: 10–20 g Kampfer
Myristica fragans (Muskatnußbaum)	α- und β-Pinen (Monoterpene) Myristicin (Phenolether) (Formel s. Tab. 34.59)	Toxisch: 5 g Muskatnuß Tödlich für das Kind: 2 Muskatnüsse
Mentha piperita (Pfefferminze)	Menthol (Monoterpen)	Toxisch: 6–9 g Menthol
Ledum palustre (Sumpfporst)	Ledol (Sesquiterpen)	
Petroselinum crispum (Petersilie)	Apiol (Phenolether) Myristicin (Phenolether)	
Crocus sativus (Herbstkrokus)	Safranal (Monoterpen)	Tödlich: wenige g Safran

bringung auf die Haut zu Blasen und Nekrosen führen kann. Die resorptiven Giftwirkungen werden durch das Schicksal der Giftstoffe im Organismus bestimmt: Ätherische Öle passieren die Blut-Hirn-Schranke und rufen entweder lang anhaltende epileptiforme Krämpfe oder ein Koma hervor; der Tod kann innerhalb von Stunden bis Tagen an Atemlähmung eintreten. Die Elimination erfolgt teils durch Abatmung, überwiegend aber durch renale, daneben durch biliäre Ausscheidung in konjugierter Form. Bei toxischen Dosen wird ein größerer Teil auch unverändert im Urin ausgeschieden. Dann führt die lokale Reizwirkung zu Parenchym- und Gefäßschädigung von Nieren und Harnwegen mit Blutungen; dabei treten auch Uterusblutungen auf, Abort aber oft erst bei tödlichen Dosen, wenngleich manche ätherische Öle bei Nagern auch teratogen wirken. Auch akute gelbe Leberatrophie kommt vor.

Therapie: Bei oraler Aufnahme sofort Aktivkohle. Keinesfalls darf Milch getrunken werden, da Fette die Resorption ätherischer Öle fördern. Die Magenspülung ist problematisch und unterbleibt bei Krampfbereitschaft; im Koma ist sie nach Intubation möglich, jedoch droht bei Aspiration eine Pneumonitis. Um die Konzentration der Giftstoffe in den Nieren möglichst niedrig zu halten, wird reichlich Flüssigkeit infundiert. Die weitere Behandlung erfolgt symptomatisch.

Die Prognose hängt von der Zusammensetzung des ätherischen Öls ab. Sie ist ausgesprochen ungünstig bei Vergiftungen mit Sadebaum und mit Lebensbaum.

34.12.9 Terpene

Monoterpene (C_{10}-Verbindungen)

Die Monoterpene sind maßgeblich für die Giftigkeit der ätherischen Öle verantwortlich.

Sesquiterpene (C_{15}-Verbindungen)

Das Sesquiterpen Helenalin (Formel s. Tab. 34.59) in veresterter Form ist der Hauptwirkstoff der Arnika *(Arnica montana)*, die als Heilpflanze Bestandteil von Kosmetika und Körperpflegemitteln sein kann. Helenalin reagiert mit SH-Gruppen, wirkt cytotoxisch und ist auch für die allergisierende Wirkung arnikahaltiger Präparate verantwortlich. Bei Vergiftungen steht die lokale Reizwirkung im Vordergrund. Unverdünnte Arnikatinktur verursacht schwere Hautschäden; „Arnikatee" kann zu hämorrhagischer Gastroenteritis führen und resorptiv kardiotoxisch wirken. Ähnliche Sesquiterpenverbindungen kommen in vielen anderen Korbblütlern *(Asteraceae)* vor und sind die Ursache von Dermatitis und Kontaktallergie.

Zu den Sesquiterpenen gehört auch das Krampfgift Pikrotoxinin aus den Samen des ostindischen Kletterstrauches *Anamirta cocculus* (Kokkelskörner, Fischkörner), dessen Wirkungsweise in Kap. 11.4 (S. 314) beschrieben ist; die Vergiftung ähnelt der Cicutoxinvergiftung (s. S. 1121); 5–10 mg lösen Krämpfe aus.

Diterpene (C_{20}-Verbindungen)

Fettsäureester des Diterpenalkohols Phorbol (Formel s. Tab. 34.59) sind im Milchsaft der Wolfsmilchgewächse *(Euphorbiaceae)* enthalten. Sie wirken stark lokal reizend und kokanzerogen. Sie sind für die Giftigkeit der einheimischen Zypressenwolfsmilch *(Euphorbia cyparissias)* verantwortlich, deren Milchsaft auf der Haut Blasen und Nekrosen und am Auge eine Keratitis hervorruft. Wird die Pflanze gegessen, was dank ihres brennend scharfen Geschmacks selten geschieht, so kann es zu einer tödlichen nekrotisierenden Gastroenteritis kommen. Der als Zierpflanze beliebte Weihnachtsstern *(Euphorbia pulcherrima)* ist dagegen nur schwach giftig und führt allenfalls zu Nausea und Erbrechen.

Zu den Phorbolestern gehören auch die Inhaltsstoffe des Crotonöls aus den Samen des indischen *Croton tiglium*, das früher als drastisches Abführmittel eingesetzt wurde und von dem 0,5–1 ml für den Erwachsenen tödlich sind.

Die Diterpenester im Seidelbast (*Daphne mezereum*; Abb. 34.121) – Mezerein (Formel s. Tab. 34.59) in den Früchten, Daphnetoxin in der Rinde – wirken wie die chemisch verwandten Phorbolester lokal reizend und kokarzinogen. Tödlich sind für Kinder einige Beeren, für Erwachsene zehn Beeren oder einige Gramm Rinde.

Vergiftungserscheinungen: Lokal führen zerkleinerte Samen und andere Pflanzenteile, nicht aber das Fruchtfleisch, zu Rötung und Blasen, bei längerdauernder Einwirkung auch zu Nekrosen der Haut; bei oraler Aufnahme zu entzündlicher Schwellung der Mundschleimhaut und hämorrhagischer Gastroenteritis; als resorptive Giftwirkungen treten Nierenschäden und, insbesondere bei Kindern, Benommenheit und Krampfanfälle auf.

Die **Therapie** erfolgt symptomatisch. Die Prognose ist ernst.

Diterpene kommen auch in Rinde und Blättern einheimischer Schneeballarten *(Viburnum opulus; Viburnum lantana)* vor; die Beeren dieser Sträucher sind dagegen kaum giftig und führen erst in größerer Menge zu Erbrechen und Durchfall.

Acetylandromedol, das zusammen mit anderen, zum Teil veresterten Diterpenen in Heidekrautgewächsen *(Ericaceae)* vorkommt, ist die Ursache von Massenvergiftungen mit „Pontischem Honig", der von Rhododendronblüten stammt. Die Wirkung ähnelt der des Diterpenalkaloides Aconitin (s. S. 1120).

Triterpene (C_{30}-Verbindungen)

Zu den giftigen Triterpenen gehören die verschiedenen Cucurbitacine (Formel s. Tab. 34.59), die, teils in glykosidischer Bindung, im Gottesgnadenkraut *(Gratiola officinalis)*, in den südeuropäischen Zaunrübenarten (*Bryonia alba* und *Bryonia cretica*) und in den Koloquinten, den Früchten der nordafrikanischen Wüstenpflanze *Citrullus colocynthis*, enthalten sind. Koloquinten dienten früher als drastisches Abführmittel. Vergiftungen ähneln denen mit ätherischen Ölen und werden wie diese symptomatisch behandelt. Auch für die Giftigkeit des südamerikanischen Wandelröschens *(Lantana camara)*, das als Zierstrauch kultiviert wird, sind Triterpene (Lantaden A und B) verantwortlich; sie kommen in den Blättern und den unreifen Früchten vor und wirken hepatotoxisch und nephrotoxisch.

34.12.10 Saponine

Diese Steroid-, Triterpen- und Steroidalkaloid-Glykoside, deren Lösungen stark schäumen, kommen in Pflanzen außerordentlich häufig vor. Infolge ihrer Oberflächenaktivität wirken sie membranschädigend und erzeugen in vitro Hämolyse. Bei parenteraler Zufuhr sind sie hoch toxisch, bei oraler Aufnahme kaum, da sie schlecht resorbiert werden. Saponine kommen in Nahrungs-und Futterpflanzen wie Spinat und Leguminosen vor, die bei hohem Saponingehalt bitter schmecken; sie sind auch als Begleitstoffe in vielen Giftpflanzen enthalten, ohne wesentlich zur Toxizität beizutragen. Einige dieser Stoffe werden aber offensichtlich in nennenswertem Umfang resorbiert, und die Giftigkeit einiger Pflanzenarten ist auf ihren hohen Saponingehalt zurückzuführen. Dazu gehören:

- der Süßholzstrauch *(Glycyrrhiza glabra)*, aus dessen Wurzeln Lakritze gewonnen wird; Saponin: Glycyrrhizin;
- die Roßkastanie *(Aesculus hippocastanum)*; Saponin: Aescin;
- die Rotbuche *(Fagus sylvatica)*, die Saponine besonders in den Früchten, den Bucheckern, enthält;
- verschiedene Heckenkirschen wie die Gemeine Hekkenkirsche *(Lonicera xylosteum)* und das Gartengeißblatt *(Lonicera caprifolium)*, von denen einige Beeren im allgemeinen harmlos sind, mehr als 30 Beeren aber schwere Vergiftungen hervorrufen können;
- die nordamerikanische Kermesbeere *(Phytolacca americana)*, die in Europa in Gärten kultiviert wird;
- die Kornrade *(Agrostemma githago)*, ein selten gewordenes Ackerunkraut, dessen Samen im Brotgetreide früher „Brotvergiftungen" hervorriefen;

Tabelle 34.59: Struktur wichtiger Pflanzengifte

Stoff Stoffgruppe	Formel
Coniin Alkaloid	
Cytisin Alkaloid	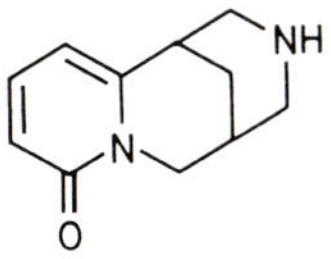
Spartein Alkaloid 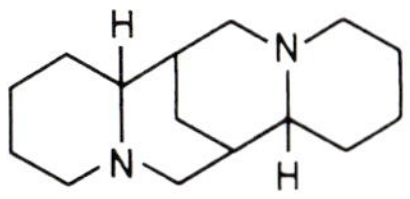 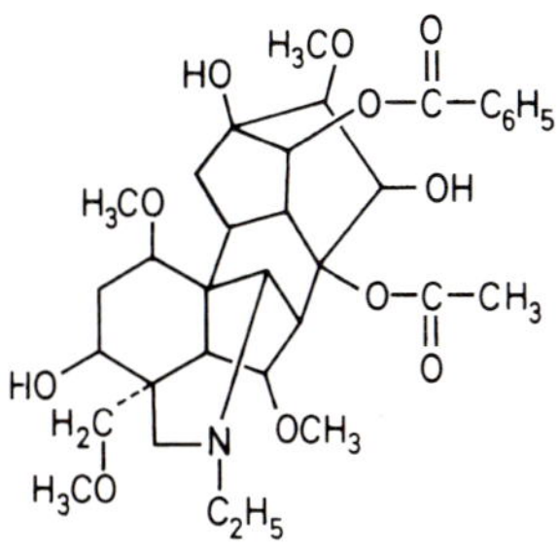	
Solanin Alkaloid	(O–Solatriose)
Veratridin Alkaloid	
Emetin Alkaloid	
Cicutoxin Polyin	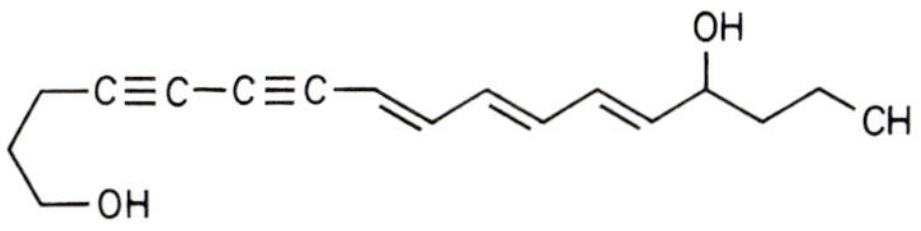
Aethusin Polyin	$H_3C-CH_2-CH=CH-CH=CH-C\equiv C-C\equiv C-CH=CH-CH_3$
Senecionin Alkaloid	
Aconitin Alkaloid	
Colchicin Alkaloid	
α-Aminooxalylaminopropionsäure Aminosäure	
Ricin* Protein	MG: 32.000 A-Kette (effectomer) MG: 34.000 B-Kette (haptomer)

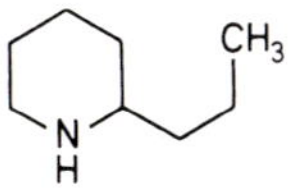

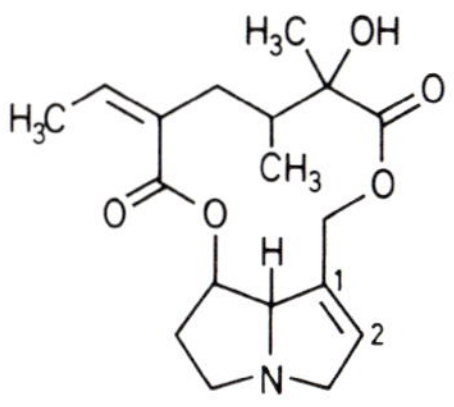

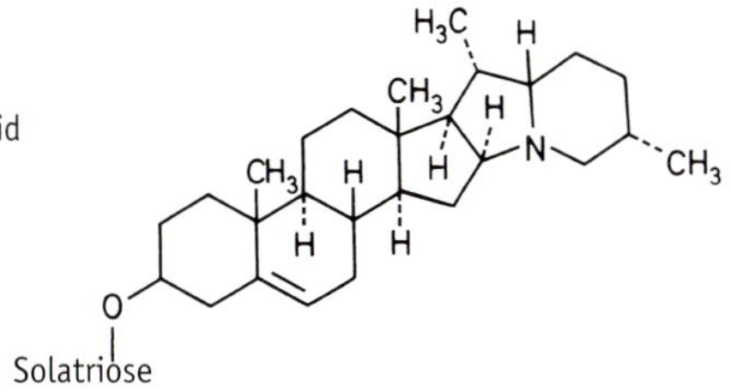

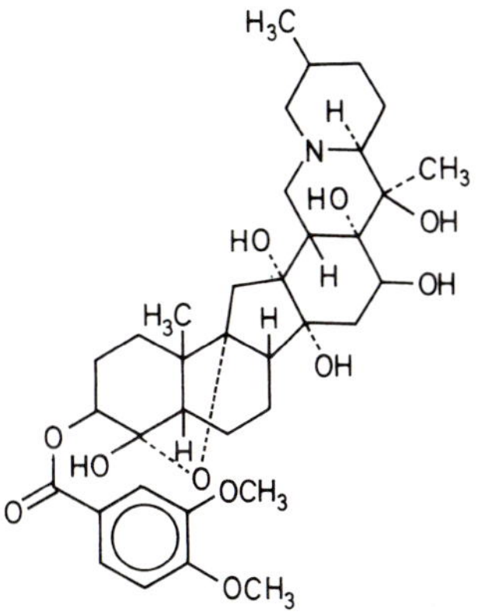

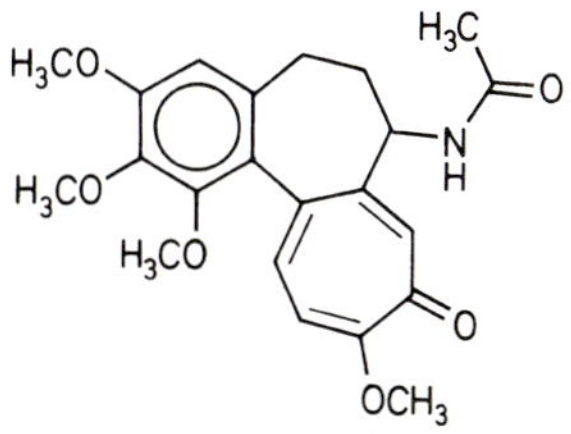

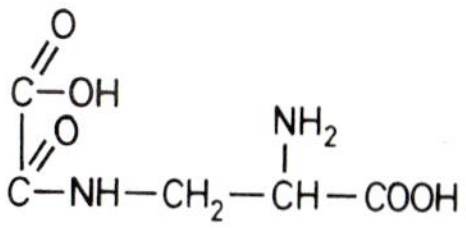

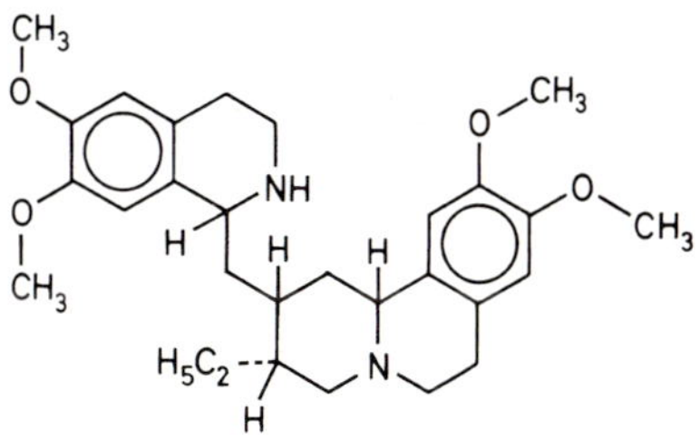

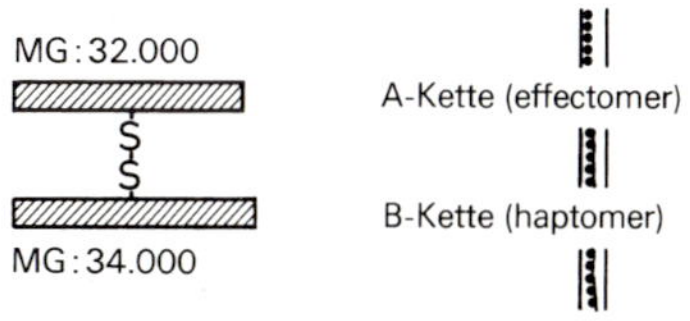

* Nach Olsnes; S.; Refsnes; K. und A. Pihl: Nature 249; 627; 1974

Tabelle 34.59: Struktur wichtiger Pflanzengifte

Stoff Stoffgruppe	Formel	Stoff Stoffgruppe	Formel
Oleandrin Herzwirksames Glykosid	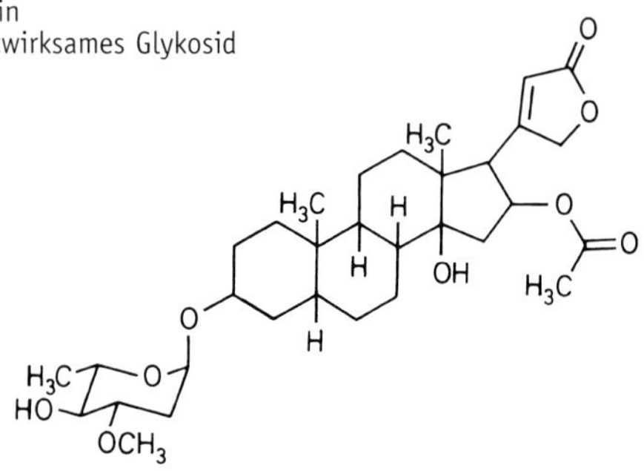	Helenalin Sesquiterpen	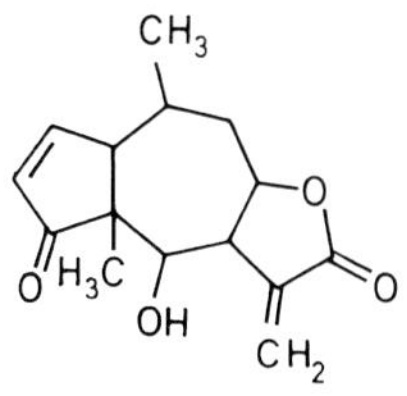
		Phorbol Diterpenalkohol	
Convallatoxin Herzwirksames Glykosid	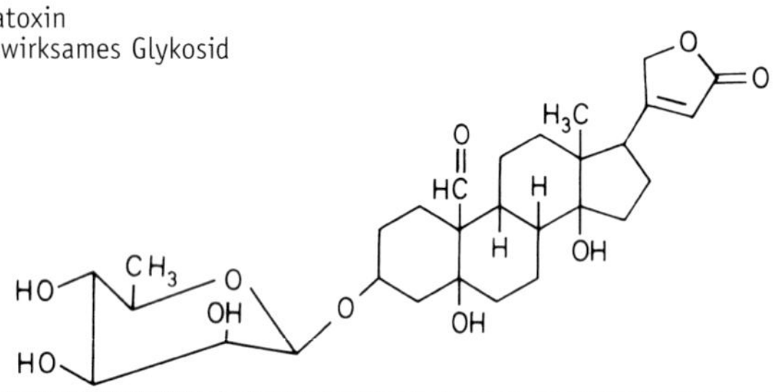		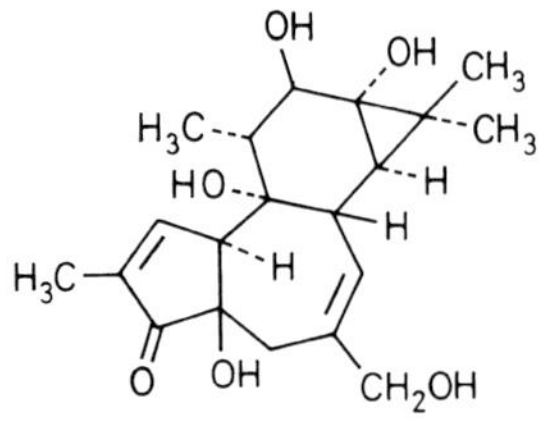
Amygdalin Cyanogenes Glykosid	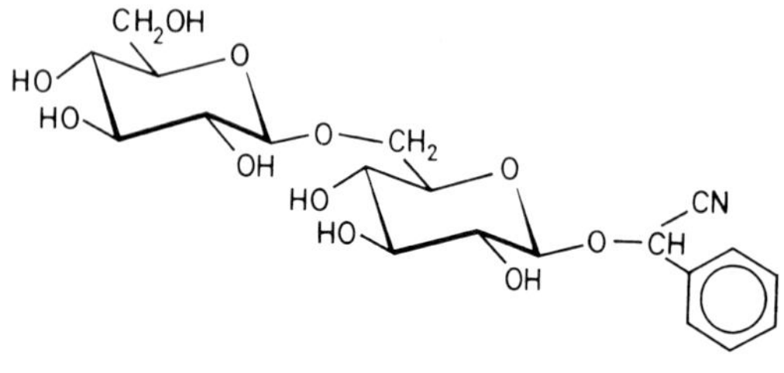	Mezerein Diterpenester	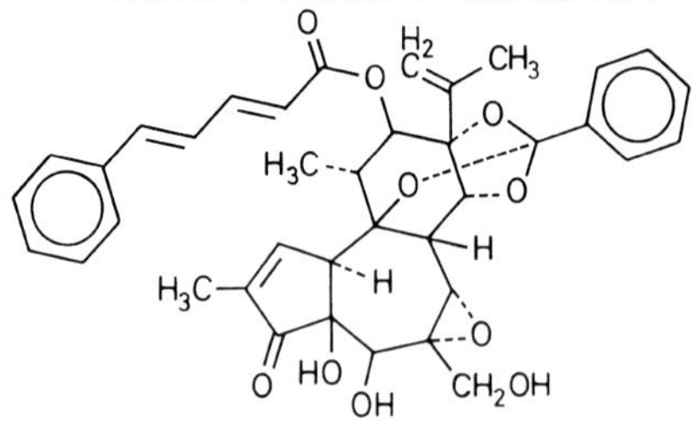
Oxalsäure Pflanzensäure	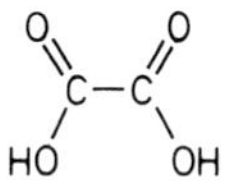	Cucurbitacine Triterpene	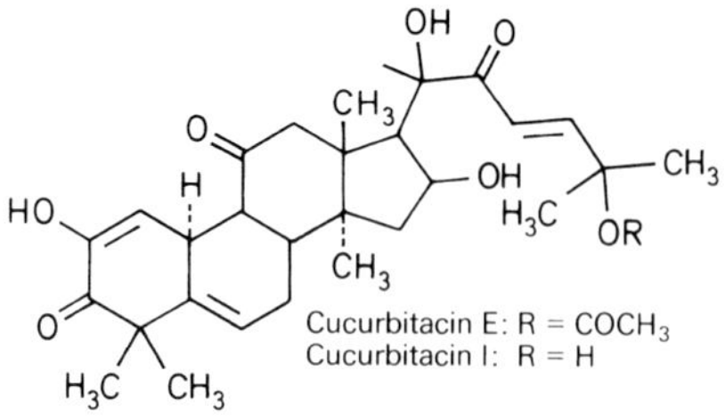 Cucurbitacin E: R = $COCH_3$ Cucurbitacin I: R = H
α-Pinen Monoterpen	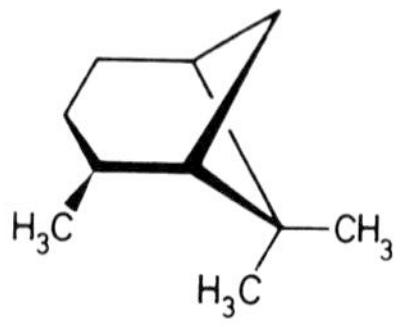	Protoanemonin Lacton	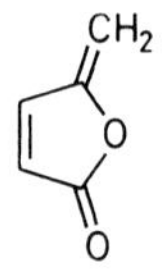
Myristicin Phenolether	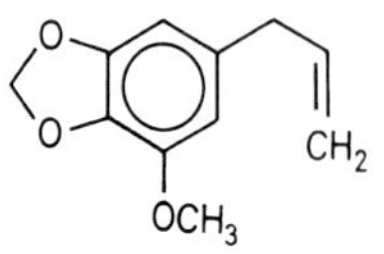	Psoralen Furanocumarin	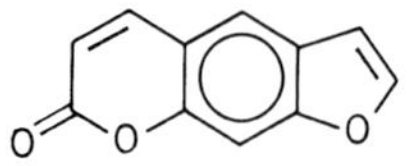

- verschiedene Alpenveilchen, darunter das Europäische Alpenveilchen *(Cyclamen purpurascens)*, von dessen Knolle 0,2 g als giftig, 8 g als tödlich gelten;
- die Einbeere *(Paris quadrifolia)*;
- das Salomonssiegel *(Polygonatum odoratum)*.

Vergiftungen kommen vor durch übertriebenen Konsum von Lakritze zur Ulcusbehandlung; in Amerika durch Rheumatees aus *Phytolacca* („Poke root tea“); bei Kindern vor allem durch die süßlich schmeckenden Heckenkirschen – die bitteren Roßkastanien werden selten gegessen; beim Vieh durch Preßrückstände von Bucheckern – das Öl ist ungiftig.

Vergiftungserscheinungen: Meist kommt es nur zu einer Gastroenteritis; bei den seltenen schweren Vergiftungen außerdem zu Kopfschmerzen, Schwindel, Delirien, tonisch-klonischen Krämpfen und Tod durch Atemlähmung.

Die **Therapie** besteht in primärer Giftentfernung durch Magenspülung, falls kein Erbrechen besteht, und Gabe von Aktivkohle und erfolgt im übrigen symptomatisch; meist genügen diätetische Maßnahmen.

34.12.11 Andere lokal reizende Stoffe

Neben den Isochinolinalkaloiden, ätherischen Ölen, Terpenen und Saponinen kommen die verschiedensten anderen lokalreizenden Stoffe in Pflanzen vor; nicht alle sind chemisch identifiziert. Sie spielen vor allem eine Rolle als Ursachen nicht-allergischer Kontaktdermatitis; im Gegensatz zu den allergischen Hauterkrankungen tritt diese Form der Dermatitis bereits beim ersten Kontakt und bei allen exponierten Personen auf.

Protoanemonin – Hahnenfuß

Protoanemonin, das Lacton einer γ-Hydroxyvinylacrylsäure (Formel s. Tab. 34.59), kommt in verschiedenen Hahnenfußgewächsen *(Ranunculaceae)* in stark wechselnder Konzentration vor; brennend scharfer Geschmack bedeutet hier Giftigkeit. Es ist labil und dimerisiert leicht zum unwirksamen Anemonin; nur frische Pflanzen sind giftig. Protoanemonin bindet an SH-Gruppen, und möglicherweise sind Enzyminaktivierungen an seiner Toxizität beteiligt. Zu den giftigeren Hahnenfußarten gehören die beiden Arten des Gifthahnenfuß (*Ranunculus sceleratus* und *Ranunculus thora*), der Scharfe Hahnenfuß *(Ranunculus acris)*, der Brennende Hahnenfuß *(Ranunculus flammula)* und der Knollige Hahnenfuß *(Ranunculus bulbosus)*. In niedrigerer Konzentration kommt Protoanemonin auch vor in verschiedenen Arten der Küchenschelle *(Pulsatilla)*, der Anemone und der Waldrebe *(Clematis)*, ferner in der Christrose *(Helleborus niger)*, die daneben Herzglykoside enthält (vgl. S. 457). Hahnenfußarten sind eine häufige Ursache der „Wiesendermatitis“, die beim Mähen und beim Liegen auf frischgemähten, hahnenfußreichen Wiesen auftritt. Dank ihres brennend scharfen Geschmacks werden die Pflanzen kaum je irrtümlich gegessen; systemische Vergiftungen kommen allenfalls beim Weidevieh vor; das Heu ist ungiftig.

Vergiftungserscheinungen: Die Wiesendermatitis äußert sich in Rötung, Schwellung, Blasenbildung und bei längerdauernder Einwirkung auch Nekrose der Haut an den Kontaktstellen. Bei oraler Aufnahme kommt es zu einer hämorrhagischen Gastritis und resorptiv zur hämorrhagischen Nephritis. Unter tonisch-klonischen Krämpfen oder im Koma kann Kreislaufkollaps oder Atemlähmung innerhalb einiger Stunden bis Tage zum Tode führen.

Die **Therapie** erfolgt symptomatisch.

Anthrachinonglykoside

Verschiedene Anthrachinonglykoside kommen im Saft von Aloearten, in der Rinde des Faulbaumes *(Rhamnus frangula)*, in Senna *(Cassia acutifolia)* und Rhabarber *(Rheum palmatum)*, hier besonders in der Wurzel, vor. Die entsprechenden Drogen dienen als Abführmittel (s. Kap. 24.4). Sie wirken lokal reizend und bei massiver Überdosierung, die am ehesten bei Mißbrauch als Abortivum vorkommt, führen auch diese Stoffe zu tödlicher Gastroenteritis und Nierenversagen.

Chemisch nicht definierte „Schadstoffe“

Noch unbekannte lokal reizende Stoffe, die bei oraler Aufnahme vor allem gastroenteritische **Vergiftungserscheinungen** hervorrufen, kommen z.B. vor in

- Sumpfdotterblume *(Caltha palustris)*
- Wasserschwertlilie *(Iris pseudacorus)*
- Liguster *(Ligustrum vulgare)*
- Stechpalme *(Ilex aquifolium)*.

Die Beeren von Stechpalme und Liguster werden nicht selten von Kindern genascht. Wenige Beeren dieser Sträucher verursachen im allgemeinen keine Symptome; 20–30 Beeren der Stechpalme waren tödlich.

34.12.12 Furanocumarine und andere phototoxische Stoffe

Phototoxisch wirkende Stoffe steigern die Empfindlichkeit der Haut gegen Sonnenlicht. Die in Pflanzen vorkommenden Verbindungen sind meist Cumarinderivate mit in 6,7- oder 7,8-Stellung ankondensiertem Furanring. Am wirksamsten ist Psoralen (Formel s. Tab. 34.59), gefolgt von 8-Methoxypsoralen (Xanthotoxin) und Bergapten. Unter der Einwirkung von langwelligem UV-Licht binden die Furanocumarine an die Basen der DNA und wirken cytotoxisch. Für die phototoxische Wirkung genügt bereits die Bildung von Monoaddukten; die bifunktionalen, linearen Furanocumarine vom Psoralentyp, die zu Vernetzungen der DNA führen, können auch mutagen und kanzerogen wirken. Da es sich bei der phototoxischen Reaktion um ein nicht-allergisches Geschehen handelt, tritt sie bei jedem Betroffenen auf; ihre Schwere hängt ab von der Konzentration und der Einwirkungsdauer der Substanz und von der Intensität der Sonnenbestrahlung.

Furanocumarine kommen in Doldengewächsen *(Apiaceae)*, Rosengewächsen *(Rosaceae)*, Rautengewächsen *(Rutaceae)*, Schmetterlingsblütlern *(Fabaceae)* und Maulbeerbaumgewächsen vor. Die größte Bedeutung hat in Mitteleuropa der Wiesenbärenklau *(Heracleum sphondylium)*; er ist der Hauptverursacher der „Wiesendermatitis", die aber auch durch direkt hautreizende Stoffe wie Protoanemonin hervorgerufen werden kann (vgl. S. 1126). Zum Problem wird auch die aus dem Kaukasus stammende Herkulesstaude *(Heracleum mantegazzianum)*, die als Zierpflanze kultiviert wird, verwildert und sich mancherorts stark ausbreitet. Furanocumarine sind auch im Bergamottöl aus *Citrus aurantium ssp. bergamia* enthalten, das zur Parfümherstellung verwendet wird. Phototoxisch wirken auch einige Polyacetylene und Naphthodianthronderivate, z.B. das Hypericin aus dem Johanniskraut *(Hypericum perforatum)*; die Pflanze kann tödliche Vergiftungen bei Tieren hervorrufen.

Vergiftungserscheinungen: Kontakt mit der Pflanze bzw. ein Spritzer von Pflanzensaft führt zu scharf umschriebener „Verbrennung" der Haut mit Rötung, Schwellung, Blasenbildung und Nekrose, die unter Pigmentierung, eventuell auch Narbenbildung abheilt. Resorptiv bzw. bei oraler Aufnahme (Pflanzensäfte!) führen phototoxische Stoffe zu einer generalisierten Überempfindlichkeit der Haut gegen Sonnenlicht; schon geringfügige Sonnenbestrahlung kann dann zu Sonnenbrand im Gesicht und an anderen exponierten Stellen führen, außerdem zu Ödemen der Conjunctiven und der Lippen, auch zu Schwindel, Übelkeit und Erbrechen.

Therapie: Die Entstehung der lokalen „Verbrennungen" läßt sich verhindern, wenn die Haut sofort gründlich mit Wasser und Seife gewaschen und vor Sonne geschützt wird. Manifeste Schäden werden wie Verbrennungen behandelt.

34.13 Pilzgifte

R. Seeger, Würzburg

Viele Wildpilze sind giftig; einige Arten können tödlich wirken. Im Folgenden werden ihre Giftstoffe nach Angriffsort und Wirkungsweise in fünf Gruppen eingeteilt:

1. Gifte mit lokaler Reizwirkung auf den Magen-Darm-Trakt,
2. Muscarin,
3. Gifte mit zentralnervöser Wirkung,
4. Parenchymgifte,
5. spezifische Inhaltsstoffe ungiftiger Pilze.

34.13.1 Gifte mit lokaler Reizwirkung auf den Magen-Darm-Trakt

Sie kommen in zahlreichen Pilzen vor, u.a. in Blasser Koralle *(Ramaria pallida)*; Satanspilz (*Boletus satanas*); Tigerritterling *(Tricholoma pardalotum)*; Riesenrötling *(Entoloma sinuatum)*; Weißem Giftchampignon *(Agaricus xanthoderma)*; scharf schmeckenden Täublingen (z.B. Speitäubling, *Russula emetica*) und Milchlingen (z.B. Birkenreizker, *Lactarius torminosus*). Hinzu kommen Arten, die nur roh giftig sind, und Sammelarten wie der Hallimasch *(Armillariella mellea)*, von denen möglicherweise nur bestimmte Unterarten giftig sind.

An **Toxinen** wurden neben Phenolen, Antrachinonen und organischen Säuren vor allem Terpenverbindungen isoliert, die im Pilzreich weit verbreitet sind. Viele dieser Terpene schmecken bitter oder scharf, andere sind weitgehend geschmacklos und kommen auch in eßbaren Pilzen, besonders Milchlingen (*Lactarius*-Arten), vor. Manche dieser Verbindungen wirken in vitro mutagen, vor allem das Necatorin des als eßbar geltenden Tannenreizkers *(Lactarius necator)*.

Vergiftungserscheinungen beginnen stets schon ¼ bis 3 Stunden nach dem Essen und bestehen in Übelkeit; Erbrechen; Leibschmerzen und mehr oder weniger heftigen Durchfällen, die durch Flüssigkeits- und Salzverlust zu Exsikkose mit Muskelkrämpfen und Kreislaufkollaps führen können. *Boletus satanas* führt außerdem zu zentralnervösen Erscheinungen.

Zur **Therapie** genügen meist diätetische Maßnahmen. In schweren Fällen kann Infusionsbehandlung zur Kompensation der Wasser- und Salzverluste erforderlich werden. Im allgemeinen erfolgt Ausheilung in 1–2 Tagen. Todesfälle können bei Kindern oder besonders geschwächten Erwachsenen vorkommen.

Entsprechende Krankheitserscheinungen können als Überempfindlichkeitsreaktion auch nach eindeutig ungiftigen Pilzen auftreten; sie werden außerdem hervorgerufen durch verdorbene Speisepilze bzw. verdorbene Pilzgerichte infolge Kontamination mit Staphylokokken, Enterokokken und *Clostridium Welchii*. Besonders häufig sind gastrointestinale Störungen nach rohen Pilzen.

34.13.2 Muscarin

Muscarin ist das am längsten bekannte Pilzgift. In hoher Konzentration kommt es in zahlreichen Rißpilzen (*Inocybe*-Arten) und in giftigen Trichterlingen (*Clitocybe*-

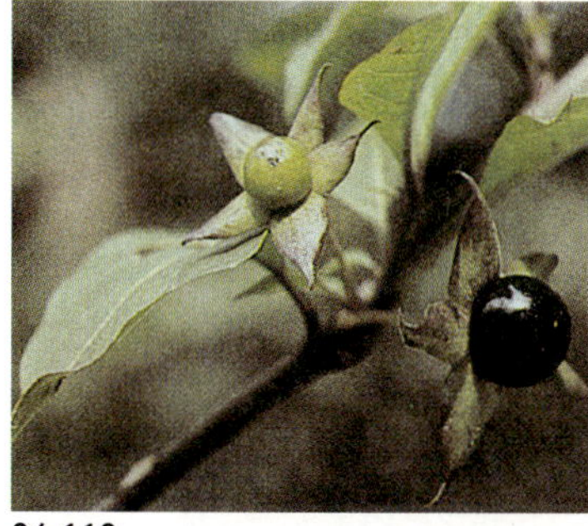
34.110

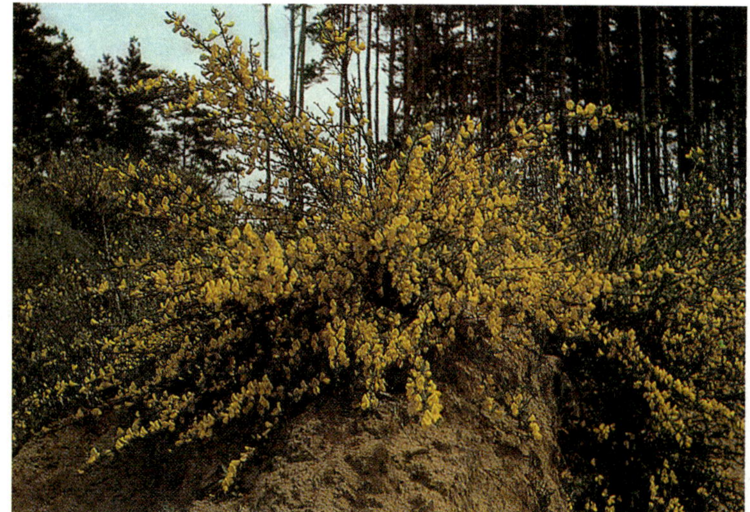
34.113

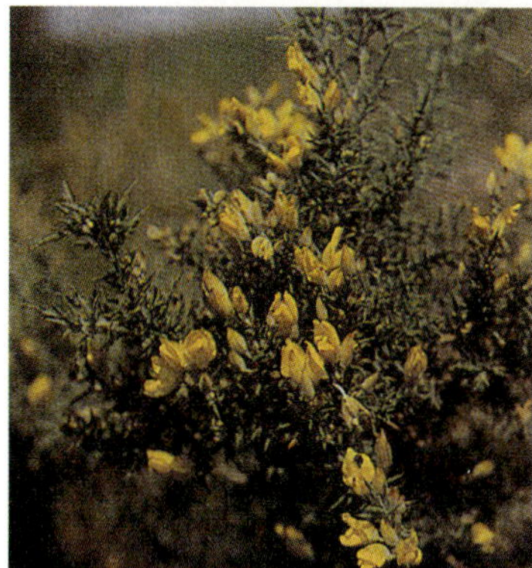
34.112

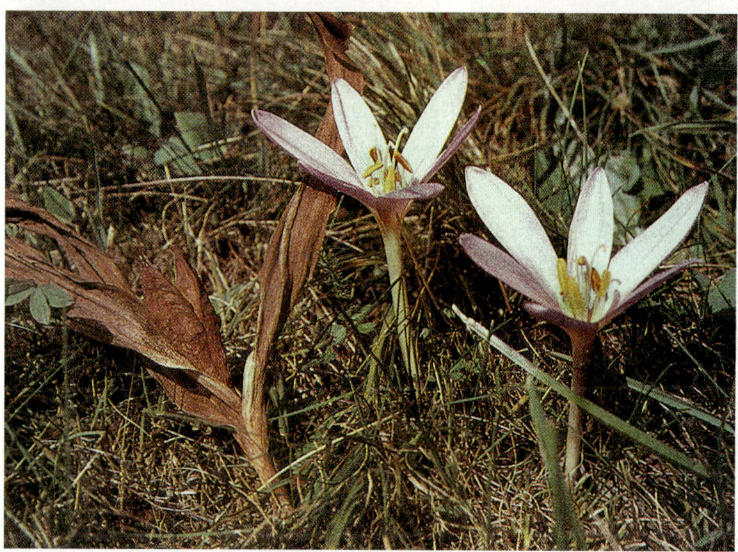
34.115

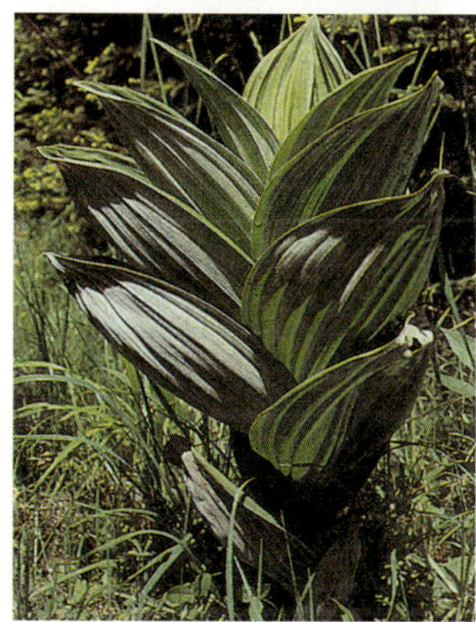
34.114

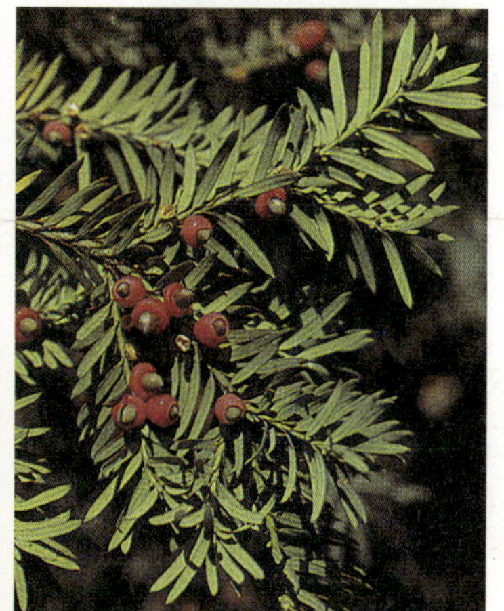
34.116

34.110 Beeren der Tollkirsche *(Atropa bella-donna)*, einer strauchförmigen, bis 1,5 m hohen Staude, die gerne an Waldrändern wächst.

34.111 Gefleckter Schierling *(Conium maculatum)*, eine an Wegrändern wachsende, bis 2 m hohe Staude.

34.112 Blühender Stechginster *(Ulex europaeus)*, ein stachliger, bis 1,5 m hoher Strauch an Waldrändern und auf Heiden.

34.113 Blühender Besenginster *(Cytisus scoparius)*, ein bis 2 m hoher Strauch, der auf Lehm-und Sandböden an Waldrändern und auf Heiden gedeiht.

34.114 Weißer Germer *(Veratrum album)*, eine auf Almwiesen wachsende, bis 1,5 m hohe Staude, die in nicht-blühendem Zustand mit dem gelben Enzian verwechselt wird; zum Unterschied von diesem hat der Germer wechselständige Blätter.

34.115 Blühende Herbstzeitlosen *(Colchicum autumnale)* erscheinen im Herbst massenhaft auf nassen Wiesen.

34.116 Fruchtender Zweig der Eibe *(Taxus baccata)*.

34.117 Wasserschierling *(Cicuta virosa)* wächst an Teichrändern und in Gräben.

34.118 *Ricinus communis* ist eine tropische Nutzpflanze zur Gewinnung von Rizinusöl. In Südeuropa wächst sie verwildert an Wegrändern und auf Schuttplätzen. In Mitteleuropa, wo sie einjährig wächst und 2 m hoch wird, wird sie als Zierpflanze („Wunderbaum", „Palma christi") angeboten.

34.119 Roter Fingerhut *(Digitalis purpurea)* wächst auf kalkarmen Böden in lichten Wäldern und als Zierpflanze in Gärten.

34.120 Fruchtender Zweig des Sadebaumes *(Juniperus sabina)*. Die Früchte unterscheiden sich durch ihre eiförmige Gestalt von Wacholderbeeren.

34.121 Fruchtender Seidelbast *(Daphne mezereum)*, ein in Wäldern wachsender, bis 1,5 m hoher Strauch mit violettroten, stark duftenden Blüten im Vorfrühling.

Bildquelle: Dr. Wolfram Buff

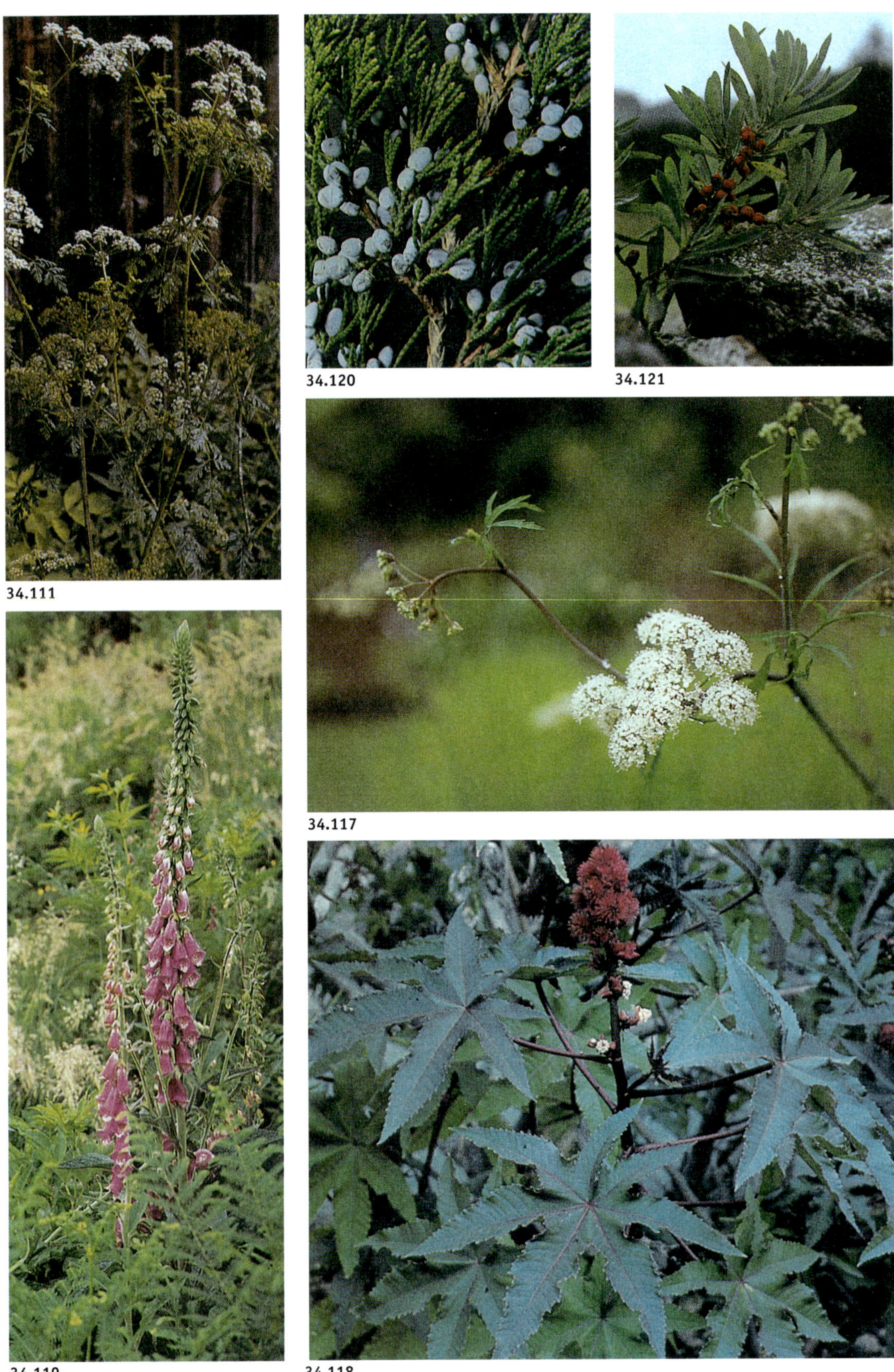
34.111
34.120
34.121
34.117
34.119
34.118

Arten) vor. Relativ häufig verursacht der Ziegelrote Rißpilz (Mairißpilz, *Inocybe patouillardii*) Vergiftungen; er wird etwas größer als andere Rißpilze und erscheint schon im Frühsommer.

Muscarin, das erst 1958 endgültig chemisch identifiziert und synthetisiert wurde, wird in Kap. 3 (s. S.148) behandelt. Es ist kein Ester und kann daher von der Cholinesterase nicht hydrolysiert werden (Formel in Abb. 3.1; S. 148). Es wird, obwohl es ein quartäres Amin ist, leicht und rasch resorbiert und weitgehend unverändert mit dem Urin ausgeschieden.

Vergiftungserscheinungen beginnen ¼–2 Stunden nach dem Essen. **Leitsymptome** sind Schweißausbruch, Speichelfluß und Tränensekretion. Hinzu kommen starke Pupillenverengung mit Adaptationsstarre; Bradykardie mit Blutdruckabfall; Bronchospasmus mit inspiratorischer Dyspnoe, starker Schleimansammlung in den Atemwegen und Gefahr von Lungenödem und Herzversagen; Erbrechen, Durchfälle und Magen-Darm-Koliken. Der Verlauf kann dramatisch sein; unbehandelte Fälle können innerhalb weniger Stunden tödlich enden.

Die **Therapie** besteht in sofortiger Gabe hoher Atropindosen. Dabei überschreitet man bewußt die Maximaldosen und dosiert nach Wirkung; die Prinzipien sind auf S. 1063 erläutert. Atropin wirkt bei rechtzeitiger und sachgerechter Anwendung lebensrettend.

34.13.3 Gifte mit zentralnervöser Wirkung

Toxische Isoxazole

Diese kommen im Fliegenpilz *(Amanita muscaria)* und im Pantherpilz *(Amanita pantherina)* vor. Der Fliegenpilz ist an seinem leuchtend roten, mit weißen, perlförmigen Hüllresten besetzten Hut leicht zu erkennen und gelangt kaum je irrtümlich in Pilzgerichte; er wird jedoch gelegentlich als Rauschdroge gebraucht. Der Pantherpilz wird leicht mit dem ähnlich aussehenden eßbaren Grauen Wulstling *(Amanita spissa)*, eventuell auch mit dem Perlpilz *(Amanita rubescens)* verwechselt und verursacht häufiger Vergiftungen. Pantherpilze erscheinen ab Juli, Fliegenpilze im Spätherbst.

An **Toxinen** wurden aus Fliegen-und Pantherpilzen die beiden Isoxazole Ibotensäure und Muscimol (Formel in Abb. 34.122) und das Oxazol Muscazon isoliert. Es sind atypische Amine bzw. Aminosäuren, von denen im Pilz Ibotensäure (α-Amino-3-hydroxy-5-isoxazol-Essigsäure) überwiegt; sie ist jedoch instabil und wird leicht, z.B. beim Kochen, zum fünf- bis zehnmal giftigeren Muscimol decarboxyliert. Muscazon ist nur wenig toxisch. Daneben enthalten diese Pilze unbedeutende Mengen von Muscarin.

Muscimol hat strukturelle Ähnlichkeit mit cyclisierter γ-Aminobuttersäure (GABA). Es wirkt am Warmblüter als direkter GABA-Agonist, wird rasch metabolisiert und nur zum kleinen Teil unverändert ausgeschieden. – Die genannten Pilz-Isoxazole wirken außerdem schwach insektizid (daher der Name „Fliegenpilz“).

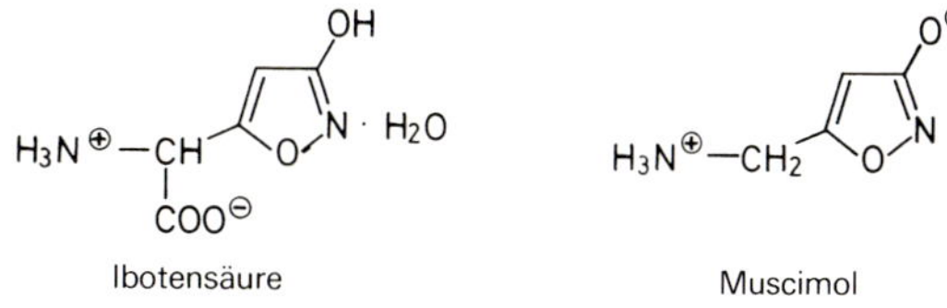

Ibotensäure   Muscimol

Abb. 34.122 Toxische Isoxazolderivate aus dem Fliegenpilz *(Amanita muscaria)*.

Die **Vergiftungserscheinungen** bestehen in einer toxischen Psychose, die ½–1 ½ Stunden nach dem Essen beginnt und nach 2–3 Stunden voll entwickelt ist. Sie ähnelt anfangs einem Alkoholrausch mit Gangunsicherheit; eventuell auch vorübergehender motorischer Lähmung; anschließen können sich Hyperkinesie, Muskelkrämpfe, delirante Erregungszustände, optische und akustische Halluzinationen, zuletzt Schläfrigkeit oder sogar ein Koma. Schweres Erbrechen ist nicht üblich. Verwechslungen mit Kinderlähmung oder Schlafmittelvergiftung sind vorgekommen.

Die **Therapie** zielt ab auf möglichst rasche Entfernung des Giftes durch Magenspülung (**cave:** Bewußtseinsstörung!) und Aktivkohle. Starke psychomotorische Erregungszustände können psychiatrische Behandlung erforderlich machen. Falls anticholinerge Symptome sehr ausgeprägt sind, ist eventuell Physostigmin angebracht. Die Prognose ist günstig. Todesfälle sind selten. Die Psychose kann tagelang anhalten, heilt aber im allgemeinen ohne Folgen aus.

Psilocybin

Das Indolalkaloid Psilocin und sein Phosphorsäureester Psilocybin (Abb. 34.123) wirken gleichartig und kommen in halluzinogenen Pilzen zusammen vor, wobei das stabilere Psilocybin überwiegt. Die psilocybinreichsten einheimischen Pilze sind der Spitzkegelige Kahlkopf *(Psilocybe semilanceata)* und der gezonte Düngerling

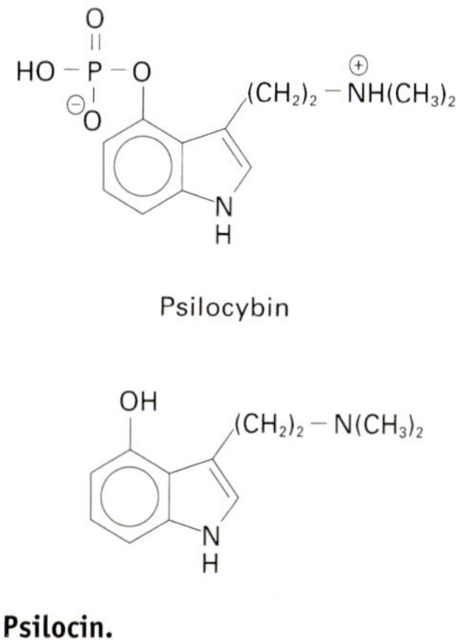

Psilocybin

Abb. 34.123 Psilocin.

(Panaeolus subbalteatus). Akzidentelle Vergiftungen durch diese kleinen, unappetitlichen (Mist-)Pilze kommen kaum vor; dafür breitet sich der Mißbrauch als Rauschgift aus. Psilocybin ist ein klassisches Halluzinogen; seine Wirkung entspricht der von LSD (s. S. 197). Versuchspersonen konnten im Blindversuch die beiden Stoffe nicht unterscheiden. Die akute Toxizität von Psilocybin ist gering (LD_{50} für die Maus per os 280 mg/kg); Todesfälle durch direkte Giftwirkung sind nicht bekannt. Jedoch besteht ein sehr großes Selbstbeschädigungs- und Unfallrisiko während des Trips wie bei jeder halluzinogenen Psychose.

34.13.4 Parenchymgifte

Knollenblätterpilzgifte – Amanitine

Amanitine kommen in tödlicher Menge vor im Grünen Knollenblätterpilz *(Amanita phalloides)*; in den Weißen Knollenblätterpilzen (*Amanita virosa* und *Amanita verna*), im Nadelholzhäubling *(Galerina marginata)* und in einigen kleinen Schirmlingen (*Lepiota*-Arten). 90 % aller tödlichen Pilzvergiftungen werden durch Knollenblätterpilze hervorgerufen.

Der Grüne Knollenblätterpilz (Abb. 34.124) findet sich mit (lebenden) Wald- oder Parkbäumen vergesellschaftet, ist besonders in wärmeren Lagen sehr häufig und wird von Juli bis Oktober angetroffen. Der Spitzhütige Knollenblätterpilz *(Amanita virosa)* ersetzt ihn in saueren Bergnadelwäldern; außer durch die weiße Farbe unterscheidet er sich durch eine mehr kegelige Form des Hutes. *Amanita verna*, eine kleinere weiße Art, gleicht im übrigen *Amanita phalloides* und ist selten.

Aus dem Grünen Knollenblätterpilz wurden bisher drei Gruppen von **Toxinen** isoliert. Es sind ausnahmslos atypische Eiweißkörper, durch Proteasen nicht spaltbar und teilweise aus im Nahrungseiweiß nicht vorkommenden Aminosäuren aufgebaut. Für die Giftwirkung des Pilzes sind vor allem die Amatoxine verantwortlich, von diesen wiederum α-Amanitin (Formel in Abb. 34.125) und β-Amanitin, das sich lediglich durch Ersatz der freien Amingruppe durch Hydroxyl unterscheidet; es sind cyclische Oktapeptide, die gegen Kochen stabil sind. – Die Phallotoxine – der bekannteste Vertreter ist Phalloidin – sind cyclische Heptapeptide und ebenfalls thermostabil. Sie beschleunigen die Aktinpolymerisation, stabilisieren in der Zelle das polymere F-Aktin und führen zur Schädigung der Zellmembran. Es ist jedoch nicht erwiesen, daß Phallotoxine resorbiert werden und an der Knollenblätterpilzvergiftung beteiligt sind. – Ebenfalls an der Vergiftung des Menschen nicht beteiligt sind die Phallolysine, hochmolekulare, hitzelabile toxische Proteine, die zu den wirksamsten Hämolysinen gehören.

Der Spitzhütige Knollenblätterpilz *(Amanita virosa)* enthält zusätzlich Virotoxine, die wie Phallotoxine wirken.

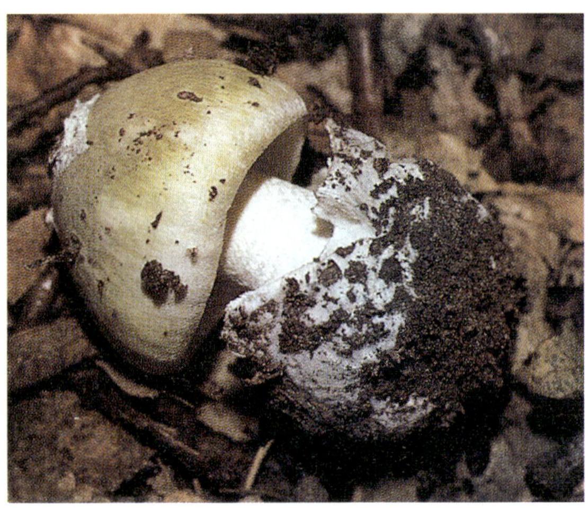

Abb. 34.124 Junger Grüner Knollenblätterpilz, *Amanita phalloides*. Untrügliches Zeichen der Art (sowie der beiden weißen Knollenblätterpilze) ist die lappige, weiße Scheide, die die im Boden steckende Stielknolle umgibt. Andere Merkmale des Pilzes, wie weiße Lamellen, Stielknolle, Manschette am Stiel, kommen auch bei den anderen Arten der Gattung *Amanita* vor. Champignons (*Agaricus*-Arten), für die Knollenblätterpilze oft gehalten werden, haben dagegen rosarote, im Alter braune Lamellen.

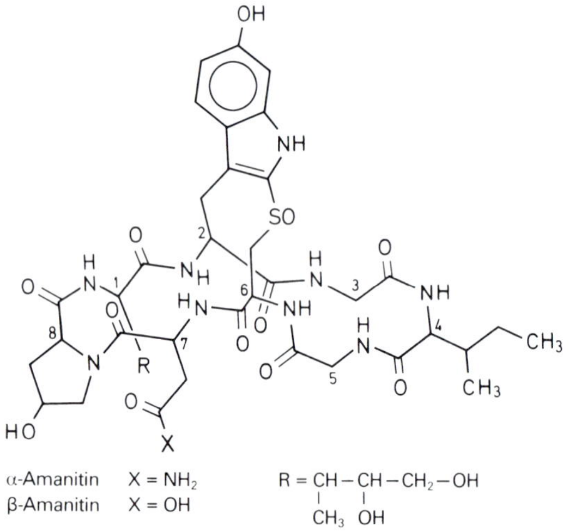

α-Amanitin $X = NH_2$
β-Amanitin $X = OH$
$R = CH(CH_3)-CH(OH)-CH_2-OH$

Abb. 34.125 α-Amanitin, der Hauptwirkstoff des Grünen Knollenblätterpilzes *(Amanita phalloides)*, ein cyclisches Oktapeptid.

Amatoxine hemmen in außerordentlich geringen Konzentrationen die Nukleinsäuresynthese im Zellkern durch spezifische Bindung an die DNA-abhängige RNA-Polymerase II. Die Folge ist eine Störung der Proteinsynthese, die zum Zelltod führt. Beim Menschen manifestieren sich die Schäden vor allem an Darmepithel, Leber und Nieren. Nach erfolgter Resorption wirken die Gifte sehr schnell und werden rasch in den Primärharn, daneben in die Galle ausgeschieden. Tubuläre Reabsorption kommt zumindest bei manchen Tierspezies vor, ein enterohepatischer Kreislauf auch beim Menschen.

Das **Vergiftungsbild** ist sehr charakteristisch: Erste Krankheitszeichen stellen sich erst nach 8–24 Stunden ein; vorher gibt es keinerlei Warnzeichen. Die Erkrankung beginnt mit heftigen Brechdurchfällen, die rasch zur Exsikkose führen. Nach diesem initialen, etwa 2 Tage dauernden gastroenteritischen Stadium folgt eine gewisse – trügerische – Besserung für etwa 1 Tag. Anschließend entwickelt sich eine schwere Lebernekrose und Nekrose der Nierentubuli. Todesursachen sind Leberkoma, auch Folgekrankheiten wie Gerinnungsstörung oder Sepsis, selten Urämie.

Die **Therapie** wird dadurch erschwert, daß beim Auftreten der ersten Symptome die biochemische Läsion bereits stattgefunden hat und ein beträchtlicher Teil des Giftes schon wieder ausgeschieden ist. Die Behandlung sollte in einem Vergiftungszentrum erfolgen. Magen- und Darmspülung und Gabe von Aktivkohle sind auch nach langer Latenz noch sinnvoll; unbedingt nötig sind diese Maßnahmen bei noch nicht erkrankten Teilnehmern des Pilzessens. Bei manifester Vergiftung ist Aktivkohle noch für mehrere Tage indiziert, um den enterohepatischen Kreislauf zu unterbrechen. Das gastroenteritische Stadium läßt sich durch Flüssigkeits- und Elektrolytersatz beherrschen. Forcierte Diurese ist nur bei Frühfällen sinnvoll, solange noch Gift im Urin ausgeschieden wird (Zeitaufwand für die radioimmunologische Bestimmung 1 ½ bis 3 Stunden). Ein spezifisches Antidot gibt es nicht. Heilerfolge werden den unterschiedlichsten Pharmaka zugeschrieben, in Europa derzeit dem Penicillin G und dem Silibinin, einem Inhaltsstoff der Mariendistel *(Silybum marianum)*. Bei der üblichen Polypragmasie ist es schwierig, den Nutzen einer Einzelmaßnahme abzuschätzen; außerdem schwankt der Giftgehalt der Knollenblätterpilze; und die Schwere der Vergiftung läßt sich aus der aufgenommenen Pilzmenge nicht vorhersagen. Auch besteht kein Zusammenhang zwischen den radioimmunologisch gemessenen Serum-Amanitinspiegeln und dem Verlauf der Vergiftung. Die Prognose ist in letzter Zeit besser geworden, sicherlich vor allem dank frühzeitig einsetzender Intensivtherapie. Die Mortalität beträgt noch 10–15 % bei Erwachsenen und 50 % bei jüngeren Kindern.

Das Lorchelgift Gyromitrin

Die Frühjahrslorchel *(Gyromitra esculenta)* enthält als Giftstoff Monomethylhydrazin (MMH) in gebundener Form als N-Methyl-N-formylhydrazon (MFH) verschiedener niedermolekularer Aldehyde; die Hauptkomponente ist Acetaldehyd-MFH, Gyromitrin (Formel in Abb. 34.126). Herbstlorcheln sind ungiftig. Für die Toxizität der Frühjahrslorchel sind das labile Gyromitrin selbst und seine bereits im Magen entstehenden Hydrolyseprodukte MFH und MMH verantwortlich.

Das Lorchelgift ist wasserlöslich und flüchtig. Frische Lorcheln lassen sich durch zweimaliges Abkochen (für 10 Minuten) und Verwerfen des giftigen Kochwassers entgiften. Vergiftungen wurden aber auch durch gekochte Lorcheln hervorgerufen; außerdem sind die beim Kochen entstehenden Dämpfe giftig und haben zu Vergiftungen bei Konservenarbeitern geführt. Daher sind Frühjahrslorcheln in Deutschland als Markt- und Konservenpilz nicht mehr zugelassen. Getrocknete Lorcheln enthalten nach mehrmonatigem (offenem!) Lagern wesentlich weniger Gyromitrin. Bei ihrer Verwendung als Gewürz sind Vergiftungen nicht zu befürchten. Im Tierexperiment wirken Gyromitrin, MFH und MMH teratogen und karzinogen. Beim Menschen sind derartige Wirkungen bisher nicht bekannt.

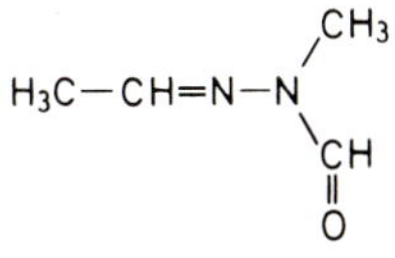

$$H_3C-CH=N-N(CH_3)-CH=O$$

Abb. 34.126 Gyromitrin (N^2-Ethyliden-N-methyl-formohydrazid).

Die **Vergiftungserscheinungen** beginnen 2–24 Stunden nach dem Essen und entsprechen weitgehend denen der Knollenblätterpilzvergiftung; zusätzlich sind neurotoxische Erscheinungen ausgeprägt.

Die **Therapie** besteht in primärer Giftentfernung, Gabe von Aktivkohle und symptomatischen Maßnahmen.

Orellanine aus Schleierlingen (Cortinarius-Arten)

Verschiedene Schleierlinge, vor allem der Orangefuchsige Hautkopf *(Cortinarius orellanus)* und der Spitzkegelige Rauhkopf *(Cortinarius speciosissimus)*, enthalten Orellanine, die nephrotoxisch wirken. *Cortinarius orellanus* hat in Osteuropa Massenvergiftungen hervorgerufen, die in 15 % der Fälle tödlich waren. Einzelne Vergiftungen durch Schleierlinge wurden auch aus Deutschland bekannt.

Das eigentliche Toxin **Orellanin** ist 3,3´,4,4´-Hydroxy-2,2´(-bipyridyl-bis-N-oxid (Abb. 34.127); es ist stabil gegen Kochen und in getrockneten Pilzen auch nach Jahren noch enthalten; als ungiftiges Zersetzungsprodukt tritt Orellin auf.

Die **Vergiftungserscheinungen** beginnen erst 3 bis 14 Tage nach dem Essen. Zweifellos wird bei einer derartig langen Latenz die Vergiftung oft verkannt. Im Vordergrund steht eine tubulo-interstitielle Nephritis von ungünstiger Prognose. Sie kann zum Tod an Urämie führen oder auch in eine chronische Nephritis übergehen.

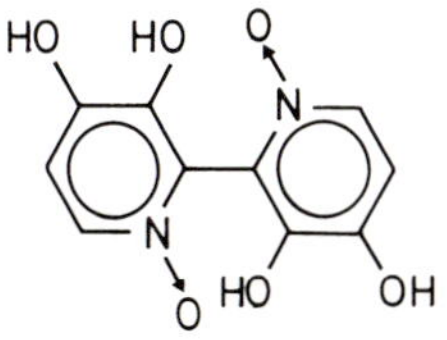

Abb. 34.127 Orellanin.

34.13.5 Allgemeinerkrankungen durch spezifische Inhaltsstoffe ungiftiger Pilze

Der **Knotentintling** *(Coprinus atramentarius)* ist für sich allein ungiftig; zusammen mit Alkohol erzeugt er jedoch Symptome, wie sie nach vorheriger Gabe von Disulfiram auftreten (s. S. 1085). Der Wirkstoff **Coprin** (Formel in Abb. 34.128) ist von seiner Struktur her zur Chelatbildung befähigt.

Die **Vergiftungserscheinungen** verlaufen im allgemeinen harmlos und bedürfen keiner besonderen **Therapie**. Über Alkoholunverträglichkeit wurde auch nach einigen weiteren Pilzen berichtet (z.B. *Coprinus-*, *Boletus-*Arten); Coprin wurde nur in einem Teil dieser Arten nachgewiesen.

Jeder Pilz kann sensibilisieren. **Allergische Reaktionen** vom Frühtyp (Urticaria; allergisches Asthma) kommen besonders beim Verzehr bzw. Hantieren von Champignons, Pfifferlingen und Steinpilzen vor. Seltener sind komplexe allergische Reaktionen mit – eventuell tödlicher – Immunhämolyse; besonders gefürchtet ist in diesem Zusammenhang der Kahle Krempling *(Paxillus involutus)*; seine Antigene sind gegen Kochen stabil.

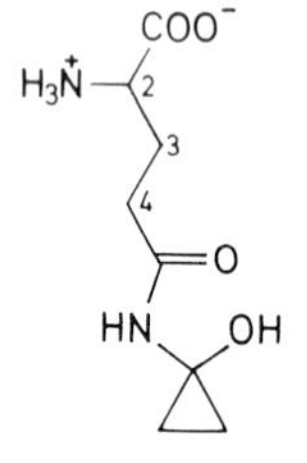

Abb. 34.128 Coprin (N^5-[1-Hydroxycyclopropyl]-L-glutamin).

34.13.6 Diagnostik

Die Diagnose einer Pilzvergiftung bereitet bei Beachtung von Anamnese, Symptomatologie, jahreszeitlichem Auftreten und örtlichem Vorkommen der in Betracht kommenden Pilze keine besonderen Schwierigkeiten.

Merke: Pilzvergiftungen, die mehr als 6 Stunden nach dem Essen beginnen, sind fast immer Knollenblätterpilzvergiftungen!

In unklaren Fällen lasse man unbedingt den ungekochten Küchenabfall sicherstellen: Die Identifizierung der Pilze gelingt noch immer am schnellsten aufgrund ihrer botanischen Merkmale; bei Vorhandensein größerer Abfallstücke schon makroskopisch.

34.13.7 Schwermetalle und Radionuklide in Pilzen

Wildwachsende Pilze können außerordentlich viel Cadmium und Quecksilber anreichern, eventuell das 500fache der Bodenkonzentration. Insgesamt sind zwar die schwermetallärmeren Arten in der Überzahl, aber unter den besonders schwermetallreichen sind einige der beliebtesten Speisepilze. Cadmium wird sehr stark angereichert in verschiedenen gilbenden Champignonarten; vor allem im Dünnfleischigen Anischampignon (*Agaricus silvicola*) und im Abgestutztknolligen Champignon *(Agaricus abruptibulbus)*, sowie in den beiden Riesenchampignonarten (*Agaricus augustus* und *Agaricus perrarus*); mehrere Milligramm pro Kilogramm Frischpilz sind hier üblich. Zu den Speisepilzen mit hohem Quecksilbergehalt gehören von den bekannteren Arten wiederum diverse Champignons, auch der Wiesenchampignon *(Agaricus campester)*, außerdem Steinpilz *(Boletus edulis)*, Maipilz *(Calocybe gambosa)*, Parasol *(Macrolepiota procera)*, Perlpilz *(Amantia rubescens)*, Riesenbovist *(Calvatia gigantea)* und die Rötelritterlinge *(Lepista nuda* und *Lepista personata)*. Häufig enthalten diese Arten mehr als 1 mg Quecksilber pro Kilogramm Frischpilz, also mehr als für Fisch in der Bundesrepublik Deutschland maximal zulässig ist. Diese Schwermetallanreicherung stellt eine Form der Resistenz dar; dabei wird das giftige Metall in großer Menge aufgenommen, im Cytoplasma an Protein gebunden und dadurch für die Pilzzelle selbst ungiftig. Derartige Pilze sind auch fern der Zivilisation, auf Böden mit normalem Schwermetallgehalt cadmium- und quecksilberreich. In Anbetracht der jahrzehntelangen Verweildauer des Cadmiums im menschlichen Organismus (vgl. S. 1053) verdient vor allem der hohe Cadmiumgehalt Beachtung.

Auf kontaminierten oder natürlicherweise schwermetallreichen Böden können Pilze mit großer Anreicherungsfähigkeit 10, ausnahmsweise sogar 30 mg Quecksilber bzw. Cadmium pro kg Frischpilz enthalten; es sind Quecksilberkonzentrationen, wie sie die Fische hatten, die die Minamata-Krankheit hervorriefen (vgl. S. 1048), und ebenso hohe Cadmiumkonzentrationen wie in jenem durch Industrieabwässer kontaminierten Reis, der in Japan schwere chronische Cadmiumvergiftungen („Itai-itai-Krankheit") verursachte. Ähnlich schwere Vergiftungen durch Pilze sind freilich nicht zu befürchten, da Pilze zum Unterschied von Fisch und Reis kein Grundnahrungsmittel darstellen. Außerdem ist in Pilzen der Anteil des Methylquecksilbers am Gesamtquecksilber niedriger als in Fischen. Trotzdem sind Pilze von schwermetallkontaminierten Gebieten nicht zum Verzehr geeignet und generell ist Zurückhaltung gegenüber stark cadmiumanreichernden Champignons angebracht, auch wenn sie in nicht-kontaminierten Gebieten wachsen. Blei scheint in Pilzen nicht angereichert zu werden. Die Schwermetallgehalte von Kulturpilzen sind relativ niedrig.

Pilze, die zu den kaliumreichsten Gemüsen gehören, enthalten natürlicherweise auch viel Caesium, das sie über das Kaliumtransportsystem aufnehmen. Es ist praktisch ungiftig und nur von medizinischem Interesse, wenn es als radioaktives Isotop vorliegt. Besonders viel Caesium enthalten einige Schleierlinge (*Cortinarius-*Arten), auch einige Täublinge (*Russula-*Arten) und

Röhrlinge (*Suillus*- und *Xerocomus*-Arten). Als Folge der oberirdischen Kernwaffentests der 40er und 50er Jahre enthielten z.B. Maronenpilze *(Xerocomus badius)* Mitte der 60er Jahre bis über 1000 Bq Cs 137/kg; in den folgenden Jahren fiel ihr Radiocaesiumgehalt auf einige hundert Bq/kg ab. Nach dem Reaktorunglück von Tschernobyl 1986 stieg die Radioaktivität der Pilze in jenen Gegenden an, die vom Fallout betroffen waren. Sie stieg unterschiedlich stark, je nach der artspezifischen Anreicherungsfähigkeit der Pilze für Caesium, der Menge der radioaktiven Niederschläge und der Bodenbeschaffenheit und konnte im ungünstigsten Fall bei einigen Schleierlingsarten mehrere tausend Bq/kg Frischpilz betragen. Von den bekannteren Speisepilzen enthielten Maronenpilze in manchen Gegenden durchschnittlich 1000–2000 Bq Radiocaesium/kg. Die Radioaktivität dieser (und anderer) Nahrungsmittel wird allerdings in der Öffentlichkeit überbewertet: Die Strahlenbelastung, die sich aus dem gelegentlichen Verzehr auch dieser höher radioaktiven Pilze ergibt, ist vergleichsweise gering, gemessen an der Belastung durch die natürliche Radioaktivität des Bodens, besonders über Urgestein, des Baumaterials (besonders solchem aus Urgestein, z.B. Granit) und die kosmische Strahlung bei Aufenthalt in großen Höhen (Hochgebirge, Langstreckenflüge!).

34.14 Bakterielle Toxine

K. Aktories, Freiburg i. Breisgau

Eine Vielzahl von Bakterien produziert Toxine, die den Wirtsorganismus schädigen können. Bei einigen Erkrankungen (z.B. Diphtherie, Tetanus, Botulismus) sind Toxine die entscheidenden Virulenzfaktoren und bestimmen nahezu vollständig das Krankheitsbild und den Krankheitsverlauf. In vielen Fällen ist allerdings die pathogenetische Bedeutung der Toxine noch weitgehend unklar.

Historisch bedingt werden die bakteriellen Toxine in Endotoxine und Exotoxine eingeteilt. **Endotoxine** sind Bestandteile der äußeren Zellwand gramnegativer Keime und werden hauptsächlich von abgetöteten und lysierten Bakterien freigesetzt. Endotoxine wirken auf den eukaryoten Organismus ein, indem sie Entzündungsmediatoren aus Immunzellen induzieren und freisetzen. Dagegen wirken **Exotoxine**, die von lebenden Bakterien produziert und abgegeben werden, direkt schädigend auf den Wirtsorganismus. Sie sind Toxine im eigentlichen Sinne.

34.14.1 Endotoxine

Chemisch sind die Endotoxine **Lipopolysaccharide (LPS)**. Ihr Aufbau ist bei allen gramnegativen Bakterien analog, sie setzen sich aus einem Polysaccharid- sowie einem Lipidanteil, dem Lipid A, zusammen (Abb. 34.129). Den Polysaccharidteil bilden eine variable O-spezifische Kette, die aus mehreren sich wiederholenden Oligosaccharideinheiten besteht, und ein Polysaccharidkern. An den hydrophilen Polysaccharidteil ist kovalent das Lipid A gebunden. Auch die Struktur von Lipid A ist bei verschiedenen gramnegativen Bakterien sehr ähnlich. Sie stellt das endotoxische Wirkprinzip dar.

Bereits in sehr niedrigen Konzentrationen (< 1 ng/ml Serum) **aktivieren** Endotoxine **Zellen des Immunsystems**, vor allem Makrophagen und Monocyten (Abb. 34.130). Diese Zellen antworten darauf mit einer **Freisetzung von Mediatoren** (Tumor-Nekrose-Faktor-α, Interleukine 1, 6, 8, 10 und 12, Thromboxan, Leukotriene, plättchenaktivierender Faktor, O_2^- und NO). Die Vielzahl der Mediatoren erklärt die vielfältigen biologischen Wirkungen der Endotoxine. So können geringe LPS-Konzentrationen zu einer sinnvollen Aktivierung von Abwehrmechanismen beitragen. Bei hohen Endotoxinkonzentrationen kommt es jedoch zu einer übermäßigen Produktion von Cytokinen und Entzündungsmediatoren. Dadurch können Organe geschädigt werden und es kann sich ein septischer Schock entwickeln.

Der genaue Mechanismus der Mediatorinduktion ist noch unklar. Es gibt Hinweise dafür, daß die Zellaktivierung über spezifische Membranrezeptoren erfolgt, zu denen unter anderem das Protein CD14 (Molekularmasse (MM) ≈ 53000) der Monocyten und Makrophagen gehört. Die Wirkung des Endotoxins wird dabei durch ein spezifisches **LPS-b**indendes Serum**p**rotein (LBP, MM ≈ 58000), das die Aggregation von LPS verhindert, um ein Vielfaches von hundert verstärkt. CD14 ist kein transmembranäres Protein, sondern nur in der äußeren Lipidschicht der Zellmembran verankert. Deshalb sind für die Signalübermittlung weitere Membran-und intrazelluläre Signalproteine notwendig, bevor es schließlich zur Expression durch Endotoxin induzierbarer Gene kommt.

Kürzlich wurde gezeigt, daß CD14 offenbar über einen Membranrezeptor (TLR4, Toll-like receptor), der der Interleukin-Rezeptor-Superfamilie angehört, wirkt und ähnliche Signalwege aktiviert, wie sie für das Interleukin-1-System gefunden wurden (z.B. Aktivierung des Transkriptionsfaktors NFκB und des MAP-Kinase-Signalwegs).

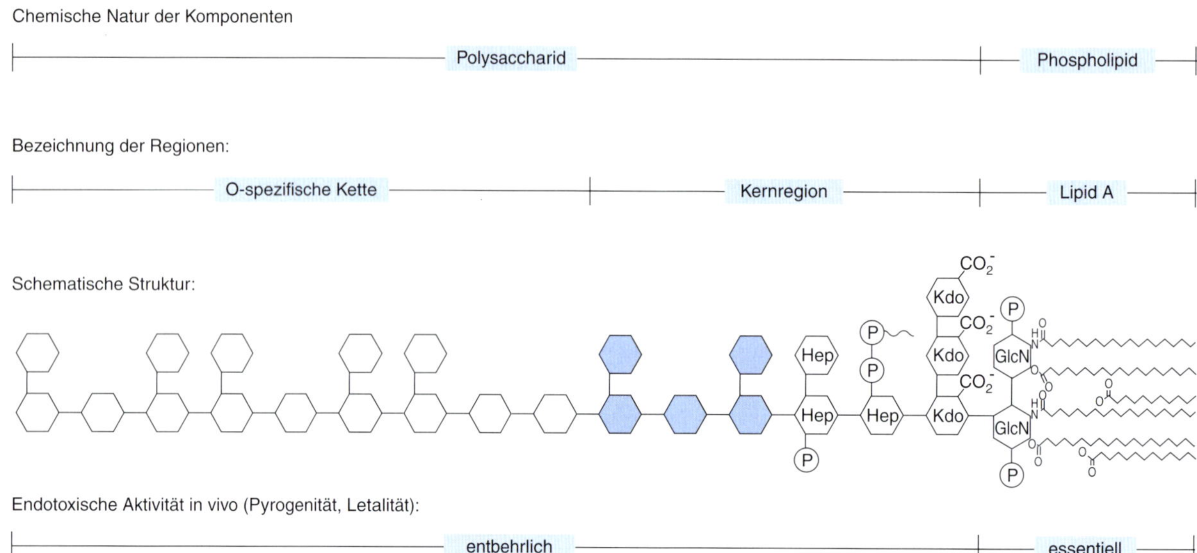

Abb. 34.129 Endotoxine. Endotoxine sind Lipopolysaccharide (LPS), die Bestandteile der Bakterienwand darstellen. Sie bestehen aus einem Polysaccharid- und einem Phospholipidteil. Der Polysaccharidteil wird in eine variable Region (sogenannte O-spezifische Kette) mit unterschiedlicher serologischer Spezifität (O-Antigene) und in eine Kernregion eingeteilt. Am Aufbau der Kernregion sind ungewöhnliche Zucker wie Heptose (Hep) und 2-Keto-3-deoxyoctulosonsäure (Kdo) beteiligt. Der Phospholipidteil, also das Lipid A, besteht aus einem Glucosamindisaccharid (GlcN), an dem Fettsäuren unterschiedlicher Kettenlänge über Amino- und Hydroxygruppen verestert sind. Für die endotoxische Aktivität ist das Lipid A essentiell. P = Phosphorsäurereste (modifiziert nach S. Hauschildt et al., Handbook of Experimental Pharmacology, Vol. 145, Bacterial Protein Toxins).

34.14.2 Exotoxine

Bei der Mehrzahl der bakteriellen Exotoxine handelt es sich um **makromolekulare Polypeptide**. Ausgehend von ihrem eukaryoten Wirkort spricht man von zellmembranschädigenden und intrazellulär wirkenden Toxinen.

Die bakteriellen Exotoxine sind häufig durch eine besonders hohe Wirksamkeit und Selektivität gekennzeichnet. Einige Toxine zählen zu den potentesten biologischen Stoffen, die wir überhaupt kennen (s. Neurotoxine). Häufig wirken die Toxine auf wichtige Regulatorproteine der Wirtszelle ein und beeinflussen hierdurch selektiv Schaltstellen, an denen die intrazelluläre Übermittlung von Transmitter- oder Hormonsignalen reguliert und die Proliferation sowie die Cytoskelettorganisation kontrolliert werden. Aus diesem Grund sind Toxine nicht nur als Pathogenitätsfaktoren von großer Bedeutung, sondern werden darüber hinaus experimentell als hochspezifische Werkzeuge in Pharmakologie, Zellbiologie und Biochemie eingesetzt.

Membranschädigende und cytolytische Exotoxine

Den membranschädigenden und cytolytischen Wirkungen von Toxinen liegen unterschiedliche Mechanismen zugrunde.

Zum einen ist eine Schädigung durch eine **spezifisch auf die Zellmembran gerichtete Enzymaktivität** möglich. Ein Beispiel hierfür ist das α-Toxin des Gasbranderregers *C. perfringens*. Bei diesem Toxin handelt es sich um eine bakterielle Phospholipase C, die Phosphatidylcholin und Sphingomyelin spaltet und dadurch die Zellmembran zerstört.

Zum anderen können sich cytolytische Toxine aufgrund ihrer physikochemischen Eigenschaften in die Membran einlagern, was zur **Porenbildung** führt. Zu dieser Gruppe von Toxinen gehören das α-Toxin von *S. aureus* und das Streptolysin O von *S. pyogenes* sowie eine Vielzahl weiterer Toxine, die von Clostridien, Listerien und Streptokokken produziert werden.

Besonders gut untersucht sind die porenbildenden Eigenschaften des **α-Toxins** von ***S. aureus*** (Abb. 34.131). Das Proteintoxin (MM ≈ 33000) bindet zunächst als Monomer an die Zellmembran. Durch laterale Diffusion wird eine Interaktion mit anderen α-Toxin-Molekülen ermöglicht. Dies führt zu einer Oligomerisierung mit einer ringförmigen Heptamerstruktur. Man nimmt an, daß es in der Mitte des Heptamers zur Ausbildung von Poren mit einem Durchmesser von 1–2 nm kommt. (Lactose z.B. hat eine Molekularmasse von 342 und einen Molekülradius von 0,5 nm und könnte eine Pore dieser Größe passieren.)

Streptolysin O (SLO) gehört zu einer Familie von sauerstofflabilen Porenbildnern, deren Vertreter eine Molekularmasse von ≈ 60000 aufweisen und über Cholesterin an eukaryote Zellen binden. Bei der Oligomeri-

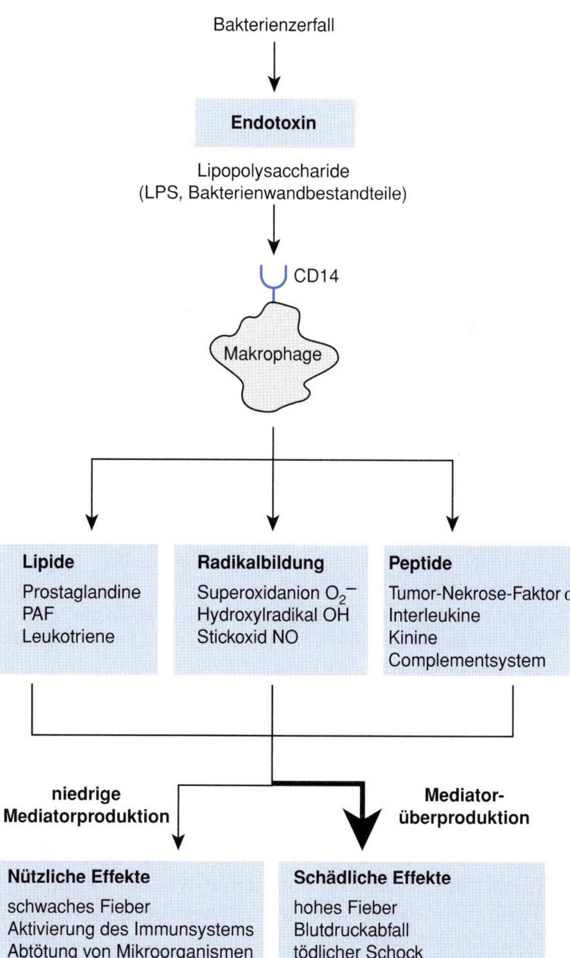

Abb. 34.130 Aktivierung von Makrophagen durch Endotoxin. Nach Bindung an das Zellmembranprotein CD14 aktiviert Endotoxin Makrophagen. Hierdurch werden zahlreiche Mediatoren freigesetzt und die Bildung von sehr reaktiven Radikalen induziert. Abhängig vom Ausmaß dieser Aktivierung können sowohl nützliche als auch schädliche Effekte ausgelöst werden (modifiziert nach S. Hauschildt et al., Handbook of Experimental Pharmacology, Vol. 145, Bacterial Protein Toxins).

sierung von 25–50 SLO-Monomeren werden weitaus größere Poren (≈ 30 nm Durchmesser) als beim α-Toxin gebildet.

Sogenannte **RTX-Toxine** wie das *E.-coli*-Hämolysin (Hlya, MM 110000) werden von gramnegativen Bakterien produziert. Diese calciumabhängigen Toxine sind durch repetitive Aminosäuresequenzen (RTX = **r**epeats in **tox**ins) charakterisiert und bilden wahrscheinlich ebenfalls erst nach Oligomerisierung Zellmembranporen von 1–2 nm Durchmesser.

Die durch Toxine induzierte Porenbildung führt zu einer massiven Störung des intrazellulären Ionenmilieus mit **Verlust porengängiger Moleküle** (ATP, NAD, GTP) und schließlich zum Zelltod. Allerdings induzieren einige Toxine wie z.B. das Hämolysin von *E. coli* oder das α-Toxin von *C. perfringens* bereits in sublytischen Konzentrationen biologische Wirkungen in Zielzellen. Dabei kommt es offenbar zur Bildung von Signalstoffen und Entzündungsmediatoren (Prostaglandine, Thromboxane, Leukotriene), die wiederum für die Aktivierung von Immunzellen von Bedeutung sind.

Porenbildende Toxine (SLO und α-Toxin von *S. aureus*) werden experimentell genutzt, um nicht-membrangängige hydrophile Stoffe (Nucleotide, Polypeptide) gezielt in Kulturzellen einzubringen. In der Regel sind die gebildeten Poren so klein, daß sie physiologische Prozesse (Endocytose, Sekretion) nicht stören und diese anschließend untersucht werden können.

Intrazellulär wirkende Exotoxine

Bei den intrazellulär wirkenden Toxinen handelt es sich um Proteintoxine, die in den meisten Fällen enzymatische Aktivität besitzen und die Funktion intrazellulärer Regulatorproteine verändern. Es ist deshalb verständlich, daß Toxinwirkungen schon bei extrem niedrigen Konzentrationen auftreten können. Beim Diphtherie-Toxin reicht ein Toxinmolekül zum Vergiften einer Zelle aus.

Um an den intrazellulären Wirkort zu gelangen, müssen die hochmolekularen Toxine die Barriere der Zellmembran überwinden. Dies geschieht bei den meisten Toxinen in einem mehrstufigen Prozeß. Zunächst bindet das Toxin mit einer besonderen **Rezeptordomäne** an einen Zellmembranrezeptor. Anschließend erfolgt eine **rezeptorvermittelte Endocytose** in ein Endosomkompartiment (bestimmte intrazelluläre Vesikel). Infolge der niedrigeren pH-Werte (≈ 5,4) im Endosom kommt es zu Strukturveränderungen in bestimmten Regionen (**Translokationsdomäne**) des Toxins, wobei hydrophobe Proteindomänen freigelegt werden. Sie ermöglichen die Translokation aus dem Endosom ins Cytosol.

Diesem mehrstufigen Vergiftungsprozeß entspricht die Struktur des Toxins. In der Regel bestehen die Toxine aus einer enzymatisch aktiven Komponente (A, **Enzymdomäne**) und einer Bindungskomponente (B), die die Bindung (**Bindungsdomäne**) und Translokation (**Translokationsdomäne**) der Enzymkomponente ins Cytosol ermöglicht. Beide Komponenten (A und B) können kovalent oder nicht kovalent miteinander verbunden sein oder sogar völlig getrennte Proteine darstellen. Tab. 34.60 gibt eine Übersicht.

ADP-ribosylierende Toxine

Viele intrazellulär wirkende Toxine besitzen ADP-Ribosyltransferase-Aktivität. Diese Toxine spalten NAD in Nicotinamid und ADP-Ribose und übertragen den ADP-Riboserest auf ein Zielprotein. Bei den Zielproteinen handelt es sich in den meisten Fällen um GTP-bindende Proteine. Durch die kovalente Modifikation, deren Reaktionsäquilibrium unter zellulären Bedingungen weit auf der Produktseite liegt, wird die physiologische Funktion der betroffenen Regulatorproteine blok-

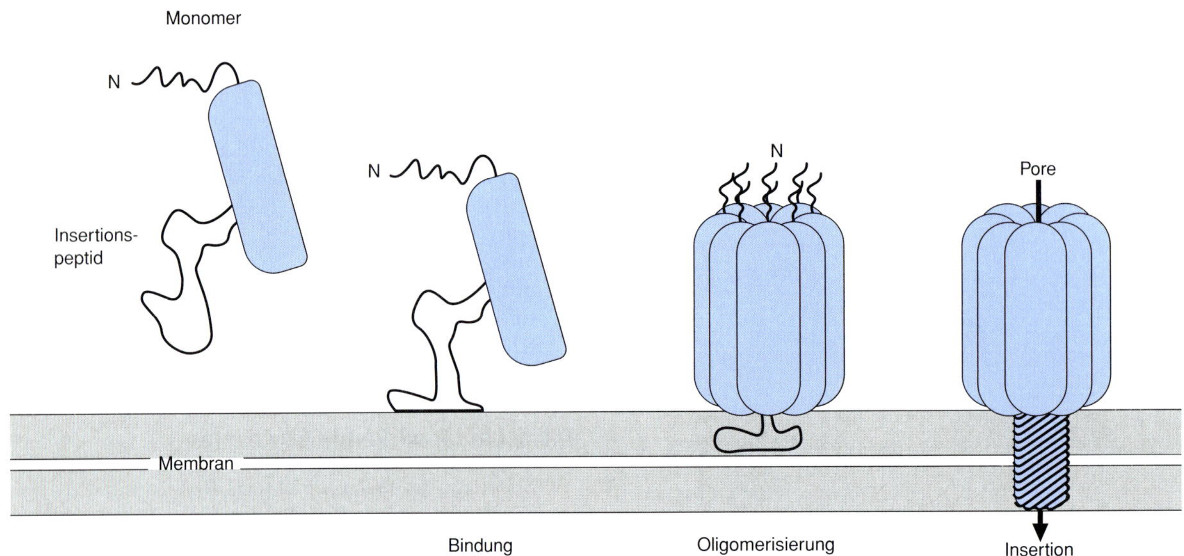

Abb. 34.131 Bindung, Oligomerisierung und Membraninsertion des α-Toxins von *Staphylococcus aureus*. Das α-Toxin bindet als Monomer an die Zellmembran und oligomerisiert zu Heptameren, die sich schließlich in die Zellmembran einlagern und eine Pore bilden. N = N-terminales Ende des Proteins (modifiziert nach Engelmann, Science **274**, 1850; 1996).

kiert oder erheblich verändert. Wie die Kristallstrukturanalyse ADP-ribosylierender Toxine (z.B. Diphtherie-Toxin, *E.-coli*-Enterotoxin, Pertussis-Toxin) zeigt, haben die Enzymkomponenten der Toxine einen identischen sterischen Aufbau, obwohl ihre Primärstruktur nahezu keine Sequenzhomologie aufweist.

Diphtherie-Toxin

Das Diphtherie-Toxin ist der wichtigste pathogenetische Faktor bei der Diphtherie. Produziert wird es von lysogenen Diphtherie-Bakterien, die einen β-Prophagen mit dem tox+-Gen tragen. Das Diphtherie-Toxin hat eine Molekularmasse von ≈ 58000 und weist zwei Disulfidbrücken auf. Nach limitierter Proteolyse entsteht ein Zweikettentoxin, das aus einer Enzymkomponente (MM 21000, N-Terminus des Toxins) und einer Bindungskomponente (MM 37000, C-Terminus des Toxins) besteht, die über eine Disulfidbrücke verbunden sind. Der Zellmembranrezeptor des Diphtherie-Toxins ist ein Wachstumsfaktorpräkursor (genauer: der heparinbindende EGF-ähnliche Wachstumsfaktorpräkursor). Nach Bindung, Endocytose und Translokation der Enzymkomponente in das Cytosol wird der **Elongationsfaktor 2**, ein essentieller Faktor der eukaryoten Proteinbiosynthese, durch das Toxin **ADP-ribosyliert.** Hierbei wird ein Molekül ADP-Ribose selektiv auf Diphthamid, ein posttranslational modifiziertes Histidin (His-715), übertragen. Die ADP-Ribosylierung hemmt die Funktion des Elongationsfaktors und blokkiert hierdurch die Polypeptidkettenverlängerung am Ribosom. Die Hemmung der Proteinbiosynthese führt zum Zelltod und dadurch zur Bildung der typischen nekrotischen Pseudomembranen.

Auch das **Exotoxin A** von ***Pseudomonas aeruginosa*** ADP-ribosyliert den Elongationsfaktor 2, und zwar an identischer Stelle am Diphthamid wie das Diphtherie-Toxin. Exotoxin A (MM 66000) zeigt im übrigen kaum Sequenzhomologien zum Diphtherie-Toxin und bindet im Gegensatz zu Diphtherie-Toxin an den α_2-Makroglobulinrezeptor.

G-Protein-ADP-ribosylierende Toxine

Cholera-Toxin sowie die nahe verwandten hitzelabilen Toxine von *E. coli* und das Pertussis-Toxin übertragen ADP-Ribose auf **heterotrimere GTP-bindende Proteine**, sogenannte G-Proteine (s. S. 18ff.). Die ADP-Ribosylierung der G-Proteine findet **ausschließlich in der nucleotidbindenden α-Untereinheit** statt (Abb. 34.132). Durch die toxininduzierte ADP-Ribosylierung wird die über G-Proteine erfolgende Signalübermittlung entweder verstärkt (Cholera-Toxin) oder gehemmt (Pertussis-Toxin).

Cholera-Toxin, das von *Vibrio cholerae* produziert wird, ist der entscheidende Virulenzfaktor bei der Cholera. Das Toxin besteht aus einer A-Komponente (MM 27000) und fünf identischen B-Untereinheiten (MM 11000), die ein Pentamer bilden. Die A-Komponente wird proteolytisch in A1 (MM 21000) und A2 (MM 6000) gespalten. Beide Peptide sind über Disulfidbrükken verbunden. A1 stellt die ADP-Ribosyltransferase dar, und A2 sorgt für die Bindung des Enzyms an die B-Untereinheit. Die B-Komponente bindet polyvalent mit hoher Affinität (1 nM) an das Monosialogangliosid GM_1 der

Tabelle 34.60: Intrazellulär wirkende Exotoxine

Exotoxin	Aufbau	Proteinsubstrat (Akzeptor-Aminosäure)	Enzymaktivität	Funktionelle Konsequenzen (Erkrankung)
Diphtherie-Toxin *Pseudomonas*-Exotoxin A	A-B A-B	Elongationsfaktor 2 (Diphthamid)	ADP-Ribosylierung	Hemmung der Proteinbiosynthese (Diphtherie, *Pseudomonas*-Infektion)
Cholera-Toxin hitzelabile *E. coli*-Toxine	AB_5	G_s-Proteine (Arginin)	ADP-Ribosylierung	Aktivierung der Adenylylcyclase (Cholera, Reisediarrhö)
Pertussis-Toxin	AB_5	$G_{i,o}$-Proteine (Cystein)	ADP-Ribosylierung	Hemmung der rezeptorvermittelten Aktivierung von G-Proteinen (Keuchhusten)
C. botulinum-C2-Toxin und verwandte Toxine	A, B	Actin (Arginin)	ADP-Ribosylierung	Hemmung der Actinpolymerisation Zerstörung des Cytoskeletts
C. botulinum-C3-Toxin und verwandte Toxine	A (B unbekannt)	Rho-Proteine (Asparagin)	ADP-Ribosylierung	Inaktivierung von Rho A, B, C, Zerstörung des Cytoskeletts
C. difficile-Toxin A und B	AB	Rho-, Rac-, Cdc42-Proteine (Threonin)	Glucosylierung	Inaktivierung verschiedener Proteine der Rho-Familie, Zerstörung des Cytoskeletts (pseudomembranöse Colitis)
CNF, DNT	AB	Rho-Proteine (Glutamin)	Deamidierung	Blockierung der Inaktivierung von Rho-Proteinen, Actinpolymerisation, Hemmung der Zellteilung
Botulinus-Neurotoxine (A–G) Tetanus-Toxin	A-B	synaptische Peptide: 1. Synaptobrevin [Bo-NT B, D, F, G; Te-T] 2. Syntaxin [Bo-NT A, E] 3. SNAP25 [Bo-NT C]	Zink-Endoprotease	Spaltung synaptischer Peptide, Hemmung der Neurotransmitterfreisetzung an der Synapse (Tetanus, Botulismus)
Anthrax-Toxine 1. „lethal factor“ (LF) 2. Ödemfaktor (EF)	A, B	Proteinkinasen der MAP-Familie	Zink-Endoprotease „invasive“ Adenylylcyclase	Inaktivierung von MAP-Kinasen (Milzbrand) Erhöhung der intrazellulären cAMP-Spiegel
Shiga-Toxine Ricin (Rizinussamen!)	AB_5	kein Protein! 28S-rRNA	N-Glykosidase	Abspaltung eines Adeninrests der 28S-rRNA, Hemmung der Proteinbiosynthese (z. B. hämolytisch-urämisches Syndrom)

A = Enzymkomponente; B = Bindungskomponente; A-B = zweikettiges, über S-S-Brücken verbundenes Toxin. Beim einkettigen *Pseudomonas*-Exotoxin A tritt die A-B-Struktur intermediär beim Vergiftungsprozeß auf. Bei den Toxinen mit AB_5-Struktur sind die einzelnen Komponenten nicht kovalent verbunden. Die B-Untereinheiten von Pertussis-Toxin sind unterschiedlich (S2, S3, 2 × S4, S5), die von Cholera-Toxin, Shiga-Toxin und den strukturell verwandten Toxinen sind bei dem jeweiligen Toxintyp gleich. A, B = binäre Toxine, die Bindungskomponente B und die Enzymkomponente A sind zwei getrennte Proteine. AB = Einkettentoxine, die eine Bindungs(B)- und eine Enzym(A)-Domäne aufweisen. Bo-NT = Botulinus-Toxin, Te-T = Tetanus-Toxin.

eukaryoten Zielzelle. Nach Endocytose und Transport bis zum endoplasmatischen Reticulum (retrograder Transport) erfolgt die Translokation ins Zytosol mit Hilfe des Sec61-Transport-Systems. Dieses System ist zuständig für den Rücktransport mißgefalteter Proteine aus dem ER ins Zytosol, wo sie abgebaut werden. Cholera-Toxin nutzt diesen Weg ins Zytosol und kann offenbar dem Abbau entgehen. In der Zelle überträgt die Enzymkomponente ADP-Ribose auf die α-Untereinheit der G_s-Proteine (s. S. 18ff.). Dabei wird ein Argininrest, der für die endogene GTPase-Aktivität bedeutsam ist, modifiziert.

Die ADP-Ribosylierung führt zur Blockade des Abschaltmechanismus (GTPase-Aktivität) der G-Proteine. Dadurch ist das **G_s-Protein persistierend aktiv**. Infolgedessen kommt es zur Aktivierung der Adenylylcyclase an der basolateralen Membran der Enterocyten und damit zum Anstieg des intrazellulären cAMP-Spiegels und zur Aktivierung der cAMP-abhängigen Proteinkinase. Hierdurch wird wiederum die elektrogene Cl^--Sekretion durch die Bürstensaummembran aktiviert. Das ist die Ursache für die abnorme Sekretion der Enterocyten, aus der die lebensbedrohlichen Elektrolyt- und Wasserverluste resultieren.

Von *E. coli* sind verschiedene Serotypen eines **hitzelabilen Enterotoxins** (*E.-coli*-LT-Toxine) beschrieben worden, die in ihrer Struktur und ihren biologischen Eigenschaften dem Cholera-Toxin gleichen. Diese Toxine werden für die Reisediarrhö („traveller's diarrhea") verantwortlich gemacht.

Pertussis-Toxin wird von *Bordetella pertussis*, dem Erreger des Keuchhustens, produziert. Das Toxin (MM ≈ 105000) besteht aus sechs Untereinheiten (S1–S5), wobei die Untereinheit S4 doppelt vertreten ist. S1 (MM 26220) stellt die Enzymkomponente dar, die Untereinheiten S2 bis S5 bilden die Bindungskomponente. Zielproteine der ADP-Ribosylierung durch Pertussis-Toxin sind die **α-Untereinheiten der Proteine G_i und G_o** (s. S. 18ff.). Die ADP-Ribosylierung erfolgt am Cystein des carboxyterminalen Endes der Proteine. Sie führt zur Hemmung der G-Protein-Rezeptor-Interaktion und **blockiert so die rezeptorvermittelte Aktivierung der G-Proteine** (Abb. 34.132). Die funktionellen Auswirkungen der G_i/G_o-Modifikation bestehen u.a. darin, daß die Inhibition der Adenylylcyclase und die Regulation von Kationenkanälen, die über G-Proteine gesteuert werden, aufgehoben sind.

Die biologischen Effekte von Pertussis-Toxin sind entsprechend vielfältig. Die β-Zellen des Pankreas setzen vermehrt Insulin frei (Blockade der α_2-Adrenozeptor-vermittelten Hemmung). Hyperinsulinämie und Hypoglykämie sind die Folge. Darüber hinaus induziert Pertussis-Toxin eine Lymphocytose (Hemmung der Lymphocytenmigration), ein typisches Symptom bei Keuch-

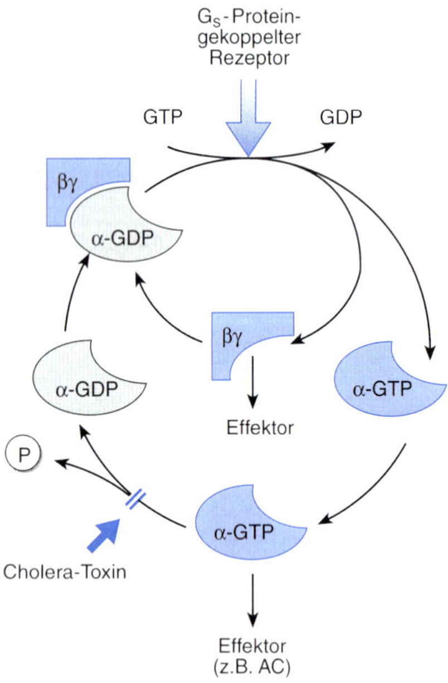

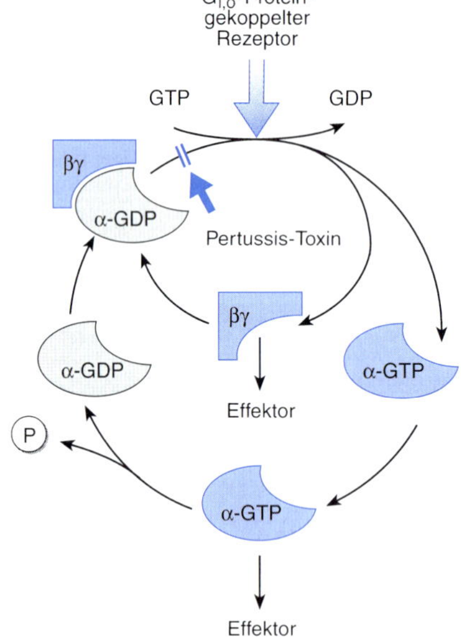

Abb. 34.132 Wirkung von Cholera-Toxin und Pertussis-Toxin auf heterotrimere G-Proteine. Heterotrimere G-Proteine bestehen aus einer α-Untereinheit, die Guaninnucleotide bindet und GTPase-Aktivität besitzt, und einer βγ-Untereinheit. In der inaktiven, GDP-gebundenen Form liegen die G-Proteine als Heterotrimer vor. Nach Interaktion mit dem agonistgebundenen Rezeptor erfolgen der GDP/GTP-Austausch und die Dissoziation der α- und βγ-Untereinheit. Beide Untereinheiten können nun mit Effektorsystemen (Adenylylcyclase [AC], Phospholipasen, Ionenkanäle) interagieren. Der aktive Zustand der G-Proteine wird durch Hydrolyse des gebundenen GTP und Reassoziation zum Heterotrimer beendet. Cholera-Toxin ADP-ribosyliert die α-Untereinheit von G_s-Proteinen und blockiert hierdurch die inhärente GTPase-Aktivität. G_s-Protein bleibt somit persistierend aktiv. Pertussis-Toxin ADP-ribosyliert die α-Untereinheiten der nicht dissoziierten $G_{i,o}$-Proteine, verhindert die Interaktion mit dem Rezeptor und hemmt hierdurch die Aktivierung der G-Proteine.

Guanylylcyclase-stimulierende, hitzestabile Enterotoxine

Neben den hitzelabilen Enterotoxinen (s. o.) produzieren bestimmte *E.-coli*-Stämme (ebenso wie *V. cholerae* und *Y. enterocolitica*) hitzestabile Enterotoxine (*E.-coli*-ST-Toxine), die für die Pathogenese der Säuglings- und Kleinkinddiarrhö von Bedeutung sind. Die hitzestabilen Enterotoxine stellen eine Gruppe von Peptiden dar, die aus 17–30 Aminosäuren bestehen und die zellmembranständige Rezeptor-Guanylylcyclase Typ C aktivieren. Diese Toxine wirken demnach primär extrazellulär und unterscheiden sich prinzipiell von den intrazellulär wirkenden Toxinen (aus didaktischen Gründen werden sie hier aufgeführt). Bei ihrer Wirkung imitieren die Enterotoxine das Guanylin, einen physiologischen Liganden der Darmepithel-Guanylylcyclase, das aus 17 Aminosäuren besteht und signifikante Homologien zu den hitzestabilen Enterotoxinen aufweist. Durch die Stimulation der Guanylylcyclase wird die Konzentration an cyclischem GMP erhöht. Ähnlich wie bei der Stimulation der cAMP-abhängigen Proteinkinase durch Cholera-Toxin (s. o.) kommt es durch Aktivierung der cGMP-abhängigen Proteinkinase in den Enterocyten zu einer Zunahme der Flüssigkeitssekretion in das Intestinum.

husten, und sensibilisiert gegenüber der Histaminwirkung. Diese Eigenschaften führten historisch zu Toxinnamen wie „islet-activating protein", „lymphocytosis-promoting factor", „histamine-sensitizing factor".

Einige *Clostridium-botulinum*-Stämme vom Typ C und D produzieren neben den Neurotoxinen und dem *C.-botulinum*-C2-Toxin eine ADP-Ribosyltransferase, die als **C3-Transferase** bezeichnet wird und GTP-bindende Rho-Proteine modifiziert (Rho bedeutet **Ras-homolog**) (Abb. 34.133). **C3-ähnliche Transferasen** werden auch von *Bacillus cereus* und *Staphylococcus aureus* gebildet. Diese Toxine haben eine Molekularmasse von ≈ 25000 und besitzen offenbar keine spezifische Bindungskomponente. Der Mechanismus ihrer zellulären Aufnahme ist noch unklar.

Die ADP-Ribosylierung erfolgt an Asparagin-41 und führt zur biologischen Inaktivierung von Rho. Eine Auswirkung ist z. B. die Zerstörung des Actincytoskeletts oder die Hemmung Rho-abhängiger Signalwege (Abb. 34.133). Interessanterweise sind Rho-Proteine nicht nur die Substrate der C3-ähnlichen Transferasen, sondern auch die eukaryoten Zielproteine der großen clostridialen Cytotoxine (z. B. Toxin A und B von *C. difficile*), des cytotoxisch nekrotisierenden Faktors CNF von *E. coli* sowie des dermonekrotisierenden Toxins (DNT) von *Bordetella* (s. u.).

Das **C2-Toxin von *C. botulinum***, das **Iota-Toxin von *C. perfringens*** und das ***C.-spiroforme*-Toxin** gehören zu einer Gruppe von Toxinen, die **Actin ADP-ribosylieren.** Diese Toxine bestehen aus einer Bindungskomponente (MM ≈ 80000) und einer Enzymkomponente (MM 45000), die zunächst nicht miteinander verbunden sind, und werden somit von zwei völlig getrennten Proteinen gebildet (binärer Aufbau). Beide Proteine interagieren wahrscheinlich erst am Rezeptor der Zielzelle miteinander, nach proteolytischer Aktivierung der Bindungskomponente. Die Bindungskomponente weist eine hohe Homologie zum Anthrax-Toxin auf (s. u.) und bildet wahrscheinlich wie dieses Toxin Heptamere (Abb. 34.134).

Actin (MM 42000), das Zielprotein der Toxine, ist Bestandteil sämtlicher eukaryoter Zellen. Es ist kein GTP/GDP-bindendes, sondern ein ATP/ADP-bindendes Protein. Actin spielt nicht nur für die Muskelkontraktion eine wichtige Rolle, sondern ist ein Hauptbestandteil des Cytoskeletts in Nichtmuskelzellen und an einer Vielzahl zellulärer Bewegungsprozesse wie Exocytose, Phagocytose, Zellmigration oder intrazellulärem Transport beteiligt. Die physiologischen Funktionen des Actins beruhen auf seiner Fähigkeit, rasch Polymere (F-Actin) von mehreren tausend Molekülen bilden zu können. Diese Polymerisation ist ein hochdynamischer Prozeß und erfolgt unter der Kontrolle einer Vielzahl actinbindender Regulatorproteine. Durch die ADP-Ribosylierung, die an Arginin-177 des Actins erfolgt, werden Actinfilamente depolymerisiert und das Actincytoskelett zerstört (Abb. 34.134). Zu den pathophysiologischen Auswirkungen gehört u. a. der Verlust der Schrankenfunktion von Endothelzellen. Es kommt zu einer massiven Zunahme der Gefäßpermeabilität und in deren Folge zu Lungenödem und Blutungen in die Trachea. Actin-ADP-ribosylierende Toxine sind auch experimentell von Bedeutung, da mit ihnen selektiv das Actincytoskelett depolymerisiert werden kann.

Clostridium-difficile-Toxine A und B

Neben einer Schädigung der Darmflora ist eine Selektion von besonders pathogenen *C.-difficile*-Keimen in vielen Fällen verantwortlich für die durch Antibiotika induzierte Diarrhö und die weniger häufige, aber schwerwiegendere pseudomembranöse Colitis. Als auslösende Pathogenitätsfaktoren werden die Toxine A (MM ≈ 308000) und B (MM ≈ 270000) von *C. difficile* angesehen, deren Primärstruktur zu ca. 50 % identisch ist. Die beiden Toxine gehören zu der Familie der großen clostridialen Cytotoxine. Hierbei handelt es sich um Einkettentoxine, deren Enzymaktivität in den N-terminalen 550 Aminosäureresten lokalisiert ist. Der C-Terminus wird von repetitiven Peptidsequenzen gebildet, die die Zellmembranbindung bewirken.

Die cytotoxische Wirkung der *C-difficile*-Toxine kommt wie bei den C3-ähnlichen Transferasen über eine Modifikation von Rho-Proteinen zustande (Abb. 34.133). Hierbei findet jedoch im Unterschied zu den C3-ähnlichen Transferasen keine ADP-Ribosylierung statt, sondern die **GTP-bindenden Proteine** werden **glucosyliert.** Durch die Toxine wird UDP-Glucose gespalten und ein Molekül Glucose auf Rho-Proteine übertragen. Allerdings ist die Glucosylierung durch *C.-difficile*-Toxine nicht auf Rho-Proteine beschränkt, sondern betrifft auch Rac und Cdc42. Glucosyliert werden Rho, Rac und Cdc42 an einem Threoninrest, der in einer Peptiddomäne (Schalterregion) liegt, die essentiell für die

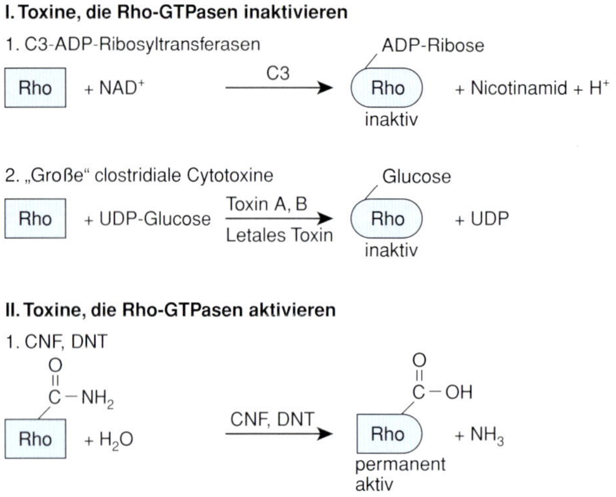

Abb. 34.133 Modifizierung von Rho-Proteinen durch bakterielle Toxine. Rho-Proteine sind **R**as-**ho**mologe, also Ras-ähnliche Proteine. Die eigentlichen Ras-Proteine haben eine Schalterfunktion bei der Proliferatonsinduktion durch Wachstumsfaktoren (z.B. durch EGF, PDGF, Insulin). Ihre Bezeichnung geht darauf zurück, daß viruscodierte, mutierte Ras-Proteine bei *Ra*tten *S*arkome induzieren.
Rho-Proteine gehören zu der großen Familie niedermolekularer („kleiner") GTP-bindender Proteine (MM 20000–25000). In den letzten Jahren wurden über 15 verschiedene Rho-Proteine beschrieben. Zu den Rho-Proteinen zählen Rho, Rac und Cdc42, die offenbar alle in die Regulation des Actincytoskeletts eingeschaltet sind. Neuere Untersuchungen zeigen, daß Rho-Proteine darüber hinaus zahlreiche weitere Signalprozesse regulieren. Hierzu gehören der Zell-Zell-Kontakt, die Glattmuskelkontraktion, Endocytose- und Sekretionsprozesse, die zelluläre Synthese von Phospholipiden, die bei der Signaltransduktion Botenstoffe bilden, sowie die Aktivierung der Transkription. Wie heterotrimere G-Proteine (s. S. 18ff.) sind die Rho-Proteine in der GTP-gebundenen Form aktiv und nach Hydrolyse des GTP zu GDP inaktiv. Manche Toxine inaktivieren (I.), andere aktivieren (II.) Rho-Proteine. Die C3-ADP-Ribosyltransferase von *Clostridium botulinum* und andere C3-ähnliche Transferasen inaktivieren Rho durch ADP-Ribosylierung. Große clostridiale Toxine, zu denen u.a. die *Clostridium-difficile*-Toxine A und B sowie das letale Toxin von *Clostridium sordellii* gehören, inaktivieren Rho-Proteine durch Glucosylierung. Der cytotoxisch nekrotisierende Faktor (CNF) von *Escherichia coli* und das dermonekrotische Toxin (DNT) von *Bordetella* aktivieren Rho-Proteine durch Deamidierung eines Glutaminrests (Position 63 von Rho), der für die Hydrolyse des gebundenen GTP essentiell ist. Dadurch wird das modifizierte Rho-Protein persistierend aktiv.

Interaktion mit Rho-Effektoren (z.B. Proteinkinasen) ist. Dementsprechend blockiert die Glucosylierung der Rho-Proteine sämtliche Signalprozesse, die über diese GTPasen reguliert werden. Es kommt zu einer Zerstörung des Actincytoskeletts, die mit Veränderungen der sekretorischen Funktion von Enterocyten einhergeht. Bedeutsam für die Pathogenese von Diarrhö und Colitis ist darüber hinaus eine gestörte Sekretion von Entzündungsmediatoren.

Das verwandte „letale" Toxin von *C. sordellii*, einem Keim, der als Auslöser des Gasbrands (Clostridienmyositis) gilt, wirkt ebenfalls durch Glucosylierung. Dieses Toxin glucosyliert die Rho-GTPase Rac, aber nicht Rho selbst. Dafür sind andere GTPasen der Ras-Familie (Ras, Rap, Ral) ebenfalls Substrate des Toxins.

Rho-GTPasen-aktivierende Toxine

Manche bakteriellen Toxine inaktivieren Rho-GTPasen (z.B. *C.-difficile*-Toxine und C3-Toxine), andere aktivieren sie. Ein Rho-aktivierendes Toxin ist z.B. der **cytotoxisch nekrotisierende Faktor (CNF)**, der von vielen pathogenen *E.-coli*-Stämmen gebildet wird. Der Name erklärt sich daraus, daß nach Toxininjektion in die Haut Nekrosen auftreten. CNF (MM ≈ 115000) wirkt als **Deamidase** und **spaltet selektiv die γ-Amidgruppe von Glutamin-63 im Rho-Molekül ab** (Abb. 34.133). Glutamin-63 ist essentiell für die Hydrolyse (Inaktivierung) des Rho-gebundenen GTP. Die durch Deamidierung entstandene Glutaminsäure kann diese Funktion nicht erfüllen. Folge der Deamidierung ist eine persistierende Aktivierung von Rho-Proteinen. Sie führt zu Störungen des Actincytoskeletts und Rho-abhängiger Prozesse. So bewirkt CNF in der Zellkultur eine vermehrte Ausbildung von Actinkabeln („stress fibers") und die Bildung mehrkerniger Zellen (Hemmung der Cytokinese). Der gleiche Wirkungsmechanismus zeigt sich auch beim dermonekrotischen Toxin (DNT), das von vielen *Bordetella*-Arten produziert wird.

Clostridiale Neurotoxine

Verschiedene Stämme von *C. botulinum* produzieren sieben immunologisch unterschiedliche Neurotoxine (A, B, C1, D, E, F, G), die alle Botulismus auslösen können. Für Erkrankungen beim Menschen sind haupt-

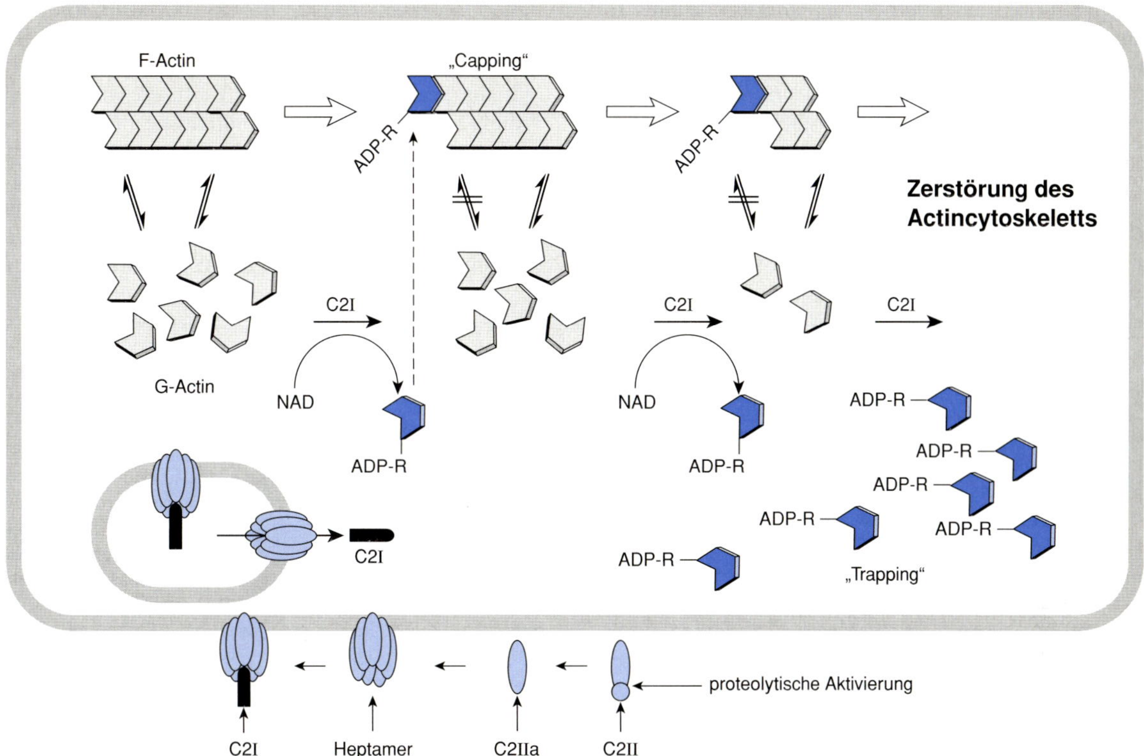

Abb. 34.134 Molekularer Mechanismus Actin-ADP-ribosylierender Toxine am Beispiel des *Clostridium-botulinum*-C2-Toxins. Das Toxin besteht aus zwei separaten Proteinen (binärer Toxinaufbau), einer Bindungskomponente C2II und einer Enzymkomponente C2I, die ADP-Ribosyltransferase-Aktivität besitzt. Durch partielle Proteolyse wird die Bindungskomponente C2II zu C2IIa aktiviert und oligomerisiert dann zu Heptameren. Hieran bindet die Enzymkomponente C2I. Nach Endocytose wird die Enzymkomponente C2I wahrscheinlich durch eine Pore, die von dem Heptamer gebildet wird, ins Cytosol geschleust. In der Zelle liegt Actin in einem dynamischen Gleichgewicht zwischen monomerem G-Actin und polymerisiertem F-Actin vor. C2I-ADP-ribosyliert monomeres G-Actin, das dann an die „Plusseite" der polaren Actinfilamente bindet und hier die weitere Actinpolymerisation verhindert („Capping"). An der „Minusseite" der Actinfilamente findet weiterhin eine Depolymerisation statt. Freigesetztes monomeres Actin wird sofort von dem Toxin ADP ribosyliert. Durch die ADP-Ribosylierung verliert Actin die Fähigkeit zur Polymerisierung („Trapping"). Die ADP-Ribosylierung führt schließlich zu einer kompletten Zerstörung des Actincytoskeletts.

sächlich die Neurotoxintypen A, B und E von Bedeutung. Es handelt sich dabei in erster Linie um Vergiftungen mit toxinkontaminierten Lebensmitteln. Infektionen mit *C. botulinum* wie Säuglings- oder Wundbotulismus treten weitaus seltener auf. Mit den **Botulinus-Toxinen** verwandt ist das **Tetanus-Toxin,** das von *C. tetani* gebildet wird und für das Krankheitsbild des Tetanus nach einer Wundinfektion verantwortlich ist. **Die Neurotoxine gehören zu den stärksten bekannten Giften.** Von Botulinus-Toxin kann bereits 1 ng/kg Körpergewicht tödlich sein.

Der Wirkungsmechanismus wird in Abb. 2.3 (S. 115) erläutert. Botulinus- und Tetanus-Toxin sind große Proteine (MM ≈ 150000), die als einkettige Polypeptide produziert werden. Sowohl clostridiale Proteasen als auch Endoproteinasen können das Protein an besonders sensitiven Stellen spalten („nicking"), wodurch eine schwere Kette (MM ≈ 100000) und eine leichte Kette (MM ≈ 50000) entstehen, die über Disulfidbrücken miteinander verbunden sind. Während die schwere Kette für die Bindung des Toxins an die Zellmembran und für den transmembranären Transport zuständig ist, beherbergt die leichte Kette die eigentliche biologische Aktivität. Die Aufnahme der Toxine erfolgt an peripheren Nervenendigungen, wahrscheinlich über eine rezeptorvermittelte Endocytose, wobei Glykolipide an der Bindung beteiligt sind.

Nach der Aufnahme ins Neuron erfolgt der weitere Transport beim Botulinus-Toxin und Tetanus-Toxin unterschiedlich: Während **Botulinus-Toxine** in den Nervenendigungen der **neuromuskulären Endplatte** wirksam werden und dort die **Acetylcholinfreisetzung inhibieren**, wandert Tetanus-Toxin aufgrund noch unbekannter Signalstrukturen retrograd im Axon in das Rükkenmark bis zum Zellkörper des Motoneurons. Dort verläßt das Toxin das Neuron und gelangt nach Durchquerung der Synapse in **Interneurone**, die die Aktivität des Motoneurons inhibitorisch regulieren. In den Nervenendigungen der Interneurone **blockiert Tetanus-Toxin die Freisetzung von inhibitorischen Neurotransmittern** (Glycin, GABA, s. S. 135f.). Durch die verschiedenen Wirkorte läßt sich erklären, warum die Neurotoxine unterschiedliche klinische Bilder hervorrufen. Botulinus-Toxine führen zu einer schlaffen Lähmung, die häufig mit Sehstörungen (Augenmuskellähmung) beginnt und bis zur peripheren Atemlähmung fortschreiten kann. Tetanus-Toxin hingegen führt durch Ausschaltung der inhibitorischen Funktion von Interneuronen zu einer Überaktivität der Motoneurone und damit zu einem extrem gesteigerten Muskeltonus mit ausgeprägter Spastik.

Der molekulare Wirkungsmechanismus ist bei beiden Toxingruppen nahezu identisch. Die Toxine sind **Metalloproteasen (Zinkendopeptidasen)** und **spalten eukaryote Proteine, die an der Vesikelfusion und der Neurotransmitterfreisetzung beteiligt sind.** Dabei haben die verschiedenen Neurotoxine eine bemerkenswert selektive Proteaseaktivität für bestimmte Synapsenproteine. So spalten Tetanus-Toxin und die Botulinus-Toxine B, D, F, G das Synaptobrevin, das auch als vesikelassoziiertes Membranprotein (VAMP) bezeichnet wird. Das Protein SNAP25 (synaptosomenassoziiertes Protein, MM ≈ 25000) dagegen ist Substrat der Botulinus-Toxine A und E. Syntaxin, ein weiteres Protein des Fusionskomplexes, wird von Botulinus-Toxin C gespalten. Das funktionelle Ergebnis ist in jedem Fall eine Hemmung des Vesikelfusionsvorgangs und die Blokkade der Neurotransmitterfreisetzung. Dieser Wirkungsmechanismus der Neurotoxine erklärt ihre neuronale Selektivität und ihre hohe Wirksamkeit.

Die muskellähmende Wirkung der Botulinus-Neurotoxine (Typ A: Botox®, Dysport®) wird therapeutisch genutzt. Dabei wird das Toxin in so niedrigen Dosen in die entsprechenden Muskeln injiziert, daß eine systemische Wirkung ausbleibt und in der Regel keine Antikörperbildung erfolgt. In den meisten Fällen tritt die Wirkung nach einigen Tagen ein und hält für mehrere Monate an. Es kann wiederholt injiziert werden. Indikationen sind Dystonien und hyperkinetische Störungen wie Blepharospasmus (Lidkrampf) und hemifaciale Spasmen (s. S. 173).

Anthrax-Toxine

Anthrax-Toxine sind die entscheidenden Virulenzfaktoren bei der Auslösung des Milzbrands (Haut-, Lungen- oder Darmmilzbrand) durch den aeroben Sporenbildner *Bacillus anthracis*. Größte Bedeutung hat das **„letale" Anthrax-Toxin**, das in erster Linie auf Makrophagen wirkt. Bereits in niedriger Konzentration führt das Toxin zu einer starken Mediatorfreisetzung (TNF-α, IL-1β), die für die klinischen Symptome des Milzbrands (nekrotisierende Entzündung, hämorrhagische Pneumonie) einschließlich eines tödlichen Schocks verantwortlich gemacht wird. Das Toxin besteht aus der Enzymkomponente **LF („lethal factor")** und der Bindungskomponente **PA („protective antigen").** Beide Komponenten sind getrennte Proteine (binärer Aufbau). PA ist ein Protein von ≈ 83 kD, das eine Strukturhomologie zu den Bindungskomponenten der Actin-ADP-ribosylierenden Toxine (z.B. C2-Toxin von *C. botulinum*, Iota-Toxin von *C. perfringens*) aufweist. PA wird nach Bindung an die eukaryote Zelle durch spezifische Proteasen unter Abspaltung eines 20-kD-Fragments aktiviert und bildet dann Heptamere. An diese Heptamere bindet der letale Faktor LF (MM ≈ 90000), der nach Endocytose ins Cytosol transloziert wird. Aufgrund von Sequenzhomologien wurde seit längerem vermutet, daß LF eine

Superantigene

Verschiedene grampositive Kokken produzieren pyrogene Exotoxine, die als Superantigene bezeichnet werden. Hierzu gehören die Enterotoxine (SE) und das „Toxic Shock Syndrome Toxin 1" (TSST-1) von *Staphylococcus aureus* sowie pyrogene Exotoxine (SPE) von *S. pyogenes*. Die Toxine (MM 22000–29000) haben die besondere Eigenschaft, T-Lymphozyten zu aktivieren (Abb. 34.135), indem sie den Antigenrezeptor von T-Zellen (**T-Zell-Rezeptor) mit den MHC(„major histocompatibility complex")-Klasse-II-Molekülen antigenpräsentierender Zellen verknüpfen.** Diese Verknüpfung der MHC-Moleküle mit den T-Zell-Rezeptoren erfolgt antigenunspezifisch und auch mit „leeren" MHC-II-Komplexen, die kein Peptid (Antigen) präsentieren. Dadurch kommt es zu einer starken unspezifischen Stimulation von bis zu 20 % aller T-Zellen, die zu einer massiven Produktion von Cytokinen führt. Die freigesetzten Cytokine werden sowohl für enterotoxische Wirkungen (Erbrechen, Diarrhö) als auch für das „Toxic-Shock-Syndrom" (TSS) verantwortlich gemacht.

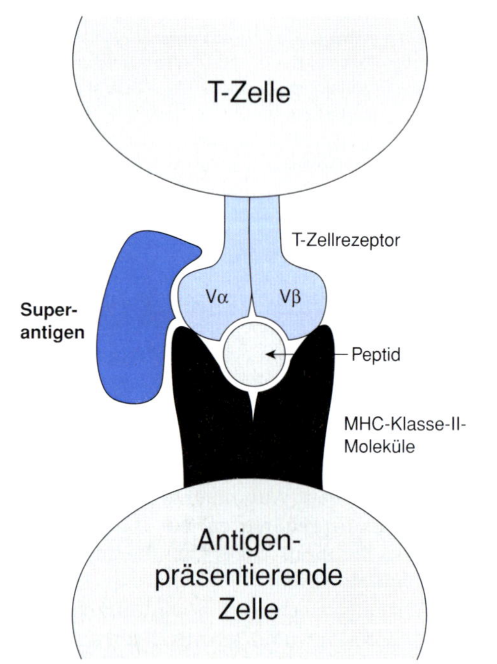

Abb. 34.135 Aktivierung von T-Zellen durch Superantigene. Die Superantigene verknüpfen MHC-Klasse-II-Moleküle antigenpräsentierender Zellen mit T-Zell-Rezeptoren. Hierdurch werden die T-Zellen zur Bildung von Cytokinen und zur Proliferation stimuliert.

Metalloprotease darstellt. Erst 1998 konnte gezeigt werden, daß LF verschiedene **Proteinkinasen spaltet,** die zur **MAP-Kinase-Familie** gehören und in die Aktivierung der Transkription eingeschaltet sind.

Ein zweites Toxin, das von *B. anthracis* gebildet wird, ist der **Ödemfaktor EF („edema factor",** MM ≈ 62000). Hierbei handelt es sich um eine **hochaktive calmodulinabhängige Adenylylcyclase,** die mit Hilfe derselben Bindungskomponente (PA), die für den Transport von LF benötigt wird, ins Cytosol gelangt. Dort führt die bakterielle Adenylylcyclase zu einem starken (mehrere 100fachen) Anstieg des intrazellulären cAMP-Spiegels und induziert Zellwirkungen, die denen von Cholera-Toxin ähnlich sind. Da sowohl der letale Faktor LF als auch der Ödemfaktor EF die Bindungskomponente PA für den Transport ins Cytosol benötigen, können Antikörper gegen PA beide Toxinwirkungen blockieren. Dies erklärt die Bezeichnung „protektives Antigen" für die Bindungskomponente PA.

Da bereits wenige Sporen für eine Anthrax-Infektion ausreichen und ihre Gewinnung einfach ist, sind Anthraxsporen als potentielle biologische Waffen zu betrachten. Aus diesem Grund erhielten amerikanische Soldaten im „Golfkrieg " (1990/91) eine Vaccine gegen Anthrax. Zu zahlreichen Todesfällen kam es in den USA 2001 als B. anthracis-Sporen in terroristischer Absicht in Briefumschlägen verschickt wurden.

Shiga-Toxin

Shiga-Toxin wird von *Shigella dysenteriae* Serotyp 1, einem Erreger der Dysenterie (bakterielle Ruhr), produziert. Das Toxin besteht aus einer A-Untereinheit mit einer Molekularmasse von ≈ 32000 und zu einem Pentamer angeordneten B-Untereinheiten (MM ≈ 7700), über die das Toxin an das Membranglykolipid Gb_3 der eukaryoten Zelle bindet. Die Toxinaufnahme erfolgt durch eine rezeptorvermittelte Endocytose, mit anschließendem Transport bis zum Golgi-Apparat. Erst dort erfolgt die Translokation ins Cytosol (das gleiche gilt wahrscheinlich auch für andere Toxine wie z.B. Cholera-Toxin). Im Cytosol wirkt die **A-Untereinheit als N-Glykosidase** und **spaltet einen einzelnen Adeninrest der 28S-rRNA des eukaryoten Ribosomenkomplexes.** Die Depurinierung führt zu einer Hemmung der Peptidelongation, indem die Bindung von Aminoacyl-tRNA gehemmt wird. Welche Rolle Shiga-Toxin für die Pathogenese der Dysenterie spielt, ist bislang noch unklar. Neben enterotoxischen Effekten wird dem Toxin eine Rolle bei den häufigen neurologischen und nephrologischen Komplikationen der Dysenterie (z.B. dem hämolytisch-urämischen Syndrom) zugeschrieben, wobei die Schädigung von Mikrogefäßen von Bedeutung zu sein scheint.

Verschiedene enterohämorrhagische Stämme von *E. coli* (STEC = Shiga-Toxin-produzierende *E. coli*) produzieren Toxine, die in Struktur, Bindungsspezifität und biologischer Wirkung nahezu identisch sind mit dem Shiga-Toxin von *S. dysenteriae.* Diese Toxine, vormals als Verotoxin oder Shiga-ähnliche Toxine bezeichnet, werden heute ebenfalls als Shiga-Toxine aufgefaßt.

Interessanterweise findet man auch **Pflanzentoxine mit einem identischen toxischen Mechanismus,** die spezifisch die Adeninbase in Position 4324 der 28S-rRNA am Ribosom abspalten. Zu dieser Toxingruppe gehören die äußerst giftigen Pflanzeninhaltsstoffe Ricin in Rizinussamen (*Ricinus communis,* L.) und Abrin in den Samen der Paternostererbse (*Abrus precatorius,* L.). Die pflanzlichen Wirkstoffe sind ähnlich wie bakterielle Toxine nach dem A-B-Modell aufgebaut und bestehen aus zwei Ketten, die über eine Disulfidbrücke miteinander verbunden sind. Oral aufgenommen sind die Peptidtoxine hoch wirksam und führen zu großflächigen Nekrosen im Gastrointestinaltrakt sowie anderer Organe.

Weiterführende Literatur

Allgemeine Übersichten

Ballantyne, B., Marrs, T., Turner, P. (Hrsg.): General and Applied Toxicology. Macmillan Press, New York 1993.

Dekant, W., Vamvakas, S.: Toxikologie für Chemiker und Biologen. Spektrum, Heidelberg 1994.

Gilman, A. G., Wall, T. W., Nies, A. S., Taylor, P. (eds.): Goodman and Gilman's The Pharmacological Basis of Therapeutics. Pergamon Press, New York 1985.

Greim, H. (Hrsg.): Gesundheitsschädliche Arbeitsstoffe. Toxikologisch-arbeitsmedizinische Begründung von MAK-Werten. Verlag Chemie, Weinheim 1994–1999.

Hayes, W. A. (eds.): Principles and Methods in Toxicology. 3rd edition, Raven Press, New York 1994.

Henschler, D. (Hrsg.): Gesundheitsschädliche Arbeitsstoffe. Toxikologisch-arbeitsmedizinische Begründung von MAK-Werten. Verlag Chemie, Weinheim 1972–1994.

Henschler, D.: Toxikologische Voraussetzungen. In: Dölle, W. et al. (Hrsg.): Grundlagen der Arzneitherapie. B. I. Wissenschaftsverlag, Mannheim 1986.

Klaassen, C. D (eds.): Casarett and Doull's Toxicology. The Basic Science of Poisons. McGraw-Hill, New York 1991.

Ludewig, R., Lohs, K.: Akute Vergiftungen, 7. Aufl., Gustav Fischer, Stuttgart 1988.

Marquardt, H., Schäfer, S. G. (Hrsg.): Lehrbuch der Toxikologie. B. I. Wissenschaftsverlag, Mannheim 1994.

Okonek, S.: Vergiftungen – Entgiftung – Giftinformation. Springer, Berlin 1981.

Sax, N. I., Lewis, R. J. (eds.): Dangerous Properties of Industrial Materials. Van Nostrand Reinhold, New York 1988.

Chemische Kanzerogenese

Brody, A. R.: Asbestos-induced lung disease. Environ. Health Perspect. **100**, 21–30 (1993).

Doll, R., Peto, R.: The Causes of Cancer: Quantitative Estimates of Available Risks of Cancer in the United States Today. J. Nat. Cancer Inst. **66**, 1190—1308 (1981).

Doll, R.: Nature and nurture: possibilities for cancer control. Carcinogenesis **17**, 177–184 (1996).

Druckrey, H., Schmähl, D., Dischler, W., Schildbach, A.: Quantitative Analyse der experimentellen Krebserzeugung. Naturwissenschaften **49,** 217–228 (1962).

Eisenbrand, G., Tang, W.: Food-borne heterocyclic amines. Chemistry, formation, occurence and biological activities. A literature review. Toxicology 84, 1–82 (1993).

Friedberg, E. C., Walker, G. C., Siede, W.: DNA repair and mutagenesis. ASM Press, Washington, DC 1995.

IARC-Scientific-Publications Mechanisms of carcinogenesis in risk identification. In: Vainio, H., Magee, P., McGregor, D., McMichael, A. J. (Hrsg.). International Agency for Research on Cancer, Lyon 1992.

Loomis, T. A., Hayes, A. W. (eds.): Loomis's essentials of toxicology. Academic Press, San Diego 1996.

Marnett, L. J., Burcham, P. C.: Endogenous DNA adducts: potential and paradox. Chem. Res. Toxicol. **6**, 771–785 (1993).

Nickoloff, J. A., Hoeckstra, M. F.: DNA Damage and Repair. Volume 1: DNA Repair in prokaryotes and lower eukaryotes; Volume 2: DNA Repair in higher eukaryotes. Humana Press, ®Totowa 1998.

Nicolas, A. L., Munz, P. L., Young, C. S.: A modified single-strand annealing model best explains the joining of DNA double-strand breaks mammalian cells and cell extracts. Nucleic Acids Res. **23**, 1036–1043 (1995).

Schirrmacher, V. (Hrsg.): Krebs – Tumoren, Zellen, Gene. Spektrum der Wissenschaften, Heidelberg 1986.

Wichmann, H. E., Schlipköter, H. W., Füllgraff, G. (Hrsg.): Handbuch der Umweltmedizin. ecomed Verlagsgesellschaft, Landsberg/Lech 1992–1999.

Weaver, D. T.: What to do at an end: DNA double-strand-break repair. Trends Genet. **11**, 388–392 (1995).

Gasförmige Stoffe

Bock, K. W., Degen, G. H., Foth, H. et al.: Ozon – Stellungnahme der Beratungskommission der Sektion Toxikologie der DGPT. DGPT-Forum **22**, 19–25 (1998).

Daunderer, M., Theml, H., Weger, N.: Behandlung der Blausäurevergiftung mit 4-Dimethylaminophenol. Med. Klin. **69**, 1626 (1974).

Diller, W. F., Zante, R.: A literature review: therapy for phosgene poisoning. Toxicol. Ind. Hlth **1**, 117–128 (1985).

Flury, F., Zernik, F.: Schädliche Gase. Springer, Berlin 1931, 1969.

Nolte, H.: Die Sauerstoffintoxikation. Zschr. prakt. Anaesthes. Wiederbel. **3**, 329 (1968).

Metalle

Bressler, J. P., Goldstein, G. W.: Mechanisms of lead neurotoxicity. Biochem. Pharmacol. **41**, 479–484 (1991).

Browning, E.: Toxicity of industrial metals. Butterworths, London 1961.

Clarkson, T. W.: Mercury: Major issues in environmental health. Environ. Health Perspect. **100**, 31–38 (1992).

Graeme, K. A., Pollack, C. V.: Heavy metal toxicity, Part I: Arsenic and mercury. J. Emerg. Med. **16**, 45–56 (1998).

Hapke, H.-J.: Toxikologie der Spurenelemente. Dt. Apotheker Ztg **45**, 2369–2373 (1991).

Harada, M.: Minamata disease: Methylmercury poisoning in Japan caused by environmental pollution. Crit. Rev. Toxicol. **25**, 1–24 (1995).

Schäfer, S. G., Elsenhans, B., Schümann, K.-O., Hagen, U.: Plutonium – Eine toxikologische Bestandsaufnahme. Dt. Ärztebl. **34–35**, A2151–A2156 (1996).

Schäfer, S. G., Schümann, K.: Zur Toxikologie des Kupfers. Bundesgesundhbl. **7**, 323–327 (1991).

Schimmelpfennig, W., Dieter, H. H.: Kupfer und frühkindliche Leberzirrhose. Bundesgesundhbl. **1**, 2–10 (1995).

Stokinger, H. E.: The metals. In: Patty, F. A.: Industrial Hygiene and Toxicology, 3rd ed., Vol. II. John Wiley & Sons, New York 1981.

Tepper, L. B.: Beryllium. Crit. Rev. Toxicol. **1**, 235 (1972).

Pestizide

Appel, K. E., Gericke, S.: Zur Neurotoxizität und Toxikokinetik von Pyrethroiden. Bundesgesundhbl. **6**, 219–228 (1993).

Bloomquist, J. R.: Chemistry and toxicology of the chlorinated cyclodienes and lindane. Rev. Toxicol. **2**, 333–355 (1998).

Erdmann, W. D.: Antidotbehandlung bei Alkylphosphatvergiftungen. Arch. Toxikol. **24**, 30 (1968).

Lotti, M.: The pathogenesis of organophosphate polyneuropathy. Crit. Rev. Toxicol. **21**, 465–487 (1992).

Lösemittel

Baker, E. L.: A review of recent research on health effects of human occupational exposure to organic solvents. A critical review. J. Occup. Med. **36**, 1079–1092 (1994).

Browning, E.: Toxicity and metabolism of industrial solvents. 2nd ed., Elsevier Publ. Comp., Amsterdam 1990.

Henschler, D.: Toxikologie chlororganischer Verbindungen. VCH, Weinheim 1994.

Kalf, G. F., Post, G. B., Snyder, R.: Solvent toxicology: recent advances in the toxicology of benzene, the glycol ethers, and carbon tetrachloride. Ann. Rev. Pharmacol. Toxicol. **27**, 399–427 (1987).

Alkohole

Ahmed, F. E.: Toxicological effects of ethanol on human health. Crit. Rev. Toxicol. **25**, 347–367 (1995).

Blot, W. J.: Alcohol and cancer. Cancer Res. **52**, 2119s–2123s (1992).

Blot, W. J., McLaughlin, J. K., Winn, et al.: Smoking and drinking in relation to oral and pharyngeal cancer. Cancer Res. **48**, 3282–3287 (1988).

Garner, C. D., Lee, E. W., Terzo, T. S., Louis-Ferdinand, R. T.: Role of retinal metabolism in methanol-induced retinal toxicity. J. Toxicol. Environ. Health **44**, 43–56 (1995).

Lee, C. K., Munoz, J. A., Fulp, C., et al.: Inhibitory activity of cigarette-smoke condensate on the mutagenicity of heterocyclic amines. Mutation Res. **322**, 21–32 (1994).

Martini, G. A., Bode, C. (eds.): Metabolic changes induced by alcohol. Springer, Berlin 1971.

Sardesi, V.M. (ed.): Biochemical and clinical aspects of alcohol metabolism. Charles C. Thomas Publ., Springfield 1969.

Tephly, T. R.: The toxicity of methanol. Life Sci. **48**, 1031–1041 (1991).

Tuyns, A. J., Esteve, J., Raymond, L., et al.: Cancer of the larynx/hypopharynx, tobacco and alcohol: IARC international case-control study in Turin and Varese (Italy), Zaragoza and Navarra (Spain), Geneva (Switzerland) and Calvados (France). Int. J. Cancer **41**, 483–491 (1988).

Tabak

Doll, R., Peto, R., Wheatley, K., et al.: Mortality in relation to smoking: 40 years' observations on male British doctors. Br. Med. J. **309**, 901–911 (1994).

Doll, R., Peto, R., Hall, E., et al.: Mortality in relation to consumption of alcohol: 13 years' observations on male British doctors. Br. Med. J. **309**, 911–918 (1994).

Elders, M. J., Perry, C. L., Eriksen, M. P., Giovino, G. A.: The report of the Surgeon General: preventing tobacco use among young people. Am. J. Public Health **84**, 543-547 (1994).

Fearon, E. R.: The smoking gun and the damage done: genetic alterations in the lungs of smokers. J. Nat. Cancer Inst. **89**, 834–836 (1997).

Greenblatt, M. S., Bennett, W. P., Hollstein, M., Harris, C. C.: Mutations in the p53 tumor suppressor gene: Clues to cancer etiology and molecular pathogenesis. Cancer Res. **54**, 4855–4878 (1994).

Law, M. R., Morris, J. K., Wald, N. J.: Environmental tobacco smoke exposure and ischaemic heart disease: an evaluation of the evidence. Br. Med. J. **315**, 973–980 (1997).

Mao, L., Lee, J. S., Kurie, J. M., et al.: Clonal genetic alterations in the lungs of current and former smokers. J. Nat. Cancer Inst. **89**, 857–862 (1997).

Pryor, W. A.: Cigarette smoke radicals and the role of free radicals in chemical carcinogenicity. Environ. Health Perspect. **4**, 875–882 (1997).

Shopland, D. R., Eyre, H. J., Pechacek, T. F.: Smoking-attributable cancer mortality in 1991: is lung cancer now the leading cause of death among smokers in the United States? J. Nat. Cancer Inst. **83**, 1142–1148 (1991).

Thun, M. J., Lally, C. A., Flannery, J. T., et al.: Cigarette smoking and changes in the histopathology of lung cancer. J. Nat. Cancer Inst. **89**, 1580–1586 (1997).

Wistuba, I. I., Lam, S., Behrens, C., et al.: Molecular damage in the bronchial epithelium of current and former smokers. J. Nat. Cancer Inst. **89**, 1366–1373 (1997).

Wynder, E. L., Muscat, J. E.: The changing epidemiology of smoking and lung cancer histology. Environ. Health Perspect. **8**, 143–148 (1995).

Aktuelle Probleme der Toxikologie

Ahlborg, U. G., Brouwer, A., Fingerhut, M. A., et al.: Impact of polychlorinated dibenzo-p-dioxins, dibenzofurans, and biphenyls on human and environmental health, with special emphasis on application of the toxic equivalency factor concept. Eur. J. Pharmacol. **228**, 179–199 (1992).

Bock, K. W., Birbaumer, N.: MCS (Multiple Chemical Sensitivity): Interdisziplinäre Kooperation zwischen Toxikologie und Psychologie kann das Problem einer Lösung näher bringen. DGPT-Forum **21**, 45–48 (1997).

Okey, A. B., Riddick, D. S., Harper, P. A.: The Ah receptor: mediator of the toxicity of 2,3,7,8-tetrachlorodibenzo-p-dioxin (TCDD) and related compounds. Toxicol. Lett. **70**, 1–22 (1994).

Safe, S., Connor, K., Ramamoorthy, K., et al.: Human exposure to endocrine active chemicals: hazard assessment problems. Reg. Toxicol. Pharmacol. **26**, 52–58 (1997).

Szinicz, L., Kullmann, R.: Therapie der Vergiftungen mit hochtoxischen organischen Phosphorverbindungen. Wehrmed. Mschr. **4**, 190–196 (1990).

Tierische Gifte

Mebs, D.: Gifttiere. Ein Handbuch für Biologen, Toxikologen, Ärzte, Apotheker. Wissenschaftl. Verlagsges. Stuttgart 2000.

Harvey, A. L. (eds.): Snake toxins. Int. Encycl. Pharmacol. Ther. Pergamon Press, New York 1991.

Rappuoli, R., Montecucco, C. (eds.): Guidebook to Proteins Toxins an their Use in Cell Biology. Oxford University Press 1997.

Giftpflanzen, Pflanzengifte

Frohne, D./Pfänder, H. J.: Giftpflanzen. 3. Aufl., Wissenschaftliche Verlagsgesellschaft, Stuttgart 1987.

Roth, L./Daunderer, M./Kormann, K.: Giftpflanzen – Pflanzengifte. Vorkommen, Wirkung, Therapie. 3. Aufl., ecomed Verlagsgesellschaft, Landsberg/Lech, München 1988.

Hausen, B. M.: Allergiepflanzen – Pflanzenallergene: Handbuch und Atlas der allergie-induzierenden Wild- und Kulturpflanzen. Kontaktallergene. ecomed Verlagsgesellschaft, Landsberg/Lech, München 1988.

Moeschlin, S. (Hrsg.): Klinik und Therapie der Vergiftungen. 7. Aufl., Georg Thieme Verlag, Stuttgart, New York 1986.

Teuscher, E., Lindequist, U.: Biogene Gifte: Biologie – Chemie – Pharmakologie. Gustav Fischer Verlag, Stuttgart, New York 1987.

Pilzgifte

Bresinsky, A./Besl, H.: Giftpilze. Wissenschaftliche Verlagsgesellschaft Stuttgart 1985.

Michael, E./Hennig, B.: Handbuch für Pilzfreunde. I. Die wichtigsten und häufigsten Pilze mit besonderer Berücksichtigung der Giftpilze. Gustav Fischer Verlag, Jena 1968.

Rumack, B. H./Salzman, E.: Mushroom Poisoning: Diagnosis and Treatment. CRC Press, West Palm Beach 1978.

Seeger, R.: Toxische Schwermetalle in Pilzen. Dtsch. Apoth. Ztg. **122**, 1835 (1982).

Seeger, R.: Zur Frage der Caesium- und Strontiumaufnahme der Pilze. Auswirkungen des Reaktorunfalls von Tschernobyl. In: Beiträge zur Kenntnis der Pilze Mitteleuropas III. Arbeitsgemeinschaft Mykologie Ostwürttemberg (Hrsg.): Einhorn Verlag, Schwäbisch Gmünd 1987, 289–298.

Bakterielle Toxine

Aktories, K./Just, I. (eds.): Bacterial protein toxins. Handbook of Experimental Pharmacology, Vol. 145, Springer, Heidelberg 2000.

Alouf, J. E./Freer, J. H. (eds.): Sourcebook of Bacterial Protein Toxins, pp. 1–518. Academic Press, London 1991.

Clark, V. L./Bavoil, P. M. (eds.): Bacterial Pathogenesis. Methods in Enzymology, Vols. 235 + 236. Academic Press, San Diego 1997.

Moss, J./Iglewski, B./Vaughan, M./Tu, A. T. (eds): Bacterial toxins and virulence factors in disease. Handbook of Natural Toxins, Vol. 8. Marcel Dekker, New York 1995.

Register

Hauptfundstellen sind **halbfett** gekennzeichnet; bei Verbindungen finden sich die chemischen Formeln auf den *kursiv* angegebenen Seitenzahlen. Die exemplarische Auswahl von Handelsnamen stellt keine Wertung dar.

A

B

C

D

E

F

G

H

I

J

K

L

M

N

O

P

Q

R

S

T

U

W